新视觉神经科学

THE NEW VISUAL NEUROSCIENCES

主　编　John S. Werner　Leo M. Chalupa

主　审　苏国辉　暨南大学

主　译　毕宏生

副主译　甄宗雷　王力涵　叶　翔

译　者（按姓氏笔画排序）

王力涵　山东省眼病防治研究院

王淑雅　山东中医药大学附属眼科医院

叶　翔　山东省眼病防治研究院

毕宏生　山东中医药大学附属眼科医院

毕爱玲　山东省眼病防治研究院

曲　毅　山东省眼病防治研究院

吴建峰　山东中医药大学

宋继科　山东中医药大学

郭大东　山东省眼病防治研究院

蒋文君　山东省眼病防治研究院

甄宗雷　北京师范大学

人民卫生出版社

·北　京·

Translation from the English language edition：
THE NEW VISUAL NEUROSCIENCES by John S. Werner and Leo M. Chalupa
Copyright © 2014 Massachusetts Institute of Technology
THE MIT PRESS
Massachusetts Institute of Technology
Cambridge，Massachusetts 02142
http：//mitpress. mit. edu
All Rights Reserved

新视觉神经科学
毕宏生等译
中文版权归人民卫生出版社所有

图书在版编目（CIP）数据

新视觉神经科学/（美）约翰·S. 沃纳
（John S. Werner）主编；毕宏生主译. —北京：人民
卫生出版社，2022.10
　　ISBN 978-7-117-32398-7

　　Ⅰ.①新…　Ⅱ.①约…②毕…　Ⅲ.①视神经疾病-
诊疗　Ⅳ.①R774.9

　　中国版本图书馆 CIP 数据核字（2021）第 231109 号

人卫智网　www. ipmph. com	医学教育、学术、考试、健康，
	购书智慧智能综合服务平台
人卫官网　www. pmph. com	人卫官方资讯发布平台

图字:01-2016-6064 号

新视觉神经科学
Xin Shijue Shenjing Kexue

主　　译：毕宏生
出版发行：人民卫生出版社（中继线 010-59780011）
地　　址：北京市朝阳区潘家园南里 19 号
邮　　编：100021
E - mail：pmph @ pmph. com
购书热线：010-59787592　010-59787584　010-65264830
印　　刷：北京华联印刷有限公司
经　　销：新华书店
开　　本：889×1194　1/16　印张：89
字　　数：2757 千字
版　　次：2022 年 10 月第 1 版
印　　次：2022 年 12 月第 1 次印刷
标准书号：ISBN 978-7-117-32398-7
定　　价：698.00 元
打击盗版举报电话：010-59787491　E-mail：WQ @ pmph. com
质量问题联系电话：010-59787234　E-mail：zhiliang @ pmph. com
数字融合服务电话：4001118166　E-mail：zengzhi @ pmph. com

序

　　视觉科学是一门古老而又新兴的学科。现代神经科学对于视觉系统的研究自 20 世纪初起步,在光信息感受转导、视觉通路发生和功能、视觉认知的整合等领域都取得了长足的进步;一些重要的发现不仅为视觉的传导机制奠定了基础,而且对神经系统其他通路的结构和功能发生具有指导意义。进入 21 世纪以来,借助全新的基础和临床转化研究工具,全世界学者对于视觉通路的解析、视觉相关认知模型等方面有了全新的认识。因此,系统性回顾百余年来特别是近十余年视觉神经科学的新进展,对于更好了解视觉的本质及其和脑认知的联系,具有重要意义。

　　《新视觉神经科学》(*The New Visual Neurosciences*)正是这样一本全方位介绍视觉领域研究的著作。由 John S. Werner 和 Leo M. Chalupa 主编,本书在 2003 年前一版《视觉神经科学》的基础上,向我们完整展示了视觉神经科学的知识体系与最新进展,内容涵盖了光信息感受及传导、视网膜和视觉通路在不同层面对视觉信息的整合处理、视觉输入的编码分析及其和不同感觉-运动系统的整合、视觉系统的发育发生和比较进化学研究、眼部疾病的转化治疗等。与前一版相比,本次新版特别强调了基础视觉科学和神经科学其他领域乃至其他不同学科的交叉融合和应用。全书共 112 章,堪称视觉科学领域的经典之作,对于从事相关领域及对本学科感兴趣的研究学者来说,这是一部难得的上乘之作,值得所有同道研究收藏,同时也可供相关的临床医生参考。

　　本书主译毕宏生教授与我相识经年,是一位致力于眼科学、视光学和中西医结合眼科学临床、科研和教学事业的著名学者。他多年来潜心研究视觉神经科学,对视觉科学与眼科学的关系有深刻的认识。我有幸受邀为本书的中文版作序,在此特别感谢原书作者的慷慨贡献,同时感谢毕宏生教授及其团队不辞辛劳,将全书高质量地翻译为中文。全书译文文笔流畅,文字介绍准确专业而又不失可读性。相信本书不仅能让大家对视觉神经科学发展的全貌有更深入的了解,还能对未来的学术工作有所指引,启发吾辈医者学者为这一学科的发展继续做出更多探索,为人类的视觉健康贡献更多力量。

苏国辉

2022 年 1 月

主译序

译者从事眼科学临床和研究工作已经 40 年,见证了许多因为严重眼疾而丧失视力的患者的痛苦和无助,深切地体会到眼睛对人生活质量的重要意义,也因此一直在眼病防治领域耕耘不辍,在科学研究方面不断探索,期望能够帮助更多的人。

凭着多年来的学习、实践和思考,我越来越意识到大脑对于视觉的重要意义。外界光线经过眼屈光系统的折射后在视网膜上成像,感光细胞产生电化学信号,通过视神经、视交叉、视束、外侧膝状体、视放射到达初级视觉皮层及其他相关脑区,最终经过复杂的信号处理产生了视觉。眼科医生通常集中于解决视神经及之前的问题,对于视神经之后直至大脑的部分不甚熟悉,甚至有所忽略。鉴于人类的视觉质量与大脑有密切的联系,对于患有无法康复的严重器质性眼病的患者,我提出了"眼病治脑"的思路。

视觉神经科学作为连接眼科学和脑科学的基础交叉学科,是极为深奥和广博的,为我们探究从视觉科学到大脑科学的关系提供了全新的角度和途径。2010 年起,作为一名眼科医务和科技工作者,我与团队一道从分子、细胞、组织和功能等多个维度在我国较早开展了大脑视觉科学研究,众多突破性成果也证实了这是值得探索、前景可期的研究领域。

John S. Werner 与 Leo M. Chalupa 两位教授编写的 *The New Visual Neurosciences* 是目前对视觉神经科学进行最为系统和完善论述的巨著之一。诚如作者所言,本书"涵盖了从分子和细胞集群到系统与治疗的当代视觉神经科学的全貌",适合所有从事相关研究工作的学者、学生以及临床医生学习和参考。

全书共 14 篇,112 章,中文逾百万字,翻译和审校工作量十分庞大,感谢我们翻译团队成员付出的巨大努力。特别感谢人民卫生出版社的多位编辑老师提供的大量帮助。但是,由于时间紧、内容多,书中难免出现错漏之处,请广大读者谅解,并诚恳邀请你们提出宝贵的批评意见和建议。

国际神经科学领域权威专家——暨南大学苏国辉院士,在百忙之中担任主审并提出了宝贵的修改和指导意见。苏院士还为本书作序,给予了充分的肯定和鼓励,使我们受益匪浅。在此表示衷心的感谢。

2022 年 1 月

原著前言

本书涵盖了从分子和细胞集群到系统与治疗的当代视觉神经科学的全貌。在神经科学领域,没有比视觉科学发展更加迅速的了。本书的范围甚至比 10 年前的《视觉神经科学》还要广泛,即便是为非专业人士准备的内容,也需要很多专业的专家意见。我们很幸运地得到了各位副主编的帮助,他们都是视觉科学各个领域的权威人士。通过与加州大学戴维斯分校这一共同纽带,我们保持了良好的合作关系。他们审阅了各章,并征求了众多评阅人的专业意见。我们感谢所有为此书面世提供帮助的同事们。

我们感谢 Susan Garcia 和 Rieko Ringo 提供的行政支持以及他们在正常工作时间以外的长时间劳动。我们也感谢 Laura Leming、Cameron Blount 和 Grace Dell'Olio。此外,MIT 出版社的编辑不但十分热忱,而且非常可靠、专业,给予了很大支持。尤其是 Robert Prior、Susan Buckley 和 Katherine Almeida,他们在整个过程中都给了我们宝贵的指导。最后,感谢本书所有作者在紧张的截止日期前交稿,完成了这部既囊括最新进展又具有存档价值的专著。我们希望该书能够对那些刚刚开始探索视觉神经科学的读者以及希望在本领域开阔视野的资深科学家有所启迪。

目录

第V篇　亮度和颜色

第VI篇　图案、表面和形状

第VII篇　物体和场景

第VIII篇　时间、运动和深度

第XIII篇　分子和发育过程

第XIV篇　转化视觉神经科学

第1章 视觉神经科学近十年的进展与新方向

John S. Werner，Leo M. Chalupa

不同物种以各种各样看似毫不费力的方式完成视觉任务，即便是查尔斯·达尔文（Charles Darwin）最初也被这种多样性所折服。他在1859年写道："在所有物种中，视觉都始于对电磁辐射吸收的一系列分子反应，但是这种'独特的发明'是如此多样，以至于我不得不承认，那种认为视觉方式是通过自然选择而形成的想法看上去极度荒谬"。但是，达尔文最终克服了自我质疑，这可能是因为他认识到，尽管有一段很长的进化史，但眼睛并不完美，而且仍将经历漫长的自然选择过程。

视觉系统也引起了许多其他伟大科学家的兴趣。在多数情况下，对视觉的研究已经不仅仅限于其本身，而是成为探索更基础、更普遍原理的敲门砖。以艾萨克·牛顿（Isaac Newton）为例，他在发现运动定律、万有引力定律以及发明微积分之后，又于1704年发现了光的本质，并因此开启了视觉科学的新时代。他指出"光线确切来说是没有颜色的"，这一观点使我们认识到，对视觉的认识应当是基于视觉通路的特性，而不是基于光的本质。之后，他又发现人类视觉通路的部分交叉。一百年后，另一位以提出经典电磁理论著称的伟大物理学家詹姆斯·克拉克·麦克斯韦（James Clerk Maxwell）于1872年从他的颜色实验中得出结论：视觉科学"本质上是一门心理科学"。其他为促进视觉神经科学发展做出重要贡献的杰出科学家，我们还可以列出以下名单：Thomas Young、Jan Evangelista Purkinje、Charles Wheatstone、David Ferrier、Johannes Müller、Hermann von Helmholtz、Ewald Hering和Ernst Mach等。

到了20世纪初，视觉科学的快速发展及其显著的跨学科特点使编写专著变得十分必要。第一部也是最重要的一部书是1909年出版、由Helmholtz主编的第三版《生理光学手册》（*Handbuch der physiologischen Optik*），这本书不仅收集了他在第一版中的论述，还囊括了Gullstrand、von Kries和Nagel等科学家的著作。专著编辑成册通常需要很多年，但是随着该专业领域的进步和范围的扩大，出版的频率越来越高。其中有些著作构建了当前视觉科学教育的基础，包括：Graham于1965年主编的《视觉与视知觉》和Autrum等于1971年至1984年间编著的《感觉生理学手册》中的许多卷期。

一些其他的著作将视觉科学与神经科学的不同领域整合起来，例如在博尔德（美国科罗拉多大学所在地）举办的研讨会上形成了一部名为《神经科学》（Schmitt & Worden，1979）的系列著作。《视知觉·神经生理学基础》（Spillann & Werner，1990）将视觉神经生理学和视知觉以一种学生容易接受的方式整合起来。所有这些著作迄今仍然十分重要，这不仅是因为它们代表着学科发展的丰富历史，更是因为它们蕴含的许多知识宝藏有待发掘，并且为我们出色地展示了如何思考和认识视觉。

十年前，我们汇集了视觉神经科学各个领域顶尖专家的最新研究成果，涵盖了现有的最新技术，并且通过进一步扩展囊括了分子机制、超经典感受野以及纹外皮层兴奋，其中纹外皮层与纹状皮层一起占据灵长类动物大脑的三分之一以上，可以将视觉认知与视觉神经生理学联系起来。我们对这些机制的理解总结到了两卷《视觉神经科学》（Chalupa & Werner，2004）。这本书由国际权威专家以较为浅显的语言为非专家和初学研究生展现了该领域知识的全貌。我们无法预料到，在短短十年内这些研究领域的进展如此迅速和深入，以至于本书需要的不仅仅是更新修正，而且还有很多全新的研究成果需要补充进来。

《新视觉神经科学》是对过去十年巨大进步的全面回顾。本书大多数作者都是新加入的，部分章节进行了更新，但更多章节涵盖了全新的主题。上一版本中的章节应当与本版相参阅，因为它包含的重要内容在本版本中仅有部分重复。

第Ⅰ篇"视网膜机制和信息处理"包含第2章至第15章，主要描述了感光细胞信号如何在视网膜中处理和压缩，以便通过大约100万视神经纤维传输到其他大脑区域。我们关于视网膜细胞结构的大部分认知都来源于Ramóny Cajal（1892—1972）对高尔基染色技术的有效利用，但本篇中描述的新技术，如光遗传学、靶向荧光标记和跨突触病毒标记正在革新我们对视网膜组织的理解。连接组学和多电极阵列技术也将进一步推动认识深入，这些技术能够在前所未有的水平上发现、量化和操控细胞相互作用和输出的集合。本书涉及但未包含在第一版中的内容有:连接组学、缝隙连接、视网膜特征检测、相关活动、内在光敏神经节细胞和受体后适应。

第16章至第32章主要阐释视觉的核心机制,共分为"视觉通路的组织""皮层下信息处理"和"初级视皮层的信息处理"3篇,对连接大脑视觉区神经通路的功能组织、新生感受野特性的回路机制、大脑状态和特性对早期视觉区域信息处理的影响等方面的最新认识都进行了描述。自从所谓的经典感受野被发现以来(Barlow,1953;Kuffler,1953),我们对这些原理的认识也更多了。越来越多的研究利用猴子来分析早期视觉处理,并且还用基因可修饰的小鼠作为研究视觉的主要模型系统,这都使前述工作受益匪浅。在本书第一版中未涉及的特殊内容包括:皮层连接组学、抑制和其他识别局部回路在视觉信息处理中的作用、视觉神经回路的动态特性以及从皮层到外侧膝状核的反馈。实际上,所有这些区域都是由来自其他区域(皮层和皮层下)的反馈形成的,这使得自上而下的影响可以通过注意力和事先学习来塑造我们的视觉感知。

第V篇"亮度和色彩"(第33~41章)、第VI篇"图案、表面和形状"(第42~47章)、第VII篇"物体和场景"(第48~52章)和第VIII篇"时间、运动和深度"(第53~58章)等部分重点介绍了将视觉编码分析扩展到视觉处理的更高阶段以及与生态更加相关的背景,这其中对自然图像属性的分析也仍然发挥了重要作用。这一点可以通过把"颜色和亮度恒定"等内容改成主题为"面孔和场景知觉"等新增章节体现出来。无数这类视觉识别任务通常被视为是理所当然的,但人工视觉系统仍然只能在有限的范围内完成。"图案""物体""场景"和"运动"等部分中有超过一半的章节在本书中是全新的。其余的章节则进行了彻底的修订,完全聚焦于过去十年的研究进展。本书第一版只阐述了基础理论,在新的章节中未再重复。修订后的新章节填补了重要的进展,将低级的图案和纹理分析与表面表征、物体识别以及最终的场景处理联系起来。全新的子领域,如"时间知觉",在本书中也有所呈现。本书的章节涵盖了更加广泛的技术手段,包括心理物理学、功能成像和大脑刺激,这些技术开辟了研究中层视觉和时空感知的新途径。

第59章至第68章主要介绍了各种形式的眼球运动。正常的视觉是一个积极和动态的过程,依靠眼球运动来稳定物体在视网膜上的图像,并将眼睛引导到

视觉清晰度高的区域。这些活动是通过复杂的皮层下和皮层回路进行的,而且眼球运动和感觉系统之间的互相作用对于在接受外界信号时排除眼球自身运动产生的信号干扰至关重要。本篇的开篇章节回顾了眼球运动在自然行为中的作用。随后的章节描述了眼眶力学以及眼球运动与目标选择的基础回路。最后一章回顾了眼球运动的神经学,以及眼球运动回路和细胞神经生理学模型如何用于诊断和治疗眼球运动障碍。

本书中有几章研究了视觉信息如何与其他感觉系统和运动系统整合,以产生视觉引导的运动。顶叶和其他传统上被认为是多感觉皮层的区域如何参与复杂信息处理的内容本次被放到了"视觉-听觉"相互作用和视觉引导运动相关的章节中,其内容分别见于"注意、认知以及多模态整合的皮层机制"篇(第69~78章)的相关章节。十年来,我们还见证了"认知神经科学"研究成果的大量出现,这主要是因为在研究方法方面取得了重要进展,使研究人员能够检测人类和灵长类动物清醒状态下完成复杂行为时大脑的持续活动。在理解超感知信息处理与多模态整合如何作用于知觉处理早期阶段的视觉感知和支撑变化的控制机制方面,该领域的顶尖专家们也描述了已经取得的标志性成就。

虽然本书第一版中并没有"无脊椎动物视觉"(第79~85章)的内容,但它在描述调节视觉的神经机制中具有重要地位。由于它们视觉通路中的神经元数量与脊椎动物相比较少,而且可以相对容易地记录其电生理反应(神经元尺寸较大,特别是在视觉通路的外围水平),无脊椎动物成为研究一些视觉信息处理基本原理的首选。例如:第一次光转导和感光细胞生理学研究是利用马蹄蟹(即鲎)完成的(Fuortes,1959),横向抑制及其在锐化视觉轮廓中的作用也是Mach在描述鲎的感知时首次提出的(Hartline &Ratliff,1957),以及利用甲虫 Chlorophanus 第一次定量描述了视觉运动追踪(Hassenstein&Reichardt,1956)。无脊椎动物在其他方面也仍然令人着迷并且带来新的机遇和挑战,例如本书中还描述了螳螂虾——一种拥有可感受超过十几种光谱感光细胞的无脊椎动物——对偏振光(超出人类感受能力范围之外)的感知,螳螂虾导航中偏振光的作用,以及螳螂虾的色觉。本篇内容与随后的第XII篇"理论视角"的关系密切。

第XII篇"理论视角"(第86~89章)介绍了一些关于视觉系统演变及其功能基础的主流理论。本篇开始描述了灵长类动物区别于其他哺乳动物的视觉系

统特征;还对这些特征如何演变以及它们如何变得多样化以适应生态环境和灵长类动物生活方式的变化提出了可能的解释。在关于视觉感知的神经计算的章节中提出了两个相关的理论框架:一个根据它们与自然场景统计的关系来解释神经编码和表现的各个方面,另一个阐释视觉系统如何学习和利用这些统计数据进行推理计算。自上一版以来,这些领域出现了很多新的研究成果,在这两个章节中都已经有所强调。神经振荡在信息处理中的作用一直是视觉神经科学中许多理论推测和争论的一个主题,近十年,人们对这一话题的兴趣和研究又重新抬头,本篇的最后一章主要介绍了实验和理论发展的最新报道。

第90~100章是第XIII篇"分子和发育过程",描述了从视网膜到视觉皮层的视觉系统发育。这些章节广泛涵盖了构成神经发育的各个过程,从产前的神经形成和神经元迁移,到细胞类型的分子特化、连接的形成、功能特性的发育和活动依赖的可塑性。一些内容在第一版已经有所论述,但新版的科学深度显著增加,详述了过去十年来在认识调节视觉系统发展的分子机制方面取得的重大进展。新的分子和遗传技术揭示了视网膜细胞类型具有出人意料的复杂性,并且还揭示了这些细胞类型之间独特连接的复杂机制。用于研究发育和可塑性的小鼠视觉系统的标准化推动了该领域的发展,并在确定控制活动依赖可塑性的学习规则以及识别介导这种可塑性的中心分子通路方面取得重大进展。将目前广泛使用的基因敲除小鼠与尖端的基因组学和成像技术相结合,也帮助我们更深入地了解了投射如何在视觉系统中的多个层面找到它们的目标。这些研究已经鉴别出许多参与视觉系统发育的新分子,包括免疫分子和胶质衍生因子。最终,在理解调节视觉系统发育的规律方面取得的这些成就,已经推动我们在认识和促进视神经再生方面取得了真正引人注目的突破性进展,在这里一并论述。

本书的最后一篇,"转化视觉神经科学"(第101~112章),与上一篇的视觉系统发育密切相关。在上一版中并没有涉及应用研究,但学科的进展使我们需要单列一篇进行论述。这是因为在新的治疗方式上已经取得了惊人的科学进展,其中许多就是基于在基础科学方面取得的同样重大的进步,进而将这些新的发现转化为对眼部疾病的治疗。疾病过程始于分子水平,有时可以通过控制分子发育过程来治疗。许多关于分子的章节本可以放在本篇论述,反之亦然,这说明对特定疾病和新的革命性疗法在分子水平上的深

刻认识将指引我们未来对认识和治疗重大致盲性疾病的研究。

最后两篇中的章节并不是仅有的横跨多个内容的章节。许多基础科学章节也涉及其他学科领域和临床应用。不同研究工作之间泾渭分明的边界正在迅速消失。因此,当我们能够从不同角度看待某一特定现象时,不同章节中一些内容的重复是不可避免的,但这也有利于读者学习。在过去的十年里,各种尝试研究视觉信息处理的广度不断加强和扩大,这依赖于将传统研究方法与从纳米粒子到人脑功能图谱的新技术相结合。未来还有很多工作要做。在下一个十年里,我们有理由以乐观的态度期待基础和转化研究的新发现将解决更多过去我们无法回答的问题。

参考文献

Autrum, H., Jung, W. R., Loewenstein, W. R., MacKay, D. M., & Teuber, H. L. (Eds.). (1971–1984). *Handbook of sensory physiology*. Berlin: Springer Verlag.

Barlow, H. B. (1953). Summation and inhibition in the frog's retina. *Journal of Physiology, 119*, 69–88.

Cajal, S. Ramón y. (1892). *La rétine des vértebres (La Cellule)*, English trans. Thorpe, S., & Glickstein, M., 1972. Springfield, IL: Charles C. Thomas.

Chalupa, L. M., & Werner, J. S. (Eds.). (2004). *The visual neurosciences*. Cambridge, MA: The MIT Press.

Darwin, C. (1859). *On the origin of species by means of natural selection, or the preservation of favoured races in the struggle for life*. London: Murray.

Fuortes, M. G. F. (1959). Initiation of impulses in visual cells of *Limulus. Journal of Physiology, 148*, 14–28.

Graham, C. H. (Ed.). (1965). *Vision and visual perception*. New York: John Wiley & Sons.

Hartline, H. K., & Ratliff, F. (1957). Inhibitory interaction of receptor units in the eye of *Limulus. Journal of General Physiology, 40*, 357–376.

Hassenstein, B., & Reichardt, W. (1956). Systemtheoretische Analyse der Zeit-, Reihenfolgen- und Vorzeichenauswertung bei der Bewegungsperzeption des Rüsselkäfers *Chlorophanus. Zeitschrift für Naturforscsung, 11b*, 513–524.

Helmholtz, H. v. (1909). *Handbuch der physiologischen Optik* (3rd ed.). Leipzig: Leopold Voss.

Kuffler, S. W. (1953). Discharge patterns and functional organization of mammalian retina. *Journal of Neurophysiology, 16*, 37–68.

Maxwell, J. C. (1872). On color vision. *Proceedings of the Royal Institution of Great Britain, 6*, 260–271.

Newton, I. (1704). *Opticks: or, a treatise of the reflections, refractions, inflexions and colours of light*. London: Smith and Walford [based on the Dover Publications, fourth edition, 1952].

Schmitt, F. O., & Worden, F. (1979). *The neurosciences: Fourth Study Program*. Cambridge, MA: The MIT Press.

Spillmann, L., & Werner, J. S. (1990). *Visual perception: The neurophysiological foundations*. New York: Academic Press.

第Ⅰ篇　视网膜机制和信息处理

第 2 章　通过视杆和视锥细胞的视觉传导

Marie E. Burns, Edward N. Pugh, Jr.

脊椎动物的视觉起始于视杆和视锥细胞,它们可以将光信号转化为电信号。在约 9 $\log_{10}$(地球光照昼夜变化)范围内(图 2.1A),对外界光线高度敏感的视杆细胞和不饱和的视锥细胞控制着视觉。本章综述了视杆细胞和视锥细胞信号传导的研究进展。

视杆细胞传导单光子信号会达到饱和,视锥细胞则不会饱和

视杆细胞专门进行单光子信号传导。人类和小鼠视杆细胞视觉检测的下限或者"绝对阈值"是在角膜位置测量不足 70 个光子(Hecht, Shlaer, & Pirenne, 1942;Naarendorp et al. ,2010)。据估计,在这一阈刺激下,包括成百上千视杆细胞的视网膜区域(取决于标称图像尺寸)中的视紫红质分子会吸收 10~25 个光子。因此,在绝对阈值以下,没有视杆细胞捕获多于 1 个光子。小鼠的绝对阈值很早就被认为和人类一样受到视网膜"暗光(dark light)"的限制(详见 Stiles & Crawford, 1932 的综述)。在阈值增量实验中基于行为测量得到的小鼠暗光(图 2.1B),精确对应于在小鼠视杆细胞记录中测得的视紫红质自发(热)激活比例(0.012R*rod^{-1}s^{-1}),R*是激活的视紫红质分子)(Burns et al. ,2002;Fu et al. ,2008),这一结果表明,在暗适应视觉系统中这些自发事件是有限的噪声来源(Barlow, 1956)。视紫红质显然是在巨大选择压力下进化而来,以最小化这种自发激活,因为其 0.012R/(rod*s)的速率对应(在具有 7× 10^7 个视紫红质分子的小鼠视锥细胞中)每分子 1.7×10^{-10}s^{-1} 的固有速率。换句话说,单个视紫红质分子将在约 200 年中自发激活。值得注意的是,

小鼠中自发 R*激活产生的"视杆细胞暗光"的等效强度,大约是星光所产生的地球平均照度的五分之一(见图 2.1A)。因此,在星光下物体反射光的对比度足以使物体在自发 R*激活产生的暗光中辨别出来。

在背景强度高于暗光(3~4 对数单位)的情况下,视觉阈值由视杆细胞单独调节(图 2.1B)。在更高的背景光强度下,视杆细胞和视锥细胞协同工作,并且在产生约 100R*/rod^{-1}s^{-1} 的背景强度下,小鼠的视锥细胞变得比视杆细胞对于增加的闪烁更加敏感。一旦视锥细胞变得更敏感,视杆细胞就会逐渐趋于饱和,并在光子捕获速率超过 5 000R*s^{-1} 时发生饱和(Aguilar & Stiles, 1954;Naarendorp et al. ,2010;Nakatani, Tamura, & Yau, 1991;Sharpe, Fach, & Stockman, 1992;Umino, Solessio, & Barlow, 2008)。

最能使视锥细胞和视杆细胞分开的功能特性是:不论强度如何,稳定光照都无法让视锥细胞趋于饱和(Burkhardt, 1994;Shevell, 1977)。视锥细胞通过三个机制实现这一重要特性:对稳定光照的超强适应力,由漂白后的视蛋白的光产物产生的可忽略暗光,以及 11-顺式视黄醛更快的再生(Lamb & Pugh, 2004;Mahroo & Lamb, 2004;Wang & Kefalov, 2011)。这些机制在视锥细胞中结合,使得视锥细胞能够在漂白其大部分色素的稳定光照水平下发挥作用。在这种光照水平下,不论背景强度如何,有关对比度微小变化的敏感度均与背景强度成反比,从而保证视锥细胞在更高强度下都不饱和。

如前所述,尽管视杆细胞和视锥细胞具有非常相似的细胞结构和生化机制,但是两者独特的功能特性使得视网膜在昼夜照度大幅变化的范围内都能起作用。

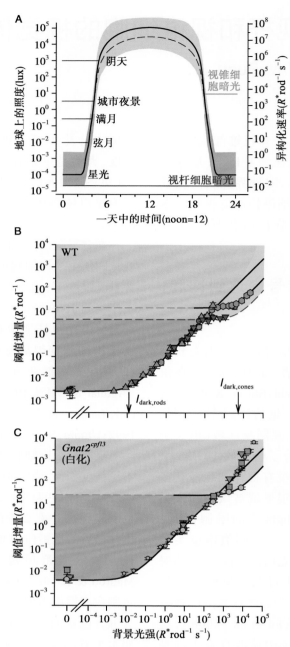

图2.1　地球每天的照度和小鼠的视觉敏感度。（A）平均照度（可见光的照度，实曲线，左侧纵坐标）和对应小鼠的视杆细胞光异构化速率（虚线曲线，右侧纵坐标），说明瞳孔收缩可作为一天中时间的函数。为了获得最大的明视觉照度，利用 Judd-Vos 明视觉视见函数（V_λ）对美国本土 48 个州的平均纬度上的最大日光强度在 280nm 到 780nm 之间的光谱分布（ASTM International；G173-03，2008）进行积分，得出在中午的最大值为 109 990lx。照度的昼夜变化提取自 Newport Corporation 的一份报告（http://www.newport.com/Introduction-to-SolaRadiation/411919/1033/content.aspx），用于图中 5 小时（5AM）到 19 小时（7PM）之间。所谓的较低照度水平（"星光""弦月"等）取自维基百科的词条"Lux"（http://en.wikipedia.org/wiki/Lux），用于生成平滑的 24 小时曲线。光异构化速率的计算，按照 Naarendorp 等（2010）的描述，需首先将照度光谱转换为暗视照度，之后假定照度来自均匀天空（全视野）并使用公式 $L = \pi E$ 将暗视照度转换为亮度（暗视觉 cd/m²），其中 L 表示亮度，E 表示照度（Wyszecki & Stiles，1982，表 I[4.4]），最后通过小鼠的瞳孔数据将亮度转换为视网膜照度和视杆细胞异构化速率。包围实曲线的阴影区域表示照度，视觉系统可在照度均约 1/20 到 10 倍的范围内提取对比度，其配色方案表示纯视杆细胞功能区域（灰色），视杆细胞+视锥细胞功能区域（灰色-绿色），以及纯视锥细胞功能区域（蓝色-绿色）。（B）小鼠对于 365nm（紫色符号）和 500nm（绿色符号）短暂闪光的辨增阈，其中阴影区域表示仅由视杆细胞单独控制阈值（灰色）、视杆细胞和视锥细胞共同控制阈值（灰色-绿色）、和视锥细胞单独控制阈值（蓝色-绿色）时的背景/增量。要注意的是这些实验中使用的最强背景强度对应于（A）中大约上午 6 点和下午 6 点的日光。视杆细胞和视锥细胞的暗光水平从阈值增量数据中提取。（C）WT 白化小鼠的（蓝色符号）和缺少功能性视锥细胞的白化小鼠（绿色符号）的辨增阈，与一名视杆细胞单色视病患的辨增阈共同绘制（橘色圆圈）：数据相对于"韦伯线"的向上偏离是视杆细胞饱和的行为表现，但也表明如果增加的闪光足够明亮，在超过 $10^4 R^*(\text{rod}^{-1}\text{s}^{-1})$ 的背景情况下，视杆细胞可以生成可检测的信号。（B）和（C）源自 Naarendorp 等人（2010）的研究。

感光细胞结构和功能的关系

在脊椎动物门中，感光细胞的超微结构非常相似。感光细胞是极化的神经元，包含四个主要的功能区域：①外段，进行光子捕捉及光传导；②内段，容纳着线粒体、内质网和高尔基体，作为蛋白质和膜的生物合成以及细胞代谢的主要枢纽；③细胞核区域；④突触末梢，通过基于带状突触的机制在黑暗中紧张性释放神经递质谷氨酸到突触后双极细胞和水平细胞。

外段

视杆细胞的外段呈圆柱形，而许多脊椎动物的视锥细胞外段略呈圆锥形。外段是复杂的感觉纤毛，其中紧密填充了间距 0~30nm 的众多盘膜，盘膜及其间空隙容纳了蛋白质和光传导的信使。在许多脊椎动物中，视锥细胞的盘膜和细胞质膜相连，使得膜蛋白可沿着外段的长度方向侧向扩散。所有脊椎动物视杆细胞的情况则与视锥细胞显著不同，视杆细胞中的细胞质膜和盘膜不仅在物理上分离且包括不同的蛋白质机制。因此导致视杆细胞盘膜大多数蛋白质和脂类的更新需要旧的盘膜从外段的远端末梢切下并被色素上皮细胞吞噬，同时在外段基部不断生成新膜（参考 Ruggiero and Finnemann 的第 4 章）。视锥细胞中也会发生更新和分离；然而，由于整个外段的膜大多是连续的，因此不同时期的膜成分可以通过侧向扩散沿着视锥细胞外段的长度方向重新分布。

在黑暗环境中，外段细胞质膜的 cGMP 门控离子通道的一小部分由 cGMP 保持在开放状态，产生向内的阳离子电流以保持膜电位相对去极化（$V_m = -40\text{mV}$）。光触发的 cGMP 浓度降低引起通道亚毫秒级的延时关闭，这是 cGMP 产生的非常快速的径向扩散以及极快的通道门控综合作用的结果（Karpen et al.，1988）。通道开放的浓度依赖性是多因素共同影响的，其中 Hil 数 $n_{chan} \approx 3$ 并且解离常数约为 $K_{chan} \approx 20\mu\text{M}$ cGMP。因此，当 cGMP 的浓度为 cG 时，暴露在其中的小片外段膜的通道开放百分比遵循下列公式：

$$\frac{N_{open}}{N_{total}} = \frac{cG^{n_{chan}}}{cG^{n_{chan}} + K_{chan}^{n_{chan}}} \tag{2.1}$$

当视杆细胞中 Ca^{2+} 下降时，K_{chan} 的值会适当降低，而在视锥细胞中会降低幅度更大（参见下文中的钙反馈部分）。在暗适应的视杆细胞中开放通道的总体比例较小：在 cG 约为 $4\mu\text{M}$，$K_{chan} = 20\mu\text{M}$ 并且 $n_{chan} = 3$ 的

条件下，大约 1% 的通道开放。

内向 cGMP 门控电流通过内段和突触末梢的 K^+ 离子的渗透以及电压门控 K^+ 离子通道的向外流动来保持平衡，从而引发环流或者暗电流。外段视蛋白捕获的光子会局部关闭 cGMP 门控通道，抑制了一部分循环电流，从而使得膜超极化。

内段

连接外段和内段的是微管组成为 9+0 的狭窄连接纤毛，所有去往外段的蛋白质必须穿过或者沿着这一狭窄连接。有关将这种蛋白质输送至外段的机制的讨论，请参考 Baehr 及其同事负责的第 3 章。

内段最远端的部分（椭圆体）含有高密度的线粒体，线粒体提供 ATP 以支持内段中蛋白质和膜的合成，并通过扩散向代谢需求高的外段提供 ATP。椭圆体中相对密集的线粒体和其他物质的高浓度还有一个光学目的：该区域有更高的折射率，并且由于内段通常比外段宽，因此有助于将光子汇聚到外段，从而增加了细胞的有效光收集面积。这一现象在视锥细胞中尤其显著，并产生了 Stiles-Crawford 方向敏感效应。在一定程度上利用了外段和内段的折射边界（e. g.，Doble et al.，2011；Dubra et al.，2011），采用自适应光学成像的巧妙研究揭示了人类视杆细胞和视锥细胞的体内结构，并直接揭示了它们的光漏斗的特性。

突触末梢

视杆细胞和视锥细胞的突触末梢都利用带状突触以支持在黑暗条件下谷氨酸的持续释放。但两者的整体细胞构筑差异很大，视杆细胞末端是被称为球粒的小球形叶，而视锥细胞则终止于被称为蒂的大的棍棒状末端（参考 Sampath 负责的第 5 章和 DeVries 负责的第 6 章）。哺乳动物视杆细胞的球粒包含一个或两个带状突触，在黑暗中支持每秒多达几十个突触囊泡的释放速率（Sheng et al.，2007），该速率受到囊泡补充的限制。相比之下，视锥细胞的蒂具有十几个或更多的带状突触，可以维持更高的释放速率，在黑暗中每秒高达几百个囊泡（Jackman et al.，2009）。视杆细胞和视锥细胞的神经末梢必须调节囊泡融合速率以支持大范围光照强度下的突触传递（见图 2.1），因此具有高度动态性（Mercer & Thoreson，2011）。总而言之，感光细胞能在如此大的范围内具有传导信号的能力，归因于其在不同水平的多种调控机制：外段的几种增益控制机制降低了每个光子的生化和电响应；在内段和细胞胞体区域表达的超极化激活的阳离子通道（HCN1）在稳定

光照下趋向恢复去极化（e. g. , Seeliger et al. , 2011）；此外，水平细胞在突触的反馈可下调末梢内 Ca²⁺ 浓度和囊泡释放速率（参考 Kramer 负责的第 7 章）。

光传导的激活

激活的分子机制

启动脊椎动物光传导的生化反应如图 2.2 所示。视蛋白的 11-顺式视黄醛发色团捕获光子后，视蛋白经历重大的构象变化进入酶活性状态（R*），该状态可催化多拷贝 G 蛋白传导蛋白活化（至 G* 的形式），并且每个 G* 依次激活环鸟苷酸（cGMP）磷酸二酯酶（PDE）使其成为活化型（E*）。E* 水解 cGMP，导致

cGMP 的胞浆浓度降低，从而导致细胞质膜上的 cGMP 门控阳离子通道关闭。这些通道的关闭具有双重作用：产生感光细胞的电响应（通过减少循环电流和使膜电位超极化）以及导致细胞质膜 Ca²⁺ 浓度降低。激活中的分子事件已被深入研究且有详细的总结描述了这些事件如何结合起来以产生两栖动物视杆细胞光响应的早期上升阶段的整体放大（Leskov et al. , 2000；Pugh & Lamb，1993）。然而，这种对放大的分析要求在所考虑的时间段内所有级联成分的失活均可忽略不计，而近期的证据表明哺乳动物的视杆细胞和视锥细胞中失活和反馈开始得极早（少于 40ms），因此，失活和激活在很大程度上同时发生（回顾 Burns & Pugh，2010）。因此，几乎不可能通过实验将哺乳动物感光细胞中闪光反应的激活和失活阶段分开。

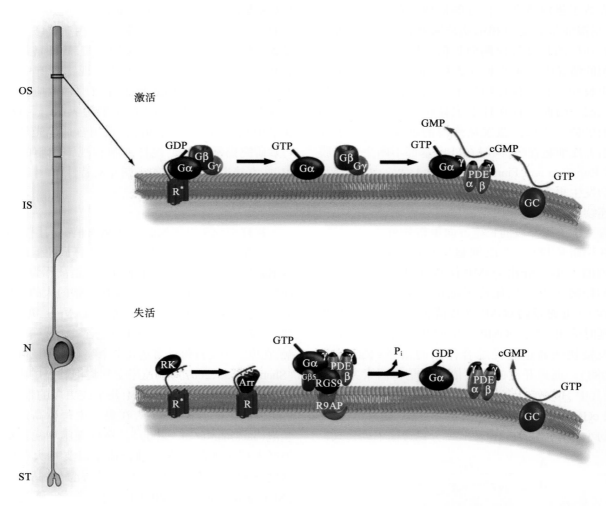

图 2.2 视杆细胞光传导。（左）感光细胞原理图展示了外段（OS）、内段（IS）、细胞核区域（N）和突触末梢（ST）。（右）外段视盘膜光传导的激活和失活反应。光激活的视紫红质（R*）激活 G 蛋白，随后 G 蛋白 α 亚基激活 PDE。由鸟苷酸环化酶（GC）产生的 cGMP 被 PDE 水解，导致 cGMP 通道关闭（图中未展示）。R* 的失活需要视紫红质激酶（RK）磷酸化，随后与抑制蛋白（Arr）结合。G 蛋白/PDE 复合体被 RGS9-1·Gβ5-L·R9AP 复合体失活，加快了 GTP 的水解。通过 GC 的 cGMP 合成可将 cGMP 恢复至暗水平（重印许可来自 Arshavsky & Burns，2012）。

光传导的失活

因为视觉系统的时间分辨率必然受到其感光细胞时间分辨率的限制,因此,保持信号放大足以使其在视网膜上可靠传播的同时感光细胞的响应时间尽可能简短尤为重要。那么,是什么决定了感光细胞对短暂光响应的持续时间?

视紫红质失活的分子机制

R*的失活可能是光响应恢复中最重要的事件。因为只要 R*具有催化活性,模拟光的存在并有助于细胞脱敏和/或饱和的放大响应就会持续存在。

视紫红质激酶 GRK1 进行的 R*C-末端残基的磷酸化是关闭的第一步(Kuhn & Wilden, 1987)。视紫红质的磷酸化降低了 R*的催化活性(Arshavsky et al.,1985;Wilden, Hall, & Kuhn, 1986),对于视杆细胞中闪光反应的正常恢复至关重要(C. K. Chen et al.,1999;J. Chen et al.,1995)。

视紫红质 C-末端区具有多种丝氨酸和苏氨酸残基作为潜在的磷酸化位点,小鼠有 6 个磷酸化位点而人类有 7 个。关于转基因小鼠视杆细胞的研究支持多个磷酸化位点对单光子响应的快速恢复必不可少的假说(Doan et al.,2006;Mendez et al.,2000)。突变的视紫红质包含少于 3 个潜在的磷酸化位点,表现出很慢的一级失活动力学,表明在这样的条件下,一个单一、随机的过程与关闭 R*有关。这种类型的随机关闭是十分异常的,因为野生型视杆细胞中视紫红质失活是容易重复的。总而言之,这些结果表明,可重复的视紫红质失活在视杆细胞 R*上至少有三个磷酸化位点。尽管需要多重磷酸化,但是 R*失活仍然是非常迅速的,因为 R*的平均整合活动(有效生命周期)只持续约 40ms(Gross & Burns, 2010;Gross, Pugh, & Burns, 2012a)。

视锥细胞 R*的快速失活也涉及其磷酸化。在许多物种中,视锥细胞 R*磷酸化可能是由 GRK7 介导的,GRK7 是视蛋白激酶的视锥细胞特定的亚型。GRK7 最早从地松鼠中克隆得到(Weiss et al.,1998),且从那以后,其直系同源物已经在许多其他脊椎动物上被识别出来。关于鱼类的研究发现 GRK7 在视锥细胞中的表达 10 倍于 GRK1 在视锥细胞中的表达,并且 GRK7 可以比 GRK1 更快地磷酸化 R*(Tachibanaki et al.,2005;Vogalis et al.,2011)。令人好奇的是,啮齿类的视锥细胞只表达 GRK1。小鼠的 M-和 S-视蛋白都需要 GRK1 来进行正常的失活(Lyubarsky et al.,2000;Nikonov et al.,2005;Zhu et al.,2006),并且 GRK1 可以磷酸化 M-和 S-视蛋白(Zhu et al.,2003)。

R*磷酸化之后,细胞质抑制蛋白(Arr1)利用对磷酸化的视紫红质的高亲和力与其结合(Wilden, Hall, & Kuhn, 1986)。在缺乏 Arr1 的小鼠的视杆细胞中(Xu et al.,1997),昏暗闪光的响应上升到与正常视杆细胞的峰值振幅的类似程度,但是随后只恢复到基线的一半。在这些视杆细胞中,推测磷酸化的 R*具有极其缓慢的失活,因为昏暗闪光的响应恢复具有大约 40s 的最终时间常量。Arr1⁻/⁻视杆细胞正常恢复的失败表明 Arr1 结合对于 R*活动的快速停止至关重要(Xu et al.,1997),而在 Arr1 缺乏时,磷酸化 R*的失活通过连接维甲酸的 Schiff 碱的水解来完成(Imai et al.,2007)。

尽管在 R*的及时失活中抑制蛋白明显是必要的,但是大多数抑制蛋白是隐藏于低聚物复合体中的,并且主要位于暗适应视杆细胞的内段(参考 Gurevich et al.,2011,从而获得近期的综述)。曝光导致至少 1%的视紫红质被激活之后,抑制蛋白在几分钟内重新分配,在某种程度上增加外段和突触末梢中的 Arr1 水平,使之超过与 R*的化学计量比(Strissel et al.,2006),表明增幅过程触发了 Arr1 的移位。Arr1 移位的生理学意义可能超出了其在光传导中的作用,因为近期的证据表明 Arr1 还有其他作用,比如调节突触传递(Huang, Brown, & Craft, 2010)和在强光中的视杆细胞神经保护(Gurevich, Gurevich, & Cleghorn, 2008)。

一种视锥细胞特有的抑制蛋白 Arr4 也已经被识别出来(Craft, Whitmore, & Wiechmann, 1994)。小鼠的视锥细胞既表达 Arr1 又表达 Arr4,并且两者的缺失会强烈减弱受 M-或者 S-视蛋白驱动的视锥细胞响应,表明这些远古就分离的视蛋白家族中抑制蛋白和视蛋白的结合对于它们正常和完全失活是必要的(Nikonov et al.,2008)。然而,相对地,在磷酸化(Lyubarsky et al.,2000)和抑制蛋白缺失(Nikonov et al.,2008)时视锥细胞视蛋白的失活比视杆细胞在抑制蛋白缺失时要快得多。

G 蛋白和 PDE 的失活

单独的快速 R*失活不足以正常恢复对闪光的电响应。传导蛋白和 PDE 的激活形式也必须被关闭。如同在其他的 G 蛋白级联中一样,传导蛋白的失活需要结合到其 α 亚基上的 GTP 的水解,导致传导蛋白从

PDE 分离并且两种酶都失活。在视杆细胞和视锥细胞中 GTP 水解和传导蛋白-PDE 复合体的失活是由另一个由 RGS9-1，Gβ5-L 和 R9AP 组成的蛋白质复合体催化的（参考 Anderson，Posokhova，& Martemyanov，2009）。就视杆细胞（C. K. Chen et al.，2000）和视锥细胞而言（Lyubarsky et al.，2001），这个 RGS9 复合体对光响应正常恢复至关重要。视盘膜上 RGS9 复合体的数量决定了传导蛋白-PDE 复合体的失活速度。在正常的小鼠视杆细胞上传导蛋白-PDE 的失活速率大约为 $5s^{-1}$，对应暗适应视杆细胞恢复的 200ms 限速时间常量。这种失活可以通过 RGS9 复合物的过表达来加速（Burns & Pugh，2009；C. K. Chen et al.，2010；Krispel et al.，2006）。值得注意的是，视锥细胞中 RGS9 复合物的水平比在视杆细胞中的水平高（Cowan et al.，1998），这个特点可以解释为什么视锥细胞的响应恢复是被限速的，并且表明限速与视锥细胞视蛋白的失活无关（Matthews & Sampath，2010）。

光传导的钙离子反馈调节

在黑暗中，通过 cGMP 激活通道进入外段的向内的电流主要由 Na^+ 负载，但是还有很大的比例（视杆细胞中约为 15%）是由 Ca^{2+} 负载。在黑暗中稳定的 Ca^{2+} 内流由一个相等且相反的外流平衡，受到在质膜交换的 Na^+/Ca^{2+}、K^+ 离子驱动。不同研究者的测量结果已经估计出暗适应的感光细胞中剩余自由细胞质的 Ca^{2+} 范围为 250～700nM（在 Fain et al.，2001 中有综述）。在饱和光照期间所有外段 cGMP 通道关闭，阻止 Ca^{2+} 内流，导致细胞质的 Ca^{2+} 下降到最小值，即 10～50nM。Ca^{2+} 在相同物种的视杆细胞和视锥细胞的下降已经被测定出来，通常比在视锥细胞中下降得更快（Korenbrot & Rebrik，2002），部分由于其细胞质的体积更小。

在光响应期间 Ca^{2+} 浓度的下降协调至少经历了三个不同的变化，这些变化可以帮助重建循环电流，由于它们对抗关闭 cGMP 门控通道的光效应，因此通常被称为负反馈机制（*negative feedback mechanisms*）。在昏暗闪光的响应期间，小鼠的视杆细胞中，这些反馈机制中只有一个在动态地运行：鸟苷酸环化酶的 Ca^{2+} 依赖活性受到鸟苷酸环化酶活化蛋白（GCAPs）的介导。然而，在稳定光照的适应期间，Ca^{2+} 的下降激活了两个额外的机制：一个是由 Ca^{2+} 结合蛋白恢复蛋白介导的 R*磷酸化的加速，另外一个是由 cGMP 激活通道对 cGMP 敏感性增加的机制。在视杆细胞内通过 Ca^{2+} 结合蛋白钙调蛋白介导而在视锥细胞内是通过 Ca^{2+} 离子结合蛋白 CNG-调控蛋白介导。我们在本节会逐一讨论这些过程。

鸟苷酸环化酶的钙调节

感光细胞表达两种鸟苷酸环化酶的亚型（GC1 和 GC2）和至少两种鸟苷酸环化酶激活蛋白的亚型（GCAPs）。生化研究表明不含 Ca^{2+} 的 GCAPs 激活 GCs，而结合 Ca^{2+} 的 GCAPs 抑制 GC 活性。有报告显示，随着 Mg^{2+} 浓度的变化，Ca^{2+} 浓度激活 GCs 的半峰值（$K_{1/2}$）激活发生变化。在这样的生理条件下，$K_{1/2}$ 约为 200nM。由 Ca^{2+} 产生的激活是协同的，其 Hill 系数大约为 2。（近期的综述参见 Peshenko et al.，2011）。

GC1/GC2 和 GCAP1/GCAP2 的相对表达水平在视杆细胞和视锥细胞中有所变化（Stephen et al.，2008），并且近期的研究表明每个 GCAP 的调节可能服务于一个独特的功能。例如，Ca^{2+} 依赖的 GC 活性对并不是相等的。GCAP1 对 Ca^{2+} 下降的响应似乎比 GCAP2 更快，因为 Ca^{2+} 可以与其更快地分离。因此，感光细胞中 GCAP1 激活 GC 比 GCAP2 更早（Howes et al.，2002；Makino et al.，2008；Mendez et al.，2001）。

缺少所有的鸟苷酸环化酶 Ca^{2+} 反馈调节的视杆细胞（GCAPs$^{-/-}$ rods）产生的单光子响应比野生型视杆细胞的更大且更持久（Burns et al.，2002；Okawa et al.，2010），表明了单光子响应所需的几百毫秒期间动态反馈的重要性。此外，单光子响应在 GCAPs$^{-/-}$ 的小鼠视杆细胞的试验中不太具有可重复性，提示反馈也在 R*生命周期内最小化试验间的波动后果中起到了一定的作用（Gross Pugh，& Burns，2012b）。GCAPs$^{-/-}$ 的视杆细胞也显示出在稳定光照下它们发挥功能的能力明显不足，在光强度多于正常值大约一个数量级的调光器下饱和。缺乏 GCAPs 的小鼠视锥细胞具有缓慢的昏暗闪光的响应以及一个更小的稳定光照范围，在这个范围内它们可以发挥作用（Sakurai，Chen，& Kefalov，2011）。这些结果说明在视杆细胞和视锥细胞中范围扩大的反馈的重要性（见后续的光适应章节）。

R*磷酸化作用的钙离子调节

视紫红质磷酸化速率对于游离 Ca^{2+} 的依赖导致 R*生命周期的调节依赖 Ca^{2+}，这是一个受到 Ca^{2+} 结合蛋白恢复蛋白介导的过程（Kawamura，1993）。在黑暗中，恢复蛋白-Ca^{2+} 与 GRK1 结合，抑制视紫红质磷酸化（Klenchin，Calvert，& Bownds，1995）。在曝光期间，当游离Ca^{2+}下降时恢复蛋白可产生构象改变（Ames & Ikura，2002）从而减少恢复蛋白对RK的亲和力并且解除GRK1的抑制作用。在小鼠的视杆细胞上恢复蛋白的丢失造成昏暗闪光响应轻微变小和变短，但是会导致于黑暗中出现的明亮闪光的整体饱和时间明显缩短以及在稳定光照中的响应失败来缩短它们在饱和状态中的时间（Makino et al.，2004）。同样地，在Chen与同事近期的实验中，完整的小鼠视杆细胞R^*的失活由恢复蛋白的缺失而加速（C. K. Chen et al.，2010），并且受到正常视杆细胞中背景光的调节。这些结果共同证实了视杆细胞中R^*失活的Ca^{2+}调节受到恢复蛋白介导并且这是光适应的一个重要机制，在背景光的存在下有效减少R^*的生命周期。一个类似的依赖Ca^{2+}的方式缩短视锥细胞R^*生命周期的机制已经被证明在冷血动物视锥细胞中可发挥同样作用（Arinobu，Tachibanaki，& Kawamura，2010）。

cGMP门控离子通道的钙调节

就cGMP而言，cGMP门控通道敏感性对细胞内的Ca^{2+}浓度是敏感的（Hsu & Molday，1993）。在视杆细胞中这种敏感性受到钙调蛋白的控制，钙调蛋白在高Ca^{2+}时会结合到视杆细胞通道的β亚基。伴随着对平稳持久光照的响应，Ca^{2+}的下降造成钙调蛋白从通道分离，从而增加其对cGMP通道的亲和力。这种机制扩展了感光细胞可以工作的光照强度范围，因为它允许cGMP门控通道在低cGMP水平下重新开放。尽管一个相似的、更强有力的机制在视锥细胞通道上运行（Rebrik & Korenbrot，1998），但是视杆细胞中这种效应的量级是相当温和的（Koutalos，Nakatani，& Yau，1995；Nikonov，Lamb，& Pugh，2000；Sagoo & Lagnado，1996）。在视锥细胞中介导cGMP通道调控的Ca^{2+}结合蛋白最近已经被证实为CNG调控蛋白，该蛋白也在其他的神经和感觉组织中表达，在这些组织中它可能还会调节环核苷酸门控离子通道（Rebrik et al.，2012）。

感光细胞的光适应机制

钙离子依赖的适应机制

光适应是许多视觉系统能力的基础，它使得视觉系统可以在约9 $\log_{10}$（白天照度）的范围内发挥功能。光适应包括所有的在稳定光照存在期间发生的生理变化。因为光照倾向于驱动cGMP激活的门控通道关闭，所以真正的适应机制是那些增强感光细胞的能力，从而维持一些在稳定光照期间打开的cGMP激活通道。我们已经讨论了三个这样的机制，它们都是由稳定光照期间Ca^{2+}下降触发的：①由GCAPs-GC介导的cGMP合成速率加快；②由Ca-恢复蛋白-GRK1抑制介导的R^*失活速率加快；③由视杆细胞中钙调蛋白和视锥细胞中CNG调节蛋白导致的cGMP激活通道的敏感性增加。另外为了避免细胞饱和，在适应期间这些机制也会加快应对于闪光的增量响应，使得感光细胞可以实现更宽的信号传导带宽。

PDE活性和响应压缩：既不是适应性的也不是钙离子依赖的

感光细胞中伴随光照强度增加的变化并不都具有适应性。有两个很重要的特例：由PDE活性平稳增加导致的敏感性降低以及响应压缩。平稳的PDE活性（G^*-E's的数字）在外段随着强度增加而增加，导致cGMP水解的稳定速率也产生相同变化。这种cGMP水解的增加减少了cGMP分子的平均生命周期。cGMP反转速率的增加是敏感性降低的最有力的机制，除此之外，它还独立于Ca^{2+}（Nikonov，Lamb，& Pugh，2000；Pugh，Nikonov，& Lamb，1999）。

响应压缩是在稳定光照下打开的cGMP激活通道比例减少的直接结果。其他所有条件相同的情况下，如果闪光产生了伴随着50%的通道关闭的潜在PDE激活的理想脉冲，且这些关闭的通道在黑暗中会打开，并且感光细胞具有相同的膜阻抗，那么电流的最大变化会减少50%，并且抑制谷氨酸释放的电压响应会减少50%。另一方面，视锥细胞在强度稳定的光照条件下从不会饱和（Shevell，1977），并且响应压缩减弱光响应的程度从未超过低等脊椎动物的2倍。更确切地说，视锥细胞能够经受背景存在时强度递增或递减的几乎相等幅度的电压偏移（Burkhardt，1994；Normann & Perlman，1979）。

G蛋白易位

激活的传导蛋白（G^*）的$G\alpha$-GTP亚基具有弱水溶性，且会在一个相对慢的时间尺度上从盘膜解离。因此，G^*在昏暗光线条件下很少从盘膜解离，因为它能迅速被RGS9复合体去活化。然而，在高强度时产生的G^*超过了PDE和RGS9复合体的总量，更长的G^*生命周期导致从盘膜明显解离以及随后$G\alpha$和$G\beta\gamma$在对明亮光线的响应下从外段到内段的大幅易位（Lobanova et al.，2007；Martemyanov et al.，2008；Sokolov et al.，2002）。传导蛋白随着持续明亮的光线到内段的易位似乎是一种适应机制，使得视杆细胞暴露在明亮光线条件下，触发易位从而使得在更明亮的光线下发挥功能（Sokolov et al.，2002）。值得注意的是，在正常情况下持续明亮光照期间 G 蛋白易位不会在视锥细胞中发生，因为 G 蛋白在视锥细胞中的生命周期即使在很高的光照强度下还是十分短暂的，从而使得亚基不太可能从视盘膜解离（Lobanova et al.，2010）。

视蛋白光化产物及脱色

就小鼠而言，通过行为测量得到的视杆细胞敏感度的完全饱和在光响应中产生，每秒可产生超过 10^4 次光学异构（见图 2.1C）（Naarendorp et al.，2010）。如果我们假定再生时间常数为 400s，这样一个强度对应约在 10^8 视紫红质分子中有 $4×10^5$ 个稳定状态脱色水平，或者说低于 0.5% 的比例。因此，视杆细胞在稳定光照下变得完全不起作用从而导致没有明显的脱色水平。的确，当大量的视紫红质脱色的光线熄灭时，正常的 R* 失活机制会变得过于薄弱或者不堪重负，并且 R* 的长寿命的光化产物开始存在从而激活传导级联，关闭所有或者大多数的 cGMP 激活通道，最长可以达到 45min。只有当所有的视蛋白都已经再生时，暗适应的敏感度才会完全恢复（Lamb & Pugh，2004）。

相对于视杆细胞，视锥细胞能在即使几乎所有的视蛋白都被脱色的情况下发挥功能（Burkhardt，1994），并且已经知道在生理以及稳定照度条件下视锥细胞系统并未显示出饱和（Barlow，1972；Shevell，1977），这表明视锥细胞比视杆细胞对于视蛋白脱色产物的存在更不敏感，但是视锥细胞视蛋白通过它本身高得多的视黄醛脱氢酶活性表现出更快的去除全反式视黄醛的速度，这毫无疑问是一个额外的促进因素（Ala-Laurila et al.，2006）。由于视锥细胞中更快的再生速率，人们观察到在白天自然环境中经历的稳定状态视锥细胞视蛋白脱色水平不太可能超过 90%，进而给出了光照水平的正常范围（见图 2.1A）。因此，尽管视锥细胞能够在更高的稳定脱色水平上发挥作用，但脱色脱敏可能最多只能使量子捕获降低至 1/10。

总结

感光细胞可以说是人体内被理解地最为彻底的

神经细胞之一。感光细胞具有看起来简单的工作描述：在跨越约 9 $\log_{10}$ 强度单元范围内，将有关光子吸收时间变化率的信息精确地传递给其余视觉系统。为了在脊椎动物中完成这一任务，大自然已经进化出了两类感光细胞，它们虽然具有同源分子机制，却拥有多种不同的生化和电学机制使得它们能够在不同的光线下发挥作用：对响应及时进行放大和失活的机制和在短期和长期光照下条件使得细胞适应的机制，以及最后，通过视蛋白再生和其他超过了本章范围的同源细胞生理过程（如，蛋白质转运；视盘折叠和更新）来维持这些功能的机制。尽管我们当前的理解水平尚远远不够解释这一问题的本质，但还是揭示了视杆细胞和视锥细胞中惊人的精心策划的细胞和分子过程，使得我们可以在照度的昼夜循环中看到我们的世界。

参考文献

Aguilar, M., & Stiles, W. S. (1954). Saturation of the rod mechanism of the retina at high levels of illumination. *Optica Acta, 1*, 59–65.

Ala-Laurila, P., Kolesnikov, A. V., Crouch, R. K., Tsina, E., Shukolyukov, S. A., Govardovskii, V. I., et al. (2006). Visual cycle: Dependence of retinol production and removal on photoproduct decay and cell morphology. *Journal of General Physiology, 128*, 153–169. doi:10.1085/jgp.200609557.

Ames, J. B., & Ikura, M. (2002). Structure and membrane-targeting mechanism of retinal Ca²⁺-binding proteins, recoverin and GCAP-2. *Advances in Experimental Medicine and Biology, 514*, 333–348.

Anderson, G. R., Posokhova, E., & Martemyanov, K. A. (2009). The R7 RGS protein family: Multi-subunit regulators of neuronal G protein signaling. *Cell Biochemistry and Biophysics, 54*, 33–46.

Arinobu, D., Tachibanaki, S., & Kawamura, S. (2010). Larger inhibition of visual pigment kinase in cones than in rods. *Journal of Neurochemistry, 115*, 259–268.

Arshavsky, V. Y., & Burns, M. E. (2012). Photoreceptor signaling: Supporting vision across a wide range of light intensities. *Journal of Biological Chemistry, 287*, 1620–1626.

Arshavsky, V. Y., Dizhoor, A. M., Shestakova, I. K., & Philippov, P. (1985). The effect of rhodopsin phosphorylation on the light-dependent activation of phosphodiesterase from bovine rod outer segments. *FEBS Letters, 181*, 264–266.

Barlow, H. B. (1956). Retinal noise and absolute threshold. *Journal of the Optical Society of America, 46*, 634–639.

Barlow, H. B. (1972). Dark and light adaptation: Psychophysics. In D. Jameson & L. M. Hurvich (Eds.), *Handbook of sensory physiology* (Vol. VII, pp. 1–28). Berlin: Springer.

Burkhardt, D. A. (1994). Light adaptation and photopigment bleaching in cone photoreceptors in situ in the retina of the turtle. *Journal of Neuroscience, 14*(Pt 1), 1091–1105.

Burns, M. E., Mendez, A., Chen, J., & Baylor, D. A. (2002). Dynamics of cyclic GMP synthesis in retinal rods. *Neuron, 36*, 81–91.

Burns, M. E., & Pugh, E. N., Jr. (2009). RGS9 concentration

matters in rod phototransduction. *Biophysical Journal, 97*, 1538–1547.

Burns, M. E., & Pugh, E. N., Jr. (2010). Lessons from photoreceptors: Turning off G-protein signaling in living cells. *Physiology (Bethesda, MD), 25*, 72–84.

Chen, C. K., Burns, M. E., He, W., Wensel, T. G., Baylor, D. A., & Simon, M. I. (2000). Slowed recovery of rod photoresponse in mice lacking the GTPase accelerating protein RGS9–1. *Nature, 403*, 557–560.

Chen, C. K., Burns, M. E., Spencer, M., Niemi, G. A., Chen, J., Hurley, J. B., et al. (1999). Abnormal photoresponses and light-induced apoptosis in rods lacking rhodopsin kinase. *Proceedings of the National Academy of Sciences of the United States of America, 96*, 3718–3722. doi:10.1073/pnas.96.7.3718.

Chen, C. K., Woodruff, M. L., Chen, F. S., Chen, D., & Fain, G. L. (2010). Background light produces a recoverin-dependent modulation of activated-rhodopsin lifetime in mouse rods. *Journal of Neuroscience, 30*, 1213–1220.

Chen, J., Makino, C. L., Peachey, N. S., Baylor, D. A., & Simon, M. I. (1995). Mechanisms of rhodopsin inactivation in vivo as revealed by a COOH-terminal truncation mutant. *Science, 267*, 374–377.

Cowan, C. W., Fariss, R. N., Sokal, I., Palczewski, K., & Wensel, T. G. (1998). High expression levels in cones of RGS9, the predominant GTPase accelerating protein of rods. *Proceedings of the National Academy of Sciences of the United States of America, 95*, 5351–5356. doi:10.1073/pnas.95.9.5351.

Craft, C. M., Whitmore, D. H., & Wiechmann, A. F. (1994). Cone arrestin identified by targeting expression of a functional family. *Journal of Biological Chemistry, 269*, 4613–4619.

Doan, T., Mendez, A., Detwiler, P. B., Chen, J., & Rieke, F. (2006). Multiple phosphorylation sites confer reproducibility of the rod's single-photon responses. *Science, 313*, 530–533.

Doble, N., Choi, S. S., Codona, J. L., Christou, J., Enoch, J. M., & Williams, D. R. (2011). In vivo imaging of the human rod photoreceptor mosaic. *Optics Letters, 36*(1), 31–33.

Dubra, A., Sulai, Y., Norris, J. L., Cooper, R. F., Dubis, A. M., Williams, D. R., et al. (2011). Noninvasive imaging of the human rod photoreceptor mosaic using a confocal adaptive optics scanning ophthalmoscope. *Biomedical Optics Express, 2*, 1864–1876.

Fain, G. L., Matthews, H. R., Cornwall, M. C., & Koutalos, Y. (2001). Adaptation in vertebrate photoreceptors. *Physiological Reviews, 81*, 117–151.

Fu, Y., Kefalov, V., Luo, D. G., Xue, T., & Yau, K. W. (2008). Quantal noise from human red cone pigment. *Nature Neuroscience, 11*, 565–571.

Gross, O. P., & Burns, M. E. (2010). Control of rhodopsin's active lifetime by arrestin-1 expression in mammalian rods. *Journal of Neuroscience, 30*, 3450–3457.

Gross, O. P., Pugh, E. N., Jr., & Burns, M. E. (2012a). Spatiotemporal cGMP dynamics in living mouse rods. *Biophysical Journal. 102*, 1775–1784.

Gross, O. P., Pugh, E. N., Jr., & Burns, M. E. (2012b). Calcium feedback to cGMP synthesis more strongly attenuates single photon responses driven by long rhodopsin lifetimes. *Neuron* (in press).

Gurevich, V. V., Gurevich, E. V., & Cleghorn, W. M. (2008). Arrestins as multi-functional signaling adaptors. *Handbook of Experimental Pharmacology, 186*, 15–37.

Gurevich, V. V., Hanson, S. M., Song, X., Vishnivetskiy, S. A., & Gurevich, E. V. (2011). The functional cycle of visual arrestins in photoreceptor cells. *Progress in Retinal and Eye Research, 30*, 405–430.

Hecht, S., Shlaer, S., & Pirenne, M. H. (1942). Energy, quanta, and vision. *Journal of General Physiology, 25*, 819–840.

Howes, K. A., Pennesi, M. E., Sokal, I., Church-Kopish, J., Schmidt, B., Margolis, D., et al. (2002). GCAP1 rescues rod photoreceptor response in GCAP1/GCAP2 knockout mice. *European Molecular Biology Organization Journal, 21*, 1545–1554. doi:10.1093/emboj/21.7.1545.

Hsu, Y. T., & Molday, R. S. (1993). Modulation of the cGMP-gated channel of rod photoreceptor cells by calmodulin. *Nature, 361*, 76–79.

Huang, S. P., Brown, B. M., & Craft, C. M. (2010). Visual arrestin 1 acts as a modulator for N-ethylmaleimide-sensitive factor in the photoreceptor synapse. *Journal of Neuroscience, 30*, 9381–9391.

Imai, H., Kefalov, V., Sakurai, K., Chisaka, O., Ueda, Y., Onishi, A., et al. (2007). Molecular properties of rhodopsin and rod function. *Journal of Biological Chemistry, 282*, 6677–6684. doi:10.1074/jbc.M610086200.

Jackman, S. L., Choi, S. Y., Thoreson, W. B., Rabl, K., Bartoletti, T. M., & Kramer, R. H. (2009). Role of the synaptic ribbon in transmitting the cone light response. *Nature Neuroscience, 12*, 303–310.

Karpen, J. W., Zimmerman, A. L., Stryer, L., & Baylor, D. A. (1988). Gating kinetics of the cyclic-GMP-activated channel of retinal rods: Flash photolysis and voltage-jump studies. *Proceedings of the National Academy of Sciences of the United States of America, 85*, 1287–1291.

Kawamura, S. (1993). Rhodopsin phosphorylation as a mechanism of cyclic GMP phosphodiesterase regulation by S-modulin. *Nature, 362*, 855–857.

Klenchin, V. A., Calvert, P. D., & Bownds, M. D. (1995). Inhibition of rhodopsin kinase by recoverin. Further evidence for a negative feedback system in phototransduction. *Journal of Biological Chemistry, 270*, 24127. doi:10.1074/jbc.270.41.24127.

Korenbrot, J. I., & Rebrik, T. I. (2002). Tuning outer segment Ca^{2+} homeostasis to phototransduction in rods and cones. *Advances in Experimental Medicine and Biology, 514*, 179–203.

Koutalos, Y., Nakatani, K., & Yau, K. W. (1995). The cGMP-phosphodiesterase and its contribution to sensitivity regulation in retinal rods. *Journal of General Physiology, 106*(5), 891–921.

Krispel, C. M., Chen, D., Melling, N., Chen, Y. J., Martemyanov, K. A., Quillinan, N., et al. (2006). RGS expression rate-limits recovery of rod photoresponses. *Neuron, 51*, 409–416. doi:10.1016/j.neuron.2006.07.010.

Kuhn, H., & Wilden, U. (1987). Deactivation of photoactivated rhodopsin by rhodopsin-kinase and arrestin. *Journal of Receptor Research, 7*, 283–298.

Lamb, T. D., & Pugh, E. N., Jr. (2004). Dark adaptation and the retinoid cycle of vision. *Progress in Retinal and Eye Research, 23*, 307–380.

Leskov, I. B., Klenchin, V. A., Handy, J. W., Whitlock, G. G., Govardovskii, V. I., Bownds, M. D., et al. (2000). The gain of rod phototransduction: Reconciliation of biochemical and electrophysiological measurements. *Neuron, 27*, 525–537. doi:10.1016/S0896-6273(00)00063-5.

Lobanova, E. S., Finkelstein, S., Song, H., Tsang, S. H., Chen, C. K., Sokolov, M., et al. (2007). Transducin translocation in rods is triggered by saturation of the GTPase-activating complex. *Journal of Neuroscience, 27*,

1151–1160.

Lobanova, E. S., Herrmann, R., Finkelstein, S., Reidel, B., Skiba, N. P., Deng, W. T., et al. (2010). Mechanistic basis for the failure of cone transducin to translocate: Why cones are never blinded by light. *Journal of Neuroscience*, 30, 6815–6824.

Lyubarsky, A. L., Chen, J., Simon, M. I., & Pugh, E. N., Jr. (2000). Mice lacking G-protein receptor kinase 1 have profoundly slowed recovery of cone-driven retinal responses. *Journal of Neuroscience*, 20, 2209–2217.

Lyubarsky, A. L., Naarendorp, F., Zhang, X., Wensel, T., Simon, M. I., & Pugh, E. N., Jr. (2001). RGS9–1 is required for normal inactivation of mouse cone phototransduction. *Molecular Vision*, 7, 71–78.

Mahroo, O. A., & Lamb, T. D. (2004). Recovery of the human photopic electroretinogram after bleaching exposures: Estimation of pigment regeneration kinetics. *Journal of Physiology*, 554(Pt 2), 417–437.

Makino, C. L., Dodd, R. L., Chen, J., Burns, M. E., Roca, A., Simon, M. I., et al. (2004). Recoverin regulates light-dependent phosphodiesterase activity in retinal rods. *Journal of General Physiology*, 123, 729–741.

Makino, C. L., Peshenko, I. V., Wen, X. H., Olshevskaya, E. V., Barrett, R., & Dizhoor, A. M. (2008). A role for GCAP2 in regulating the photoresponse. Guanylyl cyclase activation and rod electrophysiology in GUCA1B knock-out mice. *Journal of Biological Chemistry*, 283, 29135–29143. doi:10.1074/jbc.M804445200.

Martemyanov, K. A., Krispel, C. M., Lishko, P. V., Burns, M. E., & Arshavsky, V. Y. (2008). Functional comparison of RGS9 splice isoforms in a living cell. *Proceedings of the National Academy of Sciences of the United States of America*, 105, 20988–20993. doi:10.1073/pnas.0808941106.

Matthews, H. R., & Sampath, A. P. (2010). Photopigment quenching is Ca^{2+} dependent and controls response duration in salamander L-cone photoreceptors. *Journal of General Physiology*, 135, 355–366.

Mendez, A., Burns, M. E., Roca, A., Lem, J., Wu, L. W., Simon, M. I., et al. (2000). Rapid and reproducible deactivation of rhodopsin requires multiple phosphorylation sites. *Neuron*, 28, 153–164.

Mendez, A., Burns, M. E., Sokal, I., Dizhoor, A. M., Baehr, W., Palczewski, K., et al. (2001). Role of guanylate cyclase-activating proteins (GCAPs) in setting the flash sensitivity of rod photoreceptors. *Proceedings of the National Academy of Sciences of the United States of America*, 98, 9948–9953. doi:10.1073/pnas.171308998.

Mercer, A. J., & Thoreson, W. B. (2011). The dynamic architecture of photoreceptor ribbon synapses: Cytoskeletal, extracellular matrix, and intramembrane proteins. *Visual Neuroscience*, 28, 453–471.

Naarendorp, F., Esdaille, T. M., Banden, S. M., Andrews-Labenski, J., Gross, O. P., & Pugh, E. N., Jr. (2010). Dark light, rod saturation, and the absolute and incremental sensitivity of mouse cone vision. *Journal of Neuroscience*, 30, 12495–12507.

Nakatani, K., Tamura, T., & Yau, K. W. (1991). Light adaptation in retinal rods of the rabbit and two other nonprimate mammals. *Journal of General Physiology*, 97, 413–435.

Nikonov, S. S., Brown, B. M., Davis, J. A., Zuniga, F. I., Bragin, A., Pugh, E. N., Jr., et al. (2008). Mouse cones require an arrestin for normal inactivation of phototransduction. *Neuron*, 59, 462–474.

Nikonov, S. S., Daniele, L. L., Zhu, X., Craft, C. M., Swaroop, A., Pugh, E. N., et al. (2005). Photoreceptors of Nrl -/- mice coexpress functional S- and M-cone opsins having distinct inactivation mechanisms. *Journal of General Physiology*, 125, 287–304.

Nikonov, S., Lamb, T. D., & Pugh, E. N., Jr. (2000). The role of steady phosphodiesterase activity in the kinetics and sensitivity of the light-adapted salamander rod photoresponse. *Journal of General Physiology*, 116, 795–824.

Normann, R. A., & Perlman, I. (1979). The effects of background illumination on the photoresponses of red and green cones. *Journal of Physiology*, 286, 491–507.

Okawa, H., Miyagishima, K. J., Arman, A. C., Hurley, J. B., Field, G. D., & Sampath, A. P. (2010). Optimal processing of photoreceptor signals is required to maximize behavioural sensitivity. *Journal of Physiology*, 588(Pt 11), 1947–1960.

Peshenko, I. V., Olshevskaya, E. V., Savchenko, A. B., Karan, S., Palczewski, K., Baehr, W., et al. (2011). Enzymatic properties and regulation of the native isozymes of retinal membrane guanylyl cyclase (RetGC) from mouse photoreceptors. *Biochemistry*, 50, 5590–5600.

Pugh, E. N., Jr., & Lamb, T. D. (1993). Amplification and kinetics of the activation steps in phototransduction. *Biochimica et Biophysica Acta*, 1141, 111–149.

Pugh, E. N., Jr., Nikonov, S., & Lamb, T. D. (1999). Molecular mechanisms of vertebrate photoreceptor light adaptation. *Current Opinion in Neurobiology*, 9, 410–418.

Rebrik, T. I., Botchkina, I., Arshavsky, V. Y., Craft, C. M., & Korenbrot, J. I. (2012). CNG-modulin: A novel Ca-dependent modulator of ligand sensitivity in cone photoreceptor cGMP-gated ion channels. *Journal of Neuroscience*, 32, 3142–3153.

Rebrik, T. I., & Korenbrot, J. I. (1998). In intact cone photoreceptors, a Ca^{2+}-dependent, diffusible factor modulates the cGMP-gated ion channels differently than in rods. *Journal of General Physiology*, 112, 537–548.

Sagoo, M. S., & Lagnado, L. (1996). The action of cytoplasmic calcium on the cGMP-activated channel in salamander rod photoreceptors. *Journal of Physiology*, 497(Pt 2), 309–319.

Sakurai, K., Chen, J., & Kefalov, V. J. (2011). Role of guanylyl cyclase modulation in mouse cone phototransduction. *Journal of Neuroscience*, 31, 7991–8000.

Seeliger, M. W., Brombas, A., Weiler, R., Humphries, P., Knop, G., Tanimoto, N., et al. (2011). Modulation of rod photoreceptor output by HCN1 channels is essential for regular mesopic cone vision. *Nature Communication*, 2, 532.

Sharpe, L. T., Fach, C. C., & Stockman, A. (1992). The field adaptation of the human rod visual system. *Journal of Physiology*, 445, 319–343.

Sheng, Z., Choi, S. Y., Dharia, A., Li, J., Sterling, P., & Kramer, R. H. (2007). Synaptic Ca^{2+} in darkness is lower in rods than cones, causing slower tonic release of vesicles. *Journal of Neuroscience*, 27, 5033–5042.

Shevell, S. K. (1977). Saturation in human cones. *Vision Research*, 17, 427–434.

Sokolov, M., Lyubarsky, A. L., Strissel, K. J., Savchenko, A. B., Govardovskii, V. I., Pugh, E. N., Jr., et al. (2002). Massive light-driven translocation of transducing between the two major compartments of red cells: A novel mechanism of light adaptation. *Neuron*, 33, 95–106.

Stephen, R., Filipek, S., Palczewski, K., & Sousa, M. C. (2008). Ca^{2+}dependent regulation of phototransduction. *Photochemistry and Photobiology*, 84, 903–910.

Stiles, W. S., & Crawford, B. H. (1932). Equivalent adaptational levels in localized retinal areas. In *Report of a joint discussion on vision, Physical Society of London* (Mechanisms of Colour Vision, pp. 194–211). Cambridge: Cambridge University Press.

Strissel, K. J., Sokolov, M., Trieu, L. H., & Arshavsky, V. Y. (2006). Arrestin translocation is induced at a critical threshold of visual signaling and is superstoichiometric to bleached rhodopsin. *Journal of Neuroscience, 26,* 1146–1153.

Tachibanaki, S., Arinobu, D., Shimauchi-Matsukawa, Y., Tsushima, S., & Kawamura, S. (2005). Highly effective phosphorylation by G protein-coupled receptor kinase 7 of light-activated visual pigment in cones. *Proceedings of the National Academy of Sciences of the United States of America, 102,* 9329–9334. doi:10.1073/pnas.0501875102.

Umino, Y., Solessio, E., & Barlow, R. B. (2008). Speed, spatial, and temporal tuning of rod and cone vision in mouse. *Journal of Neuroscience, 28,* 189–198.

Vogalis, F., Shiraki, T., Kojima, D., Wada, Y., Nishiwaki, Y., Jarvinen, J. L., et al. (2011). Ectopic expression of cone-specific G-protein-coupled receptor kinase GRK7 in zebrafish rods leads to lower photosensitivity and altered responses. *Journal of Physiology, 589*(Pt 9), 2321–2348.

Wang, J. S., & Kefalov, V. J. (2011). The cone-specific visual cycle. *Progress in Retinal and Eye Research, 30,* 115–128.

Weiss, E. R., Raman, D., Shirakawa, S., Ducceschi, M. H.,

Bertram, P. T., Wong, F., et al. (1998). The cloning of GRK7, a candidate cone opsin kinase, from cone- and rod-dominant mammalian retinas. *Molecular Vision, 4,* 27.

Wilden, U., Hall, S. W., & Kuhn, H. (1986). Phosphodiesterase activation by photoexcited rhodopsin is quenched when rhodopsin is phosphorylated and binds the intrinsic 48-kDa protein of rod outer segments. *Proceedings of the National Academy of Sciences of the United States of America, 83,* 1174–1178.

Wyszecki, G., & Stiles, W. S. (1982). *Color science* (2nd ed.). New York: Wiley.

Xu, J., Dodd, R. L., Makino, C. L., Simon, M. I., Baylor, D. A., & Chen, J. (1997). Prolonged photoresponses in transgenic mouse rods lacking arrestin. *Nature, 389,* 505–509.

Zhu, X., Brown, B., Li, A., Mears, A. J., Swaroop, A., & Craft, C. M. (2003). GRK1-dependent phosphorylation of S and M opsins and their binding to cone arrestin during cone phototransduction in the mouse retina. *Journal of Neuroscience, 23,* 6152–6160.

Zhu, X., Brown, B., Rife, L., & Craft, C. M. (2006). Slowed photoresponse recovery and age-related degeneration in cones lacking G protein-coupled receptor kinase 1. *Advances in Experimental Medicine and Biology, 572,* 133–139.

第3章 小鼠感光细胞上膜蛋白的运输：视色素和传导蛋白的运输

Wolfgang Baehr, Ryan Constantine, Houbin Zhang, Jeanne M. Frederick

视杆细胞和视锥细胞视色素的运输

感光细胞是极化的神经细胞，具有非常特殊的亚细胞区域化结构，并且对蛋白质表达能力有独特要求。每个感光细胞均包含一个发生光传导的外段（OS），一个容纳生物合成机制的内段（IS），以及一个传输信号的突触末梢。OS 膜每天更新约 10%，这一过程需要持续的具有可靠运输和靶向路径的生物合成。作为具有巨大生物合成需求的经修饰的感觉纤毛，感光细胞是研究合成、后高尔基体转运和蛋白质纤毛运输的理想的模型系统。

感光细胞体系结构

哺乳动物视网膜上的视杆细胞和视锥细胞分别以其外段的圆柱或者圆锥形状命名。小鼠的视网膜包含约 600 万视杆细胞（Jeon, Strettoi, & Masland, 1998）和 20 万视锥细胞（占视杆细胞数量的 3%），而人类的视网膜包含 1.1 亿视杆细胞和 640 万视锥细胞（参考网站，http://webvision.med.utah.edu/，第XIII部分）。独特的极化后，每个感光细胞由对应于 OS 的对光敏感的初级（无运动能力）纤毛（图 3.1）、IS、含有细胞核的胞体以及突触末梢组成。小鼠每个视杆细胞的 OS 包含约 800 个垂直堆叠排列的膜盘（Nickell et al., 2007）。每个膜盘容纳接近 2.5 万个视紫红质分子、2 500 个传导蛋白分子和 250 个 PDE6 分子。尽管视杆细胞的 OS 膜盘似乎是悬浮游离在围绕它们的质膜（PM）中，但已经有研究者观察到膜盘和 PM 之间的丝状连接（Koerschen et al., 1995; Roof & Heuser, 1982）。相比之下，视锥细胞 OS 大多由多个细胞膜内陷形成，但也包含一些没有与质膜连接的封闭膜盘。小鼠的感光细胞间的一个主要结构差异是 OS 的体积：视杆细胞 OS 体积大概是视锥细胞 OS 体积的 4 倍（Carter-Dawson & LaVail, 1979），计算得到的体积分别为 36 阿升和 10 阿升（译者注：1 阿升 = 10^{-18} 升）（Avasthi et al., 2009）。IS 包含蛋白质合成和加工所必需的代谢

机制，包括内质网（ER）、高尔基体、高尔基体反面网络（TGN）以及线粒体。IS 和 OS 通过纤毛（CC）连接，新合成的蛋白质必须经过纤毛进行运输。感光细胞体包含组成视网膜外核层（ONL）的细胞核。通过光接收获得的信息从感光细胞突触末端（视杆细胞的杆小球，视锥细胞的小足）传递至下游的二级神经元。

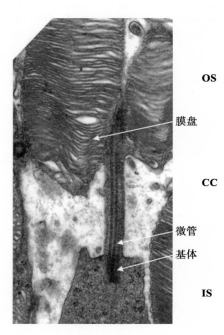

图 3.1　一只小鼠的视杆细胞在电子显微镜下的照片，局部图。外段（OS）通过纤毛连接内段（IS），而新合成的多肽必须通过纤毛运输。CC，连接纤毛

感光细胞外段周转

Richard Young 开创性的工作为视杆细胞和视锥细胞 OS 大约每 10 天更新一次提供了证据（Besharse & Hollyfield, 1979; LaVail, 1976; Young, 1967）。调节近端 OS 膜盘装配、远端伴随的膜盘脱落以及相邻视网膜色素上皮细胞（RPE）吞噬脱落膜盘的整个机制尚不完全清楚（Anderson, Fisher, & Steinberg, 1978; Young & Bok, 1969）（综述参见 Nachury, Seeley, & Jin, 2010; Strauss, 2005）。新的膜盘在 OS 基部的装配

速率为 80 个膜盘/d 或者约 1 000 视紫红质/min。每天约 10% 的 OS 膜更新既需要具有极高的生物合成速率来替代 OS 蛋白质，又需要高度可靠的运输和靶向通路（Deretic，1998；Deretic et al.，2005；Sung & Tai，2000）。顶端的膜盘脱离似乎是受昼夜节律调节（La-Vail，1980；LaVail & Ward，1978），因为视杆细胞膜盘在清晨脱落而视锥细胞膜盘在傍晚脱落（LaVail，1980）。

视紫红质的运输

参与光传导的蛋白质（视紫红质、传导蛋白、PDE、CNG 通道亚基）在 IS 中合成，必须通过 CC 运输至 OS。许多有关视紫红质运输的细节已经采用进化出非常大感光细胞的南方豹蛙进行了研究（最近的综述参见 Deretic，2006）。视紫红质是由七次跨膜螺旋结构域（TM）组成的 G 蛋白偶联受体（GPCR）。TM 蛋白如视紫红质是由 ER 关联的核糖体合成，经共转译糖基化，并整合到 ER 的脂质双层中（参见 Lecomte，Is-mail，& High，2003，以及图 3.2 的第一步）。之后，视紫红质最有可能以同二聚体（Milligan，2009）通过经典分泌途径运输到达其在 OS 中的目的地（van Vliet et al.，2003）。简要地说，视紫红质在特定出口位置离开 ER，然后在载体囊泡中运输到高尔基体（第二步）和 TGN（Rodriguez-Boulan，Kreitzer，and Musch，2005）。Tam 等人使用表达 GFP 视紫红质融合蛋白的转基因青蛙进行了研究，表明视紫红质 C 末端八种氨基酸将外围膜融合蛋白定位到 OS（Tam et al.，2000）。C 末端的分选序列 VXPX 指导视紫红质从 TGN（Deretic et al.，1998）到 OS（第三步）的输出。运输由小 GTP 酶（如 Arf4）调节（Deretic et al.，2005），它们可以辨识和结合视紫红质分拣信号以将视紫红质整合至后高尔基体视紫红质运输小泡。参与小泡形成和对接的其他 GTP 酶包括 Rab6（Deretic & Papermaster，1993）、Rab8（Deretic et al.，1995；Moritz et al.，2001）和 Rab11（Deretic，1997；Satoh et al.，2005）。此外，大量鸟嘌呤核苷酸交换因子（GEFs）和 GTP 酶活化蛋白（GAPs）已经被发现（Deretic，1998；Mazelova et al.，2009）。囊泡可能由动力蛋白驱动，沿着微管向负端运输，终止在靠近基体和连接纤毛的地方（第四步）。尽管货物组合物和货物-动力蛋白相互作用的特性尚不清楚，但是结果显示出动力蛋白轻链 Tctex-1 与动力蛋白中间链及视紫红质有直接相互作用（Tai et al.，1999；Yeh et al.，2006）。囊泡可能是通过胞吐作用与细胞膜融合（第五步），在纤周脊复合体中被组装（第六步）以进行

顺行鞭毛内运输（IFT）。据推测，包含视紫红质和其他 TM 蛋白的货物（Bhowmick et al.，2009）是由驱动蛋白驱动的 IFT 通过纤毛运输的（第七步）。然后，货物注入最终断开的外翻 PM，形成独立的视盘。另一种有争议的模型认为，装载视紫红质的囊泡与 OS 的新生膜盘融合且使其扩大；在这个模型中，视紫红质 C-端可能和受体激活 Smad 锚定蛋白相互作用来（SARA），并将这些囊泡定位到 OS 基部的新生膜盘（Chuang，Zhao，& Sung，2007）。

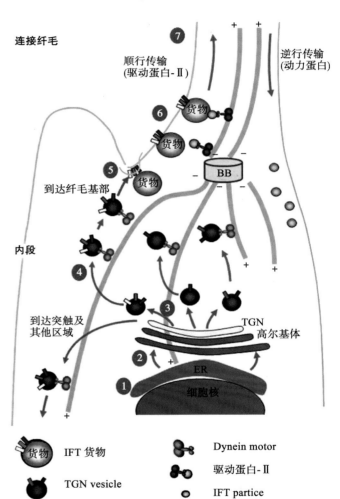

图 3.2 感光细胞中膜蛋白运输的原理图（采用自 Rosenbaum & Witman，2002）。微管（蓝线）从基底（BB）辐射到所有的感光细胞目的地。正端走向的驱动蛋白和负端走向的动力蛋白运输负载膜蛋白的囊泡到它们合适的目的地，这一过程取决于靶向信号。更多细节参考正文。

纤毛靶向信号

需要靶向信号将新合成和加工的 TM 蛋白送至纤毛。利用转基因非洲爪蟾在视紫红质 C 末端区域识别出靶向信号（Tam et al.，2000），该信号由视紫红质

最后五个氨基酸组成（XVXPX）。表达显性视紫红质突变 P347S（P347 是 VXPX 的倒数第二的残基）的转基因小鼠在 IS/OS 交界处附近有细胞外囊泡的聚集，这种表型与运输缺陷一致（Li et al.，1996）。当缺乏最后四个氨基酸（VXPX）的视紫红质 C 末端截短突变的转基因在 $Rho^{-/-}$ 背景上表达时（Humphries et al.，1997；Lem et al.，1999），这样的转基因不能拯救基因敲除表型，而完整长度的视紫红质可以（Concepcion，Mendez，& Chen，2002）。在一个不同的实验方法中，视锥细胞色素被供应给视杆细胞。当小鼠的 ML-视蛋白被植入视紫红质基因座，即使 ML-视蛋白的表达很低（视紫红质中为 11%），ML-视蛋白仍然会被运输到 ROS（Sakurai et al.，2007）。或者，在小鼠视杆细胞中表达人红色视锥蛋白的转基因会合成和运输足够的 L-视蛋白，从而形成功能性的 OS（Fu et al.，2008）。尽管视锥细胞色素显然携带 C 末端 VXPX 信号，但是视锥细胞色素到视锥细胞 OS 的靶向仍然有待验证。

视锥细胞色素运输需要 11-顺式视黄醛

我们对于视锥细胞中的色素运输所知甚少。据推测，新合成的视锥细胞色素沿着分泌途径并且在纤周脊与 PM 融合，就像已描述的视杆细胞中视紫红质一样。然而，小鼠生殖细胞基因（如 LRAT、RPE65 和 GC1）敲除已揭示出视杆细胞与视锥细胞色素运输的一些重要差异。LRAT（卵磷脂视黄醇酰基转移酶）和 RPE65（视黄醇异构酶）是参与回收 11-顺式视黄醛的 RPE 酶，而 11-顺式视黄醛是视杆细胞和视锥细胞色素的生色团。LRAT 和 RPE65 基因敲除小鼠均缺乏视色素再生所需的 11-顺式视黄醛（Batten et al.，2004；

Redmond et al.，1998；Zhang et al.，2008）。$Lrat^{-/-}$ 和 $Rpe65^{-/-}$ 小鼠视锥细胞中的视锥蛋白（S-视蛋白和 M-/L-视蛋白）早在 P16 被发现错误定位（Rohrer et al.，2005；Zhang et al.，2008）。如图 3.3 所示，ML-视蛋白可以在 OS 和 IS、核周围的区域、轴以及突触小足中找到。$Lrat^{-/-}$ 和 $Rpe65^{-/-}$ 小鼠视网膜中，视锥细胞变性和 ML-视蛋白错误定位比率相同（Fan et al.，2008）。在 P30～45 天，基本上检测不到突变的 OS。早期和重复给 $Rpe65^{-/-}$ 以及 $Rho^{-/-}$ 双敲除幼鼠施用外源性 11-顺式视黄醛可以防止定位错误，这与 11-顺式视黄醛结合视锥蛋白的关键作用相一致，用于进行蛋白质分选、运输、靶向，以及最终的细胞存活。相比之下，脱辅基视蛋白在没有生色团的情况下可以畅通无阻的运输到视杆细胞 OS（Fan et al.，2008）。当转基因 S-视蛋白在 $Lrat^{-/-}$ 的小鼠的视杆细胞中表达时，S 视蛋白会错误定位且聚集，也会造成视杆细胞快速变性（Zhang et al.，2011b）。因此，11-顺式视黄醛是诱导 S-视蛋白构象的关键，从而使得 S-视蛋白可以无视感光细胞（视杆细胞或者视锥细胞）环境进行正确的运输。

GC 和驱动蛋白-Ⅱ（Klf3a）敲除的视锥细胞色素的错误运输

在 GC1（Gucy2e）敲除（Baehr et al.，2007）以及异三聚体驱动蛋白-Ⅱ（KIF3A）敲除（Avasthi et al.，2009）实验中也观察到视锥细胞 OS 中严重的视锥细胞色素错误靶向和级联组分的缺失。GC1 是一个单一的跨膜蛋白，相对于视色素而言，其表达水平较低。与视蛋白不同，小鼠的 GC1 在其细胞质域中没有邻近

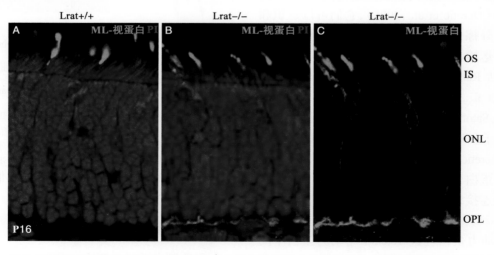

图 3.3　ML-视蛋白（绿色）在 P16 $Lrat^{-/-}$ 小鼠视锥细胞中的错误定位，用碘化丙啶（PI）做对比。（A）野生型视网膜的横向切面。（B）同窝出生的 $Lrat^{-/-}$ 小鼠的视网膜。（C）$Lrat^{-/-}$ 小鼠的视锥细胞，使用一个通道展示。

的纤毛分选信号（Karan et al.，2011）。GC1 的敲除使得视锥细胞由于缺少 cGMP 的产生而丧失功能。视锥细胞 OS 仍然会形成，但是膜盘结构受到严重影响。S-视锥细胞和 M-/L-视锥细胞色素最初运输到 OS，但越来越错误定位至 IS 和似乎已经脱离视锥细胞 IS 的囊泡。与 LRAT 和 RPE65 基因敲除一样，$GC1^{-/-}$视锥细胞 OS 中不存在整个视锥细胞级联的蛋白质。由于 GC1 相对于视蛋白的低丰度以及其明显的分选信号缺失，因此可以认为 GC1 和视锥细胞色素一起沿着分泌途径运输。因为 GC1 缺失对于视锥蛋白和外周膜蛋白的路线选择有严重影响，因此 GC1 可能在组装货物或者将货物拴在分子马达上起关键作用。GC1 的缺乏是否影响 TGN 或者 IFT 水平的货物尚不清楚（Karan et al.，2008）。敲除两种视杆细胞 GCs 对于视紫红质或者传导蛋白运输路径没有任何影响，因为在 GCdko ROS 变性前，这两种蛋白都接近正常水平（Baehr et al.，2007）。

驱动蛋白-II 的亚家族由两种顺行的运动蛋白组成：同二聚体和异三聚体驱动蛋白。异源三聚体运动蛋白即驱动蛋白-II，由 KIF3A（驱动蛋白家族成员 3a，kinesin family member 3a）、KIF3B 以及 KAP3（驱动蛋白相关蛋白 3，kinesin-associated protein 3）亚基组成（Yamazaki et al.，1995）。异三聚体驱动蛋白-II 是位于哺乳动物感光细胞的连接纤毛和轴丝处的分子马达。在缺乏 KIF3A（驱动蛋白-II 的必需马达蛋白亚基）的视锥细胞中，参与光传导的膜蛋白（包括 S-和 M-/L-视蛋白，PDE6，传导蛋白，GRK1 以及 CNGA3）不会被运输到 OS，导致完全没有明视视网膜电流图。从超微结构来看，突变的视锥细胞 OS 早在 P13（睁眼 1 天后）就表现出了膜组织的严重缺陷。这些结果表明驱动蛋白-II 选择性地调节与视锥细胞光传导有关的膜蛋白向 OS 的运输。视杆细胞特异的驱动蛋白-II 敲除会导致快速变性，而又不影响视紫红质或者视杆细胞其他级联成分的运输，这再次强调了不同的运输需求。

在小鼠模型中观察到了视锥细胞色素的错误靶向，该模型中突变的视锥细胞缺少视锥细胞 CNG 通道 α 亚-基（CNGA3）（Michalakis et al.，2005）、BBS4（Abd-El-Barr et al.，2007）、TULP1（Grossman et al.，2011），以及补体因子 H（Coffey et al.，2007），表明视锥细胞中的囊泡和细胞纤毛内运输关键取决于几种基因产物/协同因子。几个基因改造小鼠间的表型相似，即敲除一个基因会使得和该基因看似无关的基因产物功能紊乱，表明用于囊泡形成和顺行性细胞内纤毛运输的大运载物的装配依赖多个因素（11-顺式视黄醛，GC1，小 GTPases，IFT 粒子，分子马达）。

传导蛋白的生物合成和运输

感觉神经元中的异三聚体 G 蛋白和 GPCR-蛋白质复合体的运输和纤毛靶向机制尚不清楚。这种现象的更多的细节来自组织培养物中重组构建的转染（HEK293 细胞，酵母菌）（Marrari et al.，2007）。在经贼胆模型中，携带豆蔻酰化参照序列的 Gα 亚基（Farazi，Waksman，& Gordon，2001）经共转译酰基化，而 Gβ 和 Gγ 亚基在 Gγ 生物合成和异戊烯化后结合。领域内普遍认为 Gαβγ 异三聚体的合成对于靶向至关重要（Marrari et al.，2007），但是复合物如何复杂运输到 PM 仍清楚。当 $G\alpha_s$ 和 Gβγ 在 HEK 细胞中过表达时，它们很可能是通过扩散靶向到独立于高尔基体的细胞膜（PM）。然而，当共表达 GPCR 时，PM 靶向依赖高尔基体，并且 GPCR 和 G 蛋白两者都遵循经典分泌途径（Dupre & Hebert，2006）。显然，包括 GPCRs、G-蛋白和靶酶在内的整个信号复合体是在 PM 靶向前的生物合成后装配的（Dupre et al.，2007，2009）。

传导蛋白亚基在 IS 细胞质内游离核糖体上合成（图 3.4）。Tα 的酰基化通过共转译或者未知的 ER 驻留酰基转移酶来实现。Tα 酰基化对于膜结合和正确靶向 OS 的至关重要，因为重组的 Tα（G2A）保留在细胞质中并且没有靶向到 OS（Kerov et al.，2007）。Tβ 生物合成和折叠需要伴侣蛋白 CCT 和分子共伴侣 PhLP1（Lukov et al.，2005；Posokhova et al.，2011）。从 CCT 释放以后，Tβ 结合 Tγ 来形成专性异二聚体 Tβγ。在异二聚体形成之前或之后，Tγ 在细胞质中被可溶性法尼基转移酶法尼基化。随后异二聚体对接到 ER 以进行进一步加工（Marrari et al.，2007）。在 ER 上，通过移除三末端氨基酸（AAX）以及 C 末端 Cys 的羧甲基化来修饰 Tγ 异戊二烯化的 C 末端（异戊二烯基-CAAX），从而形成异戊二烯基-COOCH₃（Hannoush & Sun，2010）。Tγ 的基因缺失导致 Tα 和 Tβ 的降解和靶向错误，表明异三聚体的形成是正确的传导蛋白定位所必需的（Lobanova et al.，2008）。据推测，膜关联的传导蛋白是通过采用分子马达的囊泡到达 IS 的远端部分，很有可能是和它的 GPCR 与视紫红质一起。然而，传导蛋白亚基近期被认为在特定条件下通过扩散到达 OS（见下一段）。不论是通过主动转运、被动扩散还是两者结合，异三聚体传导蛋白必须被有效分布，因为它合成的速率约为每个视杆细

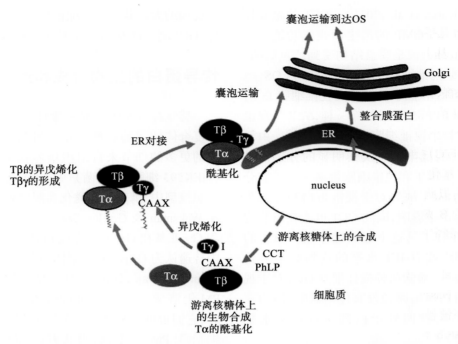

图3.4　传导蛋白合成和加工。Tα 被认为共转译酰基化，而 Tγ 在转译后被异戊烯化。三个传导蛋白亚基结合在 ER 上来形成一个异三聚体 G 蛋白；CCT 和 PhLP 是对于 Tβ 的正确折叠至关重要的分子伴侣。

胞 20 万异三聚体/d（每天更换 80 个膜盘，其中包括 2 500×80 的传导蛋白分子）。

光激活的传导蛋白转位至 IS 以及返回 OS

视紫红质的光活化会触发 Tα 上的 GTP/GDP 交换，从而造成 $Tα^{GTP}$ 和 Tβγ 解离。在持续光照下，$Tα^{GTP}$ 和 Tβγ 扩散到 IS 中，Tα 的 $t_{1/2}$ 为 3 ~ 5min 和 Tβγ 的 $t_{1/2}$ 约 12min（Calvert et al. ，2006）。光驱动的转位导致约 80% 的传导蛋白分子在短短几分钟内从 OS 转移到 IS（~ 160 万）。领域内的普遍共识仍然是这种巨大的分子通量（每 10min150 万 T/OS）只能通过被动的三维扩散实现。抵达 IS 时，$Tα^{GTP}$ 水解为 $Tα^{GDP}$，然后和 Tβγ 重组以改造与 IS 膜有关的异三聚体。精确的异三聚体在持续光照下对接的膜库尚不清楚，但可能的候选包括 ER、高尔基体和其他细胞内膜。

在暗适应的恢复阶段，Tα 和 Tβγ 亚基都以约 2h 的 $t_{1/2}$ 返回 OS。这种相对慢的返回速率被认为是通过使用分子马达（动力蛋白）的主动转运实现的。然而，传导蛋白已经被证明在缺乏 ATP 的眼球转位回的 OS，没有 ATP 的话分子马达不能工作（Slepak & Hurley，2008）。如果扩散发生，异三聚体会再次解离，可能与脂质结合蛋白形成可溶性复合物。已经知道 Tβγ 和光导蛋白结合，这降低了它对 Tα 和视杆细胞 OS 膜的亲和力（Sokolov et al. ，2004）。更进一步，已经被证明与 Tγ 相连的法尼基团可能绑定到 PrBP/δ，因为 Tβγ 在 $Pde6δ^{-/-}$ 视杆细胞中的运输被阻断（Zhang et al. ，2007）。因为能够溶解 Tα 的脂质结合蛋白尚未被识别，因此一个需要解决的重要问题是从 OS 到 IS 相比于 IS 到 OS 测量得到的扩散动力学差异背后的机制。

酰基结合蛋白 UNC119

旨在解决传导蛋白在暗适应期间从 IS 到 OS 缓慢移动的实验中，我们识别出了广泛表达的蛋白质 Uncoordinated 119（UNC119A）是一种特异地使 Tα 能够从 IS 移动到 OS 的分子伴侣（Zhang et al. ，2011a；Constantine et al. ，2012）。UNC119 是在多种无脊椎动物生物体（Zhang et al. ，2011a）的基体蛋白质组和小鼠感光细胞感觉纤毛复合体（Liu et al. ，2007）中识别出 27-kDa 多肽。UNC-119 首先在线虫中被发现，基础是它的自发突变会影响运动、摄食行为以及化学感知（Maduro & Pilgrim，1995）。独立地，一个被称作 Retina Gene 4（RG4）的蛋白质在视网膜被发现，并且被认为是线虫 unc-119 的直系同源物（Higashide et al. ，1996）。UNC119 在小鼠感光细胞 IS 和突触末梢中占主导地位，在 OS 几乎检测不到（Higashide，McLaren，& Inana，1998；Ishiba et al. ，2007；Swanson et al., 1998）。

我们已经通过几乎独立的方法证明UNC119是一个对 G 蛋白 α 亚基具有特异性的酰基结合蛋白（Zhang et al., 2011a）。第一，GST-UNC119 只洗脱天然的 Tα 而不是未酰基化的 Tα（G2A）；第二，酰基化的 N 端 Tα 模拟肽与内源性 Tα 在洗脱中竞争 UNC119，但是未酰基化的肽没有任何作用；第三，利用等温滴定量热（ITC）技术确定了酰化肽的结合常数为220nM，而未酰基化肽没有结合；最后，UNC119 与酰基化 N 端 Tα 模拟肽的共晶结构表明，酰基侧链被埋在由 UNC119 的 β 夹层形成的疏水腔里（图 3.5）。以 2.0Å 的分辨率测定的晶体结构显示了免疫球蛋白样的 β 夹层折叠类似于人类 PrBP/δ（PDB ID:1KSH）（Hanzal-Bayer et al., 2002）和 RhoGDI（PDB ID: 1DOA）（Hoffman, Nassar, & Cerione, 2000）。酰基化的 Tα N 端肽的脂链被深埋在 UNC119 的疏水腔内。尽管 UNC119,PrBP/δ 和 RhoGDI 的 β 夹层折叠在结构上极其相似，但是在脂结合上有重大差异：脂质进入 UNC119 疏水腔的入口位于 PrBP/δ 和 RhoGDI 腔相反的边上（Zhang et al., 2011a）。

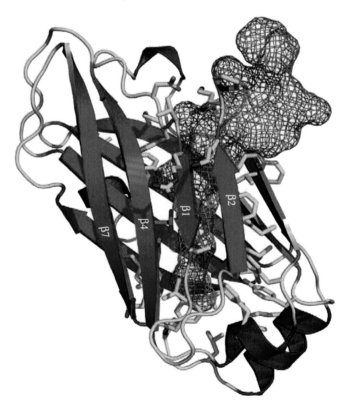

图 3.5 UNC119 脂结合腔。酰基化的 Tα 肽被描绘为空间填充网格，其中月桂酰链（绿色）连接至 Tα 残基（深灰色）的。UNC119 向左边倾斜 45°使分子沿着垂直脂质轴定向。UNC119 残基（用黄条表示）主要是疏水的，位于脂结合腔周围，脂结合腔深埋在 UNC119 蛋白质中。

双向传导蛋白运动：依赖视紫红质或者扩散

传导蛋白亚基由于光诱发转位至 IS 后，随着 GTP 水解而重组，允许异三聚体传导蛋白对接到没有视紫红质的 IS 膜上。基于下方的观察结果，我们假定在缺乏 GEF（视紫红质）时的自发的 GTP/GDP 交换后，UNC119 在从 IS 膜上洗脱 Tα^GTP 中起到了关键作用。第一，在 *Unc119^-/-* 的小鼠中，Tα 在黑暗中返回到 OS 是部分受阻的。即使在暗适应 3h 后，大量的 Tα 仍然留在 IS 中。第二，没有 GTP 时，UNC119 从 IS 膜上洗脱异三聚体传导蛋白的能力非常弱。第三，UNC119 只在 GTP 存在时会洗脱与光适应膜结合的 Tα，表明 Tα 和 Tβγ 的解离对于 UNC119/Tα 复合体的合成至关重要。第四，GTP 的需求表明，要使 Tα^GTP 和 Tβγ 增溶，可能需要 UNC119 和 GTP/GDP 的交换。在视紫红质不存在时，GTP/GDP 交换很慢（速率常数 10^{-4}/s）（Cowan, Wensel, & Arshavsky, 2000）。膜上提取 Tα 的 GTP 需求和缓慢的速率常数表明这可能是返回到 OS 的速率限制步骤。这个速率常数表明传导蛋白返回到 OS 需要差不多 10^4s（166min），和实验观察到的返回速率一致（Calvert et al., 2006；Elias et al., 2004）。在 UNC119/Tα-GTP 复合体的增溶过程中，Tα 可能是被动扩散沉积到 OS 上的膜盘。Tα^GTP 增溶后，PrBP/δ 或者光导蛋白可能提取 Tβγ，从而使得这些亚基扩散回到 OS（Gopalakrishna et al., 2011；Zhang et al., 2011a）。

总结

视杆细胞和视锥细胞是相似的，但是也存在一些区别。两类细胞都有光感受功能和相应的分子组成；主要的光传导成分视色素和传导蛋白以高浓度存在于 OS 膜盘上。OS 每 10 天更换一次，需要高度活跃的生物合成能力和有效的运输途径。生物合成后，视紫红质和视锥细胞色素被认为遵循常规分泌途径，沿着微管朝向基体和纤周脊复合体的运输。携带色素的囊泡很有可能伴有它们的异三聚体 G 蛋白和其他外周膜蛋白（Karan et al., 2008）。一个重要的区别是，11-顺式视黄醛是视锥细胞视蛋白靶向到 OS（以及整个视锥细胞光传导级联）绝对需要的。相比之下，视紫红质和传导蛋白在没有生色团的情况下运输到它们的 OS 目的地。此外，GC1 的缺失严重地影响视锥细胞色素、传导蛋白和其他光传导成分的靶向，而目前已知视杆细胞的两个 GCs 的缺失只影响 PDE6。

基因工程小鼠的视网膜已经揭示了光传导成分间的其他关系。传导蛋白可能通过囊泡运输或者扩散在各段间传递。当视紫红质催化的 GTP/GDP 交换发生并解离为 Tα-GTP 和 Tβγ 后,传导蛋白离开 OS,此时在持续强光下会发生扩散。在 IS 中,Tα-GTP 和 Tβγ 成分重组并且结合到膜上。受到 GEF 缺失时的 GTP/GDP 交换及相对于传导蛋白的低水平的 UNC119 控制,传导蛋白在黑暗中返回到 OS 的过程很慢(以小时计)。因此,传导蛋白似乎有两种运输模式:一种是 GPCR 依赖模式,这种模式下会传导蛋白和生物合成后的视紫红质一起运输;另一种是 GPCR 独立模式,这种模式下亚基和脂质结合蛋白结合并扩散。

参考文献

Abd-El-Barr, M. M., Sykoudis, K., Andrabi, S., Eichers, E. R., Pennesi, M. E., Tan, P. L., et al. (2007). Impaired photoreceptor protein transport and synaptic transmission in a mouse model of Bardet-Biedl syndrome. *Vision Research, 47,* 3394–3407. doi:10.1016/j.visres.2007.09.016.

Anderson, D. H., Fisher, S. K., & Steinberg, R. H. (1978). Mammalian cones: Disk shedding, phagocytosis, and renewal. *Investigative Ophthalmology & Visual Science, 17,* 117–133.

Avasthi, P., Watt, C. B., Williams, D. S., Le, Y. Z., Li, S., Chen, C. K., et al. (2009). Trafficking of membrane proteins to cone but not rod outer segments is dependent on heterotrimeric kinesin-II. *Journal of Neuroscience, 29,* 14287–14298.

Baehr, W., Karan, S., Maeda, T., Luo, D. G., Li, S., Bronson, J. D., et al. (2007). The function of guanylate cyclase 1 and guanylate cyclase 2 in rod and cone photoreceptors. *Journal of Biological Chemistry, 282,* 8837–8847. doi:10.1074/jbc.M610369200.

Batten, M. L., Imanishi, Y., Maeda, T., Tu, D. C., Moise, A. R., Bronson, D., et al. (2004). Lecithin-retinol acyltransferase is essential for accumulation of all-*trans*-retinyl esters in the eye and in the liver. *Journal of Biological Chemistry, 279,* 10422–10432. doi:10.1074/jbc.M312410200.

Besharse, J. C., & Hollyfield, J. G. (1979). Turnover of mouse photoreceptor outer segments in constant light and darkness. *Investigative Ophthalmology & Visual Science, 18,* 1019–1024.

Bhowmick, R., Li, M., Sun, J., Baker, S. A., Insinna, C., & Besharse, J. C. (2009). Photoreceptor IFT complexes containing chaperones, guanylyl cyclase 1 and rhodopsin. *Traffic (Copenhagen, Denmark), 10,* 648–663.

Calvert, P. D., Strissel, K. J., Schiesser, W. E., Pugh, E. N., Jr., & Arshavsky, V. Y. (2006). Light-driven translocation of signaling proteins in vertebrate photoreceptors. *Trends in Cell Biology, 16,* 560–568. doi:10.1016/j.tcb.2006.09.001.

Carter-Dawson, L. D., & LaVail, M. M. (1979). Rods and cones in the mouse retina. I. Structural analysis using light and electron microscopy. *Journal of Comparative Neurology, 188,* 245–262.

Chuang, J. Z., Zhao, Y., & Sung, C. H. (2007). SARA-regulated

vesicular targeting underlies formation of the light-sensing organelle in mammalian rods. *Cell, 130,* 535–547.

Coffey, P. J., Gias, C., McDermott, C. J., Lundh, P., Pickering, M. C., Sethi, C., et al. (2007). Complement factor H deficiency in aged mice causes retinal abnormalities and visual dysfunction. *Proceedings of the National Academy of Sciences of the United States of America, 104,* 16651–16656.

Concepcion, F., Mendez, A., & Chen, J. (2002). The carboxyl-terminal domain is essential for rhodopsin transport in rod photoreceptors. *Vision Research, 42,* 417–426.

Constantine, R., Zhang, H., Gerstner, C. D., Frederick, J. M., & Baehr, W. (2012). Uncoordinated (UNC) 119: Coordinating the trafficking of myristoylated proteins. *Vision Research,* http://dx.doi.org/10.1016/j.visres.2012.08.012.

Cowan, C. W., Wensel, T. G., & Arshavsky, V. Y. (2000). Enzymology of GTPase acceleration in phototransduction. *Methods in Enzymology, 315,* 524–538.

Deretic, D. (1997). Rab proteins and post-Golgi trafficking of rhodopsin in photoreceptor cells. *Electrophoresis, 18,* 2537–2541.

Deretic, D. (1998). Post-Golgi trafficking of rhodopsin in retinal photoreceptors. *Eye (London, England), 12*(Pt 3b), 526–530.

Deretic, D. (2006). A role for rhodopsin in a signal transduction cascade that regulates membrane trafficking and photoreceptor polarity. *Vision Research, 46,* 4427–4433.

Deretic, D., Huber, L. A., Ransom, N., Mancini, M., Simons, K., & Papermaster, D. S. (1995). rab8 in retinal photoreceptors may participate in rhodopsin transport and in rod outer segment disk morphogenesis. *Journal of Cell Science, 108,* 215–224.

Deretic, D., & Papermaster, D. S. (1993). Rab6 is associated with a compartment that transports rhodopsin from the trans-Golgi to the site of rod outer segment disk formation in frog retinal photoreceptors. *Journal of Cell Science, 106,* 803–813.

Deretic, D., Schmerl, S., Hargrave, P. A., Arendt, A., & McDowell, J. H. (1998). Regulation of sorting and post-Golgi trafficking of rhodopsin by its C- terminal sequence QVS(A)PA. *Proceedings of the National Academy of Sciences USA, 95,* 10620–10625.

Deretic, D., Williams, A. H., Ransom, N., Morel, V., Hargrave, P. A., & Arendt, A. (2005). Rhodopsin C terminus, the site of mutations causing retinal disease, regulates trafficking by binding to ADP-ribosylation factor 4 (ARF4). *Proceedings of the National Academy of Sciences of the United States of America, 102,* 3301–3306.

Dupre, D. J., Baragli, A., Rebois, R. V., Ethier, N., & Hebert, T. E. (2007). Signalling complexes associated with adenylyl cyclase II are assembled during their biosynthesis. *Cellular Signalling, 19,* 481–489.

Dupre, D. J., & Hebert, T. E. (2006). Biosynthesis and trafficking of seven transmembrane receptor signalling complexes. *Cellular Signalling, 18,* 1549–1559.

Dupre, D. J., Robitaille, M., Rebois, R. V., & Hebert, T. E. (2009). The role of Gbetagamma subunits in the organization, assembly, and function of GPCR signaling complexes. *Annual Review of Pharmacology and Toxicology, 49,* 31–56.

Elias, R. V., Sezate, S. S., Cao, W., & McGinnis, J. F. (2004). Temporal kinetics of the light/dark translocation and compartmentation of arrestin and alpha-transducin in mouse photoreceptor cells. *Molecular Vision, 10,* 672–681.

Fan, J., Rohrer, B., Frederick, J. M., Baehr, W., & Crouch, R. K. (2008). Rpe65$^{-/-}$ and Lrat$^{-/-}$ mice: Comparable models of leber congenital amaurosis. *Investigative Ophthalmology &*

Visual Science, 49, 2384–2389.

Farazi, T. A., Waksman, G., & Gordon, J. I. (2001). The biology and enzymology of protein N-myristoylation. *Journal of Biological Chemistry, 276,* 39501–39504.

Fu, Y., Kefalov, V., Luo, D. G., Xue, T., & Yau, K. W. (2008). Quantal noise from human red cone pigment. *Nature Neuroscience, 11,* 565–571.

Gopalakrishna, K. N., Doddapuneni, K., Boyd, K. K., Masuho, I., Martemyanov, K. A., & Artemyev, N. O. (2011). Interaction of transducin with uncoordinated 119 protein (UNC119): Implications for the model of transducin trafficking in rod photoreceptors. *Journal of Biological Chemistry, 286,* 28954–28962.

Grossman, G. H., Watson, R. F., Pauer, G. J., Bollinger, K., & Hagstrom, S. A. (2011). Immunocytochemical evidence of Tulp1-dependent outer segment protein transport pathways in photoreceptor cells. *Experimental Eye Research, 93,* 658–668.

Hannoush, R. N., & Sun, J. (2010). The chemical toolbox for monitoring protein fatty acylation and prenylation. *Nature Chemical Biology, 6,* 498–506.

Hanzal-Bayer, M., Renault, L., Roversi, P., Wittinghofer, A., & Hillig, R. C. (2002). The complex of Arl2-GTP and PDE delta: From structure to function. *European Molecular Biology Organization Journal, 21,* 2095–2106. doi:10.1093/emboj/21.9.2095.

Higashide, T., McLaren, M. J., & Inana, G. (1998). Localization of HRG4, a photoreceptor protein homologous to Unc-119, in ribbon synapse. *Investigative Ophthalmology & Visual Science, 39,* 690–698.

Higashide, T., Murakami, A., McLaren, M. J., & Inana, G. (1996). Cloning of the cDNA for a novel photoreceptor protein. *Journal of Biological Chemistry, 271,* 1797–1804.

Hoffman, G. R., Nassar, N., & Cerione, R. A. (2000). Structure of the Rho family GTP-binding protein Cdc42 in complex with the multifunctional regulator RhoGDI. *Cell, 100,* 345–356.

Humphries, M. M., Rancourt, D., Farrar, G. J., Kenna, P., Hazel, M., Bush, R. A., et al. (1997). Retinopathy induced in mice by targeted disruption of the rhodopsin gene. *Nature Genetics, 15,* 216–219.

Ishiba, Y., Higashide, T., Mori, N., Kobayashi, A., Kubota, S., McLaren, M. J., et al. (2007). Targeted inactivation of synaptic HRG4 (UNC119) causes dysfunction in the distal photoreceptor and slow retinal degeneration, revealing a new function. *Experimental Eye Research, 84,* 473–485.

Jeon, C. J., Strettoi, E., & Masland, R. H. (1998). The major cell populations of the mouse retina. *Journal of Neuroscience, 18,* 8936–8946.

Karan, S., Tam, B. M., Moritz, O. L., & Baehr, W. (2011). Targeting of mouse guanylate cyclase 1 (*Gucy2e*) to *Xenopus laevis* rod outer segments. *Vision Research, 51,* 2304–2311.

Karan, S., Zhang, H., Li, S., Frederick, J. M., & Baehr, W. (2008). A model for transport of membrane-associated phototransduction polypeptides in rod and cone photoreceptor inner segments. *Vision Research, 48,* 442–452.

Kerov, V., Rubin, W. W., Natochin, M., Melling, N. A., Burns, M. E., & Artemyev, N. O. (2007). N-Terminal fatty acylation of transducin profoundly influences its localization and the kinetics of photoresponse in rods. *Journal of Neuroscience, 27,* 10270–10277.

Koerschen, H. G., Illing, M., Seifert, R., Sesti, F., Williams, A., Gotzes, S., et al. (1995). A 240 kDa protein represents the complete beta subunit of the cyclic nucleotide-gated channel from rod photoreceptor. *Neuron, 15,* 627–636.

LaVail, M. M. (1976). Rod outer segment disk shedding in rat retina: Relationship to cyclic lighting. *Science, 194,* 1071–1074.

LaVail, M. M. (1980). Circadian nature of rod outer segment disk shedding in the rat. *Investigative Ophthalmology & Visual Science, 19,* 407–411.

LaVail, M. M., & Ward, P. A. (1978). Studies on the hormonal control of circadian outer segment disk shedding in the rat retina. *Investigative Ophthalmology & Visual Science, 17,* 1189–1193.

Lecomte, F. J., Ismail, N., & High, S. (2003). Making membrane proteins at the mammalian endoplasmic reticulum. *Biochemical Society Transactions, 31,* 1248–1252.

Lem, J., Krasnoperova, N. V., Calvert, P. D., Kosaras, B., Cameron, D. A., Nicolo, M., et al. (1999). Morphological, physiological, and biochemical changes in rhodopsin knockout mice. *Proceedings of the National Academy of Sciences of the United States of America, 96,* 736–741.

Li, T., Snyder, W. K., Olsson, J. E., & Dryja, T. P. (1996). Transgenic mice carrying the dominant rhodopsin mutation P347S: Evidence for defective vectorial transport of rhodopsin to the outer segments. *Proceedings of the National Academy of Sciences of the United States of America, 93,* 14176–14181.

Liu, Q., Tan, G., Levenkova, N., Li, T., Pugh, E. N., Jr., Rux, J. J., et al. (2007). The proteome of the mouse photoreceptor sensory cilium complex. *Molecular & Cellular Proteomics, 6,* 1299–1317.

Lobanova, E. S., Finkelstein, S., Herrmann, R., Chen, Y. M., Kessler, C., Michaud, N. A., et al. (2008). Transducin gamma-subunit sets expression levels of alpha- and beta-subunits and is crucial for rod viability. *Journal of Neuroscience, 28,* 3510–3520.

Lukov, G. L., Hu, T., McLaughlin, J. N., Hamm, H. E., & Willardson, B. M. (2005). Phosducin-like protein acts as a molecular chaperone for G protein betagamma dimer assembly. *European Molecular Biology Organization Journal, 24,* 1965–1975.

Maduro, M., & Pilgrim, D. (1995). Identification and cloning of *unc-119*, a gene expressed in the *Caenorhabditis elegans* nervous system. *Genetics, 141,* 977–988.

Marrari, Y., Crouthamel, M., Irannejad, R., & Wedegaertner, P. B. (2007). Assembly and trafficking of heterotrimeric G proteins. *Biochemistry, 46,* 7665–7677.

Mazelova, J., Astuto-Gribble, L., Inoue, H., Tam, B. M., Schonteich, E., Prekeris, R., et al. (2009). Ciliary targeting motif VxPx directs assembly of a trafficking module through Arf4. *European Molecular Biology Organization Journal, 28,* 183–192.

Michalakis, S., Geiger, H., Haverkamp, S., Hofmann, F., Gerstner, A., & Biel, M. (2005). Impaired opsin targeting and cone photoreceptor migration in the retina of mice lacking the cyclic nucleotide-gated channel CNGA3. *Investigative Ophthalmology & Visual Science, 46,* 1516–1524.

Milligan, G. (2009). G protein-coupled receptor heterodimerization: Contribution to pharmacology and function. *British Journal of Pharmacology, 158,* 5–14. doi:10.1111/j.1476-5381.2009.00169.x.

Moritz, O. L., Tam, B. M., Hurd, L. L., Peranen, J., Deretic, D., & Papermaster, D. S. (2001). Mutant rab8 impairs docking and fusion of rhodopsin-bearing post-Golgi membranes and causes cell death of transgenic *Xenopus* rods. *Molecular Biology of the Cell, 12,* 2341–2351.

Nachury, M. V., Seeley, E. S., & Jin, H. (2010). Trafficking to the ciliary membrane: How to get across the periciliary diffusion barrier? *Annual Review of Cell and Developmental Biology, 26,* 59–87.

Nickell, S., Park, P. S., Baumeister, W., & Palczewski, K. (2007). Three-dimensional architecture of murine rod outer segments determined by cryoelectron tomography. *Journal of Cell Biology, 177,* 917–925.

Posokhova, E., Song, H., Belcastro, M., Higgins, L., Bigley, L. R., Michaud, N. A., et al. (2011). Disruption of the chaperonin containing TCP-1 function affects protein networks essential for rod outer segment morphogenesis and survival. *Molecular & Cellular Proteomics, 10,* M110. doi:10.1074/mcp.M110.000570.

Redmond, T. M., Yu, S., Lee, E., Bok, D., Hamasaki, D., Chen, N., et al. (1998). Rpe65 is necessary for production of 11-*cis*-vitamin A in the retinal visual cycle. *Nature Genetics, 20,* 344–351.

Rodriguez-Boulan, E., Kreitzer, G., & Musch, A. (2005). Organization of vesicular trafficking in epithelia. *Nature Reviews. Molecular Cell Biology, 6,* 233–247.

Rohrer, B., Lohr, H. R., Humphries, P., Redmond, T. M., Seeliger, M. W., & Crouch, R. K. (2005). Cone opsin mislocalization in Rpe65$^{-/-}$ mice: A defect that can be corrected by 11-*cis* retinal. *Investigative Ophthalmology & Visual Science, 46,* 3876–3882.

Roof, D. J., & Heuser, J. E. (1982). Surfaces of rod photoreceptor disk membranes: Integral membrane components. *Journal of Cell Biology, 95,* 487–500.

Rosenbaum, J. L., & Witman, G. B. (2002). Intraflagellar transport. *Nature Reviews. Molecular Cell Biology, 3,* 813–825.

Sakurai, K., Onishi, A., Imai, H., Chisaka, O., Ueda, Y., Usukura, J., et al. (2007). Physiological properties of rod photoreceptor cells in green-sensitive cone pigment knock-in mice. *Journal of General Physiology, 130,* 21–40.

Satoh, A. K., O'Tousa, J. E., Ozaki, K., & Ready, D. F. (2005). Rab11 mediates post-Golgi trafficking of rhodopsin to the photosensitive apical membrane of *Drosophila* photoreceptors. *Development, 132,* 1487–1497.

Slepak, V. Z., & Hurley, J. B. (2008). Mechanism of light-induced translocation of arrestin and transducin in photoreceptors: Interaction-restricted diffusion. *IUBMB Life, 60,* 2–9. doi:10.1002/iub.7.

Sokolov, M., Strissel, K. J., Leskov, I. B., Michaud, N. A., Govardovskii, V. I., & Arshavsky, V. Y. (2004). Phosducin facilitates light-driven transducin translocation in rod photoreceptors. Evidence from the phosducin knockout mouse. *Journal of Biological Chemistry, 279,* 19149–19156.

Strauss, O. (2005). The retinal pigment epithelium in visual function. *Physiological Reviews, 85,* 845–881.

Sung, C. H., & Tai, A. W. (2000). Rhodopsin trafficking and its role in retinal dystrophies. *International Review of Cytology, 195,* 215–267.

Swanson, D. A., Chang, J. T., Campochiaro, P. A., Zack, D. J., & Valle, D. (1998). Mammalian orthologs of *C. elegans* unc-119 highly expressed in photoreceptors. *Investigative Ophthalmology & Visual Science, 39,* 2085–2094.

Tai, A. W., Chuang, J. Z., Bode, C., Wolfrum, U., & Sung, C. H. (1999). Rhodopsin's carboxy-terminal cytoplasmic tail acts as a membrane receptor for cytoplasmic dynein by binding to the dynein light chain Tctex-1. *Cell, 97,* 877–887.

Tam, B. M., Moritz, O. L., Hurd, L. B., & Papermaster, D. S. (2000). Identification of an outer segment targeting signal in the COOH terminus of rhodopsin using transgenic *Xenopus laevis*. *Journal of Cell Biology, 151,* 1369–1380.

van Vliet, C., Thomas, E. C., Merino-Trigo, A., Teasdale, R. D., & Gleeson, P. A. (2003). Intracellular sorting and transport of proteins. *Progress in Biophysics and Molecular Biology, 83,* 1–45. doi:10.1016/S0079-6107(03)00019-1.

Yamazaki, H., Nakata, T., Okada, Y., & Hirokawa, N. (1995). KIF3A/B: A heterodimeric kinesin superfamily protein that works as a microtubule plus end-directed motor for membrane organelle transport. *Journal of Cell Biology, 130,* 1387–1399.

Yeh, T. Y., Peretti, D., Chuang, J. Z., Rodriguez-Boulan, E., & Sung, C. H. (2006). Regulatory dissociation of Tctex-1 light chain from dynein complex is essential for the apical delivery of rhodopsin. *Traffic (Copenhagen, Denmark), 7,* 1495–1502.

Young, R. W. (1967). The renewal of photoreceptor cell outer segments. *Journal of Cell Biology, 33,* 61–72.

Young, R. W., & Bok, D. (1969). Participation of the retinal pigment epithelium in the rod outer segment renewal process. *Journal of Cell Biology, 42,* 392–403.

Zhang, H., Constantine, R., Vorobiev, V., Chen, Y., Seetharaman, J., Huang, Y. J., et al. (2011a). UNC119 regulates G protein trafficking in sensory neurons. *Nature Neuroscience, 14,* 874–880.

Zhang, H., Fan, J., Li, S., Karan, S., Rohrer, B., Palczewski, K., et al. (2008). Trafficking of membrane-associated proteins to cone photoreceptor outer segments requires the chromophore 11-*cis*-retinal. *Journal of Neuroscience, 28,* 4008–4014.

Zhang, H., Li, S., Doan, T., Rieke, F., Detwiler, P. B., Frederick, J. M., et al. (2007). Deletion of PrBP/{delta} impedes transport of GRK1 and PDE6 catalytic subunits to photoreceptor outer segments. *Proceedings of the National Academy of Sciences of the United States of America, 104,* 8857–8862.

Zhang, T., Zhang, N., Baehr, W., & Fu, Y. (2011b). Cone opsin determines the time course of cone photoreceptor degeneration in Leber congenital amaurosis. *Proceedings of the National Academy of Sciences of the United States of America, 108,* 8879–8884.

第4章 感光细胞-RPE 相互作用：每日吞噬

Linda Ruggiero，Silvia C. Finnemann

脱落的感光细胞顶端的吞噬：RPE 众多重要功能之一

视杆细胞外段更新的连续过程在 1967 年被首次报道（Young，1967）。哺乳动物中外段近端膜盘的形成是由远端最老化的外段顶端脱落和作为基础的视网膜色素上皮细胞（retinal pigment epithelium，RPE）对所产生的外段片段的吞噬精确平衡的。脱落和吞噬是复杂的过程。这里我们首先回顾外段更新的生理功能，然后检验开启这一过程的分子机制，提供近期和正在进行的研究的简介，并对需要深入研究的方面进行了展望。最后我们简短地讨论外段更新的缺陷如何导致视网膜疾病。

RPE 作为脉络膜和视网膜外层间的血-视网膜屏障

RPE 由有丝分裂后的上皮细胞极化单分子层组成。胚胎发育早期 RPE 和神经视网膜是由成为感光细胞细胞间质（IPM）的管腔分隔开的两个未分化层（见 Strauss，2005 综述）组成的。RPE 和神经视网膜的分化以协调的方式进行，并且任一层的发育依赖另一层。一旦共同发育和分化完成，哺乳动物的 RPE 和感光细胞终生相互作用。在基部，RPE 细胞黏附于玻璃膜，该膜将 RPE 和富血管的脉络膜分隔开。在解剖结构上，紧密连接将 RPE 的顶端和视网膜下腔与脉络膜隔离开，建立了血-视网膜屏障。在顶端部分，RPE 并不面对管腔，而是扩展了包绕视杆细胞和视锥细胞外段的高度伸长的微绒毛突起。这些微绒毛携带特定外段或者 IPM 成分的受体（Bonilha et al.，2004）。RPE-外段的相互作用在发育和整个成年期都是至关重要的。

RPE 作为支持细胞维持感光细胞存活和功能

RPE 细胞通过分泌生长因子来支持感光细胞稳态（Strauss，2005）。紧密连接的选择渗透性以及跨膜转运和离子通道的严格极性使 RPE 细胞可以控制视网膜下腔的体积和离子成分（Wimmers，Karl，&

Strauss，2007）。

RPE 中 RPE65 对漂白的全反视黄醛的重异构化是视觉周期的重要部分（Redmond et al.，1998）。此外，RPE 细胞保护视网膜免受光氧化作用影响。RPE 细胞质含有充足的黑色素色素颗粒，可吸收散射光并作为解毒部位（Burke et al.，2011）。

RPE 细胞通过功能性的相互作用支撑感光细胞，而这种功能性的相互作用依赖于 RPE 和视网膜外段的永久的牢固黏附。视网膜黏附主要由 RPE 顶端表面受体和 IPM 配体结合所促成（Hollyfield et al.，1989），这一机制目前尚不清楚。整合素受体 αvβ5 是目前为止唯一可在体内促进视网膜黏附的受体（Nandrot et al.，2006）。然而，缺少 αvβ5 仅会适当减少黏附，并且 αvβ5 的这种黏附功能的配体仍然有待识别。

像视网膜黏附一样，脱落的感光细胞外段片段的吞噬（POS）依赖 RPE 顶端表面受体。不像视网膜黏附那样，每天发生的视杆细胞 POS 的脱落和吞噬受到生理节律的控制。这个复杂且迷人的过程将是本章节剩余部分的重点。

感光细胞外段脱落和 RPE 吞噬的生理机制

在人类、小鼠及大鼠的视网膜上，视杆细胞显著多于视锥细胞，小鼠中视杆细胞数量占 97.2%，视锥细胞占 2.8%（Jeon，Strettoi，& Masland，1998）。视杆细胞由于其丰富性，已经成为研究外段-RPE 相互作用的典型感光细胞类型。Young（1967）报道了大鼠、小鼠和青蛙感光细胞上新合成的蛋白质最初只是整合到外段的近端区域。在所有三个物种中，放射性标记的蛋白质以离散带的形式迁移到视杆细胞远端。Young 和 Bok（1969）证明视杆细胞膜盘从远端脱落，产生被邻近 RPE 吞噬的固定大小的 POS。摄入过程后，POS 吞噬体成熟为吞噬溶酶体，导致被吞噬物质的完全消化和放射性示踪剂的消失。这些开创性的研究表明，视杆细胞不断地更新它们的外段，RPE 负责吞噬和消化视杆细胞 POS（图 4.1）。通常认为感光细胞必须更新它们的外段，以防止由于光照等原因受

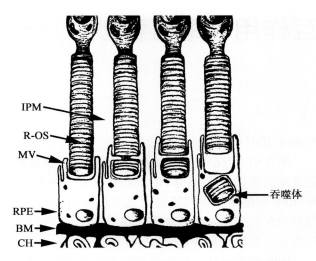

图 4.1 RPE 的解剖结构以及它在 POS 更新中的作用。RPE 细胞将顶端微绒毛（MV）延伸到感光细胞细胞间质（IPM）并且包绕视杆细胞外段（R-OS）。在它们的基底外侧表面，RPE 细胞和玻璃膜（BM）相互作用，后者将 RPE 与脉络膜（CH）分离。图中从左到右显示失效的 POS 脱落和吞噬过程，最终达到 POS 内化和 RPE 吞噬体形成的目的。

损的脂质和蛋白质随着时间积累。

视杆细胞 POS 的每日脱落和吞噬

POS 脱落和 RPE 吞噬显示出和外部光照条件同步的每日节律。处于恒定光：暗周期（LD）的大鼠，其中光照和黑暗各 12h（12∶12LD），RPE 的视杆细胞 POS 吞噬体含量在光照开始的时候最高（LaVail，1976）。这个有趣的发现引发了关于这个节律是否本质是生理节律的问题。为了使一个节律被认为是生理节律，就必须满足特定标准。①生理节律每天重复出现，周期接近 24h。在周期光照下饲养的大白鼠的 POS 更新研究为此提供了明确的证据（LaVail，1976）。②生理节律是内源性的。在没有光线等环境提示的情况下，节律必须持续。POS 更新符合这个要求因为保持在持续黑暗（DD）的大鼠的 RPE 吞噬表现出持续的节律（Goldman，Teirstein，& O'Brien，1980；LaVail，1980）。③生理节律是可引入的。当节律的时间被外部刺激重置或者转变时，就产生了夹带作用。在哺乳动物中最有效的诱因是光线。从一种周期光照体系转变到另一种周期光照体系的大鼠中，已观察到 POS 脱落/RPE 吞噬作用的光夹带效应。这些大鼠调整 POS 更新的节律，使吞噬高峰会在新的光起始后不久出现（LaVail，1980）。总之，这些研究证明视杆细胞 POS 脱落/吞噬的每日节律在哺乳动物视网膜中的生理节律控制之下。

测试改变光照体系对 POS 脱落/吞噬节律的影响，可以进一步描绘 POS 更新的昼夜调节。证明 DD 中 POS 持续更新的初始研究是在保持在恒定条件下长达三天的大鼠上进行。后续研究检验了保持在 DD 中更长的时间的动物。经过 DD 中 12 天后，脱落/吞噬节律得以维持，但是它的周期略长，并且 RPE 内吞噬体增加的数量的尖峰变宽（LaVail，1980）。相比而言，在持续光照条件（LL）下的大鼠，脱落/吞噬节律的尖峰消失，表明 LL 可以抑制 POS 更新。然而，将动物转移到暗处后又恢复原始节律（Goldman，Teirstein，& O'Brien，1980）。

目前为止，LD 中同步的视杆细胞膜盘脱落/吞噬在迄今研究的所有物种中都是存在，包括猫（Fisher，Pfeffer，& Anderson，1983）、鸡（Young，1978）和非洲爪蟾（Besharse，Hollyfield，& Rayborn，1977）。在一些非哺乳动物物种的研究中，视杆细胞 POS 更新不是生理节律，而是依赖光的输入。北美豹蛙就是这种情况，当被放在 DD 中视杆细胞 POS 脱落减少，而受光照刺激会产生大量脱落（Basinger，Hoffman，& Matthes，1976）。类似地，金鱼的视杆细胞 POS 脱落/吞噬和外部光照同步，并在进入光照阶段的 2~4h 内达到峰值，然而在 DD 中没有观察到节律（Bassi & Powers，1990；O'Day & Young，1978）。

视锥细胞 POS 的每日脱落和吞噬

尽管大部分外段更新的研究关注视杆细胞，但是已在具有丰富视锥细胞的物种或者品系上研究了视锥细胞外段也有更新。当 Young 在恒河猴身上进行感光细胞更新的最初的脉冲追踪研究时，没有在视锥细胞上观察到其在视杆细胞上观察到的相同的放射性蛋白质条带（Young，1971b）。这使得他得出结论，视锥细胞可能不会持续地更新其外段（Young，1971a）。然而，当在富含视锥细胞但几乎不含视杆细胞的人类中央凹区域的 RPE 中发现吞噬体时，认为视锥细胞会脱落失效的远端的假说再次出现（Hogan，1972）。对猫的视网膜及人的视网膜中央凹外区域中的视锥细胞的进一步检验都显示视锥细胞 POS 由顶端 RPE 膜上的长扩展所包绕，从而实现了必要的 POS-RPE 相互作用（Steinberg & Wood，1974）。人类视网膜的电子显微镜图进一步展示了吞噬体既存在于这些细胞突起中，也存在于 RPE 细胞的顶端部分（Steinberg，Wood，& Hogan，1977）。另外对树松鼠和恒河猴的研究证实，哺乳动物视锥细胞显示出 POS 脱落/吞噬（Anderson & Fisher，1975；Anderson et al.，

1980）。近期研究已经发现，尼罗河垄鼠（学名：*Arvicanthis ansorgei*）是日行性啮齿动物，其视锥细胞数目比小鼠多 10 倍，是研究视锥细胞 POS 更新的令人激动的新动物模型（Bobu et al.，2006）。最后，缺少神经视网膜亮氨酸拉链（Nrl）基因的小鼠的产生为研究视锥细胞提供了一个额外的动物模型。转录因子 Nrl 的缺失阻止视杆细胞分化。结果是所有在 Nrl⁻/⁻ 视网膜上的感光细胞都表现出视锥细胞的形态和生理特点（Daniele et al.，2005；Mears et al.，2001）。然而，高频率的视网膜组织菊形团（tissue rosettes）和进行性视网膜变性表明在 Nrl⁻/⁻ 视网膜上的继发性损害和缺陷可能也会影响 RPE-视锥细胞外段相互作用（Mustafi et al.，2011）。因此，可能需要谨慎解释 Nrl⁻/⁻ 视网膜上视锥细胞 POS 更新的研究。

和视杆细胞类似，视锥细胞以生理节律更新外段。然而，RPE 中视锥细胞 POS 的吞噬体的峰值时间和物种有关。在一些物种比如猫和树鼩，视锥细胞在光照开始后不久像视杆细胞一样脱落（Fisher et al.，1983；Immel & Fisher，1985）。在其他物种比如蜥蜴、鸡、金鱼和树松鼠中，吞噬的爆发发生在进入暗阶段的几小时内不同的时间点（O'Day & Young，1978；Tabor，Fisher，& Anderson，1980；Young，1978）。在 LD 下，光照开始后约 1h，尼罗河垄鼠的 RPE 中视杆细胞和视锥细胞 POS 吞噬体数量均达到峰值。在 DD 中，这些节律持续存在，表明视锥细胞的更新像视杆细胞一样受到生理节律控制（Bobu & Hicks，2009）。

总之，视锥细胞 POS 脱落并被 RPE 吞噬，其每日节律取决于物种和哺乳动物的生理节律。然而，基于原先的脉冲追踪方法，视锥细胞 POS 似乎不包含视锥细胞外段最老化的蛋白质和脂质，因为新合成的视锥细胞外段成分不会持续存在于视锥细胞的同一位置。相反，视锥细胞开放的膜盘配置可能允许蛋白质沿着它外段的长度分布。

时钟对外段更新影响：局部和中心控制

哺乳动物生理节律由下丘脑的视交叉上核（SCN）内神经元的内源性节律活动产生（Welsh et al.，1995）。SCN 充当"主时钟"，使用环境信息（如视网膜的光输入）来同步外周时钟的节律（Green & Besharse，2004）。哺乳动物视网膜是一个外周时钟，因为当它与大脑隔离时仍显示持续存在内源性生理节律。在视神经被切断的大鼠中，尽管视网膜失去和大脑的突触连接，但 POS 更新还是节律性的，表明这个节律是在眼睛中局部保持的（Terman，Reme，& Terman，

1993）。然而除非视神经保持完整，否则光照无法重置节律（Teirstein，Goldman，& O'Brien，1980），表明按生理节律脱落/吞噬的这一方面需要和 SCN 通信。

兴奋性氨基酸等具有药理作用的化学成分在解剖的两栖动物视网膜中的应用提示了细胞-分子控制 POS 脱落/吞噬的备选分子途径（Green & Besharse，2004；Greenberger & Besharse，1985）。调节 POS 更新和 RPE 吞噬的哺乳动物生理时钟的分子成分尚不清楚。

POS 吞噬的分子机制

脱落/吞噬的每日调节仍在研究中，细胞培养模型和转基因动物的可用性都有助于识别在 POS 自我清除过程中发挥作用的分子。像被其他细胞类型吞噬一样，POS 被 RPE 细胞吞噬由独特的识别/结合、依赖肌动蛋白的吞噬和消化步骤组成，每一步都需要通过细胞信号传导途径来协调蛋白质活动。体内 RPE 吞噬的研究分析了生理条件下的 POS 清除，并且揭示了它的改变对于视网膜功能的功能性后果。然而，在体内 POS 脱落和 RPE 吞噬清除过程是必然关联的，并且 POS 的流动分析不能直接分辨原发性和继发性缺陷。相比之下，在体外培养中使用 RPE 细胞的 POS 摄取测定可以在实验上隔离识别/结合和吞噬过程（Finnemann & Rodriguez-Boulan，1999；Mayerson & Hall，1986）。此外，细胞培养研究允许 RPE 吞噬功能的测试，而不考虑其他的 RPE-POS 相互作用中，这些作用在转基因实验动物中可能会间接影响吞噬。总之，体内实验和细胞培养实验对 POS 清除的互补测定是获得有关分子和机制的全面性知识所必需的。

RPE 的 POS 识别和表面结合

具有活跃的顶端吞噬机制的 RPE 细胞以饱和的、受体介导的识别/系链过程结合 POS。RPE 吞噬的结合步骤受到整合素黏附受体 αvβ5 控制，该受体仅由人和啮齿动物的视网膜中的 RPE 细胞表达（Anderson，Johnson，& Hageman，1995；Finnemann et al.，1997；Lin & Clegg，1998；Miceli，Newsome，& Tate，1997）。αvβ5 锚定在肌动蛋白的细胞骨架上，并在原位和体外培养的 RPE 细胞的顶端质膜上与四次跨膜蛋白 CD81 形成去污剂不溶的复合物（Chang & Finnemann，2007；Finnemann & Rodriguez-Boulan，1999）。阻断 αvβ5 或者 CD81 都会减少 RPE 细胞与 POS 的结合，但是在 αvβ5 缺失的情况下，对 CD81 功能的控制

无关紧要。因此，CD81 调节 POS 中 αvβ5 的结合活动。在培养 RPE 和原位 RPE 中，αvβ5 受体与 POS 的结合不是直接进行的，而是通过分泌的整合素配体 MFG-E8 来进行。MFG-E8 是由感光细胞和 RPE 产生的并位于啮齿动物视网膜的视网膜下腔（Burgess et al.,2006）。POS 颗粒必须通过 MFG-E8 调理才能与和 RPE 细胞的 αvβ5 受体结合（Nandrot et al.,2007）。

在细胞培养检测中，能够经受严格洗涤程序的机械稳定的结合可能在很大程度上与 POS 原位吸收无关，在那里脱落的 POS 和 RPE 的吞噬一直处于接触状态。事实上，缺乏 αvβ5 整合素或者 MFG-E8 的 RPE 会在体内吞噬 POS。然而，β5$^{-/-}$ 和 MFG-E8$^{-/-}$ 小鼠均缺少 POS 吞噬的每日节律（Nandrot et al.,2004,2007）。因此，αvβ5 受体的 POS-MFG-E8 的连接是 RPE 特有的同步吞没发生所必需的。

POS 通过 RPE 的内化

黏着斑激酶（FAK）与 RPE 细胞的未占据的顶端 αvβ5 整合素受体驻留在复合物中，并且 POS 内化需要 FAK 的活化（Finnemann,2003）。为响应 MFG-E8 调理的 POS 的攻击，由 αvβ5 产生的自外向内的信号传导导致 FAK 的多个酪氨酸残基的磷酸化，已知这对于催化活性至关重要。在活化过程中，FAK 从顶端 αvβ5 复合体解离但是保持活性。活化的 FAK 直接或者间接促进 MerTK 的酪氨酸磷酸化，而 MerTK 是一种对于 POS 吞噬至关重要的受体酪氨酸激酶。

英国皇家外科学院（RCS）大鼠作为遗传性视网膜变性的实验模型已经数十年了。20 世纪 70 年代和 80 年代的重点研究指出，视网膜营养不良的原因是 RCS RPE 缺乏 POS 吞噬能力（Chaitin & Hall,1983；Mullen & LaVail,1976）。2000 年，两项独立研究报告了 RCS 大鼠的 *MERTK* 基因突变导致功能性 MerTK 缺失（D'Cruz et al.,2000；Nandrot et al.,2000）。MerTK 重新表达恢复了 RCS RPE 的吞噬功能（Feng et al.,2002）。POS 吞噬可能包括通过细胞外糖蛋白如 Gas6 或者蛋白 S 进行 MerTK 连接，这些糖蛋白可以在体外实验中活化 MerTK（Hall et al.,2005；Prasad et al.,2006）。Gas6$^{-/-}$ 的视网膜表型正常，而在体内与蛋白质 S 的 POS 清除的相关性是未知的。POS 吞噬过程中 MerTK 下游信号传递仍不清楚。肌球蛋白 II 在 RCS RPE 的重新分布表明，MerTK 可能参与了 POS 吞噬期间收缩性的调节（Strick,Feng,& Vollrath,2009）。在体内，MerTK 酪氨酸磷酸化有可能表示其活性，也展示了每日节律在光照开始后不久达到峰值

（Nandrot et al.,2004）。FAK 活动也是如此。缺乏 αvβ5 整合素或者其配体 MFG-E8 的小鼠中不存在这些节律。

尽管 RPE 吞噬受体 αvβ5 的配体是分泌型糖蛋白，并且据推测 MerTK 也是分泌型糖蛋白，但 RPE 细胞也表达氧化脂蛋白的受体。脂质清道夫受体 CD36 的连接影响体外培养的 RPE 的 POS 吞噬动力学（Finnemann & Silverstein,2001；Ryeom,Sparrow,& Silverstein,1996）。在对光损伤的响应中，大鼠视网膜产生 CD36 特异的配体（Sun et al.,2006）。CD36 连接可提高 RPE 的吞噬效率，来抵消应激性视网膜中过多的 POS 脱落或者碎片变性。

吞噬信号传导的最终目标是募集 F 肌动蛋白到系链的 POS，并产生将粒子拉入细胞的力。在 RPE 细胞中，一个 F 肌动蛋白吞噬杯（phagocytic cup）的补充需要 GTP 酶 Rac1 的特异性活化（Mao & Finnemann,2012）。像对 MerTK 和 FAK 的刺激一样，Rac1 的活化依赖 αvβ5 整合素。出乎意料的是，POS 攻击期间抑制 Rac1 对于酪氨酸激酶信号传导没有影响，反之亦然。因此，αvβ5 整合素通过 MFG-E8-POS 的结合激活了两个不同且独立的朝着 FAK/MerTK 和 Rac1 的下游途径，两者对 POS 吞噬都至关重要。吞噬杯中的 F 肌动蛋白可能进一步改变，以促进肌动蛋白结合蛋白对它的吞噬。视网膜膜联蛋白-2 在光照开始后不久即发生磷酸化以及缺乏膜联蛋白-2 的小鼠的 RPE 吞噬出现微小但特异性的延迟，支持了这种肌动蛋白结合蛋白在 POS 清除中的作用（Law et al.,2009）。

POS 通过 RPE 的消化

POS 被吞噬后，RPE 吞噬溶酶体系统将其降解。出人意料的是关于 RPE 细胞如何完成这个至关重要的吞噬过程，我们知之甚少。视紫红质的蛋白质水解涉及组织蛋白水解酶 S 和 D 以及吞噬溶酶体酸化（Bosch,Horwitz,& Bok,1993；Rakoczy et al.,1994；Regan et al.,1980）。组织蛋白酶 D 活性的每日节律和 RPE 吞噬直接相关（Deguchi et al.,1994；Kim & Kwak,1996）。缺少黑色素调节蛋白的小鼠体内 POS 吞噬溶酶体的降解发生改变，该蛋白也参与色素形成，表明吞噬溶酶体和黑素体的生物起源有联系（Damek-Poprawa et al.,2009）。

RPE 吞噬：独特之处

和 POS 吞噬相关的分子（图 4.2）不是 RPE 特异性表达的。更确切地说，RPE 细胞利用一种类似于其

他细胞类型吞噬凋亡细胞的分子机制来吸收 POS。事实上,POS 和凋亡细胞在数量上竞争 RPE 和巨噬细胞的结合和吞噬(Finnemann & Rodriguez-Boulan,1999)。然而,RPE 细胞与其他吞噬细胞的不同之处在于严格的节律性及整体吞噬活动频率。终其一生,有丝分裂后的 RPE 细胞比体内任何其他细胞类型吞噬和降解更多物质。每个 RPE 细胞必须可靠地产生强有力的每天一段时间的吞噬,并且在其他时间防止完好的外段顶端受到不适当的攻击。RPE 细胞通过负反馈机制防止 POS 和 αvβ5 整合素过度的相互作用,这种负反馈机制依赖 MerTK 活性而不是吞噬本身(Nandrot et al.,2012)。RPE 细胞用于控制其吞噬活性的其他分子机制仍然在研究中。

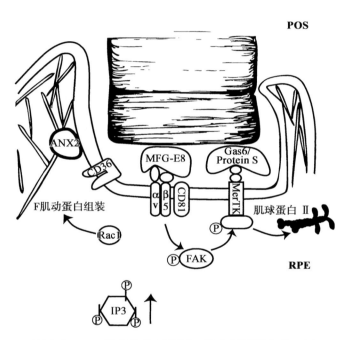

图 4.2 RPE 吞噬的分子机制。图中阐述了失效 POS 的受体介导的 RPE 吞噬背后的复杂分子机制,如同文中详细描述的一样。

由 RPE 和视网膜疾病导致的每日 POS 吞噬缺陷

POS 更新的生理节律性基本上排除了从人类捐献的眼睛中获得的组织中直接量化 POS 吞噬。因此,没有直接证据将每日 POS 清除效率的改变与特定人类视网膜疾病联系起来。然而,对疾病遗传学和表型相关性的深入研究强烈表明,RPE 清除 POS 缺陷会导致人类患者视网膜变性。*MERTK* 基因突变和视网膜色素变性(RP)的发展有关(Gal et al.,2000;McHenry et al.,2004;Thompson et al.,2002)。人类 RP 患者的

突变 MerTK 受体可能保留部分活性,因为它们没有造成 RCS 大鼠的快速和完全的感光细胞缺失。与大多数导致 RP(视紫红质是最突出的)的感光细胞蛋白不同,形成 POS 吞噬机制的 RPE 蛋白也参与其他细胞功能以及 RPE 以外的组织。我们推测,没有在 RP 患者中发现这些蛋白严重的功能障碍,是因为这些缺陷会导致与 POS 吞噬无关的发病率/致死率。然而,增强的遗传筛选可能导致在人类患者中发现其他突变,这些突变会造成轻微的蛋白质功能障碍和外段更新变化。

因为 RPE 和感光细胞都是处于有丝分裂后,且在成熟的哺乳动物眼睛中通常不会反转,因此即使 RPE 每日 POS 吞噬中微小的缺陷也可能最终随着年龄的增长而恶化,损害视网膜的健康和功能。随着人类 RPE 年龄的增长,最明显的表型改变是在 POS 吞噬溶酶体的末端存储细胞器上难吸收的脂褐素的积累(Feeney,1978;Sparrow & Boulton,2005)。过量的脂褐素和罕见的遗传性人类黄斑疾病有关(Allikmets et al.,1997;Zhang et al.,2001),并且可能导致年龄相关的黄斑变性的 RPE 不适。低水平的脂褐素成分影响体外培养的 RPE 的功能,比如线粒体能量的产生(Vives-Bauza et al.,2008)、吞噬溶酶体消化(Finnemann,Leung,& Rodriguez-Boulan,2002)以及脂质运输(Lakkaraju,Finnemann,& Rodriguez-Boulan,2007)。脂褐素水平升高会产生细胞毒性,特别是当细胞暴露在光照下时(Hunter et al.,2011)。尽管人们一致认为脂褐素的积累会对 RPE 功能产生负面影响,但是围绕脂褐素如何导致老化的、人类 RPE 的功能改变以及老年黄斑变性的争论仍在继续。

来自 POS 吞噬异常的动物模型的经验教训

动物模型的研究对 RPE 吞噬的特定缺陷如何影响 RPE 和视网膜健康这一问题的理解有了巨大进展。RCS 大鼠是第一个因 RPE 的 POS 吞噬缺陷和随之而来的快速和完全的视网膜变性而被认可的动物模型(Bok & Hall,1971;Bourne,Campbell,& Tansley,1938)。RCS 视网膜的病理本质上是感光细胞对于不平衡的外段伸长的反应,表明感光细胞不能忍受 RPE 吞噬作用的缺失。

像之前详细讨论的一样,αvβ5 整合素和 MerTK 在 RPE 中是有功能关联的。但是,与 MerTK 的缺失相比,β5⁻/⁻ 小鼠中 αvβ5 整合素的缺失对视网膜有着非常不同的影响。POS 吞噬的每日节律的缺失是缺乏 αvβ5 整合素的主结果,它不会引起脱落 POS 的明

显积聚、外段的延长或者其他明显的视网膜不适的迹象（Nandrot & Finnemann，2008）。这意味着这些节律失常的小鼠中外段生长和POS的脱落/吞噬的节律仍然保持了精确的平衡。从小鼠6个月大的时候，RPE细胞被脂褐素填充，β5$^{-/-}$小鼠的视网膜功能衰退（Nandrot et al.，2004）。饮食中补充天然抗氧化剂能够很大程度上阻止这些变化（Yu et al.，2012）。值得注意的是，仅在年龄为3~6个月或6~9个月时使用抗氧化剂，足够维持随年龄增长的β5$^{-/-}$小鼠的视觉。相反，如果仅在年龄处于9~12个月时使用抗氧化剂，则对于视觉毫无影响。在分子水平抗氧化剂的消耗阻止氧化脂质和蛋白质在老化的β5$^{-/-}$RPE上的积聚。有趣的是，随着年龄增长肌动蛋白在β5$^{-/-}$RPE中的氧化特别严重，以至F肌动蛋白的细胞骨架明显不稳定。RPE吞噬节律是如何丢失的，继而引起氧化应激仍然有待了解。

最后，改变POS蛋白质的消化足以引起视网膜变性。缺乏组织蛋白酶D的小鼠出生后会发生视网膜萎缩（Koike et al.，2003）。组织蛋白酶D活性适度降低的小鼠随着年龄表现出RPE脂褐素的积聚以及RPE和感光细胞的中度萎缩（Rakoczy et al.，2002；Zhang et al.，2005）。

总结和未来方向：理解感光细胞方面

过去几十年，在理解外段更新的生理功能和阐明RPE细胞吞噬失效的POS的分子机制方面已取得很大进展。相反，目前仍然不清楚感光细胞对于脱落的贡献。健康的视网膜在外段生长和脱落、吞噬以及失效的顶端降解方面保持严格平衡，表明这些过程受到严格控制。POS脱落可能是感光细胞的自主过程，或者RPE可能有助于脱落。如果脱落仅仅是感光细胞的一种内在机制，人们可能至少偶尔在视网膜下腔观察到脱落的视杆细胞POS，但是至今没有这方面的报道。由于缺乏体外模型，感光细胞脱落的研究仍然受到阻碍。检验POS原位更新将需要开发新的实验工具。

参考文献

Allikmets, R., Singh, N., Sun, H., Shroyer, N. F., Hutchinson, A., Chidambaram, A., et al. (1997). A photoreceptor cell-specific ATP-binding transporter gene (ABCR) is mutated in recessive Stargardt macular dystrophy. *Nature Genetics, 15,* 236–246. doi:10.1038/ng0397-236.

Anderson, D. H., & Fisher, S. K. (1975). Disk shedding in rodlike and conelike photoreceptors of tree squirrels. *Science, 187,* 953–955. doi:10.1126/science.1145180.

Anderson, D. H., Fisher, S. K., Erickson, P. A., & Tabor, G. A. (1980). Rod and cone disk shedding in the rhesus monkey retina: A quantitative study. *Experimental Eye Research, 30,* 559–574. doi:10.1016/0014-4835(80)90040-8.

Anderson, D. H., Johnson, L. V., & Hageman, G. S. (1995). Vitronectin receptor expression and distribution at the photoreceptor–retinal pigment epithelial interface. *Journal of Comparative Neurology, 360,* 1–16. doi:10.1002/cne.903600102.

Basinger, S., Hoffman, R., & Matthes, M. (1976). Photoreceptor shedding is initiated by light in the frog retina. *Science, 194,* 1074–1076. doi:10.1126/science.1086510.

Bassi, C. J., & Powers, M. K. (1990). Shedding of rod outer segments is light-driven in goldfish. *Investigative Ophthalmology & Visual Science, 31,* 2314–2319.

Besharse, J. C., Hollyfield, J. G., & Rayborn, M. E. (1977). Turnover of rod photoreceptor outer segments. II. Membrane addition and loss in relationship to light. *Journal of Cell Biology, 75,* 507–527. doi:10.1083/jcb.75.2.507.

Bobu, C., Craft, C. M., Masson-Pevet, M., & Hicks, D. (2006). Photoreceptor organization and rhythmic phagocytosis in the nile rat *Arvicanthis ansorgei:* A novel diurnal rodent model for the study of cone pathophysiology. *Investigative Ophthalmology & Visual Science, 47(7),* 3109–3118. doi:10.1167/iovs.05-1397.

Bobu, C., & Hicks, D. (2009). Regulation of retinal photoreceptor phagocytosis in a diurnal mammal by circadian clocks and ambient lighting. *Investigative Ophthalmology & Visual Science, 50,* 3495–3502. doi:10.1167/iovs.08-3145.

Bok, D., & Hall, M. O. (1971). The role of the pigment epithelium in the etiology of inherited retinal dystrophy in the rat. *Journal of Cell Biology, 49,* 664–682. doi:10.1083/jcb.49.3.664.

Bonilha, V. L., Bhattacharya, S. K., West, K. A., Sun, J., Crabb, J. W., Rayborn, M. E., et al. (2004). Proteomic characterization of isolated retinal pigment epithelium microvilli. *Molecular & Cellular Proteomics, 3,* 1119–1127. doi:10.1074/mcp.M400106-MCP200.

Bosch, E., Horwitz, J., & Bok, D. (1993). Phagocytosis of outer segments by retinal pigment epithelium: Phagosome-lysosome interaction. *Journal of Histochemistry and Cytochemistry, 41,* 253–263. doi:10.1177/41.2.8419462.

Bourne, M. C., Campbell, D. A., & Tansley, K. (1938). Hereditary degeneration of the rat retina. *British Journal of Ophthalmology, 22,* 613–622. doi:10.1136/bjo.22.10.613.

Burgess, B. L., Abrams, T. A., Nagata, S., & Hall, M. O. (2006). MFG-E8 in the retina and retinal pigment epithelium of rat and mouse. *Molecular Vision, 12,* 1437–1447.

Burke, J. M., Kaczara, P., Skumatz, C. M., Zareba, M., Raciti, M. W., & Sarna, T. (2011). Dynamic analyses reveal cytoprotection by RPE melanosomes against non-photic stress. *Molecular Vision, 17,* 2864–2877.

Chaitin, M. H., & Hall, M. O. (1983). Defective ingestion of rod outer segments by cultured dystrophic rat pigment epithelial cells. *Investigative Ophthalmology & Visual Science, 24,* 812–820.

Chang, Y., & Finnemann, S. C. (2007). Tetraspanin CD81 is required for the αvβ5 integrin-dependent particle-binding step of RPE phagocytosis. *Journal of Cell Science, 120,* 3053–3063. doi:10.1242/jcs.006361.

Damek-Poprawa, M., Diemer, T., Lopes, V. S., Lillo, C., Harper, D. C., Marks, M. S., et al. (2009). Melanoregulin (MREG) modulates lysosome function in pigment epithelial cells. *Journal of Biological Chemistry, 284,* 10877–10889. doi:10.1074/jbc.M808857200.

Daniele, L. L., Lillo, C., Lyubarsky, A. L., Nikonov, S. S., Philp, N., Mears, A. J., et al. (2005). Cone-like morphological, molecular, and electrophysiological features of the photoreceptors of the Nrl knockout mouse. *Investigative Ophthalmology & Visual Science, 46,* 2156–2167. doi:10.1167/iovs.04-1427.

D'Cruz, P. M., Yasumura, D., Weir, J., Matthes, M. T., Abderrahim, H., LaVail, M. M., et al. (2000). Mutation of the receptor tyrosine kinase gene Mertk in the retinal dystrophic RCS rat. *Human Molecular Genetics, 9,* 645–651. doi:10.1093/hmg/9.4.645.

Deguchi, J., Yamamoto, A., Yoshimori, T., Sugasawa, K., Moriyama, Y., Futai, M., et al. (1994). Acidification of phagosomes and degradation of rod outer segments in rat retinal pigment epithelium. *Investigative Ophthalmology & Visual Science, 35,* 568–579.

Feeney, L. (1978). Lipofuscin and melanin of human retinal pigment epithelium. Fluorescence, enzyme cytochemical, and ultrastructural studies. *Investigative Ophthalmology & Visual Science, 17,* 583–600.

Feng, W., Yasumura, D., Matthes, M. T., LaVail, M. M., & Vollrath, D. (2002). Mertk triggers uptake of photoreceptor outer segments during phagocytosis by cultured retinal pigment epithelial cells. *Journal of Biological Chemistry, 277,* 17016–17022. doi:10.1074/jbc.M107876200.

Finnemann, S. C. (2003). Focal adhesion kinase signaling promotes phagocytosis of integrin-bound photoreceptors. *European Molecular Biology Organization Journal, 22,* 4143–4154. doi:10.1093/emboj/cdg416.

Finnemann, S. C., Bonilha, V. L., Marmorstein, A. D., & Rodriguez-Boulan, E. (1997). Phagocytosis of rod outer segments by retinal pigment epithelial cells requires αvβ5 integrin for binding but not for internalization. *Proceedings of the National Academy of Sciences of the United States of America, 94,* 12932–12937. doi:10.1073/pnas.94.24.12932.

Finnemann, S. C., Leung, L. W., & Rodriguez-Boulan, E. (2002). The lipofuscin component A2E selectively inhibits phagolysosomal degradation of photoreceptor phospholipid by the retinal pigment epithelium. *Proceedings of the National Academy of Sciences of the United States of America, 99,* 3842–3847. doi:10.1073/pnas.052025899.

Finnemann, S. C., & Rodriguez-Boulan, E. (1999). Macrophage and retinal pigment epithelium phagocytosis: Apoptotic cells and photoreceptors compete for αvβ3 and αvβ5 integrins, and protein kinase C regulates avβ5 binding and cytoskeletal linkage. *Journal of Experimental Medicine, 190,* 861–874. doi:10.1084/jem.190.6.861.

Finnemann, S. C., & Silverstein, R. L. (2001). Differential roles of CD36 and αvβ5 integrin in photoreceptor phagocytosis by the retinal pigment epithelium. *Journal of Experimental Medicine, 194,* 1289–1298. doi:10.1084/jem.194.9.1289.

Fisher, S. K., Pfeffer, B. A., & Anderson, D. H. (1983). Both rod and cone disk shedding are related to light onset in the cat. *Investigative Ophthalmology & Visual Science, 24,* 844–856.

Gal, A., Li, Y., Thompson, D. A., Weir, J., Orth, U., Jacobson, S. G., et al. (2000). Mutations in MERTK, the human orthologue of the RCS rat retinal dystrophy gene, cause retinitis pigmentosa. *Nature Genetics, 26,* 270–271. doi:10.1038/81555.

Goldman, A. I., Teirstein, P. S., & O'Brien, P. J. (1980). The role of ambient lighting in circadian disk shedding in the rod outer segment of the rat retina. *Investigative Ophthalmology & Visual Science, 19,* 1257–1267.

Green, C. B., & Besharse, J. C. (2004). Retinal circadian clocks and control of retinal physiology. *Journal of Biological Rhythms, 19,* 91–102. doi:10.1177/0748730404263002.

Greenberger, L. M., & Besharse, J. C. (1985). Stimulation of photoreceptor disk shedding and pigment epithelial phagocytosis by glutamate, aspartate, and other amino acids. *Journal of Comparative Neurology, 239,* 361–372. doi:10.1002/cne.902390402.

Hall, M. O., Obin, M. S., Heeb, M. J., Burgess, B. L., & Abrams, T. A. (2005). Both protein S and Gas6 stimulate outer segment phagocytosis by cultured rat retinal pigment epithelial cells. *Experimental Eye Research, 81,* 581–591. doi:10.1016/j.exer.2005.03.017.

Hogan, M. J. (1972). Role of the retinal pigment epithelium in macular disease. *Transactions—American Academy of Ophthalmology and Otolaryngology, 76,* 64–80.

Hollyfield, J. G., Varner, H. H., Rayborn, M. E., & Osterfeld, A. M. (1989). Retinal attachment to the pigment epithelium. *Retina, 9,* 59–68. doi:10.1097/00006982-198909010-00008.

Hunter, J. J., Morgan, J. I., Merigan, W. H., Sliney, D. H., Sparrow, J. R., & Williams, D. R. (2011). The susceptibility of the retina to photochemical damage from visible light. *Progress in Retinal and Eye Research, 31,* 28–42. doi:10.1016/j.preteyeres.2011.11.001.

Immel, J. H., & Fisher, S. K. (1985). Cone photoreceptor shedding in the tree shrew (*Tupaia belangerii*). *Cell and Tissue Research, 239,* 667–675. doi:10.1007/BF00219247.

Jeon, C. J., Strettoi, E., & Masland, R. H. (1998). The major cell populations of the mouse retina. *Journal of Neuroscience, 18,* 8936–8946.

Kim, I. T., & Kwak, J. S. (1996). Degradation of phagosomes and diurnal changes of lysosomes in rabbit retinal pigment epithelium. *Korean Journal of Ophthalmology, 10,* 82–91.

Koike, M., Shibata, M., Ohsawa, Y., Nakanishi, H., Koga, T., Kametaka, S., et al. (2003). Involvement of two different cell death pathways in retinal atrophy of cathepsin D–deficient mice. *Molecular and Cellular Neurosciences, 22,* 146–161. doi:10.1016/S1044-7431(03)00035-6.

Lakkaraju, A., Finnemann, S. C., & Rodriguez-Boulan, E. (2007). The lipofuscin fluorophore A2E perturbs cholesterol metabolism in retinal pigment epithelial cells. *Proceedings of the National Academy of Sciences of the United States of America, 104,* 11026–11031. doi:10.1073/pnas.0702504104.

LaVail, M. M. (1976). Rod outer segment disk shedding in rat retina: Relationship to cyclic lighting. *Science, 194,* 1071–1074. doi:10.1126/science.982063.

LaVail, M. M. (1980). Circadian nature of rod outer segment disk shedding in the rat. *Investigative Ophthalmology & Visual Science, 19,* 407–411.

Law, A. L., Ling, Q., Hajjar, K. A., Futter, C. E., Greenwood, J., Adamson, P., et al. (2009). Annexin A2 regulates phagocytosis of photoreceptor outer segments in the mouse retina. *Molecular Biology of the Cell, 20,* 3896–3904. doi:10.1091/mbc.E08-12-1204.

Lin, H., & Clegg, D. O. (1998). Integrin αvβ5 participates in the binding of photoreceptor rod outer segments during phagocytosis by cultured human retinal pigment epithelium. *Investigative Ophthalmology & Visual Science, 39,* 1703–1712.

Mao, Y., & Finnemann, S. C. (2012). Essential diurnal Rac1 activation during retinal phagocytosis requires αvβ5 integrin but not tyrosine kinases FAK or MerTK. *Molecular Biology of the Cell, 23,* 1104–1114. doi:10.1091/mbc.E11-10-0840.

Mayerson, P. L., & Hall, M. O. (1986). Rat retinal pigment epithelial cells show specificity of phagocytosis in vitro. *Journal of Cell Biology, 103*, 299–308. doi:10.1083/jcb.103.1.299.

McHenry, C. L., Liu, Y., Feng, W., Nair, A. R., Feathers, K. L., Ding, X., et al. (2004). MERTK arginine-844-cysteine in a patient with severe rod-cone dystrophy: Loss of mutant protein function in transfected cells. *Investigative Ophthalmology & Visual Science, 45*, 1456–1463. doi:10.1167/iovs.03-0909.

Mears, A. J., Kondo, M., Swain, P. K., Takada, Y., Bush, R. A., Saunders, T. L., et al. (2001). Nrl is required for rod photoreceptor development. *Nature Genetics, 29*, 447–452.

Miceli, M. V., Newsome, D. A., & Tate, D. J., Jr. (1997). Vitronectin is responsible for serum-stimulated uptake of rod outer segments by cultured retinal pigment epithelial cells. *Investigative Ophthalmology & Visual Science, 38*, 1588–1597.

Mullen, R. J., & LaVail, M. M. (1976). Inherited retinal dystrophy: Primary defect in pigment epithelium determined with experimental rat chimeras. *Science, 192*, 799–801. doi:10.1126/science.1265483.

Mustafi, D., Kevany, B. M., Genoud, C., Okano, K., Cideciyan, A. V., Sumaroka, A., et al. (2011). Defective photoreceptor phagocytosis in a mouse model of enhanced S-cone syndrome causes progressive retinal degeneration. *FASEB Journal, 25*, 3157–3176. doi:10.1096/fj.11-186767.

Nandrot, E. F., Anand, M., Almeida, D., Atabai, K., Sheppard, D., & Finnemann, S. C. (2007). Essential role for MFG-E8 as ligand for αvβ5 integrin in diurnal retinal phagocytosis. *Proceedings of the National Academy of Sciences of the United States of America, 104*, 12005–12010. doi:10.1073/pnas.0704756104.

Nandrot, E. F., Anand, M., Sircar, M., & Finnemann, S. C. (2006). Novel role for αvβ5 integrin in retinal adhesion and its diurnal peak. *American Journal of Physiology. Cell Physiology, 290*, C1256–C1262. doi:10.1152/ajpcell.00480.2005.

Nandrot, E., Dufour, E. M., Provost, A. C., Pequignot, M. O., Bonnel, S., Gogat, K., et al. (2000). Homozygous deletion in the coding sequence of the c-mer gene in RCS rats unravels general mechanisms of physiological cell adhesion and apoptosis. *Neurobiology of Disease, 7*, 586–599. doi:10.1006/nbdi.2000.0328.

Nandrot, E. F., & Finnemann, S. C. (2008). Lack of αvβ5 integrin receptor or its ligand MFG-E8: Distinct effects on retinal function. *Ophthalmic Research, 40*, 120–123. doi:10.1159/000119861.

Nandrot, E. F., Kim, Y., Brodie, S. E., Huang, X., Sheppard, D., & Finnemann, S. C. (2004). Loss of synchronized retinal phagocytosis and age-related blindness in mice lacking αvβ5 integrin. *Journal of Experimental Medicine, 200*, 1539–1545. doi:10.1084/jem.20041447.

Nandrot, E. F., Silva, K. E., Scelfo, C., & Finnemann, S. C. (2012). Retinal pigment epithelial cells use a MerTK-dependent mechanism to limit the phagocytic particle binding activity of αvβ5 integrin. *Biology of the Cell, 104*, 1–16. doi:10.1111/boc.201100076.

O'Day, W. T., & Young, R. W. (1978). Rhythmic daily shedding of outer-segment membranes by visual cells in the goldfish. *Journal of Cell Biology, 76*, 593–604. doi:10.1083/jcb.76.3.593.

Prasad, D., Rothlin, C. V., Burrola, P., Burstyn-Cohen, T., Lu, Q., Garcia de Frutos, P., et al. (2006). TAM receptor function in the retinal pigment epithelium. *Molecular and Cellular Neurosciences, 33*, 96–108. doi:10.1016/j.mcn.2006.06.011.

Rakoczy, P. E., Mann, K., Cavaney, D. M., Robertson, T., Papadimitreou, J., & Constable, I. J. (1994). Detection and possible functions of a cysteine protease involved in digestion of rod outer segments by retinal pigment epithelial cells. *Investigative Ophthalmology & Visual Science, 35*, 4100–4108.

Rakoczy, P. E., Zhang, D., Robertson, T., Barnett, N. L., Papadimitriou, J., Constable, I. J., et al. (2002). Progressive age-related changes similar to age-related macular degeneration in a transgenic mouse model. *American Journal of Pathology, 161*, 1515–1524. doi:10.1016/S0002-9440(10)64427-6.

Redmond, T. M., Yu, S., Lee, E., Bok, D., Hamasaki, D., Chen, N., et al. (1998). RPE65 is necessary for production of 11-*cis*-vitamin A in the retinal visual cycle. *Nature Genetics, 20*, 344–351.

Regan, C. M., de Grip, W. J., Daemen, F. J., & Bonting, S. L. (1980). Degradation of rhodopsin by a lysosomal fraction of retinal pigment epithelium: Biochemical aspects of the visual process. XLI. *Experimental Eye Research, 30*, 183–191. doi:10.1016/0014-4835(80)90112-8.

Ryeom, S. W., Sparrow, J. R., & Silverstein, R. L. (1996). CD36 participates in the phagocytosis of rod outer segments by retinal pigment epithelium. *Journal of Cell Science, 109*, 387–395.

Sparrow, J. R., & Boulton, M. (2005). RPE lipofuscin and its role in retinal pathobiology. *Experimental Eye Research, 80*, 595–606. doi:10.1016/j.exer.2005.01.007.

Steinberg, R. H., & Wood, I. (1974). Pigment epithelial cell ensheathment of cone outer segments in the retina of the domestic cat. *Proceedings of the Royal Society of London. Series B, Biological Sciences, 187*, 461–478. doi:10.1098/rspb.1974.0088.

Steinberg, R. H., Wood, I., & Hogan, M. J. (1977). Pigment epithelial ensheathment and phagocytosis of extrafoveal cones in human retina. *Philosophical Transactions of the Royal Society of London. Series B, Biological Sciences, 277*, 459–474. doi:10.1098/rstb.1977.0028.

Strauss, O. (2005). The retinal pigment epithelium in visual function. *Physiological Reviews, 85*, 845–881. doi:10.1152/physrev.00021.2004.

Strick, D. J., Feng, W., & Vollrath, D. (2009). Mertk drives myosin II redistribution during retinal pigment epithelial phagocytosis. *Investigative Ophthalmology & Visual Science, 50*, 2427–2435. doi:10.1167/iovs.08-3058.

Sun, M., Finnemann, S. C., Febbraio, M., Shan, L., Annangudi, S. P., Podrez, E. A., et al. (2006). Light-induced oxidation of photoreceptor outer segment phospholipids generates ligands for CD36-mediated phagocytosis by retinal pigment epithelium: A potential mechanism for modulating outer segment phagocytosis under oxidant stress conditions. *Journal of Biological Chemistry, 281*, 4222–4230. doi:10.1074/jbc.M509769200.

Tabor, G. A., Fisher, S. K., & Anderson, D. H. (1980). Rod and cone disk shedding in light-entrained tree squirrels. *Experimental Eye Research, 30*, 545–557. doi:10.1016/0014-4835(80)90039-1.

Teirstein, P. S., Goldman, A. I., & O'Brien, P. J. (1980). Evidence for both local and central regulation of rat rod outer segment disk shedding. *Investigative Ophthalmology & Visual Science, 19*, 1268–1273.

Terman, J. S., Reme, C. E., & Terman, M. (1993). Rod outer segment disk shedding in rats with lesions of the suprachiasmatic nucleus. *Brain Research, 605*, 256–264. doi:10.1016/0006-8993(93)91748-H.

Thompson, D. A., McHenry, C. L., Li, Y., Richards, J. E.,

Othman, M. I., Schwinger, E., et al. (2002). Retinal dystrophy due to paternal isodisomy for chromosome 1 or chromosome 2, with homoallelism for mutations in RPE65 or MERTK, respectively. *American Journal of Human Genetics, 70,* 224–229. doi:10.1086/338455.

Vives-Bauza, C., Anand, M., Shirazi, A. K., Magrane, J., Gao, J., Vollmer-Snarr, H. R., et al. (2008). The age lipid A2E and mitochondrial dysfunction synergistically impair phagocytosis by retinal pigment epithelial cells. *Journal of Biological Chemistry, 283,* 24770–24780. doi:10.1074/jbc.M800706200.

Welsh, D. K., Logothetis, D. E., Meister, M., & Reppert, S. M. (1995). Individual neurons dissociated from rat suprachiasmatic nucleus express independently phased circadian firing rhythms. *Neuron, 14,* 697–706. doi:10.1016/0896-6273(95)90214-7.

Wimmers, S., Karl, M. O., & Strauss, O. (2007). Ion channels in the RPE. *Progress in Retinal and Eye Research, 26,* 263–301. doi:10.1016/j.preteyeres.2006.12.002.

Young, R. W. (1967). The renewal of photoreceptor cell outer segments. *Journal of Cell Biology, 33,* 61–72. doi:10.1083/jcb.33.1.61.

Young, R. W. (1971a). An hypothesis to account for a basic distinction between rods and cones. *Vision Research, 11,* 1–5. doi:10.1016/0042-6989(71)90201-X.

Young, R. W. (1971b). The renewal of rod and cone outer segments in the rhesus monkey. *Journal of Cell Biology, 49,* 303–318. doi:10.1083/jcb.49.2.303.

Young, R. W. (1978). The daily rhythm of shedding and degradation of rod and cone outer segment membranes in the chick retina. *Investigative Ophthalmology & Visual Science, 17,* 105–116.

Young, R. W., & Bok, D. (1969). Participation of the retinal pigment epithelium in the rod outer segment renewal process. *Journal of Cell Biology, 42,* 392–403. doi:10.1083/jcb.42.2.392.

Yu, C. C., Nandrot, E. F., Dun, Y., & Finnemann, S. C. (2012). Dietary antioxidants prevent age-related retinal pigment epithelium actin damage and blindness in mice lacking αvβ5 integrin. *Free Radical Biology & Medicine, 52,* 660–670. doi:10.1016/j.freeradbiomed.2011.11.021.

Zhang, D., Brankov, M., Makhija, M. T., Robertson, T., Helmerhorst, E., Papadimitriou, J. M., et al. (2005). Correlation between inactive cathepsin D expression and retinal changes in mcd2/mcd2 transgenic mice. *Investigative Ophthalmology & Visual Science, 46,* 3031–3038. doi:10.1167/iovs.04-1510.

Zhang, K., Kniazeva, M., Han, M., Li, W., Yu, Z., Yang, Z., et al. (2001). A 5-bp deletion in ELOVL4 is associated with two related forms of autosomal dominant macular dystrophy. *Nature Genetics, 27,* 89–93. doi:10.1038/83817.

第 5 章　视杆细胞到视杆双极细胞突触上的信息传输

Alapakkam P. Sampath

我们的视觉经历是由我们的视网膜视杆细胞和视锥细胞内的光转导级联的激 1 活启动的（参见 Burns 和 Pugh 编写的第 2 章）。光转导减少外段的暗电流，随后膜的超极化被动地传递到突触末梢，在那里它影响谷氨酸到下游视网膜神经元、双极细胞和水平细胞的释放。因此，视杆细胞和视锥细胞光转导为视觉系统提供了基础输入，该视觉系统在广泛的光强度范围内编码视觉刺激的时间和检测。为了视觉空间的显著特征能够在视觉系统下游被精确地表征，尤其是视网膜双极细胞必须适应包括视杆细胞超极化的幅度和时间序列在内的特征。

在哺乳动物视网膜上，视杆细胞的突触输出主要集中在一类被称作视杆双极细胞的 ON 双极细胞上。我们的暗视觉或者视杆细胞介导的视觉涵盖了从绝对视觉阈值（约 1 光致异构化，或者 Rh*，每 10^4 个视杆细胞；Walraven et al. ，1990）到使视杆细胞饱和的光照强度（ ~3×10^4Rh*rod^{-1}s^{-1}；Naarendorp et al. ，2010）之间大范围的光照强度。在这个范围中的多数情况下，视杆双极细胞对于光照刺激有强烈反应。因此，视杆双极细胞光诱发响应的功能特性必须使它们能够：①编码接近绝对视觉阈值的视杆细胞的单光子响应，接近绝对阈值时小部分视杆细胞吸收光；②在较亮的光照中保持响应，光照中每个视杆细胞会产生成百上千的 Rh*；③在次级视杆细胞通路参与时，允许光强度的无缝表征。本章描述了视杆-视杆双极突触的解剖特征，随后确定允许视杆细胞光电压控制视杆小球谷氨酸释放速率的机制，以及允许视杆双极细胞在广泛的背景光强度范围内响应谷氨酸释放变化的机制。尽可能强调这些机制如何影响信号处理过程。

尽管视杆细胞对于我们的暗视觉极其重要，但是我们目前对于视杆细胞光反应如何传递至 ON 双极细胞的了解大多是基于两栖类视网膜的研究。两栖类视网膜神经元的大细胞体和在较低温下记录的能力使得可以对视杆细胞内段电流和突触后神经元响应进行可靠记录（见 Thoreson，2007）。本文将会讨论我们对于哺乳动物视网膜中视杆-视杆双极信号传输的

理解中存在空白的地方。

视杆小球和谷氨酸释放

独特的解剖结构特化允许视杆细胞和双极细胞之间的突触准确地传输视杆细胞膜电位上的微小变化——例如单光子吸收所产生的膜电位变化。这样的敏感度要求视杆双极细胞稳定地表达视杆细胞释放的谷氨酸。为了允许信号在这些情况下传输，视杆细胞已经进化出特化的突触结构——小球体，以确保下游细胞感知谷氨酸释放的细微变化。

三带型突触的结构特点

三带型突触如图 5.1A，通过三种细胞类型的接触来定义：单个视杆细胞突触带着两个水平细胞轴突和两个接触内陷结构进入视杆小球的视杆双极细胞树突。两个视杆双极细胞树突起源于不同的细胞（Tsukamoto et al. ，2001），提供了视杆细胞光响应的第一级发散。这个突触结构被认为允许多个树突去感测每个囊泡的释放，并将不同的细胞类型/谷氨酸受体类型与适当的谷氨酸浓度范围匹配（参见 Rao-Mirotznik，Buchsbaum，& Sterling，1998；Rao-Mirotznik et al. ，1995）。

这种突触的一个独特特性是它依赖突触前带释放谷氨酸（见图 5.1A）。带状突触在神经系统中、视杆和视锥细胞、视网膜双极细胞、听觉和前庭毛细胞的突触末端以及在听觉脑干中较少，使得谷氨酸释放率较高。突触带是由几种蛋白质组成的结构，其中最大的成分是突触前结构蛋白（ribeye）（Schmitz，Konigstorfer，& Sudhof，2000）及其同系物 CtBP1/BARS（tom Dieck et al. ，2005）。此外，其他结构性的成分包括蛋白质 bassoon（tom Dieck et al. ，2005）和 piccolo（Dick et al. ，2001），它们似乎将突触带锚定到活性区以使突触囊泡聚集（Mukherjee et al. ，2010）。尽管突触带的功能作用还没有被完全探明，但是视杆和视锥细胞以及双极细胞末端的实验表明，突触带可能负责将谷氨

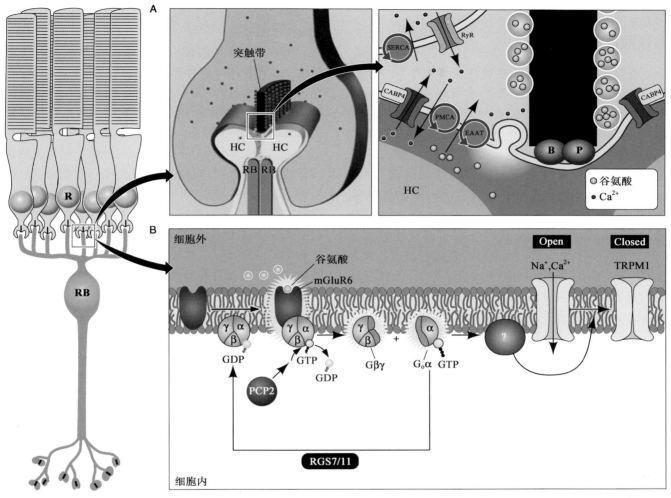

图 5.1 视杆-视杆双极细胞突触。（A）突触带对接在释放位点的视杆小球结构（R）。三带型突触由两个水平细胞轴突（HC）和两个在内陷处突出的视杆双极细胞树突（RB）组成。视杆小球的展开图显示在右侧。突触带通过蛋白质 bassoon（B）和 piccolo（P）保持在活性区。结合 CABP4 的 Ca$_v$1.4Ca^{2+}通道必然会调整电压敏感度，从而允许 Ca^{2+}内流和囊泡融合。内贮 Ca^{2+}有助于控制谷氨酸释放的池。SERCA 和 PMCA 转运体从细胞质挤出 Ca^{2+}。视杆细胞上的 EAAT 转运体接收突触间隙的谷氨酸。（B）mGluR6 感知谷氨酸从视杆细胞释放并且激活信号级联，该级联通过 Gα_o的作用打开阳离子 TR-PM1 通道。其他控制 Gα_o活动的成分包括那些可加速关闭的成分（RGS7/RGS11）和那些增强核苷酸交换的成分（pcp2）。（修改自 Pahlberg & Sampath，2011）

酸囊泡带到质膜（von Gersdorff & Matthews，1994；Mehta et al.，2013），控制谷氨酸释放的速率（Jackman et al.，2009），启动谷氨酸囊泡释放（Snellman et al.，2011），并且/或者允许多泡释放（Glowatzki & Fuchs 2002；Singer et al.，2004）。Zanazzi 与 Matthews（2009）以及 Mercer 与 Thoreson（2011）对突触带的分子成分及其功能特性进行了全面综述。

视杆-视杆双极突触的正常发育似乎也和关键信号传导成分的表达连为一体，突触发育包含两个过程：解剖结构突触形成和随后的功能发育。在视杆细胞中，突触的 Ca^{2+}通道表达似乎是正常突触发育所需的（Bayley & Morgans，2007）。此外在视杆双极细胞中，功能性 mGluR6（Ishii et al.，2009）和它的调节子

Gβ5 的亚基（Rao et al.，2007）的表达似乎是在解剖上形成突触所需的。然而，其他成分的突触后表达也是突触实现功能所需的。这并不奇怪，因为转导通道 TRPM1（Bellone et al.，2008；Koike et al.，2010；Morgans et al.，2009；Shen et al.，2009）或者它的结合伴侣夜盲蛋白（nyctalopin）（Ball et al.，2003；Cao，Posokhova，& Martemyanov，2011；Pearring et al.，2011）的缺失消除了这些突触上的信号传输，尽管它们在解剖上发育正常。此外，其他细胞外因子在视杆-视杆双极细胞突触形成中也起到了关键作用，包括肌萎缩蛋白配体皮卡丘素（picachurin）（Sato et al.，2008）。最终，需要这些分子的相互作用在解剖建立突触并随后赋予其功能。这些成分帮助建立突触的机制目前仍在研

究中。

谷氨酸释放的性质

谷氨酸从视杆细胞释放最终依靠视小球中电压门控 Ca^{2+} 通道的开放。因为感光细胞在黑暗中持续去极化并且释放谷氨酸（Trifonov, 1968），所以这些 Ca^{2+} 通道必须在大多数电压门控通道失活的条件下保持膜电位改变敏感响应。事实上，L 型 Ca^{2+} 通道 $Ca_v1.4$ 的表达似乎是完成此任务的理想选择。$Ca_v1.4$ 通道几乎不表现出电压或者 Ca^{2+} 依赖的脱敏（Koschak et al. , 2003；Wahl-Schott et al. , 2006）；因此，当视杆细胞保持去极化时它们可以支持连续的 Ca^{2+} 内流。为了允许 Ca^{2+} 电流可以在视杆细胞生理电压范围内（ $-40mV$ 到 $-70mV$ ）被稳定调制，$Ca_v1.4$ 通道的电压敏感性通过它们和钙离子结合蛋白 4（CABP4）的相互作用偏移到更加超极化的电位（Haeseleer et al. , 2004）。这种偏移增加了黑暗中向内的 Ca^{2+} 电流，增加了谷氨酸释放并且扩展突触传递的动态范围。此外，CABP4 可能作为允许 Ca^{2+} 通道锚定到突触带附近的成分（Haeseleer, 2008）。

视杆小球中的 Ca^{2+} 浓度最终决定谷氨酸释放的速率。细胞质中 Ca^{2+} 浓度变化的时间进程取决于其流入小球和流出小球的流量之间的平衡以及 Ca^{2+} 缓冲能力。Ca^{2+} 穿过 $Ca_v1.4$ 通道内流到细胞质（如同前文所述），穿过兰尼碱（ryanodine）受体从细胞内钙库流出（Babai, Morgans, & Thoreson, 2010）。排出 Ca^{2+} 的机制也在设置谷氨酸释放的时间进程中起到了重要的作用，因为在小球中的 Ca^{2+} 的排出速率会控制光诱发的谷氨酸减少的时间进程。对于缺乏质膜 Ca^{2+}-ATP 酶 2（PMCA2）的转基因小鼠的实验显示，视杆双极细胞敏感性丧失（Duncan et al. , 2006），这与 PMCA2 在 Ca^{2+} 从视杆小球排出中的重要作用相一致。PMCA2 与 $Ca_v1.4$ Ca^{2+} 通道的协同运输促进了这个影响（Xing, Akopian, & Krizaj, 2012）。

谷氨酸释放的突触前调节

与其他中央突触类似，谷氨酸在视杆细胞突触的释放速率可以通过突触末端的信号级联来调节。例如，代谢型谷氨酸受体 II 组和 III 组兴奋剂已经被证明能抑制蝾螈视网膜的视杆小球释放谷氨酸（Higgs & Lukasiewicz, 2002）或者减少 Ca^{2+} 到大鼠感光细胞小球体的内流（Koulen et al. , 1999）。这些实验表明尽管通过视杆细胞的谷氨酸重吸收是快速和稳定的（Hasegawa et al. , 2006），但是谷氨酸释放可能也会通过

mGluRs 反馈来控制释放速率（参见 Rabl, Bryson, & Thoreson, 2003）。

光转导中涉及的蛋白质近来已经被认为在突触释放中发挥作用。这种作用受到观察结果支持，观察发现在显露于强光后，一些光转导成分在视杆细胞外段和内段/突触终末之间移动，这些成分包括视杆细胞转导蛋白（$G\alpha_t$）（Brann & Cohen, 1987；Philp, Chang, & Long, 1987；Whelan & McGinnis, 1988）、朝着突触末端移动的恢复蛋白（Strissel et al. , 2005）和朝着视杆细胞外段移动的视觉抑制蛋白（Broekhuyse et al. , 1985）。这些成分的移动已经被认为可以减少强光照射下光转导的增益，可能具有神经保护作用（Whelan & McGinnis, 1988）。然而，它们朝向和远离视杆小球的移动可能也表明突触的功能。例如，恢复蛋白已经被证明在视杆细胞外段下游发挥加强视杆双极细胞光诱发响应敏感度的作用（Sampath et al. , 2005）。相似的 $G\alpha_t$ 的增敏效应已经在 $G\alpha_t$ 被不发生转位的蛋白替换的转基因小鼠上观察到（Pahlberg et al. , 2012）。最后，视觉抑制蛋白已经被证明和突触蛋白 NSF 相互作用，可能增强视杆小球上的谷氨酸释放（Huang, Brown, & Craft, 2010）。视觉抑制蛋白在强光照射后向外段的移动可能通过降低谷氨酸释放速率来适应突触。目前尚不清楚这些成分中任何一种如何影响视杆小球中的谷氨酸释放，或者它们对于谷氨酸释放敏感度的相对贡献。

在视杆双极细胞树突处感知突触谷氨酸

视杆和视锥细胞的光诱发响应超极化了它们的膜电位，因为 cGMP 门控通道关闭并且阻断阳离子内流到外段（参见 Burns 和 Pugh 的第 2 章）。超极化响应将感光细胞归类为 OFF 细胞。膜超极化后谷氨酸释放的减少可通过两类双极细胞检测到，ON 和 OFF 双极细胞（参见 DeVries 的第 6 章）。视杆双极细胞是哺乳动物视网膜上感知视杆细胞输出的主要双极细胞，在对光照的响应中发生去极化，因此被归类为 ON 细胞。光诱发的膜电位去极化通过阳离子通道的开放来实现，与感光细胞中光诱发阳离子通道关闭相反。这一信号反转是通过代谢信号级联的活动来实现的。

mGluR6 信号传导和 ON 响应

在黑暗中和视杆细胞去极化的膜电位上 cGMP 门控通道开放的后果是 Ca^{2+} 内流到视杆小球从而导

致持续的谷氨酸释放（Trifonov，1968）。谷氨酸在视杆双极细胞树突由代谢型 mGluR6 受体在突触后感知（Masu et al.，1995；Nakajima et al.，1993；Nomura et al.，1994），如图 5.1B 所示。mGluR6 在异三聚体 G 蛋白 Gα。的 α 亚基上催化 GTP 到 GDP 的转化（Dhingra et al.，2000，2002；Nawy，1999；Okawa et al.，2010b），这会反过来通过目前尚不清楚的机制导致 TRPM1 阳离子转导通道的关闭（Koike et al.，2010；Morgans et al.，2009；Shen et al.，2009）。视杆小球在黑暗中持续释放谷氨酸，驱动这个信号级联活动，从而保持 TRPM1 通道关闭并使视杆双极细胞膜电位保持在相对超极化的水平。光诱发的视杆细胞谷氨酸释放减少会降低 mGluR6 信号级联的活性，从而允许 TRPM1 通道打开，Na^+ 和 Ca^{2+} 内流，以及视杆双极细胞去极化（ON）。

视杆双极细胞敏感度的调节

为了实现从视杆细胞到视杆双极细胞的稳定信号传输，要求突触在很宽的光照强度范围内能够很好地适应视杆细胞光响应的特性。在视觉阈值附近时，当少数视杆细胞吸收光子时，mGluR6 信号级联必须压制那些没有吸收光子的视杆细胞的噪声（见下方），同时允许光诱导的谷氨酸释放减少来打开足够数量的 TRPM1 通道。此外，随背景光增加越来越多的视杆细胞产生信号，压制没有吸收光子的视杆细胞噪声的需求也降低了。在这些情况下，mGluR6 信号转导的效能下降可以允许视杆细胞到视杆细胞双极突触去编码更多数量的光子吸收。尽管 mGluR6 信号级联的某些关键成分，即效应器（多个）的身份尚不清楚，但是一些调节 mGluR6 信号级联的成分已经被识别（见图 5.1B），它们的功能性作用只是刚开始被理解（综述见 Snellman et al.，2008）。

关于 ON 双极细胞信号转导的早期研究表明，cGMP 也许通过直接开启 cGMP 门控通道（Nawy & Jahr，1990）的方式，在将 TRPM1 通道偏向开放状态中起到了关键作用。在这些实验中，使用膜片电极插入分离的蝾螈 ON 双极细胞进行 cGMP 或者 GTP 的渗析，结果显示，渗析开始后谷氨酸诱导的阳离子电流抑制量的数量随着时间而增加，表明 cGMP 负责这一电流。这些结果在狗鲨 ON 双极细胞的类似研究中得到了证实（Shiells & Falk，1990）。ON 双极细胞中的阳离子电流进一步被证明是非选择性（de la Villa，Kurahashi，& Kaneko，1995；Nawy & Jahr，1991）并且通过光照开启（Nawy & Jahr，1991）。随后的研究没有发现任何直接的证据证明 ON 双极细胞中的 cGMP 门控通道（Nawy，1999），但是早期结果清楚地表明 cGMP 与 mGluR6 级联以使信号级联敏化的方式相互作用。这样的影响最近被认为在小鼠视杆双极细胞中通过蛋白质激酶 G（PRKG1）实现（Snellman & Nawy，2004），由于阻断 PRKG1 的药物阻止了阳离子电流 cGMP 依赖性的增强作用。由于 PRKG1 的作用随着视网膜适应状态的变化而变化，因此其在增强视杆双极细胞光诱发响应的敏感度中的确切作用仍不清楚。

视杆双极细胞光诱发响应的脱敏是通过多种机制协同作用来实现的，其中通过 TRPM1 通道的 Ca^{2+} 内流起到了重要的作用（Nawy，2000）。例如，在老鼠视杆双极细胞上对于闪光的响应之后是一段以约 375ms 时间常数衰减的脱敏（Berntson，Smith，& Taylor，2004a）。可以通过停止光诱发响应期间的 Ca^{2+} 内流或者通过使用螯合剂 BAPTA 来强烈地缓冲内部 Ca^{2+} 的方式防止脱敏（参见 Nawy，2004，关于蝾螈 ON 双极细胞的类似研究）。这个形式的脱敏似乎在蝾螈 ON 双极细胞中不受钙调蛋白依赖性蛋白激酶 II（CaMK II）抑制剂的影响，但是可能涉及 Ca^{2+} 依赖性磷酸酶——神经钙蛋白的作用（Nawy，2004；Snellman & Nawy，2002）。有研究表明，这些 Ca^{2+} 依赖效应直接作用于 TRPM1 转导通道（Nawy，2000）。Ca^{2+} 在视杆双极细胞光诱发响应的敏感度的控制中也可能起了其他作用。例如，Ca^{2+} 有助于蛋白质激酶 C（PKC）的活化。近期在缺乏 PKCα 的小鼠的研究中显示出 ERG 的视杆双极细胞成分具有轻微受损的光适应和慢响应（Ruether et al.，2010），而 Ca^{2+} 在这项研究中的作用尚不明确。因此，PKCα 似乎在 mGluR6 脱敏和设定响应的时间进程中有着更适当的作用。PKCα 在这个信号通路中的目标尚不清楚，但是应当指出，PKCα 在视杆双极细胞中的表达是十分稳定的，并且其抗体被广泛用来从免疫组织学上标记这些细胞。

除了控制视杆双极细胞光诱发响应的敏感度，G 蛋白活性调节也在时间进程设定中起到了中心作用。体外 G 蛋白 α（Gα）亚基显示出很慢的通过 GTP 水解的关闭速率（τ 约为 30s）（Ross & Wilkie，2000），太慢以致不能解释视网膜细胞远小于 1s 的快速光诱发响应。为了加快 GTP 酶活性变化速率，GTP 酶激活蛋白（GAPs）与 Gα 及效应器都相互作用来加速这一过程（Hollinger & Hepler，2002；Ross & Wilkie，2000）。例如，在视杆细胞光转导中 GAP 蛋白 RGS9-1 在 $Gα_t$ 的关闭中起到了主导作用，以设置视杆细胞光响应的恢复阶段的时间尺度（C. K. Chen et al.，2000；He，Cowan,& Wensel,1998）。此外,视锥细胞光响应的更快恢复可能是由于视锥细胞中 RGS9-1 更高的表达（Cowan et al.，1998；Lyubarsky et al.，2001；X. Zhang, Wensel,& Kraft,2003）。相似地,Gα。失活的加速度对设定视杆双极细胞光诱发响应时间过程至关重要。然而,Gα。失活的速率决定了视杆双极细胞上升阶段的斜率。一些 RGS 蛋白质在视杆双极细胞中表达,包括 RGS6,RGS7,RGS11 和 ret-RGS（Dhingra et al.，2004；Morgans et al.，2007；Song et al.，2007）。

在清除这种成分或者它们的锚定蛋白质的小鼠中,对视杆双极细胞响应的分析揭示出,光诱发响应的时间进程不受影响（Cao et al.，2008，2009；F. S. Chen et al.，2010；Mojumder, Qian, & Wensel,2009；J. Zhang et al.，2010）。为了确定这些 RGS 蛋白质是否存在冗余,许多研究组进一步以组合方式清除它们。例如,当缺乏 RGS11 的小鼠与携带 RGS7 的亚等位基因突变体的品系交配时,视杆双极细胞光诱发响应受到轻微影响（F. S. Chen et al.，2010；Mojumder et al.，2009；J. Zhang et al.，2010）。然而,根据 ERG 评估,同时清除 RGS7 和 RGS11 消除了快速视杆双极细胞光诱发响应（Cao et al.，2012；Shim et al.，2012）。使用单细胞膜片钳记录对视杆双极细胞活化的评估显示出少量剩余响应仍然存在（Cao et al.，2012）。剩余响应的上升阶段降至原来的 1/40,并且响应的敏感度显著降低。似乎同时清除 RGS7 和 RGS11 会增加视杆双极细胞在黑暗中的 mGluR6 级联的饱和水平（见下文）。因此,RGS7 或者 RGS11 的任何剩余活性似乎足够设定视杆双极细胞中的 Gα。的失活的时间进程,这会反过来定义光诱发响应的上升阶段。

代谢型信号级联因为其调节输出的能力而众所周知,原因在于一个信号级联提供多个潜在调节的位置。mGluR6 通路的其他成分也已经被发现,它们可以更精细地控制 TRPM1 的开放概率。例如,视杆双极细胞已被证实表达蛋白质 pcp2,而 pcp2 在小脑浦肯野细胞中稳定表达（Oberdick et al.，1990）。在缺乏 pcp2 的小鼠中,视杆双极细胞根据闪光强度表现出适度减慢的光诱发响应（Xu et al.，2008）。这一工作表明 pcp2 可能作为 GTP 交换因子（GEF）来加速 Gα。的周转。mGluR 通路的其他组成部分已经通过基因表达的研究得到了确认。一些组已经建立了在 ON 双极细胞中选择性表达的基因表达文库（Dhingra et al.，2008；Morgans et al.，2009）。最后,其他有希望的备选成分的功能特征需要进一步评估。

接近绝对阈值的信号传导以及到次级视杆细胞通路的过渡

像所有的感觉系统一样,视觉系统会随着刺激水平的提高而降低敏感度,从而扩大了系统发挥功能的刺激强度的范围。在视杆细胞介导的视觉中,刺激强度的范围跨越了光强幅值 8 个数量级的动态范围。在最低的光照水平下,视杆细胞回路必须编码视杆细胞产生的很少单光子吸收的强度信息,而在最高的光照强度下,视杆细胞必须在会导致每个视杆细胞每秒钟进行成千上万的光子吸收的背景光下可靠地响应。这样大的范围有一部分是通过感光细胞的适应来实现的（见 Burns 和 Pugh 的第 2 章）。此外,跨越视网膜的机制进一步扩展了这个范围,通过允许低光照水平下噪声中信号的识别以及光照水平增加的适应。视杆双极细胞在这个过程中起到了关键作用:在低光照水平时,它们分离少数视杆细胞中绝大部分的噪声中的单光子响应,而在高光照水平时,它们深入地去除敏感性,允许次级视杆细胞通路取代它们,并且恢复 ON 和 OFF 视锥双极细胞,从而处理视杆细胞驱动信号。mGluR6 信号级联在这些光强度限制下的视网膜处理过程中的作用会在下文中介绍。

非线性阈值和靠近视觉阈值时视杆细胞噪声的抑制

距离 Hecht,Schlaer 和 Pirenne（1942）的开创性发现已经过去了半个多世纪,他们发现暗适应的视觉系统可以解决少量视杆细胞上的单光子响应。Hecht 和他的共同作者们进行了"看到的频率"的实验,该实验中短暂的闪光出现在视网膜周边,并且他们基于闪光强度决定是否能够检测到。他们基于一个简单的模型解释自己的数据,模型中检测阈值根据至少吸收阈值数量的光子的 Poisson 概率来设置,对于对着约 500 个视杆细胞的光斑其阈值光子的阈值数量范围是 5~7 个。许多其他研究进一步推动了这一工作,给予被试更具弹性的指标来识别他们是否检测到闪光（Barlow,1956；Sakitt,1972）。其结果是暗适应的视觉系统可以感知到在成百上千的视杆细胞中吸收少量的光子。这个结论的功能上的结果是,单个的视杆细胞必须能够可靠地报告单光子吸收（Baylor, Lamb, & Yau,1979；Baylor, Nunn, & Schnapf,1984）,并且视网膜神经节细胞必须基于它们从上千视杆细胞中采样的一小部分产生的小量反应改变它们的动作电位发生模式（Barlow，Levick，& Yoon，1971；Mastronarde，1983）。因此，从每个视网膜处理层次的噪声中识别单光子响应对于设置我们的绝对视觉阈值很重要（reviewed by Field，Sampath，& Rieke，2005；Pahlberg & Sampath，2011）。

在黑暗中两个噪声成分存在于视杆细胞光电流中，并且对于单光子响应的检测存在影响；它们被称为离散噪声和连续噪声（Baylor，Matthews，& Yau，1980）。这些形式的噪声都起源于视杆细胞的光转导，并且导致 cGMP 浓度的波动，反过来影响膜电流和电位。离散噪声事件与单光子响应具有相同的大小和时间进程，并且被认为来源于视紫红质的热激活（Baylor et al.，1980；Gozem et al.，2012）。由于离散噪声事件和单光子响应的同一性，没有相应线性或者非线性机制能够用于分离实际信号中的这些噪声事件。因此，离散噪声产生了假阳性信号，设定了视觉系统绝对敏感度的基本限制。最小化视杆细胞中这一噪声成分的唯一办法是降低它们的频率。在这方面视紫红质展示了显著的热稳定性，而离散噪声事件在小鼠（Burns et al.，2002）和猴子（Baylor et al.，1984）的视杆细胞中似乎每分钟都会被观察到。因为在这些物种的视杆细胞外段包含了 >10^8 的视紫红质分子，所以视紫红质的单个分子约每 1 000 年发生一次热激活。

视杆细胞中第二种主要的噪声形式是连续噪声，它可能和视网膜信号处理方面更相关（Baylor et al.，1980）。连续噪声在外段 cGMP 浓度波动时产生；cGMP 浓度下降是因为 cGMP 磷酸二酯酶的光独立活性，而鸟苷酸环化酶进行后续 cGMP 合成（见 Burns 和 Pugh 的第二章）。由于连续噪声起源于光转导级联，因此它的频率组成和光诱发响应相似（Rieke & Baylor，1996）。这个相似性阻止了利用简单的线性滤波去除下游噪声。然而，不像离散噪声事件无法通过任何形式的滤波从单光子响应中分离，连续噪声的平均波动小于单光子响应，尽管两者的幅值分布存在显著重叠（Baylor et al.，1980；Rieke & Baylor，1996）。这个大小上的差异可以作为分离非线性单光子响应和连续噪声的潜在基础（Baylor et al.，1984）。

视杆双极细胞面对的挑战来自它们是初级视杆细胞通路的第一个信号汇聚点。多达 20~100 个视杆细胞汇聚于一个视杆双极细胞，但是如同上述的行为实验所示，接近视觉阈值时，其中一个视杆细胞可能正在产生分级的单光子响应。Van Rossum 和 Smith（1998）提出了一个模型，其中在视杆细胞和视杆双极

细胞之间单个突触的信号需要超过某个标准阈值幅度才能通过。这个安排可以有效消除来自不吸收光子的视杆细胞的噪声，并且他们进一步提出这个非线性阈值在视杆双极细胞树突上的 mGluR6 受体水平产生。基于单光子响应分布的记录和视杆细胞噪声以及视杆双极细胞的记录，Field 和 Rieke（2002）表明相比于视杆细胞信号的线性加和，这样的非线性阈值会使单光子响应的信噪比获得较大提升（图 5.2；参考 Berntson，Smith，& Taylor，2004b）。他们的工作表明，非线性阈值的位置靠近视杆细胞连续噪声和单光子响应幅值的概率分布交叉点的理想位置。这项工作最吸引人的地方在于发现非线性阈值的设置位置也消除了大部分微小的单光子响应。这样的安排看似和暗视觉的高敏感度相矛盾，但是非线性阈值也几乎清除了视杆细胞产生的所有连续噪声。最终，光诱发响应的信噪比决定了下游细胞可靠地编码信号和建立阈值的能力；因此，这样的操作会提高敏感度。

识别视杆细胞和视杆双极细胞之间的非线性阈值的最佳位置的过程也必须考虑额外的因素，即光照水平。假定单个视杆细胞中单光子响应和连续噪声幅值的概率分布保持恒定，随着光照水平下降，相比于连续噪声单光子响应幅值的分布会被设置到较低的概率（见图 5.3）。这样的条件下单光子响应和连续噪声的理想分隔必须更加严格，或者非线性阈值的位置必须在更高的幅值处。非线性阈值相对于连续噪声和单光子响应概率分布的位置特征是确定这个位置如何设定的必要机制。

视杆细胞中谷氨酸的释放和视杆细胞光电压的变化线性相关（参见 Thoreson et al.，2004）。这表明非线性阈值如同之前所建模的那样在视杆双极细胞树突中被设置（van Rossum & Smith，1998）。最终，非线性阈值的位置依赖于 mGluR6 信号转导通路的性质。Sampath 和 Rieke（2004）通过分辨非线性阈值是由 mGluR6 受体（如同 van Rossum & Smith，1998 中所提到的）饱和还是信号转导级联下游的饱和设置，进一步剖析了非线性阈值背后的机制。他们使用闪光强度和响应幅值间的非线性程度来估计非线性阈值的位置。使用 mGluR6 受体高亲和性的激动剂和拮抗剂，他们能够控制非线性程度以表明非线性阈值的位置是由信号转导级联内的饱和所设置（Sampath & Rieke，2004）。更具体地，他们发现视杆双极细胞树突中高水平的 G 蛋白活性足以保持几乎所有的 TRPM1 通道关闭。信号转导级联中的这种饱和使得视杆双

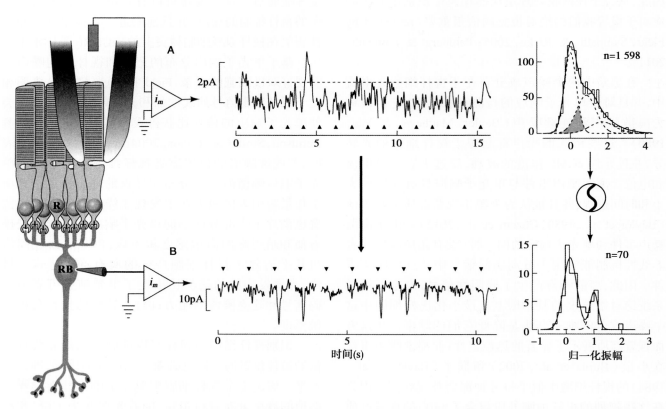

图5.2　视杆细胞和视杆双极细胞之间的非线性阈值消除了来自视杆细胞的噪声,并且使得单光子响应更容易被识别。(A)在每次试验激活少于 1Rh*的闪光(向上的箭头)呈现期间,吸附电极记录来自于一只小鼠的视杆细胞的信号。平均单光子响应在右侧。响应幅值的概率分布在最右侧显示,阴影区域表示连续噪声和单光子响应幅值的重叠。(B)尽管单光子响应和视杆细胞上的连续噪声在分布上有重叠,视杆双极细胞的非线性阈值可以有助于将其分离。一个视杆双极细胞的电压钳记录显示为相似强度的暗淡闪光(向上的箭头)。连续噪声和单光子响应幅值的概率分布在最右侧显示,表明其比视杆细胞重叠更少并因此具有更高的信噪比。(改自 Pahlberg & Sampath,2011)

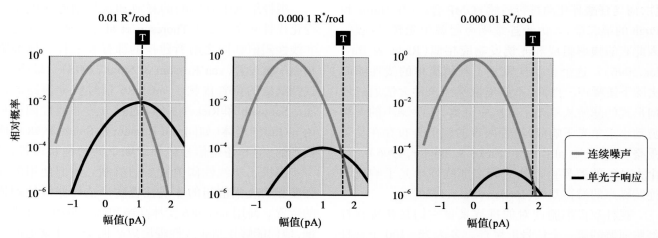

图5.3　非线性阈值的最佳位置(T)依赖于光照强度。非线性阈值的最佳位置是连续噪声和单光子响应的概率分布相交后彼此分离处的幅值。在下游视网膜细胞(如神经节细胞),随着光照水平降低,观察到单光子响应的概率低于观察到连续噪声的概率。这导致非线性阈值的最佳位置向更高的电流幅值偏移。(修改自 Pahlberg & Sampath,2011)

极细胞对谷氨酸释放的波动相对不敏感,这些波动由视杆细胞外段的连续噪声或者视杆小球中谷氨酸释放的噪声所造成。只有由大量的单光子响应产生的谷氨酸的大量减少,才能减少信号转导级联中的饱和并且打开 TRPM1 通道。这个机制因此可以消除视杆细胞中较大的连续噪声,而代价是损失一些微小单光子响应。最重要的是,这项研究提供了一种根据视杆细胞中信号和噪声分布来估计非线性阈值位置的方法。

设置非线性阈值到最佳位置不是一件小事(图5.3)。最佳位置需要考虑单个视杆细胞中连续噪声和单光子响应幅值的概率分布以及光照水平(它设置了单光子响应和连续噪声相对于彼此的概率分布比例)。考虑到这些因素,如果非线性阈值的位置太低,那么来源于视杆细胞的连续噪声会影响到视杆双极细胞。如果非线性阈值的位置太高,那么过多的单光子响应会被消除。非线性阈值位置的调节可能对于在黑暗和昏暗光照下单光子响应和噪声的最佳分离有所帮助(Field & Rieke,2002)。关于非线性阈值的位置如何被设置的研究近期在转基因小鼠上进行,连续噪声和单光子响应幅值的分布发生了变化:鸟苷酸环化酶激活蛋白 1 和 2(GCAPs)被敲除(Burns et al.,2002;Okawa et al.,2010a;见 Burns 和 Pugh 编写的第二章)。由于缺少对 cGMP 合成的 Ca^{2+} 反馈,GCAPs 敲除的视杆细胞显示出约 3 倍大的单光子响应。它们也显示出更大的连续噪声,但是单光子响应的大小增加超过了噪声的增加,从而使信噪比增加到可以计算离散噪声事件的程度(Burns et al.,2002)。视杆细胞信噪比的改变将为非线性阈值预测更高的最优位置。然而,在 GCAPs 敲除的视杆细胞里非线性阈值的位置不会被设置到这个新的最优位置(Okawa et al.,2010a)。相反,这个位置似乎与正常小鼠的位置保持相似,导致来自 GCAPs 敲除的视杆细胞的连续噪声流向它们各自的视杆双极细胞响应中,并且降低了它们的信噪比。确定非线性阈值的位置在何种条件下可以移动(如果可以移动的话),会是理解这一机制如何建立视觉阈值的重要工作。

视杆双极细胞在背景光下的深度去敏感化

行为实验已经表明,绝对视觉阈值发生在视杆细胞单光子响应进行时的相关光照水平。此外其他工作也已经表明人类视杆细胞的功能可以扩展到更亮的光照水平。Blakemore 和 Rushton(1965)的分类工作揭示了视杆细胞单色视者(缺失所有视锥细胞功

能的人)能够在明亮的日光下正常工作。这些研究中的视杆细胞单色视者是研究的第一作者,Colin B. Blakemore 是一位在伦敦受到训练的儿童精神医生,享受室外活动和阅读。来自 Blakemore 经历的事实证据和近期小鼠的行为研究相一致,该研究表明视杆细胞的饱和可能发生在比之前理解的更高的光照水平($\sim 30\,000$Rh*rod^{-1}s^{-1})(Naarendorp et al.,2010)。尽管相当多人在关注阐述使得视杆细胞视觉高敏感度的机制,但是很少有人关注视杆细胞如何能在非常明亮的光线下传送信号至视网膜输出。

在视杆细胞驱动(暗)的光强度范围内,两个主要的视网膜回路传送视杆细胞信号到视网膜神经节细胞,视杆双极(初级)通路和视杆-视锥和视杆-OFF 双极(次级)通路(综述见 Bloomfield & Dacheux,2001)。次级视杆细胞通路似乎是初级视杆细胞通路敏感性的十分之一(DeVries & Baylor,1995;Soucy et al.,1998),并且在多数视杆细胞接收光子的光照水平发挥功能。随着光照水平增加,初级视杆细胞通路适应,使得到达次级通路的无缝衔接,直到视锥细胞开始输入到视网膜。

视杆双极细胞中响应增益的测量表明,微弱背景光(不会引起视杆细胞的适应)最初通过释放视杆双极响应中的非线性阈值来增加响应增益(Dunn et al.,2006;Sampath & Rieke,2004)。然而,随着光强度进一步增加,由于光转导和 mGluR6 转导中增益减少,信号转导的增益最终在视杆双极细胞中急剧减少(Dunn et al.,2006)。视杆双极细胞的深度去敏感化似乎主要是因为在视杆双极响应期间的 Ca^{2+} 内流(Berntson,Smith,& Taylor,2004a)。当背景光使视杆双极细胞去敏感化时,通过次级通路接受视杆细胞驱动输入的 ON 和 OFF 视锥双极细胞的去敏感化程度似乎不同(Sampath et al.,2011)。因此,随着背景光增加,视杆双极细胞的深度去敏感化提供了允许次级视杆细胞通路在高暗光强度下主导信号处理的机制。

概述

哺乳动物视网膜的视杆细胞和视杆 ON 双极细胞之间的信号反向突触在设置绝对视觉阈值时起到了重要的作用。此外,这个突触的活性受到背景光调节从而提供到次级视杆细胞通路的无缝过渡,正是这一无缝过渡提供了光强度的连续表征。为了实现这样多样化的功能,视杆细胞中谷氨酸释放和视杆双极细胞中 mGluR6 信号转导的性质专用于在以下光照条件

下进行信号传输：①接近绝对视觉阈值，视杆细胞阵列中光子稀缺，视杆细胞单光子响应产生小的梯度膜电位变化，导致谷氨酸释放减少和视杆双极细胞的突触后去极化。在这些条件下，通过 mGluR6 信号转导级联饱和所产生的非线性阈值，视杆细胞阵列的噪声在视杆双极细胞中受到抑制。②在明亮的光线中，视杆双极响应的增益最开始由于非线性阈值的释放而增加，但是随后由于视杆细胞光转导和视杆双极细胞转导去敏感化作用而急剧下降。视杆双极细胞的深度去敏感化很大程度上受到 Ca^{2+} 通过转导通道内流来完成，这为次级视杆细胞通路将视杆细胞驱动的信号传递到视网膜的输出提供了机会。这些特殊性哺乳动物将视杆细胞信号向视网膜输出的范围扩大到对应超过 8 个数量级的光强度。

参考文献

Babai, N., Morgans, C. W., & Thoreson, W. B. (2010). Calcium-induced calcium release contributes to synaptic release from mouse rod photoreceptors. *Neuroscience, 165*, 1447–1456.

Ball, S. L., Pardue, M. T., McCall, M. A., Gregg, R. G., & Peachey, N. S. (2003). Immunohistochemical analysis of the outer plexiform layer in the nob mouse shows no abnormalities. *Visual Neuroscience, 20*, 267–272.

Barlow, H. B. (1956). Retinal noise and absolute threshold. *Journal of the Optical Society of America, 46*, 634–639.

Barlow, H. B., Levick, W. R., & Yoon, M. (1971). Responses to single quanta of light in retinal ganglion cells of the cat. *Vision Research* (Suppl 3), 87–101.

Bayley, P. R., & Morgans, C. W. (2007). Rod bipolar cells and horizontal cells form displaced synaptic contacts with rods in the outer nuclear layer of the nob2 retina. *Journal of Comparative Neurology, 500*, 286–298.

Baylor, D. A., Lamb, T. D., & Yau, K. W. (1979). Responses of retinal rods to single photons. *Journal of Physiology, 288*, 613–634.

Baylor, D. A., Matthews, G., & Yau, K. W. (1980). Two components of electrical dark noise in toad retinal rod outer segments. *Journal of Physiology, 309*, 591–621.

Baylor, D. A., Nunn, B. J., & Schnapf, J. L. (1984). The photocurrent, noise and spectral sensitivity of rods of the monkey *Macaca fascicularis*. *Journal of Physiology, 357*, 575–607.

Bellone, R. R., Brooks, S. A., Sandmeyer, L., Murphy, B. A., Forsyth, G., Archer, S., et al. (2008). Differential gene expression of TRPM1, the potential cause of congenital stationary night blindness and coat spotting patterns (LP) in the Appaloosa horse (*Equus caballus*). *Genetics, 179*, 1861–1870. doi:10.1534/genetics.108.088807.

Berntson, A., Smith, R. G., & Taylor, W. R. (2004a). Postsynaptic calcium feedback between rods and rod bipolar cells in the mouse retina. *Visual Neuroscience, 21*, 913–924.

Berntson, A., Smith, R. G., & Taylor, W. R. (2004b). Transmission of single photon signals through a binary synapse in the mammalian retina. *Visual Neuroscience, 21*, 693–702.

Blakemore, C. B., & Rushton, W. A. (1965). Dark adaptation and increment threshold in a rod monochromat. *Journal of Physiology, 181*, 612–628.

Bloomfield, S. A., & Dacheux, R. F. (2001). Rod vision: Pathways and processing in the mammalian retina. *Progress in Retinal and Eye Research, 20*, 351–384.

Brann, M. R., & Cohen, L. V. (1987). Diurnal expression of transducin mRNA and translocation of transducin in rods of rat retina. *Science, 235*, 585–587.

Broekhuyse, R. M., Tolhuizen, E. F., Janssen, A. P., & Winkens, H. J. (1985). Light induced shift and binding of S-antigen in retinal rods. *Current Eye Research, 4*, 613–618.

Burns, M. E., Mendez, A., Chen, J., & Baylor, D. A. (2002). Dynamics of cyclic GMP synthesis in retinal rods. *Neuron, 36*, 81–91.

Cao, Y., Masuho, I., Okawa, H., Xie, K., Asami, J., Kammermeier, P. J., et al. (2009). Retina-specific GTPase accelerator RGS11/G beta 5S/R9AP is a constitutive heterotrimer selectively targeted to mGluR6 in ON-bipolar neurons. *Journal of Neuroscience, 29*, 9301–9313. doi:10.1523/JNEUROSCI.1367-09.2009.

Cao, Y., Pahlberg, J., Sarria, I., Kamasawa, N., Sampath, A. P., & Martemyanov, K. A. (2012). Regulators of G protein signaling RGS7 and RGS11 determine the onset of the light response in ON bipolar neurons. *Proceedings of the National Academy of Sciences of the United States of America, 109*, 7905–7910.

Cao, Y., Posokhova, E., & Martemyanov, K. A. (2011). TRPM1 forms complexes with nyctalopin in vivo and accumulates in postsynaptic compartment of ON-bipolar neurons in mGluR6-dependent manner. *Journal of Neuroscience, 31*, 11521–11526.

Cao, Y., Song, H., Okawa, H., Sampath, A. P., Sokolov, M., & Martemyanov, K. A. (2008). Targeting of RGS7/Gbeta5 to the dendritic tips of ON-bipolar cells is independent of its association with membrane anchor R7BP. *Journal of Neuroscience, 28*, 10443–10449.

Chen, C. K., Burns, M. E., He, W., Wensel, T. G., Baylor, D. A., & Simon, M. I. (2000). Slowed recovery of rod photoresponse in mice lacking the GTPase accelerating protein RGS9–1. *Nature, 403*, 557–560.

Chen, F. S., Shim, H., Morhardt, D., Dallman, R., Krahn, E., McWhinney, L., et al. (2010). Functional redundancy of R7 RGS proteins in ON-bipolar cell dendrites. *Investigative Ophthalmology & Visual Science, 51*(2), 686–693. doi:10.1167/iovs.09-4084.

Cowan, C. W., Fariss, R. N., Sokal, I., Palczewski, K., & Wensel, T. G. (1998). High expression levels in cones of RGS9, the predominant GTPase accelerating protein of rods. *Proceedings of the National Academy of Sciences of the United States of America, 95*, 5351–5356.

de la Villa, P., Kurahashi, T., & Kaneko, A. (1995). L-Glutamate-induced responses and cGMP-activated channels in three subtypes of retinal bipolar cells dissociated from the cat. *Journal of Neuroscience, 15*(Pt 1), 3571–3582.

DeVries, S. H., & Baylor, D. A. (1995). An alternative pathway for signal flow from rod photoreceptors to ganglion cells in mammalian retina. *Proceedings of the National Academy of Sciences of the United States of America, 92*, 10658–10662. doi:10.1073/pnas.92.23.10658.

Dhingra, A., Faurobert, E., Dascal, N., Sterling, P., & Vardi, N. (2004). A retinal-specific regulator of G-protein signaling interacts with Galpha(o) and accelerates an expressed metabotropic glutamate receptor 6 cascade. *Journal of Neuroscience, 24*, 5684–5693.

Dhingra, A., Jiang, M., Wang, T. L., Lyubarsky, A., Savchenko,

A., Bar-Yehuda, T., et al. (2002). Light response of retinal ON bipolar cells requires a specific splice variant of Galpha(o). *Journal of Neuroscience, 22*, 4878–4884.

Dhingra, A., Lyubarsky, A., Jiang, M., Pugh, E. N., Jr., Birnbaumer, L., Sterling, P., et al. (2000). The light response of ON bipolar neurons requires G[alpha]o. *Journal of Neuroscience, 20*, 9053–9058.

Dhingra, A., Sulaiman, P., Xu, Y., Fina, M. E., Veh, R. W., & Vardi, N. (2008). Probing neurochemical structure and function of retinal ON bipolar cells with a transgenic mouse. *Journal of Comparative Neurology, 510*, 484–496.

Dick, O., Hack, I., Altrock, W. D., Garner, C. C., Gundelfinger, E. D., & Brandstatter, J. H. (2001). Localization of the presynaptic cytomatrix protein Piccolo at ribbon and conventional synapses in the rat retina: Comparison with Bassoon. *Journal of Comparative Neurology, 439*, 224–234.

Duncan, J. L., Yang, H., Doan, T., Silverstein, R. S., Murphy, G. J., Nune, G., et al. (2006). Scotopic visual signaling in the mouse retina is modulated by high-affinity plasma membrane calcium extrusion. *Journal of Neuroscience, 26*, 7201–7211. doi:10.1523/JNEUROSCI.5230-05.2006.

Dunn, F. A., Doan, T., Sampath, A. P., & Rieke, F. (2006). Controlling the gain of rod-mediated signals in the mammalian retina. *Journal of Neuroscience, 26*, 3959–3970.

Field, G. D., & Rieke, F. (2002). Nonlinear signal transfer from mouse rods to bipolar cells and implications for visual sensitivity. *Neuron, 34*, 773–785.

Field, G. D., Sampath, A. P., & Rieke, F. (2005). Retinal processing near absolute threshold: From behavior to mechanism. *Annual Review of Physiology, 67*, 491–514.

Glowatzki, E., & Fuchs, P. A. (2002). Transmitter release at the hair cell ribbon synapse. *Nature Neuroscience, 5*, 147–154.

Gozem, S., Schapiro, I., Ferré, N., & Olivucci, M. (2012). The molecular mechanism of thermal noise in rod photoreceptors. *Science, 337*, 1225–1228. doi:10.1126/science.1220461.

Haeseleer, F. (2008). Interaction and colocalization of CaBP4 and Unc119 (MRG4) in photoreceptors. *Investigative Ophthalmology & Visual Science, 49*, 2366–2375.

Haeseleer, F., Imanishi, Y., Maeda, T., Possin, D. E., Maeda, A., Lee, A., et al. (2004). Essential role of Ca^{2+}-binding protein 4, a Cav1.4 channel regulator, in photoreceptor synaptic function. *Nature Neuroscience, 7*, 1079–1087. doi:10.1038/nn1320.

Hasegawa, J., Obara, T., Tanaka, K., & Tachibana, M. (2006). High-density presynaptic transporters are required for glutamate removal from the first visual synapse. *Neuron, 50*, 63–74.

He, W., Cowan, C. W., & Wensel, T. G. (1998). RGS9, a GTPase accelerator for phototransduction. *Neuron, 20*, 95–102.

Hecht, S., Schlaer, S., & Pirenne, M. H. (1942). Energy, quanta, and vision. *Journal of General Physiology, 25*, 819–840.

Higgs, M. H., & Lukasiewicz, P. D. (2002). Activation of group II metabotropic glutamate receptors inhibits glutamate release from salamander retinal photoreceptors. *Visual Neuroscience, 19*, 275–281.

Hollinger, S., & Hepler, J. R. (2002). Cellular regulation of RGS proteins: Modulators and integrators of G protein signaling. *Pharmacological Reviews, 54*, 527–559.

Huang, S. P., Brown, B. M., & Craft, C. M. (2010). Visual Arrestin 1 acts as a modulator for N-ethylmaleimide-sensitive factor in the photoreceptor synapse. *Journal of Neuroscience, 30*, 9381–9391.

Ishii, M., Morigiwa, K., Takao, M., Nakanishi, S., Fukuda, Y., Mimura, O., et al. (2009). Ectopic synaptic ribbons in dendrites of mouse retinal ON- and OFF-bipolar cells. *Cell and Tissue Research, 338*, 355–375. doi:10.1007/s00441-009-0880-0.

Jackman, S. L., Choi, S. Y., Thoreson, W. B., Rabl, K., Bartoletti, T. M., & Kramer, R. H. (2009). Role of the synaptic ribbon in transmitting the cone light response. *Nature Neuroscience, 12*, 303–310.

Koike, C., Obara, T., Uriu, Y., Numata, T., Sanuki, R., Miyata, K., et al. (2010). TRPM1 is a component of the retinal ON bipolar cell transduction channel in the mGluR6 cascade. *Proceedings of the National Academy of Sciences of the United States of America, 107*, 332–337. doi:10.1073/pnas.0912730107.

Koschak, A., Reimer, D., Walter, D., Hoda, J. C., Heinzle, T., Grabner, M., et al. (2003). Cav1.4alpha1 subunits can form slowly inactivating dihydropyridine-sensitive L-type Ca^{2+} channels lacking Ca^{2+}-dependent inactivation. *Journal of Neuroscience, 23*, 6041–6049.

Koulen, P., Kuhn, R., Wässle, H., & Brandstatter, J. H. (1999). Modulation of the intracellular calcium concentration in photoreceptor terminals by a presynaptic metabotropic glutamate receptor. *Proceedings of the National Academy of Sciences of the United States of America, 96*, 9909–9914.

Lyubarsky, A. L., Naarendorp, F., Zhang, X., Wensel, T., Simon, M. I., & Pugh, E. N., Jr. (2001). RGS9–1 is required for normal inactivation of mouse cone phototransduction. *Molecular Vision, 7*, 71–78.

Mastronarde, D. N. (1983). Correlated firing of cat retinal ganglion cells. II. Responses of X- and Y-cells to single quantal events. *Journal of Neurophysiology, 49*, 325–349.

Masu, M., Iwakabe, H., Tagawa, Y., Miyoshi, T., Yamashita, M., Fukuda, Y., et al. (1995). Specific deficit of the ON response in visual transmission by targeted disruption of the mGluR6 gene. *Cell, 80*, 757–765. doi:10.1016/0092-8674(95)90354-2.

Mehta, B., Snellman, J., Chen, S., Li, W., & Zenisek, D. (2013). Synaptic ribbons influence the size and frequency of miniature-like evoked postsynaptic currents. *Neuron, 77*, 516–527. doi:10.1016/j.neuron.2012.11.024.

Mercer, A. J., & Thoreson, W. B. (2011). The dynamic architecture of photoreceptor ribbon synapses: Cytoskeletal, extracellular matrix, and intramembrane proteins. *Visual Neuroscience, 28*, 453–471.

Mojumder, D. K., Qian, Y., & Wensel, T. G. (2009). Two R7 regulators of G-protein signaling proteins shape retinal bipolar cell signaling. *Journal of Neuroscience, 29*, 7753–7765.

Morgans, C. W., Wensel, T. G., Brown, R. L., Perez-Leon, J. A., Bearnot, B., & Duvoisin, R. M. (2007). Gbeta5-RGS complexes co-localize with mGluR6 in retinal ON-bipolar cells. *European Journal of Neuroscience, 26*, 2899–2905.

Morgans, C. W., Zhang, J., Jeffrey, B. G., Nelson, S. M., Burke, N. S., Duvoisin, R. M., et al. (2009). TRPM1 is required for the depolarizing light response in retinal ON-bipolar cells. *Proceedings of the National Academy of Sciences of the United States of America, 106*, 19174–19178. doi:10.1073/pnas.0908711106.

Mukherjee, K., Yang, X., Gerber, S. H., Kwon, H. B., Ho, A., Castillo, P. E., et al. (2010). Piccolo and bassoon maintain synaptic vesicle clustering without directly participating in vesicle exocytosis. *Proceedings of the National Academy of Sciences of the United States of America, 107*, 6504–6509. doi:10.1073/pnas.1002307107.

Naarendorp, F., Esdaille, T. M., Banden, S. M., Andrews-Labenski, J., Gross, O. P., & Pugh, E. N., Jr. (2010). Dark light, rod saturation, and the absolute and incremental sensitivity of mouse cone vision. *Journal of Neuroscience, 30*, 12495–12507.

Nakajima, Y., Iwakabe, H., Akazawa, C., Nawa, H., Shigemoto, R., Mizuno, N., et al. (1993). Molecular characterization of a novel retinal metabotropic glutamate receptor mGluR6 with a high agonist selectivity for L-2-amino-4-phosphonobutyrate. *Journal of Biological Chemistry, 268,* 11868–11873.

Nawy, S. (1999). The metabotropic receptor mGluR6 may signal through G(o), but not phosphodiesterase, in retinal bipolar cells. *Journal of Neuroscience, 19,* 2938–2944.

Nawy, S. (2000). Regulation of the on bipolar cell mGluR6 pathway by Ca²⁺. *Journal of Neuroscience, 20,* 4471–4479.

Nawy, S. (2004). Desensitization of the mGluR6 transduction current in tiger salamander ON bipolar cells. *Journal of Physiology, 558*(Pt 1), 137–146.

Nawy, S., & Jahr, C. E. (1990). Suppression by glutamate of cGMP-activated conductance in retinal bipolar cells. *Nature, 346,* 269–271.

Nawy, S., & Jahr, C. E. (1991). cGMP-gated conductance in retinal bipolar cells is suppressed by the photoreceptor transmitter. *Neuron, 7,* 677–683.

Nomura, A., Shigemoto, R., Nakamura, Y., Okamoto, N., Mizuno, N., & Nakanishi, S. (1994). Developmentally regulated postsynaptic localization of a metabotropic glutamate receptor in rat rod bipolar cells. *Cell, 77,* 361–369.

Oberdick, J., Smeyne, R. J., Mann, J. R., Zackson, S., & Morgan, J. I. (1990). A promoter that drives transgene expression in cerebellar Purkinje and retinal bipolar neurons. *Science, 248,* 223–226.

Okawa, H., Miyagishima, K. J., Arman, A. C., Hurley, J. B., Field, G. D., & Sampath, A. P. (2010a). Optimal processing of photoreceptor signals is required to maximize behavioural sensitivity. *Journal of Physiology, 588*(Pt 11), 1947–1960.

Okawa, H., Pahlberg, J., Rieke, F., Birnbaumer, L., & Sampath, A. P. (2010b). Coordinated control of sensitivity by two splice variants of G{alpha}o in retinal ON bipolar cells. *Journal of General Physiology, 136,* 443–454.

Pahlberg, J., Majumder, A., Boyd, K., Kerov, V., Artemyev, N., & Sampath, A. P. (2012). Transducin translocation sensitizes synaptic transmission from rods to rod bipolar cells. Paper presented at the Association for Research in Vision and Ophthalmology, Ft. Lauderdale, FL.

Pahlberg, J., & Sampath, A. P. (2011). Visual threshold is set by linear and nonlinear mechanisms in the retina that mitigate noise: How neural circuits in the retina improve the signal-to-noise ratio of the single-photon response. *BioEssays, 33,* 438–447.

Pearring, J. N., Bojang, P., Jr., Shen, Y., Koike, C., Furukawa, T., Nawy, S., et al. (2011). A role for nyctalopin, a small leucine-rich repeat protein, in localizing the TRP melastatin 1 channel to retinal depolarizing bipolar cell dendrites. *Journal of Neuroscience, 31,* 10060–10066. doi:10.1523/JNEUROSCI.1014-11.2011.

Philp, N. J., Chang, W., & Long, K. (1987). Light-stimulated protein movement in rod photoreceptor cells of the rat retina. *FEBS Letters, 225,* 127–132. doi:10.1016/0014-5793(87)81144-4.

Rabl, K., Bryson, E. J., & Thoreson, W. B. (2003). Activation of glutamate transporters in rods inhibits presynaptic calcium currents. *Visual Neuroscience, 20,* 557–566.

Rao, A., Dallman, R., Henderson, S., & Chen, C. K. (2007). Gbeta5 is required for normal light responses and morphology of retinal ON-bipolar cells. *Journal of Neuroscience, 27,* 14199–14204.

Rao-Mirotznik, R., Buchsbaum, G., & Sterling, P. (1998). Transmitter concentration at a three-dimensional synapse. *Journal of Neurophysiology, 80,* 3163–3172.

Rao-Mirotznik, R., Harkins, A. B., Buchsbaum, G., & Sterling, P. (1995). Mammalian rod terminal: Architecture of a binary synapse. *Neuron, 14,* 561–569.

Rieke, F., & Baylor, D. A. (1996). Molecular origin of continuous dark noise in rod photoreceptors. *Biophysical Journal, 71,* 2553–2572.

Ross, E. M., & Wilkie, T. M. (2000). GTPase-activating proteins for heterotrimeric G proteins: Regulators of G protein signaling (RGS) and RGS-like proteins. *Annual Review of Biochemistry, 69,* 795–827.

Ruether, K., Feigenspan, A., Pirngruber, J., Leitges, M., Baehr, W., & Strauss, O. (2010). PKC{alpha} is essential for the proper activation and termination of rod bipolar cell response. *Investigative Ophthalmology & Visual Science, 51,* 6051–6058.

Sakitt, B. (1972). Counting every quantum. *Journal of Physiology, 223,* 131–150.

Sampath, A. P., Miyagishima, K. J., Arman, A. C., Nymark, S., Pahlberg, J., & Cornwall, M. C. (2011). Bleaching and background adaptation shift rod-driven signals from primary to secondary rod pathways in the mouse retina. Poster presented at the Association for Research in Vision and Opthalmology, Ft. Lauderdale, FL.

Sampath, A. P., & Rieke, F. (2004). Selective transmission of single photon responses by saturation at the rod-to-rod bipolar synapse. *Neuron, 41,* 431–443.

Sampath, A. P., Strissel, K. J., Elias, R., Arshavsky, V. Y., McGinnis, J. F., Chen, J., et al. (2005). Recoverin improves rod-mediated vision by enhancing signal transmission in the mouse retina. *Neuron, 46,* 413–420. doi:10.1016/j.neuron.2005.04.006.

Sato, S., Omori, Y., Katoh, K., Kondo, M., Kanagawa, M., Miyata, K., et al. (2008). Pikachurin, a dystroglycan ligand, is essential for photoreceptor ribbon synapse formation. *Nature Neuroscience, 11,* 923–931. doi:10.1038/nn.2160.

Schmitz, F., Konigstorfer, A., & Sudhof, T. C. (2000). RIBEYE, a component of synaptic ribbons: A protein's journey through evolution provides insight into synaptic ribbon function. *Neuron, 28,* 857–872.

Shen, Y., Heimel, J. A., Kamermans, M., Peachey, N. S., Gregg, R. G., & Nawy, S. (2009). A transient receptor potential-like channel mediates synaptic transmission in rod bipolar cells. *Journal of Neuroscience, 29,* 6088–6093.

Shiells, R. A., & Falk, G. (1990). Glutamate receptors of rod bipolar cells are linked to a cyclic GMP cascade via a G-protein. *Proceedings. Biological Sciences, 242,* 91–94.

Shim, H., Wang, C. T., Chen, Y. L., Chau, V. Q., Fu, K. G., Yang, J., et al. (2012). Defective retinal depolarizing bipolar cells in regulators of G-protein signaling (RGS) 7 and 11 double null mice. *Journal of Biological Chemistry, 287,* 14873–14879. doi:10.1074/jbc.M112.345751.

Singer, J. H., Lassova, L., Vardi, N., & Diamond, J. S. (2004). Coordinated multivesicular release at a mammalian ribbon synapse. *Nature Neuroscience, 7,* 826–833.

Snellman, J., Kaur, T., Shen, Y., & Nawy, S. (2008). Regulation of ON bipolar cell activity. *Progress in Retinal and Eye Research, 27,* 450–463.

Snellman, J., Mehta, B., Babai, N., Bartoletti, T. M., Akmentin, W., Francis, A., et al. (2011). Acute destruction of the synaptic ribbon reveals a role for the ribbon in vesicle priming. *Nature Neuroscience, 14,* 1135–1141. doi:10.1038/nn.2870.

Snellman, J., & Nawy, S. (2002). Regulation of the retinal bipolar cell mGluR6 pathway by calcineurin. *Journal of Neurophysiology, 88,* 1088–1096.

Snellman, J., & Nawy, S. (2004). cGMP-dependent kinase regulates response sensitivity of the mouse on bipolar cell. *Journal of Neuroscience, 24,* 6621–6628.

Song, J. H., Song, H., Wensel, T. G., Sokolov, M., &

Martemyanov, K. A. (2007). Localization and differential interaction of R7 RGS proteins with their membrane anchors R7BP and R9AP in neurons of vertebrate retina. *Molecular and Cellular Neurosciences, 35,* 311–319.

Soucy, E., Wang, Y., Nirenberg, S., Nathans, J., & Meister, M. (1998). A novel signaling pathway from rod photoreceptors to ganglion cells in mammalian retina. *Neuron, 21,* 481–493.

Strissel, K. J., Lishko, P. V., Trieu, L. H., Kennedy, M. J., Hurley, J. B., & Arshavsky, V. Y. (2005). Recoverin undergoes light-dependent intracellular translocation in rod photoreceptors. *Journal of Biological Chemistry, 280,* 29250–29255. doi:10.1074/jbc.M501789200.

Thoreson, W. B. (2007). Kinetics of synaptic transmission at ribbon synapses of rods and cones. *Molecular Neurobiology, 36,* 205–223.

Thoreson, W. B., Rabl, K., Townes-Anderson, E., & Heidelberger, R. (2004). A highly Ca^{2+}-sensitive pool of vesicles contributes to linearity at the rod photoreceptor ribbon synapse. *Neuron, 42,* 595–605.

tom Dieck, S., Altrock, W. D., Kessels, M. M., Qualmann, B., Regus, H., Brauner, D., et al. (2005). Molecular dissection of the photoreceptor ribbon synapse: Physical interaction of Bassoon and RIBEYE is essential for the assembly of the ribbon complex. *Journal of Cell Biology, 168,* 825–836. doi:10.1083/jcb.200408157.

Trifonov, I. U. (1968). [Study of synaptic transmission between photoreceptor and horizontal cell by electric stimulations of the retina] (Rus.). *Biofizika, 13,* 809–817.

Tsukamoto, Y., Morigiwa, K., Ueda, M., & Sterling, P. (2001). Microcircuits for night vision in mouse retina. *Journal of Neuroscience, 21,* 8616–8623.

van Rossum, M. C., & Smith, R. G. (1998). Noise removal at the rod synapse of mammalian retina. *Visual Neuroscience, 15,* 809–821.

von Gersdorff, H., & Matthews, G. (1994). Dynamics of synaptic vesicle fusion and membrane retrieval in synaptic terminals. *Nature, 367,* 735–739.

Wahl-Schott, C., Baumann, L., Cuny, H., Eckert, C., Griessmeier, K., & Biel, M. (2006). Switching off calcium-dependent inactivation in L-type calcium channels by an autoinhibitory domain. *Proceedings of the National Academy of Sciences of the United States of America, 103,* 15657–15662. doi:10.1073/pnas.0604621103.

Walraven, J., Enroth-Cugell, C., Hood, D. C., Dia, M. L., & Schnapf, J. L. (1990). *The control of visual sensitivity.* San Diego, CA: Academic Press.

Whelan, J. P., & McGinnis, J. F. (1988). Light-dependent subcellular movement of photoreceptor proteins. *Journal of Neuroscience Research, 20,* 263–270.

Xing, W., Akopian, A., & Krizaj, D. (2012). Trafficking of presynaptic PMCA signaling complexes in mouse photoreceptors requires Cav1.4 alpha(1) subunits. *Advances in Experimental Medicine and Biology, 723,* 739–744.

Xu, Y., Sulaiman, P., Feddersen, R. M., Liu, J., Smith, R. G., & Vardi, N. (2008). Retinal ON bipolar cells express a new PCP2 splice variant that accelerates the light response. *Journal of Neuroscience, 28,* 8873–8884.

Zanazzi, G., & Matthews, G. (2009). The molecular architecture of ribbon presynaptic terminals. *Molecular Neurobiology, 39,* 130–148.

Zhang, J., Jeffrey, B. G., Morgans, C. W., Burke, N. S., Haley, T. L., Duvoisin, R. M., et al. (2010). RGS7 and -11 complexes accelerate the ON-bipolar cell light response. *Investigative Ophthalmology & Visual Science, 51,* 1121–1129. doi:10.1167/iovs.09-4163.

Zhang, X., Wensel, T. G., & Kraft, T. W. (2003). GTPase regulators and photoresponses in cones of the eastern chipmunk. *Journal of Neuroscience, 23,* 1287–1297.

第6章 视锥双极细胞：视网膜外层中的 ON 和 OFF 通路

Steven H. Devries

　　在视锥细胞突触中，信号并行分流至 10 种或者更多种的在解剖上存在差异的双极细胞类型。并行通路有两个主要功能：第一，双极细胞类型携带视锥细胞信号到内丛状层中不同的底物中去。在这些底物中，信号在带有无长突细胞和神经节细胞不同亚群的突触中被处理。第二，双极细胞类型以不同方式转换视锥细胞信号。信号首先在视锥细胞突触传输期间被转换，然后通过双极细胞类型上的电压依从性膜电流被转换，最后通过双极细胞末端的抑制性输入来完成信号转换。本篇综述不只描述了哺乳动物 ON 和 OFF 双极细胞之间的本质的区别（Nelson & Kolb，2003），并且检验每个解剖视杆双极细胞类型都携带视觉场景独特的"表征"的证据（Strettoi et al.，2010）。这些表征具有不同的空间、时间和色彩的信号属性。它们在视杆细胞和视锥细胞输入以及潜在的信号的质量或者保真度方面也有所不同。近期的综述在视网膜神经节细胞输出的背景下讨论双极细胞处理过程（Masland，2001；Wässle，2004）。

双极细胞类型

　　人们正在逐渐达成一种共识：哺乳动物视网膜包含 11~13 种视锥双极细胞类型并且一些物种的分类方案几乎完成（图 6.1）。这个共识适用于小鼠（Strettoi et al.，2010；Wässle et al.，2009）、大鼠（Euler & Wässle，1995）、兔子（MacNeil et al.，2004）以及地松鼠（Light et al.，2012；Puller, Ondreka, & Haverkamp，2011）的视网膜，但也许不适用于被认为只包含 9~10 种类型的灵长类视网膜（Joo et al.，2011）。我们的经验是，一个完整的分类要求使用若干不同且互补的方法。靶向一个双极细胞类型所有成员的技术包括转基因小鼠中的抗体标记和启动子驱动的标记物表达。在少数情况下，抗体会标记具有均匀树突和轴突平铺的双极细胞的单一形态类型。例如地松鼠上的恢复

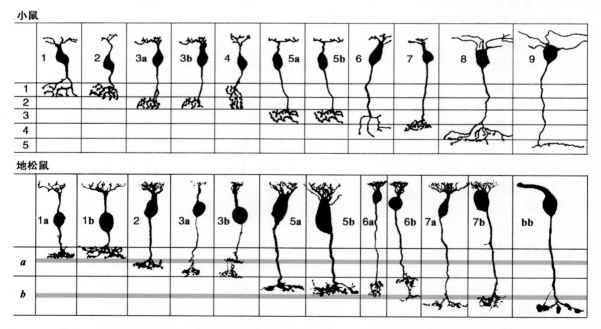

图 6.1　小鼠和地松鼠的视锥双极细胞类型的比较。OFF 双极细胞的轴突末端在对应于小鼠的层 1 和层 2 的亚层 *a* 分支。ON 双极细胞在亚层 *b*（层 2~5）分支。尽管该图的设计是为了便于小鼠和地松鼠之间双极细胞类型的比较，但是免疫细胞化学和其他解剖上的差异排除了直接的对应关系。（采用自 Light et al.，2012 以及 Wässle et al.，2009，已获得许可）

蛋白（cb3b）、小鼠中的钙衰蛋白（4型）以及一些物种中的CD15（Puller et al.，2011）。更常见的是，抗体标记多种视锥双极细胞类型（如小鼠的促泌素[Puthussery，Gayet-Primo，& Taylor，2010]），且通常利用两个或多个抗体标记后，通过"组合密码"识别的每种细胞类型。不考虑类型标记每个双极细胞的技术包括高尔基浸渍、光填充（MacNeil et al.，2004）、随机遗传标记（Badea & Nathans，2004）以及腺相关病毒靶向（Light et al.，2012）。

具有完整的分类的效用怎么强调都不过分。功能的和解剖的输入及输出根据细胞类型的不同而存在差异。例如，无法理解某些OFF双极细胞使用红藻酸盐或者AMPA型谷氨酸受体来接受视锥细胞信号，却不能分辨不同的视锥双极细胞类型（DeVries，2000；DeVries & Schwartz，1999）。此外，完整的解剖学分类是功能研究的先决条件，而功能研究是理解不同神经节细胞响应和无长突细胞响应如何创建所必不可少的。

外丛状层的双极细胞连接

视杆细胞到视锥双极细胞的突触

视杆和视锥信号分离至独立的视杆和视锥双极细胞通路被认为是哺乳动物视网膜的标志（Dowling & Boycott，1966），将其与鱼类和两栖类的视网膜区别开来，它们的双极细胞通常接触视杆细胞以及视锥细胞（Ishida，Stell，& Lightfoot，1980；Pang，Gao，& Wu，2004）。然而，近期哺乳动物视网膜的研究结果挑战了这一严格分离的观点并且指向了脊椎动物中组织的共同原则。为了清楚起见，我们定义三个"视杆细胞通路"。在敏感的或者经典的视杆细胞通路中，信号从视杆细胞流向视杆双极细胞。在次级通路，视杆细胞信号通过缝隙连接通道流向视锥细胞然后到达视锥双极细胞。最后，在第三级视杆细胞通路中，信号从视杆细胞直接流向视锥ON或者OFF双极细胞。

解剖研究是最早表明哺乳动物存在视杆到视锥双极细胞突触的研究之一。在树松鼠（West，1978）、小鼠（Hack，Peichl，& Brandstatter，1999）和猫（Fyk-Kolodziej，Qin，& Pourcho，2003）的视网膜发现了超微结构接触的存在。光学显微镜表明了小鼠视网模中视杆细胞与类型3a、、3b以及4型OFF双极细胞之间存在接触（见图6.1）（Haverkamp et al.，2008；Mataruga，Kremmer，& Muller，2007），兔子视网膜中视杆细胞

至少与两类OFF双极细胞存在接触（Li，Keung，& Massey，2004），而地松鼠视网膜中视杆细胞与一类OFF双极细胞（cb2）存在接触（Li，Chen，& DeVries，2010）。值得注意的是，在小鼠、兔子、猫中，只在视杆细胞末端的最低行存在接触，这些末端占整体视杆细胞的10%~20%。在小鼠（类型7）（Tsukamoto et al.，2007）和地松鼠（cb5）中发现了视杆细胞到ON视锥双极细胞的连接（Li et al.，2010），但是似乎不如与OFF视锥双极细胞的连接普遍。

视锥双极细胞通常在视杆小球外部连接视杆细胞（Hack et al.，1999），因此在内陷中突触带释放位点与突触后受体之间需要较长的（>0.5μm）谷氨酸扩散路径。尽管扩散路径很长，地松鼠和小鼠的记录都表明视杆细胞到视锥双极细胞的突触是有作用的。在地松鼠中，成对的记录表明快速和稳定的信号传导会选择OFF（cb2）双极细胞类型，其次会选择ON（cb5）双极细胞类型（Li et al.，2010）。小鼠中特定的ON和OFF视锥双极细胞也显示出在光响应期间视杆细胞输入的证据（Pang et al.，2012）。需要注意的是，当双极细胞内视杆细胞驱动的光响应被解释为是由于视杆细胞到视锥双极细胞的突触而产生时，谷氨酸在外丛状层扩散的能力（Szmajda & DeVries，2011）增加了在离散接触缺失时传播的可能性。

第三个直接的视杆细胞到视锥双极细胞通路的功能尚不明确。也不清楚为什么只有部分视锥双极细胞类型接触视杆细胞。地松鼠的实验表明，OFF双极细胞AMPA受体的信号传导可能比视锥双极细胞的mGluR6受体的快，因此使得视杆细胞可以通过一个快速或者高时间频率的OFF通路进行信号传输（Li et al.，2010）。然而，其他结果表明第三条通路传递信号到具有缓慢反应的神经节细胞（DeVries & Baylor，1995）或者产生时间延迟的神经节细胞响应（Soucy et al.，1998）。在视杆细胞和视锥细胞都积极进行信号传导的中间视觉亮度下，第三条通路可能也介导了信号传导（Volgyi et al.，2004）。

蓝色和绿色视锥细胞驱动的双极细胞通路

在胎盘类哺乳动物的视网膜中，可靠的短波长（S）和更长的（M，中等的以及L，长的）波长敏感的视锥细胞根据一个基本方案进行空间分布。在这个分布中，由对较长波长敏感的视锥细胞（占所有视锥细胞的90%以上）组成的生长区，散布着少数S视锥细胞，它们以半规则阵列排列（Curcio et al.，1991；Haverkamp et al.，2005；Roorda & Williams，1999）。在

切除的视网膜中,可以使用 S 视锥蛋白特异的抗体(Curcio et al.,1991)或者标记视锥细胞末端突触前和突触后标记物的抗体来可视化阵列。相比于 M 视锥细胞末端,S 视锥细胞末端具有相同数量的突触带(Haverkamp,Grunert,& Wässle,2001b),但是更加紧凑并且减少了某些 OFF 双极细胞突触后受体的标记(Breuninger et al.,2011;Haverkamp,Grunert,& Wässle,2001a;Li & DeVries,2006)。因为基本方案存在于二色视觉和三色视觉之中,所以以下的讨论主要关注二色视觉。

二色彩色视觉的原始形式取决于比较 S 视锥细胞和 M 视锥细胞(或者在旧大陆灵长类动物和一些新大陆灵长类动物中为 M+L 视锥细胞)之间的兴奋。就特定的神经节细胞类型编码彩色信号而言,必须存在视锥细胞选择性的双极细胞,以携带这些信号通过视网膜。事实上,许多哺乳动物视网膜包含一种只接受 S 视锥细胞输入的 ON 双极细胞类型。通过灵长类和地松鼠的抗体标记(Kouyama & Marshak,1992;Puller et al.,2011)、灵长类的电子显微镜(Calkins,Tsukamoto,& Sterling,1998)以及小鼠的荧光蛋白表达(Haverkamp et al.,2005)确认了 S-ON 双极细胞。在灵长类视网膜上,S 视锥双极细胞向小双层神经节细胞的感受野中心提供 ON 输入(Dacey & Lee,1994)。在豚鼠(Yin et al.,2009)和地松鼠(Sher & DeVries,2012)也发现了相似的 S-ON 神经节细胞类型。在灵长类、豚鼠和地松鼠的视网膜、视蛋白神经和外侧膝状体也记录到了 S-OFF 神经节细胞响应(Sher & DeVries,2012;Wiesel & Hubel,1966;Yin et al.,2009)。解剖研究很少提供 S-OFF 视锥双极细胞存在的证据。相反,至少一类 S-OFF 神经节细胞类型获得来自将 S-ON 双极细胞信号符号反转的无长度细胞的响应(Chen & Li,2012;Sher & DeVries,2012)。这个模式的一个小例外发生在猕猴视网膜的中央,在那里不加区别地接触视锥细胞类型的 OFF 侏儒双极细胞可以接触 S 视锥细胞,导致 S-OFF 侏儒神经节细胞响应(Klug et al.,2003)。

尽管有强力的证据可以证明存在 S 视锥细胞特定的双极细胞类型,关于 M 视锥细胞是否存在特定的双极细胞类型的普遍性尚不确定。部分原因是,当 S 视锥细胞只约占视锥细胞 4%～6% 时,即使在 S 和 M 视锥细胞非选择性的双极细胞中也很难去测量 S 视锥细胞信号(Breuninger et al.,2011),并且单个 S 视锥细胞突触输入可能比 M 视锥细胞输入要弱(Li & DeVries,2006)。非选择性的和选择性的 M 视锥双极

细胞都在地松鼠和小鼠中存在。在地松鼠上至少有两种双极细胞类型,即 cb2 和 cb5,既接受 S 视锥细胞功能输入也接受 M 视锥细胞的功能性输入,并且可以被视为具有消色差的响应(Li & DeVries,2006)。S 和 M 视锥细胞输入均接收的双极细胞可能适合于检测视觉场景中的变化(DeVries,Li,& Saszik,2006;Saszik & DeVries,2012)。不像 cb2 和 cb5 细胞,地松鼠的 cb1 和小鼠 1 型 OFF 双极细胞避开 S 视锥细胞(Breuninger et al.,2011;Li & DeVries,2006;Pang et al.,2012)。一种观点认为,纯粹的 M 视锥细胞 OFF 双极细胞能够提供与神经节细胞(如灵长类小双层细胞)中纯粹的 S 视锥细胞 ON 输入相反的输入。与这种观点相反,非选择性的 OFF 双极细胞具有一个主导的 M 视锥细胞响应,对于色颊颜视觉应当也有用。关于 M 视锥细胞选择性和非选择性双极信号传导更完整的理解有待阐明每个双极细胞类型的神经节细胞输出。

视锥细胞递质释放

视锥细胞突触的结构

哺乳动物视锥细胞末端的设计独特地适合于将信号分散至多个突触后神经元。一个末端包含 20～40 个突触带,它们可以在膜上共同对接 200～800 个囊泡,并且系链着更多倍的囊泡准备对接。每个突触带位于 0.5～0.8μm 深的内陷上方。释放的递质首先流经两个水平细胞过程,它们进入内陷并且终止到突触带的每一边,然后流经一个或者多个中心过程,这些过程主要受到终止于突触带下方 100～200nm 处的 ON 双极细胞的帮助(Sterling & Matthews,2005)。内陷排空到～5μm 直径的圆形基部,递质流过接近 500 个大多属于 OFF 双极细胞的离散的基底接触。单个双极细胞贡献 10～50 个这样的接触(Hopkins & Boycott,1997)。每个末端通过一个米勒胶质细胞鞘与其邻居隔开(Burris et al.,2002),米勒胶质细胞鞘用于减少但是不会消除视锥细胞-视锥细胞递质扩散(Szmajda & DeVries,2011)。米勒细胞鞘不会接近小足的基部;因此,一个递质包在通过扩散而消散或者被视锥细胞谷氨酸转运体结合之前(Szmajda & DeVries,2011),可以引发许多不同双极细胞的响应(DeVries et al.,2006)。

视锥细胞带上的周转(turnover)

视网膜带状突触的经典观点是它以一种支持分

级传输的方式调节介导稳定的递质释放（Choi et al.，2005）。然而，成对的记录表明视锥细胞突触也可以介导递质的快速、同步释放（DeVries，2000；Rabl，Cadetti，& Thoreson，2005）。持续和瞬时的释放成分都可以传送视觉信息。这种双重作用通过在光阶跃过程中检验视锥 OFF 双极细胞响应来阐明（图6.2）。视锥细胞末端在黑暗中去极化，然后稳定的钙离子内流提供稳定的囊泡融合和条带周转速率。每个对接位点以2~3囊泡/s的速率周转；因此，在整个末端的稳定释放量估计在每秒500~1 500囊泡之间（DeVries，2000；DeVries et al.，2006）。在稳定释放期间，囊泡缓慢沿着条带向下移动来重新填充空的对接位点（Jackman et al.，2009）或者先快速移动到位置但是缓慢地变得有能力释放（Zampighi et al.，2011）。任一情况下，膜启动的且准备融合的囊泡池相对耗尽。当视锥细胞在光阶跃过程中超极化时，钙离子内流和囊泡融合都会停止，造成条带对接位点充满启动后的囊泡。随后在断光期间视锥细胞的去极化产生了对接囊泡

的同步融合，从而导致裂缝谷氨酸的瞬间泛滥（DeVries，2000；Jackman et al.，2009）。断光期间的瞬时释放可以在 OFF 双极细胞中产生瞬时的去极化，其幅度是前述超极化的几倍。这个瞬时的双极细胞去极化可以，反过来，造成突触后神经节细胞在断光期间产生尖峰脉冲。瞬时视锥细胞释放可能也影响 ON 双极细胞响应的形状，尽管响应的幅值可能会受到受体级联饱和的限制（Sampath & Rieke，2004）。

异位释放

感光细胞或者双极细胞的异位释放被定义在远离标识条带的地方发生的释放。囊泡在双极细胞末端几乎是均匀分布的，并且高的细胞内钙离子浓度可以导致异位融合（Zenisek，2008）。事实上，异位释放已经牵涉在双极细胞信号传导中（Midorikawa et al.，2007），但是其生理作用仍然存在争议（Snellman et al.，2011）。视锥细胞突触也被突触囊泡充满，其中许多位于远离条带的基底膜附近。尽管很难排除视

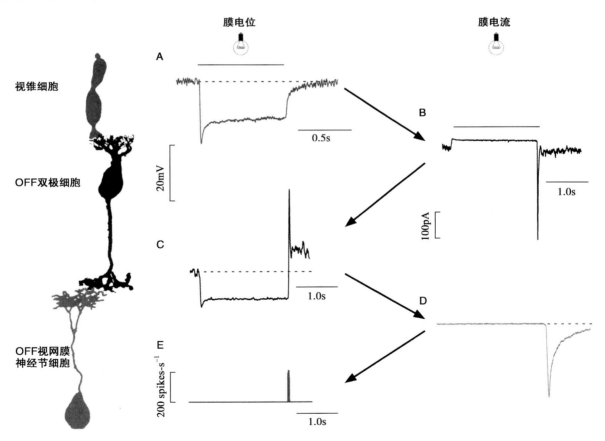

图6.2 视网膜回路对视锥细胞光响应进行转换，以在断光时在神经节细胞中产生瞬时的尖峰脉冲。（A）光脉冲超极化视锥细胞。（B）在突触后 OFF 双极细胞上的谷氨酸门控电流对应视锥细胞递质释放的持续和瞬时分量。（C）同一双极细胞在光脉冲期间测量到的膜电压变化。（D）依赖释放过程中的修正量，双极细胞去极化可以变得比门控谷氨酸释放超极化更加有效，这会导致断光期间一个向内的视网膜神经节细胞（RGC）膜电流。（E）膜去极化在断光期间产生一个瞬时爆发的尖峰。迹线被阴影化以对应原细胞。

锥细胞突触处的异位融合,但是我们的研究结果(DeVries et al.,2006)以及 Snellman 等人的研究结果(2011)倾向于最小化这种可能性。我们发现在内陷处融合的囊泡产生特征性的低幅值且时间上弥散的响应,该响应发生位于在视锥细胞基部与其接触的 OFF 双极细胞上(DeVries et al.,2006),与长的递质扩散途径一致。在未发表的结果中(Ratliff and DeVries),我们已经观察到,这些弥散的事件继续主导传输,即使是在持续释放(近似于在持续变化光照刺激下发生的情况)的条件下。Snellman 等人(2011)使用了不同的方法显示出光解破坏的视锥细胞带完全且有效地废除了视锥细胞信号传导。这个效应不会被期待出现在条带独立的异位释放中。

视锥细胞递质释放的双极细胞响应

OFF 双极细胞

地松鼠中,视锥细胞到 OFF 双极细胞突触的成对记录首先提出了以下可能性:每个 OFF 双极细胞类型可能从一个共同的突触前视锥细胞接收不同信号。后续工作表明 OFF 视锥双极细胞类型在以下方面存在差异:①突触后谷氨酸受体,即 AMPA 或者红藻氨酸(DeVries,2000);②树突连接位置相对于视锥细胞递质释放位置,即内折或者在基底(DeVries et al.,2006);以及③每个视锥细胞连接的数目,范围从一到五或者更多(DeVries et al.,2006)。如下方所述,每个特征可以在测试条件下可能导致不同的突触后响应,这些特征包括突触后受体类型、与释放位置接触的距离以及视锥细胞接触的数量。在更多递质起伏的生理条件下,每个特征对于信号传导的影响程度仍然是一个有待解决的问题。

不同 OFF 双极细胞受体的功能

AMPA 与红藻氨酸

OFF 双极细胞包含 AMPA/红藻氨酸类型的离子通道谷氨酸受体(Gilbertson,Scobey,& Wilson,1991)。在大多数 CNS 位置中,AMPA 受体独自或者和红藻氨酸受体结合介导传递。很少有红藻氨酸受体独自介导突触传递的情况。因此,发现红藻氨酸受体在地松鼠视锥细胞到 OFF 双极细胞突触中占主导作用是出乎意料的(DeVries & Schwartz,1999)。后续对在地松鼠进行的研究表明了受体类型的多样性:cb1 双极细胞只使用红藻氨酸受体,cb2 细胞只使用 AMPA 受体,

而在 cb3 细胞中,大多数(70%~80%)突触后受体是红藻氨酸类型,其余的是 AMPA 受体(DeVries,2000;Light et al.,2012)。OFF 双极细胞上的 AMPA 和红藻氨酸受体共享许多性质,包括产生最大响应一半(~350μM)的谷氨酸浓度、活化动力学(20%~80% 的上升时间为 0.20~0.25ms)以及在饱和谷氨酸阶段导致稳定响应期间受体活化的百分比(4%~9%)(DeVries et al.,2006)。然而,OFF 双极细胞 AMPA 和红藻氨酸受体在一个关键性质方面存在区别:它们从谷氨酸敏感性降低脉冲中恢复的速率。cb2 细胞上的 AMPA 受体以指数时间常量 τ 恢复,其中 τ<20ms,而 cb3 细胞上的红藻氨酸受体的恢复常数 τ>1s(DeVries,2000)。cb1 细胞上的红藻氨酸受体以一个中间的双指数时间过程恢复。观察到的红藻氨酸受体的多样性的分子基础尚不明确。

持续的谷氨酸释放和暴露于谷氨酸时进入长脱敏状态的受体间的相互作用在成对记录期间被检验,其中视锥细胞膜电压依次超极化和去极化来模仿对光照方波的响应。初始的视锥细胞去极化产生的谷氨酸释放的爆发类似于在断光状态下释放。爆发后,cb3 细胞上缓慢恢复的受体进入一个长期的适应状态,其中后续 OFF 响应的瞬时成分被取消(DeVries,2000),因此产生更加持久的响应。cb2 细胞 AMPA 受体在递质释放的爆发后更快地恢复了敏感性,并且没有显示 cb3 细胞中相同的瞬时响应适应。相对于瞬时释放,受体脱敏的情况在稳定释放期间的起适应作用的情况尚不清楚,因为许多囊泡的内容物必须在基部的红藻氨酸受体群体变得基本不敏感前进行重叠(见下文)。

AMPA 和红藻氨酸受体亚基的免疫标记表明,许多哺乳动物的视锥细胞末端共享相同的基本组织。红藻氨酸受体亚基的抗体,特别是针对 GluK1(GluR5)的抗体,在一些物种中标记视锥细胞末端基部(Haverkamp et al.,2001a,2003;Puller et al.,2013)。在地松鼠上,GluK1 标记的位置与使用红藻氨酸受体的 cb3 细胞的推断的接触基部位置一致(DeVries,2000;DeVries et al.,2006)。AMPA 受体亚基 GluA1-4 的标记集中在内陷标记物的内部和周围,尽管一些标记出现在基部区域上方(Haverkamp et al.,2001b)。与内陷相关的大多数 AMPA 受体亚基的标记可以归因于水平细胞。然而,在地松鼠中,某些标记可能来自表达 AMOA 受体并具有内陷或者半内陷的位置的 cb2 细胞末端,(DeVries,2000;DeVries et al.,2006)。

不同接触位置的功能：内折与基部

双极细胞在两类突触上接触视锥细胞，分别是内折和基部。基部接触进一步分为非三带型相关和三带型相关（或者半内折）。灵长类（Hopkins & Boycott，1997）、兔子（Merighi，Raviola，& Dacheux，1996）以及猫（Kolb，1979）的超微结构研究表明ON双极细胞树突占据内折的中心位置，而OFF双极细胞树突仅在基部位置接触视锥细胞。也可以通过双极细胞记录来获取有关突触结构信息。特别地，小的自发性和诱发性兴奋性突触后电流（EPSCs）的形状取决于受体动力学和囊泡融合位置与树突受体之间的细胞外距离。一种假设认为囊泡在融合后快速释放它们的内容物（如$\tau < 0.1ms$；Stiles et al.，1996）。在地松鼠中，对小EPSC形状的分析显示出与标准超微结构不一致的图像。建模表明，OFF cb2细胞事件的快速上升（20%~80%的上升时间约为0.2ms）和衰减（$\tau < 1ms$）时间产生于在释放位置200nm内被定位的受体，在内折内有效。在这些事件期间尖峰谷氨酸浓度可以达到2~10mM（DeVries et al.，2006）。

在cb1和cb3细胞中，自发的和小的诱发EPSCs比cb2细胞小的3到5倍，并且速度较慢。建模表明受体位于释放位置的0.6~0.9μm处，在末端的基部表面有效。尖峰谷氨酸浓度为<150μM（DeVries et al.，2006）。两个结果表明在cb1和cb3细胞中缓慢的事件时间序列可能不是由于红藻氨酸受体动力学所致。第一，红藻氨酸受体在cb3细胞中的阻断表明，AMPA受体介导的电流较小，其时间序列与更大的电流相同（Ratliff和DeVries，未发表的研究）。第二，含有双极细胞红藻氨酸受体的外部向外的受体区对谷氨酸浓度变化反应灵敏（DeVries et al.，2006）。

地松鼠的研究结果指向了在内折和基部的OFF双极细胞接触的信号处理的主要差异。在cb2细胞的内折接触中，递质浓度很快上升到高水平（每融合囊泡>2mM）并且随后快速下降。快速上升和下降促进高时间分辨率的传送（高达400Hz；Ratliff and DeVries，未发表的观察），并且当几个囊泡在相同条带上同时融合达到的高谷氨酸浓度表明突触受体可能饱和，这是高增益的传输的标志。相反的，cb1和cb3细胞的小EPSCs的相对慢的时间进程将这些双极细胞可以传输的频率限制为<200Hz（Ratliff and DeVries，未发表的研究；cb2细胞的响应也偏移到生理范围内相对于cb3细胞中那些响应的更高的频率）。在单个囊泡融合时达到的谷氨酸的低峰值表明，cb1和cb3细胞在基部的接触在饱和前可以累加许多释放事件，

因此与cb2细胞相比，可能在较低的增益或者较宽的动态范围内运行。

接触数量差异的功能意义

由Hopkins和Boycott（1997）总结的视锥细胞末端超微结构的研究强调了灵长类中不同弥散和侏儒双极细胞间视锥细胞接触数量的差异。灵长类ON侏儒双极细胞接触最大（>25接触每个视锥细胞），而弥散型ON DB6细胞接触最少（约6）。利用光学显微镜，在地松鼠中观察到相似但不那么极端的差异（DeVries et al.，2006）。一个简单的假设认为，条带在平稳的视锥细胞电压下随机释放囊泡，基于这个假设，这很容易让人推测，更多的接触会对更多的条带进行采样，从而提供了一个更精确或者具有较少变化的视锥细胞电压测量值。在这个观点中，建立了多个基部接触的cb3细胞中的信号，在重复刺激期间应当比建立单个基部接触的cb1a细胞中的信号更具有可重复性（DeVries et al.，2006）。和单个视锥细胞建立更少接触的双极细胞，比如地松鼠cb1a，可以通过在群体中有更多的树突重叠来弥补这种增加的变异性。尽管地松鼠的树突重叠还没有被量化，但是小鼠中所有的双极细胞类型共享相似程度的树突重叠（Wässle et al.，2009），因此基于重叠差异的补偿机制似乎不太可能。

ON双极细胞

哺乳动物ON视锥和视杆双极细胞使用相同的传导机制。在黑暗期间连续释放的谷氨酸结合到代谢型谷氨酸受体mGluR6上（Nakajima et al.，1993），mGluR6与配体未知的G蛋白偶联受体（GPR179）共存（Audo et al.，2012；Peachey et al.，2012）。两者都是传导过程所必需的。在谷氨酸结合状态下，mGluR6激活G蛋白G_o（Vardi，1998），该蛋白被假定为直接或者通过中介来维持非选择性阳离子通道处于关闭状态。这个阳离子通道近期被鉴别为TRPM1（Koike et al.，2010；Morgans et al.，2009；Shen et al.，2009），并且激活的$G_{o\alpha}$（Koike et al.，2010）和$G_{\beta\gamma}$（Shen et al.，2012）都涉及通道关闭。当明亮的闪光终止感光细胞谷氨酸释放时，去极化双极细胞响应的初始斜率取决于GTP水解的速率，它将$G_{o\alpha}$返回到非活化状态。GTP水解的速率由G蛋白信号传导的两个调节子RGS7和RGS11极大促进（Cao et al.，2012）。此外，传导电流通过cGMP增加并通过细胞内Ca^{2+}浓度的增加而减少（单光子响应体系之外）（Snellman et al.，2008）。

尽管有着很多的可以用来在 ON 双极细胞类型中产生不同响应动力学的机制，哺乳动物 ON 双极细胞类型之间的时域多样性与 OFF 双极细胞类型中的相对应的情况还没有被描述（Berntson，Smith，& Taylor，2004）。时域光响应的多样性的提出被归因于在蝾螈 ON 双极细胞中的研究（Awatramani & Slaughter，2000），尽管近期的研究表明，时域差异存在于跨越解剖类型的连续体中（Kaur & Nawy，2012）。哺乳动物 ON 视锥细胞类型可以建立内折或者基部接触（West，1976，1978），或者两者都有（Hopkins & Boycott，1997）。然而，接触位置和运输数量对于视锥细胞到 ON 双极细胞突触传递的意义尚不清楚。

双极细胞膜电流

对大鼠和地松鼠的研究提供了不同双极细胞类型包含有区别的膜电流的证据，这些膜电流可以形成它们的光响应。这些研究检验了 Na$^+$ 电流（Cui & Pan，2008；Saszik & DeVries，2012）与通过超极化和环核苷酸活化的（HCN）通道的电流（Cui & Pan，2008；Ivanova & Muller，2006；Light，2009）之间的差异表达。大鼠和地松鼠的大多数视锥双极细胞类型具有较小的（<50pA）Na$^+$ 电流。然而，地松鼠有两种 ON 双极细胞类型，分别是 cb5a 和形态相似的 cb5b，在 -70 ~ -30mV 的电压阶跃内产生高达 1nA 的 Na$^+$ 电流。大鼠的 5 型 ON 和 3 型 OFF 双极细胞有相似的大 Na$^+$ 电流。地松鼠的 cb5b 细胞中的 Na$^+$ 电流通过电流注入或者光照可以产生大到 30 ~ 40mV 的动作电位。Na$^+$ 尖峰为 cb5b 细胞提供了在开灯时能迅速发出照明急剧变化信号的能力（Saszik & DeVries，2012），其方式类似于在熄灯时 cb2 的瞬变（见图 6.2）。HCN1、2 和 4 通道也是由不同的视锥双极细胞类型可变表达。这些通道类型的不同动力学可以响应注入电流而赋予不同的动力学行为（Mao，MacLeish，& Victor，2003）。

结论/未来方向

视网膜处理的核心原则是将视锥细胞信号在视锥细胞到双极细胞突触中分为 ON 和 OFF 通路。这个 ON/OFF 的一分为二为神经节细胞感受野中心提供适当极性的信号。过去的十年中已经有聚集的观点认为视锥双极细胞有 11 种或者更多的解剖类型。然而，我们只是刚开始理解到每个细胞类型可以携带来自共同视锥细胞的不同信号。在某种程度上，分化加

工的知识由于缺少对双极细胞记录的基本标记而被阻碍。这个处理的障碍随着新的具有遗传标记双极细胞的小鼠品系的产生而消失。未来的工作需要集中在视锥细胞突触过程的空间关系，突触后受体或者级联特性的差异，以及双极细胞类型中电压依赖性膜电流的表征，重点在于这些电流如何塑造光响应。我们也缺少一个基于回路的框架，通过该框架来理解视杆细胞的选择性传输以及部分特定类型的视锥双极细胞的色彩编码信号。

双极细胞类型提供时空调制（spatiotemporal palette），从而使得不同类型的无长突细胞和神经节细胞可以结合不同性质的信号。彻底理解视锥双极细胞处理对于理解视网膜内部和视网膜输出的过程都很重要。

致谢

感谢 Charles Ratliff 博士和 Wei Li 对于原稿的评论，同时感谢美国国立眼科研究所的支持（R01 EY012141）。

参考文献

Audo, I., Bujakowska, K., Orhan, E., Poloschek, C. M., Defoort-Dhellemmes, S., Drumare, I., et al. (2012). Whole-exome sequencing identifies mutations in GPR179 leading to auto-somal-recessive complete congenital stationary night blindness. *American Journal of Human Genetics, 90*(2), 321–330. doi:10.1016/j.ajhg.2011.12.007.

Awatramani, G. B., & Slaughter, M. M. (2000). Origin of transient and sustained responses in ganglion cells of the retina. *Journal of Neuroscience, 20*, 7087–7095.

Badea, T. C., & Nathans, J. (2004). Quantitative analysis of neuronal morphologies in the mouse retina visualized by using a genetically directed reporter. *Journal of Comparative Neurology, 480*, 331–351.

Berntson, A., Smith, R. G., & Taylor, W. R. (2004). Postsynaptic calcium feedback between rods and rod bipolar cells in the mouse retina. *Visual Neuroscience, 21*, 913–924.

Breuninger, T., Puller, C., Haverkamp, S., & Euler, T. (2011). Chromatic bipolar cell pathways in the mouse retina. *Journal of Neuroscience, 31*, 6504–6517.

Burris, C., Klug, K., Ngo, I. T., Sterling, P., & Schein, S. (2002). How Muller glial cells in macaque fovea coat and isolate the synaptic terminals of cone photoreceptors. *Journal of Comparative Neurology, 453*, 100–111.

Calkins, D. J., Tsukamoto, Y., & Sterling, P. (1998). Microcircuitry and mosaic of a blue-yellow ganglion cell in the primate retina. *Journal of Neuroscience, 18*, 3373–3385.

Cao, Y., Pahlberg, J., Sarria, I., Kamasawa, N., Sampath, A. P., & Martemyanov, K. A. (2012). Regulators of G protein signaling RGS7 and RGS11 determine the onset of the light response in ON bipolar neurons. *Proceedings of the National Academy of Sciences of the United States of America, 109*, 7905–

7910.

Chen, S., & Li, W. (2012). A color-coding amacrine cell may provide a blue-OFF signal in a mammalian retina. *Nature Neuroscience, 15*, 954–956. doi:10.1038/nn.3128.

Choi, S. Y., Borghuis, B. G., Rea, R., Levitan, E. S., Sterling, P., & Kramer, R. H. (2005). Encoding light intensity by the cone photoreceptor synapse. *Neuron, 48*, 555–562.

Cui, J., & Pan, Z. H. (2008). Two types of cone bipolar cells express voltage-gated Na⁺ channels in the rat retina. *Visual Neuroscience, 25*, 635–645.

Curcio, C. A., Allen, K. A., Sloan, K. R., Lerea, C. L., Hurley, J. B., Klock, I. B., et al. (1991). Distribution and morphology of human cone photoreceptors stained with anti-blue opsin. *Journal of Comparative Neurology, 312*, 610–624.

Dacey, D. M., & Lee, B. B. (1994). The "blue-on" opponent pathway in primate retina originates from a distinct bistratified ganglion cell type. *Nature, 367*, 731–735.

DeVries, S. H. (2000). Bipolar cells use kainate and AMPA receptors to filter visual information into separate channels. *Neuron, 28*, 847–856.

DeVries, S. H., & Baylor, D. A. (1995). An alternative pathway for signal flow from rod photoreceptors to ganglion cells in mammalian retina. *Proceedings of the National Academy of Sciences of the United States of America, 92*, 10658–10662. doi:10.1073/pnas.92.23.10658.

DeVries, S. H., Li, W., & Saszik, S. (2006). Parallel processing in two transmitter microenvironments at the cone photoreceptor synapse. *Neuron, 50*, 735–748.

DeVries, S. H., & Schwartz, E. A. (1999). Kainate receptors mediate synaptic transmission between cones and 'Off' bipolar cells in a mammalian retina. *Nature, 397*, 157–160.

Dowling, J. E., & Boycott, B. B. (1966). Organization of the primate retina: Electron microscopy. *Proceedings of the Royal Society of London. Series B, Biological Sciences, 166*, 80–111. doi:10.1098/rspb.1966.0086.

Euler, T., & Wässle, H. (1995). Immunocytochemical identification of cone bipolar cells in the rat retina. *Journal of Comparative Neurology, 361*, 461–478.

Fyk-Kolodziej, B., Qin, P., & Pourcho, R. G. (2003). Identification of a cone bipolar cell in cat retina which has input from both rod and cone photoreceptors. *Journal of Comparative Neurology, 464*, 104–113.

Gilbertson, T. A., Scobey, R., & Wilson, M. (1991). Permeation of calcium ions through non-NMDA glutamate channels in retinal bipolar cells. *Science, 251*, 1613–1615.

Hack, I., Peichl, L., & Brandstatter, J. H. (1999). An alternative pathway for rod signals in the rodent retina: Rod photoreceptors, cone bipolar cells, and the localization of glutamate receptors. *Proceedings of the National Academy of Sciences of the United States of America, 96*, 14130–14135. doi:10.1073/pnas.96.24.14130.

Haverkamp, S., Ghosh, K. K., Hirano, A. A., & Wässle, H. (2003). Immunocytochemical description of five bipolar cell types of the mouse retina. *Journal of Comparative Neurology, 455*, 463–476.

Haverkamp, S., Grunert, U., & Wässle, H. (2001a). Localization of kainate receptors at the cone pedicles of the primate retina. *Journal of Comparative Neurology, 436*, 471–486.

Haverkamp, S., Grunert, U., & Wässle, H. (2001b). The synaptic architecture of AMPA receptors at the cone pedicle of the primate retina. *Journal of Neuroscience, 21*, 2488–2500.

Haverkamp, S., Specht, D., Majumdar, S., Zaidi, N. F., Brandstatter, J. H., Wasco, W., et al. (2008). Type 4 OFF cone bipolar cells of the mouse retina express calsenilin and contact cones as well as rods. *Journal of Comparative Neurology, 507*, 1087–1101. doi:10.1002/cne.21612.

Haverkamp, S., Wässle, H., Duebel, J., Kuner, T., Augustine, G. J., Feng, G., et al. (2005). The primordial, blue-cone color system of the mouse retina. *Journal of Neuroscience, 25*, 5438–5445.

Hopkins, J. M., & Boycott, B. B. (1997). The cone synapses of cone bipolar cells of primate retina. *Journal of Neurocytology, 26*, 313–325.

Ishida, A. T., Stell, W. K., & Lightfoot, D. O. (1980). Rod and cone inputs to bipolar cells in goldfish retina. *Journal of Comparative Neurology, 191*, 315–335.

Ivanova, E., & Muller, F. (2006). Retinal bipolar cell types differ in their inventory of ion channels. *Visual Neuroscience, 23*, 143–154.

Jackman, S. L., Choi, S. Y., Thoreson, W. B., Rabl, K., Bartoletti, T. M., & Kramer, R. H. (2009). Role of the synaptic ribbon in transmitting the cone light response. *Nature Neuroscience, 12*, 303–310.

Joo, H. R., Peterson, B. B., Haun, T. J., & Dacey, D. M. (2011). Characterization of a novel large-field cone bipolar cell type in the primate retina: Evidence for selective cone connections. *Visual Neuroscience, 28*, 29–37.

Kaur, T., & Nawy, S. (2012). Characterization of Trpm1 desensitization in ON bipolar cells and its role in downstream signalling. *Journal of Physiology, 590*, 179–192.

Klug, K., Herr, S., Ngo, I. T., Sterling, P., & Schein, S. (2003). Macaque retina contains an S-cone OFF midget pathway. *Journal of Neuroscience, 23*, 9881–9887.

Koike, C., Obara, T., Uriu, Y., Numata, T., Sanuki, R., Miyata, K., et al. (2010). TRPM1 is a component of the retinal ON bipolar cell transduction channel in the mGluR6 cascade. *Proceedings of the National Academy of Sciences of the United States of America, 107*, 332–337. doi:10.1073/pnas.0912730107.

Kolb, H. (1979). The inner plexiform layer in the retina of the cat: Electron microscopic observations. *Journal of Neurocytology, 8*, 295–329.

Kouyama, N., & Marshak, D. W. (1992). Bipolar cells specific for blue cones in the macaque retina. *Journal of Neuroscience, 12*, 1233–1252.

Li, W., Chen, S., & DeVries, S. H. (2010). A fast rod photoreceptor signaling pathway in the mammalian retina. *Nature Neuroscience, 13*, 414–416.

Li, W., & DeVries, S. H. (2006). Bipolar cell pathways for color and luminance vision in a dichromatic mammalian retina. *Nature Neuroscience, 9*, 669–675.

Li, W., Keung, J. W., & Massey, S. C. (2004). Direct synaptic connections between rods and OFF cone bipolar cells in the rabbit retina. *Journal of Comparative Neurology, 474*, 1–12.

Light, A. C. (2009) Transient and sustained OFF bipolar cells in the ground squirrel retina. PhD thesis. Evanston: Northwestern University.

Light, A. C., Zhu, Y., Shi, J., Saszik, S., Lindstrom, S., Davidson, L., et al. (2012). Organizational motifs for ground squirrel cone bipolar cells. *Journal of Comparative Neurology, 520*, 2864–2887. doi:10.1002/cne.23068.

MacNeil, M. A., Heussy, J. K., Dacheux, R. F., Raviola, E., & Masland, R. H. (2004). The population of bipolar cells in the rabbit retina. *Journal of Comparative Neurology, 472*, 73–86.

Mao, B. Q., MacLeish, P. R., & Victor, J. D. (2003). Role of hyperpolarization-activated currents for the intrinsic dynamics of isolated retinal neurons. *Biophysical Journal, 84*, 2756–2767. doi:10.1016/S0006-3495(03)75080-2.

Masland, R. H. (2001). The fundamental plan of the retina. *Nature Neuroscience, 4*, 877–886.

Mataruga, A., Kremmer, E., & Muller, F. (2007). Type 3a and

type 3b OFF cone bipolar cells provide for the alternative rod pathway in the mouse retina. *Journal of Comparative Neurology, 502*, 1123–1137.

Merighi, A., Raviola, E., & Dacheux, R. F. (1996). Connections of two types of flat cone bipolars in the rabbit retina. *Journal of Comparative Neurology, 371*, 164–178.

Midorikawa, M., Tsukamoto, Y., Berglund, K., Ishii, M., & Tachibana, M. (2007). Different roles of ribbon-associated and ribbon-free active zones in retinal bipolar cells. *Nature Neuroscience, 10*, 1268–1276.

Morgans, C. W., Zhang, J., Jeffrey, B. G., Nelson, S. M., Burke, N. S., Duvoisin, R. M., et al. (2009). TRPM1 is required for the depolarizing light response in retinal ON-bipolar cells. *Proceedings of the National Academy of Sciences of the United States of America, 106*, 19174–19178. doi:10.1073/pnas.0908711106.

Nakajima, Y., Iwakabe, H., Akazawa, C., Nawa, H., Shigemoto, R., Mizuno, N., et al. (1993). Molecular characterization of a novel retinal metabotropic glutamate receptor mGluR6 with a high agonist selectivity for L-2-amino-4-phosphono-butyrate. *Journal of Biological Chemistry, 268*, 11868–11873.

Nelson, R., & Kolb, H. (2003). ON and OFF pathways in the vertebrate retina and visual system. In L. M. Chalupa & J. S. Werner (Eds.), *The visual neurosciences* (pp. 260–278). Cambridge, MA: MIT Press.

Pang, J. J., Gao, F., Paul, D. L., & Wu, S. M. (2012). Rod, M-cone and M/S-cone inputs to hyperpolarizing bipolar cells in the mouse retina. *Journal of Physiology, 590*, 845–854.

Pang, J. J., Gao, F., & Wu, S. M. (2004). Stratum-by-stratum projection of light response attributes by retinal bipolar cells of Ambystoma. *Journal of Physiology, 558*, 249–262.

Peachey, N. S., Ray, T. A., Florijn, R., Rowe, L. B., Sjoerdsma, T., Contreras-Alcantara, S., et al. (2012). GPR179 is required for depolarizing bipolar cell function and is mutated in autosomal-recessive complete congenital stationary night blindness. *American Journal of Human Genetics, 90*, 331–339. doi:10.1016/j.ajhg.2011.12.006.

Puller, C., Ivanova, E., Euler, T., Haverkamp, S., & Schubert, T. (2013). OFF bipolar cells express distinct types of dendritic glutamate receptors in the mouse retina. *Neuroscience*, in press. doi:10.1016/j.neuroscience.2013.03.054.

Puller, C., Ondreka, K., & Haverkamp, S. (2011). Bipolar cells of the ground squirrel retina. *Journal of Comparative Neurology, 519*, 759–774.

Puthussery, T., Gayet-Primo, J., & Taylor, W. R. (2010). Localization of the calcium-binding protein secretagogin in cone bipolar cells of the mammalian retina. *Journal of Comparative Neurology, 518*, 513–525.

Rabl, K., Cadetti, L., & Thoreson, W. B. (2005). Kinetics of exocytosis is faster in cones than in rods. *Journal of Neuroscience, 25*, 4633–4640.

Roorda, A., & Williams, D. R. (1999). The arrangement of the three cone classes in the living human eye. *Nature, 397*, 520–522.

Sampath, A. P., & Rieke, F. (2004). Selective transmission of single photon responses by saturation at the rod–to–rod bipolar synapse. *Neuron, 41*, 431–443.

Saszik, S., & DeVries, S. H. (2012). A mammalian retinal bipolar cell uses both graded changes in membrane voltage and all-or-nothing Na⁺ spikes to encode light. *Journal of Neuroscience, 32*, 297–307. doi:10.1523/JNEUROSCI.2739-08.2012.

Shen, Y., Heimel, J. A., Kamermans, M., Peachey, N. S., Gregg, R. G., & Nawy, S. (2009). A transient receptor potential-like channel mediates synaptic transmission in rod bipolar cells. *Journal of Neuroscience, 29*, 6088–6093.

Shen, Y., Rampino, M. A., Carroll, R. C., & Nawy, S. (2012). G-protein-mediated inhibition of the Trp channel TRPM1 requires the Gbetagamma dimer. *Proceedings of the National Academy of Sciences of the United States of America, 109*, 8752–8757. doi:10.1073/pnas.1117433109.

Sher, A., & DeVries, S. H. (2012). A non-canonical pathway for mammalian blue-green color vision. *Nature Neuroscience, 15*, 952–953. doi:10.1038/nn.3127.

Snellman, J., Kaur, T., Shen, Y., & Nawy, S. (2008). Regulation of ON bipolar cell activity. *Progress in Retinal and Eye Research, 27*, 450–463.

Snellman, J., Mehta, B., Babai, N., Bartoletti, T. M., Akmentin, W., Francis, A., et al. (2011). Acute destruction of the synaptic ribbon reveals a role for the ribbon in vesicle priming. *Nature Neuroscience, 14*, 1135–1141. doi:10.1038/nn.2870.

Soucy, E., Wang, Y., Nirenberg, S., Nathans, J., & Meister, M. (1998). A novel signaling pathway from rod photoreceptors to ganglion cells in mammalian retina. *Neuron, 21*, 481–493.

Sterling, P., & Matthews, G. (2005). Structure and function of ribbon synapses. *Trends in Neurosciences, 28*, 20–29. doi:10.1016/j.tins.2004.11.009.

Stiles, J. R., Van Helden, D., Bartol, T. M., Jr., Salpeter, E. E., & Salpeter, M. M. (1996). Miniature endplate current rise times less than 100 microseconds from improved dual recordings can be modeled with passive acetylcholine diffusion from a synaptic vesicle. *Proceedings of the National Academy of Sciences of the United States of America, 93*, 5747–5752. doi:10.1073/pnas.93.12.5747.

Strettoi, E., Novelli, E., Mazzoni, F., Barone, I., & Damiani, D. (2010). Complexity of retinal cone bipolar cells. *Progress in Retinal and Eye Research, 29*, 272–283.

Szmajda, B. A., & DeVries, S. H. (2011). Glutamate spillover between mammalian cone photoreceptors. *Journal of Neuroscience, 31*, 13431–13441.

Tsukamoto, Y., Morigiwa, K., Ishii, M., Takao, M., Iwatsuki, K., Nakanishi, S., et al. (2007). A novel connection between rods and ON cone bipolar cells revealed by ectopic metabotropic glutamate receptor 7 (mGluR7) in mGluR6-deficient mouse retinas. *Journal of Neuroscience, 27*, 6261–6267.

Vardi, N. (1998). Alpha subunit of Go localizes in the dendritic tips of ON bipolar cells. *Journal of Comparative Neurology, 395*, 43–52.

Volgyi, B., Deans, M. R., Paul, D. L., & Bloomfield, S. A. (2004). Convergence and segregation of the multiple rod pathways in mammalian retina. *Journal of Neuroscience, 24*, 11182–11192.

Wässle, H. (2004). Parallel processing in the mammalian retina. *Nature Reviews. Neuroscience, 5*, 747–757.

Wässle, H., Puller, C., Muller, F., & Haverkamp, S. (2009). Cone contacts, mosaics, and territories of bipolar cells in the mouse retina. *Journal of Neuroscience, 29*, 106–117.

West, R. W. (1976). Light and electron microscopy of the ground squirrel retina: Functional considerations. *Journal of Comparative Neurology, 168*, 355–377.

West, R. W. (1978). Bipolar and horizontal cells of the gray squirrel retina: Golgi morphology and receptor connections. *Vision Research, 18*, 129–136.

Wiesel, T. N., & Hubel, D. H. (1966). Spatial and chromatic interactions in the lateral geniculate body of the rhesus monkey. *Journal of Neurophysiology, 29*, 1115–1156.

Yin, L., Smith, R. G., Sterling, P., & Brainard, D. H. (2009). Physiology and morphology of color-opponent ganglion cells in a retina expressing a dual gradient of S and M opsins. *Journal of Neuroscience, 29,* 2706–2724.

Zampighi, G. A., Schietroma, C., Zampighi, L. M., Woodruff, M., Wright, E. M., & Brecha, N. C. (2011). Conical tomography of a ribbon synapse: Structural evidence for vesicle fusion. *PLoS One, 6,* e16944. doi:10.1371/journal.pone. 0016944.

Zenisek, D. (2008). Vesicle association and exocytosis at ribbon and extraribbon sites in retinal bipolar cell presynaptic terminals. *Proceedings of the National Academy of Sciences of the United States of America, 105,* 4922–4927. doi:10.1073/pnas.0709067105.

第7章 水平细胞：在视网膜第一突触的侧向相互作用

Richard H. Kramer

视网膜的神经回路不像简单的照相机那样忠实地记录光和暗的模式，而是修正图像的表征、调节增益以及增强视觉场景的对比度。Hartline 和 Ratliff (1958)发现了马蹄鲎眼的侧抑制，为神经回路如何增强视觉对比度提供了首个解释。Baylor、Fuortes 和 O'Bryan(1971)又花了 13 年时间才开始解释水平细胞(HC)在介导脊椎动物视网膜的侧抑制中的关键作用。从那时起，关于水平细胞的解剖和生理方面已经有了诸多了解，但是出乎意料或者说尴尬的是，在这个最初的研究 40 多年之后，我们对于水平细胞用来增强视觉对比度的突触机制仍然只有模糊的理解。

水平细胞是什么？

水平细胞是视网膜上第一个横向突出细胞。每个水平细胞接收和整合来自多个感光细胞(包括视杆细胞和视锥细胞)的突触信号。反过来，每个水平细胞传输反馈信号，该信号改变来自感光细胞的神经递质释放。水平细胞反馈建立了双极细胞拮抗中心/周围感受野，这一次又一次地反映在视觉系统所有后续层的感受野组织中。

在纯回路的角度看，感受野组织如何形成这一问题已经被理解。双极细胞接受来自一组感光细胞的直接的突触输入，形成感受野中心(见图 7.1A)。但是一个更大的感光细胞组通过水平细胞介导的侧向相互作用间接影响双极细胞，形成感受野周边区域。感光细胞和水平细胞通过交互性的突触相连(见图 7.1B)，但是由于感光细胞的输出是兴奋性的并且水平细胞反馈在很大程度上是抑制性的，因此中心光照相比于周边光照对双极细胞响应具有相反的或者拮抗的作用。

尽管水平细胞在视觉信息处理中起到了重要的作用，但是它可能是视网膜中最神秘的细胞类型。水平细胞最初被认为是神经胶质细胞，但是现在清楚了它是视网膜突触回路的组成部分。水平细胞具有囊泡释放所必需的突触前蛋白质(Hirano et al.,2011)，

与常规的神经元突触机制一致。然而，电子显微镜研究已经表明，水平细胞缺乏一些神经元的共同标志，即与突触前特化区域相邻的小突触囊泡，突触前特化区域是囊泡融合位置特征性的结构(Raviola & Gilula，1975；Schwartz，2002)。这些明显的缺陷加剧了这样的想法，即从水平细胞到感光细胞的负反馈可能是由非常规的突触信号介导，例如电场效应(神经元间接触的信号)或者细胞外 pH 的改变(见下文)。

水平细胞具有少量电压门控 Na^+ 通道，它们产生梯度电位而不是动作电位。一些水平细胞(称作 A 型)具有相对短的、大直径的树突，很适合允许梯度信号的空间传播而几乎没有电子衰减。有趣的是，其他的水平细胞(称作 B 型)有一个细长的轴突状突起，其横向突出长达几毫米。这些细胞的胞体上的近端树突接触视锥细胞，而轴突末端接触视杆细胞。非尖峰细胞具有长轴突的原理还没有完全被了解，但是一些十分巧妙的关于小鼠视网膜水平细胞的实验提供了线索。这些研究(Trümpler et al.,2008)表明，电信号从胞体到轴突末端的传送比反过来要更可靠，这说明水平细胞介导的反馈是不对称的，发生于视锥细胞到视杆细胞而不是相反路径。

关于水平细胞功能的一些不确定性来自间隙接合使得水平细胞电耦合成一个大的细胞合胞体，这使得电生理分析(特别是电压钳)变得困难或者不可能。不像大多数视网膜神经元具有明确分离的输入和输出突触，水平细胞和感光细胞之间交互性的突触也使得机制分析更加困难。其他不确定性来源于许多研究者用于分析水平细胞突触的许多不同准备工作。低等脊椎动物，包括鱼、爬行动物和鸟类，具有至少 4 种类型的水平细胞，而哺乳动物只有 2 种。低等脊椎动物的水平细胞存在颜色拮抗反应，而在哺乳动物中缺乏颜色拮抗作用。这些差异以及其他差异使得我们难以估计冲突的实验结果是否是由于不同实验方法所导致的，或者是否反映了不同的物种特异性机制。但是，因为许多其他信号传导机制存在于不同脊椎动物的视网膜中，因此水平细胞使用的突触机制也

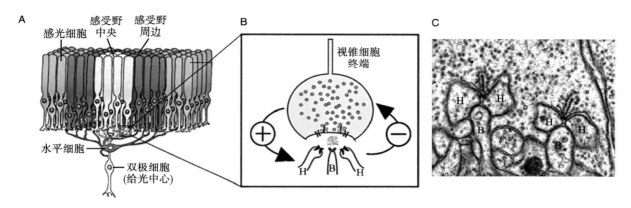

图7.1 视网膜中水平细胞的突触组织。（A）水平细胞在"感受野周边"收集来自感光细胞的信息并且在"感受野中央"反馈回感光细胞,从而产生双极细胞的拮抗的中心/外周感受野。（B）视锥细胞和水平细胞之间的负反馈突触。（C）具有特征性突触"三联体"的内陷视锥细胞突触的 EM 图片,三联体由水平细胞的两个侧向元素（H）以及双极细胞的中央树突（B）组成。（C 来自 Dowling,1970.）

很可能在不同脊椎动物中都存在。

尽管存在这些复杂性,我们还是得到了新的关于水平细胞最初从感光细胞接收到的信号和关于水平细胞反馈回到感光细胞的信号的见解。这篇综述专注于水平细胞反馈的机制和影响。想要获取更多关于不同物种水平细胞的解剖和生理方面的细节信息,还请读者参考其他综述（Burkhardt,1993;Fahrenfort et al.,2005;Kamermans et al.,1999;Piccolino,1995;Schwartz,2002;Twig,Levy,& Perlman,2003;Weiler et al.,2000;Wu,1992）或者参考一个优秀的在线资源 Webvision（http://webvision.med.utah.edu/）。

水平细胞/感光细胞突触的结构

水平细胞和感光细胞之间的突触接触发生在延伸到视杆细胞和视锥细胞末端深处的内陷中（图7.1C）。视杆细胞末端只有很少的内陷,而视锥细胞有多达 25 个。在每个内陷中,感光细胞都含有被称为突触带的细胞质细胞器。

突触带是连续释放神经递质的感觉神经元（即视杆细胞、视锥细胞和内耳的毛细胞）的关键特征。突触带也存在于视网膜双极细胞的输出突触中。条带是由少量不同的蛋白质组成的蛋白质性结构,但是这些蛋白质在结合或者运输突触囊泡中的作用尚不明确。条带在以一种叫作"弓形致密"的结构对接在质膜上,弓形致密直接位于突触后的树突的对面。十行或者更多行的突触囊泡沿着突触带的侧面被系链。近期关于荧光团辅助的激光灭活的研究已经表明,条带是启动囊泡与突触前膜融合的必经之路（Snellman et al.,2011）,使得条带突触成为理解突触输出和水平

细胞反馈的关注中心。

每个内陷通常具有三个树枝状突起:两个来自不同的水平细胞的横向树突,以及一个来自双极细胞的中心树突。从超微结构和生理角度,已经对这种"三联接合体"（见图 7.1B,C）进行了详细分析。这种深入的内陷被认为对于阻滞或者防止化学递质扩散在突触间隙内外的扩散较为重要（Burris et al.,2002;Migdale et al.,2003）,尽管近期有证据表明神经递质谷氨酸从一个视锥细胞末端溢出到其相邻视锥细胞（Szmajda & DeVries,2011）。也有人认为,内陷用作电绝缘体,阻碍了细胞外电流在水平细胞不同部分之间流动。由此产生的电流流动的曲折路径可能维持了间隙和视网膜细胞外大块空间之间的电压梯度（Byzov & Shura-Bura,1986;Kamermans et al.,2001）,而这是神经元间接触的信号传导所必不可少的。

与大脑中的大多数胶质细胞接近神经递质释放位点的突触不同,内陷的水平细胞突触没有胶质细胞过程（Burris et al.,2002）。有趣的是推测这种差异的功能意义。在大脑中的谷氨酸突触处,是含有兴奋性氨基酸转运体（EAATs）的神经胶质细胞将细胞外谷氨酸从突触间隙中清除,从而终止了突触传递。通过 EAATs 的谷氨酸运输和 Cl⁻ 电导有关联,因此谷氨酸的摄取与超极化神经胶质细胞的电流有关联。这使得突触前和突触后的神经元都脱离了这个谷氨酸移除的过程,从而使它们免受与此过程相关的电压变化的影响。在内陷的水平细胞突触中,视杆细胞和视锥细胞具有 EAATs,因此突触前细胞对于移除自身释放的神经递质至关重要（Hasegawa et al.,2006）,尽管穆勒神经胶质细胞有助于移除脱离内陷的谷氨酸（Harada et al.,1998）。这种安排的一个后果在于,感光细

利用超极化膜电位的 Cl⁻电流对它们自己释放的谷氨酸做出响应(Picaud et al.,1995)。这构成了可能限制神经递质释放并帮助塑造突触后响应的感光细胞自主形式的负反馈。

水平细胞光响应

我们已经很好地理解了水平细胞如何从视杆细胞和视锥细胞接收关于光照的信息。视杆细胞和视锥细胞在对光照的响应中超极化,导致它们的突触终末上的电压门控 Ca^{2+} 通道关闭。这会导致 Ca^{2+} 内流减少,以及囊泡释放位点附近细胞质 Ca^{2+} 浓度下降。在黑暗中,通过相对高的细胞内 Ca^{2+} 浓度维持从感光细胞紧张性神经递质释放,因此在光照期间 Ca^{2+} 浓度的下降导致神经递质释放减少。谷氨酸是视杆细胞和视锥细胞的神经递质,作用于具有不同类型谷氨酸受体的突触后神经元。水平细胞具有 AMPA 受体,这些受体是配体门控离子通道,且对于 Na^+ 和 K^+ 的渗透是非选择性的,并且在一定程度上对 Ca^{2+} 也是如此(Rivera,Blanco,& de la Villa,2001)。突触处还存在具有 AMPA 受体的 OFF 双极细胞树突,以及具有代谢型谷氨酸受体的 ON 双极细胞树突。

在黑暗中谷氨酸的连续释放保持水平细胞中的 AMPA 受体在激活状态,使水平细胞膜电位保持在相对去极化的电压(约为-40mV)。光诱发的谷氨酸释放的抑制导致 AMPA 受体的失活,使得水平细胞超极化。光照强度越高,超极化越强,直到光响应在-60mV 附近饱和,此时所有的 AMPA 受体都被关闭(见图 7.2A)。

水平细胞反馈到感光细胞的性质

水平细胞反馈突触到视锥细胞的第一个迹象来自 Baylor、Fuortes 以及 O'Bryan(1971),他们发现大的光斑照明可以比小中心光斑照明产生的电压更小的超级化响应,甚至可能电压极性相反。视锥细胞感受野拮抗的"周边"部分从中心向外延伸了上百微米,这与大的横向突出的细胞即水平细胞的参与一致。周边响应的动力学和水平细胞光照响应的动力学相似,强化了这一观点。进一步研究表明,反馈突触可以增加视觉系统的对比辨别能力(O'Bryan,1973)。

早期关于水平细胞反馈的机制研究集中在识别视锥细胞上的电导变化,该变化在对大的光斑或者直接操纵水平细胞电压的响应中产生。在一项经典的研究中,Samuel Wu(1991)使用微量移液管将视网膜切片的一个视锥细胞的外段分离,然后使用另一个微量移液管从剩下的细胞体获得细胞内记录。外段的移除消除了直接的光响应,使得由水平细胞介导的反馈响应可以被单独记录及分析。在这些被截断的视锥细胞中,全场光照产生了很小的去极化(<5mV),符号和正常的超极化光照响应相反。去极化响应由于视锥细胞处于更超极化电压并且反转电位明显接近-65mV 而变小,被认为是 Cl⁻的电导的指示。

一些团队的进一步研究得出了不同的结论:负反馈的主要作用是在视锥细胞中改变电压门控 Ca^{2+} 通道的门控,而 Cl⁻电导的改变是由 Ca^{2+} 激活的 Cl⁻通道促成的次级效应(Kraaij,Spekreijse,& Kamermans,2000)。周边的光照(图 7.2B)或者直接的水平细胞

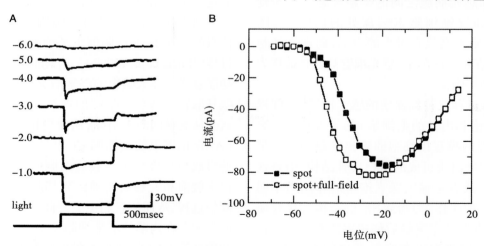

图 7.2　水平细胞中的光响应以及视锥细胞中的负反馈响应。(A)兔子视网膜上水平细胞中对于增加的光照强度的电压响应。超极化响应中的"凹陷"是到感光细胞的负反馈的反映。刺激强度根据相对于使用的最大强度刺激的对数单位表示。(采用自 Bloomfield,1992.)(B)鲤鱼视网膜的视锥细胞中电压门控 Ca^{2+} 通道的激活曲线。全场光照增加了最大电流,并且使得激活曲线出现超极化偏移。(采用自 Verweij,Kamermans,& Spekreijse,1996.)

去极化造成视锥细胞上 L 型 Ca^{2+} 通道激活曲线的去极化偏移（Verweij,Kamermans,& Spekreijse,1996；Cadetti & Thoreson,2006）。这是"符号反转"（或者抑制）效应。因为水平细胞去极化程度越高，开启视锥细胞 Ca^{2+} 通道越难，所以视锥细胞引出的 Ca^{2+} 依赖的神经递质释放就越少。

来自视锥细胞水平细胞的负反馈已经被广泛研究，并且因为视锥系统对于高敏度视力最为重要，侧向抑制和对比度增强对于视锥细胞信号传导极为重要。在特定类的被称为"色度"细胞的水平细胞中（对比与无颜色对立的"亮度"水平细胞），负反馈也可以产生"颜色拮抗"响应，这在低等脊椎动物中存在，但是哺乳动物中没有。在这个系统中一个色度类型视锥细胞，对特定波长范围的光线产生响应，信号通过水平细胞来施加负反馈到另一种不同类型的视锥细胞上，从而对不同波长范围的光做出响应。可以在视锥细胞末端水平观察到颜色拮抗，但是通过记录"色度"（或者 C 型）水平细胞本身最容易观察到。取决于 C 型水平细胞的精确亚型，光响应极性可能以在双相甚至三相的方式随波长的变化而变化（参见 Twig,Levy,& Perlman,2003）。

尽管我们主要关注视锥细胞，但是近期的研究表明水平细胞也施加负反馈到视杆细胞末端（Thoreson,Babai,& Bartoletti,2008），调节视杆细胞光反应向下游视神经元的传输。水平细胞和视杆细胞同步的膜片钳记录表明水平细胞电压的变化使得视杆细胞电压门控 Ca^{2+} 电流激活发生微小的变化，如同其在视锥细胞中所做的一样。负反馈响应可以在被截断的、缺乏外段的视杆细胞上被引发，如同在被截断的视锥细胞上一样。因此水平细胞反馈似乎是适用于视网膜所有感光细胞的普遍现象。

负反馈突触的机制

自从 Copenhagen 和 Jahr（1989）标志性的研究以来，谷氨酸作为感光细胞的输出神经递质已经被明确。但是尽管经过了 40 年的研究，水平细胞反馈传输的机制仍然没有被理解。在整个神经系统的突触上，多种实验证据已经汇聚在一起，最终确定了介导特定突触事件的特定神经递质。但是从水平细胞到视锥细胞的负反馈突触已经被证实是一个更棘手的难题，并且目前该研究领域内没有达成共识。

识别生理事件基础的神经递质或者介质通常涉及三种类型的实验：①"阻断"实验，即假定的介质的特定抑制剂可以阻止事件发生；②"移动"实验，其中推定介质的外源性应用本身可以产生事件；③"显示"实验，其中某种类型的指标表明介质的存在并且可以解释事件。许多"阻断"和"移动"研究已经被进行了很多年，但是明确识别水平细胞负反馈递质的主要问题在于缺少令人信服的"显示"研究。

几种类型的化学信号可以调节神经递质从感光细胞释放，但是显然不调节水平细胞负反馈。举例来说，一氧化氮可以导致集中于视锥细胞末端的环 GMP 门控阳离子通道激活（Savchenko,Barnes,& Kramer,1997）。这导致视锥细胞的细胞内 Ca^{2+} 升高，从而增强神经递质释放。一氧化氮合成酶的药理学阻断作用减少了负反馈。然而，目前清楚了负反馈的影响受到感光细胞电压门控 Ca^{2+} 通道的介导，而不是由对电压不敏感的环 GMP 门控通道介导的。

剩余的三个候选机制至少受到一些研究者的青睐（见图 7.3）。以下是对于每种假说机制的实验证据

GABA假说	神经元间接触的假说	pH假说
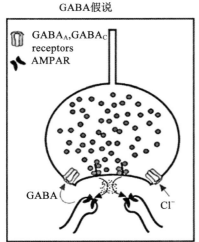	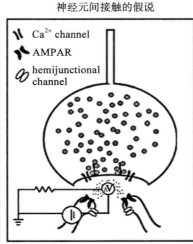	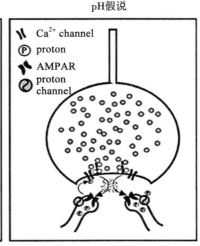

图 7.3　关于假定信号介导从水平细胞到视锥细胞的负反馈的三种假说

的批判性评价,正反两方面都有。

GABA 假说

GABA 为大脑中主要的抑制性神经递质,早期被认为是假定的水平细胞反馈递质。事实上大多数神经科学教科书仍然将 GABA 描述为调节负反馈和侧向抑制的递质。根据 GABA 假说(图 7.3A),黑暗中视锥细胞释放的谷氨酸使水平细胞去极化,水平细胞将 GABA 释放回视锥细胞末端。这抑制了电压门控 Ca^{2+} 通道的激活,减少作为囊泡谷氨酸释放基础的 Ca^{2+} 内流。因此,该过程是一个负反馈环路。

起初,有很多证据支持 GABA 假说。水平细胞表达 GABA 合成所需的酶:谷氨酸脱羧酶(GAD)(Hurd & Eldred, 1989)。GABA 聚集在水平细胞(Lam, Lasater, & Naka, 1978)。在黑暗期间以及细胞被 K^+ 或者谷氨酸去极化时,GABA 被释放(Schwartz, 1982)。孤立的视锥细胞在它们的突触终末上有 GABA 受体,并且这些受体的激活导致视锥细胞 Cl^- 电导增加,这会使膜电位超极化(Kaneko & Tachibana, 1986)。环绕照明使鱼视网膜中的视锥细胞去极化,这种效应可以通过施加外源性 GABA 来消除(Murakami et al., 1982; Wu & Dowling, 1980)。

水平细胞缺乏大量的突触囊泡(Raviola & Gilula, 1975; Schwartz, 2002)给 GABA 假说带来了两难处境。使用突触囊泡染料 FM1-43 进行的荧光成像研究未能发现任何水平细胞的标记(Rea et al., 2004),也引起了对反馈是通过囊泡释放介导的怀疑。另一个挑战在 20 世纪 80 年代初期开始变得明显,此时 Schwartz(1982, 1987, 2002)发现 GABA 从水平细胞的释放和 Ca^{2+} 独立。去极化引发的 GABA 释放没有和水平细胞中电压依赖的小 Ca^{2+} 电流相关,并且即使在细胞外和细胞内都加入阻止 Ca^{2+} 的任何变化的 Ca^{2+} 缓冲物后,去极化引发的 GABA 释放仍然存在。在这些精美的研究中,Schwartz 解决了 GABA 如何从水平细胞释放的谜题,至少在非哺乳动物的脊椎动物中(鱼,两栖类,爬行类)成立。在这些生物的视网膜中,电压敏感的 Na^+ 耦合 GABA 转运体,实际上是耦合水平细胞去极化和 GABA 外流的关键分子成分。在这种情况下反转膜运输(即,GABA 穿梭出细胞而不是进入细胞)是神经递质释放而不是囊泡融合的机制。然而,哺乳动物水平细胞似乎缺乏 Na^+ 耦合 GABA 转运体(Johnson et al., 1996),将这个机制的适用范围限定在了低等脊椎动物范围内。

一些其他伴随 GABA 假说的新奇问题已经出现了很多年。超微结构研究表明很少的 GABA 受体存在于视锥细胞的突触内陷,并且大多数的位置远离水平细胞接触位点(Yazulla & Studholme, 1997)。最重要的是,药理学研究表明负反馈在加入多种阻止所有已知 GABA 受体之后仍然持续,这些受体被称作 $GABA_A$, $GABA_B$, $GABA_C$ 受体(Hare & Owen, 1996; Thoreson & Burkhardt, 1990)。这些研究特别有问题,并且没有可信的解释来回应认为 GABA 受体是不必要的结论。所以尽管 GABA 假说通过了"移动"检验,但是没有通过"阻断"检验。而且,没有"显示"证据证明合适的幅度和动力学的 GABA 浓度变化发生在负反馈期间的突触上。负反馈通过外源性 GABA 的抑制可以通过独立效应被解释——举例来说,$GABA_A$ 受体的外源性可以降低视锥细胞和水平细胞的输入阻抗,分流神经反馈信号产生的电流。

但是即使得出了 GABA 没有介导负反馈的结论,介质还是有可能在外部视网膜发挥其他重要作用,特别是在低等脊椎动物中(Wu, 1992)。GABA 受体突触外周的位置表明,GABA 不介导点对点的快速突触抑制,而可能在外部视网膜分泌神经递质中发挥作用。例如,GABA 可能通过从水平细胞到视网膜的体积传输中发信号,来更好地通知感光细胞关于视网膜的总体适应状态。即使在哺乳动物中有证据证明水平细胞树突中合成和传输 GABA 的酶的存在(Johnson et al., 1996; Guo et al., 2010),这表明 GABA 肯定发挥了一些重要的作用。但是仍然需要更多阐明 GABA 的精确功能。

神经元间接触的假说

突触三联体和内陷突触的定型结构是不同寻常和引人入胜的,有点让人想到电子晶体管。因此水平细胞反馈可能通过电场效应(也被称为神经元间接触的传输)进行的建议很有意义(Byzov & Shura-Bura, 1986)。在这种情况下细胞外的电压在电流流过水平细胞树突的离子通道以及通过内陷突触的细胞外阻抗时发生变化。视锥细胞末端的电压门控 Ca^{2+} 通道感觉到跨膜电位的变化,导致它们激活状态的改变,最终导致 Ca^{2+} 依赖的神经递质释放的改变。因为细胞外的去极化和细胞内的超极化相等,因此在黑暗中从水平细胞产生的外向电流应当抑制视锥细胞上的电压门控 Ca^{2+} 通道,这是一个负反馈效应。

神经元间接触假说要求水平细胞有打开的离子通道的足够密度,并且有足够高的细胞外阻抗,以便来解释细胞外电位的发生的改变。Kamermans 等人

（2001）提出了"半通道"，其包括了连接蛋白-26蛋白质，可以允许足够的电流从水平细胞树突顶端流动，并且被嵌入突触内陷中。连接蛋白是间隙接合的基础，含水孔隙允许周围细胞之间直接的化学和电交流。间隙接合通道在当两个相邻细胞的连接蛋白连接形成跨膜细胞孔时形成。然而，某些结合蛋白可以不涉及伴侣蛋白来形成开放的半通道，为电流流过单个细胞的膜提供有效的泄露途径。

和神经元间接触的观点一致，利用对抗连接蛋白-26的抗体在鲤鱼视网膜的免疫细胞化学研究显示出水平细胞树突的选择性标记（Kamermans et al.，2001）。甘珀酸，间隙接合通道的阻断剂，抑制水平细胞自身中测量到的反馈诱发响应并且消除了颜色拮抗。最近的是斑马鱼的连接蛋白-55.5基因敲除减少水平细胞负反馈（Klaassen et al.，2011）。部分效应可能通过多种有助于半接合通道的连接蛋白来解释，并且在斑马鱼中，有证据表明连接蛋白-55.5和连接蛋白-52.6都有贡献（Sun et al.，2012）。

额外的研究表明谷氨酸受体的开放在水平细胞的树突顶端被发现，也可以抑制反馈（Kamermans et al.，2001）。半通道被认为在神经元间接触的信号传导中比谷氨酸受体发挥了更重要的作用，因为它们在树突顶端中的位置更加紧密，最靠近视锥细胞的突触带（Fahrenfort et al.，2005）。

神经元间接触的假说是有吸引力的，但是已经受到了来自实验和理论的严重挑战。研究已经表明甘珀酸具有许多除了在水平细胞的半接合通道上潜在激活之外的效应。最重要的是，甘珀酸直接抑制位于视锥细胞末端的电压门控 Ca^{2+} 通道（Vessey et al. 2004），使得对于反馈效应的解释大大复杂。此外，蝾螈视网膜上配对的水平细胞视锥细胞记录显示出，甘珀酸没能阻止水平细胞上直接的电压变化引发的视锥细胞 Ca^{2+} 电流的负反馈调节（Cadetti & Thoreson，2006）。此外，水平细胞和视锥细胞的配对记录表明，水平细胞去极化有时候造成 Ca^{2+} 激活曲线的少量偏移，或者没有偏移但是电流峰值幅度会减少（Cadetti & Thoreson，2006；Jackman et al.，2011）。光唤醒的反馈也可以减少 Ca^{2+} 电流的尖峰幅值（Hirasawa & Kaneko，2003；Verweij，Kamermans，& Spekreijse，1996）。这些观察和神经元间接触机制不一致。最后，视锥细胞神经递质谷氨酸（Szmajda & DeVries，2011）和许多其他实验试剂可以快速扩散进出内陷突触的观察，看起来和神经元间接触机制所需的高阻抗不一致。两者结合，神经元间接触的假说不一定被"移动"实验支持，并且"阻断"实验没有定论。但是最关键的问题可能在于缺乏"显示"实验来检验神经元间接触信号是否在水平细胞反馈中实际产生。

pH 假说

一个同样非常规的假说认为，质子是从水平细胞到视锥细胞的负反馈信号。在这个场景中水平细胞的去极化驱动质子通过水平细胞树突顶端的通道或者转运体外流。细胞外的 pH 变化调节视锥细胞末端的电压门控 Ca^{2+} 通道，改变通道激活和 Ca^{2+} 依赖的神经递质释放。

质子从水平细胞外流的途径的性质尚不明确，但是已经有一些不同调查得到的备选建议。水平细胞具有上皮型 Na^{+} 通道（ENaC），这是高度质子透过的。阿米洛利，ENaC 通道阻断剂，阻止水平细胞负反馈（Vessey et al.，2005）。然而，阿米洛利也影响其他目标，需要许多特殊工具来确定 ENaC 的作用。水平细胞的质膜也具有液泡型 H^{+} 泵（V-ATP 酶），可以传输质子。巴弗洛霉素-A1，一种选择性的 V-ATP 酶阻断剂，阻止质子从分离的水平细胞流出（Jouhou et al.，2007）。然而，不可能测试巴弗洛霉素-A1 是否也阻止视网膜中的负反馈，因为视锥细胞中的 V-ATP 酶是利用谷氨酸填充突触囊泡所需的。因此，药物阻断视锥细胞神经递质释放，排除反馈研究。也可能半接合通道调节质子从水平细胞外流，但是不幸的是，没有针对半接合的特殊抑制剂，阻碍了对于这种可能的"阻断"分析。

一些观察结果支持 pH 假说。首先，像许多离子通道一样，视锥细胞中的 L 型 Ca^{2+} 通道对于细胞外的 pH 极度敏感（Barnes & Bui，1991；Barnes，Merchant，& Mahmud，1993）。这是因为通道蛋白细胞外侧有很多带电滴定残滴，包括在 S4 电压感受阈中，可以被细胞外含水环境部分地接触到（Larsson et al.，1996）。人工酸化或者碱化细胞外 pH 约 0.6 对数单位会偏移 Ca^{2+} 通道激活中心点约 10mV，足够解释负反馈，因此"移动"证据和 pH 假说一致。

进一步研究表明，增加的细胞外空间缓冲能力会阻止负反馈。碳酸氢盐是天然的 pH 缓冲剂，具有高浓度（10～20mV）的 HEPES，一种更强且更快的 pH 缓冲剂，补充碳酸氢盐会抑制视锥细胞 Ca^{2+} 通道以及水平细胞光响应的负反馈（Hirasawa & Kaneko，2003；Vessey et al.，2005）。在灵长类视网膜中的进一步研究表明 20mM 的 HEPES 清除了视网膜神经节细胞中拮抗的外周感受野响应（Davenport，Detwiler，&

Dacey，2008），在视觉系统中一个或者多个突触进一步跟进。因此涉及 HEPES 的"阻断"实验和 pH 假说一致。

关于 HEPES 在缓冲细胞外 pH 中的作用的问题已经有人提出（Fahrenfort et al.，2009）。有关于 HEPES 可以碱化水平细胞细胞质的证据，并且这可以阻断半接合通道。此外，HEPES 可以直接阻止非洲爪蟾卵母细胞表达的连接蛋白-55.5 半通道的活性。这些发现提出了脱靶效应可能负责 HEPES 阻断负反馈的关注。氨基硫黄盐基部负责通过 HEPES 一致半通道。然而，pH 缓冲剂 Tris 没有氨基硫黄盐，却也能阻止负反馈。此外，许多氨基硫磺盐的作用类似 pH 缓冲剂，但是只有那些少数 pK_a 接近 7.4 的才能有效阻断负反馈（Trenholm & Baldridge，2010）。这表明 pH 缓冲活性就是阻碍负反馈的，而不是一些偏离目标的作用（off-target action）。

pH 假说也已经受到了其他挑战。在鳐鱼视网膜上酶解分离的水平细胞的研究表明，膜电位的变化确实可以造成细胞外 pH 的改变，但是是在错误的方向！利用 pH 敏感染料和 pH 选择性微电极的研究表明，水平细胞去极化导致细胞外碱化（Jacoby et al.，2012；Kreitzer et al.，2007）而不是 pH 假说预测的酸化。然而，部分细胞外区域（如水平细胞树突顶端外侧）可能在水平细胞去极化上变得更加酸性，而剩下的部分变得更加碱性。建立了一个黑暗中持续的闭环质子流。也可能是细胞分离中所涉及的酶处理过程具有在水平细胞中替代的通道或者转运体来负责质子外流。

因此，像负反馈的其他假说，pH 假说最大的问题在于缺少"显示"实验。由水平细胞反馈产生的质子浓度的变化可能会十分小，在 $0.1 \sim 0.2$pH 单位范围内，并且突触内陷中的细胞外空间的体积微乎其微（$\sim 10^{-18}$L）。用于测量局部 pH 细胞外电极是侵入性的，并且具有有限的分辨率（$1 \sim 2 \mu m$）。常规 pH 敏感的荧光染料可以通过水平细胞的细胞膜，混杂对于细胞外 pH 的测量（Jacoby et al.，2012）。

幸运的是，有一种非侵入性的、高度本地化的且高度灵敏的工具可用于测量视网膜上即将出现的 pH 值：GFP 的 pH 敏感形式，被称为"绿色荧光蛋白"。最佳情况下，绿色荧光蛋白可以在具有细胞选择性启动子的特殊细胞类型上进行基因表达。我们已经拼接绿色荧光蛋白到 L 型 Ca^{2+} 通道的亚单位上，并且我们正在用视锥细胞特异的启动子在斑马鱼视网膜中表达这一结构（未发表的结果）。pH 值的这种荧光报告应当精确定位在视锥细胞末端反馈发生的位置。我

们希望这一工具可以提供明确的"显示"实验来证实在负反馈期间 pH 是否发生了合适的改变。

故事中令人惊讶的转折：从水平细胞到视锥细胞的正反馈突触

几十年来，视网膜的基础回路已经为人所知，这使得发现一种以前不为人知的水平细胞和视锥细胞之间的突触相互作用的类型更出人意料。在 2011 年，我们报道了从水平细胞发出的 Ca^{2+} 依赖信号导致视锥细胞的神经递质释放增强，和负反馈效应相反（Jackman et al.，2011）。初始的发现不是来自电生理记录，而是来自涉及荧光染料 FM1-43 的成像研究。

FM1-43 是亲脂性染料，已经作为检测神经递质从突触前端释放的工具得到普及（Betz，Mao，& Bewick，1992）。FM1-43 分配到细胞的质膜上，这里疏水性环境增强其荧光。因为 FM1-43 是两亲性的（极性在一端，非极性在另一端），它不能在膜双层中"翻转"，而是仍然系链于外部小叶。然而，回收突触囊泡的内吞作用可以将染料带入突触前终端内，从而在内部囊泡中捕捉染料。后续的刺激造成这些囊泡经历胞吐，将染料返回到质膜，这里它可以通过扩散进入细胞外空间而脱离，从而减少末端的荧光。

加载和卸载 FM1-43 的速率可以被分别用做指示器来测量胞吞和胞吐的速率。视杆和视锥细胞在黑暗中连续释放神经递质。所以像期待的一样，FM1-43 的加载和卸载速率在黑暗中达到最大，并且随着光照而下降（Choi et al.，2005）。我们使用这个信息且利用电子显微镜来量化突触囊泡释放速率如何编码光照强度。用于可视化 FM1-43 的光照可以改变感光细胞释放速率，但是这个混杂的问题可以利用采用了红外光的双光子成像被最小化。

当我们开始在视网膜外部的研究时，由于负反馈，我们完全期望水平细胞上的谷氨酸受体的激活可以导致 FM1-43 从视锥细胞卸载的速率减少。然而，我们震惊地发现存在截然不同的情况：谷氨酸造成 FM1-43 释放速率显著增加，增加了四倍以上。药理学研究表明，尤其是 AMPA 受体对于谷氨酸在视锥细胞释放的这个效果负责。这是出人意料的，因为视锥细胞不具有 AMPA 受体。然而，水平细胞具有 AMPA 受体，并且我们猜测是否水平细胞上的这些受体活性是直接负责加速视锥细胞释放的。这一观点的支撑来自视网膜切片和激光烧蚀试验。破坏或者损坏水平细胞的方法消除了 AMPA 对于视锥细胞释放的影响，

但是物理或者药理学对于其他视网膜细胞类型的阻断不会影响 AMPA 的效果。结合考虑,这些结果表明了一个新的事件次序:从视锥细胞释放的谷氨酸激活水平细胞上的 AMPA 受体,显然从水平细胞到视锥细胞末端某种类型的正反馈信号水平细胞进一步加速了视锥细胞释放。

为了测试这些事件是否在生理条件下发生,我们提出了当谷氨酸释放持续发生时,视锥细胞释放是否在黑暗中通过正反馈正常加速的问题。果然,利用 AMPA 受体的选择性拮抗剂来中断系统可以减缓黑暗中 FM1-43 的释放。因此,AMPA 受体介导的正反馈是一个持续的突触机制,促进神经递质从视锥细胞释放。使用相同的 FM1-43 策略,我们观察了大量动物视网膜中 AMPA 引起的正反馈,包括虎皮蝾螈、斑马鱼、变色龙蜥蜴以及兔子。因此,正反馈在脊椎动物中都存在。

我们是如何调和这个新的水平细胞介导的正反馈现象与被广泛研究了数十年的负反馈之间的关系的?答案在于水平细胞的细胞内信号,它们负责触发负反馈与正反馈信号。AMPA 受体的激活导致膜电位的去极化,但是因为水平细胞中 AMPA 受体的类型是 Ca^{2+} 渗透(Ca^{2+}-permeant)的(Rivera,Blanco,& de la Villa,2001),AMPA 也可以导致细胞内 Ca^{2+} 浓度上升。我们通过进行水平细胞和视锥细胞的配对记录的方法,分别调查水平细胞电压变化和水平细胞细胞内 Ca^{2+} 变化的效果。首先,我们发现去极化的水平细胞膜电位导致视锥细胞上电压门控 Ca^{2+} 通道的抑制,如同许多人之前发现的那样(Cadetti & Thoreson,2006;Verweij,Kamermans,& Spekreijse,1996)。并且如同其他人所报道的,我们发现视锥细胞 Ca^{2+} 通道通过水平细胞电压变化的抑制可以被用高浓度 HEPES 替代碳酸氢盐的盐水所阻止(Hirasawa & Kaneko,2003;Vessey et al.,2005)。因此,我们证实了水平细胞电压变化对于介导负反馈很重要。

但是关于正反馈呢?为了分别研究水平细胞中细胞内 Ca^{2+} 的效果,我们采用了 DM-硝基苯酚(DM-nitrophen),一种"囚禁 Ca^{2+}"的类型,可以被用于产生 UV 光照下细胞内 Ca^{2+} 浓度急剧上升。我们注射 DM-硝基苯酚到个体水平细胞,并且记录产生于视杆细胞和视锥细胞的谷氨酸释放的自发的兴奋性突触事件("mini"EPSCs)。水平细胞中提升的 Ca^{2+} 造成了这些事件频率的迅速大幅提升,表明神经递质释放的正反馈调节。因为这些操作是对于单个特定的被注入 DM-硝基苯酚的水平细胞的,所以这些发现提供了直接证据证明水平细胞负责正反馈。此外,这些发现暗示了细胞内 Ca^{2+} 可能是潜在的触发因素。

我们接下来研究了可能介导从水平细胞到视锥细胞的正反馈传输的递质。药理学实验排除了很多备选,包括谷氨酸、GABA、甘氨酸、多巴胺和一氧化氮。有很多其他可能的备选我们尚未完全评估,包括内源性大麻素和其他脂类代谢产物。因此至少在目前,正反馈递质的身份仍然是个谜。

然而,我们确实知道一些关于正反馈如何导致视锥细胞递质释放增加的事情。负反馈调节视锥细胞中的电压依赖性 Ca^{2+} 电导,与负反馈不同,正反馈导致视锥细胞中电压无关电导的激活(可能是一些非选择性阳离子通道类型),导致细胞内 Ca^{2+} 增加。阻断视锥细胞中的电压依赖 L 型 Ca^{2+} 通道对于由 AMPA 加速的释放没有影响。因此,正反馈开启 Ca^{2+} 内流途径,和这些年来一直被研究的电压门控 Ca^{2+} 通道有所区别。视锥细胞末端具有多种电压独立的、Ca^{2+} 渗透的通道,包括一些类型的 TRP 通道,但是需要进行更多的工作从而确定正反馈期间哪个会介导视锥细胞释放的加速。

为什么会同时存在正反馈和负反馈?

初看起来,同时具有增强和抑制神经递质释放的反馈突触似乎是无用的。然而,有证据表明,引发正反馈和负反馈的信号在水平细胞的传播方式不同。这种差异可以帮助解释为什么两种类型的反馈不能简单地相互抵消。先前的研究表明,在水平细胞中发现的特殊类型的 AMPA 受体是针对 Ca^{2+} 的(Rivera,Blanco,& de la Villa,2001),并且我们在水平细胞上的 Ca^{2+} 成像实验证实了这一结果。更进一步,我们发现 AMPA 的局部应用导致 Ca^{2+} 的局部增加。因为从水平细胞到视锥细胞的正反馈是由 Ca^{2+} 上升所引起,所以这表明正反馈只会发生在水平细胞接受直接兴奋性输入的树突分支上,如那些在黑暗中受到视锥细胞所驱动的分支。

作为对比,负反馈受到水平细胞电压而不是 Ca^{2+} 来控制。突触电流产生的电压信号进入单个树突以电流形式传播而产生,不只在单个水平细胞中,也会通过水平细胞的合胞体,从而在视网膜外部相对大的区域内分布负反馈。因此,正反馈似乎比负反馈更受空间限制。

这也许违反直觉,但是正反馈和负反馈信号在不同的空间域传播,正反馈可以放大,而不是抑制对比度增强。图 7.4 显示出正反馈和负反馈空间分布不同

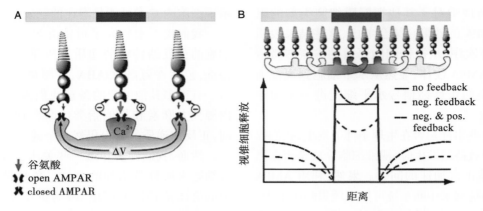

图 7.4 正反馈和负反馈的功能性结果。（A）正反馈和负反馈信号在水平细胞中的传播不同。最上边的条表示光照模式。在黑暗中去极化的一个视锥细胞释放谷氨酸，激活 AMPA 受体（AMPARs）并且引起去极化和 Ca^{2+} 内流。Ca^{2+} 的上升仅限于与该视锥细胞接触的树突分支，因此正反馈位于该视锥细胞。去极化通过水平细胞以电形式扩散，因此负反馈信号来自所有树突。（B）暴露于灰色背景暗点的视锥细胞的反馈对突触释放影响的建模仿真。迹线显示模拟的没有反馈、仅有负反馈以及等量负反馈和正反馈的视锥细胞释放。（Adapted from Jackman et al. , 2011.）

的模型的结果（Jackman et al. , 2011）。当暗点投射到视网膜上时，中心的视锥细胞去极化，维持谷氨酸的释放，而外周的视锥细胞则是超极化，从而减少谷氨酸的释放。如果没有任何反馈，释放的空间轮廓将反映刺激。增加负反馈通过减少视锥细胞响应来增强对比度。因此，去极化的水平细胞减少了暗点中的释放，并且在更亮的环绕中释放会通过而超极化的水平细胞则增加了明亮区域的释放。位于边缘的视锥细胞末端水平细胞接受来自跨越边界的水平细胞的输入，因此影响消除，从而允许光和暗充分调节视锥细胞释放。正反馈会简单地按正比关系放大释放到单个视锥细胞的局部突触输出。因此，正反馈可以放大视锥细胞释放而不会牺牲负反馈提供的对比度增强。

致谢

感谢 Tzu-Ming Wang 和 Wally Thoreson 对手稿的帮助以及 Skyler Jackman 帮助解决图片方面的问题。这项工作受到 NIH（R01-EY015514 and PN2-EY18241）和贝克曼黄斑研究计划的研究资助。

参考文献

Barnes, S., & Bui, Q. (1991). Modulation of calcium-activated chloride current via pH-induced changes of calcium channel properties in cone photoreceptors. *Journal of Neuroscience, 11*, 4015–4023.

Barnes, S., Merchant, V., & Mahmud, F. (1993). Modulation of transmission gain by protons at the photoreceptor output synapse. *Proceedings of the National Academy of Sciences of the United States of America, 90*, 10081–10085. doi:10.1073/pnas.90.21.10081.

Baylor, D. A., Fuortes, M. G. F., & O'Bryan, P. M. (1971). Receptive fields of cones in the retina of the turtle. *Journal of Physiology, 214*, 265–294.

Betz, W. J., Mao, F., & Bewick, G. S. (1992). Activity-dependent fluorescent staining and destaining of living vertebrate motor nerve terminals. *Journal of Neuroscience, 12*, 363–375.

Bloomfield, S. A. (1992). A unique morphological subtype of horizontal cell in the rabbit retina with orientation-sensitive response properties. *Journal of Comparative Neurology, 320*, 69–85. doi:10.1002/cne.903200105.

Burkhardt, D. A. (1993). Synaptic feedback, depolarization, and color opponency in cone photoreceptors. *Visual Neuroscience, 10*, 981–989. doi:10.1017/S0952523800010087.

Burris, C., Klug, K., Ngo, I. T., Sterling, P., & Schein, S. (2002). How Müller glial cells in macaque fovea coat and isolate the synaptic terminals of cone photoreceptors. *Journal of Comparative Neurology, 453*, 100–111. doi:10.1002/cne.10397.

Byzov, A. L., & Shura-Bura, T. M. (1986). Electrical feedback mechanism in the processing of signals in the outer plexiform layer of the retina. *Vision Research, 26*, 33–44. doi:10.1016/0042-6989(86)90069-6.

Cadetti, L., & Thoreson, W. B. (2006). Feedback effects of horizontal cell membrane potential on cone calcium currents studied with simultaneous recordings. *Journal of Neurophysiology, 95*, 1992–1995. doi:10.1152/jn.01042.2005.

Choi, S. Y., Borghuis, B. G., Rea, R., Levitan, E. S., Sterling, P., & Kramer, R. H. (2005). Encoding light intensity by the cone photoreceptor synapse. *Neuron, 48*, 555–562. doi:10.1016/j.neuron.2005.09.011.

Copenhagen, D. R., & Jahr, C. E. (1989). Release of endogenous excitatory amino acids from turtle photoreceptors. *Nature, 341*, 536–539. doi:10.1038/341536a0.

Davenport, C. M., Detwiler, P. B., & Dacey, D. M. (2008). Effects of pH buffering on horizontal and ganglion cell light responses in primate retina: Evidence for the proton hypothesis of surround formation. *Journal of Neuroscience, 28*, 456–464. doi:10.1523/JNEUROSCI.2735-07.2008.

Dowling, J. (1970). *The retina: An approachable part of the brain.* Cambridge, MA: Belknap Press.

Fahrenfort, I., Klooster, J., Sjoerdsma, T., & Kamermans, M. (2005). The involvement of glutamate-gated channels in negative feedback from horizontal cells to cones. *Progress in Brain Research, 147*, 219–229. doi:10.1016/S0079-6123(04)47017-4.

Fahrenfort, I., Steijaert, M., Sjoerdsma, T., Vickers, E., Ripps, H., van Asselt, J., et al. (2009). Hemichannel-mediated and pH-based feedback from horizontal cells to cones in the vertebrate retina. *PLoS One, 4*, e6090. doi:10.1371/journal.pone.0006090.

Guo, C., Hirano, A. A., Stella, S. L., Jr., Bitzer, M., & Brecha, N. C. (2010). Guinea pig horizontal cells express GABA, the GABA-synthesizing enzyme GAD 65, and the GABA vesicular transporter. *Journal of Comparative Neurology, 518*, 1647–1669. doi:10.1002/cne.22294.

Harada, T., Harada, C., Watanabe, M., Inoue, Y., Sakagawa, T., Nakayama, N., et al. (1998). Functions of the two glutamate transporters GLAST and GLT-1 in the retina. *Proceedings of the National Academy of Sciences of the United States of America, 95*, 4663–4666. doi:10.1073/pnas.95.8.4663.

Hare, W. A., & Owen, W. G. (1996). Receptive field of the retinal bipolar cell: A pharmacological study in the tiger salamander. *Journal of Neurophysiology, 76*, 2005–2019.

Hartline, H. K., & Ratliff, F. (1958). Spatial summation of inhibitory influences in the eye of *Limulus* and the mutual interaction of receptor units. *Journal of General Physiology, 41*, 1049–1066.

Hasegawa, J., Obara, T., Tanaka, K., & Tachibana, M. (2006). High-density presynaptic transporters are required for glutamate removal from the first visual synapse. *Neuron, 50*, 63–74. doi:10.1016/j.neuron.2006.02.022.

Hirano, A. A., Brandstätter, J. H., Morgans, C. W., & Brecha, N. C. (2011). SNAP25 expression in mammalian retinal horizontal cells. *Journal of Comparative Neurology, 519*, 972–988. doi:10.1002/cne.22562.

Hirasawa, H., & Kaneko, A. (2003). pH changes in the invaginating synaptic cleft mediate feedback from horizontal cells to cone photoreceptors by modulating Ca^{2+} channels. *Journal of General Physiology, 122*, 657–671. doi:10.1085/jgp.200308863.

Hurd, L. B., II, & Eldred, W. D. (1989). Localization of GABA- and GAD-like immunoreactivity in the turtle retina. *Visual Neuroscience, 3*, 9–20. doi:10.1017/S0952523800012463.

Jackman, S. L., Babai, N., Chambers, J. J., Thoreson, W. B., & Kramer, R. H. (2011). A positive feedback synapse from retinal horizontal cells to cone photoreceptors. *PLoS Biology, 9*, e1001057. doi:10.1371/journal.pbio.1001057.

Jacoby, J., Kreitzer, M. A., Alford, S., Qian, H., Tchernookova, B. K., Naylor, E. R., et al. (2012). Extracellular pH dynamics of retinal horizontal cells examined using electrochemical and fluorometric methods. *Journal of Neurophysiology, 107*, 868–879. doi:10.1152/jn.00878.2011.

Johnson, J., Chen, T. K., Rickman, D. W., Evans, C., & Brecha, N. C. (1996). Multiple gamma-Aminobutyric acid plasma membrane transporters (GAT-1, GAT-2, GAT-3) in the rat retina. *Journal of Comparative Neurology, 375*, 212–224. doi:10.1002/(SICI)1096-9861(19961111)375:2<212::AID-CNE3>3.0.CO;2-5.s.

Jouhou, H., Yamamoto, K., Homma, A., Hara, M., Kaneko, A., & Yamada, M. (2007). Depolarization of isolated horizontal cells of fish acidifies their immediate surrounding by activating V-ATPase. *Journal of Physiology, 585*, 401–412. doi:10.1113/jphysiol.2007.142646.

Kamermans, M., Fahrenfort, I., Schultz, K., Janssen-Bienhold, U., Sjoerdsma, T., & Weiler, R. (2001). Hemichannel-mediated inhibition in the outer retina. *Science, 292*, 1178–1180. doi:10.1126/science.1060101.

Kamermans, M., & Spekreijse, H. (1999). The feedback pathway from horizontal cells to cones. A mini review with a look ahead. *Vision Research, 39*, 2449–2468. doi:10.1016/S0042-6989(99)00043-7.

Kaneko, A., & Tachibana, M. (1986). Effects of gamma-aminobutyric acid on isolated cone photoreceptors of the turtle retina. *Journal of Physiology, 373*, 443–461.

Klaassen, L. J., Sun, Z., Steijaert, M. N., Bolte, P., Fahrenfort, I., Sjoerdsma, T., et al. (2011). Synaptic transmission from horizontal cells to cones is impaired by loss of connexin hemichannels. *PLoS Biology, 9*, e1001107. doi:10.1371/journal.pbio.1001107.

Kraaij, D. A., Spekreijse, H., & Kamermans, M. (2000). The nature of surround-induced depolarizing responses in goldfish cones. *Journal of General Physiology, 115*, 3–16.

Kreitzer, M. A., Collis, L. P., Molina, A. J., Smith, P. J., & Malchow, R. P. (2007). Modulation of extracellular proton fluxes from retinal horizontal cells of the catfish by depolarization and glutamate. *Journal of General Physiology, 115*, 169–182. doi:10.1085/jgp.200709737.

Lam, D. M., Lasater, E. M., & Naka, K. I. (1978). gamma-Aminobutyric acid: A neurotransmitter candidate for cone horizontal cells of the catfish retina. *Proceedings of the National Academy of Sciences of the United States of America, 75*, 6310–6313. doi:10.1073/pnas.75.12.6310.

Larsson, H. P., Baker, O. S., Dhillon, D. S., & Isacoff, E. Y. (1996). Transmembrane movement of the shaker K^+ channel S4. *Neuron, 16*, 387–397. doi:10.1016/S0896-6273(00)80056-2.

Migdale, K., Herr, S., Klug, K., Ahmad, K., Linberg, K., Sterling, P., et al. (2003). Two ribbon synaptic units in rod photoreceptors of macaque, human, and cat. *Journal of Comparative Neurology, 455*, 100–112. doi:10.1002/cne.10501.

Murakami, M., Shimoda, Y., Nakatani, K., Miyachi, E., & Watanabe, S. (1982). GABA-mediated negative feedback from horizontal cells to cones in carp retina. *Japanese Journal of Physiology, 32*, 911–926. doi:10.2170/jjphysiol.32.911.

O'Bryan, P. M. (1973). Properties of the depolarizing synaptic potential evoked by peripheral illumination in cones of the turtle retina. *Journal of Physiology, 235*, 207–223.

Picaud, S., Larsson, H. P., Wellis, D. P., Lecar, H., & Werblin, F. (1995). Cone photoreceptors respond to their own glutamate release in the tiger salamander. *Proceedings of the National Academy of Sciences of the United States of America, 92*, 9417–9421. doi:10.1073/pnas.92.20.9417.

Piccolino, M. (1995). The feedback synapse from horizontal cells to cone photoreceptors in the vertebrate retina. *Progress in Retinal and Eye Research, 14*, 141–196. doi:10.1016/1350-9462(94)E0005-3.

Raviola, E., & Gilula, N. B. (1975). Intramembrane organization of specialized contacts in the outer plexiform layer of the retina. A freeze-fracture study in monkeys and rabbits. *Journal of Cell Biology, 65*, 192–222. doi:10.1083/jcb.65.1.192.

Rea, R., Li, J., Dharia, A., Levitan, E. S., Sterling, P., & Kramer, R. H. (2004). Streamlined synaptic vesicle cycle in cone photoreceptor terminals. *Neuron, 41*, 755–766. doi:10.1016/S0896-6273(04)00088-1.

Rivera, L., Blanco, R., & de la Villa, P. (2001). Calcium-permeable glutamate receptors in horizontal cells of the mammalian retina. *Visual Neuroscience, 18*, 995–1002.

Savchenko, A., Barnes, S., & Kramer, R. H. (1997). Cyclic-nucleotide-gated channels mediate synaptic feedback by nitric oxide. *Nature, 390*, 694–698.

Schwartz, E. A. (1982). Calcium-independent release of GABA from isolated horizontal cells of the toad retina. *Journal of*

Physiology, 323, 211–227.

Schwartz, E. A. (1987). Depolarization without calcium can release gamma-aminobutyric acid from a retinal neuron. *Science, 238,* 350–355. doi:10.1126/science.2443977.

Schwartz, E. A. (2002). Transport-mediated synapses in the retina. *Physiological Reviews, 82,* 875–891.

Snellman, J., Mehta, B., Babai, N., Bartoletti, T. M., Akmentin, W., Francis, A., et al. (2011). Acute destruction of the synaptic ribbon reveals a role for the ribbon in vesicle priming. *Nature Neuroscience, 14,* 1135–1141. doi:10.1038/nn.2870.

Sun, Z., Risner, M. L., van Asselt, J. B., Zhang, D. Q., Kamermans, M., & McMahon, D. G. (2012). Physiological and molecular characterization of connexin hemichannels in zebrafish retinal horizontal cells. *Journal of Neurophysiology,* 107, 2624–2632. doi:10.1152/jn.01126.2011.

Szmajda, B. A., & DeVries, S. H. (2011). Glutamate spillover between mammalian cone photoreceptors. *Journal of Neuroscience, 31,* 13431–13441. doi:10.1523/JNEUROSCI.2105-11.2011.

Thoreson, W. B., Babai, N., & Bartoletti, T. M. (2008). Feedback from horizontal cells to rod photoreceptors in vertebrate retina. *Journal of Neuroscience, 28,* 5691–5695. doi:10.1523/JNEUROSCI.0403-08.2008.

Thoreson, W. B., & Burkhardt, D. A. (1990). Effects of synaptic blocking agents on the depolarizing responses of turtle cones evoked by surround illumination. *Visual Neuroscience, 5,* 571–583. doi:10.1017/S0952523800000730.

Trenholm, S., & Baldridge, W. H. (2010). The effect of aminosulfonate buffers on the light responses and intracellular pH of goldfish retinal horizontal cells. *Journal of Neurochemistry, 115,* 102–111. doi:10.1111/j.1471-4159.2010.06906.x.

Trümpler, J., Dedek, K., Schubert, T., de Sevilla Müller, L. P., Seeliger, M., Humphries, P., et al. (2008). Rod and cone contributions to horizontal cell light responses in the mouse retina. *Journal of Neuroscience, 28,* 6818–6825. doi:10.1523/JNEUROSCI.1564-08.2008.

Twig, G., Levy, H., & Perlman, I. (2003). Color opponency in horizontal cells of the vertebrate retina. *Progress in Retinal and Eye Research, 22,* 31–68. doi:10.1016/S1350-9462(02)00045-9.

Verweij, J., Kamermans, M., & Spekreijse, H. (1996). Horizontal cells feed back to cones by shifting the cone calcium-current activation range. *Vision Research, 36,* 3943–3953. doi:10.1016/S0042-6989(96)00142-3.

Vessey, J. P., Lalonde, M. R., Mizan, H. A., Welch, N. C., Kelly, M. E., & Barnes, S. (2004). Carbenoxolone inhibition of voltage-gated Ca channels and synaptic transmission in the retina. *Journal of Neurophysiology, 92,* 1252–1256. doi:10.1152/jn.00148.2004.

Vessey, J. P., Stratis, A. K., Daniels, B. A., Da Silva, N., Jonz, M. G., Lalonde, M. R., et al. (2005). Proton-mediated feedback inhibition of presynaptic calcium channels at the cone photoreceptor synapse. *Journal of Neuroscience, 25,* 4108–4117. doi:10.1523/JNEUROSCI.5253-04.2005.

Weiler, R., Pottek, M., He, S., & Vaney, D. I. (2000). Modulation of coupling between retinal horizontal cells by retinoic acid and endogenous dopamine. *Brain Research. Brain Research Reviews, 32,* 121–129. doi:10.1016/S0165-0173(99)00071-5.

Wu, S. M. (1991). Input-output relations of the feedback synapse between horizontal cells and cones in the tiger salamander retina. *Journal of Neurophysiology, 65,* 1197–1206. doi:10.1016/0006-8993(80)90697-6.

Wu, S. M. (1992). Feedback connections and operation of the outer plexiform layer of the retina. *Current Opinion in Neurobiology, 2,* 462–468.

Wu, S. M., & Dowling, J. E. (1980). Effects of GABA and glycine on the distal cells of the cyprinid retina. *Brain Research, 199,* 401–414. doi:10.1016/0959-4388(92)90181-J.

Yazulla, S., & Studholme, K. M. (1997). Light adaptation affects synaptic vesicle density but not the distribution of GABAA receptors in goldfish photoreceptor terminals. *Microscopy Research and Technique, 36,* 43–56. doi:10.1002/(SICI)1097-0029(19970101)36:1<43:AID-JEMT4>3.0.CO;2-#.

第8章 哺乳动物视网膜内丛状层的分层

Stephen L. Mills, Stephen C. Massey

整个动物王国中的眼睛通过与视紫红质在结构上和进化上相关的感光色素对光的聚集来区分。无脊椎动物的感光细胞起源于弹状细胞,并且产生将信息发送到后续神经结构进行进一步处理的尖峰。另一方面,脊椎动物的感光细胞起源于微绒毛结构并且通过梯度电位传送信号。这种模式的转变伴随着在视神经远端的新型回路的产生,这些回路立即开始在原始相机样视觉场景的处理中实现极大的多样化,首先是在外丛状层(OPL),随后在更复杂的内丛状层(IPL)。视网膜中神经类型的这种新的多样化可能起源于早期脊椎动物(Lacalli,2004;Tsuda et al.,2006),但在整个脊椎动物亚门中,其大致轮廓上非常相似。部分例外出现在最古老的脊椎动物之一的盲鳗上,它的 IPL 位于神经节细胞胞体下方(Fritzsch & Collin,1990)。本篇综述主要关注哺乳动物视网膜,它们在整个类内有很多相似之处。

也许是由于脊椎动物通常具有更高的敏感度以及大量独立通道的结果,这需要增加神经节细胞的密度和多样性,所以脊椎动物的眼睛进化了,从而可以在视神经瓶颈发生前进行大量视觉"预处理"。尽管第一次主要的光信号分离为无数个平行通道的过程发生在视锥细胞小足,但是在 IPL 中,视觉信号的视网膜预处理才发挥出最大作用。在将约 10 个单独的双极细胞信号传递到约 20 种神经节细胞的过程中,无长突细胞中间神经元和双极细胞轴突末端、神经节细胞树突以及其他无长突细胞之间的横向相互作用被认为提供了众多不同类型的视网膜神经节细胞的个体响应特征。由于这些原因,脊椎动物眼睛的独特之处在于研究网状层中的处理过程。

IPL 的分层

脊椎动物视网膜是一个明显的层状结构,由两个网状层隔开的三个体壁组成(如兔子的视网膜,见图 8.1)。视网膜的功能分层延伸到 IPL(Dowling & Boycott,1965),IPL 是根据双极细胞输入的极性来组织的(Famiglietti,Kaneko,& Tachibana,1977;Nelson,

Famiglietti,& Kolb,1978)。自从 Cajal 的时代以来,IPL 已经被传统地分为五层:1 和 2 为亚层 a,3、4 和 5 为亚层 b。有些研究者已经使用了更精细的分法,如将每层分隔为 3 个,得到 15 个子层(Famiglietti,2004)。

在哺乳动物物种中有 9~11 种视锥双极细胞形态类型,以及 1 种视杆双极细胞形态类型,它们在 IPL 中不同深度处分支(Hartveit,1997;MacNeil et al.,2004;McGillem & Dacheux,2001;Wässle,2004)。双极细胞响应的符号由突触后谷氨酸受体的差异性表达决定。OFF 视锥双极细胞树突携带 AMPA/红藻氨酸受体,并且它们在 IPL 的亚层 a 中分支(DeVries,2000)。与此相反,ON 视锥双极细胞和视杆双极细胞表达 mGluR6 受体,并且它们的轴突下降到亚层 b(Nomura et al.,1994;Slaughter & Miller,1981;Vardi & Morigiwa,1997)。ON 和 OFF 通路的分隔似乎是视网膜组织的基本原则,且反映在整个视觉系统中(Schiller,Mandell,& Maunsell,1986)。

并行通道和 IPL 处理的故事受一个主要的变量——分层级别的支配(见图 8.1)。最明显的表现在于将 OFF 神经节和双极细胞突起粗分为视网膜的外部 40%(亚层 a),而 ON 神经节和双极细胞突起则粗分为内部 60%(亚层 b)。因为识别许多细胞类型以及它们的分支水平可以追溯到 Cajal,所以可能使一些读者惊讶的是,这个基本分层的发现是在许多至今仍然活跃的研究者的职业生涯中发生的,也是在第一本专门针对视网膜的综合性现代著作问世之后(Rodieck,1973)。结合细胞内染色和细胞内记录,Nelson、Famiglietti 以及 Kaneko(Famiglietti,Kaneko,& Tachibana,1977;Nelson,Famiglietti,& Kolb,1978)发现所有他们能记录和染色的双极细胞、神经节细胞以及无长突细胞均按照刚才描述的根据它们的 ON 或 OFF 极性被分隔。

有丰富的来自第三级神经元的证据支持将 IPL 进行功能分区为 ON 和 OFF 亚层。举例来说,胆碱能无长突细胞以镜像对形式存在,由于其独特的结构也被称为星爆无长突细胞(Tauchi & Masland,1984)(见图

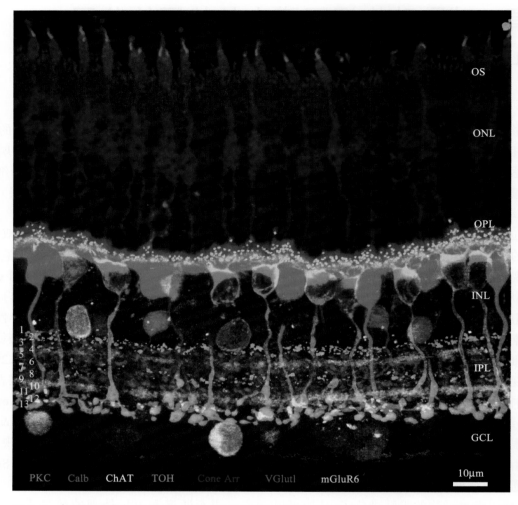

图 8.1 兔子视网膜中央下层的多标记横截面揭示了 IPL 中的许多子层,根据文中细节编号。用蔡司 LSM510 Meta 共聚焦显微镜对来自中央下层视网膜的垂直切片(50~100μm)进行处理,并获取图像。此图是 12×0.4μm 节的微型堆叠。使用 Photoshop(Adobe Systems Inc.)调整亮度和对比度以及标签选择颜色。

8.1 和 8.2C)。常规放置的胆碱能无长突细胞(placed cholinergic amacrine cells)在 INL 的最内层具有胞体,对于光照刺激具有 OFF 响应,并且在亚层 a 处分支。与此相反,移位胆碱能无长突细胞(displaced cholinergic amacrine cells)驻留在神经节细胞层,产生 ON 响应,并且在亚层 b 处分支。同样地,α 神经节细胞作为变形对存在,这样的话 OFF α 神经节细胞的树突树在亚层 a 接收 OFF 双极细胞输入,而 ON α 神经节细胞在亚层 b 分支从而和 ON 双极细胞接触(Peichl,Ott,& Boycott,1987)。在灵长类视网膜上的侏儒神经节细胞和梧桐神经节细胞作为变形对而存在,证实了 IPL 的分层规则。最后,ON/OFF 方向选择性神经节细胞(DS GC)产生短暂延迟的 ON 和 OFF 响应,表示直接输入,并且它们是双层的,伴随着子层 2 和 4 上的树突,和胆碱能带重合。

选择性标记揭示了分层模式

为了解释哺乳动物视网膜的层状结构,我们准备了利用多种抗体标记的视网膜切片。七种抗体的结合如图 8.1 所示,少量子集在图 8.2 中为了清晰度而爆发。视锥细胞由于视锥细胞抑制蛋白被轻微标记(暗红色),具有亮红色的外段、ONL 的顶行中的细胞体以及在 OPL 中视锥细胞小足终止的下行轴突(图 8.1 和 8.2D)。绝大多数突触的相互作用发生于两个丛状层上,并且两者都被抗突触囊泡蛋白的抗体良好标记。更具体地,感光细胞和双极细胞都利用谷氨酸作为神经递质,并且它们的突触终末可以被抗 VGlut1 的抗体标记。VGlut1(蓝色)标记 OPL 中的密集带(图 8.1 和 8.2B,C,D),伴随着视锥细胞小足作为大

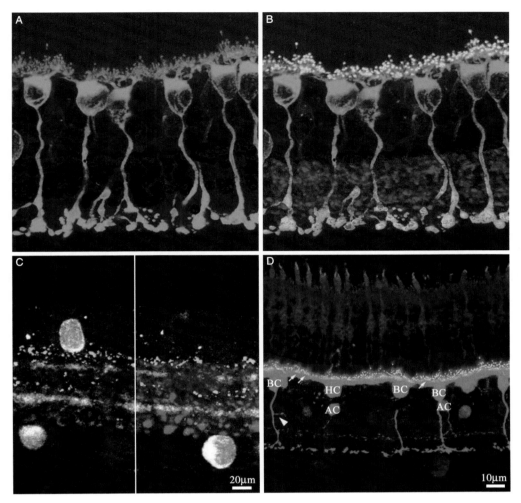

图 8.2　兔子视网膜中央下的多标记横截面。所有面板都是来自图 8.1 的免疫标记的子集,以说明 IPL 中各个组织的模式。(A)PKC 标记(绿色)显示视杆双极细胞。(B)视杆双极细胞树突装饰有 mGluR6 斑点(puncta)(黄色),并且视杆双极细胞末端似乎在第五层是被双标记为 PKC 和 VGlu1(绿色+蓝色=青色)。视锥双极细胞末端,标记为 VGlut1(蓝色),在整个 IPL 均匀分布。VGlut1 在 OPL 中为了清晰度而关闭。(C)乙酰胆碱酶的标记(浅灰色)显示出常规和移位无长突细胞,以及它们在 IPL 的经典轨道。酪氨酸羟化酶(粉红色)的标记大多局限于第一层,在层 3 和 5 的具有逐步减弱带。C 中的两个面板是连续的,但是 VGlut1 标记(蓝色)只在右半面板打开。(D)视锥细胞由于视锥细胞抑制蛋白而被轻微标记(暗红色),而外段是亮红的。视杆细胞和视锥细胞末端都包含 VGlut1(蓝色),这已经由于 IPL 的清晰度而被关闭。钙离子结合蛋白标记(红色)显示出水平细胞(HC)。mGluR6 标记(黄色)显示出视锥细胞小足上大的聚落(箭头)以及视杆细胞小球体上的小斑点。钙离子结合蛋白标记 ON 视锥双极细胞(BC)在层 4 上具有轴突末端。偶然地,这些钙离子结合蛋白双极细胞在层 1(箭尖)具有良好的、短的分支;这些标记异位突触的位置来提供 ON 输入给亚层 a 层 1。一些钙离子结合蛋白阳性(calbindin-positive)的无长突细胞(AC)在层 3 具有良好的处理。C 中的校准条应用于 A、B 和 C,是图 8.1 的插图。图 D 显示出和图 8.1 相同的区域。

的多边形结构出现。视杆细胞小球体更小且圆,比视锥细胞小足略高。每个视杆细胞小球体包含一个暗点和没有囊泡的突触内陷相对应。

视杆双极细胞由于 α PKC 而被标记(绿色,图 8.2A)。每个视锥双极细胞具有拖把头形状的精细树突,并且来自不同视杆双极细胞的两个树突进入每个视杆细胞小球体。视杆双极细胞对于光照给出 ON 响应,并且每个树突被亮的 mGluR6 斑点(黄色)所装饰,

在那里其进入视杆细胞小球体的突触内陷,在 OPL 中通常较高(图 8.2B)。视杆双极细胞轴突通过第五层中的 IPL 和末端下降。在 IPL 中末端被 VGlut1 重度标记;因此,从绿色到青色有一个梯度(图 8.2B)。视锥双极细胞末端被 VGlut1 染色(蓝色),并且它们在整个 IPL 中,除了最顶部的多巴胺带以及最底部的用于视杆双极细胞末端的区域之外,都均匀密集分布(图 8.1 和图 8.2B,C)。

水平细胞和 ON 视锥双极细胞的子集被钙离子结合蛋白标记（红色）。水平细胞的树突末端接触每个视锥细胞小足使得它们变为粉色（图 8.2D）。每个视锥细胞小足在基部也包含 mGluR6（黄色）受体的聚落（图 8.2B,D 箭头）。这些 mGluR6 聚落位于 ON 视锥双极细胞树突，并且明显比视杆双极细胞树突上的 mGluR6 斑点大。在图 8.2D 中可以看到水平细胞末端围绕着 mGluR6 聚落，并且很大地扩展到了视锥细胞小足，反映出水平细胞处理过程到突触带（箭头）靠近的方式。反之，mGluR6 标记的 ON 视锥双极细胞末端略低于且远于视锥细胞突触带。钙离子结合蛋白双极细胞下降到 IPL 的第 4 亚层，终止于略高于视杆双极细胞水平处。此外，也有偶然被钙离子结合蛋白标记的宽视野无长突细胞，其在位于 IPL 中线的第 3 亚层产生分支。注意到下降的钙离子结合蛋白双极细胞轴突偶然地在 INL 和 IPL 边界上产生非常精细的侧支（箭尖,左边）。这些可能产生具有多巴胺能无长突细胞或者 ipRGC 的异常的一元突触（见下文）。

IPL 是特征性分层的。胆碱能无长突细胞（浅灰色,图 8.1 和图 8.2C）在亚层 2 和 4 形成两个类似沿着 IPL 的火车轨道的带。ON/OFF DS GC 是双层的,并且它们运行在胆碱能带上,这会经常用来作为确定 IPL 中其他类型细胞的深度的参考点。体细胞位于无长突细胞层,或者移位到神经节细胞层。作为根据 IPL 分层规则所期待的,胆碱能 a 带具有 OFF 响应,而胆碱能 b 对光刺激产生 ON 响应。

多巴胺能无长突细胞是比较罕见的,少于无长突细胞数量的 0.1%,因此在这切片中没有酪氨酸羟化酶（TOH;粉红色）阳性体细胞。然而,多巴胺能树突具有巨大的重叠,形成了 IPL 快速邻接到 INL 的在子层 1 的致密带（图 8.2C）。这个层级没有双极细胞末端;OFF 视锥双极细胞末端被 VGlut1 标记,稍微低一些。一些多巴胺能树突也在中线产生分支,与处理钙离子结合蛋白无长突细胞混合在一起。

ON 输入到 OFF 层

尽管响应极性与 IPL 中相对深度的严格对应关系仍然是 IPL 的主要功能划分,但是还是出现了一些麻烦的细胞类型。多巴胺能无长突细胞在亚层 1 高度分支,邻接到 INL,在层 3 上有小条带。多巴胺释放受到光线和每日昼夜节律控制。对于小鼠视网膜的记录已经表明,多巴胺能无长突细胞产生多种光响应:ON 瞬态、ON 持续以及光独立响应（D. Zhang,Zhou,& McMa-hon,2007）。本质上是感光神经节细胞的 ipRGC 包含黑视蛋白,已经被认为可能提供输入到多巴胺能无长突细胞,因为响应的持续性特征和光谱特征与黑视蛋白神经节细胞的特征相匹配（D. Zhang et al. ,2008）。此外,感光细胞变性并没有阻止所有的多巴胺能无长突细胞响应,这也牵涉到 ipRGC。然而,多巴胺能无长突细胞的瞬变光响应被 APB 阻止,APB 是一种 mGluR6 受体激动剂,表明它们来自 ON 双极细胞通路（D. Zhang,Zhou,& McMahon,2007）。但是如果大多数多巴胺能过程都在 OFF 亚层分层,这些 ON 响应如何产生? 如果多巴胺能无长突细胞是 ON 细胞,那么它们会破坏 IPL 的分层规则。

黑视蛋白神经节细胞或者 ipRGC 也有类似问题。黑视蛋白神经节细胞具有几种亚型（参见 Berson 编写的第 14 章）。M1 细胞在亚层 1 产生分支,并且 M3 细胞是双层的。两者都有被 APB 取消的 ON 驱动光响应,因为 APB 会阻断 ON 通路通过视网膜（Dacey et al. ,2005;Schmidt & Kofuji,2010）。在黑视蛋白被敲除的小鼠上 M3 细胞所有的光响应都被 APB 取消,尽管事实上它们的许多树突树位于亚层 a（Schmidt & Kofuji,2010）。最后,有一种双层神经节细胞,被 Ros-ka 和 Werblin(2001)认为是 ON 双层神经节细胞或者第 9 类神经节细胞,尽管在亚层 a 中存在树突,但是只接受 ON 输入,完全被 APB 取消（Hoshi et al. ,2009;Roska,Molnar,& Werblin,2006）。因此,除了胆碱能无长突细胞,还有至少两种类型的神经节细胞对光照显示出异常响应;它们的生理功能和分层不匹配。这个长期的谜题近期已经被解决:确定的 ON 视锥双极细胞使得轴突或者异位突触与位于 IPL 外边缘的胆碱能无长突细胞（图 8.3）、ipRGC 以及 ON 双层神经节细胞随着它们通过亚层 a 下降（Dumitrescu et al. ,2009;Hoshi et al. ,2009）。绝大多数异位或者轴突带发生在亚层 a 很高的位置,在邻接 IPL 的多巴胺能带中。整个亚层 a 没有出现均匀分布的情况（Dumitres-cu et al. ,2009;Hoshi et al. ,2009）。这些突触通过大的突触前带和突触后谷氨酸受体被表征。生成轴突突触的 ON 视锥双极细胞类型包括兔子中的钙离子结合蛋白双极细胞（Massey & Mills,1996）和小鼠视网膜上的第 6 类双极细胞（Dumitrescu et al. ,2009）,尽管有可能有其他的 ON 双极细胞参与。需要注意的是异位突触不与亚层 a 中的 OFF 视锥双极细胞共同定位,并且 ON 轴突带状突触不与 OFF 神经节细胞接触如 G3 或者 OFF α 神经节细胞。此外,在小鼠视网膜中有一些双极输入到亚层 3 中的次级胆碱能带,凭借它

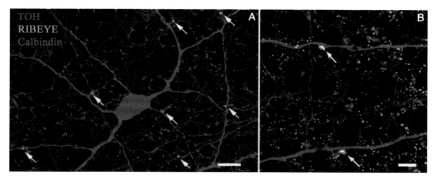

图8.3　从钙离子结合蛋白+视锥双极细胞(红色)到多巴胺能无长突细胞(蓝色)的异位突触位置包含突触带(绿色)。(根据 Hoshi et al. ,2009 重制,已经获得许可)

们在亚层 b 的深度,可能也有助于胆碱能无长突细胞的 ON 响应(Contini et al. ,2010)。

　　这些结果违反 IPL 的分层规则,因此立刻产生了进一步的问题。什么是附带或者异位突触的功能?为什么胆碱能无长突细胞和 ipRGC 位于亚层 a,以及是所有的胆碱能无长突细胞都通过轴突带接受突触输入吗?我们只能推测是因为多巴胺的释放是旁分泌,通过扩散到达其他视网膜目标包括感光细胞,如果位于视网膜中部高于 IPL 的位置的话这可能是最广泛有效的。轴突带突触可能与双极细胞到被描述为单子的多巴胺能无长突细胞的输入有关(Hokoc & Mariani,1988)。许多轴突带具有到多巴胺能无长突细胞的主要树突的输入(图 8.3),这些所有都和兔子视网膜中下降的钙离子结合蛋白双极细胞接触(Hoshi et al. ,2009)。因此,就我们所知,多巴胺能无长突细胞形成了一个一致的群体。这很难与报道的小鼠的三个生理层级相协调(D. Zhang, Zhou, & McMahon, 2007)。兔子的任一多巴胺能无长突细胞都是同源的,或者所有的变异都接受异位输入。在多巴胺能无长突细胞和 ipRGC 之间确实出现了特殊的关系。如果 ipRGC 能输入到多巴胺能无长突细胞,这可能也可以解释黑视蛋白神经节细胞的分层。此外,ipRGC 受到多巴胺调节,并且它们表达 D1 受体(Van Hook, Wong, & Berson,2012)。尽管 IPL 的分层规则仍然对于大多数神经节细胞类型适用,但是附属 ON 子层明显发生在 IPL 外部边缘,提供了异常输入到多巴胺神经丛和至少两个神经节细胞类型(Dumitrescu et al. , 2009;Hoshi et al. ,2009)。

IPL 各层

　　一个明显但是不简单的问题是,独立处理过程中存在多少可区分的不同层,这会部分依赖于对于独立

的定义。不同类型的双极细胞、无长突细胞以及神经节细胞每个都从狭义分层(在 IPL 垂直宽度方面)到广义分层的范围变化。因此,单个广义分层的双极细胞或者神经节细胞的树突可能跨越具有不同子区域的垂直区域。此外,很明显不同的细胞类型可以占据相同层。一个明显的例子是 ON/OFF DS 神经节细胞和 ON DS 神经节细胞,两者都在低层胆碱能带分层上。事实上,它们可能只有部分重叠(Famiglietti, 1992)。这可能意味着胆碱能带本身可以细分。此外,确定的双极细胞类型与部分重叠的轴突分层配对(Light et al. ,在出版中)。

　　一个简单的方法是对图 8.1 中多个通道图像的不同层进行计数,尽管我们意识到这不会提供明确的答案。然而,这是一个基于共同标记的有用的框架。在 IPL 顶部开始,邻接 INL,层 1 被多巴胺能无长突细胞占据。双极细胞末端在这层较少,但是如上所述,到多巴胺能神经丛的输入由 ON 双极细胞的轴突带提供。层 2 包含 ipRGC 的树突,ON 双层细胞,以及均匀性检测器。层 1 和 2 共同构成亚层 a 中的附属 ON 层。

　　层 3 包含真正的 OFF 神经节细胞如 G3 和 G9(Hoshi & Mills,2009)。G3,JAM-B 神经节细胞(Kim et al. ,2008),已经被称为 OFF DA GC,但是也具有方位选择性响应(Venkataramani & Taylor,2010)。G9 具有 α 样的形态但是更持续,可能对应豚鼠视网膜上的 OFF 三角细胞(Manookin et al. ,2008)。层 4 是胆碱能 a,上部的胆碱能带。ON-OFF DS 神经节细胞的 OFF 树突在这里分支。胆碱能 a 和中线之间的带足够宽来容纳两层。层 5 只是在胆碱能 a 下方并且包含 OFF α 神经节细胞树突(J. Zhang et al. ,2005)。层 6 在图 8.1 中是空白的,除了在 OFF α 正下方的双极细胞末端。它可能包含一个狭窄双层神经节细胞的 OFF 树突,是位于胆碱能带中的瞬变 ON/OFF 细胞

（Sivyer et al.，2011）。

我们从 OFF 层移动到 ON 层，层 7 是包含广泛区域或者轴突忍耐性无长突细胞存在的中线区域，如NOS 无长突细胞，PA1，以及钙离子结合蛋白无长突细胞（Famiglietti，1992；Massey & Mills，1996；Vaney & Young，1988）。这里也有一些细微的多巴胺能树突。G1 是局部边缘检测器（LED），具有 ON-OFF 响应（van Wyk，Taylor，& Vaney，2006）。在中线和胆碱能b 之间具有存在两个带的空间。层 8 邻接中线并且可能维持瞬变 ON-OFF 细胞的 ON 树突（Sivyer et al.，2011）。层 9 位置略高于胆碱能 b，瞬变 ON DS 细胞在这里产生分支（Ackert et al.，2006；Hoshi et al.，2011；Sivyer et al.，2011）。层 10 是胆碱能 b，也包含ON-OFF DS GC 的 ON 树突以及持续的 ON DA GC（Buhl & Peichl，1986；Sun et al.，2006）。层 11 在胆碱能 b 之下立刻出现。这里有清楚的未被钙离子结合蛋白标记的视锥双极细胞，其在紧接着的下一层（图8.1）。ON α 神经节细胞和钙离子结合蛋白双极细胞末端位于层 12，随即邻接到视杆双极细胞末端。蓝色视锥双极细胞和 M2ipRGC 也在这个深度分层。层 13 是 IPL 的底层，邻接神经节细胞层，被视杆双极细胞末端和 S1/S2 无长突细胞的基质所占据（J. Zhang et al.，2002）。

图 8.1 显示了 IPL 的精细和复杂的分层。由于所用抗体、可用的生色团、颜色调色板的限制，我们只能看到整个子层的部分轮廓。目前尚不清楚有多少明显不同的阶层存在于视网膜上，以及在某些程度上是一个假设性的经历。外周视网膜明显更薄，并且由于细胞密度下降而更难识别各层。此外，一些子层可能包含多个地址。举例来说，持续的 ON DS 以及 ON/OFF DS GC 在胆碱能 b 中只是部分重叠（Famiglietti，1992）。这可能表示更低层的胆碱能带可以进一步细分。

匹配到神经节细胞的双极细胞

另一个补充的方法是去匹配双极细胞和神经节细胞类型的目录。最完整的数据集来自兔子的视网膜。图 8.4，修改自 MacNeil 等人（2004）以及 Rockhill 等人（2002），显示出 Masland 实验室得到的兔子视网膜中双极细胞和神经节细胞类别的分层级别。两个双极细胞类型为了方便而被重复。有大量有趣的特性可以从图中得出。第一，很明显许多神经节细胞类型潜在地受到多种双极细胞驱动，如同我们从 Sterling，Freed，以及 Smith（1988）和 Freed（2000）的工作中所知道的。第二，很明显～10 种双极细胞类型必须

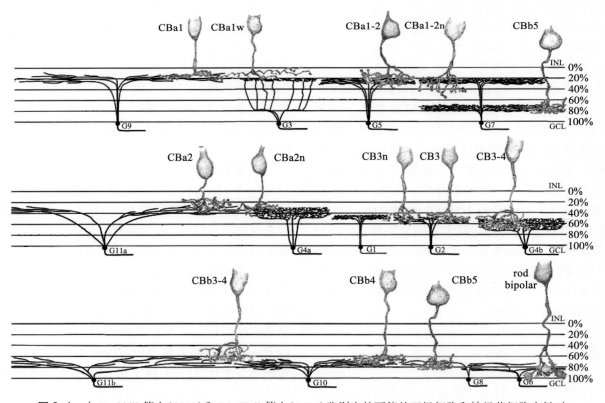

图 8.4　由 Rockhill 等人（2002）和 MacNeil 等人（2004）鉴别出的可能的双极细胞和神经节细胞突触对

驱动多于～20 个神经节细胞中的一个细胞并且甚至是更多样化的无长突细胞。第三,不同阶层的数量并不明显,并且考虑到不同层被许多神经无长突细胞占据,通过双极细胞、神经节细胞以及无长度细胞独特组合成的潜在层的数量是巨大的,因为神经节细胞的数量约为 20～25,看起来许多的潜在层相对于定义单个神经节细胞类型可能不是明显区别开的但是可能代表对于多种神经节细胞计算的不同处理区域。双极细胞之间也存在重叠分层配对(Light et al., in press)。据推测,在分层深度上重叠的不同神经节细胞类型建立对生理特性有不同影响的连接。尽管可能只有～20 种不同的神经节细胞类型,但是每个神经节细胞几乎都肯定会改变其信息收集机制来匹配视觉环境的需求(Hosoya, Baccus, & Meister, 2005)。当这种情况发生时,一些潜在的输入可能是静态的或者多余的。

IPL 中的处理过程:参与者

IPL 中的突触处理受到双极细胞、无长突细胞以及神经节细胞控制。此外,多种末端上升到 OPL 的网间细胞的树突已经在一些物种中被报道。甚至更少见的,一些物种中的水平细胞发送过程向下延伸到 IPL。这些功能很少被了解并且在这里不会进一步解决。

双极细胞、无长突细胞以及神经节细胞的度在哺乳动物视网膜中已经被了解,十几年来主要依赖于染色的高尔基方法,而最近已经通过各种技术对其进行了补充。这些类型的几乎完整的目录在兔子和地松鼠视网膜上被发现。对于小鼠和灵长类视网膜上的双极细胞和神经节细胞类型而言基本完成,尽管在这些物种中无长突细胞类型的全面补充仍然不了解。

双极细胞

哺乳动物视网膜具有 10～13 个数量级的双极细胞类型(参见 DeVries 编写的第 6 章)。似乎有一类视杆双极细胞在 IPL 最内侧边缘产生分支。哺乳动物中的视杆双极细胞是公认的不直接产生突触到神经节细胞的,但是产生突触到两类无长突细胞。AII 无长突细胞接受视杆双极细胞输入,这是通过 ON 视锥双极细胞间隙连接传递至 ON 通路的,并且也通过 OFF 视锥双极细胞甘氨酸突触到 OFF 通路。其他在视杆双极细胞二联体的无长突细胞是所谓的倒数无长突细胞,通常也根据猫命名法(cat nomenclature)称为

A17(Kolb, 1979)或者在兔子上为 S1/S2(Massey, Mills, & Marc, 1992; Sandell & Masland, 1986; Vaney, 1986; J. Zhang et al., 2002)。

整个哺乳动物类中大多是保守的另一种双极细胞类型是 ON 蓝色视锥双极细胞,其专门从蓝色视锥细胞汇集并且在层 4 产生分支,低于胆碱能 b(如果我们定义五层每层跨越 20% 的 IPL,按递增顺序从 INL 到 GCL 编号)。OFF 蓝色视锥双极细胞可能的存在经常被表示(Liu & Chiao, 2007),但是整体证据相比于 ON 蓝色视锥双极细胞来说一直都显得稀少。因为大多数非灵长类视网膜只包含两类视锥细胞,通常有一种蓝色敏感的视锥细胞和另一种对应更长波长的视锥细胞,ON 蓝色视锥双极细胞可能可以提供主要的彩色输入到这些物种的视网膜,通过输入到蓝色为主的神经节细胞,其光谱拮抗可能发生于视锥细胞小足水平的水平细胞反馈。

被称为侏儒双极细胞的特殊类型可以在灵长类视网膜中被发现;这些被链接到在中央视网膜的单个视锥细胞和单个神经节细胞并且因此提供优异的空间灵敏度和颜色分离到私密通路。(连接是较少限于增加的偏心率的,这里多个视锥细胞接触一个侏儒双极细胞,这会反过来接触多个侏儒神经节细胞。)其他类型的双极细胞被认为是"扩散",它们接触多个视锥细胞,通常是非选择性的。蓝色视锥双极细胞接触多个视锥细胞但是只是那些具有蓝色敏感性的。

给出侏儒、蓝色以及视锥双极细胞的特殊性,仍然有保持许多其他双极细胞类型具有独特的分层模式。这些类型的哪些差异可以解释它们的多样性?一个这样的差异在于它们的响应动力学,这可以包括从瞬变到持续的范围并且可以通过它们的谷氨酸受体动力学来解释,它们的内在特性(Awatramani & Slaughter, 2000; DeVries, 2000),以及它们受体的组合来抑制神经递质(Lukasiewicz & Shields, 1998; 详见 DeVries 编写的第六章)。

无长突细胞

无长突细胞涵盖最广泛的类型(>30),明显不同的形态,以及视网膜细胞层的神经递质信号。这方面的显著证据可以从它们的形状、宽度、分层模式和覆盖因子的差异中看到,这是相同类型邻居之间的重叠程度。尽管有跨越各种物种的不可置疑的特化,但是对于类型的最佳理解已经被发现在所有被研究的哺乳动物中完好保存着。这包括 AII、多巴胺、星爆以及 A17(往复视杆细胞)无长突细胞类型,它们作为一个

整体共同组成了无长突细胞群体的仅约 18%（Mac-Neil et al. ,2004；Strettoi & Masland,1996）。

大量且具有广泛多样性的无长突细胞类型已经产生了一些建立广泛类型的层级的尝试。第一有用的区别是抑制它们包含的神经递质类型，GABA 或者甘氨酸。这被证实与哺乳动物视网膜的空间范围具有相对较好的相关性，其中甘氨酸无长突细胞倾向于具有更受限制的横向范围（在兔子上少于 ~ 145μm），而中等视场和宽视场无长突细胞通常释放 GABA。存在一些例外。

无长突细胞群体的第二个显著特点在于它们彼此重叠的程度，也就是说它们的覆盖因子。这个范围从对应 AII（视杆细胞）无长突细胞的小叶附属物的约为 1 到大于 50 的重叠因子，例如，星爆（胆碱能）无长突细胞和 A17（往复视杆细胞）无长突细胞。应当记住术语无长突的字面意思是"没有轴突"并且这些细胞因此缺乏明确区分的输入和输出区域。一些无长突细胞确实发出轴突，然而（Famiglietti,1992；Wright & Vaney,2004），这些细胞的轴突覆盖因子很大。一些其他大且严重的重叠无长突细胞的研究比如 A17 和星爆无长突细胞的研究已经导致人们相信基础处理单元是每个细胞或者细胞组的局部区域而不是细胞整体（Grimes et al. ,2010；Miller & Bloomfield,1986）。这些无长突细胞类型的体细胞记录很可能揭示一些关于它们基础处理方法的事情。

我们对于剩下的无长突细胞类型知之甚少，这是一种自从 Cajal 时代以来几乎没有改变的情况。基本问题在于缺少对于特定细胞类型的标记。这使得区分类似的神经元非常困难并且阻碍鉴别视网膜回路的进一步研究所需的准备供给。这种情况开始改变是因为具有 GFP 标记的细胞的鼠线可以被利用（Siegert et al. ,2009）。反过来，这可能导致特殊细胞类型的分子库的发展（Siegert et al. ,2012）。很明显，认为大量无长突细胞类型是无趣的这一观点是一种误解。他们解释了 IPL 中的多数突触（Koontz & Hendrickson,1987）。每个我们已知的无长突细胞类型具有一个迷人的故事，从星爆无长突细胞和方向选择性到 AII 无长突细胞的降噪耦合网络。剩下的所有无长突细胞类型也都具有独特且有趣的故事；我们只是不清楚它们是什么。

神经节细胞

不同物种居住在不同的环境表明可能存在针对特定环境的特化。然而，视觉的主要的物理需求以及视觉场景的统计通常是可比的，表明相似的神经节细胞类型可能在许多相关物种中被找到。从整个哺乳动物类来说这是肯定正确的，所有成员看起来都是从一个相当类似的计划中被绘制。例如，所有已知的物种都包含之前列出的五个无长突细胞类型。此外，许多神经节细胞类型跨物种再次出现。这些包括 α-状的神经节细胞以及小神经节细胞，它们设置了视力敏度的极限，神经节细胞对于色度对比度、亮度对比度、方位、通常意义上的运动或者对于特定方向的运动具有差异化的敏感度。其他的神经节细胞类型也对外周刺激具有差异化的敏感度（Chiao & Masland,2003；Olveczky, Baccus, & Meister,2003），包括对扫视的响应（Roska & Werblin,2003）。表 8.1 列出了兔子视网膜上已知的神经节细胞类型，如果存在对应的话，就可以利用 Rockhill et al.（2002）分类的命名法。

表 8.1 兔子视网膜中的神经节细胞类型

名称	功能	IPL 深度 （图 8.1 层）	参考文献
G1	局部边缘检测	40%~50%（7）	Rockhill et al. ,2002；van Wyk,Taylor,& Vaney,2006
G2	未知	50%~60%（-）	Rockhill et al. ,2002
G3	垂直方位	25%（3）80%	Rockhill et al. , 2002；Hoshi et al. , 2009；Venkataramani & Taylor,2010
G4a	OFF 快速持续	30%~50%（5,6）	Roska & Werblin,2001；Rockhill et al. ,2002；Buldyrev,Pothussery,& Taylor,2012
G4b	ON 快速持续	50%~70%（8,9）	Roska & Werblin,2001；Rockhill et al. ,2002
G5	未知	20%~30%（-）	Rockhill et al. ,2002
G6	ipRGC M1,M2	75%~85%（-）	Rockhill et al. ,2002；Berson,Castrucci,& Provencio,2010

名称	功能	IPL 深度 （图 8.1 层）	参考文献
G7	ON-OFF DS	20%～30%（4） 70%～80%（10）	Barlow et al.，1964；Amthor，Oyster，& Takahashi，1984
G8	未知	70%～80%（-）	Rockhill et al.，2002
G9	OFF delta	10%～30%（3）	Roska & Werblin，2001；Rockhill et al.，2002
G10tr	瞬变 ON DS	60%～70%（9）	Rockhill et al.，2002；Ackert et al.，2006；Sivyer，Taylor，& Vaney，2010；Hoshi et al.，2011
G10sust	持续 ON DS	70%～80%（10）	Buhl & Peichl，1986；Sivyer，Taylor，& Vaney，2010；Hoshi et al.，2011
G11a	OFF 快速瞬变（alpha）	30%～40%（5）	Peichl et al.，1987；Roska & Werblin，2001；Rockhill et al.，2002
G11b	ON 快速瞬变（alpha）	60%～80%（11，12）	Peichl et al.，1987；Roska & Werblin，2001；Rockhill et al.，2002
S-ON	蓝色 ON 拮抗	80%～90%（12）	Famiglietti，2004；Mills & Tian，2012
双层 S-OFF	蓝色 OFF 拮抗 APB 阻抗	5%～10%（2） 80%～85%（12）	Mills & Tian，2012
反转 S-OFF	蓝色 OFF 拮抗 APB 敏感	80%～90%（12）	Mills & Tian，2012
ON 双层	未知	5%～10%（3） 80%～85%（12）	Roska & Werblin，2001；Hoshi et al.，2009
未命名	水平方位	35%（-）	Venkataramani & Taylor，2010
均匀性检测器	检测刺激变化	5%～10%（3） 80%～85%（12）	Caldwell，Daw，& Wyatt，1978；Sivyer，Taylor，& Vaney，2010
瞬变双层	未知	30%～40%（6） 60%～70%（8）	Sivyer et al.，2011

　　表 8.1（也可参见图 8.4）定义了兔子视网膜上 21 种形态和生理不同的神经节细胞类型，没有计数 ipRGC 的亚型，即那些基于响应的方向或者某些在旧文献中报告的未知形态的类型，比如调光探测器和 ON 型方位选择性神经节细胞。

　　一个在识别确切类型数量和它们在视觉中的作用的问题一直难以在活体视网膜中准确分辨和定位不同类型。转基因标记的使用包含大量的对于未来的细胞特异性定位和记录的可能性（Kim et al.，2008；Rivlin-Etzion et al.，2011；Siegert et al.，2009）。这对于其他细胞类型也是如此。

IPL 中突触的相互作用

　　哺乳动物 IPL 中的激励发生于三种模式之一。这些包括①谷氨酸从 ON 和 OFF 类型的双极细胞释放到第三层神经元、无长突细胞以及神经节细胞的红藻氨酸/AMPA/NMDA 受体，②乙酰胆碱从星爆无长突细胞释放到无长突细胞、神经节细胞或者双极细胞，以及③通过细胞对之间的间隙连接的双向激励。也有相应证据，然而，对于小鼠上单个类型的谷氨酸无长突细胞（Johnson et al.，2004），其可能在 ON 和 OFF 阈下之间的相互作用中发挥了一定的作用（Grimes et al.，2011）。

　　IPL 中的抑制通过无长突细胞的 GABA 或者甘氨酸释放而发生。主要的受体类型是 $GABA_A$，$GABA_C$ 以及甘氨酸，尽管通过不同亚基的组合会发生变化。代谢 $GABA_B$ 受体也被发现（Rotolo & Dacheux，2003；Shen & Slaughter，1999；Song & Slaughter，2010），但是它们的位置和作用很少被研究。

　　还有一个在视网膜中潜在的神经调节的广泛范围。最常用的研究是多巴胺，其具有 D1 和 D2/4 受体分布在整个 IPL，并且似乎显示出很大量的位置和功能。一氧化氮生成器也在哺乳动物无长突细胞中被发现，并且一氧化氮、鸟苷酸环化酶（Haberecht et al.，1998）的主要目标之一几乎无处不在，虽然在双极细胞中有很大的体现（Koistinaho et al.，1993）。其他的神经调节包括褪黑素和大量多肽被发现包含在多种无长突细胞中，但是其作用几乎是完全未知的。各种代谢型谷氨酸受体也已经被定位到 IPL 并且大概其作用类似于神经调节。

神经节细胞的特殊响应特性大多通过双极细胞末端和无长突细胞以及神经节细胞之间的突触相互作用而建立在 IPL 上。突触相互作用被广泛定义为前馈、反馈或者串行。这些每个都在视网膜中被充分表示。这些相互作用负责计算触发特征、方位、运动以及方向敏感度，并且根据场景中的亮度和对比度进行调整，在许多其他功能之中。我们对于这些相互作用的理解通过研究而变得丰富，通过 GABA（Eggers & Lukasiewicz，2011；Lukasiewicz & Shields，1998）、甘氨酸（Molnar & Werblin，2007）以及各种间隙连接处理方式（参见 Bloomfield 和 Volgyi 编写的第 9 章以及 Rieke 和 Chichilnisky 编写的第 12 章）来检验特定的相互作用模式。神经节细胞和无长突细胞之间的间隙连接仍然知之甚少，尽管已经有证据表明这些电学性突触有助于较慢的无长突细胞成分到神经节细胞同步，并且或许可以调节远距离相互作用（Olveczky et al.，2003）。令人振奋的新的发现似乎确定从新的大范围超微结构重建中出现（Anderson et al.，2011；Kleinfeld et al.，2011），包括详细的级联，新奇的连接类型以及新的连接模式。

视网膜中的并行处理

视网膜加工的现代观点认为，在哺乳动物中，感光细胞逐点输出会立即被凭借谷氨酸受体组成的双极细胞的树突和感光细胞自身的固有特性细分为 10~12 个平行通道（非哺乳动物中更多）。在 IPL 中这些相乘到由单个神经节细胞类型表示的 ~20 个通道，尽管神经节细胞类型和心理通道之间独特的 1:1 对应关系肯定是一个理想化的情况。双极细胞类型的单个特征在 IPL 中通过从 GABA 能的无长突细胞的输入进一步增强。具体地，持续抑制通过 GABA C 突触传递，这种情况只在双极细胞上被发现，而且双极细胞类型之间的比例存在不同（Lukasiewicz & Shields，1998）。

最终，每个感光细胞被认为通过至少每个类型一个的神经节细胞采样，其中每个都投影到中央结构比如丘脑外侧膝状体，上丘和其他位置。每个类型的神经节细胞由具有相对温和重叠的单一类型均匀间隔的马赛克组成，并且没有显著的非采样空间。马赛克的每部分被认为是均匀发生的单个特定处理回路或者视网膜超回路的单一单元（Werblin，2011），投影到视觉场景的独特表示。每个神经节细胞类型平铺到视网膜空间，而各种类型为一组可能被认为是通过它们表示的不同性质来对视觉场景的信息空间进行有效的"平铺"。这些回路和它们的功能性表示如何形成，这是视网膜神经科学中的定义性问题，并且占据了本章的剩余部分。

细胞回路的相互作用模式

虽然每个神经节细胞类型被认为表示一个独特的处理回路，但是很可能这些回路是由每种类型中重复发生的执行类似功能的部件组成。例如，每个神经节细胞面临着适应环境中亮度和对比度水平的情况。其中的一些是在外部视网膜完成的，但是大部分没有。所有的双极细胞输出突触可能受到增益控制，这可能会是双极细胞成对层中发现的倒数突触的功能，也可能是一些代谢谷氨酸受体位于这些突触中。最终的调整集合在 IPL 中形成。

近期来自 Werblin 实验室的论文已经丰富了我们对于一些这类功能性概念的理解，通过检验兔子视网膜上到双极细胞（Molnar & Werblin，2007）、无长突细胞（Hsueh，Molnar，& Werblin，2008）以及神经节细胞（Roska & Werblin，2003）的突触的药理学。我们在本节的下面部分宽泛地概括这些发现。

双极细胞的抑制

- 无长突细胞在双极细胞上的抑制有助于加强兴奋性输入（相同方向的两种输入驱动的膜电位）或者拮抗（取消）兴奋性输入。
- ON 和 OFF 通路之间发生的交叉抑制是常见的并且是甘氨酸能的。这种甘氨酸能的抑制用于加强双极细胞的兴奋性光照响应。
- OFF 双极细胞没有被 OFF 双极细胞驱动的无长突细胞抑制。

无长突细胞和神经节细胞的抑制

- 像在双极细胞中一样，ON 和 OFF 通路的交叉层状抑制是常见的并且是甘氨酸能的。再次，这种交叉抑制用于加强靶细胞的兴奋性光照响应。
- 单层的无长突细胞往往没有可测量的抑制性输入。
- ON-OFF 对于无长突细胞的抑制通常来自 ON 甘氨酸无长突细胞和 OFF GABA 能细胞的结合输入。

- 相对于无长突细胞,ON-OFF 对于神经节细胞的抑制通常来自宽视场 GABA 能无长突细胞。

交叉抑制现象直到最近才被证实(Manookin et al.,2008;Molnar et al.,2009;Münch et al.,2009;Murphy & Rieke,2008)。当 OFF 或者 ON 神经元被产生于相反的亚层的谷氨酸输入所抑制时会发生这种现象。已知 AII 无长突细胞在明视水平下参与这种相互作用,因此赋予其在暗视水平下作为哺乳动物视网膜中高增益的视杆细胞通路的作用明显不同的功能。

建立神经节细胞的独特特性

神经科学的一个重点是鉴别参与神经元的所有类别。在视网膜中细胞类型的分析几乎完成,也许比 CNS 的其他区域有更多的进展。现在的目标是确定单个神经节细胞通路的功能,并了解这些并行通路是如何构建的。这是一项艰巨的任务,但是已经有一些成功的经验来指导我们。对于 α 神经节细胞如何编码对比度敏感度的理解已经从早期的研究方法(Enroth-Cugell & Robson,1966)进展到一些有助于新的帮助识别亚基(Hochstein & Shapley,1976)伴随着单个双极细胞(Beaudoin,Borghuis,& Demb,2007)的方法。一些不同寻常的局部边缘检测的计算近期已经被建立(Russell & Werblin,2010;van Wyk,Taylor,& Vaney,2006;Zeck,Xiao,& Masland,2005)。近期的来自 Rowland Taylor 实验室的工作已经识别出 OFF 方位敏感性神经节细胞中的单个回路元素和计算(Venkataramani & Taylor,2010),OFF 方位敏感性神经节细胞是一个瞬变双层的神经节细胞(Sivyer et al.,2011),以及兔子 OFF 快速瞬变神经节细胞(Buldyrev,Puthussery,& Taylor,2012)。最值得注意的是,近 50 年来对 DS GC 机制的研究,最终使人们对这一过程有了更深入的了解。

方向选择性神经节细胞:一个模型系统

DS GC 在差不多 50 年前第一次被发现,并且它们在神经回路中呈现出前所未有的挑战性谜题(Barlow,Hill,& Levick,1964;Lee,Kim,& Zhou,2010;for review see Vaney,Sivyer,& Taylor,2012)。值得注意的是,ON-OFF 和 ON DS GC 几乎所有的形态都对称,并且空/优先的轴突不能从细胞的形状中预测出来。回顾过去,DC GC 在 IPL 中具有特殊的分层模式。已经提供直接的线索到方向选择性的机制。换句话说,

ON-OFF DS GC 是双层的,明确地与两个胆碱能带重合(Amthor,Oyster,& Takahashi,1984)。这和显示出的 ON/OFF DS 细胞对于胆碱能药物最为敏感的生理记录完全一致(Kittila & Massey,1997;Masland & Ames,1976)。换句话说,IPL 中的分层模式表明胆碱能无长突细胞,也由于其特殊形态而被称为星爆无长突细胞,在 DS 响应的机制中发挥着重要的作用。

DS 响应被 GABA 受体拮抗剂阻断(Caldwell,Daw,& Wyatt,1978;Kittila & Massey,1997;Wyatt & Daw,1976),并且 GABA 抑制的依赖通过最初的星爆无长突细胞同时包含乙酰胆碱和 GABA 的令人惊讶的结果来解释。通过配对记录识别星爆无长突细胞为 GABA 抑制的来源。刺激空侧附近的星爆无长突细胞产生一个在 ON-OFF DS GC 上的直接的抑制响应(Fried,Münch,& Werblin,2005;Wei et al.,2011)。双光子钙离子成像被用于显示单个树突产生方向响应,作为它们固有特性和电压依赖通道分布的结果(Euler,Detwiler,& Denk,2002;Hausselt et al.,2007)。氯离子梯度可能也有助于方向不对称性(Gavrikov et al.,2006)。因此,远离体细胞的离心运动的响应大于朝向体细胞的离心运动的响应。最终,在大范围的三维重建中,特定连接被论证,比如单个星爆无长突细胞树突做出了和具有反平行空轴的 ON-OFF DS GC 的推测的突触连接(Briggman,Helmstaedter,& Denk,2011)。仍然有一些尚未解释的困扰特性,比如 ACh 的作用,其显然不是 DS 响应所需要的。然而,这些工作的总和显示出 DS 响应依赖星爆无长突细胞的非对称连接,这提供了 GABA 能的空抑制。

被认可的两类经典的 DS GC:双层 ON-OFF DS GC 以及 ON DS GC。ON/OFF DS GC 在大范围的速度下对四个主要方向之一做出响应。ON DC 细胞具有三个空/优先轴并且对更慢的刺激做出响应(Oyster & Barlow,1967)。两种细胞类型都显示出相同的药理学情况,并且两者都在胆碱能带内分层(Sun et al.,2006)。然而最近,DS GC 类型已经激增。部分由于鼠线的可用性,在其上特定 DS 神经节细胞被遗传标记。此外,ON DS GC 已经被发现由不同的瞬变和持续类型组成,这可以在形态和生理依据方面加以区分(Sivyer & Vaney,2010;Hoshi et al.,2011;see below)。

此外,还有产生关于 IPL 中分层的有趣问题的两种 DS GC 类型。小鼠的遗传标记的 JAM-B GC 类型具有明显不对称的树突并且产生 OFF DS 响应。看起来似乎是兔子 G3 的同系物,并且已经被称为 OFF DS 细胞(Kim et al.,2008),或者在兔子的视网膜中,被称

为取向选择性 GC(Venkataramani & Taylor,2010)。然而,其在亚层 3 分层,明显高于胆碱能 a。如果星爆无长突细胞是非对称 DS 信号的来源,那么 JAM-B 细胞怎么会成为 DS? 这可能从 JAM-B GC 的形态不对称中得出。DS 响应的范围被严重限制,产生的 DS 响应只跨越一个狭窄的速度范围,似乎需要一个特定的速度来消除来自非对称树突场的偶然的激活和抑制。在兔子的视网膜中,G3 也染色耦合非对称无长突细胞,其树突都投影在背侧(Hoshi & Mills,2009)。事实上,少数异常的不是非对称的 JAM-B 细胞不产生 DS 响应。小鼠视网膜中的 ON/OFF DS GC 的 Hb9 品系也是非对称的,并且其 DSS 响应只是由 GABA 拮抗剂部分地减少(Trenholm et al.,2011)。因此,视网膜中存在一些可能有助于 DS 响应产生的机制。

最近,第二种类型的 ON DS GC 也已经被报道。经典 ON DS GC 在胆碱能 b 分支,具有相对持续的响应,一个空间填充反转的树突树,并且不是染料耦合性的(Buhl & Peichl,1986)。与此相反,瞬变 ON DS 细胞具有更小的、分支更少的结构,是可以很好地被染料耦合的(Kanjhan & Sivyer,2010),而对于尼古丁的反应不太好(Hoshi et al.,2011)。瞬变 ON DS 细胞被发现刚好在胆碱能 b 上方。所以这再次提出了一个问题,如果瞬变 ON DS 细胞不接受来自星爆无长突细胞的输入,DS 响应如何产生? 触发因素,G3(JAM-Blike)神经节细胞上的取向敏感性。以及瞬变 ON DS 神经节细胞上的方向敏感性是 GABA 依赖的,如同在传统的 ON-OFF 和持续的 ON DS 神经节细胞中,但是不像这些后边的细胞,前边的细胞没有直接在胆碱能带分支并且显示很少的胆碱能影响,因此看来它们的 GABA 能输入可能来自不同的无长突细胞类型。

分层的发展

IPL 中分层的特异性非常显著,尤其是对于不同的神经节细胞类型而言。并且,由于分层是建立适当接触的寻址系统,因此它在发展中发挥了重要的作用。最近,出现了对理解分子机制和发展过程的进展从而导致分层。一些近期的要点在这里提及,但是读者希望获得更深层次的讨论的话参考发展章节(本卷的Ⅷ部分)。

视网膜神经节细胞首先通过 IPL 广泛分层,但是随后会修剪到产生层状特异性,可能是通过一种由突触活动调节的方式(Bodnarenko & Chalupa,1993; Bodnarenko, Jeyarasasingam, & Chalupa,1995)。小鼠

视网膜上亚型特异性标记物的使用揭示出不同神经节细胞类型采用多种策略来实现层状模式。一个亚型从早期阶段靶向正确的亚层,一个是扩散成型然后改造,然后两个以上的逐步发展(Kim et al.,2010)。这些不同的神经节细胞类型也显示出明显的中心连接。在 Rachel Wong 的实验室,活斑马鱼体内发展序列成像显示表明神经节细胞从 IPL 内部到外部的序列中建立明显的层状模式。事实上,神经节细胞树突似乎针对先前存在的已经被分层的无长突细胞网络(Mumm et al.,2006)。发育的无长突细胞显然识别新生 IPL 的亚层特定的线索(Godinho et al.,2005)。

双极细胞的发展也已经被可视化。GFP 或者 MYFP(单体黄色荧光蛋白)受到 Grm6(其编码 mGluR6)的启动子或者 nyx(其编码夜盲蛋白, mGluR6 级联中的附属蛋白)的驱动并且在 ON 双极细胞中表达。实时成像显示双极细胞在整个 IPL 扩展丝状伪足结构,但是随后,它们集中在特定的轴突末端形成的层(Morgan et al.,2006;Schroeter, Wong, & Gregg,2006)。这表明对应它们缺失的成功生长和收缩的分层线索的存在。三种不同的 ON 双极细胞类型在突触和神经节细胞连接期间跟随并且在小鼠视网膜中建立。所有这三种类型定位到合适的亚层,并且建立了相同数量的和生物学标记的 ON GC 类型的潜在密切接触。在突触释放谷氨酸时,一个双极细胞类型转换紧密连接到多个突触位置(Morgan et al.,2011)。递质释放不是其他双极细胞维持中等数量突触接触所需的,或者对于第三种双极细胞类型去撤回没有突触参与的接触。最后一个例子可能对于视杆双极细胞是可预期的,其具有它们到 AII 无长突细胞的主要输出。因此,正确的连接模式随着由细胞类型和递质依赖的紧密并列转换分层而形成,来建立控制分层和撤除不适当接触的突触耦合独立机制(Morgan et al.,2011)。

一些分层的分子线索已经被识别。四个密切相关的免疫球蛋白超家族的家族成员(Dscam, DscamL, Sidekick 1, and Sidekick 2)通过许多内部视网膜的细胞类型差异表达。许多表达相同的基因的细胞类型靶向到相同的亚层。此外,减少的黏附分子的表达破坏某些细胞类型的分层,将它们改变到一个扩散模式。最后,不同黏附分子的表达改变分层,有效地迫使地址发生改变(参见 Sanes & Yamagata,2009)。

跨膜脑信号蛋白 Sema 6A 和其受体 Plexin A4 也分别在 IPL 的 ON 和 OFF 层以互补的方式表达。任一蛋白质的无效突变破坏 IPL 中的多巴胺能无长突细胞、ipRGC 以及钙离子结合蛋白阳性无长突细胞的分层

模式。所有这三个指标,尤其是多巴胺能过程,有助于这些突变线上的亚层 5 的不当过程。相对而言,钙网膜蛋白阳性细胞的分层,包括胆碱能无长突细胞,似乎是不变的(Matsuoka et al.,2011b)。Sema5A 和 Sema5B,伴随着它们典型的受体 Plexin A1 和 Plexin A3,在分层中起到了类似的互补作用(Matsuoka et al.,2011a)。

总之,本简介已经展示了多种机制,包括 IPL 中建立突触连接所需要的分子线索和递质依赖的成熟。正确的分层通过带来潜在的突触伙伴来发挥重要的早期作用。因此,发展序列期间的分层特异性促进了突触特异性。

总结

具有许多并行通道的脊椎动物视网膜是用于研究突触相互作用和系统分析的模型系统。IPL 是双极细胞、无长突细胞以及神经节细胞之间的突触相互作用的位置,它形成并区分神经节细胞输出的响应。IPL 根据双极细胞输入的极性来进行功能分层。邻接 INL 有一个狭窄的由轴突带或者异位突触构成的 ON 层,跟随着亚层 a,其中 OFF 双极细胞终止,以及亚层 b,其中 ON 双极细胞产生分支。在 IPL 中至少有 13 种可见的层,主要受到出名的细胞类型的分层分割。胆碱能带是方向选择性信号的主要来源,但是形态不对称性可能也有所帮助。

神经节细胞生理和形态的相关性揭示出越来越多的神经节细胞类型。进一步理解 IPL 的一个主要障碍在于缺少可靠地靶向单个无长突细胞和神经节细胞类型的标记物和方法。这一点开始随着新的成像方法和转基因动物的广泛应用而发生改变。构建不同细胞类型的基因库的能力拥有广阔前景。随着靶向荧光标记物、连续切片电子显微镜、跨突触病毒追踪(Denk,Briggman,& Helmstaedter,2012;Viney et al.,2007)等新技术的出现,以及大范围的具有活性标记物的视网膜细胞的加载(Briggman & Euler,2011),也许这些方法最终可以告诉我们有多少神经节细胞类型参与了我们称为视觉的过程以及这些回路是如何构建的。

致谢

作者获得了 NIH 授予 SCM 的 EY06516、授予 SLM 的 EY10121 和 Vision Core EY10608 基金的支持,以及得克萨斯大学休斯敦健康科学中心的眼科学和视觉科学系的无限制研究奖。SCM 是 Elizabeth Morford 眼科学教授,SLM 是得克萨斯大学休斯敦健康科学中心的 John P. McGovern 眼科学杰出讲席教授。

作者感到遗憾的是由于篇幅所限,许多研究者的杰出工作无法被纳入或者引用到这篇简短的回顾中。另外,由于图 8.1 中需要大量的彩色通道,因此无法以适合色盲读者的格式呈现,对此我们表示歉意。

参考文献

Ackert, J. M., Wu, S. H., Lee, J. C., Abrams, J., Hu, E. H., Perlman, I., et al. (2006). Light-induced changes in spike synchronization between coupled ON direction selective ganglion cells in the mammalian retina. *Journal of Neuroscience, 26,* 4206–4215.

Amthor, F. R., Oyster, C. W., & Takahashi, E. S. (1984). Morphology of on-off direction-selective ganglion cells in the rabbit retina. *Brain Research, 298,* 187–190.

Anderson, J. R., Jones, B. W., Watt, C. B., Shaw, M. V., Yang, J. H., Demill, D., et al. (2011). Exploring the retinal connectome. *Molecular Vision, 17,* 355–379.

Awatramani, G. B., & Slaughter, M. M. (2000). Origin of transient and sustained responses in ganglion cells of the retina. *Journal of Neuroscience, 20,* 7087–7095.

Barlow, H. B., Hill, R. M., & Levick, W. R. (1964). Retinal ganglion cells responding selectively to direction and speed of image motion in the rabbit. *Journal of Physiology, 173,* 377–407.

Beaudoin, D. L., Borghuis, B. G., & Demb, J. B. (2007). Cellular basis for contrast gain control over the receptive field center of mammalian retinal ganglion cells. *Journal of Neuroscience, 27,* 2636–2645.

Berson, D. M., Castrucci, A. M., & Provencio, I. (2010). Morphology and mosaics of melanopsin-expressing retinal ganglion cell types in mice. *Journal of Comparative Neurology, 518,* 405–422.

Bodnarenko, S. R., & Chalupa, L. M. (1993). Stratification of ON and OFF ganglion cell dendrites depends on glutamate-mediated afferent activity in the developing retina. *Nature, 364,* 144–146.

Bodnarenko, S. R., Jeyarasasingam, G., & Chalupa, L. M. (1995). Development and regulation of dendritic stratification in retinal ganglion cells by glutamate-mediated afferent activity. *Journal of Neuroscience, 15,* 7037–7045.

Briggman, K. L., & Euler, T. (2011). Bulk electroporation and population calcium imaging in the adult mammalian retina. *Journal of Neurophysiology, 105,* 2601–2609.

Briggman, K. L., Helmstaedter, M., & Denk, W. (2011). Wiring specificity in the direction-selectivity circuit of the retina. *Nature, 471,* 183–188.

Buhl, E. H., & Peichl, L. (1986). Morphology of rabbit retinal ganglion cells projecting to the medial terminal nucleus of the accessory optic system. *Journal of Comparative Neurology, 253,* 163–174.

Buldyrev, I., Puthussery, T., & Taylor, W. R. (2012). Synaptic pathways that shape the excitatory drive in an OFF retinal ganglion cell. *Journal of Neurophysiology, 107,* 1795–1807.

Caldwell, J. H., Daw, N. W., & Wyatt, H. J. (1978). Effects of picrotoxin and strychnine on rabbit retinal ganglion cells: Lateral interactions for cells with more complex receptive fields. *Journal of Physiology, 276,* 277–298.

Chiao, C. C., & Masland, R. H. (2003). Contextual tuning of direction-selective retinal ganglion cells. *Nature Neuroscience, 6*, 1251–1252.

Contini, M., Lin, B., Kobayashi, K., Okano, H., Masland, R. H., & Raviola, E. (2010). Synaptic input of ON-bipolar cells onto the dopaminergic neurons of the mouse retina. *Journal of Comparative Neurology, 518*, 2035–2050.

Dacey, D. M., Liao, H. W., Peterson, B. B., Robinson, F. R., Smith, V. C., Pokorny, J., et al. (2005). Melanopsin-expressing ganglion cells in primate retina signal colour and irradiance and project to the LGN. *Nature, 433*, 749–754.

Denk, W., Briggman, K. L., & Helmstaedter, M. (2012). Structural neurobiology: Missing link to a mechanistic understanding of neural computation. *Nature Reviews Neuroscience.* February 22, epub ahead of print. doi: 10.1038/nrn3169

DeVries, S. H. (2000). Bipolar cells use kainate and AMPA receptors to filter visual information into separate channels. *Neuron, 28*, 847–856.

Dowling, J. E., & Boycott, B. B. (1965). Neural connections of the retina: Fine structure of the inner plexiform layer. *Cold Spring Harbor Symposia on Quantitative Biology, 30*, 393–402.

Dumitrescu, O. N., Pucci, F. G., Wong, K. Y., & Berson, D. M. (2009). Ectopic retinal ON bipolar cell synapses in the OFF inner plexiform layer: Contacts with dopaminergic amacrine cells and melanopsin ganglion cells. *Journal of Comparative Neurology, 517*, 226–244.

Eggers, E. D., & Lukasiewicz, P. D. (2011). Multiple pathways of inhibition shape bipolar cell responses in the retina. *Visual Neuroscience, 28*, 95–108.

Enroth-Cugell, C., & Robson, J. G. (1966). The contrast sensitivity of retinal ganglion cells of the cat. *Journal of Physiology, 187*, 517–552.

Euler, T., Detwiler, P. B., & Denk, W. (2002). Directionally selective calcium signals in dendrites of starburst amacrine cells. *Nature, 418*, 845–852.

Famiglietti, E. V. (1992). Polyaxonal amacrine cells of rabbit retina: Morphology and stratification of PA1 cells. *Journal of Comparative Neurology, 316*, 391–405.

Famiglietti, E. V. (2004). Class I and class II ganglion cells of rabbit retina: A structural basis for X and Y (brisk) cells. *Journal of Comparative Neurology, 478*, 323–346.

Famiglietti, E. V., Kaneko, A., & Tachibana, M. (1977). Neuronal architecture of on and off pathways to ganglion cells in carp retina. *Science, 198*, 1267–1269.

Freed, M. A. (2000). Parallel cone bipolar pathways to a ganglion cell use different rates and amplitudes of quantal excitation. *Journal of Neuroscience, 20*, 3956–3963.

Fried, S. I., Münch, T. A., & Werblin, F. S. (2005). Directional selectivity is formed at multiple levels by laterally offset inhibition in the rabbit retina. *Neuron, 46*, 117–127.

Fritzsch, B., & Collin, S. P. (1990). Dendritic distribution of two populations of ganglion cells and the retinopetal fibers in the retina of the silver lamprey (*Ichthyomyzon unicuspis*). *Visual Neuroscience, 4*, 533–545.

Gavrikov, K. E., Nilson, J. E., Dmitriev, A. V., Zucker, C. L., & Mangel, S. C. (2006). Dendritic compartmentalization of chloride cotransporters underlies directional responses of starburst amacrine cells in retina. *Proceedings of the National Academy of Sciences of the United States of America, 103*, 18793–18798.

Godinho, L., Mumm, J. S., Williams, P. R., Schroeter, E. H., Koerber, A., Park, S. W., et al. (2005). Targeting of amacrine cell neurites to appropriate synaptic laminae in the developing zebrafish retina. *Development, 132*, 5069–5079.

Grimes, W. N., Seal, R. P., Oesch, N., Edwards, R. H., & Diamond, J. S. (2011). Genetic targeting and physiological features of VGLUT3+ amacrine cells. *Visual Neuroscience, 28*, 381–392.

Grimes, W. N., Zhang, J., Graydon, C. W., Kachar, B., & Diamond, J. S. (2010). Retinal parallel processors: More than 100 independent microcircuits operate within a single interneuron. *Neuron, 65*, 873–885.

Haberecht, M. F., Schmidt, H. H., Mills, S. L., Massey, S. C., Nakane, M., & Redburn-Johnson, D. A. (1998). Localization of nitric oxide synthase, NADPH diaphorase and soluble guanylyl cyclase in adult rabbit retina. *Visual Neuroscience, 15*, 881–890.

Hartveit, E. (1997). Functional organization of cone bipolar cells in the rat retina. *Journal of Neurophysiology, 77*, 1716–1730.

Hausselt, S. E., Euler, T., Detwiler, P. B., & Denk, W. (2007). A dendrite-autonomous mechanism for direction selectivity in retinal starburst amacrine cells. *PLoS Biology, 5*, e185. doi:10.1371/journal.pbio.0050185.

Hochstein, S., & Shapley, R. M. (1976). Linear and nonlinear spatial subunits in Y cat retinal ganglion cells. *Journal of Physiology, 262*, 265–284.

Hokoç, J. N., & Mariani, A. P. (1988). Synapses from bipolar cells onto dopaminergic amacrine cells in cat and rabbit retinas. *Brain Research, 461*, 17–26.

Hoshi, H., Liu, W. L., Massey, S. C., & Mills, S. L. (2009). ON inputs to the OFF layer: bipolar cells that break the stratification rules of the retina. *Journal of Neuroscience, 29*, 8875–8883.

Hoshi, H., & Mills, S. L. (2009). Components and properties of the G3 ganglion cell circuit in the rabbit retina. *Journal of Comparative Neurology, 513*, 69–82.

Hoshi, H., Tian, L. M., Massey, S. C., & Mills, S. L. (2011). Two distinct types of ON directionally-selective ganglion cells in the rabbit retina. *Journal of Comparative Neurology, 519*, 2509–2521.

Hosoya, T., Baccus, S. A., & Meister, M. (2005). Dynamic predictive coding by the retina. *Nature, 436*, 71–77.

Hsueh, H. A., Molnar, A., & Werblin, F. S. (2008). Amacrine-to-amacrine cell inhibition in the rabbit retina. *Journal of Neurophysiology, 100*, 2077–2088.

Johnson, J., Sherry, D. M., Liu, X., Fremeau, R. T., Jr., Seal, R. P., Edwards, R. H., et al. (2004). Vesicular glutamate transporter 3 expression identifies glutamatergic amacrine cells in the rodent retina. *Journal of Comparative Neurology, 477*, 386–398.

Kanjhan, R., & Sivyer, B. (2010). Two types of ON direction-selective ganglion cells in rabbit retina. *Neuroscience Letters, 483*, 105–109.

Kim, I. J., Zhang, Y., Meister, M., & Sanes, J. R. (2010). Laminar restriction of retinal ganglion cell dendrites and axons: Subtype-specific developmental patterns revealed with transgenic markers. *Journal of Neuroscience, 30*, 1452–1462.

Kim, I. J., Zhang, Y., Yamagata, M., Meister, M., & Sanes, J. R. (2008). Molecular identification of a retinal cell type that responds to upward motion. *Nature, 452*, 478–482.

Kittila, C. A., & Massey, S. C. (1997). Pharmacology of directionally selective ganglion cells in the rabbit retina. *Journal of Neurophysiology, 77*, 675–689.

Kleinfeld, D., Bharioke, A., Blinder, P., Bock, D. D., Briggman, K. L., Chklovskii, D. B., et al. (2011). Large-scale automated histology in the pursuit of connectomes. *Journal of Neuroscience, 31*, 16125–16138.

Koistinaho, J., Swanson, R. A., de Vente, J., & Sagar, S. M. (1993). NADPH-diaphorase (nitric oxide synthase)-reactive amacrine cells of rabbit retina: Putative target cells and stimulation by light. *Neuroscience, 57,* 587–597.

Kolb, H. (1979). The inner plexiform layer in the retina of the cat: Electron microscopic observations. *Journal of Neurocytology, 8,* 295–329.

Koontz, M. A., & Hendrickson, A. E. (1987). Stratified distribution of synapses in the inner plexiform layer of primate retina. *Journal of Comparative Neurology, 263,* 581–592.

Lacalli, T. C. (2004). Sensory systems in amphioxus: A window on the ancestral chordate condition. *Brain, Behavior and Evolution, 64,* 148–162.

Lee, S., Kim, K., & Zhou, Z. J. (2010). Role of ACh-GABA cotransmission in detecting image motion and motion direction. *Neuron, 68,* 1159–1172.

Light, A. C., Zhu, Y., Shi, J., Saszik, S., Lindstrom, S., Davidson, L., et al. (in press). Organizational motifs for ground squirrel cone bipolar cells. *Journal of Comparative Neurology.*

Liu, P. C., & Chiao, C. C. (2007). Morphologic identification of the OFF-type blue cone bipolar cell in the rabbit retina. *Investigative Ophthalmology & Visual Science, 48,* 3388–3395.

Lukasiewicz, P. D., & Shields, C. R. (1998). Different combinations of GABAA and GABAC receptors confer distinct temporal properties to retinal synaptic responses. *Journal of Neurophysiology, 79,* 3157–3167.

MacNeil, M. A., Heussy, J. K., Dacheux, R. F., Raviola, E., & Masland, R. H. (2004). The population of bipolar cells in the rabbit retina. *Journal of Comparative Neurology, 472,* 73–86.

Manookin, M. B., Beaudoin, D. L., Ernst, Z. R., Flagel, L. J., & Demb, J. B. (2008). Disinhibition combines with excitation to extend the operating range of the OFF visual pathway in daylight. *Journal of Neuroscience, 28,* 4136–4150.

Masland, R. H., & Ames, A., III. (1976). Responses to acetylcholine of ganglion cells in an isolated mammalian retina. *Journal of Neurophysiology, 39,* 1220–1235.

Massey, S. C., & Mills, S. L. (1996). A calbindin-immunoreactive bipolar cell type in the rabbit retina. *Journal of Comparative Neurology, 366,* 15–33.

Massey, S. C., Mills, S. L., & Marc, R. E. (1992). All indoleamine-accumulating cells in the rabbit retina contain GABA. *Journal of Comparative Neurology, 322,* 275–291.

Matsuoka, R. L., Chivatakarn, O., Badea, T. C., Samuels, I. S., Cahill, H., Katayama, K., et al. (2011a). Class 5 transmembrane semaphorins control selective mammalian retinal lamination and function. *Neuron, 71,* 460–473.

Matsuoka, R. L., Nguyen-Ba-Charvet, K. T., Parray, A., Badea, T. C., Chédotal, A., & Kolodkin, A. L. (2011b). Transmembrane semaphorin signalling controls laminar stratification in the mammalian retina. *Nature, 470,* 259–263.

McGillem, G. S., & Dacheux, R. F. (2001). Rabbit cone bipolar cells: Correlation of their morphologies with whole-cell recordings. *Visual Neuroscience, 18,* 675–685.

Miller, R. F., & Bloomfield, S. A. (1986). Electroanatomy of a unique amacrine cell in the rabbit retina. *Proceedings of the National Academy of Sciences of the United States of America, 80,* 3069–3073.

Mills, S. L., & Tian, M. L. (2012). The morphology and physiology of color-opponent ganglion cells in the rabbit retina. ARVO E-abstract 6915.

Molnar, A., Hsueh, H. A., Roska, B., & Werblin, F. S. (2009). Crossover inhibition in the retina: Circuitry that compensates for nonlinear rectifying synaptic transmission. *Journal of Computational Neuroscience, 27,* 569–590.

Molnar, A., & Werblin, F. (2007). Inhibitory feedback shapes bipolar cell responses in the rabbit retina. *Journal of Neurophysiology, 98,* 3423–3435.

Morgan, J. L., Dhingra, A., Vardi, N., & Wong, R. O. (2006). Axons and dendrites originate from neuroepithelial-like processes of retinal bipolar cells. *Nature Neuroscience, 9,* 85–92.

Morgan, J. L., Soto, F., Wong, R. O., & Kerschensteiner, D. (2011). Development of cell type-specific connectivity patterns of converging excitatory axons in the retina. *Neuron, 71,* 1014–1021.

Mumm, J. S., Williams, P. R., Godinho, L., Koerber, A., Pittman, A. J., Roeser, T., et al. (2006). In vivo imaging reveals dendritic targeting of laminated afferents by zebrafish retinal ganglion cells. *Neuron, 52,* 609–621.

Münch, T. A., da Silveira, R. A., Siegert, S., Viney, T. J., Awatramani, G. B., & Roska, B. (2009). Approach sensitivity in the retina processed by a multifunctional neural circuit. *Nature Neuroscience, 12,* 1308–1316.

Murphy, G. J., & Rieke, F. (2008). Signals and noise in an inhibitory interneuron diverge to control activity in nearby retinal ganglion cells. *Nature Neuroscience, 11,* 318–326.

Nelson, R., Famiglietti, E. V., & Kolb, H. (1978). Intracellular staining reveals different levels of stratification for on- and off-center ganglion cells in cat retina. *Journal of Neurophysiology, 41,* 472–483.

Nomura, A., Shigemoto, R., Nakamura, Y., Okamoto, N., Mizuno, N., & Nakanishi, S. (1994). Developmentally regulated postsynaptic localization of a metabotropic glutamate receptor in rat rod bipolar cells. *Cell, 77,* 361–369.

Olveczky, B. P., Baccus, S. A., & Meister, M. (2003). Segregation of object and background motion in the retina. *Nature, 423,* 401–408.

Oyster, C. W., & Barlow, H. B. (1967). Direction-selective units in rabbit retina: Distribution of preferred directions. *Science, 155,* 841–842.

Peichl, L., Ott, H., & Boycott, B. B. (1987). Alpha ganglion cells in mammalian retinae. *Proceedings of the Royal Society of London. Series B, Biological Sciences, 231,* 169–197.

Rivlin-Etzion, M., Zhou, K., Wei, W., Elstrott, J., Nguyen, P. L., Barres, B. A., et al. (2011). Transgenic mice reveal unexpected diversity of on-off direction-selective retinal ganglion cell subtypes and brain structures involved in motion processing. *Journal of Neuroscience, 31,* 8760–8769.

Rockhill, R. L., Daly, F. J., MacNeil, M. A., Brown, S. P., & Masland, R. H. (2002). The diversity of ganglion cells in a mammalian retina. *Journal of Neuroscience, 22,* 3831–3843.

Rodieck, R. W. (1973). *The vertebrate retina.* Sunderland, MA W. H. Freeman and Co.

Roska, B., Molnar, A., & Werblin, F. S. (2006). Parallel processing in retinal ganglion cells: How integration of space-time patterns of excitation and inhibition form the spiking output. *Journal of Neurophysiology, 95,* 3810–3822.

Roska, B., & Werblin, F. (2001). Vertical interactions across ten parallel, stacked representations in the mammalian retina. *Nature, 410,* 583–587.

Roska, B., & Werblin, F. (2003). Rapid global shifts in natural scenes block spiking in specific ganglion cell types. *Nature Neuroscience, 6,* 600–608.

Rotolo, T. C., & Dacheux, R. F. (2003). Evidence for glycine, GABAA, and GABAB receptors on rabbit OFF-alpha ganglion cells. *Visual Neuroscience, 20,* 285–296.

Russell, T. L., & Werblin, F. S. (2010). Retinal synaptic pathways underlying the response of the rabbit local edge detector. *Journal of Neurophysiology, 103*, 2757–2769.

Sandell, J. H., & Masland, R. H. (1986). A system of indole-amine-accumulating neurons in the rabbit retina. *Journal of Neuroscience, 6*, 3331–3347.

Sanes, J. R., & Yamagata, M. (2009). Many paths to synaptic specificity. *Annual Review of Cellular and Developmental Biology, 25*, 161–195.

Schiller, P. H., Sandell, J. H., & Maunsell, J. H. (1986). Functions of the ON and OFF channels of the visual system. *Nature, 322*, 824–825.

Schmidt, T. M., & Kofuji, P. (2010). Differential cone pathway influence on intrinsically photosensitive retinal ganglion cell subtypes. *Journal of Neuroscience, 30*, 16262–16271.

Schroeter, E. H., Wong, R. O., & Gregg, R. G. (2006). In vivo development of retinal ON-bipolar cell axonal terminals visualized in nyx:MYFP transgenic zebrafish. *Visual Neuroscience, 23*, 833–843.

Shen, W., & Slaughter, M. M. (1999). Metabotropic GABA receptors facilitate L-type and inhibit N-type calcium channels in single salamander retinal neurons. *Journal of Physiology, 516*, 711–718.

Siegert, S., Cabuy, E., Scherf, B. G., Kohler, H., Panda, S., Le, Y. Z., et al. (2012). Transcriptional code and disease map for adult retinal cell types. *Nature Neuroscience, 15*, 487–495.

Siegert, S., Scherf, B. G., Del Punta, K., Didkovsky, N., Heintz, N., & Roska, B. (2009). Genetic address book for retinal cell types. *Nature Neuroscience, 12*, 1197–1204.

Sivyer, B., Taylor, W. R., & Vaney, D. I. (2010). Uniformity detector retinal ganglion cells fire complex spikes and receive only light-evoked inhibition. *Proceedings of the National Academy of Sciences of the United States of America, 107*, 5628–5633.

Sivyer, B., & Vaney, D. I. (2010). Dendritic morphology and tracer-coupling pattern of physiologically identified transient uniformity detector ganglion cells in rabbit retina. *Visual Neuroscience, 27*, 159–170.

Sivyer, B., Venkataramani, S., Taylor, W. R., & Vaney, D. I. (2011). A novel type of complex ganglion cell in rabbit retina. *Journal of Comparative Neurology, 519*, 3128–3138.

Slaughter, M. M., & Miller, R. F. (1981). 2-Amino-4-phosphonobutyric acid: A new pharmacological tool for retina research. *Science, 9*(211), 182–185.

Song, Y., & Slaughter, M. M. (2010). GABA(B) receptor feedback regulation of bipolar cell transmitter release. *Journal of Physiology, 588*, 4937–4949.

Sterling, P., Freed, M. A., & Smith, R. G. (1988). Architecture of rod and cone circuits to the ON-beta ganglion cell. *Journal of Neuroscience, 8*, 623–642.

Strettoi, E., & Masland, R. H. (1996). The number of unidentified amacrine cells in the mammalian retina. *Proceedings of the National Academy of Sciences of the United States of America, 93*, 14906–14911.

Sun, W., Deng, Q., Levick, W. R., & He, S. (2006). ON direction-selective ganglion cells in the mouse retina. *Journal of Physiology, 576*, 197–202.

Tauchi, M., & Masland, R. H. (1984). The shape and arrangement of the cholinergic neurons in the rabbit retina. *Proceedings of the Royal Society of London. Series B, Biological Sciences, 223*, 101–119.

Trenholm, S., Johnson, K., Li, X., Smith, R. G., & Awatramani, G. B. (2011). Parallel mechanisms encode direction in the retina. *Neuron, 71*, 683–694.

Tsuda, M., Horie, T., Takimoto, N., Toda, Y., Kusakabe, T., Horiguchi, H., et al. (2006). Origin of the vertebrate retina: ON–type and OFF–type photoreceptors in ascidian larva.

Investigative Ophthalmology and Visual Science, 47, E-Abstract 2834.

Vaney, D. I. (1986). Morphological identification of serotonin-accumulating neurons in the living retina. *Science, 233*, 444–446.

Vaney, D. I., Sivyer, B., & Taylor, W. R. (2012). Direction selectivity in the retina: Symmetry and asymmetry in structure and function. *Nature Reviews. Neuroscience, 13*, 194–208.

Vaney, D. I., & Young, H. M. (1988). GABA-like immunoreactivity in NADPH-diaphorase amacrine cells of the rabbit retina. *Brain Research, 474*, 380–385.

Van Hook, M. J., Wong, K. Y., & Berson, D. M. (2012). Dopaminergic modulation of ganglion-cell photoreceptors in rat. *European Journal of Neuroscience, 35*, 507–518.

van Wyk, M., Taylor, W. R., & Vaney, D. I. (2006). Local edge detectors: A substrate for fine spatial vision at low temporal frequencies in rabbit retina. *Journal of Neuroscience, 26*, 13250–13263.

Vardi, N., & Morigiwa, K. (1997). ON cone bipolar cells in rat express the metabotropic receptor mGluR6. *Visual Neuroscience, 14*, 789–794.

Venkataramani, S., & Taylor, W. R. (2010). Orientation selectivity in rabbit retinal ganglion cells is mediated by presynaptic inhibition. *Journal of Neuroscience, 30*, 15664–15676.

Viney, T. J., Balint, K., Hillier, D., Siegert, S., Boldogkoi, Z., Enquist, L. W., et al. (2007). Local retinal circuits of melanopsin-containing ganglion cells identified by transsynaptic viral tracing. *Current Biology, 17*, 981–988.

Wässle, H. (2004). Parallel processing in the mammalian retina. *Nature Reviews. Neuroscience, 5*, 747–757.

Wei, W., Hamby, A. M., Zhou, K., & Feller, M. B. (2011). Development of asymmetric inhibition underlying direction selectivity in the retina. *Nature, 469*, 402–406.

Werblin, F. S. (2011). The retinal hypercircuit: A repeating synaptic interactive motif underlying visual function. *Journal of Physiology, 589*, 3691–3702.

Wright, L. L., & Vaney, D. I. (2004). The type 1 polyaxonal amacrine cells of the rabbit retina: A tracer-coupling study. *Visual Neuroscience, 21*, 145–155.

Wyatt, H. J., & Daw, N. W. (1976). Specific effects of neurotransmitter antagonists on ganglion cells in rabbit retina. *Science, 191*, 204–205.

Zeck, G. M., Xiao, Q., & Masland, R. H. (2005). The spatial filtering properties of local edge detectors and brisk-sustained retinal ganglion cells. *European Journal of Neuroscience, 22*, 2016–2026.

Zhang, D. Q., Wong, K. Y., Sollars, P. J., Berson, D. M., Pickard, G. E., & McMahon, D. G. (2008). Intraretinal signaling by ganglion cell photoreceptors to dopaminergic amacrine neurons. *Proceedings of the National Academy of Sciences of the United States of America, 105*, 14181–14186.

Zhang, D. Q., Zhou, T. R., & McMahon, D. G. (2007). Functional heterogeneity of retinal dopaminergic neurons underlying their multiple roles in vision. *Journal of Neuroscience, 27*, 692–699.

Zhang, J., Li, W., Hoshi, H., Mills, S. L., & Massey, S. C. (2005). Stratification of alpha ganglion cells and ON/OFF directionally selective ganglion cells in the rabbit retina. *Visual Neuroscience, 22*, 535–549.

Zhang, J., Li, W., Trexler, E. B., & Massey, S. C. (2002). Confocal analysis of reciprocal feedback at rod bipolar terminals in the rabbit retina. *Journal of Neuroscience, 22*, 10871–10882.

第9章 注意间隙：视网膜神经元缝隙连接的功能性作用

Stewart A. Bloomfield，Béla Völgyi

神经元之间的快速通信对于大脑内信号的有效传播和整合是至关重要的。与其他中枢神经系统（CNS）位点一样，视网膜内神经元通信的主要模式是通过化学介导的突触传递。然而，从电子显微镜照片的连续重建中早已知道，一些邻近的视网膜神经元在其紧密贴合的质膜之间形成缝隙连接，表明电传递也有作用。事实上，早在大约 50 年前，Yamada 和 Ishikawa（1965）就描述了视网膜水平细胞之间的耦合，比 Goodenough 和 Revel（1970）提出缝隙连接这个术语早了 5 年。

在过去的 20 年中，对缝隙连接（电突触的形态学基础）的研究激增，这是新的组织学、电生理以及遗传技术的结果。一个开创性的发现是缝隙连接的连接蛋白亚单位结构，今天可以通过免疫细胞化学技术确定缝隙连接在视网膜和大脑中的分布来识别这一结构（Söhl，Maxeiner，& Willecke，2005）。使用靶向连接蛋白基因破坏选择性缝隙连接的小鼠突变体，已经成为表征电突触功能的重要工具。

现在很清楚电突触传递是视网膜细胞间通信的主要模式，其中五种神经元类型的每一种都通过表达多种不同连接蛋白的缝隙连接耦合（Söhl，Maxeiner，& Willecke，2005；Söhl & Willecke，2003）。在许多情况下耦合强度似乎受到环境照度或通过神经调质起作用的生理节律的调节（Bloomfield，Xin，& Osborne，1997；Ribelayga，Cao，& Mangel，2008；Weiler et al.，2000；Xin & Bloomfield，1999a，b，2000）。缝隙连接的广泛分布、亚单位构造以及调节通路表明，电耦合神经元提供可塑的、可重构的回路，这些回路在每个视网膜水平的视觉信息传输和处理中起到关键和多样化的作用。在本章中，我们回顾了与视觉信号编码、传输以及整合相关的视网膜神经元缝隙连接的独特功能作用。

缝隙连接的结构和调节

缝隙连接由两条半通道或者连接子组成，它们跨 2~4nm 的细胞外空间连接（图 9.1）。它们形成一个

和邻近细胞的细胞质直接通信的通道，为达到一千道尔顿的分子扩散提供了细胞间通道。半通道由六个被称为连接蛋白的亚基跨膜蛋白组成，已在人类和小鼠中鉴定出其大约 20 种不同的亚型（Willecke et al.，2002）。哺乳动物视网膜神经元已经被发现表达许多不同的连接蛋白亚单位，迄今为止包括 Cx30.2，Cx36，Cx45，Cx50 和 Cx57（Bloomfield & Völgyi，2009；Müller et al.，2010；Willecke et al.，2002）。没有其他的 CNS 位点提供这种定义的缝隙连接结构和分布的多样性（图 9.2）。因此，视网膜可以说是研究大脑中缝隙连接和电突触传输的功能作用的最佳模型系统。

缝隙连接不是邻近细胞之间简单的静态桥梁，而是显示与细胞膜离子通道非常相似的可塑性。缝隙连接的传导和转运受到许多生理因素和作用因子调节。大多数缝隙连接的连接蛋白在翻译后主要通过在其羧基端和胞内环区域中发现的氨基酸（主要是丝氨酸）磷酸化进行修饰（Lampe & Lau，2000，2004）。连接蛋白由蛋白激酶靶向定位，所得到的磷酸化已经涉及大量调节步骤，包括运输、组装和拆卸以及缝隙连接的电导门控。这些蛋白质激酶受到许多因素的调节，包括钙离子/钙调蛋白（DeVries & Schwartz，1989；Lurtz & Louis，2007）、cAMP/cGMP（Kothmann，Massey，& O'Brien，2009；Lasater，1987；Patel et al.，2006）、pH（Chesler，2003；González et al.，2008；Spray，Harris，& Bennett，1981）、电压（Spray，Harris，& Bennett，1979；Srinivas et al.，1999）以及神经调质（Mills & Massey，1995；Lasater & Dowling，1985；Umino，Lee，& Dowling，1991；Xin & Bloomfield，2000）。

在视网膜中，多巴胺和一氧化氮是光照激活的神经调质，由不同的无长突细胞亚型释放（Koistinaho et al.，1993；Witkovsky & Dearry，1991）。多巴胺和一氧化氮激活了许多涉及 cAMP- 和 cGMP- 依赖性蛋白激酶的细胞内通路，导致缝隙连接连接蛋白的磷酸化或者去磷酸化，从而改变了离子电流的传导（DeVries & Schwartz，1989；Kothmann，Massey，& O'Bryan，2009；Lasater，1987；Patel et al.，2006）。这个调节从视网膜

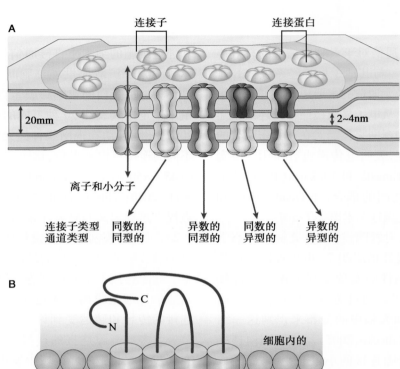

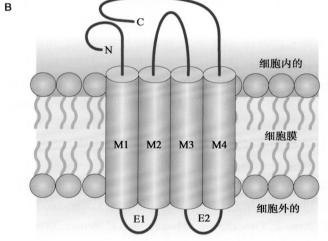

图 9.1 缝隙连接的结构。（A）缝隙连接在相邻细胞的相对细胞膜之间形成。每一侧的连接子（或者半通道）彼此对接来形成两个细胞间的传导通道。每个连接子由形成一个中央孔的六个连接蛋白质亚单位组成。连接子只能包含一类连接蛋白亚单位（同源的）或者不同连接蛋白的混合（异源的）。缝隙连接通道可以由两种相同连接子（同型的）或者不同亚基组成的连接子（异型的）构成。（B）连接蛋白亚单位是具有四个跨膜结构域、两个胞外环和一个胞内环以及羧基和氨基末端结尾的细胞质内的蛋白质。三维连接蛋白结构的调节，其是缝隙连接通道开/闭的基础，在细胞质区域介导。（修改自 Bloomfield & Völgyi, 2009, 已获得许可）

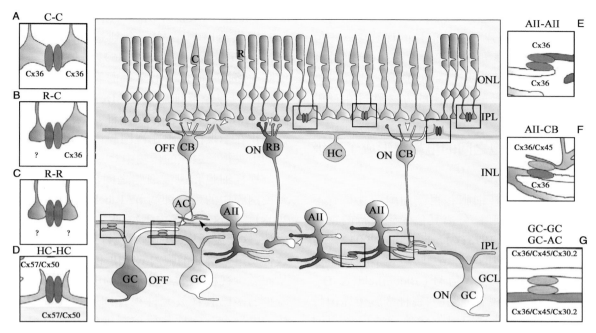

图9.2 通过视网膜神经元表达的缝隙连接。该示意图显示出七个电耦合的例子,其不同的功能在文中有详细介绍。(A)缝隙连接的两个半通道都耦合邻近的视锥细胞表达 Cx36。(B)相比来说,只有视锥细胞侧的半通道包含 Cx36,而视杆细胞连接蛋白的表达,包括视杆细胞之间(C),尚不清楚。(D)水平细胞树突广泛耦合。在哺乳动物上少轴突的水平细胞表达 Cx50,而轴突轴承水平细胞表达 Cx57。(E)AII 无长突细胞形成两种类型的突触接合。AII 细胞之间的突触接合似乎是同型的/同质的,伴随两个表达 Cx36 的半通道的。(F)相比之下,AII 无长突细胞和 ON 视锥双极细胞之间的缝隙连接可以是同型的或者异型的,伴随着 AII 细胞半通道表达 Cx36 以及视锥双极细胞半通道包含 Cx36 或者 Cx45 之一。(G)神经节细胞广泛地和彼此和/或邻近无长突细胞耦合。迄今为止,神经节细胞缝隙连接已经被报道包含 Cx36、Cx45 或者 Cx30.2。彩色的椭圆形描绘缝隙连接半通道。开放和充满的三角箭头分别象征兴奋性和抑制性的化学突触。C,视锥细胞;R,视杆细胞;HC,水平细胞;CB,视锥双极细胞;RB,视杆双极细胞;AII,AII 无长突细胞;AC,无长突细胞;GC,神经节细胞;ONL,外核层;OPL,外丛状层;INL,内核层;IPL,内丛状层;GCL,神经节细胞层。(修改自 Bloomfield & Völgyi,2009,已获得同意)

中间神经元的群体中变化,这样的话一些缝隙连接的电导会受光照而增加,而其他的会减少(Baldridge,2001;Hu et al.,2010;Ribelayga,Cao,& Mangel,2008;Umino,Lee,& Dowling,1991;Xin & Bloomfield,1999a,b,2000)。事实上,光照可能增加或者减少相同神经元内缝隙连接的电导,这取决于光照水平(Bloomfield et al.,1997;Bloomfield & Völgyi,2004;Baldridge,Weiler,& Dowling,1995;Xin & Bloomfield,1999a,b)。近期报道出,磷酸化状态可能根据单个神经元内缝隙连接而变化,表明电传递通过单个突触过程的局部调节(Kothmann,Massey,& O'Bryan,2009)。总体来说,这些发现表明缝隙连接的可塑性和调节是极其复杂的,可以和化学突触中所示的那些相比。

外部视网膜的神经元缝隙连接的功能性作用

视锥细胞之间的电耦合提升信号保真度

视锥细胞之间的电耦合首次在龟的视网膜中被

证实,其中外部应用到视锥细胞的电流在邻近 40μm 内的视锥细胞中产生激活(Baylor,Fuortes,& O'Bryan,1971)。电耦合由视锥细胞之间的形成的缝隙连接形成,这是一种在很多物种中都保守的特性(Cohen,1965;Kolb,1977;Raviola & Gilula,1973;Tsukamoto et al.,1992)。显示 Cx36 斑块的缝隙连接在被称为终端树突的精细突起末端被发现,终端树突从视锥细胞蒂的基部产生并且接触相邻的视锥细胞(Feigenspan et al.,2004;Lee et al.,2003)。

相邻哺乳动物视锥细胞的缝隙连接具有高效的电导,允许视觉信号的有效传输(DeVries et al.,2002;Hornstein et al.,2005)。这种相邻视锥细胞之间的横向相互作用引入了对于视觉信号的不希望的模糊和视敏度的降低(DeVries et al.,2002)。那么视锥细胞之间的耦合会有什么好处?光传导本质上是一个由于随机光子吸收和信号分子及离子通道电导波动导致的充满噪声的过程。尽管每个视锥细胞中的固有噪声与它邻居的相互独立,但是单个视锥细胞的视觉唤醒活动是相关的。视锥细胞之间的耦合导致相关视觉信号的加和,但是异步噪声的代数衰减导致单个视锥细胞信噪比提升接近 80%（DeVries at al.，2002）。因此，视锥细胞耦合提升了视觉信号的保真度——但是以图像的一些神经模糊作为代价。然而，这种神经模糊似乎远比眼睛的光学所产生的要窄，所以通过耦合来提升视锥细胞信号的信噪比的方法胜过在视敏度方面小的损失。

视杆细胞和视锥细胞之间的电耦合形成了次级视杆细胞通路

在哺乳动物中视杆细胞和视锥细胞产生具有不同的双极细胞的化学突触，分离其信号到并行的视网膜流（Boycott & Kolb，1973；Ghosh et al.，2004）。尽管只存在视杆双极细胞的单一亚型，但是多种通路都通过视网膜传输视杆细胞信号（Bloomfield & Dacheux，2001）。在初级视觉通路中，视杆细胞传递信号到视杆双极细胞，携带它们辐射状地到达内层视网膜，在那里它们和 AII 无长突细胞建立突触接触。AII 细胞，反过来形成具有 OFF 视锥双极细胞轴突的符号反转化学突触，以及具有 ON 视锥双极细胞轴突的符号反转电突触。因此，初级视觉通路"捎带（piggybacks）"到达内层视网膜的视锥细胞回路上，从而其信号可以到达输出神经节细胞。

此外，视杆细胞和视锥细胞的轴突末端存在缝隙连接（Raviola & Gilula，1975）。这种视杆细胞-视锥细胞耦合提供了一种替代的、"次级的"视杆细胞通路来传输暗视信号。这里，视杆细胞信号直接传输到视锥细胞并且随后到达视锥双极细胞，并且反过来到达神经节细胞。对于这条通路的功能的实验证据包括视锥细胞内的视杆细胞产生信号的检测（Nelson，1977；Schneeweis & Schnapf，1995），并且在初级视杆细胞通路封锁以后神经节细胞中视杆细胞信号的生存（DeVries & Baylor，1995；Völgyi et al.，2004）。人类心理学研究也支持多个视杆细胞通路的存在（Blakemore & Rushton，1965；Sharpe & Stockman，1999）。

生理学研究表明，两个视杆细胞通路的功能涉及它们携带的信号的敏感度以及它们靶向的神经节细胞之间的差异，研究使用来自 Cx36 敲除（KO）的小鼠的视网膜，其中视杆-视锥缝隙连接被破坏，表明初级视觉通路携带对于刺激亮度最敏感的信号（Deans et al.，2002；Völgyi et al.，2004）。与此相反，刺激视觉通路内携带的视杆细胞信号敏感度低大约一个对数单位，两个视杆细胞通路因此在工作范围上存在很大差异。尽管初级视觉通路具有高敏感度，但是它的非线性突触传输特性导致了一个狭窄的工作范围（Dunn et

al.，2006）。次级视杆细胞通路因此在当初级通路饱和时提供给暗视信号一个到达神经节细胞的通路（Smith，Freed，& Sterling，1986）。有趣的是，两种视杆细胞通路携带的信号似乎都既有分离又有会聚，取决于靶向的神经节细胞亚型（DeVries & Baylor，1995；Soucy et al.，1998；Völgyi et al.，2004）。这表明复杂性不止在于视杆细胞在视网膜内传输的通路，也在它们到中央视觉区域的传输中。

视杆细胞和视锥细胞之间的缝隙连接的电导受到视网膜中的生物钟调节（Ribelayga，Cao，& Mangel，2008）。在这个方案中生物钟增加白天期间的多巴胺释放，这会激活视杆细胞和视锥细胞上的 D 2/4 受体。这会反过来增加细胞内 cAMP 和蛋白激酶 A 的活性，从而减少视杆-视锥缝隙连接的电导。与此相反，夜间减少的多巴胺释放允许视杆细胞和视锥细胞之间鲁棒的电耦合。这种节律控制确保了次级视觉通路在适当的夜间条件期间工作从而促进对于暗处物体的检测。此外，视杆-视锥耦合在白天的减少确保视锥细胞信号不会传输到饱和且因此不工作的视杆细胞网络，这会减弱强光条件下产生的信号。

第三条视杆细胞通路中视杆-视杆耦合的作用

对于基因改造后缺少视锥细胞的小鼠的研究表明，通过视杆细胞和 OFF 双极细胞之间的直接化学突触产生了第三条视杆细胞通路（Soucy et al.，1998）。尽管这样的接触被认为不存在于哺乳动物中（Boycott & Dowling，1969；Kolb，1977），但是更多的近期研究已经在许多物种中报道了它们（Fyk-Kolodziej，Qin，& Pourcho，2003；Hack，Peichl，& Brandstätter，1999；Li，Keung，& Massey，2004），并且现在有对于这第三条视杆细胞回路的强的功能证据（Völgyi et al.，2004）。有趣的是，小鼠视网膜的五个视杆细胞中只有一个视杆细胞与一个 OFF 双极细胞形成了化学突触，表明这条通路可能在暗视觉中的作用相对有限（Tsukamoto et al.，2001）。然而，缝隙连接存在于哺乳动物视杆细胞的轴突末端之间（Hornstein et al.，2005；Tsukamoto et al.，2001）。已经有人提出视杆-视杆耦合积聚暗视信号，从而通过第三条通路传输到神经节细胞。这个第三条视杆细胞通路可能因此在黄昏和黎明时有用，此时比星光下具有相对大量的可以利用的光子，并且积聚的信号可能由此有效地编码隐约背光的物体（Tsukamoto et al.，2001）。有研究支持这一想法，已经发现第三条视杆细胞通路携带的信号比初级和次级通路携带的信号较不敏感（Völgyi et al.，2004）。有趣的是,第三条视杆细胞通路靶向的神经节细胞不接受其他两条视杆细胞通路的输入,与提出的独特功能相一致(Völgyi et al.,2004)。

对比度检测中水平细胞的电耦合

如前所述,Yamada 和 Ishikawa(1965)首次描述相邻水平细胞之间的"融合膜结构",并且随后出现了水平细胞之间耦合的形态学展示(Bloomfield, Xin, & Persky,1995;Dacey,1999;Dacheux & Raviola,1982;Vaney,1991)。水平细胞之间广泛的缝隙连接耦合导致了它们特有的大感受野,是单个细胞树突棘的 25 倍大(Bloomfield, Xin, & Persky,1995;Naka & Rushton,1967)。因此,Cx57 KO 小鼠视网膜上水平细胞缝隙连接的去除导致它们感受野大小的显著减少(Shelley et al.,2006)。

有相当多的证据表明,水平细胞大感受野提供了双极细胞的外周感受野,并且反过来还有输出神经节细胞(Mangel & Miller,1987;Naka & Nye,1971;Naka & Witkovsky,1972)。尚不清楚双极细胞外周的产生是否通过水平细胞突触到双极细胞的直接抑制或者水平细胞到光感受器的反馈抑制突触。尽管存在争议,但是已经有人提出反馈抑制不是化学的而是神经元间接触的,由此电荷横跨水平细胞半通道

移动到细胞外空间来调节视锥细胞的活性(Kamermans et al.,2001)。在任何情况下,水平细胞耦合用于形成均匀的电学性合胞体,由此产生一个平均信号,即环境背景照度。在本质上,水平细胞之间的缝隙连接耦合被认为是形成视觉系统中对比度检测的初始机制,而这个观点最近已经受到质疑(Dedek et al.,2008)。

有强力的证据表明,水平细胞耦合受到动态调节(图 9.3)。多巴胺减少水平细胞的缝隙连接电导,并且通过细胞间信使 cAMP 的运行使得感受野尺寸减小(Lasater & Dowling,1985;Piccolino, Neyton, & Gerschenfeld,1984)。多巴胺调节缝隙连接电导的方式包括影响接合强度、通道平均开放时间和/或通道开放频率(Baldridge, Ball, & Miller,1987;Kurz-Isler, Voigt, & Wolburg,1992;McMahon & Brown,1994;McMahon, Knapp, & Dowling,1989)。一氧化氮(NO)也通过细胞间信使 cAMP 的运行来改变水平细胞的电耦合(DeVries & Schwartz,1989,1992;Lu & McMahon,1997;Pottek, Schultz, & Weiler,1997)。多巴胺和 NO 的产生和释放在细胞外的水平都受到光照变化的调节,表明水平细胞耦合的光诱发调节(Godley & Wurtman,1988;Koistinaho et al.,1993;Zemel et al.,1996)。事实上,长时间的黑暗和光适应都已经显示出许多脊椎动物视网膜中的去耦合水平细胞(Mangel & Dowl-

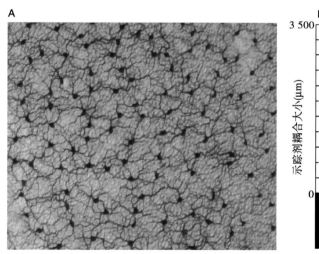
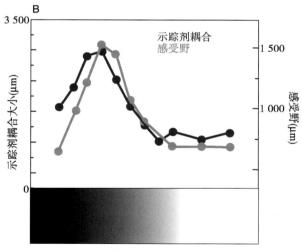

图 9.3　水平细胞缝隙连接受到光照调节。(A)兔子视网膜在注射具有缝隙连接永久示踪剂神经生物素的单个细胞后的耦合水平细胞网络的显微照片。图中显示的只是耦合网络的一部分,其包括延伸到视网膜 2mm 外的多达 1 000 个标记细胞。(B)散点图显示出兔子视网膜背景光和感受野以及水平细胞的示踪耦合大小之间的关系。这些实验中视网膜维持在不同强度的恒定环境光下,并且在神经生物素的细胞间注射后测量水平细胞的感受野来测定缝隙连接耦合的范围。感受野和示踪剂的传播都以一种简单的方式受到光照调节。这些数据显示出水平细胞缝隙连接的电导在黑暗下较低,但是当处于昏暗光线下时会急剧上升。随着背景光增强,缝隙连接的电导降回在黑暗中所见的值。这种电耦合的三相调节被认为是在不同环境光照条件下一幅图像中视觉线索提取的最优化方法。(修改自 Xin & Bloomfield,1999a,已获得同意)

ing,1985;Umino,Lee,& Dowling,1991;Xin & Bloomfield,1999a)。水平细胞缝隙连接和光照之间有一个复杂的三相水平，从而在暗-和光-适应条件下耦合都很弱，并且只有在中间光照水平强(Xin & Bloomfield,1999a;Baldridge,2001)。

正如所期待的，水平细胞耦合的光诱发改变影响视网膜神经元的中心-外周感受野组织以及对比度信号。长时间的黑暗削弱神经节细胞的外周感受野，这被认为会在暗光水平下以对比度检测为代价来增加敏感度(Muller & Dacheux,1997;Peichl & Wässle,1983;Rodieck & Stone,1965)。同样的，水平细胞在亮光下的减少导致更小的外周感受野，并且因此具有更局限的对比度检测，和更高的敏度一致。总体来说，水平细胞耦合的光诱发调节优化了包括对比度和边缘的自然图像中的重要信息的提取(Balboa & Grzywacz,2000a,2000b)。

内层视网膜中神经元缝隙连接的作用

内层视网膜中的缝隙连接对于暗视觉至关重要

神经细胞缝隙连接的多样性在内层视网膜中达到最大，其中双极细胞、无长突细胞和神经节细胞显示出多种电突触连接产生的回路(Bloomfield & Völgyi,2009)。这些包括无长突细胞和神经节细胞之间的同源耦合也包括无长突细胞和神经节细胞之间以及无长突细胞和双极细胞之间的异源耦合。

这些多种耦合类型的功能也许是初级视杆细胞通路中探索最多的。如前所述，视杆双极细胞不直接和神经节细胞产生接触，但是和中介 AII 无长突细胞形成突触。这些 AII 细胞表达两种类型的缝隙连接：邻近的 AII 细胞彼此以及与视锥双极细胞轴突末端形成缝隙连接(Famiglietti & Kolb,1975;Strettoi,Dacheux,& Raviola,1990)。Cx36 斑块在 AII 细胞的树突交叉被发现，表明 AII-AII 缝隙连接是同源的(Deans et al.,2002;Feigenspan et al.,2001)。然而，Cx36 和 Cx45 都在视锥双极细胞半通道表达，表明至少一些 AII 细胞-视锥双极细胞缝隙连接可能是异源性的(Dedek et al.,2006;Feigenspan et al.,2001;Han & Massey,2005;Lin,Jakobs,& Masland,2005;Mills et al.,2001)，虽然 Cx45/Cx36 异源性接合的存在已经被质疑(Li et al.,2008)。组成中的这样的变化可以解释 AII-AII 和 AII 细胞-视锥双极细胞缝隙连接的不同的电导和药理学情况(Mills & Massey,2000;Veruki &

Hartveit,2002)。

Cx36 的缺失会破坏 AII-双极细胞以及视杆细胞-视锥细胞两者的缝隙连接，导致初级和次级视杆细胞通路中的信号分别丢失(Deans et al.,2002;Güldenagel et al.,2001;Völgyi et al.,2004)。其结果是，所有的视杆细胞驱动的到达 ON 神经节细胞的输入丢失。这些结果不仅表明电突触在视杆细胞通路中起到了重要的作用，也提供了缝隙连接是 CNS 中定义的回路的强制性元素的首个示范。基于计算模型，Smith 和 Vardi(1995)推测 AII-AII 细胞耦合有助于整合同步信号并且去除异步噪声，从而保留视杆细胞通路携带的高敏感度信号。和这个观点一致，视网膜中最敏感的神经节细胞的强度-响应轮廓在当 AII-AII 无长突细胞电突触在 Cx36 KO 小鼠上被去除时显示出向右的偏移(Völgyi et al.,2004)。见底的敏感度可能来自 AII-AII 细胞耦合的破坏，导致信噪比降低以及信号保真度的损失。AII-AII 细胞耦合因此是初级视杆细胞通路独特功能的基础：维持到达内层视网膜中的视杆细胞信号的高敏感度。

无长突细胞的多巴胺能亚型的树突形成致密丛环绕 AII 无长突细胞，并且多巴胺通过 cAMP 介导 PKA 级联来调节 AII-AII 细胞缝隙连接的电导(Kothmann et al.,2009;Mills & Massey,2000;Voigt & Wässle,1987)。因为多巴胺释放受到光照调节，所以光适应的变化被发现以之前描述的对于水平细胞的三相方式来影响 AII 无长突细胞之间的耦合也不足为奇(Bloomfield,Xin,& Rushton,1997;Witkovsky & Dearry,1991)。而暗适应的 AII 细胞在相对小的群体中耦合并且显示出相对小的感受野，暴露在昏暗背景光下会使得两种参数增加差不多七倍多(Xin & Bloomfield,1999b)。进一步的光适应使得耦合减少到与在暗适应视网膜中见到的水平相似。AII-AII 细胞耦合中光诱发的变化被认为可以开启这些细胞，作为视杆细胞通路中的重要元素，保持整个暗视/中间视范围的响应。在这个方案中暗适应和星光条件下相似，其中视杆细胞只零星地吸收光线中的光子。因此，AII 细胞在少数只是邻近 AII 细胞携带加和的相关信号中相对去耦合，并且这样广泛耦合会将信号消散到大的不活动的网络，从而削弱它们。然而，昏暗背景光的存在，类似于黄昏条件，带来比 AII 细胞耦合大 10 倍的增加。伴随着更多光子被邻近细胞捕获的可用性，增加的耦合在大范围的 AII 细胞网络激活中提供给同步活动的加和，从而保持信号保真度。

电耦合是邻近神经节细胞相关活动的基础

大多数神经节细胞亚型表现出间隙连接-介导示踪剂与邻近神经节细胞和/或无长突细胞耦合（Vaney，1994；Völgyi，Chheda，& Bloomfield，2009；Xin & Bloomfield，1997）（图9.4）。有趣的是，神经节细胞不同亚型之间的耦合从未被报道过，这表明神经节细胞缝隙连接服务内层视网膜中的独立的电网络。乍一看，神经节细胞显示的广泛耦合似乎违反直觉，因为它暗示了信号在内网层的细胞间横向传输。这可能导致神经元信号在离开视网膜时视敏度下降。然而，神经节细胞的感受野近似它们树突棘的范围，而与示踪剂耦合的程度无关（Bloomfield & Xin，1997）。这是因为神经节细胞缝隙连接的电导低，限制了电流和示踪剂的移动。

因此，神经节细胞缝隙连接可能是局部操作的基础，而不是整体过程的，例如通过外层视网膜中的水平细胞形成的广泛电突触。例如，近期研究表明神经节细胞的电耦合在建立其绝对敏感性中起到了关键作用（Murphy & Rieke，2011）。

内层视网膜的电耦合也被认为是邻近神经节细胞的相关峰电活动的基础。从 Mastronarde 开创性工作开始（1983a，1983b，1983c），大量研究已经表明神经节细胞耦合是邻近区域的一致放电的基础，范围从跨越几十毫秒的广泛相关到微调的具有 1~3ms 延迟的尖峰同步（Brivanlou，Warland，& Meister，1998；DeVries，1999；Hu & Bloomfield，2003；Shlens，Rieke，& Chichilnisky，2008）。在内层视网膜发现的同源性神经节细胞（神经节细胞）和异源性神经节细胞（无长突细胞）的耦合被认为在邻近神经节细胞产生不同模式的共同活动（Brivanlou，Warland，& Meister，1998；DeVries，1999；Hu & Bloomfield，2003）。重要的是，这种共同激活占多达一半的视网膜峰电活动，表明电学性耦合在视觉信息的编码中起到了重要的作用（Cas-

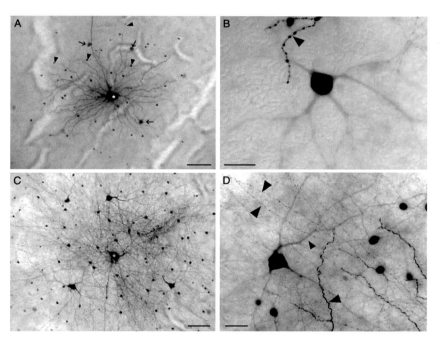

图9.4 光适应增加神经节细胞和邻近细胞的耦合。（A）在暗适应视网膜中注射神经生物素后，OFF α-GC 呈典型的耦合模式。该细胞是与邻近的 α-GCs（箭头）以及多个无长突细胞亚型阵列（三角箭头）示踪剂耦合的。值得注意的是，注射后的 α-GC 的树突棘被清楚地标记，而耦合的无长突细胞和神经节细胞的树突棘则没有标记。星形表明注射后的 α-GC 的神经元胞体。比例尺：50μm。（B）在暗适应的视网膜中，示踪剂耦合的 OFF α-GC 标记得特别好，因此可以看到相当大一部分树突棘。树突棘显示出 α-GCs 的典型径向分支模式。三角箭头表明注射了神经生物素的标记良好的 OFF α-GC 末端树突分支。比例尺：25μm。（C）在亮背景光下光适应的视网膜中神经生物素 OFF α-GC 后看到的示踪剂耦合模式。注意到增加的数量和示踪剂耦合的无长突细胞及神经节细胞的暗标记，相比于暗适应视网膜上看到的模式（面板 A）。比例尺：100μm。（D）详细的光适应视网膜上耦合的无长突细胞与神经节细胞的耦合模式。耦合的 α-GC 的树突（打开的三角箭头）被良好标记，耦合的无长突细胞的扩展的轴突过程（灰色三角箭头）也是如此。被注入的 OFF α-GC 末尾的末端树突通过按三角箭头被显示。比例尺：25μm。（修改自 Hu et al.，2010，已获得许可）

telo-Branco，Neuenschwander，& Singer，1998；Schnitzer & Meister，2003）。

相关激活被认为可以压缩信息以便于有效传输，并且因此增加视神经带宽（Meister & Berry，1999）。在这个方案中，同步活动形成一个分离的到达大脑的信息流以及从单个神经节细胞产生的异步信号。一致的峰电活动也被认为通过增加中央目标的时间总和以增强视觉信号的显著性（Alonso，Usrey，& Reid，1996；Stevens & Zador，1998；Usrey & Reid，1999）。在这种方式下，一致的神经节细胞活动可能提供时间精度，通过这种方式视网膜信号可以被可靠地传输到中央目标（Singer，1999）。

有趣的是，近期研究表明，邻近 ON 方向选择性（DS）神经节细胞的同步尖峰具有明确的定义和集中的作用，即编码刺激运动的方向（Ackert et al.，2006）。邻近 ON DS 神经节细胞通过缝隙连接间接耦合多轴无长突细胞，并且显示相关和同步活动。值得注意的是，Ackert 等人（2006）报道了邻近 ON DS 细胞之间的尖峰同步程度受到刺激移动方向的影响，由此同步尖峰通过无方向的刺激移动而急剧衰减。因此有人提出耦合和尖峰同步性的变化形成了 ON DS 细胞发出关于移动方向的信号的关键因素。如前所述，先前的研究报道了暗/亮适应状态的变化可以全局地调节视网膜神经元之间的耦合（Bloomfield & Xin，1997；Hu et al.，2010；Mangel & Dowling，1985），但是这是首次显示出特定光刺激可以有效调节神经元之间的耦合，因此形成了编码特殊视觉信息的机制。

神经节细胞耦合在光适应条件下急剧增加，导致一致的峰电活动增加（Hu et al.，2010）。有趣的是，耦合中的增加似乎是通过细胞外多巴胺耦合 D1 和 D2/4 受体的不同激活的光诱发提高所产生的，耦合的受体取决于视网膜的适应状态。因此，光诱发的神经节细胞缝隙连接电导的调节和之前描述的水平细胞以及 AII 无长突细胞耦合相反。已经有人提出在日光期间增加的耦合和神经节细胞组合的一致活动增强信息流过视神经瓶颈的能力和效率，从而到达更高的大脑中心（Hu et al.，2010）。

结论及未来方向

过去十年的工作表明，通过缝隙连接的电突触传输是视网膜细胞间通信的一种共同模式。不只是缝隙连接和它们的亚单位连接蛋白广泛地分布在两个突触层，而且越来越多的证据表明它们在视网膜神经

元约 80 种亚型中大部分都有表达。研究发现缝隙连接传导受到作为光适应和昼夜节律变化介质的神经调质的影响，这一发现表明电突触传输形成了一种复杂且动态的细胞通信模式。尽管我们才刚刚开始阐明视网膜中表达的连接蛋白（和缝隙连接蛋白）的类型，但是如同本章节详细介绍的，已经明确缝隙连接在传播和整合信号方面具有多种功能。不像 CNS 其他部分的研究，其中电耦合的通用功能经常被指定，比如增加的尖峰同步性，视网膜的研究已经能详细地描述在视觉处理过程中单个缝隙连接的特定作用。这使得视网膜可以说是研究 CNS 中电突触传输作用的最佳的模型系统。

通过药理阻断或者基因删除连接蛋白来切除缝隙连接，已经成为确定视网膜中电突触传输功能的有力的资源。进一步使用更具有选择性的基因操作比如细胞特异性和诱导连接蛋白 KO 小鼠模型可以阐明单个视网膜缝隙连接对于视觉信号传输的分布。这也会对于连接视网膜中表达的不同连接蛋白的生理特性较为重要，比如电压和神经调质敏感性，对于不同神经元细胞类型表达的缝隙连接的功能。

在成人细胞信号传导任务之外，还应注意到视网膜缝隙连接在发育中也起到了重要的作用。这些包括通过调节与自发的去极化波相关的神经节细胞的相关放电，在研究良好的活动依赖性的视网膜-丘脑和视网膜内连接的完善中发挥作用（Blankenship et al.，2011）。进一步来说，近期研究已经发现了缝隙连接在控制细胞分化、迁移以及突触形成中的作用（Cook & Becker，2009）。因此，需要研究以确定连接蛋白在负责协调视网膜发育的细胞内和细胞间通信中可能发挥的作用。

最终，缝隙连接具有涉及程序性细胞死亡以及神经退行性疾病相关的神经元丢失的复杂作用。在一个方案中缝隙连接是"旁观者效应"的基础，它们作为有毒分子从濒死细胞传给其相邻细胞的通路（Decrock et al.，2011）。这个机制已经涉及与一些损伤相关的细胞损失，包括视网膜色素变性、缺血和兴奋性毒性条件（Decrock et al.，2011；Andrade-Rozental et al.，2000；Ripps，2002）。近期的研究表明，缝隙连接的阻断或者连接蛋白的基因缺失可以增加视网膜神经元细胞的存活能力，在一些损伤条件下可以达到近 70%（Akopian et al.，2011）。这些数据表明靶向特殊缝隙连接以及它们的亚基结合蛋白将会是重要的改善视网膜不同神经退行性病变相关的细胞损失的新策略。

参考文献

Ackert, J. M., Wu, S. H., Lee, J. C., Abrams, J., Hu, E. H., Perlman, I., et al. (2006). Light induced changes in spike synchronization between coupled ON direction selective ganglion cells in the mammalian retina. *Journal of Neuroscience, 26,* 4206–4215.

Akopian, A., Zhang, Y., Wong, S., Pan, F., Paul, D. L., & Bloomfield, S. A. (2011). Gap junctions mediate neuronal cell death in the mammalian retina. *Investigative Ophthalmology & Visual Science, 52*(Suppl.), 1172.

Alonso, J. M., Usrey, W. M., & Reid, R. C. (1996). Precisely correlated firing in cells of the lateral geniculate nucleus. *Nature, 383,* 815–819.

Andrade-Rozental, A. F., Rozental, R., Hopperstad, M. G., Wu, J. K., Vrionis, F. D., & Spray, D. C. (2000). Gap junctions: The "kiss of death" and the "kiss of life." *Brain Research. Brain Research Reviews, 32,* 308–315.

Balboa, R. M., & Grzywacz, N. M. (2000a). The role of early retinal inhibition: More than maximizing luminance information. *Visual Neuroscience, 17,* 77–89.

Balboa, R. M., & Grzywacz, N. M. (2000b). The minimal local-asperity hypothesis of early retinal lateral inhibition. *Neural Computation, 12,* 1485–1517. doi: 10.1162/089976600300015231.

Baldridge, W. H. (2001). Triphasic adaptation of teleost horizontal cells. *Progress in Brain Research, 131,* 437–449.

Baldridge, W. H., Ball, A. K., & Miller, R. G. (1987). Dopaminergic regulation of horizontal cell gap junction particle density in goldfish retina. *Journal of Comparative Neurology, 265,* 428–436.

Baldridge, W. H., Weiler, R., & Dowling, J. E. (1995). Dark-suppression and light-sensitization of horizontal cell responses in the hybrid bass retina. *Visual Neuroscience, 12,* 611–620.

Baylor, D. A., Fuortes, M. G., & O'Bryan, P. M. (1971). Receptive fields of cones in the retina of the turtle. *Journal of Physiology, 214,* 265–294.

Blakemore, C. B., & Rushton, W. A. (1965). The rod increment threshold during dark adaptation in normal and rod monochromat. *Journal of Physiology, 181,* 629–640.

Blankenship, A. G., Hamby, A. M., Firl, A., Vyas, S., Maxeiner, S., Willecke, K., et al. (2011). The role of neuronal connexins 36 and 45 in shaping spontaneous firing patterns in the developing retina. *Journal of Neuroscience, 31,* 9998–10008.

Bloomfield, S. A., & Dacheux, R. F. (2001). Rod vision: Pathways and processing in the mammalian retina. *Progress in Retinal and Eye Research, 20,* 351–384. doi: 10.1016/S1350-9462(00)00031-8.

Bloomfield, S. A., & Völgyi, B. (2004). Function and plasticity of homologous coupling between AII amacrine cells. *Vision Research, 44,* 3297–3306. doi: 10.1016/j.visres.2004.07.012.

Bloomfield, S. A., & Völgyi, B. (2009). The diverse functional roles and regulation of neuronal gap junctions in the retina. *Nature Reviews. Neuroscience, 10,* 495–505.

Bloomfield, S. A., & Xin, D. (1997). A comparison of receptive-field and tracer-coupling size of amacrine and ganglion cells in the rabbit retina. *Visual Neuroscience, 14,* 1153–1165. doi: 10.1017/S0952523800011846.

Bloomfield, S. A., Xin, D., & Osborne, T. (1997). Light-induced modulation of coupling between AII amacrine cells in the rabbit retina. *Visual Neuroscience, 14,* 565–576.

Bloomfield, S. A., Xin, D., & Persky, S. E. (1995). A comparison of receptive field and tracer coupling size of horizontal cells in the rabbit retina. *Visual Neuroscience, 12,* 985–999.

Boycott, B. B., & Dowling, J. E. (1969). Organization of the primate retina: Light microscopy. *Philosophical Transactions of the Royal Society B (London), 255,* 109–184.

Boycott, B. B., & Kolb, H. (1973). The connections between bipolar cells and photoreceptors in the retina of the domestic cat. *Journal of Comparative Neurology, 148,* 91–114.

Brivanlou, I. H., Warland, D. K., & Meister, M. (1998). Mechanisms of concerted firing among retinal ganglion cells. *Neuron, 20,* 527–539.

Castelo-Branco, M., Neuenschwander, S., & Singer, W. (1998). Synchronization of visual responses between the cortex, lateral geniculate nucleus and retina in the anasthetized cat. *Journal of Neuroscience, 18,* 6395–6410.

Chesler, M. (2003). Regulation and modulation of pH in the brain. *Physiological Reviews, 83,* 1183–1221.

Cohen, A. I. (1965). Some electron microscopic observations on inter-receptor contacts in the human and macaque retinae. *Journal of Anatomy, 99,* 595–610.

Cook, J. E., & Becker, D. L. (2009). Gap-junction proteins in retinal development: New roles for the "nexus." *Physiology, 24,* 219–230.

Dacey, D. M. (1999). Primate retina: Cell types, circuits and color opponency. *Progress in Retinal and Eye Research, 18,* 737–763. doi: 10.1016/S1350-9462(98)00013-5.

Dacheux, R. F., & Raviola, E. (1982). Horizontal cells in the retina of the rabbit. *Journal of Neuroscience, 2,* 1486–1493.

Deans, M. R., Völgyi, B., Goodenough, D. A., Bloomfield, S. A., & Paul, D. L. (2002). Connexin36 is essential for transmission of rod-mediated visual signals in the mammalian retina. *Neuron, 36,* 703–712.

Decrock, E., Vinken, M., Bol, M., D'Herde, K., Rogiers, V., Vandenabeele, P., et al. (2011). Calcium and connexin-based intercellular communication: A deadly catch? *Cell Calcium, 50,* 310–321. doi: 10.1016/j.ceca.2011.05.007.

Dedek, K., Pandarinth, C., Alam, N.W., Wellershaus, K., Schubert, T., Willecke, K., et al. (2008). Ganglion cell adaptability: Does coupling of horizontal cells play a role? *PLoS One, 5,* e1714. doi: 10.1371/journal.pone.0001714.

Dedek, K., Schultz, K., Pieper, M., Dirks, P., Maxeiner, S., Willecke, K., et al. (2006). Localization of the heterotypic gap junctions composed of connexin45 and connexin36 in the rod pathway of the mouse retina. *European Journal of Neuroscience, 24,* 1675–1686.

DeVries, S. H. (1999). Correlated firing in rabbit retinal ganglion cells. *Journal of Neurophysiology, 81,* 908–920.

DeVries, S. H., & Baylor, D. A. (1995). An alternative pathway for signal flow from rod photoreceptors to ganglion cells in mammalian retina. *Proceedings of the National Academy of Sciences of the United States of America, 92,* 10658–10662. doi: 10.1073/pnas.92.23.10658.

DeVries, S. H., Qi, X., Smith, R., Makous, W., & Sterling, P. (2002). Electrical coupling between mammalian cones. *Current Biology, 12,* 1900–1907. doi: 10.1016/S0960-9822(02)01261-7.

DeVries, S. H., & Schwartz, E. A. (1989). Modulation of an electrical synapse between solitary pairs of catfish horizontal cells by dopamine and second messengers. *Journal of Physiology, 414,* 351–375.

DeVries, S. H., & Schwartz, E. A. (1992). Hemi-gap-junction channels in solitary horizontal cells of the catfish retina. *Journal of Physiology, 445,* 201–230.

Dunn, F. A., Doan, T., Sampath, A. P., & Rieke, F. (2006). Controlling the gain of rod-mediated signals in the mammalian retina. *Journal of Neuroscience, 26,* 3959–3970.

Famiglietti, E. V., Jr., & Kolb, H. (1975). A bistratified amacrine cell and synaptic circuitry in the inner plexiform layer of the retina. *Brain Research, 84,* 293–300.

Feigenspan, A., Janssen-Bienhold, U., Hormuzdi, S., Monyer, H., Degen, J., Söhl, G., et al. (2004). Expression of connexin36 in cone pedicles and OFF-cone bipolar cells of the mouse retina. *Journal of Neuroscience, 24,* 3325–3334.

Feigenspan, A., Teubner, B., Willecke, K., & Weiler, R. (2001). Expression of neuronal connexin36 in AII amacrine cells of the mammalian retina. *Journal of Neuroscience, 21,* 230–239.

Fyk-Kolodziej, B., Qin, P., & Pourcho, R. G. (2003). Identification of a cone bipolar cell in cat retina which has input from both rod and cone photoreceptors. *Journal of Comparative Neurology, 464,* 104–113.

Ghosh, K. K., Bujan, S., Haverkamp, S., Feigenspan, A., & Wässle, H. (2004). Types of bipolar cells in the mouse retina. *Journal of Comparative Neurology, 469,* 70–82.

Godley, B. F., & Wurtman, R. J. (1988). Release of endogenous dopamine from the superfused rabbit retina in vitro: Effect of light stimulation. *Brain Research, 452,* 393–395.

González, D., Gómez-Hernández, J. M., Larrosa, B., Gutiérrez, C., Muñoz, M. D., Fasciani, I., et al. (2008). Regulation of neuronal connexin-36 channels by pH. *Proceedings of the National Academy of Sciences of the United States of America, 105,* 17169–17174. doi: 10.1073/pnas.0804189105.

Goodenough, D. A., & Revel, J. P. (1970). A fine structural analysis of intercellular junctions in the mouse liver. *Journal of Cell Biology, 45,* 272–290.

Güldenagel, M., Ammermüller, J., Feigenspan, A., Teubner, B., Degen, J., Söhl, G., et al. (2001). Visual transmission deficits in mice with targeted disruption of the gap junction gene connexin36. *Journal of Neuroscience, 21,* 6036–6044.

Hack, I., Peichl, L., & Brandstätter, J. H. (1999). An alternative pathway for rod signals in the rodent retina: Rod photoreceptors, cone bipolar cells, and the localization of glutamate receptors. *Proceedings of the National Academy of Sciences of the United States of America, 96,* 14130–14135. doi: 10.1073/pnas.96.24.14130.

Han, Y., & Massey, S. C. (2005). Electrical synapses in retinal ON cone bipolar cells: Subtype-specific expression of connexins. *Proceedings of the National Academy of Sciences of the United States of America, 102,* 13313–13318. doi: 10.1073/pnas.0505067102.

Hornstein, E. P., Verweij, J., Li, P. H., & Schnapf, J. L. (2005). Gap-junctional coupling and absolute sensitivity of photoreceptors in macaque retina. *Journal of Neuroscience, 25,* 11201–11209.

Hu, E. H., & Bloomfield, S. A. (2003). Gap junctional coupling underlies the short-latency spike synchrony of retinal alpha ganglion cells. *Journal of Neuroscience, 23,* 6768–6777.

Hu, E. H., Pan, F., Völgyi, B., & Bloomfield, S. A. (2010). Light increases the gap junctional coupling of retinal ganglion cells. *Journal of Physiology, 588,* 4145–4163.

Kamermans, M., Fahrenfort, I., Schultz, K., Janssen-Bienhold, U., Sjoerdsma, T., & Weiler, R. (2001). Hemichannel-mediated inhibition in the outer retina. *Science, 292,* 1178–1180.

Koistinaho, J., Swanson, R. A., de Vente, J., & Sagar, S. M. (1993). NADPH-diaphorase (nitric oxide synthase)-reactive amacrine cells of rabbit retina: Putative target cells and stimulation by light. *Neuroscience, 57,* 587–597.

Kolb, H. (1977). The organization of the outer plexiform layer in the retina of the cat: Electron microscopic observations. *Journal of Neurocytology, 6,* 131–153.

Kothmann, W. W., Massey, S. C., & O'Brien, J. (2009). Dopa-mine-stimulated dephosphorylation of connexin 36 mediates AII amacrine cell coupling. *Journal of Neuroscience, 29,* 14903–14911.

Kurz-Isler, G., Voigt, T., & Wolburg, H. (1992). Modulation of connexon densities in gap junctions of horizontal cell perikarya and axon terminals in fish retina: Effects of light/dark cycles, interruption of the optic nerve and application of dopamine. *Cell and Tissue Research, 268,* 267–275.

Lampe, P. D., & Lau, A. F. (2000). Regulation of gap junctions by phosphorylation of connexins. *Archives of Biochemistry and Biophysics, 384,* 205–215.

Lampe, P. D., & Lau, A. F. (2004). The effects of connexin phosphorylation on gap junctional communication. *International Journal of Biochemistry & Cell Biology, 36,* 1171–1186.

Lasater, E. M. (1987). Retinal horizontal cell gap junctional conductance is modulated by dopamine through a cyclic AMP-dependent protein kinase. *Proceedings of the National Academy of Sciences of the United States of America, 84,* 7319–7323. doi: 10.1073/pnas.84.20.7319.

Lasater, E. M., & Dowling, J. E. (1985). Dopamine decreases conductance of the electrical junctions between cultured retinal horizontal cells. *Proceedings of the National Academy of Sciences of the United States of America, 82,* 3025–3029. doi: 10.1073/pnas.82.9.3025.

Lee, E. J., Han, J. W., Kim, H. J., Kim, I. B., Lee, M. Y., Oh, S. J., et al. (2003). The immunocytochemical localization of connexin 36 at rod and cone gap junctions in the guinea pig retina. *European Journal of Neuroscience, 18,* 2925–2934.

Li, W., Keung, J. W., & Massey, S. C. (2004). Direct synaptic connections between rods and OFF cone bipolar cells in the rabbit retina. *Journal of Comparative Neurology, 474,* 1–12.

Li, X., Kamasawa, N., Ciolofan, C., Olson, C. O., Lu, S., Davidson, K. G., et al. (2008). Connexin45-containing neuronal gap junctions in rodent retina also contain connexin36 in both apposing hemiplaques, forming bihomotypic gap junctions, with scaffolding contributed by zona occludens-1. *Journal of Neuroscience, 28,* 9769–9789.

Lin, B., Jakobs, T. C., & Masland, R. H. (2005). Different functional types of bipolar cells use different gap-junctional proteins. *Journal of Neuroscience, 25,* 6696–6701.

Lu, C., & McMahon, D. G. (1997). Modulation of hybrid bass retinal gap junctional channel gating by nitric oxide. *Journal of Physiology, 499,* 689–699.

Lurtz, M. M., & Louis, C. F. (2007). Intracellular calcium regulation of connexin43. *American Journal of Physiology. Cell Physiology, 293,* 1806–1813.

Mangel, S. C., & Dowling, J. E. (1985). Responsiveness and receptive field size of carp horizontal cells are reduced by prolonged darkness and dopamine. *Science, 229,* 1107–1109.

Mangel, S. C., & Miller, R. F. (1987). Horizontal cells contribute to the receptive field surround of ganglion cells in the rabbit retina. *Brain Research, 414,* 182–186.

Mastronarde, D. N. (1983a). Correlated firing of cat retinal ganglion cells. I. Spontaneously active inputs to X- and Y-cells. *Journal of Neurophysiology, 49,* 303–324.

Mastronarde, D. N. (1983b). Correlated firing of cat retinal ganglion cells. II. Responses of X- and Y-cells to single quantal events. *Journal of Neurophysiology, 49,* 325–349.

Mastronarde, D. N. (1983c). Interactions between ganglion cells in cat retina. *Journal of Neurophysiology, 49,* 350–365.

McMahon, D. G., & Brown, D. R. (1994). Modulation of gap-junction channel gating at zebrafish retinal electrical synapses. *Journal of Neurophysiology, 72,* 2257–2268.

McMahon, D. G., Knapp, A. G., & Dowling, J. E. (1989). Horizontal cell gap junctions: Single-channel conductance and modulation by dopamine. *Proceedings of the National*

Academy of Sciences of the United States of America, 86, 7639–7643. doi: 10.1073/pnas.86.19.7639.

Meister, M., & Berry, M. (1999). The neural code of the retina. *Neuron, 22*, 435–450.

Mills, S. L., & Massey, S. C. (1995). Differential properties of two gap junctional pathways made by AII amacrine cells. *Nature, 377*, 734–737.

Mills, S. L., & Massey, S. C. (2000). A series of biotinylated tracers distinguishes three types of gap junction in retina. *Journal of Neuroscience, 20*, 8629–8636.

Mills, S. L., O'Brien, J. J., Li, W., O'Brien, J., & Massey, S. C. (2001). Rod pathways in the mammalian retina use connexin36. *Journal of Comparative Neurology, 436*, 336–350.

Muller, J. F., & Dacheux, R. F. (1997). Alpha ganglion cells of the rabbit retina lose antagonistic surround responses under dark adaptation. *Visual Neuroscience, 14*, 395–401.

Müller, L. P., Dedek, K., Janssen-Bienhold, U., Meyer, A., Kreuzberg, M. M., Lorenz, S., et al. (2010). Expression and modulation of connexin 30.2, a novel gap junction protein in the mouse retina. *Visual Neuroscience, 27*, 91–101.

Murphy, G. J., & Rieke, F. (2011). Electrical synaptic input to ganglion cells underlies differences in the output and absolute sensitivity of parallel retinal circuits. *Journal of Neuroscience, 31*, 12218–12228.

Naka, K. I., & Nye, P. W. (1971). Role of horizontal cells in organization of the catfish retinal receptive field. *Journal of Neurophysiology, 34*, 785–801.

Naka, K. I., & Rushton, W. A. (1967). The generation and spread of S-potentials in fish (Cyprinidae). *Journal of Physiology, 192*, 437–461.

Naka, K. I., & Witkovsky, P. (1972). Dogfish ganglion cell discharge resulting from extrinsic polarization of the horizontal cells. *Journal of Physiology, 223*, 449–460.

Nelson, R. (1977). Cat cones have rod input: A comparison of the response properties of cones and horizontal cell bodies in the retina of the cat. *Journal of Comparative Neurology, 172*, 109–135.

Patel, L. S., Mitchell, C. K., Dubinsky, W. P., & O'Brien, J. O. (2006). Regulation of gap junction coupling through the neuronal connexin Cx35 by nitric oxide and cGMP. *Cell Communication & Adhesion, 13*, 41–54.

Peichl, L., & Wässle, H. (1983). The structural correlate of the receptive field centre of alpha cells in the cat retina. *Journal of Physiology, 341*, 309–324.

Piccolino, M., Neyton, J., & Gerschenfeld, H. M. (1984). Decrease of gap junction permeability induced by dopamine and cyclic adenosine 3':5'-monophosphate in horizontal cells of turtle retina. *Journal of Neuroscience, 4*, 2477–2488.

Pottek, M., Schultz, K., & Weiler, R. (1997). Effects of the nitric oxide on the horizontal cell network and dopamine release in the carp retina. *Vision Research, 37*, 1091–1102.

Raviola, E., & Gilula, N. B. (1973). Gap junctions between photoreceptor cells in the vertebrate retina. *Proceedings of the National Academy of Sciences of the United States of America, 70*, 1677–1681. doi: 10.1073/pnas.70.6.1677.

Raviola, E., & Gilula, N. B. (1975). Intramembrane organization of specialized contacts in the outer plexiform layer of the retina. A freeze-fracture study in monkeys and rabbits. *Journal of Cell Biology, 65*, 192–222.

Ribelayga, C., Cao, Y., & Mangel, S. C. (2008). The circadian clock in the retina controls rod-cone coupling. *Neuron, 59*, 790–801.

Ripps, H. (2002). Cell death in retinitis pigmentosa: Gap junctions and the "bystander" effect. *Experimental Eye Research, 74*, 173–178.

Rodieck, R. W., & Stone, J. (1965). Analysis of receptive fields of cat retinal ganglion cells. *Journal of Neurophysiology, 28*, 832–849.

Schneeweis, D. M., & Schnapf, J. L. (1995). Photovoltage of rods and cones in the macaque retina. *Science, 268*, 1053–1056.

Schnitzer, M. J., & Meister, M. (2003). Multineuronal firing patterns in the signal from eye to brain. *Neuron, 37*, 499–511.

Sharpe, L. T., & Stockman, A. (1999). Rod pathways: The importance of seeing nothing. *Trends in Neurosciences, 22*, 497–504. doi: 10.1016/S0166-2236(99)01458-7.

Shelley, J., Dedek, K., Schubert, T., Feigenspan, A., Schultz, K., Hombach, S., et al. (2006). Horizontal cell receptive fields are reduced in connexin57-deficient mice. *European Journal of Neuroscience, 23*, 3176–3186.

Shlens, J., Rieke, F., & Chichilnisky, E. (2008). Synchronized firing in the retina. *Current Opinion in Neurobiology, 18*, 396–402.

Singer, W. (1999). Neuronal synchrony: A versatile code for the definition of relations? *Neuron, 24*, 49–65.

Smith, R. G., Freed, M. A., & Sterling, P. (1986). Microcircuitry of the dark-adapted cat retina: Functional architecture of the rod-cone network. *Journal of Neuroscience, 6*, 3505–3517.

Smith, R. G., & Vardi, N. (1995). Simulation of the AII amacrine cell of mammalian retina: Functional consequences of electrical coupling and regenerative membrane properties. *Visual Neuroscience, 12*, 851–860.

Söhl, G., Maxeiner, S., & Willecke, K. (2005). Expression and functions of neuronal gap junctions. *Nature Reviews. Neuroscience, 6*, 191–200.

Söhl, G., & Willecke, K. (2003). An update on connexin genes and their nomenclature in mouse and man. *Cell Communication & Adhesion, 10*, 173–180.

Soucy, E., Wang, Y., Nirenberg, S., Nathans, J., & Meister, M. (1998). A novel signaling pathway from rod photoreceptors to ganglion cells in mammalian retina. *Neuron, 21*, 481–493.

Spray, D. C., Harris, A. L., & Bennett, M. V. (1979). Voltage dependence of junctional conductance in early amphibian embryos. *Science, 204*, 432–434.

Spray, D. C., Harris, A. L., & Bennett, M. V. (1981). Gap junctional conductance is a simple and sensitive function of intracellular pH. *Science, 211*, 712–715.

Srinivas, M., Costa, M., Gao, Y., Fort, A., Fishman, G. I., & Spray, D. C. (1999). Voltage dependence of macroscopic and unitary currents of gap junction channels formed by mouse connexin50 expressed in rat neuroblastoma cells. *Journal of Physiology, 517*, 673–689.

Stevens, C. F., & Zador, A. M. (1998). Input synchrony and irregular firing of cortical neurons. *Nature Neuroscience, 1*, 210–217.

Strettoi, E., Dacheux, R. F., & Raviola, E. (1990). Synaptic connections of rod bipolar cells in the inner plexiform layer of the rabbit retina. *Journal of Comparative Neurology, 295*, 449–466.

Tsukamoto, Y., Masarachia, P., Schein, S. J., & Sterling, P. (1992). Gap junctions between the pedicles of macaque foveal cones. *Vision Research, 32*, 1809–1815. doi: 10.1016/0042-6989(92)90042-H.

Tsukamoto, Y., Morigiwa, K., Ueda, M., & Sterling, P. (2001). Microcircuits for the night vision in mouse retina. *Journal of Neuroscience, 21*, 8616–8623.

Umino, O., Lee, Y., & Dowling, J. E. (1991). Effects of light stimuli on the release of dopamine from interplexiform cells in the white perch retina. *Visual Neuroscience, 7*, 451–

458.

Usrey, W. M., & Reid, R. C. (1999). Synchronous activity in the visual system. *Annual Review of Physiology, 61,* 435–456.

Vaney, D. (1991). Many diverse types of retinal neurons show tracer coupling when injected with biocytin and Neurobiotin. *Neuroscience Letters, 125,* 187–190.

Vaney, D. I. (1994). Territorial organization of direction-selective ganglion cells in rabbit retina. *Journal of Neuroscience, 14,* 6301–6316.

Veruki, M. L., & Hartveit, E. (2002). Electrical synapses mediate signal transmission in the rod pathway of the mammalian retina. *Journal of Neuroscience, 22,* 10558–10566.

Voigt, T., & Wässle, H. (1987). Dopaminergic innervation of AII amacrine cells in mammalian retina. *Journal of Neuroscience, 7,* 4115–4128.

Völgyi, B., Chheda, S., & Bloomfield, S. A. (2009). Tracer coupling patterns of the ganglion cell subtypes in the mouse retina. *Journal of Comparative Neurology, 512,* 664–687.

Völgyi, B., Deans, M. R., Paul, D. L., & Bloomfield, S. A. (2004). Convergence and segregation of the multiple rod pathways in mammalian retina. *Journal of Neuroscience, 24,* 11182–11192.

Weiler, R., Pottek, M., He, S., & Vaney, D. I. (2000). Modulation of coupling between retinal horizontal cells by retinoic acid and endogenous dopamine. *Brain Research. Brain Research Reviews, 32,* 121–129.

Willecke, K., Eiberger, J., Degen, J., Eckardt, D., Romualdi, A., Güldenagel, M., et al. (2002). Structural and functional diversity of connexin genes in the mouse and human genome. *Biological Chemistry, 383,* 725–737.

Witkovsky, P., & Dearry, A. (1991). Functional roles of dopamine in the vertebrate retina. *Progress in Retinal Research, 11,* 247–292. doi: 10.1016/0278-4327(91)90031-V.

Xin, D., & Bloomfield, S. A. (1997). Tracer coupling pattern of amacrine cells in the rabbit retina. *Journal of Comparative Neurology, 383,* 512–528.

Xin, D., & Bloomfield, S. A. (1999a). Dark- and light-induced changes in coupling between horizontal cells in mammalian retina. *Journal of Comparative Neurology, 405,* 75–87.

Xin, D., & Bloomfield, S. A. (1999b). Comparison of the responses of AII amacrine cells in the dark- and light-adapted rabbit retina. *Visual Neuroscience, 16,* 653–665.

Xin, D., & Bloomfield, S. A. (2000). Effects of nitric oxide on horizontal cells in the rabbit retina. *Visual Neuroscience, 17,* 799–811.

Yamada, E., & Ishikawa, T. (1965). The fine structure of the horizontal cells in some vertebrate retinae. *Cold Spring Harbor Symposia on Quantitative Biology, 30,* 383–392.

Zemel, E., Eyal, O., Lei, B., & Perlman, I. (1996). NADPH diaphorase activity in mammalian retinas is modulated by the state of visual adaptation. *Visual Neuroscience, 13,* 865–871.

第 10 章 视网膜连接组学：连接分析的新时代

Robert E. Marc，Bryan W. Jones，J. Scott Lauritzen，Carl B. Watt，James R. Anderson

随着我们开始面对这些网络的真正的复杂性，在理解视网膜网络方面的进展减慢了。即使有了新的分子和基因工具来可视化和分析神经元，仍未出现确定的网络架构。没有任何视网膜神经元的完整子网络是已知的，并且直到最近才清楚，正式的网络拓扑无法通过光学或者其他间接方法被发现。四个方面的发展使得可以进行很大的几乎是完整的网络或者连接组的装配。①快速电子成像已经允许大规模采集可归档网络数据。②图像配准软件的发展使得可导航数据集的组装成为可能，而按照通常方法可能需要数千年的人工来完成，即使是利用高速计算机。③导航和注释软件已经得到发展，可以快速转化图像到系统分析中的网络描述。④数据存储变得更经济，单个实验室可以承受更大的数据服务器。连接组学的最初发现表明其会转变我们对于视网膜神经生物学的理解。更重要的是，这些数据集可以公开。本章节借鉴和扩展了我们对于连接组学技术的近期综述（Marc et al.，在出版中）。

经典超微结构的遗留问题

如果没有透射电子显微镜（TEM）成像，特别是 John Dowling，Helga Kolb，Peter Sterling，Elio Raviola，Enrica Strettoi，the late Brian Boycott，以及许多其他人所提供的关于连接的深度理解，哺乳动物视网膜的功能就会很少被理解。尽管如此，即使是哺乳动物复杂视网膜中基本的感光细胞驱动的描述也远远没有被理解（Mariani & Lasansky，1984；Normann et al.，1984；Scholes，1975；Stell，Ishida，& Lightfoot，1977）。除了视杆细胞和视锥细胞在哺乳动物双极细胞（BCs）单独层的差异的基本拓扑的发现，一个最有力的由 Helga Kolb 和 Edward V. Famiglietti Jr.（1974a，b）通过 TEMP 成像所实现的神经元重建，是 AII 无长突细胞（AC）的基本架构的映射，并且由 Enrica Strettoi，Elio Raviola 以及 Ramon Dacheux（1992）进行后续改进。事实上，这种细胞很复杂以至于没有存在的生理数据来正确预测它的形式或者连接。尽管如此，我们的关于 AII 细胞完整连接的知识相当受限，直到近期的研究出现（Anderson et al.，2011b；Marc et al.，2012）。本章节不回顾视网膜突触连接的历史材料，因为这包含在很多书籍的章节中以及这系列的早期版本中。相反，我们解决解剖、连接组学的新模式以及数据策展的新时代的动机。

连接组学的动机

生理或者建模都不允许网络的竞争推论（Diestel，2005；Harary & Palmer，1973）。理解这一点需要深入研究图形和计算复杂度理论，但是付出努力是值得的。提到视网膜网络时，语言转换的重要性仅在于，从图像中理解、追踪和挖掘生物网络的关键问题，以及发展建立和定向计算连接组体积的策略，都涉及图论和图像处理中而非视网膜生物学中提取的重要概念、算法以及分析。在图论语言中，视网膜和大脑网络是由有向（突触）边连接的顶点（细胞或者细胞间隔）的集合，并且它们被分类为具有多条边的有向图。正如图枚举计算所示（图 10.1），有可能构造许多不同的 n-顶点图以致可能实现直接发现。哺乳动物视网膜上有 70 多种细胞（Marc，2010）。灵长类动物的大脑具有不少于 250 个区域（Van Essen et al.，2011），并且可能有超过 1 000 种神经元类别。这些计算与细胞大小无关。增加多样性比如改变细胞拷贝数和覆盖范围（Reese，2008），以及改变突触的分子类型和权重，使得解的数量大大增加，无论用生理方法求逆解还是形式模型都难以处理。考虑大脑神经元可能产生和接收的突触数量只会使得问题变得更糟。在如此大的解域中，不存在由生理学推导出的传递函数到精确网络拓扑的唯一映射（如双射）（Aster，Borchers，& Thurber，2005）。从建模的角度来看，寻找特定的或者唯一的网络模体（不用提到它们的验证）是已知的最困难的数学问题之一：子图同构问题（Karp，1972）。这些困难也困扰着基因组学、蛋白质组学以及代谢网络分析（Wong et al.，2012）。正确的解存在于物理映射网络，在其他领域中被称为获取真实值（Anderson et al.，2009）。对于神经科学来说，这意味着超微结构解剖学，尽管在范围上很了不起，但是在过去最多只提供了广阔的视野以及视网膜网络片段（Calkins & Sterling，1996；2007；Calkins，Tsukamoto，& Sterling，1998；Klug et al.，2003；Kolb & Famiglietti，1974b；Kolb & Nelson，1993；Stevens et al.，1980；Strettoi，Raviola，& Dacheux，1992；Witkovsky and Dowling，1969）。此外，相对于基因数据这些数据都没有被加入。所有之前的超微结构数据是未经整理的，期刊的半色调图像分辨率低，因此没有办法审查原始数据或者内容。关于结果的相互矛盾的观点仍未解决，而原始数据已不复存在或者完全无法获得。

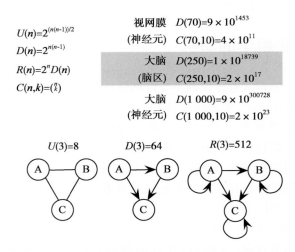

图10.1 网络的图形枚举允许给定许多不同神经元类别或者顶点（n）的情况下计算系统中可能的网络数目。存在四个计算网络数量的基本关系，作为顶点数和无向的边之间的函数U（n），或者和有向的比如突触之间的为D（n），具有折返环路的有向边比如许多视网膜网络R（n），或者组合学函数C（n，k）并且限制于尺寸为k的连接细胞组（顶点群落）。显示了简单的三顶点模型的示例计算。即使是微小的网络也可以有很高的复杂性。生物网络的复杂性超出了简单分析。视网膜中（n=70）有向和组合学函数（k=10）网络，横跨脑区（n=250）以及大脑神经元（n=1 000），使用Wolfram Alpha引擎计算得出（www.wolframalpha.com）。（来自Marc et al.，2012，已获得作者同意）

神经解剖学的未来是连接组学。形式上，一个连接组是一个在规范场中神经元映射所有伙伴和非伙伴的集合的邻接矩阵。一个邻接矩阵是每个顶点的所有连接和非连接的列表。事实上，寻找非伙伴是大量包含定义好的元素集合的神经问题，且具有一系列重要作用。例如，一个包含了最少量的神经视网膜上最珍稀细胞的拷贝的场中应当包含多种其他所有细胞。此外，一个场应当更小并且包含最少量的树突的拷贝（我们称之为最小连接组）。连接组学措施包括大范围的大脑中区域连通性的研究（Marcus et al.，2011；Sporns，Tononi，& Kötter，2005；van den Heuvel & Sporns，2011）、光学尺度研究（Kleinfeld et al.，2011；Oberlaender et al.，2011）以及脊椎动物视网膜中的突触连接组学（Anderson et al.，2011b；Briggman，Helmstaedter，& Denk，2011）。这样的超微结构连接组目前是落实的，因为转向高通量图像获取以及企业级存储的软件应用于自动化TEM（ATEM）成像技术。ATEM和连接组学要求额外的工具，比如分子标记去分隔细胞组，用于分析并且允许邻接矩阵的权重。

样品处理

常规TEM的固定和后固定对于连接组学是最佳的。通过分子或者功能标记的图像分割可以通过配准光学成像到TEM图像领域来实现。利用通道固定有机离子胍基丁胺（AGB）的激励映射（Anderson et al.，2009，2011b）可以嵌入小分子光照响应历史到视网膜样本。Briggmann，Helmstaedter和Denk（2011）以及Bock et al.（2011）使用计算校准到超微结构图像的光学钙离子成像数据来预分类神经元类别。基于TEM的连接组也能潜在地利用新的基因标记物（Gaietta et al.，2002；Hoffmann et al.，2010；Lichtman & Smith，2008；Shu et al.，2011）。目前，分子标记对于完善连接组学是必不可少的，并且只有基于TEM的方案证明了它们可以用于细胞分类（Anderson et al.，2009；Jones et al.，2011；Jones et al.，2003；Marc & Liu，2000；Micheva & Bruchez，2011；Micheva et al.，2010；Micheva & Smith，2007）。

连接组数据集通过集团表面切除或者捕获片段组成。切除方法包括在真空中串行块-面（SBF）切片（Briggman & Denk，2006；Denk & Horstmann，2004）或者离子束研磨（Knott et al.，2008），接着通过SEM或者扫描TEM（STEM）对表面背向散射二次电子成像。强制切除方法具有有限的深度剖面和用于追踪的很薄的片段。与此相反，手动超薄切片（Anderson et al.，2009；Bourne & Harris，2011）到电子透明薄膜支持随后的常规染色和ATEM成像（Anderson et al.，2009）通过切片厚度产生一次电子投射图像，最佳值在50~70nm。自动切片到电子不透明薄膜已经被发展用于STEM成像（Kleinfeld et al.，2011），但是这样的平台目前是昂贵且稀有的。尽管切片迫使额外的图像在大范围内配准，但是这个问题已经被解决（Tasdizen et al.，2010）。

建造连接组学图集

每个 TEM 连接组体积的切片可以包含数千个图像平铺部分（图 10.2），并且图像体积可以跨越 10～1 000TB 字节（Anderson et al.，2009，2011b）。体积的尺寸由规范字段维度和解决缝隙连接的需要以及突触所确定。这将最小分辨率定为～2nm 分辨率，伴随着通过利用测角图像在更精细的分辨率重新成像的验证：只可能利用 TEM 技术（Anderson et al.，2009，2011b；Bourne & Harris，2011）。SEM 平台通常获取数据为 10nm（Kleinfeld et al.，2011），这意味着突触识别只可能对于非常大、良好朝向的突触；小的或者朝向不良的突触（最普遍的形式）可能被遗漏；并且缝隙连接是不可见的。真正的连接组学要求 2nm 分辨率用于采样完整性（Anderson et al.，2009）以及开启用于计算突触权重的突触维度测量（Bourne & Harris，2011）。ATEM 平台基于传统的、未经修改的 TEM 系统，增加先进的自动化软件（Mastronarde，2005），并且对于许多存在的 TEM 设备是经济的。先进的 TEM 相机阵

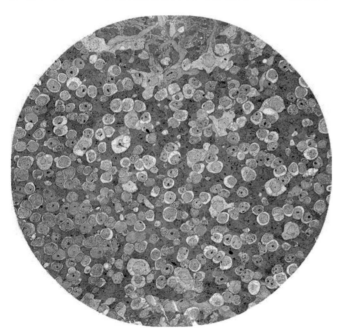

图 10.2 连接组 RC1 切片 001 由 >1 000 高分辨率 TEM 图像组成。该切片具有多光谱透明度映射同步显示 GABA（红色），甘氨酸（绿色），谷氨酸（蓝色）以及谷氨酸和牛磺酸信号之间的逻辑 AND 来作为暗金透明度通道。GABA+（红色）神经元是无长突细胞，还有甘氨酸+（绿色）神经元是无长突或者 ON 视锥双极细胞子集。谷氨酸+（蓝色）神经元很大程度上是双极细胞。图像宽度 243μm。（来自 Anderson et al.，2011b，已获得作者同意）

列由 Bock et al.（2011）发展，使用修改的 TEM 列、自定义荧光粉板以及数码相机阵列。

有多种不同的策略来建设导航卷。一种方法整合了全部的数据集到一个三维卷，要求高性能的可视化环境。其他人选择了类似于谷歌地球的页面架构，将每个切片作为二维映射图像的单一阵列，这显著地降低了计算开销并且易于实现数据导航，基于网络的分布以及开放数据共享（Anderson et al.，2011a）。自动切片镶嵌和亚纳米级的切片到切片的配准由 Tasdizen 等人（2010）开发，并且使用图像傅里叶变换来计算位移矢量。重采样的切片到切片的对齐，通过非刚性的网格对齐重新定义，随后被用于自动建立 2nm 分辨率的卷中。如同 Anderson et al.（2009）所示，机械部分差异或者电子光学失真比如 TEM 中固有放大散光是不可见且无关紧要的，除非有人想要建立上千个图像的马赛克。随后它们在卷组装中成了严重的问题。这样的失真通过非刚性网格方法容易纠正。此外，切片到切片对齐到卷的额外变换不产生失真，并且重新映射结构和原始图像形状或者维度相比没有显著改变。这样的方法也可以用于对齐大范围光学图谱（Berlanga et al.，2011）。

连接组可以有多大？这取决于分辨率的混合、所想要的典型字段的尺寸以及获取速度和数据存储的限制。在分辨率设置为 2nm 并且典型卷为跨越神经节细胞层的中-内核层的 0.25mm 柱面的情况下，获取时间是 5 个月（现在为 3 个月）并且原始数据有 16.4TB。需要一个主要的数据服务器、一个镜像以及一份备份，这个数据集需要 >64Tb 的存储。0.25mm 直径的卷包含超过 300BCs，300 穆勒细胞（MCs），～40AII ACs，超过 100 个神经化学鉴定的 ACs，以及 20 个神经节细胞（GCs）。这对于表征 BC 网络和许多 ACs 以及 GCs 的粗略和精细范围拓扑绰绰有余。然而，如果想要建立大范围细胞的完整网络比如具有～1mm 感受野的最大的 GCs 和 ACs，需要更加严格评估的策略。如果这样大的细胞的每个主要的树突可以代表所有其他树突（例如，如果大的突起在功能上各向同性），那么一个微小连接组可能就足够了。各向同性是一个理论，不是既定的事实。可能通过一些微小连接组来测试。但是处理大的不对称的比如多轴细胞时，可能要求 1mm 范围的卷具有 2nm 分辨率，和对皮质超柱的要求类似。这会要求～5 年不间断的成像时间和 PB 级别的存储，而这超出了目前任何实验室的容量，但是在几年后可能是可行的。如果一个人的目标仅仅是衡量细胞群体和使用连接组学技术进行"超

高分辨率"高尔基体形状的棒状图形建模,那么这样大的区域可以通过 SBF 成像来快速获取,并且由于其低分辨率,可以使用更少的内存。

导航、注释和分析

TB 级别的图像要求先进的软件来浏览数据卷(Anderson et al., 2011a; Fiala, 2005; Jeong et al., 2010)。一个广泛使用的方法使用图像金字塔集进行快速图像服务(Anderson et al., 2011a; Mikula et al., 2007)。Anderson 和同事开发了一个开源的网络标准 Viking 环境(Anderson et al., 2011a)来支持多用户的可视化,通过转换数据集到网络优化的图像,并且传输卷通过传统互联网连接变换到客户端设备。转换超结构到三维效果图和网络图像也需要标注和数据库架构的整合。在 Viking 中,磁盘放置在近似凸包的轮廓中,并且和建造三维代表物相关联(图 10.3)。关系元素比如突触前复合物(条带,密度,囊泡积聚)、突触后树突、缝隙连接以及黏合连接被定位和关联,从而建立邻接矩阵。标注也允许使用者进入和查询数据及元数据,并且允许构建网络的 Web 之旅。

但是标注和数据集只是理解和分析网络的开始。这些都需要渲染、绘图、网络浏览以及信息学。Vikingplot 和 Viz(Anderson et al., 2011a)是使用 Viking 数据库的服务,允许细胞在高分辨率渲染而不是光学方法,自动化的网络作图,介于超微结构数据和网络图案之间的浏览,以及自动化的统计总结(图 10.4)。尽管已经努力在实现自动追踪(Jeong et al., 2010; Jurrus et al., 2010; Luisi et al., 2011; Narayanaswamy, Wang, & Roysam, 2011),但是所有的连接组目前都必须被人工标注从而验证(Anderson et al., 2011a),并且目前为止没有一个实用的复杂神经纤维的连接组。目前纠正标注错误已经被证明相当简单。网络图中的完备性最终清除错误,并且元数据解析可以检测早期错误。错误(比如追踪过程之间的跳过)会在分子签名、相关突触类型、目标或者输入中被标记为禁止开关。错误追踪和修复最好的方法之一是解析网络图中的布线错误(比如,突触自我环路)。

连接组学数据集必须共享(Amari et al., 2002; Anderson et al., 2011a; Jeong et al., 2010),但是分发原始数据集是不现实的。一种方法是通过 Web 服务的开放式访问。Viking 策略包括开源工具和常用的文件格式以适应其他广泛使用的应用,比如 Blender(www. blender. org)或者 Autodesk® Maya。这样的方

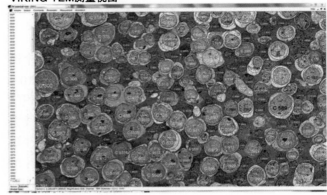

VIKING TEM测量视图

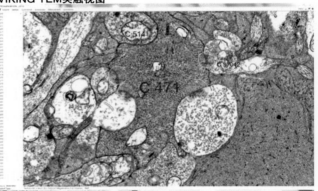

VIKING TEM突触视图

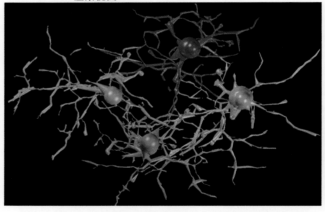

VIKINGPLOT渲染视图

图 10.3　Viking 获取环境。Viking 浏览器允许细胞集群的数据集概览(顶部),每个细胞编码都有显示其 ID 号码并且链接到其所有连接的列表的覆盖表面。放大到突触分辨率视图(中间),允许用户使用针对细胞区域和突触关联的特定注释来跟踪细胞。收集的注释自动建立到选中细胞的三维渲染中(底部)。这里显示的细胞是四耦合 AII ACs 渲染,使用 Vikingplot 应用程序,调用开放访问的 RC1 数据库。

法最小化了期刊的开销使得它们不需要作为数据存储库,但是也对知识产权和出版的经典概念提出了挑战。我们选择了公开分享我们的数据集和工具。下一个关键的阶段在于整合标注数据集和总结具有大的信息框架的网络(Akil, Martone, & Van Essen, 2011;

网络VIZ

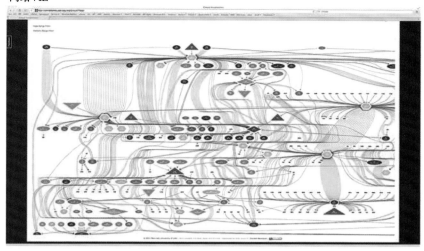

结构VIZ

连接组查询

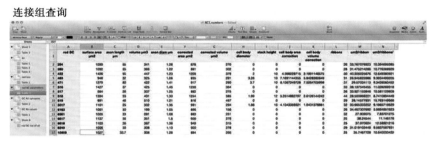

图 10.4 Viz 分析环境。Viz 是一组用于查询 RC1 数据库以生成网络可视化的浏览器工具。网络 Viz(顶部)生成完整的多跳网络图,带有多个显示选项,包括完整边缘或者缩小边缘。结构 Viz(中间)产生细胞的浏览骨架,这样的话单个突触或者因素可以在数据库和 Viking 显示之间被追踪。这个窗口显示 CBb 细胞 C180。最后,整个数据库可以被利用传统 SQL 字符串查询从而提取细胞和连接的量化属性(底部)。

Martone et al. ,2008)。

连接组学的发现

连接组学允许利用之前的超微结构技术所不可能进行的分析。任何细胞可以被多次追踪,甚至可以同时进行,并且具有全部的事件日志。从规范卷的任一点开始,突触的关系可以被回溯到不同的来源。同时,每个细胞(结构)或者部分(子结构)的方位(位置)和逻辑关系(关联)被获取,并且用于自动建立三维渲染、网络图以及数据导航地图。由于所有这些属性都作为数据库存储,所有形式的数据查询工具都可以使用,并且所有的数据都可以被共享。与传统的解剖不同,连接组学格式中所有可以做的事情都是完全透明的。进一步来说,可以证明利用连接组学的突触鉴别可以接近100%,即使是对于截面平行于PSD面的突触(Anderson et al.,2011a)。利用TEM连接组学,所有的突触到达或者来自的细胞都可以被测绘。可以确定大量突触在传统单节采样的方法中丢失(Marc & Liu,2000)从而导致简单图案的低估比如串行突触。更重要的是,每个潜在的突触可以被标记,分配一个确定或者查询状态,由其他分析人士评估,审查其完整网络背景,如果有必要的话可以在更高的分辨率重新进行测角绘图,并且使得其身份确定(Anderson et al.,2011a,2011b)。这是使用手动TEM,甚至是连续切片所不可能实现的。

但是连接组学向我们展示了任何新的东西吗?在我们对于兔子视网膜连接组RC1的探索中,许多神经组织方面的因素已经被通过间接组学显著扩展。我们这里总结其中几个。我们使用的描述突触链及其放大性质的惯例是:>,高增益符号不变(如,通过离子型谷氨酸受体介导的);>m,高增益符号反转(通过mGluR6谷氨酸受体介导的);>i,低增益符号反转(离子型甘氨酸和GABA受体)。高增益传输被指定标称增益n以及低增益抑制传输被指定独立增益p,基于的证据是大多数兴奋性增益≫1(Copenhagen,Hemilä,& Reuter,1990;Yang & Wu,2004)以及抑制性增益是净分数(Maltenfort,Heckman,& Rymer,1998;Wu,1991)。后者不是在所有情况下都真实并且需要进一步研究,这会进一步验证将经典离子型抑制认为是一个单独参数是否正确。耦合也是一个单独的参数,这里为了简单将之视为~1,尽管其确定会衰减。合计的连锁增益是累乘的。因此,视锥细胞连锁>m CBb>AC>i GC具有合计增益 $n^2 p$ 和净信号反转极性(如,连锁复制视锥细胞极性到目标GC)。

重构内丛状层

非哺乳动物的骨脊椎动物(爬行类,鸟类,两栖类,硬骨鱼类)都具有多层的双极细胞,其中标称ON双极细胞明显具有在OFF层的突触输出(如,Sherry & Yazulla,1993)。有时,各路工作者已经注意到了哺乳动物BC轴突中的条带位置,然而这些从未被量化或者探索。最终,混合ON/OFF信号传导的想法从未被认为是哺乳动物具有的,直到IPL的OFF层的ON BC轴突条带输出的光学证据被几个团队报道(Dumitrescu et al.,2009;Hattar et al.,2002;Hoshi et al.,2009)。这现在已经被通过超微结构连接组学验证(Anderson et al.,2011a)并且扩展到阐述整个OFF层

包含轴突带输出(图10.5),这些输出从ON视锥细胞(CBb)BC类定位到ON神经节细胞伴随着OFF亚层中的轴的整个范围,即固有光敏感性GCs(ipGCs)和

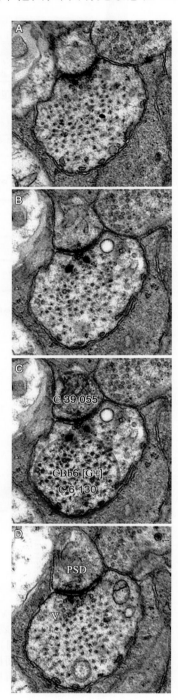

图10.5　内网层的OFF层中的ON型CBb细胞上的轴突带。CBb6双极细胞上的三个连续切片(A~D)显示出轴突带本质上在轴突中央。每个切片是70nm厚,并且小的突触前带是轴为65nm×80nm的椭圆形,被一小圈囊泡(v)围绕。目标是一个具有大的突触后密度(PSD)的GC脊柱,跨越400nm的弧。切片C是切片B加上标注重叠部分。两个绿色条带标注的直径是100nm。为了清晰起见,PSD标注被关闭。

双层潜水 GCs（bsdGCs），以及为了 ON→OFF 交叉的甘氨酸 ACs（GACs）和 GABA 能 ACs（γ ACs）的离散集（Lauritzen et al.，2013）。但是为什么 ipGCs 和 bsdGCs 在 OFF 层分叉来捕获 CBb 细胞输入，而这些在 ON 层都是可用的？我们不明白，但是连接组表明这些细胞捕获来自 OFF γ ACs 的大量输入但是不会针对 OFF 视锥细胞（CBa）BCs，提供了通过 OFF 连锁的宽视场 ON 极性输入：[cone>CBa BC>γAC]$_i$ ipGC/bsdGC]具有 n^2p 的增益。也就是说，它们从 OFF 层获得了低增益的 ON 信号。不论这是否真的是 ipGC/bsdGC 轮廓的重要组成部分，看起来似乎某些 OFF ACs 是首选目标。因为大多数抑制性增益 p 可以是分数（Wu，1991），通过 p^{-1} 的系数来看，从 CBb 轴突的直接 ON 连锁应当具有比 OFF 连锁更高的敏感度。一个额外的哺乳动物内网层的重构包括某些 CBa 细胞深度入侵到 ON 层，导致中部区域混杂 ON CBb3 和 OFF CBa2 BCs，其中一些单层 GCs 和 ACs 可能从产生 ON-OFF 元素的两种类型中收集。这些发现的一个重要的结果是，内网层中 ACs 和 GCs 的分层水平和模式不能预测一个细胞的响应的性质。事实上，在 OFF 层中有具有树突的双层 GCs，它们是纯粹的 ON 细胞并且在标称 ON 层上的单层 GCs 是 ON-OFF。完整的超微结构网络映射对于理解通路是至关重要的。

交叉图案

视网膜组织的一个主要的概念由 Werblin 和同事进行了最佳阐述，即极性匹配 ON→OFF 和 OFF→ON 交叉通路受到 GAC 信号传导控制（Hsueh，Molnar，& Werblin，2008；Werblin，2010，2011）。交叉的许多可能的作用是校正补偿（Werblin，2010），甚至是增强（Liang & Freed，2010）。基本概念是扩散分层 GACs 越过 ON-OFF 边界去介导，例如，[CBb>GAC>i OFF GC]连锁中 GAC 输入通过阴离子电流补偿 AMPA 受体校正来提供适当的 OFF 极性。重要的是（Werblin，2010），内网层的 BC 输出的重构显示出 CBb 轴突带提供 ON→OFF 交叉拓扑直接到 OFF 层中的单层 GACs。此外，在 OFF 层中也有 [CBb > γAC >$_i$ OFF GC] 连锁（Lauritzen et al.，2013）。因为后者深深嵌入反馈和前馈图案中，它们在药理学上会难以分离。另外重要的一点是，没有 CBb 轴突输出交叉元素包括 AII AC。事实上，AII ACs 的突触输出的大部分是到所有类别的 CBa 细胞，这意味着从[AII>$_i$ CBa>OFF GC]连锁获得的净增益是 np 并且可能校正。有广泛的直接 AII 突触驱动到 α-和 δ-OFF GCs，这两者都是强校正的 GCs，

但是净增益只会是 p，通过更大的增益为 np 的 CBa2 驱动来平衡。所以 AII AC 不像是 OFF 层主要的校正源。其他 GACs 有可能是。

映射所有的视杆细胞-视锥细胞相互作用模式

哺乳动物视觉的一个重要属性是在视杆-和视锥-控制的运行之间的快速切换，特别是在视杆细胞和视锥细胞都运行的长期黄昏状态期间。心理学分析，包括 Ulf 和 Bjorn Stabell 过去三十多年的工作，揭示了强大的视杆细胞-视锥细胞相互作用，包括相互抑制机制（Brill，1990；Buck，2004；Frumkes & Eysteinsson，1988；Goldberg，Frumkes，& Nygaard，1983；Lange，Denny，& Frumkes，1997；Stabell & Stabell，1998，2002；Thomas & Buck，2006；Trezona，1970，1973）（也可以参阅 Buck 负责的第 34 章），但是机制目前尚不清楚。水平细胞介导这样的相互作用的概念由于缺乏哺乳动物水平细胞轴突信号传导的证据而复杂。连接组揭示出至少七个独特的视杆细胞信号传导的高增益介导（C1-4）视锥细胞抑制的实例（图 10.6）。视杆细胞 BC 群组的深度和广度连接组显示出，每个视杆细胞 BC 得到来自 CBb 驱动的 ON γ ACs 和 GACs 的输入的直接抑制，并且视杆细胞 BC 末端上 ~25% 的 AC 突触来自 ON 视锥细胞 ACs，且具有 n^2p 的视锥细胞→视杆细胞抑制。进一步来说，AI 和 AII ACs 都接收广泛的视锥细胞通路抑制。AI ACs 在它们的 OFF 层中的近端树突接受抑制（~100 抑制每突触/细胞），通过选择性的 CBa>γ AC>i AI AC 模式，而 AII ACs 在内网层的每个水平接受视锥细胞驱动的抑制，包括来自 ON GACs 的高选择性抑制输入，靶向 BC，AII AC 以及 AI AC。三个通路介导视锥细胞信号传导的视杆细胞抑制。某些宽视场 γ ACs（不同于视锥细胞→视杆细胞抑制）收集稀疏视杆细胞 BC 输入，并且通过突触前和突触后到达 CBb 细胞，形成选择性[RB>γ AC>i CBb]抑制连锁，且具有 n^3p 的视杆细胞→视锥细胞抑制，因为 AII 细胞是窄视场元素（<100μm）而 γ ACs 是宽视场（>250μm），每个视杆细胞块可以抑制视锥细胞外周很大的区域。

分层视锥双极细胞耦合

尽管 AII::AII 和 AII::CBb 耦合是众所周知的，但是连接组学表明视锥细胞 BC 耦合形成广泛的类内表（in-class sheets）和跨类层（cross-class tiers）（Lauritzen et al.，2013）。耦合通过 CBa 和 CBb 群组发生在相同的类对之间。但是耦合也跨越相邻对发生，因为它们

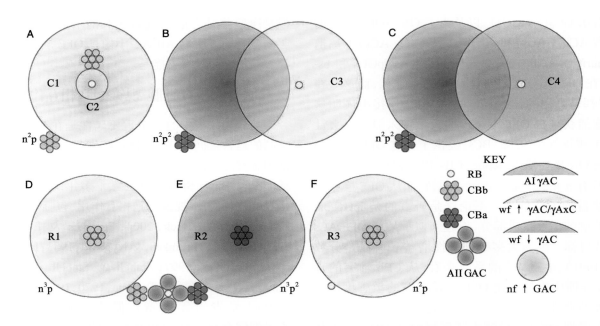

图 10.6　兔子视网膜中的七条视杆-视锥细胞抑制通路。视杆细胞 BCs（单白色圈）的视锥细胞 BC（六角形斑块）抑制通过四个分散的模式发生。(A)模式 C1/C2 受到耦合 ON 型 CBb 细胞斑块的驱动:宽视场的 γ AC 输入（淡红色 C1）和窄视场 ON 型 GAC 输入（浅绿色 C2）。(B)在模式 C3 中，OFF 型 CBa 细胞驱动宽视场 γ AC 形成 A|ACs 上扩展的抑制性突触环。(C)在模式 C4 中，一个特殊的 γ AxC（轴突细胞）接受单独来自 OFF 型 γ ACs 的 OFF 层输入，并且随后定位 ON 层中的视杆细胞 BCs。视锥细胞 BCs 的视杆细胞 BC 抑制通过三种模式发生。单个视杆细胞 BCs 驱动所有甘氨酸 ACs 的斑块即(D)耦合到所有类别的 CBb 细胞（模式 R1）或者(E)所有类别的 CBa 细胞的突触前（模式 R2）。这些驱动宽视场视锥细胞 γ ACs 来强烈抑制远处的视锥细胞 BCs。(F)在模式 C3 中，稀疏视杆细胞 BC 输入通过宽视场 γ ACs 收集，其中主要是 CBb 驱动和 CBb 反馈神经元。每个连锁具有特征性的增益表示为乘法激励(n)和抑制(p)。（来自 Lauritzen et al. ，尚未发表）

的分层垂直地重叠，并且它们似乎都使用类似的连接蛋白，主要是 Cx36（Han & Massey，2005）。因此，CBb 层耦合发生自 CBb3::CBb4::CBb5::CBb5w::CBb6 但是完全排除任何的 CBa 或者视锥细胞 BC。这表明视锥细胞 BCs 可能使用耦合来平滑在不同的动态范围通过 BC 类的信号传导。当然，我们目前为止没有明确的数据来推断 BC 耦合的程度和调节。此外，某些视锥细胞 BCs（如，CBb3，CBb5 细胞）显示出突触空间的覆盖（相邻细胞之间的广泛终端轴重叠），而其他的则（CBb5w）显示出突触空间的平铺以及尖端到尖端的耦合（图 10.7）。CBa 细胞是否显示出跨类分层还尚未明确，但这是有可能的。事实上，大量 CBa::CBa 耦合的存在和 OFF 层中许多小的亚光缝隙连接相一致（Kamasawa et al. ，2006）。这些网络是如何调节的尚不清楚，但是有证据表明丘脑网状核的神经元可以以细胞自主的方式调节缝隙连接（Haas，Zavala，& Landisman，2011）。最后，类内耦合表（in-class coupled sheets）的一些稀有的个体 CBb 细胞显然等同于其邻居，但是缺少到 AII ACs 的耦合。如下所述，这可能是网络形成的联合分布规律的结果，其中跨类接触的空间映射不能也不需要达到 100%的保真度。

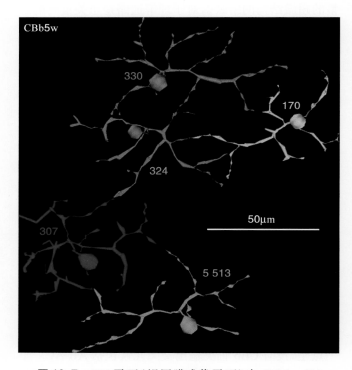

图 10.7　XY 平面（视网膜成像平面）中 CBb5w ON BCs 的耦合集合的视图。这是新的 CBb 细胞类，可以形成精细的层级远端到新的 CBb6 细胞类，并且通过顶端到顶端的接合在类内耦合。每个细胞 ID 显示出 Viking 上所有特性的追踪。

稀疏网络和联合分布规律

网络是通过体积中的神经突相交形成的（图10.8）。但是因为不同的细胞类型在神经突密度和几何形状方面有所不同（Reese，2008），所以相遇的概率会不同（Lauritzen et al.，2012）。大多数 γ ACs 通过广泛的>>4 的覆盖范围（即，简单的中心到中心）的层内重叠覆盖视网膜，而 GACs，相对而言，具有轻微的接

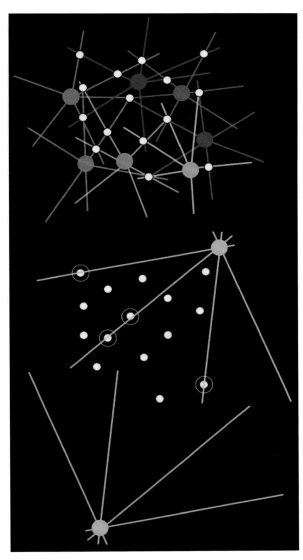

图10.8　稀疏网络拓扑和联合分布。一个 BC 轴突斑块（白色）穿透视网膜的成像平面。在上图中，一个具有高覆盖率的细胞类别，该类别的每个实例以不同的颜色显示。每个 BC 轴突接触多次且平均接触为2.4。在底部区域没有重叠的 GCs（黄色）块的一个类的两份。只有其中之一从 BC 斑块采样。四个圆形的 BCs 由 GC 接触，并且 GC 在接触遇到的 BC 时不会出错。树突没有充满给定空间的细胞会只采样那些遇到的输入，并且忽略那些对 GC 而言不存在的。因此，计算 BC 突触到 GCs 的平均流出，通常携带很少的有用信息。

近于4的重叠。大多数（不是全部）GCs 平铺相同的空间且具有可忽略的重叠，覆盖范围<4，通常接近1。如上所示，BCs 在图案中混合。视杆细胞 BCs 和一些视锥细胞 BCs 是平铺的，但是其他的会有覆盖。因为一些类别是很稀疏的而其他的是紧密的，突触遇到的比例将会取决于联合分布。形式上，超类和类显示不同的 Hausdorff 维度，也就是说，空间填充曲率在一个平面内表达的量，对于宽视场 ACs 和 α-GCs 是很低的，而对于 BCs、星爆无长突细胞以及方向选择性 GCs 更高。这些几何约束背后隐藏着网络图案如何发展以及网络如何被其他图案采样的答案。简单地说，不可能对于每个来源和目标进行优化以达到100%接触或者空间连续接触方差。因为我们不清楚不同细胞类别的采样体积，所以我们必须通过连接组学来发现它们。

从历史上看，信号从一类细胞外流到目标通用超类（如，一个给定的 BC 从 ACs 到 GCs）的描述尚未在联合分布方面被评估，而是只作为百分比。但是连接组学数据目前表明联合分布是重要的（Lauritzen et al.，2013）。两个这样的例子是，轴突带信号传导从 CBb 细胞轴突到 OFF 层目标的流动，以及 GC 树突上的 AII AC 小叶的输出的流动。这两种情况中有相对于目标的来源巨大的过度供应。GCs 只形成对于 AII AC 小叶的小部分突触后目标，但是这是因为 AII ACs 比 GCs 有更高的 Hausdorff 维度（更多的空间填充），形成比有效 GC 靶向所需更远的小叶。与此相反，简单的 OFF α-GC 树突通过连接组 RC1 中的神经纤维网接受来自每个其遇到的小叶的输入并且从每个 AII AC 域沿着其轨迹采样，采样效率为100%。因此，跨越给出集合的轮廓的输出模式的方差具有很小的功能意义。任何网络设计中的关键问题是：需要多少连接才能达到等幂输出，即超过哪个数时额外的输入都是多余的？尽管我们没有正式的答案，但是我们对于视锥细胞 BCs 的分析表明宽视场 ACs 不需要且不会针对耦合层的每个 BC 都是等幂的。这意味着超微结构采样单个或者几个 BCs 不会得到给定网络模式的正确的群体概况。此外，人们常说（没有实际数据）神经元接受上千突触，但是似乎许多视网膜 GCs 和宽视场 ACs 在巨大区域内接受相对较少的兴奋性突触：不是上千的突触，我们觉得可能是十几个。这有两种含义：第一，降噪可能是许多反馈网络的主要作用；第二，我们不应当依赖于 TEM 成像片段来获得对于一个神经元信号流动的理解——我们必须将这一切进行映射。

完整的 AII 型 AC 轮廓

我们早期的连接组学的目标之一是完整概述 AII ACs（Famiglietti & Kolb, 1975；Kolb & Famiglietti, 1974a；Strettoi, Raviola, & Dacheux, 1992）。因为 RC1 包含 40 个 AII ACs，我们能够产生这个细胞和它合作伙伴关系的大量视图（Anderson et al., 2011b），并且可以总结 ACC ACs 的主要属性（图 10.9）。AII AC 最出名的是它在视杆细胞信号传导流中独特的嵌入，但是它和明视网络的联系也是很广泛的。每个 AII AC 捕获的来自 ~10BCs 的输入取决于它的区域的联合分布，以及背后的视杆细胞 BC 块。每个 AII AC 名义上和周围的 AII ACs 通过树状树突上的缝隙连接进行 8 连接（7.6±1）。来自 AII AC 的信号外流包括所有层的 CBb 细胞的耦合，以及到所有层的 CBa 细胞的突触

输出，也有到 OFF α-和 δ-GC 的稀疏树突的输出。AII AC 也收集一定范围的来自宽和窄视场来源的抑制性输入，其中至少有六种不同的输入：CBa 驱动的和 CBb 驱动的宽视场 γ AC（其中可能有一些不同的类），CBa 驱动的宽视场肽输入，ON 星爆 AC 输入，稀疏 AI AC 输入（可能来自类型 S2 细胞），以及 ON 窄视场甘氨酸 AC 输入。每个 AII AC 也接受四到五个体壁的常规突触，可能来自 TH1 多巴胺能轴突细胞（Voigt & Wässle, 1987）。和之前的设想相反，我们显示出兔子的 TH1 细胞区别显示谷氨酸，并且肯定不是 GABA 能的特征（Anderson et al., 2011b）。因此，可能是直接从 CBb 轴突带中衍生出来的 TH1 细胞的 ON 响应（Dumitrescu et al., 2009；Hoshi et al., 2009）被传递到 AII ACs 的符号保持 AMPA 驱动的突触中。此外，已知 AII ACs 小叶接受 CBa 输入，并且我们显示出其是从所有层中派生的。

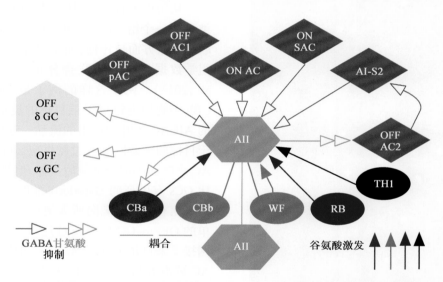

图 10.9　哺乳动物视网膜上 AII 型甘氨酸能 ACs 类的连接组。连接组显示出了四种激发模式（实线箭头）、三种耦合模式（直线）、五种 GABA 抑制输入模式（空心箭头）以及四种谷氨酸抑制输出模式（双箭头）。CBa, OFF 视锥细胞 BCs；CBb, ON 视锥细胞 BCs；WF, 宽视场 ON 视锥细胞 BCs；RB, 视锥细胞 NCs；TH1, 第 1 类多巴胺能轴突细胞；α-GCs；δ-GCs；pAC, 肽 GABA 能 AC；OFF AC1, 主要的单层 OFF 型视锥细胞 AC 群体；OFF AC2, 次要的单层 OFF 型视锥细胞 AC 群体；ON AC, 主要的单层 ON 型视锥细胞 AC 群体；ON SAC, ON 型星爆无长突细胞；AI-S2, 子类 S2 类 AI 视杆细胞支配的 GABA 能 AC。其中一些组可以进一步加权。例如，尽管 ON 型视锥细胞 BCs 类（至少有五个）通过缝隙连接耦合到 AII 细胞，但是它们的缝隙连接区域有差别，并且一类（WF ON 型视锥细胞 BCs）通过带状突触与突触前连接。（来自 Marc et al.（2012），已获得作者同意）

映射全部的 AII AC 连接谱的重要性包括建立理解 AII ACs 进化起源的框架。如果移除了 AII AC 所有的视杆细胞 BC 相关的连接，超过 90% 的连接保留，表明这是一个典型的视锥细胞通路交叉细胞。此外，AII ACs 也从宽视场 BCb 细胞中捕获稀疏突触带输入，表明它们在介导暗视和明视信号传导中起到了某种作用。

分类和群体

神经元的分类很大程度上基于形状，并且最近基于分子特征。连接组学提供了额外的定量和独立分类工具，即使在图枚举的限制下。网络挖掘通过分子分类器加速。视网膜和大脑的分类策略的历史是一

个断断续续的进展,试图发现指标来对细胞群体(如 Scholl 环,分形,直径,突起数量)进行分段,伴随着偶然但是没有说服力的侵入到多元和判别分析。没有一个指标显示出足够的能力来完整分段任何细胞群体,并且之前的方法需要大量的人类数据精简。与此同时,在20世纪60年代中期,无人监督的多维分类正式理论在遥感方面被发展(Cover & Hart,1967;MacQueen,1967)。基于多种形式的聚类算法比如 K 均值和 iosdata 方法,这些方法显示了真正的分类空间的维度必须正交。尽管有人认为对于聚类分析存在"限制"(Kong et al.,2005),但是这在形式上是错误的。限制不是在于解析上的,而是由有缺陷的数据参数化产生的,比如梯度下降初始化不合理,分辨率差,样本量小,以及退化集合的使用。后者是许多解剖学研究的根本缺陷。如果利用合理的维度,这些方法会是很强大的(Marc,Murry,& Basinger,1995)。重要的是,在离散空间或者旋转轴定义正交维度来在连续空间产生最大方差(如主成分分析),在形式上是相等的(Ding & He,2004)。

两种方法都会导致视网膜细胞多样性的收敛估计:使用高尔基浸染法或者染料标记的特别的视觉分类(例如,MacNeil et al.,1999a,1999b;Rockhill et al.,2002),以及使用聚类分析的结构或者分子剖析(Badea & Nathans,2004;Marc & Cameron,2003;Marc & Jones,2002;Marc,Murry,& Basinger,1995)。总体来说,视网膜上神经元类的数量在哺乳动物中为~70而在非哺乳动物中为~150。尽管高尔基浸染法作为调查工具的荣光不再,但是仍然是许多神经系统包括视网膜中可视化细胞多样性的金标准(MacNeil et al.,1999b)。先进的成像和聚类分析从未被应用于这样的材料,并且需要重新评估。染料的方法(注入法,基因枪法,基因靶向法)也提供了出色的细胞类别的可视化,并且在一定程度上是基于定性的群体方法。但是通常认为内网层的分层模式提供了很强有力的分隔工具(Badea & Nathans,2004)。与此相反,一种基于小分子混合物的独立方法明确地使用量化聚类方法,并且易于提供高精度的神经元类别分隔。例如,基于内在(GABA,甘氨酸,谷氨酸,天门冬氨酸,牛磺酸)和外在标记(AGB)的分子特征可以提供所有视网膜细胞的广泛分隔,包括五个双极细胞、无长突细胞、神经节细胞类别的分隔,后者有可能接近完全分隔。神经节细胞类别的分隔通过分子标记紧密匹配生理和解剖数据,但是额外提供重要的群体数据和细胞精度信息。由于类分子特征和其他测量是独立的,它们可以被用于探测之前那些站不住脚的指标。例如通过直径鉴别视网膜神经节细胞有着很长的历史。许多不同的基于可调谐的分布的不同策略被尝试,但是都错过了一个关键问题,细胞直径的方差很小,并且特别的去卷积不能提取出它们。分子分类后 15 个神经节细胞类别的完整因素空间可以被独立地检测,显示出它们实际上都具有独特的尺寸和较小的方差(Marc & Jones,2002)。

尽管这样的分子分类技巧仍处于起步阶段,但是它们可以鲁棒地分隔视网膜中大的、复杂的神经元群体,超过了所有之前的方法,并且表明基于描述集合论对于形式上分类的多样性应当存在。最终,其他分类器维度比如受体和通道(Micheva & Bruchez,2012;Micheva et al.,2010;Micheva & Smith,2007)可以被作为维度使用,但是目前它们在视网膜上没有发挥任何作用。重要的是,连接组学提供了一个背景,并且需要使用和发展分类。使用分类标记的需要是基于探索神经元触发特性网络的愿望。连接组学的进入强烈地改变了细胞分类的情况。首先,其提供了定量的框架用于表征细胞中所有的分支和节点。其次,其允许细胞的多份拷贝基于独立选择原则被评估,例如分子标记和网络拓扑。通过为每个细胞沿着其分子特性空间建立形状和网络映射,三个独立的指标从多个维度提供分类的强有力的验证。例如,兔子视网膜上通过高尔基和染料成像材料的外观检查来提取 BC 群组(MacNeil et al.,2004)区分 12 类视锥双极细胞,6 类 OFF 层 CBa 细胞和 6 类 ON 层 CBb 细胞。通过分子特征分隔的细胞的三维渲染产生至少四个类别:CBa2w、dsCBab2(一种下降到 ON 层的 OFF BC)、CBb5w 以及 CBb6(Lauritzen et al.,2012)。此外,每个类别通过其耦合和平铺特性进行分隔,且不能通过简单标记的方法轻松提取。例如,CBb3 细胞显示出广泛的轴突重叠,而其他 CBb 细胞比如 CBb5 显示出离散的尖到尖的耦合和平铺。重叠的 CBb3 细胞是否代表不同亚层尚不清楚,因为它们是紧密耦合的。我们期待后续的分析会得到基于网络的细胞分层的更高的分辨率。最后,需要记住拓扑结构、网络连接、基于细胞的分类以及细胞形状都是相关的,但是不相同。尽管组织学中存在真实形状的失真(影响电子形态学的解释),但是这些失真就我们目前所知不会影响拓扑、网络联合或者形状分类。

结论

统计完整性要求绘制一个细胞类型多个实例的

所有接触和接触模式。当采样接近完备时,一些度量的方差应当被最小化,但我们仍然在发现这些度量,而一些经典统计量可能会变成无用的甚至是误导的。例如,RC1 中四个相邻 AII Acs 上的平均视杆细胞 BC 带状突触计数为 74±5(1 个 SD),变异系数(CV)为 0.066。相同细胞的平均视杆细胞 BC 接触计数为 11.5±3.7,CV 为 0.32,即采样空间相同而变异大了 5 倍。这表明尽管神经突重叠的几何形状有所变化,但是神经元仍将突出数量标准化。另一方面,在生理环境下,一些空间变异性显然是毫无意义的,比如从 AII Acs 输出到各种细胞的百分比,尽管它们可以用作分类器。在网络流中,输出划分不是一个可用的度量,而对作为空间复杂细胞输入的输出网格进行采样是至关重要的。在那样的情况下,GCs 对 AII ACs 的采样是完美的(即,从所有遇到的机会中采样),并且可能是幂等的。完整性还可通过网络图中的边密度来衡量,在网络图中,子图可以被提取出来并进行定量比较。

在连接组学中实现完备性涉及三个实际问题。分辨率决定了建立连接组体积的可行尺度。10nm 的分辨率明显限制了连接性分析,但是允许大的采样区域。在 2nm 或者更高的分辨率上清楚地标记突触和缝隙连接是对于完整绘制任何网络都是至关重要的(Bourne & Harris, 2011; Kamasawa et al., 2006; Massey, 2008; O'Brien et al., 2012),而 TEM 是目前此类研究的最佳选择。在建立网络之前,用分子(Anderson et al., 2011b; Shu et al., 2011)或者光学(Bock et al., 2011; Briggman, Helmstaedter, & Denk, 2011)标记来分割群体,这对独立验证身份和加速注释所选的网络都至关重要。这是在连接组学中进行假设引导分析的理想方式。最后,增加 ATEM 平台的数量并且共享它们对于突触连接组学至关重要(Anderson et al., 2009)。也可以建立专门的工具,但是必须为科学界开发价格低廉的高分辨率商用系统。ATEM 平台本身对于非神经的组织结构的分析具有巨大的能力。下一代工具应当也促进比较连接组学来研究视网膜网络的进化和发展,以及促进病理连接组学来研究神经变性(Jones et al., 2003, 2011)。

致谢

经费由美国国立卫生研究院(EY02576、EY015128 以及 EY014800)、美国国家科学基金会(0941717)以及美国防失明研究基金会提供。

公开声明

Robert E. Marc 是 Signature Immunologics 公司的负责人,所述工作中一些小分子抗体的制造商。

参考文献

Akil, H., Martone, M. E., & Van Essen, D. C. (2011). Challenges and opportunities in mining neuroscience data. *Science, 331*, 708–712.

Amari, S. I., Beltrame, F., Bjaalie, J. G., Dalkara, T., Schutter, E. D., Egan, G. F., et al. (2002). Neuroinformatics: The integration of shared databases and tools towards integrative neuroscience. *Journal of Integrative Neuroscience, 1*, 117–128.

Anderson, J. R., Grimm, B., Mohammed, S., Jones, B. W., Spaltenstein, J., Koshevoy, P., et al. (2011a). The Viking Viewer: Scalable multiuser annotation and summarization of large connectomics datasets. *Journal of Microscopy, 241*, 13–28. doi: 10.1111/j.1365-2818.2010.03402.x.

Anderson, J. R., Jones, B. W., Watt, C. B., Shaw, M. V., Yang, J. H., DeMill, D., et al. (2011b). Exploring the retinal connectome. *Molecular Vision, 17*, 355–379.

Anderson, J. R., Jones, B. W., Yang, J. H., Shaw, M. V., Watt, C. B., Koshevoy, P., et al. (2009). A computational framework for ultrastructural mapping of neural circuitry. *PLoS Biology, 7*(3), e1000074. doi: 10.1371/journal.pbio.1000074.

Aster, R., Borchers, B., & Thurber, C. (2005). *Parameter estimation and inverse problems.* New York: Academic Press.

Badea, T. C., & Nathans, J. (2004). Quantitative analysis of neuronal morphologies in the mouse retina visualized by using a genetically directed reporter. *Journal of Comparative Neurology, 480*(4), 331–351.

Berlanga, M. L., Phan, S., Bushong, E. A., Wu, S., Kwon, O., Phung, B. S., et al. (2011). Three-dimensional reconstruction of serial mouse brain sections: Solution for flattening high-resolution large-scale mosaics. *Frontiers in Neuroanatomy, 5*, 17.

Bock, D. D., Lee, W. C., Kerlin, A. M., Andermann, M. L., Hood, G., Wetzel, A. W., et al. (2011). Network anatomy and in vivo physiology of visual cortical neurons. *Nature, 471*(7337), 177–182.

Bourne, J. N., & Harris, K. M. (2011). Nanoscale analysis of structural synaptic plasticity. *Current Opinion in Neurobiology, 22*, 1–11. doi: 10.1016/j.conb.2011.10.019.

Briggman, K. L., & Denk, W. (2006). Towards neural circuit reconstruction with volume electron microscopy techniques. *Current Opinion in Neurobiology, 16*, 562–570.

Briggman, K. L., Helmstaedter, M., & Denk, W. (2011). Wiring specificity in the direction-selectivity circuit of the retina. *Nature, 471*, 138–188.

Brill, M. H. (1990). Mesopic color matching: Some theoretical issues. *Journal of the Optical Society of America. A, Optics and Image Science, 7*, 2048–2051. doi: 10.1364/JOSAA.7.002048.

Buck, S. L. (2004). Rod-cone interactions in human vision. In L. M. Chalupa & J. Werner (Eds.), *Visual neurosciences* (pp. 863–878). Cambridge, MA: MIT Press.

Calkins, D. J., & Sterling, P. (1996). Absence of spectrally specific lateral inputs to midget ganglion cells in primate retina. *Nature, 381*, 613–615.

Calkins, D. J., & Sterling, P. (2007). Microcircuitry for two types of achromatic ganglion cell in primate fovea. *Journal of Neuroscience, 27,* 2646–2653.

Calkins, D. J., Tsukamoto, Y., & Sterling, P. (1998). Microcircuitry and mosaic of a blue-yellow ganglion cell in the primate retina. *Journal of Neuroscience, 18*(9), 3373–3385.

Copenhagen, D. R., Hemilä, S., & Reuter, T. (1990). Signal transmission through the dark-adapted retina of the toad (Bufo marinus). Gain, convergence, and signal/noise. *Journal of General Physiology, 95,* 717–732.

Cover, T., & Hart, P. (1967). Nearest neighbor pattern classification. *IEEE Transactions on Information Theory, 13,* 21–27. doi: 10.1109/TIT.1967.1053964.

Denk, W., & Horstmann, H. (2004). Serial block-face scanning electron microscopy to reconstruct three-dimensional tissue nanostructure. *PLoS Biology, 2,* e329. doi: 10.1371/journal.pbio.0020329.

Diestel, R. (2005). *Graph theory.* Heidelberg: Springer-Verlag.

Ding, C., & He, X. (2004). K-means clustering via principal component analysis. *Proceedings of the International Conference on Machine Learning, 21,* 29–36.

Dumitrescu, O. N., Pucci, F. G., Wong, K. Y., & Berson, D. M. (2009). Ectopic retinal ON bipolar cell synapses in the OFF inner plexiform layer: Contacts with dopaminergic amacrine cells and melanopsin ganglion cells. *Journal of Comparative Neurology, 517,* 226–244.

Famiglietti, E. V., Jr., & Kolb, H. (1975). A bistratified amacrine cell and synaptic circuitry in the inner plexiform layer of the retina. *Brain Research, 84,* 293–300.

Fiala, J. C. (2005). Reconstruct: A free editor for serial section microscopy. *Journal of Microscopy, 218,* 52–61. doi: 10.1111/j.1365-2818.2005.01466.x.

Frumkes, T. E., & Eysteinsson, T. (1988). The cellular basis for suppressive rod-cone interaction. *Visual Neuroscience, 1,* 263–273. doi: 10.1017/S0952523800001929.

Gaietta, G., Deerinck, T. J., Adams, S. R., Bouwer, J., Tour, O., Laird, D. W., et al. (2002). Multicolor and electron microscopic imaging of connexin trafficking. *Science, 296,* 503–507.

Goldberg, S. H., Frumkes, T. E., & Nygaard, R. W. (1983). Inhibitory influence of unstimulated rods in the human retina: Evidence provided by examining cone flicker. *Science, 221,* 180–182.

Haas, J. S., Zavala, B., & Landisman, C. E. (2011). Activity-dependent long-term depression of electrical synapses. *Science, 334,* 389–391.

Han, Y., & Massey, S. (2005). Electrical synapses in retinal ON cone bipolar cells: Subtype-specific expression of connexins. *Proceedings of the National Academy of Sciences of the United States of America, 102,* 13313–13318. doi: 10.1073/pnas.0505067102.

Harary, F., & Palmer, E. M. (1973). *Graphical enumeration.* New York: Academic Press.

Hattar, S., Liao, H. W., Takao, M., Berson, D. M., & Yau, K. W. (2002). Melanopsin-containing retinal ganglion cells: Architecture, projections, and intrinsic photosensitivity. *Science, 295,* 1065–1070.

Hoffmann, C., Gaietta, G., Zürn, A., Adams, S. R., Terrillon, S., Ellisman, M. H., et al. (2010). Fluorescent labeling of tetracysteine-tagged proteins in intact cells. *Nature Protocols, 5,* 1666–1677. doi: 10.1038/nprot.2010.129.

Hoshi, H., Liu, W. L., Massey, S. C., & Mills, S. L. (2009). ON inputs to the OFF layer: Bipolar cells that break the stratification rules of the retina. *Journal of Neuroscience, 29,* 8875–8883.

Hsueh, H. A., Molnar, A., & Werblin, F. S. (2008). Amacrine-to-amacrine cell inhibition in the rabbit retina. *Journal of Neurophysiology, 100,* 2077–2088.

Jeong, W., Beyer, J., Hadwiger, M., Blue, R., Law, C., Vazquez, A., et al. (2010). SSECRETT and NeuroTrace: Interactive visualization and analysis tools for large-scale neuroscience datasets. *IEEE Computer Graphics and Applications, 30,* 58–70. doi: 10.1109/MCG.2010.56.

Jones, B. W., Kondo, M., Terasaki, H., Watt, C. B., Rapp, K., Anderson, J., et al. (2011). Retinal degenerative disease and remodeling in a large eye model. *Journal of Comparative Neurology, 519,* 2713–2733.

Jones, B. W., Watt, C. B., Frederick, J. M., Baehr, W., Chen, C. K., Levine, E. M., et al. (2003). Retinal remodeling triggered by photoreceptor degenerations. *Journal of Comparative Neurology, 464,* 1–16.

Jurrus, E., Paiva, A. R., Watanabe, S., Jorgensen, E. M., Anderson, J., Jones, B., et al. (2010). Detection of neuron membranes in electron microscopy images using auto-context. *Medical Image Analysis, 14,* 770–783.

Kamasawa, N., Furman, C. S., Davidson, K. G., Sampson, J. A., Magnie, A. R., Gebhardt, B. R., et al. (2006). Abundance and ultrastructural diversity of neuronal gap junctions in the OFF and ON sublaminae of the inner plexiform layer of rat and mouse retina. *Neuroscience, 142,* 1093–1117.

Karp, R. M. (1972). Reducibility among combinatorial problems. In R. E. Miller & J. W. Thatcher (Eds.), *Complexity of computer computations* (pp. 85–103). New York: Plenum Press.

Kleinfeld, D., Bharioke, A., Blinder, P., Bock, D. D., Briggman, K. L., Chklovskii, D. B., et al. (2011). Large-scale automated histology in the pursuit of connectomes. *Journal of Neuroscience, 31,* 16125–16138.

Klug, K., Herr, S., Ngo, I. T., Sterling, P., & Schein, S. (2003). Macaque retina contains an S-cone OFF midget pathway. *Journal of Neuroscience, 23,* 9881–9887.

Knott, G., Marchman, H., Wall, D., & Lich, B. (2008). Serial section scanning electron microscopy of adult brain tissue using focused ion beam milling. *Journal of Neuroscience, 28,* 2959–2964.

Kolb, H., & Famiglietti, E. V. (1974a). Rod and cone pathways in the inner plexiform layer of cat retina. *Science, 186,* 47–49.

Kolb, H., & Famiglietti, E. V., Jr. (1974b). Rod and cone pathways in the retina of the cat. *Investigative Ophthalmology, 15,* 935–946.

Kolb, H., & Nelson, R. (1993). OFF-alpha and OFF-beta ganglion cells in cat retina: II. Neural circuitry as revealed by electron microscopy of HRP stains. *Journal of Comparative Neurology, 329,* 85–110.

Kong, J. H., Fish, D. R., Rockhill, R. L., & Masland, R. H. (2005). Diversity of ganglion cells in the mouse retina: Unsupervised morphological classification and its limits. *Journal of Comparative Neurology, 489,* 293–310.

Lange, G., Denny, N., & Frumkes, T. E. (1997). Suppressive rod-cone interactions: Evidence for separate retinal (temporal) and extraretinal (spatial) mechanisms in achromatic vision. *Journal of the Optical Society of America. A, Optics, Image Science, and Vision, 14,* 2487–2498. doi: 10.1364/JOSAA.14.002487.

Lauritzen, J. S., Anderson, J. R., Jones, B. W., Watt, C. B., Mohammed, S., Hoang, J. V., et al. (2013). ON cone bipolar cell axonal synapses in the OFF inner plexiform layer of the rabbit retina. *Journal of Comparative Neurology, 521,* 977–1000. doi: 10.1002/cne.23244.

Lauritzen, J. S., Jones, B. W., Watt, C. B., Mohammed, S., Anderson, J. R., & Marc, R. E. (2012). Diffusely-stratified OFF cone bipolar cell inputs to amacrine cells in the ON inner plexiform layer. *Investigative Ophthalmology and Visual Sciences, ARVO Meeting Abstracts, 53*, 3159.

Liang, Z., & Freed, M. A. (2010). The ON pathway rectifies the OFF pathway of the mammalian retina. *Journal of Neuroscience, 30*, 5533–5543.

Lichtman, J. W., & Smith, S. J. (2008). Seeing circuits assemble. *Neuron, 60*, 441–448.

Luisi, J., Narayanaswamy, A., Galbreath, Z., & Roysam, B. (2011). The FARSIGHT trace editor: An open source tool for 3-D inspection and efficient pattern analysis aided editing of automated neuronal reconstructions. *Neuroinformatics, 9*, 305–315.

MacNeil, M. A., Heussy, J. K., Dacheux, R. F., Raviola, E., & Masland, R. H. (1999a). The population of amacrine cells in a mammalian retina. *Investigative Ophthalmology & Visual Science, 40*, S437–S437.

MacNeil, M. A., Heussy, J. K., Dacheux, R. F., Raviola, E., & Masland, R. H. (1999b). The shapes and numbers of amacrine cells: Matching of photofilled with Golgi-stained cells in the rabbit retina and comparison with other mammalian species. *Journal of Comparative Neurology, 413*, 305–326.

MacNeil, M. A., Heussy, J. K., Dacheux, R. F., Raviola, E., & Masland, R. H. (2004). The population of bipolar cells in the rabbit retina. *Journal of Comparative Neurology, 472*, 73–86.

MacQueen, J. (1967). Some methods for classification and analysis of multivariate observations. Proceedings of the 5th Berkeley Symposium on Mathematical Statistics and Probability. University of California Press (pp. 281–297).

Maltenfort, M. G., Heckman, C. J., & Rymer, W. Z. (1998). Decorrelating actions of Renshaw interneurons on the firing of spinal motoneurons within a motor nucleus: A simulation study. *Journal of Neurophysiology, 80*, 309–323.

Marc, R. E. (2010). Synaptic organization of the retina. In L. A. Levin, S. F. E. Nilsson, J. Ver Hoeve, S. M. Wu, P. L. Kaufman, & A. Alm (Eds.), *Adler's physiology of the eye* (pp. 443–458). New York: Elsevier.

Marc, R. E., & Cameron, D. A. (2003). A molecular phenotype atlas of the zebrafish retina. *Journal of Neurocytology, 30*, 593–654.

Marc, R. E., & Jones, B. W. (2002). Molecular phenotyping of retinal ganglion cells. *Journal of Neuroscience, 22*, 412–427.

Marc, R. E., Jones, B. W., Lauritzen, J. S., Watt, C. B., & Anderson, J. R. (2012). Building retinal connectomes. *Current Opinion in Neurobiology, 22*, 568–574

Marc, R. E., & Liu, W. (2000). Fundamental GABAergic amacrine cell circuitries in the retina: Nested feedback, concatenated inhibition, and axosomatic synapses. *Journal of Comparative Neurology, 425*, 560–582.

Marc, R. E., Murry, R. F., & Basinger, S. F. (1995). Pattern recognition of amino acid signatures in retinal neurons. *Journal of Neuroscience, 15*, 5106–5129.

Marcus, D. S., Harwell, J., Olsen, T., Hodge, M., Glasser, M. F., Prior, F., et al. (2011). Informatics and data mining tools and strategies for the human connectome project. *Frontiers in Neuroinformatics, 5*, 4. doi: 10.3389/fninf.2011.00004.

Mariani, A. P., & Lasansky, A. (1984). Chemical synapses between turtle photoreceptors. *Brain Research, 310*, 351–354.

Martone, M. E., Tran, J., Wong, W. W., Sargis, J., Fong, L., Larson, S., et al. (2008). The cell centered database project: An update on building community resources for managing and sharing 3D imaging data. *Journal of Structural Biology, 161*, 220–231.

Massey, S. C. (2008). Circuit functions of gap junctions in the mammalian retina. In R. H. Masland & T. Albright (Eds.), *The senses* (pp. 457–472). San Diego: Academic Press.

Mastronarde, D. N. (2005). Automated electron microscope tomography using robust prediction of specimen movements. *Journal of Structural Biology, 152*, 36–51.

Micheva, K. D., & Bruchez, M. P. (2011). The gain in brain: Novel imaging techniques and multiplexed proteomic imaging of brain tissue ultrastructure. *Current Opinion in Neurobiology, 22*(1), 94. doi: 10.1016/j.conb.2011.08.004.

Micheva, K. D., Busse, B., Weiler, N. C., O'Rourke, N., & Smith, S. J. (2010). Single-synapse analysis of a diverse synapse population: Proteomic imaging methods and markers. *Neuron, 68*, 639–653.

Micheva, K. D., & Smith, S. J. (2007). Array tomography: A new tool for imaging the molecular architecture and ultrastructure of neural circuits. *Neuron, 55*, 25–36.

Mikula, S., Trotts, I., Stone, J. M., & Jones, E. G. (2007). Internet-enabled high-resolution brain mapping and virtual microscopy. *NeuroImage, 35*, 9–15. doi: 10.1016/j.neuroimage.2006.11.053.

O'Brien, J. J., Chen, X., MacLeish, P. R., O'Brien, J., & Massey, S. C. (2012). Photoreceptor coupling mediated by connexin36 in the primate retina. *Journal of Neuroscience, 32*, 4675–4687.

Narayanaswamy, A., Wang, Y., & Roysam, B. (2011). 3-D image pre-processing algorithms for improved automated tracing of neuronal arbors. *Neuroinformatics, 9*, 219–231.

Normann, R. A., Perlman, I., Kolb, H., Jones, J., & Daly, S. J. (1984). Direct excitatory interactions between cones of different spectral types in the turtle retina. *Science, 224*, 625–627.

Oberlaender, M., Boudewijns, Z. S., Kleele, T., Mansvelder, H. D., Sakmann, B., & de Kock, C. P. (2011). Three-dimensional axon morphologies of individual layer 5 neurons indicate cell type-specific intracortical pathways for whisker motion and touch. *Proceedings of the National Academy of Sciences of the United States of America, 108*, 4188–4193. doi: 10.1073/pnas.1100647108.

Reese, B. E. (2008). Mosaics, tiling and coverage by retinal neurons. In R. H. Masland & T. Albright (Eds.), *The senses* (pp. 439–456). San Diego: Academic Press.

Rockhill, R. L., Daly, F. J., MacNeil, M. A., Brown, S. P., & Masland, R. H. (2002). The diversity of ganglion cells in a mammalian retina. *Journal of Neuroscience, 22*, 3831–3843.

Scholes, J. H. (1975). Colour receptors, and their synaptic connexions, in the retina of a cyprinid fish. *Philosophical Transactions of the Royal Society of London. Series B, Biological Sciences, 270*, 61–118.

Sherry, D. M., & Yazulla, S. (1993). Goldfish bipolar cells and axon terminal patterns: A Golgi study. *Journal of Comparative Neurology, 329*, 188–200.

Shu, X., Lev-Ram, V., Deerinck, T. J., Qi, Y., Ramko, E. B., Davidson, M. W., et al. (2011). A genetically encoded tag for correlated light and electron microscopy of intact cells, tissues, and organisms. *PLoS Biology, 9*, e1001041. doi: 10.1371/journal.pbio.1001041.

Sporns, O., Tononi, G., & Kötter, R. (2005). The human connectome: A structural description of the human brain. *PLoS Computational Biology, 1*, e42. doi: 10.1371/journal.pcbi.0010042.

Stabell, B., & Stabell, U. (1998). Chromatic rod-cone interaction during dark adaptation. *Journal of the Optical Society of America. A, Optics, Image Science, and Vision, 15*, 2809–2815.

doi: 10.1364/JOSAA.15.002809.

Stabell, B., & Stabell, U. (2002). Effects of rod activity on color perception with light adaptation. *Journal of the Optical Society of America. A, Optics, Image Science, and Vision, 19*, 1249–1258. doi: 10.1364/JOSAA.19.001249.

Stell, W. K., Ishida, A. T., & Lightfoot, D. O. (1977). Structural basis for on- and off-center responses in retinal bipolar cells. *Science, 198*, 1269–1271.

Stevens, J. K., Davis, T. L., Friedman, N., & Sterling, P. (1980). A systematic approach to reconstructing microcircuitry by electron microscopy of serial sections. *Brain Research, 2*, 265–293.

Strettoi, E., Raviola, E., & Dacheux, R. F. (1992). Synaptic connections of the narrow-field, bistratified rod amacrine cell (AII) in the rabbit retina. *Journal of Comparative Neurology, 325*, 152–168.

Tasdizen, T., Koshevoy, P., Grimm, B., Anderson, J. R., Jones, B. W., Whitaker, R., et al. (2010). Automatic mosaicking and volume assembly for high-throughput serial-section transmission electron microscopy. *Journal of Neuroscience Methods, 193*, 132–144.

Thomas, L. P., & Buck, S. L. (2006). Foveal and extra-foveal influences on rod hue biases. *Visual Neuroscience, 23*, 539–542.

Trezona, P. W. (1970). Rod participation in the "blue" mechanism and its effect on colour matching. *Vision Research, 10*, 317–332. doi: 10.1016/0042-6989(70)90103-3.

Trezona, P. W. (1973). The tetrachromatic colour match as a colorimetric technique. *Vision Research, 13*, 9–25. doi: 10.1016/0042-6989(73)90161-2.

van den Heuvel, M. P., & Sporns, O. (2011). Rich-Club Organization of the human connectome. *Journal of Neuroscience, 31*, 15775–15786.

Van Essen, D. C., Glasser, M. F., Dierker, D. L., Harwell, J., & Coalson, T. (2011). Parcellations and hemispheric asymmetries of human cerebral cortex analyzed on surface-based atlases. Cerebral Cortex [Epub ahead of print]. doi: 10.1093/cercor/bhr290.

Voigt, T., & Wässle, H. (1987). Dopaminergic innervation of AII amacrine cells in mammalian retina. *Journal of Neuroscience, 7*(12), 4115–4128.

Werblin, F. S. (2010). Six different roles for crossover inhibition in the retina: Correcting the nonlinearities of synaptic transmission. *Visual Neuroscience, 27*, 1–8. doi: 10.1017/S0952523810000076.

Werblin, F. S. (2011). The retinal hypercircuit: A repeating synaptic interactive motif underlying visual function. *Journal of Physiology, 589*, 3691–3702.

Witkovsky, P., & Dowling, J. E. (1969). Synaptic relationships in the plexiform layers of carp retina. *Zeitschrift fur Zellforschung und Mikroskopische Anatomie (Vienna, Austria), 100*, 60–82.

Wong, E., Baur, B., Quader, S., & Huang, C. H. (2012). Biological network motif detection: Principles and practice. *Briefings in Bioinformatics, 13*, 202–215.

Wu, S. M. (1991). Input-output relations of the feedback synapse between horizontal cells and cones in the tiger salamander retina. *Journal of Neurophysiology, 65*, 1197–1206.

Yang, X. L., & Wu, S. M. (2004). Signal transmission from cones to amacrine cells in dark- and light-adapted tiger salamander retina. *Brain Research, 1029*, 155–161.

第 11 章　颜色和亮度编码的突触机制：灵长类视网膜神经节细胞的 X-Y-细胞二分法的再发现

Joanna D. Crook，Orin S. Packer，John B. Troy，Dennis M. Dacey

背景

　　一个更加完整和机械的观点正在迅速出现,那就是在三色视灵长类动物中不同的视网膜回路启动了光谱和空间编码。由选择性地调节长(L)、中(M)或者短(S)波长敏感视锥细胞输到已确定的神经节细胞类型的刺激诱发的突触电流表明,对于两个主要的颜色敏感通路,即侏儒环路(L 视锥细胞 vs. M 视锥细胞)和小型双层环路(S 视锥细胞 vs. L+M 视锥细胞),拮抗通过双极细胞突触兴奋在突触前产生,而不依赖无长突细胞抑制网络。相比之下,消色差的(L 视锥细胞+M 视锥细胞)"阳伞"通路缺乏视锥细胞拮抗,但是显示出明显的甘氨酸交叉抑制。我们重新审视了由来已久但是备受争议的假说,即灵长类的侏儒和阳伞神经节细胞分别与猫视网膜中深入研究的 β-X 和 α-Y 细胞类型同源。侏儒细胞只投射到外侧膝状体(LGN),并表现出 β-X 细胞高空间密度特性;颜色拮抗是一个可变的性质,并且似乎会"搭载"在具有高消色差对比度敏感性的基本上呈 X 形的环路上。阳伞细胞投射到上丘及 LGN,并且显示出 α-Y 细胞通路非线性空间加和特性。如同在非灵长类哺乳动物中发生的,小型 Y 细胞亚基是由瞬时的兴奋性双极细胞输入到阳伞细胞的加和产生的。在灵长类动物中,定义其他不同的神经节细胞群体(包括 Y 状和颜色拮抗类型)的类型特异性突触生理学,是一个正在进行的并且可以达到的目标。

视觉通路的起源

　　视觉通路源于不同的神经节细胞群,这些细胞群显示出特征性的形态、微回路和感受野性质(参见 Roska 和 Meister 的第 13 章)。与其他哺乳动物一样,对于灵长类动物神经节细胞的完整认识也逐渐形成(Dacey,1994;Dacey et al. ,2003,2010;Kolb,Linberg,& Fisher,1992;Rodieck,1988;Rodieck,Brening,& Watanabe,1993;Rodieck & Watanabe,1993;Szmajda,

Grunert,& Martin,2008;Yamada,Bordt,& Marshak,2005)。目前,在形态学上已经识别出至少有 17 种不同的神经节细胞类型。然而,这些类型的相对空间密度的估计表明五个群体目前在一个相对高的密度,并且约占视网膜外周神经节细胞的 70%,而在空间分辨率至关重要的黄斑区可能占有更大的比例(Dacey,1993b)。这五个群体是 ON 中心型和 OFF 中心型侏儒细胞、ON 中心型和 OFF 中心型阳伞细胞以及小型双层细胞,它们分别投射到 LGN 分出的小细胞、大细胞和粒细胞上(见图 11.1)。相比之下,目前识别出的 12 个其他细胞类型占了神经节细胞其余 30% 的大部分。每个类型的空间密度都很低,占总体神经节细胞的比例在少于 1% 到大约 3% 之间,因此生理特征不明显(图 11.1);明显这些细胞有助于初级视觉皮层上额外的颜色编码和消色差途径到视网膜膝状体的投影以及视觉处理(Callaway,2005;Crook et al. ,2008a;Dacey et al. ,2005;Dacey & Packer,2003;Tailby,Solomon,& Lennie,2008)。本章的目标之一是回顾过去十年中所取得的在理解这样的极端视觉通路多样性方面的进展,并且开始构思关于为什么会有这么多的低密度神经节细胞群体的问题的回答。

颜色和亮度的突触机制

　　在过去的 10 年左右技术进步已经使得有可能持续地建立从单一细胞形态和中央投影到潜在的突触机制的连接,这会赋予给定的视觉通路独特的编码性质。也许目前为止最好的例子是 ON-OFF 方向选择性神经节细胞中电压钳的应用,已经被用于揭示产生方向选择性的多种兴奋性和抑制性突触机制(Briggman,Helmstaedter,& Denk,2011;Taylor & Vaney,2002)。在三色视旧大陆猕猴中,一个长期存在的问题是长(L)、中(M)和短(S)波长敏感性视锥细胞类型如何在协同和拮抗方面相互作用,从而在投射到 LGN 的高密度神经节细胞类型中产生红-绿和蓝-黄光谱拮抗及非拮抗感受野。本章节的另一个目标在于

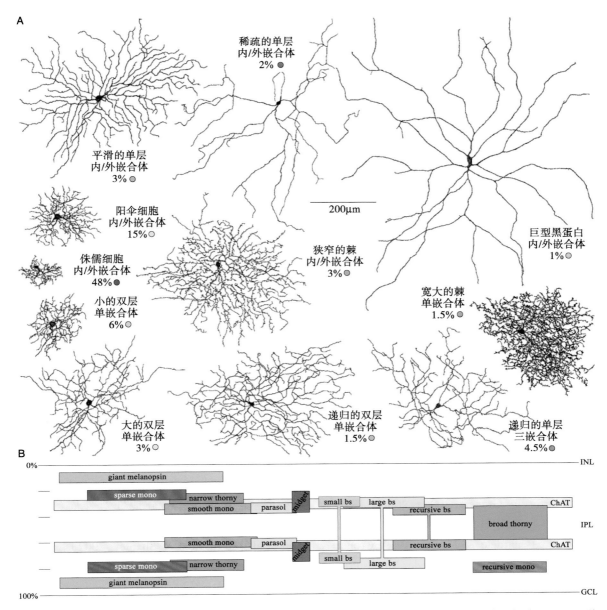

图 11.1 灵长类动物视网膜多种神经节细胞群体的树突形态、相对的空间密度以及树突分层深度。（A）五种"高密度"类型，即 ON 中心型和 OFF 中心型侏儒细胞、ON 中心型和 OFF 中心型阳伞细胞以及小型双层细胞，以及另外 12 种"低密度"类型约占全部神经节细胞的 90%，说明可能会发现一些其他的低密度类型。每种类型的相对比例通过从给定类型的光染色嵌合体中提取树突重叠（覆盖率）来估计（Dacey et al.，2003）并且使用这个值来决定 8mm 颞偏心率处的总体神经节细胞密度（Wässle et al.，1989）。（B）相对于胆碱能无长突细胞突触的在 A 中显示的细胞的树突分层（"ChAT 带"）。条的长度：相对树突野直径。每根条的垂直定位均以平均分层深度百分比为中心。GCL，神经节细胞层；INL，内核层；IPL，内网层。

回顾当前对于侏儒细胞、小型双层细胞以及阳伞神经节细胞中色差和消色差信号转导背后的突触机制的理解。

跨物种的比较

任何灵长类和非灵长类哺乳动物的比较必须开始于猫的视觉通路，这是 50 年来深入研究的课题（Kuffler，1953；O'Brien，Richardson，& Berson，2003；Stone，1983）。从猫的完整眼睛或者视束轴的神经节细胞的放电所记录得到的观察显示出它们的感受野中线性或者非线性的空间加和，分别被称为 X 细胞和 Y 细胞（Enroth-Cugell & Robson，1966），并且后续的演示中这种差异反过来对应于 β 和 α 神经节细胞的解剖差异（Boycott & Wässle，1974；Cleland，Levick，& Wässle，1975；Saito，1983），这是视网膜神经生物学的早期胜利之一。在灵长类中一个基于许多解剖和生理特性的明显和简洁的对应关系已经在高密度的 β-X 和侏儒细胞以及低密度的 α-Y 细胞及阳伞神经节细胞之间建立（Leventhal, Rodieck, & Dreher, 1981；Rodieck, Binmoeller, & Dineen, 1985；Rodieck, Brening, & Watanabe, 1993；Watanabe & Rodieck, 1989）。但是这种侏儒-X 细胞和阳伞-Y 细胞同源性受到了根本性质疑，事实上确实有了不同的含义，有人提出事实上阳伞细胞更像是与 β-X 细胞同源而不是 α-Y 细胞（Lee, 1999；Shapley & Perry, 1986）。X-Y 跨物种同源的问题不单是深奥的分类问题，而是从根本上关于跨物种功能研究如何获得对于人类视觉过程的理解的有效性的问题。此外，给出视觉通路的不同起源，包括视网膜膝状体投影，大致如上所述，跨物种的功能和解剖的同源性可能不像早期时代中表明的那么明显。本章节的最后一个目标是回顾最近灵长类动物研究中的证据，这些工作与 X-Y 细胞差异和并行视觉通路进化起源有关。

侏儒细胞和红-绿拮抗的突触机制

"侏儒途径"是最深入研究和明确识别的神经回路之一，既从解剖方面（e.g., Boycott & Dowling, 1969；Boycott & Wässle, 1991；Calkins et al., 1994；Calkins & Sterling, 1996；Dacey, 1993b；Dacey & Petersen, 1992；Jusuf, Martin, & Grunert, 2006a, 2006b；Kolb & Marshak, 2003；Polyak, 1941；Telkes et al., 2008），又从生理方面（e.g., Benardete & Kaplan, 1999；Croner & Kaplan, 1995；Crook et al., 2011a；de Monasterio & Gouras, 1975；De Valois, Abramov, & Jacobs, 1966；Derrington, Krauskopf, & Lennie, 1984；Derrington & Lennie, 1984；Diller et al., 2004；Kaplan & Shapley, 1986；Lee, Martin, & Valberg, 1989；Lee et al., 1987, 1990；Wiesel & Hubel, 1966）；然而关于侏儒回路在空间和颜色视觉方面的基本作用，仍然存在长期的和令人惊讶的争论。事实上，已经有强力的观点认为侏儒回路主要用于传输消色差的高分辨率空间信号（Calkins & Sterling, 1999；Rodieck, 1991），或者纯粹的颜色相关的信号（Buzas et al., 2006；Cooper, Sun, & Lee, 2012；Lee, 1999；Lee et al., 2012；Martin et al., 2001；Shapley, 2006；Shapley & Perry, 1986），或者在两种视觉通道中起到了重要的和双重的作用（Ingling & Martinez-Ureigas, 1983；Lennie, Haake, & Williams, 1991；Lennie & Movshon, 2005；Martin et al., 2011；Solomon & Lennie, 2007）。

选择性连接 L 视锥细胞 vs. M 视锥细胞的证据

红-绿颜色拮抗的解剖和突触基础是阻碍形成关于侏儒通路的功能结构的共识的中心问题之一。普遍认为侏儒细胞的颜色拮抗光响应通过 L 和 M 视锥细胞信号之间的拮抗作用而产生（Buzas et al., 2006；Crook et al., 2011；Derrington, Krauskopf, & Lennie, 1984；Reid & Shapley, 1992, 2002）。但是有两个主要的关于侏儒回路如何实现 L 与 M 视锥细胞拮抗的对立观点；每个观点导致侏儒通路的发展、进化以及总体功能意义的景象非常不同。第一个表明，隐含在 Wiesel and Hubel（1966）的 LGN 记录中，是标记线，而 L 和 M 视锥细胞类型选择性连接被定向到拮抗感受野中心与周边。在视角中央 ~10°范围，侏儒细胞与单个视锥细胞光感受器进行独特的单线连接（图 11.2A ~ C）。在侏儒微环路中神经节细胞树突树直径近似为 5 μm，接受来自同样微型的侏儒双极细胞的几乎所有兴奋性突触输入，该双极细胞反过来与单个视锥细胞建立突触连接（Boycott & Dowling, 1969；Calkins et al., 1994；Dacey, 1993b；Jusuf, Martin, & Grunert, 2006b；Kolb & Dekorver, 1991）。因此，对于受到单个 L 或者 M 视锥细胞输入所驱动的兴奋性感受野中心有一个明确的解剖基础。对于更大的感受野外周又会是什么样子？近期的一些研究主张视锥细胞类型选择性也全部或者部分地针对外周（Buzas et al., 2006；Lee, Kremers, & Yeh, 1998；Lee et al., 2012；Martin et al., 2001；Reid & Shapley, 2002）。此外，在超出黄斑区的偏心处，侏儒神经节细胞树突树和对应的感受野中心扩大（图 11.2A ~ C）（Croner & Kaplan, 1995；Dacey & Petersen, 1992；Perry, Oehler, & Cowey, 1984；Watanabe & Rodieck, 1989）。多个侏儒双极细胞维持单个视锥细胞到远处眼底周边的良好连接性（Milam, Dacey, & Dizhoor, 1993；Wässle et al., 1994），现在和侏儒神经节细胞树突建立会聚连接（图 11.2B, C）（Dacey, 1993b；Jusuf, Martin, & Grunert, 2006a）。生理学证据也给出了眼底周边的一些侏儒神经节细胞显示出红-绿拮抗的证据，并且显示出一个主导的甚至是纯粹的从 L 或者 M 神经节细胞类型到中心及外周的输入（Buzas et al., 2006；Martin et al., 2001；Solomon et al., 2005）。

无差别连接视锥细胞的证据

此外，人们早就意识到，给定的侏儒回路专线连接，L 与 M 视锥细胞拮抗可能会对于感受野外周没有

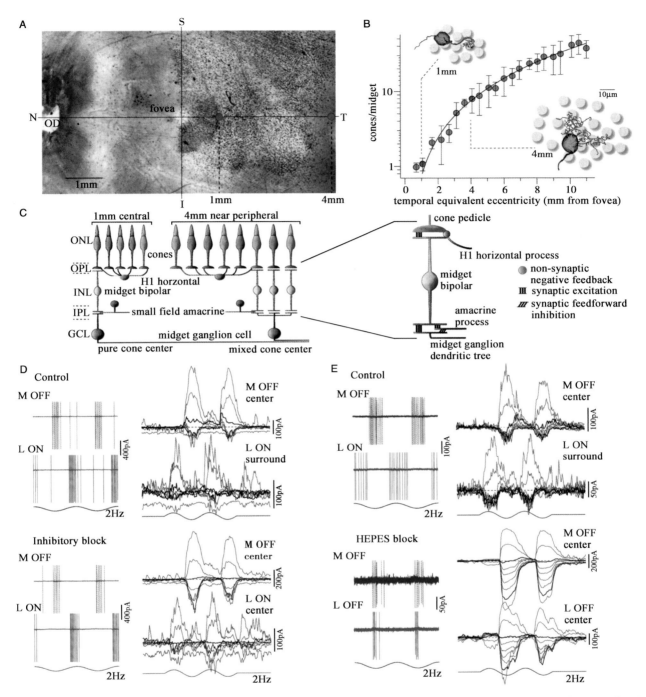

图 11.2 侏儒回路和红-绿拮抗。(A)猕猴视网膜的显微照片;在 LGN 示踪剂注射后的颞象限中逆行标记神经节细胞。红点显示 5°(1mm)和 20°(4mm)的偏心率。(B)每个侏儒神经节细胞树突野中的视锥细胞(n=231)绘制成颞侧等效偏心的函数(Rodieck & Watanabe,1993);视锥细胞密度来自 Packer,Hendrickson 和 Curcio(1989)(误差线:±SD)。插图:"专线"(1mm)和"外周"(4mm)侏儒神经节细胞树突野以及背后的视锥细胞嵌合体。(C)侏儒回路的关键元素。H1 水平细胞非选择性地接触多个 L 和 M 视锥细胞;侏儒双极细胞接触单个视锥细胞。侏儒神经节细胞突触伴随着中央的单个侏儒双极细胞(左)和数目增加的近外周双极细胞(2~6 个)(右)。扩展视图:混合的 L+M 视锥细胞负反馈从 H1 水平细胞(●)产生外周的感受野。从侏儒双极细胞到神经节细胞的兴奋性突触(|||)传递中心-外周感受野。无长突细胞接受来自侏儒双极细胞(|||)的输入并且与神经节细胞产生前馈突触(///)。(D)L ON 与 M OFF 的拮抗棘波发放由大范围的 L 和 M 视锥细胞选择性调节(上,左)产生,并且不被 GABA 能(GABAzine,5μM 和 TPMPA,50μM)及甘氨酸(strychnine,0.5μM)传输(下,左)的阻碍所改变。突触电流中减去泄露的族群(保持电压范围从−75mV 到+50mV;厚的黑色痕迹接近−65mV 和 0mV),记录到的对于相同刺激的响应显示出可比较的对于 L ON 和 M OFF 拮抗电流两者的突触激活和前馈抑制(E_{rev},−10mV vs. −6mV;上,右);突触抑制的阻碍衰减了前馈抑制,但是没有改变 L 与 M 拮抗的兴奋性电流(E_{rev},−3mV vs. −5mV;下,右)。(E)利用 HEPES(20mM;pH=7.4)的视网膜缓冲增强消除了 L 与 M 视锥细胞拮抗。反转电位不变(L vs. M 控制 E_{rev},−3mV vs. −3mV,上,右;HEPES 阻碍 E_{rev},−4mV vs. 0mV,下,右),但是外周响应消失,显示出 L 视锥细胞对中心的贡献。

进一步的视锥细胞选择性（Lennie，Haake，& Williams，1991；Paulus & Kröger-Paulus，1983）。这种"混合外周"假说也称为侏儒假说，因为其完全依赖灵长类中央凹的进化和侏儒回路严格的视锥细胞连接（以增加空间分辨率），并且假定 L 和 M 视锥细胞是灵长类谱系中近期适应的，没有作为功能性差异回路元素被识别。侏儒假说提出了两个简单而强大的预测。第一，因为侏儒神经节细胞树突树在视网膜外周放大，并且中央从 2，3，4 及更大量的视锥细胞导出（图 11.2B，C），L 与 M 视锥细胞拮抗应当是可变且下降的，因为中央机制也会不加选择地加和 L 和 M 视锥细胞输入。第二，感受野外周不加选择地加和视锥细胞输入，只通过位于环绕外周的视网膜块中的 L 和 M 视锥细胞的相对数量加权。

第一个预测已经被从解剖上和生理上测试，有着明确的结果。解剖上侏儒神经节细胞和每个侏儒双极细胞轴突末端在树突轴的跨度内建立不加选择的接触。事实上，多个侏儒神经节细胞的轴突可以从单个侏儒双极细胞中共享输入，并且在视网膜外周侏儒神经节细胞不会"跳过"单个双极细胞末端来创造视锥细胞选择性双极细胞到神经节细胞的线路（Dacey，1993b；Jusuf，Martin，& Grunert，2006a；Telkes et al.，2008）。这种解剖学图像和许多近期研究类似，研究中记录视网膜外周中大部分加和 L 和 M 视锥细胞到感受野的输入，并且缺乏 L 与 M 拮抗的侏儒双极细胞（Crook et al.，2011b；Diller et al.，2004；Field et al.，2010；Martin et al.，2011）。

这个大而显眼的非拮抗侏儒细胞群体的存在似乎清楚地证实了不加选择接线的预测，拮抗应当在外周下降。然而，一些问题确实还存在，少量的红-绿拮抗细胞是否通过随机连接到拼凑的视锥细胞嵌合体而在外周出现（Lennie，Haake，& Williams，1991；Lennie & Movshon，2005），或者由于一些部分或者有限形式的选择性而出现（Buzas et al.，2006；Dacey，1993b；Field et al.，2010；Martin et al.，2001）。例如，Field 等人（2010）报道了侏儒神经节细胞在远处视网膜外周随机采样的小趋势，从结合的 L+M 视锥细胞输入到感受野中央。因为这些侏儒细胞绝大多数缺少明显的 L 与 M 视锥细胞拮抗，所以一个问题仍然存在，这些作者报道的随机连接的小偏差是否在视网膜外周的有限的颜色拮抗中起到了一定作用，或者只是反映了一些侏儒细胞环路及其发展的一些完全和拮抗无关的性质。这个关键的细节将需要利用对于中央和外周的连接模型来处理，连接模型预测了拮抗和非拮

抗细胞作为视网膜偏心率的函数的相对数量，并且可以在之后通过实验进行测试。

侏儒假说的第二个预测是更大的感受野外周在 L 和 M 视锥细胞之间产生区别。侏儒感受野外周可以从 H1 水平细胞到外网层（OPL）的视锥细胞和/或内网层（IPL）的无长突细胞突触抑制的反馈派生（图 11.2C）。有强力的证据表明，在一个水平细胞间耦合的间隙接合产生的很大的场中，H1 水平细胞不加选择地连接到每个 L 和 M 视锥细胞（Boycott，Hopkins，& Sperling，1987；Dacey et al.，1996；Wässle，Boycott，& Rohrenbeck，1989）。这种非选择性连接模式的结果是 H1 水平细胞的光谱灵敏度只是反映其感受野内 L 和 M 视锥细胞的相对数量（Dacey et al.，2000a；Dacheux & Raviola，1990；Deeb et al.，2000；Diller et al.，2004）。相称的证据表明，水平细胞到 L 和 M 视锥细胞的反馈有助于感受野周围（Davenport，Detwiler，& Dacey，2008；McMahon，Packer，& Dacey，2004），一些近期的研究报道了混合的 L 和 M 视锥细胞输入到侏儒感受野外周，并且没有显示出选择性的证据（Crook et al.，2011a，2011b；Field et al.，2010；Martin et al.，2011）。尽管有解剖学证据表明无长突细胞没有选择性地连接到侏儒双极细胞，但是通过和 H1 水平细胞的对比，我们对于灵长类无长突细胞回路到侏儒外周的功能性分布知之甚少（Calkins & Sterling，1996）。

一项近期的直接使用生理方法的研究涉及水平细胞与无长突细胞分布的问题，以及侏儒外周的视锥细胞选择性（Crook et al.，2011a）。刺激选择性地调节 L 或者 M 视锥细胞，被用于唤醒电压钳下的侏儒神经节细胞中的突触电流。其表明 L 与 M 视锥细胞拮抗产生于突触前，并且完全通过兴奋性突触输入被传输到侏儒神经节细胞树突树（图 11.2D，E）。此外，在视网膜中的所有 GABA 能和甘氨酸抑制的药理学阻断没能衰减侏儒细胞光响应中的中心外周拮抗或者 L 与 M 视锥细胞拮抗现象（图 11.2D）。Crook 等人总结出 L 与 M 视锥细胞在侏儒回路中的拮抗现象必须因此来源于侏儒双极细胞突触前，它们自身显示出中心-外周组织（Dacey et al.，2000b）。

侏儒细胞感受野外周的起源

一个来自 Crook 等人（2011a）的显著且值得强调的结果是，在完全封锁所有的突触抑制后，侏儒细胞仍然保持中心-外周组织和 L 与 M 视锥细胞拮抗。因此，拮抗必须通过不涉及突触抑制的外周产生机制。已知的是 L 和 M 视锥细胞通过来自水平细胞的负反

馈获取外周（Verweij, Hornstein, & Schnapf, 2003），并且有证据表明水平细胞通过一种新奇的、非突触的、pH 依赖的机制提供反馈到视锥细胞，这种机制直接作用于视锥细胞钙离子电流（Verweij, Kamermans, & Spekreijse, 1996；Thoreson & Mangel, 2012）。尽管质子作为载体状功能是可能具有关键作用的（Hirasawa & Kaneko, 2003；Vessey et al., 2005；Cadetti & Thoreson, 2006），但是其确切性质仍然存在争议（Fahrenfort et al., 2009；Jacoby et al., 2012；Kreitzer et al., 2007）。在灵长类中，丰富的视网膜缓冲能力会衰减非侏儒神经节细胞外周，这和 pH 依赖的非突触机制一致（Crook et al., 2009a；Davenport et al., 2008）。同样，在 GABA 能和甘氨酸传输后的缺少外周衰减的引人注目的对比中（图 11.2D），Crook 等人（2011a）显示出利用 HEPES 缓冲来完全和可逆地取消侏儒神经节细胞外周，并且消除 L 与 M 视锥细胞拮抗（图 11.2E）。因此，红-绿拮抗似乎通过非选择性的水平细胞反馈到外段的 L 和 M 视锥细胞广泛产生，并且没有任何无长突细胞介导的 L 与 M 视锥细胞选择性抑制通路的帮助。

是否可能调和这些结果与侏儒细胞外周的其他部分的（Buzas et al., 2006）或者完整的（Lee et al., 2012）视锥细胞选择性？在五个近期的测量 L 和 M 视锥细胞对侏儒外周的贡献的研究中（Crook et al., 2011a, 2011b；Field et al., 2010；Lee et al., 2012；Martin et al., 2011），除了 Lee 等人以外的其他所有人的结论是外周是非选择性的，和已知的突触解剖一致。

总之，许多近期在侏儒回路的研究似乎强烈地支持原来的"混合外周"假说（Lennie, Haake, & Williams, 1991）。第一，视锥细胞拮抗不需要视锥细胞类型选择性突触抑制，但是起源完全来自 H1 水平细胞没有选择地到 L 和 M 视锥细胞的反馈（图 11.2C）。第二，随着侏儒树突树扩大并且受到视网膜外周数量增加的视锥细胞的供应，一个纯粹的消色差的侏儒细胞的主导显现出来，再次在很大程度上与非选择性环路一致，可能不完整。这个观点也是吝啬的；其和侏儒回路作为高分辨率消色差视觉的关键通路的进化起源一致（Dacey, 1993b；Wässle et al., 1989, 1993；Williams & Coletta, 1987），并且也伴随着近期 L 和 M 视锥细胞以及灵长类动物谱系中的三色视觉及假说的出现，假说认为 L 与 M 视锥细胞拮抗由独特专线侏儒回路上简单的携带所产生（Martin et al., 2011；Mollon, 1989）。非选择性线路的戏剧性后果是侏儒细胞不是生理上均匀的，伴随着许多外周上的细胞显示出

纯粹的消色差响应。这返回到我们对于侏儒细胞作为消色差通路所产生的作用的问题，以及在空间和颜色视觉两者中的"双重责任"作用的问题。消色差响应的性质是什么，以及这种响应支持侏儒细胞作为空间视觉关键通路的关键作用吗？事实上，初级侏儒通路和之前在猫视网膜上所描述的经典视网膜膝状体 β-X 通路之间的关系是什么（Enroth-Cugell & Robson, 1984）？这些问题将在本章后续一节进行讨论。

小型双层细胞和蓝-黄拮抗的突触机制

Wiesel 和 Hubel 在 LGN 中进行记录，并且第一个识别出一个不同寻常的感受野结构，他们称之为类型 2，和一定的颜色拮抗细胞有关（Wiesel & Hubel, 1966）。在类型 2 细胞中颜色拮抗范围相比于更大量的类型 1 细胞具有比得上的空间范围，显示出熟悉的中心-外周结构。Wiesel 和 Hubel 的理由是这个非典型的、空间上共同扩张的配置可以代表通路，这个通路牺牲了空间对比度来发送一个纯色信号到视觉皮层。后续工作证实了类型 2 感受野在视网膜和 LGN 水平的存在，但是强调了蓝-黄细胞的可能的关联，这些细胞中来自 S 视锥细胞的信号与来自 L 和 M 视锥细胞的组合信号拮抗（图 11.3A, B）（de Monasterio, 1978c；Derrington, Krauskopf, & Lennie, 1984；Derrington & Lennie, 1984）。当一个形态上有差别的神经节细胞类型，即小型双层细胞，被关联到蓝-ON——黄-OFF 拮抗时会产生突破，并且表明了空间共同扩张的 S 与 L+M 感受野的一个简单解剖基础（Dacey, 1993a；Dacey & Lee, 1994；Rodieck, 1991）。因为在内网层的内部 ON 和外部 OFF 的细分区域（subdivisions）中这种细胞类型是双层的、扩展的树突（图 11.3D 左和右），所以有可能内部树突接受来自和 S 视锥细胞广泛接触的去极化视锥双极细胞的 ON 激励（Kouyama & Marshak, 1992；Mariani, 1984），并且外部树突接受来自连接到 L 和 M 视锥细胞的超极化双极细胞的 OFF 激励（Boycott & Wässle, 1991）。这种对于蓝-黄拮抗的"ON-OFF 通路"假说（图 11.3D）表明类型 2 感受野作为两个空间上共同扩张的兴奋性中心机制的起源（Dacey, 1996），如同会在任何双层 ON-OFF 神经节细胞中存在的一样（e. g., Vaney, 1994b）。后续的光学和电子显微镜分析直接显示出这样的 S ON 和 LM OFF 双极细胞分别接触小型双层细胞的内部和外部树突层（Calkins, Tsukamoto, & Sterling, 1998；Ghosh & Grunert, 1999；Percival et al., 2009），支持了

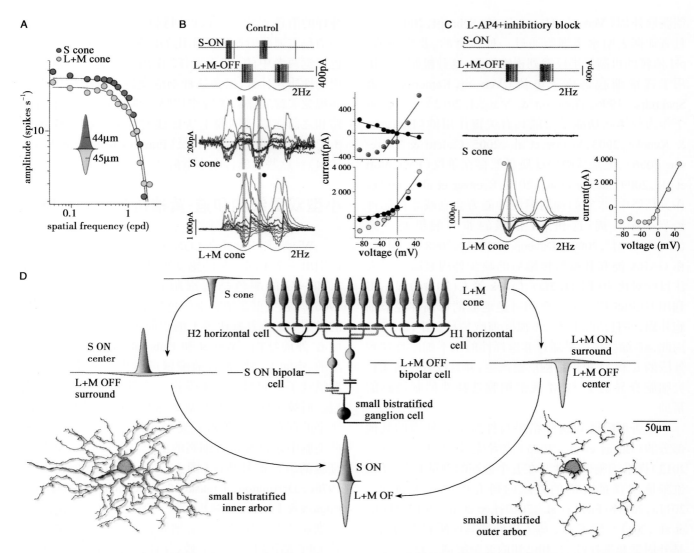

图 11.3　小型双层细胞回路和蓝-黄拮抗。（A）为响应 S 与 L+M 视锥细胞选择性漂移正弦波光栅,对小型双层细胞进行空间频率调谐。数据符合可比半径的高斯函数(插图);S ON 和 L+M OFF 型感受野因此是空间共同延伸的。(B) 共同延伸的视锥细胞拮抗感受野结构通过兴奋性 ON 和 OFF 输入的会聚于突触后产生。兴奋性电流构成 S 与 L+M 尖峰放电的基础(顶部)。电流谐波,如图 11. 2D 所描述的,大感受野 S(顶部) 和 L+M(底部) 视锥细胞隔离的刺激以 2Hz(80% 的对比度) 进行正弦调节。S ON 响应的电流-电压曲线(右侧顶部) 显示出在给光时激励单纯增加(蓝色圆圈,E_{rev} 0mV 和正斜率),撤光时激励减少(黑色圆圈,E_{rev} -2mV 和负斜率)。L+M OFF 响应(右侧底部) 显示出在撤光时的激励和反馈抑制(黄色圆圈,E_{rev} -18mV 和正斜率);在给光时,存在显著的交叉抑制(黑色圆圈,E_{rev} -55mV 和正斜率)。(C) 在抑制阻断(马钱子碱,0. 5μM;GABA 能,5μM;和 TPMPA,50μM) 及 L-AP4 的水浴应用(40μM) 中,S ON 唤醒的尖峰放电和突触电流在纯粹的兴奋性 L+M OFF 唤醒的电流持续时被禁止(反转电位,0mV)。(D) 小型双层细胞回路的关键元素阐明空间上共同扩张的 S ON 与 L+M OFF 感受野结构的突触基础。S ON 双极细胞的 L+M OFF 外周(左侧) 从 H2 水平细胞到 S 视锥细胞的反馈中产生(Packer et al. ,2010)。这个感受野在小型双层细胞处加和,利用来自由 H1 水平细胞到 L 和 M 视锥细胞的反馈创造的 L+M OFF 双极细胞的 L+M ON 外周(右侧) 的输入。在神经节细胞中没有得到纯净外周的结果,留下空间上受限的 S ON 和 L+M OFF 中心机制作为视锥细胞拮抗感受野的基础(详细内容参见 Crook et al. ,2009a)

ON-OFF 假说。然而两个近期的生理研究得到了关于蓝-ON 小型双层细胞的基础空间结构和背后的回路的相反的结论(Crook et al. ,2009a;Field et al. ,2007)。两项研究都使用了 L-AP4,一种 mGluR6 受体激动剂,来阻断 S ON 通路中的传输,并且孤立假设的到蓝-ON 细胞的 L+M OFF 通路输入。在一项研究中,L-AP4

完全消除了光响应,并且得出了结论为蓝-ON、黄-OFF 响应仅通过 ON 通路产生,并且 L+M 信号在外周已经存在到达小型双极细胞的 S ON 双极输入的情况下在突触前产生(Field et al. ,2007)。这和近期对于灵长类 S 视锥细胞中 L+M 视锥细胞介导的外周的观察(Packer et al. ,2010) 以及灵长类视锥双极细胞基本的中心-外周组织（Dacey et al.，2000a）一致，但是当然和之前提到过的充分记录的从推定的 OFF 视锥双极细胞到小型双极细胞外层树突的突触输入不一致（图11.3D）。相比之下，在第二项研究中（Crook，Davenport，et al.，2009a），L-AP4 如预期那样减弱 S ON 响应，但是对于根据 ON-OFF 通路预测的 L+M OFF 响应没有影响。此外，本研究显示出 L+M OFF 响应在突触抑制后以及在利用 HEPES 的视网膜缓冲后保留，而这种缓冲条件可以减弱阳伞神经节细胞外周（Davenport et al.，2008）和之前的章节所提到的侏儒神经节细胞外周（Crook et al.，2011a）。这和其他的近期研究（Solomon et al.，2005）也证实了对于这类颜色拮抗细胞的早期共同扩张的 S ON 和 L+M OFF 场的描述（图11.3A）。因为视锥双极细胞通常显示出中心-外周形式，所以这些结果产生了一个问题是为什么大的外周在蓝-ON 细胞的空间感受野映射中不明显。一个可能的回答由 Crook 等人（2009a）给出，其表明在 S ON 输入被 L-AP-4 和抑制阻断剂减弱后，外周在 L+M OFF 响应的空间映射中确实明显，并且这个外周随后被 HEPES 缓冲所减弱，显示出水平细胞反馈到视锥细胞中的起源。这些结果表明 S ON 兴奋性通路中的一个 L+M OFF 外周通常取消 L+M OFF 兴奋性通路中的一个 L+M ON 外周（图11.3D）。这和在 S，L 以及 M 视锥细胞中已经描述过的外周一致（Packer et al.，2010；Verweij，Hornstein，& Schnapf，2003），并且会明确地预测在 S 视锥细胞推定的 ON 双极细胞和 L+M 视锥细胞推定的 OFF 双极细胞中这样的外周的存在，这两种双极细胞提供输入到小型双层细胞内部和外部树突层。

最后，为了更直接地测试 ON-OFF 通路假说，一项近期的研究使用电压钳来测量在小型双层细胞内由 S 或者 L+M 视锥细胞选择性刺激唤醒的兴奋性和抑制性突触电流（Crook et al.，2010；Dacey et al.，2011）。令人惊讶的是，S 视锥细胞的选择性调节唤醒了一个光增量时显著的激励的纯粹增加以及在光减量时显著的激励的纯粹减少（图11.3B）。事实上，突触抑制似乎没有促进 S 视锥细胞诱发的突触电流，并且在 GABA 能和甘氨酸传输的阻碍后也没有反转电位的变化。L+M OFF 光诱发电流受到突触激励控制，如同之前从 ON-OFF 通路假说和已知的解剖线路中所预测的，但是相比于 S 视锥细胞驱动的输入，L+M OFF 输入也和明确的前馈抑制以及额外抑制性输入相关联，这种额外抑制性输入在 L+M 刺激开始的时候出现，并且通常被称为"交叉"抑制（图11.3B）。如

同对于细胞外尖峰记录的发现，兴奋性 S 视锥细胞诱发的突触电流对于 ON 通路阻断敏感，而兴奋性 L+M OFF 响应对于 ON 通路和/或 GABA 能和甘氨酸阻断不敏感（图11.3C）。

因此，电压钳的结果最终证明基本的小型双层细胞的 S ON 与 L+M OFF 响应由 ON 与 OFF 通路激励产生，并且和该回路的独特解剖完全一致（图11.3D）。然而电压钳数据也清楚地显示出突触抑制的存在以及这种抑制的发展过程中存在巨大的不对称性，其中所有的抑制，包括前馈和交叉，与拮抗方程的 L+M 侧相关联（图11.3B）。令人感兴趣的问题仍然是为什么突触抑制是如此清楚地不对称。事实上，这似乎是视网膜回路标准模式的例外，到神经节细胞树突树的兴奋性 S 视锥双极输入和前馈无长突细胞突触结构之间没有关联。一个线索来自封锁所有抑制的影响。S 视锥细胞介导的响应是不变的，如同会被从电压钳反转电位中所预测的那样；然而，L+M 诱发的电流幅度增加了。因此，在来自稀疏 S 视锥细胞的很弱的输入相对于来自更大的 L 和 M 视锥细胞的很强的输入的条件下，非对称抑制的作用之一可能是有助于 L+M 与 S 拮抗的平衡。这种不寻常的回路是否反映了对于通过自然图像产生的 S 与 L+M 视锥细胞相对激活的适应（Lee，Wachtler，& Sejnowski，2002；Garrigan et al.，2010），这是一个有趣的问题。

阳伞神经节细胞和 Y 细胞特征的突触起源

像侏儒神经节细胞一样，LGN 巨细胞投射阳伞细胞已经成为许多研究可以触及的焦点，因为这些细胞是接近侏儒细胞的最多的神经节细胞，占总体的约15%（图11.1）（Dacey，2004；Silveira & Perry，1991；Watanabe & Rodieck，1989）。然而在这里这种视觉通路的关键功能意义以及在其他哺乳动物中的同源物的识别仍然没有得到解决。早期的在视网膜（de Monasterio，1978a，1978b；de Monasterio & Gouras，1975）和 LGN 水平（Dreher，Fukada，& Rodieck，1976；Marrocco，McClurkin，& Young，1982；Schiller & Malpeli，1978；Sherman et al.，1976）的生理研究认识到一个明显的到 Y 细胞通路的连接，且已经在猫的视网膜上得到了识别。（想要获得更多的了解，以及与灵长类的对比，参见 Stone，1983.）简而言之，猫的 Y 细胞和灵长类巨细胞通路细胞都显示出瞬变的、消色差的光响应，高对比度和时间敏感性，大的感受野和快速的

轴突传导,并且已经被确定为到皮层运动处理通路的一个输入(Kaplan,Lee,& Shapley,1990)。

在猫中 Y 细胞被确定为独特的解剖类型,被称为 α 细胞(Boycott & Wässle,1974;Wässle,Levick,& Cleland,1975),关联到一组特征性的形态学和生理学性质(Cleland & Levick,1974;Cleland,Levick,& Wässle,1975;Peichl & Wässle,1983;Wässle,Peichl,& Boycott,1981)。阳伞神经节细胞也被认为可能和 α 细胞解剖相关。像猫的 α 细胞一样,阳伞细胞具有任何灵长类动物神经节细胞类型中最大的细胞体和最厚的轴突,并且包含两种独立的细胞群体,其在 IPL 中心附近狭窄地分层(Watanabe & Rodieck,1989),被通过神经原纤维染色选择性地标记(Peichl,Ott,& Boycott,1987;Silveira & Perry,1991),并且显示出间隙接合介导示踪剂耦合到无长突细胞的类型特定的模式(Dacey & Brace,1992;Vaney,1994a)。猫的 α-Y 和灵长类的阳伞细胞都投射到具有最大的细胞体的 LGN 中继细胞上(Leventhal,Rodieck,& Dreher,1981;Perry,Oehler,& Cowey,1984;Wässle,1982)。

尽管阳伞细胞和 α-Y 细胞之间存在这些连接,但是其他数据提出了一个替代性假说,认为阳伞细胞事实上和猫的 X 细胞更具有可比性(Shapley & Perry,1986)。这个提议首先基于这样的发现,巨细胞 LGN 层中记录的许多细胞显示出线性空间加和,这是 X 细胞的关键性质,并且未能在空间频率响应中表现出不同的二次谐波分量,这是 α-Y 细胞的关键性质(Derrington & Lennie,1984;Enroth-Cugell & Robson,1966;Hochstein & Shapley,1976;Kaplan & Shapley,1982)。最近也从阳伞细胞的记录中得到相同的结论(Petrusca et al.,2007;White et al.,2002)。此外,两个追踪研究表明阳伞细胞缺少到上丘的投射(α-Y 细胞的性质)并且专门投射到 LGN(β-X 细胞的性质)(Perry & Cowey,1984;Rodieck & Watanabe,1993),而大量以前的结果所显示的与此相反(Bunt et al.,1975;de Monasterio,1978b;Leventhal,Rodieck,& Dreher,1981;Schiller & Malpeli,1977)。

这两个问题,无论是像猫的 α-Y 细胞,还是阳伞细胞投射到上丘并且显示出非线性空间加和,都在近期的体外视网膜记录的研究中被重新检验(Crook et al.,2008b),并且使用了新奇的逆向光染色法,这种方法允许神经节细胞形态被明确地识别出来(Dacey et al.,2003)。通过这些方法,阳伞细胞被清楚地显示出投射到上丘;事实上,阳伞细胞群体的嵌合体组织可以在逆向运输的示踪剂注射到小丘后的视网膜中被

描绘(图 11.4A)。为了测量感受野中的非线性空间加和,确定了阳伞细胞大量样本的 Y 细胞特征(Kaplan & Shapley,1982;Spitzer & Hochstein,1985)。Y 细胞特征出现在偏移光栅的刺激时间频率(一次谐波,F1)的空间频率响应的曲线图,以及独特的对于静止光栅的反相调节的“倍频”(二次谐波,F2)响应中(图 11.4B)。这个曲线图中清楚地显示出了 F2 相比于 F1 相应分量的更高的空间分辨率。并且关键的是,非线性 F2 成分独立于感受野中调节光栅的空间相位(或者位置)。在一个典型的猫的 α-Y 细胞中大的空间相位独立的 F2 分量具有 F1 分量三到五倍的分辨率(Enroth-Cugell & Freeman,1987)。Crook 等人(2008b)展示了一个在高空间频率产生尖峰的对比度反向门控的大带通 F2 空间频率响应表征的 Y 细胞特征,并且很好地将其从 F1 分量中分离(图 11.4B)。所有记录的阳伞细胞也显示出 F2 响应的空间相位不变性、先前的识别空间非线性的困难可能是由于在靠近 F1 尖峰的空间频率测量 F2 响应,因此低估了 F2 成分的分辨率和强度(Blakemore & Vital-Durand,1986;Derrington & Lennie,1984;Levitt et al.,2001;Petrusca et al.,2007;White et al.,2002)。

阳伞 Y 细胞中非线性空间叠加的突触机制

一个在猫 Y 细胞中的基于非线性空间加和的回路的有影响的早期模型提出①线性亚基(假定的兴奋性双极输入)通过输入到假定的无长突细胞汇集并且②抑制性无长突细胞是矫正引出 F2 响应分量的非线性的位置(Hochstein & Shapley,1976;Victor & Shapley,1979)。这个概念符合到 α 细胞的广泛抑制性输入(Freed & Sterling,1988;Kolb & Nelson,1993)以及一项早期的利用阻断抑制的药理学研究(Frishman & Linsenmeier,1982)。然而,更多来自豚鼠的近期的 α-Y 细胞的记录显示出部分矫正(瞬变)视锥双极输入的加和足以产生 F2 响应(Demb et al.,2001)。类似的,抑制性传输的阻断对于灵长类阳伞细胞的 F2 响应分量几乎没有影响,这再次加强了阳伞细胞和 α-Y 细胞之间的关联(图 11.4C)(Crook et al.,2008b)。

最近,来自阳伞细胞的电压钳记录解决了直接突触抑制的作用的问题(Crook et al.,2009b)。兴奋性双极细胞电导结合基于 ON 和 OFF 阳伞尖峰响应的前馈抑制的小贡献。然而 ON-和 OFF-中心阳伞细胞也都显示出与激发不同的抑制性电导反相(图 11.4D)。这种交叉抑制在 OFF 中心阳伞细胞中通过马钱子碱或者 L-AP4 选择性地衰减,并且因此通过一

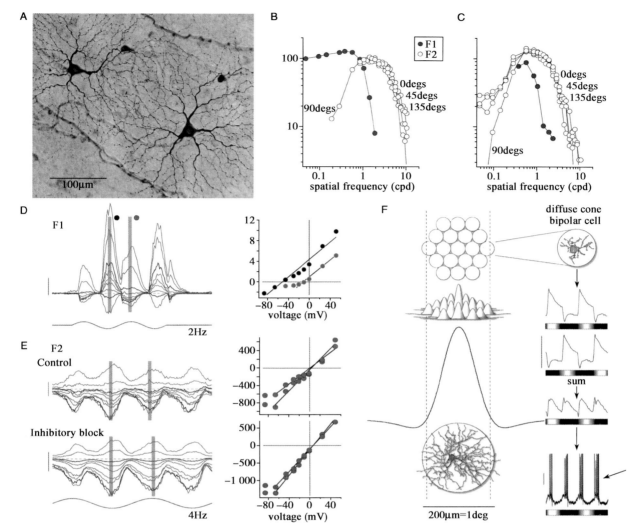

图 11.4 阳伞细胞回路和 Y 细胞特征。（A）相邻内部阳伞细胞的显微镜照像从注入示踪剂的上丘中逆行标记并且在体外光学染色。（B）对于偏移和静止对比度反转光栅（4Hz，50% 对比度）的一次（F1）和二次（F2）谐波幅度分别进行的空间调谐。F2 响应在 0°，45°，90° 以及 135° 刺激相位被绘制。F2 响应尖峰位于比 F1 更高的空间频率位置并且在高空间频率是相位独立的：Y 细胞特征。F1（212μm）和 F2（平均为 34μm）感受野中心直径（3×高斯半径），从对于数据的高斯差分拟合（实线）中派生。（C）GABA（印防己毒素）或者甘氨酸（马钱子碱）阻断对于 F2 空间调谐、相位独立或者响应幅值几乎没有影响。（D）左侧，F1，电流家族（全细胞电压钳，像图 11.2D 一样），由大场 L+M 视锥细胞选择性调节（2Hz，90% 对比度，偏移正弦波光栅）唤醒的 OFF 阳伞细胞。右侧，电流-电压图，兴奋性输入（灰色圆圈，E_{rev}，-11mV）驱动对于大的交叉抑制输入的反相尖峰响应（黑色圆圈，E_{rev}，-51mV）。（E）由固定对比度反转光栅（4Hz，100% 对比度）诱发的电流家族。兴奋性输入（E_{rev}，4mV 和 2mV）在刺激增加和减少时占主导，并且不会受到像 C 一样的阻断抑制而改变。（F）阳伞细胞中 F2 感受野分量的起源的概述（详细内容参见 Crook et al.，2008b）。扩散视锥双极细胞（顶部，左边）到阳伞细胞树突树（底部，左边）的兴奋性输入。来自扩散双极细胞（在右边追踪）的细胞内记录显示出部分瞬变整流响应。由在神经节细胞的刺激总加和的光和暗相位诱发的突触电位在阳伞细胞上产生一个倍频输入和组合的尖峰放电（右列）。显示在中间左列的高斯和高斯差分模型取自对于 B 中 F2 和 F1 响应的拟合。F1 响应直径显示出和阳伞树突树（中心，底部）有关。

个双层的甘氨酸能无长突细胞从 ON 通路产生。ON 中心阳伞细胞的阻断抑制显示出一个意料之外且突出的 OFF 兴奋性电导，其被交叉抑制所掩盖并且与随后添加的 L-AP4 隔离（Crook et al.，2009b）。因此，光唤醒的阳伞细胞突触电流部分地通过直接抑制性输入而塑造，直接抑制性输入是一种在侏儒回路以及输入到小型双层细胞中的 S 视锥细胞中大部分缺失的突触机制。

这些结果提出了关于突触交叉抑制是否在对于高空间频率反相调节光栅的 Y 细胞 F2 响应中发挥作用的问题，这可能发生在具有小的感受野的甘氨酸能无长突细胞中。问题可以通过测量这种刺激唤醒的突触电流的电流-电压关系得到解答。这些电流是强烈的倍频，主要是兴奋性的（图 11.4E 顶部），并且抵抗突触抑制的阻断(图 11.4E 底部)。这些数据提供了对于瞬变、部分整流的扩散视锥双极细胞类型响应中 Y 细胞特征起源的有力支撑(Dacey et al.，2000b)，这会在神经节细胞处加和从而产生神经节细胞尖峰放电中的 F2 响应(图 11.4F)。值得注意的是，近期的来自巨细胞 LGN 细胞的建模和测量，也得出了实际上所有的"M-细胞"接收来自整流亚基阵列的输入并且显然是像 Y 的结论(Dhruv et al.，2009)。

作为灵长类 β-X 细胞同源物的侏儒细胞

如果阳伞细胞是哺乳动物 α-Y 细胞的同源物(Peichl，1991)，那么灵长类动物中与 β-X 细胞相关的是什么？一些猫的 β-X 细胞通路和灵长类侏儒通路之间明确的形态学和生理学对比已经被意识到(Rodieck，Brening，& Watanabe，1993)。像侏儒神经节细胞(图 11.5A)一样，β-X 细胞是目前为止猫中最多的神经节细胞，约占总量的 50%(Stein，Johnson，& Berson，1996)，并且因此像灵长类动物中的侏儒通路一样起到设置猫的空间分辨率的限制的作用(Wässle & Boycott，1991)。像侏儒细胞一样，β-X 细胞广泛投射到 LGN(Humphrey et al.，1985)；光响应是持续的，并且感受野显示出线性空间加和(Enroth-Cugell & Robson，1984；Sherman & Spear，1982)。认为侏儒细胞是灵长类 X 细胞的观点也大体上符合本文前面讨论的侏儒假说，其假定侏儒回路中 L 与 M 视锥细胞拮抗起源产生于独特的专线回路进化，以保存高密度的中央凹视锥细胞阵列给予的空间分辨率，并且因此不要求任何后续的选择性线路来产生颜色拮抗(图 11.2D，E)。本文中，连接到 L 和 M 视锥细胞的侏儒 X 细胞回路获得了在空间和颜色视觉中的主要功能。

这种"双重"作用在灵长类视网膜(Gouras & Zrenner，1979)和细胞脱落途径(DeValois et al.，1977)的早期研究中被认识到，其中值得注意的是，凭借中心-外周感受野组织，侏儒回路可以在高空间和时间频率上传递消色差信号(如，感受野对于隔离中心刺激的消色差刺激敏感)以及在低空间和时间频率上传递色差信号(如，感受野显示出 L 与 M 视锥细胞拮抗对最大地接合中心-外周拮抗的色差刺激)。原则上，皮层回路有可能从侏儒细胞输出中提取色差和消色差信号(e. g.，Billock，1995；Kingdom & Mullen，1995)，并且有行为证据表明侏儒细胞-小细胞通路的病变会衰减色差和消色差对比敏感度以及空间敏度(Merigan，Katz，& Maunsell，1991)。相比之下还有生理学证据表明，小细胞 LGN 层中的侏儒细胞和它们的中继细胞对应物显示出非常差的消色差对比度和差的空间分辨率(Crook et al.，1988；Derrington & Lennie，1984；Kaplan & Shapley，1986)。如果这是真的，侏儒细胞很不适合进行双重任务，并且是 β-X 细胞同系物的一个可疑的备选；更确切地说，侏儒通路会为了纯粹的颜色编码作用牺牲消色差敏感度(Cooper et al.，2012；Kaplan et al.，1990；Reid & Shapley，1992；Shapley & Perry，1986)。这一假设的推论是阳伞细胞是像 X 的细胞，并且凭借高的消色差对比敏感度，即使是在最高的空间分辨率，也必须提供空间视觉的关键基质(Lee，1999)。

空间色彩的侏儒细胞：搭载在 X 细胞上的颜色

消色差的响应性和侏儒通路的双重作用在近期的几项研究中被重新检验(Cooper，Sun，& Lee，2012；Crook et al.，2011a，2011b；Lee et al.，2012；Martin et al.，2011)，其中中心和外周视网膜的侏儒通路细胞被记录，并且如前所述在中心和外周视网膜中，侏儒细胞中心扩大且收集来自多个视锥细胞的输入(图 11.2B、C)。Crook 等人和 Martin 等人将 L 和 M 视锥细胞输入的空间调谐分别映射到视网膜和 LGN 水平的侏儒感受野。两项研究达成广泛一致，认为 L 与 M 视锥细胞拮抗依赖于高分辨率侏儒回路，从而使得红-绿拮抗的出现不以消色差空间视觉为代价；事实上，Martin 等人(2011)证明二色和三色绒猴上的小细胞亚基在空间频率调谐上没有显示出差异。横跨这种偏心率范围的侏儒细胞响应的基础的感受野结构由 Crook 等人(2011a，2011b)进行了详细的显示。当 L 和 M 视锥细胞输入被选择性调节时，观察到了两种类型的调谐函数。第一种是经典的带通响应，其中被调节的视锥细胞类型对中心和外周都有帮助，并且通过标准高斯差分感受野模型可以很好地拟合(图 11.5B)。第二种是特有的陷波调谐函数(称为空间色调陷波；图 11.5B，箭头)，其中被调节的视锥细胞类型对外周有帮助，但是对于中心只有微弱的或者没有帮助。在这种情况下，到中心的较弱的视锥细胞输入在低的空间频率下跟随外周相位，而在高的空间频率时跟随中心相位；在中等的空间频率下调谐功能下降，此时中心和外周都几乎完全消失，并且响应极性经历 180° 的相位反转(图 11.5B)。后果是在低的空间频率下 L 和 M 视锥细胞是反相的，即拮抗，并且在高的空间频率下同相或者非拮抗；空间色差陷波沿着空间频率轴大幅地分离这两个响应模式。这个陷波调谐函数也通过高斯差分感受野模型拟合；然而，这是一个不太熟悉的描述，因为在这种情况下，在低空间刺激频率时是外周占主导地位。这样的陷波在猫的 X-β 细胞中很少观察到（Chan, Freeman, & Cleland, 1992）。

这个独特的空间色差调谐函数会是光谱和亮度信息沿着单个通道传输到皮层处理阶段的基础吗？当色差和消色差响应成分的对比敏感度在低色差和高消色差空间频率带的尖峰被测量到时（图 11.5B，中间），两种分量都显示出高的对比度增益（图 11.5B，右侧）。事实上，相比于用相同刺激测试的相邻阳伞细胞，侏儒细胞显示出了消色差对比度增益（图

11.5C，底部）。因此，当在空间频率响应尖峰进行测试时，侏儒细胞显示出对 β-X 细胞同系物以及对于精神物理学上定义的消色差空间通道所预期的高的空间敏感度（图 11.5）。

纯粹的消色差侏儒细胞：视网膜外周的 X 细胞

最近，如同本篇综述之前所提到的，纯粹的消色差侏儒细胞的存在，或者事实上其优势，在视网膜远外周处被发现（30°～50°的偏心率）。这些侏儒细胞显示出类似的加权的从 L 和 M 视锥细胞到中心和外周的输入，像那些在阳伞细胞中发现的一样（图 11.5C），并且因此提供了强有力的证据表明，当专线

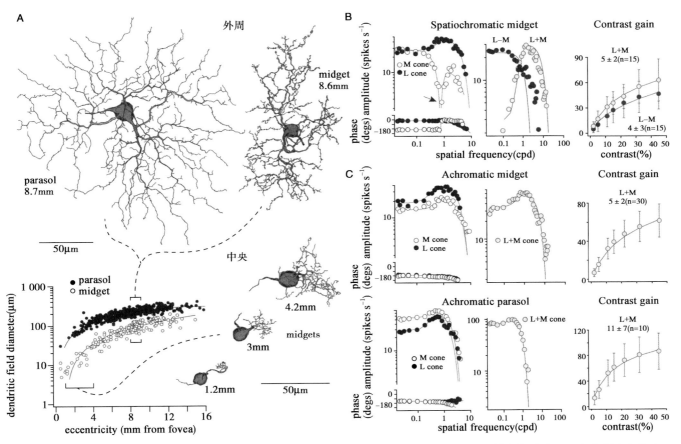

图 11.5 空间色差和消色差侏儒细胞：L 和 M 视锥细胞输入和对比度增益的空间组织。（A）侏儒细胞（n=191）和阳伞细胞（n=437）树突野直径从中央视网膜向外周视网膜增加。在中心 20°（1～4mm）范围内，侏儒细胞树较小，并且从 1～6 个视锥细胞收集输入，并且显示出色度响应（B；也参见图 11.2）；在外周（30°～50°）范围内，侏儒和阳伞树突野尺寸较大，并且从多个视锥细胞收集输入，纯粹的消色差响应占主导地位（C）。（B）针对近外周的空间色差侏儒细胞对漂移光栅响应（2Hz；45% 对比度）绘制的空间调谐（幅度和相位），该光栅在相位（L+M）或者反相（L−M）方面调节 L 或者 M 视锥细胞其中之一或者 L 和 M 视锥细胞。响应符合高斯差分模型。对于 L 视锥细胞调节的响应是带通的；L 视锥细胞有助于中心和外周。对于 M 视锥细胞的调谐显示出"空间色差陷波"（箭头），并且在低频时跟随外周相位（视锥细胞拮抗）而在高频时跟随中心相位（非拮抗）（左图）。相应地，对于色差刺激（L−M）的调谐是带通的，并且在高的空间频率时有尖峰（中间图）。在空间频率响应尖峰处测得的对比度增益，对于色差（L−M）和消色差（L+M）刺激来说都较高（右图）。响应通过 Naka-Rushton 函数拟合来计算对比度增益（误差线：±SD）。（C）像 B 中一样绘制的关于视网膜外周的纯粹的消色差侏儒细胞和阳伞细胞的曲线。侏儒和阳伞类型都在所有空间频率下的相位中汇聚 L 和 M 视锥细胞输入，显示出典型的带通 L，M 以及 L+M 空间调谐函数（左图和中间图，顶部和底部）。对比度增益对于外周的侏儒和阳伞细胞也是类似的（右图，顶部和底部）。

回路在外周被打破时,侏儒通路的 X 细胞性质仍然保持,由色差响应分量保持纯正。在近外周(10°~20°),其中心接收来自约 2 到 6 个视锥细胞的输入(图 11.2B,C),邻接的侏儒细胞可能显示出混合的空间色差的感受野(图 11.5B),如同之前所描述的,或者一个纯粹的消色差响应(图 11.5C)。总体来说,视网膜外周中的消色差侏儒细胞的优势和心理生理学证据相一致,这项证据是关于红-绿拮抗相比于蓝-黄拮抗的,或者是伴随着偏心率增加的消色差对比敏感度的急剧下降的(Hansen,Pracejus,& Gegenfurtner,2009;Mullen & Kingdom,1996,2002;Mullen,Sakurai,& Chu,2005)。

近期的电压钳记录表明,空间色差和纯粹的消色差组的响应都显示出相似的由 L 或者 M 视锥细胞选择性刺激诱发的突触电流(Crook et al.,2011a,2011b)。兴奋性突触电流主导结合对于前馈抑制的小贡献。对于来自二色与三色新大陆灵长类的侏儒细胞的情形(Martin et al.,2011),在单个空间阵列中作为邻居存在的侏儒细胞回路中似乎没有显著差异,除了在 L 和 M 视锥细胞输入到感受野中心的权重方面的微小差异,这种情况在只有几个视锥细胞输入随机从拼凑的 L 和 M 视锥细胞嵌合体中绘制时发生。

多种低密度神经节细胞群的意义

侏儒细胞、阳伞细胞以及小型双层细胞共同构成了灵长类视网膜中神经节细胞群体的约 70%,而除了这五种细胞类型之外仍然有大约几十种额外的通路,并且其中大多数还有待在生理细节方面被表征。这些神经节细胞的每个类型存在于相对低的空间密度下,这是视网膜合并如此多的额外途径到神经输出的方式,伴随着的极端事例是 ~3 000 个巨大的表达黑视蛋白的光感受器神经节细胞形成两个不同的群体平铺整个视网膜地形,但是总和只有整体神经节细胞的 1%(图 11.1A)。黑视蛋白表达细胞是很独特的,并且有强力的证据表明其提供照度信号到下丘脑昼夜节律钟以及瞳孔反射通路(Do & Yau,2010;Gamlin et al.,2007)。黑视蛋白细胞投射到包括 LGN 在内的其他目标,因此也可能在视觉感知中起到一定作用(Dacey et al.,2005;Zaidi et al.,2007;Brown et al.,2010,2012;Estevez et al.,2012)。黑视蛋白细胞的例子中产生了一个问题,其他多样化、低密度的神经节细胞群体是否是通过中心投射和功能的独特模式而

被定义的。此问题的答案似乎在一定条件下是否定的,因为大多数剩余神经节细胞类型可以从示踪剂注射到 LGN 以及上丘中,从而被逆行标记(Dacey,2004;Szmajda,Grunert,& Martin,2008;Percival et al.,2013)。尽管由每个类型所定义的末端区域的精确分布尚不明确,但是它们都一定对视觉处理的这两个主要视网膜目标有帮助。为什么这么多并行通路对上丘和 LGN 有帮助,以及它们在功能上是如何区分的?

对于这个问题的一个答案的开头由近期对于这些类型其中之一的表征所给出,这个类型是平滑单层细胞(图 11.1)。像阳伞-Y 细胞一样,平滑细胞是具有瞬时响应、高时间和对比敏感度的消色差细胞;它们组成单独的 ON 和 OFF 中心群体并且投射到 LGN 以及上丘(图 11.6A)(Crook et al.,2008a)。引人注目的是,平滑细胞精确地与它们的阳伞细胞对应物共同分层(图 11.6A),并且因此可能共享一个相似或者相同的突触前回路。事实上,平滑细胞感受野表现出类似于阳伞-Y 细胞的 Y 细胞特征(图 11.6B)。区分阳伞 Y 细胞与平滑 Y 细胞的一个简单且主要的差异在于它们的空间频率调谐和解剖学基础。平滑细胞显示出树突野直径,并且因此感受野的中心直径约为阳伞细胞的两倍,并且因此以约四分之一的密度存在(图 11.6A),仅包含整个神经节群体的约 3%(图 11.1)。总之平滑细胞和阳伞细胞共享中心目标、关键的生理属性以及重叠或者可能相同的突触前视网膜微回路。只在感受野尺寸上存在差异。我们认为这种模型可能类似于多种兔子的方向选择性(DS)神经节细胞嵌合体的存在(Vaney et al.,2001)。ON-OFF DS 细胞形成了四个群体,其在内网层精确地共分层并且共享突触前回路、中心目标以及相同的基本方向选择性光响应。然而,每个兔子的 DS 群体独立地铺满视网膜,并且显示出由细微布线差异建立的独特方向偏好(Briggman,Helmstaedter,& Denk,2011)。因此,具有小但是关键功能差异的解剖学上的不同通路从单个视网膜微回路中产生。类似地,平滑细胞和阳伞细胞可能是单个微回路的成分,其产生多个平行且仅在空间尺度上变化的消色差 Y 细胞通路。因此对于极端视觉通路多样性的选择压力,可能是创造沿着单个感知维度调谐中变化的离散通道的必然。这样的功能嵌合体的先例可以在漫长而丰富的历史中被发现,其在视觉皮层水平展示出多个选择适应性空间通道(e.g.,Duong & Freeman,2007;Movshon & Lennie,1979)。

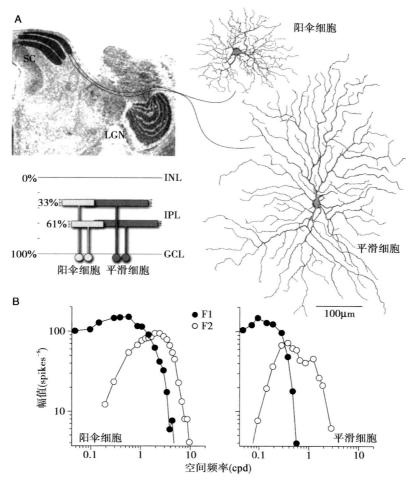

图 11.6　平滑细胞和神经节细胞类型多样性。（A）平滑细胞的树突野直径大约是阳伞细胞树突野直径的两倍,但是,在 IPL 中,ON 和 OFF 中心型在完全相同深度分层。两种细胞类型都可以通过向 LGN 和上丘注入示踪剂来逆行标记。（B）平滑细胞(右侧)和阳伞细胞(左侧)显示出中心外周感受野结构(F1 分量,实心圆),但是平滑细胞具有更大的感受野中心直径。两个细胞组都显示出高的对比敏感度,一个强力的 Y 细胞特征,以及一个延伸到高空间频率的二次谐波响应(F2 分量,空心圆)(见 Crook et al. ,2008a,b)。因此,ON 和 OFF 型平滑和阳伞群体可能共享一个相似的突触前回路和整体功能,但是创建并行的空间上不同的消色差视觉通道。

结论

　　尽管人们预期三色视灵长类动物的视锥细胞拮抗可能对突触抑制起关键作用,但是对于视锥细胞类型选择性刺激诱发的突触电流的测量直接表明,颜色拮抗不需要无长突细胞回路。L 与 M 拮抗在兴奋性双极输入到侏儒树突树中存在,并且出现在非突触水平细胞到视锥细胞的反馈形成的中心-外周感受野组织的过程中。S 与 L+M 视锥细胞拮抗的出现也不需要借助于由 S ON 和 L+M OFF 双极细胞到小型双层细胞树突树的会聚输入产生的突触抑制。

　　近期对阳伞细胞和侏儒细胞感受野结构的研究支持了对猫和灵长类视网膜膝状体通路的早期研究得出的结论,即猫的基本的 β-X 和 α-Y 细胞分裂分别与灵长类的侏儒-小细胞和阳伞-巨细胞通路同源。支持这一假设的是,目前清楚的是阳伞细胞投射到上丘并且显示出清楚的 Y 细胞特征,这种特征起源于部分校正、瞬时双极细胞所产生的兴奋性输入。相比之下,侏儒细胞显示出 X 细胞预期的高空间密度和消色差对比敏感度,而色敏感度借助一个为保持由中央凹视锥细胞嵌合体所提供的消色差分辨率而进化的通路。与其他哺乳动物视网膜的准确比较仍然有待确定(参见 Roska 和 Meister 的第 13 章)。

　　最后,侏儒细胞、阳伞细胞以及小型双层细胞之外的神经节细胞类型的持续生理表征表明,极端神经节细胞多样性可能反映了多个神经节细胞树突树对单个突触前回路进行采样的方式,这种方式详细描述了在单个重要功能维度(例如空间尺度或者方向选择性)上的细微变化。继续致力于揭示灵长类神经节细胞类型家族间的关键性质和形态学关系,将极大地丰富和细致地描绘人类的视觉过程。

致谢

感谢 Bill Merigan 对手稿的评论,以及 Beth Peterson 的技术援助。这项工作得到了美国国立卫生研究院授予华盛顿大学国家灵长类动物研究中心的组织分配项目 RR00166、EY06678(D. M. D.)以及 EY01730(视觉研究中心)的资助。

参考文献

Benardete, E. A., & Kaplan, E. (1999). Dynamics of primate P retinal ganglion cells: Responses to chromatic and achromatic stimuli. *Journal of Physiology, 519*(3), 775–790.

Billock, V. A. (1995). Cortical simple cells can extract achromatic information from the multiplexed chromatic and achromatic signals in the parvocellular pathway. *Vision Research, 35*, 2359–2369.

Blakemore, C., & Vital-Durand, F. (1986). Organization and post-natal development of the monkey's lateral geniculate nucleus. *Journal of Physiology, 380*, 453–491.

Boycott, B. B., & Dowling, J. E. (1969). Organization of the primate retina: Light microscopy. *Philosophical Transactions of the Royal Society of London. Series B, Biological Sciences, 255*, 109–184.

Boycott, B. B., Hopkins, J. M., & Sperling, H. G. (1987). Cone connections of the horizontal cells of the rhesus monkey's retina. *Proceedings of the Royal Society of London. Series B, Biological Sciences, 229*, 345–379.

Boycott, B. B., & Wässle, H. (1974). The morphological types of ganglion cells of the domestic cat's retina. *Journal of Physiology, 240*, 397–419.

Boycott, B. B., & Wässle, H. (1991). Morphological classification of bipolar cells of the primate retina. *European Journal of Neuroscience, 3*, 1069–1088.

Briggman, K. L., Helmstaedter, M., & Denk, W. (2011). Wiring specificity in the direction-selectivity circuit of the retina. *Nature, 471*(7337), 183–188. doi: 10.1038/nature 09818.

Brown, T. M., Gias, C., Hatori, M., Keding, S. R., Semo, M., Coffey, P. J., et al. (2010). Melanopsin contributions to irradiance coding in the thalamo-cortical visual system. *PLOS Biology, 8*, e1000558. doi:10.1371/journal.pbio. 1000558.

Brown, T. M., Tsujimura, S., Allen, A. E., Wynne, J., Bedford, R., Vickery, G., et al. (2012). Melanopsin-based brightness discrimination in mice and humans. *Current Biology, 22*, 1134–1141. doi:10.1016/j.cub.2012.04.039.

Bunt, A. H., Hendrickson, A. E., Lund, J. S., Lund, R. D., & Fuchs, A. F. (1975). Monkey retinal ganglion cells: Morphometric analysis and tracing of axonal projections with a consideration of the peroxidase technique. *Journal of Comparative Neurology, 164*(3), 265–285.

Buzas, P., Blessing, E., Szmajda, B., & Martin, P. (2006). Specificity of M and L cone inputs to receptive fields in the parvocellular pathway: Random wiring with functional bias. *Journal of Neuroscience, 26*(43), 11148–11161.

Cadetti, L., & Thoreson, W. (2006). Feedback effects of horizontal cell membrane potential on cone calcium currents studied with simultaneous readings. *Journal of Neurophysiology, 95*, 1992–1995.

Calkins, D. J., Schein, S. J., Tsukamoto, Y., & Sterling, P. (1994). M and L cones in macaque fovea connect to midget ganglion cells by different numbers of excitatory synapses. *Nature, 371*, 70–72.

Calkins, D. J., & Sterling, P. (1996). Absence of spectrally specific lateral inputs to midget ganglion cells in primate retina. *Nature, 381*, 613–615.

Calkins, D. J., & Sterling, P. (1999). Evidence that circuits for spatial and color vision segregate at the first retinal synapse. *Neuron, 24*, 313–321.

Calkins, D. J., Tsukamoto, Y., & Sterling, P. (1998). Microcircuitry and mosaic of a blue-yellow ganglion cell in the primate retina. *Journal of Neuroscience, 18*, 3373–3385.

Callaway, E. M. (2005). Structure and function of parallel pathways in the primate early visual system. *Journal of Physiology, 566*(Pt 1), 13–19.

Chan, L. H., Freeman, A. W., & Cleland, B. G. (1992). The rod-cone shift and its effect on ganglion cells in the cat's retina. *Vision Research, 32*(12), 2209–2219.

Cleland, B. G., & Levick, W. R. (1974). Brisk and sluggish concentrically organized ganglion cells in the cat's retina. *Journal of Physiology, 240*, 421–456.

Cleland, B. G., Levick, W. R., & Wässle, H. (1975). Physiological identification of a morphological class of cat retinal ganglion cells. *Journal of Physiology, 248*, 151–171.

Cooper, B., Sun, H., & Lee, B. B. (2012). Psychophysical and physiological responses to gratings with luminance and chromatic components of different spatial frequencies. *Journal of the Optical Society of America. A, Optics, Image Science, and Vision, 29*(2), A314–A323. doi: 10.1364/JOSAA. 29.00A314.

Croner, L. J., & Kaplan, E. (1995). Receptive fields of P and M ganglion cells across the primate retina. *Vision Research, 35*(1), 7–24.

Crook, J. D., Davenport, C. M., Peterson, B. B., Packer, O. S., Detwiler, P. B., & Dacey, D. M. (2009a). Parallel ON and OFF cone bipolar inputs establish spatially-coextensive receptive field structure of blue-yellow ganglion cells in primate retina. *Journal of Neuroscience, 29*, 8372–8387.

Crook, J. D., Manookin, M. B., Packer, O. S., & Dacey, D. M. (2010). Excitatory synaptic conductances mediate "blue-yellow" and "red-green" opponency in macaque monkey retinal ganglion cells. *Association for Research in Vision and Ophthalmology (ARVO)*, abst. 5178, Session 503.

Crook, J. D., Manookin, M. B., Packer, O. S., & Dacey, D. M. (2011a). Horizontal cell feedback without cone type-selective inhibition mediates "red-green" color opponency in midget ganglion cells of the primate retina. *Journal of Neuroscience, 31*(5), 1762–1772.

Crook, J. D., Packer, O. S., Manookin, M. B., & Dacey, D. M. (2011b). Distinct spatio-chromatic receptive field structure mediates red-green opponency and high achromatic contrast sensitivity in primate midget ganglion cells. *Association for Research in Vision and Ophthalmology (ARVO)*, abst. 3905, Session 401.

Crook, J. D., Peterson, B. B., Packer, O. S., Robinson, F. R., Gamlin, P. D., Troy, J. B., et al. (2008a). The smooth monostratified ganglion cell: Evidence for spatial diversity of the Y-cell pathway to the LGN and superior colliculus in the macaque monkey. *Journal of Neuroscience, 28*(48), 12654–12671.

Crook, J. D., Peterson, B. B., Packer, O. S., Robinson, F. R.,

Troy, J. B., & Dacey, D. M. (2008b). Y-cell receptive field and collicular projection of parasol ganglion cells in macaque monkey retina. *Journal of Neuroscience, 28*(44), 11277–11291.

Crook, J. D., Troy, J. B., Packer, O. S., Vrieslander, J. D., & Dacey, D. M. (2009b). Contribution of excitatory and inhibitory conductances to receptive field structure in midget and parasol ganglion cells of macaque monkey retina. *Journal of Vision, 9*, 57. doi: 10.1167/9.14.57.

Crook, J. M., Lange-Malecki, B., Lee, B. B., & Valberg, A. (1988). Visual resolution of macaque retinal ganglion cells. *Journal of Physiology, 396*, 206–224.

Dacey, D. M. (1993a). Morphology of a small-field bistratified ganglion cell type in the macaque and human retina. *Visual Neuroscience, 10*, 1081–1098.

Dacey, D. M. (1993b). The mosaic of midget ganglion cells in the human retina. *Journal of Neuroscience, 13*, 5334–5355.

Dacey, D. M. (1996). Circuitry for color coding in the primate retina. *Proceedings of the National Academy of Sciences of the United States of America, 93*, 582–588.

Dacey, D. M. (2004). Origins of perception: Retinal ganglion cell diversity and the creation of parallel visual pathways. In M. S. Gazzaniga (Ed.), *The cognitive neurosciences* (3rd ed., pp. 281–301). Cambridge, MA: MIT Press.

Dacey, D. M. (1994). Physiology, morphology and spatial densities of identified ganglion cell types in primate retina. In G. R. Bock & J. A. Goode (Eds.), *Ciba Foundation Symposium 184—Higher-order processing in the visual system.* Chichester, UK: John Wiley & Sons. doi: 10.1002/9780470514610.ch2.

Dacey, D. M., & Brace, S. (1992). A coupled network for parasol but not midget ganglion cells in the primate retina. *Visual Neuroscience, 9*, 279–290.

Dacey, D. M., Crook, J. D., Manookin, M. B., & Packer, O. S. (2011). Absence of synaptic inhibition associated with S-cone ON excitatory input to the small bistratified, blue-yellow opponent ganglion cell of the macaque monkey retina. *Association for Research in Vision and Ophthalmology (ARVO), abst. 4571/A510, Session 455.*

Dacey, D. M., Diller, L. C., Verweij, J., & Williams, D. R. (2000a). Physiology of L- and M-cone inputs to H1 horizontal cells in the primate retina. *Journal of the Optical Society of America. A, Optics, Image Science, and Vision, 17*(3), 589–596.

Dacey, D. M., Joo, H. R., Peterson, B. B., & Haun, T. J. (2010). Morphology, mosaics and targets of diverse ganglion cell populations in macaque monkey retina: Approaching a complete account. *Association for Research in Vision and Ophthalmology (ARVO), abst. 899/A182, Session 145.*

Dacey, D. M., & Lee, B. B. (1994). The blue-ON opponent pathway in primate retina originates from a distinct bistratified ganglion cell type. *Nature, 367*, 731–735.

Dacey, D. M., Lee, B. B., Stafford, D. K., Pokorny, J., & Smith, V. C. (1996). Horizontal cells of the primate retina: Cone specificity without spectral opponency. *Science, 271*, 656–659.

Dacey, D. M., Liao, H.-W., Peterson, B. B., Robinson, F. R., Smith, V. C., Pokorny, J., et al. (2005). Melanopsin-expressing ganglion cells in primate retina signal colour and irradiance and project to the LGN. *Nature, 433*(7027), 749–754. doi: 10.1038/nature03387.

Dacey, D. M., & Packer, O. S. (2003). Colour coding in the primate retina: Diverse cell types and cone-specific circuitry. *Current Opinion in Neurobiology, 13*, 421–427.

Dacey, D. M., Packer, O. S., Diller, L. C., Brainard, D. H., Peterson, B. B., & Lee, B. B. (2000b). Center surround receptive field structure of cone bipolar cells in primate retina. *Vision Research, 40*(14), 1801–1811.

Dacey, D. M., & Petersen, M. R. (1992). Dendritic field size and morphology of midget and parasol ganglion cells of the human retina. *Proceedings of the National Academy of Sciences of the United States of America, 89*, 9666–9670. doi: 10.1073/pnas.89.20.9666.

Dacey, D. M., Peterson, B. B., Robinson, F. R., & Gamlin, P. D. (2003). Fireworks in the primate retina: In vitro photodynamics reveals diverse LGN-projecting ganglion cell types. *Neuron, 37*(1), 15–27. doi: 10.1016/S0896-6273(02)01143-1.

Dacheux, R. F., & Raviola, E. (1990). Physiology of HI horizontal cells in the primate retina. *Proceedings of the Royal Society of London. Series B, Biological Sciences, 239*, 213–230.

Davenport, C. M., Detwiler, P. B., & Dacey, D. M. (2008). Effects of pH buffering on horizontal and ganglion cell light responses in primate retina: Evidence for the proton hypothesis of surround formation. *Journal of Neuroscience, 28*(2), 456–464.

Deeb, S. S., Diller, L. C., Williams, D. R., & Dacey, D. M. (2000). Interindividual and topographical variation of L:M cone ratios in monkey retinas. *Journal of the Optical Society of America. A, Optics, Image Science, and Vision, 17*(3), 538–544.

Demb, J. B., Zaghloul, K., Haarsma, L., & Sterling, P. (2001). Bipolar cells contribute to nonlinear spatial summation in the brisk-transient (Y) ganglion cell in mammalian retina. *Journal of Neuroscience, 21*(19), 7447–7454.

de Monasterio, F. M. (1978a). Center and surround mechanisms of opponent-color X and Y ganglion cells of retina of macaques. *Journal of Neurophysiology, 41*(6), 1418–1434.

de Monasterio, F. M. (1978b). Properties of concentrically organized X and Y ganglion cells of macaque retina. *Journal of Neurophysiology, 41*(6), 1394–1417.

de Monasterio, F. M. (1978c). Properties of ganglion cells with atypical receptive-field organization in retina of macaques. *Journal of Neurophysiology, 41*(6), 1435–1449.

de Monasterio, F. M., & Gouras, P. (1975). Functional properties of ganglion cells of the rhesus monkey retina. *Journal of Physiology, 251*, 167–195.

Derrington, A. M., Krauskopf, J., & Lennie, P. (1984). Chromatic mechanisms in lateral geniculate nucleus of macaque. *Journal of Physiology, 357*, 241–265.

Derrington, A. M., & Lennie, P. (1984). Spatial and temporal contrast sensitivities of neurones in lateral geniculate nucleus of macaque. *Journal of Physiology, 357*, 219–240.

De Valois, R. L., Abramov, I., & Jacobs, G. H. (1966). Analysis of response patterns of LGN cells. *Journal of the Optical Society of America, 56*(7), 966–977.

De Valois, R. L., Snodderly, D. M., Yund, E. W., & Hepler, N. K. (1977). Responses of macaque lateral geniculate cells to luminance and color figures. *Sensory Processes, 1*(3), 244–259.

Dhruv, N. T., Tailby, C., Sokol, S. H., Majaj, N. J., & Lennie, P. (2009). Nonlinear signal summation in magnocellular neurons of the macaque lateral geniculate nucleus. *Journal of Neurophysiology, 102*, 1921–1929.

Diller, L., Packer, O. S., Verweij, J., McMahon, M. J., Williams, D. R., & Dacey, D. M. (2004). L and M cone contributions to the midget and parasol ganglion cell receptive fields of macaque monkey retina. *Journal of Neuroscience, 24*(5), 1079–1088.

Do, M. T., & Yau, K. W. (2010). Intrinsically photosensitive retinal ganglion cells. *Physiological Reviews, 90*(4), 1547–1581.

Dreher, B., Fukada, Y., & Rodieck, R. W. (1976). Identification, classification and anatomical segregation of cells with X-like and Y-like properties in the lateral geniculate nucleus of old-world primates. *Journal of Physiology, 258,* 433–452.

Duong, T., & Freeman, R. (2007). Spatial frequency specific contrast adaptation originates in the primary visual cortex. *Journal of Neurophysiology, 98,* 187–195.

Enroth-Cugell, C., & Freeman, A. (1987). The receptive-field spatial structure of cat retinal Y cells. *Journal of Physiology, 384,* 49–79.

Enroth-Cugell, C., & Robson, J. G. (1966). The contrast sensitivity of retinal ganglion cells of the cat. *Journal of Physiology, 187,* 517–552.

Enroth-Cugell, C., & Robson, J. G. (1984). Functional characteristics and diversity of cat retinal ganglion cells. *Investigative Ophthalmology & Visual Science, 25,* 250–267.

Estevez, M. E., Fogerson, P. M., Ilardi, M. C., Borghuis, B. G., Chan, E., Weng, S., et al. (2012). Form and function of the M4 cell, an intrinsically photosensitive retinal ganglion cell type contributing to geniculocortical vision. *Journal of Neuroscience, 32,* 13608–13620. doi:10.1523/JNEUROSCI.1422-12.2012.

Fahrenfort, I., Steijaert, M., Sjoerdsam, T., Vickers, E., Ripps, H., van Asselt, J., et al. (2009). Hemichannel-mediated and pH-based feedback from horizontal cells to cones in the vertebrate retina. *PLoS One, 4,* 1–21. doi: 10.1371/journal.pone.0006090.

Field, G. D., Gauthier, J. L., Sher, A., Greschner, M., Machado, T. A., Jepson, L. H., et al. (2010). Functional connectivity in the retina at the resolution of photoreceptors. *Nature, 467*(7316), 673–677. doi: 10.1038/nature09424.

Field, G. D., Sher, A., Gauthier, J. L., Greschner, M., Shlens, J., Litke, A. M., et al. (2007). Spatial properties and functional organization of small bistratified ganglion cells in primate retina. *Journal of Neuroscience, 27*(48), 13261–13272.

Freed, M. A., & Sterling, P. (1988). The ON-alpha ganglion cell of the cat retina and its presynaptic cell types. *Journal of Neuroscience, 8,* 2303–2320.

Frishman, L. J., & Linsenmeier, R. A. (1982). Effects of picrotoxin and strychnine on non-linear responses of Y-type cat retinal ganglion cells. *Journal of Physiology, 324,* 347–363.

Gamlin, P. D., McDougal, D. H., Pokorny, J., Smith, V. C., Yau, K.-W., & Dacey, D. M. (2007). Human and macaque pupil responses driven by melanopsin-containing retinal ganglion cells. *Vision Research, 47*(7), 946–954.

Garrigan, P., Ratliff, C. P., Klein, J. M., Sterling, P., Brainard, D. H., & Balasuramanian, V. (2010). Design of a trichromatic cone array. *PLOS Computational Biology, 6,* e1000677. doi:10.1371/journal.pcbi.1000677.

Ghosh, K. K., & Grunert, U. (1999). Synaptic input to small bistratified (blue-ON) ganglion cells in the retina of a New World monkey, the marmoset *Callithrix jacchus*. *Journal of Comparative Neurology, 413*(3), 417–428.

Gouras, P., & Zrenner, E. (1979). Enhancement of luminance flicker by color-opponent mechanisms. *Science, 205*(4406), 587–589.

Hansen, T., Pracejus, L., & Gegenfurtner, K. R. (2009). Color perception in the intermediate periphery of the visual field. *Journal of Vision, 9*(4), 26, 1–12. doi: 10.1167/9.4.26.

Hirasawa, H., & Kaneko, A. (2003). pH changes in the invaginating synaptic cleft mediate feedback from horizontal cells to cone photoreceptors by modulating Ca^{2+} channels. *Journal of General Physiology, 122*(6), 657–671.

Hochstein, S., & Shapley, R. M. (1976). Linear and nonlinear spatial subunits in Y cat retinal ganglion cells. *Journal of Physiology, 262,* 265–284.

Humphrey, A. L., Sur, M., Uhlrich, D. J., & Sherman, S. M. (1985). Projection patterns of individual X- and Y-cell axons from the lateral geniculate nucleus to cortical area 17 in the cat. *Journal of Comparative Neurology, 233*(2), 159–189.

Ingling, C., & Martinez-Ureigas, E. (1983). The relationship between spectral sensitivity and spatial sensitivity for the primate r-g X-channel. *Vision Research, 23,* 1495–1500.

Jacoby, J., Kreitzer, M. A., Alford, S., Qian, H., Tchernookova, B. K., Naylor, E. R., et al. (2012). Extracellular pH dynamics of retinal horizontal cells examined using electrochemical and fluorometric methods. *Journal of Neurophysiology, 107*(3), 868–879.

Jusuf, P., Martin, P., & Grunert, U. (2006a). Random wiring in the midget pathway of primate retina. *Journal of Neuroscience, 26*(15), 3908–3917.

Jusuf, P., Martin, P., & Grunert, U. (2006b). Synaptic connectivity in the midget-parvocellular pathway of primate central retina. *Journal of Comparative Neurology, 494*(2), 260–274.

Kaplan, E., Lee, B. B., & Shapley, R. M. (1990). New views of primate retinal function. *Progress in Retinal and Eye Research, 9,* 273–336. doi: 10.1016/0278-4327(90)90009-7.

Kaplan, E., & Shapley, R. (1982). X and Y cells in the lateral geniculate nucleus of macaque monkeys. *Journal of Physiology, 330,* 125–143.

Kaplan, E., & Shapley, R. M. (1986). The primate retina contains two types of ganglion cells, with high and low contrast sensitivity. *Proceedings of the National Academy of Sciences of the United States of America, 83,* 2755–2757. doi: 10.1073/pnas.83.8.2755.

Kingdom, F. A. A., & Mullen, K. T. (1995). Separating colour and luminance information in the visual system. *Spatial Vision, 9,* 191–219. doi: 10.1163/156856895X00188.

Kolb, H., & Dekorver, L. (1991). Midget ganglion cells of the parafovea of the human retina: A study by electron microscopy and serial section reconstructions. *Journal of Comparative Neurology, 303,* 617–636.

Kolb, H., Linberg, K. A., & Fisher, S. K. (1992). Neurons of the human retina: A Golgi study. *Journal of Comparative Neurology, 318,* 147–187.

Kolb, H., & Marshak, D. (2003). The midget pathways of the primate retina. *Documenta Ophthalmologica, 106*(1), 67–81.

Kolb, H., & Nelson, R. (1993). OFF-Alpha and OFF-Beta ganglion cells in cat retina: II. Neural circuitry as revealed by electron microscopy of HRP stains. *Journal of Comparative Neurology, 329,* 85–110.

Kouyama, N., & Marshak, D. W. (1992). Bipolar cells specific for blue cones in the macaque retina. *Journal of Neuroscience, 12,* 1233–1252.

Kreitzer, M. A., Collis, L. P., Molina, A. J., Smith, P. J., & Malchow, R. P. (2007). Modulation of extracellular proton fluxes from retinal horizontal cells of the catfish by depolarization and glutamate. *Journal of General Physiology, 130*(2), 169–182.

Kuffler, S. W. (1953). Discharge patterns and functional organization of mammalian retina. *Journal of Neurophysiology, 16,* 37–68.

Lee, B. B. (1999). Receptor inputs to primate ganglion cells. In K. R. Gegenfurtner & L. T. Sharpe (Eds.), *Color vision: From genes to perception* (pp. 203–218). New York: Cambridge University Press.

Lee, B. B., Kremers, J., & Yeh, T. (1998). Receptive fields of primate retinal ganglion cells studied with a novel technique. *Visual Neuroscience, 15,* 161–175.

Lee, B. B., Martin, P. R., & Valberg, A. (1989). Sensitivity of macaque retinal ganglion cells to chromatic and luminance flicker. *Journal of Physiology, 414,* 223–243.

Lee, B. B., Pokorny, J., Smith, V. C., Martin, P. R., & Valberg, A. (1990). Luminance and chromatic modulation sensitivity of macaque ganglion cells and human observers. *Journal of the Optical Society of America, 7*(12), 2223–2236. doi: 10.1364/JOSAA.7.002223.

Lee, B. B., Shapley, R. M., Hawken, M. J., & Sun, H. (2012). Spatial distributions of cone inputs to cells of the parvocellular pathway investigated with cone-isolating gratings. *Journal of the Optical Society of America. A, Optics, Image Science, and Vision, 29*(2), 223–232.

Lee, B. B., Valberg, A., Tigwell, D. A., & Tryti, J. (1987). An account of responses of spectrally opponent neurons in macaque lateral geniculate nucleus to successive contrast. *Proceedings of the Royal Society of London. Series B, Biological Sciences, 230,* 293–314.

Lee, T. W., Wachtler, T., & Sejnowski, T. J. (2002). Color opponency is an efficient representation of spectral properties in natural scenes. *Vision Research, 42*(17), 2095–2103.

Lennie, P., Haake, P. W., & Williams, D. R. (1991). The design of chromatically opponent receptive fields. In M. S. Landy & J. A. Movshon (Eds.), *Computational models of visual processing* (pp. 71–82). Cambridge, MA: MIT Press.

Lennie, P., & Movshon, J. A. (2005). Coding of color and form in the geniculostriate visual pathway. *Journal of the Optical Society of America. A, Optics, Image Science, and Vision, 22*(10), 2013–2033. doi: 10.1364/JOSAA.22.002013.

Leventhal, A. G., Rodieck, R. W., & Dreher, B. (1981). Retinal ganglion cell classes in the Old World monkey: Morphology and central projections. *Science, 213,* 1139–1142.

Levitt, J. B., Schumer, R. A., Sherman, S. M., Spear, P. D., & Movshon, J. A. (2001). Visual response properties of neurons in the LGN of normally reared and visually deprived macaque monkeys. *Journal of Neurophysiology, 85*(5), 2111–2129.

Mariani, A. P. (1984). Bipolar cells in monkey retina selective for the cones likely to be blue-sensitive. *Nature, 308,* 184–186.

Marrocco, R. T., McClurkin, J. W., & Young, R. A. (1982). Spatial summation and conduction latency classification of cells of the lateral geniculate nucleus of macaques. *Journal of Neuroscience, 2*(9), 1275–1291.

Martin, P. R., Blessing, E. M., Buzas, P., Szmajda, B. A., & Forte, J. D. (2011). Transmission of colour and acuity signals by parvocellular cells in marmoset monkeys. *Journal of Physiology, 589*(Pt 11), 2795–2812.

Martin, P. R., Lee, B. B., White, A. J., Solomon, S. G., & Ruttiger, L. (2001). Chromatic sensitivity of ganglion cells in the peripheral primate retina. *Nature, 410*(6831), 933–936.

McMahon, M. J., Packer, O. S., & Dacey, D. M. (2004). The classical receptive field surround of primate parasol ganglion cells is mediated primarily by a non-GABAergic pathway. *Journal of Neuroscience, 24*(15), 3736–3745.

Merigan, W. H., Katz, L. M., & Maunsell, J. H. (1991). The effects of parvocellular lateral geniculate lesions on the acuity and contrast sensitivity of macaque monkeys. *Journal of Neuroscience, 11*(4), 994–1001.

Milam, A. H., Dacey, D. M., & Dizhoor, A. M. (1993). Recoverin immunoreactivity in mammalian cone bipolar cells. *Visual Neuroscience, 10,* 1–12. doi: 10.1017/S0952523800003175.

Mollon, J. D. (1989). The uses and origins of primate colour vision. *Journal of Experimental Biology, 146,* 21–38.

Movshon, J. A., & Lennie, P. (1979). Pattern-selective adaptation in visual cortical neurones. *Nature, 278*(5707), 850–852.

Mullen, K. T., & Kingdom, F. A. A. (1996). Losses in peripheral colour sensitivity predicted from "hit and miss" post-receptoral cone connections. *Vision Research, 36,* 1995–2000.

Mullen, K. T., & Kingdom, F. A. (2002). Differential distributions of red-green and blue-yellow cone opponency across the visual field. *Visual Neuroscience, 19*(1), 109–118.

Mullen, K. T., Sakurai, M., & Chu, W. (2005). Does L/M cone opponency disappear in human periphery? *Perception, 34*(8), 951–959. doi: 10.1068/p5374.

O'Brien, B. J., Richardson, R. C., & Berson, D. M. (2003). Inhibitory network properties shaping the light evoked responses of cat alpha retinal ganglion cells. *Visual Neuroscience, 20*(4), 351–361.

Packer, O., Hendrickson, A., & Curcio, C. A. (1989). Photoreceptor topography of the retina in the adult pigtail macaque (*Macaca nemestrina*). *Journal of Comparative Neurology, 288*(1), 165–183.

Packer, O. S., Verweij, J., Li, P. H., Schnapf, J. L., & Dacey, D. M. (2010). Blue-yellow opponency in primate S cone photoreceptors. *Journal of Neuroscience, 30*(2), 568–572.

Paulus, W., & Kröger-Paulus, A. (1983). A new concept of retinal colour coding. *Vision Research, 23,* 529–540.

Peichl, L. (1991). Alpha ganglion cells in mammalian retinae: Common properies, species differences, and some comments on other ganglion cells. *Visual Neuroscience, 7,* 155–169.

Peichl, L., Ott, H., & Boycott, B. B. (1987). Alpha ganglion cells in mammalian retinae. *Proceedings of the Royal Society of London. Series B, Biological Sciences, 231,* 169–197.

Peichl, L., & Wässle, H. (1983). The structural correlate of the receptive field centre of alpha ganglion cells in the cat retina. *Journal of Physiology, 341,* 309–324.

Percival, K. A., Jusuf, P. R., Martin, P. R., & Grunert, U. (2009). Synaptic inputs onto small bistratified (blue-ON/yellow-OFF) ganglion cells in marmoset retina. *Journal of Comparative Neurology, 517*(5), 655–669.

Percival, K. A., Martin, P. R., & Grunert, U. (2013). Organisation of koniocellular-projecting ganglion cells and diffuse bipolar cells in the primate fovea. *The European Journal of Neuroscience, 37,* 1072–1089.

Perry, V. H., & Cowey, A. (1984). Retinal ganglion cells that project to the superior colliculus and pretectum in the macaque monkey. *Neuroscience, 12*(4), 1125–1137.

Perry, V. H., Oehler, R., & Cowey, A. (1984). Retinal ganglion cells that project to the dorsal lateral geniculate nucleus in the macaque monkey. *Neuroscience, 12*(4), 1101–1123.

Petrusca, D., Grivich, M. I., Sher, A., Field, G. D., Gauthier, J. L., Greschner, M., et al. (2007). Identification and characterization of a Y-like primate retinal ganglion cell type. *Journal of Neuroscience, 27*(41), 11019–11027. doi: 10.1523/JNEUROSCI.2836-07.2007.

Polyak, S. L. (1941). *The retina.* Chicago: University of Chicago Press.

Reid, R. C., & Shapley, R. M. (1992). Spatial structure of cone inputs to receptive fields in primate lateral geniculate nucleus. *Nature, 356,* 716–718.

Reid, R. C., & Shapley, R. M. (2002). Space and time maps of cone photoreceptor signals in macaque lateral geniculate nucleus. *Journal of Neuroscience, 22*(14), 6158–6175.

Rodieck, R. W. (1988). The primate retina. In H. D. Steklis (Ed.), *Comparative Primate Biology, Vol. 4: Neurosciences* (pp. 203–278). New York: Alan R. Liss.

Rodieck, R. W. (1991). Which cells code for color? In A. Valberg & B. B. Lee (Eds.), *From pigments to perception* (pp. 83–93). New York: Plenum Press.

Rodieck, R. W., Binmoeller, K. F., & Dineen, J. (1985). Parasol and midget ganglion cells of the human retina. *Journal of Comparative Neurology, 233*, 115–132.

Rodieck, R. W., Brening, R. K., & Watanabe, M. (1993). The origin of parallel visual pathways. *Paper presented at the Proceedings of the Retina Research Foundation Symposia: Contrast Sensitivity*, Cambridge, MA.

Rodieck, R. W., & Watanabe, M. (1993). Survey of the morphology of macaque retinal ganglion cells that project to the pretectum, superior colliculus, and parvicellular laminae of the lateral geniculate nucleus. *Journal of Comparative Neurology, 338*, 289–303.

Saito, H. A. (1983). Morphology of physiologically identified X-, Y-, and W-type retinal ganglion cells of the cat. *Journal of Comparative Neurology, 221*(3), 279–288.

Schiller, P. H., & Malpeli, J. G. (1977). Properties and tectal projections of monkey retinal ganglion cells. *Journal of Neurophysiology, 40*(2), 428–445.

Schiller, P. H., & Malpeli, J. G. (1978). Functional specificity of lateral geniculate nucleus laminae of the rhesus monkey. *Journal of Neurophysiology, 41*(3), 788–796.

Shapley, R. (2006). Specificity of cone connections in the retina and color vision. Focus on "specificity of cone inputs to macaque retinal ganglion cells." *Journal of Neurophysiology, 95*(2), 587–588.

Shapley, R., & Perry, V. H. (1986). Cat and monkey retinal ganglion cells and their visual functional roles. *Trends in Neurosciences, 9*, 229–235. doi: 10.1016/0166-2236(86)90064-0.

Sherman, S. M., & Spear, P. D. (1982). Organization of visual pathways in normal and visually deprived cats. *Physiological Reviews, 62*, 738–855.

Sherman, S. M., Wilson, J. R., Kaas, J. H., & Webb, S. V. (1976). X- and Y-cells in the dorsal lateral geniculate nucleus of the owl monkey (*Aotus trivirgatus*). *Science, 192*(4238), 475–477.

Silveira, L. C. L., & Perry, V. H. (1991). The topography of magnocellular projecting ganglion cells (M-ganglion cells) in the primate retina. *Neuroscience, 40*, 217–237.

Solomon, S. G., Lee, B. B., White, A. J., Ruttiger, L., & Martin, P. R. (2005). Chromatic organization of ganglion cell receptive fields in the peripheral retina. *Journal of Neuroscience, 25*(18), 4527–4539.

Solomon, S., & Lennie, P. (2007). The machinery of colour vision. *Nature Reviews. Neuroscience, 8*(4), 276–286.

Spitzer, H., & Hochstein, S. (1985). Simple- and complex-cell response dependences on stimulation parameters. *Journal of Neurophysiology, 53*(5), 1244–1265.

Stein, J. J., Johnson, S. A., & Berson, D. M. (1996). Distribution and coverage of beta cells in the cat retina. *Journal of Comparative Neurology, 372*, 597–617.

Stone, J. (1983). *Parallel processing in the visual system: The classification of retinal ganglion cells and its impact on the neurobiology of vision.* New York: Plenum Press.

Szmajda, B. A., Grunert, U., & Martin, P. R. (2008). Retinal ganglion cell inputs to the koniocellular pathway. *Journal of Comparative Neurology, 510*(3), 251–268. doi: 10.1002/cne.21783.

Tailby, C., Solomon, S. G., & Lennie, P. (2008). Functional asymmetries in visual pathways carrying S-cone signals in macaque. *Journal of Neuroscience, 28*(15), 4078–4087.

Taylor, W. R., & Vaney, D. I. (2002). Diverse synaptic mechanisms generate direction selectivity in the rabbit retina. *Journal of Neuroscience, 22*(17), 7712–7720.

Telkes, I., Lee, S. C., Jusuf, P. R., & Grunert, U. (2008). The midget-parvocellular pathway of marmoset retina: A quantitative light microscopic study. *Journal of Comparative Neurology, 510*(5), 539–549.

Thoreson, W. B., & Mangel, S. C. (2012). Lateral interactions in the outer retina. *Progress in Retinal and Eye Research, 31*, 407–441. doi:10.1016/j.preteyeres.2012.04.003.

Vaney, D. I. (1994a). Patterns of neuronal coupling in the retina. *Progress in Retinal and Eye Research*, 13th ed. (pp. 301–355). Oxford: Pergamon Press.

Vaney, D. I. (1994b). Territorial organization of direction-selective ganglion cells in rabbit retina. *Journal of Neuroscience, 14*, 6301–6316.

Vaney, D., He, S., Taylor, W., & Levick, W. (2001). Direction-selective ganglion cells in the retina. In J. Zanker & J. Zeil (Eds.), *Motion vision: Computational, neural and ecological constraints* (pp. 13–56). Berlin: Springer Verlag.

Verweij, J., Hornstein, E. P., & Schnapf, J. L. (2003). Surround antagonism in macaque cone photoreceptors. *Journal of Neuroscience, 23*(32), 10249–10257.

Verweij, J., Kamermans, M., & Spekreijse, H. (1996). Horizontal cells feed back to cones by shifting the cone calcium-current activation range. *Vision Research, 36*, 3943–3953.

Vessey, J., Stratis, A., Daniels, B., Da Silva, N., Jonz, M., Lalonde, M., et al. (2005). Proton-mediated feedback inhibition of presynaptic calcium channels at the cone photoreceptor synapse. *Journal of Neuroscience, 25*(16), 4108–4117. doi: 10.1523/JNEUROSCI.5253-04.2005.

Victor, J. D., & Shapley, R. M. (1979). The nonlinear pathway of Y ganglion cells in the cat retina. *Journal of General Physiology, 74*, 671–687.

Wässle, H. (1982). Morphological types and central projections of ganglion cells in the cat retina. *Progress in Retinal Research, 1*, 125. doi: 10.1016/0278-4327(82)90006-2.

Wässle, H., & Boycott, B. B. (1991). Functional architecture of the mammalian retina. *Physiological Reviews, 71*, 447–480.

Wässle, H., Boycott, B. B., & Rohrenbeck, J. (1989). Horizontal cells in the monkey retina: Cone connections and dendritic network. *European Journal of Neuroscience, 1*(5), 421–435.

Wässle, H., Grünert, U., Martin, P. R., & Boycott, B. B. (1993). Color coding in the primate retina: Predictions and constraints from anatomy. In B. Albowitz, K. Albus, U. Kuhnt, H.-C. Northdurft, & P. Wahle (Eds.), *Structural and functional organization of the neocortex (Experimental Brain Research Series 24)* (pp. 94–104). Berlin: Springer-Verlag.

Wässle, H., Grünert, U., Martin, P. R., & Boycott, B. B. (1994). Immunocytochemical characterization and spatial distribution of midget bipolar cells in the macaque monkey retina. *Vision Research, 34*, 561–579.

Wässle, H., Grünert, U., Röhrenbeck, J., & Boycott, B. B. (1989). Cortical magnification factor and the ganglion cell density of the primate retina. *Nature, 341*, 643–646.

Wässle, H., Levick, W. R., & Cleland, B. G. (1975). The distribution of the alpha type of ganglion cells in the cat's retina. *Journal of Comparative Neurology, 159*(3), 419–437.

Wässle, H., Peichl, L., & Boycott, B. B. (1981). Morphology and topography of on- and off-alpha cells in the cat retina. *Proceedings of the Royal Society of London. Series B, Biological Sciences, 212*, 157–175.

Watanabe, M., & Rodieck, R. W. (1989). Parasol and midget ganglion cells of the primate retina. *Journal of Comparative Neurology, 289*, 434–454.

White, A. J., Sun, H., Swanson, W. H., & Lee, B. B. (2002). An examination of physiological mechanisms underlying the frequency-doubling illusion. *Investigative Ophthalmology & Visual Science, 43*(11), 3590–3599.

Wiesel, T. N., & Hubel, D. H. (1966). Spatial and chromatic interactions in the lateral geniculate body of the rhesus monkey. *Journal of Neurophysiology, 29*, 1115–1156.

Williams, D. R., & Coletta, N. J. (1987). Cone spacing and the visual resolution limit. *Journal of the Optical Society of America. A, Optics and Image Science, 4*(8), 1514–1523. doi: 10.1364/JOSAA.4.001514.

Yamada, E., Bordt, A., & Marshak, D. (2005). Wide-field ganglion cells in macaque retinas. *Visual Neuroscience, 22*(4), 383–393.

Zaidi, F. H., Hull, J. T., Peirson, S. N., Wulff, K., Aeschbach, D., Gooley, J. J., et al. (2007). Short-wavelength light sensitivity of circadian, pupillary, and visual awareness in humans lacking an outer retina. *Current Biology, 17*(24), 2122–2128. doi: 10.1016/j.cub.2007.11.034.

第 12 章 视网膜中的相关活动

Fred Rieke，E. J. Chichilnisky

包括视觉系统回路在内的神经回路信号传输的一个共同属性是,不同的神经元通常不会相互独立地编码信息。相反,它们表现出相关的活动(correlated activity):两个或两个以上的细胞的共同放电的频率或多或少要高于随机发生的频率(Averbeck, Latham, & Pouget, 2006; Shlens, Rieke, & Chichilnisky, 2008; Usrey & Reid, 1999)。相关活动是视网膜输出信号时的一个很普遍特征,了解它的结构和起源可能在多方面都有重要的价值。第一,由于相关活动会影响传递到大脑的视觉信号,因此了解它的功能组织是全面了解视网膜输出信号的神经元编码的先决条件。第二,因为相关活动产生于视网膜回路的相关连接,了解它的起源可能有助于理解视网膜的连接及其与加工之间的关系。第三,因为相关活动是神经回路的一个普遍特征,了解它在我们目前相对比较的了解的视网膜回路和功能中的作用,可能提供与大脑其他结构相关的见解。

一系列开创性研究首次在哺乳动物视网膜的神经节细胞中发现了相关活动,揭示了其普遍性和强度,并确定了若干潜在的机制(Mastronarde, 1983a, 1983b, 1983c)(见图 12.1A)(也可参阅 Arnett, 1978; Rodieck, 1967)。从那时起,视网膜结构和功能的许多基本方面已阐明,包括并行处理的重要性以及将已识别的细胞类型对应组织到并行的微回路(Dacey & Packer, 2003; Field & Chichilnisky, 2007; Masland, 2001)(参见 DeVries 的第 6 章以及 Roska and Meister 的第 13 章)。随着这些发现,近期的技术创新加深了我们对相关活动如何影响大量神经元活动的模式、相关活动如何在特定的细胞机制中产生、它如何在视网膜回路中传播以及它如何影响视觉信息传递到大脑的理解。总的来说,这些研究为视网膜信号输出的相关活动提供了一个更完整的图像,并提出了一些原则,这些原则可能适用于理解相关活动对中枢神经系统中其他回路的影响。

我们首先概述了视网膜中相关活动的不同形式,包括重要的候选回路和机制。接着我们会更深入地探究特定机制的实验证据,包括相关活动关键特性的定量分析和分离特定机制的生物物理实验。最后,我

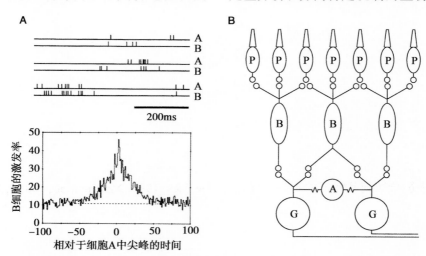

图 12.1 视网膜的相关活动。(A)改编自 Mastronarde(1983b)的自主性活动的相关的例子。最上面的轨迹展示从猫的两个神经节细胞中同时测得的动作电位的时间。细胞展示了几乎同时激发的显著趋势。这个趋势在底部的交叉相关函数中被量化出来,这个函数在假定细胞 A 在时间 0 产生了一个尖峰的情况下,展示了 B 细胞的激发率(firing rate)。虚线展示的是在细胞独立激发的情况下,可以预测到的激发率。(B)在灵长类动物视网膜中假设的相关活动的起源回路。感光细胞(P),双极细胞(B),无长突细胞(A),以及神经节细胞(G)以示意图的形式展现出来。两个神经节细胞从共享的双极细胞中获得的共同输入,或者神经节细胞和无冲突细胞的隙缝连接,或者神经节细胞的直接连接(没有展示出来),都可以促成相关活动。

们探讨了相关活动对于神经节细胞群活动如何表征视觉信号的意义。

信号相关，噪声相关和候选回路

一个首先考虑的重要问题是要理解的问题的范围。虽然两个细胞之间的相关活动可以很容易地测量出来，但在一个完整神经回路中描述相关活动的结构和功能特性却可能成为无望解决的复杂问题。例如，在一个只有 100 个神经元的回路中，相关性活动的不同空间模式的数量（例如，图 12.3A）却有 2^{100} 个，比宇宙中可观测的恒星数量还要多。要解决这个问题，就要利用视网膜回路的连接和结构来确定可以实现的活动模式，并对这些模式进行重点实验研究。

幸运的是，对哺乳动物视网膜回路数十年的研究提供了理解相关活动的基础（Dacey & Packer, 2003；Field & Chichilnisky, 2007；Masland, 2001 Wässle, 2004 的综述；参见 DeVries 的第 6 章，Kramer 的第 7 章以及 Mills and Massey 的第 8 章）。来自视杆细胞和几种不同频谱的视锥细胞发出的视觉信号通过 10~15 种双极细胞传播，从而调节约 20 种视网膜神经节细胞的尖峰活动。两种主要的水平细胞调节感光细胞和双极细胞连接处的信号，至少 25 种不同类型的无长突细胞调节双极细胞和神经节细胞的信号。感光细胞、水平细胞还有许多的双极细胞和神经节细胞被认为是不产生尖峰而是通过细胞膜电位的变化梯度来传播信号的。60 种或更多的种类的视网膜细胞类型按照细胞特异性连接（celltype-specific connectivity）组织成不同的副级回路（subcircuits）；例如，只给特定类型的神经节细胞提供输入的特定类型的双极细胞和无长突细胞。最后，每个神经节细胞均匀地覆盖在视网膜的表面（Dacey, 1993, Wässle, Peichl, & Boycott, 1981）；在一些要求高精度的情况下（Gauthier et al., 2009），将视觉场景的一个完整表征传送到其特定的中心目标。

这种对视网膜构造的理解提供了和探索相关活动的机制和影响有关的几种思考。和所有已知的视网膜功能的方面一样，相关活动可能对所讨论的几种类型细胞来说具有特异性。相关活动的空间尺度很可能和组成每个副级回路中的细胞的空间范围相关，或许也能从这些空间范围中预测出来。最后，视网膜回路的精度表明相关活动本身可能是视网膜功能高度刻板的一个方面。这些思考指出以特定物种和特定的视网膜副级回路为背景考虑相关活动的重要性。

在灵长类动物的视网膜上，侏儒和阳伞神经节细胞由于其输入回路，中央投影（central projections）以及在视觉功能中的作用已经被充分了解，从而为相关活动的研究提供了有价值的研究目标（Dacey & Packer, 2003；Field & Chichilnisky, 2007 的综述；参见 by Kaplan 第 16 章）。ON（OFF）侏儒神经节细胞，灵长类动物视网膜上两种数量最多的神经节细胞类型，从 ON（OFF）侏儒双极细胞中接受信号输入。侏儒神经节细胞投射到外侧膝状体核的小细胞层；它们的信号被认为有调节颜色和精细空间结构的敏感性。ON（OFF）阳伞细胞，下一个细胞量最大的神经节细胞类型，每个都接收 ON（OFF）两种类型的弥散性双极细胞的兴奋性输入。阳伞细胞投射到 LGN 的大细胞层，被认为有调节运动，输入的快速变化，亮度的细微变化的敏感性的作用。总之，在灵长类动物的视网膜中，侏儒和阳伞神经节细胞组成了所有神经节细胞的 70% 左右（Rodieck, 1998），每一种类型的细胞的感受野精细地组成了这个视觉世界（Gauthier et al., 2009）。阳伞和侏儒细胞在数量上的优势以及精细地回路表明他们包括相关活动在内的生理特性可能在进化过程中遭受过强烈的选择性压力。下文中描述的几个研究主要集中在这些细胞类型上。

原则上，相关性活动可以发生于视网膜神经回路的任何一个地点，在不同的神经回路和物种中，对视觉信号的传导产生相应的不同的影响。在灵长类动物的侏儒和阳伞神经节细胞中，过去 10 年的工作表明相关活动可以大部分被图 12.1B 中的最简单的回路解释，其中相关活动从已知活动的共享部分产生，而不是从一个视网膜中一个新的副级回路中产生。在这个回路中，神经节细胞的活动可以作为两个因素的结果共变。第一，单个感光细胞、双极细胞、无长突细胞的活动可以在分散在多个神经节细胞中产生同时性的活动（Brivanlou, Warland, & Meister, 1998；DeVries, 1999；Mastronarde, 1983a, 1983b）。第二，神经节细胞的活动可以通过神经节细胞当中的缝隙连接或者中间的无长突细胞横向传播给另一个神经节细胞（Brivanlou, Warland, & Meister, 1998；DeVries, 1999；Hidaka, Akahori, & Kurosawa, 2004；Hu & Bloomfield, 2003；Mastronarde, 1983c）。由于这些分散的和横向的相关性的来源起源于不同的细胞，并且经过不同的回路，他们通常对视觉信号有着不同的影响。这些相关活动的机制并不排斥，如下面所讨论的工作中所揭示的。

相关活动可以涉及信号相关（signal correlations）

（由视觉信号产生的相关活动）和噪声相关（noise correlations）（对刺激的平均反应的相关活动的波动）（Averbeck，Latham，& Pouget，2006 的综述）。例如，能使下游神经节细胞产生相关的来自感光细胞产生的发散信号（divergent signals），可能起源于一个随时间变化的光输入的反应（信号，）或自发的感光色素异构化，或光传导下游细胞噪音的其他来源（噪音）。同样的，从一个神经节细胞到另一个神经节细胞的活动的横向传播可以传导源细胞（信号）或者其膜电压或递质释放的自发性波动（噪声）的光响应。尽管信号相关和噪音相关可能起源于同一个神经元甚至是同一个分子，它们对传向大脑的视觉信号的影响并不相同；信号相关提供了和行为相关的信息，噪音相关一定会干扰视觉和行为。因此在下文中，我们将会独立看待信号相关和噪音相关。

相关激发模式的统计分析

信号相关可以由感受野的重合或者空间上扩展的刺激产生，而且原则上，这些信号相关可以在不同细胞的连续性测量这一基础上进行理解。另一方面，噪音相关产生于刺激实验中的神经反应的波动，而且需要同时的测量来进行研究。在这个部分，我们在数学上定义了信号相关和噪音相关之间的区别，并描述了可以区分他们的实验操作。

假设现在有两个细胞，A 和 B，以 P（A）来表示细胞 A 的尖峰概率，以 P（B）来表示细胞 B 在特定时间内的尖峰概率。两个细胞之间的相关活动意味着它们的反应不是独立的，也就是说，P（A，B）≠ P（A）P（B）。

我们将当刺激保持不变时那些消失的相关定义为信号相关。特别的，如果我们设定在一个固定刺激 S 存在的情况下，两个细胞只展现出信号相关活动，那么他们的信号在统计上是独立的：P（A，B│S）= P（A│S）P（B│S）。在没有噪音相关的情况下，信号相关本身可以说明细胞 B 对刺激的平均反应至少可以部分从细胞 A 对刺激的平均反应中预测出来，但是在给定一个刺激的情况下，两个细胞平均反应的波动率是相互独立的（图 12.2A，左）。

我们将那些当刺激不变时，始终保持不变的相关定义为噪声相关。特别的，如果 P（A，B│S）≠ P（A│S）P（B│S），那么两个细胞展现出噪音相关。这个非独立性意味着细胞 B 激发变化的平均程度可以至少被细胞 A 在激发程度上的变化部分预测（图

12.2A，右）。猫的两个神经节细胞的尖峰序列（spike trains）（图 12.1A，顶部）的尖峰状的互相关函数（图 12.1A，底部）展示了噪音相关的一个例子，这个函数是在稳定、空间均匀地光照下被记录的。这个尖峰表明，即使刺激是没有变化的，第一个细胞的激发也比第二个细胞这个时间内的平均激发更高。

光子吸收的统计波动展示了一个特殊的例子，值得特别提及。由于光的量子性质，一个标准的恒定的光输入仍会在光子吸收上产生统计上变化。在有共同的感光细胞输入时，这些量子波动可以在细胞中产生噪音相关。正如上文中定义的，这个例子中的信号是标准的或平均的光强度，或者等价地，描述光子吸收次数的泊松过程的速率。

正如我们将在下文中描述的，神经节细胞信号输出中的信号相关和噪音相关对传向大脑的视觉信号的保真度有着不同的影响。那么，为了理解视网膜中的相关活动就需要能够分别测量信号相关和噪音相关的方法。

信号相关性可以通过检查不同细胞对一个多次呈现的相同刺激的平均反应分离出来。一个典型的操作是，假设噪音已经通过平均掉，测量不同细胞对多个重复刺激的平均反应的互相关。另外，信号相关可以通过细胞对不同重复的同一个刺激的反应的互相关测得——例如，将实验 n 中的细胞 1 的反应和实验 $n+1$ 中的细胞 2 的反应配对；这个过程通常被称为"洗牌（shuffling）"（图 12.2C）。

另一方面，噪音相关只能被不同细胞的同时测量区分开来，因为它们指的是关于平均响应的共变。测量噪音相关的最简单的方法是在不随时间变化的刺激的情况下，计算细胞活动的互相关。它们也可以在存在重复刺激序列的情况下以两种（等效）方式之一测量：①在每个独立反应中减去平均反应以及测量不同细胞的残差的互相关，或者②在总的互相关中减去信号的互相关（上方）（图 12.2C）。

重要的是，在不同刺激条件下测量的噪声相关可以不同，因为即使存在一个固定的噪声源，回路的非线性可以导致噪声的相关性的程度取决于刺激。图 12.2B 的通用回路（generic circuit）阐释了这个可能性。在这个回路中的噪声相关起源于早期共享的固定噪声源，而独立的噪声在这个回路的阈值后产生。输入刺激可以通过将反应驱动到一定水平，有效地允许更多共享噪声通过非线性，以增加回路输出中的共享噪声的相对重要性（图 12.2B，右）。随着弱刺激噪音逐渐无法传播，独立噪音占据了主导位置，而且两个细胞的活动是非相关

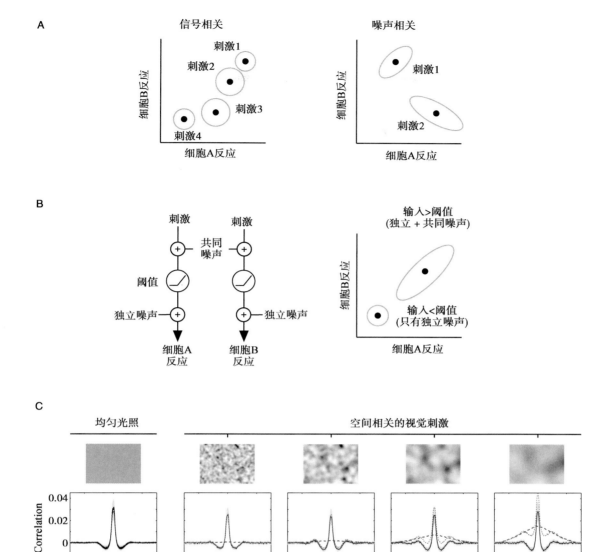

图 12.2　信号相关和噪音相关。(A)包含了信号相关和噪音相关的相关活动。信号相关(左)导致了细胞 A 和细胞 B 的平均反应(圆点)被关联在一起。噪音相关(右)导致了平均反应的变化(椭圆)的共变。(B)一个噪音相关依赖于刺激的回路(左)。共同的噪音分离以在两个细胞中产生相关噪音。通过改变共同的和独立的噪音的相对大小,非线性地改变相关噪音的强度(右)。(C)信号相关和噪音相关的分离(改编自 Greschner et al.,2011.)。噪音相关可以被一致的光照分离(左)。信号相关可以通过计算对不同重复情况的同一刺激的反应的互相关分离出来(虚线),在这个例子中是被过滤掉的白噪声分离的。在几个刺激的情况下,从总的相关(点线)减去信号相关可以分离出噪音相关(实线)。

的。这个案例中非线性元素也可以产生于突触或者尖峰的生成(de la Rocha et al.,2007)。

神经节细胞活动中相关噪音的特征

　　如图 12.1A 所示,成对细胞中的噪音相关是哺乳动物视网膜信号传输的普遍特点,影响神经节细胞群的反应模式。例如,灵长类动物视网膜中一个阳伞神经节细胞产生的尖峰,其中超过一半和另一个邻近阳伞细胞产生的尖峰相关(Shlens,Rieke,& Chichilnisky,

2008)。由于这种相关的存在,神经节细胞群活动的一些空间模式比由细胞独立激发预测的空间模式出现率高出 $10^3 \sim 10^6$ 倍(Schneidman et al.,2006)。和独立激发的情况相比,噪音相关本身导致的激发模式出现的频率至少高出 100 倍(Shlens et al.,2009)。在这个部分,我们将会讨论一些相关活动模式的关键特质以及这些特质对潜在机制的暗示。

成对交互可以解释大部分细胞群活动

　　原则上,理解相关活动要求搞清楚大细胞组中所有的交互活动（例图 12.3A）。由于在细胞群中，可能交互活动的数量随着细胞的数量成指数性的增长，这种测量是超过现有方法的能力范围的。然而，近期的研究工作指出大细胞群中的活动模式可以仅仅通过细胞间成对的成对交互（pairwise interactions）得到理解，这是一个很大的简化。特别的，在蝾螈和灵长类动物的视网膜中，少数细胞的相关激发程度可以通过它们的成对相关以及它们独立的激发来准确地预测（Schneidman et al., 2006；Shlens et al., 2006）。这个发现可以有力地泛化到更大的细胞群当中，在灵长类动物的 ON 和 OFF 阳伞细胞中，50 个细胞的空间活动模式可以从每个细胞的嵌和体区域中紧邻的成对交互中得到准确预测（Shlens et al., 2009）。

关于成对模型（pairwise models）可以捕捉细胞群的活动结构的结论是一个统计上的模型，而不是一个机制上的模型，而且这个结论是以从统计机制中借鉴来的最大熵谱分析（maximum-entropy analysis）为基础的（Amari, 2001；Jaynes, 1957a, 1957b；Schneidman, Bialek, & Berry, 2003）。基本的想法是计算一组细胞中不同活动模式的分布概率，其中的活动模式可以仅从细胞的成对交互中预测得到，然后将计算得到的分布概率和测量得到的分布概率进行对比（图 12.3B）。这个预测是通过计算存在最小结构（最大熵）的分布得到的，受到测得的平均激发率和细胞间成对相关的影响。这个方法在描述一组细胞产生的激发模式（图 12.3B，C）的成功表明两个以上细胞之间的交互不需要用来解释为细胞群的活动；相反，成对交互，尽管只限于紧邻的邻居，但是足以解释细胞群的活动。同样，成对模型也证明了它在其他神经回路中捕捉细胞群活动结构的能力（Tang et al., 2008），尽管在一些情况中成对模型不能完全解释细胞群活动（Ganmor, Segev, & Schneidman, 2011；Ohiorhenuan & Victor, 2011；Schnitzer & Meister, 2003）。重要的一点是，最大熵模型的成功应该谨慎解释：这个方法确定了经验捕捉细胞群活动所需的交互的复杂性，但是它没有对潜在的回路或者机制做出唯一的预测。

尽管如此，成对模型的成功表明我们在通过确定两个相邻的交互活动如何产生来理解整个神经节细胞群的活动模式方面，可以取得实质性的进展。这个是细胞群活动模式的抽样问题变成了一个实验上可以解决的问题。正如下文中将要讨论的，成对噪音相关在相同类别的细胞之间出现，也在不同类别的细胞之间出现，但是其具有和特定细胞类型对应的空间和时间结构（Greschner et al., 2011；Mastronarde, 1983a；

see 图 12.4）。

成对相关的时间特质

相关活动出现在各种不同的时间尺度上，正如互相关函数的时间结构描述的那样（图 12.1A）。这些时间尺度主要取决于光的平均亮度水平、物种、细胞类型，并且反映出多种机制。

黑暗中的相关噪音经常表现出两种明显的成分，正如被互相关函数的顶峰值揭示的那样：一个中央快速出现的成分有 20ms 的宽度，一个更宽的成分有 200ms 左右的宽度。蝾螈的神经节细胞可以表现出时间成分的不同组合（Brivanlou, Warland, & Meister, 1998）。但是在哺乳动物视网膜的慢成分只有和快成分一起被观测到过（Greschner et al., 2011；Mastronarde, 1983b）。再更高的暗适应水平上，哺乳动物神经节细胞间相关活动的慢成分逐渐消退，而快成分保留下来，并随着时间逐渐明显。慢相关在明视光水平（photopic light levels）下不明显。

在猫身上，黑暗中神经节细胞反应的慢相关似乎是由尖峰的同步爆发产生（例如图 12.1A 顶部）。这种脉冲的频率，它们离散的特性，以及慢动力学表明它们来自视杆细胞的噪音，特别是视紫红质偶尔的自发性激活（Mastronarde, 1983b）。弱背景光增加慢的噪声相关，但是从动力学上仍然不能和那些有视紫红质自发性激活的噪音区分开来；在这种情况下增加的噪音相关有可能是刺激的量子波动的结果。

然而相关活动的快成分，比视锥细胞对光的反应还要迅速（Brivanlou, Warland, & Meister, 1998；Mastronarde, 1983a），这表明它不产生于光吸收的量子波动或者锥感光色素的自主性激活。相反，快成分可以被视锥细胞的其他比光反应变化得更快的噪声源，或者由回路后面部分的细胞产生的快速波动解释。我们将会在后文回到这个问题的讨论。

从一个精细的时间尺度看时，快速相关活动表现出额外的时间结构（DeVries, 1999；Hu & Bloomfield, 2003；Mastronarde, 1983c；Brivanlou, Warland, & Meister, 1998）。互相关函数的中央峰可以以零点为中心对称，表明细胞倾向于同时激发（图 12.5A，左）。互相关函数也可以表现出在零点对称的两个峰（图 12.5A，右）。这个结构表明细胞倾向于以固定时间滞后依次激发，并且由任意一个细胞引导，暗示了细胞间的相互连接，比如一个通过电突触的相互连接。这个分离的峰相关只在同类型和同极性的细胞（ON 或 OFF）中观测到。在一些情况中，具有相似形态 ON 和

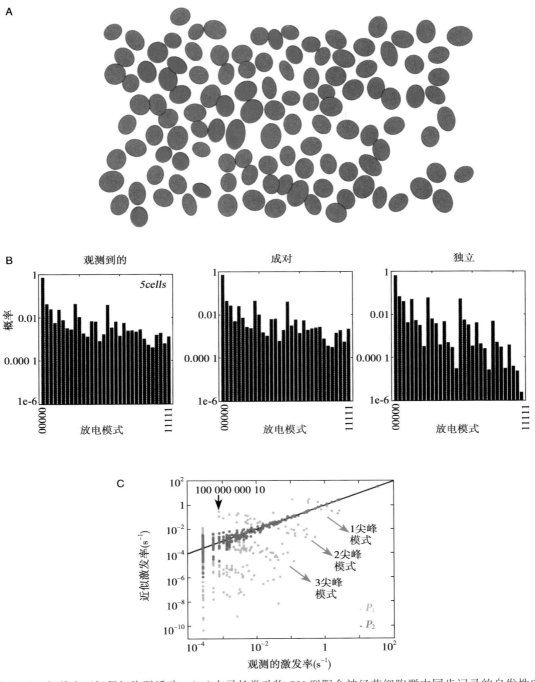

图 12.3 相关交互解释细胞群活动。(A)在灵长类动物 ON 型阳伞神经节细胞群中同步记录的自发性电活动模式(Shlens et al. ,2009)。椭圆指的是被记录细胞的感受野,获得时混杂着白噪音。红色指的是在 10ms 内激发了一次以上尖峰的细胞;灰色指的是没有激发的细胞。(B)激发模式和模型的分布(Shlens et al. ,2006)。每一个面板展示的是在 10ms 内的 5 个同步记录的 ON 型阳伞细胞中记录或者预测的活动模式的频率分布。例如,110 00 指的是头两个细胞激发,而其他细胞不激发。左边的面板展示的是在自发性活动中记录的数据。右边的面板展示的是以假设被记录的细胞在统计上互相独立为基础得到的预测;中间的面板展示的是细胞间只有成对交互情况下的预测。(C)观察得到的激发模式概率和预测得到的激发模式概率之间的比较。这个图展示的是蝾螈视网膜中一组数量为 10 的神经节细胞组的特定激发模式的频率(Schneidman et al. ,2006)。横坐标指的是记录的频率;纵坐标代表的是模型预测;那条线代表的是相等。蓝点表示基于统计独立性假设的预测;红点表示基于成对交互假设的预测。在右边插入的文字表示的是在每一个模式集群中激发的细胞数量。一个由两个细胞激发的样本模式在顶部被标记出来。

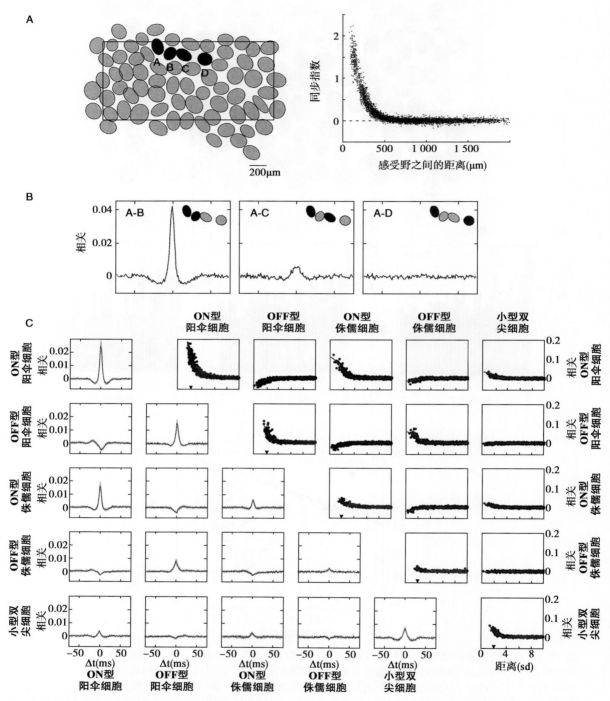

图 12.4　噪音相关系统地取决于距离和细胞类型。(A)在同时被记录的 ON 型阳伞细胞集中的感受野的嵌和体区域(左)(Greschner et al.，2011)，以及相关强度对细胞间距离的一个典型依赖(右)(Shlens et al.，2006)。(B)A中强调的四个细胞集合的距离依赖的例子(Greschner et al.，2011)。(C)不同细胞类型和细胞间距离的噪声相关性(Greschner et al.，2011)。网格左/下部分展示的是灵长类动物中由五种主要类型的细胞中的邻近细胞组成的细胞对的平均互相关函数。网格右/上部分展示的是相关强度对距离的依赖，其中距离是以感受野的宽度为单位测得的。在由同一种类型的细胞构成的细胞对中，相邻的细胞对以黑色标出；其他细胞对以灰色标出。曲线是光滑后的平均值。

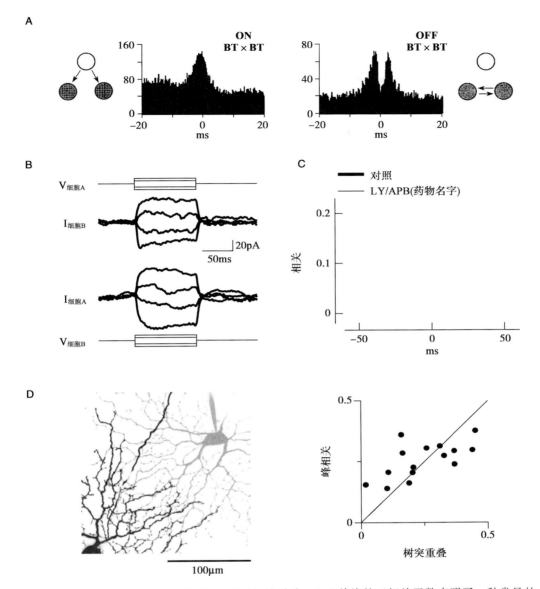

图 12.5　共同输入和双向连接的结合影响了相关活动。（A）单峰的互相关函数表明了一种常见的分散输入；有分裂峰的互相关函数表明了双向连接的贡献（DeVries，1999）。（B）ON 型阳伞细胞表现出双向连接（Trong & Rieke，2008），对一个细胞电压的逐步改变引起另一个细胞电流的变化。（C）输入相关大部分由视锥细胞的感光细胞产生（Ala-Laurila et al. ，2011）。ON 型阳伞和 ON 型侏儒神经节细胞对的兴奋性输出的互相关函数。当视锥细胞给锥双极细胞的输入被药物（LY/APB）阻断时，相关也被抑制住了。（D）树突的重叠（左侧为两个阳伞细胞）预测相关强度（Trong & Rieke，2008）。

OFF 细胞在精细的时间尺度中表现出不同的相关模式，比如兔子的 OFF 类快速瞬态细胞（brisk transient cells）展现出了分离的峰相关，而 ON 型快速瞬态细胞没有这种表现（DeVries，1999）（图 12.5A，右），而且对灵长类动物的 ON 和 OFF 类阳伞细胞来说，这种情况是反过来的（Trong & Rieke，2008）。第三种可能性是互相关函数只有一个从 0 开始的单峰，表明一个细胞倾向于在另一个细胞之前激发。这个在不同种类的 RGCs 中观测到过（Greschner et al. ，2011），而且可能要归因于它们不同的反应动力学。

成对相关的空间特质

　　给定类型神经节细胞的感受野的精确平铺表明相关活动或许也有这个相似的功能结构。这种可能性已经在相同和不同细胞类型中得到测量，测量主要是在明视光水平进行的。

　　在哺乳动物视网膜中，噪音相关的迹象和强度取决于细胞类型（DeVries，1999；Mastronarde，1983a）（图 12.4C）。一个 ON 型细胞的活动通常和邻近的相同或者不同类型的 ON 型细胞有正相关，OFF 类细胞也是如此。ON 型细胞的活动通常和 OFF 类细胞的活动成负相关（Greschner et al.，2011；Mastronarde，1983a）。因此，噪音相关的极性通常遵循所涉及的细胞类型反应的给定极性的简单期望。

在所有被测试过的物种中，噪音相关是受到空间限制的（DeVries，1999；Mastronarde，1983a；Meister，Lagnado，& Baylor，1995）。因此，潜在的机制似乎在局部发生，发生的空间尺度不大于神经节细胞的感受野。和这个观察结果一致，灵长类动物的视网膜中，在同种类型细胞中，细胞间噪声相关对距离的依赖性（以及它们感受野的重叠）具有惊人的精确性（图 12.4A，B）（Greschner et al.，2011；Shlens et al.，2006）。这种精确性使人联想到每种细胞类型的感受野接应的嵌和体区域（Gauthier et al.，2009）。噪声相关对感受野重叠的刻板的依赖性同样也在两个不同类型的细胞的组成的细胞对中观测到过，比如在 ON 阳伞细胞和 ON 侏儒细胞中就观测到过（Greschner et al.，2011）（图 12.4C）。

视网膜回路中的非线性，例如神经节细胞的尖峰产生，可以改变产生噪音相关的不同机制的平衡（图 12.2B）。因此，可以通过回路中不同阶段的相关得到潜在机制的清晰图像。在灵长类动物的视网膜中，神经节细胞对的兴奋性突触输入中的相关噪音表现出对距离和细胞类型的依赖，这种依赖类似尖峰相关对视网膜重叠的依赖。具体来说，在邻近的 ON 型阳伞神经节细胞对，以及 ON 型阳伞细胞和 ON 型侏儒细胞对中，兴奋性输入的相关强度可以通过树突和双极细胞到神经节细胞传递时视锥信号预期的空间扩散的重叠预测（图 12.5D）（Ala-Laurila et al.，2011；Trong & Rieke，2008）。和尖峰反应一致，ON 型和 OFF 类阳伞细胞的兴奋性输入是负相关的。

不同的神经节细胞类型共享较少的回路而不是感光细胞，而且 ON 型细胞和 OFF 类细胞的分类在感光细胞的突触发生，鉴于这两者，涉及的细胞中和光反应信号有关的普遍噪音相关明显意味着噪声相关起源于感光细胞的噪音。然而，一些情况中，不同细胞类型间的正相关可以产生于共享的双极细胞输入，并且正相关和负相关都可能源于通过无长突细胞的回路之间的干扰。这些考虑激励着更多对相关噪音起源的直接测量。

相关活动机制的直接证据

双向连接

有分裂峰的互相关函数，如图 12.5A 中函数，表明两个细胞间的双向相互作用。这种双向连接的一种可能机制是两个神经节细胞间和（或者）神经节细胞和无长突细胞间的间隙连接耦合（gap junction coupling）。事实上，对单个神经节细胞的注射追踪（gap junction coupling）和电子显微镜都揭示了一些神经节细胞类型和无长突细胞之间的间隙连接（Dacey & Brace，1992；Jacoby et al.，1996；Vaney，1991；see chapter 9 by Bloomfield and Völgyi），尽管一些神经节细胞类型中追踪剂没有追踪到耦合情况（Dacey & Brace，1992）。

间隙连接预期将导致一个神经节细胞的电压改变会传播到另一个细胞。这种机制可以解释有分裂峰的相关，因为在原来细胞中的电压变化会先于另一个细胞中的电压变化（图 12.5B）。逐步改变一个细胞中的电压的同时测量另一个细胞中的电流变化（图 12.5B），通过同步记录这两个数据，间隙连接耦合的强度已经得到测量。通过这种方法测得的耦合强度和通过示踪剂耦合推论得到的强度之间并不总是呈现很好的相关。特别的，一些有示踪耦合的神经节细胞类型没有展示出电的耦合（Dacey & Brace，1992；Trong & Rieke，2008）。而且，相关活动似乎并不需要间隙连接，因为一些具有稳固相关活动的神经节细胞群并没有展示出示踪耦合或者电耦合（DeVries，1999；Trong & Rieke，2008）。

在蝾螈的视网膜中，仅有间隙连接似乎可以支持一些相关活动。特别的，快速的分裂峰相关（以及较慢的单峰相关）在突触传递被化学封锁时仍然存在（Brivanlou，Warland，& Meister，1998）。这说明间隙连接可以解释双向耦合和经过无长突细胞的共同输入。灵长类动物视网膜中的情况很不一样（Trong & Rieke，2008）：当突触的化学传递被抑制时，相关强度减少趋近于零。相应的，哺乳动物神经节细胞中测得电耦合是微弱的：一个细胞中的动作电位通常在邻近的细胞中产生很小（<1mV）的电压变化。

哺乳动物神经节细胞间相对较弱的双向连接说明仅有这种连接不可能产生相关的动作电位。一种更可能的情况是，双向连接和共同输入的噪音（见下文）两者一起作用时动作电位的时间产生相关（Trong & Rieke，2008）。在这个例子中，共同输入的噪音和两个细胞中的电压改变相关，但是独立噪音却导致精确的电压轨迹产生不同。由首先到达到尖峰阈限的细胞产生的动作电位，然后通过双向连接，会引起第二个细胞的延迟动作电位，这是因为共同噪音输入已经让它的电压接近尖峰阈限。因此，双向耦合可以通过缩短和规范共同输入产生的相关尖峰间的典型时间间隔,产生分裂峰互相关函数。

共同输入

除了尖峰输出的相关,灵长类动物的神经节细胞在它们的突触的化学输入上也表现出了强烈的相关噪音(Ala-Laurila et al.,2011;Trong & Rieke,2008)。给定视网膜的已知回路,这些突触输入必须来自双极细胞或者无长突细胞。因此,相关可能来自双极细胞和无长突细胞中产生的噪音,这两种细胞突触连接至两个或更多的神经节细胞上。另外,相关可以来自上游感光细胞中的噪音,这些感光细胞的信号通过双极细胞和无长突细胞分散到神经节细胞。

在灵长类动物的侏儒和阳伞神经节细胞中,证据支持相关起源于感光细胞的噪音。单个神经节细胞的兴奋性突触输入的总和中的噪音表现与细胞间相关噪声非常相似的动力学(Trong & Rieke,2008)。这表明每个神经节细胞中的独立噪声和成对细胞中的相关噪声有共同的起源。然而,相对于光响应,在明视光水平上相关噪声的快速时间尺度引起了潜在的问题。如果相关噪声起源于视锥细胞,那么视锥细胞的噪声变化一定要比光反应变化更加迅速,并且这些快速的变化必须能够通过视网膜传播并在神经节细胞的突触输入中产生快速的变化。这两个要求都得到了直接测量的支持(Ala-Laurila et al.,2011;Schneeweis & Schnapf,1999),表明共同噪声的动力学可以被视锥细胞中的噪音,以及视网膜中视锥细胞向神经节细胞输入信号的回路中的噪音解释。药理阻断视锥细胞向 ON 型双极细胞的输入抑制了 ON 型神经节细胞对的兴奋性输入中的相关噪音,这点进一步证明了视锥细胞噪音的重要性(图 12.5C)(Ala-Laurila et al.,2011)。重要的是,这个阻断本来是设计来保持平均的突触活动的,因此避免了非线性回路中的混淆(图 12.2B)。

这些结果与上述关于细胞类型和感受野重叠相关性的观察结果一起,提出了产生相关活动产生的一个简单过程:视锥细胞的噪声,通过不同途径穿越视网膜,在任何共享视锥细胞输入的神经节细胞中产生相关性。突触输入中的这些相关性在尖峰活动中产生相关性。对视觉信号的保真度具有重要意义的推论是,视网膜输出中的大部分噪声在视锥细胞中产生。

小双尖细胞为上述过程提供了一个明显的例外:这些细胞与 ON 型阳伞细胞(和其他 ON 神经节)细胞呈现正噪声相关性(Greschner et al.,2011),但从长波长和中波长视锥细胞中接收到 OFF 输入。因此,虽然视锥细胞的噪声似乎解释了灵长类动物视网膜的主要电路中的大部分相关活动,但完整的解释可能还涉及额外的机制。

视网膜视觉信号传输的应用

相关是如何影响视网膜向大脑传输视觉信号的呢?下面我们将首先描述一些一般性的考虑,为接近这个问题打下基础。接着,我们会把这些考虑和一些近来发展的方法联系,来理解神经节细胞群编码的保真度。

信号相关和噪音相关影响的一般性考虑

噪音相关(按照定义)从视觉刺激的平均反应的神经活动中的波动中产生。因此,噪音相关本身不能传播对视觉知觉或者对受视觉指导的行为有用的信息。事实上,神经反应中噪音的存在不可避免地会通过掩盖和刺激有可靠联系的真正神经活动的变化而减少视觉保真度。原则上,噪音可以通过把神经反应提高到某个阈限之上的方式,起到使原本不能传播的信号得以传播的作用(McDonnell & Ward 的综述,2011;Ward,Neiman,& Moss,2002)。然而,通过以不变的方式提高神经反应,而不会引起由噪声产生的信息传输的成本,可以更有效地实现该功能。因此,相对于适当的没有噪音的信号,噪音相关对神经信号传输并没有帮助。相反,噪声相关表现出两个不变的事实。首先,基本物理原则意味着,神经信号将会随着名义上相同的刺激光子计数的不同,自发的热驱动运动以及分子中的改变(比如通道和酶)这些而波动。其次,视网膜回路的功能组织导致许多神经元共享一个输入回路,以及共享回路中的噪音传播会不可避免地产生噪音相关。

尽管噪音相关是不可避免的,但是不是没有结果的。一个确定其影响的方法是,将带噪音相关的视网膜信号和在一个假设的具有相同数量级但独立的噪音的视网膜中将会发生什么进行对比(这种回路在物理上是不可实现的)。相比于这个假设回路,相关噪音可以提高或者减少视觉信号的保真度,这取决于信号本身是如何相关的。图 12.6A 展示了一个噪音相关减弱了区分两个刺激的能力的情况。该图描述了两个细胞,细胞 A 和细胞 B 对两个刺激,刺激 1 和刺激 2,反应的共同分布。实线展示的是有噪音相关的分布,虚线展示的有同等变化的独立的噪音的分布。

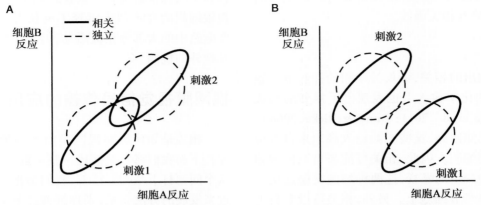

图 12.6　区分时信号相关和噪音相关的影响。（A）两个具有正向信号相关和噪音相关细胞的共同反应的分布图示。同等变化但是不相关的噪音（虚线）相关，噪音相关增加了重叠，因此减少了对两个刺激的区分能力。（B）正如在 A 中一样，但是在负向信号相关的情况下。在这个例子中，同不相关噪音的影响相比，噪音相关增加了区分能力。

区分两个刺激要求确定细胞 A 和细胞 B 的特定的一对反应是由刺激 1 或者刺激 2 引起的。椭圆汇总重叠的区域表示的是可以由任何一个刺激引起的共同的反应，因此这个区域没有包含对区分刺激有用的信息：这个区域越小，区分的表现就会越好。在这个例子中，两个刺激都增加了两个细胞的反应，产生了一个被正向噪音相关遮蔽的正向信号相关。图 12.6B 展示了一个不同的例子（例如，见 Gollisch & Meister，2008）。其中，一个刺激在一个细胞中产生更大的反应，在另一个细胞中产生更小的反应；因此，信号相关是负向的。在这个例子中，正向噪音相关减少重叠的区域，增加了对刺激的区分能力。

　　总的来说，当信号和噪音相关有共同的迹象时，噪音相关会遮蔽信号，并且和同等变化的独立噪音的情况相比，会更大程度降低刺激的区分能力（reviewed by Averbeck，Latham，& Pouget，2006）。当信号和噪音相关有对立的迹象时，与独立噪音相比，相关噪音对信号的遮蔽更少。这些影响对细胞群中的数据解读格外重要：噪音在细胞之间是独立的这个共同假设可以导致细胞群信号保真度的评估中的大量错误（Britten et al.，1992）。

　　这些一般性的见解可以用灵长类视网膜中特定的预测来证明。两个相邻的 ON 型阳伞细胞总是表现出正的噪音相关性（Shlens et al.，2006），并且这些噪音相关与光反应大致相加（Greschner et al.，2011），表明它们不会受到刺激的很大影响（图 12.2C）。因此，和 ON 型阳伞细胞表现出同等但是独立的噪音情况相比，覆盖两个细胞的感受野的大的增量刺激的对比度的变化应该更难区分。在另一方面，边缘位置增加一

个细胞的激发并减少另一个细胞的激发的情况对比的变化，应当更容易用相关噪声而不是独立噪声来区分。相反的情况适用于 ON 型阳伞细胞和 OFF 类阳伞细胞组成的邻近细胞对，它们总是展现出负向噪声相关（Greschner et al.，2011）。在大的、均匀的刺激中的变化会参加一个细胞中的激发并减少另一个细胞中的激发。这些负向的信号相关会被负向噪声相关所遮蔽。然而，一个边缘位置产生正向信号相关中的对比度的变化在相关噪音的情况下会比在独立噪音的情况下更容易识别出来。总之，和细胞展现出同等变化且独立的噪音这种情况相比，相邻细胞对边界反应中的信号和噪音相关的不同迹象，会有助于强调空间对比。

　　生命体利用视网膜反应来推测世界并指导行为这种观点出发，对视网膜传向大脑的信号的解释需要将噪音相关考虑进去。例如，和相同迹象的细胞反应相比，具有不同迹象的相邻阳伞细胞的反应由于可以表明空间对比度，可以对其具有更大的信心。鉴于噪声相关性的强度（Greschner et al.，2011；Shlens，Rieke，& Chichilnisky，2008），在解释视网膜输出中的这种不均匀加权可能对视觉性能具有相当大的影响。

相关对刺激解码的影响

　　噪音相关对刺激表征的影响可以定量形式化。考虑利用神经节细胞的响应来建构一个视觉刺激的估计这个问题。可以说，生物体以许多形式的视觉指导的行为来执行相似的任务。一种解决这个问题的方法是线性重构（Rieke et al.，1997），这种方法将一个基本视觉特征（或者核 Kernal）分配给每一个神经元

的每一个尖峰,再在时间和空间上将这些综合起来,以这种方式来创建对刺激的评估。在灵长类动物的视网膜中,这种方法解释了相邻细胞之间的噪音相关限制了细胞间平均以提高编码准确率的程度(Ala-Laurila et al.,2011);这个效果,就像噪音相关的大小本身,可用感受野重叠来预测其范围。此外,重构的方法可以提供一个与每个细胞尖峰联系的最佳内核的估计(Riekeet al.,1997)。在蝾螈的视网膜中,当附近细胞的活动也被考虑进去时,一个细胞尖峰的最佳重构内核变化巨大(Warland,Reinagel,& Meister,1997)(图 12.7A,B)。也就是说,一个细胞尖峰的最佳解释依赖于另一个细胞是否是在活动。

在一整个细胞群中,这个效果的重要性可以被量

化,并且利用刺激重构有可能更准确地被估计,其中的刺激重构指的是利用一个神经反应和相关的精确非线性模型,在这个模型中,最佳重构可以用数学的方式直接得到。这种适用于灵长类动物视网膜的方法,揭示了和错误地假设没有噪音相关的重构相比,利用完整的细胞群的噪音相关的信息可以在重构时有 20% 的提高(Pillow et al.,2008)。这不意味着噪音相关带有信息;相反,它暗示着对它们的结构进行说明对准确解释视网膜输出信号来说很重要。

信息论方法

尽管上面描述的几个方法提到了利用视网膜信号推测刺激这个问题的见解,但它们可能受到依赖于

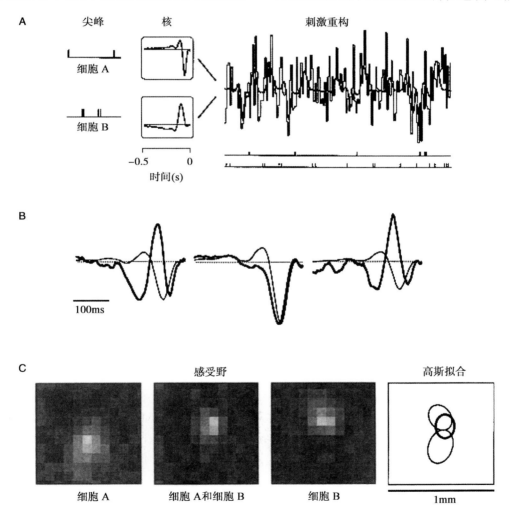

图 12.7 在刺激评估中相关的影响。(A)利用两个神经节细胞的尖峰反应来线性估计刺激的方法(Warland,Reinagel,& Meister,1997)。线性重构的例子,其中两个细胞的尖峰链(spike train)和最佳线性内核卷积,并加和以产生对输出的估计。(B)当刺激重建只取决于单个细胞(薄痕迹)或细胞对(厚的痕迹)时,三个细胞对最佳内核的计算例子,这个例子是对单个细胞的。一个细胞的最佳内核取决于另一个细胞是否用于刺激估计。(C)与相关尖峰相关的视觉信号(Meister,Lagnado & Baylor,1995)。来自细胞 A 或 B 的所有尖峰和相关尖峰的感受野,通过尖峰触发平均获得。在右侧拟合的高斯感受野揭示了,相关尖峰的感受野小于每个细胞的感受野。

特定的重建方法的限制。原则上，视觉刺激的神经反应上包含的信息量可以用传统的信息论方法得以计算（Cover & Thomas，1991；Rieke et al.，1997；Schneidman，Bialek，& Berry，2003），而不用参考特定的重构图式。具体来说，一个细胞反应中包含的有关刺激的信息可以量化在了解该反应情况下，对刺激的不确定性的减少程度。对独立激发的细胞而言，两个细胞携带的有关刺激的联合信息是两个细胞各自携带信息之和。对表现出噪声相关的细胞而言，一个联合信息和总信息之间的正向（负向）不同被定义为协同（冗余），其表明两个细胞共同携带的信息会比它们独立激发携带地更多（更少）。

通常，当呈现不同的自然景色和闪烁的棋盘图案时，蝾螈神经节细胞群的反应表现出大量的冗余，而且几乎没有任何协同（Puchalla et al.，2005）。这种种类的冗余可能从视网膜的回路中的噪音中看到，这些视网膜回路是发散的从而产生相关激发，而且事实上冗余的程度表现出对感受野重叠的依赖，这点和相关激发的程度相似。然而，这些实验没有将信号相关与噪声相关分开，也没有隔离相关活动特定模式的影响（但是参见下文）。其他基于修正信息论方法去分析刺激重构精确度的工作，表明相关影响或许有限（Nirenberg et al.，2001）（see also Schneidman，Bialek，& Berry，2003）。

较新的信息论方法允许分析由神经编码中的单个符号带来的协同或者冗余，其中单个符号指的是特定的活动模式，比如一个细胞激发而另一个细胞不激发。对来自蝾螈以及豚鼠视网膜的数据进行分析，发现有细胞同步激发组成的符号通常是冗余的，而由一个细胞激发另一个细胞不激发组成的符号在传递和自然景色相关的信息时通常是协同的（Schneidman et al.，2011）。也就是说，同对每个细胞的尖峰进行观察获得的信息之和相比，对两个细胞同步尖峰的观察提供了更少有关刺激的信息，而对一个细胞尖峰而另一个细胞没有尖峰的观察又比每个细胞独自提供的信息之和有更大的信息量。因为这种协同和冗余要么从信号相关中产生，要么从噪声相关中产生（Schneidman et al.，2011），对这种组合编码的解释不同于对上文中出现的平均协同或者冗余的解释。然而，结果提供了额外的证据证明，对一个细胞尖峰的解释依赖于另一个细胞的活动。

替代的方法

以上考虑并未考虑到使用不同程度的信号相关

和噪声相关的神经元给大脑传输视觉信息的代谢成本。这个问题十分重要，因为自然场景在时间和空间上表现出高度相关，因此可能在视网膜上产生很大的信号相关。这实际上意味着，每个细胞耗费可观的能量传输的视觉信息已经被其他细胞传输了。鉴于大脑功能的高代谢成本（Schreiber et al.，2002），这种方案可能对生物体不利。

这些考虑表明视觉系统的回路或许以去除输入相关性的形式组织起来，也就是说，减少或消除动物对在其自然环境中遇到的视觉刺激的反应的信号相关（Barlow，1961）。基于简化视网膜回路这些前提的理论工作预测，一个中心环绕的感受野结构，在性质上类似于视网膜神经节细胞的感受野，可以导致视网膜输出的大量去相关（Atick，1990）。尽管很简单，这个理论在人类对比灵敏度的带通性质以及其对光水平的依赖这两方面有成功的预测，虽然它和视网膜上的感受野结构的精确关系还没有得到直接的测量。近期的研究也表明，和视网膜的空间结构相比，神经节细胞的非线性反应特性或许对视网膜尖峰的去相关有更大的贡献（Pitkow & Meister，2012）。

正如上文总结的，在灵长类动物的视网膜中，从感光细胞中发散噪音似乎是相关活动的主要来源。然而，对蝾螈视网膜的研究表明，相关活动也可以反映视网膜中间神经元的共同输入，例如，一个激发的无长突细胞会驱动一个或两个的神经节细胞产生尖峰。这可以让中间神经元传输特定视觉特征的信息，这些特征可以通过相关尖峰（信号相关）驱动它的反应。换句话说，相关活动可以在视网膜的输出上，对多种不同的视觉特征有反应（Meister，1996）。和这个想法一致，和单个细胞的尖峰相比，蝾螈的神经节细胞的相关尖峰表现出更小的感受野（Meister，Lagnado，& Baylor，1995；Schnitzer & Meister，2003）（图12.7C），而且在化学传递被阻断时，相关仍然存在（Brivanlou，Warland，& Meister，1998）。在灵长类动物的视网膜中，情况变得不一样了，即相关活动几乎是完全依赖于化学传递的（Trong & Rieke，2008）。

如上所述的理解相关活动对视觉信号的影响的一些方法是通过与不同基准进行比较来区分的，如下面的例子所示。与假设的无噪音的视网膜相比，真实的噪声相关性会干扰视觉功能而不是服务于某个目的。与有噪音但是没有相关性的假设视网膜相比，噪音相关增加了对某些刺激的辨别能力，降低了对其他刺激的辨别能力。与忽略相关活动的假设视觉系统相比，考虑相关性的视网膜会解码出更多信息。尽管有用,这些比较或许不能反映出真实的自然选择会表现出的可能。例如,一个没有噪声的视网膜在物理上是不可实现的。未来的研究可能会受益于将已知的视网膜相关活动与可实现的替代方案进行比较,利用计算模型,说明信号和噪声如何穿越不同的回路,形成视网膜输出(Trong & Rieke,2008;Vidne et al.,2012)。

总结和结论

相关活动是视网膜以及其他神经回路中信息处理的主要特征。因为视网膜的实验可实现性以及对视网膜回路和功能的充分了解,视网膜中相关活动的起源和影响最近已成为焦点。除了广泛存在之外,相关活动是模式化的且具有细胞类型特异性,这让人想起不同细胞类型的视觉信号的精确的、格子状的排列。特别的,局部的噪音相关是由通过间隙连接横向传播的电信号和共享的感光细胞噪音的主导效应两者共同创造的,在灵长类动物的视网膜中尤其如此。相邻神经节细胞对活动中的相关为更大细胞群中观察到的活动提供了一个统计上的精确的解释。尽管同没有噪声的视网膜相比,噪声相关不可避免地减少视网膜信号的保真度,它们也可以通过增加特定视觉信号显著性的方式改变视网膜的信号输出,当然相对于独立噪音的情况,其代价是其他视觉信号的显著性。总之,这些发现共同提供了视网膜相关活动的主要来源和它对信号传导影响的概述,而且在关于大脑如何有效地从视网膜活动模式中解码视觉信息这一方面提出了基础性的问题。

参考文献

Ala-Laurila, P., Greschner, M., Chichilnisky, E. J., & Rieke, F. (2011). Cone photoreceptor contributions to noise and correlations in the retinal output. *Nature Neuroscience, 14,* 1309–1316.

Amari, S. (2001). Information geometry on hierarchical decomposition of stochastic interactions. *IEEE Transactions on Information Theory, 47*(5), 1701–1711. doi: 10.1109/18.930911.

Arnett, D. (1978). Statistical dependence between neighboring retinal ganglion cells in goldfish. *Experiments in Brain Research, 32,* 49–53.

Atick, J. J. (1990). Towards a theory of early visual processing. *Neural Computation, 2,* 308–320.

Averbeck, B. B., Latham, P. E., & Pouget, A. (2006). Neural correlations, population coding and computation. *Nature Reviews. Neuroscience, 7,* 358–366.

Barlow, H. B. (1961). Possible principles underlying the transformations of sensory messages. In W. A. Rosenblith (Ed.), *Sensory communication* (pp. 217–234). Cambridge, MA: MIT Press.

Britten, K. H., Shadlen, M. N., Newsome, W. T., & Movshon, J. A. (1992). The analysis of visual motion: A comparison of neuronal and psychophysical performance. *Journal of Neuroscience, 12,* 4745–4765.

Brivanlou, I. H., Warland, D. K., & Meister, M. (1998). Mechanisms of concerted firing among retinal ganglion cells. *Neuron, 20,* 527–539.

Cover, T. M., & Thomas, J. A. (1991). *Elements of information theory.* Wiley Online Library.

Dacey, D. M. (1993). The mosaic of midget ganglion cells in the human retina. *Journal of Neuroscience, 13,* 5334–5355.

Dacey, D. M., & Brace, S. (1992). A coupled network for parasol but not midget ganglion cells in the primate retina. *Visual Neuroscience, 9,* 279–290.

Dacey, D. M., & Packer, O. S. (2003). Colour coding in the primate retina: Diverse cell types and cone-specific circuitry. *Current Opinion in Neurobiology, 13,* 421–427.

de la Rocha, J., Doiron, B., Shea-Brown, E., Josic, K., & Reyes, A. (2007). Correlation between neural spike trains increases with firing rate. *Nature, 448,* 802–806.

DeVries, S. H. (1999). Correlated firing in rabbit retinal ganglion cells. *Journal of Neurophysiology, 81,* 908–920.

Field, G. D., & Chichilnisky, E. J. (2007). Information processing in the primate retina: Circuitry and coding. *Annual Review of Neuroscience, 30,* 1–30.

Ganmor, E., Segev, R., & Schneidman, E. (2011). Sparse low-order interaction network underlies a highly correlated and learnable neural population code. *Proceedings of the National Academy of Sciences of the United States of America, 108,* 9679–9684.

Gauthier, J. L., Field, G. D., Sher, A., Greschner, M., Shlens, J., Litke, A. M., et al. (2009). Receptive fields in primate retina are coordinated to sample visual space more uniformly. *PLoS Biology, 7,* e1000063.

Gollisch, T., & Meister, M. (2008). Rapid neural coding in the retina with relative spike latencies. *Science, 319,* 1108–1111. doi:10.1126/science.1149639.

Greschner, M., Shlens, J., Bakolitsa, C., Field, G. D., Gauthier, J. L., Jepson, L. H., et al. (2011). Correlated firing among major ganglion cell types in primate retina. *Journal of Physiology, 589,* 75–86.

Hidaka, S., Akahori, Y., & Kurosawa, Y. (2004). Dendrodendritic electrical synapses between mammalian retinal ganglion cells. *Journal of Neuroscience, 24,* 10553–10567.

Hu, E. H., & Bloomfield, S. A. (2003). Gap junctional coupling underlies the short-latency spike synchrony of retinal alpha ganglion cells. *Journal of Neuroscience, 23,* 6768–6777.

Jacoby, R., Stafford, D., Kouyama, N., & Marshak, D. (1996). Synaptic inputs to ON parasol ganglion cells in the primate retina. *Journal of Neuroscience, 16,* 8041–8056.

Jaynes, E. T. (1957a). Information theory and statistical mechanics. I. *Physical Review, 106,* 620–630.

Jaynes, E. T. (1957b). Information theory and statistical mechanics. II. *Physical Review, 108,* 171–190.

Masland, R. H. (2001). The fundamental plan of the retina. *Nature Neuroscience, 4,* 877–886.

Mastronarde, D. N. (1983a). Correlated firing of cat retinal ganglion cells. I. Spontaneously active inputs to X- and Y-cells. *Journal of Neurophysiology, 49,* 303–324.

Mastronarde, D. N. (1983b). Correlated firing of cat retinal ganglion cells. II. Responses of X- and Y-cells to single quantal events. *Journal of Neurophysiology, 49,* 325–349.

Mastronarde, D. N. (1983c). Interactions between ganglion cells in cat retina. *Journal of Neurophysiology, 49,* 350–365.

McDonnell, M. D., & Ward, L. M. (2011). The benefits of noise in neural systems: Bridging theory and experiment. *Nature Reviews. Neuroscience, 12*, 415–426.

Meister, M. (1996). Multineuronal codes in retinal signaling. *Proceedings of the National Academy of Sciences of the United States of America, 93*, 609–614.

Meister, M., Lagnado, L., & Baylor, D. A. (1995). Concerted signaling by retinal ganglion cells. *Science, 270*, 1207–1210.

Nirenberg, S., Carcieri, S. M., Jacobs, A. L., & Latham, P. E. (2001). Retinal ganglion cells act largely as independent encoders. *Nature, 411*, 698–701.

Ohiorhenuan, I. E., & Victor, J. D. (2011). Information-geometric measure of 3-neuron firing patterns characterizes scale-dependence in cortical networks. *Journal of Computational Neuroscience, 30*, 125–141.

Pillow, J. W., Shlens, J., Paninski, L., Sher, A., Litke, A. M., Chichilnisky, E. J., et al. (2008). Spatio-temporal corelations and visual signalling in a complete neuronal population. *Nature, 454*, 995–999. doi: 10.1038/nature07140.

Pitkow, X., & Meister, M. (2012). Decorrelation and efficient coding by retinal ganglion cells. *Nature Neuroscience, 15*, 628–635.

Puchalla, J. L., Schneidman, E., Harris, R. A., & Berry, M. J. (2005). Redundancy in the population code of the retina. *Neuron, 46*, 493–504.

Rieke, F., Warland, D., de Ruyter Van Steveninck, R., & Bialek, W. (1997). *Spikes: Exploring the neural code.* Cambridge, MA: MIT Press.

Rodieck, R. W. (1967). Maintained activity of cat retinal ganglion cells. *Journal of Neurophysiology, 30*, 1043–1071.

Rodieck, R. W. (1998). *The first steps in seeing.* Sunderland, MA: Sinauer Associates.

Schneeweis, D. M., & Schnapf, J. L. (1999). The photovoltage of macaque cone photoreceptors: Adaptation, noise, and kinetics. *Journal of Neuroscience, 19*, 1203–1216.

Schneidman, E., Berry, M. J. II, Segev, R., & Bialek, W. (2006). Weak pairwise correlations imply strongly correlated network states in a neural population. *Nature, 440*, 1007–1012.

Schneidman, E., Bialek, W., & Berry, M. J. II (2003). Synergy, redundancy, and independence in population codes. *Journal of Neuroscience, 23*, 11539–11553.

Schneidman, E., Puchalla, J. L., Segev, R., Harris, R. A., Bialek, W., & Berry, M. J. II. (2011). Synergy from silence in a combinatorial neural code. *Journal of Neuroscience, 31*, 15732–15741.

Schnitzer, M. J., & Meister, M. (2003). Multineuronal firing patterns in the signal from eye to brain. *Neuron, 37*, 499–511.

Schreiber, S., Machens, C. K., Herz, A. V., & Laughlin, S. B. (2002). Energy-efficient coding with discrete stochastic events. *Neural Computation, 14*, 1323–1346.

Shlens, J., Field, G. D., Gauthier, J. L., Greschner, M., Sher, A., Litke, A. M., et al. (2009). The structure of large-scale synchronized firing in primate retina. *Journal of Neuroscience, 29*, 5022–5031.

Shlens, J., Field, G. D., Gauthier, J. L., Grivich, M. I., Petrusca, D., Sher, A., et al. (2006). The structure of multi-neuron firing patterns in primate retina. *Journal of Neuroscience, 26*, 8254–8266.

Shlens, J., Rieke, F., & Chichilnisky, E. (2008). Synchronized firing in the retina. *Current Opinion in Neurobiology, 18*, 396–402.

Tang, A., Jackson, D., Hobbs, J., Chen, W., Smith, J. L., Patel, H., et al. (2008). A maximum entropy model applied to spatial and temporal correlations from cortical networks in vitro. *Journal of Neuroscience, 28*, 505–518.

Trong, P. K., & Rieke, F. (2008). Origin of correlated activity between parasol retinal ganglion cells. *Nature Neuroscience, 11*, 1343–1351.

Usrey, W. M., & Reid, R. C. (1999). Synchronous activity in the visual system. *Annual Review of Physiology, 61*, 435–456.

Vaney, D. I. (1991). Many diverse types of retinal neurons show tracer coupling when injected with biocytin or Neurobiotin. *Neuroscience Letters, 125*, 187–190.

Vidne, M., Ahmadian, Y., Shlens, J., Pillow, J.W., Kulkarni, J., Litke, A.M., et al. (2012). Modeling the impact of common noise inputs on the network activity of retinal ganglion cells. *Journal of Computational Neuroscience, 33*, 97–121. doi: 10.1007/s10827-011-0376-2.

Ward, L. M., Neiman, A., & Moss, F. (2002). Stochastic resonance in psychophysics and in animal behavior. *Biological Cybernetics, 87*, 91–101.

Warland, D. K., Reinagel, P., & Meister, M. (1997). Decoding visual information from a population of retinal ganglion cells. *Journal of Neurophysiology, 78*, 2336–2350.

Wässle, H. (2004). Parallel processing in the mammalian retina. *Nature Reviews. Neuroscience, 5*, 747–757.

Wässle, H., Peichl, L., & Boycott, B. B. (1981). Dendritic territories of cat retinal ganglion cells. *Nature, 292*, 344–345.

第 13 章　视网膜将视觉场景分解为不同的特征

Botond Roska，Markus Meister

20 条视网膜通路将视觉信息从眼睛传递到大脑

对视网膜功能结构的经典研究发现，投射到视网膜上并被感光细胞捕获的图像是由多个并行回路局部处理的（Masland，2001；Wässle，2004）。这个并行处理在视网膜输出端产生了几种不同的动态活动模式，这些活动模式同时通过神经节细胞（即视网膜的输出神经元）传递到大脑（见图 13.1）。

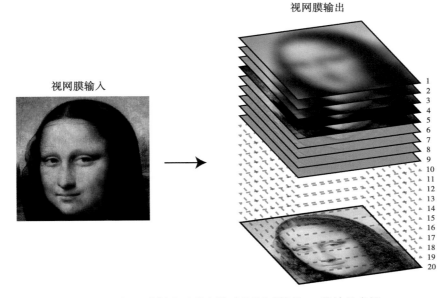

图 13.1　视网膜创造了进入眼睛的"电影"的 20 种神经表征。

有越来越多的共识认为神经节细胞由 20 种不同的类型构成。每一种类型都形成了一个覆盖整个视网膜的亚群（subpopulation），通常以"嵌合体"这种规则的空间排列。因此，视网膜并行处理的基本细胞结构的单位是由具有相似形态和反应特性的神经节细胞组成的嵌合体以及一个和局部回路联系的嵌合体（见图 13.2）。视网膜含有 20 个这种嵌合体，它们从视觉世界中独立地抽取不同的特征，尽管其下面的回路共享了许多中间神经元。就好像我们的眼睛由多个不同的电视摄制组构成，这些摄制组把镜头对准同一个情景，但是每个组向他们的观众（相关的脑区）播报一个经过主观切割和处理的拍摄到的图像流版本（图 13.3）。一些员工在所有的摄制组中工作，一些只专攻部分特定少数几个摄制组，一些只参加一个摄制组。

在一个特定的嵌合体中，每个神经节细胞有一个由不同回路元素构成的局部回路。这些元素可以根据将它们和感觉神经元分离的突触数量进行排序。视锥细胞和视杆细胞是排在第一位的神经元；双极细胞和水平细胞是排在第二位的；无长突细胞和神经节细胞是排在第三位的。神经节细胞作为视网膜唯一一个输出的元素，在这些回路的层级中排在明显的首位。双极细胞、无长突细胞和水平细胞，每种都具有多种的形态变体和生理学变体。再说一次，具有同样形状和反应特性的神经元在一个嵌合体中排列（Wässle，2004）。因此，视网膜是由细胞的多种嵌合体组成的，我们也简要地称之为"细胞类型"。

因为每一个视网膜块（retinal patch）包含了 20 种不同的神经节细胞回路，有超过 60 种的回路元素，所以每一个回路成分的空间排列都有严格的组织规则也不足为奇。第一个规则是不同回路中的胞体是包含在三层不同的胞体层中的。回路元素之间的连接

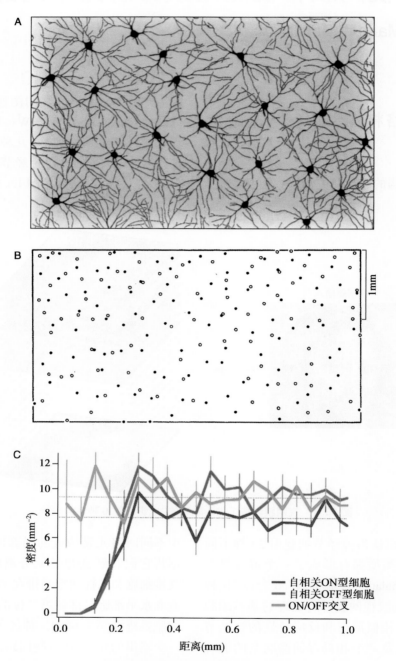

图 13.2　一种以规则嵌合体覆盖视网膜的神经节细胞类型。（A）以平切技术视角看猫视网膜中 ON 型 alpha 细胞的胞体和树突。注意树突均匀地布满空间，并且胞体也以规则的距离分布（Wässle,2004）。（B）在猫的某块视网膜中，ON 型 alpha（空心圆）和 OFF 型 alpha（实心圆）神经节细胞胞体的位置（Wässle,Peichl,& Boycott,1981）。（C）两种细胞类型独立地形成一个规则的嵌合体区。ON 型（蓝色实线）和 OFF 型（红色）细胞位置的空间自相关，表示在相同类型的另一个细胞的给定距离处找到细胞的每单位面积的概率。注意距离小于 0.2mm 时的突出孔。互相关（绿色）表示的是在与一个 ON 型细胞给定的距离处找到一个 OFF 型细胞的概率。虚线是这块视网膜中 ON 型细胞（蓝）和 OFF 型细胞（红色）的平均树突数量。

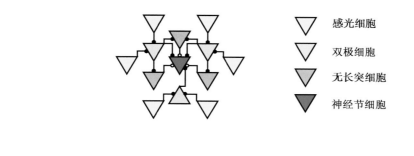

图例：
感光细胞
双极细胞
无长突细胞
神经节细胞

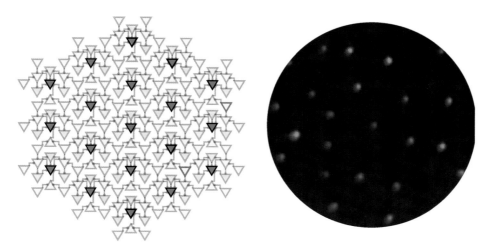

图 13.3　视网膜基础结构单元是一个神经节细胞的回路嵌合体区。（顶部）一个第一序位和第二序位回路原色环绕的神经节细胞。（底部，左侧）同样的回路在视网膜中重复，形成嵌合体区。（底部，右侧）实际上特定细胞类型的视网膜神经节细胞的嵌合体区的位置。

发生在这三层结构之间由突触组成的"网状"层中。第二个规则是不同神经节细胞类型的树突和不同双极细胞类型的轴突终端之间在内层的网状层中互相垂直叠放，形成了 10 个狭窄层级结构（Siegert et al.，2009）（图 13.4）。如果某个双极细胞类型的轴突终端和一个特定类型的神经节细胞的树突在不同的层级中，那么这两者之间就没有直接的联系。一些双极细

胞的轴突终端不止在一个层级当中，因此给这些层级带来信息输入。神经节细胞的种类多于双极细胞的种类，因此某个双极细胞类型的轴突终端比一个神经节类型的终端兴奋地更多。和这个相一致，IPL 的每一个层级结构有包含不止一种类型的神经节细胞树突的倾向。

比较内层视网膜中三种主要细胞种类，即双极细

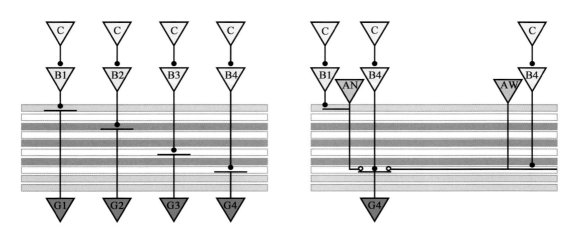

图 13.4　视网膜特征在内层视网膜中堆放。（左）双极细胞终端和神经节细胞的树突分布在 IPL 的不同层级。（右）一些无冲突细胞（AN）是窄且高的；它们的输入和输出在不同的层级。其他的无长突细胞（AW）是宽且平的，在一个层级内有长的处理过程；这些细胞在同一个嵌合体区中的局部回路传递信息。

胞、神经节细胞和无长突细胞的层级分布特征（stratification），我们发现了显著的不同之处。神经节细胞和双极细胞的处理过程通常只限于一个或两个的 IPL 层级。相比之下，特定的无长突细胞，比如 AII 无长突细胞，是垂直排列的。它们在几个层级中的一个狭窄的水平范围内，接受信息输入，提供信息输出。其他无长突细胞，比如星形细胞和多轴突细胞，在层级中一个宽阔的范围内以薄层状分布（Masland，2012）。"高和窄"的无长突细胞和它们的"平且宽"的同伴之间似乎有着完全不同的计算功能。

在进化中，20 个视网膜回路本可以被组织到具有重叠视野的 20 双独立的眼睛中。虽然这对回路元素的连线和定位来说更加简单，但一些细胞类型，例如感光细胞，是所有回路必需的。感光细胞确实很多——它们的数量占了所有视网膜神经元的 80%（Jeon，Strettoi，& Masland，1998）——而且在回路之间共享大量的共同资源是很经济的做法。上文提过的允许对共同资源的有效利用层级结构，导致了细胞类型的层级组织。层级底部的细胞，比如感光细胞，给许多神经节细胞类型提供信息输入，而在更高层级的特异性无长突细胞影响较少的神经节细胞类型。共享的资源和细胞类型层级对理解视网膜信息处理和视觉障碍有重要的影响。所有回路必需的共同操作，比如光适应的增益控制（Fain，2011），最有可能在最初就被共同的元素执行了。同样的，有人预料如果一个细胞的功能障碍引起明显的视觉缺陷，那么这个细胞是处在低层级的。另一方面，负责特异化的神经节细胞的计算的回路元素在层级的更高处。

视网膜的结构似乎是特制来提取出视觉景色中的许多不同特征的。在日光的条件下，图像是由视锥细胞来捕捉的。第一个处理的阶段，也就是一个和抑制的水平细胞互动的阶段，形成了侧抑制（lateral inhibition），从而影响了下游的所有回路（Kamermans & Fahrenfort，2004；Wu，1992）。在昏暗的光线中，传导由视杆细胞负责，其信号后续也通过几个精细的通道流入视锥细胞的系统中（Bloomfield & Dacheux，2001）。从这之后，由视锥细胞驱动的信号大部分都被当作来自视锥细胞来处理。出于本章的目的考虑，我们将焦点放在下游回路的视锥双极细胞中。

每一个视锥细胞都和 10 种双极细胞相连（Wässle et al.，2009）。其中一些双极细胞的类型通过它们具有不同动力学的神经递质接收器来区分（DeVries，2000），它们依次以内层网状层的不同层级作为终点。因此，内层视网膜不同层级上的信号早已根据不同的时间特征得以解析。因为神经节细胞类型的数量多于层级的数量，所以由每种双极细胞从外层视网膜传向内层视网膜的活动进一步地多样化。不同的视觉特征可以在一个层级中出现，这是因为神经节细胞类型有着不同的空间范围和不同的接收器，并且它们的回路也可能包括不同的无冲突细胞类型（Taylor & Smith，2011）。值得注意的是，由双极细胞运输的特征同样可以由垂直的无长突细胞的作用在局部重组。

上文中讨论的视觉特征的细化是一个圆柱状的操作：限制在某个空间内并在层级内或者层级之间组织起来。由于水平细胞和大无长突细胞的横向连接以及相同或者不同种类细胞之间的电耦合，视网膜的处理也跨越空间横向发生。

视网膜的功能组织的一些方面是进化保留下来的。胞体的层级排列和细胞的处理，主要的细胞种类，以及它们的普遍连接对所有的脊椎动物来说都是共通的。在从小鼠到人类的哺乳动物之间的对比中，人们在细胞类型以及它们的层叠中发现了更大的相似性（图 13.5）。一些抗体标记在这些物种之间标出了相同的层级，并且许多的细胞类型保留下来了。例如，小鼠（Puller & Haverkamp，2011）和猕猴（Dacey & Packer，2003）都有专门处理蓝色视锥细胞信号的双极细胞。在表 13.1 中，我们编制了这个主题研究过的所有主要物种的视网膜神经节细胞的目录。这证明了一些"主要的"的细胞类型在许多物种中都找到了（Berson，2008）。对其他细胞类型来说，这种符合更难识别出来，尽管随着我们对它们视觉反应的学习逐渐提升，这个情况可能会有改善。

哺乳动物之间也有明显的不同。例如，小鼠的视网膜中给定一个嵌合体区里细胞的间隔几乎是一致的；另一个极端是，灵长类动物的视网膜中，细胞密度在靠近视网膜中央一块叫作中央凹的地方会急剧增加。因此，中央凹的空间分辨率很高，被用来解码视觉景色中的细节部分。不同的哺乳动物的神经节细胞的空间密度有着不同程度的不一致，导致一些特异化的视网膜区域，例如猫的中央区（area centralis）或者兔子的视觉条纹（visual streak）。

第二个不同在处理颜色的回路中。大多数哺乳动物有两种视锥细胞，一种表达短波色素，另一种表达中波色素。一些灵长类动物也拥有处理长波色素的视锥细胞。和短波锥细胞相连的回路在哺乳动物中有着共同的回路图案，例如特异化的蓝色锥细胞，但是对一些灵长类动物来说，对中波和长波中信息的

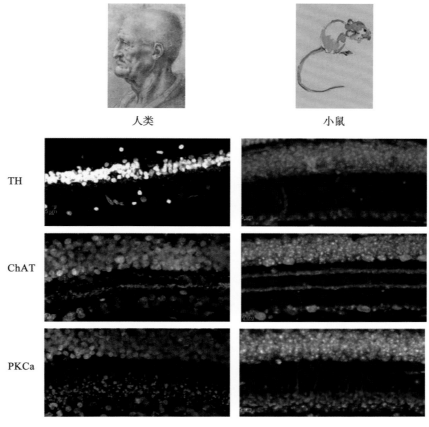

人类　　　　　　　　　　小鼠

图 13.5 人类和小鼠视网膜的对比。人类的视网膜垂直切面（左）和小鼠的视网膜垂直切面（右）。用针对酪氨酸羟化酶（TH）、胆碱乙酰转移酶（ChAT）和蛋白激酶 Calpha（PKCa）的三种抗体染色，在两个物种中识别出了相似位置的层。

表 13.1　视网膜神经节细胞类型目录

图像	小鼠	兔子	猫	猕猴	特点
	M1[1,2]			外侧 视黑素[3]	大而稀的树突。ON 型迟钝突触反应
	M2[1,2]			内侧 视黑素[3]	大而复杂的树突。ON 型迟钝突触反应
	颞侧 ON 型 DS 细胞[4]	颞侧 ON 型 DS 细胞[5]			ON 型 DS。偏好颞侧方向
	腹侧 ON 型 DS 细胞[4]，Spig-1 EGFP[6,7]	腹侧 ON 型 DS 细胞[5]			ON 型 DS。偏好腹侧方向

图像	小鼠	兔子	猫	猕猴	特点
	背侧 ON 型 DS 细胞[4,6,7]	背侧 ON 型 DS 细胞[5]			ON 型 DS。偏好背侧方向
	颞侧 ON-OFF 型 DS 细胞[8]	颞侧 ON-OFF 型 DS 细胞[9]	Theta? 细胞[10]	递归双层细胞[11]	ON-OFF 型 DS。偏好颞叶方向
	背侧 ON-OFF 型 DS 细胞[8]	背侧 ON-OFF 型 DS 细胞[9]	Theta? 细胞[10]	递归双层细胞[11]	ON-OFF 型 DS。偏好背侧方向
	Drd4-EGFP[12],W9[8]	鼻侧 ON-OFF 型 DS 细胞[9]	Theta? 细胞[10]	递归双层细胞[11]	ON-OFF 型 DS。偏好鼻侧方向
	BD-CreER[8],Hb9-EGFP[13]	腹侧 ON-OFF 型 DS 细胞[9]	Theta? 细胞[10]	递归双层细胞[11]	ON-OFF 型 DS。偏好腹侧方向,小鼠中有不对称的树突
	JAM-B[14]	OFF 型耦合[15],G3[16]			ON-OFF 型 DS。偏好鼻侧方向。指向腹侧的树突高度不对称
	ON 型 alpha 细胞[17],PV-Cre-1 细胞[18]	ON 型 alpha 细胞[19]	ON 型 alpha 细胞[20,21]		大的树突区。ON 型反应
	PV-Cre-1 细胞[18]	ON 型阳伞细胞[15]		ON 型阳伞细胞[22]	中等树突区。ON 型反应
				ON 型平滑细胞[23]	
		ON 型 beta 细胞[15]	ON 型 beta 细胞[24]		小的树突区。ON 型反应

图像	小鼠	兔子	猫	猕猴	特点
				ON 型侏儒细胞[22]	小的树突区。ON 型反应
		OFF 型 beta 细胞[15]	OFF 型 beta 细胞[24]		小的树突区。OFF 型反应
				OFF 型侏儒细胞[22]	小的树突区。OFF 型反应
	PV-Cre-4 细胞[18]	OFF 型阳伞细胞[15]	Eta? 细胞[25]	OFF 型阳伞细胞[22]	中等树突区。OFF 型反应
	瞬时的 OFF 型 alpha 细胞[17]，PV-Cre-6 细胞[18]	OFF 型 alpha 细胞[19]	OFF 型 alpha 细胞[24]	OFF 型平滑细胞[23]	大的树突区。OFF 型反应
	持续的 OFF 型 alpha 细胞[17]，PV-Cre-6 细胞[18]	OFF 型 delta 细胞[15]	OFF 型 delta 细胞[10]		大的树突区。OFF 型持续反应
		ON 型双层细胞?[15]		小的双层细胞[11]	ON 型兴奋,OFF 型抑制,在猕猴中蓝-黄拮抗
				大的双层细胞[11]	蓝-黄拮抗
		局部边缘检测器[5,27]	Zeta 细胞[28]	宽棘细胞[11]	ON-OFF 型,外周强烈,快速的 ON-OFF 抑制
			Epsilon? 细胞[29]	递归单层细胞[11]	

图像	小鼠	兔子	猫	猕猴	特点
	W3 细胞[26]			ON 型窄棘细胞[11]	
				OFF 型窄棘细胞[11]	
	一致性检测器[30]	一致性检测器[31]			被视觉刺激短暂地抑制。ON-OFF 型反应。树突恰好在 ChAT 带外侧

每个图示是 IPL 树突分层的说明,分成了 10 个层级(Siegert et al.,2009)。对每个类型,我们列出了基本的形态学和生理上的特点,并标出了在四个物种中大概的对应者,由引用的文献支持。在 Berson(2008)中可以找到跨物种对比的更详细的细节。注意,这些神经节细胞类型中有许多只有稀疏和局部的入口,这强调了完成视网膜输出信号目录工作的需求。

参考文献:
[1] Hattar et al.,(2006)。[2] Schmidt et al.,(2011b)。[3] Dacey et al.,(2005)。[4] Sun et al.,(2006)。[5] Barlow, Hill, & Levick(1964),另见 Kanjhan & Sivyer(2010)and Hoshi et al.,(2011)for finer divisions。[6] Yonehara et al.,(2009)。[7] Yonehara et al.,(2008)。[8] Kay et al.,(2011)。[9] Oyster & Barlow(1967)。[10] Isayama, Berson, & Pu(2000)。[11] Dacey(2004)。[12] Huberman et al.,(2009)。[13] Trenholm et al.,(2011)将偏好方向错误识别为颞侧。[14] Kim et al.,(2008)。[15] Roska, Molnar, & Werblin(2006)。[16] Hoshi et al.,(2011)。[17] Pang, Gao, & Wu(2003)。[18] Münch et al.,(2009)。[19] Zhang et al.,(2005)。[20] Cleland, Levick, & Wässle(1975)。[21] Wässle, Peichl, & Boycott(1981)。[22] Dacey & Packer(2003)。[23] Crook et al.,(2008)。[24] Wässle, Boycott, & Illing(1981)。[25] Berson, Isayama, & Pu(1999)。[26] Kim et al.,(2010)。[27] van Wyk, Taylor, & Vaney(2006)。[28] Berson, Pu, & Famiglietti(1998)。[29] Pu, Berson, & Pan(1994)。[30] Sivyer & Vaney(2010)。[31] Cleland & Levick(1974)。

处理的不同是十分显著的。一些哺乳动物,比如小鼠和兔子,许多它们的视锥细胞对某种色素的表达要多于对另一种色素的表达,而且这些色素的比例在不同的背腹侧梯度中也是不同的。因为这个梯度,看向蓝色天空的那部分眼睛对短波更加敏感,看向地面的那部分眼睛对长波更加敏感。

在过去的 50 年中,视网膜包含 20 个神经节细胞嵌合体区以及它们联系的回路的解剖学证据逐渐出现。然而,除了少数的神经节细胞类型,这些视觉通路的功能差异很难被理解。进来技术的进步,尤其是对细胞类型进行基因标记和操纵的能力,大大加速了这个研究计划(Azeredo da Silveira & Roska,2011;Huberman et al.,2009;Kay et al.,2011;Kim et al.,2008;Yonehara et al.,2008)。一个基本的新见解是,不同细胞类型的基因表达模式也是十分不一样的。凭借先进的分子遗传和病毒工具,人们可以劫持控制这些表达模式的细胞机器,从而有选择性地操纵神经元。现在,可以在生理记录中锁定特定的细胞类型,修饰它们,观察其对网络功能的影响,并且重要的是,可以在对所研究的视网膜神经元身份没有歧义的情况下,进行科学结果的交流。

在接下来的两个部分,我们将讨论这些不同的神经节嵌合体在视觉景色中提取到了什么,以及相关的回路是如何进行必要的计算的。

像素传感器 vs 特征检测器

视网膜在视觉系统的总体功能中起什么作用?传统的观点仍在教科书中占主导地位,当今许多视觉研究者也仍持这些观点,即视网膜的主要任务是将视觉图像传输到大脑,而大脑皮层和其他重要的神经回路可以处理这些信息。出于这个目的,视网膜必须首先将图像信号格式化以应对生理环境的变化。由于光照条件会发生剧烈变化,所以视网膜通过细胞的光适应过程进行增益控制。因为自然图像在像素模式中往往是高度冗余的,视网膜通过实现侧抑制的回路进行一些图像压缩。这种观点认为视网膜神经节细胞功能的本质特征就是中央-外周感受野和增益控制。

另一个观点认为,视网膜对视觉表征有更显著的影响。视网膜并不是简单地对图像编码以便通过视神经进行更有效率的传输,而是从场景中提取少数几个特定的特征,然后通过几个特定的图像通道选择性地将这些特征传输给大脑。这幅图中，视觉场景中的许多原始信息都被丢弃了。神经节细胞传输由高度非线性计算产生的信号，比如图像在特定方向上的运动速度，这些信号与图像强度的原始数据关系不大。

这两种关于视网膜加工的对立观点可以追溯到视网膜神经生理学的早期（Barlow，1953；Kuffler，1953；Lettvin et al.，1959）。今天，随着神经节细胞类型的完整目录触手可及，人们可以预见这场争论的结束。和往常一样，解决方案极可能是折中方案。有几种神经节细胞类型似乎符合"像素传感器"的概念，而其他许多类型则更符合"特征检测器"的概念。这里，我们给出了这两个概念的明确含义，并评估了它们如何应用于不同的视网膜通路。

像素传感器

在其理想化形式中，像素传感器神经节细胞仅仅在视网膜特定点上测量光的强度并将该值直接传输给大脑。这方面一个技术例子是数码相机的单像素传感器。当然，实际上，神经节细胞不是在单个点上观测光，而是在一个感受野上。此外，它们无法即时发出信号，而是在视网膜的反应时间上对光积分。最后，它们不能发出连续的信号，只能发出尖峰信号。有了这些现实的约束条件，我们将执行以下图像操作的神经节细胞定义为一个像素传感器视网膜神经节细胞：在感受野内和积分时间内计算光强度的加权平均值，然后使用结果相应地调节发放率（Meister & Berry，1999）。这样的神经反应通常被描述成"线性的"，因为它们是由感受野中的光强随时间和空间的线性累加而来（见附录13.1）。

值得注意的是，事实上有视网膜神经节细胞接近这一理想形式。例如，灵长类动物中央凹（包括人类的）中的侏儒P细胞主要从单个双极细胞接收刺激，而双极细胞又从单个视锥细胞接收输入（Kolb & Marshak，2003）。它们的反应实际上是由感光细胞阵列中的单个像素决定的，因此没有机会进行复杂的非线性图像计算。中央凹神经节细胞的实际响应测量很少（McMahon et al.，2000），但是在偏心率较大处的侏儒细胞似乎以一种接近线性的方式对光线积分（Benardete & Kaplan，1997a，1997b）。

相似的，猫视网膜的X细胞对光的响应是高度线性的（Enroth-Cugell et al.，1983）。当刺激保持不变的时候，它们有一个稳定维持的发放率。当光增加的时候它们发放更多；当光减弱时它们发放减少（或者反之亦然，取决于神经节细胞的极性）。感受野的一部分变亮可以通过另一个部分变暗来抵消，从而完全抵消了响应，这说明了该回路将整个空间中的光加和（Enroth-Cugell & Robson，1966）。如果视觉刺激像正弦波函数一样随着时间变化，那么发放率也会被调节成相同频率的正弦波；这是线性处理的通用指标。

猕猴的P细胞和猫的X细胞都是各自视网膜中最小的神经节细胞。一个很有诱惑力的说法是，在任何给定物种中，具有最精细感受野的神经节细胞都是像素传感器，它们将场景的高分辨率信息传输给大脑。然而，小鼠违反了这个简单的概念：小鼠中最小的神经节细胞（称作局部边缘检测器细胞或者W3细胞）根本不参与常视觉场景的信号传导，仅对特定场景做出非常稀疏的反应（Zhang et al.，2012）。

特征检测器

特征检测的原型，同样是一个人造的例子，是当前傻瓜相机中采用的面部检测回路。在视觉场景中识别人脸需要选择性和不变性的有趣结合：选择性使得检测器在许多不包含人脸的图像区域保持静默；不变性使得它可以在许多不同视角和光照情况下对不同面孔响应。很明显，这种性能需要一种与仅对图像进行线性滤波非常不同的计算方法。

此外，有视网膜神经节细胞类型的表现接近这种理想形式。一个例子是早期描述的在青蛙的视网膜中的"虫子感知器"（Lettvin et al.，1959）：当一只小苍蝇在一个有图案的背景下移动时，这些细胞会激活，但是当同样一只苍蝇和背景一起移动时，这些细胞就不会激活。在近些年来被识别的或者被更好地探索的新神经节细胞类型中，大多是具有特征检测器的特征：高度非线性的行为，对某一视觉特征的选择性，以及对场景中许多其他方面的不变性。人们通常可以从生态学和行为学的角度来理解特征的选择性：自然环境产生的特定图像，视觉系统的需求以及观察者在主动视觉过程中的自身行为。在下一节中，我们会说明其中的一些情况。

许多视网膜神经节细胞是特征检测器

对每个示例神经节细胞类型，我们首先讨论它计算了什么，即视觉场景的哪些方面定义了它的选择性和它的不变性。在许多示例中，我们还了解这种刺激选择性是如何从视网膜神经元的相互作用中产生的，并且我们以一个总结了相关连接和信号流的回路图表给出这些解释。这些回路并非完整和详尽，因此请注意一些注意事项。

第一，为简单起见，所有的回路都从双极细胞开始。外层视网膜的感光细胞和水平细胞回路执行一些底层的视觉信号格式化，包括光适应和侧抑制。由于这个过程，双极细胞具有简单的中央-外周感受野。它们产生基本上是线性的光反应，而在同样的条件下，神经节细胞会成为非线性的特征检测器（Baccus et al.，2008）。因此，在双极细胞水平没有发生很多计算。令人感兴趣的选择性主要通过双极细胞、无长突细胞和神经节细胞的相互作用而出现在内层视网膜。第二，回路图仅是示意性的，并非精确。例如，该图并没有给出元素的正确数量：标记为 A 单个成分可能表示的是这种类型的全部无长突细胞。第三，这个图表并非详尽的：它说明了已经被确认的最小回路并且它对产生所讨论的功能必不可少的，但是完整的回路可能还包含了其他成分。

Y 细胞

因为明显地违背了线性加和的概念，这些神经节细胞在猫视网膜的早期研究中引起了人们的注意（Enroth-Cugell & Robson，1966）。如果感受野中心被分成了暗半部分和亮半部分，然后这两个区域被交换，则上文提到的 X 细胞会保持静默，因为感受野上总的光保持不变。相比之下，Y 细胞在每一次转换中都会发出强烈的脉冲。两个极性的 Y 细胞都有涉及：感受野中任意一个小区域中的 ON 转换会使一个 ON 型 Y 细胞有一个短暂的兴奋，即使它和其他地方的昏暗同时发生。这些神经元对运动模式十分敏感，因为这种移动会在感受野的某个地方产生一个增亮（图13.6A）。对 OFF 型的 Y 细胞也是如此，它会被局部的 OFF 转换激活。因此，Y 细胞表现出了一种不变性的形式：它对细小的刺激产生反应，而不管它在视网膜内哪个地方发生或者朝哪个方向移动。然而，Y 细胞通常不被描述为具有选择性。它们有一个对立的外周，其中包括一些和中心类似的空间非线性合并（Crook et al.，2008；Enroth-Cugell & Freeman，1987），但是它还没有和隔离任何特定的视觉特征相联系。

Y 细胞独特的反应特点表明其回路集合了感受野的小分区中的兴奋性信号输入，分区中的信号是各自整流的（Enroth-Cugell & Freeman，1987）（图13.7A）。现在有很好的证据表明子区域和单个双极细胞相符：这些中间神经元和子区域的大小匹配（Crook et al.，2008；Demb et al.，2001），并且它们的突触输出确实可以显示出强大的整流（Baccus et al.，2008；Demb et

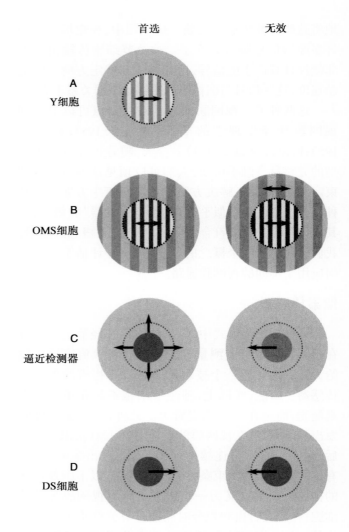

图 13.6 有视网膜神经节细胞提出的视觉特征。对文中强调的 4 种神经节类型的每一种类型来说，这表明阐述了使神经节元兴奋的刺激（首选）或者抑制它的刺激（无效）。箭头代表的是运动。虚线标记感受野中心。这个例子取自自然视觉过程中发生的条件：（A）被感受野中心的运动模式兴奋（Y细胞和OMS细胞）；（B）被外周同步的运动模式抑制（OMS细胞）；（C）被扩张的运动兴奋，而不解释运动（逼近检测器）；（D）被一个方向的运动兴奋，而相反的方向运动不产生兴奋（DS细胞）。

al.，2001）。在整流中的一个双极细胞突触，只有双极细胞的去极化可以作为兴奋传输到神经节细胞，而超极化则没有突触后效应。因为静息电位低于突触钙通道的激活电压而使基础递质释放率变低的时候，整流出现了（Matsui，Hosoi，& Tachibana，1998；Palmer，2010）。Y 细胞回路（图 13.7A）定性解释了神经元是如何对移动纹理反应而不管其运动的方向和空间模式。纹理的小特征在移动中激活了不同的双极细胞。双极细胞常常有双相脉冲反应（Awatramani & Slaughter，2000；Baccus et al.，2008；DeVries，2000），这让它们对快速的变化敏感，而不是对静止图案敏感。双极细

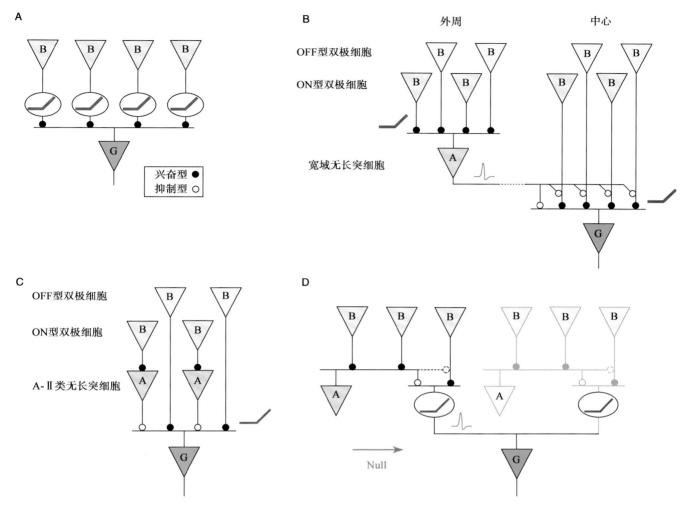

图13.7 通向不同特征检测神经节细胞的视网膜回路。（A）Y 类型神经节细胞。这种神经节细胞从许多双极细胞中集合兴奋。双极细胞突触是整流的：在基线上，递质的释放率很低，所以去极化增加递质释放，但是超极化的影响很小或者没有影响。在接下来的面板中，对所有的双极细胞假定这个整流的质量。（B）物体运动敏感细胞。注意神经节细胞汇集 ON 型和 OFF 型的双极细胞的信号，但是这个过程有宽视野的无长突细胞的动作作为门控。（C）逼近检测器。同样，在 ON 和 OFF 通道上存在汇集，但是由于插入的窄无长突细胞而具有相反的迹象。（D）方向选择神经节细胞。定义无效方向的非对称交互在星型无长突细胞和局部双极细胞之间发生。一个额外的阈值非线性在神经节细胞的树突中的尖峰产生中生成。

胞突触整流后让来自激活的双极细胞的这些瞬态信号的累积，同时防止经历相反的刺激变化的其他双极细胞的抵消。图像模式随着时间变化的速度导致了发放率随着时间变化，简单的 Y 细胞回路模型可以定量预测这个输出（Baccus et al.，2008；Enroth-Cugell & Freeman，1987；Victor & Shapley，1979）。

Y 细胞的在空间中非线性叠加这个典型特征已经在许多类型的神经节细胞当中遇到了，但是在赋予某些选择性的其他反应特征中有着明显的不同，正如下面的例子那样。

物体运动敏感细胞

"虫子感知器"类型的神经节细胞（Lettvin et al.，1959）现在已经在几个物种中找到，它们很可能代

表了一种典型的细胞类型。它们在蝾螈中被称作"OMS"细胞（Ölveczky，Baccus，& Meister，2003），在小鼠的视网膜中被称作"W3"细胞（Zhang et al.，2012），在兔子的视网膜中被称作"局部边缘检测器"（Levick，1967）。它们对感受野中心的 ON 和 OFF 事件产生瞬时反应；因此，它们以一种非常非线性的方式处理刺激，这点远远超过了 Y 细胞。它们对感受野中心内运动模式极度敏感，大部分情况下模式的精确内容无关。但是如果感受野周围也有运动模式，且这个运动和中心的运动同步的话，神经节细胞就保持静默（图13.6B）。

人们可以推测这种神经节细胞对检测视觉场景内的移动物体十分有帮助。这里的行为学挑战是，观察者的眼睛几乎一直处在运动中，或是凝视时的小震

动或是观察者自己在环境中的移动（Kowler, 1990; Martinez-Conde, Macknik, & Hubel, 2004）。因此，视网膜的默认情况是一个连续不断的图像流，识别一个运动的物体需要的不仅是简单地标示出物体移动的地点。相反，OMS 细胞执行的计算会识别和环境有着不同移动轨迹的图像区域。这些就像是相对于大背景运动的小物体，比如在叶子中的小虫。

我们现在知道这个计算是如何执行的。OMS 神经节细胞从许多有着整流突触的双极细胞中整合兴奋（图 13.7B）。并且，不同于典型的 Y 细胞，它从 ON 型和 OFF 型的双极细胞中接受兴奋（Levick, 1967; Zhang et al., 2012）。因此，感受野当中任何区域的小物体的移动都会使一些双极细胞去极化，同时使另一些双极细胞超极化，在每种情况下，神经节细胞都会接受一个短暂的兴奋脉冲。无论物体的确切形状、图案或者其运动方向如何，都会发生这种情况。我们看到，空间的非线性叠加以及对立极性的双极细胞的非线性叠加已经引入了大量的不变性。

那选择性呢？同样的神经节细胞接受来自距离中心很远的感受野周围的无长突细胞的强烈抑制。无长突细胞的突触会直接作用在神经节细胞和双极细胞的终端上，在这里它们会在突出前端就抑制递质传递（Baccus et al., 2008; Zhang et al., 2012）。无长突细胞本身就被激活神经节细胞的同种非线性合并机制驱动（Baccus et al., 2008; Russell & Werblin, 2010; van Wyk, Taylor, & Vaney, 2006; Zhang et al., 2012）。所以如果感受野周围的视觉模式和中间的模式同时移动的话，神经节细胞中的兴奋和抑制会互相抵消，然后它会保持静默。但是如果感受野中心的运动独立于周围的运动发生的话，神经节细胞就会激发。这个选择性可以很精细；比如说，小鼠的 W3 神经节细胞在由动物本身移动带来的自然刺激情况下，会保持完全的静默，因为它们包含了大量的总体光流。这些神经元只有在一些小目标物和静止的背景相对运动这种特殊的情况下才会激发（Zhang et al., 2012）。

逼近检测器

这些神经节细胞，在小鼠的视网膜中被称作 PV5 细胞，当一个暗点在感受野中扩张的时候激发强烈，同样强烈的激发也会在一个物体逼近观察者的时候发生（图 13.6C）。再一次说明，感受野中心对刺激的 ON 和 OFF 型的事件都很敏感，只是现在有着相反的迹象（Münch et al., 2009）。一个局部的昏暗产生一个瞬时的兴奋，而一个局部的增亮产生一个瞬时的抑制。当一个黑点横向移动通过感受野的时候，它的前缘产生兴奋，它的后缘产生抑制；这两个效应相互抵消，所以神经节细胞保持静默。然而，如果一个暗点在感受野中扩张，将没有边缘会带来抑制，所以神经节细胞将会激发强烈。对亮物体的对称的检测器还没有被发现。

实现接近特异性的反应的回路是基于对 OFF 通路的兴奋和 ON 通路的抑制的整合。PV5 神经节细胞被 OFF 型双极细胞兴奋，被 AII 无长突细胞抑制（Münch et al., 2009）。AII 无长突细胞是一个局部的中间神经元，它又被一个 ON 型双极细胞激发。再一次说明，这些神经节细胞的突触输入是经过整流的。当一个边缘穿越过感受野时，它轮流刺激每个双极细胞大小的子单元，引发了一个兴奋或者抑制的短暂冲动。当一个暗物体在感受野上扩张，兴奋性脉冲不受任何抑制的影响，在整个扩张过程中，神经节细胞都有激发。另一方面，当物理横向运动时，在前缘的运动会被后缘的运动平衡，神经节细胞因此保持静默。

因此，抑制的作用是抑制对非选择性运动信号的反应，和 OMS 细胞回路的策略相似。然而和 OMS 细胞不同的是，抑制必须发生在双极细胞终端的突触后而不是突触前，因为来自物体不同部位的信号必须综合起来。再一次说明，双极细胞突触的整流是回路中一个必要的原色，但是在这里我们遇到了一个额外的扭转。神经节细胞组合了对立极性通路中整流后的兴奋和抑制。已经有人提出这种"交叉抑制"是为了让神经节细胞的总体反应更加线性（Werblin, 2011），其中 ON 通路实施对增亮的反应，OFF 通路实现对昏暗的反应。对 PV5 细胞来说，情况却不是这样。一个对其感受野的光线进行线性合并的神经元最多可以成为一个昏暗感受器，而不会对逼近的物体具有选择性。相反的，逼近检测器是被一个扩张的暗边缘激发的，即使感受野的其他部分正经历着逐渐的增亮。这可以理解为，如果抑制通路有高阈值因而忽视了逐步的增亮，但在行进中 ON 边缘的一个突然的增亮会被传输（Münch et al., 2009）。

注意，这个回路中所有的 AII 无长突细胞野在暗视觉中行使一个完全不一样的功能，也就是将视杆细胞中的信号合到锥双极细胞中（Bloomfield & Dacheux, 2001; Demb & Singer, 2012）。这是单个细胞类型有两种完全不同角色的有趣例子，甚至在相反的方向上传导信号（Manookin et al., 2008）。

方向选择性细胞

这些神经节细胞对感受野中的运动十分敏感。然而，它们有选择性地对一个方向的运动反应，而对相反方向的运动保持静默（Vaney, Sivyer, & Taylor, 2012）（图 13.6D）。在一些情况下，这种方向选择性即使对一个移动了 1/10RF 直径的小点都适用；因此，计算是发生在局部的尺度上的，整体的结果是感受野上的合并（Barlow & Levick, 1965）。这种方向选择（DS）细胞对感受野中运动的精确模式或者形状具有不变性，但是对其运动的方向具有选择性。

三种类型的 DS 神经节细胞通过感受野中心反应的极性被区分出来。ON-OFF 型 DS 细胞在光的 ON 和 OFF 阶段都会被短暂激发（Barlow & Levick, 1965；Weng, Sun, & He, 2005），ON 型 DS 细胞只会被 ON 阶段激发（Oyster, 1968；Sun et al., 2006），OFF 型 DS 细胞只会被 OFF 阶段激发（Kim et al., 2008）。这三种类型包含了多种不同的细胞类型。哺乳动物视网膜中的 4 种 ON-OFF 型细胞在感受野中心都有不同的运动方向选择性，和眼睛主要的方向相一致：背侧，腹侧，鼻侧和颞侧（Elstrott et al., 2008；Kay et al., 2011；Oyster, 1968）。在感受野周围的运动表现出了强大的抑制（Barlow & Levick, 1965；Wyatt & Daw, 1975）。对于 OMS 细胞来说，这种抑制在周围的运动和中心的运动在速度和方向上吻合的时候，特别强烈（Chiao & Masland, 2003；Ölveczky, Baccus, & Meister, 2003）。因此，ON-OFF 型神经节细胞瞄准的是场景中物体的局部运动。它们的轴突投射到丘脑和上丘（Huberman et al., 2009；Kay et al., 2011；Stewart, Chow, & Masland, 1971；Vaney, Sivyer, & Taylor, 2012），从而把信息提供给两个主要的更高级的视觉信息处理流。相反，ON 型 DS 细胞包括三种类型，在视网膜上有三种大致的选择方向：背侧，腹侧和颞侧（Oyster, 1968；Yonehara et al., 2009）。它们不会被感受野周围的运动抑制，并且对整个视网膜中的移动模式反应良好。因此，它们可以用来对场景的总体的光流进行编码，比如动物或者研究相对于场景运动时，视网膜上图像滑动产生的光流。有趣的是，这些神经元并不会投射到主要的视觉通路中，而仅仅只是投射到一些副级视觉系统上（Buhl & Peichl, 1986；Oyster et al., 1980；Yonehara et al., 2008, 2009），这些副级视觉系统的作用是感知自身运动以调节眼睛的运动（Simpson, 1984；Giolli, Blanks, & Lui, 2006）。最后，OFF 型 DS 细胞被描述为对腹侧方向的运动具有选择性（Kim et al., 2008）。再

一次，这些神经元投射到上丘和丘脑中，但是它们在下游处理中的功能还不清楚。这里列出了 DS 神经节细胞（DSGC）具有共识的类型，但是近期有人指出这些细胞群可能被分割为更细的细胞类型，并且下游的投射还需要确认（Hoshi et al., 2011；Kanjhan & Sivyer, 2010；Rivlin-Etzion et al., 2011）。

ON-OFF 型的 DSGC 中的视网膜回路已经得到了密集的研究，我们现在拥有大量的生理学、解剖学以及计算上的结果。正如所期望的那样，在这一大组的报告中有一些不一致的地方。因此将这些观察整合到一个神经回路共同模型中是有难度的。我们在这里展示一个副级回路，它几乎已经确定对观察到的方向选择性具有贡献，尽管它还有一些方面没有得到解释（图 13.7D）。在这里，我们主要遵循的是近期的一篇综述（Vaney, Sivyer, & Taylor, 2012），我们推荐它作为了解这个回路的一个概述。

视网膜方向选择性的发现提出了一个简单的模型，这个模型是关于方向选择性是如何通过神经节细胞兴奋性和抑制性输入的交互来实现的（Barlow & Levick, 1965）。这个模型有 4 个必要的成分：空间不对称—抑制应该从兴奋中横向偏移；时间对不对称—抑制相对于兴奋应该有延迟；非线性合并—神经节细胞只有当它合并的突触输入超过某一个阈值时才有反应；小的子单元—为了解释即使是小运动的选择性，这种合并需在感受野中的许多小的子单元中独立发生。现在有令人信服的证据证明这些不同的功能被分配到内层视网膜特定的细胞元素（Vaney, Sivyer, & Taylor, 2012）。

在这个回路（图 13.7D）中，独立的子单元和 DSGC 电化学上不同的单个区室相符合。每个这种区室合并兴奋和抑制，并且当净去极化超过一个阈值时产生一个尖峰。这些树突尖峰稳定地传向胞体并在轴突产生一个尖峰。每一个区室都从双极细胞中接收兴奋，从星型无长突细胞（SACs）中接收抑制。尽管双极细胞的感受野直接覆盖其终端，星型细胞的感受野横着朝向无效侧（无效刺激到达的一侧）。这种空间不对称性是两种细胞类型之间特定的连接规则导致的。第一，尽管 SAC 沿着树突接受双极细胞的输入，它的抑制终端是在树突尖端。第二，DSGC 以 10 比 1 的系数，优先地和那些 SAC 朝向无效方向的树突连接（Briggman, Holmstaedter, & Denk, 2011）。结果，有输入贡献的星型细胞树突的感受野向 DSGC 的无效侧移位（图 13.7D）。另一种有助于不对称的细胞机制是：SAC 树突尖端的去极化自身是具有方向选择性

的,对外向的运动的偏好高于内向运动(Euler,Detwil-er,& Denk,2002)。因此,DSGC从无效运动中接收的抑制比其偏好的运动更强。最后,时间延迟和抑制时间的延长是SAC通路中额外的突触和GABA释放的时间进程延长的结果。

给定这个回路,人们可以理解运动刺激的方向选择过程(图13.7)。在无效方向上运动的小点首先刺激SAC,然后是双极细胞。因为SAC输入是延迟的并且更加持久,抑制和兴奋会同时到达GC的树突,这导致了信号在阈值之下,所以没有尖峰产生。这相同的顺序在每个其他的区室中重复。在偏好方向运动的情况下,双极细胞中的兴奋在抑制抵消它之前就被引发了,这引起了树突尖峰,然后是胞体尖峰。同样的回路在IPL星型层的内层和外层都发现了,这允许DSGC独立地处理ON和OFF边缘。

正如上文提到的,这可以被当作一个最小回路。它留下了许多没有被解释的观察现象,比如,DSGC的兴奋型输入已经具有方向选择性(Borg-Graham,2001;Taylor & Vaney,2002)。如果SACs也抑制了双极细胞的终端,那么这个就有可能发生(figure 13.7D)。星型无长突细胞也释放乙酰胆碱,它会使DSGC兴奋;这些突触的功能还不清楚。最小回路也不能解释周围运动的抑制现象,其中可能涉及来自另一个类型的无长突细胞的输入。

对其他DS神经节细胞的回路的了解比较少。一些ON型DS细胞似乎和星型无长突细胞互相作用的程度和ON-OFF型DS细胞相同。然而,新描述的在星型细胞层外分支的ON型DS类型表明一定有其他的机制来实现同样的效果(Hoshi et al.,2011)。对OFF型DS细胞来说也是如此。这种细胞类型有着指向偏好运动方向的十分不对称的树突(Kim et al.,2008)。在这个例子中,关键的不对称性也可以有神经节细胞本身的形态学来提供,尽管其功能的细节还有待探索。

使用共同元素的不同回路

尽管上文讨论的多种检测器似乎选择不同的视觉特征,但是它们的基本回路却有很多共同点。事实上,所有这些回路都使用了同种的简单元素:具有两极的小视野双极细胞,双极细胞突触的整流,空间合并,用于迹象逆转的狭视野无长突细胞,用于横向抑制的宽视野无长突细胞。唯一的不同是这些元素的顺序和组合。就像电子中的人造场,简单元素在布局和组合上的不同会导致显著不同的功能。上文的解释仍然没有写满20种形态的神经节细胞的目录,这表明视网膜其他的特征检测器以及与他们相连的回路还有待识别(表13.1)。

开放性问题

视觉特征和生态学

上文的例子促进了对特征选择性更深层次的考虑。这些神经元是真的只对一种类型的刺激有选择性吗?如果不是的话,人们可以将他们同特定的特征联系起来吗?对第一个问题的回答是否定的:比如,每个已知的神经节细胞会对视网膜中心的一个闪烁的小点反应。这包括了物体运动细胞和逼近检测器。然而,在自然视觉的情况下,闪烁的点不会经常发生。除了刚好在眨眼之后,物体几乎不会凭空出现在视网膜上;相反,它们从邻近的区域进入一个神经元的感受野中,或者它们在感受野之内移动。在自然视觉中经常出现的一组相当有限的刺激集合中,逼近检测器对扩张的对象具有优先选择性,OMS细胞对和它们的背景的移动不一致的刺激具有优先选择性。

一个有趣的主题是,到目前为止识别的大多数特征检测器似乎处理某种形式的图像运动:宽视野,局部,或者有差别的。这有一个简单的行为学的解释:视觉场景中的运动物体往往是有趣的点,要么是威胁要么是机会。相似的,视网膜上总的图像流也是环境中自我运动的一个有用的指示器。特定的回路已经发展到有效快速地从图片中提取和分离这些重要的线索或许是很正常的事。然而,这些定性的论点需要更认真的检验。一个方法是在真正能够反应视自然环境的视觉的情况下研究视网膜的信号传输,包括始终存在的观察者的运动和眼睛的运动。由于可以在自然环境中自由移动的啮齿动物头部安装的超轻型摄影机,现在这种刺激已经可以收集了(Zhang et al.,2012)。很重要的一点是,测试每种神经节细胞在这些情况下的选择性以及其触发特征和那些用更传统的人造刺激识别的特征是否真的相同。

下游处理

这些不同的并行表征最终传往大脑的什么地方?与具有许多独立图像处理器的视网膜的概念一致,一个的简单说法是每个神经节细胞类型向不同的视网膜区域提供输入。但事实并非如此。有三种模式的神经节细胞投射(图13.8)。一些神经节细胞类型投

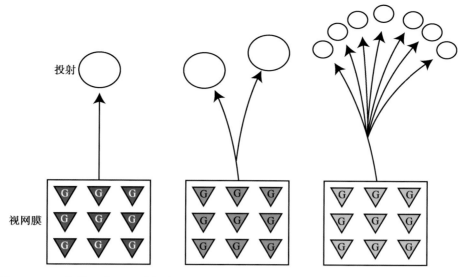

投射

视网膜

图13.8　三种类型的视网膜投射。(左)神经节细胞嵌合体区投射到单个核中。(中间)神经节细胞嵌合体投射到两个核。(右)神经节细胞嵌合体投射到多个核中。

射到单个目标区域,例如三种类型的 ON 型 DS 细胞(Vaney,Sivyer,& Taylor,2012)。一些其他细胞类型投射到多个区域,例如一些表达黑视蛋白的神经节细胞(Schmidt 等人,2011a)。然而,大多数神经节细胞类型投射到两个主要视觉中心,外侧膝状核(LGN)和上丘(SC)。事实上,大多数个别神经节细胞的轴突分支和支配两个目标区域。

有两个要点要注意。第一,许多视觉特征被拷贝到 LGN 和 SC,因此,我们不禁要问这些拷贝是否会被比较,或者,是否独立存在以驱动行为或感知。第二,在大多数研究的物种中,包括灵长类动物,许多特定视觉特征被送到 LGN。另一方面,大多数皮层研究人员确信只有少数途径(可能是三个)从 LGN 到达初级皮层。一种可能性是多个视网膜特征在 LGN 内立即合并为几个视觉通路。或者,我们可能仍然对驱动视觉皮层的通路不完全了解。幸运的是,一套包括追踪基因识别细胞的下游通路的新工具可用来使特定类型的神经节细胞激活或沉默,以及记录皮层中的数百神经元中的活动。因此,这个争议很可能很快就会解决。更广泛地,现在似乎可以绘制不同的神经节细胞通路与动物视觉行为的特定方面之间的关系。

到目前为止,神经节细胞类型的沉默导致了有争议的结论。靶向消除少数或单一类型的含有黑视蛋白的神经节细胞在小鼠中引起明确的行为缺陷(Chen,Badea,& Hattar,2011;Guler 等人,2008;Hatori 等人,2008)。当星型无长突细胞被消除时,发现了小鼠行为的类似的明显缺陷(Yoshida 等人,2001),并且

可能至少7种类型的方向选择性神经节细胞的方向选择性被消除。相比之下,所有类型的 ON 型神经节细胞的急性沉默导致灵长类动物视觉行为的微小变化(Schiller,Sandell,& Maunsell,1986)。被预测会导致人类中所有 ON 细胞类似沉默的突变,在锥体有活性的光强度下不会导致的任何主要视觉缺陷(Dryja 等人,2005;Zeitz 等人,2005)。许多神经节细胞类型成对出现,包括 ON 型和 OFF 型版本。看来,对于我们的视觉感知和功能的一个重要部分来说,一个类型的一个版本就足够了。

特征处理的临床测试

视网膜结构和功能的跨物种保护也提供了诊断视网膜疾病的新机会。当我们访问眼科医生时,我们的视力在一个图表上进行测试,我们从中读取小和大的字母。该测试对眼睛视力的诊断主要基于20种类型的神经节细胞中的2种的表现,即 ON 型和 OFF 型侏儒细胞。虽然视网膜包括大量分析和剖析不同类别的运动的基础设施,但是,明显地,眼科医生经常使用的任何一个定量或者定性的测试都没有评估我们可以多好地感知运动。例如,如果突变在无长突细胞网络的发育中产生缺陷,则患者可能不能看到运动,或者相反,可能总是看到运动。这样的患者可能最终出现在精神病医生的办公室,即使缺陷起源于感觉周边。通过逐个理解不同神经节细胞执行的计算以及通过理解由沉默鉴定的神经节细胞嵌合体区产生的行为表型,可以发现在人们视网膜内出现的视觉感知的异常。

附录 13.1

线性视觉反应

数学上，一个线性的反应通过刺激和一个滤波函数的卷积得到：

$$r(t) = r_0 + \iint s(x, t') F(x, t - t') \, dt' dx$$

在这个公式中，$s(x, t)$ 是作为时间和空间函数的刺激强度，r_0 是在没有任何刺激情况下的发放率。权重函数 $F(x, t)$ 指定应用于在地点 x 和过去的时间 t 上强度的权重，通常被称作神经元的时空感受野。

很明显，一个神经元的发放率范围是受到限制的，也就是说从底部的零激发，到顶部由细胞的生理物理特性决定的一些最大发放率。因此，当光的强度过大的范围内变化的时候，这个线性关系不能持续。事实上，人们通常发现一个强刺激反应的扭曲。像素传感器的一个的更通用的版本允许对这种刺激和反应关系扭曲的存在：

$$r(t) = N\left(\iint s(x, t') F(x, t - t') \, dt' dx \right)$$

其中，函数 $N()$ 是将线性权重的刺激和发放率联系在一起的扭曲方程，它通常是一个 S 形的形状。这种情况的反应方程通常被称作 LN 模型：一个在非线性之后的线性过滤器（Chichilnisky，2001）。注意，$N()$ 的非线性不会根本性的改变神经节细胞对视觉场景报告的内容，而是报告的方式。信息的视觉意义由时空感受野函数 $F(x, t)$ 完全定义。总之，我们可以认为视网膜神经节细胞是它的刺激的像素传感器——反应方程在多数视觉刺激情况下遵循 LN 模型。由神经节细胞报告的图像像素的空间内容和时间内容包含在时空感受野函数 $F(x, t)$ 中。

参考文献

Awatramani, G. B., & Slaughter, M. M. (2000). Origin of transient and sustained responses in ganglion cells of the retina. *Journal of Neuroscience, 20,* 7087–7095.

Azeredo da Silveira, R., & Roska, B. (2011). Cell types, circuits, computation. *Current Opinion in Neurobiology, 21,* 664–671.

Baccus, S. A., Ölveczky, B. P., Manu, M., & Meister, M. (2008). A retinal circuit that computes object motion. *Journal of Neuroscience, 28,* 6807–6817.

Barlow, H. B. (1953). Summation and inhibition in the frog's retina. *Journal of Physiology, 119,* 69–88.

Barlow, H. B., Hill, R. M., & Levick, W. R. (1964). Retinal ganglion cells responding selectively to direction and speed of image motion in the rabbit. *Journal of Physiology, 173,* 377–407.

Barlow, H. B., & Levick, W. R. (1965). The mechanism of directionally selective units in rabbit's retina. *Journal of Physiology, 178,* 477–504.

Benardete, E. A., & Kaplan, E. (1997a). The receptive field of the primate P retinal ganglion cell, II: Nonlinear dynamics. *Visual Neuroscience, 14,* 187–205.

Benardete, E. A., & Kaplan, E. (1997b). The receptive field of the primate P retinal ganglion cell, I: Linear dynamics. *Visual Neuroscience, 14,* 169–185.

Berson, D. M., Isayama, T., & Pu, M. (1999). The eta ganglion cell type of cat retina. *Journal of Comparative Neurology, 408,* 204–219.

Berson, D. M., Pu, M., & Famiglietti, E. V. (1998). The zeta cell: A new ganglion cell type in cat retina. *Journal of Comparative Neurology, 399,* 269–288.

Bloomfield, S. A., & Dacheux, R. F. (2001). Rod vision: Pathways and processing in the mammalian retina. *Progress in Retinal and Eye Research, 20,* 351–384.

Borg-Graham, L. J. (2001). The computation of directional selectivity in the retina occurs presynaptic to the ganglion cell. *Nature Neuroscience, 4,* 176–183.

Briggman, K. L., Helmstaedter, M., & Denk, W. (2011). Wiring specificity in the direction-selectivity circuit of the retina. *Nature, 471,* 183–188.

Buhl, E. H., & Peichl, L. (1986). Morphology of rabbit retinal ganglion cells projecting to the medial terminal nucleus of the accessory optic system. *Journal of Comparative Neurology, 253,* 163–174.

Chen, S. K., Badea, T. C., & Hattar, S. (2011). Photoentrainment and pupillary light reflex are mediated by distinct populations of ipRGCs. *Nature, 476,* 92–95.

Chiao, C. C., & Masland, R. H. (2003). Contextual tuning of direction-selective retinal ganglion cells. *Nature Neuroscience, 6,* 1251–1252.

Chichilnisky, E. J. (2001). A simple white noise analysis of neuronal light responses. *Network, 12,* 199–213.

Cleland, B. G., Levick, W. R., & Wässle, H. (1975). Physiological identification of a morphological class of cat retinal ganglion cells. *Journal of Physiology, 248,* 151–171.

Crook, J. D., Peterson, B. B., Packer, O. S., Robinson, F. R., Troy, J. B., & Dacey, D. M. (2008). Y-cell receptive field and collicular projection of parasol ganglion cells in macaque monkey retina. *Journal of Neuroscience, 28,* 11277–11291.

Dacey, D. M. (2004). Origins of perception: Retinal ganglion cell diversity and the creation of parallel visual pathways. In M. S. Gazzaniga (Ed.), *The cognitive neurosciences* (pp. 281–301). Cambridge, MA: MIT Press.

Dacey, D. M., Liao, H. W., Peterson, B. B., Robinson, F. R., Smith, V. C., Pokorny, J., et al. (2005). Melanopsin-expressing ganglion cells in primate retina signal colour and irradiance and project to the LGN. *Nature, 433,* 749–754. doi: 10.1038/nature03387.

Dacey, D. M., & Packer, O. S. (2003). Colour coding in the primate retina: Diverse cell types and cone-specific circuitry. *Current Opinion in Neurobiology, 13,* 421–427.

Demb, J. B., & Singer, J. H. (2012). Intrinsic properties and functional circuitry of the AII amacrine cell. *Visual Neuroscience, 29,* 51–60.

Demb, J. B., Zaghloul, K., Haarsma, L., & Sterling, P. (2001). Bipolar cells contribute to nonlinear spatial summation in the brisk-transient (Y) ganglion cell in mammalian retina. *Journal of Neuroscience, 21,* 7447–7454.

DeVries, S. H. (2000). Bipolar cells use kainate and AMPA receptors to filter visual information into separate channels. *Neuron, 28,* 847–856.

Dryja, T. P., McGee, T. L., Berson, E. L., Fishman, G. A., Sandberg, M. A., Alexander, K. R., et al. (2005). Night blindness and abnormal cone electroretinogram ON responses in patients with mutations in the GRM6 gene encoding mGluR6. *Proceedings of the National Academy of Sciences of the United States of America, 102,* 4884–4889. doi: 10.1073/pnas.0501233102.

Elstrott, J., Anishchenko, A., Greschner, M., Sher, A., Litke, A. M., Chichilnisky, E. J., et al. (2008). Direction selectivity in the retina is established independent of visual experience and cholinergic retinal waves. *Neuron, 58,* 499–506.

Enroth-Cugell, C., & Freeman, A. W. (1987). The receptive-field spatial structure of cat retinal Y cells. *Journal of Physiology, 384,* 49–79.

Enroth-Cugell, C., & Robson, J. G. (1966). The contrast sensitivity of retinal ganglion cells of the cat. *Journal of Physiology, 187,* 517–552.

Enroth-Cugell, C., Robson, J. G., Schweitzer-Tong, D. E., & Watson, A. B. (1983). Spatio-temporal interactions in cat retinal ganglion cells showing linear spatial summation. *Journal of Physiology, 341,* 279–307.

Euler, T., Detwiler, P. B., & Denk, W. (2002). Directionally selective calcium signals in dendrites of starburst amacrine cells. *Nature, 418,* 845–852.

Fain, G. L. (2011). Adaptation of mammalian photoreceptors to background light: Putative role for direct modulation of phosphodiesterase. *Molecular Neurobiology, 44,* 374–382.

Giolli, R. A., Blanks, R. H., & Lui, F. (2006). The accessory optic system: Basic organization with an update on connectivity, neurochemistry, and function. *Progress in Brain Research, 151,* 407–440.

Guler, A. D., Ecker, J. L., Lall, G. S., Haq, S., Altimus, C. M., Liao, H. W., et al. (2008). Melanopsin cells are the principal conduits for rod-cone input to non-image-forming vision. *Nature, 453,* 102–105.

Hatori, M., Le, H., Vollmers, C., Keding, S. R., Tanaka, N., Buch, T., et al. (2008). Inducible ablation of melanopsin-expressing retinal ganglion cells reveals their central role in non-image forming visual responses. *PLoS One, 3,* e2451. doi: 10.1371/journal.pone.0002451.

Hattar, S., Kumar, M., Park, A., Tong, P., Tung, J., Yau, K. W., et al. (2006). Central projections of melanopsin-expressing retinal ganglion cells in the mouse. *Journal of Comparative Neurology, 497,* 326–349. doi: 10.1002/cne.20970.

Hoshi, H., Tian, L. M., Massey, S. C., & Mills, S. L. (2011). Two distinct types of ON directionally selective ganglion cells in the rabbit retina. *Journal of Comparative Neurology, 519,* 2509–2521.

Huberman, A. D., Wei, W., Elstrott, J., Stafford, B. K., Feller, M. B., & Barres, B. A. (2009). Genetic identification of an On-Off direction-selective retinal ganglion cell subtype reveals a layer-specific subcortical map of posterior motion. *Neuron, 62,* 327–334. doi: 10.1016/j.neuron.2009.04.014.

Isayama, T., Berson, D. M., & Pu, M. (2000). Theta ganglion cell type of cat retina. *Journal of Comparative Neurology, 417,* 32–48.

Jeon, C. J., Strettoi, E., & Masland, R. H. (1998). The major cell populations of the mouse retina. *Journal of Neuroscience, 18,* 8936–8946.

Kamermans, M., & Fahrenfort, I. (2004). Ephaptic interactions within a chemical synapse: Hemichannel-mediated ephaptic inhibition in the retina. *Current Opinions in Neurobiology, 14,* 531–541. doi:10.1016/j.conb.2004.08.016.

Kanjhan, R., & Sivyer, B. (2010). Two types of ON direction-selective ganglion cells in rabbit retina. *Neuroscience Letters, 483,* 105–109. doi:10.1016/j.neulet.2010.07.071.

Kay, J. N., De la Huerta, I., Kim, I. J., Zhang, Y., Yamagata, M., Chu, M. W., et al. (2011). Retinal ganglion cells with distinct directional preferences differ in molecular identity, structure, and central projections. *Journal of Neuroscience, 31,* 7753–7762. doi: 10.1523/JNEUROSCI.0907-11.2011.

Kim, I. J., Zhang, Y., Yamagata, M., Meister, M., & Sanes, J. R. (2008). Molecular identification of a retinal cell type that responds to upward motion. *Nature, 452,* 478–482.

Kolb, H., & Marshak, D. (2003). The midget pathways of the primate retina. *Documenta Ophthalmologica, 106,* 67–81.

Kowler, E. (1990). *Eye movements and their role in visual and cognitive processes.* New York: Elsevier Science.

Kuffler, S. W. (1953). Discharge patterns and functional organization of mammalian retina. *Journal of Neurophysiology, 16,* 37–68.

Lettvin, J. Y., Maturana, H. R., McCulloch, W. S., & Pitts, W. H. (1959). What the frog's eye tells the frog's brain. *Proceedings of the Institute of Radio Engineers, 47,* 1940–1951. doi: 10.1109/JRPROC.1959.287207.

Levick, W. R. (1967). Receptive fields and trigger features of ganglion cells in the visual streak of the rabbits retina. *Journal of Physiology, 188,* 285–307.

Manookin, M. B., Beaudoin, D. L., Ernst, Z. R., Flagel, L. J., & Demb, J. B. (2008). Disinhibition combines with excitation to extend the operating range of the OFF visual pathway in daylight. *Journal of Neuroscience, 28,* 4136–4150.

Martinez-Conde, S., Macknik, S. L., & Hubel, D. H. (2004). The role of fixational eye movements in visual perception. *Nature Reviews. Neuroscience, 5,* 229–240.

Masland, R. H. (2001). The fundamental plan of the retina. *Nature Neuroscience, 4,* 877–886.

Masland, R. H. (2012). The tasks of amacrine cells. *Visual Neuroscience, 29,* 3–9.

Matsui, K., Hosoi, N., & Tachibana, M. (1998). Excitatory synaptic transmission in the inner retina: Paired recordings of bipolar cells and neurons of the ganglion cell layer. *Journal of Neuroscience, 18,* 4500–4510.

McMahon, M. J., Lankheet, M. J., Lennie, P., & Williams, D. R. (2000). Fine structure of parvocellular receptive fields in the primate fovea revealed by laser interferometry. *Journal of Neuroscience, 20,* 2043–2053.

Meister, M., & Berry, M. J. (1999). The neural code of the retina. *Neuron, 22,* 435–450.

Münch, T. A., Azeredo da Silveira, R., Siegert, S., Viney, T. J., Awatramani, G. B., & Roska, B. (2009). Approach sensitivity in the retina processed by a multifunctional neural circuit. *Nature Neuroscience, 12,* 1308–1316. doi: 10.1038/nn.2389.

Ölveczky, B. P., Baccus, S. A., & Meister, M. (2003). Segregation of object and background motion in the retina. *Nature, 423,* 401–408.

Oyster, C. W. (1968). The analysis of image motion by the rabbit retina. *Journal of Physiology, 199,* 613–635.

Oyster, C. W., & Barlow, H. B. (1967). Direction-selective units in rabbit retina: Distribution of preferred directions. *Science, 155,* 841–842.

Oyster, C. W., Simpson, J. I., Takahashi, E. S., & Soodak, R. E. (1980). Retinal ganglion cells projecting to the rabbit accessory optic system. *Journal of Comparative Neurology, 190,* 49–61.

Palmer, M. J. (2010). Characterisation of bipolar cell synaptic transmission in goldfish retina using paired recordings. *Journal of Physiology, 588,* 1489–1498.

Pang, J. J., Gao, F., & Wu, S. M. (2003). Light-evoked excitatory and inhibitory synaptic inputs to ON and OFF alpha ganglion cells in the mouse retina. *Journal of Neuroscience, 23,* 6063–6073.

Pu, M., Berson, D. M., & Pan, T. (1994). Structure and function of retinal ganglion cells innervating the cat's geniculate wing: An in vitro study. *Journal of Neuroscience, 14,* 4338–4358.

Puller, C., & Haverkamp, S. (2011). Bipolar cell pathways for color vision in non-primate dichromats. *Visual Neuroscience, 28,* 51–60.

Rivlin-Etzion, M., Zhou, K., Wei, W., Elstrott, J., Nguyen, P. L., Barres, B. A., et al. (2011). Transgenic mice reveal unexpected diversity of on-off direction-selective retinal ganglion cell subtypes and brain structures involved in motion processing. *Journal of Neuroscience, 31,* 8760–8769.

Roska, B., Molnar, A., & Werblin, F. S. (2006). Parallel processing in retinal ganglion cells: How integration of space-time patterns of excitation and inhibition form the spiking output. *Journal of Neurophysiology, 95,* 3810–3822.

Roska, B., & Werblin, F. (2001). Vertical interactions across ten parallel, stacked representations in the mammalian retina. *Nature, 410,* 583–587.

Russell, T. L., & Werblin, F. S. (2010). Retinal synaptic pathways underlying the response of the rabbit local edge detector. *Journal of Neurophysiology, 103,* 2757–2769.

Schiller, P. H., Sandell, J. H., & Maunsell, J. H. (1986). Functions of the ON and OFF channels of the visual system. *Nature, 322,* 824–825.

Schmidt, T. M., Chen, S. K., & Hattar, S. (2011a). Intrinsically photosensitive retinal ganglion cells: Many subtypes, diverse functions. *Trends in Neurosciences, 34,* 572–580. doi: 10.1016/j.tins.2011.07.001.

Schmidt, T. M., Do, M. T. H., Dacey, D., Lucas, R., Hattar, S., & Matynia, A. (2011b). Melanopsin-positive intrinsically photosensitive retinal ganglion cells: From form to function. *Journal of Neuroscience, 31,* 16094–16101. doi: 10.1523/JNEUROSCI.4132-11.2011.

Siegert, S., Scherf, B. G., Del Punta, K., Didkovsky, N., Heintz, N., & Roska, B. (2009). Genetic address book for retinal cell types. *Nature Neuroscience, 12,* 1197–1204.

Simpson, J. I. (1984). The accessory optic system. *Annual Review of Neuroscience, 7,* 13–41. doi: 10.1146/annurev.neuro.7.1.13.

Stewart, D. L., Chow, K. L., & Masland, R. H. (1971). Receptive-field characteristics of lateral geniculate neurons in the rabbit. *Journal of Neurophysiology, 34,* 139–147.

Sun, W., Deng, Q., Levick, W. R., & He, S. (2006). ON direction-selective ganglion cells in the mouse retina. *Journal of Physiology, 576,* 197–202.

Taylor, W. R., & Smith, R. G. (2011). Trigger features and excitation in the retina. *Current Opinion in Neurobiology, 21,* 672–678.

Taylor, W. R., & Vaney, D. I. (2002). Diverse synaptic mechanisms generate direction selectivity in the rabbit retina. *Journal of Neuroscience, 22,* 7712–7720.

Trenholm, S., Johnson, K., Li, X., Smith, R. G., & Awatramani, G. B. (2011). Parallel mechanisms encode direction in the retina. *Neuron, 71,* 683–694.

Vaney, D. I., Sivyer, B., & Taylor, W. R. (2012). Direction selectivity in the retina: Symmetry and asymmetry in structure and function. *Nature Reviews. Neuroscience, 13,* 194–208.

van Wyk, M., Taylor, W. R., & Vaney, D. I. (2006). Local edge detectors: A substrate for fine spatial vision at low temporal frequencies in rabbit retina. *Journal of Neuroscience, 26,* 13250–13263.

Victor, J. D., & Shapley, R. M. (1979). The nonlinear pathway of Y ganglion cells in the cat retina. *Journal of General Physiology, 74,* 671–689.

Wässle, H. (2004). Parallel processing in the mammalian retina. *Nature Reviews. Neuroscience, 5,* 747–757.

Wässle, H., Boycott, B. B., & Illing, R. B. (1981). Morphology and mosaic of on- and off-beta cells in the cat retina and some functional considerations. *Proceedings of the Royal Society of London. Series B, Biological Sciences, 212,* 177–195.

Wässle, H., Peichl, L., & Boycott, B. B. (1981). Morphology and topography of on- and off-alpha cells in the cat retina. *Proceedings of the Royal Society of London. Series B, Biological Sciences, 212,* 157–175.

Wässle, H., Puller, C., Muller, F., & Haverkamp, S. (2009). Cone contacts, mosaics, and territories of bipolar cells in the mouse retina. *Journal of Neuroscience, 29,* 106–117.

Weng, S., Sun, W., & He, S. (2005). Identification of ON-OFF direction-selective ganglion cells in the mouse retina. *Journal of Physiology, 562,* 915–923.

Werblin, F. S. (2011). The retinal hypercircuit: A repeating synaptic interactive motif underlying visual function. *Journal of Physiology, 589,* 3691–3702.

Wu, S. M. (1992). Feedback connections and operation of the outer plexiform layer of the retina. *Current Opinions in Neurobiology, 2,* 462–468. doi:10.1016/0959-4388(92)90181-J.

Wyatt, H. J., & Daw, N. W. (1975). Directionally sensitive ganglion cells in the rabbit retina: Specificity for stimulus direction, size, and speed. *Journal of Neurophysiology, 38,* 613–626.

Yonehara, K., Balint, K., Noda, M., Nagel, G., Bamberg, E., & Roska, B. (2011). Spatially asymmetric reorganization of inhibition establishes a motion-sensitive circuit. *Nature, 469,* 407–410.

Yonehara, K., Ishikane, H., Sakuta, H., Shintani, T., Nakamura-Yonehara, K., Kamiji, N. L., et al. (2009). Identification of retinal ganglion cells and their projections involved in central transmission of information about upward and downward image motion. *PLoS One, 4,* e4320. doi: 10.1371/journal.pone.0004320.

Yonehara, K., Shintani, T., Suzuki, R., Sakuta, H., Takeuchi, Y., Nakamura-Yonehara, K., et al. (2008). Expression of SPIG1 reveals development of a retinal ganglion cell subtype projecting to the medial terminal nucleus in the mouse. *PLoS One, 3,* e1533. doi: 10.1371/journal.pone.0001533.

Yoshida, K., Watanabe, D., Ishikane, H., Tachibana, M., Pastan, I., & Nakanishi, S. (2001). A key role of starburst amacrine cells in originating retinal directional selectivity and optokinetic eye movement. *Neuron, 30,* 771–780.

Zeitz, C., van Genderen, M., Neidhardt, J., Luhmann, U. F., Hoeben, F., Forster, U., et al. (2005). Mutations in GRM6 cause autosomal recessive congenital stationary night blindness with a distinctive scotopic 15-Hz flicker electroretinogram. *Investigative Ophthalmology & Visual Science, 46,* 4328–4335. doi: 10.1167/iovs.05-0526.

Zhang, Y., Kim, I.-J., Sanes, J. R., & Meister, M. (2012). The high-resolution ganglion cells of the mouse retina are feature detectors. *Proceedings of the National Academy of Sciences of the United States of America, 109,* E2391-8.

Zhang, J., Li, W., Hoshi, H., Mills, S. L., & Massey, S. C. (2005). Stratification of alpha ganglion cells and ON/OFF directionally selective ganglion cells in the rabbit retina. *Visual Neuroscience, 22,* 535–549.

第 14 章　内在光敏视网膜神经节细胞

David M. Berson

众所周知,内在光敏视网膜神经节细胞(ipRGCs)在生理节律的感光调节中起着举足轻重的作用。ipRGCs 也与其他对明环境光照强度的反射性、潜意识的反应有关,这些响应是由"非成像"的神经回路介导的。最近的研究丰富了这一设想,这些研究结果表明 ipRGCs 将来自视锥细胞和视杆细胞的兴奋性影响与它们自身的基于黑色素的光敏性相结合,从而延伸它们在光照强度和时域上的动态范围。在视觉系统中的"非成像"回路中,ipRGCs 成为视网膜对生理节律和瞳孔系统影响的主要或唯一来源。尽管最初研究认为 ipRGCs 由一个罕见的且相对同质的类型组成,但新发现已经揭示了至少有 5 种类型 ipRGCs,并且每种类型具有明显区分的生理功能和功能表达(Baver et al.,2008;Dacey et al.,2005;Ecker et al.,2010;Hattar et al.,2006;Schmidt et al.,2008,2009,2010,2011;Tu et al.,2005)。总之,ipRGCs 因参与一系列功能角色而被熟知,这主要包括对强光的回避,情绪调节,视觉系统发育,视网膜内的信号传导调制,甚至粗略模式的视觉。

ipRGCs 的发现和初期表征

视网膜内部光感受和发现 ipRGCs 的早期线索已得到广泛综述(Do & Yau,2010;Wong & Berson,2011)。简言之,有越来越多的证据表明,在视锥细胞视杆细胞严重退化的动物(包括人类)中,生理节律的导引以及瞳孔和褪黑素对光照的反应依然能够维持。为此,Foster 及其同事提高了证据标准,为非视锥细胞且非视杆细胞的存在提供了令人信服的证据(Freedman et al.,1999;Lucas et al.,1999)。Provencio 发现了新的黑视蛋白,并将其局限在视网膜神经节细胞的非常少量的一小部分中,并推测这些可能就是 Foster 研究中所提到的未知感光细胞(Provencio et al.,1998,2000)。一些研究发现,黑视蛋白在支配了下丘脑视交叉上核(SCN)的神经节细胞中表达,为这些可能的新感光细胞与生理节律系统的关系提供了关键证据。Berson 等提供了直接的电生理证据,表明支配视交叉上核的视网膜神经节细胞(RGCs)本质上是光敏的,

Hattar et al.(2002)证明了这些细胞能够表达黑视蛋白,Lucas 等(2003)证实了没有黑视蛋白就没有 ipRGC 的光转导。这种黑视蛋白的缺失还扰乱了正常光照对生理节律以及瞳孔反应的影响(Lucas et al.,2003;Panda et al.,2002;Ruby et al.,2002),并且在没有视锥细胞和视杆细胞功能的小鼠身上发现,缺失黑视蛋白直接导致所有视觉驱动行为的消失(Hattar et al.,2003;Panda et al.,2003)。

ipRGCs 在脊椎动物中的普遍存在

除小鼠之外,研究者还发现许多哺乳动物能在少部分的 RGCs 中表达黑视蛋白或者展现内在的光敏性。这些哺乳动物包括大鼠(Hannibal et al.,2002a;Hattar et al.,2002)、灵长类(Dacey et al.,2005;Hannibal et al.,2004;Jusuf et al.,2007;Neumann,Haverkamp,& Auferkorte,2011)、仓鼠(Morin,Blanchard,& Provencio,2003)、兔子(Hoshi et al.,2009)、猫(Semo et al.,2005;see also Pu,1999)、鼹鼠(Hannibal et al.,2002b)和袋鼩(一种有袋类动物;Pires et al.,2007)。一些非哺乳类的脊椎动物也有这些神经节细胞,这些动物主要包括鸡(Bailey & Cassone,2005;Chaurasia et al.,2005;Contin,Verra,& Guido,2006)、蝾螈(Rajaraman,2012)和斑马鱼(Davies et al.,2011),尽管在非哺乳类脊椎动物中黑视蛋白也在几种非 RGC 视网膜细胞类型中表达。

多样性

解剖学和生理学都证明了哺乳动物 ipRGCs 的多样性。这一点在小鼠身上得到了最充分的研究,以下术语和概要特指对小鼠 ipRGCs 的研究(图 14.1)。

解剖结构多样性

M1 细胞:M1 细胞最先被确认为 ipRGCs 的(Berson,Dunn,& Takao,2002;Hattar et al.,2002;Provencio,Rollag,& Castrucci,2002),该类细胞在 ipRGCs 中具有最高水平的黑视蛋白表达。其稀疏、曲折的树突

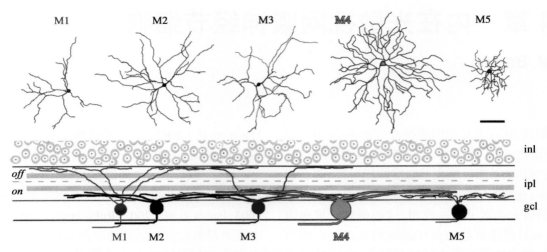

图 14.1　五种类型的内在光敏视网膜神经节细胞(ipRGCs)的形态学。(顶端)正面视图(范围:100μm),(底部)径向截面树突分层图,淡蓝色为 ON 型和 OFF 型类胆碱带。两段黑视蛋白树突都在类胆碱带外,其中一段位于内核层边缘,另外一条更宽的一段位于靠近神经节细胞层。外层带包含 M1 和 M3 细胞,内层包含 M2、M3、M4 和 M5 细胞。在内部分层中存在细微的分层差异。

分布在内丛状层(IPL)最外层,邻接内核层(INL)和 OFF 区边界,其中一些细胞体移位到内核层。基于 Brn3b 转录因子的表达特征和中央投射模式,有研究者建议将该细胞再细分(Chen,Badea,& Hattar,2011;Jain,Ravindran,& Dhingra,2012)。由于 M1 细胞中大量树突重叠(Berson,Castrucci,& Provencio,2010),所以这类型细胞可以再细分并且分类后不影响每个亚型的树突状区域布满视网膜。在小鼠中,M1 细胞约占所有视网膜神经节细胞(RGCs)的 2%(45 000 个 RGCs 中约 900 个 M1)(Berson,Castrucci,& Provencio,2010;Jeon,Strettoi,& Masland,1998)。在所有已被观察到具有黑视蛋白表达神经节细胞的哺乳动物中,包括人类和灵长类,M1 细胞的可能同系物已经得到刻画(Dacey et al.,2005;Jusuf et al.,2007)。

M2 细胞:M2 细胞分布在内丛状层(IPL)的内三分之一,在 ON 子层内。小鼠视网膜第二层内的一组类黑素视蛋白的免疫反应第一次暗示了它的存在(Provencio,Rollag,& Castrucci,2002)。不久之后在灵长类动物视网膜免疫组化及记录中显示出一对 ipRGC 类型,其中一种非常类似于在啮齿类动物中的 M1 细胞,而另一种细胞类型的树突被限制在内丛状层(IPL)ON 子层内(Dacey et al.,2005)。类似于这样的细胞很快在啮齿类动物中被确定,称为 M2 或 2 型细胞(Schmidt & Kofuji,2009;Viney et al.,2007)。在小鼠中,这些细胞具有自主感光性,与 M1 细胞相比,它们的光电流更小,灵敏度更低(Schmidt & Kofuji,

2009;Viney et al.,2007)。研究者从免疫组织化学染色(Baver,Pickard,& Sollars,2008;Berson,Castrucci,& Provencio,2010),以及由黑视蛋白驱动的 GFP 荧光性强度(Schmidt & Kofuji,2009)中判断得知,M2 细胞黑视蛋白表达较低。小鼠中 M2 细胞占其视网膜神经节细胞(RGCs)的约 2%(约 800 细胞)(Berson,Castrucci,& Provencio,2010)。在灵长类(Dacey et al.,2005;Jusuf et al.,2007)和兔(Hoshi et al.,2009)中也得到 M2 细胞的可能同系物。

M3 细胞:M3 细胞内丛状层内外都有分布,一部分树突分枝与 M1 细胞共同分布在内丛状层外,另一部分树突分枝与 M2 细胞共同分布在内丛状层内(Berson,Castrucci,& Provencio,2010;Schmidt & Kofuji,2009,2011;Viney et al.,2007;Warren et al.,2003)。M3 细胞相当罕见(仅占所有视网膜神经节细胞的 0.3%)(Berson,Castrucci,& Provencio,2010);有可能少到无法平铺在视网膜上(Berson,Castrucci,& Provencio,2010)。它们的内源性光反应,及其黑视蛋白的表达水平都酷似 M2 细胞(Schmidt & Kofuji,2011)。M3 细胞的类似细胞已在兔子(Hoshi et al.,2009),并且也可能在猫中得到证实(Pu,1999)。

M4 细胞:尽管 M4 细胞的黑视蛋白免疫反应非常弱(Berson,Castrucci,& Provencio,2010;Ecker et al.,2010;Estevez et al.,2012),但是可以通过敏感的脱氧合酶黑视蛋白记录法得以确认,并且表现出对低振幅和低敏感性的内源性光反应(Ecker et al.,2010;Estevez et al.,2012)。它们有非常大的胞体和树突在

M2 树突层附近,但可能只是在巩膜处(Estevez et al.,2012)。它们非常相似,而且很可能等同于小鼠视网膜中 ON-α 或 RGA1 细胞。具体数量还不确定,但很有可能小于所有视网膜神经节细胞(RGCs)的 2%(Berson,Castrucci,& Provencio,2010)。

M5 细胞:M5 细胞与 M4 细胞相似,具有非常低的黑视蛋白表达水平和非常弱的内在光响应,也只有通过同样的脱氧合酶记录法才能探测到它的存在(Ecker et al.,2010)。他们在 ipRGC 五种类型细胞中,树突剖面图分布面积最小,其树突分枝在(ON)内丛状层中分层明显。尽管它们在所有视网膜神经节细胞中作用不确定,与其他类型 ipRGC 比较,它们较小的树突范围可能意味着某种更丰富的功能。

生理多样性

最早提出 ipRGCs 存在多功能亚型是基于成年小鼠视网膜细胞的胞外记录;基于在动力学和其内在光响应的灵敏度不同确定出两种类型(Tu et al.,2005)。利用染料注射配对的膜片钳技术已经表明同 M1 细胞相比,M2、M3、M4 和 M5 细胞都有更小且更不敏感的光电流,尽管如此,这些类型细胞仍然能够促成钠峰电位形成(Ecker et al.,2010;Estevez et al.,2012;Schmidt & Kofuji,2010,2011);因此,一个或多个这些类型的推测符合 Tu 等记录的较不敏感类型(2005)。突触输入的增强是对直接光反应的补充,这种补充在 M1 细胞中相当弱,但在 M2、M3 和 M4 细胞强得多(Estevez et al.,2012;Schmidt & Kofuji,2010,2011)。

直接对光反射的生理属性

除了灵敏度和幅度,ipRGC 各个类型的直接对光反射基本特征是一致的。在生理条件下,光触发非特异性阳离子电导,携带高达几百 pA 的内向电流(在 M1 细胞中)。达到 20mV 或更高的电压激发膜电位的去极化,接着可以触发河豚毒素敏感性钠峰电位(峰值电流诱发峰电位频率:M1 细胞约 80Hz,M2 细胞约 240Hz)(Schmidt & Kofuji,2009)。

动力学

内源光响应的起始潜伏期一般比视杆细胞和视锥细胞长得多。然而,从几百毫秒的饱和刺激到长达 20 分钟的阈限刺激(Berson,Dunn,& Takao,2002;

Wong,2012),其与刺激强度呈急剧负相关。显然,这种减缓的动力学不是源于单光子反应滞缓,而是低振幅低频率但是具有异常的长整合时间的单光子累积的总和(Do et al.,2009)。后刺激响应衰退也显著变慢,持续长达几分钟。这些特性可能对时间的低通滤波,光照的平滑瞬态和提供脑对平均环境照度的稳定响应起作用。

敏感性、辐照编码、适应和节律介导

内源光响应的阈限很高,约为视杆细胞的 6 个对数单位或视锥细胞的 1 个对数单位(Van Hook,Wong,& Berson,2012;Viney et al.,2007;Vugler et al.,2007)。内在光响应受到光适应的影响(Wong,Dunn,& Berson,2005);尽管光依赖磷酸化或大量黑视蛋白削减可能与内在光反应机制有关,但是对于这种反应机制研究甚少。(Blasic,Lane Brown,& Robinson,2011;Hannibal et al.,2005)。无论如何,这种适应是不完整的,黑视蛋白可以驱动一个非常持久的光电流,引发并维持至少 10 小时的峰电位(Berson,Dunn,& Takao,2002;Mrosovsky & Hattar,2003;Wong,2012)。维持去极化大小与一种并非仅仅由常规视杆和视锥神经节细胞输入表现属性的刺激强度单调相关(Berson,Dunn,& Takao,2002;Dacey 2005;Wong,2012)。黑视蛋白表达和内在光响应的灵敏度显示出一些生理节律调节的功能(Gonzalez-Menendez et al.,2009;Hannibal,2006;Hannibal et al.,2005;Owens et al.,2012;Sakamoto et al.,2005;Weng,Wong,& Berson,2009;Zele et al.,2011)。多巴胺能无长突细胞(Dopaminergic amacrine cells)可能是这种调节作用的来源之一(Van Hook,Wong,& Berson,2012;Viney et al.,2007;Vugler et al.,2007)。

光谱敏感性

在电生理学或行为上探测到多种物种的内在光响应峰电位灵敏度大约为 480nm(Berson,Dunn,& Takao,2002;Dacey et al.,2005;Gamlin et al.,2007;Lucas,Douglas,& Foster,2001;Yoshimura & Ebihara,1996)。动作电位光谱(图 14.2)与由视黄醛发色团绑定到一个视蛋白组成的预期光色素形式相当一致,这种视蛋白可能就是黑视蛋白。此推论得到在表达系统和光谱测定中黑视蛋白光谱分析(Panda et al.,2005;Qiu et al.,2005)的支持(Koyanagi et al.,2005;Walker et al.,2008)。

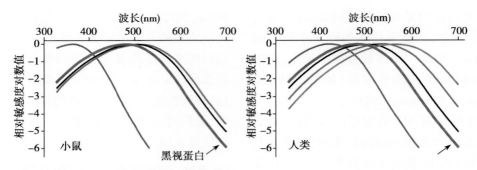

图14.2 黑视蛋白的光谱介导（箭头指向蓝色粗体曲线），ipRGCs感光色素，涉及小鼠（左）和人（右）的其他视蛋白感光色素。黑色曲线为视杆细胞感光色素的视紫红质，剩下曲线为视锥视蛋白，其中啮齿类包含两种类型、人类中有三种类型。

光转导机制

尽管许多细节仍然不清，尤其是在通道控制，响应终止，类视色素循环和光适应方面，但是目前已经确定ipRGCs在光转导链上的关键组成部分，参见Berson（2007）和Yau（2010）查看该主题的其他评述。

黑视蛋白感光色素

强有力的证据表明黑视蛋白是ipRGCs的感觉感光色素。当各种感光不敏感细胞类型表达时，黑视蛋白都能诱发感光灵敏性，尤其是在ipRGCs光谱灵敏度匹配密切的细胞中（Lin et al.，2008；Melyan et al.，2005；Newman et al.，2003；Panda et al.，2005；Qiu et al.，2005）。黑视蛋白不仅在ipRGCs的细胞体中表达，而且遍及整个树突，至少在M1-M3细胞是如此（Berson，Castrucci，& Provencio，2010；Provencio，Rollag，& Castrucci，2002），这可能源于树突的光敏性（Berson，Dunn，& Takao，2002）。黑视蛋白缺失的小鼠，ipRGCs的直接光响应被彻底摧毁（Lucas et al.，2003）。在小鼠中，有两种剪辑的亚型黑视蛋白，这两者都来属于感光色素类。两者都存在于M1细胞，而只有长形式（long form）在M2细胞中存在（Pires et al.，2009）。

黑视蛋白几乎完全位于ipRGCs细胞膜（Belenky et al.，2003）。这些细胞缺乏明显微小突起物或可能增加黑视蛋白负荷膜表面区域的细胞膜器。总体而言，当通过直流电流或电压记录测评时，ipRGCs的感光色素的密度相对于视杆细胞和视锥细胞相当低，这可能是ipRGC表现出低灵敏度光转导的主要原因（Do et al.，2009）。

某些条件下黑视蛋白明显表现为双稳态的感光色素，即在11-顺式视黄醛吸收光异构为全反式视黄醛之后仍然保有发色团（Koyanagi et al.，2005；Mure et al.，2007，2009；Rollag，2008；Walker et al.，2008）。在这方面，它类似于无脊椎动物的感光视蛋白（Hillman，Hochstein，& Minke，1983），而不同于视杆细胞和视锥细胞。双稳态性质下，激活状态被假定为热稳定的，它通过另一个光子吸收而恢复到基态。黑视蛋白光照活化作用最佳波长为（约530~600nm；绿色到黄色）（Koyanagi et al.，2005；Mure et al.，2007，2009；Walker et al.，2008），显然长于（约480nm；蓝色）的光照活化反应。尽管黑视蛋白从视网膜色素上皮细胞的分离不得不面对类视色素的损耗，但其双稳态本性有助于解释ipRGC刺激后的光电流持续性（可能由大量长寿激活色素维持）和ipRGCs感光色素的再生能力（Sexton，Buhr，& Van Gelder，2012）。然而，在其原生细胞环境，黑视蛋白并不表现所期望的某种程度双稳态感光色素性能，黑视蛋白双稳态的生理意义仍存争议（Enezi et al.，2011；Mawad & Van Gelder，2008；Rollag，2008；Walker et al.，2008）。

中介信号组件

正如在生物化学上以及许多原生系统和表达系统中一样，黑视蛋白已经被证明是通过磷酸肌醇级联来传递信号，其中涉及G_q家族中G蛋白和效应酶磷脂酶C的激活（PLC）（例如，Angueyra et al.，2012；Gomez，Angueyra，& Nasi，2009；Isoldi et al.，2005；Koyanagi et al.，2005；Panda et al.，2005；Qiu et al.，2005；Terakita et al.，2008；Xue et al.，2011）。这一点已在ipRGCs得到充分完善。G_q型G蛋白或效应酶PLC的药理阻断能够废除光响应，然而环核苷酸抑制剂却对介导视杆细胞和视锥细胞的光转导（Contin et al.，2010；Graham et al.，2008）没有影响（Warren et al.，2006）。虽然已经在一些ipRGCs检测到G_q家族的所有4个成员（G_Q，G_{11}，G_{14}和G_{15}）的转录（Graham et al.,2008），但是却没明确 Gα 亚型身份的作用。基本的 PLC 同工酶似乎已经确定。G_q 家族 G 蛋白一般是通过 4 类 PLCβ 传递信号（Hubbard & Hepler，2006），所有 PLCβ 已被证明在 ipRGCs 中由单细胞 RT-PCR 表达，但是唯有 PLCβ4 转录总是存在，并且免疫组织化学已在 ipRGCs 检测到 PLCβ4（Graham et al.，2008）。最具说服力的是，ipRGCs 的内在光反应在小鼠上已经能够被 *Plcb4^{-/-}* 废除（Xue et al.，2011）。

ipRGCs 光闸门通道似乎属于瞬时受体电位通道（transient receptor potential channel，TRPC）家族。光电流是由非特异性阳离子传到且接近 0 毫伏附近反转，并呈现向内和向外的整流（Warren et al.，2003），这是典型的 TRPC 通道。在表达系统的功能研究表明，黑视蛋白的激活通过 TRPC 通道的触发电流（Panda et al.，2005；Qiu et al.，2005）。多种阻止 TRPC 通道的药理媒介都能抑制光电流（Hartwick et al.，2007；Sekaran et al.，2007；Warren et al.，2003）。在 ipRGCs 中已检测到 TRPC6 和 TRPC7（Hartwick et al.，2007；Warren et al.，2006）。在敲除单个 TRPC 家族基因的小鼠上，光电流一直存在，尽管在 *TRPC6^{-1}* 小鼠上最大电流可能减少（Perez-Leighton et al.，2011；Xue et al.，2011）。然而关于这点最有说服力的证据，就是 ipRGC 光电流在 TRPC6/TRPC7 双基因敲除情况下彻底消失（Xue et al.，2011）。这些结果表明，TRPC6 和 TRPC7 亚基形成 ipRGCs 光闸门通道，或一起作为 TRPC6/7 异构化通道，或作为仅含有 TRPC6 或仅 TRPC7 亚同质的混合通道。剩下的一个谜团就是为什么类似于 1-油酰 2 乙酰基-*sn*-甘油（OAG）的甘油二酯（DAG），在表达系统中它总是会打开 TRPC6 和 TRPC7 通道，但却未能在 ipRGCs 中引起跨膜电流（Graham et al.，2008；Warren et al.，2006）。

对 TPRD 通道而言，ipRGCs 通过激活 PLCβ4 最终打开光闸门通道的机制仍不清楚。通过 PLC 底层的切割，磷脂酰肌醇 4,5 二磷酸（PIP_2）生成 DAG 和 IP_3，前者停留在细胞膜，后者进入细胞质并在细胞内活化 Ca^{2+}。药理学数据表明，无论是 IP_3，还是 IP_3 受体，还是细胞内 Ca^{2+} 活化都不是光转导必不可缺的。此推论得到由在 ipRGC 浆膜上由内向外的补丁（patches）的持续性电流的支持（Graham et al.，2008）。因此，似乎所有必需的信号组件位于浆膜内，或者与浆膜相关紧密。DAG 本身不太可能闸门通道，因为它的类似物 OAG 不能诱发电流。或许 DAG 的代谢物，如多不饱和脂肪酸或单酰基甘油可能参与其中，或者闸门通道可能由于细胞膜的 PIP_2 较少被释放到打开

状态。

在 ipRGCs 的光转导级联与无脊椎动物尤其是果蝇的微绒毛或单眼光受体有许多相似，这促使了 ipRGCs 在进化上与这些感光细胞的同源性这一观点的形成（Fain，Hardie，& Laughlin，2010；Yau & Hardie，2009）。

其他组件

在 ipRGCs 的光转导中的许多其他重要方面以及潜在的参与者，仅仅只得到了初步的研究，比如说响应终止方面的研究就被忽视了。如上所述，ipRGCs 光电流的缓慢切断某种程度上可归因于活化黑视蛋白的热稳定性，但也有可能是色素及其他大分子之间交互的调控，包括 G 蛋白受体激酶（GRKs）和抑制蛋白之间非同一般的交互作用。有证据表明黑视蛋白的光依赖性磷酸化作用，或许是 GRK2 作用的结果，也可能是随之而来的光敏化色素终其一生的调控结果（Blasic，Lane Brown，& Robinson，2011）。这样的磷酸化作用有可能是抑制蛋白结合的前奏。然而，尽管已经在表达系统中检测到几个抑制蛋白与黑视蛋白之间的交互作用（Panda et al.，2005），但是抑制蛋白表达的身份在 ipRGCs 及其与原位黑视蛋白的相互作用仍然是未知的。由于现在没有任何证据表明视杆细胞和视锥细胞抑制蛋白存在于 ipRGCs 中，β 抑制蛋白是非常有可能的候选者，这将扩大与果蝇感光细胞的相似物种类，但这种猜测需要实验验证。G 蛋白信号（RGS）蛋白正如 ipRGCs 在传统感光细胞中的地位一样，是否在调节光转导动力学中起重要作用还不确定。

虽然光通过电压门控 Ca^{2+} 通道横跨膜的流量（Hartwick et al.，2007）使 ipRGCs 细胞内 Ca^{2+} 增加（Sekaran et al.，2003），但是光流入某种程度上也会导致光闸门通道 TRPC 和 IP_3-调节细胞内钙离子的活化。升高的 Ca^{2+} 水平很可能在适应和光转导过程中的其他调节作用中起作用，但这些都还只是猜想。各种方法都牵涉蛋白激酶 C 和蛋白激酶 A 的调节作用，甚至牵涉它们光转导过程中的主要作用（Peirson et al.，2007；Van Hook，Wong，& Berson，2012；Warren et al.，2006），但缺乏关键细节。ipRGCs 的类视色素循环也知之甚少。在原位生理条件下，光真的能导致 ipRGCs 的黑视蛋白褪色，剥离其发色团的视蛋白吗？如果是，类视色素如何保存、加工和再异构化从而生成功能色素呢？这一切是否都在 ipRGC 内发生？或者是否会涉及其他类型的细胞呢（e.g.，Müller cells）？如果褪色不会发生，使光敏化的黑视蛋白的作用又是

什么？在缺乏光驱动的光照活化条件下，黑视蛋白是通过热衰减回复到基态，还是与其他蛋白质发生交互作用，还是它无限期持续？还是如同无脊椎动物视蛋白与其他激活 G 蛋白偶联受体一样发生了内化？这样的基本问题急切需要实证研究的关注。

突触对 ipRGCs 的影响

虽然 ipRGCs 在缺乏任何突触输入的情况下也能对光响应，但是在生理条件下却受到这种输入的极大影响（Dacey et al.，2005；Perez-Leon et al.，2006；Pickard et al.，2009；Wong et al.，2007）。其树突接收来自双极型和无长突细胞内丛状层内直接的突触联系（Belenky et al.，2003；Dumitrescu et al.，2009；Hoshi et al.，2009；Jusuf et al.，2007；Neumann，Haverkamp，& Auferkorte，2011）。尽管在特定条件下能检测到来自 OFF 型双极细胞微弱的输入，然而这种刺激输入几乎只源于 ON 型双极细胞（Wong et al.，2007）。当光分步刺激时，ON 型双极细胞输入却都异常持续（Wong et al.，2007；Wong，2012）且大小与刺激的辐射照度单调相关（Dacey et al.，2005；Wong，2012）。这两种特征使内在光响应的持续性与辐照编码本质并行。然而，源于视杆细胞和视锥细胞的影响与之内源光响应都更敏感，具有更快的动力学反应（Dacey et al.，2005；Wong et al.，2007；Wong，2012）。典型的感光细胞作用和黑视蛋白组合的作用，显然使 ipRGCs 能在比两者任一影响的情况下，更有可能在强度和时间频率宽得多的动态范围进行辐照编码。

对于 M2～M5 细胞，ON 通道的主要输入预期是来自它们的树突分层，这个分层部分（M3）或完全在于（M2，M4，M5）树突在内丛状层（IPL）的 ON 子层上。与此相比，对于 M1 细胞的 ON 输入一开始就被阻止，因为这些细胞在 OFF 子层为单层树突分布。现在研究者已经了解到，M1 细胞的远端树突在它们贯穿 OFF 子层时，从 ON 双极细胞的特定亚型轴突接收突触输入（Dumitrescu et al.，2009；Grunert et al.，2011；Hoshi et al.，2009）。基于显微镜观察证据，视杆双极细胞和 ipRGC 树突胞体之间的直接接触在大鼠身上已有发现（Ostergaard，Hannibal，& Fahrenkrug，2007），但灵长类没有这种发型（Grunert et al.，2011）。有研究发现不同寻常的色素对立研究形式在灵长类中发现对 ipRGCs 的突触驱动（蓝色 OFF 型，黄色 ON 型）（Dacey et al.，2005），但是鼠科的 ipRGCs 似乎呈现宽带光谱（Schmidt & Kofuji，2010）。

来自无长突细胞的离子 GABA 能和甘氨酸的输入极大地调节了 ipRGC 兴奋性（Belenky et al.，2003；Neumann，Haverkamp，& Auferkorte，2011；Perez-Leon et al.，2006；Wong et al.，2007）。一些 GABA 能的输入可源于多巴胺能无长突细胞，它们共同表达 GABA，共享树突分层，并与 M1 细胞的 ipRGCs 直接地接触（Dumitrescu et al.，2009；Viney et al.，2007；Vugler et al.，2007）。从这些无长突细胞释放的多巴胺明显对 D1 受体起作用，从而减弱 ipRGC 光转导（Van Hook，Wong，& Berson，2012）。细胞间隙连接也耦合 ipRGCs 到广角无长突细胞（Müller et al.，2010），对这些细胞的双向光电交流提供了基础。

预测和功能

正如其他视网膜神经节细胞一样，ipRGCs 是谷氨酸能。例如，视黄醛直接作用于完全源于下丘脑 ipRGCs（Baver，Pickard，& Sollars，2008；Güler et al.，2008）的视交叉上核（SCN），由谷氨酸能传递介导（e. g.，Colwell & Menaker，1992；Hannibal，2002）。此外，ipRGCs 能表达出囊泡谷氨酸转运体 VGlut2（Engelund et al.，2010；Johnson et al.，2007）。然而，ipRGCs 同时也合成垂体腺苷酸环化酶激活肽（PACAP）并很可能至少在其中一个中心目标释放它（Hannibal，2002）。

大量脑干和间脑核团接收到来自 ipRGCs 的直接输入。早期的研究表明，这些几乎都是只存在"非成像"中心（Gooley et al.，2003；Hannibal & Fahrenkrug，2004a；Hattar et al.，2002，2006；but see Dacey et al.，2005）。然而，更灵敏的研究显示 0 对目标感知和定位的关键中心也涉及其中（Brown et al.，2010；Ecker et al.，2010）。如果视网膜功能没有排他性，对于许多视觉的"非成像"中心和功能，pRGCs 似乎都占主导地位。因为 ipRGCs 整合了视杆细胞、视锥细胞和内在黑视蛋白光转导的影响，在视杆细胞和视锥细胞功能的基因破坏或黑视蛋白的缺失情况下，感光功能却一直持续，但是通过定向消除 ipRGCs，感光功能显著受损或者被废除（Göz et al.，2008；Güler et al.，2008；Hatori et al.，2008）。

视交叉上核、生理节律介导和褪黑激素整合

SCN 被确定为 ipRGCs 的第一个输出目标之一，在最初发现中这个投射呈现显著的地位（Berson，Dunn，& Takao，2002；Gooley et al.，2001，2003；Hannibal et al.,2002a；Hattar et al.,2002；Panda et al.,2002；Ruby et al.,2002）。SCN 的视网膜输入信号被认为几乎完全来自 ipRGCs，尤其是 M1 细胞（负 Brn3b 亚型），其次是 M2 细胞（Baver，Pickard，& Sollars，2008；Chen，Badea，& Hattar，2011）。这些输入源于视杆细胞、视锥细胞和黑视蛋白的信号（Altimus et al.，2010；Drouyer et al.，2007；Lall et al.，2010）。这条通路对太阳活动周期的生理节律的作用在此期刊有详细叙述（第 20 章 by Meijer，Hattar，and Takahashi）。ipRGCs 在松果体释放褪黑素的急性光抑制中似乎也起了关键作用（Brainard et al.，2001；Czeisler et al.，1995；Lucas et al.，1999；Zaidi et al.，2007），表面上是通过经过 SCN 下丘脑和交感神经系统的丘脑室旁核的多突触回路。丘脑外侧膝状体的膝状体间小叶（IGL）是 ipRGC 具有生理节律功能输入的另一个主要目标，毗邻另一个 ipRGC 信号接收器——腹侧通路的外侧膝状体（vLGN），一个知之甚少的视皮层的视觉中枢。这些在 IGL 和 vLGN 中的 ipRGC 输入部分被确定部分来自 M1 细胞（Hattar et al.，2002，2006），但也可能来自 M2 或其他 ipRGC 类型（Ecker et al.，2010；Osterhout et al.，2011）。

橄榄状顶盖前额和瞳孔控制

驱动脑干回路介导瞳孔光反射的辐照信号的主要来源是 ipRGCs。反射在视杆和视锥细胞中的大量损失中存在，并且残留的反应精确地与黑色素介导的 ipRGC 光响应光谱行为平行（Lucas，Douglas，& Foster，2001）。橄榄状顶盖前核（OPN）是瞳孔对光反射控制中枢，直接受来自 ipRGCs 神经支配（Baver，Pickard，& Sollars，2008；Hannibal & Fahrenkrug，2004a；Hattar et al.，2002；Viney et al.，2007）核的"壳"区（'shell' region）可能是瞳孔转导临界区（Baver，Pickard，& Sollars，2008），尽管也可能有其他一些类型的 ipRGCs 输入（Viney et al.，2007），但却完全受 ipRGCs 的 M1 细胞神经支配（Brn3b 阳性亚型）（Chen，Badea，& Hattar，2011；Hattar et al.，2002，2006）。OPN 的核心区域功能仍旧不清楚，也接受 ipRGC 输入，但却不是来自 M1 细胞（Ecker et al.，2010；Hattar et al.，2006）。瞳孔反应的不同光谱和时间成分可以追溯到黑视蛋白、视杆和视锥细胞（Allen，Brown，& Lucas，2011；Gamlin et al.，2007；Kardon et al.，2009；McDougal & Gamlin，2010）。尽管 ipRGC 其他亚型的作用是否超过 M1 细胞，常规视网膜神经节细胞（RGCs）是否起到作用仍然不清楚，但其影响主要通过 ipRGCs

起作用（Chen，Badea，& Hattar，2011；Güler et al.，2008；Hatori et al.，2008）。长期争论的哺乳动物虹膜肌的内在光敏性这一主题现在已在许多哺乳动物得以证明（Xue et al.，2011）。这是通过虹膜黑视蛋白的表达介导，并在相当高辐照度情况下进行。

睡眠和负掩蔽

在小鼠等啮齿类夜行动物中，在光照周期的活跃（黑暗）阶段的光照暴露极大抑制其自发活动。在昼夜节律领域被称为"负屏蔽（negative masking）"，这种活动的抑制似乎在很大程度上归因于光诱导或者睡眠的提升。光的催眠作用可以通过常规的视蛋白或黑视蛋白介导，但两者的影响似乎是通过 ipRGCs 实现（Altimus et al.，2008；Lupi et al.，2008；Mrosovsky & Hattar，2003；Mrosovsky，Lucas，& Foster，2001）。从 M1 细胞直接推导到腹外侧视区域已被认为是 ipRGCs 和睡眠控制的联系中关键环节（Gooley et al.，2003；Hattar et al.，2006），但这个投射是相对薄弱的，并且可能涉及其他 ipRGC 类型和下丘脑回路。

光回避和光痛感

即使在睁眼之前，新生小鼠就能躲开光线，而这种负趋光性是依赖于黑视蛋白的（Johnson et al.，2010）。黑视蛋白也介导成年小鼠在黑暗环境的偏好（Semo et al.，2010）。负责这个的回路尚不明确，但可能与从 ipRGCs 到丘脑的躯体感觉区的投射有关，这已被提出是偏头痛畏光症的可能底物，这情况在由视网膜退化的盲人身上也是如此（Noseda et al.，2010）。从 M1 的 ipRGCs 到杏仁核和其他边缘系统目标的投射（Hattar et al.，2006），也可能会引发对光恐惧或厌恶。进一步的评述参见 Schmidt et al.（2011）and Do and Yau（2010）。

外侧膝状体和意识视觉

在早期研究中，ipRGC 投射最引人注目的特征是两个关键的空间视觉中心的投射缺失。其中一个为背侧外侧膝状体（dLGN），视网膜中继信号的初级视皮层；另一个为上丘（SC），恰恰为初级视觉注视中心。这些中心明显缺乏 ipRGCs 投射，并且这与 ipRGCs 通过牺牲时空准确性从而利于在空间和时间上的整合功能特异化现象一致。这样的特异化包括大型树突和感受野，延缓的动力学，几乎没有视网膜病变的小目标核，需要简单时空整合的辐照信号——就像自动相机的光度计所提供的那样。在发现至少几个 M1 细胞轴突支配 dLGN 和 SC 的神经活动时，这个图景就开始改变（Dacey et al.，2005；Hattar et al.，2006），尤其是当额外的 ipRGC 类型出现时（见以上）。基于 CRE 黑视蛋白研究者发现了两个新的细胞类型（M4 和 M5）并标记出了 5 种 ipRGC 类型的轴突，揭示了包括在 dLGN 的子区域和 SC 最深的纯粹的视神经层（the stratum opticum）（Brown et al.，2010；Ecker et al.，2010）中，对新的目标的强健输入。这些研究进一步揭示，仅仅是黑视蛋白光转导就可能推动在 dLGN 和视觉皮层的光反应（Brown et al.，2010），并可以支持原有模式识别（Ecker et al.，2010）。从 ipRGCs 到 dLGN 的输入也许可解释完全丧失常规感光细胞的失明患者仍然有光感能力（Zaidi et al.，2007）。

在这两个新的 ipRGC 类型报告中，其中一种类型—M4 细胞-类似于其他哺乳动物支配 dLGN 活动的 ON-细胞（Estevez et al.，2012）。另一种类型—M5，有一小束浓密的树突，可能与视觉模式的高空间精度相关。从 ipRGCs 到 Retino 膝状体输入，目前已知的至少部分源于 M4 细胞（Estevez et al.，2012），在细胞核中的第三腹内侧选择性终止。有趣的是，同样的部分也受 OFF-细胞（Huberman et al.，2008）和到达 dLGN 稀有 M1 ipRGC 轴突两者的支配（Hattar et al.，2006）。尽管鼠科类 dLGN 的功能细分还没完全弄清楚，但对哺乳动物解剖学更进一步的研究意味着从 ipRGCs 信号和从常规的 RGC 信号很可能通往或至少部分导入不同皮质层或细胞。

ipRGCs 在视网膜内的影响

综上证据表明在神经节细胞中，ipRGCs 在影响其他视网膜神经元对视觉信号处理的能力方面是不同寻常的。这种影响包括视网膜电路的调制（Barnard et al.，2006；Hankins & Lucas，2002），多巴胺能无长突细胞的激发（Zhang et al.，2008），跨越整个产后早期的视网膜自主性兴奋事件的改变（被称为"视网膜波"）（Renna，Weng，& Berson，2011）。通过其对多巴胺能无长突细胞的作用，ipRGCs 可以参与影响所有视网膜神经元的光适应和生理节律调节机制。它们对视网膜波的影响可能表明对胆碱能"星爆"无长突细胞的影响，这是这些事件的模式发生器。ipRGCs 对低级视网膜神经元的离心影响的解剖底物是未知的，但可能涉及间隙连接耦合（Müller 等人，2010；Sekaran 等，2005），树突状输出或将 ipRGCs 连接到无长突细胞和其他神经节细胞的轴突支架。进一步的评述参见 Wong and Berson（2011）。

发展

在视网膜的发展中，自主感光性视网膜神经节细胞（ipRGCs）是第一个全功能的感光细胞。小鼠 ipRGC 早在 11 天胚胎期神经开始形成，并且几乎随即就有黑视蛋白表达（Gonzalez-Menendez et al.，2010；McNeill et al.，2011；Tarttelin et al.，2003；but see Fahrenkrug，Nielsen，& Hannibal，2004）。小鼠一出生就检测到 ipRGCs 的功能性反应（Gonzalez-Menendez et al.，2010；McNeill et al.，2011；Tarttelin et al.，2003；but see Fahrenkrug，Nielsen，& Hannibal，2004），出生 6 天后，黑视蛋白光转导呈现负趋光性（Johnson et al.，2010）并且呈现对视网膜波的调制（Renna，Weng，& Berson，2011）。这些波被认为在视网膜脱落和视网膜色素沉着活动依赖性改善中发挥关键作用。很明显，光以黑色素依赖性方式调节这一过程（Renna，Weng，& Berson，2011）。

结论

自从发现 ipRGCs 十几年来，ipRGCs 显示出与视觉功能的多样性有关，其光转导过程以及投射到大脑的轮廓也已初具雏形。但是许多关键问题依然存在，包括对 ipRGC 亚型的独特功能特性及其对特定的知觉过程、反射性的视觉行为和发育现象的贡献的更全面的认识。关于 ipRGCs 的类维生素 A 循环和光转导级联、自主性细胞和突触介导机制等仍然需要做大量研究。我们需要在 ipRGC 对视网膜本身，包括支持它们的突触回路的作用上做更全面的了解。如果过去仅仅是场序幕，那么未来将会有更多的惊喜。

参考文献

Allen, A. E., Brown, T. M., & Lucas, R. J. (2011). A distinct contribution of short-wavelength-sensitive cones to light-evoked activity in the mouse pretectal olivary nucleus. *Journal of Neuroscience, 31,* 16833–16843.

Altimus, C. M., Güler, A. D., Alam, N. M., Arman, A. C., Prusky, G. T., Sampath, A. P., et al. (2010). Rod photoreceptors drive circadian photoentrainment across a wide range of light intensities. *Nature Neuroscience, 13,* 1107–1112.

Altimus, C. M., Güler, A. D., Villa, K. L., McNeill, D. S., Legates, T. A., & Hattar, S. (2008). Rods-cones and melanopsin detect light and dark to modulate sleep independent of image formation. *Proceedings of the National Academy of Sciences of the United States of America, 105,* 19998–20003.

Angueyra, J. M., Pulido, C., Malagon, G., Nasi, E., & Gomez, M. del P. (2012). Melanopsin-expressing amphioxus photoreceptors transduce light via a phospholipase C signaling cascade. *PLoS One*, 7, e29813. doi:10.1371/journal.pone.0029813.

Bailey, M. J., & Cassone, V. M. (2005). Melanopsin expression in the chick retina and pineal gland. *Brain Research. Molecular Brain Research*, 134, 345–348.

Barnard, A. R., Hattar, S., Hankins, M. W., & Lucas, R. J. (2006). Melanopsin regulates visual processing in the mouse retina. *Current Biology*, 16, 389–395.

Baver, S. B., Pickard, G. E., & Sollars, P. J. (2008). Two types of melanopsin retinal ganglion cell differentially innervate the hypothalamic suprachiasmatic nucleus and the olivary pretectal nucleus. *European Journal of Neuroscience*, 27, 1763–1770.

Belenky, M. A., Smeraski, C. A., Provencio, I., Sollars, P. J., & Pickard, G. E. (2003). Melanopsin retinal ganglion cells receive bipolar and amacrine cell synapses. *Journal of Comparative Neurology*, 460, 380–393.

Berson, D. M. (2007). Phototransduction in ganglion-cell photoreceptors. *Pflugers Archiv*, 454, 849–855.

Berson, D. M., Castrucci, A. M., & Provencio, I. (2010). Morphology and mosaics of melanopsin-expressing retinal ganglion cell types in mice. *Journal of Comparative Neurology*, 518, 2405–2422.

Berson, D. M., Dunn, F. A., & Takao, M. (2002). Phototransduction by retinal ganglion cells that set the circadian clock. *Science*, 295, 1070–1073.

Blasic, J. R., Jr., Lane Brown, R., & Robinson, P. R. (2011). Light-dependent phosphorylation of the carboxy tail of mouse melanopsin. *Cellular and Molecular Life Sciences*, 69, 1551–1562.

Brainard, G. C., Hanifin, J. P., Greeson, J. M., Byrne, B., Glickman, G., Gerner, E., et al. (2001). Action spectrum for melatonin regulation in humans: Evidence for a novel circadian photoreceptor. *Journal of Neuroscience*, 21, 6405–6412.

Brown, T. M., Gias, C., Hatori, M., Keding, S. R., Semo, M., Coffey, P. J., et al. (2010). Melanopsin contributions to irradiance coding in the thalamo-cortical visual system. *PLoS Biology*, 8, e1000558. doi:10.1371/journal.pbio.1000558.

Chaurasia, S. S., Rollag, M. D., Jiang, G., Hayes, W. P., Haque, R., Natesan, A., et al. (2005). Molecular cloning, localization and circadian expression of chicken melanopsin (Opn4): Differential regulation of expression in pineal and retinal cell types. *Journal of Neurochemistry*, 92, 158–170.

Chen, S. K., Badea, T. C., & Hattar, S. (2011). Photoentrainment and pupillary light reflex are mediated by distinct populations of ipRGCs. *Nature*, 476, 92–95.

Colwell, C. S., & Menaker, M. (1992). NMDA as well as non-NMDA receptor antagonists can prevent the phase-shifting effects of light on the circadian system of the golden hamster. *Journal of Biological Rhythms*, 7, 125–136.

Contin, M. A., Verra, D. M., & Guido, M. E. (2006). An invertebrate-like phototransduction cascade mediates light detection in the chicken retinal ganglion cells. *FASEB Journal*, 20, 2648–2650.

Contin, M. A., Verra, D. M., Salvador, G., Ilincheta, M., Giusto, N. M., & Guido, M. E. (2010). Light activation of the phosphoinositide cycle in intrinsically photosensitive chicken retinal ganglion cells. *Investigative Ophthalmology & Visual Science*, 51, 5491–5498.

Czeisler, C. A., Shanahan, T. L., Klerman, E. B., Martens, H., Brotman, D. J., Emens, J. S., et al. (1995). Suppression of melatonin secretion in some blind patients by exposure to bright light. *New England Journal of Medicine*, 332, 6–11. doi:10.1056/NEJM199501053320102.

Dacey, D. M., Liao, H. W., Peterson, B. B., Robinson, F. R., Smith, V. C., Pokorny, J., et al. (2005). Melanopsin-expressing ganglion cells in primate retina signal colour and irradiance and project to the LGN. *Nature*, 433, 749–754.

Davies, W. I., Zheng, L., Hughes, S., Tamai, T. K., Turton, M., Halford, S., et al. (2011). Functional diversity of melanopsins and their global expression in the teleost retina. *Cellular and Molecular Life Sciences*, 68, 4115–4132.

Do, M. T., Kang, S. H., Xue, T., Zhong, H., Liao, H. W., Bergles, D. E., et al. (2009). Photon capture and signalling by melanopsin retinal ganglion cells. *Nature*, 457, 281–287.

Do, M. T., & Yau, K. W. (2010). Intrinsically photosensitive retinal ganglion cells. *Physiological Reviews*, 90, 1547–1581.

Drouyer, E., Rieux, C., Hut, R. A., & Cooper, H. M. (2007). Responses of suprachiasmatic nucleus neurons to light and dark adaptation: Relative contributions of melanopsin and rod-cone inputs. *Journal of Neuroscience*, 27, 9623–9631.

Dumitrescu, O. N., Pucci, F. G., Wong, K. Y., & Berson, D. M. (2009). Ectopic retinal ON bipolar cell synapses in the OFF inner plexiform layer: Contacts with dopaminergic amacrine cells and melanopsin ganglion cells. *Journal of Comparative Neurology*, 517, 226–244.

Ecker, J. L., Dumitrescu, O. N., Wong, K. Y., Alam, N. M., Chen, S. K., LeGates, T., et al. (2010). Melanopsin-expressing retinal ganglion-cell photoreceptors: Cellular diversity and role in pattern vision. *Neuron*, 67, 49–60.

Enezi, J., Revell, V., Brown, T., Wynne, J., Schlangen, L., & Lucas, R. (2011). A "melanopic" spectral efficiency function predicts the sensitivity of melanopsin photoreceptors to polychromatic lights. *Journal of Biological Rhythms*, 26, 314–323.

Engelund, A., Fahrenkrug, J., Harrison, A., & Hannibal, J. (2010). Vesicular glutamate transporter 2 (VGLUT2) is co-stored with PACAP in projections from the rat melanopsin-containing retinal ganglion cells. *Cell and Tissue Research*, 340, 243–255.

Estevez, M. E., Fogerson, P. M., Ilardi, M. C., Borghuis, B. G., Chan, E., Weng, S., Auferkorte, O. N., Demb, J. B., & Berson, D. M. (2012). Form and function of the M4 cell, an intrinsically photosensitive retinal ganglion cell type contributing to geniculocortical vision. *Journal of Neuroscience*, 32, 13608–13620.

Fahrenkrug, J., Nielsen, H. S., & Hannibal, J. (2004). Expression of melanopsin during development of the rat retina. *Neuroreport*, 15, 781–784.

Fain, G. L., Hardie, R., & Laughlin, S. B. (2010). Phototransduction and the evolution of photoreceptors. *Current Biology*, 20, R114–R124.

Freedman, M. S., Lucas, R. J., Soni, B., von Schantz, M., Munoz, M., David-Gray, Z., et al. (1999). Regulation of mammalian circadian behavior by non-rod, non-cone, ocular photoreceptors. *Science*, 284, 502–504.

Gamlin, P. D., McDougal, D. H., Pokorny, J., Smith, V. C., Yau, K. W., & Dacey, D. M. (2007). Human and macaque pupil responses driven by melanopsin-containing retinal ganglion cells. *Vision Research*, 47, 946–954.

Gomez, M. del P., Angueyra, J. M., & Nasi, E. (2009). Light-transduction in melanopsin-expressing photoreceptors of amphioxus. *Proceedings of the National Academy of Sciences of the United States of America*, 106, 9081–9086.

Gonzalez-Menendez, I., Contreras, F., Cernuda-Cernuda, R., & Garcia-Fernandez, J. M. (2009). Daily rhythm of melanopsin-expressing cells in the mouse retina. *Frontiers in Cellular Neuroscience, 3*, 3. doi:10.3389/neuro.03.003.2009.

Gonzalez-Menendez, I., Contreras, F., Cernuda-Cernuda, R., Provencio, I., & Garcia-Fernandez, J. M. (2010). Postnatal development and functional adaptations of the melanopsin photoreceptive system in the albino mouse retina. *Investigative Ophthalmology & Visual Science, 51*, 4840–4847.

Gooley, J. J., Lu, J., Chou, T. C., Scammell, T. E., & Saper, C. B. (2001). Melanopsin in cells of origin of the retinohypothalamic tract. *Nature Neuroscience, 4*, 1165.

Gooley, J. J., Lu, J., Fischer, D., & Saper, C. B. (2003). A broad role for melanopsin in nonvisual photoreception. *Journal of Neuroscience, 23*, 7093–7106.

Göz, D., Studholme, K., Lappi, D. A., Rollag, M. D., Provencio, I., & Morin, L. P. (2008). Targeted destruction of photosensitive retinal ganglion cells with a saporin conjugate alters the effects of light on mouse circadian rhythms. *PLoS One, 3*, e3153. doi:10.1371/journal.pone.0003153.

Graham, D. M., Wong, K. Y., Shapiro, P., Frederick, C., Pattabiraman, K., & Berson, D. M. (2008). Melanopsin ganglion cells use a membrane-associated rhabdomeric phototransduction cascade. *Journal of Neurophysiology, 99*, 2522–2532.

Grunert, U., Jusuf, P. R., Lee, S. C., & Nguyen, D. T. (2011). Bipolar input to melanopsin containing ganglion cells in primate retina. *Visual Neuroscience, 28*, 39–50.

Güler, A. D., Ecker, J. L., Lall, G. S., Haq, S., Altimus, C. M., Liao, H. W., et al. (2008). Melanopsin cells are the principal conduits for rod/cone input to non-image forming vision. *Nature, 453*, 102–105.

Hankins, M. W., & Lucas, R. J. (2002). The primary visual pathway in humans is regulated according to long-term light exposure through the action of a nonclassical photopigment. *Current Biology, 12*, 191–198.

Hannibal, J. (2002). Neurotransmitters of the retino-hypothalamic tract. *Cell and Tissue Research, 309*, 73–88.

Hannibal, J. (2006). Regulation of melanopsin expression. *Chronobiology International, 23*, 159–166.

Hannibal, J., & Fahrenkrug, J. (2004a). Target areas innervated by PACAP-immunoreactive retinal ganglion cells. *Cell and Tissue Research, 316*, 99–113. doi:10.1007/s00441-004-0858-x.

Hannibal, J., & Fahrenkrug, J. (2004b). Melanopsin containing retinal ganglion cells are light responsive from birth. *Neuroreport, 15*, 2317–2320.

Hannibal, J., Georg, B., Hindersson, P., & Fahrenkrug, J. (2005). Light and darkness regulate melanopsin in the retinal ganglion cells of the albino Wistar rat. *Journal of Molecular Neuroscience, 27*, 147–155.

Hannibal, J., Hindersson, P., Knudsen, S. M., Georg, B., & Fahrenkrug, J. (2002a). The photopigment melanopsin is exclusively present in pituitary adenylate cyclase-activating polypeptide-containing retinal ganglion cells of the retinohypothalamic tract. *Journal of Neuroscience, 22*, RC191.

Hannibal, J., Hindersson, P., Nevo, E., & Fahrenkrug, J. (2002b). The circadian photopigment melanopsin is expressed in the blind subterranean mole rat, *Spalax. Neuroreport, 13*, 1411–1414.

Hannibal, J., Hindersson, P., Østergaard, J., Georg, B., Heegaard, S., Larsen, P. J., et al. (2004). Melanopsin is expressed in PACAP-containing retinal ganglion cells of the human retinohypothalamic tract. *Investigative Ophthalmology & Visual Science, 45*, 4202–4209.

Hartwick, A. T., Bramley, J. R., Yu, J., Stevens, K. T., Allen, C. N., Baldridge, W. H., et al. (2007). Light-evoked calcium responses of isolated melanopsin-expressing retinal ganglion cells. *Journal of Neuroscience, 27*, 13468–13480.

Hatori, M., Le, H., Vollmers, C., Keding, S. R., Tanaka, N., Buch, T., et al. (2008). Inducible ablation of melanopsin-expressing retinal ganglion cells reveals their central role in non-image forming visual responses. *PLoS One, 3*, e2451. doi:10.1371/journal.pone.0002451.

Hattar, S., Kumar, M., Park, A., Tong, P., Tung, J., Yau, K. W., et al. (2006). Central projections of melanopsin-expressing retinal ganglion cells in the mouse. *Journal of Comparative Neurology, 497*, 326–349.

Hattar, S., Liao, H. W., Takao, M., Berson, D. M., & Yau, K. W. (2002). Melanopsin-containing retinal ganglion cells: Architecture, projections, and intrinsic photosensitivity. *Science, 295*, 1065–1070.

Hattar, S., Lucas, R. J., Mrosovsky, N., Thompson, S., Douglas, R. H., Hankins, M. W., et al. (2003). Melanopsin and rod-cone photoreceptor systems account for all major accessory visual functions in mice. *Nature, 424*, 76–81.

Hillman, P., Hochstein, S., & Minke, B. (1983). Transduction in invertebrate photoreceptors: Role of pigment bistability. *Physiological Reviews, 63*, 668–772.

Hoshi, H., Liu, W. L., Massey, S. C., & Mills, S. L. (2009). ON inputs to the OFF layer: Bipolar cells that break the stratification rules of the retina. *Journal of Neuroscience, 29*, 8875–8883.

Hubbard, K. B., & Hepler, J. R. (2006). Cell signalling diversity of the Gqalpha family of heterotrimeric G proteins. *Cellular Signalling, 18*, 135–150.

Huberman, A. D., Manu, M., Koch, S. M., Susman, M. W., Lutz, A. B., Ullian, E. M., et al. (2008). Architecture and activity-mediated refinement of axonal projections from a mosaic of genetically identified retinal ganglion cells. *Neuron, 59*, 425–438.

Isoldi, M. C., Rollag, M. D., Castrucci, A. M., & Provencio, I. (2005). Rhabdomeric phototransduction initiated by the vertebrate photopigment melanopsin. *Proceedings of the National Academy of Sciences of the United States of America, 102*, 1217–1221.

Jain, V., Ravindran, E., & Dhingra, N. K. (2012). Differential expression of Brn3 transcription factors in intrinsically photosensitive retinal ganglion cells in mouse. *Journal of Comparative Neurology, 520*, 742–755.

Jeon, C. J., Strettoi, E., & Masland, R. H. (1998). The major cell populations of the mouse retina. *Journal of Neuroscience, 18*, 8936–8946.

Johnson, J., Fremeau, R. T., Jr., Duncan, J. L., Renteria, R. C., Yang, H., Hua, Z., et al. (2007). Vesicular glutamate transporter 1 is required for photoreceptor synaptic signaling but not for intrinsic visual functions. *Journal of Neuroscience, 27*, 7245–7255.

Johnson, J., Wu, V., Donovan, M., Majumdar, S., Renteria, R. C., Porco, T., et al. (2010). Melanopsin-dependent light avoidance in neonatal mice. *Proceedings of the National Academy of Sciences of the United States of America, 107*, 17374–17378.

Jusuf, P. R., Lee, S. C., Hannibal, J., & Grunert, U. (2007). Characterization and synaptic connectivity of melanopsin-containing ganglion cells in the primate retina. *European Journal of Neuroscience, 26*, 2906–2921.

Kardon, R., Anderson, S. C., Damarjian, T. G., Grace, E. M., Stone, E., & Kawasaki, A. (2009). Chromatic pupil responses: preferential activation of the melanopsin-mediated versus outer photoreceptor-mediated pupil light reflex. *Ophthalmology, 116*, 1564–1573.

Koyanagi, M., Kubokawa, K., Tsukamoto, H., Shichida, Y., & Terakita, A. (2005). Cephalochordate melanopsin: Evolutionary linkage between invertebrate visual cells and vertebrate photosensitive retinal ganglion cells. *Current Biology*, *15*, 1065–1069.

Lall, G. S., Revell, V. L., Momiji, H., Al Enezi, J., Altimus, C. M., Güler, A. D., et al. (2010). Distinct contributions of rod, cone, and melanopsin photoreceptors to encoding irradiance. *Neuron*, *66*, 417–428.

Lin, B., Koizumi, A., Tanaka, N., Panda, S., & Masland, R. H. (2008). Restoration of visual function in retinal degeneration mice by ectopic expression of melanopsin. *Proceedings of the National Academy of Sciences of the United States of America*, *105*, 16009–16014.

Lucas, R. J., Douglas, R. H., & Foster, R. G. (2001). Characterization of an ocular photopigment capable of driving pupillary constriction in mice. *Nature Neuroscience*, *4*, 621–626.

Lucas, R. J., Freedman, M. S., Munoz, M., Garcia-Fernandez, J. M., & Foster, R. G. (1999). Regulation of the mammalian pineal by non-rod, non-cone, ocular photoreceptors. *Science*, *284*, 505–507.

Lucas, R. J., Hattar, S., Takao, M., Berson, D. M., Foster, R. G., & Yau, K. W. (2003). Diminished pupillary light reflex at high irradiances in melanopsin-knockout mice. *Science*, *299*, 245–247.

Lupi, D., Oster, H., Thompson, S., & Foster, R. G. (2008). The acute light-induction of sleep is mediated by OPN4-based photoreception. *Nature Neuroscience*, *11*, 1068–1073. doi:10.1038/nn.2179.

Mawad, K., & Van Gelder, R. N. (2008). Absence of long-wavelength photic potentiation of murine intrinsically photosensitive retinal ganglion cell firing in vitro. *Journal of Biological Rhythms*, *23*, 387–391.

McDougal, D. H., & Gamlin, P. D. (2010). The influence of intrinsically-photosensitive retinal ganglion cells on the spectral sensitivity and response dynamics of the human pupillary light reflex. *Vision Research*, *50*, 72–87.

McNeill, D. S., Sheely, C. J., Ecker, J. L., Badea, T. C., Morhardt, D., Guido, W., et al. (2011). Development of melanopsin-based irradiance detecting circuitry. *Neural Development*, *6*, 8. doi:10.1186/1749-8104-6-8.

Melyan, Z., Tarttelin, E. E., Bellingham, J., Lucas, R. J., & Hankins, M. W. (2005). Addition of human melanopsin renders mammalian cells photoresponsive. *Nature*, *433*, 741–745.

Morin, L. P., Blanchard, J. H., & Provencio, I. (2003). Retinal ganglion cell projections to the hamster suprachiasmatic nucleus, intergeniculate leaflet, and visual midbrain: Bifurcation and melanopsin immunoreactivity. *Journal of Comparative Neurology*, *465*, 401–416.

Mrosovsky, N., & Hattar, S. (2003). Impaired masking responses to light in melanopsin-knockout mice. *Chronobiology International*, *20*, 989–999.

Mrosovsky, N., Lucas, R. J., & Foster, R. G. (2001). Persistence of masking responses to light in mice lacking rods and cones. *Journal of Biological Rhythms*, *16*, 585–588.

Müller, L. P., Do, M. T., Yau, K. W., He, S., & Baldridge, W. H. (2010). Tracer coupling of intrinsically photosensitive retinal ganglion cells to amacrine cells in the mouse retina. *Journal of Comparative Neurology*, *518*, 4813–4824.

Mure, L. S., Cornut, P. L., Rieux, C., Drouyer, E., Denis, P., Gronfier, C., et al. (2009). Melanopsin bistability: A fly's eye technology in the human retina. *PLoS One*, *4*, e5991. doi:10.1371/journal.pone.0005991.

Mure, L. S., Rieux, C., Hattar, S., & Cooper, H. M. (2007). Melanopsin-dependent nonvisual responses: Evidence for photopigment bistability in vivo. *Journal of Biological Rhythms*, *22*, 411–424.

Neumann, S., Haverkamp, S., & Auferkorte, O. N. (2011). Intrinsically photosensitive ganglion cells of the primate retina express distinct combinations of inhibitory neurotransmitter receptors. *Neuroscience*, *199*, 24–31.

Newman, L. A., Walker, M. T., Brown, R. L., Cronin, T. W., & Robinson, P. R. (2003). Melanopsin forms a functional short-wavelength photopigment. *Biochemistry*, *42*, 12734–12738.

Noseda, R., Kainz, V., Jakubowski, M., Gooley, J. J., Saper, C. B., Digre, K., et al. (2010). A neural mechanism for exacerbation of headache by light. *Nature Neuroscience*, *13*, 239–245.

Østergaard, J., Hannibal, J., & Fahrenkrug, J. (2007). Synaptic contact between melanopsin-containing retinal ganglion cells and rod bipolar cells. *Investigative Ophthalmology & Visual Science*, *48*, 3812–3820.

Osterhout, J. A., Josten, N., Yamada, J., Pan, F., Wu, S. W., Nguyen, P. L., et al. (2011). Cadherin-6 mediates axon-target matching in a non-image-forming visual circuit. *Neuron*, *71*, 632–639.

Owens, L., Buhr, E., Tu, D. C., Lamprecht, T. L., Lee, J., & Van Gelder, R. N. (2012). Effect of circadian clock gene mutations on nonvisual photoreception in the mouse. *Investigative Ophthalmology & Visual Science*, *53*, 454–460.

Panda, S., Nayak, S. K., Campo, B., Walker, J. R., Hogenesch, J. B., & Jegla, T. (2005). Illumination of the melanopsin signaling pathway. *Science*, *307*, 600–604.

Panda, S., Provencio, I., Tu, D. C., Pires, S. S., Rollag, M. D., Castrucci, A. M., et al. (2003). Melanopsin is required for non-image-forming photic responses in blind mice. *Science*, *301*, 525–527.

Panda, S., Sato, T. K., Castrucci, A. M., Rollag, M. D., DeGrip, W. J., Hogenesch, J. B., et al. (2002). Melanopsin (Opn4) requirement for normal light-induced circadian phase shifting. *Science*, *298*, 2213–2216.

Peirson, S. N., Oster, H., Jones, S. L., Leitges, M., Hankins, M. W., & Foster, R. G. (2007). Microarray analysis and functional genomics identify novel components of melanopsin signaling. *Current Biology*, *17*, 1363–1372.

Perez-Leighton, C. E., Schmidt, T. M., Abramowitz, J., Birnbaumer, L., & Kofuji, P. (2011). Intrinsic phototransduction persists in melanopsin-expressing ganglion cells lacking diacylglycerol-sensitive TRPC subunits. *European Journal of Neuroscience*, *33*, 856–867.

Perez-Leon, J. A., Warren, E. J., Allen, C. N., Robinson, D. W., & Brown, R. L. (2006). Synaptic inputs to retinal ganglion cells that set the circadian clock. *European Journal of Neuroscience*, *24*, 1117–1123.

Pickard, G. E., Baver, S. B., Ogilvie, M. D., & Sollars, P. J. (2009). Light-induced fos expression in intrinsically photosensitive retinal ganglion cells in melanopsin knockout (opn4) mice. *PLoS One*, *4*, e4984. doi:10.1371/journal.pone.0004984.

Pires, S. S., Hughes, S., Turton, M., Melyan, Z., Peirson, S. N., Zheng, L., et al. (2009). Differential expression of two distinct functional isoforms of melanopsin (Opn4) in the mammalian retina. *Journal of Neuroscience*, *29*, 12332–12342.

Pires, S. S., Shand, J., Bellingham, J., Arrese, C., Turton, M., Peirson, S., et al. (2007). Isolation and characterization of melanopsin (Opn4) from the Australian marsupial *Sminthopsis crassicaudata* (fat-tailed dunnart). *Proceedings. Biological Sciences*, *274*, 2791–2799.

Provencio, I., Jiang, G., De Grip, W. J., Hayes, W. P., & Rollag, M. D. (1998). Melanopsin: An opsin in melanophores, brain, and eye. *Proceedings of the National Academy of Sciences of the United States of America, 95,* 340–345.

Provencio, I., Rodriguez, I. R., Jiang, G., Hayes, W. P., Moreira, E. F., & Rollag, M. D. (2000). A novel human opsin in the inner retina. *Journal of Neuroscience, 20,* 600–605.

Provencio, I., Rollag, M. D., & Castrucci, A. M. (2002). Anatomy: Photoreceptive net in the mammalian retina. *Nature, 415,* 493–494.

Pu, M. (1999). Dendritic morphology of cat retinal ganglion cells projecting to suprachiasmatic nucleus. *Journal of Comparative Neurology, 414,* 267–274.

Qiu, X., Kumbalasiri, T., Carlson, S. M., Wong, K. Y., Krishna, V., Provencio, I., et al. (2005). Induction of photosensitivity by heterologous expression of melanopsin. *Nature, 433,* 745–749.

Rajaraman, K. (2012). ON ganglion cells are intrinsically photosensitive in the tiger salamander retina. *Journal of Comparative Neurology, 520,* 200–210.

Renna, J. M., Weng, S., & Berson, D. M. (2011). Light acts through melanopsin to alter retinal waves and segregation of retinogeniculate afferents. *Nature Neuroscience, 14,* 827–829.

Rollag, M. D. (2008). Does melanopsin bistability have physiological consequences? *Journal of Biological Rhythms, 23,* 396–399.

Ruby, N. F., Brennan, T. J., Xie, X., Cao, V., Franken, P., Heller, H. C., et al. (2002). Role of melanopsin in circadian responses to light. *Science, 298,* 2211–2213.

Sakamoto, K., Liu, C., Kasamatsu, M., Pozdeyev, N. V., Iuvone, P. M., & Tosini, G. (2005). Dopamine regulates melanopsin mRNA expression in intrinsically photosensitive retinal ganglion cells. *European Journal of Neuroscience, 22,* 3129–3136.

Schmidt, T. M., Do, M. T., Dacey, D., Lucas, R., Hattar, S., & Matynia, A. (2011). Melanopsin-positive intrinsically photosensitive retinal ganglion cells: From form to function. *Journal of Neuroscience, 31,* 16094–16101.

Schmidt, T. M., & Kofuji, P. (2009). Functional and morphological differences among intrinsically photosensitive retinal ganglion cells. *Journal of Neuroscience, 29,* 476–482.

Schmidt, T. M., & Kofuji, P. (2010). Differential cone pathway influence on intrinsically photosensitive retinal ganglion cell subtypes. *Journal of Neuroscience, 30,* 16262–16271.

Schmidt, T. M., & Kofuji, P. (2011). Structure and function of bistratified intrinsically photosensitive retinal ganglion cells in the mouse. *Journal of Comparative Neurology, 519,* 1492–1504.

Schmidt, T. M., Taniguchi, K., & Kofuji, P. (2008). Intrinsic and extrinsic light responses in melanopsin-expressing ganglion cells during mouse development. *Journal of Neurophysiology, 100,* 371–384.

Sekaran, S., Foster, R. G., Lucas, R. J., & Hankins, M. W. (2003). Calcium imaging reveals a network of intrinsically light-sensitive inner-retinal neurons. *Current Biology, 13,* 1290–1298. doi:10.1016/S0960-9822(03)00510-4.

Sekaran, S., Lall, G. S., Ralphs, K. L., Wolstenholme, A. J., Lucas, R. J., Foster, R. G., et al. (2007). 2-Aminoethoxydiphenylborane is an acute inhibitor of directly photosensitive retinal ganglion cell activity in vitro and in vivo. *Journal of Neuroscience, 27,* 3981–3986.

Sekaran, S., Lupi, D., Jones, S. L., Sheely, C. J., Hattar, S., Yau, K. W., et al. (2005). Melanopsin-dependent photoreception provides earliest light detection in the mammalian retina. *Current Biology, 15,* 1099–1107.

Semo, M., Gias, C., Ahmado, A., Sugano, E., Allen, A. E.,

Lawrence, J. M., et al. (2010). Dissecting a role for melanopsin in behavioural light aversion reveals a response independent of conventional photoreception. *PLoS One, 5,* e15009. doi:10.1371/journal.pone.0015009.

Semo, M., Munoz Llamosas, M., Foster, R. G., & Jeffery, G. (2005). Melanopsin (Opn4) positive cells in the cat retina are randomly distributed across the ganglion cell layer. *Visual Neuroscience, 22,* 111–116.

Sexton, T., Buhr, E., & Van Gelder, R. N. (2012). Melanopsin and mechanisms of non-visual ocular photoreception. *Journal of Biological Chemistry, 287,* 1649–1656.

Tarttelin, E. E., Bellingham, J., Bibb, L. C., Foster, R. G., Hankins, M. W., Gregory-Evans, K., et al. (2003). Expression of opsin genes early in ocular development of humans and mice. *Experimental Eye Research, 76,* 393–396.

Terakita, A., Tsukamoto, H., Koyanagi, M., Sugahara, M., Yamashita, T., & Shichida, Y. (2008). Expression and comparative characterization of Gq-coupled invertebrate visual pigments and melanopsin. *Journal of Neurochemistry, 105,* 883–890.

Tu, D. C., Zhang, D., Demas, J., Slutsky, E. B., Provencio, I., Holy, T. E., et al. (2005). Physiologic diversity and development of intrinsically photosensitive retinal ganglion cells. *Neuron, 48,* 987–999.

Van Hook, M. J., Wong, K. Y., & Berson, D. M. (2012). Dopaminergic modulation of ganglion-cell photoreceptors in rat. *European Journal of Neuroscience, 35,* 507–518.

Viney, T. J., Balint, K., Hillier, D., Siegert, S., Boldogkoi, Z., Enquist, L. W., et al. (2007). Local retinal circuits of melanopsin-containing ganglion cells identified by transsynaptic viral tracing. *Current Biology, 17,* 981–988. doi:10.1016/j.cub.2007.04.058.

Vugler, A. A., Redgrave, P., Semo, M., Lawrence, J., Greenwood, J., & Coffey, P. J. (2007). Dopamine neurones form a discrete plexus with melanopsin cells in normal and degenerating retina. *Experimental Neurology, 205,* 26–35.

Walker, M. T., Brown, R. L., Cronin, T. W., & Robinson, P. R. (2008). Photochemistry of retinal chromophore in mouse melanopsin. *Proceedings of the National Academy of Sciences of the United States of America, 105,* 8861–8865.

Warren, E. J., Allen, C. N., Brown, R. L., & Robinson, D. W. (2003). Intrinsic light responses of retinal ganglion cells projecting to the circadian system. *European Journal of Neuroscience, 17,* 1727–1735. doi:10.1046/j.1460-9568.2003.02594.x.

Warren, E. J., Allen, C. N., Brown, R. L., & Robinson, D. W. (2006). The light-activated signaling pathway in SCN-projecting rat retinal ganglion cells. *European Journal of Neuroscience, 23,* 2477–2487.

Weng, S., Wong, K. Y., & Berson, D. M. (2009). Circadian modulation of melanopsin-driven light response in rat ganglion-cell photoreceptors. *Journal of Biological Rhythms, 24,* 391–402.

Wong, K. Y. (2012). A retinal ganglion cell that can signal irradiance continuously for 10 hours. *Journal of Neuroscience, 32,* 11478–11485.

Wong, K. Y., & Berson, D. M. (2011). Ganglion-cell photoreceptors and non-image-forming vision. In P. L. Kaufman, A. Alm, L. A. Levin, S. F. E. Nilsson, J. N. Ver Hoeve, & S. M. Wu (Eds.), *Adler's physiology of the eye* (11th ed.). London: Elsevier. doi:10.1016/B978-0-323-05714-1.00026-1

Wong, K. Y., Dunn, F. A., & Berson, D. M. (2005). Photoreceptor adaptation in intrinsically photosensitive retinal ganglion cells. *Neuron, 48,* 1001–1010.

Wong, K. Y., Dunn, F. A., Graham, D. M., & Berson, D. M.

(2007). Synaptic influences on rat ganglion-cell photoreceptors. *Journal of Physiology, 582,* 279–296.

Xue, T., Do, M. T., Riccio, A., Jiang, Z., Hsieh, J., Wang, H. C., et al. (2011). Melanopsin signalling in mammalian iris and retina. *Nature, 479,* 67–73.

Yau, K. W., & Hardie, R. C. (2009). Phototransduction motifs and variations. *Cell, 139,* 246–264.

Yoshimura, T., & Ebihara, S. (1996). Spectral sensitivity of photoreceptors mediating phase-shifts of circadian rhythms in retinally degenerate CBA/J (rd/rd) and normal CBA/N (+/+) mice. *Journal of Comparative Physiology. A, Neuroethology, Sensory, Neural, and Behavioral Physiology, 178,* 797–802.

Zaidi, F. H., Hull, J. T., Peirson, S. N., Wulff, K., Aeschbach, D., Gooley, J. J., et al. (2007). Short-wavelength light sensitivity of circadian, pupillary, and visual awareness in humans lacking an outer retina. *Current Biology, 17,* 2122–2128.

Zele, A. J., Feigl, B., Smith, S. S., & Markwell, E. L. (2011). The circadian response of intrinsically photosensitive retinal ganglion cells. *PLoS One, 6,* e17860. doi:10.1371/journal.pone.0017860

Zhang, D. Q., Wong, K. Y., Sollars, P. J., Berson, D. M., Pickard, G. E., & McMahon, D. G. (2008). Intraretinal signaling by ganglion cell photoreceptors to dopaminergic amacrine neurons. *Proceedings of the National Academy of Sciences of the United States of America, 105,* 14181–14186.

第 15 章　视网膜内的受体后适应机制

Yanbin V. Wang，Jonathan B. Demb

　　人类和动物都可以在一个非常广泛的光照条件下活动。例如，一个人既可以在一个星光灿烂的夜晚，仅仅依靠单个视杆细胞每分钟一次单光子捕获而穿越田野，也能在万里无云的正午，凭借视锥细胞每秒捕获成千上万的光子跨越海滩。在这两种情况下，平均光强度可达上亿倍差异。然而，视网膜的输出神经元神经节细胞，在突触后神经元的约 100 毫秒积分时间内最多触发约 20 个峰电位（O'Brien et al.，2002）。因此，视网膜的输入（10^{10} 水平）和输出（$10^1 \sim 10^2$ 水平）存在比例失当（Shapley & Enroth Cugell，1984），为了解决这个问题，视网膜通过调整敏感度或增益，使神经节细胞的动态范围与当前环境的统计信息相匹配。这种适应机制当然有其局限性，例如，在阳光明媚的沙滩环境中，一个人既能读书也能打球，而在夜空下，人的行为被限制在基本的导航和识别大型、缓慢移动的物体。不过，值得注意的是，在如此巨大差异的光照条件下，单个的有机体可以导航以及至少执行简单的行为。

　　这里，我们描述了视网膜内的适应机制（adaptation mechanism），重点关注两种已得到广泛研究的适应形式：光强均值的适应和被称为"对比度（contrast）"的围绕着平均值上下变化的适应。图 15.1 阐明了这两种类型适应的基本概念以及在观看自然风光时眼动的作用。当眼睛转动着观看周围场景时，对应于一个细胞的感受野的局部区域的均值和对比度都在变化着。随着输入光强度的平均值或标准偏差（即对比度）的变化，刺激-反应关系也随即调整，以匹配输入光强度的范围（Laughlin，1981）。这个例子阐述了一个在刺激和反应之间产生完美匹配的完全适应，而真正的神经元通常表现出不完全适应。

　　我们对适应的描述集中在受体后机制，即那些在视网膜回路内的感光细胞阶段之外实施的机制。这些机制包括单个细胞的固有膜性能和细胞之间的突触修饰。此前，有一篇关于细胞外记录测量的神经节细胞峰电位反应适应作用的优秀综述（Shapley & Enroth-Cugell，1984；Walraven et al.，1990）；在这里，我们更多关注那些在视网膜回路中多阶段测量的细胞内反应来揭示适应点和适应机制。我们重点关注在哺乳动物视网膜上的发现，我们对他们的细胞类型和反应回路已经有了充分的了解（图 15.2）。我们已经知

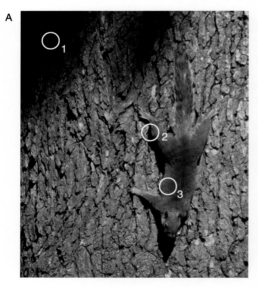
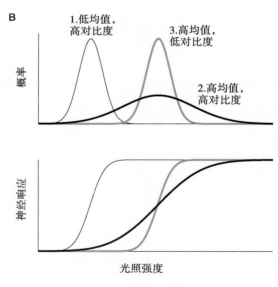

图 15.1　观看自然场景和适应作用。（A）在一个低平均光强度场景（1）和高平均强度场景（2 和 3）的区域。给定一个相对恒定的平均强度，在光强度高低两种条件下的标准差或对比的标准差可以是不同的高（2）和低（3）。由于眼球运动（和松鼠运动），每隔几百毫秒，神经节细胞的感受野将体验到不同的均值和对比度。（B）上方顶部曲线图显示为光强度不同平均值和对比度的分布。下方为神经输入-输出的响应关系如何匹配不同的输入分布。

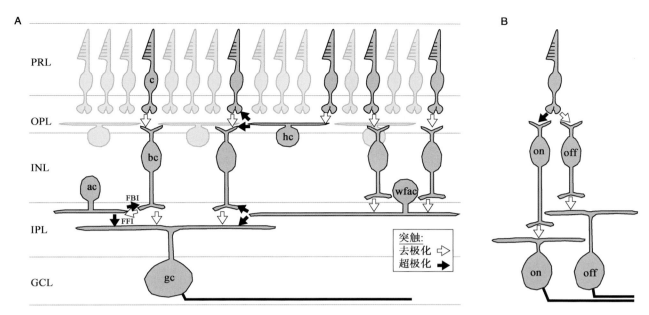

图 15.2 视网膜的基本回路。（A）视锥细胞通路的基本回路。视锥细胞（c）表示双极细胞（bc），反过来表示神经节细胞（gc）；这是一个展示 OFF 型神经节细胞的回路例子。水平细胞（hc）产生外视网膜侧抑制，而宽视场的无长突细胞（wfac）在视网膜内层有相同作用。局部无长突细胞（ac）可以生成反馈抑制（fbi）到双极细胞终端和前馈抑制（ffi）到神经节细胞。缩写：PRL，感光层；OPL，外丛状层；INL，内核层；IPL，内丛状层；GCL，神经节细胞层。（B）中的视锥细胞信号通过 ON 或 OFF 双极细胞刺激分成两个主要通路。ON 双极细胞表达代谢型谷氨酸受体（mGluR6），而 OFF 双极细胞表达离子型谷氨酸受体；这就是为什么锥谷氨酸释放却有相反的效果，要么是超极化（ON）要么是去极化（OFF）双极细胞。两个双极细胞类的轴突末梢在 IPL 的不同端终止，在那里可以激发 ON 或 OFF 的神经节细胞。

道，一个典型的哺乳动物的视网膜包括 60～80 种细胞类型（Field & Chichilnisky，2007；Masland，2001，2011；Sterling & Demb，2004；Wässle，2004）。有三种或四种类型的感光细胞，其中包括一种类型视杆细胞和两或三种类型视锥细胞；十几种类型的双极型细胞，包括 ON 亚型和 OFF 亚型，这些双极细胞传达感光信号到内视网膜；一种或两种类型的水平细胞，和 30～40 种类型的无长突细胞，它们共同精炼感光细胞和双极细胞信号并实现包括侧抑制在内的各种计算。具有特异性的双极细胞和无长突细胞类型可以收敛到约 20 种的神经节细胞。每种神经节细胞类型编码视觉输入的一个独特属性（例如：方向，色彩，运动）。我们最终想了解的一个方面是在收敛到不同类型神经节细胞的具体回路中，适应机制是如何实现的。

神经节细胞接受域和适应

值得思考的是神经节细胞的感受野概念如何与适应概念相联系。感受野是视网膜上随着光强度的变化，神经节细胞的反应也受到影响的区域。一个标准的感受野模型包括中央区域和周围区域，这两者是对抗性的（Enroth-Cugell & Robson，1966；Kuffler，1953；Rodieck，1965）。中央区域的标志要么是在 ON，

要么是 OFF，这就意味着峰电位随着光的强度，要么增强，要么减弱。周围的刺激具有相反的标志并且抵消中心刺激的效果，例如，刺激一个 ON 区域的周围区域的感受野将削弱中央刺激的影响。神经节细胞中央-周围感受野可描述为两个不同的高斯分布（图 15.3）。空间感受野正负区域的结合产生带通滤波，从而对某些空间频率（图 15.4）进行最佳介导。需要指明的是，固有的 ON 或者 OFF 感受野区域是由 ON 或 OFF 类型的双极细胞介导，其中他们在光增加或者减少时去极化（Nelson，Famiglietti，& Kolb，1978；Werblin & Dowling，1969）。周围刺激唤起受水平细胞和无长突细胞介导的侧抑制（Flores-Herr，Protti，& Wässle，2001；McMahon，Packer，& Dacey，2004；Roska & Werblin，2001；Zaghloul et al.，2007）。

神经节细胞的感受野也具有时间分量。例如，在光适应条件下，中央区域通常是双相的（Chander & Chichilnisky，2001）。对于一个 ON 区域中央细胞滤波器是正性的，随后有一个负性脉冲信号。周围时间因素将有大致相反的形状：一个负性区域后紧接着一个正性脉冲（图 15.3）。双相时间感受野及时产生带通滤波，从而为一些时间频率产生最佳协调（optimal tuning）（图 15.4）。感受野空间和时间元素的结合生成了一部三维影片，这代表细胞的时空感受野（图

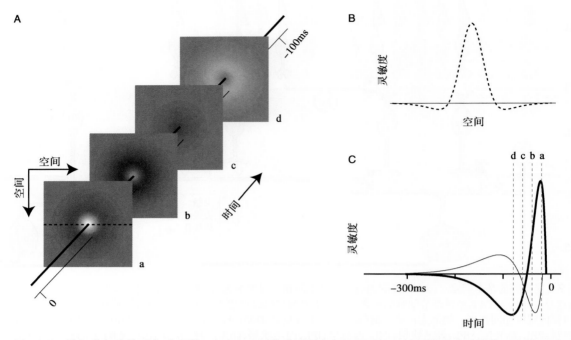

图 15.3 神经节细胞的时空感受野。（A）中心环绕感受野在空间和时间上的组件形成了影像。此处显示了四帧影像，在时间上向后延伸。第一帧（a）显示一个明亮的中心，指示接通神经节细胞。（B）的感受野空间分量（从部分 A 的帧—虚线）表示差分的高斯轮廓。（C）感受野中心（粗线）和环绕（细线）的时间分量。两个分量都是双相的环绕分量相对于中心有延迟。此处显示了来自 A 部分的四帧的时间。

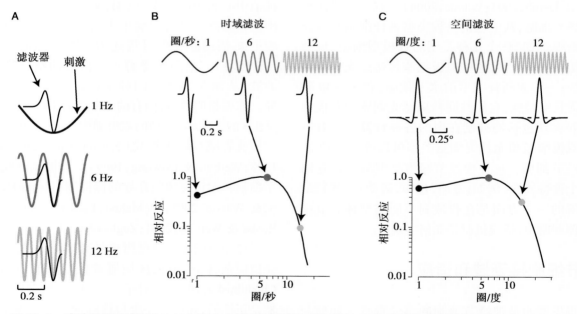

图 15.4 感受野的时域滤波。（A）显示三个频率刺激的时域滤波。6 赫兹刺激过滤器的最佳匹配。（B）的时序对比敏感度函数示出了在 6 个周期/秒（赫兹）滤波器的标准化响应作为时间频率的函数，峰电位平滑。（C）的空间对比敏感度函数示出了在 6 个周期/度空间滤波器的标准化响应作为空间频率的函数，峰电位平滑。

15.3A）。

时空感受野刻画了一个在时间和空间上的滤波器，这个滤波器可以同输入到视网膜的正在进行的"电影"相比较。通常情况下，比价刺激和滤波器的时间窗大约为 100～500 毫秒，空间区域的直径约为 0.2~2mm（取决于环绕宽度）。依据眼睛大小的不同，视网膜的空间尺寸对应于不同度数的视角。例如 0.2mm，在灵长类动物中的对应视角为 1°，但是对应的小鼠视角约为 7°（Dacey & Petersen，1992；Remtulla & Hallett，1985；Stone & Pinto，1993）。刺激记录与过滤器在某种程度上相匹配的话，细胞会产生强烈响应；当刺激与过滤器之间匹配很差的话，细胞响应将很弱。如果一个神经元可以被描述为一个线性系统的话，那么时空感受野将足以预测到任意的刺激响应。然而，视觉神经元仅在特定条件下充其量接近线性系统，这就需要刻画非线性的附加特征。

非线性系统可以至少分为两组。第一组包括具有阈值和饱和的神经反应相关的静态非线性。包括神经节细胞激发率以及感光细胞和中间神经元的突触小泡释放速率，两者都不能为负值，也不能超过最大速率。然而，最大速率不是神经元的一个不变属性，而是依赖于神经元的生理状态。例如，当一个神经节细胞处在去极化电位时，有较少可用的钠通道峰电位产生，导致较低的最大激发率（Kim & Rieke，2003）。此外，一个去极化静息电位的双极型细胞会经历囊泡耗竭，导致较低的最大释放速率（Jarsky et al.，2011）。

第二组包括自适应非线性特征，这是本章的主要专题。适应代表了感受野时空分布的灵敏度变化。适应改变了在神经元工作范围内刺激-反应之间的关系，这个工作范围处于高于阈值和低于饱和之间。因此，感受野表征一个正在进行的滤波操作，而适应表示滤波器本身的连续更新。在任何给定时间点，对刺激的适应历史重塑了滤波器，并且滤波器可以比较最近输入的历史以产生输出（图 15.5）。该滤波操作的输出静态非线性进一步重塑，这个静态非线性将滤波后的刺激转化为神经响应（如激发率）（图 15.5）。这个描述代表了一个线性-非线性（LN）神经节细胞模型：一个自适应线性滤波器紧随一个静态非线性阶段。

适配 LN 模型提供了在一定的刺激条件下某些细胞类型神经反应的一个很好说明。例如，该模型对具有相对线性感受野的神经节细胞（例如 X/β 细胞中的猫）和双极细胞提供了有用的描述（Baccus & Meister，2002；Rieke，2001；Victor，1987）。然而，该模型有几个

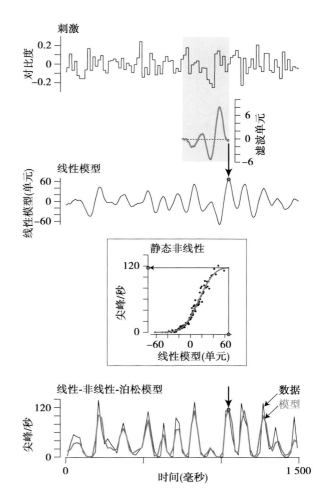

图 15.5　一个视网膜神经节细胞线性-非线性峰电位响应模式。从 100 秒响应呈现在感受野中心白噪声点刺激产生 ON 的 Y 型神经节细胞（豚鼠视网膜）模型（see Zaghloul，Boahen，& Demb，2005）。该模型生成一个线性滤波器（时间受野）和一个静态非线性（Chichilnisky，2001）。为了预测到新数据集的响应，刺激由滤波器（即卷积）加权以生成响应的线性模型。滤波器在与刺激（灰色框）紧密匹配时显示，因此线性模型响应很大（+63 任意线性模型单元，灰色圆圈）。使用非线性特征被转化为线性模型激发率，该非线性用作"查找表"（框）。该+63 线性模型值转换为 117 峰电位/秒峰值速率（箭头）。底部轨迹显示了新测试刺激的 1.5 秒的峰值速率（黑线）。测试刺激重复 20 次，对数据进行平均和合并（合并 20 毫秒）。灰线表示该模型的输出。因为该模型预测激发率却不预测峰电位次数，这是一个线性-非线性-激发率的泊松模型。

限制值得一提。

一个主要的限制是由双极和无长突细胞突触（图 15.6）的非线性特性而引起的。大多数神经节细胞类型的感受野中心由一组非重叠的双极细胞感受野驱动。双极细胞在它们的输出端的非线性依赖于几个因素：第一，大多数双极细胞突触的基本释放是相对较低的，这样增加到基本水平上的释放会多于使其减少到基本水平以下的释放；这是一种整流形式（Demb

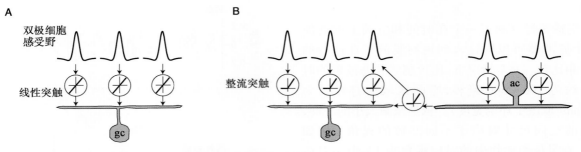

图 15.6 神节细胞感受野进行的线性和非线性的空间整合。（A）神经节细胞（gc）整合双极细胞线性输入。每个双极细胞的感受野由空间滤波器（差值高斯模型）表示。神经节的空间感受野将由双极细胞感受野的加权产生中心环绕轮廓。（B）神经节细胞整合双极细胞非线性输入。每个双极电池具有在其输出端的整流。神经节细胞的空间感受野将由双极细胞驱动的多元非线性亚基组成。无长突细胞（ac）也有自己的感受野由多个双极细胞亚基组成。无长突细胞的输出到两个神经节细胞和双极终端可以修正。

et al., 2001; Hochstein & Shapley, 1976; Werblin, 2010)；第二，即使在基本释放量比较高的情况下，增量释放（increased release）和减弱释放（decreased release）的时间特质不相同：增量释放瞬息可变（Manookin et al., 2008; Roska & Werblin, 2001)。因此，当给一个神经节细胞呈现高空间频率逆转相反的光栅刺激时，一些双极细胞的激发（例如双极细胞 ON 型对明光条反应）将不会被其他双极细胞抑制而消失（例如双极细胞 ON 型对暗光条反应）。这种净效应是在光栅对比度的反转时突然生成的，从而产生两倍于反转频率的响应（Demb et al., 2001; Enroth Cugell & Robson, 1966; Hochstein & Shapley, 1976)。无长突细胞的输出也有类似的整流（Demb et al., 1999; Werblin, 2010)。因此，表征神经节细胞的全时空感受野需要了解突触前神经元输出的非线性特征（图 15.6），而这是有难度的。在实践中，也有一些行之有效的捷径来做实验设计。例如，通过神经节细胞感受野中心的一个调节点来同步刺激这些双极细胞，从而集成多个双极细胞输出的非线性特征（例如 Y/α 细胞），进而使神经节细胞时域感受野研究成为可能（e. g., Zaghloul, Boahen, & Demb, 2005)。

自适应的线性-非线性模型可以在粗略时间尺度上很好刻画激发率，例如，在 20 毫秒时间段内测量的激发率（Beaudoin, Borghuis, & Demb, 2007; Zaghloul, Boahen, & Demb, 2003)。然而，该模型不能捕获在精细的时间尺度上激发的神经节细胞的特性，例如在 1 毫秒的时间段测得激发率的神经节细胞（Butts et al., 2011; Keat et al., 2001; Pillow et al., 2005)。尤其是基本模型产生的激发率不能确定峰电位时间。这代表激发率具有一个泊松模型分布，激发率是确定的，但峰电位定时却是要么随机要么相互独立。在真实的神经元中，一个峰电位紧接着峰电位时间后有一个绝

对或相对的不应期。峰电位存在的这种属性已经在线性-非线性的扩展研究中得到明确阐述，主要包括由这个模型输出驱动的反馈元件，这与不应期状态类似（Butts et al., 2011; Gaudry & Reinagel, 2007a; Keat et al., 2001; Pillow et al., 2005)。

在下面的章节中，我们将分析可以通过自适应 LN 模型来描述神经元的研究。因此，我们的讨论仅局限于由 ON 或 OFF 双极细胞通路驱动的中间神经元和神经节细胞，而不讨论具有极端非线性的细胞（例如，ON-OFF 神经节细胞或无长突细胞）。我们也不讨论表达黑视蛋白的内在光敏神经节细胞，尽管这些细胞在它们的光转导级联中展示出了自适应特征，并且这个自适应特征最终影响它们的峰电位响应。（Wong, Dunn, & Berson, 2005)。

平均光强度适应

在昼夜循环中的不同时刻都有行为能力是适应性的最大程度要求。在某种程度讲，这个问题在进化时间尺度中出现：视杆和视锥细胞共存于同一个视网膜中。视杆细胞可以发出捕获单个光子的信号（即光异构化 R*），但是当平均强度为约 10^3 R*/视杆细胞/秒时达到饱和，然而视锥细胞在平均强度为约 $10^2 \sim 10^5$ R*/视锥细胞/秒才能发出信号。（see Sterling & Demb, 2004)。在自然条件下，从黎明到白昼再到黄昏的昼夜循环，视锥细胞调节与视杆细胞调节的相互转化过程缓慢。然而，当观察者身体、头部、眼睛运动或者目标物在环境中运动时，神经节细胞感受野平均光强在每个场景中的变化却十分迅速（Frazor & Geisler, 2006; Mante et al., 2005; Ölveczky, Baccus, & Meister, 2003)。这些运动来源较之昼夜循环变化更快，要求在约 100 毫秒时间尺度的适应。在此时间尺度，适应

性发生在感光细胞以及其下游的回路中（Dunn, Lankheet, & Rieke, 2007; Dunn & Rieke, 2008; Enroth-Cugell & Shapley, 1973; Lee et al., 2003; Yeh, Lee, & Kremers, 1996）。

视杆细胞和视锥细胞利用共享和独有的回路会聚到相同神经节细胞（图15.7）。在最暗的光线条件下，视杆细胞通过特有的通道发出信号：视杆细胞→视杆双极细胞→ AII 无长突细胞。AII 无长突细胞信号通过甘氨酸突触直接传送到某些 OFF 类型的神经节细胞；而通过具有突触前视锥双极细胞末端的甘氨酸能突触或电突触间接地向某些类型的 ON 和 OFF 神经节细胞发出信号（Bloomfield & Dacheux, 2001; Demb & Singer, 2012）。在稍亮的条件下，视杆细胞通过电突触对视锥细胞发出信号；在视杆细胞和某些类型的视锥双极细胞之间也存在某些直接的化学性突触传导。在明亮条件下，视杆细胞达到饱和，视锥细胞通过视锥双极细胞传导信号。

用于编码视杆细胞二元反应的视杆细胞回路是特有的，零或一个光子吸收，它涵盖了视杆细胞的大部分工作范围。视杆双极细胞全部为 ON 型细胞，使用代谢型谷氨酸受体 mGluR6 编码视杆细胞释放的谷氨酸；ON 型视锥双极细胞也使用相同受体（Nakajima et al., 1993; Nomura et al., 1994）。mGluR6 受体结合与 G 蛋白级联反应偶联，从而关闭阳离子通道（TRPM1）（Koike et al., 2010; Morgans et al., 2009）。这样，谷氨酸盐导致视杆双极细胞通道关闭以及净超极化。在黑暗中，视杆细胞不断释放促使视杆双极胞 mGluR6 受体饱和的谷氨酸盐（Sampath & Rieke,

2004）。当视杆细胞吸收单光子，光转导级联瞬间引起谷氨酸盐的降低，从而降低 mGluR6 刺激，引起视杆双极细胞小去极化。然而，mGluR6 受体具有一个阈值，并且只有相对较大的单光子的反应可以导致视杆双极细胞的去极化；这仅包括约 30% 的单光子反应（Berntson, Smith, & Taylor, 2004; Field & Rieke, 2002; van Rossum & Smith, 1998）。另外的 70% 同突触中的大部分噪音一起被丢弃，永远不会被传递到视杆细胞之外。

小鼠视网膜内自适应的研究在视杆双极细胞通路多个位点展开（图15.7; Dunn et al., 2006）。增益是通过细胞在黑暗或可变背景水平下对闪光的反应束量化的（高达 300R*/视杆细胞/秒）。假设闪光响应为线性范围且远离响应点为饱和状态，闪光响应与上述线性滤波器大致相同。总的来说，响应增益因为背景水平的增加而减少，但在给定的背景条件下，细胞类型之间的增益减少有所差异。

在 1R*/视杆细胞/秒的激活背景下，AII 无长突细胞和 ON 型神经节细胞都减少约 50% 的增益（图15.7）。然而，在这个背景条件下，在个体视杆细胞 R*速率太低而不能在视杆细胞自身内唤起适应；为了使单个视杆细胞体验适应，在一组视杆细胞约 100～200 毫秒的整合时间内一定要超过 1R*（而不是 1/秒）。同样，在这样的背景下，视杆双极细胞不会减少它们的增益。因此，适应性发生在视杆双极细胞和 AII 无长突细胞之间。多个视杆细胞的信号汇聚到视杆双极细胞，产生一个强健且明显区别于噪音的适应信号（Dunn & Rieke, 2006）。AII 和神经节细胞是最

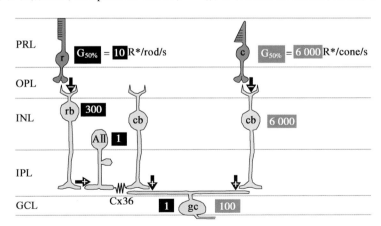

图15.7 视杆细胞和视锥双极细胞细胞通道的多阶段中的增益变化。在视杆细胞双极通道中，视杆细胞向激发 AII 无长突细胞（AII）视杆双极细胞（rb）发出信号。该 AII 电连接（通过连接蛋白36缝隙连接 CX36）到 ON 型视锥双极细胞（cb），激发 ON 型神经节细胞（gc）。相对于在黑暗中的增益（$G_{50\%}$），增益降低 50% 的背景光，显示在视杆双极细胞的回路几个点上。在昏暗背景下（1R*/视杆细胞/秒），在视杆双极突触之外的两处位点增益降低。在更亮一点的环境下，增益在前面的位点减少（Dunn, Lankheet, & Rieke, 2007）。超极化（−）和去极化（+）突触由箭头指示。对于视杆细胞和视锥细胞的双极通道，适应部位从双极突触（昏暗背景）切换到感光细胞（明亮背景）。

容易受到响应饱和度影响（Dunn et al.，2006）的，因此适应发生在 AII 细胞阶段前但不一定超出此阶段是有道理的。

从视杆细胞到 AII 无长突细胞的突触中的适应性也可用配对闪光工具（paired-flashes protocols）进行测量。在相距 100ms 的双闪光条件下，第二次闪光的响应比第一次响应更弱（Dunn & Rieke，2008）。值得注意的是，导致视杆双极细胞仅对一个 R*事件作出响应的闪光足以产生配对闪光抑制。来自无长突细胞的抑制性输入阻断后，这种抑制持续存在。因此，该机制显然取决于在视杆双极突触的抑制，这个抑制可以通过囊泡耗尽来解释（vesicle depletion）。例如，第一次闪光期间，视杆双极细胞的突触释放将部分耗尽可能用于第二次闪光响应的囊泡。此外，将背景光水平增加到 ~1R*/视杆细胞/秒以上的，会使视杆双极细胞的膜电位产生去极化，从而使基础释放速率稳步增加。这种基础释放的增加减少了可用于第二次闪光诱发释放囊泡的数量，这解释了在 >1R*/视杆细胞/秒的背景条件下 AII 无长突细胞增益的降低（Jarsky et al.，2011；Oesch & Diamond，2011；Singer & Diamond，2006）。

类似于视杆通路，视锥通路在不同的背景水平下显示出适应位点的转换。在视杆细胞被抑制的条件下，研究了灵长类动物视网膜视锥双极细胞通路的几个位点的适应性（图 15.7）（Dunn，Lankheet，& Rieke，2007）增益是通过对在黑暗或不同强度光条件下，短暂呈现闪光的响应来测量的。昏暗背景中，在激活 100 到 1000R*视锥细胞/秒的条件下，M 细胞和 P 细胞两种类型的神经节细胞增益减少约 50%（Dunn，Lankheet，& Rieke，2007；另见 Lee et al.，1990；Purpura et al.，1990），但是视锥细胞或视锥双极细胞的增益都没有减少。当增加到约 6000R*视锥细胞/秒时，视锥细胞和下一层级的视锥神经节细胞有类似的增益减少（图 15.7）（另见 Schneeweis & Schnapf，1999）。因此，适应性变化的位点随着背景水平的变化而变化，从昏暗条件下的视锥双极细胞到明亮条件下的视锥细胞。适应限制在单个视锥细胞内，而且不会扩散到邻近细胞（Lee et al.，1999）。除了增益的减少，背景光增强会导致反应动力学反应加速以及更高的峰值时间频率灵敏度（Dunn，Lankheet，& Rieke，2007；Enroth Cugell & Shapley，1973；Smith et al.，2001；Wang，Weick，& Demb，2011）（图 15.8A）。

除了调整增益和时间动力学，变化背景条件也能改变空间感受野。在昏暗的灯光下，中心扩大，周边

减弱，在某些情况又无法觉察（Barlow，Fitzhugh，& Kuffler，1957；Enroth-Cugell & Robson，1966；Troy，Bohnsack，& Diller，1999）。中心扩大可以 AII 无长突细胞网络内的电耦合变化来解释。例如，在黄昏条件下，AII 网络内的电耦合同日光条件下相比增加了 7 倍，这会扩大神经节细胞的中心范围（Xin & Bloomfield，1999a）。微光条件也能增加水平细胞的电耦合，这也许可以解释周边的减弱（Xin & Bloomfield，1999b）。在这两种情况下的耦合变化都依赖于神经递质，包括多巴胺（see Bloomfield & Völgyi，2009）。

适应对照

除了适应平均光强度，神经节细胞也适应对比光强度（Shapley & Victor，1978；Smirnakis et al.，1997；Victor，1987）。与平均光强度类似，对比光强度能在快速时间范围（毫秒）调整增益，以保持与眼球运动的同步。使用一个包括宽泛的时间范围和/或空间频率的刺激，能够探测到给定的对比光强度状态下的细胞感受野。最常用的刺激是白噪声，以棋盘格方式呈现多个刺激，并且每个格点以随机亮度值呈现。白噪声也可以显示为一个单一的时间序列，在感受野中心的一个点上呈现。细胞的线性滤波器关系可通过刺激和响应互相关来确定（Chichilnisky，2001）。这个过程可以探究在两个或更多的对比光强度条件下响应的增益和动力学是如何变化的。此外，通过包含单个独立对比光学非线性阶段（Chander & Chichilnisky，2001；Kim & Rieke，2001；Zaghloul，Boahen，& Demb，2005），细胞的线性滤波器的变化可以从上文提及的静态非线性（例如峰电位阈值和响应饱和度），分离出来。

增加对比光强度对神经节细胞的激发率有两方面影响。第一，过滤器线性关系中（图 15.8B）的高度降低，增益减少；第二，过滤器线性关系中宽度变窄，反应动力学加速（Baccus & Meister，2002；Chander & Chichilnisky，2001；Kim & Rieke，2001；Shapley & Victor，1978；Smirnakis et al.，1997；Zaghloul，Boahen，& Demb，2005）。这些在时域上的改变相当于在低时间频率中增益的选择性降低（Shapley & Victor，1978；Zaghloul，Boahen，& Demb，2005）。因此，在高对比光强度的情况下，细胞对高时间频率更敏感。尽管使用如白噪声等实验室刺激，是对比光强度适应的典型研究，但在更自然情景中的刺激也能观察到该现象（Lesica et al.，2007；Mante，Bonin，& Carandini，2008）。

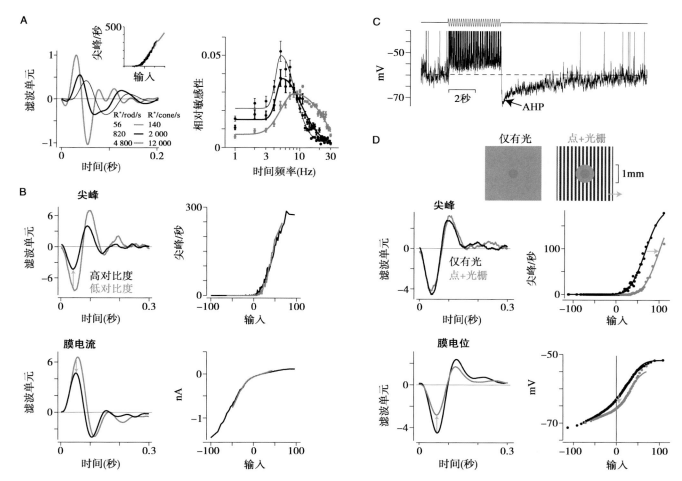

图 15.8　不同形式的神经节细胞对平均光强度和对比光强度的适应。(A,左)描述 ON 型神经节细胞在三种平均光强度条件下光响应的线性滤波器关系(相当于给定的 R*率)。滤波器随平均光强度变化,高平均强度变化更快,而非线性重叠(见插图:x 轴表示任意单位的线性模型的输入值)。使用 UV 光作为白噪声刺激到小鼠视腹侧视网膜(see Wang,Weick,& Demb,2011)计算出线性-非线性模型。(A,右)小鼠神经节细胞在三种平均光强度条件的时间灵敏度($n=6$ 个细胞)在较高的平均光强度下,峰值越高,时间频率越快。该数据由左边所测量的线性滤波器的曲线图经傅里叶变换而来。(B)豚鼠 OFF 型神经节细胞在对比光强度下适应的线性-非线性模型关系。对峰电位响应(第一行),高对比度滤波器降低增益(箭头)和更快的动力学。虽然增益变化小于在峰电位的测量值,兴奋性膜电流在高对比光强度滤波器情况下也发生增益减少,动力学时间加速。在高和低对比光强度两种情况下,呈现非线性重叠(see Beaudoin,Borghuis,& Demb,2007)。(C)对比度适应可引起膜电位的缓慢变化。使用高对比光强度流动光栅刺激豚鼠 OFF 神经节细胞,刺激撤销后几秒钟重新恢复(see Manookin & Demb,2006)的后超极化现象(AHP)。(D)神经节细胞感受野对中心刺激的周围抑制反应。以中心光点的白噪声被单独或流动的周围光栅调制的方式呈现。峰电位的线性-非线性模型表明,光栅提高了激发阈值(即非线性函数向右偏移)。对于相同细胞在膜电位的响应表明光栅抑制线性滤波器的增益和膜电位的后续超极化(即向下非线性移动;see Zaghloul et al.,2007)。

　　对比适应的机制取决于神经节细胞的突触前机制和内在机制的结合。要了解突触前的机制,需要在细胞整个回路中测量适应量。感光细胞和水平细胞没有显示出适应性(Baccus & Meister,2002;Beaudoin,Borghuis,& Demb,2007;Rieke,2001)。因此,对比度适应必须起源于感光突触释点之外的位点。尽管效应不确定,但双极细胞的确呈现出适应型(Baccus & Meister,2002;Rieke,2001)。一种例子是蝾螈在高对比光强度的条件下,ON 型和 OFF 型双极细胞都呈现增益减少,但只有 OFF 型细胞表现出的反应动力学时间大幅加速(Rieke,2001)。第二个例子是,蝾螈的某些双极细胞在高对比光强度下表现出不同的形式适应:高对比光强度开始后缓慢的膜超极化同样在低对比度后缓慢恢复(Baccus & Meister,2002)。随着响应增益快速变化、动力学以及膜电位缓慢变化的不同组合,无长突触细胞和神经节细胞的水平呈现出更丰富的多样性(Baccus & Meister,2002)。在多种的时间尺度中,哺乳动物神经节细胞呈现相似的多种对比光强度适应(图 15.8C)(Chander & Chichilnisky,2001;Manookin & Demb,2006;Shapley & Victor,1978;Solomon et al.,2004;Wark,Fairhall,& Rieke,2009;Zaghloul,Boahen,& Demb,2005)。

对比适应的第一阶段发生在双极细胞水平。双极细胞适应的出现似乎不要求无长突细胞的抑制性输入，因为双极细胞或双极细胞输出（例如神经节细胞兴奋性突触后电流）中测得的适应性在抑制受体阻断后依然存在（Beaudoin，Borghuis，& Demb，2007；Manookin & Demb，2006；Rieke，2001）。双极细胞适应性可以通过在树突或轴突终端的功能依赖性过程进行解释。蝾螈的 OFF 型双极细胞的适应性依赖于内在机制对树突细胞内 Ca^{2+} 的敏感性水平（Rieke，2001）。然而，其依赖性也有可能是依赖于在双极细胞轴突终端的适应机制。在小鼠杆状双极细胞中利用配对电压钳记录研究了对 AII 无长突细胞的突触释放（Jarsky et al.，2011）。为了模仿改变光刺激的对比度的效果，研究者调节视杆双极细胞的膜电位使其围绕一个恒定的均值上下变化。当变化增加时，突触的增益降低。降低的增益可解释为囊泡耗尽，这与视杆双极细胞膜电位稳定去极化之后的平均光适应机制相同。因此，囊泡耗尽这个常见的突触机制显然能够促成这两种形式的适应。

虽然对比光强度适应明确发生在双极细胞水平，但是这种适应的幅度不能解释神经节细胞的变化量级（Beaudoin，Borghuis，& Demb，2007；Brown & Masland，2001；Kim & Rieke，2001；Zaghloul，Boahen，& Demb，2005）。例如，对比光强度增至 3 倍，豚鼠 α 细胞刺激电流减少约 20% 增益，而同样细胞的放电率使增益降低约 40%（图 15.8B）（Beaudoin，Borghuis，& Demb，2007；Beaudoin，Manookin，& Demb，2008；Zaghloul，Boahen，& Demb，2005）。因此，很明显存在神经节细胞自身始发的额外适应。一项模型研究表明，对照适应可以在峰电位产生的过程中产生。特别是在高对比度下存在相对较高的发放率时，每个峰电位之后的作为一种抑制性反馈，在峰电位上累积并减弱发放率（Gaudry & Reinagel，2007a）。与此模型一致，分离的蝾螈神经节细胞从 Na^+ 通道失活中恢复缓慢。将这一细胞注入围绕恒定均值范围波动的电流，以低或高方差模拟低或高对比度。在高方差的刺激下，增益通过 Na^+ 通道失活减少（Kim & Rieke，2003）。此外，完整的哺乳动物神经节细胞提供的证据表明，Na^+ 通道的失活可以解释在模仿高对照的强刺激期间激发率的减少（Weick & Demb，2011）。

神经节细胞的第二内在特性有助于对比度适应。高对比度产生了极高的去极化和超级化。去极化促成峰电位，诱发 Na^+ 通道的失活，而超级化可以消除 K^+ 通道的失活。在随后的去极化过程中，更多的 K^+ 通道用于抑制激活，事实上，超极化后的神经节细胞去极化比单独发生去极化时产生的尖峰更少（Weick & Demb，2011）。因此，Na^+-和 K^+ 两种通道机制促成了神经节细胞对比度适应的内在机制。

上述实验表明，神经节细胞的中心响应增益可通过增加中心对比度而降低。然而，中心响应也会因为呈现刺激的外周对比度而被抑制（Shapley & Victor，1979）。这种反应抑制可能是由可以驱动无长突细胞而非水平细胞的高空间频率刺激引起的（Baccus，Olveczky，& Meister，2008；Enroth-Cugell & Jakiela，1980；Solomon，Lee，& Sun，2006；Zaghloul et al.，2007）。无长突细胞介导的环绕效应抑制了神经节细胞的膜电位阈下响应的增益，也导致了张力性膜超级化；这些膜电位的效应导致激发峰值的阈值升高（图中 15.8D）（Zaghloul et al.，2007）。有人提出，对比度适应的可能广泛延伸到神经节细胞的中心和外周，同时也解释了在任意区域对比度升高的抑制效应（Enroth-Cugell & Jakiela，1980；Shapley & Victor，1979）。然而，我们现在可以理解，与中心和周围刺激相关的抑制的细胞基础是不同的：在中央增加对比度通过不需要无长突细胞的机制抑制双极细胞释放，而增加外周对比度驱动了无长突细胞介导的抑制（Beaudoin，Borghuis，& Demb，2007；Zaghloul et al.，2007）。来自外周的抑制可能会更好地概念化为感受野的非线性分量，而非适应的一种形式（图 15.4B），但这种差别可能很微小。

未来方向

白天观看自然图像的局部区域显示了独立的平均光强度和对比度值。因此，一个神经节细胞的感受野会在眼球扫视运动后经历注视的平均光强度和对比度的独立变化（Mante et al.，2005）。在丘脑外侧膝状体核（LGN）的突触后神经节细胞内，平均光强度和对比度适应机制可以被建模为不同的、可分离的过程，每个过程都会降低响应增益。但是，目前尚不清楚这两个过程的细胞机制是否是不同的和分离的。例如，无论是平均光强度和对比度适应，都部分涉及双极细胞机制（Dunn et al.，2006；Dunn，Lankheet，& Rieke，2007；Dunn & Rieke，2008；Jarsky et al.，2011）。将来的研究将要求进一步阐明平均光强度和对照度适应机制的独立性。

在这里，我们专注于视网膜中两种最常研究的适应形式。然而，神经节细胞（或突触后细胞 LGN）也适应更复杂的光输入特征。例如,一些神经节细胞表现出对刺激方向的适应:在暴露于垂直光栅之后,细胞变得对水平光栅(Hosoya, Baccus, & Meister, 2005)更敏感。在一项研究中,LGN细胞没有显示出对更高阶统计量(statistical moments)输入分布变化的适应(即偏斜度或峰度),这表明适应只取决于均值和对比度(标准偏差)(Bonin, Mante, & Carandini, 2006)。然而,另一项研究表明,高阶统计量的变化影响适应的时间过程(Wark, Fairhall, & Rieke, 2009)。此外,也有一些细胞显示对比度适应对立现象,即在高对比度向低对比度转化之后,在时间上变得更加敏感(Kastner & Baccus, 2011)。未来研究的一个重要领域将是弄清这些更为复杂形式的适应机制。

上述LN模式可用于量化自适应和将增益变化与其他固定非线性过程(如响应饱和度)区分开。然而,这种建模能够为每个对比度或平均光照水平生成一个滤波器,但不包括自适应机制,而最好有一个在亮度和对比度不断变化的情况下,能够预测适应性如何影响相应的单一模型(Victor, 1987)。一个这样的模型能将LN级联与类似于用以描述离子通道行为的状态图的第三动力学阶段结合起来(Ozuysal & Baccus, 2012)。该模型生成了双极细胞、无长突触细胞和神经节细胞的阈下膜电位响应的准确表征。此外,相同的模型也可以用于预测明显不同的快速对比度依赖性增益变化和膜电位慢效应。这种方法似乎很有前途,可能有助于将适应的计算描述与生物物理机制联系起来(Jarsky et al., 2011)。

令人惊讶的是,鉴于无长突细胞类型的多样性,关于它们在适应中的作用却没有很好的定义。我们讨论还没有涉及的另一类细胞是在白天释放增加,晚上减少释放的多巴胺无长突细胞。在整个视网膜中,多巴胺以旁分泌方式刺激受体。尽管从感光细胞到神经节细胞,多巴胺对于视网膜神经细胞的影响有许多说法,但多巴胺对视网膜回路的影响仍然缺乏一个统一的理论(Bloomfield & Völgyi, 2009; Witkovsky, 2004)。最近的一项研究表明多巴胺的一个关键作用将导致水平细胞把GABA释放到视杆双极细胞上(Herrmann et al., 2011);这种视杆双极细胞的抑制可能允许细胞的突触输出避免光适应状态下的饱和(Jarsky et al., 2011)。视网膜还存在其他作用缓慢的神经调质,了解它们在光适应中可能发挥的作用也很重要(Daw, Brunken, & Parkinson, 1989; Karten & Brecha, 1983)。此外,双极细胞终端提供反馈抑制的氨基丁酸或甘氨酸无长突神经细胞的局部回路似乎

是在快速的时间尺度上生成对比度适应的理想选择(Eggers & Lukasiewicz, 2011)。然而,反馈抑制的对比度适应的作用尚不清楚。

最后,进一步了解适应对视觉行为的影响具有重大意义。已经有平行研究使用视觉的心理物理测量(主要在人类中)和细胞活动的生理测量(仅在实验动物中)进行适应性研究(见Shapley & EnrothCugell, 1984; Walraven et al., 1990)。然而,生理和行为之间的联系并不总是直截了当的。(Rieke & Rudd, 2009)。此外,对比度适应已经被证明可以改善生理反应中的信息处理(Gaudry & Reinagel, 2007b),但对行为的类似影响还不太清楚。在未来的动物研究中,一个令人兴奋的途径是通过基因技术操纵特定回路的适应,以此也可能量化检测行为(Okawa et al., 2010)。对于基因的操作,选择小鼠是顺理成章的。我们现在了解了如何研究这种动物的视锥细胞视觉。只要对小鼠视锥细胞进行有效刺激,小鼠神经节细胞感受野的时间特性变化相当快并且与灵长类动物细胞相似(Wang, Weick, & Demb, 2011);在许多小鼠视网膜中,需要紫外线对视锥细胞进行强刺激。视网膜回路的遗传操作与光感受器刺激的定量评估和行为分析相结合(Busse et al., 2011; Histed, Carvalho, & Maunsell, 2012),能洞察到适应对视觉行为的本质作用。

参考文献

Baccus, S. A., & Meister, M. (2002). Fast and slow contrast adaptation in retinal circuitry. *Neuron, 36,* 909–919.

Baccus, S. A., Olveczky, B. P., & Meister, M. (2008). A retinal circuit that computes object motion. *Journal of Neuroscience, 28,* 6807–6817.

Barlow, H. B., Fitzhugh, R., & Kuffler, S. W. (1957). Change of organization in the receptive fields of the cat's retina during dark adaptation. *Journal of Physiology (London), 137,* 338–354.

Beaudoin, D. L., Borghuis, B. G., & Demb, J. B. (2007). Cellular basis for contrast gain control over the receptive field center of mammalian retinal ganglion cells. *Journal of Neuroscience, 27,* 2636–2645.

Beaudoin, D. L., Manookin, M. B., & Demb, J. B. (2008). Distinct expressions of contrast gain control in parallel synaptic pathways converging on a retinal ganglion cell. *Journal of Physiology, 586,* 5487–5502.

Berntson, A., Smith, R. G., & Taylor, W. R. (2004). Transmission of single photon signals through a binary synapse in the mammalian retina. *Visual Neuroscience, 21,* 693–702.

Bloomfield, S. A., & Dacheux, R. F. (2001). Rod vision: Pathways and processing in the mammalian retina. *Progress in Retinal and Eye Research, 20,* 351–384.

Bloomfield, S. A., & Völgyi, B. (2009). The diverse functional roles and regulation of neuronal gap junctions in the retina. *Nature Reviews. Neuroscience, 10,* 495–506.

Bonin, V., Mante, V., & Carandini, M. (2006). The statistical computation underlying contrast gain control. *Journal of Neuroscience, 26*, 6346–6353.

Brown, S. P., & Masland, R. H. (2001). Spatial scale and cellular substrate of contrast adaptation by retinal ganglion cells. *Nature Neuroscience, 4*, 44–51.

Busse, L., Ayaz, A., Dhruv, S. N., Katzner, T., Saleem, A. B., Schölvinck, M. L., et al. (2011). The detection of visual contrast in the behaving mouse. *Journal of Neuroscience, 31*, 11351–11361. doi:10.1523/JNEUROSCI.6689-10.2011.

Butts, D. A., Weng, C., Jin, J., Alonso, J. M., & Paninski, L. (2011). Temporal precision in the visual pathway through the interplay of excitation and stimulus-driven suppression. *Journal of Neuroscience, 31*, 11313–11327.

Chander, D., & Chichilnisky, E. J. (2001). Adaptation to temporal contrast in primate and salamander retina. *Journal of Neuroscience, 21*, 9904–9916.

Chichilnisky, E. J. (2001). A simple white noise analysis of neuronal light responses. *Network, 12*, 199–213.

Dacey, D. M., & Petersen, M. R. (1992). Dendritic field size and morphology of midget and parasol ganglion cells of the human retina. *Proceedings of the National Academy of Sciences of the United States of America, 89*, 9666–9670. doi:10.1073/pnas.89.20.9666.

Daw, N. W., Brunken, W. J., & Parkinson, D. (1989). The function of synaptic transmitters in the retina. *Annual Review of Neuroscience, 12*, 205–225.

Demb, J. B., Haarsma, L., Freed, M. A., & Sterling, P. (1999). Functional circuitry of the retinal ganglion cell's nonlinear receptive field. *Journal of Neuroscience, 19*, 9756–9767.

Demb, J. B., & Singer, J. H. (2012). Intrinsic properties and functional circuitry of the AII amacrine cell. *Visual Neuroscience, 29*, 51–60.

Demb, J. B., Zaghloul, K., Haarsma, L., & Sterling, P. (2001). Bipolar cells contribute to nonlinear spatial summation in the brisk-transient (Y) ganglion cell in mammalian retina. *Journal of Neuroscience, 21*, 7447–7454.

Dunn, F. A., Doan, T., Sampath, A. P., & Rieke, F. (2006). Controlling the gain of rod-mediated signals in the mammalian retina. *Journal of Neuroscience, 26*, 3959–3970.

Dunn, F. A., Lankheet, M. J., & Rieke, F. (2007). Light adaptation in cone vision involves switching between receptor and post-receptor sites. *Nature, 449*, 603–606.

Dunn, F. A., & Rieke, F. (2006). The impact of photoreceptor noise on retinal gain controls. *Current Opinion in Neurobiology, 16*, 363–370.

Dunn, F. A., & Rieke, F. (2008). Single-photon absorptions evoke synaptic depression in the retina to extend the operational range of rod vision. *Neuron, 57*, 894–904.

Eggers, E. D., & Lukasiewicz, P. D. (2011). Multiple pathways of inhibition shape bipolar cell responses in the retina. *Visual Neuroscience, 28*, 95–108.

Enroth-Cugell, C., & Jakiela, H. G. (1980). Suppression of cat retinal ganglion cell responses by moving patterns. *Journal of Physiology, 302*, 49–72.

Enroth-Cugell, C., & Robson, J. G. (1966). The contrast sensitivity of retinal ganglion cells of the cat. *Journal of Physiology, 187*, 517–552.

Enroth-Cugell, C., & Shapley, R. M. (1973). Adaptation and dynamics of cat retinal ganglion cells. *Journal of Physiology, 233*, 311–326.

Field, G. D., & Chichilnisky, E. J. (2007). Information processing in the primate retina: Circuitry and coding. *Annual Review of Neuroscience, 30*, 1–30.

Field, G. D., & Rieke, F. (2002). Nonlinear signal transfer from mouse rods to bipolar cells and implications for visual sensitivity. *Neuron, 34*, 773–785.

Flores-Herr, N., Protti, D. A., & Wässle, H. (2001). Synaptic currents generating the inhibitory surround of ganglion cells in the mammalian retina. *Journal of Neuroscience, 21*, 4852–4863.

Frazor, R. A., & Geisler, W. S. (2006). Local luminance and contrast in natural images. *Vision Research, 46*, 1585–1598.

Gaudry, K. S., & Reinagel, P. (2007a). Contrast adaptation in a nonadapting LGN model. *Journal of Neurophysiology, 98*, 1287–1296.

Gaudry, K. S., & Reinagel, P. (2007b). Benefits of contrast normalization demonstrated in neurons and model cells. *Journal of Neuroscience, 27*, 8071–8079.

Herrmann, R., Heflin, S. J., Hammond, T., Lee, B., Wang, J., Gainetdinov, R. R., et al. (2011). Rod vision is controlled by dopamine-dependent sensitization of rod bipolar cells by GABA. *Neuron, 72*, 101–110.

Histed, M. H., Carvalho, L. A., & Maunsell, J. H. (2012). Psychophysical measurement of contrast sensitivity in the behaving mouse. *Journal of Neurophysiology, 107*, 758–765.

Hochstein, S., & Shapley, R. M. (1976). Linear and nonlinear spatial subunits in Y cat retinal ganglion cells. *Journal of Physiology, 262*, 265–284.

Hosoya, T., Baccus, S. A., & Meister, M. (2005). Dynamic predictive coding by the retina. *Nature, 436*, 71–77.

Jarsky, T., Cembrowski, M., Logan, S. M., Kath, W. L., Riecke, H., Demb, J. B., et al. (2011). A synaptic mechanism for retinal adaptation to luminance and contrast. *Journal of Neuroscience, 31*, 11003–11015.

Karten, H. J., & Brecha, N. (1983). Localization of neuroactive substances in the vertebrate retina: Evidence for lamination in the inner plexiform layer. *Vision Research, 10*, 1197–1205.

Kastner, D. B., & Baccus, S. A. (2011). Coordinated dynamic encoding in the retina using opposing forms of plasticity. *Nature Neuroscience, 14*, 1317–1322.

Keat, J., Reinagel, P., Reid, R. C., & Meister, M. (2001). Predicting every spike: A model for the responses of visual neurons. *Neuron, 30*, 803–817.

Kim, K. J., & Rieke, F. (2001). Temporal contrast adaptation in the input and output signals of salamander retinal ganglion cells. *Journal of Neuroscience, 21*, 287–299.

Kim, K. J., & Rieke, F. (2003). Slow Na$^+$ inactivation and variance adaptation in salamander retinal ganglion cells. *Journal of Neuroscience, 23*, 1506–1516.

Koike, C., Obara, T., Uriu, Y., Numata, T., Sanuki, R., Miyata, K., et al. (2010). TRPM1 is a component of the retinal ON bipolar cell transduction channel in the mGluR6 cascade. *Proceedings of the National Academy of Sciences of the United States of America, 107*(1), 332–337. doi:10.1073/pnas.0912730107.

Kuffler, S. W. (1953). Discharge patterns and functional organization of mammalian retina. *Journal of Neurophysiology, 16*, 37–68.

Laughlin, S. (1981). A simple coding procedure enhances a neuron's information capacity. *Zeitschrift für Naturforschung C, 36*, 910–912.

Lee, B. B., Dacey, D. M., Smith, V. C., & Pokorny, J. (1999). Horizontal cells reveal cone type-specific adaptation in primate retina. *Proceedings of the National Academy of Sciences of the United States of America, 96*, 14611–14666.

Lee, B. B., Dacey, D. M., Smith, V. C., & Pokorny, J. (2003). Dynamics and sensitivity regulation in primate outer retina: The horizontal cell network. *Journal of Vision, 3*(7), 5, 513–526. doi:10.1167/3.7.5.

Lee, B. B., Pokorny, J., Smith, V. C., Martin, P. R., & Valberg, A. (1990). Luminance and chromatic modulation sensitivity of macaque ganglion cells and human observers. *Journal of the Optical Society of America. A, Optics and Image Science, 7,* 2223–2236. doi:10.1364/JOSAA.7.002223.

Lesica, N. A., Jin, J., Weng, C., Yeh, C. I., Butts, D. A., Stanley, G. B., et al. (2007). Adaptation to stimulus contrast and correlations during natural visual stimulation. *Neuron, 55,* 479–491.

Manookin, M. B., Beaudoin, D. L., Ernst, Z. R., Flagel, L. J., & Demb, J. B. (2008). Disinhibition combines with excitation to extend the operating range of the OFF visual pathway in daylight. *Journal of Neuroscience, 28,* 4136–4150.

Manookin, M. B., & Demb, J. B. (2006). Presynaptic mechanism for slow contrast adaptation in mammalian retinal ganglion cells. *Neuron, 50,* 453–464.

Mante, V., Bonin, V., & Carandini, M. (2008). Functional mechanisms shaping lateral geniculate responses to artificial and natural stimuli. *Neuron, 58,* 625–638.

Mante, V., Frazor, R. A., Bonin, V., Geisler, W. S., & Carandini, M. (2005). Independence of luminance and contrast in natural scenes and in the early visual system. *Nature Neuroscience, 8,* 1690–1697.

Masland, R. H. (2001). The fundamental plan of the retina. *Nature Neuroscience, 4,* 877–886.

Masland, R. H. (2011). Cell populations of the retina: The Proctor lecture. *Investigative Ophthalmology & Visual Science, 52,* 4581–4591. doi:10.1167/iovs.10-7083.

McMahon, M. J., Packer, O. S., & Dacey, D. M. (2004). The classical receptive field surround of primate parasol ganglion cells is mediated primarily by a non-GABAergic pathway. *Journal of Neuroscience, 24,* 3736–3745.

Morgans, C. W., Zhang, J., Jeffrey, B. G., Nelson, S. M., Burke, N. S., Duvoisin, R. M., et al. (2009). TRPM1 is required for the depolarizing light response in retinal ON-bipolar cells. *Proceedings of the National Academy of Sciences of the United States of America, 106,* 19174–19178. doi:10.1073/pnas.0908711106.

Nakajima, Y., Iwakabe, H., Akazawa, C., Nawa, H., Shigemoto, R., Mizuno, N., et al. (1993). Molecular characterization of a novel retinal metabotropic glutamate receptor mGluR6 with a high agonist selectivity for L-2-amino-4-phosphonobutyrate. *Journal of Biological Chemistry, 268,* 11868–11873.

Nelson, R., Famiglietti, E. V., Jr., & Kolb, H. (1978). Intracellular staining reveals different levels of stratification for on- and off-center ganglion cells in cat retina. *Journal of Neurophysiology, 41,* 472–483.

Nomura, A., Shigemoto, R., Nakamura, Y., Okamoto, N., Mizuno, N., & Nakanishi, S. (1994). Developmentally regulated postsynaptic localization of a metabotropic glutamate receptor in rat rod bipolar cells. *Cell, 77,* 361–369.

O'Brien, B. J., Isayama, T., Richardson, R., & Berson, D. M. (2002). Intrinsic physiological properties of cat retinal ganglion cells. *Journal of Physiology, 538,* 787–802.

Oesch, N. W., & Diamond, J. S. (2011). Ribbon synapses compute temporal contrast and encode luminance in retinal rod bipolar cells. *Nature Neuroscience, 14,* 1555–1561.

Okawa, H., Miyagishima, K. J., Arman, A. C., Hurley, J. B., Field, G. D., & Sampath, A. P. (2010). Optimal processing of photoreceptor signals is required to maximize behavioural sensitivity. *Journal of Physiology, 588,* 1947–1960.

Ölveczky, B. P., Baccus, S. A., & Meister, M. (2003). Segregation of object and background motion in the retina. *Nature, 423,* 401–408.

Ozuysal, Y., & Baccus, S. A. (2012). Linking the computational structure of variance adaptation to biophysical mechanisms. *Neuron, 73,* 1002–1015.

Pillow, J. W., Paninski, L., Uzzell, V. J., Simoncelli, E. P., &

Chichilnisky, E. J. (2005). Prediction and decoding of retinal ganglion cell responses with a probabilistic spiking model. *Journal of Neuroscience, 25,* 11003–11013.

Purpura, K., Tranchina, D., Kaplan, E., & Shapley, R. M. (1990). Light adaptation in primate retina: Analysis of changes in gain and dynamics of monkey retinal ganglion cells. *Visual Neuroscience, 4a,* 75–93. doi:10.1017/S0952523800002789.

Remtulla, S., & Hallett, P. E. (1985). A schematic eye for the mouse, and comparisons with the rat. *Vision Research, 25,* 21–31.

Rieke, F. (2001). Temporal contrast adaptation in salamander bipolar cells. *Journal of Neuroscience, 21,* 9445–9454.

Rieke, F., & Rudd, M. E. (2009). The challenges natural images pose for visual adaptation. *Neuron, 64,* 605–616.

Rodieck, R. W. (1965). Quantitative analysis of cat retinal ganglion cell response to visual stimuli. *Vision Research, 5,* 583–601.

Roska, B., & Werblin, F. (2001). Vertical interactions across ten parallel, stacked representations in the mammalian retina. *Nature, 410,* 583–587.

Sampath, A. P., & Rieke, F. (2004). Selective transmission of single photon responses by saturation at the rod-to-rod bipolar synapse. *Neuron, 41,* 431–443.

Schneeweis, D. M., & Schnapf, J. L. (1999). The photovoltage of macaque cone photoreceptors: Adaptation, noise, and kinetics. *Journal of Neuroscience, 19,* 1203–1216.

Shapley, R. M., & Enroth-Cugell, C. (1984). Visual adaptation and retinal gain controls. *Progress in Retinal Research, 3,* 263–346. doi:10.1016/0278-4327(84)90011-7.

Shapley, R. M., & Victor, J. D. (1978). The effect of contrast on the transfer properties of cat retinal ganglion cells. *Journal of Physiology, 285,* 275–298.

Shapley, R. M., & Victor, J. D. (1979). Nonlinear spatial summation and the contrast gain control of cat retinal ganglion cells. *Journal of Physiology, 290,* 141–161.

Singer, J. H., & Diamond, J. S. (2006). Vesicle depletion and synaptic depression at a mammalian ribbon synapse. *Journal of Neurophysiology, 95,* 3191–3198.

Smirnakis, S. M., Berry, M. J., Warland, D. K., Bialek, W., & Meister, M. (1997). Adaptation of retinal processing to image contrast and spatial scale. *Nature, 386,* 69–73.

Smith, V. C., Pokorny, J., Lee, B. B., & Dacey, D. M. (2001). Primate horizontal cell dynamics: An analysis of sensitivity regulation in the outer retina. *Journal of Neurophysiology, 85,* 545–558.

Solomon, S. G., Lee, B. B., & Sun, H. (2006). Suppressive surrounds and contrast gain in magnocellular-pathway retinal ganglion cells of macaque. *Journal of Neuroscience, 26,* 8715–8726.

Solomon, S. G., Peirce, J. W., Dhruv, N. T., & Lennie, P. (2004). Profound contrast adaptation early in the visual pathway. *Neuron, 42,* 155–162.

Sterling, P., & Demb, J. B. (2004). Retina. In G. Shephard (Ed.), *Synaptic organization of the brain* (5th ed.) (pp. 217–269). New York: Oxford University Press.

Stone, C., & Pinto, L. H. (1993). Response properties of ganglion cells in the isolated mouse retina. *Visual Neuroscience, 10,* 31–39.

Troy, J. B., Bohnsack, D. L., & Diller, L. C. (1999). Spatial properties of the cat X-cell receptive field as a function of mean light level. *Visual Neuroscience, 16,* 1089–1104.

van Rossum, M. C., & Smith, R. G. (1998). Noise removal at the rod synapse of mammalian retina. *Visual Neuroscience, 15,* 809–821.

Victor, J. D. (1987). The dynamics of the cat retinal X cell centre. *Journal of Physiology, 386*, 219–246.

Walraven, J., Enroth-Cugell, C., Hood, D. C., MacLeod, D. I. A., & Schnapf, J. L. (1990). The control of visual sensitivity: Receptoral and postreceptoral processes. In L. Spillman & J. Werner (Eds.), *The neurophysiological foundations of visual perception* (pp. 53–101). New York: Academic Press.

Wang, Y. V., Weick, M., & Demb, J. B. (2011). Spectral and temporal sensitivity of cone-mediated responses in mouse retinal ganglion cells. *Journal of Neuroscience, 31*, 7670–7681.

Wark, B., Fairhall, A., & Rieke, F. (2009). Timescales of inference in visual adaptation. *Neuron, 61*, 750–761.

Wässle, H. (2004). Parallel processing in the mammalian retina. *Nature Reviews. Neuroscience, 5*, 747–757.

Weick, M., & Demb, J. B. (2011). Delayed-rectifier K channels contribute to contrast adaptation in mammalian retinal ganglion cells. *Neuron, 71*, 166–179.

Werblin, F. S. (2010). Six different roles for crossover inhibition in the retina: Correcting the nonlinearities of synaptic transmission. *Visual Neuroscience, 27*, 1–8. doi:10.1017/S0952523810000076.

Werblin, F. S., & Dowling, J. E. (1969). Organization of the retina of the mudpuppy, *Necturus maculosus*. II. Intracellular recording. *Journal of Neurophysiology, 32*, 339–355.

Witkovsky, P. (2004). Dopamine and retinal function. *Documenta Ophthalmologica, 108*, 17–40. doi:10.1023/

B:DOOP.0000019487.88486.0a.

Wong, K. Y., Dunn, F. A., & Berson, D. M. (2005). Photoreceptor adaptation in intrinsically photosensitive retinal ganglion cells. *Neuron, 48*, 1001–1010.

Xin, D., & Bloomfield, S. A. (1999a). Comparison of the responses of AII amacrine cells in the dark- and light-adapted rabbit retina. *Visual Neuroscience, 16*, 653–665.

Xin, D., & Bloomfield, S. A. (1999b). Dark- and light-induced changes in coupling between horizontal cells in mammalian retina. *Journal of Comparative Neurology, 405*, 75–87.

Yeh, T., Lee, B. B., & Kremers, J. (1996). The time course of adaptation in macaque retinal ganglion cells. *Vision Research, 36*, 913–931.

Zaghloul, K. A., Boahen, K., & Demb, J. B. (2003). Different circuits for ON and OFF retinal ganglion cells cause different contrast sensitivities. *Journal of Neuroscience, 23*, 2645–2654.

Zaghloul, K. A., Boahen, K., & Demb, J. B. (2005). Contrast adaptation in subthreshold and spiking responses of mammalian Y-type retinal ganglion cells. *Journal of Neuroscience, 25*, 860–868.

Zaghloul, K. A., Manookin, M. B., Borghuis, B. G., Boahen, K., & Demb, J. B. (2007). Functional circuitry for peripheral suppression in mammalian Y-type retinal ganglion cells. *Journal of Neurophysiology, 97*, 4327–4340.

第Ⅱ篇　视觉通路的组织

第 16 章　灵长类视觉系统 M，P 和 K 通路的再探讨

Ehud Kaplan

概论

在这一章中,我更新了关于早期灵长类视觉系统中:视网膜神经节细胞(RGCs)、外侧膝状体核(LGN)和视觉皮层的早期部分等的认识。我一般不会重复已经出现在上一版中(Kaplan,2003)和最近综述中(Kaplan,2008)的内容,感兴趣的读者可以在其中找到更多详细信息。在有了关于这个主题的扩展知识后,我介绍了该知识在基础和临床视觉研究中的一些最新应用。最后,我概述了对普遍存在的主流观点的批评,并提出了可能的替代方案。

M,P,K 假说的产生

外部世界仅通过光的时空分布呈现在我们的视网膜上。我们的大脑将这种物理分布转化丰富的动态感知万花筒,由可见物体组成。这些物体各自具有几种特性:颜色、亮度、位置、大小、运动和纹理等等。这些物体仅存在于我们的思想中,正如 Galileo(Galilei,1623/1960)所指出的,"我认为,就我们定位物体所靠的味道、气味、颜色等而言,它们不仅仅是名字,它们存在于我们的意识中。因此,如果生物离开了,所有这些特质将被擦去和湮灭"。John Locke 在他的有影响的文章《人类理智论》(Locke,1690/1832)中明晰了外部主要特质和内部第二特质的差别。因为神经解剖学、神经生理学和神经化学报告的细胞在大小、形态、连接性、反应类型和化学性质上有所不同,而且在某些情况下(但不是所有情况下)具有相似特性的细胞汇聚在层、柱和纹状中,人们不禁产生了诱人的机械比喻,它为每个结构或细胞群分配了一个独特的感知功能(括号内同上)细胞群。我们用在这些结构中的神经元的生理特性去猜想它们在视觉信息分析中可能起到的作用。这种方法提出了功能性结构的概念(Hubel & Wiesel,1962,1977),其最终产生了视觉信息通路假说,这个假说描述在灵长类的早期视觉系统中,三个主要的信息通路操控视觉输入:M(大细胞)、P(小细胞)和 K(k 细胞),它们各自有着自身特

殊的特性聚集并且在构成我们视觉世界的多维参数空间中占据了特殊的位置。最近在神经解剖学、功能性成像和神经元群体的电生理记录方面的进展为我们提供了更加完整的支持视觉的神经元机制图景,并使我们更加接近于对这个观点进行更现实的评价。

三信息通路观点的更新汇总

解剖

形态学细胞类型　视网膜的输入层仅由两种感光细胞组成:视杆和视锥细胞(三种不同的波长选择性)。然而输出层包括了(按最新统计)至少 20 种通过大小、形状、连接或神经化学区分的视网膜神经节细胞(RGCs)。图 16.1 显示了一些投射到猕猴外膝体核(LGN)的主要 RGCs 类型(Crook et al.,2008a)。总的来说,这 20 种 RGCs 占据了大约 90% 的视神经纤维,剩余的由仍然不能确定类型的 RGCs 组成。主要的(数量最多的)RGCs 类型是侏儒细胞、阳伞细胞、双层细胞、大单层细胞,占这个群体的 60% 左右。最近一个重要的区别是阳伞细胞和平滑细胞之间的区别,它们分别投射到 LGN 和上丘,并通过它们树突的平滑外表区分(见图 16.1 摘自 Crook et al.,2008a)。它们的细胞体比阳伞视网膜神经节胞体小,但树突区域更大,它们以嵌合体形式嵌入视网膜,具有比阳伞细胞低的密度。它们的生理特性强烈表明,在 LGN 中它们终止于大细胞层。少数 RGCs 包含色素视黑素,这使得它们对光敏感,并且允许它们将环境光水平报告给控制昼夜节律的视交叉上核(Dacey 等 2005)。大多数 RGC 类型具有 ON 和 OFF 多样性,虽然小双层分布细胞仅对蓝光产生 ON 反应和对黄光产生 OFF 反应(Dacey & Lee,1994;Field et al.,2007)。RGCs 的若干类型投射到上丘并且参与控制眼球运动。

结合这些关于单个 RGCs 的形态新的信息,我们现在有了关于一些类型的 RGCs 对视觉空间进行采样的方式的准确信息(Dacey,1993;Field et al.,2007)。这些信息来自形态学研究和更多的近年来使用多电极阵列记录完整猴的 RGCs 群体所取得的最新进展

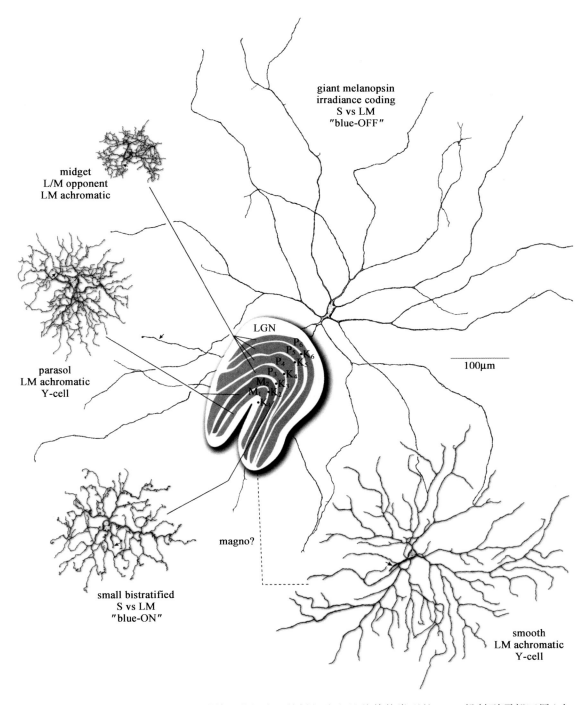

图 16.1 投射到猕猴 LGN 的视网膜神经节细胞。侏儒细胞和几种其他类型的 RGC 投射到顶部四层（小细胞），而阳伞和平滑细胞投射到底部两层（大细胞）。双层细胞、包含视黑素的细胞和其他类型的 RGC 主要投射到主要 LGN 层之间的夹层，并一起构成粒状细胞群体。（获得 Crook 等人的许可，2008a）

（例如，Gauthier et al. ,2009a ,2009b；Pillow & Latham，2008；Shelens 等 2006）。如果要将特定的视觉能力归于一种细胞类型，则此类信息至关重要。单个细胞的空间分辨率是重要的，但是不知道采样密度的话不可能知道群体细胞能做什么（Kaplan ,2003）。类似的论点也适用于时域。

LGN 一段时间以来，人们已经知道，在解剖学

上，投射到 LGN 小细胞层的 RGCs 是非均一性细胞群体（Rodieck & Watanabe，1993；Watanabe & Rodieck，1989）。Dacey 等人（2003 ,2009）最近的结果更全面地说明了这种多样性，并对群体内各种类型的相对表现以及它们在视网膜内的形态和连接模式的定量细节进行了几乎完整的描述。然而，除了包含视黑素的细胞外，它们主要涉及生理节律而不是图像分析，在这

一点上还不清楚各种新细胞群在视觉机器的运作中可能扮演什么角色。平滑 RGCs 是否投射到 LGN 神经元的特殊亚群依然是个未决问题。

一个持续的未解之谜是 LGN 分层问题：为什么有四个小细胞层？层状分离可能使得大量来自初级视觉皮层的反馈容易找到它们的 LGN 目标（Briggs & Usrey，2009；Ichida & Casagrande，2002），但是这仅是在这一点上的一个推测。

视皮层 用毒蝇碱抑制初级视皮层（V1），同时在 V1 的不同层记录的实验提供了新的关于来自 LGN 不同层的细胞的皮层目的地的新细节（Chatterjee & Callaway，2003）。现在被接受的观点是，来自小细胞层的细胞终止于 V1 的 4Cβ，来自大细胞层的细胞终止于 4Cα。来自颗粒细胞层的细胞投射到 V1 的上层，多数到细胞色素氧化酶（cytochrome oxidase，CO）斑点区（总结见 Callaway，2005）。图 16.2 展示了主要的 LGN 投射到 V1 的模式。

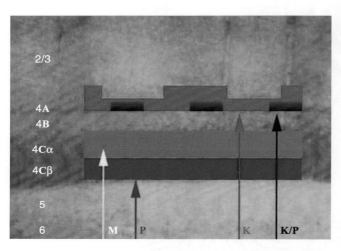

图 16.2 LGN 细胞对猕猴初级视皮层的投射。用毒蝇碱抑制皮层并从 LGN 的纤维末端记录。在 V1 的 4Cβ 记录的输入具有红-绿颜色拮抗，来自 LGN 的小细胞。在 V1 的 4Cα 记录的输入没有颜色拮抗，来自 LGN 的大细胞。在 V1 更表层记录的输入具有蓝-黄颜色拮抗。蓝色 OFF 输入仅在 4A 层遇到，可能借助 LGN 小细胞起源于蓝色 OFF 侏儒神经节细胞，但它们还可能有着其他来源。在 3 层和 4A 层遇到蓝色 ON 输入，因此（至少部分是）由 LGN 颗粒细胞表达的 αCAM 激酶/钙结合蛋白产生。（获得 Chatterjee & Callaway 的许可，2003）

在 MT 区注射示踪剂揭示了一部分 LGN 神经元绕过 V1 区直接投射到 MT 区。因为它们中多数（但非所有）对 CaMK2 染色呈阳性，并且多数处于夹层中，因此它们被认为是颗粒细胞神经元，尽管有些被发现在小细胞层和大细胞层（Sincich et al.，2004）。这样它们加入了其他（少数）直接投射到 V2（Bullier & Ken-

nedy，1983）或 V4（Yukie & Iwai，1981）的 LGN 群体。这些投射被认为支持"盲视"，一种在 V1 损伤后残存的视觉功能（Rodman et al.，2001；Vakalopoulos，2005）。

M、P 和 K LGN 投射到 V1 的解剖分离在一定程度上保持在纹状外皮层 V2 的水平上，在那里富含或缺乏 CO 的各种条纹接受来自 V1 区细胞的投射，这些细胞聚集在一起形成了 CO 斑块或斑块间区域（Wong-Riley，1979）。皮层中的这种解剖分离是下面这个观点（Ungerleider & Mishkin，1982）的根源，即视觉系统通过两条主要信息通路执行其任务，一个是背侧（M 细胞控制），一个是腹侧（P 细胞控制，有一些 K 输入）；最近的综述参见 Nassi 和 Callaway（2009）。尽管受到解剖学、生理学和心理物理学的挑战，这一观点还是被广泛接受。我们将在随后回到这一主题。

M、P 和 K 细胞类型的生理特性

颜色拮抗 很长一段时间以来，我们都认为 RGCs 在生理上有两种主要类型，ON 和 OFF 型（Hartline，1940）。当研究 RGCs 的时间和颜色特性时，RGCs 被更精细地分类，并且在灵长类视网膜上识别出了紧张性（持续的）细胞和时相性（瞬时的）细胞的区别（Gouras，1968）。Gouras 还观察到紧张性细胞是颜色拮抗的，但是相位性细胞却不是。这些观察表明，Wiesel 和 Hubel 在猕猴 LGN 的小细胞层上记录到的颜色拮抗细胞是由紧张性颜色拮抗 RGCs 细胞驱动的，在大细胞层记录的非拮抗细胞是由相位性非拮抗细胞驱动。这一提议后来得到解剖学方法的支持（Bunt et al.，1975；Leventhal, Rodieck, & Dreher，1981）。然而，RGCs 大细胞是色盲的观点最近受到 Lee 和 Sun（2009）的挑战，他们报道了这些细胞颜色拮抗输入的证据。

视锥细胞输入到感受野周边：随机性还是选择性？ 小 RGCs 产生颜色拮抗的细胞机制已经争议了一段时间，一些证据支持（Reid & Shapley，1992；Wiesel & Hubel，1966）、一些证据反对（Boycott, Hopkins, & Sperling，1987；Calkins & Sterling，1996；Lennie, Haake, & Williams，1991；Paulus & Kroger-Paulus，1983）感受野的周边仅由一种类型的视锥细胞选择性的神经输入的观点。最近，Crook 等人（2011）报道了侏儒细胞的红/绿颜色拮抗来源于突触前，不依赖于 GABA 或甘氨酸抑制，并且如果阻断水平细胞到视锥细胞的反馈拮抗（侏儒细胞的感受野周边）则拮抗消失。回想一下水平细胞，它们为 RGC 提供（至少一部分）周边拮抗，将它们控制范围内的视锥细胞混杂相加。（Boycott, Hopkins, & Sperling，1987）Crook 等人（2011）

的结果和 Buzas 等人（2006）和 Field 等人（2010）的结果一致。然而，最近来自小 RGCs 和小 LGN 细胞的生理记录分析（Lee 等人，2012）发现，在许多小细胞感受野中有相当多的视锥选择性。这种不一致可能是由于视网膜的离心度效应：大多数反对视锥选择性周边的生理证据（Crook et al.，2011；Field et al.，2010）来自相当周边细胞的（离体）记录，常常在中央凹 10°以外。L 和 M 视锥细胞的镶嵌看起来是随机的，说明 L 或 M 视锥细胞被不规则地排列聚集在一起（Roorda & Williams，1999）。因为靠近中央凹感受野变小，人们会觉得那里偶尔可以找到更完全的选择性周边。Lee 等人（2012）也指出，P 细胞感受野（至少一些）可能比以往认为的更加复杂，与先前的意见一致（Kaplan & Benardete，2001）。

空间总和的线性 当在猴 RGCs 感受野中研究空间总和线性时，多数细胞表现出很大程度上的线性空间总和。这样它们是"X-like"细胞，如同 Enroth-Cugell 和 Robson（1966）最初定义的和 Hochstein 和 Shapley（1976）改进的（但参见 Benardete & Kaplan，1997）。大约 25% 的 M 细胞表现出"Y-like"细胞的倍频反应特性（Kaplan & Shapley，1982）。Crook 等（2008a）报道的平滑 RGC 和 Petrusca 等（2007）报道的 upsilon 细胞有着 Y-like 生理特性——高发放频率，对亮度对比度的高敏感性和瞬时反应，这使得它们能够响应高时间频率并适合传递运动信息。然而，这个话题仍然有争议：与 Dhruv 等的在体实验结果一致，Crook 等（2008b）在他们的离体实验中报道所有的伞形细胞和以上提到的平滑细胞（Crook et al.，2008a）都有着 Y-like 生理特征。另一个 P 细胞缺乏的 M 细胞的独特动态特征是它们的响应阶段随着对比度的增加而发生变化（Benardete, Kaplan, & Knight，1992；Movshon et al.，2005）。

"经典外"抑制 和 Solomon、White 和 Martin（2002）在狝猴的早期研究结果一致，Alitto 和 Usrey（2008）报道狝猴 LGN 的 M 细胞被经典感受野以外的刺激抑制，这种抑制比他们在 P 细胞上发现的要强。这种抑制作用太快不是由于皮层反馈造成的，因为它与在视网膜中发现的类似，所以被认为起源于那里。更早的解剖学研究表明大细胞层有着比小细胞层更多的 GABA 能细胞，可能是这些细胞介导了经典外抑制效应。

亮度对比度增益 M 和 P 细胞间的一个显著的区别是它们的亮度对比度增益（反应与对比度相对函数的斜率），在 M 细胞中低对比度增益高，但是在 P 细胞的动态反应范围内增益低（Alitto & Usrey，2008；

Kaplan & Shapley，1986；Movshon et al.，2005）。这种更大的增益主要是由于 M 细胞的感受野有着更大的尺寸（Croner & Kaplan，1995），因此 upsilon 细胞和平滑细胞也有着相似的高对比度增益（Crook et al.，2008a；Petrusca et al.，2007）。

细胞间相互作用 用多电极阵列在离体的狝猴视网膜上记录大群体 RGCs 提供了单个细胞特性以外的关于视网膜输出的新的信息。和先前的 Mastronarde（1983）在猫的视网膜上的工作一致，Greschner 等人（2011）发现既定类型的细胞倾向于相关性放电。这种相关性随着细胞间的视网膜距离下降。大多数相关性能被认为是相关的 RGCs 间共享的感光细胞内的共同噪声。相关性是相对适度的，但是 Pillow 等人（2008）表明这种适度的相关性显著的增加了群体细胞传导视觉场景的信息量。

粒状细胞（koniocellular cells） 就颜色选择性、亮度对比度增益、空间和时间分辨率和它们投射到 LGN 的目标而言，K 信息通路中的细胞是一类不同的细胞群体（Hendry & Reid，2000；Sceniak, Chatterjee, & Callaway，2006；White, Solomon, & Martin，2001；Xu et al.，2001）。甚至由什么组成了粒状细胞神经元的定义也是不直接的，如同 Sincich 等人（2004）的研究结果表明的，特殊标记和层定位都不能将一个细胞定义为粒状细胞神经元。

使用有利于 M 或 P 细胞类型的刺激

功能特性的明显聚集，特别是在 LGN 中，M、P 和 K 细胞群体很大程度被隔离在各层中，这激发了人们尝试创造刺激只激活一种细胞群体而不是其他细胞群体，以评估目标群体的功能。瞄准基础视觉科学或临床问题的研究通过使用心理物理方法、视觉诱发电位（VEPs）或 fMRI 做了这方面的工作。这些研究通常认为 M 细胞群体是非颜色拮抗的，对低空间频率和低亮度对比度高度敏感，瞬时响应并参与运动和亮度分析。P 细胞群体被认为有强直反应，对亮度对比度反应不好，传递颜色和形状信息效果较差。

注意

我们应当指出人们不能简单地从单细胞数据中推论如何构建有利于信息通路的刺激。Pokorny 和 Smith（1997；Smith & Pokorny，2003；Pokorny，2011），他们处于这种研究的最前沿，认识到这样的困难："这样，虽然心理物理学数据和特定推断的视网膜通路的激活是一致的,但是有着相当多的视网膜输出重组在决定这些心理物理学数据"(Leonova, Pokorny, & Smith, 2003)。在使用这些偏置刺激的研究的解释中还存在别的困难。①M 细胞在中等或高对比度下不会真正饱和。事实上,它们对于对比度功能的反应高于 30% 时,对比度增益几乎与 P 细胞的相同(图 16.3),因此没有理由认为它们在高对比度停止了对对比度调制的反应。②P 细胞数量比 M 细胞大约多 8 倍,能够通过皮层神经元的汇聚补偿它们较低的对比度增益。③其他细胞(平滑单层细胞,一些 K 细胞)有着与 M 或 P 细胞类似的反应特性。这样,在这一点上,特别类型的缺失或某种细胞类型的功能通过使用这样的刺激得到的推断应当被视为仅仅是猜测。

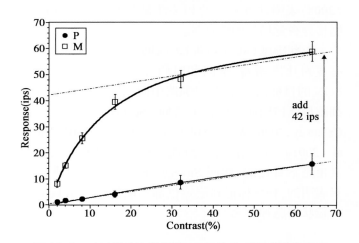

图 16.3 对于低对比度刺激,M 细胞的对比度增益高于 P 细胞。图中显示了一个恒河猴的 28 个 P 和 8 个 M RGCs 的平均反应作为亮度对比度函数。刺激是以 4Hz 调制屏幕亮度的移动的黑白正弦光栅,对于每个细胞有着最佳空间频率。平滑实心曲线是 Michaelis-Menten 函数,$R = R_{max} \times \dfrac{C}{C+C_{50}}$,这里 R 是反应,C 是对比度。误差线:±1SEM。M(大细胞投射)神经节细胞半饱和对比度,C_{50} 是 14%。注意在低对比度 M 细胞有更陡的斜率(更高增益)。拟合 P 细胞反应的虚线回归线向上移动了约 40ips,强调了 M 细胞随着对比度的增加它们的反应继续增加,即使是在中等至高对比度刺激下。事实上,它们在更高对比度的对比度增益类似于 P 细胞群体的对比度增益。(修改自 Kaplan & Shapley, 1986.)

基础研究

多数这个领域的基础研究聚焦于 M 或 P 信息通路在指导注意上的作用(例如, Brown, 2009; Cheng, Eysel, & Vidyasagar, 2004; Denison & Silver, 2012; Rie & Hopfinger, 2011; Tapia & Breitmeyer, 2011),评估它们对反应时间的影响(Burr & Corsale, 2001; Murray &

Plainis, 2003),或两条信息通路对 VEP 或 fMRI 信号的相关贡献(Foxe et al., 2008; Grose-Fifer, Zemon, & Gordon, 1991; Lalor & Foxe, 2009; Victor et al., 1992)。

临床研究

大细胞和小细胞群体通常被认为比颗粒细胞更加均匀,它们与几种主要的神经或精神病理学有关,例如孤独症(Sutherland & Crewther, 2010)、阿尔茨海默病(Curcio & Drucker, 1993; Davies et al., 1995; Price et al., 1991)、帕金森病(Silva et al., 2005)、视网膜色素变性(Alexander et al., 2001, 2004)、精神分裂症(Bedwell, Brown, & Miller, 2003, 2004; Martinez et al., 2008, 2012; Schechter et al., 2003)、读写困难(Chase et al., 2003; Chouake et al., 2012; Stein, 2001; Stein & Walsh, 1997)、弱视(Demirci et al., 2002; Zele, Wood, & Girgenti, 2010)、视神经炎(Al-Hashmi, Kramer, & Mullen, 2011; Grigsby et al., 1991)和老化(Elliott & Werner, 2010)。最近 Yoonessi 和 Yoonessi(2011)写了一篇关于如何将 M、P 和 K 细胞类型现代知识应用于眼科学、神经病学和精神病学的综述。这些应用并不是没有争议的,而且经常反映了视网膜和 LGN 中这些细胞群体生理特性的仍在不断发展的探索(例如, Maddess, 2011; Swanson et al., 2011),或者对 M 细胞与阅读障碍(Skottun, 2005; Skottun & Parke, 1999)和精神分裂症(Skottun & Skoyles, 2008, 2011)有关的说法的批评。

平行信息通路假说:重新评估

在最近的一篇综述中(2008),我总结了一种被广泛接受的观点,即在 LGN 中,解剖学上分离的三种主要细胞类型(M、P 和 K)各自致力于一种独特的视觉功能。我提出了这些假设的视觉信息通路必须满足的几个标准:同质性、独立性(解剖上和知觉上)以及每个信息通路的特性与其假定功能的兼容性。我认为各种证据(解剖学的、生理学的和心理物理学的)表明这三条信息通路不符合这些标准。这里我不详细讨论我的观点,我将简要地重新整理它,讨论与这个假设相关的其他新信息,并提出替代方案。

简单化的三信息通路假说

三信息通路假说最简单的形式是将视觉系统看作一台机器,其中每种细胞类型都从视觉环境中提取出最适合分析的信息类型:大小、颜色、运动等。此外,一类细胞聚集在一起造成解剖上的包含不同类型细胞的间隔(层、团、条带、背侧或腹侧信息通路),这样这些脑结构的每一个(或一群)在视觉中起到不同作用。根据这个观点,信息通路是同质的、独立的并有着合适的不重叠的视觉功能。这是信息在大脑中由特定神经元组(类型)平行处理的观点的范例(Livingstone & Hubel,1988;Stone,1983;Ungerleider & Mishkin,1982)。

结构和功能:细胞类型的概念

上述概述的观点代表了神经科学的核心目标之一的示例,将结构与功能联系起来,很大程度上取决于细胞类型的概念(Rodieck & Brening,1983)。显然,构成视神经的RGCs并不是都一样的,这种外形和反应方式的多样性表明,神经元是否是多维刻画的(例如大小、形状、连接、神经化学、反应特性和刺激选择性),一个客观的分类者可能将每个细胞分进不同的功能同质的簇中。这种分类的部分编目已经在灵长类视觉系统的早期部分进行了尝试(例如,在Kaplan 2003中表30.1)。神经科学家随后试图从每个簇的特性收集中减少每个细胞类型的功能。目前为止,这样综合的分析没有完全的在大脑的任何部分被执行,虽然在这个方向上有着有成效的努力(例如,Bota & Swanson,2007;Farrow & Masland,2011;Masland,2011)。这个任务有着技术上和概念上的挑战,但是如果我们要更深地理解视觉系统和真正大脑的设计原理,它是非常重要的。关于大脑中连接结构和功能的挑战的最新综述,请参见Lichtman和Denk(2011)以及Callaway(本卷25章)。

分流信息通路假说的挑战

当新的技术被引入这个领域时,出现了新的细胞类型、反应模式、连接方式和刺激选择性。我们已经提到最近一些新的RGCs类型(Crook et al.,2008a;Dacey et al.,2003;Petrusca et al.,2007)和新发现的LGN颗粒细胞到MT的投射通路(Sincich et al.,2004)。此外,在LGN的小细胞层和"运动区域"MT之间描述了一条非突触通路(Nassi,Lyon,& Callaway,2006)。这些发现和许多先前的结果(Economides et al.,2011;Ferrera,Nealey,& Maunsell,1992;Lee & Sun,2009;Leventhal et al.,1995;Nealey & Maunsell,1994;Sincich & Horton,2005;Vidyasagar et al.,2002)对信息通路分离和独立的概念提出了挑战。同样的,其他证据(Cropper & Wuerger,2005;Dobkins & Albright,1993,

1995;Gegenfurtner & Hawken,1996;Martinovic et al.,2009;Poom,2011;Ruppertsberg,Wuerger,& Bertamini,2007;Wuerger et al.,2011)表明颜色和运动知觉的整合比基于平行信息通路模式的预期更紧密,其中运动和颜色分析经常分别被引用为M和P独立信息通路的主要示例。看起来似乎运动可能被几种机制感知,一些是颜色选择性的,另外一些是颜色盲的(Gorea & Papathomas,1989;Papathomas,Gorea,& Julesz,1991)。

我们也应该考虑到这种可能性,即神经科学家认为某些细胞类型仅仅因为它们存在就必须履行重要功能,可能像圣马可教堂的拱侧,没有起到重要的生物功能(Gould & Lewontin,1979)。功能架构的概念可能是当前大脑研究的核心,它使我们自动接受这样一个概念,即如果我们有一个词代表颜色、运动、灵魂或意识,那必定有可识别的脑部区域正在创造它。与其寻找有着特定的、不同功能的脑结构,不如找寻功能网络图案(Sporns & Kötter,2004)。

改进的多信息通路假说

现在的三信息通路观点可能被改进的多信息通路假说取代,它用许多信息通路(解剖/功能群体)替代了M、P和K信息通路,保留了功能特殊的细胞类型处理平行信息的概念。例如,M信息通路可能包括了众所周知的阳伞RGCs和新发现的平滑细胞(Crook et al.,2008a),它们可能具有与阳伞细胞不同的功能。P信息通路应该被分离到侏儒RGCs和一些其他的投射到小细胞层的细胞群(Dacey et al.,2003;Rodieck & Watanabe,1988)。当更多关于各种RGCs终止于颗粒神经元的数据汇集,这个信息通路将肯定会被几个更同质的亚信息通路所替代。这当中的一些工作已经开始(例如Sincich et al.,2004)。这种多信息通路的观点接近于Masland和Martin(2007)和Martin和Solomon(2011)的主张。因为完整的灵长类RGCs和LGN细胞的结构-功能分类学仍然缺失,不可能预知需要多少种信息通路去确保每个细胞类型相对同质,但是这个数量肯定会大于10。

模式转变?

一些作者最近表达了对流行的三信息通路模式的批评。其中包括Sincich and Horton(2005),Kaplan(2008),Schenk and McIntosh(2010),和de Haan and Cowey(2011)。鉴于一些最近的神经生理学和行为学数据(Chowdhury & DeAngelis,2008),即使是神经科学的基石之一,即结构和功能之间紧密联系的观念也受到质疑（Wallisch & Movshon, 2008）。这种批评通常以在假定的独立信息通路中证据充分的解剖的和功能的串扰为基础，以在信息通路中聚集在一起的细胞类型的异质性为基础，以一些证据支持功能的分配和分离建立在不可靠的毁损实验或观察上为基础，以及以在相互连接的、非线性网络中分配特定的功能到元素中的概念困难为基础。

网络假说

另一种观点是，我们放松了从机器隐喻中继承的结构和功能紧密连接，即每个细胞类型贡献一部分的视觉场景分析并且它们都（或至少许多）参与到这个分析中。这样，各种细胞的不同的反应和选择特性不是提供独特和分离的关于刺激维度的信息通道，而是沿着刺激的每个维度提供调制功能（选择性）分布。这个观点被每个研究皮层神经元选择性的人的观察所支持：除很少的例外情况，大多数神经元对许多刺激维度进行调制（各种程度）。从这种细胞群体活动到知觉的计算细节正在被研究和讨论，并且可能是统计性质的，可能与 Pouget, Dayan, and Zemel（2000, 2003）和 Jazayeri and Movshon（2006）探索的路线一致。因此，感知不是由某个离散实体完成的，该实体权衡每个信息通路对达成感知决策的贡献，而是整个网络协调活动的心理推论或涌现属性。考虑到大脑是高度相互连接的非线性动态系统，将不同的功能分配给细胞类型，无论它们如何定义，都可能是徒劳的。

总结

人们普遍认为，从视网膜发出轴突到 LGN 的三种主要细胞类型有助于不同的视觉功能：M 细胞传递运动和亮度信息，P 细胞报告颜色和形状，更多样化的 K 细胞的一部分产生 blue-ON 响应。我们看到，RGCs 群体的这种三方面划分过于简单，应该用更精细的多信息通路范式或基于网络的、大多数细胞类型有助于感知大多数视觉属性的观点来取代。就像 92 种元素，每种元素都有其独特的属性，其相互作用构成了我们的多面世界，所以 20 种左右的细胞类型也可以相互作用，编织视觉世界的动态画幅。

致谢

作者获得 NIH 基金 EY16224、NIGMS 1P50GM071558 和 R21MH093868-02 的资助。

参考文献

Alexander, K. R., Barnes, C. S., Fishman, G. A., Pokorny, J., & Smith, V. C. (2004). Contrast sensitivity deficits in inferred magnocellular and parvocellular pathways in retinitis pigmentosa. *Investigative Ophthalmology & Visual Science, 45,* 4510–4519. doi:10.1167/iovs.04-0188.

Alexander, K. R., Pokorny, J., Smith, V. C., Fishman, G. A., & Barnes, C. S. (2001). Contrast discrimination deficits in retinitis pigmentosa are greater for stimuli that favor the magnocellular pathway. *Vision Research, 41,* 671–683.

Al-Hashmi, A. M., Kramer, D. J., & Mullen, K. T. (2011). Human vision with a lesion of the parvocellular pathway: An optic neuritis model for selective contrast sensitivity deficits with severe loss of midget ganglion cell function. *Experimental Brain Research, 215,* 293–305.

Alitto, H. J., & Usrey, W. M. (2008). Origin and dynamics of extraclassical suppression in the lateral geniculate nucleus of the macaque monkey. *Neuron, 57,* 135–146.

Bedwell, J. S., Brown, J. M., & Miller, L. S. (2003). The magnocellular visual system and schizophrenia: What can the color red tell us? *Schizophrenia Research, 63,* 273–284.

Bedwell, J. S., Miller, L. S., Brown, J. M., McDowell, J. E., & Yanasak, N. E. (2004). Functional magnetic resonance imaging examination of the magnocellular visual pathway in nonpsychotic relatives of persons with schizophrenia. *Schizophrenia Research, 71,* 509–510.

Benardete, E. A., & Kaplan, E. (1997). The receptive field of the primate P retinal ganglion cell, II: Nonlinear dynamics. *Visual Neuroscience, 14,* 187–205.

Benardete, E. A., Kaplan, E., & Knight, B. W. (1992). Contrast gain control in the primate retina: P cells are not X-like, some M cells are. *Visual Neuroscience, 8,* 483–486.

Bihan, D. L. (2012). Diffusion, confusion and functional MRI. *NeuroImage, 62,* 1131–6

Bota, M., & Swanson, L. W. (2007). The neuron classification problem. *Brain Research. Brain Research Reviews, 56,* 79–88.

Boycott, B. B., Hopkins, J. M., & Sperling, H. G. (1987). Cone connections of the horizontal cells of the rhesus monkeys retina. *Proceedings of the Royal Society of London. Series B, Biological Sciences, 229,* 345–379.

Briggs, F., & Usrey, W. M. (2009). Parallel processing in the corticogeniculate pathway of the macaque monkey. *Neuron, 62,* 135–146.

Brown, J. M. (2009). Visual streams and shifting attention. *Progress in Brain Research, 176,* 47–63.

Bullier, J., & Kennedy, H. (1983). Projection of the lateral geniculate nucleus onto cortical area V2 in the macaque monkey. *Experimental Brain Research, 53,* 168–172.

Bunt, A. H., Hendrickson, A. E., Lund, J. S., Lund, R. D., & Fuchs, A. F. (1975). Monkey retinal ganglion cells: Morphometric analysis and tracing of axonal projections, with a consideration of the peroxidase technique. *Journal of Comparative Neurology, 164,* 265–286.

Burr, D. C., & Corsale, B. (2001). Dependency of reaction times to motion onset on luminance and chromatic contrast. *Vision Research, 41,* 1039–1048. doi:10.1016/S0042-6989(01)00019-0.

Buzás, P., Blessing, E. M., Szmajda, B. A., & Martin, P. R. (2006). Specificity of m and l cone inputs to receptive fields in the parvocellular pathway: Random wiring with functional bias. *Journal of Neuroscience, 26,* 11148–11161.

Calkins, D. J., & Sterling, P. (1996). Absence of spectrally specific lateral inputs to midget ganglion cells in primate retina. *Nature, 381*, 613–615.

Callaway, E. M. (2005). Structure and function of parallel pathways in the primate early visual system. *Journal of Physiology, 566*, 13–19.

Chase, C., Ashourzadeh, A., Kelly, C., Monfette, S., & Kinsey, K. (2003). Can the magnocellular pathway read? Evidence from studies of color. *Vision Research, 43*, 1211–1222. doi:10.1016/S0042-6989(03)00085-3.

Chatterjee, S., & Callaway, E. M. (2003). Parallel color-opponent pathways to primary visual cortex. *Nature, 426*, 668–671.

Cheng, A., Eysel, U. T., & Vidyasagar, T. R. (2004). The role of the magnocellular pathway in serial deployment of visual attention. *European Journal of Neuroscience, 20*, 2188–2192.

Chouake, T., Levy, T., Javitt, D. C., & Lavidor, M. (2012). Magnocellular training improves visual word recognition. *Frontiers in Human Neuroscience, 6*, 14.

Chowdhury, S. A., & DeAngelis, G. C. (2008). Fine discrimination training alters the causal contribution of macaque area MT to depth perception. *Neuron, 60*, 367–377.

Croner, L. J., & Kaplan, E. (1995). Receptive fields of P and M ganglion cells across the primate retina. *Vision Research, 35*, 7–24. doi:10.1016/0042-6989(94)E0066-T.

Crook, J. D., Manookin, M. B., Packer, O. S., & Dacey, D. M. (2011). Horizontal cell feedback without cone type-selective inhibition mediates "red-green" color opponency in midget ganglion cells of the primate retina. *Journal of Neuroscience, 31*, 1762–1772.

Crook, J. D., Peterson, B. B., Packer, O. S., Robinson, F. R., Gamlin, P. D., Troy, J. B., et al. (2008a). The smooth monostratified ganglion cell: Evidence for spatial diversity in the Y-cell pathway to the lateral geniculate nucleus and superior colliculus in the macaque monkey. *Journal of Neuroscience, 28*, 12654–12671.

Crook, J. D., Peterson, B. B., Packer, O. S., Robinson, F. R., Troy, J. B., & Dacey, D. M. (2008b). Y-cell receptive field and collicular projection of parasol ganglion cells in macaque monkey retina. *Journal of Neuroscience, 28*, 11277–11291.

Cropper, S. J., & Wuerger, S. M. (2005). The perception of motion in chromatic stimuli. *Behavioral and Cognitive Neuroscience Reviews, 4*, 192–217.

Curcio, C. A., & Drucker, D. N. (1993). Retinal ganglion cells in Alzheimer's disease and aging. *Annals of Neurology, 33*, 248–257.

Dacey, D. M. (1993). The mosaic of midget ganglion cells in the human retina. *Journal of Neuroscience, 13*, 5334–5355.

Dacey, D., Joo, H., Peterson, B., & Haun, T. (2009). Morphology, mosaics and central projections of diverse ganglion cell populations in macaque retina: Approaching a complete account. [ARVO abstract.]. *Journal of Vision, 9*, 35.

Dacey, D. M., & Lee, B. B. (1994). The "blue-ON" opponent pathway in primate retina originates from a distinct bistratified ganglion cell type. *Nature, 367*, 731–735.

Dacey, D. M., Liao, H. W., Peterson, B. B., Robinson, F. R., Smith, V. C., Pokorny, J., et al. (2005). Melanopsin-expressing ganglion cells in primate retina signal colour and irradiance and project to the LGN. *Nature, 433*, 749–754.

Dacey, D. M., Peterson, B. B., Robinson, F. R., & Gamlin, P. D. (2003). Fireworks in the primate retina: In vitro photodynamics reveals diverse LGN-projecting ganglion cell types. *Neuron, 37*, 15–27.

Davies, D. C., McCoubrie, P., McDonald, B., & Jobst, K. A. (1995). Myelinated axon number in the optic nerve is unaffected by Alzheimer's disease. *British Journal of Ophthalmology, 79*, 596–600.

de Haan, E. H. F., & Cowey, A. (2011). On the usefulness of "what" and "where" pathways in vision. *Trends in Cognitive Sciences, 15*, 460–466. doi:10.1016/j.tics.2011.08.005.

Demirci, H., Gezer, A., Sezen, F., Ovali, T., Demiralp, T., & Isoglu-Alkoc, U. (2002). Evaluation of the functions of the parvocellular and magnocellular pathways in strabismic amblyopia. *Journal of Pediatric Ophthalmology and Strabismus, 39*, 215–221.

Denison, R. N., & Silver, M. A. (2012). Distinct contributions of the magnocellular and parvo-cellular visual streams to perceptual selection. *Journal of Cognitive Neuroscience, 24*, 246–259.

Dhruv, N. T., Tailby, C., Sokol, S. H., Majaj, N. J., & Lennie, P. (2009). Nonlinear signal summation in magnocellular neurons of the macaque lateral geniculate nucleus. *Journal of Neurophysiology, 102*, 1921–1929.

Dobkins, K. R., & Albright, T. D. (1993). What happens if it changes color when it moves? Psychophysical experiments on the nature of chromatic input to motion detectors. *Vision Research, 33*, 1019–1036. doi:10.1016/0042-6989(93)90238-R.

Dobkins, K. R., & Albright, T. D. (1995). Behavioral and neural effects of chromatic isoluminance in the primate visual motion system. *Visual Neuroscience, 12*, 321–332.

Economides, J. R., Sincich, L. C., Adams, D. L., & Horton, J. C. (2011). Orientation tuning of cytochrome oxidase patches in macaque primary visual cortex. *Nature Neuroscience, 14*, 1574–1580.

Elliott, S. L., & Werner, J. S. (2010). Age-related changes in contrast gain related to the M and P pathways. *Journal of Vision, 10*, 1–15. doi:10.1167/10.4.4.

Enroth-Cugell, C., & Robson, J. G. (1966). The contrast sensitivity of retinal ganglion cells of the cat. *Journal of Physiology, 187*, 517–552.

Farrow, K., & Masland, R. H. (2011). Physiological clustering of visual channels in the mouse retina. *Journal of Neurophysiology, 105*, 1516–1530.

Ferrera, V. P., Nealey, T. A., & Maunsell, J. H. (1992). Mixed parvocellular and magnocellular geniculate signals in visual area V4. *Nature, 358*, 756–761.

Field, G. D., Gauthier, J. L., Sher, A., Greschner, M., Machado, T. A., Jepson, L. H., et al. (2010). Functional connectivity in the retina at the resolution of photoreceptors. *Nature, 467*, 673–677.

Field, G. D., Sher, A., Gauthier, J. L., Greschner, M., Shlens, J., Litke, A. M., et al. (2007). Spatial properties and functional organization of small bistratified ganglion cells in primate retina. *Journal of Neuroscience, 27*, 13261–13272.

Foxe, J. J., Strugstad, E. C., Sehatpour, P., Molholm, S., Pasieka, W., Schroeder, C. E., et al. (2008). Parvocellular and magnocellular contributions to the initial generators of the visual evoked potential: High-density electrical mapping of the "C1" component. *Brain Topography, 21*, 11–21.

Frackowiak, R. S. (1998). The functional architecture of the brain. *Daedalus, 127*(2), 105–130.

Galilei, G. (1960). The Assayer (trans. S. Drake). In S. Drake (Ed.), *The controversy on the comets of 1618*. Philadelphia: University of Pennsylvania Press. (Original work published 1623.)

Gauthier, J. L., Field, G. D., Sher, A., Greschner, M., Shlens, J., Litke, A. M., et al. (2009a). Receptive fields in primate retina are coordinated to sample visual space more uniformly. *PLoS Biology, 7*(4), e1000063. doi:10.1371/journal.pbio.1000063.

Gauthier, J. L., Field, G. D., Sher, A., Shlens, J., Greschner, M., Litke, A. M., et al. (2009b). Uniform signal redundancy of parasol and midget ganglion cells in primate retina. *Journal of Neuroscience, 29*(14), 4675–4680.

Gegenfurtner, K., & Hawken, M. (1996). Interactions between color and motion in the visual pathways. *Trends in Neurosciences, 19*, 394–401. doi:10.1098/rspb.1977.0085.

Gorea, A., & Papathomas, T. V. (1989). Motion processing by chromatic and achromatic visual pathways. *Journal of the Optical Society of America. A, Optics and Image Science, 6*, 590–602.

Gould, S. J., & Lewontin, R. C. (1979). The spandrels of San Marco and the Panglossian paradigm: A critique of the adaptationist programme. *Proceedings of the Royal Society of London. Series B, Biological Sciences, 205*, 581–598.

Gouras, P. (1968). Identification of cone mechanisms in monkey ganglion cells. *Journal of Physiology, 199*, 533–547.

Greschner, M., Shlens, J., Bakolitsa, C., Field, G. D., Gauthier, J. L., Jepson, L. H., et al. (2011). Correlated firing among major ganglion cell types in primate retina. *Journal of Physiology, 589*, 75–86.

Grigsby, S. S., Vingrys, A. J., Benes, S. C., & King-Smith, P. E. (1991). Correlation of chromatic, spatial, and temporal sensitivity in optic nerve disease. *Investigative Ophthalmology & Visual Science, 32*, 3252–3262.

Grose-Fifer, J., Zemon, V., & Gordon, J. (1991). The development of magno and parvo pathways in human infants investigated using the sweep VEP. *Investigative Ophthalmology & Visual Science (Suppl), 32*, 1045.

Hámori, J., Pasik, P., & Pasik, T. (1983). Differential frequency of P-cells and I-cells in magnocellular and parvocellular laminae of monkey lateral geniculate nucleus. An ultrastructural study. *Experimental Brain Research, 52*, 57–66.

Hartline, H. K. (1940). The receptive fields of optic nerve fibers. *American Journal of Physiology, 130*, 690–699.

Hendry, S. H. C., & Reid, C. R. (2000). The koniocellular pathway in primate vision. *Annual Review of Neuroscience, 23*, 127–153.

Hochstein, S., & Shapley, R. M. (1976). Quantitative analysis of retinal ganglion cell classifications. *Journal of Physiology, 262*, 237–264.

Hubel, D. H., & Wiesel, T. N. (1962). Receptive fields, binocular interaction and functional architecture in the cat's visual cortex. *Journal of Physiology, 160*, 106–154.

Hubel, D. H., & Wiesel, T. N. (1977). Functional architecture of macaque monkey visual cortex. *Proceedings of the Royal Society of London. Series B, Biological Sciences, 198*, 1–59. doi:10.1098/rspb.1977.0085.

Ichida, J. M., & Casagrande, V. A. (2002). Organization of the feedback pathway from striate cortex (V1) to the lateral geniculate nucleus (LGN) in the owl monkey (*Aotus trivirgatus*). *Journal of Comparative Neurology, 454*, 272–283.

Jazayeri, M., & Movshon, J. A. (2006). Optimal representation of sensory information by neural populations. *Nature Neuroscience, 9*, 690–696.

Kaplan, E. (2003). The M, P and K pathways in the primate visual system. In L. Chalupa & J. Werner (Eds.), *The visual neurosciences* (Vol. I, pp. 481–494). Cambridge, MA: MIT Press.

Kaplan, E. (2008). The M, K, and P streams in the primate visual system: What do they do for vision? In M. C. Bushnell et al. (Eds.), *The senses* (pp. 369–382). London: Elsevier.

Kaplan, E., & Benardete, E. (2001). The dynamics of primate retinal ganglion cells. *Progress in Brain Research, 134*, 17–34.

Kaplan, E., & Shapley, R. M. (1982). X and Y cells in the lateral geniculate nucleus of macaque monkeys. *Journal of Physiology, 330*, 125–143.

Kaplan, E., & Shapley, R. M. (1986). The primate retina contains two types of ganglion cells, with high and low contrast sensitivity. *Proceedings of the National Academy of Sciences of the United States of America, 83*, 2755–2757. doi:10.1073/pnas.83.8.2755.

Lalor, E. C., & Foxe, J. J. (2009). Visual evoked spread spectrum analysis (VESPA) responses to stimuli biased towards magnocellular and parvocellular pathways. *Vision Research, 49*, 127–133.

Lee, B. B., Shapley, R. M., Hawken, M. J., & Sun, H. (2012). Spatial distributions of cone inputs to cells of the parvocellular pathway investigated with cone-isolating gratings. *Journal of the Optical Society of America. A, Optics, Image Science, and Vision, 29*, A223–A232. doi:10.1364/JOSAA.29.00A223.

Lee, B. B., & Sun, H. (2009). The chromatic input to cells of the magnocellular pathway of primates. *Journal of Vision, 9*, 15, 1–18. doi:10.1167/9.2.15.

Lennie, P., Haake, P., & Williams, D. (1991). The design of chromatically opponent receptive φtelds. In J. Movshon (Ed.), *Computational models of visual processing* (pp. 71–82). Cambridge, MA: MIT Press.

Leonova, A., Pokorny, J., & Smith, V. C. (2003). Spatial frequency processing in inferred PC and MC-pathways. *Vision Research, 43*, 2133–2139. doi:10.1016/S0042-6989(03)00333-X.

Leventhal, A. G., Rodieck, R. W., & Dreher, B. (1981). Retinal ganglion cell classes in the Old World monkey: Morphology and central projections. *Science, 213*, 1139–1142.

Leventhal, A. G., Thompson, K. G., Liu, D., Zhou, Y., & Ault, S. J. (1995). Concomitant sensitivity to orientation, direction, and color of cells in layers 2, 3, and 4 of monkey striate cortex. *Journal of Neuroscience, 15*, 1808–1818.

Lichtman, J. W., & Denk, W. (2011). The big and the small: Challenges of imaging the brain's circuits. *Science, 334*, 618–623.

Livingstone, M., & Hubel, D. (1988). Segregation of form, color, movement, and depth: Anatomy, physiology, and perception. *Science, 240*, 740–749.

Locke, J. (1832). *Essay concerning human understanding.* Oxford: Oxford University Press. (Original work published 1690.)

Maddess, T. (2011). Frequency-doubling technology and parasol cells. *Investigative Ophthalmology & Visual Science, 52*, 3759, author reply 3759–3760.

Martin, P. R., & Solomon, S. G. (2011). Information processing in the primate visual system. *Journal of Physiology, 589*, 29–31.

Martinez, A., Hillyard, S. A., Bickel, S., Dias, E. C., Butler, P. D., & Javitt, D. C. (2012). Consequences of magnocellular dysfunction on processing attended information in schizophrenia. *Cerebral Cortex, 22*, 1282–1293. doi:10.1093/cercor/bhv195.

Martinez, A., Hillyard, S. A., Dias, E. C., Hagler, D. J., Butler, P. D., Guilfoyle, D. N., et al. (2008). Magnocellular pathway impairment in schizophrenia: Evidence from functional magnetic resonance imaging. *Journal of Neuroscience, 28*, 7492–7500.

Martinovic, J., Meyer, G., Müller, M. M., & Wuerger, S. M. (2009). S-cone signals invisible to the motion system can improve motion extraction via grouping by color. *Visual Neuroscience, 26*, 237–248.

Masland, R. H. (2011). Cell populations of the retina: The Proctor Lecture. *Investigative Ophthalmology & Visual Science, 52*, 4581–4591. doi:10.1167/iovs.10-7083.

Masland, R. H., & Martin, P. R. (2007). The unsolved mystery of vision. *Current Biology, 17*, R577–R582. doi:10.1016/j.cub.2007.05.040.

Mastronarde, D. N. (1983). Interactions between ganglion cells in cat retina. *Journal of Neurophysiology, 49*, 350–365.

Movshon, J. A., Kiorpes, L., Hawken, M. J., & Cavanaugh, J. R. (2005). Functional maturation of the macaque's lateral geniculate nucleus. *Journal of Neuroscience, 25*, 2712–2722.

Murray, I., & Plainis, S. (2003). Contrast coding and magno/parvo segregation revealed in reaction time studies. *Vision Research, 43*, 2707–2719. doi:10.1016/S0042-6989(03)00408-5.

Nassi, J. J., & Callaway, E. M. (2009). Parallel processing strategies of the primate visual system. *Nature Reviews. Neuroscience, 10*, 360–372.

Nassi, J. J., Lyon, D. C., & Callaway, E. M. (2006). The parvocellular LGN provides a robust disynaptic input to the visual motion area MT. *Neuron, 50*, 319–327.

Nealey, T. A., & Maunsell, J. H. (1994). Magnocellular and parvocellular contributions to the responses of neurons in macaque striate cortex. *Journal of Neuroscience, 14*, 2069–2079.

Papathomas, T. V., Gorea, A., & Julesz, B. (1991). Two carriers for motion perception: Color and luminance. *Vision Research, 31*, 1883–1891. doi:10.1016/0042-6989(91)90183-6.

Paulus, W., & Kröger-Paulus, A. (1983). A new concept of retinal colour coding. *Vision Research, 23*, 529–540.

Petrusca, D., Grivich, M. I., Sher, A., Field, G. D., Gauthier, J. L., Greschner, M., et al. (2007). Identification and characterization of a Y-like primate retinal ganglion cell type. *Journal of Neuroscience, 27*, 11019–11027.

Pillow, J., & Latham, P. (2008). Neural characterization in partially observed populations of spiking neurons. In J. C. Platt, D. Koller, Y. Singer, & S. Roweis (Eds.), *Advances in neural information processing systems, 20* (pp. 1161–1168). Cambridge, MA: MIT Press.

Pillow, J. W., Shlens, J., Paninski, L., Sher, A., Litke, A. M., Chichilnisky, E. J., et al. (2008). Spatio-temporal correlations and visual signalling in a complete neuronal population. *Nature, 454*, 995–999.

Pokorny, J. (2011). Review: Steady and pulsed pedestals, the how and why of post-receptoral pathway separation. *Journal of Vision, 11*, 1–23. doi:10.1167/11.5.7.

Pokorny, J., & Smith, V. C. (1997). Psychophysical signatures associated with magnocellular and parvocellular pathway contrast gain. *Journal of the Optical Society of America. A, Optics, Image Science, and Vision, 14*, 2477–2486. doi:10.1364/JOSAA.14.002477.

Poom, L. (2011). Motion and color generate coactivation at postgrouping identification stages. *Attention, Perception & Psychophysics, 73*, 1833–1842. doi:10.3758/s13414-011-0132-8.

Pouget, A., Dayan, P., & Zemel, R. (2000). Information processing with population codes. *Nature Reviews. Neuroscience, 1*(2), 125–132.

Pouget, A., Dayan, P., & Zemel, R. S. (2003). Inference and computation with population codes. *Annual Review of Neuroscience, 26*, 381–410.

Price, J. L., Davis, P. B., Morris, J. C., & White, D. L. (1991). The distribution of tangles, plaques and related immuno-histochemical markers in healthy aging and Alzheimer's disease. *Neurobiology of Aging, 12*, 295–312.

Reid, R. C., & Shapley, R. M. (1992). Spatial structure of cone inputs to receptive fields in primate lateral geniculate nucleus. *Nature, 356*, 716–718.

Ries, A. J., & Hopfinger, J. B. (2011). Magnocellular and parvocellular influences on reflexive attention. *Vision Research, 51*, 1820–1828. doi:10.1016/j.visres.2011.06.012.

Rodieck, R. W., & Brening, R. K. (1983). Retinal ganglion cells: Properties, types, genera, pathways and trans-species comparisons. *Brain, Behavior and Evolution, 23*, 121–164.

Rodieck, R. W., & Watanabe, M. (1988). Morphology of ganglion cell types that project to the parvocellular laminae of the lateral geniculate nucleus, pretectum, and superior colliculus of primates. *Society for Neuroscience Abstract, 14*, 1120.

Rodieck, R. W., & Watanabe, M. (1993). Survey of the morphology of macaque retinal ganglion cells that project to the pretectum, superior colliculus, and parvicellular laminae of the lateral geniculate nucleus. *Journal of Comparative Neurology, 338*, 289–303.

Rodman, H. R., Sorenson, K. M., Shim, A. J., & Hexter, D. P. (2001). Calbindin immunoreactivity in the geniculo-extrastriate system of the macaque: Implications for heterogeneity in the koniocellular pathway and recovery from cortical damage. *Journal of Comparative Neurology, 431*, 168–181.

Roorda, A., & Williams, D. R. (1999). The arrangement of the three cone classes in the living human eye. *Nature, 397*, 520–522.

Ruppertsberg, A. I., Wuerger, S. M., & Bertamini, M. (2007). When S-cones contribute to chromatic global motion processing. *Visual Neuroscience, 24*, 1–8. doi:10.1017/S0952523807230081.

Sceniak, M. P., Chatterjee, S., & Callaway, E. M. (2006). Visual spatial summation in macaque geniculocortical afferents. *Journal of Neurophysiology, 96*, 3474–3484.

Schechter, I., Butler, P. D., Silipo, G., Zemon, V., & Javitt, D. C. (2003). Magnocellular and parvocellular contributions to backward masking dysfunction in schizophrenia. *Schizophrenia Research, 64*, 91–101.

Schenk, T., & McIntosh, R. D. (2010). Do we have independent visual streams for perception and action? *Cognitive Neuroscience, 1*, 52–78.

Shlens, J., Field, G. D., Gauthier, J. L., Grivich, M. I., Petrusca, D., Sher, A., et al. (2006). The structure of multi-neuron firing patterns in primate retina. *Journal of Neuroscience, 26*, 8254–8266.

Silva, M. F., Faria, P., Regateiro, F. S., Forjaz, V., Januário, C., Freire, A., et al. (2005). Independent patterns of damage within magno-, parvo- and koniocellular pathways in Parkinson's disease. *Brain, 128*, 2260–2271. doi:10.1093/brain/awh581.

Sincich, L. C., & Horton, J. C. (2005). The circuitry of V1 and V2: Integration of color, form, and motion. *Annual Review of Neuroscience, 28*, 303–326.

Sincich, L. C., Park, K. F., Wohlgemuth, M. J., & Horton, J. C. (2004). Bypassing V1: A direct geniculate input to area MT. *Nature Neuroscience, 7*, 1123–1128.

Skottun, B. C. (2005). Magnocellular reading and dyslexia. *Vision Research, 45*, 133–134, author reply 135–136.

Skottun, B. C., & Parke, L. A. (1999). The possible relationship between visual deficits and dyslexia: Examination of a critical assumption. *Journal of Learning Disabilities, 32*, 2–5. doi:10.1177/002221949903200101.

Skottun, B. C., & Skoyles, J. R. (2008). A few remarks on attention and magnocellular deficits in schizophrenia. *Neuroscience and Biobehavioral Reviews, 32*, 118–122.

Skottun, B. C., & Skoyles, J. R. (2011). On identifying magnocellular and parvocellular responses on the basis of contrast-response functions. *Schizophrenia Bulletin, 37*, 23–26.

Smith, V. C., & Pokorny, J. (2003). Psychophysical correlates of parvo- and magnocellular function. In J. Mollon, K. Knoblauch, & J. Pokorny (Eds.), *Normal and defective colour vision* (pp. 91–107). Oxford: Oxford University Press.

Solomon, S. G., White, A. J. R., & Martin, P. R. (2002). Extra-classical receptive field properties of parvocellular, magnocellular, and koniocellular cells in the primate lateral geniculate nucleus. *Journal of Neuroscience, 22*, 338–349.

Sporns, O., & Kötter, R. (2004). Motifs in brain networks. *PLoS Biology, 2*, e369. doi:10.1371/journal.pbio.0020369.

Stein, J. (2001). The magnocellular theory of developmental dyslexia. *Dyslexia (Chichester, England), 7*, 12–36.

Stein, J., & Walsh, V. (1997). To see but not to read; the magnocellular theory of dyslexia. *Trends in Neurosciences, 20*, 147–152. doi:10.1016/S0166-2236(96)01005-3.

Stone, J. (1983). *Parallel processing in the visual system.* New York: Plenum Press.

Sutherland, A., & Crewther, D. P. (2010). Magnocellular visual evoked potential delay with high autism spectrum quotient yields a neural mechanism for altered perception. *Brain, 133*(Pt 7), 2089–2097.

Swanson, W. H., Sun, H., Lee, B. B., & Cao, D. (2011). Responses of primate retinal ganglion cells to perimetric stimuli. *Investigative Ophthalmology & Visual Science, 52*, 764–771.

Tapia, E., & Breitmeyer, B. G. (2011). Visual consciousness revisited: Magnocellular and parvo-cellular contributions to conscious and nonconscious vision. *Psychological Science, 22*, 934–942.

Ungerleider, L. G., & Mishkin, M. (1982). Two cortical visual systems. In D. J. Ingle, M. A. Goodale, & R. J. W. Mansfield (Eds.), *Analysis of visual behavior* (pp. 549–586). Cambridge, MA: MIT Press.

Vakalopoulos, C. (2005). A theory of blindsight—the anatomy of the unconscious: A proposal for the koniocellular projections and intralaminar thalamus. *Medical Hypotheses, 65*, 1183–1190. doi:10.1016/j.mehy.2005.05.039.

Victor, J., Conte, M., Burton, L., & Nass, R. D. (1992). Lack of VEP evidence for magnocellular dysfunction in dyslexia. *Society for Neuroscience Abstracts, 18*, 1395.

Vidyasagar, T. R., Kulikowski, J. J., Lipnicki, D. M., & Dreher, B. (2002). Convergence of parvocellular and magnocellular information channels in the primary visual cortex of the macaque. *European Journal of Neuroscience, 16*, 945–956.

Wallisch, P., & Movshon, J. A. (2008). Structure and function come unglued in the visual cortex. *Neuron, 60*, 195–197.

Watanabe, M., & Rodieck, R. W. (1989). Parasol and midget cells of the primate retina. *Journal of Comparative Neurology, 299*, 434–454.

White, A. J., Solomon, S. G., & Martin, P. R. (2001). Spatial properties of koniocellular cells in the lateral geniculate nucleus of the marmoset *Callithrix jacchus. Journal of Physiology, 533*(Pt 2), 519–535.

Wiesel, T. N., & Hubel, D. H. (1966). Spatial and chromatic interactions in the lateral geniculate body of the rhesus monkey. *Journal of Neurophysiology, 29*, 1115–1156.

Wong-Riley, M. (1979). Changes in the visual system of monocularly sutured or enucleated cats demonstrable with cytochrome oxidase histochemistry. *Brain Research, 171*, 11–28.

Wuerger, S. M., Ruppertsberg, A., Malek, S., Bertamini, M., & Martinovic, J. (2011). The integration of local chromatic motion signals is sensitive to contrast polarity. *Visual Neuroscience, 28*, 239–246.

Xu, X., Ichida, J. M., Allison, J. D., Boyd, J. D., Bonds, A. B., & Casagrande, V. A. (2001). A comparison of koniocellular, magnocellular and parvocellular receptive field properties in the lateral geniculate nucleus of the owl monkey (*Aotus trivirgatus*). *Journal of Physiology, 531*(Pt 1), 203–218.

Yoonessi, A., & Yoonessi, A. (2011). Functional assessment of magno, parvo and konio-cellular pathways; Current state and future clinical applications. *Journal of Ophthalmic & Vision Research, 6*,119–126.

Yukie, M., & Iwai, E. (1981). Direct projection from the dorsal lateral geniculate nucleus to the prestriate cortex in macaque monkeys. *Journal of Comparative Neurology, 201*, 81–97.

Zele, A. J., Wood, J. M., & Girgenti, C. C. (2010). Magnocellular and parvocellular pathway mediated luminance contrast discrimination in amblyopia. *Vision Research, 50*, 969–976.

第 17 章　腹侧和背侧皮质处理通路

Andrew H. Bell，Tatiana Pasternak，Leslie G. Ungerleider

我们关于视觉皮层组织的许多知识源于猕猴大脑的解剖学和生理学研究，现在已描述了 50 多个单独的视觉区域。新大陆猴（Rosa & Tweedale，2005）和人类（Wandell，Dumoulin，& Brewer，2007）存在相似的视觉区域和加工阶段，因此可能代表共同的灵长类动物计划。这些视觉区域被组织成两个独立的处理通路，它们都源于初级视皮层（纹状皮层），V1，并都由 V1 之外的多个纹状外区域组成。腹侧通路进入颞叶并对物体的视觉识别至关重要，而背侧通道进入顶叶并对了解物体间的空间关系和视觉导向到物体至关重要（图 17.1A）（综述参见 Kravitz et al.，2011；Ungerleider & Bell，2011）。概念化两个通路的简单方法是"是什么"与"去哪儿"。

"是什么"与"去哪儿"分别处理通路的原始证据是基于在猴子下颞叶和后顶叶皮层损伤的截然不同的效果（参见 Ungerleider & Mishkin，1982）。下颞叶皮层病变导致多种视觉辨别任务的严重缺陷（例如，辨别物体、颜色、图案和形状），但是这些病变不影响动物的视觉空间任务的表现（例如，视觉引导伸手和判断两个物体谁更接近视觉界标）。相反的，后顶叶病变不影响视觉辨别能力，但是会导致视觉空间表现的严重缺陷（图 17.1B）。

功能神经影像学研究已经表明人类分离的处理通路（例如，Haxby et al.，1991），并且病例研究表明在行为缺陷上的相似的分离，枕颞叶皮层病变导致视觉物体失认症和全色盲或皮质色盲，枕顶叶皮层病变导致视觉共济失调、侧偏空间忽略、结构性失用症、注视失用症和运动盲（无能力感知运动）（例如，Newcombe，Ratcliff，& Damasio，1987；Zihl，von Cramon，& Mai，1983）。

在这一章的第一部分，我们总结了猴子皮层中腹侧和背侧信息通路组件的解剖安排。我们接着考虑每个通路的神经元的特性和功能组织。我们还描述了两条通路选择性损伤的行为影响。最后，我们描述两个通路相互作用以及他们向前额叶皮层区域的差别投射和这些区域在视觉中所起的作用。

腹侧和背侧处理通路的解剖学组织

组成腹侧通路的区域位于 V1 的正前方在枕叶和在颞叶的逐渐更前和腹部部分，而组成背侧信息通路的区域也包括这些早期的枕叶区域但随后占据了后颞上回间沟（STS）并且包括这个沟回内逐渐更前的位置和顶叶内更背侧的位置。图 17.1C 说明了这些区域在皮层内的位置，图 17.2 图解它们解剖学的连接。

物体的皮层分析开始于 V1 区中，其中关于轮廓方位、颜色、亮度和运动方向的信息被表征在负责视野中每个点的神经元的亚群中（综述参见 Sincich & Horton，2005）。来自 V1 的信息被传送到 V2 内分支交错的薄、厚和条纹间隔区域。来自 V2 区内的薄和条纹间隔区域，主要分别表示颜色和形状信息，神经信号继续传递到位于半球侧面和腹中表面的 V4 区和 V4 前方的后颞下区，TEO 区。从 V4 和 TEO 区，有关物体形状、颜色和纹理处理的信号传递到 TE，腹侧信息通路的最后专门的视觉区域。TEO 和 TE 区一起组成了颞下（IT）皮层。

空间知觉的皮层分析也开始于 V1 区，大部分来自 4B 层内运动敏感神经元。这些神经元投射到 V2 内的粗条纹和 V3 区。这三个早期视觉区域一起提供输入到颞中视区，MT，也称为 STS 的运动敏感区。信息从 MT 被发送到 STS 内的另外几个运动敏感区，包括内颞上区（MST）和颞上区底部（FST），它们都投射到位于 STS 上边缘更向前的上颞叶多感觉区（STP）。部分 STP 也接受腹侧通路的输入，提高了这些区域可能作为解剖位点整合形状和运动视觉信息的可能性。

MT 区也是腹顶内区（VIP）的信息来源，VIP 依次投射到另外几个顶区包括位于顶下小叶的外顶内区（LIP）和 7a 区。许多这些顶叶区也接受绕过 MT 区，来自 V1 和 V2 周边呈现的直接输入，这些输入可能提供调节运动注意区域的快速激活。

腹侧和背侧信息通路的所有阶段间的连接几乎都是相互的，每个节点提供前馈和反馈投射到各自处理通路的其他节点。前馈投射提供自下而上的感觉驱动输入到随后的视觉区域，但相互的反馈投射的精

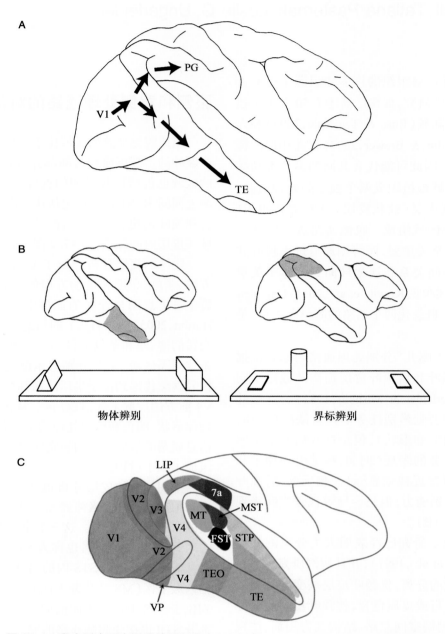

图 17.1 猴皮层中两个视觉处理通路。(A)根据 Ungerleider 和 Mishkin 最初提出的模型,两个通路起源于初级视皮层(V1),并且都由 V1 外的多个视觉区域组成。腹侧通路被引导到颞叶和 TE 区,对视觉识别物体是至关重要的;而背侧通路是定向到顶叶和 PG 区,对意识物体间的空间关系和视觉引导到它们是至关重要的。(B)分离处理通路的原始证据主要是基于猴子的下颞叶和后顶叶病变的对比效应。病变的下颞叶皮层(左,黑色部分)造成视觉辨别任务障碍,例如识别一个几秒前见过的物体,而后顶叶病变(右,黑色部分)引起视觉空间任务障碍,例如判断两个相同的斑块的位置哪个更接近于视觉界标——圆柱体。(C)脑沟部分打开的猴脑侧视图,以说明组成腹侧和背侧处理通路的不同功能视觉区域的位置。

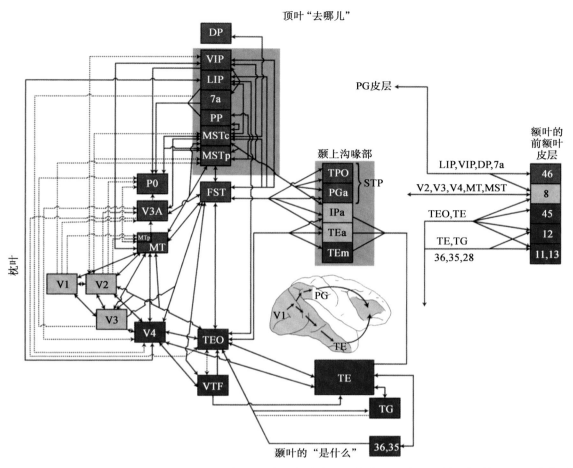

图 17.2 腹侧和背侧通路内视觉区域的解剖学连接。实线表示连接产生于中心和周边视野呈现,而虚线表示连接仅限于周边视野呈现。红色方框表示主要与物体视觉相关的腹侧通路区域;绿色方框表示主要与空间视觉相关的背侧通路区域;黄色方框表示还不能确定并入哪个通路的区域。猴脑侧视图上的阴影区域表示图中包含的皮层的程度。

确功能仍然未知。除了前馈和反馈投射,还有"中间-类型"投射,它连接视觉等级的相应水平区域,尤其是腹侧和背侧信息通路间。

腹侧和背侧通路内所有区域也和皮层下结构有大量连接,包括丘脑枕、屏状核和基底神经节。每个信息通路接受皮层下调节输入,这来自基底前脑胆碱能上升投射和来自蓝斑的去甲肾上腺素上升投射。视觉信息从两个信息通路的最后一站被传送到颞叶的腹侧和背侧,尤其是鼻周皮层和海马旁回 TF 和 TH。这些区域反过来经由内嗅皮层投射到内侧颞叶结构例如海马,其有助于形成视觉物体和纹理的长期记忆。

信息也从两个通路被发送到在视觉工作记忆中起重要作用的前额叶皮层(Hussar & Pasternak,2012;Miller,2000)。最后,从腹侧通路又直接投射到杏仁核,这对刺激附加情绪是重要的,并且从背侧通路到与小脑连接的脑桥,可能在跟踪眼球运动中有助于控

制眼睛和头部运动速率。

腹侧通路特性

腹侧通路中神经元对越来越复杂的对象特征敏感

与物体识别中起到的作用一致,腹侧信息通路中所有区域内神经元共享许多生理特征,包括对视觉刺激的形状、颜色或质地的敏感性。当沿着这个通路处理的过程中,有一个一般性的向着对越来越复杂的对象特征敏感的趋势。例如,虽然许多 V1 神经元功能作为局部空间过滤(例如,对视野中特定位置轮廓呈现触发信号),一些 V2 神经元对错觉轮廓起反应。V2 的神经元也对颜色、双眼视差和简单形状敏感。

沿着腹侧通路进一步向前,随着神经元对多重刺激维度调制,例如长度、宽度、差异和颜色,这种趋势

继续着。V4 区神经元和 IT 皮层的后部分对简单轮廓和特定的轮廓结合反应，表明了一个处理的中间阶段。继续向前移动进入 TEO 区，接着进入 TE 区的后部和前部，这里激活神经元所需的特征复杂度有了进一步的增长。TE 区的神经元，腹侧通路的最后一个区域，需要中等复杂的特征，三维配置，甚至完整物体来激发反应（参见 Kourtzi & Connor，2011 综述）。

当沿着腹侧通路移动，感受野（RFs）逐渐变大。在 V1，它们能小于一度视角，然而在 IT 皮层，它们变得相当大，双侧，包围了整个视野。而且，在 TE 前部的神经元表现出根据功能而不是空间组织的。Tanaka 和同事表明这些神经元以对构成完整物体的关键特征的选择性的基础组织为柱状结构（Ito et al.，1995；Tsunoda et al.，2001）。例如，在柱内对人脸反应的神经元可能对不同的人脸组成最优反应，其他神经元可能对无论视点的面部整体配置敏感，并且仍然有一些神经元可能对面部特别是轮廓反应。来自清醒猴的功能磁共振最近的证据进一步支持了这种组织形式（Op de Beeck et al.，2008）。

这样，一个给定的物体特征不是通过单个神经元的活性而是通过一个柱内许多神经元的活性呈现。既然神经元聚簇对相关特征反应，一个完整物体可能通过分布在多个功能柱活性模式呈现，每个功能柱可能参与了多个物体的呈现。这种所谓的组合编码（或群体编码）为腹侧通路对给定物体的编码，无论大小、方位等变化，提供了必要的稳定性和灵活性。

腹侧通路中的神经元表现出知觉的恒定性

到达视网膜的视觉信息是三维世界的二维投射，一种作为在物体的位置、距离、光照和方向相对于观众的变化的函数是显著变化的投射。这样，腹侧信息通路的两个功能是识别和编码物体的这些不变特征，这对于在各种环境中识别是有用的。例如，TE 区神经元对某一特征或物体的选择性是保守的，无论这些特征或物体出现在视野中的位置（Ito et al.，1995）。因此，这些神经元被称为展现位置不变性。除了位置不变性外，TE 内许多神经元在面对更复杂转换情况下，表现出维持它们最优刺激选择性，例如大小、在深度上离观察者的距离、周围环境的亮度，这样它们表现出对许多变化的不变性，这些变化通常发生在自然条件下观察移动物体时（或是当观察者相对固定物体移动时）发生。

最近 Li 和 DiCarlo 的工作表明位置和大小不变性如何通过在不同观察条件下重复暴露于相同刺激为

基础的关联学习过程中可能出现。当一个物体移动通过视野时，视网膜上物体的位置以一种可预测的方式移动。视觉系统可以使用这方面的知识将不同位置的不同视网膜像当作同一物体，这样产生位置不变的呈现。Li 和 DiCarlo（2008）通过在猴子当前看的固定位置呈现物体记录 IT 皮层神经元测试了这个假说。当猴子移动眼睛，物体会变为一个新的物体。他们假说如果连接不同视网膜像根据眼睛产生于不变呈现的注视的改变，那么这个操作会导致这两个刺激被混为一个物体——事实上也是如此。下游神经元分辨两个刺激的能力被废除了。

腹侧神经元对经验、熟悉度和期望敏感

腹侧信息通路内神经元展现出许多其他特性，这些特性进一步突出它们对视知觉的重要性。Miller 和 Desimore（1994）展示了 IT 皮层内编码刺激的新旧程度和短期刺激意义方面的神经元反应特性是如何被短时程改变。他们训练猴子去完成延迟的匹配样本任务，在这个任务中一个样本刺激跟随一系列潜在的一个接一个的匹配刺激。结果发现当相同刺激出现超过一次（动物变得对其熟悉起来），对这个刺激的反应下降。这种反应下降，被称为重复抑制，已在麻醉状态下和训练清醒动物忽略的刺激中被发现。相比之下，如果一只猴子被训练做一个匹配任务，它必须在记忆中保持一个特定的视觉图案短暂延迟，一些 IT 神经元增强它们的发放频率，特别是当应该被记住的刺激被识别的时候。这种现象，被称为记忆增强，可以被认为是一个机制，刺激的自下而上的处理被自上而下的认知因素影响，即动物的相关刺激的期望。

通过配对关联任务，在这个任务中猴子被训练为了奖励将任意刺激图案关联到另一个，Sakai and Miyashita（1991）发现 TE 神经元对已经通过训练配对在一起的刺激反应最好。通过手术中断来自鼻周和内嗅皮层非反馈可以降低这种神经元的配对编码（Miyashita et al.，1998）。此外，正如 TE 内神经元能编码学习过的刺激关联，如同配对关联任务展示的，当这种关联被违背它们也能编码。Meyer 和 Olson（2011）最近报道，当呈现给猴子一种刺激，它违背了先前建立的配对关联，相比于预期刺激 IT 皮层内神经元通过增加幅度和选择性来对非预期刺激反应。

腹侧通路内一些神经元对面部敏感

灵长类动物颞叶皮层的一个更为显著的特点是对面部刺激的选择性反应的神经元的存在，这首先被

Gross、Bender 和 Rocha-Miranda 描述(1969)。虽然最初只在少数神经元中发现,近年来结合脑功能成像和目标神经元记录在非人灵长类动物的研究表明面部-选择性神经元集中于一些主要位于沿着 STS 区更低的边缘和延伸到邻近的 IT 回的区域。

面部-选择性神经元在对面部刺激的偏好的程度和性质多样化。许多神经元对真实面孔和面部图片反应很好,包括其他复杂的物体、纹理图案和构成面部特征被重新安排或混乱的图像。在 TE 和 STP 区其他神经元对特定的面部成分反应,例如眼睛的呈现、双眼间的距离、或前额的宽度。最后,腹侧通路内许多面部-选择性神经元也对面部表情和注视方向敏感,两者都是灵长类动物间有力的社会线索。

Freiwald,Tsao,and Livingstone(2009)发现在所谓的中部面部区(位于沿着 STS 下级边缘)的面部选择性神经元对组成面部的特征或一组特征敏感(例如,鼻宽、眼分离)。这些证据提供了颞叶皮层的神经元如何能不仅区分面部和非面部物体而且能区分个体面部间的基础。进一步沿着腹侧通路,接近前内侧颞上沟,Leopold,Bondar,and Giese(2006)报道发现根据偏离原型面部(即"规范的编码")多少来表现面部身份的面部-选择性神经元。这两个互补的过程如何相互作用仍然是未知的,但它突显了腹侧通路内面部处理如何从更多基于特征的表征到更整体的表征的进步。

腹侧通路的功能组织

功能影像学在神经科学的广泛使用使得发现腹

侧颞叶皮层的特定区域对视觉刺激类别的选择性成为可能(图 17.3)。Puce 和他的同事(1995)发现沿着梭状回的区域选择性的被面部激活,后来被称为梭状回面孔区(FFA)(Kanwisher,McDermott,& Chun,1997)。其他面部-选择区域已经在人类的腹侧枕叶皮质被确定(枕叶面部区,OFA)、STS 和颞叶前部(Kriegeskorte et al.,2007;Rajimehr,Young,& Tootell,2009)。

相邻梭状回的是一个海马旁皮质内区域(海马旁空间加工区,PPA),与看物体、面部或是其他种类视觉刺激相比,当主体看复杂场景时这个区域会更活跃(如房间、风景、地标和城市街道)(Epstein & Kanwisher,1998)。空间选择性地还在扣带皮层被观察到(Epstein,2008)。沿着侧枕颞皮层(靠近枕中回)是纹外身体区(EBA),一个被人体部位图像选择性地激活的地区(如一个单独的脚或胳膊)(Downing et al.,2001)。另外一个身体一部分-选择性区域在梭状回被确定(梭状身体区,FBA)(Schwarzlose,Baker,& Kanwisher,2005)。最后,所谓的视觉词形区(VWFA),位于毗邻梭状回或梭状回内,对字母、无意义字符串和单词有选择性(Cohen et al.,2002)。有趣的是,VWFA 几乎完全是在左半球,一个包含其他语言相关的区域如 Broca's 和 Wernicke's 区的半球。类似的区域已经在非人灵长类动物的 IT 皮层被发现(Bell et al.,2009;Pinsk et al.,2005;Tsao et al.,2003)。

腹侧通路毁损的行为学影响

形状和颜色损伤 V4 和 IT 皮层毁损提高了相对

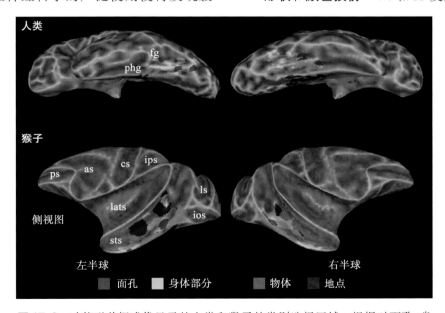

图 17.3 功能磁共振成像显示的人类和猴子的类别选择区域。根据对面孔、身体部分、物体和地点的偏好,体素被标为不同颜色(改编自 Bell et al.,2009)。

简单方位分辨和更复杂的形状分辨的对比度阈值。虽然 V4 被确认作为一个涉及颜色处理的区域，但是 V4 毁损会导致短暂和相对中度的简单颜色分辨破坏。V4 毁损对颜色阈值和彩色对比敏感度的影响是中度的（Dean，1979；Merigan，1996）。这种颜色知觉的各种形式的保留与猕猴和人类的背侧通路的某些部分获取色彩信息是一致的（Gegenfurtner et al.，1994；Seidemann et al.，1999）。背侧通路的颜色敏感度发现可能有助于解释在 V4 损伤后没有发现大的永久的颜色视觉丢失。然而，它不能解释当 IT 区毁损后更戏剧性和永久的颜色缺陷（Huxlin et al.，2000）。

IT 毁损后知觉恒定性损伤 IT 区内神经元的一个重要的特性是它们对简单视觉特征，如大小、位置和周围亮度，改变的容忍性。一些研究表明这种知觉恒定性在 IT 毁损猴中丢失。例如，已被训练区分不同绝对大小盘子的 IT 毁损猴，当这些盘子被呈现在不同的距离时（因此具有不同视网膜像大小），不能以视网膜像的大小或距离来执行分辨任务。同样的，正常猴容易将一个视野中学到的视觉分辨推广到另一个视野中，IT 毁损猴却不行，这表明他们丢失了不同视野位置中不变的物体的神经表征。最后，正常猴不受阴影图案和光落在物体表面的影响，而亮度的变化阻止了 IT 毁损猴看见物体的相等性。

类别-选择失认症和记忆损伤 除了上述描述的知觉恒定性丢失外，IT 毁损猴在学习分辨视觉刺激包括涉及形状和物体上受损。这些缺陷可以是一般性的、影响范围广泛的刺激类别，或是限定在特定的类别。例如，损坏任何以上所述的类别选择性区域，可以导致识别这些类别刺激的困难。在人类中，损伤包括例如 FFA 或 OFA 会导致面部处理缺陷，如面部失认症（无法识别熟悉的面孔）（Dricot et al.，2008；Rossion et al.，2003）。同样，损伤旁海马回产生在熟悉位置导航困难（地形方向迷失）（Epstein et al.，2001），损伤 VFWA 区和失读症有联系（Cohen & Dehaene，2004）。

背侧通路特性

背侧通路神经元对视觉运动敏感

背侧信息通路神经元的一个更为突出的特点是对视觉运动方向的选择性。方向选择性神经元对运动的一个方向积极有反应，当相同刺激朝相反方向运动时反应减少或没有反应。这个特性首先出现在 V1 区，那里方向选择性神经元主要在外膝体大细胞神经元的目标层 4Cα 和 4B 层被发现（Hawken，Parker，& Lund，1988）。在 V2 区，方向选择性神经元数量较少且集中于厚条纹，表明受大细胞的影响（Burkhalter & Van Essen，1986）。在 V3 区，这些神经元数量更多，偏好粗糙的、相对快速运动刺激，表明其在运动信息处理上的作用。事实上，V3 内神经元表现出整合局部运动信号的能力（Gegenfurtner，Kiper，& Levitt，1997），一种更高水平运动分析的特征象征。

在 MT 区视觉运动处理更为普遍，在那里大多数神经元被发现具有运动方向和速度的选择性。MT 神经元展现出对随机点、光条、光栅和自然刺激运动方向选择性（Maunsell & Van Essen，1983；Nishimoto & Gallant，2011），并且有着相似方向偏好的神经元呈柱状成簇。当呈现由正交方向运动的两个光栅组成的格子图案，不像 V1 神经元，MT 神经元对格子的方向而不是它的组分方向反应。MT 神经元的感受野有着强烈的周边拮抗，当与被兴奋性感受野中心相同方向和/或速度的刺激表现出抑制。这些属性允许这些神经元根据运动出现的背景编码局部运动信号，这表明其在相对运动检测和图形/背景分离的能力。

视觉运动也被接受来自 MT 投射的内侧相邻区域 MST 内神经元处理。在背侧部分（MSTd）的神经元有着非常大的感受野，偏好全感受野运动刺激，这种特性表明其在整合在观察者的运动过程中，通过眼动和前庭信号产生视觉运动信号的能力。相比之下，在侧部分（MSTl）的神经元表现出更多的涉及环境中物体运动分析和维持与此运动相联系的追逐眼动的维持。这个区域内的神经元感受野，类似于 MT 内神经元，有着拮抗周边和当周边运动向着相反方向时对物体运动反应非常强烈，这表明其从背景中分离运动着的物体的能力。

顶叶皮层内的许多区域也对视觉运动反应（例如 LIP 区和 VIP 区），这些反应在很大程度上让人想起背侧通路处理的早期阶段的反应（例如，Colby，Duhamel，& Goldberg，1993；Fanini & Assad，2009）。

除了表示视觉信息，有越来越多的证据表明这些神经元可能在工作记忆和涉及视觉运动的知觉决定中起作用（Krug，2004；Pasternak & Greenlee，2005）。一些研究表明在 MT 和 MST 的神经元反映在相干运动点图形内感知运动方向（通过眼球运动或猴子身体的其他行为学反应表示）（例如，Britten et al.，1996；Dodd et al.，2001；Newsome，Britten，& Movshon，1989）。同样，一些研究表明这些区域的微电刺激可以改变运动方向（例如，Bisley，Zaksas，& Pasternak，2001；DeAngelis，Cumming，& Newsome，1998；Salzman，Britten，& Newsome，1990）和前进方向知觉（Britten & van Wezel，1998）。微刺激 MT 区也会干扰方向辨别当在记忆延迟过程中传递（图 17.4A ~ C）（Bisley，Zaksas，& Pasternak，2001），提示其在视觉运动短暂存储的作用。最近，Lui and Pasternak（2011）表明在

记忆引导的方向辨别任务过程中，MT 对当前运动方向的反应可以被先前方向调制（图 17.4D），提示它们积极参与知觉决定的潜在的比较回路（Hussar & Pasternak，2012）。

背侧通路神经元对双眼视差敏感

双眼视差的敏感性，一种被认为是深度知觉的属

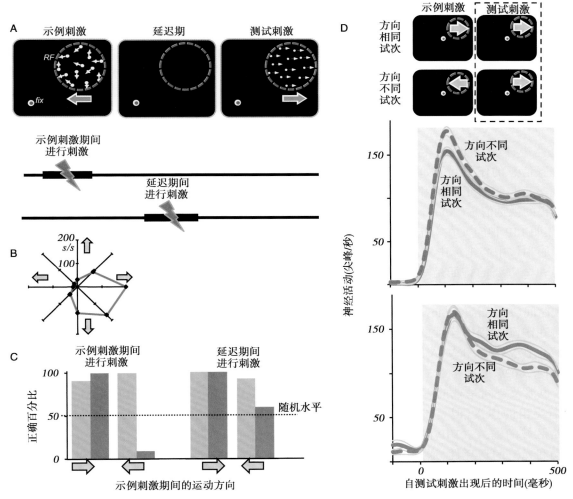

图 17.4　MT 神经元参与记忆引导的运动方向比较。方向分辨任务的不同试验成分中 MT 微刺激效应的应用。（A）行为学任务。在每次试验中，猴子比较延迟 1 500 毫秒的两个顺序呈现 500 毫秒的随机点刺激的方向。示例和测试刺激朝着相同或相反的方向运动，猴子根据两个方向是相同还是不同来按两个反应键中一个。如图所示，在 25% 的试验中或在示例中或在延迟中实施刺激。刺激和非刺激试验随机交错。（B）一个刺激位点的方向选择性轮廓显示其多单元活性。这个位置的最优方向是向右的。（C）当刺激实施在视觉刺激过程中的试验的行为学表现（左列）。数据表明当示例朝左运动（方向与刺激位点的最优方向相反），猴子一直将它等同于向右运动，并且它的表现是低于随机的（~10% 正确），表明刺激产生的活性被猴子当作向右运动。然而，当相同的刺激在储存时期实施，不再产生解释为明确的方向信息的信号，猴子表现为随机水平。这些结果表明 MT 神经元不仅参与视觉运动的编码而且通过维持与涉及储存的回路保持活性连接或作为这个回路的一个完整成分参与储存（改编自 Bisley，Zaksas，& Pasternak，2001）。（D）方向辨别任务中在 MT 的比较效应。对比较测试的反应经常受先前示例方向的调制。这个能通过同一测试方向试验在示例方向与测试方向相同和在示例方向是相反的试验的比较看到（如图所示）。（顶部）示例神经元有着对不同方向试验的强烈反应。这种调制类型在超过 30% 的 MT 神经元中遇到。（底部）示例神经元有着对相同方向试验的强烈反应。这种调制类型在大约 20% 的 MT 神经元中遇到。这些数据表明在方向分辨任务的比较阶段 MT 的反应反映了两个刺激间的相似性和差异性，提示它们参与感觉比较（改编自 Lui & Pasternak，2011）。

性,也是背侧通路中许多神经元的特征。许多V1神经元当双眼被刺激时反应最好,并且对绝对视网膜视差敏感,这导致立体深度知觉的一个早期阶段的处理。在V2区继续对绝对视网膜视差敏感,然而一些神经元开始显示出对视野中不同位置间的相对视差敏感。这个属性主要出现在V2的投射到MT的粗条纹内神经元。视差敏感性也出现在V3区内一些神经元,在MT区变得更普遍(Krug & Parker, 2011),那里神经元被发现根据偏好的视差聚集。这些神经元似乎有助于立体深度知觉,因为微刺激相似调制细胞可以偏置猴子对偏好的视差的深度知觉判断(DeAngelis, Cumming, & Newsome, 1998)。

在主动观察者中背侧通路神经元涉及处理视觉空间

背侧通路中神经元的许多特性表明在主动观察者中处理位置信息的作用。例如,MSTd内神经元能够整合当观察者与相对于眼睛和头部运动的信号一起运动时抽提的视觉信息(Andersen et al., 1999)。此外,有证据表明LIP神经元在对记忆位置的计划眼扫视和在眼中心和体中心坐标中储存信息起作用。LIP神经元的另一个重要的特征是一个记住的刺激的空间表征是动态的并且转移到相应的视网膜位置大概一个眼扫视时间(Duhamel, Colby, & Goldberg, 1992)。这种对维持在眼动过程中连续的视觉呈现作用重要的"重映射"也在V2、V3和V3A区域被观察到(Nakamura & Colby, 2002)。

VIP区也涉及空间呈现的编码。它与MT、MST和FST有着突出的连接,但是不像LIP接受很少来自腹侧通路区域的输入。VIP内神经元反应表现出对局部运动和光流的选择性,通常受眼位置调制,并且表现出反射头中心坐标编码(Zhang, Heuer, & Britten, 2004)。一些VIP神经元似乎偏好接近动物的刺激(Colby, Duhamel, & Goldberg, 1993),对触觉刺激和前庭线索反应(Chen, DeAngelis, & Angelaki, 2011)。这个观察导致了VIP神经元涉及近个人空间的多重感觉头部-中心呈现的构建(Avillac et al., 2005)。

7a区代表了背侧通路等级的最后阶段。它与广泛的皮质和皮质下区域相连接,包括顶叶、前额叶和IT皮层的许多区域和基底神经节,提供了对视觉引导的行为执行重要的视觉和视运动信号。7a区神经元的有着大的和通常双侧的感受野,并且具有与背侧通路前面阶段相似的特性。例如,许多神经元对复杂视觉运动和光流敏感(Read & Siegel, 1997)。最值得注意的是,7a神经元的反应受视觉刺激的行为相关(Constantinidis & Steinmetz, 2001)和任务参数调制。因为这些神经元的活性大多不受眼动到特定视网膜位置过程中身体或头部位置改变的影响,这些细胞可能编码世界参考的空间坐标信息(see Snyder et al., 1998)。

背侧通路毁损的行为学效应

MT毁损影响平滑追逐眼动和速度处理 MT和MST损伤已被证明在平滑追逐眼动方面导致视网膜拓扑上的特定的缺陷(Newsome et al., 1985)。在毁损MT和MST区后,训练过追逐运动目标的猴子不能将它们的平滑眼动速度与目标速度匹配。虽然它们扫视固定目标没有问题,动物在调整它们的眼扫视运动的幅度补偿目标运动上也有问题。因为这些影响在没有运动异常证据上反映了在匹配视觉目标速率上的困难,它们被解释为受损的刺激速率感知。随后,大量的研究通过测量速度差阈值更直接的检测了MT/MST毁损对速度分辨力的影响,发现了实质性的和很大程度上在速度判断准确性上的永久性的损伤(Pasternak & Merigan, 1994; Rudolph & Pasternak, 1999)。

MT/MST毁损导致复杂运动知觉缺陷 MT/MST毁损也表现出影响运动知觉(例如运动知觉障碍)。Newsome and Pare(1988)发现当刺激呈现在毁损MT相应的视野时,在运动相干阈值上有严重缺陷。Pasternak和同事(Pasternak & Merigan, 1994; Rudolph & Pasternak, 1999)后来报道了相似的毁损MT/MST后对在呈现噪音下抽提相干性运动的无力。他们发现MT/MST毁损产生的缺陷不仅在用随机点测量相干性阈值上还存在于用噪音模糊的移动光栅测量的信噪比阈值上。这种对噪音的提高的易感性是特定于运动知觉领域的,因为相同的猴子对二维噪音模糊的光栅方位分辨没有缺陷。

除了提高的对噪音的易感性,MT/MST毁损导致在整合局部运动向量上的永久的缺陷(Pasternak & Merigan, 1994; Rudolph & Pasternak, 1999)。此外,在记忆引导的方向分辨任务中,这样的毁损影响运动整合需要的刺激保留和影响用连贯运动刺激测量的方向比较的准确性(Bisley & Pasternak, 2000)。

后顶叶皮层毁损影响视觉空间编码 顶叶皮层的神经特性表明了其在整合感觉信号和构建为运动动作准备的个体外空间的呈现上起作用,这大多被在非人灵长类动物上的毁损研究所支持。Latto(1986)测试 7a 区双侧毁损的猴子,发现在空间地标测试表现上的缺陷。Quintana 和 Fuster(1993)运用冷冻顶叶皮层的 5 区和 7 区,发现在完成需要处理和保留空间信息的任务过程中猴子在伸手和眼动方面表现出速度和准确性的下降。Li,Mazzoni,和 Andersen(1999)报道 LIP 可逆失活后在记忆引导的扫视眼动方面的缺陷。他们推断 LIP 神经元在处理进入的感觉信息来编码眼扫视运动上起直接的作用。Rushworth,Nixon,and Passingham 观察到毁损 7a、7b 和 LIP 后不能准确触碰视觉目标(1997)。这样,毁损顶叶皮层表现出相对于他/她或相对于其他位于个体外空间的物体的个体协调运动能力的混乱。

背侧神经通路的功能细分

最近的证据表明,背侧通路可能会被进一步细分为三个结构和功能不同的通路,每个服务于与视觉空间处理相关的不同功能(图 17.5;综述见 Kravitz et al.,2011)。这三条通路的第一条被认为关注调解空间工作记忆,跟随从顶叶皮层(LIP 和 VIP)和后 STS(MT/MST)到前额皮层背外侧区域的连接。背外侧前额叶皮层已被证明在需要空间工作记忆的任务上起积极的作用。例如,额眼运动区(FEF)神经元强烈涉及目标-导向的眼动和空间注意的规划和产生(Ekstrom et al.,2008;Moore & Fallah,2001)。背外侧前额叶神经元在记忆引导的扫视任务中被激活,包括在目标呈现的时间、在延迟期间和在扫视起始时间(Funahashi,Bruce,& Goldman-Rakic,1991;Funahashi,Chafee,& Goldman-Rakic,1993)。因此,这种顶叶-前额叶连接似乎让顶叶结构向前额叶区域输送空间信息。反之,这些前额叶区域提供空间信号在背侧通路结构内的自上而下的控制能影响顶叶区域。

三条通路的第二条,与视觉引导的动作相联系,依靠顶叶和前运动皮层的直接连接。一些顶叶神经元接收来自小脑的输入和大致将视觉物体从视网膜拓扑转化为合适的参考系,包括头-、手-和体-中心参考系(Batista et al.,1999;Pertzov,Avidan,& Zohary,2011)。这些信息提供到背侧和腹侧前运动皮层,其直接与负责起始眼、头和胳膊运动的区域相连接并且已被证明编码各种运动相关参数,例如目标位置和手臂运动(Kurata,2010;Yamagata et al.,2009)。

三条通路的最后一条连接顶叶皮层和内侧颞叶控制视觉空间导航。这个通路直接和间接(经由后压

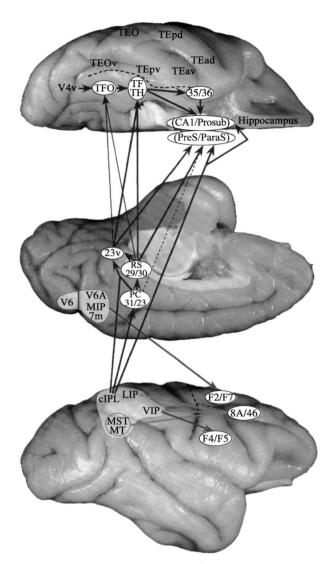

顶叶-前额叶(通路1)
顶叶-前运动(通路2)
顶叶-内侧颞叶(通路3)

图 17.5 背侧通路的功能细分。顶叶-前额叶通路(绿色通路),被认为涉及空间工作记忆的控制,从顶叶 LIP、VIP 和颞上沟 MT/MST 分别延长到前额叶皮层的 8a 区和 46 区。顶叶-前运动通路(红色通路)起源于各种大部分位于 IPL 区外的顶叶区域并且投射(红箭头)到前运动区 F2/F7 和 F4/F5,能够视觉空间引导伸出和抓取动作。顶叶-内侧颞叶通路(蓝色通路)起源于顶下小叶的尾部(cIPL)(IPL 内的 Opt/PG 区),直接投射(蓝色箭头)和间接借助后扣带回(PC)(BA31/23)、后压皮质(RS)(BA29/30)和旁海马皮质(TF/TH/TFO 区)到海马,能够导航和路线学习。其他从 IPL 尾部和 31/23 区到旁海马皮质的直接连接在方框图示说明,顶部中央(经麦克米伦出版公司许可转载:自然神经科学综述,Kravitz et al.,2011)。

皮质和后扣带回皮质)连接顶叶皮层到海马和旁海马皮层。许多顶叶神经元显示出世界-中心和物体-中心(非自我中心的)参考系和对光流敏感,这些属性对编码和解释通过一个人的环境的运动有价值。下顶叶

皮质的活性与在心理迷宫导航中路径方向相关，毁损这个区域能导致自我的迷失——无法表现相对于自我的物体空间位置，伴随在新的和熟悉的环境中深度的导航损伤。如压后皮质和后扣带回皮质相似，海马和旁海马皮层已表现出与空间导航联系。例如，损坏这些结构的任一部分导致空间导航损伤（Epstein et al.，2001；Maguire，2001）。

腹侧和背侧通路的整合

关于颜色/形状和运动/空间的信息处理似乎是分离的并且主要由分离的通路执行，但仍有在皮层处理各个阶段特性混杂的证据。例如，虽然 V2 区神经元按颜色、视网膜视差和形状（见上述）功能上被分离到窄条纹、厚条纹和条纹间区域，但是这种分离是不完全的（Ts'o，Roe，& Gilbert，2001）。此外，V1 神经元供给的投射广泛伸展和 V2 内条纹间的水平连接可能为分离通路间的相互作用提供了解剖学基础。这样，即使在 V2 水平上，也可能有流向背侧和腹侧通路的信号的混杂。

相似的，虽然 V3 区的特性指向与背侧通路相联系（见 Lyon & Connolly，2011），但是它也与腹侧通路的主要组成 V4，有着严重的相互连接。V3 神经元方向选择性的高发生率和它们对较低空间频率和较高时间频率的偏好提示其在处理运动信息起作用。然而，大多数 V3 神经元也有方位选择性，并且这个区域内接近半数的神经元表现出颜色选择性。有趣的是许多神经元对颜色反应也表现出方向选择性，并且相当数量表现出对等亮度光栅的方向选择性。这种颜色和运动的交互作用表明 V3 区可能代表了一个视觉场景分析的阶段，两种信息通路的交互作用发生在那里。

在 MT 区，一个强烈被大细胞通路影响的区域，也观察到颜色和运动处理的交互作用。许多 MT 神经元维持对等亮度光栅运动的显著反应，并且已表明颜色信息存在提高神经元的方向分辨能力（Croner & Albright，1999；Thiele，Dobkins，& Albright，2001）。V4 内神经元也在重复暴露于运动刺激后表现出获得对运动的敏感性（Tolias et al.，2005）。

虽然往往与空间处理相联系，后顶叶皮层在 IT 皮层与 TE 和 TEO 区紧密联系，并且表现出与腹侧通路更一致的几个属性。非人灵长类的 LIP 神经元已被证明编码非空间刺激特征，如形状和颜色，而不考虑位置（Janssen et al.，2008；Sereno & Maunsell，1998）。类

似的形状选择性已在人的后顶叶皮层被证明（Konen & Kastner，2008）。另一个形状和运动信息衔接和整合的区域是 STP，它也接受来自两个处理通路的输入。它是一个包含对体感、声音和视觉刺激反应的神经元的多模态区域（Bruce，Desimone，& Gross，1981）。STP 神经元有着大注视中心感受野并表现出类似于在 MT 和 MST 观察到的对视觉运动的选择性。一些神经元也对生物运动有很好的反应，即当观察另一种动物的步态时，运动模式与所看到的是一致的（Oram & Perrett，1996）。这些观察导致这个想法，灵长类颞叶已经进化了特别的机制编码和识别生物显著刺激。

视觉处理通路之外

这里我们已经回顾了在灵长类大脑中起源于初级视皮层的背侧和腹侧投射的功能分离证据。两个通路对视觉处理的各自功能仍然被积极争论。虽然最初是基于在猕猴上的解剖追踪和毁损工作，但是最近一些研究基于病人数据重新解释了分别标签"什么"和"在哪里"用来总结腹侧和背侧通路的功能。例如，Goodale and Milner（1992）报告了一个病人（DF），一氧化碳中毒后造成纹状外视皮层多个区域弥散性损伤，患有视觉失认症但仍然能够执行各种视觉运动任务，这些任务需要获取目标物体的形状、外形和方位信息——通常归因于腹侧通路的功能。他们随后提出腹侧和背侧通路的另一种解释，即动作对知觉，背侧通路关注执行视觉引导的动作所必需的信息，腹侧通路关注识别和解释视觉信息所必需的信息。仍然有关这个和其他病人缺陷的确切性质和他们如何影响我们理解视觉领域内的功能分离的讨论（参见 Schenk，2006）。现清楚的是两个通路之间有实质性的相互作用。

最后，除了本章描述的皮层通路促进视觉处理，V1 有许多与皮层下结构的连接，提供另一条视觉信息到达额叶、顶叶和颞叶皮质的路径。例如，V1 直接投射到位于中脑的上丘，它本身投射多个皮质（皮层下）结构，如背外侧前额叶皮层（包括 FEF）、LIP 和一些其他结构。这样的皮质或皮质下通路为早期背侧和腹侧通路结构提供潜在的旁路，并且可能部分解释了一些广泛皮层病变患者的残余视觉能力（即盲视；见 Schmid et al.，2010）。更好地理解这样的皮层-皮层下通路对视知觉和视力引导的动作的作用是必要的，并且可能为背侧和腹侧通路各自的作用提供进一步的解释。

参考文献

Andersen, R. A., Shenoy, K. V., Snyder, L. H., Bradley, D. C., & Crowell, J. A. (1999). The contributions of vestibular signals to the representations of space in the posterior parietal cortex. *Annals of the New York Academy of Sciences, 871,* 282–292. doi:10.1111/j.1749-6632.1999.tb09192.x.

Avillac, M., Deneve, S., Olivier, E., Pouget, A., & Duhamel, J. R. (2005). Reference frames for representing visual and tactile locations in parietal cortex. *Nature Neuroscience, 8,* 941–949.

Batista, A. P., Buneo, C. A., Snyder, L. H., & Andersen, R. A. (1999). Reach plans in eye-centered coordinates. *Science, 285,* 257–260. doi:10.1126/science.285.5425.257.

Bell, A. H., Hadj-Bouziane, F., Frihauf, J. B., Tootell, R. B., & Ungerleider, L. G. (2009). Object representations in the temporal cortex of monkeys and humans as revealed by functional magnetic resonance imaging. *Journal of Neurophysiology, 101,* 688–700.

Bell, A. H., Malecek, N. J., Morin, E. L., Hadj-Bouziane, F., Tootell, R. B. H., & Ungerleider, L. G. (2011). Relationship between fMRI-identified regions and neuronal category-selectivity. *Journal of Neuroscience, 31,* 12229–12240.

Bisley, J. W., & Pasternak, T. (2000). The multiple roles of visual cortical areas MT/MST in remembering the direction of visual motion. *Cerebral Cortex, 10,* 1053–1065. doi:10.1093/cercor/10.11.1053.

Bisley, J. W., Zaksas, D., & Pasternak, T. (2001). Microstimulation of cortical area MT affects performance on a visual working memory task. *Journal of Neurophysiology, 85,* 187–196.

Britten, K. H., Newsome, W. T., Shadlen, M. N., Celebrini, S., & Movshon, J. A. (1996). A relationship between behavioral choice and the visual responses of neurons in macaque MT. *Visual Neuroscience, 13,* 87–100. doi:10.1017/S095252380000715X.

Britten, K. H., & van Wezel, R. J. (1998). Electrical microstimulation of cortical area MST biases heading perception in monkeys. *Nature Neuroscience, 1,* 59–63. doi:10.1038/259.

Bruce, C., Desimone, R., & Gross, C. G. (1981). Visual properties of neurons in a polysensory area in superior temporal sulcus of the macaque. *Journal of Neurophysiology, 46,* 369–384.

Burkhalter, A., & Van Essen, D. C. (1986). Processing of color, form and disparity information in visual areas VP and V2 of ventral extrastriate cortex in the macaque monkey. *Journal of Neuroscience, 6,* 2327–2351.

Chen, A., DeAngelis, G. C., & Angelaki, D. E. (2011). Representation of vestibular and visual cues to self-motion in ventral intraparietal cortex. *Journal of Neuroscience, 31,* 12036–12052.

Cohen, L., & Dehaene, S. (2004). Specialization within the ventral stream: The case for the visual word form area. *NeuroImage, 22,* 466–476. doi:10.1016/j.neuroimage.2003.12.049.

Cohen, L., Lehericy, S., Chochon, F., Lemer, C., Rivaud, S., & Dehaene, S. (2002). Language-specific tuning of visual cortex? Functional properties of the visual word form area. *Brain, 125,* 1054–1069. doi:10.1093/brain/awf094.

Colby, C. L., Duhamel, J. R., & Goldberg, M. E. (1993). Ventral intraparietal area of the macaque: Anatomic location and visual response properties. *Journal of Neurophysiology, 69,* 902–914.

Constantinidis, C., & Steinmetz, M. A. (2001). Neuronal responses in area 7a to multiple-stimulus displays: I. Neurons encode the location of the salient stimulus. *Cerebral Cortex, 11,* 581–591. doi:10.1093/cercor/11.7.581.

Croner, L. J., & Albright, T. D. (1999). Segmentation by color influences responses of motion-sensitive neurons in the cortical middle temporal visual area. *Journal of Neuroscience, 19,* 3935–3951.

Dean, P. (1979). Visual cortex ablation and thresholds for successively presented stimuli in rhesus monkeys: II. Hue. *Experimental Brain Research, 35,* 69–83. doi:10.1007/BF00236785.

DeAngelis, G. C., Cumming, B. G., & Newsome, W. T. (1998). Cortical area MT and the perception of stereoscopic depth. *Nature, 394,* 677–680. doi:10.1038/29299.

Dodd, J. V., Krug, K., Cumming, B. G., & Parker, A. J. (2001). Perceptually bistable three-dimensional figures evoke high choice probabilities in cortical area MT. *Journal of Neuroscience, 21,* 4809–4821.

Downing, P. E., Jiang, Y., Shuman, M., & Kanwisher, N. (2001). A cortical area selective for visual processing of the human body. *Science, 293,* 2470–2473.

Dricot, L., Sorger, B., Schiltz, C., Goebel, R., & Rossion, B. (2008). The roles of "face" and "non-face" areas during individual face perception: Evidence by fMRI adaptation in a brain-damaged prosopagnosic patient. *NeuroImage, 40,* 318–332. doi:10.1016/j.neuroimage.2007.11.012.

Duhamel, J. R., Colby, C. L., & Goldberg, M. E. (1992). The updating of the representation of visual space in parietal cortex by intended eye movements. *Science, 255,* 90–92.

Ekstrom, L. B., Roelfsema, P. R., Arsenault, J. T., Bonmassar, G., & Vanduffel, W. (2008). Bottom-up dependent gating of frontal signals in early visual cortex. *Science, 321,* 414–417. doi:10.1126/science.1153276.

Epstein, R. A. (2008). Parahippocampal and retrosplenial contributions to human spatial navigation. *Trends in Cognitive Sciences, 12,* 388–396. doi:10.1016/j.tics.2008.07.004.

Epstein, R., DeYoe, E. A., Press, D., & Kanwisher, N. (2001). Neuropsychological evidence for a topographical learning mechanism in parahippocampal cortex. *Cognitive Psychology, 18,* 481–508.

Epstein, R., & Kanwisher, N. (1998). A cortical representation of the local visual environment. *Nature, 392,* 598–601. doi:1038/33402.

Fanini, A., & Assad, J. A. (2009). Direction selectivity of neurons in the macaque lateral intraparietal area. *Journal of Neurophysiology, 101,* 289–305.

Freiwald, W. A., Tsao, D. Y., & Livingstone, M. S. (2009). A face feature space in the macaque temporal lobe. *Nature Neuroscience, 12,* 1187–1196. doi:10.1038/nn.2363.

Funahashi, S., Bruce, C. J., & Goldman-Rakic, P. S. (1991). Neuronal activity related to saccadic eye movements in the monkey's dorsolateral prefrontal cortex. *Journal of Neurophysiology, 65,* 1464–1483.

Funahashi, S., Chafee, M. V., & Goldman-Rakic, P. S. (1993). Prefrontal neuronal activity in rhesus monkeys performing a delayed anti-saccade task. *Nature, 365,* 753–756. doi:10.1038/365753a0.

Gegenfurtner, K. R., Kiper, D. C., Beusmans, J. M., Carandini, M., Zaidi, Q., & Movshon, J. A. (1994). Chromatic properties of neurons in macaque MT. *Visual Neuroscience, 11,* 455–466. doi:10.1017/S095252380000239X.

Gegenfurtner, K. R., Kiper, D. C., & Levitt, J. B. (1997). Functional properties of neurons in macaque area V3. *Journal of Neurophysiology, 77,* 1906–1923.

Goodale, M. A., & Milner, A. D. (1992). Separate visual pathways for perception and action. *Trends in Neurosciences, 15,* 20–25. doi:10.1016/0166-2236(92)90344-8.

Gross, C. G., Bender, D. B., & Rocha-Miranda, C. E. (1969). Visual receptive fields of neurons in inferotemporal cortex of the monkey. *Science, 166,* 1303–1306. doi:10.1126/science.166.3910.1303.

Hawken, M. J., Parker, A. J., & Lund, J. S. (1988). Laminar organization and contrast sensitivity of direction-selective cells in the striate cortex of the Old World monkey. *Journal of Neuroscience, 8,* 3541–3548.

Haxby, J. V., Grady, C. L., Horwitz, B., Ungerleider, L. G., Mishkin, M., Carson, R. E., et al. (1991). Dissociation of object and spatial visual processing pathways in human extrastriate cortex. *Proceedings of the National Academy of Sciences of the United States of America, 88,* 1621–1625. doi:10.1073/pnas.88.5.1621.

Hussar, C. R., & Pasternak, T. (2012). Memory-guided sensory comparisons in the prefrontal cortex: Contribution of putative pyramidal cells and interneurons. *Journal of Neuroscience, 32,* 2747–2761.

Huxlin, K. R., Saunders, R. C., Marchionini, D., Pham, H. A., & Merigan, W. H. (2000). Perceptual deficits after lesions of inferotemporal cortex in macaques. *Cerebral Cortex, 10,* 671–683. doi:10.1093/cercor/10.7.671.

Ito, M., Tamura, H., Fujita, I., & Tanaka, K. (1995). Size and position invariance of neuronal responses in monkey inferotemporal cortex. *Journal of Neurophysiology, 73,* 218–226.

Janssen, P., Srivastava, S., Ombelet, S., & Orban, G. A. (2008). Coding of shape and position in macaque lateral intraparietal area. *Journal of Neuroscience, 28,* 6679–6690.

Kanwisher, N., McDermott, J., & Chun, M. M. (1997). The fusiform face area: A module in human extrastriate cortex specialized for face perception. *Journal of Neuroscience, 17,* 4302–4311.

Konen, C. S., & Kastner, S. (2008). Two hierarchically organized neural systems for object information in human visual cortex. *Nature Neuroscience, 11,* 224–231. doi:10.1038/nn2036.

Kourtzi, Z., & Connor, C. E. (2011). Neural representations for object perception: Structure, category, and adaptive coding. *Annual Review of Neuroscience, 34,* 45–67. doi:10.1146/annurev-neuro-060909-153218.

Kravitz, D. J., Saleem, K. S., Baker, C. I., & Mishkin, M. (2011). A new neural framework for visuospatial processing. *Nature Reviews. Neuroscience, 12,* 217–230. doi:10.1038/nrn3008.

Kriegeskorte, N., Formisano, E., Sorger, B., & Goebel, R. (2007). Individual faces elicit distinct response patterns in human anterior temporal cortex. *Proceedings of the National Academy of Sciences of the United States of America, 104,* 20600–20605. doi:10.1073/pnas.0705654104.

Krug, K. (2004). A common neuronal code for perceptual processes in visual cortex? Comparing choice and attentional correlates in V5/MT. *Philosophical Transactions of the Royal Society of London. Series B, Biological Sciences, 359,* 929–941. doi:10.1098/rstb.2003.1415.

Krug, K., & Parker, A. J. (2011). Neurons in dorsal visual area V5/MT signal relative disparity. *Journal of Neuroscience, 31,* 17892–17904.

Kurata, K. (2010). Conditional selection of contra- and ipsilateral forelimb movements by the dorsal premotor cortex in monkeys. *Journal of Neurophysiology, 103,* 262–277.

Latto, R. (1986). The role of inferior parietal cortex and the frontal eye-fields in visuospatial discriminations in the macaque monkey. *Behavioural Brain Research, 22,* 41–52.

doi:10.1016/0166-4328(86)90079-3.

Leopold, D. A., Bondar, I. V., & Giese, M. A. (2006). Norm-based face encoding by single neurons in the monkey inferotemporal cortex. *Nature, 442,* 572–575. doi:10.1038/nature04951.

Li, C. S., Mazzoni, P., & Andersen, R. A. (1999). Effect of reversible inactivation of macaque lateral intraparietal area on visual and memory saccades. *Journal of Neurophysiology, 81,* 1827–1838.

Li, N., & DiCarlo, J. J. (2008). Unsupervised natural experience rapidly alters invariant object representation in visual cortex. *Science, 321,* 1502–1507. doi:10.1126/science.1160028.

Li, N., & DiCarlo, J. J. (2010). Unsupervised natural visual experience rapidly reshapes size-invariant object representation in inferior temporal cortex. *Neuron, 67,* 1062–1075. doi:10.1016/j.neuron.2010.08.029.

Lui, L. L., & Pasternak, T. (2011). Representation of comparison signals in cortical area MT during a delayed direction discrimination task. *Journal of Neurophysiology, 106,* 1260–1273.

Lyon, D. C., & Connolly, J. D. (2011). The case for primate V3. *Proceedings of the Royal Society B: Biological Sciences, 279*(1729), 625–633. doi:10.1098/rspb.2011.2048

Maguire, E. A. (2001). The retrosplenial contribution to human navigation: A review of lesion and neuroimaging findings. *Scandinavian Journal of Psychology, 42,* 225–238. doi:10.1111/1467-9450.00233.

Maunsell, J. H., & Van Essen, D. C. (1983). Functional properties of neurons in middle temporal visual area of the macaque monkey. I. Selectivity for stimulus direction, speed, and orientation. *Journal of Neurophysiology, 49,* 1127–1147.

Merigan, W. H. (1996). Basic visual capacities and shape discrimination after lesions of extrastriate area V4 in macaques. *Visual Neuroscience, 13,* 51–60. doi:10.1017/S0952523800007124.

Meyer, T., & Olson, C. R. (2011). Statistical learning of visual transitions in monkey inferotemporal cortex. *Proceedings of the National Academy of Sciences of the United States of America, 108,* 19401–19406. doi:10.1073/pnas.1112895108.

Miller, E. K. (2000). The prefrontal cortex and cognitive control. *Nature Reviews. Neuroscience, 1*(1), 59–65. doi:10.1038/35036228.

Miller, E. K., & Desimone, R. (1994). Parallel neuronal mechanisms for short-term memory. *Science, 263,* 520–522. doi:10.1126/science.8290960.

Miyashita, Y., Kameyama, M., Hasegawa, I., & Fukushima, T. (1998). Consolidation of visual associative long-term memory in the temporal cortex of primates. *Neurobiology of Learning and Memory, 70,* 197–211. doi:10.1006/nlme.1998.3848.

Moore, T., & Fallah, M. (2001). Control of eye movements and spatial attention. *Proceedings of the National Academy of Sciences of the United States of America, 98,* 1273–1276. doi:10.1073/pnas.021549498.

Nakamura, K., & Colby, C. L. (2002). Updating of the visual representation in monkey striate and extrastriate cortex during saccades. *Proceedings of the National Academy of Sciences of the United States of America, 99,* 4026–4031. doi:10.1073/pnas.052379899.

Newcombe, F., Ratcliff, G., & Damasio, H. (1987). Dissociable visual and spatial impairments following right posterior cerebral lesions: clinical, neuropsychological and anatomical evidence. *Neuropsychologia, 25,* 149–161. doi:10.1016/0028-3932(87)90127-8.

Newsome, W. T., Britten, K. H., & Movshon, J. A. (1989). Neuronal correlates of a perceptual decision. *Nature, 341,* 52–54.

Newsome, W. T., & Pare, E. B. (1988). A selective impairment of motion perception following lesions of the middle temporal visual area (MT). *Journal of Neuroscience, 8,* 2201–2211.

Newsome, W. T., Wurtz, R. H., Dursteler, M. R., & Mikami, A. (1985). Deficits in visual motion processing following ibotenic acid lesions of the middle temporal visual area of the macaque monkey. *Journal of Neuroscience, 5,* 825–840.

Nishimoto, S., & Gallant, J. L. (2011). A three-dimensional spatiotemporal receptive field model explains responses of area MT neurons to naturalistic movies. *Journal of Neuroscience, 31,* 14551–14564.

Op de Beeck, H. P., Deutsch, J. A., Vanduffel, W., Kanwisher, N. G., & DiCarlo, J. J. (2008). A stable topography of selectivity for unfamiliar shape classes in monkey inferior temporal cortex. *Cerebral Cortex, 18,* 1676–1694. doi:10.1093/cercor/bhm196.

Oram, M. W., & Perrett, D. I. (1996). Integration of form and motion in the anterior superior temporal polysensory area (STPa) of the macaque monkey. *Journal of Neurophysiology, 76,* 109–129.

Pasternak, T., & Greenlee, M. W. (2005). Working memory in primate sensory systems. *Nature Reviews. Neuroscience, 6,* 97–107. doi:10.1038/nrn1603.

Pasternak, T., & Merigan, W. H. (1994). Motion perception following lesions of the superior temporal sulcus in the monkey. *Cerebral Cortex, 4,* 247–259. doi:10.1093/cercor/4.3.247.

Pertzov, Y., Avidan, G., & Zohary, E. (2011). Multiple reference frames for saccadic planning in the human parietal cortex. *Journal of Neuroscience, 31,* 1059–1068.

Pinsk, M. A., DeSimone, K., Moore, T., Gross, C. G., & Kastner, S. (2005). Representations of faces and body parts in macaque temporal cortex: A functional MRI study. *Proceedings of the National Academy of Sciences of the United States of America, 102,* 6996–7001. doi:10.1073/pnas.0502605102.

Puce, A., Allison, T., Gore, J. C., & McCarthy, G. (1995). Face-sensitive regions in human extrastriate cortex studied by functional MRI. *Journal of Neurophysiology, 74,* 1192–1199.

Quintana, J., & Fuster, J. M. (1993). Spatial and temporal factors in the role of prefrontal and parietal cortex in visuomotor integration. *Cerebral Cortex, 3,* 122–132. doi:10.1093/cercor/3.2.122.

Rajimehr, R., Young, J. C., & Tootell, R. B. (2009). An anterior temporal face patch in human cortex, predicted by macaque maps. *Proceedings of the National Academy of Sciences of the United States of America, 106,* 1995–2000. doi:10.1073/pnas.0807304106.

Read, H. L., & Siegel, R. M. (1997). Modulation of responses to optic flow in area 7a by retinotopic and oculomotor cues in monkey. *Cerebral Cortex, 7,* 647–661. doi:10.1093/cercor/7.7.647.

Roe, A. W., & Ts'o, D. Y. (1995). Visual topography in primate V2: Multiple representation across functional stripes. *Journal of Neuroscience, 15,* 3689–3715.

Rosa, M. G., & Tweedale, R. (2005). Brain maps, great and small: Lessons from comparative studies of primate visual cortical organization. *Philosophical Transactions of the Royal Society B. Biological Sciences, 360,* 665–691. doi:10.1098/rstb.2005.1626.

Rossion, B., Caldara, R., Seghier, M., Schuller, A. M., Lazeyras, F., & Mayer, E. (2003). A network of occipito-temporal face-sensitive areas besides the right middle fusiform gyrus is

necessary for normal face processing. *Brain, 126,* 2381–2395. doi:10.1093/brain/awg241.

Rudolph, K., & Pasternak, T. (1999). Transient and permanent deficits in motion perception after lesions of cortical areas MT and MST in the macaque monkey. *Cerebral Cortex, 9,* 90–100. doi:10.1093/cercor/9.1.90.

Rushworth, M. F., Nixon, P. D., & Passingham, R. E. (1997). Parietal cortex and movement. I. Movement selection and reaching. *Experimental Brain Research, 117,* 292–310. doi:10.1007/s002210050224.

Sakai, K., & Miyashita, Y. (1991). Neural organization for the long-term memory of paired associates. *Nature, 354,* 152–155. doi:10.1038/354152a0.

Salzman, C. D., Britten, K. H., & Newsome, W. T. (1990). Cortical microstimulation influences perceptual judgements of motion direction. *Nature, 346,* 174–177. doi:10.1038/346174a0.

Schenk, T. (2006). An allocentric rather than perceptual deficit in patient D.F. *Nature Neuroscience, 9,* 1369–1370. doi:10.1038/nn1784.

Schmid, M. C., Mrowka, S. W., Turchi, J., Saunders, R. C., Wilke, M., Peters, A. J., et al. (2010). Blindsight depends on the lateral geniculate nucleus. *Nature, 466,* 373–377. doi:10.1038/nature09179.

Schwarzlose, R. F., Baker, C. I., & Kanwisher, N. (2005). Separate face and body selectivity on the fusiform gyrus. *Journal of Neuroscience, 25,* 11055–11059.

Seidemann, E., Poirson, A. B., Wandell, B. A., & Newsome, W. T. (1999). Color signals in area MT of the macaque monkey. *Neuron, 24,* 911–917. doi:10.1016/S0896-6273(00)81038-7.

Sereno, A. B., & Maunsell, J. H. (1998). Shape selectivity in primate lateral intraparietal cortex. *Nature, 395,* 500–503. doi:10.1038/26752.

Sincich, L. C., & Horton, J. C. (2005). The circuitry of V1 and V2: Integration of color, form, and motion. *Annual Review of Neuroscience, 28,* 303–326. doi:10.1146/annurev.neuro.28.061604.135731.

Snyder, L. H., Grieve, K. L., Brotchie, P., & Andersen, R. A. (1998). Separate body- and world-referenced representations of visual space in parietal cortex. *Nature, 394,* 887–891. doi:10.1038/29777.

Thiele, A., Dobkins, K. R., & Albright, T. D. (2001). Neural correlates of chromatic motion perception. *Neuron, 32,* 351–358. doi:10.1016/S0896-6273(01)00463-9.

Tolias, A. S., Keliris, G. A., Smirnakis, S. M., & Logothetis, N. K. (2005). Neurons in macaque area V4 acquire directional tuning after adaptation to motion stimuli. *Nature Neuroscience, 8,* 591–593. doi:10.1038/nn1446.

Tsao, D. Y., Freiwald, W. A., Knutsen, T. A., Mandeville, J. B., & Tootell, R. B. (2003). Faces and objects in macaque cerebral cortex. *Nature Neuroscience, 6,* 989–995. doi:10.1038/nn1111.

Tsao, D. Y., Freiwald, W. A., Tootell, R. B., & Livingstone, M. S. (2006). A cortical region consisting entirely of face-selective cells. *Science, 311,* 670–674. doi:10.1126/science.1119983.

Ts'o, D. Y., Roe, A. W., & Gilbert, C. D. (2001). A hierarchy of the functional organization for color, form and disparity in primate visual area V2. *Vision Research, 41,* 1333–1349. doi:10.1016/S0042-6989(01)00076-1.

Tsunoda, K., Yamane, Y., Nishizaki, M., & Tanifuji, M. (2001). Complex objects are represented in macaque inferotemporal cortex by the combination of feature columns. *Nature Neuroscience, 4,* 832–838. doi:10.1038/90547.

Ungerleider, L. G., & Bell, A. H. (2011). Uncovering the visual "alphabet": Advances in our understanding of object perception. *Vision Research, 51,* 782–799. doi:10.1016/j.visres.2010.10.002.

Ungerleider, L. G., & Mishkin, M. (1982). Two cortical visual systems. In D. G. Ingle (Ed.), *Analysis of visual behavior* (pp. 549–586). Cambridge, MA: MIT Press.

von der Heydt, R., Peterhans, E., & Baumgartner, G. (1984). Illusory contours and cortical neuron responses. *Science, 224,* 1260–1262. doi:10.1126/science.6539501.

Wandell, B. A., Dumoulin, S. O., & Brewer, A. A. (2007). Visual field maps in human cortex. *Neuron, 56,* 366–383. doi:10.1016/j.neuron.2007.10.012.

Yamagata, T., Nakayama, Y., Tanji, J., & Hoshi, E. (2009). Processing of visual signals for direct specification of motor targets and for conceptual representation of action targets in the dorsal and ventral premotor cortex. *Journal of Neurophysiology, 102,* 3280–3294.

Zhang, T., Heuer, H. W., & Britten, K. H. (2004). Parietal area VIP neuronal responses to heading stimuli are encoded in head-centered coordinates. *Neuron, 42,* 993–1001. doi:10.1016/j.neuron.2004.06.008.

Zihl, J., von Cramon, D., & Mai, N. (1983). Selective disturbance of movement vision after bilateral brain damage. *Brain, 106,* 313–340. doi:10.1093/brain/106.2.313.

第18章 小鼠视觉皮层网络

Andreas Burkhalter,Olaf Sporns,Enquan Gao,Quanxin Wang

视觉是我们生活的中心。我们用它来认识和识别物体，以及引导眼睛运动、触碰和在环境中导航。早期的研究表明，不同的大脑区域与这些任务相关联。视顶盖被认为对于视觉引导的行为有着不可替代的作用，而大脑皮层是专门用于物体识别（Schneider，1967；Trevarthen，1968）。后来，该观点得到了扩展，表明猴子皮层病变不仅损伤视觉辨别能力，而且还干扰了在空间中定位物体的能力（Ungerleider & Mishkin，1982；见 17 章 Bell，Pasternak，and Ungerleider）。重要的是，Ungerleider 和 Mishkin 的研究表明，这些缺陷依赖于几个不同的皮层区域，这些区域位于前脑的不同区域。根据这些研究结果，提出了物体识别是在颞叶皮层区域进行的，而顶叶皮层是在空间中定位物体并采取行动去触碰它们所必需的（Goodale & Milner，1992；Ungerleider & Mishkin，1982）。在过去的 20 年中，人们对腹侧和背侧处理通路的解剖和生理学知识有了很多了解（Nassi & Callaway，2009），包括该网络容易受到遗传和发育障碍的影响（Atkinson & Braddick，2011）。小鼠视觉系统为了解这些疾病的细胞和分子基础提供了一个易于处理的模型。这就提出了一个问题：在小鼠视觉皮层中是否存在类似的功能网络？

纹状和纹状外视皮层

与人类大脑皮层相比，小鼠大脑皮层很小。事实上，表面积小 1 000 倍，但是皮层厚度相差仅两倍（Rakic，1995，2009）。因此，在进化过程中发生的变化主要是皮层的大小，其中皮层神经元的数量增加了 10 000 倍（Herculano-Houzel，2011；Kaas，2012；Schüz & Palm 1989）。虽然在外行人眼里，皮层看起来均匀，但 Brodmann 的经典研究表明人类大脑皮层包含 52 个结构不同的区域（Zilles & Amunt，2010）。多年来，Brodmann 的脑图一直在修订，所以今天我们可以区分每个半球多达 150 ~ 200 个区域（Van Essen et al.，2012a）。只有人脑皮层八分之一大小的猕猴皮层包含的区域略少（130 ~ 140 个）（Van Essen et al.，2012b）。指甲大小的小鼠皮层包含了 25 ~ 55 个区域

（Rose，1929；Caviness，1975；Wang，Sporns，& Burkhalter，2012）。显然，在整个哺乳动物辐射中，每平方厘米的区域数量是下降的，从小鼠的 7 ~ 16 个减少到猴约 1 个和人约 0.2 个。与此同时，各个区域的大小增长扩大。这表明，在灵长类动物中，更多的神经元参与到一个区域的特定功能，和/或一个区域代表了更多不同的功能。例如，在猫和猴的视觉系统中，每个视网膜神经节细胞（RGC）投射到 V1（初级视皮层）的第 4 层中约 100 个神经元，而在小鼠中，第 3 层和第 4 层中 RGC∶V1约为 1∶1（Airey et al.，2005；Salinas-Navarro et al.，2009；Schüz & Palm，1989）。因此，其响应特性通过汇聚输入来装配的小鼠 V1 神经元，失去它们的精细拓扑关系（Smith & Häusser，2010）。

Dräger（1974）识别了小鼠 V1 皮层，他通过氚化脯氨酸的跨神经元输送标记了从眼睛的传入通路。此后不久，Alan Pearlman 的研究小组通过用小麦胚芽凝集素-HRP 进行逆行追踪发现通过外膝体传递了对 V1 的输入（Simmons，Lemmon，& Pearlman，1982）。这些研究还表明，视觉输入并不限于 V1 区。通过使用单细胞记录，Dräger 发现感受野地形测绘至 V1 并且视觉响应神经元也分布在周围区域 18a 和 18b（Caviness，1975）。后来的记录表明 V1 外侧的 18a 包含的不是一个，而是两个视觉拓扑图，V2 和 V3（Wagor，Mangini，& Pearlman，1980）。该研究进一步揭示了位于 V1 内侧 18b 区域内的另外两个拓扑图（Wagor，Mangini，& Pearlman，1980）。小鼠视皮层存在多个视觉拓扑图，这一现象后来通过内在血流动力学响应和内源性黄素蛋白荧光的光学成像得到了证实（Kalasky & Stryker，2003；Schuett，Bonhoeffer，& Huebener，2002；Tohmi et al.，2009）。尽管取得了这些进展，关于纹状外皮层内包含了多少区域仍没有达成共识，并且这些区域如何与小鼠视皮层的结构边界相关仍然是悬而未决的问题。甚至视觉响应皮层的范围也是未知的。虽然通过反应相关基因的表达绘制成视觉响应皮层，但视觉区域的轮廓仍然是近似的（Tagawa et al.，2005；Van Brussel，Gerits，& Arckens，2009）。为了解决这个问题，我们在平铺的皮层中使用即刻早期基因 Arc 的原位杂交法。Arc 的基因产物是活性调节

的细胞骨架蛋白 Arc/Arg3.1,它由神经元活性升高迅速诱导产生,并且通过内化来自突触后膜的 AMPA 谷氨酸受体在突触缩放中起作用(Shepherd et al.,2006)。我们在 3～6 月龄的 C57BL/6 小鼠诱导 Arc 转录本的表达,此外我们通过向这些小鼠的右枕叶皮层注射双苯酰亚胺追踪胼胝体连接(Wang & Burkhalter,2007)。3 天后,允许小鼠探索装备齐全的笼子 45 分钟。第一组小鼠睁着双眼探索笼子。第二组小鼠在探索笼子前 24 小时被缝合双眼。在暴露结束后,我们灌注小鼠,展开皮层,切成切向切片,用全长地高辛标记的小鼠 Arc cDNA 探针(来自 P.Worley 的礼物,约翰霍普金斯大学)进行 Arc mRNA 原位杂交。正常小鼠的 V1 及周围皮层被密集标记(见图 18.1A)。周围皮层的标记从压后皮层的外侧缘延伸到 V1 和桶状皮层(S1)的间隙,并沿着嗅裂延续至听觉带的后面和周围(见图 18.1A)。重要的是,标记遍布 V1 和周围皮

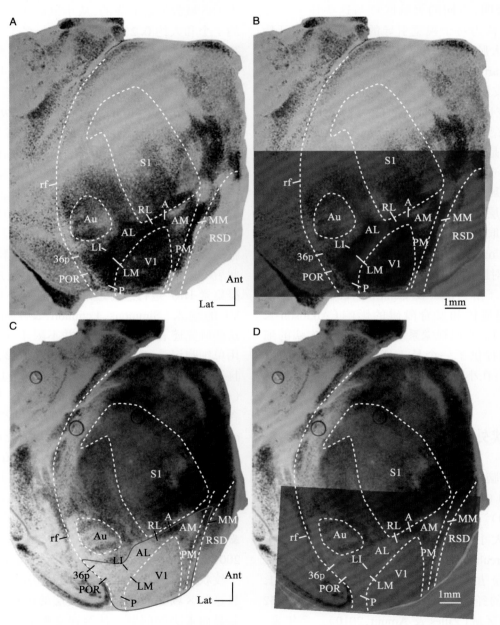

图 18.1　视觉反应皮层范围。活性调节即刻早期基因 Arc 在通过平铺小鼠大脑皮层的切向部分的转录原位杂交。(A,B)在睁着双眼探索新的环境后,Arc 在正常小鼠上的表达。强染色涉及 V1 及其周围皮层。红色图案(B)代表从对侧半球示踪的假色荧光标记的胼胝体连接。胼胝体连接为鉴定纹状外视皮层内 36p、POR、P、LM、LI、AL、RL、A、AM 和 PM 区提供了地标(Wang & Burkhalter,2007)。V1 以其独特的神经束结构鉴定。(C,D)Arc 在双眼闭合探索新环境的小鼠上表达。注意 V1 和周围皮层(C,红色轮廓)的染色极其稀疏。(D)叠加胼胝体图案的和 C 相同截面(橙色)。

层的所有胼胝体连接区以及失胼胝体区域（见图18.1B）。相比之下，在眼睑缝合的小鼠中，V1及周围内侧和外侧皮层的标记非常稀疏（见图18.1C，D）。唯一值得注意的例外是在V1前端附近部分后顶叶皮层的标记（图18.1C）。有视力的小鼠和眼睑缝合的小鼠之间神经元激活分布的差异表明，V1周围皮层的大部分具有视觉响应，因此可以被认为是纹状外视觉皮层。

纹状外视觉区域

V1周围皮层是由多个解剖上不同的区域组成的观点可以追溯到Jaime Olavarria和Vincente Montero。他们追踪小鼠V1的输出，并在周围皮层观察到多个轴突末端的集群，这些轴突终末簇与胼胝体连接所包围的失胼胝体区域密切相关（Olavarria & Montero，1989）。以在大鼠上相似的发现为基础，Olavarria and Montero（1984）提出小鼠纹状外视觉皮层被细分为所有啮齿类动物共有的多个区域。这个提议遭到了怀疑。当猫和灵长类的V1与单个区域V2相连时，V1外侧的纹状外视皮层是如何由多个区域组成的（Rosa & Krubitzer，1999）Jon Kaas认为，由Olavarria和Montero标记的片状输出代表单个区域V2内的不同模块（Kaas，Krubitzer，& Johanson，1989）。Vincente Montero用多重示踪研究反驳了这一观点，该研究显示，大鼠纹状外皮层的每片都属于一个单独的代表了整个视野的地形图（Montero，1993）。但是Montero关于V1周围多个小区域的提议仍然存在挑战，因为他的区域是不完整的，没有牢固的固定在大脑皮层的基本体系结构，并且没有通过感受野的映射证实（Rosa & Krubitzer，1999）。

被这个争论所吸引，我们通过在地图上三个不同的点分别注入红、绿和黄荧光顺行示踪剂，追踪小鼠V1到纹状外皮层的输入（Wang & Burkhalter，2007）。我们发现9个投射区域，每个都包含多色轴突终端集群，类似立陶宛共和国国旗上的条纹。重要的是，"旗"的方向、旗之间的间距以及旗相对于胼胝体区域的位置取决于注射位点的地形位置，这表明这些旗代表不同的地图。事实上，我们能够证明许多标记的地图代表整个视野的一部分，这有力地证明了它们对应于不同的纹状外视觉区域。因为许多区域位于与Olavarria和Montero描述的V1投射相似的位点，所以我们采用了它们的命名法：PM（后内侧）、AM（前内侧）、A（前部）、RL（嘴外侧）、AL（前外侧）、LM（侧

内）、LI（侧中间）、P（后部）、POR（嗅后；Burwell & Amaral，1998）和36p（36区后）（见图18.2A）。除POR和36a外，所有这些区域位于V2L和V2ML（Franklin & Paxinos，2007）。大鼠V1顶端和S1之间的部分被认为是后顶叶皮层，并与Fabri和Burton（1991）的顶叶内侧的7区（Krieg，1946）共延。其他人将该区域细分为V2ML和后顶叶皮层（Reep & Corwin，2009），或将其全部归于V2ML（Franklin & Paxinos，2007）。我们对小鼠的映射研究表明，后顶叶皮层包括RL、A和AM区域（Wang & Burkhalter，2007）。

最近，神经活性的内源性信号成像证实了许多通过示踪V1输出揭示的投影（Andermann et al.，2011；Marshel et al.，2011）。这有力地支持与灵长类动物不同，小鼠V1与多个小纹状外区域相连。这些地图中的每一个都与视野是同构的，沿着区域边界代表其周边。这些区域在边界契合在一起以至于地形匹配点在接缝处对齐。这种平铺样式表示V1的垂直子午线只能由单一区域LM共享。因此，LM可能类似于灵长类动物的V2（Allman & Kaas，1974）。然而，最令人惊讶的特征是在视觉明显劣于灵长类的动物的视皮层的丰富区域划分（Huberman & Niell，2011；Prusky & Douglas，2004）。虽然在更高度视觉的猫和灵长类动物中皮层区域化更稀少（Sereno & Allman，1991），但是不可避免的结论是小鼠视觉皮层是高度功能专业化的。

视觉皮层区域的网络

确定啮齿类视皮层的皮层内网络的第一次尝试要追溯到Miller和Vogt（1984）在大鼠上的工作。采用顺行和逆行连接示踪，他们发现V1为19个皮层区域提供了输入，这些区域由它们独特的结构皮层来识别（Caviness，1975；Krieg，1946；Zilles，Zilles，& Schliecher，1980）。需要注意的是，这些标准将Olavarria和Montero在18a和18b区域发现的细分合并在一起。尽管Miller和Vogt（1984）指出区域18a和18b内的投射是不均匀的，但他们并没有令人信服的理由将斑块解释为区域。我们已经了解到，大鼠区域18a和18b包含多达12个区域（Coogan & Burkhalter，1993；Montero，1993；Sereno & Allman，1991），而小鼠包含至少9个区域（Wang & Burkhalter，2007）。

这段历史让我们清醒地认识到，我们在确定传入性视觉信息提供的网络时所面临的问题。尽管皮层目标的识别仍是一个挑战，我们通过在切向切面中结

合运用结构的(尼氏,髓磷脂)、连接的(胼胝体)、组织化学的和免疫的标记物,在将小鼠皮层细分成小块已取得进展(Wang,Gao,& Burkhalter,2011;Wang,Sporns,& Burkhalter,2012)。这就提出了新出现的分割方案如何与现有的细胞结构地图集相匹配的问题(Dong,2008;Franklin & Paxinos,2007)。面对基于细胞结构来划分区域边界的艰巨任务,我们发现,首先识别具有免疫(例如,2 型 M 型乙酰胆碱受体,m2AchR)和胼胝体标记物的区域,然后找到相关的细胞构筑学特征,很有帮助(Wang,Gao,& Burkhalter,2011)。没有先验的理由可以假定任何标记是区域特定的。但是,如果两个标记物,例如 m2AchR 和 RALD3H(维甲酸脱氢酶3),显示出互补模式,这意味着共同边界勾勒出不同的细分区域(Wang,Gao,& Burkhalter,2011)。基于这些染色模式,我们能够区分 MM、TEp、36 和 TEa 区域(Wang,Gao,& Burkhalter,2011)。令人欣慰的是,这些细分区域也可以被视为细胞色素氧化酶(CO)阴性区域(见图 18.2B)。在其

他区域,包括 V1 和周围皮层,CO 反应活性明显更高(见图 18.2B)。虽然 CO 在 V1 周围皮层表达是不均匀的,若没有标记胼胝体连接,很难将周围带细分为不同的区域(见图 18.2A)。即使存在胼胝体连接,PM/AM 和 A/AM 边界也不明显(见图 18.2B)。只有 LM/AL 边界作为从暗到亮 CO 表达的过渡是可见的(见图 18.2B)。在相应的 LM/AL 边界,用 m2AChR 表达也可见类似的过渡(Wang,Gao,& Burkhalter,2011)。显然,需要多种互补的方法来确定区域边界。因此,我们目前能够识别区域的信心在大脑皮层内各不相同。这有力地表明,如图 18.2A、B 所示的分区方案不是最终的,但目前为参考皮层-皮层连接提供了一个框架。

通过这张图的导航并将投影分类为存在或不存在,我们发现小鼠 V1 输出到 25 个皮层目标(Wang,Sporns,& Burkhalter,2012)。对 V1 连接性的这种二进制描述的缺点是忽视了输入的权重,并提供了一种可能具有误导性的跨皮层网络信息流图。尽管 LGN

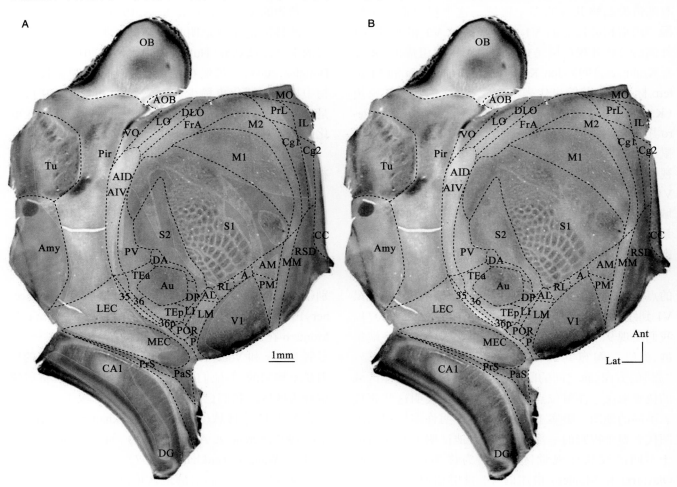

图 18.2 小鼠大脑皮层区。小鼠大脑皮层的切向切片中细胞色素氧化酶活性。(A)细胞色素氧化酶在 4 层的表达(灰色)覆盖逆行荧光标记的胼胝体连接(蓝色)。(B)与(A)所示相同的切片。

输入对猫 V1 突触总数的微小贡献提醒我们,解剖和生理强度的关系是复杂的,但是我们确定了从小鼠视皮层的 10 个区域到 39 个皮层投射目标的输入权重。我们使用生物素葡聚糖胺(BDA)通过顺行示踪来标记输入,并通过光密度法测量了轴突投射强度,这与轴突扣结密度紧密相关(Wang, Gao, & Burkhalter, 2011)。然后,我们将一个源区所有投射的密度求和,

并将单个投射的强度表示为其占总投射的百分比。

我们的研究结果显示在图 18.3 中,投射目标根据它们在大脑中腹侧(红色阴影)和背侧(蓝色阴影)的位置被顺序排在 x 轴上。不同源区的投射分别显示在从 V1(见图 18.3A)到腹侧(见图 18.3B~E)和背侧(见图 18.3F~J)皮层的分叉通路臂上。此外,我们发现每个源区的投射权重的分布是不同的。事实上,如

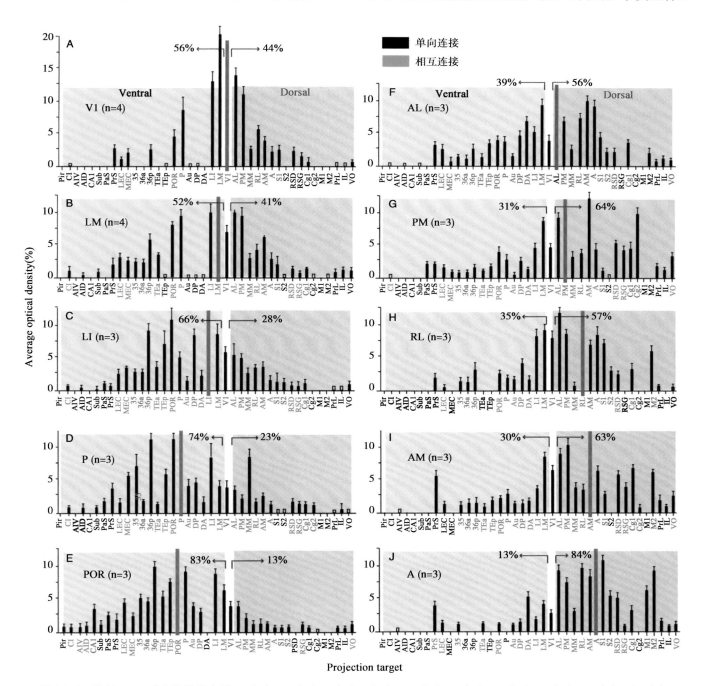

图 18.3 注射 BDA 到小鼠视觉皮层 V1(A),LM(B),LI(C),P(D),POR(E),AL(F),PM(G),RL(H),AM(I)and A(J)区标记的连接相对强度。均值±标准误光密度(y 轴)的一个特定投射目标(x 轴),以注射标记的特定区域(红色条)的所有投射的总和密度为比例。黑色表示的目标区域与源区域有单向连接。绿色标签表明相互连接。箭头表示的百分比代表在腹侧(红色阴影)和背侧(蓝色阴影)区域的连接强度(不包括 V1)(来自 Wang,Sporns,& Burkhalter,2012.)。

果通过它们的输入权重来整理投射目标,每个源区表现出投射目标的不同顺序,表明每个源的远程连接都有不同的连接外观(Markov et al.,2011)。在每个外观内,权重变化超过两到三个数量级,这是在放大200倍的猕猴大脑皮层内的不到一半的范围内发现(Markov et al.,2011;Wang,Sporns,& Burkhalter,2012)。如在猴子中,权重分布通过对数正态分布函数最佳拟合(Markov et al.,2011,2012;Wang,Sporns,& Burkhalter,2012),表明投射强度范围在进化上是保守的。最有趣的是,图18.3a~e表明投射权重沿着涉及LM、LI、P和POR区的腹侧通路逐步增加,而在背侧区域的投射权重下降。相反的模式在背侧通路的AL、PM、RL、AM和A区被发现(见图18.3F~J)。这表明V1的皮层输出流经腹侧和背侧通路。

对背侧和腹侧网络的强大支持来自多维尺度、使用投射间的矢量角作为距离测量和投射模式的相关矩阵的主成分分析。这两个分析表明来自腹侧和背侧区域的投射具有显著的差异(Wang,Sporns,& Burkhalter,2012)。Kamada-Kawai(1989)能量最小输出算法揭示了视觉区域矩阵的群落结构。结果表明最优模块评分划分区域到腹侧(LM、LI、P、POR)和背侧(AL、RL、A、AM、PM)模块,有着61%模块内连接和39%的模块间连接(见图18.4A)。腹侧模块的流出主要到更高级的听觉、岛叶、海马旁回和海马皮层,而背侧模块的输出优先到背扣带、体感、运动和前额叶皮层(见图18.4B)。皮层网络的非对称组织类似于视觉信息流经过猫和猴的腹侧和背侧通路(Bell,Pasternak,& Ungerleider,2012;Felleman & Van Essen,1991;Hilgetag et al.,2000;Kravitz et al.,2011)。

小鼠的皮层网络看上去比大鼠更为复杂(Burwell & Amaral,1998;McDonald & Mascagni,1996;Miller & Vogt,1984;Reep,Goodwin,& Corwin,1990),单个区域的连接数是大鼠的2倍。因为对大鼠和小鼠的研究采用不同的皮层分割方案,很难知道这在多大程度是

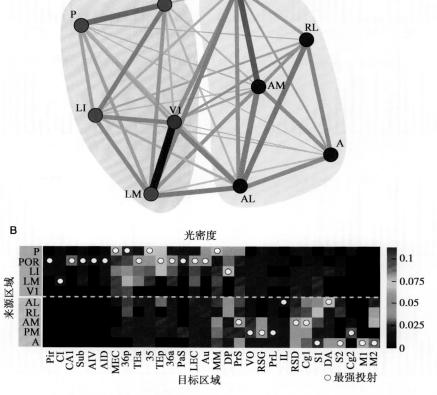

图18.4 小鼠大脑皮层连接的模块化结构。(A)采用Kamada-Kawai基于力的能量最小化算法优化后的节点(区域)位置,V1、LM、LI、P、POR、AL、RL、AM和PM区域子矩阵的连接的图形布局。V1更强烈的附属于腹部模块并紫色标记。区域间的连接表现为它们相互投射密度之和(深灰色/较厚的线条=更强的投射)。(B)10个源区到30个投射目标的投射密度,由模块原点排列(y轴)。白点突出每个区域接收的最强投射(来自Wang,Sporns,& Burkhalter,2012)。

真实的。然而,我们发现的 10 个视觉区域间的 99% 连接表明小鼠的皮层图至少比猴子要密集 30%(Felleman & Van Essen,1991;Markov et al.,2011;2012)。几乎完的互联的矩阵进一步表明大多数的连接是相互的。然而,图 18.3 显示了一个惊人的大量的单向连接(见图 18.3A~J)。我们认为这可能是误导,因为 BDA 不是一种有效的逆行示踪剂(Jiang,Johnson,& Burkhalter,1993)。

虽然腹侧和背侧通路的存在表明在小鼠和灵长类动物的视觉系统的基本相似性,但重要的是要注意他们是不一样的。在这两个物种 V1 投射到枕叶、颞叶、顶叶和额叶皮层中许多"视觉"区域,包括投射到旁海马皮层,听觉皮层的不同部分和上丘的层中(Markov et al.,2011;Wang,Sporns,& Burkhalter,2012;Wang & Burkhalter,2013)。然而,投射到体感、后扣带、扣带、眶额、鼻周、内嗅和海马下托仅在大鼠和小鼠上发现(Miller & Vogt,1984;Reep,Corwin,& King,1996;Reep,Goodwin,& Corwin,1990;Vogt & Miller,1983;Wang,Sporns,& Burkhalter,2012)。这可能表明在啮齿类动物中视觉输入与体感、听觉和前庭信息的整合,包括空间和记忆呈现的合成(Brecht et al.,2004;Brett-Green et al.,2003;Chen et al.,1994;Knierim,Lee,& Hargreaves,2006;Wagor,Mangini,& Pearlman,1980),发生在比猴类更低的等级上,并且大鼠和小鼠中的等级由更低的水平组成(Burkhalter & Wang,2008;Coogan & Burkhalter,1993;Felleman & Van Essen,1991)。

皮层内通路

基于大鼠视觉和后顶叶选择性毁损造成的行为障碍,Kolb(1990)提出啮齿类视觉系统有"两个不同的视觉处理路线:一个用于空间导向和一个用于物体识别所需的视觉分析"。Kolb 的提议基于 Hughe(1977)观察到涉及纹状外皮层的 V1 毁损比单独损伤 V1 产生更大的图形分辨缺陷的研究。后来的研究表明,毁损 V2L 导致在固定对比度图形分辨上更严重的学习缺陷(McDaniel,Coleman,& Lindsay,1982),而毁损后顶叶和 V2M 皮层影响不大(McDaniel & Terrell Wall,1988)。有趣的是,V2L 的后部(假定的 LM 和 P)对固定图形的分辨尤为重要,而 V2L 的前部(假定的 AL)对检测瞬时移动的刺激更为重要(Dean,1990)。此外,V2L 前部和 V2M 毁损严重影响在不同类型迷宫中的导航,但保留了图形分辨的完整性

(Kolb & Walkey,1987)。这些早期发现的基本结论,腹侧和背内侧纹状外皮层区域被特质化为不同的功能,最近被证实。具体而言,腹侧区域,POR 的靶毁损妨碍形状学习(Zhang et al.,2010)。更腹侧边缘皮层(假定的 36 区)的毁损损伤物体识别但对刺激同一性和物体位置间关联的信息没有影响(Aggleton et al.,2010)。与此相反,位于后顶叶皮层内侧的 AM 区毁损损害视觉目标位置的获取(Sànchez et al.,1997)和视觉和体感输入的关联(Pinto-Hamuy,Montero,& Torrealba,2004)。大量的研究已经提出后顶叶皮层在空间导航中起作用。例如,后顶叶皮层被建议将关于运动速度和方向的光流图案与运动输出整合(Pinto-Hamuy,Montero,& Torrealba,2004)。因此,后顶叶皮层可能对自运动——产生用于路径整合的视觉输入(Whitlock et al.,2008)和基于记忆地标的导航(Harvey,Coen,& Tank,2012)——的处理是重要的。这个结论被 RL、A、AM 区与 S1、S2(包括假定的前庭皮层)(Nishiike,Guldin,& Bäurle,2000)、M1、M2 区的紧密连接支持(见图 18.3H~J)。

尽管我们强调了皮层内网络,但是需要注意的是,不同区域神经元的功能特性也可能受来自外侧膝状体(LGN)、外侧后核以及其他丘脑和非丘脑核的皮层下输入的影响(Simmons,Lemmon,&Pearlman,1982;Wang & Burkhalter,2009)。这样,纹状外皮层的反应特性来自 V1 区(Dräger,1975;Gao,De Angelis,& Burkhalter,2010;Mangini & Pearlman,1980;Métin,Godement,& Imbert,1988;Niell & Stryker,2008,2010;Van den Bergh et al.,2010),产生于纹状外区内,或是皮层网络相互作用的结果的观点可能过分简单化。记住这些限制条件,令人欣慰地看到视觉反应的调制特性与提出的网络模块化符合得相当好。例如,通过在清醒(Andermann et al.,2011)和麻醉(Marshel et al.,2011)小鼠 2/3 层神经元使用双光子钙离子成像,表明对高空间频率的调制在 LI 区比在 AL、RL 和 AM 区更为普遍,这些区域对高时间频率和运动方向有更好的选择性。

这些结果表明腹侧通路编码图像细节而背侧通路区域专门对视觉运动编码(Van Essen & Gallant,1994)。然而,令人惊讶的是,腹侧通路区域,LM 的神经元有相对较低的空间分辨率和较高时间频率的调制(Marshel et al.,2011)。目前,我们对这一结果没有很好的解释。然而,这表明 LM 可能不是腹侧通路的关口(Wang,Gao,& Burkhalter,2011)。相反,LM 可能类似于猴的 V2 区包含腹侧和背侧通路(Nassi &

Callaway，2009）。

另一个惊奇是背侧通路区域，PM，有着腹侧通路的属性（Van Essen & Gallant，1994），如高空间频率敏感性和对低时间频率和慢速的偏好（Andermann et al.，2011；Marshel et al.，2011）。缺少与杏仁核的连接支持 PM 属于背侧信息通路（Wang & Burkhalter，2011）。一个类似的论据先前被用于将 V2M 分配到大鼠背侧通路（McDonald & Mascagni，1996）。因为 PM 与 V1 紧密连接（见图 18.3g），这种输入可能提供了关于缓慢移动物体形状的信息。然而，更重要的是，PM 的腹侧通路特性表明，类似于灵长类动物，背侧通路可能有多个分支专门处理来自运动视觉信息（例如 RL、A 和 AM）和从固定位置看到的移动物体（例如 PM）（McDonald & Mascagni，1996）。

PM 区以紧密投射到在 Cg2 的眼动和注意中心以及包含在压后皮层的头部方向细胞而显得突出（Brecht et al.，2004；Muir，Everitt，& Robbins，1996；Taube，2007；Wang，Sporns，& Burkhalter，2012）。在假定的大鼠 PM 区也发现了头部方向细胞，表明反应强烈受视觉输入影响（Chen et al.，1994）。这表明在头部-中心参考框架内的反应编码可能被重映射到用于引导头部运动的外部参考框架中。后顶叶皮层区域（RL、A、AM）与 S1、S2、扣带回、运动区和 S2 内假定的前庭皮层紧密连接（Nishiike，Guldin，& Bäurle，2000）。这些区域的每一个对大概在自运动过程中光流图案产生的粗糙地形瞬态视觉信息高度敏感（Andermann et al.，2011；Marshel et al.，2011）。区域连接模式表明，这些用于路径整合的视觉输入与体感、本体感觉、前庭和运动感知复本信号相结合。背侧通路分支间的网络可能将内部路径整合信息与来自外部地标的输入联系起来，使得目标导向的导航成为可能（Andermann et al.，2011；Marshel et al.，2011）。

缩写

35，36，36a，36p 区；A（前）；AID（前背侧脑岛）；AIV（前腹侧脑岛）；AL（前外侧）；AM（前内侧）；Amy（杏仁核）；AOB（副嗅球）；Au（听觉）；CA1（海马）；CC（胼胝体）；Cg1（扣带 1）；Cg2（扣带 2）；CO（细胞色素氧化酶）；DA（前背侧）；DG（齿状回）；DLO（眶背外侧）；DP（后背侧）；FrA（前联合皮层）；IL（下边缘皮层）；LEC（外侧内嗅皮层）；LI（外侧中间）；LM（外内侧）；LO（眶外侧）；m2AChR（2 型乙酰胆碱受体）；M1（运动 1 区）；M2（运动 2 区）；MEC（内嗅区内侧）；

MM（中内）；MO（眶内侧）；OB（嗅球）；P（后）；PaS（旁海马支脚）；Pir（梨状区）；PM（后内侧）；POR（后鼻腔）；PrL（前边缘的）；PrS（前海马支脚）；PV（顶腹侧）；RALDH3（视黄酸脱氢酶 3）；rf（嗅裂）；RL（喙外侧）；RSD（压部后无颗粒细胞皮层）；RSG（后扣带回皮层）；S1（躯体感觉 1 区）；S2（躯体感觉 2 区）；TEa（颞叶前）；TEp（颞叶后）；Tu（嗅结节）；V1（初级视觉皮层）；V2L（视觉皮层 2 区外侧）；V2LM（视觉皮层 2 区外侧内）；V2M（视觉皮层 2 区内侧）；VO（眶腹侧）。

致谢

这项工作得到国家眼科研究所 R01EY-05935、R01EY-022090、McDonnell 系统神经科学中心和人类前沿科学项目 2000B 的资助。我们感谢 Katia Valkova 提供的出色技术援助。

参考文献

Aggleton, J. P., Albasser, M. M., Aggleton, D. J., Poirier, G., & Pearce, J. M. (2010). Lesions of the rat perirhinal cortex spare the acquisition of a complex configural visual discrimination yet impair object recognition. *Behavioral Neuroscience, 124,* 55–68.

Airey, D. C., Robbins, A. I., Enzinger, K. M., Wu, F., & Collins, C. E. (2005). Variation in the cortical area map of C57BL/6J and DBA/2J inbred mice predicts strain identity. *BMC Neuroscience, 6,* 1–8.

Allman, J. M., & Kaas, J. H. (1974). The organization of the second area (VII) in the owl monkey: A second order transformation of the visual hemifield. *Brain Research, 76,* 247–265.

Andermann, M. L., Kerlin, A. M., Roumis, D. K., Glickfield, L., & Reid, R. C. (2011). Functional specialization of mouse higher visual cortical areas. *Neuron, 72,* 1025–1039.

Atkinson, J., & Braddick, O. (2011). From genes to brain development to phenotypic behavior: "Dorsal-stream vulnerability" in relation to spatial cognition, attention, and planning of actions in Williams syndrome (WS) and other developmental disorders. *Progress in Brain Research, 189,* 261–283.

Bell, A. H., Pasternak, T., & Ungerleider, L. G. (2012). Ventral and dorsal cortical processing streams. In preparation.

Binzegger, T., Douglas, R. J., & Martin, K. A. (2004). A quantitative map of the circuit of cat primary visual cortex. *Journal of Neuroscience, 24,* 8441–8453.

Brecht, M., Krauss, A., Muhammad, S., Sinai-Esfahani, L., Bellanca, S., & Margerie, T. W. (2004). Organization of rat vibrissa motor cortex and adjacent areas according to cytoarchitectonics, microstimulation, and intracellular stimulation of identified cells. *Journal of Comparative Neurology, 479,* 360–373.

Brett-Green, B., Fifkova, A., Laurie, D. T., Winder, J. A., & Barth, D. S. (2003). A multisensory zone in rat parietotemporal cortex: Intra- and extracellular physiology and thalamocortical connections. *Journal of Comparative*

Neurology, 460, 223–237.

Burkhalter, A., & Wang, Q. (2008). Interconnections of visual cortical areas in mouse. In L. M. Chalupa & R. W. Williams (Eds.), *Eye, retina, and visual system of the mouse* (pp. 245–254). Cambridge, MA: MIT Press.

Burwell, R. C., & Amaral, D. G. (1998). Cortical afferents of the perirhinal, postrhinal and entorhinal cortices. *Journal of Comparative Neurology, 398,* 179–205.

Caviness, V. S. (1975). Architectonic map of the normal mouse. *Journal of Comparative Neurology, 164,* 247–263.

Chen, L. L., Lin, L.-H., Barnes, C. A., & McNaughton, B. L. (1994). Head-direction cells in the rat posterior cortex. II. Contributions of visual and ideothetic information to the directional firing. *Experimental Brain Research, 101,* 24–34.

Coogan, T. A., & Burkhalter, A. (1993). Hierarchical organization of area in rat visual cortex. *Journal of Neuroscience, 13,* 3749–3772.

Dean, P. (1990). Sensory cortex: Visual perceptual functions. In B. Kolb & R. C. Tees (Eds.), *The cerebral cortex of the rat* (pp. 275–307). Cambridge, MA: MIT Press.

Dong, H. W. (2008). *Allen reference atlas. A digital color brain atlas for the C57BL/6J male mouse.* Seattle, WA: Allen Institute for Brain Science.

Dräger, U. C. (1974). Autoradiography of tritiated proline and fucose transported transneuronally from the eye to the visual cortex in pigmented and albino mice. *Brain Research, 82,* 284–292.

Dräger, U. C. (1975). Receptive fields of single cells and topography in mouse visual cortex. *Journal of Comparative Neurology, 160,* 269–290.

Fabri, M., & Burton, H. (1991). Ipsilateral cortical connection of primary somatic sensory cortex in rats. *Journal of Comparative Neurology, 311,* 405–424.

Felleman, D. J., & Van Essen, D. C. (1991). Distributed hierarchical processing in the primate cerebral cortex. *Cerebral Cortex, 1,* 1–42.

Franklin, K. B. J., & Paxinos, G. (2007). *The mouse brain in stereotaxic coordinates.* Amsterdam: Elsevier.

Gao, E., De Angelis, G. C., & Burkhalter, A. (2010). Parallel input channels to mouse primary visual cortex. *Journal of Neuroscience, 30,* 5912–5926.

Goodale, M. A., & Milner, A. D. (1992). Separate visual pathways for perception and action. *Trends in Neurosciences, 15,* 20–25. doi:10.1016/0166-2236(92)90344-8.

Harvey, C. D., Coen, P., & Tank, D. W. (2012). Choice-specific sequences in parietal cortex during a virtual-navigation decision task. *Nature, 484,* 62–68.

Herculano-Houzel, S. (2011). Not all brains are made the same: New views on brain scaling in evolution. *Brain, Behavior and Evolution, 78,* 22–36.

Hilgetag, C.-C., Burn, G. A. P. C., O'Neill, M. A., Scannel, J. W., & Young, M. P. (2000). Anatomical connectivity defines the organization of clusters of cortical areas in the macaque money and cat. *Philosophical Transactions of the Royal Society of London. Series B, Biological Sciences, 355,* 91–110.

Huberman, A. D., & Niell, C. M. (2011). What can mice tell us about how vision works? *Trends in Neurosciences, 34,* 464–473.

Hughes, H. C. (1977). Anatomical and neurobehavioral investigations concerning the thalamo-cortical organization of the rat's visual system. *Journal of Comparative Neurology, 175,* 311–336.

Jiang, X., Johnson, R. R., & Burkhalter, A. (1993). Visualization of dendritic morphology of cortical projection neurons by retrograde labeling. *Journal of Neuroscience Methods, 50*(1), 45–60.

Kaas, J. H. (2012). The evolution of neocortex in primates. *Progress in Brain Research, 195,* 91–102.

Kaas, J. H., Krubitzer, L. A., & Johanson, K. L. (1989). Cortical connections of areas 17 (V-I) and 18 (V-II) of squirrels. *Journal of Comparative Neurology, 281,* 426–446.

Kalasky, V. A., & Stryker, M. P. (2003). New paradigm for optical imaging: Temporally encoded maps of intrinsic signal. *Neuron, 38,* 529–545.

Kamada, T., & Kawai, S. (1989). An algorithm for drawing general undirected graphs. *Information Processing Letters, 31,* 7–15.

Knierim, J. J., Lee, I., & Hargreaves, E. L. (2006). Hippocampal place cells: Parallel input streams, subregional processing, and implications for episodic memory. *Hippocampus, 16,* 755–764.

Kolb, B., & Walkey, J. (1987). Behavioral and anatomical studies of the posterior parietal cortex in the rat. *Behavioural Brain Research, 23,* 127–145.

Kolb, B. (1990). Posterior parietal and temporal association cortex. In B. Kolb & R. C. Tees (Eds.), *The cerebral cortex of the rat* (pp. 459–471). Cambridge, MA: MIT Press.

Kravitz, D. J., Saleem, K. S., Baker, C. I., & Mishkin, M. (2011). A new framework for visuospatial processing. *Nature Reviews Neuroscience, 12,* 217–230.

Krieg, W. J. S. (1946). Connections of the cerebral cortex. I. The albino rat. A. Topography of the cortical areas. *Journal of Comparative Neurology, 84,* 221–275.

Mangini, N. J., & Pearlman, A. L. (1980). Laminar distribution of receptive field properties in the primary visual cortex of the mouse. *Journal of Comparative Neurology, 193,* 203–222.

Markov, N. T., Ercsey-Ravasz, M. M., Ribiero Gomes, A. R., Lamy, C., Magrou, L., Vezoli, J., Misery, P., Falchier, A., Quilodran, R., Gariel, M. A., Sallet, J., Gamanut, R., Huissoud, C., Clavagnier, S., Giroud, P., Sappey-Marinier, D., Barone, P., Dehay, C., Toroczkai, Z., Knoblauch, K., Van Essen, D. C., & Kennedy, H. (2012). A weighted directed interareal connectivity matrix for macaque cerebral cortex. *Cerebral Cortex,* September 25, Epub ahead of print.

Markov, N. T., Misery, P., Falchier, A., Lamy, C., Vexoli, J., Quilodran, R., et al. (2011). Weight consistency specifies regularities of macaque cortical networks. *Cerebral Cortex, 21,* 1254–1274.

Marshel, J. H., Garrett, M. E., Nauhaus, I., & Callaway, E. M. (2011). Functional specialization of seven mouse visual cortical areas. *Neuron, 72,* 1042–1054.

McDaniel, W. F., Coleman, J., & Lindsay, J. F., Jr. (1982). A comparison of lateral peristriate and striate cortical ablations in the rat. *Behavioural Brain Research, 6,* 249–272.

McDaniel, W. F., & Terrell Wall, T. (1988). Visuospatial functions in the rat following injuries to striate, peristriate, and parietal neocortical areas. *Psychobiology, 16,* 251–260.

McDonald, A. J., & Mascagni, F. (1996). Cortico-cortical and geniculo-amygdaloid projections of the rat occipital cortex: A *Phaseolus vulgaris* leucoagglutinin study. *Neuroscience, 71,* 37–54.

Métin, C., Godement, P., & Imbert, M. (1988). The primary visual cortex in the mouse: Receptive field properties and functional organization. *Experimental Brain Research, 69,* 594–612.

Miller, M. W., & Vogt, B. A. (1984). Direct connections of rat visual cortex with sensory, motor, and association cortices. *Journal of Comparative Neurology, 226,* 184–202.

Montero, V. M. (1993). Retinotopy of cortical connections

between the striate cortex and extrastriate visual areas in the rat. *Experimental Brain Research, 94*, 1–15. doi:10.1007/BF00230466.

Muir, J. L., Everitt, B. J., & Robbins, T. W. (1996). The cerebral cortex of the rat and visual attention function: Dissociable effects of mediofrontal, cingulate, anterior dorsolateral, and parietal cortex lesions on a five-choice serial reaction time task. *Cerebral Cortex, 6*, 470–481.

Nassi, J. J., & Callaway, E. M. (2009). Parallel processing strategies of the primate visual system. *Nature Reviews Neuroscience, 10*, 360–372.

Niell, C. M., & Stryker, M. P. (2008). Highly selective receptive fields in mouse visual cortex. *Journal of Neuroscience, 28*, 7520–7536.

Niell, C. M., & Stryker, M. P. (2010). Modulation of visual responses by behavioral state in mouse visual cortex. *Neuron, 65*, 472–479.

Nishiike, S., Guldin, W. O., & Bäurle, L. (2000). Corticofugal connections between cerebral cortex and the vestibular nuclei in the rat. *Journal of Comparative Neurology, 420*, 363–372.

Olavarria, J., & Montero, V. M. (1984). Relation of callosal and striate-extrastriate cortical connections in the rat: Morphological definition of extrastriate visual areas. *Experimental Brain Research, 54*, 240–252.

Olavarria, J., & Montero, V. M. (1989). Organization of visual cortex in the mouse revealed by correlating callosal and striate-extrastriate connections. *Visual Neuroscience, 3*, 59–69.

Pinto-Hamuy, T., Montero, V. M., & Torrealba, F. (2004). Neurotoxic lesion of anteromedial/posterior parietal cortex disrupts spatial maze memory in blind rats. *Behavioural Brain Research, 153*, 465–470.

Prusky, G. T., & Douglas, R. M. (2004). Characterization of mouse cortical spatial vision. *Vision Research, 44*, 3411–3418. doi:10.1016/j.visres.2004.09.001.

Rakic, P. (1995). A small step for the cell, a giant leap for mankind: A hypothesis of neocortical expansion during evolution. *Trends in Neurosciences, 18*, 383–388. doi:10.1016/0166-2236(95)93934-P.

Rakic, P. (2009). Evolution of the neocortex: A perspective from developmental biology. *Nature Reviews Neuroscience, 10*(10), 724–735.

Reep, R. L., & Corwin, J. V. (2009). Posterior parietal cortex as part of a network for directed attention in rats. *Neurobiology of Learning and Memory, 91*, 104–113.

Reep, R. L., Corwin, J. V., & King, V. (1996). Neuronal connections of orbital cortex in rats: Topography of cortical and thalamic afferents. *Experimental Brain Research, 111*, 215–232.

Reep, R. L., Goodwin, G. S., & Corwin, J. V. (1990). Topographic organization in the corticocortical connections of the medial agranular cortex in rats. *Journal of Comparative Neurology, 294*, 262–280.

Rosa, M. P. G., & Krubitzer, L. A. (1999). The evolution of visual cortex: Where is V2? *Trends in Neurosciences, 22*, 242–248. doi:10.1016/S0166-2236(99)01398-3.

Rose, M. (1929). Cytoarchitektonischer Atlas der Grosshirnrinde der Maus. *Journal für Psychologische Neurologie, 40*, 1–32.

Salinas-Navarro, M., Jiménez-López, M., Valientine-Soriano, F. J., Alarcón-Martínez, L., Avilés-Trigueros, M., Major, S., et al. (2009). Retinal ganglion cell population in adult albino and pigmented mice: A computerized analysis of the entire population and its spatial distribution. *Vision Research, 49*, 637–647.

Sànchez, R. F., Montero, V. M.., Espinoza, S. G., Diaz, E., Canitrot, M., & Pinto-Hamuy, T. (1997). Visuospatial discrimination deficit in rats after ibotenic lesions in anteromedial visual cortex. *Physiology and Behavior, 62*, 989–994.

Save, E., & Poucet, B. (2009). Role of the parietal cortex in long-term representation of spatial information in the rat. *Neurobiology of Learning and Memory, 91*, 172–178.

Schneider, G. E. (1967). Two visual systems. *Science, 163*, 895–902.

Schuett, S., Bonhoeffer, T., & Huebener, M. (2002). Mapping retinotopic structure in mouse visual cortex with optical imaging. *Journal of Neuroscience, 22*, 6549–6559.

Schüz, A., & Palm, G. (1989). Density of neurons and synapses in the cerebral cortex of the mouse. *Journal of Comparative Neurology, 286*, 442–455.

Sereno, M. I., & Allman, J. M. (1991). Cortical visual areal in mammals. In E. G. Leventhal (Ed.), *The neuronal basis of visual function* (pp. 160–172). London: Macmillan.

Shepherd, J. D., Rumbaugh, G. J., Chowdhury, S., Path, N., Kuhl, D., Huganir, R. L., et al. (2006). Arc/Arg3.1 mediates homeostatic synaptic scaling of AMPA receptors. *Neuron, 52*, 475–484.

Simmons, P. A., Lemmon, V., & Pearlman, A. L. (1982). Afferent and efferent connections of striate and extrastriate visual cortex of the normal and *reeler* mouse. *Journal of Comparative Neurology, 211*, 295–308.

Smith, S. L., & Häusser, M. (2010). Parallel processing of visual space by neighboring neurons in mouse visual cortex. *Nature Neuroscience, 13*, 1144–1149.

Tagawa, Y., Kanold, P. P., Majdan, M., & Shatz, C. J. (2005). Multiple periods of functional ocular dominance plasticity in mouse visual cortex. *Nature Neuroscience, 8*, 380–388.

Taube, J. S. (2007). The head direction signal: Origins and sensory-motor integration. *Annual Review of Neuroscience, 30*, 181–207.

Tohmi, M., Takahashi, K., Kubota, Y., Hishida, R., & Shibuki, K. (2009). Transcranial flavoprotein fluorescence imaging of mouse cortical activity and plasticity. *Journal of Neurochemistry, 109*, 3–9.

Trevarthen, C. B. (1968). Two mechanisms of vision in primates. *Psychologische Forschung, 31*, 299–348.

Ungerleider, L. G., & Mishkin, M. (1982). Two cortical systems. In D. J. Ingle, M. A. Goodale, & R. J. W. Mansfield (Eds.), *Analysis of visual behaviors* (pp. 549–586). Cambridge, MA: MIT Press.

Van Brussel, L., Gerits, A., & Arckens, L. (2009). Idenitification and localization of functional subdivisions in the visual cortex of the adult mouse. *Journal of Comparative Neurology, 514*, 107–116.

Van den Bergh, G., Zhang, B., Arckens, L., & Chino, Y. M. (2010). Receptive field properties of V1 and V2 neurons in mice and macaque monkeys. *Journal of Comparative Neurology, 518*, 2051–2070.

Van Essen, D. C., & Gallant, J. L. (1994). Neural mechanisms of form and motion processing in the primate visual system. *Neuron, 13*, 1–10.

Van Essen, D. C., Glasser, M. F., Dierker, D. L., & Harwell, J. (2012a). Cortical Parcellations of the macaque monkey analyzed on surface-based atlases. *Cerebral Cortex, 22*, 2227–2240.

Van Essen, D. C., Glasser, M. F., Dierker, D. L., Harwell, J., & Coalson, T. (2012b). Parcellations and hemispheric asymmetries of human cerebral cortex analyzed on surface-based atlases. *Cerebral Cortex, 22*, 2241–2262.

Vogt, B. A., & Miller, M. W. (1983). Cortical connections between rat cingulate and visual, motor, and postsubicular cortices. *Journal of Comparative Neurology, 216*, 192–210.

Wagor, E., Mangini, N. J., & Pearlman, A. L. (1980). Retinotopic organization of striate and extrastriate visual cortex in the mouse. *Journal of Comparative Neurology, 193,* 187–202.

Wang, Q., & Burkhalter, A. (2007). Area map of mouse visual cortex. *Journal of Comparative Neurology, 502,* 339–357.

Wang, Q., & Burkhalter, A. (2009). Stream-specific corticothalamic feedback projections in mouse visual cortex. *Society for Neuroscience Abstracts,* 453.19/Y14.

Wang, Q., & Burkhalter, A. (2011). Stream-specific connections of mouse visual cortex with the amygdala. *Society for Neuroscience Abstracts,* 378.02/005.

Wang, Q., & Burkhalter, A. (2013). Stream-related preferences of inputs to the superior colliculus from areas of dorsal and ventral streams of mouse visual cortex. *Journal of Neuroscience, 33,* 1696–1705. doi:10.1523/JNEUROSCI.3067-12.2013.

Wang, Q., Gao, E., & Burkhalter, A. (2011). Gateways of ventral and dorsal streams in mouse visual cortex. *Journal of Neuroscience, 31,* 1905–1918.

Wang, Q., Sporns, O., & Burkhalter, A. (2012). Network analysis of corticocortical connections reveals ventral and dorsal processing streams in mouse visual cortex. *Journal of Neuroscience, 32*(13), 4386–4399.

Whitlock, J. R., Sutherland, R. J., Witter, M. P., Moser, M.-B., & Moser, E. I. (2008). Navigating from hippocampus to parietal cortex. *Proceedings of the National Academy of Sciences of the United States of America, 105,* 14755–14762. doi:10.1073/pnas.0804216105.

Zhang, G.-R., Cao, H., Kong, L., O'Brien, J., Baughns, A., Jan, M., et al. (2010). Identified circuit in rat postrhinal cortex encodes essential information for performing specific visual shape discriminations. *Proceedings of the National Academy of Sciences of the United States of America, 107,* 14478–14483. doi:10.1073/pnas.0912950107.

Zilles, K., & Amunt, K. (2010). Centenary of Brodmann's map conception and fate. *Nature Reviews Neuroscience, 11,* 139–145.

Zilles, K., Zilles, B., & Schliecher, A. (1980). A quantitative approach to cytoarchitectonics. VI. The areal pattern of the cortex of the albino rat. *Anatomy and Embryology, 159,* 335–360.

第Ⅲ篇　皮层下信息处理

第19章 外侧膝状体核和丘脑枕

S. Murray Sherman, R. W. Guillery

外侧膝状体核是从视网膜到视皮层的视觉通路在丘脑中的中继位点。它是各种丘脑中继位点中最合适的研究对象，因为它具有一个丘脑核团所共通的结构，因此，它可以作为研究丘脑的一个常规模型。我们将首先研究外侧膝状体核，然后利用其为原型，继续研究视觉通路中的其他丘脑中继位点，例如外侧后核和丘脑枕（为了方便，统称为丘脑枕）。外侧膝状体核与丘脑枕具有一些相通的特点，因此通过研究外侧膝状体核的机制也能帮助我们更好地理解丘脑枕的机制。外侧膝状体核作为一阶中继位点，将视网膜投射过来的上行视觉信息传递到初级视皮层（Sherman & Guillery，2006，2011）。而丘脑枕则是作为一个高阶中继位点，不同皮层之间的信息交流要通过它完成，因此对于皮层与皮层的交流联系可能具有重要的作用。一阶和高阶的中继位点在之后会有更详细的定义，但是现在简单地来说，一阶的中继位点主要是传递特殊的信息（例如视觉和听觉）到皮层，而高阶中继位点则主要是参与皮层-丘脑-皮层环路中的信息传递。

以往的研究中发现，视网膜细胞和视皮层细胞具有与众不同的感受野特性（Hubel & Wiesel，1977），而外侧膝状体核往往被认为是一种简单的机械性的中继位点。通过比较不同视觉细胞的感受野变化，能够分析这些细胞的作用和机制，这种研究各个区域感受野特性的方法在过往的研究中应用很广泛，并且取得了很大的成功。在麻醉动物上的研究发现，从视网膜细胞到皮层细胞随着突触的一级级向下传递，它们的感受野逐渐变得更加复杂，而唯一的例外则是视网膜-膝状体突触：膝状体中继细胞的中央-周边型感受野与向其进行输入的视网膜细胞的感受野基本一致。因此，这个结果引发了一种错误的观点：在视网膜-皮层通路中，膝状体中继位点并没有什么功能性的作用（Hubel & Wiesel，1977；Zeki，1993）。事实上，这种观点引发了一些问题：为什么会存在膝状体中继点？为什么视网膜神经元不直接投射到视皮层？或者将问题延伸开来，为什么要经过丘脑来进行中继？这一章的一个主要目的，就是想要提供对这些问题的部分解答。另一个目的则是想说明，我们现在离获得完整的

答案还很遥远，丘脑究竟具有哪些功能还需要继续进行研究。

就像我们将会介绍的，如今有很多证据表明，膝状体中继位点具有很多的功能性作用。因此，之前研究中所发现的膝状体中继细胞的感受野未发生精细变化这一结果，并不能作为膝状体缺乏功能性作用的证据，反而说明膝状体非常特殊且重要。实际上视网膜到膝状体的这一级突触发挥了一种比感受野变化更为关键的作用，膝状体以一种动态的方式影响了传递到皮层的信息的数量和性质。之所以早先的研究中未能发现这些现象，是因为膝状体的这些功能主要是基于动物的行为状态，而早先的研究是在麻醉动物上进行的，麻醉使得这些功能受到了抑制（例如注意机制）（McAlonan，Cavanaugh，& Wurtz，2008；Schneider & Kastner，2009；另见第39章）。

外侧膝状体核的功能组织结构

对于那些仍然认为外侧膝状体核是一个简单的中继点的人来说，外侧膝状体核组织结构的复杂程度将会令他们感到惊讶。外侧膝状体核由若干层组成，视觉空间的拓扑投射线路将会穿过这些层。这个核团包含几种不同的细胞类型、很多不同的输入组合以及复杂的突触联系。

拓扑投射

过去的研究发现，所有物种的外侧膝状体核都有来自对侧半视野拓扑投射的精确图谱，这种视觉系统与其他的感觉系统一样都会映射到丘脑中继位点。所有物种中的外侧膝状体核的映射都是以标准的笛卡尔坐标系布局的（见图19.1，它显示了猫视觉系统中的映射，视野，视网膜以及膝状体用锥形箭头表示）。外侧膝状体核的每一层，都有着来自双眼之一的对侧半视野的投射，所有的投射路线都会穿过外侧膝状体核中所有的分层，这也是哺乳类动物外侧膝状体核的一个特点（见后文和图19.1）。因此，视觉空间中的一个点，在拓扑投射图中表现为一条线，称为投射线，这条线将垂直穿过外侧膝状体核所有的分层。

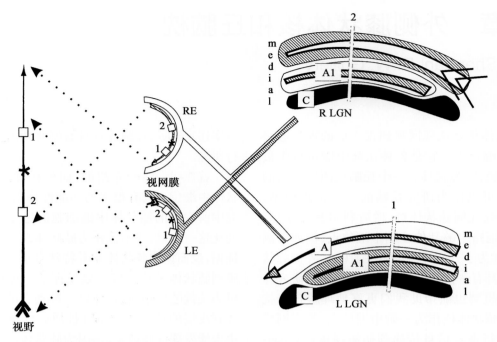

图 19.1 猫的视网膜和感受野映射到外侧膝状体核的各个分层的图解。左侧的直线显示的是感受野，每个视网膜所单独对应的感受野部分也在直线上标注了出来。感受野上标记为 1 和 2 的白色区域与视网膜上的白色区域是对应的。白色区域的感受野对应在外侧膝状体核中表现为一个穿过所有膝状体层的白色柱状区域"就好像一个牙签穿过三明治"(Walls, 1953)。A, A1 和 C 指的是几个主要的膝状体层；L LGN 和 R LGN，左和右外侧膝状体核；LE 和 RE，左眼和右眼；* 号，注视中心点。

所有哺乳动物都具有这样的精确定位的拓扑图，这些拓扑图都是由一只眼睛鼻侧视网膜输入以及另一只眼睛颞侧视网膜输入匹配而成。而且令人惊奇的是，这一系统的发育成形是发生在眼睛睁开以及双眼接收的视觉图像相互匹配之前。因此，存在一种能激活外侧膝状体核的非视网膜输入的轴突，它的突触末端将分布在投射线上。通过这种方法，这些输入对于部分的视觉输入也能产生一个很好的局部反应，即使这些视觉输入来自不同的眼并且将分布到不同的层中（见后文"输入"小节）。

分层

过去的研究发现，所有的哺乳动物的外侧膝状体核都具有分层的结构，但各个物种之间，每一层有什么功能，鉴定它们的难度以及它们的排列顺序等方面都存在着相当大的差异。对于所有的哺乳动物来说，每一分层都只接收来自一只眼的输入，但是不同物种间，与这些分层相连的不同功能型的视网膜输入的分布有很大的不同。这些内容见第 16 章和第 86 章。图 19.2 显示猕猴以及猫（这两种动物是被研究的最多的）的外侧膝状体核的分层结构。图中展示了不同物种间分层的不同，以及一些以外侧膝状体核作为中继点的平行通路。

猕猴和猫都有着 3 种主要的视网膜神经节细胞，投射到外侧膝状体核。以猕猴为例（Casagrande & Xu, 2004），具有 P 型（小细胞）、M 型（大细胞）、K 型（微小细胞）三种细胞；相对应的，猫中则是 X、Y、W 型细胞（Sherman, 1985；Stone, 1983）。猕猴视觉通路的名字与通路投射到外侧膝状体核的哪一层有关。P 型和 M 型细胞分别投射到外侧膝状体核的小细胞层和大细胞层。在猕猴中，K 型细胞投射到各层的腹侧区域，这些投射的区域与部分 M 和 P 型细胞的投射区域重合。在另一种原猴亚目的猴——丛猴中，这三种细胞则投射到了分开的层中（未展示）：微小细胞层、小细胞层以及大细胞层，丛猴也是首先被发现具有微小细胞通路的物种（Casagrande & Xu, 2004；Conley, Birecree, & Casagrande, 1985；Itoh, Conley & Diamond, 1982）。在猫中，X、Y 型细胞都投射到 A 层，同时 Y 细胞也投射到 C 层，W 细胞投射到 C1 和 C2 层，而 C3 层没有视网膜输入（图 19.2，Hickey & Guillery, 1974）。严格来讲，如果将外侧膝状体核定义为视网膜输入的丘脑中继点，那么 C3 层应该不属于外侧膝状体核。猫和其他的一些肉食性动物的外侧膝状体核还具有另外的一个部分，叫作内侧板内核（见图 19.2），也是一个能被同侧或对侧的 W 和 Y 型神经元激活的独立结构（Sherman, 1985）。总的来说，猫和猕

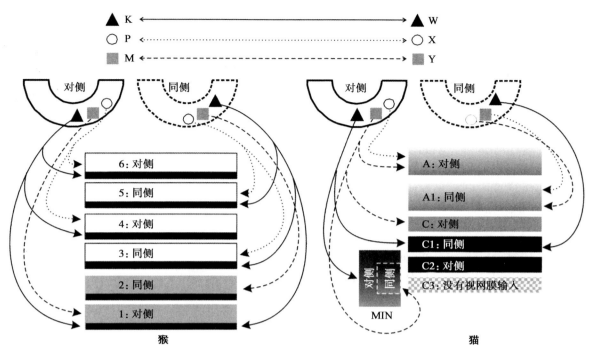

图 19.2 猫和猴中外侧膝状体核分层情况的比较。详见正文;MIN 指的是内侧板内核。

猴外侧膝状体核的相同点是,不同的层只接收来自一只眼睛的输入,而不同点则在于各个层的平行通路间是不是局部分离的。比如说,在猕猴中,P 和 M 通路分别利用的是小细胞层和大细胞层;K 通路则与这两者重叠,因此 K 通路分布在所有分层中。而在猫中,W 通路利用的是 C1、C2 层,Y 通路利用了 C 层,但是 X 通路和 Y 通路都连接了 A 层。

各个物种中,来自双眼的视觉信息普遍都是分开输入到各个层。然而,在大多数啮齿类的动物中,虽然来自双眼的输入存在功能上和拓扑学上的分离,但是并没有组织结构上明显的分层现象。不同物种所具有的分层数目以及排列有很大的不同。以亲缘关系相近的食肉目动物——猫、雪貂和貂为例:猫的 ON 中心感受野细胞与 OFF 中心感受野细胞在 A 层混合(Sherman,1985;Stone,1983);雪貂的 ON 中心感受野细胞与 OFF 中心感受野细胞则是分别占据了 A 层的不同亚层(Stryker & Zahs,1983);貂的 ON 中心感受野细胞与 OFF 中心感受野细胞则是分布在完全独立的层中(LeVay & McConnell,1982)。尽管很多平行通路在一些层中存在着重叠,但是在细胞层面上并不会产生功能上的重叠。在猫的 A 层中,视网膜 X 和 Y 神经元,ON 和 OFF 中心神经元激活它们各自的中继细胞;在猕猴中也有类似的模式,K、P、M 细胞或者 ON、OFF 中心视网膜神经元激活的是不同的外膝体中继细胞类型,它们的轴突在视皮层中有完全不同的分布(见第 16 章和第 25 章)。

在过往的研究中,大部分关于外侧膝状体核和丘脑的细胞和环路特点的信息,主要来自猫的 A 层。因此,在接下来所阐述的更多细节主要也来自于此。当我们聚焦于 A 层时,有两点不容忽视。第一点是存在一个共通的突触环路结构,适用于外侧膝状体核的所有部分,丘脑枕区域以及丘脑其余大部分区域。第二点是不同物种中,不同分层的结构特点具有显著性的差异。尽管对于 A 层的组织功能的一些细节还有很多未知之处,但是已经对于我们了解丘脑视觉中继位点提供了极大的帮助(猫和其他物种 A 层外的一些外膝体中继位点的细节见于 Casagrande & Xu,2004,Jones,2007)。

丘脑细胞类型

猫的外侧膝状体核的 A 层中,有 3 种基本的细胞类型(见图 19.3),包括 X、Y 两种中继细胞和中间神经元。中继细胞利用谷氨酸作为兴奋性神经递质,而中间神经元则利用 GABA 作为抑制性神经递质。

中继细胞

X 和 Y 型细胞作为膝状体的中继位点参与了 2 条独立的平行的膝状体-皮层通路,分别被它们各自的视网膜 X、Y 型神经元轴突所激活。与视网膜 X 型神经元相比,Y 型神经元具有更粗的轴突和更快的传导速度(Sherman,1985;Stone,1983)。膝状体 X 和 Y 型

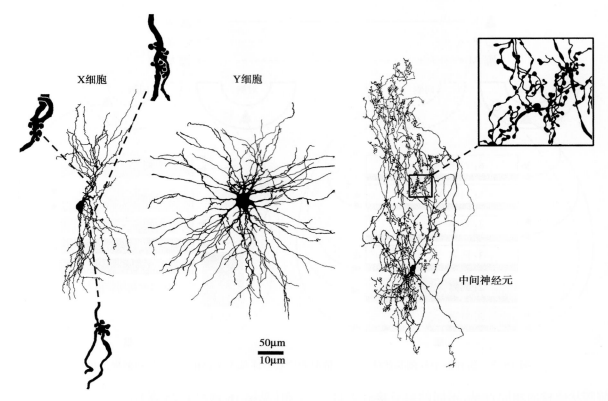

X细胞　　　　Y细胞　　　　　　　　　　　　　中间神经元

50μm
10μm

图19.3　X细胞、Y细胞和中间神经元的重构。比例尺中较大的比例是对应于X细胞和中间神经元的。

细胞主要是通过它们的功能和形态进行区分。它们接受的视网膜传入就反映出了它们的感受野特性上的不同：相对于Y型细胞来说，X型细胞具有更小的感受野，信息整合更加线性，对高空间频率和低时间频率的刺激反应更好。

形态学上，这些细胞型之间也存在着一些不同（Friedlander et al., 1981；Guillery, 1966；LeVay & Ferster, 1977；Wilson, Friedlander, & Sherman, 1984）。在光学显微水平下（图19.3），Y型细胞拥有更大的胞体和光滑的树突，树突向各个方向延伸，并无特定的朝向，其树突的外围经常穿过几个不同的层。X细胞形状则类似于双极型，朝向垂直于分层的边界，X细胞的树突在初级分支位点处含有很多葡萄样附加簇（图19.3）。这些形态学上的差异在功能上的意义还有待确认。与Y细胞相比，X细胞所包含有更多的葡萄样附加簇（Wilson, Friedlander, & Sherman, 1984；Hamos et al., 1987；Datskovskaia, Carden, & Bickford, 2001），这种特点在猫的外侧膝状体核中更为常见。葡萄样附加簇作为视网膜输入的突触后位点，参与构成一种复杂的突触结构：三元突触（见后文）。

中间神经元

A层中的中间神经元有更小的胞体，长而弯曲的树突，树突轴垂直于各个层边界，经常跨越所有的层（图19.3）。中间神经元的具有轴突型的树突（Guillery, 1966），这些树突的末端与轴突末端类似，包含有突触囊泡，能作为附近其他树突的突触前位点，同时，也会作为其他来自视网膜或是脑干的轴突的突触后位点（Erisir et al., 1997；Famiglietti & Peters, 1972；Hamos et al., 1985；Ralston, 1971）。另外，中间神经元也具有连接其他细胞树突的正常轴突。中间神经元感受野与X型中继神经元类似，与Y型不一样，说明中间神经元主要接受的是视网膜X型细胞的输入（Friedlander et al., 1981；Sherman & Friedlander, 1988）。

输入

A层输入的主要来源除了视网膜之外，还有丘脑网状核、皮层第6层和中脑旁区（见图19.4）。其他的一些输入来源并没有显示在图中，比如中脑视束核、中脑和脑桥的中缝背核以及下丘脑结节乳头核（Sherman & Guillery, 1996, 2006）。

视网膜输入

视网膜输入到A层是通过谷氨酸能神经元（图19.4）。这些神经元拥有更粗的轴突以及独特的末端结构，包含有更丰富的分支和更密集的突触接头（Guillery, 1966）。相对的，非视网膜输入的神经元更

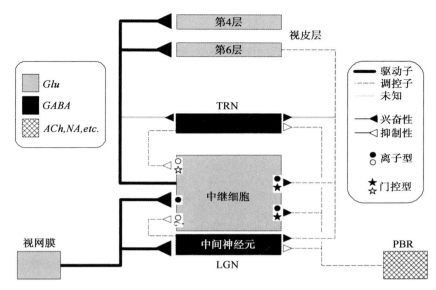

图 19.4 与猫的外侧膝状体核 A 层相关的神经环路。显示的包括各种输入，与这些输入相关的神经递质和受体。驱动性和调控性输入也有显示。

细,末端结构更小,并且侧面分支较短(图 19.5A)。视网膜神经元激活 A 层的中继细胞和中间神经元。视网膜 Y 型神经元拥有比 X 型神经元更大的末端结构,因此能产生更多的突触小结(Bowling & Michael,1984;Sur et al. ,1987)。所有的视网膜 X 和 Y 型神经元都能够激活外侧膝状体核,同样也会激活中脑(这一点之后会提到;同样见于 Guillery & Sherman,2002a,b,2011;Sherman & Guillery,2006),但是并不会激活丘脑网状核。

丘脑网状核输入

丘脑网状核是由 GABA 能神经元组成的薄壳状结构,位于整个丘脑的侧边,以及部分背部和腹部。丘脑网状核源于腹侧丘脑,与腹外侧膝状体核相连(见注释1)。根据与其相关的各个不同形态或功能的丘脑中继核团(例如,视觉,听觉,体感和运动)而进行划分,每个核团在丘脑网状核中都有与之相对应的区域(Crabtree,1992a,1992b,1996;Crabtree & Killackey,1989;Guillery,Feig,& Lozsadi,1998;Montero,Guillery,& Woolsey,1977)。外侧膝状体拓扑投射线路中的中继细胞与丘脑网状核的部分网状细胞之间,具有很强的相互联系(Gentet & Ulrich,2003;Pinault,Bourassa & Deschênes,1995;Pinault & Deschênes,1998;Uhlrich et al. ,1991)。因此,这一部分丘脑网状核激活外侧膝状体核,是根据视网膜拓扑映射的对应关系。

另外,在丛猴(Conley & Diamond,1990)和大鼠(Bourassa & Deschênes,1995)的研究中发现,丘脑网状核的视觉分区也会与丘脑枕相互联系。在猫中,丘脑网状核的细胞位于 A 层的外侧,胞体体积从中型到大型不等,树突朝向大多数平行于 A 层(Uhlrich et al. ,1991)。这些细胞的轴突通常顺着投射线路进入 A 层,这些轴突的末端有适中的分支以及很多的突触小结。这些轴突的末端参与激活的主要是膝状体中继细胞,还有少部分的中间神经元(Cucchiaro,Uhlrich & Sherman,1991;Wang et al. ,2001)。丘脑网状核对中继细胞的输入主要是抑制性 GABA 能输入(图19.4)。丘脑网状核细胞的感受野比中继细胞的要大,并且普遍是双眼的(So & Shapley,1981;Uhlrich et al. ,1991)。

皮层第 6 层的输入

皮层第 6 层的谷氨酸能输入神经元具有细的轴突,突触末端大部分位于短的侧面分支的末端(图19.5A)(Murphy & Sillito,1996)。它们具有拓扑学上的排列性质,且每个轴突的末梢都大致沿投射线穿过至少一层。皮层第 6 层的神经元的轴突沿着投射线路进入 A 层,途中经过丘脑网状核,在丘脑网状核中会有分支激活此处的细胞。这种投射也是拓扑对应的。

臂旁区的输入

脑干向 A 层的输入大部分来自臂旁区(Bickford et al. ,1993;de Lima & Singer,1987)。这些神经元大部分是胆碱能的,但有少部分是去甲肾上腺素能的。在光学显微水平上,这些神经元与皮层输入的神经元在构造上更加类似,与视网膜输入神经元差异较大。但是不同的是,这些神经元的末端分布更广,而且绝大多数并不是拓扑投射。这些神经元与 A 层的中继

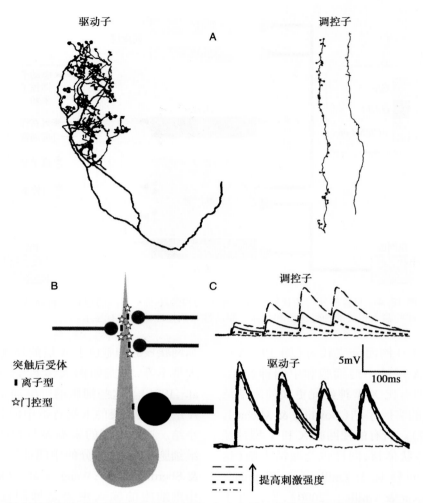

图 19.5 丘脑中驱动性输入和调控性输入的区别。（A）光学显微描摹的驱动性输入（猫中的一个视网膜-膝状体轴突）和调控性输入（猫皮层第 6 层的一个皮层-膝状体轴突）。（B）与驱动子（黑色）相比，调控子（灰色）显示与更多的外围树突有联系。（C）重复的刺激对 EPSP 幅度的影响：对于调控子来说，会产生配对脉冲易化（刺激传递时会增加 EPSP 幅度）；对于驱动子来说，会产生配对脉冲抑制（减少 EPSP 幅度）。另外，对于调控子来说，增加刺激强度（图中不同类型的线）使得 EPSP 幅度全部提高，对于驱动子则相反。（Sherman & Guillery，2011）

细胞和中间神经元都有连接，同时，轴突分支也会激活丘脑网状核中的细胞。

其他输入

　　其他的一些输入途径并没显示在图 19.4 中，它们只占很小的比例，并且不能被很好地证实，这里只简单介绍一下（具体细节见 Sherman 和 Guillery，1996，2001）。臂旁区除了胆碱能细胞外还有一些去甲肾上腺能的细胞，这些细胞也能激活 A 层神经元。中脑和脑桥的中缝背核有一些 5 羟色胺能输入神经元。中脑视束核也有一些 GABA 能细胞提供有限的输入。上丘向外侧膝状体核的投射都是投射到 C 层。最后，下丘脑的结节乳头核也提供有限的组胺能输入。

突触后受体

　　图 19.4 不仅展示了各种对中继细胞的输入途径和它们所利用的递质，还展示了相关的突触后受体。

这些受体包括离子型和代谢型两种，这两种受体具有很多的差异，但是在这我们只是进行简单的叙述（细节见 Conn & Pin，1997；Mott & Lewis，1994；Nicoll，Malenka，& Kauer，1990；Pin & Duvoisin，1995；Recasens & Vignes，1995）。

　　离子型受体（iGluRs）包括以谷氨酸为递质的 AMPA 受体和 NMDA 受体，以 GABA 为递质的 GABA$_A$ 受体和以乙酰胆碱为递质的烟碱型受体。这些受体是突触后细胞膜上的蛋白复合物，当神经递质与受体相结合时，这些蛋白复合物将会迅速发生结构上的变化，从而打开一条离子通道，引起膜内外的离子流动，从而引发突触后电位。离子型受体的反应是快速和短暂的，突触后电位潜伏期小于 1 毫秒，持续时间从 1 毫秒到数十毫秒。代谢型受体包括各种谷氨酸受体（mGluRs），GABA$_B$ 受体和各种毒蕈碱型乙酰胆碱受体。代谢型受体并不直接与离子通道相连。一般来说,当递质结合到突触后膜的受体蛋白上时,启动了一系列复杂的生化反应并且最终使得离子通道打开或关闭。对于丘脑细胞来说,最主要的是钾离子通道。当钾离子通道打开时,钾离子流向胞外,从而产生一个抑制性突触后电位(IPSP);当钾离子通道关闭时,钾离子外流减少,产生一个兴奋性突触后电位(EPSP)。然而,这种突触后反应是较慢的,潜伏期10毫秒或更长,持续时间多达数百毫秒。一般来说,代谢型受体需要更高发放率的输入来激活。至于形成这种现象的原因,电子显微照片表明,代谢型受体相较于离子型受体来说,离突触位点更远,因此需要释放更多的递质才能实现与代谢型受体结合反应(Lujan et al. ,1996)。

像图19.4中所显示的一样,视网膜输入只激活离子型受体;大部分非视网膜输入激活的是代谢型受体,少数的激活离子型受体(Sherman & Guillery,1996,2006)。

代谢型受体所产生的长时程的反应有一些重要的作用。因为视网膜输入只激活离子型受体,所产生的EPSP快速而短暂。于是,在这些EPSP进行时间上的加合之前,这些视觉输入的发放频率能达到一个很高的等级,因此每个视觉动作电位都会有一个独特的突触后反应。长时程的代谢型反应类似于一个低通时间滤波器,因此高时间频率的输入无法进行很好地传递。因此,只激活离子型受体的视网膜输入能够最大化地传递高时间频率的信息。虽然并不清楚这些单独的非视网膜轴突是否能同时激活离子型和代谢型受体。但是,代谢型受体的激活意味着这些输入能使基础膜电位发生一个持续性的变化,意味着这些输入能持续性的影响中继细胞的总体响应。这种持续性的突触后反应的其他影响见之后的叙述。

突触结构

A层的突触末端中,超过95%的可以被分为4类(Sherman and Guillery,1996,2006):①RL型末端,圆形囊泡,大轮廓,主要是视网膜输入神经元的末端,是A层中最大的。它们作为兴奋性输入的末端参与构成非对称突触;②RS型末端,圆形囊泡,小轮廓,主要是皮层第6层和臂旁区细胞的末端,比RL型要小。它们也参与构成非对称突触;③F1型末端,扁平囊泡,主要是丘脑网状核细胞GABA能神经元或者中间神经元的末端,参与构成对称突触;④F2型末端,扁平囊泡,主要是中间神经元树突输出末端,参与构成对称突触。不同于其他类型的末端都是突触前末端,F2型末端既有突触前的又有突触后的,接受来自视网膜神经元或是臂旁区细胞的输入。

F2末端参与的三元结合突触结构在A层中很普遍(图19.6)。在大多数三元突触中,一个RL末端连接一个F2末端和一个中继细胞的树突,这个F2末端

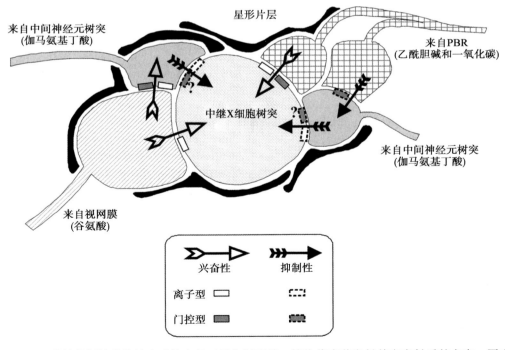

图19.6 猫的外侧膝状体核小球体中的三元突触环路。箭头代表着突触前向突触后的方向。图中的问号表示,并不清楚此处与中间神经元的树突末端连接的突触后膜上,是否存在代谢型(GABA$_B$)受体的存在。

同样连接着同一个中继细胞树突。另一种稍微不同的三元突触则是一个臂旁区细胞轴突末端连接 F2 末端，同一个臂旁区细胞的另一个末端连接一个中继细胞，同时，这个 F2 末端与同一个中继细胞相连接（图19.6）。几乎所有的 F2 型末端都参与了三元突触结构的形成。有意思的是，这种三元结构在 X 型中继细胞中很常见，但在 Y 型中继细胞中很难看到，因此，Y 型细胞几乎不接收 F2 型末端的输入。三元结构主要见于复合的突触区域，缺乏星形胶质细胞的参与，但是被星形胶质细胞形成的细胞板所包围。这种三元突触与细胞板形成的复合的结构被称作小球体（glomeruli）。关于三元结构的功能并不清楚，但是最近研究人员提出了一些假设（Guillery & Sherman, 2002b; Sherman, 2004）。这种突触的组合输入本质上和之前描述的视网膜输入是一样的，都是传递信息到皮层，因此，我们认为这种结构可能是丘脑（包括丘脑枕）所特有的输入方式。

对中继细胞输入的分布

中继细胞的树突可以被分为 2 个独立部分，这两部分可能有一点点重叠的部分，也可能没有（Erisir et al., 1997; Wilson, Friedlander, & Sherman, 1984）：一部分是邻近区域（离胞体 100μm 范围内或接近第一个分支点），另一部分是末梢区域（离胞体距离超过 100μm以上）。视网膜输入末端主要连接邻近区域，而皮层输入末端则主要连接末梢区域。F2 和臂旁区末端连接邻近区域。中间神经元的输入连接邻近区域，丘脑网状核的输入则连接末梢区域。

对膝状体中继细胞的输入突触中只有很小一部分来自视网膜。在猫外侧膝状体核的 A 层中，只有5%～10%的输入突触来自视网膜轴突，大概 30%来自本地的中间神经元和网状核细胞这些 GABA 能神经元，30%来自皮层输入，30%来自臂旁区输入（Erisir, Van Horn, & herman, 1997; Van Horn, Erisir, & Sherman, 2000; Wilson, Friedlander, & Sherman, 1984）。如果我们只有解剖学数据以及其他丘脑中继位点的知识的话，我们可能会认为，因为视网膜输入所占的比例很小，所以其对于膝状体功能的影响也很小。但是根据功能研究的数据，主要是对于感受野构成的比较，发现从中继位点到皮层的主要信息提供是通过视网膜输入，因此可以知道，数目极少的视网膜输入承担了传递信息的责任，通过中继位点到达皮层。我们将这种输入定义为驱动子（见之后的"驱动子和调控子"的内容）。

丘脑 A 层细胞的固有特性

视网膜到膝状体的传递主要受三个方面的影响。第一是中继细胞固有的细胞膜特性，包括它们被动和主动的膜特性，因为这些决定了视网膜 EPSP 对胞体或是动作电位产生区域的影响力。第二是膝状体环路，其影响了很多固有的膜特性，因此，也会影响视网膜 EPSP 对中继细胞动作电位发放率的影响。第三是突触后受体的性质，也会极大地影响突触后膜的反应。这个特点将在之后提到。

通常来说，所有的丘脑细胞都包含着一个较宽泛的固有膜特性（Sherman & Guillery, 1996, 2006）。这些特性包括被动电缆特性，电压敏感和不敏感电导率以及对其他因素敏感的电导率，例如钙离子浓度。电导率由跨膜的电流所决定，包括一个弱的钾离子流（$I_{K[leak]}$），帮助维持静息膜电位；各种电压门控或是钙离子门控的钾离子流（I_A，$I_{K[Ca^{2+}]}$ 等）；以及一个电压门控的阳离子电流（I_h）。因为这些特性在脑中广泛的存在，所以这里也不再赘述（关于这些特性在丘脑中的更多细节可以参见 Sherman & Guillery, 1996, 2006）。

令人感兴趣的一个点是，所有的丘脑细胞中都存在一种基于 T 型（瞬时）钙离子通道的电压门控钙离子电导。当通道被激活的时候，会产生一个很大的电流足够形成一个全或无的钙离子发放（Sherman & Guillery, 1996, 2006）。这个发放足够产生一个 2～10个动作电位的高频爆发，当这个现象发生时，我们称这个细胞进入了爆发模式。当这个电流 I_T 未激活，细胞只会产生单一的动作电位，称为强直模式。接下来叙述下这两种模式所需的电压和时间（图 19.7）。当细胞去极化超过 −65mV 约 100 毫秒，I_T 失活，于是细胞对一个超过阈值的去极化输入（一个 EPSP）进行反应，并产生动作电位，在整个去极化的时间段内都会出现动作电位（图 19.7A）。另一种情况下，如果细胞超极化超过 100 毫秒，I_T 重新激活，引发一个钙发放，接着持续的去极化会引起一系列短暂密集的动作电位（图 19.7B）。可以看到在图 19.7A，B 中，同样的去极化刺激却产生了不同模式的反应。必须强调的一点是，只有正常的动作电位能传递到皮层，而钙发放只在树突和胞体的细胞膜传递，并不传递到轴突，这是因为轴突上没有 T 型钙离子通道。因此，这种钙离子相关发放只有通过激活正常的动作电位来影响丘脑皮层传递。

关于这些发放模型，至少有三个比较清楚的结论。第一点，见图 19.7C，强直模型更线性，说明突触

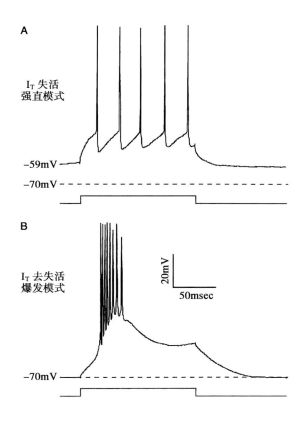

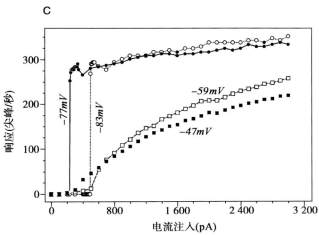

图 19.7　爆发式发放和强直式发放的特点。(A, B)离体膝状体中继细胞胞内记录的电压依赖性的低阈值钙发放。这是不同内在钳制电位下对同样的去极化电流脉冲的反应。对于相对去极化(A)，I_T 失活，反应为阈上刺激时间内产生的一系列独立的动作电位。这是强直发放模式。对于相对超极化(B)，I_T 去失活，反应是一个低阈值发放，发放的峰上有 8 个动作电位，这是爆发模式。(C)离体的其他膝状体中继细胞胞内记录中的输入-输出关系。输入的变量是去极化电流脉冲的幅度，输出的变量是最开始的六个动作电位反应的发放频率，因为实验中细胞每次爆发一般都包含六个动作电位。本底模式的内在保持电位为 −47mV 到 −59mV，爆发模式的为 −77mV 到 −83mV。(Sherman & Guillery, 2002)

后反应随着输入强度单调变化(Zhan et al., 1999)。输入的去极化程度或是 EPSP 越大，就会产生更多的动作电位。然而，在爆发模式下，动作电位的产生不仅是因为输入的 EPSP，还涉及钙发放。因为钙离子发放是全或无模式，当 EPSP 足够大时产生发放，更大的 EPSP 并不会产生更大的钙离子发放，因此爆发模式的输入输出模式偏向于阶梯型，而非线性关系(图 19.7C)。第二点，因为爆发性发放产生在一段超极化之后，因此，相对于强直模式来说，这种动作电位的爆发需要一个更低自发放的背景。自发放可以被认为是噪音，因此爆发模式下的信噪比要比强直模式更好，因此，丘脑反应以及传递到皮层的信号将更好识别(Sherman, 1996)。第三点，因为这种爆发的产生需要至少 100 毫秒的持续性超极化，因此在爆发产生前，细胞并不能形成动作电位。

膝状体-皮层突触具有配对脉冲抑制的特点(解释见驱动子和调控子小节)。因此如果一个动作电位紧接在另一个动作电位 100 毫秒内，则只会产生一个比较小的 EPSP。在强直模式下，发放速率通常超过了每秒 10 个动作电位，因此膝状体-皮层突触总是受到抑制的。而当爆发式动作电位到达膝状体-皮层突触时，能减少这种抑制，从而使得突触后的反应得到极大的提高。于是反过来推测，相较于传统的强直动作电位，爆发式动作电位能诱发更大的皮层反应，这也得到了证实(Swadlow & Gusev, 2001;Swadlow, Gusev, & Bezdudnaya, 2002;同样也见第 32 章)。

总的来说，上述的区别说明爆发式发放能产生一个更大的信号，更容易被皮层识别。然而，强直发放的更加线性的反应说明这种模式是信息传递中更准确的一种模式。因此，根据这些不同提出了一种假说，当静息状态之后产生了一个新的刺激，爆发式发放能产生一个"唤醒"的强信号，当这种信号被识别，环路中的中继细胞去极化从而切换到强直模式，以便这个新的刺激能保真的继续传递下去(Sherman, 1996)。

谷氨酸能输入的分类

在之前的关于输入的小节中，我们已经介绍过了对外侧膝状体核的输入的一些基本特点，但是接下来，我们还是想从其他方面进一步地讨论这些不同输入的特点以及根据这些特点进行的分类。一个基本假设是膝状体环路中各个丘脑传入的权重不是平等的。对膝状体中继细胞的输入包括不同的递质，比如

GABA、乙酰胆碱、去甲肾上腺素和5-羟色胺,这些递质通常被认为起调节作用。作为对输入类型的分类,以递质进行区分只是第一步。

驱动子和调控子

我们一般认为谷氨酸能输入是信息传输的主要途径。而对膝状体中继细胞的谷氨酸能输入主要有两种类型,一种来自视网膜,一种来自皮层第6层,它们在功能上并不对等。对于膝状体中继细胞感受野特性的研究有助于我们来认识这两种输入:中继细胞的感受野以及它们传递到皮层的信息,能很好地匹配视网膜输入,但是与皮层第6层的输入并不匹配。来自第6层的反馈能诱发弱的反应,有助于调控视网膜膝状体传递,但是并不足以改变感受野特性(Sherman,2007;Sherman & Guillery,2006)。移除第6层的输入后只会对膝状体感受野造成很小的影响(Baker & Malpeli. 1977;Geisert, Langsetmo, & Marrocco, 1984)。因此,我们将两种不同的谷氨酸能输入分为两种(Sherman & Guillery,1998,2006):驱动子(drivers)和调控子(modulators)。驱动子指的是那些携带信息将其传递到皮层的输入,在外侧膝状体核中指的就是视网膜输入。其他所有的输入,包括皮层第6层输入,都是调控子。具体的区分方法见文献(Sherman & Guillery,1998,2006)和图19.5以及表19.1。

表 19.1 谷氨酸能输入驱动子和调控子间差异

驱动子(例如视网膜)	调控子(例如第6层)
大兴奋性突触后电位	小兴奋性突触后电位
突触表现配对发放抑制	突触表现配对发放易化
较少会聚到目标	较多会聚到目标
密集终端丛(类型2)	稀疏终端丛(类型1)
粗轴突	细轴突
大末梢	小末梢
近端接触目标细胞	周边接触目标细胞
仅激活离子型谷氨酸受体	激活离子型和代谢型谷氨酸受体

- 驱动子只激活离子型受体,主要是AMPA受体及部分NMDA受体;调控子则激活的是代谢型受体。
- 驱动子产生较大的初始EPSP,起到的是配对脉冲抑制的作用,预示着更高的递质释放率;调控子产生较小的初始EPSP,起配对脉冲易化作用,预示着较低的递质释放率(Dobrunz & Stevens,1997)。
- 尽管驱动子突触只占对靶神经元输入的很少一部分,但是支配着靶神经元活动。举个例子来说,皮层膝状体调控输入的突触数量大概是视网膜输入的5到10倍,但是起功能主导作用的还是驱动子输入(Sherman & Guillery,2006)。因此,只以解剖学上的输入突触数目作为评估标准是错误的。
- 驱动子具有更粗的轴突和更大的末端来连接附近的树突,其分布密集并且与靶细胞的末端结合紧密。它们在丘脑中的末端在光学显微和电子显微水平上都表现出一些特点,经常参与了三元突触结构的形成。

调控子的一些作用

驱动子对于丘脑中继细胞的输入功能简单明确,它主要就是起着一个信息传递的作用,这些信息包括大脑的、身体的或者世界的。相对而言,调控功能则更加的复杂多样。对于一些传统的调控型输入,比如GABA能神经元和乙酰胆碱能神经元,作用一般是通过抑制性或兴奋性输入来调节目标神经元的兴奋性,但是如果是激活的代谢型受体,这种效应会被延长。这同样适用于代谢型谷氨酸受体激活所引起的调控。

代谢型受体活化能产生持续100毫秒以上的膜电位的改变,这种活化所引起的时间和电压的变化,需要通过控制时间和电压门控离子通道来实现。之前介绍过的T型钙离子通道所参与的爆发/强直发放模式,展示了代谢型受体延续性变化的重要性。使T型钙离子通道失活需要一个持续性的去极化(大于100毫秒)。离子型受体,比如AMPA(谷氨酸)或胆碱能(乙酰胆碱)受体的激活产生短暂的EPSP并不能有效地使这个通道失活。然而,适当的毒蕈碱受体(乙酰胆碱)或者代谢型谷氨酸受体能够产生一个长时间的EPSP从而使通道失活。同样的,激活GABA_A受体(离子型)产生的短暂的IPSP并不能很好地重新激活这个通道,只有GABA_B受体(代谢型)产生的持续性IPSP才能实现这一目标。

来自皮层的研究表明,代谢型受体的激活也能影响驱动子输入所诱发的EPSP的大小(Mateo & Porter,2007;DePasquale & Sherman,2013)。外侧膝状体核的研究数据表明这种现象也存在于视网膜-膝状体突触(Govindaiah et al. ,2012;Lam & Sherman,2013)。这种代谢型受体位于视网膜神经元末端,能够被视网膜神经元自身的末端或是皮层第6层的调控性反馈输入释放的谷氨酸所激活,减小了视网膜-膝状体EPSP的幅度(Lam & Sherman,2013)。

丘脑枕的功能结构

丘脑枕作为一个视觉中继位点

丘脑枕图谱

与外侧膝状体核类似,丘脑枕也接受对侧半视野的拓扑投射,还接受皮层17区的输入,同时也接收来自其他视觉区域的输入,例如猫的18区和19区(Berson & Graybiel,1978;Guillery,Feig,& Van Lieshout,2001)。在猫中,丘脑枕参与的投射线路与外侧膝状体核类似,是以驱动子的输入和丘脑-皮层联系为基础。另外还发现,这些投射线每个都会接收多个皮层区域的输入,这说明在丘脑枕中,这些线路表现出了不同皮层功能的集合,但是具体功能现在还不清楚。

丘脑枕环路

相对于外侧膝状体核来说,我们对于丘脑枕的了解还比较少,但是对于很多,甚至可能是全部的更高级的视觉皮层区域来说,丘脑枕参与组成了一个重要的通路。丘脑枕中绝大部分细胞具有视觉感受野(Bender,1982;Casanova & Savard,1996;Chalupa,1991;Hutchins & Updyke,1989)。丘脑枕中的细胞与纹外视觉区域存在联系早已得到证实,但是关于这种联系的功能性质最近才被了解。为了了解这些连接的性质,需要重新回顾下之前所提到的,关于外侧膝状体核的,来自视网膜的驱动性输入和来自皮层第6层的调控性输入。上文已经描述了这两种类型的传入,就它们的特性以及它们分别作为驱动子和调节子的功能(见表19.1)而言,它们有着明显的差别。

利用逆行示踪剂进行研究,发现丘脑枕接受来自视皮层第5层和第6层的输入(Abramson & Chalupa,1985),而外侧膝状体核只接收了第6层的输入(Gilbert & Kelly,1975)。而丘脑枕是否直接接受来自视网膜的输入,则是一个未解之谜。通过向17区的第6层细胞注射顺行示踪剂,发现这些神经元在丘脑枕中的轴突末端,具有调控皮层-膝状体输入的特殊结构(图19.5)。啮齿类动物组织切片的研究数据表明,向丘脑枕进行输入的皮层第6层神经元轴突的突触特性,与输入外侧膝状体核的神经元突触特性一致:对大鼠的研究发现,那些诱发的皮层丘脑神经元轴突的突触活动具有配对脉冲易化的特点(见表19.1)(Li,Guido,& Bickford,2003),但目前这种传入的起始层还不清楚;在小鼠的实验中发现,第6层对后内侧核(丘脑中关于躯体感觉的部位,类似于丘脑枕)的输入

是调控性的(Reichova & Sherman,2004)。

17区的第6层细胞同时与丘脑枕和外侧膝状体核相关,而第5层细胞并没有对外侧膝状体核的输入(Bourassa & Deschenes,1995;Rockland,1996),但是对丘脑枕会有输入,并且具有视网膜-膝状体驱动性输入的特点,这点在光学显微研究(Bourassa & Deschenes,1995;Ojima,Murakami,& Kishi,1996)以及电子显微镜下的突触结构研究(Mathers,1972;Robson & Hall,1977b;Ogren & Hendrickson,1979;Feig & Harting,1998)中得到证实。在啮齿类动物组织切片的研究发现,来自第5层的神经元皮层-丘脑输入突触的特点,与那些视网膜-膝状体输入突触极其相似(Li,Guido,& Bickford,2003;Reichova & Sherman,2004;Theyel et al.,2010)。因此,我们认为这种来自第5层的输入,起到的是丘脑枕驱动子的作用。另一些支持第5层传入是驱动子的证据是,如果沉默了皮层区域,使得第5层对丘脑枕输入的视觉反应完全消失或大部分消失,那么此时测出的丘脑枕的感受野特性与皮层第5层细胞的感受野特性并不一致(Chalupa,1991)。

除了第5层和第6层细胞对于丘脑枕的输入分别是驱动和调控作用以外,还有一点差异是这两者在丘脑中的轴突末端作用的模式是不同的。第6层投射起的主要是反馈作用,激活的是丘脑枕中接受来自丘脑输入的区域;而第5层细胞的投射则是一个前馈的模式(Van Horn & Sherman,2004)。另一方面,第6层细胞对丘脑网状核有大量的投射,而第5层细胞在丘脑网状核投射很少,主要是分支投射到更低级的丘脑外中枢。

丘脑枕是高阶的丘脑中继位点

丘脑枕能够接收来自视皮层第5层的驱动性输入,说明丘脑枕作为视觉通路中的一个中继位点,传递那些已经经过皮层加工过至少一次的信息。因此,丘脑枕可以被称为高阶的视觉中继位点。而初级的视觉中继位点比如外侧膝状体核,所起的作用则是直接传递来自视网膜的上行信息到皮层(Guillery,1995;Sherman & Guillery,1996,2002,2006)。我们将一阶丘脑中继位点定义为接收来自皮层以下(比如视网膜)的驱动性输入,并且不接收来自皮层的驱动性输入。而将高阶中继位点定义为主要接受皮层第5层驱动性输入。这种一阶和高阶中继位点的区别不仅是体现在视觉通路上,在其他的一些通往皮层的中继位点中也有表现(见Sherman & Guillery,2006,2011)。然而,在这里我们只讨论视觉的中继。关于高阶视觉

中继位点的一个重要的发现，就是相对于丘脑中的一阶中继位点来说，高阶的中继位点所涉及的丘脑体积更大，涉及的皮层区域更多。因此，丘脑枕要比外侧膝状体核大得多。同时，接收来自丘脑枕输入的皮层区域也要比17区大得多。

我们认为丘脑枕作为高阶中继位点与纹外皮层区域相连。但是，并不能排除在丘脑枕中存在能够接收上行输入的一阶中继位点的可能性。在早期的研究中有提到过，存在一个很小的直接输入从视网膜通往丘脑枕，但是就像注释第10条中所写的，我们认为这应该归类到外侧膝状体核的一部分。有一些向丘脑枕的输入来自上丘和前顶盖，关于这些输入又存在一些新的问题：这些输入是驱动性还是调控性的？

关于这个问题，过去存在很多的争论（Diamond，1973；Schneider，1969；Sprague，1966，1972；Sprague，Berlucchi，& Di Berardino，1970），因为存在两种通往皮层的视觉通路，第一种从视网膜开始通过外侧膝状体核到皮层，另一条从视网膜开始经过上丘到丘脑枕再到皮层。这主要是基于关于猫，仓鼠和树鼩的行为学研究，并且结合顺行示踪的方法，证明了从上丘到丘脑枕的通路（Altman & Carpenter，1961）。关于后一条通路还存在一些疑问：在哺乳动物中，上丘接受了大量来自视网膜和皮层的输入，而这些来自皮层的输入是驱动性的，看上去上丘在视觉刺激的反应过程中十分重要（Wickelgren & Sterling，1969），因此从视网膜到上丘再到皮层究竟是不是一条独立的通路还存在疑问。另外，正常猫的上丘细胞感受野与皮层细胞的感受野类似，和视网膜细胞的感受野不同，而将皮层沉默之后，这些上丘细胞的感受野变得和视网膜细胞感受野类似（Wickelgren & Sterling，1969），这说明上丘经由丘脑枕传递到皮层的信息大部分来自皮层而不是上丘。

最近，在对猴的研究中，发现了一条从上丘通过丘脑枕到达皮层MT区的通路（Berman & Wurtz，2010）。这些研究中有两个问题需要解决：第一个问题是这种向丘脑枕的输入是驱动性的还是调控性的？另一个是问题是技术上的，当我们刺激顶盖丘脑通路或是利用解剖学方法在上丘进行标记，有可能激活或标记的是皮层第5层的细胞（这些细胞的分支能激活上丘和丘脑枕的细胞）（Bourassa & Deschenes，1995）。

关于顶盖-丘脑通路究竟是驱动性的还是调控性的并没有一个完整的结论。对猫和猴丘脑枕的研究中发现，丘脑枕细胞的感受野特性与皮层输入的类似，而非上丘输入（Bender，1983；Chalupa，1991；Chalu-pa，Anchel，& Lindsley，1972），这说明上丘的输入并不是驱动性地激活一阶丘脑枕中继位点（也见于 Smith & Spear，1979）。关于顶盖-丘脑枕连接结构的形态学研究结果有很多相矛盾的地方（Mathers，1971；Partlow，Colonnier，& Szabo，1977；Robson & Hall，1977a，b），一些研究显示这些末端类似于皮层第6层的调控子，另一些研究显示这些末端类似于皮层第5层的驱动子以及视网膜末端（Kelly 2003；Mathers，1971；Partlow，Colonnier，& Szabo，1977；Robson & Hall，1977a）。这个问题亟待解决。因为丘脑枕中存在一些独立的分部，因此有可能有一些顶盖的驱动子激活某些区域中的一阶中继位点，另外的一些顶盖输入则是起到调控子的作用。顶盖丘脑枕驱动性输入对视觉信息传递到高级皮层区域的作用，在各个物种之间可能存在极大的差异，但是目前为止，关于上丘到皮层的信息传递的性质的研究还未有明确的结果。

丘脑枕的各个部分可能接受来自顶盖的驱动或者皮层第5层的驱动，究竟这些不同的驱动输入是如何整合的呢？是他们一起作用于一种中继细胞，还是像猫外侧膝状体核A层的X和Y型细胞，或者ON和OFF中心细胞一样，形成两个独立的平行通路？

分支性轴突向丘脑枕进行驱动性输入

大部分连接丘脑中一阶和高阶的中继位点（比如外侧膝状体核和丘脑枕）的驱动性输入，都是通过一些轴突的分支，这些轴突还会有一些分支激活脑干或者脊髓运动中枢（Sherman & Guillery，2006，2011）。因此，大部分能激活外侧膝状体核的视网膜轴突，都会有分支去激活中脑区域，从而参与头和眼睛的运动、适应、瞳孔控制等。关于这种视觉传导分支模式也在其他的研究中被报道（Guillery，2003；Guillery & Sherman，2002b，2001）。同样的，视皮层第5层的皮层-丘脑神经元轴突也存在分支，能激活很多类似的中脑运动区域（Bourassa & Deschenes，1995；Bourassa，Pinault，& Deschenes，1995；Guillery，Feig，& Van Lie-shout，2001）。

根据这种分支模式，研究人员提出了丘脑驱动性输入的一种全新的功能（Guillery & Sherman，2011）：驱动性输入轴突在丘脑外的分支携带信息传递到运动中枢，在丘脑中的分支携带的是同样的信息。这意味着向丘脑的驱动性输入携带了一份对皮层以下的运动中枢的运动命令的拷贝。这样看来，丘脑的驱动输入将作为一种输出拷贝，为其他区域提供关于即将到来的运动的信息（Sommer & Wurtz，2004；Sperry，

1950；Von Holst & Mittelstaedt，1950）。一个有趣的研究发现，连接丘脑中继细胞的驱动性输入，出现了在其他的一些皮层区域（Duhamel，Colby，& Goldberg，1992；Sommer & Wurtz，2006；Umeno & Goldberg，1997）出现过的"正向感受野"。这是因为这些输入以输出拷贝的形式携带信息，能够预知运动。关于这个假说的更多细节和衍生见（Guillery & Sherman，2011）。

丘脑枕是皮层与皮层间视觉交流的关键中继位点

一阶和高阶中继位点的区别主要是基于皮层第5层细胞通路，这在之前已经详细阐述过。丘脑枕作为一个高阶中继位点，通过皮层第5层细胞接受来自皮层的视觉输入。丘脑枕被认为是从一个视觉皮层到其他皮层区域的中继点，并且向一些低等级的中枢提供输出信息。此外，对视网膜-外侧膝状体核通路与皮层第5层-丘脑枕通路的功能进行比较，可以得到一些很有用的结果，这将在之后进行阐述。在这之前，需要重点强调的是，丘脑枕作为一个高阶中继位点，是如何在皮层与皮层之间的交流中起到重要作用的。

关于皮层-丘脑驱动子有一些不同的观点（图19.8）。传统观点（图19.8A）认为，信息通过外侧膝状体核传递到纹外皮层。在皮层中，信息从初级感觉皮层经过感觉运动区域最后到运动皮层。而信息的加工整合全部位于皮层中。对知觉和运动控制机制进行分析后发现，知觉加工从丘脑开始经过不同层次的皮层后，在进入运动皮层前加工完成（Andreas et

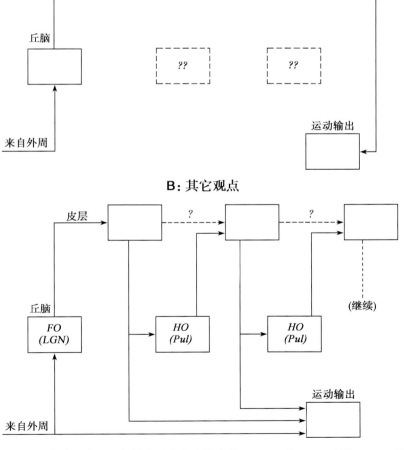

图19.8　传统观点（A）与另类观点（B）的比较。*FO*，一阶；*HO*，高阶；*LGN*，外侧膝状体核；*Pul*，丘脑枕。（Sherman，2005）

al.，2001；Galletti et al.，2001）。这种加工过程涉及很多不同层次的分散区域（猴中超过 30 个，猫中要少一些）之间的皮层-皮层直接连接，有反馈，也有前馈连接。在传统的模式中，一般忽略像丘脑枕这类高阶丘脑中继位点。但是有一点，虽然没有直接的证据，但是有研究认为丘脑枕对视皮层的注意行为有调控作用（Olshausen，Anderson，& Van Essen，1993；Van Essen，Anderson，& Felleman，1992）。像上一小节所提到的，皮层第 5 层的神经元轴突并没有参与到这种传统的通路中。这种驱动连接，存在于从初级视皮层到高阶丘脑中继位点的经丘脑通路中，并且目标皮层区域为枕叶、顶叶和颞叶。这种经丘脑通路为信息从一个皮层区域传递到另一个区域，提供了一个新的路线（Theyel，Llano，& Sherman，2010），这是丘脑枕的一个重要功能，它代表了比外侧膝状体核大得多的丘脑的一部分。更进一步来说，这种通过高阶丘脑中继位点传递的信息，也是下行的运动信息的拷贝，这种下行的信息能快速作用于运动通路，而不经过之前由各个运动皮层通过各个层级的皮层与皮层之间的连接所形成的复杂通路（Guillery & Sherman，2011）。

理解视皮层中皮层与皮层之间信息如何交流的关键一点是，在枕叶、顶叶或颞叶中，起始于某一皮层区域第 5 层经由丘脑枕中继位点传向另一皮层区域的经丘脑通路可能有着非常重要的作用，然而至今尚未被研究，也没有被发现。图 19.8B 所显示的经丘脑通路，在功能特性上与被广泛引用的直接的皮层-皮层路线有一些不同（Van Essen，Anderson，& Felleman，1992）。具体来说，正如我们所见，丘脑中继位点可以依据不同的功能需求去修正或阻断信息的传递，而皮层与皮层之间的直接连接缺乏丘脑这样的中继位点，因此它们也不具备丘脑通路这样的特性。

相对于直接的皮层-皮层输入，丘脑对高级皮层的输入受到的关注更少，存在很多原因。第一个原因是多年以来，第 5 层和第 6 层的输入没办法很好地区分，因此没法证明第 5 层输入对于丘脑的驱动作用。第二个原因是丘脑皮层输入只占了对皮层输入的很小的一部分，因此大家主要把目光集中在大量的直接皮层-皮层连接上。但是当我们知道了一阶视觉中继位点，知道了外侧膝状体核中视网膜的输入突触只占 5% ~ 10%（Van Horn，Erisir，& Sherman，2000），知道了 17 区第 4 层中膝状体皮层输入突触同样只占 5% ~ 10%（Ahmed et al.，1994；Latawiec，Martin，& Meskenaite，2000），我们就开始考虑这个问题了。事实上，在这些通路中，调控子要比驱动子的数目多得多，因此通过

输入数目进行判断的方法，无法得知视网膜输入是否是外侧膝状体核的主要驱动来源。调控子中具有数目极大的突触，具有精细的调控作用，这些调控功能还需要进一步的探索，但是以突触数目来判别一条通路在发挥功能所携带的信息量是错误的。如果要在合理的范围内，通过一些共通的组织模式来描述所有丘脑皮层通路的特性，其中一点就是，丘脑对一阶皮层区域以及更高级的皮层区域，有着大量的承载着信息的驱动性输入。

关于为何对经丘脑的皮层-皮层通路的关注较少的另一个重要原因就是，一般来说探索皮层表面要比丘脑深处简单，特别是当示踪通路的时候。然而，当我们要研究皮层与皮层之间的信息加工的性质时，如果只讨论表层的直接的皮层间通路（目前能做到），而忽略深的经丘脑的通路（往往很困难）是不对的，就像醉汉们经常说的那句谚语那样，不能因为路灯下有光就只在路灯下寻找丢失的钥匙。

据我们所知，所有的皮层都接受来自丘脑的输入，而对于大部分的高级皮层来说，丘脑输入所造成的功能上的影响并不是十分清楚。示踪通向初级皮层区域的输入连接，这些输入进入初级皮层后，再通过皮层-皮层通路到达更高的皮层区域，从而参与知觉加工以及最终的运动输出（Kandel，Schwartz，& Jessell，2000；Van Essen，Anderson，& Felleman，1992）或者记忆存储。如果只是用这样的方法，来确定与视知觉和运动控制相关的皮层加工的性质，将会得出错误的结论。

像之前叙述的，所有的皮层都接受来自丘脑的输入，但大部分甚至有可能是全部的皮层都有第 5 层的下行输出。这些第 5 层的输出中有一些存在着分支能够连接丘脑，另外一些缺乏这种分支。能够激活丘脑的输出都拥有长的下行的丘脑以外的分支（Guillery & Sherman，2011；Sherman & Guillery，2006）。虽然这些下行的分支的最终目的地经常是未知的，但是这些分支很多激活了与运动功能相关的区域。在下一小节中，我们通过研究相关的经丘脑通路来了解这些下行分支的功能。在这里，我们主要讨论的还是这些皮层区域输出的通路连接了低级的运动中枢（图 19.8B）。

举个例子，17 区神经元有轴突连接到上丘，从而参与了头和眼动的控制（Tehovnik，Slocum，& Schiller，2003）。其他的很多与丘脑枕有联系的视觉皮层区也有类似的输出。与其他的一些初级感觉皮层一样，17 区的第 5 层神经元存在向运动中枢的输出，模糊了感觉皮层和运动皮层之间的区别。

经过丘脑枕的皮层-皮层通路就像是一个运动输出的监控器

我们已经知道，皮层第 5 层输入到高阶丘脑中继细胞的信息，也同样会输入到其他中枢处，直接或间接的参与了运动反应。很多视觉皮层的第 5 层神经元轴突都经过丘脑，利用分支进入低级中枢，传递运动指令的拷贝。这种联系模式让人吃惊，因为之前我们仅仅是把丘脑当作一个感觉的中继位点，而现在，它还变成了一个运动命令的监控器。这种作用并不仅仅是存在于丘脑枕。在很多或者所有的一阶和高阶的丘脑中继位点中，都有这样的现象发生。大部分丘脑中继位点，要么接受来自轴突分支的输入，这种输入能激活运动中枢；要么接受来自被轴突分支所激活的细胞的输入（Guillery & Sherman, 2011；Sherman & Guillery, 2006）。对于视觉系统来说，这些连接模式，对丘脑皮层通路中反应的方式这一问题进行了解答。其反应既与知觉加工过程有关，又与运动控制模式，特别是眼动、瞳孔控制或适应有关。

丘脑枕区域的连接和细胞特性

丘脑枕和外侧膝状体核的细胞类型有一个基本的相似处。相同条件基础下，两者的中继细胞和中间神经元都可以区分出来，突触区域的表型也很接近（Feig & Harting, 1998；Mathers, 1972；Ogren & Hendrickson, 1979；Rockland, 1996, 1998）。对两者的输入来源进行比较：驱动性输入的话，外侧膝状体核的输入来源于视网膜，而丘脑枕的输入来源于皮层第 5 层（或上丘）；调控性输入的话，两者都来源于皮层第 6 层，丘脑网状核和脑干。

外侧膝状体核和丘脑枕在细胞和环路特性上存在一些细微的差别。这些差别绝大多数可以看成是一阶和高阶中继位点之间的普遍差别：

- 电子显微镜研究发现，丘脑枕中的驱动性突触只占 2%，而外侧膝状体核中占 7%（Van Horn, Erisir, & Sherman, 2000；Van Horn & Sherman, 2007；Wang, Eisenback, & Bickford, 2002）。
- 某些输入会特异性地连接到高阶中继位点，比如丘脑枕。包括未定带的 GABA 能输入（Lavallee et al., 2005；Power, Kolmc, & Mitrofanis, 1999）和未知来源的多巴胺能输入（Garcia-Cabezas et al., 2007；Sanchez-Gonzalez et al., 2005）。
- 调控性的 5 羟色胺能输入和胆碱能输入能使所有的一阶中继细胞去极化，包括外侧膝状体核中的，

也能使不少的（大概 1/5）高阶中继细胞超极化，包括丘脑枕中的（Varela & Sherman, 2007, 2008）。
- 包括丘脑枕在内的高阶中继细胞更容易诱发"爆发模式"（Ramcharan, Gnadt, & Sherman, 2005），这可能与上一条提到的不少的高阶中继细胞被调控性输入超极化有关，或者在最近的研究中发现丘脑枕中继细胞中 T 型钙离子通道具有很高的密度（Wei et al., 2011）。

丘脑枕与皮层之间连接的特点

关于丘脑枕功能的研究非常重要的一点，便是要了解从中继细胞到不同的皮层区域的输入模式。这不仅仅是通过枚举，找到接受丘脑枕输入的皮层就能解决的问题，因为虽然这种办法很基础，但是从现在的文献中并不能得到完整的结论。关于丘脑中逆行细胞的退化的研究，有的用的是逆行细胞标记的方法，有的用的是顺行标记轴突投射的方法（Hackett, Stepniewska, & Kaas, 1998；Rockland 等；Walker, 1938；Wong et al., 2009；Wong-Riley, 1977）。这些研究都证明从丘脑枕到皮层存在着广泛的轴突投射。在一定程度上，这些研究证明了这些通路都来自丘脑枕的特定的亚区，但是这些研究结果并不能将丘脑枕的各个亚区和特定的皮层区域联系在一起。同样的，从这些研究结果中我们也无法知道哪些是驱动子哪些是调控子。

我们一般假设丘脑枕向皮层的投射与丘脑-皮层投射一样，也是前馈和驱动性的。小鼠脑片的研究给我们提供了一些间接的证据：在类似的体感以及听觉的高阶丘脑中继输入都是驱动性的（Lee & Sherman, 2008；Theyel, Llano, & Sherman, 2010）。由此类推，我们关于丘脑枕向高阶视皮层的输入的特性的假设可能是对的。然而，关于丘脑枕向纹外皮层的投射的特点，仍然在不同物种中进行着研究，这是一个有待解答的重要问题。后内侧核是一种组织构造与丘脑枕很相似的高阶躯体感觉丘脑中继位点。在对小鼠的后内侧核的研究发现，它对初级躯体感觉皮层的投射是调控性的，而对次级躯体感觉区域的输入则是驱动性的（Viaene, Prtrof, & Sherman, 2011a）。最近在猴上的研究表明，丘脑枕对纹状皮层的投射是调控性的（Purushothaman et al., 2012），说明有可能高阶的丘脑中继位点比如丘脑枕，在前馈连接中起的是驱动作用，在反馈连接中起的是调控作用。

丘脑枕在皮层-皮层信息交流中的作用

直到最近为止，关于视觉区域间的皮层-皮层信息

交流的主流观点是：信息从外侧膝状体核到达纹状皮层后，将停留在皮层，完全通过直接的皮层-皮层通路进行加工（Bond，2004；Hilgetag & Kaiser，2004；Lamme，2003；Moore & Armstrong，2003；Salin & Bullier，1995；Van Essen，Anderson，& Felleman，1992；Wise et al.，1997；Womelsdorf et al.，2006），与皮层下的结构比如丘脑枕无关。现在，我们认为丘脑枕作为非直接的皮层-丘脑-皮层环路中的一个丘脑中继点，对于皮层的功能起到非常关键的作用。我们还可以将这个结论进一步的推广到所有的高阶丘脑中继位点。而在体感和听觉系统中，起到相似作用的分别是背内侧膝状体核和后内侧核（Sherman & Guillery，2011）。

经丘脑的皮层-皮层通路的另一个重要特点就是，两个皮层间的直接的联系与通过丘脑的非直接联系是平行的。比如说，纹状皮层与内侧颞叶皮层（MT区）的直接通路与经过丘脑枕中继的通路是平行的。这就引发了一系列关于直接通路和丘脑皮质通路之间差异的问题，对我们仅有部分答案，并在下文进行讨论。

直接视觉皮层通路与经丘脑枕的视觉皮层通路之间的不同

提出一个最基本的问题：为什么有的信息的传递是直接从一个皮层传到另一个皮层，而有的信息的传递则是需要经过丘脑中继位点？

直接的环路与经丘脑枕的环路中的突触特性有何不同

像之前提到的，很多关于皮层功能的研究，是通过研究直接的皮层-皮层连接实现的，但是我们对于这些连接之间的活动了解得还比较少。Van Essen 和他的同事们关于皮层间相互作用的研究（Felleman & Van Essen，1991；Van Essen，Anderson，& Felleman，1992），主要也是基于神经解剖学的方法，基于解剖学上神经元之间的连接。在最近的研究中，才有了利用小鼠脑片进行的皮层间直接连接的突触的研究。这些研究中涉及了视觉和听觉的皮层，显示驱动性和调控性连接存在复杂的层状关系（Covic & Sherman，2011；DePasquale & Sherman，2011）。

从这些小鼠的研究中，能得到一些有趣和令人惊奇的结果。对前馈（初级视觉或听觉皮层到次级皮层）和反馈（次级视觉或听觉皮层到初级皮层）的通路进行了一些研究，研究人员原本认为驱动子在前馈方向中应该相对占优，但是在这些研究中并没有发现。研究的结果表明，在皮层通路的驱动子和调控子输入所形成的分层模式中，前馈和反馈方向上并没有什么

显著的不同，而在猴中则有非常显著的差别。

尽管还需要更多的其他哺乳动物的研究结果，但是已经可以推断，至少在各个视皮层之间直接的皮层连接中，包含着驱动性输入。由此可以知道，不管是直接的通路还是经丘脑的通路，都包含有驱动性的成分和信息传递的通路。但是，关于这些环路的更多重要细节还有待确定。

除了是否有丘脑中继位点参与这一明显的差异外，这些环路还有一个明显的差异，就是这些环路是否与皮层下的加工有关。像之前介绍过的，皮层第5层的神经元轴突通过丘脑内的分支来激活丘脑枕，而丘脑外的分支则连接到不同的脑干位点上。除了极少的特殊例子以外，直接通路中的神经元轴突没有皮层下分支（Petrof，Viaene，& Sherman，2012）。因此，经丘脑通路所传递的信息与各种皮层下中枢有一定的关系，而直接通路传递信息则完全在皮层中的。

直接的环路与经丘脑枕的环路所传递的信息有何不同？

就像之前提到的，经丘脑的通路中包含了来自第5层神经元具有分支的轴突，有分支连接到皮层下的位点。因此经丘脑通路中的信息可以看成是一种关于即将到来的运动指令的拷贝。换句话说，就是一种运动命令的输出拷贝经过这些分支轴突传递到低级的运动中枢。如果是这样的话，这种经丘脑的信息的作用，至少有一部分是将来自低级区域的运动命令，传递到更高的皮层区域。在这个基础上，我们认为关于直接连接的一种比较简单的解释是，它们参与了关于所处环境的基础信息的初级加工。

接下来的一个例子可能有助于分辨这些区别。初级视皮层 V1 区第5层的投射包含一个或多个分支。这些分支携带有一些与运动相关的信息，能激活皮层下运动区域，比如说上丘，从而产生一些运动比如说眼动（Tehovnik，Slocum，& Schiller，2003）。同样的信息还经过其他分支传递到丘脑枕，它是更高级皮层区域的中继位点，这说明了传递到各个视觉皮层的信息，包含有潜在的运动命令，来自较低级的皮层，这样可以精准的区分眼动与头动。关于两个通路的功能比较好的一种解释是，直接连接是视觉场景分析的主要参与者，而经丘脑的连接则主要是与运动相关，虽然这两种功能并没有完全的分开。

为什么经丘脑通路要经过丘脑？

如果目标只是将一个输出拷贝，从一个皮层区域通过分支轴突传递到另一个皮层区域，那么丘脑的中继位点并不是绝对必须的。也就是说，一个既可以激

活丘脑枕，又能有分支延伸到其他皮层下中枢的第5层细胞，如果这个细胞不激活丘脑枕，也能通过分支直接投射到目标皮层区域。Meynert 细胞就是这样的一个例子（见注释15）。然而，这样的连接将缺乏调控性和门控作用，而这些都是丘脑中继位点所具有的特点。

像之前提到的，某些输入特异性地连接到高阶中继位点比如丘脑枕。其中比较有意思的一个是大鼠未定带的 GABA 能输入（Lavallee et al.，2005；Power，Kolmac，& Motrofanis，1999）。虽然并没有直接的证据表明这些输入的作用，但是对躯体感觉系统中类似的高阶丘脑中继位点——后内侧核的研究中，间接的证明这些输入对于视觉的重要性。在大鼠没有处于警惕或是积极探索（面部胡须重复且快速的前后扫）的状态下，未定带激活，它对后内侧核的 GABA 能输入起到的作用是关闭中继细胞，从而起到有效关闭丘脑门控的作用（Bartho，Freund，& Acsady，2002；Boker et al.，2005；Lavallee et al.，2005；Masri et al.，2006；Trageser & Keller，2004；Trageser et al.，2006）。有两个因素会使得未知带细胞被抑制，从而使得中继细胞去抑制以及打开丘脑门控。其中一个是唤醒的程度，因为更大活性的臂旁区胆碱能输入能抑制未定带细胞（Trageser et al.，2006）。另一个更有趣的因素主要发生在大鼠进入探索状态（胡须快速扫动）开始移动时。这个状态下，运动皮层激活从而抑制未定带细胞，未定带的沉默使得后内侧核的通路打开（Urbain & Deschenes，2007），然后使得从初级感觉皮层 S1 经过丘脑传递的信息，能传递到高级的皮层区域 S2。换句话说，在积极探索的状态下，运动皮层具有很高的活跃性，在躯体感觉皮层加工的信息将引发第5层的运动输出信号，这种信号的拷贝通过后内侧核成功传递到更上层的皮层。

有一种类似的机制是未定带参与的丘脑枕门控作用。在视觉反应活跃时，包含有运动命令的信息从低级的视觉皮层发出，经过丘脑中继位点，传递到高阶的目标皮层。当视觉反应不活跃，比如说假寐或是注意集中在其他感觉系统时，丘脑枕门控通道关闭，从而使得信息无法传递。

如果这种皮层发出的所谓的运动信息并不总是能引起运动反应，那么上述关于探索活动或视觉反应的加工是有一定意义的。而从进化上来说，丘脑和皮层是比较近的，因此从进化理论上来进行解释也是有一定道理的。丘脑-皮层环路发生进化时，独立的皮层下运动环路并没有与之平行的进化，因此皮层最终是

共享了这些初步进化的脑干和脊髓运动环路，从而影响行为。

如果一个动物激活了视觉刺激支配的行为，而听觉系统静默（接受刺激但不支配行为），那么来自第5层细胞的信息，包含有眼动指令的传出副本，将传递到高级皮层，同时丘脑枕的高阶门控通道将保持开放的状态。而类似的听觉系统门控通道将关闭，听觉信息所诱发的第5层细胞的反应无法通过经丘脑听觉通路中的丘脑中继位点，因为这种听觉皮层产生的信息输出无法显著地影响行为。

经丘脑通路的其他的能力，比如说各种调控信息的能力，并不适用于直接通路。因为就像之前所描述的，丘脑环路提供了很多方法来调控传递到皮层的信息，一个例子就是中继细胞在强直发放和爆发发放模式之间的切换。关于它们取决于 T 型钙离子通道失活状态的详细机制我们之前已经讨论过，强直模式主要用于信息的正常加工过程，而爆发模式则是用作对皮层的"唤醒铃"。

这种情况也适用于丘脑枕还有与它相连的来自未定带的输入。当未定带激活，它并不只是关掉丘脑枕的中继位点，也会使中继细胞超极化，从而通过重激活 T 型钙离子通道使其切换到爆发模式。沉默这些未定带的输入后，当视觉系统激活时，可能第5层输入会诱发丘脑枕中继细胞的爆发发放，反过来向目标皮层发出强烈的信号，从而产生一个显著性的变化。

重新考虑未定带对丘脑枕的输入。被动视觉中，未定带有效的抑制丘脑中继细胞，使它们处于爆发模式，即使视皮层第5层的皮层-丘脑细胞激活，所发出的信息也无法通过中继点传递到高级皮层。当转换到主动视觉时，来自视皮层第5层的新的输出将抑制未定带细胞，解除他们对丘脑枕的细胞的抑制，于是接下来的皮层第5层的输出诱发丘脑枕中继细胞的爆发式发放，从而有效地激活目标视皮层区域。在接下来没有未定带抑制的情况下，第5层的持续输出，继续去极化丘脑枕中继细胞，最终使得它们的发放变成强直模式，保证了经过丘脑中继传递的信号的准确性。

结论

丘脑不再被当作一个被动的机械的信息中继位点。我们已经叙述了一系列与注意和警戒等行为有关的丘脑中继位点的重要功能特点。但这可能只是冰山一角，更多的功能的发现将扩展我们对于丘脑的了解。

丘脑能够影响信息加工,在一般的行为状态中,通常起到一个最后的"瓶颈"的作用。相较于目标皮层区域,丘脑中继位点所具有的神经元和突触数目要少得多。当需要增加或是减少一个特殊信息的显著性时,比如说在听觉剥夺的情况下给予一个视觉的刺激,在丘脑水平上进行调节所需要的突触加工要更少。对于哺乳动物的视觉加工来说,大脑一直参与影响了视网膜的加工,除了在适应和瞳孔控制中可能存在的自律效应。外侧膝状体核不仅仅只是作为一个合适的瓶颈来限制信息流,它也是一个调控信息加工过程的重要外围位点。在其他感觉系统,可能有更外围的位点进行信息加工的调控,但是对于通向皮层的所有通路来说,丘脑作为最后一个合适阶段,在信息流进入皮层之前进行调控。

研究丘脑中的视觉中继位点的时候,需要知道存在两种中继位点,一种是已经研究得较多的外侧膝状体核中的一阶中继位点,另一种是丘脑枕中的一系列易被忽略的高阶中继位点。外侧膝状体核是从视网膜到皮层的平行的视觉通路的中继位点,这些通路之间功能不同,互相独立,并且具有拓扑性的组织结构。外侧膝状体核具有一些可能的但是还未被证实的功能,比如说根据注意的程度修饰向视皮层的信息传递。外侧膝状体核细胞具有两种发放模式,一种是强直模式,这是一种精确的线性的将外围的信息传递到皮层的方式,是必须的;另一种是爆发模式,需要值得注意的事物引起的特殊信号的识别。视觉信息从视网膜传递到外侧膝状体核通过视网膜-膝状体驱动子。这些驱动性输入只占向膝状体中继细胞进行输入的5% ~ 10%,根据递质和受体的不同,具有特殊的结构特点、突触连接模式和功能联系。剩下的输入突触是调控子,调控子能使信息传递的模式在本底和爆发之间切换。调控子具有不同的起源,其中就包括视皮层第6层的谷氨酸能反馈。

丘脑枕中的高阶中继位点将信息从一个皮层经过丘脑传递到另一个皮层。丘脑枕的驱动子来源于皮层第5层的锥体细胞,并且具有轴突分支连接低级的运动中枢。因此,丘脑枕能够传递运动输出的拷贝,从一个皮层传递到另一个皮层。我们强调了这种经过丘脑通路在皮层-皮层交流的重要性,这种通路在过去受到了忽视。

最后,现在已经清楚有直接和经丘脑的两种皮层-皮层环路存在,这两种通路一般是平行的,并不是很清楚这种不同寻常的神经组织结构形成的原因。有的研究认为,可能与经丘脑通路所传递的部分信息是

运动命令拷贝有关(Guillery & Sherman,2011)。就这点来说,向丘脑枕的调节性传入应该受到更多的关注,目前对它们的研究还远远不够。我们认为这种向丘脑核投射的调控性输入的功能可以与外侧膝状体核的调控子的功能进行比较。它们都能使中继位点切换爆发模式和强直模式。特殊的GABA能输入连接到丘脑枕,主要的来源是未定带和前顶盖,能够对丘脑枕中继点产生一个额外的门控功能。我们推测,当视觉未激活时,这种特殊的输入能阻止运动命令传出副本通过丘脑枕中继位点。

这些论点提供了一些关于丘脑枕中继位点新功能的推测,还需要更多的工作来证实这些观点。

注释

1. 文中所提到的"外侧膝状体核"指的是背外侧膝状体核。就像所有向新皮层提供中继作用的丘脑核团一样,外侧膝状体核是背侧丘脑发育的一部分。腹外侧膝状体核,是腹侧丘脑的一部分,没有轴突连接皮层,不做进一步的探讨。

2. 除非特别说明,文中所提到的猴都是猕猴,是旧世界猴的一种典型代表,与新世界猴在外侧膝状体核结构上有些微的不同。

3. 我们称为"臂旁区"的区域经常被称为"脚桥被盖核",因为这些区域激活丘脑的细胞都是分散分布,并没有明确的核团边界,但是总的来说它们主要散布在结合臂的周围。

4. 在猫中,丘脑网状核参与激活外侧膝状体核的主要部分被称为"围膝状体核"。

5. 突触连接的一个超微结构特点是,突触后膜因为包含有突触后受体,所以往往要厚一些(Sheng,2001)。当这种增厚很明显,突触后膜看上去要明显比突触前膜厚,我们称这种突触连接为不对称突触;如果增厚得不明显,那么突触后膜和突触前膜没有明显的厚度差异,我们称之为对称突触(Gray,1959)。一般来说,非对称突触主要是兴奋性突触,对称突触主要是抑制性突触。

6. 不同的细胞中电压和时间依赖性有一些不同,但是又是共生的。因为更高的去极化需要较少的时间来失活。而更低的超极化则能更快地重激活(Sherman & Guillery,1996,2006)。

7. 有的时候"发放(spike)"指的是传统的动作电位,但是在这我们指的是全或无的钙离子流。为了防止混淆,我们用"动作电位"来指代钠/钾离子动作电

位,而不是用"发放"这个词。

8. 谷氨酸能输入在皮层环路中很常见,包括丘脑-皮层输入和皮层-皮层输入,具有两种基本的类型,分别是驱动子和调控子。然而,对于皮层环路来说,用一种新的术语进行命名会比较合适,驱动子称为第一类,调控子称为第二类。因为,驱动子和调控子的含义在丘脑中已经比较明确,而在皮层中则还不确定(Covic & Sherman, 2011;DePasquale & Sherman, 2011;Viaene, Petrof, & Sherman, 2011a, 2011b, 2011c)。尽管如此,在本章中,我们还是坚持使用原来的术语,因为我们觉得"驱动子/调控子"这个术语能很好地代表这些输入可能的功能。

9. 值得注意的是,虽然有些特点被写成是丘脑环路所特有的,但是其实同样适用于皮层环路(Covic & Sherman, 2011;DePasquale & Sherman, 2011, 2012;Lee & Sherman, 2008, 2009;Viaene, Petrof, & Sherman, 2011a, 2011b, 2011c)。

10. 在一些物种的研究中发现存在视网膜向丘脑枕的投射,但是主要发生在靠近或是邻接着外侧膝状体核的区域。外侧膝状体核的一个定义是接受来自视网膜输入的神经元的集合,并且其中的中继细胞能投射到皮层。如果是这样的话,任何视网膜向丘脑的投射都能看成是激活了外侧膝状体核的一部分。由此说来,在猫中,被视网膜激活的一个丘脑枕区域,被称为"丘脑枕中的视网膜接收地带"应该被称作"膝状体翼"的一部分(Guiller et al., 1980)。因此,丘脑枕是否接收了来自视网膜的输入这一问题应该只是语义表达上的不同。但是对于另一个问题,这个区域是否接收了来自皮层或是中脑的其他驱动性输入以及之间的相互作用,还需要进一步的研究。

11. 顶盖枕核末端的多样性说明这个通路中存在驱动性和调控性两种输入。

12. 任何轴突携带信息都是通过动作电位的模式编码的。在正常情况下,每个动作电位传递到配对的分支上都会产生一个并且仅产生一个动作电位,确保配对轴突和其分支上携带的是同样的信息。如果是非生理性的逆行方向传递的话,有时无法形成动作电位。这种情况在正常的顺行情况下是非常少的。

13. "伴随放电"经常取代"输出拷贝"被用来描述这一特点。但是我们还是继续使用输出拷贝这名词因为为了强调这是一种运动输出的拷贝,而不是一种感觉输入。

14. 第10条就是我们在本文中不考虑视网膜输入的原因。

15. 已知的一个例外是 Meynert 细胞。猴中的 Meynert 细胞从 17 区开始通过神经侧支投射到 MT 区和上丘。但是 Meynert 细胞连接丘脑的侧支并未报道(Fries, Keizer, & Kuypers, 1985;Rockland & Knutson, 2001)。

参考文献

Abramson, B. P., & Chalupa, L. M. (1985). The laminar distribution of cortical connections with the tecto- and cortico-recipient zones in the cat's lateral posterior nucleus. *Neuroscience, 15*, 81–95.

Ahmed, B., Anderson, J. C., Douglas, R. J., Martin, K. A. C., & Nelson, J. C. (1994). Polyneuronal innervation of spiny stellate neurons in cat visual cortex. *Journal of Comparative Neurology, 341*, 39–49.

Altman, J., & Carpenter, M. B. (1961). Fiber projections of the superior colliculus in the cat. *Journal of Comparative Neurology, 116*, 157–177.

Andreas, S. T., Stelios, M., Smirnakis, A., Augath, M., Trinath, T., & Logothetis, N. K. (2001). Motion processing in the macaque: Revisited with functional magnetic resonance imaging. *Journal of Neuroscience, 21*, 8594–8601.

Baker, F. H., & Malpeli, J. G. (1977). Effects of cryogenic blockade of visual cortex on the responses of lateral geniculate neurons in the monkey. *Experimental Brain Research, 29*, 433–444.

Barthó, P., Freund, T. F., & Acsády, L. (2002). Selective GABAergic innervation of thalamic nuclei from zona incerta. *European Journal of Neuroscience, 16*, 999–1014.

Bender, D. B. (1982). Receptive-field properties of neurons in the macaque inferior pulvinar. *Journal of Neurophysiology, 48*, 1–17.

Bender, D. B. (1983). Visual activation of neurons in the primate pulvinar depends on cortex but not colliculus. *Brain Research, 279*, 258–261.

Berman, R. A., & Wurtz, R. H. (2010). Functional identification of a pulvinar path from superior colliculus to cortical area MT. *Journal of Neuroscience, 30*, 6342–6354.

Berson, D. M., & Graybiel, A. M. (1978). Parallel thalamic zones in the LP-pulvinar complex of the cat identified by their afferent and efferent connections. *Brain Research, 147*, 139–148.

Bickford, M. E., Günlük, A. E., Guido, W., & Sherman, S. M. (1993). Evidence that cholinergic axons from the parabrachial region of the brainstem are the exclusive source of nitric oxide in the lateral geniculate nucleus of the cat. *Journal of Comparative Neurology, 334*, 410–430.

Bokor, H., Frere, S. G. A., Eyre, M. D., Slezia, A., Ulbert, I., Luthi, A., et al. (2005). Selective GABAergic control of higher order thalamic relays. *Neuron, 45*, 929–940.

Bond, A. H. (2004). An information-processing analysis of the functional architecture of the primate neocortex. *Journal of Theoretical Biology, 227*, 51–79.

Bourassa, J., & Deschênes, M. (1995). Corticothalamic projections from the primary visual cortex in rats: A single fiber study using biocytin as an anterograde tracer. *Neuroscience, 66*, 253–263.

Bourassa, J., Pinault, D., & Deschênes, M. (1995). Corticothalamic projections from the cortical barrel field to the somatosensory thalamus in rats: A single-fibre study using biocytin as an anterograde tracer. *European Journal of Neuroscience, 7,* 19–30.

Bowling, D. B., & Michael, C. R. (1984). Terminal patterns of single, physiologically characterized optic tract fibers in the cat's lateral geniculate nucleus. *Journal of Neuroscience, 4,* 198–216.

Casagrande, V. A., & Xu, X. (2004). Parallel visual pathways: A comparative perspective. In L. M. Chalupa & J. S. Werner (Eds.), *The visual neurosciences* (pp. 494–506). Cambridge, MA: MIT Press.

Casanova, C., & Savard, T. (1996). Responses to moving texture patterns of cells in the striate-recipient zone of the cat's lateral posterior-pulvinar complex. *Neuroscience, 70,* 439–447.

Chalupa, L. M. (1991). Visual function of the pulvinar. In A. G. Leventhal (Ed.), *The neural basis of visual function* (pp. 140–159). New York: Macmillan Press.

Chalupa, L. M., Anchel, H., & Lindsley, D. B. (1972). Visual input to the pulvinar via lateral geniculate, superior colliculus and visual cortex in the cat. *Experimental Neurology, 36,* 449–462.

Conley, M., Birecree, E., & Casagrande, V. A. (1985). Neuronal classes and their relation to functional and laminar organization to functional and laminar organization of the lateral geniculate nucleus: A Golgi study of the prosimian primate, *Galago crassicaudatus. Journal of Comparative Neurology, 242,* 561–583.

Conley, M., & Diamond, I. T. (1990). Organization of the visual sector of the thalamic reticular nucleus in *Galago. European Journal of Neuroscience, 2,* 211–226.

Conn, P. J., & Pin, J. P. (1997). Pharmacology and functions of metabotropic glutamate receptors. *Annual Review of Pharmacology and Toxicology, 37,* 205–237.

Covic, E. N., & Sherman, S. M. (2011). Synaptic properties of connections between the primary and secondary auditory cortices in mice. *Cerebral Cortex, 21,* 2425–2441.

Crabtree, J. W. (1992a). The somatotopic organization within the cat's thalamic reticular nucleus. *European Journal of Neuroscience, 4,* 1352–1361.

Crabtree, J. W. (1992b). The somatotopic organization within the rabbit's thalamic reticular nucleus. *European Journal of Neuroscience, 4,* 1343–1351.

Crabtree, J. W. (1996). Organization in the somatosensory sector of the cat's thalamic reticular nucleus. *Journal of Comparative Neurology, 366,* 207–222.

Crabtree, J. W., & Killackey, H. P. (1989). The topographical organization of the axis of projection within the visual sector of the rabbit's thalamic reticular nucleus. *European Journal of Neuroscience, 1,* 94–109.

Cucchiaro, J. B., Uhlrich, D. J., & Sherman, S. M. (1991). Electron-microscopic analysis of synaptic input from the perigeniculate nucleus to the A-laminae of the lateral geniculate nucelus in cats. *Journal of Comparative Neurology, 310,* 316–336.

Datskovskaia, A., Carden, W. B., & Bickford, M. E. (2001). Y retinal terminals contact interneurons in the cat dorsal lateral geniculate nucleus. *Journal of Comparative Neurology, 430,* 85–100.

de Lima, A. D., & Singer, W. (1987). The brainstem projection to the lateral geniculate nucleus in the cat: Identification of cholinergic and monoaminergic elements. *Journal of Comparative Neurology, 259,* 92–121.

DePasquale, R., & Sherman, S. M. (2011). Synaptic properties of corticocortical connections between the primary and secondary visual cortical areas in the mouse. *Journal of Neuroscience, 31,* 16494–16506.

DePasquale, R., & Sherman, S. M. (2012). Modulatory effects of metabotropic glutamate receptors on local cortical circuits. *Journal of Neuroscience, 32*(21), 7364–7372.

DePasquale, R., & Sherman, S. M. (2013). A modulatory effect of the feedback from higher visual areas to V1 in the mouse. *Journal of Neurophysiology,* in press.

Diamond, I. T. (1973). The evolution of the tectal-pulvinar system in mammals: Structural and behavioral studies of the visual system. *Symposia of the Zoological Society of London, 33,* 205–233.

Dobrunz, L. E., & Stevens, C. F. (1997). Heterogeneity of release probability, facilitation, and depletion at central synapses. *Neuron, 18,* 995–1008.

Duhamel, J.-R., Colby, C. L., & Goldberg, M. E. (1992). The updating of the representation of visual space in parietal cortex by intended eye movements. *Science, 255,* 90–92.

Erişir, A., Van Horn, S. C., Bickford, M. E., & Sherman, S. M. (1997). Immunocytochemistry and distribution of parabrachial terminals in the lateral geniculate nucleus of the cat: A comparison with corticogeniculate terminals. *Journal of Comparative Neurology, 377,* 535–549.

Erişir, A., Van Horn, S. C., & Sherman, S. M. (1997). Relative numbers of cortical and brainstem inputs to the lateral geniculate nucleus. *Proceedings of the National Academy of Sciences of the United States of America, 94,* 1517–1520.

Famiglietti, E. V., & Peters, A. (1972). The synaptic glomerulus and the intrinsic neuron in the dorsal lateral geniculate nucleus of the cat. *Journal of Comparative Neurology, 144,* 285–334.

Feig, S., & Harting, J. K. (1998). Corticocortical communication via the thalamus: Ultrastructural studies of corticothalamic projections from area 17 to the lateral posterior nucleus of the cat and inferior pulvinar nucleus of the owl monkey. *Journal of Comparative Neurology, 395,* 281–295.

Felleman, D. J., & Van Essen, D. C. (1991). Distributed hierarchical processing in the primate cerebral cortex. *Cerebral Cortex, 1*(1), 1–47.

Friedlander, M. J., Lin, C.-S., Stanford, L. R., & Sherman, S. M. (1981). Morphology of functionally identified neurons in lateral geniculate nucleus of the cat. *Journal of Neurophysiology, 46,* 80–129.

Fries, W., Keizer, K., & Kuypers, H. G. (1985). Large layer VI cells in macaque striate cortex (Meynert cells) project to both superior colliculus and prestriate visual area V5. *Experimental Brain Research, 58,* 613–616.

Galletti, C., Gamberini, M., Kutz, D. F., Fattori, P., Luppino, G., & Matelli, M. (2001). The cortical connections of area V6: An occipito-parietal network processing visual information. *European Journal of Neuroscience, 13,* 1572–1588.

Garcia-Cabezas, M. A., Rico, B., Sanchez-Gonzalez, M. A., & Cavada, C. (2007). Distribution of the dopamine innervation in the macaque and human thalamus. *NeuroImage, 34,* 965–984.

Geisert, E. E., Langsetmo, A., & Spear, P. D. (1981). Influence of the cortico-geniculate pathway on reponse properties of cat lateral geniculate neurons. *Brain Research, 208,* 409–415.

Gentet, L. J., & Ulrich, D. (2003). Strong, reliable and precise synaptic connections between thalamic relay cells and neurones of the nucleus reticularis in juvenile rats. *Journal of Physiology, 546,* 801–811.

Gilbert, C. D., & Kelly, J. P. (1975). The projections of cells in different layers of the cat's visual cortex. *Journal of Physiology, 163,* 81–106.

Govindaiah, G., Wang, T., Gillette, M. U., & Cox, C. L. (2012).

Activity-dependent regulation of retinogeniculate signaling by metabotropic glutamate receptors. *Journal of Neuroscience, 32,* 12820–12831.

Granseth, B., & Lindström, S. (2003). Unitary EPSCs of corticogeniculate fibers in the rat dorsal lateral geniculate nucleus in vitro. *Journal of Neurophysiology, 89,* 2952–2960.

Gray, E. G. (1959). Axo-somatic and axo-dendritic synapses of the cerebral cortex. An electron microscopic study. *Journal of Anatomy (London), 93,* 420–433.

Guillery, R. W. (1966). A study of Golgi preparations from the dorsal lateral geniculate nucleus of the adult cat. *Journal of Comparative Neurology, 128,* 21–50.

Guillery, R. W. (1995). Anatomical evidence concerning the role of the thalamus in corticocortical communication: A brief review. *Journal of Anatomy, 187,* 583–592.

Guillery, R. W. (2003). Branching thalamic afferents link action and perception. *Journal of Neurophysiology, 90,* 539–548.

Guillery, R. W., Feig, S. L., & Lozsádi, D. A. (1998). Paying attention to the thalamic reticular nucleus. *Trends in Neurosciences, 21,* 28–32.

Guillery, R. W., Feig, S. L., & Van Lieshout, D. P. (2001). Connections of higher order visual relays in the thalamus: A study of corticothalamic pathways in cats. *Journal of Comparative Neurology, 438,* 66–85.

Guillery, R. W., Geisert, E. E., Polley, E. H., & Mason, C. A. (1980). An analysis of the retinal afferents to the cat's medial interlaminar nucleus and to its rostral thalamic extension, the "geniculate wing." *Journal of Comparative Neurology, 194,* 117–142.

Guillery, R. W., & Sherman, S. M. (2002a). Thalamic relay functions and their role in corticocortical communication: Generalizations from the visual system. *Neuron, 33,* 163–175.

Guillery, R. W., & Sherman, S. M. (2002b). The thalamus as a monitor of motor outputs. *Philosophical Transactions of the Royal Society of London. B, 357,* 1809–1821.

Guillery, R. W., & Sherman, S. M. (2011). Branched thalamic afferents: What are the messages that they relay to cortex? *Brain Research. Brain Research Reviews, 66,* 205–219.

Hackett, T. A., Stepniewska, I., & Kaas, J. H. (1998). Thalamocortical connections of the parabelt auditory cortex in macaque monkeys. *Journal of Comparative Neurology, 400,* 271–286.

Hamos, J. E., Van Horn, S. C., Raczkowski, D., & Sherman, S. M. (1987). Synaptic circuits involving an individual retinogeniculate axon in the cat. *Journal of Comparative Neurology, 259,* 165–192.

Hamos, J. E., Van Horn, S. C., Raczkowski, D., Uhlrich, D. J., & Sherman, S. M. (1985). Synaptic connectivity of a local circuit neurone in lateral geniculate nucleus of the cat. *Nature, 317,* 618–621.

Hickey, T. L., & Guillery, R. W. (1974). An autoradiographic study of retinogeniculate pathways in the cat and the fox. *Journal of Comparative Neurology, 156,* 239–254.

Hilgetag, C. C., & Kaiser, M. (2004). Clustered organization of cortical connectivity. *Neuroinformatics, 2,* 353–360.

Hubel, D. H., & Wiesel, T. N. (1977). Functional architecture of macaque monkey visual cortex. *Proceedings of the Royal Society of London. Series B, Containing Papers of a Biological Character, 198,* 1–59.

Hutchins, B., & Updyke, B. V. (1989). Retinotopic organization within the lateral posterior complex of the cat. *Journal of Comparative Neurology, 285,* 350–398.

Itoh, K., Conley, M., & Diamond, I. T. (1982). Retinal ganglion cell projections to individual layers of the lateral geniculate body in *Galago crassicaudatus. Journal of Comparative Neurology, 205,* 282–290.

Jones, E. G. (2007). *The thalamus* (2nd ed.). Cambridge: Cambridge University Press.

Kalil, R. E., & Chase, R. (1970). Corticofugal influence on activity of lateral geniculate neurons in the cat. *Journal of Neurophysiology, 33,* 459–474.

Kandel, E. R., Schwartz, J. H., & Jessell, T. M. (2000). *Principles of neural science.* New York: McGraw-Hill.

Kelly, L. R., Li, J., Carden, W. B., & Bickford, M. E. (2003). Ultrastructure and synaptic targets of tectothalamic terminals in the cat lateral posterior nucleus. *Journal of Comparative Neurology, 464,* 472–486.

Lam, Y. W., & Sherman, S. M. (2013). Activation of both group I and group II metabotropic glutamatergic receptors suppress retinogeniculate transmission. *Neuroscience,* in press.

Lamme, V. A. (2003). Recurrent corticocortical interactions in neural disease. *Archives of Neurology, 60,* 178–184.

Latawiec, D., Martin, K. A. C., & Meskenaite, V. (2000). Termination of the geniculocortical projection in the striate cortex of macaque monkey: A quantitative immunoelectron microscopic study. *Journal of Comparative Neurology, 419,* 306–319.

Lavallée, P., Urbain, N., Dufresne, C., Bokor, H., Acsády, L., & Deschênes, M. (2005). Feedforward inhibitory control of sensory information in higher order thalamic nuclei. *Journal of Neuroscience, 25,* 7489–7498.

Lee, C. C., & Sherman, S. M. (2008). Synaptic properties of thalamic and intracortical inputs to layer 4 of the first and higher order cortical areas in the auditory and somatosensory systems. *Journal of Neurophysiology, 100,* 317–326.

Lee, C. C., & Sherman, S. M. (2009). Modulator property of the intrinsic cortical projection from layer 6 to layer 4. *Frontiers in Systems Neuroscience, 3,* 1–5. doi:10.3389/neuro.06.003.2009.

LeVay, S., & Ferster, D. (1977). Relay cell classes in the lateral geniculate nucleus of the cat and the effects of visual deprivation. *Journal of Comparative Neurology, 172,* 563–584.

LeVay, S., & McConnell, S. K. (1982). ON and OFF layers in the lateral geniculate nucleus of the mink. *Nature, 300,* 350–351.

Li, J., Guido, W., & Bickford, M. E. (2003). Two distinct types of corticothalamic EPSPs and their contribution to short-term synaptic plasticity. *Journal of Neurophysiology, 90,* 3429–3440.

Lujan, R., Nusser, Z., Roberts, J. D., Shigemoto, R., & Somogyi, P. (1996). Perisynaptic location of metabotropic glutamate receptors mGluR1 and mGluR5 on dendrites and dendritic spines in the rat hippocampus. *European Journal of Neuroscience, 8,* 1488–1500.

Masri, R., Trageser, J. C., Bezdudnaya, T., Li, Y., & Keller, A. (2006). Cholinergic regulation of the posterior medial thalamic nucleus. *Journal of Neurophysiology, 96,* 2265–2273.

Mateo, Z., & Porter, J. T. (2007). Group II metabotropic glutamate receptors inhibit glutamate release at thalamocortical synapses in the developing somatosensory cortex. *Neuroscience, 146,* 1062–1072.

Mathers, L. H. (1971). Tectal projection to posterior thalamus of the squirrel monkey. *Brain Research, 35,* 357–380.

Mathers, L. H. (1972). The synaptic organization of the cortical projection to the pulvinar of the squirrel monkey. *Journal of Comparative Neurology, 146,* 43–60.

McAlonan, K., Cavanaugh, J., & Wurtz, R. H. (2008). Guarding the gateway to cortex with attention in visual thalamus.

Nature, 456(7220), 391. doi:10.1038/nature07382.

McClurkin, J. W., & Marrocco, R. T. (1984). Visual cortical input alters spatial tuning in monkey lateral geniculate nucleus cells. *Journal of Physiology, 348*, 135–152.

Montero, V. M., Guillery, R. W., & Woolsey, C. N. (1977). Retinotopic organization within the thalamic reticular nucleus demonstrated by a double label autoradiographic technique. *Brain Research, 138*, 407–421.

Moore, T., & Armstrong, K. M. (2003). Selective gating of visual signals by microstimulation of frontal cortex. *Nature, 421*, 370–373.

Mott, D. D., & Lewis, D. V. (1994). The pharmacology and function of central GABAB receptors. *International Review of Neurobiology, 36*, 97–223.

Murphy, P. C., & Sillito, A. M. (1996). Functional morphology of the feedback pathway from area 17 of the cat visual cortex to the lateral geniculate nucleus. *Journal of Neuroscience, 16*, 1180–1192.

Nicoll, R. A., Malenka, R. C., & Kauer, J. A. (1990). Functional comparison of neurotransmitter receptor subtypes in mammalian central nervous system. *Physiological Reviews, 70*, 513–565.

Ogren, M. P., & Hendrickson, A. E. (1979). The morphology and distribution of striate cortex terminals in the inferior and lateral subdivisions of the *Macaca* monkey pulvinar. *Journal of Comparative Neurology, 188*, 179–199. doi:10.1002/cne.901880113.

Ojima, H., Murakami, K., & Kishi, K. (1996). Dual termination modes of corticothalamic fibers originating from pyramids of layers 5 and 6 in cat visual cortical area 17. *Neuroscience Letters, 208*, 57–60.

Olshausen, B. A., Anderson, C. H., & Van Essen, D. C. (1993). A neurobiological model of visual attention and invariant pattern recognition based on dynamic routing of information. *Journal of Neuroscience, 13*, 4700–4719.

Partlow, G. D., Colonnier, M., & Szabo, J. (1977). Thalamic projections of the superior colliculus in the rhesus monkey, *Macaca mulatta*. A light and electron microscopic study. *Journal of Comparative Neurology, 171*, 285–318.

Petrof, I., Viaene, A. N., & Sherman, S. M. (2012). Two populations of corticothalamic and interareal corticocortical cells in the subgranular layers of the mouse primary sensory cortices. *Journal of Comparative Neurology, 520*, 1678–1686.

Pin, J. P., & Duvoisin, R. (1995). The metabotropic glutamate receptors: Structure and functions. *Neuropharmacology, 34*, 1–26.

Pinault, D., Bourassa, J., & Deschênes, M. (1995). Thalamic reticular input to the rat visual thalamus: A single fiber study using biocytin as an anterograde tracer. *Brain Research, 670*, 147–152.

Pinault, D., & Deschênes, M. (1998). Projection and innervation patterns of individual thalamic reticular axons in the thalamus of the adult rat: A three-dimensional, graphic, and morphometric analysis. *Journal of Comparative Neurology, 391*, 180–203.

Power, B. D., Kolmac, C. I., & Mitrofanis, J. (1999). Evidence for a large projection from the zona incerta to the dorsal thalamus. *Journal of Comparative Neurology, 404*, 554–565.

Purushothaman, G., Marion, R., Li, K., & Casagrande, V. A. (2012). Gating and control of primary visual cortex by pulvinar. *Nature Neuroscience, 15*, 905–912.

Ralston, H. J. (1971). Evidence for presynaptic dendrites and a proposal for their mechanism of action. *Nature, 230*, 585–587.

Ramcharan, E. J., Gnadt, J. W., & Sherman, S. M. (2005). Higher order thalamic relays burst more than first order relays. *Proceedings of the National Academy of Sciences of the United States of America, 102*, 12236–12241.

Recasens, M., & Vignes, M. (1995). Excitatory amino acid metabotropic receptor subtypes and calcium regulation. *Annals of the New York Academy of Sciences, 757*, 418–429.

Reichova, I., & Sherman, S. M. (2004). Somatosensory corticothalamic projections: Distinguishing drivers from modulators. *Journal of Neurophysiology, 92*, 2185–2197.

Robson, J. A., & Hall, W. C. (1977a). The organization of the pulvinar in the grey squirrel (*Sciurus carolinensis*) I. Cytoarchitecture and connections. *Journal of Comparative Neurology, 173*, 355–388.

Robson, J. A., & Hall, W. C. (1977b). The organization of the pulvinar in the grey squirrel (*Sciurus carolinensis*) II. Synaptic organization and comparisons with the dorsal lateral geniculate nucleus. *Journal of Comparative Neurology, 173*, 389–416.

Rockland, K. S. (1996). Two types of corticopulvinar terminations: Round (type 2) and elongate (type 1). *Journal of Comparative Neurology, 368*, 57–87.

Rockland, K. S., Andresen, J., Cowie, R. J., & Robinson, D. L. (1999). Single axon analysis of pulvinocortical connections to several visual areas in the macaque. *Journal of Comparative Neurology, 406*, 221–250.

Rockland, K. S., & Knutson, T. (2001). Axon collaterals of Meynert cells diverge over large portions of area V1 in the macaque monkey. *Journal of Comparative Neurology, 441*, 134–147.

Rodman, H. R., Gross, C. G., & Albright, T. D. (1989). Afferent basis of visual response properties in area MT of the macaque. I. Effects of striate cortex removal. *Journal of Neuroscience, 9*, 2033–2050.

Rodman, H. R., Gross, C. G., & Albright, T. D. (1990). Afferent basis of visual response properties in area MT of the macaque. II. Effects of superior colliculus removal. *Journal of Neuroscience, 10*, 1154–1164.

Salin, P. A., & Bullier, J. (1995). Corticocortical connections in the visual system: Structure and function. *Physiological Reviews, 75*, 107–154.

Sanchez-Gonzalez, M. A., Garcia-Cabezas, M. A., Rico, B., & Cavada, C. (2005). The primate thalamus is a key target for brain dopamine. *Journal of Neuroscience, 25*, 6076–6083.

Schneider, G. E. (1969). Two visual systems. *Science, 163*, 895–902.

Schneider, K. A., & Kastner, S. (2009). Effects of sustained spatial attention in the human lateral geniculate nucleus and superior colliculus. *Journal of Neuroscience, 29*, 1784–1795.

Sheng, M. H. T. (2001). The postsynaptic specialization. In W. M. Cowan, T. C. Südhof, & C. F. Stevens (Eds.), *Synapses* (pp. 315–355). Baltimore, MD: Johns Hopkins University Press.

Sherman, S. M. (1985). Functional organization of the W-, X-, and Y-cell pathways in the cat: A review and hypothesis. In J. M. Sprague & A. N. Epstein (Eds.), *Progress in psychobiology and physiological psychology* (Vol. 11, pp. 233–314). Orlando, FL: Academic Press.

Sherman, S. M. (1996). Dual response modes in lateral geniculate neurons: Mechanisms and functions. *Visual Neuroscience, 13*, 205–213.

Sherman, S. M. (2004). Interneurons and triadic circuitry of the thalamus. *Trends in Neurosciences, 27*, 670–675.

Sherman, S. M. (2005). Thalamic relays and cortical functioning. *Progress in Brain Research, 149*, 107–126.

Sherman, S. M. (2007). The thalamus is more than just a relay.

Current Opinion in Neurobiology, 17, 1–6.

Sherman, S. M., & Friedlander, M. J. (1988). Identification of X versus Y properties for interneurons in the A-laminae of the cat's lateral geniculate nucleus. *Experimental Brain Research, 73*, 384–392.

Sherman, S. M., & Guillery, R. W. (1996). The functional organization of thalamocortical relays. *Journal of Neurophysiology, 76*, 1367–1395.

Sherman, S. M., & Guillery, R. W. (1998). On the actions that one nerve cell can have on another: Distinguishing "drivers" from "modulators." *Proceedings of the National Academy of Sciences of the United States of America, 95*, 7121–7126.

Sherman, S. M., & Guillery, R. W. (2002). The role of thalamus in the flow of information to cortex. *Philosophical Transactions of the Royal Society of London. B, 357*, 1695–1708.

Sherman, S. M., & Guillery, R. W. (2006). *Exploring the thalamus and its role in cortical function*. Cambridge, MA: MIT Press.

Sherman, S. M., & Guillery, R. W. (2011). Distinct functions for direct and transthalamic corticocortical connections. *Journal of Neurophysiology, 106*, 1068–1077.

Smith, D. C., & Spear, P. D. (1979). Effects of superior colliculus removal on receptive-field properties of neurons in lateral suprasylvian visual area of the cat. *Journal of Neurophysiology, 42*, 57–75.

So, Y.-T., & Shapley, R. (1981). Spatial tuning of cells in and around lateral geniculate nucleus of the cat: X and Y relay cells and perigeniculate interneurons. *Journal of Neurophysiology, 45*, 107–120.

Sommer, M. A., & Wurtz, R. H. (2004). What the brain stem tells the frontal cortex. II. Role of the SC-MD-FEF pathway in corollary discharge. *Journal of Neurophysiology, 91*, 1403–1423.

Sommer, M. A., & Wurtz, R. H. (2006). Influence of the thalamus on spatial visual processing in frontal cortex. *Nature, 444*, 374–377.

Sperry, R. W. (1950). Neural basis of the spontaneous optokinetic response produced by visual inversion. *Journal of Comparative Neurology, 43*, 482–489.

Sprague, J. M. (1966). Interaction of cortex and superior colliculus in mediation of visually guided behavior in the cat. *Science, 153*, 1544–1547.

Sprague, J. M. (1972). The superior colliculus and pretectum in visual behavior. *Investigative Ophthalmology, 11*, 473–482.

Sprague, J. M., Berlucchi, G., & Di Berardino, A. (1970). The superior colliculus and pretectum in visually guided behavior and visual discrimination in the cat. *Brain, Behavior and Evolution, 3*, 285–294.

Stone, J. (1983). *Parallel processing in the visual system*. New York: Plenum Press.

Stryker, M. P., & Zahs, K. R. (1983). On and off sublaminae in the lateral geniculate nucleus of the ferret. *Journal of Neuroscience, 3*, 1943–1951.

Sur, M., Esguerra, M., Garraghty, P. E., Kritzer, M. F., & Sherman, S. M. (1987). Morphology of physiologically identified retinogeniculate X- and Y-axons in the cat. *Journal of Neurophysiology, 58*, 1–32.

Swadlow, H. A., & Gusev, A. G. (2001). The impact of "bursting" thalamic impulses at a neocortical synapse. *Nature Neuroscience, 4*, 402–408.

Swadlow, H. A., Gusev, A. G., & Bezdudnaya, T. (2002). Activation of a cortical column by a thalamocortical impulse. *Journal of Neuroscience, 22*, 7766–7773.

Tehovnik, E. J., Slocum, W. M., & Schiller, P. H. (2003). Saccadic eye movements evoked by microstimulation of striate cortex. *European Journal of Neuroscience, 17*, 870–878.

Theyel, B. B., Llano, D. A., & Sherman, S. M. (2010). The corticothalamocortical circuit drives higher order cortex in the mouse. *Nature Neuroscience, 13*, 84–88.

Trageser, J. C., Burke, K. A., Masri, R., Li, Y., Sellers, L., & Keller, A. (2006). State-dependent gating of sensory inputs by zona incerta. *Journal of Neurophysiology, 96*, 1456–1463.

Trageser, J. C., & Keller, A. (2004). Reducing the uncertainty: Gating of peripheral inputs by zona incerta. *Journal of Neuroscience, 24*, 8911–8915.

Uhlrich, D. J., Cucchiaro, J. B., Humphrey, A. L., & Sherman, S. M. (1991). Morphology and axonal projection patterns of individual neurons in the cat perigeniculate nucleus. *Journal of Neurophysiology, 65*, 1528–1541.

Umeno, M. M., & Goldberg, M. E. (1997). Spatial processing in the monkey frontal eye field. I. Predictive visual responses. *Journal of Neurophysiology, 78*, 1373–1383.

Urbain, N., & Deschênes, M. (2007). Motor cortex gates vibrissal responses in a thalamocortical projection pathway. *Neuron, 56*, 714–725.

Van Essen, D. C., Anderson, C. H., & Felleman, D. J. (1992). Information processing in the primate visual system: An integrated systems perspective. *Science, 255*, 419–423.

Van Horn, S. C., Erişir, A., & Sherman, S. M. (2000). The relative distribution of synapses in the A-laminae of the lateral geniculate nucleus of the cat. *Journal of Comparative Neurology, 416*, 509–520.

Van Horn, S. C., & Sherman, S. M. (2004). Differences in projection patterns between large and small corticothalamic terminals. *Journal of Comparative Neurology, 475*, 406–415.

Van Horn, S. C., & Sherman, S. M. (2007). Fewer driver synapses in higher order than in first order thalamic relays. *Neuroscience, 475*, 406–415.

Varela, C., & Sherman, S. M. (2007). Differences in response to muscarinic agonists between first and higher order thalamic relays. *Journal of Neurophysiology, 98*, 3538–3547.

Varela, C., & Sherman, S. M. (2008). Differences in response to serotonergic activation between first and higher order thalamic nuclei. *Cerebral Cortex, 19*, 1776–1786.

Viaene, A. N., Petrof, I., & Sherman, S. M. (2011a). Properties of the thalamic projection from the posterior medial nucleus to primary and secondary somatosensory cortices in the mouse. *Proceedings of the National Academy of Sciences of the United States of America, 108*, 18156–18161.

Viaene, A. N., Petrof, I., & Sherman, S. M. (2011b). Synaptic properties of thalamic input to layers 2/3 in primary somatosensory and auditory cortices. *Journal of Neurophysiology, 105*, 279–292.

Viaene, A. N., Petrof, I., & Sherman, S. M. (2011c). Synaptic properties of thalamic input to the subgranular layers of primary somatosensory and auditory cortices in the mouse. *Journal of Neuroscience, 31*, 12738–12747.

von Holst, E., & Mittelstaedt, H. (1950). The reafference principle. Interaction between the central nervous system and the periphery. In R. Martin (Ed., Trans.), *Selected Papers of Erich von Holst: The Behavioural Physiology of Animals and Man* (pp. 139–173). Coral Gables: University of Miami Press.

Walker, A. E. (1938). *The primate thalamus*. Chicago: University of Chicago Press.

Walls, G. L. (1953). *University of California Publications in Physiology*, Vol. 9(1), *The lateral geniculate nucleus and visual histophysiology*. Berkeley, CA: University of California Press.

Wang, S., Bickford, M. E., Van Horn, S. C., Erişir, A., Godwin, D. W., & Sherman, S. M. (2001). Synaptic targets of thalamic reticular nucleus terminals in the visual thalamus of the cat. *Journal of Comparative Neurology, 440*, 321–341.

Wang, S., Eisenback, M. A., & Bickford, M. E. (2002). Relative distribution of synapses in the pulvinar nucleus of the cat: Implications regarding the "driver/modulator" theory of thalamic function. *Journal of Comparative Neurology, 454*, 482–494.

Wei, H., Bonjean, M., Petry, H. M., Sejnowski, T. J., & Bickford, M. E. (2011). Thalamic burst firing propensity: A comparison of the dorsal lateral geniculate and pulvinar nuclei in the tree shrew. *Journal of Neuroscience, 31*, 17287–17299.

Wickelgren, B. G., & Sterling, P. (1969). Influence of visual cortex on receptive fields in the superior colliculus of the cat. *Journal of Neurophysiology, 32*, 16–23.

Wilson, J. R., Friedlander, M. J., & Sherman, S. M. (1984). Fine structural morphology of identified X- and Y-cells in the cat's lateral geniculate nucleus. *Proceedings of the Royal Society of London. Series B, Containing Papers of a Biological Character, 221*, 411–436.

Wise, S. P., Boussaoud, D., Johnson, P. B., & Caminiti, R. (1997). Premotor and parietal cortex: Corticocortical connectivity and combinatorial computations. *Annual Review of Neuroscience, 20*, 25–42.

Womelsdorf, T., Fries, P., Mitra, P. P., & Desimone, R. (2006). Gamma-band synchronization in visual cortex predicts speed of change detection. *Nature, 439*, 733–736.

Wong, P. Y., Collins, C. E., Baldwin, M. K. L., & Kaas, J. H. (2009). Cortical connections of the visual pulvinar complex in prosimian galagos (*Otolemur garnetti*). *Journal of Comparative Neurology, 517*, 493–511.

Wong-Riley, M. T. T. (1977). Connections between the pulvinar nucleus and the prestriate cortex in the squirrel monkey as revealed by peroxidase histochemistry and autoradiography. *Brain Research, 134*, 225–236.

Zeki, S. (1993). *A vision of the brain.* Oxford: Blackwell Scientific Publications.

Zhan, X. J., Cox, C. L., Rinzel, J., & Sherman, S. M. (1999). Current clamp and modeling studies of low threshold calcium spikes in cells of the cat's lateral geniculate nucleus. *Journal of Neurophysiology, 81*, 2360–2373.

第20章　哺乳动物生物钟的光响应和光诱导效应

Johanna H. Meijer，Samer Hattar，Joseph S. Takahashi

由于地球的自转,自然环境中形成了很多24小时节律变化的现象。而由于地球绕太阳的公转,自然中又产生了季节性的变化。为了适应这种周期性的环境变化,几乎所有的生命系统都发展出了一套内源性的24小时循环的生物钟,来提前适应太阳日的变化。这种周期循环现象是一种主动提前适应的变化而不是被动地做出改变,这种现象在生物中十分普遍,可能最早在30到40亿年前的蓝藻中就有这种节律现象的存在(Johnson & Golden,1999)。光环境可能作为一种选择机制,一方面优化光合作用,另一方面促使某些生物逃避紫外线辐射的诱变作用。在动物中,这种周期性节律的演化史可以在各个层面被观察到,例如基因表达、细胞新陈代谢、内分泌功能、生理功能以及行为(Takahashi,Turek,& Moore,2001)。

为了使昼夜节律正常运作,昼夜节律必须与白天和夜晚的循环相协调或同步。环境中的同步性刺激主要来自光照。相较于温度或者其他的环境因素来说,光照是一种更加稳定的信号,可以确定日夜之分,同时白天长度的变化又能很好地确定一年中季节的改变。因此,生物钟对光照进行响应,有助于其与日夜循环或是季节循环进行匹配。在哺乳动物中,生物钟由视交叉上核(SCN)产生,视交叉上核位于下丘脑前端底部。光照信息主要通过专门的神经投射传入视交叉上核,视网膜-下丘脑束(RHT)在其中起到很重要的作用。

昼夜节律在细胞层面产生,在哺乳动物视交叉上核的单独神经元中,表现为细胞自发的昼夜节律振荡子。在细胞水平内(基于Welsh 等.,1995)。一种叫"Clock"的基因参与了昼夜节律的产生。一种自身调节的转录-翻译反馈环路构成了动物生物钟的核心机制。振荡子的正向调控元件是*Clock* 基因和*BMAL1* 基因,它们的基因产物("CLOCK"和"BMAL1")组成一种异二聚体转录因子,能够激活哺乳动物*Period* 基因和*Cryptochrome* 基因。反向调控元件是*Period* 基因和*Cryptochrome* 基因,它们的基因产物(PERIOD和CRYPTOCHROME)能够持续积累,并互相联合,传输进入细胞核内,抑制CLOCK/BMAL1 对于它们自身的转录活化作用。反向调控元件关闭后,CLOCK 和

BMAL1 又能重新激活启动*Period* 基因和*Cryptochrome* 基因的新的一轮转录(Lowrey & Takahashi,2000;Welsh et al.,1995;Young & Kay,2001)。本章关注于眼睛接收的光照信息是如何改变 SCN 节律振荡子的相位使得哺乳动物能够适应光照-黑暗环境。首先是关于动物行为中测量到的对光照昼夜节律的行为响应的综述。接着是对视网膜感光细胞和到 SCN 光照输入通路,包含的神经递质以及 SCN 神经元光照反应特性的讨论。本章最后的部分处理了 SCN 神经元对光照的细胞内响应,包括光照对 clock 基因表达的影响。

光照引起的昼夜节律在行为上的表现

为了理解对动物行为的生理影响,需要有可靠的表型分析能力,调控分子通路的能力,以及要有精密的询问环路的方法。昼夜节律领域提供了可靠的行为分析测定方法,能够对日常行为进行精确的判断与定量,包括内源性昼夜周期长度、昼夜节律的光协同化、光照对行为的直接影响以及短光照脉冲对昼夜节律振荡子相位的影响。这一部分讨论了光照是如何调整昼夜节律系统的。

光诱导的相位转移

生物钟中光照效应的改变与一天的时间变化有关。在夜间,昼夜节律系统对光照的应答出现一个相位调整,白天则不存在此效应。这种效应对于光诱导作用来说是必须的,事实上,对于起搏器被诱导也是必要的。当将哺乳动物放入一个恒定的环境中,它们的行动模式还是节律性的,但是周期与24小时会有些微的偏离。黑暗饲养的动物,在节律的特殊时相给予一个短暂的脉冲光照刺激(5~15分钟),可以看到典型的起搏器光照反应。当光照脉冲是短暂呈现在动物夜间活动起始之后(对应的是动物主观上的夜晚开始),会使节律循环产生一个相位延迟(图 20.1A)。这意味着动物的下个节律循环开始,它的行动将比之前的活动节律要迟。当光照脉冲呈现在动物活动结束之前(对应的是动物主观上的夜晚结束),会使节律

循环产生一个相位提前（图20.1B）。在动物休息时相中（对应动物主观的白天），光照并不会影响起搏器光照反应的相位。重要的是，相位延迟和提前都是基于一个完整的视网膜通路（图20.1C）。

这种由光脉冲所引起的行为上的相位转移是永久性的，并且在起搏器光照反应相位上也发生了潜在的转移。光脉冲产生的效应可以反映在相位反应曲线的变化上，用光诱导的相位转移作为脉冲应用相位的函数（Pittendrigh & Daan，1976），相位反应曲线显示的是节律循环中光反应起搏器的响应性的变化（图20.1D）。

对于日行性物种来说，相位反应曲线也类似，只不过是活动时间由夜晚变成了白天。当光脉冲呈现在动物休息时相的开始（"提早的主观夜晚"），使得相位延迟；当光脉冲呈现在休息时相结束（"延迟的主观夜晚"），产生相位提前。相位延迟和相位提前表现在主观夜晚的起始或是结束，这是昼夜节律起搏器的普遍特点，确保动物能响应昼夜循环。举个例子来说，当夜行性动物夜晚离开它们的洞穴太早，夜晚的光照会使之产生一个相位延迟，使得下个昼夜循环中它们离开洞穴的时间变迟。相对的，当动物早晨返回洞穴太迟，看到了早晨的光照，节律系统会提前。总的来说，光诱导作用依赖于节律起搏器对光线的精确相位反应。

节律起搏器额外的应答元件能使得动物对光响应的能力进一步增加。这些特殊的相位延迟或是相位提前的幅度主要与几个方面有关：①光强度；②光脉冲持续时间；③光照的波长。如果光脉冲持续时间为5~15分钟，当光强度达到阈值前（0.1lux或是10^{11}光子/（$cm^2 \cdot s$）（仓鼠），1lux（大鼠）），并不会引起生物钟的相位转移（Meijer，Groos，& Rusak，1986；Meijer，Rusak，& Ganshirt，1992；Nelson & Takahashi，1991）。这种光强度的阈值于暗视觉的阈值是高度匹配的，同时与明视觉的阈值也比较类似。当高于阈值时，相位转移的幅度与光强度的变化呈近似线性的关系。当光强达到100lux左右后，将出现饱和，继续增加光强度并不会使相位转移程度继续增加。相较于自然界中正常的光强度的变化范围来说，上文所提到的2个对数单位左右的光强变化范围是很小的。举个例子来说，在晴朗的白天，光强等级往往能达到10^5lux。如果我们利用节律系统中光强的相关性，将环境中的光强度的变化进行装换，那么每天的光照循环就会变成一个方波，在黎明和黄昏发生转换，从而使得节律系统能有效辨别日夜的交替。光诱导作用

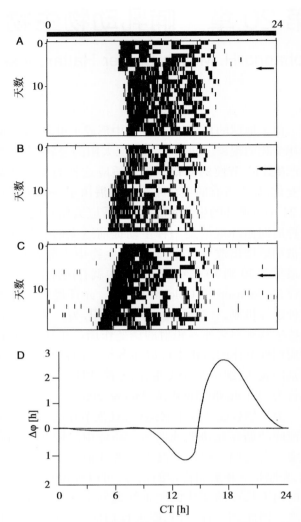

图20.1 仓鼠中光照对转轮（running wheel）活动的相位转移效应。连续的天数都绘制在彼此的下方。转轮的活动会被记录下来记录的分辨率是1分钟。随着一个光照-黑暗循环（L：D 14：10）结束后，仓鼠被释放在一个恒定的黑暗中，导致了一个自由-运转（free-running）的节律，周期稍微偏离了24小时。（A）活动开始后2小时给予15分钟的光脉冲（100lux），导致自由活动节律的相位延迟。（B）相同的光照脉冲呈现在活动起始后7h，导致节律相位的提前。面板a和b说明了光照对光反应起搏器影响的相位依赖性。（C）活动起始后的2h无效光照引起了失明仓鼠的相位延迟。面板c阐明了光照对起搏器的影响依赖于视网膜输入的完整性（基于Meijer et al.，1999）。（D）光照脉冲对仓鼠昼夜节律转轮活动节律的相位-转移影响的相位反应曲线。行为活动的起始被定义为昼夜节律时间12（circadian time 12，CT12）。相位反应曲线表明活动起始后最初几个小时内光照的出现导致了相位的延迟。延迟在CT14附近最大。接近活动结束时，光照导致的相位提前在CT19附近达到最大。存在于动物生物钟中的盲区（dead zone）对光照相位转移不响应。（基于Takahashi et al.，1984）

使动物适应昼夜循环,光起搏器的这种响应是具有生物学意义的。

光脉冲的持续时间也是一个决定光诱导的时相位转移的重要因素(Meijer, Rusak, & Ganshirt, 1992; Nelson & Takahashi, 1991)。对于仓鼠来说,能重置昼夜节律的光脉冲的持续时间,范围从数毫秒到几小时,但是最优的持续时间是 5 分钟时长的脉冲(Nelson & Takahashi, 1991)。几秒钟的短脉冲不是有效的刺激,需要非常高的光强度,而在数小时的长脉冲会使系统饱和,因此效率较低。此外,持续时间与光强之间的关系可以通过一致的脉冲光子总量来解释。在这些条件下,一般来说持续时间从 1 分钟到 45 分钟时,所需光强比较合理。以上都说明,昼夜节律的光诱导系统类似于一个光子计数器。

光响应的复杂性

光照反应所引起的动物行为存在一些复杂反应。光脉冲之后,产生的相位转移经常并不在最初的昼夜循环中完成,但是会显示出瞬变的循环。特别对于相位提前来说在几个过度周期中,相移连续几天逐渐增大(图 20.1B)。一种双脉冲范式方法被用于证明这些瞬时的循环是否反映出起搏器的位置,或者说,起搏器是不是在脉冲刺激后的第一天就完全的相位移位了。后一种情况下,瞬时循环反映出一种次级机制,缓慢地与 SCN 重新同步化(基于 Best et al., 1999)。结果表明,起搏器在第一天就完全发生相位转移了,至少是起搏器的光敏感部分完全转移了。然而 SCN 内部或是外部的次级下游振荡相互作用决定了行为模式中的延迟反应。

重复或是持续的光暴露会导致相位转移的饱和。当经过一个饱和的光脉冲刺激之后,起搏器的相位转移能力会下降,持续至少 1 小时。在这方面,起搏器显示出光响应的减少(Nelson & Takahashi, 1999)。光脉冲后 2 小时,起搏器的应答能力似乎得到恢复(基于 Best et al., 1999)。这种对光应答能力的减弱与起搏器追踪昼夜长度的能力并不一致,说明监测昼夜长度是通过另一种方式编码的。

除了相位转移以外,光脉冲还能引起周期的改变(DeCoursey, 1989; Hut, van Oort, & Daan, 1999)。这种光诱导产生的周期变化基于脉冲所处的昼夜节律阶段。周期的改变将有助于光的诱导作用(光脉冲发生在夜晚前期,周期变长;光脉冲发生在夜晚后期,周期变短)。

对于动物行为活动所引起的相位转移来说,光照是个很重要的相位重置的刺激,但不是唯一的相位刺激(Maywood et al., 1999; Mrosovsky et al., 1989; Reebs & Mrosovsky, 1989)。在动物的行为活动被触发的情况下(例如在笼子被清理或是在亮背景下呈现暗光脉冲的情况下),动物的行为活动会引起相位转移。动物被迫活动对于相位转移的产生影响较小。白天的行为活动能产生相位转移作用,夜间则无。然而夜间的行为活动能抑制光诱导产生的相位转移。这说明物理活动能影响昼夜节律系统及其对光的反应。

光照除了对昼夜节律相位有影响以外,还能直接地影响某些参数,比如说细胞活动和激素水平。有趣的是,相位转移和褪黑素抑制的光强度反应曲线是不同的。褪黑素在松果体产生,夜晚产生得较多,白天产生得较少,当动物一直处于黑暗状态时这个循环依然存在(Illnerova, 1991; Illnerova & Sumova, 1997)。夜间褪黑激素的升高可以通过涉及 SCN 的多突触通路被光抑制。与相位转移相比,褪黑素生产对于光照的抑制作用更加敏感(Nelson & Takahashi, 1991)。两者的半饱和值的差值约为 1.4 对数单位。当光通过 SCN 到达松果体时,敏感性的增长并不能轻易地解释输入通路在组织结构上的不同。

神经元输入通路

尽管在许多脊椎动物物种中对视网膜外(extraretinal)光感受的作用得到确认,但哺乳动物感知视网膜外光照的能力已经丧失,而且光协同化(photoentrainment)唯一地通过视网膜进行介导(基于 Yamazaki, Goto, & Menaker, 1999)。活动光谱曾经表明了昼夜节律系统在它对波长 480~500nm 的相位转移响应中的最大敏感性(基于 Provencio & Foster, 1995; Takahashi et al., 1984),以及在光谱的近紫外线区范围的中等的峰值(基于 Amir & Robinson, 1995)。波长敏感性很大程度上是由调控光协同化的视网膜色素决定的。在约 500nm 处的最大敏感度预测了对基于视蛋白的光色素的作用,而且最近的研究允许我们创造一个视网膜感光细胞如何影响昼夜节律光协同化的精确模型。最初,在缺乏视杆细胞和视锥细胞的小鼠身上观察到两个令人惊讶的结果:对 509nm 单色波光照脉冲正常的相位转移响应(基于 Freedman et al., 1999)和正常的松果体褪黑激素对光线的抑制(基于 Lucas 等, 1999)。这些结果表明传统的感光细胞不能完全地解释光照对昼夜节律起搏器的影响,而且提示了非视杆/非视锥(non-rod/non-cone)细胞的存在。竞赛的目的是识别非视杆/非视锥细胞,这些感光细胞允许无视杆细胞/无视锥细胞动物进行相位转换,并抑制松果体褪黑激素对光线的反应。一项经典的研究显示视网膜神经节细胞,通常是视网膜的输出神经元,投射到 SCN 能够在缺乏视杆和视锥信号时对光照响应(Berson,Dunn,& Takao,2002)。这些神经元,现在称作内在的光敏感视网膜神经节细胞或者 ipRGCs,甚至在来自视杆和视锥的突触输入被阻断时或者当它们被通过手术与视网膜分离时依然能够对光照去极化(Berson,Dunn,& Takao,2002)。这些神经元的光谱敏感功能表现出了在 484nm 处的峰值。对细胞的持续光照导致了持续性去极化而且增加了放电频率,而且膜电位的改变似乎是光强度的函数。响应延迟很长而且大约几秒钟。逆行标记 SCN 投射神经节细胞的生理记录显示了相似的特性。这些神经节细胞表现出对光照的持续响应和感受域的大小在 2°到 5°(Pu,2000)。人们曾提出聚合 W 细胞(或Ⅲ型细胞)解释了 SCN 神经元的响应特性(Cooper,Herbin,& Nevo,1993;Groos & Mason,1980;Hattar et al.,2002)。这些细胞的轴突很细,并且是无髓鞘的。而且组成了视网膜下丘脑束(retinohypothalamic tract,RHT),通过视交叉直接投射到 SCN(Moore,1973)。终端区域在腹侧而且在大多数啮齿类动物中通常也在 SCN 的外侧部分(图 20.2)。

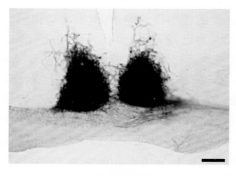

图 20.2 小鼠视网膜的 SCN 神经支配,通过对转基因小鼠进行 X-gal 染色发现,该小鼠的 tau-LacZ 基因表达于视黑素位点。*tau-LacZ* 基因表达 β-半乳糖苷酶,而且 tau 允许酶沿着轴突运输。表达视黑素的 ipRGCs 将被染为蓝色,而且它们的轴突可以被追踪至 SCN(基于 Hattaret al.,2006)。

ipRGCs 的发现提出了下一个合乎逻辑的问题:是什么给予了这些视网膜神经节细胞光敏感性?ipRGCs 表达两个可能的感光色素:隐花色素(cryptochrome)和视黑素。这两种表达模式产生了关于光色素可能为 ipRGCs 光照检测负责的两个相异的观点。一个观点基于哺乳动物维生素 A 剥夺研究假定隐花

色素,在植物和果蝇(*Drosophila*)中是基于黄素的光色素(基于 Selby,2000;Thompson et al.,2004),认为其是感光作用的主要反应元件。另一个观点是假定视黑素负责了这部分功能,它是一种以维生素 A 为基础的感光剂,最初是从光敏皮肤的黑色素细胞中克隆出来的,后来发现它在视网膜中也有表达,是 ipRGCs 光照敏感性的原因。为了解决这一问题,两个独立的研究组制作了动物模型,缺乏视黑素蛋白和缺乏视网膜外感光细胞功能的动物(Panda et al.,2003),此外也通过其他手段消除视杆和视锥光传导信号通路(Hattar et al.,2003)。来自这些动物的数据是明确的:即使隐花色素水平没有受到影响,小鼠也不能光协同化(Hattar et al.,2003;Panda et al.,2003)。这表明隐花色素可能不作用于昼夜节律的光协同化。随后的研究表明哺乳动物隐花色素是非感光的(Zhu et al.,2005),而且限制于典型的时钟工作机制。因此人们把关注点转移到了基于维生素 A 的光照信号对哺乳动物昼夜节律光照功能的影响。

传统的视网膜感光细胞和 IPRGCS 之间的相互作用

起初,ipRGCs 被认为是一个同类的细胞群体,但是最近的证据表明了形态学、电生理和行为输出方面意外的多样性(Ecker et al.,2010;Schmidt,Chen,& Hattar,2011)。本章我把注意力集中于最初鉴定的 ipRGCs,被称为 M1 ipRGCs,因为对所有 ipRGCs 亚型的探究超出了本章的范围,而且它们对昼夜节律光协同化的贡献是很小的。

M1 ipRGCs 代表了视网膜神经节细胞的一个小的子集(大约群体总体的 1%)而且强健地表达光色素视黑素(基于 Hattar et al.,2002)。这些细胞内在的光敏感性完全依赖于视黑素蛋白(基于 Lucas et al.,2003)。相对于视杆和视锥细胞,可以调整纤毛增强光子捕获,ipRGCs 不会为光照吸收调整结构,因为它们是典型的视网膜神经节细胞。对光子捕获结构调整的缺失通过信号捕获光子的高增益得到补偿(基于 Do 等.,2009)。视黑素存在于这些神经元的轴突,细胞胞体和近端树突(基于 Hattar et al.,2002)。基于视黑素启动子下表达 tau-β 半乳糖苷酶的报告鼠系显色表明,M1 ipRGCs 神经分布于 SCN 双侧而且也投射到膝状体间小叶(intergeniculate leaflet,IGL),前顶盖和较少程度的外侧膝状体腹核(基于 Hattar et al.,2006)。因此,有人认为视黑素在转变光照信息到非

图像形成的视觉大脑区域中发挥作用（Hattar et al.，2002，2006）。为了直接地测试这一假说，几个研究组使用三种独立而又互补的方法消除 ipRGCs（Göz et al.，2008；Güler et al.，2008；Hatori et al.，2008）。发现消除 ipRGCs 不能影响视觉功能但是导致了昼夜节律光协同化的主要缺损（Göz et al.，2008；Güler et al.，2008；Hatori et al.，2008）。数据显示，视杆/视锥光照输入到昼夜节律夹带需要 ipRGCs。

现在我们知道 ipRGCs 是到 SCN 的唯一的中继器，问题是外部视网膜感光细胞对昼夜节律光协同化的作用是什么？结合多种不同的视网膜突变鼠，研究表明基于视锥的光感受在昼夜节律光协同化中发挥了次要的作用（Lall et al.，2010），而且出乎意料的是，除了 ipRGCs 外，视杆对昼夜节律光协同化是主要的感光细胞（Altimus et al.，2010）。这是令人惊讶的结果，因为视杆对光照精致的敏感性被认为与昼夜节律光照响应相当低的敏感性不一致。此外，视杆甚至有能力在光照强度被平衡情况下为非图像功能发出信号，从而不能支持图像检测的情况。最后，研究表明，视杆使用不同的视网膜环路在低和高光照强度下，促进于昼夜节律光协同化（Altimus et al.，2010）。

虽然外部视网膜感光细胞作用于昼夜节律光协同化，但由于视黑素蛋白的缺失，造成 ipRGCs 内在光照响应的不足，导致了昼夜节律相位转移的严重缺损（Panda et al.，2002；Ruby et al.，2002）。此外，当测试依赖于长时间光子计数的功能时，视黑素敲除动物表现出更大的缺陷。例如，将动物放置在持续光照的条件下或者在夜晚给动物暴露几个小时的光照条件下，分别会导致昼夜节律周期延长或跑轮活动受到抑制。视黑素敲除动物尤其不能延长周期，或在持续光照环境下维持黑暗活动的抑制。这表明内在的视黑素响应比外在的到达昼夜节律光照功能的视杆/视锥输入有更强的贡献，并为视黑素在进化中得以保存提供了一种可能的解释。

如前所述，除了 SCN 和 IGL 外，M1 ipRGCs 还向几个大脑区域投射，这对昼夜节律光协同化是重要的。一个令人吃惊的结果表明，缺失转录因子 Brn3b（也被称为 Pou4f2）的鼠，表现出 80% RGC 损失，缺少对大多数 M1 ipRGCs 大脑目标神经的支配，但是保持对 SCN 的正常神经支配（Badea et al.，2009）。结合 Brn3b 启动子和视黑素基因的启动子活性，从基因层面消除 Brn3b 阳性的 ipRGCs，导致鼠视网膜 ipRGCs 数目减少到仅仅 200 个细胞。值得注意的是，这 200 ipRGCs 主要受 SCN 神经支配，而且 IGL 的支配程度

较轻，足以满足昼夜的光牵引（Chen，Badea，& Hattar，2011）。从上述提到的 Brn3b 研究中，我们总结出 RHT 对光协同化是非常重要的，因此本章中我们主要关注这一通路。三个其他感光通路到达 SCN：通过外侧膝状体核的膝状体间质小叶；通过中缝核；通过前顶盖（Meijer，2001）。中缝核投射 5-羟色胺能纤维到 SCN，而膝状体间核团投射包含 GABA，NPY，和脑啡肽的神经元。中缝核和膝状体间质小叶对 SCN 的影响主要是抑制的。

RHT 包含三种不同的神经递质：①兴奋性氨基酸；②PACAP（垂体腺苷酸环化酶激活肽）；③P 物质。谷氨酸免疫反应活性的增加已被证明在 SCN 内部存在（Castel et al.，1993；de Vrieset al.，1993）。原位分子杂交和免疫细胞化学研究证明了 mGluR1 受体亚单位的存在。离子移变受体通常被划分为 NMDA 和非 NMDA 受体，而且都出现在 SCN 中。腹腔注射非竞争性的 NMDA 受体拮抗剂（MK-801）阻断了光照脉冲和电刺激 RHT 的相位偏移影响，然而应用谷氨酸或 NMDA 可以在体外或体内模仿光照对起搏器相位的影响（Ding et al.，1994；Shirakawa & Moore，1994）。NMDA 受体调控相位转移的作用被相对确定。几个非 NMDA 受体拮抗剂也阻断了光照的相位转移效应（Ebling，1996）。

PACAP 是血管活性肽（VIP）/胰高血糖素/促胰液素/生长激素释放激素超家族的成员之一，也存在 RHT 终端中。含 PACAP 的神经节细胞含有光色素视黑素。当在生理剂量下使用时 PACAP 可导致夜间的相位转移（Harrington et al.，1999），可能是通过 NMDA 电流的增强。

P 物质存在于投射到 SCN 的视网膜神经节细胞中，而且在去核后，SCN 含有 P 物质的纤维密度显著降低（Mikkelsen & Larsen，1993）。P 物质对 SCN 神经元的影响是兴奋性的。P 物质增强了谷氨酸能的活化（Piggins & Rusak，1997），而且它在体外的相位转移影响与谷氨酸和 NMDA 是相似的（Hamada et al.，1999；Kim et al.，2001）。P 物质诱导的相位转移不仅可以被 P 物质受体拮抗剂 spantide 或 L-703，606 阻断，还可以被 NMDA 和非 NMDA 受体拮抗剂阻断。相反地，P 物质拮抗剂 L-703，606 不能阻断谷氨酸诱导的相位延迟，表明谷氨酸处于 P 物质的信号通路下游（Kim et al.，2001）。

SCN 神经元的电生理响应特性

SCN 神经元是中枢神经系统最小的单位之一，使

得在不破坏细胞和改变细胞内功能的情况下进行细胞内电生理记录变得非常困难。只有很少的研究通过这些方法调查了视网膜接受区（retinorecipient）SCN神经元的膜特性。目前仅有很少的可获得的细胞内记录研究表明视网膜接受区SCN神经元以高输入电阻和膜电位大约−60mV为特征 Jiang et al.，1997；Kim & Dudek，1993）。电导的昼夜节律变化在SCN神经元中被证明，在主观的白天/黎明期间观察到更高的电导，在主观的黄昏期间更低的电导，而膜电位在白天表现较高在夜晚较低（de Jeu，Hermes，& Pennartz，1998；Jiang et al.，1997；Schaap et al.，1999）。这种膜电位的节律变化导致了几个SCN细胞内的振荡，包括细胞内钙离子，MAP激酶（MAPK），cAMP和一氧化氮（NO）水平的波动（Colwell，2011）。尤其令人感兴趣的是cAMP的节律水平，它现在被认为是哺乳动物昼夜节律起搏器的核心部分（O'Neill et al.，2008）。cAMP，通过它的效应交换蛋白（effector exchange protein，EPAC），导致CRE结合蛋白（CREB）的磷酸化作用，以调节 *mPer1* 和 *mPer2* 等clock基因的转录（Hastings，Maywood，& O'Neill，2008）。最近的工作表明 *cryptochromes*（隐花色素）可以调节细胞内cAMP信号，为cAMP振荡器和时钟工作的转录翻译反馈振荡器之间提供了进一步的联系（Zhang et al.，2010）。

光敏性SCN神经元的电特性主要通过细胞外记录的方法进行研究。这些方法显示SCN神经元亚群对光照刺激响应与放电频率的变化。光响应SCN神经元的定位与RHT的终端区域一致（Meijer，Groos，& Rusak，1986），表明至少部分这种神经元是被视网膜神经节细胞单突触驱动的。在夜行性大鼠、小鼠和仓鼠中，大约三分之一的SCN神经元对光照响应（Aggelopoulos & Meissl，2000；Brown et al.，2011；Cui & Dyball，1996；Groos & Mason，1980；Meijer，Groos，& Rusak，1986）。SCN神经元的感受视野是很大的，通常直径超过20°，而且以没有拮抗的中心-周边组织为特点（Groos & Mason，1980）。SCN神经元对视野大部分区域出现的光点作出抑制或激活的反应。巨大的感受野表明它们对光敏感，SCN神经元整合视野大区域的光（Groos & Mason，1980），这与M1含黑视蛋白神经节细胞的位置和投射区一致（Schmidt，Chen，& Hattar，2011）。

大鼠和仓鼠的大多数光响应SCN神经元在响应光照时表现出兴奋性，尽管较小部分是光抑制的（Aggelopoulos & Meissl，2000；Brown et al.，2011；Cui & Dyball，1996；Groos & Mason，1980；Meijer，Groos，&

Rusak，1986）或者仅仅表现出短暂的响应（Brown et al.，2011）。抑制的来源目前尚不清楚，虽然谷氨酸和PACAP是RHT主要的神经递质。电刺激包含SCN的脑片显示部分抑制可能是GABA能中间神经元驱动的，但是其他的抑制似乎直接由RHT驱动（Irwin & Allen，2009；Jiao & Rusak，2003）。

昼行性13-lined地松鼠（*Spermophilus tridecemlineatus*）和昼行性八齿鼠（*Octodon degus*）的研究证明在昼行性物种中激活的和抑制的神经元的相对贡献是非常不同的，而且更大比例的光响应SCN神经元被光照抑制（Jiao，Lee，& Rusak，1999；Meijer，Rusak，& Harrington，1989）。响应的延迟范围从25ms到几秒钟不等（Brown et al.，2011）。大多数反应在光脉冲开始后的200毫秒到20秒之间完全形成，所以短时间内少于1秒的闪光对这些神经元的刺激不是很有效（Meijer，Groos，& Rusak，1986；Sawaki，1979）。响应性的时间进程与视觉响应大脑区域的响应相比特别缓慢，这与在含视黑素神经节细胞中观察到的延迟一致 Berson，Dunn，& Takao，2002；Dacey et al.，2005）。也可能延迟响应的神经元是间接通过IGL驱动的。长刺激和短刺激效果的差异反射出光反应性SCN细胞的显著特性。

SCN神经元的响应通常是持续的，尽管在光照响应起始时有短暂的"超射（overshoot）"，而且在光照消失时有短暂的抑制（图20.3）。这种持续的响应表现出对30分钟或者更长的光照脉冲的无适应性（Meijer et al.，1998），这是SCN神经元的一个异常响应特点。SCN持续的光照响应结合它大感受野的特性允许SCN在自然环境中可靠地监测周围的环境光照水平。SCN神经元持续的响应与在许多其他视觉大脑区域观察到的光照响应形成对比，表现出短暂的而不是持续的响应。其他表现出持续响应的区域是膝状体核团的膝状体间小叶（Harrington，1997）、中缝核（Mosko & Jacobs，1974）和前顶盖（Trejo & Cicerone，1984）；都接受来自ipRGCs的直接输入。相对缺乏适应性的响应的能力被认为是主要依赖于含视黑素视网膜神经节细胞。与WT动物相比，缺乏视黑素的动物的SCN记录显示持续放电水平下降，但没有消除（Mure et al.，2007）。这些结果与在缺乏视黑素和WT动物ipRGCs的记录以及在丘脑皮层视觉系统的记录一致（Brown et al.，2010）。

自由移动的小鼠SCN记录曾显露了UV光照在调控持续放电率中的作用（Van Oosterhout，2012）。这种响应是可能存在的，因为小鼠的晶状体允许UV辐

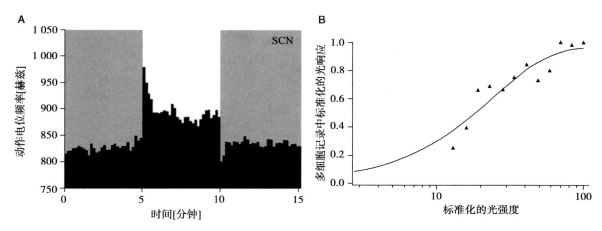

图 20.3　SCN 的光激活反应。（A）示例显示了在光照脉冲起始时电脉冲频率会有短暂的超射，光照出现时，会有持续的放电水平，以及在光照消失时有短暂的减少。记录是通过在清醒小鼠中植入固定电极进行的。脉冲持续时间是 5min。（B）持续水平放电的强度-响应曲线。使用 100s 的白光脉冲，并使用中性密度滤光片使光变暗。最大光照强度被标准化为 100%，对应于 $1\,100\mu W/cm^2$。

射的传播。UV 光照可以被所有的感光细胞检测，尤其是被短波敏感的视锥（UVS 视锥），存在于鼠科视网膜中，对 360nm 表现最大敏感性（λ_{max}）。SCN 神经元的持续放电模式不会受到视黑素缺少的影响，表明持续的响应可以独立于视黑素光传导存在。紫外线诱导相移（Provencio & Foster，1995）、抑制松果体视黑素的产生（Benshoff et al.，1987；Brainard et al.，1994；Podolin，Rollag，& Brainard，1987）并诱导 c-fos 在 SCN 中的表达的能力强调了紫外线的功能作用。未来的研究将确定为什么视锥不能独自驱动光协同化，尽管有从 UV 光照到 SCN 的强的持续输入（Van Oosterhout，2012）。一个引人注意的可能性是长波和短波视锥不同地结合到 ipRGCs，是到 SCN 的唯一中继器。

在光脉冲期间得到的稳态放电率随光强的增加而增加（Brown et al.，2011；Groos & Mason，1980；Meijer，Groos，& Rusak，1986；Meijer，Rusak，& Ganshirt，1992；Nakamura et al.，2004）。SCN 神经元的强度响应曲线是 S 形的，作用范围较小（Meijer，Groos，& Rusak，1986；Nakamura et al.，2004）。这些响应曲线与相位转移的强度响应曲线几乎相同（Meijer，Rusak，& Ganshirt，1992；Mure et al.，2007；Takahashi et al.，1984）。

光照的细胞内信号响应

在生理周期中，SCN 神经元的光响应性发生变化。在自由活动动物中植入电极，表明夜晚期间的光照响应比白天期间的更大（Meijer et al.，1998）。光反应的节律叠加在基线活动节律上。主观白天期间，当基线放电高时，光照呈现仅仅引起小的响应。主观夜晚期间，当基线放电低时，光照响应较大，而且超过白天得到的响应水平（图 20.4）。这些数据也与体外记录表明的一致，夜间增强的 NMDA 受体活动和夜间增

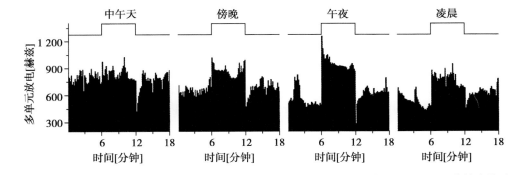

图 20.4　SCN 神经元的光照响应作为昼夜节律时间的函数，基于 Meijer 等人（1998）。6 分钟光脉冲的时间进程显示在记录上方。SCN 神经元的放电频率为每 10s 一次。在主观白天的中期（CT 7）给黑暗适应的动物呈现光照脉冲不能诱导电活动的增加。当光脉冲消失时可以看到一个瞬态的抑制。在夜晚早期（CT 12）期间，光照引起了明确的神经元放电率的持续增加。最大光响应在主观夜晚中期（CT 19）获得。直到夜晚的结束，响应在减少，而且在主观白天早期（CT 2）期间只有很小的响应。

强的 RHT 调控的 c-Fos 表达及 AMPA 刺激的钙响应（Bennett，Aronin，& Schwartz，1996；Michel，Itri，& Colwell，2002）。总之，这些研究表明了同样的光照脉冲如何在白天影响较小而在夜晚影响较大。

哺乳动物 SCN 神经元的记录表明，NMDA 诱导的钙瞬态在夜间很大，在白天很小（Colwell，2001）。因此，钙离子反应的节律跟随着光照诱导的放电率变化一致。这并不意外，因为钙离子的流入是由膜电位的去极化触发的。细胞内的钙反应是研究得最好的细胞内反应之一，光和刺激本身或协同其他第二信使，是一个复杂的级联细胞内的事件。细胞内信号传导通路的一些元件被鉴定出可以导致转录的激活（Gillette，1997）。光照诱导的谷氨酸释放和 NMDA 及非 NMDA 受体的激活导致了细胞内钙离子的增加（Tominaga et al.，1994）。细胞内的钙离子可以通过钙离子跨细胞膜的流动和/或者通过细胞内储存库钙离子的释放增加。例如内质网等细胞器发挥了钙离子储存的功能。刺激细胞内细胞器的钙离子通道会导致早期夜间的相位延迟，但是不会导致晚期夜间的相位提前。通过丹曲林（dantrolene）和钌红（ruthenium red）阻塞兰尼碱受体（ryanodine receptor）会阻断早期夜晚谷氨酸和光诱导的延迟，但是不会阻断晚期夜晚谷氨酸诱导的提前（Ding et al.，1998）。这些数据表明兰尼碱受体发挥的作用受限于早期夜晚。

细胞内钙离子水平的增加导致一氧化氮（NO）的形成（Amir，1992；Ding et al.，1994），只是通过激活了一氧化氮合成酶产生的（NOS）。NO 产生的相位提前和延迟依赖于 NO 应用的昼夜节律时间。NO 的影响与光照相似，阻断 NO 传导会破坏光传递到 SCN。

第三个重要的细胞内组分是 cGMP（Prosser，McArthur，& Gillette，1989）。SCN 在夜间由 cGMP 复位，但在白天不复位。cGMP 的影响是相位提前，在主观夜晚中期时有最大相位偏移。而 cGMP 的相位响应曲线显示没有延迟区域，因此，它并不类似于光照的相位响应曲线。然而，相位响应曲线敏感的部分与起搏器对光照响应有相位偏移的时期相似（Prosser，McArthur，& Gillette，1989）。

光照已经被证明能引起仓鼠 SCN 中转录因子 cAMP 反应元件结合蛋白（CREB）的磷酸化作用（Ginty et al.，1993；Kornhauser et al.，1996）。磷酸化作用出现在光照暴露后的几分钟内，而且仅仅在夜晚而不在白天出现 Ginty et al.，1993；Kornhauser et al.，1996）。增加的 CREB 磷酸化作用可以被 NMDA 受体拮抗剂 APV 阻断，表明它是由 NMDA 受体的激活引起的。膜电位通过自身和在 APV 存在时的去极化也能够诱导 CREB，表明如果膜去极化出现的话，NMDA 受体的激活可以被忽视（Ginty et al.，1993）。

正如本章前面讨论的，低浓度 PACAP 造成的相位偏移类似于光照脉冲的相位响应曲线。几个研究曾表明 cAMP-PKA 和钙离子依赖通路参与了 PACAP 诱导的夜间相位偏移 Kopp et al.，1999；Tischkau et al.，2000；von Gall et al.，1998）。此外，PACAP 可刺激 CREB（Gillette，1997）。存在实质性的证据证明 PACAP 通过刺激细胞内对光或 NMDA 也有反应的成分，参与了光诱导。

细胞内钙离子也激活 SCN 中的 MAP 激酶（MAPK）信号通路。一旦磷酸化，MAPK 就从细胞质基质转移到细胞核，可以调控转录活动（Obrietan，Impey，& Storm，1998）。MAPK 表现出了内源性昼夜节律性 Obrietan，Impey，& Storm，1998）。光照在夜间而不是白天诱导 MAPK 的活动，而且 MAPK 的激活依赖于光照暴露的持续时间，15min 的光照脉冲比 5min 更有效。谷氨酸的应用和膜去极化也能够触发 MAPK 的激活。阻断 MAPK 通路导致 SCN 中谷氨酸诱导的 CREB 磷酸化有 50% 的降低。综上所述，这些结果表明 MAPK 是 SCN 中 CREB 磷酸化的重要信号成分（Obrietan，Impey，& Storm，1998）。

两个昼夜节律时钟基因，mPer1 和 mPer2，同源基因 Drosophila Per，被认为与光照诱导的起搏器重置中有关（Albrecht et al.，1997；Field et al.，2000；Hastings et al.，1999；Shearman et al.，1997；Takumi et al.，1998a；Yan et al.，1999；Zylka et al.，1998）。mPer1 和 mPer2 的表达不仅被光照调控，也被 CREB 通路（Gillette，1997）、NMDA（Moriya et al.，2000）和 PACAP 调控（Nielsen et al.，2001）。光照暴露 10min 内出现 mPer1 迅速增加（Shigeyoshi et al.，1997），而且在光照暴露后 60min 表现出表达峰值（Albrecht et al.，1997；Shearman et al.，1997；Takumi et al.，1998a）。mPer1 的表达最初出现在 SCN 的视网膜接受区域，并在 60~120min 时程内通过 SCN 扩散（Albrecht et al.，1997；Shigeyoshi et al.，1997）。在有处于 mPer1 启动子控制下的报告基因的转基因大鼠或者小鼠中，光照导致了 mPer1 表达的增加（图 20.5）以及 mPer1 表达周期的快速偏移（Kuhlman，Quintero，& McMahon，2000；Wilsbacher et al.，2002；Yamazaki et al.，2000）。在培养的含有 mPer1∶luc 报告基因的 SCN 脑片中，mPer1 周期被 NMDA 迅速地重置（Asai et al.，2001）。就像有光

照一样,NMDA 导致的 *mPer1* 感应仅仅出现在夜间而不出现在白天。实验表明,脑室内注射反义寡核苷酸抑制了光诱导的跑轮活动的相位转移,这种直接的体外应用可以减轻谷氨酸诱导的神经元放电节律延迟(Akiyama et al.,1999)。

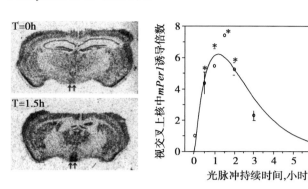

图 20.5 光照诱导的 *mPer1* mRNA 在 SCN 中表达。实验前小鼠被维持在持续黑暗中至少 7 天,而且每只动物内在的昼夜节律都被测量。在 CT 17 时,小鼠被转移到灯箱中。右边曲线图表明 *mPer1* 诱导时程超过 6h。y 轴表明在 CT 17 来自基线表达的折叠诱导 Wilsbacher et al.,2002)。

与 *mPer1* 一样,*mPer2* 在更加延迟的时间(约光照暴露后 90min)被光照诱导,尽管不同的研究表明了在达到最大响应所需时间上有一些不同的结果。光照诱导的 *mPer2* 表达依赖于昼夜节律的时间,而且最大响应存在于主观白天结束期间和夜晚初期部分。与 *mPer1* 和 *mPer2* 相比,*mPer3* 似乎对光照不响应(Albrecht et al.,1997;Shearman et al.,1997;Takumi et al.,1998b;Zylka et al.,1998)。与光照诱导的 *mPer1* 和 *mPer2* 相一致,当注射 *mPer1* 和 *mPer2* 的反义寡聚核苷酸时,得到了一个完全阻断的光照诱导的相位延迟,表明 *mPer1* 和 *mPer2* 对光协同化有额外的影响(Wakamatsu et al.,2001)。

迄今为止,哺乳动物隐花色素还没有被证明是功能性光色素(Hall,2000;Sancar,2000)。当然,在哺乳动物 *mCry1* 和 *mCry2* 是分子时钟的基本组分(van der Horst et al.,1999;Vitaterna et al.,1999),它们在自身调节反馈循环中起着抑制作用。事实上,*mCry1*/*mCry2* 双敲除在 SCN 中似乎有完整的 *mCry1* 和 *mCry2* 光照响应(Okamura et al.,1999)。

在概念水平上,一个需要回答的主要问题是相位反应曲线应如何被解释,以及伴随它的光照双向响应性。在 *Drosophila* 和 *Neurospora* 中有迹象表明光照调控的时钟组分,如 *timeless* 和 *frq*,在整个昼夜节律周期中对光的反应是单向的。这种响应与基于响应出现

的时间相位延迟和提前相关。在哺乳动物中有大量证据表明细胞内存在传导级联的分歧,并造成了调控提前和延迟的特殊路线(图 20.6)。细胞内信号分析是否可以解释相位提前和延迟仍然有待证明。

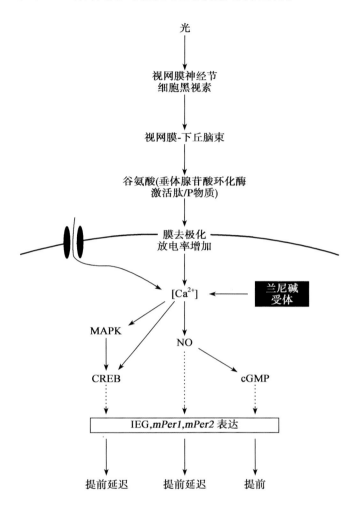

图 20.6 到达生物钟的光照输入通路的原理概述。详细信息请参阅文本内容。

总结

显而易见,SCN 的光反应在许多方面与参与视觉的大脑区域的光反应不同。一组本质上是神经节细胞的新发现可以回答一些有趣问题,即关于 SCN 神经元编码亮度和对光照的持续响应能力的问题。这些含视黑素视网膜神经节细胞释放的谷氨酸和 PACAP 影响 SCN 的细胞内信号,最终影响时钟基因的转录。SCN 膜电位的昼夜节律为调控神经元响应提供了时间窗口或者门控,而且尽管时钟对白天期间光照诱导的相位偏移不敏感,但是它在夜晚期间会以双向的相位偏移响应来促进协同化。

参考文献

Aggelopoulos, N. C., & Meissl, H. (2000). Responses of neurones of the rat suprachiasmatic nucleus to retinal illumination under photopic and scotopic conditions. *Journal of Physiology, 523*(Pt 1), 211–222.

Akiyama, M., Kouzu, Y., Takahashi, S., Wakamatsu, H., Moriya, T., Maetani, M., et al. (1999). Inhibition of light- or glutamate-induced *mPer1* expression represses the phase shifts into the mouse circadian locomotor and suprachiasmatic firing rhythms. *Journal of Neuroscience, 19*, 1115–1121.

Albrecht, U., Sun, Z. S., Eichele, G., & Lee, C. C. (1997). A differential response of two putative mammalian circadian regulators, mper1 and mper2, to light. *Cell, 91*, 1055–1064.

Altimus, C. M., Guler, A. D., Alam, N. M., Arman, A. C., Prusky, G. T., Sampath, A. P., et al. (2010). Rod photoreceptors drive circadian photoentrainment across a wide range of light intensities. *Nature Neuroscience, 13*, 1107–1112. doi:10.1038/nn.2617.

Amir, S. (1992). Blocking NMDA receptors or nitric oxide production disrupts light transmission to the suprachiasmatic nucleus. *Brain Research, 586*, 336–339.

Amir, S., & Robinson, B. (1995). Ultraviolet light entrains rodent suprachiasmatic nucleus pacemaker. *Neuroscience, 69*, 1005–1011.

Asai, M., Yamaguchi, S., Isejima, H., Jonouchi, M., Moriya, T., Shibata, S., et al. (2001). Visualization of *mPer1* transcription in vitro: NMDA induces a rapid phase shift of *mPer1* gene in cultured SCN. *Current Biology, 11*, 1524–1527. doi:10.1016/S0960-9822(01)00445-6.

Badea, T. C., Cahill, H., Ecker, J., Hattar, S., & Nathans, J. (2009). Distinct roles of transcription factors brn3a and brn3b in controlling the development, morphology, and function of retinal ganglion cells. *Neuron, 61*, 852–864.

Bennett, M. R., Aronin, N., & Schwartz, W. J. (1996). In vitro stimulation of c-Fos protein expression in the suprachiasmatic nucleus of hypothalamic slices. *Brain Research. Molecular Brain Research, 42*, 140–144.

Benshoff, H. M., Brainard, G. C., Rollag, M. D., & Lynch, G. R. (1987). Suppression of pineal melatonin in *Peromyscus leucopus* by different monochromatic wavelengths of visible and near-ultraviolet light (UV-A). *Brain Research, 420*, 397–402.

Berson, D. M., Dunn, F. A., & Takao, M. (2002). Phototransduction by retinal ganglion cells that set the circadian clock. *Science, 295*, 1070–1073.

Best, J. D., Maywood, E. S., Smith, K. L., & Hastings, M. H. (1999). Rapid resetting of the mammalian circadian clock. *Journal of Neuroscience, 19*, 828–835.

Brainard, G. C., Barker, F. M., Hoffman, R. J., Stetson, M. H., Hanifin, J. P., Podolin, P. L., et al. (1994). Ultraviolet regulation of neuroendocrine and circadian physiology in rodents. *Vision Research, 34*, 1521–1533. doi:10.1016/0042-6989(94)90154-6.

Brown, T. M., Gias, C., Hatori, M., Keding, S. R., Semo, M., Coffey, P. J., et al. (2010). Melanopsin contributions to irradiance coding in the thalamo-cortical visual system. *PLoS Biology, 8*, e1000558. doi:10.1371/journal.pbio.1000558.

Brown, T. M., Wynne, J., Piggins, H. D., & Lucas, R. J. (2011). Multiple hypothalamic cell populations encoding distinct visual information. *Journal of Physiology, 589*(Pt 5), 1173–1194.

Cashmore, A. R. (2003). Cryptochromes: Enabling plants and animals to determine circadian time. *Cell, 114*, 537–543.

Castel, M., Belenky, M., Cohen, S., Ottersen, O. P., & Storm-Mathisen, J. (1993). Glutamate-like immunoreactivity in retinal terminals of the mouse suprachiasmatic nucleus. *European Journal of Neuroscience, 5*, 368–381.

Chen, S. K., Badea, T. C., & Hattar, S. (2011). Photoentrainment and pupillary light reflex are mediated by distinct populations of ipRGCs. *Nature, 476*, 92–95.

Colwell, C. S. (2001). NMDA-evoked calcium transients and currents in the suprachiasmatic nucleus: Gating by the circadian system. *European Journal of Neuroscience, 13*, 1420–1428.

Colwell, C. S. (2011). Linking neural activity and molecular oscillations in the SCN. *Nature Reviews. Neuroscience, 12*, 553–569.

Colwell, C. S., Foster, R. G., & Menaker, M. (1991). NMDA receptor antagonists block the effects of light on circadian behavior in the mouse. *Brain Research, 554*, 105–110.

Cooper, H. M., Herbin, M., & Nevo, E. (1993). Ocular regression conceals adaptive progression of the visual system in a blind subterranean mammal. *Nature, 361*, 156–159.

Cui, L. N., & Dyball, R. E. (1996). Synaptic input from the retina to the suprachiasmatic nucleus changes with the light-dark cycle in the Syrian hamster. *Journal of Physiology, 497*(Pt 2), 483–493.

Dacey, D. M., Liao, H. W., Peterson, B. B., Robinson, F. R., Smith, V. C., Pokorny, J., et al. (2005). Melanopsin-expressing ganglion cells in primate retina signal colour and irradiance and project to the LGN. *Nature, 433*, 749–754. doi:10.1038/nature03387.

DeCoursey, P. J. (1989). *Photoentrainment of circadian rhythms: An ecologist's viewpoint.* Sapporo: Hokkaido University Press.

de Jeu, M., Hermes, M., & Pennartz, C. (1998). Circadian modulation of membrane properties in slices of rat suprachiasmatic nucleus. *Neuroreport, 9*, 3725–3729. doi:10.1097/00001756-199811160-00028.

de Vries, M. J., Nunes Cardozo, B., van der Want, J., de Wolf, A., & Meijer, J. H. (1993). Glutamate immunoreactivity in terminals of the retinohypothalamic tract of the brown Norwegian rat. *Brain Research, 612*, 231–237.

de Vries, M. J., Treep, J. A., de Pauw, E. S., & Meijer, J. H. (1994). The effects of electrical stimulation of the optic nerves and anterior optic chiasm on the circadian activity rhythm of the Syrian hamster: Involvement of excitatory amino acids. *Brain Research, 642*, 206–212.

Ding, J. M., Buchanan, G. F., Tischkau, S. A., Chen, D., Kuriashkina, L., Faiman, L. E., et al. (1998). A neuronal ryanodine receptor mediates light-induced phase delays of the circadian clock. *Nature, 394*, 381–384. doi:10.1038/28639.

Ding, J. M., Chen, D., Weber, E. T., Faiman, L. E., Rea, M. A., & Gillette, M. U. (1994). Resetting the biological clock: Mediation of nocturnal circadian shifts by glutamate and NO. *Science, 266*, 1713–1717.

Do, M. T., Kang, S. H., Xue, T., Zhong, H., Liao, H. W., Bergles, D. E., et al. (2009). Photon capture and signalling by melanopsin retinal ganglion cells. *Nature, 457*, 281–287. doi:10.1038/nature07682.

Ebling, F. J. (1996). The role of glutamate in the photic regulation of the suprachiasmatic nucleus. *Progress in Neurobiology, 50*, 109–132.

Ecker, J. L., Dumitrescu, O. N., Wong, K. Y., Alam, N. M., Chen, S. K., LeGates, T., et al. (2010). Melanopsin-expressing retinal ganglion-cell photoreceptors: Cellular diversity and role in pattern vision. *Neuron, 67*, 49–60. doi:10.1016/j.neuron.2010.05.023.

Field, M. D., Maywood, E. S., O'Brien, J. A., Weaver, D. R., Reppert, S. M., & Hastings, M. H. (2000). Analysis of clock proteins in mouse SCN demonstrates phylogenetic divergence of the circadian clockwork and resetting mechanisms. *Neuron, 25*, 437–447.

Freedman, M. S., Lucas, R. J., Soni, B., von Schantz, M., Munoz, M., David-Gray, Z., et al. (1999). Regulation of mammalian circadian behavior by non-rod, non-cone, ocular photoreceptors. *Science, 284*, 502–504. doi:10.1126/science.284.5413.502.

Gillette, M. U. (1997). Cellular and biochemical mechanisms underlying circadian rhythms in vertebrates. *Current Opinion in Neurobiology, 7*, 797–804.

Ginty, D. D., Kornhauser, J. M., Thompson, M. A., Bading, H., Mayo, K. E., Takahashi, J. S., et al. (1993). Regulation of CREB phosphorylation in the suprachiasmatic nucleus by light and a circadian clock. *Science, 260*, 238–241. doi:10.1126/science.8097062.

Göz, D., Studholme, K., Lappi, D. A., Rollag, M. D., Provencio, I., & Morin, L. P. (2008). Targeted destruction of photosensitive retinal ganglion cells with a saporin conjugate alters the effects of light on mouse circadian rhythms. *PLoS One, 3*, e3153. doi:10.1371/journal.pone.0003153.

Groos, G., & Mason, R. (1980). The visual properties of rat and cat suprachiasmatic neurons. *Journal of Comparative Physiology, 135*, 349–356.

Güler, A. D., Ecker, J. L., Lall, G. S., Haq, S., Altimus, C. M., Liao, H. W., et al. (2008). Melanopsin cells are the principal conduits for rod-cone input to non-image-forming vision. *Nature, 453*, 102–105. doi:10.1038/nature06829.

Hall, J. C. (2000). Cryptochromes: Sensory reception, transduction, and clock functions subserving circadian systems. *Current Opinion in Neurobiology, 10*, 456–466.

Hamada, T., Yamanouchi, S., Watanabe, A., Shibata, S., & Watanabe, S. (1999). Involvement of glutamate release in substance P-induced phase delays of suprachiasmatic neuron activity rhythm in vitro. *Brain Research, 836*, 190–193.

Hannibal, J., Hindersson, P., Knudsen, S. M., Georg, B., & Fahrenkrug, J. (2002). The photopigment melanopsin is exclusively present in pituitary adenylate cyclase-activating polypeptide-containing retinal ganglion cells of the retinohypothalamic tract. *Journal of Neuroscience, 22*, RC191.

Harrington, M. E. (1997). The ventral lateral geniculate nucleus and the intergeniculate leaflet: Interrelated structures in the visual and circadian systems. *Neuroscience and Biobehavioral Reviews, 21*, 705–727.

Harrington, M. E., Hoque, S., Hall, A., Golombek, D., & Biello, S. (1999). Pituitary adenylate cyclase activating peptide phase shifts circadian rhythms in a manner similar to light. *Journal of Neuroscience, 19*, 6637–6642.

Hastings, M. H., Field, M. D., Maywood, E. S., Weaver, D. R., & Reppert, S. M. (1999). Differential regulation of mPER1 and mTIM proteins in the mouse suprachiasmatic nuclei: New insights into a core clock mechanism. *Journal of Neuroscience, 19*, RC11.

Hastings, M. H., Maywood, E. S., & O'Neill, J. S. (2008). Cellular circadian pacemaking and the role of cytosolic rhythms. *Current Biology, 18*, R805–R815.

Hatori, M., Le, H., Vollmers, C., Keding, S. R., Tanaka, N., Schmedt, C., et al. (2008). Inducible ablation of melanopsin-expressing retinal ganglion cells reveals their central role in non-image forming visual responses. *PLoS One, 3*, e2451. doi:10.1371/journal.pone.0002451.

Hattar, S., Kumar, M., Park, A., Tong, P., Tung, J., Yau, K. W., et al. (2006). Central projections of melanopsin-expressing retinal ganglion cells in the mouse. *Journal of Comparative Neurology, 497*, 326–349. doi:10.1002/cne.20970.

Hattar, S., Liao, H. W., Takao, M., Berson, D. M., & Yau, K. W. (2002). Melanopsin-containing retinal ganglion cells: Architecture, projections, and intrinsic photosensitivity. *Science, 295*, 1065–1070.

Hattar, S., Lucas, R. J., Mrosovsky, N., Thompson, S., Douglas, R. H., Hankins, M. W., et al. (2003). Melanopsin and rod-cone photoreceptive systems account for all major accessory visual functions in mice. *Nature, 424*, 76–81. doi:10.1038/nature01761.

Hut, R. A., van Oort, B. E., & Daan, S. (1999). Natural entrainment without dawn and dusk: The case of the European ground squirrel (*Spermophilus citellus*). *Journal of Biological Rhythms, 14*, 290–299. doi:10.1177/074873099129000704.

Illnerova, H. (1991). *The suprachiasmatic nucleus and rhythmic pineal melatonin production.* New York: Oxford University Press.

Illnerova, H., & Sumova, A. (1997). Photic entrainment of the mammalian rhythm in melatonin production. *Journal of Biological Rhythms, 12*, 547–555. doi:10.1177/074873049701200609.

Irwin, R. P., & Allen, C. N. (2009). GABAergic signaling induces divergent neuronal Ca^{2+} responses in the suprachiasmatic nucleus network. *European Journal of Neuroscience, 30*, 1462–1475.

Jiang, Z. G., Yang, Y., Liu, Z. P., & Allen, C. N. (1997). Membrane properties and synaptic inputs of suprachiasmatic nucleus neurons in rat brain slices. *Journal of Physiology, 499*(Pt 1), 141–159.

Jiao, Y. Y., Lee, T. M., & Rusak, B. (1999). Photic responses of suprachiasmatic area neurons in diurnal degus (*Octodon degus*) and nocturnal rats (*Rattus norvegicus*). *Brain Research, 817*, 93–103.

Jiao, Y. Y., & Rusak, B. (2003). Electrophysiology of optic nerve input to suprachiasmatic nucleus neurons in rats and degus. *Brain Research, 960*, 142–151.

Johnson, C. H., & Golden, S. S. (1999). Circadian programs in cyanobacteria: Adaptiveness and mechanism. *Annual Review of Microbiology, 53*, 389–409.

Kim, D. Y., Kang, H. C., Shin, H. C., Lee, K. J., Yoon, Y. W., Han, H. C., et al. (2001). Substance P plays a critical role in photic resetting of the circadian pacemaker in the rat hypothalamus. *Journal of Neuroscience, 21*, 4026–4031.

Kim, Y. I., & Dudek, F. E. (1993). Membrane properties of rat suprachiasmatic nucleus neurons receiving optic nerve input. *Journal of Physiology, 464*, 229–243.

Kopp, M. D., Schomerus, C., Dehghani, F., Korf, H. W., & Meissl, H. (1999). Pituitary adenylate cyclase-activating polypeptide and melatonin in the suprachiasmatic nucleus: Effects on the calcium signal transduction cascade. *Journal of Neuroscience, 19*, 206–219.

Kornhauser, J. M., Ginty, D. D., Greenberg, M. E., Mayo, K. E., & Takahashi, J. S. (1996). Light entrainment and activation of signal transduction pathways in the SCN. *Progress in Brain Research, 111*, 133–146.

Kuhlman, S. J., Quintero, J. E., & McMahon, D. G. (2000). GFP fluorescence reports period 1 circadian gene regulation in the mammalian biological clock. *Neuroreport, 11*, 1479–1482.

Lall, G. S., Revell, V. L., Momiji, H., Al Enezi, J., Altimus, C. M., Guler, A. D., et al. (2010). Distinct contributions of rod, cone, and melanopsin photoreceptors to encoding irradiance. *Neuron, 66*, 417–428. doi:10.1016/j.neuron.2010.04.037.

Lowrey, P. L., & Takahashi, J. S. (2000). Genetics of the mammalian circadian system: Photic entrainment, circadian pacemaker mechanisms, and posttranslational regulation. *Annual Review of Genetics, 34,* 533–562.

Lucas, R. J., Freedman, M. S., Munoz, M., Garcia-Fernandez, J. M., & Foster, R. G. (1999). Regulation of the mammalian pineal by non-rod, non-cone, ocular photoreceptors. *Science, 284,* 505–507.

Lucas, R. J., Hattar, S., Takao, M., Berson, D. M., Foster, R. G., & Yau, K. W. (2003). Diminished pupillary light reflex at high irradiances in melanopsin-knockout mice. *Science, 299,* 245–247.

Maywood, E. S., Mrosovsky, N., Field, M. D., & Hastings, M. H. (1999). Rapid down-regulation of mammalian period genes during behavioral resetting of the circadian clock. *Proceedings of the National Academy of Sciences of the United States of America, 96,* 15211–15216. doi:10.1073/pnas.96.26.15211.

Meijer, J. H. (2001). *Photic entrainment in mammals* (Vol. 12). New York: Kluver Academic/Plenum Press.

Meijer, J. H., Groos, G. A., & Rusak, B. (1986). Luminance coding in a circadian pacemaker: The suprachiasmatic nucleus of the rat and the hamster. *Brain Research, 382,* 109–118.

Meijer, J. H., Rusak, B., & Ganshirt, G. (1992). The relation between light-induced discharge in the suprachiasmatic nucleus and phase shifts of hamster circadian rhythms. *Brain Research, 598,* 257–263.

Meijer, J. H., Rusak, B., & Harrington, M. E. (1989). Photically responsive neurons in the hypothalamus of a diurnal ground squirrel. *Brain Research, 501,* 315–323.

Meijer, J. H., Thio, B., Albus, H., Schaap, J., & Ruijs, A. C. (1999). Functional absence of extraocular photoreception in hamster circadian rhythm entrainment. *Brain Research, 831,* 337–339.

Meijer, J. H., Watanabe, K., Schaap, J., Albus, H., & Detari, L. (1998). Light responsiveness of the suprachiasmatic nucleus: Long-term multiunit and single-unit recordings in freely moving rats. *Journal of Neuroscience, 18,* 9078–9087.

Michel, S., Itri, J., & Colwell, C. S. (2002). Excitatory mechanisms in the suprachiasmatic nucleus: The role of AMPA/KA glutamate receptors. *Journal of Neurophysiology, 88,* 817–828.

Mikkelsen, J. D., & Larsen, P. J. (1993). Substance P in the suprachiasmatic nucleus of the rat: An immunohistochemical and in situ hybridization study. *Histochemistry, 100,* 3–16. doi:10.1007/BF00268873.

Mintz, E. M., Marvel, C. L., Gillespie, C. F., Price, K. M., & Albers, H. E. (1999). Activation of NMDA receptors in the suprachiasmatic nucleus produces light-like phase shifts of the circadian clock in vivo. *Journal of Neuroscience, 19,* 5124–5130.

Moore, R. Y. (1973). Retinohypothalamic projection in mammals: A comparative study. *Brain Research, 49,* 403–409.

Morin, L. P. (1994). The circadian visual system. *Brain Research. Brain Research Reviews, 19,* 102–127.

Moriya, T., Horikawa, K., Akiyama, M., & Shibata, S. (2000). Correlative association between N-methyl-D-aspartate receptor-mediated expression of period genes in the suprachiasmatic nucleus and phase shifts in behavior with photic entrainment of clock in hamsters. *Molecular Pharmacology, 58,* 1554–1562.

Mosko, S. S., & Jacobs, B. L. (1974). Midbrain raphe neurons: Spontaneous activity and response to light. *Physiology & Behavior, 13,* 589–593.

Mrosovsky, N., & Hattar, S. (2003). Impaired masking responses to light in melanopsin-knockout mice. *Chronobiology International, 20,* 989–999.

Mrosovsky, N., Reebs, S. G., Honrado, G. I., & Salmon, P. A. (1989). Behavioural entrainment of circadian rhythms. *Experientia, 45,* 696–702.

Mure, L. S., Rieux, C., Hattar, S., & Cooper, H. M. (2007). Melanopsin-dependent nonvisual responses: Evidence for photopigment bistability in vivo. *Journal of Biological Rhythms, 22,* 411–424.

Nakamura, T. J., Fujimura, K., Ebihara, S., & Shinohara, K. (2004). Light response of the neuronal firing activity in the suprachiasmatic nucleus of mice. *Neuroscience Letters, 371,* 244–248.

Nelson, D. E., & Takahashi, J. S. (1991). Sensitivity and integration in a visual pathway for circadian entrainment in the hamster (*Mesocricetus auratus*). *Journal of Physiology, 439,* 115–145.

Nelson, D. E., & Takahashi, J. S. (1999). Integration and saturation within the circadian photic entrainment pathway of hamsters. *American Journal of Physiology, 277*(5 Pt 2), R1351–R1361.

Nielsen, H. S., Hannibal, J., Knudsen, S. M., & Fahrenkrug, J. (2001). Pituitary adenylate cyclase-activating polypeptide induces period1 and period2 gene expression in the rat suprachiasmatic nucleus during late night. *Neuroscience, 103,* 433–441.

Obrietan, K., Impey, S., & Storm, D. R. (1998). Light and circadian rhythmicity regulate MAP kinase activation in the suprachiasmatic nuclei. *Nature Neuroscience, 1,* 693–700.

Okamura, H., Miyake, S., Sumi, Y., Yamaguchi, S., Yasui, A., Muijtjens, M., et al. (1999). Photic induction of *mPer1* and *mPer2* in cry-deficient mice lacking a biological clock. *Science, 286,* 2531–2534. doi:10.1126/science.286.5449.2531.

O'Neill, J. S., Maywood, E. S., Chesham, J. E., Takahashi, J. S., & Hastings, M. H. (2008). cAMP-dependent signaling as a core component of the mammalian circadian pacemaker. *Science, 320,* 949–953.

Panda, S., Provencio, I., Tu, D. C., Pires, S. S., Rollag, M. D., Castrucci, A. M., et al. (2003). Melanopsin is required for non-image-forming photic responses in blind mice. *Science, 301,* 525–527. doi:10.1126/science.1086179.

Panda, S., Sato, T. K., Castrucci, A. M., Rollag, M. D., DeGrip, W. J., Hogenesch, J. B., et al. (2002). Melanopsin (Opn4) requirement for normal light-induced circadian phase shifting. *Science, 298,* 2213–2216. doi:10.1126/science.1076848.

Pennartz, C. M., Hamstra, R., & Geurtsen, A. M. (2001). Enhanced NMDA receptor activity in retinal inputs to the rat suprachiasmatic nucleus during the subjective night. *Journal of Physiology, 532*(Pt 1), 181–194.

Piggins, H. D., & Rusak, B. (1997). Effects of microinjections of substance P into the suprachiasmatic nucleus region on hamster wheel-running rhythms. *Brain Research Bulletin, 42,* 451–455.

Pittendrigh, C. S., & Daan, S. (1976). A functional analysis of circadian pacemakers in nocturnal rodents. IV. Entrainment: Pacemaker as a clock. *Journal of Comparative Physiology, 106,* 291–331. Now this is cited in the text.

Podolin, P. L., Rollag, M. D., & Brainard, G. C. (1987). The suppression of nocturnal pineal melatonin in the Syrian hamster: dose-response curves at 500 and 360 nm. *Endocrinology, 121,* 266–270.

Prosser, R. A., McArthur, A. J., & Gillette, M. U. (1989). cGMP induces phase shifts of a mammalian circadian pacemaker at night, in antiphase to cAMP effects. *Proceedings of the*

National Academy of Sciences of the United States of America, 86, 6812–6815. doi:10.1073/pnas.86.17.6812.

Provencio, I., & Foster, R. G. (1995). Circadian rhythms in mice can be regulated by photoreceptors with cone-like characteristics. *Brain Research, 694,* 183–190.

Provencio, I., Jiang, G., De Grip, W. J., Hayes, W. P., & Rollag, M. D. (1998). Melanopsin: An opsin in melanophores, brain, and eye. *Proceedings of the National Academy of Sciences of the United States of America, 95,* 340–345.

Provencio, I., Rodriguez, I. R., Jiang, G., Hayes, W. P., Moreira, E. F., & Rollag, M. D. (2000). A novel human opsin in the inner retina. *Journal of Neuroscience, 20,* 600–605.

Pu, M. (2000). Physiological response properties of cat retinal ganglion cells projecting to suprachiasmatic nucleus. *Journal of Biological Rhythms, 15,* 31–36. doi:10.1177/074873040001500104.

Reebs, S. G., & Mrosovsky, N. (1989). Effects of induced wheel running on the circadian activity rhythms of Syrian hamsters: Entrainment and phase response curve. *Journal of Biological Rhythms, 4,* 39–48. doi:10.1177/074873048900400103.

Ruby, N. F., Brennan, T. J., Xie, X., Cao, V., Franken, P., Heller, H. C., et al. (2002). Role of melanopsin in circadian responses to light. *Science, 298,* 2211–2213. doi:10.1126/science.1076701.

Sancar, A. (2000). Cryptochrome: The second photoactive pigment in the eye and its role in circadian photoreception. *Annual Review of Biochemistry, 69,* 31–67.

Sawaki, Y. (1979). Suprachiasmatic nucleus neurones: Excitation and inhibition mediated by the direct retino-hypothalamic projection in female rats. *Experimental Brain Research, 37,* 127–138.

Schaap, J., Bos, N. P., de Jeu, M. T., Geurtsen, A. M., Meijer, J. H., & Pennartz, C. M. (1999). Neurons of the rat suprachiasmatic nucleus show a circadian rhythm in membrane properties that is lost during prolonged whole-cell recording. *Brain Research, 815,* 154–166.

Schmidt, T. M., Chen, S. K., & Hattar, S. (2011). Intrinsically photosensitive retinal ganglion cells: Many subtypes, diverse functions. *Trends in Neurosciences, 34,* 572–580.

Schmidt, T. M., & Kofuji, P. (2010). Differential cone pathway influence on intrinsically photosensitive retinal ganglion cell subtypes. *Journal of Neuroscience, 30,* 16262–16271.

Selby, C. P., Thompson, C., Schmitz, T. M., Van Gelder, R. N., & Sancar, A. (2000). Functional redundancy of cryptochromes and classical photoreceptors for nonvisual ocular photoreception in mice. *Proceedings of the National Academy of Sciences of the United States of America, 97,* 14697–14702. doi:10.1073/pnas.260498597.

Shearman, L. P., Zylka, M. J., Weaver, D. R., Kolakowski, L. F., Jr., & Reppert, S. M. (1997). Two period homologs: Circadian expression and photic regulation in the suprachiasmatic nuclei. *Neuron, 19,* 1261–1269.

Shigeyoshi, Y., Taguchi, K., Yamamoto, S., Takekida, S., Yan, L., Tei, H., et al. (1997). Light-induced resetting of a mammalian circadian clock is associated with rapid induction of the *mPer1* transcript. *Cell, 91,* 1043–1053. doi:10.1016/S0092-8674(00)80494-8.

Shirakawa, T., & Moore, R. Y. (1994). Responses of rat suprachiasmatic nucleus neurons to substance P and glutamate in vitro. *Brain Research, 642,* 213–220.

Takahashi, J. S., DeCoursey, P. J., Bauman, L., & Menaker, M. (1984). Spectral sensitivity of a novel photoreceptive system mediating entrainment of mammalian circadian rhythms. *Nature, 308*(5955), 186–188.

Takahashi, J. S., Turek, F. W., & Moore, R. Y. (2001). *Handbook of behavioral neurobiology: Circadian clocks* (Vol. 12). New York: Kluwer Academic/Plenum Press.

Takumi, T., Matsubara, C., Shigeyoshi, Y., Taguchi, K., Yagita, K., Maebayashi, Y., et al. (1998a). A new mammalian period gene predominantly expressed in the suprachiasmatic nucleus. *Genes to Cells, 3,* 167–176. doi:10.1046/j.1365-2443.1998.00178.x.

Takumi, T., Taguchi, K., Miyake, S., Sakakida, Y., Takashima, N., Matsubara, C., et al. (1998b). A light-independent oscillatory gene *mPer3* in mouse SCN and OVLT. *European Molecular Biology Organization Journal, 17,* 4753–4759. doi:10.1093/emboj/17.16.4753.

Thompson, C. L., Selby, C. P., Van Gelder, R. N., Blaner, W. S., Lee, J., Quadro, L., et al. (2004). Effect of vitamin A depletion on nonvisual phototransduction pathways in cryptochromeless mice. *Journal of Biological Rhythms, 19,* 504–517. doi:10.1177/0748730404270519.

Tischkau, S. A., Gallman, E. A., Buchanan, G. F., & Gillette, M. U. (2000). Differential cAMP gating of glutamatergic signaling regulates long-term state changes in the suprachiasmatic circadian clock. *Journal of Neuroscience, 20,* 7830–7837.

Tominaga, K., Geusz, M. E., Michel, S., & Inouye, S. T. (1994). Calcium imaging in organotypic cultures of the rat suprachiasmatic nucleus. *Neuroreport, 5,* 1901–1905.

Trejo, L. J., & Cicerone, C. M. (1984). Cells in the pretectal olivary nucleus are in the pathway for the direct light reflex of the pupil in the rat. *Brain Research, 300,* 49–62.

van der Horst, G. T., Muijtjens, M., Kobayashi, K., Takano, R., Kanno, S., Takao, M., et al. (1999). Mammalian Cry1 and Cry2 are essential for maintenance of circadian rhythms. *Nature, 398,* 627–630. doi:10.1038/19323.

Van Oosterhout, F., Fisher, S. P., Van Diepen, H. C., Watson, T. S., Houben, T., Vanderleest, H. T., et al. (2012). Ultraviolet light provides a major input to non-image-forming light detection in mice. *Current Biology, 22,* 1397–1402.

Vindlacheruvu, R. R., Ebling, F. J., Maywood, E. S., & Hastings, M. H. (1992). Blockade of glutamatergic neurotransmission in the suprachiasmatic nucleus prevents cellular and behavioural responses of the circadian system to light. *European Journal of Neuroscience, 4,* 673–679.

Vitaterna, M. H., Selby, C. P., Todo, T., Niwa, H., Thompson, C., Fruechte, E. M., et al. (1999). Differential regulation of mammalian period genes and circadian rhythmicity by cryptochromes 1 and 2. *Proceedings of the National Academy of Sciences of the United States of America, 96,* 12114–12119. doi:10.1073/pnas.96.21.12114.

von Gall, C., Duffield, G. E., Hastings, M. H., Kopp, M. D., Dehghani, F., Korf, H. W., et al. (1998). CREB in the mouse SCN: A molecular interface coding the phase-adjusting stimuli light, glutamate, PACAP, and melatonin for clockwork access. *Journal of Neuroscience, 18,* 10389–10397.

Wakamatsu, H., Yoshinobu, Y., Aida, R., Moriya, T., Akiyama, M., & Shibata, S. (2001). Restricted-feeding-induced anticipatory activity rhythm is associated with a phase-shift of the expression of *mPer1* and *mPer2* mRNA in the cerebral cortex and hippocampus but not in the suprachiasmatic nucleus of mice. *European Journal of Neuroscience, 13,* 1190–1196.

Welsh, D. K., Logothetis, D. E., Meister, M., & Reppert, S. M. (1995). Individual neurons dissociated from rat suprachiasmatic nucleus express independently phased circadian firing rhythms. *Neuron, 14,* 697–706.

Wilsbacher, L. D., Yamazaki, S., Herzog, E. D., Song, E. J., Radcliffe, L. A., Abe, M., et al. (2002). Photic and circadian expression of luciferase in *mPeriod1-luc* transgenic mice in vivo. *Proceedings of the National Academy of Sciences of the United States of America, 99,* 489–494. doi:10.1073/pnas.0122 48599.

Yamazaki, S., Goto, M., & Menaker, M. (1999). No evidence for extraocular photoreceptors in the circadian system of the Syrian hamster. *Journal of Biological Rhythms, 14,* 197–201.

Yamazaki, S., Numano, R., Abe, M., Hida, A., Takahashi, R., Ueda, M., et al. (2000). Resetting central and peripheral circadian oscillators in transgenic rats. *Science, 288,* 682–685. doi:10.1126/science.288.5466.682.

Yan, L., Takekida, S., Shigeyoshi, Y., & Okamura, H. (1999). *Per1* and *Per2* gene expression in the rat suprachiasmatic nucleus: Circadian profile and the compartment-specific response to light. *Neuroscience, 94,* 141–150.

Young, M. W., & Kay, S. A. (2001). Time zones: A comparative genetics of circadian clocks. *Nature Reviews. Genetics, 2,* 702–715.

Zhang, E. E., Liu, Y., Dentin, R., Pongsawakul, P. Y., Liu, A. C., Hirota, T., et al. (2010). Cryptochrome mediates circadian regulation of cAMP signaling and hepatic gluconeogenesis. *Nature Medicine, 16,* 1152–1156. doi:10.1038/nm.2214.

Zhu, H., Yuan, Q., Briscoe, A. D., Froy, O., Casselman, A., & Reppert, S. M. (2005). The two CRYs of the butterfly. *Current Biology, 15,* R953–R954.

Zylka, M. J., Shearman, L. P., Weaver, D. R., & Reppert, S. M. (1998). Three period homologs in mammals: Differential light responses in the suprachiasmatic circadian clock and oscillating transcripts outside of brain. *Neuron, 20,* 1103–1110.

第21章 视觉丘脑中的抑制环路

Judith A. Hirsch, Xin Wang, Vishal S. Vaingankar, Friedrich T. Sommer

视觉丘脑的抑制环路支配局部处理和影响中继细胞(relay cells)从视网膜传递到皮层的所有信息。这些环路主要分为两类。每一类都在视觉通路中发挥不同的作用,在知觉处理中扮演不同的角色。一类环路提供前馈抑制,包括了外侧膝状体核(LGN)内的局部中间神经元。这些细胞接受从视网膜输入的信息并相互关联,同时也和中继细胞之间发生相互联系(Sherman,2004)。第二类环路提供由丘脑网状核(一种薄的、相互连接的抑制性神经元薄片,覆盖在丘脑的表面)中膝前核(perigeniculate sector(PGN))调控的反馈抑制(Sillito & Jones,2008)。网状核神经元接受从中继细胞输入的信息并依次投射返回给它们。值得注意的是,这两类抑制通路看起来是相互分离的;网状核神经元不与 LGN 中的局部中间神经元产生突触(Wang et al.,2001)。本章将开始于对中继细胞的阐述并对这两类通路进行探究。(图21.1)。

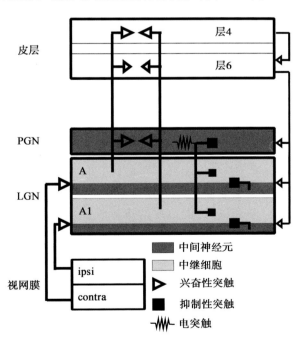

图 21.1 视觉丘脑中前馈和反馈关系图。图中的图例解释了所有和符号、颜色相关的编码。LGN 的中间神经元群体和中继细胞群体在实际情况下是混合的,但这里出于清晰性的考虑将它们分别画出。这里只展示了 LGN 中级层与初级层之间的关系(A,A1),C 层之间的关系与之相似。

中间神经元感受野激发和抑制时的空间排布:对相反符号刺激的"推-拉"反应

从 LGN 中得到的记录表明中继细胞有由同轴的 ON 和 OFF 亚区(Hubel,1960;Hubel & Wiesel,1961)组成的感受野,这与视网膜(Kuffler,1953)神经节细胞类似。随后,细胞内记录显示每一个亚区都有一个激发和抑制的"推-拉"排布;例如,明亮的光闪烁时 ON 亚区激活,而暗刺激则会抑制它(Hirsch,2003;Hirsch et al.,2002;Wang et al.,2007,2011)。本章的剩余部分,我们将用术语"推"来描述亮度对比度诱发的激发(比如,在 ON 亚区内呈现明亮的光)。术语"拉"来描述相反符号刺激诱发的抑制(比如,在 OFF 亚区内呈现暗刺激)。这种反应模式如图 21.2B(左),提供了一个丘脑中推-拉回路的总结性的图表。

很明确的是,对于丘脑中继细胞而言,"推"(比如,偏好的符号刺激诱发的兴奋)是由从视网膜输入提供的。它的空间结构反映了突触前神经节细胞的感受野(Levick,Cleland,& Dubin,1972;Usrey,Reppas,& Reid,1999),而且大部分情况下在去除皮层后不会发生改变(Jones & Sillito,1994),是另一种传递到丘脑的视觉输入的主要来源(Dankowski & Bickford,2003;Datskovs-kaia,Carden,& Bickford,2001;Erisir et al.,1997;Erisir,Van Horn,& Sherman,1998;Guillery,1969a;Hamos et al.,1985,1987;Montero,1991;Van Horn,Erisir,&Sherman,2000)。此外,视网膜输入选择最邻近的树突分支,而皮质丘脑(corticothalamic)则偏好更远端的树突分支(Erisir et al.,1997;Hamos et al.,1985;Van Horn,Erisir,& Sherman,2000;Wilson,1989;Wilson,Friedlander,& Sherman,1984)。这种解剖学上的联系表明视网膜输入控制丘脑的活动,而皮层的输入起到了调控作用(Sherman,2001a;Sherman & Guillery,1998)。"拉"和"推"相比较而言有相同的基本模式,但是"拉"在丘脑中是重新生成的,我们将在后面的部分进行讨论。

"推-拉"在早期视觉通路的前三个阶段被发现,包括视网膜、丘脑和猫视皮层中的简单细胞(Hirsch &

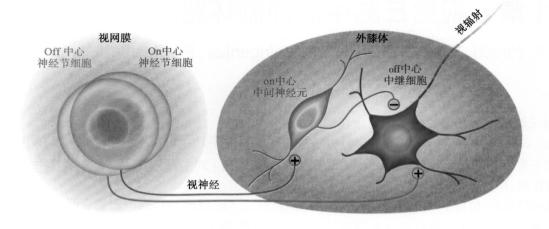

A

视网膜

Off 中心
神经节细胞　　On 中心
神经节细胞

外膝体

视辐射

on中心
中间神经元

off中心
中继细胞

⊖

视神经

⊕

⊕

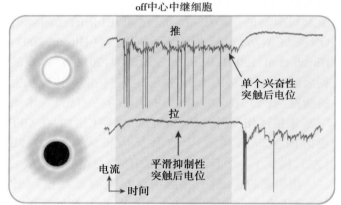

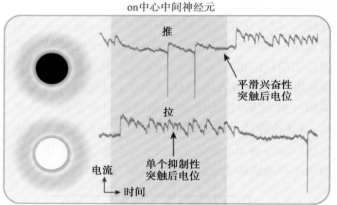

B

off中心中继细胞

推

单个兴奋性
突触后电位

拉

电流

时间

平滑抑制性
突触后电位

on中心中间神经元

推

平滑兴奋性
突触后电位

拉

电流

时间

单个抑制性
突触后电位

图21.2　（A）视网膜神经节细胞和丘脑神经元关系图。一个 OFF-中心的丘脑中继细胞（蓝色）接受来自一个 OFF-中心视网膜神经节细胞的兴奋性输入（"推"，绿色）和由 ON-中心神经节细胞驱动的 ON-中心局部中间神经元（红色）的抑制性输入（"拉"，紫色）；视网膜细胞被表现为它们的感受野。（B）中继细胞和中间神经元对相反对比度刺激有互补模式的"推-拉"反应。亮刺激和暗刺激（由神经元感受野中的图标指示）显示了一个 OFF-中心中继细胞（左）和 ON-中心中间神经元（右）诱发的周边突触反应；记录描绘了随时间变化的膜电流。对于中继细胞"推"是由个别兴奋性事件的行列产生的，而"拉"是平滑的。与之相反，中间神经元记录的"推"是平滑的，"拉"是由一系列单一事件形成的。查看文本对这些不同的生理学上的配置导致的功能性结果的解释。

Martinez，2006a，2006b）。这样的兴奋和抑制排布有什么优点呢？一般认为"推-拉"的作用是拓展神经元对刺激敏感性的动态范围，并且修复突触矫正后的线性反应（Werblin，2010）。此外，由于神经元感受野的几何结构，"推-拉"在早期视觉系统中也有其他作用。我们用早期文献中的一个例子进行说明。Kuffler（1953）首先发现在哺乳动物视网膜上神经节细胞的感受野有中心-周边结构。这种 OFF 和 ON 亚区的排列建立了对局部对比度边界的敏感性。Kuffler 也意识到中心和周边之间有互相拮抗的关系，即到目前为止使用的"推-拉"模型。因此，神经节细胞会对限制在中心的偏好的亮度对比度（明亮的或者黑暗的）刺激产生强烈的反应。然而，在中心的周边区域也会产生一些峰值。对强烈的均匀刺激反应减弱表明了一

个亚区的"拉"反应对另一个亚区"推"反应的抑制性影响（Wiesel，1959）。因此，亚区之间推-拉的相互作用加强了局部对比度边缘的选择性。对于中继细胞而言也是如此（Hubel & Wiesel，1961）。基于这种反应的生物学模式，神经节细胞和中继细胞的感受野在数学上被描述为高斯模型的差异（Enroth-Cugell & Robson，1966；Marr & Hildreth，1980；Shapley & Lennie，1985）。本质上来说，用这种功能处理图像，会产生第二种（空间的）刺激衍生物，能够加强对比度边缘。

我们也可以从信息论的观点（Barlow，1961）考虑推-拉所扮演的角色，紧随 Kuffler 的发现立刻出现了许多关于知觉编码的假设。在一个称为有效编码的框架中，Barlow（1961）证明由于神经元活动的编码模式是阶段性的，有用的信号被选择性提取出来从而降

低峰电位序列编码的信息的冗余（Simoncelli & Ol-shausen,2001）。神经元图像的统计学观察强调了这种早期观点的重要性。无论是自然场景还是城市场景,对视觉场景的数学分析表明环境中的视觉模式是高度冗余的。简而言之,空间相关性的出现是由于衣服图片上相邻的点通常有相似的亮度值(比如一片蓝色的天空或建筑物的一面)。在更正式的术语中,视觉领域有 $1/f$ 统计;一个给定的自然图像的能量光谱会向低空间频率处倾斜（Field,1987;Geisler,2008;Simoncelli & Olshausen,2001）。如上,因为感受野本质上会计算图像的第二衍生物,更高的空间频率（有效的,图像内部边缘）被加强,刺激的冗余被减少了。

"推-拉"在时间和空间上进行操作。空间相关的图像在视网膜上移动会引入时间相关性。这样,感受野的光亮度值在一段时间内保持并突然发生变化（Simoncelli & Olshausen,2001）。对于发生"推-拉"变化的神经元,刺激极性随着时间的改变会引起相应的突触反应标志的逆转（Alitto, Weyand, & Usrey, 2005; Wang et al.,2011;Werblin,2010）。因此,从非偏好对比度到偏好对比度的明显转变能最大限度地驱动中继细胞（Alitto, Weyand, & Usrey, 2005;Wang et al.,2007）。我们可以做出这样的推测,"推"使细胞膜发生 Hodgkin 和 Huxley（1952）提出的生物物理学原理中提到的变化,该原理解释了枪乌贼突触在阳极突破时的兴奋。不考虑机制的话,对双相刺激的偏好导致了对图像第一衍生物（时间性）的选择性,这样也降低了 $1/f$ 时间结构信号的冗余,比如自然的刺激（Dan, Atick, & Reid,1996;Dong & Atick,1995）。

对神经节细胞和中继细胞同时记录的信息进行的分析为丘脑有效编码提供了独立的支持（Rathbun, Warland, & Usrey, 2010;Sincich, Horton, & Sharpee, 2009;Wanget al.,2011）。这个工作表明神经节细胞发放峰值的一小部分激活了中继细胞,因此,丘脑的峰值包含了比视网膜峰值更多的信息（每个峰值更多的位）（Rathbun, Warland, & Usrey, 2010;Sincich, Horton, & Sharpee,2009;Wang et al.,2010）。这种转变被认为是突触采样率的下降,这是一个在编码如自然刺激的缓慢变化的信号的降低冗余的过程。抑制动作很有可能有助于提高神经元编码的效率,但其他的突触机制,比如时间总和（Carandini, Horton, & Sincich, 2007; Usrey, Reppas, & Reid, 1998; Wang, Hirsch, & Sommer, 2010）,也很可能参与其中。

"推-拉"和神经元细胞膜固有属性之间的相互作用

目前为止描述的"推-拉"效应在视网膜和丘脑上同样有所体现。然而,这两种结构细胞膜固有属性的不同允许"拉"在 LGN 中有特殊的作用。尤其是中继细胞根据静息电位的不同有两种放电模式。当静息电位水平靠近阈值时,中继细胞放电模式为持续型放电模式（tonic mode）,当膜电位较低时则为爆发型放电模式（burst mode）（Jahnsen & Llinas,1984）。爆发型放电模式是由 T 型钙离子通道产生的,这种钙离子通道在低阈值时（低于钠离子通道开放的阈值）开放,随后缓慢地关闭（Hugue-nard & Prince, 1992; Hugue-nard & McCormick,1992）。而且,这些通道只有暴露在强超极化（hyperpolarization）状态下才会再次开放。

中继细胞在静息期间以爆发模式放电,这是因为此期间内产生了能降低静息电位的神经调质（neuro-modulators）。但是爆发模式放电是在静息期间产生的事实并不妨碍其在觉醒（Sherman,2001b）和视觉（参见 Sherman 和 Guillery 编写的 19 章）中的重要作用。自然刺激（Denning & Rein-agel, 2005; Lesica & Stanley,2004;Wang et al.,2007）能够驱动爆发是可以预测的,而且它似乎在视觉（Alitto & Usrey,2005;Sherman, 2001b）和其他知觉形式中（Swadlow & Gusev, 2001）也起着积极的作用。一个证明爆发放电模式是十分重要的例子是它们比活化的突触后神经元更有效率（Swadlow & Gusev, 2001; Usrey, Reppas, & Reid, 1998）,而且这也有助于活动在皮层上的传播。此外,爆发能够传播和单一脉冲编码的不同信息（Denning & Reinagel, 2005; Lesica et al., 2006; Reinagel et al., 1999）。

虽然大多数为探究爆发放电模式在视觉中的作用的实验已经在动物实验中完成,但是越来越多的研究已经使用警觉准备。总体而言,这些实验都支持爆发放电模式在知觉处理中发挥作用这一观点（Niell & Stryker, 2010; Swadlow, Bezdudnaya, & Gusev, 2005; Swadlow, Gusev, & Bezdudnaya, 2002）。这并不是说爆发放电模式会在视觉中会频繁地出现,然而,即便爆发发生的很少,它们也可能是很重要的。例如,爆发可能作为环境中特殊事件的标志信号,比如感受野上刺激的突然改变,这为视网膜提供了异常的信息（Lesica & Stanley,2004;Sherman,2001c）。

是什么机制诱发了视觉中的爆发式放电（Wang et

al.，2007）？首先，"拉"能够使细胞膜充分地超极化。其次，视觉环境的时空相关性为覆盖在感受野上的长达几百毫秒（Denning & Reinagel，2005；Lesica & Stanley，2004；Wang et al.，2007）的长周期非偏好符号刺激（比如在 ON 中心上的暗斑）创造了实体。这些缓慢消失的刺激会诱发持续很久的抑制，这种抑制能够关闭 T 型钙离子通道（Wang et al.，2007）。因此，当刺激对比度反转时（暗斑被亮斑取代），视网膜输入能够引发发放的爆发。这样，视觉诱发的突触输入和细胞膜的固有性质一道在爆发放电模式和持续放电模式（Wang et al.，2007）间驱动中继细胞。

"推-拉"的神经回路

中继细胞感受野的"推"和"拉"都有中心-周边结构，和视网膜神经节细胞（Wang，Sommer，& Hirsch，2011；Wang et al.，2007，2011）非常相似。虽然"推"可以被解释为视网膜输入造成的，但是"拉"不可以，因为神经节细胞会激活它们的靶细胞。对"拉"最简单的解释是它源自对刺激对比度有相反偏好的局部中间神经元（图 21.2A）。与中继细胞一样，局部中间神经元感受野也有中心-周边结构（Wang，Sommer，& Hirsch，2011）。局部中间神经元甚至也有"推-拉"反应并且以大致线性的方式处理视觉信号（Wang，Sommer，& Hirsch，2011）。

然而，"推"和"拉"不能被看作是彼此的镜像。这一结论是从用单独的亮斑和暗斑将兴奋性和抑制性信号输入感受野分别定位的研究得出的。"推"和"拉"的峰值所产生的定位可以被取代（Martinez et al.，2005；Wang et al.，2007，2011），这种研究通常是通过预测视网膜上的一个给定的类中的 ON 和 OFF 神经节细胞相对位置的距离实现的（Wässle & Boycott，1991）。这一发现为"推-拉"环路是由前馈输入产生的观点提供了额外的支持。

此外，"拉"的空间幅度比"推"更大。首先，超微结构的研究表明，中间神经元接受的视网膜突触输入至少是中继细胞（Datskovskaia，Carden，& Bickford，2001；Erisir，Van Horn，& Sherman，1998；Van Horn，Erisir，& Sherman，2000）的两倍，这一结果并不出人意料，因为中间神经元的数目比中继细胞（Fitzpatrick，Penny，& Schmechel，1984；LeVay & Ferster，1979；Lin，Kratz，& Sherman，1977；Montero，1991；Montero & Singer，1985；Weber & Kalil，1983）更少。如果假设更高数目的突触前视网膜终端同等地象征了更大的聚集的神经节细胞池，那么中间神经元的感受野应该比中继细胞的更大（注意在一个给定的类群中神经节细胞的感受野是几乎不重叠的）（Wässle & Boycott，1991）。测定中间神经元和中继细胞在视觉空间一个给定的点上感受野的相对大小是很困难的，而且原理仍有待解释。另一个增加中继细胞感受野"拉"的大小的机制涉及几个中间神经元输入的汇聚。脑片的相关研究证明了这一点（Crunelli et al.，1988；Ziburkus，Lo，& Guido，2003）。

目前为止，前馈抑制回路看起来似乎是简单的，但事实并非如此。无论是在解剖学水平还是生理学水平，局部中间神经元和中继细胞存在着很大的差异。比如，局部中间神经元的树突和轴突对其他细胞（Sherman，2004）都是突触前的。各类中继细胞（X 型、Y 型和 W 型）的胞体，近端树突和突触都会和中间神经元的轴突（Guillery，1969b；Hamos et al.，1985；Montero，1987）发生联系。抑制性轴突末端被称为 F1（扁平小泡，1 型）。中间神经元 F1 末端产生的联系可以通过和有相反刺激对比度偏好的细胞产生联系的方式轻易地调整"推-拉"反应。比如一个 OFF 中心神经元和一个 ON 中继细胞或者 ON 中间神经元产生突触联系。或者，F1 连接也同样能为有相同刺激对比度偏好的目标提供抑制。我们将这种分布定义为"相同-符号"（same-sign）抑制（和"推-拉"相反）；一个例子就是 OFF 中间神经元和一个 OFF 中继细胞或者 OFF 中间神经元能够产生联系。

突触三联体（TRIAD）和其他的"相同-符号"机制

中间神经元能够和许多它的目标细胞发生特殊的联系，它们会形成树-树突触连接（例如，突触前和突触后均为树突）。突触前元件被称为 F2 末端。一些树-树突触是树突形成的，还有一些是通过树突的附件形成的。由于树突可以被突触的输入去极化（Guillery，1969b；Hamos et al.，1985；Montero，1986；Pasik，Pasik，& Hámori，1976），F2 末端甚至可以在没有动作电位（Cox & Sherman，2000）的情况下提供抑制。因此，大体上每个中间神经元的树突都可以看作是一个独立的处理单元（Sherman，2004）。但是这并不意味着单个中间神经元树突和轴突的输出不能被及时地调整。动作电位可以被"返回-传播"到树突，可能同时触发 F2 和 F1 末端的释放（Casale & McCormick，2011）。

树-树突触联系通常由专门的三联体（Famiglietti & Peters，1972；Fitzpatrick，Penny，& Schmechel，1984；Guillery，1969b；Hamos et al.，1985；Montero，1986；Szentago-thai，Hamori，& Tombol，1966）结构组成。在这种结构中，视网膜突触小结有并列的中继细胞和中间神经元的树突。中间神经元会通过 F2 末端（Sherman，2004）依次和中继细胞发生突触联系。三联体通常包含 X 型中继细胞，而且由"葡萄状"附体构成，小泡丛生在初级树突分枝处。这种复杂的相互交叉的突触配置被神经胶质细胞膜包裹入鞘形成小球结构（Hamos，et al.，1985；Szen-tagothai，Hamori，& Tombol，1966）。

三联体很适合"相同-符号"抑制，但是不太可能用来调控"推-拉"效应，因为通常视网膜的输入中抑制和兴奋是相结合的。三联体的功能很不明确。明显的方法是比较 X 型中继细胞和其他非 F2 末端主要目标的中继细胞（Y 型或 W 型）的反应。迄今为止，三种主要类型中继细胞反应特性的不同似乎反映出了视网膜的输入的影响，但却不能提供对三联体功能的探究。人们可能至少期望视网膜膝状体（retino-geniculate）的 EPSPs 在 X 型中继细胞（Carandini，Horton，& Sincich，2007；Wang，Hirsch，& Sommer，2010；Wang et al.，2007）中是被前馈的"相同-符号"抑制所截短并且是最短的。然而体内各种中继细胞的视网膜膝状体 EPSPs 的时程是相似的。然而，体外实验表明，单个视网膜输入的激活会连带地在某些细胞中（Blitz & Regehr，2005）诱发一个 EPSP 和马上随之而来的 IPSP，与三联体和其他"相同-符号"抑制机制一致。

因此，三联体的功能仍然是一个需要讨论的问题。一个主要的假说表明三联体在增益控制（gain control）（Sherman，2004）中发挥作用。这个意义在于药理学研究表明视网膜输入和中继细胞的联系与视网膜输入和中间神经元的联系是有差别的。中继细胞和中间神经元之间的突触包含代谢型受体的本质平衡，这要求保持谷氨酸的暴露从而影响细胞膜电位（Crandall & Cox，2012；Govindaiah & Cox，2004）。这样，当刺激对比度较高而且视网膜输入较强时（Sherman，2004），代谢型受体就会提供成比例的抑制（Arcelli et al.，1997）。特别要指出的是，啮齿类动物的丘脑躯体感觉区域缺少中间神经元。或许这种物种的差异可以被用来形成关于中间神经元的一般性的，尤其是关于在三联体上作用的新假说。

基础的三联体回路存在很多变异；一些包含了各种的脑干区输入（Sherman，2004）。此外，有证据表明中继细胞在 LGN（Cox，Reichova，& Sherman，2003；Lorincz et al.，2009）中发出的脉络连接较为稀少。这些脉络有时会有助于三联体的分布（Bickford，Carden，& Patel，2008），有效地替代视网膜输入。这样的配置在层间区域（Bickford，Carden，& Patel，2008）出现的频率最高，尤其是在 LGN 的眼特性层之间。最后，许多其他类型的树-树突触可以在小球外形成，而且可以包含不同种类的中继细胞或者甚至两个中间神经元（Dankowski & Bickford，2003；Datskovskaia，Carden，& Bickford，2001；Pasik，Pasik，& Hámori，1976）。

最近对丘脑发放行列的数学计算方面的研究为"相同-符号"抑制的形成提供了依据，它很可能与三联体是无关的，因为在各种类型的中继细胞中都记录到了它。这种抑制是由有偏好符号的刺激引发的，但是相对于激发（Butts et al.，2007）是延迟的。目前还不清楚这种形式的抑制是在视网膜（Alitto & Usrey，2008），丘脑或者两者中产生。像连续的"推-拉"一样，"相同-符号"抑制提供了一个建立对刺激的时间衍生物敏感的机制。更进一步，激发及随后的抑制的顺序，无论是"相同-符号"还是"推-拉"，能够通过缩小发放激活时的时间窗口增加反应的精度（Butts et al.，2007）。

"推-拉"的突触生理学和信息的下行传递

虽然中继细胞和中间神经元有相似的感受野形状，而且都存在"推-拉"效应，但是这两种类型的细胞在视觉中形成过程中（Wang et al.，2011）处理突触输入的方式有很大差异。中继细胞的"推"是由一系列强烈的 EPSPs 形成的，这些 EPSPs 峰有快速的上升过程，较大的峰值和缓慢的下降过程。相比之下，"拉"是平缓的；在标准条件下，一个 IPSPs 是不可见的，表现为一个没有间隔的超极化。对于中间神经元则明显不同。"推"是平缓而且分级的；但单个 EPSPs 很少见。而"拉"有高低起伏的表现，因为它是由一系列单一的 IPSPs 形成的。也就是说，对中继细胞"推"似乎对有峰值的波形是高通的。相反，"拉"看起来则是低通的，随时间缓慢地改变。对中间神经元是相反的情况（图 21.2B）。

这些不同形状的波形是如何体现视觉处理过程的？为了解决这个问题首先要意识到的是：中继细胞负责传递视网膜信息到皮层。理论分析表明，视网膜发放行列编码高频和低频带的信息（Koepsell et al.，2009，2010）。低频带代表了发放率的变化，它是由视觉图形随时间的改变诱发的。也就是说，低频带传递激活改变所编码的信息，而激活的改变是跟随刺激时间改变的（Nirenberg et al.，2001；Reinagel & Reid，2000）。高频带编码关于持续震荡计时的信息（Koepsell et al.，2009，2010），由神经节细胞的分布式网络产生的。因此，高频带传递由内在节奏相关的发放时间编码的信息。显而易见，中继细胞的发放行列能够保护不同频谱下的信息。

由于大脑中的大多数细胞编码低频带信息（Koepsell et al.，2010），独特的突触机制似乎对这个过程是不必要的。而高频带的信息传递需要特殊的时间精度。事实上，EPSPs 和同一个中继细胞发放的记录表明视网膜输入驱动的发放有毫秒级的保真度（Koepsell et al.，2009）。理论上来说，有大峰的 EPSPs 似乎对促进刚性的、可靠的放电是理想的。这个印象被对中继细胞基于电导的模型的仿真结果所支持。这些仿真的结果表明，如果 EPSPs 的峰是平滑的（低通），那么就会有丘脑发放行列中好的时间信息的相应丢失（Wang et al.，2011）。更进一步，仿真结果表明平滑抑制，模仿中继细胞真实的"拉"信号，不能干预视网膜输入和它所引发的发放之间的紧密耦合。这也是凭直觉获知的。一个平滑的或者低通的波形不能干预视网膜膝状体 EPSPs 尖峰的或者高通的结构。相反，如果在仿真中，平滑的抑制被锯齿状的 IPSPs 取代，在所有时间规模上被转播到视网膜的信息量就减少了。

中继细胞的分级抑制是如何接收成形的？几个不同的机制可能起同一作用。中间神经元的视网膜输入的目标通常是神经末梢，也就是电紧张的树突远端。如果这些远端产生的 EPSPs 是被动地传播，那么它们将会在 EPSPs 到胞体前就大量或全部衰减而不能引起一个动作电位（Bloomfield & Sherman，1989）。在这个实例中，中间神经元的输出可能受限于 F2 树突末端。而脑片的研究表明，树突细胞膜是活跃的，而且包含了 L 型钙离子通道（Acuna-Goycolea，Bre-nowitz，& Regehr，2008）。如果视网膜输入足够强，这些通道产生去极化的稳定阶段就会传递到胞体（Acu-na-Goycolea，Bre-nowitz，& Regehr，2008；Dilger，Shin，& Guido，2011），并且诱发发放。由于峰值的时间和稳定阶段长度的波动较大，由稳定阶段电流引发的视网膜输入和发放之间的延迟就会发生相当大的变化。在此之后，视网膜输入时间就能通过 L 型通道电流和

中间神经元发放解耦合。其他可能有助于时间模糊的因素包括通过树突电缆的 EPSP 的衰减和代谢型谷氨酸受体调控的缓慢的激发（Govindaiah & Cox，2006b）。明显的是，早期的视网膜膝状体连通性研究支持波动传输的观点。神经节细胞发放行列和假定的中间神经元（不能从皮层逆向激活的神经元）之间的交叉相关性比中继细胞（Dubin & Cleland，1977）的更加广泛。由于多种中间神经元很可能激活同一个中继细胞（Bickford et al.，2010；Crunelli et al.，1988；Ziburkus，Lo，& Guido，2003），异步到达的抑制性输入经过混合后形成一个平滑的"拉"，这个过程看起来是合理的。

目前，中间神经元的锯齿状的"拉"是如何形成的还不明确，但是有几个线索可供研究。第一，单个 IP-SPs 的频率与视网膜放电率（Wang et al.，2011）相匹配。这标志着一个粗糙的突触前神经节细胞发放和中间神经元 IPSPs 之间的一对一通信。第二，解剖学的研究表明到中间神经元（Montero，1991；Van Horn，Erisir，& Sherman，2000）的视网膜输入频繁地把 F2 末端作为目标，并且这些末端通常会包含在和其他中间神经元（Pasik，Pasik，& Hámori，1976）的树突突触中。这样，后续的"拉"的过程是有可能产生的，我们可以阐明一个 OFF 中间神经元。想象一下，一个 ON 中间神经元的 F2 末端接受一个 ON 神经节细胞和 OFF 中间神经元树突突触的输入。每次视网膜输入的发放，就会使 ON 中间神经元去极化，然后释放神经递质到 OFF 细胞。这目前仍停留在猜想阶段但它是可以进行试验的。如果这个方案是正确的，那么就有可能在一个视网膜动作电位的时程内关闭中间神经元（和非抑制性的中继细胞）的"拉"。

LGN 中局部中间神经元的分类

目前为止，我们已经探讨了中间神经元作为一个同类细胞群体的情况。在猫科动物中，X、Y 和 W 通路起源于视网膜，而且持续到神经节细胞，并且以三种相对应的中继细胞分类形式存在。中间神经元分成这三种类别的机制还不清楚，但已经发现的是：更大的中间神经元存在于更大的接收来自 Y 细胞输入的区域内，更小的中间神经元存在于由 X 细胞（Montero & Zempel，1985）优先激活的区域内。

这并不是说没有不同类型的局部中间神经元。事实上，在主要的 LGN 层（Bickford，Carden，& Patel，1999；Famiglietti，1970；Guillery，1966；Updyke，1979）

中有至少两类中间神经元。为了理解描述这些细胞类型的文献，我们来回顾一些 Guillery（1966）的早期工作。他用高尔基染色的方法标记 LGN 神经元，并把它们从形态学上分为主要的三类。1 类神经元很大，有放射状的树突分枝；这些和经典的 Y 型中继细胞相关联。2 类细胞有较小的胞体和葡萄样的附体；它们和经典的 X 型中继细胞相关联。Guillery 的最后一个分类是 3 类细胞，包含胞体也较小的细胞，有茎的树突附体（比如 F2 末端），而且含有由局部分支的轴突。最后一个特性表明 3 类细胞是抑制性的，这被组织化学（Bickford，Carden，& Patel，1999；Montero，1986，1987）的方法所印证。随后的工作显示了一个 GABA 能神经元分类，称为 5 类细胞（Bickford，Carden，& Patel，1999；Famiglietti，1970；Updyke，1979）。3 类细胞和 5 类细胞之间有一些不同，包括 5 类细胞信号使用一氧化氮而不是小球内的突触的（Bickford，Carden，& Patel，1999），而且数量上更少。总体来说，这些特性暗示了 5 类细胞在调制活动整体水平中的作用（Bickford，Carden，& Patel，1999）。

在 LGN 层间区域存在一种特殊的抑制性细胞。这些层间细胞能被中继细胞激活，但是不接收视网膜的输入（Bickford et al.，2008；Montero，1989）。在此研究以及其他的解剖学研究的基础上，Montero 推测层间细胞可能与网状核相关。随后的工作证明了这一观点，网状核和层间神经元有相似的血清蛋白抗体染色，而层间中间神经元对钙结合蛋白是阳性的（Sanchez-Vives et al.，1996）。如此一来便清晰可见，因为几个其他的免疫组织化学标记可以选择性地标记网状核神经元，而不标记层间细胞（Kawasaki et al.，2004）。

PGN 神经元的感受野和视觉反应特性

PGN 神经元为中继细胞提供反馈抑制。因为 PGN 神经元和 LGN 神经元在空间上是分离的，所以通过以网状核细胞为目标胞外编码的方法是可能的。目前 PGN 的知觉生理学仍然没有得到足够的关注，或许是因为这个核团太窄小而且容易被疏漏，也可能是因为对丘脑网状核（PGN 是其中的一个扇区）的研究一直集中于睡眠方面（Destexhe & Sejnowski，2003；Steriade，2005）。

早期的研究比较了 LGN 和 PGN，可以明确的是，这两个结构中细胞的感受野相互之间有着明显的差异，参照 LGN 中继细胞和中间神经元的单眼感受野中存在的中心-周边结构。与此相反，PGN 细胞的感受野是典型的扩散状，通常是双眼的，而且有常常叠加（Ahlsén，Lindström，& Lo，1982；Dubin & Cleland，1977；Funke & Eysel，1998；Jones & Sillito，1994；Levick，Cleland，& Dubin，1972；Sanderson，1971；Uhl-rich et al.，1991；Wrobel & Bekisz，1994）的各种强度的 ON 和 OFF 组件。尽管 PGN 细胞的感受野看起来是多种多样的，但它们都可能通过中继细胞的前馈输入进行自塑；除去皮层仅仅有较小程度的影响（Jones & Sillito，1994；Xue et al.，1988）。

首先绘制 PGN 细胞感受野的研究组对中继细胞做了一个补充性的观察。他们注意到当亮刺激或暗刺激中任意一个信号落在经典的感受野（Levick，Cleland，& Dubin，1972）（中心-周边）外时，中继细胞的活动可以被调控。这样的感受野组分被称为抑制域（Levick，Cleland，& Dubin，1972；Bonin，Mante，& Carandini，2005），与经典的拮抗周边相区分。定量测量表明这一区域在视觉空间中可以跨越相当大的范围（Bonin，Mante，& Caran-dini，2005）。由于 PGN 感受野通常是 ON-OFF 模式而且较大（Bonin，Mante，& Carandini，2005；Levick，Cleland，& Dubin，1972），在一定程度上，假设 PGN 提供了这种抑制域是很合理的。因此，似乎 PGN 可能为中继细胞提供一个空间广泛的，非选择性的增益控制形式，这样可以完全地补全 LGN 中间神经元提供的局部选择性抑制。越来越多的工作正在向抑制域是由 PGN 产生的观点发起挑战。比如，Usrey 和同事的工作表明在猴子的中继细胞中记录到的空间广泛抑制在视网膜上确实发生了，而且仅仅被 LGN（Alitto & Usrey，2008）传递。此外，最近的定量分析显示 PGN 神经元对多样复杂的视觉特征（Vaingankar et al.，2012）是敏感的。

Francis Crick 提出在知觉处理过程中网状核（Crick，1984）有完全不同的作用。他认为这个结构被理想化地定位了——因为它接收了来自"自下而上"（bottom-up）和"自上而下"（top-down）（Bickford et al.，2008；Cucchiaro，Uhlrich，& Sherman，1991；Ide，1982）预测的输入——来帮助关注注意"探照灯"从而提高视野中突出特征的分辨。最近在猴的警戒行为上的研究支持了这个一般性的观点。这个实验表明当动物主动注意一个出现在感受野中的刺激而不是被动地观看时，网状核的放电率是下降的。与此同时，共享同一感受野的中继细胞的放电率增长得更快（McAlonan，Cavanaugh，& Wurtz，2008）。这样，看起来注意通过去抑制的方法（通过减少 PGN 提供的反馈的数量）来增加 LGN 的活性。注意力是否能够调控 LGN 局部中间神经元（接受皮层反馈（Govindaiah & Cox，2006a；Montero，1991）和其他调制过的输入（Sherman & Guillery，2002））是未知的。

如果 PGN 在空间注意力中发挥作用，那么我们可能会做出如下两个假设。第一个是网状核感受野的尺寸是局部化的；探照灯仅仅照亮一个更大区域中的一小部分。第二，我们期望 LGN 和 PGN 之间的联系是地形的，这样就可以将探照灯聚焦在合适的位置上。有几个证据可以支持第一个假说，在猴子中（McAlo-nan，Cavanaugh，& Wurtz，2008）网状核感受野没有比 LGN 感受野大很多。然而在猫中，PGN 接受域结构的描述范围很广，从非常大的到稍微狭小的（Ahlsén，Lindström，& Lo，1982；Dubin & Cleland，1977；Funke & Eysel，1998；Jones & Sillito，1994；Levick et al.，1972；Sanderson，1971；Uhlrich et al.，1991；Wrobel & Bekisz，1994）。此外，空间频率的调制范围也是从窄到宽的（Xue et al.，1988）to broad（So & Shapley，1981；Xue，et al.，1988）。PGN 感受野的空间尺度解析还有待进一步的工作进行研究。

很多人支持这样的观点，即到达和来自 PGN 的连接是在地形上组织的（Friedlander et al.，1981；Lam，Nelson，& Sherman，2006；Montero，Guillery，& Woolsey，1977；Sillito & Jones，2008；Uhlrich et al.，1991）。解剖学研究表明，在低级别瘤变中，单个网状核细胞的轴突往往在 LGN（Uhlrich et al.，1991）中形成致密的受空间限制的末端阈，尽管存在一定程度的分散（Friedlander et al.，1981；Uhlrich et al.，1991）。对 PGN 的皮层预测也是地形的（Murphy & Sillito，1996；Robson，1984；Sillito & Jones，2008）。利用药理学工具来激活或者沉默网状核（Funke & Eysel，1998）或者相关的初级知觉核团（Lam，Nelson，& Sherman，2006；Lam & Sherman，2011）的生理学研究更进一步地支持地形的连通性的观点，虽然不一定是相互作用的（Pinault，2004）。

有可能 PGN 中的神经环路可以帮助限制局部活动的传播。网状核神经元通过电突触耦合（Cruikshank et al.，2005；Deleuze & Huguenard，2006；Lam，Nelson，& Sherman，2006；Landisman et al.，2002；Long，Land-isman，& Connors，2004；Pinault，Smith，& Deschenes，1997）在一起，看起来像局部细胞群体（Long，Landisman，& Connors，2004）缚在一起。这些间隙连接的连接强度随先前活动（Haas，Zavala，& Landisman，2011；Landisman & Connors，2005）而变化，因此

原则上，这样就可以在特定情况下扩大或者减小探照灯的范围。网状核神经元也形成 GABA 能突触（Ahlsen & Lindstrom，1982；Deleuze & Huguenard，2006；Lam，Nelson，& Sherman，2006；Sanchez-Vives，Bal，& McCormick，1997；Shu & McCormick，2002），通过轴突末端（F1）（Ide，1982；Pinault，Smith，& Deschenes，1997）或者树突末端（F2）（Ide，1982；Montero & Singer，1984；Pinault，Smith，& Deschenes，1997）来耦合。这样，一个区域的活动就可以抑制周边区域的活动，并且可以限制兴奋在核团之间的传递。

总结

总的来说，LGN 的中继细胞接收两种不同类型抑制性细胞的输入。LGN 局部中间神经元提供前馈抑制，而且邻近的 PGN 网状核细胞提供反馈抑制。局部中间神经元有助于形成一种抑制，即对同类固定视觉特征的选择性，这样可以驱动中继细胞。与视网膜输入相耦合，这种抑制为中继细胞感受野的"推-拉"反应提供底物。"推-拉"反应的目的是扩大响应的动态范围，在空间域和时间域中都提高对光亮度对比度的敏感度，而且减少传递到皮层的信息冗余。而且，"拉"足够强可以使膜从持续性放电转变为爆发型放电。此外，局部中间神经元通过可能参与增益控制的树突突触提供"相同符号"抑制。此外，局部中间神经元的突触生理学是高度特异化的，而且看起来适应于保存视网膜发放行列编码信息，这样就可以最优化传递到皮层的信息。

与局部中间神经元不同的是，PGN 中的细胞供应抑制作用似乎是由不同的视觉输入模式驱动的。尽管最近的工作都凸显了空间注意的重要作用，人们对 PGN 在视觉处理过程本身中的作用仍然知之甚少，目前甚至推测都是困难的。

参考文献

Acuna-Goycolea, C., Brenowitz, S. D., & Regehr, W. G. (2008). Active dendritic conductances dynamically regulate GABA release from thalamic interneurons. *Neuron, 57*, 420–431.

Ahlsen, G., & Lindstrom, S. (1982). Mutual inhibition between perigeniculate neurones. *Brain Research, 236*, 482–486.

Ahlsén, G., Lindström, S., & Lo, F. S. (1982). Functional distinction of perigeniculate and thalamic reticular neurons in the cat. *Experimental Brain Research, 46*, 118–126.

Alitto, H. J., & Usrey, W. M. (2005). Dynamic properties of

thalamic neurons for vision. *Progress in Brain Research, 149,* 83–90.

Alitto, H. J., & Usrey, W. M. (2008). Origin and dynamics of extraclassical suppression in the lateral geniculate nucleus of the macaque monkey. *Neuron, 57,* 135–146.

Alitto, H. J., Weyand, T. G., & Usrey, W. M. (2005). Distinct properties of stimulus-evoked bursts in the lateral geniculate nucleus. *Journal of Neuroscience, 25,*514–523.

Arcelli, P., Frassoni, C., Regondi, M. C., Biasi, S. D., & Spreafico, R. (1997). GABAergic neurons in mammalian thalamus: A marker of thalamic complexity? *Brain Research Bulletin, 42,* 27–37.

Barlow, H. B. (1961). The coding of sensory messages. In W. H. Thorpe & O. L. Zangwill (Eds.), *Current Problems in Animal Behaviour* (pp. 331–360). Cambridge: Cambridge University Press.

Bickford, M. E., Carden, W. B., & Patel, N. C. (1999). Two types of interneurons in the cat visual thalamus are distinguished by morphology, synaptic connections, and nitric oxide synthase content. *Journal of Comparative Neurology, 413,* 83–100.

Bickford, M. E., Slusarczyk, A., Dilger, E. K., Krahe, T. E., Kucuk, C., & Guido, W. (2010). Synaptic development of the mouse dorsal lateral geniculate nucleus. *Journal of Comparative Neurology, 518,* 622–635.

Bickford, M. E., Wei, H., Eisenback, M. A., Chomsung, R. D., Slusarczyk, A. S., & Dankowsi, A. B. (2008). Synaptic organization of thalamocortical axon collaterals in the perigeniculate nucleus and dorsal lateral geniculate nucleus. *Journal of Comparative Neurology, 508,* 264–285.

Blitz, D. M., & Regehr, W. G. (2005). Timing and specificity of feed-forward inhibition within the LGN. *Neuron, 45,* 917–928.

Bloomfield, S. A., & Sherman, S. M. (1989). Dendritic current flow in relay cells and interneurons of the cat's lateral geniculate nucleus. *Proceedings of the National Academy of Sciences of the United States of America, 86,* 3911–3914.

Bonin, V., Mante, V., & Carandini, M. (2005). The suppressive field of neurons in lateral geniculate nucleus. *Journal of Neuroscience, 25,* 10844–10856.

Butts, D. A., Weng, C., Jin, J., Yeh, C. I., Lesica, N. A., Alonso, J. M., et al. (2007). Temporal precision in the neural code and the timescales of natural vision. *Nature, 449,* 92–95. doi:10.1038/nature06105.

Carandini, M., Horton, J. C., & Sincich, L. C. (2007). Thalamic filtering of retinal spike trains by postsynaptic summation. *Journal of Vision, 7,* 1–11. doi:10.1167/7.14.20.

Casale, A. E., & McCormick, D. A. (2011). Active action potential propagation but not initiation in thalamic interneuron dendrites. *Journal of Neuroscience, 31,* 18289–18302.

Cox, C. L., Reichova, I., & Sherman, S. M. (2003). Functional synaptic contacts by intranuclear axon collaterals of thalamic relay neurons. *Journal of Neuroscience, 23,* 7642–7646.

Cox, C. L., & Sherman, S. M. (2000). Control of dendritic outputs of inhibitory interneurons in the lateral geniculate nucleus. *Neuron, 27,* 597–610.

Crandall, S. R., & Cox, C. L. (2012). Local dendrodendritic inhibition regulates fast synaptic transmission in visual thalamus. *Journal of Neuroscience, 32,* 2513–2522.

Crick, F. (1984). Function of the thalamic reticular complex: The searchlight hypothesis. *Proceedings of the National Academy of Sciences of the United States of America, 81,* 4586–4590. doi:10.1073/pnas.81.14.4586.

Cruikshank, S. J., Landisman, C. E., Mancilla, J. G., & Connors, B. W. (2005). Connexon connexions in the thalamocortical system. *Progress in Brain Research, 149,* 41–57.

Crunelli, V., Haby, M., Jassik-Gerschenfeld, D., Leresche, N., & Pirchio, M. (1988). Cl⁻ and K⁺-dependent inhibitory postsynaptic potentials evoked by interneurones of the rat lateral geniculate nucleus. *Journal of Physiology, 399,* 153–176.

Cucchiaro, J. B., Uhlrich, D. J., & Sherman, S. M. (1991). Electron-microscopic analysis of synaptic input from the perigeniculate nucleus to the A-laminae of the lateral geniculate nucleus in cats. *Journal of Comparative Neurology, 310,* 316–336.

Dan, Y., Atick, J. J., & Reid, R. C. (1996). Efficient coding of natural scenes in the lateral geniculate nucleus: Experimental test of a computational theory. *Journal of Neuroscience, 16,* 3351–3362.

Dankowski, A., & Bickford, M. E. (2003). Inhibitory circuitry involving Y cells and Y retinal terminals in the C laminae of the cat dorsal lateral geniculate nucleus. *Journal of Comparative Neurology, 460,* 368–379.

Datskovskaia, A., Carden, W. B., & Bickford, M. E. (2001). Y retinal terminals contact interneurons in the cat dorsal lateral geniculate nucleus. *Journal of Comparative Neurology, 430,* 85–100.

Deleuze, C., & Huguenard, J. R. (2006). Distinct electrical and chemical connectivity maps in the thalamic reticular nucleus: Potential roles in synchronization and sensation. *Journal of Neuroscience, 26,* 8633–8645.

Denning, K. S., & Reinagel, P. (2005). Visual control of burst priming in the anesthetized lateral geniculate nucleus. *Journal of Neuroscience, 25,* 3531–3538.

Destexhe, A., & Sejnowski, T. J. (2003). Interactions between membrane conductances underlying thalamocortical slow-wave oscillations. *Physiological Reviews, 83,*1401–1453.

Dilger, E. K., Shin, H.-S., & Guido, W. (2011). Requirements for synaptically evoked plateau potentials in relay cells of the dorsal lateral geniculate nucleus of the mouse. *Journal of Physiology, 589,* 919–937.

Dong, D. W., & Atick, J. J. (1995). Statistics of natural time-varying images. *Network: Computation in Neural Systems, 6,* 345–358.

Dubin, M. W., & Cleland, B. G. (1977). Organization of visual inputs to interneurons of lateral geniculate nucleus of the cat. *Journal of Neurophysiology, 40,*410–427.

Enroth-Cugell, C., & Robson, J. G. (1966). The contrast sensitivity of retinal ganglion cells of the cat. *Journal of Physiology, 187,* 517–552.

Erisir, A., Van Horn, S. C., Bickford, M. E., & Sherman, S. M. (1997). Immunocytochemistry and distribution of parabrachial terminals in the lateral geniculate nucleus of the cat: A comparison with corticogeniculate terminals. *Journal of Comparative Neurology, 377,* 535–549.

Erisir, A., Van Horn, S. C., & Sherman, S. M. (1998). Distribution of synapses in the lateral geniculate nucleus of the cat: Differences between laminae A and A1 and between relay cells and interneurons. *Journal of Comparative Neurology, 390,* 247–255.

Famiglietti, E. V., Jr. (1970). Dendro-dendritic synapses in the lateral geniculate nucleus of the cat. *Brain Research, 20,* 181–191.

Famiglietti, E. V., Jr., & Peters, A. (1972). The synaptic glomerulus and the intrinsic neuron in the dorsal lateral geniculate nucleus of the cat. *Journal of Comparative Neurology, 144,* 285–334.

Field, D. J. (1987). Relations between the statistics of natural images and the response properties of cortical cells. *Journal of the Optical Society of America. A, Optics and Image Science, 4,*

2379–2394. doi:10.1364/JOSAA.4.002379.

Fitzpatrick, D., Penny, G. R., & Schmechel, D. E. (1984). Glutamic acid decarboxylase-immunoreactive neurons and terminals in the lateral geniculate nucleus of the cat. *Journal of Neuroscience, 4*, 1809–1829.

Friedlander, M. J., Lin, C. S., Stanford, L. R., & Sherman, S. M. (1981). Morphology of functionally identified neurons in lateral geniculate nucleus of the cat. *Journal of Neurophysiology, 46*, 80–129.

Funke, K., & Eysel, U. T. (1998). Inverse correlation of firing patterns of single topographically matched perigeniculate neurons and cat dorsal lateral geniculate relay cells. *Visual Neuroscience, 15*, 711–729.

Geisler, W. S. (2008). Visual perception and the statistical properties of natural scenes. *Annual Review of Psychology, 59*, 167–192.

Govindaiah, G., & Cox, C. L. (2004). Synaptic activation of metabotropic glutamate receptors regulates dendritic outputs of thalamic interneurons. *Neuron, 41*, 611–623.

Govindaiah, G., & Cox, C. L. (2006a). Excitatory actions of synaptically released catecholamines in the rat lateral geniculate nucleus. *Neuroscience, 137*, 671–683.

Govindaiah, G., & Cox, C. L. (2006b). Metabotropic glutamate receptors differentially regulate GABAergic inhibition in thalamus. *Journal of Neuroscience, 26*, 13443–13453.

Guillery, R. W. (1966). A study of Golgi preparations from the dorsal lateral geniculate nucleus of the adult cat. *Journal of Comparative Neurology, 128*, 21–50.

Guillery, R. W. (1969a). The organization of synaptic interconnections in the laminae of the dorsal lateral geniculate nucleus of the cat. *Zeitschrift fur Zellforschung und Mikroskopische Anatomie (Vienna, Austria), 96*, 1–38.

Guillery, R. W. (1969b). A quantitative study of synaptic interconnections in the dorsal lateral geniculate nucleus of the cat. *Zeitschrift fur Zellforschung und Mikroskopische Anatomie (Vienna, Austria), 96*, 39–48.

Haas, J. S., Zavala, B., & Landisman, C. E. (2011). Activity-dependent long-term depression of electrical synapses. *Science, 334*, 389–393.

Hamos, J. E., Van Horn, S. C., Raczkowski, D., & Sherman, S. M. (1987). Synaptic circuits involving an individual retinogeniculate axon in the cat. *Journal of Comparative Neurology, 259*, 165–192.

Hamos, J. E., Van Horn, S. C., Raczkowski, D., Uhlrich, D. J., & Sherman, S. M. (1985). Synaptic connectivity of a local circuit neurone in lateral geniculate nucleus of the cat. *Nature, 317*, 618–621.

Hirsch, J. A. (2003). Synaptic physiology and receptive field structure in the early visual pathway of the cat. *Cerebral Cortex, 13*, 63–69.

Hirsch, J. A., & Martinez, L. M. (2006a). Circuits that build visual cortical receptive fields. *Trends in Neurosciences, 29*, 30–39. doi:10.1016/j.tins.2005.11.001.

Hirsch, J. A., & Martinez, L. M. (2006b). Laminar processing in the visual cortical column. *Current Opinion in Neurobiology, 16*(4), 377–384.

Hirsch, J. A., Martinez, L. M., Alonso, J. M., Desai, K., Pillai, C., & Pierre, C. (2002). Synaptic physiology of the flow of information in the cat's visual cortex in vivo. *Journal of Physiology, 540*(Pt 1), 335–350.

Hodgkin, A. L., & Huxley, A. F. (1952). A quantitative description of membrane current and its application to conduction and excitation in nerve. *Journal of Physiology, 117*, 500–544.

Hubel, D. H. (1960). Single unit activity in lateral geniculate body and optic tract of unrestrained cats. *Journal of Physiology, 150*, 91–104.

Hubel, D. H., & Wiesel, T. N. (1961). Integrative action in the cat's lateral geniculate body. *Journal of Physiology, 155*, 385–398.

Huguenard, J. R., & McCormick, D. A. (1992). Simulation of the currents involved in rhythmic oscillations in thalamic relay neurons. *Journal of Neurophysiology, 68*, 1373–1383.

Huguenard, J., & Prince, D. (1992). A novel T-type current underlies prolonged Ca(2+)-dependent burst firing in GABAergic neurons of rat thalamic reticular nucleus. *Journal of Neuroscience, 12*, 3804–3817.

Ide, L. S. (1982). The fine structure of the perigeniculate nucleus in the cat. *Journal of Comparative Neurology, 210*(4), 317–334.

Jahnsen, H., & Llinas, R. (1984). Voltage-dependent burst-to-tonic switching of thalamic cell activity: An in vitro study. *Archives Italiennes de Biologie, 122*, 73–82.

Jones, H. E., & Sillito, A. M. (1994). The length-response properties of cells in the feline perigeniculate nucleus. *European Journal of Neuroscience, 6*, 1199–1204.

Kawasaki, H., Crowley, J. C., Livesey, F. J., & Katz, L. C. (2004). Molecular organization of the ferret visual thalamus. *Journal of Neuroscience, 24*, 9962–9970.

Koepsell, K., Wang, X., Hirsch, J. A., & Sommer, F. T. (2010). Exploring the function of neural oscillations in early sensory systems. *Frontiers in Neuroscience, 4*, 53–61. doi:10.3389/neuro.01.010.2010.

Koepsell, K., Wang, X., Vaingankar, V., Wei, Y., Wang, Q., Rathbun, D. L., et al. (2009). Retinal oscillations carry visual information to cortex. *Frontiers in Systems Neuroscience, 3*, 1–18. doi:10.3389/neuro.06.004.2009.

Kuffler, S. W. (1953). Discharge patterns and functional organization of the mammalian retina. *Journal of Neurophysiology, 16*, 37–68.

Lam, Y.-W., Nelson, C. S., & Sherman, S. M. (2006). Mapping of the functional interconnections between thalamic reticular neurons using photostimulation. *Journal of Neurophysiology, 96*, 2593–2600.

Lam, Y. W., & Sherman, S. M. (2011). Functional organization of the thalamic input to the thalamic reticular nucleus. *Journal of Neuroscience, 31*, 6791–6799.

Landisman, C. E., & Connors, B. W. (2005). Long-term modulation of electrical synapses in the mammalian thalamus. *Science, 310*, 1809–1813.

Landisman, C. E., Long, M. A., Beierlein, M., Deans, M. R., Paul, D. L., & Connors, B. W. (2002). Electrical synapses in the thalamic reticular nucleus. *Journal of Neuroscience, 22*, 1002–1009.

Lesica, N. A., & Stanley, G. B. (2004). Encoding of natural scene movies by tonic and burst spikes in the lateral geniculate nucleus. *Journal of Neuroscience, 24*, 10731–10740.

Lesica, N. A., Weng, C., Jin, J., Yeh, C. I., Alonso, J. M., & Stanley, G. B. (2006). Dynamic encoding of natural luminance sequences by LGN bursts. *PLoS Biology, 4*, e209. doi:10.1371/journal.pbio.0040209.

LeVay, S., & Ferster, D. (1979). Proportion of interneurons in the cat's lateral geniculate nucleus. *Brain Research, 164*, 304–308.

Levick, W. R., Cleland, B. G., & Dubin, M. W. (1972). Lateral geniculate neurons of cat: Retinal inputs and physiology. *Investigative Ophthalmology, 11*, 302–311.

Lin, C. S., Kratz, K. E., & Sherman, S. M. (1977). Percentage of relay cells in the cat's lateral geniculate nucleus. *Brain Research, 131*, 167–173.

Long, M. A., Landisman, C. E., & Connors, B. W. (2004). Small clusters of electrically coupled neurons generate synchronous rhythms in the thalamic reticular nucleus. *Journal* of Neuroscience, 24, 341–349.

Lorincz, M. L., Kekesi, K. A., Juhasz, G., Crunelli, V., & Hughes, S. W. (2009). Temporal framing of thalamic relay-mode firing by phasic inhibition during the alpha rhythm. Neuron, 63, 683–696.

Marr, D., & Hildreth, E. (1980). Theory of edge detection. Proceedings of the Royal Society of London. Series B, Biological Sciences, 207, 187–217.

Martinez, L. M., Wang, Q., Reid, R. C., Pillai, C., Alonso, J. M., Sommer, F. T., et al. (2005). Receptive field structure varies with layer in the primary visual cortex. Nature Neuroscience, 8, 372–379. doi:10.1038/nn1404.

McAlonan, K., Cavanaugh, J., & Wurtz, R. H. (2008). Guarding the gateway to cortex with attention in visual thalamus. Nature, 456, 391–394.

Montero, V. M. (1986). Localization of gamma-aminobutyric acid (GABA) in type 3 cells and demonstration of their source to F2 terminals in the cat lateral geniculate nucleus: A Golgi-electron-microscopic GABA-immunocytochemical study. Journal of Comparative Neurology, 254, 228–245.

Montero, V. M. (1987). Ultrastructural identification of synaptic terminals from the axon of type 3 interneurons in the cat lateral geniculate nucleus. Journal of Comparative Neurology, 264, 268–283.

Montero, V. M. (1989). The GABA-immunoreactive neurons in the interlaminar regions of the cat lateral geniculate nucleus: Light and electron microscopic observations. Experimental Brain Research, 75, 497–512.

Montero, V. M. (1991). A quantitative study of synaptic contacts on interneurons and relay cells of the cat lateral geniculate nucleus. Experimental Brain Research, 86, 257–270.

Montero, V. M., Guillery, R. W., & Woolsey, C. N. (1977). Retinotopic organization within the thalamic reticular nucleus demonstrated by a double label autoradiographic technique. Brain Research, 138, 407–421.

Montero, V. M., & Singer, W. (1984). Ultrastructure and synaptic relations of neural elements containing glutamic acid decarboxylase (GAD) in the perigeniculate nucleus of the cat. A light and electron microscopic immunocytochemical study. Experimental Brain Research, 56, 115–125.

Montero, V. M., & Singer, W. (1985). Ultrastructural identification of somata and neural processes immunoreactive to antibodies against glutamic acid decarboxylase (GAD) in the dorsal lateral geniculate nucleus of the cat. Experimental Brain Research, 59, 151–165.

Montero, V. M., & Zempel, J. (1985). Evidence for two types of GABA-containing interneurons in the A-laminae of the cat lateral geniculate nucleus: A double-label HRP and GABA-immunocytochemical study. Experimental Brain Research, 60, 603–609.

Murphy, P. C., & Sillito, A. M. (1996). Functional morphology of the feedback pathway from area 17 of the cat visual cortex to the lateral geniculate nucleus. Journal of Neuroscience, 16, 1180–1192.

Niell, C. M., & Stryker, M. P. (2010). Modulation of visual responses by behavioral state in mouse visual cortex. Neuron, 65, 472–479.

Nirenberg, S., Carcieri, S. M., Jacobs, A. L., & Latham, P. E. (2001). Retinal ganglion cells act largely as independent encoders. Nature, 411, 698–701.

Pasik, P., Pasik, T., & Hámori, J. (1976). Synapses between interneurons in the lateral geniculate nucleus of monkeys. Experimental Brain Research, 25, 1–13.

Pinault, D. (2004). The thalamic reticular nucleus: Structure, function and concept. Brain Research. Brain Research Reviews,

46, 1–31.

Pinault, D., Smith, Y., & Deschenes, M. (1997). Dendrodendritic and axoaxonic synapses in the thalamic reticular nucleus of the adult rat. Journal of Neuroscience, 17, 3215–3233.

Rathbun, D. L., Warland, D. K., & Usrey, W. M. (2010). Spike timing and information transmission at retinogeniculate synapses. Journal of Neuroscience, 30, 13558–13566.

Reinagel, P., Godwin, D., Sherman, S. M., & Koch, C. (1999). Encoding of visual information by LGN bursts. Journal of Neurophysiology, 81, 2558–2569.

Reinagel, P., & Reid, R. C. (2000). Temporal coding of visual information in the thalamus. Journal of Neuroscience, 20, 5392–5400.

Robson, J. A. (1984). Reconstructions of corticogeniculate axons in the cat. Journal of Comparative Neurology, 225, 193–200.

Sanchez-Vives, M. V., Bal, T., Kim, U., von Krosigk, M., & McCormick, D. A. (1996). Are the interlaminar zones of the ferret dorsal lateral geniculate nucleus actually part of the perigeniculate nucleus? Journal of Neuroscience, 16, 5923–5941.

Sanchez-Vives, M. V., Bal, T., & McCormick, D. A. (1997). Inhibitory interactions between perigeniculate GABAergic neurons. Journal of Neuroscience, 17, 8894–8908.

Sanderson, K. J. (1971). The projection of the visual field to the lateral geniculate and medial interlaminar nuclei in the cat. Journal of Comparative Neurology, 143, 101–108.

Shapley, R., & Lennie, P. (1985). Spatial frequency analysis in the visual system. Annual Review of Neuroscience, 8, 547–583.

Sherman, S. M. (2001a). Thalamic relay functions. Progress in Brain Research, 134, 51–69.

Sherman, S. M. (2001b). Tonic and burst firing: Dual modes of thalamocortical relay. Trends in Neurosciences, 24, 122–126. doi:10.1016/S0166-2236(00)01714-8.

Sherman, S. M. (2001c). A wake-up call from the thalamus. Nature Neuroscience, 4(4), 344–346.

Sherman, S. M. (2004). Interneurons and triadic circuitry of the thalamus. Trends in Neurosciences, 27, 670–675. doi: 10.1016/j.tins.2004.08.003.

Sherman, S. M., & Guillery, R. W. (1998). On the actions that one nerve cell can have on another: Distinguishing "drivers" from "modulators." Proceedings of the National Academy of Sciences of the United States of America, 95, 7121–7126. doi:10.1073/pnas.95.12.7121.

Sherman, S. M., & Guillery, R. W. (2002). The role of the thalamus in the flow of information to the cortex. Philosophical Transactions of the Royal Society of London. Series B, Biological Sciences, 357, 1695–1708. doi:10.1098/rstb.2002.1161.

Shu, Y., & McCormick, D. A. (2002). Inhibitory interactions between ferret thalamic reticular neurons. Journal of Neurophysiology, 87, 2571–2576.

Sillito, A. M., & Jones, H. E. (2008). The role of the thalamic reticular nucleus in visual processing. Thalamus & Related Systems, 4, 1–12. doi:10.1017/S1472928807000295.

Simoncelli, E. P., & Olshausen, B. A. (2001). Natural image statistics and neural representation. Annual Review of Neuroscience, 24, 1193–1216.

Sincich, L. C., Horton, J. C., & Sharpee, T. O. (2009). Preserving information in neural transmission. Journal of Neuroscience, 29, 6207–6216.

So, Y. T., & Shapley, R. (1981). Spatial tuning of cells in and around lateral geniculate nucleus of the cat: X and Y relay cells and perigeniculate interneurons. Journal of Neurophysi-

ology, 45, 107–120.

Steriade, M. (2005). Sleep, epilepsy and thalamic reticular inhibitory neurons. *Trends in Neurosciences, 28,* 317–324. doi:10.1016/j.tins.2005.03.007.

Swadlow, H. A., Bezdudnaya, T., & Gusev, A. G. (2005). Spike timing and synaptic dynamics at the awake thalamocortical synapse. *Progress in Brain Research, 149,* 91–105.

Swadlow, H. A., & Gusev, A. G. (2001). The impact of "bursting" thalamic impulses at a neocortical synapse. *Nature Neuroscience, 4,* 402–408.

Swadlow, H. A., Gusev, A. G., & Bezdudnaya, T. (2002). Activation of a cortical column by a thalamocortical impulse. *Journal of Neuroscience, 22,* 7766–7773.

Szentagothai, J., Hamori, J., & Tombol, T. (1966). Degeneration and electron microscope analysis of the synaptic glomeruli in the lateral geniculate body. *Experimental Brain Research, 2,* 283–301.

Uhlrich, D. J., Cucchiaro, J. B., Humphrey, A. L., & Sherman, S. M. (1991). Morphology and axonal projection patterns of individual neurons in the cat perigeniculate nucleus. *Journal of Neurophysiology, 65,* 1528–1541.

Updyke, B. V. (1979). A golgi study of the class V cell in the visual thalamus of the cat. *Journal of Comparative Neurology, 186,* 603–619.

Usrey, W. M., Reppas, J. B., & Reid, R. C. (1998). Paired-spike interactions and synaptic efficacy of retinal inputs to the thalamus. *Nature, 395,* 384–387.

Usrey, W. M., Reppas, J. B., & Reid, R. C. (1999). Specificity and strength of retinogeniculate connections. *Journal of Neurophysiology, 82,* 3527–3540.

Vaingankar, V., Soto Sanchez, C., Wang, X., Sommer F. T., & Hirsch, J. A. (2012). Neurons in the thalamic reticular nucleus are selective for complex visual features. *Frontiers in Integrative Neuroscience, 6,* 118. doi:10.3389/fnint.2012.00118.

Van Horn, S. C., Erisir, A., & Sherman, S. M. (2000). Relative distribution of synapses in the A-laminae of the lateral geniculate nucleus of the cat. *Journal of Comparative Neurology, 416,* 509–520.

Wang, S., Bickford, M. E., Van Horn, S. C., Erisir, A., Godwin, D. W., & Sherman, S. M. (2001). Synaptic targets of thalamic reticular nucleus terminals in the visual thalamus of the cat. *Journal of Comparative Neurology, 440,* 321–341.

Wang, X., Hirsch, J. A., & Sommer, F. T. (2010). Recoding of sensory information across the retinothalamic synapse.

Journal of Neuroscience, 30, 13567–13577.

Wang, X., Sommer, F. T., & Hirsch, J. A. (2011). Inhibitory circuits for visual processing in thalamus. *Current Opinion in Neurobiology, 21,*726–733.

Wang, X., Vaingankar, V., Sanchez, C. S., Sommer, F. T., & Hirsch, J. A. (2011). Thalamic interneurons and relay cells use complementary synaptic mechanisms for visual processing. *Nature Neuroscience, 14,* 224–231.

Wang, X., Wei, Y., Vaingankar, V., Wang, Q., Koepsell, K., Sommer, F. T., et al. (2007). Feedforward excitation and inhibition evoke dual modes of firing in the cat's visual thalamus during naturalistic viewing. *Neuron, 55,* 465–478. doi:10.1016/j.neuron.2007.06.039.

Wässle, H., & Boycott, B. B. (1991). Functional architecture of the mammalian retina. *Physiological Reviews, 71,* 447–480.

Weber, A. J., & Kalil, R. E. (1983). The percentage of interneurons in the dorsal lateral geniculate nucleus of the cat and observations on several variables that affect the sensitivity of horseradish peroxidase as a retrograde marker. *Journal of Comparative Neurology, 220,* 336–346.

Werblin, F. S. (2010). Six different roles for crossover inhibition in the retina: Correcting the nonlinearities of synaptic transmission. *Visual Neuroscience, 27,* 1–8. doi:10.1017/S0952523810000076.

Wiesel, T. N. (1959). Recording inhibition and excitation in the cat's retinal ganglion cells with intracellular electrodes. *Nature, 183,* 264–265.

Wilson, J. (1989). Synaptic organization of individual neurons in the macaque lateral geniculate nucleus. *Journal of Neuroscience, 9,* 2931–2953.

Wilson, J. R., Friedlander, M. J., & Sherman, S. M. (1984). Fine structural morphology of identified X- and Y-cells in the cat's lateral geniculate nucleus. *Proceedings of the Royal Society of London. Series B, Biological Sciences, 221,* 411–436.

Wrobel, A., & Bekisz, M. (1994). Visual classification of X and Y perigeniculate neurons of the cat. *Experimental Brain Research, 101,* 307–313.

Xue, J. T., Carney, T., Ramoa, A. S., & Freeman, R. D. (1988). Binocular interaction in the perigeniculate nucleus of the cat. *Experimental Brain Research, 69,* 497–508.

Ziburkus, J., Lo, F. S., & Guido, W. (2003). Nature of inhibitory postsynaptic activity in developing relay cells of the lateral geniculate nucleus. *Journal of Neurophysiology, 90,* 1063–1070.

第22章 灵长类动物皮层到侧膝状体核的反馈连接的功能特性

Farran Briggs, W. Martin Usrey

丘脑和大脑皮层通过双向的前馈和反馈连接紧密相连。在灵长类的视觉系统中,来自丘脑的外侧膝状体(LGN)的投射被分成不同功能的平行通路,将不同类型的视觉信息从视网膜传递到初级视皮层(V1)的不同的层和不同的构筑区域。视皮层又反过来生成到外侧膝状体的反馈投射。尽管在视觉信息加工过程中皮层反馈所扮演的角色仍然很不清楚,但是越来越多的证据显示,反馈投射也形成特定的通路并参与到平行通路中。这一章节主要讲述了在灵长类动物中皮层外膝状体环路的解剖学和生理学结构。这种结构有助于我们了解关于在视觉信息加工过程中皮层外膝状体反馈的功能性作用。

离眼视觉信号并不直接进入大脑皮层,而是主要通过 LGN 的神经元的中继作用与大脑皮层建立连接。因此,视觉信息沿着视网膜—外膝状体—皮层通路的传播的主要被定义为一个前馈的过程。然而,一项对神经环路的细致研究表明到 LGN 的突触输入存在大量的非视网膜来源的输入,而且单个最大的输入来自 V1 神经元中的一群被称为皮层膝状体神经元的群体(Erisir et al. , 1997;Erisir, Van Horn, & Sherman, 1997;Fitzpatrick et al. , 1994;Gilbert & Kelly, 1975;Guillery, 1969;Hendrickson, Wilson, & Ogren,1978)。因此,从 LGN 到 V1 的信号传递不能被认为仅有皮层在发挥作用,而是一个包括 LGN 和皮层动态相互作用的过程。

皮层对一阶丘脑核(例如 LGN、MGB 和 VPM/VPL)的投射在哺乳动物和多种感觉渠道(视觉、听觉、躯体感觉)中是普遍存在的。虽然这些连接在进化上保守而且在解剖学上研究的很多,但让人惊讶的是我们对在感觉信息加工中它们起到的作用知之甚少。在这一章节中,我们集中讨论猕猴中的皮层膝状体通路,将其作为研究皮层丘脑反馈的结构和功能组织的模型。灵长类动物中皮层到膝状体的反馈连接具有精确且平行组织结构,这一点对理解这一通路对视觉的潜在作用至关重要。

灵长类动物早期的视觉系统中的功能性组织

在灵长类动物中,从视网膜到 V1 的视觉通路被分为三个平行的子通路。这些子通路在视觉过程的最早阶段——视网膜阶段时就已被建立好,并且在视觉信息从 LGN 传递到 V1 时依然保留有这三条通路。它们被称为大细胞层(magnocellular)、小细胞层(parvocellular)和颗粒层(koniocellular)细胞通路。命名是依据构成细胞的成分的形态学特性(大细胞层,大细胞体;小细胞层,小细胞体;颗粒层,似尘粒的)。在本书的其他章节(Kaplan 写的第 16 章和 Callaway 的第 25 章)详细讨论了这些平行通路的解剖和生理学上的特征。这里我们提供一个它们功能组织的简要概述,主要强调有助于我们理解皮层膝状体神经元组织的这些特征。

大细胞层、小细胞层和颗粒细胞层通路源于 3 类视网膜神经节细胞(RGCs)——分别是阳伞状、侏儒状和小的双尖视网膜神经节细胞。与侏儒状 RGCs 相比,阳伞状 RGCs 对低对比度刺激和高的时间频率运动的刺激响应更好(综述见 Briggs& Usrey, 2009a;Lankow & Usrey,2011)。阳伞状 RGCs 也具有较大感受野,但缺乏色觉组织,而侏儒 RGCs 的感受野更小,且表现出颜色的拮抗效应,这种效应由中波长或者长波长敏感的视锥细胞建立。对于小的双尖视网膜神经节细胞我们几乎一无所知。然而,它们被认为具有介于阳伞状或侏儒状 RGCs 两种细胞感受野之间的感受野大小,例外的是,它们明确地接收短波长敏感的视锥细胞的输入,而拮抗中波长和长波长的视锥细胞的输入。基于这些特性,阳伞状 RGCs 提供对运动加工有关的重要信息,而剩余两种 RGCs 提供颜色加工有关的重要信息。侏儒状 RGCs 的相对小的感受野显示它们在加工好的视觉特征过程中扮演着重要作用,与此特性一致的例子是,它们对更高频率的刺激有良好的响应。

阳伞状、侏儒状和小的双尖视网膜神经节细胞分别选择性地支配 LGN 的大细胞层、小细胞层、颗粒细胞层（reviewed in Briggs & Usrey，2009a）。在古老的世界中的灵长类，包括猕猴，大细胞层（第 1、2 层）位于小细胞层的腹侧（第 3~6 层），颗粒细胞位于这些层之间和第 1 层下面（图 22.1）。视网膜膝状体轴突投射的特异性，也就是视网膜的某些轴突末梢只会投射到 LGN 中的某些神经元上，导致 LGN 神经元和它们的视网膜输入有着极其相似的响应特性（表 22.1）。然而，LGN 神经元的响应特性和它们的视网膜输入的响应特性之间还存在一些值得注意的不同：LGN 神经

元拮抗性的感受野周边要比输入到它们的视网膜神经元（Hubel & Wiesel，1961；Usrey，Reppas，& Reid，1999）的周边要大，还有，和输入到 LGN 的视网膜神经元（Kaplan，Purpura，& Shapley，1987；Rathbun，Warland，& Usrey，2010；Sincich，Horton，& Sharpee，2009；Usrey，Reppas，& Reid，1998；Weyand，2007）相比，LGN 神经元产生的发放数要更少，并且 LGN 神经元对视觉刺激有更大范围的响应（e. g.，burstand tonic spikes；Alitto，Weyand，& Usrey，2005；Sherman，1996）。这些不同可能反映了来自视网膜输入和非视网膜输入的整合，包括皮质-外侧膝状体反馈（下面会讨论到）。

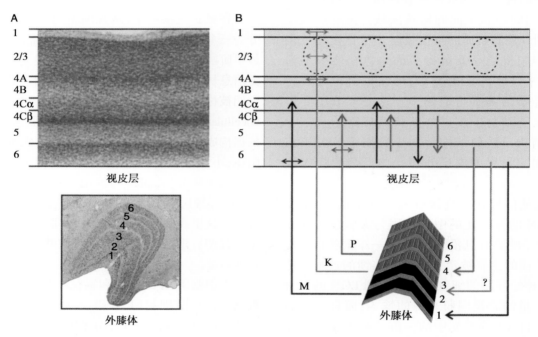

图 22.1　（A）猕猴的初级视皮层的尼氏染色区域（上面）和 LGN（下面）。LGN 的第一层和第二层是大细胞层，第 3~6 层是小细胞层，在这些层之间和第一层下面是颗粒细胞层。（B）回路图显示 LGN 和视皮层之间的连接组织。在皮层 4C 和 6 之间的连接子集也有展现。大细胞通路用黑色代表，小细胞通路用红色代表，颗粒细胞通路用蓝色代表。

表 22.1　在灵长类 LGN 的大细胞、小细胞和颗粒细胞层神经元的响应特性比较

在从 LGN 到 V1 的前馈通路上的平行处理流		
	大细胞	小细胞	颗粒细胞
轴突速率	更快	更慢	?
发放率	更高	更低	?
对低对比度刺激反应	非常好	差	?
对快速移动刺激反应	非常好	差	?
色觉组织	宽带	L/M 锥形细胞拮抗	S-锥形细胞输入

在 LGN 大细胞层、小细胞层和颗粒细胞层的神经元分别选择性地激活 4Cβ 层，4Cβ，和 V1 区的 2、3 层中富含细胞色素氧化酶的区块。因此，在视网膜中最初建立的视觉信息加工的平行通路，在皮层加工的早期阶段得以维持（图 22.1）。因为三种类型的 LGN 神经元的轴突在直径和髓鞘化程度上的不同，传递到大细胞轴突的神经元的视觉信号先到达 V1，随后到达的是小细胞轴突传递的信号，最后才是颗粒细胞层的轴突。最后，大细胞层和小细胞层的轴突也分别对第 6 层的较低层区域和较高层区域（Hendrickson，Wilson，& Ogren，1978）产生了微弱的并行投射。在我们对第 6 层的皮质-外侧膝状体神经元的生理学特性的讨论

中,这个观点很重要。

一旦来自大细胞层、小细胞层和颗粒细胞层通路的视觉信号到达 V1,许多内在的环路将会对信号进行更进一步加工。这些内在的环路中一部分好像依然维持着系统特异性,另外一些好像为信息流的混合提供了基础。例如,来自 V1 活体切片的光刺激实验显示独立的第 5 层神经元主要接收上覆皮质层的混合通路输入,然而第 6 层的神经元,相对于它们的输入组织来说更多样化,其中一些神经元接收混合通路的输入,另一些神经元主要接收来自大细胞或者来自小细胞通路的输入(Briggs & Callaway,2001,2005)。尽管我们现在对 V1 区局部连接的构造了解还不是很透彻,不能确定在 V1 区内或者 V1 区外的来自大细胞通路、小细胞通路和颗粒细胞通路的信号是仍然分离的还是变得混合,下面有详细的证据描述,显示了从 V1 到 LGN 区的反馈被分成平行的加工通路并且前馈通路结合得很好。

V1 对 LGN 反馈的结构组织

和其他哺乳动物相似,在猕猴 V1 区的皮质-外膝体神经元全部是锥体神经元,细胞胞体位于第 6 层。然而第 6 层神经元投射到 LGN 的相对百分比,也就是皮质-外侧膝状体神经元在整个第 6 层的分布比例存在种类特异性。例如,在食肉动物和啮齿动物中近乎 50% 的第 6 层神经元是皮质-外侧膝状体神经元,但是在猕猴中第 6 层的神经元仅仅只有 14% 投射到了 LGN(Gilbert & Kelly,1975;Fitzpatrick et al.,1994)。此外,第 6 层还可以被细化分为 3 个小层——上、中、下层——皮质-外侧膝状体神经元分布在上层和下层(Fitzpatrick et al.,1994)。这种 3 层模式在食肉动物和啮齿动物中并不存在。

逆向示踪实验揭示了猕猴来自 V1 区第 6 层到 LGN 的投射通路特异性。特别是,投射到 LGN 大细胞层的 V1 区第 6 层神经元的细胞胞体总是位于第 6 层的下层,而投射到 LGN 小细胞层的 V1 区第 6 层神经元的胞体总是位于第 6 层的上层(Fitzpatrick et al.,1994)。尽管不是很具有说服力,但是解剖学上的证据也支持在第 6 层的下层的神经元投射到 LGN 颗粒细胞层。

猕猴的皮质-外膝体神经元大多数可以按以下 3 种形态学分类。在第 6 层的上层的皮质-外侧膝状体神经元,很可能投射到 LGN 的小细胞层,它们匹配之前描述的 Iβ 类型和 IβA 类型的形态学,因为它们的

树突和轴突分别主要在 4Cβ 和 4Cβ/4A 形成分叉(Briggs & Callaway,2001;Wiser & Callaway,1996)。在第 6 层的下层的皮质-外侧膝状体神经元,很可能投射到 LGN 的大细胞层,展示出 IC 类型的形态学,这种形态学特征是树突和轴突主要在整个 4C 层形成分叉。第 3 个主要的皮质-外侧膝状体神经元形态学分类组成了之前未被识别的细胞类型(数据未发表)。这些细胞从胞体长出倾斜的顶树突,它们位于第 6 层的最深区域,经常渐渐深入白质。在其他物种,有这种形态学的细胞经常投射到 LGN 的等价于颗粒细胞层的细胞层(Usrey & Fitzpat-rick,1996)。

上面提到的每种皮质-外侧膝状体细胞类型都有投射到 4C 层的轴突投射(详看 Callaway 的第 25 章)。这与被广泛接受的第 6 层和接收 LGN 输入的上覆皮质层之间存在相互连接的模型是一致的。鉴于皮质-外侧膝状体神经元局部的轴突投射通常对大细胞或者小细胞接收层是特异的(例如,Iβ/IβA 细胞类型神经元将局部的轴突投射到 4Cβ 层),很可能来自皮质-外膝体神经元的局部轴突连接也能保持通路的特异性。

我们目前缺乏对于灵长类 LGN 皮质-外侧膝状体轴突分支详细的形态学了解。例如,现在还不清楚单个的皮质-外侧膝状体神经元是和单个还是多个 LGN 层建立连接,很可能投射的神经元保持了眼优势特性。同样的,也不清楚单个轴突优先选择投射到 LGN 中继细胞还是局部的中间神经元(群体上看,皮质-外侧膝状体神经元和两者都有建立投射)。这表示,存在一些已知的一般规律。例如,皮质-外侧膝状体神经元有并行的轴突也可以激活丘脑的网状核(RTN)神经元(reviewed in Sherman & Guillery,2005)。RTN 是一种片层结构,包裹 LGN 的背侧面。RTN 包含全部的 GABA 能神经元,通过化学突触和电突触局部彼此相互连接,非固有地投射到 LGN。因为 RTN 也会接收来自并行的 LGN 轴突的兴奋性输入,这些 LGN 轴突是投向 V1 的。因此,RTN 既可以分类前馈信号也可以分类反馈信号,然后基于这些信号对 LGN 提供抑制。这些抑制可能用来塑造 LGN 神经元的感受野特性,也可以门控或者影响视觉信号从 LGN 到 V1 的传递。

我们对皮质-外侧膝状体神经元在视觉信息加工中的作用了解得很少,与此形成鲜明对比的是,对于皮层外侧膝状体突触在细胞水平和超微水平的了解却很丰富(reviewed in Briggs & Usrey,2011)。迄今为止在所有哺乳动物研究中,皮质-外侧膝状体神经元优

先提供到 LGN 远端树突的输入,但是相比来说,来自视网膜神经节细胞的突触更临近 LGN 神经元细胞胞体。皮质-外侧膝状体突触属于 2 型突触,与起源于视网膜的较大的 1 型突触相比,它的体积更小且含有极少的囊泡。皮质-外侧膝状体神经元使用谷氨酸作为突触传递的递质,谷氨酸不仅激活离子型受体而且激活代谢型受体。通过激活皮层外侧膝状体末梢引起的兴奋性突触后电流(EPSCs)与通过激活视网膜输入得到的大而抑制的 EPSCs 相比显得小且容易。因为皮质-外侧膝状体轴突末梢位于树突位点的远端且具有 II 型结构的生理功能。皮质-外侧膝状体对 LGN 的输入被认为可以调控 LGN 的活性,而视网膜的输入被认为可以驱动 LGN 的活性(Sherman & Guillery,1998)。

综上所述,皮质-外侧膝状体细胞的结构组织和它们对 LGN 的投射支持存在反馈的平行通路的观点,即可以选择性调制 LGN 神经元中的大细胞、小细胞甚至可能还有颗粒细胞的响应。有待进一步研究的是产生这些选择性反馈投射的皮质-外侧膝状体神经元是否展示出通路特异性的视觉响应。如果是这样,那么驱动特定的皮层-外侧膝状神经元的视觉刺激将导致 LGN 神经元产生处理视觉信息(从 LGN 到 V1 的视觉信息)的选择性和动态调节性。

V1 到 LGN 的反馈的生理学组织

皮质-外侧膝状体通路在组织上被分为大细胞、小细胞和颗粒细胞通路,这些通路是平行的(图 22.2)。我们实验室最近的生理研究结果对此提供了一个强有力的支持。通过电刺激 LGN 和逆行激活皮质-外侧膝状体神经元,我们鉴定出了轴突仅投向 LGN(Briggs & Usrey,2007a,2009b)的第 6 层的单个神经元。然后我们使用大量的视觉刺激去定性这些神经元的响应特性。更重要的是,这些研究是在清醒猴身上进行的,从而避免了麻醉对皮质-外侧膝状体神经元响应的抑制效应。

类似于其他物种,从 LGN 传递到 V1(Harvey,1978;Swadlow & Weyand,1981,1987;Tsumoto & Suda,1980)的逆行发放在经过皮层-外侧膝状体神经元时存在一个很宽的传导时间窗。然而在这个范围内,轴突传导时间和细胞的简单与复杂分类之间存在一个严格的关系。对于皮质-外侧膝状体神经元,轴突潜伏期小于 7ms 就是复杂细胞,潜伏期在 7~15ms 之间是简单细胞,潜伏期大于 15ms 又是复杂细胞。有趣

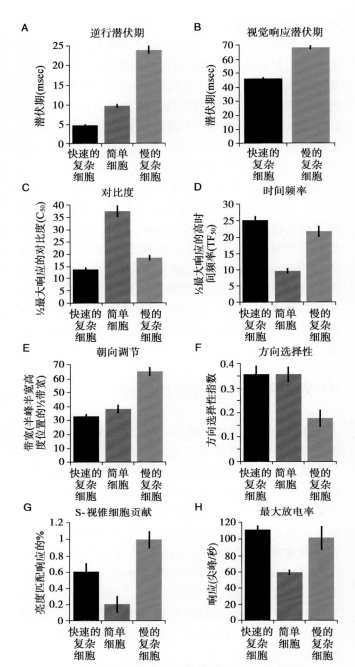

图 22.2 猕猴皮质-外侧膝状体神经元的响应特性比较。(A~H)在这 3 类神经元中,快速的复杂细胞,简单细胞,慢的复杂细胞的生理学特性分别和大细胞、小细胞和颗粒细胞通路相匹配(详见表 22.1)。

的是,在食肉动物中过去的研究结果也显示依据轴突传导的潜伏期,皮质-外侧膝状体神经元可以被归类成 3 组(Briggs & Usrey,2007b;Harvey,1978;Tsumoto & Suda,1980)。因此,具有一个包含不同时间特性的神经元的反馈通路似乎有一个进化的优势或者约束。

在猕猴的 3 组皮质-外侧膝状体神经元中,只有快速传导的复杂细胞接收阈上的"驱动"输入,这种输入来自 LGN 向第 4 层投射的轴突末梢网络(Briggs &

Usrey,2007a）。尽管另外两组皮质-外侧膝状体神经元——也就是具有中间的和慢的传导轴突——很可能也接收 LGN 的前馈输入,这种输入过于微弱并不足以引起直接的发放。这个发现揭示了快速传导的皮质-外侧膝状体神经元设置了来自 LGN 的信号可以穿越丘脑-皮质-丘脑环路的快速程度的下限,需要少于10ms。尽管推测 LGN 和 V1 的相互通信中快速传导的功能意义很有趣,这种通信在视觉信号加工中的特殊功能仍然是一个开放的问题。

皮质-外侧膝状体神经元的其他响应特性的研究更进一步支持了存在 3 类反馈神经元的观点(图22.2)(Briggs & Usrey,2009b)。这些研究显示,与在LGN 中的大细胞性神经元相似的是,皮质-外侧膝状体神经元的第一类细胞——具有快速传导轴突和复杂的感受野——具有如下特征:①对低对比度的刺激敏感;②可以对高的时间频率刺激响应;③与 L-或者M-视锥细胞输入相比,来自视网膜的 S-视锥细胞输入并不能引起很大的兴奋;④被延伸到非经典感受野周边的刺激抑制(图22.2)。此外,快速传导的复杂的皮质-外侧膝状体神经元对刺激的方位很好地调谐而且与其他两组皮质-外侧膝状体神经元相比,还具有最强的方向选择性。

与小细胞通路的特征类似,皮质-外侧膝状体神经元的第二组类型具有中等传导速度的轴突和简单的感受野,具体特征为:①对低对比度的刺激不敏感;②不能对高的时间频率刺激响应;③与 L-或者 M-视锥细胞输入相比,来自视网膜的 S-视锥细胞输入并不能引起很大的兴奋;④被延伸到非经典感受野周边的刺激微弱地抑制(图22.2)。这种类型的皮质-外侧膝状体神经元也对刺激的方位调谐,但是对于运动刺激的方向响应没有第一组(快速复杂细胞)选择度高。

第三组皮质-外膝体神经元——慢速传导轴突和复杂感受野的细胞——就对比敏感度和时间频率调谐特性而言,与前两组相比,第三组的响应特性居中(图22.2)。然而显著的不同依然存在,第三组的神经元具有差的方位调谐和最小的方向选择性。与颗粒细胞通路一致的是,与快速和中速传导的皮质-外膝体神经元相比,第三组的神经元接收来自视网膜 S-视锥细胞的输入较大。

考虑到已知的皮质-外侧膝状体投射的解剖学知识,生理学的证据显示,皮质-外膝体通路由至少 3 种不同的细胞类型组成,这 3 种细胞类型具有视觉响应特性和解剖学上的特异性,这些特性分别与大细胞、小细胞和颗粒细胞通路相匹配。考虑到这种组织构成,很容易对皮质-外侧膝状体通路在视觉加工中的作用进行预测。

V1 对 LGN 的反馈功能作用

阐明皮质-外膝体反馈在视觉信息加工中扮演的角色被证明是具有挑战性的,主要有以下几个原因。第一个也是最重要的一个原因是证据显示皮质-外侧膝状体反馈是一个调节性通路而不是驱动性通路(Sherman & Guillery,1998)。因此,和视网膜输入相比,反馈作用对 LGN 响应的影响应该是精细的。第二,皮质-外侧膝状体突触会经历速率依赖的易化,大多数研究反馈功能的实验是在麻醉动物(reviewed in Briggs & Usrey,2011)上进行的,此时整体上神经元活性水平是下降的。结果是,皮质-外侧膝状体反馈对LGN 的影响在这些实验研究中(可能指麻醉)很可能被极大地降低了,和非麻醉状态相比,很难被定量研究。第三,大多数研究皮质-外侧膝状体反馈功能的实验是基于 LGN 单个神经元(but see Sillito et al.,1994;Sillito & Jones,2002)的一系列测量。尽管这种类型的测量对推导响应函数和量化神经元感受野的特性都是很重要的,但是这种测量不能决定反馈作用是否影响到了神经元集合活性的时间相关性。第四,反馈作用的影响完全有可能是通路特异性的且会动态变化。它可以在通路之间不断地转变去匹配不断改变的物理的,生物的和行为学的条件。尽管存在这些综合的缺点和难题,之前的研究已经为视觉通路中的皮质-外侧膝状体环路的潜在作用带来了一些曙光。尽管其中的很多实验是在非灵长类动物上做的,它们还是为灵长类动物的皮质-外侧膝状体反馈作用的研究中提供了重要的线索。

在感觉通路中皮质-丘脑功能最早被提议扮演的角色是锐化丘脑神经元的调谐。这个观点在猫的视觉系统、蝙蝠的听觉系统和啮齿类动物的躯体感觉系统研究中(reviewed in Briggs & Usrey,2008)得到了实验的支持。在视觉系统中 LGN 感受野的空间特性的锐化可以通过局部中间神经元和/或 RTN 环路提供的直接兴奋和间接抑制的组合机制得以实现。在食肉动物中,这种抑制在 LGN 感受野的非经典/抑制外周(Murphy & Sillito,1987)都起到了重要作用。这种特殊的作用在灵长类动物中并不明显,因为它们的非经典的周边大部分程度上依赖于视网膜的环路并且大细胞 LGN 神经元比小细胞 LGN 神经元(Alitto & Usrey,2008)更显著。皮质-丘脑反馈可能也调制丘脑对感觉刺激的响应的增益。例如，以前的研究显示皮质-丘脑的反馈在一个大范围的对比度存在时，以对比度-依赖的形式成倍地提高小细胞神经元对视觉刺激的响应（Przybyszewski et al.，2000）。大细胞神经元也具有相似的特性，只是适用的对比度范围比较有限。因为这项工作是在麻醉动物中进行的，所以反馈通路很可能被抑制，在清醒动物中反馈的作用完全有可能很强健并且可以延伸到其他的包括被空间和时间频率调制的视觉刺激的响应特性中。皮质-外侧膝状体反馈在一定程度上与响应增益的影响相关，它被认为可以适应 LGN 对视觉刺激（Andolina et al.，2007；Funke et al.，1996；Sherman，1996）的响应的可靠性、时间点和发放/本底活动特性。这些效应在清醒的猴中仍有待确定，并且关于皮质-外侧膝状反馈的平行通路也需要进一步研究。

最后，越来越多的证据表明，皮质-外侧膝状体通路在影响 LGN 活性以满足皮层持续的行为学/认知方面的需求起到关键作用。例如，最近的研究结果显示 LGN 和 RTN 受视觉空间注意调制，这种调制可能是通路特异性的（McAlonan, Cavanaugh, & Wurtz, 2008；O'Connor et al.，2002；Vanduffel, Tootell, & Orban，2000）。尽管这些研究没有直接证明皮质-外侧膝状体通路包含在 LGN 响应的注意调制中，皮质-外侧膝状体通路依然是皮层信息到达 LGN 的主要路线，因此，它在和 LGN 之间的注意信号交流方面具有战略地位。

总结

在最近几年中，我们对皮质-外侧膝状体通路的解剖学和生理学组织结构的理解飞速提高。在灵长类动物中皮质-外侧膝状体反馈被分成 3 种平行的通路，它们的特性与前馈的大细胞、小细胞和颗粒细胞通路的特性基本一致。前馈通路和反馈通路之间的这种关系引发了许多关于皮质-外侧膝状体在视觉处理中的功能的假设，这些假设也可以被实验测试。未来分子、遗传、电生理和成像技术的发展无疑将有助于解开这一重要途径的奥秘。

注意

对学习视觉皮层和丘脑枕（一种高阶的丘脑核）之间的关系感兴趣的读者可以看本书第 19 章，作者 Sherman and Guillery。

参考文献

Alitto, H. J., & Usrey, W. M. (2008). Origin and dynamics of extraclassical suppression in the lateral geniculate nucleus of the macaque monkey. *Neuron, 57*, 135–146.

Alitto, H. J., Weyand, T. G., & Usrey, W. M. (2005). Distinct properties of visually evoked bursts in the lateral geniculate nucleus. *Journal of Neuroscience, 25*, 514–523.

Andolina, I. M., Jones, H. E., Wang, W., & Sillito, A. M. (2007). Corticothalamic feedback enhances stimulus response precision in the visual system. *Proceedings of the National Academy of Sciences of the United States of America, 104*, 1685–1690. doi:10.1073/pnas.0609318104.

Briggs, F., & Callaway, E. M. (2001). Layer-specific input to distinct cell types in layer 6 of monkey primary visual cortex. *Journal of Neuroscience, 21*, 3600–3608.

Briggs, F., & Callaway, E. M. (2005). Laminar patterns of local excitatory input to layer 5 neurons in macaque primary visual cortex. *Cerebral Cortex, 15*, 479–488.

Briggs, F., & Usrey, W. M. (2007a). A fast, reciprocal pathway between the lateral geniculate nucleus and visual cortex in the macaque monkey. *Journal of Neuroscience, 27*, 5431–5436.

Briggs, F., & Usrey, W. M. (2007b). Temporal properties of feedforward and feedback pathways between the thalamus and visual cortex in the ferret. *Thalamus & Related Systems, 3*, 133–139. doi:10.1017/S1472928807000131.

Briggs, F., & Usrey, W. M. (2008). Emerging views of cortico-thalamic function. *Current Opinion in Neurobiology, 18*, 403–407.

Briggs, F., & Usrey, W. M. (2009a). Visual system structure. In E. B. Goldstein (Ed.), *The Sage encyclopedia of perception* (pp. 1130–1134). Thousand Oaks, CA: Sage Publications.

Briggs, F., & Usrey, W. M. (2009b). Parallel processing in the corticogeniculate pathway of the macaque monkey. *Neuron, 62*, 135–146.

Briggs, F., & Usrey, W. M. (2011). Corticogeniculate feedback and parallel processing in the primate visual system. *Journal of Physiology, 589*, 33–40.

Erisir, A., Van Horn, S. C., Bickford, M. E., & Sherman, S. M. (1997). Immunocytochemistry and distribution of parabrachial terminals in the lateral geniculate nucleus of the cat: A comparison with corticogeniculate terminals. *Journal of Comparative Neurology, 377*, 535–549.

Erisir, A., Van Horn, S. C., & Sherman, S. M. (1997). Relative numbers of cortical and brainstem inputs to the lateral geniculate nucleus. *Proceedings of the National Academy of Sciences of the United States of America, 94*, 1517–1520.

Fitzpatrick, D., Usrey, W. M., Schofield, B. R., & Einstein, G. (1994). The sublaminar organization of neurons in layer 6 of macaque striate cortex. *Visual Neuroscience, 11*, 307–315.

Funke, K., Nelle, E., Li, B., & Worgotter, F. (1996). Corticofugal feedback improves the timing of retino-geniculate signal transmission. *Neuroreport, 7*, 2130–2134.

Gilbert, C. D., & Kelly, J. P. (1975). The projections of cells in different layers of the cat's visual cortex. *Journal of Comparative Neurology, 163*, 81–106.

Guillery, R. W. (1969). A quantitative study of synaptic interconnections in the dorsal lateral geniculate nucleus of the cat. *Cell and Tissue Research, 96*, 39–48. doi:10.1007/BF00321475.

Harvey, A. R. (1978). Characteristics of corticothalamic neurons in area 17 of the cat. *Neuroscience Letters, 7*, 177–181.

Hendrickson, A. E., Wilson, J. R., & Ogren, M. P. (1978). The neuroanatomical organization of pathways between the dorsal lateral geniculate nucleus and visual cortex in Old World and New World primates. *Journal of Comparative Neurology, 182,* 123–136.

Hubel, D. H., & Wiesel, T. N. (1961). Integrative action in the cat's lateral geniculate body. *Journal of Physiology, 155,* 385–398.

Kaplan, E., Purpura, K., & Shapley, R. M. (1987). Contrast affects the transmission of visual information through the mammalian lateral geniculate nucleus. *Journal of Physiology, 391,* 267–288.

Lankow, B. S., & Usrey, W. M. (2011). Visual processing in the monkey. In R. M. Williams (Ed.), *Monkeys: Biology, behavior and disorders* (pp. 181–197). Hauppauge, NY: Nova Science Publishers.

McAlonan, K., Cavanaugh, J., & Wurtz, R. H. (2008). Guarding the gateway to cortex with attention in visual thalamus. *Nature, 456,* 391–394.

Murphy, P. C., & Sillito, A. M. (1987). Corticofugal feedback influences the generation of length tuning in the visual pathway. *Nature, 329,* 727–729.

O'Connor, D. H., Fukui, M. M., Pinsk, M. A., & Kastner, S. (2002). Attention modulates responses in the human lateral geniculate nucleus. *Nature Neuroscience, 5,* 1203–1209.

Przybyszewski, A. W., Gaska, J. P., Foote, W., & Pollen, D. A. (2000). Striate cortex increases contrast gain of macaque LGN neurons. *Visual Neuroscience, 17,* 485–494.

Rathbun, D. L., Warland, D. K., & Usrey, W. M. (2010). Spike timing and information transmission at retinogeniculate synapses. *Journal of Neuroscience, 30,* 13558–13566.

Sherman, S. M. (1996). Dual response modes in lateral geniculate neurons: Mechanisms and functions. *Visual Neuroscience, 13,* 205–213.

Sherman, S. M., & Guillery, R. W. (1998). On the actions that one nerve cell can have on another: Distinguishing "drivers" from "modulators." *Proceedings of the National Academy of Sciences of the United States of America, 95,* 7121–7126. doi:10.1073/pnas.95.12.7121.

Sherman, S. M., & Guillery, R. W. (2005). *Exploring the thalamus and its role in cortical function* (2nd ed.). Cambridge, MA: MIT Press.

Sillito, A. M., & Jones, H. E. (2002). Corticothalamic interactions in the transfer of visual information. *Philosophical Transactions of the Royal Society of London. Series B, Biological Sciences, 357,* 1739–1752. doi:10.1098/rstb.2002.1170.

Sillito, A. M., Jones, H. E., Gerstein, G. L., & West, D. C. (1994). Feature-linked synchronization of thalamic relay cell firing induced by feedback from the visual cortex. *Nature, 369,* 479–482.

Sincich, L. C., Horton, J. C., & Sharpee, T. O. (2009). Preserving information in neural transmission. *Journal of Neuroscience, 29,* 6207–6216.

Swadlow, H. A., & Weyand, T. G. (1981). Efferent systems of the rabbit visual cortex: Laminar distribution of the cells of origin, axonal conduction velocities, and identification of axonal branches. *Journal of Comparative Neurology, 203,* 799–822.

Swadlow, H. A., & Weyand, T. G. (1987). Corticogeniculate neurons, corticotectal neurons, and suspected interneurons in visual cortex of awake rabbits: Receptive-field properties, axonal properties, and effects of EEG arousal. *Journal of Neurophysiology, 57,* 977–1001.

Tsumoto, T., & Suda, K. (1980). Three groups of corticogeniculate neurons and their distribution in binocular and monocular segments of cat striate cortex. *Journal of Comparative Neurology, 193,* 223–236.

Usrey, W. M., & Fitzpatrick, D. (1996). Specificity in the axonal connections of layer VI neurons in tree shrew striate cortex: Evidence for separate granular and supragranular systems. *Journal of Neuroscience, 16,* 1203–1218.

Usrey, W. M., Reppas, J. B., & Reid, R. C. (1998). Paired-spike interactions and synaptic efficacy of retinal inputs to thalamus. *Nature, 395,* 384–387.

Usrey, W. M., Reppas, J. B., & Reid, R. C. (1999). Specificity and strength of retinogeniculate connections. *Journal of Neurophysiology, 82,* 3527–3540.

Vanduffel, W., Tootell, R. B., & Orban, G. A. (2000). Attention-dependent suppression of metabolic activity in the early stages of the macaque visual system. *Cerebral Cortex, 10,* 109–126.

Weyand, T. G. (2007). Retinogeniculate transmission in wakefulness. *Journal of Neurophysiology, 98,* 769–785.

Wiser, A. K., & Callaway, E. M. (1996). Contributions of individual layer 6 pyramidal neurons to local circuitry in macaque primary visual cortex. *Journal of Neuroscience, 16,* 2724–2739.

第 23 章　上丘与视觉注意

Richard J. Krauzlis

上丘(superior colliculus, SC)是脑干中高度保守的结构,而且在视觉处理和知觉-运动整合中发挥重要的作用。在灵长类动物中 SC 尤为著名,是由于它在控制眼睛和头部的定向运动中的作用,这在其他文献中有详细的描述(Gandhi & Katnani,2011;Wurtz & Albano,1980)。这里,我们将注意力集中在 SC 对视觉处理和空间注意方面的贡献,其功能在广泛的物种中都有研究。出现的功能图是非常一致的——如果一个有意义的视觉事件发生了,那么 SC 在检测该事件和选择视觉目标中发挥决定性的作用。

我们从简要地总结 SC 的基本结构和解剖结构开始,随后是一个 SC 中视觉处理的纵览,即它是如何与控制视觉注意相关联的,最后讨论一下可能的回路机制。

结构特征

SC 定位于脊椎动物中脑的顶部,由一对突出的丘状结构组成,其跨度为数毫米,深度为数毫米。在非哺乳类物种中,比如鱼、蛙和鸟,SC 通常被认为是"视顶盖",而且是大脑的最大组成部分之一。在哺乳动物中由于新皮层的扩展,SC 只是大脑的较小组成部分,但是保持了其在知觉-运动过程(包括视觉和注意)中的中心作用。

所有的脊椎动物中 SC 是层状的结构,它的层由交替的细胞体层和纤维层定义(图 23.1)。SC 大部分浅层(superficial layers)区域是完全与视觉相关的。在哺乳动物中浅层包括一个薄的无细胞最外层(带状层,SZ),接着一个富细胞层(浅表灰质层,SGS),然后是另一个主要的包含轴突纤维的无细胞层(视神经层,SO)。相似的组织在非哺乳动物中也是适用的,但是惯例是给层编号而不是给它们命名;例如,在鸟类中,视顶盖浅层被定义为 1~10 层。在这篇综述中我们习惯将浅层缩写为 sSC。

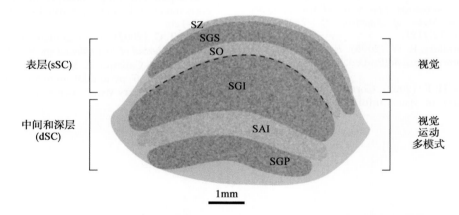

图 23.1　上丘(SC)的层状结构。上层(SZ,SGS,SO)形成了浅层而且完全与视觉相关。中间和深层的层(SGI,SAI,SGP)具有视觉反应以及运动和多模式活动。这张图中不同层的尺寸依据猕猴 SC 的尺寸。

中间的和深度的 SC 层也包含视觉信号,但是与其他形式的知觉信号以及控制定向移动相关的活动混合在一起的。就在哺乳动物视神经层(SO)下面是另一个富细胞层,中间灰质层(SGI),接着另一个富纤维层,中间相簿层(stratum album intermediale, SAI),然后是一个不太好定义的一层细胞,深层灰质层(SGP),它与中脑网状构造合并。鸟类的中间和深层的视顶盖层对应于 11~15 层。这里中间和深层被缩写为 dSC。

连通性

SC 不同的层之间有明显的解剖学联系和功能。sSC 接收直接的、按地形组织的视网膜神经节细胞输入,而且就是这种输入建立了 SC 最显著的特征——一个有序的视野图谱。就像在许多其他的初级视觉区域中一样,大脑每一侧的 sSC 代表了对侧视野,而且视野的表征被扭曲以反映视网膜神经节细胞输出的密度。例如灵长类动物中视野中心 10° 区域约占全部 SC 图谱(Pollack & Hickey,1979)的三分之一,目的是容纳视网膜中央凹区域高分辨率的输入(图 23.2)。

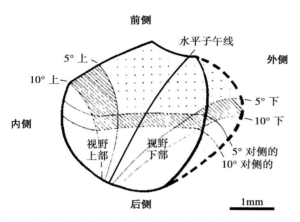

图 23.2 从上方观察时,右侧 SC 表面的视野代表区。上面画点的区域代表了 5° 以内的对侧视野。(改编自 Cynader 和 Berman,1972。)

除了直接来自视网膜的输入,sSC 接收其他几个视觉处理早期阶段的信号,而且这些输入也被同样地组织以匹配 SC 图谱的视网膜拓扑地形。最突出的来源是前脑的视觉区域,比如哺乳动物的视觉皮层(Lui et al.,1995)或者鸟类的视觉超大脑皮层(hyperpallium)(Karten & Dubbeldam,1973;Reiner et al.,2004)。鲜为人知但也很广泛的是来自前脑复合体的投射(Büttner-Ennever et al.,1996),一套中脑视觉核包含一系列基础的和高度保守的视觉功能,包括传感视觉运动和控制眼睛晶状体的折射状态。另一个输入来源是峡核(isthmi nuclei),在鸟类中被广泛研究(Luksch,2003)而在哺乳动物中知之甚少(同源结构被称为二叠体旁核);这些核团为浅层提供胆碱能和 GABA 能的组合输入,可以调控信号在 sSC 之间的传递。

sSC 的输出定向到几个目标。一些输出形成了解剖环结构,也为 SC 提供输入。sSC 投射回二叠体旁核,前顶盖和以外侧膝状体核为例的丘脑核团,反过来投射到视觉皮层。sSC 也有明显的腹外侧膝状体核投射(Harting,1977),在哺乳动物中称为膝前核,但是这个视觉核团的功能尚不知晓(Harting et al.,1980)。

sSC 还提供了第二条重要的视觉信息到达视觉皮层的通路,独立于著名的通过背外侧膝状体核的中继细胞。这条通路可能对以鼠为例的物种尤为重要,其

中多数的视网膜神经节细胞投射到 sSC 而不是外侧膝状体核(Hofbauer & Dräger,1985)。这个 sSC 的投射,通过下级的丘脑枕区到达纹外视觉区域(Lyon,Nassi,& Callaway,2010),可能对处理视觉运动信号和抑制扫视产生的运动信号尤为重要(Berman & Wurtz,2010,2011)。丘脑枕的这一部分也投射到纹状皮层区域,为 sSC 提供一个可能的路线来影响基底神经节如何完成强化学习和视觉选择(Harting,Updyke,& Van Lieshout,2001)等功能。

dSC 有一套甚至比 sSC 更多样化的解剖学联系。包含眼睛,头部和身体的定向运动,以及包括网状结构,脑干前运动区核团,小脑前核和小脑的连接(May,2006;Wurtz & Albano,1980)。dSC 和这些运动相关的结构之间形成的回路将重要目标的空间定位信号转换成运动指令,使得执行接近或者远离这些目标的熟练运动成为可能。

dSC 也接收与知觉和认知处理步骤相关的输入,这些步骤先于从包括额叶眼动区,外侧壁内区域,辅助性眼动区以及前额叶皮层(Kawamura,Sprague,& Niimi,1974;Kunzle & Akert,1977)等皮层区域的定向运动的起始。这些输入提供了一系列的视觉,运动和决策相关的信号,在选择定向运动目标中发挥了主要作用。dSC 也是大脑内组合不同知觉形式信号的主要位点之一,包括听觉和躯体感觉信号。来自这些其他形式的信号被定位于相同的视网膜拓扑,参考由视觉输入建立的框架(Groh & Sparks,1996;Jay & Sparks,1987;McHaffie,Kao,& Stein,1989),提供了一个表现突出物体定位而忽略物体时如何被检测的机制。

虽然从历史观点来说研究的重点在于从皮层到 dSC 的下行通路,但是最近从皮层到 dSC 的上行通路的重要性得到了重视。dSC 通过丘脑投射回大脑皮层的许多相同区域为 dSC 提供输入。一个路线是从 dSC 通过中间背丘脑核团到前额叶皮层,包括额叶眼动区。这个通路被证明提供了扫视有关的必然的放电信号——复制离开 SC 的运动指令——使得补偿每次扫视发生时视觉输入转移成为可能(Sommer & Wurtz,2008)。另一条路线是从 dSC 通过外侧丘脑枕到达顶叶和视觉皮层,这条通路可能对于伴随注意转移的皮层内视觉活动的调控是重要的(Wurtz et al.,2011)。

dSC 有多种类型的与涉及运动和知觉功能的基底神经节的连接。最著名的是从黑质下网状部分(substantia nigra pars reticulata,SNpr)的投射,为 dSC 提供了一个 GABA 能抑制性输入(Deniau & Chevalier,1992;Huerta,Van Lieshout,& Harting,1991;Redgrave,

Marrow,& Dean,1992）。这条通路为 dSC 内放纵的活动提供了一个机制——来自 SNpr 的紧张性抑制的暂停可能倾覆在 dSC 中足够起始定向运动的活动平衡性（Hikosaka,Takikawa,& Kawagoe,2000）。紧张性抑制本身可能在调控跨 SC 图谱的活动水平中扮演了非常重要的角色。而且，因为 SC 的活动部分地被通过纹状体的皮层输入控制，这条通路通过下行皮层信号提供了另一条路线能够影响 SC 的活动。

dSC 也投射回基底神经节。一个通路包括投射到丘脑"非特异性"板内核，投射到基底神经节的尾状核和壳核。板内核被认为是上行网状激活系统的一部分，但是板内核的喙部分接收来自 dSC 的输入，似乎在认知功能而不是一般觉醒中扮演了特殊的角色（Smith et al.,2004;Van der Werf,Witter,& Groenewegen,2002）。另外也有从 dSC 到黑质下网状部分的直接投射，众所周知黑质下网状部分有与强化学习相关的多巴胺能神经元（Comoli et al.,2003;May et al.,2009;McHaffie et al.,2006）。多巴胺能神经元对意外的和突出的事件的反应被广泛地认为提供了一个引导学习的"预测错误"信号（Niv & Schoenbaum,2008;Schultz,2010），而且 dSC 的输入可能是驱动这种活动的重要来源。

视觉响应的基本特征

SC 的视觉活动与有意义的事件相关。一些 SC 中的关于视觉响应的早期观察是在蛙中产生的，从中人们意识到视觉神经元可以大致被分为"相同（sameness）"神经元和"新奇（newness）"神经元（Gaillard,1990;Lettvin et al.,1961）。"相同"对在整个视野内运动的小斑点反应良好，而且如果小斑点停留在神经元感受野内会继续放电。相反，"新奇"神经元也对运动斑点产生反应但是当刺激存留时会迅速地减少放电，而且如果刺激被重复地呈现会表现出习惯化。视觉刺激的多数细节与响应是不相干；真正重要的是运动的存在，或者突然地可视化，视觉目标和它是仅仅出现一下（"新奇"）还是出现一段时间（"相同"）。

更多的针对蛙 SC 的细节检查表明这种"新奇"神经元和"相同"神经元之间的分类是简单化的，还存在许多类型的神经元，有基于形态学、SC 图谱定位、感受野大小、自发放水平和其他特征的多种可辨认的分类（Gaillard,1990）。此外，不同的物种间，视觉神经元和响应的细节特征有明显的差异（Frost & DiFranco,1976;Humphrey,1968;Sterling & Wickelgren,1969）。尽管如此,SC 中视觉响应的功能似乎是显著保守的,

而且蛙的"新奇"神经元和"相同"神经元响应的基本原理方面甚至在灵长类动物中被发现。SC 视觉响应没有像在视觉皮层中发现的那样为视觉特征提供系统性的代表，取而代之的是包含在对唤起的和行为相关的刺激的检测中。

视觉运动是检测危险和捕食的高度重要的提示，对运动的响应被发现在各个物种的 SC 中（图 23.3）。然而，运动敏感神经元通常对运动方向没有选择性，而且在一些物种中，包括啮齿类和灵长类,SC 仅仅包含少数方向选择性神经元（Humphrey,1968;Krauzlis,2004;Updyke,1974）。在方向选择性更常见的物种中，比如猫，兔和蛙，对方向的选择性被非常明显地调制而且不是在可能的方向上均匀分布的。例如在猫中，多数神经元偏好远离视野中央（Sterling & Wickelgren,1969)的定向的水平运动，甚至这样的敏感性是依赖于大脑皮层的输入的（Wickelgren & Sterling,1969）。对速度表现出一定程度选择性的神经元——例如在大鼠、猫和灵长类中，神经元倾向于对大约 5° ~ 10°/s 的速度表现出最大响应，能够对高达大约 30°/s 的速度产生响应，但是对更快的速度不再响应（Cynader & Berman,1972;Humphrey,1968;Marrocco & Li,1977）。

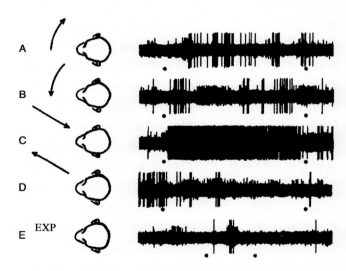

图 23.3 猴 sSC 对运动刺激的响应。神经元以不规则放电来响应运动，对方向没有偏好（A,B），对接近动物的视觉目标的强烈响应（C），当目标移开时停止放电（D），并且对模拟接近目标的投影的扩展斑点刺激的微弱响应（E）。当用单独任一眼观察时也发现类似的活动。

最重要的运动刺激的特征是那些决定运动是否是突出的特征。例如，急跳运动——你可能通过挥动手吸引注意产生的一种类型的运动——是一种尤为有效的刺激。开启或者关闭一个闪烁刺激是非常有

效的而且无论刺激是运动的还是静止的通常都发挥作用。一些神经元可能起初对平滑刺激响应但是随后降低它们的活动而且只被急跳运动激活。当运动刺激在感受野内停止或保持静止时一些神经元将会继续响应,尽管这在灵长类动物中趋于不太常见。其他的神经元表现出在它们的感受野中首先不响应的特征,但是随后每次刺激移动时都有爆发脉冲响应。在几个物种中,包括鸟(Wu et al.,2005)、蛙(Kang & Li,2010;Nakagawa & Hongjian,2010)和猫(Liu,Wang,& Li,2011),一些神经元对拓展的视网膜图像选择性响应,而且也提供信号可以被用来检测一个视觉目标是否发生了冲突。

除了运动和刺激的发作和抵消,多数其他的视觉特征往往不重要。SC 视觉响应的量级不会明显地被视觉刺激的形状和对比度影响。神经元表现出了极少的或者没有方位选择性,甚至在接受主要视觉皮层投射的物种中。改变刺激的极性——黑暗背景下的光刺激或者明亮背景下的黑暗刺激——通常并不重要,但是当它发生时,神经元倾向于表现出对明亮背景下黑暗目标的偏好。对颜色没有很强的偏好——单个神经元表现出一些跨波长的偏好,但是调制非常广泛,而且感受野没有表现出颜色-拮抗组织(Marrocco & Li,1977;Schiller & Malpeli,1977;White et al.,2009)。输入来自一只眼睛还是双眼遵循于视野中双目重叠的程度——蛙的部分神经元是单眼的而其他的是双眼的,但是猫和猴的神经元多数是双眼的。

不同层的 SC 神经元的基础视觉特性不会发生太多的变化。视觉特性最值得注意的变化是感受野的尺寸,会随着表面深度和视野离心度而增加。例如,在灵长类动物中,靠近视野图谱中心,sSC 神经元有直径小于 2° 的小感受野,然而相同离心度的 dSC 神经元感受野的直径有约 10 倍大(Cynader & Berman,1972;Goldberg & Wurtz,1972a;Humphrey,1968)。

从浅层到中间和深层最大的特性变化是添加的其他信号。浅层的神经元是视觉专一的,而中间和深层的神经元的视觉响应是与对其他知觉形式、认知信号和运动相关活动的敏感性相组合的。在 dSC 中,对其他形式的响应——例如,听觉信号——通常以超加性的方式与视觉信号相互作用,尤其是当视觉刺激通过它自身引发了一个非常微弱的响应,以及两个输入是空间和时间排列的(Wallace,Wilkinson,& Stein,1996);这些影响可能是将不同知觉形式和精确地推断一个特定的事件是否发生的线索进行组合的部分机制。(参见第 74 章)

扫视对视觉响应的调制

每次扫视视野的视觉图像,产生的视觉运动可能是一个驱动 SC 视觉神经元活动的非常有效的刺激,而且可能造成确切的视觉目标运动和动物自身眼睛移动的运动之间的歧义。然而,sSC 神经元能够分辨真实的和自身-诱导的刺激运动(Robinson & Wurtz,1976)。许多 sSC 神经元对运动速度响应,就像扫视期间产生的那样,但是它们不能响应扫视扫过感受野内的静止刺激。这些神经元的背景活动在完全黑暗下的扫视期间也被抑制,表明这些神经元的扫视抑制归因于一个视网膜外信号,可能来自 SC 其他神经元的移动-相关活动。脑片记录曾鉴别出了一个可能的 SC 内扫视抑制回路——dSC 的前运动区神经元不仅投射到下游的运动结构,而且为中间层抑制性中间神经元提供一个附属的抑制 sSC 视觉神经元的活动(Phongphanphaneeet al.,2011)。

另一个问题是扫视改变了代表一个特定视觉目标的一整套神经元,原因是每次扫视偏移了目标的视网膜拓扑定位。一个可能的保持扫视间知觉连续性的机制是感受野周围扫视重新映射(perisaccadic remapping)现象。这个影响最初用来描述外侧顶区内皮层(lateral intraparietal cortex)神经元(Duhamel,Colby,& Goldberg,1992)and has been observed in several areas of cerebralcortex(Berman & Colby,2009;Nakamura & Colby,2002)而且在大脑皮层的几个区域内被观察到。在周围扫视重新映射中,神经元对扫视完成后将会出现在它的感受野内的视觉刺激表现出预测性的响应——它们甚至在扫视开始前或者扫视后如此迅速地响应,响应不可能是由于直接的视觉刺激。SC 中间和深层的约三分之一的神经元也发现了相似的预测性响应,但是浅层神经元则没有(Walker,Fitzgibbon,& Goldberg,1995)。dSC 也是一个信号来源,对于大脑皮层感受野的预测性重新投射是必要的(Sommer & Wurtz,2008)。

视觉目标选择

dSC 的一个主要视觉功能是视觉目标选择。dSC 因其在定向移动的运动控制中的作用而著名,尤其是在灵长类动物中,但是它也在决定哪个视觉目标被选择作为运动的目标(在几个竞争性的可供选择的目标中)之前的步骤中扮演了关键角色(参见第 64 章)。

dSC 神经元的活动与扫视目标选择有关，而且这种活动与选择本身相关，并不仅仅是扫视的准备。神经元表现出对将会被选择作为扫视眼运动终点的视觉刺激提高的活动，相比之下干扰视觉刺激将会被忽略。这种偏好在最初的视觉响应中并不明显但是在刺激开始后会出现约 150~250ms（Glimcher & Sparks，1992；Krauzlis & Dill，2002；McPeek & Keller，2002）。由于扫视的时机是可变的，因此决定目标的神经元偏好是对视觉刺激的起始还是对扫视的运动执行是时间闭锁的成为可能。对于一些神经元扫视时机是与扫视眼运动的起始关联的，暗示了在扫视准备中的作用。然而，对于其他神经元，时机是与视觉刺激的起始关联的，暗示了在视觉目标选择中的作用（McPeek & Keller，2002）。

与扫视选择和视觉目标选择相关的 dSC 活动之间的类似区别在视觉运动辨别任务中被发现（Horwitz & Newsome，1999；Horwitz，Batista，& Newsome，2004）。在这种任务中，动物观察一小片区域视觉运动，在这个区域中表现的方向上做一个扫视会得到奖励。一种类型的 dSC 神经元展现出预测哪个扫视将会被做出的活动。然而，另一种类型的 dSC 神经元展现出预测将被识别的运动方向而不是用来报告选择的扫视方向的活动。这些神经元倾向于偏好朝向它们的运动域定位的运动；它们提高的活动可以被用来作为转换关于运动区域的视觉判断为正确的扫视运动指令的助记符。

其他关于 dSC 在视觉目标选择中作用的证据来自

使用平滑追踪眼运动的实验，当灵长类动物移动时它们使用自发眼运动来追踪感兴趣的视觉物体（Krauzlis，2005；Lisberger，2010；see chapter62）。dSC 神经元在平滑追踪期间表现出活动的变化，当你期望来自它们响应域的定位时——当追踪刺激的视网膜定位落到它们的响应域内时它们的放电增加，否则放电减少；由于追踪期间视网膜刺激倾向于在或者接近中央凹，有追踪-相关活动的神经元主要发现与 dSC 的喙状部分（Krauzlis，2003；Krauzlis，Basso，& Wurtz，1997，2000）。

当存在多种运动视觉目标时，灵长类动物可以通过追踪或者忽略其他的目标而追踪其中一个。有别于扫视，选择的空间定位可以被从必须的追踪它的眼运动方向中分离出来。例如，如果目标出现在左侧而且向右侧运动，那么被试应该选择左侧的刺激即使这需要向右的运动；此外，如果起始定位被仔细地选择，被试的响应将不会包括纠正的扫视（Rashbass，1961）。使用这种方法 dSC 的神经元被发现表现出对选择作为追踪和扫视的视觉目标的偏好（Krauzlis & Dill，2002）。追踪期间，dSC 神经元对视觉目标表现出增强的响应，即使眼运动是定向远离目标的起始位置。这一区别表明 dSC 神经元的活动与选择视觉目标相关而且不仅仅是运动的准备。

其他支持与目标选择相关的证据来自猫头鹰 dSC 的记录（Mysore & Knudsen，2011；Mysore，Asadollahi，& Knudsen，2011）。若隐若现的视觉刺激在驱动猫头鹰 dSC 神经元活动中非常有效，而且这些神经元的一个子集表现出对分辨最突出刺激的专业能力（图 23.4）。当

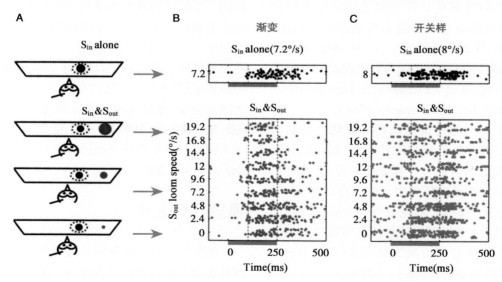

图 23.4　猫头鹰 SC 中的渐变的和开关样响应。固定显著性的隐约刺激被呈现在感受野内（S_in）然而感受野外（S_out）计算刺激的强度是变化的（A）。当 S_out 强度增加时一些细胞表现出它们响应的渐变的抑制（B）。其他的细胞表现出一个突然的开关样抑制（C）。（改编自 Mysore，Asadollahi 和 Knudsen，2011。）

通过变化运动速度导致感受野外竞争刺激的强度减少或者增加时，一些神经元对在它们感受野内的隐约刺激的响应会逐渐增加或者减少。然而，其他神经元在响应时表现出"开关样"（"switch-like"）改变——当神经元感受野内的刺激最强时它们的活动突然增加。这种响应模式类似于在顶叶皮层中（Freedman & Assad, 2006）见到的灵活分类的一个例子，因为开关样行为是依赖于计算刺激的相对强度，不是绝对强度。

dSC 的活动不仅与视觉目标选择相关而且起着因果的作用。例如，当 dSC 的活动被注射利多卡因等药理学试剂而被可逆性闭锁时扫视目标选择受到了损伤（McPeek & Keller, 2004）。当一个弹出（pop-out）视觉刺激呈现在受失活 SC 影响的视野中的一部分时，扫视倾向于针对干扰刺激中的一个而不是目标。相反的，当 SC 神经元活动被电微刺激人为增加时，扫视选择偏向于支持定位在激活的 SC 位点的刺激（Carello & Krauzlis, 2004; Dorris, Olivier, & Munoz, 2007）。

追踪眼运动的实验结果证明了一个在目标选择中的因果作用，与扫视选择不同。当 dSC 的活动被微量注射蝇蕈醇而局部灭活时，目标选择偏向于最初定位于受影响的视野部分内的刺激而且偏向于支持定位于受影响区域外的刺激（Nummela & Krauzlis, 2010）。因为追踪响应需要远离而不是朝向视网膜拓扑定位的运动，这一效应表现出了对视觉目标自身选择的影响而不是对运动方向选择的影响。相反的，微量注射突然激活 dSC 活动会造成偏向支持位于视野相应定位的刺激，尽管追踪响应需要向相反方向的运动（Carello & Krauzlis, 2004）。

当被试被要求保持固定时视觉目标选择的损伤被发现在 SC 灭活期间，甚至对于手动的响应。在一个实验中动物通过它们能够用手触及但是不能看到的按键报告它们的选择（Nummela & Krauzlis, 2010）。化学失活 dSC 对远离位于受影响的视野部分内刺激的偏向性选择，造成的影响定性地类似于但是弱于在扫视和追踪任务中见到的效应。当动物需要使用触摸屏直接地接触视觉目标时，对手动目标选择更大的影响被发现（Song, Rafal, & McPeek, 2011）。对这些效应可能的解释是 dSC 的失活通过影响与手臂运动相关活动的神经元而导致运动损伤（Stuphorn, Bauswein, & Hoffmann, 2000; Werner, Dannenberg, & Hoffmann, 1997）；然而，这些神经元的运动偏好没有匹配 SC 图谱的视网膜拓扑组织，使得它们为失活后发现的空间损伤负责不太可能。这样，dSC 的活动在视觉目标选择中发挥了因果的作用，尤其是目标需要被定为

于空间中时，忽略目标是被眼睛还是手捕获。

空间注意

sSC 的视觉活动提供了首先为人所知的灵长类动物大脑中空间注意的相关性。sSC 中约一半的神经元表现出提高的视觉响应，当它们感受野内的刺激将会成为扫视眼运动的目标时（Goldberg & Wurtz, 1972b）。这一效应不能归因于一般觉醒，因为它表现了空间特异性——当扫视是定向于神经元感受野外时，神经元没有表现出增强的响应。

上丘中扫视控制和空间注意的重叠在 dSC 中曾被详细讨论。一项研究使用电微刺激 dSC 以人为地引起扫视，并且表明这些诱发的扫视的终点在可能即将来临的目标的空间线索方向上发生偏移（Kustov & Robinson, 1996）。这些扫视终点改变的时间进程依赖于线索的类型。边缘闪烁的提示导致了短暂延迟的偏差，符合由视觉刺激驱动的自下而上（bottom-up）的效应，然而符号颜色提示导致了较长延迟的偏差，符合由颜色刺激的认知处理驱动的自上而下（top-down）的效应。

扫视准备期间，自上而下和自下而上的相互作用对空间注意的影响也是 dSC 神经元活动的证据。当边缘闪烁仅仅呈现在相同视野内的扫视目标出现之前，会降低扫视潜伏期并且促进神经元对目标的响应（Bell, Fecteau, & Munoz, 2004; Fecteau, Bell, & Munoz, 2004）。这些效应对刺激的起始是时间-闭锁的，与空间注意的自下而上影响一致。而且，当闪烁刺激有前兆时这些效应会更大更持久，与自上而下影响的额外效应一致。这些结果支持 SC 作为扫视目标选择优先图谱（priority map）的观点（Fecteau & Munoz, 2006）；术语"优先图谱"有意要描绘和其他强调自上而下（如注意图谱）或者自下而上（如显著性图谱）过程作用的术语的区别。

要想证明 dSC 活动与空间注意相关，甚至在没有扫视的情况下，需要动物执行一些形式的辨别任务以便空间注意的行为学测试可以被定义。在一项研究中（Ignashchenkova et al., 2004），动物被训练辨别 Landolt "C"的方位，改变开口的大小以控制任务的难度并且测试锐度（图23.5）。为了操作空间注意，"C"起始之前会有一个空间提示或者符号提示。在这个任务重空间和符号提示显著提高了辨别表现，而且改变了 dSC 视觉响应神经元的活动。然而，空间提示的效应取决于神经元类型。"视觉"神经元有视觉响应

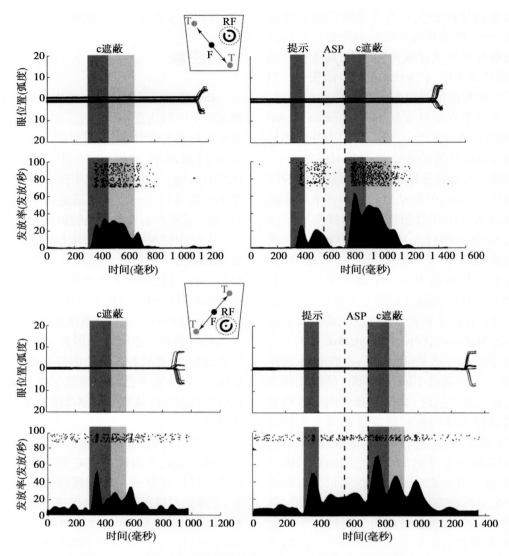

图 23.5 SC 神经元的活动是被注意的隐蔽转移调制的,就像简单视觉神经元(顶行)和视觉-运动神经元(底行)所展现的那样。左侧纵列展现了没有提示呈现时随测试次数变化的活动;右侧纵列展示了空间精确提示呈现时随测试次数变化的活动。视觉和视觉-运动神经元都对呈现的"C"响应,但是"C"的位置被提示时的活动比没有被提示时的要高。此外,视觉-运动神经元在呈现"C"前的时刻表现出活动(注意转移时期(attention shifts period),ASP),但是视觉神经元没有。(来自 Ignashchenkova et al.,2004)

但是没有扫视相关的活动。这些神经元响应出现在它们感受野中的"C",而且当定位被提前提示时这种诱发的活动会更高,与提示是空间的还是符号的无关。"视觉-运动神经元"有空间响应而且表现出扫视相关活动。这些神经元响应也出现在他们感受野中的"C",此外当定位被提前提示时表现出更高的活动,但是这种加强只出现在空间提示中,不出现在符号提示中。在提示呈现后的延迟期间和"C"出现前,视觉运动神经元也表现出提高的活动,但是仅仅对于空间提示。由于空间注意转移时的延迟期是可推测的,上述的区别表明 SC 的视觉-运动神经元对于刺激驱动的

注意转移可能是尤为重要的。

SC 神经元记录为在内隐注意(covert attention)中的作用提供了相关的证据,但是没有提供一个因果关系测试。一个问题是 dSC 活动的调制可能和扫视准备相关联,即使动物在内隐注意任务期间克制做出扫视。然而,几个实验测试了 SC 是否在隐蔽的空间注意中发挥因果关系的作用。

其中一项研究在变化盲视(change-blindness)测试期间应用了 SC 阈下微刺激(如太微弱以至于不能引起扫视)(Cavanaugh & Wurtz,2004)。变化盲视偏好于不能检测视觉扫描中的变化,当这些变化伴随着一

个全域瞬变时,比如扫视期间的一个空白扫描或者模糊的视觉输入(Rensink,2002)。该任务重,动物注视中心斑点而且被呈现三小片区域随机点运动横跨视觉显示约一秒,然后一个空白扫描,再然后又是三小片随机点运动。当三小片重复出现时,其中的一个可能改变它的运动方向,动物的任务是对变化做出扫视以检测它。在一半的试验中动物被给出视觉提示以预示那个运动区域可能变化;这些空间提示能够提高动物的检测表现并且降低它们的反应时间,为空间注意的影响提供了行为学的证据。在微刺激试验中,没有给动物提供空间提示,取而代之的是在匹配三个运动区域之一的位置微刺激SC。SC微刺激导致的影响与视觉提示观察到的类似——动物的检测行为提高了,而且反应时间降低了。重要的是,微刺激没有导致错误报警的增加——它们不是简单地变成更有可能地报告一个变化而是在检测变化出现上变得更好。其他的实验排除了SC刺激产生一个仅仅影响空间注意的视觉光幻视的解释(Cavanaugh,Alvarez,& Wurtz,2006)。

另一项研究使用了在包括视觉运动辨别的空间注意任务期间微刺激SC(Müller,Philiastides,& Newsome,2005)。该任务中,动物判断随机点运动区域内的运动方向,其中通过在显示其他地方引入闪烁的干扰点使任务更具挑战。运动区域中一致地移动的点

的比例随试验变化,而且一条心理测量曲线通过汇总不同刺激条件下动物的表现而构建。dSC的阈下微刺激提高了辨别表现——它向左偏移了心理测量曲线,因此需要更少的视觉运动来达到特定的表现水平。表现的提高只有在运动区域和dSC刺激位点被空间一致地定位时才被观察到。

这些微刺激研究的结果为dSC在空间注意中发挥因果作用提供了强有力的证据。然而,dSC对控制内隐注意不是关键性的可能性仍然悬而未决,但是,作为定向神经元回路的一部分,很容易将它与隐蔽处理极有可能发生在其他地方联系起来。

为了测试dSC活动(Lovejoy & Krauzlis,2010)对内隐注意是否必要,dSC可逆地化学失活前后的行为学表现被测量。这些实验中动物的任务是辨别在视觉呈现中提前提示的位置出现的随机点运动区域中的运动方向。为了保证空间注意对执行任务是必要的,显示也包括一个"衬托"刺激,其中也有随机点运动但是出现在没有提示过的位置而且应该因此被忽略。

这种辨别任务中的表现在dSC失活后被严重的损害,而且这种损伤对位于受SC化学失活影响的视野部分的刺激是选择性的(图23.6)。当提示的刺激位于受影响的视野部分时,表现严重地退化,但是错误不是随机的——它们倾向于依赖位于受影响区域

dSC失活前

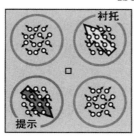
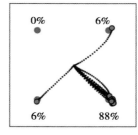

dSC失活中

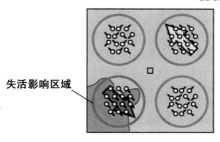
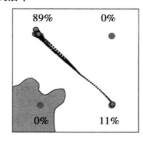

图23.6 dSC失活期间知觉判断信号的隐蔽选择的损伤。左上图展示了刺激的配置,位于左下角象限的被提示的运动刺激和右上角象限的衬托刺激。右上图展示了dSC注射蝇蕈醇前该条件下动物做出的选择。大多数选择被正确地引导,基于提示区域内的运动。左下图再次展示了刺激配置,阴影表示SC失活影响的区域。SC失活后,动物的大多数选择被错误地引导,基于不相干衬托区域内的运动。(改编自Lovejoy & Krauzlis,2010。)

外不相干的衬托刺激。这种模式的错误表明 SC 失活后动物仍然尝试辨别运动的方向，但是错误地依赖于它对错误的空间定位下的刺激的选择。

在对照试验中，当只有单个运动区域呈现在受影响的视野部分中时，动物的表现展现出微弱损伤，表明视觉运动信号处理本身是大部分完整的。反而，SC 失活导致的主要的缺损似乎不能过滤掉分散的或者误导的知觉信息。不考虑动物是用眼睛还是手做出响应时相同模式的结果被发现，证明表现的变化不是由于运动的损伤。因此，dSC 的活动在控制内隐空间注意中发挥了因果作用，此外在定向运动的视觉选择中也发挥作用。

视觉选择回路

SC 在目标选择和视觉注意中用到的回路目前尚不知晓，但是几个候补的回路元件被鉴定出对选择和门控视觉信号是重要的。视觉选择回路的一个关键特征是抑制性，因此微弱的输入可以被抑制而且唯一的赢家浮现出来，但是完成 "winner-take-all" 选择的抑制性的来源（一个或多个）仍然是一个开放性问题。

一种可能是抑制是 dSC 固有回路的一部分。就像几个 dSC 模型中（Trappenberg et al. , 2001；VanOpstal & Van Gisbergen, 1989）描述的那样，如果 dSC 神经元的响应域有中心-周边结构，这可能提供结合长程抑制的局部兴奋可以完成 winner-take-all 选择。有一些 dSC 内长程抑制的实验证据，例如，灵长类动物 dSC 的电刺激表明一个位点的激活会造成对其他远程位点活动的短潜伏期抑制（Munoz & Istvan, 1998）。然而，dSC 活动的药理学处理，有别于电刺激，将不会影响纤维通路，不产生长程抑制（Watanabe et al. , 2005）。此外，切片准备中的 dSC 体外研究没有发现长程抑制的证据——兴奋性效应和抑制性效应共同延伸（Isa & Hall, 2009；Phongphanpha-nee, Kaneda, & Isa, 2008）。讽刺的是，考虑到强调 winner-take-all 选择在 dSC 中的作用，这些相同的切片研究为 sSC 长程抑制提供了证据。

还有 dSC 外显著的抑制来源可以在视觉选择中发挥相似的作用。最著名的是基底神经节中的黑质网状部分，存在到 dSC 的抑制性 GABA 能投射牵涉扫视的自上而下控制（Hikosaka, Taki-kawa, & Kawagoe, 2000）；灵长类动物中的替代模型表明了这种外源抑制是如何支持 winner-take-all 机制的（Arai& Keller,

2005）。除黑质外还有大概一打的来自皮层下结构的 dSC 抑制性输入的其他潜在来源，许多和控制定向有关，但是它们的特定功能大多是未知的（Appell & Behan, 1990）。

一个抑制的来源在鸟类中被详细研究，称为峡核大细胞部（nucleus isthmi pars magnocellularis, Imc）；灵长类动物中的同源结构可能位于外侧被盖。Imc 接收来自 SC 的地形组织的输入而且包含提供投射回 SC 的 GABA 能神经元（Wang, Major, & Karten, 2004）。引人注目的是，Imc 神经元的终端在 dSC 图谱中广泛传播但是避免了为它们提供输入的空间定位。因此，与经典的抑制环境不同，这种 "反地形（antitopographic）" 抑制不会随着距离减少而是在整个视野内发挥作用（Lai et al. , 2011；Mysore, Asadollahi, & Knudsen, 2010）。此外，Imc 神经元不仅为 dSC 提供抑制性输入，它们也连接 Imc 内的其他神经元（Wang, Major, & Karten, 2004）。Imc 竞争性的空间通道之间的交互抑制可能为选择过程添加一个新的计算特征。侧抑制（lateral inhibition）可以单独执行从其他刺激中选择一个的固定标准，但是交互抑制的添加允许标准根据竞争者的强度偏移，为灵活分类提供了一个机制（Mysore & Knudsen, 2012；Sharpee, 2012）。这种类型的机制可能成为一些 dSC 神经元 "开关样" 行为的基础（Mysore, Asadollahi, & Knudsen, 2011）。

利用另一个机制，峡核回路也包括在门控通过 SC 的视觉信号中（图 23.7）。除了投射到 dSC，Imc 也发送 GABA 能投射到胆碱能峡核小细胞部（nucleus isthmi pars parvocellularis, Ipc）；哺乳动物中的同源结构是二叠体旁核（parabigeminal nucleus）。与 dSC 一样，从 Imc 到 Ipc 的输入发挥了长程抑制作用，而且 Ipc 神经元也表现出了开关样特征，当感受野内的刺激变得最强时增加他们的活动（Asadollahi, Mysore, & Knudsen, 2010, 2011）。反过来，Ipc 形成了另一个 SC 回路。Ipc 接收来自 SC 的地形组织的输入，而且 Ipc 的胆碱能神经元投射回到 SC（Wang et al. , 2006）。来自 Ipc 的输入在 sSC 中形成了被称为 "画笔（paintbrush）" 轴突末端的非常有特色的柱状模式，对在 sSC 中记录到的特别的爆发振荡响应（Marín et al. , 2005）。每个画笔和视网膜轴突末端并列，就像它们与顶盖神经节细胞的广泛树突树连接，一个 sSC 中著名的神经元类，对大部分视野上的视觉运动响应而且提供一个到丘脑圆核（thalamic nucleus rotundus）的上行投射（Rt；与哺乳动物丘脑枕同源）。

来自 Ipc 的胆碱能输入调控了到顶盖神经节细胞

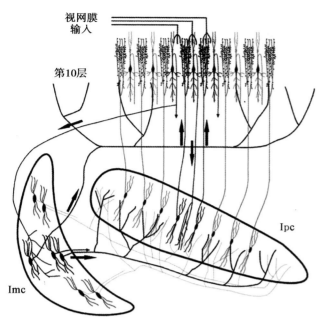

图 23.7 简图展示了鸟类 SC 与峡核之间的回路。Ipc 在地形上和 SC 之间相互连接；从 Ipc 到 SC 的输入形成了胆碱能"画笔"末端。Imc 接收来自 SC 的输入而且发送抑制性投射到 SC 和 Ipc。（改编自 Marín et al.，2005；数据来自 Wang，Major & Karten，2004）

的视网膜输入的效力，而且，由于 SC 和 Ipc 之间连接的精确地形，这种调整构成了决定哪个视网膜输入被传送到丘脑的空间滤波器。当 Ipc 的活动被局部闭锁时，dSC 中相应的视觉诱发的胆碱能反馈被排除，而且 Rt 丘脑神经元接收来自顶盖神经节细胞的输入不再对视野亚区的视觉运动响应（Marín et al.，2007）。这样，Ipc 的胆碱能反馈选择性地加强特定的视网膜拓扑定位上的刺激显著性，而且帮助选择什么信号能够从 SC 传送到丘脑。

相似的功能回路能否应用到灵长类动物还不清楚，但是丘脑到皮层的通路被认为是主要路线之一，由于 SC 对视觉注意的影响。起源于 sSC 的一条通路，穿过下枕核（inferior pulvinar nucleus），而且目标区域时特化的处理视觉运动的纹外视皮层。这条通路通过电刺激既投射到皮层又接收 SC 输入（Berman & Wurtz，2010）的识别神经元以及使用跨突触的解剖追踪（Lyon，Nassi，& Callaway，2010）被辨别出。下枕核神经元被认为接收 SC 输入趋向于缺乏方向选择性，就像 sSC 神经元，表明这条通路不可能为皮层提供方向性信号，但是它们确实在扫视期间表现出对视觉活动的抑制（Berman & Wurtz，2011）。由于它提供了到皮层运动区域的直接路线，这条通路可能也构成了由 SC 刺激导致的视觉运动任务表现变化的基础（Ca-

vanaugh & Wurtz，2004；Müller，Philiastides，& Newsome，2005）。

影响 SC 视觉注意起源和通过几个丘脑核团到达前额叶和顶叶皮层的其他可能路线包括内侧背核和侧枕（Harting et al.，1980；Robinson & Petersen，1992）。前额叶和顶叶皮层长期以来被认为在控制视觉注意中发挥了主要作用，但是最近的工作描述了可能包含显著性图谱的这些区域如何影响皮层其他区域的知觉信号处理（Bisley & Goldberg，2010；Moore，2006；see chapter 75）。SC-受体丘脑核团在视觉注意中的作用还不太清楚，但是失活侧枕与视觉注意任务的损伤是相关的（Desimone et al.，1990）。当存在干扰物时，枕叶病变后的损伤是尤其明显的，与 SC 失活中发现的模式相似（Lovejoy & Krauzlis，2010），支持 SC 在控制视觉注意中的作用是通过这条上行通路调控的猜想。

结论

SC 是众多研究的主题，而且出于一个很好的理由——它在辨别有意义事件的发生和编排适当的行为响应中的高度保守作用。在一些物种中，例如蛙，检测事件所需的大部分处理是在以自下而上的方式到达 SC 的过程中进行的，然而在其他物种中，例如灵长类，这些处理步骤包括自下而上知觉和自上而下认知因素之间的相互作用。当事件被辨别，一个选择机制筛选出潜在的目标区域使得特定的视觉目标引导行为响应。包含在目标选择中的回路还没有被完全理解，但是各种动物模型和实验技术，从脑片研究到行为神经生理学，为涉及的结构和抑制性反馈的作用提供了可靠的线索。这些多样方法的有效性，结合 SC 的保守功能，表明 SC 可能是脊椎动物大脑中解决神经元回路如何实现高层次视觉功能谜题的首要区域之一。

参考文献

Appell, P. P., & Behan, M. (1990). Sources of subcortical GABAergic projections to the superior colliculus in the cat. *Journal of Comparative Neurology, 302*, 143–158.

Arai, K., & Keller, E. L. (2005). A model of the saccade-generating system that accounts for trajectory variations produced by competing visual stimuli. *Biological Cybernetics, 92*, 21–37.

Asadollahi, A., Mysore, S. P., & Knudsen, E. I. (2010). Stimulus-driven competition in a cholinergic midbrain nucleus. *Nature Neuroscience, 13*, 889–895.

视网膜输入

第10层

Ipc

Imc

Asadollahi, A., Mysore, S. P., & Knudsen, E. I. (2011). Rules of competitive stimulus selection in a cholinergic isthmic nucleus of the owl midbrain. *Journal of Neuroscience, 31,* 6088–6097.

Bell, A. H., Fecteau, J. H., & Munoz, D. P. (2004). Using auditory and visual stimuli to investigate the behavioral and neuronal consequences of reflexive covert orienting. *Journal of Neurophysiology, 91,* 2172–2184.

Berman, R., & Colby, C. (2009). Attention and active vision. *Vision Research, 49,* 1233–1248. doi:10.1016/j.visres.2008.06.017.

Berman, R. A., & Wurtz, R. H. (2010). Functional identification of a pulvinar path from superior colliculus to cortical area MT. *Journal of Neuroscience, 30,* 6342–6354.

Berman, R. A., & Wurtz, R. H. (2011). Signals conveyed in the pulvinar pathway from superior colliculus to cortical area MT. *Journal of Neuroscience, 31,* 373–384.

Bisley, J. W., & Goldberg, M. E. (2010). Attention, intention, and priority in the parietal lobe. *Annual Review of Neuroscience, 33,* 1–21. doi:10.1146/annurev-neuro-060909-152823.

Büttner-Ennever, J. A., Cohen, B., Horn, A. K., & Reisine, H. (1996). Efferent pathways of the nucleus of the optic tract in monkey and their role in eye movements. *Journal of Comparative Neurology, 373,* 90–107.

Carello, C. D., & Krauzlis, R. J. (2004). Manipulating intent: Evidence for a causal role of the superior colliculus in target selection. *Neuron, 43,* 575–583.

Cavanaugh, J., Alvarez, B. D., & Wurtz, R. H. (2006). Enhanced performance with brain stimulation: Attentional shift or visual cue? *Journal of Neuroscience, 26,* 11347–11358.

Cavanaugh, J., & Wurtz, R. H. (2004). Subcortical modulation of attention counters change blindness. *Journal of Neuroscience, 24,* 11236–11243.

Comoli, E., Coizet, V., Boyes, J., Bolam, J. P., Canteras, N. S., Quirk, R. H., et al. (2003). A direct projection from superior colliculus to substantia nigra for detecting salient visual events. *Nature Neuroscience, 6,* 974–980. doi:10.1038/nn1113.

Cynader, M., & Berman, N. (1972). Receptive-field organization of monkey superior colliculus. *Journal of Neurophysiology, 35,* 187–201.

Deniau, J. M., & Chevalier, G. (1992). The lamellar organization of the rat substantia nigra pars reticulata: Distribution of projection neurons. *Neuroscience, 46,* 361–377.

Desimone, R., Wessinger, M., Thomas, L., & Schneider, W. (1990). Attentional control of visual perception: Cortical and subcortical mechanisms. *Cold Spring Harbor Symposia on Quantitative Biology, 55,* 963–971.

Dorris, M., Olivier, E., & Munoz, D. (2007). Competitive integration of visual and preparatory signals in the superior colliculus during saccadic programming. *Journal of Neuroscience, 27,* 5053–5062.

Duhamel, J.-R., Colby, C. L., & Goldberg, M. E. (1992). The updating of the representation of visual space in parietal cortex by intended eye movements. *Science, 255,* 90–92.

Fecteau, J. H., Bell, A. H., & Munoz, D. P. (2004). Neural correlates of the automatic and goal-driven biases in orienting spatial attention. *Journal of Neurophysiology, 92,* 1728–1737.

Fecteau, J. H., & Munoz, D. P. (2006). Salience, relevance, and firing: A priority map for target selection. *Trends in Cognitive Sciences, 10,* 382–390.

Freedman, D. J., & Assad, J. A. (2006). Experience-dependent representation of visual categories in parietal cortex. *Nature, 443,* 85–88.

Frost, B. J., & DiFranco, D. E. (1976). Motion characteristics of single units in the pigeon optic tectum. *Vision Research, 16,* 1229–1234. doi:10.1016/0042-6989(76)90046-8.

Gaillard, F. (1990). Visual units in the central nervous system of the frog. *Comparative Biochemistry and Physiology. A. Comparative Physiology, 96,* 357–371.

Gandhi, N. J., & Katnani, H. A. (2011). Motor functions of the superior colliculus. *Annual Review of Neuroscience, 34,* 205–231.

Glimcher, P. W., & Sparks, D. L. (1992). Movement selection in advance of action in the superior colliculus. *Nature, 355,* 542–545.

Goldberg, M. E., & Wurtz, R. H. (1972a). Activity of superior colliculus in behaving monkey. I. Visual receptive fields of single neurons. *Journal of Neurophysiology, 35,* 542–559.

Goldberg, M. E., & Wurtz, R. H. (1972b). Activity of superior colliculus in behaving monkey. II. Effect of attention on neuronal responses. *Journal of Neurophysiology, 35,* 560–574.

Groh, J. M., & Sparks, D. L. (1996). Saccades to somatosensory targets. II. Motor convergence in primate superior colliculus. *Journal of Neurophysiology, 75,* 428–438.

Harting, J. K. (1977). Descending pathways from the superior colliculus: An autoradiographic analysis in the rhesus monkey (*Macaca mulatta*). *Journal of Comparative Neurology, 173,* 583–612.

Harting, J. K., Huerta, M. F., Frankfurter, A. J., Strominger, N. L., & Royce, G. J. (1980). Ascending pathways from the monkey superior colliculus: An autoradiographic analysis. *Journal of Comparative Neurology, 192,* 853–882.

Harting, J. K., Updyke, B. V., & Van Lieshout, D. P. (2001). The visual-oculomotor striatum of the cat: Functional relationship to the superior colliculus. *Experimental Brain Research, 136,* 138–142.

Hikosaka, O., Takikawa, Y., & Kawagoe, R. (2000). Role of the basal ganglia in the control of purposive saccadic eye movements. *Physiological Reviews, 80,* 953–978.

Hofbauer, A., & Dräger, U. C. (1985). Depth segregation of retinal ganglion cells projecting to mouse superior colliculus. *Journal of Comparative Neurology, 234,* 465–474.

Horwitz, G. D., Batista, A. P., & Newsome, W. T. (2004). Representation of an abstract perceptual decision in macaque superior colliculus. *Journal of Neurophysiology, 91,* 2281–2296.

Horwitz, G. D., & Newsome, W. T. (1999). Separate signals for target selection and movement specification in the superior colliculus. *Science, 284,* 1158–1161.

Huerta, M. F., Van Lieshout, D. P., & Harting, J. K. (1991). Nigrotectal projections in the primate *Galago crassicaudatus*. *Experimental Brain Research, 87,* 389–401.

Humphrey, N. K. (1968). Responses to visual stimuli of units in the superior colliculus of rats and monkeys. *Experimental Neurology, 20,* 312–340.

Ignashchenkova, A., Dicke, P. W., Haarmeier, T., & Thier, P. (2004). Neuron-specific contribution of the superior colliculus to overt and covert shifts of attention. *Nature Neuroscience, 7,* 56–64.

Isa, T., & Hall, W. C. (2009). Exploring the superior colliculus in vitro. *Journal of Neurophysiology, 102,* 2581–2593.

Jay, M. F., & Sparks, D. L. (1987). Sensorimotor integration in the primate superior colliculus. II. Coordinates of auditory signals. *Journal of Neurophysiology, 57,* 35–55.

Kang, H.-J., & Li, X.-H. (2010). Response properties and receptive field organization of collision-sensitive neurons in the optic tectum of bullfrog, *Rana catesbeiana*. *Neuroscience Bulletin, 26,* 304–316.

Karten, H. J., & Dubbeldam, J. L. (1973). The organization and projections of the paleostriatal complex in the pigeon (*Columba livia*). *Journal of Comparative Neurology, 148,* 61–89.

Kawamura, S., Sprague, J. M., & Niimi, K. (1974). Corticofugal projections from the visual cortices to the thalamus, pretectum and superior colliculus in the cat. *Journal of Comparative Neurology, 158,* 339–362.

Krauzlis, R. J. (2003). Neuronal activity in the rostral superior colliculus related to the initiation of pursuit and saccadic eye movements. *Journal of Neuroscience, 23,* 4333–4344.

Krauzlis, R. J. (2004). Activity of rostral superior colliculus neurons during passive and active viewing of motion. *Journal of Neurophysiology, 92,* 949–958.

Krauzlis, R. J. (2005). The control of voluntary eye movements: New perspectives. *The Neuroscientist, 11,* 124–137.

Krauzlis, R. J., Basso, M. A., & Wurtz, R. H. (1997). Shared motor error for multiple eye movements. *Science, 276,* 1693–1695.

Krauzlis, R. J., Basso, M. A., & Wurtz, R. H. (2000). Discharge properties of neurons in the rostral superior colliculus of the monkey during smooth-pursuit eye movements. *Journal of Neurophysiology, 84,* 876–891.

Krauzlis, R., & Dill, N. (2002). Neural correlates of target choice for pursuit and saccades in the primate superior colliculus. *Neuron, 35,* 355–363.

Kunzle, H., & Akert, K. (1977). Efferent connections of cortical, area 8 (frontal eye field) in *Macaca fascicularis.* A reinvestigation using the autoradiographic technique. *Journal of Comparative Neurology, 173,* 147–164.

Kustov, A., & Robinson, D. (1996). Shared neural control of attentional shifts and eye movements. *Nature, 384,* 74–77.

Lai, D., Brandt, S., Luksch, H., & Wessel, R. (2011). Recurrent antitopographic inhibition mediates competitive stimulus selection in an attention network. *Journal of Neurophysiology, 105,* 793–805.

Lettvin, J. Y., Maturana, H. R., Pitts, W. H., & McCulloch, W. S. (1961). Two remarks on the visual system of the frog. In W. Rosenblith (Ed.), *Sensory communication* (pp. 757–776). New York: MIT Press and John Wiley & Sons.

Lisberger, S. G. (2010). Visual guidance of smooth-pursuit eye movements: Sensation, action, and what happens in between. *Neuron, 66,* 477–491.

Liu, Y.-J., Wang, Q., & Li, B. (2011). Neuronal responses to looming objects in the superior colliculus of the cat. *Brain, Behavior and Evolution, 77,* 193–205.

Lovejoy, L. P., & Krauzlis, R. J. (2010). Inactivation of primate superior colliculus impairs covert selection of signals for perceptual judgments. *Nature Neuroscience, 13,* 261–266.

Lui, F., Gregory, K. M., Blanks, R. H., & Giolli, R. A. (1995). Projections from visual areas of the cerebral cortex to pretectal nuclear complex, terminal accessory optic nuclei, and superior colliculus in macaque monkey. *Journal of Comparative Neurology, 363,* 439–460.

Luksch, H. (2003). Cytoarchitecture of the avian optic tectum: Neuronal substrate for cellular computation. *Reviews in the Neurosciences, 14,* 85–106.

Lyon, D. C., Nassi, J. J., & Callaway, E. M. (2010). A disynaptic relay from superior colliculus to dorsal stream visual cortex in macaque monkey. *Neuron, 65,* 270–279.

Marín, G., Mpodozis, J., Mpdozis, J., Sentis, E., Ossandón, T., & Letelier, J. C. (2005). Oscillatory bursts in the optic tectum of birds represent re-entrant signals from the nucleus isthmi pars parvocellularis. *Journal of Neuroscience, 25,* 7081–7089.

Marín, G., Salas, C., Sentis, E., Rojas, X., Letelier, J. C., & Mpodozis, J. (2007). A cholinergic gating mechanism controlled by competitive interactions in the optic tectum of the pigeon. *Journal of Neuroscience, 27,* 8112–8121.

Marrocco, R. T., & Li, R. H. (1977). Monkey superior colliculus: Properties of single cells and their afferent inputs. *Journal of Neurophysiology, 40,* 844–860.

May, P. J. (2006). The mammalian superior colliculus: Laminar structure and connections. *Progress in Brain Research, 151,* 321–378.

May, P. J., McHaffie, J. G., Stanford, T. R., Jiang, H., Costello, M. G., Coizet, V., et al. (2009). Tectonigral projections in the primate: A pathway for pre-attentive sensory input to midbrain dopaminergic neurons. *European Journal of Neuroscience, 29,* 575–587. doi:10.1111/j.1460-9568.2008.06596.x.

McHaffie, J. G., Jiang, H., May, P. J., Coizet, V., Overton, P. G., Stein, B. E., et al. (2006). A direct projection from superior colliculus to substantia nigra pars compacta in the cat. *Neuroscience, 138,* 221–234.

McHaffie, J. G., Kao, C. Q., & Stein, B. E. (1989). Nociceptive neurons in rat superior colliculus: Response properties, topography, and functional implications. *Journal of Neurophysiology, 62,* 510–525.

McPeek, R. M., & Keller, E. L. (2002). Saccade target selection in the superior colliculus during a visual search task. *Journal of Neurophysiology, 88,* 2019–2034.

McPeek, R. M., & Keller, E. L. (2004). Deficits in saccade target selection after inactivation of superior colliculus. *Nature Neuroscience, 7,* 757–763.

Moore, T. (2006). The neurobiology of visual attention: Finding sources. *Current Opinion in Neurobiology, 16,* 159–165.

Müller, J. R., Philiastides, M. G., & Newsome, W. T. (2005). Microstimulation of the superior colliculus focuses attention without moving the eyes. *Proceedings of the National Academy of Sciences of the United States of America, 102,* 524–529.

Munoz, D. P., & Istvan, P. J. (1998). Lateral inhibitory interactions in the intermediate layers of the monkey superior colliculus. *Journal of Neurophysiology, 79,* 1193–1209.

Mysore, S. P., Asadollahi, A., & Knudsen, E. I. (2010). Global inhibition and stimulus competition in the owl optic tectum. *Journal of Neuroscience, 30,* 1727–1738.

Mysore, S. P., Asadollahi, A., & Knudsen, E. I. (2011). Signaling of the strongest stimulus in the owl optic tectum. *Journal of Neuroscience, 31,* 5186–5196.

Mysore, S. P., & Knudsen, E. I. (2011). Flexible categorization of relative stimulus strength by the optic tectum. *Journal of Neuroscience, 31,* 7745–7752.

Mysore, S. P., & Knudsen, E. I. (2012). Reciprocal inhibition of inhibition: A circuit motif for flexible categorization in stimulus selection. *Neuron, 73,* 193–205.

Nakagawa, H., & Hongjian, K. (2010). Collision-sensitive neurons in the optic tectum of the bullfrog, *Rana catesbeiana. Journal of Neurophysiology, 104,* 2487–2499.

Nakamura, K., & Colby, C. L. (2002). Updating of the visual representation in monkey striate and extrastriate cortex during saccades. *Proceedings of the National Academy of Sciences of the United States of America, 99,* 4026–4031. doi:10.1073/pnas.052379899.

Niv, Y., & Schoenbaum, G. (2008). Dialogues on prediction errors. *Trends in Cognitive Sciences, 12,* 265–272. doi:10.1016/j.tics.2008.03.006.

Nummela, S. U., & Krauzlis, R. J. (2010). Inactivation of primate superior colliculus biases target choice for smooth pursuit, saccades, and button press responses. *Journal of Neurophysiology, 104,* 1538–1548.

Phongphanphanee, P., Kaneda, K., & Isa, T. (2008). Spatiotemporal profiles of field potentials in mouse superior colliculus analyzed by multichannel recording. *Journal of Neuroscience, 28,* 9309–9318.

Phongphanphanee, P., Mizuno, F., Lee, P. H., Yanagawa, Y., Isa, T., & Hall, W. C. (2011). A circuit model for saccadic suppression in the superior colliculus. *Journal of Neuroscience, 31,* 1949–1954.

Pollack, J. G., & Hickey, T. L. (1979). The distribution of retino-collicular axon terminals in rhesus monkey. *Journal of Comparative Neurology, 185,* 587–602.

Rashbass, C. (1961). The relationship between saccadic and smooth tracking eye movements. *Journal of Physiology, 159,* 326–338.

Redgrave, P., Marrow, L., & Dean, P. (1992). Topographical organization of the nigrotectal projection in rat: Evidence for segregated channels. *Neuroscience, 50,* 571–595.

Reiner, A., Perkel, D. J., Bruce, L. L., Butler, A. B., Csillag, A., Kuenzel, W., et al. (2004). Revised nomenclature for avian telencephalon and some related brainstem nuclei. *Journal of Comparative Neurology, 473,* 377–414. doi:10.1002/cne.20118.

Rensink, R. A. (2002). Change detection. *Annual Review of Psychology, 53,* 245–277.

Robinson, D. L., & Petersen, S. E. (1992). The pulvinar and visual salience. *Trends in Neurosciences, 15,* 127–132. doi:10.1016/0166-2236(92)90354-B.

Robinson, D. L., & Wurtz, R. H. (1976). Use of an extraretinal signal by monkey superior colliculus neurons to distinguish real from self-induced stimulus movement. *Journal of Neurophysiology, 39,* 852–870.

Schiller, P. H., & Malpeli, J. G. (1977). Properties and tectal projections of monkey retinal ganglion cells. *Journal of Neurophysiology, 40,* 428–445.

Schultz, W. (2010). Dopamine signals for reward value and risk: Basic and recent data. *Behavioral and Brain Functions, 6,* 24.

Sharpee, T. O. (2012). Adaptive switches in midbrain circuits. *Neuron, 73,* 6–7.

Smith, Y., Raju, D. V., Pare, J.-F., & Sidibe, M. (2004). The thalamostriatal system: A highly specific network of the basal ganglia circuitry. *Trends in Neurosciences, 27,* 520–527. doi:10.1016/j.tins.2004.07.004.

Sommer, M. A., & Wurtz, R. H. (2008). Brain circuits for the internal monitoring of movements. *Annual Review of Neuroscience, 31,* 317–338.

Song, J.-H., Rafal, R. D., & McPeek, R. M. (2011). Deficits in reach target selection during inactivation of the midbrain superior colliculus. *Proceedings of the National Academy of Sciences of the United States of America, 108,* E1433–E1440. doi:10.1073/pnas.1109656108.

Sterling, P., & Wickelgren, B. G. (1969). Visual receptive fields in the superior colliculus of the cat. *Journal of Neurophysiology, 32,* 1–15.

Stuphorn, V., Bauswein, E., & Hoffmann, K.-P. (2000). Neurons in the primate superior colliculus coding for arm movements in gaze-related coordinates. *Journal of Neurophysiology, 83,* 1283–1299.

Trappenberg, T. P., Dorris, M. C., Munoz, D. P., & Klein, R. M. (2001). A model of saccade initiation based on the competitive integration of exogenous and endogenous signals in the superior colliculus. *Journal of Cognitive Neuroscience, 13,* 256–271.

Updyke, B. V. (1974). Characteristics of unit responses in superior colliculus of the Cebus monkey. *Journal of Neurophysiology, 37,* 896–909.

Van der Werf, Y. D., Witter, M. P., & Groenewegen, H. J. (2002). The intralaminar and midline nuclei of the thalamus. Anatomical and functional evidence for participation in processes of arousal and awareness. *Brain Research. Brain Research Reviews, 39,* 107–140.

Van Opstal, A. J., & Van Gisbergen, J. A. (1989). A nonlinear model for collicular spatial interactions underlying the metrical properties of electrically elicited saccades. *Biological Cybernetics, 60,* 171–183.

Walker, M. F., Fitzgibbon, E. J., & Goldberg, M. E. (1995). Neurons in the monkey superior colliculus predict the visual result of impending saccadic eye movements. *Journal of Neurophysiology, 73,* 1988–2003.

Wallace, M. T., Wilkinson, L. K., & Stein, B. E. (1996). Representation and integration of multiple sensory inputs in primate superior colliculus. *Journal of Neurophysiology, 76,* 1246–1266.

Wang, Y., Luksch, H., Brecha, N. C., & Karten, H. J. (2006). Columnar projections from the cholinergic nucleus isthmi to the optic tectum in chicks (*Gallus gallus*): A possible substrate for synchronizing tectal channels. *Journal of Comparative Neurology, 494,* 7–35.

Wang, Y., Major, D. E., & Karten, H. J. (2004). Morphology and connections of nucleus isthmi pars magnocellularis in chicks (*Gallus gallus*). *Journal of Comparative Neurology, 469,* 275–297.

Watanabe, M., Kobayashi, Y., Inoue, Y., & Isa, T. (2005). Effects of local nicotinic activation of the superior colliculus on saccades in monkeys. *Journal of Neurophysiology, 93,* 519–534.

Werner, W., Dannenberg, S., & Hoffmann, K.-P. (1997). Arm-movement-related neurons in the primate superior colliculus and underlying reticular formation: Comparison of neuronal activity with EMGs of muscles of the shoulder, arm and trunk during reaching. *Experimental Brain Research, 115,* 191–205.

White, B. J., Boehnke, S. E., Marino, R. A., Itti, L., & Munoz, D. P. (2009). Color-related signals in the primate superior colliculus. *Journal of Neuroscience, 29,* 12159–12166.

Wickelgren, B. G., & Sterling, P. (1969). Influence of visual cortex on receptive fields in the superior colliculus of the cat. *Journal of Neurophysiology, 32,* 16–23.

Wu, L., Niu, Y., Yang, J., & Wang, S. (2005). Tectal neurons signal impending collision of looming objects in the pigeon. *European Journal of Neuroscience, 22,* 2325–2331.

Wurtz, R. H., & Albano, J. E. (1980). Visual-motor function of the primate superior colliculus. *Annual Review of Neuroscience, 3,* 189–226.

Wurtz, R. H., McAlonan, K., Cavanaugh, J., & Berman, R. A. (2011). Thalamic pathways for active vision. *Trends in Cognitive Sciences, 15,* 177–184. doi:10.1016/j.tics.2011.02.004.

第24章 视觉系统皮层丘脑回路的注意激活

Andrzej Wróbel

哺乳动物所有的知觉信息,除了嗅觉以外,都通过丘脑到达大脑皮层(Jones,2001,2007)。然而,远不是一个简单的中继器,与上行的周边核团相比,丘脑感觉核团接收的可重入大脑连接多得多(Rouiller & Welker,2000)。这些丘脑皮层回路(thalamocortical loops)涉及众多的认知功能(Briggs & Usrey,2008;Saalmann & Kastner,2009,2011),包括注意(Rees,2019;Wróbel,2000)、知觉组织(Robertson,2003;Ward et al.,2002;Wilke et al.,2010)(perceptual grouping)和共同意识(general consciousness)(Dehaene & Changenx,2011;Llinas et al.,1998;Ward,2011)。人们还普遍认为,神经元网络的瞬时状态会改变刺激信息的处理过程(Anderson et al.,2000;Arieli et al.,1996;Briggs & Usreg,2007;Wróbel & Kublik,2000),以及由此产生的响应变化(最初归于"噪音")可能代表了大脑功能的基础之一(Bernasconi et al.,2011)。控制不同处理状态之间调整变化性的因素正在深入调查中(Saalmann & Kastner,2011;Sherman,2005),但还没有被完全理解。已知较多的是总状态转换,例如睡眠和觉醒之间(Steriade,1997),但是为了理解各种脑功能的潜在机制,有必要研究清醒动物行为/认知测试期间诱发的细微的、迅速的自然状态转换(iBekisz & Wróbel,1993;Buschman & Miller,2007;Sobolewski et al.,2010)。这些任务中的正常表现严重依赖于脑干核团的神经元调节(neuromodulatory)作用(Buhl et al.,1998;Roopun et al.,2010;Soma et al.,2012;Steriade et al.,1991;Wróbel & Kublik,2000;See Harris & Thijele,2011;For review)以及神经元网络内信息处理过程利用的动态神经机制。本章的目的在于阐明不同的注意需求如何重新配置视觉系统的皮层丘脑网络的功能布置。

视觉丘脑中继器,其假定的功能和状态调制

哺乳动物的视觉信息通过丘脑的最大的两条传入通路到达。视网膜膝状体(retinogeniculate)通路的信号直接从视网膜到达背外侧膝状体核(dLGN),然后进一步投射到视觉皮层的17区。在视网膜顶盖(retinotectal)通路,视网膜信号(通过上丘)间接到达猫的丘脑外侧后枕复合体(lateral posterior pulvinar complex,LP-P)和猴的丘脑枕复合体,并进一步投射到更高级的视觉皮层区域。

视网膜膝状体皮层(retinogeniculocortical)通路包含三个独立的流,由形态上和功能上不同的神经元传输。其中第一个(猫的X细胞/猴的P细胞)为精细视觉提供最大敏锐度。第二个(Y/M)主要涉及高时间频率及低空间频率的运动检测和处理。第三个通路(W/K)的功能似乎涉及更多的异质性功能(Sherman,2009),超出了本章的范围。后面两个通路的多数视网膜膝状体轴突分支来支配涉及眼运动、瞳孔控制和其他功能的中脑目标。其中上丘提供了到LP-P/丘脑枕的连接(Chalupa,1991;Garey,Dreher,& Robinson,1991)。dLGN在处理视觉信息中的功能是有据可查的;然而,LP-P/丘脑枕中继的作用还不清楚,尽管许多发现都表明参与到注意(Baluch & Itti,2011;Chalupa,1991;Saalmann & Kastner,2009;Shipp,2004)和主动视觉中(Noudoost et al.,2010;Wurtz et al.,2011)。

视觉丘脑核团投射到初级皮层,尽管在平行的通路中,而LP-P向更高级视觉区域(Berman & Wurtz,2010;Sherman,2009;Symonds et al.,1981;Wurtz et al.,2011)的发出额外投射。从初级到高级视觉区域的上行输出投射是比先前认为的更少分离的(Casagrande,1994),但是腹侧视觉通路的一些皮层区域主要受到X/P输入的支配,而背侧主要受到Y/M输入的支配(Nassi & Callaway,2006;Waleszczyk et al.,2004)。虽然如此,腹侧通路的皮层区域(像猫的21a区和猴的V4区)在功能上专用于处理形状和图案信息,而背侧通路区域则专用于分析运动和空间关系(Casagrande & Xu,2004;Waleszczyk et al.,2004)。

重要的是,两个丘脑中继核团的活动可以通过来自第6层的流-特异(stream-specific)皮层-丘脑(cortico-thalamic)反馈来有力地调节(图24.1)(Briggs & Usrey,2009a;Vandn ffel,Tootell & Orban,2000;Wróbel et al.,2007)。LP-P复合体从许多皮层区域(不同于调节性皮层-丘脑反馈)第5层接收的额外循环投射,这些皮层区域的超微结构表明强的突触权重(Guillery,

1995；Huppe-Gourguse，2006）。这种离皮层的连接，出现在哺乳动物大脑多样的知觉形式中，启发 Sherman 和 Guillery（2002）提出一个假设，将丘脑中继区分为一阶和高阶类型，而且通过它们的最强输入（驱动器）的来源和性质描述丘脑中继的功能。在此背景下，一阶丘脑核团（例如 dLGN）将被预测用来传递外周信号到初级皮层（如 V1），而高阶核团（如 LP-P）将会处理皮层间的上行运输（图 24.1；比较 Theyel, Llano, & Sherman，2010）。注意，投射到高阶中心的驱动纤维与在每个处理级别上都平行于相互地定向的调节反馈通路（Harris & Thiele，2011；Sherman & Guillery，2002）。为了支持这一假说，越来越多的研究表明，丘脑复杂的功能（包含一阶和高阶类型的中继），以反映包括注意等行为状态的方式影响中继信息的性质（Sherman，2009；Sobo-lewski et al.，2010，2011b）。

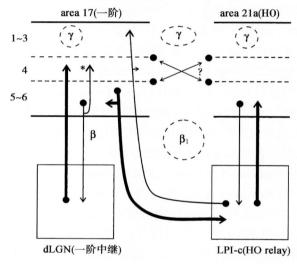

图 24.1　示意图展示了猫视觉系统一阶和高阶中继之间的连接。dLGN（一阶丘脑中继，左）代表视网膜信息到 17 区（一阶皮层区域，同源于 V1）的传递。LPl-c（右），高阶中继（LP-P）的一部分，转播从 17 区 5 层到更高阶皮层区域 21a（同源于 V4）的信息。驱动输入（粗线）表示丘脑皮层-丘脑皮层通讯的假定路线，包含到达初级皮层的传入输入，从第 5 层到更高阶丘脑中继的投射，以及从那里到更高阶皮层区域的投射。所有这些中继中心接受来自更高级别（细线）的平行调控的反馈。问号表明直接的皮层-皮层投射的功能、驱动或者调控是未知的。dLGN，背外侧膝状体核；LPl-c，LP-P（外侧后丘脑枕叶复合体）外侧区域的尾部；HO，高阶；β，β1，γ，本文中概述的有共振频率特征的假定的环路。星号表明一种皮层内调节反馈；详见正文。

皮层丘脑回路中的共振频率

alpha 和 gamma 频带

可重入皮层丘脑回路的丰富网络（图 24.1）产生了不同频率的振荡，与其结构和涉及神经元的特性相关。（Wróbel, Hedström, & Lindström, 1998 for reviews see Steriade, 2000；Wang, 2010）确实，多年以来人类和实验动物的记录表明 alpha 节律（8～12Hz）与知觉网络的空闲状态相关，而且注意会降低 alpha 振荡的幅度。（Bollimunta et al., 2011；Hanslmayer et al., 2007；Kelly, Gomez-Ramirez & Foxe, 2009；Sauseng et al., 2005；Snyder & foxe 2010；Sobolewski et al., 2011a）相反，在许多视觉中心增强的注意伴随着增加的 gamma 节律（30～60Hz）幅度和/或同步性。这些中心包括初级视皮层和 dLGN，在注意期间 gamma 活动功率增大且同步性增强（Brigqs & Usrey, 2009a；Bekisz & Wróbel, 1999；Steriade et al., 1991）。

两个 Beta 频率代表不同的皮层丘脑回路

与 beta 频带（12～30Hz）活动相关的注意力增强的研究仍然相对较少（reviewed in Engel & Fries, 2010；Saalmann & kastner, 2011；Wróbel, 2000）在猫的实验（Bekisz & Wróbel, 1993；Wróbel et al., 1994；2007；Wróbel, Bekisz,& Waleszczyk, 1994）。提供的证据支持这样的假说，beta 频带活动在视觉系统众多的丘脑（dLGN，LP-P）和皮层（17，18 区薛氏上回皮层的各部分）区域中显性和隐性注意加工过程发挥重要的作用。这个假说基于下面的发现，仅仅在响应正确的试验（trial）中，视觉空间区分任务的预期时间内 beta 频带功率增加（图 24.2C）。此外，结果表明注意需求增加了代表连续视觉处理水平的结构之间的 beta 振荡的皮层丘脑同步性（例如，dLGN 和 17 区——Bekisz & Wróbel, 1999, 2003；或者 17 区，LP-P，薛氏上回脑沟——Wróbel et al., 2007；表现在图 24.1 和 24.2F 中）。

为了更进一步定义视觉处理中高阶皮层-丘脑-皮层通路的假定的功能性作用，Wróbel 等人（2007）分析了在猫 LP-P 复合体以及互连的初级和高阶皮层视觉区域记录到的注意相关的局部场电位的变化。在高阶皮层视觉区域中，选择了薛氏上回较后的区域（包含高阶视觉区域），原因是它和 LP-P（Gareg, Dreher, & Robinson, 1991；Huppe-Gourgues et al., 2006；Payne & Lomber, 2003）具有很强的连通性以及它涉及视觉的引导行为（Kiefer et al., 1989；Ouellette et al., 2004；Ru-dolph & Pasternak, 1996）。这只在视觉中观察到，听觉中没有，预期的注意任务，记录自 LP-P 外侧区域的尾部（LPl-c），皮层区域 17 和 18，以及定位在拓展到区域 21a 的薛氏上回脑沟中部（MSS）的复合体的信号的 beta 活动振幅有所增加（比较图 24.2，子图 B～E）。

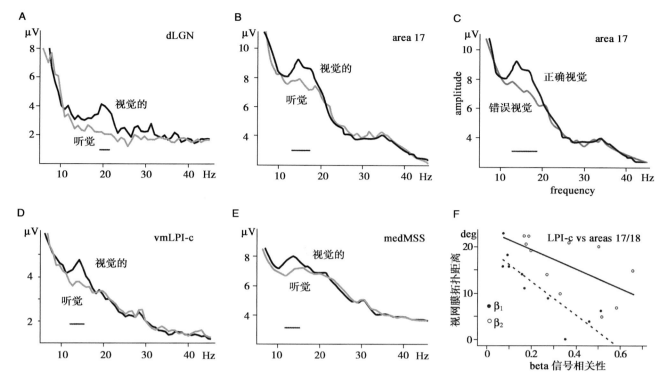

图 24.2 猫执行视觉提示和听觉提示的空间区分任务时,在视觉提示试验的预期区间内视觉中心的 beta 活动增加(改编自 Wróbel et al.,2007)。在猫集中注意期望视觉(黑线)或者听觉(灰线)目标刺激时,对于在 dLGN(A)、17 区(B)、vmLPl-c、LP-P 复合体外侧区域的腹部中侧部分(D)和 medMSS,中薛氏上回脑沟内侧部(E)单个皮层位点的平均 FFT(傅里叶变换)振幅(示例 C 中纵坐标标记)频谱(以频率为单位,C 中横坐标标记)。所示的 FFT 对应于任一模态提示的终止与适当靶刺激的开始之间的无刺激时间区间内的记录。平均值只取自以正确行为反应结束的试验。(C)以正确反应结束(黑线)的视觉试验的平均 FFT 频谱与以错误条件反应结束的 FFT 频谱(灰线)进行比较。水平轴上方的短线表示频谱之间差异显著的频率范围($p < 0.01$)。注意,在这个例子中,视觉试次期间 vmLPl-c、17 区皮层和 medMSS 在低 beta 频率范围(beta 1)的活动增强,但是,与此同时,dlLPl-c、LP-P 复合体外侧区域的背外侧部分、18 区和 latMSS(中薛氏上回脑沟外侧部分),在更高的 beta 频带(beta 2)(没有展示出)振幅更大。更多细节见正文。(F)Beta 同步取决于皮层和 LPl-c 记录位点之间的视网膜拓扑距离。在关联对记录的信号分别在 beta 1(12~19Hz)和 beta 2(17~25Hz)范围滤波。Beta 1 内对的 Pearson 相关性,-0.851($p = 0.002$);beta 2 内对的相关性,-0.603($p = 0.05$)。

LPl-c 腹侧正中和背外侧亚区分别基于注意相关的 beta 活动的低频率(12~18Hz;beta 1)和高频率(18~25Hz;beta 2)被区分。Beta 1 功率的选择性增加在 MSS 的内侧部分和区域 21a 被观察到,而皮层区域 18 和 MSS 的外侧部分在高的 beta 2 范围内被激活。17 区在整个 beta 范围内都存在注意激活。相位相关分析显示不同的皮层丘脑系统通过不同频率的 beta 活动被同步。Beta 1 与皮层 17 区,LPl-c 腹侧正中区域,以及拓展到 21a 区(而且极有可能代表了腹侧通路)的区域相关,beta 2 涉及 18 区和 LPl-c 的背外侧(属于背侧通路的区域)。

这些发现表明 LPl-c 属于广泛的皮层丘脑注意系统,通过不同的功能被分离,而且每个都是视网膜拓扑(retinotopically)特异的(图 24.2F),beta 活动通路(Wróbel et al.,2007)。这种猫 LP-P 功能组织的假说显著地类似于 Shipp(2004)提出的基于解剖连接和视网膜拓扑的猴丘脑枕复合体假说。Shipp 认为灵长类

丘脑枕复合体,忽略内部的解剖学边界,可能被分为两个功能部分,被皮层丘脑皮层循环用来匹配相互作用的腹侧和背侧处理视觉信息的皮层通路。这两个结果为在视觉信息处理时的注意调控中涉及的猫和猴子的丘脑枕复合体提供了功能和解剖学的支持(Olshansen,Anderson,& Van tssen,1993;Saalmann & Kastner,2009,2011;Sherman & Guillery 2002;Wike et al.,2010)。

Buschman 和 Miller(2007)最近证明了猴额叶和顶叶皮层中 beta 带功率和视觉注意之间的正相关性。重要的是,他们也发现在涉及自上而下的(预期的)注意范式中额叶和顶叶区域的同步性在较低频率(beta)更强,而且在自底向上的(刺激诱发的)注意中同步发生在更高频率处(主要是 gamma)。刺激预期出现时间内注意的 beta EEG 活动的空间选择性增加在人类中也有发现(Basile et al.,2007;Kaminskl et al.,2011;Siegel et al.,2008),而且最近的一项研究表明老年被试中观察到的注意恶化与 beta 带活动的变化相关联

（Gola et al.，2011）。相似的，Hanslmayer 等人（2007）证明简短的视觉刺激只有出现在领先于增加的 beta 和 gamma EEG 带的相位耦合时期时才会被感知到。最后，在一项脑磁波研究中，Gross 等人（2004）表明长时程的 beta 频带相位同步性是注意的眨眼任务中执行力的重要指标。

注意增强的假定机制

被假设的关于注意的神经元相关性的两种机制曾假定，要么神经元群体之间存在偏向性的竞争（通过增加编码注意刺激的神经元放电频率以及降低非注意的[Reddy，Kanwisher，& Van Rullen，2009]），要么通过高频振荡同步它们的放电（Fries et al.，2001；Gray et al.，1989；see Harris & Thiele，2011，for review）。虽然这两种现象是独立的（Buehlmann & Deco，2008），但是它们可以影响彼此。因此，注意状态期间内在的、细胞的以及区域性的振荡可能在感觉系统内自调控特殊放电的产生，就像几个研究者假设的那样（for reviews see Schroeder & Lakatos，2009；Wang，2010；Ward，2011；Wróbel，2000）。长时程的、自上而下的注意信号可能额外地影响同一频率范围或不同频率下的同步活动的振幅和相位。这些下行信号从顶叶和前额叶皮层区域传播到感觉系统（Moore，2006），而且它们之间的连贯性受到注意的调控（Siegel et al.，2008）。注意，这种皮层-皮层环路中的活动流可能存在定向性，就像联合的和初级的听觉皮层之间的 beta 2 节律以及初级视觉皮层（Roopun et al.，2010）和 dL-GN 之间的整个 beta 范围所展示的那样（图 24.1）（Bekisz & Wróbel，1993；Wróbel，Bekisz，& Waleszczyk，1994）。长程和短程环路中的反射环路动态可能也产生局部特异，自持续的持久活动（Siegel et al.，2008；Siegel，Donner，& Engel，2012；Wang，2010）。一般来说人们普遍接受 gamma 振荡的增强通常伴随着对刺激特征的自底向上注意控制（Fries et al.，2001；Lima，Singer，& Neu enschwander，2011；but com pare chalk et al.，2010），而且 beta 带活动参与自上而下的注意信号（Buschman & Miller，2007；Gross et al.，2004；See Wang，2010，for review）。

增强的同步性是如何能够支持选择性注意在几个建模研究中被调查过。Ardid、Wang 和 Compte（2010）重现了基于感觉和执行皮层区域之间 gamma 同步性的神经元活动明显的注意-特异性比率增强。Buia 和 Tiesinga（2008）假定 V4 区前馈和周期性的皮层中间神经元负责根据注意指令设定 gamma 和 beta 节律。Grossberg 和 Versace（2008）研究了一个支持视觉注意和学习的不同大脑区域之间的 gamma 同步性的丘脑皮层模型，然而同步性的失衡导致学习的抑制而不是在深皮层开启 beta 振荡。同样地，哺乳动物丘脑皮层感觉系统的大多神经元模型自发地存在区域内的 beta 振荡，最好的是在 5 层的篮状细胞，反过来产生强的 gamma 节律（Izhikevich & Edelman，2008）。因此，这些建模结果为下面的看法提供额外的支持，即长时程的 beta 和 gamma 振荡可能被用来处理感觉系统内的分布式注意信号，而且局部 gamma 振荡将会被用以柱状处理。

反馈通路调控

人们对下行反馈通路涉及注意处理的看法并不陌生（Adrian，1953；Hernandez-Reon，1966）。由于层间的和皮层-皮层连接的复杂的组织（Donglas & Martin，2004；Ferster & Lindström，1983），这在视觉系统的皮层丘脑通路中首次被研究。（Lindström & Wróbel，1990；Wróbel et al.，2007）现在人们普遍认为来自视觉皮层 6 层的下行投射在传递经过 dLGN（Sherman，2005）的视网膜信息中发挥着调控作用。这种反馈循环的一个假定的功能是最优化视觉特征的选择分割（Sillito & Jones，2003）。第二种可能性是该循环提供了增益控制机制（Lindström & Wróbel，1990；Livingstone & Hubel，1981；Saalmann & Kastner，2009；Waleszczyk，Beskisz，& Wróbel，2005）能够在注意视觉处理期间被利用（Beskisz & Wróbel，1993；Wróbel，2000）。

最初人们提出来自 6 层的皮层-膝状体（cortico-geniculate）投射可能形成一个阳性神经元放大器，而且结合它的膝前核（perigeniculate，PGN）周期性抑制配对部分，被用在注意控制中（图 24.3A）（Ahlsen，Lindström，& Lo，1985）。使用细胞内记录技术，Lindström 和 Wróbel（1990）表明皮层-膝状体突触有内置的频率增强机制在 beta 频率处达到最优值（例如，近似 EPSPs 放大三倍而且低于 50Hz 左右的癫痫阈值）（图 24.3B）。基于这种观察人们提议 beta-频率活动通过皮层-膝状体调控通路以爆发形式传播，能够使神经节细胞去极化一百至数百毫秒（图 24.3B）而且因此增加膝状体中继细胞的输入-输出增益（图 24.3C）（Lindström trom & Wróbel，1990；Wróbel，Bekisz，& Waleszc-zyk，1994）。于是，人们最近发现注意猫的初级视觉皮层中交叉刺激诱发的电位的振幅伴随 beta 爆发在节律上增加，这暗示涉及群体发放的众多神经元是由于去

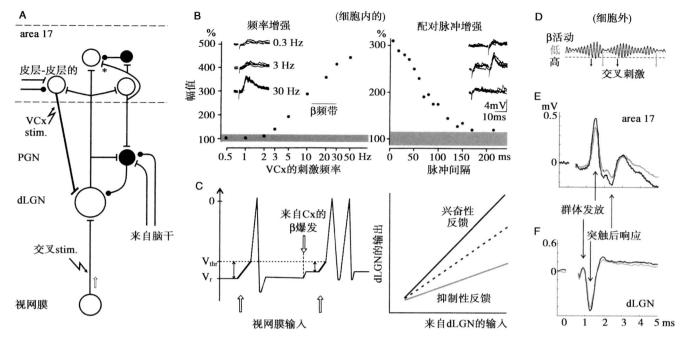

图 24.3 通过来自猫 dLGN6 层皮层细胞和 PGN（网状核）中间神经元循环投射的增益调节机制。（A）主要的 dLGN 细胞单突触地存在于 6 层皮层-膝状体细胞中，而且反过来接受来自他们的反馈调控投射。它们也发送兴奋性脉络到 4 层细胞，dLGN 纤维的主要皮层目标，而且这种突触（*）也有明显的频率敏感性。因此，6 层细胞可以影响到皮层的视觉输入，通过结合皮层 4 层主要输入神经元的阳性反馈-前馈活动。为了在这种系统中维持稳定性，保持静息增益低水平可能是必要的，受到投射至 PGN 的周期性通路的其他分支控制，也处于脑干的控制下（主要的 dLGN 细胞的上行调控没有展示）。视觉注意期间，一方面，dLGN 的增益应该被增加，目的是显著影响到皮层的输入。这通过在皮层丘脑突触的频率增强实现。另一方面皮层内的抑制性循环通过分离的增益调控保证在 4 层的类似的平衡活动。（B）在麻醉动物 dLGN 主要细胞体内记录到的皮层-膝状体 EPSPs 的频率增强和配对脉冲增强。EPSPs 被皮层刺激诱发（A 中所示），而且记录的细胞被超极化到周期性 IPSP 的反转水平。左图展示了不同频率下最大增强的 EPSPs 的平均振幅，表示为 1Hz 处平均振幅的百分比。右图展示了在配对脉冲测试中第二个 EPSP 的平均振幅，表示为对增加的脉冲间隔的无条件测试响应的百分比。阴影线区域代表了平均测试水平的 SEM。校准棒（Calibration bars）指的是两组代表性的 EPSPs。（C）左图表明了皮层-膝状体突触 beta 爆发活动诱发的去极化之后，响应相同视网膜输入的主要 dLGN 细胞活动增强的方案。在右边表明有和没有递归回路运行的 dLGN 主要细胞的输入-输出函数。（D～F）来自预期注意测试期间猫的记录。（D）每个交叉刺激（A 中所示）都是在视觉皮层经过 beta-频带滤波的局部场电位达到任意设置的低或高阈值时被引发。（E，F）听觉任务（灰色线）期间最低的 beta 活动或者视觉任务（黑色线）期间最高的 beta 活动之后的记录诱发电位。注意增加的 dLGN 电位突触后波动和增加的群体发放振幅以及皮层记录中的突触后波动。VCx，初级视皮层；PGN，网状核视觉分区；dLGN，背外侧膝状体核；stim，电刺激；B 和 C 为细胞内记录，D～F 为细胞外记录。

极化 dLGN 细胞阈值的降低（图 23.4E，F）（A. Wróbel，M. Bekisz，W. Bogdan，A. Ghazaryan，未发表的结果）。注意，在原理上，空间特定的抑制性反馈下降了，当皮层诱导的膝状体活动增加被发现伴随着 PGN 周期性抑制中间神经元放电减少（参加 Wróbel，2000 图 7；Funke & Eysel，1998；McAlonan，Cavanaugn & Wurtz，2008；Waleszczyk，Bekisz & Wróbel，2005）。

类似的增益控制机制可能存在于视觉系统所有处理水平的假设是合理的，从而使每个更高级的中心能够增强低级中心的活动。这种机制确实适用于 6 层细胞轴突的反馈脉络（collaterals），尽管 dLGN 目标，也使刺激活动输入视觉皮层 4 层的皮层神经元（图 24.1）（Ferster & Lindström，1985）。有趣的是，Briggs 和 Usrey（2009b）最近发现与 4 层输入神经元（Chance，Abbott，& Reyes，2002）相比 6 层输出神经元

的平均 gamma 活动更高，在警觉猴中测试。这可能是由于增益调控机制利用了在该实验中 6 层观察到的突出的 beta 活动。来自 6 层平衡的兴奋性和抑制性可能导致 4 层神经元响应的分裂的增益调控，从而减少它们的群体放电率（olsen et al.，2012）以及刺激处理通路的空间选择性增加（图 24.3C）。

仍需要深入的研究来支持一般性的假设，beta 频率范围内的频率增强在处理视觉注意期间所有的调控反馈通路（图 24.1 中细线描绘）中充当增益增强子。

包括跨频率相干在认知中的作用的简要综述

最近几年，不同频带之间的复杂关系和它们对皮层丘脑系统的功能意义被深入研究。本章中概述的许多

最近的发现为理解支持注意过程和其他认知功能的许多神经机制提供了新的框架（Benchenane，Tiesinga，& Battaglia，2011；Fan et al.，2007；Grossberg & Versace，2008；Kopell et al.，2010；Siegel et al.，2008；Steriade，2006；Wilke，Mueller，& Leopold，2009）。

不断增长的数据一致支持这样的假说，自上而下隐性注意机制由 beta 振荡和同步性所支持。（Buschman & Miller，2007；Gross et al.，2004；Saalmanr，Pigarev，& Vidyasagar，2007）beta 频带振荡主要在粒下皮层（infragranular cortical layers）得到记录，然而 gamma 频带主要在粒上层（supragranular layers）（Buffalo，Fries，& Desimone，2004；Buhl，Tamas，& Fisahn，1998；Maier et al.，2010；Roopun et al.，2006）。解剖学发现与生理学相匹配：较上层发送丰富的传入水平连接到高级视觉皮层；起源于深层较后的中间反馈投射到较低区域，也到大脑皮层下结构（Donglas & Martin，2004）。因此，起源于深层的 beta 振荡可能特别参与到长距离信号反馈，皮层-丘脑-皮层通路（图 24.1）（Sherman & Guillery，2002；Seealso model by Grossberg & Versace，2008），然而 gamma 振荡可能支持局部的而且强的单突触区域间皮层一致性（图 24.1）（for reviews，see Donner & Sigel，2011；Von stein & Samthein，2000）。

本章中提出的假设是基于这样的假定，beta 频率活动导致注意需求所选择的视觉系统区域内的阈下去极化。这些去极化由反馈调控通路的突触水平处的频率增强机制产生，而且导致所需的神经元整体内更低的阈值（Lindström & Wróbel，1990；Wróbel，2000；Wróbel et al.，2007；比较图 24.1 和 24.3B，C）。这可能诱发激活状态（注意）允许局部网络内更高频率活动的同步性（Briggs & Usrey，2009b；Busch man & Miller，2010；Lakatos et al.，2008；Steriade，Amzica，& Contreras，1996），而且能够在推定的特征捆绑处理中被利用。（Bibbig，Traub，& Whittington，2002；Eckhorn et al.，1988；Gray et al.，1989）为了支持这个假设，来自猫 dLGN 和视觉皮层的记录表明注意相关的 beta 活动爆发倾向于与 gamma 爆发的时间相关（Bekisz & Wróbel，1999）。

参考文献

Adrian, E. D. (1953). The physiological basis of perception. In E. D. Adrian, F. Bremer, & H. H. Jasper (Eds.), *Brain mechanisms and consciousness* (pp. 237–248). Oxford: Blackwell.

Ahlsén, G., Lindström, S., & Lo, F. S. (1985). Interaction between inhibitory pathways to principal cells in the lateral geniculate nucleus of the cat. *Experimental Brain Research, 58,* 134–143.

Anderson, J., Lampl, I., Reichova, I., Carandini, M., & Ferster, D. (2000). Stimulus dependence of two-state fluctuations of membrane potential in cat visual cortex. *Nature Neuroscience, 3,* 617–621.

Ardid, S., Wang, X. J., & Compte, A. (2010). Reconciling coherent oscillation with modulation of irregular spiking activity in selective attention: Gamma-range synchronization between sensory and executive cortical areas. *Journal of Neuroscience, 30,* 2856–2870.

Arieli, A., Sterkin, A., Grinvald, A., & Aertsen, A. (1996). Dynamics of ongoing activity: Explanation of the large variability in evoked cortical responses. *Science, 273,* 1868–1871.

Baluch, F., & Itti, L. (2011). Mechanism of top-down attention. *Trends in Neurosciences, 34,* 210–224.

Basile, L. F. H., Anghinah, R., Ribeiro, P., Ramos, R. T., Piedade, R., Ballester, G., et al. (2007). Interindividual variability in EEG correlates of attention and limits of functional mapping. *International Journal of Psychophysiology, 65,* 238–251.

Bekisz, M., & Wróbel, A. (1993). 20 Hz rhythm of activity in visual system of perceiving cat. *Acta Neurobiologiae Experimentalis, 53,* 175–182.

Bekisz, M., & Wróbel, A. (1999). Coupling of beta and gamma activity in corticothalamic system of cats attending to visual stimuli. *Neuroreport, 10,* 3589–3594.

Bekisz, M., & Wróbel, A. (2003). Attention-dependent coupling between beta activities recorded in the cat's thalamic and cortical representations of the central visual field. *European Journal of Neuroscience, 17,* 421–426.

Benchenane, K., Tiesinga, P. H., & Battaglia, F. (2011). Oscillations in the prefrontal cortex: A gateway to memory and attention. *Current Opinion in Neurobiology, 21,* 475–485.

Berman, R. A., & Wurtz, R. H. (2010). Functional identification of a pulvinar path from superior colliculus to cortical area MT. *Journal of Neuroscience, 30,* 6342–6354.

Bernasconi, F., De Lucia, M., Tzovara, A., Manuel, A. L., Murray, M. M., & Spierer, L. (2011). Noise in brain activity engenders perception and influences discrimination sensitivity. *Journal of Neuroscience, 31,* 17971–17981.

Bibbig, A., Traub, R. D., & Whittington, M. A. (2002). Long-range synchronization of gamma and beta oscillations and the plasticity of excitatory and inhibitory synapses: A network model. *Journal of Neurophysiology, 88,* 1634–1654.

Binzegger, T., Douglas, R. J., & Martin, K. A. C. (2004). A quantitative map of the circuit of cat primary visual cortex. *Journal of Neuroscience, 24,* 8441–8453.

Bollimunta, A., Mo, J., Schroeder, C. E., & Ding, M. (2011). Neuronal mechanism and attentional modulation of corticothalamic alpha oscillations. *Journal of Neuroscience, 31,* 4935–4943.

Briggs, F., & Usrey, W. M. (2007). Cortical activity influences geniculocortical spike efficacy in the macaque monkey. *Frontiers in Integrative Neuroscience, 1*(3). doi:10.3389/neuro.07.003.2007.

Briggs, F., & Usrey, W. M. (2008). Emerging views of corticothalamic function. *Current Opinion in Neurobiology, 18,* 403–407.

Briggs, F., & Usrey, W. M. (2009a). Parallel processing in the corticogeniculate pathway of the macaque monkey. *Neuron, 62,* 135–146.

Briggs, F., & Usrey, W. M. (2009b). Modulation of gamma-band activity across local cortical circuits. *Frontiers in Integra-*

tive Neuroscience, 3(15). Epub.

Buehlmann, A., & Deco, G. (2008). The neuronal basis of attention: Rate versus synchronization modulation. *Journal of Neuroscience, 28*, 7679–7686.

Buffalo, E.A., Fries, P., & Desimone R. (2004). Layer-specific attentional modulation in early visual areas. *Society for Neuroscience Abstracts, 30*, 717.6.

Buhl, E. H., Tamas, G., & Fisahn, A. (1998). Cholinergic activation and tonic excitation induce persistent gamma oscillations in mouse somatosensory cortex in vitro. *Journal of Physiology, 513*, 117–126.

Buia, C. I., & Tiesinga, P. H. (2008). Role of interneuron diversity in the cortical microcircuit for attention. *Journal of Neurophysiology, 99*, 2158–2182.

Buschman, T. J., & Miller, E. K. (2007). Top-down versus bottom-up control of attention in the prefrontal and posterior parietal cortices. *Science, 315*, 1860–1862.

Buschman, T. J., & Miller, E. K. (2010). Shifting the spotlight of attention: Evidence for discrete computations in cognition. *Frontiers in Human Neuroscience, 4*, 194–203. doi:10.3389/fnhum.2010.00194.

Casagrande, V. A. (1994). A third parallel visual pathway to primate area V1. *Trends in Neurosciences, 17*, 305–310.

Casagrande, V. A., & Xu, X. (2004). Parallel visual pathways: A comparative perspective. In L. Chalupa & J. S. Werner (Eds.), *The visual neurosciences* (pp. 494–506). Cambridge, MA: MIT Press.

Chalk, M., Herrero, J. L., Gieselmann, M. A., Delicato, L. S., Gotthardt, S., & Thiele, A. (2010). Attention reduces stimulus-driven gamma frequency oscillations and spike field coherence in V1. *Neuron, 66*, 114–125.

Chalupa, L. M. (1991). Visual function of the pulvinar. In A. G. Leventhal (Ed.), *Vision and visual dysfunction* (Vol. 4, pp. 141–159). Boca Raton, FL: CRC Press.

Chance, F. S., Abbott, L. F., & Reyes, A. D. (2002). Gain modulation from background synaptic input. *Neuron, 35*, 773–782.

Deco, G., & Thiele, A. (2009). Attention—oscillations and neuropharmacology. *European Journal of Neuroscience, 30*, 347–354.

Dehaene, S., & Changeux, J.-P. (2011). Experimental and theoretical approaches to conscious processing. *Neuron, 70*, 201–227.

Doesburg, S. M., Roggeveen, A. B., Kitajo, K., & Ward, L. M. (2008). Large-scale gamma-band phase synchronization and selective attention. *Cerebral Cortex, 18*, 386–396.

Donner, T. H., & Siegel, M. (2011). A framework for local cortical oscillation patterns. *Trends in Cognitive Sciences, 15*, 191–199.

Douglas, R. J., & Martin, K. A. C. (2004). Neuronal circuits of the neocortex. *Annual Review of Neuroscience, 27*, 419–451.

Eckhorn, R., Bauer, R., Jordan, W., Brosch, M., Kruse, W., Munk, M., et al. (1988). Coherent oscillations: A mechanism of feature linking in the visual cortex? *Biological Cybernetics, 60*, 121–130.

Engel, A. K., & Fries, P. (2010). Beta-band oscillations—signalling the status quo? *Current Opinion in Neurobiology, 20*, 156–165. doi:10.1016/j.conb.2010.02.015.

Engel, A., Fries, P., & Singer, W. (2001). Dynamic predictions: Oscillations and synchrony in top-down processing. *Nature Reviews. Neuroscience, 2*, 704–716.

Fan, J., Byrne, J., Worden, M. S., Guise, K. G., McCandliss, B. D., Fossella, J., et al. (2007). The relation of brain oscillations to attentional networks. *Journal of Neuroscience, 27*, 6197–6206.

Ferster, D., & Lindström, S. (1983). An intracellular analysis of geniculo-cortical connectivity in area 17 of the cat. *Journal of Physiology, 342*, 181–215.

Ferster, D., & Lindström, S. (1985). Augmenting responses evoked in area 17 of the cat by intracortical axon collaterals of cortico-geniculate cells. *Journal of Physiology, 367*, 217–232.

Fries, P. (2009). Neuronal gamma-band synchronization as a fundamental process in cortical computation. *Annual Review of Neuroscience, 32*, 209–224.

Fries, P., Reynolds, J., Rorie, A., & Desimone, R. (2001). Modulation of oscillatory neuronal synchronization by selective visual attention. *Science, 291*, 1560–1563.

Funke, K., & Eysel, U. T. (1998). Inverse correlation of firing patterns of single topographically matched perigeniculate neurons and cat dorsal lateral geniculate relay cells. *Visual Neuroscience, 15*, 711–729.

Garey, L. J., Dreher, B., & Robinson, S. R. (1991). The organization of visual thalamus. In B. Dreher & S. R. Robinson (Eds.), *Vision and visual dysfunction* (Vol. 3, pp. 176–234). Houndmills, UK: Macmillan.

Gola, M., Kamiński, J., Brzezicka, A., & Wróbel, A. (2011). Beta band oscillations as a correlate of alertness—changes in aging. *International Journal of Psychophysiology, 85*, 62-67.

Gray, C. M., König, P., Engel, A. K., & Singer, W. (1989). Oscillatory responses in cat visual cortex exhibit inter-columnar synchronization which reflects global stimulus properties. *Nature, 338*, 334–337.

Gregoriou, G. G., Gotts, S. J., Zhou, H., & Desimone, R. (2009). High-frequency, long-range coupling between prefrontal and visual cortex during attention. *Science, 324*, 1207–1210.

Gross, J., Schmitz, F., Schnitzler, I., Kessler, K., Shapiro, K., Hommel, B., et al. (2004). Modulation of long-range neural synchrony reflects temporal limitations of visual attention in humans. *Proceedings of the National Academy of Sciences of the United States of America, 101*, 13050–13055.

Grossberg, S., & Versace, M. (2008). Spikes, synchrony, and attentive learning by laminar thalamocortical circuits. *Brain Research, 1218*, 278–312.

Guillery, R. W. (1995). Anatomical evidence concerning the role of the thalamus in corticocortical communication: A brief review. *Journal of Anatomy, 187*, 583–592.

Hanslmayer, S., Aslan, A., Staudigl, T., Klimesch, W., Herrmann, C. S., & Bauml, K. (2007). Prestimulus oscillations predict visual perception performance between and within subjects. *NeuroImage, 37*, 1465–1473.

Harris, K. D., & Thiele, A. (2011). Cortical state and attention. *Nature Reviews. Neuroscience, 12*, 509–523.

Hernandez-Peon, R. (1966). Physiological mechanisms in attention. In R. W. Russel (Ed.), *Frontiers in physiological psychology* (pp. 121–147). New York: Academic Press.

Huppe-Gourgues, F., Bickford, M. E., Boire, D., Ptito, M., & Casanova, C. (2006). Distribution, morphology and synaptic targets of corticothalamic terminals in the cat lateral posterior-pulvinar complex that originate from the posteromedial lateral suprasylvian cortex. *Journal of Comparative Neurology, 497*, 847–863.

Izhikevich, E. M., & Edelman, G. M. (2008). Large-scale model of mammalian thalamocortical system. *Proceedings of the National Academy of Sciences of the United States of America, 105*, 3593–3598.

Jones, E. G. (2001). The thalamic matrix and thalamocortical synchrony. *Trends in Neurosciences, 24*, 595–601.

Jones, E. G. (2007). *The thalamus* (2nd ed.). New York: Cambridge University Press.

Kamiński, J., Brzezicka, A., Gola, M., & Wróbel, A. (2011). Beta band oscillations engagement in human alertness process. *International Journal of Psychophysiology, 85*(1), 125–128.

Kelly, S. P., Gomez-Ramirez, M., & Foxe, J. J. (2009). The strength of anticipatory spatial biasing predicts target discrimination at attended locations: A high-density EEG study. *European Journal of Neuroscience, 30*, 2224–2234.

Kiefer, W., Kruger, K., Strauss, G., & Berlucchi, G. (1989). Considerable deficits in the detection performance of the cat after lesion of the suprasylvian visual cortex. *Experimental Brain Research, 75*, 208–212.

Kopell, N., Ermentrout, G. B., Whittington, M. A., & Traub, R. D. (2000). Gamma rhythms and beta rhythms have different synchronization properties. *Proceedings of the National Academy of Sciences of the United States of America, 97*, 1867–1872.

Kopell, N., Kramer, M. A., Malerba, P., & Whittington, M. A. (2010). Are different rhythms good for different functions? *Frontiers in Human Neuroscience, 4*, 187. Epub.

Lakatos, P., Karmos, G., Mehta, A. D., Ulbert, I., & Schroeder, C. E. (2008). Entrainment of neuronal oscillation as a mechanism of attentional selection. *Science, 320*, 110–113.

Lima, B., Singer, W., & Neuenschwander, S. (2011). Gamma responses correlate with temporal expectation in monkey primary visual cortex. *Journal of Neuroscience, 31*, 15919–15931.

Lindström, S., & Wróbel, A. (1990). Frequency dependent corticofugal excitation of principal cells in the cat's dorsal lateral geniculate nucleus. *Experimental Brain Research, 79*, 313–318.

Livingstone, M. S., & Hubel, D. H. (1981). Effects of sleep and arousal on the processing of visual information in the cat. *Nature, 291*, 554–561.

Llinas, R., Ribary, U., Contreras, D., & Pedroarena, C. (1998). The neuronal basis for consciousness. *Philosophical Transactions of the Royal Society of London, Series B, 353*, 1841–1849.

Maier, A., Adams, G. K., Aura, C., & Leopold, D. A. (2010). Distinct superficial and deep laminar domains of activity in the visual cortex during rest and stimulation. *Frontiers in Systems Neuroscience, 4*, 31. doi:10.3389/fnsys.2010.00031.

McAlonan, K., Cavanaugh, J., & Wurtz, R. H. (2008). Guarding the gateway to cortex with attention in visual thalamus. *Nature, 456*, 391–395.

Moore, T. (2006). The neurobiology of visual attention: Finding sources. *Current Opinion in Neurobiology, 16*, 159–165.

Nassi, J. J., & Callaway, E. M. (2006). Multiple circuits relying primate parallel visual pathways to the middle temporal area. *Journal of Neuroscience, 26*, 12789–12798.

Noudoost, B., Chang, M. H., Steinmetz, N. A., & Moore, T. (2010). Top-down control of visual attention. *Current Opinion in Neurobiology, 20*, 183–190.

Olsen, S. R., Bortone, D. S., Adesnik, H., & Scanziani, M. (2012). Gain control by layer six in cortical circuits of vision. *Nature, 483*, 47–52.

Olshausen, B. A., Anderson, C. H., & Van Essen, D. C. (1993). A neurobiological model of visual attention and invariant pattern recognition based on dynamic routing of information. *Journal of Neuroscience, 13*, 4700–4719.

Ouellette, B. G., Minville, K., Faubert, J., & Casanova, C. (2004). Simple and complex visual motion response properties in the anterior medial bank of the lateral suprasylvian cortex. *Neuroscience, 123*, 231–245.

Payne, B. R., & Lomber, S. G. (2003). Quantitative analyses of principal and secondary compound parieto-occipital feedback pathways in cat. *Experimental Brain Research, 152*, 420–433.

Ray, S., Niebur, E., Hsiao, S., Sinai, A., & Crone, N. (2008). High-frequency gamma activity (80–150 Hz) is increased in human cortex during selective attention. *Clinical Neurophysiology, 119*, 116–133.

Reddy, L., Kanwisher, N. G., & VanRullen, R. (2009). Attention and biased competition in multi-voxel object representations. *Proceedings of the National Academy of Sciences of the United States of America, 106*, 21447–21452.

Rees, G. (2009). Visual attention: The thalamus at the centre? *Current Biology, 17*(5), R213–R214.

Robertson, L. C. (2003). Binding, spatial attention and perceptual awareness. *Nature Reviews. Neuroscience, 4*, 93–102.

Roopun, A. K., LeBeau, F. E. N., Rammell, J., Cunningham, M. O., Traub, R. D., & Whittington, M. A. (2010). Cholinergic neuromodulation controls directed temporal communication in neocortex in vitro. *Frontiers in Neural Circuits, 4*. doi:10.3389/fncir.2010.00008.

Roopun, A., Middleton, S., Cunningham, M., LeBeau, F., Bibbig, A., Whittington, M., et al. (2006). A beta2-frequency (20–30 Hz) oscillation in nonsynaptic networks of somatosensory cortex. *Proceedings of the National Academy of Sciences of the United States of America, 103*, 15646–15650.

Rouiller, E. M., & Welker, E. (2000). A comparative analysis of the morphology of corticothalamic projections in mammals. *Brain Research Bulletin, 53*, 727–741.

Rudolph, K. K., & Pasternak, T. (1996). Lesions in cat lateral suprasylvian cortex affect perception of complex motion. *Cerebral Cortex, 6*, 814–822.

Saalmann, Y. B., & Kastner, S. (2009). Gain control in the visual thalamus during perception and cognition. *Current Opinion in Neurobiology, 19*, 408–414.

Saalmann, Y. B., & Kastner, S. (2011). Cognitive and perceptual functions of the visual thalamus. *Neuron, 71*, 209–223.

Saalmann, Y., Pigarev, I., & Vidyasagar, T. (2007). Neural mechanisms of visual attention: How top-down feedback highlights relevant locations. *Science, 316*, 1612–1615.

Sauseng, P., Klimesch, W., Stadler, W., Schabus, M., Doppelmayr, M., Hanslmayr, S., et al. (2005). A shift of visual spatial attention is selectively associated with human EEG alpha activity. *European Journal of Neuroscience, 22*, 2917–2926.

Schroeder, C. E., & Lakatos, P. (2009). Low-frequency neuronal oscillations as instruments of sensory selection. *Trends in Neurosciences, 32*, 9–18.

Sherman, S. M. (2005). Thalamic relays and cortical functioning. *Progress in Brain Research, 149*, 107–126.

Sherman, S. M. (2009). Thalamic mechanisms in vision. In L. R. Squire (Ed.), *Encyclopedia of neuroscience* (Vol. 9, pp. 929–944). Oxford: Academic Press.

Sherman, S. M., & Guillery, R. W. (2002). The role of the thalamus in the flow of information to the cortex. *Philosophical Transactions of the Royal Society of London. Series B, Biological Sciences, 357*, 1695–1708.

Shipp, S. (2004). The brain circuitry of attention. *Trends in Cognitive Sciences, 8*, 223–230.

Siegel, M., Donner, T. H., & Engel, A. K. (2012). Spectral fingerprints of large-scale neuronal interactions. *Nature Reviews. Neuroscience, 13*, 121–134.

Siegel, M., Donner, T. H., Oostenveld, R., Fries, P., & Engel, A. K. (2008). Neuronal synchronization along the dorsal visual pathway reflects the focus of spatial attention. *Neuron,*

60, 709–719.

Sillito, A. M., & Jones, H. E. (2003). Feedback systems in visual processing. In L. M. Chalupa & J. S. Werner (Eds.), *The Visual Neurosciences* (Vol. 2, pp. 609–624). Cambridge, MA: MIT Press,

Snyder, A. C., & Foxe, J. J. (2010). Anticipatory attentional suppression of visual features indexed by oscillatory alpha-band power increases: A high-density electrical mapping study. *Journal of Neuroscience, 30*, 4024–4032.

Sobolewski, A., Kublik, E., Świejkowski, D., Kamiński, J., & Wróbel, A. (2011b). Function of first and higher-order somato-sensory thalamic relays varies with level of arousal. *Acta Neurobiologiae Experimentalis, 71*(suppl.), 84.

Sobolewski, A., Kublik, E., Świejkowski, D. A., Łęski, S., Kamiński, J. K., & Wróbel, A. (2010). Cross-trial correlation analysis of evoked potentials reveals arousal related attenuation of thalamo-cortical coupling. *Journal of Computational Neuroscience, 29*, 485–493.

Sobolewski, A., Świejkowski, D. A., Wróbel, A., & Kublik, E. (2011a). The 5–12Hz oscillations in the barrel cortex of awake rats—sustained attention during behavioral idling? *Clinical Neurophysiology, 122*, 483–489.

Soma, S., Shimegi, S., Osaki, H., & Sato, H. (2012). Cholinergic modulation of response gain in the primary visual cortex of the macaque. *Journal of Neurophysiology, 107*, 283–291.

Steriade, M. (1997). Synchronized activities of coupled oscillators in the cerebral cortex and thalamus at different levels of vigilance. *Cerebral Cortex, 7*, 583–604.

Steriade, M. (2000). Corticothalamic resonance, states of vigilance and mentation. *Neuroscience, 101*, 243–276.

Steriade, M. (2006). Grouping of brain rhythms in corticothalamic systems. *Neuroscience, 137*, 1087–1106.

Steriade, M., Amzica, F., & Contreras, D. (1996). Synchronization of fast (30–40 Hz) spontaneous cortical rhythms during brain activation. *Journal of Neuroscience, 16*, 392–417.

Steriade, M., Dossi, R. C., Pare, D., & Oakson, G. (1991). Fast oscillations (20–40 Hz) in thalamocortical systems and their potentiation by mesopontine cholinergic nuclei in the cat. *Proceedings of the National Academy of Sciences of the United States of America, 88*, 4396–4400.

Symonds, L. L., Rosenquist, A. C., Edwards, S. B., & Palmer, L. A. (1981). Projections of the pulvinar-lateral posterior complex to visual cortical areas in the cat. *Neuroscience, 6*, 1995–2020.

Taylor, K., Mandon, S., Freiwald, W. A., & Kreiter, A. K. (2005). Coherent oscillatory activity in monkey area V4 predicts successful allocation of attention. *Cerebral Cortex, 15*, 1424–1437.

Theyel, B. B., Llano, D. A., & Sherman, M. (2010). The corticothalamocortical circuit drives higher-order cortex in the mouse. *Nature Neuroscience, 13*, 84–89.

Vanduffel, W., Tootell, R. B. H., & Orban, G. A. (2000). Attention-dependent suppression of metabolic activity in the early stages of the macaque visual system. *Cerebral Cortex, 10*, 109–126.

von Stein, A., & Sarnthein, J. (2000). Different frequencies for different scales of cortical integration: From local gamma to long range alpha/theta synchronization. *International Journal of Psychophysiology, 38*, 301–313.

Waleszczyk, W. J., Bekisz, M., & Wróbel, A. (2005). Cortical modulation of neuronal activity in the cat's lateral geniculate and perigeniculate nuclei. *Experimental Neurology, 196*, 54–72.

Waleszczyk, W. J., Wang, C., Benedek, G., Burke, W., & Dreher, B. (2004). Motion sensitivity in cat's superior colliculus: Contribution of different visual processing channels to response properties of collicular neurons. *Acta Neurobiologiae Experimentalis, 64*, 209–228.

Wang, X.-J. (2010). Neurophysiological and computational principles of cortical rhythms in cognition. *Physiological Reviews, 90*, 1195–1268.

Ward, L. M. (2011). The thalamic dynamic core theory of conscious experience. *Consciousness and Cognition, 20*, 464–486.

Ward, R., Danziger, S., Owen, V., & Rafal, R. (2002). Deficits in spatial coding and feature binding following damage to spatiotopic maps in the human pulvinar. *Nature Neuroscience, 5*, 99–100.

Wilke, M., Mueller, K.-M., & Leopold, D. A. (2009). Neural activity in the visual thalamus reflects perceptual suppression. *Proceedings of the National Academy of Sciences of the United States of America, 106*, 9465–9470.

Wilke, M., Turchi, J., Smith, K., Mishkin, M., & Leopold, D. A. (2010). Pulvinar inactivation disrupts selection of movement plans. *Journal of Neuroscience, 30*, 8650–8659.

Worden, M. S., Foxe, J. J., Wang, N., & Simpson, G. V. (2000). Anticipatory biasing of visuospatial attention indexed by retinotopically specific alpha-band electroencephalography increases over occipital cortex. *Journal of Neuroscience, 20*, RC63.

Wróbel, A. (2000). Beta activity: A carrier for visual attention. *Acta Neurobiologiae Experimentalis, 60*, 247–260.

Wróbel, A., Bekisz, M., Kublik, E., & Waleszczyk, W. (1994). 20 Hz bursting beta activity in the cortico-thalamic system of visually attending cats. *Acta Neurobiologiae Experimentalis, 54*, 95–107.

Wróbel, A., Bekisz, M., & Waleszczyk, W. (1994). 20 Hz bursts of activity in the cortico-thalamic pathway during attentive perception. In C. Pantev, T. H. Elbert, & B. Lutkenhoner (Eds.), *Oscillatory event related brain dynamics. NATO A/Life Sciences, 271* (pp. 311–324). London: Plenum Press.

Wróbel, A., Ghazaryan, A., Bekisz, M., Bogdan, W., & Kamiński, J. (2007). Two streams of attention dependent beta activity in the striate recipient zone of cat's lateral posterior-pulvinar complex. *Journal of Neuroscience, 27*, 2230–2240.

Wróbel, A., Hedström, A., & Lindström, S. (1998). Synaptic excitation of principal cells in the cat's lateral geniculate nucleus during focal epileptic seizures in the visual cortex. *Acta Neurobiologiae Experimentalis, 58*, 271–276.

Wróbel, A., & Kublik, E. (2000). Modification of evoked potentials in the rat's barrel cortex induced by conditioning stimuli. In M. Kossut (Ed.), *The barrel cortex* (pp. 229–239). Johnson City, TN: Graham Publishing.

Wurtz, R. H., McAlonan, K., Cavanaugh, J., & Berman, R. A. (2011). Thalamic pathway for active vision. *Trends in Cognitive Sciences, 15*, 177–184.

第 Ⅳ 篇　初级视皮层的信息处理

第 25 章　猕猴初级视皮层的细胞类型和局部环路

Edward M. Callaway

　　视觉研究的一个主要目的是理解神经环路怎样调节和传递构成视觉知觉的计算。由于皮层神经元的视觉反应特性主要是由它们与其他神经元的连接所具有的结构特性和功能特性决定的，人们相信探究神经环路如何产生皮层中单个神经元的视觉反应特性有助于理解神经环路对这种计算指令的调节作用。

　　灵长类动物初级视皮层（V1）的局部环路为阐明皮层的计算指令提供了独特的研究模型。这主要是因为灵长类动物 V1 区的结构和功能高度特异化。多个功能特异的平行输入通路在 V1 区汇聚（Nassi & Callaway，2009；也详见 Kaplan 著的第 16 章），由于从这些通路传入的指令对下游那些拥有不同感受野特性的神经元的输出十分重要，V1 区内部环路必须同时从每条输入通路中提取特定的信息，并将这些信息按照一定的顺序排列，以方便 V1 区与其他相隔较远的皮层区域和皮层下区域中的神经元进行有效的交流。因此，在 V1 区结构的不同水平上都能看到错综复杂的环路的高度集成化结构。不过，这些错综复杂的环路结构依然在 V1 区与其他皮层区所共有的框架中。

　　目前，我们对视觉系统中神经环路与功能之间的关系的理解多停留在区域及模块（比如一个区域内的功能柱及功能层）上。目前已有许多皮层的功能特性以及它们之间连接（e. g.，Felleman and Van Essen，1991）的详细研究，对这些脑区中的一部分而言（尤其是 V1 区），不同的层及不同的柱接受不同来源的信息的输入，并且这些层和柱中的神经元对视觉刺激也会表现出不同的反应特征（见 Callaway，1998b，及下文）。

　　然而，很明显，只有以超过皮层模块水平的更加清晰的分辨率水平来研究神经环路的结构和功能，我们才能详细地理解视觉皮层环路所发出的那些指令。众所周知，任何一个皮层模块都包含着许多功能和结构上相差很远的神经元。V1 区更是如此，V1 区中形态结构差异较大的神经元的数目似乎远远超过了其他皮层。近期一些关于功能连接的研究结果显示，在同一个 V1 区模块内部，那些形态结构差异很大的神经元也存在相互连接（见下文）。由此我们推测一个

模块的多种视觉反应特性很可能反映了其内部不同类型神经元连接特性上的差异。因此，利用更高水平的分辨率充分探究 V1 区神经元的独特结构特征也许可以揭示神经环路结构与功能之间的相关性。因此，在更精细的尺度上，从 V1 区中各细胞类型的不同特性角度出发去考虑问题，也许能更好地探究 V1 区的环路与功能之间的联系。

　　这一章我们从特定细胞类型的水平上去讨论 V1 区局部环路的构成。因为认识、发现并且持续不断地研究各细胞类型的功能、结构以及连接上的多样性，可以让我们在越来越精细的尺度上去阐明环路与其对应功能之间的联系。首先，我将简单总结从视网膜经过外侧膝状体（LGN）到 V1 区的视觉并行通路的结构与功能。之后将进入这一章的主要部分——详细地描述构成 V1 区局部环路的细胞类型以及它们之间的连接。虽然存在多种不同的抑制性神经元，但是这章主要介绍兴奋性神经元，着重于 V1 区环路怎样调节 V1 区的并行输入与那些投射到不同纹外皮层区域的神经元之间的相互作用。

从 LGN 到初级视皮层的通路

　　猕猴的视网膜-膝状体-皮层通路由至少三种不同的并行通路组成——M 通路、P 通路和 K 通路。这三条通路起源于视网膜，在到达 V1 区之前一直保持分离（Nassi & Callaway，2009；也参见第 16 章）。三条通路中的每一条均特异化地对独特的视觉信息产生反应。视觉信息层级传递的另外一端是不同的纹外皮层区域，不同的纹外皮层区域也是仅仅对特定的视觉信息产生反应（cf.，Desimone & Ungerleider，1989；Felleman & Van Essen，1991）。纹外皮层视区也是由两个左右的并行系统组成。一个系统存在于顶叶皮层，它特异性地处理空间关系；另一个存在于颞叶皮层，主要负责物体识别。由于所有来自视网膜的输入经过 LGN 汇聚在 V1 区，因此 V1 区为 M、P 和 K 通路与纹外皮层的交流提供了一个十分独特的接口，也为不同来源的信息提供了早期整合的机会。

　　M、P、K 通路将信息传递到纹外皮层区域，环路是

它们的基础。我们对这些环路的了解极大地依赖于对流入和流出 V1 区不同功能构筑的信息流的研究。这里所谓的功能构筑就是许多具有相同视觉功能特性的皮层细胞，在视皮层内按一定的规则在空间上排列起来，所形成的皮层结构。这些功能构筑包括层（如 4B 层、4Cα 层和 4Cβ 层）和柱（例如斑点区和斑点间区）。每个构筑内部也存在不同的细胞类型，它们的形态结构和连接也不尽相同。在过去的几十年里，对于 V1 区功能结构与并行通路功能特点相关性的研究取得了可观的进步，这也推动了人们对投射到纹外皮层区域的神经元之间功能差异的了解（参见 Callaway，1998；Nassi & Callaway，2009，也参见下文综述）。即使如此，仍然有很多关于通路内结构与功能异质性和相关性的问题需要我们更进一步地探究。

V1 区接收来自 M 细胞、P 细胞和 K 细胞的投射，这些通路的投射位置与 V1 区细胞色素氧化酶染色着色区存在对应关系（Livingstone and Hubel，1982）。4C 层接收了绝大多数来自 LGN 的投射，1 层、2/3 层的斑点区、4A 层以及 6 层也接受部分 LGN 的投射。M、P、K 通路中的每一条与输入终端区域都存在特殊的关系。

M 通路

LGN 最腹侧的 M 层神经元绝大部分都投射到 4C 层的上部、4Cα 层，一小部分投射到第 6 层（Hendrickson et al.，1978；Hubel and Wiesel，1972）。单轴突水平解剖学重构结果显示这些神经元并不同类。它们中的绝大多数投射到 4Cα 层的深层，一小部分投射到 4Cα 层的上部（Blasdel and Lund，1983）。投射的终端区域与 4Cα 层内的两种多棘状星形神经元树突结构的层状组织分布相似（Yabuta and Callaway，1998a；或参见下面介绍）。分布于 4Cα 层上部具有树突结构的神经元接收两种类型 LGN M 层神经元的输入，并将自己的轴突投射到 4B 层以及第 3 层一些可用细胞色素氧化酶 C 着色的斑点区。在 4Cα 层下部，具有窄层状树突的神经元仅仅接收一种类型的 M 投射，并将自己的轴突选择性地且集中地投射到第 3 层某些可用细胞色素氧化酶 C 着色的斑点间区。这些现象表明 4B 层和第 3 层的斑点区接收两种类型的 M 输入，而斑点间区仅仅接收那些跨越整个 4Cα 层的 M 输入。

M 细胞在许多功能特性上彼此不同（见下文对每条通路功能特性的介绍），这些不同也许与 M 细胞投射终端区域（4Cα 层上部与下部）密切相关。我们假设，投射终端在 4Cα 层上部的 M 投射与投射终端贯穿整个 4Cα 层的 M 投射在功能上的差异也许和它们的线性特征有关（Yabuta & Callaway，1998b）。LGN M 细胞层中一些神经元对高空间频率的反射光栅刺激有双频反应，但是对空间相位却没有应答（Kaplan & Shapley，1982）。在这些方面它们与 Y 细胞相似。在猫视觉系统中，Y 细胞偏向于投射到猫 17 区第 4 层上部（Humphrey et al.，1985）。然而猴视觉系统中的大多数 M 细胞反应线性化更强，这方面与猫视觉系统中投射区域贯穿整个第 4 层的 X 细胞相似。

虽然在功能和结构上，猫的 X 或 Y 细胞与猕猴的 LGN M 细胞亚群有相似性，但是不能确定这些通路是不是真的相似。例如，灵长类视网膜阳伞细胞（parasol cell）是 M 通路的起始（Leventhal，Rodieck，& Dreher，1981），和猫的 α 视网膜神经节细胞而非 β 细胞最为相似，而 β 视网膜神经节细胞是 X 通路的起始（Leventhal，Rodieck，& Dreher，1985）。同时，不清楚是否存在线性和非线性 M 细胞这样的分类，也不清楚是否双频细胞仅仅反映了极端的非线性的情况（Levitt et al.，2001）。另一方面，至少有一些投射到上丘的阳伞细胞是非线性的 Y 细胞。因此，在线性特征上的差异仅仅是众多潜在的能够区分 4Cα 层上部与下部 M 输入的功能差异中的一个。

P 和 K 通路

在 LGN 的背侧不仅有 P 细胞也有 K 细胞。K 细胞主要分布在 P 细胞层（和 M 细胞层）的夹层中，也有人发现一部分 K 细胞离散分布在 P 细胞层中（Hendry & Yoshioka，1994）。这种分布为确定 K 细胞与 P 细胞投射到 V1 区哪一层带来了困难，或者说，让人很难确定在 LGN 背侧记录到的那些有功能性差异的细胞是 P 细胞还是 K 细胞。例如，早期在 LGN 背侧注射示踪剂进行顺行标定示踪的研究（或者损伤诱导的退化）经常将表层（包括 1 层，2/3 层，和 4A 层）与 4Cβ 层及 6 层弄混淆（Hendrickson et al.，1978；Hubel and Wiesel，1972）。当时，大家都相信表层（包括 1 层，2/3 层，和 4A 层）示踪物标定的是起源于 P 细胞通路的投射。现在我们知道表层被标定绝大多数是 K 细胞通路，而不是 P 细胞通路（参见下文）。同样，在认识 K 细胞通路之前，研究者常常把在 LGN P 细胞层及其周围记录到的细胞都归类成了 P 细胞通路。甚至了解到了 K 细胞分布之后，科学家们也通常认为在 P 细胞层附近进行的记录很难区分 P 细胞和 K 细胞。最近，许多沉默 V1 区活动的同时记录 V1 区中 LGN 投射的实验直接揭示了 LGN 输入终端与功能特性之间的相关性（Chatterjee & Callaway，2003；见下文进一步的讨论）。

虽然不能精准地确定 K 细胞通路的生理结构，但是一些可用的证据明显表明投射到 4Cβ 层的 LGN 神经元主要是 P 细胞，而表达 α 钙调蛋白激酶-Ⅱ（αCAMKⅡ）或钙结合蛋白的 K 细胞则主要投射到表层（2/3 层斑点区，和第 1 层）。有四个方面的证据可以支持以上信息。①通过对 LGN 中向 V1 区投射的神经元个体进行重构不能得到既投射到表层又投射到 4Cβ 层的轴突（Blasdel & Lund，1983；Freund et al.，1989），因此，这些输入似乎来自形态结构上不同的群体；②K 细胞通路起源于神经节细胞，这些神经节细胞的轴突有着最小的直径，就是这些最细的轴突最终支配这些处于 P 细胞夹层的 K 细胞层；③对 V1 区 4A 层以上的表层进行逆行示踪标记，得到的 LGN 神经元主要是夹层中的 K 细胞层、P 细胞层离散的 K 细胞以及那些由于 αCAMK 或钙结合蛋白而被染色的 K 细胞（Hendry & Yoshioka，1994），但是 V1 区 4A 层起始的示踪结果显示 αCAMK 阴性细胞也会被标记；④在对 V1 区 4A 层 LGN 不同投射终端功能特性间相关性的研究中，发现存在 blue-off 感受野（Chatterjee & Callaway，2003）。视网膜的生理结构研究进一步表明至少一些 blue-off 细胞是侏儒型神经节细胞（侏儒型神经节细胞属于 P 通路）（Field et al.，2010；Klug et al.，2003），这些结果表明 V1 区 4A 层存在来自 P 通路的投射。

M、P 和 K 细胞的功能属性

相比 P 细胞和 K 细胞，M 细胞拥有更强的对比敏感度，偏好较低的空间频率与较高的时间频率刺激，并且没有颜色互斥型感受野（Nassi & Callaway，2009）。与 M 细胞不同的是，LGN 背侧通路细胞的最大特点是它有颜色互斥型感受野（例如，Wiesel & Hubel，1966）。这些细胞沿着红-绿颜色轴以及蓝-黄颜色轴逐渐调整（Derrington et al.，1984；De Valois et al.，2000）。因此，它们要么接收来自长波长敏感的视锥细胞的输入而排斥中等波长敏感的视锥细胞的信息投射（红绿互斥），要么接收来自短波长敏感的视锥细胞的输入而排斥长波长及中等波长敏感的视锥细胞的投射（蓝黄互斥）。

近期的研究把 LGN 神经元功能特性与它们在 V1 中投射位置关联了起来（Chatterjee & Callaway，2003），这些研究让我们更加全面地观察颜色互斥与 M、P、K 通路之间的关系。从中我们看到，投射到 V1

区表层（2/3 和 4A 层）的 LGN 输入是黄绿互斥型，投射到 4Cβ 层的是红绿互斥型，而投射到 4Cα 层的没有颜色互斥现象。这些观察结果表明 M 通路传递非彩色信息到 V1 区 4Cα 层，并且至少一部分到 4Cβ 层的投射是红绿互斥型，这和之前的推测一样。但是 V1 区表层红绿互斥投射的缺失强有力地表明投射到表层的 K 通路不包含红绿互斥的神经元。此外，在结构上的研究也发现，blue-ON 和 blue-OFF 输入是分开投射到 V1 区的第 3 层和 4A 层的。这个意外的发现表明 blue-ON 和 blue-OFF 分别来自两个分离的群体。

通过研究不同通路的起始，也就是那些不同类型的视网膜神经节细胞，考虑它们的功能特性，我们就能很清楚地把那些功能与结构上的关系对应到 M、P、K 通路上。明显地，M 通路起源于阳伞型视网膜神经节细胞，P 通路起源于侏儒型视网膜神经节细胞，而 K 通路起源于那些不同的具有纤细轴突的视网膜神经节细胞（Dacey，2000）。阳伞型神经节细胞不是颜色敏感型细胞，它们有些特性和 LGN 中的 M 细胞相似，并且它们的输入终端都在 4Cα 层（见上文）。大多数的侏儒型视网膜神经节细胞有红绿互斥型感受野，这一点与 LGN 中的大多数 P 细胞相似，它们的投射终端都在 V1 区 4Cβ 层（见上文）。Blue-ON 神经节细胞包括大双层细胞（large bistratified cell）和小双层细胞（small bistratified cell）（Dacey，2000）。因此，我们能够推测出，这些 Blue-ON 神经节细胞构成了大部分的 K 细胞通路以及到 V1 区第 3 层斑点区的 blue-ON 投射。但是也有证据显示，blue-ON 到第 1 层也有投射（Blasdel & Lund，1983），表明大双层细胞和小双层细胞也许形成了不同的通路分别投射到 V1 区第 3 层和第 1 层。功能及结构上的证据表明，蓝色敏感视锥细胞也和 off 侏儒型细胞的一部分有连接（Field et al.，2010；Klug et al.，2003），表明许多但不是所有 blue-OFF 视网膜神经节细胞都是侏儒型的，并且参与到了 P 通路中。Blue-OFF LGN 投射终止于 4A 层（Chatterjee & Callaway，2003），并且 V1 区 4A 层逆向示踪标记了 LGN 中 αCAMK 阴性的 P 细胞（Hendry & Yoshioka，1994），这些证据有力地表明到 4A 层的 blue-OFF 投射来源于 LGN 中 blue-OFF P 细胞。

往纹外皮层区域的投射

这一章的下半部分主要介绍那些接收 M、P、K 通路信息并将它们传递到 V1 区纹外皮层的神经元。在这一部分中，我们将简要回顾那些投射到不同纹外皮层区域以及 V2 区不同功能构筑的 V1 区神经元的组织形式。

一般来说，投射到背侧视区的神经元存在于 4B 层，投射到腹侧视区的神经元存在于 2/3 层（Felleman & Van Essen，1991；或见第 17 章，作者 Bell，Pasternak，and Ungerleider）。例如，V1 区 4B 层神经元提供直接到 V3 及 MT 区的投射，而 2/3 层神经元投射到 V4 区。近期关于猕猴 V1 与 V2 之间详细连接的研究有很多（Nassi & Callaway，2007；Sincich & Horton，2002，2005；Sincich，Jocson，& Horton，2007）。虽然在整个 V1 区中，从第 2 层到 4B 层，都有神经元投射到 V2 区，但是它们与 V2 区细胞色素氧化酶 C 着色条纹区（细胞色素氧化酶着色条纹区）构筑以及 V1 区斑点区、斑点间区之间的关系并不清楚。V2 区每一个细胞色素氧化酶着色条纹区构筑都特异性地投射到一系列独特的皮层区域，这和 V1 区每一种投射神经元怎样把信息传递到背侧与腹侧视区的问题息息相关。特别是 V2 区中厚条纹区投射到 V3 和 MT 区，而薄条纹区和条纹间隔区则投射到 V4 区（参见综述 DeYoe & Van Essen，1988；Zeki & ship，1988）。很明显，V2 区向其他视区的投射是自 V1 区起始的视觉信息传递过程中重要的一环。

到 V2 区细胞色素氧化酶 C 着色构筑（细胞色素氧化酶着色构筑）的输入与 V1 区细胞色素氧化酶 C 着色组织关系密切但与非 V1 区层状组织并不相关。从 V1 区的第 2 层到 4B 层，斑点间区中的神经元投射到 V2 区中的厚条纹区，而斑点区中的神经元则投射到 V2 区的薄条纹区（Sincich and Horton，2002，2005；Sincich，Jocson，& Horton，2007）。因此，虽然以前长时间认为仅仅 4B 层神经元投射到 V2 区厚条纹区，但是现在我们知道了 2/3 层与 4A 层斑点间区神经元也投射到厚条纹区（Sincich & Horton，2002）。以前认为 V2 区薄条纹区仅仅接收来自 2/3 层斑点区的输入，但是较新的结果表明 4A 层与 4B 层神经元也投射到薄条纹区（Sincich & Horton，2002，2005；Sincich，Jocson，& Horton，2007）。虽然 V1 区斑点区神经元倾向于投射到薄条纹区，斑点间区神经元偏好投射到厚条纹区与中间条纹区，但是也有一些证据显示存在混合的细胞群，这样就不可能非常清楚地从 V1 区细胞本身的位置来判断它投射的终止位置（Xiao & Felleman，2004），也许这样的情况相比于猕猴在狨猴身上更为常见（Federer et al.，20069）。还有一些现象也值得注意，V1 区 4B 层中，投射到 V2 区与投射到 MT 区的神经元是两个不同的群体，投射到 V2 区的大部分是锥体神经元，而投射到 MT 区的主要是多棘星形神经元（Nassi & Callaway，2007；Shipp & Zeki，1989；或见下文）。

V1 区兴奋性细胞类型，它们的局部连接以及与纹外皮层区域间的关系

对整个 V1 区在单神经元水平上的胞内标记及轴突、树突分枝结构重建等研究结果（参见综述 Callaway，1998）已经揭示，猕猴 V1 区至少包含 27 种兴奋性的神经元类型（详见下文）。单光子刺激试验向我们展示了其中 16 种细胞类型的兴奋性输入源（Briggs & Callaway，2001，2005；Sawatari & Callaway，1996，2000；Yabuta，Sawatari，& Callaway，2001）。V1 区内部不同细胞类型对它们相应的源头之间的投射存在系统性的差异，对这些系统的差异进行研究，我们发现每一种细胞类型都接收特定来源的信息，即使它们的胞体或树突分枝所在的位置相同（参见 Dantzker & Callaway，2000；Xu & Callaway，2009）。因为投射到某一区域的轴突会选择性地和该区域某些特定的神经元连接，因此不可能仅仅通过光学水平的解剖学结构来预测投射的起始与终止。在某些情况下，功能上差异非常大的兴奋性输入源也会投射到同一种类型的细胞上（Sawatari & Callaway，2000）。投射上的功能差异暗示它们在生理上也会有不同的视觉功能。揭示这种关系对未来的研究来说显得极为必要。

兴奋性细胞类型以及从 4C 层到表层之间的连接

前文已经介绍过，LGN 到 V1 区的投射大部分到达 4C 层，4C 层神经元又连接到表层的投射神经元。似乎，表层神经元经典感受野最明显的特征极可能就是来源于这些投射的特殊组织结构（Callaway，1998）。因此，为了探究 V1 区环路是怎么起作用的，我们把希望寄托于理解神经元的视觉反应特征与它们形成的环路之间的详细关系上。

现在，我们已经了解了 4Cα 层中的三种不同的多棘星形神经元（Yabuta & Callaway，1998b）。第一种类型的多棘星形神经元将它的轴突集中投射到本层及第 6 层——它不会投射到第 5 层或表层。第二种神经元集中投射到本层及 4B 层的同时也和 3B 层、第 5 层及第 6 保持着连接。它与 3B 层的连接选择性地位于某些细胞色素氧化酶 C 着色的斑点区。第三种神经元最不常见。它们狭窄的树突层位于 4Cα 层的底部，既不与 4Cα 上层重合也不与 4Cβ 层交汇，因此与之连接的 M 细胞的投射终端局限分布于整个 4Cα 层，而

不是那些仅仅投射到 4Cα 层的上部的 M 传入（Blasdel & Lund，1983；也参见上文对可能的功能意义的描述）。这些细胞的轴突极为密集地投射到 3B 层细胞色素氧化酶 C 着色斑点间区。它们到 4C 层也有一定的投射。总之，这三类神经元接收来自 LGN M 细胞的投射，并把信息传递到主要的三个构筑——斑点区、斑点间区、4C 层，通过它们把信息传递到纹外皮层（见上文）。事实上投射到斑点间区的窄层状细胞可能仅仅接收一种 M 细胞的投射，而投射到 4B 层和斑点区的细胞可能接收两种类型的 M 细胞的输入（见上文）。在 LGN 上不同来源的投射的功能差异现在依然未知。

如果精细的区分 4Cβ 层与第 5 层和第 6 层的连接，会得到很多种细胞类型，但目前我们大致认为 4Cβ 层存在两种不同类型的多棘星形细胞（Callaway and Wiser，1996；Yabuta and Callaway，1998a）。4Cβ 层与 4Cα 层边界附近的细胞上有些树突会跨越边界，因此可能会同时接收 P 细胞与 M 细胞的输入。但是大多数的 4Cβ 层多棘星形细胞的树突依旧停留在 4Cβ 层，因此它们可能仅仅接收来自 P 细胞的输入。4Cβ 层中两种多棘星形细胞都把它们密集的轴突伸向 3B 层，毫无选择性地与斑点区与斑点间区连接。

通过对 4C 层神经元的解剖学结构进行观察，发现 3B 层与 4B 层中，那些连接到纹外皮层的神经元所接受的输入来源存在明显差异。光刺激实验把它们的连接更为清楚地展现了出来。4B 层神经元把信息从 V1 区传递到背侧视觉通路，包括 V2 区、V3 区和 MT 区（见上文）。同时，投射到这些区域的神经元类型并非完全一样。在 4B 层中大约有三分之一的神经元是多棘星形细胞，其余的是椎体神经元（Callaway and wiser，1996），其中多棘星形细胞投射到 MT 区，而锥体神经元则投射到 V2 区与 V3 区。光刺激实验（图 25.1）（Sawatari and Callaway，1996；Yabuta，Sawatari，& Callaway，2001）显示 4B 层这两种细胞都接受来自 4Cα 层的局部输入，这与形态学观察结果一致（见上文）。但是，锥体神经元还接受来自 4Cβ 层大量的兴奋性神经元的投射（图 25.1），可能是通过分布在第 3 层中的顶树突与之联系。这种 4Cβ 层 P 细胞主导的输入大约是 4Cα 层 M 细胞主导的输入强度的一半。没有观察到 4B 层多棘星形细胞接收来自 4Cβ 层的投射。因此，与经过 V2 区或 V3 区从 V1 区 4B 层到 MT 区的间接投射相比起来，从 4B 层直接到 MT 区的投射受 P 细胞通路影响更小。进一步的观察表明，即使 4B 层中投射到 MT 区的神经元接收来自 P 细胞通路

的输入，数目也会非常少。尤其是，在 4B 层虽然有一些锥体神经元投射到 MT 区，但是它们与投射到 V2 区的锥体神经元在形态上也差异很大（Nassi & Callaway，2007），很容易区分。并且在 MT 区用狂犬病毒进行逆向跨突触示踪实验，结果也显示 4Cβ 层中 P 细胞并没有被标记。这些结果表明，4B 层中多棘星形神经元的感受野特征与那些体现 P 细胞通路差异化信息传递的锥体神经元感受野之间存在差异，也说明感受野特征与投射区域之间存在相关性。采用逆行刺激的方法把感受野与皮层之间的投射联系起来的难点也许可以用现代成像系统来攻克，因为现代成像系统可以将投射神经元的视觉反应特征化（Jarosiewicz et al.，2012；Osakada et al.，2011；Sato & Svoboda，2010）。

到 3B 层不同锥体神经元的兴奋性输入来源也存在差异。3B 层中，大约有三分之一的锥体神经元会投射一根轴突到白质（也可能投射到 V2 区），其他锥体神经元的轴突全部都留在 V1 区（Callaway & Wiser，1996；Sawatari & Callaway，2000）。这些向外投射的锥体神经元顶部树突在第 1 层或第 2 层成簇聚集，而那些没有向外投射的锥体神经元则很少或基本没有成簇的顶部树突（Sawatari & Callaway，2000）。光刺激试验表明，这些结构上的差异与 V1 区内部兴奋性输入极为相关（Sawatari & Callaway，2000）。值得一提的是，3B 层最主要的输入来源之一——4Cβ 层，它的兴奋性功能连接从来没有发现投射到了那些向外部投射的锥体神经元上，相反，那些 V1 区内部投射的锥体神经元则会接收到来自 4Cβ 层较强的信息输入。投射到 3B 层斑点区与斑点间区锥体神经元的兴奋性输入来源也存在系统性差异。这种差异与 V1 区内部到斑点区和斑点间区的投射在结构上的差异一致（见上文）。因此，我们相信，将来在体记录能够揭示把轴突投射到其他层与轴突留在该层内部的锥体神经元它们的感受野会有什么不同，也会更加详细地告诉我们斑点区与它所投射的 V2 区条状构筑之间存在怎样的关联。也许，向外投射与内部投射神经元之间的不同反映了 4Cβ 层直接输入的功能影响。除此之外，2/3A 层也包含着向外投射与内部投射两种不同神经元（Callaway & Wiser，1996），这些神经元也有可能接收不同的输入，有不同的感受野。并且通过对它们的结构观察得知，到这些神经元的输入源和 3B 层那些神经元来源并不相同（Callawaay & Wiser，2006；Yabuta & Casagrande，1992；Nassi & Callaway，2006；Yabuta & Callaway，1998b）。最后，依据水平层内轴突分枝分布

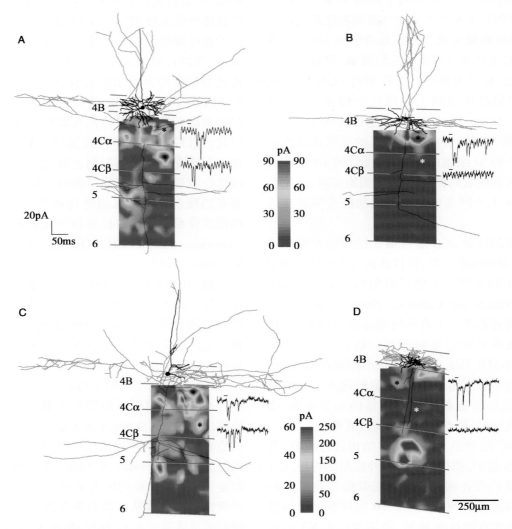

图 25.1 到 4B 层锥体神经元的层状兴奋性输入（A,C）、多棘星状神经元（B）和抑制性篮状细胞（D）。锥体细胞接收来自 4Cα 层和 4Cβ 层强烈的兴奋性输入，多棘星状神经元接收来自 4Cα 层而不是 4Cβ 层的输入（详见文本）。兴奋性神经元（多棘星形细胞和锥体细胞）从 4C 层获得最强的输入，而抑制性神经元从第 5 层获得最强的输入。这种兴奋性神经元与抑制性神经元的输入模式让人联想到大鼠视皮层中锥体神经元和抑制性篮状细胞亚型的输入（Dantzker & Callaway,2000）。彩色图谱表示的每个神经元的输入模式是通过计算离散位点光刺激后测量的诱发输入预估值（EEI）（参见 Yabuta 等人,2001）的线性插值得出的。彩色垂直比例尺表示左侧和右侧输入图谱的相应 EEI 值。在每个输入图的右侧,展示出了在 4Cα 层（上部迹线）或 4Cβ 层（下面的迹线）刺激突触前区域（由星号表示）同时进行电压钳记录的结果。每个记录上方的短划线显示光刺激的开始。穿过输入图的水平线表示解剖层的边界。解剖学重建的树突丛（黑色）和轴突丛（灰色）叠加在输入图谱上。比例尺适用于所有小图。（来自 Yabuta 等,2001）

的模式,2/3 层的锥体神经元也可以被分成两种形态（Yabuta & Callaway,1998a）。虽然,2/3 层大多数神经元有成簇状分布的轴突,这些轴突多数要投射到比较远的距离,但是那些距离斑点区中心大约 125μm 处的神经元却缺少远距离投射的轴突。V1 区神经元的位置到斑点区中心的距离与 V2 区上它所投射的条纹区域之间的关系的研究（Federer ey al. ,2009）让我们想

起一种可能性,即不同类型的细胞也许会投射到 V2 区不同类型的条纹区。

深层的兴奋性细胞类型以及它们之间的连接

V1 区在视觉信息处理过程中的作用取决于 V1 区中输出神经元的活动模式,这些不仅包括 V1 区表层投射到纹外皮层的神经元（见上文）,也包括第 5

层和第 6 层向皮层下投射的神经元（Fitzpatrick et al.，1994；Hendrickson，Wilson，& Ogren，1978；Lund et al.，1975）。然而，有趣的是，猕猴 V1 区的第 5 层与第 6 层仅仅有少数神经元投射到 V1 区外部（Briggs & Callaway，2001，2005；Callaway & Wiser，1996；Fitzpatrick et al.，1994；Wiser & Callaway，1996），大部分神经元还是投射到 V1 区内部。这表明这些内部投射的神经元最主要的作用是影响其他神经元向外部传递信息。其他一些深层的神经元的确投射到 V1 区以外的地方，但是它们的内部轴突投射以及输入来源通常又和那些不投射到外部的神经元不同。

对内部投射神经元的轴突观察分析之后，我们提出一个假设——V1 区存在两种不同类型的深层神经元。第一种神经元有可以自我连接的轴突脉络，这些轴突脉络丛在 V1 区表层张开，形成广袤分布的轴突分支。第 5 层中这种类型锥体神经元的轴突轴一部分会投射到 2 至 4B 层，而第 6 层中的这种类型细胞则会投射到 4C 层（图 25.2）。第二种类型的深层锥体神经元的轴突脉络在 V1 区内部横向投射，这些横向分布的轴突脉络通常会避开皮层表层。无论是在不同物种之间还是在不同脑区，在结构和生理功能方面这两种神经元都已经被区分开来了（cf.，Chagnac-Amitai，Luhmann，& Price，1990）。

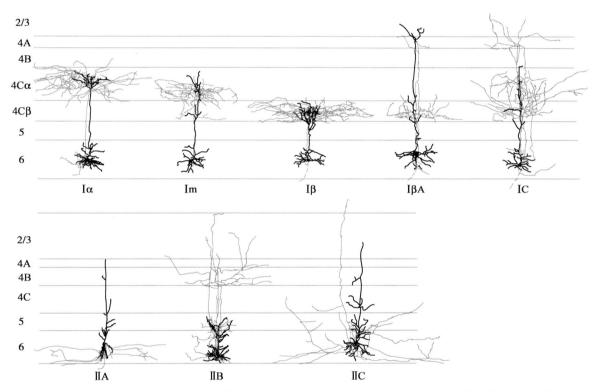

图 25.2　在猕猴 V1 6 层中鉴定出 8 种锥体神经元。Ⅰ 类神经元（顶行）在 4C 层具有致密的轴突丛和顶树突丛。每种类型的 Ⅰ 类神经元在 4C 层内具有轴突和树突的独特分布，因此与大细胞和小细胞流有着独特关系。Ⅱ 类神经元（底行）在第 5 层中具有更广泛的树突丛，并且它们的轴突主要投射到 2~4B 层（Ⅱ B 型）或深层（Ⅱ A 型和 Ⅱ C 型）。详情参见文本。（来自 Briggs & Callaway，2001）

依据我们目前掌握的大量关于猕猴 V1 区功能组织的信息，我们可以对这两种不同类型细胞的功能影响作进一步的推理（Callaway，1998）。特别是，那些内部投射的、有自我连接的轴突的神经元对表层神经元的视觉反应特征并非驱动的，而可能是可调节的。5、6 层这些拥有自我连接的轴突脉络的锥体神经元分别将它们广袤的轴突分布到 2~4B 层与 4C 层。即使存在这些大面积的投射，2~4C 层神经元的感受野还是相对较小。同时，来自深层神经元对功能性构筑

（i.e.，眼优势柱、斑点区、斑点间区）的投射缺乏特异性，但是这些功能性构筑中的神经元，其视觉反应特征似乎反映了它们从 LGN 和第 4 层所接受到的视觉输入（见上文，或 Callaway，1998）。例如，第 6 层的锥体神经元将它们的轴突轴大面积地分布到 4C 层，这些轴突轴在 4C 层并非选择性地连接某些特异的眼优势柱（Wiser & Callaway，1997）。这表明，在仅仅使用一只眼睛的情况下，往那只闭着的眼睛所对应的眼优势柱投射的第 6 层神经元依旧保持激活状态，但是所投射的 4C 层功能

构筑中的神经元并不会被这些传递过来的阈上信息所激活。这些4C层神经元不会被仅来源于第6层的神经元所激活。因此这种连接是可调节的。第5层中的神经元向2~4B层的大量轴突投射也是这种情况。但是这种情况并不是所有深层神经元共有的，轴突脉络在V1区内部横向投射的神经元就没有保留这种特点。与此相同的是，最近光遗传研究表明小鼠初级视皮层第6层中投射到第4层与LGN的神经元具有网络抑制的作用（Olsen et al.，2012）。现在我们依然需要了解是否那些投射到表层的第5层神经元有相似的功能。

除了根据是内部投射和自我连接还是内部投射和横向分布将深层神经元分成两类，还可进一步将第5层锥体神经元分成至少三种类型，把第6层锥体神经元分成九种类型（图25.2）。这种神经元轴突与树突形态上的差异与它们之间的连接上的差异一样，反映了这些神经元可能涉及V1区独特的信息处理过程。每一种神经元接收特定来源的信息输入，又将这些信息传递到包含特殊神经元组合的层中，这暗示在它们的感受野上可能存在与此一致的差异。

第5、6层等深层的神经元之间的差异要比表层中神经元的差异要大（Briggs & Callaway，2001，2005；Callaway & Wiser，1996；Wiser & Callaway，1996）。猕猴V1区第5层中有4种细胞类型已经被确定（Briggs & Callaway，2005；Callaway & Wiser，1996；Nhan & Callaway，2012；Valverde，1985）。一种类型包含了第5层中所有的内部投射的自我连接的神经元。这些神经元在表层（2~4B层）有广泛的轴突分支分布，在深层没有投射，而且也不会投射到V1区以外。第二种类型有"backbranching"的树突形态，并且它们的轴突分支横向投射在第5层的底部。这些"backbranching"形态的神经元投射到V1区以外的地方，因为它们的形态与投射到上丘的细胞形态并不一致（Nhan & Callaway，2012），所以我们猜测它们也许会投射到丘脑枕核（Callaway & Wiser，1996；Lund et al.，1975）。最后，还存在"高的"锥体神经元与非成簇迈内特神经元，最近的研究结果表明这两种细胞分开存在形成不同的群体（Nhan & Callaway，2012）。前人的研究（le Gros Clark，1942；Meynert，1867）与近期的观察结果（Nhan & Callaway，2012）显示，迈内特细胞有很长的（超过500mm）横向分布的基底树突以及延伸到第1层的顶部树突。对投射到第5层的局部锥体神经元和"backbranching"锥体神经元的兴奋性传入的源头进行的以单光子刺激为基础的研究显示，这两种神经元所接收到的输入来自整个皮层，当然对每个神经元而言其输

入来源不尽相同（Briggs & Callaway，2005）。聚类分析显示，存在4种不同的输入类型，这也暗示第5层的两种锥体神经元在功能特性上存在相应的不同。第5层中的高簇状细胞和迈内特细胞不算。

现在，我们对第6层中9种在形态上存在差异的细胞也有了很详细的了解（图25.2）（Briggs & Callaway，2001；Wiser & Callaway，1996），并且单光子刺激试验也揭示了每种类型对应的兴奋性传入来源的不同。（Briggs & Callaway，2001）。第6层的锥体神经元被划分成了两个种类——Ⅰ类与Ⅱ类。Ⅰ类神经元顶部树突存在分枝，并且绝大多数的轴突末梢投射到4C层。依据它们分布在第4层各亚层中的轴突末梢可以再把它们划分成5种不同的细胞类型。投射到4Cα层的划分为Ⅰα型，投射到4Cβ层的为Ⅰβ型，投射到4C层中间或比4Cα层低的为Ⅰm型，投射到4Cβ层与4A层的为ⅠβA型，投射到整个4C层加上3B层或4A层的为ⅠC型。这些主要的区分特征与胞体在第6层中的位置深度和是否有轴突投射到白质相关。这些特征表明，Ⅰ类细胞是V1区到LGN的反馈源（见Fitzpatrick et al.，1994；Wiser & Callaway，1996）。到LGN P细胞层的反馈来自Ⅰβ型细胞和ⅠβA型细胞，也许还包括ⅠC型细胞。到LGN M细胞层的反馈来自ⅠC型细胞。Ⅰα型与Ⅰm型细胞仅仅在第6层中间被发现，它们从来不会投射到V1区以外的地方。因此，Ⅰ类神经元中的每一种类型以及它们在V1区中的位置都与M、P通路和来自LGN的信息输入与到LGN的反馈有着密切的关系（也见Briggs & Callaway，2001）。未来对这些类细胞功能差异的在体研究会让我们更加清楚地认识到V1区环路的作用。

对V1区内部输入进行单光子刺激试验，并且对其结构特征进行研究，结果表明Ⅱ类神经元之间的功能差异可能比Ⅰ类神经元之间的更大。只有一种Ⅱ类神经元——ⅡA型，有轴突投射到白质。这种ⅡA型神经元主要存在第6层中部，有长长的在V1区深层横向分布的轴突。因此它们和猫中的屏状核投射神经元非常相似（Katz，1987），并且被认为会投射到猴的视觉屏状核（Wiser & Callaway，1996）。据此推测，它们也许会有很长的感受野，并且在终端抑制感受野的产生中起关键作用（Bolz & Gilbert，1986；Grieve & Sillito，1995；Sherk & LeVay，1983）。ⅡB型神经元到V1区表层有很强的反馈投射，但是ⅡC型神经元就不太寻常，它接收来自V1区所有层的散在投射，并把那些稀疏的V1区内部投射的轴突投射到V1区整个皮层（Briggs & Callaway，2001）。此外，第6层的锥体神经元

也包含巨型迈内特神经元(le Gros Clark,1942;Winfield,Rivera-Dominguez,& Powell,1981)。这些神经元投射到 MT 区,并且至少其中一部分会投射到上丘(Fries,Keizer,& Kuypers,1985;Nhan & Callaway,2012),这些细胞也极有可能存在方向选择性感受野(Movshon & Newsome,1996)。向 MT 区投射的迈内特神经元有可能直接接受 LGN 中 P 细胞层与 M 细胞层的输入(Nassi,Lyon,& Callaway,2006)。Ⅱ类神经元的差异性输入与输出表明它们可能有不同的感受野特征。

总结

理解神经元环路在视觉认知产生中的作用需要我们去了解很多细节,这些细节中很多都是必须的,但很可能不是解释这一问题的充分要素。有一点我们非常清楚,那就是我们必须知道组成那些神经环路的神经元间是怎么连接的——环路是什么?我们必须找到环路与功能之间的关系,再扰乱这种关系来检测我们假设的这种关系是否正确。随着研究手段的进步,我们对环路的理解也越来越准确,这让我们认识到,开发研究方法设计更精妙的实验去干预环路的功能以此来探究环路的结构与功能之间的联系也十分必要。对 V1 区单个神经元的研究显示,它们之间互有连接。因此,将来需要设计相应的实验,从当前可探究单个神经元间连接的分辨率水平来干预环路的功能。最近,在环路示踪,探究环路与功能,以及操控特殊类型细胞的活性上所用到的实验方法——光遗传与基因操作方面的进步在不久的将来极有可能会引发一轮新的重要的进步(Callaway,2005;Luo,Callaway,& Svoboda,2008)。但是由于这些实验方法在灵长类动物上的应用存在困难(Callaway,2005;Diester et al.,2011;Han et al.,2009),导致了对某些参与特殊视觉处理过程的环路的探究进程滞后于那些灵长类和鼠类共有的环路。因此,作为与灵长类并行的模式动物研究系统,鼠类的地位可能会越来越重要(见 29 章,作者 Niell,Bonin,and Andermann)。

在本篇综述中,我们着重从单个细胞类型水平来理解 V1 区环路。很明显,猕猴 V1 区包含了多种结构上各异的兴奋性与抑制性细胞类型。现在我们已经知道,每一种我们已经弄清楚的功能性输入源的细胞类型都与其他类型细胞形成不同的功能连接。即使它们中的某几种有相同的胞体位置,有相同的树突分层结构,它们的功能连接也不相同。在细胞类型水平上,我们对猕猴灵长类 V1 区神经元之间连接的理解

仅仅限于兴奋性神经元。然而我们对小鼠与大鼠视觉皮层抑制性神经元间连接以及猕猴 V1 区抑制神经元结构差异的研究表明功能性连接也与猕猴 V1 区抑制性神经元的结构特征密切相关。因此,未来对抑制性神经元功能连接的研究能够让我们获得更多的关于抑制性神经元功能作用以及它们与兴奋性神经元间功能连接的知识。

如果不考虑不同类型神经元之间的连接,我们就不可能理解环路参与视觉处理的机制,也不可能把神经元类型与功能联系起来。为了把视觉反应与环路联系起来,未来我们应该充分利用 V1 区结构特征与功能之间的关系。例如,体外实验显示 4B 层多棘星形神经元与 3B 层投射锥体神经元接收来自 4Cα 层而非 4Cβ 层的投射,但是 4B 层锥体神经元与 3B 层投射到 V1 区内部的锥体神经元都接收 4Cβ 层的大量输入。因此,比较这四种形态不同的神经元的视觉反应会让我们更进一步了解 4Cα 层与 4Cβ 层对表层视觉反应的影响。同时,在不久的将来,我们有可能能够直接将灵长类 V1 区神经元视觉反应与纹外皮层或 V2 区条纹状构筑关联起来,这些纹外皮层或 V2 区条纹状构筑区域是相应的 V1 区神经元所投射的区域,可以通过使用逆向示踪与钙成像来找到这些投射区域,钙成像已经是一种比较成熟的技术了,它在啮齿类动物与白鼬中的运用很成功(Jarosiewicz et al.,2012;Osakada et al.,2011;Sato & Svoboda,2010)。

很明显,环路与功能的相关性的确定必须借助干扰实验,通过干扰实验我们可以检验一切基于相关性研究的假设。现代基因与分子手段的应用可能会给灵长类动物的神经生理学的研究带来巨大的贡献。虽然现有的实验手段允许我们使用复制缺陷的病毒(Callaway,2005)对灵长类神经元活性进行基因干扰(Diester et al.,2011;Han et al.,2009;Tan et al.,2006),但是相比小鼠,要限制这些由病毒转入的基因只在某些特定的神经元类型上表达,在灵长类上则存在更大的困难。现在虽然可以根据轴突投射的位置使用病毒载体将目的基因转入到目标神经元并且控制这些基因的表达,(Lima et al.,2009;Osakada et al.,2011),但是这些方法还没有成功地运用到灵长类身上。此外,虽然目前通过选择适当病毒与细胞类型特异性启动子进行组合已经可以把这些基因的表达严格控制在兴奋性神经元上了(Han et al.,2009;Nathanson et al.,2009b),但是要把病毒载体中这些细胞类型特异性启动子用到其他类型的皮层细胞上依旧存在困难(Nathanson et al.,2009a)。

参考文献

Benevento, L. A., & Standage, G. P. (1982). Demonstration of lack of dorsal lateral geniculate nucleus input to extrastriate areas MT and visual 2 in the macaque monkey. *Brain Research, 252*, 161–166.

Blasdel, G. G., & Lund, J. S. (1983). Termination of afferent axons in macaque striate cortex. *Journal of Neuroscience, 3*, 1389–1413.

Bolz, J., & Gilbert, C. D. (1986). Generation of end-inhibition in the visual cortex via interlaminar connections. *Nature, 320*, 362–365.

Briggs, F., & Callaway, E. M. (2001). Layer-specific input to distinct cell types in layer 6 of monkey primary visual cortex. *Journal of Neuroscience, 21*, 3600–3608.

Briggs, F., & Callaway, E. M. (2005). Laminar patterns of local excitatory input to layer 5 neurons in macaque primary visual cortex. *Cerebral Cortex, 15*, 479–488.

Bullier, J., & Kennedy, H. (1983). Projection of the lateral geniculate nucleus onto cortical area V2 in the macaque monkey. *Experiments in Brain Research, 53*, 168–172.

Callaway, E. M. (1998). Local circuits in primary visual cortex of the macaque monkey. *Annual Review of Neuroscience, 21*, 47–74.

Callaway, E. M. (2005). A molecular and genetic arsenal for systems neuroscience. *Trends in Neurosciences, 28*, 196–201.

Callaway, E. M., & Wiser, A. K. (1996). Contributions of individual layer 2–5 spiny neurons to local circuits in macaque primary visual cortex. *Visual Neuroscience, 13*, 907–922.

Chagnac-Amitai, Y., Luhmann, H. J., & Prince, D. A. (1990). Burst generating and regular spiking layer 5 pyramidal neurons of rat neocortex have different morphological features. *Journal of Comparative Neurology, 296*, 598–613.

Chatterjee, S., & Callaway, E. M. (2003). Parallel colour-opponent pathways to primary visual cortex. *Nature, 426*, 668–671.

Conley, M., & Fitzpatrick, D. (1989). Morphology of retinogeniculate axons in the macaque. *Visual Neuroscience, 2*, 287–296.

Crook, J. D., Peterson, B. B., Packer, O. S., Robinson, F. R., Troy, J. B., & Dacey, D. M. (2008). Y-cell receptive field and collicular projection of parasol ganglion cells in macaque monkey retina. *Journal of Neuroscience, 28*, 11277–11291.

Dacey, D. M. (2000). Parallel pathways for spectral coding in primate retina. *Annual Review of Neuroscience, 23*, 743–775.

Dantzker, J. L., & Callaway, E. M. (2000). Laminar sources of synaptic input to cortical inhibitory interneurons and pyramidal neurons. *Nature Neuroscience, 3*, 701–707.

Derrington, A. M., Krauskopf, J., & Lennie, P. (1984). Chromatic mechanisms in lateral geniculate nucleus of macaque. *Journal of Physiology, 357*, 241–265.

Desimone, R., & Ungerleider, L. (1989). Neural mechanisms of visual processing in monkeys. In F. Boller & J. Grafman (Eds.), *Handbook of neuropsychology* (Vol. 2, pp. 267–299). Amsterdam: Elsevier.

De Valois, R. L., Cottaris, N. P., Elfar, S. D., Mahon, L. E., & Wilson, J. A. (2000). Some transformations of color information from lateral geniculate nucleus to striate cortex. *Proceedings of the National Academy of Sciences of the United States of America, 97*, 4997–5002.

DeYoe, E. A., & Van Essen, D. C. (1988). Concurrent processing streams in monkey visual cortex. *Trends in Neurosciences,* 11, 219–226.

Diester, I., Kaufman, M. T., Mogri, M., Pashaie, R., Goo, W., Yizhar, O., et al. (2011). An optogenetic toolbox designed for primates. *Nature Neuroscience, 14*, 387–397.

Federer, F., Ichida, J. M., Jeffs, J., Schiessl, I., McLoughlin, N., & Angelucci, A. (2009). Four projection streams from primate V1 to the cytochrome oxidase stripes of V2. *Journal of Neuroscience, 29*, 15455–15471.

Felleman, D. J., & Van Essen, D. C. (1991). Distributed hierarchical processing in the primate cerebral cortex. *Cerebral Cortex, 1*, 1–47.

Field, G. D., Gauthier, J. L., Sher, A., Greschner, M., Machado, T. A., Jepson, L. H., et al. (2010). Functional connectivity in the retina at the resolution of photoreceptors. *Nature, 467*, 673–677.

Fishell, G., & Rudy, B. (2011). Mechanisms of inhibition within the telencephalon: "Where the wild things are." *Annual Review of Neuroscience, 34*, 535–567.

Fitzpatrick, D., Usrey, W. M., Schofield, B. R., & Einstein, G. (1994). The sublaminar organization of corticogeniculate neurons in layer 6 of macaque striate cortex. *Visual Neuroscience, 11*, 307–315.

Freund, T. F., Martin, K. A., Soltesz, I., Somogyi, P., & Whitteridge, D. (1989). Arborisation pattern and postsynaptic targets of physiologically identified thalamocortical afferents in striate cortex of the macaque monkey. *Journal of Comparative Neurology, 289*, 315–336.

Fries, W., Keizer, K., & Kuypers, H. G. (1985). Large layer VI cells in macaque striate cortex (Meynert cells) project to both superior colliculus and prestriate visual area V5. *Experimental Brain Research, 58*, 613–616.

Grieve, K. L., & Sillito, A. M. (1995). Differential properties of cells in the feline primary visual cortex providing the corticofugal feedback to the lateral geniculate nucleus and visual claustrum. *Journal of Neuroscience, 15*(Pt 1), 4868–4874.

Han, X., Qian, X., Bernstein, J. G., Zhou, H. H., Franzesi, G. T., Stern, P., et al. (2009). Millisecond-timescale optical control of neural dynamics in the nonhuman primate brain. *Neuron, 62*, 191–198.

Hendrickson, A. E., Wilson, J. R., & Ogren, M. P. (1978). The neuroanatomical organization of pathways between the dorsal lateral geniculate nucleus and visual cortex in Old World and New World primates. *Journal of Comparative Neurology, 182*, 123–136.

Hendry, S. H., & Yoshioka, T. (1994). A neurochemically distinct third channel in the macaque dorsal lateral geniculate nucleus. *Science, 264*, 575–577.

Hubel, D., & Wiesel, T. (1972). Laminar and columnar distribution of geniculo-cortical fibers in the macaque monkey. *Journal of Comparative Neurology, 146*, 421–450.

Humphrey, A. L., Sur, M., Uhlrich, D. J., & Sherman, S. M. (1985). Projection patterns of individual X- and Y-cell axons from the lateral geniculate nucleus to cortical area 17 in the cat. *Journal of Comparative Neurology, 233*, 159–189.

Jarosiewicz, B., Schummers, J., Malik, W. Q., Brown, E. N., & Sur, M. (2012). Functional biases in visual cortex neurons with identified projections to higher cortical targets. *Current Biology, 22*, 269–277.

Kaplan, E., & Shapley, R. M. (1982). X and Y cells in the lateral geniculate nucleus of macaque monkeys. *Journal of Physiology, 330*, 125–143.

Katz, L. C. (1987). Local circuitry of identified projection neurons in cat visual cortex brain slices. *Journal of Neuroscience, 7*, 1223–1249.

Klug, K., Herr, S., Ngo, I. T., Sterling, P., & Schein, S. (2003).

Macaque retina contains an S-cone OFF midget pathway. *Journal of Neuroscience, 23*, 9881–9887.

Lachica, E. A., Beck, P. D., & Casagrande, V. A. (1992). Parallel pathways in macaque monkey striate cortex: Anatomically defined columns in layer III. *Proceedings of the National Academy of Sciences of the United States of America, 89*, 3566–3570.

le Gros Clark, W. E. (1942). The cells of Meynert in the visual cortex of the monkey. *Journal of Anatomy, 76*, 369–376.

Leventhal, A. G., Rodieck, R. W., & Dreher, B. (1981). Retinal ganglion cell classes in the Old World monkey: Morphology and central projections. *Science, 213*, 1139–1142.

Leventhal, A. G., Rodieck, R. W., & Dreher, B. (1985). Central projections of cat retinal ganglion cells. *Journal of Comparative Neurology, 237*, 216–226.

Levitt, J. B., Schumer, R. A., Sherman, S. M., Spear, P. D., & Movshon, J. A. (2001). Visual response properties of neurons in the LGN of normally reared and visually deprived macaque monkeys. *Journal of Neurophysiology, 85*, 2111–2129.

Lima, S. Q., Hromadka, T., Znamenskiy, P., & Zador, A. M. (2009). PINP: a new method of tagging neuronal populations for identification during in vivo electrophysiological recording. *PLoS One, 4*(7), e6099.

Livingstone, M. S., & Hubel, D. H. (1982). Thalamic inputs to cytochrome oxidase-rich regions in monkey visual cortex. *Proceedings of the National Academy of Sciences of the United States of America, 79*, 6098–6101.

Lund, J. S. (1987). Local circuit neurons of macaque monkey striate cortex: I. Neurons of laminae 4C and 5A. [Research Support, U.S. Gov't, P.H.S.]. *Journal of Comparative Neurology, 257*, 60–92.

Lund, J. S., & Boothe, R. G. (1975). Interlaminar connections and pyramidal neuron organisation in the visual cortex, area 17, of the macaque monkey. *Journal of Comparative Neurology, 159*, 305–334.

Lund, J. S., Hawken, M. J., & Parker, A. J. (1988). Local circuit neurons of macaque monkey striate cortex: II. Neurons of laminae 5B and 6. *Journal of Comparative Neurology, 276*, 1–29.

Lund, J. S., & Wu, C. Q. (1997). Local circuit neurons of macaque monkey striate cortex: IV. Neurons of laminae 1–3A. *Journal of Comparative Neurology, 384*, 109–126.

Lund, J. S., & Yoshioka, T. (1991). Local circuit neurons of macaque monkey striate cortex: III. Neurons of laminae 4B, 4A, and 3B. *Journal of Comparative Neurology, 311*, 234–258.

Lund, J. S., Lund, R. D., Hendrickson, A. E., Bunt, A. H., & Fuchs, A. F. (1975). The origin of efferent pathways from the primary visual cortex, area 17, of the macaque monkey as shown by retrograde transport of horseradish peroxidase. *Journal of Comparative Neurology, 164*, 287–303.

Luo, L., Callaway, E. M., & Svoboda, K. (2008). Genetic dissection of neural circuits. *Neuron, 57*, 634–660.

Meynert, T. (1867). Der Bau der Grosshirnrinde und seine ortlichen Verschiedenheiten nebsteinem pathologisch-anatomischen Corollarium. *Vjschr Psychiat, 1*, 198–217.

Movshon, J. A., & Newsome, W. T. (1996). Visual response properties of striate cortical neurons projecting to area MT in macaque monkeys. *Journal of Neuroscience, 16*, 7733–7741.

Nassi, J. J., & Callaway, E. M. (2006). Multiple circuits relaying primate parallel visual pathways to the middle temporal area. *Journal of Neuroscience, 26*, 12789–12798.

Nassi, J. J., & Callaway, E. M. (2007). Specialized circuits from primary visual cortex to V2 and area MT. *Neuron, 55*, 799–808.

Nassi, J. J., & Callaway, E. M. (2009). Parallel processing strategies of the primate visual system. *Nature Reviews. Neuroscience, 10*, 360–372.

Nassi, J. J., Lyon, D. C., & Callaway, E. M. (2006). The parvocellular LGN provides a robust disynaptic input to the visual motion area MT. *Neuron, 50*, 319–327.

Nathanson, J. L., Jappelli, R., Scheeff, E. D., Manning, G., Obata, K., Brenner, S., et al. (2009a). Short promoters in viral vectors drive selective expression in mammalian inhibitory neurons, but do not restrict activity to specific inhibitory cell-types. *Front Neural Circuits, 3*, 19.

Nathanson, J. L., Yanagawa, Y., Obata, K., & Callaway, E. M. (2009b). Preferential labeling of inhibitory and excitatory cortical neurons by endogenous tropism of adeno-associated virus and lentivirus vectors. *Neuroscience, 161*, 441–450.

Nhan, H. L., & Callaway, E. M. (2012). Morphology of superior colliculus- and middle temporal area-projecting neurons in primate primary visual cortex. *Journal of Comparative Neurology, 520*, 52–80.

Olsen, S. R., Bortone, D. S., Adesnik, H., & Scanziani, M. (2012). Gain control by layer six in cortical circuits of vision. *Nature, 483*, 47–52.

Osakada, F., Mori, T., Cetin, A. H., Marshel, J. H., Virgen, B., & Callaway, E. M. (2011). New rabies virus variants for monitoring and manipulating activity and gene expression in defined neural circuits. *Neuron, 71*, 617–631.

Sato, T. R., & Svoboda, K. (2010). The functional properties of barrel cortex neurons projecting to the primary motor cortex. *Journal of Neuroscience, 30*, 4256–4260.

Sawatari, A., & Callaway, E. M. (1996). Convergence of magno- and parvocellular pathways in layer 4B of macaque primary visual cortex. *Nature, 380*, 442–446.

Sawatari, A., & Callaway, E. M. (2000). Diversity and cell type specificity of local excitatory connections to neurons in layer 3B of monkey primary visual cortex. *Neuron, 25*, 459–471.

Sherk, H., & LeVay, S. (1983). Contribution of the cortico-claustral loop to receptive field properties in area 17 of the cat. *Journal of Neuroscience, 3*, 2121–2127.

Shipp, S., & Zeki, S. (1989). The organization of connections between areas V5 and V1 in macaque monkey visual cortex. *European Journal of Neuroscience, 1*, 309–332.

Sincich, L. C., & Horton, J. C. (2002). Divided by cytochrome oxidase: A map of the projections from V1 to V2 in macaques. *Science, 295*, 1734–1737.

Sincich, L. C., & Horton, J. C. (2003). Independent projection streams from macaque striate cortex to the second visual area and middle temporal area. *Journal of Neuroscience, 23*, 5684–5692.

Sincich, L. C., & Horton, J. C. (2005). Input to V2 thin stripes arises from V1 cytochrome oxidase patches. *Journal of Neuroscience, 25*, 10087–10093.

Sincich, L. C., Jocson, C. M., & Horton, J. C. (2007). Neurons in V1 patch columns project to V2 thin stripes. *Cerebral Cortex, 17*, 935–941.

Tan, E. M., Yamaguchi, Y., Horwitz, G. D., Gosgnach, S., Lein, E. S., Goulding, M., et al. (2006). Selective and quickly reversible inactivation of mammalian neurons in vivo using the *Drosophila* allatostatin receptor. *Neuron, 51*, 157–170.

Valverde, F. (1985). *The organizing principles of the primary visual cortex in the monkey* (Vol. 3). New York: Plenum Press.

Wiesel, T. N., & Hubel, D. H. (1966). Spatial and chromatic interactions in the lateral geniculate body of the rhesus monkey. *Journal of Neurophysiology, 29*, 1115–1156.

Winfield, D. A., Rivera-Dominguez, M., & Powell, T. P. (1981). The number and distribution of Meynert cells in area 17 of the macaque monkey. *Proceedings of the Royal Society of*

London, B Biological Science, 213, 27–40.

Wiser, A. K., & Callaway, E. M. (1996). Contributions of individual layer 6 pyramidal neurons to local circuitry in macaque primary visual cortex. *Journal of Neuroscience, 16*, 2724–2739.

Wiser, A. K., & Callaway, E. M. (1997). Ocular dominance columns and local projections of layer 6 pyramidal neurons in macaque primary visual cortex. *Visual Neuroscience, 14*, 241–251.

Xiao, Y., & Felleman, D. J. (2004). Projections from primary visual cortex to cytochrome oxidase thin stripes and interstripes of macaque visual area 2. *Proceedings of the National Academy of Sciences of the United States of America, 101*, 7147–7151.

Xu, X., & Callaway, E. M. (2009). Laminar specificity of functional input to distinct types of inhibitory cortical neurons. *Journal of Neuroscience, 29*, 70–85.

Yabuta, N. H., & Callaway, E. M. (1998a). Cytochrome-oxidase blobs and intrinsic horizontal connections of layer 2/3 pyramidal neurons in primate V1. *Visual Neuroscience, 15*, 1007–1027.

Yabuta, N. H., & Callaway, E. M. (1998b). Functional streams and local connections of layer 4C neurons in primary visual cortex of the macaque monkey. *Journal of Neuroscience, 18*, 9489–9499.

Yabuta, N. H., Sawatari, A., & Callaway, E. M. (2001). Two functional channels from primary visual cortex to dorsal visual cortical areas. *Science, 292*, 297–300.

Zeki, S., & Shipp, S. (1988). The functional logic of cortical connections. *Nature, 335*, 311–317.

第 26 章　视觉感受野的皮层整合

Sari Andoni，Andrew Tan，Nicholas J. Priebe

迄今为止，神经科学存在一个最中心的任务，那就是理解我们接受到的感觉输入和我们对周围世界的期望如何整合起来以产生合适的行为举止。当知觉信息通过我们的神经系统时，它的表示形式发生系统的转变。这个过程的标志是感受野沿着大脑知觉通路的演变。感觉神经元感受野的概念最开始出现于视觉系统，在视觉系统它被定义成一种复杂而特定的空间，这种空间可以调节从视网膜经过丘脑到皮层，一整条视觉通路上的神经元的反应。经过过去半个多世纪的研究，感受野的概念已经拓展到了其他所有的知觉通路中：在听觉系统，它指调节神经反应的声音组合；在躯体感觉系统，它指能够调节神经元反应的整个躯体感知的压力的类型和位置。的确，跨越所有知觉模态的神经元的感受野，代表关于世界的信息知觉，信息如何从初始的神经传导部位进入大脑皮层并进行转换和处理。重要的是，现在我们有能力来探测感受野的结构特点，使我们能进一步理解皮层处理及行为产生的神经计算基础。

在视觉系统中，光学的视觉信息从视网膜上感光细胞开始转变成神经信号，每一个感光细胞都在视觉空间中对应一个特殊区域，这就是它们的感受野。来自感光细胞的视觉信息经过视网膜上许多神经元的处理转变后，最终到达视网膜神经节细胞。神经节细胞是视网膜上的信号输出神经元，它们有对称的圆形中心-周边拮抗的感受野。在哺乳动物中，视网膜神经节细胞投射到丘脑的外侧膝状体（LGN），外侧膝状体又将视觉信息传递给初级视觉皮层（V1）。

在初级视皮层，外界的视觉信息的神经表征发生戏剧性地转变。视网膜神经节细胞以及它们投射的外侧膝状体中继神经元均具有对称圆形感受野，并且对落在它们感受野内的几乎所有刺激都产生响应，而初级视觉皮层神经元则非常挑剔，他们仅仅对一些复杂的视觉刺激属性敏感，这些特殊的属性包括方向、运动方向、刺激大小以及刺激轮廓的双眼视差（Hubel & Wisel，1962）。在许多情况下，初级视觉皮层神经元对刺激的选择性非常讲究：它们可能根本不会对视觉刺激产生反应，除非这些刺激属性特别符合由其感受野所定义的偏好。

感受野沿视觉通路的逐步改变让初级视觉皮层成为一个研究皮层回路处理机制的模型性系统。皮层各区域间在解剖学上具有一致性，并且人类的大脑主要特点是皮层大量扩张。皮层也被认为是我们认知能力、记忆、知觉意识的神经基础，但是皮层回路怎样帮助我们识别复杂刺激，做决定，制定复杂的计划还不是很清楚，并且从环路水平上揭示这些现象和行为产生的神经基础的方法还不成熟。相比较而言，初级视觉皮层对来自外侧膝状体的视觉输入的处理，包括轮廓方位的提取及运动方向的提取，既足够复杂让我们对此产生浓厚兴趣，又如此简单让我们能够窥见其详。因此，神经环路及神经计算介导的初级视觉皮层神经元感受野的形成历来是各种争论的焦点，也一直推动着我们对皮层介导的视觉信息处理的理解（Ferster & Miller，2000，Sompolinsky & Shapley，1997）。

方向选择性的出现也许是初级视觉皮层神经元最具特点的转变。与具有圆形感受野的传入外侧膝状体中继神经元不同，初级视觉皮层神经元，包括那些直接接受丘脑输入的神经元，有狭长的感受野。正是这种狭长性赋予了初级视觉皮层神经元方向选择性（图 26.1）。初级视觉皮层神经元能够被进一步分为简单细胞和复杂细胞（Hubel & Wiesel，1962；Skottun et al.，1991）。简单细胞直接接收来自外侧膝状体中继神经元的输入，表现出感受野配置，其中偏好明（ON）和暗（OFF）亮度变化的区域被隔离开。明暗区域的分离使这些神经元可以通过单个时空滤波器很好的描述。另一方面，复杂细胞接收简单细胞的输入，它们的感受野中明暗亚区在空间上并不分离，而是相互重叠。由于复杂细胞的感受野在同一位置对亮度的增减都有反应，因此我们认为复杂细胞的感受野具有多通道时空滤波器的功能。在这一章中我们会把重点放在那些导致方向选择性形成的皮层组织，重点是初级视觉皮层中简单细胞方向选择性形成。

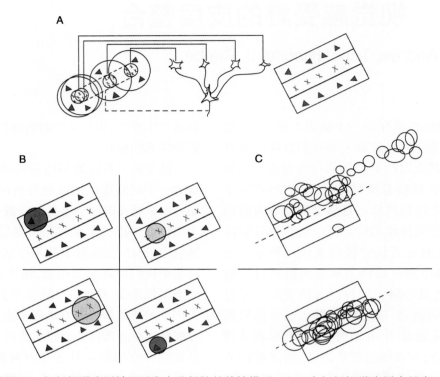

图 26.1　初级视觉皮层神经元方向选择性的前馈模型。（A）在初级视觉皮层中具有方向选择性的简单细胞，它们有狭长的感受野，ON 亚区（图中用 X 标记）与 OFF 亚区（图中用实心三角形标记）分离。一个简单细胞接受来自丘脑中继神经元的输入，丘脑中继神经元具有圆形对称的感受野且这些感受野沿着皮层细胞的偏好在空间上偏移（摘自 Hubel & Wiesel，1962）。（B）一对连接在一起的中继神经元与皮层目标投射神经元有相同的极性偏好。图 B 四个子图展示了不同的丘脑中继神经元/皮层目标投射神经元对的空间区域，丘脑中继神经元的极性偏好用阴影表示（摘自 Reid & Alonso，1995）。（C）投射到一个皮层神经元的多个丘脑中继神经元，它们的感受野沿方位柱的偏好方位轴排布。在实验中，首先测量方位柱的方向选择性，之后实验者用毒蝇蕈醇使皮层方位柱神经元失活，然后测量剩余丘脑皮层投射神经元的感受野（摘自 Chapman，Zahs，& Stryker，1991）。

初级视觉皮层方向选择性的形成

　　没有什么神经计算模型比 Hubel 和 Wiesel 为解释初级视觉皮层上方向选择性的首次出现而提出的前馈模型那么简洁而长效的了。在 1962 年，他们提出了初级视觉皮层简单细胞（直接接收丘脑输入的神经元）有方向选择性，这种方向选择性是由于外侧膝状体中继神经元的兴奋性输入造成的，这些投射到一个简单细胞的外侧膝状体中继神经元的感受野沿着简单细胞的偏好方向的轴排列（图 26.1）。因此，合适方向的刺激可以同时激活一个简单细胞所有的外侧膝状体中继神经元，使简单细胞产生较强的发放。方向不合适的刺激则仅仅能够激活一小部分的突触前输入，只能够激起简单细胞很少的发放，或者没有发放。对于运动刺激，整合后的兴奋性输入在各个方向上基本相同。外侧膝状体中继神经元由于圆形的感受野，大多数对方向变化不敏感，发放反应也不会因为方向的改变而变化（Hubel & Wiesel，1962）。这些外侧膝状体中继神经元的反应时间也会因为刺激方向的不同而不同，当刺激方向是简单细胞的偏好方向时，那么投射到这个简单细胞的所有外侧膝状体中继神经元会同时发放，但是如果是简单细胞的非偏好刺激时，这些外侧膝状体中继神经元会依次发放，不会出现同步性。但是对于非最优的刺激，外侧膝状体中继神经元到皮层的兴奋性输入也并非为零。因此，需要一个阈值来调节有方向选择性神经元的发放活性，这样才有可能做到使选择性强的神经元在最优方位的垂直方位反应为零（Finn，Priebe，&Ferster，2007；Troyer et al.，1998）。

　　Hubel 和 Wiesel 对神经元发放特征的认识让他们提出前馈模型其实是给光/撤光中心、视网膜神经节细胞及外侧膝状体中继神经元感受野周边以及初级视觉皮层简单细胞给光/撤光亚区的组合。但是这些实验观察还不能充足地证明前馈模型。要想完全地证明前馈模型还需要知道外侧膝状体到初级视觉皮层方向选择性细胞的投射神经元感受野的极性（对给光/撤光的选择性）以及空间选择性，这种空间选择性导致了目标投射神经元方位调谐的形成。由于前馈模型的证明在实验上需要检测一对相互连接的神经元——外侧膝状体中继神经元与初级视皮层目标神经元，因此很难用实验手段进行可靠地验证。现实也确实是这样，为了验证这个模型，科学家们花了25年。在这个过程中，两组里程碑式的实验研究提供了完美的证据（Reid & Alonso，1995；Tanaka，1983，1985）。他们同时记录了相互连接的外侧膝状体-皮层神经元对的感受野属性，发现他们的感受野极性与空间选择性相互匹配，这支持了Hubel和Wiesel对初级视觉皮层神经元方向选择性形成的解释——前馈模型。

虽然这些重要的研究已经展示前馈模型提到了方位选择性的形成需要外侧膝状体中继细胞与初级视觉皮层神经元的极性与空间选择性，但是Hubel和Wiesel的理论认为一群感受野空间位置特异性排布的外膝体中继神经元到一个初级视觉皮层神经元的投射才是初级视觉皮层方位选择性形成的关键原因。为了验证是否存在这种功能结构，1991年查普曼和同事充分利用初级视觉皮层中的方位柱来分析外膝体中继神经元感受野的空间排布（Chapman，Zahs，& Stryker，1991）。实验者使用GABA_A受体的激动剂蝇蕈醇来抑制皮层的活性，使皮层神经元不会产生发放反应，并且测量依然有活性的外膝体中继神经元到初级视皮层方位柱的输入，检测方位选择性。最终他们确认，向同一个方位柱投射的外膝体中继神经元的感受野呈现特异性的空间排布与抵消以便于这些感受野能够按着方位柱的最优方向排布（图26.1C）。总之，以上这些一对对相互连接的外膝体中继神经元与初级视觉皮层神经元的研究更加证明了Hubel和Wiesel很多年之前提出的前馈模型的正确性，说明了前馈模型揭示初级视觉皮层方选择性形成的合理性。

这些重要的结果支持了Hubel和Wiesel前馈模型对初级视皮层方位选择性形成的解释，但是并没有充足的证据证明初级视觉皮层方位选择性形成不需要其他皮层的影响。从九十年代中期到后期，为了证明外膝体到初级视皮层的投射足以支持初级视皮层方位选择性形成，并不需要皮层内网络的影响，福斯特和他的同事们通过冰冻和其他方式使皮层失活，并且测

量这种对初级视觉皮层方位调谐的影响（Chung & Ferster，1998；Ferster，Chung，& Wheat，1996）。此实验中，失活皮层会使所测量的神经元也失去发放反应。为了解决这个问题，福斯特和他的同事们进行了一系列的技术革新，最终选择了在体胞内记录。在体胞内记录允许在皮层失活的情况下记录初级视觉皮层神经元的阈下反应，这样就可以测定皮层活性存在与缺失条件下初级视觉皮层神经元的方位选择性。他们发现由阈下反应检测得到的初级视觉皮层神经元方位选择性基本不受皮层失活的影响。这也证明了外膝体中继神经元感受野特征的输入足以支撑初级视觉皮层神经元方位选择性的形成，并不需要皮层回路的活性进行进一步的调整。

今天支持Hubel和Wiesel的前馈模型的人们已经达成共识，初级视觉皮层简单神经元的感受野的基本组织（包括其首选的方向选择性）是来自外膝体中继神经元到初级视觉皮层神经元的输入。这种基础组织分布于不同物种，如猫（Reid & Alonso，1995）、貂（Chapman，Zahs，& Stryker，1991）和树鼩（Mooser，Bosking & Fitzpatrick，2004）（对于猕猴请参见第25章；啮齿类参见第29章；关于Hubel和Wiesel模型的其他观点参见Ringach的第31章）。前馈模型在描述皮层计算上的成功已经促成了一个新的观点的形成——通过整合具有不同感受野特征的兴奋性输入，在视觉处理的每一站新的感受野都会出现，进而会产生一个新的更加复杂的感受野。但是，不能确定的是，前馈模型是否足以解释简单细胞这些新的反应特征，是否需要其他的皮层回路的参与。的确，大多数初级视觉皮层简单细胞的感受野特征与线性的前馈模型所描述的并不一致，而是与皮层抑制有极大关系。下面我们讨论两种这样的感受野特征。由于他们似乎与Hubel和Wiesel的前馈模型极为不符，因此被给予了极大的注意力与详细的研究。这两种感受野特征是方位调谐宽度的对比度恒定性与反方位抑制。

初级视觉皮层中方位调谐的对比度恒定性

即使刺激的对比度发生改变，初级视觉皮层简单神经元方位调谐曲线的形状与宽度也能够保持恒定（Alitto & Usrey，2004；Sclar & Freeman，1982；Skottun et al.，1987），虽然简单细胞的发放反应的确会随着刺激对比度发生改变，但是能够使简单细胞产生反应的

刺激方位的范围却保持恒定,并不依赖刺激的对比度。

初级视觉皮层神经元方位选择性的这种对比度恒定性对 Hubel 和 Wiesel 所提出的前馈模型产生了重大挑战。根据冰山效应理论,在任何刺激方位,增加刺激对比度都会增加外膝体中继神经元的活性,并且因此会增加到初级视觉皮层简单神经元的突触传递。由于来自外膝体的突触输入会随着整个刺激方位对比度的增加而增加,越来越多的方位能够唤醒并且增加皮层的反应,使这些反应高于阈值线。进而使皮层发放输出的方位调谐曲线的宽度增加(图 26.2A ~ C)。除此之外,对于那些大部分的兴奋性输入来自外膝体的神经元,它们会对高对比的非最优方向的刺激发生去极化,产生动作电位,同时即使是最优方向的刺激,这些细胞也会因为对比度过低而不会产生动作电位(图 26.2C),这完全与方位调谐的对比度恒定性不同。

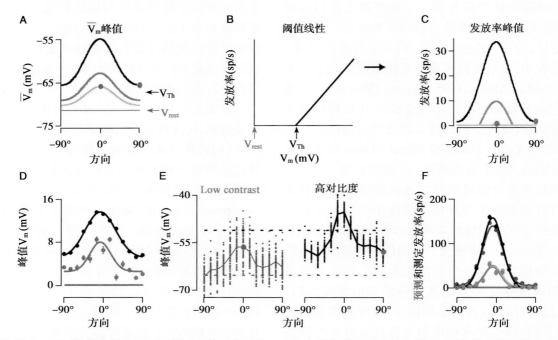

图 26.2 初级视觉皮层出现对比度不变的方位调谐。(A)皮层简单细胞的输入模型,假定单个简单细胞接收 8 个给光外膝体中继神经元的输入,这 8 个外膝体中继神经元的反应来对外膝体中继神经元的记录。这里展示了两个不同对比的方位调谐曲线。(B)膜电位通过线性阈值转化转变为发放。(C)随着更多的膜电位调谐曲线到达阈值线以上,发放率调谐曲线随着对比度的增加而变宽。(D)根据外膝体中继神经元反应的预测(如 A 图),初级视皮层简单细胞的膜电位不是对比度恒定性的。(E)皮层神经元的膜电位反应是高度变化的。神经元在低对比度(左边)与高对比度(右边)下的方位调谐曲线。每一个点代表对一个刺激周期的最大反应。虚线代表了阈值膜电位,超过这个膜电位,在此方位下就能产生发放反应。(F)方位调谐的对比度恒定性在发放率层面上的展示,这里的神经元与图 D 中相同(黑色与灰色)。此模型把膜电位、变异性以及发放率联系起来,通过简单的加工预测了对比度的恒定性(黑色和亮蓝色)。(摘自 Finn,Priebe,& Ferster,2007。)

很长时间以来,反方位抑制被认为是对这个问题的可能解释。对非最优方向刺激产生调谐的皮层抑制能够抑制所有的由非最优方向刺激诱发的去极化与发放。当低对比度的最优方向刺激时,阈值会被降低,以便于产生发放,如同在初级视觉皮层简单细胞上观察到的那样(图 26.2C)。来自非方位调谐的抑制性神经元的非方位依赖性抑制也能够使初级视觉皮层神经元的发放反应产生对比度恒定性(Lauritzen & Miller,2003;Martinez et al.,2005;Nowak,Sanchez-Vives,& McCor-mick,2008)。如果抑制的幅度随着对比度的增加而增加,那么无论刺激对比度怎么变化,神经元的方位调谐反应曲线总会在相同方位触碰阈值线(Troyer,Krukowski,& Miller,2002)。

前馈模型与反方位抑制模型对垂直方位刺激诱发的简单细胞膜电位的改变的预测不同。因为外膝体中继神经元对方位没有选择性,所以前馈模型预测,垂直方向诱导的兴奋应该与最优方向诱导的强度一样(虽然最优方向诱导的最大去极化会更大一些)。而反方位抑制预测(无论是否有方位调谐),垂直刺激诱发的膜电位改变应该是零或者是负值。对于一群由 120 个初级视觉皮层简单细胞组成的群体,垂直刺激诱发了明显的去极化,去极化的强度大约是最优方向刺激所诱发的43%（Finn，Priebe，& Ferster，2007）。同时，垂直刺激诱发的去极化的量大致等于外膝体向初级视觉皮层简单细胞兴奋性输入的比例（Finn，Priebe，& Ferster，2007）。一个简单细胞从其他皮层神经元接收的兴奋性输入越多，垂直刺激诱发的去极化就越少，这可能由于皮层神经元具有方位选择性，对垂直刺激反应很弱。这些结果似乎与非调谐性抑制以及反方位在对比度恒定性的产生中所起的作用不一致。

如果抑制并不参与方位选择性的对比度恒定性的形成，那么方位调谐的对比度恒定性是怎么产生的呢？一个可能性的原因是，方位调谐的对比度恒定性并不依赖于抑制，而是由刺激对比度改变引起的反应变异性的改变决定。给神经元多次相同刺激，每一次刺激都会引起不同的反应强度，这种反应强度的变化就是变异性。同时，这种变异性还会影响膜电位与发放率之间的关系。这种变异性与突触噪声会使平均膜电位与平均发放率之间的关系曲线变得平滑，这样他们就不再会有变化的对应关系了。从静息膜电位开始向右，发放率就会随着膜电位逐渐增加。这种平滑的膜电位-发放率转化曲线在所有的对比度水平下以相同的幅度窄化了方位调谐曲线（Anderson et al.，2000；Hansel & van Vreeswijk，2002；Miller & Troyer，2002）。

即使考虑到膜电位-发放率转化曲线的平滑对方位调谐曲线的影响后，在低发放率情况下，对比度恒定性依然与前馈模型矛盾（图26.2C）。问题在于，高对比度垂直方位刺激的预测反应，虽然小，但是却仍比低对比度最优方位刺激的预测反应大。一个现象解决了这个矛盾。科学家们发现，膜电位的变异性竟然依赖于刺激对比度（Finn，Priebe，& Ferster，2007）。变异性随着对比度的下降而增加。由于膜电位变异性会使一些膜电位超过阈值线，因此，甚至在平均膜电位不变的情况下，变异性的增加也会导致发放率的增加（图26.2E）。因此，虽然低对比度的最优刺激唤醒的去极化比高对比度垂直刺激所唤醒的去极化小，但是低对比度诱导的膜电位变异性的增加唤醒了更多的发放。在低对比度下，垂直刺激由于本身的去极化太小，基本不会产生多少发放；在高对比度下，膜电位变异性又太低，因此也很难产生较多的发放。所以垂直刺激诱发的发放总是比最优方向刺激所诱发的少。因此，在不需要任何皮层内部侧向抑制的条件下，甚至是视觉输入诱导的突触输入本身已经发生了改变的情况下，对比度恒定性也依然能够在初级视觉皮层简单细胞的发放上表现出来（Finn，Priebe，& Ferster，2007）。虽然在对方位调谐的对比度恒定性的解释中没有提到抑制的作用，但是抑制也许在改变膜电位变异性中扮演了关键的角色。虽然反应变异性随着对比度发生改变的基础还有探究清楚，但是兴奋性的前馈调节与抑制性的反馈调节肯定参与其中。这些感受野属性——方位调谐的对比度恒定性——的产生，与Hubel和Wiesel的前馈模型达成了一致。然而，对比度恒定性中反应变异性的改变是否需要其他的皮层回路依然未知。

初级视觉皮层中的反方位抑制

简单细胞感受野组织的前馈模型需要额外的皮层抑制的强有力证据来自不同方位刺激间的强功能性相互作用，这种强功能性相互作用被称为反方位抑制，在心理物理学实验中，一个方向刺激（任务刺激）的可探测性会被叠加在这个刺激上的垂直方位刺激（掩盖刺激）减弱（Campbell & Kulikowski，1966）。在单细胞水平，初级视觉皮层神经元对偏好方位刺激的发放反应会被叠加在该刺激上的垂直方位刺激减弱（Bishop，Coombs，& Henry，1973）。这种掩盖刺激会引起神经元对高对比度偏好方位刺激的反应减少50%左右，对低对比度偏好方位刺激引起的反应几乎全部掩盖掉。很长时间以来，人们认为这种掩盖来自垂直方位和最优方位间的相互抑制作用。支持这种理解的证据也存在，施加GABA$_A$受体拮抗剂会减弱视觉诱发电位中的反方位抑制（Morrone，Burr，& Maffei，1982；Morrone，Burr，& Speed，1987）。

反方位抑制被认为是一种皮层现象，因为这种抑制似乎对掩盖刺激的方向敏感。但是反方位抑制的其他方面的特点却显得很奇怪，与它的形成机制——皮层抑制——不相符。第一，反方位抑制基本都是单眼的（Ferster，1981；Walker，Ohzawa，& Freeman，1998）；将垂直方位的掩盖刺激呈递给一只眼睛，而任务刺激则呈递给另一只眼睛，就很难观察到反方位抑制现象，但是大多数的皮层神经元，包括抑制性的中间神经元都是双眼的。第二，高时间频率的掩盖刺激能够引起强的抑制，超过某一时间频率，大多数的皮层神经元都能够产生反方位抑制现象（Freeman et al.，2002）。第三，这种反方位抑制现象对对比度适应不敏感，而大多数皮层神经元，包括抑制性中间神经元都会受到对比度适应的抑制作用（Freeman et al.，2002）。第四，抑制的起始时间与神经反应的起始时间相同,中间没有激活抑制性神经环路的时间空隙(Smith,Bair,& Movshon,2006)。最后,对垂直方位刺激诱导的强抑制作用进行胞内记录,结果模棱两可,当任务刺激和掩盖刺激同时呈递时,兴奋和抑制都表现出了衰减(Priebe & Ferster,2006)。

反方位抑制的这些特点很容易让人想到它的形成是因为外膝体的中继神经元而非初级视觉皮层抑制性中间神经元。原因是,外膝体中继神经元都是单眼的,对高时间频率刺激起反应,基本不会对对比度产生适应,在兴奋性输入到达皮层就会产生反应。现在人们已经认识到,反方位抑制来自外膝体中继神经元本身非线性的相互作用(Carandini,Heeger,& Senn,2002;Ferster,1986)。其中之一便是突触抑制,掩盖刺激能够增加对外膝体中继神经元与初级视觉皮层神经元间突触的抑制,因此会减弱任务刺激诱发的兴奋性输入。考虑到反方位抑制的强度,丘脑皮层的抑制还不足以产生(Boudreau & Ferster,2005;Li et al.,2006;Reig et al.,2006)。因此,目前大家认为反方位抑制来自外膝体中继神经元的两种非线性作用,分别是:对比度饱和与发放率修正(Ferster,1986;Li et al.,2006;Priebe & Ferster,2006)。

为了理解在前馈通路中,非线性作用是怎样产生

反方位抑制的,我们必须要考虑外膝体中继神经元是怎么对运动的光栅产生作用的。外膝体中继神经元调节前馈模型通路对运动光栅的反应,但是它本身的反应并非纯粹的正弦分布。外膝体中继神经元的自发发放比较低,高对比度的运动光栅会引起反应修正发生,把神经元的反应限制在零左右(图26.3A)。同时,外膝体中继神经元的反应并不会随着对比度线性增加,而是在对比度超过32%时达到饱和(图26.3B,插图)。当掩盖刺激叠加在任务刺激上时,这两种非线性作用对外膝体中继神经元到初级视觉皮层简单细胞的输入产生了很强的影响。这种任务刺激与掩盖刺激的叠加系统性地改变了外膝体中继神经元所接受刺激的对比度。当任务刺激与掩盖刺激叠加形成格栅时,一些外膝体中继神经元可能会接收那些暗条纹相互叠加位置的刺激,一些中继神经元可能会接收到那些亮条纹相互叠加位置的刺激,这样的结果就是神经元对亮度的调制变为原来的二倍(图26.3C,蓝色中继神经元)。而那些感受野落在亮条纹与暗条纹相互叠加位置的神经元,就不会对亮度产生调制了,他们的反应也会降为零(图26.3C,金色中继神经元)。这些表明掩盖刺激会系统性地改变中继神经元感受野内刺激的对比度。

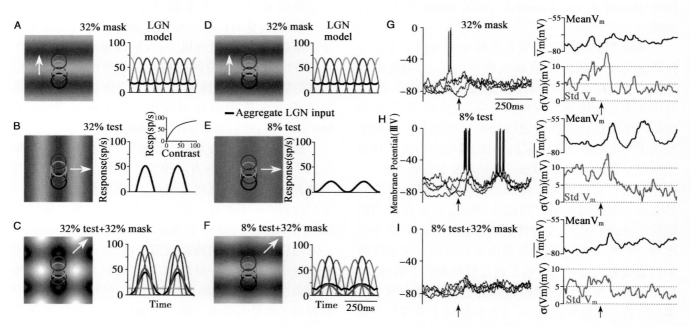

图26.3 模型中的交叉方位抑制与简单细胞的反应。(A~F)对六个不同光栅刺激的膜电位反应的预测。组分中的外膝体中继神经元的发放反应用彩色表示,图中的圆圈表示感受野中心(左边)。简单细胞的膜电位反应用黑色表示,大小等于中继神经元反应的平均。在每个图的右边中继神经元自发活动很低,发生反应修正,调谐幅度随着对比度的增加达到饱和(图B中的插图)。非线性模型预测掩盖刺激会减弱对高对比度任务刺激刺激反应的调制组分15%(C图中的黑线和灰线)及对低对比度任务刺激反应的50%(图F中黑线与灰线)。当掩盖刺激对比度为32%任务刺激对比度为8%时,初级视皮层简单细胞表现出了反方位抑制。(G~I)掩盖刺激单独呈递可以诱发去极化以及膜电位变异性的下降(G)。当对比度8%的任务刺激单独呈递时,膜电位的变异性也会下降(H),但是任务刺激与掩盖刺激同时呈现时,膜电位的变异性下降的更多,膜电位变化的标准差也一样(I)。竖直箭头表示刺激起始。(摘自Priebe & Ferster,2006。)

对于一个纯线性系统,对比度的改变并不会影响外膝体到初级视觉皮层的总体输入,但是外膝体中继神经元所表现出的对比度饱和与发放率修正明显改变了外膝体到初级视觉皮层的输入。那些没有接收亮度调制的神经元,它们的反应会下降到零,因为它们所接收的刺激的对比度为零。但是那些接收两倍对比度调制的神经元,它们的反应却并不是原来的两倍。虽然掩盖刺激使一些中继神经元接收到了两倍于原来的对比度刺激(图26.3A,C蓝色神经元),但是因为任务刺激的对比度已经接近饱和,因此对比度的增加仅仅会轻度增加神经元的反应(右图)。对于低对比度的任务刺激光栅(图26.3D~F),遮盖光栅减弱了中继神经元50%的调谐输入。

非线性模型对兴奋性中继神经元到初级视觉皮层简单细胞的输入的预测(对高对比任务光栅产生15%的抑制,对低对比任务光栅产生50%的抑制)完全与初级视觉皮层简单细胞膜电位的观察结果匹配:对高对比度任务刺激反应衰减9%,低对比度反应衰减52%(Priebe & Ferster,2006)(图26.3G)。考虑到初级视觉皮层神经元发放反应衰减的更多(29%和89%),发放阈值的非线性作用可能参与其中。与锐化方位调谐曲线的方式相同,发放阈值放大了掩盖光栅的影响。总体上,中继神经元的非线性作用从量上改变了初级视觉皮层简单神经元的反方位抑制作用(Priebe & Ferster,2006)。

注意虽然这种非线性作用导致了掩盖刺激减弱诱发的膜电位调制成分的衰减,但是它也可能导致外膝体到初级视觉皮层简单神经元平均输入的增加,预测平均膜电位会增加50%左右(图26.4F,黑线与灰线)。均值上这种大的增加并没有在实验中观测到,可能是丘脑皮层内部短期的突触抑制(Carandini,Heeger,& Senn,2002;Freeman et al.,2002),以及初级视觉皮层内部,许多简单细胞的兴奋性输入仅有一半以下来自外膝体中继神经元造成的(Chung & Ferster,1998;Ferster,Chung,& Wheat,1996)。当垂直方位的掩盖刺激叠加在任务刺激上时,皮层反应的变异性也发生了变化。这种变异性的改变也是这种增加没有被实验观察到的原因。与对比度恒定性中展示的一样,这种变异性也会被刺激对比度减弱,无论是任务刺激还是掩盖刺激。当掩盖刺激被呈现时,我们在初级视觉皮层观察到了膜电位变异性的改变,同时也观察到了膜电位到发放率转化增益的改变(图26.3G~I)。变异性对反应增益的影响可能导致了皮层内活性的降低,消除了本来应该出现的活性增加现象。和方

位调谐的对比度恒定性一样,反应变异性的这种随着对比度自我调节作用展现出了它在调控皮层反应增益中的重要作用。同样,反方位抑制也与Hubel和Wiesel提出的前馈模型一致,同时,也表明反方位抑制并不需要皮层抑制环路来参与调控方位选择性。

初级视皮层中抑制对方位选择性的影响

前面的例子中所描述的模型能够不借助任何皮层抑制完全解释初级视皮层方位选择性的形成只是在特定的假设理论下。例如在方位调谐的对比度恒定性中,变异性的改变发生在皮层以下,但是皮层抑制也许会调控变异性的改变。有效阈值的改变也可能是由膜电位变异性的改变引起的,但是也能是由兴奋和抑制平衡的改变引起的(Chance,Abbott,& Reyes,2002;Holt & Koch,1997)。接收外膝体中继神经元的初级视皮层神经元也会接收皮层内部的输入(可能40%左右的去极化由皮层输入引起)(Chung & Ferster,1998;Ferster,Chung,& Wheat,1996)。由于不同强弱兴奋抑制比都可能诱发一个去极化,因此皮层内部兴奋与抑制相互作用对皮层内神经元感受野特性的影响是不可估量的。由于这种模糊性,我们将从理论及实验上探究兴奋和抑制在皮层感受野形成中扮演怎样的作用。

为了探究方位调谐的对比度恒定性,Troyer、Krukowski及Miller在1998开始探究前馈模型,并把它扩展到皮层的兴奋与抑制上来。初级视觉皮层神经元所接受的外膝体输入包括两个组分:第一,调制性组分,这一组分的强度随着空间相位的改变而改变,并且具有方位调谐;第二,短时程的非调谐组分,这一组分对相位不敏感,也没有方位调谐。Troyer和同事指出,外膝体输入的非调制性组分会破坏对比度恒定性,同时,具有方位调谐(但对所有方位都有反应)的抑制性神经元可能会抵消这种组分。

由于抑制性神经元会抑制外膝体输入的非调制性组分,Troyer和同事认为有一部分抑制性神经元是对比度不恒定的,与兴奋性神经元恰好相反。此外,也可以构建一个模型,在这个模型中兴奋性简单神经元与大多数抑制性简单神经元是对比度恒定性的,但是其他部分抑制性神经元,它们是非方位调谐的复杂细胞,会参与抵消丘脑输入的非调谐性组分(Lauritzen & Miller,2003)。Troyer的模型预测了这两种抑制性神经元的存在,并且后一种类型的发放反应特性明显与皮层兴奋性神经元不同。研究已经证明皮层兴奋

性神经元与抑制性神经元的感受野特性存在差异,只是有多少抑制性神经元与兴奋性神经元不同还不清楚(Ahmed et al.,1997;Azouz et al.,1997;Cardin,Palmer,& Contre-ras,2007;Hirsch et al.,2003;Martin,Somogyi,& Whit-teridge,1983;Nowak,Sanchez-Vives,& McCormick,2008)。

Troyer、Krukowski 及 Miller 也提出了一个特殊的结构模型来描述兴奋性与抑制性神经元的空间偏好。他们认为,抑制性神经元汇聚在兴奋性神经元的周围,并与之相连,形成"推-拉结构模型",在这个结构模型中,如果一个特定位置上亮条纹引起兴奋性增强,那么在此位置上暗条纹就会引起抑制性增强。的确,当亮点或亮条纹在感受野的不同位置闪动时,膜电位记录确实展示了"推-拉结构模型",在感受野中同一个位置,亮点引起兴奋,暗点唤醒抑制(Hirsch et al.,1998)。这种空间感受野的"推-拉结构模型"在神经元对运动的正弦光栅的反应中也有体现,只不过此时兴奋和抑制的激活是由相位的变动造成的(Anderson,Carandini,& Ferster,2000;Ferster,1988;Monier et al.,2003;Priebe & Ferster,2006)。兴奋与抑制间"推-拉结构"关系的存在对以皮层回路为基础的皮层感受野产生了限制。

同时,Troyer 的模型预测正弦运动光栅所唤醒的抑制包含非调谐的抑制组分,这与格雷汉姆-博格、莫尼埃以及 Fregnac 在 1998 年提出的不完美的"推-拉模型"一致,此外,垂直方位光栅刺激也唤醒了清晰的兴奋与抑制,这也与 Troyer 的模型预测一致(Borg-Graham,Monier,& Fregnac,1998;Monier et al.,2003;Priebe,Lisberger,& Movshon,2006)。最后,如同 Troyer 提到的那样,大多数皮层神经元接收到的兴奋与抑制性输入,有相同的偏好方位及相似的调谐宽度(Ander-son,Carandini,& Ferster,2000;Ferster,1988;Marino et al.,2005;Monier et al.,2003)。

虽然对兴奋与抑制的检测支持了 Troyer 的理论,但是并不能区分皮层结构的这两种模型。例如,大家一致认为,抑制性输入也许比兴奋性输入有更宽的调谐(Ben-Yishai,Bar-Or,& Sompolinsky,1995;Somers,Nelson,& Sur,1995)。在这些模型中,强方位选择性是由同一层神经元间水平回响连接形成的。提到水平连接,方位选择性的二维的风车结构已经被用来模拟初级视觉皮层的功能组织了(McLaughlin,Shapley,& Shelley,2003)。沿皮层表面,最优方位的选择强度平滑地改变,然而风车结构却是不连续的。如果忽略风车中心的话,发放反应同样被方位调制(Maldonado et al.,1997;Ohki et al.,2006)。相反,接近风车中心的神经元方位调谐

更宽,变异性更大;远离风车中心的神经元则正好相反(Marino et al.,2005;Schummers,Marino,& Sur,2002,2004)。因此,皮层功能区的分布影响着突触输入,抑制或者原有的机制维持着发放层面的方位选择性。所以,初级视皮层感受野的形成似乎极大地依赖着局部皮层结构(Stimberg et al.,2009)。

在初级视觉皮层中方位选择性的表现形式也多种多样。例如,Moliere 在 2003 年指出,有些神经元的最优方位是受兴奋与抑制共同调制的,而另一些神经元它们的兴奋与抑制所偏好的方位并不相同,而是相互垂直的(Monier et al.,2003;Volgushev et al.,1993)。如此形成鲜明对比的是,上面这些模型认为产生方位选择性的兴奋性与抑制性皮层回路因素应该与皮层结构是一致的。Stimberg(2009)提出了很多理论来解释皮层回路差异产生的原因,其中之一包括了偏好方位在皮层表面的空间分布。此外,环路的多样性也许是环路因素在不同层间差异性分布的结果(Martinez et al.,2002)。一般来说上面提到的环路模型并不代表环路形成及视觉信息处理的生化基础,同时,这些机制中的一些也不能准确模拟噪音的作用。

自发活动及方位调谐的皮层动力学

通过对视觉刺激诱发的神经元反应的观察,这些详细的工作已经深刻地促进了我们对于神经元感受野的理解。但是其他的研究也从皮层网络自发活动方面来理解导致感受野形成的环路基础。在没有视觉刺激的情况下持续进行的皮层回路的自发活动,通过显示皮层回路的哪些部分同步可以使我们了解很多关于初级视觉皮层整体连接和功能结构的信息(Arieli et al.,1995,1996;Fitzpat-rick,2000;Kenet et al.,2003;Shoham et al.,1999;Tsodyks et al.,1999)。虽然在缺乏视觉刺激情况下,自发活动能够反映皮层的背景状态,但是在有视觉刺激呈现的时候,连续的活动也反映了皮层固有状态之间的动态切换。例如,通过成像技术,皮层的自发活动通常与单方位刺激诱发的活动高度相关(图 26.4A~C)(Kenet et al.,2003;Tsodyks et al.,1999)。自发活动在皮层空间上的分布也揭示了一个潜在的皮层回路,在这个环路中有相似方位选择性的神经元连接在一起。令人惊讶的是,自发的活性分布与诱发的活性分布非常相似,这种关系的强烈程度接近单方位刺激和与其诱发的方位反应的平均分布之间的关系(图 26.4C)。在实验过程中,短暂的自发活动与平均的方位反应分布之间的关系呈现高斯分布式的波动(图 26.4D)。然而,把自发的

反应分布与任意一个方位分布做相关时,却发现相关性很弱。这个任意方位分布并非由刺激引起的,只是一个随意分布,比方说把一个由刺激诱发的方位反应分布反过来。这种弱的相关性会导致相关系数只分布在一个很窄的范围之内。由于自发反应分布与所有的方向刺激反应分布的相关性都很高,因此 Grinvald 和同事们认为,初级视觉皮层连续的反应活性反映了皮层固有状态的动态改变,而这些固有状态中的一些又和方向刺激诱发的反应分布有对应关系(Goldberg, Rokni, & Sompolinsky, 2004;Kenet et al. ,2003)。

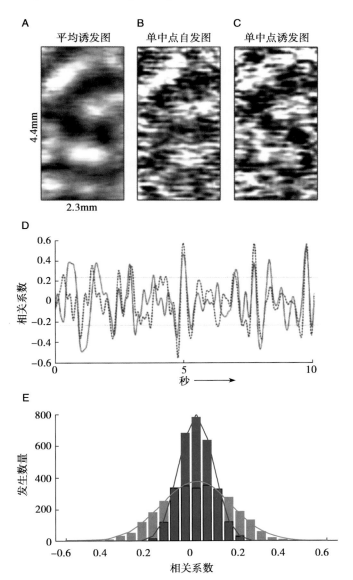

A 平均诱发图　B 单中点自发图　C 单中点诱发图

4.4mm

2.3mm

D

E

图 26.4 视皮层中自发与诱发反应分布的相似性。(A)通过平均垂直取向光栅响应提取的诱发图。(B)自发反应分布的单帧图像,与诱发反应分布高度相关。(C)垂直光栅刺激诱发的反应分布的单帧图像。(D)诱发与自发反应在皮层区域顶部(实线)与底部(虚线)分布的相关系数在时间上的变化。(E)自发反应分布与诱发反应分布(红的)或者任意分布(蓝色)之间相关系数的分布。(摘自 Kenet et al. ,2003。)

为了探究那些引起皮层动态网络行为的皮层结构与连接的作用边界,不同的模型被提了出来,这些模型都能够模拟相似的动态变化。其中一个能够很好重复这种动态变化的模型认为这是由一种具有"平衡地放大"作用的皮层网络导致的。这种回路以强的反复兴奋性为特征,并通过反馈抑制来稳定(Murphy & Miller,2009)。在此结构上,兴奋与抑制间的相互作用使皮层回路能够从那些松散的无组织输入中区分甚至放大特定的活动模式。以这种方式,噪声输入就会导致自发活动,这种自发活动调控着活动的分布模式,这种分布模式与前面光学成像观察到的刺激诱发的方位反应分布相似。

其他的研究认为自发反应与诱发反应在皮层分布上的相似性可能等同于在一个动态系统中吸引子状态之间的切换(Ben-Yishai, Bar-Or, & Sompolinsky, 1995;Goldberg, Rokni, & Sompolinsky, 2004)。从这个观点出发,皮层活性动力学被认为是为了解决吸引子的状态而存在的,而这里吸引子的状态被证明就是皮层中活性分布,这种活性分布又由网络的功能连接所决定。Gold-berg、Rokni 和 Sompolinsky 在 2004 年使用噪音引起自发放来探究视皮层这种自发活动分布是一种单一的背景状态还是多吸引子状态。这里实验者构建了一个"环形"吸引子,这个"环形"吸引子上的每一个位置都对应着一个最优方位,通过比较一个单状态模型与这个"环形"吸引子,我们了解到单一背景模型能够更好地重复出前面高斯分布的相关关系(见图 26.4C)。

虽然关于皮层自发活动和诱发活性分布相似性的问题有很多,但是连续皮层活性与诱发反应间的关系与相互作用能够让人们对环路结构、皮层网络连接以及他们在行为认知中的作用一窥究竟。

皮层自发活动的高度变异性可能会减弱反应的稳定性。这种不稳定性是强化学习的基本成分,能够使生物体适应外界环境的改变(Barto, Sutton, & Anderson,1983;Mazzoni, Andersen, & Jordan,1991)。虽然自发放的这种作用来自推测,但是初级视觉皮层确实表现出了突触可塑性(Fregnac et al. ,1988;Gilbert, Sigman, & Crist,2001;Meliza & Dan,2006)。突触可塑性能够根据动物的经历改变皮层回路的组织结构,并且能够导致感受野多样性的产生(Monier et al. ,2003;Rust et al. ,2005;Volgushev et al. ,1993)。虽然方位调谐神经元能够被理解为生物认识环境物体的边界探测器(Daugman,1985;Hubel & Wiesel,1962;Marr & Hildreth,1980;Shapley & Tol-hurst,1973),但是超出 Hubel 和 Wiesel 范例的感受野多样性能够帮助生物灵活地认知外界物体，这在生物对外界环境的探测和分析中也是可以理解的（Lampl et al. ，2004；Riesenhuber & Poggio，1999；Ullman & Bart，2004）。总结这些观点，我们可以看出，虽然是特殊的任务需求促进产生感受野产生精细的变化，但是却是自然场景的统计对称性限制了视皮层大规模的构建（Kaschube et al. ，2010；Miller，2010）。

致谢

我们感谢 Jessica Hanover 在讨论中给予的帮助，也感谢皮尤慈善信托基金会及美国国立卫生研究院（EY-019288）给予的资金资助。

参考文献

Ahmed, B., Allison, J. D., Douglas, R. J., & Martin, K. A. (1997). An intracellular study of the contrast-dependence of neuronal activity in cat visual cortex. *Cerebral Cortex, 7,* 559–570.

Alitto, H. J., & Usrey, W. M. (2004). Influence of contrast on orientation and temporal frequency tuning in ferret primary visual cortex. *Journal of Neurophysiology, 91,* 2797–2808.

Anderson, J. S., Carandini, M., & Ferster, D. (2000). Orientation tuning of input conductance, excitation, and inhibition in cat primary visual cortex. *Journal of Neurophysiology, 84,* 909–926.

Anderson, J. S., Lampl, L., Gillespie, D., & Ferster, D. (2000). The contribution of noise to contrast invariance of orientation tuning in cat visual cortex. *Science, 290,* 1968–1971.

Arieli, A., Shoham, D., Hildesheim, R., & Grinvald, A. (1995). Coherent spatiotemporal patterns of ongoing activity revealed by real-time optical imaging coupled with single-unit recording in the cat visual cortex. *Journal of Neurophysiology, 73,* 2072–2093.

Arieli, A., Sterkin, A., Grinvald, A., & Aertsen, A. (1996). Dynamics of ongoing activity: Explanation of the large variability in evoked cortical responses. *Science, 273,* 1868–1871.

Azouz, R., Gray, C., Nowak, L. G., & McCormick, D. A. (1997). Physiological properties of identified inhibitory interneurons in cat striate cortex. *Cerebral Cortex, 7,* 534–545.

Barto, A. G., Sutton, R. S., & Anderson, C. W. (1983). Neuron-like adaptive elements that can solve difficult learning control-problems. *IEEE Transactions on Systems, Man, and Cybernetics, 13,* 834–846.

Ben-Yishai, R., Bar-Or, R. L., & Sompolinsky, H. (1995). Theory of orientation tuning in visual cortex. *Proceedings of the National Academy of Sciences of the United States of America, 92,* 3844–3848. doi:10.1073/pnas.92.9.3844.

Bishop, P. O., Coombs, J. S., & Henry, G. H. (1973). Receptive fields of simple cells in the cat striate cortex. *Journal of Physiology, 231,* 31–60.

Borg-Graham, L. J., Monier, C., & Fregnac, Y. (1998). Visual input evokes transient and strong shunting inhibition in visual cortical neurons. *Nature, 393,* 369–373.

Boudreau, C. E., & Ferster, D. (2005). Short-term depression in thalamocortical synapses of cat primary visual cortex. *Journal of Neuroscience, 25,* 7179–7190.

Campbell, F. W., & Kulikowski, J. J. (1966). Orientational selectivity of the human visual system. *Journal of Physiology, 187,* 437–445.

Carandini, M., Heeger, D. J., & Senn, W. (2002). A synaptic explanation of suppression in visual cortex. *Journal of Neuroscience, 22,* 10053–10065.

Cardin, J. A., Palmer, L. A., & Contreras, D. (2007). Stimulus feature selectivity in excitatory and inhibitory neurons in primary visual cortex. *Journal of Neuroscience, 27,* 10333–10344.

Chance, F. S., Abbott, L. F., & Reyes, A. D. (2002). Gain modulation from background synaptic input. *Neuron, 35,* 773–782.

Chapman, B., Zahs, K. R., & Stryker, M. P. (1991). Relation of cortical cell orientation selectivity to alignment of receptive fields of the geniculocortical afferents that arborize within a single orientation column in ferret visual cortex. *Journal of Neuroscience, 11,* 1347–1358.

Chung, S., & Ferster, D. (1998). Strength and orientation tuning of the thalamic input to simple cells revealed by electrically evoked cortical suppression. *Neuron, 20,* 1177–1189.

Daugman, J. G. (1985). Uncertainty relation for resolution in space, spatial frequency, and orientation optimized by two-dimensional visual cortical filters. *Journal of the Optical Society of America. A, Optics and Image Science, 2,* 1160–1169. doi:10.1364/JOSAA.2.001160.

Ferster, D. (1981). A comparison of binocular depth mechanisms in areas 17 and 18 of the cat visual cortex. *Journal of Physiology, 311,* 623–655.

Ferster, D. (1986). Orientation selectivity of synaptic potentials in neurons of cat primary visual cortex. *Journal of Neuroscience, 6,* 1284–1301.

Ferster, D. (1988). Spatially opponent excitation and inhibition in simple cells of the cat visual cortex. *Journal of Neuroscience, 8,* 1172–1180.

Ferster, D., Chung, S., & Wheat, H. (1996). Orientation selectivity of thalamic input to simple cells of cat visual cortex. *Nature, 380,* 249–252.

Ferster, D., & Miller, K. D. (2000). Neural mechanisms of orientation selectivity in the visual cortex. *Annual Review of Neuroscience, 23,* 441–471.

Finn, I. M., Priebe, N. J., & Ferster, D. (2007). The emergence of contrast-invariant orientation tuning in simple cells of cat visual cortex. *Neuron, 54,* 137–152.

Fitzpatrick, D. (2000). Cortical imaging: Capturing the moment. *Current Biology, 10,* R187–R190. doi:10.1016/S0960-9822(00)00348-1.

Freeman, T. C., Durand, S., Kiper, D. C., & Carandini, M. (2002). Suppression without inhibition in visual cortex. *Neuron, 35,* 759–771.

Fregnac, Y., Bienenstock, E., Shulz, D., & Thorpe, S. (1988). A cellular analog of visual cortical plasticity. *Nature, 333,* 367–370.

Gilbert, C. D., Sigman, M., & Crist, R. E. (2001). The neural basis of perceptual learning. *Neuron, 31,* 681–697.

Goldberg, J. A., Rokni, U., & Sompolinsky, H. (2004). Patterns of ongoing activity and the functional architecture of the primary visual cortex. *Neuron, 42,* 489–500.

Hansel, D., & van Vreeswijk, C. (2002). How noise contributes to contrast invariance of orientation tuning in cat visual cortex. *Journal of Neuroscience, 22,* 5118–5128.

Hartline, H. (1938). The response of single optic nerve fibers of the vertebrate eye to illumination of the retina. *American Journal of Physiology, 121,* 106–154.

Hirsch, J. A., Alonso, J. M., Reid, R. C., & Martinez, L. M. (1998). Synaptic integration in striate cortical simple cells. *Journal of Neuroscience, 18,* 9517–9528.

Hirsch, J. A., Martinez, L. M., Pillai, C., Alonso, J. M., Wang, Q., & Sommer, F. T. (2003). Functionally distinct inhibitory neurons at the first stage of visual cortical processing. *Nature Neuroscience, 6,* 1300–1308.

Holt, G. R., & Koch, C. (1997). Shunting inhibition does not have a divisive effect on firing rates. *Neural Computation, 9,* 1001–1013. doi:10.1162/neco.1997.9.5.1001.

Hubel, D. H., & Wiesel, T. N. (1962). Receptive fields, binocular interaction and functional architecture in the cat's visual cortex. *Journal of Physiology, 160,* 106–154.

Kaschube, M., Schnabel, M., Lowel, S., Coppola, D. M., White, L. E., & Wolf, F. (2010). Universality in the evolution of orientation columns in the visual cortex. *Science, 330,* 1113–1116.

Kenet, T., Bibitchkov, D., Tsodyks, M., Grinvald, A., & Arieli, A. (2003). Spontaneously emerging cortical representations of visual attributes. *Nature, 425,* 954–956.

Kuffler, S. W. (1953). Discharge patterns and functional organization of mammalian retina. *Journal of Neurophysiology, 16,* 37–68.

Lampl, I., Ferster, D., Poggio, T., & Riesenhuber, M. (2004). Intracellular measurements of spatial integration and the MAX operation in complex cells of the cat primary visual cortex. *Journal of Neurophysiology, 92,* 2704–2713.

Lauritzen, T. Z., & Miller, K. D. (2003). Different roles for simple-cell and complex-cell inhibition in V1. *Journal of Neuroscience, 23,* 10201–10213.

Li, B., Thompson, J. K., Duong, T., Peterson, M. R., & Freeman, R. D. (2006). Origins of cross-orientation suppression in the visual cortex. *Journal of Neurophysiology, 96,* 1755–1764.

Maldonado, P. E., Godecke, I., Gray, C. M., & Bonhoeffer, T. (1997). Orientation selectivity in pinwheel centers in cat striate cortex. *Science, 276,* 1551–1555.

Marino, J., Schummers, J., Lyon, D. C., Schwabe, L., Beck, O., Wiesing, P., et al. (2005). Invariant computations in local cortical networks with balanced excitation and inhibition. *Nature Neuroscience, 8,* 194–201.

Marr, D., & Hildreth, E. (1980). Theory of edge detection. *Proceedings of the Royal Society of London. Series B, Biological Sciences, 207,* 187–217. doi:10.1098/rspb.1980.0020.

Martin, K. A., Somogyi, P., & Whitteridge, D. (1983). Physiological and morphological properties of identified basket cells in the cat's visual cortex. *Experiments in Brain Research, 50,* 193–200.

Martinez, L. M., Alonso, J. M., Reid, R. C., & Hirsch, J. A. (2002). Laminar processing of stimulus orientation in cat visual cortex. *Journal of Physiology, 540*(Pt 1), 321–333.

Martinez, L. M., Wang, Q., Reid, R. C., Pillai, C., Alonso, J. M., Sommer, F. T., et al. (2005). Receptive field structure varies with layer in the primary visual cortex. *Nature Neuroscience, 8,* 372–379.

Mazzoni, P., Andersen, R. A., & Jordan, M. I. (1991). A more biologically plausible learning rule for neural networks. *Proceedings of the National Academy of Sciences of the United States of America, 88,* 4433–4437. doi:10.1073/pnas.88.10.4433.

McLaughlin, D., Shapley, R., & Shelley, M. (2003). Large-scale modeling of the primary visual cortex: Influence of cortical architecture upon neuronal response. *Journal of Physiology (Paris), 97,* 237–252. doi:10.1016/j.jphysparis.2003.09.019.

Meliza, C. D., & Dan, Y. (2006). Receptive-field modification in rat visual cortex induced by paired visual stimulation and single-cell spiking. *Neuron, 49,* 183–189.

Miller, K. D. (2010). Neuroscience. π = visual cortex. *Science, 330,* 1059–1060.

Miller, K. D., & Troyer, T. W. (2002). Neural noise can explain expansive, power-law nonlinearities in neural response functions. *Journal of Neurophysiology, 87,* 653–659.

Monier, C., Chavane, F., Baudot, P., Graham, L. J., & Fregnac, Y. (2003). Orientation and direction selectivity of synaptic inputs in visual cortical neurons: A diversity of combinations produces spike tuning. *Neuron, 37,* 663–680.

Mooser, F., Bosking, W. H., & Fitzpatrick, D. (2004). A morphological basis for orientation tuning in primary visual cortex. *Nature Neuroscience, 7,* 872–879.

Morrone, M. C., Burr, D. C., & Maffei, L. (1982). Functional implications of cross-orientation inhibition of cortical visual cells. I. Neurophysiological evidence. [Research Support, Non-U.S. Gov't]. *Proceedings of the Royal Society of London. Series B, Biological Sciences, 216,* 335–354. doi:10.1098/rspb.1982.0078.

Morrone, M. C., Burr, D. C., & Speed, H. D. (1987). Cross-orientation inhibition in cat is GABA mediated. *Experiments in Brain Research, 67,* 635–644.

Murphy, B. K., & Miller, K. D. (2009). Balanced amplification: A new mechanism of selective amplification of neural activity patterns. *Neuron, 61,* 635–648.

Nowak, L. G., Sanchez-Vives, M. V., & McCormick, D. A. (2008). Lack of orientation and direction selectivity in a subgroup of fast-spiking inhibitory interneurons: Cellular and synaptic mechanisms and comparison with other electrophysiological cell types. *Cerebral Cortex, 18,* 1058–1078.

Ohki, K., Chung, S., Kara, P., Hubener, M., Bonhoeffer, T., & Reid, R. C. (2006). Highly ordered arrangement of single neurons in orientation pinwheels. *Nature, 442,* 925–928.

Priebe, N. J., & Ferster, D. (2006). Mechanisms underlying cross-orientation suppression in cat visual cortex. *Nature Neuroscience, 9,* 552–561.

Priebe, N. J., Lisberger, S. G., & Movshon, J. A. (2006). Tuning for spatiotemporal frequency and speed in directionally selective neurons of macaque striate cortex. *Journal of Neuroscience, 26,* 2941–2950.

Reid, R. C., & Alonso, J. M. (1995). Specificity of monosynaptic connections from thalamus to visual cortex. *Nature, 378,* 281–284.

Reig, R., Gallego, R., Nowak, L. G., & Sanchez-Vives, M. V. (2006). Impact of cortical network activity on short-term synaptic depression. *Cerebral Cortex, 16,* 688–695.

Riesenhuber, M., & Poggio, T. (1999). Hierarchical models of object recognition in cortex. *Nature Neuroscience, 2,* 1019–1025.

Rust, N. C., Schwartz, O., Movshon, J. A., & Simoncelli, E. P. (2005). Spatiotemporal elements of macaque V1 receptive fields. *Neuron, 46,* 945–956.

Schummers, J., Marino, J., & Sur, M. (2002). Synaptic integration by V1 neurons depends on location within the orientation map. *Neuron, 36,* 969–978.

Schummers, J., Marino, J., & Sur, M. (2004). Local networks in visual cortex and their influence on neuronal responses and dynamics. *Journal of Physiology (Paris), 98,* 429–441. doi:10.1016/j.jphysparis.2005.09.017.

Sclar, G., & Freeman, R. D. (1982). Orientation selectivity in the cat's striate cortex is invariant with stimulus contrast. *Experiments in Brain Research, 46,* 457–461.

Shapley, R. M., & Tolhurst, D. J. (1973). Edge detectors in human vision. *Journal of Physiology, 229,* 165–183.

Shoham, D., Glaser, D. E., Arieli, A., Kenet, T., Wijnbergen, C., Toledo, Y., et al. (1999). Imaging cortical dynamics at high spatial and temporal resolution with novel blue voltage-sensitive dyes. *Neuron, 24,* 791–802.

Skottun, B. C., Bradley, A., Sclar, G., Ohzawa, I., & Freeman, R. (1987). The effects of contrast on visual orientation and spatial frequency discrimination: A comparison of single cells and behavior. *Journal of Neurophysiology, 57,* 773–786.

Skottun, B. C., De Valois, R. L., Grosof, D. H., Movshon, J. A., Albrecht, D. G., & Bonds, A. B. (1991). Classifying simple and complex cells on the basis of response modulation. *Vision Research, 31,* 1079–1086.

Smith, M. A., Bair, W., & Movshon, J. A. (2006). Dynamics of suppression in macaque primary visual cortex. *Journal of Neuroscience, 26,* 4826–4834.

Somers, D. C., Nelson, S. B., & Sur, M. (1995). An emergent model of orientation selectivity in cat visual cortical simple cells. *Journal of Neuroscience, 15,* 5448–5465.

Sompolinsky, H., & Shapley, R. (1997). New perspectives on the mechanisms for orientation selectivity. *Current Opinion in Neurobiology, 7,* 514–522.

Stimberg, M., Wimmer, K., Martin, R., Schwabe, L., Marino, J., Schummers, J., et al. (2009). The operating regime of local computations in primary visual cortex. *Cerebral Cortex, 19,* 2166–2180. doi:10.1093/cercor/bhn240.

Tanaka, K. (1983). Cross-correlation analysis of geniculostriate neuronal relationships in cats. *Journal of Neurophysiology, 49,* 1303–1318.

Tanaka, K. (1985). Organization of geniculate inputs to visual cortical cells in the cat. *Vision Research, 25,* 357–364.

Troyer, T. W., Krukowski, A. E., & Miller, K. D. (2002). LGN input to simple cells and contrast-invariant orientation tuning: an analysis. *Journal of Neurophysiology, 87,* 2741–2752.

Troyer, T. W., Krukowski, A. E., Priebe, N. J., & Miller, K. D. (1998). Contrast-invariant orientation tuning in cat visual cortex: Thalamocortical input tuning and correlation-based intracortical connectivity. *Journal of Neuroscience, 18,* 5908–5927.

Tsodyks, M., Kenet, T., Grinvald, A., & Arieli, A. (1999). Linking spontaneous activity of single cortical neurons and the underlying functional architecture. *Science, 286,* 1943–1946.

Ullman, S., & Bart, E. (2004). Recognition invariance obtained by extended and invariant features. *Neural Networks, 17,* 833–848. doi:10.1016/j.neunet.2004.01.006.

Volgushev, M., Pei, X., Vidyasagar, T. R., & Creutzfeldt, O. D. (1993). Excitation and inhibition in orientation selectivity of cat visual cortex neurons revealed by whole-cell recordings in vivo. *Visual Neuroscience, 10,* 1151–1155. doi:10.1017/S0952523800010257.

Walker, G. A., Ohzawa, I., & Freeman, R. D. (1998). Binocular cross-orientation suppression in the cat's striate cortex. *Journal of Neurophysiology, 79,* 227–239.

第 27 章　双眼视觉的皮层组织

Ralph D. Freeman

视皮层的双眼视功能

起始于视网膜神经节细胞的早期视觉通路在丘脑外膝体的二级神经元汇集。虽然在外膝体神经元上有很少量的双眼相互作用,但是左右眼输入的第一次整合发生在初级视觉皮层。双眼生于前部的动物左右眼视区会有很大的重合。这为立体深度处理提供了基础。因此,初级视皮层是双眼视觉处理的起始阶段。

这个观点包括了双眼视觉系统基本的生理特征,焦点在视皮层中的生理机制上。在双眼视觉领域,立体深度辨别非常重要。虽然在这一章中介绍了一些立体深度方面的内容,这一卷的其他篇章也会有相关的内容给予介绍(参见第 28 章及第 57 章)。

本文尽可能地涵盖双眼视觉方面最重要的方面。然而,此文中并不包括试图总结关于双眼视觉的所有研究结果。本文主要的意图是讨论与双眼相互作用直接相关的有意义的工作。

概述

来自左右眼的输入投射到皮层的特定层中,第 4 层和第 6 层是主要的输入层。灵长类输入层中大多数细胞都是单眼的,而在猫中这一比例就要小很多(Hubel & Wiesel,1962,1968)。视觉信息通过输入层的加工然后传递到视皮层的其他层,也将双眼视觉特征传递到了其他层。如果仅仅考虑单眼视觉通路,我们会对外部视觉空间产生一个二维的分析结果。这样我们对外部世界的感知就会被限制在二维平面上。这些二维平面信息通过单眼处理得到。但是,双眼在前部有个共同特点,两只眼睛的视觉感知并非完全相同,这样就会引起左右眼输入的图像相互取代。两眼输入图像的差异会引起双眼视差,这种差异是立体深度辨别感知的充要条件。从这种处理机制来看,来自单眼的视觉信息由二维投射转变为能够被感知的三维视觉信息。这种差异为基础的立体视感知早在 19 世纪就已经通过行为任务检测而被观察到。

最早对视皮层双眼视功能的研究是在麻醉猫的 17 区,通过胞外系统的单细胞记录进行的。这些工作发现,一些神经元能够被左眼或者右眼激活。因此,如果一个神经元既能够被左眼激活又能被右眼激活的话,那么它就是双眼神经元。早期及其后续的研究都是以单眼测试来判定双眼视功能的。但是,单眼测试可能会对双眼视觉产生不准确的判断。早期的一些在猫上对双眼视功能里程碑式的研究应该被提到(Hubel & Wiesel,1962),在一些测试中,一些神经元仅仅当两只眼睛都同时呈递给刺激时才会被激活。这种发现对单眼测试为基础的双眼视觉功能的研究成果做出了极大的限制。这个研究领域后来逐渐扩大,并与视觉发育与可塑性相关联。在早期的研究中,一个最重要的检测就是对视觉发育各阶段双眼视功能程度的检测。其中的问题如下:

双眼细胞的发现被认为是与立体深度感知最直接的生理相关(Hubel & Wiesel,1962)。但是没有机制方面的研究来解释整个双眼视觉系统是怎么组成的。此后的实验把焦点放在神经元对不同深度空间位置的反应上。之后的假说是,皮层神经元直接参与了深度感知。这种研究持续了很长时间,对其中涉及生存需求的生物系统关键特征进行了研究。这种类型的研究方法一个局限性是,一个实验的结果仅仅与一个特定的结论相关联。例如,根据感受野组织化的排列方式,而非认知影响,实验者们就可能会想到皮层双眼神经元对深度信息产生反应,且双眼神经元分布也是高度组织化的。为了确立双眼细胞是深度信息辨别系统的一部分这一思想,我们有必要用行为学观测结果来拓展单细胞上的研究结果。对早期工作的扩展已经进行了,而且现在这些结果可能已经展示视皮层中的双眼细胞实际上与双眼深度辨别直接相关。

双眼视觉在心理学中最基础的应用是关于神经元怎么组合来自两只眼睛的输入。解决这个问题的方法与用于单眼系统的方法相同。最终的目的是解决神经元怎么在感受野内整合视觉输入。这个方法的目的是统一所有的机制与原因,包括单眼和双眼视觉信息处理。这个方法被证明如下。在最简单的情况下,来自两只眼睛的对称性输入以一种线性的方式进行整合,这个被展示在图 27.1A 中。在双眼输入后,一种满足双眼视觉融合的阈值机制可能被改变。另一种基本的整合方式是倍乘聚合,展示在图 27.1B 中。这种整合方式在一个皮层神经元对单眼测试无反应而对双眼刺激产生反应时就能观察到(Barlow, Blakemore, & Pettigrew, 1967; Hubel & Wiesel, 1962, 1968)。在对称性输入中,突触前抑制或突触后抑制也许会被激发,分别就像图 27.1C 和图 27.1D 展示的那样。在本文中会有大量的实验数据支持线性整合处理,这种线性整合处理结合了阈值机制。也有数据支持倍乘的双眼相互作用(Anzai, Ohzawa, & Freeman, 1999a, 1999b)。

会选择性地对那些产生不同网膜视差的刺激起反应。那些双眼视觉刺激在网膜位置上的差异对应空间中从近到远的深度差。实验设计被展示在图 27.2 中,研究神经元对从交叉到不交叉范围内视差的反应。竖直方位刺激的差异范围大约是水平刺激的三倍大。这种差异与双眼的水平置换抑制。后来的研究不同主要发生在水平与竖直差异范围的不同上(Ferster, 1981; Joshua & Bishop, 1970; LeVay & Voigt, 1988; Nikara, Bishop, & Pettigrew, 1968; von der Heydt et al., 1978)。以前的研究及分析主要以一个基础来预测结果,这个基础便是:网膜视差的发生主要是由于左右眼图片位置的移位产生的。就像上面描述的那样,视差处理也许会由于左右眼感受野内部结构的不同而产生。

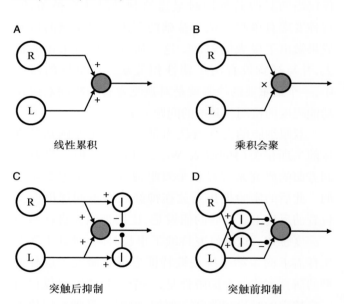

图 27.1 描述双眼输入在视皮层水平上发生汇聚的模型。左眼和右眼分别用 L 和 R 表示,抑制单元用 I 表示。

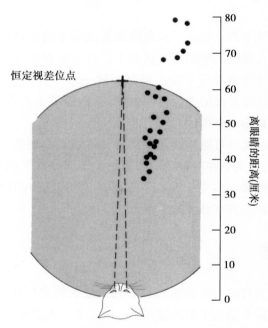

图 27.2 展示了动物在一个固定距离上注视一个弯曲切线处的屏幕。实心圆表示对从近到远的不同深度产生调谐反应的神经元。在穿过注视点的弯曲弧线上任意一点视差恒定。

忽略双眼输入信号的整合机制,就像上文提到的那样,最主要的应用在立体深度的感知上。本卷的第 28、57 及 58 章会展示这种处理的详细机制。整体来看立体深度信息处理的心理学基础,我们有如下方面的考虑。虽然对皮层双眼细胞的判断在早期的工作中就已经开始,但是第一次对立体深度信息处理机制的研究是在麻醉动物上进行的(Barlow, Blakemore, & Pettigrew, 1967)。猫初级视皮层中一些神经元被发现

在猫的视皮层发现视差敏感性神经元是一个很重要的进步。但是必须把这种发现扩展到灵长类上。由于主要的研究目标是猴子的纹状皮层,早期的研究声称,灵长类的初级视皮层没有视差敏感性细胞,而次级视皮层有一群这样的细胞(Hubel & Wiesel, 1970)。但是,并不清楚为什么当时这些研究没有在初级视觉皮层记录到视差敏感性神经元,但是后来在行为猴上的工作清楚地在初级视觉皮层以及次级视

觉皮层都记录到了对双眼视差敏感的神经元,而且皮层越高级,就有越多的神经元对视差改变敏感(Cumming & DeAngelis, 2001; Krug & Parker, 2011; Poggio & Fischer, 1977; Poggio, Gonzalez, & Krause, 1988; Poggio & Talbot, 1981; Shiozaki et al., 2012; Tanabe, Haefner, & Cumming, 2011)。在清醒行为猴上的实验显得非常重要,因为这些实验把神经生理反应与行为结合了起来。实验设计被展示在图 27.3 中。在这个实验设计中,动物被训练盯着屏幕上的一点。屏幕到动物的距离是变化的,在动物注视目标点过程中,单个的神经元被记录下来。一些细胞类型被发现,在最初的工作中,四种对深度敏感的神经元被发现:调谐兴奋性神经元、调谐抑制性神经元、近距离反应神经元、远距离反应神经元,这些展示在图 27.4 中。注意图中包括两种额外的反应类型——调谐近距离反应神经元及调谐远距离反应神经元。这两种额外的类型是后续工作所发现的(Poggio, Gonzalez, & Krause, 1988),但是深度敏感神经元按距离来分类存在概念上的问题,这种观点在其他的文章中被指出(Freeman & Ohzawa, 1990; LeVay & Voigt, 1988)。

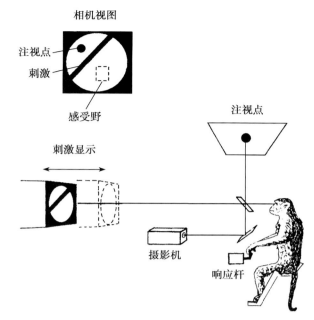

图 27.3 展示了在灵长类动物上的实验,实验中神经生理学检验与行为学检验同时进行。注视点与刺激的观察是通过分光器进行的。刺激所展示的相对深度按图中所示的方式进行改变。在不同的深度位置对皮层神经元的感受野特征进行神经生理学研究。当注视点在屏幕上出现时动物会被训练按下按键。在监视神经元的活性与行为决定过程中使用了不同的视觉图案。

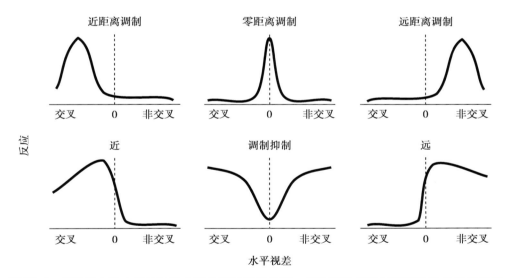

图 27.4 展示了六种皮层神经元典型的双眼反应类型。横轴表示交叉与不交叉的水平视差位置。在本划分方案中,在视差为零的位置,零调制神经元会产生反应,抑制性调制的反应会被抑制。在较近的位置,近距离反应神经元会被激活,在较远的位置,远距离反应神经元会被激活。调谐近距离反应神经元及调谐远距离反应神经元,它们的反应峰值在相对靠近中间的位置。

在最开始的研究中,实验者们并没有想到可能存在这样一个系统,在系统中视差探测与编码并不统一。构建这样一个系统的方式之一是使用一种编码方式,这种编码方式与皮层神经元的空间频率选择性及大小有关。提出这样计划的原因是,感受野的内部空间细节可能参与其中。感受野的特征,如左右眼成像的亚区,可能被作为判断双眼输入是否存在差异的依据。如果是这样,那么空间频率应该参与编码相对视差。这种方法需要对感受野内部形状与相位进行定量的分析。这种分析会提供关于双眼视差编码的信息。我们也能够决定视差处理是否涉及在不同的空间频率尺寸上神经元的相位差选择性,进一步的分析见此章的后部内容。

从单眼测试中检验双眼视觉

在早期的视皮层研究中,如果一个神经元对任意单眼输入都产生反应,那么这个神经元就被判断为双眼神经元(Hubel & Wiesel,1962)。这些主观的观察判断都来自对单眼的检测。同时,这些发现还包括,神经元对每只眼睛的视觉输入的反应强度并不完全相同,通常情况下来自一只眼睛的刺激会引起比较强的反应,而另一只眼睛的输入则引起比较弱的反应。这些结果是由相对眼优势造成的(Hubel & Wiesel,1962)。对皮层神经元双眼视觉程度比较原始的分类包括七个类型:第一个组和第七个组是完全单眼细胞;第四个组表示神经元对来自两只眼睛的视觉刺激有相同的反应强度;第二、三、五和六是双眼细胞,它们要么是对侧眼优势,要么是同侧眼优势。早期的其他一些研究,分类标准与此相同,只是对这些类型细胞标号不同而已。几乎所有的这方面的工作都有主观判断在其中。值得注意的是,在原始的分类中,第二类与第六类神经元中包括了一些神经元,单眼刺激并不能引起他们的反应,但是却可以影响对优势眼刺激的反应(Hubel & Wiesel,1962)。

在这之后,一些有意思的研究结果出现在对视觉系统的发育与可塑性上。有很多结果来自这方面的研究,在这些研究中,发育过程中双眼的状态决定了实验结果。在大多数这些通过主观性判断所获得的结果中,眼优势直方图被用来评估视觉经历的影响。很明显,没有人关注这些结果产生的实验过程。其中的问题,如上文所提到的那样,在于是用双眼分视刺激还是单眼刺激来检测双眼视功能的。一般来说,使用双眼分视刺激所激活的活性能够比单眼所激活的展示更多的双眼视功能。这可能是阈值的非线性造成的,通常刺激在一只眼睛下的输入是阈下的,不会引起反应,但是通过双眼分视输入就会引起神经元的反应。特别是,在单眼刺激下展示单眼反应的神经元在双眼分视情况下也会表现出双眼相互作用(Freeman & Ohzawa,1988,1990,1992;Freeman & Robson,1982;Ohzawa,DeAngelis,& Freeman,1996;Ohzawa & Freeman,1986a,1986b,1988)。

双眼相互作用的检测

早期对双眼相互作用的检测所使用的刺激是把单个光条或点,再或者是随机点与视差变化融合在一起形成。为了避免遗失具有相互作用的空间位置,通常使用相对较大的正弦光栅呈递到每只眼睛,以此来辨别视差敏感性神经元。在这些研究中两眼间的相对相差是变化的,以此来产生不同的双眼间相对视差(Freeman & Ohzawa,1990;Freeman & Robson,1982)。早期研究视网膜的实验中使用的是正弦光栅,这种方法也被应用到判断视网膜神经节细胞的空间整合特性中(Enroth-Cugell & Robson,1966)。双眼间刺激条件被展示在图27.5中,视皮层的简单细胞使用图中的Gabor函数来描述。曲线的横坐标表示在视网膜上的位置,纵坐标代表对亮度增益的敏感性。每条曲线中的负值部分表示OFF(撤光)亚区(对暗兴奋),正值部分表示ON(给光)亚区(对光亮兴奋),虚线部分表示理想感受野反应的高斯分布。

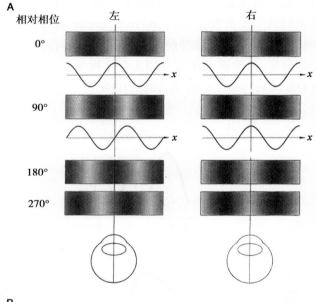

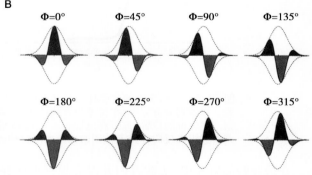

图27.5　描述了双眼相位偏移实验。图A顶部展示了左右眼相对相位偏移为0°与90°,底部表示左右眼相对相位偏移为180°与270°。图B展示了简单细胞的感受野轮廓,相位角为0°到315°,在每个相位角下Gabor函数的分布及整个感受野轮廓的高斯分布。

对于视皮层中的简单细胞,将存在相位差的光栅通过双眼分视的方法呈递给两只眼睛可能会引起发放率的增加或减小,这种增加和减小分别对应着感受野的给光和撤光亚区。这种类型的反应的例子被展示在图27.6中。最初,单眼测试被用来检测神经元的最优刺激参数。单眼测试结果及双眼分视测试结果被展示在图中。在每次刺激时,单眼刺激、双眼分视刺激、空白刺激以及无关刺激交叉呈现。在这些例子中,双眼分视刺激会诱发神经元活性产生对刺激调制的 burst 发放,这种发放对应于感受野的给光亚区,而在给光亚区与撤光亚区中不会诱发反应的相位则相互抵消。无关刺激则会引起自发活性。

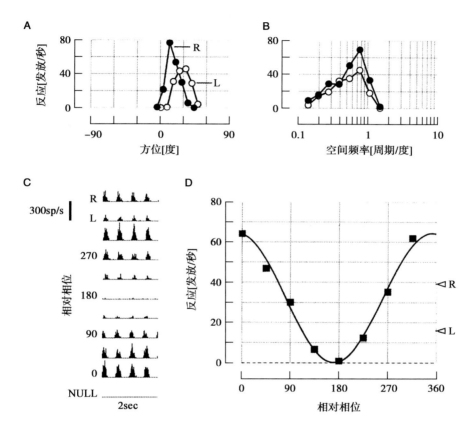

图27.6 表示视皮层中简单细胞在单眼刺激下与双眼分视刺激下的反应类型。(A,B)表示左右眼对方位和空间频率的调谐曲线;(C)单眼反应与双眼间相对相位反应的刺激后时间直方图;(D)左右眼对单眼刺激的双眼间相对相位反应。

在视皮层中,复杂细胞的反应方式则与简单细胞不同。单眼刺激所诱发的复杂细胞的发放反应通常比较强而且呈均态分布,在整个双眼间相对相位差范围内,发放活性保持恒定。那些理想状态下双眼相对相位差所引起的复杂细胞的反应被展示在图27.7中。但是也存在理想状况以外的复杂细胞反应,这些反应占了很大比例,展现出了相位特异性的相互作用,如图27.8所展示的那样。标准单眼刺激对方位及空间频率的调谐功能很弱,而且常常展现出非调制性反应。但是将双眼间相对相位差通过双眼分视展现,在反应水平上,刺激后时间直方图会表现出差异。对于这个例子,虽然单眼反应很弱,但是双眼间相对相位差强度合理。同时,由于双眼间相对相位差的作用,神经元的反应大小会存在差异,所以图27.8中展示的

相对相位调谐函数能够展示出明显的相位调谐曲线。这样的反应是在预期之外的,因为复杂细胞的给光亚区和撤光亚区是混合在一起的,所以在单眼模式下的刺激位置并不重要。如果复杂细胞感受野亚区组织与简单细胞的相同,那么复杂细胞的双眼相位调谐才有可能发生。在这种情况下,这些感受野亚区是相位特异性的,并且在神经元的输出水平上也将被保留下来。

下面我们介绍一种检测亚区组织结构的技术。在图27.9中,一个复杂细胞被呈现三种不同的刺激方式。在图A中,具有最优刺激参数(最优的朝向,最优的空间频率,最优的时间频率)的正弦光栅移动通过整个感受野,而其中一只眼睛被遮挡。这种刺激的反应结果是发放率的增加。图B展示了第二种刺激方

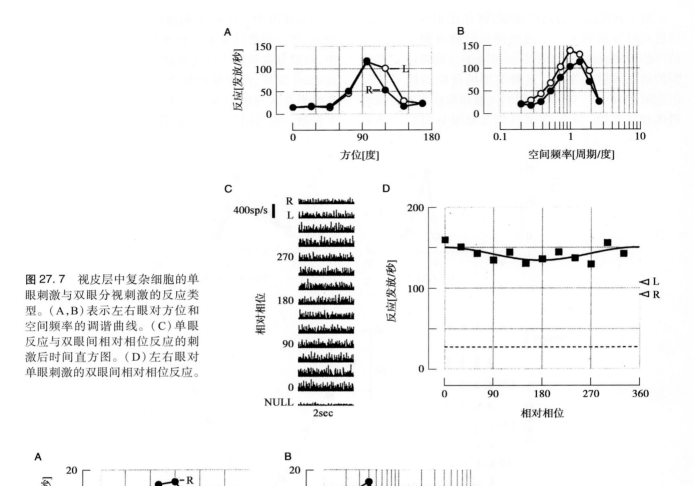

图 27.7 视皮层中复杂细胞的单眼刺激与双眼分视刺激的反应类型。(A,B)表示左右眼对方位和空间频率的调谐曲线。(C)单眼反应与双眼间相对相位反应的刺激后时间直方图。(D)左右眼对单眼刺激的双眼间相对相位反应。

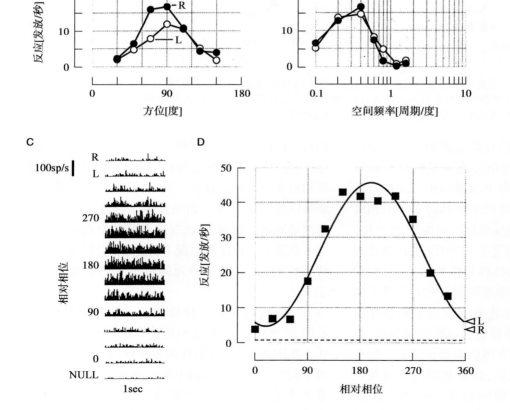

图 27.8 展示了视皮层中复杂细胞的单眼刺激与双眼分视刺激的反应类型。这种反应具有双眼相位特异性。(A,B)表示左右眼对方位和空间频率的调谐曲线。(C)单眼反应与双眼间相对相位反应的刺激后时间直方图。(D)左右眼对单眼刺激的双眼间相对相位反应。

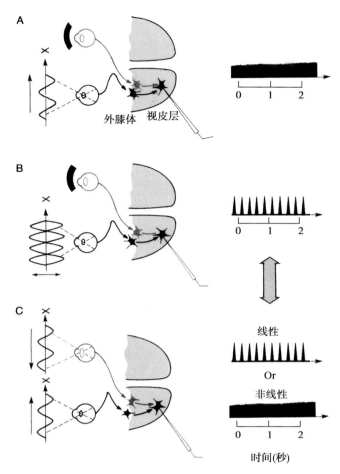

栅刺激的运动方向是相反的。因为两个相同的正弦光栅以相同的运动速率向相反的方向运动会融合形成一个单个闪烁的正弦波刺激,刺激的频率是原来融合前每一个刺激的两倍。如果展示到每一只眼睛的运动光栅刺激在视觉处理通路的早期阶段发生融合,那么最终的反应结果应该和反相位光栅刺激引起的反应相同,在这种情况下,神经元的调谐发放频率应该是光栅运动频率的两倍。这表明复杂细胞以一种线性整合的方式来整合来自每只眼睛的感受野亚单元。如果复杂细胞是以一种非线性的方式进行整合的,那么预期的神经元的反应是神经元的平均反应会增加,而不是神经元的调谐反应增加。这种可能的反应模式被展示在图 27.9C 中。

对于以上提到的刺激方式,一个示例复杂细胞的反应被展示在图 27.10 中。图中顶部两个直方图表示左右单眼的刺激反应。在这个例子中,右眼产生了调谐反应,而左眼则产生了一个很弱的调谐反

图 27.9　三种视觉刺激范式,这些刺激是为了确定双眼整合发生的阶段。在三种范式中,复杂细胞的刺激方式如下。(A)具有最优刺激参数(最优的朝向,最优的空间频率,最优的时间频率)的正弦光栅移动通过整个感受野,而其中一只眼睛被遮挡。(B)呈递到一只眼睛的运动光栅被换成了其他的光栅,这种光栅有两个相位,这两个相位相反,另外一只眼睛被遮盖。在这种刺激方式下,神经元的发放具有调谐性,而且反应频率是刺激时间频率的两倍。(C)这种方法使用与第一种相同的刺激正弦光栅,但是是双眼被呈现刺激,而不是单眼。这种刺激方式中左右眼所接受的光栅刺激的运动方向是相反的。这种刺激的结果要么具有调谐性(线性整合),要么仅仅是发放反应均值大(非线性整合)。

式,这是一种不同的单眼刺激方式。与前面的运动光栅不同,这是一种在同一位置具有相对相位的光栅,因此,光栅中的明暗成分按正弦波闪烁。在这种刺激方式下,神经元的发放具有调谐性,而且反应频率是刺激时间频率的两倍,换句话说,神经元在每个闪动周期会产生两个 burst 发放(Movshon, Thompson, & Tolhurst, 1978)。图中展示的第三种刺激方式能够对神经元感受野的亚单元一探究竟。这种方法使用与第一种相同的刺激正弦光栅,但是是双眼被呈现刺激,而不是单眼。这种刺激方式中左右眼所接受的光

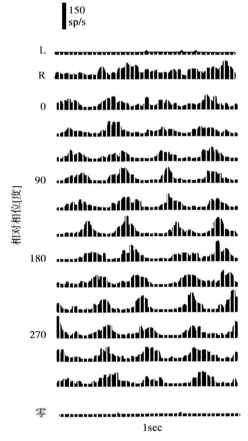

图 27.10　刺激后时间直方图展示了复杂细胞的刺激后反应样式。这个复杂细胞接收的是双眼正弦光栅刺激,两眼间光栅的运动方向相反。对于这种双眼分视刺激,神经元在 1 秒内产生了 4 个 burst 反应,而刺激的运动频率为 2Hz,这表明了又发了一个双倍频率的反应。

应。因为两只眼睛接收的刺激运动方向是相反的，所以这种反应样式表明了神经元对运动方向的选择性。但是对双眼分视的刺激模式，神经元会对所有的双眼相对相位差产生调谐发放反应。注意，反应的时间尺度是1s，而每个光栅是以2Hz的频率运动的。换句话说，细胞的发放频率应该是二倍。这些结果表明，复杂细胞是通过线性整合的方式来整合左右眼感受野亚单元的输入的。这些实验结果来自（Freeman & Ohzawa, 1988, 1992; Ohzawa & Freeman, 1986a, 1986b）。

单眼与双眼对比度选择性

探究单眼与双眼视觉处理的基本属性非常有意思。这些属性中，对比度可能是最为直接的视觉场景特征。很有可能，对比度水平的变化不一定会引起细胞产生不同的反应类型。这些实验中的大多数考虑双眼与单眼的对比度敏感性的差异的原因是由于心理学实验。一个标准观点是，双眼整合并不是仅仅偶然发生在对双眼输入比单眼输入更加有效现象的统计中。大家普遍认为双眼整合是左右眼信号输入的相互作用导致的（Blake, 1981; Blake, Sloane, & Fox,

1981; Blake & Wilson, 2011）。

一些神经生理学实验专注于这一方面的探讨，并试图将行为和心理学发现联系起来。双眼整合方面基本的神经生理学探究都来自对神经元对比度反应调谐的研究中。在单眼刺激与双眼分视刺激之间的比较中，我们可以使用神经数学函数（neurometric function）的衍生函数来对单个神经元的反应进行拟合。通常在一个研究中，对比度阈值和反应函数调谐曲线的斜率会被进行研究比较，主要是为了把行为和神经生理反应联系起来（Bradley et al., 1985）。与此有关的神经生理学发现被展示在图27.11中。一个简单细胞对左眼、右眼及双眼刺激的反应结果被展示在图A中。就像图中展示的那样，神经元的反应随对比度的log值大致呈现线性的增加。通常在双眼刺激中，高对比度水平下神经元的反应通常会达到饱和。在大多数的对比度水平下，双眼刺激诱发的反应通常比单眼所诱发的更加强一些。复杂细胞的结果与简单细胞类似，如图27.11B中展示的那样。在图中可以看见相似的反应类型。对数据进行全面的分析发现，神经元更倾向于接收双眼刺激（Anzai et al., 1995; Bradley et al., 1985）。

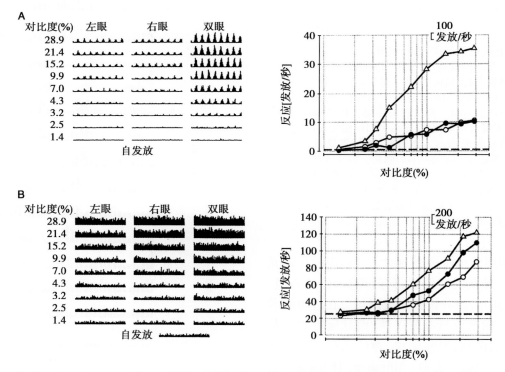

图27.11　展示了皮层神经元在单眼刺激下与双眼刺激下的对比敏感度。（A）展示了简单细胞在单眼刺激下与双眼刺激下的对比度反应曲线与刺激后时间直方图。（B）展示了复杂细胞在单眼刺激下与双眼刺激下的对比度反应曲线与刺激后时间。图中实心圆表示右眼的平均发放率，空心圆表示左眼的平均发放率，空心三角表示双眼刺激的平均发放率。自发放用虚线表示。

左右眼不对等的对比度输入

有趣的是,视皮层中对比度处理与视网膜中的相似。视网膜神经节细胞会对绝对亮度产生适应,并且视皮层神经元也会对环境对比度产生相似的反应。前人的工作研究并描述了对比度增益控制系统(Ohzawa,Sclar,& Freeman,1982,1985)。结果表明,对比度增益控制机制在一定范围的对比度值中保持高灵敏度的有效方法。双眼编码与单眼编码的比较发现了一种作用机制,这种机制主要是单眼的(Truchard,Ohzawa,& Freeman,2000)。先前对双眼刺激的研究中,两只眼睛的对比度输入是相等的。但是,如果一只眼睛接收高对比度输入,而另一只眼睛接收低

对比度输入,实验就会显得很有趣。在一种临床实验条件下,一只眼睛的视觉功能被减弱了。在自然图像刺激下,对于一个神经元来说,如果一只眼睛的对比度输入减弱,那么也会发生这样的反应。在标准心理物理学测试中,如果一只眼睛接收弱的视觉信号,那么双眼视功能(如立体视觉)也会减弱(Schor & Heckmann,1989)。然而双眼间对比度差刺激所引起的生理学结果却并不相同。如果在进行双眼相互作用的测试中,使用双眼分视刺激,同时存在双眼间相位差以及对比度差,会产生补偿性的作用,这种作用会加强弱的那只眼睛的反应,以便于双眼相互作用不会受到太大影响(Truchard,Ohzawa,& Freeman,2000)。

测试结果被展示在图27.12中。首先光栅的对比

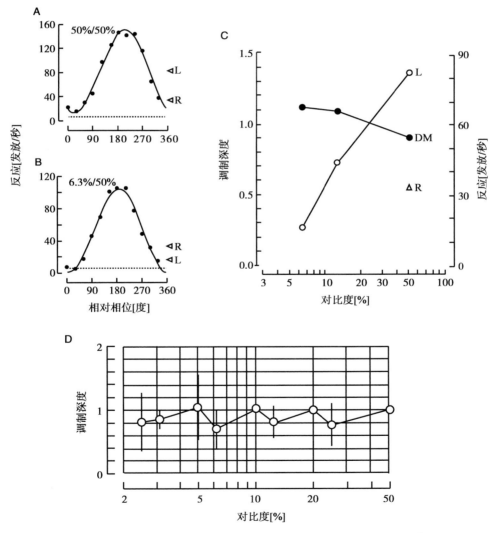

图27.12 在双眼所接受的对比度间存在大幅差异的实验条件下双眼间的相互作用。(A)双眼都接受对比度为50%的视觉刺激条件下,双眼间的相互作用。(B)一只眼睛接收对比度为50%的刺激,另一只眼睛接收6.3%对比度的刺激,双眼间的相互作用。(C)实心圆表示在四种对比度差异下,神经元的深度调谐。及一只眼睛的对比度反应曲线,右边为神经元的发放率。(D)神经元群体的深度反应调谐保持恒定,无论双眼间是否存在对比度差异。

度为50%,通过双眼分视呈递,双眼间刺激存在相位差。可以观察到很清楚的相位差反应。图中的示例细胞是一个复杂细胞,与之相同具有相位差特异性反应的神经元占大约一半。第二个刺激范式中,刺激的对比度为6.3%。如同图中展示的那样,第二种刺激范式诱发的反应几乎与第一种一样。第三种刺激中,双眼的对比度输入不同,也可以得到相似的结果,这些结果以一种定量的方式将双眼相互作用结果总结在图中。实验者们调节正弦曲线的周期使之能够更好地拟合相位特异性反应曲线,并计算深度调谐指数(depth-of-modulation index)。深度调谐指数等于正弦拟合曲线的最大值与双眼反应的均值之比。这个指数越大,双眼间相互作用就越强。在深度调谐指数比较低的时候,双眼相互作用曲线就相对比较平坦。在这种限制下,对一只眼睛的刺激就不会对另一只眼睛产生影响。深度调谐指数因此提供了一个量的指标,通过这个指标我们可以看到一只眼睛对神经元反应的影响。对于这个指数,来自另一只眼睛的兴奋性输入被用作参考。

以上数据总结性的结果被展示在图27.12C中。左边的纵轴为调谐深度。很明显可以看出,一只眼睛的对比度变化,对深度调谐没有多大影响,这与两只眼睛输入相同的对比度所产生的结果很相似。对一群细胞呈现这种刺激,可以观察到相同的结果。这种发现的总结被展示在图27.12D中。很显然,双眼间对比度输入的差异对深度调谐指数有很小的影响。这些结果表明在单眼水平上存在一种对比度增益减弱系统(Truchard,Ohzawa,& Freeman,2000)。

这些实验数据展示了一种很清楚的补偿机制,这种机制使双眼间相互作用保持恒定。低对比度刺激的呈现似乎会提高阈值线,这会导致来自弱刺激眼的信号的突触输入增加。在这种补偿过程中存在两种机制。第一种机制,阈值机制的作用,这种作用与左右眼信号输入的汇聚有关。来自单眼或者双眼强的信号输入会引起超过阈值水平的发放。由于单眼输入会提高阈值,因此双眼都会受到影响,这可能会导致双眼间对比度增益控制的传递。第二种机制是对比度增益控制机制。这种机制是单眼性质的,在一只眼睛与皮层神经元间及突触层面上起作用。这种机制可能会导致低和高对比度刺激分别呈递到左右眼时,双眼相互作用的恒定。

如同上文提到的,这些结果的有趣之处在于使用眼优势的方法来判断双眼视觉。通过双眼分视给两只眼睛呈递不同对比度的刺激会在输入水平上改变眼优势。在视皮层水平上对比度是改变输入强度的刺激参数。虽然在实验中对比度增益控制机制所起的作用难以估量,但是对一个皮层神经元的整体输入会被刺激的强度所改变。实际上,这改变了皮层神经元的眼优势,因此这是人为造成的改变,同时也是临时的属性。其中让人惊讶的发现是,无论双眼间刺激强度的差异有多大,双眼间相互作用依旧能够保持恒定。在标准电生理检测中,眼优势的范围可能是遗传妥协的结果造成的,因为遗传上很难控制每一个皮层神经元都有平衡的双眼输入。实验中检测到的眼优势差异也许对双眼视功能来说相对并不重要。这种眼优势的分类也许只是存在于实验室,而在清醒行为动物的双眼视功能形成中并不存在。

双眼视觉的可塑性

视觉系统的发育与可塑性包含了很多方面的内容,这些内容会在本卷的其他章节讲述。但是这里会有一个简短的介绍,因为这部分内容强调了通过观察双眼分视刺激诱发的反应特征来研究双眼视觉的生理学组织有多重要。一个基本问题是双眼视觉功能的发育起始的时间问题。通过在小猫和灵长类进行双眼分视刺激研究,可以很清楚地知道双眼视觉的生理结构基础在很早就已经可以表现出双眼视觉功能了(Freeman & Ohzawa,1992)。双眼分视刺激的重要性会体现在下面的例子中(图27.13)。这个示例来自出对生后3周的小猫的皮层神经元的记录。每只眼睛的标准方位调谐曲线及空间频率调谐曲线被展示在图中。对于一只眼睛来说,功能似乎是正常的,但是另外一只眼睛又完全缺乏反应。通过双眼分视刺激把具有相位差的光栅呈递给两只眼睛,我们可以很清楚地看到调谐反应。在这种情况下,调谐反应其实已经被减弱了。在单眼刺激时不能诱发神经元产生调谐反应的那只眼睛会对双眼分视刺激的反应模式产生抑制。图中也展示一个相同光栅重复刺激范式也会产生与前面相同的结果。这些发现清楚地展示,在单眼刺激中没有产生诱发反应的那只眼睛其实也与双眼分视刺激研究中的神经元是相连的。换句话说,从单眼刺激试验中得来的结论可能是错误的。这一类型的实验有很多相似的例子(Freeman & Ohzawa,1988,1990,1992;Freeman & Robson,1982;Ohzawa,DeAngelis,& Freeman,1990,1996;Ohzawa & Freeman,1986a,1986b)。因此结论是,双眼分视刺激对于研究双眼视功能是必须的。

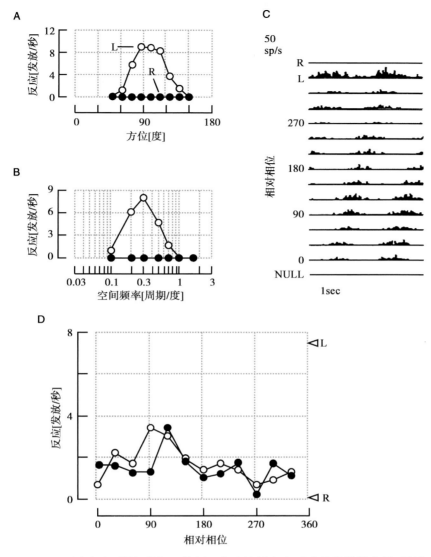

图 27.13 展示了双眼间的相互作用。实验结果来自不成熟的视觉皮层,通过单眼刺激,右眼对方位刺激(A)以及空间频率刺激(B)都没有反应(实心圆),但是展示双眼间相互作用的刺激后时间直方图(C)依旧清楚地证明了在单眼刺激中没有反应的那只眼睛表现出了抑制作用。(D)展示了双眼间相对相位差异反应调谐。图中空心圆和实心圆代表两次单独测试,它们产生了一致的结果。

视皮层中进行深度信息辨别的神经元的适应现象

重复的或扩大的感觉刺激曾经被用来研究神经元的连接。一般来说适应过程会诱导神经元对后续的相同刺激的敏感性降低。为了对这方面进行研究,实验者们检测了行为学以及神经生理学中不同的视觉刺激反应属性(Blakemore & Campbell,1969;Blakemore & Hague,1972;Blakemore & Sutton,1969;Duong & Freeman,2007;Sanchez-Vives,Nowak,& McCormick,2000a,2000b)。在对后续的重复刺激的适应过程中,除了反应强度会出现减少,反应特异性也会表现下降,比方说对方位、方向空间频率等的调谐反应(Marlin,Douglas,& Cynader,1993;Movshon & Lennie,1979;Muller et al.,1999)。最近有很多研究关注初级视皮层神经元对双眼深度信息的适应。在这些研究中,通过双眼分视刺激,皮层神经元被长时间呈递正弦光栅,这些正弦光栅在双眼间具有相对相位差值。皮层神经元会对这种刺激产生适应。皮层神经元在对最优、接近最优及非最优双眼间相位位置适应前后,双眼间相位调谐曲线都会被产生并进行前后比较。结果发现在对最优相位值产生适应后神经元在对后续的刺激反应强度出现明显衰减。对于非最优相位刺激,适应对后续刺激影响很小。而对中间相位刺激适应后,神经元的调谐曲线与适应前的调谐不同。神经元对最优和非最优的相位差刺激适应前后,双眼间相位差调谐曲线被展示在图 27.14 中。对于图中展示的神经元,神经元在对非最优刺激适应后,相

位差调谐曲线变化最小,而在对最优相位差刺激适应后,神经元的相位差调谐曲线变化最大。这些示例结果展示了适应对调谐曲线的一般性影响,也就是对最优相位差刺激的适应会对后续的相同刺激的反应产生比较大的抑制作用,而非最优相位差刺激产生的适应则影响很小(Duong,Moore,& Freeman,2011)。

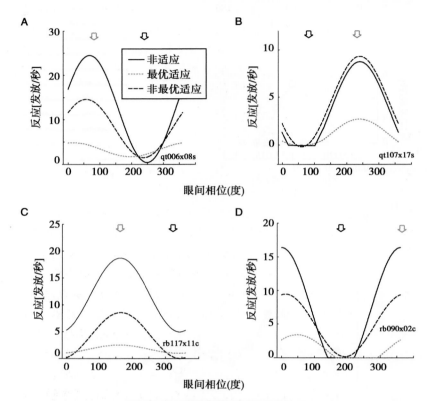

图 27.14 不同的双眼视差适应中,四个典型细胞的反应(A 和 B 是简单细胞,C 和 D 是复杂细胞)。每个子图中的实线表示没有适应时的反应,短线虚线表示最优刺激适应条件下的反应,点虚线表示非最优刺激适应条件下的反应。黑空心箭头表示非最优相位,灰色空心箭头表示最优相位。

双光子钙成像

在双眼视觉的组织功能的研究中所使用的方法大多数都是以中枢视觉通路单细胞和多细胞记录为基础的。就像在大多数学科中新方法通常能够带来前人实验中观察不到的结果。现在的研究中,相对较新的研究发放是双光子钙成像。在这种方法中钙指示剂被注射到皮层表面以下,为了能够对神经元群体进行染色。因此,通过双光子成像,一个大的细胞群体就能够被观察和分析。双光子钙成像技术也可以被用来从一个皮层区域的邻近细胞群体中来找到对单眼或双眼分视刺激有反应的神经元。一个研究报道发现(Kara & Boyd,2009),眼优势的局部环路是从单眼区域到双眼区域平滑过渡的。对于眼优势和双

眼视差的局部分布,皮层中也存在可测量的梯度变化。结果表明眼优势并不会与双眼视差调谐特异性相关。另一方面,也可以通关双光子钙成像展示眼优势和双眼视差的精准分布(Kara & Boyd,2009)。

总结

来自每只眼睛的输入信息在生理学上的整合为双眼系统,一些很基本因素被认为与此有关。左右眼观察到的视觉空间会存在视角上轻微的差异,该视角随眼距变化而变化。由此产生的视网膜或者双眼视差是立体深度信息辨别的充要条件。双眼视觉的主要研究目标是关于立体视觉功能的,这一卷的其他章节对此进行了详细讲述(Parker 的第 28 章和 Schor 的

第58章）。在这一章中主要展示了单眼视觉测试不足以来评估双眼视功能。同时,通过单眼测试来进行眼优势检测可能会产生且明显不准确。由于每只眼睛的输入对给定皮层细胞的影响很小,因此单眼测试会低估双眼的相互作用。唯一的解决方式就是避免使用单眼测试,在定量分析中使用双眼分视呈现。在这一章中所给的示例结果都是通过双眼分视呈现具有相位差的正弦光栅刺激来得到的。通过参考对比度处理说明了双眼视觉相对于单眼视觉的优势。一个预料之外且有趣的结果来自使用左眼光栅和右眼光栅间对比度的差异来进行双眼相互作用的检测。令人惊讶的结果是发现了双眼间相对恒定的相互作用。对比度增益控制机制被认为与该结果有关。但是,使用左眼光栅和右眼光栅间对比度差异可以人为地改变双眼间眼优势。然而这些结果还表明在视知觉认知过程中,一种补偿机制抵消了眼优势差异。最后,一种相对较新的技术,双光子钙成像可以被用来说明双眼视觉系统中双眼间重要的相互作用。

致谢

感谢国家眼科研究所(National Eye Institute)对我们双眼视觉研究的支持。文中所涉及的研究主要来自于 Izumi Ohzawa,Greg DeAngelis,和 Aki Anzai。

参考文献

Anzai, A., Bearse, M. A., Jr., Freeman, R. D., & Cai, D. (1995). Contrast coding by cells in the cat's striate cortex: Monocular vs. binocular detection. *Visual Neuroscience, 12,* 77–93.

Anzai, A., Ohzawa, I., & Freeman, R. D. (1999a). Neural mechanisms for encoding binocular disparity: Receptive field position versus phase. *Journal of Neurophysiology, 82,* 874–890.

Anzai, A., Ohzawa, I., & Freeman, R. D. (1999b). Neural mechanisms for processing binocular information I. Simple cells. *Journal of Neurophysiology, 82,* 891–908.

Barlow, H. B., Blakemore, C., & Pettigrew, J. D. (1967). The neural mechanism of binocular depth discrimination. *Journal of Physiology, 193,* 327–342.

Blake, R. (1981). Binocular rivalry and perceptual interference. *Perception & Psychophysics, 29,* 77–78. doi:10.3758/BF03198843.

Blake, R., Sloane, M., & Fox, R. (1981). Further developments in binocular summation. *Perception & Psychophysics, 30,* 266–276. doi:10.3758/BF03214282.

Blake, R., & Wilson, H. (2011). Binocular vision. *Vision Research, 51,* 754–770.

Blakemore, C., & Campbell, F. W. (1969). Adaptation to spatial stimuli. *Journal of Physiology, 200,* 11P–13P.

Blakemore, C., & Hague, B. (1972). Evidence for disparity detecting neurones in the human visual system. *Journal of Physiology, 225,* 437–455.

Blakemore, C., & Sutton, P. (1969). Size adaptation: A new aftereffect. *Science, 166,* 245–247.

Bradley, A., Skottun, B. C., Ohzawa, I., Sclar, G., & Freeman, R. D. (1985). Neurophysiological evaluation of the differential response model for orientation and spatial-frequency discrimination. *Journal of the Optical Society of America. A, Optics and Image Science, 2,* 1607–1610. doi:10.1364/JOSAA.2.001607.

Cumming, B. G., & DeAngelis, G. C. (2001). The physiology of stereopsis. *Annual Review of Neuroscience, 24,* 203–238.

Duong, T., & Freeman, R. D. (2007). Spatial frequency-specific contrast adaptation originates in the primary visual cortex. *Journal of Neurophysiology, 98,* 187–195.

Duong, T., Moore, B. D., IV, & Freeman, R. D. (2011). Adaptation changes stereoscopic depth selectivity in visual cortex. *Journal of Neuroscience, 31,* 12198–12207.

Enroth-Cugell, C., & Robson, J. G. (1966). The contrast sensitivity of retinal ganglion cells of the cat. *Journal of Physiology, 187,* 517–552.

Ferster, D. (1981). A comparison of binocular depth mechanisms in areas 17 and 18 of the cat visual cortex. *Journal of Physiology, 311,* 623–655.

Freeman, R. D., & Ohzawa, I. (1988). Monocularly deprived cats: Binocular tests of cortical cells reveal functional connections from the deprived eye. *Journal of Neuroscience, 8,* 2491–2506.

Freeman, R. D., & Ohzawa, I. (1990). On the neurophysiological organization of binocular vision. *Vision Research, 30,* 1661–1676.

Freeman, R. D., & Ohzawa, I. (1992). Development of binocular vision in the kitten's striate cortex. *Journal of Neuroscience, 12,* 4721–4736.

Freeman, R. D., & Robson, J. G. (1982). A new approach to the study of binocular interaction in visual cortex: Normal and monocularly deprived cats. *Experiments in Brain Research, 48,* 296–300.

Hubel, D. H., & Wiesel, T. N. (1962). Receptive fields, binocular interaction and functional architecture in the cat's visual cortex. *Journal of Physiology, 160,* 106–154.

Hubel, D. H., & Wiesel, T. N. (1968). Receptive fields and functional architecture of monkey striate cortex. *Journal of Physiology, 195,* 215–243.

Hubel, D. H., & Wiesel, T. N. (1970). Stereoscopic vision in macaque monkey: Cells sensitive to binocular depth in area 18 of the macaque monkey cortex. *Nature, 225,* 41–42.

Joshua, D. E., & Bishop, P. O. (1970). Binocular single vision and depth discrimination. Receptive field disparities for central and peripheral vision and binocular interaction on peripheral single units in cat striate cortex. *Experiments in Brain Research, 10,* 389–416. doi:10.1007/BF02324766.

Kara, P., & Boyd, J. D. (2009). A micro-architecture for binocular disparity and ocular dominance in visual cortex. *Nature, 458,* 627–631.

Krug, K., & Parker, A. J. (2011). Neurons in dorsal visual area V5/MT signal relative disparity. *Journal of Neuroscience, 31,* 17892–17904.

LeVay, S., & Voigt, T. (1988). Ocular dominance and disparity coding in cat visual cortex. *Visual Neuroscience, 1,* 395–414.

Marlin, S., Douglas, R., & Cynader, M. (1993). Position-specific adaptation in complex cell receptive fields of the cat striate cortex. *Journal of Neurophysiology, 69,* 2209–2221.

Movshon, J. A., & Lennie, P. (1979). Pattern-selective adaptation in visual cortical neurones. *Nature, 278,* 850–852.

Movshon, J. A., Thompson, I. D., & Tolhurst, D. J. (1978). Receptive field organization of complex cells in the cat's striate cortex. *Journal of Physiology, 283*, 79–99.

Muller, J. R., Metha, A. B., Krauskopf, J., & Lennie, P. (1999). Rapid adaptation in visual cortex to the structure of images. *Science, 285*, 1405–1408.

Nikara, T., Bishop, P. O., & Pettigrew, J. D. (1968). Analysis of retinal correspondence by studying receptive fields of binocular single units in cat striate cortex. *Experiments in Brain Research, 6*, 353–372.

Ohzawa, I., DeAngelis, G. C., & Freeman, R. D. (1990). Stereoscopic depth discrimination in the visual cortex: Neurons ideally suited as disparity detectors. *Science, 249*, 1037–1041.

Ohzawa, I., DeAngelis, G. C., & Freeman, R. D. (1996). Encoding of binocular disparity by simple cells in the cat's visual cortex. *Journal of Neurophysiology, 75*, 1779–1805.

Ohzawa, I., & Freeman, R. D. (1986a). The binocular organization of complex cells in the cat's visual cortex. *Journal of Neurophysiology, 56*, 243–259.

Ohzawa, I., & Freeman, R. D. (1986b). The binocular organization of simple cells in the cat's visual cortex. *Journal of Neurophysiology, 56*, 221–242.

Ohzawa, I., & Freeman, R. D. (1988). Binocularly deprived cats: Binocular tests of cortical cells show regular patterns of interaction. *Journal of Neuroscience, 8*, 2507–2516.

Ohzawa, I., Sclar, G., & Freeman, R. D. (1982). Contrast gain control in the cat visual cortex. *Nature, 298*, 266–268.

Ohzawa, I., Sclar, G., & Freeman, R. D. (1985). Contrast gain control in the cat's visual system. *Journal of Neurophysiology, 54*, 651–667.

Poggio, G. F., & Fischer, B. (1977). Binocular interaction and depth sensitivity in striate and prestriate cortex of behaving rhesus monkey. *Journal of Neurophysiology, 40*, 1392–1405.

Poggio, G. F., Gonzalez, F., & Krause, F. (1988). Stereoscopic mechanisms in monkey visual cortex: Binocular correlation and disparity selectivity. *Journal of Neuroscience, 8*, 4531–4550.

Poggio, G. F., & Talbot, W. H. (1981). Mechanisms of static and dynamic stereopsis in foveal cortex of the rhesus monkey. *Journal of Physiology, 315*, 469–492.

Sanchez-Vives, M. V., Nowak, L. G., & McCormick, D. A. (2000a). Cellular mechanisms of long-lasting adaptation in visual cortical neurons in vitro. *Journal of Neuroscience, 20*, 4286–4299.

Sanchez-Vives, M. V., Nowak, L. G., & McCormick, D. A. (2000b). Membrane mechanisms underlying contrast adaptation in cat area 17 in vivo. *Journal of Neuroscience, 20*, 4267–4285.

Schor, C., & Heckmann, T. (1989). Interocular differences in contrast and spatial frequency: Effects on stereopsis and fusion. *Vision Research, 29*, 837–847.

Shiozaki, H. M., Tanabe, S., Doi, T., & Fujita, I. (2012). Neural activity in cortical area V4 underlies fine disparity discrimination. *Journal of Neuroscience, 32*, 3830–3841.

Tanabe, S., Haefner, R. M., & Cumming, B. G. (2011). Suppressive mechanisms in monkey V1 help to solve the stereo correspondence problem. *Journal of Neuroscience, 31*, 8295–8305.

Truchard, A. M., Ohzawa, I., & Freeman, R. D. (2000). Contrast gain control in the visual cortex: Monocular versus binocular mechanisms. *Journal of Neuroscience, 20*, 3017–3032.

von der Heydt, R., Adorjani, C., Hanny, P., & Baumgartner, G. (1978). Disparity sensitivity and receptive field incongruity of units in the cat striate cortex. *Experiments in Brain Research, 31*, 523–545.

第28章　双眼视觉深度的皮层通路

Andrew J. Parker

概述

在生物进化过程中,协调使用双眼来辨别深度信息的能力,在大部分动物物种中仅在有限程度上发生。人类和其他一些物种有一个共同的特征,就是双眼朝向前方。这种双眼协作的优势是能够使用双眼在水平位置上分离来获取自己前面视觉场景的轻微不同视角(Parker,2004)。这种不同的视角能够导致左右眼接收的视觉场景存在细微差异。大脑能够利用这些差异使人或动物获得立体深度信息,并在视觉拥挤的环境中分割目标,从而有可能去掉阻挡在目标物体前的"伪装"。

双眼面向前方的程度因物种而异。在哺乳动物中,猫和灵长类(包括人)的双眼在前部几乎完全对齐,其他哺乳动物的对齐程度就相对较低。因此,双眼能够同时检测的视觉区域(双眼重合程度)的大小可能就会因物种而不同了。从双眼视觉的神经结构组织来看,很明显鸟类双眼视觉的形成,如猫头鹰(Nieder & Wagner,2001),在生物进化上已经完全和哺乳动物的双眼视觉分开了。最近比较生物学对猫头鹰和哺乳动物的研究发现它们在立体视觉上有很强的相似性(van der Willigen et al. ,2010)。猫头鹰和哺乳动物在进化历史上是独立进行进化的,导致它们之间这种相似性的原因现在依旧未知。

图28.1展示了双眼在水平位置上的分离怎么以一种简单的方式来使我们探测到双眼视觉重合视域中物体位置的深度差异的。左右眼视线的几何学以及可见物体到视网膜的光学投影表明,视觉场景中物体位置的深度差异可以被转换成左右眼视觉场景中可见物体的位置差异。这种小的差异被称为水平视差。虽然图28.1很好地展示了存在所有立体视觉系统(生物的或者人造的)中,构建双眼视差与立体视觉的几何学原则,但是从视觉场景到双眼成像的光学投影的数学结构基础却远不是这么简单。双眼的水平分离,也能够产生小的竖直视差:一根接近左眼的竖直杆,在左眼投射的物像肯定比在右眼投射的物像在竖直方向上更为狭长,这仅仅是因为这根杆离左眼更近而已(Bishop,1989;Mayhew & Longuet-Higgins,1982)。随着眼球的运动,复杂性更大,这主要是因为当眼睛对上下视域中目标物体聚焦后,每只眼睛会随着视线旋转。在行为和认知中这种竖直方位上的视差(以及在聚焦过程中双眼的旋转)已经被广泛地研究(Read,Phillipson,& Glennerster,2009;Schreiber,Tweed,& Schor,2006)。令人惊讶的是当前在对视皮层立体深度调谐神经元的生理学研究中,这种复杂性并没有得到很大的关注,尤其是不同视觉皮层在其中所起的作用更是研究的比较少。但是事实上,对立体深度成像的几何学基础的研究并没有影响当前在生理学上的研究,这表明可能对于双眼神经元我们了解的太少。

左右眼视觉信号的汇合

左右眼视觉信号是通过不同的视觉通路来传递的。神经元对立体视觉深度信息的反应,以及其他的视觉功能(包括双眼位置的调控和相对于头部的视觉方位认知的产生等)都需要对双眼输入信号进行融合。这些视功能的需求在于,感受野中保留有左眼视网膜区域的神经元应该与感受野中保留有右眼视网膜区域的双眼神经元相连。神经元感受野中所保留的左右眼视网膜区域是相互对应的,这就意味着在左右眼自然地看向外部世界时,左右眼中这种一一对应的视网膜区域会接受来自外部世界同一个物体的光学投影(见图28.1)。对此进一步的解释是,当物体的投射线穿过每只眼睛的光学中心到达视网膜上的投射点与视轴形成相同的夹角,投射位点在左右眼中是呈几何学对应的,这里视轴被定义为从中央凹出发穿过眼睛的光学中心的线。

左右眼视觉信号在单个神经元上的汇合

接收单眼信息输入的神经元,如果它们所接受的单眼物体投射位点与其他神经元接受的物体在另一只眼睛中的投射位点相互对应,那么这些具有对应物体投射位点的神经元到中枢双眼神经元兴奋性投射

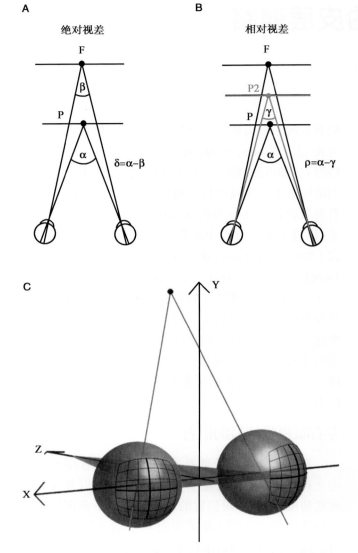

A 绝对视差

B 相对视差

δ=α-β

ρ=α-γ

C

图 28.1　左右眼视网膜中的立体视差。(A,B)绝对和相对水平立体视差。眼睛注视正前方一个点。(A)点 P 的绝对视差是以点 P 与眼睛视轴的夹角来计算的。(B)点 P1 与P2 之间的相对视差并不依赖于双眼视轴的对齐。两个视觉特征间的相对视差的计算并不用参考双眼坐标系。(C)垂直视差的产生。眼睛注视中线上一点(x,y,z)=(0,0,8)。每个视网膜上都有一个方位角-高度坐标系统(以中央凹为坐标原点)。粗黑线标记了水平和竖直经线;亮细线标记了每隔 15°的经线。粉红线是视轴,也就是注视点到每只眼中央凹的连线。彩色散射线代表了物体在视网膜上的投射(-6,6,10)。比较蓝色和红色线与每个视网膜坐标系相交的位置时,很明显可以看到物体在右眼的投射位置要比在左眼中的投射位置要低(from Serrano-Pedraza, Phillipson, & Read,2010)。

的汇聚就能够产生双眼整合。当特定位点上的物体的视觉刺激同时呈递到左眼和右眼时,中枢双眼神经元才能获得最强的视觉刺激。能够使双眼神经元获得最强刺激的方式有很多,但是在自然状况下只有一种方式,那就是,距离双眼特定距离的视觉刺激将会

同时到达左眼与右眼中相互对应的投射位点。随着刺激在远离这个特定位点的深度上向前或者向后移动时,中枢双眼神经元的反应都会减弱(Barlow, Blakemore, & Pettigrew, 1967;Poggio, Gonzalez, & Krause,1988),这主要是因为偏离这一特定位点(或最优位点),物体在单眼或两只眼睛上的投射位点就与原来相互对应的投射位点不能重合,因此,与此位点有关的中枢双眼神经元的反应就减弱了。

当然,当视觉世界中的刺激从一边移动到另一边(水平移动),而不是前后移动(深度方位上的移动),双眼神经元的反应也会减弱。这表明了一个关于单个感觉神经元信号传递的一般性的观点,那就是,单个感觉神经元信号并没有清晰地展示外部世界中一个特殊的事件或者改变。这些信号只是展示了相对改变,但是要想准确地知道是什么引起了这种改变,依旧需要对来自神经元群体的信号进行分析。这里我们想表达的是,这已经不仅是简单寻找对双眼视差敏感的神经元。目的必须是找到反应特性与知觉行为某些特征相匹配的神经元。

从功能上来讲,双眼产生视差敏感性神经信号,这种视差是基于对双眼注视点周围进行协同组织框架计算而得来的,同样注视点周围的视觉信息也是由双眼采集得到的。想象一下,一个双眼神经元,它的投射结构基础是汇聚左右眼视网膜上投射点的信号输入。当双眼注视同一个目标时,会引起双眼对它们前面的目标物体成像,这时双眼神经元不可避免地就会对落在感受野内的视觉刺激的视差改变产生反应。这种反应敏感性涉及绝对视差,因为它依赖于单个的目标与双眼神经元敏感区域准确的几何对齐(Cumming & Parker,1999;Wes-theimer,1979)。但是行为学上,人类的知觉系统对绝对视差的改变并不敏感。对于我们的认知行为来说一对目标物体间的相对视差更为突出,而且也具有更高的视觉提示效应。在过去十年内,这种区别是许多研究的中心任务。

外膝-纹状体通路

外膝-纹状体通路是由丘脑皮层的外膝体中继神经元的轴突到初级视皮层(或者纹状皮层)的投射形成的。在丘脑内部和它的向外投射中,初级兴奋性的信号可以特异性地追踪到某一只单眼。有研究发现,外膝体中神经元放电受双眼的影响。但是相关的实验证据表明这只是来自离皮层纤维的下行调节的影

响(Schmielau & Singer, 1977)。

因此,外膝体-纹状体信号传导通路中的初级视皮层是双眼融合发生的第一站。同样地,虽然对外膝体到纹状体的连接已经研究了很多年,但是这一位点依然是双眼视觉通路中最有意义的一站(Hubel & Wiesel, 1962)。这种结合产生了对特征的双眼视觉表征反应的神经元。神经元双眼视觉的判定是通过两种不同的方式来检测的,一种是检测神经元对每只单眼刺激的反应,另一种是检测神经元对双眼联合刺激的反应。

单眼刺激的反应已经用眼优势的概念进行了总结。也就是神经元的反应可能受到来自一只眼睛(左眼或右眼)的信号输入所主导,或者神经元对两只眼睛信号输入的响应强度相等。对于眼睛分布在身体两侧的动物来说,来自每只眼睛的视觉信号的输入是通过跨过大脑中线的视觉通路从一边向另一边进行传导的。因此,左眼与大脑右侧相连,产生对侧信号,而相似地右眼和大脑左侧相连。在双眼位于身体前部的动物中,左眼与大脑左侧连接,右眼与大脑右侧连接,视觉神经通路不跨越中线。这些通路运载同侧信号。视觉反应的眼优势最初由 Hubel 和 Wiesel 用 7 分制进行评估。1 和 7 是完全单眼细胞,其中 1 是同侧眼完全优势,7 是对侧眼完全优势;4 表示神经元对来自两只眼睛的视觉刺激有相同的反应强度;2、3、5 和 6 是双眼细胞,5 和 6 是对侧眼优势,2 和 3 是同侧眼优势(Hubel & Wiesel, 1962)。在最近的研究中,根据对神经元反应进行定量分析,他们使用一种从 0 到 1 的连续的眼优势指数(ODI)来衡量眼优势的程度,其中 1 是纯粹的单眼细胞,0 是纯粹的双眼细胞(LeVay & Voigt, 1988;Prince et al. , 2002;Read & Cumming, 2004)。

通过使用双眼分视联合刺激来检测神经元对不同视差刺激的辨别能力,辨别指数是视差辨别指数(DDI)(Prince et al. , 2002)。或者检测双眼分视刺激时,神经元对刺激信号的反应是叠加还是抵消,使用双眼相互作用指数(BII)来衡量(Ohzawa & Freeman, 1986a, 1986b)。这种对双眼信号的测试在概念上与 ODI 不同。ODI 的评估纯粹是以单眼刺激为基础,而 DDI 和 BII 是以双眼同时刺激为基础的(详细描述请参见第 27 章)。ODI 不能够描述的是双眼间明显的相互作用,这种双眼间相互作用不仅仅会在一只眼睛的信号输入与另一只眼睛的信号输入叠加时表现出

来,也会在一只眼睛的信号输入受到另一只眼睛信号输入的抑制时展现。因此一个神经元的 ODI 是 1,但是它可能会表现出具有 BII 的强双眼视觉,而且能够辨别不同的视差,因为它可能从一只眼睛接收到了抑制信号。

其实,这几个概念之间在意义上存在很大差异。第一,这种差异并不完全是概念上的。在猫和猴上的一些研究已经表明在 ODI 与 BII 或 DDI 之间缺乏一致的关系(LeVay & Voigt, 1988;Prince et al. , 2002;Read & Cumming, 2004)。同时在对视差调谐性神经元的研究中发现,ODI 与视差调谐曲线的形状之间不存在关系(Prince et al. , 2002)。一个近期的研究(Kara & Boyd, 2009)对猫初级视皮层神经元群光学成像的研究表明,在皮层表面,眼优势与双眼视觉之间存在正交表示(使用 BII 进行评估)。第二,眼优势与其他可辨认的解剖学结构之间的关系已经被清楚地确定下来了。但是对于纯粹的双眼信号来说,结构和功能之间清楚的联系还没有被构建起来。第三,眼优势的研究已经影响了临床上对弱视的治疗,以及大多数已发表的文章对实验动物上这种条件下模型的解释。临床上弱视是指没有病理性原因,一只眼睛视力明显损失。但是通常情况下,弱视眼是由斜视造成的或者弱视眼有长期的散视经历。弱视能够通过短时性地移除强的眼睛到大脑的输入以此来增强弱视眼到中枢神经系统的连接来治疗(例如给强的眼睛带上遮光片)。当然,这种治疗能够短时间上减弱到达皮层的双眼刺激水平。在实验中,对实验动物上的弱视模型进行干预主要是为了探究强的眼睛到中枢神经系统输入的弱化而不是直接检测对双眼视觉的干扰。好像这两个问题之间是存在联系的,至少是因为短期地减弱一只眼睛到视觉中枢的输入能够引起双眼视功能长时间的瓦解。但是,两者之间的联系依然不清楚。

视差与它的神经信号传输

在神经信号水平上对视差选择性的检测在许多方面都趋于一致的方法。这能够使研究进展更加迅速,因为它能够使不同实验室得到的数据进行合理公平的比较。尤其是一致性地使用立体随机点刺激范式来检测神经元的选择性,一致性地使用相似的量度来检测神经元的活性反应,以及一致性地使用相同的方法来分析数据并发表研究结果。现在有一些总结性的数据展示了几个视觉皮层区域中表现出双眼相

互作用的神经元所占的比例,及这个皮层区域内神经元编码的双眼视差范围,还有神经元对双眼视差的选择性范围。在 Parker(2007)的数据中比较了 V1、V2、V4 和 V5/MT 中的不同,Anzai、Chowdhury 和 DeAngelis(2011)比较了 V1、V3、V3A、V4 和 V5/MT 的不同。

这些比较的严密性表现在,不同皮层区域中特异性的范围、调谐曲线的宽度都是在相似的离心度下比较的。在这些方面,目前检测的所有纹外皮层神经元的反应都很相似。只有 VI 区不同,它有更小的视差范围,相应地单个神经元的视差选择性曲线就更窄。这种差异存在的原因还不清楚。其他的差异主要存在于神经元的视差调谐曲线的形状。由于一些神经元的调谐曲线是奇对称的,因此离注视点很近的视差可以视神经元产生兴奋性反应,而超过一定距离的视差则会对神经元产生抑制性作用。其他神经元的调谐曲线是偶对称曲线,因此这些神经元在某一特定视差位点会产生最大的兴奋性反应,或者反应最小(受到最大的抑制作用),随着视差逐渐远离这一特定值,神经元的反应呈现对称性变化。已经发现,与初级视皮层神经元相比,在 V4 和 V5/MT 区域有更多的视差选择性神经元,它们的调谐曲线都是奇对称的,初级视皮层神经元的调谐曲线很明显趋向于呈偶对称分布(Cumming & DeAngelis,2001)。V3 和 V3A 区域神经元的调谐分布处于 V4 和 V5/MT 与 V1 之间(Anzai,Chowdhury,& DeAngelis,2011)。

视差特异性通路与双眼深度知觉的功能定位

在视差处理路通中,V1 的下一站是次级视皮层 V2。次级视皮层包含功能特异化的神经元及与立体视差进一步处理有关的生理结构,这些神经元也与立体视差进一步处理有关。透过细胞色素氧化酶染色,能够在 V2 区表面看到一组粗细条纹(Livingstone & Hubel,1982)。这些粗条纹在很长时间中被认为与双眼视觉处理有关(Livingstone & Hubel,1988)。在与视觉深度有关的功能检测中,一些 V2 区的神经元会对相互连接的物体的视觉表面间的相对视差产生反应(Thomas,Cumming,& Parker,2002)。当在清醒猕猴上进行立体深度任务检测时,V2 区中的视差特异性神经元会与行为学任务中的行为决策产生关联,这些行为学决策的产生与刺激的双眼深度有关,而 V1 区的神经元则与这些行为学任务无关(Nienborg & Cum-

ming,2006)。这些实验结果都表明 V2 区在立体深度信号的知觉处理中起着重要作用,这与之前的实验结果一致(Cowey & Wilkinson,1991)。当前,通过对皮层活性进行光学成像检测,立体深度信号处理的一个方面,也就是功能与结构的联系已经被确定了。与双眼信号差异有关的皮层反应活性主要发生在细胞色素氧化酶染色区中粗条纹区(Chen,Lu,& Roe,2008)。但是并没有发现在这些解剖学结构与神经元之间存在联系,这些神经元是指对相对视差信号产生调谐的神经元,或者是在行为学上与立体视知觉有关的神经元。

为了理解 V2 区解剖结构与生理功能或者行为功能之间的关系,在围绕 V1 区中眼优势柱功能的讨论之外,近期,在猕猴的斜视性弱视实验模型中,V2 区被认为是比 V1 区更加能够匹配知觉功能上改变的位点,在这个位点中神经元双眼视功能的改变被认为是实验干预造成的(Bi et al.,2011)。另一方面,最近一项解剖学研究发现,没有证据能够表明 V2 区染色条纹区结构的改变是由单眼剥夺导致的弱视造成的(Sincich,Jocson,& Horton,2012)。理想中,研究应该是以构建生理结构与功能的连接为目的的,如果在皮层的 V2 区确实存在这样的连接,那么到现在为止这种连接只是还没有被发现而已。目前,我们对已存在的实验证据最好的理解就是 V2 区在双眼深度相关的神经信号编码中起着重要的作用,并且这种作用极有可能是通过作为视觉区域的深层次结构中的一层来实现的,这里,这种视觉区域指的是从 V1 区开始的沿背侧和腹侧通路延伸的视觉通路。

背侧及腹侧视区的双眼深度知觉

通过长期使用特殊检测来检验立体深度知觉的表现,对与双眼深度知觉相关信号的鉴别也日益成熟。其中三种检测方法使用最多。对于这些检测方法中的每一种,早期的研究都已经确定初级视皮层神经元的反应与简单加和模型及相关性为基础的神经计算模型的预测一致。其实无论是实验结果还是模型预测结果,立体视知觉的实际机制与它们都不同,但是这是一种探索,同样地,V1 区的结果实际上起着一种平台作用,从这个平台出发在纹外皮层中寻找立体视知觉表现产生的原因。这三种方式都是检测神经元对双眼反相关随机点立体视图的反应性的,这些双眼反相关随机点立体视图并不会引起稳定的立体深度知觉;以及检测当立体知觉机制将左右眼的输入信息进行匹配来产生清晰的立体深度意识时,神经元对左右眼输入刺激的选择能力和差异性反应能力;还有神经元对绝对视差和相对视差的反应的差异(前文及 Parker 所著文章提到过)。这些检测中的每一个都会被重新审视来探究它们所展示的背腹侧视觉通路不同成分的功能作用。

双眼反相关以及立体深度知觉

Helmholtz 首次研究了双眼接收反相对比度刺激的影响。他将一条线呈递给一只眼睛,而将这条线的负片通过立体显示呈递给另一只眼睛。Julesz 注意到,尤其在他发明的随机点立体视图中,反置两只眼睛所接受到的图像的对比度能够完全消除立体深度知觉,这与简单的线的刺激不同(Julesz,1971)。在随机点立体视图刺激的情况下,对比度的反转被认为是反相关,左右眼间对比度关系被认为不是不相关的(如同相互独立的随机点刺激图案被分别呈递到了左眼和右眼);而是负相关的。初级视皮层神经元对反相关对比度随机点立体视图的反应调谐曲线与神经元对正常对比度的相同图案刺激的反应在调谐曲线的形状上是反转的(Cumming & Parker,1997)。因此每一个引起神经元产生强烈反应的正相对比度随机点立体视图,那么与之视差相同但对比度相反的立体视图都会引起神经元产生弱的反应。最明显的例子是那些引起神经元产生很弱或者零反应的立体视图,通常与对比度呈反相关但是图案相同的立体视图则会引起神经元产生强烈的反应。

神经元对对比度相关与反相关刺激的反应呈现相反的关系表明在 V1 区中视差探测的神经机制中包含了一个特殊的部分,这一部分能够检测并且传递双眼间相关性。反相关的高密度随机点立体视图不能够引起立体深度视知觉的事实表明,立体深度探测的知觉系统不能够使用相关因素机制进行整体建模。这种简单的相关因子机制并不能够满足其他两种本章节所讨论的实验检测。因此第六类神经元对反相关随机点立体视图的反应表明这类神经元不能够满足其他两种实验检测。

这些研究因此继续向前进一步研究这些对双眼反相关没有反应的神经元。唯一完全满足这种标准的大脑位点就是高级腹侧视区 TEo,对于这一脑区,Janssen 和同事发现,那些对正相关对比度立体视差

所引起的表面三维形状改变有调谐反应的神经元对双眼对比度反相关下的视差改变却没有反应(Janssen et al.,2003)。大多数其他的研究结果没有这么绝对,V1 区神经元对反相关刺激的反应与 V1 区对正相关刺激的反应强度相同,而其他的视皮层区域神经元对反相关刺激的反应则相对较弱,这表明 V1 区样的反应在视觉通路的延伸中逐步衰弱(Parker,2007)。

这些结果的反应特性,被总结成了 V1、V2、V4 到下颞叶皮质的腹侧通路的反应,以及从 V1、V2 出发经过 V5/MT 到 MST 的背侧通路的反应。其中腹侧反应通路被认为是主要与目标物体的三维形状知觉相关的视觉通路,而背侧通路与眼动的控制,以及观察者在三维世界的自我定位有关(Parker,2007)。这种观点被反相关随机点实验所支持,这些反相关随机点立体视图能够诱导环境中眼睛朝向的快速改变,这种改变发生在扫视的结尾,眼睛注意到一个新的目标时候。当反相关随机点立体视图诱导朝向运动时,这种运动范式却与正相关随机点立体视图所诱导的相反(Masson,Busettini,& Miles,1997)。因此,在反相关随机点立体视图中,双眼视差比当前眼睛的朝向角(近视差)更能够表明物体(或者表面)距离观察者的远近,此时,双眼视差会对双眼位置产生一种差异性"修正"。乍一看,这似乎违反直觉,但是逻辑上这却遵从了这样一个事实,反相关立体视图中,近视差实际上可以增加被正常环境中远视差所激活的神经元的活性(Takemura et al.,2001)。

这些结果表明在眼动调控的皮层系统与深度的意识知觉系统中存在明显的不同。但是最近的研究工作表明在与固体形状知觉有关的下颞叶皮质区域与顶叶皮层区域尤其是前顶内皮层(AIP)之间存在明显联系,前顶内皮层与三维环境中上肢运动的捕捉与知觉有关。当使用反相关随机点视图所展示的三维形状来刺激前顶内皮层神经元时,顶叶区域神经元的表现与下颞叶皮层(TEo)神经元反应相似,而通常认为下颞叶皮层与顶叶区域之间存在信号交流(Theys et al.,2012)。这些结果引起了许多的议题,这些议题都需要进行试验验证;尤其是,在双眼视差提示调控下,探究运动的捕捉与知觉的过程会是个有趣的议题。当比较双眼反相关立体视图与双眼正相关立体视图的反应时,运动的捕捉与知觉会不会也会产生与上面相同的现象——反向的运动知觉。

解决多个匹配

Julesz 认为随机点立体视图的出现将双眼视觉的研究重点从双眼视差的视觉线索怎样产生视觉深度这一议题转移到大脑怎么分离与整理辨别落在一只眼睛感受野中的哪些视觉特征应该与落在另一只眼睛感受野的视觉特征相互匹配这一议题上。Julesz 意识到随机点立体视图只是将这种匹配问题以一种极端的方式呈现在我们的面前。对于一只眼睛所看到的一个单一的点，在另一只眼睛的视野范围内有更多的相同的点；假设两只眼睛都观察到了大量的点，那么能够计算的可能的组合方式就会爆发式地增加。在计算视觉呈现突破性发展的 20 世纪 70 年代，这引起了人们对立体视觉匹配极大的着迷（Marr & Poggio，1976，1979）。

解决多视觉特征匹配的议题也是通过少量的视觉特征展现在人们的眼前的。的确，简单到仅有一对竖直平行线的刺激被呈现给两只眼也会产生四种相互匹配的方式（Panum，1858）。由于初级视皮层神经元能够表征视觉特征所有可能的匹配方式，因此这些研究都是在初级视觉皮层上进行的（Cumming & Parker，2000）。想象一下，当我们盯着眼前空白纸面上的一对竖直平行线，我们能够感知到这些线与纸面所在的深度是相同的，很显然在初级视觉皮层神经处理阶段与物体的神经表征之间存在更深层次的加工。这些不能够看见的（错误匹配）潜在匹配是怎么被消除的已经是许多心理物理和计算研究的主要目标（McKee et al.，2007），现在虽然有些关于神经生理学上的位点与这些相关（Bakin，Nakayama，& Gilbert，2000），但是对这些潜在的神经机制我们还不是很清楚。

当我们的视觉空间中仅仅有一些重复的视觉特征，或者在重复的视觉特征外围有清晰的轮廓，大脑似乎会使用这些限制来帮助自己辨别这些相似的视觉特征。如果这些重复的视觉特征拓展到很大，那么大脑就没有一个单一的方法来解决这个问题：由于有不止一种解决办法，大脑就会从一种解决办法跳跃使用另一种解决方案，这在"壁纸错觉"中体现出来。除了依赖外部几何学限制来解决这种多匹配问题，通过视觉特征进行辨别也是一种可能的解决办法。对于双眼视觉来说，许多的研究都关注的是左右眼所接受

的不同特征能不能相互匹配进而产生立体深度知觉。许多不同线性长度的特征组构，如朝向、颜色纹理等在实验中都进行了研究（Braddick，1979）。然而这里，我们更为关心的是对相似的视觉特征的探测是否能够帮助解决多匹配的问题。

Harris 和 Parker（1995 年）在一项旨在测量人类视觉的统计能力的任务中使用了随机点视图，以检测深度的微小差异，而这些差异是在给每个立体视图中的随机点添加额外的视差所产生的噪声视差场中产生的。统计能力的测量是通过判断背景噪音视差情况下视觉深度改变的信噪比来实验的。Harris 和 Parker 的实验结果显示，与所有的点都是黑色或者都是白色相比，当一半的点是白色的，另一半的点是黑色的时候信噪比会提升。他们认为这种对比度特征会减少错误匹配，降低探测任务中噪音水平。最近这些结果被更详细地进一步研究（Read，Vaz，& Serrano-Pedraza，2011），他们把这些研究扩展到双眼相关性的探测以及立体深度差异的探测中。他们认为传统上被广泛接受的关于初级视觉皮层中视差调谐神经元的反应特性模型（the "energy" model；Ohzawa，1998；Ohzawa，DeAngelis，& Freeman，1990，1997；Prince et al.，2002）消除了明暗信息，而这些信息是人类视觉系统常用的。这种能量模型认为，在相应的多视觉特征匹配被分离出来之前，亮度从增加到减少之间有很多信息存在，但是实验结果（Harris & Parker，1995；Read，Vaz，& Serrano-Pedraza，2011）表明在多视觉特征匹配分离出来的过程中，关于亮度对比度的信息是被保存了下来。

这似乎与这些结果与双眼视觉匹配问题的其他方面之间的联系有关。回过来思考双眼视觉反相关刺激，那些立体视图的结果是这样的，每个白点在几何学上是与另一只眼睛所见的黑点相匹配，在双眼视觉特征匹配过程中（例如，一个系统在某个阶段分别对左眼和右眼传递的亮的特征与暗的特征进行匹配），这样的反相关刺激对依赖于亮度对比度的处理系统来说是一个挑战。未来的研究需要进一步对匹配过程做更为详细的检测，来探寻哪些视觉特征与立体知觉最为相关。

绝对与相对视差

人类的视觉系统是一个双眼设备，在中央凹的区

域分辨率很高,这种双眼设备能够连续对一系列目标产生知觉。这种眼球的扫视运动,在比较困难的视觉任务中尤为明显,比方说阅读文本,这种扫视有助于待分析的视觉信息进入视觉通路的高分辨区。双眼运动的调控在双眼视凹(例如真实世界中的目标物体同时投射到左右眼的中央凹)的周围高度有序。这种双眼视觉处理的高度有序是因为参与双眼视差分析的神经结构是高度有序的。

当左右眼的中央凹在一个视觉目标上对齐时,这会导致左右眼视网膜的神经结构也被对准。在双眼运动调控中唯一可变的是,眼睛沿视线(这里的视线是指从中央凹中心出发到眼睛所注视的目标物体的连线)旋转的角度。沿视线的旋转会对以远离中央凹物体在视网膜上的投射点为基准的左右眼视网膜对齐产生最大的影响。19世纪的研究者们(Helmholtz,1863)认为眼睛沿视线的旋转角度与双眼相对于头部的注视方向有关。

更多最近关于双眼视觉的分析研究认为双眼眼球运动的神经调控会被调整,以便于当双眼注视方向与头部的位置不同时,每只眼睛沿视线的旋转处于最小的程度(Schreiber,Tweed,& Schor,2006)。因此,如果我们从最简单的情况——双眼直接看向前方远距离目标——入手,并且思考左右眼视网膜对是怎么通过结构连接在视觉系统中进一步形成双眼结构,那么左右眼视网膜到视觉中枢的投射图谱就足够用来解释其他的注释位点了。

就像上面所提到的那样,从左右眼视网膜出发的投射也许导致了水平与竖直方位上视差的形成。因此视觉系统为了处理三维视觉空间中的物体信息,就必须将一只眼睛视网膜上的投射点联系到双眼系统中,这种双眼系统也会从另一只眼睛的视网膜接收邻近点的投射信息。这种从一个点到邻近其他点的连接是相互的,这样会使一只眼睛视网膜中的点与另一只眼睛视网膜中的一系列点相连。这种连接在出生前的发育中就已经存在了,但是会在出生后被视觉经历改善(Blakemore,1979;Freeman & Ohzawa,1992)。如果这种连接形式在双眼视网膜中被普遍使用,那么就能够被立马鉴别出来,并且这种潜在的连接数目也会很大。当然许多这些潜在的连接完全没有必要存在,因为它们所对应的几何图案在自然世界中并不存在。最近对自然场景的统计研究已经为这些有存在必要性的连接的特异性提供了定量分析基础(Hibbard,2007;Liu,Bovik,& Cormack,2008)。但是迄今为止,真实世界目标物体在我们视觉系统中的有效映射所需的详尽连接,我们依然不能完全掌握。

双眼视网膜投射点到对双眼视觉刺激敏感的神经元之间的连接会产生一种形式的双眼视差敏感性,这被称为绝对视差敏感。每当光同时刺激左右眼视网膜上相对的点时,具有这种连接的神经元都会产生反应。这种神经元在猫的初级视皮层被鉴定出来(Barlow,Blakemore,& Petti-grew,1967;Nikara,Bishop,& Pettigrew,1968;Petti-grew,Nika-ra,& Bishop,1968)。在猕猴的初级视皮层也存在这种类型的神经元,存在清晰的证据,能够证明它们对绝对视差产生反应(Cumming & Parker,1999)。

近几年,有不同视差敏感性的神经元已经被鉴定出来。它们对视觉场景中不同视觉特征间的相对视差产生反应(Krug & Parker,2011;Neri,Bridge,& Heeger,2004;Shiozaki et al.,2012;Thomas,Cumming,& Parker,2002;Uka et al.,2005;Umeda,Tanabe,& Fujita,2007)。研究这些神经元最初始的动力来源于心理物理学,在心理物理学中有正常立体视功能的人能够在相对视差中看到比绝对视差更小的双眼升读差异(Mitchison,1993;Westheimer,1979),同时现在的生理学研究也把视差辨别作为一个重要的检测标准。

这些不同研究展现了一个重要的议题,那就是,相对视差在神经元感受野内(或者说在感受野外的邻近空间中)的空间分布。这一议题很重要,它不涉及神经元反应的调控,也与神经元是否对相对视差产生敏感性有关(Parker,2007)。在一些详尽的研究中(Uka & DeAngelis,2003,2004,2006),V5/MT区神经元不会用信号表征点图的中央区域与环形周边区域的相对视差。这种点图常常被用来研究其他脑区的相对视差编码。但是当给V5/MT区神经元呈递一对运动的透明位面时,神经元却对这两个位面间的相对深度敏感(Krug & Parker,2011;见图28.2)。这些结果显示,在视觉通路的背侧与腹侧神经元会对相对视差表现出敏感性,但是这依赖于刺激图形的空间结构。

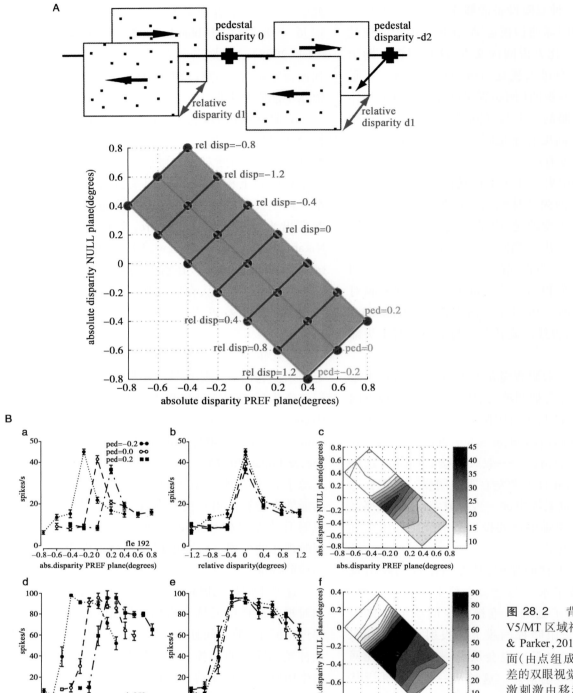

图 28.2 背侧视觉通路中 V5/MT 区域神经元（from Krug & Parker, 2011）对相互重叠的面（由点组成的）之间相对视差的双眼视觉敏感度。（A）刺激刺激由移动的随机点的平面组成，在深度上被相对视差分开，并且通过基座视差的改变作为一对平面在深度上移动。（B）每一排展示了来自 V5/MT 区单个神经元的调谐曲线。两个神经元（a, b, c 和 d, e, f）都对相对视差敏感，一个神经元（g, h, i）对绝对视差敏感。

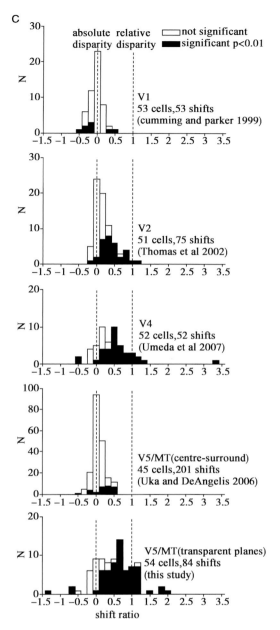

图 28.2（续）（C）神经元对绝对视差和相对视差的敏感性（归一化后）。偏移率为 1 时神经元对相对视差敏感，偏移率为 0 对绝对视差敏感。当使用中心周边刺激测试时，在 V5/MT 区的神经元对绝对视差敏感（如同初级视皮层神经元）。但是当使用透明平面刺激时，V5/MT 区的一些神经元对相对视差敏感。

总结

　　最近的研究涌现出的新图景是有关立体深度信息与有关视觉世界的三维结构的其他信息的整合。有时立体视差可以把一个区域与另一个区域区分开来，但是其他情况下，立体视差可以和其他有关尝试和立体形状的信息源整合在一起。现在，关注点已经从纹外皮层转移到了其他地方，而在这些区域内神经科学家的任务应该是找到这些区域在提取并处理特殊的视觉线索过程中的特异性。尤为重要的是通过精巧的实验设计，在探索视觉表现的特殊性层面，我们应该理解这些区域内神经元在特殊视觉任务表现中的贡献。

　　考虑到双眼视觉的研究，其中那些方法已经揭示不同视觉皮层在不同的任务中的作用。这可以让我们更加容易地理解那些原来难以理解的、以单个皮层位点为基础的、双眼视觉深度的特异性处理结果。例如一个人的立体视觉表现，一个被广泛研究的视觉失认症病例，高度依赖于任务和视觉目标的选择（Read et al.，2010）。许多的视觉功能缺陷（包括弱视和相关的双眼视觉障碍）产生的原因都各不相同，也不能够把它们和管理立体视觉的单一位点损伤联系起来（Kiorpes，2006；McKee，Levi，& Movshon，2003）。

参考文献

Anzai, A., Chowdhury, S. A., & DeAngelis, G. C. (2011). Coding of stereoscopic depth information in visual areas V3 and V3A. *Journal of Neuroscience, 31*, 10270–10282.

Bakin, J. S., Nakayama, K., & Gilbert, C. D. (2000). Visual responses in monkey areas V1 and V2 to three-dimensional surface configurations. *Journal of Neuroscience, 20*, 8188–8198.

Barlow, H. B., Blakemore, C., & Pettigrew, J. D. (1967). The neural mechanism of binocular depth discrimination. *Journal of Physiology, 193*, 327–342.

Bi, H., Zhang, B., Tao, X., Harwerth, R. S., Smith, E. L., & Chino, Y. M. (2011). Neuronal responses in visual area V2 (V2) of macaque monkeys with strabismic amblyopia. *Cerebral Cortex, 21*, 2033–2045.

Bishop, P. O. (1989). Vertical disparity, egocentric distance and stereoscopic depth constancy: A new interpretation. *Proceedings of the Royal Society of London. Series B, Biological Sciences, 237*, 445–469.

Blakemore, C. (1979). The development of stereoscopic mechanisms in the visual cortex of the cat. *Proceedings of the Royal Society of London. Series B, Biological Sciences, 204*, 477–484.

Braddick, O. J. (1979). Binocular single vision and perceptual processing. *Proceedings of the Royal Society of London. Series B, Biological Sciences, 204*, 503–512.

Chen, G., Lu, H. D., & Roe, A. W. (2008). A map for horizontal disparity in monkey V2. *Neuron, 58*, 442–450.

Cowey, A., & Wilkinson, F. (1991). The role of the corpus callosum and extra striate visual areas in stereoacuity in macaque monkeys. *Neuropsychologia, 29*, 465–479.

Cumming, B. G., & DeAngelis, G. C. (2001). The physiology of stereopsis. *Annual Review of Neuroscience, 24*, 203–238.

Cumming, B. G., & Parker, A. J. (1997). Responses of primary visual cortical neurons to binocular disparity without depth perception. *Nature, 389*, 280–283.

Cumming, B. G., & Parker, A. J. (1999). Binocular neurons in

V1 of awake monkeys are selective for absolute, not relative, disparity. *Journal of Neuroscience, 19*, 5602–5618.

Cumming, B. G., & Parker, A. J. (2000). Local disparity not perceived depth is signaled by binocular neurons in cortical area V1 of the macaque. *Journal of Neuroscience, 20*, 4758–4767.

Freeman, R. D., & Ohzawa, I. (1992). Development of binocular vision in the kitten striate cortex. *Journal of Neuroscience, 12*, 4721–4736.

Harris, J. M., & Parker, A. J. (1995). Independent neural mechanisms for bright and dark information in binocular stereopsis. *Nature, 374*, 808–811.

Helmholtz, H. (1863). The croonian lecture: On the normal motions of the human eye in relation to binocular vision. *Proceedings of the Royal Society of London, 13*, 186–199.

Hibbard, P. B. (2007). A statistical model of binocular disparity. *Visual Cognition, 15*, 149–165.

Hubel, D. H., & Wiesel, T. N. (1962). Receptive fields, binocular interaction and functional architecture in the cat's visual cortex. *Journal of Physiology, 160*, 106–154.

Janssen, P., Vogels, R., Liu, Y., & Orban, G. A. (2003). At least at the level of inferior temporal cortex, the stereo correspondence problem is solved. *Neuron, 37*, 693–701.

Julesz, B. (1971). *Foundations of cyclopean perception.* Chicago: University of Chicago Press.

Kara, P., & Boyd, J. D. (2009). A micro-architecture for binocular disparity and ocular dominance in visual cortex. *Nature, 458*, 627–631. doi:10.1038/nature07721.

Kiorpes, L. (2006). Visual processing in amblyopia: Animal studies. *Strabismus, 14*, 3–10.

Krug, K., & Parker, A. J. (2011). Neurons in dorsal visual area V5/MT signal relative disparity. *Journal of Neuroscience, 31*, 17892–17904.

LeVay, S., & Voigt, T. (1988). Ocular dominance and disparity coding in cat visual cortex. *Visual Neuroscience, 1*, 395–414.

Liu, Y., Bovik, A. C., & Cormack, L. K. (2008). Disparity statistics in natural scenes. *Journal of Vision, 8*(11), 19. doi:10.1167/8.11.19.

Livingstone, M. S., & Hubel, D. H. (1982). Thalamic inputs to cytochrome oxidase-rich regions in monkey visual cortex. *Proceedings of the National Academy of Sciences of the United States of America–Biological Sciences, 79*, 6098–6101.

Livingstone, M. S., & Hubel, D. H. (1988). Segregation of form, color, movement, and depth—anatomy, physiology, and perception. *Science, 240*, 740–749.

Marr, D., & Poggio, T. (1976). Cooperative computation of stereo disparity. *Science, 194*, 283–287.

Marr, D., & Poggio, T. (1979). A computational theory of human stereo vision. *Proceedings of the Royal Society of London. Series B, Biological Sciences, 204*, 301–328.

Masson, G. S., Busettini, C., & Miles, F. A. (1997). Vergence eye movements in response to binocular disparity without depth perception. *Nature, 389*, 283–286.

Mayhew, J. E. W., & Longuet-Higgins, H. C. (1982). A computational model of binocular depth-perception. *Nature, 297*, 376–378.

McKee, S. P., Levi, D. M., & Movshon, J. A. (2003). The pattern of visual deficits in amblyopia. *Journal of Vision, 3*(5), 380–405. doi:10.1167/3.5.5.

McKee, S. P., Verghese, P., Ma-Wyatt, A., & Petrov, Y. (2007). The wallpaper illusion explained. *Journal of Vision, 7*(14), 10. doi:10.1167/7.14.10.

Mitchison, G. (1993). The neural representation of stereoscopic depth contrast. *Perception, 22*, 1415–1426.

Neri, P., Bridge, H., & Heeger, D. J. (2004). Stereoscopic processing of absolute and relative disparity in human visual cortex. *Journal of Neurophysiology, 92*, 1880–1891.

Nieder, A., & Wagner, H. (2001). Hierarchical processing of horizontal disparity information in the visual forebrain of behaving owls. *Journal of Neuroscience, 21*, 4514–4522.

Nienborg, H., & Cumming, B. G. (2006). Macaque V2 neurons, but not V1 neurons, show choice-related activity. *Journal of Neuroscience, 26*, 9567–9578.

Nikara, T., Bishop, P. O., & Pettigrew, J. D. (1968). Analysis of retinal correspondence by studying receptive fields of binocular single units in cat striate cortex. *Experimental Brain Research, 6*, 353–372.

Ohzawa, I. (1998). Mechanisms of stereoscopic vision: The disparity energy model. *Current Opinion in Neurobiology, 8*, 509–515.

Ohzawa, I., DeAngelis, G. C., & Freeman, R. D. (1990). Stereoscopic depth discrimination in the visual cortex—neurons ideally suited as disparity detectors. *Science, 249*, 1037–1041.

Ohzawa, I., DeAngelis, G. C., & Freeman, R. D. (1997). The neural coding of stereoscopic depth. *Neuroreport, 8*, R3–R12.

Ohzawa, I., & Freeman, R. D. (1986a). The binocular organization of complex cells in the cat's visual cortex. *Journal of Neurophysiology, 56*, 243–259.

Ohzawa, I., & Freeman, R. D. (1986b). The binocular organization of simple cells in the cat's visual cortex. *Journal of Neurophysiology, 56*, 221–242.

Panum, P. L. (1858). *Physiologische Untersuchungen über das Sehen mit zwei Augen.* Kiel: Schwerssche Buchhandlung.

Parker, A. J. (2004). From binocular disparity to the perception of stereoscopic depth. In L. Chalupa & J. S. Werner (Eds.), *The visual neurosciences* (Vol. 1, pp. 779–792). Cambridge, MA: MIT Press.

Parker, A. J. (2007). Binocular depth perception and the cerebral cortex. *Nature Reviews. Neuroscience, 8*, 379–391.

Pettigrew, J. D., Nikara, T., & Bishop, P. O. (1968). Binocular interaction on single units in cat striate cortex: Simultaneous stimulation by single moving slit with receptive fields in correspondence. *Experimental Brain Research, 6*, 391–410.

Poggio, G. F., Gonzalez, F., & Krause, F. (1988). Stereoscopic mechanisms in monkey visual cortex—binocular correlation and disparity selectivity. *Journal of Neuroscience, 8*, 4531–4550.

Prince, S. J. D., Pointon, A. D., Cumming, B. G., & Parker, A. J. (2002). Quantitative analysis of the responses of V1 neurons to horizontal disparity in dynamic random-dot stereograms. *Journal of Neurophysiology, 87*, 191–208.

Read, J. C. A., & Cumming, B. G. (2004). Ocular dominance predicts neither strength nor class of disparity selectivity with random-dot stimuli in primate V1. *Journal of Neurophysiology, 91*, 1271–1281.

Read, J. C. A., Phillipson, G. P., & Glennerster, A. (2009). Latitude and longitude vertical disparities. *Journal of Vision, 9*(13), 11. doi:10.1167/9.13.11.

Read, J. C. A., Phillipson, G. P., Serrano-Pedraza, I., Milner, A. D., & Parker, A. J. (2010). Stereoscopic vision in the absence of the lateral occipital cortex. *PLoS One, 5*, e12608. doi:10.1371/journal.pone.0012608.

Read, J. C. A., Vaz, X. A., & Serrano-Pedraza, I. (2011). Independent mechanisms for bright and dark image features in a stereo correspondence task. *Journal of Vision, 11*(12), 4. doi:10.1167/11.12.4.

Schmielau, F., & Singer, W. (1977). Role of visual cortex for binocular interactions in cat lateral geniculate nucleus. *Brain Research, 120*, 354–361.

Schreiber, K. M., Tweed, D. B., & Schor, C. M. (2006). The extended horopter: Quantifying retinal correspondence across changes of 3D eye position. *Journal of Vision, 6*(1), 64–74.

Serrano-Pedraza, I., Phillipson, G. P., & Read, J. C. A. (2010). A specialization for vertical disparity discontinuities. *Journal of Vision, 10*(3), 2, 1–25. doi:10.1167/10.3.2.

Shiozaki, H. M., Tanabe, S., Doi, T., & Fujita, I. (2012). Neural activity in cortical area V4 underlies fine disparity discrimination. *Journal of Neuroscience, 32*, 3830–3841.

Sincich, L. C., Jocson, C. M., & Horton, J. C. (2012). Neuronal projections from V1 to V2 in amblyopia. *Journal of Neuroscience, 32*, 2648–2656.

Takemura, A., Inoue, Y., Kawano, K., Quaia, C., & Miles, F. A. (2001). Single-unit activity in cortical area MST associated with disparity-vergence eye movements: Evidence for population coding. *Journal of Neurophysiology, 85*, 2245–2266.

Theys, T., Srivastava, S., van Loon, J., Goffin, J., & Janssen, P. (2012). Selectivity for three-dimensional contours and surfaces in the anterior intraparietal area. *Journal of Neurophysiology, 107*, 995–1008.

Thomas, O. M., Cumming, B. G., & Parker, A. J. (2002). A specialization for relative disparity in V2. *Nature Neuroscience, 5*, 472–478.

Uka, T., & DeAngelis, G. C. (2003). Contribution of middle temporal area to coarse depth discrimination: Comparison of neuronal and psychophysical sensitivity. *Journal of Neuroscience, 23*, 3515–3530.

Uka, T., & DeAngelis, G. C. (2004). Contribution of area MT to stereoscopic depth perception: Choice-related response modulations reflect task strategy. *Neuron, 42*, 297–310.

Uka, T., & DeAngelis, G. C. (2006). Linking neural representation to function in stereoscopic depth perception: Roles of the middle temporal area in coarse versus fine disparity discrimination. *Journal of Neuroscience, 26*, 6791–6802.

Uka, T., Tanabe, S., Watanabe, M., & Fujita, I. (2005). Neural correlates of fine depth discrimination in monkey inferior temporal cortex. *Journal of Neuroscience, 25*, 10796–10802.

Umeda, K., Tanabe, S., & Fujita, I. (2007). Representation of stereoscopic depth based on relative disparity in macaque area V4. *Journal of Neurophysiology, 98*, 241–252.

van der Willigen, R. F., Harmening, W. M., Vossen, S., & Wagner, H. (2010). Disparity sensitivity in man and owl: Psychophysical evidence for equivalent perception of shape-from-stereo. *Journal of Vision, 10*(1), 10. doi:10.1167/10.1.10.

Westheimer, G. (1979). Cooperative neural processes involved in stereoscopic acuity. *Experimental Brain Research, 36*, 585–597.

第 29 章　啮齿动物初级视觉皮层中环路的功能性组织

Cristopher M. Niell, Vincent Bonin, Mark L. Andermann

最早关于小鼠视觉皮层的研究尽管已经超过三十多年（Drager, 1975），但是直到最近，小鼠才被普遍认为是视觉神经科学研究的一个重要动物模型。相反，像猴子和猫这样的较大型动物因为拥有与人类更加相近的、较大的大脑和视觉系统，因而多被用作动物模型。自 Hubel 和 Wiesel 以来，这些大型动物积累了大量的解剖学、生理学和行为学数据，使得在小鼠上的研究工作很难证明是正确的。

小鼠用于视觉功能研究有几个限制因素。作为夜间动物，小鼠视锐度极低，而且许多实验室小鼠都有视网膜缺陷。此外，小鼠中枢视觉系统缺少解剖学上的详细描述，比如明显的丘脑中层的分离，朝向的大规模分布以及视皮层神经元的眼优势，这些都是大部分大型动物视觉系统的重要特征。最后，小鼠的清醒动物头部固定记录以及对视觉基础的任务进行行为学的训练等远远滞后于灵长类和其他动物。

当然，最近技术的发展让小鼠成为许多系统神经科学方面的很好的模型。分子基因工具允许神经回路中细胞类型进行识别、追踪它们的连接和对神经环路的发放活性进行人为操控（Luo, Callaway, & Svoboda, 2008；O'Connor, Huber, & Svoboda, 2009）。电生理工具例如在体的全细胞记录（Chorev et al., 2009）和多位点细胞外记录（Buzsaki, 2004），使科学家们能够对从突触电流到大的神经元群体的神经活动进行研究。体内功能成像方法中，如双光子钙成像，能够使确定的神经元活性可视化，也能够使特定的位点可视化（Kerr & Denk, 2008）。尽管这些方法可以被用于其他物种，但是最适合用于小鼠。因为小鼠作为基因模型系统被广泛应用，而且作为无脑回大脑在实验中具有较大优势。

此外，现在很清楚的是，小鼠在视觉处理的很多方面都与大型哺乳动物相似（Huberman & Niell, 2011）。小鼠用它们的视觉系统进行本能行为，也可以被用来训练执行某些行为，这些行为仅仅依赖视觉。小鼠视觉的低功能性视锐度，造成每个视觉区域有较少的神经元，这样更容易对全皮层回路的特性进行描述。超出实验之外，将小鼠以及其他啮齿类（Kru-bitzer, Campi, & Cooke, 2011）的视觉功能和其他较高等的动物相比，比如灵长类动物，对理解进化的普遍模式、视觉策略的相同和不同以及皮层计算的普遍性也有价值。

在本文中，我们讨论啮齿类动物视觉皮层的功能性组织，并且基于以上所讨论的理由将讨论重点放在小鼠上。在对小鼠某些方面缺乏了解的情况下，我们会视情况而定对其他合适的啮齿动物进行描述。此外，虽然小鼠的视觉系统已经被广泛用于研究发育和可塑性机制，但是在这里，我们专注于研究功能组织和视觉处理。我们首先给通往视觉皮层的视觉通路作一个简短的概述，然后描述小鼠初级视觉皮层（V1）的宏观组织。（关于 V1 发出的路径见第 18 章，作者为 Burkhalter, Sporns, Gao, 和 Wang。）然后我们描述个别 V1 神经元的感受野属性，讨论这些属性是如何改变细胞类型的和他们是如何生成的。最后，我们通过讨论视觉皮层活动是如何受到动物行为状态影响的，以及它如何用于指导行为。

视觉皮层的功能性组织

小鼠视网膜至视觉皮层的输入

我们首先回顾来自外周的视觉输入的特性，同时外周的视觉特征给大脑皮层的表现带来了很大的限制。光感受器镶嵌在小鼠视网膜内，由视锥细胞和视杆细胞组成，它们的密度与其他物种的大致相同（Jeon、Strettoi & Masland, 1998）。从行为学上衡量，视杆细胞和视锥细胞的光敏感性，也类似于人类。虽然小鼠视网膜只包含两种类型的视锥细胞，吸收绿光（波长 511nm）和紫外光（波长 360nm）（Calderone & Jacobs, 1995）。然而，小直径的小鼠眼（3mm）（Remtulla & Hallett, 1985）导致了它们的光学分辨率欠佳（Artal et al., 1998），以及更少的光感受器导致了它们对外部真实世界视觉特征提取的减少。此外，小鼠视网膜缺乏一个视锥密度增加的中心凹视区，这是其他物种较高视锐度的基础。总之,这些因素意味着小鼠视网膜从外部真实世界中提取视觉信息的能力差不多低于人类两个数量级。因此,小鼠的视网膜感受野和视觉系统的后续阶段比其他的物种大得多,神经节细胞感受野中心平均直径在 6°~10° 之间(Koehler, Akimov, & Renteria,2011;Stone & Pinto,1993)。见如下介绍,这并不意味着其他视觉属性的相似点会少。

小鼠视网膜输出由大约 20 多种不同的视网膜神经节细胞提供(Volgyi, Chheda, & Bloomfield,2009)。除了那些具有经典的 ON 和 OFF 感受野中心的神经元以及 X-样和 Y-样反应特性的神经元(Stone & Pinto,1993),还有许多其他不同反应特性的神经元类型,包括至少八种方向选择性神经节细胞(Kay et al.,2011;Riv-lin-Etzion et al.,2011)。虽然这些不同的细胞类型可能占神经节细胞总数的一半以上,但仍然不能精确地知道它们之中哪些细胞类型传递信号给小鼠的初级视皮层。虽然至少一些投射到丘脑,这暗示它们在皮层处理中的作用。

视觉皮层的宏观组织

探寻单个神经元的性质之前,我们先简要描述一下小鼠初级视觉皮层的细胞结构组织。V1 在皮层后背侧跨度大约为 3.5mm² (图 29.1A)。因为小鼠皮层缺乏脑沟回,整个 V1 和更高的视觉皮层呈现在侧背部区域,使它们容易进行光学成像或电生理记录。小鼠视觉皮层大约 1mm 厚,这个厚度不到灵长类动物厚度的一半,而且显示出其他物种中常见的(看到的一般)六层细胞结构(图 29.1B)。然而,与其他物种相比,小鼠视觉皮层的分层比其他物种更不清晰。特别是,第二层和第三层的细胞体分布之间没有清晰的界限,第四层的丘脑接收层缺乏在其他物种中观察到的亚细胞(亚层),而这在其他物种中曾经观察到过。因此,虽然这些层可能因此显得更加分散,但是大量的分子标记可以识别并提供遗传学手段来研究这些特异性亚群(Heintz,2004;Madisen et al.,2010;Molyneaux et al.,2009)。

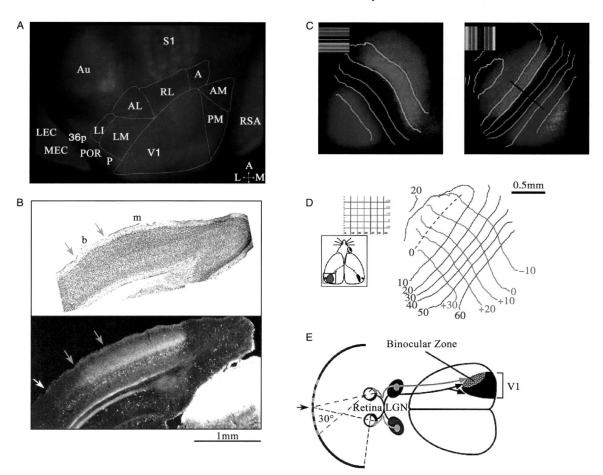

图 29.1 鼠初级视皮层的组织结构。(A)初级视皮层在纹外皮层上以及相对于与其他皮层的布局。(B)初级视皮层的细胞结构。(上部)尼氏染色展示了初级视皮层中各层的胞体密度。(下部)WGA-HRP 跨神经元追踪显示了到第四层和更高级皮层的投射将初级视皮层区别开来。(C,D)用固有信号成像测量的仰角(C,左)和方向角(C,右)的视网膜拓扑图,以及相应的等高线图(D)。(E)小鼠视网膜到视皮层的双眼视区的组织投射。

除了细胞结构组织之外,小鼠 V1 还像其他所有物种一样,包含横跨皮质表面的拓扑感受表征(图 29.1C,D)(Drager,1975;Kalatsky & Stryker,2003;Wagor、Mangini & Pearlman 1980)。由于缺少中央凹,皮层放大因子(相对于实际的视觉空间对应的视角的皮层表面距离)和感受野大小在整个皮层是相对稳定的,变化仅有两个因子(大约是 10~20μm/°)(Schuett、Bonhoeffer & Hubener,2002)。在空间水平和垂直轴之间皮层放大因子也显著不同,在垂直轴上几乎比水平轴上扩大了两倍。

小鼠每个半球的初级视皮层代表对侧的视觉空间区域(图 29.1E)。因为小鼠的眼睛分别面向两侧,大部分光学刺激是从一只眼睛进入,即侧眼输入,除了双目重叠的区域(大约宽 600μm)(平均中线边每一侧大约 30°),在这里,一些具有不同程度眼优势的神经元混在一起(Gordon & Stryker,1996;Mrsic-Flogel et al.,2007),这与猫和一些灵长类动物对不同眼睛具有特定偏好的神经元被分离成眼优势柱形成对比。因此,双眼视区在很大程度上反映了视网膜拓扑,而不是眼特异性分离。然而,两只眼睛在双眼视区内输入的相对强度在发育的关键时期可以被视觉体验所改变,这种作为视觉经历依赖性的可塑性模型已经被证明是正确的(见第 95 章,作者是 Nagakura、Mellios 和 Sur;和第 100 章,作者是 Coleman,Heynen 和 Bear)。

感受野特性

方向选择性

视觉皮层的一个重要特点是神经元的中心包围感受野转化成具有一定朝向的感受野(Hubel & Wiesel,1962)。V1 的方向调谐很强,而且独立于其他的刺激特性(见第 26 章,作者是 Andoni,Tan 和 Priebe)。在高等哺乳动物中,方向偏好在整个皮层表面是呈组织分布的,也就是说附近的神经元具有相似的朝向选择性。这个组织分布长期被认为在神经元视觉属性的产生中起着重要作用(Hubel & Wiesel,1963)。不管怎样,啮齿动物研究工作表明柱状组织在方向调谐的产生过程中并不是必需的。虽然小鼠和其他啮齿动物的视觉皮层没有展现出方向功能组织分布,但是单个神经元有明显的方向选择性(Drager,1975;Ohki

et al.,2005;Van Hooser et al.,2005)。小鼠初级视皮层神经元调谐曲线和在其他动物中观察到的调谐曲线相似(Kerlin et al.,2010;Metin、Godement、& Imbert,1988;Niell & Stryker,2008)。在 2/3 层和 4 层的兴奋性神经元,调谐宽度与灵长类动物和食肉动物相似,半高半波宽处于 20°~25°范围内(图 29.2A,C)。这表明,无论是高空间锐度还是功能性组织分布,对于方向选择的形成来说都是不必要的。然而,就像下面所讨论的那样,小鼠初级视皮层抑制性神经元显示出更宽的调谐曲线(图 29.2B),这与第 5 层的兴奋性神经元一样(Niell & Stryker,2008)。

重要的是,就如其他物种,小鼠初级视皮层神经元的方向选择性独立于对比度刺激(Niell & Stryker,2008)。随着刺激对比度的增加,方向调谐曲线并没有变得更宽,这被称为对比度恒定性,表明是由几种机制相互作用构建神经元的感受野。在本章后面将探索这些机制。

空间和时间频率

正如上面提到的,小鼠和其他动物视觉神经元的感受野特性之间,最明显的区别是空间尺度(图 29.1D)。在麻醉动物的研究中记录了空间频率差不多集中在 0.04 周期/度(相当于一个 25°间距光栅),一小部分神经元对全域亮度变化产生反应,能够诱发反应的最高空间频率大约在 0.5 周期/度左右(2°间距)(Gao、DeAngelis & Burkhalter,2010;Kerlin et al.,2010;Niell & Stryker,2008)。这种高频截止范围符合视网膜神经节细胞的镶嵌模型(Jeon、Strettoi & Masland,1998)和视锐度的行为学检测结果(Prusky & Douglas,2004)。低空间频率的选择性并没有排除在视觉导向行为中的作用,如此大的视角要么对应于远距离下大的视觉特征(与航行中的地标一样),要么对应于近距离下小的视觉特征(比如对近距离物体的视觉调查)。小鼠的空间频率宽度,和其他动物相似,大约在 2~3 个八度之间。

相比之下,小鼠 V1 时间调谐反应与其他物种一致。麻醉小鼠的研究发现,时间频率在 0.5~4Hz 之间,一些神经元显示了带通调谐,一些神经元表现出了低通调谐(Gao,DeAngelis & Burkhalter,2010;Niell & Stryker,2008)。有趣的是,最近在清醒小鼠的研究中(Andermann et al.,2011)发现,平均的空间频率和时间频率偏好大约是麻醉动物的两倍高,表明这些值可能是低估了(下面进一步讨论)。

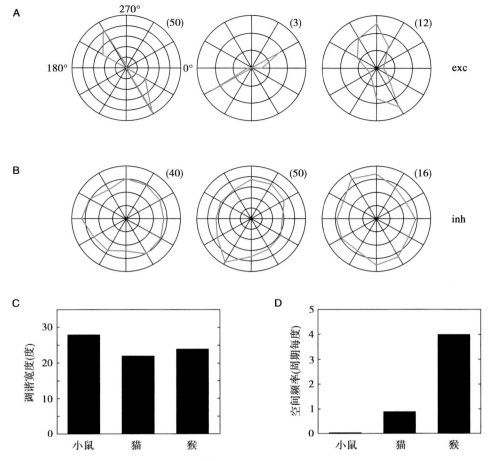

图 29.2　小鼠初级视皮层的调谐特征。（A，B）对运动光栅的方向调谐曲线样图，（A）兴奋性神经元，展示出了非常强烈的方向调谐，（B）抑制性神经元，表现出了非选择性的反应。（C，D）方向协调宽度的中间值比较（C）平均方向调谐宽度（半高半波宽）的比较以及（D）最优空间频率的比较。小鼠的数据来自 Niell 和 Stryker，猫和猴的数据来自 Van Hooser（2007）。

线性关系

Hubel 和 Wiesel 最初确定了两种视觉皮层的细胞类型，简单的和复杂的细胞，是根据方向调谐神经元对呈递在感受野不同位置上的最优朝向的明暗相间的条纹刺激如何反应来进行划分的（Hubel & Wiesel，1962）。这种区别后来被称为线性或非线性空间总和（Movshon，Thompson & Tolhurst，1978a，1978 b；Skottun et al.，1978），并且可以通过运动正弦光栅刺激激发的时间过程来表征。简单细胞对运动的光栅刺激展示出周期性的反应，这是线性反应，而复杂细胞呈现出多频反应，说明是非线性的空间整合。和其他物种一样，小鼠初级视皮层神经元的非线性反应程度遵从双峰分布（Niell & Stryker，2008）。此外，线性反应强烈依赖神经元的所处层的位置以及细胞类型。大部分第 4 层和 2/3 层的兴奋神经元是线性的，而第 5 层的抑制细胞是非线性的（Bonin et al.，2011；Niell et al.，2009；Niell & Stryker，2008）。然而，就像接下来所讨论的那样，小鼠初级视皮层中那些呈现非线性反应的神经元往往有更宽的方向调谐，因此它们不同于最初被 Hubel 和 Wiesel 所描述的那些具有方向调谐性的复杂细胞。虽然在猫的视觉皮层中观察到它们具有相似特性的细胞（Hirsch et al.，2003）。而且，尽管许多物种显示出从第 4 层的简单/线性细胞到第 2/3 层的非线性/复杂细胞的连续发展过程，但是非线性细胞在小鼠第 2/3 层仍是少数。

感受野的空间结构

除了使用定向刺激如光棒或者光栅来检测神经元的方向调谐特性，一些研究也使用反相关的方向来直接检测简单/线性神经元的空间感受野的结构（Bonin et al.，2011；Liu et al.，2009；Niell & StrykerSmith & 2008；Hausser，2010）。这些结果已经证明，小鼠初级视皮层神经元感受野包含一个到三个分离的 ON/OFF 亚区，这样的排布方式可以预测神经元的偏好方向和空间频率。与小鼠视锐度下降一致的是，小鼠感受野的总体大小和亚区间距比食肉动物和灵长类动物大一到两个量级,小鼠典型的经典感受野的跨度为10°~20°。尽管在感受野大小上存在差异,但是小鼠感受野的细致构造与其他动物相当类似,它们就像Gobar函数的特定子集(Jones & Palmer,1987;Niell & Stryker,2008;Ringach,2002)。这表明,在各个物种上,初级视皮层感受野的总体导致了视觉场景在皮层上呈递的实现。

其他调谐特性

小鼠初级视皮层神经元也表现出许多其他动物初级视皮层神经元所拥有的反应属性,包括方向选择和刺激大小调谐,对比度增益调控以及周围抑制。通过测量输入的相对强度,以及比较两只眼睛的方向偏好(Wang,Sarnaik,& Cang,2010),双眼交互作用已经在眼优势可塑性环境被研究(Gordon & Stryker Mrsic 1996;Flogel et al.,2007)。然而,还没有研究解决小鼠双眼神经元是否具有视差调谐功能的问题,这种视差调谐在立体深度感知中起着关键作用。此外,虽然小鼠视锥细胞有两种类型的光色素,但是还没有研究在皮层中找到颜色对立的感受野。因为许多视锥细胞同时表达两种色素,并且在视网膜上的表达也不同

(Calderone & Jacobs,1995),因此这样的颜色处理可能和食肉动物或灵长类动物明显不同。

局部组织结构

最近的一些研究把重点放在鼠视皮层感受野的局部组织结构上。鼠初级视皮层的感受野位置并不是沿着皮层逐渐改变而是在邻近神经元之间表现出明显的不同(Drager,1975)。小鼠的细胞成像显示,这种随机分布的感受野大约是感受野大小的一半(Bonin et al.,2011),这与猫和猴子的电极记录结果是一致的(DeAngelis et al.,1999;Hubel & Wiesel,1974)。加上缺少方向偏好等功能组织(方向柱),这种感受野的散在分布引起啮齿类动物相邻视觉皮层神经元的反应特性在皮层上几乎随机分布(Bonin et al.,2011;Smith & Hausser,2010)(图29.3)。一个出人意料的结果是空间相位趋向于成簇分布,这主要是通过相邻神经元的相同属性亚区的重叠来实现的,观察发现这种重叠的概率高于随机采样的期望值(Bonin et al.,2011;Smith & Hausser,2010)。在鼠的视觉皮层局部一小块区域,邻近神经元感受野几乎是随机分布,这表明导致神经元视觉特性产生的局部连接存在高度的特异性(参见连接样式)。

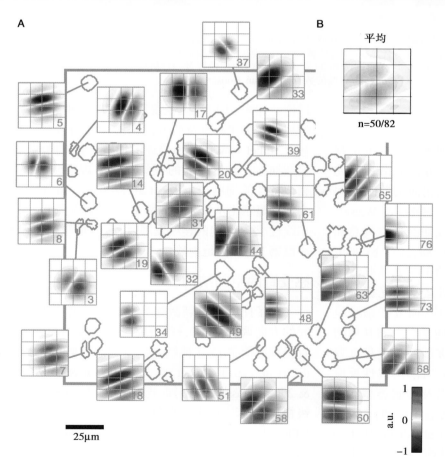

图29.3 感受野的局部组织。(A)2/3层中,一群神经元的空间感受野的空间跨度大约为大约200μm×200μm,这些数据是使用双光子钙成像采集得到的,并且使用Gabor函数进行拟合。(B)所有感受野的平均数表现出了轻度的亚单元重合。

细胞类型，突触机制以及连接性

因此，目前为止，小鼠视觉皮层中的神经元显示出许多以前在高等哺乳动物中观察到的基本反应特性。现在我们回过头来看这个问题：不同的神经元类型是怎么综合它们的突触输入以及形态连接来产生这些功能特性的。

啮齿类动物视觉皮层的组成

皮层神经元高度不同，但是现在这些不同细胞类型的神经元的功能开始被渐渐揭晓。在皮层中两种主要的神经元是多棘神经元和平滑神经元。多棘神经元是兴奋性神经元，释放谷氨酸神经递质，占所有神经元的85%。其他的神经元大多是平滑的抑制性神经元，他们释放 γ-氨基丁酸（GABA）作为神经递质与其他多肽类分子共同传递信号。

小鼠视皮层上兴奋性神经元的分布并没有被详细表征，但是在大鼠上这些却做了详细的描述（Peters & Kara，1985）。和在其他物种上一样，兴奋性神经元都展现出了锥体形态。大鼠视皮层兴奋性神经元形态学与高等哺乳动物的主要差别在于大鼠视皮层4层中几乎没有星形细胞。相反，大鼠大多数第4层视皮层神经元有锥体或者星形锥体形态的细胞。

虽然GABA能神经元数量比兴奋性神经元数目少，但在所有物种都会形成一个高度异质性的群体（Markram et al.，2004）。小鼠也不例外。在啮齿类动物上的研究多数都将重点放在中间神经元亚型上，其中使用了特殊的分子标记。在小鼠的视皮层，虽然VIP阳性神经元也许代表了一大群表达离子型血清素5HT3R受体神经元中的一部分（Rudy et al.，2011），但是依旧可以说，钙离子结合的小清蛋白（PV）、生长激素抑制素（SOM）、血管肽（VIP）被表达在三种没有相互重合的神经元群体上（Xu，Roby，& Callaway，2010）。有趣的是，PV阳性、SOM阳性和5HT3阳性神经元不仅仅没有相互重合，而且几乎都由抑制性神经元组成。

与其他物种上一样，分子标记所定义的神经元亚型与电生理所定义的神经元亚型存在对应关系（Burkhalter，2008；Gonchar，Wang，& Burkhalter，2007；Kawaguchi & Kubota，1997；Xu，Roby，& Callaway，2006）。在啮齿类的初级视皮层，PV阳性神经元是被对应于快速发放的篮状和枝形吊灯状神经元，他们大约占整个GABA能神经元的40%。SOM阳性神经元

对应于马丁诺蒂神经元，它们把自己的轴突投射到第一层锥体神经元的树突末梢，大约占整个GABA能神经元的15%。最后，VIP阳性神经元呈现双极形态，大约占整个GABA能神经元的8%。然而，这些所占的比例从一层到另一层变化非常大。大多数的Cre系（Madisen et al.，2010；Taniguchi et al.，2011）与其他转基因系比如PV阳性GAD67-GFP（Tamamaki et al.，2003）、PV阳性G42小鼠（Molyneaux et al.，2007）还有SOM阳性GIN小鼠（Oliva et al.，2000），已经被产生出来，这允许使用荧光蛋白对这些特殊的中间神经元亚型进行标定，或者对它们的活性进行报告（Zariwala et al.，2012）。

兴奋和抑制神经元不同的功能特性

直到最近，仅仅有两大类神经元——规律性神经元和快速发放神经元，能够在体内被稳定地标定出来（例如，Niell & Stryker，2008）。通过使用双光子显微镜来对荧光钙指示剂标定的神经元进行成像（Stosiek et al.，2003）或者使用玻璃微电极对神经元进行目标性地记录（Margrie et al.，2003），使得在体记录同一类神经元已经是可能的了。最近更多的是，通过结合光遗传的方法进行胞外记录也被用来鉴定不同的神经元群体。

在麻醉小鼠视皮层上的研究显示兴奋性神经元与抑制性神经元有不同的反应特性。定点记录与钙成像也展示兴奋性神经元有非常不同的感受野特性。它们对方向刺激的反应调谐更加敏感（图29.2A）（Bonin et al.，2011；Hofer et al.，2011；Kerlin et al.，2010；Liu et al.，2009；Niell & Stryker，2008；Sohya et al.，2007；Tan et al.，2011），并且它们的感受也有多个ON和OFF亚区（Bonin et al.，2011；Liu et al.，2009；Liu et al.，2010；Niell & Stryker，2008；Smith & Hausser，2010）。大多数的小鼠视皮层兴奋性神经元是简单细胞，它们感受野中的ON和OFF亚区都不重合，而一小部分是复杂细胞，它们感受野中ON和OFF亚区重合。

通过比较发现，抑制性神经元有轻微同质性的视觉特性。大多数GABA能神经元对方向刺激的调谐比较宽（图29.2B）（Atallah et al.，2012；Hofer et al.，2011；Kerlin et al.，2010；Liu et al.，2009；Niell & Stryker，2008；Sohya et al.，2007；Zariwala et al.，2011；但参见 Runyan et al.，2010）。它们有复杂细胞样的反应特性（Bonin et al.，2011；Niell & Stryker，2008），同时它们感受野中ON和OFF亚区的重合也比较大（Liu et al.，2009）。快速发放神经元广泛调谐特性似乎在所有层都存在（Niell & Stryker，2008），并且也适用于2/3层的PV阳性规律性发放神经元（Liu et al.，2009）。与PV阳性神经元相比，SOM阳性的马丁诺蒂细胞（Ma et al.，2010）也许有更加不同的感受野特性（但参见Kerlin et al.，2010）。虽然它们与猫视皮层上所观察的结果类似，尤其是第四层的神经元（Cardin，Palmer，& Contreras，2007；Hirsch et al.，2003；Nowak，Sanchez-Vives，& McCormick，2008），但是这些结果与在猫视皮层上的观察结果之间依旧存在不同，在猫视觉皮层中，快速发放的抑制性神经元一般会对方向产生调谐反应同时也有简单的感受野。

这些特性对小鼠视皮层网络的工作方式有重要的影响。兴奋性神经元的不同反应特性与视觉世界的丰富表现以及将相关信息分配给大脑其他部分的能力是一致的。小鼠中抑制性神经元的这些特性与猫和灵长类相同，同时也与一种模型相似，在这种模型中，这些神经元杂乱地将邻近神经元的活性与轴突输入整合在一起。在那些存在方向柱的物种上，邻近神经元具有相似的方向偏好，对局部神经元群体反应活性的整合会导致具有方向选择性的抑制性神经元产生，而在小鼠上对局部神经元活性的整合则会导致更广泛的调谐曲线的产生。这也解释了为什么第五层神经元具有更广泛的方向调谐，而在立体组织上的研究表明第五层的神经元群体接受大量的2/3层神经元的输入（Fino & Yuste，2011）。

抑制性神经元亚型调谐特征的相似性似乎与形态学和固有特性的多样性不一致。虽然也许在某些

刺激选择性有更多的差异需要我们进一步地去发现（参见Ma et al.，2010），但是多样性还可能反映了在时间发放模式、对神经调节剂的敏感性和/或不同前馈、侧向和反馈输入通路的门控的差异。

导致反应选择性产生的突触机制

视觉皮层神经元的调谐是怎么产生的？解决这个问题的一种方式是检测到这个神经元的突触输入。在猫和小鼠的视觉皮层中，对简单细胞的抑制性输入与兴奋性输入具有相似的固有属性以及调谐偏好（Liu et al.，2011；Tan et al.，2011），因此导致方向选择性形成的机制有可能在不同物种间是相似的。但是就像我们下面所讨论的，兴奋和抑制按时间和空间的排布方式在不同物种间是不同的。

在猫的视觉皮层投射到简单细胞的兴奋性与抑制性输入以相反的方向变化（Anderson，Carandini，& Ferster，2000；Hirsch et al.，1998）：当兴奋性增加时，抑制性减弱，反之亦然。因此，兴奋和抑制具有相反的感受野。当面对由于发放阈值造成的修正时，这种"push-pull"的排列被认为是有助于稳定反应线性。一些研究正尝试找到证据证明在小鼠的视皮层具有相似的"push-pull"现象，但是失败了（Liu et al.，2010，2011；Tan et al.，2011）。相反，在鼠视皮层兴奋和抑制似乎是成比例存在的（图29.4A）（Tan et al.，2011）：任何刺激所唤醒的兴奋与抑制电流都是出于平衡水平的。因此，兴奋和抑制感受野是极大地重合着的（Liu et al.，2010），并且发放率反应是兴奋与抑制间相互作用的结果（图29.4B）。

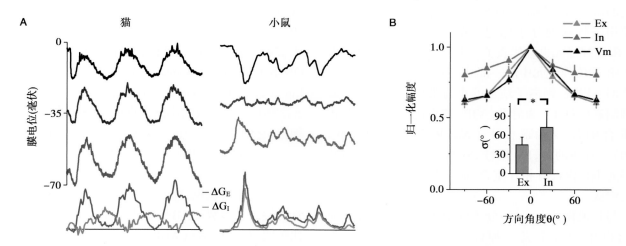

图29.4 导致皮层选择性形成的突触机制。（A）在猫和小鼠中对运动光栅刺激反应的兴奋性与抑制性电导率。在不同钳制电流下（顶部三个图），所测得的膜电位，在这种情况所提取的兴奋性与抑制性电导率（ΔG_E，ΔG_I）。在猫中，兴奋与抑制反应相位相反，以"push-pull"形式存在，而在小鼠中他们处于重叠状态。标度尺代表电导率的幅度（猫，2nS；小鼠，5nS）。（B）在小鼠中，兴奋性与抑制性产生方向选择性。广泛的兴奋性与抑制性相互作用导致膜电位调谐的形成，这种膜电位调谐又被动作电位阈值进一步调节，使之更为陡峭。（插图）平均的阈下兴奋性与抑制性调谐的带宽。（经Liu et al许可转载，2011。）

成像手段被直接用于观测感觉诱发的突触输入。在体情况下，单个神经元局部树突区域阈下钙反应的钙成像表明，2/3层锥体神经元来自具有不同调谐特性的神经元的输入。在未来，这些以及其他的方法将会对网络中的视觉神经元怎么进行计算产生更好的理解。

连接模式

在啮齿类视皮层兴奋性神经元间的连接稀疏到仅仅有一部分的神经元彼此相连。在大鼠视觉皮层体外成对记录已经展示2/3层邻近的兴奋性神经元间的连接（Holmgren et al.，2003；Yoshimura, Dantzker, & Callaway，2005），与第4层和2/3层锥体神经元之间的连接一样（Yoshimura, Dantzker, & Callaway，2005），大约是10%~20%。相似地，在小鼠的视皮层，兴奋性神经元间的连接概率大约是20%（Ko et al.，2011）。但是，配对连接是网络连接的不良预测者。2/3层（Holmgren et al.，2003）与第5层（Song et al.，2005）内的相互连接比所预期的随机连接发生的顺畅。第5层内锥体神经元间的更高阶的连接（涉及两个或者两个以上神经元间的连接）也被过度表征了（Song et al.，2005）。因此，视皮层兴奋性连接具有更高的特异性也更难被随机网络所模拟。事实上，2/3层锥体神经元间的连接与第4层和2/3层间的连接一样是一个很强的共同输入程度的预测者，这些共同输入是这些神经元所接受的输入（Yoshimura, Dantzker, & Callaway，2005）。总之，这些结果表明在锥体神经元之间存在不同功能性的子网络，这些子网络也许在视觉加工中扮演不同的功能角色（参见 Callaway 第25章，在灵长类初级视皮层上相关的发现）。

最近结合体外记录与在体细胞成像的工作支持了这个假设。2/3层中具有相似功能特性的神经元更有可能相互连接（Ko et al.，2011）。2/3层局部锥体神经元间连接的可能性随着反应相似性急剧增加，范围从具有相似反应特性神经元间的50%到具有相反偏好特性神经元间的接近0。

相反，视觉皮层兴奋性神经元和抑制性神经元间的连接是更加密切也更加混杂的。在邻近2/3层兴奋性神经元与抑制性神经元间的连接概率超过50%（Hofer et al.，2011；Yoshimura & Callaway，2005）。连接强度也比兴奋性神经元与兴奋性神经元间的连接要高（Hofer et al.，2011）。对功能相同神经元的超微结构重建已经展示平滑神经元接收更加广泛的输入范围，这些输入与神经元的方向偏好无关（Bock et

al.，2011），如上所述再次印证了抑制性神经元联合了局部的活性。

总之，这些研究已经开始阐明构成视觉皮层的神经回路模型。在那些可以与其他物种数据进行直接比较的情况下，小鼠皮层存在相似的突触机制，而小鼠皮层因为缺少偏好方向的柱状功能组织而在功能输出（抑制性神经元表现出减弱的方向选择性）上存在明显不同。

视皮层活动以及它与视觉行为的关系

尽管小鼠是一种夜间物种，但是有大量的证据显示在自然环境中，它们同样利用了视觉。它们可以依靠视觉信息显示出多样的行为，包括空间导航、物体识别以及许多的社会行为（Latham & Mason，2004）。比如，一些小鼠在长距离归巢行为（Mather & Baker，1980）和觅食行为中利用了视觉（Zoller & Lima，1999），以及"沿途标记"——把分布在新的领地上显眼小物体作为导航工具（Stopka & Macdonald，2003）。如下描述，实验室小鼠同样通过训练表现出多样的视觉行为，用来评定视觉功能。这些自然的和受过训练的行为中，至少有一部分是在 V1 区进行处理的，并且可能需要整合前馈的，与行为有关的因素引起的，视觉反应调谐，包括例如一般觉醒、模式和刺激选择性注意以及奖励预期。

在麻醉、安静清醒状态及运动状态下的反应特性

大部分的啮齿类视觉生理研究都是在不同的麻醉状态下进行的，但是当前的研究利用固定鼠头部的方法可以更详细地研究清醒状态下啮齿类 V1 区的活性，同时维持准确的刺激控制（Andermann et al.，2011；Frenkel et al.，2006；Girman，1985；Greenberg, Houweling, & Kerr，2008；Niell & Stryker，2010）。相对于许多清醒状态，啮齿类 V1 区的自发和诱发活性的测量对于麻醉非常敏感（Greenberg, Houweling, & Kerr，2008；Niell & Stryker，2010），然而 V1 神经元的方向选择性反应在这些状态下比较相似。但是，与灵长类动物一样（Alitto et al.，2011），最近发现清醒小鼠 V1 神经元的空间和时间频率偏好高于麻醉小鼠 V1 神经元（Gao, DeAngelis, & Burkhalter，2010；Kerlin et al.，2010；Marshel et al.，2011；Niell & Stryker，2008）。

运动包括对远距离物体的视觉处理（Pinto & Enroth-Cugell，2000)，是小鼠和其他啮齿类动物上进行觅食和其他导航行为的一个基本因素。许多这样的行为的获取和/或表现可能需要一个完整的初级视皮层(Shankar & Ellard，2000)。更惊奇的是，小鼠 V1 区的很多神经元在运动中的视觉反应大小高出平时好几倍。虽然时间频率偏好可能略微增加(<1/2 倍频程)，但是 V1 的方向调谐和空间频率偏好在增益上的变化很大程度上是不变的。尽管这种变化的机制不太清楚，但是视觉皮层的胆碱能信号的活性被发现具有类似的影响，增强了反应性和可靠性(Goard & Dan，2009；Herrero et al.，2008)，同时表明了神经调节剂的可能作用。

V1 在视觉引导的行为中的活性和可塑性

目前，一些研究观测了啮齿类 V1 区的单个神经元在觅食和其他的奖赏相关的行为中的反应，表明 V1 的活性不是直接被视觉输入所驱动的。一个研究利用对觅食大鼠的长期记录发现更深层的 V1 单个神经元表现出对在一个圆形迷宫中的特定位置的偏好，类似对应了特定空间暗示的位点(Ji & Wilson，2007)。随后，这个研究显示在随后的慢波睡眠的相应阶段，这些相同的神经元与特定的海马神经元共同激活。(Ji & Wilson，2007；see also Han，Caporale，& Dan，2008。)

利用相似的在自由运动的大鼠上多通道电极记录，Shuler 和 Bear 设计了一个任务，在这个任务中取决于哪只眼睛被视觉刺激而给予不同的奖励(Shuler & Bear，2006)。作者发现对给定眼睛刺激优先响应的神经元，也表现出对相关奖励时的强烈和特异性活动。在训练的大鼠中，这种诱导的奖赏相关的发放会在奖励发出前持续几秒钟，而未经训练的大鼠的 V1 神经元显示只有瞬时刺激诱发反应。相反，与视觉呈现相关刺激没有特别相关性的奖励和任务相关的行为信号可能不影响大鼠 V1 的视觉反应神经元(Girman，1985)。

反复地观察和操作特定细胞的能力对于理解在学习状态下神经元可塑性具有特别的价值。目前的研究利用对自由活动大鼠(Sawinski et al.，2009)、头固定大鼠(Greenberg，Houweling，& Kerr，2008)和小鼠(Andermann，Kerlin，& Reid，2010；Mank et al.，2008)的慢性双光子钙信号成像，实现几天和几个星期地记录啮齿类 V1 区的相同的细胞。这些方法可能互补：

尽管在自由活动的动物上记录具有与过去长达 80 年发展的啮齿类任务具有类似的潜能，但是头部固定的准备可以有更多的刺激，更大的观察的范围，更多的记录和操作的方式。目前的研究利用头部固定的小鼠表现出更可靠的空间导航和视觉检测和辨别行为，可以在数月里面给予每天成百个刺激周期(trails)进行观察(Andermann，Kerlin，& Reid，2010；Histed，Carvalho，& Maunsell，2012)。结合基因编码的钙指示剂记录技术(Andermann，Kerlin，& Reid，2010)，以及对头部固定和自由运动的动物的高通量行为学研究，将为啮齿类动物 V1 区一定区域内神经元一段时间内反应特征的研究提供手段(图 29.5)，这就可以在学习中长时程观察神经元活性。

清醒小鼠 V1 区的神经活动与感知觉阈值的关系

与在清醒的小鼠视皮层发现的较窄的方向调谐一致(Frenkel et al.，2006；Niell & Stryker，2010)，头固定的小鼠可以在 GO-NOGO 任务中辨别 10° 的方向差(Andermann，Kerlin，& Reid，2010)。相似地，同 C50 对比度阈值比清醒的小鼠 V1 细胞群要低 10% 一致，强制头部固定的小鼠可以检测到对比度低于 2% 的光栅刺激(Histed，Carvalho，& Maunsell，2012)，但是其他人的研究报告了应用不同的行为学实验的更高的对比度阈值(Busse et al.，2011；Gianfranceschi，Fiorentini，& Maffei，1999；Prusky et al.，2004；van Alphen，Winkelman，& Frens，2009)。很多报告表明小鼠的空间锐度的行为上限大约是 0.5 周/度，与小鼠 V1 中引起反应的空间频率上限一致(Andermann et al.，2011；Gao，DeAngelis，& Burkhalter，2010)。

V1 区参与视觉行为方面的研究

许多源于视网膜的视觉通路可以用于指导行为。啮齿类视觉行为哪些方面依赖于 V1 区？从 Lashly 在大鼠上的研究开始，啮齿动物 V1 区局部损伤后，最常见的行为缺陷是在检测或模式辨别任务中空间敏锐度阈值的降低。目前损伤研究证实了在不同空间频率的垂直光栅刺激的辨别任务中这一影响——大鼠上的截止阈值从 1.0 周期/度降低到 0.7 周期/度(Dean，1981；McDaniel，Coleman，& Lindsay，1982)以及在小鼠上的截止阈值从大约 0.5 周期/度下降到 0.3 周期/度(Prusky & Douglas，2004)。

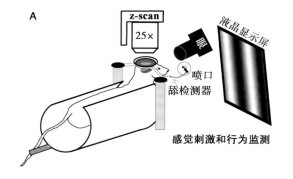

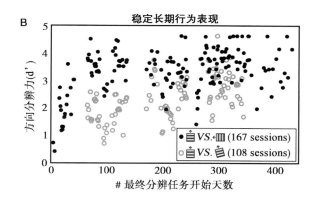

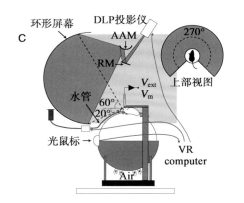

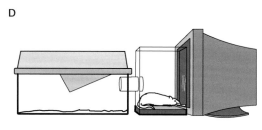

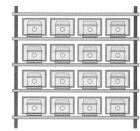

图 29.5　啮齿类视觉测试的行为学范式。(A)清醒的头部固定小鼠在 GO/NOGO 方向测试中的训练,同时也可以使用双光子钙成像来检测神经元的活性变化。(B)在几个月内,行为学反应结果都可以被准确而稳定的检测。(C)清醒的头部固定的小鼠在一个球状踏步机上奔跑。测试中的小鼠仅仅使用视觉提示在虚拟现实中穿行,这个视觉提示是投射在曲面屏幕上的视觉图像,并且被踏步机上的小鼠运动所控制。(D)大鼠视觉辨别任务中,高通量的训练系统。动物从它们认为是"家"的笼子移动到行为学检测的笼子中,这个行为学检测的笼子有可能会被浸入到水中,这取决于参与视觉辨别任务的动物表现。由于这种设计的模块化特征,许多动物能够被同时训练和检测。

V1 区特异病变没有伴随在较低空间频率下的视觉损伤可能由于上丘和其他皮下视觉通路的行为保守性。但是,因为这方面研究不能在自由运动动物给定特异视网膜拓扑位置刺激,部分损伤 V1 区可能会导致相邻视网膜拓扑位置的行为补偿,然而整个 V1 区的损伤可能导致紧邻 V1 的更高视区的其他损伤(McDaniel,Coleman,& Lindsay,1982),已经在啮齿动物中发现这些脑区除了 V1 传入输入之外还接收直接丘脑输入(Caviness & Frost,1980;Simmons,Lemmon,& Pearlman,1982)。这些不可逆的损伤和对损伤后重新测试的延迟也可导致可塑性和随后的由其他脑区引起的补偿(cf.,Talwar,Musial,& Gerstein,2001)。

以后在啮齿类 V1 区的研究中能通过利用对神经活性越来越具体的操作解决到这些问题。除了利用可逆的药理学操作之外(e.g.,muscimol,cf. O'Connor,Huber,& Svoboda,2010;Talwar,Musial,& Gerstein,2001),在啮齿类 V1 区神经元可以通过光控遗传技术(Mattis et al.,2011)或者药理遗传技术(Rogan & Roth,2011)选择性和可逆地短程或长时程的沉默。

这些技术将通过将病毒定点注射到 V1 的特定区域和特定的受体活性,结合使用转基因小鼠获得的层流和细胞型特异性提高了空间分辨率,(e.g.,Atallah et al.,2012;Olsen et al.,2012)。除了控制神经活动之外,将来在 V1 区的研究能利用越来越特异的基因突变鼠模型来限定视觉计算的模型(e.g.,Heimel et al.,2010),并且能理解视觉皮层功能紊乱的分子基础。

结论

以小鼠的初级视皮层作为模型系统,对视觉处理和行为学的分子、遗传和回路特征的研究越来越多并且知识更新速度很快,因此,我们对小鼠视觉皮层的基本特性的了解也越来越深入。我们集中研究小鼠 V1 区,目前已经可以合理地理解,并且已经勾画出目前和将来适用于小鼠的基因,生理和行为策略的实验。尽管如上所述,初级视觉皮层及其外围输入的性质有一些明显的不同,但现在有一个普遍的共识,即小鼠和研究较好的哺乳动物(包括猫和灵长类)之间的大量视觉皮层处理可能是相当相似的。所以尽管小鼠的 V1 区神经元比人少了 1 000 倍以上,但是仍有越来越多的视皮层的研究在小鼠上进行,并能够为人类视觉的许多方面提供概括性的视角。

参考文献

Alitto, H. J., Moore, B. D. IV, Rathbun, D. L., & Usrey, W. M. (2011). A comparison of visual responses in the lateral geniculate nucleus of alert and anaesthetized macaque monkeys. *Journal of Physiology, 589*(Pt 1), 87–99.

Andermann, M. L., Kerlin, A. M., & Reid, R. C. (2010). Chronic cellular imaging of mouse visual cortex during operant behavior and passive viewing. *Frontiers in Cellular Neuroscience, 4*, 3. doi:10.3389/fncel.2010.00003.

Andermann, M. L., Kerlin, A. M., Roumis, D. K., Glickfeld, L. L., & Reid, R. C. (2011). Functional specialization of mouse higher visual cortical areas. *Neuron, 72*, 1025–1039.

Anderson, J. S., Carandini, M., & Ferster, D. (2000). Orientation tuning of input conductance, excitation, and inhibition in cat primary visual cortex. *Journal of Neurophysiology, 84*, 909–926.

Antonini, A., Fagiolini, M., & Stryker, M. P. (1999). Anatomical correlates of functional plasticity in mouse visual cortex. *Journal of Neuroscience, 19*, 4388–4406.

Artal, P., Herreros de Tejada, P., Munoz Tedo, C., & Green, D. G. (1998). Retinal image quality in the rodent eye. *Visual Neuroscience, 15*, 597–605.

Atallah, B. V., Bruns, W., Carandini, M., & Scanziani, M. (2012). Parvalbumin-expressing interneurons linearly transform cortical responses to visual stimuli. *Neuron, 73*, 159–170.

Bock, D. D., Lee, W. C., Kerlin, A. M., Andermann, M. L., Hood, G., Wetzel, A. W., et al. (2011). Network anatomy and in vivo physiology of visual cortical neurons. *Nature, 471*, 177–182.

Bonin, V., Histed, M. H., Yurgenson, S., & Reid, R. C. (2011). Local diversity and fine-scale organization of receptive fields in mouse visual cortex. *Journal of Neuroscience, 31*, 18506–18521.

Burkhalter, A. (2008). Many specialists for suppressing cortical excitation. *Frontiers in Neuroscience, 2*, 155–167.

Busse, L., Ayaz, A., Dhruv, N. T., Katzner, S., Saleem, A. B., Scholvinck, M. L., et al. (2011). The detection of visual contrast in the behaving mouse. *Journal of Neuroscience, 31*, 11351–11361.

Buzsaki, G. (2004). Large-scale recording of neuronal ensembles. *Nature Neuroscience, 7*, 446–451.

Calderone, J. B., & Jacobs, G. H. (1995). Regional variations in the relative sensitivity to UV light in the mouse retina. *Visual Neuroscience, 12*, 463–468.

Cardin, J. A., Palmer, L. A., & Contreras, D. (2007). Stimulus feature selectivity in excitatory and inhibitory neurons in primary visual cortex. *Journal of Neuroscience, 27*, 10333–10344.

Caviness, V. S., Jr., & Frost, D. O. (1980). Tangential organization of thalamic projections to the neocortex in the mouse. *Journal of Comparative Neurology, 194*, 335–367.

Chorev, E., Epsztein, J., Houweling, A. R., Lee, A. K., & Brecht, M. (2009). Electrophysiological recordings from behaving animals—going beyond spikes. *Current Opinion in Neurobiology, 19*, 513–519.

Dean, P. (1981). Grating detection and visual acuity after lesions of striate cortex in hooded rats. *Experimental Brain Research, 43*, 145–153.

DeAngelis, G. C., Ghose, G. M., Ohzawa, I., & Freeman, R. D. (1999). Functional micro-organization of primary visual cortex: Receptive field analysis of nearby neurons. *Journal of Neuroscience, 19*, 4046–4064.

Drager, U. C. (1975). Receptive fields of single cells and topography in mouse visual cortex. *Journal of Comparative Neurology, 160*, 269–290.

Fino, E., & Yuste, R. (2011). Dense inhibitory connectivity in neocortex. *Neuron, 69*, 1188–1203.

Frenkel, M. Y., Sawtell, N. B., Diogo, A. C., Yoon, B., Neve, R. L., & Bear, M. F. (2006). Instructive effect of visual experience in mouse visual cortex. *Neuron, 51*, 339–349.

Gao, E., DeAngelis, G. C., & Burkhalter, A. (2010). Parallel input channels to mouse primary visual cortex. *Journal of Neuroscience, 30*, 5912–5926.

Gianfranceschi, L., Fiorentini, A., & Maffei, L. (1999). Behavioural visual acuity of wild type and bcl2 transgenic mouse. *Vision Research, 39*, 569–574.

Girman, S. V. (1985). Responses of neurons of primary visual cortex of awake unrestrained rats to visual stimuli. *Neuroscience and Behavioral Physiology, 15*, 379–386.

Goard, M., & Dan, Y. (2009). Basal forebrain activation enhances cortical coding of natural scenes. *Nature Neuroscience, 12*, 1444–1449.

Gonchar, Y., Wang, Q., & Burkhalter, A. (2007). Multiple distinct subtypes of GABAergic neurons in mouse visual cortex identified by triple immunostaining. *Frontiers in Neuroanatomy, 1*, 3. doi:10.3389/neuro.05.003.2007.

Gordon, J. A., & Stryker, M. P. (1996). Experience-dependent plasticity of binocular responses in the primary visual cortex of the mouse. *Journal of Neuroscience, 16*, 3274–3286.

Greenberg, D. S., Houweling, A. R., & Kerr, J. N. (2008). Population imaging of ongoing neuronal activity in the visual cortex of awake rats. *Nature Neuroscience, 11*, 749–751.

Han, F., Caporale, N., & Dan, Y. (2008). Reverberation of recent visual experience in spontaneous cortical waves. *Neuron, 60*, 321–327.

Harvey, C. D., Collman, F., Dombeck, D. A., & Tank, D. W. (2009). Intracellular dynamics of hippocampal place cells during virtual navigation. *Nature, 461*, 941–946.

Heimel, J. A., Saiepour, M. H., Chakravarthy, S., Hermans, J. M., & Levelt, C. N. (2010). Contrast gain control and cortical TrkB signaling shape visual acuity. *Nature Neuroscience, 13*, 642–648.

Heintz, N. (2004). Gene expression nervous system atlas (Gensat). *Nature Neuroscience, 7*, 483.

Herrero, J. L., Roberts, M. J., Delicato, L. S., Gieselmann, M. A., Dayan, P., & Thiele, A. (2008). Acetylcholine contributes through muscarinic receptors to attentional modulation in V1. *Nature, 454*, 1110–1114.

Hirsch, J. A., Alonso, J. M., Reid, R. C., & Martinez, L. M. (1998). Synaptic integration in striate cortical simple cells. *Journal of Neuroscience, 18*, 9517–9528.

Hirsch, J. A., Martinez, L. M., Pillai, C., Alonso, J. M., Wang, Q., & Sommer, F. T. (2003). Functionally distinct inhibitory neurons at the first stage of visual cortical processing. *Nature Neuroscience, 6*, 1300–1308.

Histed, M. H., Carvalho, L. A., & Maunsell, J. H. (2012). Psychophysical measurement of contrast sensitivity in the behaving mouse. *Journal of Neurophysiology, 107,* 758–765.

Hofer, S. B., Ko, H., Pichler, B., Vogelstein, J., Ros, H., Zeng, H., et al. (2011). Differential connectivity and response dynamics of excitatory and inhibitory neurons in visual cortex. *Nature Neuroscience, 14,* 1045–1052.

Holmgren, C., Harkany, T., Svennenfors, B., & Zilberter, Y. (2003). Pyramidal cell communication within local networks in layer 2/3 of rat neocortex. *Journal of Physiology, 551*(Pt 1), 139–153.

Hubel, D. H., & Wiesel, T. N. (1962). Receptive fields, binocular interaction and functional architecture in the cat's visual cortex. *Journal of Physiology, 160,* 106–154.

Hubel, D. H., & Wiesel, T. N. (1963). Shape and arrangement of columns in cat's striate cortex. *Journal of Physiology, 165,* 559–568.

Hubel, D. H., & Wiesel, T. N. (1974). Uniformity of monkey striate cortex: A parallel relationship between field size, scatter, and magnification factor. *Journal of Comparative Neurology, 158,* 295–305.

Huberman, A. D., & Niell, C. M. (2011). What can mice tell us about how vision works? *Trends in Neurosciences, 34,* 464–473. doi:10.1016/j.tins.2011.07.002.

Jeon, C. J., Strettoi, E., & Masland, R. H. (1998). The major cell populations of the mouse retina. *Journal of Neuroscience, 18,* 8936–8946.

Ji, D., & Wilson, M. A. (2007). Coordinated memory replay in the visual cortex and hippocampus during sleep. *Nature Neuroscience, 10,* 100–107.

Jia, H., Rochefort, N. L., Chen, X., & Konnerth, A. (2010). Dendritic organization of sensory input to cortical neurons in vivo. *Nature, 464,* 1307–1312.

Jones, J. P., & Palmer, L. A. (1987). An evaluation of the two-dimensional Gabor filter model of simple receptive fields in cat striate cortex. *Journal of Neurophysiology, 58,* 1233–1258.

Kalatsky, V. A., & Stryker, M. P. (2003). New paradigm for optical imaging: Temporally encoded maps of intrinsic signal. *Neuron, 38,* 529–545.

Kawaguchi, Y., & Kubota, Y. (1997). GABAergic cell subtypes and their synaptic connections in rat frontal cortex. *Cerebral Cortex, 7,* 476–486.

Kay, J. N., De la Huerta, I., Kim, I. J., Zhang, Y., Yamagata, M., Chu, M. W., et al. (2011). Retinal ganglion cells with distinct directional preferences differ in molecular identity, structure, and central projections. *Journal of Neuroscience, 31,* 7753–7762.

Kerlin, A. M., Andermann, M. L., Berezovskii, V. K., & Reid, R. C. (2010). Broadly tuned response properties of diverse inhibitory neuron subtypes in mouse visual cortex. *Neuron, 67,* 858–871.

Kerr, J. N., & Denk, W. (2008). Imaging in vivo: Watching the brain in action. *Nature Reviews. Neuroscience, 9,* 195–205.

Ko, H., Hofer, S. B., Pichler, B., Buchanan, K. A., Sjostrom, P. J., & Mrsic-Flogel, T. D. (2011). Functional specificity of local synaptic connections in neocortical networks. *Nature, 473,* 87–91.

Koehler, C. L., Akimov, N. P., & Renteria, R. C. (2011). Receptive field center size decreases and firing properties mature in ON and OFF retinal ganglion cells after eye opening in the mouse. *Journal of Neurophysiology, 106,* 895–904.

Krubitzer, L., Campi, K. L., & Cooke, D. F. (2011). All rodents are not the same: A modern synthesis of cortical organization. *Brain, Behavior and Evolution, 78,* 51–93.

Lashley, K. S. (1939). The mechanism of vision. XVI. The functioning of small remnants of the visual cortex. *Journal of Comparative Neurology, 70,* 45–67.

Latham, N., & Mason, G. (2004). From house mouse to mouse house: The behavioural biology of free-living *Mus musculus* and its implications in the laboratory. *Applied Animal Behaviour Science, 86,* 261–289.

Lima, S. Q., Hromadka, T., Znamenskiy, P., & Zador, A. M. (2009). PINP: A new method of tagging neuronal populations for identification during in vivo electrophysiological recording. *PLoS One, 4,* e6099. doi:10.1371/journal.pone.0006099.

Liu, B. H., Li, P., Li, Y. T., Sun, Y. J., Yanagawa, Y., Obata, K., et al. (2009). Visual receptive field structure of cortical inhibitory neurons revealed by two-photon imaging guided recording. *Journal of Neuroscience, 29,* 10520–10532.

Liu, B. H., Li, P., Sun, Y. J., Li, Y. T., Zhang, L. I., & Tao, H. W. (2010). Intervening inhibition underlies simple-cell receptive field structure in visual cortex. *Nature Neuroscience, 13,* 89–96.

Liu, B. H., Li, Y. T., Ma, W. P., Pan, C. J., Zhang, L. I., & Tao, H. W. (2011). Broad inhibition sharpens orientation selectivity by expanding input dynamic range in mouse simple cells. *Neuron, 71,* 542–554.

Luo, L., Callaway, E. M., & Svoboda, K. (2008). Genetic dissection of neural circuits. *Neuron, 57*(5), 634–660.

Ma, W. P., Liu, B. H., Li, Y. T., Huang, Z. J., Zhang, L. I., & Tao, H. W. (2010). Visual representations by cortical somatostatin inhibitory neurons—selective but with weak and delayed responses. *Journal of Neuroscience, 30,* 14371–14379.

Madisen, L., Zwingman, T. A., Sunkin, S. M., Oh, S. W., Zariwala, H. A., Gu, H., et al. (2010). A robust and high-throughput Cre reporting and characterization system for the whole mouse brain. *Nature Neuroscience, 13,* 133–140.

Mank, M., Santos, A. F., Direnberger, S., Mrsic-Flogel, T. D., Hofer, S. B., Stein, V., et al. (2008). A genetically encoded calcium indicator for chronic in vivo two-photon imaging. *Nature Methods, 5,* 805–811.

Margrie, T. W., Meyer, A. H., Caputi, A., Monyer, H., Hasan, M. T., Schaefer, A. T., et al. (2003). Targeted whole-cell recordings in the mammalian brain in vivo. *Neuron, 39,* 911–918.

Markram, H., Toledo-Rodriguez, M., Wang, Y., Gupta, A., Silberberg, G., & Wu, C. (2004). Interneurons of the neocortical inhibitory system. *Nature Reviews. Neuroscience, 5,* 793–807.

Marshel, J. H., Garrett, M. E., Nauhaus, I., & Callaway, E. M. (2011). Functional specialization of seven mouse visual cortical areas. *Neuron, 72,* 1040–1054.

Mather, J. G., & Baker, R. R. (1980). A demonstration of navigation by small rodents using an orientation cage. *Nature, 284,* 259–262.

Mattis, J., Tye, K. M., Ferenczi, E. A., Ramakrishnan, C., O'Shea, D. J., Prakash, R., et al. (2011). Principles for applying optogenetic tools derived from direct comparative analysis of microbial opsins. *Nature Methods, 9,* 159–172.

McDaniel, W. F., Coleman, J., & Lindsay, J. F., Jr. (1982). A comparison of lateral peristriate and striate neocortical ablations in the rat. *Behavioural Brain Research, 6,* 249–272.

Meier, P., Flister, E., & Reinagel, P. (2011). Collinear features impair visual detection by rats. *Journal of Vision, 11,* 1–16. doi:10.1167/11.3.22.

Metin, C., Godement, P., & Imbert, M. (1988). The primary visual cortex in the mouse: Receptive field properties and functional organization. *Experimental Brain Research, 69,* 594–612.

Molyneaux, B. J., Arlotta, P., Fame, R. M., MacDonald, J. L.,

MacQuarrie, K. L., & Macklis, J. D. (2009). Novel subtype-specific genes identify distinct subpopulations of callosal projection neurons. *Journal of Neuroscience, 29,* 12343–12354.

Molyneaux, B. J., Arlotta, P., Menezes, J. R., & Macklis, J. D. (2007). Neuronal subtype specification in the cerebral cortex. *Nature Reviews. Neuroscience, 8,* 427–437.

Movshon, J. A., Thompson, I. D., & Tolhurst, D. J. (1978a). Receptive field organization of complex cells in the cat's striate cortex. *Journal of Physiology, 283,* 79–99.

Movshon, J. A., Thompson, I. D., & Tolhurst, D. J. (1978b). Spatial summation in the receptive fields of simple cells in the cat's striate cortex. *Journal of Physiology, 283,* 53–77.

Mrsic-Flogel, T. D., Hofer, S. B., Ohki, K., Reid, R. C., Bonhoeffer, T., & Hubener, M. (2007). Homeostatic regulation of eye-specific responses in visual cortex during ocular dominance plasticity. *Neuron, 54,* 961–972.

Niell, C. M., & Stryker, M. P. (2008). Highly selective receptive fields in mouse visual cortex. *Journal of Neuroscience, 28,* 7520–7536.

Niell, C. M., & Stryker, M. P. (2010). Modulation of visual responses by behavioral state in mouse visual cortex. *Neuron, 65,* 472–479.

Nowak, L. G., Sanchez-Vives, M. V., & McCormick, D. A. (2008). Lack of orientation and direction selectivity in a subgroup of fast-spiking inhibitory interneurons: Cellular and synaptic mechanisms and comparison with other electrophysiological cell types. *Cerebral Cortex, 18,* 1058–1078. doi:10.1093/cercor/bhm137.

O'Connor, D. H., Clack, N. G., Huber, D., Komiyama, T., Myers, E. W., & Svoboda, K. (2010). Vibrissa-based object localization in head-fixed mice. *Journal of Neuroscience, 30,* 1947–1967.

O'Connor, D. H., Huber, D., & Svoboda, K. (2009). Reverse engineering the mouse brain. *Nature, 461,* 923–929.

Ohki, K., Chung, S., Ch'ng, Y. H., Kara, P., & Reid, R. C. (2005). Functional imaging with cellular resolution reveals precise micro-architecture in visual cortex. *Nature, 433,* 597–603.

Oliva, A. A., Jr., Jiang, M., Lam, T., Smith, K. L., & Swann, J. W. (2000). Novel hippocampal interneuronal subtypes identified using transgenic mice that express green fluorescent protein in GABAergic interneurons. *Journal of Neuroscience, 20,* 3354–3368.

Olsen, S. R., Bortone, D. S., Adesnik, H., & Scanziani, M. (2012). Gain control by layer six in cortical circuits of vision. *Nature, 483,* 47–52.

Peters, A., & Kara, D. A. (1985). The neuronal composition of area 17 of rat visual cortex. I. The pyramidal cells. *Journal of Comparative Neurology, 234,* 218–241.

Pinto, L. H., & Enroth-Cugell, C. (2000). Tests of the mouse visual system. *Mammalian Genome, 11,* 531–536. doi:10.1007/s003350010102.

Prusky, G. T., Alam, N. M., Beekman, S., & Douglas, R. M. (2004). Rapid quantification of adult and developing mouse spatial vision using a virtual optomotor system. *Investigative Ophthalmology & Visual Science, 45,* 4611–4616. doi:10.1167/iovs.04-0541.

Prusky, G. T., & Douglas, R. M. (2004). Characterization of mouse cortical spatial vision. *Vision Research, 44,* 3411–3418. doi:10.1016/j.visres.2004.09.001.

Remtulla, S., & Hallett, P. E. (1985). A schematic eye for the mouse, and comparisons with the rat. *Vision Research, 25,* 21–31. doi:10.1016/0042-6989(85)90076-8.

Ringach, D. L. (2002). Spatial structure and symmetry of simple-cell receptive fields in macaque primary visual cortex. *Journal of Neurophysiology, 88,*455–463.

Rivlin-Etzion, M., Zhou, K., Wei, W., Elstrott, J., Nguyen, P. L., Barres, B. A., et al. (2011). Transgenic mice reveal unexpected diversity of ON-OFF direction-selective retinal ganglion cell subtypes and brain structures involved in motion processing. *Journal of Neuroscience, 31,* 8760–8769.

Rogan, S. C., & Roth, B. L. (2011). Remote control of neuronal signaling. *Pharmacological Reviews, 63,* 291–315.

Rudy, B., Fishell, G., Lee, S., & Hjerling-Leffler, J. (2011). Three groups of interneurons account for nearly 100% of neocortical GABAergic neurons. *Developmental Neurobiology, 71,* 45–61.

Runyan, C. A., Schummers, J., Van Wart, A., Kuhlman, S. J., Wilson, N. R., Huang, Z. J., et al. (2010). Response features of parvalbumin-expressing interneurons suggest precise roles for subtypes of inhibition in visual cortex. *Neuron, 67,* 847–857.

Sawinski, J., Wallace, D. J., Greenberg, D. S., Grossmann, S., Denk, W., & Kerr, J. N. (2009). Visually evoked activity in cortical cells imaged in freely moving animals. *Proceedings of the National Academy of Sciences of the United States of America, 106,* 19557–19562. doi:10.1073/pnas.0903680106.

Schuett, S., Bonhoeffer, T., & Hubener, M. (2002). Mapping retinotopic structure in mouse visual cortex with optical imaging. *Journal of Neuroscience, 22,* 6549–6559.

Shankar, S., & Ellard, C. (2000). Visually guided locomotion and computation of time-to-collision in the mongolian gerbil (*Meriones unguiculatus*): The effects of frontal and visual cortical lesions. *Behavioural Brain Research, 108,* 21–37.

Shuler, M. G., & Bear, M. F. (2006). Reward timing in the primary visual cortex. *Science, 311,* 1606–1609.

Simmons, P. A., Lemmon, V., & Pearlman, A. L. (1982). Afferent and efferent connections of the striate and extrastriate visual cortex of the normal and reeler mouse. *Journal of Comparative Neurology, 211,* 295–308.

Skottun, B. C., De Valois, R. L., Grosof, D. H., Movshon, J. A., Albrecht, D. G., & Bonds, A. B. (1991). Classifying simple and complex cells on the basis of response modulation. *Vision Research, 31,* 1079–1086. doi:10.1016/0042-6989(91)90033-2.

Smith, S. L., & Hausser, M. (2010). Parallel processing of visual space by neighboring neurons in mouse visual cortex. *Nature Neuroscience, 13,* 1144–1149.

Sohya, K., Kameyama, K., Yanagawa, Y., Obata, K., & Tsumoto, T. (2007). GABAergic neurons are less selective to stimulus orientation than excitatory neurons in layer ii/iii of visual cortex, as revealed by in vivo functional Ca^{2+} imaging in transgenic mice. *Journal of Neuroscience, 27,* 2145–2149.

Song, S., Sjostrom, P. J., Reigl, M., Nelson, S., & Chklovskii, D. B. (2005). Highly nonrandom features of synaptic connectivity in local cortical circuits. *PLoS Biology, 3,* e68. doi:10.1371/journal.pbio.0030068.

Stone, C., & Pinto, L. H. (1993). Response properties of ganglion cells in the isolated mouse retina. *Visual Neuroscience, 10,* 31–39.

Stopka, P., & Macdonald, D. W. (2003). Way-marking behaviour: An aid to spatial navigation in the wood mouse (*Apodemus sylvaticus*). *BMC Ecology, 3,* 3. doi:10.1186/1472-6785-3-3.

Stosiek, C., Garaschuk, O., Holthoff, K., & Konnerth, A. (2003). In vivo two-photon calcium imaging of neuronal networks. *Proceedings of the National Academy of Sciences of the United States of America, 100,* 7319–7324. doi:10.1073/pnas.1232232100.

Talwar, S. K., Musial, P. G., & Gerstein, G. L. (2001). Role of mammalian auditory cortex in the perception of elementary sound properties. *Journal of Neurophysiology, 85,* 2350–2358.

Tamamaki, N., Yanagawa, Y., Tomioka, R., Miyazaki, J., Obata, K., & Kaneko, T. (2003). Green fluorescent protein expression and colocalization with calretinin, parvalbumin, and somatostatin in the gad67-gfp knock-in mouse. *Journal of Comparative Neurology, 467,* 60–79.

Tan, A. Y., Brown, B. D., Scholl, B., Mohanty, D., & Priebe, N. J. (2011). Orientation selectivity of synaptic input to neurons in mouse and cat primary visual cortex. *Journal of Neuroscience, 31,* 12339–12350.

Taniguchi, H., He, M., Wu, P., Kim, S., Paik, R., Sugino, K., et al. (2011). A resource of Cre driver lines for genetic targeting of GABAergic neurons in cerebral cortex. *Neuron, 71,* 995–1013.

van Alphen, B., Winkelman, B. H., & Frens, M. A. (2009). Age- and sex-related differences in contrast sensitivity in C57BL/6 mice. *Investigative Ophthalmology & Visual Science, 50,* 2451–2458.

Van Hooser, S. D. (2007). Similarity and diversity in visual cortex: Is there a unifying theory of cortical computation? *Neuroscientist, 13,* 639–656.

Van Hooser, S. D., Heimel, J. A., Chung, S., Nelson, S. B., & Toth, L. J. (2005). Orientation selectivity without orientation maps in visual cortex of a highly visual mammal. *Journal of Neuroscience, 25,* 19–28.

Volgyi, B., Chheda, S., & Bloomfield, S. A. (2009). Tracer coupling patterns of the ganglion cell subtypes in the mouse retina. *Journal of Comparative Neurology, 512,* 664–687.

Wagor, E., Mangini, N. J., & Pearlman, A. L. (1980). Retinotopic organization of striate and extrastriate visual cortex in the mouse. *Journal of Comparative Neurology, 193,* 187–202.

Wang, B. S., Sarnaik, R., & Cang, J. (2010). Critical period plasticity matches binocular orientation preference in the visual cortex. *Neuron, 65,* 246–256.

Xu, X., Roby, K. D., & Callaway, E. M. (2006). Mouse cortical inhibitory neuron type that coexpresses somatostatin and calretinin. *Journal of Comparative Neurology, 499,* 144–160.

Xu, X., Roby, K. D., & Callaway, E. M. (2010). Immunochemical characterization of inhibitory mouse cortical neurons: Three chemically distinct classes of inhibitory cells. *Journal of Comparative Neurology, 518,* 389–404.

Yoshimura, Y., & Callaway, E. M. (2005). Fine-scale specificity of cortical networks depends on inhibitory cell type and connectivity. *Nature Neuroscience, 8,* 1552–1559.

Yoshimura, Y., Dantzker, J. L., & Callaway, E. M. (2005). Excitatory cortical neurons form fine-scale functional networks. *Nature, 433,* 868–873.

Zariwala, H. A., Borghuis, B. G., Hoogland, T. M., Madisen, L., Tian, L., De Zeeuw, C. I., et al. (2012). A Cre-dependent gcamp3 reporter mouse for neuronal imaging in vivo. *Journal of Neuroscience, 32,* 3131–3141.

Zariwala, H. A., Madisen, L., Ahrens, K. F., Bernard, A., Lein, E. S., Jones, A. R., et al. (2011). Visual tuning properties of genetically identified layer 2/3 neuronal types in the primary visual cortex of Cre-transgenic mice. *Frontiers in Systems Neuroscience, 4,* 162. doi:10.3389/fnsys.2010.00162.

Zollner, P. A., & Lima, S. L. (1999). Illumination and the perception of remote habitat patches by white-footed mice. *Animal Behaviour, 58,* 489–500.

第 30 章 经典感受野之外：初级视皮层感受野的周边调制

Alessandra Angelucci，S. Shushruth

经典感受野（Barlow，1953；Hubel & Wiesel，1959）的概念以及视觉系统阶层式前馈模型（Hubel & Wiesel，1962；Riesenhuber & Poggio，2003）为视觉对象的神经表征提供了理论基础。这些理论把神经元看成滤波器或者是视觉特征的探测器，而视觉信息沿视觉各皮层层次上升（Van Essen & Maunsell，1983），更高皮层区域的感受野处理来自更大视觉空间的视觉信息，并且编码视觉刺激更为复杂的特征。前馈模型通过整合来自低级皮层的前馈性输入来实现视觉目标复杂而稳定的神经表征。

在最近几年里，结构上、计算上以及生理上的证据都开始向这一模型提出挑战。在结构上，除了存在皮层间的前馈投射外，还存在反馈连接，这些连接都是之前前馈模型没有提到的。在计算上，前馈模型能够解释简单环境中的视觉认知，但是却对复杂环境（自然场景）中的视觉认知无能为力。这主要是在自然界中，神经元感受野处理的局部信息是模糊不清的，同时出于对清晰的视觉信息的需要，视觉系统对物体边界的计算需要这个场景的全局性特征信息。在生理上，已经有证据表明，从全局到局部的计算在视觉系统的初级阶段就已经发生，这里的初级阶段指的是初级视皮层，在初级视皮层中神经元对感受野内局部信息的反应会被视觉场景的全局性认知结构所影响。这些计算的一个基本例子是周边调制。这是初级视觉皮层神经元的一种能力，这种能力使神经元能够依据视觉内容，例如呈现在感受野周边的视觉刺激来调节对感受野内局部信息的反应（Allman，Miezin，& McGuinness，1985；Blakemore & Tobin，1972；Maffei &Fiorentini，1976；Nelson & Frost，1978）。这些现象表明，对跨越不同视域位置的信号的整合已经超出了初级视皮层单个神经元的经典感受野，因此不能够被前馈模型和经典感受野的概念所解释。

在这一章中，我们第一次总结了初级视觉皮层中的周边调制现象。实验者们检测了可能导致这些现象产生的环路与机制，并讨论了它们在视觉处理与认知中的作用。

周边调制的现象学

Hubel 和 Wiesel 第一次描述这样的现象（1965），猫视皮层的 18 和 19 区的一类细胞对长条形光棒的长度产生选择性，当光棒的长度超过一定的长度后，神经元的反应就会被部分抑制。它们称这些细胞为"超复杂细胞"，并认为这些细胞是通过汇聚初级视皮层复杂细胞的前馈输入形成的。但是，后来的研究发现在整个初级视觉皮层中简单细胞和复杂细胞都有长度调制特性，并且增加刺激的宽度神经元也会有相似的反应特性（Gilbert，1977；Maffei & Fiorentini，1976；Nelson & Frost，1978）。现在这些词汇"终点挡板"及"侧抑制"或者周边抑制正在逐渐替代"超复杂细胞"这个词。这些早期的研究结果表明经典感受野的观点不足以理解视觉认知的神经本质。然而，此时非经典感受野的概念还没有建立起来，这要到 20 世纪 80 年代中期才出现（Allman，Miezin，& McGuinness，1985）。后续的关于周边调制的定量研究多使用圆形或环形光栅，并且变动刺激参数。总之，这些参数表明周边调制是大多数初级视皮层神经元的属性，这些神经元在猫的初级视皮层占大约 56% ~ 86%（Sengpiel，Sen，& Blakemore，1997；Walker，Ohzawa，& Freeman，2000），在猕猴的初级视皮层中占大约 60% ~ 100%（Cavanaugh，Bair，& Movshon，2002a；Sceniak，Hawken，& Shapley，2001；Shushruth et al.，2009）。它们也表明，最主要的周边抑制效应是对感受野刺激所诱发的发放反应的抑制。并且这种抑制对周边刺激的参数敏感（比方说刺激的朝向、空间频率、运动速度、对比度），也就是说在某些刺激参数下，抑制被减弱或者被易化。

周边调制的空间属性：感受野和周边的定义

周边被定义为经典感受野之外的区域，在这个区域内的刺激并不能够引起神经元产生发放反应，但是该区域内的刺激可以调制神经元对感受野内部刺激的反应。因此任何对周边调制的研究都会定义感受野的边界。但是这并不简单,因为感受野大小的不同依赖于他们的测量。测量感受野最普遍的方法是使用一种比较小的刺激(亮的或者暗的光棒,或者光栅),这种刺激的朝向是神经元的最优朝向,通过这种刺激来划定神经元感受野的边界(这个区域内的刺激可以诱发神经元的发放反应)。神经元感受野大小的测量被称为"最小反应区域"(mRF)或者"经典感受野"测量(Barlow, Blakemore, & Pettigrew, 1967; Hubel & Wiesel, 1962)。然而猫17区胞内电生理记录表明(Bringuier et al., 1999),在最小反应区域之外还存在一个阈下去极化区域,单独在这个区域之内的刺激并不能够诱发神经元产生发放,但是当与最小反应区域内的刺激同时呈现时,可以增加 mRF 区域内刺激的诱发反应。通过胞外电生理记录技术,科学家们可以通过记录神经元对不同半径的圆形光栅的反应来确定神经元感受野的阈下反应区的范围,这种圆形光栅的圆心在 mRF 区域中间。一种典型的初级视觉皮层神经元的反应特性是,神经元的反应会随着光栅的半径增加达到一个峰值,而进一步增加光栅的半径,神经元的反应则会被抑制(图 30.1,黑色曲线)。感受野的大小因此对应于神经元反应峰值处光栅的半径。在猕猴的初级视觉皮层神经元的周边区域,通过使用高对比度光栅检测面积总和得到的神经元的感受野大小要比这个神经元的 mRF 区域大两到三倍(Angelucci et al., 2002)。同时,当使用低对比度光栅来测定神经元的感受野时,检测到的面积总和要比使用高对比度刺激时检测到的面积总和大两倍(图 30.1,灰色曲线)(Sceniak et al., 1999; Sengpiel, Sen, & Blakemore, 1997)。在这一章中我们重点关注基于高或低对比度刺激下面积总和测量得到的感受野大小,也就是神经元的高或低对比度感受野总和(分别是 sRF$_{high}$ 和 sRF$_{low}$)(图 30.1)。

易化调节:离散刺激下的研究

sRF 大小依赖于对比度的一个原因是,呈现在 sRF$_{high}$ 和 sRF$_{low}$ 之间区域(图 30.1 中的灰色柱)的刺激会依据刺激的对比度大小产生易化或者抑制效应。关于这一区域是感受野的一部分还是周边区域的一部分存在很多争议。尤其是关于周边区域能否被特殊的刺激条件所异化依旧不能够统一。一些研究结果显示,主要是离散刺激(光棒或者 Gabor patches)被呈现到 mRF 中那些与经典感受野内刺激朝向呈共线性排列的终端区域时(图 30.2A)(Chisum, Mooser, & Fitzpatrick, 2003; Kapadia et al., 1995; Maffei & Fioren-

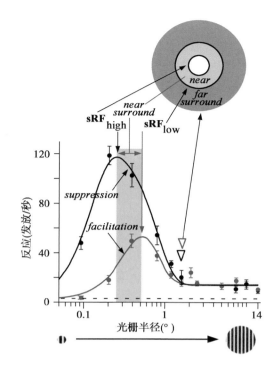

图 30.1 猕猴初级视皮层中一个示例细胞的刺激大小调谐曲线。黑色和灰色曲线分别展示了对高对比度(70%)和低对比度(12%)光栅的反应。虚线代表了平均的自发发放率。宽箭头代表 sRF$_{high}$(黑色;0.26°)的半径以及 sRF$_{low}$(灰色;0.54°)的半径。灰色阴影柱代表近周边。箭头指向高对比度(黑色;1.41°)和低对比度(灰色;1.41°)区域的半径。右上角的图表示初级视皮层神经元周边和感受野的不同组分:白色区域代表感受野;灰色区域代表周边,主要由近周边和远周边组成。(修改自 Shushruth et al., 2009。)

tini, 1976; Nelson & Frost, 1985; Polat et al., 1998),易化调节才会发生。当呈现在 mRF 中的刺激是低对比度时,易化占主导;而当刺激是高对比度时,抑制占主导(Kapadia, Westheimer, & Gilbert, 2000; Mizobe et al., 2001; Polat et al., 1998)。这种现象被称为共线性易化,被认为是知觉轮廓整合的神经关联(Hess & Field, 1999; Kapadia, Westheimer, & Gilbert, 2000)(下文讨论)。如果人们把 sRF 看成是经典感受野的一部分,那么这种易化效应会被简单看成是发生在经典感受野之内的(图 30.2A),因此,大家会认为并不存在易化的周边效应(Angelucci & Bullier, 2003; DeAngelis, Freeman, & Ohzawa, 1994; Fitzpatrick, 2000; Walker, Ohzawa, & Freeman, 1999)。所以,简单看来,共线易化和空间整合的增加拥有相似的机制。与此一致的是,共线易化的强度会随着感受野内外刺激的空间分离的增加而下降(图 30.2A,底部)。然而,由于 sRF$_{high}$ 和 sRF$_{low}$ 之间的区域在高对比度下会被抑制(图 30.1,黑色曲线),这也可能会被看成是周边的一部分。这种聚集了形态学研究同时认为该区域属于不同环路的说法影响了一些研究者(Angelucci & Bressloff,2006),他们认为这是近周边区域,或者超出 sRF_{low} 的远周边区域(图 30.1)。同时,并不是所有的易化周边效应都能够被归结为环绕刺激范式中的感受野刺激,因为在初级视皮层中易化输入可能会发生,当刺激距离离感受野中心 12° 时,无论是猫(Mizobe et al. ,2001)还是猕猴 V1(Ichida et al. ,2007;Shushruth et al. ,2012)。

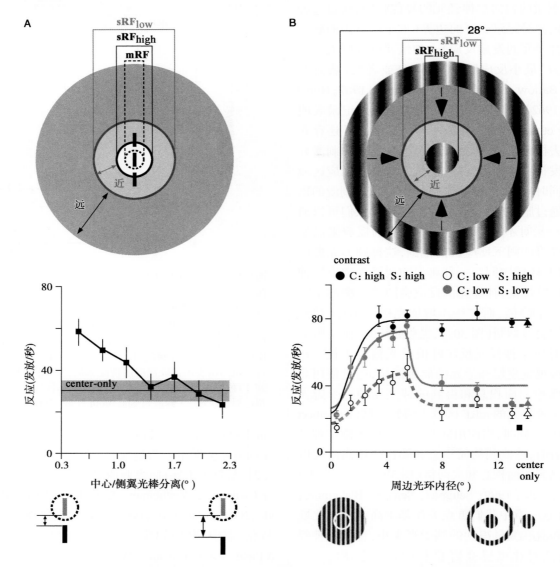

图 30.2 引起易化反应的中心和周边刺激。(A)共线易化,(顶部)的图片表示不同的感受野和周边组分以及被用于唤醒共线易化的条状刺激。(底部)清醒猕猴初级视皮层神经元的反应对 mRF 区域内部和外部刺激的空间分离产生调谐。水平线表示神经元对只有中心刺激时的反应(低对比度下)。灰色区域代表仅仅有中心刺激时反应的 1 SEM,mRF 区域内部和外部,除了 sRF_{low} 区域外,同朝向且共线的离散刺激能够产生易化。(底部修改自 Kapadia et al. ,1995,细胞出版社许可复制)(B)来自周边的易化。(顶部)用来唤醒远周边易化的光栅刺激、感受野以及周边组分。中心光栅的大小与 sRF_{high} 区域大小进行匹配,并且周边区域中环形光栅的内径从 13°到 sRF_{low} 区域大小进行逐渐下降,刺激仅仅出现在远周边。(底部)麻醉猕猴中 V1 细胞的响应作为环绕环形光栅内半径的函数。虚线和实线表示对中心(C)和周围(S)刺激对比度的不同组合的反应,具体如下:70%/70%(黑色),20%/70%(灰色实线),20%/20%(灰色虚线)。三角形代表仅有中心刺激时的反应。方块代表仅有最小内径的周边刺激存在时的反应。在高的中心刺激对比度下,周边刺激总会诱导抑制。当中心光栅是低对比度刺激时,远周边中较小的环形刺激会诱发易化效应,接着与大多数周边刺激一样,表现出抑制效应。因此,任意对比度下大的周边刺激能够诱发抑制。(修改自 Ichida et al. ,2007,美国生理协会许可复制。)

对于周边效应的一个合理的解释是,周边调制的表征依赖于经典感受野和它的周边的活性强度。当感受野被最优刺激强力激活时(例如,使用最优朝向的高对比度刺激来检测神经元 sRF$_{high}$ 的反应),弱的或者是强的周边刺激都能够引发抑制效应(Cavanaugh, Bair, & Movshon, 2002a; DeAngelis, Freeman, & Ohzawa, 1994; Ichida et al., 2007; Levitt & Lund, 1997; Sceniak, Hawken, & Shapley, 2001; Sengpiel et al., 1998; Shushruth et al., 2009)。相反,当经典感受野和周边接受弱刺激时,周边易化现象会更加频繁地发生。例如,大约34% ~ 38%的初级视觉皮层神经元在经典感受野和周边接受离散刺激元素,尤其是这些元素是低对比度时,会产生易化效应(Chen et al., 2001; Polat et al., 1998)(图 30.2A)。此外,还有一种刺激范式也会诱导神经元更加频繁地产生易化效应(大约60%的猕猴 V1 神经元),这是一种在 sRF$_{low}$ 中呈现最优朝向的光栅刺激,光栅的对比度在阈值附近,而周边呈现相同朝向的细的环形光栅的刺激;降低环形刺激的对比度会增加易化的强度,而增加环形光栅的宽度会把异化效应转变为抑制(Ichida et al., 2007)(图 30.2B)。相似地,大约有35%的猕猴初级视皮层神经元会在感受野和周边被呈现非最优朝向的高对比度弱刺激时产生易化现象(Shushruth et al., 2012)。重要的是易化与抑制的阈值因细胞而异,因此就没有一个统一的对比度标准以及刺激大小标准来引起整个神经元群体产生易化效应。

抑制调制:大光栅刺激的研究

在大多数其他的研究中,研究者们通常使用这样一种刺激范式来研究周边调制,这种刺激范式由两个部分组成:分别是用来检测 sRF$_{high}$ 区域反应的中心光栅,以及环绕在中心光栅周边的环形光栅,这个环形光栅覆盖了远近周边区,同时改变中心光栅以及周边光栅的刺激参数(例如它们的相对朝向、空间频率和对比度)。这些研究发现,当检测 sRF$_{high}$ 区域反应的中心光栅的朝向为神经元的最优朝向,而周边大的环形光栅为相同朝向时,周边环形光栅主要表现出抑制效应(Cavanaugh, Bair, & Movshon, 2002a; DeAngelis, Freeman, & Ohzawa, 1994; Levitt & Lund, 1997, 2002; Sceniak, Hawken, & Shapley, 2001; Seng-piel, Sen, & Blakemore, 1997; Walker, Ohzawa, & Freeman, 2000),即使当中心光栅的对比度为低对比度时也是这样(Cavanaugh, Bair, & Movshon, 2002a; DeAn-gelis, Free-man, & Ohzawa, 1994; Levitt & Lund, 1997)。当周边刺激的参数与中心刺激的参数差异很大时,这种抑制

效应则会消失,或者偶尔转变成异化效应。在这些研究中易化效应很难见到主要是因为这种环形的周边刺激太强。

除此之外,周边区域的分布也并非总是同心圆或者对称分布,因为研究发现有些抑制仅仅来自某一个调制区(Walker, Ohzawa, & Freeman, 1999),或者来自 sRF$_{high}$ 区域某一端的抑制通常要比另外一端要强(Cava-naugh, Bair, & Movshon, 2002b; DeAngelis, Free-man, & Ohzawa, 1994; Sceniak, Hawken, & Shapley, 2001)。同时,在近周边区的抑制要比远周边区的抑制要强。

周边调制的强度以及空间范围

有两种不同的刺激方式经常被用于检测周边调制的强度和范围:逐渐扩展的小斑块(图30.1)以及逐渐扩展的环形刺激(图 30.2B)。前者会激活远周边区及近周边区,但是它主要展示近周边区更为强烈的抑制效应。后者主要通过遮住近周边区来展示远周边区微弱的调制作用。在猕猴初级视觉皮层神经元的周边区域,通过使用逐渐扩展的小斑块测出来的周边半径大约是 1.6°左右,比初级视皮层神经元的 sRF$_{high}$ 区域大五到六倍,有可能这一区域会拓展到3°左右(Cavanaugh, Bair, & Movshon, 2002a; Levitt & Lund, 2002; Sceniak, Hawken, & Shapley, 2001; Shush-ruth et al., 2009)。通过使用逐渐扩展的环形刺激检测到的外周半径则更大,平均为 5.5°,会扩展到 12.5° (Shushruth et al., 2009)。

近周边区的抑制比较强;大约50%的初级视皮层神经元的反应强度被抑制了 60% 或者更多(平均58%,最高达 87%)(Sceniak, Hawken, & Shapley, 2001; Shushruth et al., 2009),在猫中大约有40%的神经元的超过40%的反应强度被抑制了(Walker, Ohza-wa, & Freeman, 2000)。远周边抑制(平均25%,最高达61%)比近周边抑制弱(Shushruth et al., 2009)。周边易化的范围与周边抑制的范围相似,也就是说,它可能出现在距感受野中心 12°远的区域,同时近周边易化(平均 64%)要比远周边易化(平均 32%)要强(Ichida et al., 2007)。

周边调制发生在初级视觉皮层的所有层(Levitt & Lund, 2002; Sceniak, Hawken, & Shapley, 2001; Walker, Ohzawa, & Freeman, 2000)。然而,存在细微的层间差异,这些差异反映了层间在连接上的不同。例如在,在猕猴的初级视皮层中接收外膝体输入的 4C 层(缺少长距离的皮层内连接)缺少更大的周边(Ichida et al., 200; Shushruth et al., 2009)。这些表明在其他层

中更大的远外周区是这些层内部长距离的皮层内连接形成的。同时,猕猴初级视皮层的前颗粒层(4B层及以上),远或近周边区域抑制都比较强(Sceniak, Hawken,& Shapley,2001;Shushruth et al.,2009)。

周边调制的调谐

改变周边刺激朝向所产生的影响

先前的研究发现,用神经元的偏好刺激条件来刺激神经元的感受野,同时改变外周刺激光栅的刺激参数,周边调制会对周边刺激的朝向、空间频率、时间频率产生选择性,这种选择性与神经元对感受野刺激的选择性相似,但是调谐曲线更为宽些(Cavanaugh,Bair,& Movshon,2002b;DeAngelis,Freeman,& Ohzawa,1994;Li & Li,1994;Webb et al.,2005)。理想情况下,当中心与周边的刺激参数相同时,相同的朝向,相同的空间频率,相同的运动方向(Cavanaugh,Bair,& Movshon,2002b;DeAngelis,Freeman,& Ohzawa,1994;Levitt & Lund,1997;Muller et al.,2003;Sengpiel,Sen,& Blakemore,1997;Walker,Ohzawa,& Freeman,1999)以及相同的运动速度(Li & Li,1994),抑制效应才是最大的。当周边刺激与中心刺激的朝向(或者其他的刺激参数)差异增加时,抑制有可能减少或者消失,甚至转化为易化。相反,抑制对周边刺激与感受野刺激间的相对空间相位(DeAngelis,Freeman,& Ohzawa,1994;Levitt & Lund,1997)以及色彩对比度(Solomon,Peirce,& Lennie,2004)并不敏感。周边调制的方位调谐,也依赖于细胞在皮层方位图谱中的分布,比起风车中心,在方位区中神经元的周边调制的方位调谐曲线更加陡峭(Hashemi-Nezhad & Lyon,2011),宽度也更窄,这有可能反映了不同方位图谱位置上局部连接与长距离连接方位特异性上的不同。

之前大多数的研究使用的刺激光栅既能够刺激到近周边区,又能够刺激到远周边区。但是最近Shushruth等人(2013)使用一种环形的光栅(这种光栅的范围被限定在近周边区或远周边区)刺激,他们发现近周边抑制比远周边抑制调谐曲线更加陡峭,波宽也更窄(图30.3)。使用相似的刺激以及对比度匹配任务,这些研究者们在人类被试上观察到了对比度感知的远近周边抑制现象,这些现象与前面远近周边抑制方位调谐的差异很相似。在初级视觉皮层神经元以及人类的认知中,远周边抑制的调谐曲线更宽是因为刺激的朝向是非最优的,就是这种非最优的刺激朝向导致了远周边比近周边产生了更强的抑制效应。

这些结果表明了导致远近周边抑制产生的环路具有方位特异性,同时也说明在人类认知与初级视皮层神经元的周边抑制之间存在重要的关系。这些结果也发现远近周边抑制的方位调谐存在层间差异,说明导致远近周边抑制产生的环路的方位特异性具有层间差异(见下文)。特别是,近周边抑制调谐曲线在3B层、4B层以及4C α层最陡峭,而远周边抑制在4B层最陡峭。下面我们讨论这样一个观点,远近周边抑制调谐曲线的不同也许反映了自然图像中朝向元素分布上的统计偏差。

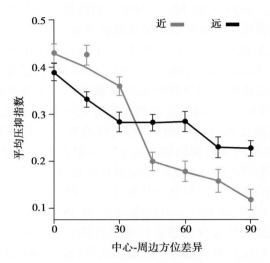

图30.3 远近周边的方位调谐。猕猴初级视皮层神经元群体(n=68)的平均抑制指数(SI),这些抑制由远(黑色)或近(灰色)周边刺激所产生。远周边刺激的刺激方式如图30.2B所示,又中心刺激和周边刺激组成,中心刺激对比度为75%,朝向为神经元的最优朝向,周边刺激光栅的内径为2°,刺激朝向变动。对于近周边刺激,周边刺激光栅的外径为2°,并且被一条0.25°的空白"沟壑"将其与中心光栅分隔开。因此,补偿性周边区域悲凉中条件所刺激。SI=$1-(R_{CS}/R_C)$,这里R_{CS}是神经元对中心加周边的反应。更大的SI表示更强的抑制。(修改自Shushruth et al.,2013。)

中心刺激方位改变所产生的影响

很少有研究会去探究改变感受野内刺激的朝向会怎样对周边调制的方位调谐产生影响。Sillito等人(1995)发现初级视皮层神经元会在周边刺激与感受野刺激具有相似朝向时表现出最大的周边抑制,无论这个朝向是否是神经元的最优朝向。这样的结果也出现在猕猴初级视皮层中的一小群神经元上,这一群神经元的方位调谐曲线很宽(Cavanaugh,Bair,& Movshon,2002b),但是这种调谐行为在初级视皮层中有多普遍依然不是很清楚。此外,Sillito等在1995年报道了感受野与周边所唤醒的易化中的任意方位不连续性,即使当感受野接收的刺激朝向是垂直于神经元最优朝向的刺激时（在缺少周边刺激时这种垂直刺激并不能够激活神经元）。其他人（Cavanaugh，Bair，& Movshon，2002b；Walker，Ohzawa，& Freeman，1999）没有重复出来这样的结果，他们把原因归结为周边刺激侵入到了感受野中。最近，Shushruth 等（2012）通过记录猕猴初级视觉皮层中一大群神经元感受野及周边区对高对比度光栅的方位调谐反应。他们使用图30.2B 中的刺激，这种刺激的远周边区光栅向经典感受野扩展，但是没有触碰到近周边区。他们发现大多数初级视皮层神经元周边调制的方位特异性并不依赖于感受野的偏好方位，但是会随着感受野所接受的刺激方位的改变而改变。当感受野刺激与周边刺激的朝向相同时，神经元表现出最强的抑制效应（图30.4A，B），当感受野刺激与周边刺激的朝向垂直时，

神经元表现出最强的易化作用（图30.4C），甚至是感受野所接受发热刺激朝向并非神经元最优的，但是此时这个刺激朝向被单独呈现到神经元的感受野中时必须能够激活神经元。因此，如果感受野接收的刺激朝向与神经元的偏好刺激朝向垂直，那么周边刺激没有作用效果。与之前的研究结果不同，Shushruth 等于2012 年发现，当感受野与周边都被弱刺激激活，会有35% 的神经元表现出异化效应，此时，感受野刺激参数处于非最优状态下，而外周则被呈现小的环形光栅。因此，之前的实验结果没有观察到易化作用的发生，可能是因为神经元的周边和感受野都很强的刺激所激活。为了解释周边调制的调谐行为，Shushruth 等于2012 年构建了一个计算模型，这个模型我们会在下面进行讨论。

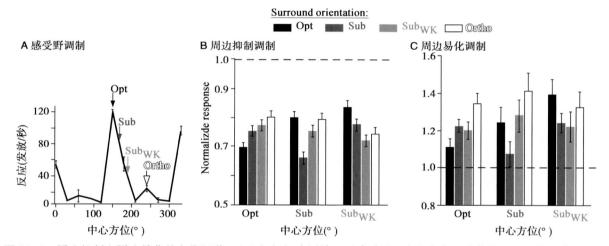

图30.4　周边抑制和周边易化的方位调谐。（A）初级视皮层神经元感受野反应的方位调谐曲线。这些箭头代表了被选择用来描绘周边调制的方位特异性的四个方向。Opt，最优朝向；Sub，Sub_{WK} 代表非最优朝向，会引起神经元产生弱的方位反应，Sub_{WK} 所引起的反应比 Sub 更弱；Ortho，垂直方位。基于细胞的感受野调谐曲线，对每个神经元来说所选择的四个朝向是相似的。（B）对三个中心刺激的每一个的平均归一化后群体反应（r 轴表示），所呈现的周边刺激是所选的四个朝向中的一个（用不同灰色深度的条表示）。每一个中心加周边的反应都是在最大的周边刺激下检测的，并且用每个相应的中心反应（无周边刺激）归一化。对于任何中心刺激方位，当中心与周边通朝向时，抑制效应最大。（C）展示了周边易化的归一化后平均群体反应。这些反应是在能够唤醒最大易化效应的周边刺激大小下进行检测的。易化在同朝向条件下最弱，在与感受野刺激朝向接近垂直时最强。（A～C，修改自 Shushruth et al.，2012，神经科学协会复制许可。）

周边调制的对比度依赖

感受野和周边刺激的对比度会影响周边调制的空间范围、调谐以及强度。当使用低对比度刺激时，外周的范围会更大些（Shushruth et al.，2009），当感受野刺激的对比度下降时，周边调制的方位选择性会下降（Cavanaugh，Bair，& Movshon，2002b；Hashemi-Nezhad & Lyon，2011），并且原本对神经元产生抑制效应的周边刺激朝向，在感受野刺激的对比度下降时，也会产生易化作用（例如，图30.2B）。当周边和感受野都被呈现低对比度刺激时，抑制效应会被减弱（Cavana-ugh，Bair，& Movshon，2002a；Sadakane et al.，2006；Schwabe et al.，2010），甚至许多细胞会表现出异化效应（Ichida et al.，2007）。然而关于改变感受野刺激对比度对周边抑制的影响，研究者们有不同的报道。一些研究报道了高对比度的周边刺激会抑制神经元对低对比度感受野刺激的

反应,这种抑制要比对高对比度感受野刺激反应的抑制强(Cavanaugh,Bair,& Movshon,2002a;Levitt & Lund,1997)。但是,Schwabe 等于2010年发现周边抑制对低对比度的感受野刺激反应的影响要比对高对比度感受野刺激反应的要弱。Schwabe 等于2010年使用模型模拟能够调和这些上面所展示的对于感受野刺激的效果的矛盾。尤其是当中央刺激的对比度接近神经元的对比度阈值时,这种对低对比度中心刺激的更强抑制就表现出来了。

周边抑制也会改变初级视觉皮层神经元的对比度反应调谐曲线,改变方式是改变反应增益,这是一种被分配到各个对比度水平上的抑制(Cavanaugh,Bair,& Movshon,2002a)。

周边调制的时间与动态

通过使用不同的刺激与方法学,一些研究已经发现方位特异性的周边抑制比神经元的感受野反应要晚15~60毫秒(Hupé et al.,2001;Knierim & Van Es-

sen,1992;Lamme,1995;Lamme,Rodriguez-Rodriguez,& Spekreijse,1999;Nothdurft,Gallant,& Van Essen,1999,2000)。Bair,Cavanaugh,and Movshon 于2003年使用动态的中央—周边刺激(160毫秒)检测了周边抑制起始的潜伏期,中心刺激的朝向固定在神经元的最优朝向,而周边刺激的朝向从最优朝向向垂直朝向转变。当外周刺激朝向从非抑制向抑制朝向转变时,他们测定了反应时的改变,并且有效地测定了方位调谐抑制的起始。相对于刺激转变来说,平均的抑制潜伏期是60毫秒(范围从25毫秒到110毫秒),相对于感受野反应来说,抑制被延迟了9毫秒。相比强抑制性神经元来说,弱抑制性细胞的延迟长了30毫秒。此外,当把周边刺激向外移动时,远周边刺激诱导的抑制的潜伏期与近周边刺激诱导的抑制潜伏期相似(图30.5)。这些结果表明存在一个潜在回路,这个回路与快速的传导速度以及高度的空间分散与汇聚有关。与下面将要讨论的一样,到初级视皮层的皮层间反馈连接展示了这两种特性。

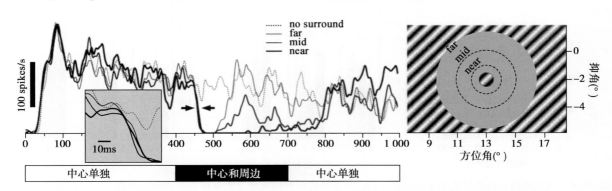

图30.5 刺激离感受野不同距离下周边抑制的时间窗。(左)一个示例细胞在仅有中心刺激时的发放反应,或者中心加上周边刺激时的反应,这个周边包括近周边、中等距离周边以及远周边(通过不同粗细的线来区分)。灰色插图是抑制起始时间周围的放大。(右)所使用的刺激由对 sRF_{high} 进行刺激的中心刺激光栅,以及周边的刺激光栅组成,周边光栅的内径逐渐远离感受野中心(虚线圆圈)。中心刺激在 $t=0$ 时出现,持续1秒,周边光栅在 $t=400ms$ 时出现,持续300ms。(修改自 Bair,Cavanaugh,& Movshon,2003;神经科学学会许可复制。)

Xing 等于2005年对比神经元的 sRF_{high} 区域大2~5倍的刺激进行反相关分析,观察了方位调谐曲线的时间窗。他们发现抑制包含了一个早期成分,这个成分不具有方位调谐特性,并且出峰时间几乎与刺激驱动的兴奋性反应相同,还包含一个后期组分,这个组分具有方位调谐特性,出峰时间大约在刺激诱发的兴奋性反应峰位置之后17毫秒处。这种非方位调谐组分会在刺激被限定 sRF_{high} 区域时出现,说明它可能来自反馈输入本身的抑制作用,也有可能是来自于外膝体—皮层输入的周边抑制(见下文)。

周边调制的解剖环路

从外侧膝状体核到初级视皮层的前馈连接,初级视皮层内部的长程水平连接,以及纹外皮层到初级视皮层的反馈连接,这些都与周边调制有关。

前馈连接的作用

初级视觉皮层接收来自外侧膝状体核的前馈连接,这些连接分别来自大细胞通路与小细胞通路,相应地分别终结于4C α 层与4C β 层(Lund,1988)。这些连接具有严格的空间限制,也就是说它们会连接外侧膝状体核与初级视皮层视域中相应的区域(Perkel, Bullier, & Kennedy, 1986),这种连接上的限制也被认为是导致初级视皮层神经元感受野具有空间以及调谐属性的原因(Bauer et al., 1999; Hubel & Wiesel, 1962; Reid & Usrey, 2004)。然而一些研究证明外膝体-皮层通路的输入也是导致初级视皮层神经元具有周边效应的原因。第一除了经典的中心-周边感受野,外膝体神经元也有一个经典感受野之外非线性的周边,这个周边与经典感受野部分重叠并且在经典感受野之外。此外这个周边也能对外膝体的反应产生强的抑制效应(Alitto & Usrey, 2008; Bonin, Mante, & Carandini, 2005; Felisberti & Derrington, 1999; Levick, Cleland, & Dubin, 1972; Sceniak, Chatterjee, & Callaway, 2006; Solomon, White, & Martin, 2002)。在猕猴的外膝体神经元中,平均的周边半径是0.8°(Sceniak, Chatterjee, & Callaway, 2006),这明显比初级视皮层神经元的周边要小。有很强的证据表明,外膝体神经元的周边抑制来自皮层之下(Alitto & Usrey, 2008),因此,一定会影响初级视皮层神经元对大的刺激的反应。第二,阻断猫初级视皮层内部抑制并没有完全消除近周边抑制(Ozeki et al., 2004)。第三,有两种机制导致初级视皮层神经元周边抑制的产生,一个是宽的时空调谐(可能来自外膝体),另一个是对方位、空间频率及时间频率窄的调谐(可能产生于皮层内部)(Webb et al., 2005)。

然而外膝体的周边抑制并不能完全解释初级视皮层神经元周边抑制的来源。第一,初级视皮层神经元周边调制的方位调谐与皮层内部机制有关。虽然一些研究认为在猫的外膝体中周边抑制具有方位调谐(Naito et al., 2007; Sillito, Cudeiro, & Murphy, 1993),但是其他的研究者们并不同意这个观点(Bonin, Mante, & Carandini, 2005),另外一些研究者认为外膝体周边抑制的方位调谐能力比初级视皮层要弱很多(Ozeki et al., 2009)。在猕猴的外膝体中,周边对方位并没有调谐反应(Solomon, White, & Martin, 2002; Webb et al., 2002)。因此,外膝体不可能是初级视皮层强的方位选择性周边抑制的来源。第二,外膝体的周边明显比初级视皮层神经元的小。在猕猴中这种狭窄的外膝体—皮层传输轴突拓扑传输可能参与初级视皮层神经元近周边的形成,但是并不涉及远周边的形成(Ange-lucci & Sainsbury, 2006)。在外膝体与初级视皮层感受野大小上的差异进一步表明,可能对一个初级视皮层神经元来说是最优大小的刺激,

而对于大多数外膝体神经元来说可能会产生抑制效应。所以,初级视皮层神经元在感受野大小刺激的峰值反应整合了部分外膝体的抑制性输入,这表明外膝体的抑制并没有参与初级视皮层神经元的周边抑制中。总之,外膝体到初级视皮层输入的空间尺度导致了初级视皮层神经元 sRF_{high} 以及近周边的形成,但是与远周边及其抑制无关。初级视皮层4C层远周边的缺失(Ichida et al., 2007)可能印证了这个观点。

我们认为初级视皮层神经元从外膝体神经元处获得了抑制的非方位调谐组分(Webb et al., 2005; Xing et al., 2005),这种组分受到了严格的空间限制,这种空间尺度由外膝体—皮层输入的拓扑传递以及外膝体周边尺寸来决定。而皮层内机制则为初级视皮层神经元的周边抑制提供了宽而强的方位调谐组分。

水平连接的作用

在猕猴的初级视皮层,来自2/3层、4B层、4Cα层以及5/6层的兴奋性神经元投射出层内的连接,这些连接有可能跨越几毫米的区域(Rockland & Lund, 1983)。这样的投射也在其他动物的2/3层被发现,比方说树鼩(Rockland & Lund, 1982)和猫(Gilbert & Wiesel, 1983)。在2/3层的水平连接也是第一次被认为产生了初级视皮层神经元的周边调制(Gilbert et al., 1996),这主要是它们的很多特征非常适合解释周边调制的属性。尤其是2/3层中的这些连接更加偏好于投射到那些具有相似方位偏好的神经元上(Malach et al., 1993),这些神经元的感受野沿视觉空间中与神经元偏好方位共线的轴进行排布(Bosking et al., 1997; Schmidt et al., 1997; Sincich & Blasdel, 2001)(参见第44章中图44.1)。这种属性可能会促进周边调制以及共线易化的方位调谐的形成。相反,在初级视皮层中各层的水平连接似乎并不会连接到与之具有相似功能属性(如眼优势柱)的皮层域中(Li et al., 2003; Lund, Angelucci, & Bressloff, 2003),这种特性也许解释了初级视皮层外颗粒层中周边调制弱方位调谐存在的原因(见上文; Shushruth et al., 2013)。此外,水平连接,至少是2/3层的水平连接既连接兴奋性神经元(80%)又连接抑制性神经元(McGuire et al., 1991),这是一种既能够产生长程抑制又能够产生长程易化的特性。最后,因为这些连接仅仅能够激活阈下反应(Hirsch & Gilbert, 1991; Yoshimura et al., 2000),因此不能够驱动但是能够调制目标神经元的反应。

然而，在猕猴中，将初级视皮层神经元感受野及周边的空间维度与到达同一初级视皮层位点的水平连接与反馈连接的拓扑范围进行定量比较，研究者们提出了关于这些连接作用的新的假设（Angelucci et al.，2002）。通过结合神经示踪法与初级视皮层注射位点及其周围的电生理特征，研究者们证明初级视觉皮层水平连接的单突触散布范围与 sRF_low 或者近周边区域的大小一样。因此，这些连接不可能通过单突触对初级视皮层神经元的远周边产生作用。

水平连接的多突触链也不可能导致远周边调制的产生，因为水平连接的传导速度很慢。不同的方法已经估算出初级视皮层中信号的传导速度在 0.1～0.3m/s 之间（Brin-guier et al.，1999；Grinvald et al.，1994；Slovin et al.，2002），并且对大多数的水平轴突来说传导速度是 0.1m/s（Girard，Hupé，& Bullier，2001）。前面已经讨论过了，初级视皮层神经元周边信号距中心可能远达 12.5°。在旁中央，这对应着皮层上大约 29mm 的距离（使用一个放大因子，在离心度为 5°左右，每个离心度对应皮层上 2.3mm）（Van Essen，Newsome，& Maunsell，1984）。信号如果以 0.1m/s 的速度沿水平轴突传递，将会花费 290ms 到达经典感受野区（如果传导速度为 0.3m/s 的话，将会花费 97ms）。水平连接的多突触链将会在每个突触处多花费 5～20ms 来对信号进行整合。因此，很清楚，水平连接的传导速度太慢而不能为远周边区抑制的快速起始（9～60ms，见上文）负责。但是这些连接有可能会介导近周边抑制，由于它们有时间把信号从 3mm 远的距离传递到经典感受野（猕猴初级视皮层中水平连接的平均半径）（Angelucci et al.，2002），这大约要花 10～30ms，这个时间与近周边抑制起始的延迟时间具有可比性。

因此水平连接的生理学特性与时空特性能够很好地解释初级视皮层的近周边调制。这些周边调制包括了来自近周边的异化效应，比如说在低对比度刺激下增加的空间整合（图 30.1）（Kapadia，Westheimer，& Gilbert，1999；Sceniak et al.，1999）以及共线性易化（图 30.2A），除此之外还包括近周边抑制（例如高对比度下的刺激大小调谐，图 30.1）。基本上，与刺激大小调谐和对比度依赖有关的易化与抑制可能是因为局部 GABA 能神经元的水平网络的相互作用造成的（Schwabe et al.，2006；Somers et al.，1998）。来自脑片的记录已经展示，对水平回路进行弱的电刺激仅仅能够激发出 EPSCs，但是如果强的电刺激则会先激发 EPSCs，后产生 IPSCs（Hirsch & Gilbert，1991）。因此低对比度刺激所造成的网络的低水平活性会导致整合，而高对比度或者大尺寸刺激会导致水平网络的高水平活性以及后续抑制的产生，最终表现出抑制现象。总之，水平连接可能导致了近周边调制，及其对比度依赖性与方位调谐的形成，但与远周边调制的产生无关。

反馈连接的作用

初级视皮层产生到几个纹外皮层区域的投射，这些纹外皮层区域包括 V2、V3 以及 V5/MT，这些区域又反过来产生到初级视皮层的反馈投射网络。这些投射来自纹外皮层 2/3A 以及 5/6 层的兴奋性神经元，投射的目标神经元既包括兴奋性神经元又包括抑制性神经元（Anderson & Martin，2009；Gonchar & Burkhalter，2003），这些投射终止于 1 层或者与初级视皮层产生到纹外皮层的前馈投射相同的层（如 2/3，4B 和 6 层）。在功能上，反馈连接并不能激活初级视皮层神经元，但是却可以增强它们对感受野刺激的反应（Hupé et al.，1998，2001；Mignard & Malpeli，1991；Sandell & Schiller，1982）。

最近，对于反馈连接的时空特性以及功能组织的研究已经表明反馈连接可能是初级视皮层远周边调制效应产生的原因（Angelucci & Bressloff，2006；Angelucci & Bullier，2003）。第一到初级视皮层的反馈连接有最合适的空间范围来产生远周边调制（Angelucci et al.，2002）。来自 V2、V3 级 MT 区的反馈连接将信息从视觉空间区域传递到初级视皮层，这些视觉空间分别是初级视皮层神经元 sRFhigh 区域大小的 5 倍（V2）、10 倍（V3）和 25 倍（MT）。第二，通过冰冻抑制猕猴 MT 区（Hupé et al.，1998）以及猫后颞颞骨视皮层（被认为与灵长类颞下皮层同源）（Bardy et al.，2009）的活性会减少初级视皮层神经元的远周边抑制。然而，使用 GABA 抑制 V2 区的活性并没有影响初级视皮层对周边静态纹理图案刺激的反应调制（Hupé et al.，2001）。然而这些结果并没有排除来自其他纹外皮层区域反馈连接的影响。同时，Hupé 等于 2001 年使用的刺激是被限定在近周边区，因此可能激活了除了反馈连接，还有水平连接，而在此研究中水平连接并未产生作用。第三，反馈连接有与周边调制起始时间最为匹配的传导速度。在猕猴初级视皮层与次级视皮层之间进行的电刺激研究表明前馈连接与反馈连接的传导速度是 2~6m/s，这比初级视皮层中的水平连接的传导速度快了 10 倍（Girard，Hupé，& Bullier，2001）。快速和高度分散的反馈连接也解释了周边抑制起始的潜伏期是怎么独立于皮层距离的（Bair，Cavanaugh，& Movshon，2003）（图 30.5）。如果初级视皮层中水平连接链介导了远周边抑制，那么我们就会预测抑制的潜伏期会随着到感受野中央距离的增加而增加，然而这种预测并没有被 Bair，Cavanaugh，and Movshon（2003）通过实验所确认。总之，以传播速度和空间范围为基础，反馈连接是初级视皮层远周边调制最可能的基础。

相对于初级视皮层的方位图谱，反馈连接的形式与功能组织的数据显得矛盾，这主要体现在灵长类中 V2 到 V1 广泛分布的无方位特异性的反馈连接与 V2 到 V1 有方位特异性的反馈连接中（Angelucci & Bressloff，2006；Angelucci et al.，2002；Shmuel et al.，2005）。一种假设是，可能存在多种反馈系统，它们有不同的功能特异性，并且终止于初级视皮层不同的层（Angelucci & Bressloff，2006）。尤其是比起近周边抑制，远周边抑制的方位调谐曲线更宽（Shushruth et al.，2013）（图 30.3），这表明反馈连接的方位偏好水平连接的更宽泛。此外，在初级视皮层的 4B 层远周边调制的方位调谐更加陡峭，说明到这一层的反馈连接方位特异性更强。

总之，很可能初级视皮层神经元的感受野中心以及周边来自前馈、水平和反馈连接的信息整合，这些连接以不同的时空尺度起作用（图 30.6）。初级视皮

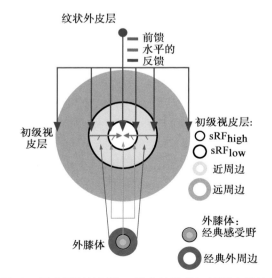

图 30.6　周边调制的回路。被公认导致初级视皮层神经元感受野中心（白色区域）和周边（灰色区域）产生的解剖学回路（箭头）。

层神经元的 sRFhigh 产生于外膝体神经元经典感受野输入的汇聚，这些外膝体神经元经典感受野的反应受到初级视皮层神经元最优刺激大小的抑制（图 30.6 轻绿色箭头）。近周边调制产生于这三种连接：①来自外膝体神经元经典感受野被大刺激范围强烈抑制的前馈输入（墨绿色箭头）；②水平连接（红色箭头）；③反馈连接（蓝色箭头）。相反，远周边调制仅仅由反馈连接产生。

周边调制的机制

突触机制

基于图 30.6 中的模型，初级视皮层中的周边抑制可能来自多种机制。外膝体神经元的周边抑制可能会导致兴奋性前馈输入的削弱，以及初级视皮层神经元快速的非方位调谐性抑制；相反，水平和反馈连接中，局部抑制性神经元导致的抑制提升会引起更慢的调谐性抑制。通过记录猫初级视皮层神经元对中间长度（8°）刺激的稳定反应，在体胞内记录已经为这种兴奋的减弱和抑制的增强提供了证据（Anderson et al.，2001）。然而，在神经元对更短（4°）或更长（12°或 20°的直径）刺激的反应，研究者们观察到了兴奋性和抑制性的电导率都发生了下降（Anderson et al.，2001；Ozeki et al.，2009）。重要的是，在兴奋与抑制稳定地下降之前短暂地存在过抑制的增加，这些不可能仅仅用来自外膝体的输入抑制来解释。与曾在皮层上使用过的相似刺激并没有引起外膝体神经元产生足够强的方位调谐性抑制来对初级视皮层产生抑制，因此可能需要额外的皮层内机制。Ozeki 等于 2009 年提出，如果初级视皮层是一个抑制性的稳定网络，在这个网络中强的返回兴奋会被强的返回抑制平衡掉，那么以此来解释兴奋性和抑制性电导率的下降就很合理了（图 30.7）。在这样一个网络中。外部到局部抑制性神经元兴奋性输入的增加（通过周边通路）就会导致抑制短暂的增加（图 30.7B，C），这反过来又会导致返回兴奋和抑制稳固的下降（图 30.7D）。

在猫初级视皮层的胞内记录发现，相比感受野单独接收刺激，感受野与周边同时接收自然视觉刺激能够引起膜超极化增加（更强的 IPSCs）以及 EPSCs 的 trial-to-trial 稳定和锥体神经元发放的增加（Haider et al.，2010）。相反，快速发放的抑制性神经元在感受野和周边都接收刺激时，会增加它们自己的发放率，这可能会引起锥体神经元上 IPSCs 的增加。

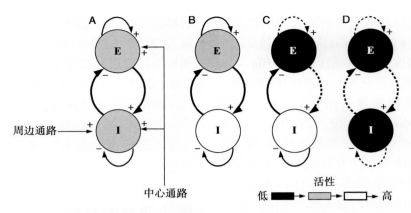

图 30.7 稳固的抑制网络模型。形成环式与双向影响的连接的兴奋性（E）和抑制性（I）神经元接收感受野刺激所驱动的兴奋性反馈连接，以及周边刺激所驱动的侧部兴奋性输入。（A～D）当中心刺激存在，又添加周边刺激时，事件的发生序列。灰色程度代表活性水平。（许可修改自 Ozeki et al.，2009。）

模型

现象学模型

现象学模型致力于理解导致周边调制产生的计算机制。这些模型将周边调制看成是两个高斯机制相互重叠的结果，一个兴奋性机制（代表感受野）和一个空间上更为宽泛的抑制机制（代表周边）通过减法（DoG model）或者除法（RoG model）机制进行相互作用（Cavana-ugh，Bair，& Movshon，2002a；Sceniak et al.，1999），这两种模型都能够对实验测量所得的调谐曲线进行分析拟合。它们还准确地描述了 sRF 的对比度依赖性，这种依赖既包括中心兴奋性高斯区域大小对对比度的依赖（DoG model），又包括中心和周边高斯区域对比度增益的变化（RoG model）。与一些机制模拟性相比（Schwabe et al.，2006；Somers et al.，1998）（见上文），DoG model 预测了周边抑制的强度对刺激对比度不敏感（Sceniak et al.，1999；Schwabe et al.，2010）。然而当通过神经元的反应而不是 DoG 模型参数来直接预测抑制强度时，研究者们很清楚地看到了对比度依赖效应，观察到了在低对比度弱抑制效应更弱（Schwabe et al.，2010）。

现象学模型由于它们设计上的特点，并不能够像机制性神经网络模型那样对现象进行解释，也不能够做出抑制。

机制性模型

第二组模型试图理解皮层回路如何产生周边调制。Stemmler、Usher，和 Niebur（1995）和 Somers et al.（1998）所提出的模型，将注意聚集在对低对比度下易化现象及高对比度下抑制现象是怎么通过一个固定的皮层连接来产生的。这些模型是建立在超柱基础上的，每个超柱包含几个方位柱，每个方位柱又包含两群神经元（兴奋性神经元，用 E 表示；局部抑制性神经元，用 I 表示），在柱内这两群神经元相互连接。不同的超柱之间通过投射到局部抑制性与兴奋性神经元的水平连接相互作用。两个模型都做出了重要的假设：抑制性神经元和兴奋性神经元的反应并不对称，这样对于弱视觉输入（比如低对比度刺激）来说，抑制性神经元处于沉默状态，而来自周边的输入则会增加兴奋性神经元的反应（引起易化）。相反，对于强输入（比如，高对比度刺激）来说，抑制性神经元的反应会增加，那么周边输入则会诱发抑制。在 Stemmler、Usher 和 Niebur（1995）的模型中，兴奋与抑制反应的不对称是通过这样一个机制来实现的：到抑制性神经元的自发性输入更弱，而到兴奋性神经元的自发性输入更强。但是在 Somers et al.（1998）的模型中，抑制性神经元比兴奋性神经元有更高的阈值和增益导致了兴奋与抑制反应的不对称，这与 Lund et al.（1995）所提出的抑制。这些机制也能复制出 sRF 区域大小的对比度依赖性。这主要是在低对比度下，仅仅有兴奋性神经元被激活，并且随着刺激大小的增加，越来越多的水平连接被激活，这又导致了兴奋性神经元活性的增加，这种活性的增加会在刺激大小与水平连接的长度达到一致时出现饱和。相反，在高对比度下，抑制性神经元被激活，随着刺激大小的增加，更多的水平连接被激活，这些水平连接的输入使活性水平向阈值线靠近，因此，很小的刺激大小抑制就会发生。Schwabe et al.（2006）模型的机制与此相似。然而后者拓展了前者的模型，把皮层间到初级视皮层的反馈连接添加进去来解释周边抑制的快速起始与大的范围，同时使用真实的空间尺度、水平连接和反馈连接的传导速度。比起前两个模型，这个模型能够解释更为宽广的生理学数据，这些数据包括：①使用环形周边光栅刺激（比如图 30.2B 中）得到的远周边抑制与易化效应（Ichida et al.，2007；Levitt & Lund，2002；Shushruth et al.，2009）；②灭活反馈连接对感受野中心和周边反应的影响（Hupé et al.，1998）；③周边抑制的时间与动力学

（Bair，Cavanaugh，& Movshon，2003）；以及④抑制强度的对比度依赖（Cavanaugh，Bair，& Movshon，2002a；Levitt & Lund，1997；Schwabe et al.，2010）。关于最后一点，这个模型对一些矛盾性结果做了解释，比如中心低对比度刺激对抑制强度的影响（见上文）。

最近，也有些理论和实验支持这样的观点，皮层以一种强烈但是平衡的环式兴奋与抑制体系来运行。Ozeki et al.（2009）已经展示仅仅稳固的抑制性网络就能够解释周边调制的突触生理学机制（见上文，图30.7）。Shushruth et al.（2012）通过融合方位调谐与方位柱间强的环式连接，拓展了 Schwabe et al.（2006）的模型（图30.8A）。这个模型能够解释刺激依赖性周边调制的方位特异性（Shushruth et al.，2012）（图30.4）。这个模型认为，周边调制的方位调谐行为来自强的及弱的方位特异性局部环式连接所产生的方位特异性周边输入的相互作用。这个机制被展示在图30.8B 中。当感受野刺激处于最优朝向时（图30.8B，a~c 中为0°），E1 神经元接收最强的前馈性活

性输入，因此在中心超柱中产生了最强的环式兴奋。由于强的返回，整个超柱都会被激活。在超柱内，同向的周边刺激因此抑制了返回兴奋的最强源头，例如 E1 神经元，环式兴奋衰弱，因此整个超柱被抑制。比起 E1 神经元被非最优的周边刺激弱抑制时（图30.8B，b，-22.5°），E1 神经元被最优的周边刺激所抑制时（图30.8B，c，0°），兴奋性衰弱的更大。相反，当感受野中心被弱的刺激朝向刺激时（-22.5°；图30.8B，d~f），这些细胞会接收弱的前馈性兴奋输入，因此会在超柱内产生更弱的环式兴奋。最优刺激（0°）对 E1 神经元的抑制此时对超柱的活性基本没有任何影响（图30.8B，e）。相反，E2 神经元会被-22.5°朝向的刺激最大化地激活，这为超柱提供了最大的环式兴奋，因此对它们的抑制就导致了整个超柱内最强抑制效应的产生（图30.8B，f）。总之，环式兴奋在感受野中央和周边的刺激朝向相同时是最弱的；由于处于强的返回条件下，比起来自周边通路的直接抑制，超柱内的环式兴奋对 E1 神经元有更强的影响。

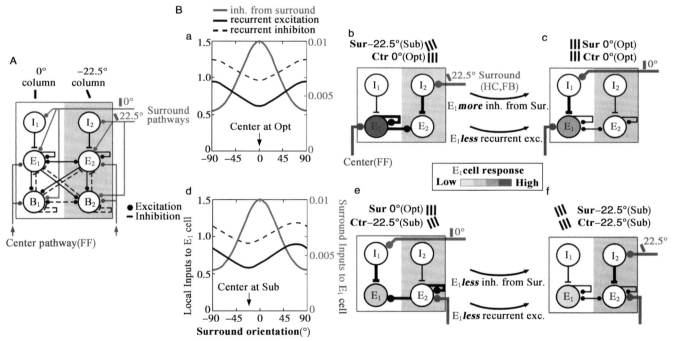

图30.8 强环式连接的初级视皮层网络模型。（A）这个网络由一个拥有 32 个相互之间环式连接的方位柱的超柱组成，为了简化，这里只展示了两个方位柱（最优朝向分别是 0°和-22.5°）。每一个方位柱由一个兴奋性神经元（E）和两种抑制性神经元组成，高阈值抑制性神经元（I），这种神经元接收超柱以外的周边调制，还有篮状神经元（B），这种神经元支持超柱内部局部性环式连接。周边调制性输入（红色）具有方位特异性，而局部环式连接（蓝色）则不具有方位特异性。（B）导致周边调制刺激依赖性方位调谐产生的机制。（a，d）到对周边刺激偏好方位为 0°的兴奋性神经元（E1）的输入。（a）中心刺激朝向为神经元的最优朝向，（d）中心刺激为神经元非最优朝向。蓝色实线代表来自其他方位柱兴奋性神经元（E）的局部环式输入；蓝色虚线代表来自其他方位柱或者本方位柱内部 B 神经元的局部环式输入；红色线是来自周边的输入。注意周边输入（红色 y 轴）比局部环式输入（蓝色 y 轴）要弱。（b，c）展示了能够最大化影响 E1 神经元对最优朝向（0°）的中心刺激的反应的输入，以及能够最大化影响 E1 神经元对对最优朝向（0°）（c）周边刺激和非最优朝向（-22.5°）（b）周边刺激的反应的输入。这里只描述了相关的神经元和连接。线的粗细代表输入的强度。白色和灰色阴影分别代表 0°和-22.5°的方位柱。将周边刺激的朝向从非最优（b）更改到最优朝向（c）会导致 E1 神经元的抑制增强，以及环式兴奋的减弱，这主要是通过周边输入来实现的。（e，f）与 b 和 c 相同，只是在-22.5°的中心刺激下，分别对应的周边朝向是 0°（e）和-22.5°（f）。这会导致 E1 神经元通过周边通路所受到的抑制减弱，并且导致更弱的环式兴奋产生；后者在周边——中心刺激朝向相同的情况下又引起了更强的抑制。（修改自 Shushruth et al.，2012；神经科学学会许可复制。）

视觉中周边调制的作用

在信息处理中的作用

研究已经表明,周边抑制能够反应知觉神经元所执行的两种重要的神经计算——对比度增益以及冗余度压缩。

初级视皮层神经元具有方位调谐特性,即使处于高度比度刺激下,不会受到高对比度引起的反应饱和的影响。这个特性以及初级视皮层神经元感受野的非线性能够被归一化模型所解释。在这个模型中每个神经元的反应除以与它邻近的神经元群体的反应(Carandini & Heeger,1994;Carandini,Heeger,& Movshon,1997)。最近这个模型被拓展了,主要是在周边中所有与感受野具有相同反应特性的神经元在大的区域刺激中会形成归一化神经元群体(Schwartz & Simoncelli,2001)。对比度归一化是一种期望的神经计算方式,这种计算允许初级视皮层神经元处理自然场景中一系列的对比度水平,因为单个神经元缺乏这些任务所需的动态对比度变化范围(Heeger,1992)。

第二个假设是周边抑制服务于视觉输入中的冗余度压缩。在理论上,"有效编码"理论表明,感觉神经元对外界刺激产生调谐是为了对自然图像进行分析(Geisler,2008;Simoncelli & Olshausen,2001)并且它们的作用是通过稳固反应中分析独立性来减少视觉输入过程中的冗余输入。由于自然场景中,紧邻位置高度相似,自然视觉场景中包含着很多的空间上的相关性,这样的情况下,周边抑制就通过最大化表征这些视觉特征的神经元在反应中的分析独立性来减少视觉信息冗余的。Schwartz 和 Simoncelli(2001)检测朝向滤波器(初级视皮层感受野模型)对自然图像的反应,发现在空间隔离器之间存在很强的依赖。他们提出了一种除法归一化形式,在这种归一化中,每个滤波器的反应除以其他滤波器反应加权之和。权重通过最大化滤波器对自然图片反应的独立性导出。这些滤波器对光栅刺激的反应特性与初级视皮层的相似,比如对比度依赖的空间整合,这些支持了这个理论。

周边调制服务于有效编码的观点也得到了实验证明。使用自然图像对清醒猴初级视皮层神经元感受野周边进行刺激会增加单个神经元的选择性,减少神经元间的反应相关性,并且增加神经元反应的稀疏性(Vinje & Gallant,2000,2002)。稀疏性是一种神经

元选择性的非参性测量。一个神经元如果对一系列有限刺激反应的稀疏性增加,那么这个神经元对刺激具有更强的选择性(Olshausen & Field,2004),并且已经表明,这种机制会增加视觉刺激的信息传递效率(Vinje & Gallant,2002)。

来自初级视皮层神经元的胞内记录已经表明,周边的自然刺激会增加发放反应的稀疏性,并且增加膜电位反应 trial-to-trial 依赖性(见上文)(Haider et al.,2010)。发放反应稳定性的增加会帮助具有稀疏反应的神经元抵抗 trial-to-trial 反应变异性的影响,因此最终会向下游神经元传递可靠的信息。在自然图像中,边界的朝向与边界间距之间存在统计学上的关联,因此邻近的周边就比远距离的周边有更高可能性共朝向的及共物理轮廓(Geisler et al.,2001)。在狝猴初级视皮层神经元上观察到的远周边抑制与近周边抑制方位调谐的差异(Shushruth et al.,2013;见上文)也许反映了这种统计学偏好;因此,抑制对邻近边界应该具有很窄的调谐,而对远边界应该具有更宽的调谐,近周边抑制陡峭的方位调谐可能在探测邻近边界朝向上小的差异中起作用,而远周边抑制宽的方位调谐也许在对远距离显著位置的扫视或注意中起作用。

其他种类的视觉计算模型把视觉处理看成是一种统计分析推理形式(Yuille & Kersten,2006)。这些模型的一种形式是具有预测性的编码理论,这种理论假设更高级的皮层区域会学习自然图像的统计学规律,并把这种规律给反馈给更为低级的皮层区域,低级的皮层区域以此来对图像进行预测。低级皮层区域的活性反映了这些预测或者规律的偏差(Rao & Ballard,1999);因此仅仅有不匹配的预测会被传递到更高级的皮层区域。在这些模型中神经元对未能正确预测出的视觉场景元素反应更为剧烈,比方说突出的刺激以及边界。Spratling(2010)提出了另一种预测性编码模型,在这种模型中初级视皮层的水平连接起着特殊的作用,而这些作用则被其他模型认为来自反馈输入。

在视觉知觉中的作用

以上,我们已经讨论了周边调制在视觉信息处理中可能会起到的作用。虽然这些神经计算最终都为视觉认知服务,但是初级视皮层神经元的周边调制被认为是一些认知环境效果最直接的神经关联。

比起相似刺激,周边与中心不相同的刺激会导致神经元产生更大反应。这些现象表明初级视皮层神经元周边调制在对显著或突出视觉目标的认知中起

着重要作用（Knierim & Van Essen,1992；Nothdurft, Gallant,& Van Essen,1999）。一般来说，周边调制会增强朝向不连续区域的神经反应，这些区域通常都是边界（Nothdurft,Gallant,& Van Essen,2000）。这种特性被认为能够导致将图片轮廓从背景中描绘出来的认知能力的产生，这是一种涉及图像-背景分离的视觉处理。Lamme（1995）、Zipser、Lamme 及 Schiller（1996）记录初级视皮层神经元对所呈现的图像-背景刺激的反应，这种图像与背景的定义是通过不同朝向的线段来实现的（图30.9）。他们报道，当感受野位于图像部分时，反应比感受野位于背景部分时更高，虽然在感受野中的刺激在两种条件下是相同的。这种对图像的更大反应持续存在，甚至当图像的半径扩大到了8°。这些结果表明初级视皮层对图像——背景信息进行表征。然而，使用相同的刺激，Rossi、Desimone 和 Ungerleider（2001）并不能够观察到神经元在图像与背景反应上的不同，除非图像的边界在神经元 mRF 边界的1°之内，或者是在 sRF 边界附近之内。这表明初级视皮层神经元对局部图像的边界起反应，而不是对图像本身。换言之，考虑到初级视皮层神经元大的周边，初级视皮层神经元对图像和背景的差异化反应可能仅仅反映了两种条件下不同周边刺激量所诱导的不同周边抑制强度。特别是，与图像条件相比，背景条件下更大的周边区域被与感受野刺激朝向相同的刺激所激活，这引起了更强的抑制。总之，需要额外的研究来确定这些现象仅仅是周边调制造成的还是神经元对环境边界的反应造成的。然而，比起

周边调制的潜伏期（9ms）（Bair,Cavanaugh,& Movshon,2003），图像——背景信号传递更强的潜伏期（感受野反应起始后30~70ms）（Lamme,1995；Zipser, Lamme,& Schiller,1996）表明，这也许是两个分离的现象，并且后者处于比图像——背景分析更早的处理阶段。

初级视皮层神经元的共线性易化（图30.2A）被认为是视觉认知中"轮廓整合"的神经机制，"轮廓整合"是视觉系统的一种能力，这种能力可以将共线性的线段从背景或者随机朝向元素中分离出来（见第44章中图44.2）。心理物理学研究已经表明，基于延续性物体的格式塔原则，单个的轮廓元素会被其他元素归类（Hess & Field,1999）。轮廓整合是第44章的主题，这里仅做简单讨论。为了研究共线放置的侧边视觉元素（flankers）对目标线性元素认知的影响，Kapadia et al.（1995）对人进行了心理物理学研究，同时在猕猴初级视皮层上也进行了电生理记录。他们报道，flankers 增强了人类观察者对视觉目标的探测能力，同时初级视皮层神经元对感受野内同向线段的反应也增加了（图30.2A）。Li,Piech,and Gilbert（2006）进一步展示了轮廓凸起认知、动物轮廓探测任务表现以及初级视皮层的反应，三者之间的紧密关联。我们建议读者在本卷第70章详细了解这些研究。

总之，周边调制增加了神经元对视觉场景中知觉显著性方面的反应，如轮廓线、数字边界和纹理边界。因此，初级视皮层被认为作为视觉显著性的预注意地图，其中较高的神经元反应对应于它们所表征图像位置的知觉显著性（Li,2002）。这些对显著目标的标记是为将视觉注意引向场景中最显着的位置服务的。

总结及展望

纯粹依赖于经典感受野概念的初级视皮层模型以及前馈相互作用对理解视觉认知的神经基础来说并不充足。这些模型都把初级视皮层神经元看成是探索视觉世界的局部的并且功能上独立的窗口。而对周边调制的研究已经表明初级视皮层神经元对简单视觉刺激的反应反映了来自相距较远的皮层区域信号的整合。这些过程构成了一个复杂的由前馈、局部返回以及长距离的水平和反馈回路所构成的网络。初级视皮层神经元周边调制的选择特性以及准确的连接为自然场景的神经表征服务，这些自然场景图像超出了对比度增益调控以及冗余度压缩发热计算范畴。

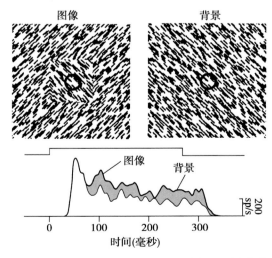

图30.9　图像——背景分离。（顶部）被用于刺激感受野（圆圈）的图像和背景。（底部）初级视皮层神经元对顶部两种刺激的反应。比起感受野与背景重叠时，感受野与图像重叠时神经元的反应更强（修改自 Zipser et al.,1996；经神经科学学会许可复制）。

到目前为止,周边调制已经通过记录单细胞对高度简单刺激的反应来特征化。未来研究的一个挑战是,理解初级视皮层神经元怎么对周围环境相关信息(contextual information)的反应,以及单个神经元的反应怎么与皮层网络中大规模的群体神经元活性相关。多电极阵列对初级视皮层神经元群体对自然视觉刺激反应的记录为理解自然视觉中相关环境(context)的作用提供了下一步。同时,神经环路,周边调制以及视觉认知之间的因果关系也需要去构建。最近,使用病毒技术以及分子遗传技术(Han et al.,2009;Luo,Callaway,& Svoboda,2008;Osakada et al.,2011)对特殊神经环路的干扰能力(甚至在非人灵长类)的进步将为这些问题的解决提供有效途径。

参考文献

Alitto, H. J., & Usrey, W. M. (2008). Origin and dynamics of extraclassical suppression in the lateral geniculate nucleus of the macaque monkey. *Neuron, 57*, 135–146. doi:10.1016/j.neuron.2007.11.019.

Allman, J., Miezin, F., & McGuinness, E. (1985). Stimulus specific responses from beyond the classical receptive field: Neurophysiological mechanisms for local-global comparisons in visual neurons. *Annual Review of Neuroscience, 8*, 407–430. doi:10.1146/annurev.ne.08.030185.002203.

Anderson, J. C., & Martin, K. A. C. (2009). The synaptic connections between cortical areas V1 and V2 in macaque monkey. *Journal of Neuroscience, 29*, 11283–11293.

Anderson, J. S., Lampl, I., Gillespie, D. C., & Ferster, D. (2001). Membrane potential and conductance changes underlying length tuning of cells in cat primary visual cortex. *Journal of Neuroscience, 21*, 2104–2112.

Angelucci, A., & Bressloff, P. C. (2006). The contribution of feedforward, lateral and feedback connections to the classical receptive field center and extra-classical receptive field surround of primate V1 neurons. *Progress in Brain Research, 154*, 93–121.

Angelucci, A., & Bullier, J. (2003). Reaching beyond the classical receptive field of V1 neurons: Horizontal or feedback axons? *Journal of Physiology, Paris, 97*, 141–154. doi:10.1016/j.jphysparis.2003.09.001.

Angelucci, A., Levitt, J. B., Walton, E., Hupé, J. M., Bullier, J., & Lund, J. S. (2002). Circuits for local and global signal integration in primary visual cortex. *Journal of Neuroscience, 22*, 8633–8646.

Angelucci, A., & Sainsbury, K. (2006). Contribution of feedforward thalamic afferents and corticogeniculate feedback to the spatial summation area of macaque V1 and LGN. *Journal of Comparative Neurology, 498*, 330–351. doi:10.1002/cne.21060.

Bair, W., Cavanaugh, J. R., & Movshon, J. A. (2003). Time course and time–distance relationships for surround suppression in macaque V1 neurons. *Journal of Neuroscience, 23*, 7690–7701.

Bardy, C., Huang, J. Y., Wang, C., Fitzgibbon, T., & Dreher, B. (2009). "Top-down" influences of ipsilateral or contralateral postero-temporal visual cortices on the extra-classical receptive fields of neurons in cat's striate cortex. *Neuroscience, 158*, 951–968. doi:10.1016/j.neuroscience.2008.09.057.

Barlow, H. B. (1953). Summation and inhibition in the frog's retina. *Journal of Physiology, 119*, 69–88.

Barlow, H. B. (1961). Possible principles underlying the transformation of sensory messages. In W. A. Rosenblith (Ed.), *Sensory communication* (pp. 217–234). Cambridge, MA: MIT Press.

Barlow, H. B., Blakemore, C., & Pettigrew, J. D. (1967). The neural mechanisms of binocular depth discrimination. *Journal of Physiology, 193*, 327–342.

Bauer, U., Scholz, M., Levitt, J. B., Lund, J. S., & Obermayer, K. (1999). A model for the depth dependence of receptive field size and contrast sensitivity of cells in layer 4C of macaque striate cortex. *Vision Research, 39*, 613–629.

Blakemore, C., & Tobin, E. A. (1972). Lateral inhibition between orientation detectors in the cat's visual cortex. *Experimental Brain Research, 15*, 439–440. doi:10.1007/BF00234129.

Bonin, V., Mante, V., & Carandini, M. (2005). The suppressive field of neurons in lateral geniculate nucleus. *Journal of Neuroscience, 25*, 10844–10856.

Bosking, W. H., Zhang, Y., Schofield, B., & Fitzpatrick, D. (1997). Orientation selectivity and the arrangement of horizontal connections in tree shrew striate cortex. *Journal of Neuroscience, 17*, 2112–2127.

Bressloff, P. C., & Cowan, J. D. (2002). An amplitude equation approach to contextual effects in visual cortex. *Neural Computation, 14*, 493–525. doi:10.1162/089976602317250870.

Bringuier, V., Chavane, F., Glaeser, L., & Frégnac, Y. (1999). Horizontal propagation of visual activity in the synaptic integration field of area 17 neurons. *Science, 283*, 695–699.

Carandini, M., & Heeger, D. J. (1994). Summation and division by neurons in primate visual cortex. *Science, 264*, 1333–1336. doi:10.1126/science.8191289.

Carandini, M., Heeger, D. J., & Movshon, J. A. (1997). Linearity and normalization in simple cells of the macaque primary visual cortex. *Journal of Neuroscience, 17*, 8621–8644.

Cavanaugh, J. R., Bair, W., & Movshon, J. A. (2002a). Nature and interaction of signals from the receptive field center and surround in macaque V1 neurons. *Journal of Neurophysiology, 88*, 2530–2546.

Cavanaugh, J. R., Bair, W., & Movshon, J. A. (2002b). Selectivity and spatial distribution of signals from the receptive field surround in macaque V1 neurons. *Journal of Neurophysiology, 88*, 2547–2556.

Chen, C., Kasamatsu, T., Polat, U., & Norcia, A. M. (2001). Contrast response characteristics of long-range lateral interactions in cat striate cortex. *Neuroreport, 12*, 655–661.

Chisum, H. J., Mooser, F., & Fitzpatrick, D. (2003). Emergent properties of layer 2/3 neurons reflect the collinear arrangement of horizontal connections in tree shrew visual cortex. *Journal of Neuroscience, 23*, 2947–2960.

DeAngelis, G. C., Freeman, R. D., & Ohzawa, I. (1994). Length and width tuning of neurons in the cat's primary visual cortex. *Journal of Neurophysiology, 71*, 347–374.

Felisberti, F., & Derrington, A. M. (1999). Long-range interactions modulate the contrast gain in the lateral geniculate nucleus of cats. *Visual Neuroscience, 16*, 943–956. doi:10.1017/S0952523899165143.

Fitzpatrick, D. (2000). Seeing beyond the receptive field in primary visual cortex. *Current Opinion in Neurobiology, 10*, 438–443. doi:10.1016/S0959-4388(00)00113-6.

Geisler, W. S. (2008). Visual perception and the statistical properties of natural scenes. *Annual Review of Psychology, 59,* 167–192. doi:10.1146/annurev.psych/58/110405.085632.

Geisler, W. S., Perry, J. S., Super, B. J., & Gallogly, D. P. (2001). Edge co-occurrence in natural images predicts contour grouping performance. *Vision Research, 41,* 711–724. doi:10.1016/S0042-6989(00)00277-7.

Gilbert, C. D. (1977). Laminar differences in receptive field properties of cells in cat primary visual cortex. *Journal of Physiology, 268,* 391–421.

Gilbert, C. D., Das, A., Ito, M., Kapadia, M., & Westheimer, G. (1996). Spatial integration and cortical dynamics. *Proceedings of the National Academy of Sciences of the United States of America, 93,* 615–622. doi:10.1073/pnas.93.2.615.

Gilbert, C. D., & Wiesel, T. N. (1983). Clustered intrinsic connections in cat visual cortex. *Journal of Neuroscience, 3,* 1116–1133.

Girard, P., Hupé, J. M., & Bullier, J. (2001). Feedforward and feedback connections between areas V1 and V2 of the monkey have similar rapid conduction velocities. *Journal of Neurophysiology, 85,* 1328–1331.

Gonchar, Y., & Burkhalter, A. (2003). Distinct GABAergic targets of feedforward and feedback connections between lower and higher areas of rat visual cortex. *Journal of Neuroscience, 23,* 10904–10912.

Grinvald, A., Lieke, E. E., Frostig, R. D., & Hildesheim, R. (1994). Cortical point-spread function and long-range lateral interactions revealed by real-time optical imaging of macaque monkey primary visual cortex. *Journal of Neuroscience, 14,* 2545–2568.

Haider, B., Krause, M. R., Duque, A., Yu, Y., Touryan, J., Mazer, J. A., et al. (2010). Synaptic and network mechanisms of sparse and reliable visual cortical activity during nonclassical receptive field stimulation. *Neuron, 65,* 107–121.

Han, X., Qian, X. G., Bernstein, J. G., Zhou, H. H., Franzesi, G. T., Stern, P., et al. (2009). Millisecond-timescale optical control of neural dynamics in the nonhuman primate brain. *Neuron, 62,* 191–198. doi:10.1016/j.neuron.2009.03.011.

Hashemi-Nezhad, M., & Lyon, D. C. (2011). Orientation tuning of the suppressive extraclassical surround depends on intrinsic organization of V1. *Cerebral Cortex, 22,* 308–326.

Heeger, D. J. (1992). Normalization of cell responses in cat striate cortex. *Vision Research, 9,* 181–198.

Hess, R., & Field, D. (1999). Integration of contours: new insights. *Trends in Cognitive Sciences, 3,* 480–486. doi:10.1016/S1364-6613(99)01410-2.

Hirsch, J. A., & Gilbert, C. D. (1991). Synaptic physiology of horizontal connections in the cat's visual cortex. *Journal of Neuroscience, 11,* 1800–1809.

Hubel, D. H., & Wiesel, T. N. (1959). Receptive fields of single neurones in the cat's striate cortex. *Journal of Physiology, 148,* 574–591.

Hubel, D. H., & Wiesel, T. N. (1962). Receptive fields, binocular interaction and functional architecture in the cat's visual cortex. *Journal of Physiology, 160,* 106–154.

Hubel, D. H., & Wiesel, T. N. (1965). Receptive fields and functional architecture in two nonstriate visual areas (18 and 19) of the cat. *Journal of Neurophysiology, 28,* 229–289.

Hupé, J. M., James, A. C., Girard, P., & Bullier, J. (2001). Response modulations by static texture surround in area V1 of the macaque monkey do not depend on feedback connections from V2. *Journal of Neurophysiology, 85,* 146–163.

Hupé, J. M., James, A. C., Payne, B. R., Lomber, S. G., Girard, P., & Bullier, J. (1998). Cortical feedback improves discrimination between figure and background by V1, V2 and V3 neurons. *Nature, 394,* 784–787. doi:10.1038/29537.

Ichida, J. M., Schwabe, L., Bressloff, P. C., & Angelucci, A. (2007). Response facilitation from the "suppressive" receptive field surround of macaque V1 neurons. *Journal of Neurophysiology, 98,* 2168–2181.

Kapadia, M. K., Ito, M., Gilbert, C. D., & Westheimer, G. (1995). Improvement in visual sensitivity by changes in local context: Parallel studies in human observers and in V1 of alert monkeys. *Neuron, 15,* 843–856. doi:10.1016/0896-6273(95)90175-2.

Kapadia, M. K., Westheimer, G., & Gilbert, C. D. (1999). Dynamics of spatial summation in primary visual cortex of alert monkeys. *Proceedings of the National Academy of Sciences of the United States of America, 96,* 12073–12078. doi:10.1073/pnas.96.21.12073.

Kapadia, M. K., Westheimer, G., & Gilbert, C. D. (2000). Spatial distribution of contextual interactions in primary visual cortex and in visual perception. *Journal of Neurophysiology, 84,* 2048–2062.

Knierim, J. J., & Van Essen, D. (1992). Neuronal responses to static texture patterns in area V1 of the alert macaque monkey. *Journal of Neurophysiology, 67,* 961–980.

Lamme, V. A. F. (1995). The neurophysiology of figure-ground segregation in primary visual cortex. *Journal of Neuroscience, 15,* 1605–1615.

Lamme, V. A. F., Rodriguez-Rodriguez, V., & Spekreijse, H. (1999). Separate processing dynamics for texture elements, boundaries and surfaces in primary visual cortex of the macaque monkey. *Cerebral Cortex, 9,* 406–413. doi:10.1093/cercor/9.4.406.

Levick, W. R., Cleland, B. G., & Dubin, M. W. (1972). Lateral geniculate neurons of the cat: Retinal inputs and physiology. *Investigative Ophthalmology, 11,* 302–311.

Levitt, J. B., & Lund, J. S. (1997). Contrast dependence of contextual effects in primate visual cortex. *Nature, 387,* 73–76. doi:10.1038/387073a0.

Levitt, J. B., & Lund, J. S. (2002). The spatial extent over which neurons in macaque striate cortex pool visual signals. *Visual Neuroscience, 19,* 439–452. doi:10.1017/S0952523802194065.

Li, C., & Li, W. (1994). Extensive integration field beyond the classical receptive field of cat's striate cortical neurons: Classification and tuning properties. *Vision Research, 34,* 2337–2355. doi:10.1016/0042-6989(94)90280-1.

Li, H., Fukuda, M., Tanifuji, M., & Rockland, K. S. (2003). Intrinsic collaterals of layer 6 Meynert cells and functional columns in primate V1. *Neuroscience, 120,* 1061–1069. doi:10.1016/S0306-4522(03)00429-9.

Li, W., Piech, V., & Gilbert, C. D. (2006). Contour saliency in primary visual cortex. *Neuron, 50,* 951–962. doi:10.1016/j.neuron.2006.04.035.

Li, Z. (2002). A saliency map in primary visual cortex. *Trends in Cognitive Sciences, 6,* 9–16. doi:10.1016/S1364-6613(00)01817-9.

Lund, J. S. (1988). Anatomical organization of macaque monkey striate visual cortex. *Annual Review of Neuroscience, 11,* 253–288. doi:10.1146/annurev.ne.11.030188.001345.

Lund, J. S., Angelucci, A., & Bressloff, P. C. (2003). Anatomical substrates for functional columns in macaque monkey primary visual cortex. *Cerebral Cortex, 13,* 15–24. doi:10.1093/cercor/13.1.15.

Lund, J. S., Wu, Q., Hadingham, P. T., & Levitt, J. B. (1995). Cells and circuits contributing to functional properties in area V1 of macaque monkey cerebral cortex: Bases for neuroanatomically realistic models. *Journal of Anatomy, 187,* 563–581.

Luo, L., Callaway, E. M., & Svoboda, K. (2008). Genetic dissection of neural circuits. *Neuron, 57,* 634–660. doi:10.1016/j.neuron.2008.01.002.

Maffei, L., & Fiorentini, L. (1976). The unresponsive regions of visual cortical receptive fields. *Vision Research, 16,* 1131–1139.

Malach, R., Amir, Y., Harel, M., & Grinvald, A. (1993). Relationship between intrinsic connections and functional architecture revealed by optical imaging and in vivo targeted biocytin injections in primate striate cortex. *Proceedings of the National Academy of Sciences of the United States of America, 90,* 10469–10473. doi:10.1073/pnas.90.22.10469.

Mariño, J., Schummers, J., Lyon, D. C., Schwabe, L., Beck, O., Wiesing, P., et al. (2005). Invariant computations in local cortical networks with balanced excitation and inhibition. *Nature Neuroscience, 8,* 194–201. doi:10.1038/nn1391.

Maunsell, J. H. R., & Van Essen, D. C. (1983). The connections of the middle temporal visual area (MT) and their relationship to a cortical hierarchy in the macaque monkey. *Journal of Neuroscience, 3,* 2563–2586.

McGuire, B. A., Gilbert, C. D., Rivlin, P. K., & Wiesel, T. N. (1991). Targets of horizontal connections in macaque primary visual cortex. *Journal of Comparative Neurology, 305,* 370–392. doi:10.1002/cne.903050303.

Mignard, M., & Malpeli, J. G. (1991). Paths of information flow through visual cortex. *Science, 251,* 1249–1251. doi:10.1126/science.1848727.

Mizobe, K., Polat, U., Pettet, M. W., & Kasamatsu, T. (2001). Facilitation and suppression of single striate-cell activity by spatially discrete pattern stimuli presented beyond the receptive field. *Visual Neuroscience, 18,* 377–391. doi:10.1017/S0952523801183045.

Muller, J. R., Metha, A. B., Krauskopf, J., & Lennie, P. (2003). Local signals from beyond the receptive fields of striate cortical neurons. *Journal of Neurophysiology, 90,* 822–831.

Naito, T., Sadakane, O., Okamoto, M., & Sato, H. (2007). Orientation tuning of surround suppression in lateral geniculate nucleus and primary visual cortex of cat. *Neuroscience, 149,* 962–975. doi:10.1016/j.neuroscience.2007.08.001.

Nelson, J. I., & Frost, B. (1978). Orientation selective inhibition from beyond the classical visual receptive field. *Brain Research, 139,* 359–365. doi:10.1016/0006-8993(78)90937-X.

Nelson, J. I., & Frost, B. (1985). Intracortical facilitation among co-oriented, co-axially aligned simple cells in cat striate cortex. *Experimental Brain Research, 61,* 54–61.

Nothdurft, H. C., Gallant, J. L., & Van Essen, D. C. (1999). Response modulation by texture surround in primate area V1: Correlates of "popout" under anesthesia. *Visual Neuroscience, 16,* 15–34.

Nothdurft, H. C., Gallant, J. L., & Van Essen, D. C. (2000). Response profiles to texture border patterns in area V1. *Visual Neuroscience, 17,* 421–436. doi:10.1017/S0952523800173092.

Olshausen, B. A., & Field, D. J. (2004). Sparse coding of sensory inputs. *Current Opinion in Neurobiology, 14,* 481–487. doi:10.1016/j.conb.2004.07.007.

Osakada, F., Mori, T., Cetin, A. H., Marshel, J. H., Virgen, B., & Callaway, E. M. (2011). New rabies virus variants for monitoring and manipulating activity and gene expression in defined neural circuits. *Neuron, 71,* 617–631. doi:10.1016/j.neuron.2011.07.005.

Ozeki, H., Finn, I. M., Schaffer, E. S., Miller, K. D., & Ferster, D. (2009). Inhibitory stabilization of the cortical network underlies visual surround suppression. *Neuron, 62,* 578–592. doi:10.1016/j.neuron.2009.03.028.

Ozeki, H., Sadakane, O., Akasaki, T., Naito, T., Shimegi, S., & Sato, H. (2004). Relationship between excitation and inhibition underlying size tuning and contextual response modulation in the cat primary visual cortex. *Journal of Neuroscience, 24,* 1428–1438.

Perkel, D. J., Bullier, J., & Kennedy, H. (1986). Topography of the afferent connectivity of area 17 in the macaque monkey: A double-labelling study. *Journal of Comparative Neurology, 253,* 374–402. doi:10.1002/cne.902530307.

Polat, U., Mizobe, K., Pettet, M. W., Kasamatsu, T., & Norcia, A. M. (1998). Collinear stimuli regulate visual responses depending on cell's contrast threshold. *Nature, 391,* 580–584. doi:10.1038/35372.

Rao, R. P., & Ballard, D. H. (1999). Predictive coding in the visual cortex: A functional interpretation of some extra-classical receptive-field effects. *Nature Neuroscience, 2,* 79–87. doi:10.1038/4580.

Reid, R. C., & Usrey, W. M. (2004). Functional connectivity in the pathway from retina to striate cortex. In L. M. Chalupa & J. S. Werner (Eds.), *The visual neurosciences* (Vol. 1, pp. 673–679). Cambridge, MA: MIT Press.

Riesenhuber, M., & Poggio, T. (2003). How the visual cortex recognizes objects: The tale of the standard model. In L. M. Chalupa & J. S. Werner (Eds.), *The visual neurosciences* (Vol. 2, pp. 1640–1653). Cambridge, MA: MIT Press.

Rockland, K. S., & Lund, J. S. (1982). Widespread periodic intrinsic connections in the tree shrew visual cortex. *Science, 215,* 1532–1534. doi:10.1126/science.7063863.

Rockland, K. S., & Lund, J. S. (1983). Intrinsic laminar lattice connections in primate visual cortex. *Journal of Comparative Neurology, 216,* 303–318. doi:10.1002/cne.902160307.

Rockland, K. S., & Pandya, D. N. (1979). Laminar origins and terminations of cortical connections of the occcipital lobe in the Rhesus monkey. *Brain Research, 179,* 3–20. doi:10.1016/0006-8993(79)90485-2.

Rossi, A. F., Desimone, R., & Ungerleider, L. G. (2001). Contextual modulation in primary visual cortex of macaques. *Journal of Neuroscience, 21,* 1698–1709.

Sadakane, O., Ozeki, H., Naito, T., Akasaki, T., Kasamatsu, T., & Sato, H. (2006). Contrast-dependent, contextual response modulation in primary visual cortex and lateral geniculate nucleus of the cat. *European Journal of Neuroscience, 23,* 1633–1642.

Sandell, J. H., & Schiller, P. H. (1982). Effect of cooling area 18 on striate cortex cells in the squirrel monkey. *Journal of Neurophysiology, 48,* 38–48.

Sceniak, M. P., Chatterjee, S., & Callaway, E. M. (2006). Visual spatial summation in macaque geniculocortical afferents. *Journal of Neurophysiology, 96,* 3474–3484.

Sceniak, M. P., Hawken, M. J., & Shapley, R. M. (2001). Visual spatial characterization of macaque V1 neurons. *Journal of Neurophysiology, 85,* 1873–1887.

Sceniak, M. P., Ringach, D. L., Hawken, M. J., & Shapley, R. (1999). Contrast's effect on spatial summation by macaque V1 neurons. *Nature Neuroscience, 2,* 733–739. doi:10.1038/11197.

Schmidt, K. E., Goebel, R., Löwell, S., & Singer, W. (1997). The perceptual grouping criterion of colinearity is reflected by anisotropies of connections in the primary visual cortex. *European Journal of Neuroscience, 9,* 1083–1089.

Schwabe, L., Ichida, J. M., Shushruth, S., Mangapathy, P., & Angelucci, A. (2010). Contrast-dependence of surround suppression in macaque V1: Experimental testing of a recurrent network model. *NeuroImage, 52,* 777–792. doi:10.1016/j.neuroimage.2010.01.032.

Schwabe, L., Obermayer, K., Angelucci, A., & Bressloff, P. C. (2006). The role of feedback in shaping the extra-classical receptive field of cortical neurons: A recurrent network model. *Journal of Neuroscience, 26,* 9117–9129.

Schwartz, O., & Simoncelli, E. P. (2001). Natural signal statistics and sensory gain control. *Nature Neuroscience, 4,* 819–825. doi:10.1038/90526.

Sengpiel, F., Baddley, R. J., Freeman, T. C. B., Harrad, R., & Blakemore, C. (1998). Different mechanisms underlie three inhibitory phenomena in cat area 17. *Vision Research, 38,* 2067–2080. doi:10.1016/S0042-6989(97)00413-6.

Sengpiel, F., Sen, A., & Blakemore, C. (1997). Characteristics of surround inhibition in cat area 17. *Experimental Brain Research, 116,* 216–228. doi:10.1007/PL00005751.

Shmuel, A., Korman, M., Sterkin, A., Harel, M., Ullman, S., Malach, R., et al. (2005). Retinotopic axis specificity and selective clustering of feedback projections from V2 to V1 in the owl monkey. *Journal of Neuroscience, 25,* 2117–2131.

Shushruth, S., Ichida, J. M., Levitt, J. B., & Angelucci, A. (2009). Comparison of spatial summation properties of neurons in macaque V1 and V2. *Journal of Neurophysiology, 102,* 2069–2083.

Shushruth, S., Mangapathy, P., Ichida, J. M., Bressloff, P. C., Schwabe, L., & Angelucci, A. (2012). Strong recurrent networks compute the orientation-tuning of surround modulation in primate primary visual cortex. *Journal of Neuroscience, 4,* 308–321.

Shushruth, S., Nurminen, L., Bijanzadeh, M., Ichida, J. M., Vanni, S., & Angelucci, A. (2013). Different orientation-tuning of near and far surround suppression in macaque primary visual cortex mirrors their tuning in human visual perception. *Journal of Neuroscience, 33,* 106–119.

Sillito, A. M., Cudeiro, J., & Murphy, P. C. (1993). Orientation sensitive elements in the corticofugal influence on centre-surround interactions in the dorsal lateral geniculate nucleus. *Experimental Brain Research, 93,* 6–16.

Sillito, A. M., Grieve, K. L., Jones, H. E., Cudeiro, J., & Davis, J. (1995). Visual cortical mechanisms detecting focal orientation discontinuities. *Nature, 378,* 492–496.

Simoncelli, E. P., & Olshausen, B. A. (2001). Natural image statistics and neural representation. *Annual Review of Neuroscience, 24,* 1193–1216. doi:10.1146/annurev.neuro.24.1.1193.

Sincich, L. C., & Blasdel, G. G. (2001). Oriented axon projections in primary visual cortex of the monkey. *Journal of Neuroscience, 21,* 4416–4426.

Slovin, H., Arieli, A., Hildesheim, R., & Grinvald, A. (2002). Long-term voltage-sensitive dye imaging reveals cortical dynamics in behaving monkeys. *Journal of Neurophysiology, 88,* 3421–3438.

Solomon, S. G., Peirce, J. W., & Lennie, P. (2004). The impact of suppressive surrounds on chromatic properties of cortical neurons. *Journal of Neuroscience, 24,* 148–160.

Solomon, S. G., White, A. J. R., & Martin, P. R. (2002). Extra-classical receptive field properties of parvocellular, magnocellular, and koniocellular cells in the primate lateral geniculate nucleus. *Journal of Neuroscience, 22,* 338–349.

Somers, D. C., Todorov, E. V., Siapas, A. G., Toth, L. J., Kim, D. S., & Sur, M. (1998). A local circuit approach to understanding integration of long-range inputs in primary visual cortex. *Cerebral Cortex, 8,* 204–217. doi:10.1093/cercor/8.3.204.

Spratling, M. W. (2010). Predictive coding as a model of response properties in cortical area V1. *Journal of Neuroscience, 30,* 3531–3543.

Stemmler, M., Usher, M., & Niebur, E. (1995). Lateral interactions in primary visual cortex: a model bridging physiology and psychophysics. *Science, 269,* 1877–1880. doi:10.1126/science.7569930.

Stettler, D. D., Das, A., Bennett, J., & Gilbert, C. D. (2002). Lateral connectivity and contextual interactions in macaque primary visual cortex. *Neuron, 36,* 739–750. doi:10.1016/S0896-6273(02)01029-2.

Stimberg, M., Wimmer, K., Martin, R., Schwabe, L., Marino, J., Schummers, J., et al. (2009). The operating regime of local computations in primary visual cortex. *Cerebral Cortex, 19,* 2166–2180. doi:10.1093/cercor/bhn240.

Ungerleider, L. G., & Desimone, R. (1986). Cortical connections of visual area MT in the macaque. *Journal of Comparative Neurology, 248,* 190–222. doi:10.1002/cne.902480204.

Van Essen, D. C., & Maunsell, J. H. R. (1983). Hierarchical organization and functional streams in the visual cortex. *Trends in Neurosciences, 6,* 370–375. doi:10.1016/0166-2236(83)90167-4.

Van Essen, D. C., Newsome, W. T., & Maunsell, J. H. (1984). The visual field representation in striate cortex of the macaque monkey: Asymmetries, anisotropies, and individual variability. *Vision Research, 24,* 429–448. doi:10.1016/0042-6989(84)90041-5.

van Vreeswijk, C., & Sompolinsky, H. (1996). Chaos in neuronal networks with balanced excitatory and inhibitory activity. *Science, 274,* 1724–1726. doi:10.1126/science.274.5293.1724.

Vinje, W. E., & Gallant, J. L. (2000). Sparse coding and decorrelation in primary visual cortex during natural vision. *Science, 287,* 1273–1276. doi:10.1126/science.287.5456.1273.

Vinje, W. E., & Gallant, J. L. (2002). Natural stimulation of the nonclassical receptive field increases information transmission efficiency in V1. *Journal of Neuroscience, 22,* 2904–2915.

Walker, G. A., Ohzawa, I., & Freeman, R. D. (1999). Asymmetric suppression outside the classical receptive field of the visual cortex. *Journal of Neuroscience, 19,* 10536–10553.

Walker, G. A., Ohzawa, I., & Freeman, R. D. (2000). Suppression outside the classical cortical receptive field. *Visual Neuroscience, 17,* 369–379. doi:10.1017/S0952523800173055.

Webb, B. S., Dhruv, N. T., Solomon, S. G., Taliby, C., & Lennie, P. (2005). Early and late mechanisms of surround suppression in striate cortex of macaque. *Journal of Neuroscience, 25,* 11666–11675.

Webb, B. S., Tinsley, C. J., Barraclough, N. E., Easton, A., Parker, A., & Derrington, A. M. (2002). Feedback from V1 and inhibition from beyond the classical receptive field modulates the responses of neurons in the primate lateral geniculate nucleus. *Visual Neuroscience, 19,* 583–592.

Xing, D., Shapley, R. M., Hawken, M. J., & Ringach, D. L. (2005). Effect of stimulus size on the dynamics of orientation selectivity in macaque V1. *Journal of Neurophysiology, 94,* 799–812.

Yoshimura, Y., Sato, H., Imamura, K., & Watanabe, Y. (2000). Properties of horizontal and vertical inputs to pyramidal cells in the superficial layers of the cat visual cortex. *Journal of Neuroscience, 20,* 1931–1940.

Yuille, A., & Kersten, D. (2006). Vision as Bayesian inference: Analysis by synthesis? *Trends in Cognitive Sciences, 10,* 301–308. doi:10.1016/j.tics.2006.05.002.

Zipser, K., Lamme, V. A., & Schiller, P. H. (1996). Contextual modulation in primary visual cortex. *Journal of Neuroscience, 16,* 7376–7389.

第31章 皮层组织的外围导向

Dario L. Ringach

高级动物初级视觉皮层的一个显著特征是它们按照视觉空间的特征形成特定的功能结构分布,比如说眼优势柱和方位柱等。这些功能分布的二维结构水平已经通过光学成像方法在大尺度上揭示了这些图谱的二维结构,并通过双光子显微技术低至单细胞分辨率(Basole, White, & Fitzpatrick, 2003;Blasdel, 1992;Blasdel & Campbell, 2001;Blasdel & Salama, 1986;Grinvald et al., 1986;Ohki et al., 2005, 2006;Stosiek et al., 2003)。科学家们付出了许多努力来探究这些功能结构之间的关系(Blasdel, Obermayer, & Kiorpes, 1995;Carreira-Perpinan & Goodhill, 2002;Hubener et al., 1997, 2000;Kara & Boyd, 2009;Kim et al., 1999;Matsuda et al., 2000;Muller et al., 2000;Swindale, 1991, 2004),单个神经元的视觉反应特征如何依赖于它所处的方位分布结构的(Maldonado et al., 1997;Nauhaus et al., 2008;Schummers, Marino, & Sur, 2002, 2004),远程的水平连接是如何与方位结构分布的形成构成关系的(Bosking et al., 1997;Buzas, Eysel, & Kisvarday, 1998;Chisum, Mooser, & Fitzpatrick, 2003;Das & Gilbert, 1999;Fitzpatrick, 1996;Stettler et al., 2002;Yousef et al., 1999)。尽管经过了几十年的研究,但是却明显感到我们在一些认识上一定存在一些不完善的地方,确实,我们仍然无法解释皮层上这些结构分布在皮层视觉处理中所扮演的功能角色。

对于功能结构分布在皮层处理中的重要性,专业观点的分歧很大,一些人认为皮层上这些功能结构分布是"神经系统信息处理基础结构的关键结构模块"(Knudsen, du Lac, & Esterly, 1987)。而其他人认为这些功能结构分布可能只是"突触发育的副产品",它们与各种哺乳动物皮毛上的"斑点、条纹、毛发和其他标记"没有本质的区别(Purves, Riddle, & Lamantia, 1992)。后者的观点得到了皮层发育机制模型间相似性的支持(Bard, 1981;Kondo, 2002;Kondo, Iwashita, & Yamaguchi, 2009;Morelli et al., 2012;Swindale, 1996;Turing, 1952;Young, 1984)。

第三种可能性是,皮层功能分布(cortical maps)的进化是为了支持大脑皮层计算本身以外的功能。如同一位工程师曾说过的那样,保持神经元间连接完整性而随机将神经元的位置进行重新分布并不会对功能产生什么影响,除了使大脑内部的神经连接布线更加复杂。这和集成电路一样,改变线路中一个电子元件的位置,但是保持它在线路中连接不变,那么线路板中的电路还是原来的电路。的确,最小化连接的距离可能才是这些神经元要按特殊的功能区域进行分布的原因(Chklovskii & Koulakov, 2004;Chklovskii, Schikorski, & Stevens, 2002;Koulakov & Chklovskii, 2001)。然而,如果连接距离优化是功能结构分布存在的唯一原因,我们可能很难接受这样的观点——它们在皮层神经计算中起着关键的作用。

我们怎么才能获得证据证明皮层功能分布在视觉处理中起着重要作用呢?

一种方法是利用这样一个事实,并非所有物种的初级视皮层都会表达相同的皮层功能分布。眼优势柱和方位柱会在一些物种上表达,而其他的物种则没有这些功能结构(Horton & Adams, 2005;Niell & Stryker, 2008;Ohki et al., 2005;Van Hooser et al., 2005)。有时,在同一物种的不同个体间,这些功能分布也存在高度差异(Adams & Horton, 2003)。因此为了揭示这些结构分布的功能,我们先要知道这些结构分布存在与不存在时,视觉表现有什么不同。不幸的是,目前这些探寻还没有产生在行为学与功能结构分布之间的相关性的令人信服的例子(Adams & Horton, 2006, 2009;Horton & Adams, 2005)(也参见 Niell, Bonin, 和 Andermann 的 29 章)。

一种间接的方式是展示一个特殊的皮层区域对传入的信息进行特定的神经计算,并且这些计算结果要被呈递到皮层表面。事实上,也就是对计算性的结构分布概念怎么进行定义的问题(Knudsen, du Lac, & Esterly, 1987)。在这种定义下,表征视觉空间或者物体表面信息的结构分布并不能够算作是计算性的结构分布,因为"它们仅仅是简单地对感觉信息的外围表征进行了复制"(Knudsen, du Lac, & Esterly, 1987)。另一方面,初级视皮层的方位柱能够被认为是计算性的结构分布,因为这种结构分布似乎来自这些能够对特殊刺激特征进行计算的神经元,而这些特殊的刺激特征又不能够被输入信号精确地表征,除此之外,也因为这些结构分布的计算结果能够在皮层表面被展示出来。这种方法背后的原因是,自然界不可能进化出一种如同计算性的结构分布一样,没有任何功能的复杂结构。因此,计算性结构分布的存在应该代表它们起着某些功能,虽然这些功能我们目前还不了解。

但是,根据这个定义,方位柱就真的是一种计算性结构分布吗?而在哪些方面方位调谐才是一种重要的神经计算呢?同时在二维的结构分布中,有什么证据来支持组织这种结果计算的处理存在呢?

方位调谐是一种重要的神经计算吗?

方位调谐首次出现在初级视皮层(参见第 26 章)。视网膜和外膝体神经元都有同心圆状的周边——中心感受野,但是这些感受野对方位并没有调谐作用。那么把简单细胞感受野的 ON 亚区与 ON 亚

区相连,OFF 亚区与 OFF 亚区相连有多大难度呢(Hubel & Wiesel,1962,1968)? 我想说的第一点是,这个问题的答案取决于输入纤维所表征的一系列感受野。

在 Hubel 和 Wiesel 的经典模型中(Ferster,Chung,& Wheat,1996;Ferster & Miller,2000;Hirsch et al.,1998;Hubel & Wiesel,1962;Reid & Alonso,1995)存在一个含蓄的假设,那就是,在相同的视觉空间区域存在大量相互重叠的给光中心的输入和撤光中心的输入(图 31.1,顶部)。有如此丰富的输入的一个好处是,它允许相互连接的感受野拥有任意的偏好方位(图 31.1,顶部右侧)。同样地,这种输入的丰富性也对所连接的简单细胞的连接构成了挑战。简单细胞是怎么选择它们的丘脑输入的以便与他们的 ON 亚区和 OFF 亚区进行匹配(Alonso,Usrey,& Reid,2001;Reid & Alonso,1995)? 在一个皮层柱内的神经元是怎么整合它们所接受的丘脑输入来表现出相同的方位偏好的呢? 大脑优势怎么形成这种类似的周期性的方位柱来确保所有的方位按邻近秩序一个接一个地被表征在皮层表面?

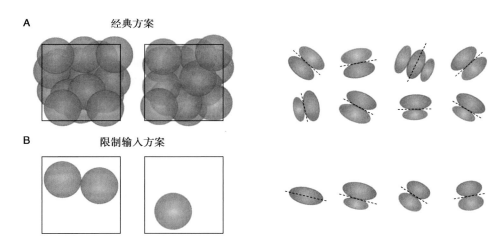

图 31.1 经典方案与限制性输入方案(Ringach,2011)。(A)在经典方案中,有大量的相互重叠的给光和撤光中心的输入,覆盖在视觉区域相同的表面上(方轮廓),使皮层神经元可以以任意的方式与自己相互连接。(B)在限制性输入方案中仅仅一部分的感受野能够被整合产生新的皮层感受野。就像右图展示的那样,在左图中给定的输入资源情况下,仅仅有限范围内的朝向可以被产生出来。在这种情况下,根据输入,我们就可以预测皮层方位柱的偏好朝向。

用这些丰富的丘脑输入来解决这些问题非常重要。自发的视网膜波动以及它们沿着突触穿过丘脑的传播已经为这些问题提供了解答(Cang et al.,2005;Chiu & Weliky,2001,2002;Eglen,1999;Erwin & Miller,1998;Firth,Wang,& Feller,2005;McLaughlin et al.,2003;Miller,1994;Miller & Erwin,2001;Miller,Erwin,& Kayser,1999;Stellwagen & Shatz,2002;War-land,Huberman,& Chalupa,2006;Weliky,1999)。其他的方法使用分子生物学手段,在这些方法中皮层组织的印迹被标记物显现在皮层上,通过这些印迹我们可以看到丘脑到它们的投射目标的输入(Crowley & Katz,2000,2002;Hubener & Bonhoeffer,1999;Huberman,2007;Lambot et al.,2005;Price et al.,2006;Shatz,1997;Skaliora,Adams,& Blakemore,2000)。虽

然研究已经显示,这些连接机制在发育中起着关键作用,但是也不能够为感受野起源和方位柱的形成提供圆满的解释(Crowley & Katz,2000,2002;Hubener & Bonhoeffer,1999;Katz & Crowley,2002;Ohshiro & Weliky,2006;Ringach,2007)。

也有一些备选方案,这些方案并不会产生这么多的难题。假定一个皮层功能柱接收有限的给光中心输入和撤光中心输入(图31.1A)(Ringach,2011)。在这样一个输入限制方案中,接收输入的方位柱中的神经元在感受野输入连接上就没有什么选择。同时,结构上依赖于这些输入连接(为了简化,这里仅假定二元突触权重)的方位选择性感受野的多少也是有限的,在这个例子中,这些所形成的朝向都是偏向水平朝向的(图31.1B,右图)。换句话说,在这个有限输入方案中,通过小规模的给光中心和撤光中心的输入,皮层神经元所获得的偏好朝向也是有限的(Jin et al.,2011;Ringach,2011)。

这种有限输入方案的资本消耗与利益产出

这种有限输入方案提供了一些很重要的好处,因此大脑在感受野与方位柱上所面临的困难就被减轻或完全消除了。第一,外膝体神经元感受野的简单各向同性群体就能够产生类似简单细胞结构那样的具有方位调谐性质的感受野了,原本外膝体神经元的感受野是对称圆形的,不具有方位调谐能力的。这解释了在不需要突触特异性的连接规则情况下方位调谐是怎么产生的(Ringach,2004a,2007)。第二,方位柱

输入连接中最棘手的问题也被解决完了,由于方位柱接收共同的输入,所以方位柱内的神经元都具有相同的朝向。因此,在限制性输入方案中,方位柱自然而然地就出现了,虽然方位柱内的神经元独立地决定他们要接收神经纤维的输入。因此对于一个方位柱内的神经元来说,并不需要整合它们的输入连接来形成相同的偏好方位。但是这些"好处"的产生也需要付出"代价",代价就是在皮层上一个位点并非所有的朝向都能够被平等地表征。因此,限制输入方案预测了"方位盲点"的存在(Paik & Ringach,2011)。

有限输入方案的案例

这两种极端的方案,哪一种最能代表皮层输入的实际情况?对视网膜神经节细胞嵌合体的分析结果支持这个观点——皮层所接受的输入与限制性输入方案类似,下面我们会进行讨论。

2σ规则

神经节细胞嵌合体的第一个特性被称为2σ规则,这其实是依据感受野中心大小所计算出的神经节细胞嵌合体覆盖率的另一种表述形式(Borghuis et al.,2008;DeVries & Baylor,1997;Gauthier et al.,2009)。当使用高密度电极阵列通过反相关计算来检测视网膜神经节细胞的感受野时(Chichilnisky,2001;Ringach & Shapley,2004;Ringach,2004b),研究者们发现,两个具有相同极性的感受野中心的邻近感受野最近距离大约是2σ,这里σ是感受野空间轮廓高斯分布的标准差(图31.2)。

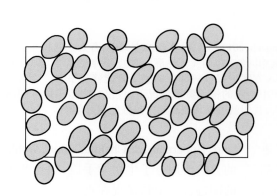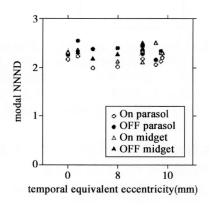

图31.2　2σ规则。(左图)视网膜神经节细胞嵌合体的感受野高斯分布的σ水平集合。邻近区域轮廓相互连接的事实表明最邻近感受野平均距离大约为2σ。(右图)最近邻近感受野距离与离心度间是否存在函数关系的模型。2σ规则不会随离心度变化而变化。(图片来自Gauth-ier et al.,2009。)

2σ规则也有些重要的属性需要给大家展示出来。第一,对于不同的物种以及不同的神经节细胞群体而言,在视网膜嵌合体中这些属性都能够被观察到(Anishchenko et al.,2010;Borghuis et al.,2008;DeVries & Baylor,1997;Gauthier et al.,2009)。第二,2σ规则不会随着离心度的变化而改变(图31.2,右图)。第三,就某种意义而言,2σ规则是最优的,因为它允许视网膜在受到具有1/f光谱的自然场景刺激时,允许视网膜每个感受野能够传递最大量的刺激信息(Borghuis et al.,2008)。第四,当两个感受野的线性整合导致一个平滑的、狭长的感受野亚区产生时,2σ也是两个高斯感受野能够被分开的最大距离了。

偶极规则

　　神经节细胞嵌合体的第二个特性就是所谓的偶极规则。它表示一个给光中心感受野最邻近的感受野极有可能是一个撤光中心感受野,并且反之亦然(Wässle,Boycott,& Illing,1981)(图31.3)。换句话说,来自神经节细胞单体的ON或OFF输入自动将自己与相反极性的输入进行配对编排,我们称此为偶极。以中心感受野大小来说,形成一个偶极的给光与撤光感受野之间的距离是1σ(图31.3)。如果到一个皮层神经元的输入被一个单偶极子所主导,那么他们所形成的感受野就和简单细胞的一致,拥有并行的给光亚区与撤光亚区(图31.3,右图)。那么这些外周输入的组织化能够让皮层神经元对某一特定朝向产生偏好吗?

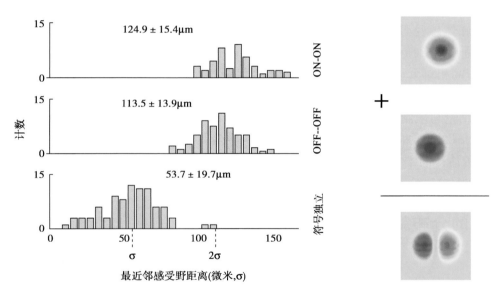

图31.3　最近邻规则。(左图)(顶部)给光中心感受野嵌合体的最近邻距离的分布;(中部)撤光中心感受野嵌合体的最近邻距离的分布;(底部)最近邻距离独立于感受野极性。视网膜上距离以微米来展示,并且涉及平均感受野的大小,σ。(右图)相离1σ的给光/撤光中心感受野能够汇聚到一个皮层细胞上来产生具有朝向的感受野,其中感受野亚区并行排列。

形成一个简单细胞感受野所需的视网膜神经节细胞的数目

　　评价这种可能性之前,我们可能需要问有什么非常合理的原因让我们相信皮层中的一个简单细胞可能被来自少数神经节细胞的输入所支配?对猫外膝体与皮层感受野相对大小以及外膝体到初级视皮层第4层的单突触连接分析表明也许就是这样的(Alon-so,Usrey,& Reid,2001;Reid & Alonso,1995)。

　　我们知道初级视皮层第四层简单细胞的感受野亚区大小能够与外膝体感受野中心大小相比(实际上简单细胞感受野亚区稍微小一点)(比较图31.4,左图,在Alonso,Usrey,& Reid,2001)。同时,沿着每个亚区的长轴方向,如果外膝体输入的感受野中心到皮层神经元感受野亚区中心的距离比亚区本身的宽度更大,那么外膝体输入就基本不会产生连接(参见图31.4,右图)。最后,我们知道相邻两个具有相同极性

的感受野中心之间的最小距离是 2σ。对于这些数据，我们可以得出结论，一个简单细胞的感受野亚区可能

仅仅接收一个或者两个视网膜神经节细胞的投射。这些推论也能够被用于相反极性感受野的亚区。

OFF-中心视网膜神经节细胞嵌合体例子

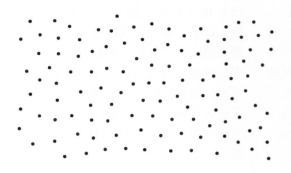

中心峰抑制自相关作用

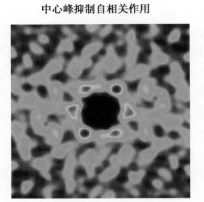

图 31.4　视网膜的嵌合体具有六边形结构。（左图）撤光中心感受野嵌合体的重构示例。（数据来自 Gauthier et al.，2009）。（右图）重构中感受野中心位置的自相关结果。红色代表正值，蓝色代表负值。

总之，参照外膝体感受野中心的大小以及基于 2σ 规则的视网膜神经节细胞嵌合体的覆盖因子大小，简单细胞感受野的相对大小表明仅仅有一小撮的视网膜神经节细胞感受野汇聚到初级视皮层第四层简单细胞上。这个结论与限制性输入方案一致，但是 Alonso、Usrey 和 Reid（2001）根据形态学结果提出了不同的估计，他们所估计的结果是上一结果的 10 倍多，并且 Ringach（2004a）讨论了这种计算方法。

为什么方位柱的分布就有周期性（极大程度上）

上面提到的限制性输入方案也许对方位调谐以及方位柱的产生做出了部分解释，但是它本身并没有解释为什么方位柱的分布具有周期性（极大程度上）。

这里我们需要提到视网膜嵌合体的另一个属性。在局部范围内，视网膜感受野位于一个嘈杂的六边形格子的顶点。支持这个事实的第一个实验结果来自 Wässle 和他的同事对视网膜神经元胞体嵌合体的重构，他们测定了这些格子的内边角为 60°（Wässle et al.，1981）。我们也在更坚实的基础上通过计算实际感受野排列的二维自相关来构建了视网膜神经节细胞排列的六边形结构（图 31.4，右图）（Paik & Ringach，2011）。

当两个在密度和朝向上拥有轻度差异的周期性视网膜神经节细胞嵌合体重叠时，产生了一种莫尔干

涉图案（图 31.5）。在这种干涉图案中，我们观察到了偶极规则在起作用——两个最相邻的神经元它们的感受野极性相反。同时，偶极的朝向沿空间平滑改变，具有周期性，并且呈六边形结构。如果来自 ON/OFF 偶极的输入偏好于它们所投射的方位柱的朝向，那么全局性莫尔图案就会对视皮层产生一个周期性的输入，这里的皮层区域我们认为是能够在发育的早期阶段催化方位柱分布样式产生的区域。在关键期中，活性依赖机制可以维护和完善这些早期形成的初始结构，这一过程一致持续到它们成熟为止。

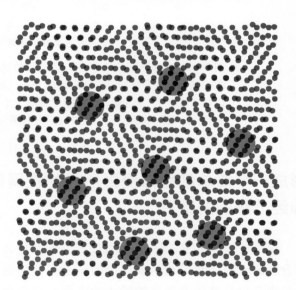

图 31.5　两个具有轻微朝向差异与密度差异的六边形给光/撤光格子的重叠所产生的莫尔干涉图案示例。圆圈表示具有相同朝向的偶极被预测会按照六边形格子来排列自己。

方位柱的分布呈六角形结构

莫尔干涉的预测可以很容易地进行检验。在假定存在同向异构放大因子的情况下,这个理论认为对一个给定的朝向有偏好性的皮层位点应该也位于皮层上六边形格子中(图31.5,圆圈)。的确,我们最近在4个物种确认了这一结论:雪貂、树鼩、猴子和猫(Paik & Ringach,2011)。(图31.6)。这些结果很明显,因为它展示出了不同物种方位柱分布所共享的特征,这些表明不同物种方位柱分布享有共同的产生机制,这一机制与 ON/OFF 感受野嵌合体的空间干涉一致。

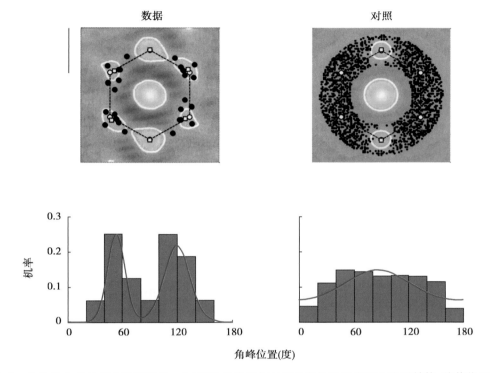

图31.6 方位柱分布具有六边形结构。(左图)方位柱分布的自相关展示出了六边形结构,峰值位于60°的倍数处。(右图)对照分布并没有展示出六边形结构。(摘自 Paik & Ringach,2011。)

朝向与视网膜拓扑图相互关联

这个模型的另一个预测是在视网膜拓扑图与方位柱分布之间存在联系。换句话说,这两种分布图之间并不是相互独立的。尤其是两个相反极性的方位奇点(Bonhoeffer & Grin-vald,1991)周围的方位偏好的分布一定会不同。我们最近确认了树鼩初级视皮层中的预测关系,为模型提供了额外的支持(Paik & Ringach,2012)。

讨论

这篇综述的目的是提出这样一个假设,方位调谐、方位柱以及方位柱分布都是外周结构性投射的自然结果。虽然这个观点依然需要被进一步地证明,但是令人鼓舞的是,这一理论依然能够对一些现象进行初步的解释,而这些成功的解释反过来又是对这一理论的支持。

虽然这一理论很简单,但是它却对丘脑和皮层间单突触连接的统计学上的一些关键特性做出了解释(Ringach,2004a)。极性规则(Alonso,Usrey,& Reid,2001)指的是给光或撤光中心的输入趋向于连接到与自己极性相同的简单细胞感受野亚区,这一规则可以被呈递到嵌合体输入的有限重叠来解释(见图31.4,左)。给光/撤光中心输入的有限重叠也与初级视皮层第四层给光/撤光中心输入聚类一致(Jin et al.,2008),同时也与这样的发现结果一致——丘脑输入的朝向偏向于它们所投射的方位柱的最优朝向(Jin et al.,2011;Ringach,2011)。这个理论模型也解释了简单细胞为什么会有奇对称的轮廓(Movshon,Thompson,& Tolhurst,1978;Ringach,2002),这是单偶极主导了输入的结果,因为单偶极能够产生奇对称的感受野(比较图1A 与图5,Paik & Ringach,2011 所著文章中),也解释了邻近神经元相同极性亚区共享的现象(Smith & Hausser,2010)(参见第29章)。此外,模型还以一种直接的方式解释了皮层方位柱是怎么产生的——皮层方位柱内神经元群体接受相同的投射并且有共同的偏好方位。这种衍射图案的全局性结构形成了方位柱分布的六边形对称结构（Muir et al.，2011；Paik & Ringach，2011）以及趋向于形成共环的排列组织（Brait-enberg & Braitenberg，1979；Hunt et al.，2009；Lee & Kardar，2006；Lee，Yahyanejad，& Kardar，2003；Sigman et al.，2001）。总之，模型对这些不同现象的解释也支持了这样的观点：在发育的早期阶段，来自对侧视网膜具有特定空间组织结构的限制性输入也许是感受野和功能柱分布的起源。

人们也许会惊讶于通过对 2/3 层甚至是不同物种的不同层（Paik & Ringach，2011）的光学成像观察，功能分布的组织结构会展示视网膜到皮层输入的痕迹。但是，这个模型也对线性感受野的类别做了一般性的说明，在视网膜输入群体大小受限的条件下，皮层区域的任意一点上这些线性感受野的归类也许会实现。一旦我们限定了视网膜信号需要进行线性整合，那么早期视觉通路的特殊形态组织就变得不重要了。这个问题的答案因此是被视网膜神经节细胞的嵌合体的结构所决定，除此之外还取决于这个假设：到第一个具有方位选择性神经元的输入能够被很好地近似为来自视网膜的信号的线性组合。

最后，关于这个理论模型，还有许多相关问题需要进一步地去解决。视网膜嵌合体有足够的规律性来产生文中所提到的空间干涉吗？哪种嵌合体应该为方位柱分布的形成负责呢？视网膜拓扑投射有多精确呢？具有相同方位偏好的双眼感受野是怎么产生的呢？更为宽泛地说，我们也许会猜测在其他形式上，来自外周的在空间分布上有组织性的输入也许是初级感觉皮层功能组织的来源。来探索是否这个理论模型也可以用在其他系统也很有趣。如果这些观点最终得到证实，它们将深刻影响我们看待皮层功能结构分布的方式以及其发展和功能。

参考文献

Adams, D. L., & Horton, J. C. (2003). Capricious expression of cortical columns in the primate brain. *Nature Neuroscience, 6*, 113–114.

Adams, D. L., & Horton, J. C. (2006). Monocular cells without ocular dominance columns. *Journal of Neurophysiology, 96*, 2253–2264.

Adams, D. L., & Horton, J. C. (2009). Ocular dominance columns: Enigmas and challenges. *Neuroscientist, 15*, 62–77.

Alonso, J. M., Usrey, W. M., & Reid, R. C. (2001). Rules of connectivity between geniculate cells and simple cells in cat primary visual cortex. *Journal of Neuroscience, 21*, 4002–4015.

Anishchenko, A., Greschner, M., Elstrott, J., Sher, A., Litke, A. M., Feller, M. B., et al. (2010). Receptive field mosaics of retinal ganglion cells are established without visual experi-ence. *Journal of Neurophysiology, 103*, 1856–1864. doi:10.1152/jn.00896.2009.

Bard, J. B. L. (1981). A model for generating aspects of zebra and other mammalian coat patterns. *Journal of Theoretical Biology, 93*, 363–385.

Basole, A., White, L. E., & Fitzpatrick, D. (2003). Mapping multiple features in the population response of visual cortex. *Nature, 423*, 986–990.

Blasdel, G. G. (1992). Differential imaging of ocular domi-nance and orientation selectivity in monkey striate cortex. *Journal of Neuroscience, 12*, 3115–3138.

Blasdel, G., & Campbell, D. (2001). Functional retinotopy of monkey visual cortex. *Journal of Neuroscience, 21*, 8286–8301.

Blasdel, G., Obermayer, K., & Kiorpes, L. (1995). Organiza-tion of ocular dominance and orientation columns in the striate cortex of neonatal macaque monkeys. *Visual Neuro-science, 12*, 589–603.

Blasdel, G. G., & Salama, G. (1986). Voltage-sensitive dyes reveal a modular organization in monkey striate cortex. *Nature, 321*, 579–585.

Bonhoeffer, T., & Grinvald, A. (1991). Iso-orientation domains in cat visual cortex are arranged in pinwheel-like patterns. *Nature, 353*, 429–431.

Borghuis, B. G., Ratliff, C. P., Smith, R. G., Sterling, P., & Balasubramanian, V. (2008). Design of a neuronal array. *Journal of Neuroscience, 28*, 3178–3189.

Bosking, W. H., Zhang, Y., Schofield, B., & Fitzpatrick, D. (1997). Orientation selectivity and the arrangement of horizontal connections in tree shrew striate cortex. *Journal of Neuroscience, 17*, 2112–2127.

Braitenberg, V., & Braitenberg, C. (1979). Geometry of orien-tation columns in the visual-cortex. *Biological Cybernetics, 33*, 179–186.

Buzas, P., Eysel, U. T., & Kisvarday, Z. F. (1998). Functional topography of single cortical cells: an intracellular approach combined with optical imaging. *Brain Research Protocols, 3*, 199–208.

Cang, J. H., Renteria, R. C., Kaneko, M., Liu, X. R., Copenha-gen, D. R., & Stryker, M. P. (2005). Development of precise maps in visual cortex requires patterned spontaneous activi-ty in the retina. *Neuron, 48*, 797–809.

Carreira-Perpinan, M. A., & Goodhill, G. J. (2002). Are visual cortex maps optimized for coverage? *Neural Computation, 14*, 1545–1560.

Chichilnisky, E. J. (2001). A simple white noise analysis of neuronal light responses. *Network, 12*, 199–213.

Chisum, H. J., Mooser, F., & Fitzpatrick, D. (2003). Emergent properties of layer 2/3 neurons reflect the collinear arrangement of horizontal connections in tree shrew visual cortex. *Journal of Neuroscience, 23*, 2947–2960.

Chiu, C., & Weliky, M. (2001). Spontaneous activity in devel-oping ferret visual cortex in vivo. *Journal of Neuroscience, 21*, 8906–8914.

Chiu, C., & Weliky, M. (2002). Relationship of correlated spontaneous activity to functional ocular dominance columns in the developing visual cortex. *Neuron, 35*, 1123–1134.

Chklovskii, D. B., & Koulakov, A. A. (2004). Maps in the brain: What can we learn from them? *Annual Review of Neuroscience, 27*, 369–392.

Chklovskii, D. B., Schikorski, T., & Stevens, C. F. (2002). Wiring optimization in cortical circuits. *Neuron, 34*, 341–347.

Crowley, J. C., & Katz, L. C. (2000). Early development of ocular dominance columns. *Science, 290*, 1321–1324.

Crowley, J. C., & Katz, L. C. (2002). Ocular dominance development revisited. *Current Opinion in Neurobiology, 12,*104–109.

Das, A., & Gilbert, C. D. (1999). Topography of contextual modulations mediated by short-range interactions in primary visual cortex. *Nature, 399,* 655–661.

DeVries, S. H., & Baylor, D. A. (1997). Mosaic arrangement of ganglion cell receptive fields in rabbit retina. *Journal of Neurophysiology, 78,* 2048–2060.

Eglen, S. J. (1999). The role of retinal waves and synaptic normalization in retinogeniculate development. *Philosophical Transactions of the Royal Society of London. Series B, Biological Sciences, 354,* 497–506.

Erwin, E., & Miller, K. D. (1998). Correlation-based development of ocularly matched orientation and ocular dominance maps: Determination of required input activities. *Journal of Neuroscience, 18,* 9870–9895.

Ferster, D., Chung, S., & Wheat, H. (1996). Orientation selectivity of thalamic input to simple cells of cat visual cortex. *Nature, 380,* 249–252.

Ferster, D., & Miller, K. D. (2000). Neural mechanisms of orientation selectivity in the visual cortex. *Annual Review of Neuroscience, 23,* 441–471.

Firth, S. I., Wang, C. T., & Feller, M. B. (2005). Retinal waves: Mechanisms and function in visual system development. *Cell Calcium, 37,* 425–432.

Fitzpatrick, D. (1996). The functional organization of local circuits in visual cortex: Insights from the study of tree shrew striate cortex. *Cerebral Cortex, 6,* 329–341.

Gauthier, J. L., Field, G. D., Sher, A., Shlens, J., Greschner, M., Litke, A. M., et al. (2009). Uniform signal redundancy of parasol and midget ganglion cells in primate retina. *Journal of Neuroscience, 29,* 4675–4680. doi:10.1523/JNEUROSCI.5294-08.2009.

Grinvald, A., Lieke, E., Frostig, R. D., Gilbert, C. D., & Wiesel, T. N. (1986). Functional architecture of cortex revealed by optical imaging of intrinsic signals. *Nature, 324,* 361–364.

Hirsch, J. A., Alonso, J. M., Reid, R. C., & Martinez, L. M. (1998). Synaptic integration in striate cortical simple cells. *Journal of Neuroscience, 18,* 9517–9528.

Horton, J. C., & Adams, D. L. (2005). The cortical column: A structure without a function. *Philosophical Transactions of the Royal Society B: Biological Sciences, 360,* 837–862.

Hubel, D. H., & Wiesel, T. N. (1962). Receptive fields, binocular interaction and functional architecture in the cat's visual cortex. *Journal of Physiology, 160,* 106–154.

Hubel, D. H., & Wiesel, T. N. (1968). Receptive fields and functional architecture of monkey striate cortex. *Journal of Physiology (London), 195,*215–243.

Hubener, M., & Bonhoeffer, T. (1999). Eyes wide shut. *Nature Neuroscience, 2,* 1043–1045.

Hubener, M., Grinvald, A., Shoham, D., Bonhoeffer, T., & Swindale, N. V. (2000). Coverage optimization as a principle for the arrangement of functional maps in the visual cortex. *European Journal of Neuroscience, 12,* 194.

Hubener, M., Shoham, D., Grinvald, A., & Bonhoeffer, T. (1997). Spatial relationships among three columnar systems in cat area 17. *Journal of Neuroscience, 17,* 9270–9284.

Huberman, A. D. (2007). Mechanisms of eye-specific visual circuit development. *Current Opinion in Neurobiology, 17,* 73–80.

Hunt, J. J., Giacomantonio, C. E., Tang, H., Mortimer, D., Jaffer, S., Vorobyov, V., et al. (2009). Natural scene statistics and the structure of orientation maps in the visual cortex. *NeuroImage, 47,* 157–172. doi:10.1016/j.neuroimage.2009.03.052.

Jin, J., Wang, Y., Swadlow, H. A., & Alonso, J. M. (2011). Population receptive fields of ON and OFF thalamic inputs to an orientation column in visual cortex. *Nature Neuroscience, 14,* 232–238. doi:10.1038/nn.2729.

Jin, J. Z., Weng, C., Yeh, C. I., Gordon, J. A., Ruthazer, E. S., Stryker, M. P., et al. (2008). ON and OFF domains of geniculate afferents in cat primary visual cortex. *Nature Neuroscience, 11,* 88–94. doi:10.1038/nn2029.

Kara, P., & Boyd, J. D. (2009). A micro-architecture for binocular disparity and ocular dominance in visual cortex. *Nature, 458,*627–631.

Katz, L. C., & Crowley, J. C. (2002). Development of cortical circuits: Lessons from ocular dominance columns. *Nature Reviews. Neuroscience, 3,* 34–42.

Kim, D. S., Matsuda, Y., Ohki, K., Ajima, A., & Tanaka, S. (1999). Geometrical and topological relationships between multiple functional maps in cat primary visual cortex. *Neuroreport, 10,* 2515–2522. doi:10.1097/00001756-199908200-00015.

Knudsen, E. I., du Lac, S., & Esterly, S. D. (1987). Computational maps in the brain. *Annual Review of Neuroscience, 10,* 41–65.

Kondo, S. (2002). The reaction-diffusion system: A mechanism for autonomous pattern formation in the animal skin. *Genes to Cells, 7,* 535–541.

Kondo, S., Iwashita, M., & Yamaguchi, M. (2009). How animals get their skin patterns: Fish pigment pattern as a live Turing wave. *International Journal of Developmental Biology, 53,* 851–856.

Koulakov, A. A., & Chklovskii, D. B. (2001). Orientation preference patterns in mammalian visual cortex: A wire length minimization approach. *Neuron, 29,* 519–527.

Lambot, M. A., Depasse, F., Noel, J. C., & Vanderhaeghen, P. (2005). Mapping labels in the human developing visual system and the evolution of binocular vision. *Journal of Neuroscience, 25,* 7232–7237.

Lee, H. Y., & Kardar, M. (2006). Patterns and symmetries in the visual cortex and in natural images. *Journal of Statistical Physics, 125,* 1247–1270.

Lee, H. Y., Yahyanejad, M., & Kardar, M. (2003). Symmetry considerations and development of pinwheels in visual maps. *Proceedings of the National Academy of Sciences of the United States of America, 100,* 16036–16040. doi:10.1073/pnas.2531343100.

Maldonado, P. E., Godecke, I., Gray, C. M., & Bonhoeffer, T. (1997). Orientation selectivity in pinwheel centers in cat striate cortex. *Science, 276,* 1551–1555.

Matsuda, Y., Ohki, K., Saito, T., Ajima, A., & Kim, D. S. (2000). Coincidence of ipsilateral ocular dominance peaks with orientation pinwheel centers in cat visual cortex. *Neuroreport, 11,* 3337–3343.

McLaughlin, T., Torborg, C. L., Feller, M. B., & O'Leary, D. D. (2003). Retinotopic map refinement requires spontaneous retinal waves during a brief critical period of development. *Neuron, 40,* 1147–1160.

Miller, K. D. (1994). Models of activity-dependent neural development. Self-organizing. *Progress in Brain Research, 102,* 303–318.

Miller, K. D., & Erwin, E. (2001). Effects of monocular deprivation and reverse suture on orientation maps can be explained by activity-instructed development of geniculocortical connections. *Visual Neuroscience, 18,* 821–834.

Miller, K. D., Erwin, E., & Kayser, A. (1999). Is the development of orientation selectivity instructed by activity? *Journal of Neurobiology, 41,* 44–57.

Morelli, L. G., Uriu, K., Ares, S., & Oates, A. C. (2012). Computational approaches to developmental patterning. *Science, 336,* 187–191.

Movshon, J. A., Thompson, I. D., & Tolhurst, D. J. (1978). Spatial summation in the receptive-fields of simple cells in cats striate cortex. *Journal of Physiology (London), 283,* 53–77.

Muir, D. R., Da Costa, N. M., Girardin, C. C., Naaman, S., Omer, D. B., Ruesch, E., et al. (2011). Embedding of cortical representations by the superficial patch system. *Cerebral Cortex, 21,* 2244–2260. doi:10.1093/cercor/bhq290.

Muller, T., Stetter, M., Hubener, M., Sengpiel, E., Bonhoeffer, T., Godecke, I., et al. (2000). An analysis of orientation and ocular dominance patterns in the visual cortex of cats and ferrets. *Neural Computation, 12,* 2573–2595. doi:10.1162/089976600300014854.

Nauhaus, I., Benucci, A., Carandini, M., & Ringach, D. L. (2008). Neuronal selectivity and local map structure in visual cortex. *Neuron, 57,* 673–679.

Niell, C. M., & Stryker, M. P. (2008). Highly selective receptive fields in mouse visual cortex. *Journal of Neuroscience, 28,* 7520–7536.

Ohki, K., Chung, S., Ch'ng, Y. H., Kara, P., & Reid, R. C. (2005). Functional imaging with cellular resolution reveals precise micro-architecture in visual cortex. *Nature, 433,* 597–603.

Ohki, K., Chung, S. Y., Kara, P., Hubener, M., Bonhoeffer, T., & Reid, R. C. (2006). Highly ordered arrangement of single neurons in orientation pinwheels. *Nature, 442,* 925–928.

Ohshiro, T., & Weliky, M. (2006). Simple fall-off pattern of correlated neural activity in the developing lateral geniculate nucleus. *Nature Neuroscience, 9,* 1541–1548.

Paik, S. B., & Ringach, D. L. (2011). Retinal origin of orientation maps in visual cortex. *Nature Neuroscience, 14,* 919–925.

Paik, S. B., & Ringach, D. L. (2012). Link between orientation and retinotopic maps in primary visual cortex. *Proceedings of the National Academy of Sciences of the United States of America, 109,* 7091–7096. doi:10.1073/pnas.1118926109.

Price, D. J., Kennedy, H., Dehay, C., Zhou, L. B., Mercier, M., Jossin, Y., et al. (2006). The development of cortical connections. *European Journal of Neuroscience, 23,* 910–920. doi:10.1111/j.1460-9568.2006.04620.x.

Purves, D., Riddle, D. R., & Lamantia, A. S. (1992). Iterated patterns of brain circuitry (or how the cortex gets its spots). *Trends in Neurosciences, 15,* 362–368. doi:10.1016/0166-2236(92)90180-G.

Reid, R. C., & Alonso, J. M. (1995). Specificity of monosynaptic connections from thalamus to visual-cortex. *Nature, 378,* 281–284.

Ringach, D. L. (2002). Spatial structure and symmetry of simple-cell receptive fields in macaque primary visual cortex. *Journal of Neurophysiology, 88,* 455–463.

Ringach, D. L. (2004a). Haphazard wiring of simple receptive fields and orientation columns in visual cortex. *Journal of Neurophysiology, 92,* 468–476.

Ringach, D. L. (2004b). Mapping receptive fields in primary visual cortex. *Journal of Physiology (London), 558,* 717–728.

Ringach, D. L. (2007). On the origin of the functional architecture of the cortex. *PLoS One, 2,* e251. doi:10.1371/journal.pone.0000251.

Ringach, D. L. (2011). You get what you get and you don't get upset. *Nature Neuroscience, 14,* 123–124.

Ringach, D., & Shapley, R. (2004). Reverse correlation in neurophysiology. *Cognitive Science, 28,* 147–166.

Schummers, J., Marino, J., & Sur, M. (2002). Synaptic integra-tion by V1 neurons depends on location within the orientation map. *Neuron, 36,* 969–978.

Schummers, J., Marino, J., & Sur, M. (2004). Local networks in visual cortex and their influence on neuronal responses and dynamics. *Journal of Physiology (Paris), 98,* 429–441.

Shatz, C. J. (1997). Emergence or order in visual system development. *American Journal of Medical Genetics, 74,* 556.

Sigman, M., Cecchi, G. A., Gilbert, C. D., & Magnasco, M. O. (2001). On a common circle: Natural scenes and Gestalt rules. *Proceedings of the National Academy of Sciences of the United States of America, 98,* 1935–1940. doi:10.1073/pnas.031571498.

Skaliora, I., Adams, R., & Blakemore, C. (2000). Morphology and growth patterns of developing thalamocortical axons. *Journal of Neuroscience, 20,* 3650–3662.

Smith, S. L., & Hausser, M. (2010). Parallel processing of visual space by neighboring neurons in mouse visual cortex. *Nature Neuroscience, 13,* 1144–1149.

Stellwagen, D., & Shatz, C. J. (2002). An instructive role for retinal waves in the development of retinogeniculate connectivity. *Neuron, 33,* 357–367.

Stettler, D. D., Das, A., Bennett, J., & Gilbert, C. D. (2002). Lateral connectivity and contextual interactions in macaque primary visual cortex. *Neuron, 36,* 739–750.

Stosiek, C., Garaschuk, O., Holthoff, K., & Konnerth, A. (2003). In vivo two-photon calcium imaging of neuronal networks. *Proceedings of the National Academy of Sciences of the United States of America, 100,* 7319–7324. doi:10.1073/pnas.1232232100.

Swindale, N. V. (1991). Coverage and the design of striate cortex. *Biological Cybernetics, 65,* 415–424.

Swindale, N. V. (1996). The development of topography in the visual cortex: A review of models. *Network (Bristol, England), 7,* 161–247.

Swindale, N. V. (2004). How different feature spaces may be represented in cortical maps. *Network (Bristol, England), 15,* 217–242.

Turing, A. M. (1952). The chemical basis of morphogenesis. *Philosophical Transactions of the Royal Society of London. Series B, Biological Sciences, 237,* 37–72.

Van Hooser, S. D., Heimel, J. A. F., Chung, S., Nelson, S. B., & Toth, L. J. (2005). Orientation selectivity without orientation maps in visual cortex of a highly visual mammal. *Journal of Neuroscience, 25,* 19–28.

Warland, D. K., Huberman, A. D., & Chalupa, L. M. (2006). Dynamics of spontaneous activity in the fetal macaque retina during development of retinogeniculate pathways. *Journal of Neuroscience, 26,* 5190–5197.

Wässle, H., Boycott, B. B., & Illing, R. B. (1981). Morphology and mosaic of ON-beta and OFF-beta cells in the cat retina and some functional considerations. *Proceedings of the Royal Society of London. Series B, Biological Sciences, 212,* 177–195.

Weliky, M. (1999). Recording and manipulating the in vivo correlational structure of neuronal activity during visual cortical development. *Journal of Neurobiology, 41,* 25–32.

Young, D. A. (1984). A local activator–inhibitor model of vertebrate skin patterns. *Mathematical Biosciences, 72,* 51–58.

Yousef, T., Bonhoeffer, T., Kim, D. S., Eysel, U. T., Toth, E., & Kisvarday, Z. F. (1999). Orientation topography of layer 4 lateral networks revealed by optical imaging in cat visual cortex (area 18). *European Journal of Neuroscience, 11,* 4291–4308.

第 32 章 大脑状态与外侧膝状体-皮层连接

Harvey A. Swadlow, Jose Manuel Alonso

近半个世纪以来,我们已经知道背侧丘脑核在感觉信息向感觉皮层的传递过程中起着滤波器的作用,同时这个"滤波器"与大脑的状态有关。早期的研究已经发现,在睡眠——清醒周期中(Livingstone & Hubel, 1981; Maffei, Moruzzi, & Rizzolatti, 1965; Mukhametov & Rizzolatti, 1970),感觉信息通过背侧外侧膝状体核到皮层的传递会受到中脑网状结构(Doty et al., 1973; Singer, 1977)的调节,同时在警觉情况下,处于波动状态(Bartlett et al., 1973; Coenen & Vendrik, 1972; Swadlow & Weyand, 1985)。导致这些变化发生的潜在机制依然处于研究中,视觉知觉和感受野属性随着大脑状态改变的方式也在研究中。重要的是区分诸如觉醒、困倦和慢波睡眠等这些大脑"全局性"状态(这些状态反映了整个大脑的大部分区域发生的变化)与诸如选择性视觉注意之类的局部过程(这些过程会影响局部视网膜视位)(Desimone & Duncan, 1995; Kastner & Ungerleider, 2000; Reynolds & Chelazzi, 2004)。这一章把重点聚焦在大脑状态的全局性改变上。一些由于选择性的视觉注意所引起的局部或视网膜拓扑变化会在这一篇的其他章节进行介绍。

视知觉的研究绝大多数是在清醒和专注的被试上进行的。然而在真实世界中,哺乳动物每天会在清醒和非清醒状态间转换上十或甚至上百次。重点是,非清醒的个体也必须能够感知他们所处的环境并且能够对环境中潜在的有兴趣的或者危险的刺激产生反应。困倦并不仅仅是一个睡眠之前的短暂而简单的转换状态。很多人在工作中的大部分时间都是在睡眠不足、昏昏欲睡的状态下度过的,有的时候还在做着高难度的视觉工作(Carrier & Monk, 2000; Mitler et al., 1988; Torsvall & Akerstedt, 1987)。由长时间睡眠不足或单调的长途旅行所造成的"昏昏欲睡"驾驶的危害已开始引起公众的注意(http:/drowsydriving. org/about/facts-and-stats/)。困倦被认为是与周边视区的缩减(Roge, Kielbasa, & Muzet, 2002)和反应时间增加(Philip et al., 1999)有关。但是,判断这些改变有多大程度上是因为自身的认知机制是一个挑战,这个挑战就像理解这些认知上改变的神经机制一样所

面对的困难。视觉认知和它的神经机制在非清醒状态下很难研究,主要是眼睛会漂移,因此视觉刺激很难控制。但是,在兔子身上成功地进行了这方面的研究,因为它们的眼睛在脑电图(electroencephalogram, EEG)定义的清醒和非清醒状态的转换过程中能够保持稳定(和睁开)(图 32.1)。这一章将对大脑状态如何影响外膝体-皮层通路的视觉信息处理进行综述。这一章中,我们会总结大脑状态对神经发放样式以及反应特性和突触传递的特殊影响。除此之外,我们还会讨论在非清醒状态下,丘脑爆发式发放(bursting)在知觉处理中的潜在作用。

在这些介绍性的段落中,关于丘脑的几个事实是值得注意的。第一个是外膝体神经元,与其他丘脑知觉核团神经元一样,外膝体神经元接收的输入中仅仅有很小一部分比例是来自外周的知觉输入(大约10%),这些输入多半来自强的兴奋性突触(Sherman & Guillery, 1998; Usrey, Reppas, & Reid, 1998; Wilson, Friedlander, & Sherman, 1984)。而其他的大多数输入则来自视皮层的第六层、GABA 能神经元(到外膝体的两种基本输入,以及来自丘脑网状核团的输入)以及来自脑干的网状激活系统的乙酰胆碱类神经元的输入(Erisir, Van Horn, & Sherman, 1997)。这些突触的大多数是受代谢性受体机制调节,代谢性受体机制很适合用来调节强的视网膜-外膝体反应(Sherman, 2001a; Sherman and Guillery 的第 19 章)。另一个重要的发现是丘脑神经元有两种发放模式,"爆发式模式"和"中继补强模式",它们都被一种低阈值、电压和时间依赖的钙离子电导率所调控(Jahnsen & Llinas, 1984a, 1984 b)。这一发现为理解导致丘脑感觉信息滤波产生的机制以及这些非线性滤波器的特性提供了关键基础(McCormick, 1992; McCormick & Feeser, 1990; Sherman & Guillery, 1996; Sherman & Koch, 1986; Ste-riade & Llinas, 1988)。丘脑发放的"爆发式模式"和"中继补强模式"都依赖于丘脑神经元的背景膜电位:觉醒与去极化有关,而困倦和睡眠与超极化有关(Llinas & Steriade, 2006)。由于这种关系的存在,丘脑皮层处理的状态依赖性改变通常被归因于丘脑发放模式的改变。

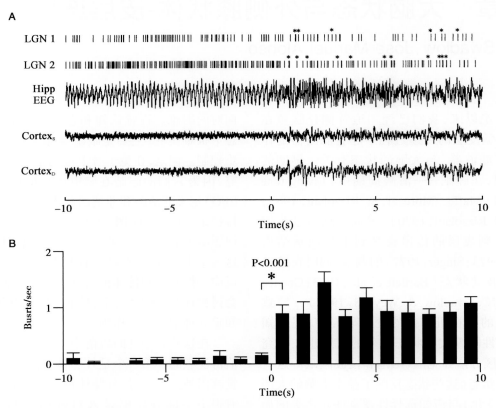

图 32.1 EEG 信号显示动物从警觉转变为非警觉状态的几秒内外膝体爆发式发放的巨大变化。（A）动物在从警觉状态（左）转变到非警觉状态（右）前后 10 秒两个外膝体神经元的自发放活性。记录了海马、皮层表层（S）和深层（D）的 EEG 信号。星号代表爆发式发放。爆发式发放被定义为两个或者更多的发放的间隔时间小于 4ms，并且"burst"的第一个发放前的间隔时间要大于 100ms（Lu，Guido，& Sherman，1992）。状态转变点用 0 值表示。（B）状态转变点前后 10 秒，10 个细胞的平均"爆发放率"（burst/s）。转变点前后 1 秒内爆发式发放率的差异很明显（星号）。（摘自 Bezdudnaya et al.，2006。）

大脑状态影响外膝体发放模式

在一个最早期的清醒猫（可以自由地转向睡眠状态）外膝体活性单细胞记录中，Hubel（1960）记录到，"在清醒动物中，发放或多或少地以随机间隔发生"，但是当"动物展示出困意，并最终熟睡后，发放又趋向于以一种特征化的简短的、高频的脉冲串出现。"他指出这种重复性发放的爆发式在动物清醒时很少出现，并且从此开始了一场关于清醒动物上丘脑神经元"爆发式发放"的作用的深刻讨论（Sherman，2001b；Steriade，2001）。重要的是，Hubel 注意到这么多状态相关的"爆发式发放"在视束上并没有观察到，因此可以将这种特性定位到外膝体上。

在 20 世纪 60 年代到 70 年代中，Hubel 的观测结果迅速地被其他的研究者们所复制（Maffei，Moruzzi，& Rizzolatti，1965；Mukhametov & Rizzolatti，1970；

Sakakura，1968），并且大家一致认为，丘脑爆发式发放多数被限制在慢波睡眠以及麻醉动物身上（例如，大脑状态并不与视觉认知相关）。然而近期，越来越多的结果已经证明，"丘脑爆发式发放"也会出现在清醒动物上，虽然频率比睡眠或者麻醉动物上的要低，并且"爆发式发放"也能够被一些特殊类型的视觉刺激所诱发。在探讨这些之前，我们有必要简要回顾一下原本的细胞膜属性，毕竟是细胞膜产生了这两种不同的丘脑发放模式。丘脑"爆发式发放模式"是依赖于在丘脑神经元的树突和胞体被发现的 T 型钙离子通道的（Jahnsen & Llinas，1984a）。这些通道介导电压门控钙离子的电导率，这种电导率会被持续的膜电位去极化所失活。重要的是，这种失活会被适宜时间长度的膜电位超极化所消除（去失活）。这些钙离子通道的去失活具有电压和时间依赖性，一般来说需要大约 100ms 才能发生。所以，当丘脑神经元超极化持续时间大于 100ms 时，这些钙离子通道就会去失活，并且快速的去极化会激发一个全或无的钙离子发放,在波峰处存在动作电位的"爆发"。当膜电位已经发生了去极化,如果相同的去极化再次发生,细胞将会以"补强模式"进行发放,在补强模式中发放与去极化信号的线性相关更加强烈(Lu,Guido,&Sherman,1992)。

在清醒动物上的研究已经很清楚地表明丘脑"爆发式发放模式"并不仅仅限制于深度睡眠和麻醉状态的动物中。我们已经知道,丘脑神经元的膜电位是处于状态相关的神经调节的控制下的,同时丘脑神经元在清醒和警觉状态下比在困倦和慢波睡眠状态下有更多的去极化(Llinas & Steriade,2006)。考虑到这一点以及丘脑神经元的上述特性,丘脑神经元"爆发式发放"在慢波睡眠和麻醉动物中更加普遍就不足为奇了。然而,以上的事实也表明能够在清醒受试者中看到丘脑"爆发式发放",并且"爆发式发放"的发生率在一定程度上由刺激表现的属性调控。事实上,在引起膜电位超极化时间持续100ms以上的任意条件下,随后的超极化会引起丘脑神经元产生"爆发式发放"。Weyand、Bou-dreaux和Guido(2001)在清醒猫上研究了外膝体神经元的反应,这些猫被训练注视屏幕上的一个视觉目标。研究发现,虽然在警觉状态下,动物的"爆发式发放"频率很低,但是大多数细胞的确展示了一定水平的"爆发式发放",并且这些"爆发式发放"与视觉刺激的起始和扫视眼动有关。重要的是,它们展示了"爆发式发放"更偏向于被一些特定类型的感觉刺激所产生(参见 Alitto,Weyand,& Usrey,2005;Lesica & Stanley,2005;Wang et al.,2007;见下文)。

虽然在警觉的有注意力的动物中外膝体神经元的"爆发式发放"发生概率很小(Ramcharan et al.,2000;Ruiz et al.,2006;Weyand,Boudreaux,& Guido,2001),但是它却在非警觉的清醒动物中经常出现。清醒的兔子会在警觉和非警觉状态间快速转变,并且这种转变在海马和皮层 EEG 信号中很明显。这种从非警觉状态到警觉状态的转变有可能是自发的,也有可能是被新的低强度的感觉刺激诱发的。相反,从警觉到非警觉状态食物转变总是自发的。图 32.1A(来自 Bezdudnaya et al.,2006)展示了从警觉到非警觉状态转变的前后 10s 时间,如皮层和海马 EEG 信号所示。在警觉状态下,海马 EEG 信号被 5～7Hz 的 theta 波活动所主导,而皮层 EEG 则以非同步的活动所主导。当动物进入到非警觉状态时,海马的 theta 波活动则转变为高电压、无规则的活动,并且新皮层的非同步活动转变为高电压的慢波活动。注意,从警觉到非

警觉状态的转变在 EEG 记录中十分迅速而且很明显,同时这种转变也会引起外膝体神经元自发活动出现明显的下降以及"爆发式发放"的增加(星号标记)。很明显,外膝体神经元"爆发式发放"以及自发活动的改变发生在警觉到非警觉状态转变的 1 秒之内(图 32.1.B),这个现象在丘脑腹侧基底体感区域也有发现(Swadlow & Gusev,2001;Stoelzel,Bereshpolova,and Swadlow,2009)。

大脑状态影响外膝体视觉反应特性

因为各种不同的原因,很难对不同大脑状态间视觉反应特性进行定量比较。在过去的研究中,最主要的难题是视觉刺激的控制。Hubel(1960)早期在睡眠猫上的工作仅仅使用了能够穿过闭合的眼皮的刺激,但是其他的则需要对视觉刺激有更好的调控,因为实验动物会在慢波睡眠和觉醒状态间切换。例如,通过使用一种"中脑桥三叉神经前"制剂,Maffei、Moruzzi和 Rizzolatti 在 1995 年展示了慢波睡眠几乎完全阻止了猫外膝体神经元对低频刺激(觉醒时能够看到)的线性反应。Coenen 和 Vendrik 在 1972 年也注意到在睡眠或困倦状态猫的视网膜-外膝体突触的转换率(增益)会下降(同参见 Sherman & Koch,1986)。Living-stone 和 Hubel 在 1981 年对用麻痹剂所麻痹的猫的研究发现,与慢波睡眠相比,觉醒既增加感受野兴奋性中心的活性又增加了抑制性周边的机制,但是对感受野的大小没有影响,这个感受野大小是用小亮点检测出来的。

Lu、Guido 和 Sherman 在 1992 年提出当膜电位超极化时,外膝体神经元会对视觉刺激产生出"爆发式发放"反应。在去极化的膜电位时,当电压门控钙离子电导率处于失活状态时,发放反应与运动正弦光栅刺激之间的相关比膜电位超极化及钙离子电导率去失活时更强也更加线性。Lu、Guido 和 Sherman 也发展了一套重要的标准在胞外电生理中来判定来自钙离子通道的去失活及后续的钙发放的动作电位的"爆发式发放"。他们发现两种条件需要被满足才能很可靠地来判定是否是"爆发式发放"。第一个是发放间隔小于 4ms,第二个是"爆发式发放"的第一个发放前时间要大于 100ms(在某些条件下是 50ms)。这些标准在许多关于丘脑神经元爆发式发放的胞外研究中被经常使用。

丘脑中爆发式发放活性的增加与时间频率调谐和反应增益的改变相关。在清醒兔子中仅仅当动物

处于警觉状态时,一种类型的外膝体同心神经元才会对感受野中心恒定的对比度产生持续的反应。当EEG展示出非警觉状态时这种持续的反应就消失了(Swadlow & Weyand,1985)。重要的是,这种时间频率上明显的改变并没有在视轴上表现出来。进一步的定量分析(Bezdudnaya et al.,2006)展示出外膝体神经元时间频率调谐的改变以及起始于从警觉到非警觉状态转变的1秒内的爆发式发放频率的改变。图32.2展示了一个同心圆"瞬时"外膝体神经元的时间频率调谐,这个神经元在警觉状态下对高时间频率的反应比在非警觉状态下要更高。仅仅在警觉状态下,神经元才对高于40Hz的闪动刺激产生反应(图32.2A和C)。在非警觉状态下(图32.2B和C)神经

元对高频刺激的反应被严重削弱,并且反应峰值向着低时间频率偏移。与Livingstone和Hubel在1981年的报道一样,没有观察到感受野中心的大小发生改变。Mukherjee和Kaplan于1995年在麻醉猫上报道了相似的结果。这些作者发现,外膝体神经元(并不是来自视网膜的输入)的时间频率调谐与麻醉所诱导的外膝体爆发式发放的活性密切相关。当外膝体神经元表现出更多的"爆发式"发放时,时间频率调谐曲线就更"带通",这样发放就会在高频和低频处剧烈下降。基于这些结果,Mukherjee和Kaplan在1995年提出外膝体神经元对感觉信息的滤波与"调谐时间滤波器"相似,这与Bezdudnaya及其同事于2006年在清醒兔子上的结果一致。

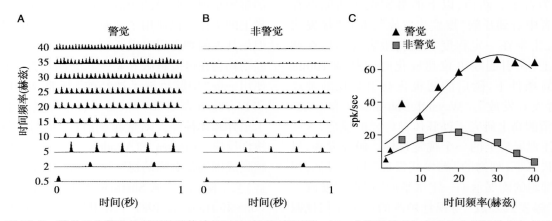

图32.2 警觉和非警觉状态下外膝体神经元的时间频率调谐。(A,B)警觉状态(A)下与非警觉状态(B)下瞬时细胞对10个时间频率的刺激时间反应直方图。刺激时间反应直方图展示的是1秒内的反应。(C)时间频率调谐。三角代表警觉;方块代表非警觉。(摘自from Bezdudnaya et al.,2006。)

外膝体神经元的对比度反应曲线也会被状态强烈地影响。Cano和他的同事于2006年发现当兔子从非觉醒状态转变到觉醒状态时对比度反应调谐的增益会增加。但是,虽然对比度反应增益出现了改变,但是对比度敏感性(一般用最大反应一半处的对比度值表示)却保持相对恒定。除此之外,Lu、Guido和Sherman(1992),以及Cano等(2006)也一致地发现在警觉状态下,神经元对正弦运动光栅的反应比在非警觉状态下更加线性。图32.3展示了外膝体"瞬时"细胞对不同对比度正弦运动光栅的反应,这些光栅拥有最优的空间频率和运动速度。在警觉状态下,视觉反应比非警觉状态下更强也更加线性(更多时候表现出矫正正弦)(图32.3A,B)。然而最大反应一般处的对比度值在警觉和非警觉状态下并没有什么不同(图32.3C)。很明显,在反应增益上,这种由警觉状态所引起的倍增效应与其他视觉过程(例如选择性视觉注意)所引起的倍增效应明显不同。基于刺激大小和注

意区域的大小(Lee & Maunsell,2009;Reynolds & Heeger,2009),视觉注意要么倍乘性地调节方位/方向调谐曲线(McAdams & Maunsell,1999;Treue & Martinez-Trujillo,1999)要么通过将对比度反应曲线向低对比度方向偏移来增加神经元的敏感度(Martinez-Trujillo & Treue,2002;Reynolds,Pasternak,& Desimone,2000;Williford & Maunsell,2006)。相反,警觉则一般通过稍微相对调节对比度反应曲线增加反应增益来起作用。

上面所描述的时间频率调谐以及反应增益的改变都与丘脑"爆发式发放"频率的改变有关。然而,这些联系并没有暗示这些调谐上的改变是由产生丘脑"爆发式发放"的低阈值钙离子电流所引起。例如,自身所导致的去甲肾上腺素能的活化可以增加信噪比,同时减少丘脑体感区神经元感受野的大小而胆碱能的激活则会产生相反的效应(Hirata,Aguilar,& Castro-Alamancos,2006)。并且中脑网状结构刺激所引起的

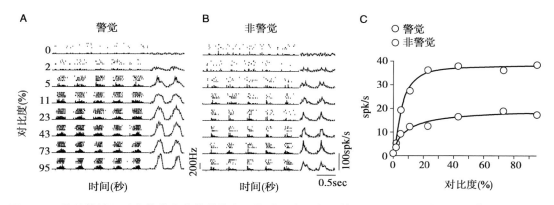

图32.3 外膝体神经元在警觉和非警觉状态下的对比度反应函数。(A, B)对八个对比度依次增加的运动光栅的反应(从顶端到底部)。对最初五个刺激周期的反应结果以 raster 和 PSTHs 的形式呈现并且在最后两个周期 PSTHs 叠加在修正正弦曲线上进行拟合。(C)对比度反应函数。黑圈代表警觉;灰圈代表非警觉。(摘自 Cano et al., 2006。)

简单的去极化,或者将乙酰胆碱直接地施加给丘脑体感区能够消除在麻醉动物中所观察到的对高频刺激反应的抑制(Castro-Alamancos, 2002)。时间频率调谐也能够被突触滤波(Krukowski & Miller, 2001)以及在神经元和网络上的改变所影响(Alitto & Usrey, 2004; Caran-dini, Heeger, & Movshon, 1997)。相似地,在对比度反应增益上的改变可能来自膜电位去极化的变化(Murphy & Miller, 2003; Sanchez-Vives, Nowak, & McCormick, 2000)或者电导率的变化,也许两者都有,其中的变量会被"丘脑卡其模式"和"爆发式发放模式"之间的相互转变所影响。觉醒过程中所释放的神经调节素会通过控制钾离子电导率直接对去极化的丘脑中继神经元起作用。此外,皮层第六层的皮层——外膝体输入也会产生去极化影响,这也许是冷冻猕猴视皮层会导致外膝体小细胞通路神经元反映增益下降的原因(Przybyszewski et al., 2000)。但是,我们也应该注意到皮层第六层对外膝体有一个很强的抑制作用(Bolz & Gilbert, 1986; Olsen et al., 2012; Sillito, Cudeiro, & Jones, 2006)。

有研究者使用电刺激麻醉动物的网状结构来研究大脑状态对视觉反应的影响。然而,这种动物模型的合适性对模拟警觉的清醒动物来说是有疑问的。对网状结构的电刺激会激活很多上行的系统(弥漫性丘脑、去甲肾上腺素能系统、胆碱能系统、血清素能系统以及多巴胺能系统),在清醒动物中,这些系统有可能被同步激活。同时,对网状结构刺激所产生的影响又会被结合在不同受体位点的麻醉剂的使用所复杂化(例如 GABAA 受体位点上的戊巴比妥)。例如,对网状结构的电刺激能够易化通过外膝体的传递(Doty et al., 1973; Singer, 1977),这个结果被归因于来自丘脑网状核的内源性抑制与外源性抑制的减弱(Singer, 1973)。然而在对从慢波睡眠向清醒状态偏移的猫的

外膝体神经元的研究中,Livingstone 和 Hubel 于 1981 年报道外膝体神经元对有限空间的视觉刺激的反应是被增强了而不是减弱了。与他们的结果一致的是,Swadlow 和 Weyand 在 1985 年报道,清醒状态(EEG 判断的)导致了清醒兔外膝体上兴奋性反应和反馈抑制性反应都出现了增强。在皮层水平上,Singer、Tretter 和 CynaderSinger 在 1975 年报道,刺激中脑网状结构后初级视皮层神经元的反应选择性出现了下降,但是 Livingstone 和 Hubel 在 1981 年发现在清醒猫上与它们处于睡眠状态时一样,方向选择性、方位选择性或者终端截断并没有表现出下降,这个结果与 Swadlow 和 Weyand 于 1987 年在清醒兔子上的发现结果相似。这些矛盾表明,在麻醉动物上对网状结构的刺激并不是对警觉状态可信的模拟。

丘脑"爆发式发放"在感觉处理中的特殊作用

Lu、Guido 和 Sherman 在 1992 年报道外膝体爆发式发放可以被视觉刺激稳定地诱发,这一发现进一步被 Sherman 实验室的诸多工作所证实。因此,使用信号探测理论,Guido 等在 1995 年报道,爆发式发放中的视觉反应比"卡其模式"中的发放反应更加容易探测,但是线性关系更弱。信息理论也指出,爆发式发放模式与"卡其模式"都能够有效地编码刺激信息,但是爆发式模式承载了更多的信息。这种发现使 Sherman 和 Guillery 在 1996 年提出外膝体爆发式发放作为一个对皮层的"唤醒提示"起作用的,这个视皮层在皮层-外膝体视觉通路中可以反馈到外膝体的特定区域。由于这些反馈信号,这些特定的外膝体区域发生去极化,转变为"卡其模式",这个模式让视觉反应更加线性化并且使视觉刺激分析更加准确。这个挑战性的观点提出后,Crick 在

1984年提出爆发式发放更适合强力激活突触后目标（Lisman，1997），这与信息理论结果一致。爆发式发放编码与"卡其发放模式"不同的视觉信息的观点非常有意思，也对原来的看法具有极强的挑战性。进一步检测这个观点的一个方法是在通常使用的麻醉动物中比较产生这两种发放模式的刺激条件。因此，Rivadulla等于2003年报道相比单个式的神经元发放，爆发式神经元发放时感受野中心出现了缩减。Grubb和Thompson在2005年表明相比单个式的神经元发放，爆发式的神经元发放能够更有效地被低时间频率所驱动。Alitto、Wayand和Usrey在2005年报道，相比单个式的神经元发放，爆发式神经元的发放稳定性更高并且潜伏期更短，而且对快速从视觉区域的抑制区向兴奋区转变的视觉刺激依赖性更强。最后，两个其他的研究表明外膝体爆发式发放能够被自然环境中的视觉刺激更加频繁地诱发，尤其是当呈现那些自然场景中具有很高时间与空间相关性的刺激（包括一系列持续性的抑制刺激）后，突然呈现兴奋性刺激（Lesica & Stanley，2005；Wang et al.，2007）。

总之，以上这些发现与丘脑爆发式发放服务于一些视觉认知中特殊的功能的观点非常匹配，也许在新奇事物及潜在的感兴趣\危险事物的探测中，向皮层提供了一种"注意探照灯"（Crick，1984）或者唤醒提示（Sherman & Guillery，1996）的作用。然而，为了服务于这种功能，丘脑爆发式发放必须有效地激活皮层环路。虽然也许爆发式发放主要适用于激活突触后目标（Lisman，1997），在丘脑爆发式发放模式下，当调节型乙酰胆碱能输入减小时，皮层也许不会被有效地激活。为了解决这个问题，在清醒兔子体感皮层第四层中丘脑到皮层抑制性中间神经元的突触传递效率会被检测（Swadlow & Gusev，2001）。这些研究的结果表明丘脑爆发式发放强有力地激活了这些皮层第四层的神经元。同时，这些结果也显示每一个"burst"的第一个脉冲对突触后目标的激活导致它们产生发放的效率是单个卡其模式发放的3倍，并且这一效率还会被后续的脉冲刺激进一步提高。很明显，这些结果展示了每个"burst"初始发放的潜能是由于每个"burst"产生前必然存在的间隔。丘脑到皮层的每一次输入都会在一定时间内对下一次输入产生抑制，因此每个"burst"前的间隔时间会允许丘脑到皮层的连接突触从这种抑制中恢复过来，同时也给突触后反应留下了足够的时间。这种最初被Ramcharan及同事于2000年所预测出的结果现在已经被不同的方法在丘脑的视觉和体感系统上得到印证（Stoelzel，Bereshpolo-va，& Swadlow，2009；Stoelzel et al.，2008；Swadlow，

Gusev，& Bezdudnaya，2002）。

大脑状态对丘脑-皮层突触连接传递的影响

烟碱性乙酰胆碱受体存在于感觉皮层的丘脑传入神经中（Lavine，Reuben，& Clarke，1997），可能参与丘脑对感觉新皮层输入的状态调节。Gil，Connors，和Amitai于1997年在离体组织上的研究结果表明，到第一级皮层中神经元的丘脑输入连接上烟碱性乙酰胆碱受体的激活加强了突触连接的输入强度，这可能是突触前递质释放的增多导致的。这个结果导致Gil和同事推测，在觉醒状态下，与皮层到皮层的输入相比，丘脑到皮层输入的突触被选择性地加强了。通过增加丘脑输入的权重，这种选择性的加强将丘脑到第一级皮层神经元的突触输入平衡推向了第一级皮层神经元（参见 Hasselmo & Bower，1992；Kimura，2000）。与上面的结果一致的是，Disney、Aoki和Hawken于2007年在猕猴初级视皮层4层上发现了丘脑到皮层输入终端上突触前烟碱型乙酰胆碱受体的证据。这些受体被发现存在丘脑到皮层兴奋性神经元突触连接的突触前终端上，而连接到抑制性受体的突触前终端并没有发现这些受体。Disney和同事也研究了4C层神经元在电泳烟碱前后对视觉刺激的反应。重要的是，他们发现通过增加反应与降低对比度阈值烟碱增强了这些神经元对视觉刺激反应的增益。

以上这些Disney、Aoki和Hawken于2007年在麻醉猕猴上所做的研究也表明，在警觉状态下，皮层上接受丘脑输入的层中乙酰胆碱释放能够增加后续丘脑到皮层的突触传递。但是并不是十分清楚的是，清醒动物上状态的转变能够通过在麻醉动物上直接施加乙酰胆碱受体拮抗剂来模拟。的确，两个最近在清醒兔子上的研究（Stoelzel，Bereshpo-lova，& Swadlow，2009；Swad-low & Gusev，2001）发现，在警觉和非警觉状态下，丘脑到皮层的突触传递并没有什么不同。在两个研究中，非警觉状态下，爆发式发放的频率都极大地增加了，同时比起单个出现的发放，爆发式发放能够更有效地引起突触后产生反应。但是在这两个研究中爆发式发放的这种更高的效率被归因于每个"burst"第一个发放前的长时间间隔，这种间隔使突触传递从抑制中恢复过来。具有相匹配的发放前时间间隔的单个发放所产生的突触影响并不是状态依赖性的。

大脑状态对视皮层的影响

皮层接收发散的、状态依赖性的去甲肾上腺素能

以及乙酰胆碱能神经调节性的输入,这些输入与觉醒、警觉、空间注意、空间工作记忆、刺激辨别与选择以及神经可塑性有关(Aston-Jones & Bloom,1981;Bentley,Husain,& Dolan,2004;Kirkwood et al.,1999;Krnjevic,2004;Robbins,1998;Sarter & Bruno,1997)。然而,在大脑状态的神经调节性控制上的研究大多数都将注意力投放在乙酰胆碱能的输入上,这种输入发源于前脑基底并且对感觉皮层中不同的烟碱型受体和毒蕈碱型受体产生作用(Kimura & Baughman,1997;Kucze-wski et al.,2005)。因为在非警觉状态下,到皮层的乙酰胆碱能输入变弱了,皮层神经元就有可能放大这种状态依赖的并且在外膝体中继神经元输入上发生的反应增益及时间频率调谐的改变。

乙酰胆碱对皮层神经元有不同的直接或者间接性作用,这些作用中的一些是细胞类型特异的和电压依赖性的。因此,McCormick 和 Prince 在 1985 年报道,通过压力将乙酰胆碱泵到皮层第五层,神经元会产生一种短潜伏期的抑制,这种抑制被一种快速毒蕈碱激活的局部 GABA 能中间神经元所调节。这段短潜伏期抑制之后就是兴奋性及超极化的长时程增加,这种去极化是被一种直接的、毒蕈碱型的、电压依赖性的输入阻抗的增加所调节。这种输入阻抗的增加又会被两种类型的钾离子电流减小所引发:M 型钾离子电流和钙离子激活型钾离子电导率,其中钙离子激活型钾离子电导率会导致超极化后作用。很明显,乙酰胆碱这种慢的兴奋性作用是被延长了,持续了10~60 秒。Xiang、Huguenard 和 Prince 在 1998 年曾经重新检测过乙酰胆碱对皮层 GABA 能中间神经元的作用,并且发现他们对大鼠初级视皮层第五层两种主要不同类型的中间抑制性神经元有不同的影响。低阈值发放的中间神经元被直接兴奋(通过烟碱型乙酰

胆碱受体),而快速发放中间神经元会对乙酰胆碱产生一种直接的、毒蕈碱依赖性的超极化反应。因为低阈值发放的中间神经元(如马丁诺蒂细胞)有竖直导向的轴突,而快速发放中间神经元(如篮状神经元)则主要是水平导向的轴突。Xiang、Huguenard 和 Prince 于 1998 年提出,行为觉醒也许导致皮层网络活性向功能柱内(功能柱间活性下降)抑制性活性增强转移。

在大脑状态以及视觉反应特性的研究中,由于皮层中乙酰胆碱的作用是神经元类型特异的,所以我们需要确定研究中神经元的类型。这种需求已经在最近的一些研究中被展现出来,这些研究检测了不同大脑状态下皮层第四层神经元类型以及它们所接受的外膝体输入的类型(Bereshpolova et al.,2011)。在从警觉转变到非警觉状态后,外膝体神经元在自发放活性上表现出了明显下降,而在爆发式发放上表现出了增加,而第四层简单细胞(假设都是兴奋性神经元)则没有表现出改变。更令人惊讶的是,在非警觉状态下,第四层中相邻的快速发放神经元(可能是抑制性神经元,SINs)则在自发放活性上表现出了诡异的增加,而它们的外膝体输入却是减小的。这种令人惊讶的发现在一对丘脑神经元和皮层神经元上被完全复制,这对神经元是通过单突触相连的。图32.4 展示了一个细胞对,它们是同时被研究的外膝体神经元与第四层抑制性神经元。这些神经元的感受野准确地按视网膜拓扑结构排列(图 32.4A),对它们发放链的十字相关分析(cross-correlation)发现它们存在很强的突触连接(图 32.4B)。研究者们研究了 15 个状态转变(由警觉转变到非警觉)前后 5 秒内的自发发放率。虽然皮层抑制性神经元接收来自外膝体神经元很强的兴奋性突触输入,但是它们以与外膝体输入相反的方向转变它们的自发发放活性(图 32.4C)。

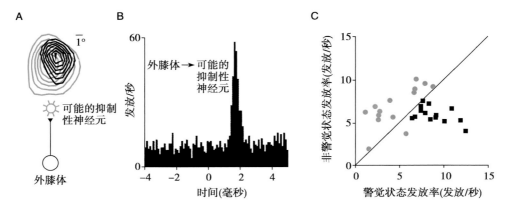

图32.4 在第四层可能的抑制性神经元自发放活性上表现出的与其外膝体输入神经元相反的活性变化。(A)一个外膝体神经元(黑色)和一个皮层中可疑的抑制性神经元(红色)准确排列的感受野。(B)交叉相关这些细胞发放链的交叉相关分析。时间 0 代表外膝体神经元发放的时间。(C)外膝体神经元(黑色)和可能的抑制性神经元(红色)在从警觉状态转变为非警觉状态前 5 秒和后 5 秒的时间内发放率的散点图。这里展示了 15 个 5 秒的转变时间。(摘自 Bereshpolova et al.,2011。)

重要的是，虽然第四层简单神经元并没有反映出它们外膝体输入的自发活性上状态依赖性的改变，但是它们的确在对比度反应增益上展示了改变，对比度增益上的改变反映了外膝体上所描绘的变化（Zhuang et al.，2011）。但是，在警觉状态下，虽然外膝体神经元和皮层简单细胞的反应增益都表现出了增加，但是有许多反应特性依然保持不变。因此，第四层简单神经元在空间整合（F1/F0）的线性、方位调谐宽度以及空间频率调谐宽度上表现出了非状态相关的改变。相似地，Livingstone和Hubel在1981年报道，猫在睡眠和觉醒状态间转变过程中，视皮层的大多数神经元都在觉醒状态下表现出了很强的反应（例如高的反应增益），但是在方位调谐、方向选择性上几乎没有改变。同时，Swadlow和Weyand在1987年发现，在清醒兔子的警觉与非警觉状态间，时间频率调谐存在很明显的不同，但是它们的方位或方向调谐并没有什么不同。相反，Worgotter等于1998年研究麻醉猫时发现，在高EEG同步活性状态下，感受野大小出现了明显的增加。

困倦状态下视觉是什么样的？

以上的研究提到了很多的研究，但介绍都过于间接，这些研究比较了不同大脑状态下视觉信息在外膝体-皮层通路中的处理。这篇综述的大部分都把重点放在清醒状态上，但是我们也介绍了麻醉状态下与睡眠状态下的研究。麻醉与睡眠状态下的研究也很有趣，但是并不是直接与视觉认知是怎么（或者是否）被大脑状态所改变相关。为了解决这个问题，在明显而清晰地定义了大脑状态的情况下，研究清醒状态下所发生的改变还是很有必要的，在这些大脑状态下认知依旧可能发生，例如警觉和非警觉状态下。也有其他的大脑状态，我们这里没有总结到。例如，Niell和Stryker在2010年描述了清醒老鼠在圆球上运动或者保持平衡的状态下，视觉反应特性的不同。在超清醒状态下的认知也需要被进一步研究（Stetson，Fiesta，& Eagleman，2007）。

我们已经展示了警觉和非警觉状态转变的几秒内丘脑皮层通路视觉处理的各个方面（图32.1和图32.5）。也许最令人惊讶的是，在非警觉状态下的结果竟然与慢波睡眠状态以及深度麻醉状态下的发现很相似，要知道在睡眠以及麻醉状态下认知是不可能发生的。在兔子上，跟在警觉状态后的由EEG所定义的非警觉状态也是清醒状态。第一，兔子依然会对无害的新奇刺激产生反应（视觉、触觉和听觉），这些新奇刺激可能会使它们很容易转变为警觉状态。第二，它们的眼睛依然保持稳定并且睁开。第三，时间频率调谐、反应增益及爆发式反应都发生在由警觉转向非警觉的几秒之内。最后，睡眠梭状波从来没有在警觉向非警觉状态转变过程中的5秒内发生（Bereshpolova et al.，2011）。这是重要的，因为睡眠梭状波被认为是啮齿类睡眠早期阶段的暗示（Gervasoni et al.，2004）。

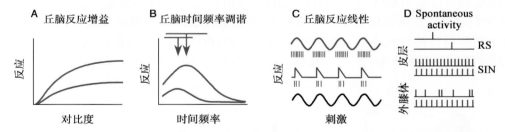

图32.5 简要图示。清醒兔子从警觉（红色）向非警觉状态（蓝色）转变所引起的丘脑和皮层活性的主要改变。（A）丘脑对比度反应函数的反应增益出现了下降，但是在对比度敏感性（最大反应一半处的对比度值）上并没有大的变化。（B）丘脑神经元时间频率调谐曲线变得更窄，并且峰值也向低时间频率处偏移。（C）丘脑反应线性变弱，并且爆发式发放的频率增加。（D）在LGN神经元上自发的活性下降而且变得更加没有规律性（底部），但是第四层可能的抑制性神经元却是增加的，第四层的简单细胞没有变化（假定兴奋性神经元）。

综合以上的方方面面，怀疑清醒非警觉状态下动物的丘脑-皮层通路视觉处理上的变化与人类被试在困倦与睡眠剥夺状态下受损的视觉认知有关（Philip et al.，1999；Roge et al.，2004）。不幸的是，在非警觉状态下的人类被试上几乎没有调控得当的研究，也没有不同状态间的比较。例如，疲劳驾驶很危险很可能是因为视觉处理发生了大的转变，并且我们的认知和感知能力也发生了改变。又或者，与困倦或非警觉状态相关的风险增加主要是或者仅仅是进入睡眠状态的可能性或者是非可见的（例如认知或者运动）受损所导致的。目前为止，我们都不知道。

参考文献

Alitto, H. J., & Usrey, W. M. (2004). Influence of contrast on orientation and temporal frequency tuning in ferret primary visual cortex. *Journal of Neurophysiology, 91,* 2797–2808.

Alitto, H. J., Weyand, T. G., & Usrey, W. M. (2005). Distinct properties of stimulus-evoked bursts in the lateral geniculate nucleus. *Journal of Neuroscience, 25,* 514–523.

Aston-Jones, G., & Bloom, F. E. (1981). Activity of norepinephrine-containing locus coeruleus neurons in behaving rats anticipates fluctuations in the sleep-waking cycle. *Journal of Neuroscience, 1,* 876–886.

Bartlett, J. R., Doty, R. W., Pecci-Saavedra, J., & Wilson, P. D. (1973). Mesencephalic control of lateral geniculate nucleus in primates. 3. Modifications with state of alertness. *Experimental Brain Research, 18,* 214–224.

Bentley, P., Husain, M., & Dolan, R. J. (2004). Effects of cholinergic enhancement on visual stimulation, spatial attention, and spatial working memory. *Neuron, 41,* 969–982.

Bereshpolova, Y., Stoelzel, C. R., Zhuang, J., Amitai, Y., Alonso, J. M., & Swadlow, H. A. (2011). Getting drowsy? Alert/nonalert transitions and visual thalamocortical network dynamics. *Journal of Neuroscience, 31,* 17480–17487.

Bezdudnaya, T., Cano, M., Bereshpolova, Y., Stoelzel, C. R., Alonso, J. M., & Swadlow, H. A. (2006). Thalamic burst mode and inattention in the awake LGNd. *Neuron, 49,* 421–432.

Bolz, J., & Gilbert, C. D. (1986). Generation of end-inhibition in the visual cortex via interlaminar connections. *Nature, 320,* 362–365.

Cano, M., Bezdudnaya, T., Swadlow, H. A., & Alonso, J. M. (2006). Brain state and contrast sensitivity in the awake visual thalamus. *Nature Neuroscience, 9,* 1240–1242.

Carandini, M., Heeger, D. J., & Movshon, J. A. (1997). Linearity and normalization in simple cells of the macaque primary visual cortex. *Journal of Neuroscience, 17,* 8621–8644.

Carrier, J., & Monk, T. H. (2000). Circadian rhythms of performance: New trends. *Chronobiology International, 17,* 719–732.

Castro-Alamancos, M. A. (2002). Different temporal processing of sensory inputs in the rat thalamus during quiescent and information processing states in vivo. *Journal of Physiology, 539,* 567–578.

Chance, F. S., & Abbott, L. F. (2000). Divisive inhibition in recurrent networks. *Network, 11,* 119–129.

Coenen, A. M., & Vendrik, A. J. (1972). Determination of the transfer ratio of cat's geniculate neurons through quasi-intracellular recordings and the relation with the level of alertness. *Experimental Brain Research, 14,* 227–242.

Crick, F. (1984). Function of the thalamic reticular complex: The searchlight hypothesis. *Proceedings of the National Academy of Sciences of the United States of America, 81,* 4586–4590. doi:10.1073/pnas.81.14.4586.

Desimone, R., & Duncan, J. (1995). Neural mechanisms of selective visual attention. *Annual Review of Neuroscience, 18,* 193–222.

Disney, A. A., Aoki, C., & Hawken, M. J. (2007). Gain modulation by nicotine in macaque V1. *Neuron, 56,* 701–713.

Doty, R. W., Wilson, P. D., Bartlett, J. R., & Pecci-Saavedra, J. (1973). Mesencephalic control of lateral geniculate nucleus in primates. I. Electrophysiology. *Experimental Brain Research, 18,* 189–203.

Erisir, A., Van Horn, S. C., & Sherman, S. M. (1997). Relative numbers of cortical and brainstem inputs to the lateral geniculate nucleus. *Proceedings of the National Academy of Sciences of the United States of America, 94,* 1517–1520.

Gervasoni, D., Lin, S. C., Ribeiro, S., Soares, E. S., Pantoja, J., & Nicolelis, M. A. (2004). Global forebrain dynamics predict rat behavioral states and their transitions. *Journal of Neuroscience, 24,* 11137–11147.

Gil, Z., Connors, B. W., & Amitai, Y. (1997). Differential regulation of neocortical synapses by neuromodulators and activity. *Neuron, 19,* 679–686.

Grubb, M. S., & Thompson, I. D. (2005). Visual response properties of burst and tonic firing in the mouse dorsal lateral geniculate nucleus. *Journal of Neurophysiology, 93,* 3224–3247.

Guido, W., Lu, S. M., Vaughan, J. W., Godwin, D. W., & Sherman, S. M. (1995). Receiver operating characteristic (ROC) analysis of neurons in the cat's lateral geniculate nucleus during tonic and burst response mode. *Visual Neuroscience, 12,* 723–741.

Hasselmo, M. E., & Bower, J. M. (1992). Cholinergic suppression specific to intrinsic not afferent fiber synapses in rat piriform (olfactory) cortex. *Journal of Neurophysiology, 67,* 1222–1229.

Hirata, A., Aguilar, J., & Castro-Alamancos, M. A. (2006). Noradrenergic activation amplifies bottom-up and top-down signal-to-noise ratios in sensory thalamus. *Journal of Neuroscience, 26,* 4426–4436.

Hubel, D. H. (1960). Single unit activity in lateral geniculate body and optic tract of unrestrained cats. *Journal of Physiology, 150,* 91–104.

Jahnsen, H., & Llinas, R. (1984a). Ionic basis for the electroresponsiveness and oscillatory properties of guinea-pig thalamic neurones in vitro. *Journal of Physiology, 349,* 227–247.

Jahnsen, H., & Llinas, R. (1984b). Electrophysiological properties of guinea-pig thalamic neurones: an in vitro study. *Journal of Physiology, 349,* 205–226.

Kastner, S., & Ungerleider, L. G. (2000). Mechanisms of visual attention in the human cortex. *Annual Review of Neuroscience, 23,* 315–341.

Kimura, F. (2000). Cholinergic modulation of cortical function: A hypothetical role in shifting the dynamics in cortical network. *Neuroscience Research, 38,* 19–26.

Kimura, F., & Baughman, R. W. (1997). Distinct muscarinic receptor subtypes suppress excitatory and inhibitory synaptic responses in cortical neurons. *Journal of Neurophysiology, 77,* 709–716.

Kirkwood, A., Rozas, C., Kirkwood, J., Perez, F., & Bear, M. F. (1999). Modulation of long-term synaptic depression in visual cortex by acetylcholine and norepinephrine. *Journal of Neuroscience, 19,* 1599–1609.

Krnjevic, K. (2004). Synaptic mechanisms modulated by acetylcholine in cerebral cortex. *Progress in Brain Research, 145,* 81–93.

Krukowski, A. E., & Miller, K. D. (2001). Thalamocortical NMDA conductances and intracortical inhibition can explain cortical temporal tuning. *Nature Neuroscience, 4,* 424–430.

Kuczewski, N., Aztiria, E., Gautam, D., Wess, J., & Domenici, L. (2005). Acetylcholine modulates cortical synaptic transmission via different muscarinic receptors, as studied with receptor knockout mice. *Journal of Physiology, 566,* 907–919.

Lavine, N., Reuben, M., & Clarke, P. B. (1997). A population of nicotinic receptors is associated with thalamocortical afferents in the adult rat: Laminal and areal analysis. *Journal* of Comparative Neurology, 380, 175–190.

Lee, J., & Maunsell, J. H. (2009). A normalization model of attentional modulation of single unit responses. PLoS One, 4, e4651. doi:10.1371/journal.pone.0004651.

Lesica, N., & Stanley, G. (2005). Signal detection of salient visual features by the early visual pathway. Annual International Conference of the IEEE Engineering in Medicine and Biology Society, 1, 425–428.

Lisman, J. E. (1997). Bursts as a unit of neural information: Making unreliable synapses reliable. Trends in Neurosciences, 20, 38–43. doi:10.1016/S0166-2236(96)10070-9.

Livingstone, M. S., & Hubel, D. H. (1981). Effects of sleep and arousal on the processing of visual information in the cat. Nature, 291, 554–561.

Llinas, R. R., & Steriade, M. (2006). Bursting of thalamic neurons and states of vigilance. Journal of Neurophysiology, 95, 3297–3308.

Lu, S. M., Guido, W., & Sherman, S. M. (1992). Effects of membrane voltage on receptive field properties of lateral geniculate neurons in the cat: Contributions of the low-threshold Ca^{2+} conductance. Journal of Neurophysiology, 68, 2185–2198.

Maffei, L., Moruzzi, G., & Rizzolatti, G. (1965). Influence of sleep and wakefulness on the response of lateral geniculate units to sinewave photic stimulation. Archives Italiennes de Biologie, 103, 596–608.

Martinez-Trujillo, J., & Treue, S. (2002). Attentional modulation strength in cortical area MT depends on stimulus contrast. Neuron, 35, 365–370.

McAdams, C. J., & Maunsell, J. H. (1999). Effects of attention on orientation-tuning functions of single neurons in macaque cortical area V4. Journal of Neuroscience, 19, 431–441.

McCormick, D. A. (1992). Cellular mechanisms underlying cholinergic and noradrenergic modulation of neuronal firing mode in the cat and guinea pig dorsal lateral geniculate nucleus. Journal of Neuroscience, 12, 278–289.

McCormick, D. A., & Feeser, H. R. (1990). Functional implications of burst firing and single spike activity in lateral geniculate relay neurons. Neuroscience, 39, 103–113.

McCormick, D. A., & Prince, D. A. (1985). Two types of muscarinic response to acetylcholine in mammalian cortical neurons. Proceedings of the National Academy of Sciences of the United States of America, 82, 6344–6348. doi:10.1073/pnas.82.18.6344.

McCormick, D. A., & Prince, D. A. (1986). Mechanisms of action of acetylcholine in the guinea-pig cerebral cortex in vitro. Journal of Physiology, 375, 169–194.

Mitchell, S. J., & Silver, R. A. (2003). Shunting inhibition modulates neuronal gain during synaptic excitation. Neuron, 38, 433–445.

Mitler, M. M., Carskadon, M. A., Czeisler, C. A., Dement, W. C., Dinges, D. F., & Graeber, R. C. (1988). Catastrophes, sleep, and public policy: Consensus report. Sleep, 11, 100–109.

Mukhametov, L. M., & Rizzolatti, G. (1970). The responses of lateral geniculate neurons to flashes of light during the sleep-waking cycle. Archives Italiennes de Biologie, 108, 348–368.

Mukherjee, P., & Kaplan, E. (1995). Dynamics of neurons in the cat lateral geniculate nucleus: In vivo electrophysiology and computational modeling. Journal of Neurophysiology, 74, 1222–1243.

Murphy, B. K., & Miller, K. D. (2003). Multiplicative gain changes are induced by excitation or inhibition alone. Journal of Neuroscience, 23, 10040–10051.

Niell, C. M., & Stryker, M. P. (2010). Modulation of visual responses by behavioral state in mouse visual cortex. Neuron, 65, 472–479.

Olsen, S. R., Bortone, D. S., Adesnik, H., & Scanziani, M. (2012). Gain control by layer six in cortical circuits of vision. Nature, 483, 47–52.

Philip, P., Taillard, J., Quera-Salva, M. A., Bioulac, B., & Akerstedt, T. (1999). Simple reaction time, duration of driving and sleep deprivation in young versus old automobile drivers. Journal of Sleep Research, 8, 9–14. doi:10.1046/j.1365-2869.1999.00127.x.

Przybyszewski, A. W., Gaska, J. P., Foote, W., & Pollen, D. A. (2000). Striate cortex increases contrast gain of macaque LGN neurons. Visual Neuroscience, 17, 485–494.

Ramcharan, E. J., Cox, C. L., Zhan, X. J., Sherman, S. M., & Gnadt, J. W. (2000). Cellular mechanisms underlying activity patterns in the monkey thalamus during visual behavior. Journal of Neurophysiology, 84, 1982–1987.

Reinagel, P., Godwin, D., Sherman, S. M., & Koch, C. (1999). Encoding of visual information by LGN bursts. Journal of Neurophysiology, 81, 2558–2569.

Reynolds, J. H., & Chelazzi, L. (2004). Attentional modulation of visual processing. Annual Review of Neuroscience, 27, 611–647.

Reynolds, J. H., & Heeger, D. J. (2009). The normalization model of attention. Neuron, 61, 168–185.

Reynolds, J. H., Pasternak, T., & Desimone, R. (2000). Attention increases sensitivity of V4 neurons. Neuron, 26, 703–714.

Rivadulla, C., Martinez, L., Grieve, K. L., & Cudeiro, J. (2003). Receptive field structure of burst and tonic firing in feline lateral geniculate nucleus. Journal of Physiology, 553, 601–610.

Robbins, T. W. (1998). Arousal and attention: Psychopharmacological and neuropsychological studies in experimental animals. In R. Parasuramen (Ed.), The attentive brain (pp. 189–220). Cambridge, MA: MIT Press.

Roge, J., Kielbasa, L., & Muzet, A. (2002). Deformation of the useful visual field with state of vigilance, task priority, and central task complexity. Perceptual and Motor Skills, 95, 118–130. doi:10.2466/PMS.95.4.118-130.

Roge, J., Pebayle, T., Lambilliotte, E., Spitzenstetter, F., Giselbrecht, D., & Muzet, A. (2004). Influence of age, speed and duration of monotonous driving task in traffic on the driver's useful visual field. Vision Research, 44, 2737–2744.

Ruiz, O., Royal, D., Sary, G., Chen, X., Schall, J. D., & Casagrande, V. A. (2006). Low-threshold Ca^{2+}-associated bursts are rare events in the LGN of the awake behaving monkey. Journal of Neurophysiology, 95, 3401–3413.

Sakakura, H. (1968). Spontaneous and evoked unitary activities of cat lateral geniculate neurons in sleep and wakefulness. Japanese Journal of Physiology, 18, 23–42. doi:10.2170/jjphysiol.18.23.

Sanchez-Vives, M. V., Nowak, L. G., & McCormick, D. A. (2000). Membrane mechanisms underlying contrast adaptation in cat area 17 in vivo. Journal of Neuroscience, 20, 4267–4285.

Sarter, M., & Bruno, J. P. (1997). Cognitive functions of cortical acetylcholine: Toward a unifying hypothesis. Brain Research. Brain Research Reviews, 23, 28–46. doi:10.1016/S0165-0173(96)00009-4.

Sherman, S. M. (2001a). Tonic and burst firing: Dual modes of thalamocortical relay. Trends in Neurosciences, 24, 122–126. doi:10.1016/S0166-2236(00)01714-8.

Sherman, S. M. (2001b). A wake-up call from the thalamus. Nature Neuroscience, 4, 344–346.

Sherman, S. M., & Guillery, R. W. (1996). Functional organization of thalamocortical relays. *Journal of Neurophysiology, 76,* 1367–1395.

Sherman, S. M., & Guillery, R. W. (1998). On the actions that one nerve cell can have on another: Distinguishing "drivers" from "modulators." *Proceedings of the National Academy of Sciences of the United States of America, 95,* 7121–7126. doi:10.1073/pnas.95.12.7121.

Sherman, S. M., & Koch, C. (1986). The control of retinogeniculate transmission in the mammalian lateral geniculate nucleus. *Experimental Brain Research, 63,* 1–20. doi:10.1007/BF00235642.

Sillito, A. M., Cudeiro, J., & Jones, H. E. (2006). Always returning: Feedback and sensory processing in visual cortex and thalamus. *Trends in Neurosciences, 29,* 307–316. doi:10.1016/j.tins.2006.05.001.

Singer, W. (1973). The effect of mesencephalic reticular stimulation on intracellular potentials of cat lateral geniculate neurons. *Brain Research, 61,* 35–54. doi:10.1016/0006-8993(73)90514-3.

Singer, W. (1977). Control of thalamic transmission by corticofugal and ascending reticular pathways in the visual system. *Physiological Reviews, 57,* 386–420.

Singer, W., Tretter, F., & Cynader, M. (1976). The effect of reticular stimulation on spontaneous and evoked activity in the cat visual cortex. *Brain Research, 102,* 71–90. doi:10.1016/0006-8993(76)90576-X.

Steriade, M. (2001). To burst, or rather, not to burst. *Nature Neuroscience, 4,* 671.

Steriade, M., & Llinas, R. R. (1988). The functional states of the thalamus and the associated neuronal interplay. *Physiological Reviews, 68,* 649–742.

Stetson, C., Fiesta, M. P., & Eagleman, D. M. (2007). Does time really slow down during a frightening event? *PLoS One, 2,* e1295. doi:10.1371/journal.pone.0001295.

Stoelzel, C. R., Bereshpolova, Y., Gusev, A. G., & Swadlow, H. A. (2008). The impact of an LGNd impulse on the awake visual cortex: Synaptic dynamics and the sustained/transient distinction. *Journal of Neuroscience, 28,* 5018–5028.

Stoelzel, C. R., Bereshpolova, Y., & Swadlow, H. A. (2009). Stability of thalamocortical synaptic transmission across awake brain states. *Journal of Neuroscience, 29,* 6851–6859.

Swadlow, H. A., & Gusev, A. G. (2001). The impact of "bursting" thalamic impulses at a neocortical synapse. *Nature Neuroscience, 4,* 402–408.

Swadlow, H. A., Gusev, A. G., & Bezdudnaya, T. (2002). Activation of a cortical column by a thalamocortical impulse. *Journal of Neuroscience, 22,* 7766–7773.

Swadlow, H. A., & Weyand, T. G. (1985). Receptive-field and axonal properties of neurons in the dorsal lateral geniculate nucleus of awake unparalyzed rabbits. *Journal of Neurophysiology, 54,* 168–183.

Swadlow, H. A., & Weyand, T. G. (1987). Corticogeniculate neurons, corticotectal neurons, and suspected interneurons in visual cortex of awake rabbits: Receptive-field properties, axonal properties, and effects of EEG arousal. *Journal of Neurophysiology, 57,* 977–1001.

Torsvall, L., & Akerstedt, T. (1987). Sleepiness on the job: Continuously measured EEG changes in train drivers. *Electroencephalography and Clinical Neurophysiology, 66,* 502–511.

Treue, S., & Martinez Trujillo, J. C. (1999). Feature-based attention influences motion processing gain in macaque visual cortex. *Nature, 399,* 575–579.

Usrey, W. M., Reppas, J. B., & Reid, R. C. (1998). Paired-spike interactions and synaptic efficacy of retinal inputs to the thalamus. *Nature, 395,* 384–387.

Wang, X., Wei, Y., Vaingankar, V., Wang, Q., Koepsell, K., Sommer, F. T., et al. (2007). Feedforward excitation and inhibition evoke dual modes of firing in the cat's visual thalamus during naturalistic viewing. *Neuron, 55,* 465–478.

Weyand, T. G., Boudreaux, M., & Guido, W. (2001). Burst and tonic response modes in thalamic neurons during sleep and wakefulness. *Journal of Neurophysiology, 85,* 1107–1118.

Williford, T., & Maunsell, J. H. (2006). Effects of spatial attention on contrast response functions in macaque area V4. *Journal of Neurophysiology, 96,* 40–54.

Wilson, J. R., Friedlander, M. J., & Sherman, S. M. (1984). Fine structural morphology of identified X- and Y-cells in the cat's lateral geniculate nucleus. *Proceedings of the Royal Society of London. Series B, Biological Sciences, 221,* 411–436.

Worgotter, F., Suder, K., Zhao, Y., Kerscher, N., Eysel, U. T., & Funke, K. (1998). State-dependent receptive-field restructuring in the visual cortex. *Nature, 396,* 165–168.

Xiang, Z., Huguenard, J. R., & Prince, D. A. (1998). Cholinergic switching within neocortical inhibitory networks. *Science, 281,* 985–988.

Zhuang J., Bereshpolova Y., Stoelzel C., Huff J., Alonso J.-M., & Swadlow H. A. (2011). Getting drowsy? Alert/non-alert transitions and response properties in layer 4 of V1. *Society for Neuroscience Abstracts.* Program 484.15.

第 V 篇　亮度和颜色

第33章 颜色视觉和视网膜嵌合体

Heidi J. Hofer, David R. Williams

人类视网膜中的三种视锥细胞类型的数量和空间排列决定了视网膜对视网膜图像的空间和光谱变化进行编码的能力,并约束着空间和颜色视觉的神经环路构成。在本章中,我们描述人类视锥细胞嵌合体的组织结构,并讨论其对视觉加工过程的影响。

三色视锥嵌合体

L、M 和 S 视锥细胞的相对数量和排列

人类视锥细胞的嵌合体是长波长敏感(L)、中波长敏感(M)和短波长敏感(S)的视锥细胞在空间上交错排列。S 型视锥细胞由于其独特的光谱(Williams, MacLeod, & Hayhoe, 1981)、组织化学(Curcio et al., 1991;de Monasterio et al., 1985)和形态学(Ahnelt, Kolb, & Pflug, 1987)特性,比 M 和 L 视锥细胞更容易被研究。它们服务于不同的神经环路(综述见 Lee, Martin, & Grünert, 2010)并形成一个稀疏的空间上独立的子嵌合体,其峰值密度小于全部的视锥细胞群体的 10%(Ahnelt, Kolb, & Pflug, 1987;Bumsted& Hendrickson, 1999;Curcio et al., 1991;Hofer et al., 2005;Roorda & Williams, 1999)。由于这个子系统在生物进化上的古老性质(Ahnelt & Kolb, 2000;Neitz & Neitz, 2011),这些特征既在不同的个体中(Curcio et al., 1991;Hofer et al., 2005;Roorda et al., 2001)也在不同的物种中高度保守。在大多数的非人类灵长类动物中,S 视锥细胞以一个拟正则的形式分布(Ahnelt et al., 1987;Bumsted & Hendrickson, 1999;de Monasterio et al., 1985;Lee, Martin, & Grünert, 2010;Roorda et al., 2001;Shapiro, Schein, & de Monasterio, 1985)。然而,在人类中这个规律的排列在近中央凹部分变得更加混乱(Bumsted & Hendrickson, 1999;Curcio et al., 1991;Hofer et al., 2005;Roorda et al., 2001),其中通常存在大约为 1/3 度的无 S 视锥细胞区域(Curcio et al., 1991;Williams, MacLeod, & Hayhoe, 1981)。

识别 L 和 M 两种视锥细胞的子嵌合体更加具有挑战性,因为它们没有表现出已知的形态学或者组织化学差异,而且它们的色素 96% 是完全相同的(Na-

thans, Thomas, & Hogness, 1986)。早期的研究使用间接的方法表明,L 和 M 视锥细胞的比例存在较大的变异性,平均来说,L 视锥细胞接近 M 视锥细胞的两倍数量(Carroll, Neitz, & Neitz, 2002;Cicerone & Nerger, 1989;Deeb et al., 2000;DeVries, 1946;Hagstrom, Neitz, & Neitz, 1998;Kremers et al., 2000;Otake & Cicerone, 2000;Pokorny, Smith, & Wesner, 1991;Rushton & Baker, 1964;Yamaguchi, Motulsky, & Deeb, 1997)。显微分光光度法(Dartnall, Bowmaker, & Mollon, 1983)可以直接测量 L 和 M 视锥细胞的数目和排列,但是也仅适用于死后组织中的少量的视锥细胞上的测量。1992 年 Mollon 和 Bowmaker 使用这种方法在侏长尾猴视网膜的部分区域,观察到了 L 和 M 视锥细胞的随机排列。2003 年 Bowmaker, Parry, 和 Mollon 报道了在人类视网膜的两上近中央凹区域的 L 和 M 视锥细胞的随机排列。1996 年 Packer、Williams 和 Bensinger 使用透射成像技术,报道了在离体的恒河猴周边视网膜的部分区域,L 和 M 视锥细胞存在一个微弱的聚集趋势。这种趋势已在最近的使用多通道电生理技术在重建恒河猴视网膜的外周视锥细胞的拓扑结构的实验中得到证实(Field et al., 2010)。

自适应光学视网膜成像可以直接测量大块活体视网膜中的 L、M 和 S 视锥细胞位置(Roorda & Williams, 1999)。使用这种技术的测量已经证实,具有正常颜色视觉的人类视网膜的 L 和 M 视锥细胞的比例存在很大的变异性(Hofer et al., 2005;Roorda & Williams, 1999)。图 33.1 显示来自 18 个色觉正常的人类被试(他们的 L/M 的比例从 0.37∶1 到 16.5∶1 不等)在视网膜离心率为 1 度左右的区域的视锥细胞的排列的伪彩色图像。L 和 M 视锥细胞在近中央凹处大都是随机交错排列的,尽管在一些个体中存在少量的类似类型视锥细胞的聚集(Hofer et al., 2005;Roorda et al., 2001)。

在单个视网膜内,大区域 ERG 派生的估计值与在小的区域中使用自适应光学系统得到估计值之间的高度相关性表明,L/M 视锥细胞的比例在整个中周视网膜区域相对恒定(Brainard et al., 2000;Hofer et al., 2005),尽管如图 33.2 所示,L 视锥细胞在外周区域变

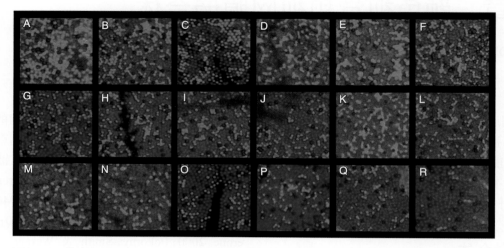

图 33.1　伪彩色图显示在 18 个色觉正常的人类被试的偏心率为 1 度的视网膜区域处的 L(红色)、M(绿色)和 S(蓝色)视锥细胞的分布和相对数量。L 和 M 视锥细胞的比例在 0.37∶1 到 16.5∶1 之间变化。然而 S 视锥细胞的数量相对恒定,范围为视锥细胞总数目的 4% ~ 7%。(C 和 O,Roorda & Williams,1999;A,B,F~J 和 R,Hofer et al.,2005;D,E,K~N,P 和 Q 由 Heidi Hofe 和 Osamu Masuda 提供。)

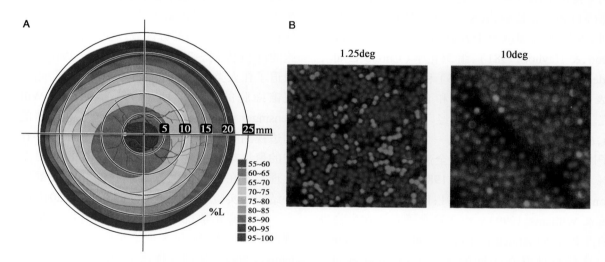

图 33.2　(A)来自一个典型的人类男性捐献者的视网膜的 L/M 视锥细胞的比例分布图。L/M 视锥细胞的比例在距离中央凹约 5mm(大约为 15°)处开始稳定地升高;(B)一些被试表现出在一个更近的偏心率处的 L 视锥细胞/M 视锥细胞比例显著的不同。例如图中这个被试(在图 33.1 中的 m)的结果:在 10°处的 L 视锥细胞/M 视锥细胞比例明显比在 1.25°处的 L 视锥细胞/M 视锥细胞比例高。

得越来越多(Bowmaker,Parry,& Mollon,2003;Hagstrom,Neitz,& Neitz,1998,2000;Kuchenbecker et al.,2008;Neitz et al.,2006)。在恒河猴视网膜外周区域的视锥细胞地形图测量和在人类视网膜近外周区域的自适应光学成像表明,在周边视网膜处 L 和 M 视锥细胞的微弱聚集现象同样可能变得更为普遍。中央视网膜的自适应光学成像提供了两个人类被试的鼻侧视网膜区域和颞侧视网膜区域直接的视锥细胞数量的信息,其中一个被试的结果显示在这两个区域的 L 和 M 视锥细胞的比例具有显著的不同(1.24∶1 和 1.77∶1)(Hofer et al.,2005),另外一个被试的却没有

如此明显的差异(3.67∶1 和 3.90∶1)(Roorda et al.,2001)。这个结果显示至少在一些人中存在着视网膜的鼻侧和颞侧的局部 L 和 M 视锥细胞数目比例的不对称性,这点和在恒河猴中观察到的结果类似(Deeb et al.,2000),但是这种现象是个例还是普遍存在的还有待进一步证明。

概括起来,L 和 M 视锥细胞的嵌合体组织值得注意的特征是:①L 视锥细胞/M 视锥细胞比例在个体间存在很大的变异性;②有一个随机或者轻度聚集的排列;③在视网膜外周存在 L 视锥细胞/M 视锥细胞比例的提高。在下面的一个章节在讨论这些特性对空间

视觉和颜色视觉的影响之前,我们将简单地探讨可能导致这些特性的发育机制。

视网膜的发育和 L 和 M 视锥细胞的嵌合体

L 和 M 视锥细胞的色素基因在 X 染色体呈现头对尾连接。它们的表达被一个单局部控制域(LCR)控制,所以在任何时候只能表达两者中的一个色素基因。一个单个的视锥细胞是否表达 L 或者 M 视锥细胞色素被认为是一个随机过程,即 LCR 与那个色素基因的启动子相互作用形成一个复合体的结果(Nathans,1999)。在 LM 色素基因排列的非视蛋白处的序列基因的不同和视蛋白基因距离 LCR 的距离会影响 L/M 视锥细胞的数目比例。很可能通过改变 LCR 结合到两个启动子的概率来控制 L 或者 M 对应的色素基因的表达(Gunther,Neitz,& Neitz,2008;McMahon,Neitz,& Neitz,2004)。然而,这些遗传基因的不同不能解释在具有正常颜色视觉的人类被试的 L/M 视锥细胞数目比例变异性的程度范围。2006 年 Knoblauch、Neitz 和 Neitz 已经提出每个正在发育的视锥细胞随机地选择表达 L 视锥细胞或者 M 视锥细胞所对应的色素,每一次的表达都会提高未来将要表达的色素的概率,可能是通过表观遗传的改变(Neitz & Neitz,2011),直到每个视锥细胞被锁定在只有单个表达选择为止。这种类型的模型则可以解释在个体之间 L/M 视锥细胞数目比之间的大的变异性,而且也可以解释在一个个体的视网膜的不同区域之间 L/M 视锥细胞数目比之间的大的变异性。在这样的假说下,当不成熟的感光细胞分化时,用于改变基因表达的机制就被传递到姐妹细胞。例如,来自相同祖先的邻近的视锥细胞可能具有相似的表观记忆,导致在表达 L 和 M 色素基因的概率上局部的不均一性(Neitz & Neitz,2011),与在一些视网膜上观察到的轻微的 L 和 M 视锥细胞聚集现象一致。同样的,从视网膜中央到外周的感受器官的不同的发育时间进程结合这种类型的机制(Bumsted et al.,1997;Xiao & Hendrickson,2000),在一起提供了在视网膜外周区域的 L/M 视锥细胞数目比例提高可能的合理解释(Knoblauch,Neitz,& Neitz,2006)。

在具有两个 X 染色体的雌性动物中,L 和 M 视锥细胞组织构成进一步地会被 X 染色体的失活过程影响。X 染色体的失活被认为是导致视网膜区域表达来自相同的 X 染色图上的基因(Smallwood et al.,2003),这个将伴随着在人类女性中携带颜色视觉缺陷的 L 和 M 视锥细胞聚集。L 和 M 视锥细胞聚集也会在一个三色的新世界的雌性猴子中发生,这个雌性猴子的 X 染色体仅仅包含 L 或者 M 色素基因中的一个。尽管存在这些预期,但是 L 和 M 视锥细胞聚集并没有在任意一个人类红绿色盲基因的携带者(Hofer et al.,2005;图 33.1a),雌性狨猴(Bowmaker,Parry,& Mollon,2003)或者雌性松鼠猴(Mollon,Bowmaker,& Jacobs,1984)中被观察到。然而由于仅仅测量的视锥细胞的一小部分,在这些研究中的最后两个研究没有可检测到的微弱的聚集。一个可能是在中心凹形成过程中视锥细胞的迁移(Diaz-Araya & Provis,1992;Hendrickson & Yuodelis,1984;Yuodelis & Hendrickson,1986)干扰了由于 X 染色体失活导致的 L 和 M 视锥细胞的聚集。在这种情况下我们可能会看到在人类女性携带者和三色新世界雌猴的视网膜外周区域显著性地聚集。迄今为止还没有验证这个假说的数据。

中心凹迁移可能被认为降低中央视网膜的视锥细胞嵌合体组织的任何有序程度。这个可能解释了 L 和 M 视锥细胞聚集的现象在外周区域要比在近中心凹区域出现得多。尽管在人类数据中仅仅得到了 10° 偏心率以内的数据。在更远的很少被中心凹迁移影响到的人类视网膜外周区域,可能会观察到更大的聚集。中心凹视锥细胞的迁移可能也解释了在人类视网膜中心凹外部的 S 型视锥细胞的排列不规则现象。然而,因为在可以被中心凹迁移影响到的偏心率区域,S 型视锥细胞的分布变得规律,这个可能暗示位于中心凹陷外面的 S 型视锥细胞仍然在固定的位置而 L 和 M 型视锥细胞在围绕它们迁移,或者存在一个机制维持 S 型视锥细胞的规律性,正如它们向中心凹方向迁移。

三原色嵌合体对空间和颜色视觉的影响

采样和信息编码能力

三种视锥细胞类别的数目和排列对视网膜嵌合体的信息编码能力存在一个基础的影响,因为信息不能编码发生在感受器官内部或者之间的图像的变化。例如图 33.3 显示的两个假想的视锥细胞嵌合体示例。和第二个相比,第一个被认为可以编码更丰富的光谱变化模式,尽管第二个可能在编码单纯的空间变化上更有优势。改变视锥细胞嵌合体的空间特性——提高它的密度或者改变它的集合装配也将影响它所能编码的信息。我们推荐读者阅读这个百科全书的第一版中(Williams & Hofer,2004)讨论这些效应,这里我们集中于当面对不同的色彩感受器空间上的交错排列时面临的独特问题。

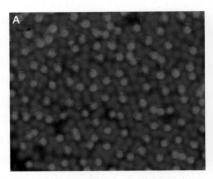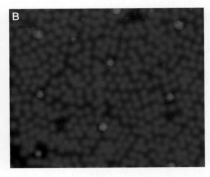

图 33.3 假想的视锥细胞嵌合体。与右图（B）相比，左图（A）在编码空间变化方面的效率较低，但在编码光谱变化方面（A）更有效率。红色和绿色分别代表 L 和 M 视锥细胞。

关于信息编码能力，人类三原色的视锥细胞嵌合体将可能呈现出许多令人费解的特性。例如，为何在具有正常色觉的不同的个体之间的 L 视锥细胞/M 视锥细胞的数目比例存在如此大的变异性？是不是由于还没有存在一个有效的机制维持这个考虑到两种类型视锥细胞的相似性和它们的相对最近的进化上的不同比例？或者是视网膜编码生态学相关的信息的能力很少被 L/M 视锥细胞数目比例的变化影响？类似地，为什么 L 和 M 视锥细胞的排列会是如此一种混乱的方式，不像 S 型视锥细胞嵌合体一样保持高度的组织性？或者是因为这样混乱的排列存在一定优势或者可以将负面影响降到最低？相似的问题还有关于视锥色素的数目和它们的光谱敏感性什么时候是最优化或者最适宜的（综述 Osorio & Vorobyev，2008）。这里我们考虑的问题是如何最优化地组织分布于人类视网膜中存在的三种类型的视锥细胞。

不同的方法可以被用来解决如何最优化地排列视锥细胞嵌合体的问题。例如，一种方法是考虑形成的排列可以使被编码的潜在的不同图像的数目最大化，另外一种是考虑如何排列使采样相关的信息丢失数目最少。另外一种途径可能是考虑在一些生态相关刺激维度可以产生最好的分辨率或者最高的信噪比的排列。先不管特别的方法，仅仅考虑相关的视觉信息也是非常重要的，因为一个视网膜存在的去编码更多视觉场景的理论上能力，在那些视觉场景和日常生活中遇到的不相关时（或者另一种情况，它们不代表生态学上有意义的差别），是没有用的。

S 型视锥细胞嵌合体的稀疏分布排列可能是人类的视锥细胞嵌合体中令人困惑最少的。普遍共识是仅仅需要很少一部分 S 型视锥细胞去采集视网膜图像因为色差模糊的是它们最敏感的短波长（Yellott，

Wandell，& Cornsweet，1984；Mollon，1989；Williams，Sekiguchi，& Brainard，1993）。2002 年 McLellan 等人建议光学畸变在不同的视锥细胞类型除了色差条件下使光学模糊正常化，然而，他们得出这些结论仅仅依据很少部分的眼睛采样。2011 年，Autrusseau、Thibos 和 Shevell 已经证明眼睛像差不能解释视锥细胞类型之间的模糊情况，这点与早期的研究文献中大部分的个体被试的研究结果一致。然而，2010 年被 Garrigan 等人指出，由于大多数集中于视网膜的光谱范围并不是固定的，而是可以进行宽松的调控，纵向色差来解释 S 型视锥细胞的密度还不是很充分。例如，如果我们的视网膜具有很稠密的 S 型视锥细胞的嵌合体（即稀疏的 L 型和 M 型视锥细胞嵌合体），我们可以大概选择适应在焦点这样短的波长。是否这些和目前我们依赖的额外的因素例如在不同的感受器官类型的信噪比和典型的视网膜图像的空间、光谱特性相比不太具有优势。2010 年，通过这些因子的研究，Garrigan 等人观察到的 S 型视锥细胞的稀疏性嵌合体是最优的存在，或者基本如此，由于短波长被除纵向色差之外的眼介质滤波后出现 S 型视锥细胞的信噪比减少。

和 S 型视锥细胞不同，在具有正常的色觉的不同个体中存在 L 型和 M 型视锥细胞数目比的极大的变异性。这个很令人吃惊，因为我们理所当然地认为 L 型视锥细胞和 M 型视锥细胞的数目比例应该有一个定值，这样可以使视网膜编码的信息量最大。例如，相同数目的 L 和 M 视锥细胞可以提供最好的光谱辨别结果，这似乎是合理的。模型方面的研究在一定程度上证明了这一点。如果假设 L 型和 M 型视锥细胞效率相同，噪声性相同而且呈现给两者的在它们的两个光谱带内的视觉信息等量，那么 L 型和 M 型视锥细

胞的数目相等将是一个非常理想的情况（Garrigan et al. ,2010；Manning & Brainard，2009）。然而，如果这些因素中任何一个存在不对称，这个理想的平衡就会被打破（Manning & Brainard，2009）。2010 年 Garrigan 等人进一步证实色差和人眼的光学模糊会赋予 L 型和 M 型视锥细胞数目比例变化的一个可容忍尺度，将会导致视网膜嵌合体编码信息的最大化。那么看起来像在 L 型和 M 型视锥细胞数目比例中观察到的大的变异性和视网膜编码视觉相关信息的能力没有多大的因果关系。假设我们自身的提取这种信息的视觉机器很充分地灵活适应 L 型和 M 型视锥细胞数目比例这些变化（我们将在下面讨论到这个话题），这样我们就可以假定在考虑到现有的环境和光学限制的前提下，人类视网膜中观察到的 L 型和 M 型、S 型视锥细胞数目的相对数量是最优的，或者是接近最优的。

视网膜的信息编码能力依赖于 L 型和 M 型、S 型视锥细胞的排列和相对数量。有人可能认为将多重的受体类型安排好的最好方式就是尽可能地在生物学基础上使它们改变或者交错排列。这个原则在许多鱼类（Bowmaker & Kunz，1987；Fernald，1981；Scholes，1975）、鸡类（Kram，Mantey，& Corbo，2010）以及在人类和大多数非人类灵长类动物中的 S 型视锥细胞的嵌合体中都适用。然而，在人类中，L 型和 M 型视锥细胞的嵌合体并不是规律交错的，而是在整体上呈现混乱的或者轻微聚集的现象。有两个研究定量地调查了 L 型和 M 型视锥细胞交错排列的现象。1998 年，Osorio、Ruderman 和 Cronin 提出在重构视网膜图像的过程中，一个交互的或者规律的排列将会导致最小的亮度噪声。他们的工作综合了在视觉系统如何介导图像重构过程的多种假设。在视网膜存在一个最优的重构机制的前提下，是否在一个更规律的排列下的表现会远远优于在随机排列或者轻微聚集排列下的表现，这一点上，他们保持沉默。2009 年，Mannin 和 Brainard 开始使用贝叶斯分析方法合并关于视网膜图像中空间特性和光谱特性的估计，试图去回答这个问题。但是使用到的是简化的视网膜，仅仅只有一个空间维度和两种视锥细胞色素，而且具有不重叠的光谱特性。在这种情况下，他们也发现了在不考虑视锥细胞数目比例的前提下，在使采样相关的信息损失最小这种层面上说，规律的交错排列是最优排列。

因此，在人类视网膜中观察到的 L 型和 M 型视锥细胞的不规则排列似乎违背了最优的组织原则。考虑到 L 型和 M 型视锥细胞的相似性和它们的色素基因分子在表达上的随机性，很可能造成这种现象是由

于没有一个简单的物理机制可以创造一个更理想的交错的排列。此外（或者可能是因此），现有的视网膜环路可能无法利用更优化排列的视锥细胞嵌合体。另一方面，有可能迄今为止现有的建模工作忽视了一些可以导致观察到的组织结构更加有利的关键性的特征。例如，有一种观点是，混乱的排列可能抑制规律的图案混淆（我们下面会详细讨论到混淆）的形成，可能这种形式的重构噪声比从视觉信号中滤波更加简单（Yellott，1982）。Osorio、Ruderman 和 Cronin（1998）以及 Manning 和 Brainard（2009）都没有解决这一问题，正如他们没有考虑到高阶的场景统计（例如，边缘）或者在视觉信号重构过程中的错误的本质这些方面。

视网膜采样的视觉结果

在视锥细胞嵌合体的交错性质导致采样相关信息丢失的程度上，必定有着视觉结果。因为在视网膜的任何位置仅存在三种视锥细胞类型中的一种，所以空间和光谱信息在小空间尺度上必然混淆。这个现象如图 33.4 所示，图中勾画出了一个在邻近的 L 型和 M 型视锥细胞之间的视锥细胞活性的不同可以显示两个感受器之间光强度的不同或者两个具有长波长感光细胞之间的均一的照射分布。这是一般被称为混淆现象的一个例子，即两个或者更多的物理上不同的图像导致视锥细胞活性的完全相同的模式（也就是说，会导致完全采样点图像）。那么视觉系统就会面临要选择哪个来翻译的难题。

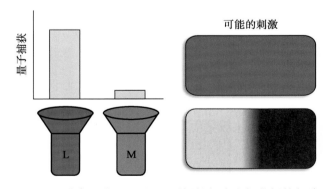

图 33.4　在邻近的 L 型和 M 型视锥细胞之间的视锥细胞活性的不同可以显示两个感受器之间光强度的不同或者两个具有长波长感光细胞之间的均一的照射分布。空间和光谱信息由于视锥细胞嵌合体的交错属性在小的空间尺度必然会混淆。

图 33.4 勾画出了色彩空间混淆现象的例子，就是指本来颜色和空间内容都存在差异的刺激，一旦被视网膜嵌合体采样后就变得不能分辨。尽管色彩空间

混淆现象在数字图像处理中是一种很常见的现象,这种效应在我们每天的视觉经验中却很少见。色彩空间混淆现象可以在很严格控制的实验条件下产生(Sekiguchi, Williams, & Brainard, 1993; Williams & Collier, 1983; Williams et al., 1991),但是即使这样产生也是微小的和转瞬即逝的现象。我们对知觉结果中混淆现象的免疫——视而不见——主要解释是我们眼睛的光学系统倾向于把存在混淆现象的高频成分模糊掉。然而,这个仅仅在单纯存在空间混淆现象时成立(也就是说,一个与更高频率的空间模式混淆的空间模式),正如 Williams 指出(1990; Williams & Hofer, 2004),彩色的时空混淆现象在包含低些的空间频率时可以到达视网膜并不会被眼睛的光学系统模糊掉。那么我们很少,如果有过,经历采样相关的知觉混淆现象,就预示着我们的视觉系统在重塑来自在视锥细胞嵌合体编码的信息图像时存在一个高度复杂的策略。

为了精确地重塑在一个视觉场景的空间和光谱信息,我们的视觉系统需要在每个点的 L 型、M 型和 S 型光谱信号的测量。正如上面所说,嵌合体交错的本质使这个变得可能。一种解决方法是使视锥细胞变得非常小而且分布非常浓密,然后就让发生在一个尺度内的所有光谱和空间变化远比一个视锥细胞要大,但是这种解决方式在生物学上是不可行的,而且消耗能量的(因为需要更多更小的视锥细胞)。如果我们接受所观察到的嵌合体本身,那么丢失的采样需要很多的途径去估算。例如,L 型、M 型和 S 型光谱信号

可以被相互独立的一些方法插入。Williams 等人(1991)证实这个策略可以定性地预测色彩空间的混淆现象的外观层面,但是不能解释它们知觉上的微妙。视觉场景的视网膜成像的空间和光谱上的一些知识需要被合并到一个更近复杂的方法中去。例如,考虑图 33.4,彩色的刺激比消色差的刺激更可能在视网膜上形成。在这种情况下,这种信息就可以用于指导图像插入的选择。

Brainard、Williams 和 Hofer(2008)近来形式化这种方法作为一种贝叶斯估计问题。考虑到之前的自然图像空间和光谱数据知识,眼睛的光学模糊和在视网膜嵌合体的视锥细胞的定位和识别,最可能的视觉刺激会被赋予一种特殊的感光细胞活动模式从而被计算出来。这种方法在本质上指定了结合感光细胞响应的方法,考虑到当观察真实世界的视觉场景时,可能在视网膜上形成的图像的类型将使重构的视觉感知的平均的真实性或者统计可能性最大化。图 33.5 显示了低空间频率(6 周期/度)和高空间频率(24 周期/度)下当被两种独立的视锥细胞嵌合体采样时的消色差光栅使用这种方法的重建。使用两种视锥细胞的消色差重建和视觉经验的结果定性相似:在低空间频率重建上没有人为视觉效果的痕迹,在高空间频率重构时仅仅存在些微的人工彩色痕迹。这种些微的痕迹和一些课题报道的当看到高空间频率彩色光栅时的结果一致,但是与使用不包含视锥细胞嵌合体的知识和视网膜图像统计的方式预测出的强彩色人工修饰不同(Williams et al., 1991)。

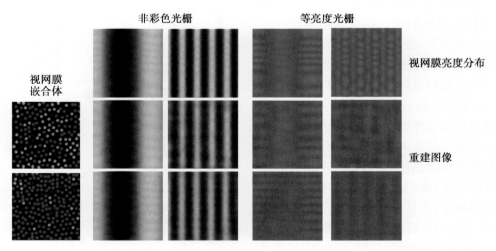

图 33.5 不同的视网膜视锥细胞嵌合体的两种独立个体,使用贝叶斯图像重构算法综合考虑到视锥细胞的嵌合体、眼睛的光学结构和自然的场景的空间光谱统计知识,对低(6 周期每度)和高(24 周期每度)空间频率的消色差光栅以及等亮度(LM)光栅刺激重构得到的预测结果。

图 33.5 也显示了低（6 周期/度）和高（24 周期/度）空间频率下等亮度（LM）光栅。有意思的是，观察者的 L 型和 M 型视锥细胞的数目比例越不平衡，预测图像就越失真（具体的被试视锥细胞嵌合体就是图 33.1 中的 r）。这点与之前关于具有极端的 L 型和 M 型视锥细胞的数目比例的个体的变差的彩色对比敏感度相一致（Gunther & Dobkins，2002）。此外，大体上重构的高空间频率光栅比消色差的光栅重构要具有更低的对比度。这符合之前被描述彩色对比敏感度和消色差对比敏感度相比前者下降得更快相一致（Mullen，1985）。然而重要的是，这种行为的出现作为自然场景的统计学分析的基础结果，并结合由于三色采样导致的信息丢失，不能作为随后的视网膜或者神经加工的不好的结果。

采样相关的信息丢失的结果的另一个例子就是被试路线上误判了具有微小的闪动单色光的颜色外观（Cicerone & Nerger，1989；Hartridge，1946；Hofer，Singer，& Williams，2005；Holmgren，1886；Krauskopf，1978；Koenig & Hofer，2012）。Hofer、Singer 和 Williams（2005）使用自适应光学在五个已知视锥细胞的嵌合体的被试中去建立个体的视锥细胞的大小相对

应的刺激的方法研究了这个现象。在颜色的报道上他们发现了很大的变异性。在每个被试的嵌合体中报道颜色显著地随着 L 型和 M 型视锥细胞数目比例下降（见图 33.6）。他们可以显示响应的变异性已经足以排除在颜色感知中视锥细胞的统一作用（下面将会进一步讨论）。被试也倾向于归类一大部分刺激为白色的，大多数白色的响应是来自于具有极端视锥细胞比例的被试。Hofer、Singer 和 Williams（2005）认为这个可能反映了在一群颜色倾向类型的视锥细胞中的视锥细胞对颜色无法做出贡献，正如他们明显不能对波谱的相反的信号做出贡献。这个直觉现象由被试间颜色响应的强烈相关性支持，而且被 Brainard，Williams 和 Hofer（2008）开发建立的贝叶斯图像重构模型所预测（图 33.6）。当注视自适应光学产生的小光斑时，这个模型预测被试的行为非常成功。当注视消色差的高空间频率的光栅时的人工混淆现象的低显著性也被模型预测成功。这些都显示除了对我们视觉环境的统计学方面，我们的视觉系统使用一个图像重构策略对我们眼睛本身的视锥细胞的嵌合体和光学特征进行调整适应。

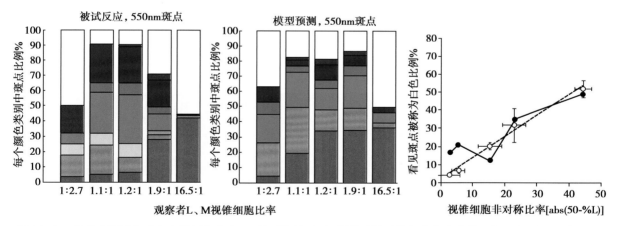

图 33.6　当观看使用自适应光学阈值点（50% 的可能性看到）刺激时被试的颜色报告依赖于视锥细胞的比例。这个结果与使用贝叶斯图像重构算法对那些被试个体预测的实验结果存在广泛的一致性。这个算法用到的知识包括视锥细胞的嵌合体、眼睛的光学构造和自然图像的空间色谱上的统计。贝叶斯模型也对那些具有最极端的视锥细胞比例的个体做出了准确地预测，这些个体将会标记出最高比例的认为是白色的刺激。如最右边的图，空心圆代表数据，实心圆代表预测结果。图中所示的是随着被试的视锥细胞比例不断升高，被试对刺激做出白色（阈值波动的部分）的标记可能性越大。

视网膜的微环路和三色嵌合体

到目前为止，我们考虑到了三色视锥细胞嵌合体的组织结果，还没有考虑过它所服务的神经的建筑结构的约束因素。我们检测了视锥细胞嵌合体的组织结构上的最优性和假设随后的加工阶段是最理想的

情况下，从信息编码的层面它对视觉的影响。然而，实际上，视觉加工必须通过一个真实的生理学结构去完成，不像我们之前考虑的那样，转变需要最优的图像提取结果和与生物学上的约束兼容，不被限制。如果真实情况不是这样的，那么神经结构造成的限制就会产生另外的视觉结果。还有可能出现的一种情况

就是理论上最优的视网膜嵌合体不再是最好的组织学上的选择。这里我们讨论了与L型和M型视锥细胞组织结构相关的视网膜微环路层面;对于神经视网膜的一般描述,我们推荐读者参考Field & Chichilnisky(2007),Wäsle(2004)和Dacey(2000)的综述。

神经视网膜将视觉信号转变为以下三种信号模式:亮度信号、L-M和LM-S光谱上的对立的信号。这是视锥细胞输入的一个有效重组。排除了当看到一个典型的场景是与L型、M型(在较小程度上)和S型视锥细胞响应高度相关造成的冗余现象(Buchsbaum & Gottschalk,1983)。虽然LM-S视锥细胞对立是由视网膜环路产生的,但是侏儒的神经节细胞是编码L-M对立信号的唯一已知的细胞(Lennie,2000;Lennie,Haake, & Williams,1991;Paulus & Kröger-Paulus,1983)。在视网膜中央的几度视角中,侏儒神经节细胞被视锥细胞的个体所驱动(Boycott & Wassle,1991;Dacey,1999),尽管由于增强的神经汇聚,在外周的侏儒神经节细胞的中央被一些相邻的视锥细胞一起驱动(Dacey,1999)。不论侏儒细胞是选择性的还是非选择性的与L型或者M型视锥细胞(S型视锥细胞输入看起来似乎功能无关;Sun et al.,2006)输入相关,已经充满争议(Buzás et al.,2006;Diller et al.,2004;Field et al.,2010;Martin et al.,2001,2011;Reid & Shapley,1992;Solomon et al.,2005)。在中心凹,由于"私人专线"排列和侏儒细胞的空间对立性,非选择的线

路对L-M的对立的编码是足够充分的。然而,在外周视网膜,神经的汇聚应该导致色彩对立性下降。解剖学上的工作显示非选择性的连接(Calkins & Sterling,1996;Jusuf,Martin,& Grünert,2006),但不排除功能上的偏差(也就是说,不同的L型和M型视锥细胞输入的权衡)可以导致一定程度上视锥细胞类型的特殊性。

之前许多研究的一个限制就是他们的结论都在一定程度上依赖于L型和M型视锥细胞随机排列的假设。然而,L型和M型视锥细胞经常会有轻微程度的汇聚现象,与L和M型视锥细胞随机排列相比,聚集群体具有随机排布将会导致更强的对立性(见图33.7)。Field等人(2010)最近的工作克服了这个缺陷,他使用了多单元的阵列技术去测量视锥细胞对侏儒细胞感受野的权重也测量给侏儒细胞输入的视锥细胞的身份和位点。他们观察了在他们记录的恒河猴视网膜的外周的侏儒细胞对立性的程度,甚至当他们考虑到L型和M型视锥细胞的聚集性的亚嵌合体时,比随机排布可以解释的部分要稍微大些。因此,有一个越来越多人达成的共识,尽管侏儒细胞的感受野大部分遵循随机排布的模型,一个小的功能上的特异性仍然存在(Buzás et al.,2006;Field et al.,2010;Martin et al.,2011)。自适应光学最终可能允许中心凹的侏儒细胞的感受野的相似详尽的分析(Sincich et al.,2009)。

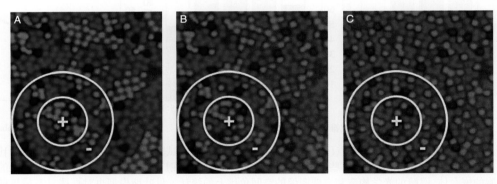

图33.7 由于神经的汇聚,在外周区域的侏儒神经节细胞的显著的L-M对立性,与L型和M型视锥细胞有规律地交错排列(C)相比,最有可能在它们聚集(A)或者随机(B)排列时被授予。同轴心的白色圆圈勾画出了对于三种嵌合体的视锥细胞对理论上的侏儒神经节细胞的中央和周边的贡献,通过获取一个个体实际的视锥细胞位置(B)和手动排列L型和M型视锥细胞的分配方式去产生一个聚集的(A)或者一个规律交错的L型和M型视锥细胞的亚嵌合体。红色、绿色和蓝色分别显示L型、M型和S型视锥细胞。

侏儒细胞也在良好的空间视觉中起到了关键的作用。重要的是,关于理想的视锥细胞排列,这两个角色是有些不兼容。尽管偏离一个规律的交错排列在信息编码能力方面可能是次优的(Manning & Brain-

ard,2009;Osorio,Ruderman,& Cronin,1998),一个随机地或者轻微地汇聚的视锥细胞的嵌合体,可能在考虑到现有的侏儒细胞感受野的结构后会呈现优势(从一个随机的视锥细胞嵌合体中提取信息偶然看起来

是理想的；Wachtler et al.，2007）。在中心凹，一个随机的排列可能会打破同时需要去编码空间和光谱的变化的需求的平衡。例如，一种从单一类型的视锥细胞输入的侏儒神经节细胞在编码空间信息时会是最优的，但不能够编码光谱的变化。另一方面，一个侏儒细胞，如果它的中央部分输入的视锥细胞是一种与外周视锥细胞类型对立的视锥细胞类型，对于这个侏儒细胞来说，将会很适宜编码一个强的光谱信号却不能很好地编码空间上的变化。一个随机的排列可能是对这两个极端的一种妥协。也被建议来自一个随机（或者轻微聚集的）视锥细胞排列的斑块分布可能会帮助改善由于相邻视锥细胞的电偶联导致的光谱的模糊（DeVries et al.，2002；Hornstein，Verweij，& Schnapf，2004；Hsu et al.，2000）。

在神经高度汇聚的外周，聚集类似类型的视锥细胞可能是有益的，因为它将提高侏儒细胞的数目，侏儒细胞的感受野由大多数同种类的视锥细胞驱动，如图 33.7 所示。这将解释为什么许多研究者发现尽管外周的颜色视觉整体上是显著劣势（Mullen & Kingdom，1996；Noorlander et al.，1983），但是大量刺激外周也可以存在相当好的颜色分辨（Abramov，Gordon，& Chan，1991；Gordon & Abramov，1977；Noorlander et al.，1983；van Esch et al.，1984）。测试这些假设——考虑到视锥细胞偶联的显著和中央凹和外周感受野的结构，一个混乱的 L 型和 M 型视锥细胞的排列可能是最优的——可以通过力学上的建模和计算完成。建模这些特征和计算在神经节细胞单元阵列在考虑到不同的视锥细胞排列策略下典型的视网膜图像编码的信息。

从视锥细胞信号中提取颜色信息

从视网膜图像中提取光谱信息需要比较 L 型、M 型和 S 型视锥细胞的相对吸收速率。对于具有良好的空间或者光谱上的变化的刺激来讲，视锥细胞嵌合体交错的本质使这种比较变得困难。但是对于大的刺激来说，汇总三合一的视锥细胞的吸收率值和不同的光谱复合物之间这个关系很简单，对我们来说就是显示不同颜色（至少对于简单刺激来说是这样的，简单刺激的颜色感知时环境的影响可以忽略）。这导致将视锥细胞机制与不同的色调联系起来的基本方程，其中独特的色调——红、绿、黄和蓝——传统上享有特权地位，因为 Hering 观察到它们在颜色外观中的对立角色（Hering，1878/1964）。

在不知道人类的视网膜嵌合体和嵌合体在个体

中的变异性这些知识之前，相对的视锥细胞兴奋和感知到的色度两者之间的关系很大程度上是指定的。知道这些关系之后把关系再更进一步，和把色度标签和相对的神经元或者个体的视锥细胞的不同类型的输出联系起来，就是普遍的了。例如，侏儒细胞的兴奋和抑制与独特的红色、绿色相关，L 型、M 型和 S 型视锥细胞也分别与独特的红色、绿色和蓝色相关（独特的黄色被认为是相同的 L 型和 M 型视锥细胞兴奋平衡后的反射）。这个连接创造了期望，即一个被试的颜色经验应该依赖于在视网膜视锥细胞中相对地数量（例如，具有许多 L 型视锥细胞的人看到的刺激更红）（Cicerone，1987；Krauskopf，2000）。早期在被试中的独特的黄色的测量认为具有多样的 L 型和 M 型视锥细胞的比例，这个可能并不是事实（Jordan & Mollon，1997；Miyahara et al.，1998；Pokorny，Smith，& Wesner，1991）。后面的直接测试证实了独特的黄色本质上在不同的色觉正常被试中是恒定的（Brainard et al.，2000；Hofer et al.，2005；Carroll et al.，2000），尽管甚至在 L 型和 M 型视锥细胞中比之前怀疑的存在更大的变化。尽管视锥细胞的比例可能对一些层面的颜色视觉具有温和的影响（色盲测定器匹配范围：Jordan & Mollon，1993；颜色的对比敏感度：Gunther & Dobkins，2002），但是很显然它没有绝对我们对色调的感知。色调感知相反看起来像大部分程度上由环境决定，具有神经机制适应以至于信号偏离平均的环境颜色（Delahunt et al.，2004；Mollon，1982；Neitz et al.，2002；Pokorny et al.，1991；Webster & Leonard，2008）。

事实上，最大限度地兴奋（或者抑制）侏儒细胞的色调并不是红色或者绿色（而是橙黄色和蓝绿色），同样地对于参与在 LM-S 拮抗的小的双层细胞，也挑战 L 型、M 型和 S 型视锥细胞与红、绿和蓝独特的色调之间的相关性。这鼓励寻找一种方法来组合或修改受体后视网膜机制，以创建具有反映独特色调的光谱特征的新机制（DeValois & DeValois，1993；Guth，1991；Neitz & Neitz，2011），并寻求其潜在的神经基础（Stoughton & Conway，2008）。尽管存在这些已知的限制，假设一个种类中的单个视锥细胞在颜色视觉中起固定作用，这种趋势已经是普遍的，出人意料的是，L 型、M 型和 S 型视锥细胞与红、绿和蓝独特的色调之间的相关性有时依然存在。

Hofer、Singer 和 Williams（2005）的数据表明，不仅将单个 L 型、M 型和 S 型视锥细胞的输出和独特的色调联系起来是错误的，而且同一类别中的单个视锥细胞并不总以相同的方式对颜色做出贡献，即使不存在环境因子和其他类型的视锥细胞的干扰（即如 Knob-lauch & Shevell，2001 所述）。例如，一个单独的视锥细胞的兴奋有时会不能造成色彩的感知兴奋。Brain-ard、Williams 和 Hofer 的工作（2008）显示这种行为是一个最优的图像重构策略决定视锥细胞的贡献的自然结果，考虑到视锥细胞嵌合体和真实世界场景的本质以便提供最精确的视觉重构。尽管这个模型不包括生理学的限制或者视觉机制的特殊细节，在一个具有单个个体的视网膜视锥细胞的局部颜色感知的预测的相关，作为它的线性结果，它仍然提供了一些神经的洞察力。

这些预测的一个关键特性就是，理想的图像重构需要个体的视锥细胞的贡献，这些视锥细胞的贡献依赖于视锥细胞嵌合体的局部构造。图 33.8 显示了局部的视锥细胞嵌合体在感知对个体的视锥细胞的兴奋的响应时预测到的影响。例如，刺激一个被其他 L 型视锥细胞环绕的 L 型视锥细胞被认为不会对一个颜色的感知做出贡献（在刺激被其他 M 型视锥细胞环绕的 M 型视锥细胞时也是如此）。直观的，这个产生是由于只有在一个光谱带的信息，所以没有可作出的颜色上的比较。最可能的解释是平均

色度的非常小的一点（尽管，在整体上，和单个视锥细胞一样小的点很不可能产生眼睛光学上的模糊，在这种情况下这个唯一合理的图像解释）。另一方面，刺激被其他 M 型视锥细胞环绕的单个 L 型视锥细胞（或者一些 L 型和 M 型视锥细胞的混合时会期望导致一个略带红色的感知。因为在这种情况下，在相邻的 M 型视锥细胞中信号的缺乏与一个（大的）红色点相一致。相似地，个体的 M 型视锥细胞的贡献被预测与局部的视网膜的嵌合体同样敏感。最显著的特征之一他们预测当在相邻的周边不存在 S 型视锥细胞时，可以贡献给蓝色的感知，当在相邻的周边存在 S 型视锥细胞时，可以贡献给绿色的感知。存在与之前的建议一致的是 M 型视锥细胞对蓝色有贡献（DeVal-ois & DeValois，1993；Drum，1989；Hofer，Singer，& Wil-liams，2005b；Schirillo & Reeves，2001），M 型视锥细胞可以产生直观上的感知，因为当 M 型视锥细胞数目和 L 型视锥细胞数目的比值最大时，会产生蓝色的光。在未来，通过小的自适应光学刺激传递到观察者的视网膜，伴随着的是随后而来的视网膜成像，这些预测可能直接被测量（Arathorn et al.，2007；Putnam et al.，2005）。

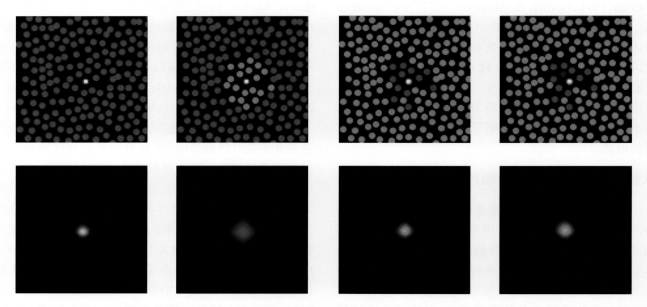

图 33.8　使用贝叶斯图像重构算法当提取个体在不同的视锥细胞嵌合体（图像的第一行）时 L 型或者 M 型视锥细胞的位置预测。这个算法合并了包括视锥细胞的嵌合体、眼睛的光学构造和自然图像的空间和光谱统计（图像的第二行）方面的知识。红色、绿色和蓝色分别代表 L 型、M 型和 S 型视锥细胞。

人们早就意识到，尽管存在各种各样生物学上的限制，但是我们的感官器官和神经系统的许多功能都非常精妙地适应了我们的环境，以实现几乎最优的信号传导和加工。我们的视锥细胞嵌合体和视觉加工策略看起来没有什么不同。在非最优情况下，我们的

限制看起来就像是互补的以最大程度减小总体影响。例如，眼睛的光学模糊看起来好像会降低对 L 型和 M 型视锥细胞的比例的变化的敏感性。同样地，看起来很有可能在视网膜嵌合体中的 L 型和 M 型视锥细胞的排列的不规则性与视网膜的微环路结构会产生独

特的匹配,反之亦然。但是宽容这种多样性是有代价的,因为在一组不同的视锥细胞嵌合体中编码的信息,它需要灵活和适应性的视觉机制能够有效地提取它们。具有非常不同的视锥细胞嵌合体的不同被试之间的颜色经验的相似性和我们对嵌合体相关的人造视觉效果的不敏感表明,我们依赖于接近最优的图像重构策略,除了我们的视觉环境的统计数据之外,还考虑到我们自己的视锥细胞嵌合体结构。

参考文献

Abramov, I., Gordon, J., & Chan, H. (1991). Color appearance in the peripheral retina: Effects of stimulus size. *Journal of the Optical Society of America. A, Optics and Image Science, 8*, 404–414.

Ahnelt, P. K., & Kolb, H. (2000). The mammalian photoreceptor mosaic-adaptive design. *Progress in Retinal and Eye Research, 19*, 711–777.

Ahnelt, P. K., Kolb, H., & Pflug, R. (1987). Identification of a subtype of cone photoreceptor, likely to be blue sensitive, in the human retina. *Journal of Comparative Neurology, 255*, 18–34.

Arathorn, D. W., Yang, Q., Vogel, C. R., Zhang, Y., Tiruveedhula, P., & Roorda, A. (2007). Retinally stabilized cone-targeted stimulus delivery. *Optics Express, 15*, 13731–13744.

Autrusseau, F., Thibos, L., & Shevell, S. K. (2011). Chromatic and wavefront aberrations: L-, M- and S-cone stimulation with typical and extreme retinal image quality. *Vision Research, 51*, 2282–2294.

Bowmaker, J. K., & Kunz, Y. W. (1987). Ultraviolet receptors, tetrachromatic colour vision and retinal mosaics in the brown trout (*Salmo trutta*): Age-dependent changes. *Vision Research, 27*, 2101–2108.

Bowmaker, J. K., Parry, J. W. L., & Mollon, J. D. (2003). The arrangement of L and M cones in human and a primate retina. In J. D. Mollon, J. Pokorny, & K. Knoblauch (Eds.), *Normal and defective colour vision* (pp. 39–50). New York: Oxford University Press.

Boycott, B. B., & Wassle, H. (1991). Morphological classification of bipolar cells of the primate retina. *European Journal of Neuroscience, 3*, 1069–1088.

Brainard, D. H., Roorda, A., Yamauchi, Y., Calderone, J. B., Metha, A., Neitz, M., et al. (2000). Functional consequences of the relative numbers of L and M cones. *Journal of the Optical Society of America. A, Optics, Image Science, and Vision, 17*, 607–614. doi:10.1364/JOSAA.17.000607.

Brainard, D. H., Williams, D. R., & Hofer, H. (2008). Trichromatic reconstruction from the interleaved cone mosaic: Bayesian model and the color appearance of small spots. *Journal of Vision, 8*, 15, 1–23. doi:10.1167/8.5.15.

Buchsbaum, G., & Gottschalk, A. (1983). Trichromacy, opponent colours coding and optimum colour information transmission in the retina. *Proceedings of the Royal Society of London. Series B, Biological Sciences, 220*, 89–113. doi:10.1098/rspb.1983.0090.

Bumsted, K., Jasoni, C., Szel, A., & Hendrickson, A. (1997). Spatial and temporal expression of cone opsins during monkey retinal development. *Journal of Comparative Neurology, 378*, 117–134.

Bumsted, K., & Hendrickson, A. (1999). Distribution and

development of short-wavelength cones differ between *Macaca* monkey and human fovea. *Journal of Comparative Neurology, 403*, 502–516.

Buzás, P., Blessing, E. M., Szmajda, B. A., & Martin, P. R. (2006). Specificity of M and L cone inputs to receptive fields in the parvocellular pathway: Random wiring with functional bias. *Journal of Neuroscience, 26*, 11148–11161.

Calkins, D. J., & Sterling, P. (1996). Absence of spectrally specific lateral inputs to midget ganglion cells in primate retina. *Nature, 381*, 613–615.

Carroll, J., McMahon, C., Neitz, M., & Neitz, J. (2000). Flicker-photometric electroretinogram estimates of L:M cone photoreceptor ratio in men with photopigment spectra derived from genetics. *Journal of the Optical Society of America. A, Optics, Image Science, and Vision, 17*, 499–509.

Carroll, J., Neitz, J., & Neitz, M. (2002). Estimates of L:M cone ratio from ERG flicker photometry and genetics. *Journal of Vision, 2*, 531–542. doi:10.1167/2.8.1.

Cicerone, C. M. (1987). Constraints placed on color vision models by the relative numbers of different cone classes in human fovea centralis. *Die Farbe, 34*, 59–66.

Cicerone, C. M., & Nerger, J. L. (1989). The relative numbers of long-wavelength-sensitive to middle-wavelength-sensitive cones in the human fovea centralis. *Vision Research, 29*, 115–128.

Curcio, C. A., Allen, K. A., Sloan, K. R., Lerea, C. L., Hurley, J. B., Klock, I. B., et al. (1991). Distribution and morphology of human cone photoreceptors stained with anti-blue opsin. *Journal of Comparative Neurology, 312*, 610–624.

Dacey, D. M. (1999). Primate retina: Cell types, circuits and color opponency. *Progress in Retinal and Eye Research, 18*, 737–763.

Dacey, D. M. (2000). Parallel pathways for spectral coding in primate retina. *Annual Review of Neuroscience, 23*, 743–775.

Dartnall, H. J., Bowmaker, J. K., & Mollon, J. D. (1983). Human visual pigments: Microspectrophotometric results from the eyes of seven persons. *Proceedings of the Royal Society of London. Series B, Biological Sciences, 220*, 115–130. doi:10.1098/rspb.1983.0091.

Deeb, S. S., Diller, L. C., Williams, D. R., & Dacey, D. M. (2000). Interindividual and topographical variation of L:M cone ratios in monkey retinas. *Journal of the Optical Society of America. A, Optics, Image Science, and Vision, 17*, 538–544.

Delahunt, P., Webster, M. A., Ma, L., & Werner, J. S. (2004). Color appearance changes after cataract surgery reveal a long-term chromatic adaptation mechanism. *Visual Neuroscience, 21*, 301–307.

de Monasterio, F. M., McCrane, E. P., Newlander, J. K., & Schein, S. J. (1985). Density profile of blue-sensitive cones along the horizontal meridian of macaque retina. *Investigative Ophthalmology & Visual Science, 26*, 289–302.

De Valois, R. L., & De Valois, K. K. (1993). A multi-stage color model. *Vision Research, 33*, 1053–1065.

DeVries, H. (1946). Luminosity curve of trichromats. *Nature, 157*, 736–737.

DeVries, S. H., Qi, X., Smith, R., Makous, W., & Sterling, P. (2002). Electrical coupling between mammalian cones. *Current Biology, 12*, 1900–1907. doi:10.1016/S0960-9822(02)01261-7.

Diaz-Araya, C., & Provis, J. M. (1992). Evidence of photoreceptor migration during early foveal development: A quantitative analysis of human fetal retinae. *Visual Neuroscience, 8*, 505–514.

Diller, L., Packer, O. S., Verweij, J., McMahon, M. J., Williams, D. R., & Dacey, D. M. (2004). L and M cone contributions to the midget and parasol ganglion cell receptive fields of macaque monkey retina. *Journal of Neuroscience, 24,* 1079–1088.

Drum, B. (1989). Hue signals from short- and middle-wave-length-sensitive cones. *Journal of the Optical Society of America. A, Optics and Image Science, 6,* 153–157.

Fernald, R. D. (1981). Chromatic organization of a cichlid fish retina. *Vision Research, 21,* 1749–1753.

Field, G. D., & Chichilnisky, E. J. (2007). Information processing in the primate retina: Circuitry and coding. *Annual Review of Neuroscience, 30,* 1–30. doi:10.1146/annurev.neuro.30.051606.094252.

Field, G. D., Gauthier, J. L., Sher, A., Greschner, M., Machado, T. A., Jepson, L. H., et al. (2010). Functional connectivity in the retina at the resolution of photoreceptors. *Nature, 467,* 673–677. doi:10.1038/nature09424.

Garrigan, P., Ratliff, C. P., Klein, J. M., Sterling, P., Brainard, D. H., & Balasubramanian, V. (2010). Design of a trichromatic cone array. *PLoS Computational Biology, 6,*e1000677. doi:10.1371/journal.pcbi.1000677.

Gordon, J., & Abramov, I. (1977). Color vision in the peripheral retina II: Hue and saturation. *Journal of the Optical Society of America, 67,* 202–207.

Gunther, K. L., & Dobkins, K. R. (2002). Individual differences in chromatic (red/green) contrast sensitivity are constrained by the relative number of L- versus M-cones in the eye. *Vision Research, 42,* 1367–1378.

Gunther, K. L., Neitz, J., & Neitz, M. (2008). Nucleotide polymorphisms upstream of the X-chromosome opsin gene array tune L:M cone ratio. *Visual Neuroscience, 25,* 265–271.

Guth, S. L. (1991). Model for color vision and light adaptation. *Journal of the Optical Society of America. A, Optics and Image Science, 8,* 976–993.

Hagstrom, S. A., Neitz, J., & Neitz, M. (1998). Variations in cone populations for red-green color vision examined by analysis of mRNA. *Neuroreport, 9,* 1963–1967. doi:10.1097/00001756-199806220-00009.

Hagstrom, S. A., Neitz, M., & Neitz, J. (2000). Cone pigment gene expression in individual photoreceptors and the chromatic topography of the retina. *Journal of the Optical Society of America. A, Optics, Image Science, and Vision, 17,* 527–537.

Hartridge, H. (1946). Colour receptors of the human fovea. *Nature, 158,* 97–98.

Hendrickson, A. E., & Yuodelis, C. (1984). The morphological development of the human fovea. *Ophthalmology, 91,* 603–612.

Hering, E. (1964). *Outlines of a theory of the light sense* (L. M. Hurvich & D. Jameson, D., Trans.). Cambridge, MA: Harvard University Press. (Original work published 1878.)

Hofer, H., Carroll, J., Neitz, J., Neitz, M., & Williams, D. R. (2005). Organization of the human trichromatic cone mosaic. *Journal of Neuroscience, 25,* 9669–9679.

Hofer, H., Singer, B., & Williams, D. R. (2005). Different sensations from cones with the same photopigment. *Journal of Vision, 5,* 444–454. doi:10.1167/5.5.5.

Holmgren, F. (1886). Hr. A. Konig verlas vor Eintritt in die Tagesordnung folgende ihm von Hrn. Frithiof Holmgren (in Upsala) unter Beziwhung auf der Sitzungsbericht des internationalen medicinischen Congresses (Kopenhagen, August 1884) eingesandte Mittheilung. *Verhandlungen der Physiologischen Gesellschaft zu Berlin 11 Jahrgang,* 4–6.

Hornstein, E. P., Verweij, J., & Schnapf, J. L. (2004). Electrical coupling between red and green cones in primate retina. *Nature Neuroscience, 7,* 745–750.

Hsu, A., Smith, R. G., Buchsbaum, G., & Sterling, P. (2000).

Cost of cone coupling to trichromacy in primate fovea. *Journal of the Optical Society of America. A, Optics, Image Science, and Vision, 17,* 635–640.

Jordan, G., & Mollon, J. D. (1993). A study of women heterozygous for colour deficiencies. *Vision Research, 33,* 1495–1508.

Jordan, G., & Mollon, J. D. (1997). Unique hues in heterozygotes for protan and deutan deficiencies. In C. R. Cavonius (Ed.) *13th Symposium of the International Research Group on Colour Vision Deficiencies* (pp. 67–76). Dordrecht: Kluwer Academic Publishers.

Jusuf, P. R., Martin, P. R., & Grünert, U. (2006). Random wiring in the midget pathway of primate retina. *Journal of Neuroscience, 26,* 3908–3917.

Kaiser, P. K., & Boynton, R. M. (1996). *Human color vision.* Washington, DC: Optical Society of America.

Knoblauch, K., Neitz, M., & Neitz, J. (2006). An urn model of the development of L/M cone ratios in human and macaque retinas. *Visual Neuroscience, 23,* 387–394.

Knoblauch, K., & Shevell, S. K. (2001). Relating cone signals to color appearance: Failure of monotonicity in yellow/blue. *Visual Neuroscience, 18,* 901–906.

Koenig, D. E., & Hofer, H. J. (2012). Do color appearance judgments interfere with detection of small threshold stimuli? *Journal of the Optical Society of America. A, Optics, Image Science, and Vision, 29,* A258–A267. doi:10.1364/JOSAA.29.00A258.

Kram, Y. A., Mantey, S., & Corbo, J. C. (2010). Avian cone photoreceptors tile the retina as five independent, self-organizing mosaics. *PLoS One, 5,* e8992. doi:10.1371/journal.pone.0008992.

Krauskopf, J. (1978). On identifying detectors. In J. C. Armington, J. Krauskopf, & B. R. Wooten (Eds.), *Visual psychophysics and physiology* (pp. 283–298). New York: Academic Press.

Krauskopf, J. (2000). Relative number of long- and middle-wavelength-sensitive cones in the human fovea. *Journal of the Optical Society of America. A, Optics, Image Science, and Vision, 17,* 510–516.

Kremers, J., Scholl, H. P. N., Knau, H., Berendschot, T. T. J. M., Usui, T., & Sharpe, L. T. (2000). L/M cone ratios in human trichromats assessed by psychophysics, electroretinography, and retinal densitometry. *Journal of the Optical Society of America. A, Optics, Image Science, and Vision, 17,* 517.

Kuchenbecker, J., Sahay, M., Tait, D. M., Neitz, M., & Neitz, J. (2008). Topography of the long- to middle-wavelength sensitive cone ratio in the human retina assessed with a wide-field color multifocal electroretinogram. *Visual Neuroscience, 25,* 301–306.

Lee, B. B., Martin, P. R., & Grünert, U. (2010). Retinal connectivity and primate vision. *Progress in Retinal and Eye Research, 29,* 622–639.

Lennie, P. (2000). Color vision: Putting it together. *Current Biology, 10,* R589–R591. doi:10.1016/S0960-9822(00)00632-1.

Lennie, P., Haake, W., & Williams, D. R. (1991). The design of chromatically opponent receptive fields. In M. Landy & A. Movshon (Eds.), *Computational models of visual processing* (pp. 71–82). Cambridge, MA: MIT Press.

Manning, J. R., & Brainard, D. H. (2009). Optimal design of photoreceptor mosaics: Why we do not see color at night. *Visual Neuroscience, 26,* 5–19. doi:10.1017/S095252380808084X.

Martin, P. R., Blessing, E. M., Buzás, P., Szmajda, B. A., & Forte, J. D. (2011). Transmission of colour and acuity signals by parvocellular cells in marmoset monkeys. *Journal of Physiology, 589*(Pt 11), 2795–2812.

Martin, P. R., Lee, B. B., White, A. J., Solomon, S. G., & Rüttiger, L. (2001). Chromatic sensitivity of ganglion cells in the peripheral primate retina. *Nature, 410*, 933–936.

McLellan, J. S., Marcos, S., Prieto, P. M., & Burns, S. A. (2002). Imperfect optics may be the eye's defence against chromatic blur. *Nature, 417*, 174–176.

McMahon, C., Neitz, J., & Neitz, M. (2004). Evaluating the human X-chromosome pigment gene promoter sequences as predictors of L:M cone ratio variation. *Journal of Vision, 4*, 203–208. doi:10.1167/4.3.7.

Miyahara, E., Pokorny, J., Smith, V. C., Baron, R., & Baron, E. (1998). Color vision in two observers with highly biased LWS/MWS cone ratios. *Vision Research, 38*, 601–612.

Mollon, J. D. (1982). Color vision. *Annual Review of Psychology, 33*, 41–85. doi:10.1146/annurev.ps.33.020182.000353.

Mollon, J. D. (1989). "Tho' she kneel'd in that place where they grew..." The uses and origins of primate colour vision. *Journal of Experimental Biology, 146*, 21–38.

Mollon, J. D., & Bowmaker, J. K. (1992). The spatial arrangement of cones in the primate fovea. *Nature, 360*, 677–679.

Mollon, J. D., Bowmaker, J. K., & Jacobs, G. H. (1984). Variations of colour vision in a New World primate can be explained by polymorphism of retinal photopigments. *Proceedings of the Royal Society of London. Series B, Biological Sciences, 222*, 373–399. doi:10.1098/rspb.1984.0071.

Mullen, K. T. (1985). The contrast sensitivity of human colour vision to red-green and blue-yellow chromatic gratings. *Journal of Physiology, 359*, 381–400.

Mullen, K. T., & Kingdom, F. A. (1996). Losses in peripheral colour sensitivity predicted from "hit and miss" post-receptoral cone connections. *Vision Research, 36*, 1995–2000.

Nathans, J. (1999). The evolution and physiology of human review color vision: Insights from molecular genetic studies of visual pigments. *Neuron, 24*, 299–312.

Nathans, J., Thomas, D., & Hogness, D. (1986). Molecular genetics of human color vision: The genes encoding blue, green, and red pigments. *Science, 232*, 193–202.

Neitz, J., & Neitz, M. (2011). The genetics of normal and defective color vision. *Vision Research, 51*, 633–651.

Neitz, J., Carroll, J., Yamauchi, Y., Neitz, M., & Williams, D. R. (2002). Color perception is mediated by a plastic neural mechanism that is adjustable in adults. *Neuron, 35*, 783–792.

Neitz, M., Balding, S. D., McMahon, C., Sjoberg, S. A., & Neitz, J. (2006). Topography of long- and middle-wavelength sensitive cone opsin gene expression in human and Old World monkey retina. *Visual Neuroscience, 23*, 379–385.

Noorlander, C., Koenderink, J. J., Den Ouden, R. J., & Edens, B. W. (1983). Sensitivity to spatiotemporal colour contrast in the peripheral visual field. *Vision Research, 23*, 1–11. doi:10.1016/0042-6989(83)90035-4.

Osorio, D., Ruderman, D. L., & Cronin, T. W. (1998). Estimation of errors in luminance signals encoded by primate retina resulting from sampling of natural images with red and green cones. *Journal of the Optical Society of America. A, Optics, Image Science, and Vision, 15*, 16–22. doi:10.1364/JOSAA.15.000016.

Osorio, D., & Vorobyev, M. (2008). A review of the evolution of animal colour vision and visual communication signals. *Vision Research, 48*, 2042–2051.

Otake, S., & Cicerone, C. M. (2000). L and M cone relative numerosity and red–green opponency from fovea to midperiphery in the human retina. *Journal of the Optical Society of America. A, Optics, Image Science, and Vision, 17*, 615–627.

Packer, O. S., Williams, D. R., & Bensinger, D. G. (1996). Photopigment transmittance imaging of the primate photoreceptor mosaic. *Journal of Neuroscience, 16*, 2251–2260.

Paulus, W., & Kröger-Paulus, A. (1983). A new concept of retinal colour coding. *Vision Research, 23*, 529–540.

Pokorny, J., Smith, V. C., & Wesner, M. F. (1991). Variability in cone populations and implications. In A. Valberg & B. B. Lee (Eds.), *From pigments to perception* (pp. 23–34). New York: Plenum Press.

Putnam, N. M., Hofer, H. J., Doble, N., Chen, L., Carroll, J., & Williams, D. R. (2005). The locus of fixation and the foveal cone mosaic. *Journal of Vision, 5*, 632–639. doi:10.1167/5.7.3.

Reid, R. C., & Shapley, R. M. (1992). Spatial structure of cone inputs to receptive fields in primate lateral geniculate nucleus. *Nature, 356*, 716–718.

Roorda, A., Metha, A. B., Lennie, P., & Williams, D. R. (2001). Packing arrangement of the three cone classes in primate retina. *Vision Research, 41*, 1291–1306.

Roorda, A., & Williams, D. R. (1999). The arrangement of the three cone classes in the living human eye. *Nature, 397*, 520–522.

Rushton, W. A. H., & Baker, H. D. (1964). Red/green sensitivity in normal vision. *Vision Research, 4*, 75–85.

Schirillo, J. A., & Reeves, A. (2001). Color-naming of M-cone incremental flashes. *Color Research and Application, 26*, 132–140.

Scholes, J. H. (1975). Colour receptors, and their synaptic connexions, in the retina of a cyprinid fish. *Philosophical Transactions of the Royal Society of London. Series B, Biological Sciences, 270*, 61–118. doi:10.1098/rstb.1975.0004.

Sekiguchi, N., Williams, D. R., & Brainard, D. H. (1993). Efficiency in detection of isoluminant and isochromatic interference fringes. *Journal of the Optical Society of America. A, Optics and Image Science, 10*, 2118–2133. doi:10.1364/JOSAA.10.002118.

Shapiro, M. B., Schein, S. J., & de Monasterio, F. M. (1985). Regularity and structure of the spatial pattern of blue cones of the macaque retina. *Journal of the American Statistical Association, 80*, 803–812. doi:10.2307/2288535.

Smallwood, P. M., Olveczky, B. P., Williams, G. L., Jacobs, G. H., Reese, B. E., Meitster, M., & Nathans, J. (2003). Genetically engineered mice with an additional class of cone photoreceptors: implications for the evolution of color vision. *Proceedings of the National Academy of Sciences of the United States of America, 100*, 11706–11711.

Sincich, L. C., Zhang, Y., Tiruveedhula, P., Horton, J. C., & Roorda, A. (2009). Resolving single cone inputs to visual receptive fields. *Nature Neuroscience, 12*, 967–969.

Solomon, S. G., Lee, B. B., White, A. J. R., Rüttiger, L., & Martin, P. R. (2005). Chromatic organization of ganglion cell receptive fields in the peripheral retina. *Journal of Neuroscience, 25*, 4527–4539.

Stockman, A., & Brainard, D. H. (2010). Color vision mechanisms. In M. Bass (Ed.), *The OSA handbook of optics* (3rd ed., 11.1–11.104.). New York: McGraw-Hill.

Stoughton, C. M., & Conway, B. R. (2008). Neural basis for unique hues. *Current Biology, 18*, R698–R699. doi:10.1016/j.cub.2008.06.018.

Sun, H., Smithson, H. E., Zaidi, Q., & Lee, B. B. (2006). Do magnocellular and parvocellular ganglion cells avoid short-wavelength cone input? *Visual Neuroscience, 23*, 441–446.

van Esch, J. A., Koldenhof, E. E., van Doom, A. J., & Koenderink, J. J. (1984). Spectral sensitivity and wavelength discrimination of the human peripheral visual field. *Journal of the Optical Society of America. A, Optics and Image Science, 1*, 443–450.

Wachtler, T., Doi, E., Lee, T.-W., & Sejnowski, T. J. (2007). Cone selectivity derived from the responses of the retinal cone mosaic to natural scenes. *Journal of Vision, 7*, 6, 1–14. doi:10.1167/7.8.6.

Walraven, P. L. (1962). *On the mechanisms of colour vision.* Soesterberg: University of Utrecht.

Wässle, H. (2004). Parallel processing in the mammalian retina. *Nature Reviews. Neuroscience, 5*, 747–757.

Webster, M. A., & Leonard, D. L. (2008). Adaptation and perceptual norms in color vision. *Journal of the Optical Society of America. A, Optics, Image Science, and Vision, 25*, 2817–2825.

Williams, D. R. (1990). The invisible cone mosaic. In *Advances in Photoreception: Proceedings of a Symposium on Frontiers of Visual Science* (pp. 135–148). Washington, DC: National Academy Press.

Williams, D. R., & Collier, R. (1983). Consequences of spatial sampling by a human photoreceptor mosaic. *Science, 221*, 385–387.

Williams, D. R., & Hofer, H. (2004). Formation and acquisition of the retinal image. In L. M. Chalupa & J. S. Werner (Eds.), *The visual neurosciences* (pp. 795–810). Cambridge, MA: MIT Press.

Williams, D. R., MacLeod, D. I., & Hayhoe, M. M. (1981). Foveal tritanopia. *Vision Research, 21*(9), 1341–1356.

Williams, D., Sekiguchi, N., & Brainard, D. (1993). Color, contrast sensitivity, and the cone mosaic. *Proceedings of the National Academy of Sciences of the United States of America, 90*, 9770–9777. doi:10.1073/pnas.90.21.9770.

Williams, D. R., Sekiguchi, N., Haake, W., Brainard, D., & Packer, O. (1991). The cost of trichromacy for spatial vision. In A. Valberg & B. B. Lee (Eds.), *From pigments to perception* (pp. 11–22). New York: Plenum Press.

Wuerger, S. M., Atkinson, P., & Cropper, S. (2005). The cone inputs to the unique-hue mechanisms. *Vision Research, 45*, 3210–3223.

Xiao, M., & Hendrickson, A. (2000). Spatial and temporal expression of short, long/medium, or both opsins in human fetal cones. *Journal of Comparative Neurology, 425*, 545–559.

Yamaguchi, T., Motulsky, A. G., & Deeb, S. S. (1997). Visual pigment gene structure and expression in human retinae. *Human Molecular Genetics, 6*, 981–990.

Yellott, J. I. (1982). Spectral analysis of spatial sampling by photoreceptors: Topological disorder prevents aliasing. *Vision Research, 22*, 1205–1210.

Yellott, J., Wandell, B., & Cornsweet, T. (1984). The beginnings of visual perception: The retinal image and its initial encoding. In I. Darian-Smith (Ed.), *Handbook of physiology, Section 1: The nervous system III, Part 2* (pp. 257–316). Bethesda, MD: American Physiological Society.

Yuodelis, C., & Hendrickson, A. (1986). A qualitative and quantitative analysis of the human fovea during development. *Vision Research, 26*, 847–855.

第 34 章　视锥细胞和视杆细胞信号相互作用：通路和心理物理学

Steven L. Buck

视杆细胞的活性对视锥细胞介导的视觉表现和视觉感知存在广泛的影响，也影响了多重的并行神经通路，并介导全部系列的视觉功能。正如 Buck（2004）详细提到并在随后的页数上更新的，视杆细胞活性与视锥细胞活性相互作用，决定人类视觉的空间、时间和光谱敏感性，也决定了运动和颜色感知和色彩的辨别。本章节的目标是回顾近十年来我们对视锥细胞-视杆细胞相互作用的影响的理解以及在人类和灵长类视觉系统中视锥细胞和视杆细胞信号共享的神经通路中的一些重要的进步。我真诚地向那些没有被引用到工作的研究道歉，因为我们这章空间实在有限。

视锥细胞-视杆细胞相互作用的神经通路

视锥细胞和视杆细胞信号联合的受体后通路是

什么？什么神经机制支持着这些联合，在什么情况下它们运转？这些都是心理物理学家和生理学家尝试回答的长期存在的问题。这个部分突出强调了一些在过去十年来关键的进步。

视锥细胞-视杆细胞偶联

来自视杆细胞的信号至少存在两条路径去影响也携带视锥细胞信号的视网膜的 ON 和 OFF 通路。除了经典的视杆细胞信号通路——通过突触走向为 ON 和 OFF 视锥细胞双极细胞（见图 34.1）的双极细胞和所有的无长突细胞，去影响视锥细胞的信号——现在了解到视杆细胞通过电的间隙连接突触和视锥细胞的分支（末端树突）进行信号交流（图示见图 34.1）。间隙连接是一种低电阻的细胞间通道，跨越相邻细胞的质膜。Hornstein 等人（2005）显示了 L 型和 M 型视锥细胞与许多的视杆细胞相偶联，但是没有发现 S 型视锥细胞与视杆细胞相偶联的证据。

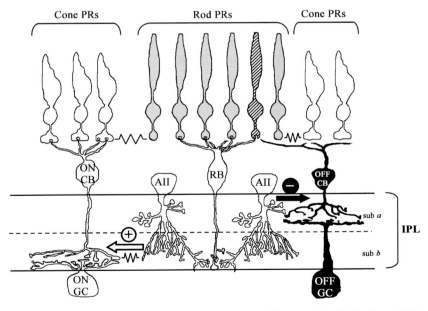

图 34.1　在早期的视网膜中视杆细胞和视锥细胞信号通路，包括通过 AII 无长突细胞的经典通路，视锥细胞和视杆细胞偶联和视杆细胞与 OFF 视锥细胞双极细胞的直接连接。（经美国生理协会的许可，复制自 2005 年 Protti 等人。）

最近的工作揭示了视杆-视锥耦合可能在视觉和视网膜神经功能中发挥的广泛的基本作用。耦合通过减轻杆和杆双极细胞的突触的饱和度来扩展暗视力的范围（Hornstein 等,2005）,使更多的杆的信号不至于使视网膜网络饱和并在中间视觉期间损害受体后视锥信号传导（Seeliger et al. 2001）,增加视锥细胞通路的灵敏度和感受野大小,减慢视锥细胞的时间响应,拓宽视锥细胞光谱灵敏度（Ribelayga,Cao,& Mangel,2008）,并调节光适应（Cameron & Lucas,2009）。

视锥细胞与视杆细胞相偶联的另一个结果是 H1 水平细胞接收来自视杆细胞的输入,L 型和 M 型视锥细胞将会对双极细胞的周边产生这种混合影响,潜在地影响大细胞通路和小细胞通路（Verweij et al.,1999）。Trümpler 等人（2008）注意到偶联可以允许水平细胞轴突末端集成在整个视觉强度范围和视网膜很大的区域上的信号,去调制视网膜的加工和视觉功能。

一个关键的发现是视杆细胞和视锥细胞偶联的程度和强度是被视网膜 24 小时的昼夜节律钟调制的,以至于这个偶联在晚上最强,在白天就很弱。这个发现至少在金鱼和小鼠两种动物身上被观察到（Ribelayga,Cao,& Mangel,2008）。在晚上,当光度水平在视锥细胞光传导阈值之下时,这就允许视杆细胞的输入达到视锥细胞通路中。在白天的时候,对于这些物种来说,视杆细胞的输入到达视锥细胞的就很少,这就帮助减少了视杆细胞对中间视觉的空间分辨锐度的干涉（Schneeweis & Schnapf,1995）。

Ribelayga、Cao 和 Mangel（2008）建议夜间视杆细胞和视锥细胞偶联的升高可能:①提高大的昏暗刺激的检测;②支持神经和代谢的活动的每天同步现象;③允许在偶联的视锥细胞和视杆细胞之间交换细胞内信号分子、营养物质和小的代谢分子,很可能帮助视锥细胞维持健康或者生存。相似的是,Camacho 等人（2010）建议一个耦合的网络可能对视锥细胞和视杆细胞有节律地脱落和更新的循环非常重要。

为了更好地了解视锥细胞和视杆细胞偶联在视觉加工中的作用,还需要进行更多的研究工作,以便也可以帮助了解到不同的哺乳动物种类中可能存在的不同,也可以了解到偶联对维持感光细胞的健康和功能的作用。

视锥细胞-视杆细胞相互作用的其他视网膜通路

在过去的 15 年里,研究者发现并识别了共享视锥细胞和视杆细胞信号的更多的视网膜通路,也对以前发现的视网膜通路的功能了解更多,例如那些包括 AII 无长突细胞的通路。

可以将视杆细胞和视锥细胞信号融合的第三条通路是在小鼠上发现的（Soucy et al.,1998）。一些视杆细胞与一种或者更多种类型的 OFF 视锥细胞双极细胞的突触直接存在连接（见图 34.1）。这种通路的意义显然因物种而异。Protti 等人（2005）研究显示在兔子的研究中它可以提供强的信号,但是在他们手中的小鼠中提供的信号都很弱,在大鼠身上就没有信号输入。到目前为止,还没有解剖学或者生理学的证据证明在灵长类动物身上发现过这种通路。

由于 AII 无长突细胞与 ON 视锥细胞的双极细胞存在双向的间隙连接,来自视锥细胞的信号和来自视杆细胞的信号与它们偶联,可以通过这些 ON 视锥细胞双极细胞进入 AII 无长突细胞（Stone, Buck, & Dacey,1997;Trexler, Li, & Massey,2005）。最近研究显示,这种偶联允许 AII 无长突细胞在一个迅速的抑制性环路中扮演重要角色,这条环路可以对在白天的光线水平下即将到来的黑暗的特征产生响应（Münch et al.,2009）。不清楚的是,在这个高的光水平功能下,视锥细胞和视杆细胞的信号可能扮演的角色。

然而,在 ON 视锥细胞双极细胞和 AII 无长突细胞之间的偶联扮演的另一角色,看起来是允许视锥细胞和视杆细胞信号去延伸扩展 OFF 视觉通路在白天的作用范围（Manookin et al.,2008）。通过与 ON 视锥细胞双极细胞偶联,对 AII 无长突细胞给予地混合的视杆细胞和视锥细胞输入,将最终调制 OFF 神经节细胞对 AII 无长突细胞突触的抑制。因此,光的下降会通过释放抑制引起 OFF 神经节细胞的兴奋。

由于间隙连接的表达——不论是视锥细胞和视杆细胞之间的还是后面的神经元之间的——是不稳定的,会被一些元素快速控制,例如,光适应和昼夜节律,电耦合在视网膜的通路中提供了巨大的可塑性和调节控制能力。我们相信在未来几年内会对视杆细胞和视锥细胞信号联合起来影响视网膜加工的方式了解更多。

视锥细胞和视杆细胞对视黑素神经节细胞的输入

过去十几年另外一个最大的进步就是内在光敏、包含视黑素的神经节细胞（视黑素细胞）的发现,这种细胞也接收来自视锥细胞和视杆细胞的输入。研究显示这些非常大且稀疏的神经节细胞不仅对 LGN 存在投射，也对皮层下区域存在投射（Dacey et al.，2003，2005），更重要的是，在瞳孔大小的控制（Gamlin et al.，2007）和昼夜节律的敏感性方面（Berson，2003综述）也扮演着重要角色。在有意思的视觉感知中视黑素细胞的角色还并不清楚，但是在暗视的光水平下它们表现出了对视杆细胞输入的高度敏感性。在光亮水平下对视锥细胞的输入光谱相对立（Dacey et al.，2005），而且还具有对内在的视黑素水平的敏感性。有趣的是，视锥细胞对立是 S，OFF 和 L+M，ON，这些都不经常在视网膜神经节细胞中存在。视杆细胞、视锥细胞和视黑素光敏响应的聚集使得视黑素细胞定位编码在光敏感的全部范围内整体的亮度（Dacey et al.，2005）。为了更多地了解这些细胞和它们的视杆细胞视锥细胞输入在有意识的视觉感知和视网膜敏感性控制中扮演的角色，仍然需要做大量的工作。

对 S 型视锥细胞/颗粒细胞的视杆细胞输入通路

对 S 型视锥细胞的视网膜输出最透彻了解的是小的双层的神经节（SBG）细胞。这种细胞显示出大的扩及同空间的 S-ON 和 L+M-OFF 响应（Dacey & Lee，1994），对 LGN 的小细胞层产生投射（Szmajda，Grünert，& Martin，2008）。视杆细胞对色调的影响的心理物理学的研究显示，视杆细胞的信号会与 S 型视锥细胞的信号联合起来影响颜色感知（Buck，2001；Buck et al.，1998），但这个预测直到最近才被证实。早期的研究对视杆细胞在 S-ON 细胞的影响是存在争议的（Virsu，Lee，& Creutzfeldt，1987；Lee et al.，1997）。然而，Crook 等人（2009）和 Field 等人（2009）明确证实，视杆细胞的信号添加了和 S 型视锥细胞信号一样的标志，对 SBG 细胞和随后的小细胞通路都提供了高敏感性的输入。视杆细胞对具有对立光谱调谐的 SBG 细胞产生最大影响的光的水平大体和在心理物理学中视杆细胞产生影响的光水平一致（Field et al.，2009）。

对大细胞和小细胞的视杆细胞输入通路

很长一段时间里我们就知道视杆细胞信号会对阳伞型神经节细胞和大细胞性 LGN 通路产生强烈的影响。然而，视杆细胞信号在侏儒型神经节（MG）细胞中的作用和在小细胞性通路中的作用都不是很清楚，一些迹象表明，视杆细胞影响至多是微弱的（Lee et al.，1997；Purpura，Kaplan，& Shapley，1988）。然而，

其他的生理学（下面会讨论）和心理物理学（下一个章节）的研究显示视杆细胞信号在小细胞通路中扮演着重要的角色。

Rudvin 和 Valberg（2006）发现视觉诱发电位（VEPs）对人类的小细胞活性可以进行灵敏的测量，即使降低到极低的活性水平也是可以测量的。他们总结，小细胞介导的响应是高对比度等色的闪烁是视觉诱发电位的主要来源，在所有光度水平下都是，包括暗视水平和中间视觉水平。

几项研究已经在新世界两色视灵长类动物中发现小细胞以及大细胞通路有大量的视杆细胞输入（Yeh et al.，1995；Kremers，Weiss，& Zrenner，1997）。Weiss、Kremers 和 Maurer（1998）发现在狨猴的两个通路中，视杆细胞和视锥信号通过矢量求和进行结合。视杆细胞的输入随着偏心率增大而加强，随着光水平升高而减弱，但是通常是可以测量到相当于人类 700 楚兰德（Td）。还需要进行更多的工作来确定新世界和旧世界的灵长类在小细胞通路中视杆细胞信号的强度是否存在不同。

如果视杆细胞信号被一些后接收通路剔除掉，我们应该期望皮层的响应特性随着从视锥细胞视觉到视杆细胞视觉的过渡。然而，Duffy 和 Hubel（2007）发现在清醒行为恒河猴中，暗适应的光度水平不会改变 V1 区皮层细胞的基础感受野特性。Hadjikhani 和 Tootell（2000）发现，与这个偏心率效应一致的是，在 fMRI 成像的中心凹表征中，视杆细胞的活性选择性不存在，在外周表征的多重区域却非常稳健。因此，测试的偏心率是另外一个可以影响发现强烈的或者微弱的视杆细胞响应的参数。

关于视杆细胞信号在 MG 细胞和小细胞通路的响应中扮演的作用问题，尤其是在灵长类动物中，还有被混合的视锥细胞和视杆细胞信号影响的皮层通路问题，仍然是最重要的没被解决的与视杆细胞-视锥细胞相互作用的研究挑战。

视杆细胞对视觉感知和性能的影响

视杆细胞和视锥细胞信号的加和性

在过去的十年中，刺激的使用允许对我们选中的视锥细胞类型和视杆细胞的相对相位的变化的独立调节。已经阐明我们的理解在特定的视觉通路中：视杆细胞和视锥细胞信号如何结合。

上面已经看到，我们早已了解了视杆细胞对阳伞

型神经节细胞和大细胞通路提供强的输入。通过使用正弦光栅调制的刺激，生理学研究（Cao，Lee，& Sun，2010）和心理物理学（Sun，Pokorny，& Smith，2001b）研究现在都显示在大细胞通路中视杆细胞和视锥细胞信号被线性整合。稍后的研究得出结论，当刺激周期为 10Hz，视杆细胞信号与 M 型和 L 型视锥细胞信号近乎完美的整合。不论是在 1 还是 10 楚兰德。这个过程很可能是在大细胞通路中进行的。然而，在 2Hz 的周期调制下，视杆细胞信号与 M 型和 L 型视锥细胞信号只能进行概率整合，这时候我们推断此过程在小细胞通路中进行。与此形成对比的是，Kilavik 和 Kremers（2006）发现，在绿色盲患者中在视觉频率从 1~15Hz 变化的整个范围，视杆细胞和 L 型视锥细胞的信号结合完全是通过向量整合。显然，还需要做更多的工作，使这些结果可以一致。

关于视杆细胞和 S 型视锥细胞信号的联合证据也是很复杂。Zele，Kremers 和 Feigl（2012）证实视杆细胞和 S 型视锥细胞信号的联合在一些个体中是线性的，但是在另外个体中却是概率总和的。此外，他们也发现，存在一个复杂的非线性的视杆细胞和 S 型视锥细胞信号的共同增强，这伴随着一个不同的步骤。至于怎样可能把这些影响推广到其他情况，我们需要做更多工作去探究。

最后，Cao 等人（2008）已经显示视杆细胞与所有的三个通路建立联系——小细胞，颗粒细胞和大细胞——这些联系与视杆细胞刺激的对比度呈线性相关。

视杆细胞对亮度和明度的影响

研究视杆细胞和视锥细胞的信号是怎样联合在一起去对一个中间视觉的刺激的明度和亮度的感知产生贡献，这具有长久的意义。中间视觉可以使视杆细胞和视锥细胞的受体都产生兴奋（综述见 Buck，2004，and Stockman & Sharpe，2006）。标准光谱光度函数被明视视觉—CIE 1924 V（λ）和 CIE 1964 V_{10}（λ）—和暗视视觉 CIE 1951 V'（λ）所定义。然而，没有单独的定义中间视觉的光度函数。除了整体的光照水平和其他因素，视杆细胞和视锥细胞相对的贡献大小取决于刺激的参数，例如刺激大小，刺激视觉和所在视网膜位点以及观察者的适应状态（综述见 Stockman & Sharpe，2006）。

尽管视杆细胞和视锥细胞对中间视觉的亮度和光度感知的贡献研究存在这么多的复杂之处，研究者还是努力想找到一个通用的法则。对于中间视觉

亮度的规范化来说是一个挑战，分离明视的亮度是一个常见的任务，例如最低程度的明显的边界或者闪烁光的亮度测定，显然是不适合的，因为这两种情况下暗视视觉敏感度处于不利地位，这时的空间时间敏感度都是很差的。存在许多使中间视觉亮度规范化的方法：测量反应时（Rea et al.，2004），搜索时间（Walkey，Harlow，& Barbur，2006），对比度和视锐度阈值（Varady & Bodrogi，2006），还有运动光度测量（Raphael & MacLeod，2011）。在这些方法中，反应时和相似的表现测量与真实世界的任务，如开车具有特殊的相关。

Raphael 和 MacLeod（2001）使用的最小运动光度测量方法是最具有前景的。因为这种技术之前曾被使用来测量明视视觉，测量的同时并没有损害暗视视觉。他们发现当光水平从一个完全暗到一个完全明亮的条件下，存在从视杆细胞主导到视锥细胞主导的一个反曲线的转变。重要的是，非常引人注目的是中间视觉的亮度的光水平依赖于偏心率：从偏心率 2°到 18°，中间视觉的中值转变有 10 倍以上。这个表明，到完全明视视觉的转变被相对的视杆细胞和视锥细胞信号强度所决定，并不能被视杆细胞的固定上限（饱和点）决定或者被视锥细胞可以阻断视杆细胞产生影响的刺激水平决定。这点强调了介导视杆细胞和视锥细胞转变过程的复杂性。

研究者还尝试对中间视觉明度进行规范化。CIE 发展了去测量和预测在任何光水平下明度的光度测量的一个补充系统。这个系统基于他们所谓的规范化的度量——等效亮度（CIE，2001），即，一个标准的相对光（540THz 频率或者 555nm 波长）的亮度，与测试的光或者物体的明度相匹配。这样的一个系统允许对一个特殊的光或者物体的明度规范化。但是对于预测一个任意的光或者物体的明度来说，我们必须具有一个模型来描述中间视觉的明度是如何与亮度区分的，这个得依赖于视杆细胞和色彩系统的贡献。这样的光度测量模型的规范化需要更多的努力付出，而且超出了我们的讨论范围。

亮度和明度另外一个基本的不同是明度可以被周边的刺激影响，而且影响是在亮度之前产生（例如在同时并且连续的明度对比情况下）。Sun、Pokorny 和 Smith（2001a）显示在一个圆环周边刺激存在时，如果测试刺激所在位置的楚兰德为 1、10 或者 100 情况下，视杆细胞信号的调制可以诱发测试区域的明度对比。

视杆细胞对色调的影响

视杆细胞可以影响颜色的所有三个知觉维度——色调、明度和饱和度——还有颜色的辨别。这篇综述集中于最近在理解视杆细胞在影响色调和颜色辨别的影响方面取得的成就上。

视杆细胞刺激可以影响色调感知的一种途径是转变或者偏移色调的感知,以便不会出现仅仅只有视锥细胞独自控制的情况。存在三种不同的视杆细胞色调偏移,反映了视杆细胞参与了色调感知通路的不同部分(综述见 Buck,2004)。所有的参与部分都可以在图 34.2 看到。

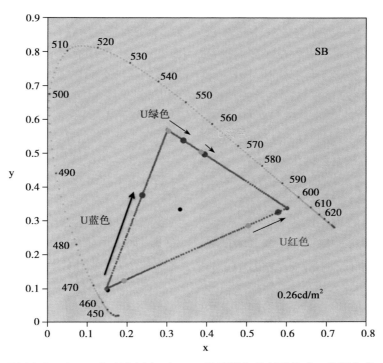

图 34.2　在 CIE 色度空间中,在 CRT 显示器上观察到的唯一色调位点的视杆细胞色调偏移。

1. 相对于红色,视杆细胞可以提高绿色的感知。视杆细胞的绿色偏向在更长的波长处更容易看到。这个可以看作独特的黄色向更长波长的转变(一个红绿平衡),视锥细胞对红色的贡献被提高用于平衡视杆细胞对绿色的贡献。

2. 视杆细胞也可以具有相反的效应,即,相对于绿色可以提高红色的感知。视杆细胞对红色的偏移在短波长处是最显著的,可以被认为是独特的蓝色向更长波长的偏移。

3. 相对于黄色,视杆细胞可以提高蓝色的感知。视杆细胞蓝色的偏移可以被认为是独特的绿色向更长波长的偏移。作为光谱外独特的红色向更长波长能量的转变的一个类似的转变。

视杆细胞色调偏移机制　我们建议,在侏儒神经节细胞通路,视杆细胞的信号与 M 型或者 L 型视锥细胞信号联合起来,但是与对 L 型视锥细胞相比,对 M 型视锥细胞有着更强的权重,为了产生视杆细胞绿色

偏移(Buck,2001;Buck et al.,1998)(见图 34.3)。对这种不同的权重的神经基础我们还不是很了解。但是一个更具有吸引力的可能是,作为 M 型视锥细胞和

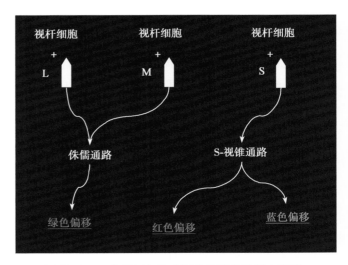

图 34.3　三种视杆细胞色调偏移路径的概念模型。

典型的数目上更多的 L 型视锥细胞的信号之间归一化的一部分,视杆细胞和 M 型视锥细胞信号被不同的加强。一个外显测验(Cao,Pokorny,& Smith,2005)没有发现 L 型和 M 型视锥细胞比例之间的关联,没有像闪烁亮度测量推断出来的结果一致,也不与视杆细胞绿色偏移一致。然而,在中间视觉区域视杆细胞的刺激提高会引起色调的改变。这与刺激引起 M 型视锥细胞的兴奋比刺激引起 L 型视锥细胞的兴奋更多相匹配,也与 M 视锥细胞相关的通路里存在更多的视杆细胞影响现象有关。而且,视杆细胞在环形周边的调制使中央产生色彩的对比度效应,也与 M 型视锥细胞调制很类似。视杆细胞绿色偏移的起源和在 M 型和 L 型视锥细胞上存在的不同的视杆效应,仍然是视杆细胞色调偏移的神经机制中最有趣的未解之谜。

我们也建议视杆细胞与 S 型视锥细胞信号的相同的标记相结合,假设在小的双层神经节细胞通路中,产生视杆细胞红色偏移和视杆细胞蓝色偏移(见图 34.3)。基础的颜色模型将 S 型视锥细胞刺激的提高与蓝色和红色的提高联系在一起,与紫色感知与非常短的波长联系在一起相一致。因此,视杆细胞信号添加到 S 型视锥细胞通路,模拟了 S 型视锥细胞信号的影响,提高了红色和蓝色的感知。

因为视杆细胞红色偏差和视杆细胞绿色偏差具有不同的神经基础,它们可以作为对立拮抗而告终。这点可以通过红色和绿色视杆细胞偏差的不同时间进程被证实。通常缓慢产生的视杆细胞红色偏差对于长时程的刺激(大于等于 200ms)效应更强。但是如果刺激非常短(30ms),活跃的红绿偏差就会出现(Buck & Knight,2003;Buck et al.,2008)。另外一种情况是视杆细胞绿色偏移可以主导独特的蓝色,使其看起来更像小的中心凹为中央的刺激,可能由于中心凹 S 型视锥细胞的稀疏性,需要主导视杆细胞红色偏移(Buck et al.,2006,2012;Thomas & Buck,2006)。

红色和绿色视杆细胞色调偏移互相对立这一点也对早期在单个视杆细胞蓝色偏移上的发现提供了潜在的解释(综述见 Buck,2004)。使用更长和更短的波长的混合光将倾向与同时产生绿色和红色的视杆细胞偏移。这将相当于相互抵消,剩下视杆细胞蓝色偏于作为色调上的主要影响。当 S 型视锥细胞没有被激活,即在长波长时存在视杆细胞红色偏移的缺乏,暗示着 S 型视锥细胞的活性门控视杆细胞的影响:S 型视锥细胞的非零水平对于被 S 型视锥细胞通路传递的视杆细胞信号来说是很必要的。这种门控的神经机制和在 L 型和 M 型视锥细胞通路的相似的视杆细胞影响的门控是否存在,这两点都还不清楚。

仅仅只有对蓝-黄维度具有影响的一条单独的视杆细胞影响方向,一个视杆细胞的蓝色偏移,这种偏移经常向独特的绿色或者独特的红色偏移(Buck et al.,2012)。事实上,Cao,Pokorny 和 Smith(2005)发现,在中间视觉中视杆细胞刺激的增加会产生色调的改变。在匹配的光水平下,当仅仅只有 M 型视锥细胞刺激的增加不能达到匹配时,需要 S 型视锥细胞兴奋的提高(见图 34.4)。因此,心理物理学和视网膜生理学(见前面章节)在揭示介导视杆细胞蓝色偏移时的 SBG 细胞通路时,两者是吻合的。

视杆细胞色调偏移的普遍性　在过去几年中领域中最大的进步之一是扩充了我们对可能观察到的视杆细胞色调偏移的条件范围的理解。早期的研究大多数是使用单个单色刺激的圆盘,在一个隔离的区域内出现或者消失。最近的研究开始探索空间上更加复杂,具有时间动态性和色度不饱和的刺激,为了帮助理解视杆细胞是如何影响色调在真实世界的视觉环境中的感知。

在空间区域的一些研究使用了大背景或者周边刺激去调制视杆细胞色调的偏移。Knight 和 Buck(2001,2002)使用大的同轴心的暗视视觉背景去证实:是由于视杆细胞刺激的持续时间,而不是视锥细胞刺激的持续时间,驱动了视杆细胞红色偏移在短波长情况下的发生。Cao、Pokorny 和 Smith(2005)证实,在一个封闭的圆盘的上色对比度色调,被在一个同轴心的周边诱导。此时,视杆细胞的时间调制与当视杆细胞刺激在一个中间视觉区域被调制时看到的色调的偏移平行。

Buck 和 DeWente(2010)发现视杆细胞的蓝色和绿色偏移幅度大小很少会被具有色彩的周边影响。这时的周边会诱导产生与测试刺激同时的色彩对比。他们也显示,当这个矩形片段在一个多彩色的 5×5 个片段的蒙特里安排列中,视杆细胞色调偏移对于一个矩形的片断是持续的。蒙特里安排列被认为是具有稳定的色调感知,很可能通过保持颜色恒常性和彩色敏感的减弱作用中实现的(Brown & MacLeod,1997)。不论什么情况,蒙特里安排列对于这项研究产生了这样的影响,但是他没有消除视杆细胞色调的偏移。为了理解视杆细胞色调影响和其他的空间时间对于色调影响的可能的相互作用,需要有进一步的研究。

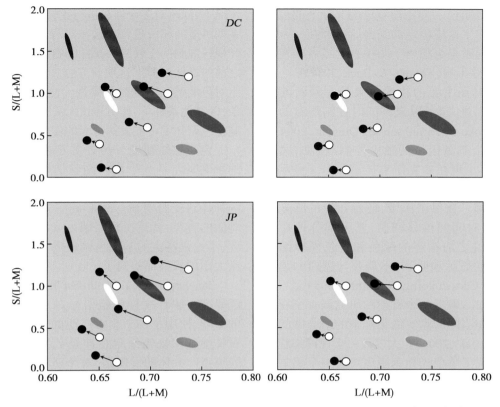

图 34.4　相对于基本颜色类别,在 2Td(左)和 10Td(右)情况下使用 4 个通道的光刺激器观察到的视杆细胞色调偏移(点和箭头)。

其他的研究已经开始评估视杆细胞偏移对更不饱和的刺激的存在情况。Buck 等人(2012)发现在 CRT 显示器中发现了所有 3 种视杆细胞色调偏移的存在。与麦克斯韦观察装置提供光谱刺激相比,提供了不饱和的刺激(由于更宽频的荧光的混合)和下降的空间对比度(由于背景光度耗散)。视杆细胞色调偏移在 2.6cd/m² 的光水平下被发现(不是在 26cd/m² 的光水平下)。然而,视杆细胞色调偏移的临界的光水平和幅度在不同的观察者中变化很大。这种变化的可能性是与 CRT 刺激的相对不饱和相关的,支持此观点的另一个研究是关于使用不饱和的刺激研究视杆细胞色调偏移的(Buck & Cunningham,2009)。对于不饱和的刺激,观察者显示出了所有三种视杆细胞色调偏移,在一些情况下伴随着很少的只有 25% 的激发强度。但是在独特的色调和观察者中整体的差异是持久的。一般来说,与黄色刺激相比,视杆细胞色调偏移在更低水平的蓝色和绿色刺激中依然存在,在不同的观察者中,这也显示了最大的变化。

定性的类似的视杆细胞色调偏移已经通过以下方法被识别:独特色调偏移和色调缩放任务,适应,强制选择和阶梯法以及明视视觉和暗视视觉亮度下的分辨等同的亮度刺激的使用。尽管如此,还不清楚这些变化可能影响到的视杆细胞色调偏差的结果的具体哪些细节。

在 Volbrecht 和他的同事(2010)的一项研究中发现了测量独特的绿色的方法。这种方法既影响了独特绿色的轨迹,也影响了在视杆细胞影响下它的偏移。与阶梯法任务相比,尽管测量到的视杆细胞蓝色偏移相对很小,色调缩放任务显示了对于独特绿色的更长波长的轨迹和更大的视杆细胞影响。

视杆细胞色调偏移对刺激光水平的依赖性同时具有理论上和实践上的重要性,当然还存在棘手的复杂性。在整体上,视杆细胞色调偏移会在相对强的视杆细胞信号和相对弱的视锥细胞信号条件下发生。然而,并不清楚的是这个是否代表了简单的信号轻度影响或者更精细的光水平依赖的视网膜的神经改变。看起来似乎是蓝色和绿色的视杆细胞色调偏移大体上更强烈地依赖于低的中间视觉光水平,然而视杆细胞绿色偏移可能与更高的光水平相关(Knight & Buck,2001;Thomas & Buck,2004),但是这些影响的神经机制还不清楚。

由于视杆细胞和视锥细胞光谱敏感性的不同,不可能同时保持视杆细胞和视锥细胞在光谱中存在恒定兴奋水平。所以,必须选择指定的光水平。一些更早的研究发现,一个超宽谱的光水平为 1~1.5log 暗视视觉楚兰德,会非常可靠产生所有 3 种视杆细胞色调的偏差(见 Buck,2004)。使用超宽谱的光学上的恒定光水平可能没有产生这样恒定的结果。选择在一个相对比例的光谱的刺激是否相当于明视视觉或者暗视视觉下的,也会有一些影响(Thomas & Buck,2004)。

可以说这段时期主要的技术成果是一种新的四通道光刺激器的引进,这可以允许同时控制所有的是在光受体类型(Pokorny,Smithson,& Quinlan,2004)。光刺激器允许两个刺激区域的独立控制(例如,圆盘和同轴心的周边)呈现在麦克斯韦显示器上。显示条件是中间视觉的光水平,可以刺激所有三种类型的视锥细胞和视杆细胞。在每个区域,任意数量的感光细胞类型可能随着时间的推移调制,其余部分保持不变。感光细胞允许之前描述的绿色和蓝色视杆细胞色调偏移的直接的显示和验证,不需要与漂白和黑暗状态下进行比较(Cao,Pokorny,& Smith,2005)。

表面颜色感知 最近一个有趣的研究调查了视杆细胞是如何影响在不同的真实纸张样本的组合中的色调命名(Pokorny et al.,2006)。大多数关于视杆细胞色调偏移的研究呈现了单个光亮刺激斑块在一个黑暗区域漂浮,没有其他色调的刺激进行同时比较。相反的是,这些研究人员让观察者判断的是单个纸张片段,来自8种基本无黑色色调类别的24片组装的一部分的相对色调。光水平在完全明视视觉水平之下,视杆细胞和L型视锥细胞介导大多数样本的检测。具有更高L型视锥细胞刺激的长波长样本倾向于和它们在明视状态下被认为的标签颜色相同:橙色或者红色。具有高反射率的短的和中间波长的刺激,大多被标记为蓝色或者绿色,那些更低反射率的大体都被标记为黑色。

在最低的光水平下,只有视杆细胞介导检测,许多颜色名称仍然被用于那些在阈值以上的样本:那些具有更高暗视视觉反射率的样本倾向于被命名为绿色或者蓝色,那些具有更低暗视视觉反射率的样本倾向于被命名为橙色或者红色。因此,单独激活视杆细胞会产生可靠地相对色调的范围报导。与此形成对比的是,当相同的纸张样品第一次被在最低的光水平下呈现,如果其他纸张都在阈值之上,其他纸张都会被标记为蓝色或者绿色。

另外一个比较研究(Pokorny et al.,2008)发现,被排除不正常的三色视者(具有M型视锥细胞色素的偏移),在这些刺激条件下表现出与正常三色视者相似的结果。然而,二色视者(缺乏M型或者L型视锥细胞色素的一种)在暗视视觉条件下与探索的色调名称使用不同。作者建议减少的明视视觉色调的色域是由于二色视觉与暗视视觉的反射率关联太差导致。

这些研究提醒我们,除了被刺激聚集的感光细胞的信号外,大脑建立起色调是依赖于多种因素的。在这种情况下,同时对多个样品进行比较使大脑能够推断出一系列可能的相关色调。这一过程依赖于L型视锥细胞和视杆细胞的比较或者视杆细胞自己的比较,也依赖于之前的自然经验。这项研究强调了扩大调查对视杆细胞对色调感知影响的重要性。使用的是尽可能自然的条件,在此条件下,比所建议无关的色调的研究,视杆细胞在色调知觉可能发挥更大的作用。

色彩感知领域 另外关于视杆细胞对颜色视觉的影响研究是关于视杆细胞信号如何影响色彩感知区域(PF)的大小的。感知区域和心理物理学上测量的神经感受野等价。色彩的感知区域可以被定义为刺激的直径,就是在此区域一个特定的颜色感知的强度,不论是特定的基础色调或者饱和度都不会随着刺激大小的提高而提高了。

JanNerger、Vicki Volbrecht 和他们的同事进行了广泛研究去解释视杆细胞信号对色彩的感知区域大小的影响,使用了一个非常广泛的光水平和具有不同的视杆细胞和视锥细胞在神经节细胞通路汇聚的视网膜位点。大体的发现是,对于所有的是在基本色调来说,视杆细胞的激活随之色彩的感知区域大小的增加而增大,尤其是视网膜在2~200的明视视觉托兰的照度水平(Pitts et al.,2005;Troup et al.,2005;Volbrecht et al.,2009)。整体来说,当与视锥细胞相比,视杆细胞激活最强时,视杆细胞提高了感知区域的大小。也就是在视杆细胞数目相对于视锥细胞数目来说最多的视网膜区域发生。然而,这使我们不清楚什么特定的视网膜或者视网膜后通路参与了其中。这些研究者争论:视杆细胞对感知区域大小的影响并不是来自简单的视杆细胞去饱和,而是归因于大细胞通路和小细胞通路的输入的皮层相互作用。

视杆细胞对色彩辨别的影响

考虑到显示器使用颜色来传达信息的不断增加,理解视杆细胞信号是如何影响色彩辨别具有相当大的理论和实践意义。最近的研究强调了之前的发现,对于正常的三色视者,视杆细胞刺激通常会损害由L型加上M型视锥细胞(Nagy & Doyal,1993;Stabell & Stabell,1977)或者S型视锥细胞(Knight et al.,1998)色彩通路介导的辨别。然而,最近的研究显示,视杆细胞影响这些是采用了不同的途径,而且视杆细胞对不同类型的辨别影响是不等价的。

与之前在L-M辨别的研究结果一致的是,Volbrecht、Nerger 和 Trujillo(2011)发现,视杆细胞逐渐地减少在更长的波长光谱的一半中色调的辨别,就像视杆细胞在暗适应的过程中获得敏感性是一样的。作者建议视杆细胞损失色彩辨别是通过大细胞通路,通过在视皮层中与视锥细胞信号相互作用,很可能 L 型视锥细胞信号是比较特殊的,由小细胞通路转达。不幸的是,由 Volbrecht、Nerger 和 Trujillo 使用的波长范围没有提供对 Stabell 和 Stabell(1977)发现的视杆细胞对非常长波长的刺激的波长辨别的测试和重复发现。

Cao,Zele 和 Pokorny(2008)显示了视杆细胞刺激对 L-M 型辨别的不对称影响。使用的是四个通道的光刺激器,允许对视杆细胞和视锥细胞兴奋性的操控,不需要暗适应和"漂白"适应的比较。他们发现视杆细胞兴奋损伤的是 L-M 型视锥细胞的增加量(相对于 M,L 的增加),但是对于 L-M 型视锥细胞的减少量(相对于 L,M 的增加),视杆细胞并没产生影响。进一步比较这些视杆细胞的影响,使用感知上匹配的视锥细胞刺激,显示 L-M 型视锥细胞的增加量的损伤源于视杆细胞对色彩通路的作用,和 Volbrecht、Nerger 和 Trujillo(2011)的结论不同。Cao、Zele 和 Pokorny 发现的视杆细胞对 L-M 型视锥细胞的减少量不存在影响,这一点也与早期的工作形成鲜明对比。即视杆细胞对 L-M 型视锥细胞的减少量和增加量都存在损伤,尽管对增加量的损伤要比对减少量的损伤要大(Nagy & Doyal,1993)。需要做更多的工作来看看是在这些研究中不同的刺激还是不同的方法导致了不同的结果。

虽然 Volbrecht,Nerger 和 Trujillo(2011)没有发现视杆细胞对短波长色调辨别的影响,但是其他研究中发现了这一点。Knight 等人(1998)发现在沿着 S 型视锥细胞轴的 FM100-色调测试中,暗适应选择性地损伤色彩辨别,而且这种影响随着更低的光水平而增加。Knight,Buck 和 Pereverzeva(2001)发现,对于小的中心凹外的刺激来说,视杆细胞对 S 型视锥细胞减少量的影响要远远强于对 S 型视锥细胞增加量的影响,但是与视杆细胞在大的中心凹外的刺激的作用情况不一致。这个尺寸依赖性的发现与 Nagy & Doyal(1993)在 L-M 辨别上的发现结果完全相反。凸显出视杆细胞影响两种类型的色彩辨别的不同方式,但没有解释这是为什么。

视杆细胞对 S 型视锥细胞减少量和对 S 型视锥细胞增加量的影响的不对称性在另外两个研究中也有发现。Shepherd & Wyatt(2008)使用一个同时色彩对比任务进行研究,并建议使用视杆细胞优先进入 S-OFF 通路来解释他们的结果。Cao、Zele 和 Pokorny(2008)也发现视杆细胞损伤对 S 型视锥细胞减少量的影响,对 S 型视锥细胞增加量却没有影响(见图 34.5)。这些影响的解剖学基础还不清楚。

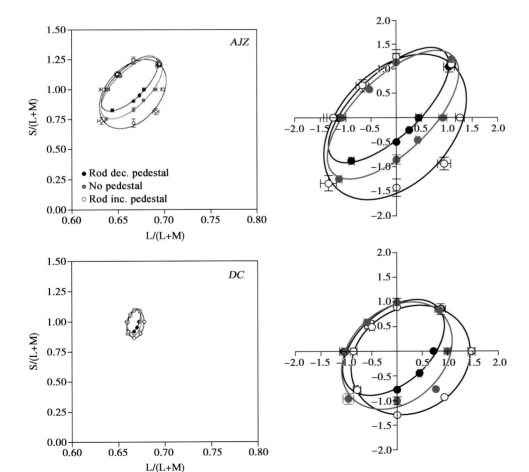

图 34.5 视杆细胞对色彩辨别的不对称影响:视杆细胞可以影响 S 型视锥细胞的减少量,但不影响 S 型视锥细胞的增加量,对 L 型视锥细胞来说则是会影响它的增加量而不是减少量。

最后，Walkey 和他的同事（2001）的一项研究很重要，因为没有显示出视杆细胞对色彩辨别的任何影响。研究是在彩色空间的亮度对比度掩蔽领域的多个方向测量，和剑桥颜色测试中使用到的相同，用于消除暗视视觉和明视视觉的亮度对比信号的检测，分离出色彩通路。在视锥细胞聚集和暗适应两种不同条件下，在距离注视点 3.5° 的刺激中，在颜色空间中18方向的色彩辨别椭圆的不一致的差异被发现。很可能相对小的刺激偏心率会只产生微弱的视杆细胞信号，然而一个更大的偏心率将会揭示视杆细胞对色彩辨别的影响。然而，一个更加吸引人的可能性是亮度对比屏蔽可能掩盖了视杆细胞的影响，可能是通过使携带视杆细胞信号的通路达到饱和来实现的。

我们仍然对视杆细胞影响色彩辨别的条件范围理解不全面，也对介导那些影响的神经通路本质理解不深入。促进我们理解的动力来自于这样一个事实：上述研究表明在正常的三色视觉被试中视杆细胞对色彩辨别的损伤，与在二色视觉（例如 Pokorny & Smith，1977）以及单色视觉（Reitner，Sharpe，& Zrenner，1991）被试中视杆细胞对色彩辨别的提高形成鲜明对比。二色视觉和单色视觉的被试的视杆细胞似乎具有提供弥补色彩辨别中损伤的维度的能力。这一现象的原因，以及对正常的三色视觉患者的视杆细胞功能增强的研究，归属于最有趣的悬而未决的问题中——与色觉相关的视杆细胞-视锥细胞的相互作用。

面临的挑战

在不远的将来将挑战研究者最重要的悬而未决的问题是以下几点：

- 视杆细胞-视锥细胞偶联是如何维持感光细胞的健康和生存？
- 在 MG 细胞和小细胞通路的响应中，视杆细胞信号扮演的角色是什么？
- 哪些皮层的通路信号加工是开始于视杆细胞的？
- 为什么视杆细胞的激活会在感知绿-相对于-红的色调偏差中发挥作用？
- 为什么视杆细胞对颜色辨别的影响会存在不对称性，包括对 S 型视锥细胞的增加量和减少量的影响？
- 是否存在一种情况，就是视杆细胞的激活可以提高人类的色彩辨别能力？

参考文献

Berson, D. M. (2003). Strange vision: Ganglion cells as circadian photoreceptors. *Trends in Neurosciences, 26,* 314–320.

Brown, R. O., & MacLeod, D. I. A. (1997). Color appearance depends on the variance of surround colors. *Current Biology, 7,* 844–849.

Buck, S. L. (2001). What is the hue of rod vision? *Color Research and Application, 26*(Suppl.), S57–S59.

Buck, S. L. (2004). Rod-cone interactions. In L. M. Chalupa & J. S. Werner (Eds.), *The visual neurosciences* (Vol. 2, pp. 863–878). Boston: MIT Press.

Buck, S. L., & Cunningham, C. (2009). Rod influence on desaturated color mixtures. *Journal of Vision, 9,* 55. doi:10.1167/9.14.55.

Buck, S. L., & DeWenter, R. (2010). Rod influence on complex backgrounds. *Journal of Vision, 10,* 50. doi:10.1167/10.15.50.

Buck, S. L., Juve, R., Wisner, D., & Concepcion, A. (2012). Rod hue biases produced on CRT displays. *Journal of the Optical Society of America. A, Optics, Image Science, and Vision, 29,* A36–A43. doi:10.1364/JOSAA.29.000A36.

Buck, S. L., & Knight, R. F. (2003). Stimulus duration affects rod influence on hue perception. In J. D. Mollon, J. Pokorny, & K. Knobluach (Eds.), *Normal and defective colour vision* (pp. 177–184). Oxford: Oxford University Press.

Buck, S. L., Knight, R. F., Fowler, G. A., & Hunt, B. (1998). Rod influence on hue-scaling functions. *Vision Research, 38,* 3259–3263. doi:10.1016/S0042-6989(97)00436-7.

Buck, S. L., Thomas, L., Connor, C., Green, K., & Quintana, T. (2008). Time-course of rod influences on hue perception. *Visual Neuroscience, 25,* 517–520.

Buck, S. L., Thomas, L., Hillyer, N., & Samuelson, E. (2006). Do rods influence the hue of foveal stimuli? *Visual Neuroscience, 23,* 519–523.

Camacho, E. T., Colon Velez, M. A., Hernandez, D. J., Bernier, U. R., Van Laarhoven, J., & Wirkus, S. (2010). A mathematical model for photoreceptor interactions. *Journal of Theoretical Biology, 267,* 638–646.

Cameron, M. A., & Lucas, R. J. (2009). Influence of the rod photoresponse on light adaptation and circadian rhythmicity in the cone ERG. *Molecular Vision, 15,* 2209–2216.

Cao, D., Lee, B. B., & Sun, H. (2010). Combination of rod and cone inputs in parasol ganglion cells of the magnocellular pathway. *Journal of Vision, 10,* 1–15. doi:10.1167/10.11.4.

Cao, D., Pokorny, J., & Smith, V. C. (2005). Matching rod percepts with cone stimuli. *Vision Research, 45,* 2119–2128. doi:10.1016/j.visres.2005.01.034.

Cao, D., Pokorny, J., Smith, V. C., & Zele, A. J. (2008). Rod contributions to color perception: Linear with rod contrast. *Vision Research, 48,* 2586–2592. doi:10.1016/j.visres.2008.05.001.

Cao, D., Zele, A. J., & Pokorny, J. (2008). Chromatic discrimination in the presence of incremental and decremental rod pedestals. *Visual Neuroscience, 25,* 399–404.

CIE. (2001). *Testing of Supplementary Systems of Photometry,* CIE Publication No. 141. Vienna: Central Bureau of the Commission Internationale de l'Eclairage.

Crook, J. D., Davenport, C. M., Peterson, B. B., Packer, O. S., Detwiler, P. B., & Dacey, D. M. (2009). Parallel ON and OFF cone bipolar inputs establish spatially coextensive receptive field structure of blue-yellow ganglion cells in primate retina. *Journal of Neuroscience, 29,* 8372–8387.

Dacey, D. M., & Lee, B. B. (1994). The blue-ON opponent pathway in primate retina originates from a distinct bistratified ganglion cell type. *Nature, 367,* 731–735.

Dacey, D. M., Liao, H. W., Peterson, B. B., Robinson, F. R., Smith, V. C., Pokorny, J., et al. (2005). Melanopsin-expressing ganglion cells in primate retina signal colour and irradiance and project to the LGN. *Nature, 433,* 749–754.

Dacey, D. M., Peterson, B. B., Robinson, F. R., & Gamlin, P. D. (2003). Fireworks in the primate retina: In vitro photodynamics reveals diverse LGN-projecting ganglion cell types. *Neuron, 37,* 15–27.

Duffy, K. R., & Hubel, D. H. (2007). Receptive field properties of neurons in the primary visual cortex under photopic and scotopic lighting conditions. *Vision Research, 47,* 2569–2574. doi:10.1016/j.visres.2007.06.009.

Field, G. D., Greschner, M., Gauthier, J. L., Rangel, C., Shlens, J., Sher, A., et al. (2009). High-sensitivity rod photoreceptor input to the blue–yellow color opponent pathway in macaque retina. *Nature Neuroscience, 12,* 1159–1164. doi:10.1038/nn.2353.

Gamlin, P. D., McDougal, D. H., Pokorny, J., Smith, V. C., Yau, K. W., & Dacey, D. M. (2007). Human and macaque pupil responses driven by melanopsin-containing retinal ganglion cells. *Vision Research, 47,* 946–954. doi:10.1016/j.visres.2006.12.015.

Hadjikhani, N., & Tootell, R. B. (2000). Projection of rods and cones within human visual cortex. *Human Brain Mapping, 9,* 55–63.

Hornstein, E. P., Verweij, J., Li, P. H., & Schnapf, J. L. (2005). Gap-junctional coupling and absolute sensitivity of photoreceptors in macaque retina. *Journal of Neuroscience, 25,* 11201–11209.

Kilavik, B. E., & Kremers, J. (2006). Interactions between rod and L-cone signals in deuteranopes: Gains and phases. *Visual Neuroscience, 23,* 201–207.

Knight, R. F., & Buck, S. L. (2001). Rod influences on hue perception: Effect of background light level. *Color Research and Application, 26*(Suppl.), S60–S64.

Knight, R. F., & Buck, S. L. (2002). Time-dependent changes of rod influence on hue perception. *Vision Research, 42,* 1651–1662. doi:10.1016/S0042-6989(02)00087-1.

Knight, R. F., Buck, S. L., Fowler, G. A., & Nguyen, A. (1998). Rods affect S-cone discrimination on the Farnsworth-Munsell 100-Hue Test. *Vision Research, 38,* 3477–3481. doi:10.1016/S0042-6989(97)00414-8.

Knight, R. F., Buck, S. L., & Pereverzeva, M. (2001). Stimulus size affects rod influence on tritan chromatic discrimination. *Color Research and Application, 26*(Suppl.), S65–S68.

Kremers, J., Weiss, S., & Zrenner, E. (1997). Temporal properties of marmoset lateral geniculate cells. *Vision Research, 37,* 2649–2660. doi:10.1016/S0042-6989(97)00090-4.

Lee, B. B., Smith, V. C., Pokorny, J., & Kremers, J. (1997). Rod inputs to macaque ganglion cells. *Vision Research, 37,* 2813–2828. doi:10.1016/S00042-6989(97)00108-9.

Manookin, M. B., Beaudoin, D. L., Ernst, Z. R., Flagel, L. J., & Demb, J. B. (2008). Disinhibition combines with excitation to extend the operating range of the OFF visual pathway in daylight. *Journal of Neuroscience, 28,* 4136–4150.

Münch, T. A., da Silveira, R. A., Siegert, S., Viney, T. J., Awatramani, G. B., & Roska, B. (2009). Approach sensitivity in the retina processed by a multifunctional neural circuit. *Nature Neuroscience, 12,* 1308–1316. doi:10.1038/nn.2389.

Nagy, A. L., & Doyal, J. A. (1993). Red-green color discrimination as a function of stimulus field size in peripheral vision.

Journal of the Optical Society of America. A, Optics and Image Science, 10, 1147–1156.

Pitts, M. A., Troup, L. J., Volbrecht, V. J., & Nerger, J. L. (2005). Chromatic perceptive field sizes change with retinal illuminance. *Journal of Vision, 5,* 435–443. doi:10.1167/5.5.4.

Pokorny, J., Lutze, M., Cao, D., & Zele, A. J. (2006). The color of night: Surface color perception under dim illuminations. *Visual Neuroscience, 23,* 525–530.

Pokorny, J., Lutze, M., Cao, D., & Zele, A. J. (2008). The color of night: Surface color categorization by color defective observers under dim illuminations. *Visual Neuroscience, 25,* 475–480.

Pokorny, J., & Smith, V. C. (1977). Evaluation of single pigment shift model of anomalous trichromacy. *Journal of the Optical Society of America, 67,* 1196–1209.

Pokorny, J., Smithson, H., & Quinlan, J. (2004). Photostimulator allowing independent control of rods and the three cone types. *Visual Neuroscience, 21,* 263–267.

Protti, D. A., Flores-Herr, N., Li, W., Massey, S. C., & Wassle, H. (2005). Light signaling in scotopic conditions in the rabbit, mouse and rat retina: A physiological and anatomical study. *Journal of Neurophysiology, 93,* 3479–3488.

Purpura, K., Kaplan, E., & Shapley, R. M. (1988). Background light and the contrast gain of primate P and M retinal ganglion cells. *Proceedings of the National Academy of Sciences of the United States of America, 85,* 4534–4537. doi:10.1073/pnas.85.12.4534.

Raphael, S., & MacLeod, D. I. A. (2011). Mesopic luminance assessed with minimum motion photometry. *Journal of Vision, 11,* 1–21. doi:10.1167/11.9.14.

Rea, M. S., Bullough, J. D., Freyssinier-Nove, J. P., & Bierman, A. (2004). A proposed unified system of photometry. *Lighting Research & Technology, 36,* 85–111.

Reitner, A., Sharpe, L. T., & Zrenner, E. (1991). Is colour vision possible with only rods and blue-sensitive cones? *Nature, 352,* 798–800.

Ribelayga, C., Cao, Y., & Mangel, S. (2008). The circadian clock in the retina controls rod-cone coupling. *Neuron, 59,* 790–801.

Rudvin, I., & Valberg, A. (2006). Flicker VEPs reflecting multiple rod and cone pathways. *Vision Research, 46,* 699–717.

Schneeweis, D. M., & Schnapf, J. L. (1995). Photovoltage of rods and cones in the macaque retina. *Science, 268,* 1053–1056.

Seeliger, M. W., Brombas, A., Weiler, R., Humphries, P., Knop, G., Tanimoto, N., et al. (2011). Modulation of rod photoreceptor output by HCN1 channels is essential for regular mesopic cone vision. *Nature Communications, 2,* 532. doi:10.1038/ncomms1540.

Shepherd, A. J., & Wyatt, G. (2008). Changes in induced hues at low luminance and following dark adaptation suggest rod-cone interactions may differ for luminance increments and decrements. *Visual Neuroscience, 25,* 387–394.

Soucy, E., Wang, Y., Nirenberg, S., Nathans, J., & Meister, M. (1998). A novel signaling pathway from rod photoreceptors to ganglion cells in mammalian retina. *Neuron, 21,* 481–493.

Stabell, U., & Stabell, B. (1977). Wavelength discrimination of peripheral cones and its change with rod intrusion. *Vision Research, 17,* 423–426.

Stockman, A., & Sharpe, L. T. (2006). Into the twilight zone: The complexities of mesopic vision and luminous efficiency. *Ophthalmic & Physiological Optics, 26,* 225–239.

Stone, S., Buck, S. L., & Dacey, D. (1997). Pharmacological dissection of rod and cone bipolar input to the AII amacrine in macaque retina. *Investigative Ophthalmology & Visual Science, 38*(Suppl.), S689.

Sun, H., Pokorny, J., & Smith, V. C. (2001a). Brightness induction from rods. *Journal of Vision, 1*, 32–41. doi:10.1167/1.1.4.

Sun, H., Pokorny, J., & Smith, V. C. (2001b). Rod–cone interaction assessed in inferred postreceptoral pathways. *Journal of Vision, 1*, 42–54. doi:10.1167/1.1.5.

Szmajda, B. A., Grünert, U., & Martin, P. R. (2008). Retinal ganglion cell inputs to the koniocellular pathway. *Journal of Comparative Neurology, 510*, 251–268.

Thomas, L., & Buck, S. L. (2004). Generality of rod hue biases with smaller, brighter, and photopically specified stimuli. *Visual Neuroscience, 21*, 257–262.

Thomas, L., & Buck, S. L. (2006). Foveal vs. extra-foveal contributions to rod hue biases. *Visual Neuroscience, 23*, 539–542.

Trexler, E. B., Li, W., & Massey, S. C. (2005). Simultaneous contribution of two rod pathways to AII amacrine and cone bipolar cell light responses. *Journal of Neurophysiology, 93*, 1476–1485.

Troup, L. J., Pitts, M. A., Volbrecht, V. J., & Nerger, J. L. (2005). Effect of stimulus intensity on the sizes of chromatic perceptive fields. *Journal of the Optical Society of America. A, Optics, Image Science, and Vision, 22*, 2137–2142. doi:10.1364/JOSAA.22.002137.

Trümpler, J., Dedek, K., Schubert, T., de Sevilla Müller, L. P., Seeliger, M., Humphries, P., et al. (2008). Rod and cone contributions to horizontal cell light responses in the mouse retina. *Journal of Neuroscience, 28*, 6818–6825. doi:10.1523/JNEUROSCI.1564-08.2008.

Varady, G., & Bodrogi, P. (2006). Mesopic spectral sensitivity functions based on visibility and recognition contrast thresholds. *Ophthalmic & Physiological Optics, 26*, 246–253.

Verweij, J., Dacey, D., Peterson, B., & Buck, S. L. (1999). Sensitivity and dynamics of rod signals in macaque H1 horizontal cells. *Vision Research, 39*, 3662–3672. doi:10.1016/S0042-6989(99)00093-0.

Virsu, V., Lee, B. B., & Creutzfeldt, O. D. (1987). Mesopic spectral responses and the Purkinje shift of macaque lateral geniculate cells. *Vision Research, 27*, 191–200. doi:10.1016/0042-6989(87)90181-7.

Volbrecht, V. J., Clark, C. L., Nerger, J. L., & Randall, C. E. (2009). Chromatic perceptive field sizes measured at 10° along the horizontal and vertical meridians. *Journal of the Optical Society of America. A, Optics, Image Science, and Vision, 26*, 1167–1177.

Volbrecht, V. J., Nerger, L., Baker, L. S., Trujillo, A. R., & Youngpeter, K. (2010). Unique hue loci differ with methodology. *Ophthalmic & Physiological Optics, 30*, 545–552.

Volbrecht, V. J., Nerger, J. L., & Trujillo, A. R. (2011). Middle- and long-wavelength discrimination declines with rod photopigment regeneration. *Journal of the Optical Society of America. A, Optics, Image Science, and Vision, 28*, 2600–2606.

Walkey, H. C., Barbur, J. L., Harlow, J. A., & Makous, W. (2001). Measurements of chromatic sensitivity in the mesopic range. *Color Research and Application, 26*, S36–S42.

Walkey, H. C., Harlow, J. A., & Barbur, J. L. (2006). Characterising mesopic spectral sensitivity from reaction times. *Vision Research, 46*, 4232–4243. doi:10.1016/j.visres.2006.08.002.

Weiss, S., Kremers, J., & Maurer, J. (1998). Interaction between rod and cone signals in responses of lateral geniculate neurons in dichromatic marmosets (*Callithrix jacchus*). *Visual Neuroscience, 15*, 931–943.

Yeh, T., Lee, B. B., Kremers, J., Cowing, J. A., Hunt, D. M., Martin, P. R., et al. (1995). Visual responses in the lateral geniculate nucleus of dichromatic and trichromatic marmosets (*Callithrix jacchus*). *Journal of Neuroscience, 15*, 7892–7904.

Zele, A. J., Kremers, J., & Feigl, B. (2012). Mesopic rod and S-cone interactions revealed by modulation thresholds. *Journal of the Optical Society of America. A, Optics, Image Science, and Vision, 29*, A19–A26.

第 35 章　亮度和明度

Frederick A. A. Kingdom

这篇文章关注的是非彩色的视觉感受。第一部分定义了基本术语,并概括了明度、亮度、对比度和照度之间的关系。第二部分关于大脑中被认为编码了亮度和明度的区域。第三部分综述了现有的亮度和明度感知模型。关于这些主题的更详细的阐述可以参看*Kingdom*(2011)的最近一篇综述。

明度、亮度、对比度和照度

图像分解

任何图片都可以分解成层或本征图像。为了理解亮度和明度,尤其是它们之间的关系,考虑其中的两个层将很有帮助:反射率和照明。反射率层面表征了材料的变化,例如油漆和涂料,反射率层本身可分解成光谱反射率(颜色)和密集的反射率(反照率)的子层。强烈反射率,从现在起被简称为反射率,被定义为的入射到一个表面后从它表面反射的光的比例。第二,照明层面包含入射光线。它既不具有时间上的统一性也不具有空间上的统一性。时间上,由于昼夜循环,在照度上最剧烈的改变发生于环境水平。空间上,视觉世界充满了各种类型的非均匀照明,如阴影,遮光,聚光灯,相互反射,加亮区和光源被用来命名主要的种类。这些反射率和照明层可以在图 35.1 里面看到。

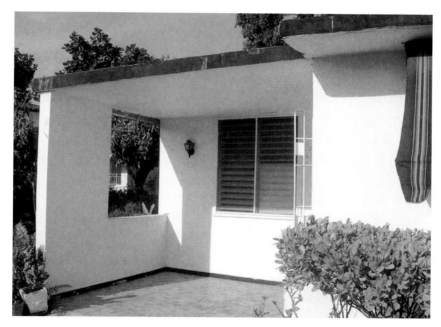

图 35.1　感知层分解使我们能够区分反射(白墙)、遮光(屋顶底面,左墙内侧)和阴影(正面墙上)。

亮度

亮度是感知到的辉度。尽管大体上亮度可以来自一个像点的感觉上的测量,但它也依赖于周边环境,主要依赖于对比度。亮度和对比度之间的精确关系在本节稍后讨论在模型部分也有介绍。

明度

明度是感知到的反射率。如果 x 和 y 是在二维的图像平面的笛卡尔坐标,辉度 $L(x,y)$、反射率 $R(x,y)$ 和照度 $I(x,y)$ 三个层面由下面这个公式产生联系:

$$L(x,y)=I(x,y)R(x,y) \qquad (35.1)$$

公式 35.1 表明它是不可能从任何一个像点的辉度确定，这个像点是不是一个被遮蔽的明亮表面或者被照明的黑暗表面的一部分。像素辉度本质上是模糊的，由于两个未知数 $R(x,y)$ 和 $I(x,y)$ 无限的组合可以产生相同的 $L(x,y)$。因此现在不言自明的是，仅仅通过检查像素点之间的关系很可能去决定 $R(x,y)$ 的感知上的关联，也就是说，明度，在不同的照度下的表面识别能力具有相同的反射率，术语是明度恒常性。在自然场景中明度恒常性一般认为是很好的：在图 35.1 中白色的墙看起来像是白色的，即使它们的辉度在时间和空间上相差很大。通过比较图像的不同部分的辉度，视觉系统在某种程度上实现亮度恒常性。虽然没有关于这是如何实现的细节的共识，基本策略是生效的，在不同表面之间辉度比例或者对比度，随着照度的变化是不变的（Wallach，1976；Jacobsen & Gilchrist，1988）。这个事实遵循公式 35.1：如果两个表面的反射率是 Ra 和 Rb，在一个共同的照度 I 下，不论 I 怎样，它们辉度的比例：La/Lb 保持为常量。明度包括对比度的计算的想法，来自 *Hering's*（1874/1964）在亮度感知的相互的神经交互的角色的想法。

明度锚定

尽管原则上对比度的计算足以产生一个相对亮度规模值（例如，这个表面是亮于一个表面，但是比另外一个稍微暗），绝对明度值（这个表面是亮一点的灰度，那个是白色的），要求对比度是"锚定"在一定的值。传统上，明度锚定的两个竞争者是平均亮度，指定作为中间灰度，和最高辉度，被指定为白色的。*Gilchrist*（2006），认为大多数的证据支持竞争者的后者。然而，因为他还指出，甚至在房间里光源（例如，荧光）是可见的和最高的辉度时，表面会出现白色。而且，在图 35.1 的照片的阴影区域看起来是白色的，即使它不是最高的亮度。这些观察结果指向另一个：根据 *Rudd* 和 *Zemach*（2005）的建议，白色不是最高亮度的决定而是由最高明度决定。

明度对亮度

明度和亮度是不同的感知，当有可见的照明的界限，就像图 35.1，由于遮光和阴影的存在，在照片上墙的表面看起来是均一的白色——一个明度的判断——在一些地方比其他地方更亮。观察者区分亮度和明度的能力已经被许多实验室使用实验室刺激来证实，这些刺激包括非均一的照度的描述（Arend &

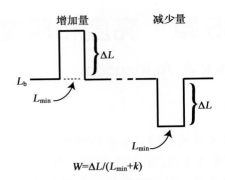

$$W=\Delta L/(L_{min}+k)$$

图 35.2 增加量和减少量的 W 计算。

Spehar，1993a，1993b）。

在没有可见的照明边界的显示，然而，如在图 35.3 的左边同时对比显示，亮度和明度的感知变成同义词。因此，这样刺激的光度质量模型可以被认为是亮度或者明度的模型。

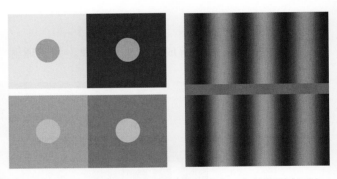

图 35.3 （左）两种经典的同时对比形式。在每张图中两个色块具有相同的辉度。（左上图）左边的斑块是一个增加量，右边的斑块是一个减少量。（左下角）两个斑块都是增加量。（右）光栅诱导刺激；水平穿过中间的狭窄条纹辉度均匀。

然而，明度只能通过扣除非均匀照度的影响来估计，亮度在原则上可以在不求助于层的分解的情况下被计算。然而，强有力的证据表明，非均匀照明影响亮度。例如，阴影看起来比它们的辉度等级的反射率相对物要亮（Logvinenko，2005），光源看起来比亮度反射率相等的相对物要亮（Agostini & Galmonte，2002；Correani，Scott-Samuel，& Leonard，2006；Zavagno & Caputo，2001），看起来位于阴影或者位于黑暗的幻灯片的表面看起来要比放置于等价的反射率背景的表面要亮（Adelson，1993；Anderson，1997；Kingdom，Blakeslee，& McCourt，1997；Logvinenko，1999）。这些发现在说服很多研究人员方面是具有影响力的，即亮度不仅由对比度敏感的机制来编码，也由非均匀光照敏感的机制编码。然而，在亮度感知中，感知到的非均一的照度的参与程度是有争议的（请参阅下面的亮度和明度的模型）。

亮度和对比度

考虑到明度/亮度与对比度密切相关，它们之间精确的关系是什么？对于复杂的场景来说，答案并不简单。但是对于相对简单的刺激，例如，在一个均匀背景中的斑块，这个问题更加易于处理，*Whittle's* 使用这种刺激的开创性的研究已经在回答这个问题上走了很长的一段路（总结 Whittle，1994）。*Whittle* 显示对于使用一个均匀背景中的斑块刺激的不同任务，如果对比度被 $\log W$ 测量，亮度和对比度之间存在一个线性的关系。在 $\log W$ 中，$W=\Delta L/(L_{\min}+k)$，ΔL 是斑块和背景之间辉度的不同，$L_{\min}$ 是斑块和背景亮度之间那个较小的亮度，k 是一个常量，可以防止当 $L_{\min}$ 接近 0 时，W 无穷大（k 可以被认为是当亮度为 0 时，内部神经噪声的测量但是如果 $L_{\min}$ 不接近于 0，常量可以完全被忽略）。如图 35.2 所示，对于一个增量的斑块或者减量的斑块，W 的计算不同。W 与传统上的度量例如韦伯（$\Delta L/L_b$）和 *Michelson*（$L_{\max}-L_{\min}$）/（$L_{\max}+L_{\min}$）对比度（$L_{\max}$ 是最大辉度，对于增量等同于 $L_{\min}+\Delta L$，对于图中的减少量等同于 L_b）。

已经认为，$\log W$ 在其他方法失败的时候也是适用的，原因是它封装了以下两个过程：局部光适应和一个压缩的尤其是对数的，对比度非线性（Kingdom & Whittle，1996；McIlhagga & Peterson，2006）。所有光适应水平的对比度测量方法都体现在等式的分母中。当分母设定为 $L_{\min}$ 时，W 体现了神经元对斑块的对比度光适应敏感的思想，光适应是对于两个辉度中更低的那个来说。W 的对数转换可以说体现了亮度对于对比度相关的函数的"真实"形状，尤其不同于当使用 *Michelson* 对比度时的用于模型对比度行为的幂指数（参见 Kingdom & Whittle，1996）。

增加量相对于减少量

增加量相对于减少量之间的区别内在的 W 发现在一个亘古不变真理中的表达：增加量和减少量被不同的机制加工。对增加量和减少量的单独的通路的证据都是生理学上的（尤其是始于哺乳动物视觉系统的视网膜的 *ON* 和 *OFF* 通路）和心理物理学上的。现象学上，令人吃惊的是难找到一个增量的辉度设置可以匹配减少量的亮度，反之亦然：它们好像是永远不会相同。不论是它们的辉度还是对比度，增加量看起来总是比减少量要更亮（例子见 35.3 左上图）。

亮度和明度的神经机制

Cornsweet（1970）早期在视觉方面有影响力的书也支持这个想法，在视网膜神经元通过暗示、亮度互惠的相互作用对亮度对比度反应。最近，然而舆论已经转向支持明度感知的皮层轨迹。然而，视网膜也扮演着关键的角色。光适应，凭借视觉系统对局部的平均光水平的适应过程，普遍认为结果来自从视网膜神经元之间获得的增益变化。因此，是视网膜将辉度不同归一化到局部光度水平，将那些不同转化为对比度（或者比例）。这些信息携带于视网膜神经节细胞的信号中，形成亮度恒常性的一个重要成分（Shapley & EnrothCugell，1984；Walraven et al.，1990）。

皮层参与亮度和明度感知的证据来自大量的细碎研究。心理物理学的研究显示，在皮层编码感知到的深度关系，影响亮度和明度的感知（综述 Gilchrist，2006，pp. 120-122 和 159-172；这个规则的显著例外是 Schirillo，Reeves 和 Arend 1990 年的研究，发现深度对亮度而不是亮度的影响）。研究也显示对一个刺激三维结构感知的改变可以引起边缘从被感知成为看起来像材料到非均一照明的转变（Knill & Kersten，1991；Buckley，Frisby，& Freeman，1994；Logvinenko & Menshikova，1994），与皮层参与的亮度和明度的感知相一致。

皮层参与的生理学证据包括存在对表面明度变化响应的大脑区域或者细胞，但是却不会对表面的边缘或者在照度上的变化响应。例如，*Roe*，*Lu* 和 *Hung*（2005）报道的在猴 $V2$ 区的细胞，在 *Cornsweet* 错觉中，对单纯的错觉明度变化响应。*MacEvoy* 和 *Paradiso*（2001）描述的在猫 $V1$ 区的细胞，对经典感受野外的相互作用调制，调制方式是使它们对在照度上的变化不响应。在人类中的 *fMRI* 研究报道网膜代表区域，$V1$、$V2$ 和 $V3$，对表面明度的变化存在强烈的响应，却不会对表面边缘变化响应（Boyaci et al.，2007；Haynes，Lotto，& Rees，2004）。

明度和亮度的模型

误差的类型

在本节中讨论的模型主要是通过亮度和明度感知中的误差来推动。尽管在日常视觉中我们很少遇到在明显的对立感知形式中的亮度/明度误差，过多的实验室刺激已经被仔细地研究，去解答这些问题。最有名的误差是在图 35.3 中左上角展示的同时对比度测量。两个相等的辉度部分具有不同的辉度背景，看起来它们的明度和亮度不相同。这个刺激和这个刺激的无数变种（例如图中左下角显示的双重增加），持续在亮度和明度的科学研究中扮演一个重大的角色。同时对比度的形式在光栅有道刺激中也存在影响，参看图 35.3 的右侧部分（McCourt，1982）。

另一类的明度/亮度误差是同化效应。同化是相反的对比，即，亮度/明度偏移向背景，而不是远离背景。具有争议的形式是怀特效应（White，1979），这里可以参看图 35.4，讲述的就是同化的一个例子。两组灰色的条带具有相同的辉度，但是在亮度/明度上具有显著的不同。然而，在这种情况下，测试条带的亮度/明度偏移到周边的光栅的相位处，而且邻接更多的测试条带，而不是正交相位。

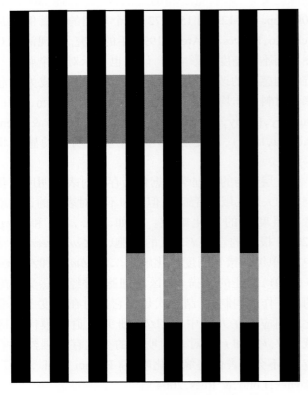

图 35.4　怀特效应。两组灰色条辉度相同。

我现在要描述五种类型的亮度/明度模型，它们在近些年都比较有影响力，即边缘整合、格式塔锚定、多尺度滤波、本征图像和经验。

边缘整合模型

Land 和 *McCann*（1971）首次支持了明度是通过整合整个图像的局部边缘对比度来计算的思想。他们的 *Retinex* 算法被设计去恢复 *Mondrian* 样的模式图形

的明度——这些是具有伪随机的空间维度和反射率的矩形阵列——那是受到缓慢的照度梯度例如阴影来控制的。明度计算通过四个阶段步骤来实现：①边缘检测；②任何比较弱的边缘的移除，例如那些由于阴影形成的边缘；③剩余边缘的重新整合去重新生成原始的矩形并计算出它们的相对明度到绝对明度。*Retinex* 算法和它催生的模型（例如，Hurlbert & Poggio，1988；Land，1986）将会失败，然而，图 35.1 的照片由于尖锐的边缘阴影将被错误地识别为反射率改变。*Retinex* 算法也会在同时的对比和怀特效应中的错觉明度不同的预测中失败。

最新的明度整合方法的表达是 *Rudd* 和他的同事们的那类模型（Rudd & Popa，2007；Rudd & Zemach，2007）。这些模型将边缘整合与生理学上的加工已知的对比度增益控制联系起来。对比度增益控制在相邻的边缘检测器之间产生作用，每个边缘检测器的增益作为相邻边缘检测器的响应幅度的一个积极作用函数，也作为它们彼此距离的消极作用函数。

格式塔锚定模型

格式塔锚定模型是明度感知模型，假的多重锚定于内部镶嵌的图像框架中。这些框架起源于经典的格式塔组合法则，例如"归属感"，和例如共同深度这样的法则（Bressan，2006a，2006b，2007；Gilchrist，2006；Gilchrist et al.，1999）。

这些模型的最著名的原则，*Gilchrist* 和他的同事们总结的，可以通过考虑它是如何应用于同时的对比度展示来获取，如图 35.3 中的左上角。在模型中，刺激被分为两个局部和一个整体感知框架，每一个测试片段的明度感知被作为两个明度值的加权平均来计算——一个起源于局部框架，另一个来自整体框架。整体框架包含刺激作为一个整体，然而局部框架包含两个周边和它们各自的测试片段。在每个框架中锚存在的地方具有最高的辉度，就是被分配的是白色，在这个框架的其他区域根据它们的辉度与白色锚的比例被分配为灰色。在整体框架中，整个刺激的白色背景具有最高的辉度，因此被分配为白色，两个测试片段被分配为相同的更低明度，因为它们对于背景的辉度比例是相同的。然而，对于这两个局部的框架，片段明度分配是不同的。对于在较暗背景下的片段，片段具有最高的辉度，因此被分配为白色，对于在较亮周边下的片段，周边具有最高的辉度，因此被分配为白色，片段就根据与周边相对的辉度比例来进行分配颜色——中间灰度。净片段明度是整体框架值（每个片段相同并介于中间灰度）和局部框架值（在暗的

周边的片段是白色,在亮的周边的片段是中间灰度)两者的平均。结果对于在一个暗背景的周边来说是一个更高的明度,对于亮的周边是一个更低的明度。因此,尽管整体的框架对片段的明度有一个重要的影响,但是由于两个局部框架的影响导致在片段明度的不同,因此产生错觉。

模型的一个明显的失败是它预测在不同的背景下相同的辉度升高应该在明度上也会出现同样的情况。然而,正如图 35.3 左下角所示,也被心理物理学研究(Blakeslee, Reetz, & McCourt, 2009; Bressan, 2006a, 2006b; Bressan & Actis-Grosso, 2001; Rudd & Zemach, 2005)证实,它们看起来并不相同。Bressan(2006a, 2006b, 2007)的"双锚定"模型解决了这个问题,他通过假定锚定每个框架:最高的辉度是白色和周边辉度是白色。

Kingdom(2011)认为在他们现有的形式中,边缘整合和格式塔锚定模型在处理 *Mondrain* 世界——具有统一的明度的区域被尖锐的边缘区分——时存在局限,它们在处理复杂的自然场景时存在难度。*Rudd* 和他的同事们意识到这个局限性,并期望合并的多初度滤波被用于它们的边缘整合模型(Rudd & Zemach, 2005)。

多尺度滤波模型

多尺度滤波模型寻找去解释明度误差,误差涉及已知的早期皮层神经元生理学响应特性,这些神经元对方位和空间频率具有选择性,例如简单细胞。这些模型中最有名的模型是 *Blakeslee, McCourt* 和他们同事(Blakeslee & McCourt, 2004; Blakeslee, Pasieka, & McCourt, 2005; Blakeslee, Reetz, & McCourt, 2009)的 *ODOG*(定向的高斯不同之处)模型。

在 *ODOG* 模型中,两个过程合起来产生明度误差。第一,非常低的空间频率被衰减了,这个说明了许多对比度误差,例如,同时对比和光栅诱导,如同其他人也注意到的(Perna & Morrone, 2007; Shapiro & Lu, 2011)。第二个过程是对比度归一化,在 *ODOG* 型中等同于沿着六个方位通道的滤波器响应,每个响应的本身是七个空间频率通道的加权线性总和。对比度归一化阶段是理解同化现象,例如怀特效应的关键。对白色刺激响应最好的滤波器是相对地高空间频率垂直定向的滤波器,对诱导光栅调谐。对比度归一化具有减少这些滤波器响应的效果,相对于那些对水平方位敏感的滤波器来说。低空间频率横向的滤波器将周边条带和那些测试片段的辉度总和在一起,是由于他们相对提高导致的错觉。

Robinson, Hammon 和 de Sa(2007)争论说如果对比度归一化阶段严格限制在邻近的感受野和邻近的

空间频率处, *ODOG* 模型的预测能力是增强的。在 Dakin 和 Bex(2003)一个相关的模型中,对比度归一化等同于在所有空间频率的滤波器的响应,不是方位。而且看起来这个好像对 *Craik-Cornsweet O'Brien* 错觉提高了一个很好的解释(参见图 35.6)。亮度和明度感知的"对比度"理论,在其中多重的滤波器模型是现代最流行的表达,传统是已经由于考虑远处环境失败而被批判,失败原因是他们仅仅解决边缘中间邻近的对比度。然而,存在一个转移注意力的东西:在多尺度的空间滤波器模型中,边远的环境通过粗糙规模(低空间频率)的滤波器来产生影响。

多尺度的滤波器模型的一个不可置疑的长处是它们可能适用于在日常场景中建模亮度变化。由于任何图像可以通过一组模型滤波器,合并的滤波器响应需要没有规则的解释。多尺度的滤波器模型的现有的限制是它们不能归类辉度的变化,不论是反射率还是照度。因此不能考虑到非均一的照度对于之前提到的亮度的特殊影响。

本征图像模型

非均一的照度对亮度的影响支持了一个方法——这里被称为内在的图像模型——将层分解提高到前沿的解释亮度和明度感知的层面(Anderson, 2001; Arend, 1994; Bergström, 1994)。这种方法起源于 Helmholtz(1866/1962)的思想(参见 Kingdom, 1997)。本征图像模型在整体上没有对亮度作出过定量的预测:他们的支持者集中于令人着迷的对非均一照度和透明度在亮度感知上的表征的创造。两个例子如图 35.5 所示。这些图像的魅力在于它们的错觉亮度的不同之处的纯粹幅度大小,看起来远远超越于那些标准的同时对比。每个似乎都在证明非均一照度或者透明度的描述都转向于测试区域"真实的"明度"低于"胶片或者阴影。

这些展示固然令人印象深刻,许多研究者在他们的解释中还是力求小心翼翼(Blakeslee & McCourt, 2012; Kingdom, 2011; Todorovic, 2006)。例如,在蛇/反色蛇(*snake/antisnake*)图中,尽管等辉度亮度的两排"钻石"之间的亮度不同在"蛇"中要比"反色蛇"图像中要大,两者中的对比度成分要存在显著差距,这个可能就是原因。在"蛇"图像中,和"反色蛇"图像相对应的"钻石"区域相比,上面的一排"钻石"被更大的黑色区域环绕,下面的一排"钻石"被更大的白色区域环绕。最近的研究建议是由于这些对比度的不同,而不是知觉上层的分解过程,在于两个图之间的错觉尺寸的幅度大小差异(Shapiro & Lu, 2011; Blakeslee & McCourt, 2012)。

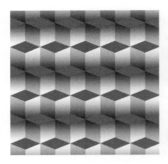 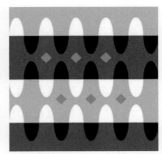 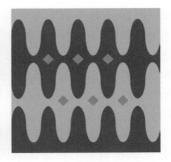

图35.5 （左）*Logvinenko*（1999）带有阴影的砌块墙图。所有的方块具有相同的辉度，但是交替的行在明度和亮度方面具有显著的不同。（中间和右边）*Adelson* 的"Snake 曲线"（中间）和"反色 Snake 曲线"（右边）图像。在两个图像中小的方块都具有相同的辉度。与反色 Snake 曲线相比，Snake 曲线中上排和下排方块之间的亮度差异要大得多。

由于上面的警告，内在的图像模型提供了一个崭新的领域去研究促进层分解（Kingdom，2008，综述）的视觉线索和非均一照度与透明度对我们在亮度明度感知方面的影响两者的探索。

经验模型

在他们的感知明度的经验方法中，Purves & Lotto（2003）建议，在空间上非均一的照度环境中，当生物体具有识别反射率的需求时，它们根据观察到的辉度模式去预估最可能的反射率值，伴随着通过目标导向行为学习到的图像统计知识。明度错觉发生是由于在任何给定的环境中，反射率值将经常不同于它的真实值。例如，在同时对比度这种情况下，*Purves & Lotto* 认为与在亮的背景下的片段相比，在黑暗背景下的片段很可能位于阴影下。因此，两个辉度相同的片段，一个位于暗背景另一个在亮背景下，很可能存在不同的反射率，这就是它们是如何被感知的（Purves & Lotto，2003）。另外的错觉，例如 *Craik-Cornsweet-O'Brien* 错觉（图35.6）的解释是类似的：错觉的感知与物理上的照度模式匹配，之所以能够产生是由于在它们中的不弥散的照度被三维物体所反射。

尽管经验学方法模型看起来与本征图像模型相呼应，但是它没有加到之间的层分解的明确阶段。不如说，通过目标导向的行为学到的图像统计知识被用于形成明度估计。为了经验方法的操作，按照它与明度误差相关，*Corney & Lotto*（2007）训练了一个人工的反向传播网络，用于识别在合成图像的目标表面的反射率。分解的图像包括多尺度的反射率片段的三维排列服从于模拟的非均一照度。只有适用于网络的检测数据片段的辉度，所以除了内在的片段辉度的不明确，网络还不得不学习去识别表面的反射率。模型已经学习在综合的图像中识别目标的反射率，可以达到标准水平的正确率。然后网络就需要在一个经典的

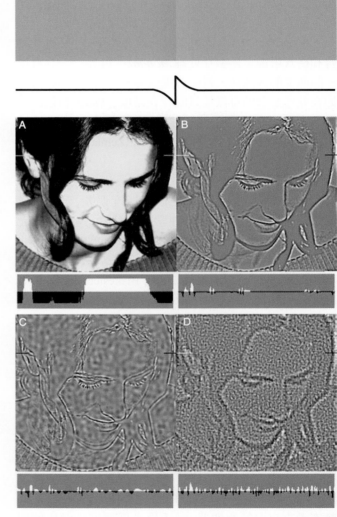

图35.6 （上图）*Craik-Cornsweet-O'Brien* 错觉。边缘两侧的区域具有相同的照度，但是亮度却不同。（下图）错觉应用于人脸图像。（A）输入图像；（B）通过高通滤波方法对低空间频率的衰减产生错觉；（C）如果低空间频率不是被衰减，而是完全被移除，错觉消失；（D）向图 *B* 加入照度噪声，结果并没有破坏错觉。每个图像下方是由短水平线标记的点的横断面亮度曲线。

明度错觉展示中(例如同时对比度,怀特效应和马赫带)去估计目标片段的反射率。网络模型和人类观察者相比,网络模型具有类似的明度误差。

有争论说经验方法与机械论方法相比没有很大不同,例如可能最初想到的空间滤波和内在的图像模型(Kingdom,2011)。例如,许多皮层神经元的响应,诸如简单细胞被设计成不随周围照度水平变化,所以这样滤波器的输出,与图像辉度模式相比,将在平均水平上更紧密地与图像反射率相关。换句话说,皮层神经元服务于减少视觉系统必须选择的明度值的减少。同样的,旨在通过层分解方法来削减空间上变化的照度的机制,也会减少明度选择的潜在范围。简言之,通过视觉展开的编码明度(多尺度滤波,对比度增益控制,层分解等等)的机制通过被改善,在进化过程中和/或发育过程中使明度的判断尽最大可能保持正确。尽管也不完美,也会出错。明度感知在经验方法和机械方法中的不同,可能在最后会归结为利用视觉来进行明度感知判断的图像统计类型的不同。例如,知觉上层分解被认为是利用了高阶的统计学关系,例如,X-连接(这些是图35.5两个边界相交之处中间的点儿)和三维形状(Kingdom,2008),然而 Corney 和 Lotto 研究中使用到的神经网络被假定捕捉相对低阶的统计学关系。对高阶图像统计的敏感度是人类视觉的定义属性,所以我们应该很惊讶于发现这些统计学被用于视觉上的明度感知。

"填充"模型

视觉科学中的永恒主题之一是均匀区域的明度/亮度来自于区域内部的边缘——属于"填充"(Grossberg & Todorovic,1988;Paradiso & Nakayama,1991;Rossi & Paradiso,1996)。术语"填充"并不是神经蔓延的同义词——它也是均匀区域通过低空间频率表征的暗喻(Dakin & Bex,2003)。然而,我们这里关注的填充包括神经蔓延。

尽管存在心理物理学(Paradiso & Hahn,1996;Paradiso & Nakayama,1991;Rossi & Paradiso,1996)、神经生理学(Huang & Paradiso,2008)和脑成像(Pereverzeva & Murray,2008)的证据支持神经蔓延观念,但它在近期遇到了挑战(Blakeslee & McCourt,2008;Cornelissen et al.,2006;Dakin & Bex,2003)。Blakeslee & McCourt(2008)在光栅诱导刺激中测量了亮度诱导的时间进程(图35.3,右图)。他们使用一个具有高度敏感性的方法,使用到了视觉系统喜欢的运动敏感性,为了利用时间上的不同去感知显著的运动方向的变

化。他们发现诱导的亮度变化的时间响应,诱导是在一个均一的条纹中,在光栅诱导刺激中,有少于1毫秒的滞后。更多的是,时间响应在条纹的高度很宽的变化中保持恒定。事实是一个方法能够在毫秒级的精确度去测量亮度诱导的时间进程,这个方法显示它几乎是瞬时的,构成一个神经蔓延思想研究中很严重的困难。因为神经蔓延必须假定一个时间进程。

Dakin 和 Bex(2003)重新审视了通常被誉为神经蔓延领域旗舰的 Craik - Cornsweet - O'Brien(CCOB)错觉。在 CCOB 刺激中,辉度的阶跃函数被锋利的坡道,在任何一方都被连通到均一的等亮度区域。然而,刺激看起来像一个阶跃边缘(图35.6,上部分)。神经的蔓延思想是神经信号在任一侧从边缘到填充区域向外传播和传递错觉。然而,Dakin 和 Bex(2003)显示 CCOB 极度依赖于在边缘处正弦相位残余的低空间频率信息的存在。如果低空间频率是相位杂乱的,错觉就会消失(图35.6,下部分)。他们提议在他们模型中的对比度归一化倾向于使在相等的空间频率 log 带能量均衡,增加了残余的低空间频率信息,所以促进了错觉的产生。他们也显示,和 Burr(1987)相同,用辉度噪声填充 CCOB 刺激,可以防止神经信号从边缘传播,但错觉依然存在。

总结

为了计算明度或者感知到的反射率,视觉系统必须减低周围环境和空间非均一照度例如阴影和影子的影响。尽管对比度检测后再进行锚定被认为是明度计算的关键,但对于具体的过程还没有一致的论断。明度感知的模型例如边缘整合和格式塔锚定模型仅在一组有限的实验室刺激中成功解决了明度误差,并且不容易将其应用于更复杂的刺激,例如日常场景。明度感知的多尺度滤波模型可能具有更广泛的适用性,但由于未能考虑空间非均匀照明对明度感知的影响而受到批评。亮度感知的本征图像模型利用非均一照度对亮度影响的生动展示,突出了知觉层分解在亮度和明度感知中的重要性。然而,本征图像模型还没有充分发展以进行定量预测,并因夸大感知到的非均一照度和透明度在亮度感知的重要性而被诟病。传统观点认为均一区域的亮度是由边缘信号向内传播的结果。这个观点最近受到挑战,因为研究显示亮度感应几乎是瞬时的,并涉及低空间频率的信息。最后,*Whittle* 的研究使用了简单的片段背景展示

揭示了一个度量 $\log W$ 。它对亮度和感知到的对比度之间的关系提供了合理的解释。

致谢

本章节的资金支持来自作者被授予的加拿大健康机构（*CIHR*）基金，编号为 *No*.11554. 特别感谢 *Mike Webster* 和 *Arthur Shapiro* 对更早的草稿的支持和意见，谢谢所有的图像提供者。

参考文献

Adelson, E. H. (1993). Perceptual organization and the judgement of brightness. *Science, 262,* 2042–2044.

Adelson, E. H. (2000). Lightness perception and lightness illusions. In M. Gazzaniga (Ed.), *The new cognitive neuroscience* (2nd ed., pp. 339–351). Cambridge, MA: MIT Press.

Agostini, T., & Galmonte, A. (2002). A new effect of luminance gradient on achromatic simultaneous contrast. *Psychonomic Bulletin & Review, 9,* 264–269.

Anderson, B. L. (1997). A theory of illusory lightness and transparency in monocular and binocular images: The role of contour junctions. *Perception, 26,* 419–453.

Anderson, B. L. (2001). Contrasting theories of White's illusion. *Perception, 30,* 1499–1501.

Arend, L. E. (1994). Surface colors, illumination, and surface geometry: Intrinsic-image models of human color perception. In A. L. Gilchrist (Ed.), *Lightness, brightness, and transparency* (pp. 159–213). Hillsdale, NJ: Lawrence Erlbaum Associates.

Arend, L. R., & Spehar, B. (1993a). Lightness, brightness and brightness contrast: 1. Illuminance variation. *Perception & Psychophysics, 54,* 446–456.

Arend, L. R., & Spehar, B. (1993b). Lightness, brightness and brightness contrast: 2. Reflectance variation. *Perception & Psychophysics, 54,* 457–468.

Bergström, S. S. (1994). Color constancy: Arguments for a vector model for the perception and illumination, color and depth. In A. L. Gilchrist (Ed.), *Lightness, brightness, and transparency* (pp. 215–255). Hillsdale, NJ: Lawrence Erlbaum Associates.

Blakeslee, B., & McCourt, M. E. (2004). A unified theory of brightness contrast and assimilation incorporating oriented multiscale spatial filtering and contrast normalization. *Vision Research, 44,* 2483–2503. doi:10.1016/j.visres.2004.05.015.

Blakeslee, B., & McCourt, M. E. (2008). Nearly instantaneous brightness induction. *Journal of Vision, 8,* 1–8. doi:10.1167/8.2.15.

Blakeslee, B., & McCourt, M. E. (2012). When is spatial filtering enough? Investigation of brightness and lightness perception in stimuli containing a visible illumination component. *Vision Research, 60,* 40–50. doi:10.1016/j.visres.2012.03.006.

Blakeslee, B., Pasieka, W., & McCourt, M. E. (2005). Oriented multiscale spatial filtering and contrast normalization: A parsimonious model of brightness induction in a continuum of stimuli including White, Howe and simultaneous brightness contrast. *Vision Research, 45,* 607–615. doi:10.1016/j.visres.2004.09.027.

Blakeslee, B., Reetz, D., & McCourt, M. E. (2009). Spatial filtering versus anchoring accounts of brightness/lightness perception in staircase and simultaneous brightness/lightness contrast stimuli, *Journal of Vision, 9,* 1–17. doi:10.1167/9.3.22.

Boyaci, H., Fang, F., Murray, S. O., & Kersten, D. (2007). Responses to lightness variations in early visual cortex. *Current Biology, 17,* 989–993.

Bressan, P. (2006a). The place of white in a world of grays: A double-anchoring theory of lightness perception. *Psychological Review, 113,* 526–553.

Bressan, P. (2006b). Inhomogenous surrounds, conflicting frameworks, and the double-anchoring theory of lightness. *Psychonomic Bulletin & Review, 13,* 22–32. doi:10.3758/BF03193808.

Bressan, P. (2007). Dungeons, gratings, and black rooms: A defense of double-anchoring theory and a reply to Howe et al. (2007). *Psychological Review, 114,* 1111–1115. doi:10.1037/0033-295X.114.4.1111.

Bressan, P., & Actis-Grosso, R. (2001). Simultaneous lightness contrast with double increments. *Perception, 30,* 889–897.

Buckley, D., Frisby, J. P., & Freeman, J. (1994). Lightness perception can be affected by surface curvature from stereopsis. *Perception, 23,* 869–881.

Burr, D. C. (1987). Implications of the Craik-O'Brien illusion for brightness perception. *Vision Research, 27,* 1903–1913. doi:10.1016/0042-6989(87)90056-3.

Cornelissen, F. W., Wade, A. R., Vladusich, T., Dougherty, R. F., & Wandell, B. A. (2006). No functional magnetic resonance imaging evidence for brightness and color filling-in in early human visual cortex. *Journal of Neuroscience, 26,* 3633–3641.

Corney, D., & Lotto, B. (2007). What are lightness illusions and why do we see them? *PLoS Computational Biology, 3,* 1790–1800. doi:10.1371/journal.pcbi.0030180.

Cornsweet, T. N. (1970). *Visual Perception.* London: Academic Press.

Correani, A., Scott-Samuel, N. E., & Leonard, U. (2006). Luminosity—a perceptual "feature" of light-emitting objects? *Vision Research, 46,* 3915–3925. doi:10.1016/j.visres.2006.05.001.

Dakin, S. C., & Bex, P. J. (2003). Natural image statistics mediate brightness "filling-in." *Proceedings. Biological Sciences, 270,* 2341–2348. doi:10.1371/journal.pcbi.0030180.

Fiorentini, A., Baumgartner, G., Magnusson, S., Schiller, P. H., & Thomas, J. P. (1990). The perception of brightness and darkness. In L. Spillman & J. S. Werner (Eds.), *Visual perception: The neurophysiological foundations* (pp. 129–161). San Diego: Academic Press.

Gilchrist, A. (2006). *Seeing black and white* (pp. 180–187). Oxford: Oxford University Press.

Gilchrist, A., Kossyfidis, C., Bonato, F., Agostini, T., Cataliotti, J., Li, X., et al. (1999). An anchoring theory of lightness perception. *Psychological Review, 106,* 795–834.

Grossberg, S., & Todorovic, D. (1988). Neural dynamics of 1-D and 2-D brightness perception: A unified model of classical and recent phenomena. *Perception & Psychophysics, 43,* 241–277.

Haynes, J., Lotto, R. B., & Rees, G. (2004). Responses of human visual cortex to uniform surfaces. *Proceedings of the National Academy of Sciences of the United States of America, 101,* 4286–4291. doi:10.1098/rspb.2003.2528.

Helmholtz, H. von. (1962). *Treatise on physiological optics* (Vol. II, pp. 264–301). (J. P. L. Southall, Trans.). New York: Dover Publications. (Original work published 1866.)

Hering, E. (1964). *Outlines of a theory of the light sense* (L. M. H. D. Jameson, Trans.). Cambridge, MA: Harvard University Press. (Original work published 1874.)

Huang, P.-C., Kingdom, F. A. A., & Hess, R. F. (2006). Only two phase mechanisms, ±cosine, in human vision. *Vision Research, 46*, 2069–2081. doi:10.1016/j.visres.2005.12.020.

Huang, X., & Paradiso, M. A. (2008). V1 response timing and surface filling-in. *Journal of Neurophysiology, 100*, 539–547.

Hurlbert A., & Poggio, T. A. (1988). Synthesizing a color algorithm from examples. *Science, 239*, 484–485.

Jacobsen, A., & Gilchrist, A. (1988). The ratio principle holds over a million-to-one range of illumination. *Perception & Psychophysics, 43*, 1–6. doi:10.3758/BF03208966.

Kingdom, F. A. A. (1997). Simultaneous contrast: The legacies of Hering and Helmholtz. *Perception, 26*, 673–677.

Kingdom, F. A. A. (2008). Perceiving light versus material. *Vision Research, 48*, 2090–2105. doi:10.1016/j.visres. 2008.03.020.

Kingdom, F. A. A. (2011). Lightness, brightness and transparency: A quarter century of new ideas, captivating demonstrations and unrelenting controversy [Invited review]. *Vision Research, 51*, 652–673. doi:10.1016/j.visres. 2010.09.012.

Kingdom, F. A. A., Blakeslee, B., & McCourt, M. E. (1997). Brightness with and without perceived transparency: When does it make a difference? *Perception, 26*, 493–506.

Kingdom, F. A. A., & Whittle, P. (1996). Contrast discrimination at high contrasts reveals the influence of local light adaptation on contrast processing. *Vision Research, 36*, 817–829.

Knill, D. C., & Kersten, D. (1991). Apparent surface curvature affects lightness perception. *Nature, 351*, 228–230.

Land, E. H. (1986). An alternative technique for the computation of the designator in the retinex theory of color vision. *Proceedings of the National Academy of Sciences of the United States of America, 83*, 3078–3080. doi:10.1073/pnas.83.10.3078.

Land, E. H., & McCann, J. J. (1971). Lightness and retinex theory. *Journal of the Optical Society of America, 61*, 1–11. doi:10.1364/JOSA.61.000001.

Logvinenko, A. D. (1999). Lightness induction revisited. *Perception, 28*, 803–816.

Logvinenko, A. D. (2005). On achromatic colour appearance. In J. L. Nieves and J. Hernanderez-Andres (Eds.), *AIC Colour 05. The 10th Congress of the International Colour Association. May 8–13, 2005, Granada, Spain* (Part 1, pp. 639–642).

Logvinenko, A., & Menshikova, G. (1994). Trade-off between achromatic colour and perceived illumination as revealed by the use of pseudoscopic inversion of apparent depth. *Perception, 23*, 1007–1023.

MacEvoy, S. P., & Paradiso, M. A. (2001). Lightness constancy in primary visual cortex. *Proceedings of the National Academy of Sciences of the United States of America, 98*, 8827–8831. doi:10.1073/pnas.161280398.

McCourt, M. E. (1982). A spatial frequency dependent grating induction effect. *Vision Research, 22*, 119–134.

McIlhagga, W., & Peterson, R. (2006). Sinusoid = light bar + dark bar? *Vision Research, 46*, 1934–1945. doi:10.1016/j. visres.2005.12.004.

Paradiso, M. A., & Hahn, S. (1996). Filling-in percepts produced by luminance modulation. *Vision Research, 36*, 2657–2663. doi:10.1016/0042-6989(96)00033-8.

Paradiso, M. A., & Nakayama, K. (1991). Brightness perception and filling-in. *Vision Research, 31*, 1221–1236.

doi:10.1016/0042-6989(91)90047-9.

Pereverzeva, M., & Murray, S. O. (2008). Neural activity in human V1 correlates with dynamic lightness induction. *Journal of Vision, 8*, 1–10. doi:10.1167/8.15.8.

Perna, A., & Morrone, M. C. (2007). The lowest spatial frequency channel determines brightness perception. *Vision Research, 47*, 1282–1291. doi:10.1016/j.visres.2007.01. 011.

Purves, D., & Lotto, R. B. (2003). *Why we see what we do: An empirical theory of vision*. Sunderland, MA: Sinauer Associates.

Roe, A. W., Lu, H. D., & Hung, C. P. (2005). Cortical processing of a brightness illusion. *Proceedings of the National Academy of Sciences of the United States of America, 102*, 3869–3874. doi:10.1073/pnas.0500097102.

Robinson, A. E., Hammon, P. S., & de Sa, V. R. (2007). Explaining brightness illusions using spatial filtering and local response normalization. *Vision Research, 47*, 1631-1644. doi:10.1016/j.visres.2007.02.017

Rossi, A. F., & Paradiso, M. A. (1996). Temporal limits of brightness induction and mechanisms of brightness perception. *Vision Research, 36*, 1391–1398. doi:10.1016/0042-6989(95)00206-5.

Rudd, M. E., & Popa, D. (2007a). Stevens's brightness law, contrast gain control, and edge integration in achromatic color perception: A unified model. *Journal of the Optical Society of America. A, Optics, Image Science, and Vision, 24*, 2766–2782. doi:10.1364/JOSAA.24.002766.

Rudd, M. E., & Popa, D. (2007b). Stevens's brightness law, contrast gain control, and edge integration in achromatic color perception: A unified model. Errata. *Journal of the Optical Society of America. A, Optics, Image Science, and Vision, 24*, 3335. doi:10.1364/JOSAA.24.003335.

Rudd, M. E., & Zemach, I. K. (2005). The highest luminance rule in achromatic color perception: Some counterexamples and an alternative theory. *Journal of Vision, 5*, 983–1003. doi:10.1167/5.11.5.

Rudd, M. E., & Zemach, I. K. (2007). Contrast polarity and edge integration in achromatic color perception. *Journal of the Optical Society A. Optics, Image Science, and Vision, 24*, 2134–2156. doi:10.1364/JOSAA.24.002134.

Schiller, P. H. (1982). Central connections of the retinal ON and OFF pathways. *Nature, 297*, 580–583.

Schirillo, J., Reeves, A., & Arend, L. (1990). Perceived lightness, but not brightness, of achromatic surfaces depends on perceived depth information. *Perception & Psychophysics, 48*, 82–90.

Shapiro, A., & Lu, Z.-L. (2011). Relative brightness in natural images can be accounted for by removing blurry content. *Psychological Science, 22*(11), 1452–1459.

Shapley, R., & Enroth-Cugell, C. (1984). Visual adaptation and retinal gain controls. In N. N. Osbourne & G. J. Chader (Eds.), *Retinal research* (pp. 263–346). Oxford: Pergamon Press.

Todorovic, D. (2006). Lightness, illumination, and gradients. *Spatial Vision, 19*, 219–261.

Vladusich, T. (2012). Simultaneous contrast and gamut relativity in achromatic color perception. *Vision Research, 69*, 49–63. doi:10.1016/j.visres.2012.07.022

Wallach, H. (1976). *On Perception*. New York: Quadrangle/The New York Times Book Co.

Walraven, J., Enroth-Cugell, C., Hood, D. C., MacLeod, D. I. A., & Schnapf, J. L. (1990). The control of visual sensitivity: Receptoral and postreceptoral processs. In L. Spillman & J. S. Werner (Eds.), *Visual perception: The neurophysiological foundations* (pp. 53–101). San Diego, CA: Academic Press.

White, M. (1979). A new effect on perceived lightness. *Perception, 8,* 413–416.

Whittle, P. (1994). The psychophysics of contrast brightness. In A. L. Gilchrist (Ed.), *Lightness, Brightness, and Transparency* (pp. 35–110). Hillsdale, NJ: Lawrence Erlbaum Associates.

Zavagno, D., & Caputo, G. (2001). The glare effect and the perception of luminosity. *Perception, 30,* 209–222.

第36章　颜色表观、语言和神经编码

Delwin T. Lindsey，Angela M. Brown

颜色表观指的是与进入眼睛的光的光谱组成相关的我们的知觉经验。简言之,颜色表观指的是非专业人士对某物颜色的称呼,体现于对色调、饱和度和亮度等特质的感知上。颜色表观也与颜色感受性(qualia)相关,感受性是哲学家使用的术语,当涉及对某物的颜色体验的质量(例如,一个红色西红柿的红度)时使用。

尽管颜色与在视觉刺激中包含的光的光谱组分相关,但颜色本身并不存在于在人类思维之外。不如说,它是入射光的光谱成分在视觉神经系统中一系列的内部颜色表征映射的凸显特性。这些表征起源于感光细胞对落在视网膜上光的响应,在高阶甚至更高阶的视觉信息加工水平的神经元之间的越来越复杂模式的连通性中得到持续。一方面,我们对于这些表征的理解在神经生理学领域是正确的。另一方面,其他的表征仅仅通过行为学实验得到。在颜色表征研究中的挑战是将这两种类型的颜色表征与我们对颜色非凡的体验结合起来,与其他知觉上和认知上的能力联系起来。

在到达眼睛的光的色谱组分和光产生刺激的颜色表观两者之间缺乏任何严格地一对一的投射,所以颜色表观的主观性是明确的。光谱成分固定的刺激的颜色表观可以极大地变化,依赖于(在其他物体中)在视野中位于其他地方的刺激的颜色,一种一对多投射。一些光谱上不相似的光,当对它们进行同分异构匹配时,看起来完全相同。而且,当各自在一个不同的颜色环境中观察时,它们可以看起来相似或者完全相同,例如,多对一的投射。最后,当大量的可辨别的颜色被减少到少数被命名的颜色种类中时,一种特殊的多对一投射就出现了。

颜色匹配和颜色表观

关于颜色视觉的最佳理解和最严格的处理是基于颜色匹配的。颜色匹配是观察者调整两种不相似的光的混合物,直到在知觉上不能再将两者区分开来。不能区分的光被称为同分异构光,基于匹配过程的颜色测量被称为比色法(当代综述见 Brainard &

Stockman,2010)。颜色匹配实验的基本结果是一个包含在一个颜色片中固定的标准光可以通过调节不多于三种固定光谱组分的基色光来被匹配。但是在第二个邻近颜色片中的强度(在某些情况下,其中一种基色光必须被移动并被添加到标准光上)是可变化的。当着两片颜色以这种方式被匹配时,通过任何方式都不能将两者分开:它们生理学上完全相同,因为颜色匹配程序相当于两种光在三种视锥细胞类型中的量子捕获率。在这种感觉中,正常人类颜色视觉被认为是三色的,正常颜色匹配的表征是三维的。

任何可见光都可以被作为一个三联体 a 进行表征,其中三联体的元素 a_i($i=1\cdots3$),会对每个需要去建立匹配的三基色的强度进行反应。这立即表明光可以在一个三维的欧几里得空间被表征,确实,一些重要的颜色空间是基于 a 或者 a 的线性转化。在匹配一组沿着可见光谱单色光 a_i 的值被称为颜色匹配函数,是视锥细胞光谱敏感性的线性的转化(König & Dieterici,1893)。

虽然其定量精确,但颜色匹配不能详细说明光实际上是什么样子的。配色所能够提供的就是关于在哪种情况下不同的光谱组分的光不能彼此区分的信息。尽管如此,颜色匹配的三色视觉建立了一个在所有的后续处理水平上对视觉系统有用的信息的一个基本的约束。

孤立颜色的颜色表观

孤立光的颜色表观长时间在集合框架环境下被概念化(历史综述见 Kuehni,2003)。一个简单的三维表征图被渲染成一个圆柱形坐标框架,在里面的感知维度是色调、饱和度和亮度(见图36.1)。色调被一个角度维度表征,它捕获了当波长改变时,单色光的颜色表征变化。额外的非频谱色调,紫色,通过将来自于各种比例的光谱极端值的光混合在一起而形成(例如,深红色的光加上紫色的光)。在凸面区域中包含的所有可见光,凸面区域以光谱轨迹和紫色线为边界。亮度是颜色表观中与光强最接近的维度。如果两种光仅仅在强度方面不同,那么具有更高强度的光就会更亮。在一个给定的亮度水平,颜色空间的起源就是白色点,具有零色调的颜色轨迹。饱和度指的是与一个颜色对白色的相似性响应的知觉维度,因此被表征为它距离白色的距离。与白色点更远的光的投射看起来更加像着色的,因此更加饱和,与白色更加不同。饱和度相同的耳光位于以白点为中心的一个圆上。亮度轴是与这个圆平面垂直的轴,包含单色光的所有等同的亮度混合物。

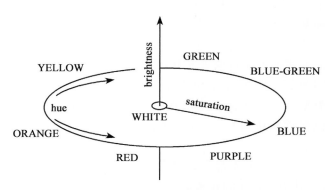

图 36.1 颜色空间中的色调、饱和度和亮度的图示。

在通过颜色匹配决定的颜色的比色表征和刚刚描述的色调、饱和度和亮度的知觉维度两者之间不存在一个简单的关系。亮度和饱和度不能通过比色颜色空间的简单线性转化来表征(参见 Shevell,2003)。此外,当它的流明度变化(Bezold-Brücke 效应)(Purdy,1937)和当它被固定的光谱组分的另一个光去饱和时(Abney 效应)(Burns et al.,1984),单色光的色调会发生典型的变化。

Mizokami 和同事们(2006)近期建议阿布尼效应可能反映了一种进化上的适应,当在真实世界中颜色被去饱和时保留色调。依据这个观点,去饱和在一个光的光谱变宽时发生,而不是当它和其他固定的光谱组分光以各种程度混合时发生(正如经常在实验室发生的)。确实 Mizokami 等人具有高斯形状的能量光谱的光的色调,在光谱带宽变化时仍然保持不变,提出光谱中的峰值波长一直被恒定维持。关键的,在比色颜色空间中通过变化带宽产生的恒定的色调轨迹,近似遵循在阿布尼效应经典测量中获得的结论。

尽管有这些警告,将通过颜色匹配定义的光空间和基于颜色表观的光空间关联起来的努力仍在进行。这两种空间都是三维的,两种空间都表征了所有在紫色形成的凸包中物理上可实现的颜色,单色光根据波长进行排序。因此,通过颜色匹配定义的颜色空间结

构,基于颜色表观的物理属性可以很容易被识别(参见 Koenderink & van Doorn,2003)。

颜色拮抗作用

正如上文所述,理解颜色表观的经典框架是 Hering 的颜色视觉理论。它基于两个基本原则(Hering,1878/1964)。第一个原则是只有四个在知觉上统一的颜色——红色、绿色、蓝色和黄色——分别对应于 4 种基本的色彩感觉。视觉系统将这些元素感觉使用变化的程度合并起来去产生其他颜色的表观。例如,紫色的表观可以通过红色和蓝色的元素感觉结合起来去被表征。第二个原则是这些元素色彩感觉被组合成两个颜色对立对:红色对绿色和蓝色对黄色。第二个原则起源于观察,即对立的颜色既互相排斥又共同拮抗。对立的颜色被认为是互相排斥的是由于通常没有颜色包含同时对应位于颜色对立对里面的感觉。例如,一个拥有任意红度的光也不能感知到绿度。对立的颜色之间的关系被认为是势如水火,因为当它们两者在一起时,会彼此互相消融掉。例如,当一种光被加到另外一种光,会提高混合光表面的红度,也降低了它本身的绿度。Hering 提出颜色拮抗性起源于独立的,双极的神经响应。Hering 也认为元素感知与统一的颜色——黑色和白色相关联。尽管他认为黑色/白色维度由一个更加复杂的神经基础介导,而不是另外两个。伴随着这第三个感觉对立对的加入,每一个光都可以被 3 种对立的神经响应表达。

现代心理物理学证据支持颜色的表观这一观点。Boynton,Schafer 和 Neun(1964)通过简单地向观察者显示着色的光和询问他们让其指出光的颜色表观的什么部分可以贡献于红色、绿色、蓝色和黄色以及整体的饱和度,直接评估了颜色的表观。尽管是纯粹的内省法,这种方法被证实是相当可靠的。Boynton,Neun 和 Schafer(1964)已经明确了这个事实,那就是:没有同时包含红度或者绿度的普通光,或者同时包含蓝度和黄度的光。这种方法已经成功被用于在各种各样的操作下,研究颜色的表观(例如,Abramov & Gordon,1977;Alpern,Krantz,& Kitahara,1983;Gordon & Abramov,1965)。

颜色表观的对立的建立过程中一个吸引人的层面是它在本质上是三色的。因此,这表明了指定的颜色匹配的光的坐标,a,和另外一组坐标,红/绿,蓝/黄,黑/白双极神经响应之间存在一个关联,来指定了它的表观(图 36.2)。

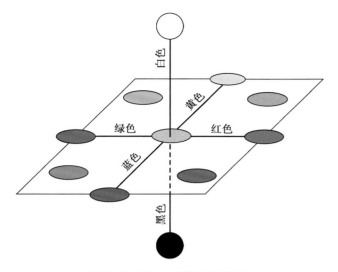

图36.2 Hering 颜色空间图示。

在 20 世纪中期,研究者们通过使用色调抵消作为决定单色光坐标的一种手段,力寻将颜色对立置于一个坚固的理论和经验基础上(Hurvich & Jameson,1957;Jameson & Hurvich,1951)。在这一范式(也参见 Bruckner,1927),光的两种色调维度——它的红度或者绿度和它的蓝度或者黄度——可以通过一组固定的标准光的每个组分——红、绿、蓝和黄——的量来测量,在测试的光中,需要取消掉每个基础的颜色对立色调感觉。例如,任何测试光的红度都可以被指定为标准的绿光的数量,当被加入测试光,产生一种混合光,既不是红色也不是绿色。这时候,由于测试产生的红色/绿色对立过程的响应已经被清除了,混合物被认为是处于一种红绿平衡中。残余的颜色(蓝、黄或者白色)被称为红-绿平衡光(Larimer,Krantz,& Cicerone,1974)。通过类似的方法,蓝-黄平衡被测定(Larimer,Krantz,& Cicerone,1974)。使用这种方法,我们可以经验上建立在红绿和蓝黄对立颜色系统(图36.3A)中的有正负之分的响应的幅度(价态)。特别感兴趣的是平衡光,被称为独特的色调(Jameson & Hurvich,1951),可以在没有额外的色调抵消的情况下,诱导产生统一的红色,绿色蓝色或者黄色感觉。3种孤立的单色光可以满足这些标准,这三种光分别出现在大约478nm(独特的蓝色)、517nm(独特的绿色)和576nm(独特的黄色),不同的观察者之间存在极大的变异性(综述见 Kuehni,2003)。独特的红色不是一种单色光,但是可以通过混合一种长波长的光(看起来轻微发黄)和一种短波长的光(可以抵消掉长波长的光的黄度)被创立出来。这种范式的逻辑在测量黑白维度的时候不太成立。因为没有什么光的颜色被

描述为黑色,所以没有光可以被添加到白色的光上去减少光的白度。不如说,黑度需要引入一个诱导场通过同时的对比度去创立一个黑色刺激。此外,在一个黑白平衡系统中不能简单地确定一种光,也就是说,它的黑度已经全部被添加白度取消掉了。我们下面将详细讨论这些问题。

假定视觉系统是线性地到某一点,那里颜色表观是特定的(Hurvich & Jameson,1957;Krantz,1975),并假定黑白维度的光谱价态遵循光谱光效率函数 $V(\lambda)$,Hurvich 和 Jameson 将颜色对立系统表示为颜色匹配函数的一个线性的转换。因为这些是一个视锥细胞光谱敏感度的线性的转换。

$$\begin{pmatrix} (r-g)_\lambda \\ (b-y)_\lambda \\ (bl-w)_\lambda \end{pmatrix} = A \begin{pmatrix} L_\lambda \\ M_\lambda \\ S_\lambda \end{pmatrix} \tag{36.1}$$

等式左边的系数代表在三色对立系统中的响应,L,M 和 S 是视锥细胞响应,A 是一个 3×3 的矩阵,特指从感光细胞到对立响应的拓扑。在图 36.3A 中的颜色抵消数据是通过公式 36.1 得到的,图 36.3B 是根据它们的模型的恒定亮度平面的图示(Hurvich & Jameson,1956)。

在当代,我们把这种颜色视觉的整体视图作为区带理论,因为它基于颜色表征的两个区域:第一个区域包含视锥细胞感光细胞,第二个区域是之后的位点,视锥细胞信号被重组去产生 Hering 提出的双极神经响应。因此,颜色抵消方法和与之相关的理论对于建立第二个颜色表征的颜色拮抗区域是非常关键的。

公式 36.1 线性化的一个重要的结果就是标量不变性(Krantz,1975;Suppes et al.,1989)。如果光 a 是存在于对立加工过程(红/绿或者蓝/黄)之一的平衡状态,那么,一个是 a 光强度的 t 倍的光也必须对于那个加工过程是一个平衡状态。标量不变性的一些测试已经明确了那个预测。例如,光谱的蓝色,绿色和黄色的独特色调的波长,与其他光不同,光水平是接近不变的(例如,Larimer,Krantz,& Cicerone,1974,1975)。线性的第二个结果是可加性:如果光 a 和 b 个个都在其中一个对立的加工过程中的平衡状态,例如是说在红/绿平衡状态,那么,光 a 和 b 的混合物也是在红/绿加工过程的平衡状态。包含光的混合物的关键测试整体上在确认可加性预测的时候失败了,尤其是在包含蓝/黄平衡状态的光中(例如,Larimer,Krantz,& Cicerone,1975)。

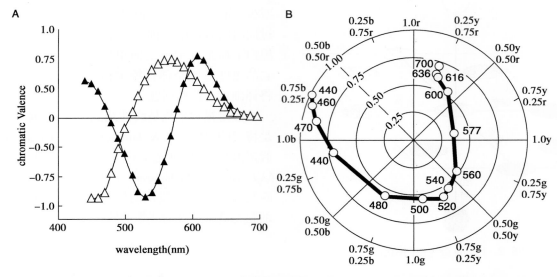

图 36.3 （A）色彩的价态,指的是标准观察者颜色匹配函数的线性变换。（B）被颜色抵消数据定义的 R/G,B/Y 恒定亮度平面。粗线代表光谱轨迹,根据左边的色彩的价态计算的。

有人可能认为,在 Hurvich 和 Jameson 模型中呈现的颜色对立理论可以通过引进一个合适的非线性来实现。例如,感光细胞对颜色对立通道的输入可能通过局部量子捕捉来改变非线性（Larimer, Krantz, & Cicerone, 1975；综述见 Knoblauch & Shevell, 2001）。在这个类型的模型中,由每类视锥细胞类型产生的信号可以贡献于颜色对立系统,信号的极性依然是固定的。例如,S 型视锥细胞可以贡献于红度,但是如果它们贡献于红度,那么,它们就不能贡献于绿度。为了让这个约束推广开来,受体信号必须对于目标的颜色对立通道是单调上升的。在原始的 Hurvich 和 Jameson 模型中,存在一个更加微弱的联系而不是线性的规定。

然而,即使是单调性的假设也是不可行的。Knoblauch 和 Shevell（2001）显示,对于人类视觉来说,单调性约束也没有严格地遵守。在他们的实验中,被试通过调整在一段时间内一种类型的视锥细胞类型的贡献,建立了平衡状态的光。对于红/绿平衡,被试对不同水平的 M 型视锥细胞响应去控制 L 型视锥细胞的贡献,同时保持 S 型视锥细胞不变。在红/绿平衡下的 L 型和 M 型视锥细胞的值是线性相关的,和公式 36.1 预测相同。与此相比,S 型视锥细胞的响应程度需要维持蓝/黄平衡状态下的变化,对于一个固定的 M 型视锥细胞的响应来说,L 型视锥细胞的响应水平是非单调的。Knoblauch 和 Shevell 指出在蓝/黄平衡状态下的非单调性可能起源于受体依赖的增益改变或者起源于对于每个沿着颜色表观蓝/黄维度下的视觉

系统的响应极性的不同的颜色对立变化。

表面颜色和在环境中的颜色

在我们每天的生活中,颜色通常不是孤立存在的。而且,它们经常与不同照度条件下和颜色环境下的有色彩的表面联系起来,有色彩的表面可以极大地影响颜色的表观。整体上,当仅仅在一种刺激条件下观察时,当自然刺激在另一个更加多样的条件下观察到的相同的光谱组分时,感知到的一个孤立光的特性不能预测一个自然刺激的颜色表观。警告就是和自然刺激的表观不同的是,颜色匹配不能预测颜色表观,这一点是仅基于起源于匹配光本身的视网膜兴奋在空间上的局部计算,不管适应的状态或者在哪种情况下它们被观测。在这部分中,我们致力于更加复杂的刺激配置的这个区域。

芒塞尔颜色排序系统

芒塞尔颜色图册是一组反射的颜色标本,对 1905 年 Alfred Munsell 设计的颜色排序系统的举例说明（综述 Nickerson, 1940）,之后被修订和扩充以便允许更大的颜色区域（参见：Newhall, Nickerson & Judd, 1943）。最初目的是艺术家将颜色标准规范化,如今,芒塞尔系统已经在科学和工业领域被广泛使用。

现有的芒塞尔系统中的颜色包含大量的反射样品,目的在于在一个标准的中-灰色背景下观察,被一个特定的光源照亮（标准的光源 C）。芒塞尔颜色图

表中的三维结构在某些程度上与上面描述的圆柱面空间很像，尽管芒塞尔图表在形状中更加不规则，这

是由于反射样品的广泛的颜色在印刷方面的限制（图36.4）。

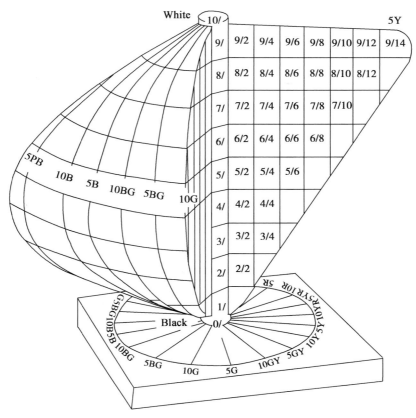

图 36.4 芒塞尔颜色排序系统图示。竖直的维度代表价态，最亮的样本位于最上面，最暗的位于最下面。角维度是色调。剖面图色调＝5Y 显示了辐射的维度，色度，最大的色度样本离中央最远。具体细节见正文。

芒塞尔颜色图表的维度是色调、色度和色值。色调是通过发源于价值轴心的离散半径的色度同心圆中的角分离指定的。颜色的角分离是恒定的，反映了在每个圆环中的颜色的几乎相同的知觉间距（40 每圆环）。色值（也被称为光度）是相对于白色，感知到的刺激强度。光度区别于亮度，主要在于亮度是一个孤立光的特性，可以从昏暗到明亮一直转变，然而广度是在环境中看到的光的一种特性，从黑暗到中间状态再到光变化。它们两者都不同于流明度，因为两者是对光现象上特征的描述，然而，流明度是基于眼睛的光谱敏感度的一个光度值（Lennie，Pokorny，& Smith，1993；Wyszecki & Stiles，1982）。在每个色度圆的中心是一个同样的光中性的颜色，看起来像是灰色而不是白色，因为这些是在一个标准的环境中而不是在孤立的光中的反射样品。每个颜色环的半径是色度的维度；因此，落于发源于价值轴的线的颜色在色度上是不同的。色度与饱和度不同，色度是在一个颜色和一个标准的光中立颜色之间的不同之处，然而饱和度是

光合白色之间的不同之处。

芒塞尔系统被称为颜色排序系统，由于在任意配对的颜色中，没有对感知上不同之处的指定度量。此外，由于芒塞尔颜色被选中用于沿着任意单维度——色调，色度或者价值——去间隔等效的感知。在这个空间内，任意两种在多个不同维度不同的颜色在知觉上的不同还没有被定义。最后，现代的经验颜色规模研究已经显示"等间距"假设仅仅大略符合（Indow，1988）。

我们可以看到在我们关于颜色感知的 Hering 理论的讨论中，尽管这一理论基于孤立的光的表观，然而需要诱导区域的环境去建立黑白作为颜色对立加工的第三个维度。下面，我们讨论了这个和相关的颜色表观现象。

色彩感应

颜色对比度 呈现在视觉区域的一个位点的刺激的颜色可以被一个不同颜色的周边的光影响（色

彩感应）。当颜色表观的转变是远离附近的区域，感应被称为同时颜色对比（图 36.5a-d）（Krauskopf，Zaidi，& Mandler，1986；Ware & Cowan，1982；Zaidi et al.，1992）。例如，一个测试白光在一个红色的诱导区域将看起来在色调上有些偏绿。颜色对比效应经常很大，可以改变色调、色度和测试颜色的明度，而且必然是对颜色区域的视觉响应之间的空间相互作用的结果。Ware 和 Cowan（1982）提出了同时颜色对比的两个阶段模型：在感光细胞水平的多重的增益改变，后面伴随着在颜色对立阶段的一个添加的改变。与此相反，Krauskopf，Zaidi 和 Mandler（1986）显示了一个简单的两阶段模型不足以解释同时颜色对比，甚至在同时颜色对比的更高阶色彩机制中有涉及。

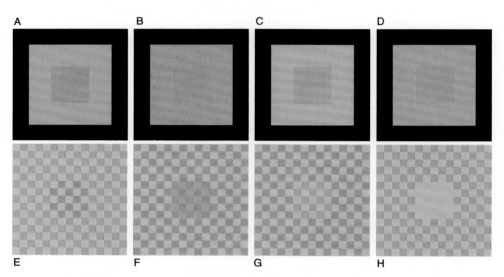

图 36.5　色彩感应。（A～D）同时的色彩对比。来自 A 和 B 中间的方块的光的光谱组分是完全相同的。C 和 D 也是一样。在不同情况下，周边的方形会驱动颜色表观向它本身颜色的相反方向移动。粉色周边使中央的方块看起来发灰（A），然而，灰色的周边使中央的方块看起来更加粉红（B）。在 C 和 D 中也有相似的效应，使重要的蓝色在 C 中看起来更蓝，在 D 中看起来更紫。（E，F）色彩的同化。颜色的对比方格使眼色的表观倾向于诱导方格。在 E 和 F 中的中央的蓝色方格在光谱上是完全相同的，在 F 中的那些看起来更加发红，分别由于偏绿和偏红诱导方格。相似的，在 F 中的红色方格看起来更加的蓝，在 G 中的那些看起来更加发黄，因为诱导方格的颜色，在 F 和 G 中的黄色方格，在 G 中看起来更加发黄，在 F 中更加发绿，因为诱导方格的颜色。

黑暗的颜色　一个宽频的光在一个原本黑暗的区域观看可以看起来是白色的，但是绝不会看起来像灰色或者黑色，不管它的流明度是怎样的。我们感知到的非彩色的颜色范围，从黑色，经灰色到白色，是测试光和它的环境相互作用的结果。这个对于理解 Hering 模型中的黑/白维度很重要。尤其是，黑色就是在一个中间的目标被一个更亮的周边环境感应的，可以是任何颜色。黑度感应的动作光谱与光谱光视效率函数密切对应（Chichilnisky & Wandell，1999；Volbrecht，Werner，& Cicerone，1990；Werner et al.，1984）（更复杂空间相互作用见 Shinomori，Schefrin，& Werner，1997）。

同样地，一个温和的亮白色周边区域会诱导包含一个彩色颜色的相邻区域产生黑暗。与黑暗颜色相关联的色调通常与一个孤立光的色调很相似。例如，栗色和海军蓝色刺激被感知为它们的孤立红色和蓝色一个更暗的相对物。然而，棕色——通过在一个饱和的黄色或者橘色光周边放置一个更高流明度的白色周边产生——与在一个暗环境下孤立呈现的黄色或者橘色在感知上存在定量的不同。因此，棕色像黑色和白色一样，仅仅在邻近视野部分是一个更亮的光时被感知体验。

色彩的同化　当在测试区域的颜色像一个诱导物的色调偏移时，这个现象可以被称为同化（图 36.5e，f）（Helson，1926）。同化倾向于在高空间频率刺激中发生。在包含交叉测试和诱导条带的刺激中，同时的颜色对比可以在空间频率小于 3～6 周期每度看到，同化现象的发生频率则高于这个值（Fach & Sharpe，1986）。光学因素，如色差和衍射，在一些波长下比其他波长可以使视网膜图像变模糊，可能对同化很重要。然而，在同化中一些影响很明晰的是归因于在大脑皮层中空间上拮抗的神经加工（Cao & Shevell，

2005；Monnier & Shevell，2003；Shevell，2012）。

色彩适应和颜色表观

当孤立观察时一个看起来发黄的光，在置于一个均一红色背景下时，将会看起来更加绿。是由于从测试位置进入眼睛的光包含了中波长（黄色）测试光和长波长（红色）背景光的混合物。我们可以将预测测试光辉看起来更加发红而不是更加发绿，这种情况下我们是假定颜色表观是完全由来自测试位点的光的色度决定的。相反，对红色背景的色彩适应会使黄色测试光的表观向绿色偏移。

对这个现象经典的解释是基于 von Kries 的系数法则（Brill，2005；Ives，1912；Shevell，1978），法则声明适应的背景独立地使三种视锥细胞逐渐脱敏，还不会改变它们的光谱敏感性。Von Kries 适应是乘法的，与对每类通过适应背景视锥细胞类型的兴奋成反比。在上面提到的例子由于红色背景造成的黄色测试的颜色表观的改变发生是由于红色背景减少了 L 型视锥细胞对黄色测试光的敏感性，减少的程度要比对其他两种视锥细胞类型要多。

系数法则在捕捉对温和明视强度下统一的颜色背景的适应中的许多颜色表观依赖特征方面非常有效。然而，这只是一个近似，它的一些预测并没有被经验结果支持，尤其是在不对称的颜色匹配的情况下。例如，考虑到两种光，一个在红色背景下看，另外一个在消色差的背景下看。假如，被试已经在光谱组分和强度方面调整了两种测试光，来匹配在这些不对称观察条件下的颜色表观。系数法则预测如果测试光的强度被成比例的改变，它们应该也还是匹配的。Jameson 和 Hurvich（1959）一个经典的研究显示，这个并不是事实。Vimal，Pokorny，和 Smith（1987）报道了一个对于简洁呈现的光和长时间观测的光的相似的结果。

色彩适应模型，对于测试刺激被添加到一个大的均匀的背景上的简单情况，通常主要有两个适应阶段：分别介导调节背景对测试刺激的乘法和加法效应（Jameson & Hurvich，1972；Pugh & Mollon，1979；Shevell，1978；Werner & Walraven，1982）。乘法阶段通常包括一个 von Kries 样的受体脱敏，第二个阶段，减法阶段，将假定的颜色对立神经响应的基线偏移到测试刺激和背景的混合物的色彩方向。更加复杂的双阶段模型（见 Shevell，2003）也是可能的，即，每个阶段都包括加法和/或乘法过程。

前面关于色彩适应和颜色表观的讨论是基于在一个大的稳定呈现的均匀背景，这种情况在日常生活中很少会遇到。这个与不断变化的颜色斑驳的背景——例如那些在自然环境中遇到的——相比，是一个很大的简化。在空间领域，明显的简化是将一个复杂的场景看成是一个均一的平衡背景被一些简单的整体场景统计学计算——例如，场景平均的亮度和色彩——得到的。对于这种方法的第一个近似经常应用得相当好，即，与 von Kries 系数法则相结合。例如，在计算机设备中描述组合成的彩色场景中——模拟灯光照明颜色的表面的影响——的颜色表观可以经常使用到这种方法的近似（Bäuml，1995；Brainard & Wandell，1992；Brenner & Cornelissen，1998）。然而，在复杂场景中的一些适应效应不能被一个等价的背景建模（Jenness & Shevell，1995）。例如，在颜色诱导中，不论是同化还是感应都可以和上面描述的一样，依赖于空间配置产生。此外，仅仅色彩适应不能解释颜色恒常性（看下面）。

在时间域，色彩适应对颜色表观的影响看起来似乎发生在几个不同的时间尺度。有一个或者多个适应过程具有快速时间常数（小于 1 秒）。至少有一个具有更慢的时间常数（在 1 秒到 1 分钟之间，见 Rinner & Gegenfurtner，2000）。更重要的是，适应可以在甚至更长的时间尺度内持续改变颜色表观，近似几分钟（Shevell，2001）或者甚至几天到几周甚至更长（Belmore & Shevell，2008；Nietz et al.，2002）。在这些过程中更慢的被认为参与了设置色彩的白平衡（Pokorny & Smith，1987），因此校准了对立通道的响应。这些调整可以部分地弥补在过去的一天中，在一年的季节中（Juricevic & Webster，2009；Webster，Mizokami，& Webster，2007）或者在观察者生命中环境的平均颜色变化，去弥补当我们变老中眼睛光学系统泛黄的变化（Schefrin & Werner，1990）。

颜色恒常性

一个表面的颜色表观非常显著地不会受到光源的光谱成分的影响，这种现象被称为颜色恒常性。除非刺激是自己发光（例如一个信号灯或者一个视频监控器），进入到眼睛的光的光谱是刺激表面的光谱反射率乘以光源的光谱成分的产物。因此，如果颜色表观仅仅依赖于光的光谱特性，当环境光源变化时，我们应该体验到表面的颜色表观中大的波动。与刚刚预测相反的是，甚至当表面是在室内的钨丝灯下面观测或者是在白天阳光照射的每个阶段或者在实验室一定范围的宽频光源下观测，我们体验到的表面颜色是接近不变的。去理解这个现象是怎样发生的，它是一个困难的（也是经典的）问题（综述见本卷第38章和 Brainard & Maloney，2011；Foster，2011）。

从计算的视角，材料的稳定特性是它的反射率函数，$R(\lambda)$。但是视觉系统是如何估计这个函数，仅仅依赖于在图像不同位点的3类信息：L型，M型和S型视锥细胞的响应ρ_i：

$$\rho_L = \int_\lambda R(\lambda)E(\lambda)S_L(\lambda)d\lambda, \rho_M = \int_\lambda R(\lambda)E(\lambda)S_M(\lambda)d\lambda,$$

$$\rho_S = \int_\lambda R(\lambda)E(\lambda)S_S(\lambda)d\lambda$$

其中$E(\lambda)$是光源光谱，S_i是视锥细胞感光细胞的光谱敏感性，在视网膜图像中每个位点的$R(\lambda)$的估计是一个提法不当的问题。然而，如果所有光源的组分和材料的光谱反射光谱分别被近似成小部分的内部基本函数e_i和r_i的线性总和，问题就会变得更加易于计算（Cohen，1964；Judd，MacAdam，& Wyszecki，1964；Maloney & Wandell，1986）。例如，假定对于每个有3个基本的函数。那么，$R(\lambda) = \sum_{i=1\cdots3} a_i r_i$ 和 $E(\lambda) = \sum_{i=1\cdots3} b_i e_i$ 和颜色恒常性问题归结起来就是对3个参数值的估计，a_i，对于场景中的每个表面。这些都是对环境光源和反射率的合理的近似（Judd，MacAdam，& Wyszecki，1964；Maloney & Wandell，1986；Solomon & Lennie，2005），我们也可以看到从ρ_i恢复到参数指定的$R(\lambda)$是可能的（Buchsbaum，1980；Sallstrom，1973）（综述见 Maloney，1999）。许多相关的方法也被提出。所有的都依赖于$R(\lambda)$表征的一个低维度再参数化和光源估计的恢复。整体上，所有这些方法需要一个整体的对来自一个场景中多重表面的感光细胞信号的评估ρ_i。这个需求和人类颜色恒常性是一致的：表面仅仅在它们在其他的表面的颜色环境中被观察，而且其他表面被相同的光源照亮时，才是颜色恒常性的。一个孤立的均匀颜色表面的表观并不是颜色恒常性的，即使它是通过一个反射面照亮（Helson，1943）。

另外的调查已经将颜色恒常性框定为对光源的一种形式的视觉适应（D'Zmura & Lennie，1986；Foster & Nascimento，1994；Webster & Mollon，1995；West & Brill，1982），包括对复杂的自然场景的适应（综述 Webster，2011）。同时，Golz 和 MacLeod（2002）将计算

和适应方法结合起来。颜色恒常性不是完美的，在人类颜色恒常性的研究中的错误模式可以被用于评估被选中的颜色恒常性模型（Brainard & Maloney，2011）。

颜色表观的生理学

一个刺激与颜色表观相关的光谱组分是如何被视觉系统编码的？在这部分中我们综述了颜色的神经表征，可能位于视网膜之后的下行视觉通路中的颜色表观。

丘脑的背外侧膝状核

背外侧膝状核（dLGN）是主要服务于大脑皮层和视网膜之间的中继核。在恒河猴 dLGN 早期记录的对在视觉加工通路上 Hering 类型的光谱信息编码提供了令人鼓舞的支持（DeValois，Abramov，& Jacobs，1966；Wiesel & Hubel，1966）（对于历史讨论见 Mollon，2003）。在 DeValois 等人和 Wiesel 与 Hubel 的实验中，大多数的 dLGN 细胞展示了空间上拮抗的中央-周边感受野结构。这些细胞中的一些细胞是光谱上宽频的，一些是光谱上拮抗的，与 Hering 的红/绿和蓝/黄的颜色感知组成大体相呼应。然而，后续的工作并不能支持 dLGN 在大脑中的位置是 Hering 类型的颜色表征编码颜色表观的思想。

近期更多工作显示在 dLGN 中三种不同细胞类型的不同响应。分别是：小细胞（P-），颗粒细胞（K-）和大细胞（M-）。在每种细胞类型的信号起源于不同的视网膜神经节细胞类型，被传递到不同的初级视皮层区域。其中 P-细胞编码在 L 型和 M 型视锥细胞之间的空间上和色彩上拮抗的相互作用（Derrington，Krauskopf，& Lennie，1984）。到目前为止，这些是在 dLGN 中数目最多的细胞，并且它们与空间和颜色视觉紧密联系（见 Lennie & Movshon，2005）。然而，很少的 P-细胞接收 S 型视锥细胞的信号，而且它们的色彩特征不符合 Hering 类型的红/绿编码，因为这个编码 S 型、L 型和 M 型视锥细胞信号都需要。

K 细胞编码 S 型视锥细胞和 L 型与 M 型视锥细胞响应总和之间的信号不同之处，是在一个空间上延伸的空间而不是中央-周边配置上。尽管 K 细胞产生的光谱特性与颜色通道的蓝/黄感知上的需求相匹配，但是它们的线性响应与和蓝/黄颜色视觉相关的非线性行为不匹配。一些具有 S 型 OFF 光谱信号的 K 细胞也接收来自视黑素的信号。视黑素是出现在内在光敏视网膜神

经节细胞原生质膜上的胺类激素（Dacey et al. , 2005）。这些信号对视觉感知的贡献仍待研究。

那么 M 细胞则拥有空间上拮抗的中央-周边感受野，由 L 型和 M 型视锥细胞附加的权重组成。因此 M 细胞具有宽频的光谱信号可以近似匹配适应光的流明度效率函数，正如由 flicker 光度（Lee, Martin, & Valberg, 1988）和最低限度边界测量（Kaiser et al. , 1990）测定的结果。M 细胞似乎是 Hering 的"黑/白"颜色拮抗加工的可能基础。然而，它们具有许多特征（例如，与 P 细胞相比，它们的极低的采样密度）使 M 细胞不适合这种角色（见 Lennie & Movshon, 2005; Lennie, Pokorny, & Smith, 1993）。取而代之的是，人们认为与形状有关的流明度信息和与颜色视觉的 L-M 维度相关的信息都是通过 P 细胞被传递到视觉皮层的。由于它们的感受野结构，P 细胞共同编码色彩信息（对空间上均一的刺激）和流明度信息（在高空间频率）（Ingling & Martinez-Uriegas, 1983; Wiesel & Hubel, 1966）。这两种类型的信息被认为在视皮层中多路解编。

在初级视皮层颜色表观的表征

在猕猴大脑皮层的单细胞记录显示，许多不同的大脑皮层选择性地对色彩刺激进行响应。旨在关注视觉的响应细胞的群体响应的功能性 MRI 研究证实了在人类中这个基本的发现。这些区域包括 V1（初级视皮层），还有 V2, V3, V4 和部分颞下皮层（例子见 Brouwer & Heeger, 2009; Engel, Zhang, & Wandell, 1997; Kleinschmidt et al. , 1996; Wade et al. , 2008）。然而，精确的关于不同的颜色响应皮层区域是如何相关联的理解仍然是模糊的。

初级视皮层（V1） 到目前为止，最全面的关于大脑皮层的颜色神经生理学研究发生在恒河猴的 V1。早期的工作建议在 V1 的颜色响应细胞都集中在第 2/3 层的细胞色素氧化酶染色斑块（Livingstone & Hubel, 1984; Ts'o & Gilbert, 1988），许多甚至在解剖学上对色调响应（Xiao, Wang, & Felleman, 2003）。然而，许多其他的研究报导了在初级视皮层一个在解剖学上更加离散的颜色选择性细胞的分布（Lennie, Krauskopf, & Sclar, 1990; Leventhal et al. , 1995）。在人类，包含多体素模式分析（MVPA）fMRI 研究显示了在初级视皮层中颜色选择性的模式响应，分别对不同的颜色响应，可能与均一的色调相关（Parkes et al. , 2009）。然而，关于初级视皮层中颜色的神经表征和 Hering 类型的心理学上的表征之间的异质同形证据，在 fMRI 或者单细胞水平的分析中都没有被发现（关

于 V1 细胞的响应特征的深度讨论在此书的第 40 章；综述见 Gegenfurtner, 2003，和 Shapley & Hawken, 2011）。

在恒河猴中的单通道研究显示尽管在初级视皮层大多数神经元多少具有颜色选择性，仅仅 10% 的神经元是具有强的颜色选择性（Johnson, Hawken, & Shapley, 2004; Lennie & Movshon, 2005）。剩余的细胞对变化的角度响应，可以同时调制流明度和颜色。然而功能性 MRI 在初级视皮层对颜色的响应是非常强的。对初级视皮层在单通道研究和 fMRI 研究中明显的差异可能反映了在 V1 中神经元群体和个体响应的不同随着不同的颜色选择性程度而变化（Schluppeck & Engel, 2002）。与在 dLGN 中细胞独特的光谱特征相比，V1 细胞整体的光谱调谐特征更加多样化，没有伴随着在颜色空间中对特定方向选择的一般倾向（DeValois et al. , 2000; Lennie, Krauskopf, & Sklar, 1990; Wachtler, Seijnowski, & Albright, 2003）。此外，在 V1 中许多细胞，不像在 dLGN 中的，对视觉刺激的响应是非线性的（例如 Lennie, Krauskopf, & Sklar, 1990）。

通常在恒河猴 V1 显示不同的空间和光谱调谐特性，即它们可能主要被包含在形状和颜色的共同分析中。一些 V1 细胞，就像它们的视网膜和 dLGN 对应物，是"单个对立"的（例如，L-ON 中心，M-OFF 中心）对颜色的大的均一区域响应。然而，其他细胞具有"双对立"感受野（例如，L-ON 和 M-OFF 以及 M-ON 和 L-OFF 选择性的临近区域）必须在 V1 内被计算。许多双对立细胞对沿着边界的颜色不同响应很好（Johnson, Hawken, & Shapley, 2001），显示了它们可能是一些行为学上观察搭配的同时颜色对比和观察到的颜色恒常性的基础。

有一些证据证明在 V1 的细胞拥有的色彩信息与它出现的空间环境有着密切的关系。这表明了与在环境中看到的颜色的行为学数据的关系（上述讨论的）。例如，Wachtler, Seijnowski 和 Albright（2003）已经报道的在恒河猴 V1 细胞的颜色调谐被位于 V1 细胞经典感受野外的刺激的光谱特性影响。此外，这些刺激在人类中产生了颜色诱导效应，已经被恒河猴 V1 细胞的平均响应很好地预测。这些结果，除了别的之外，显示在 V1 的颜色表征存在于神经元群体的水平，而不是存在于一些解剖学上分离的细胞类型中的光谱特征。然而，目前已知的其他方面很好，即关于细胞的群体响应是如何像那些在恒河猴 V1 发现的那些细胞一样可能对在人类中的颜色表观做出贡献。

纹状外皮层 颜色信息也在纹状外皮层视觉通

路被表征：V2～V4 和颞下皮层（参见本卷的第 41 章）。尽管有一些证据表明存在一个色调加工的细化过程（Xiao，Wang，& Felleman，2003），在 V2 的细胞共享许多 V1 的特征（综述 Conway，2009）。最近的工作表明，可能存在一个位于人类的左半球 V2/V3 的一个侧部的依赖于刺激的颜色类别的 fMRI 响应（Siok et al.，2009）。这些作者将这个结果和仍然有争议的断言联系起来，即，邻近的语言中心的活性可以改变在左半球而不是右半球的颜色不同的表征（Gilbert et al.，2006；见 Brown，Lindsey，& Guckes，2011；Witzel & Gegenfurtner，2011；和下面颜色命名）。

在恒河猴的区域 V4 曾经一度被认为专门服务于颜色的加工（Zeki，1983a，1983b），但是现有的观点是这个区域更可能是主要包含了介导形状表征和颜色-形状相互作用两个方面（Shapley & Hawken，2011 的综述）。有趣的是，一个 Brouwer 和 Heeger（2009）的 MVPA fMRI 研究显示在人类 V4 的颜色神经表征与在知觉上的颜色空间的颜色顺序近似。然而，他们没有测试，在 V4 区的颜色神经表征和行为学上实验定义的独特色调之间的任何特殊的关系。

更进一步下游区域，现在被称为后部的颞叶皮质区域（PIT）在恒河猴中仅位于 V4 之前，虽然人类和恒河猴在这些区域的拓扑组织可能存在重要的不同（Wade et al.，2008）。最近的数据表明在恒河猴 PIT/V4 区域的颜色表征可能包含小细胞群（即斑块）点缀于皮层的非颜色选择性的成片的细胞中（Conway，Moeller，& Tsao，2007）。单通道记录显示斑块间区域对流明度的响应最好。与之形成对比的是，斑块细胞群对颜色的特定范围窄带调谐，尤其是对在人类被试中典型测量的对红、绿和蓝色的均一色调响应的颜色空间的方向具有很窄的调谐（Stoughton & Conway，2008）。这个表明在 PIT/V4 中的颜色加工，和在 V1 中一样，与仅仅一些特定的细胞类型相比，可能更多地与组的群体响应相关。对均一色调调谐的细胞的明显的优势是最近的经验上的联系被发现始于 Hering 的基本感觉的明确的生理学基础。然而，Conway 数据的解读仍是具有争议的（Conway & Stoughton，2009；Mollon，2009），由于显示了最强的最具有选择性响应的刺激也对最大程度地调制 L、M 和 S 视锥细胞类型的刺激相关，也对在实验运行条件下的具有最大的幅度调制的刺激相关。此外，均一色调的唯一性可能不是起源于个体细胞的响应和颜色空间的红、绿、蓝或者黄方向的一个严格的同构。相反，唯一性可能更和其他的相关，即，在色彩上不同的神经元之中的

群体响应的特殊模式（MacLeod，2010）。

IT 的另一个单通道研究也与颜色认知特定相关。例如，Komatsu 和同事（1992）已经发现在恒河猴前部 IT 区域，对色调响应。此外，这个工作组之后的研究揭示前部 IT 区域细胞的响应幅度依赖于是否猴子的行为学任务是辨别或者分类颜色（Koida & Komatsu，2007）。这条工作线可能最终被证明对理解颜色分类行为学的生理学基础非常重要。

与此同时，到目前为止，对上行的视觉通路和视觉皮层如此多的研究已经描述了颜色加工这样多的有趣的方面但是还是没能建立对在人类中颜色表观的神经基础的一个明确清晰的理解。

颜色表观和颜色命名

以前关于颜色表观的讨论是以在光受体水平的三色彩视觉的环境和在视觉加工的更高水平的三色彩颜色对立为框架的。颜色的命名显示了颜色表观的一个非常不同的层面。在知觉层面，人类可以区分大约 10^6 种物理学上不同的颜色。这个数目远远大于一个人可以记住或者用不同的语言描述的范围。另一方面，如果颜色被分成词汇定义的种类，其中每组包含在一个知觉的颜色维度上或者更多维度上与另外一个相似的颜色，那么颜色识别就变得可驾驭了。当然，在环境中归类和命名刺激的需求并不局限于颜色。然而，颜色命名是一个研究认知和知觉的关系的一个经典方法。因为可见光的光谱组分是连续可变的，仍然大多数世界语言将颜色连续统一体分割成不同的颜色类别，每种有自己独自的颜色条目。

两个传统：普遍主义和相对主义

这个颜色的连续统一体如何精确地被分割成不同的类别的？一个有意义的发现是，人们的颜色词典的容量是千差万别的。在一些情况下，仅仅会用到两种颜色名称（例如在西巴布亚的丹尼人），在另外一些情况下，尽管 5～7 种颜色名称是更加典型的，12 种颜色名称这么多都会被用到（例如，说俄语的人）。对于最近的 150 年（Gladstone，1858），这种宽广范围的颜色命名行为主要考虑集中于两个问题上。第一个问题是，颜色的命名是由于可能与人类视觉神经生理学相关的因素，是所有人都是共同的普遍主义观点，还是相对主义的观点，即支配因子对每个人的文化相关（综述见 Dedrick，1998）。第二个问题，关心的是语言对颜色认知的影响。深深植根于相对主义中的观点

是一个人说的语言决定了一个人思想的宽度,决定了人的世界观。在两个语言学家首先正式的改进它之后,这个观点被称为语言相对性或者萨丕尔-沃尔夫假说(见 Brown,1976)。正如应用到颜色中,语言相对性断言具有不同颜色词典的两个独立个体应该具有对于颜色的基本上不同的高阶表征,是他们不同的颜色分类系统导致的结果。

普遍/相对二分法已经指导了颜色命名领域的大部分工作(例如,Saunders & van Brakel,1997,和 28 篇相关文章)。可以预想的是,整体上的证据并没有强烈的支持其中一个观点。在最近几年中,一些研究者(例如 Kay & Regier,2006;Regier & Kay,2009)已经尝试去创造一个混合位置,使用二分法的每边的元素,依赖于条件和任务。此外,其他的理论框架——其他包含颜色条目的理论框架去促进交流(例如 Jameson & Komarova,2009;Steels & Belpaeme,2005),其他包含在颜色环境中规则性的正在推动在这个主题上更多当前的工作(例如 Yendrikhovskij,2001)。我们会在下面讨论那些。然而,由于普遍/相对二分法已经极大地影响了这个领域的工作 150 年,我们就使用它去组织我们这里的讨论。

Berlin 和 Kay 和普遍主义

在这个问题上更多当前的工作被框定于三个被 Berlin 和 Kay(1969)改进的提议内容中了。他们从本土语言调查者中收集数据,一共调查了 20 种语言(图 36.6),而且将数据集推广使用了 78 种额外的语言的颜色词汇。Berlin 和 Kay 的第一个提议就是大多数语言的词汇具有基础的颜色条目(basic color terms,BCT),使用单个词曲命名颜色。一组 BCT 是一个核心的颜色词汇,在一种语言的使用者中 BCT 对他们在每天交谈中讨论到的颜色的命名很重要,也能充分定义。BCT 对于一种语言的使用者的使用方式一致,它们的使用是一般化的:它们可以被用于描述任何物体的颜色。11 个 BCT 在英语中被识别:"black,""white.""red,""green,""yellow,""blue,""brown,""purple,""pink,""orange,"and"gray."英语使用被试也会经常使用其他名字——例如"turquoise,""lavender,"和"peach,"——但是如果有要求的话,被试一般都可以将这些非基础名词和 11 个 BCT 词汇找到对应的。

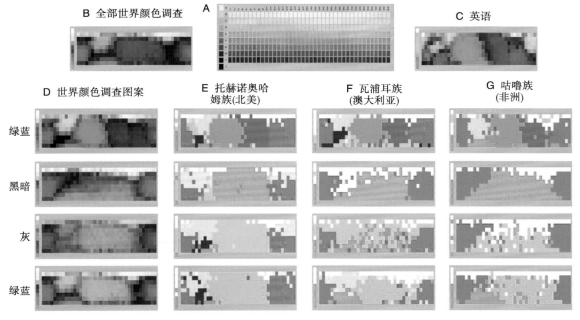

图 36.6 在世界色彩调查(WCS)中的颜色命名。(A)刺激集包含 330 种芒塞尔样本。在颜色命名图表中每个小的方形(B~G)对应 A 中的一个样本。伪颜色代码指的是被上光的颜色条目:橙色编码的颜色条目是黑 BLACK;查特绿色编码灰色 GRAY;蓝绿色编码 GRUE(绿色或者蓝色);红色编码 RED;相似的,绿色、蓝色、黄色、白色、粉色、紫色和棕色也编码它们相应的颜色。(B,D)被调查组的一致图表。伪色调是被上光的颜色条目被大多数被调查者使用,假的亮度编码被调查者使用的大多数条目的百分比。在最暗的区域,一致性最低。(B)在 WCS 中所有的被调查者。(C)25 个说英语的调查者。(D)被调查者使用到的图案(图案明明在左边)。(E~G)说 3 种语言之一的个体被调查者(每一列的顶部),使用四种图案之一。来自不同大陆的个体使用相同的图案(注意类似的行数据集),但是使用同一语言的个体使用不同的图案(注意到每列的多样性)。

Berlin 和 Kay 的第二个提议就是焦点颜色——被命名的颜色类别的最好样本——当在不同语言之间比较时,倾向于在颜色空间聚集。这个结果建议 Berlin 和 Kay,在颜色空间中命名的颜色类别的位点,按照焦点的颜色指定,受到内部的普遍约束。他们争论如果这个不是事实,那么焦点颜色将多少被随机定位到颜色空间的区域。

Berlin 和 Kay 的第三个提议是不同语言之间在它们各自的词汇中 BCT 的数目不同,由于他们在沿着一个被 BCT 定义的高度制约的进化序列不同的阶段,它的发生过程如下:

最简单的颜色刺激仅仅有两种颜色条目:黑和白,黑通常被用于暗和冷色,白则被用于明和暖色。随着语言进化,他们一次加入一种颜色条目,开始是红色,然后是黄色,再然后是绿色或者先是绿色再是黄色等等,正如他们的社会变得更加复杂和对于使用这种语言的人,颜色之间的差别日常生活中变得越来越重要。

随后的证据支持普遍性观点

自从 Berlin 和 Kay 的专题著作出版,有重复的证据证明他们关于 BCT 提议的基本正确性。例如,Boynton 和 Olson(1987,1990)显示说英语的被试使用起英语的 BCT 会更快,与非基本的条目相比存在极大的共识和一致性。Uchikawa 和 Boynton(1987)将这种例子成功在日本人身上得到证明。更多的工作已经完成,已经拓宽了可用的语言范围(例如 Davies et al.,1995;Jameson & Alvarado,2003)。

在 20 世纪 70 年代后期,为了回应批评者对其原始研究范围的担忧,Berlin 和 Kay 与 Maffi,Merrifield 和 Cook 合作,进行了大的前瞻性的色彩命名研究,被称为世界色彩调查(WSC,Kay et al.,2009)。WSC 研究了 2 616 位受访者,研究了工业社会前的 110 种语言。所有的调查者都被使用来自芒塞尔颜色图集的 330 种上色的和非彩色的颜色样本进行了 en scène 测试,大约每 25 位受访者说一种语言,对一种样本提供一个词汇的颜色术语。然后受访者被要求为他们命名的每个颜色种类去选择一个重点颜色。由于 WSC 数据被收集去测试 Berlin 和 Kay 的关于语言发展前景的预测,WSC 的结果尤其引人注目。

一些调查者对 WSC 数据集做出了分析。Kay 和 Regier 检查了被每个颜色单词定义的颜色空间的区域中心,单词是被每个信息和每个被调查者的焦点颜色部署。他们发现来自 WCS 的中心和焦点颜色倾向于向 11 个英语的 BCT 的中心附近聚集,不论被调查者部署的单词的整体数目,仅仅是像 Berlin 和 Kay 在 1969 年发现的那样。考虑到事实是 110 种语言在历史上没有互相接触,这些中心的聚集和焦点颜色争论支持的是普遍主义观点。Kay 和 Regier 也检测了在 WCS 中不同语言之间的整合,使用的方法是沿着色环去旋转数据,具体是通过改变数量和在每一步比较与那些相对的语言颜色条目边界。他们发现当颜色的边界在它们正确的排列处时匹配最好,表明将色调分工到颜色种类是普遍的,语言之间不是特殊化的。

Lindsey 和 Brown 对全部的 WCS 数据集进行了聚类分析,而不是将每个颜色条目降低到单个数目(焦点颜色的中心)。他们发现颜色条目使用的 11 个通用模式,大体上重组了在英语中出现的颜色命名模式,除了 YELLOW-or-ORANGE 是一种颜色条目,有一个非常常见的条目 GRUE(意思是 GREEN-or-BLUE)没有在英语中出现。这 11 个聚集簇为 Lindsey 和 Brown 第二步分析提供了常见的术语。他们将每个被调查者的数据集重组到一个术语颜色命名系统,将所有这些进行了比较。第二步聚集簇分析显示 WCS 颜色命名近似被分为四种颜色命名系统或者图案——一个术语,强调颜色命名模式的可现性,力求在被调查者中的变化最小。四种图案两两不同主要是在颜色图表的蓝色、绿色和紫色区域(见图 36.6D)。这里颜色多是 BLACK(暗的图案),GRAY(灰色图案)或者 GRUE(Grue 图案)或者其他的被划分到 BLUE,GREEN 和有时 PUPPLE(绿色/蓝色/紫色或者 GBP 图案),正如在英语中一样。与 Berlin 和 Kay 整体上具有良好的一致性,Lindsey 和 Brown 的结果表明一个有限的通用颜色术语表和一个颜色命名图案的有限的数目,在这些情况下,在一种语言中的 BCT 发生。

更多的支持普遍主义观点的证据来自当它们出现在或者通过 WCS 语言时对图案的检测。图案显示在传统文化惊人的相似,而且这些传统文化之间不可能曾经彼此相互联系(比较在图 35.6e-g 的一行图案)。此外,在 WCS 中讲述单个语言的人之间具有极大的变异性(与在图 35.6e-g 的一列图案相比)。居住在不同大陆的个体的图案经常要比那些讲同一种语言的个体之间的图案相似性高。这些结果为相似主义观点提出了一个严峻的困难。如果颜色明明全部是由一个被试的文化决定,那么为什么在语言之间存在的变异性要比在不同的语言之间在颜色图案使用中的变异性要高?而且,如果在一种语言中的颜色条目促进了说这种语言的人关于这种颜色的交流,那么我们可以期待一种文化的所有成员都表达相同的图案。

通用的约束是什么? 一个直觉上很有吸引力的猜测是标准的颜色对立知觉表征——包含 Hering 六种元素的感觉——在约束颜色分类结构方面扮演了一个重要的角色。在这篇综述中元素的感觉提供了内部的参考点,即围绕着哪个颜色种类建立。当一个人命名一种颜色他/她会评估那个颜色和每个内部的参考点之间的相似性,选择 BCT 中与最近的焦点颜色相对应的那个。与一个参考点接近的颜色很容易被分类和命名;那些在两个或者更多参考点中间的颜色将会更难去命名。在 Kay 和 McDaniel 的观点中,颜色类别中的成员在一个连续统一体中变化,非常像颜色本身。然而,很难在 Hering 感觉和颜色分类之间建立一种因果关系,因为 Hering 的六种元素颜色感觉的神经机制,正如上面所说,还没有被发现。此外,基于 Hering 初选的颜色分类形成理论也没有解释其他的非元素感觉是怎样产生这样的通用颜色分类,如 BROWN,PINK,PURPLE 和 GRAY。

其他途径

Hering 元素的颜色感觉作为一种对颜色种类形成的知觉转折点,关于这个观点的一些其他的有趣选择已经被发展。Levinson 认为语言是围绕参考点去建立它们的颜色名称的,但是参考点可能与 Hering 的初选无关。至少在一些语言颜色中与这些参考点不相近的完全没有被命名。

Xiao 和同事们近期提出,颜色命名与所有人中通用的颜色生理间的正确联系完全绕开 Hering 原色。冷色和暖色在本质上出现在 WCS 数据集因此看起来像是在 WCS 宽的一致性图表中一个明显的划分。他们建议冷色和暖色的区分与在上行的视觉通路中 L-M 视锥细胞对比度的符号的响应相关,尤其是在"色调地图"中特殊的位点。"色调地图"是 Xiao,Wang 和 Felleman 于 2003 年在 V1 中发现的。

另外一种方法是将颜色命名看成是在颜色交流中一个最优化的问题。中间点距离模型建议,对于一个给定数量的颜色种类这些种类之间的边界被吸引去最大化在一种颜色分类之间的相似性,同时最小化在不同种类之间的颜色相似性。Regier,Kay 和 Khetarpal 已经将这种方法应用于 WCS,而且成功地预测了在那个数据集中的颜色命名图案。Yendrikhovski 基于在一个观察者环境中发生的知觉上相似颜色的聚集,提出了颜色分类形成的模型。Yendrikhovskij 做出他对于相似性的估计是基于 CIELUV 均已颜色空间的度量结构。然而,Steels 和 Belpaeme 已经显示,不论是从 CIELUV 还是 CIELAB 颜色空间随机选择的颜色是与那些在认真采样的"真实世界"颜色中获得的是统计学上相似的。这表明 Yendrikhovskij 的结果可能与在他的分析中用到的颜色空间的度量特性更相关,而与在环境中颜色的统计学结构没那么相关。尽管如此,Yendrikhovskij 的方法和 Regier 与他的同事们的方法是很吸引人的,因为他们避免了明确地假定 Hering 统一色调的优先地位的需求。然而,意识到这些方法批判性地依赖于一组不同的假设是很重要的,也就是说,颜色空间的结构度量过去常常指定颜色之间的特定知觉距离。

Lindsey 和 Brown 提出 Dark 和 Grue 图案的区域分布可能与在透镜和视网膜上的阳光的光敏性影响相关。太阳紫外线(UV-B)已经知道可以加速光学的透镜自然的变黄过程(透镜的褐色场景)和可以损坏 S 型视锥细胞。这两种影响都减少了眼睛对短波长光的敏感性。主要是短波长的刺激被预测变得更加难看到或者更加缺少蓝色的外表或者都有,可能减少这些刺激的显著性和降低包括蓝色的词汇区别的使用性。然而,我们也知道视觉系统在温带在衰老过程中看见到的损失的范围内,可以"重新校准"自己去降低短波长光刺激。然而,对于在光学密度中极端的改变,重新校准是不完全的。仍然需要看到定量的,这些问题对于在密度上更加剧烈的变化是如何被解决的。这种变化可能在居住在赤道附近的观察者身上发生。

相对主义观点的重新审视

尽管实证支持通用的约束对颜色命名,颜色命名的一些层面也是清晰地依赖于传统文化的。最明显的层面是颜色条目是每一代孩子学习说话时必须学到的。这个不是必要的证据去反对通用约束对颜色命名的存在,但是它确实给颜色条目提供了机会去随着时间改变,像语言的其他层面一样。第二个层面是简单的世界上不同地方的人使用不同数目的 BCT,这点至少在明面上反驳了假定,即,BCT 严格地被因素控制,对所有人类都是通用的。WCS 数据的随后分析显示与 Berlin 和 Kay 原始的条目相比,在颜色条目进化过程中的更大的变化性,极大地约束了进化的时序。变化性意味着文化因素可能会以一种复杂的,可能难以预测的方式去影响颜色条目的进化。

颜色命名的发展　如果说 Hering 感觉在指导文化中颜色类别形成方面具有特殊的位置,那么我们可以预期,与元素感觉相对应的颜色在语言发展中首先被命名。尽管婴儿一般在三个月大的时候才拥有颜色视觉,尽管有证据证明 4 个月大的婴儿的一些种类的颜色感知,但目前还不清楚 Hering 感觉在孩子学习去命名颜色的时候——36~40 个月的时候——扮演了什么角色。尤其是,观点:BCT 与基础的 Hering 感觉红、绿、蓝、黄、黑和白相应的颜色首先被获得,比其他的 BCT 例如粉色、橘色和紫色,发育的研究为这个观点提供的支持很少。更进一步,精确的颜色命名在孩子那里没有被获得,直到 4~7 岁,经常是在加强训练后才被获得。最后,在不是说英语且只有 5 个 BCT 的孩子中颜色条目获得的研究获得了矛盾的结果,这个可以被理解为支持普遍主义或者相对主义观点。

颜色记忆　一些颜色名字和颜色识别的关系之间的经典文献挑战了颜色明明的严格的普遍主义,支持了语言学的相对主义。例如,Brown 和 Lenneberg 使用颜色识别任务,在英语为母语的人中研究了颜色记忆。对应于八种彩色 BCTs(未测试黑色、白色和灰色)的焦点颜色比中间色调样本的颜色更容易被记住。此外,焦点颜色也比中间色更容易被编码。也就是,它们更加容易被命名,因为它们是被试颜色分类中最好的样本。作者总结,命名的颜色种类通过促进效率提高了记忆。具有了这个效率,一个内部的词汇表示颜色的样品可以被形成并存储在记忆中。

一个令人信服的测试 Brown 和 Lenneberg 断言的方式是在颜色记忆中寻找交叉文化的不同。如果颜色记忆和高度可编码的焦点颜色与一个人的语言高度相关,那么如果一个人在他们的语言中只有很少的颜色条目的话,他应该有很少的可编码的焦点颜色,那么他们的颜色记忆应该仅仅在那些颜色中最好。Rosch Heider 通过一系列的实验测试了颜色记忆,测试对象为巴布亚新几内亚的达尼人。即使达尼人仅仅可以命名 2 种颜色类别,他们的颜色记忆对 11 种英语焦点颜色也是最好的(与相似的、非焦点颜色相比)。这个显著的结果表明英语颜色类别在人类认知中是内部呈现的,他们在颜色记忆中的首要地位是独立于观察者的颜色词汇的。然而,Heider 的结论在近期受到了质疑,一是统计学基础的质疑,而是在伊里

安查亚的 Berinmo 人上的新的交叉文化研究,他们对BLUE(蓝)和 GREEN(绿)并不适用独立的单词进行描述。这些研究支持了颜色记忆可以被观察者的语言词汇强烈地影响。现在,有用的证据最好地证实了语言是可以影响颜色记忆的。

颜色感知的分类　Kay 和 Kempton 在颜色感知分类中的经典工作为语言的相对性提供了支持。在那个实验中,美国观察者和玛雅人、塔拉乌马拉人观察者都参与了,他们判断的是颜色对的相似性。颜色对中其中一个来自由他们的语言命名的颜色种类,另外一个颜色位于两个这样命名的颜色种类的边界。与位于种类边界的颜色对相比,在命名的颜色种类中的颜色看起来更相似。跨越颜色分类边界的颜色对是被同等数量的步长分离的芒塞尔颜色排序系统选择的。Kay 和 Kempton 进一步显示,在一个颜色分组实验中,颜色种类之间的边界位置是根据观察者的语言定的。他们将他们的结果解释为一种语言的颜色的分类结构可以扭曲颜色空间的度量结构的证据支持。Winawer 等人在俄国人的研究上报道了相似的结果,他们可能对 LIGHT BLUE(浅蓝)和 DARK BLUE(深蓝)具有不同的术语,因此可能有 12 个 BCT。

近期更多的去尝试将一般化的 CCP 去另外的任务以及产生了不一致的结果。一些研究者已经报道了加速的颜色辨别在反应时间(RT)的实验中被分类,或者报道了在视觉搜索任务中颜色被分类,分类与观察者的语言中的颜色条目非常接近。一些研究建议了 CCP 和语言之间的一个甚至更紧密的关系,因为他们报道了在颜色搜索中的 CCP 效应限定于右边的视野,表明了视觉搜索的反应时可能得益于主管语言的区域,有视觉半球的结果在大脑的左半球。然而,这个提议仍然是具有争议的,因为一些实验室重复这个半球的效应时,失败了。其他的研究之一是 CCP 本身的证据,引用了一些方法论问题。直到现在,大多数的研究,包括 Kay & Kempton 和 Gilbert 等人的研究,是高度依赖于芒塞尔颜色空间的度量特性的。这个是有问题的,正如颜色只有近似等距的(正如上文所述)和等距的色调彼此之间同样不可辨别的。此外,芒塞尔颜色排序系统的有限的度量特性是基于 41 个观察者的聚集的额数据,并不能代表性应用于任何个体。

普遍主义 vs. 相对主义

到今天为止,关于颜色命名和颜色感知和识别之

间的关系,普遍主义和相对主义都没有提供一个令人信服的同意的标准。普遍主义还没有提供一个明确的声明即什么是普遍的(生理学上的或者其他方面的),也没有提供一个解释,即,为什么三色彩的颜色表观空间被摧毁分裂成如此多的普遍种类或者为什么生理学上相似的人群如果来自世界上不同的文化背景使用到的颜色条目词汇就会如此之多? 文化的相对主义者也没有提供对"为什么来自世界各地的人会使用如此相似的方式来命名颜色"的解释,也没有提供对"在一个语言中或者一种文化中生活的人们在他们对颜色条目的使用中存在如此大的差异"的解释。我们期望有建设的理论工作,既不是来自于普遍主义也不是来自于相对主义观点或者也不是来自于两者争论,这种工作才将最有可能在这个兴趣领域取得重要进展。

致谢

本章由基金 NSF BCS-1152841 to D. T. L. 和 NIH/NEI R21 EY018321-0251 to A. M. B. 提供支持。作者想在此衷心感谢 Michael A. Webster 和 Kimberly A. Jameson 提供的有用的评论。

注意

在讨论中,颜色本身是使用了小写字母,英语中颜色条目是使用引号标记的,国际上的是使用大写字母,图案的命名是首字母大写。

参考文献

Abramov, I., & Gordon, J. (1977). Color-vision in peripheral retina. II. Hue and saturation. *Journal of the Optical Society of America, 67,* 202–207.

Alpern, M., Krantz, D. H., & Kitahara, K. (1983). Perception of colour in unilateral tritanopia. *Journal of Physiology (London), 335,* 683–697.

Bäuml, K. H. (1995). Illuminant changes under different surface collections: Examining some principles of color appearance. *Journal of the Optical Society of America. A, 12,* 261–271.

Bellamy, B. R., & Newhall, S. M. (1942). Attributive limens in selected regions of the Munsell color solid. *Journal of the Optical Society of America, 32,* 465–473.

Belmore, S. C., & Shevell, S. K. (2008). Very-long-term chromatic adaptation: Test of gain theory and a new method. *Visual Neuroscience, 25,* 411–414.

Berlin, B., & Kay, P. (1969). *Basic color terms: Their universality and evolution.* Berkeley, Los Angeles: University of California Press.

Bornstein, M. H. (1985). On the development of color naming in young children: Data and theory. *Brain and Language, 26,* 72–93.

Bornstein, M. H., Kessen, W., & Weiskopf, S. (1976). Color-vision and hue categorization in young human infants. *Journal of Experimental Psychology. Human Perception and Performance, 2,* 115–129.

Boynton, R. M., Schafer, W., & Neun, M. E. (1964). Hue-wavelength relation measured by color-naming method for three retinal locations. *Science, 146,* 666–668.

Boynton, R. M., & Olson, C. X. (1987). Locating basic colors in the OSA space. *Color Research and Application, 12,* 94–105.

Boynton, R. M., & Olson, C. X. (1990). Salience of chromatic basic color terms confirmed by three measures. *Vision Research, 30,* 1311–1317.

Brainard, D. H., & Maloney, L. T. (2011). Surface color perception and equivalent illumination models. *Journal of Vision, 11,* 1. doi:10.1167/11.5.1.

Brainard, D. H., & Stockman, A. (2010). Colorimetry. In M. Bass (Ed.), *The Optical Society of America handbook of optics: Volume III. Vision and vision optics* (pp. 10.1–10.56). New York: McGraw-Hill.

Brainard, D. H., & Wandell, B. A. (1992). Asymmetric color matching: How color appearance depends on the illuminant. *Journal of the Optical Society of America. A, 9,* 1433–1448.

Brenner, E., & Cornelissen, F. W. (1998). When is a background equivalent? Sparse chromatic context revisited. *Vision Research, 38,* 1789–1793.

Brill, M. H. (2005). The relation between the color of the illuminant and the color of the illuminated object by Herbert E. Ives [Commentary]. *Color Research and Application, 20*(1), 70–76.

Brouwer, G. J., & Heeger, D. J. (2009). Decoding and reconstructing color from responses in human visual cortex. *Journal of Neuroscience, 29,* 13992–14003.

Brown, A. M. (1990). Development of visual sensitivity to light and color vision in human infants—a critical review. *Vision Research, 30,* 1159–1188.

Brown, A. M., Lindsey, D. T., & Guckes, K. M. (2011). Color names, color categories, and color-cued visual search: Sometimes, color perception is not categorical. *Journal of Vision, 11,* 2. doi:10.1167/11.12.2.

Brown, R. W. (1976). In memorial tribute to Eric Lenneberg. *Cognition, 4,* 125–153.

Brown, R. W., & Lenneberg, E. H. (1954). A study in language and cognition. *Journal of Abnormal and Social Psychology, 49,* 454–462.

Bruckner, A. (1927). Zur frage der eichung von farbsystemen. *Zeitschrift fur Sinnesphysiologie, 58,* 322–362.

Buchsbaum, G. (1980). A spatial processor model for object colour perception. *Journal of the Franklin Institute, 310,* 1–26.

Burns, S. A., Elsner, A. E., Pokorny, J., & Smith, V. C. (1984). The Abney effect: Chromaticity coordinates of unique and other constant hues. *Vision Research, 24,* 479–489.

Cao, D., & Shevell, S. K. (2005). Chromatic assimilation: Spread light or neural mechanism? *Vision Research, 45,* 1031–1045.

Chichilnisky, E. J., & Wandell, B. A. (1999). Trichromatic opponent color classification. *Vision Research, 39,* 3444–3458.

Cohen, J. (1964). Dependency of the spectral reflectance curves of the Munsell color chips. *Psychonomic Science, 1,* 369–370.

Conway, B. R. (2009). Color vision, cones, and color-coding in the cortex. *Neuroscientist, 15,* 274–290.

Conway, B. R., Moeller, S., & Tsao, D. Y. (2007). Specialized color modules in macaque extrastriate cortex. *Neuron, 56,* 560–573.

Conway, B. R., & Stoughton, C. M. (2009). Response: Towards a neural representation for unique hues. *Current Biology, 19,* R442–R443.

Dacey, D. M., Liao, H. W., Peterson, B. B., Robinson, F. R., Smith, V. C., Pokorny, J., et al. (2005). Melanopsin-expressing ganglion cells in primate retina signal colour and irradiance and project to the LGN. *Nature, 433,* 749–754. doi:10.1038/nature03387.

D'Andrade, R. G., & Romney, A. K. (2003). A quantitative model for transforming reflectance spectra into the Munsell color space using cone sensitivity functions and opponent process weights. *Proceedings of the National Academy of Sciences of the United States of America, 100,* 6281–6286.

Daoutis, C. A., Franklin, A., Riddett, A., Clifford, A., & Davies, I. R. L. (2006). Categorical effects in children's colour search: A cross-linguistic comparison. *British Journal of Developmental Psychology, 24,* 373–400.

Davies, I. R. L., Corbett, G., Mtenje, A., & Sowden, P. (1995). The basic color terms of Chichewa. *Lingua, 95*(4), 259–278.

Dedrick, D. (1998). *Naming the rainbow: Colour language, colour science, and culture.* Dordrecht: Kluwer.

Delahunt, P. B., Webster, M. A., Ma, L., & Werner, J. S. (2004). Long-term renormalization of chromatic mechanisms following cataract surgery. *Visual Neuroscience, 21,* 301–307.

Derrington, A. M., Krauskopf, J., & Lennie, P. (1984). Chromatic mechanisms in lateral geniculate nucleus of macaque. *Journal of Physiology, 357,* 241–265.

DeValois, R. L., Abramov, I., & Jacobs, G. H. (1966). Analysis of response patterns of LGN cells. *Journal of the Optical Society of America, 56,* 966–977.

DeValois, R. L., Cottaris, N. P., Elfar, S. D., Mahon, L. E., & Wilson, A. J. (2000). Some transformations of color information from lateral geniculate nucleus to striate cortex. *Proceedings of the National Academy of Sciences of the United States of America, 97,* 4997–5002.

D'Zmura, M., & Lennie, P. (1986). Mechanisms of color constancy. *Journal of the Optical Society of America. A, 3,* 1662–1672.

Engel, S., Zhang, X. M., & Wandell, B. A. (1997). Colour tuning in human visual cortex measured with functional magnetic resonance imaging. *Nature, 388,* 68–71.

Fach, C., & Sharpe, L. T. (1986). Assimilative hue shifts in color gratings depend on bar width. *Perception & Psychophysics, 40,* 412–418.

Foster, D. H. (2011). Color constancy. *Vision Research, 51,* 674–700.

Foster, D. H., & Nascimento, S. M. C. (1994). Relational colour constancy from invariant cone-excitation ratios. *Proceedings. Biological Sciences, 257,* 115–121.

Franklin, A., Clifford, A., Williamson, E., & Davies, I. R. L. (2005). Color term knowledge does not affect categorical perception of color in toddlers. *Journal of Experimental Child Psychology, 90,* 114–141.

Franklin, A., & Davies, I. R. L. (2004). New evidence for infant colour categories. *British Journal of Developmental Psychology, 22,* 349–377.

Gegenfurtner, K. T. (2003). Cortical mechanisms of colour vision. *Nature Reviews. Neuroscience, 4,* 563–572.

Gilbert, A. L., Regier, T., Kay, P., & Ivry, R. B. (2006). Whorf hypothesis is supported in the right visual field but not the left. *Proceedings of the National Academy of Sciences of the United States of America, 103,* 489–494.

Gladstone, W. E. (1858). *Studies on Homer and the Homeric age III* (Sec. IV, pp. 457–499). London: Oxford University Press.

Golz, J., & MacLeod, D. I. A. (2002). Influence of scene statistics on colour constancy. *Nature, 415,* 637–640.

Gordon, J., & Abramov, I. (1965). Scaling procedures for specifying color appearance. *Color Research and Application, 13,* 146–152.

Hardy, J. L., Frederick, C. M., Kay, P., & Werner, J. S. (2005). Color naming, lens aging, and grue: What the optics of the aging eye can teach us about color language. *Psychological Science, 16,* 321–327.

Heider, E. R. (1972). Universals in color naming and memory. *Journal of Experimental Psychology, 93,* 10–20.

Heider, E. R., & Olivier, D. C. (1972). The structure of the color space in naming and memory for two languages. *Cognitive Psychology, 3,* 337–354.

Helson, H. (1926). The psychology of "Gestalt." *American Journal of Psychology, 37,* 25–62.

Helson, H. (1943). Some factors and implications of color constancy. *Journal of the Optical Society of America, 33,* 555–567.

Hering, E. (1964). *Grundzuge der Lehre vom Lichtsinn (Outlines of a theory of the light sense)* (L. M. Hurvich & D. Jameson, Trans.). Cambridge, MA: Harvard University Press. (Original work published 1878.)

Hurvich, L. M., & Jameson, D. (1956). Some quantitative aspects of an opponent-colors theory. IV. A psychological color specification system. *Journal of the Optical Society of America, 46,* 416–421.

Hurvich, L. M., & Jameson, D. (1957). An opponent-process theory of color vision. *Psychological Review, 64,* 384–404.

Indow, T. (1988). Multidimensional studies of Munsell color solid. *Psychological Review, 95,* 456–470.

Ingling, C. R., & Martinez-Uriegas, E. (1983). The relationship between spectral sensitivity and spatial sensitivity for the primate r-g X-channel. *Vision Research, 23,* 1495–1500.

Ives, H. E. (1912). The relation between the color of the illuminant and the color of the illuminated object. *Transactions of the Illumination Engineering Society, 7,* 62–72.

Jameson, D., & Hurvich, L. M. (1951). Use of spectral hue-invariant loci for the specification of white stimuli. *Journal of Experimental Psychology, 41,* 455–463.

Jameson, D., & Hurvich, L. M. (1959). Perceived color and its dependence on focal, surrounding, and preceding stimulus variables. *Journal of the Optical Society of America, 49,* 890–897.

Jameson, D., & Hurvich, L. M. (1972). Color adaptation: Sensory control, contrast, afterimages. In D. Jameson & L. M. Hurvich (Eds.), *Handbook of sensory physiology* (Vol. II/4, pp. 568–581). Berlin: Springer-Verlag.

Jameson, K. A. (2005). Why GRUE? An interpoint distance model analysis of composite color categories. *Cross-Cultural Research, 39,* 159–194.

Jameson, K. A., & Alvarado, N. (2003). Differences in color naming and color salience in Vietnamese and English. *Color Research and Application, 28,* 113–138.

Jameson, K. A., & D'Andrade, R. G. (1997). It's not really red, green, yellow, blue: An inquiry into cognitive color space. In C. L. Hardin & L. Maffi (Eds.), *Color categories in thought and language* (pp. 295–319). Cambridge: Cambridge University Press.

Jameson, K. A., & Komarova, N. L. (2009). Evolutionary models of color categorization. I. Population categorization systems based on normal and dichromat observers. *Journal of the Optical Society of America. A, 26,* 1414–1423.

Jenness, J. W., & Shevell, S. K. (1995). Color appearance with sparse chromatic context. *Vision Research, 35,* 797–805.

Johnson, E. N., Hawken, M. J., & Shapley, R. (2001). The spatial transformation of color in the primary visual cortex of the macaque monkey. *Nature Neuroscience, 4*(4), 409–416.

Johnson, E. N., Hawken, M. J., & Shapley, R. (2004). Cone inputs in macaque primary visual cortex. *Journal of Neurophysiology, 91,* 2501–2514.

Judd, D. B., MacAdam, D. L., & Wyszecki, G. (1964). Spectral distribution of typical daylight as a function of correlated color temperature. *Journal of the Optical Society of America, 54,* 1031–1040.

Juricevic, I., & Webster, M. A. (2009). Variations in normal color vision: V. Simulations of adaptation to natural color environments. *Visual Neuroscience, 26,* 133–145.

Kaiser, P. K., Lee, B. B., Martin, P. R., & Valberg, A. (1990). The physiological basis of the minimally distinct border demonstrated in the ganglion cells of the macaque retina. *Journal of Physiology, 422,* 153–183.

Kay, P., Berlin, B., Maffi, L., Merrifield, W. R., & Cook, R. S. (2009). *The world color survey.* Stanford, CA: CSLI.

Kay, P., & Kempton, W. (1984). What is the Sapir-Whorf hypothesis? *American Anthropologist, 86,* 65–79.

Kay, P., & Maffi, L. (1999). Color appearance and the emergence and evolution of basic color lexicons. *American Anthropologist, 101,* 743–760.

Kay, P., & McDaniel, K. (1978). The linguistic significance of the meanings of basic color terms. *Language, 54,* 610–646.

Kay, P., & Regier, T. (2003). Resolving the question of color naming universals. *Proceedings of the National Academy of Sciences of the United States of America, 100,* 9085–9089.

Kay, P., & Regier, T. (2006). Language, thought and color: Recent developments. *Trends in Cognitive Sciences, 10,* 51–54.

Kleinschmidt, A., Lee, B. B., Requardt, M., & Frahm, J. (1996). Functional mapping of color processing by magnetic resonance imaging of responses to selective P- and M-pathway stimulation. *Experimental Brain Research, 110,* 279–288.

Knoblauch, K., & Shevell, S. K. (2001). Relating cone signals to color appearance: Failure of monotonicity in yellow/blue. *Visual Neuroscience, 18,* 901–906.

Koenderink, J. J., & van Doorn, A. J. (2003). Perspectives on color space. In R. Mausfeld & D. Heyer (Eds.), *Colour perception; Mind and the physical world* (pp. 1–56). Oxford: Oxford University Press.

Koida, K., & Komatsu, H. (2007). Effects of task demands on the responses of color-selective neurons in the inferior temporal cortex. *Nature Neuroscience, 10,* 108–116. doi:10.1038/nn1823.

Komatsu, H., Ideura, Y., Kanji, S., & Yamane, S. (1992). Color selectivity of neurons in the inferior temporal cortex of the awake macaque monkey. *Journal of Neuroscience, 12,* 408–424.

König, A., & Dieterici, C. (1893). Die Grundempfindungen in normalen und anomalen Farben Systemen und ihre Intensitats-Verteilung im Spectrum. *Zeitschrift für Psychologie und Physiologie der Sinnesorgane, 4,* 241–247.

Krantz, D. H. (1975). Color measurement and color theory: II. Opponent-colors theory. *Journal of Mathematical Psychology, 12,* 304–327.

Krauskopf, J., Zaidi, Q., & Mandler, M. (1986). Mechanisms of simultaneous color induction. *Journal of the Optical Society of America. A, 3,* 1752–1757.

Kuehni, R. G. (2003). *Color space and its divisions: color order from antiquity to the present.* New York: Wiley Interscience.

Larimer, J., Krantz, D. H., & Cicerone, C. M. (1974). Opponent-process additivity—I: Red/green equlibria. *Vision Research, 14,* 1127–1140.

Larimer, J., Krantz, D. H., & Cicerone, C. M. (1975). Opponent process additivity—II: Yellow/blue equilibria and nonlinear models. *Vision Research, 15,* 723–731.

Lee, B. B., Martin, P. R., & Valberg, A. (1988). The physiological-basis of heterochromatic flicker photometry demonstrated in the ganglion-cells of the macaque retina. *Journal of Physiology, 404,* 323–347.

Lennie, P., Krauskopf, J., & Sclar, G. (1990). Chromatic mechanisms in striate cortex of macaque. *Journal of Neuroscience, 10,* 649–669.

Lennie, P., & Movshon, J. A. (2005). Coding of color and form in the geniculostriate visual pathway (invited review). *Journal of the Optical Society of America. A, 22,* 2013–2033.

Lennie, P., Pokorny, J., & Smith, V. C. (1993). Luminance. *Journal of the Optical Society of America. A, 10,* 1283–1293.

Leventhal, A. G., Thompson, K. G., Liu, D., Zhou, H., & Ault, S. J. (1995). Concomitant sensitivity to orientation, direction, and color of cells in layers 2, 3, and 4 of monkey striate cortex. *Journal of Neuroscience, 15,* 1808–1818.

Levinson, S. C. (2000). Yélî Dnye and the theory of basic color terms. *Journal of Linguistic Anthropology, 10,* 3–55.

Lindsey, D. T., & Brown, A. M. (2002). Color naming and the phototoxic effects of sunlight on the eye. *Psychological Science, 13,* 506–512.

Lindsey, D. T., & Brown, A. M. (2006). Universality of color names. *Proceedings of the National Academy of Sciences of the United States of America, 103,* 16608–16613.

Lindsey, D. T., & Brown, A. M. (2009). World color survey color naming reveals universal motifs and their within-language diversity. *Proceedings of the National Academy of Sciences of the United States of America, 106,* 19785–19790.

Livingstone, M. S., & Hubel, D. H. (1984). Anatomy and physiology of a color system in the primate visual cortex. *Journal of Neuroscience, 4,* 309–356.

MacLeod, D. I. A. (2010). Into the neural maze. In J. Cohen & M. Matthen (Eds.), *Color ontology and color science* (pp. 151–178). Cambridge, MA: MIT Press.

Maloney, L. T. (1999). Physics-based approaches to modeling surface color perception. In K. T. Gegenfurtner & L. T. Sharpe (Eds.), *Color vision: From genes to perception* (pp. 387–421). Cambridge: Cambridge University Press.

Maloney, L. T., & Wandell, B. A. (1986). Color constancy: A method for recovering surface spectral reflectance. *Journal of the Optical Society of America. A, 3,* 29–33.

Mizokami, Y., Werner, J. S., Crognale, M. A., & Webster, M. A. (2006). Nonlinearities in color coding: Compensating color appearance for the eye's spectral sensitivity. *Journal of Vision, 6,* 996–1007. doi:10.1167/6.9.12.

Mollon, J. D. (2003). The origins of modern color science. In S. K. Shevell (Ed.), *The science of color* (2nd ed., pp. 1–39). Amsterdam: Elsevier.

Mollon, J. D. (2009). A neural basis for unique hues? *Current Biology, 19,* R441–R442.

Monnier, P., & Shevell, S. K. (2003). Large shifts in color appearance from patterned chromatic backgrounds. *Nature Neuroscience, 6,* 801–802.

Newhall, S. M. (1940). Preliminary report of the O.S.A. subcommittee on the spacing of the Munsell colors. *Journal of the Optical Society of America, 30,* 617–645.

Newhall, S. M., Nickerson, D., & Judd, D. B. (1943). Final report of the O.S.A. Subcommittee on the Spacing of the Munsell Colors. *Journal of the Optical Society of America, 33,*

385–411.

Nickerson, D. (1940). History of the Munsell color system and its scientific application. *Journal of the Optical Society of America, 30,* 575–586.

Nietz, J., Carroll, J., Yamauchi, Y., Neitz, M., & Williams, D. R. (2002). Color perception is mediated by a plastic neural mechanism that is adjustable in adults. *Neuron, 35,* 783–792.

Parkes, L. M., Marsman, J.-B., Oxley, D. C., Goulermas, J. Y., & Wuerger, S. M. (2009). Multivoxel fMRI analysis of color tuning in human primary visual cortex. *Journal of Vision, 9,* 1–13. doi:10.1167/9.1.1.

Pitchford, N. J., & Mullen, K. T. (2001). Conceptualization of perceptual attributes: A special case for color? *Journal of Experimental Child Psychology, 80,* 289–314.

Pitchford, N. J., & Mullen, K. T. (2002). Is the acquisition of basic-colour terms in young children constrained? *Perception, 31,* 1349–1370.

Pokorny, J., & Smith, V. C. (1987). L/M cone ratios and the null point of the perceptual red/green opponent system. *Die Farbe, 34,* 53–57.

Pugh, E. N., & Mollon, J. D. (1979). A theory of the Pi_1 and Pi_3 color mechanisms of Stiles. *Vision Research, 19,* 293–312.

Purdy, D. M. (1937). The Bezold-Brücke phenomenon and contours for constant hue. *American Journal of Psychology, 49,* 313–315.

Regier, T., & Kay, P. (2009). Language, thought, and color: Whorf was half right. *Trends in Cognitive Sciences, 13,* 439–446.

Regier, T., Kay, P., & Cook, R. S. (2005). Focal colors are universal after all. *Proceedings of the National Academy of Sciences of the United States of America, 102,* 8386–8391.

Regier, T., Kay, P., & Khetarpal, N. (2007). Color naming reflects optimal partitions of color space. *Proceedings of the National Academy of Sciences of the United States of America, 104,* 1436–1441.

Rice, M. (1980). *Cognition to language: Categories, word meanings, and training.* Baltimore: University Park Press.

Rinner, O., & Gegenfurtner, K. R. (2000). Time course of chromatic adaptation for color appearance and discrimination. *Vision Research, 40,* 1813–1826.

Roberson, D., Davidoff, J., Davies, I. R. L., & Shapiro, L. R. (2004). The development of color categories in two languages: A longitudinal study. *Journal of Experimental Psychology. General, 133,* 554–571.

Roberson, D., Davies, I. R. L., & Davidoff, J. (2000). Colour categories are not universal: Replications and new evidence from a stone-age culture. *Journal of Experimental Psychology. General, 129,* 369–398.

Sallstrom, P. (1973). *Color and physics: Some remarks concerning the physical aspects of human color vision.* Stockholm: University of Stockholm, Institute of Physics Report 73–09.

Saunders, B. A. C., & van Brakel, J. (1997). Are there nontrivial constraints on colour categorization? *Behavioral and Brain Sciences, 20,* 167–179.

Schefrin, B. E., & Werner, J. S. (1990). Loci of spectral unique hues throughtout the life-span. *Journal of the Optical Society of America. A, 7,* 305–311.

Schefrin, B. E., Werner, J. S., Plach, M., Utlaut, N., & Switkes, E. (1992). Sites of age-related sensitivity loss in a short-wave cone pathway. *Journal of the Optical Society of America. A, 9,* 355–363.

Schluppeck, D., & Engel, S. A. (2002). Color opponent neurons in V1: A review and model reconciling results from imaging and single-unit recording. *Journal of Vision, 2,* 480–492. doi:10.1167/2.6.5.

Shapley, R., & Hawken, M. J. (2011). Color in the cortex: Single- and double-opponent cells. *Vision Research, 51,* 701–717.

Shevell, S. K. (1978). The dual role of chromatic backgrounds in color-perception. *Vision Research, 18,* 1649–1661.

Shevell, S. K. (2001). The time course of chromatic adaptation. *Color Research and Application, 26,* S170–S173.

Shevell, S. K. (2003). Color appearance. In S. K. Shevell (Ed.), *The science of color* (pp. 149–190). Oxford: Elsevier.

Shevell, S. K. (2012). The Verriest Lecture: Color lessons from space, time and motion. *Journal of the Optical Society of America. A, 29,* A337–A345.

Shinomori, K., Schefrin, B. E., & Werner, J. S. (1997). Spectral mechanisms of spatially induced blackness: Data and quantitative model. *Journal of the Optical Society of America. A, 14,* 372–387.

Siok, W. T., Kay, P., Wang, W. S. Y., Chan, A. H. D., Chen, L., Luke, K. K., & Tan, L. H. (2009). Language regions of brain are operative in color perception. *Proceedings of the National Academy of Sciences of the United States of America, 106,* 8140–8145. doi:10.1073/pnas.0903627106.

Solomon, S. G., & Lennie, P. (2005). Chromatic gain controls in visual cortical neurons. *Journal of Neuroscience, 25,* 4779–4792.

Steels, L., & Belpaeme, T. (2005). Coordinating perceptually grounded categories through language: A case study for colour. *Behavioral and Brain Sciences, 28,* 469–489.

Stockman, A., & Brainard, D. H. (2009). Color vision mechanisms. In M. Bass (Ed.), *The Optical Society of America handbook of optics III. Vision and vision optics* (pp. 11.1–11.104). New York: McGraw-Hill.

Stoughton, C. M., & Conway, B. R. (2008). Neural basis for unique hues. *Current Biology, 18*(16), R698–R699.

Suppes, P., Luce, R. D., Krantz, D. H., & Tversky, A. (1989). *Foundations of measurement.* Vol. 2: *Geometrical, threshold, and probabilistic representations.* New York: Academic Press.

Teller, D. Y. (1997). First glances: The vision of infants—The Friedenwald Lecture. *Investigative Ophthalmology and Visual Science, 38,* 2183–2203.

Ts'o, D. Y., & Gilbert, C. D. (1988). The organization of chromatic and spatial interactions in the primate striate cortex. *Journal of Neuroscience, 8,* 1712–1727.

Uchikawa, K., & Boynton, R. M. (1987). Catergorical color perception of Japanese observers: Comparison with that of Americans. *Vision Research, 27,* 1825–1833.

Vimal, R. L. P., Pokorny, J., & Smith, V. C. (1987). Appearance of steadily viewed lights. *Vision Research, 27,* 1309–1318.

Volbrecht, V. J., Werner, J. S., & Cicerone, C. M. (1990). Additivity of spatially induced blackness. *Journal of the Optical Society of America. A, 7,* 106–112.

Wachtler, T., Seijnowski, T. J., & Albright, T. D. (2003). Representation of color stimuli in awake macaque primary visual cortex. *Neuron, 37,* 681–691.

Wade, A., Augath, M., Logothetis, N., & Wandell, B. A. (2008). fMRI measurements of color in macaque and human. *Journal of Vision, 8,* 1–19. doi:10.1167/8.10.6.

Ware, C., & Cowan, W. B. (1982). Changes in perceived color due to chromatic interactions. *Vision Research, 22,* 1353–1362.

Webster, M. A. (2011). Adaptation and visual coding. *Journal of Vision, 11*(5), 3. doi:10.1167/11.5.3

Webster, M. A., & Kay, P. (2007). Individual and population differences in focal colors. In R. E. MacLaury, G. V. Paramei, & D. Dedrick (Eds.), *Anthropology of color: Interdisciplinary multilevel modeling* (pp. 29–53). Amsterdam: John

Benjamins.

Webster, M. A., Mizokami, Y., & Webster, S. M. (2007). Seasonal variations in the color statistics of natural images. *Network: Computation in Neural Systems, 18*, 213–233.

Webster, M. A., & Mollon, J. D. (1995). Color constancy influenced by contrast adaptation. *Nature, 373*, 694–698.

Werner, J. S., Cicerone, C. M., Kliegl, R., & DellaRosa, D. (1984). Spectral efficiency of blackness induction. *Journal of the Optical Society of America. A, 1*, 981–986.

Werner, J. S., & Walraven, J. (1982). Effect of chromatic adaptation on the achromatic locus: The role of contrast, luminance, and background color. *Vision Research, 22*, 929–943.

West, G., & Brill, M. H. (1982). Necessary and sufficient conditions for von Kries chromatic adaptation to give color constancy. *Journal of Mathematical Biology, 15*, 249–258.

Wiesel, T. N., & Hubel, D. H. (1966). Spatial and chromatic properties in the lateral geniculate body of the rhesus monkey. *Journal of Neurophysiology, 29*, 1115–1156.

Winawer, J., Witthoft, N., Frank, M. C., Wu, L., Wade, A. R., & Boroditsky, L. (2007). Russian blues reveal effects of language on color discrimination. *Proceedings of the National Academy of Sciences of the United States of America, 104*, 7780–7785.

Witzel, C., & Gegenfurtner, K. R. (2011). Is there a lateralized category effect for color? *Journal of Vision, 11*, 16.

doi:10.1167/11.12.16.

Wyszecki, G., & Stiles, W. S. (1982). *Color science: Concepts and methods, quantitative data and formulae* (2nd ed.). New York: Wiley.

Xiao, Y. P., Kavanau, C., Bertin, L., & Kaplan, E. (2011). The biological basis of a universal constraint on color naming: Cone contrasts and the two-way categorization of colors. *PLoS One, 6*, e24994.

Xiao, Y. P., Wang, Y., & Felleman, D. J. (2003). A spatially organized representation of colour in macaque cortical area V2. *Nature, 421*, 535–539.

Yendrikhovskij, S. (2001). Computing color categories from statistics of natural images. *Journal of Imaging Science and Technology, 45*, 409–417.

Zaidi, Q., Yoshimi, B., Flanigan, N., & Canova, A. (1992). Lateral interactions within color mechanisms in simultaneous induced contrast. *Vision Research, 32*, 1695–1707.

Zeki, S. (1983a). Colour coding in the cerebral cortex: The reaction of cells in monkey visual-cortex to wavelengths and colours. *Neuroscience, 9*, 741–765.

Zeki, S. (1983b). Colour coding in the cerebral cortex: The responses of wavelength-selective and colour-coded cells in monkey visual cortex to changes in wavelength composition. *Neuroscience, 9*, 767–781.

第37章　在颜色和形状感知中的适应

Michael A. Webster

这是一个慢慢才懂得的真理,所有的事情都是需要和之前的体验进行比较的。

——Slavomir Rawicz,漫漫长路

在《漫漫长路》这本书中,Rawicz 讲述了在第二次世界大战中逃离苏维埃监狱的营地,徒步从西伯利亚走到印度的故事(Rawicz,1997)。自始至终他经历的艰辛,我们很少能够想象出来(有些人也会认为这只是他的想象)。然而,正如引用的语句所说,面对如此的经历,我们可能越来越发现它们是我们的日常生活。本章节回顾总结了由经验驱动的具有比较性的判断是如何支配我们的经验,来形成我们的所见。感知的机制是高度动态的,并且会不断调整——或者适应——以相对于当前的刺激环境进行比较。这些调整深深地影响了视觉经验,它们是如何改变敏感度和感知的已经为我们对视觉神经机制的探索打开了一个窗口。在前一版的适应性综述中,重点是如何使用这些调整来仔细分析编码关于颜色和形状信息的神经通道。现在本章节集中讨论自那时以来我们对适应性的理解是如何变化的。在这次,对适应性的探索稳步发展,已经揭示了一个敏感度调控更广泛的影响,不仅在视觉系统的低级阶段,也在视觉系统的更高阶段,在更宽的时间范围内,以及更加多样化的感知属性范围内。在一个广泛的刺激维度上适应相似效应指向共同的编码规则,并指出适应性在这种编码

中起的核心作用。这些发展的详细解说可以参见 Webster(2011)年的文章。近期还有许多其他关于适应的研究,其中一些更加强调生理和计算机制(Clifford et al.,2007;Clifford & Rhodes,2005;Demb,2008;Kohn,2007;Rieke & Rudd,2009;Wark,Lundstrom,& Fairhall,2007;Webster & MacLeod,2011)。

适应和视觉可塑性

盯住图 37.1 中左图的十字架几秒钟,然后转移你的注视到右边的正方形。你将短暂地体验一张脸的视觉印象(眨眼可能帮助你回过神来)。视后像是在视网膜上局部光适应的结果(Zaidi et al.,2012)。暴露在图像的黑暗部分的感受器提高了它们的敏感度,因此对空白区域的反应更强烈,而被较亮区域刺激的细胞变得不那么敏感。结果是假想人脸是适应图像的负后像。适应后效也发生于更复杂的刺激属性。例如,在观察一个顺时针的条带后,观察者感觉一个垂直的条带看起来好像向逆时针发现偏转。观察一个向下流动的瀑布后,岩石好像在向上渗透。这样的"模式选择性"后效甚至在视网膜时间上平均的流明度水平保持恒定时(例如,通过移动或者让刺激的相位反相变化)也会发生,因此,涉及对刺激的特定属性敏感的额外的适应性机制。

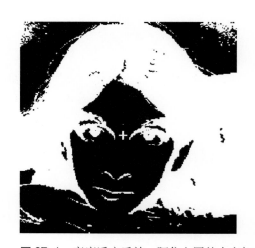

图 37.1　亮度适应后效。盯住左图的十字架几秒钟,然后看右边的正方形。面部看起来是适应图像的负后像,改变来自视网膜的局部敏感度改变。

视觉适应通常是根据短暂的暴露及暴露产生的后效来被测量和定义（Thompson & Burr，2009）。然而，视觉系统表现出许多形式的可塑性以及许多经验相关的环境相关的调整。结果是，我们很难给出一个适应的功能定义，可以独特地区分它。正如上述例子所示，后效开始于感受器的调节，但是可以延伸到协调感知和行动的感觉运动修正（Shadmehr，Smith，& Krakauer，2010）。许多不同的机制对这个级联校准做出了贡献，甚至在调整单一刺激的属性过程中，例如，在视网膜神经元平均亮度水平（Rieke & Rudd，2009）或者皮层神经元的对比度时（Dhruv et al.，2011）也涉及多种机制。此外，感知也有一些过程被调制，例如启动、知觉学习和注意。这些可以通过许多的标准从适应中分化出来，但是它们的边界仍然模糊。例如，适应已经被描述为学习的一种形式（Barlow，1990a），可能包含条件本身可以被学习的调节（Yehezkel et al.，2010）。相似的，适应明显区分于注意，部分程度上是由于我们可以适应于那些甚至我们看不到的模式（Blake & He，2005）。还有许多知觉后效可以被注意力调制，尤其是在视觉编码的较高水平，适应和注意可以反映神经响应的互补调制（Barlow，1997；Pestilli，Viera，& Carrasco，2007；Rezec，Krekelberg，& Dobkins，2004）。

根据调节的时间尺度将适应分离出来也很困难。敏感度不仅仅可以通过最近的过去进行校准，还会即时的根据空间环境的变化进行校准。像适应一样，归一化看起来在感觉编码中无处不在（Carandini & Heeger，2011）。目前尚不清楚这些空间和时间上的调制在功能上有多大不同（Schwartz，Hsu，& Dayan，2007），但是它们经常用相似的术语描述。在另一个极端，适应效应也被延伸到越来越长的持续时间，但是我们仍然不清楚什么时候这些反映了功能或机制上的质变。[例如，从细胞内（Sanchez-Vives，Nowak，& McCormick，2000）到突触（Massey & Bashir，2007）再到长期的发育变化。]

最终问题就是探究在不同的水平上（例如，单细胞或者行为）的适应效应是如何产生关联的（Krekelberg，Boynton，& van Wezel，2006）？神经响应显示了许多的适应性改变（例如，在它们的调谐函数或者动态范围），没有明显表现在行为学上（Kohn，2007）。在神经成像领域一个重要的发展是 fMRI 适应的出现（Grill-Spector，Henson，& Martin，2006；Weigelt，Muckli，& Kohler，2008）。当刺激重复出现时，BOLD 响应下降。因此，响应的选择性可以被测量，通过确定刺激必须如何改变才能释放抑制。fMRI 适应的研究已经证实了响应改变与许多的经典知觉后效是平行出现的。然而，fMRI 中重复效应的一些论述强调了与启动（Schacter，Wig，& Stevens，2007）或者行为习惯化（Turk-Browne，Scholl，& Chun，2008）的联系，而不是适应。

适应的早期阶段

许多视觉后效中模式的选择性和双眼间的传递暗示了皮层的轨迹，并提示皮层前的机制可能是仅仅对简单特征，例如平均流明度和色度，产生适应。然而，最近关于视网膜的研究持续揭示了在早期视觉中存在的日益复杂的计算（Gollisch & Meister，2010），与此同时，视网膜适应的方式范围显著地增多了。例如，现在很明显，许多物种的视网膜不仅仅对平均的光水平适应，而且对对比度产生适应（Baccus & Meister，2002；Brown & Masland，2001；Chander & Chichilnisky，2001；Rieke，2001；Smirnakis et al.，1997）。对比度调节不仅包括一个快速的对比度增益控制（Shapley & Enroth-Cugell，1984），而且包括时间进程与心理物理学上测量的对比度后效相似的缓慢的敏感度改变（Baccus & Meister，2002），这些动态变化甚至可以对刺激的变化速率产生适应（Wark，Fairhall，& Rieke，2009）。在视网膜的适应也可以对时空模式产生适应，尽管神经节细胞不会对这些模式具有直接的选择性。例如，神经节细胞可以对模式的方位（Hosoya，Baccus，& Meister，2005）或者运动（Olveczky，Baccus，& Meister，2007）产生适应。这些早期的适应对行为学上的对比度后效的贡献程度依然是未知的。在灵长类动物中，视网膜对比度适应很大程度限定在大细胞通路，因此，可能主要影响高时间频率和低测试对比度下的敏感度（Camp，Tailby，& Solomon，2009；Solomon et al.，2004）。

适应和高水平的后效

适应也被扩展到更高层次的视觉编码和更加抽象的知觉属性。例如，适应后效不仅仅影响感知的倾斜或者曲率，也会影响更高阶的形状属性，如纵横比（Suzuki & Cavanagh，1998）或者三维视角（Fang & He，2005）。倾斜后效也可以对图形-背景关系具有选择性（von der Heydt，Macuda，& Qiu，2005），以及对空间拓扑而不是视网膜拓扑坐标具有选择性（Melcher，2008）。相似地，一些颜色后效可能依赖于表面的反射率（独立于照度）（Goddard，Solomon，& Clifford，2010）和材料的特性，例如，它们看起来是光滑还是不光滑（Motoyoshi et al.，2007），以及它们可能是根据视网膜外例如视线方向的线索而定(Bompas & O'Regan,2006;Richters & Eskew,2009)。适应也可以影响感知到的布局和场景的确定(Greene & Oliva,2010)。

许多独特的运动后效由诱导它们产生的刺激类型区分(例如静态的与动态的或者转换与扩大)或它们转移的位置(例如,向新的视网膜位点)(Mather et al.,2008)。运动后效也可以通过注意跟踪产生(Culham et al.,2000),或者通过想象运动或者观看描述运动的静态照片(Winawer,Huk,& Boroditsky,2008,2010)。后效也可以通过从运动推断的属性发生,例如,从生物运动中得到的性别感知(Jordan,Fallah,& Stoner,2006;Troje et al.,2006)。

许多研究探索了适应和面部感知(Webster & MacLeod,2011)。在观察完扭曲的面部后,一个不扭曲的面部看起来向相反的方向扭曲(Webster & Mac-Lin,1999)。这些后效发生在定义面部的许多自然维度上,包括识别度、性别和种族划分、表情、年龄和吸引力(Hsu & Young,2004;Leopold et al.,2001;O'Neil & Webster,2011;Rhodes et al.,2003;Schweinberger et al.,2010;Webster et al.,2004)。例如,对一个女性的面部适应后,再看一个中性化的面部就会看起来更像男性。因此,这些后效被用作一个潜在的工具去探索面部在视觉系统中是如何被编码和再现的。

但是对一个高水平的属性适应,在多大程度上能反映在视觉系统高水平的响应改变?这难以评估,因为灵敏度调节发生在许多水平,所有更高的水平可能继承了来自更低水平的响应改变。例如,在MT的细胞的对比度适应对在它们的感受野内受刺激的子区域具有选择性。这暗示了一些敏感度改变是从V1传递过来的(Kohn & Movshon,2003),而其他的则是在MT皮层区域内部产生的(Priebe,Churchland,& Lisberger,2002)。相似的,可以通过适应那些本身不像面部的局部形状(Xu et al.,2008)或者方位梯度(Dickinson et al.,2010)来引起面部后效。因此,问题就是是否有证据表明与属性的显式编码相关的其他适应阶段。已经开发了各种各样的程序用于尝试这些阶段的分离,通过维持这些图像作为面部的知觉相似性同时减少它们的低阶特征的相似性来实现。面部后效显示了在适应刺激和测试刺激大小、位置或者方位的发生强烈地变化传递性,这种传递性建议,适应至少部分反映了在视觉加工高水平处的响应改变(Webster & MacLeod,2011)。

适应可以影响许多复杂且抽象的视觉判断的发现表明,知觉的大多方面是适应性的。因此,适应应该是视觉加工中的中央和内在的机制,可能确保一般

规律的状态维持(Helson,1964)。此外,高水平的后效的基本模式显示对于简单刺激属性的后效具有许多突出的相同之处。例如,面部后效的建立和延迟在光栅的对比度适应中遵循相同的时间进程(Leopold et al.,2005),而且,和下面讨论的相同,可能校准面部的表征,而且和适应设置刺激,如颜色的参考水平使用的是相同的手段。这就提示了视觉系统是如何适应和表征不同的知觉维度可能经常使用的是常见的编码策略(Clifford,2002;Webster & MacLeod,2011)。

适应和自然视觉环境

过多的新发现的后效进一步证明适应一直在我们每天遭遇到的日常场景的刺激模式中使用。这就提出了一个问题,适应的过程是如何匹配于自然场景的特性的?在一个场景中不同的点处的光水平和对比度水平范围经常远远强于可以被神经元动态范围编码的能力。这就强烈地约束了被眼睛运动采样的场景是如何被视网膜机制适应的(Rieke & Rudd,2009)。在平均流明度和对比度的改变也与自然场景不相关,这就预测了光和对比度适应应该是独立运作的,这种独立性在单细胞(Mante et al.,2005)和知觉(Webster & Wilson,2000)两个方面都存在。自然颜色信号的统计学也被发现对理解颜色恒常性的适应和机制是很重要的(Smithson,2005)。

一个更重要的问题是"自然"的视觉系统可能的适应状态,因为这些状态可能对理解我们视觉系统正常的运行特征是最相关的。一个探索方法是检查我们如何适应自然场景的特征属性(Wainwright,1999;Webster & Miyahara,1997;Webster & Mollon,1997)。例如,自然场景在低空间和视觉频率处具有更多的能量分布,振幅谱大略地根据$1/f$下降(Field,1987)。对这种结构的选择性适应降低了在低空间频率处的敏感度,导致对比敏感度函数(CSF)形状显著的改变(Bex,Solomon,& Dakin,2009;Webster & Miyahara,1997),或者导致个体的皮层细胞在调谐函数方面的改变(Sharpee et al.,2006)。相似的结构也在色彩对比度的空间变化中发现(Parraga,Troscianko,& Tolhurst,2002)。而且对这种彩色结构的适应可以引起正常的低通色彩的CSF变得几乎是带通(Webster et al.,2006)。常规的对比敏感度测量是基于在一个均一的灰色区域的适应和展示,因此可能不能用于捕捉到在日常观察条件下的视觉敏感度的重要特征。自然场景也具有特征颜色色域,可以根据特殊的环境变化或者根据季节变化。这些改变足以使观察者在特殊的环境下,可以

产生在不同的状态颜色适应（Webster, Mizokami, & Webster, 2007；Webster & Mollon, 1997）。

在观察者中的适应和改变

在帮助观察者对内在改变进行调节的过程中，适应也扮演着一个重要的角色。这些改变经常是缓慢的，因此可能包含许多形式的可塑性。然而，视觉系统的改变贯彻我们的整个生命，因此视觉系统必须被连续不断地再修正去维持与视觉编码和视觉环境的匹配。这些修正可能对于匹配不同的视网膜位置或者匹配对不同的刺激属性（例如，尺寸编码沿着方位是一致的，或者反之亦然），是非常重要的。

在许多观察者是如何适应他们自身的视觉系统的改变的研究中，已经研究了光学系统的改变或者视网膜前色素体的改变。随着年龄的增长，"晶状体"逐步趋于黄色，所以更少的短波长光线到达视网膜。没有适应的话，世界应该会变得越来越黄，然而在整个生命中，颜色表面看起来仍然是不变的（Hardy et al.,

2005；Schefrin & Werner, 1990；Werner & Schefrin, 1993）。修正应该开始于在视锥细胞中的增益改变来匹配使它们的敏感度对应于我们暴露的平均波谱。相同的过程也可以帮助修正在视觉领域中的光谱敏感度之间的不同（Webster & Leonard, 2008）。

在空间敏感度中一个重要的变化来源是眼睛的光学像差。许多研究探索了感知是如何适应模糊的视网膜图像的。观察一个被模糊处理或者锐化处理的图像会产生在物理模糊水平上的迅速改变，看起来像是聚焦了（Webster, Georgeson, & Webster, 2002）（图37.2）。如果存在更长的曝光时间，对去焦现象的适应也可以导致在视锐度方面的提高（Mon-Williams et al., 1998；Pesudovs & Brennan, 1993）。适应也可以通过来自眼睛光学系统的实际模式的模糊导致，包括去焦现象和散光导致的低阶像差和高阶像差（Sawides et al., 2010, 2011a）。此外，观察者可能会很自然地适应在他们的视网膜图像中的正常出现的模糊水平，以至于这种模糊看起来是主动焦点对准的（Artal et al., 2004；Sawides et al., 2011b）。

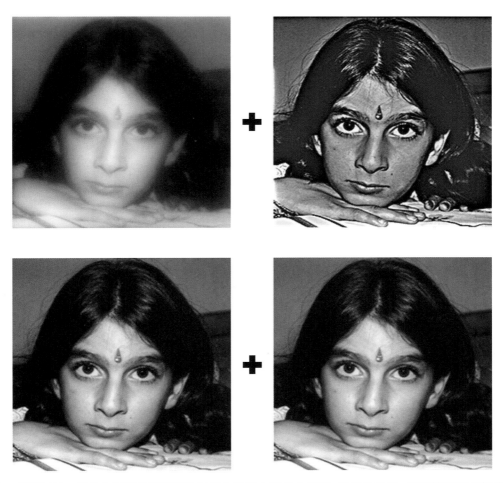

图37.2 模糊后效。盯住上面部分模糊图像和锐化图像中间的十字架，保持几秒钟，然后转向下面部分两个聚焦图像之间的十字架。右边的图像将快速地变得模糊，原因是对前面模糊的适应（来自Webster, 2011）。

这些调节的常见结果是它们倾向于帮助观察者去补足光谱或者空间敏感度的视觉外观,因此,适应并帮助维持知觉的恒常性(Walraven & Werner,1991)。这一点对于视觉体验来说是非常关键的影响(Webster,Werner,& Field,2005),因为它预测的视觉将看起来与内部观察者的阈值敏感度相比,不同之处减少很多(Webster,Juricevic,& McDermott,2010)。此外,这个可以倾向于屏蔽进行性疾病的敏感度损伤,所以会导致观察者可能会无法意识到一个正在发生的视觉损伤。最后,这些补偿突出了视觉适应中一个重要的不对称性——是观察者主动去适应匹配所看到的世界(Clifford & Rhodes,2005)。因此,对于控制感知的一些层面来说,视觉敏感度的变化可能要比环境变化更加重要。例如,是否两个观察者观察相同的刺激是否体验到的白色是相同的,与是否他们的眼睛对环境的滤波是使用相同的方式相比,这可能更多依赖于是否它们被暴露于相同的颜色环境。

令人吃惊的是,我们不知道对于每个观察者来说适应本身是如何改变的,尽管对于一些视觉后效来说,很大的个体差异已经被记录到了(Vera-Diaz,Woods,& Peli,2010)。沿着整个生命的适应的完整性也仍然是未知的。光适应、对比敏感度和对比度增益控制的发展在婴幼儿视觉领域已经被很好地定义(Brown & Lindsey,2009)。模式选择适应看起来像发生于第一周(Suter et al.,1994)。还不清楚的是,在皮层适应中是否存在显著的发育改变。相似地,矫正年龄相关的损伤需要适应在整个生命中的功能性一直良好。适应随着衰老的改变在暗适应(Jackson,Owsley,& McGwin,1999)、颜色适应(Werner et al.,2010)和高水平的形状适应(Rivest et al.,2004)中都存在。然而,一些皮层后效的长处随着年龄的增长几乎没有变化(Elliott et al.,2007)。因此,尽管存在动态的年龄相关的神经变化,但是适应的一些层面仍然是稳定的,这可能是由于它们对于弥补这些改变是很重要的。

适应和视觉编码

适应仍然被广泛应用于视觉表征特点的研究工具。逻辑是后效将仅仅在刺激之间传递到它们通过一个常见的机制或者通道编码范围内。因此,适应的范围或者选择性的程度被用于去推断,对于刺激的维度和沿着维度的机制数目的适应机制是如何被宽带调谐或者被窄带调谐的?一个经典的例子是空间频率调谐的多重通道模型,模型一部分是被一个发现而

激发。即对一个给定的空间频率的适应仅仅会减少邻近空间频率的对比敏感度(Graham,1989)。

最近,很多研究集中于使用适应去区别多重通道模型和表征基础或者对立模型。图37.3显示了这些不同模型的图示,也显示了这些模型预测的后效的模式。在图37.3A中,存在许多窄带调谐的通道编码不同水平的刺激,这些或许可以通过一些在这些通道中的峰值响应被表征。对一个水平的适应会产生一个局部的敏感度损伤,这样将在其他水平的响应分布偏离与适应刺激。这样就产生了"排斥"后效,也就是刺激看起来更加不像适应刺激(因此偏移到相反的方向,高于适应水平或者低于适应水平,然而适应水平本身看起来是不变的)。这个模式是许多属性的后效特征,包括尺寸或者空间频率(Blakemore & Sutton,1969),色调角度(Webster & Mollon,1994)和物体视角和注视方向(Calder et al.,2008;Fang & He,2005)。在第二个模型中(图37.3B)维度被仅仅两个具有宽的敏感度的交叠通道取代,刺激水平可能因此被沿着两个通道的响应比例编码。后效因此沿着一个更宽的范围传递,被在所有水平处的相同标记上的知觉偏移所取代,水平包括适应水平,被归一化来描述。这个模型被广泛应用于解释面部后效(Webster & Mac-Leod,2011),尽管响应改变的实际形式——和它们暗示的潜在的通道——对于面部来说仍然不确定(Robbins,McKone,& Edwards,2007;Storrs & Arnold,2012;Zhao et al.,2011)。在最后这种情况(图37.3D),维度被一个单独的对立机制编码,机制使用相反的方式(例如,兴奋或者抑制)来响应在它的中立点之上或者之下的水平。在这个机制中的适应应该减少它的敏感性和因此减少积极的或者消极的响应。所以,适应之后,所有的刺激看起来变弱了或者偏移到中立点方向了。在对颜色对比度适应后感知到的饱和中的改变,这种模式是明显的(Webster & Mollon,1994),然而在颜色之外,令人吃惊的是存在很少关于在一个明确的对立机制中适应的例子(Webster & MacLeod,2011)。

重正化不仅在当刺激维度被宽带调谐通道(图37.3B)时被预测,而且也在当刺激光谱本身是宽带时被预测(图37.3C)。例如,颜色仅仅被3个宽的调谐机制采样,因此,甚至对一个窄带波长的适应将会使三种视锥细胞的响应归一化。相反地,当对单个光栅适应后,多重的空间频率通道可能形成一个排斥后效,但是对于自然刺激,例如,边缘具有宽幅度光谱的刺激,对这些刺激的适应取而代之的

将是在一个宽的范围通道的响应归一化。因此,模型和后效产生不同仅仅通过刺激和通道是宽的还是窄的。更多的是,归一化也在多重通道模型中发生(Elliott,Georgeson,& Webster,2011)。如果每个通道都是独立调节的,那么对于流行的刺激,这种适应将会沿着通道阵列公平竞争。结果是,不需要在系统中建立标准,因为它们通过适应产生。事实上,标准与适应的状态保持同步化。

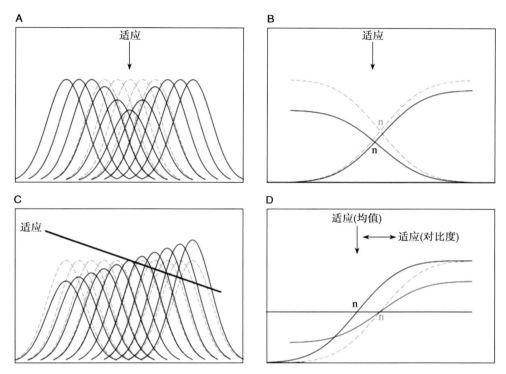

图 37.3 适应和视觉通道。一组通道的敏感度曲线(适应前是虚线,适应后是实线表示)。(A)多重的,窄的调谐通道。适应减少了对适应水平敏感的通道敏感性,偏置模态响应到周边刺激,远离适配器的响应。(B)宽的调谐通道。在更加强的刺激通道中,适应减少了它的敏感度,将平衡点或者标准点(n)偏移向适应水平。(C)当刺激是宽带时,窄的调谐通道也可以展示出与通道中平衡的活性相对应的归一化样后效。(D)一种拮抗机制,其中标准对应于兴奋和抑制之间的零值。对拮抗前位置的适应可以改变输入的平衡,导致标准向适应水平的均值移动。该机制中的适应(例如,对对比度的适应)反而会改变灵敏度而不改变零点。

在这些模型中一个重要的假设是知觉上的假设看起来是中立的或者独特的,因为它们反映了在潜在的神经响应中一个独特的零点或者平衡点。与这个一致的是,看起来"中立"的刺激,可能不会产生后效,假定由于对它们的适应不会改变神经平衡。例如,失真后效不会出现在不失真的面部(Webster & MacLin,1999),对于个体看起来白色的或者聚焦的刺激不包括一个颜色或者模糊后效(Sawides et al.,2011b;Webster & Leonard,2008)。尽管这表明知觉标准和视觉机制的归一化响应之间紧密的关系,但是视觉系统是如何归一化的很明显比图 37.3 表明的模型更加复杂。例如,倾斜后效有时候要强于通过在适应刺激感知到的倾斜改变(Müller et al.,2009)。此外,适应不仅仅改变通路的敏感度,也改变它们的调谐函数(Clifford et al.,2007;Clifford,Wenderoth,& Spehar,2000),也可能涉及通道间的相互作用(Barlow,1990b)。因此,选择性后效的解释仍然是不确定的(Benton & Burgess,

2008;Hegde,2009;Mur et al.,2010)。

适应的时间尺度

如上所示,适应通常被在一个简洁的时间轴上的改变定义,时间尺度从毫秒到分钟不等。多重的适应速率在这个区间操控(Kohn,2007;Wark,Lundstrom,& Fairhall,2007)。然而存在越来越多的证据证明这些简洁的后效可能迅速操控敏感度的调整,也在更长的视觉起作用,从小时到周,可能再到年。长期的效应在颜色视觉领域已经被最清楚地证实。例如,在 Mc-Collough 效应中(颜色后像因方位而异),后效可能会永久持续,直到被一个新的模式重新设定(McColl-lough-Howard & Webster,2009;Vul,Krizay,& MacLeod,2008)。永久的色调改变也会在观察者佩戴着色的镜片发生(Belmore & Shevell,2008,2010;Eisner & Enoch,1982;Neitz et al.,2002),或者当"着色的镜片"在白内障手术中被移除而发生（Delahunt et al.，2004）。最近的研究也揭示了对对比度的长时程的适应（Kwon et al.，2009；Zhang et al.，2009）。

适应的多重时间规模可能会带来许多好处。甚至一个单独的适应过程应该本身能被接受去面对速度精确的交换。迅速的条件在当信号改变时，对于维持编码是需要的，但是如果它们被噪声驱动的话将会引起错误的状态（Wark，Fairhall，& Rieke，2009）。此外，信号本身可以引起具有不同时间常数的多重来源。适应的时间轴则应该匹配这些项目。最佳的适应就是当来源改变是短期的，迅速出现但是也迅速消逝的；当刺激是一个长时程的刺激，那么就应该是缓慢却持久的（Kording，Tenenbaum，& Shadmehr，2007；Shadmehr，Smith，& Krakauer，2010；Smith，Ghazizadeh，& Shadmehr，2006）。基于这个前提的模型，具有至少两个过程的适应，追踪不同的时间轴，可以预测许多习惯特征和运动适应包括空间效应、同时的恢复和再学习（Kording，Tenenbaum，& Shadmehr，2007；Shadmehr，Smith，& Krakauer，2010；Smith，Ghazizadeh，& Shadmehr，2006；Staddon & Higa，1996）。最后，刺激改变的来源可以需要定量的不同形式的响应改变，因此在不同的时间轴具有不同的机制。例如，对比度编码的适应可能需要在对比度增益中迅速地改变去匹配现有的刺激水平，但是在响应增益中的改变要去适应在最大对比度中的永久改变（Kwon et al.，2009）。

适应的功能

尽管刚刚过去的十年里对于适应研究的兴趣不断增长，但视觉系统具有适应的原因仍不确定。这个问题部分上可能是由于适应实际服务于多重的目的，而这些目的可能会根据刺激的性质和视觉编码的限制而改变。此外，如开头所述，一开始就提到的，术语"适应"适用于多种调整，正如这些调整可能在机制上不同，它们也可能在功能上不同。最后，功能可能也很大程度地依赖于时间范围，因为我们出生时建立视觉编码或随着年龄增长而保持视觉编码所需的校准，可能必须面对与在实验室典型研究的日常微调非常不同的问题。

在早期的视觉阶段，适应的功能解释集中于编码效率（Clifford et al.，2007；Wainwright，1999；Wark，Lundstrom，& Fairhall，2007），在这方面，为了应对场景内和不同场景之间的光水平的巨大变化，缩放敏感性至关重要。第二个相关的功能是通过预测的编码去提高效率，以便平均的或者期望的刺激仅仅潜在的表

征（Srinivasan，Laughlin，& Dubs，1982），这是代谢效率很高的方案（Lennie，2003）。这实际上是一种有效的基于范数的编码，并拥有充分的响应能力来表示偏离范数或预测错误的信号，从而增强了新信息的显著性（Barlow，1990a；McDermott et al.，2010；Ranganath & Rainer，2003）。第三个优势是涉及错误的修正（Andrews，1967；Kording，Tenenbaum，& Shadmehr，2007）和恒常性。正如上面讨论的，对于维持稳定的感知来说，适应是十分重要的。具体的方法是通过补足在观察者的敏感度的变化，也通过忽略刺激中"不相干"的变化。例如，颜色恒常性部分依赖于适应或者降低光源的平均色度（Foster，2011）。

重要的是，适应也是具有代价的。其中之一是，如果调整或者放大了噪声而不是信号，适应就是有害的（Rieke & Rudd，2009；Wark，Fairhall，& Rieke，2009）。第二个潜在的代价是神经响应中的改变是否归因于刺激的改变，而不是适应的状态。这个"编码灾难"实际上是大多数知觉后效的基础（Schwartz，Hsu，& Dayan，2007）。最后，尽管许多建议的适应功能是互补的，它们也不是一直兼容的。例如，提高效率或者显著性的调整可能不会帮助维持知觉的恒常性（McDermott et al.，2010；Webster & Mollon，1995）。结果可能是不令人吃惊的，在一个背景中适应的有益效应，在另外一个背景中可能就被隐藏起来或者甚至适应不良。然而，尽管这样，在各种各样的维度和视觉水平的后效的重复模式仍然是引人注目的。即使在感觉加工领域的限制可能是很不相同的，为什么这些校准通过视觉系统出现，而且经常以这样相似的方式表现出来？对于这个问题的理解，可能会解释它们扮演的角色。

致谢

由 EY-10834 支持。

参考文献

Andrews, D. P. (1967). Perception of contour orientation in the central fovea part 1: Short lines. *Vision Research, 7,* 975–997.

Artal, P., Chen, L., Fernandez, E. J., Singer, B., Manzanera, S., & Williams, D. R. (2004). Neural compensation for the eye's optical aberrations. *Journal of Vision, 4,* 281–287. doi:10.1167/4.4.4.

Baccus, S. A., & Meister, M. (2002). Fast and slow contrast adaptation in retinal circuitry. *Neuron, 36,* 909–919.

Barlow, H. B. (1990a). Conditions for versatile learning, Helmholtz's unconscious inference, and the task of perception. *Vision Research, 30,* 1561–1571.

Barlow, H. B. (1990b). A theory about the functional role and synaptic mechanism of visual aftereffects. In C. Blakemore (Ed.), *Visual coding and efficiency* (pp. 363–375). Cambridge: Cambridge University Press.

Barlow, H. (1997). Adaptation by hyperpolarization. *Science, 276,* 913–914.

Belmore, S. C., & Shevell, S. K. (2008). Very-long-term chromatic adaptation: Test of gain theory and a new method. *Visual Neuroscience, 25,* 411–414.

Belmore, S. C., & Shevell, S. K. (2010). Very-long-term and short-term chromatic adaptation: Are their influences cumulative? *Vision Research, 51,* 362–366.

Benton, C. P., & Burgess, E. C. (2008). The direction of measured face aftereffects. *Journal of Vision, 8,* 1–6. doi:10.1167/8.15.1.

Bex, P. J., Solomon, S. G., & Dakin, S. C. (2009). Contrast sensitivity in natural scenes depends on edge as well as spatial frequency structure. *Journal of Vision, 9,* 1–19. doi:10.1167/9.10.1.

Blake, R., & He, S. (2005). Adaptation as a tool for probing the neural correlates of visual awareness: progress and precautions. In C. W. G. Clifford & G. Rhodes (Eds.), *Fitting the mind to the world: Adaptation and aftereffects in high-level vision* (pp. 281–308). Oxford: Oxford University Press.

Blakemore, C., & Sutton, P. (1969). Size adaptation: A new aftereffect. *Science, 166,* 245–247.

Bompas, A., & O'Regan, J. K. (2006). Evidence for a role of action in colour perception. *Perception, 35,* 65–78. doi:10.1068/p5356.

Brown, A. M., & Lindsey, D. T. (2009). Contrast insensitivity: The critical immaturity in infant visual performance. *Optometry and Vision Science, 86,* 572–576.

Brown, S. P., & Masland, R. H. (2001). Spatial scale and cellular substrate of contrast adaptation by retinal ganglion cells. *Nature Neuroscience, 4,* 44–51.

Calder, A. J., Jenkins, R., Cassel, A., & Clifford, C. W. G. (2008). Visual representation of eye gaze is coded by a nonopponent multichannel system. *Journal of Experimental Psychology. General, 137,* 244–261.

Camp, A. J., Tailby, C., & Solomon, S. G. (2009). Adaptable mechanisms that regulate the contrast response of neurons in the primate lateral geniculate nucleus. *Journal of Neuroscience, 29,* 5009–5021.

Carandini, M., & Heeger, D. J. (2011). Normalization as a canonical neural computation. *Nature Reviews. Neuroscience, 13,* 51–62.

Chander, D., & Chichilnisky, E. J. (2001). Adaptation to temporal contrast in primate and salamander retina. *Journal of Neuroscience, 21,* 9904–9916.

Clifford, C. W. G. (2002). Perceptual adaptation: Motion parallels orientation. *Trends in Cognitive Sciences, 6,*136–143. doi:10.1016/S1364-6613(00)01856-8.

Clifford, C. W. G., & Rhodes, G. (2005). *Fitting the mind to the world: Adaptation and aftereffects in high-level vision.* Advances in Visual Cognition Series (Vol. 2). Oxford: Oxford University Press.

Clifford, C. W., Webster, M. A., Stanley, G. B., Stocker, A. A., Kohn, A., Sharpee, T. O., et al. (2007). Visual adaptation: Neural, psychological and computational aspects. *Vision Research, 47,* 3125–3131. doi:10.1016/j.visres.2007.08.023.

Clifford, C. W. G., Wenderoth, P., & Spehar, B. (2000). A functional angle on some after-effects in cortical vision. *Proceedings. Biological Sciences, 267,* 1705–1710. doi:10.1098/rspb.2000.1198.

Culham, J. C., Verstraten, F. A., Ashida, H., & Cavanagh, P. (2000). Independent aftereffects of attention and motion.

Neuron, 28, 607–615.

Delahunt, P. B., Webster, M. A., Ma, L., & Werner, J. S. (2004). Long-term renormalization of chromatic mechanisms following cataract surgery. *Visual Neuroscience, 21,* 301–307.

Demb, J. B. (2008). Functional circuitry of visual adaptation in the retina. *Journal of Physiology, 586*(Pt 18), 4377–4384.

Dhruv, N. T., Tailby, C., Sokol, S. H., & Lennie, P. (2011). Multiple adaptable mechanisms early in the primate visual pathway. *Journal of Neuroscience, 31,* 15016–15025.

Dickinson, J. E., Almeida, R. A., Bell, J., & Badcock, D. R. (2010). Global shape aftereffects have a local substrate: A tilt aftereffect field. *Journal of Vision, 10,* 1–12. doi:10.1167/10.13.5.

Eisner, A., & Enoch, J. M. (1982). Some effects of 1 week's monocular exposure to long-wavelength stimuli. *Perception & Psychophysics, 31,* 169–174.

Elliott, S. L., Georgeson, M. A., & Webster, M. A. (2011). Response normalization and blur adaptation: Data and multi-scale model. *Journal of Vision, 11,* 1–18. doi:10.1167/11.2.7.

Elliott, S. L., Hardy, J. L., Webster, M. A., & Werner, J. S. (2007). Aging and blur adaptation. *Journal of Vision, 7,* 1–9. doi:10.1167/7.6.8.

Fang, F., & He, S. (2005). Viewer-centered object representation in the human visual system revealed by viewpoint aftereffects. *Neuron, 45,* 793–800.

Field, D. J. (1987). Relations between the statistics of natural images and the response properties of cortical cells. *Journal of the Optical Society of America. A, Optics and Image Science, 4,* 2379–2394.

Foster, D. H. (2011). Color constancy. *Vision Research, 51,* 674–700.

Goddard, E., Solomon, S., & Clifford, C. (2010). Adaptable mechanisms sensitive to surface color in human vision. *Journal of Vision, 10,* 1–13. doi:10.1167/10.9.17.

Gollisch, T., & Meister, M. (2010). Eye smarter than scientists believed: Neural computations in circuits of the retina. *Neuron, 65,* 150–164.

Graham, N. V. (1989). *Visual pattern analyzers.* Oxford: Oxford University Press.

Greene, M. R., & Oliva, A. (2010). High-level aftereffects to global scene properties. *Journal of Experimental Psychology. Human Perception and Performance, 36,* 1430–1442.

Grill-Spector, K., Henson, R., & Martin, A. (2006). Repetition and the brain: Neural models of stimulus-specific effects. *Trends in Cognitive Sciences, 10,* 14–23. doi:10.1016/j.tics.2005.11.006.

Hardy, J. L., Frederick, C. M., Kay, P., & Werner, J. S. (2005). Color naming, lens aging, and grue: What the optics of the aging eye can teach us about color language. *Psychological Science, 16,* 321–327.

Hegde, J. (2009). How reliable is the pattern adaptation technique? A modeling study. *Journal of Neurophysiology, 102,* 2245–2252.

Helson, H. (1964). *Adaptation-level theory.* New York: Harper & Row.

Hosoya, T., Baccus, S. A., & Meister, M. (2005). Dynamic predictive coding by the retina. *Nature, 436,* 71–77.

Hsu, S. M., & Young, A. W. (2004). Adaptation effects in facial expression recognition. *Visual Cognition, 11,* 871–899.

Jackson, G. R., Owsley, C., & McGwin, G., Jr. (1999). Aging and dark adaptation. *Vision Research, 39,* 3975–3982.

Jordan, H., Fallah, M., & Stoner, G. R. (2006). Adaptation of gender derived from biological motion. *Nature Neuroscience, 9,* 738–739.

Kohn, A. (2007). Visual adaptation: Physiology, mechanisms, and functional benefits. *Journal of Neurophysiology, 97*, 3155–3164.

Kohn, A., & Movshon, J. A. (2003). Neuronal adaptation to visual motion in area MT of the macaque. *Neuron, 39*, 681–691.

Kording, K. P., Tenenbaum, J. B., & Shadmehr, R. (2007). The dynamics of memory as a consequence of optimal adaptation to a changing body. *Nature Neuroscience, 10*, 779–786.

Krekelberg, B., Boynton, G. M., & van Wezel, R. J. A. (2006). Adaptation: From single cells to BOLD signals. *Trends in Neurosciences, 29*, 250–256. doi:10.1016/j.tins.2006.02.008.

Kwon, M., Legge, G. E., Fang, F., Cheong, A. M., & He, S. (2009). Adaptive changes in visual cortex following prolonged contrast reduction. *Journal of Vision, 9*, 21–16. doi:10.1167/9.2.20.

Lennie, P. (2003). The cost of cortical computation. *Current Biology, 13*, 493–497.

Leopold, D. A., O'Toole, A. J., Vetter, T., & Blanz, V. (2001). Prototype-referenced shape encoding revealed by high-level aftereffects. *Nature Neuroscience, 4*, 89–94.

Leopold, D. A., Rhodes, G., Muller, K. M., & Jeffery, L. (2005). The dynamics of visual adaptation to faces. *Proceedings. Biological Sciences, 272*, 897–904.

Mante, V., Frazor, R. A., Bonin, V., Geisler, W. S., & Carandini, M. (2005). Independence of luminance and contrast in natural scenes and in the early visual system. *Nature Neuroscience, 8*, 1690–1697.

Massey, P. V., & Bashir, Z. I. (2007). Long-term depression: Multiple forms and implications for brain function. *Trends in Neurosciences, 30*, 176–184. doi:10.1016/j.tins.2007.02.005.

Mather, G., Pavan, A., Campana, G., & Casco, C. (2008). The motion aftereffect reloaded. *Trends in Cognitive Sciences, 12*, 481–487. doi:10.1016/j.tics.2008.09.002.

McCollough-Howard, C., & Webster, M. A. (2009). McCollough effect. *Scholarpedia: Encyclopedia of Computational Neuroscience, 6*, 8175. doi:10.4249/scholarpedia.8175.

McDermott, K. C., Malkoc, G., Mulligan, J. B., & Webster, M. A. (2010). Adaptation and visual salience. *Journal of Vision, 10*, 1–32. doi:10.1167/10.13.17.

Melcher, D. (2008). Dynamic, object-based remapping of visual features in trans-saccadic perception. *Journal of Vision, 8*, 1–17. doi:10.1167/8.14.2.

Mon-Williams, M., Tresilian, J. R., Strang, N. C., Kochhar, P., & Wann, J. P. (1998). Improving vision: Neural compensation for optical defocus. *Proceedings. Biological Sciences, 265*, 71–77.

Motoyoshi, I., Nishida, S., Sharan, L., & Adelson, E. H. (2007). Image statistics and the perception of surface qualities. *Nature, 447*, 206–209.

Müller, K. M., Schillinger, F., Do, D. H., & Leopold, D. A. (2009). Dissociable perceptual effects of visual adaptation. *PLoS One, 4*, e6183. doi:10.1371/journal.pone.0006183.

Mur, M., Ruff, D. A., Bodurka, J., Bandettini, P. A., & Kriegeskorte, N. (2010). Face-identity change activation outside the face system: "Release from adaptation" may not always indicate neuronal selectivity. *Cerebral Cortex, 20*, 2027–2042.

Neitz, J., Carroll, J., Yamauchi, Y., Neitz, M., & Williams, D. R. (2002). Color perception is mediated by a plastic neural mechanism that is adjustable in adults. *Neuron, 35*, 783–792.

Olveczky, B. P., Baccus, S. A., & Meister, M. (2007). Retinal adaptation to object motion. *Neuron, 56*, 689–700.

O'Neil, S., & Webster, M. A. (2011). Adaptation and the perception of facial age. *Visual Cognition, 19*, 534–550. doi:10.1080/13506285.2011.561262.

Parraga, C. A., Troscianko, T., & Tolhurst, D. J. (2002). Spatiochromatic properties of natural images and human vision. *Current Biology, 12*, 483–487.

Pestilli, F., Viera, G., & Carrasco, M. (2007). How do attention and adaptation affect contrast sensitivity? *Journal of Vision, 7*, 1–12. doi:10.1167/7.7.9.

Pesudovs, K., & Brennan, N. A. (1993). Decreased uncorrected vision after a period of distance fixation with spectacle wear. *Optometry and Vision Science, 70*, 528–531.

Priebe, N. J., Churchland, M. M., & Lisberger, S. G. (2002). Constraints on the source of short-term motion adaptation in macaque area MT. I. The role of input and intrinsic mechanisms. *Journal of Neurophysiology, 88*, 354–369.

Ranganath, C., & Rainer, G. (2003). Neural mechanisms for detecting and remembering novel events. *Nature Reviews. Neuroscience, 4*, 193–202.

Rawicz, S. (1997). *The long walk.* New York: Lyons Press.

Rezec, A., Krekelberg, B., & Dobkins, K. R. (2004). Attention enhances adaptability: Evidence from motion adaptation experiments. *Vision Research, 44*, 3035–3044.

Rhodes, G., Jeffery, L., Watson, T. L., Clifford, C. W. G., & Nakayama, K. (2003). Fitting the mind to the world: Face adaptation and attractiveness aftereffects. *Psychological Science, 14*, 558–566.

Richters, D. P., & Eskew, R. T., Jr. (2009). Quantifying the effect of natural and arbitrary sensorimotor contingencies on chromatic judgments. *Journal of Vision, 9*, 1–11. doi:10.1167/9.4.27.

Rieke, F. (2001). Temporal contrast adaptation in salamander bipolar cells. *Journal of Neuroscience, 21*, 9445–9454.

Rieke, F., & Rudd, M. E. (2009). The challenges natural images pose for visual adaptation. *Neuron, 64*, 605–616.

Rivest, J., Kim, J. S., Intriligator, J., & Sharpe, J. A. (2004). Effect of aging on visual shape distortion. *Gerontology, 50*, 142–151. doi:10.1159/000076776.

Robbins, R., McKone, E., & Edwards, M. (2007). Aftereffects for face attributes with different natural variability: Adapter position effects and neural models. *Journal of Experimental Psychology. Human Perception and Performance, 33*, 570–592.

Sanchez-Vives, M. V., Nowak, L. G., & McCormick, D. A. (2000). Membrane mechanisms underlying contrast adaptation in cat area 17 in vivo. *Journal of Neuroscience, 20*, 4267–4285.

Sawides, L., de Gracia, P., Dorronsoro, C., Webster, M., & Marcos, S. (2011a). Adapting to blur produced by ocular high-order aberrations. *Journal of Vision, 11*, 1–11. doi:10.1167/11.7.21.

Sawides, L., de Gracia, P., Dorronsoro, C., Webster, M. A., & Marcos, S. (2011b). Vision is adapted to the natural level of blur present in the retinal image. *PLoS One, 6*, e27031. doi:10.1371/journal.pone.0027031.

Sawides, L., Marcos, S., Ravikumar, S., Thibos, L., Bradley, A., & Webster, M. (2010). Adaptation to astigmatic blur. *Journal of Vision, 10*, 1–15. doi:10.1167/10.12.22.

Schacter, D. L., Wig, G. S., & Stevens, W. D. (2007). Reductions in cortical activity during priming. *Current Opinion in Neurobiology, 17*, 171–176.

Schefrin, B. E., & Werner, J. S. (1990). Loci of spectral unique hues throughout the life span. *Journal of the Optical Society of America. A, Optics and Image Science, 7*, 305–311.

Schwartz, O., Hsu, A., & Dayan, P. (2007). Space and time in visual context. *Nature Reviews. Neuroscience, 8*, 522–535.

Schweinberger, S. R., Zaske, R., Walther, C., Golle, J., Kovacs, G., & Wiese, H. (2010). Young without plastic surgery: Perceptual adaptation to the age of female and male faces. *Vision Research, 50*, 2570–2576.

Shadmehr, R., Smith, M. A., & Krakauer, J. W. (2010). Error correction, sensory prediction, and adaptation in motor control. *Annual Review of Neuroscience, 33,* 89–108.

Shapley, R. M., & Enroth-Cugell, C. (1984). Visual adaptation and retinal gain controls. *Progress in Retinal Research, 3,* 263–346.

Sharpee, T. O., Sugihara, H., Kurgansky, A. V., Rebrik, S. P., Stryker, M. P., & Miller, K. D. (2006). Adaptive filtering enhances information transmission in visual cortex. *Nature, 439,* 936–942.

Smirnakis, S. M., Berry, M. J., Warland, D. K., Bialek, W., & Meister, M. (1997). Adaptation of retinal processing to image contrast and spatial scale. *Nature, 386,* 69–73.

Smith, M. A., Ghazizadeh, A., & Shadmehr, R. (2006). Interacting adaptive processes with different timescales underlie short-term motor learning. *PLoS Biology, 4,* e179. doi:10.1371/journal.pbio.0040179.

Smithson, H. E. (2005). Sensory, computational and cognitive components of human colour constancy. *Philosophical Transactions of the Royal Society of London. Series B, Biological Sciences, 360,* 1329–1346. doi:10.1098/rstb.2005.1633.

Solomon, S. G., Peirce, J. W., Dhruv, N. T., & Lennie, P. (2004). Profound contrast adaptation early in the visual pathway. *Neuron, 42,* 155–162.

Srinivasan, M. V., Laughlin, S. B., & Dubs, A. (1982). Predictive coding: A fresh view of inhibition in the retina. *Proceedings of the Royal Society of London. Series B, Biological Sciences, 216,* 427–459. doi:10.1098/rspb.1982.0085.

Staddon, J. E., & Higa, J. J. (1996). Multiple time scales in simple habituation. *Psychological Review, 103,* 720–733.

Storrs, K. H., & Arnold, D. K. (2012). Not all face aftereffects are equal. *Vision Research, 64,* 7. doi:10.1016/j.visres.2012.04.020.

Suter, P. S., Suter, S., Roessler, J. S., Parker, K. L., Armstrong, C. A., & Powers, J. C. (1994). Spatial-frequency-tuned channels in early infancy: VEP evidence. *Vision Research, 34,* 737–745.

Suzuki, S., & Cavanagh, P. (1998). A shape-contrast effect for briefly presented stimuli. *Journal of Experimental Psychology. Human Perception and Performance, 24,* 1315–1341.

Thompson, P., & Burr, D. (2009). Visual aftereffects. *Current Biology, 19,* R11–R14.

Troje, N. F., Sadr, J., Geyer, H., & Nakayama, K. (2006). Adaptation aftereffects in the perception of gender from biological motion. *Journal of Vision, 6,* 850–857. doi:10.1167/6.8.7.

Turk-Browne, N. B., Scholl, B. J., & Chun, M. M. (2008). Babies and brains: Habituation in infant cognition and functional neuroimaging. *Frontiers in Human Neuroscience, 2*(16), 1–11. doi:10.3389/neuro.09.016.2008.

Vera-Diaz, F. A., Woods, R. L., & Peli, E. (2010). Shape and individual variability of the blur adaptation curve. *Vision Research, 50,* 1452–1461.

von der Heydt, R., Macuda, T., & Qiu, F. T. (2005). Border-ownership-dependent tilt aftereffect. *Journal of the Optical Society of America. A, Optics, Image Science, and Vision, 22,* 2222–2229.

Vul, E., Krizay, E., & MacLeod, D. I. (2008). The McCollough effect reflects permanent and transient adaptation in early visual cortex. *Journal of Vision, 8,* 1–12. doi:10.1167/8.12.4.

Wainwright, M. J. (1999). Visual adaptation as optimal information transmission. *Vision Research, 39,* 3960–3974.

Walraven, J., & Werner, J. S. (1991). The invariance of unique white; a possible implication for normalizing cone action spectra. *Vision Research, 31,* 2185–2193.

Wark, B., Fairhall, A., & Rieke, F. (2009). Timescales of inference in visual adaptation. *Neuron, 61,* 750–761.

Wark, B., Lundstrom, B. N., & Fairhall, A. (2007). Sensory adaptation. *Current Opinion in Neurobiology, 17,* 423–429.

Webster, M. A. (2011). Adaptation and visual coding. *Journal of Vision 11,* 1–23. doi:10.1167/11.5.3.

Webster, M. A., Georgeson, M. A., & Webster, S. M. (2002). Neural adjustments to image blur. *Nature Neuroscience, 5,* 839–840.

Webster, M. A., Juricevic, I., & McDermott, K. C. (2010). Simulations of adaptation and color appearance in observers with varying spectral sensitivity. *Ophthalmic & Physiological Optics, 30,* 602–610.

Webster, M. A., Kaping, D., Mizokami, Y., & Duhamel, P. (2004). Adaptation to natural facial categories. *Nature, 428,* 557–561.

Webster, M. A., & Leonard, D. (2008). Adaptation and perceptual norms in color vision. *Journal of the Optical Society of America. A, Optics, Image Science, and Vision, 25,* 2817–2825.

Webster, M. A., & MacLeod, D. I. A. (2011). Visual adaptation and face perception. *Philosophical Transactions of the Royal Society of London. Series B, Biological Sciences, 366,* 1702–1725.

Webster, M. A., & MacLin, O. H. (1999). Figural aftereffects in the perception of faces. *Psychonomic Bulletin & Review, 6,* 647–653.

Webster, M. A., & Miyahara, E. (1997). Contrast adaptation and the spatial structure of natural images. *Journal of the Optical Society of America. A, Optics, Image Science, and Vision, 14,* 2355–2366.

Webster, M. A., Mizokami, Y., Svec, L. A., & Elliott, S. L. (2006). Neural adjustments to chromatic blur. *Spatial Vision, 19,* 111–132.

Webster, M. A., Mizokami, Y., & Webster, S. M. (2007). Seasonal variations in the color statistics of natural images. *Network, 18,* 213–233.

Webster, M. A., & Mollon, J. D. (1994). The influence of contrast adaptation on color appearance. *Vision Research, 34,* 1993–2020.

Webster, M. A., & Mollon, J. D. (1995). Colour constancy influenced by contrast adaptation. *Nature, 373,* 694–698.

Webster, M. A., & Mollon, J. D. (1997). Adaptation and the color statistics of natural images. *Vision Research, 37,* 3283–3298.

Webster, M. A., Werner, J. S., & Field, D. J. (2005). Adaptation and the phenomenology of perception. In C. Clifford & G. Rhodes (Eds.), *Fitting the mind to the world: Adaptation and aftereffects in high-level vision.* Advances in Visual Cognition Series (Vol. 2, pp. 241–277). Oxford: Oxford University Press.

Webster, M. A., & Wilson, J. A. (2000). Interactions between chromatic adaptation and contrast adaptation in color appearance. *Vision Research, 40,* 3801–3816.

Weigelt, S., Muckli, L., & Kohler, A. (2008). Functional magnetic resonance adaptation in visual neuroscience. *Reviews in the Neurosciences, 19,* 363–380.

Werner, A., Bayer, A., Schwarz, G., Zrenner, E., & Paulus, W. (2010). Effects of ageing on postreceptoral short-wavelength gain control: transient tritanopia increases with age. *Vision Research, 50,* 1641–1648.

Werner, J. S., & Schefrin, B. E. (1993). Loci of achromatic points throughout the life span. *Journal of the Optical Society of America. A, Optics and Image Science, 10,* 1509–1516.

Winawer, J., Huk, A. C., & Boroditsky, L. (2008). A motion aftereffect from still photographs depicting motion. *Psychological Science, 19,* 276–283.

Winawer, J., Huk, A. C., & Boroditsky, L. (2010). A motion aftereffect from visual imagery of motion. *Cognition, 114,* 276–284.

Xu, H., Dayan, P., Lipkin, R. M., & Qian, N. (2008). Adaptation across the cortical hierarchy: Low-level curve adaptation affects high-level facial-expression judgments. *Journal of Neuroscience, 28,* 3374–3383.

Yehezkel, O., Sagi, D., Sterkin, A., Belkin, M., & Polat, U. (2010). Learning to adapt: Dynamics of readaptation to geometrical distortions. *Vision Research, 50,* 1550–1558.

Zaidi, Q., Ennis, R., Cao, D., & Lee, B. (2012). Neural locus of color afterimages. *Current Biology, 22,* 220–224.

Zhang, P., Bao, M., Kwon, M., He, S., & Engel, S. A. (2009). Effects of orientation-specific visual deprivation induced with altered reality. *Current Biology, 19,* 1956–1960.

Zhao, C., Series, P., Hancock, P. J., & Bednar, J. A. (2011). Similar neural adaptation mechanisms underlying face gender and tilt aftereffects. *Vision Research, 51,* 2021–2030.

第38章 颜色恒常性

David H. Brainard，Ana Radonjic

视觉很有用，因为它可以告知我们有关物理环境的信息。涉及颜色，通常会强调到两个不同的功能（例如，Jacobs，1981；Mollon，1989）。第一个功能，颜色帮助我们将对象从彼此和背景中分割出来。这种功能一个典型的任务就是在树叶中定位果实（Regan et al.，2001；Sumner & Mollon，2000）。第二个功能，颜色提供了关于对象的信息（例如，新鲜的鱼和老鱼；图38.1）。第二个功能使用颜色能够达到感知的对象颜色与对象的反射率特性很好相关的程度。实现这样一个相关性是一个重要的需求，然而，由于从一个物体反射的光的光谱混淆了具有在物体表面反射率的变化和照度方面变化的（图38.2；Brainard，Wandell，& Chichilnisky，1993；Hurlbert，1998；Maloney，1999）。尤其是，反射光的光谱是照度的光谱和所述对象表面反射率函数的逐波长乘积（图38.2）。反射光对照明的依赖导致产生关于物体反射率的歧义，因为反射光光谱的改变可能来自对象反射率的变化、照度的变化或者两者都有。尽管存在这种歧义，颜色的外观在照度变化时通常相当稳定（例如 Helmholtz，1896/2000；Katz，1935；Brainard，2004）。对象颜色外观的近似不变性被称为颜色恒常性。当颜色恒常性不复存在，正如 Uluru 的情况（图38.2A），那就是值得探讨的现象。

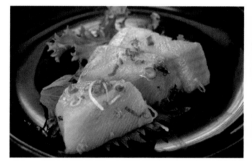
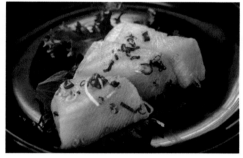

图38.1 颜色告诉我们对象的属性信息：与右边的寿司相比，左边的寿司看起来更加诱人。（左图由 Michael Eisenstein 提供，右图是使用 Photoshop 手动操作模拟鱼的老化。按照 Xiao Bei 的展示。）

A

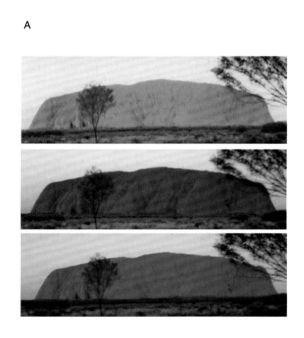

B

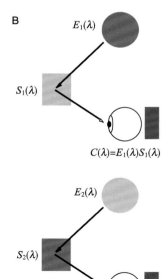

$E_1(\lambda)$

$S_1(\lambda)$

$C(\lambda)=E_1(\lambda)S_1(\lambda)$

$E_2(\lambda)$

$S_2(\lambda)$

$C(\lambda)=E_2(\lambda)S_2(\lambda)$

图38.2 （A）乌鲁汝-卡塔楚塔国家公园（Uluru），澳大利亚内陆地区的砂岩地层，因颜色外观的很大改变而闻名于世。这些变化是由于入射在岩石上的光的光谱发生变化，进而影响了反射的光谱。乌鲁汝最奇特之处不在于照度的改变——这在自然景观中无处不在——而在于它们被视为对象颜色的巨大改变。图片版权为 © Anya Hurlbert，我们经过允可转载。（B）从一个对象反射的光的光谱，$C(\lambda)$，是照度光谱 $E(\lambda)$ 和对象表面的反射率 $S(\lambda)$ 的逐波长乘积。到达眼睛的相同光谱可以是来自于许多不同的照度和表面的组合。图片展示了两个这样的组合。

歧义普遍发生于知觉（例如 Gregory，1978；Helmholtz，1896/2000；Wolfe et al.，2006）和更高水平的加工过程中（例如，语言）（Foder，Bever，& Garrett，1974；Miller，1973）。刻画生物的信息加工时如何解决了信息的歧义性是视觉科学的一个优先研究的课题（例如 Brainard，2009；Knill & Richards，1996；Purves & Lotto，2003；Rust & Stocker，2010）。物体的颜色感知提供了一个推动这种描述的模型系统。

本章提供了对出现在本卷的第一版中颜色恒常性处理的更新（Brainard，2004）。我们这里重点在于提供一个完备的介绍，以突出最新的结果，并概述了我们认为的该领域的重要挑战。我们集中于关键的概念，也会避免过多的技术上的发展。另外一个近期的处理补足了我们这里提到的版本的不足，提供了除了本章介绍之外的技术上的详细信息（Brainard，2009；Brainard & Maloney，2011；Foster，2011；Gilchrist，2006；Kingdom，2008；Shevell & Kingdom，2008；Smithson，2005；Stockman & Brainard，2010）。

恒常性测量

对于恒常性的研究，首先要做的就是测量它。对于这样一个测量的经典方法就是评估对象在不同的照度水平下观察颜色外观的变化程度。例如，Helson

（1938；Helson & Jeffers，1940）训练观察者使用颜色命名系统（芒塞尔色系），然后让他们命名在不同照度下观测到的表面的颜色。他发现即使照度与单色时的照度不太接近时，也具有很好的恒常性。

一个更加近期的研究集中于连续性的测量。例如，在一个交叉-照度不对称匹配的实验中，观察者调制在同一照度下看到的匹配的刺激的颜色，让刺激看起来和在另外照度下呈现的参考刺激的颜色看起来相同（例如 Arend & Reeves，1986；Brainard，Brunt，& Speigle，1997；Burnham，Evans，& Newhall，1957）。概念上的想法如图 38.3 所示。图的最上部分图示了两种不同的背景，背景是颜色矩形（所谓的蒙德里安绘画风格）的两个集合。每个背景都有均一的照度。两者之间的照度不同。一个背景被定义为标准背景，另一个被定义为测试背景。在图中两个背景之间不同由于在每个表面的集合被观察者在不同的照度下观察。与此相一致的是我们对这两种背景的术语命名分别为标准和测试照度。在标准背景上呈现一个参考的表面，在测试背景中，观察者调节呈现于其中的匹配表面，直到匹配的表面颜色与参考表面颜色相同。许多的技术可能被用于产生和操控实验中这种类型的刺激（例子见 Arend & Reeves，1986；Brainard，Brunt，& Speigle，1997；Delahunt & Brainard，2004；Xiao et al.，2012）。

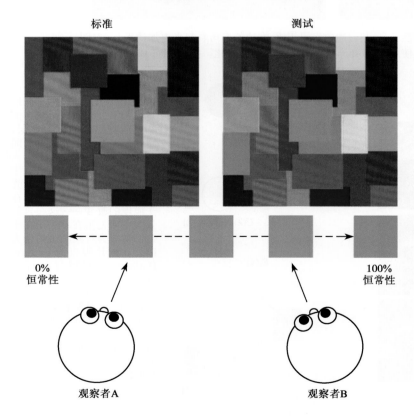

标准　　　　　测试

0%
恒常性

100%
恒常性

观察者A　　　　　观察者B

图 38.3 在一个交叉照度不对称的匹配任务中，一个观察者被呈现两种背景。在这幅图中，背景是颜色矩形（所谓的蒙德里安绘画风格）的两个集合。一个背景是标准，另一个是测试。两者之间的照度不同。实验人员在标准背景上呈现一个参考的表面，在测试背景中，观察者调节呈现于其中的匹配表面，直到匹配的表面颜色与参考表面颜色相同。在图中，参考面和匹配面分别位于它们对应的蒙特里安风格背景的中央。在刺激下面展示的是被观察者设置的匹配表面的 5 种可能的情况。一种可能是观察者将设置一个和参考面具有相同的表面反射率的匹配面。这个就是最右边的情况，此时表示具有 100% 的颜色恒常性。另外一种可能就是观察者将设置一个与参考面有些差异的匹配面，但是与参考面的反射率具有相同的反射光谱。这种情况就是最左边的情况了，此时被称为具有 0% 的颜色恒常性。观察者一般会选择位于这两种极端情况中间的情况，恒常性指数将会根据匹配面位于的节点来一一对应。例如，如果观察者 A 是根据最左边的箭头指示设定，那么 A 的恒常性指数就接近 25%、相似的观察者 B 的恒常性指数将接近 75%。

为了将不对称匹配于颜色恒常性,我们可以考虑可能的实验结果。一种可能的情况就是观察者将设置一个和参考面具有相同的表面反射率的匹配面,不管两者之间的照度变化。这种情况在测试照度下观察者看到的匹配面将会反射与标准照度下不同的光。这样设置的观察者会被认为具有完美的颜色恒常性(这个就是图 38.3 最右边的情况,此时表示具有 100% 的颜色恒常性)。因为对于这样一个观察者我们可以推断参考表面在不同的照度下保持了它的外观。

另外一种可能就是观察者将设置一个与参考面有些差异的匹配面,但是与参考面的反射率具有相同的反射光谱。这种情况就是最左边的情况了。值得注意的是观察者的这种匹配设置和那些依赖于反射光谱物体测量基础的设置相同。因此我们称这样设置的观察者具有 0% 的颜色恒常性。

在实际实验中,观察者一般会选择位于这两种极端情况中间的情况:匹配面既不是 0% 的恒常性,也不是 100% 的恒常性。根据这一点,很常见的是使用不对称的匹配数据来设定一个恒常性指数,即,恒常性指数将会根据匹配面所在的节点来一一对应,为 0% ~ 100%。这些就代表了观察者与理想的极端情况匹配的程度。这样的指标总结了观察者的表现,允许考虑是什么因素影响了观察者表现出来的恒常性的程度。大量讨论定量分析的来源被用于计算来自不对称匹配的恒常性指数(Arend et al.,1991;Brainard,Brunt,& Speigle,1997;Brainard & Wandell,1991;Troost & de Weert,1991)。

第二种被用于评估恒常性的方法是消色差调整。这种方法在概念上与不对称匹配相似,除了观察者调制测试面去匹配物理上的反射率。观察者调制测试面的色彩,以至于它看起来是消色差的,然后再更改测试面嵌入的背景,从而在许多条件下进行调整测量。作为结果从不同背景下得到的消色差色度,稍后在外观上进行匹配,使用和消色差匹配数据差不多一样的方法,数据也可以被分析去用于产生恒常性指数(Brainard,1998)。Speigle 和 Brainard(1999)建立了不对称匹配和消色差调整的方法,当两个任务都和非常匹配的刺激进行比较时,它们导致了关于恒常性相似的结论。消色差的调制允许研究在不同背景下,分离的不会引起观察者很重的记忆负担的情况下进行研究。

基础的观察

考虑到对恒常性被测量的方法的理解,我们可以转向做出一些来自近 100 年来实验文献的基础经验概况。许多实验文献都考虑了一个简化的实验模型,在这个模型中空间上散布的光源均匀地照射在一组平的不光滑表面(平的不光滑漫反射条件;综述见 Brainard,2004;Brainard & Maloney,2011;Maloney,1999;试验选择见 Arend & Reeves,1986;Brainard,1998;Brainard,Brunt,& Speigle,1997;Delahunt & Brainard,2004;Granzier et al.,2005;Helson & Jeffers,1940;Kraft & Brainard,1999;McCann,McKee,& Taylor,1976;Olkkonen,Hansen,& Gegenfurtner,2009)。这样的简化是合理的。尽管对于自然观察,例如终极目标,存在一个更加丰富的条件,我们可能看到一个恒常性的描述。自然场景是非常复杂的,这点我们也不能否认。对实验的过程做一些程度的简化是很有必要的。实际的实验代表了尝试去捕捉自然观察的关键层面和尝试去提供足够的实验控制使实验数据可以被解释两者之间的一个相互妥协。

对于平的不光滑漫反射条件在不同的照度改变下的恒常性可能会非常好。例如,Brainard(1998)使用了真实的被照射的表面,在消色差调整方法下进行了实验,发现恒常性指数大概为 85%。在包含被照射的图形仿真刺激中也可以观察到高度的恒常性(Delahunt & Brainard,2004,试验 1,平均恒常性指数 73%)。Foster(2011)提供了在大量的研究中发现的类似很高的恒常性指数结果。这样高的恒常性与直觉非常的一致,即物体的颜色外观在不同的情况下不会改变太多。而且这种类型的数据导致了经验上的概况,即,人类的颜色恒常性当仅仅存在场景照度变化时是非常好的。

在恒常性的大多数研究中,和上面描述的实验操控相同,测试和参考的表面环境固定,改变照度。这种操控可见图 38.4A 和图 38.4B 之间的比较。尽管研究这种类型操控的动机是显而易见的,注意到对于大多数表面一直不会改变的一些场景,恒常性不是一个具有挑战性的计算问题。确实,仅仅改变照度不是唯一改变物体被观察到的周边环境的方法。图 38.4A 和 C 的比较勾勒出了这样一种情况,照度的变化和表面反射率形成的测试临时背景也会变化。在这个例子中,背景反射率的变化被选中用于精确地取消掉照度变化对背景表面的影响,所以从背景反射的光仍然是相同的。这种操作的结果是排除局部对比度作为显示去维持恒常性的可能性。对于这种类型的操作,恒常性被减少了,但是没有被消除(Delahunt & Brainard,2004;Kraft & Brainard,1999;Kraft, Maloney, &

Brainard，2002；McCann，1992；McCann, Hall, & Land，1977；Werner，2006）。例如 Delahunt 和 Brainard（2004，试验 2）发现这种类型的环境变化存在平均22%的恒常性指数。相似地，Kraft 和 Brainard（1999）

显示在环境图像中操控可以压制大多数发光表面的变化或者可以改变反射光在空间上的平均。这两种操纵具有相似的结果：恒常性减少了，但是没有完全被消除。

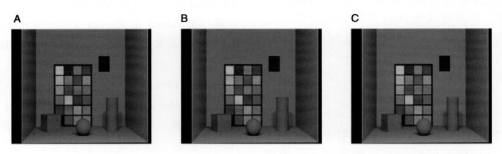

图 38.4 实验操控被用于恒常性的研究。A 和 B 之间改变的是照度。B 和 C 之间照度是相同的，背景表面的反射率被改变了。以至于 C 的背景光反射率和 A 相同。图像描述的刺激曾被 Delahunt 和 Brainard 使用。

上面概括的结果显著表明了人类的恒常性程度无用的整体声明。因为，测量的角度高度依赖于研究所选择的刺激操作。任何恒常性成功的模型必须同时关注恒常性有时非常好的事实和恒常性被观察到的对称的失败。这个观点在文献中看起来并不受重视，关键是要记住，当一个人比较不同研究中恒常性的程度时要考虑到这一点。

恒常性建模

理解在不同刺激操控中恒常性的表现的方法之一是将人类的表现和理想的视觉系统如何估计和改正照度的变化去维持物体颜色的稳定的模型联系起来。对于这些主线的研究早期努力集中于反射光在空间上的平均所携带的信息或者在场景中大多数发光表面所携带的信息（Judd，1940；Land，1964；von Kries，1902，1905）。这样的模型捕获了许多在仅仅只有照度变化的实验中数据的规律性（McCann，McKee，& Taylor，1976），但当他们依赖的线索被通过实验压制时，它们的预测偏离于它们的数据（Kraft & Brainard，1999）。

一个更加普遍的方法是采用贝叶斯算法去估计照度（Brainard & Freeman，1997；D'Zmura, Iverson, & Singer，1995；Gehler et al.，2008），然后使用这个去预测表现。贝叶斯方法的优势在于它对所有的信息敏感，其中包括被颜色起始的视觉表征携带的照度信息。这个信息携带是通过三种类型的视锥细胞光感受器的光色素的异构率来提供（例如 Brainard & Stockman，2010）。事实上，不仅关于视锥细胞异构率

在空间上的平均是有用信息，而且它们的共变和更高阶运动也是有用信息。注意到这个观察：异构率的共变携带的关于照度的信息要先于对颜色恒常性的贝叶斯估计（MacLeod & Golz，2003；Maloney & Wandell，1986；Webster & Mollon，1995 Zaidi，1998）。

Brainard 和同事（Brainard et al.，2006）使用贝叶斯方法对 Delahunt 和 Brainard（2004）的数据进行建模，结果显示模型对表现有一个很好的契合。他们模型的精髓是假设观察者实际上使用的是一个特定的贝叶斯算法来估计照度，然后削减这个估计的照度影响（同见 Brainard, Brunt, & Speigle，1997；Brainard & Wandell，1991；Speigle & Brainard，1996）。Brainard（2009）和 Brainard 与 Maloney（2011）提供了一个概念上的关于这个方法的观点，然后也提供了模型应用于更复杂的观察条件的可能。

Brainard（2006）的贝叶斯模型的关键特征是正确地预测了在不同刺激操作下的测量的恒常性变化程度，将这个变化与关于在自然图像中有用的照度信息联系起来。尽管这个模型的有效性没有被广泛地测试，甚至没被在平的不光滑的漫反射刺激组装里测试，它为在 Marr（1982）的分析计算水平和连接人类表现的测量计算理论都提供了一个框架。此外，一个成功的计算模型对于理解神经机制是重要的。在这样一个模型中保持恒常性是神经理论必须解释的现象特征。他们说，颜色恒常性的理论研究仍然是一个重要的挑战，需要找到在人类视觉通路中阐述是如何完成恒常性的机制。在这方面贝叶斯分析没有提供任何关于实现恒常性的直接揭示。

本章更早的版本（Brainard，2004；同见 Stockman

& Brainard,2010）提供了他们对于与颜色相关的机制的思想的整体观点,我们在这里简洁介绍这些观点。在整体水平上,关于恒常性的机械解释集中于适应的概念。思想就是在视觉通路中依赖于环境的刺激的起始表征和稍后的响应之间的转化。正如上面提到的,颜色刺激的起始表征是由在三类视锥细胞光感受器中的光色素分子的异构化率决定的(例如 Brainard & Stockman,2010)。这些指的是 L(长波长敏感),M(中波长敏感)和 S(短波长敏感)的视锥细胞。随后的视网膜和皮层加工就将 LMS 视锥细胞表征转化为包含来自不同的视锥细胞类型的信号总和和信号差异的整体。在完成这次转化的通路的许多位点,信号受制于乘法的增益控制和一种减法形式的适应(例如 Blakeslee & McCourt,2004;Chen,Foley,& Brainard,2000;Engel & Furmanski,2001;Jameson & Hurvich,1964;Poirson & Wandell,1993;Shevell,1978;Stiles,1967;Valeton,1983;von Kries,1902;Wade & Wandell,2002;Walraven,1976;Webster & Mollon,1994;综述见 Smithson,2005;Stockman & Brainard,2010;Walraven & Werner,1982;Webster,1996)。关键是乘法和减法转化的精确值取决于观察环境,因此对应于任何三个一组的 LMS 视锥细胞的表征的异构化率随着环境而变化。这种适应支持了某种程度的恒常性,它的整体效应是为了稳定光的受体后表征,光即是沿着照度变化(或者其他环境变化)从物体反射的光。

将我们对于颜色适应的机械的理解与颜色恒常性联系起来的挑战是被用于研究恒常性的刺激整体上比用于研究适应的刺激要更加复杂。例如,我们已经知道在平的-不光滑-漫反射的条件下测量的恒常性很好地被在乘法增益中的改变描述(例如 Bauml,1995;Brainard,Brunt,& Speigle,1997;Brainard & Wandell,1992;McCann,McKee,& Taylor,1976)。我们不知道的就是如何从一个空间上丰富的刺激的规范中独立地得到乘法增益的值。值得注意的是,存在两条研究主线用于缩小这种差距。第一条,Webster 和 Mollon(1994,1995)分析了照度变化是如何改变视锥细胞异构化率的均值和协方差的。它们显示对这种改变的测量可以支持关于照度改变的颜色恒常性。第二条,Blakeslee 和 McCourt(2004;Blakeslee,Reetz,& McCourt,2009)根据一个从视网膜到早期视觉皮层的机械加工的抽象的模型,开发了一个照度模型。他们显示这样一个模型可以接受许多恒常性相关的明度效应。加强机械模型、计算模型和实验数据的联系,代表了重要的研究前沿。

未来方向

尽管还有很多需要去做,但是现在可以想象对于平的-不光滑的漫反射刺激颜色恒常性的一个相当完整的解释。即使在平的-光滑的-漫反射刺激的集合中,我们也可以进一步整合越来越多的关于自然场景的统计结构的知识,因它与属于颜色有关(表面反射函数:Jaaskelainen,Parkkinen & Toyooka,1990;Krinov,1947;Nickerson,1957;Parkkinen,Hallikainen,& Jaaskelainen,1989;Vrhel,Gershon,& Iwan,1994;照度光谱能量分布:DiCarlo & Wandell,2000;Judd,MacAdam,& Wyszecki,1964;校准的颜色图像:Burge & Geisler,2011;Ciurea & Funt,2003;Gehler et al.,2008;Geisler & Perry,2011;Olmos & Kingdom,2004;Tkacik et al.,2011 和光谱图像的数据集:Chakrabarti & Zickler,2011;Foster,Nascimento,& Amano,2004;Longère & Brainard,2001;Parraga et al.,1998;Ruderman,Cronin,& Chiao,1998)综合起来。尽管如此,我们可以想象一个重点研究项目如何能够将计算和机械的思想轮廓层面上结合到一起,使用现有技术可以达到的实验去测试这些。

因此,很值得去探究假如对于平的-不光滑-漫反射的条件下的颜色恒常性研究领域被成功攻克,颜色恒常性领域还依然存在哪些值得研究的?下面大概列出了我们认为重要的一些方向。

真实世界场景

真实场景不包括在漫反射照明下的平的不光滑表面。首先,真实场景位于一个三维空间,物体之间的深度互不相同,它们各自在视网膜的投射也不相同。其次,真实物体具有三维形状是由光滑的材料组成。再次,真实物体经常具有一些类型的纹理,所以一个物体的表面反射率也会变化。最后,真实的照明是具有几何形状的。

图 38.5 勾勒了当我们脱离平的-不光滑-漫反射刺激时加入的丰富性。图 38.5A 显示的是当光线是直射而不是散射时改变一个平的不光滑表面的三维形状姿态的影响。正如图所示,反射到一个观察者的光量强烈地依赖于姿态。尽管图示的是在强度改变下的效应,相似的效应也可以在颜色中发生(Bloj,Kersten,& Hurlbert,1999;Boyaci,Doerschner,& Maloney,2004)。如果视觉系统不会对这样的效果进行补足,在一个三维环境中,物体的外观将随着它们的姿态而变化。

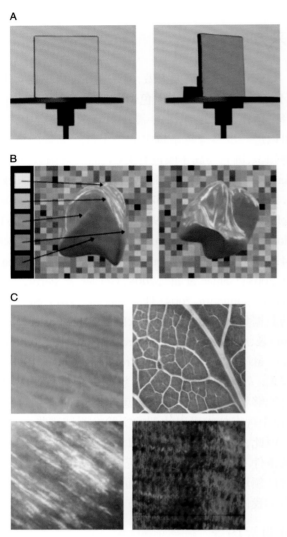

图 38.5 （A）在直射光源下,相同表面在两个不同的姿态下的照片。从表面反射的光强度随着姿态的变化而变化。（B）使用相同材料制作的"团"和"胡椒",在相同的空间复杂照度区域被描绘。反射到眼睛的光线模式沿着物体随着物体的形状变化。变化可以通过色块（左）被明确地展示,每个色块就代表"团"里面的一个像素。（C）来自多色物体的图像片段的图示。左上顺时针顺序:三文鱼、叶子、毛衣和茄子。在 flickr. com 上面获得的照片的图像片段。（http://creativecommons. org/licenses/by/2. 0/deed. en）。

尽管主要是在明度领域,在文献中已经有人注意到了表面姿态对恒常性的影响（Bloj & Hurlbert,2002; Bloj, Kersten, & Hurlbert, 1999; Boyaci, Doerschner, & Maloney,2004; Boyaci, Maloney, & Hersh, 2003; Doer-schner, Boyaci, & Maloney, 2004; Epstein, 1961; Gilchrist, 1980; Hochberg & Beck, 1954; Radonji c', Todorovi c', & Gilchrist,2010; Ripamonti et al. ,2004）。大部分工作表明人类的视觉系统确实补足了来自在三维场景中表明姿态的改变引起的反射光的改变。尽管支持此观点的精确的刺激条件并不能被很好地

解释。可以被用来理解这些效应的理论轮廓也非常实用。一条思想主线是寻找将表面姿态的三维操纵的结果和平的-不光滑的-散射条件下的结果联系起来。具体是通过调用分组原则,将三维场景分割成不同的框架。或者是通过应用从简单刺激研究中得到的法则去理解在每个框架中发生了什么（Gilchrist, 2006; Gilchrist et al. ,1999; see also Adelson, 2000; An-derson & Winawer,2005）。另外一种方法是将之前描述的计算方法进行扩充,添加上照度的几何学层面（Bloj et al. , 2004; Boyaci, Doerschner, & Maloney, 2004; Boyaci, Maloney, & Hersh, 2003; Doerschner, Boyaci, & Maloney, 2004;综述 Brainard & Maloney, 2011）。

图 38. 5B 显示了从一个三维物体反射的光线是如何在物体的表面变化的。对于一个固定的表面的反射光来说,它的反射率强烈依赖于物体的形状。三维物体姿态的变化,照度的几何学和组成物体的材料会影响反射光的模式。一个挑战就是测量和理解在面对这些影响时,我们是怎么判断物体的颜色的。为什么会存在挑战,是由于一旦实验范式中物体的形状、姿态和照度几何学、物体材料发生变化,可用的刺激维度数目变多,就到达了通过全交叉设计的对称研究也行不通的状态。因此,一些简化的理论对于指导这些实验变得非常关键。目前看来,还没有这样一个理论。

主要在明度文献中探索出的一个理论建议是,对从来自一个物体的反射光的流明度直方图提取的简单总结的统计学知识,可能会对物体的明度（以及它感觉到的光泽度）提供一个直接的预测。虽然初始的结果看起来有希望（Motoyoshi et al. ,2007; Nishida & Shinya,1998; Sharan et al. ,2008）,但是这种方法通用性不是很好（Anderson & Kim,2009; Kim & Anderson, 2010; Kim, Marlow, & Anderson, 2011; Olkkonen & Brainard,2010,2011）。然而,仍然有这样可能性,将这样的统计学和其他信息结合的理论,例如物体形状,将会是十分有用的。另外一个理论方法已经被用于检测简化的经验规律性（例如,形状影响的可分性,还有照度几何、照度光谱）,但是这些努力迄今为止还没有对实验数据产生一个很好的解释（Olkkonen & Brai-nard,2010,2011; Xiao et al. ,2012）。旨在将我们的理解对于全面丰富的三维物体和场景一般化应用的工作仍然是需要进行探索的。

许多物体（例如,叶子、皮肤、岩石和羽毛）随着空间规律性的程度变化而展示出反射率的变化。这是

纹理的一种类型,尽管变化经常不存在刺激的准周期的空间结构,典型的是在纹理文献中的研究。"内省法"显示反射率变化不需要去阻止我们的物体的感知,例如,对于颜色外观特征的感知(图38.5C)。对于这样多种颜色的物体我们现在不太清楚它的颜色恒常性,或者事实上关于它们整体的颜色是怎样甚至是在一个单一照度下提取到的,尽管关于这个问题的兴趣变得越来越浓厚(Beeckmans,2004;Hurlbert,Ling,& Vurro,2008;Hurlbert et al.,2009;Hurlbert,Vurro,& Ling,2008;Ling,Pietta,& Hurlbert,2009;Olkkonen,Hansen,& Gegenfurtner,2008;Vurro,Ling,& Hurlbert,2009;Yoonessi & Zaidi,2010)。与上面讨论到的几何效应一起,理解颜色外观和颜色恒常性的进展将需要简化规律的识别和确认。

真实世界任务

上面关于恒常性的讨论集中于颜色的外观,作为一个关键的独立测量,确实我们关于恒常性的知识大部分都基于颜色外观的测量。然而这些测量并没有直接地发现在真实生活中的需要在物体中通过颜色去选择的表现特征。正如 Zaidi(1998;同见 Abrams,Hillis,& Brainard,2007)已经强调过的,随着在照度方面的变化,一个物体可能会看起来不相同,但是仍然可以使用颜色对物体进行有效率的选择和识别。例如,如果一个人感知到照度已经变化了,并使用这个事实去推理物体的识别,这个将是这样的例子。仅仅有少数研究报道被试使用明度或者颜色在不同的照度改变下的识别(Robilotto & Zaidi,2004,2006;Zaidi & Bostic,2008)。相关工作已经在考虑在哪种程度下被试可以在由于照度变化和那些由于表面反射率变化导致的图像改变中进行辨别(Craven & Foster,1992;D'Zmura & Mangalick,1994;Foster & Nascimento,1994;Gerhard & Maloney,2010)。为了理解颜色在现实世界中是如何使用的,优先考虑研究感知到的颜色外观和基于颜色的任务表现之间的关系。

对于理解颜色在真实世界任务中扮演角色的第二个挑战是颜色外观实验的结果可以依赖于对被试的实验指示语(Arend & Reeves,1986;Arend et al.,1991;Bauml,1999;Reeves,Amano,& Foster,2008;Troost & de Weert,1991)。在一个具有影响力的不对称匹配研究中,Arend 和 Reeves(1986)发现当观察者被这样要求:去匹配目标颜色的色调、饱和度和亮度,同时尽量忽略屏幕中的其他区域,此时,数据结果表现的是沿着照度的改变恒常性很少。另一方面,当他们

被这样要求:使自己找到的匹配图像看起来像是从纸张上切下来的和目标相同的一部分,此时,恒常性很大程度上得到改观。

这样的指示语效应的基础本质并没有一个统一的说法。一些作者(Arend & Spehar,1993;Logvinenko & Maloney,2006;Rock,1975)假设被试具有多重可用的颜色外观感知模式,指示语调控的是当进行一次匹配时我们用到的哪一种模式。其他的作者持有的观点是存在一个单独的知觉再现,指示语效应调制的是被试者使用外显推理的程度(Blakeslee,Reetz,& Mc-Court,2008;MacLeod,2011;see also Gibson,1966;Koffka,1935)。区分这些和其他解释是很困难的(参见 Wagner,2012,对大小判断背景下广泛问题的最近综述)。这个部分是由于不能做出对于大多数相关实验结果的可辨别的不同的预测(但见 Logvinenko & Maloney,2006,一个有趣的例外),部分也是由于描绘精确的实验条件(方法,刺激的类别和指示语的具体文字)导致的指示语效应被证明是难以捉摸的(Cor-nelissen & Brenner,1995;Delahunt & Brainard,2004;Logvinenko & Tokunaga,2011;Ripamonti et al.,2004)。采用独立的理论位置去理解实验室实验和颜色在真实生活中是如何被使用两者之间的关系,清楚地需要更好的控制和指示语特征(还有相关的个体差异)效应。我们的感觉是当我们继续去扩展我们的实验和思想到更加丰富和更加自然化的刺激时,这些问题将变得更加尖锐。

参考文献

Abrams, A. B., Hillis, J. M., & Brainard, D. H. (2007). The relation between color discrimination and color constancy: When is optimal adaptation task dependent? *Neural Computation, 19,* 2610–2637.

Adelson, E. H. (2000). Lightness perception and lightness illusions. In M. Gazzaniga (Ed.), *The new cognitive neurosciences* (2nd ed., pp. 339–351). Cambridge, MA: MIT Press.

Anderson, B. L., & Kim, J. (2009). Image statistics do not explain the perception of gloss and lightness. *Journal of Vision, 9,* 10–26. doi:10.1167/9.11.10.

Anderson, B. L., & Winawer, J. (2005). Image segmentation and lightness perception. *Nature, 434,* 79–83.

Arend, L. E., & Reeves, A. (1986). Simultaneous color constancy. *Journal of the Optical Society of America. A, Optics and Image Science, 3,* 1743–1751.

Arend, L. E., Reeves, A., Schirillo, J., & Goldstein, R. (1991). Simultaneous color constancy: Papers with diverse Munsell values. *Journal of the Optical Society of America. A, Optics and Image Science, 8,* 661–672.

Arend, L. E., & Spehar, B. (1993). Lightness, brightness, and brightness contrast. 1. Illuminance variation. *Perception & Psychophysics, 54,* 446–456.

Bauml, K. H. (1995). Illuminant changes under different surface collections: Examining some principles of color appearance. *Journal of the Optical Society of America. A, Optics, Image Science, and Vision, 12*, 261–271.

Bauml, K. H. (1999). Simultaneous color constancy: How surface color perception varies with the illuminant. *Vision Research, 39*, 1531–1550.

Beeckmans, J. (2004). Chromatically rich phenomenal percepts. *Philosophical Psychology, 17*(1), 27–44.

Blakeslee, B., & McCourt, M. E. (2004). A unified theory of brightness contrast and assimilation incorporating oriented multiscale filtering and contrast normalization. *Vision Research, 44*, 2483–2503. doi:10.1016/j.visres.2004.05.015.

Blakeslee, B., Reetz, D., & McCourt, M. E. (2008). Coming to terms with lightness and brightness: Effects of stimulus configuration and instructions on brightness and lightness judgments. *Journal of Vision, 8*, 1–14. doi:10.1167/8.11.3.

Blakeslee, B., Reetz, D., & McCourt, M. E. (2009). Spatial filtering versus anchoring accounts of brightness/lightness perception in staircase and simultaneous brightness/lightness contrast stimuli. *Journal of Vision, 9*, 1–17. doi:10.1167/9.3.22.

Bloj, M. G., & Hurlbert, A. C. (2002). An empirical study of the traditional Mach card effect. *Perception, 31*, 233–246.

Bloj, M., Kersten, D., & Hurlbert, A. C. (1999). Perception of three-dimensional shape influences colour perception through mutual illumination. *Nature, 402*, 877–879.

Bloj, M., Ripamonti, C., Mitha, K., Greenwald, S., Hauck, R., & Brainard, D. H. (2004). An equivalent illuminant model for the effect of surface slant on perceived lightness. *Journal of Vision, 4*, 735–746. doi:10.1167/4.9.6.

Boyaci, H., Doerschner, K., & Maloney, L. T. (2004). Perceived surface color in binocularly viewed scenes with two light sources differing in chromaticity. *Journal of Vision, 4*, 664–679. doi:10.1167/4.9.1.

Boyaci, H., Maloney, L. T., & Hersh, S. (2003). The effect of perceived surface orientation on perceived surface albedo in binocularly viewed scenes. *Journal of Vision, 3*, 541–553. doi:10.1167/3.8.2.

Brainard, D. H. (1998). Color constancy in the nearly natural image. 2. Achromatic loci. *Journal of the Optical Society of America. A, Optics, Image Science, and Vision, 15*, 307–325.

Brainard, D. H. (2004). Color constancy. In L. M. Chalupa & J. S. Werner (Eds.), *The visual neurosciences* (pp. 948–961). Cambridge, MA: MIT Press.

Brainard, D. H. (2009). Bayesian approaches to color vision. In M. S. Gazzaniga (Ed.), *The cognitive neurosciences* (4th ed., pp. 395–408). Cambridge, MA: MIT Press.

Brainard, D. H., Brunt, W. A., & Speigle, J. M. (1997). Color constancy in the nearly natural image. 1. Asymmetric matches. *Journal of the Optical Society of America. A, Optics, Image Science, and Vision, 14*, 2091–2110.

Brainard, D. H., & Freeman, W. T. (1997). Bayesian color constancy. *Journal of the Optical Society of America. A, Optics, Image Science, and Vision, 14*, 1393–1411.

Brainard, D. H., Longere, P., Delahunt, P. B., Freeman, W. T., Kraft, J. M., & Xiao, B. (2006). Bayesian model of human color constancy. *Journal of Vision, 6*, 1267–1281. doi:10.1167/6.11.10.

Brainard, D. H., & Maloney, L. T. (2011). Surface color perception and equivalent illumination models. *Journal of Vision, 11*, 1–18. doi:10.1167/11.5.1.

Brainard, D. H., & Stockman, A. (2010). Colorimetry. In M. Bass, C. DeCusatis, J. Enoch, V. Lakshminarayanan, G. Li, C. Macdonald, V. Mahajan, & E. van Stryland (Eds.), *The Optical Society of America handbook of optics, 3rd ed., Volume III: Vision and vision optics* (pp. 10.11–10.56). New York: McGraw-Hill.

Brainard, D. H., & Wandell, B. A. (1991). A bilinear model of the illuminant's effect on color appearance. In M. S. Landy & J. A. Movshon (Eds.), *Computational models of visual processing* (pp. 171–186). Cambridge, MA: MIT Press.

Brainard, D. H., & Wandell, B. A. (1992). Asymmetric color-matching: How color appearance depends on the illuminant. *Journal of the Optical Society of America. A, Optics and Image Science, 9*(9), 1433–1448.

Brainard, D. H., Wandell, B. A., & Chichilnisky, E. J. (1993). Color constancy: From physics to appearance. *Current Directions in Psychological Science, 2*, 165–170.

Burge, J., & Geisler, W. S. (2011). Optimal defocus estimation in individual natural images. *Proceedings of the National Academy of Sciences of the United States of America, 108*, 16849–16854.

Burnham, R. W., Evans, R. M., & Newhall, S. M. (1957). Prediction of color appearance with different adaptation illuminations. *Journal of the Optical Society of America, 47*, 35–42.

Chakrabarti, A., & Zickler, T. (2011). Statistics of real-world hyperspectral images. Paper presented at Proceedings of the IEEE Computer Society Conference on Computer Vision and Pattern Recognition (pp. 193–200).

Chen, C. C., Foley, J. M., & Brainard, D. H. (2000). Detection of chromoluminance patterns on chromoluminance pedestals II: model. *Vision Research, 40*, 789–803.

Ciurea, F., & Funt, B. (2003). A large image database for color constancy research. Paper presented at Proceedings of the IS&T 11th Color Imaging Conference, Scottsdale, AZ (pp. 160–164).

Cornelissen, F. W., & Brenner, E. (1995). Simultaneous colour constancy revisited—an analysis of viewing strategies. *Vision Research, 35*(17), 2431–2448. doi:10.1016/0042-6989(94)00318-1.

Craven, B. J., & Foster, D. H. (1992). An operational approach to colour constancy. *Vision Research, 32*, 1359–1366. doi:10.1016/0042-6989(92)90228B.

Delahunt, P. B., & Brainard, D. H. (2004). Does human color constancy incorporate the statistical regularity of natural daylight? *Journal of Vision, 4*, 57–81. doi:10.1167/4.2.1.

DiCarlo, J. M., & Wandell, B. A. (2000). Illuminant estimation: beyond the bases. Paper presented at IS&T/SID Eighth Color Imaging Conference, Scottsdale, AZ (pp. 91–96).

Doerschner, K., Boyaci, H., & Maloney, L. T. (2004). Human observers compensate for secondary illumination originating in nearby chromatic surfaces. *Journal of Vision, 4*, 92–105. doi:10.1167/4.2.3.

D'Zmura, M., Iverson, G., & Singer, B. (1995). Probabilistic color constancy. In R. D. Luce, M. D'Zmura, D. Hoffman, G. Iverson, & A. K. Romney (Eds.), *Geometric representations of perceptual phenomena: Papers in honor of Tarow Indow's 70th birthday* (pp. 187–202). Mahwah, NJ: Lawrence Erlbaum Associates.

D'Zmura, M., & Mangalick, A. (1994). Detection of contrary chromatic change. *Journal of the Optical Society of America. A, Optics, Image Science, and Vision, 11*(2), 543–546.

Engel, S. A., & Furmanski, C. S. (2001). Selective adaptation to color contrast in human primary visual cortex. *Journal of Neuroscience, 21*(11), 3949–3954.

Epstein, W. (1961). Phenomenal orientation and perceived achromatic color. *Journal of Psychology, 52*, 51–53.

Foder, J. A., Bever, T. G., & Garrett, M. F. (1974). *The psychology of language*. New York: McGraw-Hill.

Foster, D. H. (2011). Color constancy. *Vision Research, 51*,

674–700.

Foster, D. H., & Nascimento, S. M. C. (1994). Relational colour constancy from invariant cone-excitation ratios. *Proceedings of the Royal Society of London. Series B, Biological Sciences, 257*, 115–121.

Foster, D. H., Nascimento, S. M. C., & Amano, K. (2004). Information limits on neural identification of colored surfaces in natural scenes. *Visual Neuroscience, 21*, 331–336. doi:10.1017/S0952523804213335.

Gehler, P., Rother, C., Blake, A., Minka, T., & Sharp, T. (2008). Bayesian color constancy revisited. Paper presented at IEEE Computer Society Conference on Computer Vision and Pattern Recognition, Anchorage, Alaska.

Geisler, W. S., & Perry, J. S. (2011). Statistics for optimal point prediction in natural images. *Journal of Vision, 11*(12), 14, 1–17. doi:10.1167/11.12.14.

Gerhard, H. E., & Maloney, L. T. (2010). Detection of light transformations and concomitant changes in surface albedo. *Journal of Vision, 10*, 1–14. doi:10.1167/10.9.1.

Gibson, J. J. (1966). *The senses considered as perceptual systems.* Boston: Houghton Mifflin.

Gilchrist, A. L. (1980). When does perceived lightness depend on perceived spatial arrangement? *Perception & Psychophysics, 28*, 527–538.

Gilchrist, A. (2006). *Seeing black and white.* Oxford: Oxford University Press.

Gilchrist, A., Kossyfidis, C., Bonato, F., Agostini, T., Cataliotti, J., Li, X., et al. (1999). An anchoring theory of lightness perception. *Psychological Review, 106*, 795–834.

Granzier, J. J. M., Brenner, E., Cornelissen, F. W., & Smeets, J. B. J. (2005). Luminance-color correlation is not used to estimate the color of the illumination. *Journal of Vision, 5*, 20–27. doi:10.1167/5.1.2.

Gregory, R. L. (1978). *Eye and brain.* New York: McGraw-Hill.

Helmholtz, H. von. (2000). *Handbuch der Physiologischen Optik* (J. P. C. Southall, Trans., 1924). Reprinted London: Thoemmes Press. (Original work published 1896.)

Helson, H. (1938). Fundamental problems in color vision. I. The principle governing changes in hue, saturation and lightness of non-selective samples in chromatic illumination. *Journal of Experimental Psychology, 23*, 439–476.

Helson, H., & Jeffers, V. B. (1940). Fundamental problems in color vision. II. Hue, lightness, and saturation of selective samples in chromatic illumination. *Journal of Experimental Psychology, 26*, 1–27. doi:10.1037/h0060515.

Hochberg, J. E., & Beck, J. (1954). Apparent spatial arrangement and perceived brightness. *Journal of Experimental Psychology, 47*, 263–266.

Hurlbert, A. C. (1998). Computational models of color constancy. In V. Walsh & J. Kulikowski (Eds.), *Perceptual constancy: Why things look as they do* (pp. 283–322). Cambridge: Cambridge University Press.

Hurlbert, A., Ling, Y. Z., & Vurro, M. (2008). Polychromatic colour constancy [Abstract]. *Perception, 37*(2), 311.

Hurlbert, A., Pietta, I., Vurro, M., & Ling, Y. (2009). Surface discrimination of natural objects: When is a blue kiwi off-colour? *Journal of Vision, 9*, 330. doi:10.1167/9.8.330.

Hurlbert, A., Vurro, M., & Ling, Y. (2008). Colour constancy of polychromatic surfaces. *Journal of Vision, 8*, 1101. doi:10.1167/8.6.1101.

Jaaskelainen, T., Parkkinen, J., & Toyooka, S. (1990). A vector-subspace model for color representation. *Journal of the Optical Society of America. A, Optics and Image Science, 7*, 725–730.

Jacobs, G. H. (1981). *Comparative color vision.* New York: Academic Press.

Jameson, D., & Hurvich, L. M. (1964). Theory of brightness and color contrast in human vision. *Vision Research, 4*, 135–154.

Judd, D. B. (1940). Hue saturation and lightness of surface colors with chromatic illumination. *Journal of the Optical Society of America, 30*, 2–32. doi:10.1364/JOSA.30.000002.

Judd, D. B., MacAdam, D. L., & Wyszecki, G. W. (1964). Spectral distribution of typical daylight as a function of correlated color temperature. *Journal of the Optical Society of America, 54*, 1031–1040.

Katz, D. (1935). *The world of colour.* London: Kegan, Paul, Trench, Trübner & Co.

Kim, J., & Anderson, B. L. (2010). Image statistics and the percepton of surface gloss and lightness. *Journal of Vision, 10*, 3. doi:10.1167/10.9.3.

Kim, J., Marlow, P., & Anderson, B. L. (2011). The perception of gloss depends on highlight congruence with surface shading. *Journal of Vision, 11*, 4. doi:10.1167/11.9.4.

Kingdom, F. A. A. (2008). Perceiving light versus material. *Vision Research, 48*, 2090–2105.

Knill, D. C., & Richards, W. (1996). *Perception as Bayesian inference.* Cambridge: Cambridge University Press.

Koffka, K. (1935). *Principles of Gestalt psychology.* New York: Harcourt, Brace.

Kraft, J. M., & Brainard, D. H. (1999). Mechanisms of color constancy under nearly natural viewing. *Proceedings of the National Academy of Sciences of the United States of America, 96*, 307–312.

Kraft, J. M., Maloney, S. I., & Brainard, D. H. (2002). Surface-illuminant ambiguity and color constancy: Effects of scene complexity and depth cues. *Perception, 31*, 247–263.

Krinov, E. L. (1947). *Surface Reflectance Properties of Natural Formations.* National Research Council of Canada: Technical Translation, TT-439.

Land, E. H. (1964). The retinex. In A. V. S. de Reuck & J. Knight (Eds.), *CIBA Foundation Symposium on colour vision* (pp. 217–227). Boston: Little, Brown and Company.

Ling, Y., Pietta, I., & Hurlbert, A. (2009). The interaction of colour and texture in an object classification task. *Journal of Vision, 9*, 788. doi:10.1167/9.8.788.

Logvinenko, A. D., & Maloney, L. T. (2006). The proximity structure of achromatic surface colors and the impossibility of asymmetric lightness matching. *Perception & Psychophysics, 68*, 76–83.

Logvinenko, A. D., & Tokunaga, R. (2011). Lightness constancy and illumination discounting. *Attention, Perception & Psychophysics, 73*, 1886–1902.

Longère, P., & Brainard, D. H. (2001). Simulation of digital camera images from hyperspectral input. In C. J. van den Branden Lambrecht (Ed.), *Vision models and applications to image and video processing* (pp. 123–150). Boston: Kluwer Academic.

MacLeod, D. I. A. (2011). Into the neural maze. In J. Cohen & M. Matthen (Eds.), *Color ontology and color science* (pp. 151–178). Cambridge, MA: MIT Press.

MacLeod, D. I. A., & Golz, J. (2003). A computational analysis of colour constancy. In R. Mausfeld & D. Heyer (Eds.), *Colour perception: Mind and the physical world* (pp. 205–242). Oxford: Oxford University Press.

Maloney, L. T. (1999). Physics-based approaches to modeling surface color perception. In K. R. Gegenfurtner & L. T. Sharpe (Eds.), *Color vision: From genes to perception* (pp. 387–416). Cambridge: Cambridge University Press.

Maloney, L. T., & Wandell, B. A. (1986). Color constancy: A

method for recovering surface spectral reflectances. *Journal of the Optical Society of America. A, Optics and Image Science, 3,* 29–33.

Marr, D. (1982). *Vision.* San Francisco: W. H. Freeman.

McCann, J. J. (1992). Rules for colour constancy. *Ophthalmic & Physiological Optics, 12,* 175–179.

McCann, J. J., Hall, J. A., & Land, E. H. (1977). Color Mondrian experiments: The study of average spectral distributions. *Journal of the Optical Society of America, 67,* 1380.

McCann, J. J., McKee, S. P., & Taylor, T. H. (1976). Quantitative studies in retinex theory: A comparison between theoretical predictions and observer responses to the "Color Mondrian" experiments. *Vision Research, 16,* 445–458.

Miller, G. A. (1973). *Communication, language, and meaning.* New York: Basic Books.

Mollon, J. D. (1989). "Tho' she kneel'd in that place where they grew …" The uses and origins of primate color vision. *Journal of Experimental Biology, 146,* 21–38.

Motoyoshi, I., Nishida, S., Sharan, L., & Adelson, E. H. (2007). Image statistics and the perception of surface qualities. *Nature, 447,* 206–209.

Nickerson, D. (1957). *Spectrophotometric data for a collection of munsell samples.* Washington, D.C.: U.S. Department of Agriculture.

Nishida, S., & Shinya, M. (1998). Use of image-based information in judgments of surface-reflectance properties. *Journal of the Optical Society of America. A, Optics, Image Science, and Vision, 15,* 2951–2965. doi:10.1364/JOSAA.15.002951.

Olkkonen, M., & Brainard, D. H. (2010). Perceived glossiness and lightness under real-world illumination. *Journal of Vision, 10,* 5. doi:10.1167/10.9.5.

Olkkonen, M., & Brainard, D. H. (2011). Joint effects of illumination geometry and object shape in the perception of surface reflectance. *Perception, 2,* 1014–1034.

Olkkonen, M., Hansen, T., & Gegenfurtner, K. R. (2008). Color appearance of familiar objects: Effects of object shape, texture, and illumination changes. *Journal of Vision, 8,* 13–28. doi:10.1167/8.5.13.

Olkkonen, M., Hansen, T., & Gegenfurtner, K. R. (2009). Categorical color constancy for simulated surfaces. *Journal of Vision, 9,* 6–23. doi:10.1167/9.12.6.

Olmos, A., & Kingdom, F. A. A. (2004). A biologically inspired algorithm for the recovery of shading and reflectance images. *Perception, 33,* 1463–1473.

Parkkinen, J. P. S., Hallikainen, J., & Jaaskelainen, T. (1989). Characteristic spectra of Munsell colors. *Journal of the Optical Society of America, 6,* 318–322.

Parraga, C. A., Brelstaff, G., Troscianko, T., & Moorehead, I. R. (1998). Color and luminance information in natural scenes. *Journal of the Optical Society of America. A, Optics, Image Science, and Vision, 15,* 563–569.

Poirson, A. B., & Wandell, B. A. (1993). Appearance of colored patterns—pattern color separability. *Journal of the Optical Society of America. A, Optics and Image Science, 10*(12), 2458–2470.

Purves, D., & Lotto, R. B. (2003). *Why we see what we do: An empirical theory of vision.* Sunderland, MA: Sinauer Associates.

Radonjić, A., Todorović, D., & Gilchrist, A. (2010). Adjacency and surroundedness in the depth effect on lightness. *Journal of Vision, 10,* 12–27. doi:10.1167/10.9.12.

Reeves, A., Amano, K., & Foster, D. H. (2008). Color constancy: Phenomenal or projective? *Perception & Psychophysics, 70,* 219–228.

Regan, B. C., Julliot, C., Simmen, B., Vienot, F., Charles-Dom-

inique, P., & Mollon, J. D. (2001). Fruits, foliage and the evolution of primate color vision. *Philosophical Transactions of the Royal Society of London. Series B, Biological Sciences, 356,* 229–283.

Ripamonti, C., Bloj, M., Hauck, R., Mitha, K., Greenwald, S., Maloney, S. I., et al. (2004). Measurements of the effect of surface slant on perceived lightness. *Journal of Vision, 4,* 7–23. doi:10.1167/4.9.4.

Robilotto, R., & Zaidi, Q. (2004). Perceived transparency of neutral density filters across dissimilar backgrounds. *Journal of Vision, 4,* 5–17. doi:10.1167/4.3.5.

Robilotto, R., & Zaidi, Q. (2006). Lightness identification of patterned three-dimensional, real objects. *Journal of Vision, 6,* 3–21. doi:10.1167/6.1.3.

Rock, I. (1975). *An introduction to perception.* New York: Macmillan.

Ruderman, D. L., Cronin, T. W., & Chiao, C. C. (1998). Statistics of cone responses to natural images: Implications for visual coding. *Journal of the Optical Society of America. A, Optics, Image Science, and Vision, 15,* 2036–2045.

Rust, N. C., & Stocker, A. A. (2010). Ambiguity and invariance: Two fundamental challenges for visual processing. *Current Opinion in Neurobiology, 20,* 382–388.

Sharan, L., Li, Y., Motoyoshi, I., Nishida, S., & Adelson, E. H. (2008). Image statistics for surface reflectance perception. *Journal of the Optical Society of America. A, Optics, Image Science, and Vision, 25,* 846–865.

Shevell, S. K. (1978). The dual role of chromatic backgrounds in color perception. *Vision Research, 18,* 1649–1661. doi:10.1016/0048-6989(78)90257-2.

Shevell, S. K., & Kingdom, F. A. A. (2008). Color in complex scenes. *Annual Review of Psychology, 59,* 143–166.

Smithson, H. E. (2005). Sensory, computational, and cognitive components of human color constancy. *Philosophical Transactions of the Royal Society of London. Series B, Biological Sciences, 360,* 1329–1346.

Speigle, J. M., & Brainard, D. H. (1996). Luminosity thresholds: Effects of test chromaticity and ambient illumination. *Journal of the Optical Society of America. A, Optics, Image Science, and Vision, 13,* 436–451.

Speigle, J. M., & Brainard, D. H. (1999). Predicting color from gray: The relationship between achromatic adjustment and asymmetric matching. *Journal of the Optical Society of America. A, Optics, Image Science, and Vision, 16,* 2370–2376.

Stiles, W. S. (1967). Mechanism concepts in colour theory. *Journal of the Colour Group, 11,* 106–123.

Stockman, A., & Brainard, D. H. (2010). Color vision mechanisms. In M. Bass, C. DeCusatis, J. Enoch, V. Lakshminarayanan, G. Li, C. Macdonald, V. Mahajan, & E. van Stryland (Eds.), *The Optical Society of America handbook of optics, 3rd ed, Volume III: Vision and vision optics* (pp. 11.11–11.104). New York: McGraw-Hill.

Sumner, P., & Mollon, J. D. (2000). Catarrhine photopigments are optimized for detecting targets against a foliage background. *Journal of Experimental Biology, 203,* 1963–1986.

Tkacik, G., Garrigan, P., Ratliff, C., Milcinski, G., Klein, J. M., Sterling, P., et al. (2011). Natural images from the birthplace of the human eye. *PLoS One, 6,* e20409). doi:10.1371/journal.pone.0020409.

Troost, J. M., & de Weert, C. M. M. (1991). Naming versus matching in color constancy. *Perception & Psychophysics, 50,* 591–602.

Valeton, J. M. (1983). Photoreceptor light adaptation models: An evaluation. *Vision Research, 23,* 1549–1554. doi:10.1016/0042-6989(83)90168-2.

von Kries, J. (1902). Chromatic adaptation. In *Sources of color vision* (pp. 109–119), reprinted 1970, Cambridge, MA: MIT Press.

von Kries, J. (1905). Influence of adaptation on the effects produced by luminous stimuli. In D. L. MacAdam (Ed.), *Sources of color science* (1970 reprint, pp. 120–127. Cambridge, MA: MIT Press.

Vrhel, M. J., Gershon, R., & Iwan, L. S. (1994). Measurement and analysis of object reflectance spectra. *Color Research and Application, 19,* 4–9.

Vurro, M., Ling, Y., & Hurlbert, A. (2009). Memory colours of polychromatic objects. *Journal of Vision, 9,* 333. doi:10.1167/9.8.333.

Wade, A. R., & Wandell, B. A. (2002). Chromatic light adaptation measured using functional magnetic resonance imaging. *Journal of Neuroscience, 22,* 8148–8157.

Wagner, M. (2012). Sensory and cognitive explanations for a century of size constancy research. In S. R. Allred & G. Hatfield (Eds.), *Visual experience: Sensation, cognition, and constancy* (pp. 63–86). Oxford: Oxford University Press.

Walraven, J. (1976). Discounting the background: The missing link in the explanation of chromatic induction. *Vision Research, 16,* 289–295.

Walraven, J., & Werner, J. S. (1982). Chromatic adaptation and π mechanisms. *Color Research and Application, 7,* 50–53.

Webster, M. A. (1996). Human colour perception and its adaptation. *Network (Bristol, England), 7,* 587–634.

Webster, M. A., & Mollon, J. D. (1994). The influence of contrast adaptation on color appearance. *Vision Research, 34,* 1993–2020.

Webster, M. A., & Mollon, J. D. (1995). Colour constancy influenced by contrast adaptation. *Nature, 373,* 694–698.

Werner, A. (2006). The influence of depth segregation on colour constancy. *Perception, 35,* 1171–1184.

Wolfe, J. M., Kluender, K. R., Levi, D. M., Bartoshuk, L. M., Herz, R. S., Klatzky, R. L., et al. (2006). *Sensation and perception.* Sunderland, MA: Sinauer Associates.

Xiao, B., Hurst, B., MacIntyre, L., & Brainard, D. H. (2012). The color constancy of three-dimensional objects. *Journal of Vision, 12,* 6. doi:10.1167/12.4.6.

Yoonessi, A., & Zaidi, Q. (2010). The role of color in recognizing material changes. *Ophthalmic & Physiological Optics, 30,* 626–631.

Zaidi, Q. (1998). Identification of illuminant and object colors: Heuristic-based algorithms. *Journal of the Optical Society of America. A, Optics, Image Science, and Vision, 15,* 1767–1776.

Zaidi, Q., & Bostic, M. (2008). Color strategies for object identification. *Vision Research, 48,* 2673–2681.

第39章　颜色视觉比较的近期进展

Gerald H. Jacobs

在各种各样的自然条件下,到达眼睛的光整体的光子通量、偏振面和光谱功率的分布在时间和空间上都会发生变化。这样的变化是动物用来将光转化成视觉过程的原材料。根据接收者视觉系统的性质,可以利用光的不同特征来产生视觉。允许神经系统分析光谱功率分布的特定差异的安排在许多不同的分类群中已经进化形成。通常的结果是,这些动物具有颜色视觉,但是不同物种之间的色觉的性质和效用存在着惊人的差异,正是这些变化及其后果构成了颜色视觉比较研究的目标。在本卷的早期版本中,我综述了在不同动物中,本质属性、分布、进化和颜色视觉的使用这些基本的层面(Jacobs,2004)。在这十年来,与这些主题相关的许多新事实和重要问题已经出现。本章的重点是这些近期的进展。

动物颜色视觉评估

定义动物颜色视觉

对于大多数人来说,颜色的体验似乎是不证自明的——光和物体是有色的还是无色的——而我们似乎自然而然地欣赏那些在我们的世界里色彩普遍存在的环境条件以及那些色彩不存在的环境条件。此外,我们也经常学着对特定颜色的存在赋予意义。然而,对颜色的科学研究需要定义,这对于其他物种的颜色视觉研究是尤为重要。颜色视觉的标准定义是,它代表了区分不同光谱成分的光的能力,而不考虑光相对强度(Wyszecki & Stiles,1982)。在这样的区分背景下,已经对人类被试进行了大量颜色视觉实验,详尽地调查了在什么样的光或者什么样光的组合看起来相同或者不同的边界。这些调查的结果构成了关于人类颜色视觉的形式特征的基础(Stockman & Brainard,2010)。多年以来,也证明了使用行为范式对许多其他物种进行类似的辨别实验是可能的。但是,就像其他人指出的那样(Shevell,2003;Wandell,1995),辨别实验详尽地告诉我们什么光看起来相似,什么光看起来不同,但是它们却无法告诉我们,光的实际样子是什么。后者属于色彩表象研究的范畴,所采用的

实验技术通常需要以这种或者那种形式使用语言媒介。鉴于此,只有相对较少的研究试图推断什么样的颜色像动物被试看到的颜色表象并不奇怪(Jacobs,2004)。

最近,人们开始重新讨论颜色视觉定义的性质,因为它们适用于不同物种。没有人质疑满足上述正式标准是证明颜色视觉存在的必要条件,但是有一点需要关心,就是是否它本身是充分的条件。Skorupski和Chittka(2011)已经强有力争论了那是不充分的。为了证明这点,他们列出了各种例子,证明植物和细菌,甚至一些机器,能够对波长的差异做出响应而不受其光强度的影响。他们认为,这样的示例并不符合颜色视觉的情况,简单地因为它们不是视觉的实例。对于他们以及其他研究者来说,视觉提供了关于识别物体和物体特征的重要信息(Brainard & Maloney,2011)。根据那个定义,颜色视觉的示范将需要一个动物必须表现出来可以使用一些光谱线索去执行一些形式的图像分割任务。这是很高的标准,到目前为止这种技术仅仅在相对少数的动物研究中使用了。

Kelber和Osorio(2010)对此定义提供了一个更加广泛的方法,建议颜色视觉可以被认为存在于一系列四种不同的水平或者等级。这四种水平共享常见的基本准则,即,动物必须能够区分有关波长和强度差异的信息。除此之外,它们看起来应该是从最简单上升到最复杂,具体如下:①光激运动和趋光性,动物的运动被环境光线的光谱特性引导。例如,水蚤,小型水生甲壳动物,会向藻类丰富的淡黄色的水运动。成像(image-forming)眼睛不需要这样的行为。②被物体的光谱特性驱动的,先天的(不需要学习)的偏好性。这些行为需要成像眼睛的存在。它们的作用是允许对于关键物体,例如食物和肉的可靠识别。在过去几年中,许多这样的例子被报道,恰好这些例子经常与波长特异性有关,被称为波长特异的行为(Goldsmith,1990;Menzel,1979)。③对物体光谱特性的习得性相关。这个是建立在动物中存在颜色视觉的经典方法。这里的标准是必须存在对在物体的光谱特性中的变化响应的行为学上可变性表征。早期的综述列出了在大范围的物种中应用这种技术的许多例

子（Jacobs，1981，1993，2010；Kelber，Vorobyev，& Osorio，2003）。④颜色识别和颜色表观。人类可以将颜色可靠地分类（例如，红色、黄色和绿色）并且可以辨别其中的微妙之处；例如，我们可以看出色调和饱和度可以划分的维度。

尽管颜色分类和颜色表观这一领域在非人类被试中没有被经常研究。还是存在许多尝试去建立是否其他动物按照与人类相似的方式去分类颜色。已有证据显示一些鸟类，例如鸽子和鸡，可以形成颜色种类，可能一些鱼也这样做（Kelber & Osorio，2010）。考虑到在灵长类动物中视觉系统组织方式的共同之处，我们有些惊奇地发现关于是否灵长类动物形成颜色分类的争论。早期的实验，还有一系列不系统的观察，强烈地暗示了早期世界的非人类灵长类动物体验到了那些对人类来说显而易见的相似的颜色分类（综述 Jacobs，1981）。但是近期在狒狒（狒狒属狒狒）身上的研究没有发现在颜色"蓝"和"绿"之间分类边界的存在，这个边界在人类观察者身上被检测到，使用同样的方式去测试。尽管事实是，在这个区域的光谱辨别，狒狒和人类的一样好（Fagot et al.，2006）。这些结论中哪些结论是正确的可能很好地反映了到目前为止已经被使用的实验范式中的变化，但是，在任何情况下，考虑到许多非灵长类可以使用色彩线索去指导食物选择（例如，在"发绿的"不熟的果实中去选择"发红的"成熟的果实），貌似很难去想象这种能力不依赖于一些程度上的颜色分类一致使用。颜色表观的另一个层面就是人类宁愿自动去感知两个场景之间的不同，即包括颜色和那些不包括颜色的场景，不考虑那些场景中的其他细节，最近的研究建议，猴子也有这种能力。在猕猴（普通猕）中的调查发现，猕猴学习从多种灰度图像中去辨别含有颜色的图像，而且这种能力就稳定地传递到了新的图像中，因此，强烈建议颜色本身对非人类灵长类和对人类一样独特（Derrington et al.，2002）。

到最后，是否在动物中颜色视觉的存在需要在光谱为基础的辨别中的认知成分的表征或者可以被认为是存在于一系列从简单到复杂的行为的分级水平中，这是不可能依靠争论解决的。Kelber 和 Osorio（2010）提出了恰当的观点，在任何情况下，在其他物种中颜色视觉研究的终极目标是更好地理解它们是怎样开发利用光谱信息去形成它们对世界的独特观察。要达到这个目标，除了实验室推导出来的它们颜色视觉的基本特征的描述和相关联的视觉系统生物学，将需要对视觉导向的自然行为的更加深入的理解，实际上是对颜色的视觉生态学的物种特异的研究。

使用代理去推断动物颜色视觉

对于为数不多的被充分研究过的物种——包括一些哺乳动物、鸟类、鱼类和昆虫——来说，我们对它们的颜色视觉属性及构成这些能力的生物学各个方面都有清晰的认识。从这些案例中，我们已经了解到，它们的颜色视觉的维度与它们拥有的视锥细胞的色素类型数量密切相关。我在本书上一版中的一章（Jacobs，2004）说明了这一事实，即两种类型的视锥细胞光色素的存在使得家犬具有二色性色觉，三色性的恒河猴和三色性蜜蜂中，都有三种（非常不同的）类型的视锥细胞色素作为色觉的基础以及金鱼表达四种类型的视锥细胞色素并具有四色性色觉。通过这些例子，以及对人类颜色视觉变化的详细检查，很久以前就很清楚，多种生物学标记的存在可以作为推断颜色视觉本质的存在代理。

在过去的几年中，关于对许多不同动物的光色素的补充信息有一个显著的扩张。这个扩张来自光色素的直接测量（Bowmaker，2008；Hart，2001），也来自视锥细胞的抗体标记（Ahnelt & Kolb，2000；Peichl，2005；Szel et al.，2000），也来自指定的感光细胞蛋白（视蛋白）基因结构的比较检测 Davies，Collin，& Hunt，2012；Hunt et al.，2009；Yokoyama，2008）。在面对大量的新信息时，使用这些各种各样的指标作为颜色视觉的直接指示剂已经是惯用做法。因此，例如，三种类型视锥细胞视蛋白基因的检测经常会用于断言一个动物是不是具有三色视觉。

尽管这些生物学替代指标在那些被很好的研究的动物身上确实是证实与颜色视觉强烈相关，还是有很多理由提醒我们要小心假定，这些生物学替代指标可以在整个动物王国都通用。考虑其中的一个理由，注意到视锥细胞视蛋白基因的结构和数目的文献资料没有提供包含多种色素类型或者任何关于视觉系统的组织去支持合理的视锥细胞信号价格的视锥细胞的数目和空间分布。所有这些特性都可以严重影响颜色视觉存在和本质。引用一个特定的例子，在旧世界狐猴科检测到的专属于两种类型视锥细胞光色素的视蛋白基因，被认为是两色的颜色视觉存在的证据（Zhao et al.，2009）。然而，一个这样物种（狐猴科马达加斯加狐猴）的检测揭示了这种动物的视网膜仅仅包含一个非常稀疏的视锥细胞群体（占所有感光细胞的 ~0.5%），而且在这些中，小于 10% 的，勉强够 200~300 视锥细胞/mm^2 表达短波长的色素（Muller，

Goodman,& Peichl,2007）。这样一个视锥细胞排列最多提供一个排列允许仅仅非常少的效率极低的光子俘获,很可能会不能提供充足的证据去支持这些信号在其产生颜色视觉时是必要的。在这种特殊的动物中,困难进一步加剧,因为这种动物主要是夜间活动,因此大部分情况下是在具有很少光线的时候这些细胞才会起作用。所以,是否这种动物(和其他与这种动物相似的动物)大部分的颜色视觉是源于这两种类型的视锥细胞色素的存在是有非常大的疑问。在评估来自这些不同的生物学替代指标的证据的时候,至关重要的一点要记住,即在最后,颜色视觉的建立需要适当的行为学响应的文档收集。响应是指那些在对动物来说正在考虑中的,合适的环境条件下评估的,必要地反映整个视觉系统的操作的响应。

颜色视觉的进化

在过去几年中,可能在颜色视觉中没有话题比这个话题受到的关注更多。这种情况很大程度上反映了在对视蛋白基因的比较分布和结构/功能关系的理解上的显著进步。从这样的信息来源看,建立可能提供视蛋白基因进化的可靠图谱的系统生物学也是有可能的。尽管上面提到的警告很清楚在这里是相关的,这个工作也允许了对颜色视觉的深入了解。我们考虑这个仍然发展的故事的三个方面。

脊椎动物视蛋白基因的自然历史

视蛋白基因是细胞表面受体基因大家族的成员(与信息素受体,激素和神经递质等也有关),它们所有的可能起源于这个家族的单个祖先。来自当代有颌脊椎动物和无颌脊椎动物视蛋白基因的序列比较表明四种类型的视蛋白基因(被命名为 SWS1,SWS2,Rh2,LWS)出现在至少 5.4 亿年前;视杆细胞视蛋白基因(Rh1)后出现(Collin et al.,2009)。所有的当代脊椎动物的光色素起源的视蛋白基因就在这五种家族之中。小样本脊椎动物种说明这些基因家族分布的系统发育树如图 39.1 所示。详细的从其他脊椎动物获得的类似结果比较已经在其他地方被展示了(Collin et al.,2009;Hunt et al.,2009;Shichida & Matsuyama,2009;Yokoyama,2000)。各种无脊椎动物视蛋白进化的相应的解释也已经被发表(Briscoe & Chittka,2001;Cronin et al.,2010;Kashiyama et al.,2009)。来自每一个基因家族的光色素光谱吸收峰的

范围(λ_{max})显示在图 39.1 中的右边括号里面。然而注意到脊椎动物视杆细胞光色素谱峰在不同物种之间的变化很温和,视锥细胞光色素分谱峰却可以跨度几乎整个可见光谱(从 360nm 到 620nm)。这些在光谱调谐中变化的结构基础已经被广泛研究,被发现大部分来自发生于一个限制数目位点在视蛋白分子中的氨基酸替换的存在,然而也反映了发色团组合运在光色素光谱吸收特性中的控制(Hunt et al.,2004,2009;Neitz & Neitz,2011;Yokoyama,2008)。

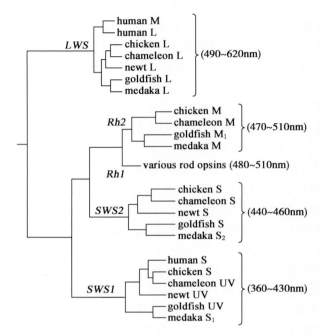

图 39.1　视蛋白基因系谱图。显示的是几个有代表性的脊椎动物物种,它们的光色素起源于五个视蛋白基因家族。起源于这些家族的每种色素 λ_{max} 取值范围被列到右边的括号里面。

在视蛋白基因中学到的另外重要的教训是在进化过程中既存在得到,也存在失去。失去是尤其明显的(见图 39.1);例如,尽管在一些当代的鸟类和鱼类中所有的四种视锥细胞视蛋白基因都存在,但是其中的这些基因(Rh2)在现代的两栖动物中却不存在(Bowmaker,2008)。在哺乳动物中视蛋白基因的进化主要是关于不断丢失的例子,正如在图 39.2 中概述的。和两栖动物一样,没有当代哺乳动物具有 Rh2 基因,以至于基因家族必须在最初的哺乳动物多样化之前消失。SWS2 基因在有袋动物或真兽类哺乳动物中都没有被发现。尽管单孔目动物具有 SWS2 基因,它们也不表达 SWS1 衍生的基因。在哺乳动物中消失的视锥细胞视蛋白基因的表征通常归因于长期的夜间活动的习惯,是早期哺乳动物的历史特征,在这个时

期白天视觉可能已经被削弱（Heesy & Hall，2010）。在某种程度上，视蛋白基因预测颜色视觉的维度。这些进化的"素描"表明一些鸟类和鱼类可以实现四色颜色视觉，哺乳动物的基本模式不应该好于两色的颜色视觉。在整体上，这些预测和在实际的颜色视觉测量中学到的相匹配（Jacobs，2012）。

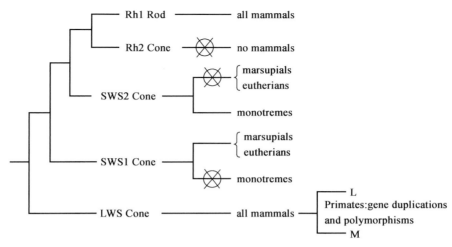

图 39.2　在哺乳动物五种视蛋白基因家族的保留表征和丢失表征。Xs 表示在此阶段来自这个基因家族的许多表征丢失了。文中描述了发生在一些灵长类动物中的基因复制事件。

不足为奇的是灵长类动物的色觉的进化一直是一个特别的研究目标。这个主题在一些场合中综述过，在此我只做关于优点的简短总结（这个主题的涵盖见 Hunt，Jacobs，& Bowmaker，2005；Jacobs，2008；Jacobs & Nathans，2009；Surridge，Osorio，& Mundy，2003）。类似于其他真兽类哺乳动物，大多数的灵长类基于 SWS1 衍生视蛋白，起源于一个单独的短波长敏感（S）视锥细胞色素，但是存在三种不同模式的 LWS 基因表征。①一些灵长类动物就像其他真兽亚纲动物哺乳动物，只有一个视锥细胞色素来自这个基因家族。②其他已经从 LWS 基因家族进化出来两个或者更多光谱上离散的视锥细胞色素。在旧世界的灵长类动物（人类、猿和旧世界猴），发生在大约 35 百万~40 百万年前的 X 染色体基因复制提供了两个来自 LWS 家族的结构不同的视蛋白基因，它们的存在使得两种不同类型的视锥细胞色素（M 和 L）的出现，伴随着它们的出现，三色视觉也应运而生。相比之下，几乎所有新世界猴子都有 X 染色体视蛋白基因多态性，典型地产生三种 LWS 色素的三种光谱上独特的版本。因此提供了同时具有 M 和 L 色素和三色视觉的杂合雌性；同时所有的雄性猴子，伴随着杂合雌性，具有仅仅一个单独的 M/L 色素类型，和双色颜色视觉。③第三种灵长类的主要类型，更原始的原猴，特征物种要么显示与新世界的猴子相似的多态性，要么有总

共两种视锥细胞色素与大多数的非灵长类哺乳动物相似。最后，也有一小部分灵长类动物的视网膜仅仅包含一种类型的视锥细胞色素。这个是如何发生的我们下面就会讲到。

视蛋白假基因

假基因是相似的 DNA 序列与这些已知的基因相似但缺乏蛋白质编码能力。一个基因到假基因的状态过渡通常被认为发生于当基因服务的功能变得可有可无的时候，尽管很少有例子证明失活被认为是自适应的过程（Podlaha & Zhang，2010）。假基因变得让人特别感兴趣的原因是因为它们可以有助于阐明生物体的进化历史。大约在 15 年之前，假基因在两种灵长类动物——夜猴属（Aotus trivirgatus）和婴猴科（Galago garnetti）中的 SWS1 视锥细胞视蛋白基因中被发现。在这些情况中的每种情况，视蛋白基因序列包含突变的序列，这些突变足以抑制它们的表达（Jacobs，Neitz，& Neitz，1996）。由于这两种物种都仅仅含有一个 LWS 起源的视锥细胞色素，每个仅仅表达一种类型的视锥细胞，因此，这些灵长类动物肯定缺乏普通类型的颜色视觉。

自从它们首次在这两个类型的灵长类动物中被发现，SWS1 视蛋白假基因陆陆续续在超过 60 种哺乳动物物种中被检测到，而且可能会有更多有待确定

（Jacobs，2013）。那些已知的属于这个组的包括许多其他原猴灵长类动物，也包括各式各样的食肉动物，鲸目动物、啮齿动物和蝙蝠（Jacobs，2010；Peichl，2005）。在每个实例中在这些血统的一些祖先物种一定拥有过完整的 SWS1 视蛋白基因和功能性的 S 型视锥细胞，并且随后通过基因突变丢失了。这些丢失发生的相对时间似乎在每个物种身上是不同的，例如，所有鲸目动物（鲸鱼、海豚、鼠海豚）的 SWS1 视蛋白基因包含的突变序列是完全相同的，暗示着假基因的形成发生于这些物种形成之前，在多样化的谱系形成之前（Levenson & Dizon，2003）。而在浣熊类中（浣熊，长鼻浣熊，蜜熊等）在一些物种中存在丢失，但并不是所有的当代物种中都有丢失，表明这些改变是更加近期的改变（Jacobs & Deegan，1992；Peichl & Pohl，2000）。

在大多数哺乳动物中，S 型视锥细胞只占的视网膜视锥细胞的一小部分，人们相信来源于这些受体的信号服务的主要功能是支持颜色视觉的维度（Calkins，2001）。由于大多数的哺乳动物仅仅存在两种视锥细胞视蛋白基因，功能性 SWS1 视蛋白基因到假基因状态的转变将因此会导致颜色视觉的消失。在这样一个形形色色的哺乳动物群体，这不是为什么 S 型视锥细胞消失的明显原因。一个明显的特征可以将所有的已被发现假基因的陆地物种联系起来，那就是它们是夜习性动物。通过定义可知，这些动物主要在灰暗的光水平不足以支持更多的视锥细胞为基础的颜色视觉下活动，而且，结果是，颜色视觉对这些动物的优势并不明显。海洋哺乳动物（鲸和海豹）功能性 SWS1 视蛋白基因的丢失经常被归类于是变得无节奏而不是夜间活动。但它们也居住低透光环境，经常感受到低的光水平。尽管夜间活动的习惯可能是基因丢失的必要条件，它必须是不充分的，因为严格地说，有许多哺乳动物也是夜间活动，但是它们仍然保持着功能性的视蛋白基因和 S 型视锥细胞。因为哺乳动物的祖先被认为是夜间活动，那么，如果夜间活动的习惯是关键，为什么不是所有 SWS1 视锥细胞在哺乳动物早期就失去了？总之，我们知道这一点，大量哺乳动物经历了进化失去 SWS1 锥视蛋白基因，结果是失去了颜色视觉的能力。对这些损失的解释尚未出现（Jacobs，2013）。

使用不同的基因表达来调整颜色视觉

尽管所有脊椎动物视锥细胞视蛋白基因都是四个基因家族的成员，在这一主题中却有很多变体。正如我们已经看到的，在视锥细胞视蛋白基因进化过程中存在频繁损失的表征，尤其是哺乳动物。另外在基因表征中一个获得的实例也被指出，情况就是在旧世界灵长类动物中复制的 LWS 基因，在形成两种视蛋白基因的过程中，特定在光谱上分离出 M 和 L 两种类型的视锥细胞色素。在近几年来，在硬骨鱼类中存在许多的是蛋白基因复制的实例，这一点变得越来越明晰。来自四大家族的美分基因都已经被复制过至少一次或者很多次。可能最好的例子来自对占据了东非裂谷湖的慈鲷科的详细研究（Carleton，2009 Parry et al.，2005）。这些鱼以极大的多样性闻名，它们往往具有色彩鲜艳的外表，和数以百计物种的速度数进化。虽然通常在这些鱼中只有单一版本的 SWS1 和 LWS 基因，基因复制却导致了两种 SWS2 视锥细胞视蛋白基因和三种 Rh2 视锥细胞视蛋白基因的出现。六种光色素的吸收光谱可以被图 39.3 上部的这样一个基因阵列指定（Hofmann & Carleton，2009）。

尽管存在一些例外，来自这个阵列的鲷鱼个体物种一般表达仅仅三种光色素，但是表达的设置因物种而异，正如在图 39.3 下部描述的三种这样的物种。决定在这三种类型鱼类的每个类型的视锥细胞色素补充的首要机制是分化的基因表达（Spady et al.，2006）。更为复杂的未来的发展前景并不是所有的色素都表达同样的水平；例如，SWS1 视锥细胞视蛋白基因可能会存在极低的表达，因此它指定了严格的色素表征，但是与此同时，一个 Rh2 基因的高几倍的表达和它指定的 Rh2 色素表征。这样的变化可以极大影响鱼的光谱敏感性和它的颜色视觉的质量。此外，在发育期这些基因的表达模式上可能存在很大的改变，以至于，例如，一个视锥细胞开始表达 SWS1，然后表达 SWS2 基因，然后最后表达 SWS2 基因的第二个版本（在这个过程中，将在那个视锥细胞中发现的色素的峰值从紫外偏移到紫色再偏移到蓝色）（Carleton，2009）。所有的这些改变可以在鱼的生命的前几个月中发生。最后，在这些基因类型中的光谱调谐也可以通过视蛋白基因序列的替换改变。所有这些色素的可能性总和，不论是物种本身还是物种之间，在这些鲷鱼中的视觉敏感性和颜色视觉中存在一个潜在可能的极大变化。

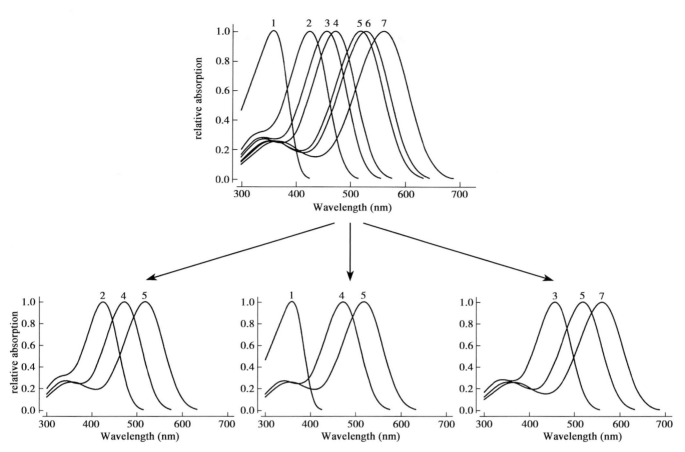

图 39.3 上图显示的是来自东非裂谷湖的鲷鱼中可用的光色素全范围的吸收曲线。上图中的数字指的是这个曲线所示色素来自的基因家族。分别是：1（SWS1），2（SWS2B），3（SWS2A），4（Rh2B），5（Rh2Aβ），6（Rh2Aα），7（LWS）。下图显示的是光色素的吸收曲线，即在三种鱼类中的每一种差异表达的一组视锥细胞光色素。

在鲷鱼中看到的色素变化的功能性结果已经成为许多近期讨论的课题。这些鱼类一个激动人心的层面是雌性和雄性鲷鱼的着色模式大体是相同的，繁殖季节除外，繁殖季节雄性鲷鱼变得着色加深（所谓的婚姻颜色）。在那些时期，雌性鲷鱼被认为会倾向于选择更加饱和的颜色，在此时期，颜色也是一个因素引发男性之间捍卫领土斗争的因素（Pauers，McKinnon，& Ehlinger，2004；Pauers et al.，2008）。一个近期的研究开始视锥细胞色素的光谱吸收特性的测量，在光照环境下和鱼的颜色模式的反射率下测量，然后模拟了鲷鱼惹人注目的颜色模式询问了是否男性的婚礼颜色比其他鱼——雌鱼更为显著（Dalton et al.，2010）。如果是的，那将表明性别选择可能会驱动雄性颜色模式的进化。在9类被检测的雄性动物中，和雌性鱼类相比，它们确实被证明比其他鱼类更显著。支持了性别选择的观点。然而，在两张鱼中发现了相反的观点，所以其他因素可能在雄性鱼类颜色进化过程中也扮演着重要的角色。

最近的研究检测了在鲷鱼中视锥细胞视蛋白基因表达的变化在匹配对光环境的视觉能力方面扮演着怎样的角色。在这些湖的光环境变化很大程度上依赖于水的深度和质量，这些特征都服务于显著地偏移在暗光条件下的光谱分布。令人放心的是，基因表达模式似乎常常遵循什么是可能预期。例如，在一些位置的水极大地将短波长的光变弱，居住在这些水域的鱼类显示了相应很低的短波长光色素的表达（Hofmann et al.，2009）。然而，随后的研究显示，仍有许多关于光色素变异和这些鱼中看到的需要了解，因为已经被证明在一些鲷鱼中也存在基因表达上的极大的物种内变异。在这种情况下基因表达的模式看起来似乎没有以与提供敏感性优势的一致的方式去变化，这些敏感性优势将会通过局部的光环境预测（Smith et al.，2011）。如果所有那些是不够的，也似乎有些鱼类不是表达三种光色素，而是四种，在一些情况下可能还是五种（Sabbah et al.，2010）。去欣赏在视蛋白基因中和在鲷鱼中的光色素中的变化的功能性结果和理解它们和光环境的联系，将最终需要颜色视觉的直接研究。这将是一个最具挑战性的任务。

昏暗照明下的颜色视觉

经典的双重视觉学说将颜色的感知和视锥细胞光受体的活性联系起来，但是在双工视觉系统中，视锥细胞和视杆细胞一般是跨越了很大范围的照度——一些对于人类视觉来说的四个 log 单位——很多的对人类被试研究使这个变得更加清晰，在这个间隔的（"中间"视觉）视杆细胞信号可以影响颜色感知，依赖于刺激的条件，中间产生作用的途径可能有很多种（Buck，2004）。虽然严格的颜色辨别在仅仅只存在视杆细胞活动的情况下肯定会失败，但是如果他们（被试）可以使用在相对的暗适应亮度下的不同，对正常的和有颜色视觉缺陷的人类被试来说，在仅仅只存在视杆细胞活动的情况照度条件下都能可靠地分类表面颜色（Pokorny et al.，2006，2008）。做这个任务的能力很显然反映了观察者通过在亮的照度和暗的照度下反复多次观察在自然界中相似的物体的经验积累。虽然似乎没有这样或者那样的证据，但是一定程度上假设至少在一些非人类物种中它们可能也是以相似的方式获得这种能力。

对于人类被试来说，一直以来都有证据证明在中光光线水平下，视杆细胞和视锥细胞信号可以相互比较从而产生颜色视觉的额外维度，例如，允许双色视觉的个体在一些亮度条件下进行三色视觉颜色匹配（Smith & Pokorny，1977）。相比之下，在非人类视觉中进行这样的可能性调查是非常难的。但是已经有在其他物种中强有力的证据暗示了其他物种有相同的能力。一个这样的例子就是对加州海狮（*Zalophus californaus*）进行了行为学上的实验测试，发现了它们具有颜色辨别的能力（Griebel & Schmid，1992）。后期的一个基因上的检测显示令人信服的是这个物种仅仅只存在单个类型的视锥细胞光色素（Levenson et al.，2006），暗示着在行为学的实验中，这种动物必须可以使用它们仅有的一种视锥细胞类型联合视杆细胞信号去支持一种维度的颜色视觉去利用信号。具有和海狮相似的视觉适应的动物，将包括至少所有那些哺乳动物上面识别到的 SWS1 视蛋白假基因中的一种，这种动物可以被假定在高的光水平和低的光水平下都没有颜色视觉，但是还能在中间程度的光照水平中能够具有一些双色颜色能力。

近些年来，通过比较研究被发现在低的光水平下存在颜色视觉的一些令人惊奇的新例子。天蛾（*Deilephilia elpenor*）是一个夜间活动的物种，以在黑暗夜晚采食花的花蜜为食。这种昆虫的复眼包括三种不同类型的光色素（Hoglund, Hamdorf, & Rosner, 1973）。行为学上的测试显示此物种可以在很低的光水平下进行颜色辨别，即在一个昏暗的照度水平下，此水平等效于昏暗的星光——这个水平下人类的颜色视觉完全就消失了（Kelber, Balkenius, & Warrant, 2002）。飞蛾的眼睛的几个特点似乎支持这一不同寻常的能力。

首先，这种昆虫具有叠加的眼睛，光线就通过许多镜头面集中去阐述单个图像，这个结合反射照膜显著提高了眼睛的光子效率。其次，在视觉系统中存有这样的机制，允许提高的空间和时间总和。所有这些特性结合起来允许天蛾在低光照水平下拥有真彩色视觉（Land & Osorio，2003；Kelber & Roth，2006）。在另外一个例子中，一个脊椎动物物种，壁虎（*Tarentola chazaliae*），也被证明在低颜色水平下享有颜色视觉（Roth & Kelber，2004）。尽管它是一种夜间活动的动物，这种类蜥蜴爬行动物具有一个全部视锥细胞的视网膜有三个类的视锥细胞色素类型（Loew et al.，1996），与天蛾相似的是，已经进化出了许多结构上的适应去提高它的视锥细胞去捕捉稀缺光子的能力。这些适应包括不寻常的大的感光细胞和具有短焦距大瞳孔的眼睛，这些特征结合起来去形成了一个高效收集光的设备。行为学上的测试显示，这种壁虎在等效于在暗的月光下的光水平下，仍然具有颜色辨别的能力（Roth & Kelber，2004）。尽管在这两个物种中颜色视觉最后被证明是不寻常的，这些情况下作为鲜明的提醒，即，我们对于人类视觉的理解提供了一个远远达不到完美要求的模型去想象在其他物种中的颜色视觉能力。

颜色视觉工程学

在近些年中新的分子遗传学技术的出现改变了对视觉系统的研究。除了提供动物模型研究各种视觉障碍，这些工具也被用于研究关于视觉系统组织的基本问题（Chalupa & Williams，2008）。由于进化过程不间断地改变视觉系统的组织，这些相同的技术也提供了一种方式评估关于颜色视觉进化的假设。

如上面描述的，视蛋白基因在进化的过程中不断地经历着失去和得到。加入一种新奇的视蛋白基因可以产生一种新的光色素，理解颜色视觉进化的核心问题是是否一个新的视网膜光色素仅仅是外观产生在视觉能力上的充分改变去允许新的基因进化发生，或者是否还需要神经系统中一些额外的改变。检测这个事情的初步尝试是包含人类 L 型视锥细胞视蛋白基因的转基因小鼠的生产（Shaaban et al.，1998）。指定的通过转基因产生的色素（$\lambda_{max}=556nm$）在这种转基因小鼠的视锥细胞中被丰富表达，随后的电生理和行为学检测显示这些动物在对长波长光的敏感性显著地提高。这个结果表明，一种新色素的简单添加，这件事情本身可以立即产生在行为学上能力的改变，因此至少提供了自适应优势的潜力（Jacobs et al.，1999）。这种转基因小鼠的视网膜有三种类型的视锥细胞光色素：原始的 UV（λ_max=360nm），原始的 M（λ_max=510nm）和人类的 L 型视锥细胞。人类的 L 型色素与原始的小鼠色素在视锥细胞中共表达，这个事实很好地排除了这些转基因小鼠需要任何新颜色视觉的可能性（Jacobs et al.，1999）。

颜色视觉可能在灵长类中进化通过的排列的一个更好的近似是通过正在发展的 knock-in 小鼠获得的。在此类小鼠中正常的（X 染色体相关的）小鼠 M 视蛋白基因被包含人类 L 型视锥细胞视蛋白基因的结构替代（Onishi et al.，2005；Smallwood et al.，2003）。这些动物的随后繁殖产生了三个不同的视锥细胞色素表型的小鼠。它们所有都具有正常的 UV 视锥细胞色素；此外，半合子的雄性和纯合子的雌性表达鼠 M 或人类 L 色素，然而半合子的雌性小鼠同时具有鼠 M 和人类 L 色素。作为早期的 X 染色体随机失活的结果，这两种色素在半合子的雌性小鼠个体的视锥细胞中表达，正如它们是在多态的新世界猴子中的。行为学上的结果（图 39.4）显示这些半合子小鼠获得

了和之前的物种相比，具有全新的颜色视觉能力（Jacobs et al.，2007）。在另外一个实验中也获得了相似的结果，在这个实验中，应用基因治疗技术为只具有双色视觉的松鼠猴加入第三个视锥细胞色素，随后的结果显示，松鼠猴因此具有了可以执行三色视觉辨别的能力（Mancuso et al.，2009）。值得注意的是，在后面的实验中基因转移在成年动物完成，因此证明了在仅仅一个新的视锥细胞色素出现后，不需要引起相关视觉系统的变化。这种类型的实验显示，在适当的环境下，仅仅添加一种新奇的光色素基因即可充分引起新的颜色视觉能力的形成。这像极了在灵长类颜色视觉进化过程，而且由此看来，在动物颜色视觉进化的许多其他阶段相同的过程也会发生。这些实验也对分子遗传学方法对派生一个更深的理解的颜色视觉的进化的潜力提供了一个很好的证明。在此过程中进一步发展了我们对于为什么在动物王国中，这种非凡的能力以如此多样的形式出现的理解。

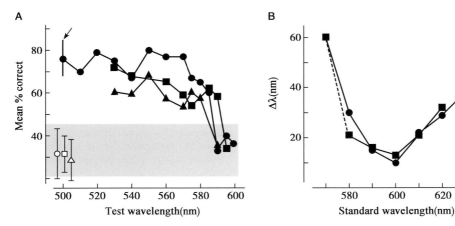

图 39.4　在 knock-in 小鼠中进行的两个颜色视觉的测试结果（具体见正文）。（A）波长辨别。在三个选项的辨别实验中，小鼠需要从一个等效亮度的 600nm 光中辨别各种测试波长。阴影区域代表随机表现水平。通过三种对照动物获得的渐近线表现水平在图的左下角显示。三只杂合小鼠（konck-in 小鼠）的结果通过三种暗黑色符号表示。注意的是，后者成功地从一个等效亮度的 600nm 光中辨别了很大范围的测试波长。（B）来自第二个波长辨别测试的结果。在这个测试中两只杂交小鼠被测试了辨别波长之间的不同的能力。Δλ 值描绘出了在 nm 单位上的多少波长的改变对于小鼠来说可以让它将测试波长从标准波长中辨别出来。来自两种测试的结果显示这些 knock-in 小鼠获得的颜色视觉与它们物种本身的颜色视觉不同。

参考文献

Ahnelt, P. K., & Kolb, H. (2000). The mammalian photoreceptor mosaic-adaptive design. *Progress in Retinal and Eye Research*, 19, 711–770. doi:10.1016/S1350-9462(00)00012-4.

Bowmaker, J. K. (2008). Evolution of vertebrate visual pigments. *Vision Research*, 48, 2022–2041. doi:10.1016/j.visres.2008.03.025.

Brainard, D. H., & Maloney, L. T. (2011). Surface color perception and equivalent illumination models. *Journal of Vision*, (11)5, 1–10. doi:10.11167/11.5.1.

Briscoe, A. D., & Chittka, L. (2001). The evolution of color vision in insects. *Annual Review of Entomology*, 46, 471–510.

Buck, S. L. (2004). Rod-cone interactions in human vision. In L. M. Chalupa & J. S. Werner (Eds.), *The visual neurosciences* (Vol. 1, pp. 863–878). Cambridge, MA: MIT Press.

Calkins, D. J. (2001). Seeing with S cones. *Progress in Retinal and Eye Research*, 20, 255–287.

Carleton, K. (2009). Cichlid fish visual systems: Mechanisms of spectral tuning. *Integrative Zoology*, 4, 75–86.

Chalupa, L. M., & Williams, R. W. (Eds.). (2008). *Eye, retina and visual system of the mouse*. Cambridge, MA: MIT Press.

Collin, S. P., Davies, W. L., Hart, N. S., & Hunt, D. M. (2009). The evolution of early vertebrate photoreceptors. *Philosophical Transactions of the Royal Society of London. Series B, Bio-*

logical Sciences, 364, 2925–2940.

Cronin, T. W., Porter, M. L., Bok, M. J., Wolf, J. B., & Robinson, P. R. (2010). The molecular genetics and evolution of colour and polarization vision in stomatopod crustaceans. Ophthalmic & Physiological Optics, 30, 460–469.

Dalton, B. E., Cronin, T. W., Marshall, N. J., & Carleton, K. L. (2010). The fish eye view: Are cichlids conspicuous? Journal of Experimental Biology, 213, 2243–2255.

Davies, W. I. E. L., Collin, S. P., & Hunt, D. M. (2012). Molecular ecology and adaptation of visual pigments in craniates. Molecular Ecology, 21, 3121–3158.

Derrington, A. M., Parker, A. R., Barraclough, N. E., Easton, A., Goodson, G. R., Parker, K. S., et al. (2002). The uses of colour vision: Behavioural and physiological distinctiveness of colour stimuli. Philosophical Transactions of the Royal Society of London. Series B, Biological Sciences, 357, 975–985.

Fagot, J., Goldstein, J., Davidoff, J., & Pickering, A. (2006). Cross-species differences in color categorization. Psychonomic Bulletin & Review, 13, 275–280.

Goldsmith, T. H. (1990). Optimization, constraint, and history in the evolution of eyes. Quarterly Review of Biology, 65, 281–322.

Griebel, U., & Schmid, A. (1992). Color vision in the California sea lion (Zalophus californianus). Vision Research, 32, 477–482. doi:10.1016/0042-6989(92)90239-F.

Hart, N. S. (2001). Variations in cone photoreceptor abundance and the visual ecology of birds. Journal of Comparative Physiology. A, Neuroethology, Sensory, Neural, and Behavioral Physiology, 187, 685–698.

Heesy, C. P., & Hall, M. I. (2010). The nocturnal bottleneck and the evolution of mammalian vision. Brain, Behavior and Evolution, 75, 195–203.

Hisatomi, O., & Tokunaga, F. (2002). Molecular evolution of proteins involved in vertebrate phototransduction. Comparative Biochemistry and Physiology. B, Comparative Biochemistry, 133, 509–522.

Hofmann, C. M., & Carleton, K. L. (2009). Gene duplication and differential gene expression play an important role in the diversification of visual pigments in fish. Integrative and Comparative Biology, 49, 630–643.

Hofmann, C. M., O'Quin, K. E., Marshall, N. J., Cronin, T. W., Seehausen, O., & Carleton, K. L. (2009). The eyes have it: Regulatory and structural changes both underlie cichlid visual pigment diversity. PLoS Biology, 7, e1000266. doi:10.1371/journal.pbio.1000266.

Hoglund, G., Hamdorf, K., & Rosner, G. (1973). Trichromatic visual system in an insect and its sensitivity control by blue light. Journal of Comparative Physiology, 86, 265–279.

Hunt, D. M., Carvalho, L. S., Cowing, J. A., & Davies, W. L. (2009). Evolution and spectral tuning of visual pigments in birds and mammals. Philosophical Transactions of the Royal Society of London. Series B, Biological Sciences, 364, 2941–2956. doi:10.1098/rstb.2009.0044.

Hunt, D. M., Cowing, J. A., Wilkie, S. E., Parry, J. W. L., Poopalasundaram, S., & Bowmaker, J. K. (2004). Divergent mechanisms for the tuning of shortwave sensitive visual pigments in vertebrates. Photochemical & Photobiological Sciences, 3, 713–720.

Hunt, D. M., Jacobs, G. H., & Bowmaker, J. K. (2005). The genetics and evolution of primate visual pigments. In J. Kremers (Ed.), The primate visual system: A comparative approach (pp. 73–126). Chichester: John Wiley & Sons.

Jacobs, G. H. (1981). Comparative color vision. New York: Academic Press.

Jacobs, G. H. (1993). The distribution and nature of colour vision among the mammals. Biological Reviews of the Cambridge Philosophical Society, 68, 413–471.

Jacobs, G. H. (2004). Comparative color vision. In L. M. Chalupa & J. S. Werner (Eds.), The visual neurosciences (Vol. 2, pp. 962–973). Cambridge, MA: MIT Press.

Jacobs, G. H. (2008). Primate color vision: A comparative perspective. Visual Neuroscience, 25, 619–633.

Jacobs, G. H. (2010). Recent progress in understanding mammalian color vision. Ophthalmic & Physiological Optics, 30, 422–434.

Jacobs, G. H. (2012). The evolution of vertebrate color vision. Advances in Experimental Medicine and Biology, 739, 156–172.

Jacobs, G. H. (2013). Losses of functional opsin genes, short-wavelength cone photopigments and color vision—a significant trend in the evolution of mammalian vision. Visual Neuroscience, 30, 39–53. doi:10.1017/S0952523812000429.

Jacobs, G. H., & Deegan, J. F. II. (1992). Cone photopigments in nocturnal and diurnal procyonids. Journal of Comparative Physiology. A, Neuroethology, Sensory, Neural, and Behavioral Physiology, 171, 351–358.

Jacobs, G. H., Fenwick, J. C., Calderone, J. B., & Deeb, S. S. (1999). Human cone pigment expressed in transgenic mice yields altered vision. Journal of Neuroscience, 19, 3258–3265.

Jacobs, G. H., & Nathans, J. (2009). The evolution of primate color vision. Scientific American, 300, 40–47.

Jacobs, G. H., Neitz, M., & Neitz, J. (1996). Mutations in S-cone pigment genes and the absence of colour vision in two species of nocturnal primate. Proceedings. Biological Sciences, 263, 705–710.

Jacobs, G. H., Williams, G. A., Cahill, H., & Nathans, J. (2007). Emergence of novel color vision in mice engineered to express a human cone photopigment. Science, 315, 1723–1725.

Kashiyama, K., Seki, T., Numata, H., & Goto, S. G. (2009). Molecular characterization of visual pigments in branchiopoda and the evolution of opsins in arthropoda. Molecular Biology and Evolution, 26, 299–311.

Kelber, A., Balkenius, A., & Warrant, E. J. (2002). Scotopic colour vision in nocturnal hawkmoths. Nature, 419, 922–925.

Kelber, A., & Osorio, D. (2010). From spectral infromation to animal colour vision: Experiments and concepts. Proceedings. Biological Sciences, 277, 1617–1625.

Kelber, A., & Roth, L. S. V. (2006). Nocturnal colour vision—not as rare as we might think. Journal of Experimental Biology, 209, 781–788.

Kelber, A., Vorobyev, M., & Osorio, D. (2003). Animal colour vision—behavioural tests and physiological concepts. Biological Reviews of the Cambridge Philosophical Society, 78, 81–118.

Land, M. F., & Osorio, D. (2003). Colour vision: Colouring the dark. Current Biology, 13, R83–R85.

Levenson, D. H., & Dizon, A. (2003). Genetic evidence for the ancestral loss of SWS cone pigments in mysticetee and odontocete cetaceans. Proceedings. Biological Sciences, 270, 673–679.

Levenson, D. H., Ponganis, P. J., Crognale, M. A., Deegan, J. F., II, Dizon, A., & Jacobs, G. H. (2006). Visual pigments of marine carnivores: Pinnipeds, polar bear, and sea otter. Journal of Comparative Physiology. A, Neuroethology, Sensory, Neural, and Behavioral Physiology, 192, 823–843.

Loew, E. R., Govardovskii, V. I., Rohlich, P., & Szel, A. (1996). Microspectrophotometric and immunocytochemical identification of ultraviolet photoreceptors in geckos. Visual Neuroscience, 13, 247–256.

Mancuso, K., Hauswirth, W. W., Li, Q., Connor, T. B., Kuckenbecker, J. A., Mauck, M. C., et al. (2009). Gene therapy for red-green color blindness in adult primates. *Nature, 461*, 784–787.

Menzel, R. (1979). Spectral sensitivity and color vision in invertebrates. In H. Autrum (Ed.), *Handbook of sensory physiology, Vol VII/6A* (pp. 503–580). Berlin: Springer-Verlag.

Muller, B., Goodman, S. M., & Peichl, L. (2007). Cone photoreceptor diversity in the retinas of fruit bats (Megachiroptera). *Brain, Behavior and Evolution, 70*, 90–104.

Neitz, J., & Neitz, M. (2011). The genetics of normal and defective color vision. *Vision Research, 51*, 633–651.

Onishi, A., Hasegawa, J., Imai, H., Chisaka, O., Ueda, Y., Honda, Y., et al. (2005). Generation of knock-in mice carrying third cones with spectral sensitivity different from S and L cones. *Zoological Science, 22*, 1145–1156. doi:10.2108/zsj.22.1145.

Parry, J. W., Carleton, K. L., Spady, T., Carboo, A., Hunt, D. M., & Bowmaker, J. K. (2005). Mix and match color vision: Tuning spectral sensitivity by differential gene expression in Lake Malawi cichlids. *Current Biology, 15*, 1734–1739.

Pauers, M. J., Kapfer, J. M., Fendos, C. E., & Berg, C. S. (2008). Aggressive biases towards similarly coloured males in Lake Malawi cichlid fishes. *Biology Letters, 4*, 156–159.

Pauers, M. J., McKinnon, J. S., & Ehlinger, T. J. (2004). Directional sexual selection on chroma and within-pattern colour contrast in *Labeotropheus fuelleborni*. *Proceedings of the Royal Society of London. Series B, Biological Sciences, 271*, S444–S447.

Peichl, L. (2005). Diversity of mammalian photoreceptor properties: Adaptations to habitat and lifestyle? *Anatomical Record. Part A, Discoveries in Molecular, Cellular, and Evolutionary Biology, 287A*, 1001–1012.

Peichl, L., & Pohl, B. (2000). Cone types and cone/rod ratios in the crab-eating raccoon and coati (Procyonidae). *Investigative Ophthalmology & Visual Science, 41*, S494.

Podlaha, O., & Zhang, J. (2010). *Pseudogenes and their evolution. Encyclopedia of life sciences.* Chichester: John Wiley & Sons.

Pokorny, J., Lutze, M., Cao, D., & Zele, A. J. (2006). The color of night: Surface color perception under dim illuminations. *Visual Neuroscience, 23*, 525–530.

Pokorny, J., Lutze, M., Cao, D. C., & Zele, A. J. (2008). The color of night: Surface color categorization by color defective observers under dim illuminations. *Visual Neuroscience, 25*, 475–480.

Roth, L. S. V., & Kelber, A. (2004). Nocturnal colour vision in geckos. *Proceedings. Biological Sciences, 271*(Suppl.), S485–S487.

Sabbah, S., Laria, R. L., Gray, S. M., & Hawryshyn, C. W. (2010). Functional diversity in the color vision of cichlid fishes. *BMC Biology, 8*. doi:133 10.1186/1741-7007-8-133

Shaaban, S. A., Crognale, M. A., Calderone, J. B., Huang, J., Jacobs, G. H., & Deeb, S. S. (1998). Transgenic mice expressing a functional human photopigment. *Investigative Ophthalmology & Visual Science, 39*, 1036–1043.

Shevell, S. K. (2003). Color appearance. In S. K. Shevell (Ed.), *The science of color* (2nd ed., pp. 149–190). Oxford: Elsevier.

Shichida, Y., & Matsuyama, T. (2009). Evolution of opsins and phototransduction. *Philosophical Transactions of the Royal Society B-Biological Sciences, 364*, 2881–2895. doi:10.1098/rstb.2009.0051.

Skorupski, P., & Chittka, L. (2011). Is colour cognitive? *Optics & Laser Technology, 43*, 251–260.

Smallwood, P. M., Olveczky, B. P., Williams, G. A., Jacobs, G. H., Reese, B. E., Meister, M., et al. (2003). Genetically engineered mice with an additional class of cone photoreceptors: Implications for the evolution of color vision. *Proceedings of the National Academy of Sciences of the United States of America, 100*, 11706–11711. doi:10.1073/pnas.1934712100.

Smith, A. R., D'Annunzio, L., Smith, A. E., Sharma, A., Hofmann, C. M., Marshall, N. J., et al. (2011). Intraspecific cone opsin expression variation in the cichlids of Lake Malawi. *Molecular Ecology, 20*, 299–310.

Smith, V. C., & Pokorny, J. (1977). Large-field trichromacy in protanopes and deuteranopes. *Journal of the Optical Society of America, 67*, 213–220.

Spady, T. C., Parry, J. W. L., Robinson, F. R., Hunt, D. M., Bowmaker, J. K., & Carleton, K. L. (2006). Evolution of the cichlid visual palette through ontogenetic subfunctionalization of the opsin gene arrays. *Molecular Biology and Evolution, 23*, 1538–1547. doi:10.1093/molbev/msl014.

Stockman, A., & Brainard, D. H. (2010). Color vision mechanisms. In M. Bass (Ed.), *OSA handbook of optics* (pp. 11.11–11.104). New York: McGraw-Hill.

Surridge, A. K., Osorio, D., & Mundy, N. I. (2003). Evolution and selection of trichromatic vision in primates. *Trends in Ecology & Evolution, 18*, 198–206.

Szel, A., Lukats, A., Fekete, T., Szepessy, Z., & Rohlich, P. (2000). Photoreceptor distribution in the retinas of subprimate mammals. *Journal of the Optical Society of America. A, Optics, Image Science, and Vision, 17*, 568–579.

Wandell, B. A. (1995). *Foundations of vision.* Sunderland, MA: Sinauer Associates.

Wyszecki, G., & Stiles, W. S. (1982). *Color science* (2nd ed.). New York: John Wiley & Sons.

Yokoyama, S. (2000). Molecular evolution of vertebrate visual pigments. *Progress in Retinal and Eye Research, 19*, 385–419.

Yokoyama, S. (2008). Evolution of dim-light and color vision pigments. *Annual Review of Genomics and Human Genetics, 9*, 259–282.

Zhao, H., Rossiter, S. J., Teeling, E. C., Li, C., Cotton, J. A., & Zhang, S. (2009). The evolution of color vision in nocturnal mammals. *Proceedings of the National Academy of Sciences of the United States of America, 106*, 8980–8985. doi:10.1073/pnas.0813201106.

第40章　初级视皮层中颜色信息

Robert Shapley，Michael Hawken，Elizabeth Johnson

在本章中，我们主要讲的是初级视皮层（V1）是如何处理颜色信号的。越来越多的实验证据表明，色彩和形状在初级视皮层中的处理是密不可分的。V1在形状和颜色的关联中起到了重要的作用。重新评估V1在颜色视觉上的作用是探究人类V1区对颜色反应的重要部分，一般运用心理物理学手段、功能性磁共振（fMRI）成像以及在非人类的哺乳动物上的神经生物学手段进行研究。神经生理学结果显示V1区的双拮抗细胞对颜色有明显的反应。

一个哲学的观点是说，颜色是一种客观的物质属性（Hyman，2006），而不是一个主观的经验感受。然而，对于颜色视觉的研究表明，周边的颜色会对中央的颜色感知产生明显的影响（Brainard，2004；Katz，1935），这显然意味着颜色并不仅仅是一个简单的客观属性。大脑需要独立于亮度地构建颜色信号，并尽量补偿物体表面的反射特性。为了完成这一任务，颜色感知的神经元机制必须考虑到场景的空间布局以及目标表面的光谱反射比，并做出比较计算（Brainard，2004；Shevell & Kingdom，2008）。我们至今还不清楚视觉系统是如何将颜色和形状信息进行合并的，但现在普遍认为初级视皮层，也就是V1，在这一过程中扮演着异常重要的角色（Friedman，Zhou，& von der Heydt，2003；Hurlbert and Wolf，2004；Johnson，Hawken，& Shapley，2001；Wachtler，Sejnowski，& Albright，2003）。

"颜色分离"观点

关于颜色在皮层中的处理，普遍的观点认为它和运动以及形状在视皮层中是用单独的模块进行并行分析的。"颜色分离"观点在一定程度上是Hurvich和Jameson（1957）传播的Hering思想的遗产。这种"颜色分离"或者模块化的观点还受到了Krauskopf和他的同事在颜色空间基本方位的研究结果的影响（Derrington，Krauskopf，& Lennie，1984；Krauskopf，Williams，& Heeley，1982），然而这些早期研究得出的结论

会在随后不断深入的研究过程中得到修正（Tailby et al.，2008）。这种模块化色觉的观点还受到等亮度的红-绿刺激范式的对比敏感度函数形状的影响，所使用的这种刺激范式是低通的，与亮度模式的空间带通的对比敏感度函数相反（Mullen，1985）。首先，我们简单回顾一下自20世纪80年代以来视皮层上的电生理学研究结果，这些结果根据我们业内术语称为"颜色分离"或者模块化来解释（Livingstone and Hubel，1987；Zeki and Shipp，1988）。然后我们将目光转到最近在皮层颜色信号上的研究，其结果要么是模块化视觉的佐证，要么支持一个不同前者的，在颜色和形状感知的神经机制方面的更加完整的观点（比较综述Gegenfurtner，2003；Gegenfurtner & Kiper，2003，见Kiper和Gegenfurtner的第41章）。

De Valois（1965）首先提出证据表明双拮抗细胞在初级视皮层系统中存在，并对颜色视觉有着重要作用。随后Wiesel和Hubel（1966）发现在猕猴外侧膝状体（LGN）的小细胞性细胞层也存在双拮抗细胞。而LGN大细胞性细胞层的大部分神经元是对颜色不敏感的。后续在LGN中的研究工作也支持了这一观点，视网膜到LGN的P-细胞（即小细胞性细胞）携带了颜色相关的信号，而M-细胞（即大细胞性细胞）则负责传递低亮度的对比度信号（Benardete & Kaplan，1999；Chatterjee & Callaway，2003；Crook et al.，1987；Kaplan & Shapley，1982，1986；Lee，Martin，& Valberg，1989；Lee et al.，2012；Reid & Shapley 1992，2002）。随后的研究揭示了在这一信息传输过程中，还存在第3条从视网膜到皮层的并行通路，即传输颜色拮抗信号的颗粒细胞通路（Casagrande，1994；Chatterjee & Callaway，2003；Hendry & Reid，2000），这条通路上拮抗状态是S视锥细胞相对长波敏感的M和L视锥细胞而言的。颗粒细胞直接激活皮层V1区第3层的细胞色素氧化酶（CO）斑块（见图40.1B，Casagrande et al.，2007；Hendry & Yoshioka，1994），同时还向V1区提供一些来自细胞色素氧化酶斑块之外的额外输入（Casagrande et al.，2007）。

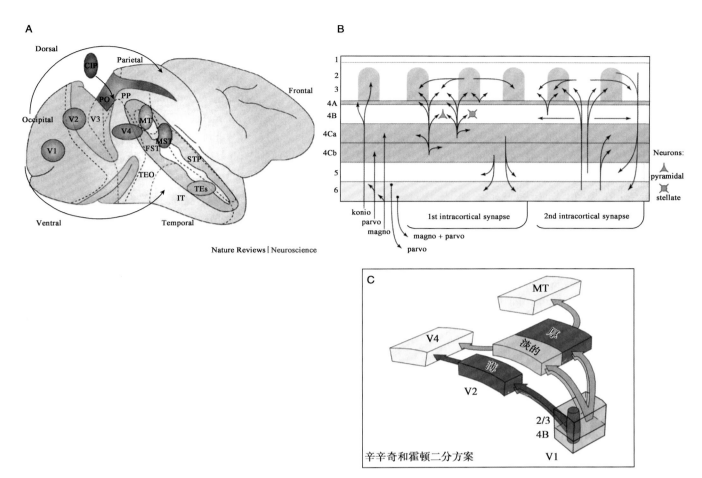

图40.1 （A）猴脑的侧视图。纹状皮层（V1）和纹外皮层区域如图所示，为方便直观展示各区域间的具体边界，解剖学上的沟回结构在此不做显示。纹外皮层上顶盖区域是来自于背侧束；低一些的颞侧区域来自腹侧束。（B）V1区的信号处理原理图。深棕色区域表示 V1 区富含细胞色素氧化酶（CO）的位置，也就是接受来自外侧膝状体（LGN）输入的地方；浅棕色区域则表示 CO 含量较少。左下图表示来自 LGN 不同部分，即大细胞性细胞（magno 或 M）、小细胞性细胞（parvo 或 P）、颗粒细胞（konio 或 K）的输入。如图所示，皮层内的主要轴突投射（皮质内投射）主要为图中心和右侧的第一和第二皮层内投射。V1 区第 3 层和第 2 层下部富含 CO 的区域被称为"CO 斑块区"。两个斑块区之间的位置被称为"斑块间区"。（C）从富含 CO 的斑块（V1 中的深棕色桶）中的神经元到纹外皮层 V2 区的轴突投射会优先地投射到富含 CO 的细条纹区上。如图，V2 区的下一级投射是到 V4 和 MT（V5）区的。这两个纹外皮层区域即 Zeki 所定义的"颜色"区（V4）和"运动"区（MT 或 V5）。

这种皮层颜色处理的模块化视角在 Semer Zeki 在关于纹外视皮层的研究工作中被再度强调（Zeki 1973，1978a，b）。Zeki 报道，恒河猴皮层不同的纹外区域对于不同的视觉特性而言是特化的，即不同区域处理不同的视觉特性（见图 40.1A）。举个例子，皮层 V5 区（又被称作 MT 区）中的大部分神经元都具有方向选择性。因此，V5 被视作运动皮层，这一视觉皮层区域被认为对视觉场景中的运动部分有反应。此外，文献报道表明 V4 区包含的大部分神经元主要是对颜色产生反应。

Zeki 接下来的工作通过将猴子视皮层对颜色的反应与人类对于颜色的知觉相对比，分析比较了 V4 和 V1 的区别（Zeki，1983a，b），结果同样支持模块性的观点。那些实验波长分布和所感知到的颜色通过

周边环境的影响发生了解离。Zeki 的研究表明，部分 V1 区细胞会对它们感受野中的目标的波长分布产生反应，但只有 V4 区细胞会对实验中所感知到的目标的颜色产生反应，实验环境是受主试控制的。基于这些实验结果以及其早期在解剖学区域功能特异性的研究工作，Zeki 提出"V4 区是猴子大脑中的颜色处理中心"这一观点。

Livingston 和 Hubel 有一个在猴子 V1 和 V2 皮层上做的著名的实验（1984，1988；Hubel & Livingstone，1987），也支持了 Zeki 的模块化假说，并将这一假说与视网膜到 LGN 的颜色形状信息的并行处理联系起来。Livingston 和 Hubel（1984，1987，1988）提出一个三重模型假设，认为来自小细胞性 LGN 的信号可以在 V1 区进一步被分成独立的两部分，一部分用于颜色处理，位于

CO 斑块（Horton & Hubel, 1981；Wong-Riley, 1979）或"团状"；另一部分用于形状处理,位于 2、3 层版块内区域和向纹外皮层提供大量 V1 区信息输出的细胞层（见图 40.1C）。Livingston 和 Hubel 的这一假说认为,大细胞颗粒性细胞和小细胞颗粒性细胞从 V1 区投射到 V2 区的三个细胞色素氧化酶条纹间隔（对于 V1 到 V2 分层投射的解剖学研究见 Federer et al., 2009；Sincich & Horton, 2005；Sincich, Jocson, & Horton, 2010）。

Livingston 和 Hubel 的三重模型中有一个我们本章要重点关注的组分,即"双拮抗细胞"。这种神经元是一种对立色的细胞,因为它们可以将来自不同视锥细胞的对立信息（视锥对立性）进行加和,也可以将来自细胞感受野不同位置的对立信号输入（空间对立性）进行加和。会给双拮抗细胞的下这种明显的特征定义是因为,它对颜色模式有非常强的反应,但对充满整个感受野的颜色刺激或者浅浅的渐变色只有非常微弱的反应,甚至没有反应。

Livingston 和 Hubel 提出（1984, 1988）,大多数细胞色素氧化酶斑块区的颜色反应细胞都是双拮抗细胞,但是对局部的颜色条带有强烈反应的双拮抗细胞,对于充满整个感受野区域的颜色刺激,它是不敏感的。从 CO 斑块到 V2 窄条纹的分离的颜色通道也因此被认为携带了来自富含大量 CO 的斑块的双拮抗细胞的色彩对比度信号。除了它们对色彩对比度的敏感性之外,Livingston 和 Hubel（1984；Hubel & Livingstone, 1987）提出 CO 斑块中,双拮抗细胞的另一个特征是其细胞的感受野是近乎圆形对称的,且细胞对所有方位的有色条带都会产生反应。CO 板块中双拮抗细胞的方位调谐缺乏是其三重模型假说中扮演重要角色的一部分（比较 Sincich & Horton, 2005）。

新的研究方向

最近,学界的研究方向已经从分离色彩视图转向另一个观点,即关于颜色的神经信号可能更多地是与大脑皮质中形状相关的神经信号进行整合（Gegenfurtner, 2003；Lennie, 1999；Shapley & Hawken, 2002, 2011；见 Kiper 和 Gegenfurtner 的第 41 章）。神经生理学在这一问题上的探索很大程度上受到心理物理和知觉结果的影响,心理物理和知觉结果显示颜色和形状,以及形状和颜色之间都存在很强的相互作用。

颜色和形状

我们发现,颜色可以影响对形状的感知。心理物

理学在方位决定和空间频率决定等亮度红绿正弦光栅掩蔽模式和黑白亮度光栅中的研究结果就证明了这一点。掩蔽结果显示颜色检测的神经机制可能受空间频率和方位的筛选,几乎和用于亮度检测的空间通道一样多（Beaudot & Mullen, 2005；Losada & Mullen, 1994；Pandey-Vimal, 1997；Switkes, Bradley, & De Valois, 1988）。在空间频率适应的类似实验上,也可以说明亮度和颜色的空间频率调谐适应检测机制（Bradley, Switkes, & De Valois, 1988）。因此,就算等亮度彩色刺激范式的对比敏感度函数被发现是空间低通的（Mullen, 1985）,适应和掩蔽效应也足够表明低通对比敏感度函数其实是许多窄带宽的,调谐的,空间-色彩的机制的包络。此外,不管是在等亮度的红绿刺激范式还是亮度模式刺激中,方位检测实验结果也表明,色彩信号携带有空间信息（Webster, De Valois, & Switkes, 1990）。此外,对于等亮度刺激和亮度模式刺激来说,倾斜错觉都会对其产生较强的影响 Clifford et al., 2003）。甚至当 Ebbinghaus, Müller-Lyer, Poggendorff, Ponzo, 和 Zöllner 错觉和红-绿等亮度刺激一起出现时,只要错觉图案中的彩色线条足够明显,就能对被试的感知产生明显的影响（Hamburger, Hansen, & Gegenfurtner, 2007）。

黄-蓝视觉模式的信号在大脑中的处理方式可能和红-绿信号及黑-白信号的处理方式不太一样（Brainard & Williams, 1993）。S-视锥细胞对于黄-蓝的感知可能做出了更大的贡献,而这种视锥细胞相比 L-和 M-视锥细胞而言,在视网膜上的分布会更少一些。此外,黄-蓝信号有着平行于颗粒细胞通路的,将信号传输到 V1 的通路,对于黄-蓝信号在皮质内的独特处理会在下文进行讨论。因此,我们需要在接下来的研究中针对地探索黄-蓝信号在形状知觉中的作用。

形状和颜色

大量实验证据表明,形状在颜色知觉中存在着相互作用。其中一个就是,从一个远距离的,不稳定的边界中,对稳定的图像进行颜色填充（Yarbus, 1967）。在视野边界的颜色填充可以被看作伴随着自发的注视眼动（Krauskopf, 1963）。这样的知觉结果表明,颜色所出现的区域可能更多地依赖于区域边界的色彩对比度,而不是区域内部的光谱反射。这种色彩和形状之间的联系有助于厘清皮层神经元的空间和色彩感受野结构是如何共同作用,以产生对色彩的感知的。

一个类似的,且对于色彩感知来说非常重要的性质就是它对于空间环境的敏感度。我们很早就知道

对于目标区域的色彩感知而言,周边区域的状态会对其产生非常大的影响(如在 18 世纪的蒙日例子;参见 Mollon,2006)。颜色和形状间的相互作用是通过形状周围的对比度来作用到目标上的。色彩对比度的影响,其中很重要的一点就是色彩恒常性(Brainard,2004)。我们猜测对于色彩恒常性的神经元基质可能就是 V1 区中方位选择性的双拮抗细胞群(参见 Gegenfurtner,2003 的综述)。

V1 区中的双拮抗细胞和单色细胞

最近在视皮层上的神经生理学研究结果有助于我们理解皮层颜色处理可能与模块化有着很大的不同(综述在 Gegenfurtner,2003;Shapley & Hawken,2002,2011)。对于我们现在的研究而言,最重要的是整理之前的结果并以此指导新的研究思路:也就是说 V1 在色彩感知中所起到的重要作用主要是通过将两类皮层色彩敏感神经元的活动进行综合而实现的,即单色细胞和双拮抗细胞。

我们在前文中所认为的双拮抗细胞感受野结构(Shapley & Hawken,2002),可以被看作 V1 区中的许多神经元是对不同色彩模式有特异选择性的证据,这种特异选择性是一种包含方位选择的空间选择性(Johnson,Hawken,& Shapley,2001,2004,2008;Lennie,Krauskopf,& Sclar,1990;Solomon & Lennie 2005;Thorell,De Valois,& Albrecht,1984;也综述在 Shapley & Hawken,2011;Solomon & Lennie,2007)。多数方位选择性双拮抗神经元对亮度和色彩边界的反应都非常强(Johnson,Hawken,& Shapley,2008;Thorell,De Valois,& Albrecht,1984)。许多明显偏好彩色的目标而不是消色差目标的神经元在它们的色彩感受野中是单对立色的,通常伴随着一个平衡的对立边界(Johnson,Hawken,& Shapley,2001,2008)。

单对立色和双拮抗细胞的功能是不同的。单对立色细胞对大范围的色彩和大的色块有反应。而双拮抗细胞则对彩色图案,纹理,以及色彩边界产生反应。对于感知目标的色彩和理解彩色图案来说,双拮抗细胞是非常重要的。对于感知色彩亮度以及色彩氛围,单对立色细胞则更有优势。色彩对比度是感知的一部分,并且很可能依赖于双拮抗细胞。V1 区中的双拮抗细胞似乎是空间调谐的色彩通道的神经基础,而这种色彩通道已经通过心理物理学中,利用等亮度刺激进行的掩蔽和适应研究结果得以彰显(Beaudot & Mullen,2005;Bradley,Switkes,& De Valois,1988;

Losada & Mullen,1994;Pandey-Vimal,1997;Switkes,Bradley,& De Valois,1988)。色彩同化和色彩分散(De Valois & De Valois,1988;Jameson & Hurvich,1975)是一种可能有单对立色细胞激活所导致的感觉。现在我们重点研究方向的是初级视皮层,也就是 V1 区对颜色的反应,以及 V1 区在色彩视觉中扮演的角色。

皮层 V1 对色彩以及黑白的反应

首先我们要问的就是,初级视皮层 V1 区对于彩色和黑白刺激的相关反应性究竟是怎样的? De Valois(1965)还有 Wiesel 和 Hubel(1966),以及其他学者基本已经确定颜色信号是通过颗粒细胞通路传递到 V1 的。Derrington,Krauskopf,和 Lennie(1984)重点研究了 LGN 颗粒细胞,发现几乎所有的颗粒细胞都是视锥对立型,并会对色彩产生反应。然而,如 De Valois and Pease(1971)表明的,颗粒细胞还能对黑色和白色产生反应,尤其是对范式化的黑白刺激,例如黑白条带、边缘以及光栅等。

早期在 V1 区的一些实验指出,V1 区细胞对于黑白刺激的反应比彩色刺激的反应更好一些。举个例子,Hubel 和 Wiesel(1968)报道指出,V1 区 80% 以上的细胞在不考虑色彩的情况下,对空间模式有反应。Lennie,Krauskopf 和 Sclar(1990)提出,他们所研究的大部分 V1 区细胞更偏好消色差的刺激,这一结果与 Hubel 和 Wiesel(1968)的结果相同。然而,其他一些早期的实验也显示,仍有一小部分 V1 细胞对于刺激的色彩是敏感的(Dow & Gouras,1973;Vautin & Dow,1985)。Thorell,De Valois 和 Albrecht(1984)发现,几乎 80% 的猕猴 V1 区细胞是色彩选择性的。

最近一段时间,各地的不同研究者纷纷指出,其实在 V1 区存在着很多对色彩有反应的神经元。Victor 等人(1994)用多电极探针记录了猕猴 V1 区的局部场电位(LEPs),发现在多数记录位点,对于红绿等亮度刺激调制的 LEP 反应,在上部或下部皮质层都有发生。Leventhal 等人(1995)发现,猕猴 V1 区上部皮质层的大部分神经元是色彩敏感的。受益于人类 V1 的 fMRI 研究,21 世纪进行的单细胞记录表明人类 V1 区神经元对红绿色彩对比度的反应非常强烈(Engel,Zhang,& Wandell,1997;下面回顾)。通过我们自己的实验结果,估计有 40% 左右的猕猴 V1 区神经元是色彩选择性的,但是这一比例在 2/3 层会增加到 60%(Johnson,Hawken,& Shapley,2001,2004,2008)。

Friedman，Zhou，以及 von der Heydt（2003）发现，在猕猴的 V1 区 2/3 层，色彩选择性细胞的比例占到 64%，和我们的研究结果非常接近。

对人类 V1 区的 fMRI 研究极大地影响了科学家思考 V1 区色彩处理的思路。许多 fMRI 的研究比较了人类 V1 区对于颜色和亮度的反应，结果表明对于色彩的反应其实可以与非色彩反应进行比较。举个具体的例子，Engel、Zhang 以及 Wandell（1997）发现，在人类 V1 区中最强烈的调制是由诱发了相对立的 L-和 M-视锥反应的红绿调制引起的（图 40.2）。下图描绘了实验结果与视锥对比度空间范围的标准反应曲线间的关系。V1 区的反应轮廓线近似于一个椭圆，而这个椭圆的短轴方位朝向了 L-M 的方向（图 40.2），这说明反应与视锥对比度的比值是在对立的 L-M 方向达到最大值，而在非对立的 L+M 方向上最小。这一结果支持了人类 V1 区可以对颜色产生强烈反应的观点，同时，这一看法也已经被多个实验室的实验结果所证明（Beauchamp et al.，1999；Brewer et al.，2005；Hadjikhani et al.，1998；Kleinschmidt et al.，1996；McKeefry & Zeki，1997；Mullen et al.，2007；Wade et al.，2008）。那么可能有人要问了，fMRI 的结果究竟测量了什么？毕竟 fMRI 和神经元反应之间的关系还是一个比较具有争议性的话题。但是在这一话题中，审慎对待 fMRI 的结果还是很有必要的，因为一个既定的事实是，fMRI 信号的量级和人类在模式觉察（Engel，Zhang，& Wandell，1997）和色彩对比度适应（Engel & Furmanski，2001）中的行为学表现密切相关。另一个问题就是，对于比较黑白和彩色敏感度而言，色彩对比度是不是一个可靠且正确的标准？最近，McDermott 和 Webster（2012）表明，如果有人使用多重辨别阈值作为标准，那么黑白反应和色彩反应在人类观察者中的表现基本上是持平的，他们猜测这一结果或许可以用自然环境中，对于色域的彩色对比度和黑白对比度的对比度适应来解释。

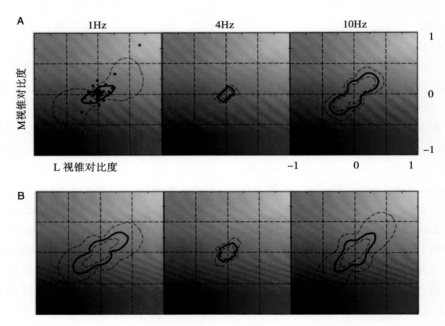

图 40.2　人类 fMRI 在视锥空间的反应（来自 Engel et al.，1997）。对于 18 个不同的刺激颜色方向绘制达到标准响应所需的对比度——用图 A 左侧 1Hz 部分的散点表示。每个图示出了在三个不同的时间频率（1Hz、4Hz 和 10Hz）调制的响应，被试数为 2 人。A 图为 BW 的数据，B 图为 SE 的数据。阈值线轮廓的形状与不同颜色方向上的反应强度互为倒数。当轮廓接近原点时，意味着引起标准响应所需的对比度的较低。如果负对角线上的点比正对角线上的点更接近原点，则意味着对立 L-M 机制比亮度 L+M 机制更敏感。从图中我们可以看出，在 1Hz 和 4Hz 下，对立 L-M 机制比亮度 L+M 机制更敏感。心理物理学实验也得到了类似的结果。

皮层 V1 区的色彩细胞和消色差细胞

那么 V1 区神经元对于颜色的反应究竟有多么特化呢？模块化的看法会说，一个对于色彩感知做出贡献的细胞，一定是对色彩检测高度特化，并且对不同颜色具有高度选择性的细胞（综述在 Gegenfurtner & Kiper，2003）。其中一个标准范例就是 Zeki（1983a,b）

在 V1 和 V4 区神经元对色彩反应方面的研究。Zeki 从 V1 区神经元群体中选择出了对彩色刺激的反应比对黑白刺激更大的神经元。然后他发现他所选择的这群神经元并不是真正具有色彩选择性的，但是却是波长选择性的，这与之前所描述的一致。这一系列理由都足以让 Zeki 得出这样的结论，即 V1 区的神经元实际上并不是对色彩产生反应。

最近一些研究也将着眼点放在了 V1 区细胞对于彩色刺激的反应更甚于消色差刺激这一点上（Conway 2001；Conway，Hubel，& Livingstone，2002；Conway & Livingstone，2006）。这里，如同 Zeki 的研究（1983a，b），只有对色彩反应更为强烈的神经元才会被选作研究对象。在 Conway（2001）以及 Conway 和 Livingston（2006）的研究中，他们用来选择色彩选择性细胞的标准是稀疏噪音刺激（Reid，Victor，& Shapley，1997），也就是一种在视野中任意位置短暂闪现一个点的刺激。Conway（2001），Conway，Hubel，Livingstone（2002），以及 Conwaya 和 Livingstone（2006）的研究中，神经元的选择都是出于模块化的观点。他们的观点是，对于色彩感知做出贡献的细胞只能是那些对色彩有高度特化反应的细胞，而不可能是对消色差视觉刺激产生反应的细胞。

其他研究者发现，V1 区的许多颜色反应神经元对于空间模式刺激同样具有选择性。Thorell、De Valois 以及 Albrecht（1984）提出，V1 区存在许多对等亮度颜色刺激有反应的神经元，而这些神经元同样具有空间频率调谐。Lennie、Krauskopf 以及 Sclar（1990）重复并扩展了 Thorell、De Valois 和 Albrecht 的研究，主要是关于 V1 区神经元对于消色差正弦光栅或者色彩对比度正弦光栅刺激的反应。他们的刺激在 DKL（Derrington，Krauskopf，& Lennie，1984）色彩空间方向上的变化范围比较大，DKL 色彩空间就是一种在视锥对比度上，对黑-白（消色差刺激）的调制远远高于对红-绿（等亮度刺激）调制的空间。Lennie，Krauskopf，以及 Sclar 研究了 V1 区皮层中所有可以记录到的神经元的特性。他们发现，许多神经元是空间频率调谐的，而且对彩色刺激和消色差刺激都能作出反应。他们将所研究的大多数空间频率调谐神经元按照视锥对立性分类，然后发现比起黑白刺激，有一小部分对等亮度光栅刺激的反应更为强烈，而这种反应更多地出现在低空间频率。同 Zeki（1983a，b）一样的，Lennie、Krauskopf 以及 Sclar（1990）提出了这样的假说，所谓对于颜色知觉有重要意义的 V1 神经元，其实就只是一小部分对等亮度刺激有强烈反应的神经元。这种

"颜色知觉是取决于小部分有强烈色彩偏好的神经元"的说法，与 Lennie 提出的"集成色彩观点"（1999）并不一致，尽管这一观点随后又在 Lennie 和 Movshon（2005）所撰写的综述中被提及。

所谓"集成色彩观点"在 Leventhal 等人（1995）的文章中有清楚的阐释。他们研究了猕猴 V1 区上层（2~4 层）所有能记录到的神经元，通过一定的视觉刺激，看它们对颜色、运动方向、方位以及空间频率的敏感度。作为研究的一部分，他们比较了不同神经元（按照色彩选择性强度分）的方位选择性和方向选择性。回顾这一研究，我们可以看到，其实最重要的逻辑问题在于，所谓的"色彩神经元"究竟是如何定义的？Leventhal 等人（1995）的众所周知的结果是所研究的神经元在多个维度上都具有选择性。对色彩敏感的方位选择性细胞基本上和非色彩选择性细胞一样多（见 Leventhal et al.，1995 的图 9 和图 11）。

Friedman、Zhou 还有 von der Heydt（2003）使用闪烁的、色彩均匀的几何图案作为刺激，以研究色彩在清醒猕猴中的编码。不同于特征地图的观点，他们提出，颜色、方位以及边缘对立性在皮层中是多个通路交叉的信号。他们研究了 V1 区上层神经元的反应，以及 V2 区对于方块和有色条带（包括自然灰度、白色、黑色）的反应——刺激在灰色背景的不同位置闪烁，代表不同的细胞感受野。通过采用不同的色彩敏感度指标，Friedman、Zhou 以及 von der Heydt（2003）发现 V1 区上层存在大量（64%）色彩选择性神经元，而它们中的大部分对于边缘具有敏感度。Friedman、Zhou 以及 von der Heydt（2003）还发现了一小部分被他们自己定义为"色彩表面反应细胞"的神经元，之所以这样起名是因为这些细胞对边缘的反应并不是特别敏感。他们发现这种边缘反应的色彩细胞大多数是方位选择性细胞，而表面反应细胞则没有方位选择性。所以他们认为，大多数色彩编码的细胞是方位调谐的。Friedman、Zhou 以及 von der Heydt 的研究看上去和 Leventhal 的研究结果，即"在纹外皮层 2/层中发现了大量色彩反应细胞"相一致。和 Leventhal 等人（1995）相似的，Friedman、Zhou 以及 von der Heydt（2003）专门分析了方位选择性和色彩敏感度之间的相关性，并发现两者之间确实存在一些相关，尤其是在 V1 区上层或 V2 区中如图 40.3 所示（来自 Friedman，Zhou，& vonder Heydt，2003）。实际上，正如作者所注，他们所发现的这种微弱的相关性倾向于轻微的正相关，这意味着方位选择性越高，神经元的色彩选择性可能更强，而这一结果恰恰与色彩分离假说或者模块化假说相反。

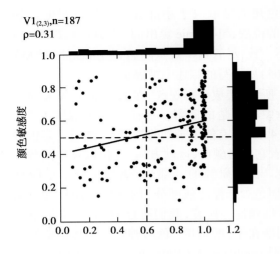

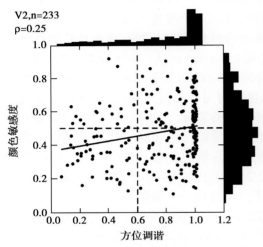

图40.3 V1和V2区的色彩和方向选择性。图为清醒猴V1和V2区所记录到的神经元对于刺激的方向（x 轴）和颜色（y 轴）的选择性。方向调谐是在1Hz条件下，用最优色度的条带在感受野内来回震荡进行测量的。方向调谐指数用$[R_{max} - R_{min}]/[R_{max}+R_{min}]$进行计算。方向调谐指数为1则表示在与最优方位呈90°夹角的方位上没有反应，若该指数接近0则表明该神经元不具有方位调谐。通过计算对15个不同颜色的闪烁条带刺激的反应得到色彩选择性指数。若色彩选择性指数接近1，表示只对其中一个颜色的条带起反应；若该指数接近0，则表示对所有颜色的反应基本相同。从每个图的右上象限都可以看到，有许多方向选择性的神经元也具有色彩选择性。

在我们自己的研究中（Johnson，Hawken，& Shapley，2001），我们探究了猕猴V1区中，所有我们记录到的，可以看到反应的单细胞，然后比较色彩敏感的和色彩不敏感的神经元的色彩和亮度空间模式。我们企图将彩色的和黑白刺激在平均视锥对比度上等同起来，这样的话它们驱动V1区神经元的效力就能被量化地进行比较（这一方法是参考Thorell，De Valois，& Albrecht，1984中的程序，这一方法也在最近Solomon & Lennie，2005的研究中被使用）。为了比较多

群神经元相应的色彩敏感度，我们将每个神经元进行编号，它们的敏感性指数按照以下比值定义：

$$I = \max\{\text{equilum response}\}/\max\{\text{lum response}\}$$

敏感性指数I分布很广泛，其范围是0～64。比较高的I值表示相比消色差刺激，细胞对彩色刺激的偏好更强。我们将细胞群分为3组：亮度偏好细胞（$I < 0.5$）；色彩—亮度偏好细胞（$0.5 < I < 2$）；以及色彩偏好细胞（$I > 2$）。V1区中所采集的大部分细胞（60% = 100/167）都是亮度偏好细胞，而色彩—亮度偏好细胞大概占总数的29%。至于色彩偏好细胞则仅占记录到的细胞总数的11%，这与之前的研究结果也是一致的。色彩—亮度偏好细胞在2/3层中的比例更高，达到了50%。Solomon和Lennie（2005）随后重复了这种将V1区细胞分成3组的方法。

色彩—亮度细胞对等亮度和黑—白光栅刺激是表现为空间调谐的（Johnson，Hawken，& Shapley，2001）。事实上，对黑-白模式刺激或红—绿模式刺激而言，色彩—亮度偏好细胞的空间频率偏好和带宽基本上是一样的（比较Thorell，De Valois，& Albrecht，1984）。而大多数色彩偏好细胞对于等亮度的光栅刺激模式并不会表现出空间调谐，它们更偏爱最低空间频率（如在Lennie，Krauskopf，& Sclar，1990中发现的，和在Solomon & Lennie，2005中复制的）。对亮度偏好细胞，色彩偏好细胞，以色彩—亮度偏好细胞的神经元群体平均空间频率调谐曲线在图40.4中有直观的显示（来自Schluppeck & Engel，2002）。从该图中我们可以得到（至少）3点量化的信息：①色彩偏好细胞在高空间频率（>3 周期/度）下，不对红—绿光栅刺激起反应。②亮度偏好细胞和色彩—亮度偏好细胞的空间频率调谐曲线在带宽和表现上都非常相似。③色彩—亮度偏好细胞在低空间频率（<0.5 周期/度）下，对于色彩（和亮度）刺激的反应表现非常差。

支持色彩模块化这一观点的人可能会提出质疑：因为色彩—亮度偏好细胞提供大量色彩和亮度对比度的混合信息，所以它对于色彩的感知并没有那么重要啊，为什么要关注它呢（Conway，Hubel，& Livingstone，2002；Lennie & Movshon，2005）？我们对此的观点是，就算是在模块化假说中，色彩和亮度两种信息对于色彩的感知而言，也并不是完全分离的。而我们的这一观点，正是基于亮度对比度和色彩的相互作用。举个例子，在最低亮度对比度的情况下，实验测量被试对于色彩饱和度的感知达到峰值（Gordon & Shapley，2006；Kirschmann，1891）。这种亮度—色彩的

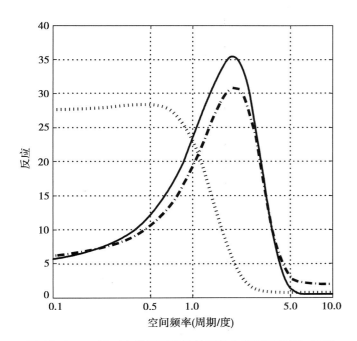

图40.4　V1区三个神经元群体的平均空间频率调谐：调谐函数由Schluppeck和Engel（2002）借由Johnson，Hawken，和Shapley所记录到的230个神经元进行计算。点虚线表示色彩偏好神经元的反应。其表现出的低通空间频率调谐特性与许多研究发现的结果一致（Johnson，Hawken，& Shapley，2001，2004，2008；Lennie，Krauskopf，& Sclar，1990；Solomon，Peirce，& Lennie，2004；Solomon et al.，2005；Thorell，DeValois，& Albrecht，1984）。虚线则表示色彩—亮度偏好神经元的反应——当刺激与视锥对比度相匹配时，该类细胞为对等亮度颜色刺激和黑白亮度刺激都具有稳定的反应。大多数色彩对立的颜色-亮度简单细胞是双敌色细胞，因为它们在空间上分离了对L和M视锥的颜色拮抗反应（Johnson，Hawken，& Shapley，2008；见图40.5）。实现表示亮度偏好神经元的平均空间频率调谐。亮度偏好神经元对亮度图形的最大响应大于对等亮度刺激最优反应振幅的两倍。色彩—亮度神经元和亮度偏好神经元的调谐都是带通的，且在其空间频率偏好（分别为2.56±1.26，和2.09±1.00）和带宽上的表现也比较相似。

相互作用并不足以证明色彩—亮度细胞涉及对于色彩的感知，但这也并不违背这种假说。而且一般认为颜色和亮度对比度在不同的模块中不应该被单独分析。大多数边缘通过具有颜色和亮度比例广泛变化的颜色和亮度对比度来定义（Hansen & Gegenfurtner，2009）。此外，相当合理地假设单个细胞不是颜色感知的基础，而是存在可以提取和解释什么颜色，而不被来自单个的神经元多重信号"混淆"的色彩群体编码（Lehky & Sejnowski，1999；Wachtler，Sejnowski，& Albright，2003）。关于"群体编码"的问题，我们在下文中再行探讨。

另一条线的工作重点是人类视觉诱发电位（VEPs），同样反映了认为皮层V1区色彩敏感神经元由于

空间调谐机制所造成的，对于颜色的反应。由对比度相反的等亮度光栅刺激所诱发的最大VEPs是由一个3～4周期/度的光栅，而不是全视野的或者低空间频率的光栅所诱发的（Rabin et al.，1994；Tobimatsu，Tomoda，& Kato，1995）。VEP调谐的结果同样提示了可能低通的色彩偏好细胞没有贡献出一个比色彩—亮度偏好细胞更大的VEP信号，因为如果有的话，那么VEP应该会在低空间频率下达到它的最大发放水平。其他关于彩色的和消色差细胞的空间对称性VEP实验同样得出了一个重要的结论——色彩反应神经元感受野应该有和空间对称性相同的多样性，而非色彩反应神经元也是一样。此外，值得一提的是，应该存在奇数对称的色彩反应神经元（Girard & Morrone，1995）。这一从人类身上得到的VEP实验预测完全证实了狝猴V1区单对立色细胞和双拮抗细胞的感受野性质。这一点我们在下文中会进行详述。

初级视皮层色彩反应神经元的空间感受野性质

最简单的色彩感受野模型就是单敌对细胞模型（De Valois，1965；Wiesel & Hubel，1966），该模型可以用来解释LGN细胞和视网膜神经节细胞对于色彩反应的性质。在LGN，最早在实验中用于检测V1区单对立细胞和双拮抗细胞感受野的刺激就是光栅刺激（Johnson，Hawken，& Shapley，2001；Thorell，De Valois，& Albrecht，1984）。V1区有单对立细胞，不过更早的描述是说V1区有色彩偏好细胞（见图40.4）。这些细胞对于等亮度的红—绿光栅刺激会有低通的空间频率反应，这和De Valois和Pease（1971）对于单对立LGN细胞的研究结果是一致的，同时和Lee等人（2012）对于P神经节细胞和LGN小细胞性细胞对于视锥隔离的光栅产生的低通反应结果是一致的。然而不同于单对立LGN细胞的是，V1区的单对立细胞对于更高空间频率的消色差刺激的反应显得要弱（Johnson，Hawken，& Shapley，2001）。V1区的单对立细胞和LGN单对立细胞也有一些相似之处，其来自L和M视锥的输入是几乎相等的全然对立的，同时也接受一些来自S视锥的输入（Johnson，Hawken，& Shapley，2004）。当我们使用视锥分离的光栅刺激来定位V1区单对立细胞的位置谱图时，其结果可以发现它们的感受野分布表现为Ⅱ型分布（Wiesel & Hubel，1966），而且大致上是圆形对称的，和其几乎不存在方位选择性的表现是一致的（Johnson，Hawken，& Shapley,2008)。

对于双拮抗细胞而言，每个神经元的视觉感受野内的视锥机制可以被近似看作一个高斯函数。也就是说，每个视锥的输入在不同的视觉区域位点都可能是正的或者负的。V1区皮层的双拮抗细胞基本上都是色彩—亮度细胞。使用视锥分离范式作为刺激，或使用等亮度刺激，并分析其空间频率，揭示了大多数色彩—亮度细胞是在1~3周期/度的范围内表现出空间调谐的（Johnson,Hawken,& Shapley,2001），而这很有可能是由于双拮抗细胞的感受野分布造成的。此外，当使用视锥分离刺激对V1区的双拮抗细胞感受野进行谱图定位时，我们发现其结果是如图40.5B,C所示，即感受野亚区明显表现为椭圆形，且不存在圆形对称（从Johnson,Hawken,& Shapley,2008重绘）。

L-和M-视锥的输入被延长，空间上地分离出了兴奋性增加和兴奋性减弱亚区，这提示每个视锥细胞可能存在空间对立性。此外，每个位置的视锥输入呈现出全然相反的信号——因此，视锥对立性其实存在于任意一个位置。有这么一个感受野的细胞会被认为对色彩范式和边界有很强的反应，但对色彩的延展区或者低空间频率的色彩范式，其反应就会弱得多。这恰恰是色彩—亮度双拮抗细胞的反应模式。不论是对彩色刺激还是消色差刺激，大多数双拮抗细胞都具有方位选择性（Johnson,Hawken,& Shapley,2008）。只有很少一部分色彩偏好的双拮抗细胞对于消色差刺激的反应会比较弱（Johnson,Hawken,& Shapley,2004,2008），虽然多数细胞表现出对于消色差刺激的显著反应。

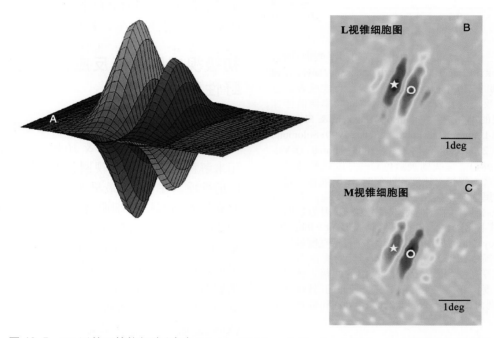

图40.5　V1区的双拮抗细胞（来自Johnson,Hawken,& Shapley,2008）。一个具有方位选择性的、空间频率带通的双敌色神经元的感受野的空间组织结构（Johnson,Hawken,& Shapley,2008。（A）图为具有对立视锥权重的并排空间对立结构的感受野示意图。水平面上方的权重为ON，其中光亮度的增加将引起反应强度的增加；线下方的权重为OFF，光亮度的降低将引起反应强度的下降。（B）通过空间亚区逆相关技术（Ringach et al.,1997），利用L视锥分离光栅刺激，从V1区神经元中所获得的二维空间谱图。（C）用M-视锥分离刺激获得的谱图。在B中的加星标的位置，L视锥图的兴奋性呈减弱状。在C图中的同一个位置，M-视锥图则表现为兴奋性增强的状态，而圆环所表示的位置，两者表现则刚好相反。A中的示意图是两个视锥图的叠加的三维表示，以给出总体轮廓。A相对于B和C的比例是不同的。

Conway和Livingstone（2006）使用了一个不同的方法在猕猴的视皮层进行实验，其对双拮抗细胞的研究结果表现为大致的圆形对称，基本上是偶数对称的。他们的实验包括通过一个在灰色背景下闪烁的方形彩色刺激作为具体的视锥分离刺激，以其反相关

来对感受野进行定位。他们选择了那些对闪烁的方形彩色刺激反应良好的神经元用于进一步研究，但对于他们所采集的巨大样本中，那些无反应的其他神经元，他们并没有报告其结果。他们规定他们所采集到的双拮抗细胞中的某些细胞有"较弱的方位选择性"。

Johnson、Hawken 和 Shapley（2008）的研究报告了 V1 区双拮抗细胞、单对立细胞以及非对立细胞的方位选择性分布；双拮抗细胞作为一个群体进行考虑时，是具有方位选择性的，但不如非对立细胞的选择性强。Conway 和 Livingston（2006）的研究中的双拮抗细胞，大多数周边作用都比较弱（见图 7A）。对于这种弱周边作用的一个可能的解释是，Conway 和 Livingston 的研究中所用的大多数双拮抗细胞，在 Johnson、Hawken 和 Shapley（2001，2004，2008）研究中被归类成色彩偏好的，单对立细胞。

关于我们所讨论的这个感受野模型，我们仅将它用于那些表现为拟线性的神经元。那些非线性的细胞会导致相应的感受野图谱对于边缘反应和光栅反应预测的下降。尽管色彩敏感度经常在皮层功能中被认为是一种现行模型（综述在 Gegenfurtner，2003），关于皮层的神经生理学还是表示对此持谨慎态度，毕竟这种现行处理只是一种假设，而没有明确的证据证明（Friedman，Zhou，& von der Heydt，2003）。在未来的研究中，如果能比较多种刺激模式的实验结果以确认皮层网络对于色彩的处理是线性的，将是一件非常棒的事情，因为大量的其他实验表明了 V1 区更多的表现为一种非线性的处理模式（Yeh et al.，2009）。大多数双拮抗细胞被分类到复杂细胞（Johnson，Hawken，& Shapley，2004），但是有明显的一小部分被分类为简单细胞，这意味着它们的反应受到视觉感受野中，视觉刺激所在的位置的调谐。例如空间—香味敏感度可以被认为是一个双拮抗细胞对目标物色彩知觉产生分布的必要条件。但是事实上，被归类为复杂细胞的神经元未必不存在空间相位敏感度。而且，许多被归类为复杂细胞的神经元对于对比度信号和视觉刺激位置的反应非常稳定（Yeh et al.，2009）。未来关于 V1 区细胞群对于色彩（和亮度）的群体编码需要评估双拮抗细胞群体的性质和最小色彩信号。

关于 V1/V2 区神经元对于色彩和形状的反应的区分

关于皮层色觉处理的模块化观点，其中有重要的一个部分就是色彩反应和/或色彩选择性细胞可以在 V1 和 V2 区皮层，也就是 V1 皮层的 CO 斑块和 V2 皮层的 CO 条纹中被分离出来（Livingstone & Hubel，

1984，1988）。这一部分观点在研究领域仍然是众说纷纭，充满争议。对皮层活性的光学成像研究表明，在初级视皮层存在这成簇的红—绿颜色选择性细胞和颜色反应性细胞。对于在 V1 和 V2 区的黄—蓝细胞的聚集，光学成像研究结果则不尽然。研究使用了电生理技术，但红—绿神经元的聚集结果显得比较混杂。对于这种显而易见的矛盾，至今仍然没有一个明确的决议。

无论如何，我们从许多光学成像研究的结果中获得了许多支持细胞集群的证据。Landisman 和 Ts'o（2002a，2002b）使用光学成像和微电极记录结合的方法研究了猕猴 V1 区的细胞。他们发现在 CO 斑块和色彩敏感度提高的结构域有很大程度的重叠，但在 CO 斑块区之外，也有很多能对色彩产生反应的区域。此外，Landisman 和 Ts'o 还提出，色彩反应区域往往会比 CO 斑块区大，有些时候甚至会覆盖两个相邻的斑块以及斑块之间的区域。他们的电生理实验记录了光学成像实验所定义的色彩结构域，并确定在 CO 斑块区附近确实倾向于存在更多的色彩选择神经元。

Lu 和 Roe（2008）使用了类似的光学成像技术，确定了 V1 区存在色彩选择神经元片区，但他们的结果中的色彩选择神经元片区更多地位于 CO 斑块区，与 Landisman 和 Ts'o 的结果略有不同。Lu 和 Roe（2008）讨论了他们的研究结果与 Landisman 和 Ts'o 之前的研究结果的不同，认为可能是由于光信号的信噪比不同所造成的。Lu 和 Roe（2008）还推论得出，色彩选择性和方位选择性神经元在猕猴的 V1 区中并不是定位在一起的。不过这个推论需要重新考虑一下，因为比起远离 CO 斑块区的，CO 斑块区附近的方位偏好可能变化地更快，这是 Edward 等人（1995）提出的一个观点。如果光学成像技术的空间分辨率比较低，就会混淆方位选择性较弱的区域的当前方位偏好。我们在下面会提到，其实通常不认为 CO 斑块区的神经元具有较弱的方位选择性（Economides et al.，2011；Lennie，Krauskopf，& Sclar，1990；Leventhal et al.，1995）。

Xiao 和其同事发表的两篇相关文献更加佐证了"V1 和 V2 区色彩的定位和分离"的观点（Xiao，Wang，& Felleman，2003；Xiao et al.，2007）。在 Xiao 和他同事的实验中，他们通过光学成像，测量了不同色度的色彩刺激所引起的诱发发放峰值，并研究了两

者的相关性。他们使用不同的光学成像看其对巨大方形彩色刺激或覆盖整个感受野的彩色刺激的反应，以及对消色差的光栅范式的反应，比较两者之间的相关性，首先在V2，然后是V1皮层，发现了一个系统的色度谱图。

其实关于光学成像研究也仍然存在问题。首先，研究者们通常使用低空间频率的光栅刺激来诱发色觉反应。对于光学成像，他们在计算对低空间频率色彩范式的反应和对高对比度的黑白光栅范式的反应时，使用的是不同的信号。对于空间频率的选择可能意味着色彩刺激会更加选择性地激活单对立色彩细胞，而不是双拮抗细胞。将色彩反应和对消色差刺激做出的反应相减，也并不等同于对于两种刺激的反应。其次，光学成像的图像对比度存在一个阈值，神经元的发放是一种非线性函数式的反应。很有可能神经元对于色彩和消色差刺激的反应差异很小，而图像却放大了这种差异。

V1区的单细胞记录研究则提供了完全相左的证据，对与"V1皮层的色彩细胞分离在不同区域"的观点提出了反对意见。举个例子，Lennie、Krauskopf和Sclar（1990）宣称，对于CO斑块区的细胞，其色彩偏好性和定位并不存在相关性。Leventhal等人（1995）提出，他们在V1上层的研究发现，他们所研究得到的感受野性质和CO染色之间并不存在相关性。Leventhal等人（1995）系统地探究了CO隔室；他们展示了穿过V1区2/3层的电极记录轨道，发现没有证据证明色彩敏感性细胞或这非方位选择性细胞在CO斑块区有聚集。最近，Economides等人（2011）提出，在V1区用电极阵列进行记录，发现CO斑块区细胞方位选择性的差异和斑块区间隙的差异很小，证实并扩展了Leventhal（1995）最初的发现。

初级视皮层中的黄—蓝颜色信号

大多数在视皮层色彩感知方面的研究都包括了对红—绿颜色的研究，因为这一对颜色在灵长类动物中非常凸出。但是，其实在哺乳类中最常被发现的色彩通路是从眼睛到皮层的，携带了黄—蓝色彩信号的通路（参见Jacobs，2008的综述）。灵长类动物中的K细胞通路被认为是黄—蓝色彩信号通向皮层的工具（Hendry & Reid，2000，通过研究狨猴和猕猴的LGN，

Martin（1997）和Roy（2009）等人提供了K细胞通路携带有S-（L+M）信号的直接证据。Chatterjee和Callaway等人（2003）在他们对猕猴LGN到V1的输入研究中，测量了黄—蓝信号到4A/3B层的输入，发现从结构上来说，从LGN到层4A的传入输入与层4A中的密集传入终端的蜂窝状形态相关联，而这种形态在CO着色皮层也非常明显。与在猴中观察到的模式相反，在人类初级视皮层中，在CO（Horton & Hedley-Whyte，1984）或vGluT2（Garcia-Marin et al.，2013）染色的切片中没有突出的4A层。目前我们还不知道黄—蓝信号是如何有组织地向人类皮层输入的，但和我们在猴子上发现的模式应该有所不同。Buzas等人（2008）研究了在狨猴V1区中，由S-视锥引起的反应的层状分布，并没有发现证据可以证明S-视锥驱动细胞在3层CO斑块区存在聚集；此外，空间分布在整个3层中是均匀的。

对V1中S视锥驱动的彩色信号的相对贡献，目前还没有达成一致意见。一些在狨猴中的单细胞记录报道了一些相对较弱的S-视锥输入，与记录在LGN中的S-锥单对立细胞的相对频率相称（Johnson，Hawken，& Shapley，2004；Solomon & Lennie，2005），但是De Valois（2000）则报道了V1区出现增强的S-视锥输入。fMRI对人类V1区的研究同样出现了向左的意见，Liu和Wandell（2005）报道了相应的弱S-视锥驱动反应，同时Mullen等人（2007）却在V1区发现了几乎和L-M信号一样强的S-视锥激活。

Jonson、Van Hooser和Fitzpatrick（2010）展示了他们对于树鼩皮层V1区S-视锥驱动信号的研究，实验方法采用了内源信号光学成像和高分辨率双光子成像技术，发现和许多非灵长类动物一样，树鼩只有主要由计算S-L信号的细胞所支持的二色视觉，这种S-L信号来自其两个可用的光感受器。Jonson、Van Hooser和Fitzpatrick（2010）发现树鼩V1区接受S-视锥输入的细胞可以是色彩对立的，也可以不是；可以是有方位选择性的，也可以没有（见图40.6和图40.7）。且色彩选择性的程度和方位选择性并不相关，这与Friedman，Zhou和Von der Heydt等人（2003）的研究结果一致。Jonson，Van Hooser和Fitzpatrick等人（2010）的研究结果与学界的其中一个观点相吻合，即"S-锥对立信号是与皮层中双拮抗细胞中的消色差信号相结合的"。对于这一观点的佐证，在Johnson、Hawken和Shapley（2004）对于猕猴V1区视锥信号权重的分布图中也可以看到。

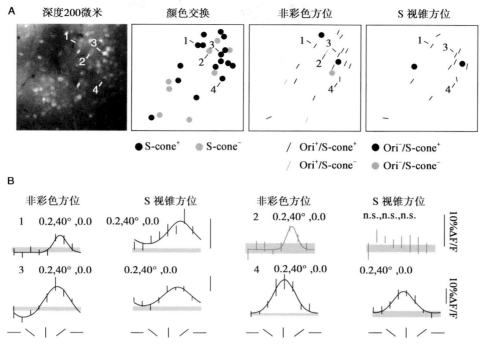

图40.6 树鼩V1细胞接收来自S-视锥的输入,并且这些细胞通常是具有方位选择性的(Johnson,Van Hooser,& Fitzpatrick,2010)。树鼩是一种高度视觉二色性哺乳动物,具有以视锥为主导的视网膜,有强烈的色觉能力和特化的V1区功能结构。(A图左侧图)用钙染料Oregon绿色BAPTA-1标记的示例细胞感受野的双光子图像。(A中左起第二张图)对S-视锥分离刺激的反应示意图。深色的圆表示对S-视锥产生显著兴奋性反应的神经元,浅色的圆表示不对S-视锥分离刺激产生反应的神经元。(A中左起第三张图)对于消色差的方位刺激的反应示意图。刺激条带的方位和每个细胞的方位偏好吻合。(A图右侧图)对S-视锥分离刺激的方位反应。(B)A中四个细胞对于消色差和S-视锥分离刺激的方位调谐曲线。圆方差(CV),调谐带宽(半高半波宽),正交-偏好方位比(O/P)在每个曲线旁边都已表示出来。

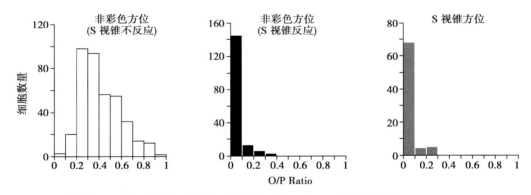

图40.7 树鼩V1区细胞方位反应的正交-偏好方位比(O/P)的直方图(Johnson,Van Hooser,& Fitzpatrick,2010)。这一比值表示了方位调谐曲线的两侧相对中央的反应状态。不论是用S-视锥分离刺激还是用消色差刺激进行测量,大多数S-视锥反应的神经元都是具有方位选择性的(N=164,S-视锥有反应,消色差刺激;N=383,S-视锥无响应,消色差刺激;N=77,S-视锥有反应,S-视锥分离刺激)。

初级视皮层神经元的色彩对比度反应

目标和背景的边缘处的对比度对于色彩的感知有很大的影响(Brainard,2004;Gordon & Shapley,2006;Katz,1935;Krauskopf,1963;Shevell & Kingdom,2008)。Zeki(1983a,b)比较了V1和V4区的神经元,以及它们对于色彩的对比敏感度,认为V1区神经元不是对颜色起反应,而是对波长产生反应。而现在,我们都对如何将V1区色彩敏感神经元分为单对立细胞和双拮抗细胞两大类有了更加深入的了解,重新再将这个结论进行审视和思考是很有价值的。Zeki 对 V1 区神经元的选择是基于其对色彩反应要强于对亮度的反应。这很有可能就是被我们定义为色彩偏好的单对立神经元。这样的一种神经元很可能有单对立的感受野,会像图 40.4 中的那样,有低通空间频率反应。此外,还不会受到色彩对比度的影响。无论如何,如果 Zeki 同时还研究了方位选择的双拮抗细胞的反应,我想他一定会发现,如同他所调查的 V4 细胞一样,它们中的某些神经元的反应与被目标的颜色相关联。Friedman、Zhou 和 Von der Heydt(2003)研究了边缘敏感的色彩反应细胞,发现它们同样对目标边缘的色彩对比度有反应,他们猜想可能大多数边缘敏感的色彩反应细胞是来自同一个群体,也就是我们所定义的双拮抗细胞。换句话说也就是,很有可能颜色对比知觉(包括颜色恒常性)的神经基础是在 V1 中开始的,而不是纹外皮层中。这个可信的预测是可以验证的。

Wachtler、Sejnowski 和 Albright(2003)发现,V1区的神经元反应可以被色彩对比度影响。他们通过单细胞记录研究了清醒猴 V1 区的反应。实验使用的刺激是位于细胞感受野中央的彩色方形刺激,这个方形刺激的长和宽最起码是感受野的两倍。实验刺激是静止不动的,在同一个位置闪烁 500ms。Wachtler、Sejnowski 和 Albright(2003)测量了改变方形刺激周围背景色的情况下所产生的影响(从中等灰度到不同的,系统地围绕色环分布而变化的颜色),发现细胞随着周围背景颜色的变化,出现了一些微小但差异显著的色彩偏好偏移。偏移方向与由来自周围的颜色感应引起的感知色度偏移的方向相同。在 V1 区色彩对比度研究上,这可以说是一个非常有意义的发现,但我们至今仍没法确定如果进一步优化刺激范式的话,这种色彩偏好的偏移会不会更大一些。举个例子,如果在感受野中央呈现的不是一个大的方形刺激,就像 Wachtler 和他的同事们做的那样——他们测量了一个目标刺激边界附近的双拮抗细胞的反应,认为这种反应可能会更多地受到色彩对比度的影响。但是 Solomon、Peirce 和 Lennie(2004)就提出了相反的实验结果,他们采用了类似的实验刺激,测量了 DKL 空间下调谐方向作为不同周边区域的颜色的函数,并没有发现影响。

Wachtler、Sejnowski 和 Albright 等人(2003)提出的一个新观点可能对未来的研究有比较重要的意义。他们计算了所感知的色度的神经元基础,并将之作为

V1 神经元群体的响应,类似于 Georgopoulos、Schwartz 和 Kettner(1986)的群体向量方法。这是一种完全不同于之前的思路,使我们跳出常规的单个神经元作用的观点,去思考大脑皮层在表示一个色度的时候,究竟做了些什么? 在研究皮层的颜色表示时,许多神经科学家都采用了单个神经元的观点,这可能阻碍了我们站在一个全局的、宏观的角度,去研究神经元群体的作用。视觉感知可以挖掘视觉皮层中的许多神经元群体,并且它可以利用许多可能的计算来提取感知。矢量平均计算可能不是可以用于估计色度、饱和度或亮度引起的神经元群体激活的唯一方式。举个例子,Lehky、Sejnowski(1999)猜测,群体信号的非线性组合可能被用于计算一个有色区域的色度。色彩知觉的群体神经元编码方式究竟如何,还需要进一步的研究,后续的成果可能会让我们对皮层中的色彩信息处理和对色彩的视知觉有新的认识。

色彩和自然图像统计

在此我们不做出任何总结,但是回顾过去的一些理论研究可以发现,对于色彩视知觉的研究是复杂的,始终存在着许多争论。接下来介绍的工作是关于视觉系统如何对自然场景进行计算统计,并进行匹配。现已有两项已经完成的主要研究,一项是由 Tailor、Finkel 以及 Buchsbaum 等人(2000)主导的,另一项则是由 Caywood、Willmore 以及 Tolhrust(2004)完成的。前者的研究认为,在自然场景中匹配颜色和图案的最优组分应该具有分离且独立的颜色和空间通道,而不是像模块化主义者说的那样。后期 Caywood、Willmore 以及 Tolhrust 等人(2004)的研究则对 Tailor 等人提出了技术上的质疑,并认为 V1 区的最优滤波器应当是像我们所报道的单对立细胞或者(方位选择的)双拮抗细胞群体那样(Johnson,Hawken,and Shapley,2004,2008)。

结论

视觉科学家通常在结构最为简单的条件下,对颜色感知进行研究。当然在这种简化的条件下,我们还可以感受色彩,甚至对于这种颜色还有一个专门的名字——"孔隙颜色"(Katz,1935)。颜色是由大脑单独分析的想法是根深蒂固的。作为人类,我们自然会认为颜色是单独的、分离的。

但本章的主要观点是——颜色并不是一个单独

的、分离的性质。作为一个目标物所包含的视知觉性质，它和形状、运动等在 V1 区的信号处理中，反而是不可分割地联系在一起的（比较 Lennie，1999；Wallach，1935，翻译 Wuerger，Shapley，& Rubin，1996）。著名的心理学家 Gaetano Kanizsa 正是这一观点的拥护者，他曾经说过"……对感知结构而言，空间和色彩并不是两个截然无关的元素，而是单一过程的相互依赖的两方面"（Kanizsa，1979）。

致谢

本章的准备工作部分得到美国国家眼科研究所的资助，EY01472，EY08300，和 EY17945，以及全国科学基金会（NSF）的资助，0745253。

参考文献

Beauchamp, M. S., Haxby, J. V., Jennings, J. E., & DeYoe, E. A. (1999). An fMRI version of the Farnsworth–Munsell 100-Hue test reveals multiple color-selective areas in human ventral occipitotemporal cortex. *Cerebral Cortex, 9*, 257–263.

Beaudot, W. H., & Mullen, K. T. (2005). Orientation selectivity in luminance and color vision assessed using 2-d bandpass filtered spatial noise. *Vision Research, 45*, 687–696.

Benardete, E. A., & Kaplan, E. (1999). Dynamics of primate P retinal ganglion cells: Responses to chromatic and achromatic stimuli. *Journal of Physiology, 519*, 775–790.

Bradley, A., Switkes, E., & De Valois, K. (1988). Orientation and spatial frequency selectivity of adaptation to color and luminance gratings. *Vision Research, 28*, 841–856.

Brainard, D. (2004). Color constancy. In L. Chalupa & J. Werner (Eds.), *Visual neuroscience* (pp. 948–961). Cambridge, MA: MIT Press.

Brainard, D. H., & Williams, D. R. (1993). Spatial reconstruction of signals from short-wavelength cones. *Vision Research, 33*, 105–116.

Brewer, A. A., Liu, J., Wade, A. R., & Wandell, B. A. (2005). Visual field maps and stimulus selectivity in human ventral occipital cortex. *Nature Neuroscience, 8*, 1102–1109.

Buzas, P., Szmajda, B. A., Hashemi-Nezhad, M., Dreher, B., & Martin, P. R. (2008). Color signals in the primary visual cortex of marmosets. *Journal of Vision, 8*(10), 7, 1–16. doi:10.1167/8.10.7.

Casagrande, V. A. (1994). A third parallel visual pathway to primate area V1. *Trends in Neurosciences, 17*, 305–310. doi:10.1016/0166-2236(94)90065-5.

Casagrande, V. A., Yazar, F., Jones, K. D., & Ding, Y. (2007). The morphology of the koniocellular axon pathway in the macaque monkey. *Cerebral Cortex, 17*, 2334–2345.

Caywood, M., Willmore, B., & Tolhurst, D. (2004). Independent components of color natural scenes resemble V1 neurons in their spatial and color tuning. *Journal of Neurophysiology, 91*, 2859–2873.

Chatterjee, S., & Callaway, E. M. (2003). Parallel colour-opponent pathways to primary visual cortex. *Nature, 426*, 667–668.

Clifford, C. W., Spehar, B., Solomon, S. G., Martin, P. R., & Zaidi, Q. (2003). Interactions between color and luminance in the perception of orientation. *Journal of Vision, 3*, 106–115. doi:10.1167/3.2.1.

Conway, B. R. (2001). Spatial structure of cone inputs to color cells in alert macaque primary visual cortex (V1). *Journal of Neuroscience, 21*, 2768–2783.

Conway, B. R., Hubel, D. H., & Livingstone, M. S. (2002). Color contrast in macaque V1. *Cerebral Cortex, 12*, 915–925.

Conway, B. R., & Livingstone, M. S. (2006). Spatial and temporal properties of cone signals in alert macaque primary visual cortex. *Journal of Neuroscience, 26*, 10826–10846.

Crook, J. M., Lee, B. B., Tigwell, D. A., & Valberg, A. (1987). Thresholds to chromatic spots of cells in the macaque geniculate nucleus as compared to detection sensitivity in man. *Journal of Physiology, 392*, 193–211.

Derrington, A. M., Krauskopf, J., & Lennie, P. (1984). Chromatic mechanisms in lateral geniculate nucleus of macaque. *Journal of Physiology, 357*, 241–265.

De Valois, R. L. (1965). Analysis and coding of color vision in the primate visual system. *Cold Spring Harbor Symposia on Quantitative Biology, 38*, 567–580. doi:10.1101/SQB.1965.030.01.055.

De Valois, R. L., Cottaris, N. P., Elfar, S. D., Mahon, L. E., & Wilson, J. A. (2000). Some transformations of color information from lateral geniculate nucleus to striate cortex. *Proceedings of the National Academy of Sciences of the United States of America, 97*(9), 4997–5002. doi:10.1073/pnas.97.9.4997.

De Valois, R. L. & De Valois, K. K. (1988). *Spatial vision* (pp. 228–230). New York: Oxford University Press.

De Valois, R. L. & Pease, P. L. (1971). Contours and contrast: Responses of monkey lateral geniculate nucleus cells to luminance and colour figures. *Science, 171*, 694–696.

Dow, B. M., & Gouras, P. (1973). Color and spatial specificity of single units in rhesus monkey foveal striate cortex. *Journal of Neurophysiology, 36*, 79–100.

Economides, J. R., Sincich, L. C., Adams, D. L., & Horton, J. C. (2011). Orientation tuning of cytochrome oxidase patches in macaque primary visual cortex. *Nature Neuroscience, 14*, 1574–1580.

Edwards, D. P., Purpura, K. P., & Kaplan, E. (1995). Contrast sensitivity and spatial frequency response of primate cortical neurons in and around the cytochrome oxidase blobs. *Vision Research, 35*, 1501–1523.

Engel, S. A., & Furmanski, C. S. (2001). Selective adaptation to color contrast in human primary visual cortex. *Journal of Neuroscience, 21*, 3949–3954.

Engel, S., Zhang, X., & Wandell, B. (1997). Colour tuning in human visual cortex measured with functional magnetic resonance imaging. *Nature, 388*, 68–71.

Federer, F., Ichida, J. M., Jeffs, J., Schiessl, I., McLoughlin, N., & Angelucci, A. (2009). Four projection streams from primate V1 to the cytochrome oxidase stripes of V2. *Journal of Neuroscience, 29*, 15455–15471.

Friedman, H. S., Zhou, H., & von der Heydt, R. (2003). The coding of uniform colour figures in monkey visual cortex. *Journal of Physiology, 548*, 593–613.

Garcia-Marin, V., Ahmed, T., Afzal, Y., & Hawken, M. J. (2013) The distribution of the vesicular glutamate transporter (VGluT2) in the primary visual cortex of macaque and human. *Journal of Comparative Neurology. 521*, 130–151.

Gegenfurtner, K. R. (2003). Cortical mechanisms of colour vision. *Nature Reviews Neuroscience, 4*, 563–572.

Gegenfurtner, K. R., & Kiper, D. C. (2003). Color vision. *Annual Review of Neuroscience, 26*, 181–206.

Georgopoulos, A. P., Schwartz, A. B., & Kettner, R. E. (1986). Neuronal population coding of movement direction. *Science, 233*, 1416–1419.

Girard, P., & Morrone, M. C. (1995). Spatial structure of chromatically opponent receptive fields in the human visual system. *Visual Neuroscience, 12*, 103–116.

Gordon, J., & Shapley, R. (2006). Brightness contrast inhibits color induction: Evidence for a new kind of color theory. *Spatial Vision, 19*, 133–146.

Hadjikhani, N., Liu, A. K., Dale, A. M., Cavanagh, P., & Tootell, R. B. (1998). Retinotopy and color sensitivity in visual cortical area V8. *Nature Neuroscience, 1*, 235–241.

Hamburger, K., Hansen, T., & Gegenfurtner, K. R. (2007). Geometric-optical illusions at isoluminance. *Vision Research, 47*, 3276–3285.

Hansen, T., & Gegenfurtner, K. R. (2009). Independence of color and luminance edges in natural scenes. *Visual Neuroscience, 26*, 35–49.

Hendry, S. H., & Reid, R. C. (2000). The koniocellular pathway in primate vision. *Annual Review of Neuroscience, 23*, 127–153.

Hendry, S. H., & Yoshioka, T. (1994). A neurochemically distinct third channel in the macaque dorsal lateral geniculate nucleus. *Science, 264*, 575–577.

Horton, J. C., & Hedley-Whyte, E. T. (1984). Mapping of cytochrome oxidase patches and ocular dominance columns in human visual cortex. *Philosophical Transactions of the Royal Society of London. Series B, Biological Sciences, 304*, 255–272. doi:10.1098/rstb.1984.0022.

Horton, J. C., & Hubel, D. H. (1981). Regular patchy distribution of cytochrome oxidase staining in primary visual cortex of macaque monkey. *Nature, 292*, 762–764.

Hubel, D. H, & Livingstone, M. S. (1987). Segregation of form, color, and stereopsis in primate area 18. *Journal of Neuroscience, 7*, 3378–3415.

Hubel, D. H., & Wiesel, T. N. (1968). Receptive fields and functional architecture of monkey striate cortex. *Journal of Physiology, 195*, 215–243.

Hurlbert, A., & Wolf, K. (2004). Color contrast: A contributory mechanism to color constancy. *Progress in Brain Research, 144*, 147–160.

Hurvich, L. M., & Jameson, D. (1957). An opponent-process theory of color vision. *Psychological Review, 64*, 384–404.

Hyman, J. (2006). *The objective eye.* Chicago: University of Chicago Press.

Jacobs, G. H. (2008). Primate color vision: A comparative perspective. *Visual Neuroscience, 25*, 619–633.

Jameson, D., & Hurvich, L. M. (1975). From contrast to assimilation; in art and in the eye. *Leonardo, 8*, 125–131. doi:10.2307/1572954.

Johnson, E. N., Hawken, M. J., & Shapley, R. (2001). The spatial transformation of color in the primary visual cortex of the macaque monkey. *Nature Neuroscience, 4*, 409–416.

Johnson, E. N., Hawken, M. J., & Shapley, R. (2004). Cone inputs in macaque primary visual cortex. *Journal of Neurophysiology, 91*, 2501–2514.

Johnson, E. N., Hawken, M. J., & Shapley, R. (2008). The orientation selectivity of color-responsive neurons in macaque V1. *Journal of Neuroscience, 28*, 8096–8106.

Johnson, E. N., Van Hooser, S. D., & Fitzpatrick, D. (2010). The representation of S-cone signals in primary visual cortex. *Journal of Neuroscience, 30*, 10337–10350.

Kanizsa, G. (1979). *Organization in perception.* New York: Praeger.

Kaplan, E., & Shapley, R. (1982). X and Y cells in the lateral geniculate nucleus of the macaque monkey. *Journal of Physiology, 330*, 125–143.

Kaplan, E., & Shapley, R. (1986). Two types of ganglion cell in the monkey retina with different contrast sensitivity. *Proceedings of the National Academy of Sciences of the United States of America, 83*(8), 2755–2757. doi:10.1073/pnas.83.8.2755.

Katz, D. (1935). *The world of colour* (R. B. MacLeod & C. W. Fox, Trans.). London: Kegan, Paul, Trench, Truebner and Co.

Kirschmann, A. (1891). Ueber die quantitativen Verhaeltnisse des simultanen Helligkeits- und Farben-contrastes. *Philosophische Studien, 6*, 417–491.

Kleinschmidt, A., Lee, B. B., Requardt, M., & Frahm, J. (1996). Functional mapping of color processing by magnetic resonance imaging of responses to selective P- and M-pathway stimulation. *Experimental Brain Research, 110*, 279–288. doi:10.1007/BF00228558.

Krauskopf, J. (1963). Effect of retinal image stabilization on the appearance of heterochromatic targets. *Journal of the Optical Society of America, 53*, 741–744.

Krauskopf, J., Williams, D. R., & Heeley, D. W. (1982). Cardinal directions of color space. *Vision Research, 22*, 1123–1131.

Landisman, C. E., & Ts'o, D. Y. (2002a). Color processing in macaque striate cortex: Relationships to ocular dominance, cytochrome oxidase, and orientation. *Journal of Neurophysiology, 87*, 3126–3137.

Landisman, C. E., & Ts'o, D. Y. (2002b). Color processing in macaque striate cortex: Electrophysiological properties. *Journal of Neurophysiology, 87*, 3138–3151.

Lee, B. B., Martin, P. R., & Valberg, A. (1989). Sensitivity of macaque retinal ganglion cells to chromatic and luminance flicker. *Journal of Physiology, 414*, 223–243.

Lee, B. B., Shapley, R. M., Hawken, M. J., & Sun, H. (2012). Spatial distributions of cone inputs to cells of the parvocellular pathway investigated with cone-isolating gratings. *Journal of the Optical Society of America. A, Optics, Image Science, and Vision, 29*, A223–A232. doi:10.1364/JOSAA.29.00A223.

Lehky, S. R., & Sejnowski, T. J. (1999). Seeing white: Qualia in the context of decoding population codes. *Neural Computation, 11*, 1261–1280. doi:10.1162/089976699300016232.

Lennie, P. (1999). Color coding in the cortex. In K. Gegenfurtner & L. Sharpe (Eds.), *Color: From genes to perception* (pp. 235–248). Cambridge: Cambridge University Press.

Lennie, P., Krauskopf, J., & Sclar, G. (1990). Chromatic mechanisms in striate cortex of macaque. *Journal of Neuroscience, 10*, 649–669.

Lennie, P., & Movshon, J. A. (2005). Coding of color and form in the geniculostriate visual pathway. *Journal of the Optical Society of America. A, Optics, Image Science, and Vision, 22*, 2013–2033. doi:10.1364/JOSAA.22.002013.

Leventhal, A. G., Thompson, K. G., Liu, D., Zhou, Y., & Ault, S. J. (1995). Concomitant sensitivity to orientation, direction, and color of cells in layers 2, 3, and 4 of monkey striate cortex. *Journal of Neuroscience, 15*, 1808–1818.

Liu, J., & Wandell, B. A. (2005). Specializations for chromatic and temporal signals in human visual cortex. *Journal of Neuroscience, 25*, 3459–3468.

Livingstone, M. S., & Hubel, D. H. (1984). Anatomy and physiology of a color system in the primate visual cortex. *Journal of Neuroscience, 4*, 309–356.

Livingstone, M. S., & Hubel, D. H. (1987). Psychophysical evidence for separate channels for the perception of form, color, movement, and depth. *Journal of Neuroscience, 7,* 3416–3468.

Livingstone, M., & Hubel, D. (1988). Segregation of form, color, movement, and depth: Anatomy, physiology, and perception. *Science, 240,* 740–749.

Losada, M. A., & Mullen, K. T. (1994). The spatial tuning of chromatic mechanisms identified by simultaneous masking. *Vision Research, 34,* 331–341.

Lu, H. D., & Roe, A. W. (2008). Functional organization of color domains in V1 and V2 of macaque monkey revealed by optical imaging. *Cerebral Cortex, 18,* 516–533.

Martin, P. R., White, A. J., Goodchild, A. K., Wilder, H. D., & Sefton, A. E. (1997). Evidence that blue-ON cells are part of the third geniculocortical pathway in primates. *European Journal of Neuroscience, 9,* 1536–1541.

McDermott, K. C., & Webster, M. A. (2012). Uniform color spaces and natural image statistics. *Journal of the Optical Society of America. A, Optics, Image Science, and Vision, 29,* A182–A187. doi:10.1364/JOSAA.29.00A182.

McKeefry, D. J., & Zeki, S. (1997). The position and topography of the human colour centre as revealed by functional magnetic resonance imaging. *Brain, 120,* 2229–2242. doi:10.1093/brain/120.12.2229.

Mollon, J. D. (2006). Monge: The Verriest Lecture, Lyon, July 2005. *Visual Neuroscience, 23,* 297–309. doi:10.1017/S0952523806233479.

Mullen, K. T. (1985). The contrast sensitivity of human colour vision to red-green and blue-yellow chromatic gratings. *Journal of Physiology, 359,* 381–400.

Mullen, K. T., Dumoulin, S. O., McMahon, K. L., de Zubicaray, G. I., & Hess, R. F. (2007). Selectivity of human retinotopic visual cortex to S-cone-opponent, L/M-cone-opponent and achromatic stimulation. *European Journal of Neuroscience, 25,* 491–502.

Pandey Vimal, R. L. (1997). Orientation tuning of the spatial-frequency-tuned mechanisms of the red-green channel. *Journal of the Optical Society of America. A, Optics, Image Science, and Vision, 14,* 2622–2632. doi:10.1364/JOSAA.14.002622.

Parker, A. J. (2007). Binocular depth perception and the cerebral cortex. *Nature Reviews Neuroscience, 8,* 379–391.

Rabin, J., Switkes, E., Crognale, M., Schneck, M. E., & Adams, A. J. (1994). Visual evoked potentials in three-dimensional color space: Correlates of spatio-chromatic processing. *Vision Research, 34,* 2657–2671.

Reid, R. C., & Shapley, R. (1992). Spatial structure of cone inputs to receptive fields in primate lateral geniculate nucleus. *Nature, 356,* 716–718.

Reid, R. C., & Shapley, R. M. (2002). Space and time maps of cone photoreceptor signals in macaque lateral geniculate nucleus. *Journal of Neuroscience, 22,* 6158–6175.

Reid, R. C., Victor, J., & Shapley, R. (1997). The use of m-sequences in the analysis of visual neurons. *Visual Neuroscience, 14,* 1015–1027.

Ringach, D., Carandini, M., Sapiro, G., & Shapley, R. (1997). A subspace reverse correlation method for the study of visual neurons. *Vision Research, 37,* 2455–2464.

Roy, S., Jayakumar, J., Martin, P. R., Dreher, B., Saalmann, Y. B., Hu, D., et al. (2009). Segregation of short-wavelength-sensitive (S) cone signals in the macaque dorsal lateral geniculate nucleus. *European Journal of Neuroscience, 30,* 1517–1526.

Schluppeck, D., & Engel, S. A. (2002). Color opponent neurons in V1: A review and model reconciling results from imaging and single-unit recording. *Journal of Vision, 2,* 480–492. doi:10.1167/2.6.5.

Shapley, R., & Hawken, M. (2002). Neural mechanisms for color perception in the primary visual cortex. *Current Opinion in Neurobiology, 12,* 426–432.

Shapley, R., & Hawken, M. (2011). Color in the cortex, VR50 issue. *Vision Research, 51,* 701–717.

Shevell, S. K., & Kingdom, F. A. (2008). Color in complex scenes. *Annual Review of Psychology, 59,* 143–166.

Sincich, L. C., & Horton, J. C. (2005). The circuitry of V1 and V2: Integration of color, form, and motion. *Annual Review of Neuroscience, 28,* 303–326.

Sincich, L. C., Jocson, C. M., & Horton, J. C. (2010). V1 inter-patch projections to V2 thick stripes and pale stripes. *Journal of Neuroscience, 30,* 6963–6974.

Solomon, S. G., Lee, B. B., White, A. J., Ruttiger, L., & Martin, P. R. (2005). Chromatic organization of ganglion cell receptive fields in the peripheral retina, *Journal of Neuroscience, 25,* 4527–4539.

Solomon, S. G., & Lennie, P. (2005). Chromatic gain controls in visual cortical neurons. *Journal of Neuroscience, 25,* 4779–4792.

Solomon, S. G., & Lennie, P. (2007). The machinery of colour vision. *Nature Reviews Neuroscience, 8,* 276–286.

Solomon, S. G., Peirce, J. W., & Lennie, P. (2004). The impact of suppressive surrounds on chromatic properties of cortical neurons. *Journal of Neuroscience, 24,* 148–160.

Switkes, E., Bradley, A., & De Valois, K. K. (1988). Contrast dependence and mechanisms of masking interactions among chromatic and luminance gratings. *Journal of the Optical Society of America. A, Optics and Image Science, 5,* 1149–1162. doi:10.1364/JOSAA.5.001149.

Tailby, C., Solomon, S. G., Dhruv, N. T., & Lennie, P. (2008). Habituation reveals fundamental chromatic mechanisms in striate cortex of macaque. *Journal of Neuroscience, 28,* 1131–1139.

Tailor, D., Finkel, L., & Buchsbaum, G. (2000). Color opponent receptive fields derived from independent component analysis of natural images. *Vision Research, 40,* 2671–2676.

Thorell, L. G., De Valois, R. L., & Albrecht, D. G. (1984). Spatial mapping of monkey V1 cells with pure color and luminance stimuli. *Vision Research, 24,* 751–769.

Tobimatsu, S., Tomoda, H., & Kato, M. (1995). Parvocellular and magnocellular contributions to visual evoked potentials in humans: Stimulation with chromatic and achromatic gratings and apparent motion. *Journal of the Neurological Sciences, 134,* 73–82. doi:10.1016/0022-510X(95)00222-X.

Vautin, R. G., & Dow, B. M. (1985). Color cell groups in foveal striate cortex of the behaving macaque. *Journal of Neurophysiology, 54,* 273–292.

Victor, J. D., Purpura, K., Katz, E., & Mao, B. (1994). Population encoding of spatial frequency, orientation, and color in macaque V1. *Journal of Neurophysiology, 72,* 2151–2166.

Wachtler, T., Sejnowski, T. J., & Albright, T. D. (2003). Representation of color stimuli in awake macaque primary visual cortex. *Neuron, 37,* 681–691.

Wade, A., Augath, M., Logothetis, N., & Wandell, B. (2008). FMRI measurements of color in macaque and human. *Journal of Vision, 8,* 1–19. doi:10.1167/8.10.6.

Wallach, H. (1935). Ueber visuell wahrgenommene Bewegungsrichtung. *Psychologische Forschung, 20,* 325–380.

Webster, M. A., De Valois, K. K., & Switkes, E. (1990). Orientation and spatial-frequency discrimination for luminance and chromatic gratings. *Journal of the Optical Society of America. A, Optics and Image Science, 7,* 1034–1049. doi:10.1364/JOSAA.7.001034.

Wiesel, T. N., & Hubel, D. H. (1966). Spatial and chromatic

interactions in the lateral geniculate body of the rhesus monkey. *Journal of Neurophysiology, 29*, 1115–1156.

Wong-Riley, M. (1979). Changes in the visual system of monocularly sutured or enucleated cats demonstrable with cytochrome oxidase histochemistry. *Brain Research, 171*, 11–28. doi:10.1016/0006-8993(79)90728-5.

Wuerger, S., Shapley, R., & Rubin, N. (1996). "On the visually perceived direction of motion" by Hans Wallach, 1935: Translation. *Perception, 25*, 1317–1368. doi:10.1068/p251317.

Xiao, Y., Casti, A., Xiao, J., & Kaplan, E. (2007). Hue maps in primate striate cortex. *NeuroImage, 35*, 771–786.

Xiao, Y., Wang, Y., & Felleman, D. J. (2003). A spatially organized representation of colour in macaque cortical area V2. *Nature, 421*, 535–539.

Yarbus, A. L. (1967). *Eye movements and vision.* New York: Plenum Press.

Yeh, C. I., Xing, D., Williams, P. E., & Shapley, R. M. (2009). Stimulus ensemble and cortical layer determine V1 spatial receptive fields. *Proceedings of the National Academy of Sciences of the United States of America, 106*, 14652–14657. doi:10.1073/pnas.0907406106.

Zeki, S. M. (1973). Colour coding in rhesus monkey prestriate cortex. *Brain Research, 53*, 422–427.

Zeki, S. M. (1978a). Uniformity and diversity of structure and function in rhesus monkey prestriate visual cortex. *Journal of Physiology, 277*, 273–290.

Zeki, S. M. (1978b). Functional specialisation in the visual cortex of the rhesus monkey. *Nature, 274*, 423–428.

Zeki, S. (1983a). Colour coding in the cerebral-cortex—the reaction of cells in monkey visual-cortex to wavelengths and colours. *Neuroscience, 9*, 741–765.

Zeki, S. (1983b). Colour coding in the cerebral cortex: The responses of wavelength-selective and colour-coded cells in monkey visual cortex to changes in wavelength composition. *Neuroscience, 9*, 767–781.

Zeki, S., & Shipp, S. (1988). The functional logic of cortical connections. *Nature, 335*, 311–317.

第41章　灵长类纹外皮层的颜色处理

Daniel C. Kiper，Karl R. Gegenfurtner

视网膜、外侧膝状核（LGN）和原发性视皮层（V1）中的彩色信号的处理已经成为许多研究的焦点（最近的综述见 Shapley & Hawken，2011）。令人惊奇的是，对纹外皮层的颜色信号的处理我们知之甚少。在这一章中，我们首先回顾在纹外皮层色彩处理的已建立的知识，然后专注于最近的发展。在这一章的第一部分，我们简要回顾色彩选择性神经元在纹外皮层区域内的分布，个别神经元在这些区域中的色彩属性，并描述颜色选择性如何与诸如取向、大小和运动的其他视觉属性的处理相关联（见 Gegenfurtner & Kiper，2003）。第二部分，我们描述了几个主题，这些主题已经有重大的最新发展，并且在将来仍然会是感兴趣的领域。这些主题包括，在个体皮层区域内颜色选择的细胞的可能细胞群，在大脑中颜色中心存在的问题，以及通过功能磁共振成像（fMRI）显示的灵长类大脑中色度处理的性质，包括颜色信号在联觉中的作用。

纹外皮质中单个神经元的色度特性

尽管一些研究表明在背侧视觉通路中的个别神经元，特别是猕猴中的 MT 区域（Croner & Albright，1999；Dobkins & Albright，1994；Gegenfurtner et al.，1994；Thiele，Dobkins，& Albright，1999），能够显著地对色彩变化做出应答，这些应答明显小于从亮度刺激中获得的应答（Conway et al.，2010），并且并不能算作动物的行为表现。这一章中，我们的讨论只限于已知在颜色处理中起关键作用的腹侧通路的区域。

颜色选择细胞的比例

在腹侧通路的纹外区域，响应受刺激的有色性质

影响的神经元的数量（即响应于除了亮度对比度之外或代替亮度对比度的色度对比度的神经元）仍然会保持恒定，即使用于神经元分类的标准发生变化也不会影响该神经元的数量。这个比例在 V2 区中达到 50%（Gegenfurtner，Kiper，& Fenstemaker，1996），而在 V3 区域中达到 54%（Gegenfurtner，Kiper，& Levitt，1997）。在腹侧通路的后面区域中的估计所占比例更大。V4 区通常被认为是灵长类大脑中的"颜色"区域（见下），原始估计范围从小于 20%（Schein，Marrocco，& de Monasterio，1982）到 100%（Zeki，1983a）。Kotake 等人（2009）最近的研究表明，这个估计的比例是 66%。在 IT 皮层，这个比例值估计是在 48%（Gross，Rocha-Miranda，& Bender，1972）到 70%（Komatsu et al.，1992）之间。

单个神经元的色彩特性

和视网膜或者外侧膝状核中的稀有细胞相比，皮层神经元的色彩特性在两个重要的方面看起来有明显的不同。首先，每个区域中有显著比例的神经元具有高度的颜色选择性。这些神经元表现出在色彩空间中的窄调谐（见图41.1）。实际上，虽然视网膜和外侧膝状核神经元由假设锥体信号的线性组合的模型可以很好地描述（Derrington，Krauskopf，& Lennie，1984），但是由于许多皮层神经元的选择性太窄，不能由这个模型解释。不同特性的严密调整的神经元已经有报道，包括 V1 区（Cottaris & De Valois，1998），V2 区（Kiper，Fenstemaker，& Gegenfurtner，1997），V3 区（Gegenfurtner，Kiper，& Levitt，1997）和 V4 区（Zeki，1983b）的神经元。

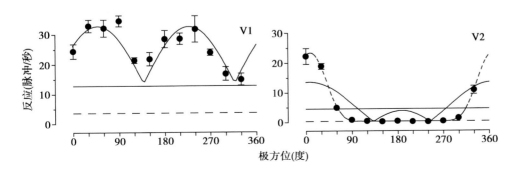

图41.1　在 DKL 颜色空间中颜色角（方位角）对于两个单独神经元的颜色调谐的函数表示。左图表示的是典型的 V1 神经元，V1 神经元会线性地结合它的输入信号（实曲线）。水平线表示细胞对于非彩色刺激（实线）的应答，以及细胞的无意识激活率（虚线）。右图表示 V2 神经元的严密的协调。（选自 Kiper，Fenstemaker，& Gegenfurtner，1997.）

前皮层和皮质处理之间的第二个主要区别是涉及单个神经元的首选颜色。视网膜和外侧膝状核中的绝大多数颜色选择性神经元与L和M锥体相对,或者将S与L+M锥体信号的和相反。在皮层中,优选颜色的分布不是聚集在这些颜色空间区域中,而是更均匀地分布(见图41.2)。在皮质下处理中红-绿和蓝-黄通道的存在可能是由于视网膜皮层通路产生的窄通道:已经表明,在受限容量信道内编码自然对象的色彩内容最好使用这种编码方案来完成(Buchsbaum & Gottschalk,1983)。在皮质中,可用的神经元和连接的数量要大得多,不需要将所有颜色编码为不同的红-绿和黄-蓝通道。

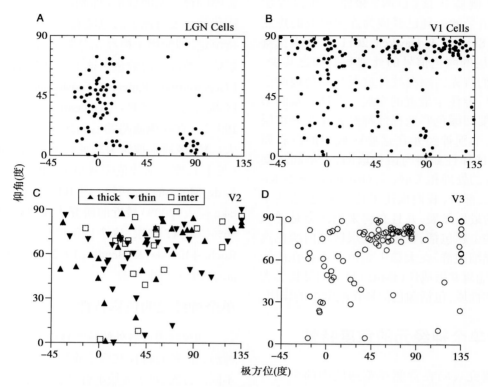

图41.2　在外侧膝状核(A),V1(B)中首选颜色的分布,以及V2(C)和V3(D)中不同的细胞色素氧化酶隔室。方位角(类似于色调)和高度(亮度)是指Derrington-Krauskopf-Lennie(DKL)颜色空间内的角度。(选自Gegenfurtner & Kiper,2004.)

颜色与其他视觉属性

很多研究(Livingstone & Hubel,1984;Roe & Ts'o,1999;Shipp & Zeki,2002)提出,对于颜色具有选择性的皮质细胞(即,除了亮度调制或仅对色度调制响应色度的神经元)对于其他视觉属性(例如刺激运动或取向)不是选择性的。在该观点中,颜色由分离的神经元群体处理,其可以在V1的2/3层或V2的薄细胞色素氧化酶(CO)带中的富含细胞色素氧化酶(CO)的贴片中发现。然而,这个观点也是受到挑战的。在过去十年的许多研究已经表明,在V1(Friedman,Zhou,& von der Heydt,2003;Johnson,Hawken,& Shapley,2001;Leventhal et al.,1995),V2(Friedman,Zhou,& von der Heydt,2003;Gegenfurtner,Kiper,& Fenstemaker,1996),V3(Gegenfurtner,Kiper,Levitt,1997;Seymour et al.,2009)以及V4(Yoshioka & Dow,1996)内的细胞可以同时调整视觉刺激的几个维度。因此,看起来颜色并不是被独立地处理,而是由有编码取向或大小相同的神经元群体处理。然而,需要注意的是,最近的一项研究表明,V4细胞存在显著的亚群,其响应于色度而不是亮度变化(Bushnell et al.,2011),因此作者认为颜色和亮度可以由V4区域内的不同通道处理。

最近的和可能的未来发展

颜色选择细胞的聚类

关于在给定区域内将颜色选择的细胞组织成簇的争论已经扩展到几个视觉区域。在V1区中,已经认为富细胞色素氧化酶的补片可以表示对于取向相对不选择的颜色选择性细胞簇的位置(见Conway et al. ,2010），但是这已经通过许多解剖和生理学的研究而受到质疑（见 Economides et al. ,2011；Gegenfurtner & Kiper,2003）。

一些研究报道了在皮层视觉领域的聚集的颜色选择性神经元。在 V2 区域中，由细胞色素氧化酶染色限定的薄带已经报道为代表颜色选择性细胞簇（Hubel & Livingstone,1987），并成为发送到区域 V4 和颞下皮质区域的颜色信号的源头（Conway et al. ,2010；Zeki & Shipp,1989）。此外，V2 区域的光学成像的研究得出的结论表明，颜色以有序的方式在细条纹内以明确定义的颜色图的形式表示，其类似于基于人类颜色感知的颜色知觉（Lim et al. ,2009；Xiao,Wang, & Felleman,2003）。然而，如在 V1 区域中，在薄细胞色素氧化酶条纹内的颜色选择性的聚类已经受到挑战（Gegenfurtner,Kiper, & Fenstemaker,1996）。

在时间途径更后部的区域中，已经报道颜色选择的细胞聚集成亚区。事实上，这种聚类通常被认为是皮质中颜色选择性细胞随着时间比例的估计有大差异的解释。背侧 V4 中的微电极记录被认为发现许多颜色簇，其在 V4 的腹侧部分中似乎不太普遍。在最近的一项研究中，Tanigawa、Lu 和 Roe（2010）报道了 V4 区可以分为若干个独立处理取向和颜色的次区域的观点。至于早期的视觉领域，这个问题目前还没有解决。

在腹侧通路的最前面部分，皮质区域之间的区别目前还不太清楚，并且在猕猴脑中报告的区域与人的脑区域之间的关系仍然是有争议的（见 Shapley & Hawken,2011）。然而，Conway 和 Tsao 在 2006 年已经提出，颜色可以延伸跨越几个腹侧视觉区域（包括 V2、V4）和后颞外皮的背部（PITd）的专门通路中进行治疗。在后颞外皮内，颜色选择的细胞将聚集成岛，其本身包含有序的柱状颜色图（Conway & Tsao,2009），这让我们联想到以前在 V2 区域中报告的组织（Lim et al. ,2009；Xiao,Wang, & Felleman,2003）。

在灵长类大脑中是否存在颜色中枢呢？

上面讨论的几个问题与灵长类脑是否包含一个颜色中心和皮层区域密切相关，皮层区域的主要功能是支持色彩感知的大部分或全部方面。颜色中心的概念是支持对皮层组织的严格模块化观点的自然结果（Zeki,1993）。这个观点已经得到了临床报告的支持，颜色视觉障碍（脑消色差）这些报告说病人在腹侧颞叶皮层损伤后出现了选择性的颜色视觉（脑消色差）。虽然这可能有点掩盖了人和猕猴皮质区域（例

如 hV4-人 V4-相对于猕猴 V4）的等同性的争议，大多数研究者都同意，在腹侧皮质中有通过颜色刺激高度活化的区域，但是这些区域中没有一个被确定为优于其他区域。脑缺血性临床病例的研究表明（Bouvier & Engel,2006），产生消色差的病变与导致其他感觉缺陷的病变重叠，如原病变（图 41.3）。

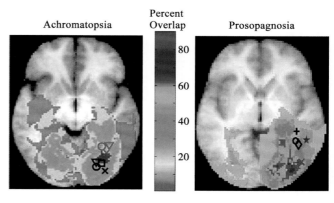

图 41.3 损伤与神经成像结果重叠。无色盲症和原发病灶的重叠由神经成像峰值激活的叠加表示。在彩色盲视病变重叠（左）中，黑色符号表示后色彩敏感发现，红色符号表示报告多反应的研究中的前色彩敏感发现。在原始性重叠（右）中，黑色符号表示面部敏感区域 FFA 附近的响应，红色符号表示面部敏感区域 OFA 附近的响应，紫色符号表示面部敏感区域 STS 附近的响应。（选自 Bouvier & Engel, 2006.）

此外，猕猴的 V4 区域（目前最受欢迎的颜色中心作用的研究对象）的实验性病变不会导致颜色视觉的完全丧失（Schiller,1993）。这些结果引起了对独特的颜色中心的概念的怀疑，并支持颜色像许多其他视觉属性一样，分布在腹侧枕叶通路内的神经元群体网络内治疗的观点（Shapley & Hawken,2011）。

灵长类颜色加工过程的 fMRI 的研究

在过去的 20 年里，使用 fMRI 的许多研究集中于猕猴和人脑中的颜色处理。这些研究突出了在将猴子中最初描述的皮质区域等同于人类实验揭示的皮质区域中存在的一些困难。特别是 Lueck 等人（1989）和 Zeki 和 Bartels（1999）报道了在腹侧枕叶皮质存在两个人类皮层区域优先响应色度调制。他们称这些区域为 hV4，对于人来说就是 V4 和 V4α。需要注意的是，猴子和人类 V4 之间的相似性已受到怀疑（Goddard et al. ,2011）。其他的报道发现了在 hV4 前面的另一个颜色特异性区域，他们称为 V8（Hadjikhani et al. ,1998）或 VO-1 和 VO-2（Brewer et al. ,2005）。总的来说，这些研究显示了两个令人信服的重要的点：首先，色度调制可以在灵长类视觉皮层（包

括区域 V1 和 V2)中诱导大的 BOLD 信号。这个结果与用电生理学技术鉴定的颜色选择性细胞的相对稀少相反(Engel,Zhang,& Wandell,1997)。其次,他们表明颜色不是在单个区域内处理,而是如上所述,沿着腹侧枕叶途径的区域网络被处理(见图 41.4)。

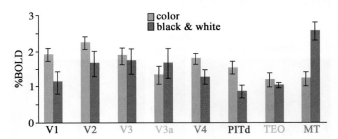

图 41.4 皮层区域与 99% 对比亮度图像(灰色条)和饱和的均衡图像(粉红色条)的 BOLD 反应的比较。误差棒是标准误差的平均值。(选自 Conway & Tsao,2006.)

在猕猴脑中也观察到响应于颜色刺激的这多个区域,其中对区域 V1,V2,V3,V4,后颞外皮的背部和 TEO 中的亮度刺激的 BOLD 响应彼此是等同或超过其他的(Conway & Tsao,2006)。

在猕猴脑 fMRI 的研究中,揭示了含有颜色选择性神经元的许多细胞簇(Conway,Moeller,& Tsao,2007),特别是在区域 V4,后颞外皮的背部和区域 TEO 的后部。将 fMRI 与单细胞记录组合的研究得出的结论是,这些区域中的每一个包含对不同颜色选择性的细胞,并且相邻区域倾向于具有相似的颜色偏好(Conway & Tsao,2009)。如果确认,这些结果被认为在枕叶皮质中有序的表示颜色的精细规模。虽然这些颜色岛的功能意义很大程度上仍然是未知的,已经有研究者提出,IT 皮层中的细胞的响应支持感知色彩判断(Koida & Komatsu,2007;Murphey,Yoshor,& Beauchamp,2008),也可以是感知独特色调的相关神经元(Stoughton & Conway,2008;但参见 Mollon,2009 的回应)。

近年来,许多研究者已经使用 fMRI 研究颜色信号在联觉中的作用,其最常见的形式是结合具有特定颜色的石墨烯。据报道,这种形式的联觉可能是由于颞叶的颜色选择性区域和参与字形处理的区域之间的异常连通性(Hubbard & Ramachandran,2005;Rouw & Scholte,2007;但见 Jäncke et al.,2009)。许多 fMRI 研究报道了人类联觉中区域暴露于石墨烯的 V4 区域的激活(Nunn et al.,2002;Weiss et al.,2001)。然而,近期和更进一步的研究(Hupé,Bordier,& Dojat,2012)得出结论,人类大脑的推定的颜色选择性区域

在触觉的字体-颜色关联期间是不被激活的。

未来的方向是怎么样的?

正如在前面的章节中所强调的,在纹状外皮层的颜色信号的处理过程仍然知之甚少,专业化不仅没有解决这个问题,而且常常产生了引起高度争议的结果。在过去几年中进行的一般研究中,最后结果已经表明,在灵长类大脑中的单一的,专门的颜色中心的假说已被驳斥。相反,现在已知颜色在主要包含在腹侧视觉处理流内的区域网络内进行加工处理。在这些区域内,颜色处理细胞似乎聚集成为组织和功能作用仍然相对未知的子区域。未来的研究方向无疑将是关注这些皮层颜色处理细胞的个别属性,并揭示他们对感知现象的贡献。

事实上,重要的感知现象,如颜色恒常性(见 Foster,2011)、独特的色调或颜色分类很大程度上仍然无法解释。因此,需要更进一步的研究以使人脑中的成像或者病变结果与那些通过揭示猕猴脑中的单一活动的方法所获得的结果相一致,以填补这些空白。此外,色彩信号与诸如物体形状或运动的其他视觉属性相关的信号之间的关系需要进一步的检查,特别是纹状外皮层区域。现在,我们可以肯定地说,在神经元水平上对与颜色相关的感知现象的全面理解在视觉科学界仍然是知之甚少。

参考文献

Bouvier, S. E., & Engel, S. A. (2006). Behavioral deficits and cortical damage loci in cerebral achromatopsia. *Cerebral Cortex, 16*, 183–191.

Brewer, A. A., Liu, J., Wade, A. R., & Wandell, B. A. (2005). Visual field maps and stimulus selectivity in human ventral occipital cortex. *Nature Neuroscience, 8*, 1102–1109.

Buchsbaum, G., & Gottschalk, A. (1983). Trichromacy, opponent colours coding and optimum information transmission in the retina. *Proceedings of the Royal Society of London. Series B, Biological Sciences, 220*, 89–113.

Bushnell, B. N., Harding, P. J., Kosai, Y., Bair, W., & Pasupathy, A. (2011). Equiluminance cells in visual cortical area V4. *Journal of Neuroscience, 31*, 12398–12412.

Conway, B. R., Chatterjee, S., Field, G. D., Horwitz, G. D., Johnson, E. N., Koida, K., et al. (2010). Advances in color science: From retina to behavior. *Journal of Neuroscience, 30*, 14955–14963.

Conway, B. R., Moeller, S., & Tsao, D. Y. (2007). Specialized color modules in macaque extrastriate cortex. *Neuron, 56*, 560–573.

Conway, B. R., & Tsao, D. Y. (2006). Color architecture in alert macaque cortex revealed by fMRI. *Cerebral Cortex, 16*, 1604–1613. doi:10.1093/cercor/bhj099.

Conway, B. R., & Tsao, D. Y. (2009). Color-tuned neurons are spatially clustered according to color preference within alert macaque posterior inferior temporal cortex. *Proceedings of the National Academy of Sciences of the United States of America, 106,* 18034–18039. doi:10.1073/pnas.0810943106.

Cottaris, N. P., & De Valois, R. L. (1998). Temporal dynamics of chromatic tuning in macaque primary visual cortex. *Nature, 395,* 896–900.

Croner, L. J., & Albright, T. D. (1999). Segmentation by color influences responses of motion-sensitive neurons in the cortical middle temporal visual area. *Journal of Neuroscience, 19,* 3935–3951.

Derrington, A. M., Krauskopf, J., & Lennie, P. (1984). Chromatic properties of neurons in macaque LGN. *Journal of Physiology, 357,* 241–265.

Dobkins, K. R., & Albright, T. D. (1994). What happens if it changes color when it moves? The nature of chromatic input to macaque visual area MT. *Journal of Neuroscience, 14,* 4854–4870.

Economides, J. R., Sincich, L. C., Adams, D. L., & Horton, J. C. (2011). Orientation tuning of cytochrome oxidase patches in macaque primary visual cortex. *Nature Neuroscience, 14,* 1574–1580.

Engel, S., Zhang, X., & Wandell, B. (1997). Colour tuning in human visual cortex measured with functional magnetic resonance imaging. *Nature, 388,* 68–71.

Foster, D. H. (2011). Color constancy. *Vision Research, 51,* 674–700.

Friedman, H. S., Zhou, H., & von der Heydt, R. (2003). The coding of uniform colour figures in monkey visual cortex. *Journal of Physiology, 548*(Pt 2), 593–613.

Gegenfurtner, K. R., & Kiper, D. C. (2003). Color vision. *Annual Review of Neuroscience, 26,* 181–206.

Gegenfurtner, K. R., & Kiper, D. C. (2004). The processing of color in extrastriate cortex. In L. M. Chalupa & J. S. Werner (Eds.), *The visual neurosciences* (Vol. 2, pp. 1017–1028). Cambridge, MA: MIT Press. doi:10.1167/11.4.3.

Gegenfurtner, K. R., Kiper, D. C., Beusmans, J. M., Carandini, M., Zaidi, Q., & Movshon, J. A. (1994). Chromatic properties of neurons in macaque MT. *Visual Neuroscience, 11,* 455–466.

Gegenfurtner, K. R., Kiper, D. C., & Fenstemaker, S. B. (1996). Processing of color, form, and motion in macaque area V2. *Visual Neuroscience, 13,* 161–172.

Gegenfurtner, K. R., Kiper, D. C., & Levitt, J. B. (1997). Functional properties of neurons in macaque area V3. *Journal of Neurophysiology, 77,* 1906–1923.

Goddard, E., Mannion, D. J., McDonald, J. S., Solomon, S. G., & Clifford, C. W. (2011). Color responsiveness argues against a dorsal component of human V4. *Journal of Vision, 11,* 3. doi:10.1167/11.4.3.

Gross, C. G., Rocha-Miranda, C. E., & Bender, D. B. (1972). Visual properties of neurons in inferotemporal cortex of the macaque. *Journal of Neurophysiology, 35,* 96–111.

Hadjikhani, N., Liu, A. K., Dale, A. M., Cavanagh, P., & Tootell, R. B. (1998). Retinotopy and color sensitivity in human visual cortical area V8. *Nature Neuroscience, 1,* 235–241.

Hubbard, E. M., & Ramachandran, V. S. (2005). Neurocognitive mechanisms of synesthesia. *Neuron, 48,* 509–520.

Hubel, D. H., & Livingstone, M. S. (1987). Segregation of form, color, and stereopsis in primate area 18. *Journal of Neuroscience, 7,* 3378–3415.

Hupé, J. M., Bordier, C., & Dojat, M. (2012). The neural bases of grapheme–color synesthesia are not localized in real color-sensitive areas. *Cerebral Cortex, 22,* 1622–1633.

Jäncke, L., Beeli, G., Eulig, C., & Hänggi, J. (2009). The neuroanatomy of grapheme-color synesthesia. *European Journal of Neuroscience, 29,* 1287–1293.

Johnson, E. N., Hawken, M. J., & Shapley, R. (2001). The spatial transformation of color in the primary visual cortex of the macaque monkey. *Nature Neuroscience, 4,* 409–416.

Kiper, D. C., Fenstemaker, S. B., & Gegenfurtner, K. R. (1997). Chromatic properties of neurons in macaque area V2. *Visual Neuroscience, 14,* 1061–1072.

Koida, K., & Komatsu, H. (2007). Effects of task demands on the responses of color-selective neurons in the inferior temporal cortex. *Nature Neuroscience, 10,* 108–116.

Komatsu, H., Ideura, Y., Kaji, S., & Yamane, S. (1992). Color selectivity of neurons in the inferior temporal cortex of the awake macaque monkey. *Journal of Neuroscience, 12,* 408–424.

Kotake, Y., Morimoto, H., Okazaki, Y., Fujita, I., & Tamura, H. (2009). Organization of color-selective neurons in macaque visual area V4. *Journal of Neurophysiology, 102,* 15–27.

Leventhal, A. G., Thompson, K. G., Liu, D., Zhou, Y., & Ault, S. J. (1995). Concomitant sensitivity to orientation, direction, and color of cells in layers 2, 3, and 4 of monkey striate cortex. *Journal of Neuroscience, 15*(Pt 1), 1808–1818.

Lim, H., Wang, Y., Xiao, Y., Hu, M., & Felleman, D. J. (2009). Organization of hue selectivity in macaque V2 thin stripes. *Journal of Neurophysiology, 102,* 2603–2615.

Livingstone, M. S., & Hubel, D. H. (1984). Anatomy and physiology of a color system in the primate visual cortex. *Journal of Neuroscience, 4,* 309–356.

Lueck, C. J., Zeki, S., Friston, K. J., Deiber, M. P., Cope, P., Cunningham, V. J., et al. (1989). The colour centre in the cerebral cortex of man. *Nature, 340,* 386–389.

Mollon, J. D. (2009). A neural basis for unique hues? *Current Biology, 19,* R441. doi:10.1016/j.cub.2009.05.008.

Murphey, D. K., Yoshor, D., & Beauchamp, M. S. (2008). Perception matches selectivity in the human anterior color center. *Current Biology, 18,* 216–220.

Nunn, J. A., Gregory, L. J., Brammer, M., Williams, S. C., Parslow, D. M., Morgan, M. J., et al. (2002). Functional magnetic resonance imaging of synesthesia: Activation of V4/V8 by spoken words. *Nature Neuroscience, 5,* 371–375.

Roe, A. W., & Ts'o, D. Y. (1999). Specificity of color connectivity between primate V1 and V2. *Journal of Neurophysiology, 82,* 2719–2730.

Rouw, R., & Scholte, H. S. (2007). Increased structural connectivity in grapheme-color synesthesia. *Nature Neuroscience, 10,* 792–797.

Schein, S. J., Marrocco, R. T., & de Monasterio, F. M. (1982). Is there a high concentration of color-selective cells in area V4 of monkey visual cortex? *Journal of Neurophysiology, 47,* 193–213.

Schiller, P. H. (1993). The effects of V4 and middle temporal (MT) area lesions on visual performance in the rhesus monkey. *Visual Neuroscience, 10,* 717–746.

Seymour, K., Clifford, C. W., Logothetis, N. K., & Bartels, A. (2009). The coding of color, motion, and their conjunction in the human visual cortex. *Current Biology, 19,* 177–183.

Shapley, R. M., & Hawken, M. J. (2011). Color in the cortex: Single- and double-opponent cells. *Vision Research, 51,* 701–717.

Shipp, S., & Zeki, S. (2002). The functional organization of area V2, I: Specialization across stripes and layers. *Visual Neuroscience, 19,* 187–210.

Stoughton, C. M., & Conway, B. R. (2008). Neural basis for unique hues. *Current Biology, 18,* R698. doi:10.1016/j.cub.2008.06.018.

Tanigawa, H., Lu, H. D., & Roe, A. W. (2010). Functional organization for color and orientation in macaque V4. *Nature Neuroscience, 12,* 1542–1548.

Thiele, A., Dobkins, K. R., & Albright, T. D. (1999). The contribution of color to motion processing in macaque middle temporal area. *Journal of Neuroscience, 19,* 6571–6587.

Weiss, P. H., Shah, N. J., Toni, I., Zilles, K., & Fink, G. R. (2001). Associating colours with people: A case of chromatic-lexical synaesthesia. *Cortex, 37,* 750–753.

Xiao, Y., Wang, Y., & Felleman, D. J. (2003). A spatially organized representation of colour in macaque cortical area V2. *Nature, 421,* 535–539.

Yoshioka, T., & Dow, B. M. (1996). Color, orientation and cytochrome oxidase reactivity in areas V1, V2 and V4 of macaque monkey visual cortex. *Behavioural Brain Research, 76,* 71–88.

Zeki, S. (1983a). The distribution of wavelength and orientation selective cells in different areas of the monkey visual cortex. *Proceedings of the Royal Society of London, 217,* 449–470.

Zeki, S. (1983b). Colour coding in the cerebral cortex: The reaction of cells in monkey visual cortex to wavelengths and colours. *Neuroscience, 9,* 741–765.

Zeki, S. (1993). The visual association cortex. *Current Opinion in Neurobiology, 2,* 155–159.

Zeki, S., & Bartels, A. (1999). The clinical and functional measurement of cortical (in)activity in the visual brain, with special reference to the two subdivisions (V4 and V4 alpha) of the human colour centre. *Philosophical Transactions of the Royal Society of London. Series B, Biological Sciences, 354,* 1371–1382. doi:10.1098/rstb.1999.0485.

Zeki, S., & Shipp, S. (1989). Modular connections between areas V2 and V4 of macaque monkey visual cortex. *European Journal of Neuroscience, 1,* 494–506.

第Ⅵ篇　图案、表面和形状

第42章 视觉信息加工过程中的空间尺度

Robert F. Hess

在 20 世纪 70 年代早期,我们关于视觉信息加工本质的认识开始改变。视觉处理产生了基于局部特征表现的图像描述,这样默认的观点发生了改变。起源于视觉心理物理学(Campbell & Robson,1968)的新观点认为视觉信息是按照不同傅里叶(Fourier)分量的振幅进行分析的。根据这个方法,空间尺度(spatial scale)的相关信息可以被更高级的知觉阶段获得并且以一种非常特殊的方法使用。一些学者发现后一个观点是存在争议的,因为不像它在物理光学上的适用性,神经元的处理拥有大量的特征(非线性和随离心度变化的三维晶粒)将极有可能使得这种分析不适用于视觉处理过程(Petrov,Pigarev,& Zenkin,1980;Westheimer,1973)。然而,这个问题已经发展成了一种更一般性的本质。从最初的傅里叶方案渐渐转变为一个更加一般性的、基于尺度的局部空间分析的重要性。这本质上是一个关于知觉是否能在不同的空间尺度上分别获得信息,还是在早期阶段视觉信息是否在整个尺度上被严格组合而形成一个基于特征的分析。新兴的神经生理学研究表明纹状皮层神经元有可能被看作时间和空间滤波器的感受野(Campbell et al.,1968;Campbell,Cooper,& Enroth-Cugell,1969;Glezer,Cooperman,& Tscherbach,1973;Maffei & Fiorentini,1973),说明至少在纹状皮层水平,信息可以在一系列不同的空间尺度上被分别获得。这样,天平向独立尺度的方案倾斜了。然而,我们对纹外视皮层(extrastriate cortex)细胞特征了解得越多(Kourtzi & Kanwisher,2001),我们就越能意识到尺度组合是视觉的重要组成部分。这里回顾的后续研究表明这两种类型分析都有作用,即与初始的尺度无关的过程以及随后在某些情况下的尺度组合。它们彼此之间相对的作用取决于具体的任务和刺激。

多尺度观点的历史

空间尺度作为视觉处理中的重要组成部分同时出现在动物的神经生理学研究和人类的心理物理学研究中。在人类,随着 Selwyn(1948)在英国的航空侦查工作和 Schade(1956)在美国的应用性工作的开展,Campbell 和 Green(1965)开始开发和应用对比敏感度作为空间频率函数的测量,来更好地详细说明人类视觉。这种方法强调了视觉处理对超过分辨率极限的物体大小的重要性。

特别地,对比敏感度函数描述了刺激大小和分辨它所需的对比度(比如,它的对比度阈值)之间的关系。所选择的刺激是单位空间频率内(在对侧眼周期每度)指定的正弦光栅(在平均光水平上具有正弦亮度曲线调制的黑色和白色条带)。这样的刺激允许在不影响眼睛的平均适应状态的情况下改变对比度,此外,因为光学是线性的,视网膜图像也是正弦变化的。这种形式的关系展现在图 42.1 中。人类的对比敏感度在中等大小的物体(或空间频率)处最好,在更高或者更低的空间频率处都是降低的。尽管光学水平有助于高空间频率处对比敏感度的降低,但是高空间频率下大部分的衰减和低空间频率下的所有衰减都是由于神经处理过程的敏感性引起的。图 42.1 中描绘的对比敏感度曲线是明视光水平下中央凹处的视觉。如果图像呈现在感受野更周边的部分或者在暗视光

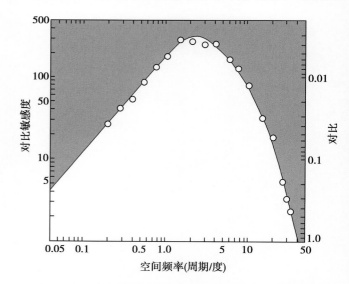

图 42.1 明视条件下中央凹视觉的对比敏感度函数。对正弦光栅刺激的空间频率绘制对比敏感度(阈值检测所需对比度的倒数)。这个整体的敏感度函数其自身是由一组受空间限制的机制,术语为"空间通道"。

水平下,高空间频率处的敏感度就会优先降低,作为在这种条件下神经敏感度降低的结果。

下一个重大进展出现了,Campbell 和 Robson(1968),随后 Pantle 和 Sekular(1968),还有 Blakemore 和 Campbell(1969)证明对比敏感度函数自身是由许多更窄调制的,独立的空间机制组成的。在随后一系列的心理物理学研究中表明他们所称的"空间通道"("spatial channels")的独立程度(Graham, Robson, & Nachmias,1978)以及它们之间相互作用的方式(Graham & Nachmias,1971)被概述出来。

同一时期,视觉通路不同部分的单细胞记录结果表明神经元感受野有不同的大小(Hubel & Wiesel,1959,1962),而且在视网膜上,一定程度在皮层上,神经元感受野的大小是随着离心度系统性缩放的(Hubel & Weisel,1968)。直到这个时候,神经元都没有被真正地看作是滤波器(严格来说,它们仅仅简单地传递来自特定空间尺度的信息,就像绿光滤波器衰减蓝光和红光,只让中间波长的光通过);这一时期流行的观点是神经元编码确定的刺激特征,而且它们需要在一个范围内的不同尺寸上完成。神经元可以被看作是线性滤波器的观点来自 Enroth-Cugell 和 Robson(1966)在视网膜方面的工作,这一观点在当时是富有争议的,而且只在其随后的十年间产生主要的影响。初级视皮层中包含这样的细胞,它们沿着许多关键的处理尺寸聚集在一起:方位、眼优势柱和空间频率。有相同空间频率偏好的细胞聚集在一起形成域,它的图谱在 V1 区是局部连续的(Issa, Trepel, & Stryker, 2000)。

空间频率对我们在视觉研究思想的影响反映在不同的计算方法上(Marr,1982;Marr & Hildreth, 1980;Marr & Poggio,1979;Morrone & Burr,1990;Watt & Morgan,1985;Wilson & Gelb,1984;Wilson & Richards,1989),随后发展出了前面提到的那些工作。所有的模型都假设了一个最初的尺度分解。它们的区别在于分解的程度以及来自不同空间滤波器的信息被组合和分析的水平。两个极端的版本是 Watt 和 Morgan 的 Mirage 模型与 Wilson 的线性元素模型。在 MIRAGE 模型中空间滤波器在早期阶段被组合,而且在组合后仅仅符号描述被使用(Watt & Morgan, 1985)。在 Wilson 的线性元素模型中处理的稍后阶段,单个空间滤波器的输出可以被单独地获得,而且它们的输出被灵活地组合以解决不同的任务(Wilson & Gelb,1984;Wilson & Richards,1989)。

在这一章中我给出了在不同空间尺度获得信息的优势,包括中央凹特化以及在不同光照水平下的视觉稳定性。在详细描述独立获取尺度信息的证据后,将会讨论尺度选择的规则。最后我将给出不同尺度下的信息不是保持分离而是以特殊的方法组合(尺度组合规则)的例子。

尺度和中心视觉的功能特化

空间尺度和离心度之间的关系对视觉处理有重要的影响,然而我们对这一方面的了解仍然比较匮乏。通过视锐度及其与离心度之间的关系的测量,传统的关于空间尺度和离心度关系的观点确立了它的主导地位。视锐度在中央凹最好,在更边缘的区域渐进地减少。这和视网膜神经节细胞的感受野大小从中央凹到边缘的变化相似(Crook et al.,1988;De Monastereo & Gouras,1975;Hubel & Wiesel,1960)。小的感受野被局限于视野中心,在边缘渐进地变大。在大脑皮层这一情况发生了改变。事实是,代表更边缘视野的皮层区域的平均感受野大小是逐渐扩大的。然而,在任何的离心度上,都存在一个不同感受野大小范围。Hubel 和 Wiesel(1968)的数据表明这个范围在中央凹大约是 4:1。在视野更边缘的部分,通过影响空间尺度的范围,一个更好的描述是不同大小的感受野的范围是减少的,因为有小感受野的细胞数目是随着离心度而减少的(De Valois, Albrecht, & Thorell, 1982)。

对不同空间尺度目标的对比敏感度的测量使我们对于空间尺度是如何随着离心度变化的理解有了极大的拓展。许多研究者都对这一理解做出了贡献。尤其是 Robson 和 Graham(1981)的研究,他们使用有固定时空带宽的刺激,可以很好地在空间进行定位。他们表明对于宽范围的空间频率,敏感度随着离心度的下降(以绝对单位表示,如度)是线性的而且是依赖于空间尺度的;空间尺度越好敏感度随着绝对离心度下降得越迅速。这个结果显示在图 42.2B 中,在不同空间频率范围下对比敏感度对以度为单位的离心度作图。然而,如果一个相对的离心度度量标准(图 42.2A)被使用(比如,在特定的空间尺度时期测量),那么在 1~20 周期/度范围内的所有空间频率都存在一个相似的下降;对于垂直经线是 60 周期/十倍频率(在一个离心度上对比敏感度以每十倍频率进行下降,相当于特定空间频率的 60 周期)。

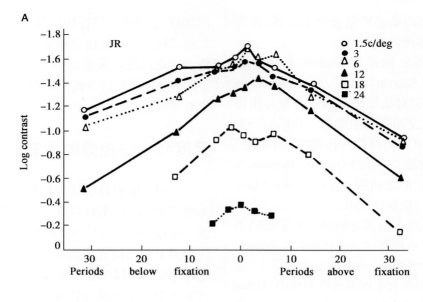

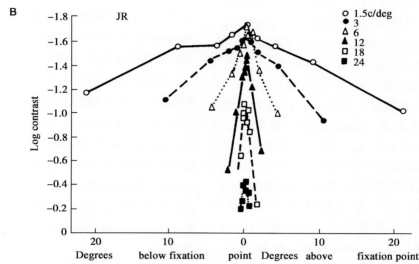

图 42.2 对比敏感度的区域性变化。（A 和 B）Robson 和 Graham（1981）的结果表明,不同空间频率范围的对比敏感度如何随着垂直经线的离心度的下降而下降。（A）离心度以相对单位表示（特定的空间频率周期）。（B）结果对以度为单位的离心度作图。注意到 A 中的相对斜率对于测试范围内的所有空间频率都是相同的（经 Robson 和 Graham（1981）许可转载）。

在随后的研究中,Pointer 和 Hess 拓展了 Robson 和 Graham 的方法到空间频率低于 1 周期/度的情况。这些结果表明,取决于所涉及的空间范围,空间尺度如何随着离心度变化存在三个不同的规则。在从高到中间空间频率（超过 1.6 周期/度）,他们重复了 Robson 和 Graham（1981）之前的结果;敏感度梯度是 60 周期/十倍频。在中间到低空间频率（0.2～0.8 周期/度）敏感度随着相对离心度的增加（30 周期/十倍频）而降低,在非常低的空间频率处（0.1 周期/度及以下）敏感度更加地平缓（90 周期/十倍频）。从纯粹的心理物理学角度来看空间频率和离心度之间的关系是非常简单的。在大多数的空间尺度下敏感度都是

在中央凹处最好,而其优越的程度依赖于空间尺度:空间尺度越好,中央凹处的优越性越大。在非常粗糙的空间尺度处,感受野中心和周边的敏感度是相同的。没有证据表明在粗糙的空间尺度处是周边优越还是中央凹劣等。因此,在更远离心度的地点,知觉可获得的不同的空间滤波器范围是减少的。大多数的神经生理学研究可能不会同意上述观点,因为这并不能反映初级皮层中神经元的感受野特性是如何随着离心度变化的,就像我之前说过的,平均感受野的大小是随着离心度增加的。这在用功能成像研究的细胞群体反应中是最好的。Marrett 等人（1997）使用一种适应边缘相位编码的方法表明在人类 V1 区中,

空间尺度的变化和离心度是相反的,中心凹包含更高的空间尺度,周边包含更低的空间尺度。然而,人们需要明白的是,心理物理学的数据反映出所有的视觉区域,不仅仅是 V1 区,都有贡献的潜能。灵长类的 V2 区(猫的 18 区)包含了能对比 V1 区更低的空间尺度反应的神经元(De Valois, Albrecht, & Thorell, 1982; Foster et al., 1985; Issa, Trepel, & Stryker, 2000; Movshon, Thompson, & Tolhurst, 1978)。纹外视皮层区域一般有比 V1 区更大的感受野以及大小相当的中央凹。这意味着通过由不同纹外视皮层区域提供的额外的信息,中央凹可以在更粗糙的尺度上以及由 V1 提供的超优的尺度上都可以获得额外的空间处理水平。当我们考虑中央凹的特化时我们经常会放大初级视皮层中的中央凹代表区域。另一种中央凹特化的方法通过不同皮层区域的贡献它能够获得比它的周边副本更大范围的空间滤波器。这提供了大量的潜在柔性和计算能力。这也表现了一个重要的处理带宽的经济性,因为并不是所有的尺度都需要被呈现在所有的离心度上。

尺度和光适应

哺乳动物视觉一个最令人印象深刻的方面是它所操作的光亮度水平的范围没有很大的敏感度的损失。通常的解释是光感受器的双重视网膜功能和受体后视网膜神经元的增益控制结合在一起。一个主要的视网膜后的现象:信息是跨尺度独立处理的事实

也帮助拓展了我们的视野范围,而且显著有助于不同光学条件下的知觉稳定性。Van Nes 和 Bouman(1967)的对比度阈值的结果很好地反映了空间尺度和光亮度水平之间的关系。他们表明在任意一个空间尺度下都有一个敏感度和光亮度之间的特征关系。在低光亮度水平下敏感度随着光亮度的平方根变化(称为 Rose-DeVries 规则)(DeVries, 1943; Rose, 1942, 1948),而在更高的光亮度水平下敏感度是独立于平均光亮度水平的(称为 Weber 规则)。在一个行为下的光亮度水平会让位给其他的随空间尺度变化。这展示在图 42.3 中,在图中,对于一个不同空间频率范围,对比敏感度对平均视网膜光亮度(以见光度为单位)作图。这些结果表明有更小感受野的神经元会在比有更大感受野的神经元在更高的光亮度水平下达到"转变光亮度"。心理物理学的研究表明,Rose-DeVries/Weber 行为可发生在所有的空间尺度下。

在视网膜水平空间选择性的程度也随着光亮度水平而变化。Enroth-Cugell 和 Robson(1966)表明在更低的光亮度水平下一个神经元的反应性峰值的位置向更低的空间频率处偏移。令人感兴趣的是,响应函数的低空间频率分支可能在它的 Weber 区域而高空间频率分支可能在它的 Rose-DeVries 区域。在皮层这样的情况不会发生。这里空间调制不会改变(要么是反应性峰值的位置,要么是带宽);只有敏感度随着光亮度水平变化。敏感度变化的方式就像 Van Nes 和 Bouman(1967)在人类中描述的那样。猫 17 区的简单细胞和复杂细胞都都是如此(Hess, 1990; Kaufman &

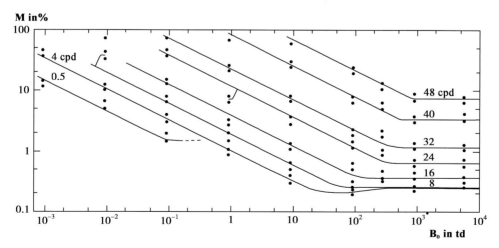

图 42.3 对比敏感度随平均光亮度变化的尺度独立方法。结果来自 Van Nes 和 Bouman(1967)的研究。在不同空间频率范围内对比敏感度对以见光度为单位的平均视网膜光亮度作图。基于平均光亮度,每一个空间频率反应存在两种不同的规则:在高光亮度水平下的 Weber 规则和在低光亮度水平下的 DeVries-Rose 规则。前一个规则向后一个规则的转变也依赖于平均光亮度水平(经许可转载自 Van Nes & Bouman, 1967)。

Palmer,1990)。因此,当人们考虑皮层时,降低光亮度水平似乎只会影响敏感度,而不会影响单个神经元的空间和时间调制。不同空间尺度下独立的信息处理为我们在降低的光亮度水平下的知觉过程提供了极大的稳定性。我们对空间和时间的知觉,来源于很多滤波器输出的信息都没有受到降低的光亮度水平很大的影响。对于平均光亮度水平发生3~6个因子数量级的改变时,我们对于空间和时间频率的知觉仅仅受到10%的影响(Hess,1990)。这种知觉稳定性是非常卓越的,而且为我们在宽范围的光亮度水平下的有效操作能力做出了显著的贡献。

独立尺度处理的证据

尺度和空间

对比度知觉　许多研究表明感知到刺激的对比度是依赖于周围结构的对比度的,是一个称之为对比度诱导(contrast induction)的现象(Cannon & Fullenkamp,1991;Chubb,Sperling,& Solomon,1989;Ejima & Takahashi,1985;Ellemberg et al.,1998;Klein,Stromeyer,& Ganz,1974;Mackay,1973)。两个之前的研究表明,对比度诱导的量级决定于测试刺激和诱导刺激之间空间频率的不同(Chubb,Sperling,& Solomon,1989;Ellemberg et al.,1998)。Chubb,Sperling 和 Solomon(1989)证明如果测试和诱导的各向同性纹理刺激的空间频率分量是相距1倍频程(octave),对比度会显著地从40%降低到15%。Ellemberg 和同事(1998)也展示了对于单一一维 Gabor 组件的相似效应。Solomon,Sperling 和 Chubb(1993)证明对比度诱导也对方位进行调制。因此,看起来对分离的区域的对比度感知一定程度上是由邻近区域的对比度决定的,也就是说侧面影响是在空间尺度内进行调整的。这是一个令人好奇的结果,因为人们可能会直觉地期望对比度标准化是被一个空间的和时间的机制调整的。

对比度-定义的结构　物体可以通过多种多样的方法定义,比如通过光亮度、对比度、色度、运动和不一致性等进行调整。人类视觉在光亮度调整(称为一阶或者载波调整)上是最佳的,但是也能够分辨对比度调整的物体(二阶调整)。确实,有证据表明早期皮层中的皮层细胞可以处理所有类型的信息(Baker,1999;Zhou & Baker,1993,1994,1996),尽管有不同的方法对分辨对比度定义的物体进行建模。当载波空间频率非常接近调整空间频率时(比如,一个因子大约为2),那么这些刺激可以被有对刺激光亮度信息进行周边抑制反应的纹状神经元分辨(Tanaka & Ohza-

wa,2009)。当载波有比包络更高的空间频率(尤其是光亮度刺激诱发反应的空间频率范围以外,比如光亮度空间频率通带),那么纹外皮层神经元对对比度调制(二阶感受器)产生反应(Li et al.,2011;Rosenberg & Issa,2009)。标准模型包含两个阶段:由带通空间滤波器组成的线性第一阶段和由整流非线性优化的线性滤波的第二阶段。人们一直对第一阶段和第二阶段线性滤波器之间的关系非常感兴趣。比如,一个特殊的空间尺度下的第二阶段滤波器是否接受了第一阶段滤波器的总结输入? 如果是这样的话,那么它们将会通过检测与纹理空间分量无关的对比度调制,作为一般性的“纹理-掠夺者”。这将会提供明显的经济性,因为将会需要更少的第二阶段滤波器来覆盖所有可能的第一阶段滤波器的输出。然而实际情况与此相反,也就是空间信息没有在第二阶段滤波器之前被收缩(Dakin & Mareschal,2000;Graham,Sutter,& Venkatesan,1993;Langley,Fleet,& Hibbard,1996)。目前的神经生理学也支持这一观点。Mareschal 和 Baker(1998)表明第二阶段滤波器是为了空间频率被调制的,在较小的程度上也是为了它们输入载波频率的方位。这意味着需要更多的第二阶段滤波器来覆盖所有可能的第一阶段滤波器输出的空间调制,但这可能不完全是曾经所认为的问题(Baker,1999)。这是一个空间尺度在两个不同的连续视觉分析阶段中非常重要的一个例子。

轮廓　最近尝试理解轮廓处理的研究使用了空间窄带元件。这样的刺激可以测试轮廓整合是仅仅出现在有相同感受野特性的细胞之间还是也会在有不同的感受野特性的细胞之间。在一种方法中(Field,Hayes,& Hess,1993),每一次呈现刺激包括许多空间的和空间频率定位的元件。呈现两个刺激中的一个刺激,这些元件的子集通过方位对齐被排列来定义轮廓。当被试者被要求辨别哪个呈现刺激中包含轮廓时,使用标准的 2AFC 心理物理学程序,对直线轮廓的表现达到上限,但是当轮廓曲率增加时表现下降(Field,Hayes,& Hess,1993)。

另一个使用空间窄带元件并且限制处理水平仅仅在一个尺度上涉及自然图像的特点(Field,1993)。考虑一下在许多不同空间尺度下的分形边缘的方位结构(Field,Hayes,& Hess,1993)。与平滑边缘不同,分形边缘不存在跨尺度的局部方位的相同一致性,产生了许多先前提议的边缘检测理论(Canny,1983;Lowe,1988;Marr & Hildreth,1980)是有问题的。分形边缘在每个尺度上都是连续的,但是精确的边缘位置和方位在尺度之间变化。在任意特定的位置边缘可能会在仅仅一个特定的尺度下呈现出特定的方位。

这可能是解释皮层神经元有带通特性的一个很好的原因(Field,1987,1993;Hayes,1989)。

以上基于自然图像特征的讨论暗示它对于视觉系统在每个尺度下单独地解决连续性问题是重要的,但是存在任何直接的心理物理学支持吗?图 42.4 框架 B 中显示的刺激提供了这样一个测试。这里我们使用之前描述过的同样的范式,除了显示的刺激是由相同数目的 Gabor 和相位杂乱的边缘组成以外。相位杂乱边缘是由 f+3f+5f 混合 Gabor 组成的微图案,其中相对相位是随机的。当分量相位对齐时它们会产

生局部边缘刺激。图 42.4C 和 D 中的结果表明,当轮廓元件在 Gabor 和香味杂乱边缘之间变化时(对背景元件也是相同的情况),对 Gabor 的好的表现(三角形)在不同的空间尺度下被保持,尺度对相位杂乱元件是常见的。这表明视觉系统在每一个空间尺度下独立地连续性问题。有趣的是,当 Gabor 随相位对齐边缘变化时情况并非如此(圆形符号),表明对于尺度组合来说相位对齐在宽带刺激中是重要的(Dakin & Hess,1999)。由方位流组成的纹理也被证明存在空间频率选择性。Kingdom 和 Keeble(2000)曾经表明对

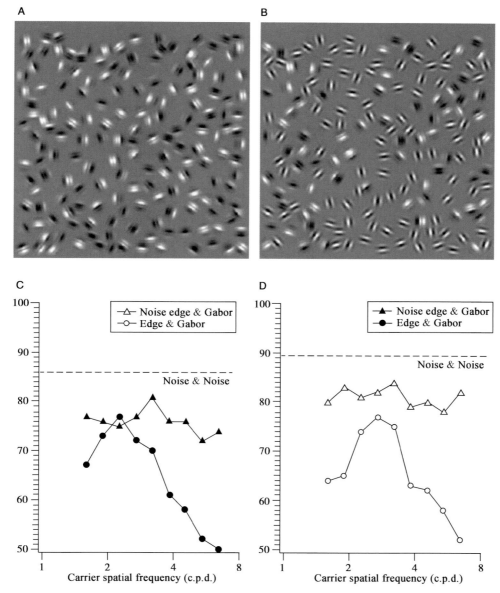

图 42.4 轮廓整合的尺度独立性质。(A 和 B)刺激的示例,其中只有一部分元件在名义上弯曲的轮廓中有自己的局部方位对齐。(A)所有的元件都是由相位随机的 f+3f+5f 混合的 Gabor 微图案。(B)一半的元件是由相位随机的 f+3f+5f 混合的 Gabor 微图案,另一半是有对应于 C 和 D 中横坐标的空间频率的 Gabor 微图案。(C 和 D)对许多不同刺激条件的心理物理学检测结果。要特别注意的是,当连接是在相位随机的 f+3f+5f 混合的 Gabor 微图案和单个频率的 Gabor 之间时,表现对不同空间频率范围下的 Gabor 都是好的,表明这个任务可以在许多不同的空间尺度中的每一个尺度下被独立地解决(三角形)。注意当混合 Gabor 存在相位相干时情况并非如此(比如,边缘:圆形)。(这些结果得到 Dakin & Hess 的允许后被重制,1999)

于这样一个任务的纹理分割是依赖于局部元件的空间频率组成的，暗示了一个尺度选择性分析。

尺度和运动

在历史上，有两个不同的人类运动检测模型，一个使用不同空间尺度内的信息，另一个使用跨尺度组合后的信息。前者最受欢迎的例子是运动能量模型（比如，在时空谱中定向的能量），其所利用的神经元有对空间频率和方位狭窄地调制的感受野（Adelson & Bergen，1985；van Santen & Sperling，1985；Watson & Ahumada，1985）。对其进行的一个号的测试包含一个空间滤波的宽频刺激（空间噪音）的运动。对于双闪视运动，根据之前的第一个提议，位移的方向将会在许多不同的空间尺度下被独立地检测到。D_{min}（最小检测位移）将会通过检测器在最好空间尺度下的工作发出信号而且最终将会被检测器内的信噪比限制。D_{max}（最大检测位移）将会通过检测器在最大空间尺度下的工作发出信号而且最终将会被它们的半周期限制所限制。一个完全不同的观点（Morgan，1992；Morgan & Mather，1994；also see Johnston，McOwen，& Buxton，1992）是只有当信息被跨空间尺度收缩在一起并且在运动检测之前被单个空间滤波器非线性组合时，视觉系统才会作用于图像特征的位移。

最初运动的独立尺度模型得到以下结果的支持：至少在部分范围（不是在低空间尺度），D_{max} 随着带通滤波噪音图像的中心频率成比例缩小（Bischof & di Lollo，1990，1991；Chang & Julesz，1983，1985；Cleary，1990；Cleary & Braddick，1990；Morgan，1992；Morgan & Mather，1994）。然而，这个结果在运动特征模型中同样得到了很好的描述，因为带通滤波图像的图像特征之间的平均分离也随着中心频率成比例缩小（Morgan，1992；Morgan & Mather，1994）。在非常低空间尺度处的失败是由于对于宽频刺激使用了"白"噪音而不是"分形"噪音。和白噪音图像（一个振幅平坦的光谱）不同，分形噪音图像（一个 $1/f$ 振幅光谱）为调制不同空间频率的宽倍频程检测器提供可比较的能量（Field，1987）。由白噪音组成的刺激不能充分激发视觉检测器调制低空间尺度，与调制更高空间尺度的检测器相比，因此有观点认为对于运动高空间频率和低空间频率是相互作用的（Chang & Julesz，1983，1985；Cleary & Braddick，1990）。

随后的两个结果，都包括一个双闪运动序列框架之间的不同空间滤波器，表明图像运动的检测是在空间尺度之内而不是跨尺度的。第一个发现是只要运动能量存在于常见空间频率带宽内，两个图像框架之间的运动就可以被准确地检测，表明视觉系统可以同等地获得跨尺度的信息（Brady，Bex，& Fredericksen，1997；Ledgeway，1996）。第二个发现是被不同的低通或者高通滤波的分形噪音图形序列之间的运动可以被检测（Bex et al.，1995）。一个框架可以不被过滤，另一个被高通过滤或者低通过滤。这破坏了边缘结构之间的联系，但是保持了常见尺度下的信息（Hess et al.，1998）。这些结果展现在图 42.5 中（A，符号表明对一个框架的低通过滤结果；B，符号表明对一个框架的高通过滤结果）。多通道的假设是由如下的假设产生的，D_{max} 是由最低尺度承载的信息决定的，而最低尺度是由半周期限制约束内的刺激支持的。空间噪音的光谱特征在这里也是非常重要的。最初白噪音的尝试之所以失败（Morgan & Mather，1994）是因为低频率机制由于使用白噪音刺激而处于严重不利的地位。分形噪音的使用，提供了相似的调制好的和粗糙的尺度的空间检测器的刺激，说明对运动方向的检测可以独立地出现在许多空间尺度下的每一个尺度。这当然与在每一个尺度下究竟是什么被计算无关。它可能是运动能量（Adelson & Bergen，1985）或者某些其他的尺度定位特征（Eagle，1996）。这依然是一个开放性的问题，它可能通过调查时间总和对运动方向的影响而被解决。

尺度和立体

像运动处理一样，空间尺度和立体处理之间的关系仍然是存在争议的。最初由 Barlow、Blakemore 和 Pettigrew（1967）以及 Pettigrew、Nikara 和 Bishop（1968）提出的感受野定位不一致模型对不同尺寸的感受野没有任何特别的作用。很久以后的模型表明不一致不是由感受野位置位移编码的，而是由右眼和左眼驱动的感受野内的相位位移（Ohzawa，DeAngelis，& Freeman，1990，1996；Ohzawa & Freeman，1986），这与单个细胞的空间特性没有特殊的联系。它是依赖于高空间频率调制细胞仅仅处理好的不一致，低空间频率调制细胞仅仅处理粗糙的不一致（所谓的尺寸不一致相关性）。

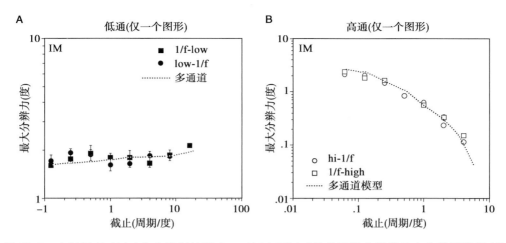

图 42.5 空间尺度对运动方向辨别的影响。双闪表面运动的分形噪音图像的方向辨别数据(符号),两个框架中只有一个空间过滤的目标。结果用多通道模型进行了比较,该模型中运动方向被通道独立处理,每一个在许多不同的空间尺度下,而且有最高信号噪音比例的通道决定了表现。(得到 Hess et al. 1998. 的允许复制)

在人类立体处理中对这种尺寸不一致相关性的支持还不是很明确。例如 Schor 和 Woods(1983)通过衡量立体敏感度(D_{min} 和 D_{max})和光亮度空间频率之间的关系为尺寸不一致性提供了第一个心理物理学证据。对于 D_{min}(更低的不一致限制),在 2.4 周期/度的空间频率以下,立体阈值直接依赖于刺激光亮度空间频率的峰值。表示一个约为空间周期 1/36 的固定相位限制(图 42.6A)。对于 D_{max}(更高的不一致限制),在大约 2.4 周期/度渐近线的近似相同的空间频率范围上他们发现了一个平方根关系(图 42.6C)。这表明至少对于 D_{min},不一致可能在许多独立的空间尺度的每一个尺度内进行计算(Schor,Woods,& Ogawa,1984)。

随后的工作(Smallman & MacLeod,1994,1997)表明至少对于低对比度目标,这样的相关性可能是跨包括 2.4 周期/度以上的整个空间频率范围出现。这些结果用来解释空间通道在立体处理中的作用是存在争议的。空间频率机制仅仅处理 2.4 周期/度以上的立体信息,这样的解释被 Yang 和 Blake(1991)以及 Kontsevich 和 Tyler(1994)的结果所挑战。Yang 和 Blake(1991)的掩蔽结果以及 Kontsevich 和 Tyler(1994)的模型结果争论只有 2.4 周期/度以上的空间通道处理立体信息。随后 Glennerster 和 Parker(1997)质疑了 Yang 和 Blake 的结果,因为他们没有把刺激的整体可见性考虑在内,而且争论相反是多空间机制处理 2 周期/度以下的立体信息,这是由随后的工作(Prince,Eagle,& Rogers,1998)所支持的结果。

在上述的主要研究(例如图 42.6A,C)中,所选择的刺激是一维空间的和空间频率定位的,和 Gaussians(DOGs)是不同的。这种刺激的一个特征是峰值空间频率和刺激共变的整体尺寸,导致人们想知道图 42.6A 中描述的关系是由于刺激的空间频率还是尺寸。尺寸不一致相关性的一个更一般性的测试可能包括出于何运动的情况进行比较的前述原因而使用宽频分形刺激。这样的刺激包含一个范围的不同空间尺度,此外它不仅仅呈现了自然图像而且在刺激不同的空间频率调制神经元方面也是最优的(Field,1987)。如果我们假设视觉系统可以独立地获得大量的空间频率调制检测器,每一个对它自己的相位不一致限制产生反应,那么对于这种宽频刺激就存在明确的 D_{min} 和 D_{max} 应该如何随着低通和高通滤波变化。D_{min} 应该由有最高空间频率调制的不一致神经元决定(假设每个空间检测器有可比较的内部噪音),而且 D_{max} 被最低的决定。对于 D_{min},低通滤波应该降低立体表现,以和刺激支持的最高空间频率通道的空间周期的固定部分相对应的方式。这些部分将会依赖于如刺激对比度的因子,因为它不仅表现了空间限制还表现了信号/噪音比例限制。出于相同的原因高通滤波应该对表现没有影响。另一方面,D_{max} 被认为是主要的空间限制,应该被通过刺激所支持的最低空间频率通道半周期限制所限制。因此,在高通滤波的情况下应该展现出随着固定相位关系的滤波器截断频率而下降,但是对低通滤波没有影响。这些预测产生于可能的空间频率调制不一致机制之间的关系的最简单的观点,这一机制由最高信号/噪音比例的通道决定。当然,也存在许多其他的可能性。比如,不一致机制可能接受来自许多空间通道的组合输出的输入,并且其他因子可能会限制 D_{min} 和 D_{max}(比如,来自这种多尺度分析的局部原始类型)。

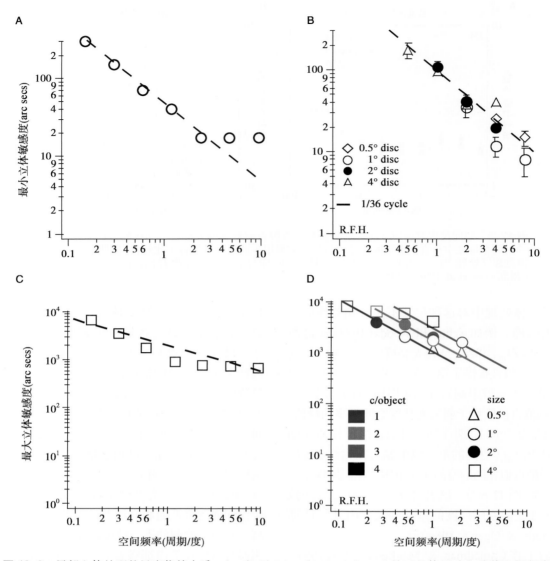

图 42.6　局部立体处理的尺度依赖本质。（A 和 C）Schor 和 Woods（1983）关于整体尺寸和峰值空间频率共变化的一维带通 DOG 刺激的 D_{min} 和 D_{max} 结果被分别重新绘制。（B 和 D）分别是整体尺寸和峰值空间频率被解耦的二维带通刺激的 D_{min} 和 D_{max} 结果。D_{min} 随着图像的峰值空间频率成比例地变化，与刺激尺寸无关；D_{max} 不是这样的。D_{max} 随着物体频率（普通颜色）成比例变化而不是视网膜频率（D）。

各种类型的空间滤波对立体视觉的影响呈现在图 42.6B 和 D 中。图 42.6 展示宽频分形图像的 D_{min} 如何随着低通滤波变化（高通滤波没有影响，数据没有呈现）。与刺激尺寸无关（这里刺激尺寸和空间频率被分别研究），D_{min} 随着进步的低通滤波（斜率＝最高频率时期的 1/36）渐渐地变差，证实了 Schor 和 Woods（1983）的结果。图 42.6 展示了 D_{max} 相似的结果，但这次是针对高通滤波的（低通滤波没有影响，数据没有呈现）。然而，现在它们的关系比独立尺度预测（单位斜率）更加肤浅（平方根），而且存在刺激尺寸的影响。实际上，当我们不用同样的空间频率（比如，周期每度）比较对于刺激的表现而是用同样的物体频

率（周期每物体）时，D_{max} 似乎展现出了尺度依赖的预测（单位斜率），表明它遵循刺激的信息内容而不是视觉系统施加的空间尺度限制。虽然 D_{min} 可以被认为反映了被特殊刺激支持的最高空间频率调制不一致神经元的活动，但是 D_{max} 不可以。Ohzawa 和 Freeman（1986）的模型将会作用于 D_{min} 而非 D_{max}。Ohzawa 和 Freeman（1986）模型和 Barlow、Blakemore 和 Pettigrew（1967）的含蓄的模型组合起来可能能够解释所有的限制。

在额叶平行平面，相较于测试表面的 D_{min} 和 D_{max} 存在更多的立体视觉。例如，局部立体视觉可以支持对复杂三维表面的感知（Tyler，1974）。空间尺度能够

在这个更高的水平保持它的关联性吗？至少在某些情况下回答是肯定的。考虑一下这个例子,两个相同的立体定义的添加 180° 相位的正弦表面(图 42.7)。这样的刺激很难解除疑问,当每个表面都由大量的包含了两个相距一个倍频程的空间频率混合的微图案组成时(图 42.7A)。然而这样的表面可以

被解除疑问(图 42.7B),当每个表面都包含它自己独有的空间频率时(Kingdom, Ziegler, & Hess, 2001)。这种空间尺度的分割有明显的生态学关联性,因为相似的物体(比如植物叶子)在不同的深度时会被呈现在不同的空间尺度下,而且这种自身的尺度差异可以被分割。

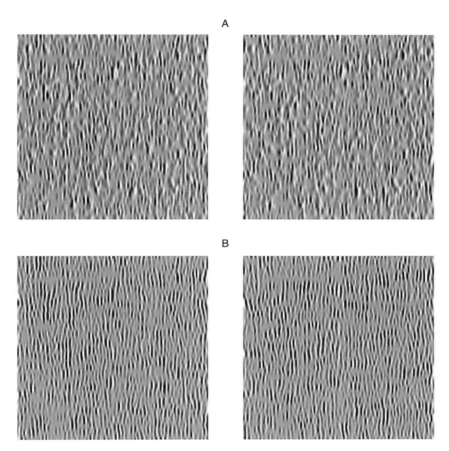

图 42.7　一个整体立体视觉透明度的尺度依赖例子。(A 和 B)双表面不一致光栅例子。A 和 B 中的两个立体对的融合导致了对一个倾斜方位的纹状结构被感知。这个结构实际上是由两个相互编织的添加了相位的正弦不一致表面。(A)每一个表面由单个尺度的 Gabor 元件组成,尽管尺度的倍频程差异呈现了每一个表面。在这种情况下,两个表面的透明本质被感知。(B)表面的不同尺度的 Gabor 没有被分离。在这种情况下,透明没有被感知(经许可转载自 Kingdom, Ziegler, & Hess, 2001)。

尺度和颜色

　　任何对彩色和非彩色处理之间相关性的理解都必须依赖于对空间尺度的理解。通过使用对比敏感度函数(Granger & Heurtley, 1973;Mullen, 1985;Sekiguchi, Williams, & Brainard, 1993),人们综合比较了彩色和非彩色视觉的空间处理。结果表明处理红-绿和蓝-黄的机制在整体对比敏感度上和非彩色系统有显著的不同。和非彩色系统的带通反应相比,彩色敏感度是低通的。此外,尽管与对应的非彩色相比,彩色敏感度

在更高的空间频率处更差,但是它的低空间频率敏感度更好。这些结果展示在图 42.8 中。彩色处理和非彩色处理在互补的空间尺度处最佳。颜色视觉不能像非彩色视觉那样为我们提供细节分类,但是它让我们具备了在精细的颜色差异基础上分割大的区域。

　　潜在的彩色敏感度的独特机制的空间特征与前面描述的非彩色视觉相似,也就是窄调带通机制拓宽了整个范围(Bradley, Switkes, & De Valois, 1988;Losada & Mullen, 1994, 1995;Mullen & Losada, 1999)。光栅的对比敏感度跨视野下降的尺度依赖规则对彩色

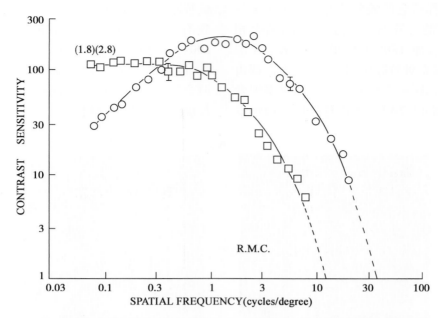

图 42.8 非彩色视觉和彩色视觉之间的空间尺度差异。非彩色刺激和彩色刺激的对比敏感度函数表明反而前者在高空间频率处更突出,后者在低空间频率处更突出(经许可转载自 Mullen,1985)。

敏感度也是相关的,附加条件是红-绿彩色敏感度比对应的非彩色下降的更迅速(Mullen,1991)。蓝-黄和红-绿视锥对立分布在视野的不同区域,表明了不同的潜在神经元约束(Mullen & Kingdom,2002)。然而,像彩色/非彩色差异一样,这种不同自身并不依赖于空间尺度(K. T. Mullen,个人交流)。

尺度选择

在不同尺度下独立处理信息的能力有一些显著的优点,包括尺度被不同程度地影响的情况。例如,在降低的光亮度水平、周边视觉、运动、立体和颜色方面。在这些情况下,来自多尺度的普通信息将会被更少地破坏,而且,作为结果,知觉会更加稳定。这种受益是要支付代价的。代价是,首先,某些更加有趣的图像特征仅在尺度组合后出现,其次,对于多尺度内独立承载的信息,必须决定哪些尺度要被选择哪些要被忽略:问题是尺度的选择。"聪明的"空间尺度选择总是要比"盲目的"组合要好,但问题是"什么构成了聪明的选择?"许多不同的规则被提出,每个都应用于特殊的任务。范围从选择有最好信号/噪音比例或最小变异性的尺度到追踪不同尺度下滤波器的输出特征。

最初,至少对于纹理任务,规则被描述为特征分割的选择(Julesz,1981)。某些这样的纹理特征规则

被重铸为滤波器选择,尤其是特征的反差极性是重要的。人们对选择合适的尺度进行分析提出了很多不同的建议。例如,在图像处理域,不同空间尺度滤波器输出的零交叉等特征被定义为图像特征的重要标记。通过零交叉被跨尺度追踪,一个尺度选择规则被提出,而且它们所持续的最高尺度被选择(Witkin & Tennenbaum,1983)。这个对一维特征非常成功的最初的尝试应用于二维特征时变得异常困难(Yuille & Poggio,1986)。另一个建议是使用有最好信号/噪音比例的尺度。许多针对运动(Bex et al.,1995;Brady,Bex,& Fredericksen,1997;Eagle,1996;Hess et al.,1998)和立体(Hess,Liu,& Wang,2002)的研究对其进行了假设。Malik 和 Perona(1990)提出了一个针对纹理辨别任务的"leader-takes-all"规则。Elder 和 Zucker(1998)提出利用最小可获得尺度进行边缘检测。Dakin(1997)提出了一个统计学规则,针对整体方位任务的局部方位方差最小化。

尺度组合的证据

一副图像的有用信息出现在一个空间域内的不同尺度下,同时也出现在跨不同区域的一个尺度下。尺度组合可能在表面噪音存在的情况下帮助提供基于物体的重要信息(Marr,1982)。以下是一系列刚性的(比如,不加选择的)尺度组合的特殊情况。在某些

情况下视觉系统是组合不同尺度下的信息还是在许多尺度下的每一个尺度独立地分析信息是由任务而不是刺激决定的。尺度组合的任务依赖本质的一个例子是"局部"辨别任务和"整体"辨别任务。在局部水平进行空间（Dakin & Bex，2001）和运动（Bex & Dakin，2000）检测，而在整体水平元件以一种尺度依赖的方式聚集；局部分组是跨尺度整合的。另一方面，从粗糙尺度到好的尺度进行操作的刚性的尺度组合规则的建议被提出。这原本被提出用以解决对应的立体问题（Marr & Poggio，1979），但是随后应用到了一个时空分析的模型中，渐渐地更好的尺度在随后的时代被分析（Watt，1987；Parker，Lishman，& Hughes，1997）。

空间

Harmon 和 Julesz（1973）首先证明了区块量子化的图像是很难被识别的。比较图 42.9（顶行）。呈现在顶行最右边面板的低空间频率分量也展示在顶行的中间面板中，但是不能用来帮助识别。虽然最初认为这是由于通过引入量子化使得低空间频率被高空间频率掩蔽，但是随后人们意识到跨尺度的相位连续性发挥了更大的作用（Canny，1983；Hayes，1989；Morrone & Burr，1983）。比较图 42.9 底行的面板：在底行中间面板，额外的高空间频率和引入添加的阻塞相似，但是并没有像底行最左边面板中那样难以识别。当相位关系分布在图像的（阻塞的）高空间频率和（原始的）低空间频率分量之间时，图像的识别被修复了。这展示在图 42.9 底行最右边面板中，通过阻塞引入的高空间频率的相位被转移了 180°，现在辨别更加简单了。如果视觉系统承载了独立的尺度分析而没有刚性的尺度组合，一个块量化的图像不应该能够通过它的低空间频率分量被识别。例如，模糊的面部仍能被识别出来（图 42.9，顶行最右边面板）。这并非表明虽然处理最初可能出现在尺度内，但是只有通过跨尺度的信息组合有趣的图像特征才能够被显示出来。

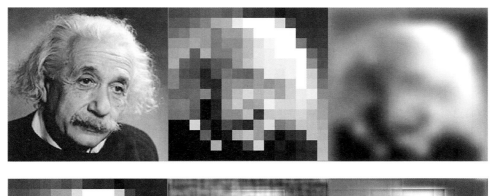

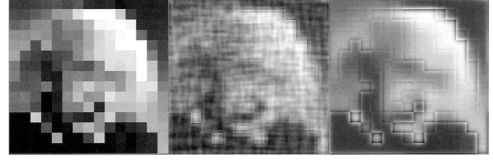

图 42.9 物体的识别并不是在不同的尺度内独立发生的。在最上图中，当图像被块量化（顶部，中间）后识别是受损的，而且比基于可获得的低空间频率信息的预期更加糟糕（顶部，右边）。这种影响最初被认为是由于临界带屏蔽，但是添加高空间频率（底部，中间）后并没有对表现产生和块量化同等程度的损害（底部，左边）。轻弹原始块量化的光亮度极性（底部，右边）确实有助于识别。（得到 S. C. Dakin. 的允许复制）

纹理感知

Glass 图案是许多元件对（偶极）组成的视觉纹理，它的整体方位是通过简单的几何转换决定的（Glass，1969）。这种图案对于探究尺度组合是非常理想的，因为已经证明这种任务可以在很多独立的空间尺度下显示同等的很好表现（Dakin，1997）。为了检测这些多元件阵列的整体结构，观察者必须完成偶极水平下的局部分组以检测局部方位结构，以及阵列整体水平的局部分组以组合局部方位估计产生整体结构。Dakin 和 Bex（2001）曾经证明局部分组操作独立地出现在许多空间尺度下的每一个尺度

（比如，有一个带通调制），而局部分组跨尺度组合信息（比如，有一个低通调制）。这两个过程的空间调制结果展示在图 42.10 中，包括旋转，平移，扩张的几何转换。

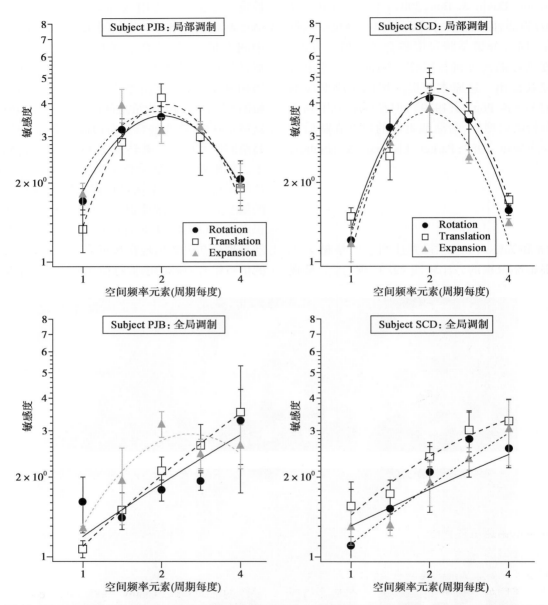

图 42.10 Glass 图案结构识别时的局部和全局分组的空间频率调制。在顶部的两个图中，局部敏感度（阈值处信号/噪音比例的倒数）作为有 2 周期/度偶极子元件的元件对的空间频率的函数被绘制。在底部的两幅图中，整体敏感度作为掩蔽刺激空间频率的函数被绘制出来。这里的敏感度和潜在机制的敏感度相关。局部分组出现在尺度内，而局部分组跨尺度出现。（得到 Dakin 和 Bex, 2001, 的允许重制）

模糊感知

我们对如何辨别模糊的理解仍然没有得到解决。许多不同的建议曾经被提出。在某些情况中（Elder & Zucker, 1998; Field & Brady, 1997; Mather, 1997; Watt & Morgan, 1983），神经元机制可能需要跨空间尺度对

信息进行压缩，然而在其他的多尺度（Georgeson, 1994）或单尺度（Elder & Zucker, 1998）情况下处理能力是足够的。

关于在最高空间尺度下通过活动程度发出模糊信号的简单的建议是不正确的，因为与完全尖锐的参考边缘相比，我们更善于从已经模糊的参考边缘中分

辨模糊的变化(Watt & Morgan,1983)。这意味着要么我们不能独立地使用最高空间频率机制获得信号化的模糊,要么我们出于其他的原因选择不使用它(比如,最好的尺度下噪音太大)。Watt 和 Morgan(1983)提出存在一个滤波器输出刚性组合(MIRAGE 模型)优先分析模糊。他们认为模糊是由二阶导数滤波器输出中相邻波峰和波谷之间的距离来表示的。Field 和 Brady(1997)以及 Mather(1997)认为在不同的频率下可检测结构相对振幅的变化使图像看起来是模糊的。为了判断这一方案,需要跨尺度活动的比较而不是仅仅在尺度内。Georgeson(1994)(同见 Kayargadde & Martens,1996)提出另外一种基于多尺度模板模型的计算非周期性和周期性正弦曲线模糊的方法(Georgeson,2001),其中模糊是通过找到能够最好匹配边缘二阶导数轮廓的多尺度高斯导数模板编码的。这个模型简单、多尺度、匹配良好(对于一维边缘)而且没有自由参数的,还可以容易地被简单细胞执行。Elder 和 Zucker(1998)也做出了重要的贡献,他们使用自适应的尺度滤波——在每个定位系统使用"最小可靠尺度",由信号对噪音比例定义。

运动速度

虽然视觉处理的早期阶段包括被空间-时间导向的但是又依据它们的空间和时间频率的独立性而被分离的滤波器的活动,但是证据表明我们对图像运动的辨别是依据速度而不是时间频率。为实现这一目的,空间频率和时间频率不可分离的滤波器是必需的,迫使跨空间和时间尺度的信息组合优先于图像速度的处理。心理物理学研究为速度在运动处理中的重要性提供了证据。Thompson(1981)表明通常的运动适应的度量依据速度而不是空间和时间频率。Mc-Kee,Silverman 和 Nakayama(1986)证明了速度对辨别图像运动的重要性。随后,视觉系统被证明以一种非选择的方法在不同的方位带上整合信息,在某些情况下导致了次优的表现(Schrater, Knill, & Simoncelli,2000)。Perrone 和 Thiele(2001),还有随后的 Priebe, Lisberger 和 Movshon(2006)以及 Nishimoto 和 Gallant(2006)为纹外视皮层 MT 区水平神经元感受野特性被空间频率和时间频率定向提供了神经生理学的支持。这表明 V1 区已经包含在单独的空间和时间尺度内的信息在 MT 水平上被组合以编码速度。Simoncelli 和 Heeger(1998)提出了一个计算模型,表明根据方位和方向选择性 V1 细胞的反应,图像的速度被假设的 MT 细胞抽取出来。

组合规则

在视觉处理的某些阶段中,对于特别的任务,在不同的空间尺度下组合信息从而获得有趣的图像特征是有利的。像许多不同的组合规则所提出的那样,这种类型的组合很大程度上依赖于图像特征的本质;范围从"盲目的"(不加选择的)合并到优化的合并策略。主要的决定因素是特殊的特征和包含的任务。

例如,如果一个图像的特征是整体方位,那么信息首先被跨尺度或空间频率压缩已经得到证明。相似的,如果选择的特征是局部空间频率结构,那么组合会在不同的方位发生(Dakin & Bex,2001;Olzak & Thomas,1991,1992;Thomas & Olzak,1996)。也有证据表明视觉系统包含更高水平的机制,能够跨空间尺度加和以处理图像特征的方位,但是不能跨尺度加和来处理图像特征的空间频率和对比度(Olzak & Wickens,1997)。如果特征是局部速度,Schrater,Knill 和 Simoncelli(2000)曾经证明视觉系统针对方位使用确定的组合规则,而不是人们所熟知的特殊刺激的空间特征。他们的结果与速度调制检测器一致,该检测器测量固定的(比如,盲目组合的)、方位宽频的、空间时间频率二维区域的能量(同见 Nishimoto & Gallant,2006;Simoncelli & Heeger,1998)。如果特征是 Glass 图形(Dakin & Bex,2001)或随机点动态运动图(Bex & Dakin,2000)的整体结构,信息会通过给予更低空间频率更大权重的方式跨尺度组合。如果特征是两个倾斜的正弦光栅组成的格子图形的整体感知,那么信息会优先于边缘提取而跨方位收缩(Georgeson & Meese,1997)。

一个特殊的尺度内组合情况出现在边缘特征中,组合过程是相位敏感的。许多边缘检测的计算方案利用了这一点,通过评估跨尺度滤波器输出之间的相关联的活动实现(Canny,1983;Georgeson,1992,1994;Lowe,1988;Marr,1982;Marr & Hildreth,1980;Morrone & Burr,1988;Torre & Poggio,1986)。Georgeson 和 Meese(1997)报道称添加一个 $3f$ 分量,如果添加在他们的格子图形刺激一个分量的方波相位上,会跨方位地破坏先前的组合。现在对格子图形的感知依据于它的分量。这表明提取边缘特征的尺度的相位-敏感组合可能是一个特殊的情况,而且可能在方位内连接上占据优势。Dakin 和 Hess(1999)使用宽带和窄带元件空间特征之间的轮廓整合任务,对边缘提取可能代表一种特殊情况而且可能同时或优先于轮廓整合出现提出了争议。

空间尺度恒定性

　　某些视觉敏感性展示了一种可见的距离恒定并且被称为尺度恒定性。这可能由于多种原因导致。例如，随机点动态运动图的 D_{max} 最初被发现存在一种形式的尺度不变性（Lappin & Bell，1976）。这是有可能，因为当可见的距离减小而且刺激扩展到更高的离心率，那么现在放大的噪音刺激的更低空间频率分量可能随后决定了运动的最大跳跃尺寸（Baker & Braddick，1985）。另一种形式的尺度恒定性可能出现在不存在任何依赖于元件空间频率的任务中，比如整体形状任务（Achtman，Hess，& Wang，2003）。一种不同的而且更加有趣的尺度恒定性出现在某些类型的所谓的二阶刺激中。对这种刺激的处理被认为包括视觉处理的两个连续阶段。第一个阶段包含带通滤波器。第二个阶段，也包含带通滤波器，结合来自第一阶段滤波器的输出。这些刺激的组成有对比度、运动、方位、不一致性以及其他方面的调整。一般性的发现是检测这些调整的敏感性不依赖于可见的距离。这意味着调整的敏感性不依赖于视网膜空间频率（比如，周期每度）而是物体空间频率（比如，周期每物体）。这种形式的尺度恒定性见于对比度调制（Jamar & Koenderink，1985）、运动调制（Meso & Hess，2010）和方位流动-域调制（Kingdom & Keeble，1999）。然而，它不普遍见于二阶刺激。例如，它不见于所有类型的方位调制（Meso & Hess，2011）或不一致调制（N. Wirtz & R. F. Hess，未出版数据）。在尺度恒定性存在的情况下（比如，对比度调制，运动调制，和方位流动域），也存在载体（调制一阶滤波器）空间频率和调整器（调制二阶滤波器）空间频率之间的最优比率。

总结

　　某些人争论认为视觉系统仅仅在尺度内处理信息，另一些人认为信息仅仅跨尺度处理。然而，人们可以发现视觉中存在尺度内和跨尺度分析的例子，而且这与任务有关。对于某些任务，尺度组合出现在视觉处理的后期，而不是其他阶段。一个例子就是边缘的高效编码。在纹状皮层水平存在有适当的空间调制特性的神经元，通过其谐波分量成功地编码边缘结构。然而，如果边缘是日常图像的重要特征（Olshaus-

en & Field，1996，1997；同见 Olshausen and Lewicki 的 87 章），而且如果我们想实现尽可能稀疏的编码，那么同时存在一些硬连接的（hardwired）边缘检测神经元（跨尺度组合）可能是有利的，这些神经元可以更加稀疏地编码这种常见的自然特征。拥有这种检测器不会妨碍使用多尺度处理相位关系随机的宽频图像（比如，噪音）。这是一个尺度内和尺度组合可能在同一处理阶段的例子，甚至可以竞争完成相似的任务。

　　最初尺度内处理的看法被认为是极端的限制，通过假设视觉系统对整体视网膜图像进行了全局傅里叶分析。这个观点现在让步于更加温和的提议，视觉信息可以在领域的局部区域内在许多尺度的每一个尺度下分别地处理，至少在皮层通路的早期部分。理解这一点给了我们关于什么限制了各种类型视觉过程的预测能力。当然，这不是全部情况。在某些情况下，例如，图像速度编码，空间组合是提取相关的视觉信息的基本部分。空间尺度现在是我们思考视觉问题时的基本部分，尤其与视觉处理的早期阶段相关。忽视这一点和没有意识到它的局限性是同样危险的。

致谢

　　感谢所有我的同事们多年来的洞察力，耐心和理解，以及 CIHR 和 NSERC 的支持。感谢 Rebecca Achtman 对插图的帮助。

参考文献

Achtman, R. L., Hess, R. F., & Wang, Y. Z. (2003). Sensitivity for global shape detection. *Journal of Vision (Charlottesville, Va.), 3*, 616–624. doi:10.1167/3.10.4.

Adelson, E. H., & Bergen, J. R. (1985). Spatio-temporal energy models for the perception of motion. *Journal of the Optical Society of America. A, Optics and Image Science, 2*, 284–299.

Baker, C. L., Jr. (1999). Central neural mechanisms for detecting second-order motion. *Current Opinion in Neurobiology, 9*, 461–466.

Baker, C. L., Jr., & Braddick, O. J. (1985). Eccentricity-dependent scaling of the limits for short-range apparent motion perception. *Vision Research, 25*, 803–812.

Barlow, H. B., Blakemore, C., & Pettigrew, J. D. (1967). The neural mechanism of binocular depth discrimination. *Journal of Physiology, 193*, 327–342.

Bex, P. J., Brady, N., Fredericksen, R. E., & Hess, R. F. (1995). Energetic motion detection. *Nature, 378*, 670–672. doi:10.1038/378670b0.

Bex, P. J., & Dakin, S. C. (2000). Narrowband local and broadband global spatial frequency selectivity for motion perception. *Investigative Ophthalmology & Visual Science, 41*(Suppl.), s545.

Bischof, E. H., & di Lollo, V. (1990). Perception of directional sampled motion in relation to displacement and spatial frequency: Evidence for a unitary motion system. *Vision Research, 9*, 1341–1362. doi:10.1016/0042-6989(90)90008-9.

Bischof, W. F., & di Lollo, V. (1991). On the half-cycle displacement limit of sampled directional motion. *Vision Research, 31*, 649–660. doi:10.1016/0042-6989(91)90006-Q.

Blakemore, C., & Campbell, F. W. (1969). On the existence of neurones in the human visual system selectively sensitive to the orientation and size of retinal images. *Journal of Physiology, 203*, 237–260.

Bradley, A., Switkes, E., & De Valois, K. (1988). Orientation and spatial frequency selectivity of adaptation to color and luminance gratings. *Vision Research, 28*, 841–856. doi:10.1016/0042-6989(88)90031-4.

Brady, N., Bex, P. J., & Fredericksen, R. E. (1997). Independent coding across spatial scales in moving fractal images. *Vision Research, 37*, 1873–1884. doi:10.1016/S0042-6989(97)00007-2.

Campbell, F. W., Cleland, B., Cooper, G. F., & Enroth-Cugell, C. (1968). The angular selectivity of visual cortical cells to moving gratings. *Journal of Physiology, 198*, 237–250.

Campbell, F. W., Cooper, G. F., & Enroth-Cugell, C. (1969). The spatial selectivity of the visual cells of the cat. *Journal of Physiology, 203*, 223–235.

Campbell, F. W., & Green, D. G. (1965). Optical and retinal factors affecting visual resolution. *Journal of Physiology, 181*, 576–593.

Campbell, F., & Robson, J. (1968). Application of Fourier analysis to the visibility of gratings. *Journal of Physiology, 197*, 551–566.

Cannon, W. M., & Fullenkamp, S. C. (1991). Spatial interactions in apparent contrast: Inhibitory effects among grating patterns of different spatial frequencies, spatial positions and orientations. *Vision Research, 31*, 1985–1998. doi:10.1016/0042-6989(91)90193-9.

Canny, J. F. (1983). *Finding Edges and Lines in Images* (AI-TR-720). Boston: MIT AI Laboratory Technical Report.

Chang, J. J., & Julesz, B. (1983). Displacement limits, directional anisotropy and direction versus form discrimination in random dot cinematograms. *Vision Research, 23*, 639–646.

Chang, J. J., & Julesz, B. (1985). Cooperative and non-cooperative processes of apparent motion of random dot cinematograms. *Spatial Vision, 1*, 39–41. doi:10.1163/156856885X00062.

Chubb, C., Sperling, G., & Solomon, J. A. (1989). Texture interactions determine perceived contrast. *Proceedings of the National Academy of Sciences of the United States of America, 86*, 9631–9635. doi:10.1073/pnas.86.23.9631.

Cleary, R. (1990). Contrast dependence of short range apparent motion. *Vision Research, 30*, 463–478.

Cleary, R., & Braddick, O. J. (1990). Direction discrimination for bandpass filtered random dot kinomatograms. *Vision Research, 30*, 303–316.

Crook, J. M., Lange-Malecki, B., Lee, B. B., & Valbert, A. (1988). Visual resolution of macaque retinal ganglion cells. *Journal of Physiology, 396*, 205–224.

Dakin, S. C. (1997). The detection of structure in Glass patterns: Psychophysics and computational models. *Vision Research, 37*, 2227–2259. doi:10.1016/S0042-6989(97)00038-2.

Dakin, S. C., & Bex, P. J. (2001). Local and global visual grouping: Tuning for spatial frequency and contrast. *Journal of Vision (Charlottesville, Va.), 1*, 99–112. doi:10.1167/1.2.4.

Dakin, S. C., & Hess, R. F. (1999). Contour integration and scale combination processes in visual edge detection. *Spatial Vision, 1*, 309–327. doi:10.1163/156856899X00184.

Dakin, S. C., & Mareschal, I. (2000). Sensitivity to contrast modulation depends on carrier spatial frequency and orientation. *Vision Research, 4*, 311–329.

De Monastereo, F. M., & Gouras, P. (1975). Functional properties of ganglion cells in the rhesus monkey retina. *Journal of Physiology, 25*, 167–195.

De Valois, R. L., Albrecht, D. G., & Thorell, L. G. (1982). Spatial frequency selectivity of cells in macaque visual cortex. *Vision Research, 22*, 545–559.

DeVries, H. (1943). The quantum nature of light and its bearing upon the threshold of vision, the differential sensitivity and visual acuity of the eye. *Physica, 10*, 553–564.

Eagle, R. A. (1996). What determines the maximum displacement limit for spatially broadband kinematograms. *Journal of the Optical Society of America. A, Optics, Image Science, and Vision, 13*, 408–418.

Ejima, Y., & Takahashi, S. (1985). Apparent contrast of a sinusoidal grating in the simultaneous presence of peripheral gratings. *Vision Research, 25*, 1223–1232.

Elder, J. H., & Zucker, S. W. (1998). Local scale control for edge detection and blur estimation. *IEEE Transactions on Pattern Analysis and Machine Intelligence, 20*, 699–716.

Ellemberg, D., Wilkinson, F., Wilson, H. R., & Arsenault, A. S. (1998). Apparent contrast and spatial frequency of local texture elements. *Journal of the Optical Society of America. A, Optics, Image Science, and Vision, 15*, 1733–1739. doi:10.1364/JOSAA.15.001733.

Enroth-Cugell, C., & Robson, J. G. (1966). The contrast sensitivity of retinal ganglion cells of the cat. *Journal of Physiology, 187*, 517–552.

Field, D. J. (1987). Relations between the statistics of natural images and the response properties of cortical cells. *Journal of the Optical Society of America. A, Optics and Image Science, 4*, 2379–2394. doi:10.1364/JOSAA.4.002379.

Field, D. J. (1993). Scale-invariance and self-similar "wavelet" transforms: An analysis of natural scenes and mammalian visual systems. In M. Marge, J. C. R. Hunt, & J. C. Vassilicos (Eds.), *Wavelets, fractals and Fourier transforms* (pp. 151–193). Oxford: Clarendon Press.

Field, D. J., & Brady, N. (1997). Visual sensitivity, blur and the sources of variability in the amplitude spectra of natural scenes. *Vision Research, 37*, 3367–3384. doi:10.1016/S0042-6989(97)00181-8.

Field, D. J., Hayes, A., & Hess, R. F. (1993). Contour integration by the human visual system: evidence for a local "association field." *Vision Research, 33*, 173–193. doi:10.1016/0042-6989(93)90156-Q.

Foster, K. H., Gaska, J. P., Nagler, M., & Pollen, D. A. (1985). Spatial and temporal frequency selectivity of neurones in visual cortical areas V1 and V2 of the macaque monkey. *Journal of Physiology, 365*, 331–363.

Georgeson, M. (1992). Human vision combines oriented filters to compute edges. *Proceedings. Biological Sciences, 249*, 235–245.

Georgeson, M. A. (1994). From filters to features: Location, orientation, contrast and blur. In M. J. Morgan (Ed.), *Higher-Order Processing in the Visual System: CIBA Foundation Symposium 184* (pp. 147–165). Chichester, UK: John Wiley & Sons.

Georgeson, M. A. (2001). *Seeing edge blur: Receptive fields as multi-scale neural templates.* Vision Sciences Conference, Sarasota, Florida.

Georgeson, M. A., & Meese, T. S. (1997). Perception of stationary plaids: The role of spatial filters in edge analysis. *Vision Research, 37*(23), 3255. doi:10.1016/S0042-6989(97)00124-7.

Glass, L. (1969). Moiré effects from random dots. *Nature, 243,* 578–580.

Glennerster, A., & Parker, A. J. (1997). Computing stereo channels from masking. *Vision Research, 37,* 2143–2152.

Glezer, V. D., Cooperman, A. M., & Tscherbach, T. A. (1973). Investigation of complex and hyper-complex receptive fields of visual cortex of the cat as spatial frequency filters. *Vision Research, 13,* 1875–1904.

Graham, N., & Nachmias, J. (1971). Detection of grating patterns containing two spatial frequencies: A comparison of single channel and multi-channel models. *Vision Research, 11,* 251–259.

Graham, N., Robson, J. G., & Nachmias, J. (1978). Grating summation in fovea and periphery. *Vision Research, 18,* 816–825.

Graham, N., Sutter, A., & Venkatesan, C. (1993). Spatial frequency and orientation selectivity of simple and complex channels in regional segregation. *Vision Research, 33,* 1893–1911. doi:10.1016/0042-6989(93)90017-Q.

Granger, E. M., & Heurtley, J. C. (1973). Visual chromaticity-modulation transfer function. *Journal of the Optical Society of America, 63,* 1173–1174.

Harmon, L. D., & Julesz, B. (1973). Masking in visual recognition: Effects of two dimensional filtered noise. *Science, 180,* 1194–1197.

Hayes, A. (1989). *Representation by images restricted in resolution and intensity range* (PhD thesis). Department of Psychology, University of Western Australia, Perth, Australia.

Hess, R. F. (1990). Vision at low light levels: Role of spatial, temporal and contrast filters. *Ophthalmic & Physiological Optics, 10,* 351–359.

Hess, R. F., Liu, H. C., & Wang, Y. Z. (2002). Luminance spatial scale and local stereo-sensitivity. *Vision Research, 42*(3), 331. doi:10.1016/S0042-6989(01)00285-1.

Hubel, D. H., & Wiesel, T. N. (1959). Receptive fields of single neurons in the cat's striate cortex. *Journal of Physiology, 148,* 574–591.

Hubel, D. H., & Wiesel, T. N. (1960). Receptive fields of optic nerve fibres in the spider monkey. *Journal of Physiology, 154,* 572–580.

Hubel, D. H., & Wiesel, T. N. (1962). Receptive fields, binocular interaction and functional architecture in the cat's visual cortex. *Journal of Physiology, 160,* 106–154.

Hubel, D. H., & Wiesel, T. N. (1968). Receptive fields and functional architecture of monkey striate cortex. *Journal of Physiology, 195,* 215–243.

Issa, N. P., Trepel, C., & Stryker, M. P. (2000). Spatial frequency maps in cat visual cortex. *Journal of Neuroscience, 20*(22), 8504–8514.

Jamar, J. H., & Koenderink, J. J. (1985). Contrast detection and detection of contrast modulation for noise gratings. *Vision Research, 25,* 511–521.

Johnston, A., McOwen, P., & Buxton, H. (1992). A computational model of the analysis of some first-order and second-order motion patterns by simple and complex cells. *Proceedings of the Royal Society of London, B250,* 297–306.

Julesz, B. (1981). Textons, the elements of texture perception, and their interactions. *Nature, 29,* 91–97.

Kaufman, D. A., & Palmer, L. A. (1990). The luminance dependence of the spatiotemporal response of cat striate cortical cells. *Investigative Ophthalmology & Visual Science, 31*(Suppl), 398.

Kayargadde, V., & Martens, J. B. (1996). Perceptual characterization of images degraded by blur and noise: experiments. *Journal of the Optical Society of America A-Optics & Image Science, 13,* 1166–1177.

Kingdom, F. A., & Keeble, D. R. (1999). On the mechanism for scale invariance in orientation-defined textures. *Vision Research, 39,* 1477–1489. doi:10.1016/S0042-6989(98)00217-X.

Kingdom, F. A. A., & Keeble, D. R. T. (2000). Luminance spatial frequency differences facilitate the segmentation of superimposed textures. *Vision Research, 40,* 1077–1087.

Kingdom, F. A. A., Ziegler, L. R., & Hess, R. F. (2001). Luminance spatial scale facilitates depth segmentation. *Journal of the Optical Society of America. A, Optics, Image Science, and Vision, 18,* 993–1002. doi:10.1364/JOSAA.18.000993.

Klein, S. A., Stromeyer, C. F. III, & Ganz, L. (1974). The simultaneous spatial frequency shift: A dissociation between the detection and perception of gratings. *Vision Research, 14,* 1421–1432.

Kontsevich, L. L., & Tyler, C. W. (1994). Analysis of stereo-thresholds for stimuli below 2.5 c/deg. *Vision Research, 34,* 2317–2329. doi:10.1016/0042-6989(94)90110-4.

Kourtzi, Z., & Kanwisher, N. (2001). Representation of perceived object shape by the human lateral occipital complex. *Science, 293,* 1506–1509.

Langley, K., Fleet, D. J., & Hibbard, P. B. (1996). Linear filtering precedes non-linear processing in early vision. *Current Biology, 6,* 891–896.

Lappin, J. S., & Bell, H. H. (1976). The detection of coherence in moving random dot patterns. *Vision Research, 16*(2), 161–168.

Ledgeway, T. (1996). How similar must the Fourier spectra of the frames of a random dot kinematogram be to support motion perception? *Vision Research, 36,* 2489–2495. doi:10.1016/0042-6989(95)00315-0.

Li, G., Wang, Z., Yao, Z., Yuan, N., Talebi, V., Tan, J., et al. (2011). Form-cue invariant second-order contrast envelope responses in macaque V2. *Society for Neuroscience Abstract,* Program # 271.08/ Poster II27.

Losada, M. A., & Mullen, K. T. (1994). The spatial tuning of chromatic mechanisms identified by simultaneous masking. *Vision Research, 34,* 331–341.

Losada, M. A., & Mullen, K. T. (1995). Color and luminance spatial tuning estimated by noise masking in the absence of off-frequency looking. *Journal of the Optical Society of America. A, Optics, Image Science, and Vision, 12,* 250–260.

Lowe, D. G. (1988). *Proceedings from the second international conference on computer vision: Organization of smooth image curves at multiple spatial scales.* New York: IEEE Computer Society Press.

Mackay, D. M. (1973). Lateral interaction between neural channels sensitive to texture density. *Nature, 245,* 159–161.

Maffei, L., & Fiorentini, A. (1973). The visual cortex as a spatial frequency analyser. *Vision Research, 13,* 1255–1267.

Malik, J., & Perona, P. (1990). Preattentive texture discrimination with early visual mechanisms. *Journal of the Optical Society of America. A, Optics and Image Science, 7,* 923–932.

Marr, D. (1982). *Vision: A computational investigation into the human representation and processing of visual information.* New York: W. H. Freeman & Co.

Marr, D., & Hildreth, E. (1980). Theory of edge detection. *Proceedings of the Royal Society of London. Series B, Biological Sciences, 207,* 187–217.

Marr, D., & Poggio, T. (1979). A computational theory of human stereo vision. *Proceedings of the Royal Society of London. Series B, Biological Sciences, 204,* 301–328.

Marrett, S., Dale, A. M., Mendela, J. D., Sereno, M. I., Liu, A. K., & Tootell, R. B. H. (1997). Preferred spatial frequency varies with eccentricity in human visual cortex. *NeuroImage,*

3, s157.

Mather, G. (1997). The use of image blur as a depth cue. *Perception, 26*, 1147–1158.

McKee, S. P., Silverman, G. H., & Nakayama, K. (1986). Precise velocity discrimination despite random variations in temporal frequency and contrast. *Vision Research, 26*, 609–619.

Meso, A. I., & Hess, R. F. (2010). Visual motion gradient sensitivity shows scale invariant spatial frequency and speed tuning properties. *Vision Research, 50*, 1475–1485.

Meso, A. I., & Hess, R. F. (2011). Orientation gradient detection exhibits variable coupling between 1st and 2nd stage filtering mechanisms. *Journal of the Optical Society of America. A, Optics, Image Science, and Vision, 28*, 1721–1731.

Morgan, M. J. (1992). Spatial filtering precedes motion detection. *Nature, 335*, 344–346.

Morgan, M. J., & Mather, G. (1994). Motion discrimination in 2-frame sequences with differing spatial frequency content. *Vision Research, 34*, 197–208.

Morrone, M. C., & Burr, D. C. (1983). Added noise restores recognition of coarse quantized images. *Nature, 305*, 226–228.

Morrone, M. C., & Burr, D. C. (1990). Feature detection in human vision: A phase-dependent energy model. *Proceedings of the Royal Society of London. Series B, Biological Sciences, 235*, 221–245.

Movshon, J. A., Thompson, I. D., & Tolhurst, D. J. (1978). Spatial and temporal contrast sensitivity in areas 17 and 18 of the cat's visual cortex. *Journal of Physiology, 283*, 101–130.

Mullen, K. T. (1985). The contrast sensitivity of human colour vision to red-green and blue-yellow chromatic gratings. *Journal of Physiology, 359*, 381–400.

Mullen, K. T. (1991). Colour vision as a post-receptoral specialization of the central visual field. *Vision Research, 31*, 119–130.

Mullen, K. T., & Kingdom, F. A. A. (2002). Differential distribution of red-green and blue-yellow cone opponency across the visual field. *Visual Neuroscience, 19*, 108–118. doi:10.1017/S0952523802191103.

Mullen, K. T., & Losada, M. A. (1999). The spatial tuning of color and luminance peripheral vision measured with notch filtered noise. *Vision Research, 39*, 721–731.

Nishimoto, S., & Gallant, J. L. (2006). A three-dimensional spatiotemporal receptive field model explains responses of area MT neurons to naturalistic movies. *Journal of Neuroscience, 31*(41), 14552–14564.

Ohzawa, I., DeAngelis, G. C., & Freeman, R. D. (1990). Stereoscopic depth discrimination in the visual cortex: Neurones ideally suited as disparity detectors. *Science, 249*, 1037–1041. doi:10.1126/science.2396096.

Ohzawa, I., DeAngelis, G. C., & Freeman, R. D. (1996). Encoding of binocular disparity by simple cells in cat's visual cortex. *Journal of Neurophysiology, 75*, 1779–1805.

Ohzawa, I., & Freeman, R. D. (1986). The binocular organization of simple cells in cat striate cortex. *Journal of Neurophysiology, 56*, 221–242.

Olshausen, B. A., & Field, D. J. (1996). Emergence of simple-cell receptive field properties by learning a sparse code for natural images. *Nature, 381*, 607–609.

Olshausen, B. A., & Field, D. J. (1997). Sparse coding with an overcomplete basis set: A strategy employed by V1? *Vision Research, 37*, 3311–3325. doi:10.1016/S0042-6989(97)00169-7.

Olzak, L. A., & Thomas, J. P. (1991). When orthogonal orientations are not processed independently. *Vision Research, 31*, 51–57.

Olzak, L. A., & Thomas, J. P. (1992). Configural effects constrain Fourier models of pattern discrimination. *Vision*

Research, 32, 1885–1898. doi:10.1016/0042-6989(92)90049-O.

Olzak, L. A., & Wickens, T. D. (1997). Discrimination of complex patterns: Orientation information is integrated across spatial scale; spatial frequency and contrast information are not. *Perception, 26*, 1101–1120.

Pantle, A., & Sekular, R. (1968). Size detecting mechanisms in human vision. *Science, 62*, 1146–1148.

Parker, D. M., Lishman, J. R., & Hughes, J. (1997). Evidence for the view that spatiotemporal integration in vision is temporally anisotropic. *Perception, 26*, 1169–1180. doi:10.1068/p261169.

Perrone, J. A., & Thiele, A. (2001). Speed skills: Measuring the visual speed analyzing properties of primate MT neurons. *Nature Neuroscience, 4*, 526–532.

Petrov, A. P., Pigarev, I. N., & Zenkin, G. M. (1980). Some evidence against Fourier analysis as a function of the receptive fields in cat's striate cortex. *Vision Research, 20*, 1023–1025. doi:10.1016/0042-6989(80)90087-5.

Pettigrew, J. D., Nikara, T., & Bishop, P. O. (1968). Binocular interaction on single units in cat striate cortex: Simultaneous stimulation by single moving slit with receptive fields in correspondence. *Experimental Brain Research, 6*, 394–410. doi:10.1007/BF00233186.

Pointer, J. S., & Hess, R. F. (1989). The contrast sensitivity gradient across the human visual field: Emphasis on the low spatial frequency range. *Vision Research, 29*, 1133–1151. doi:10.1016/0042-6989(89)90061-8.

Priebe, N. J., Lisberger, S. G., & Movshon, J. A. (2006). Tuning for spatiotemporal frequency and speed in directionally selective neurons of macaque striate cortex. *Journal of Neuroscience, 26*(11), 2941–2950.

Prince, S. J. D., Eagle, R. A., & Rogers, B. J. (1998). Contrast masking reveals spatial-frequency channels in stereopsis. *Perception, 27*, 1345–1355. doi:10.1068/p271345.

Robson, J. G., & Graham, N. (1981). Probability summation and regional variation in contrast sensitivity across the visual field. *Vision Research, 21*, 409–418.

Rose, A. (1942). Quantum and noise limitations of the visual process. *Journal of the Optical Society of America, 43*, 715–725.

Rose, A. (1948). The sensitivity performance of the human eye on an absolute scale. *Journal of the Optical Society of America, 38*, 196–208.

Rosenberg, A., & Issa, N. P. (2009). The Y cell visual pathway implements a demodulating nonlinearity. *Neuron, 71*, 348–361.

Schade, O. H. (1956). Optical and photo-electric analog of the eye. *Journal of the Optical Society of America, 46*, 721–739.

Schor, C. M., & Woods, I. (1983). Disparity range for local stereopsis as a function of luminance spatial frequency. *Vision Research, 23*, 1649–1654. doi:10.1016/0042-6989(83)90179-7.

Schor, C., Woods, I., & Ogawa, J. (1984). Binocular sensory fusion is limited by spatial resolution. *Vision Research, 24*, 661–665. doi:10.1016/0042-6989(84)90207-4.

Schrater, P. R., Knill, D. C., & Simoncelli, E. P. (2000). Mechanisms of visual motion detection. *Nature Neuroscience, 3*, 64–68. doi:10.1038/71134.

Sekiguchi, N., Williams, D. R., & Brainard, D. H. (1993). Aberration-free measurements of the visibility of isoluminant gratings. *Journal of the Optical Society of America. A, Optics and Image Science, 10*, 2105–2117. doi:10.1364/JOSAA.10.002105.

Selwyn, E. W. H. (1948). The photographic and visual resolving power of lenses. *Photographic Journal, 88,* 6–12, 46–57.

Simoncelli, E. P., & Heeger, D. J. (1998). A model of neuronal responses in visual area MT. *Vision Research, 38*(5), 743–761.

Smallman, H. S., & MacLeod, D. I. A. (1994). Size-disparity correlation in stereopsis at contrast threshold. *Journal of the Optical Society of America. A, Optics, Image Science, and Vision, 1*(11), 2169–2183. doi:10.1364/JOSAA.11.002169.

Smallman, H. S., & MacLeod, D. I. A. (1997). Spatial scale interactions in stereosensitivity and the neural representation of binocular disparity. *Perception, 26,* 977–994.

Solomon, J. A., Sperling, G., & Chubb, C. (1993). The lateral inhibition of perceived contrast is indifferent to on-center/off-center segregation, but specific to orientation. *Vision Research, 33,* 2671–2683. doi:10.1016/0042-6989(93)90227-N.

Tanaka, H., & Ohzawa, I. (2009). Neuronal responses to texture-defined form in macaque visual area V2. *Journal of Neurophysiology, 101,* 1444–1462.

Thomas, J. P., & Olzak, L. A. (1996). Uncertainty experiments support the roles of second order mechanisms in spatial frequency and orientation discriminations. *Journal of the Optical Society of America. A, Optics, Image Science, and Vision, 13,* 689–696.

Thompson, P. (1981). Velocity after-effects: The effects of adapting to moving stimuli on the perception of subsequently seen moving stimuli. *Vision Research, 21,* 337–345.

Torre, V., & Poggio, T. A. (1986). On edge detection. *IEEE Transactions on Pattern Analysis and Machine Intelligence, 8,* 147–163.

Tyler, C. W. (1974). Depth perception in disparity gratings. *Nature, 251,* 140–142.

Van Nes, F. L., & Bouman, M. A. (1967). Spatial modulation transfer in the human eye. *Journal of the Optical Society of America, 57,* 401–406.

van Santen, J. P. H., & Sperling, G. (1985). Elaborated Reichardt detectors. *Journal of the Optical Society of America. A, Optics and Image Science, 2,* 300–321.

Watson, A. B., & Ahumada, A. J. (1985). Model of human visual motion sensing. *Journal of the Optical Society of America. A, Optics and Image Science, 2,* 322–341.

Watt, R. J. (1987). Scanning from coarse to fine spatial-scales in the human visual system after the onset of the stimulus. *Journal of the Optical Society of America. A, Optics and Image Science, 4,* 2006–2021. doi:10.1364/JOSAA.4.002006.

Watt, R. J., & Morgan, M. J. (1983). The recognition and representation of edge blur: Evidence for spatial primitives in human vision. *Vision Research, 23,* 1465–1477. doi:10.1016/0042-6989(83)90158-X.

Watt, R. J., & Morgan, M. J. (1985). A theory of the primitive spatial code in human vision. *Vision Research, 25,* 1661–1674. doi:10.1016/0042-6989(85)90138-5.

Westheimer, G. (1973). Fourier analysis of vision. *Investigative Ophthalmology, 12,* 86–87.

Wilson, H., & Gelb, D. (1984). Modified line-element theory for spatial-frequency and width discrimination. *Journal of the Optical Society of America. A, Optics and Image Science, 1,* 124–131.

Wilson, H. R., & Richards, W. A. (1989). Mechanisms of contour curvature discrimination. *Journal of the Optical Society of America. A, Optics and Image Science, 6,* 106–115.

Witkin, A., & Tennenbaum, J. (1983). On the role of structure in vision. In J. Beck, B. Hope, & A. Rosenfeld (Eds.), *Human and machine vision* (pp. 481–543). London: Academic Press.

Yang, Y., & Blake, R. (1991). Spatial frequency tuning of human stereopsis. *Vision Research, 31,* 1177–1189. doi:10.1016/0042-6989(91)90043-5.

Yuille, A. L., & Poggio, T. (1986). Scaling theorems for zero-crossings. *IEEE Transactions on Pattern Analysis and Machine Intelligence, 8,* 15–25.

Zhou, Y. X., & Baker, C. L., Jr. (1993). A processing stream in mammalian visual cortex neurons for non-Fourier responses. *Science, 261,* 98–101.

Zhou, Y. X., & Baker, C. L., Jr. (1994). Envelope-responsive neurons in areas 17 and 18 of cat. *Journal of Neurophysiology, 72,* 2134–2150.

Zhou, Y. X., & Baker, C. L., Jr. (1996). Spatial properties of envelope-responsive cells in area 17 and 18 neurons of the cat. *Journal of Neurophysiology, 75,* 1038–1050.

第43章　腹侧通路中的构型整合

Hugh R. Wilson, Frances Wilkinson

初级视皮层(V1)经由外侧膝状体核(LGN)接收来自视网膜的信息。来自视网膜的信息在初级视皮层进行加工时,存在两条主要的加工通路:腹侧通路和背侧通路。这里被广泛地分类为"what"和"where"通路(Mishkin,Ungerleider,& Macko,1983)或者分别为"物体识别视觉"和"行动视觉"(Milner & Goodale,1995)两个通路。本章中在腹侧通路中我们集中于内在的转化,我们把它称作形状视觉或者物体视觉通路。我们还简要地考虑了在临床和健康老化两种条件下的腹侧通路改变。作为这项工作的前奏,我们首先简要地回顾了在初级视皮层的空间通道方面的工作。读者可以参考我们这本书《视觉神经科学》第一版的相同章节,在里面可以看到更详尽的描述(Wilson & Wilkinson,2004),里面的大部分内容仍然准确。

以 Hubel 和 Wiesel(1968)的开创性工作为开端,现在已经确定,在一系列不同的空间或者空间频率规模下,灵长类 V1 会根据局部轮廓和边缘方位分析物体。在人类被试中方位和空间频率调谐的心理物理学证据来源于模式适应研究(Blakemore & Campbell,1969;Blakemore,Carpenter,& Georgeson,1970)和模式掩蔽研究(Phillips & Wilson,1984;Wilson,McFarlane,& Phillips,1983)。在人类中由 Wilson(1991)提供的二维的空间调谐轮廓的实用总结,使用心理物理学手段测量的方位调谐单元。在心理物理学中测量的调谐和恒河猴 V1 神经元的空间频率和方位调谐都很匹配(DeValois,Albrecht,& Thorell,1982;Wilson,1991)。

与 Hubel 和 Wiesel(1968)设想的相同,来自外侧膝状体(LGN)输入的小的阵列的专有的前馈行为,最初被认为建立了感受野和空间的滤波器形状。感受野和空间的滤波器形状的加工被认为是两个平行独立的过程。然而,最近存在越来越多的证据显示两者的加工存在一个更加动态协作的组织。首先,对比度增益控制群体神经元的发现,由具有影响力的 Heeger 模型(1992)勾勒,清晰地展现了在所有的方位上发生的一个裂区(divisive)归一化。这种增益控制归一化可服务于改变细胞的对比度响应和锐化它们的方位带宽。这样的一致性的增益控制首先在猫的身上被

发现(Bonds,1989)。其次,在人类(Field,Hayes,& Hess,1993;Polat & Sagi,1993)和猕猴(Malach et al.,1993)中发现的共线性的易化作用显示了服务于方位调谐的另外一个机制。这些来自临近的共线的空间位置,具有相似的方位加工信息的神经元之间的长时程连接,既提高了轮廓的连续性,也改变了细胞的有效的方位调谐。最近的初级视皮层的神经模型合并了这些效应(McLaughlin et al.,2000;Vidyasagar,Pei,& Volgushev,1996)。除了抑制的增益控制和共线性的易化,现在了解到模式适应研究不仅仅是神经元疲劳。在恒河猴中,至少存在三个适应位点,一个广泛调谐的皮层前阶段,一个方位选择的皮层阶段和它们自己的对比度增益控制机制的适应(Dhruv et al.,2011)。关于初级视皮层这些机制的更详细的总结可以在其他地方找到(Wilson & Wilkinson,2004)。

腹侧通路:生理学

初级视皮层的对比度增益控制神经元群体扮演的一个主要角色是产生一个独立于对比度的归一化的响应,一旦模式对比度适当地在阈值之上。此外,共线的易化将提高直线的显著性,使曲线的轮廓更加光滑。这个信息(伴随着颜色和纹理信息)就进入了腹侧通路,最终会用于物体的检测和识别。为了更清晰地认识这个过程是如何完成的,让我们首先检测腹侧通路和它的感受野特性。

在恒河猴中腹侧通路的等级特性广泛被认为包含 V1、V2、V4 和后枕叶皮层(TEO)和前颞叶皮层(TE)。正如图 43.1 所描述的,这些皮层中存在双向连接。第一组相互作用的连接区域:V1-V2、V2-V4、V4-TEO,还有 TEO-TE。第二组相互连接,会跳过一部分区域,因此被称为跳跃性连接:V1-V4、V2-TEO 和 V4-TE。在所有的这些条件下都存在反馈的连接。相对地,关于这些反馈连接的功能知之甚少。尽管有人认为反馈连接在皮层效应(Lamme & Roelfsema,2000)和选择性注意(Tsotsos,1993)方面也存在作用。确实存在一些证据证明低的空间频率的快速前馈加工,在梭状回面孔区(FFA)中可以易化高空间频率的

识别（Bar et al.，2006）。然而，这些反馈作用的详细描述仍然是不确定的。

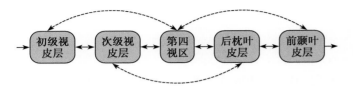

图 43.1 在腹侧的形状视觉通路的皮层区域。实线箭头描述了区域到区域的相互连接，虚线代表跃过中间区域的跳跃连接。所有的箭头都是双向的，显示区域间所有的前馈连接伴随着相反的反馈，反馈的函数我们还不是很清楚。

在人类中的 V1-V2-V4 连接系列的位置和作用变得更加模糊。当然，这个通路会给梭状回面孔区（FFA）、大脑后部的枕叶面部区（OFA）（Gauthier et al.，2000；Haxby，Hoffman，& Gobbini，2000；Kanwisher，McDermott，& Chun，1997）和包含用于物体识别的很多子域的侧枕叶（LOC）提供输入（Haxby et al.，2001）。在恒河猴中存在类似的情况（Tsao et al.，2003）。因此，在腹侧通路的图表中的 TEO 和 TE 区

一定被认为代表一个在子域中的一个更复杂的相互作用的不完整的表征，需要更多的研究来阐明。

腹侧通路感受野的一个关键的特征是从低阶区域到高阶区域感受野的直径会系统性地提高。图 43.2 代表我们对来自四个不同的研究的编译（Boussaoud，Desimone，& Ungerleider，1991；Elston & Rosa，1998；Kobatake & Tanaka，1994；Op de Beeck & Vogels，2000），将所有五个皮层区域的测量都一一呈现。所有的数据都来自中心视觉区域。这里我们描述了作为皮层区域函数的平均感受野直径的对数图。黑实线代表一个在直径上的渐进的提高，从一个区域到另一个区域的因子是 2.7，这种显著的规则性存在一个自然的解释。如果在连续的腹侧区域的感受野，综合一个中央细胞和邻近的非重叠时相的细胞的响应，感受野的直径将会接近 3 倍增长。2.7 这个略微比较小的因子大致反映了存在最小重叠的邻近细胞的总和。因此，看起来像从初级视皮层的局部轮廓方位到在 TE 的整体物体表征的转变，为了它的实现就需要在中间水平提高整体性。

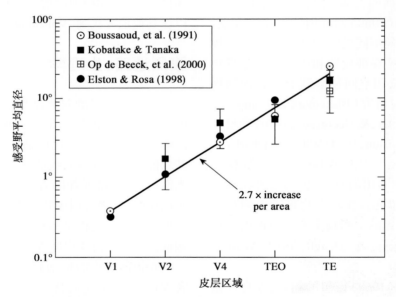

图 43.2 在恒河猴中沿腹侧通路感受野宽度增加：数据来自四个不同的研究。实线显示的是从一个皮层区域到另一个皮层区域，皮层宽度大约增加 2.7 倍。这暗示了在这个通路上邻近区域的加工和的不断增加的整体性加工。

考虑到提高的腹侧通路的感受野大小反映了在三个邻近空间位点的群体总和的这些证据，提供沿着通路的神经生理学响应特性的结构变成了可能。自然场景轮廓的分析显示了两个主导的局部特性分别是共线性、曲率或者共圆性（Olshausen & Field，1996；Sigman et al.，2001）。根据假定，成年的腹侧通路反

映了自然场景的这些特性，作为一个进化和出生后视觉经验的总和结果，我们就很自然地期望腹侧通路区域包含对曲率、延长线和角度具有选择性的神经元。与这些研究一致的是，V2 区的神经元确实对弯曲的弧线、角度和十字交叉线响应最优（Anzai，Peng，& Van Essen，2007；Hegdé & Van Essen，2000）。为了做到这

些,将周围邻近的空间位点的不同方位群体总和起来是很有必要的,这与观察到的感受野大小的提高是一致的。重要的是,这种群体总和必须是构型的。

V4区包括甚至更大的感受野,对于这个区域现在有很多的生理学数据。尽管V4区首先被认为是一个颜色区域,现在它被理解为一个形状视觉区域,综合了物体形状和颜色的视觉特性。早期的研究表明V4区包含对闭合圆形区域还有辐射状和双曲线模式敏感的区域(Gallant,Braun,& Van Essen,1993;Gallant et al.,1996)。人类的功能性磁共振成像(fMRI)数据也显示V4区不仅对准圆形形状(感受野模式,在图43.3中可以看到),而且对辐射模式响应强烈(Wilkinson et al.,2000)。一个随后的功能性磁共振成像(fMRI)研究证实人类的V4区确实对闭合的曲线形状响应最强烈,而不是简单的弯曲弧线的随机方位集合(Dumoulin & Hess,2007)。从V2的局部曲线的组合到V4区域的闭合的曲线形状再一次需要显著的更大的感受

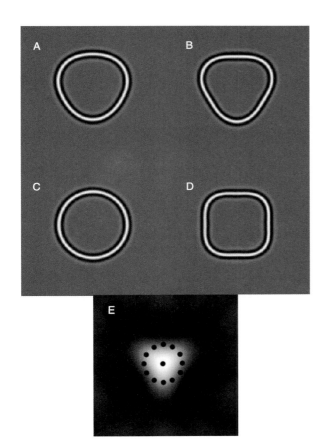

图43.3 径向频率图案的水里和模型的响应。(A)RF3图案,幅度 A =0.05。(B)RF3,幅度 A =0.10。(C)圆, A =0。(D)RF4, A =0.07。(E)模型中V4区的神经元对图案B的响应。最亮的灰度值代表最大的响应。最大的响应出现在图案的中央(中心点),这个导致12个周围单元选择(圆点)对正弦或者余弦的加权总和。

野尺寸,与图43.2显示的数据一致。

关于恒河猴V4区感受野响应的大量近期研究已经阐明了V4区在编码闭合的形状过程中发挥的作用(Pasupathy & Connor,2001,2002)。这些研究显示大部分V4区的神经元对在一个特殊位点(关于一个曲率形状的中央)的特殊曲率具有选择性。此外,这些细胞的优势是相对于形状的中心来说,对凸出来的曲线更加敏感。基于它们数据的一个很精巧的仿真显示存在足够的信息用于V4神经响应去提供一个闭合的曲线轮廓的整体形状的群体编码(Pasupathy & Connor,2002)。更进一步的结果显示V4使用一个稀疏的群体编码来得到曲率的极值(Carlson et al.,2011)。和下面显示的相同的是,这些结果与我们V4形状编码的神经模型一致。

在V4区域之后,除了整体的观察形状编码的细节变得更不精确,面部和物体被呈现在人类被试的FFA和LOC和恒河猴的TE水平。人类的功能性磁共振成像(fMRI)显示FFA对准圆形的形状响应强烈(Wilkinson et al.,2000)。稍后的研究证实在恒河猴中对面部区域响应的神经元对面和圆形的轮廓响应,但是不会对其他形状响应(Tsao et al.,2006)。甚至存在来自对多体素模式的分析的证据即FFA包括皮层柱对人类头部形状敏感(Nichols,Betts,& Wilson,2010)。假设弯曲的头部形状的表征起源于V4的输入是合理的,因为V4对相同的图像响应很有效率。

有一个研究指向作为V4物体中央曲率的群体总和的结果的TEO响应(Brincat & Connor,2004)。这个神经生理学研究显示TEO神经元以一个线性或者乘法模式总和多重的V4区的曲率响应。此外,TEO神经元被发现显示在一个相对大的范围具有尺寸不变性。

心理物理学

同轴心的Glass范式(Glass,1969)提供了视觉系统中构型的方位总和的第一手证据。在一个心理物理学研究中,将信号点对限制在范式的其中一部分,对同轴心的Glass轮廓方位正切的整体线性总和的证据被发现(Wilson,Wilkinson,& Asaad,1997)。这部分结果被解读为一个简单的神经模型的方位总和,可以精确预测出Glass范式的阈值(图43.4中可以看到这个模型的最新版)。一个额外的研究显示辐射或者其他的Glass范式形状也可被类似的模型解释(Wilson & Wilkinson,1998)。

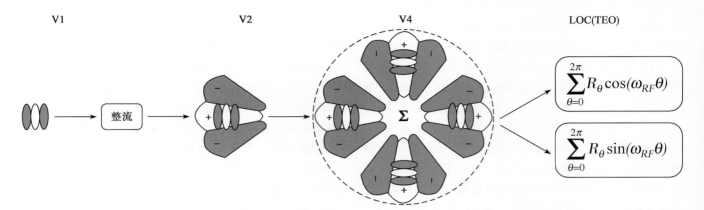

图 43.4　基于 Poirier 和 Wilson 的沿着腹侧通路的构型整合模型的图解。在 V1 区发生的方位（12 个方位）加工。然后是整流，V2 区使用中心-周边滤波器来提取曲率信息，这时使用的滤波器的方位与 V1 区最后整合方位是正交的。这些滤波器组成的扇形提高了尺寸一致性（详见正文）。随后的 V4 区阶段包括 V2 区曲率响应的同轴心的整合。这个导致在弯曲的图案中央检测和 12 个周边位点的选择以便于更后面的曲率加工（看图 43.3E）。在最后的阶段，假定发生在人类被试的 LOC 区或者恒河猴的 TEO 区，包含接收来自 V4 的被选出来的 12 个单元的输入的余弦或者正弦加权总和的成对存在的单元。这些单元对每个径向频率产生带通滤波通道（ω_{RF} 随着不同的单元对而变化），这些反过来编码径向频率的幅度和相位。更复杂的形状，例如头部和水果，将被 LOC 响应的一个稀疏群体编码所表征。

为了进一步研究整体的配置曲率融合，我们设计了一类新奇的视觉刺激：径向频率（RF）范式（Wilkinson，Wilson，& Habak，1998）。这里是在极坐标下定义的范式，范式的辐射 R 随着角度 θ 呈正弦曲线变化：

$$R(\theta)=R_0[1+A\cdot\cos(\omega\theta+\varphi)]\qquad(43.1)$$

在这个表达式中 ω 代表辐射的频率或者在圆周周围的周期数，相位 φ 决定了范式的旋转。如果 RF 幅度 $A=0$，恒定圆半径 R_0 的等式。一些幅度的例子 RF3-RF4 在图 43.3 中被示例出来。对于方程式 43.1 来说，去描述一个闭合的曲线，ω 为整数值，A 小于 1。至少在 RF3-RF4 范围处，阈值幅度 A 描述来自一个圆的 RF 范式，正好符合超锐度的范围，平均为 7.0 的分辨率 $R_0=0.5°$。阈值遵循韦伯定律，因此对于较大的 R_0 来说，展示了尺度恒常性。

一些研究显示对于低的 RF，最优的检测表现应该包括在多重循环范式整体的响应总和。正如在 2 和 5~8 辐射循环之间，阈值超过通过概率总和预测的模式（Day & Loffler，2009；Hess，Wang，& Dakin，1999；Jeffrey，Wang，& Birch，2002；Loffler，Wilson，& Wilkinson，2003；Wilkinson，Wilson，& Habak，1998）。在一个有趣的两者择一的任务概念模型中，Jeffrey，Wang 和 Birch（2002）报道过这个任务的空间范围，就是超锐度，可能被设定为沿着圆形的（未调制的）轮廓的最小的长度（CCL）如此以致一个模式半径的循环包括不超过 0.5°~1°（这种测量，线性的角度，而不是极坐标角，有些反直觉，因为并没有基于一条直线）。这并没

有否定在低空间频率下整体总和的概念，Jeffrey、Wang 和 Birch 事实上复制研究，但是最可能与在局部水平的方位/曲率加工抽样限制有关。圆周轮廓长度（CCL）模型在一个适应的范式使用高幅度 RF 模式直接的测试显示不存在通过匹配圆周轮廓长度（CCL）交叉频率适应被提高的证据（Bell、Dickinson、& Badcock，2008），支持证据 CCL 限度与在调制检测阈值获得的局部采样问题相关。

在使用 RF 刺激的后续工作中，伴随着频率间的相互作用，使用适应和屏蔽范式曲率增量的敏感度已经被检测。适应既减小了对适应刺激构型的敏感度，也改变了相似但不是完全相同的图案的表现。这种方式的效应也在适应引起的对比度阈值提高和倾斜后效里面的方位中看到了（Gibson & Radner，1937）。Alter 和 Schwartz（1988）首次使用傅里叶描述信息块刺激研究去显示复杂的曲率相关的形状可以产生形状特异性阈值提高。这种刺激很像 RF 图案除了在空间频率上它们不是有限带宽的。这些作者报道了频率调谐的适应，这样调制幅度需要区分来自一个圆的适应频率被提高，尽管邻近频率的阈值没有受到影响。Anderson（2007）等人检测了 RF 的知觉层面，发现对一个高幅度的 RF 图案（例如 RF5）的适应改变了一个圆的外观，这样它组装了一个 RF5 180° 和适应刺激反相。邻近的 RF 的表观很少被适应影响，预示着分离的形状水平机制而不是低水平的适应效应。相似的效应也在其他的整体图案被报道（Regan & Hamstra，1992；Suzuki，2001，2003）。最近更多的适应研究

提供了直接的证据证明高度变形幅度的 RF 图案的感知也被包括整体总和在内的机制支持（Bell et al.，2010；Bell & Kingdom，2009），RF 幅度在这次编码中必须被反映，而且 RF 轮廓的所有部分（凹度、凸度、零点交叉或者弯曲点）对这些形状的编码都有大致相同的贡献（Bell et al.，2010）。

使用空间上（Habak et al.，2004）和时间上（Habak，Wilkinson，& Wilson，2006）分离的屏蔽效应研究显示了形状特异性的相互作用，这些相互作用在至少 1° 的空间区域延伸，有一个很宽范围的时间上的偏移，峰值在 80~110ms。各种各样的发现，包括一阶轮廓和二阶轮廓定义的形状和观察可以显示屏蔽相互作用（Bell & Badcock，2008；Habak et al.，2004），提供强烈的证据，这些时间空间相互作用在形状抽象之后的水平发生而不是在通路的早期阶段即局部特征被提取。

有很强的心理物理学的证据证明中间的曲率编码阶段阻止了最后的整体总和编码（Bell & Badcock，2008；Bell et al.，2011）；轮廓的成分只要和一个循环一样长或者长于一个循环就可以被整合到一个整体的形状，当成分在亮暗之间改变时显示在上面提到的阈值和适应效应的整合增益。交互的局部结构的更短的线段显示在表现上渐进的缩减，正如连续的相同极性的元素的数目下降（Bell et al.，2011）。

其他近期的工作尝试去描述在编码这些形状的构型机制中的相互作用，通过检测加入不同的频率、相位和幅度的 RF 图案去产生的复合的形状（Bell et al.，2009）。当一个双成分的 RF 图案的其中一个成分的检测阈值被高振幅的第二个成分的存在评估，在邻近的 RF 之间的屏蔽被发现。存在强烈的暗示——具有通道间的抑制的相互作用的窄的 RF 带的通道。这个进一步被支持这种复合物通过选择适应减少的一个成分的敏感度，对 RF 图案的另一个组分阈值提高。此外，对二阶的适配器的适应对一阶复杂的轮廓具有相同的阈值降低效应就像一阶 RF 适配器一样，适配器不必和测试刺激一样具有相同的半径。这提供了进一步的证据证明高阶水平形状特异性机制介导的复杂曲率闭合轮廓的编码之间存在抑制的相互作用。

腹侧通路神经模型

我们发现了一系列的定量的腹侧通路的同轴方位群体编码神经模型，被应用于同轴心的 Glass 图案（Wilson，Wilkinson，& Asaad，1997）、辐射的 Glass 图案（Wilson & Wilkinson，1998）、辐射频率图案（Poirier & Wilson，2006）和对称知觉（Poirier & Wilson，2010）。这里我们简单总结了 Poirier 和 Wilson（2006）模型的版本，延伸去包含一个最终的阶段，在这里不同的带通滤波 RF 通道被精确地表示。正如图 43.4 图表展示的，模型包含四个阶段，分别可以和腹侧通路的区域建立不确定的连接。阶段一：与 V1 相关，包括在 12 个方位的方位选择性的滤波过程，使用来自心理物理学屏蔽实验中得到的感受野模型（Wilson，1991）。在模型中仅仅展示了一个空间频率，正如 RF 具有一个窄的空间频率谱，但是额外的空间频率可以很容易地被合为一体。

第二个阶段包括整流和在邻近的空间位点方位的联合，去提取一个轮廓的曲率信号，这个操作被认为是在 V2 区发生的（Anzai，Peng，& Van Essen，2007；Hegdé & Van Essen，2000）。曲率的计算包括整流的 V1 方位的总和，使用一个正交的中心-周边滤波器。这个计算对延伸的直线不会产生响应但是在一个相当大的范围会成比例地对曲率产生反应（Wilson，1999）。这里唯一的点缀是二阶的滤波器假设一个扇形的形状，在这里滤波器的空间常量从图案的中央线性地增长：

$$RF(x,y) = \left[3\exp\left(-y^2/\sigma_y^2\right) - \exp\left(-y^2/(3\sigma_y)^2\right) \right]$$
$$\exp\left(-x^2/\sigma_x^2\right)$$
$$\sigma_y = \sigma_0(a+bx) \tag{43.2}$$

这个方程式描述了在图 43.4 中显示的 V2 滤波器的方位可以被旋转到其他方位。这个滤波器的形状反映了如下观察：尺寸不变性暗示一个更大的轮廓长度被用于曲率计算，正如从中心的距离曲率的提高。注意到 V2 的感受野模型几乎是 V1 定向的滤波器输入阶段的线性维度的 2.7 倍，与图 43.2 一致。

第三个阶段包含 V2 楔形滤波器在中央感受野中心的 12 个方位（为了简明，在图 43.4 仅仅提到了 4 个）的同轴心的总和。基于更早引用的数据这个被认为反映了 V4 区中复杂的曲率加工。正如在图 43.3E 中显示的，V4 滤波器的一个空间排列的最大响应发生在辐射频率图案的中央，而且这个最大值可以被一个空间上的区域性的"胜者为王"机制决定，例如在 Marroquin 图案感知中被提出的机制（Wilson，Krupa，& Wilkinson，2000）。这些细胞单位可以提供与一个闭合轮廓的中心相关的编码凸面的曲率极值的关键信息，正如在恒河猴 V4 区报道的（Pasupathy & Connor，

2001,2002)。

在一个闭合的轮廓中央被 V4 滤波器定位后,计算的最后一个阶段包括在相同的 30° 极角和在从轮廓中心的恒定距离处一套固定的 12 个滤波响应的选择。这些在图 43.3E 中由 12 个点组成的环所表示。注意到这些是图案中心的确定之后通过网络自动选择的,这显示了基面的反馈作用。这 12 个响应 R0 分别通过一个辐射频率 ω_{RF} 分别被余弦和正弦权重,这些负责总和的单位将仅仅对图案定义的 ω_{RF} 调谐。在恒河猴 TEO——被设定为与人类的 LOC 同源——中 V4 的曲率总和的证据(Brincat & Connor,2004),这种权重总和被假定可以反映在那些区域的加工。对于 RF2-RF6 的这些假定的 LOC 单元对每个 ω_{RF} 提供了单独的通道,具有正弦余弦权重在辐射频率的幅度和相位(在公式中 43.1 中是 A 和 φ)的配对编码。由几个 RFs 组成的更复杂的弯曲形状将由几个具有适当抑制的相互作用的活动单元的稀疏的神经元群来描述。此外,模拟显示在模型中楔形的 V2 感受野在一个 2∶1 的比例范围上被给予尺寸不变性纳入多个空间(Poirier & Wilson,2006)。因此,该模型在整个腹侧通路的大部分为弯曲的形状(包括头部形状和许多水果)的构型加工提供了良好的定量近似。

随着寿命变化的整体整合

在早期的生命中,整体加工的发展已经被通过使用空间或者时间的整合而被检测。在一个优先的观测范式中使用辐射频率图案,Birch,Swanson 和 Wang(2000)报道了在生命早期的几个月对辐射变形的敏感度上的迅速提高。最近相同的小组沿着寿命长度延伸了这个研究(Wang et al.,2009)。通过研究一些年龄组的小孩他们显示了迅速地早期提高,随后伴随着一个更加缓慢的提高直到 21 岁为止,然而视觉分辨敏锐度在 11 岁就已经接近成人水平。Glass 图案,它的感知也依赖于局部方位信号的整体整合,在 6~9 岁之间显示出显著的提高,9 岁以后就没有显示出和成年人相比统计学上的显著性不同(Lewis et al.,2004)。

尽管这些整体加工任务的阈值敏感度看起来像是在青春期或者成年初期达到正常水平,但是一旦达到,那些技能就可以在健康地变老的过程中长期地被保持,比空间分辨率这些更低阶的功能更容易维持。Wang(2001)报道了对于 RF4 图案,老年人与年轻的成年人相比显示出了很少的敏感度的丢失,然而在空

间分辨率方面同样年纪的人显示出了更加显著的下降。持久的辐射频率敏感度的发现被 Habak、Wilkinson 和 Wilson(2009)使用 RF5 进一步确认,他们也显示这个任务中速度的加工没有发生改变,在这些形状中没有显示任何侧部相互作用的异常。然而,对于二阶定义的辐射频率图案来说,一阶频率图案的敏感度下降更多。在他们最近的一个长期的研究中,Wang 等人(2009)报道了在大约 55 岁出头的年纪辐射频率的敏感度和空间分辨率开始下降,但是和辐射频率超锐度相比它的分辨率锐度的下降斜率要陡峭。在我们实验室没有发表的一项研究中(C. Habak,F. Wilkinson,& H. R. Wilson,未发表的数据),我们发现在对比敏感度中产生的改变通过使用一个固定倍数的对比度阈值刺激被补偿,Glass 图案一致性阈值在年老的被试中也是正常的。

临床上在整体整合中的不正常

整体轮廓加工的损伤检测已经在弱视和自闭症中被广泛研究。弱视(视锐度严重受损)可以通过视觉剥夺(白内障)、斜视或者双眼的显著不同的屈光不正产生。中间的视觉整合测量既被用于剥夺性弱视(Jeffrey,Wang,& Birch,2004;Lewis et al.,2002)也被用于斜视性弱视(Dallala,Wang,& Hess,2010;Hess et al.,1999)。单边或者双边白内障移除的个体被发现弱视眼在检测同轴心的 Glass 图案上存在损伤(Lewis et al.,2004),在双边白内障中表现比单边白内障更明显。使用许多辐射频率图案的频率和半径测试也显示了在圆形轮廓的变形检测方面存在显著的损伤(Jeffrey,Wang,& Birch,2004)。然而,这种损伤在单边或者双边剥夺的程度上面没有存在不同。

斜视性弱视也做了辐射频率图案的相关的检测(Dallala,Wang,& Hess,2010;Hess et al.,1999),被报道在辐射频率检测和辐射频率增量阈值方面的损伤,这些损伤不能被视锐度的损伤来解释。稍后的研究使用修饰后的辐射频率图案允许作者去区分位置和方位信息整合线索在图案损伤整体的贡献;尽管被发现两种都促进了损伤,但是方位线索是其中对损伤贡献最多的一个。至于低采样率和位置变异性对这种损伤的决定机制还不是很清楚。

在自闭症和具有轻度自闭症特征的个体中,在检测嵌入的图案方面表现异常出色,这就导致了这种局部分析的超能力可能反映了弱的整体加工。最近的研究证实了这个假设,具有自闭症谱系障碍儿童和典

型发育的同龄人相比，在检测 RF3 图案时阈值升高，检测 RF3 图案这里要用到整体加工，但是和依赖于局部加工的 RF24 图案相比，自闭症儿童和同龄人表现相当（Grinter et al.，2010）。然而，当视觉检测任务采用远远超过检测阈值时的辐射频率图案时，得分在自闭症类特征范围高分侧的大学生（Almeida et al.，2010a，2010b）显示出比对照组更好的视觉搜索（集合大小的函数的斜率较低），研究者们将此与他们在嵌入式图案中的卓越表现联系起来。这些看起来不一致的发现还没有得到合理的解释。

总结

我们总结了当移步到腹侧的形状视觉通路后的提高的感受野大小和生理学响应特性的数据。所有的神经生理学证据指向在 V1 中提取的空间上邻近的方位去计算角度和在 V2 中的局部轮廓曲率之间的构型整合（Anzai，Peng，& Van Essen，2007）。在此之后，在 V4 中的整体总和导致图案中央与那些中央相关的曲率的计算（Pasupathy & Connor，2001，2002）。最后，同轴心的 V4 区的曲率响应在 TEO 区中被整合呈现弯曲的形状（Brincat & Connor，2004）。

这些神经生理学的发现和心理物理学的发现在人类闭合轮廓中的形状视觉上同步。这些研究中用到的主要刺激之一是 RF 图案刺激（Wilkinson，Wilson，& Habak，1998）。正如前所未有的辐射频率描述了许多复杂的形状，包括头部和许多水果，它们提供了一个生物学相关的图案组去研究形状视觉。心理物理学数据显示用于检测辐射频率的超锐度和尺寸不变性（Wilkinson，Wilson，& Habak，1998）和对个体的辐射频率调谐的视觉通道的证据（Anderson et al.，2007；Habak et al.，2004）。此外，辐射频率图案在临床上变得越来越有用。在图 43.4 中显示的神经模型提供了这些心理物理学数据的解释，而且与灵长类生理学的研究结果一致。

在本章中讨论的构型整合的数据包括头部形状的轮廓描述，许多水果类型的轮廓描述和许多其他的弯曲的同轴心的形状。然而，这很难是一个完整的构型轮廓加工的目录清单，仅仅是一个开端。许多形状轮廓，尤其是人类手工艺品具有角度的轮廓。例子包括房子的形状、小刀、帐篷和椅子或者其他形状。我们建议一个平行的方法，弯曲的形状的曲率加工开始于在 V2 区的角度提取（Loffler，2008），将导致一个相似水平来理解角度和其他形状的神经表征。

在腹侧通路的构型加工的其他层面在文章中很少提到，这篇文章中忽略了这些方面，包括绕过一个中间区域的跳跃连接的作用和总体反馈的作用。有人提出了反馈假设（Lamme & Roelfsema，2000），也有人提出了关于跳跃连接假设（Bar et al.，2006），但是缺乏实际的数据去支持或者反驳它们。因此，形状视觉的构型整合在许多方面存在一个基本的有组织的数据库，但是后面还需要很多具有挑战性和令人振奋的研究。

致谢

这项工作得到 CIHR 基金 172103 对两位作者，NSERC 基金 7551 对 F. W.，以及加拿大高等研究院基金对 H. R. W 的支持。

参考文献

Almeida, R. A., Dickinson, J. E., Mayberry, M. T., Badcock, J. C., & Badcock, D. R. (2010a). A new step towards understanding embedded figures test performance in the autism spectrum: The radial frequency search task. *Neuropsychologia, 48,* 374–381.

Almeida, R. A., Dickinson, J. E., Mayberry, M. T., Badcock, J. C., & Badcock, D. R. (2010b). Visual search performance in the autism spectrum II: The radial frequency search task with additional segmentation cues. *Neuropsychologia, 48,* 4117–4124.

Alter, I., & Schwartz, E. L. (1988). Psychophysical studies of shape with Fourier descriptor stimuli. *Perception, 17,* 191–202.

Anderson, N. D., Habak, C., Wilkinson, F., & Wilson, H. R. (2007). Evaluating shape aftereffects with radial frequency patterns. *Vision Research, 47,* 298–308.

Anzai, A., Peng, X., & Van Essen, D. C. (2007). Neurons in monkey visual area V2 encode combinations of orientations. *Nature Neuroscience, 10,* 1313–1321.

Bar, M., Kassam, K. S., Ghuman, A. S., Boshyan, J., Schmid, A. M., Dale, A. M., et al. (2006). Top-down facilitation of visual recognition. *Proceedings of the National Academy of Sciences of the United States of America, 103,* 449–452. doi: 10.1073/pnas.0507062103.

Bell, J., & Badcock, D. R. (2008). Luminance and contrast cues are integrated in global shape detection with contours. *Vision Research, 48,* 2336–2344.

Bell, J., Dickinson, J. E., & Badcock, D. R. (2008). Radial frequency adaptation suggests polar-based coding of local shape cues. *Vision Research, 48,* 2293–2301.

Bell, J., Gheorghiu, E., Hess, R. F., & Kingdom, F. A. (2011). Global shape processing involves a hierarchy of integration stages. *Vision Research, 51,* 1760–1766.

Bell, J., Hancock, S., Kingdom, F. A. A., & Peirce, J. W. (2010). Global shape processing: Which parts form the whole? *Journal of Vision, 10*(6), 16. doi: 10.1167/10.6.16.

Bell, J., & Kingdom, F. A. A. (2009). Global contour shapes are coded differently from their local components. *Vision*

Research, 49, 1702–1710.

Bell, J., Wilkinson, F., Wilson, H. R., Loffler, G., & Badcock, D. R. (2009). Radial frequency adaptation reveals interacting contour shape channels. *Vision Research, 49*, 2306–2317.

Birch, E. E., Swanson, W. H., & Wang, Y. Z. (2000). Infant hyperacuity for radial deformation. *Investigative Ophthalmology & Visual Science, 41*, 3410–3414.

Blakemore, C., & Campbell, F. W. (1969). On the existence of neurones in the human visual system selectively sensitive to the orientation and size of retinal images. *Journal of Physiology, 203*, 237–260.

Blakemore, C., Carpenter, R. H. S., & Georgeson, M. A. (1970). Lateral inhibition between orientation detectors in the human visual system. *Nature, 228*, 37–39.

Bonds, A. B. (1989). Role of inhibition in the specification of orientation selectivity of cells in the cat striate cortex. *Visual Neuroscience, 2*, 41–55.

Boussaoud, D., Desimone, R., & Ungerleider, L. G. (1991). Visual topography of area TEO in the macaque. *Journal of Comparative Neurology, 306*, 554–575.

Brincat, S. L., & Connor, C. E. (2004). Underlying principles of visual shape selectivity in posterior inferotemporal cortex. *Nature Neuroscience, 7*, 880–886.

Carlson, E. T., Rasquinha, R. J., Zhang, K., & Connor, C. E. (2011). A sparse object coding scheme in area V4. *Current Biology, 21*, 288–293.

Dallala, R., Wang, Y.-Z., & Hess, R. F. (2010). The global shape detection deficit in strabismic amblyopia: Contribution of local orientation and position. *Vision Research, 50*, 1612–1617.

Day, M., & Loffler, G. (2009). The role of orientation and position in shape perception. *Journal of Vision, 9*(10), 14, 1–17. doi: 10.1167/9.10.14.

DeValois, R. L., Albrecht, D. G., & Thorell, L. G. (1982). Spatial frequency selectivity of cells in macaque visual cortex. *Vision Research, 22*, 545–559.

Dhruv, N. T., Tailby, C., Sokol, S. H., & Lennie, P. (2011). Multiple adaptable mechanisms early in the primate visual pathway. *Journal of Neuroscience, 31*, 15016–15025.

Dumoulin, S. O., & Hess, R. F. (2007). Cortical specialization for concentric shape processing. *Vision Research, 47*, 1608–1613.

Elston, G. N., & Rosa, M. G. P. (1998). Morphological variation of layer III pyramidal neurones in the occipitotemporal pathway of the macaque monkey visual cortex. *Cerebral Cortex, 8*, 278–294.

Field, D. J., Hayes, A., & Hess, R. F. (1993). Contour integration by the human visual system: Evidence for a local "association field." *Vision Research, 33*, 173–193.

Gallant, J. L., Braun, J., & Van Essen, D. C. (1993). Selectivity for polar, hyperbolic, and Cartesian gratings in macaque visual cortex. *Science, 259*, 100–103.

Gallant, J. L., Connor, C. E., Rakshit, S., Lewis, J. W., & Van Essen, D. C. (1996). Neural responses to polar, hyperbolic, and Cartesian gratings in area V4 of the macaque monkey. *Journal of Neurophysiology, 76*, 2718–2739.

Gauthier, I., Tarr, M. J., Moylan, J., Skudlarski, P. G. J. C., & Anderson, A. W. (2000). The fusiform "face area" is part of a network that processes faces at the individual level. *Journal of Cognitive Neuroscience, 12*, 495–504.

Gibson, J. J., & Radner, M. (1937). Adaptation, aftereffect and contrast in the perception of tilted lines. I. Quantitative studies. *Journal of Experimental Psychology, 20*, 453–467.

Glass, L. (1969). Moiré effect from random dots. *Nature, 223*, 578–580.

Grinter, E. J., Maybery, M. T., Pellicano, E., Badcock, J. C., & Badcock, D. R. (2010). Perception of shapes targeting local and global processes in autism spectrum disorders. *Journal of Child Psychology and Psychiatry, and Allied Disciplines, 51*, 717–724.

Habak, C., Wilkinson, F., & Wilson, H. R. (2006). Dynamics of shape interaction in human vision. *Vision Research, 46*, 4305–4320.

Habak, C., Wilkinson, F., & Wilson, H. R. (2009). Preservation of shape discrimination in aging. *Journal of Vision, 9*(12), 1–8. doi: 10.1167/9.12.18.

Habak, C., Wilkinson, F., Zakher, B., & Wilson, H. R. (2004). Curvature population coding for complex shapes in human vision. *Vision Research, 44*, 2815–2823.

Haxby, J. V., Gobbini, M. I., Furey, M. L., Ishai, A. S. J. L., & Pietrini, P. (2001). Distributed and overlapping representations of faces and objects in ventral temporal cortex. *Science, 293*, 2425–2430.

Haxby, J. V., Hoffman, E. A., & Gobbini, M. I. (2000). The distributed human neural system for face perception. *Trends in Cognitive Sciences, 4*, 223–233.

Heeger, D. J. (1992). Normalization of cell responses in cat striate cortex. *Visual Neuroscience, 9*, 181–197.

Hegdé, J., & Van Essen, D. C. (2000). Selectivity for complex shapes in primate visual area V2. *Journal of Neuroscience, 20*, RC61–66.

Hess, R. F., Wang, Y. A., & Dakin, S. C. (1999). Are judgements of circularity local or global? *Vision Research, 39*, 4354–4360.

Hess, R. F., Wang, Y. Z., Demanins, R., Wilkinson, F., & Wilson, H. R. (1999). A deficit in strabismic amblyopia for global shape detection. *Vision Research, 39*, 901–914.

Hubel, D. H., & Wiesel, T. N. (1968). Receptive fields and functional architecture of monkey striate cortex. *Journal of Physiology, 195*, 215–243.

Jeffrey, B. G., Wang, Y.-Z., & Birch, E. E. (2002). Circular contour frequency in shape discrimination. *Vision Research, 42*, 2773–2779.

Jeffrey, B. G., Wang, Y. Z., & Birch, E. E. (2004). Altered global shape discrimination in deprivation amblyopia. *Vision Research, 44*, 167–177.

Kanwisher, N., McDermott, J., & Chun, M. M. (1997). The fusiform face area: A module in human extrastriate cortex specialized for face recognition. *Journal of Neuroscience, 17*, 4302–4311.

Kobatake, E., & Tanaka, K. (1994). Neuronal selectivities to complex object features in the ventral visual pathway of the macaque cerebral cortex. *Journal of Neurophysiology, 71*, 856–867.

Lamme, V. A. F., & Roelfsema, P. R. (2000). The distinct modes of vision offered by feedforward and recurrent processing. *Trends in Neurosciences, 23*, 571–577.

Lewis, T. L., Ellemberg, D., Maurer, D., Dirks, M., Wilkinson, F., & Wilson, H. R. (2004). A window on the normal development of sensitivity to global form in Glass patterns. *Perception, 33*, 409–418.

Lewis, T. L., Ellemberg, D., Maurer, D., Wilkinson, F., Wilson, H. R., Dirks, M., et al. (2002). Sensitivity to global form in glass patterns after early visual deprivation in humans. *Vision Research, 42*, 939–948.

Loffler, G. (2008). Perception of contours and shapes: Low and intermediate stage mechanisms. *Vision Research, 48*, 2106–2127.

Loffler, G., Wilson, H. R., & Wilkinson, F. (2003). Local and global contributions to shape discrimination. *Vision Research, 43*, 519–530.

Malach, R., Amir, Y., Harel, M., & Grinvald, A. (1993). Relationship between intrinsic connections and functional architecture revealed by optical imaging and in vivo targeted biocytin injections in primate striate cortex. *Proceedings of the National Academy of Sciences of the United States of America, 90*, 10469–10473.

McLaughlin, D. C., Shapley, R., Shelley, J., & Wielaard, D. J. (2000). A neuronal network model for macaque primary visual cortex (V1): Orientation selectivity and dynamics in the input layer 4Ca. *Proceedings of the National Academy of Sciences of the United States of America, 97*, 8087–8092.

Milner, A. D., & Goodale, M. A. (1995). *The visual brain in action.* Oxford: Oxford University Press.

Mishkin, M., Ungerleider, L. G., & Macko, K. A. (1983). Object vision and spatial vision: Two cortical pathways. *Trends in Neurosciences, 6*, 414–417.

Nichols, D. F., Betts, L. R., & Wilson, H. R. (2010). Decoding of faces and face components in face-sensitive human visual cortex. *Frontiers in Psychology, 1*, 1–13.

Olshausen, B. A., & Field, D. J. (1996). Emergence of simple-cell receptive field properties by learning a sparse code for natural images. *Nature, 381*, 607–609.

Op de Beeck, H., & Vogels, R. (2000). Spatial sensitivity of macaque inferior temporal neurons. *Journal of Comparative Neurology, 426*, 505–518.

Pasupathy, A., & Connor, C. E. (2001). Shape representation in area V4: Position-specific tuning for boundary conformation. *Journal of Neurophysiology, 86*, 2505–2519.

Pasupathy, A., & Connor, C. E. (2002). Population coding of shape in area V4. *Nature Neuroscience, 5*, 1332–1338.

Phillips, G. C., & Wilson, H. R. (1984). Orientation bandwidths of spatial mechanisms measured by masking. *Journal of the Optical Society of America. A, Optics and Image Science, 1*, 226–232.

Poirier, F. J., & Wilson, H. R. (2006). A biologically plausible model of human radial frequency perception. *Vision Research, 46*, 2443–2455.

Poirier, F., & Wilson, H. R. (2010). A biologically plausible model of human shape symmetry. *Journal of Vision, 10*(1), 9, 1–16. doi: 10.1167/10.1.9.

Polat, U., & Sagi, D. (1993). Lateral interactions between spatial channels: Suppression and facilitation revealed by lateral masking experiments. *Vision Research, 33*, 993–999.

Regan, D., & Hamstra, S. J. (1992). Shape discrimination and the judgement of perfect symmetry: Dissociation of shape from size. *Vision Research, 32*, 1845–1864.

Sigman, M., Cecchi, G. A., Gilbert, C. D., & Magnasco, M. O. (2001). On a common circle: Natural scenes and gestalt rules. *Proceedings of the National Academy of Sciences of the United States of America, 98*, 1935–1940.

Suzuki, S. (2001). Attention-dependent brief adaptation to contour orientation: A high-level aftereffect for convexity? *Vision Research, 41*, 3883–3902.

Suzuki, S. (2003). Attentional selection of overlapped shapes: A study using brief shape aftereffects. *Vision Research, 43*, 549–561.

Tsao, D. Y., Freiwald, W. A., Knutsen, T. A., Mandeville, J. B., & Tootell, R. B. (2003). Faces and objects in macaque cerebral cortex. *Nature Neuroscience, 6*, 989–995.

Tsao, D. Y., Freiwald, W. A., Tootell, R. B., & Livingstone, M. S. (2006). A cortical region consisting entirely of face-selective cells. *Science, 311*, 670–674.

Tsotsos, J. K. (1993). An inhibitory beam for attentional selection. In L. Harris & M. Jenkin (Eds.), *Spatial vision in humans and robots* (pp. 313–331). New York: Cambridge University Press.

Van Essen, D. C., Anderson, C. H., & Felleman, D. J. (1992). Information processing in the primate visual system: An integrated systems perspective. *Science, 255*, 419–423.

Vidyasagar, T. R., Pei, X., & Volgushev, M. (1996). Multiple mechanisms underlying the orientation selectivity of visual cortical neurones. *Trends in Neurosciences, 19*, 272–277.

Wang, Y.-Z. (2001). Effects of aging on shape discrimination. *Optometry and Vision Science, 78*, 447–454. doi: 10.1097/00006324-200106000-00019.

Wang, Y.-Z., Morale, S. E., Cousins, R., & Birch, E. E. (2009). Course of development of global hyperacuity over lifespan. *Optometry and Vision Science, 86*, 695–700.

Wilkinson, F., James, T. W., Wilson, H. R., Gati, J. S., Menon, R. S., & Goodale, M. A. (2000). Radial and concentric gratings selectively activate human extrastriate form areas: An fMRI study. *Current Biology, 10*, 1455–1458.

Wilkinson, F., Wilson, H. R., & Habak, C. (1998). Detection and recognition of radial frequency patterns. *Vision Research, 38*, 3555–3568.

Wilson, H. R. (1991). Psychophysical models of spatial vision and hyperacuity. In D. Regan (Ed.), *Spatial form vision* (pp. 64–86). New York: Macmillan.

Wilson, H. R. (1999). Non-Fourier cortical processes in texture, form, and motion perception. In P. S. Ulinski & E. G. Jones (Eds.), *Cerebral cortex, 13: Models of cortical circuitry* (pp. 445–477). New York: Plenum Press.

Wilson, H. R., Krupa, B., & Wilkinson, F. (2000). Dynamics of perceptual oscillations in form vision. *Nature Neuroscience, 3*, 170–176.

Wilson, H. R., McFarlane, D. K., & Phillips, G. C. (1983). Spatial frequency tuning of orientation selective units estimated by oblique masking. *Vision Research, 23*, 873–882.

Wilson, H. R., & Wilkinson, F. (1998). Detection of global structure in Glass patterns: Implications for form vision. *Vision Research, 38*, 2933–2947.

Wilson, H. R., & Wilkinson, F. (2004). Spatial channels in vision & spatial pooling. In L. M. Chalupa & J. S. Werner (Eds.), *The visual neurosciences* (pp. 1060–1068). Cambridge, MA: MIT Press.

Wilson, H. R., Wilkinson, F., & Asaad, W. (1997). Concentric orientation summation in human form vision. *Vision Research, 37*, 2325–2330.

第44章　轮廓整合和关联场

David J. Field，James R. Golden，Anthony Hayes

边缘或者延伸的轮廓是任何物体或者自然场景的关键组成部分。随着允许记录视觉皮层细胞的响应技术的发明，对边缘和线条敏感的机制是最先要描述探究的机制之一。然而，边缘的编码和物体的识别之间还有多少步骤仍然让人难以捉摸。在这章中，我们主要关注其中的一步：边缘或者是线的轮廓整合。连续性对视觉感知来说是非常重要的，这是格式塔心理学家的核心思想。格式塔心理学家在20世纪上半叶描述了包括良好的连续性的法则等一系列知觉组织原则。在过去的20年中，人们对轮廓和连续性的表征重新产生兴趣。视觉解剖学、神经生理学、计算神经科学和视觉心理学的研究者们已将他们的方法结合起来，开发出视觉系统如何感知和整合轮廓的模型。在19世纪50年代末，Hubel和Wiesel（综述见Hubel，1988）提供了在初级视皮层（V1）的神经元对空间局部区域响应和对方位、位置、空间频率和运动方向等特性的选择性。然而，由不同神经元编码的信息如何用于感知整个物体和场景仍然是一个未解决的问题。

在这篇文章中我们回顾了最近的工作，这些工作显示在视觉通路中的神经元响应特性依赖于一个输入、邻近的神经元的活性和更高阶水平的加工反馈之间的复杂的关系网。特别是，初级视皮层的神经元利用长距离的横向连接，使得信息的整合远远超出了经典的感受域，并且有证据表明这些连接参与了沿着轮廓线响应的联合神经元。

一个视觉细胞的经典感受野的定义就是有能力去修饰神经元的静息电势的视野区域。然而，尽管简单细胞感受野的基本反馈的线性模型被用于解释多种多样的现象——它是许多各种不同的模型研究的核心思想——它在本质上是错误的。测量皮层神经元感受野特性的最早的一些研究认识到在一个经典感受野外放置的刺激可以修饰神经元的活性，即使那些区域通过它们本身并不能产生一个响应（例如，Maffei & Fiorentini，1976）。在初级视皮层的神经元显示了各种各样的有趣的非线性，其中好多还发生在经典感受野内。然而，这里我们感兴趣的非线性是发生在经典感受野区域之外的响应。这些区域的刺激不会产生响应，但是它可以调制神经元的活性。在活性中的调制一般被称为抑制性调制，已有许多理论被提出来（例如，Allman，Miezin，&

McGuinness，1985）。一个合理的解释是神经元的响应可以被调制归一化，最大程度利用神经元相对地动态范围（Carandini & Heeger，2012）。

我们首先集中研究这些非线性效应的一个成分。这种方法建议感受野的非经典周边被密切地包含在被称为轮廓整合的进程中。我们并不是说轮廓整合是它们的唯一扮演角色，然而，证据显示它是其中一个角色。确实，一些影响已经上升到非经典感受野这个概念，可能是由于活性集聚或者视野中相邻区域的细胞之间的相关性形成的。与感受野一致的是，我们使用"关联场"这个术语去描述联合的活性（Field，Hayes，& Hess，1993），这个术语现在非常流行（例如，Li，Piëch，& Gilbert，2008；McManus，Li，& Gilbert，2011）。其他还有使用术语"整合区"（例如，Chavane et al.，2000）或者"背景域"（例如，Phillips & Singer，1997）或者"扩展域"（Papari & Petkov，2011）。

我们解决四个问题和探索一些提供新的见解的研究。问题如下：①什么是轮廓整合，为什么轮廓整合是很重要的？②解剖学和生理学提供了什么潜在的机制解释？③个体的行为学（心理物理学）提供了什么潜在的机制解释？④这个进程的计算模型提供了什么见解？

我们注意到当我们把这个综述的材料综合起来，在过去20年里，直接在这些问题上的研究，我们发现了超过1 000篇论文发表，这里面包括许多很好地在这个课题或者在相关的课题上发表的综述和讨论。我们推荐Fitzpatrick（2000），Gilbert（1998）和Callaway（1998）的解剖学和生理学上的相关讨论；Polat（1999），Hess和Field（1999）以及Graham（2011）在心理物理学方面的文章；Zhaoping（2011），Yen和Finkel（1998）以及Papar和Petkov（2011）关于他们对计算模型方面的理解讨论。

什么是轮廓整合？

因为在不同的表面的反射和照明都不相同，表面之间的遮挡通常会产生一个亮度的不连续性（也就是说，一个边缘）。然而，场景中的边缘不仅仅只是在遮挡部分出现。它们也可能在表面之间不同的纹理中出现,还有也会来自亮度或者阴影的不连续性。在20世纪80年代,许多模型研究被发表,模型提出计算策略可以帮助识别在一个场景中的哪部分边缘组成了一个物体的首要边界。在这种假设下,边界的边缘很可能在很大的视野区域中延伸,设计的计算方法就是仅仅提取那些在一个延伸区域连续不断的边界。算法的开发是基于假设,即这个问题至少可以通过整合基于详尽的方位的相邻区域被部分解决。尽管一些整合的模型包括或者来源于已知生理学的证据(例如,Grossberg & Mingolla,1985;Parent & Zucker,1989),但是说这种整合算法是被视觉系统执行的,这一点并没有被广泛接受。

研究的两条线可以用于帮助支持上述方案存在的合理性。第一条线来自一系列的解剖学和生理学研究,这些研究都使用了毛和灵长类动物,显示在初级视皮层神经元之间存在长距离的连接,用于将具有相似方位的神经元连在一起。第二条线包括心理物理学的研究,为生理学和解剖学的结果暗示出来的联合种类提供了证据(例如,Dakin & Baruch,2009;Field et al.,1993;Polat & Sagi,1993)。这些研究的结果聚集在一种解释上,初级视皮层的神经元以一种帮助轮廓整合的方式整合来自经典感受野之外的信息。下面我们就回顾一下这两条线的研究。

侧向连接的生理学和解剖学

现在很好理解的是,位于视皮层一个神经元经典感受野以外的刺激可以调制神经元的活性。调制的来源可能来自视觉通路上更远地方的神经元的前馈或者反馈连接,或者来自相邻神经元的侧部投射。尽管我们这里集中研究侧向连接,活性的调制几乎肯定依赖于包括所有三个在内的更复杂的连接环路。然而,当完成适当地心理物理学任务时人类和恒河猴的视觉行为,以及侧向连接的解剖学和生理学,两者之间的紧密的联系是显著的。然而,我们也注意到确实存在一些和这个一般法则相违背的例外现象(Dakin & Baruch,2009;May & Hess,2007)。

早期探索初级视皮层的水平连接发现锥体神经元具有平行于表面横向扩展的2~5mm之间的连接,而且这些连接终端零零碎碎、有选择性(Gilbert & Wiesel,1979;Rockland & Lund,1982)。在树鼩(例如,Rockland & Lund,1982;Bosking et al.,1997)、灵长类动物(例如,Malach et al.,1993;Sincich & Blasdel,2001)、雪貂(例如,Ruthazer & Stryker,1996)以及猫(例如,Gilbert & Wiesel,1989)等动物身上的关于侧向连接的程度和特异性的研究已经完成。而且在物种之间存在很大程度的一致性,也存在一些重要的不同之处。

图44.1A图示了光学成像和解剖技术的一个令人印象深刻的总和,显示了V1投射的特异性。来自Bosking等人(1997)的这些结果显示了从光学成像显示接近注射位点的突触到周边位点的锥体神经元的侧部投射的方位柱的叠加。侧部投射显示通过细胞外生物胞素的注射,就可以标记沿着它们的投射在注射位点的少数神经元。一个特殊的神经元的方位调谐在一个方位柱中被它的位点估计。

A

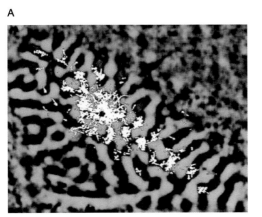

B

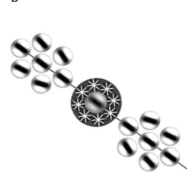

图44.1 (A)图中显示了树鼩中的一组V1神经元的方位特异性投射结果(来自1997年Bosking等人的图,经过修饰)。光学成像用于显示方位柱,生物素注射被用于定位摄取了生物素(图中白色就是生物素)的一组神经元的投射。正如我们能够看到的,注射位点的方位柱的位置在大多数情况下是与投射的方位柱相同的。(B)一个实验上和理论上得到的"关联场",总结了我们认为的潜在的投射走向。短时程的连接理论上是很大程度上是抑制的,方位不相关的,反之,长距离的连接大部分是方位特异性的,大部分是兴奋的。

正如图 44.1A 显示,注射的方位柱(所示的黑暗区域)和大多数的长距离投射具有相同的方位(也就是说,这些长距离投射的突触位点也在黑暗区域)。短时程的投射则没有显示出这样的特异性。Bosking等人(1997)也发现了在树鼩中长距离投射的程度和那些沿着轴且与中央神经元的方位相一致的投射相比要显著地大。

其他研究显示这些锥体神经元的侧部投射相当特殊,它们投射到皮层的单个方位柱区域,也投射到类似的眼优势柱区域和细胞色素氧化酶斑点(例如,Malach et al.,1993;Yoshioka et al.,1996)。对一个方位调谐且方位与投射的轴对齐的锥体细胞显示投射主要针对单个方位柱。也就是说,神经元的投射主要是针对那些和自己具有相似的方位选择的神经元。

在一些物种中,例如图 44.1 的例子,沿着主轴的投射比与主轴成正交投射要长。对于树鼩(Bosking et al.,1997)、夜猴和松鼠猴(Sincich & Blasdel,2001)来说,沿着主轴的投射要比与主轴成正交投射长 2~4倍。大部分解剖学上的工作在初级视皮层的第三层和第五层进行。这里我们应该注意到第四层的神经元并没有显示出第三层、第五层神经元具有的相似的方位的神经元之间的高度的联通性(Chisum, Mooser, & Fitzpatrick,2003)。Karube 和 Kisvárday(2011)发现猫的初级视皮层的第四层大部分神经元会与母细胞具有 60~90 度最优方位偏移的方位柱的神经元建立突触连接,提供了方位柱之间的连接,他们推测可以帮助编码图像特性例如不连续性和连接性。

除了解剖学研究,神经生理学研究发现了在经典感受野之外的同方位的刺激对神经元的影响(Ito & Gilbert,1999;Kapadia et al.,1995;Kapadia, Westheimer,& Gilbert,2000;Li, Piëch, & Gilbert,2006;McManus,Li,& Gilbert,2011;Polat et al.,1998)。这些研究证明当一个方位刺激在一个神经元的感受野内,第二个共线的刺激可以提高神经元的响应速率,然而,相同的方位刺激如果呈现位置和主轴成正交方位(也就是放在第一个刺激的侧部),将会产生抑制或者至少促进效应减少。Kapadia,Westheimer 和 Gilbert(2000)尝试在清醒恒河猴上详细标出与人类行为学和解剖学上一致的这些抑制的和促进的效应。

图 44.1B 显示我们关于这些横向投射的理论描述,也就是我们称之为"关联场"的区域(Field, Hayes, & Hess,1993)。这个描述包含了我们心理物理学的测量结果,具体的例子就是图 44.1A 中显示的。首先我们总结了我们看到的如一些主要的解剖学和神经生理学上的发现,对我们的关于轮廓整合的讨论很重要。

1. 锥体细胞长距离的投射是"补丁"不一致的,主要投射于相同方位柱的神经元(也就是说,具有相同的方位调谐)(Gilbert & Wiesel,1989;Malach et al.,1993)。

2. 长距离的投射一般延伸到经典感受野尺寸的 2~4 倍的大小,一般延伸的方向是与细胞的方位调谐共线的方向(Bosking et al.,1997;McManus,Li,& Gilbert,2011;Sincich & Blasdel,2001)。

3. 对共线的神经元的长距离投射似乎大部分是抑制(Kapadia et al.,1995;Nelson & Frost,1985;Polat et al.,1998);然而,神经生理学的结果也建议促进与否很大程度上与对比度相关,在低对比度(或者高对比度的杂乱背景)下主要是兴奋的效应,抑制主要出现在高对比度的情况下(Kapadia, Westheimer, & Gilbert,1999)。

4. 长距离的投射看起来是相互的(Kisvarday & Eysel,1992)。

5. 短时程的投射看起来像是很大程度依赖于方位被认为主要是抑制作用(Das & Gilbert,1999)。

这些结论不是非常明确的结论。例如,像上面看到的那样,并不是所有的物种都显示出沿着主轴的投射延长方向。此外,有关这些远程关系是否是促进效应的来源依然有争议。Kapadia 的结果(Kapadia, Westheimer, & Gilbert,2000)暗示与主轴正交的区域将产生抑制调制。然而,Walker,Ohzawa 和 Freeman(1999)使用许多光栅斑块放在毗邻经典感受野的位置,几乎没有发现促进效应。尽管他们发现了抑制,但是抑制很少是对称的而且分布不均匀。Kapadia 等人(1995)和 Polat 等人(1998)也显示第二条线段被共线地放置于经典感受野的外面,与最优方位平齐,当线段之间被一个小的沟分离时,一个小多数的神经元会比不分离情况下产生一个更强的响应。它们对于一个不连续线的响应要强于对一个连续线的响应。如果我们假设在一些神经元中,短时程的抑制可以消除共线的促进作用,这些结果会被期待。

图 44.1B 中的图表简化表征了我们认为的轮廓整合的潜在机制。我们做了一些假设,这些假设在解剖学和神经生理学上缺乏明确地支持。例如,在我们的模型中,我们暗示投射到与主轴偏移的区域将会投射到一个常规的方式抵消的方位。图 44.1A 提供了一个比较弱的建议离轴投影并没有像那些沿着主轴的一样位于方位柱的中央,但是这些数据缺乏定量

的生理学或者解剖学数据（这个假设没有得到充分的测试）。在图中看到的这种排列的动机并不是来自解剖学和生理学，而是来自下面讨论的行为学数据。

McManus、Li 和 Gilbert（2011）可能提供了最深入的生理学证据仍然证明关联场在轮廓整合中的作用。他们显示恒河猴 V1 神经元对沿着细胞的非经典感受野的轮廓具有选择性。他们认为这种选择性是通过侧向连接自上而下的门控得到的。在他们的研究中，在 V1 区的神经元是在清醒的行为猴中记录的。恒河猴是通过由三条线段组成的轮廓组成线索被提示的。然后恒河猴就进行了一个匹配样本的任务，这个任务是通过观察两个区域内的随机线段然后扫视到包含与线索的轮廓完全相同的区域。为了识别一个细胞的最优轮廓，包含三条线段的许多轮廓被呈现在感受野内，此时细胞的响应也被记录。一个最优的算法被用于发现最优的轮廓，然后就变成一个寻找到具有五条线段的最优轮廓的起始点。这个程序然后就被用于由七条线段组成的扩展轮廓——是经典感受野的宽度的数倍。

McManus 和他的同事们认为关联场对这些多个条的刺激的 V1 区响应提供了一个很好的说明。对于光滑的轮廓，关联场和理论匹配度很高，例如共线或者共圆。然而 McManus 和他的同事们不仅仅观察到了对线段的选择性响应，而且在正弦曲线的和闭合的圆形轮廓中也发现了选择性。他们观察到许多独立的神经元，可以根据在屏蔽任务中提供的线索不同，可以在线性选择性和圆形选择性之间转化。通过收集单细胞记录，他们认为群体神经元的轮廓选择性也是纹理依赖的。因此看来，V1 神经元的轮廓选择性是一个动态的特性，McManus 和他的同事们审查了来自更高阶加工水平的完全依赖于自上而下的任务特异的控制信号，这些信号可能会在功能上控制 V1 区

侧部神经元之间的选择性调控。他们注意到这个和传统上通过神经响应的较小幅度的调制对 V1 区自上而下的控制是不同的（例如，对比度增益控制）。

Li、Piëch 和 Gilbert（2008）强调说对轮廓整合的自上而下的影响是使用一种不同的方式。他们检测了在恒河猴中轮廓整合的时间进程，发现结果是知觉学习的一种形式。这是缓慢地增长直到接近渐近线，提高的精确度受到在视野中的训练位置限制。为了直接地研究训练前注意的作用，动物进行了干扰任务同时在事业的训练区域展示一个轮廓刺激。在训练前，V1 区神经元的记录显示此时的响应和对噪声模式的响应几乎相同。然而，训练后，V1 区神经元的响应在轮廓任务重直接与轮廓的长度相关，与干扰项任务关联性很弱，显示了任务特异的反馈重要性。当恒河猴处于麻醉状态下自上而下的输入消失，轮廓相关的响应也全部消失。这个结果与 Angelucci 和 Bressloff（2006）的证据很大程度上是一致的，其表明完全理解轮廓整合（易化）和周边抑制的动态性除了前馈和侧向连接之外还需要将来自高阶皮层的反馈加入模型里面去。

心理物理学

使用不同的方法的心理物理学研究已经证实了和上面讨论的解剖学还有生理学上相关的效应。

在心理物理学中用到的一个刺激例子在图 44.2 中可以看到。人类观察者看到许多高对比度定向的元素排列，在这里面的一个自己是被按照几个排列规则之一的规则排列的。人类被试尝试去识别出这个作为排列函数的元素子集的存在。图 44.2 提供了两个不同规则的例子。正如在图中可以读到的，即使刺激的信息内容相同，观察者对共线排列的敏感性要高于对正交排列的敏感性（Field，Hayes，& Hess，1993）。

A

B

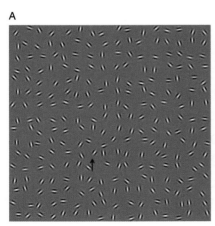 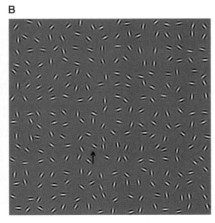

图 44.2 示例两个用于测量人类对轮廓的敏感度的刺激。在两张图片的相同位置都包含有一个路径（通过箭头标记），但是这两个路径的形成原因是依据两种不同的法则。读者应该能够看到在左边（A）中包含的轮廓或者（路径）要比在右边（B）中更容易看到。图片是一个例子，用于表明人类的视觉系统对共线的排列敏感性会增加。

在过去的 20 年里,使用轮廓整合任务的大量研究已经被发表,旨在调查在哪种条件下整合可以发生。例如,研究已经证实整合可以发生在多重深度平面的元素(Hess & Field,1995;Hess,Hayes,& Kingdom,1997)、具有不同相位或者极性的元素(Field,Hayes,& Hess,2000)和具有不同带宽的元素,但是对于具有多重尺度的元素(Dakin & Hess,1998,1999)整合却很弱。Hayes(2000)已经证实,当一个局部运动信号引起一个明显的每个整体元素的位移时,当相对应于元素知觉上的位点的排列与元素物理学上的位点相反时,整合更加强烈。Mullen、Beaudot 和 McIlhagga(2000)表明尽管跨多重色调的整合是可能的,在相似色调之间的整合要更加有效。Lee 和 Blake(2001)对运动方面的研究发现的效应也是相似的。Hess 和 Dakin(1997)也证实在外周和轮廓整合精确性存在一个下降并争论说这个与对大感受野的过度依赖有关。其他研究发现在外周的轮廓整合下降和其他视觉功能(例如视锐度)的下降速率是相似的(Nugent et al.,2003)。

其他的心理物理学技术研究显示了有趣的结果。Chavane 和同事们(2000)证实一个定向的元素当它沿着与它的轴共线的方向运动时,和它沿着与它的轴正交的方向运动时相比,它的运动速度看起来好像变高了。他们解释说这可能与长距离的连接相关。Kapadia、Westheimer 和 Gilbert(2000)已经证实沿着一个中央元素的末端放置的元素可能引起对中央元素的方位感知上的改变,会感觉到其方位向周边偏移。然而,当周边方位沿着相反的轴放置时(与中央元素相邻),中央的元素的感知方位会偏离周边方位。他们也证实这种效应的空间分布显示出了与神经生理学中周边线段 flanker 引起的皮层的易化良好的吻合。Mareschal、Sceniak 和 Shapley(2001)也表明,flanker 周边光栅在具有共线的排列时可以显著地提高中间片段的辨别阈值。更进一步,在共线排列时阈值的提高要比元素的方位垂直于三个元素的位置时要显著。

Fulvio、Singh 和 Maloney(2008)测试了被试在两条线之间去插值轮廓的能力。在他们的实验中,两个轮廓在空间上被一个阻断隔开了几度的视角,在两者之间有一小段是可见的。被试需要去排列这个片段去匹配两个片段之间成一个连续轮廓。这个被用于检测 Kellman 和 Shipley(1991)的相关性假设,其声称

对于被联系到一起的轮廓元素,它们必须有一个交叉,这个交叉的角度必须要小于 90°。与共线性和共圆性的关联场连接相比,这个观点稍微不严谨。Kellman 和 Shipley 预测了当被试连接一个具有转向角度大于 90°的角度的轮廓时,会有一个急剧的能力下降。Fulvio 和同事们使用一个连续的转向角范围——小于 90°到大于 90°去检测被试,发现与插值轮廓相比,被试的能力有一个平滑的下降。

Kovacs 和 Julesz(1993)已经证实当元素路径的可见性被作为周边元素的密度函数来测量时,如果轮廓形成一个闭合的图像,路径就会显著地变得明显起来。Pettet、McKee 和 Grzywacz(1998)争论这种效应可能与轮廓的方向上的平滑度相关(也就是一个圆周图像所有的元素在一个一致的方向变化方位)。在这些结果的任意情况都显示与中间的元素相比敏感性依赖于更远的元素。依赖于相邻元素之间的兴奋性效应的简单模型却没有预测出这种效应。当然,没有理由去假定这些效应真的是在 V1 发生的,这些心理物理学上的结果可能是一个很好的启示,即将注意的方向放在那些可预测的改变特征上去。当然,这些结果显示感知到的轮廓与之依赖于复杂的关系。

Dakin 和 Baruch(2009)调查了这些心理物理学领域中的相互影响:环境的调制效应是如何直接影响轮廓整合的。他们试图在 Polat 和 Sagi(1993)描述的 flanker 周边条件下去寻找和测量。他们创建了在噪声背景下 Gabor 元素组成的轮廓,这里干扰元素的方位对轮廓元素来说是成系统变化的。对于"蛇形"路径来说(见图 44.2A),可以观察到很强的效应,例如与随机排列的 flanker 相比,平行的干扰元素显著地抑制了实际轮廓的整合。然而,与路径成垂直排列的干扰元素可以促进整合。有趣的是,flanker 的所有排列与所有随机排列的 flanker 相比,对"梯子"路径(见图 44.2B)来说,两者的促进程度是一样的,但是和在"蛇形"路径中的促进程度是不相同的。Dakin 和 Baruch 注意到这个结果并没有被最初的关联场模型预测出来,也没有生理学上的研究结果支持(虽然见 Meirovithz et al.,2010)。Dakin 和 Baruch 也建议了一个详细的计算模型,我们下面会讨论到。

关于为什么视觉系统按照它现在的方式整合轮廓,存在一个流行的说法,即它对那些在自然场景中最常见的轮廓类型是最优化的、最擅长的。蛇形的

元素经常指示轮廓，梯形的元素有时会表示轮廓，那些介于梯形和蛇形之间的元素排列经常不会被用来表示轮廓。Field、Hayes 和 Hess（1993）设计延伸已经被应用于任务相关的学习场景去显示这种最优化可能不是不可变的。Schwarzkopf 和 Kourtzi（2008）训练那些没有接触过实验的观察者去进行有梯子的轮廓整合，结果显示他们的表现有很大的提高。他们发现训练后 3～5 个月再进行后续测试，这种提高依然存在。此外，他们也能够训练被试对具有 Gabor 元素 30°～45° 的偏移刺激达到一个较高的正确率（75%）。与梯形刺激相比，高水平的表现需要一个更长期的训练阶段，但是令人惊奇的是考虑到具有这种偏移的图像元素经常感应到的是不连续性，而不是轮廓。此外，它否认了传统的认知，即轮廓整合能力已经进化到去匹配在自然图像中出现的轮廓统计学。这个研究显示皮层的连接允许轮廓整合被短期的训练修改，也为 McManus 等人（2011）的动态关联场概念提供了支持。

计算建模

许多计算模型只是简单反映了在实验中发现的数据。它们可以被认为是"存在证明"，即表明至少存在可能去使用建议的体系结构去完成想要完成的任务。他们不能表明视觉系统必须使用模型中的这种体系结构，但是他们可以证明，如果这种体系结构确实存在于任务中，这样一个模型就是可以使用的。然而，有时候这些模型失败的时候最有用，它们可能成为在后续我们讨论的研究中的一些情况示例。

尽管轮廓整合的生理学和解剖学证据正在变得更加清楚，潜在合理模型范围正在缩小。在这部分，我们简单综述了自然场景的工作，但是我们最集中了解的部分是最近的计算策略，在行为学上的轮廓整合现象的潜在机制还没有被阐明。大部分计算上的解释尝试去描述观察到的心理物理学上的现象，例如拥挤效应、flanker 效应或者短期内皮层连接的重构。

为了整合轮廓，使用沿着有共线方向的相似方位整合技术的许多算法已经出现。部分使用共线算法的理由是任务需要。然而，这些早期的研究也尽可能地解释这些算法是如何与已知的生理学和解剖学基础相匹配的（例如，Grossberg & Mingolla，1985；Parent

& Zucker，1989；Sha'ashua & Ullman，1988）。在近几年，随着我们对于潜在的生理学机制越来越明晰，计算模型也越来越成熟（例如，Zhaoping，2011；McManus，Ullman，& Gilbert，2008；Yen & Finkel，1998）。这些模型表明生理学和解剖学上推断出来的建筑构造可以被用于提供在自然场景中提取轮廓的一种有效方式，可以被用于解释在心理物理学数据中的显著提高。

如前所述，早期的轮廓检测计算方法运行的原则是临近的具有相同方位的图像 patch 可能是相同轮廓中的元素。将这个假设具体化的模型，直觉上看起来就是轮廓整合的方式。一些早期的模型尝试去融合已知的生理学知识（例如，Grossberg & Mingolla，1985；Parent & Zucker，1989；Sha'ashua & Ullman，1988），尽管存在一些放弃这种方式去简化操作，许多更加近期的模型严格遵循现在理解的生理学。我们建议推崇最初的关联场模型（Field，Hayes，& Hess，1993），部分因为它是一个有效的方法去编码可能在视觉场景中出现的几乎无限可能的轮廓。另外一个可以选择的模型可能推崇每个神经元编码一个特殊的轮廓，但是这种框架将需要巨大数目的"轮廓特征检测器"。

Geisler 等人（2001）和 Sigman 等人（2001）进一步采用了生态学方法寻找轮廓整合模型是否是编码自然场景轮廓的一种有效手段。他们测量了在自然场景中的边缘元素的共现统计，发现临近的轮廓线段的相对方向与生理学上预测的和心理物理学上定义的关联场匹配得很好。Geisler 等人的结果尤其有趣，因为需要测量这些共现统计。正如这些作者所描述的，这些统计学在自然界是多维的。考虑到具有特殊位点的具有特定方位的边缘，围绕这个位点的区域就是一个三维的概率图，方位具有 x 方位和 y 方位。只有通过映射出这个完整的概率地图我们才能看到全部统计依赖关系。而且在这些条件概率中，我们可以发现图谱对关联场特性的方位依赖性。如果我们考虑到对规模、色彩、运动和分离度的额外依赖性，概率地图可能会有更高的维度。

一种方法提出连续性是由时间编码的表示，被假定与邻近神经元的同步化活性有关，这"绑定"的方法近期已经接收到大量的关注，也得到了一些实验支持（例如，Gray et al.，1989）。这个模型的困难在于它需要一个机制去检测同步化，Hess，Dakin 和 Field（1998）

建议一个相当不同的更加基础的时间编码版本。他们建议对比度信息通过起始的响应来表征，起始的响应是通过前馈的活性形成的，稍后的响应是通过侧向连接和周边区域的环境决定的。通过简单追踪持续响应获得的共线性信号中可以提取到对比度信号。这个假设来自 Zipser、Lamme 和 Schiller（1996）的神经生理学工作，他们发现纹理研究的结果和这个理论是一致的。然而，Kapadia、Westheimer 和 Gilbert（1999）提供的数据在某些方面是支持这个的，但是也使这个故事变得更加复杂。在前面已经提到过的部分，Kapadia、Westheimer 和 Gilbert 发现在 V1 区域的神经元的共线易化仅仅发生于低对比度或者在复杂的背景下。他们也注意到在神经元"持续的"响应组件中，易化是在起始的瞬间响应之后发生的。这个层面的响应与 Hess、Dakin 和 Field（1998）提出的模型不谋而合。然而，在高对比度处，神经元没有显示出这种持续的响应，仅仅存在急促的瞬时响应。什么类型的模型预测了这种高对比度的行为？它可能包含一些程度的对比度归一化（Heeger，1992），但是现在我们没有意识到任何模型同时预测了响应的时间进程和在高对比度情况下易化的缺失。

在最近研究的一个领域中侧部的连接起到了重要的作用，这个现象就是"crowding"，即拥挤效应。拥挤效应描述的是一种知觉体验，在这种体验中，周边刺激（经常是字母类刺激）会减少对中央刺激（例如字母）的识别能力。尽管关于拥挤效应的研究存在一大堆文献（综述见 Levi，2008），大部分的近期文献集中于在视皮层侧部的相互作用的重要性（例如，Dakin et al.，2011；Greenwood，Bex，& Dakin，2009；Saarela et al.，2009）。

May 和 Hess（2007）观察到了与"梯形"刺激在外周的检测相互联系的拥挤效应。他们描述了一个计算的模型，这个模型复制了人类被试者在轮廓整合任务中的表现，也可以应用于外周的拥挤效应。他们注意到他们并没有明确建模在轮廓整合中的生理学机制，但是仅仅计算是基于生理学的基础。这个模型接收的输入仅仅是在输入图像中的 Gabor 元素的方位和坐标；May 和 Hess 声称这是关联场在生理学领域的精确表征，正如轮廓整合能力不会随着 Gabor 元素的对比度的提高而提高（Hess，Dakin，& Field，1998）。关联场是使用 Pelli、Palomares 和 Majaj

（2004）的类似方法创立的，在外周变大。每个元素与其他元素的联系计算是基于元素是否在一个关联场内部，它们的方位多么相似，是否这一对元素更加像蛇形或者更加像梯形。一种基于规则的方法被用于去分类这些相关的长处和形成最长可能的蛇形和梯形轮廓。这个模型被用于相同的被试进行的强制二选一实验，结果在所有偏心率处的蛇形正确率上限很相似，但是对于梯形元素来说有一个随着偏心率的急剧下降。这个模型也被应用于字母刺激和不同字母之间的轮廓连接，那些期望在拥挤轮廓中看到的效应也被观察到了。

Pelli（2008）也研究了 flanker 之间的相对岁末和距离对拥挤效应影响随着偏心率变化的曲线。他的工作建议在所有偏心率处的临界间距对应于皮层表面的 6mm 作用距离。这个与侧向连接的空间范围大略是对应的，它称这部分为"整合域"。Dakin 和 Baruch（2009）发现人类被试轮廓整合能力可以被周边的 Gabor 元素促进或者损伤，他们也尝试使用一个计算模型去复制他们实验中的结果。他们的方法使用了一个被他们成为"对立方位滤波"的技术。图像被定向的 Gabor 滤波，然后正交滤波器的输出之间的不同被计算。在这个阶段模型对于在任何长度的轮廓响应是被很强烈促进的，被周边的正交方位响应则是被抑制的。Dakin 和 Baruch 发现这个抑制模型提供了一个更好的当在噪声背景下搜寻轮廓时的环境影响模型。

McManus、Ullman 和 Gilbert（2008）使用一个关联场模型去研究知觉上的 fill-in 填充现象，当在两个视网膜的一组感光细胞被例如黄斑变性这样的疾病损坏的时候出现的现象。过一段时间后，被试就可以看到在他们盲点区域的视觉领域的 patch 的特征。这个恢复是由于在 V1 区域的关联场的水平连接的一种重组（综述见 Gilbert，1998）。那里的来自 V1 细胞中具有正常输出的轴突变成了损伤-投射区域。关联场被用来作为研究 fill-in 填充现象如何发生的知觉上计算模型的基础。McManus 和他的同事开发了一种模型循环地（并联）将输入提供给 V1 的复杂细胞，在损伤投射的区域内部的输入来自共循环的水平连接。在图 44.3 展示的模型，输出图像对在视野中的"洞"的仿真，结果显示这个方法在填充这些洞时具有一些有限的成功。

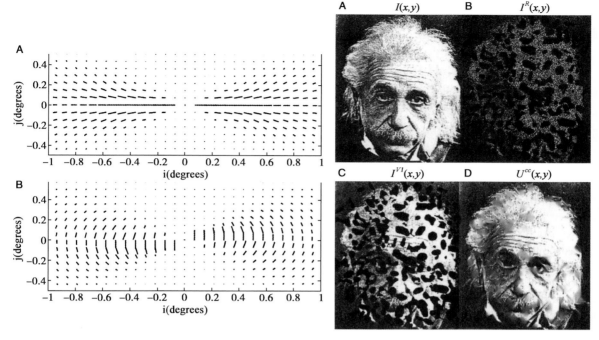

图44.3 McManus、Ullman 和 Gilbert 使用一个循环的（recurrent）神经网络建模了关联场。当模型被应用于具有部分缺失的图像的时候，可以用来模拟视网膜损伤，关联场就稍微可以去"fill in"填充缺失的信息。当在缺失部分（patch）的信息与在关联场中发现的轮廓相对应的时候，这种方法具有成功填充缺失部分的能力。（A）图中显示的是原始图片，（B）一个有缺陷的视网膜建模的响应，（C）建模的信号被传递到 V1，（D）有缺陷的视网膜灰度后对原始图像的估计。

Kovacs 等人（1996）通过对每只研究呈现不同的自然场景证明了上述的发现存在一个双眼的版本，这样每只研究从两个图像中都接收到了 patch：左眼接收到的是来自右眼的补充（例如，右眼得到 1，2，1，2，2，1，左眼接收到 2，1，2，1，1，2）。Kovacs 和他的同事们发现观察者一般看到的是完整的图像（1，1，1，1，1，1 或者 2，2，2，2，2，2）。轮廓和其他视觉信息在双眼间被成功整合成一个单个的完整知觉。这个结果暗示与对连续性的敏感程度相比，关联场对眼睛的起源并不敏感。

总结和结论

在过去的 20 年中，在视觉解剖学、神经生理学、心理物理学和计算建模方面的大量研究已经为来自 V1 的不同神经元的信息是如何整合的提供了新认识。我们最初在 1993 年的提议是在 V1 区神经元之间的侧向连接在轮廓整合过程中扮演了重要的角色。这个提议已经得到许多领域的研究支持。然而，简单的"关联场"模型是不完整的，不能解释许多层面的轮廓感知：正如上面讨论的，当然会涉及更高阶的加工。我们知道来自更高阶皮层的反馈可以改变 V1 区神经

元的活性。McManus、Li 和 Gilbert（2011）的工作建议，与反馈对经典感受野的影响相比，反馈可能对非经典感受野存在一个更大的影响。当动物参与一种特殊类型的刺激搜寻任务时（例如，弯曲的线或者直线），侧向连接帮助神经元对特殊的刺激产生调谐。这个工作建议甚至在 V1 区，视觉系统比我们大多数人想象的要更加动态和易变。

我们也不希望侧向连接在 V1 区的作用仅仅是轮廓整合。相邻神经元之间的交流当然也在模式感知中扮演了许多角色，从空间选择性到对比度归一化再到纹理分离。轮廓整合仅仅代表早期视觉加工的一部分。更多的是，视觉系统执行多种形式的整合（例如运动、立体视和颜色）。关联场的一般概念应该可能包含"相关"刺激的所有层面。

我们也应该注意到很可能在 V1 区的计算问题很少有被解决的。侧向连接可能扮演了一个明显的角色。然而，我们期望看到一个完整的对包含更加复杂的神经元和大脑其他区域之间的动态相互作用的解释。

在本章中，我们可以强调在轮廓整合方面的一小部分研究。这部分研究是在一个广泛范围的学科中的显著地反馈的结果，这里在一个学科中的进步已经

迅速地影响了在第二个学科中的研究，而这些进步也会导致在第三个学科中的新的进步。仍然有许多新的基础问题需要被解决。侧部的输入时如何精确地介导 V1 细胞的发放来对轮廓产生响应？为什么一些 flanker 刺激促进一些 flanker 刺激却抑制，它们的生理学解释是什么？拥挤效应现象在过去的几十年中已经有许多不同的解释，现在关联场也为那个谜题提供了一部分的解释。存在的新的发现指向一个动态的对关联场的任务相关的门控（McManus，Li，& Gilbert，2011），将注意带入图像，图像本身具有一个极度复杂的高水平的机制。表征这种相互作用背后的生理学将是一个艰巨的任务。

致谢

这份工作部分支持来自新加坡南洋理工大学给 A. Hayes 的科研补助金 SUG 58100047，也来自生理学系对 David J. Field 和 James R. Golden 的支持。

参考文献

Allman, J., Miezin, F., & McGuinness, E. (1985). Stimulus specific responses from beyond the classical receptive field: Neurophysiological mechanisms for local-global comparisons in visual neurons. *Annual Review of Neuroscience*, 8, 407–430.

Angelucci, A., & Bressloff, P. C. (2006). The contribution of feedforward, lateral and feedback connections to the classical receptive field center and extra-classical receptive field surround of primate V1 neurons. *Progress in Brain Research*, 154, 93–121.

Bosking, W. H., Zhang, Y., Schofield, B., & Fitzpatrick, D. (1997). Orientation selectivity and the arrangement of horizontal connections in tree shrew striate cortex. *Journal of Neuroscience*, 17, 2112–2127.

Callaway, E. M. (1998). Local circuits in primary visual cortex of the macaque monkey. *Annual Review of Neuroscience*, 21, 47–74.

Carandini, M., & Heeger, D. J. (2012). Normalization as a canonical neural computation. *Nature Reviews. Neuroscience*, 13, 51–62.

Chavane, F., Monier, C., Bringuier, V., Baudot, P., Borg-Graham, L., Lorenceau, J., et al. (2000). The visual cortical association field: A Gestalt concept or a psychological entity? *Journal of Physiology, Paris*, 94, 333–342. doi:10.1016/S0928-4257(00)01096-2.

Chisum, H. J., Mooser, F., & Fitzpatrick, D. (2003). Emergent properties of layer 2/3 neurons reflect the collinear arrangement of horizontal connections in tree shrew visual cortex. *Journal of Neuroscience*, 23, 2947–2960.

Dakin, S. C., & Baruch, N. J. (2009). Context influences contour integration. *Journal of Vision*, 9(2), 13, 1–13. doi:10.1167/9.2.13.

Dakin, S., Greenwood, J., Carlson, T., & Bex, P. (2011). Crowding is tuned for perceived (not physical) location. *Journal of Vision (Charlottesville, Va.)*, 11(2), 1–13. doi:10.1167/11.9.2.

Dakin, S. C., & Hess, R. F. (1998). Spatial-frequency tuning of visual contour integration. *Journal of the Optical Society of America, Series A*, 15, 1486–1499. doi:10.1364/JOSAA.15.001486.

Dakin, S. C., & Hess, R. F. (1999). Contour integration and scale combination processes in visual edge detection. *Spatial Vision*, 12, 309–327.

Das, A., & Gilbert, C. D. (1999). Topography of contextual modulations mediated by short-range interactions in primary visual cortex. *Nature*, 399, 655–661.

Field, D. J., Hayes, A., & Hess, R. F. (1993). Contour integration by the human visual system: Evidence for a local "association field." *Vision Research*, 33, 173–193.

Field, D. J., Hayes, A., & Hess, R. F. (2000). The roles of polarity and symmetry in contour integration. *Spatial Vision*, 13, 51–66.

Fitzpatrick, D. (2000). Seeing beyond the receptive field in primary visual cortex. *Current Opinion in Neurobiology*, 10, 438–443.

Fulvio, J., Singh, M., & Maloney, L. (2008). Precision and consistency of contour interpolation. *Vision Research*, 48, 831–849.

Geisler, W. S., Perry, J. S., Super, B. J., & Gallogly, D. P. (2001). Edge co-occurrence in natural images predicts contour grouping performance. *Vision Research*, 41, 711–724.

Gilbert, C. D. (1998). Adult cortical dynamics. *Physiological Reviews*, 78, 467–485.

Gilbert, C. D., & Wiesel, T. N. (1979). Morphology and intracortical projections of functionally characterised neurones in the cat visual cortex. *Nature*, 280, 120–125.

Gilbert, C. D., & Wiesel, T. N. (1989). Columnar specificity of intrinsic horizontal and corticocortical connections in cat visual cortex. *Journal of Neuroscience*, 9, 2432–2442.

Graham, N. (2011). Beyond multiple pattern analyzers modeled as linear filters (as classical V1 simple cells): Useful additions of the last 25 years. *Vision Research*, 51, 1397–1430. doi:10.1016/j.visres.2011.02.007.

Gray, C. M., Konig, P., Engel, A. K., & Singer, W. (1989). Oscilliatory responses in cat visual cortex exhibit inter-columnar synchronization which reflects global stimulus properties. *Nature*, 338, 334–337.

Greenwood, J., Bex, P., & Dakin, S. (2009). Positional averaging explains crowding with letter-like stimuli. *Proceedings of the National Academy of Sciences of the United States of America*, 106, 13130–13135. doi:10.1073/pnas.0901352106.

Grossberg, S., & Mingolla, E. (1985). Neural dynamics of perceptual grouping: Textures, boundaries, and emergent segmentations. *Perception & Psychophysics*, 38, 141–171.

Hayes, A. (2000). Apparent position governs contour-element binding by the visual system. *Proceedings of the Royal Society, Series B*, 267, 1341–1345.

Heeger, D. J. (1992). Normalization of cell responses in cat striate cortex. *Visual Neuroscience*, 9, 181–198.

Hess, R. F., & Dakin, S. C. (1997). Absence of contour linking in peripheral vision. *Nature*, 390, 602–604.

Hess, R. F., Dakin, S. C., & Field, D. J. (1998). The role of "contrast enhancement" in the detection and appearance of visual contours. *Vision Research*, 38, 783–787.

Hess, R. F., & Field, D. J. (1995). Contour integration across depth. *Vision Research*, 35, 1699–1711. doi:10.1016/0042-6989(94)00261-J.

Hess, R., & Field, D. (1999). Integration of contours: New insights. *Trends in Cognitive Sciences*, 12, 480–486.

Hess, R. F., Hayes, A., & Kingdom, F. A. A. (1997). Integrating contours within and through depth. *Vision Research, 3,* 691–696.

Hubel, D. H. (1988). *Eye, brain, and vision.* New York: Scientific American Library.

Ito, M., & Gilbert, C. D. (1999). Attention modulates contextual influences in the primary visual cortex of alert monkeys. *Neuron, 22,* 593–604.

Kapadia, M. K., Ito, M., Gilbert, C. D., & Westheimer, G. (1995). Improvement in visual sensitivity by changes in local context: Parallel studies in human observers and in V1 of alert monkeys. *Neuron, 15,* 843–856.

Kapadia, M. K., Westheimer, G., & Gilbert, C. D. (1999). Dynamics of spatial summation in primary visual cortex of alert monkeys. *Proceedings of the National Academy of Sciences of the United States of America, 96,* 12073–12078. doi:10.1073/pnas.96.21.12073.

Kapadia, M. K., Westheimer, G., & Gilbert, C. D. (2000). Spatial distribution of contextual interactions in primary visual cortex and in visual perception. *Journal of Neurophysiology, 84,* 2048–2062.

Karube, F., & Kisvárday, Z. (2011). Axon topography of layer IV spiny cells to orientation map in the cat primary visual cortex (area 18). *Cerebral Cortex, 21,* 1443.

Kellman, P. J., & Shipley, T. F. (1991). A theory of visual interpolation in object perception. *Cognitive Psychology, 23,* 141–221.

Kisvarday, Z. F., & Eysel, U. T. (1992). Cellular organization of reciprocal patchy networks in layer III of cat visual cortex (area 17). *Neuroscience, 46,* 275–286.

Kovacs, I., & Julesz, B. (1993). A closed curve is much more than an incomplete one: Effect of closure in figure-ground segmentation. *Proceedings of the National Academy of Sciences of the United States of America, 90,* 7495–7497. doi:10.1073/pnas.90.16.7495.

Kovacs, I., Papathomas, T. V., Yang, M., & Feher, A. (1996). When the brain changes its mind: Interocular grouping during binocular rivalry. *Proceedings of the National Academy of Sciences of the United States of America, 93,* 15508–15511. doi:10.1073/pnas.93.26.15508.

Lee, S. H., & Blake, R. (2001). Neural synergy in visual grouping: When good continuation meets common fate. *Vision Research, 41,* 2057–2064. doi:10.1016/S0042-6989(01)00086-4.

Levi, D. (2008). Crowding—an essential bottleneck for object recognition: A mini-review. *Vision Research, 48,* 635–654.

Li, W., Piëch, V., & Gilbert, C. D. (2006). Contour saliency in primary visual cortex. *Neuron, 50,* 951–962.

Li, W., Piëch, V., & Gilbert, C. D. (2008). Learning to link visual contours. *Neuron, 57,* 442–451.

Maffei, L., & Fiorentini, A. (1976). The unresponsive regions of visual cortical receptive fields. *Vision Research, 16,* 1131–1139. doi:10.1016/0042-6989(76)90253-4.

Malach, R., Amir, Y., Harel, M., & Grinvald, A. (1993). Relationship between intrinsic connections and functional architecture revealed by optical imaging and in vivo targeted biocyting injections in primate striate cortex. *Proceedings of the National Academy of Sciences of the United States of America, 90,* 10469–10473. doi:10.1073/pnas.90.22.10469.

Mareschal, I., Sceniak, M. P., & Shapley, R. M. (2001). Contextual influences on orientation discrimination: Binding local and global cues. *Vision Research, 41,* 1915–1930. doi:10.1016/S0042-6989(01)00082-7.

May, K., & Hess, R. (2007). Ladder contours are undetectable in the periphery: A crowding effect? *Journal of Vision, 7*(13), 9, 1–15. doi:10.1167/7.13.9.

McManus, J., Li, W., & Gilbert, C. (2011). Adaptive shape processing in primary visual cortex. *Proceedings of the National Academy of Sciences of the United States of America, 108,* 9739–9746. doi:10.1073/pnas.1105855108.

McManus, J., Ullman, S., & Gilbert, C. (2008). A computational model of perceptual fill-in following retinal degeneration. *Journal of Neurophysiology, 99,* 2086–2100.

Meirovithz, E., Ayzenshtat, I., Bonneh, Y., Itzhack, R., Werner-Reiss, U., & Slovin, H. (2010). Population response to contextual influences in the primary visual cortex. *Cerebral Cortex, 20,* 1293–1304.

Mullen, K. T., Beaudot, W. H., & McIlhagga, W. H. (2000). Contour integration in color vision: A common process for the blue-yellow, red-green and luminance mechanisms? *Vision Research, 40,* 639–655.

Nelson, J. I., & Frost, B. J. (1985). Intracortical facilitation among co-oriented, co-axially aligned simple cells in cat striate cortex. *Experimental Brain Research, 61,* 54–61.

Nugent, A. K., Keswani, R. N., Woods, R. L., & Peli, E. (2003). Contour integration in peripheral vision reduces gradually with eccentricity. *Vision Research, 43,* 2427–2437. doi:10.1016/S0042-6989(03)00434-6.

Papari, G., & Petkov, N. (2011). Edge and line oriented contour detection: State of the art. *Image and Vision Computing, 29,* 79–103. doi:10.1016/j.imavis.2010.08.009.

Parent, P., & Zucker, S. (1989). Trace inference, curvature consistency and curve detection. *IEEE Transactions on Pattern Analysis and Machine Intelligence, 11,* 823–839.

Pelli, D. (2008). Crowding: A cortical constraint on object recognition. *Current Opinion in Neurobiology, 18,* 445–451.

Pelli, D. G., Palomares, M., & Majaj, N. J. (2004). Crowding is unlike ordinary masking: Distinguishing feature integration from detection. *Journal of Vision, 4*(12), 12. doi:10.1167/4.12.12.

Pettet, M. W., McKee, S. P., & Grzywacz, N. M. (1998). Constraints on long range interactions mediating contour detection. *Vision Research, 38,* 865–879.

Phillips, W. A., & Singer, W. (1997). In search of common foundations for cortical computation. *Behavioral and Brain Sciences, 20,* 657–722.

Polat, U. (1999). Functional architecture of long-range perceptual interactions. *Spatial Vision, 12,* 143–162.

Polat, U., Mizobe, K., Pettet, M. W., Kasamatsu, T., & Norcia, A. M. (1998). Collinear stimuli regulate visual responses depending on cell's contrast threshold. *Nature, 391,* 580–584.

Polat, U., & Sagi, D. (1993). Lateral interactions between spatial channels: Suppression and facilitation revealed by lateral masking experiments. *Vision Research, 33,* 993–999.

Rockland, K. S., & Lund, J. S. (1982). Widespread periodic intrinsic connections in the tree shrew visual cortex. *Science, 215,* 1532–1534.

Ruthazer, E. S., & Stryker, M. P. (1996). The role of activity in the development of long-range horizontal connections in area 17 of the ferret. *Journal of Neuroscience, 16,* 7253–7269.

Saarela, T. P., Sayem, B., Westheimer, G., & Herzog, M. H. (2009). Global stimulus configuration modulates crowding. *Journal of Vision, 9*(2), 5. doi:10.1167/9.2.5.

Schwarzkopf, D., & Kourtzi, Z. (2008). Experience shapes the utility of natural statistics for perceptual contour integration. *Current Biology, 18,* 1162–1167.

Sha'ashua, A., & Ullman, S. (1988). Structural saliency. In *Proceedings of the International Conference on Computer Vision, Tampa, Florida* (pp. 482–488).

Sigman, M., Guillermo, G. A., Gilbert, C. D., & Magneasco, M. O. (2001). On a common circle: Natural scenes and

Gestalt rules. *Proceedings of the National Academy of Sciences of the United States of America, 98*, 1935–1940. doi:10.1073/pnas.031571498.

Sincich, L. C., & Blasdel, G. G. (2001). Oriented axon projections in primary visual cortex of the monkey. *Journal of Neuroscience, 21*, 4416–4426.

Walker, G. A., Ohzawa, I., & Freeman, R. D. (1999). Asymmetric suppression outside the classical receptive field of the visual cortex. *Journal of Neuroscience, 19*, 10536–10553.

Yen, S. C., & Finkel, L. H. (1998). Extraction of perceptually salient contours by striate cortical networks. *Vision Research, 38*, 719–741.

Yoshioka, T., Blasdel, G. G., Levitt, J. B., & Lund, J. S. (1996). Relation between patterns of intrinsic lateral connectivity, ocular dominance, and cytochrome oxidase-reactive regions in macaque monkey striate cortex. *Cerebral Cortex, 6*, 297–310.

Zhaoping, L. (2011). Neural circuit models for computations in early visual cortex. *Current Opinion in Neurobiology, 21*, 808–815.

Zipser, K., Lamme, V. A. F., & Schiller, P. H. (1996). Contextual modulation in primary visual cortex. *Journal of Neurophysiology, 16*, 7376–7389.

第45章　纹理分析感知

Michael S. Landy

什么是视觉纹理？牛津英语词典给出了关于这个词的几种定义。第一个定义来自语源学:这个词源于拉丁语"textūra",语义是一幅织锦。之后的定义详细描述和扩展了这个主题。任何具有像编织一样的外观和一致性的自然的结构,一个组织,一张网,例如蜘蛛网。最后关于它的组分或者形成元素形成的构造、结构。换句话说,纹理就是由较小的元素组成的材料(Adelson & Bergen,1991)。因此稍后的定义就包含了所有的我们主要描述为视觉纹理的图像种类,不论是否是规则的、明显的人造的(壁纸,建筑物,地板砖),还是不规则的源自自然变化的表面反射(木纹),来源于照明的交互作用和富于变化的三维表面(石膏)或者在一个场景中分离的元素(麦田),或者这些元素的组合。在每个情况中图像都包含小的元素的重复(在一个瓷砖中个体的设计元素,在一个石膏墙上的单个小的元素碰撞,树木中单个的增长线)在整个纹理图像中重复,或许有一些微小的变化。我们还可以将这个定义延伸到包含听觉上纹理的变化(McDermott & Simoncelli,2011)。

在本章中,我专注于纹理的视觉编码和感知的广泛研究,自我之前写关于纹理感知的综述之后,这些研究已经出现了近10年(到现在)(Landy & Graham,2004)。如果想看更早的综述,请看 Bergen(1991)和Landy(1996)年的版本。正如我们将看到的,在这几年这个领域有大量的研究工作。我们对视觉纹理加工和它的神经基础的理解需要重大的修改。我首先从心理物理学上在纹理定义的边界(纹理分离)上的工作和纹理定义边界在纹理编码的生物学背景模型的发展上的重要性两个方面开始进行审查。我将纹理分离的模型和基于图像统计的纹理表面这两点联系起来。然后我讨论了近期在物体形状的视觉估计中表面纹理的使用和在3D场景中利用表面特性的工作。本章节总结了纹理的神经加工的许多研究调查。在纹理编码中近几年的神经生理学工作从单个细胞的生理和光学成像再到视觉诱发电位(VEP)和功能性磁共振成像(fMRI)。

纹理分离模型

回口袋模型

仔细观察图45.1,里面是木板人行道的图片。初级视皮层的简单细胞可以被建模成一组选择性线性空间滤波器应用于视网膜成像。这里的计算集中强调了视觉图像中有方位的线,例如那些在人行道上相邻的板之间的线。但是在一幅图像中线性的过滤不能特异地对纹理定义的边界响应,例如,在不同的有方向的人行道的部分。这是因为,粗略看来,边界两边的平均亮度是相同的。在这样一个边界中不同的是平均的局部方位(也就是说,局部的图像统计),哪种计算可以揭露这样的边界？哪种对人类的观察者来说更明显？

以 Bergen 和 Adelson(1988)为最早开始的,许多研究者建议过纹理定义的边界可能是被纹理分离的被我们称为回口袋模型的有些机制计算的(Chubb & Landy,1991)。最简单的回口袋模型(图45.2)的形式包括一系列的三个阶段:滤波、整流、滤波(FRF;有时被称为 LNL 模型,即线性、非线性和线性)。如果讲得具体些,图45.3用插图的形式表现了将这一系列作用在刚刚看到的人行道的图片上的操作过程。第一个线性空间滤波器对方位和空间频率调谐,所以它选择性地对一个或者两个成分纹理响应。在图45.3B中使用了一个对垂直方位调谐的滤波器。然而,一个线性的滤波器会同时存在强烈的正值响应(当感受野位于其中,以至于兴奋性区域和图像的较亮部分匹配)或者负值响应(当和图像的较暗区域匹配)。因此,这些线性滤波器响应的空间上的平均将和纹理边缘的任意边一致。在图45.3B中,左侧和右侧两边的均值是相同的(灰色代表一个滤波器的输出为零)。非线性(例如阈值或者逐点的平方操作)转换这些方差较大的区域为较高的平均响应(图45.3C,这里黑色代表0值)。这个阶段之后,一个二阶的线性滤波器,主要的是本质上的大规模,将对纹理定义的边缘进行强烈的响应(图45.3D)。这种图像结构被 FRF 模型描绘的在自然图像中很流行而且和一阶的亮度定义的结构并不相关(Schofield,2000)。

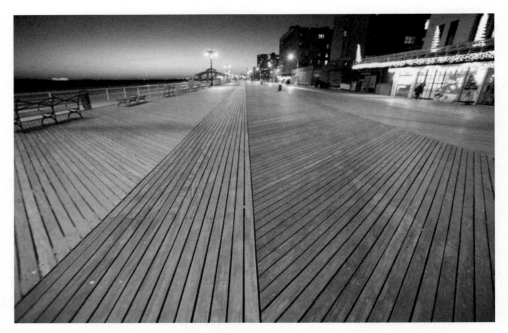

图45.1 布鲁克林(美国纽约西南部的一区)科尼岛的一条木板路。在木板路截面之间的显著的边界,每个截面包括平行的甲板,而且每个截面的木板具有不同的方位。

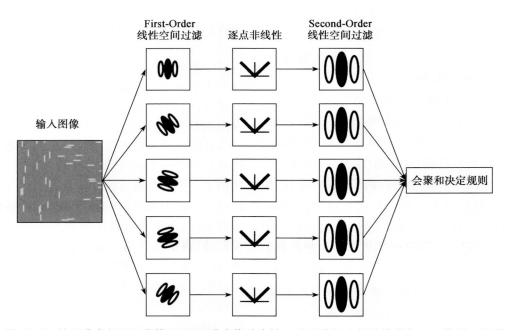

图45.2 纹理分离的回口袋模型,视网膜成像首先被一系列线性空间滤波器加工。然后一些形式的非线性被应用。这里,显示一个逐点的全波整流模型。下一步,第二个阶段的线性空间滤波器被使用去提高纹理定义的边缘。随后的决策流程依赖于特定的心理物理任务正在研究。

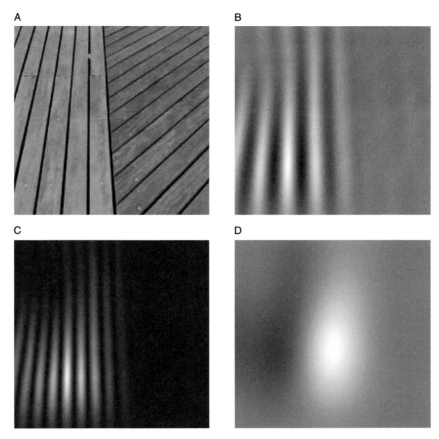

图45.3 回口袋模型图45.2应用于图45.1。A,图45.1的部分,具有一个方位定义的边缘。B,应用一个线性的垂直方位的空间滤波器卷积的结果。C,四扭编组(平方)的全波整流。D,被一个二阶的、粗糙规模的垂直方位的空间滤波器卷积。在B和D中,滤波器响应为零代表中值灰色;在C中,0度代表黑色。

最近的一些工作支持滤波-整流-滤波(FRF)模型而且建立了它的基本特性。这项工作的研究者开发了心理物理学的技术寻找测量二阶滤波器的变异和滤波特性,使用了与经典的测量一阶滤波器特性类似的实验方法(也就是空间频率通道[Graham,1989])在这些研究中,二阶刺激包括纹理的调制,观察者的任务是检测或者辨别。方位调制(图45.4为示例刺激)检测的对比敏感度在大范围的空间频率下相对平坦(Landy & Oruç,2002)。二阶调制深度的辨别伴随方位调制纹理导致阈下总和。也就是说,存在基座的对比度的阈值和不存在基座的相比存在下降(一阶对比度检测中经典的七星函数)。阈值上的提高表明存在一个更进一步的非线性(也就是FRFR)或者由于存在基座而导致的空间不确定性的下降(Landy & Oruç,2002)。使用方位调制还有空间频率调制和对比度调制纹理在纹理类型中不存在易化(Kingdom,Prins,& Hayes,2003),阈下总和(也就是七星函数)已经被观察到。这些结果与FRF预测相当的一致,也就是更进一步地支持了FRF模型。Kingdom和他的同事也支

持了归一化(e. g. ,Heeger,1992),有时指的是周边抑制,可以被用来解释他们的结果(见下面的部分有关进一步的关于在纹理感知的归一化过程中的讨论)。就像在一阶的例子中,二阶的对比敏感度函数是一个在一个多重的、窄的带宽,二阶的空间频率通道的波包已经被定义了了,例如,使用最初Graham和Nachmias(1971)发明的总和技术的二阶的版本推断一阶的通道。使用方位调制刺激技术,Landy和Oruç(2002)发现二阶通道和一阶通道具有相似的带宽。来自临界的带屏蔽的实验数据也显示二阶通道温和的带宽(1.5个单位)去显示纹理定义的字母(Oruç,Landy,& Pelli,2006)。Prins和Kingdom(2003)测试并检验了滤波-整流-滤波(FRF)模型。使用一个"2×2任务"(两个任务 X 两个间隔即两次出现刺激),使用的是方位调制(OM),频率调制(FM)或者对比度调制(CM)刺激。被试被要求既需要检测哪个间隔出现了二阶调制也需要识别调制的类型(方位调制(OM)还是对比度调制(CM)),(方位调制(OM)还是频率调制(FM)),(频率调制(FM)还是对比度调制(CM)))。

对于其中的两对组合（除去频率调制（FM）还是对比度调制（CM）），检测阈值和识别阈值是完全相同的。这与 FRF 模型通道被它们使用的一阶空间滤波器标记一致，以至于检测刺激所用到的特定的通道的知识也可以用来识别刺激包含的调制类型。Ellemberg、Allen 和 Hess（2006）也使用了 2×2 任务，与 Watson 和 Robson（1981）所用的方式相同。存在的两个不同在于二阶空间频率或者方位方面，直到检测和辨别的调制阈值完全相同之前，他们提高了在这两方面的不同，结果显示这两个刺激被不同的通道检测。艾伦伯格（Ellemberg）和他的同事们发现不同的二阶方位和空间频率通道的数目和一阶通道的数目相同（至少对于低些的空间频率来说是如此）。与滤波-整流-滤波（FRF）模型一致的是，当适应的空间频率匹配一阶滤波器的调谐时对一阶光栅模式的适应在妨碍的纹理分离方面最有效。对于滤波-整流-滤波（FRF）通道来说，一阶滤波器是可以给任务提供最大信息量的部分（Prins & Kingdom, 2006）。

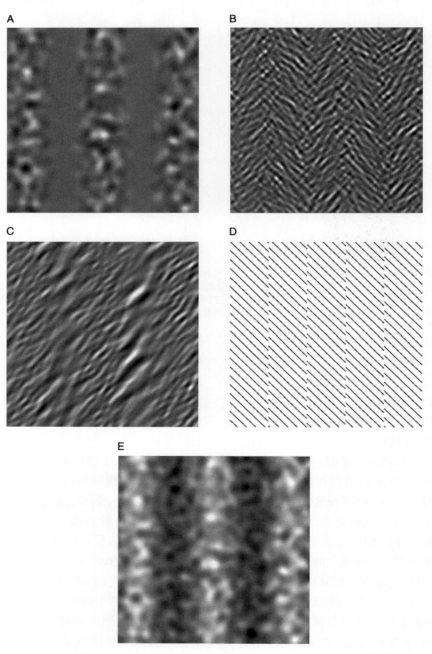

图 45.4 在纹理实验中使用的典型的二阶刺激调制，一个噪声的载波被调制。（A）对比度调制（CM）。（B）方向调制（OM）。（C）频率调制（FM）。（D）错觉轮廓（IC）。（E）一阶亮度调制（LM）。在（A）~（C）中，调制器（此处为垂直正弦波）控制一个（A）或两个（B、C）载波模式（由过滤的噪声组成）的对比度

在基础的滤波-整流-滤波模型中，不论是对于兴奋性区域还是抑制性区域二阶线性滤波器使用相同的输入（也就是说，来自相同的一阶滤波器）。Prins、Nottingham 和 Mussap（2003）和 Graham 和 Wolfson（2004）提供了反对证据，即，两个正交的一阶通道在整流之后不存在更复杂的方位-对立和双重-对立排列贡献于二阶通道响应。

模型的延伸

最近的在纹理辨别方面的心理物理学研究工作已经在使基础的滤波-整流-滤波（FRF）模型更充实并具体化和更进一步延伸方面做出努力。例如，FRF 模型计算局部的纹理能量（具有平方的非线性）应该对载波模式的局部相位不敏感。但是具有平坦相位（0 度或者 180 度，也就是说正值或者负值的余弦相位）优势的纹理，在被放置到随机相位背景下回发生分离（Hansen & Hess，2006），显示余弦相位的正负符号被编码（尽管一个局部亮度非线性可能给这些结果提供一个两者择一的解释）。大量的研究已经跟进观察并发现，当其中一个边缘纹理和二阶的纹理边缘共享一个局部（载波）方位时，方位定义的纹理边缘是最早可以检测到（Wolfson & Landy，1995）。这种效应可能是由于纹理元素与纹理边缘排成一列并且相连，然而纹理元素内部朝向一个纹理定义的图像时，尤其是当角度为与边缘正交时有助于纹理分离（Giora & Casco，2007）。当内部纹理元素排列并且聚集在一起组成一个长链时，分离会进一步被促进（Harrison & Keeble，2008）。Alberti 和他的同事们（2010）确认了这一发现，同时也发现共线的纹理元素对运动定义的分离起决定作用。

除了线性的空间滤波和逐点的非线性，归一化，即一个神经元的响应被一个局部的合并的周围的神经元的响应规范化（e. g.，Heeger，1992），有可能使用了一个广泛的计算贯穿皮层的环路。这导致了滤波-整流-滤波（FRF）模型的拓展，一阶滤波-一阶整流-一阶归一化-二阶再滤波-二阶再整流-二阶再归一化（$F_1R_1N_1F_2R_2N_2$），归一化被认为是纹理加工过程的一个重要的组成部分（e. g.，Graham，1991；Graham & Sutter，2000）。一些最近的文章显示一阶归一化可以被用来解释使用二阶刺激时心理物理学上的表现（Kingdom，Prins，& Hayes，2003；Li & Zaidi，2009；Motoyoshi & Nishida，2004）。Motoyoshi 和 Nishida

（2004）的结果也暗示了滤波-整流-滤波（FRF）模型或者滤波-整流-归一化-滤波（FRNF）模型通道中一阶滤波器不是方位调谐的，一些其他的研究与这些观察一致。Schade 和 Meinecke 显示了一种二阶的偏对比度屏蔽。他们发现，如果刺激后面呈现一个包含任务无关的纹理定义边界掩蔽物，那么二阶模式的检测就会受到阻碍。这个可能作为归一化被建模，在时间上被延伸的归一化的汇总。最后，二阶归一化的证据也开始出现，即敏感度（Wang，Heeger，& Landy，2012）和感知的对比度（Ellemberg，Allen，& Hess，2004）的周边抑制效应。

纹理分离实验使用了许多自然形成和计算生成的刺激，这些刺激的纹理定义的边缘被对比度、方位、空间频率和线的终端或者其他特征被调制。因此，建模者被鼓励去发现对这些复杂的现象的简单解释。对新定义的刺激类型，并不需要假定一个新的纹理通道。这个效率可能起源于载波不变性的通道，对纹理调制的一些类型作出响应（例如对比度调制，方位调制和频率调制）或者如果是对比度调制的刺激，对一系列载波模式的对比度响应（Prins & Kingdom，2003）。两个研究发现在不同轮廓的交叉适应，包括一阶（亮度调制）和二阶（对比度调制，方位调制和错觉轮廓），显示一个普遍的机制被用来编码这些类型（Filangieri & Li，2009；Hawley & Keeble，2006）。然而，其他的研究（e. g.，Larsson，Landy，& Heeger，2006）显示亮度调制机制和编码二阶的模式的那些机制是不同的。

滤波-整流-滤波（FRF）模型与观察到的一致，对于方位调制模式，对于一个边缘的检测性是方位梯度的函数（Landy & Bergen，1991；Nothdurft，1985），也就是说，边缘处的方位的改变是按距离划分的，也是根据距离发生的。然而，在一系列很有趣的文章中（Ben-Shahar，2006；Ben-Shahar & Zucker，2004；BenYosef & Ben-Shahar，2008），Ben-Shahar 表明方位调制模式的边界感知比这个要复杂得多。他研究了方位流模式，也就是沿着图片方位在连续地发生变化，发现如果一个地方的方位梯度在图片中是不变的，那么这部分就会形成轮廓感知（详见图 45.5）。他显示了一个编码二阶空间模式的测量理论两个局部方位改变被计算：正常和正切的方位流曲率。这个看起来与发现一致——由随机方位元素纹理配对组成的纹理整体结构当包含共圆的元素对时结构更显著，也就是说,支持了局部方位流的观点（Motoyoshi & Kingdom，2010）。它可能与许多行为学上的结果相关,当一个纹理边缘的一侧具有与边缘平行的方位元素时纹理定义的边缘显示最显著（Casco et al.，2005；Giora & Casco，2007；Wolfson & Landy，1995）。

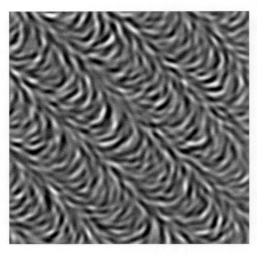

图 45.5 纹理刺激示例,具有不变的方位梯度贯穿刺激模式图案,但是具有显著的轮廓与典型的 FRF 模型不一致。（在 Ben-Yosef & Ben-Shahar,2008 后建模）

在研究开发生物学上激发出来的纹理分离的模型方面,研究者做了大量的工作。两个建模的研究者对这个任务采取了不同的处理方法。在 Thielscher 和 Neumann 的模型（2003,2005,2007）中,滤波和整流的正反馈链,代表在初级视皮层和 V2、V4 皮层的计算,被从 V4 反馈到 V1 的信号所调制。Thielscher 和 Neumann 显示反馈信号对人类的表现很重要。另一方面,Zhaoping Li 的模型（Jingling & Zhaoping,2008；Zhaoping,2003；Zhaoping, Guyader, & Lewis,2009；Zhaoping & May,2007）主要的是在一个单独的皮层区域存在模型神经元之间的一些相互作用的前馈。

纹理和视觉注意

众所周知,视觉注意可以提高低阶视觉任务的表现。Carrasco 和他的同事（Barbot, Landy, & Carrasco,2011；Carrasco & Yeshurun,2009；Yeshurun & Carrasco,2000,2008；Yeshurun, Montagna, & Carrasco,2008）的一系列研究表明不论是外源性的注意,包括外周处刺激的突然改变产生的不自觉的注意还是内源性的注意,对一个偏好区域的自上而下的空间注意的配置,对二阶加工的过程存在很强的效应。例如,考虑到中央的表现下降,同时在近外周处纹理分离的任务表现最好,在中央凹表现最差（Gurnsey, Pearson, & Day,

1996；Kehrer,1989）。所以最优表现的加工任务需要一个特殊规模。在任何一个偏心率处,都存在一个尺度或者空间频率,这个地方的视觉系统最敏感。这个最优的空间频率在中央凹最高,随着偏心率的增大而下降,所以,在近外周处进行纹理分离任务再合适不过了。在外源性的注意下,在近外周方位任务的表现提高,在中央凹处变差,与外源性的注意提高它导向的空间分辨率的现象一致（Yeshurun & Carrasco,2000）。在近中央凹处,最优的尺度太大以至于不能完成任务,空间分辨率的提高使得表现变差,在远外周处,最优尺度很小,表现随着注意而变好。然而,内源性的注意更具有多变性,在这个任务中,在所有的偏心率处表现都会提高（Yeshurun, Montagna, & Carrasco,2008）。除了提高分辨率之外,注意也提高了二阶对比敏感度（Barbot, Landy, & Carrasco,2011）。

发育

在整个童年过程中,纹理定义的模式感知一直在持续发展。总体的方位导致在两个月到五个月大小的时候存在显著的视觉诱发电位。而且整体的方位模式（例如圆形和风车形）导致第6到13个月前的响应（Norcia et al.，2005）。另一方面,在简单的空间辨别任务中的行为学表现,对于亮度定义的模式来说,在12岁时达到成人水平。但是12岁以后,对于二阶的对比度定义的模式的表现会持续显著提高（Bertone et al.，2008,2010）。

纹理编码和统计学

早期在纹理分离方面的工作关心的是被视觉系统编码的是统计学上的几阶信息（Caelli & Julesz,1978；Caelli, Julesz, & Gilbert,1978；Julesz et al.，1973；Julesz, Gilbert, & Victor,1978）。在这项研究中,术语二阶统计学意味着偶双极统计学,在偶极子的末端需要计算灰度值的分布（一条具有特殊方位和长度的线段）位于纹理的随机方位,其中一个分布每个偶极子长度和方位的选择。三阶的统计学是类似的,除了在纹理中的一个随机位置的三角（具有特殊的形状和大小）。与假说匹配的例子是二阶或者三阶统计决定了纹理的外表（Caelli & Julesz,1978；Julesz, Gilbert, & Victor,1978）。

通过观察图像统计来理解纹理的感知仍然是一个很重要的手段。即便是一阶统计学的编码也很复杂。Chubb 和他的同事们（Chubb, Econopouly, &

Landy，1994；Chubb，Landy，& Econopouly，2004）表明灰度水平的区别对于人类观察者来说只需要仅仅使用三个的统计学：平均值（平均的亮度）、变异性（也就是对比度）和第三个统计学他们命名"瘢痕"，因为它主要的对在一个场景中最黑的灰度水平区别敏感。尽管一阶和四阶的统计学在一个连续地分等级的形式下被编码（Victor & Conte，2004）。在图像统计学上的不同之处在自然图像中最有信息量的那些最显著（Tkačik et al.，2010），也就是说，一阶统计学或者对于四阶统计学的最大熵的首要的成分。在自然图像纹理中纹理定义的边界的分离需要三阶或者更高阶统计学，因为对于相位扰乱的纹理来说表现不同可以保持二阶而不是更高阶统计学（Arsenault，Yoonessi，& Baker，2011）。Emrith 和他的同事（2010）也检测了相位的编码。他们改变了频率扰乱的程度使用了最大似然估计不同尺度方法（Knoblauch & Maloney，2008）来决定知觉的敏感度相位扰乱的程度。观察者对中间值的相位扰乱程度最敏感，作者建议为了解释这种行为需要一个具有第三阶段的非线性和线性滤波（也就是滤波-整流-滤波-整流-滤波模型）。

许多自然的纹理可以被沿着纹理的局部方位（例如图 45.1）的分布来特征描述，就像是实验者在实验中经常使用方位调制纹理一样。当观察者被要求去评估包含定向的局部纹理元素（定向的伽柏补丁）的总和的纹理的平均方位，取样有效性（观察者用来做出判断的纹理元素的片段）仅仅依赖于刺激中纹理元素的数目（Dakin，2001）。它独立于纹理元素的分布密度或者纹理图像的整体大小。Girshick、Landy 和 Simoncelli（2011）也要求被试去区别包含定向的纹理元素的模式类型的平均方位。在他们的研究中，方位的不确定性（方差）被不断地变化去测量方位估计的测量偏差。被观察者用于推断潜在的方位趋向性（在贝叶斯估计感觉中）。他们发现人类的观察者使用一个优先的在主要的方位最高的与在自然图像中方位的分布相似的和一个神经元的群体编码来强调主要的方位（更多的神经元对这些方位加工调谐变窄）可以接受他们的结果。如果刺激通过一阶（亮度定义）和二阶（对比度定义）的纹理元素来定义，观察者就不能结合这两种线索，当信息量很少时他们使用一阶的亮度信息（Allen et al.，2003）。然而，空间频率和方位线索的组合导致心理物理学上通过线索整合的表现的提高很像 Landy 和 Kojima（2001）之前使用一个局部

化的任务发现的在任务中存在更强的视觉诱发电位信号（Bach et al.，2000）。

这些关于图像统计学的研究是怎样将滤波-整流-滤波模型和类似的模型联系到一起的？滤波-整流-滤波模型的计算是一个图像转化。在输出的图像中的像素点是中间图像像素点的线性计算，来自第一次线性滤波和整流的结果。中间图像的像素点来自输入图像的像素点的非线性计算。例如，如果非线性是平方定律，那么输出的像素就是输入像素的开平方多项式函数。对于严格的非线性函数来说这个函数将有更高的多项式阶数。因此，在视觉系统中决定滤波-整流-滤波通道的数目和类型的决定任务等同于在图像统计中我们编码的统计的数目和类型。在纹理分析模型的工作中连接是很清晰的，需要一个输入图像，计算在图像中的统计收集。然后尝试去分析新图像中匹配那些的统计方法。如果统计学相当于那些人类的观察者用来去决定纹理表面，那么合成的图像应该看起来好像它们由和原始图像的相同的材料组成。两个这样的纹理合成模型已经被发展开始于一个多规模的图像金字塔，类似于在人类视觉中多重的空间频率和方位通道。这些当中的第一个（Heeger & Bergen，1995）仅仅使用一阶的统计（在每个空间频率通道和像素直方图的直方图数值）。一个较新的这样的模型（Portilla & Simoncelli，2000）也包括各种各样的在每个金字塔数值和它的空间规模和临近方位相关的统计学。图 45.6 显示了通过这个模型分析的例子，尤其是在纹理具有广泛的多样性时模型运行良好。

Portilla 和 Simoncelli（2000）的模型（PS 模型）对于在一些心理物理学研究中人类视觉编码方面已经被检验认为很具有潜力。Balas（2006）让受试者去区别一组中三个合成纹理中奇怪的纹理，来探究是否在 PS 模型中统计学的多样的子集对于人类表现的描述是至关重要的。当任何统计学的子集在模型中被忽略时，人类可以检测纹理的不同，但是依赖于统计学分类的不同的显著性，被忽略的边缘统计学——与在 Heeger/Bergen（HB）模型中的那些相似的，当特定的自然纹理被合成的时候是最显著的。令人惊奇的是，不论是在 HB 模型还是在 PS 模型中与人类纹理分类相比，功率谱是一个更好的预测器（Balas，2008）。这个显示了一个模型的合成纹理的能力当人类可以向匹配原始纹理一样感知的时候并不意味着模型可以预测出人类纹理分类的方法。在 Balas，Nakano 和 Rosenholtz（2009）的一篇非常有意思的文章中，在 PS 模型中统计学的分类是在外周视觉中编码的。他们

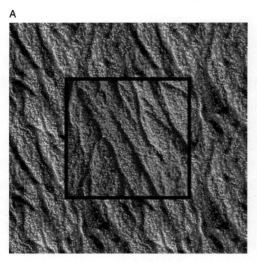

A

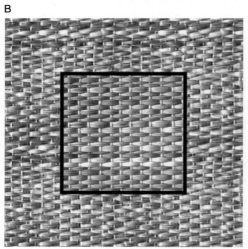

B

图45.6 依赖于图像统计的纹理表征。代表和外推法在 Portilla 和 Simoncelli（2000）的技术中，纹理首次被一系列的空间频率和方位不同的线性空间滤波器分析。一组统计数据，既是一阶的也是相关的。在这些统计数据上，这组滤波器的响应变成给定纹理的代表。这个代表可能被用于形成新结构的纹理。在每个面板中，内部的方块是原始的纹理，图像其余的部分是使用这项技术形成的新纹理。

通过在一个外周的视觉拥挤任务中的表现与被试是使用中央凹观察的外周搜寻模式被混合模式代替（也就是使用 PS 模型再合成，图45.7）的表现相似。遵循这个逻辑然后更近一步，Freeman 和 Simoncelli（2011）通过由 PS 模型再合成取代一个图像的外周的部分创造了图像的同分异构体。为了做到这一点，他们不得不选择一个最优的图像补丁大小去测量局部图像统计在图像的每个区域来驱动纹理合成过程以至于全合成图像看起来与原始的图像完全相同。通过使用一个皮层统计学上的合并区域与偏心率一起变化的放大模型，他们发现皮层的规模可以被支持皮层区域 V2——显示纹理统计学可能在大脑的那个区域编码。

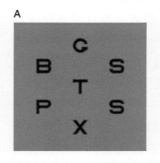

A

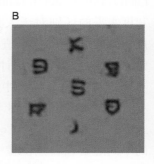

B

图45.7 A 视觉拥挤效应研究的刺激样本。"Mongrel"图像基于 Portilla 和 Simoncelli（2000）模型，如 Balas、Nakano 和 Rosenholtz 所述（2009）。

从纹理恢复形状

表面纹理是形成三维形状的许多形象化的线索之一。在这个领域的工作经常集中于假定的观察者制作表面纹理然后通过纹理计算形状，这个过程使用到的计算（e. g. , Knill, 1998）。Li 和 Zaidi（2000，2001a，2001b，2003，2004；Zaidi & Li，2002）已经形成一个简单的关于纹理的方面支持三维感知的思想。关于可发展（也就是逐渐地弯曲）的表面和纹理合成最初的工作作为正弦光栅的总和，他们发现三维形状（例如凹面或者凸面）的定性方面的真实的感知。他们需要包括沿着最大曲率的方位的轮廓的纹理，那些光谱的成分需要相对独立（不存在周边方位的额外的成分）。在以后的工作中这个观点与自然纹理一致，与双重弯曲的三维形状一致。Todd 和他的同事做出了一系列的反例和实验数据与这个理论背道而驰（Thaler，Todd，& Dijkstra，2007；Todd & Oomes，2002；Todd & Thaler，2010；Todd et al. ，2004，2007），导致这两个研究小组长时间的争论，直到杂志最后也似乎没有争论出所以然来。Todd 和他的同事一直在关注观察者感知到的精确的形状，尤其是在一定环境下观察者会对形状产生错误的感知。他们已经建立了一些启发探索式算法不真实的形状感知与这些模式一致，尽管这些启发式探索主要应用于个体的不重复的纹理元素的总和形成的纹理。这类不包括 Li 和 Zaidi 检测的噪声纹理。另一方面，Li 和 Zaidi 的工作主要是有关于定量的形状感知（例如，感知到的倾斜和曲率的符号）。

来自纹理的表面特性

关于纹理的定义提示我们纹理应该被认为是一

种表面特性。确实,一个人可以作为一个与形状类似的表面特性一样谈到三维纹理,但是是一个更小的规模。一个这样的表面特性的粗糙感知依赖于观察条件。看起来像观察者使用在一幅图的粗糙表面中投射阴影的大小来作为表面粗糙度的线索,即使投射阴影可以改变对于一个恒量的表面粗糙度照度的方位(Ho,Landy,& Maloney,2006;Ho,Maloney,& Landy,2007;Landy et al.,2011)。就改变其中一个可以影响另外的表面特性的感知意义而言,表面粗糙度(或者崎岖不平)和光泽度没有被单独编码(Ho,Landy,& Maloney,2008)。Padilla 和他的同事(2008)观察了感知到的三维表面的粗糙度具有不规则模型(也就是说,具有 $1/f^{\beta}$ 波谱)的高度函数,还发现粗糙度随着光谱斜率 β 的下降而上升。

纹理的神经中枢编码

在动物上的生理学研究

有一个适度的努力去决定二阶模式如何在大脑皮层被编码和在哪个大脑区域这种计算发生。Baker 和他的同事在一系列的文章中(Song & Baker,2006,2007;Zhan & Baker,2006,2008)建议在猫中的二阶模式(对比度调制和错觉轮廓)主要在 18 区被编码。在单细胞记录的实验中,他们发现 18 区的细胞的亚群体对调制子的方位进行调谐,许多细胞具有载波不变的特性。使用光学成像技术,他们发现在 18 区有相似的一阶和二阶方位图谱。这些发现仅仅在载波模式具有一个超过细胞或者皮质区的线性(一阶)的通频带的空间频率的二阶模式时发生。他们认为这些结果与行为学上的滤波-整流-滤波(FRF)模型很一致。然而,这些结果仍然是有争议的。在恒河猴 V2 区(可能是与猫的 18 区同源的区域)和在猫的 18 区的细胞的一小部分集合,线索不变性的二阶响应几乎没有(El-Shamayleh & Movshon,2011),这些作者不能够复杂 Baker 的结果。他们建议二阶模式的调谐可能慢慢在一些皮层区域出现的,而不是突然出现在 V2 区。在猫的皮层 18 区,对于二阶模式的对比度波包需要相似的不一致的调谐,就像他们有亮度的不一致(Tanaka & Ohzawa,2006)。在猫的 17 区的许多细胞对对比度调制的光栅的二阶方位和空间频率调谐。这个二阶调谐简单地起源于具有非经典周边的细胞,相对于经典感受野来说被不对称地放置和组织(Tanaka & Ohzawa,2009)。最后,在清醒猴中,在 V4 区的群体响应被

发现能够表征三维纹理(Arcizet,Jouffrais,& Girard,2008)。在这个研究中,恒河猴观察来自三维表面纹理的数据库(CURET 数据库)的图像,同时记录 V4 区细胞的响应。许多细胞对这些图像的子集调谐,群体响应的聚类算法可以使个体独立于照明的方向的纹理聚集,也有相似的算法被应用于这些图像的金字塔伽柏表征。

视觉诱发电位研究

一些研究组研究了在人类中的与纹理分离相关的视觉诱发电位响应(tsVEP)。纹理分离相关的视觉诱发电位响应具有两个组分:任务无关的早期组分(100ms),然而如果被试执行一个注意分离的任务的话(Heinrich,Andrés,& Bach,2007),会有后者(230ms)的组分。对于更显著的纹理来说,纹理分离相关的视觉诱发电位响应更强,例如,当纹理元素与纹理边缘平行的情况(Casco et al.,2005)。纹理分离相关的视觉诱发电位响应就是对纹理的响应本身,并不仅仅是由于图像的一阶成分,因为在方位成分中的改变会导致一个视觉诱发电位,截止频率在 17Hz,然而纹理分离相关的视觉诱发电位响应的截止频率在 12Hz(Lachapelle et al.,2008)。Appelbaum 和他的同事(2006,2008)的一系列研究使用了许多二阶的模式,通过在不同的空间频率(频率标签)循环不同的版本标记了对图像和背景纹理的响应。对图像的响应起源于 V1 区直到侧枕叶(LOC),独立于纹理线索,然而对背景的响应出现在更中间的区域。非线性相互作用响应(例如在频率 f_1+f_2,f_1 和 f_2 分别是图像频率和背景频率)感知纹理定义的边界和当亮度定义的缺口被引入到图像和背景中间时消失。

功能性磁共振成像研究

有许多研究尝试使用功能性磁共振成像来将纹理加工和特定的大脑区域联系起来。在这些最简单的研究中被试显示纹理和等价于非纹理的物体,关于更强响应纹理或者适应最近观察到的纹理的区域(Cant,Arnott,& Goodale,2009;Cavina-Pratesi et al.,2010a,2010b;Stylianou-Korsnes et al.,2010)或者对被纹理定义的形状更强地响应(Georgieva et al.,2008)的研究已被进行。在这些研究中许多大脑区域被认为参与了纹理加工,包括后侧副沟和右上顶叶,与神经生理学的发现一致。从形状到纹理,一些脑区对看起来像纹理线索的三维刺激响应更强烈,包括 LOC、枕外侧沟和颞下回皮层。

在类似这样的研究中，尤其是使用减法对比度，很难去确定使用了什么函数去定义大脑区域，也就是说纹理刺激的什么层面会导致更强的响应。单细胞记录研究显示，只有小部分的神经元在早期的皮层区域编码二阶模式。所以就需要功能性磁共振成像方法来研究在一个立体像素中潜在的神经元的小的集体的函数。功能性磁共振成像适应是一个实验技术适合在一个立体像素中调谐神经元的小的集体的证据，这个技术显示在一些视觉皮层区域二阶方位和空间频率调谐（Hallum，Landy，& Heeger，2011；Larsson et al.，2006；Montaser-Kouhsari et al.，2007）。在所有的这些研究中，适应函数（由于与不同的调制相比对调制的相同方位和频率的适应的响应减少）从 V1 直到下游的视觉区域稳固的上升。对亮度调制、对比度调制和方位调制模式的始终如一的方位选择性适应被在 V1，V2，V3，V3A/B，LO1，hV4，和 VO1 发现（Larsson et al.，2006）。对于一阶（亮度调制）模式适应在下游的区域比 V1 要强，显示从 V1 加工起源的适应效应被下游的区域继承。与此相比，对于方位调制来说，在 VO1 区域被发现更强的适应；此外对于对比度调制模式来说，V3A/B 和 LO1 区域响应更强，显示更强的下游加工，与 El-Shamayleh 和 Movshon（2011）渐进式编码一致。在适应中一个相似的缓慢的提高被发现错觉轮廓除了在 V7 和 LO2 区域显著的适应（Montaser-Kouhsari et al.，2007）。在 V1、V2、V3 和 V4 区域发现对于二阶空间频率存在显著的调谐（Hallum，Landy，& Heeger，2011）。然而，这些响应的模型显示一阶的归一化被包含在二阶空间频率调谐中，适应的容量发生在 V1 区域中。最后，功能性磁共振成像响应在一些皮层区域，尤其是在 hV4、V3 和 LOC 区域对于纹理定义的边界具有提高的显著性（通过提高方位梯度实现）（Thielscher et al.，2008）。

参考文献

Adelson, E. H., & Bergen, J. R. (1991). The plenoptic function and the elements of early vision. In M. S. Landy & J. A. Movshon (Eds.), *Computational models of visual processing* (pp. 3–20). Cambridge, MA: MIT Press.

Alberti, C. F., Pavan, A., Campana, G., & Casco, C. (2010). Segmentation by single and combined features involves different contextual influences. *Vision Research, 50,* 1065–1073.

Allen, H. A., Hess, R. F., Mansouri, B., & Dakin, S. C. (2003). Integration of first- and second-order orientation. *Journal of the Optical Society of America. A, Optics, Image Science, and Vision, 20,* 974–986.

Appelbaum, L. G., Wade, A. R., Pettet, M. W., Vildavski, V. Y., & Norcia, A. M. (2008). Figure-ground interaction in the human visual cortex. *Journal of Vision, 8*(9), 8, 1–19. doi:10.1167/8.9.8.

Appelbaum, L. G., Wade, A. R., Vildavski, V. Y., Pettet, M. W., & Norcia, A. M. (2006). Cue-invariant networks for figure and background processing in human visual cortex. *Journal of Neuroscience, 26,* 11695–11708.

Arcizet, F., Jouffrais, C., & Girard, P. (2008). Natural textures classification in area V4 of the macaque monkey. *Experimental Brain Research, 189,* 109–120.

Arsenault, E., Yoonessi, A., & Baker, C. (2011). Higher order texture statistics impair contrast boundary segmentation. *Journal of Vision, 11*(10), 14, 1–15. doi:10.1167/11.10.14.

Bach, M., Schmitt, C., Quenzer, T., Meigen, T., & Fahle, M. (2000). Summation of texture segregation across orientation and spatial frequency: electrophysiological and psychophysical findings. *Vision Research, 40,* 3559–3566.

Balas, B. J. (2006). Texture synthesis and perception: Using computational models to study texture representations in the human visual system. *Vision Research, 46,* 299–309.

Balas, B. (2008). Attentive texture similarity as a categorization task: Comparing texture synthesis models. *Pattern Recognition, 41,* 972–982.

Balas, B., Nakano, L., & Rosenholtz, R. (2009). A summary-statistic representation in peripheral vision explains visual crowding. *Journal of Vision, 9*(12), 13, 1–18. doi:10.1167/9.12.13.

Barbot, A., Landy, M. S., & Carrasco, M. (2011). Exogenous attention enhances 2nd-order contrast sensitivity. *Vision Research, 51,* 1086–1098.

Ben-Shahar, O. (2006). Visual saliency and texture segregation without feature gradient. *Proceedings of the National Academy of Sciences of the United States of America, 103,* 15704–15709.

Ben-Shahar, O., & Zucker, S. W. (2004). Sensitivity to curvatures in orientation-based texture segmentation. *Vision Research, 44,* 257–277.

Ben-Yosef, G., & Ben-Shahar, O. (2008). Curvature-based perceptual singularities and texture saliency with early vision mechanisms. *Journal of the Optical Society of America. A, Optics, Image Science, and Vision, 25,* 1974–1993.

Bergen, J. R. (1991). Theories of visual texture perception. In D. Regan (Ed.), *Vision and visual dysfunction* (Vol. 10B, pp. 114–134). New York: Macmillan.

Bergen, J. R., & Adelson, E. H. (1988). Early vision and texture perception. *Nature, 333,* 363–364.

Bertone, A., Hanck, J., Cornish, K. M., & Faubert, J. (2008). Development of static and dynamic perception for luminance-defined and texture-defined information. *Neuroreport, 19,* 225–228.

Bertone, A., Hanck, J., Guy, J., & Cornish, K. (2010). The development of luminance- and texture-defined form perception during the school-aged years. *Neuropsychologia, 48,* 3080–3085.

Caelli, T., & Julesz, B. (1978). On perceptual analyzers underlying visual texture discrimination: Part I. *Biological Cybernetics, 28,* 167–175.

Caelli, T., Julesz, B., & Gilbert, E. N. (1978). On perceptual analyzers underlying visual texture discrimination: Part II. *Biological Cybernetics, 29,* 201–214.

Cant, J. S., Arnott, S. R., & Goodale, M. A. (2009). fMR-adaptation reveals separate processing regions for the perception of form and texture in the human ventral stream. *Experimental Brain Research, 192,* 391–405.

Carandini, M., & Heeger, D. J. (2011). Normalization as a canonical neural computation. *Nature Reviews Neuroscience,*

13, 51–62.

Carrasco, M., & Yeshurun, Y. (2009). Covert attention effects on spatial resolution. In N. Srinivasan (Ed.), *Progress in brain research: Attention* (Vol. 176, pp. 65–86). Amsterdam: Elsevier.

Casco, C., Grieco, A., Campana, G., Corvino, M. P., & Caputo, G. (2005). Attention modulates psychophysical and electrophysiological response to visual texture segmentation in humans. *Vision Research, 45*, 2384–2396.

Cavina-Pratesi, C., Kentridge, R. W., Heywood, C. A., & Milner, A. D. (2010a). Separate processing of texture and form in the ventral stream: Evidence from fMRI and visual agnosia. *Cerebral Cortex, 20*, 433–446.

Cavina-Pratesi, C., Kentridge, R. W., Heywood, C. A., & Milner, A. D. (2010b). Separate channels for processing form, texture, and color: Evidence from fMRI adaptation and visual object agnosia. *Cerebral Cortex, 20*, 2319–2332.

Chubb, C., Econopouly, J., & Landy, M. S. (1994). Histogram contrast analysis and the visual segregation of IID textures. *Journal of the Optical Society of America. A, Optics, Image Science, and Vision, 11*, 2350–2374.

Chubb, C., & Landy, M. S. (1991). Orthogonal distribution analysis: A new approach to the study of texture perception. In M. S. Landy & J. A. Movshon (Eds.), *Computational models of visual processing* (pp. 291–301). Cambridge, MA: MIT Press.

Chubb, C., Landy, M. S., & Econopouly, J. (2004). A visual mechanism tuned to black. *Vision Research, 44*, 3223–3232.

Dakin, S. C. (2001). Information limit on the spatial integration of local orientation signals. *Journal of the Optical Society of America. A, Optics, Image Science, and Vision, 18*, 1016–1026.

Ellemberg, D., Allen, H. A., & Hess, R. F. (2004). Investigating local network interactions underlying first- and second-order processing. *Vision Research, 44*, 1787–1797.

Ellemberg, D., Allen, H. A., & Hess, R. F. (2006). Second-order spatial frequency and orientation channels in human vision. *Vision Research, 46*, 2798–2803.

El-Shamayleh, Y., & Movshon, J. A. (2011). Neuronal responses to texture-defined form in macaque visual area V2. *Journal of Neuroscience, 31*, 8543–8555.

Emrith, K., Chantler, M. J., Green, P. R., Maloney, L. T., & Clarke, A. D. F. (2010). Measuring perceived differences in surface texture due to changes in higher order statistics. *Journal of the Optical Society of America. A, Optics, Image Science, and Vision, 27*, 1232–1244.

Filangieri, C., & Li, A. (2009). Three-dimensional shape from second-order orientation flows. *Vision Research, 49*, 1465–1471.

Freeman, J., & Simoncelli, E. P. (2011). Metamers of the ventral stream. *Nature Neuroscience, 14*, 1195–1201.

Georgieva, S. S., Todd, J. T., Peeters, R., & Orban, G. A. (2008). The extraction of 3D shape from texture and shading in the human brain. *Cerebral Cortex, 18*, 2416–2438.

Giora, E., & Casco, C. (2007). Region- and edge-based configurational effects in texture segmentation. *Vision Research, 47*, 879–886.

Girshick, A. R., Landy, M. S., & Simoncelli, E. P. (2011). Cardinal rules: Visual orientation perception reflects knowledge of environmental statistics. *Nature Neuroscience, 14*, 926–932.

Graham, N. V. S. (1989). *Visual pattern analyzers.* New York: Oxford University Press.

Graham, N. (1991). Complex channels, early local nonlinearities, and normalization in perceived texture segregation. In M. S. Landy & J. A. Movshon (Eds.), *Computational*

models of visual processing (pp. 273–290). Cambridge, MA: MIT Press.

Graham, N., & Nachmias, J. (1971). Detection of grating patterns containing two spatial frequencies: A comparison of single-channel and multiple-channels models. *Vision Research, 11*, 251–259.

Graham, N., & Sutter, A. (2000). Normalization: Contrast-gain control in simple (Fourier) and complex (non-Fourier) pathways of pattern vision. *Vision Research, 40*, 2737–2761.

Graham, N., & Wolfson, S. S. (2004). Is there opponent-orientation coding in the second-order channels of pattern vision. *Vision Research, 44*, 3145–3175.

Gurnsey, R., Pearson, P., & Day, D. (1996). Texture segmentation along the horizontal meridian: Nonmonotonic changes in performance with eccentricity. *Journal of Experimental Psychology. Human Perception and Performance, 22*, 738–757.

Hallum, L. E., Landy, M. S., & Heeger, D. J. (2011). Human primary visual cortex (V1) is selective for second-order spatial frequency. *Journal of Neurophysiology, 105*, 2121–2131.

Hansen, B. C., & Hess, R. F. (2006). The role of spatial phase in texture segmentation and contour integration. *Journal of Vision, 6*, 594–615. doi:10.1167/6.5.5.

Harrison, S. J., & Keeble, D. R. T. (2008). Within-texture collinearity improves human texture segmentation. *Vision Research, 48*, 1955–1964.

Hawley, S. J., & Keeble, D. R. T. (2006). Tilt aftereffect for texture edges is larger than in matched subjective edges, but both are strong adaptors of luminance edges. *Journal of Vision, 6*, 37–52. doi:10.1167/6.1.4.

Heeger, D. J. (1992). Normalization of cell responses in cat striate cortex. *Visual Neuroscience, 9*, 181–197.

Heeger, D. J., & Bergen, J. R. (1995). Pyramid-based texture analysis/synthesis. In *Proceedings of the 22nd Annual Conference on Computer Graphics & Interactive Techniques, 30*, 229–238.

Heinrich, S. P., Andrés, M., & Bach, M. (2007). Attention and visual texture segregation. *Journal of Vision, 7*, 1–10. doi:10.1167/7.6.6.

Ho, Y.-X., Landy, M. S., & Maloney, L. T. (2006). How direction of illumination affects visually perceived surface roughness. *Journal of Vision, 6*, 634–648. doi:10.1167/6.5.8.

Ho, Y.-X., Landy, M. S., & Maloney, L. T. (2008). Conjoint measurement of gloss and surface texture. *Psychological Science, 19*, 196–204.

Ho, Y.-X., Maloney, L. T., & Landy, M. S. (2007). The effect of viewpoint on perceived visual roughness *Journal of Vision, 7*(1), 1, 1–16. doi:10.1167/7.1.1.

Jingling, L., & Zhaoping, L. (2008). Change detection is easier at texture border bars when they are parallel to the border: Evidence for V1 mechanisms of bottom-up salience. *Perception, 37*, 197–206.

Julesz, B., Gilbert, E. N., Shepp, L. A., & Frisch, H. L. (1973). Inability of humans to discriminate between visual textures that agree in second-order statistics—revisited. *Perception, 2*, 391–405.

Julesz, B., Gilbert, E. N., & Victor, J. D. (1978). Visual discrimination of textures with identical third-order statistics. *Biological Cybernetics, 31*, 137–140.

Kehrer, L. (1989). Central performance drop on perceptual segregation tasks. *Spatial Vision, 4*, 45–62.

Kingdom, F. A. A., Prins, N., & Hayes, A. (2003). Mechanism independence for texture-modulation detection is consistent with a filter-rectify-filter mechanism. *Visual Neuroscience, 20*, 65–76.

Knill, D. C. (1998). Ideal observer perturbation analysis

reveals human strategies for inferring surface orientation from texture. *Vision Research, 38*, 2635–2656.

Knoblauch, K., & Maloney, L. T. (2008). MLDS: Maximum likelihood difference scaling in R. *Journal of Statistical Software, 25*, 1–26.

LaChapelle, J., McKerral, M., Jauffret, C., & Bach, M. (2008). Temporal resolution of orientation-defined texture segregation: A VEP study. *Documenta Ophthalmologica, 117*, 155–162.

Landy, M. S. (1996). Texture perception. In G. Adelmen (Ed.), *Encyclopedia of neuroscience.* Amsterdam: Elsevier.

Landy, M. S., & Bergen, J. R. (1991). Texture segregation and orientation gradient. *Vision Research, 31*, 679–691.

Landy, M. S., & Graham, N. V. G. (2004). Visual perception of texture. In L. M. Chalupa & J. S. Werner (Eds.), *The visual neurosciences* (pp. 1106–1118). Cambridge, MA: MIT Press.

Landy, M. S., Ho, Y.-X., Serwe, S., Trommershäuser, J., & Maloney, L. T. (2011). Cues and pseudocues in texture and shape perception. In J. Trommershäuser, K. Körding, & M. S. Landy (Eds.), *Sensory cue integration* (pp. 263–278). New York: Oxford University Press.

Landy, M. S., & Kojima, H. (2001). Ideal cue combination for localizing texture-defined edges. *Journal of the Optical Society of America. A, Optics, Image Science, and Vision, 18*, 2307–2320.

Landy, M. S., & Oruç, İ. (2002). Properties of second-order spatial frequency channels. *Vision Research, 42*, 2311–2329.

Larsson, J., Landy, M. S., & Heeger, D. J. (2006). Orientation-selective adaptation to first- and second-order patterns in human visual cortex. *Journal of Neurophysiology, 95*, 862–881.

Li, A., & Zaidi, Q. (2000). Perception of three-dimensional shape from texture is based on patterns of oriented energy. *Vision Research, 40*, 217–242.

Li, A., & Zaidi, Q. (2001a). Information limitations in perception of shape from texture. *Vision Research, 41*, 1519–1533.

Li, A., & Zaidi, Q. (2001b). Veridicality of three-dimensional shape perception predicted from amplitude spectra of natural textures. *Journal of the Optical Society of America. A, Optics, Image Science, and Vision, 18*, 2430–2447.

Li, A., & Zaidi, Q. (2003). Observer strategies in perception of 3-D shape from isotropic textures: Developable surfaces. *Vision Research, 43*, 2741–2758.

Li, A., & Zaidi, Q. (2004). Three-dimensional shape from non-homogeneous textures: Carved and stretched surfaces. *Journal of Vision, 4*, 860–878. doi:10.1167/4.10.3.

Li, A., & Zaidi, Q. (2009). Release from cross-orientation suppression facilitates 3D shape perception. *PLoS One, 4*, e8333. doi:10.1371/journal.pone.0008333.

McDermott, J. H., & Simoncelli, E. P. (2011). Sound texture perception via statistics of the auditory periphery: Evidence from sound synthesis. *Neuron, 71*, 926–940.

Montaser-Kouhsari, L., Landy, M. S., Heeger, D. J., & Larsson, J. (2007). Orientation-selective adaptation to illusory contours in human visual cortex. *Journal of Neuroscience, 27*, 2186–2195.

Motoyoshi, I., & Kingdom, F. A. A. (2007). Differential roles of contrast polarity reveal two streams of second-order visual processing. *Vision Research, 47*, 2047–2054.

Motoyoshi, I., & Kingdom, F. A. A. (2010). The role of co-circularity of local elements in texture perception. *Journal of Vision, 10*(1), 3, 1–8. doi:10.1167/10.1.3.

Motoyoshi, I., & Nishida, S. (2004). Cross-orientation summation in texture segregation. *Vision Research, 44*, 2567–2576.

Norcia, A. M., Pei, F., Bonneh, Y., Hou, C., Sampath, V., & Pettet, M. W. (2005). Development of sensitivity to texture and contour information in the human infant. *Journal of Cognitive Neuroscience, 17*, 569–579.

Nothdurft, H. C. (1985). Sensitivity for structure gradient in texture discrimination tasks. *Vision Research, 25*, 551–560.

Oruç, İ., Landy, M. S., & Pelli, D. G. (2006). Noise masking reveals channels for second-order letters. *Vision Research, 46*, 1493–1506.

Padilla, S., Drbohlav, O., Green, P. R., Spence, A., & Chantler, M. J. (2008). Perceived roughness of $1/f^\beta$ noise surfaces. *Vision Research, 48*, 1791–1797.

Portilla, J., & Simoncelli, E. P. (2000). A parametric texture model based on joint statistics of complex wavelet coefficients. *International Journal of Computer Vision, 40*, 49–71.

Prins, N. (2008). Texture modulation detection by probability summation among orientation-selective and isotropic mechanisms. *Vision Research, 48*, 2751–2766.

Prins, N., & Kingdom, F. A. A. (2003). Detection and discrimination of texture modulations defined by orientation, spatial frequency, and contrast. *Journal of the Optical Society of America. A, Optics, Image Science, and Vision, 20*, 401–410.

Prins, N., & Kingdom, F. A. A. (2006). Direct evidence for the existence of energy-based texture mechanisms. *Perception, 35*, 1035–1046.

Prins, N., Nottingham, N. K., & Mussap, A. J. (2003). The role of local grouping and global orientation contrast in perception of orientation-modulated textures. *Vision Research, 43*, 2315–2331.

Schade, U., & Meinecke, C. (2009). Spatial distance between target and irrelevant patch modulates detection in a texture segmentation task. *Spatial Vision, 22*, 511–527.

Schade, U., & Meinecke, C. (2011). Texture segmentation: Do the processing units on the saliency map increase with eccentricity? *Vision Research, 51*, 1–12.

Schofield, A. J. (2000). What does second-order vision see in an image? *Perception, 29*, 1071–1086.

Song, Y., & Baker, C. L. (2006). Neural mechanisms mediating responses to abutting gratings: Luminance edges vs. illusory contours. *Visual Neuroscience, 23*, 181–199.

Song, Y., & Baker, C. L. (2007). Neuronal response to texture- and contrast-defined boundaries in early visual cortex. *Visual Neuroscience, 24*, 65–77.

Stylianou-Korsnes, M., Reiner, M., Magnussen, S. J., & Feldman, M. W. (2010). Visual recognition of shapes and textures: An fMR study. *Brain Structure & Function, 214*, 355–359.

Tanaka, H., & Ohzawa, I. (2006). Neural basis for stereopsis from second-order contrast cues. *Journal of Neuroscience, 26*, 4370–4382.

Tanaka, H., & Ohzawa, I. (2009). Surround suppression of V1 neurons mediates orientation-based representation of high-order visual features. *Journal of Neurophysiology, 101*, 1444–1462.

Thaler, L., Todd, J. T., & Dijkstra, T. M. H. (2007). The effects of phase on the perception of 3D shape from texture: Psychophysics and modeling. *Vision Research, 47*, 411–427.

Thielscher, A., Kölle, M., Neumann, H., Spitzer, M., & Grön, G. (2008). Texture segmentation in human perception: A combined modeling and fMRI study. *Neuroscience, 151*, 730–736.

Thielscher, A., & Neumann, H. (2003). Neural mechanisms of cortico-cortical interaction in texture boundary detection: A modeling approach. *Neuroscience, 122*, 921–939.

Thielscher, A., & Neumann, H. (2005). Neural mechanisms of human texture processing: Texture boundary detection and visual search. *Spatial Vision, 18*, 227–257.

Thielscher, A., & Neumann, H. (2007). A computational model to link psychophysics and cortical cell activation patterns in human texture processing. *Journal of Computational*

Neuroscience, 22, 255–282.

Tkačik, G., Prentice, J. S., Victor, J. D., & Balasubramanian, V. (2010). Local statistics in natural scenes predict the saliency of synthetic textures. *Proceedings of the National Academy of Sciences of the United States of America, 107,* 18149–18154.

Todd, J. T., & Oomes, A. H. J. (2002). Generic and non-generic conditions for the perception of surface shape from texture. *Vision Research, 42,* 837–850.

Todd, J. T., Oomes, A. H. J., Koenderink, J. J., & Kappers, A. M. L. (2004). The perception of doubly curved surfaces from anisotropic textures. *Psychological Science, 15,* 40–46.

Todd, J. T., & Thaler, L. (2010). The perception of 3D shape from texture based on directional width gradients. *Journal of Vision, 10,* 17, 1–13. doi:10.1167/10.5.17.

Todd, J. T., Thaler, L., Dijkstra, T. M. H., Koenderink, J. J., & Kappers, A. M. L. (2007). The effects of viewing angle, camera angle, and sign of surface curvature on the perception of three-dimensional shape from texture. *Journal of Vision, 7*(12), 9, 1–16. doi:10.1167/7.12.9.

Victor, J. D., & Conte, M. M. (2004). Visual working memory for image statistics. *Vision Research, 44,* 541–556.

Wang, H. X., Heeger, D. J., & Landy, M. S. (2012). Responses to second-order texture modulations undergo surround suppression. *Vision Research, 62,* 192–200.

Watson, A. B., & Robson, J. G. (1981). Discrimination at threshold: Labelled detectors in human vision. *Vision Research, 21,* 1115–1122.

Wolfson, S. S., & Landy, M. S. (1995). Discrimination of orientation-defined texture edges. *Vision Research, 35,* 2863–2877.

Yeshurun, Y., & Carrasco, M. (2000). The locus of attentional effects in texture segmentation. *Nature Neuroscience, 3,* 622–627.

Yeshurun, Y., & Carrasco, M. (2008). The effects of transient attention on spatial resolution and the size of the attentional cue. *Perception & Psychophysics, 70,* 104–113.

Yeshurun, Y., Montagna, B., & Carrasco, M. (2008). On the flexibility of sustained attention and its effects on a texture segmentation task. *Vision Research, 48,* 80–95.

Zaidi, Q., & Li, A. (2002). Limitations on shape information provided by texture cues. *Vision Research, 42,* 815–835.

Zhan, C. A., & Baker, C. L. (2006). Boundary cue invariance in cortical orientation maps. *Cerebral Cortex, 16,* 896–906.

Zhan, C. A., & Baker, C. L. (2008). Critical spatial frequencies for illusory contour processing in early visual cortex. *Cerebral Cortex, 18,* 1029–1041.

Zhaoping, L. (2003). V1 mechanisms and some figure-ground and border effects. *Journal of Physiology, Paris, 97,* 503–515.

Zhaoping, L., Guyader, N., & Lewis, A. (2009). Relative contributions of 2D and 3D cues in a texture segmentation task, implications for the roles of striate and extrastriate cortex in attentional selection. *Journal of Vision, 9*(11), 20, 1–22. doi:10.1167/9.11.20.

Zhaoping, L., & May, K. A. (2007). Psychophysical tests of the hypothesis of a bottom-up saliency map in primary visual cortex. *PLoS Computational Biology, 3,* e62. doi:10.1371/journal.pcbi.0030062.

第46章 深度、明度、颜色和透明度的知觉组织

Barton L. Anderson

我们的世界充满了物体和材料,它们与光相互作用,形成视觉系统中用于恢复场景结构的图像结构。我们的经验反映了存在于物质世界的组织的某些方面,这些方面使我们能够执行生存和繁殖所需的行为。世界被时空中分布的"物质"充满,视觉提供了一些关于这个物理世界的行为学上相关的特性的最重要的信息。视觉科学家面临的问题是了解这些信息是什么,信息是如何从视网膜图像中提取出来的,以及它是怎样被用于指导行为的。

从图像恢复场景特性时会出现两个互补的问题:分割(或者分解)和合成(或者说是组合和/或插值),两者都存在相关的子问题。从材料反射的光是表面光学(颜色、明度、半透明度和单向反射性等)、照明范围(主光源和从不同材料反射的光的分布)和三维(3D)形状的合并混合物。这些不同的图像变化来源必须被合适地归类,以恢复场景结构。另一个分割问题涉及将图像分割成不同的对象和材料的问题。这个不仅仅是单纯地在一个图像中的边缘识别问题,因为任何流明度和色彩的不连续性可以以各种各样的方式出现。图像不连续性可以通过在色素中的变化、深度不连续性、3D折叠或者物体的角落、照度的变化或者镜面反射形成。这些因素都提供了关于场景结构的不同种类的信息。因此,除了边缘检测之外,需要更多的东西来帮助理解物体是怎样从它们的周边环境中被分割出来。互补的分组和差值问题涉及对视觉系统如何填充缺失信息的理解。在自然场景中表面的局部遮挡和伪装会产生碎片化的图像数据,必须以某种方式统一这些数据以形成表面和材料连贯的表征。

本章描述了关于视觉系统如何将信息分类为深度表面的分层表征的一些背景和最新进展,重点是图像分割问题。尽管在视觉中的许多研究追求"分而治之"的策略,对此,许多这些表面上不同的问题是紧密耦合的,并认为关于一个领域的完全彻底理解需要理解对于一种特性的信息源是如何与其他信息源中区分开的。

深度的知觉组织

视觉研究的一般领域之一是深度感知,它指的是将 2D 的图像转化为 3D 场景的体验。立体视觉是一个被广泛研究的生动的深度信息。立体视觉是基于由我们正面放置的两只眼睛在视角上轻微的不同提供的信息形成的。这些不同的视点产生双目视差,即当从不同的位置观察一个物体时会出现的明显位置上的不同。为了使视觉系统提取视差,所有必须确定在两只眼睛的视图中什么可以被认为是"同一物体",这个问题也被称为"一致性问题"。立体视觉研究的主要领域之一是理解视觉系统是如何决定双眼的一致性和计算出共同世界特征的位置偏移(双眼视差)(Anderson & Nakayama, 1994;Kumano, Tanabe, & Fujita, 2008;Schreiber, Tweed, & Schor, 2006;Tanabe, Umeda, & Fujita, 2004;van Ee & Anderson, 2001)。目前流行的假设是,立体视觉深度感知的问题本质上通过视差来解决,这是基于视差和和感知到的深度之间存在简单的一对一关系的假设。但事实并非如此简单。

复杂性的产生是由于差异性和知觉的深度并不总是具有一个简单的点对点关系。问题的部分起源在于"原料"的结果,大脑使用什么原料去建立一致性。目前大量的数据显示不一致性通过测量一些局部图像对比度的位置偏移而被计算出来。在其最一般的形式,"对比度"指的是一个归一化的流明度的不同,例如通过局部边缘形成的不同。不幸的是,现在没有单个的图像对比度的测量可以充分捕捉感知到的对比度,仍然不清楚不一致性是如何通过双眼图像对比度计算出来的(或者对比度的什么层面被用于匹配的基元)。尽管如此,仅存的事实是流明度不同之处的某种形式被用于计算不一致性是充分证明了不一致性和深度之间的关系可以是一对多的投射,这就暗示了与双眼视差的计算相比,存在更多的立体视觉深度的知觉组织。

考虑一个简单的呈现在两只眼睛中的流明度不连续性,假设视觉系统已经正确地识别了这个起源于两个图像的相同来源(也就是双眼匹配)的不连续性。这个局部的不连续性或者"边缘"将产生一个差距,因此被分配一个深度。但是假使这个边缘是通过一个闭合的轮廓形成的又会怎样呢? 在这样的环境中,边缘的一边(阻塞者)与另一边相比(闭合的背景)更近。

这个是不是通过边缘产生的不一致性的单一值差异捕获的。对于视觉系统来说，在临近的闭合边缘区恢复场景的几何性质，它必须将一个不一致性的单值去定位于深度的两个值（Anderson, 2003b; Anderson, Singh, & Fleming, 2002; Fleming & Anderson, 2003）。

这个简单的几何学事实暗示了不一致性不会总是以一种简单的一对一形式被定位于深度（感知到的或者物理上的）。这个反过来暗示了立体深度知觉的"问题"不能被减少去建立一个局部不一致性的估计图，尽管在这个领域中的很大部分工作还是继续接收这种观点。这个观点已经被 Julesz 计算机生成随机点立体图（RDS）的开创性的发明所驱动。在 RDSs 中，深度可以通过个体点的位置的双眼间的偏移来被操控，这将导致对那些点的深度感知的相应偏移。但是 RDSs 是特例，它丰富的纹理掩盖了一些起源于自然场景的不一致性和深度之间的复杂性关系。理解一个局部对比度的不一致性关系是如何被翻译成感知到的深度需要对对比度可以通过世界形成的不同方式的一个更宽泛的理解。也需要理解这些图像对比度的不同来源是如何被定位到物理上和知觉上的深度的。

对比度和感知到的深度之间的关系依赖于表面的种类和材料的特性，它们形成了在两只眼睛中的局部对比度模式。图像对比度的一种来源是局部表面纹理或者沿着一个不透明的表面在色素或者反射率中的变化。在这种情况下，不一致性和深度之间的关系可以很大程度上被认为是一个简单的点对点映射，就像在 RDSs 中体验到的深度的例子。然而，对于一些例如流明度不连续性（"边缘"）这样简单的却不适用；深度是怎样在一个边缘排列的需要理解在世界中什么形成了边缘（Anderson, 2003b）。如果边缘是一个闭合的轮廓，那么与边缘的闭合边相比，闭合的边缘必须被安排在一个不同的深度。如果边缘是一个透明覆盖的边界（部分闭合的一种形式），那么深度必须被划分成两种形式：在边缘的边界的位点，和一个闭合轮廓的形式相同；在一个透明表面的下面，形成一组重叠表面。前者分解对图像剪切就像饼干刀切一样，将图像切成碎片，就像一个拼图；后者分解将图像分层，就像洋葱的层。所有这一切可能发生在一个图像区域内，包含仅一个单个的深度估计或者不一致性值，这意味着在这些区域中体验到的全方位的深度必须起源于其他信息来源。

尽管闭合的几何结构引进了在解释局部不均一性信号过程中一种复杂性来源，它也给在一个局部对比度信号的附近的深度是如何被组织强加了一个重要的不可侵犯的约束。我以前称这个包含"对比度深度不对称原则"（或者 CDAP；见 Anderson, 2003b）。这个约束通过考虑局部流明度不均一性可以被很好地理解。它表达了一些非常简单和看似无害的事情：在一个不透明的表面世界中，个体流明度的深度排列定义了流明度的不连续性（也就是一个局部的"边缘"）被限制。以至于它们必须看起来至少和边缘的深度一样遥远，或者边缘的一边可以看起来更加遥远（正如一个闭合的区域）。这个看起来良性的约束可以解释大量的在传统的双目视觉理论或深度知觉中接收不一致的解释的现象。再如，CDAP 解释了多种在立体视觉中的"深度传播"不对称性。再如，在一个立体的卡尼萨（Kanizsa）图像中包含的元素可以被从被一个错觉图像部分闭合的看起来像不连续的光盘转化为四个错觉"舷窗"，此时光盘的内部看起来像一个均一的背景表面或者空间（图 46.1）。Takeichi, Wa-

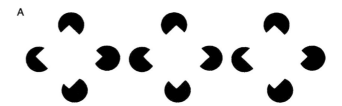

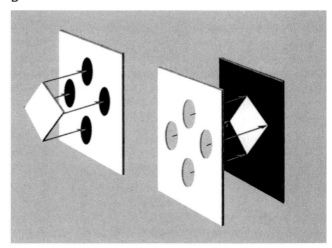

图 46.1　一个立体卡尼萨（Kanizsa）图（A）和深度与表面组织。两个不同的深度组织诱发产生（B）。在图 B 左边的图像对应于两个左边的图像交叉融合的深度体验，或欧洲两个右边的图像分开融合的深度体验。在图 B 右边的图像对应于另一对融合的图像。注意到当钻石看起来像在前面时，黑的区域看起来像断开连接的光盘，但是当钻石的诱导元素被放置于后面时，黑的区域看起来像一个统一的连贯表面。（来自 Anderson, 2003b.）

tanabe 和 Shimojo（1992）报道了一个相关的效应，在其中一些小点被放置于内部并且在一个卡尼萨图像的前部，这些点看起来就像是孤立的点漂浮在错觉图像的前端，但是当点的深度被翻转时，将图像转化成一个生动的错觉洞，将所有周边拖回到和点一样的深度（图46.2）。这样的效应可以在更加简化的展示中看到：如果一些点被立体视觉镜放置于一个电脑屏幕的边缘前端，它们看起来漂浮于一个空的空间；但是如果它们的深度被翻转，它们被放置的背景的深度就会往回退，看起来像在显示器的边界后边。

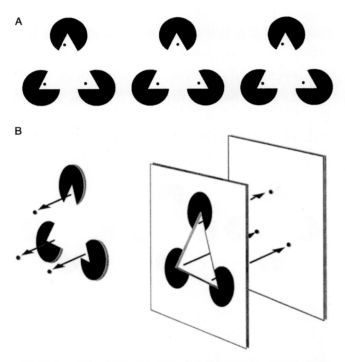

图46.2 由 Takeichi 等人开发的"深度传播"。在 B 中的图解描述了两种不同的体验。当点被赋予一个近的不一致性（左）或者远的不一致性（右）。注意到对于近的和远的配置在深度上的不对称分布。（来自 Anderson，2003b.）

所有的这些现象包含了不对称性，即在深度是如何被安排到局部图像对比度中的或者局部"边缘"。尽管当这个观点表达得如此简单时看起来完全微不足道和显而易见，它还是没有被得到普遍的理解和欣赏。确实，存在许多文章声称操控目标的深度使用的方法是根本不可能的，因为他们违背了通过 CDAP 添加的约束。例如，一些早期的同时对比度研究尝试去比较立体视觉镜放置的目标在诱导区域前或者在诱导区域（周边）后的效果。前者是可能的，后者则不可能。相似的尝试去将目标置于它们临近的诱导区域后面是使用其他形式的明度错觉，例如 White 效应，这个效应也通过 CDAP 排除了（Spehar，Gilchrist，&

Arend，1995）。在视觉搜索实验（Davis & Driver，1998）中也存在相似的错误，在图像-背景展示中的熟悉度的作用（Peterson & Gibson，1994）和许多其他的实验尝试去使用双眼不均一性作为工具去将深度反向。确实，甚至那些已经被生产出来的图像示意图既是物理学上不可能的，在展示中他们尝试去描绘的实际感知到的事物也是无代表性的。

在整体上，在局部图像对比度如何可以被定位于可能的世界事件中，CDAP 捕获了一个约束。我们的讨论集中于 CDAP 在解释许多不对称性中的作用。不对称性指的是表面特性的深度如何在展示中被组织的。展示中不一致性关系被简单地翻转。在这样的环境中，CDAP 强加约束：边缘的两边必须看起来至少和边缘的深度一样远。但是这个简单的声明不能捕捉局部边缘（更通俗一点是局部对比度）可以被形成的全部的范围。感知的复杂性可以通过简单地反转深度信息而被唤醒。关于这个约束的一个更深层次的理解需要考虑更广泛的世界事项，以及它们与它们所产生的局部图像数据的关系。

从深度断开

前面的部分明确地表达了一个约束，即大脑如何将局部图像结构（也就是局部图像对比度）定位到在世界的表面表征。事实是我们知觉上的经验反射了这个约束，表明视觉系统"理解"了这个通过闭合添加的约束。然而，闭合可以是一个程度问题；表面可以在它们的透明度或者"隐藏能量"中变化，这种可以在透明度条件下出现。这个事实在将局部图像结构（对比度）定位于世界特性的表征过程中引入了一组新的分歧。

再次考虑局部图像对比度（像一个边缘）伴随着一个相关的深度信号（例如双眼视差）的可能解释。对于半透明的表面，边缘可以通过在表面反射率的变化、一个照度边界和在 3D 几何结构中的折叠或者一个阻塞的和阻塞的表面形成。如果透明的表面或者介质被考虑的话这个问题会进一步变得复杂。在这种情况下，边缘的任何一边都可能是一个透明的表面。边缘的两个边通过一个透明的重叠被部分闭合也是有可能的。在这种情况下，多重的深度将被分配到局部图像对比度的一边或者两边区恢复场景的几何结构（Anderson，2003b）。

这些考虑会如何影响通过 CDAP 添加的解释性的约束？透明度需要将深度沿着视线中相同的线分割成多重的深度，这个过程历史上被称为切断"scission"（Koffka，1935）。有三种可能的方法可以让这个发生：边缘的任一边可以被划分到一个透明的覆盖于另一透明的表面，或者边缘的两边被解释为包含多重层面。在前种情况下，边缘的一边仍然被视为一个闭合的表面，但不会完全遮挡较远的底层。后一种情况是更加有趣的，提供了对 CDAP 的细化，因为它已经表达了这一点。这种细化起源于对局部的对比度（例如一个边缘）如何被一个覆盖的透明表面影响的考虑。透明的覆盖（表面或者介质）可以通过许多方式影响下垫面：它们减少来自下垫面的整体光量，它们通常添加一个额外的反射光来源，反射光则来自介质或者滤波器内部的色素（Adelson & Anandan，1990；Anderson，1997；Beck，1985；Metelli，1970，1974a，1974b）。前者影响和在照度上的改变相比，本质上是相同的。后者，添加的效应降低了下垫面的对比度。然而，注意到，透明的表面不能翻转由潜在的表面结构形成的对比度的符号或者极性；它们仅仅可以减少或者保持在一个给定方向的对比度。

这些事实对局部图像对比度和场景几何结构的映射提供了额外的见解。通过 CDAP 添加在局部图像对比度解释上的约束被应用于它的极性或者符号，而不是幅度（或者"强度"）。在它的未加工形式，需要指出沿着边缘两边的组分流明度必须看起来至少和边缘的深度一样远。在它的更为精炼的形式，当透明度也被考虑时，需要指出在边缘任意一边的一些流明度必须看起来至少和边缘的深度一样遥远。使用的方式保存了边缘的极性。对于透明度的极性约束已经被许多作者很详细地描述了，但是极性约束的特殊方式与感知到的深度是耦合的，这种方式在 CDAP 中被描述地更加精确。

透明度的存在也引起了在所有图像中解释的歧义的一般来源。考虑任意场景的照片。在图像中的结构被局部对比度模式定义，共同形成图像。视觉系统是如何决定是否一个给定的图像或者图像区域是在清楚的视野或者部分被一个透明的表面或者介质遮挡？考虑图 46.3 在周边的暗和亮灰色的条纹看起来是在一个清楚视野中表面的一部分；只有中央椭圆出现透明。然而，周边的图像通过一个更高对比度的条纹组形成，条纹部分被一个对比度减少的透明层遮

挡，这在理论上是可能的。然而，这种感知从来没有被体验过。这意味着需要一些额外的约束去解释什么时候透明场景解释会被调用。

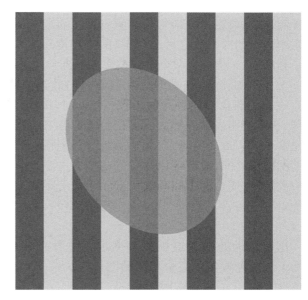

图 46.3 一种透明度的简单形式，与 Metelli 研究的类似。

我建议视觉系统在计算透明度的时候加上"Occam's razor"的视觉形式（Anderson，1999；2003b；Anderson & Winawer，2005，2008）。尤其，我认为仅仅在局部流明度和/或沿着连续轮廓或者纹理的对比度中存在一个扰乱的视觉体验时透明度才被推断出来。这个约束被称为"透光率锚固原理"，或者 TAP。TAP 强调一个场景最高对比度的区域作为一个"锚定"点锚定对比度变化被评估的区域；沿着连续不断的轮廓或者纹理的减少，保持了对比度极性，可以引起透明度的感知。直观上促进这个原则的是在照度方面的改变维持了对比度，然而透明的表面一般会减少对比度（对于透明表面唯一例外的是，透明表面没有明显的光反射）。

TAP 和 CDAP 这两个原则可以提供一个统一的解释。视觉系统如何将图像分区成在一个宽范围刺激的深度表面的分层表征。它们预测能力的两个例子分别在图 46.4 和图 46.5 中展示（来自 Anderson，1999）。图 46.4 描述了一个放置于宝石形状的边界内部的正弦光栅。通过在两只眼睛中将于光圈边界相对的光栅的相位偏移引出了双眼视差。当在右上边的两个图像被交叉融合（或者左上边的两个图像分开融合），此时光栅看起来就像作为一个单个表面具有一个深度平面。然而，当不均一性被翻转（当在左上边的两个图像被交叉融合，或者右上边的两个图像分

开融合），感知就被戏剧性扭转：图像现在看起来就像是一个均一的白色宝石在一系列模糊的黑条纹之后，黑条纹的透明度还是变化的。一个相似的效应可以在图 46.4 中间白背景的图像中观测到，但是两个层的明度属性被翻转：一个均匀的黑宝石现在看起来是在一系列模糊的白条纹之后，白条纹的透明度还是变化的。当图 46.5 中左上两个图像被交叉融合，可以体验到一个相似的转化：在亮的圆盘前面有暗的云朵（上部），在暗的圆盘前面有亮的云朵（下部）。就像光栅图像，在近透明表面内部的明度调节看起来在透明度中是变化的。重要的是，当周边颜色介于光圈内部纹理的明度值之间，没有可以体验到的清晰的透明度或者层的感知；周边的中间明度引起了沿着光圈纹理边缘的对比度极性的反向，违背了连贯分离的条件（图 46.4 下部）。

　　这些显示的知觉组织的许多层面需要被解释。这两个深度配置使用完全相同的图像作为输入；它们简单地交换了左眼和右眼看到的图像。因此两个深度配置中的不一致性关系只是简单被翻转了，然而纹理的知觉组织在两种情况下却有戏剧性的不同。这些效应的任何有说服力的理论必须能解释以下几点：①当深度被翻转，什么引起了在纹理表观上的戏剧性的转变和②此时体验到的明度、透明度和深度的特殊模式是什么。

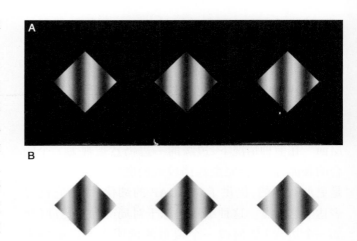

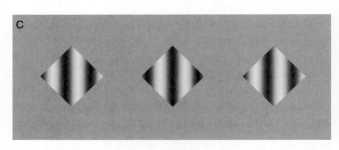

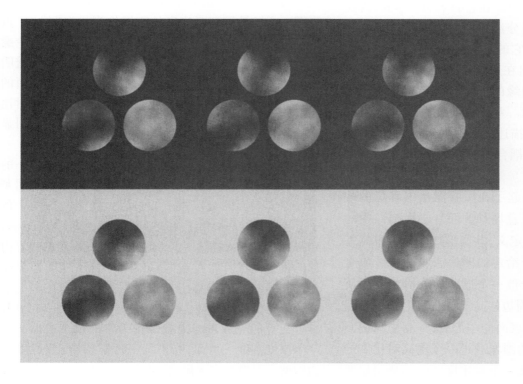

图 46.4　立体光栅刺激。通过将一个正弦光栅嵌入一个宝石形状的光圈中建立的立体图形。通过偏移与光栅有关的光圈边界引进不一致性。当光栅具有一个相近的不一致性，看起来就像是黑色条纹在一个白色宝石前端（A），（B）白色条纹在一个黑色宝石的前端，（C）不稳定也不连贯。当光栅具有一个远的不一致性，不会经历切断，光栅看起来像是在一个宝石形状光圈后面的连贯的表面。（来自 Anderson, 1999.）

图 46.5　除了二维的噪声模式，与图 46.4 相似。当左边的两个图像被交叉融合（或者右边两个图像分开融合），在圆形光圈中的纹理看起来是被分成了两层：一组暗（上）或者亮（下）云朵，覆盖于亮（上）或者暗（下）的圆盘上。详细内容见正文。（来自 Anderson, 1999.）

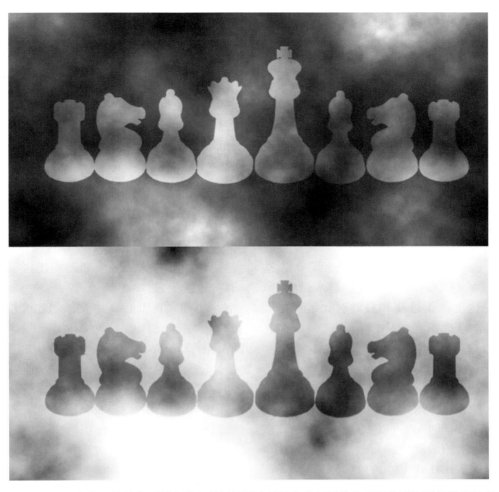

图46.6 通过在纹理的具有不同流明度范围的周边放置完全相同的纹理图像感知到的明度转变。上部的图像和下部的图像在国际象棋图片中的纹理是完全相同的,但是两者在知觉上的分解是在两个相反的方向:上面就像黑色的云朵覆盖于国际象棋图片中,下面就像白色的云朵覆盖于国际象棋图片中。(来自 Anderson & Winawer, 2005.)

考虑纹理看起来在光圈边界后面这种情况。CDAP 需要局部纹理的亮边和暗边至少必须看起来和它的由不一致性定义的深度一样远,以此来解释它的极性。在这个深度配置中,纹理是在图像中具有最遥远对比度的,所以光栅和云朵纹理看起来在光圈边界后边一样远处,和立体视觉的传统理论预测的相同。沿着光圈边界的对比度变化发生在近表面,因此不包括在更远纹理处的分割(回忆下应用于更远处的图像对比度的幅度和极性约束)。然而,当纹理被指定一个近的不一致性,光圈边界现在在场景中就是远的对比度。CDAP 需要在这个远的深度处必须有一个流明度关系,引起边缘产生它的特殊的符号(极性)。当边缘是暗的(在图 46.4 和图 46.5 中的上一行),这意味着在光圈边界的深度处或者更远处,一定有一些东西比周边更亮,这解释了

轮廓的极性。反过来就适用于亮的周边:在这个更遥远的深度处,在光圈内部必须有一些更暗的东西比光圈的边界更暗。

然而,通过 CDAP 添加的约束是完全局部的约束,仅仅需要通过相对遥远的轮廓形成的深度被安排于紧邻的对比度处。但是在图 46.4 和图 46.5 中体验到的转化是整体上的:整个纹理看起来像是被分割成了两层,遥远的那层看起来呈现了在纹理中被最大的亮值定义的明度(图 46.4 和图 46.5 上部),或者呈现了在纹理中被最大的暗值定义的明度(图 46.4 和图 46.5 第二行)。因此,需要一些其他的东西去解释在这些图像中呈现的透明度的感知,也需要一些其他的东西去解释明度是如何被分配到多重层中去的。解释的核心成分之一是 TAP。

为了理解 TAP 在这些图像中扮演的作用,需要注

意到在暗的周边的纹理看起来像亮的宝石（图 46.4）或者圆盘（图 46.5），这些纹理的明度成分看起来是一目了然的（也就是说，通过一个透明的表面被清楚呈现）。这个反过来就适用于暗的周边：现在，在纹理中最暗的区域看起来像在一个一览无余的遥远表面的一部分。这就是通过 TAP 添加的约束：纹理中最亮的成分在周边暗的时候创立了最高对比度的光圈边界。纹理中最暗的成分在周边亮的时候创立了沿着光圈边界的最高对比度。这些都是可以被清楚看到的区域。进一步注意到沿着光圈边界的对比度在强度方面连续变化，在感应透明度表面或者介质的可能存在上提供了对比度线索。通过假设，这些对比度变化是被最高的对比度轮廓片段缩放的。这些对比度变化也被用于去推断透明层的相对透明度：在沿着光圈边界的低对比度区域这些透明的表面看起来最透明。当光圈边界的对比度位于最高和最低对比度值之间时，透明的表面选择透明度的中间值。进一步注意到，当纹理周边边界极性翻转时（图 46.4 下部），CDAP 和 TAP 预测了一个关于透明度的不相干或者不齐次的感知。此时需要下垫面的颜色去经历极性的变化，这就是可以体验到的事物。

综上所述，CDAP 和 TAP 可以对这些图像的许多特性提供一个原则上的解释。然而，应该注意到这个解释并不完全。通过 CDAP 添加的约束是完全局部的约束，但是在图 46.4 和图 46.5 中的图像形成的是关于透明度的一个整体的感知。需要更多的答案去解释是什么引起这些纹理被分裂成透明表面的连贯整体的感知。Anderson（1999，2003b）提供了一个对于这些图像的整体组织的可能解释。

被分裂出来的深度

之前的部分着重于视觉系统如何使用局部深度信号来诱导深度表面的分层表征。双眼视差被用来作为关于深度序列的局部信息源，可以对整体深度和表面结构的体验产生一个深远的影响。尽管 CDAP 和 TAP 被用于解释局部深度是如何决定在包含局部深度信息（像双眼视差）的图像中的表面组织和布局。它们的使用超出了局部深度被局部指定的图像。更普遍的是，这些原则阐明了在感知到的深度和表面特性之间的一般可能遇到的问题，是否深度是给定的还是推断出来的。

因为 Metelli 开创性的工作，大家都知道需要满足基础的几何学和光度学上的约束才可以体验到透明度（Metelli，1970，1974a，1974b，1985；Metelli，Da Pos，& Cavedon，1985）。Metelli 自己的工作集中在透明度的形式上，这个可以通过一个简单的物体学上被称为频闪观测盘的设备来理解，那是一种迅速旋转的盘子，具有开放区域，通过它的开放区域可以看到下面的深浅不一的背景（与图 46.3 相似）。对于这种简单的刺激，就有可能生成透光率和透明层的反射率的一种代数解决方案（风扇叶片）。这种方案仅仅是可能的由于考虑到简单的物理条件——透明的表面具有一个均一的明度和透光率——下垫面具有一个均一的反射率。尽管如此，对感知到的透明度的一些基础的约束可以从这个特例中总结出来。几何学上的约束包括下垫面和上覆面（透明的）的连续性，光度约束包括在显而易见的区域和透明度区域之间的流明度和对比度变化。

在 CDAP 和 TAP 中几何学和光度学的约束体现表明了在非立体的刺激中生成分层图像表征是可能的。考虑图 46.6 国际象棋图片中的纹理在上部和下部是完全相同的，看起来却是戏剧性的完全不同：上部的图像看起来是通过黑色烟雾看到一些的可见的白色国际象棋图片，下部却是看起来是通过浅浅烟雾看到一些的可见的黑色国际象棋图片。这些图像是通过改变单个"种子"纹理的整体流明度和对比度范围创造出来的（见图 46.7）。目标区域通过提高噪声纹理的对比度创造出来，所以它跨越了显示器的整个流明度范围。上部的周边流明度范围严格地从黑色到中灰色，下部是从中灰色到白色（注意到周边最亮和最暗的成分发生于上部和下部图像的相同位点；仅仅不同的是它们的绝对强度）。国际象棋图片内部的纹理连续性和它们的周边是通过对目标和周边使用相同的种子纹理来得到保证的。此外，通过对一个亮和暗的周边选择一个合适的流明度范围，围绕着国际象棋图片的边缘的对比度极性都具有一个一致性，但是上下部图像符号相反。在上部图像的暗-亮和在下部图像的亮-暗（指的是对国际象棋图像的周边）。仅仅沿着周边-目标边界的对比度幅度在图像中变化。因此，对透明度的几何学和光度学约束在这些图像中得到满足；问题是如何去解释它们引起的深度、明度和透明度的特殊模式。

第一，注意到在上部图像中最亮区域的国际象棋图片看起来具有最高的对比度区域而且一览无余（例如，在上部左边的主教上部），然而，在下部的国际象棋图片中的最暗的区域看起来是具有最高的对比度区域，而且也是一览无余（底部图像中最右边的车或

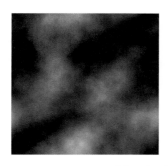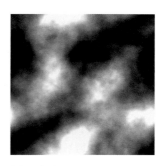

图 46.7　用于建立图 46.6 中描述的刺激的图像组分。详细内容见正文。

者王）。这个与 TAP 一致，解释了为什么国际象棋图片看起来具有特定的明度，的确它们也具有特定的明度（在顶部是白色的，底部是黑色的）。其次，注意到沿着国际象棋图片的边界的最低对比度区域看起来最透明（也就是阻塞的），这个与普通视图的边缘强度定义的透明度规模一致（但是这个计算存在一些复杂性，下面有讲）。第三，两个周边的国际象棋图片看起来位于一个近似中灰度的背景下，就是国际象棋图片的对比度区域看起来与两个周边相比最强的地方。因此，CDAP 和 TAP 可以解释哪个区域看起来一览无余，也可以解释与两个层相关的深度和明度，透明度表面或者介质的相对透明度。

在之前的分析中被避免的一种复杂性是局部对比度的定义，用于去决定如何将 CDAP 和 TAP 应用于这些图像。在图 46.4 和图 46.5 描述的立体图像中，去定义对比度的归一化的特殊形式可以很大程度地被避免，因为在这些图像中的周边使用的是一个固定的均一的流明度。因此，沿着目标的对比度变化系列——周边边界完全由目标和周边的流明度不同之处决定；任何归一化因子将形成"边缘强度"（也就是边缘对比度）的相同系列，和那些被流明度不同定义的一样。在对图 46.6 中描述的图像来说，并不是如此。因为在目标中的流明度（国际象棋图片）和在周边的流明度都会变化。"局部对比度"的概念现在的定义不清晰，因为没有一个可以捕获在任意图像中感知到的对比度的定义。这个歧义引起了一些关于如何去解释在这些图像中的 CDAP 的对比度约束的争论。尽管现在仍然没有对比度的定义可以去解释在这些图像中感知到的边缘对比，如果感知到的对比度被用于决定在普通视图中的区域时，CDAP 和 TAP 仍然还是可以作为在这些图像中感知的预测。

深度和表面质量的耦合计算

上述现象和组织的原则揭示了对局部图像数据如何被组织成在深度上的表面感知这个问题存在系统约束。核心见解之一是深度本身并不是一些可以被看到的事物。相反，某些事情（或者"材料"）被视为具有特定深度。为了理解局部图像结构如何提供了关于表面和材料的布局信息之间的关系——简言之就是世界——非常有必要去理解不同的世界特性如何约束局部图像数据的，也有必要去理解当从图像中推断场景结构时视觉加工体现这些约束的程度。

CDAP 表达了通过几何学上的闭合添加的深度组织上的约束，在感知明度和颜色方面可以有很大变革的影响。这个意味着分割可能在明度和颜色感知中扮演了一个普遍的角色。然而，这个观点还没有被广泛接受。确实，许多作者（Albert，2007；Kingdom，2008）认为与在感知到的明度和颜色的环境效应的其他形式相比,在感知到的出现在图 46.4~图 46.6 中的明度变革是一个不同的类型(也就是说,被不同的机制驱动)。至关重要的事情是关于分层图像的分解过程是否(或者什么时候)为我们表面反射率的体验做出了贡献。举一个极端的例子,一些作者建议在图 46.6 中体验到的明度转化是一个简单的图像-背景翻转类型。这个观点的逻辑是看起来像闭合的区域在两个图像中看起来一览无余的情况发生于两个图像中的"赠送"区域,也就是在流明度梯度的两边。在感知到的表面反射率和闭合之间的转化连接是这些战士发展背后的主要动力,形成了 CDAP 和 TAP 的基础。尽管如此,关于这些效应断言的许多问题可以被减少到图像-背景反转的一个描述。首先,这样的解释没有提供关于在这些图像中包含一个流明度值的连续分布的纹理被分解成一个覆盖层感知的解释。在这些图像中没有普遍的图像-背景反转发生的"边缘";看起来一览无余的区域作为知觉上的结果需要一个解释。任何提议的解释必须说清楚闭合层(透明层)是在哪开始的,为什么流明度变化的体验就像是在一个透明表面的透明度变化一样,而不是在表面反

射率、3D 形状或者任何其他的流明度变化来源中的变化。

图像-背景"解释"的第二个问题是它们没能得到引起感知分割的刺激的全范围和它的在感知到的明度和颜色上的变革效应(Anderson,2003a;Anderson & Winawer,2008;Wollschläger & Anderson,2009)。在图 46.8 中展示一些例子。在上面的中间目标和下部的三个图像都是完全相同的,但是看起来却完全不同(尤其是当作为动画放映时)见(Wollschläger & Anderson,2009)。例如,在第三列的中央的 patch 的随机纹理是有完全相同的色彩分布组成的,但是顶部图像看起来却是绿色的,底部图像看起来呈现洋红色。当按照动态的动画放映时,这些区域形成了一个多重层的一个生动感知:与周边完全相同的随机噪声模式,一个均一的饱和的表面,看起来具有和在目标中最饱和的元素相同的颜色(互补于周边)。相似的效应可以在这些效应中的明度版本的第一列中看到:上部图像看起来发黑,下部看起来发白。任何一对图像都不包含局部图像-背景计算可以适用的图像结构。

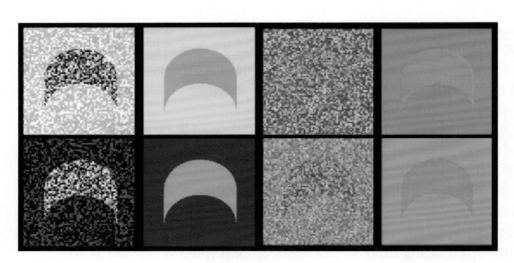

图 46.8 在消色差图像(左边)和彩色图像(右边)中,使用白噪声纹理可以观察到的相似的形式,不包括任何的明确连接或者闭合信号。除了同时对比度,在均一周边上的均一目标去证实效应的大小。(改编自 Wollschläger & Anderson,2009.)

然而一些作者建议在明度和颜色上的分割效应是特例,其他作者认为分割在许多已知的诱导现象中扮演了重要的和普遍的角色。Ekroll、Faul 和同事们的近期工作认为同时对比度现象、"色彩虚拟扩展"和"勾边"是同种效应的所有版本,在其中分割起到了一个关键的作用(Ekroll & Faul,2009;Ekroll,Faul,& Niederee,2004;Ekroll,Faul,Niederee,& Richter,2002;Ekroll,Faul,& Wendt,2011;Faul & Ekroll,2002;Faul,

Ekroll,& Wendt,2008)。同时对比度是众所周知,指的是放置于具有不同明度或者颜色的周边目标在感知到的明度和颜色上的改变。色彩虚拟扩展指的是互补色的感知范围在一个均匀背景下(均匀背景的色度与目标的色度相近)的感知要比放置于一个斑驳难辨的周边看起来要强。"勾边"指的是当对周边的色度或者明度来说,目标仅仅从一个增量改变成一个减少量的时候,感知到的两个目标之间的差异。在一系

列简练的文章中,这些作者显示所有这些现象可以作为两个诱导源来建模:一个勾边的组分(即对分割做出贡献的组分)和一个乘法扩展组分(von Kries缩放),将环境效应按照一个乘法的转化来对待。与那些建议在纹理展示中分割的体验可能代表一种特殊形式的诱导形成对比的是,Ekroll、Faul和他们同事的结果建议分层的图像分解在明度和颜色的计算中扮演了一个普遍的和可能无处不在的角色;就像是正在进行研究的一个活跃且开放的问题(参见例如(Anderson,Khang,& Kim,2011))。

总结

深度感知的问题经常与其他表面和材料知觉问题(例如感知到的明度和颜色)分开。在前一章中描述的现象和组织原则表明,这是一个错误的划分,而且任何关于深度感知的理解需要理解一个给定的深度什么是被分配的。已经证明,简单的深度反转会导致深度和材料特性的知觉组织和戏剧性转化,例如它们的明度、颜色和透明度。此外,这些不对称可以通过一些对图像解释的约束中起源的一般原则来理解。约束起源于两个方面:遮挡的几何结构和透明覆盖施加的光度约束。需要进一步的工作去理解其他材料特性,例如半透明和光泽,如何塑造了在图像中的结构,如何约束了深度和材料特性被计算的方式。

参考文献

Adelson, E. H., & Anandan, P. (1990). Ordinal characteristics of transparency *Proceedings of the AAAI-90 Workshop on Qualitative Vision* (pp. 77–81). Boston: AAAI Press.

Albert, M. K. (2007). Occlusion, transparency, and lightness. *Vision Research, 47*, 3061–3069. doi:10.1016/j.visres.2007.06.004.

Anderson, B. L. (1997). A theory of illusory lightness and transparency in monocular and binocular images: the role of contour junctions. *Perception, 26*, 419–453.

Anderson, B. L. (1999). Stereoscopic surface perception. *Neuron, 24*, 919–928.

Anderson, B. L. (2003a). Perceptual organization and White's illusion. *Perception, 32*, 269–284. doi:10.1068/p3216.

Anderson, B. L. (2003b). The role of occlusion in the perception of depth, lightness, and opacity. *Psychological Review, 110*, 785–801. doi:10.1037/0033-295x.110.4.785.

Anderson, B. L., Khang, B. G., & Kim, J. (2011). Using color to understand perceived lightness. *Journal of Vision, 11*, 19. doi:10.1167/11.13.19.

Anderson, B. L., & Nakayama, K. (1994). Toward a general theory of stereopsis: Binocular matching, occluding contours, and fusion. *Psychological Review, 101*, 414–445.

Anderson, B. L., Singh, M., & Fleming, R. W. (2002). The interpolation of object and surface structure. *Cognitive Psy-chology, 44*, 148–190. doi:10.1006/cogp.2001.0765.

Anderson, B. L., & Winawer, J. (2005). Image segmentation and lightness perception. *Nature, 434*, 79–83. doi:10.1038/nature03271.

Anderson, B. L., & Winawer, J. (2008). Layered image representations and the computation of surface lightness. *Journal of Vision, 8*, 18 11–22. doi: 10.1167/8.7.18

Beck, J. (1985). Perception of transparency in man and machine. In A. Rosenfeld (Ed.), *Human and machine vision II* (pp. 1–12). New York: Academic Press.

Davis, G., & Driver, J. (1998). Kanizsa subjective figures can act as occluding surfaces at parallel stages of visual search. *Journal of Experimental Psychology. Human Perception and Performance, 24*, 169–184.

Ekroll, V., & Faul, F. (2009). A simple model describes large individual differences in simultaneous colour contrast. *Vision Research, 49*, 2261–2272. doi:10.1016/j.visres.2009.06.015.

Ekroll, V., Faul, F., & Niederee, R. (2004). The peculiar nature of simultaneous colour contrast in uniform surrounds. *Vision Research, 44*, 1765–1786. doi:10.1016/j.visres.2004.02.009.

Ekroll, V., Faul, F., Niederee, R., & Richter, E. (2002). The natural center of chromaticity space is not always achromatic: A new look at color induction. *Proceedings of the National Academy of Sciences of the United States of America, 99*, 13352–13356. doi:10.1073/pnas.192216699.

Ekroll, V., Faul, F., & Wendt, G. (2011). The strengths of simultaneous colour contrast and the gamut expansion effect correlate across observers: evidence for a common mechanism. *Vision Research, 51*, 311–322. doi:10.1016/j.visres.2010.11.009.

Faul, F., & Ekroll, V. (2002). Psychophysical model of chromatic perceptual transparency based on substractive color mixture. *Journal of the Optical Society of America. A, Optics, Image Science, and Vision, 19*, 1084–1095.

Faul, F., Ekroll, V., & Wendt, G. (2008). Color appearance: The limited role of chromatic surround variance in the "gamut expansion effect." *Journal of Vision, 8*, 30 31–20. doi: 10.1167/8.3.30

Fleming, R. W., & Anderson, B. L. (2003). The perceptual organization of depth. In L. Chalupa & J. S. Werner (Eds.), *The visual neurosciences* (pp. 1284–1299). Cambridge, MA: MIT Press.

Kingdom, F. A. A. (2008). Perceiving light versus material. *Vision Research, 48*, 2090–2105. doi:10.1016/j.visres.2008.03.020.

Koffka, K. (1935). *Principles of Gestalt psychology*. New York: Harcourt, Brace, & World.

Kumano, H., Tanabe, S., & Fujita, I. (2008). Spatial frequency integration for binocular correspondence in macaque area V4. *Journal of Neurophysiology, 99*, 402–408. doi:10.1152/jn.00096.2007.

Metelli, F. (1970). An algebraic development of the theory of perceptual transparency. *Ergonomic, 13*, 59–66.

Metelli, F. (1974a). Achromatic color conditions in the perception of transparency. In R. B. MacLeod & H. L. Pick (Eds.), *Perception: Essays in honor of J.J. Gibson* (pp. 95–116). Ithaca, NY: Cornell University Press.

Metelli, F. (1974b). The perception of transparency. *Scientific American, 230*, 90–98.

Metelli, F. (1985). Stimulation and perception of transparency. *Psychological Research, 47*, 185–202.

Metelli, F., Da Pos, O., & Cavedon, A. (1985). Balanced and unbalanced, complete and partial transparency. *Perception*

& *Psychophysics, 38,* 354–366.

Peterson, M. A., & Gibson, B. S. (1994). Object recognition contributions to figure-ground organization: operations on outlines and subjective contours. *Perception & Psychophysics, 56,* 551–564.

Schreiber, K. M., Tweed, D. B., & Schor, C. M. (2006). The extended horopter: quantifying retinal correspondence across changes of 3D eye position. *Journal of Vision, 6,* 64–74. doi:10.1167/6.1.6.

Spehar, B., Gilchrist, A., & Arend, L. (1995). The critical role of relative luminance relations in White's effect and grating induction. *Vision Research, 35,* 2603–2614.

Takeichi, H., Watanabe, T., & Shimojo, S. (1992). Illusory occluding contours and surface formation by depth propagation. *Perception, 21,* 177–184.

Tanabe, S., Umeda, K., & Fujita, I. (2004). Rejection of false matches for binocular correspondence in macaque visual cortical area V4. *Journal of Neuroscience, 24,* 8170–8180. doi:10.1523/JNEUROSCI.5292-03.2004.

van Ee, R., & Anderson, B. L. (2001). Motion direction, speed, and orientation in binocular matching. *Nature, 410,* 690–694.

Wollschläger, D., & Anderson, B. L. (2009). The role of layered scene representations in color appearance. *Current Biology, 19,* 430–435.

第47章 视皮层的图像解析机制

Rüdiger von der Heydt

视觉,无疑是对图像中可用信息的处理,允许我们搜索到并识别出物体,进行比较、计划行动并去执行很多其他任务。但是视觉不仅仅只是处理加工,它也涉及视觉信息的表征。系统必须转化图像信息,并以一种合适用于执行各种任务的方式去编码它们。"因此视觉研究必须不仅包括研究如何从图像中提取对我们有用的世界的各个方面,也包括研究我们捕捉这些信息的内部表征的性质,从而使它们用于形成我们的思想和行动的决策基础"(Marr,1982)。

本章探讨了经常被标记为"中间水平视觉"的视觉过程和表征。V1 区将图像信息转化成一个表示局部特征的"特征图"。V1 通过感受野的位点来编码位置,但是这里的每个神经元代表的不是一个像素而是图像中的一小部分区域(patch)。在三种颜色的基础上增加了几个新的维度,例如方位、空间频率、运动方向和双眼差异。尽管已经详细了解了 V1 的局部特征表征,但我们还是不能很好了解纹外皮层是做什么的,代表什么。乍一看 V2 区域的神经元的视觉特性与 V1 区输入神经元的视觉特性很像,除了 V2 神经元具有更大的感受野(Burkhalter & Van Essen,1986;Zeki,1978)。V4 区的许多神经元也具有那些已经在 V1 和 V2 区域发现的特性,例如对颜色、方位和空间频率的选择性(Desimone et al. ,1985;Schein & Desimone,1990;Zeki,1978)。在 V4 中的一些神经元显示出了对更加复杂特征的选择性(Roe et al. ,2012)。

这里总述了纹外皮层可能被描述为"图像解析"的功能证据。这个阶段通过明确图形-背景关系、对图像进行轮廓分配和对选择性注意提供一个结构来协调 V1 区局部特征表征和更高的处理中心。从每一刻流入视神经的巨大数量的信息流中,视觉系统选择其中的一小部分,在大体上精确选择与给定任务相关的信息。这种神奇的表现显示了组织流入的信息的强有力的机制。格式塔心理学家首先指出视觉系统倾向于根据一定的被称为"格式塔法则"的规则组织元素视觉单位(例如点和线)到更大的知觉单位或者图像(Kanizsa,1979;Spillmann & Ehrenstein,2003;Wagemans et al. ,2012)。大部分这种组织的发生独立于被试已知的或者所想的关于视觉刺激的东西。Gaetano Kanizsa 已经创造出来精彩的图示去展示这种"自治的感知"。其中的一个图形显示的是在玻璃杯背后的一把刀。每个人都知道玻璃杯是透明的而刀子不是透明的,但是感知到的却是刀是透明的正在通过前面的杯子(Kanizsa,1979,图 2. 19)。

将属于一个物体的特征组织在一起是感知的一般任务。特定的视觉问题起源于一个事实:视觉是基于一个三维世界的二维投影。由于空间上的干涉,场景的部分被遮挡,临近的或者较远物体的特征在图像中杂乱无章。这些物体的真正三维形状和它们在空间上的关系仅仅只能从这些图像上推理出来。原则上来讲,任何物体在三维空间中都具有一个无限可能的解释;视觉是一个"病态问题"(Poggio & Koch,1985)。尽管存在这个基本歧义,视觉是在我们的场景中最可靠的一种存在。显然,通过进化和经验,生物学上的视觉系统已经学会去有效地利用在图像中呈现的规律性去推断遗失的信息(Attneave,1954;Barlow,1961;Helmholtz,1866;Marr,1982;Poggio & Koch,1985;Ullman,1996)。

错觉轮廓:创造性机制

这个创造性过程中一个突出的例子就是错觉轮廓现象(图 47.1)。在图 A 中,我们的视觉系统"能看到似的"填满了被一个三角形覆盖的轮廓。值得注意的是,错觉轮廓不仅仅是在给的那个的对比度边缘的插入,就像可能在图 A 中一样的过程,也是在没有对比度边缘存在的时候可以被插入的形状(C)。事实上,当覆盖的三角形的角落可以被插值的时候,错觉轮廓不会形成(B)。所有的错觉轮廓图形中最常见的是闭合线索的存在(Coren,1972),例如线的终端或者边缘的终端。因此,系统似乎去推断一个闭合的物体。然而,这不是一个抽象的推理。对一个轮廓的少有的期许不会导致错觉轮廓的感知(图 47.1D)。很显然,在轮廓形成过程中,系统可以将闭合线索的证据和格式塔理论很好地连续性相结合。

有意思的是,在视觉皮层中错觉轮廓的表征出

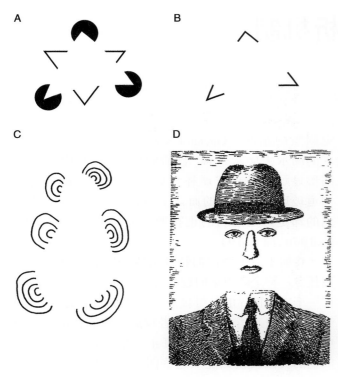

图 47.1 错觉轮廓感知。(A and C 来自 Kanizsa,1979;D, 由 René Magritte 画)

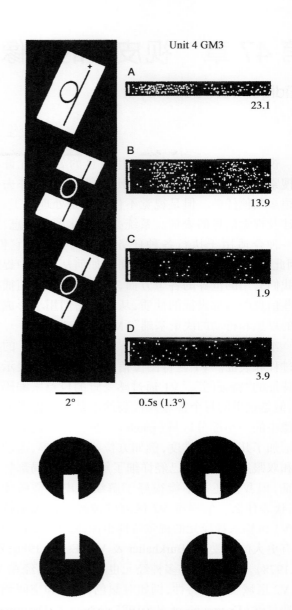

图 47.2 在 V2 区域中一个神经元的错觉轮廓响应。在光栅图中由点组成的每条线段代表一个动作电位序列,对左边呈现的刺激做出响应。响应(A)是对一个运动的暗条棒、(B)是对在一个图像中感知到的运动的错觉条棒的响应。(C)是对一个修饰图的响应,图中通过线段的加入消除掉了错觉。注意到响应的减少。(D)自发放。椭圆代表的是神经元的最小响应区域(也就是,在这个最小区域之外的条棒并不会激发响应);十字交叉代表固定点。(来自 Peterhans & von der Heydt,1989.)

现在一个相对早期的阶段。在猴的 V2 区细胞对错觉轮廓刺激响应,就好像轮廓使对比度边缘(von der Heydt, Peterhans, & Baumgartner, 1984)。图 47.2 显示一个示例细胞,这个细胞在一个运动的错觉条棒(bar)测试中的表现。在 B 中的光栅图显示当一个错觉的条棒穿过一个小的区域,这个区域事先被确定了正好是细胞的最小响应区(见椭圆,看图注)。图 47.2C 显示一个对照条件,在此条件中两个条棒和 B 中完全相同,但是开放端点完全被细线闭合。闭合的先减弱了知觉上的错觉(见底下的图),这点正好减少了神经元的响应。在 V2 中的细胞不仅仅对具有错觉条棒的图像响应,也对其他产生错觉轮廓的图像响应,例如,两个相邻的线光栅(图 47.3,右边)。我们可以看到在图 47.3 中的细胞对错觉轮廓和对条棒刺激的响应是同一个方位。因此,它感应到一个错觉轮廓的方位信号。使用一致的方位调谐标准和通过闭合线段导致的响应减少,研究者们发现 30% ~ 40% 的 V2 区细胞感应一种或者另一种类型的错觉轮廓,而且两种类型的轮廓获得的结果高度相关(Peterhans & von der Heydt, 1989; von der Heydt & Peterhans, 1989)。

正如图 47.2 中显示,错觉轮廓响应可以通过刺激诱发,这种刺激没有对比度方面的感受野兴奋中

心。诱导的对比度特征可以被限制到一个区域,在这个区域最优条棒刺激也不能诱发任何响应。细胞似乎可以在一个比传统上感受也要大的区域内整合闭合特征(Peterhans & von der Heydt,1989)。然而,空间整合的范围是有限制的;对于具有近中央凹感受野的神经元来说,如果中间的间隙大于 3° 视角,响应就会减少。

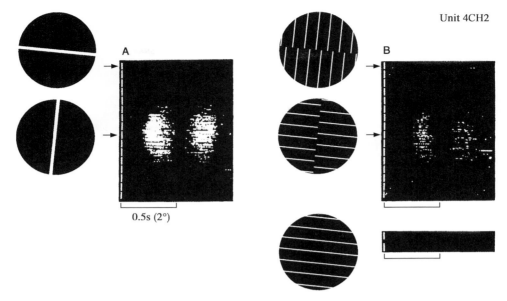

图 47.3　在 V2 区的另外一个神经元的错觉轮廓响应。条棒(A)和两个光栅之间的边缘(B)运动着穿过在 16 个横跨 180°不同方位的感受野。神经元对条棒刺激和错觉轮廓的相同方位响应。(右下角)对照:没有不连续边缘的光栅。(修改自 von der Heydt & Peterhans,1989.)

许多在 V2 区的细胞以这种方式响应的事实表明错觉轮廓刺激指向于视觉皮层的基本功能。V2 是处于加工过程的早期阶段,这里的响应很迅速,也具有高度"可再生能力"。早在刺激出现后的 70ms 错觉轮廓响应就出现了(Lee & Nguyen,2001;von der Heydt & Peterhans,1989)。这个表明错觉轮廓很可能不是在更高水平物体识别的结果,但是在视觉皮层产生的。已经有关于这些轮廓可能是怎样形成的计算模型(例如,Finkel & Sajda,1992;Grossberg & Mingolla,1985;Heitger et al.,1998)。

错觉轮廓的表征也在猫(Redies,Crook,& Creutzfeldt,1986;Sheth et al.,1996)和猴子 Grosof,Shapley,& Hawken,1993;Lee & Nguyen,2001;Ramsden,Hung,& Roe,2001)的 V1 区被表征过。然而,不清楚是否在 V1 区的细胞也概括了错觉轮廓图形的不同类型,是否它们可以感应轮廓的方位。Sheth 等人(1996)还有 Ramsden、Hung 和 Roe(2001)使用光学成像和单细胞记录的组合使用相邻的光栅类型刺激去识别错觉轮廓表征。Sheth 等人发现在猫的 V1 区细胞对错觉的和真实的轮廓具有一致的方位调谐。Ramsden、Hung 和 Roe 发现在猴子的 V1 区,错觉轮廓减少了对相应的方位柱的活性,增加了对正交方位柱的活性。与此形成对照的是,V2 中相同的柱被错觉轮廓和对比线激活。他们总结 V1 使错觉轮廓变得不太重要。那些比较 V1 和 V2 的研究总是发现两者中感应错觉轮廓的细胞比例、方位调谐和线索不变性程度

具有显著差异(Bakin,Nakayama,& Gilbert,2000;Leventhal et al.,1995;Ramsden,Hung,& Roe,2001;Sheth et al.,1996;von der Heydt & Peterhans,1989)。

生理学和感知的相关

改变相邻的光栅显示的配置和空间参数(图47.3B),Soriano、Spillmann 和 Bach(1996)发现了在人类感知和在猴子 V2 区的神经响应两者之间的紧密的联系(von der Heydt & Peterhans,1989)。然而,在辨别错觉图形的形状方面,人类视觉系统显示出了更大的空间整合(Ringach & Shapley,1996)。由于感应错觉轮廓的神经元仅仅是感应对比度边缘的细胞中的一小部分,方位依赖的适应后效应该从对比度定义的传递到错觉轮廓,而不是相反的方向。与对比度定义的轮廓相比,错觉轮廓的方位的辨别应该没那么精确。这些预测都在心理物理学实验中进行过验证(Paradiso,Shimojo,& Nakayama,1989;Westheimer & Li,1996)。错觉轮廓通常与覆盖的感知相关(Coren,1972),而且在 V2 的一些神经元对错觉轮廓闭合的隐藏的方向具有选择性(Baumann,van der Zwan,& Peterhans,1997)。因此,错觉轮廓机制可能与下面要讨论的边缘所有权的编码相关。

错觉轮廓是普遍存在的

错觉轮廓的感知已经在各种各样的非人类物种中被证实,包括蜜蜂、猫和仓鸮(Bravo,Blake,& Morrison,1988；De Weerd et al.，1990；Srinivasan，Lehrer，& Wehner，1987；综述见 Nieder，2002；Nieder & Wagner，1999）。最简洁好用的是行为学实验和单细胞记录的结合（Nieder & Wagner，1999）。

边缘所有权:环境整合

错觉轮廓和相关的视觉现象是包括知觉组织的皮层加工的冰山一角。Kanizsa 的图显示（图 47.1A）错觉轮廓是图形-背景分离机制的产物。系统将黑色元素的特殊的排列视为证据去形成一个闭合的三角形，因此创造除了它的轮廓表征（Gregory，1972）。事实上，它也创立了白色透明表面的表征，就是我们从背景和亮度之间的细微差异看到的。错觉轮廓看起来像是这个表面的边缘。感知通常倾向于去将尖锐的对比度边缘解释为闭合的轮廓，尝试去将它们分配到一个表面的一边或者另一边。这种强迫症的表现被 Rubin 的花瓶（图 47.4A）证实，就是这个图像边缘不是被感知成花瓶的轮廓就是两张脸的轮廓。在一个简单的图形情况下，例如在途 47.4B 中的白色方形，对比度边缘当然被感知成方形的轮廓。它们看起来属于闭合的亮的纹理区域。周围的灰色，不"拥有"这些边缘，被感知成这个方形后面的延伸，形成了"背景"。边缘所有权的这种现象很长一段时间没有被人发现，直到它被格式塔心理学家首先发现（Koffka，1935；Rubin，1915）。

也许会有人争论甚至图 47.4B 也是有歧义的。如果努力一些，方形还是可以被看成是一个窗户的，于是乎边缘就看起来是框架的边缘。没有歧义的展示可以通过随机点立体图的手段来产生，就是图 47.4C。当通过双眼视线交叉实现双眼融合后（见图注），上面的一对儿显示了一个倾斜的方形在背景屏幕前端漂浮。下面的一对儿则显示了一个方形的窗户，通过这个窗户可以看到背景平面。在第一种情况下，立体视的边缘被感知为方形的边缘，在第二种情况下，它们被感知为窗户的框架。在这个立体图中，边缘感知的所有权不能被颠倒。整体上，立体视的深度和边缘所有权的排列显著地影响了涉及物体方面一个图像被解释的方式和表面是如何被感知的方式 Gregory & Harris，1974；Idesawa，1991；Nakayama，Shimojo，& Silverman，1989；Shimojo，Silverman，& Nakayama，1989）。

在知觉的实验中，我们的观察只是冰山一角。通过在视皮层中记录信号我们应该能够探索冰山的深度。在皮层中，对比度边缘被通过 Hubel 和 Wiesel 发现的方位选择性细胞的信号被表征。这些信号是不

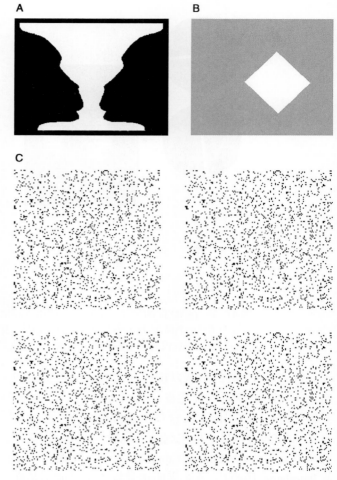

图 47.4　边缘所有权的感知。（A）生理学家版本的 Rubin 花瓶。黑白边界不是被感知成一个花瓶的轮廓就是面部的轮廓。（B）白色方形。对比度边缘整体上被感知为方形的轮廓。（C）立体图。左边和右边的纹理组成的方形区域可以被融合，例如，通过眯着眼看被融合。（交叉视线，直到感知到三个区域而不是两个；此时中间的区域显示的是双眼融合的结果。）双眼交叉后，上面的一对图像融合结果为一个方形图像，然而，下面是一个方形窗口。前者中，三维边缘属于图形，后者属于周边。

是也代表边缘和表面之间的关系？这个想法可以通过一个简单的实验被验证（Zhou，Friedman，& von der Heydt，2000）。黑白边界被放置于一个神经元的感受野中且在神经元的最优方位（图 47.5），相同的边缘一个亮的方形的右边（例如 A1）或者深色方形的左边（B1）。第二纵列显示了一个相似的测试，只不过变换了相对的对比度，第 3~4 纵列和 5~6 纵列显示了具有更大的方形的相同类型测试。底下的柱状图代表 V2 细胞的响应。如果我们比较对在 A 和 B 中的展示的相对应的响应，我们看到在每种情况下，神经元对感受野边缘属于方形左边时的响应要强于对感受野边缘属于方形右边时的响应，尽管刺激的局部是完全相同的。

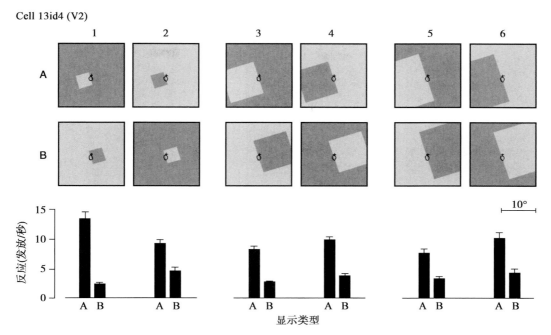

Cell 13id4 (V2)

图47.5 在区域 V2 的神经元对图像边缘的选择性。因为测试的是方形的边缘,所以方形可能在感受野左边(A)也可能在右边(B)(椭圆显示的是最小响应区域;十字交叉代表固定点)。可以注意到在 A 图或者 B 图中相对应的展示在两个方形的合并区域是完全相同的。测试时方形的大小分别有 4°、10°和 15°。柱状图代表的是平均发放率,上面的显示的是标准误。在每个例子中,神经元会在图像左边缘的时候产生最大的响应,尽管局部的刺激是完全相同的。

注意到在 A 行和 B 行中的相应展示在整个两个方形占领的区域来说是完全相同的(我们如果尝试移动可以看到两者会重叠)。因此,如果一个神经元的响应是不同的,那么它肯定含有在这个区域之外的信息。因此,通过变化方形的大小,我们可以揭示图形内容整合的范围。在这里 4°、10°和 15°大小的方形被测试,在每种情况下响应的不同在于神经元对应于图像中位置的不同。相比之下,细胞经典感受野的大小仅仅 0.4°,这个大小正好是 V2 神经元在中央凹的表征大小。因此,尽管细胞可以通过自己本身的感受野大小"看到"一小片区域的对比度边缘,它的响应揭示了在至少直径为 15°范围的加工处理。Zhang 和 von der Heydt(2010)使用片段化的图像探索了环境整合机制。在经典感受野中轮廓的片段化对响应的唤醒是非常重要的,但是在这个区域之外的大部分片段会对产生的响应进行调制,导致产生神经元对一个边缘的响应增强而对另一个边缘的响应减弱。

图像边缘选择性的机制可能是什么样的?对于在一个均匀背景下的单个方形图像来说,相对简单的算法将能够分辨出图形和背景。图像区域的凸性将被用于感受野的任一边或者简化感受野的任一边 L 连接(边缘)的方位或者事实是凸性就是被一个不同

颜色的区域包围的一个颜色的区域(被包围状态)。

这些策略中任何一个在一个孤立的方形中都适用。然而,对于那些边缘的所有权在知觉上感知也比较清楚的其他展示,基于一个简单的策略将不能得到一个正确的答案。Zhou、Friedman 和 von der Heydt(2000)使用了除了方形的两个其他的配置去看神经的响应与知觉的相关性是怎样的,即在图 47.6 中第 3~4 纵列的 C 形配置和在图 47.6 中第 5~6 列一对重叠的方形配置。对于 C 形的配置,凸性并不适用,与感受野紧挨着的 L 接头被反映到背景那边,但是被包围状态依然是一个有效的线索。对于重叠的方形,不是被包围状态,然而,凸性和 L 接头的方位两个线索是有效的。

最下面的柱状图代表了 V2 神经元响应的示例。C 形的图像测试显示神经元"正确地"对在 C 形图像中位于左边的感受野展示具有偏好性(B3),尽管紧挨着感受野的 L 接头相反会建议在相反边缘的图像。尽管在重叠区域的测试中神经元选择的是 A5,感受野的边缘属于左边图像的偏下区域。在这种情况下,T接头将会把闭合的方形的出现作为一个图像去解释,但是凸性可能也为此有贡献,因为重叠区域有凹性,然而重叠区域并没有做出贡献。因此,这个细胞的响

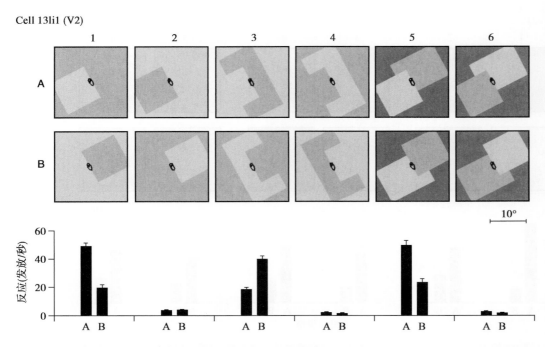

Cell 13li1 (V2)

图 47.6 图像边缘选择性的一般化。一个示例的 V2 神经元对方形的响应,C 形状的图形和重叠的图形。这个神经元是具有颜色选择性的,偏好紫罗兰色(这里描画的颜色是浅灰色);这个神经元也对局部的对比度边缘极性具有选择性(与对展示的图形的奇偶数响应相比)。单个方形的测试结果显示(1,2)了对感受野左手边更低区域的图形(A1)的偏好性。C 形状的图形(3,4),神经元对 B3 的响应要好于 A3,也是指向图形左边更低区域,与感知相同。重叠的图形(5,6),神经元对 A5 的响应要好于对 B5 的响应,所以将边缘分配到图像,此时的感知称为覆盖。

应完全与边缘所有权的感知一致。并不是所有的细胞都是这种类型,但这个例子不是个例。大约一半左右的图像边缘效应细胞对单个方形展示出了对于重叠图像响应边缘的偏好性,然而其他情况没有显示出显著地响应上的不同。当对 C 形图像的凹边进行测试时,仅仅三分之一的图像边缘效应细胞对单个方形展示出了对于 C 形图像响应边缘的偏好性。其他的就没什么不同。

对图像的一边或者另一边具有响应偏好性的细胞在感受野的任意位点和任意方位都有发现,在整个记录期间,这种图像边缘的选择性是保持不变的。这些细胞的响应看起来不仅仅携带了轮廓的位置和方位信息,也携带了它们属于哪个边缘的信息。大约在 V2 和 V4 区域一半左右的方位选择性细胞被发现在图 47.5 中具有图像边缘的选择性。在 V2 细胞中大约 30% 的细胞对最优偏好边缘的响应要比非最优边缘的响应大 2 倍,这个比值达到 10 也是很正常的。图像边缘的选择性在 V1 区域也被发现,但是只是一个较小的细胞比例。图 47.7 显示了在三个区域内对最优方形边缘和非最优方形边缘响应的时间进程。这些不同在响应起始后很快发生,在刺激出现后 70ms 左右达到最大响应的一半。

深度排序推测

图形-背景组织和边缘所有权排列很明显与被解释的设计三维世界的图像任务有关,尤其是在解决闭合情况下的问题时很重要。在这个意义上"图像"和

V1(n=7)

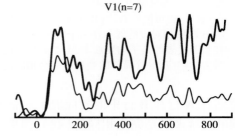

V2(n=38)

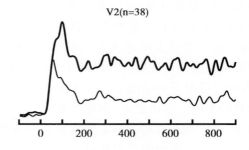

V4(n=17)

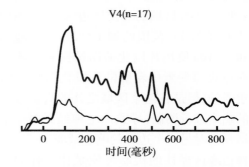

时间(毫秒)

图 47.7 边缘归属信号的时间进程。图像显示的是在三种皮层区域的神经元的平均归一化响应。4°的方形或者 6°的方形在图 47.5 中被展示。时间进程中的 0 值代表展示的起始点。粗线和细线代表对最优和非最优边缘的响应,在两个对比度极性下被取均值。响应的延迟和图像边缘的分化小于 25ms。(来自 Zhou、Friedman、& von der Heydt,2000.)

"背景"分别对应于前景和背景。在图47.5和图47.6的结果中可以看到,尤其是对于重叠图像的测试,图像边缘的选择性与来自图像中轮廓的二维配置推断的深度排序有关。这个假说的关键测试是检测在图像深度被实立体镜定义时这些神经元的响应。对比度定义的方形一半可以被感知为图像,对比度边缘作为它的轮廓,但是在一个随机点立体图中的响应区域被感知为一个图像或者一个窗户,这个依赖于不一致性(图47.4)。在立体图中更近的表明往往拥有边缘的所有权。因此,随机点立体图是边缘所有权感知的"黄金准则"。

双眼不一致性在猴视皮层中被广泛表征(Cumming & DeAngelis,2001;Poggio,1995)。对随机点立体图的边缘感应的细胞存在于 V2 区域(von der Heydt,Zhou,& Friedman,2000)。这些细胞是方位选择性,对不一致性定义的边缘和对比度边缘响应。它们中的大多数都是对立体边的深度排序具有选择性,

例如,如果前表面是在右边时对垂直的边缘响应,但前表面是在左边的时候则不会响应。如果在 V2 区域的图像边缘选择性细胞代表边缘的所有权,那么这些神经元应该也对立体视镜深度排序具有选择性,图像的边缘偏好性也应该与最优的深度排序一致。也就是,最优的图像边缘应该是偏好的阶梯边缘的"临近"边。这种假设在 V2 神经元中的测试在图47.8中可以看到。在刺激是随机点立体图的时候,细胞被图像的右边缘和窗户的左边缘(E~F)而不是相反的边缘(G~H)激活。因此,当对着细胞感受野左边的表面拥有边缘时,细胞对此响应。因此,对对比度定义的方形的响应(A,C 强于 B,D)显示细胞"正确地"将边缘排列与方形,表明皮层将方形解释为包括背景的物体。绝大多数的神经元对图像边缘具有选择性,也对立体边缘极性具有选择性,显示了组合的偏好性(把方形解释为"物体"),相反的组合(把方形解释为"窗户")是很稀少的(Qiu & von der Heydt,2005)。

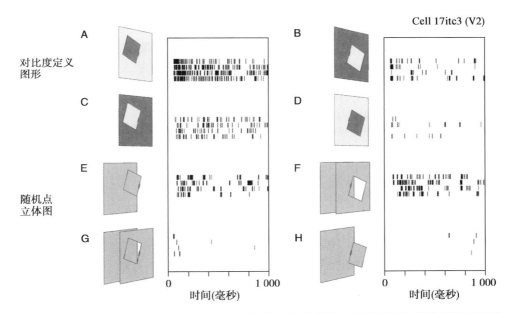

图47.8 深度排序推断。在一个 V2 神经元中图像边缘选择性和立体视镜边缘选择性的比较。(A~D)没有深度信息在内的对比度定义的图像。(E~F)没有对比度线索存在的立体视镜图像。具有立体视镜展示的神经元,当与感受野左边对应的表面在背景表面的前端时(E~F)神经元响应,但是当在背景表面的后端时,不响应(G~H);也对平的表明不论任何深度的都不响应。具有对比度展示的神经元当图像的区域在感受野的左边时(A,C)要比在感受野右边时(B,D)的响应更强烈。这个显示了对比度图像被神经元理解翻译为在背景前端的物体。(来自 Qiu & von der Heydt,2005.)

立体视镜边缘极性的影响正如刚刚描述的与边缘所有权-选择性神经元在局部对比度边缘感应深度排序的观点一致。方位选择性神经元感应在图像区域之间的边缘,具有相反边缘所有权偏好性的神经元对儿的活性差异表明了哪个区域在前端,哪个区域在

后端。这个就是神经系统在很多情况下都会使用到的熟悉的对立编码框架。例如,对亮和暗或者对运动的方向的编码。对立的编码也允许维度的多路复用,正如许多边缘所有权-选择性神经元也对颜色的方向或者在边缘的亮度对比度具有选择性(Zhou,Fried-

第47章 视皮层的图像解析机制 589

man,& von der Heydt,2000)。这可以解释为什么颜色和深度排序在感知上存在相互作用(von der Heydt & Pierson,2006)。来自于这种编码的一种特定的预测是选择性适应的可能性。确实,通过适应范例的使用,证明边缘所有权-选择性神经元存在于人类视觉皮层的存在性也是可能的,可以通过心理物理学(von der Heydt, Macuda, & Qiu, 2005)和功能核磁成像(Fang,Boyaci,& Kersten,2009)。通过编码表面的深度排序,系统可以表征任何复杂程度的三维场景的闭合结构(图47.9)。

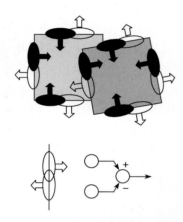

图47.9 一对重叠的方形的皮层表征图解。椭圆代表感受野。轮廓的每个片段通过具有相反边缘所有权偏好性的方位选择性神经元的两个反应表征,通过箭头可以分辨。填充的符号代表神经元的活性将通过这个刺激被提高。边缘所有权被认为被两个反应的相对活性编码。

边缘归属分配模型

在神经元中被发现之前,边缘所有权编码就在图像背景组织中的计算模型中被提出来了(Finkel & Sa-jda,1992;Sajda & Finkel,1995)。其他的图像-背景组织模型是使深度分层明确而不是边缘所有权(例如,Domijan & Setic,2008;Grossberg,1994)。具有固定的边缘所有权偏好性的神经元不是预期的。最近,许多模型被提出用于解释边缘所有权选择性的神经生理学上的发现(Baek & Sajda,2005;Craft et al.,2007;Je-hee, Lamme, & Roelfsema, 2007;Kikuchi & Akashi, 2001;Kogo et al.,2010;Sakai & Nishimura,2006;Zha-oping,2005)。

边缘所有权选择性的模型存在两个重要的约束,宽范围的内容整合(图47.6)和短的潜伏期(图47.7)。V1和V2两个区域很大,事实上,是恒河猴和人类大脑皮层中两个最大的区域(Adams, Sincich, & Horton,2007;Felleman & Van Essen,1991)。由于它们

是视网膜区域定位组织的,在边缘所有权测试中的相关的内容信息是典型被表征的,而不是被记录的神经元。在皮层中有两种方法可以散播信息,区域内的侧向拓展和通过另一个区域的反馈循环。由于侧部拓展依赖于皮层内部的“水平”纤维,传导很慢,延迟是不可避免的,期望的延迟与需要弥补的距离成正比。与此相比,反馈循环使用白质纤维,比水平纤维的传导要快一个数量级(Girard、Hupe、& Bullier,2001)。因此,在视觉皮层中通过另一个具有大的感受野的区域的回路可能对环境信息的传播速度比横向传播快(Angelucci et al.,2002;Bullier,2001)。当延迟参数是用于讨论大脑皮层的信息流动时,这一重要的洞察力往往是容易被忽视的。

在考虑神经生理学实现的模型中,一些依赖于侧部信号传播(例如,Baek & Sajda,2005;Kogo et al.,2010;Zhaoping,2005),其他依赖于通过高阶皮层区域的反馈循环(例如,Craft et al.,2007;Jehee, Lamme, & Roelfsema,2007),边缘所有权信号的延迟测量和皮层距离的计算表明侧部传播框架不能解释神经生理学的结果,然而反馈(例如来自其他皮层前区域)看起来是一个可靠的方法去实现迅速的环境整合(Sugihara, Qiu,& von der Heydt,2011;Zhang & von der Heydt, 2010)。

从那些一般被称为自上而下的加工处理中区分出反馈的框架是很重要的。也就是说,那些包括长时程记忆或者注意力非自主的调度的加工。正当地,通常被认为在视皮层中这样的处理去发展并影响信号需要花费大量的时间。清楚地,客体记忆,正如在IT皮层呈现的,不能参与生成边界所有权信号过程中,至少在起始的阶段不能,因为信号出现(Sugihara, Qiu,& von der Heydt,2011)在IT神经元开始响应之前就已经出现了(Brincat & Connor,2006;Bullier, 2001)。非自主注意在形成这些信号中扮演的角色已经被特殊的实验排除了 Qiu, Sugihara, & von der Heydt,2007)。在模型中的反馈(Craft et al.,2007;Je-hee, Lamme, & Roelfsema, 2007)被认为是刺激驱动的,包含注意或者记忆力。

物体表征形成

推断深度排序的机制和添加图像-背景指针到皮层轮廓地图看起来像对边缘所有权观察的一个可能的解释,这个在V2区如此普遍。然而,图像-背景组织现象,正如格式塔心理学家描述的(Koffka, 1935;Rubin,

1915),暗示的内容不仅仅是深度排序。图像区域具有一个独特的品质:图像的形状很容易被识别,然而背景区域的形状却很难被看到;图像吸引注意,但是背景却不会如此。图像-背景感知看起来揭示了一些基础的事情,即在注意力起作用之前去定义一个物体是什么,在一些事物被识别之前定义。一些近期的发现指示边缘所有权选择性反映了这个基础的过程。

一个观察室边缘所有权信号也反映了在没有深度排序指示的情况下知觉上物体的解释。Qiu 和 von der Heydt(2007)使用了一个看起来像两个交叉的 bar 的配置,一个亮一个暗透明叠加(图 47.10 中,插图 B)(对于透明覆盖的感知和理论方面见 Adelson,1993)。刺激(B)实际上包括在中等大小的灰色背景下的两个亮的两个深色方形。Qiu 和 von der Heydt 发现当其中的一个方形被放置时,边缘所有权信号位于内部方形的边缘点处(A),但是当所有的四个方形呈现时,结合到明显的重叠区域边缘的信号被翻转,指向感知到的bar 的内部(B)。当方形的角被磨圆,信号又会指向方形的内部(C)。因此,环境导致知觉上物体解释的重组,相同的重组也在边缘所有权信号中被观察到。

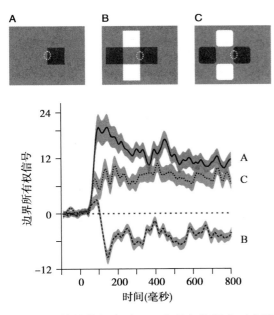

图 47.10 物体结构的表示。一个孤立的深色正方形"拥有"它的边缘(A),但是当添加两个白色和一个深色的方形,在透明的覆盖层中,可以看到两个条形的交叉。最初的方形的一个边缘被垂直条形拥有(B)。当正方形的角被变圆,则是感知到四个独立的物体,边缘所有权又被归还给深色方形(C)。神经信号显示了相应的逆转。曲线显示了 V2 神经元群体的平均微分发放率的时间进程。阴影部分代表标准误。(修改自 Qiu & von der Heydt,2007.)

另一个表明边缘所有权信号关于物体编码的是它们的持久性:一般情况下,在视皮层中的响应产生

和下降都很迅速,在几十毫秒内,边缘所有权信号在刺激出现后少于 30ms 内产生(图 47.7)。但是当一个模糊的边缘代替了图像的边缘,边缘的所有权信号就会持续到一秒钟或者更长时间(O'Herron & von der Heydt,2009)。这漫长的坚持让人想起在模糊的显示中观察到的缓慢的知觉交替。这种持久性并不是模糊的情景的结果(缺乏图形-背景线索):O'Herron 和 von der Heydt(2011)创立了一个展示。展示中一个物体被相对于另一个物体移动,因此在物体之间边缘处反转了图形-背景线索,同时也保持了它们的识别。它们发现尽管存在反转的图形-背景线索,边缘所有权信号依然存在。因此,持久性似乎是反映了物体表征的连续性。

第三组的观察是关于注意的作用。在一些物体被展示的时候,被试(猴子)执行形状辨别任务时,需要选择它们中的一个。选择性注意在许多边缘所有权选择性的神经元中可以调制发放率(Qiu,Sugihara,& von der Heydt,2007)。然而,边缘所有权信号既在被注意到的物体中出现也在被忽略的物体中出现。这表明边缘所有权调制不是注意的产物,但是反映了自主发生的前注意机制。当任务包含两个重叠物体中的一个时,在后面的物体与在前面的物体相比,后面的物体被注意到时,对闭合边缘的响应被抑制,这个与知觉上的"外在的边缘抑制"现象一致(Nakayama,Shimojo,& Silverman,1989)。一个空间上的注意滤波器(聚焦模型)将产生一个相反的也就是一个相对的提高,因为与前景物体被注意到相比,当背景物体被注意到时,闭合边缘与注意力的焦点就更近。因此,在神经元中的外在边缘抑制观察揭示了物体为基础的注意机制(Qiu,Sugihara,& von der Heydt,2007)。对在两个重叠的图形之间的边缘的响应揭示了在注意力影响中的不对称性:在每个神经元中,对神经元感受野一边的注意产生了与相对于另一边注意的提高。提高的边缘倾向于和边缘所有权的最优边相同。

这种不对称性和外在边缘抑制的存在通过 Craft 等人(2007)的反馈模型很容易被理解。这个模型引进了归类细胞原则,总和了来自在多重位点的边缘细胞的响应,通过反馈设置了相同边缘细胞的增益。它们中的每一个都单方面地与其感受野一侧的归类细胞进行通信,使它具有了图侧选择性。Mihalas 等人(2011)发现在这个网络中向后传播的一个纯粹的注意领域将被重塑,重新定位和被锐化去匹配观察者的形状和规模。到目前为止,归类细胞的存在依然只是

假设。

总结性评论

本章的三个部分讨论了视觉皮层中轮廓表征的不同层面。错觉轮廓机制可能服务于使轮廓变得清晰和"填补空白"这两个方面。边缘所有权机制看起来似乎是通过表征遮挡轮廓和显示它们是如何属于表面来使一个场景的三维结构更清楚。最后,边缘所有权信号可能与物体表征的出现有关。

表征遮挡轮廓可能是从图像到物体表征的最重要的第一步,因为它指定了区域边界分配和表面的深度排序。立体视镜和形状为基础的边缘排列机制的汇聚可能解释了在表面感知中的双眼不一致的冲击效应(Gregory & Harris,1974;Idesawa,1991;Nakayama,Shimojo,& Silverman,1989;Shimojo,Silverman,& Nakayama,1989)。许多细致的研究已经表明立体视镜深度对神经元响应的影响。使用的是揭示神经元效应和知觉效应之间关系的范式:在 V1 区表面响应的图形-背景调制(Zipser,Lamme,& Schiller,1996),在 V2 区的错觉轮廓响应(Bakin,Nakayama,& Gilbert,2000;Heider,Spillmann,& Peterhans,2002)和在区域 MT 的运动信号整合(Duncan,Albright,& Stoner,2000)。整体上,神经表征与图形(前景物体)的支配一致,但是闭合物体部分的表征(模态完形)也被描述了(Sugita,1999)。

正如已经提到的,错觉轮廓细胞也可以是具有边缘所有权选择性的。知觉上的表征经常会将两种现象合并。一些模型尝试去通过相同的机制去解释这两种现象(例如,Kogo et al.,2010)。然而,我们现在并不知道这两种现象潜在的机制是如何相关的。一个显著的差异是内容整合的范围。在诱导元素之间的间隔增加几度以上时错觉轮廓响应就会迅速下降(Peterhans & von derHeydt,1989),然而图像边缘响应选择性在10°距离或者更远处都存在(图 47.5;Zhang & von der Heydt,2010;Zhou,Friedman,& von der Heydt,2000)。这个矛盾表明存在两个加工阶段,轮廓完形的半局部收敛机制后面存在一个对边缘所有权的整体的形状加工。心理物理学中关于错觉轮廓的跨度测量(Ringach & Shapley,1996)可能两个阶段都存在。

图形-背景分离的神经关联被 Lamme(1995)发现与背景相比,图形区域的响应存在一个升高的形式首次发现。这种图形增强是在 V1 区被发现的,比在 V2

区的边缘所有权信号出现稍晚(Zhou,Friedman,& von der Heydt,2000)。还不清楚这两个发现如何产生关联。Lamme 的范式比较了纹理诱导的响应(在大多数皮层神经元中,均匀区域不会诱发表面响应,Zhou,& von der Heydt,2003)。这个已在 V1 区和 V4 区被研究(Poort et al.,2012),主要手段是多通道记录。边缘的所有权编码可以在 V1 区也可以在 V2 区被发现。在小比例的 V1 细胞中,边缘所有权的选择性显示了和在 V2 区观察到的相同的短信号潜伏期和广泛的内容整合(Sugihara,Qiu,& von der Heydt,2011;Zhang & von der Heydt,2010)。

第三部分总结发现,边缘所有权编码暗示了更多的遮挡轮廓表征和深度排序。边缘所有权信号反映了甚至在深度排序无关时存在的知觉的物体解释。它们以一种物体为基础的注意一致的方式,在注意力的影响下变化。它们显示了持久性——在视觉皮层中一个令人吃惊的观察结果。这些新的发现引出了许多新的问题。持久性机制是什么?如果和建议一致,边缘所有权信号与物体的表征相关,当物体移动时,它们会不会沿着皮层传递?可能沿着这些方向的进一步研究将使我们更好地理解视觉系统是如何定义一个物体,是如何将元素特征联系起来去形成物体,是如何随着时间推移保持这些联系,物体为基础的注意又是如何工作的。

致谢

本章的编写由 NIH EY02966 和 EY016281 提供资金支持。

参考文献

Adams, D. L., Sincich, L. C., & Horton, J. C. (2007). Complete pattern of ocular dominance columns in human primary visual cortex. *Journal of Neuroscience, 27*, 10391–10403.

Adelson, E. H. (1993). Perceptual organization and the judgment of brightness. *Science, 262*, 2042–2044.

Angelucci, A., Levitt, J. B., Walton, E. J., Hupe, J. M., Bullier, J., & Lund, J. S. (2002). Circuits for local and global signal integration in primary visual cortex. *Journal of Neuroscience, 22*, 8633–8646.

Attneave, F. (1954). Some informational aspects of visual perception. *Psychological Review, 61*, 183–193.

Baek, K., & Sajda, P. (2005). Inferring figure-ground using a recurrent integrate-and-fire neural circuit. *IEEE Transactions on Neural Systems and Rehabilitation Engineering, 13*, 125–130.

Bakin, J. S., Nakayama, K., & Gilbert, C. D. (2000). Visual responses in monkey areas V1 and V2 to three-dimensional surface configurations. *Journal of Neuroscience, 20,* 8188–8198.

Barlow, H. B. (1961). Possible principles underlying the transformations of sensory messages. In W. A. Rosenblith (Ed.), *Sensory communication* (pp. 217–257). Cambridge, MA: MIT Press.

Baumann, R., van der Zwan, R., & Peterhans, E. (1997). Figure-ground segregation at contours: A neural mechanism in the visual cortex of the alert monkey. *European Journal of Neuroscience, 9,* 1290–1303.

Bravo, M., Blake, R., & Morrison, S. (1988). Cats see subjective contours. *Vision Research, 28,* 861–865.

Brincat, S. L., & Connor, C. E. (2006). Dynamic shape synthesis in posterior inferotemporal cortex. *Neuron, 49,* 17–24.

Bullier, J. (2001). Integrated model of visual processing. *Brain Research. Brain Research Reviews, 36,* 96–107.

Burkhalter, A., & Van Essen, D. C. (1986). Processing of color, form and disparity information in visual areas VP and V2 of ventral extrastriate cortex in the macaque monkey. *Journal of Neuroscience, 6,* 2327–2351.

Coren, S. (1972). Subjective contours and apparent depth. *Psychological Review, 79,* 359–367.

Craft, E., Schuetze, H., Niebur, E., & von der Heydt, R. (2007). A neural model of figure-ground organization. *Journal of Neurophysiology, 97,* 4310–4326.

Cumming, B. G., & DeAngelis, G. C. (2001). The physiology of stereopsis. *Annual Review of Neuroscience, 24,* 203–238.

Desimone, R., Schein, S. J., Moran, J., & Ungerleider, L. G. (1985). Contour, color and shape analysis beyond the striate cortex. *Vision Research, 25,* 441–452.

De Weerd, P., Vandenbussche, E., Debruyn, B., & Orban, G. A. (1990). Illusory contour orientation discrimination in the cat. *Behavioural Brain Research, 39,* 1–17. doi:10.1016/0166-4328(90)90117-W.

Domijan, D., & Setic, M. (2008). A feedback model of figure-ground assignment. *Journal of Vision, 8,* 1–27. doi:10.1167/8.7.10.

Duncan, R. O., Albright, T. D., & Stoner, G. R. (2000). Occlusion and the interpretation of visual motion: Perceptual and neuronal effects of context. *Journal of Neuroscience, 20,* 5885–5897.

Fang, F., Boyaci, H., & Kersten, D. (2009). Border ownership selectivity in human early visual cortex and its modulation by attention. *Journal of Neuroscience, 29,* 460–465.

Felleman, D. J., & Van Essen, D. C. (1991). Distributed hierarchical processing in the primate cerebral cortex. *Cerebral Cortex, 1,* 1–47. doi:10.1093/cercor/1.1.1-a.

Finkel, L. H., & Sajda, P. (1992). Object discrimination based on depth-from-occlusion. *Neural Computation, 4,* 901–921. doi:10.1162/neco.1992.4.6.901.

Friedman, H. S., Zhou, H., & von der Heydt, R. (2003). The coding of uniform color figures in monkey visual cortex. *Journal of Physiology, 548,* 593–613.

Girard, P., Hupe, J. M., & Bullier, J. (2001). Feedforward and feedback connections between areas V1 and V2 of the monkey have similar rapid conduction velocities. *Journal of Neurophysiology, 85,* 1328–1331.

Gregory, R. L. (1972). Cognitive contours. *Nature, 238,* 51–52.

Gregory, R. L., & Harris, J. P. (1974). Illusory contours and stereo depth. Percept. *Psychophysics, 15,* 411–416.

Grosof, D. H., Shapley, R. M., & Hawken, M. J. (1993). Macaque-V1 neurons can signal illusory contours. *Nature, 365,* 550–552.

Grossberg, S. (1994). 3-D vision and figure-ground separation by visual cortex. *Perception & Psychophysics, 55,* 48–120.

Grossberg, S., & Mingolla, E. (1985). Neural dynamics of form perception: Boundary completion, illusory figures, and neon color spreading. *Psychological Review, 92,* 173–211.

Heider, B., Spillmann, L., & Peterhans, E. (2002). Stereoscopic illusory contours—cortical neuron responses and human perception. *Journal of Cognitive Neuroscience, 14,* 1018–1029.

Heitger, F., von der Heydt, R., Peterhans, E., Rosenthaler, L., & Kübler, O. (1998). Simulation of neural contour mechanisms: Representing anomalous contours. *Image and Vision Computing, 16,* 409–423.

Helmholtz, H. v. (1866). *Handbuch der physiologischen Optik.* Hamburg: Voss.

Idesawa, M. (1991). Perception of 3-D illusory surface with binocular viewing. *Japanese Journal of Applied Physics, 30,* 751–754. doi:10.1143/JJAP.30.L751.

Jehee, J. F., Lamme, V. A., & Roelfsema, P. R. (2007). Boundary assignment in a recurrent network architecture. *Vision Research, 47,* 1153–1165.

Kanizsa, G. (1979). *Organization in vision. Essays on Gestalt perception.* New York: Praeger.

Kikuchi, M., & Akashi, Y. (2001). A model of border-ownership coding in early vision. In G. Dorffner, H. Bischof, & K. Hornik (Eds), *Artificial neural networks—ICANN 2001, lecture notes in computer science* (pp. 1069–1074). Berlin: Springer.

Koffka, K. (1935). *Principles of Gestalt psychology.* New York: Harcourt, Brace & World.

Kogo, N., Strecha, C., Van Gool, L., & Wagemans, J. (2010). Surface construction by a 2-D differentiation-integration process: A neurocomputational model for perceived border ownership, depth, and lightness in Kanizsa figures. *Psychological Review, 117,* 406–439.

Lamme, V. A. F. (1995). The neurophysiology of figure-ground segregation in primary visual cortex. *Journal of Neuroscience, 15,* 1605–1615.

Lee, T. S., & Nguyen, M. (2001). Dynamics of subjective contour formation in the early visual cortex. *Proceedings of the National Academy of Sciences of the United States of America, 9,* 1907–1911. doi:10.1073/pnas.031579998.

Leventhal, A. G., Thompson, K. G., Liu, D., Zhou, Y., & Ault, S. J. (1995). Concomitant sensitivity to orientation, direction, and color of cells in layers 2, 3, and 4 of monkey striate cortex. *Journal of Neuroscience, 15,* 1808–1818.

Marr, D. (1982). *Vision. A computational investigation into the human representation and processing of visual information.* San Francisco: Freeman.

Mihalas, S., Dong, Y., von der Heydt, R., & Niebur, E. (2011). Mechanisms of perceptual organization provide auto-zoom and auto-localization for attention to objects. *Proceedings of the National Academy of Sciences of the United States of America, 108,* 7583–7588. doi:10.1073/pnas.1014655108.

Nakayama, K., Shimojo, S., & Silverman, G. H. (1989). Stereoscopic depth: Its relation to image segmentation, grouping, and the recognition of occluded objects. *Perception, 18,* 55–68.

Nieder, A. (2002). Seeing more than meets the eye: Processing of illusory contours in animals. *Journal of Comparative Physiology. A, Neuroethology, Sensory, Neural, and Behavioral Physiology, 188,* 249–260.

Nieder, A., & Wagner, H. (1999). Perception and neuronal coding of subjective contours in the owl. *Nature Neuroscience, 2,* 660–663.

O'Herron, P. J., & von der Heydt, R. (2009). Short-term memory for figure-ground organization in the visual cortex. *Neuron, 61,* 801–809.

O'Herron, P.J., & von der Heydt, R. (2011). Representation of object continuity in the visual cortex. *Journal of Vision,*

11(2), 12, 1–12. doi:10.1167/11.2.12.

Paradiso, M. A., Shimojo, S., & Nakayama, K. (1989). Subjective contours, tilt aftereffects, and visual cortical organization. *Vision Research, 29,* 1205–1213.

Peterhans, E., & von der Heydt, R. (1989). Mechanisms of contour perception in monkey visual cortex. II. Contours bridging gaps. *Journal of Neuroscience, 9,* 1749–1763.

Poggio, G. F. (1995). Mechanisms of stereopsis in monkey visual cortex. *Cerebral Cortex, 5,* 193–204.

Poggio, T., & Koch, C. (1985). Ill-posed problems in early vision: From computational theory to analogue networks. *Proceedings of the Royal Society of London. Series B, Biological Sciences, 226,* 303–323. doi:10.1098/rspa.1985.0124.

Poort, J., Raudies, F., Wannig, A., Lamme, V., Neumann, H., & Roelfsema, P. (2012). The role of attention in figure-ground segregation in areas V1 and V4 of the visual cortex. *Neuron, 75,* 143–156. doi:10.1016/j.neuron.2012.04.032.

Qiu, F. T., Sugihara, T., & von der Heydt, R. (2007). Figure-ground mechanisms provide structure for selective attention. *Nature Neuroscience, 10,* 1492–1499.

Qiu, F. T., & von der Heydt, R. (2005). Figure and ground in the visual cortex: V2 combines stereoscopic cues with Gestalt rules. *Neuron, 47,* 155–166.

Qiu, F. T., & von der Heydt, R. (2007). Neural representation of transparent overlay. *Nature Neuroscience, 10,* 283–284.

Ramsden, B. M., Hung, C. P., & Roe, A. W. (2001). Real and illusory contour processing in area V1 of the primate: A cortical balancing act. *Cerebral Cortex, 11,* 648–665.

Redies, C., Crook, J. M., & Creutzfeldt, O. D. (1986). Neuronal responses to borders with and without luminance gradients in cat visual cortex and dorsal lateral geniculate nucleus. *Experiments in Brain Research, 61,* 469–481.

Ringach, D. L., & Shapley, R. (1996). Spatial and temporal properties of illusory contours and amodal boundary completion. *Vision Research, 36,* 3037–3050.

Roe, A. W., Chelazzi, L., Connor, C. E., Conway, B. R., Fujita, I., Gallant, J. L., et al. (2012). Toward a unified theory of visual area V4. *Neuron, 74,* 12–29.

Rubin, E. (1915). *Synsoplevede Figurer.* Copenhagen: Gyldendals.

Sajda, P., & Finkel, L. H. (1995). Intermediate-level visual representations and the construction of surface perception. *Journal of Cognitive Neuroscience, 7,* 267–291.

Sakai, K., & Nishimura, H. (2006). Surrounding suppression and facilitation in the determination of border ownership. *Journal of Cognitive Neuroscience, 18,* 562–579.

Schein, S. J., & Desimone, R. (1990). Spectral properties of V4 neurons in the macaque. *Journal of Neuroscience, 10,* 3369–3389.

Sheth, B. R., Sharma, J., Rao, S. C., & Sur, M. (1996). Orientation maps of subjective contours in visual cortex. *Science, 274,* 2110–2115.

Shimojo, S., Silverman, G. H., & Nakayama, K. (1989). Occlusion and the solution to the aperture problem for motion. *Vision Research, 29,* 619–626.

Soriano, M., Spillmann, L., & Bach, M. (1996). The abutting grating illusion. *Vision Research, 36,* 109–116.

Spillmann, L., & Ehrenstein, W. H. (2003). Gestalt factors in the visual neurosciences. In L. M. Chalupa & J. S. Werner (Eds.), *The visual neurosciences* (pp. 1573–1589). Cambridge, MA: MIT Press.

Srinivasan, M., Lehrer, M., & Wehner, R. (1987). Bees perceive illusory contours induced by movement. *Vision Research, 27,* 1285–1290.

Sugihara, T., Qiu, F. T., & von der Heydt, R. (2011). The speed of context integration in the visual cortex. *Journal of Neurophysiology, 106,* 374–385.

Sugita, Y. (1999). Grouping of image fragments in primary visual cortex. *Nature, 401,* 269–272.

Ullman, S. (1996). *High-level vision.* Cambridge, MA: MIT Press.

von der Heydt, R., Macuda, T. J., & Qiu, F. T. (2005). Border-ownership dependent tilt aftereffect. *Journal of the Optical Society of America, 22,* 2222–2229. doi:10.1364/JOSAA.22.002222.

von der Heydt, R., & Peterhans, E. (1989). Mechanisms of contour perception in monkey visual cortex. I. Lines of pattern discontinuity. *Journal of Neuroscience, 9,* 1731–1748.

von der Heydt, R., Peterhans, E., & Baumgartner, G. (1984). Illusory contours and cortical neuron responses. *Science, 224,* 1260–1262.

von der Heydt, R., & Pierson, R. (2006). Dissociation of color and figure-ground effects in the watercolor illusion. *Spatial Vision, 19,* 323–340. doi:10.1163/156856806776923416.

von der Heydt, R., Zhou, H., & Friedman, H. S. (2000). Representation of stereoscopic edges in monkey visual cortex. *Vision Research, 40,* 1955–1967.

Wagemans, J., Elder, J. H., Kubovy, M., Palmer, S. E., Peterson, M. A., Singh, M., et al. (2012). A century of Gestalt psychology in visual perception: I. Perceptual grouping and figure-ground organization. *Psychological Bulletin, 138,* 1172–1217.

Westheimer, G., & Li, W. (1996). Classifying illusory contours by means of orientation discrimination. *Journal of Neurophysiology, 75,* 523–528.

Zeki, S. M. (1978). Uniformity and diversity of structure and function in rhesus monkey prestriate visual cortex. *Journal of Physiology, 277,* 273–290.

Zhang, N. R., & von der Heydt, R. (2010). Analysis of the context integration mechanisms underlying figure-ground organization in the visual cortex. *Journal of Neuroscience, 30,* 6482–6496.

Zhaoping, L. (2005). Border ownership from intracortical interactions in visual area V2. *Neuron, 47,* 147–153.

Zhou, H., Friedman, H. S., & von der Heydt, R. (2000). Coding of border ownership in monkey visual cortex. *Journal of Neuroscience, 20,* 6594–6611.

Zipser, K., Lamme, V. A. F., & Schiller, P. H. (1996). Contextual modulation in primary visual cortex. *Journal of Neuroscience, 16,* 7376–7389.

第Ⅶ篇　物体和场景

第 48 章　视觉拥挤

Dennis M. Levi

在外周视觉(peripheral vision),单独的物体可以很容易被识别,但是当它们杂乱地聚集在一起时,则会变得困难很多。这个有趣的现象称为视觉拥挤(visual crowding)。读者可以通过盯住图 48.1A 的加号来体验这个现象。在盯着注视点+加号时,将会发现图 48.1A 中,左边单独出现的 N 可以很容易被识别出,而右边单词"LUNCH"中 N 则较难被识别出,而实际上左侧单独出现的 N 和右侧在单词中的 N 与注视点加号的距离相同(即它们具有相同的视网膜偏心度,retinal eccentricity)。有趣的是,这个现象不会受到注视距离的影响,因为改变注视距离会成比例地改变所看到字母大小和字母间间隙及其偏心度。

我们知道外周视觉视敏度(visual acuity)较低。外周视野所能看到单个字母的阈值大小(threshold size)大约为 1/50 偏心度。但是,为了能成功识别出一个字母,需要单词中字母之间间隔达到偏心度的一半。在图 48.1B 中呈现了需要用于分辨物体的阈值大小和阈值间隔之间的差异。可以看到,偏心度为 10°,字母间间隔距离是字母大小的 20 倍时,才能识别出字母。拥挤现象(crowding)不仅仅发生在字母中——它还发生在各式各样的物体识别中,包括简单的特征比如线条、光栅(grating)、复杂物体,面孔和形状等。我们发现这个现象已数十年了。视觉拥挤这个术语首先由斯堪的纳维亚(Scandinavian)的眼科学家 Ehler 在 1936 年提出(H. Strasburger,个人通讯),并且从此得到了不间断的研究。20 世纪 60 年代,Flom、Heath 和 Takahashi(1963)等人发现在侧抑制(flanker)任务中,当目标和侧抑制出现在不同眼睛时会出现拥挤现象,暗示这个现象发生在大脑皮层。20 世纪 70 年代 Bouma(1970,1973)发现拥挤的范围等于目标偏心度的一定倍数,并且拥挤现象会在很多任务中发生(Andriessen & Bouma,1976)。20 世纪 90 年代,He、Cavanagh 和 Intrilligator(1996)证明朝向特异的适应性(orientation-specific adaptation)不会受到视觉拥挤影响,表明拥挤现象在空间分辨率上的影响可能不只发生在初级视觉皮层。在过去 5 年间,大量研究开始关注聚焦在视觉拥挤中的作用,自 2007 年以来,有关视觉拥挤现象已发表论文超过 200 篇。所有这些努力都极大地推动了为对视觉拥挤神经基础的理解和视觉拥挤模型的构建。然而,目前我们对拥挤现象依然有很多未解之谜。

拥挤代表了视觉系统加工的瓶颈,在一定程度上给物体识别、眼动、视觉搜索、阅读以及外周视觉、弱视及视觉发展的其他一些功能等设定了极限(Whitney & Levi,2011)。通常认为视觉拥挤是对视觉辨别(visual discrimination)附近物体轮廓的负向影响,但是拥挤的影响远远超出削弱辨别(impaired discrimination)的范畴。拥挤会减弱识别和对聚集物体正确反应的能力。因此,研究拥挤现象可能帮助我们更好地理解物体识别过程。在病人群体中,拥挤现象的研究对黄斑部变性,弱视和失读症等疾病的理解和治疗有重要的临床意义。

关于外周视觉的一些最新综述可参考(Strasburger,Rentschler,& Juttner,2011);关于视觉拥挤现象,可

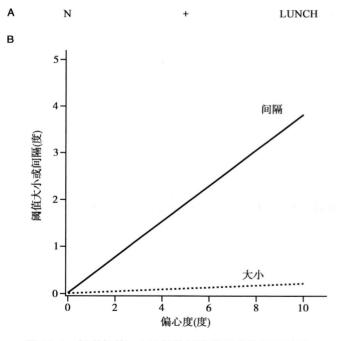

图 48.1　视觉拥挤。(A)拥挤导致那些单独出现时很容易被识别的目标无法被识别出来。本例中,当盯住注视点"+"时,左侧单独的 N 可以很容易地被识别出来,但是右侧"LUNCH"中的 N 则很难被识别出来。(B)目标大小阈值,即视敏度(黑虚线)和间隔大小阈值(灰实线)与偏心率之间的关系。

参考综述（Levi，2008，2011；Pelli & Tillman，2008；Whitney & Levi，2011）。因而，本章的目的旨在为读者提供一个关于拥挤现象目前研究进展的整体描述，主要将讨论我们目前已经探索清楚的内容，以及未来可能的发展方向。

什么是拥挤现象？

视觉拥挤是一种在物体聚集在一起的情况下物体识别和分辨能力下降的现象。这不是简单地由于外周视敏度下降导致的（Levi，Hariharan，& Klein，2002a，2002b；Pelli，Palomares，& Majaj，2004；Levi & Carney，2009），因为当物体单独呈现时却可以很容易地被识别出来（图48.1），并且检测阈值（detection thresholds）也没有相对下降。因而，拥挤改变物体的外观。从图48.1A读者可以直接感受拥挤现象，并且很明显的，拥挤现象不会导致外观对比度（appearance contrast）的下降——呈现拥挤现象的物体有很高的对比度，但是它们总是混杂在一起。

如何测量拥挤现象？

很多研究使用固定大小的目标来测量拥挤现象，单独呈现目标时，可以有90%左右正确率来识别物体。在这个范式中，系统性地改变侧抑制项的距离，可以绘制出不同侧抑制下的识别正确率曲线，从而可以帮助实验者量化视觉拥挤的强度和空间范围（Bouma，1970；Chung，2007；Flom，Weymouth，& Kahneman，1963；以及一些其他文献）。Bouma（1970）指出拥挤现象的空间范围与视觉偏心度成比例。特别地，"对于完全独立的字母，如果它的偏心度为φ，那么它周围字母到它的距离应该大约为0.5φ距离，才不会出现拥挤"。Bouma的观察有时候被看作是一项定律，但是，正如后面我们会讨论的那样，φ会受到刺激数目、任务和注意因素等的影响（Whitney & Levi，2011）。

用来评估目标感知中侧抑制项影响的另一个方法是测量识别目标的阈值（Chung，Levi，& Legge，2001；Levi，Hariharan，& Klein，2002a；Pelli，Palomares，& Majaj，2004；Strasburger，Harvey，& Rentschler，1991）。这个方法允许实验者独立地改变目标和侧抑制项大小、距离以及其他参数。尽管该方法很耗费时间，但是可以很好地分离出不同刺激和侧抑制项参数的效应；也很可以很好地分离出拥挤现象在范围和强度上变异的信息。

第三种方法是通过两个测量参数来测定大小阈值（比如，Levi，Song，& Pelli，2007；Petrov & Meleschkevich，2011a）。一个测量采用侧抑制目标，侧抑制间隔大小是目标大小的倍数（也就是侧抑制间隔大小是目标大小的1.1倍）。如果只采用这一种测量，将会混杂目标大小和间隔两个因素。然而，我们可以通过对独立目标（可认为是无限间隔）进行测量，并和侧抑制测量进行比较，从而当侧抑制大小阈值远比非侧抑制大小阈值大时（好比在外周视觉或斜眼症状病人中央视野一样），我们就可以分离出两者（目标和间隔大小）。这个方法有一些实际的优势。它把间隔和大小这对二维因素降低到一维（间隔大小是目标大小的1.1倍），从而节省时间。进一步，它允许人们使用相同流程来进行独立和侧抑制目标任务。使得测量小而不重叠的间隔成为可能。对于字母目标，它允许在整个正常范围内测试文本间隔（字母间的间隔大约是字母大小的1.1倍），使之和正常阅读相关。这样增强了视觉拥挤现象和阅读的关系。这种方法的劣势是它混淆了变量。一些研究表明，外周和弱视字母识别的限制是中心至中心的间距而不是字母大小（Hariharan，Levi，& Klein，2005；Levi，Hariharan，& Klein，2002a，2002b；Pelli，Palomares，& Majaj，2004；Pelli & Tillman，2008；Strasburger，Rentschler，& Juttner，1991；Tripathy & Cavanagh，2002）。但是，需要注意的是，最大阈值的增加（对于外周任务）会随着偏心率的增大而增大，而且这个"临界间隔"不严格与偏心率成比例（Gurnsey，Roddy，& Chanab，2011）。

拥挤在什么条件下出现

拥挤在外周视觉中普遍存在　在很多任务的外周视觉中都能观察到拥挤，包括字母识别（Bouma，1970；Flom，Weymouth，& Kahneman，1963；Toet & Levi，1992；如图48.1）、游标视敏度（vernier acuity）（Levi，Klein，& Aitsebaomo，1985；Westheimer & Hauske，1975）、方向辨别（Andriessen & Bouma，1976；Westheimer，Shimamura，& McKee，1976）、立体视敏度（stereoacuity）（Butler & Westheimer，1978）、物体识别（Wallace & Tjan，2011）、面孔识别（Louie，Bressler，& Whitney，2007；Martelli，Majaj，& Pelli，2005）和穆尼脸部识别（Mooney face recognition）。拥挤可以发生在等亮度背景的彩色刺激中，以这种方式产生的拥挤与在亮度域中形成的拥挤相似（Tripathy & Cavanagh，2002）。因此，拥挤现象不仅仅是简单地含有"亮度通道"的性质。另外，在运动刺激中也发现了拥挤现象（Bex &

Dakin, 2005；Bex, Dakin, & Simmers, 2003）。但是，有一些特例，比如在简单目标检测任务中只有很少或者根本没有拥挤现象（Andriessen & Bouma, 1976；Levi, Hariharan, & Klein, 2002a；Livne & Sagi, 2007；Pelli, Palomares, & Majaj, 2004）。

在中央视觉（foveal vision）中，拥挤通常只发生在很短距离中（4～6弧分，比如，Flom, Weymouth, & Kahneman, 1963；Liu & Arditi, 2000；Toet & Levi, 1992），甚至可能根本不会发生（Strasburger, Harvey, & Rentschler, 1991）。然而，关于中央视觉的拥挤，仍然有很多问题值得研究，比如是否在中央凹会发生真正的拥挤（Levi, 2008）。与中央视觉相反，外周视觉的拥挤则发生在很大距离上（大约是目标偏心率的0.5倍）（Bouma, 1970；Kooi et al., 1994；Toet & Levi, 1992）。在这个距离上，视网膜目标点传播函数和侧抑制可以很好地分离。当然，斜视性弱视患者的中央视野也出现了广泛的视觉拥挤。

拥挤现象的强弱与目标／侧抑制相似性有关 拥挤现象对一些维度具有选择性。当目标和侧抑制相似时，拥挤效果最强，也最广泛。拥挤具有选择性的维度包括形状、大小（Kooi et al., 1994；Nazir, 1992）、朝向（Andriessen & Bouma, 1976；Hariharan, Levi, & Klein, 2005；Levi & Carney, 2009；Levi, Hariharan, & Klein, 2002b；see also Livne & Sagi, 2011）、空间频率（Chung, Levi, & Legge, 2001）、深度（Kooi et al., 1994）、颜色（Kooi et al., 1994，大部分观察者，而不是所有观察者）和运动（即Vernier任务中运动定义目标不会与亮度定义的侧抑制有交互，Banton & Levi, 1993）。此外，拥挤字母错误率也随着目标侧抑制相似性的增加而增加（Bernard & Chung, 2011）。

视觉拥挤对上述维度的调谐可能会被认为是基于低层和分组的考虑，然而，仔细探讨后，会发现并没有想象的那么简单。比如为辨别接近阈值T的朝向（Kooi et al., 1994）或者Landolt C（Hess, Dakin, & Kapoor, 2000；Hess et al., 2000），当目标和侧抑制都有相同的极性（比如，都是黑色或白色）时，拥挤现象会比有相反极性的拥挤（比如目标黑色，侧抑制白色）更强而且范围广泛。这种强极性调制被认为是同时支持拥挤现象的低级和高级处理的一个重要证据。但是，当刺激较分辨率无限大时，这种极性调谐优势消失了：目标和侧抑制有相同朝向或者相反朝向会产生相似强度和幅度的拥挤，至少在中央凹视觉中是这样

（Ehrt et al., 2003；Hariharan, Levi, & Klein, 2005；Hess, Williams, & Chaudhry, 2001）。

极性选择性（polarity selectivity）也依赖于刺激的时间特性。在较低的时间频率中极性调谐会变得很强，但是当频率超过6～8Hz时极性调谐会消失（Chakravarthi & Cavanagh, 2007）。更有趣的是，Chakravarthi和Cavanagh发现当对检测目标进行侧面掩蔽时，在任何时间均不会出现极性效应。

然而这种相似性规则有一个例外，那就是目标-侧抑制对比。拥挤现象不会影响目标对比的加工。视觉拥挤的强度随侧抑制项的对比而单调变化（Chung, Levi, & Legge, 2001；Levi & Carney, 2009），并会在目标和侧抑制对比相同时达到最大。重要的是，在任何目标-侧抑制间隔中，侧抑制项的阈值和饱和度对信号的影响是相同的（Pelli, Palomares, & Majaj, 2004）。相似的是，侧抑制对比度阈值独立于目标对比度（Levi & Carney, 2009, 2011）。这种阈值-对比度（TvC）函数和掩蔽（masking）实验中常见的阈值-对比度函数有很大不同。基于间隔独立的阈值和饱和度，Pelli、Palomares和Majaj认为"掩蔽实验固定的阈值和饱和度对比不是由检测信号的不同距离感受器决定的，而是由一个可以定位到掩蔽的感受器决定的。或者说，信号和掩蔽物的效应由分离的特征检测器调节"。

另一种情况下，这种调谐失败和目标和侧抑制项的刺激性质或顺序有关。尽管在Vernier任务中运动定义的目标和亮度定义的侧抑制之间没有交互作用（Banton & Levi, 1993），但在不同顺序类型的静态目标和侧抑制间可以发现很多交叉拥挤。特别地，Chung, Li和Levi等人（2007）发现在一阶和二阶目标和侧抑制存在着很大的交互，可能暗示着刺激的处理不独立于拥挤发生时处理的阶段。

拥挤的物体不会简单地消失。Tyler和Likova（2007）指出他们对出现拥挤现象的字母，有一种很强烈的主观感受：好像两个靠外字母之间的灰色污点包含这些字母的内部部分（见论文图2）。读者可以基于图48.1A描述下自己的感受。但非常清楚的一点是，在拥挤现象中仍然能找到目标信息，并且这些信息可能提供一些关于拥挤现象来源的线索。比如，观察者可以容易地在无法识别或判别特征变化的情形下检测到特征外观（Levi & Carney, 2009, 2011；Levi, Hariharan, & Klein, 2002a, 2002b；Pelli, Palomares, & Majaj, 2004）。

尽管观察者在拥挤下不能正确报告单个刺激的

朝向,但他们可以可靠地报告总体的平均朝向,表明局部朝向信息会被整合,而不会被丢弃(Parkes et al.,2001)。这些结果带给我们广为接受的概念:拥挤信号会被合并或平均,而不会被丢失或被抑制。这个结论目前已在很多情况下被证实(比如,Dakin et al.,2010;Greenwood,Bex,& Dakin,2009;Levi & Carney,2009),从而构成了"缺陷整合(faulty integration)"理论的基础。因为外周视觉在一定程度上基于统计学推断(Balas,Nakano,& Rosenholtz,2009;Dakin et al.,2010;van den Berg,Roerdink,& Cornelissen,2010),拥挤现象可能是简单的规则化过程,从而导致相邻物体之间出现一致外观(相同纹理)。

在拥挤实验中观察者常常错误报告侧抑制而不是目标。这个现象是由于反映了位置的不确定性(比如观察者搞错了目标刺激和侧抑制刺激的位置),还是只是因为观察者必须要报告一些东西(如果他们没有看到拥挤目标,那么观察者只能简单地报告他们所看到的东西,比如侧抑制),目前还不清楚。但是,当要求观察者报告所有字母(比如,完整报告刺激中包含的目标和侧抑制),而是正确顺序(位置)时,正确报告目标的比例会变得更高(Eriksen & Rohrbaugh,1970;Popple & Levi,2005;Strasburger,2005)。也就是说,当BTH三个字母出现拥挤时,观察者可能会报告为BHT。最近的工作表明这种位置错误会随着目标-侧抑制相似性的增加而增加(Bernard & Chung,2011)。这些工作发现,目标和侧抑制共有的特征会被看成融合其他特征的锚点。一对没有任何共有特征的字母没有锚点,即使特征位置错误,知觉错误也不会发生。很清楚的是,一些关于目标(或者组成目标的特征)的信息会被保留,而位置信息可能被丢失或者变得不确定。

重要的是,拥挤目标看起来像侧抑制。在一系列巧妙的实验中,Greenwood、Bex 和 Dakin 等人发现拥挤物体具有侧抑制的特性。特别的,他们发现在目标表征时,拥挤可以导致方向特异的变化。和 Levi 与Carney(2009)观点一致,他们认为拥挤是一种规则化的过程,可以通过提高相邻物体之间的一致性来简化物体的外周特征。

Greenwood、Bex 和 Dakin 等人的结果和一些早期研究结果一致,暗示拥挤物体的信息并没有丢失。比如,Parkes 等人(2001)认为拥挤反映了信号的强制平均(Baldassi,Megna,& Burr,2006;Livne & Sagi,2007),而拥挤是我们用来定义纹理感知"当我们不希望它发生时"的术语。在拥挤条件下,朝向感知在目标附近会出现很强的感觉同化(比如,侧抑制朝向捕获了目标),而在远离目标处则会出现知觉排斥(Felisberti,Solomon,& Morgan,2005;Mareschal,Morgan,& Solomon,2010;Song & Levi,2010)。同化在规则化外周阵列(peripheral array)的感知中会很有用;而排斥在突出视觉信号的差异时会很有用。同化和排斥反映了朝向感知中相反的影响;最近一项研究(Mareschal,Morgan,& Solomon,2010)指出同化(拥挤)到排斥的转化依赖于大脑皮层距离。

拥挤是强制的吗?

在一些特定情况下,拥挤现象会减弱或者完全消除。比如,正如前文述及,当目标和侧抑制不相似,它们"不属于一个组",目标就会凸显出来。因此,当目标和侧抑制在形状、大小(Kooi et al.,1994;Nazir,1992)、朝向(Andriessen & Bouma,1976;Hariharan,Levi,& Klein,2005;Levi,Hariharan,& Klein,2002b)、极性(Chakravarthi & Cavanagh,2007;Hess,Dakin,& Kapoor,2000;Hess et al.,2000;Kooi et al.,1994)、空间频率(Chung,Levi,& Legge,2001)、深度(Kooi et al.,1994)、颜色(Kooi et al.,1994)和运动(Banton & Levi,1993)等方面不相似时拥挤现象会减弱。

同样的,对于多元素侧抑制项,当侧抑制组和目标刺激相对分离,拥挤现象也会减弱(Banks,Larson,& Prinzmetal,1979;Banks & White,1984;Estes,Allmeyer,& Reder,1976;Levi & Carney,2009;Livne & Sagi,2007,2010;Malania,Herzog,& Westheimer,2007;Põder,2006;Saarela et al.,2009;Saarela,Westheimer,& Herzog,2010)。因此,当目标和侧抑制看起来呈现规则纹理时,拥挤现象会变强;而当目标和侧抑制不同,拥挤现象则会减弱或消失(Saarela,Westheimer,& Herzog,2010)。以上观察可能暗示着"拥挤现象是分组的"(Rosen,Chakravarthi,& Pelli,2011)。

物体高层表征的拥挤也会呈现构形效应(configural effects)。比如,直立目标面孔识别时,在周围都是正立侧抑制面孔时,要比周围是倒立面孔时候,困难很多。这种较高水平的构形效应只发生在外周视觉中,且并没有在非面孔物体中发现(Louie,Bressler,& Whitney,2007)。倒置效应不是由于相似性或者同组效应导致,暗示拥挤可能在多阶段中冗余发生(Whitney & Levi,2011)。

当线索存在时,检测刺激变化可能不会出现拥挤效应。Freeman 和 Pelli 发现间隔很近的侧抑制会影响无线索的变化检测,但是不会影响有线索的变化检测。目标位置的线索会削弱拥挤现象。尽管这个发现和高层次物体表征的解释一致,但是 Freeman 和 Pelli 认为这是一种自下而上的现象。特别地,他们认为拥挤字母看上去不是那么让人感到熟悉,因而我们需要花费更长的内部表征时间来记住它们。因此,这和工作记忆不一样。然而,在线索条件下观察者只需要记住有线索的字母,这样记忆限制的理由不再成立。但是,很难用这个理论来解释 Yeshurun 和 Rashal (2010)的结果,也就是线索可以减弱识别任务的临界距离的现象。

当侧抑制被掩蔽,拥挤可能会被缓解(Chakravarthi & Cavanagh,2009)。但是,这种缓解只发生在噪声或者偏对比(metacontrast)掩蔽中,而不会发生在物体替代的掩蔽中(object substitution masks)。Chakravarthi 和 Cavanagh 认为噪声和偏对比掩蔽主要出现在早期视觉流程(cascade)中,进而减弱特征检测;而物体替代掩蔽不会与特征编码冲突,而是通过替代刺激的表征在更晚的视觉流程中表现出来。

当侧抑制被视觉感知(visual awareness)抑制时,拥挤现象也会减弱。Wallis 和 Bex(2011)使用"适应造成的视盲(adaptation-induced blindness)"来使侧抑制知觉上不可见。为了在试次级别评估觉知和拥挤,他们使用了双报告范式(dual report paradigm)。他们发现,在一个试次中,目标识别依赖于可以被知觉到的侧抑制字母的数量,但独立于物理呈现的侧抑制字母总次数。因此,他们认为当侧抑制被视觉觉知抑制时,拥挤现象会被"释放"。

拥挤的大小和形状

如上文所述,拥挤幅度和范围随着偏心度增加而增加(图 48.1)。重要的是,拥挤的幅度是由侧抑制和目标间的感知距离而不是物理距离决定(Dakin et al.,2011;Maus,Fischer,& Whitney,2011)。但是拥挤区域的大小和形状受到视野的位置、刺激排布(Bouma,1970;Feng,Jiang,& He,2007;Pelli & Tillman,2008;Petrov & Meleshkevich,2011a;Petrov,Popple,& McKee,2007;Toet & Levi,1992)和观察者注意窗的中心的影响(Petrov & Meleshkevich,2011b)。图 48.2 对一些有关拥挤现象形状和大小的不对称性和各向异性进行了说明:①拥挤区域有很强放射状排列,这些排列从中央凹向目标呈放射状延伸,法线方向的拥挤范围比切线方向大 2~3 倍(Toet & Levi,1992);②拥挤的范围和视野有关:上视野拥挤范围要比下视野大(He,Cavanagh,& Intrilligator,1996),这与上视野注意

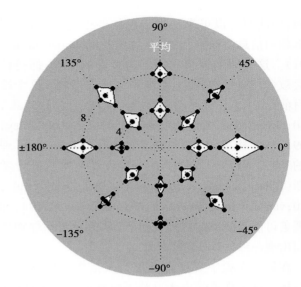

图 48.2 外周视觉中拥挤现象的大小和形状。来自 Petrov 和 Meleshkevich 的平均结果,表明拥挤的大小和形状的具有不对称性和各向异性。

分辨水平(观察者所能分辨目标之间的最短间隔)更弱相一致(Intriligator & Cavanagh,2001);③相比竖直排列的目标和侧抑制,水平排列的目标和侧抑制会造成更强的拥挤(Feng,Jiang,& He,2007);④拥挤有内外不对称性(Bouma,1970)。在偏心(eccentric locus)位置,如果单个侧抑制比目标还大,会较单个侧抑制位于中央凹附近时,造成更强的拥挤现象。但是这个现象只在水平子午线(horizontal meridian)位置上出现(Petrov & Meleshkevich,2011a)。图 48.2 不足之处是,没有体现出视觉拥挤的个体差异。

有趣的是,不管在左侧视野还是右侧视野(Bouma,1973),靠近感受野外周的字母相比于靠近感受野中心的字母,人们有更高的识别分数。这个结果是反直觉的,因为我们一般会认为靠内字母应该会比靠外字母更容易识别(靠外字母有更大偏心率),也更容易形成掩蔽。这种内/外不对称性在字母识别(Banks,Larson,& Prinzmetal,1979;Bex,Dakin,& Simmers,2003;Chastain,1982;Krumhansl & Thomas,1977)和 Gabor 朝向识别(Petrov & Meleshkevich,2011a,2011b;Petrov,Popple,& McKee,2007)中已经被重复了很多次。事实上,Petrov,Popple 和 McKee 等人(2007)认为内/外各向异性可以用来作为拥挤现象的试金石。

Motter 和 Simoni(2007)从皮层几何学的角度对这种不对称性给出了一个非常简单的解释:"尽管在视觉空间中远近侧抑制的分离角度一样,但是当投射到皮层空间后,较远的侧抑制实际上比较近的侧抑制更

接近目标"（见 Pelli，2008）。但是，这种解释被 Petrov 及其同事所怀疑：他们认为内外不对称性范围很大，不能简单用皮层放大因子来解释（Petrov，Popple，& McKee，2007），而且这种不对称性还会受到注意力的影响。此外，他们提出，沿着垂直子午线方向，皮层几何学对法线-切线的各向异性的预测在方向上就是错的。

如前所述，Bouma 发现拥挤的范围大概是偏心率的 0.5 倍，这意味着"临界距离/间隔"这个概念非常重要，因其与偏心率成正比（Pelli，2008；Pelli & Tillman，2008）。由于视觉世界通过对数保角映射可以投射到视网膜皮层（Schwartz，1980），从而对任何偏心率而言，临界距离（critical distance）在皮层上的距离是固定的。因此，只有当物体在视网膜组织皮层上足够分离时才可以识别出来（Levi，Klein，& Aitsebaomo，1985；Pelli，2008）。Pelli 认为这种临界间隔（Bouma 常数，$b = 0.5\varphi°$）对应 V1 上大概 6mm 左右距离。这也正是皮层区域上和盲区有关的双眼相互作用（dichoptic interactions）的范围（Tripathy & Levi，1994）。实际上，有一些证据也表明拥挤是由皮层而不是物理分离决定（Dakin et al.，2011；Mareschal，Morgan，& Solomon，2010；Maus，Fischer，& Whitney，2011），而且有一些研究证实拥挤的临界间隔依赖于目标偏心率，而不是目标大小（Levi，Hariharan，& Klein，2002a，2002b；Pelli，Palomares，& Majaj，2004；Tripathy & Cavanagh，2002；but see Gurnsey，Roddy，& Chanab，2011）。

拥挤只依赖于皮层距离的概念很简单，也很吸引人。但是有证据指出 Bounma 常数，b，在目标和侧抑制的极性、颜色或者形状不同时会比其相同时要大（Kooi et al.，1994）。当目标和侧抑制复杂性相同，b 也会比复杂性不同时大（Zhang et al.，2009）。最近的研究也指出，当目标和侧抑制是类似于字母的符号时，b 会比目标和侧抑制是字母时要大（Grainger，Tydgat，& Issele，2010）；此外，目标有位置线索时，b 会比目标无位置线索时大（Yeshurun & Rashal，2010）。Bouma 常数也依赖于目标和侧抑制的方向和它们在视野中的位置（图 48.2）：b 值在法线方向会比切线方向大 2~3 倍（Petrov & Meleshkevich，2011b；Toet & Levi，1992）。另外值得注意的一点是，通过知觉学习（perceptual learning）（Chung，2007；Sun，Chung，& Tjan，2010），b 值有可能减小。在不同刺激中，注意力既可以增强拥挤，也可以减弱拥挤（Cavanagh & Holcombe，2007）。

关于拥挤的模型

对拥挤的研究从来不缺想法，但是直到最近，定量的计算和预测模型仍然不是很多。当前，有关拥挤的计算模型，大体上可以分成三类（见 Levi，2008）：掩蔽模型（masking models）、汇总模型（pooling models）和替代模型（substitional models）。针对每类模型，都已提出了很多不同的算法和架构，下面我们来深入讨论这些模型。

掩蔽模型

掩蔽模型把拥挤视作对特征或者物体信息的破坏性过程（disruptive process）。然而，我们现在知道拥挤并不简单地抑制目标信息。朝向判别任务中侧抑制项非常大的阈值提升效应在朝向检测任务中则会变得很小（甚至方向相反），这无法用掩蔽或破坏性模型解释。（Levi & Carney，2009，2011；Levi，Hariharan，& Klein，2002a，2002b）。我们要指出尽管低层次掩蔽模型无法清晰地解释为何检测任务中拥挤减弱，但是掩蔽类似的过程（如对比标准化）可以解释特征检测阶段外的拥挤现象（Chung，Levi，& Legge，2001；see Levi，2008，and Pelli & Tillman，2008，for reviews）。然而，把拥挤看成破坏性过程，很难解释拥挤为何会改变观察者对目标形状的知觉。

汇总模型

汇总模型已发展出了很多版本，它们主要基于 Parkes 在 2001 年提出的观点，即在一定区域范围内的低层次特征信号会通过强制平均来进行汇总或集成。因而，当观察者被要求报告拥挤目标的朝向（Parkes et al.，2001）或位置（Greenwood，Bex，& Dakin，2009；Dakin et al.，2010）时，他们通常会报告目标和侧抑制的平均朝向。其他研究表明，当呈现红色目标字母和绿色侧抑制给被试时，他们有时会形成"错觉结合（illusory conjunction）"，会正确报告颜色但却错误报告字母，或与此相反。这种错觉结合也被认为是拥挤整合的产物（见 Pelli，Palomares，& Majaj，2004）。

一种汇总模型的变种称为"缺陷整合（faulty integration）"。这种模型认为视觉系统在集成前会对有限数量的独立特征，物体或者位置的数目进行采样（Levi & Carney，2009）。另一个变种认为每个特征（目标和侧抑制）被不同局部特征检测器独立分析，并混进独立噪声，只有最强反应的特征才能到达下一层。这种最大整合原则可以很好地解释为何观察者在拥挤刺激中寻找倾斜目标时，形成错误的判断，却很自信地认为自己正确(Baldassi,Megna,& Burr,2006)。

May 和 Hess(2007)认为拥挤的整合场可能实际上是连接场(association field)，可用于对轮廓进行整合(Field,Hayes,& Hess,1993)。特别地，在纹理分割中，连接场会整合来自临近具有相似朝向选择性的第一阶段滤波器的信息。

汇总的是什么？ 心理生理证据表明，朝向(Mareschal,Morgan,& Solomon,2010;Parkes et al.,2001;Solomon,Felisberti,& Morgan,2004;Song & Levi,2010)和位置(Greenwood,Bex,& Dakin,2009;Dakin et al.,2010)可以被汇总。事实上，Balas、Nakano 和 Rosenholtz 提出一个模型，模型中使用对位置、相位、朝向和大小敏感神经元反应的联合统计量来表示外周视觉刺激，进而在 Bouma 比例常数大小区域内进行信息整合。汇总图像统计量会导致信息丢失，从而导致对外周的纹理表征出现混乱。从外周视觉是基于统计推断的角度讲，拥挤可能只是简单的正则过程，最终导致周围物体变得一样。这种整合是否发生在前注意阶段，还是有注意参与，以及它发生在大脑哪个位置，都依然有待进一步研究。对拥挤现象的正确建模的关键是更好地理解汇总过程，以及它与图像分离、注意力和学习的交互过程。

汇总发生在哪里？ 当前认为汇总不仅仅局限在特征检测阶段。是否汇总发生前注意阶段，以及是否有注意参与，目前仍然存在争论。现在有两种注意模型：注意分配和注意分辨。前者把拥挤归因于注意资源的错误分配和部署。这个模型的一个直接预测是，如果把注意正确的部署在目标位置，拥挤现象会减少，甚至释放。

已有大量研究表明线索对拥挤的影响很小，甚至没有影响(Nazir,1992;Scolari et al.,2007;Wilkinson,Wilson,& Ellemberg,1997)。然而，新近一些研究(Freeman & Pelli,2007;Petrov & Meleshkevich,2011b;Yeshurun & Rashal,2010)发现前置线索会对拥挤产生较大影响，Põder(2007)也发现同位置线索会对拥挤产生较大影响，他把这归因于外源性注意。尽管如此，当出现线索时，拥挤依然发生，即便观察者清楚地知道目标出现在什么时间和位置。这是缺乏注意部署这一理论无法解释的。Yeshurun 和 Rashal(2010)提出的一个调和汇总和注意分配模型的方法：让整合发生在中间处理阶段，并在此引入注意来影响感受野大小。

另一种注意模型认为，外周拥挤来源于注意分辨率这一限制(He,Cavanagh,& Intriligator,1996)。这实际相当于一个汇总模型，只是整合发生在注意相关脑区。He、Cavanagh 和 Intriligator 发现当拥挤减低观察者识别能力，使得他们对自适应格栅方向的报告在随机水平时，会发生方向特异的适应性。

尽管这不是对注意发生位置的直接证据，但是它似乎提供很强的证据来表明拥挤发生在比 V1(一般认为适应效应发生在这里)更高级的皮层中。但 Blake 及其同事(2006)认为这一解释有问题，他们发现阈值增加后效应(threshold-elevation aftereffect)在拥挤时会大大降低，从而 He、Cavanagh 和 Intriligator 报告的强后效应可能是由于高适应对比度导致的反应饱和。Blake 研究组认为他们的发现表明拥挤所需要的神经活动至少部分开始于视觉处理的早期阶段。

还有一些其他证据用来支持拥挤的注意解释。其中有一些证据比较间接。这些证据包括：拥挤和其他注意效应一样，在上视野中会比下视野强(He,Cavanagh,& Intriligator,1996);拥挤中的极性效应其时间分辨率也和注意相似(Chakravarthi & Cavanagh,2007);拥挤特异于注意选择区域，而不会在这之外(Cavanagh & Holcombe,2007)。更多直接的证据表明，通过操纵注意线索可以改变拥挤的大小或者强度(Freeman & Pelli,2007;Petrov & Meleshkevich,2011b;Yeshurun & Rashal,2010)。

汇总/缺陷整合假设(The pooling/faculty integration hypothesis)很吸引人，因为它能预测很多已知的拥挤现象，其中包括由侧抑制引起的目标外观变化(Greenwood,Bex,& Dakin,2010)。它也可以预测，当汇总不发生在初始特征提取的位置时，拥挤会减弱判别和识别能力，但不会影响检测能力(Chung,Levi,& Legge,2001;Levi,Hariharan,& Klein,2002a,2002b;Pelli,Palomares,& Majaj,2004)。想要精确地回答汇总的是什么，及汇总发生在哪里，这仍然是两个开放性问题；然而，只有相似特征的会被整合(比如待整合单元之间有相似朝向)，而当目标和侧抑制不相似时拥挤会减弱，这点是很一致的(比如，Kooi et al.,1994)。

替代模型

观察者经常把侧抑制误认为目标(Bernard & Chung,2011;Krumhansl & Thomas,1977;Popple & Levi,2005;Strasburger,2005;Wolford,1975)，这催生了拥挤来源于替代错误这个概念。替代模型中，观察者的反应随机地从目标或侧抑制项中选取，以便目标的正确识别(百分比正确)能反映来自目标和侧抑制位置的平均试次。外周视觉具有高度的空间不确定性(Pelli,1985),这种不确定性会导致位置信息的丢失。

比如,拥挤呈现时会出现一定比例的相邻物体之间的位置混淆(高于随机比例)。这些错误被归因于刺激表征中的噪声以及拥挤情况下物体和位置的不确定性(Popple & Levi,2005)。除此之外,在外周视觉中,观察者的错误和"侧抑制同目标特征的相似性程度"之间有很强的相关性(Nandy & Tjan,2007)。有意思的是,在正常中央凹中不存在这种相关性。外周视觉和弱视视觉系统存在较高的位置不确定性和较高的拥挤水平。

尽管这个模型可以解释很大部分的侧抑制错误,但仍然不清楚它是否可以预测由于侧抑制不相似引起的拥挤减弱现象,也不清楚是否可以预测只有大约三分之一错误是替代错误这个事实(Bernard & Chung,2011)。

计算实例化 Wilkinson、Wilson 和 Ellemberg(1997)提出了第一个拥挤的定量计算模型。该模型中,孤立的视觉轮廓(isolated visual contours)由简单细胞处理,并对较弱的复杂细胞反应进行抑制。然而,当附近出现相似的有向侧抑制轮廓,信息出现在很小的区域上时,由于空间整合,这些复杂细胞响应会变得非常强,进而会对感受野中简单细胞的反应进行抑制。这个纹理模型能很好地预测他们的数据,但他们的汇总参数是基于数据拟合得到的,而不是通过生理或其他原则性方法得到的。

最近研究者也提出了一些其他方法来对视觉拥挤进行建模。正如上文所述,Balas、Nakano 和 Rosenholtz(2009)使用对不同特征的位置,朝向和大小(Portilla & Simoncelli,2000)敏感神经元的反应的联合统计量来表征视觉系统的外周目标。这些联合统计量通过一个局部汇总区域来计算,从而产生"类纹理"的表征。假定局部汇总区域之间相互重叠,铺满视野,并且重叠随着偏心率增大而增大(Balas, Nakano, & Rosenholtz, 2009;Freeman & Simoncelli, 2011)。在 Balas 模型中汇总区域的大小与 Bouma 法则的临界间隔一致。人类观察者,当被要求识别外周目标时,在中央凹也会出现识别混杂现象(即对相同刺激进行纹理概括)。

最近提出的一个相似的模型(Freeman & Simoncelli,2011)基于 V2 感受野大小确定了汇总区域,并且,实验发现在相似模型响应产生的刺激是"位变异构的",也就是说,对于人类观察者不可识别。

Van den Berg、Roerdink 和 Cornelissen(2010)基于群体编码准则提出一个定量模型来对朝向信号进行整合。他们的模型可以很好地预测了一些拥挤的性质,包括临界间隔(critical spacing)、强制平均(compulsory averaging)和内外不对称(inner/outer asymmetry)。但是,该模型目前还不能预测目标侧抑制相似性效应(Kooi et al. ,1994;Nazir,1992)和构形效应(Levi & Carney,2009;Livne & Sagi,2007,2010)。

Dayan 和 Solomon(2010)采用一种完全不同的方法,他们认为在侧抑制中对目标进行空间选择性是经由贝叶斯推断过程得到的。模型中的干扰(即拥挤)来自大感受野中固有的空间不确定性,假设感受野大小,按照皮层膨胀因子,随偏心率增加而增加。该模型本来是用来解释 Eriksen 侧抑制实验的。当然,有待进一步验证来确定该模型是否可以很好地解释拥挤的各种重要特征。

目前还没有模型自然地考虑到了法线/切线各向异性。Van den Berg、Roerdink 和 Cornelissen(2010)简单使用不同参数来表示法向和切向整合场。Freeman 和 Simoncelli(2011)假设法向宽度到圆周宽度的影响比例大约为 2。相反地,Nandy 和 Tjan(2012)基于初级视觉皮层的一个生理模型(与 Neri 和 Levi(2006)的模型很相似),同时考虑它的几何和侧向连接,提出在皮层区域 V1 以及几何和侧面连接的一个生理可行性模型,也考虑了自然图片统计量的重要作用(Balas, Nakano, & Rosenholtz,2009)。

然而,这篇文章的创新之处在于:图片统计量是通过门控机制,主要在有注意的空间位置上获得的,同时空间注意以及其随后引起的眼动在时间上是重叠的。Nandy 和 Tjan 进一步认为在发展过程中学习图像统计量会促使侧向连接的形成,从而扭曲外周视野中的真实图像统计量,进而导致拥挤的切向-法向各向异性。该模型不仅仅考虑了很多已知的拥挤现象,而且也做出了一些可重复的特异性的预测。这些预测将使得这一领域在未来的几年中保持忙碌。

拥挤发生的位置

确定拥挤发生的精确位置是一个长期的,仍然开放的问题。我们知道它位于皮层上,因为当目标出现在一只眼,侧抑制在另一只眼时,拥挤仍会发生,所以拥挤一定发生在或者高于双眼结合的位点(Flom, Heath、& Takahashi,1963)。然而,让人惊讶的是,只有很少的生理或者 fMRI 研究直接研究了这个问题(我们将在下文讨论)。心理物理学家解决这个问题的方法是心理解剖学。比如,Flom、Weymouth 和 Kahneman(1963)认为"人类中央或整个感受野的直径会随着视网膜偏心率的增大而增大这一现象与不同区域分辨率的变异相一致。这种一致性会导致视网膜外周中更大距离上出现交互"。但是,他们并不知道具体哪些感受野与拥挤有关。

当刺激间的距离小于一个固定的皮层距离时(Levi,Klein,& Aitsebaomo,1985),拥挤就会发生。对于游标视敏度,当临界距离在皮层上小于约 1mm 时(人类眼优势柱近似大小),会发生拥挤(Hitchcock & Hickey,1980)。要说明的是,游标视敏度的临界距离大约是 0.1E——这比很多其他任务(大约是 0.4 ~ 0.5E)都要小。

实际上,Tripathy 和 Levi(1994)估计类字母刺激出现拥挤的皮层范围大约为 6mm,他们认为这可能反映了长范围水平连接的作用。Pelli(2008)得到了相似结论:"世上的物体,除非它们十分不同,否则只能在它们投射在视觉皮层足够分离时才能被识别,特别地,在 V1 区,法向方向需要至少 6mm 的分离(比偏心率大)或者在圆周方向至少 1mm 的分离(等于偏心率)。物体如果比临界距离还要接近,它们会被感知成不可识别的混杂。"

几乎可以确定的是,拥挤位于比视网膜或者基底神经节更高级的位置上,因为拥挤是有朝向特异的(Levi & Carney, 2009; Levi, Hariharan, & Klein, 2002b);而且当目标位于一只眼,侧抑制位于另一只眼时,拥挤也会发生。从而,拥挤必然发生在视觉皮层的双眼结合位置或者高于这个位置上(Flom,Heath, & Takahashi,1963)。因而,思考大范围外周拥挤是否反映了视觉皮层中大的外周视野对目标和侧抑制的汇总是很合理的。图 48.3(填充符号)基于偏心率比

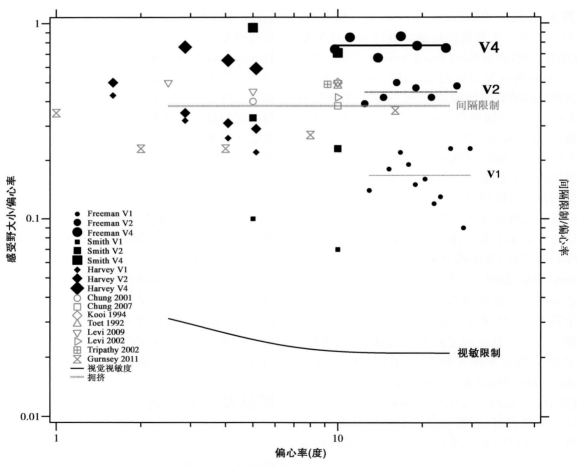

图 48.3　感受野和拥挤间隔阈值相对于偏心率的大小。实心黑色符号是使用偏心率比率来表示的皮层上不同脑区平均或群体感受野大小(V1,小而黑的符号;V2,中而黑的符号;V4,大而黑的符号)。这些感受野大小主要是通过生理或者 fMRI 实验来获得的(圆环来自 Freeman & Simoncelli,2011;方块来自 Smith et al.,2001;菱形来自 Harvey & Dumoulin,2011)。作为比较,空心灰色标志表示从生理物理学研究得到的各种拥挤间隔阈值大小,细黑线表示没有出现拥挤的视敏阈值。

率展示了一些平均或者群体感受野的大小。这些感受野位于皮层区域 V1、V2 和 V4，主要通过生理和 fMRI 的方式得到。作为对比，中空的灰色符号显示了一系列由生理物理实验测试得到的拥挤出现的临界范围；细黑线显示了没有拥挤出现的视敏度限制。这张图反映了很多有意思的内容。第一，视敏度或者大小限制比拥挤或者间隔阈值小大约 16 倍！第二，尽管视敏阈值比平均或者群体 V1 感受野小很多，但是间隔阈值大小接近 V2 平均或者群体感受野大小；第三，V4 的平均或者群体感受野比拥挤区域大。为了防止误解，需要说明的是：在每个偏心率均可能存在大的感受野，但图中没反映出来。

只有很少的神经生理研究比较了区域感受野大小和拥挤范围的关系，但结论并不统一。比如 Motter（2002）发现 V4 神经元较大的感受野与其较大范围的拥挤相一致。但是从图 48.3 看来，V4 的感受野似乎过大了。尝试把拥挤和特定区域联系起来的研究也比较混乱。fMRI 研究表明拥挤效应不是来源于 V1 区的 BOLD 信号，其最早可能来源于 V2 或者更高级的区域（Arman，Chung，& Tjan，2006；Bi et al.，2009；Fang & He，2008；Freeman，Donner，& Heeger，2011）。但是大部分这类研究引入了侧抑制作为刺激来产生拥挤，使结果难以解释。一项最近的研究（Anderson et al.，2012）使用一种更好的方法来研究拥挤，具体而言，该研究把刺激外观改变作为拥挤出现的标志，发现拥挤导致 V1、V2、V3 和 V4 上的 BOLD 信号的变化，但 V1 信号要比下游区域弱。

Freeman 和 Simoncelli（2011）采用一个很不一样的方法对这个问题进行了考察。具体而言，他们设计了一个群体神经元模型来描述"颞叶中游"处理过程。该模型中，V1 响应的非线性整合在随着偏心率增加的感受野中被平均。为了测试模型，他们产生了一组在物理上有区别，但人类观察者无法辨别的刺激（这种现象称为同色异谱）。基于这些刺激，他们对比例常数进行了估计，发现它与 V2 平均感受野的大小一致（和图 48.3 显示的一样）。作者认为他们的 V2 模型可以解释拥挤中间隔和偏心率的依赖关系。Freeman 和 Simoncelli 把感受野的长宽比固定为 2∶1，所以自然无法解释拥挤中的法向-切向各向异性。

图 48.3 一个有趣的地方是，尽管有一些感受野比间隔阈值小很多，我们仍然可以在拥挤的条件下获得它们。

我们知道，视觉任务（Levi & Carney，2011）和刺激属性的差异，均会造成不同的侧抑制效应，这意味着拥挤可能出现在视觉处理的不同层次。正如 Whitney 和 Levi（2011）写到，"如果拥挤出现在视觉分析的不同层面，或者每个视觉通道（色彩、空间频率、物体等）都有自己独特的拥挤瓶颈，那么我们就会期望拥挤梯度作为偏心率的函数可能存在'频道'或者刺激特异性质"。目前已有一些证据支持这个看法，但是还需要更多工作来验证。

发展、老化和可塑性

最近研究表明，拥挤的发展是相当漫长的，以至于 11 岁儿童产生拥挤需要比成年人更大的临界距离，即便这时视敏度早已发展成熟（Atkinson，1991；Jeon et al.，2010）。拥挤的延后发展对一些发展性视觉异常，比如弱视和阅读障碍具有重要暗示作用：这些异常可能正是因为视觉拥挤没有正常发育。拥挤的老化效应研究得还比较少。Habak、Wilkinson 和 Wilson（2009）发现，至少在中央视觉，老年和青年观察者在形状分辨任务的侧抑制掩蔽效应没有区别。

重要的是，一些研究发现通过知觉学习（Chung，2007；Maniglia et al.，2011；Sun，Chung，& Tjan，2010）可以减弱拥挤。拥挤减弱的范围可以作为一些拥挤模型的强约束。比如，我们还不清楚简单的"固定感受野大小"模型，在添加额外假设的情况下，要如何解释这种学习带来的拥挤减弱。

参考文献

Anderson, E. J., Dakin, S. C., Schwarzkopf, D. S., Reese, G., & Greenwood, J. (2012). The neural correlates of crowding-induced changes in appearance. *Current Biology, 22,* 1199–1206.

Andriessen, J. J., & Bouma, H. (1976). Eccentric vision: Adverse interactions between line segments. *Vision Research, 16,* 71–78.

Arman, A. C., Chung, S. T. L., & Tjan, B. S. (2006). Neural correlates of letter crowding in the periphery [Abstract]. *Journal of Vision, 6*(6), 804.

Atkinson, J. (1991). Review of human visual development: Crowding and dyslexia. In J. Stein (Ed.), *Vision and visual dyslexia* (pp. 44–57). New York: Macmillan.

Balas, B., Nakano, L., & Rosenholtz, R. (2009). A summary-statistic representation in peripheral vision explains visual crowding. *Journal of Vision, 9*(13), 11–18. doi:10.1167/9.12.13.

Baldassi, S., Megna, N., & Burr, D. C. (2006). Visual clutter causes high-magnitude errors. *PLoS Biology, 4*(3), e56. doi:10.1371/journal.pbio.0040056.

Banks, W. P., Larson, D. W., & Prinzmetal, W. (1979). Asymmetry of visual interference. *Perception & Psychophysics, 25,* 447–456.

Banks, W. P., & White, H. (1984). Lateral interference and

perceptual grouping in visual detection. *Perception & Psychophysics, 36,* 285–295.

Banton, T., & Levi, D. M. (1993). Spatial localization of motion-defined and luminance-defined contours. *Vision Research, 33,* 2225–2237.

Bernard, J. B., & Chung, S. T. (2011). The dependence of crowding on flanker complexity and target-flanker similarity. *Journal of Vision, 11*(8), 1–16. doi:10.1167/11.8.1.

Bex, P. J., & Dakin, S. C. (2005). Spatial interference among moving targets. *Vision Research, 45,* 1385–1398.

Bex, P. J., Dakin, S. C., & Simmers, A. J. (2003). The shape and size of crowding for moving targets. *Vision Research, 43,* 2895–2904.

Bi, T., Cai, P., Zhou, T., & Fang, F. (2009). The effect of crowding on orientation-selective adaptation in human early visual cortex. *Journal of Vision, 9*(11), 13, 1–10. doi:10.1167/9.11.13.

Blake, R., Tadin, D., Sobel, K. V., Raissian, T. A., & Chong, S. C. (2006). Strength of early visual adaptation depends on visual awareness. *Proceedings of the National Academy of Sciences of the United States of America, 103,* 4783–4788.

Bouma, H. (1970). Interaction effects in parafoveal letter recognition. *Nature, 226,* 177–178.

Bouma, H. (1973). Visual interference in the parafoveal recognition of initial and final letters of words. *Vision Research, 13,* 767–782.

Butler, T. W., & Westheimer, G. (1978). Interference with stereoscopic acuity: Spatial, temporal, and disparity tuning. *Vision Research, 18,* 1387–1392.

Cavanagh, P., & Holcombe, A. O. (2007). Non-retinotopic crowding. *Vision Sciences Society Abstract.* http://journalofvision.org/7/9/338/.

Chakravarthi, R., & Cavanagh, P. (2007). Temporal properties of the polarity advantage effect in crowding. *Journal of Vision, 7,* 1–13. doi:10.1167/7.2.11.

Chakravarthi, R., & Cavanagh, P. (2009). Recovery of a crowded object by masking the flankers: Determining the locus of feature integration. *Journal of Vision, 9*(10), 4, 1–9. doi:10.1167/9.10.4.

Chastain, G. (1982). Confusability and interference between members of parafoveal letter pairs. *Perception & Psychophysics, 32,* 576–580.

Chung, S. T. L. (2007). Learning to identify crowded letters: Does it improve reading speed? *Vision Research, 47*(25), 3150–3159. doi:10.1016/j.visres.2007.08.017.

Chung, S. T., Levi, D. M., & Legge, G. E. (2001). Spatial-frequency and contrast properties of crowding. *Vision Research, 41,* 1833–1850.

Chung, S. T. L., Li, R. W., & Levi, D. M. (2007). Crowding between first- and second-order letter stimuli in normal foveal and peripheral vision. *Journal of Vision, 7,* 1–13. doi:10.1167/7.2.10.

Dakin, S. C., Cass, J., Greenwood, J. A., & Bex, P. J. (2010). Probabilistic, positional averaging predicts object-level crowding effects with letter-like stimuli. *Journal of Vision, 10,* 1–16. doi:10.1167/10.10.14.

Dakin, S. C., Greenwood, J. A., Carlson, T. A., & Bex P. J. (2011). Crowding is tuned for perceived (not physical) location. *Journal of Vision, 11*(9), 2, 1–13. doi:10.1167/11.9.2.

Dayan, P., & Solomon, J. A. (2010). Selective Bayes: Attentional load and crowding. *Vision Research, 50,* 2248–2260.

Ehrt, O., Hess, R. F., Williams, C. B., & Sher, K. (2003). Foveal contrast thresholds exhibit spatial- frequency- and polarity-specific contour interactions. *Journal of the Optical Society of America, 20*(1), 11–17.

Eriksen, C. W., & Rohrbaugh, J. W. (1970). Some factors determining efficiency of selective attention. *American Journal of Psychology, 83,* 330–343.

Estes, W. K., Allmeyer, D. H., & Reder, S. M. (1976). Serial position functions for letter identification at brief and extended exposure durations. *Perception & Psychophysics, 19,* 1–15.

Fang, F., & He, S. (2008). Crowding alters the spatial distribution of attention modulation in human primary visual cortex. *Journal of Vision, 8*(9), 6, 1–9. doi:10.1167/8.9.6.

Felisberti, F. M., Solomon, J. A., & Morgan, M. J. (2005). The role of target salience in crowding. *Perception, 34,* 823–833.

Feng, C., Jiang, Y., & He, S. (2007). Horizontal and vertical asymmetry in visual spatial crowding effects. *Journal of Vision, 7*(2), 13, 1–10. doi:10.1167/7.2.13.

Field, D. J., Hayes, A., & Hess, R. F. (1993). Contour integration by the human visual system: Evidence for a local "association field." *Vision Research, 33*(2), 173–193.

Flom, M. C., Heath, G. G., & Takahashi, E. (1963). Contour interaction and visual resolution: Contralateral effect. *Science, 142,* 979–980.

Flom, M. C., Weymouth, F. W., & Kahneman, D. (1963). Visual resolution and contour interaction. *Journal of the Optical Society of America, 53,* 1026–1032.

Freeman, J., Donner, T. H., & Heeger, D. J. (2011). Inter-area correlations in the ventral visual pathway reflect feature integration. *Journal of Vision, 11*(4), 15, 1–23. doi:10.1167/11.4.15.

Freeman, J., & Pelli, D. G. (2007). An escape from crowding. *Journal of Vision, 7*(2), 22, 1–14. doi:10.1167/7.2.22.

Freeman, J., & Simoncelli, E. P. (2011). Metamers of the ventral stream. *Nature Neuroscience, 14,* 1195–1201.

Grainger, J., Tydgat, I., & Issele, J. (2010). Crowding affects letters and symbols differently. *Journal of Experimental Psychology. Human Perception and Performance, 36,* 673–688.

Greenwood, J. A., Bex, P. J., & Dakin, S. C. (2009). Positional averaging explains crowding with letter-like stimuli. *Proceedings of the National Academy of Sciences of the United States of America, 106*(31), 13130–13135. doi:10.1073/pnas.0901352106.

Greenwood, J. A., Bex, P. J., & Dakin, S. C. (2010). Crowding changes appearance. *Current Biology, 20,* 496–501.

Gurnsey, R., Roddy, G., & Chanab, W. (2011). Crowding is size and eccentricity dependent. *Journal of Vision, 11*(7), 15, 1–17. doi:10.1167/11.7.15.

Habak, C., Wilkinson, F., & Wilson, H. R. (2009). Preservation of shape discrimination in aging. *Journal of Vision, 9*(12), 18, 1–8. doi:10.1167/9.12.18.

Hariharan, S., Levi, D. M., & Klein, S. A. (2005). "Crowding" in normal and amblyopic vision assessed with Gaussian and Gabor C's. *Vision Research, 45,* 617–633.

Harvey, B. M., & Dumoulin, S. O. (2011). The relationship between cortical magnification factor and population receptive field size in human visual cortex: Constancies in cortical architecture. *Journal of Neuroscience, 31,* 13604–13612.

He, S., Cavanagh, P., & Intrilligator, J. (1996). Attentional resolution and the locus of visual awareness. *Nature, 383,* 334–337.

Hess, R. F., Dakin, S. C., & Kapoor, N. (2000). The foveal "crowding" effect: Physics or physiology? *Vision Research, 40,* 365–370.

Hess, R. F., Dakin, S. C., Kapoor, N., & Tewfik, M. (2000). Contour interaction in fovea and periphery. *Journal of the Optical Society of America. A, Optics, Image Science, and Vision, 17,* 1516–1524.

Hess, R. F., Williams, C. B., & Chaudhry, A. (2001). Contour interaction for easily resolvable stimulus. *Journal of the Optical Society of America. A, Optics, Image Science, and Vision, 18,* 2414–2418.

Hitchcock, P. F., & Hickey, T. L. (1980). Ocular dominance columns: Evidence for their presence in humans. *Brain Research, 182,* 176–179.

Intriligator, J., & Cavanagh, P. (2001). The spatial resolution of visual attention. *Cognitive Psychology, 43,* 171–216.

Jeon, S. T., Hamid, J., Maurer, D., & Lewis, T. L. (2010). Developmental changes during childhood in single-letter acuity and its crowding by surrounding contours. *Journal of Experimental Child Psychology, 107,* 423–437.

Kooi, F. L., Toet, A., Tripathy, S. P., & Levi, D. M. (1994). The effect of similarity and duration on spatial interaction in peripheral vision. *Spatial Vision, 8,* 255–279.

Krumhansl, C. L., & Thomas, E. A. (1977). Effect of level of confusability on reporting letters from briefly presented visual displays. *Perception & Psychophysics, 21,* 269–279.

Levi, D. M. (2008). Crowding—an essential bottleneck for object recognition: A mini-review. *Vision Research, 48,* 635–654.

Levi, D. M. (2011). Visual crowding. *Current Biology, 21,* R678–R679.

Levi, D. M., & Carney, T. (2009). Crowding in peripheral vision: Why bigger is better. *Current Biology, 19,* 1988–1993.

Levi, D.M., & Carney T. (2011). The effects of flankers on three tasks in central, peripheral, and amblyopic vision. *Journal of Vision, 11*(1), 10, 1–23. doi:10.1167/11.1.10.

Levi, D. M., Hariharan, S., & Klein, S. A. (2002a). Suppressive and facilitatory spatial interactions in peripheral vision: Peripheral crowding is neither size invariant nor simple contrast masking. *Journal of Vision, 2,* 167–177. doi:10.1167/2.2.3.

Levi, D. M., Hariharan, S., & Klein, S. A. (2002b). Suppressive and facilitatory spatial interactions in amblyopic vision. *Vision Research, 42,* 1379–1394.

Levi, D. M., Klein, S. A., & Aitsebaomo, A. P. (1985). Vernier acuity, crowding and cortical magnification. *Vision Research, 25,* 963–977.

Levi, D. M., Song, S., & Pelli, D. G. (2007). Amblyopic reading is crowded. *Journal of Vision, 7*(2), 21, 1–17. doi:10.1167/7.2.21.

Liu, L., & Arditi, A. (2000). Apparent string shortening concomitant with letter crowding. *Vision Research, 40,* 1059–1067.

Livne, T., & Sagi, D. (2007). Configuration influence on crowding. *Journal of Vision, 7*(4), 1–12. doi:10.1167/7.2.4.

Livne, T., & Sagi, D. (2010). How do flankers' relations affect crowding? *Journal of Vision, 10*(3), 1, 1–14. doi:10.1167/10.3.1.

Livne, T., & Sagi, D. (2011). Multiple levels of orientation anisotropy in crowding with Gabor flankers. *Journal of Vision, 11*(13), 18. doi:10.1167/11.13.18.

Louie, E. G., Bressler, D. W., & Whitney, D. (2007). Holistic crowding: Selective interference between configural representations of faces in crowded scenes. *Journal of Vision, 7*(2), 24, 1–11. doi:10.1167/7.2.24.

Malania, M., Herzog, M. H., & Westheimer, G. (2007). Grouping of contextual elements that affect vernier thresholds. *Journal of Vision, 7*(2), 1, 1–7. doi:10.1167/7.2.1.

Maniglia, M., Pavan, A., Cuturi, L. F., Campana, G., Sato, G., & Casco, C. (2011). Reducing crowding by weakening inhibitory lateral interactions in the periphery with perceptual learning. *PLoS One, 6*(10), e25568.

Mareschal, I., Morgan, M. J., & Solomon, J.A. (2010). Cortical distance determines whether flankers cause crowding or

the tilt illusion. *Journal of Vision, 10*(18), 13, 1–14. doi:10.1167/10.8.13.

Martelli, M., Majaj, N. J., & Pelli, D. G. (2005). Are faces processed like words? A diagnostic test for recognition by parts. *Journal of Vision, 5*(1), 6, 58–70. doi:10.1167/5.1.6.

Maus, G. W., Fischer, J., & Whitney, D. (2011). Perceived positions determine crowding. *PLoS One, 6*(5), e19796.

May, K. A., & Hess, R. F. (2007). Ladder contours are undetectable in the periphery: A crowding effect? *Journal of Vision, 7*(13), 9, 1–15. doi:10.1167/7.13.9.

Motter, B. C. (2002). Crowding and object integration within the receptive field of V4 neurons. *Journal of Vision, 2*(7), 274. doi:10.1167/2.7.274.

Motter, B. C., & Simoni, D. A. (2007). The roles of cortical image separation and size in active visual search performance. *Journal of Vision, 7*(2), 6, 1–15. doi:10.1167/7.2.6.

Nandy, A. S., & Tjan, B. S. (2007). The nature of letter crowding as revealed by first- and second-order classification images. *Journal of Vision, 7,* 1–26. doi:10.1167/7.2.5.

Nandy, A. S., & Tjan, B. S. (2012). Saccade-confounded image statistics explain visual crowding. *Nature Neuroscience, 15,* 463–469. doi:10.1038/nn.3021.

Nazir, T. A. (1992). Effects of lateral masking and spatial precueing on gap-resolution in central and peripheral vision. *Vision Research, 32,* 771–777.

Neri, P., & Levi, D. M. (2006). Spatial resolution for feature binding is impaired in peripheral and amblyopic vision. *Journal of Neurophysiology, 96,* 42–53.

Parkes, L., Lund, J., Angelucci, A., Solomon, J. A., & Morgan, M. (2001). Compulsory averaging of crowded orientation signals in human vision. *Nature Neuroscience, 4,* 739–744.

Pelli, D. G. (1985). Uncertainty explains many aspects of visual contrast detection and discrimination. *Journal of the Optical Society of America. A, Optics and Image Science, 2*(9), 1508–1532. doi:10.1364/JOSAA.2.001508.

Pelli, D. G. (2008). Crowding: A cortical constraint on object recognition. *Current Opinion in Neurobiology, 18,* 445–451.

Pelli, D. G., Palomares, M., & Majaj, N. J. (2004). Crowding is unlike ordinary masking: Distinguishing feature integration from detection. *Journal of Vision, 4*(12), 1136–1169. doi:10.1167/4.12.12.

Pelli, D. G., & Tillman, K. A. (2008). The uncrowded window for object recognition. *Nature Neuroscience, 11,* 1129–1135.

Petrov, Y., & Meleshkevich, O. (2011a). Asymmetries and idiosyncratic hot spots in crowding. *Vision Research, 51,* 1117–1123.

Petrov, Y., & Meleshkevich, O. (2011b). Locus of spatial attention determines inward-outward anisotropy in crowding. *Journal of Vision, 11*(4), 1, 1–11. doi:10.1167/11.4.1

Petrov, Y., Popple, A.V., & McKee, S.P. (2007). Crowding and surround suppression: Not to be confused. *Journal of Vision, 7*(2), 12, 1–9. doi:10.1167/7.2.12.

Põder, E. (2006). Crowding, feature integration, and two kinds of "attention." *Journal of Vision, 6*(2), 7, 163–169. doi:10.1167/6.2.7.

Põder, E. (2007). Effect of colour pop-out on the recognition of letters in crowding conditions. *Psychological Research, 71,* 615–715.

Popple, A. V., & Levi, D. M. (2005). The perception of spatial order at a glance. *Vision Research, 45,* 1085–1090.

Portilla, J., & Simoncelli, E. (2000). A parametric texture model based on joint statistics of complex wavelet coefficients. *International Journal of Computer Vision, 40,* 49–71.

Rosen, S., Chakravarthi, R., & Pelli, D. G. (2011). Crowding reveals a third stage of object recognition. *Journal of Vision,* *11*(11), 1142. doi:10.1167/11.11.1142.

Saarela, T. P., Sayim, B., Westheimer, G., & Herzog, M. H. (2009). Global stimulus configuration modulates crowding. *Journal of Vision, 9*(2), 5, 1–11. doi:10.1167/9.2.5.

Saarela, T. P., Westheimer, G., & Herzog, M. H. (2010). The effect of spacing regularity on visual crowding. *Journal of Vision, 10*(10), 17, 1–7. doi:10.1167/10.10.17.

Schwartz, E. L. (1980). Computational anatomy and functional architecture of striate cortex: A spatial mapping approach to perceptual coding. *Vision Research, 20,* 645–669.

Scolari, M., Kohnen, A., Barton, B., & Awh, E. (2007). Spatial attention, preview, and popout: Which factors influence critical spacing in crowded displays? *Journal of Vision, 7*(2), 7, 1–23. doi:10.1167/7.2.7.

Smith, A. T., Singh, K. D., Williams, A. I., & Greenlee, M. W. (2001). Estimating receptive field size from fMRI data in human striate and extrastriate visual cortex. *Cerebral Cortex, 11,* 1182–1190.

Solomon, J. A., Felisberti, F. M., & Morgan, M. J. (2004). Crowding and the tilt illusion: Toward a unified account. *Journal of Vision, 4*(6), 9, 500–508. doi:10.1167/4.6.9.

Song, S., & Levi, D. M. (2010). Spatiotemporal mechanisms for simple image feature perception in normal and amblyopic vision. *Journal of Vision, 10*(13), 21, 1–22. doi:10.1167/10.13.21.

Strasburger, H. (2005). Unfocused spatial attention underlies the crowding effect in indirect form vision. *Journal of Vision, 5*(11), 8, 1024–1037. doi:10.1167/5.11.8.

Strasburger, H., Harvey, L. O., Jr., & Rentschler, I. (1991). Contrast thresholds for identification of numeric characters in direct and eccentric view. *Perception & Psychophysics, 49,* 495–508.

Strasburger, H., Rentschler, I., & Juttner, M. (2011). Peripheral vision and pattern recognition: A review. *Journal of Vision, 11*(5), 13. doi:10.1167/11.5.13.

Sun, G. J., Chung, S. T. L., & Tjan, B. (2010). Ideal observer analysis of crowding and the reduction of crowding through learning. *Journal of Vision, 10*(5), 16, 1–14. doi:10.1167/10.5.16.

Toet, A., & Levi, D. M. (1992). The two-dimensional shape of spatial interaction zones in the parafovea. *Vision Research, 32,* 1349–1357.

Tripathy, S. P., & Cavanagh, P. (2002). The extent of crowding in peripheral vision does not scale with target size. *Vision Research, 42,* 2357–2369.

Tripathy, S. P., & Levi, D. M. (1994). Long-range dichoptic interactions in the human visual cortex in the region corresponding to the blind spot. *Vision Research, 34,* 1127–1138.

Tyler, C. W., & Likova, L. T. (2007). Crowding: A neuroanalytic approach. *Journal of Vision, 7,* 1–9. doi:10.1167/7.2.16.

van den Berg, R., Roerdink, J. B., & Cornelissen, F. W. (2010). A neurophysiologically plausible population code model for feature integration explains visual crowding. *PLoS Computational Biology, 6,* e1000646.

Wallace, J. M., & Tjan, B. S. (2011). Object crowding. *Journal of Vision, 11*(6), 19, 1–17. doi:10.1167/11.6.19.

Wallis, T. S., & Bex, P. J. (2011). Visual crowding is correlated with awareness. *Current Biology, 21*(3), 254–258.

Westheimer, G., & Hauske, G. (1975). Temporal and spatial interference with vernier acuity. *Vision Research, 15,* 1137–1141.

Westheimer, G., Shimamura, K., & McKee, S. P. (1976). Interference with line-orientation sensitivity. *Journal of the Optical Society of America, 66,* 332–338.

Whitney, D., & Levi, D. M. (2011). Visual crowding: A fundamental limit on conscious perception and object recognition. *Trends in Cognitive Sciences, 15,* 160–168.

Wilkinson, F., Wilson, H. R., & Ellemberg, D. (1997). Lateral interactions in peripherally viewed texture arrays. *Journal of the Optical Society of America, 14,* 2057–2068.

Wolford, G. (1975). Perturbation model for letter identification. *Psychological Review, 82,* 184–199.

Yeshurun, Y., & Rashal, E. (2010). Precueing attention to the target location diminishes crowding and reduces the critical distance. *Journal of Vision, 10,* 1–12. doi:10.1167/10.10.16.

Zhang, J. Y., Zhang, T., Xue, F., Liu, L., & Yu, C. (2009). Legibility of Chinese characters in peripheral vision and the top-down influences on crowding. *Vision Research, 49,* 44–53.

第49章 从纹理到群：概要统计知觉的多层次性

David Whitney, Jason Haberman, Timothy D. Sweeny

每时每刻都有数十亿比特信息到达我们的视网膜，但是我们只能察觉到其中一小部分信息。在视觉处理中有很多瓶颈（Nakayama，1990），包括生理和映像瓶颈（Nakayama，1990）、空间（Rensink，O'Regan，& Clark，1997；Simons & Levin，1997；Whitney & Levi，2011）和时间上（Battelli，Pascual-Leone，& Cavanagh，2007；Franconeri，Alvarez，& Enns，2007；Marois，Yi，& Chun，2004；Raymond，Shapiro，& Arnell，1992）的注意瓶颈以及注意和记忆的容量瓶颈（比如 Franconeri，in press；Luck & Vogel，1997；Scholl & Pylyshyn，1999）等。大脑克服这些发生在视觉处理的多个层面上瓶颈的一个方法是，对所看到世界的统计规律以扼要的整体表征。一棵树上的叶子，草地中的叶片和地板上的瓷砖都是相似而且冗余的，但我们却可以对它们整体加工，产生"树""草地"和"地板"的知觉。为支持简洁的、概要的统计表征（summary statistical representation），大脑会丢弃个体纹理信息，形成整体知觉（ensemble percept）。

本章我们将回顾概要统计知觉。这一主题的大多数工作关注显示的均值和方差的知觉（比如，草地叶片的平均长度，树叶的平均大小或者人群面部的平均表情）。本卷的其他几章讨论了纹理知觉（Landy 的第45章），拥挤（Levi 的第48章）以及场景和主旨知觉（Olivia 的第51章）的更多细节。尽管这些内容之间有关系，但本章我们关注的是这些内容的交叉点——整体表征的本质，包括什么可以形成整体，在视觉处理的哪一级可以形成完整物体，以及在我们大脑中整体是如何表征的。

概要表征的概念最近在视觉科学社区中引发了很热烈的讨论（Alvarez，2011；Alvarez & Oliva，2008，2009；Ariely，2001，2008；Chong & Treisman，2003，2005a，2005b；de Fockert & Marchant，2008；Haberman & Whitney，2007，2009；Koenderink，van Doorn，& Pont，2004；Myczek & Simons，2008；Simons & Myczek，2008）。有时候它也被称为整体编码（ensemble coding）或者整体知觉（ensemble perception）。概要表征指视觉系统通常自然而直接地表征一系列相似物体（比如草的叶片）的共同特征过程。概要表征从计

算效率上来说有直观的吸引力，并且这个概念也许可以帮助我们理解意识。例如，Chong 和 Treisman（2003）、Haberman 和 Whitney，2009 及一些其他研究都发现概要表征可以从整体视野的信息源中提取概略信息，从而让我们产生一种完全而准确地掌握住了视觉世界的强烈印象（Haberman & Whitney，2009）。因此，这样的"大错觉（grand illusion）"（Noe，Pessoa，& Thompson，2000）可能根本不是一种错觉，而是对我们视野中噪声信息源的概要表征。换言之，尽管一个场景的很多个体细节无法获得，整体编码依然可能提供一个可行的算法来表征出现的场景主题。

概要统计知觉的早期概念

整体表征不是一个新的概念。亚里士多德把感知看成感觉器官输入的方式，也就是说当感觉器官获得更多信息时它可以用来识别刺激变化。这一现象的经验研究开始于几个世纪之后的格式塔组群（Gestalt grouping）（Wertheimer，1923），尽管这种早期概念本身并不称为整体或者概要统计知觉。格式塔主义者把物体感知看成是低级输入的协同作用，并且最终的知觉并不仅是所有部分加和的结果。研究者认为组合在一起的物体比较容易被感知到，而个体特征则被丢失（最坏的情况）或者很难感知（最好的情况）（Koffka，1935）。尽管格式塔主义者归纳了一些基本的启发式想法，比如视觉系统会对共有的特征（相似性，亲近性，相同的命运等）进行分组，但是产生这种分组的机制以及对应算法等，他们却不知晓。如果格式塔组群对应概要统计表征，那么整体编码的机制就可能为一些格式塔现象提供解释。

尽管格式塔现象学有助于定义一些物体感知的基本准则，但是这一领域的研究者对整体表征或概要统计知觉却没有明确的想法。社会心理学领域最早明确提出了整体编码概念。在所有这些工作中，Norman Anderson 归纳了一个简单而灵活的被称为"整合理论（integration theory）"的模型（Anderson，1971）。他的工作表明，加权平均可以比求和模型更精确地捕捉信息的整合过程。比如，当被试根据对一个人的描

述给这个人打分时,如果所给的描述是两个极端正向的词汇加上两个中等正向的词汇,那么比起只给两个极端正向词汇时,打分将更高(Anderson,1965)。整合理论应用在大量其他的社会环境上,包括团体吸引性(Anderson,Lindner,& Lopes,1973)、购物倾向(Levin,1974),甚至是对犯罪"坏"的程度的感知(Leon,Oden,& Anderson,1973)中。因此,人们会把情感和社会信息整合在一起,虽然这种过程背后的机制仍然不得而知。然而,这其中的暗示很明显:社会知觉和态度可能与一些潜在的归纳计算有关,这可以帮助我们从一系列视觉特征中提取主要的部分,就像在暴风雪中我们能观察到雪飘荡的平均方向那样。

现代关于概要统计的研究可分为两个阶段。20世纪80~90年代的心理学工作证明人类会把低级运动整合形成一种整体知觉(Watamaniuk & Duchon,1992;Watamaniuk,Sekuler,& Williams,1989;Williams & Sekuler,1984)。这些研究者对知觉均值提出了直观的机制解释,来自多个平行工作的低级运动感受器的局部信息可以被整合(Watamaniuk & McKee,1998)。尽管这些早期工作没有明确指出整体或者概要统计,它们却为现代潮水般的有关低级或高级视觉特征整体知觉的研究打下了坚实基础(图49.1)。

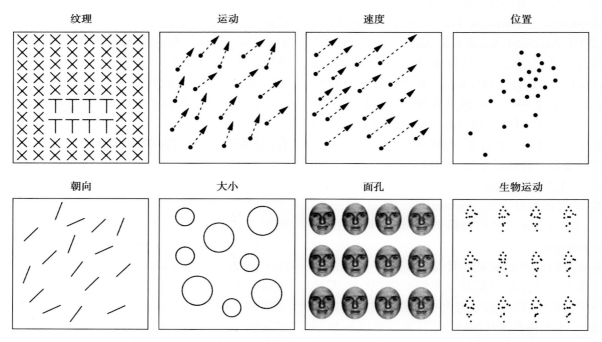

图49.1 概要统计知觉发生在广泛的刺激范围。整体表征的灵活性意味着它在不同视觉层级中都会出现。

现代的整体统计研究开始于20世纪初,有关物体大小表征发现人类基于概要统计来表征一系列任意物体的大小(Ariely,2001;Chong & Treisman,2003,2005a,2005b),而不是表征组成群体的一系列单个物体。这些研究吸引人的地方主要有两方面。第一,研究认为我们内隐地感知整体,或许通过平行机制来获得。第二,它让我们知道概要统计知觉可以发生在物体层次。这引出了几个有意思的问题,包括:低级特征检测器是否采用类似运动或者朝向表征的方式来判断物体大小? 如果不是,如何对平均大小进行感知? 如果它的确是平行的,是绕过了串行注意的传统限制吗? 是否整体编码不仅限于低级刺激,而可以扩展到和社会交互相关的(比如,面孔和运动的躯体)复杂对象上?

尽管仍然有很多开放性问题(有一些在我们后面会提到),但很明显,整体编码与视觉科学很多领域有关,这也部分解释了为什么概要统计知觉越来越引起关注。除了提供一个重要研究方向,整体知觉对我们理解视觉搜索、纹理、深度、场景感知、物体识别、空间视野、注意和意识也都有所启发。本章剩余部分希望通过介绍该领域的历史发展,强调一些有影响力工作的具体细节,来思考未来哪些工作值得挖掘。

概要统计知觉的多级性

我们首先讨论哪些类型的视觉特征可形成整体知觉,以及这些概要表征在视觉处理的哪一级中形成。我们这样做的目的是突出整体编码感知在不同特征维度难以置信的通用性，并揭示整体编码在视觉处理中产生的可能阶段。贯穿本章，我们希望强调整体感知是隐式且自动形成的，尽管它同时也受到注意的调控。正如对大部分视觉过程的研究那样，对注意角色的探索也会帮助揭示概要统计知觉的潜在机制以及增进我们对意识的理解。

对运动及其速度平均化的直觉

如上所述，低层次运动是产生整体或者主题感知的首批视觉特征之一。人类可以精确感知一组点向一个局部矢量移动的平均运动方向（Watamaniuk, Sekuler, & Williams, 1989；Williams & Sekuler, 1984）。在一组运动速度不同的点上，可以得到相似的结论（Watamaniuk & Duchon, 1992）。我们主要感知的是点的平均运动方向或者运动速度而不是某个具体点的运动。尽管这些研究本身很有趣，但这些实例也提供了可以解释视觉系统对其他特征进行统计知觉的整合机制。比如，从一系列点中感知运动的平均方向与运动感知所建立的生理机制一致（Britten & Heuer, 1999；Britten et al., 1992；Newsome & Pare, 1988）；信息可能平行地输入各个低级运动感受器中加以汇总，潜在地排除了串行注意带来的影响（Watamaniuk & McKee, 1998；Bulakowski, Bressler, & Whitney, 2007）。这些早期研究本身没有涉及整体知觉，但是它们却很清楚地提供了首批概要统计知觉的证据。

感知平均位置

一些生理实验发现人类对于平均或者中央位置很敏感（Hess & Holliday, 1992；Morgan & Glennerster, 1991；Whitaker et al., 1996）。最近的工作发现这种敏感性基于真实的统计决策，与 t 检验很像。Fouriezos、Rubenfeld 和 Capstick（2008）发现在尝试判断两群竖直朝向的光条哪个平均高度更高时（可以部分通过竖直光条顶点的平均位置来判断），当组内有更多可见竖直光条时，判断准确率会增加，而当组内竖直光条高度有更大变异性时判断准确率则会下降。

当意识作用被减弱时，比如在拥挤中，会发生对平均位置的感知。Greenwood、Bex 和 Dakin（2009）要求观察者报告水平光条是否高于或者低于外周的竖直光条的中点。他们引入了和目标类似的高于或者低于中点交叉点的侧抑制。侧抑制的位置信息会影响观察者感知目标交叉点的位置，而观察者需要基于侧抑制和目标刺激的位置总体信息——平均位置来做出决定。Alvarez 和 Oliva（2008）的补充工作进一步

说明整体位置知觉中选择性注意只有很小作用。使用多物体追踪任务（Intriligator & Cavanagh, 2001；Pylyshyn & Storm, 1988），Alvarez 和 Oliva（2008）发现即便观察者不能定位单个未被注意的物体，他们仍然能定位这些物体的中心，并且他们的行为表现和所有物体噪声表征的平均值一致。尽管 Chong 和 Treisman（2005b；见下文讨论）证明分散式注意可以改善对均值的估计，Alvarez 的工作（Alvarez & Oliva, 2008）仍然认为整体位置可能起源于注意焦点之外的地方。

感知平均朝向

人类可以很容易地感知平均朝向。Dakin（2001）是首批证明这个现象的研究。通过要求被试从很多朝向各异的 Gabor 刺激中估计由这些方向构成纹理的平均朝向，他发现人类能够将多个 Gabor 刺激整合在一起。整合发生在很大的空间区域上，并且用于估计平均朝向位置的样本数目大约是总空间区域大小的平方根。这意味着，不同于跟踪多个物体（Franconeri，待出版），感知整体可能不局限于固定数目的特征上。事实上，当整体内有更多物体时，整体朝向感知能变得更精确。Robitaille 和 Harris（2011）发现当提供更大样本时，对平均朝向和大小的判断能达到更高的精度，而且反应时间也会下降。但是，这种整合能力的效率会随着注意超负荷而下降。Dakin 及其同事（2009）发现，注意要求高的任务会降低观察者用于估计均值的局部朝向的有效数目。

目前既有生理证据也有心理证据表明平均朝向的表征是一个平行过程。Parkes 及其同事（2001）给出了最强的证据。他们发现在拥挤意识之外 Gabor 片（也就是观察者不能识别其朝向），仍然会影响整个集合周围斑块的感知平均方向。即便观察者不能有意识地识别每一个 Gabor 片目标，朝向感受器却可以把这些信息平行处理，并把它们整合在一起。Alvarez 和 Oliva 得到了相似的结论。这些关于拥挤的结果认为朝向平均系统没有直接依赖于选择性注意的机制。这与平均朝向表征反映自动的、低级的生理机制的概念一致（Bosking, Crowley, & Fitzpatrick, 2002；Victor et al., 1994；Vogels, 1990）。一些研究者在视觉纹理中使用的背兜模型（back-pocket model）（见 Landy 第 45 章），认为整合了局部滤波器输出的内容的第二阶段机制，可能是一种整体朝向表征的可行机制。

尽管我们很清楚拥挤对于提取整体信息没有必要，但是有一点吸引人的地方在于它会增强整体表征的精度。和分布式注意能改善平均大小表征（Chong

& Treisman, 2005a) 相似，拥挤从定义上来说（Levi, 2008；Pelli, Palomares, & Majaj, 2004；Whitney & Levi, 2011），会减弱任何串行注意的过程，这可能迫使观察者采用更有益的注意策略来整合表征。因此，拥挤可能会促进把信息压缩成有效组块，即使意识上无法察觉。

或许更吸引人的概念是人类可能实际上就是要感知平均朝向。比如，Morgan, Chubb 和 Solomon（2008）以及 Ross 和 Burr（2008）的研究都发现朝向整合可以帮助对朝向纹理的变异进行估计，并且只要整体变异低于某个特定阈限时，每个局部元素的外观将和组平均朝向一致（Parkes et al.，2001）。换句话说，即使在视野中物体物理上消失了，我们仍然能感知到整体的均值。

感知平均大小

当下关于整体统计的研究开始于 Ariely 在 2001 年发现观察者可以隐式地获取一组不同大小点的平均大小的研究。事实上，概要表征是有利的表征。观察者观看点集 2s 后，指出随后看到的测试点是否属于刚刚看到的点集。这些数据惊人的地方不仅仅在于观察者在个体识别任务中表现糟糕。当测试点的大小接近点阵大小的均值时，观察者会更倾向于报告看到的测试点是原始点的成员。即使指示观察者仔细注意每个点，他们仍然会报告点的总体状况而不是个体状况。当要求外显汇报时，观察者对一组点平均大小的判断和对单个点大小的判断精度几乎一样。和朝向判断一样（Dakin, 2001），平均辨别表现似乎不会随着视野中点的数目增多（最大到 16 个点）而变化，这可能表明串行注意机制没有参与。

这个创新工作的直接影响是，某些情况（如果不是绝对多数情况）下，对整体知觉的研究都集中在对大小的感知。从而，我们的综述中这个部分也相应比其他部分稍微多一点。这并不是说大小的信息整合比对其他特征的整合更加重要（比如方向或者面孔）。这仅仅反映了相关的工作的丰富程度。

看见平均大小并不仅仅是一种物理计算。Im 和 Chong（2009）利用 Ebbinghaus 错觉产生可以区分感知大小和物理大小的圆集。对大小的整体感知可能最早在 V1 区进行编码（Arnold, Birt, & Wallis, 2008；Murray, Boyaci, & Kersten, 2006）。Choo 和 Franconeri（2010）进一步发现整体大小在视觉处理的早期阶段中计算得到。当他们使用掩蔽物截断在视觉处理低级阶段的圆形子集的大小表征时，这些圆环仍然会影响平均大小的感知。

正如平均朝向知觉那样，感知平均大小遵从统计规律。de Gardelle 和 Summerfield（2011）发现当计算圆形和方形组成集合的平均形状时，观察者会对极端值的估计打折扣，这意味着除了均值外（在面孔研究中也发现了相似的排除极端值的现象，Haberman & Whitney, 2010），方差也会被编码。Solomon、Morgan 和 Chubb（2011）提供了进一步的补充信息，他们发现感知圆形（或朝向）（Solomon, 2010）方差会比感知平均大小（或朝向）更有效率。这一结果表明，我们每个人都是统计学家。

大多数概要统计知觉的研究都包含对特征数据阵列均值的估计，但是世界是动态的，最近有研究发现视觉系统会把不同时间点的信息整合在一起来进行均值估计。Albrecht 和 Scholl（2010）发现整合机制会整合多个时间点的样本，来精确表示连续变化圆形的平均大小。

平均大小知觉也很稳健，它会自动出现，不需要初始动机。Chong 和 Treisman（2003）发现在被试判断两组 12 个圆构成整体哪组平均大小更大时，被试的判断不会受到圆出现条件（同时出现或者先后出现）和持续时间（即使只呈现 50ms，有证据表明 200ms 是更合适的下限）的变化影响。另外，观察者对圆平均大小的辨认性几乎和他们对单个圆大小的辨认性一样。当注意遍布更大空间范围中时，平均呈现（至少对于大小来说）的精度会变得更好（Chong & Treisman, 2005a）。尽管如此，Demeyere 及其同事发现同时性视觉失用患者（simultanagnosia）（巴林特综合征，Balint syndrome）也可以感知刺激阵列的整体大小（和颜色），虽然他们的空间注意能力有缺陷（Demeyere et al.，2008）。

平均大小甚至能跨多个集合，通过平行，先于或者绕过由注意瓶颈引起的限制而计算出来。Chong 和 Treisman（2005b）发现当观察者辨别圆阵列子集（该子集颜色和其他子集颜色不同）的平均大小时，平均大小知觉没有依赖于颜色线索是否先于或者滞后圆阵列出现的时间，即使当只有一种颜色出现，结果也没有变坏。当注意被分离在不同刺激模式时，整体大小知觉也可能出现。Albrecht、Scholl 和 Chun（2011）要求观察者在观看一系列不同大小圆盘的同时听不同顺序出现的音调。随后，被试对圆盘或声音整体大小进行判断。结果表明，整体音调或者大小判断没有受到线索出现先后顺序的影响。换句话说，把注意分成两个模态不会影响对均值感知的效率。然而，当注意分散在两个特征维度时,整体精确度却受到影响(Emmanouil & Treisman,2008)。

注意操纵可能不仅影响整体编码的精度或者效率,而且在特定条件下,也能让人以可预见的方式使表征有偏移。比如,使用一些特定大小的点(最大的点或最小的点)启动观察者,会使观察者对平均大小的估计朝启动大小偏移(de Fockert & Marchant,2008)。一种解释是观察者会对启动点收集更多资源,从而导致平均大小的偏向性估计,也或者只是对启动点空间近邻点进行了表征。Brady 和 Alvarez(2011)的一项补充结果发现平均大小估计反映了被试对整体内一些按等级划分均值大小的倾向性。即使要求观察者考虑每个圆的大小,他们还是会形成平均大小的偏见。有趣的是,这种偏见只出现在当注意力关注于某个特定特征维度(是否子集来自同时出现的红色或者蓝色整体内)的时候。这些研究说明观察者可以同时形成多个整体的均值估计,但是这种估计会因为注意力而形成偏离实际值。

尽管注意在平均大小表征中的作用仍然在讨论中(Ariely,2008;Chong et al.,2008;Myczek & Simons,2008;Simons & Myczek,2008),但是这些研究同样支持存在一种自动机制来计算平均大小。

察觉面孔的整体信息

很多年来,概要统计知觉的研究重点一直是低层次刺激(运动、朝向、位置、大小等)。然而,考虑到我们可以不费力地与很复杂场景交互,以及对这样一个丰富且完整的视觉世界有主观感知,那么探索更高级刺激(超出朝向,大小或者纹理)下整体编码的作用就显得更富有意义了。Haberman 和 Whitney(2007,2009)以及 Haberman、Harp 和 Whitney(2009)研究发现观察者可以从高级刺激中——包括面孔——提取平均表征的可能性。作者制作了一系列面孔的形态,从极度开心的面孔到极度悲伤的面孔。观察者观看这些不同表情的面孔,并被问到是否后一张面孔是否会比先前所有面孔的平均表情更悲伤或者快乐。出乎意料的,观察者既可以辨别整个整体的平均面孔的表情,也可以辨别单个面孔的表情。这个现象被证明是强健且灵活的,可以在各种条件下内隐和外显的出现(Haberman & Whitney,2009):在不同表情和性别变化中(Haberman & Whitney,2007),在短暂呈现时间中(最短能到50ms,尽管会减小精度)以及在包含20张面孔的更大的整体中(Haberman,Harp,& Whitney,2009;如图49.2)。控制实验证明当被试看一系列倒转或者

打乱的面孔时,他们对表情的平均估计水平会下降。这意味着视觉系统会提取面孔基本或者整体信息(也就是概要统计信息),而不仅仅是低级的视觉线索比如空间频率(Oliva & Torralba,2001;Torralba & Oliva,2003)或朝向信息。

感知面孔表情也会快速跨时间整合(Haberman,Harp,& Whitney,2009)。让观察者观看在不同时间频率下呈现的一系列不同面孔,并判断这些面孔的平均表情。结果发现他们可以在以 20Hz 频率呈现 20 张面孔的情况下,准确地找出平均表情。整体表征需要800ms 来进行时间上的整合。尽管整合时间高于低级运动的整合时间(Burr,1981;Nakayama,1985;Snowden & Braddick,1989),但是这个时间和视觉系统感知生物运动所需的时间类似(Neri,Morrone,& Burr,1998),这意味着这种整合可能是一种平行机制。

尽管我们目前关于概要知觉有了很多结果,而且有很多有关拥挤的结果说明,当概要统计被计算时,个体信息(比如,特殊圆的大小或者特殊面孔的表情)会丢失(比如,Rosenholtz,2011)。我们仍然有好的理由猜测整体水平物体表征在拥挤中仍然完整,但为了支持整体表征,这些信息可能堵塞而无法提取。基于 Parkes 及其同事(2011)的研究,Fisher 和 Whitney(2011)证明了在拥挤中,意识之外的面孔表情影响平均表情的知觉。重要的是,当面孔倒置时,整合知觉没有发生;就是说,整体只合并了面孔的整体信息。这表明高层次物体表征是完整的,并且对均值估计有影响,但无法意识到。

进一步,其他工作也支持高层次整体编码,这些工作指出观察者可以快速从一系列面孔中感知平均身份(de Fockert & Wolfenstein,2009;Yamanashi-Leib et al.,2012);并且研究发现,快速变化的半视野内表情平均可以通过神经平均的性质来预测(Sweeny et al.,2009)。

感知生物运动的整体信息

如果整体知觉会发生在高层次物体中(比如面孔),那么我们就有理由相信它也会发生在对生物运动的感知中,因为生物运动也是一种高层次视觉特征,中间涉及对形状和运动的整合。Sweeny、Haroz 和 Whitney(2012a)使用类似 Dakin(2001)的实验设计对这种可能性进行了检查。观察者需要基于短暂呈现的由运动点构成的一群人的运动朝向,每组刺激中,包含的人形数量不同,每个人的运动朝向也有所不同(也就是,不同大小的人群中,单个人具有相同或不同

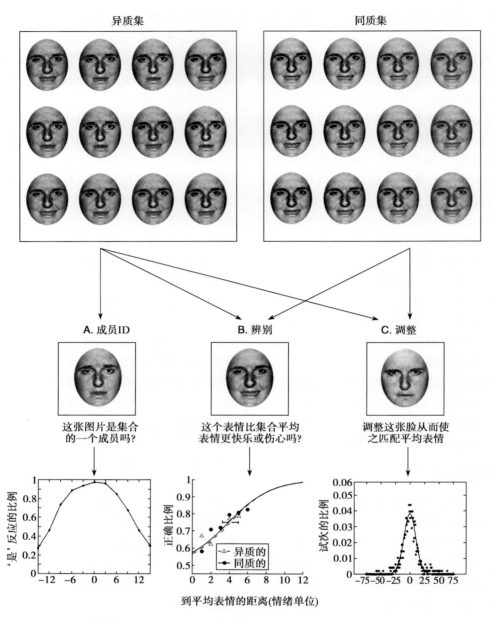

图 49.2 一些整体知觉范式。观察者需要观看一系列刺激(比如面孔)。(A)在这个实验中观察者需要识别测试面孔是否是之前呈现过的一组面孔中的一员。当测试面孔接近于整体面孔的平均表情时(0表示平均表情)观察者最可能认为它是面孔整体中的一员。因此,观察者不能表征个体面孔整体表征。(B)令人惊讶的是,当明确让观察者判别一组面孔中的平均表情时,他们可以像判别任何单个面孔一样辨别平均表情。(C)观察者使用鼠标来调整测试面孔,从而让它更符合平均面孔的表情,进而计算平均面孔表征的误差分布(0指平均表情)。被试的反应倾向于在平均表情周围。(改编自 Haberman & Whitney,2011b.)

的运动朝向)。他们发现观察者可以很快地从多个运动人形(由运动点组成)中整合信息,并精确估计人群的整体运动方向。本结果吸引人的地方在于,整合个体人形运动朝向可以让观察者比估计单个人运动朝向更精确的估计人群的运动方向。这种精确整体感知要求刺激直立且具有人体构形,表明这种编码发生在对形状和运动进行整合的高级视觉区。另外,让人惊讶的是这种整合发生在极短时间内(200ms),表明

即便在更复杂的视觉刺激中整体知觉也是平行进行的。

整体编码的多层次性和多通道性

本部分综述尽管无法面面俱到,不过它却可以帮助我们简要了解一下整体感知的发展历史。稳定的概要统计知觉发生在多个领域,表明整体感知发生在背侧和腹侧通路中的多个层次。一些整体编码,比如

平均亮度、颜色和朝向,可能在早期皮层(可能甚至在皮质下)阶段产生。其他,比如运动和位置,可能在背侧通路中产生。高层次形状和面孔的整体信息可能在腹侧、物体加工通路中产生。最后,生物运动的整体编码可能在腹侧和背侧通路的汇合点后产生。由于整体知觉可以出现在视觉分析中不同的独立层次上,比如整体面孔表征独立于整体亮度、朝向或者场景中的面孔特征,所以不存在单个视觉或者皮层区域来完全负责整体知觉。因此,尽管目前已有一些受生理启发的模型可以在视觉处理的单个层次上产生整体知觉(Balas, Nakano, & Rosenholtz, 2009;Freeman & Simoncelli, 2011;Rosenholtz et al. , 2012),但是它们却无法在视觉层级处理的多个阶段上具有重复和独立的整体表征,特别是对于高级物体,比如拥挤的运动任务或者面孔。

尽管不同物体属性在不同层次处理,但统一共性(uniting commonality)是指任何集合可能都是由单个整体知觉来表征。这种感知的产生和维持是为了意识的获取,而个体对象的信息,则因为视觉工作记忆,拥挤等的限制被丢失了。由于视觉系统会对集合中多个物体产生一个表征,从而对个体细节的丢失显得不那么重要。目前仍然有很多未解决的问题,比如同时可以维持多少种并发的整体感?是否不同层级的整体分析中会相互干扰(比如平均面孔表情,亮度和朝向)?以及是否整体能够绕开注意容量和视觉短期记忆的极限,或者仍然维持注意和记忆容量,而只是通过堆积信息,提高处理效率来完成?

我们很容易理解概要统计如何解释纹理外观——花岗、灰泥或者是其他物体表面。尽管纹理已经被广泛地研究(Beck, 1983;Landy & Graham, 2004;Malik & Rosenholtz, 1997;Nothdurft, 1991),而且低级特征的概要统计表征依然适用于典型纹理,但是把面孔或者行走方向感知为如纹理的整体,可能暗示着纹理可以在视觉处理的不同层级发生。

整体感知只是原型吗?

面孔的概要统计表征的证明可能会引发我们的疑问,即这个结果是否只是由于原型效应(prototype effect)导致的(Solso & McCarthy, 1981)?事实上,很多研究证据表明,随着学习时间增多,观察者会内隐地对任意模式产生统计敏感性(Fiser & Aslin, 2001;Posner & Keele, 1968)。但是,不像原型效应那样,整体编码不要求学习。概要统计表征是一种知觉过程,观察者只需一个试次就会形成。而原型效应意味着

观察者是由于长期暴露在特殊面孔特征下而错误地识别平均面孔(Solso & McCarthy, 1981)。整体编码中的平均面孔(或者大小,朝向等)会随着试次而变化,而且能被立刻识别。因而,整体感知是以更加灵活的方式把大量重要信息整合成更好处理的信息块。观察者实际上并没有看到平均脸,然而他们却可以通过整合单个面孔而形成平均面孔。

整体作为一种显式编码

考虑到大量工作已经证实视觉系统对概要统计敏感,并且对它们表征的内容也研究了很多,但是让人诧异的是,几乎没有工作探索其支持的机制。尽管有一些研究直接探讨了这个问题,但正如下文所描述的那样,目前仍然有很多基本问题没有被回答。比如,整体是怎么在大脑中计算的?多层次表征是否与个体表征所在的层级相同(比如,平均朝向是否在早期视觉皮层中计算,平均情感在面孔选择区计算)?

最近有关整体如何表征的研究证明存在特异于平均大小的后效应。后效应是神经适应性的产物,表明大脑在对特定特征进行表征(如 Suzuki, 2005),即大脑对引起后效应的特征进行专用编码。在 Corbett 及其同事(2012)的研究中,他们让观察者事先适应不同大小的点集,然后让观察者判断两个测试点哪个更大。在适应平均大小更大的点集后,观察者会认为测试点更小,反之亦然。这意味着平均大小是一种显式表征的特征。但是,该项研究中的一点不足是,作者并没有区分被试对个体的局部适应性(这一定存在)和对平均感知的适应性。为了明确验证这些后效应是来自对平均大小的适应性,需要证明该适应性独立于局部适应效应。不管如何,该研究结果为未来研究提供了启示,说明确定和刻画大脑中的整体表征是行得通的。

因此,越来越多证据表明,概要统计是在大脑中直接表征的,但是计算概要值的算法仍然不完全清楚。线性整合机制是目前最可行和流行的用以计算概要值的方案(如图 49.3)。这种方法非常直接(个体特征的表征被整合,并输出均值)。研究表明,基于该方法的模型被证明可以有效近似地对平均朝向(Parkes et al. , 2001)和平均生物运动方向进行感知(Sweeny, Haroz, & Whitney, 2012b)。这些整合模型包括一个用于编码个体特征的初始阶段的高斯信道,以及随后在输出阶段将这些信道合并,平均并且受到后期阶段高斯噪声干扰的过程。比如,几个朝向选择

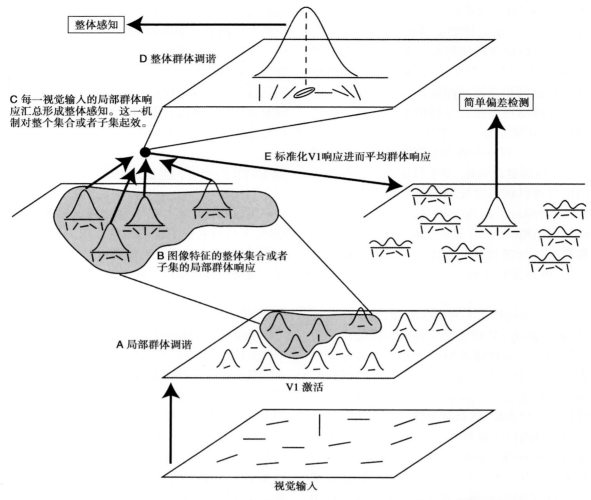

图49.3 突显效应的一个可能的生理机制模型。(A,B)视觉输入激活朝向选择性细胞(可能位于V1)。(C,D)一些或者全部朝向选择细胞合并在一起形成整体效应。(E)通过反馈或者水平连接，朝向选择性细胞的活动归一化成群体响应(整体效应)。任何未归一化的细胞活动视为异常。该模型的一个优势是它可以平行运作，从而可以不像低效率方法那样需要对比其中任意两个对象。(改编自Haberman & Whitney, 2011b。)

通道的输出可以被整合成群体编码。含有噪声的个体特征中心将决定平均朝向。这种机制在群体编码很常见(Suzuki, 2005)，因而假设它可以用于整体知觉，是非常合理的。

整合，特别是对很多特征的整合，可以平均掉局部特征估计中的噪声(Dakin, 2001; Ross & Burr, 2008; Morgan, Chubb, & Solomon, 2008)。此外，线性整合可以保证，当编码噪声特别高时，平均将和个体感知一样精确(甚至更精确)。这种精确性已在一些研究中被证实(Alvarez & Oliva, 2008; Ariely, 2001; Bulakowski, Bressler, & Whitney, 2007; Haberman & Whitney, 2009; Sweeny, Haroz, & Whitney, 2012a)。比如，Yamanashi-Leib等人最近发表的一项研究(2012)表明，面孔失认症患者(他们面孔识别噪声较高，从而识别单个面孔很困难)却仍然可以很好地识别群体平均

面孔。

Choo和Franconeri(2010)提供了一个关于在大脑中如何完成整合过程的比较让人信服的解释。他们注意到当物体空间邻近时(Pelli, Palomares和Majaj, 2004研究中提到的整合域，或者Intriligator和Cavanagh, 2001提到的最小注意分辨率区域)，会发生强制整合，这与V1区域的水平连接和V4的感受野大小一致。他们认为平均是经由低层级区域的这些连接整合，和高层级区域感受野内整合来实现的。该假设与"整体知觉在注意发散时更好"这个事实一致(Chong & Treisman, 2005a)。进一步，Sweeny及同事(2009)为上述推断提供了直接的经验支持。在他们的研究中，观察者短暂并同时观看出现在屏幕上的一对有不同表情的面孔，并对这些表情图片中的一张面孔打分。重要的是，面孔位置会发生变化，从而这两

张面孔要么落在高级神经元较大的感受野范围内（两张面孔都在同一个单侧视野中），要么落在不同感受野中（每张面孔位于不同侧视野中）。结果表明，知觉平均（给定面孔表情让观察者感觉像两张面孔的平均）只会发生在面孔图像位于高级面孔识别神经元相同的感受野上。

尽管这些研究暗示着整体编码可能是视觉系统的基础表征，但确定是否有多级表征存在，以及让模型算法更加精确，仍然有很多工作需要完成。我们认为，这些问题是未来该领域研究中最有挑战，也最让人兴奋的部分。

整体编码的含义

总而言之，目前我们已经清楚，尽管整体知觉可能不完全独立于注意，但是它们会隐式地出现。那么，环境中的隐式概括更广泛的含义是什么呢？该知识是如何有助于我们理解传统意义上的察觉呢？在本节中我们将探索这些问题。

绕过瓶颈

有研究发现整体可以隐式表征，使得一些研究者推断，尽管在意识受限的情况下，概要知觉可能依然形成视觉完整性的感觉（Cavanagh，2001；Chong & Treisman，2003；Haberman & Whitney，2009）。即便视觉系统可以同时显式表征一些物体（比如，Luck & Vogel，1997；Franconeri，待发表），但是在注意范围之外的物体却不会褪化为黑色。实际上，那些我们没有注意到的物体和场景信息是很丰富的。因此，我们很自然地会猜测，这种"大错觉（grand illusion）"可能部分来自概要统计知觉。自然场景统计量（比如，Simoncelli & Olshausen，2001）实际上非常稳定（Oliva，2005；Torralba & Oliva，2003），视觉系统可以通过概要知觉有效探索这些自然冗余。最近的一些研究，通过证明①整体表征是如何在个体细节的噪化编码中提供精确感知，②视觉场景的时刻觉察更类似于整体表征而不是对个体特征的突变，很好地支持了这项假说。

Sweeny、Haroz 和 Whitney（2012a）证明整合多个含噪特征产生的整体感知具有比个体感知更高的精度。当观察者观看不同方向运动的人群时，因为人群位于一个很大的空间范围，而且仅在 200ms 可见，所以观察者对每个步行者的编码是嘈杂的。尽管如此，观察者对人群的平均方向的感知会比对个体运动方向的感知更精确，这意味着即使对外周给定特征的感知很差，但对整个组（或者整个场景）感知也可以非常精确。

相似的高分辨率整合发生在注意焦点外。Alvarez 和 Oliva（2008）发现观察者报告他们跟踪的许多点的平均运动方向会和他们不跟踪（也就是超出注意焦点）的许多点的平均运动方向正确率一样高。模型发现尽管超出注意焦点的单个点感知的位置表征有噪声，正如所期待的那样，但这些噪化表征的均值可以准确预测平均位置任务的表现。这表明在意识受限的情况下整体信息仍然被保留，并且它也支持如下论断：整合提供了一种有效的方式来确保感知稳定性（即便只有含噪声的信息，也能产生精确的整体编码）。

对场景的瞬间意识遵从整体表征，即使当个体特征的突变不被注意到。Alvarez 和 Oliva（2009）发现在需要高度注意的跟踪任务下，观察者可以显式觉知背景上下两半平均朝向的变化。但是当这种变化保留了整体信息时（也就是平均朝向），观察者就无法意识到。因此，即使在注意资源匮乏的情况下，整体场景的统计信息仍然可以被保留。

关于整体可以提供低代价知觉稳定性的一个补充证据来自双任务范式（Haberman 和 Whitney（2011a））。要求观察者每个试次观看 16 个连续出现的面孔整体（两个整体），其中 4 张面孔会从一个极端表情变化到另一个极端表情（比如，4 张快乐面孔变成悲伤面孔）。这种转变使得每个整体的平均情感发生变化。观察者被要求识别①两个整体中哪个的平均表情更快乐（整体任务）以及②表情变化 1/4 的位置（改变位置任务）。研究发现，即便观察者不能报告在屏幕中哪个位置发生了变化，观察者仍然可以高于随机选择的正确率来完成整体识别任务。尽管位置改变识别反映了显式意识的限制，整体编码似乎绕过了这些限制。总而言之，上述提到的研究指出在面对有限信息时，我们仍然能维持我们视觉世界的稳定性，这是一种很稳定和有效的工作方式。

视觉搜索

整体编码和视觉搜索两者之间可能的联系非常有吸引力。尽管已有大量研究探索了视觉搜索的性质（Treisman，1982；Verghese，2001；Wolfe，Cave，& Franzel，1989），但有关产生突显效应的生理可行性机制（比如，算法或神经实现，Marr，1982）仍然在争论中（Eckstein，1998；Itti & Koch，2000；Wolfe，2003）。概要统计知觉——整体编码——可以作为一种计算偏差的有效方法。一些其他的模型有相似的暗示（比如，Callaghan，1984；Duncan & Humphreys，1989）。这些模型经暗示相似性影响突显效应（Duncan & Humphreys，1989）。但是，什么可以算作"相似"，什么又可以算作"不相似"仍然还不清楚。概要统计表征本身可以提供相似性的基本准则，从而可以用作偏差检测（Rosenholtz et al.，2012）。最近对视觉搜索的研究也发现在注意产生前，很多外周视觉有可能被表征成整体，这种非选择性整体路径可以让我们产生一个整体印象，进而指导选择性通路。因此，这形成了一个更有效率的搜索策略（Wolfe et al.，2011）。

那么，一个简单且生理可行的群体编码算法是如何提取整体信息并产生突显效应的呢？图 49.3A 图中，有向线段阵列可能会刺激局部朝向选择性细胞（比如在 V1 中）群体。如果局部调谐感受野被采样（图 49.3B），且它的输出被整合在一起（图 49.3C），那么可以绘制出全局群体调谐曲线（只有一部分项需要被采样）（比较 Dakin & Watt，1997；Morgan，Chubb，& Solomon，2008；Myczek & Simons，2008）。这一全局群体曲线是局部调谐曲线的均值，并最终产生了整体感知（图 49.3D）。因为大多数输入有相似的朝向，从而任何偏离方向的朝向的影响在全局群体曲线会被减弱。全局群体响应接着对局部调谐进行标准化（通过反馈或者水平连接，图 49.3E）。大多数局部群体响应被降低到 0 附近，剩下不在 0 附近的是对偏差朝向的反应。尽管低级标准化或者上下文依赖程序都已在其他模型中实现了（比如，Itti，Koch，& Niebur，1998；Li，1999），本模型依然暗示了整体编码和整体感知是突显效应的基础。该模型的一个特别优势是标准化处理可以平行操作，而不需要重复性地比较局部群体响应。

结论

尽管在视觉处理和意识受限上有很多瓶颈，人类仍然可以从场景中提取大量信息（Oliva & Torralba，2001；Potter，1976；Thorpe，Fize，& Marlot，1996；Torralba & Oliva，2003）。目前清楚的是，很多这类信息可能利用概要统计的形式对场景中相似特征或者物体进行有效的整体感知计算。整体编码从最低级的特征开始，然后逐渐进入到高级的物体和面孔知觉。整体知觉迅速且自动地发生；尽管它受注意的调控，但不会只局限于注意焦点中。更广泛地，整体知觉可能是我们知觉完整和丰富视觉世界的基础。

参考文献

Albrecht, A. R., & Scholl, B. (2010). Perceptually averaging in a continuous visual world: Extracting statistical summary representations over time. *Psychological Science*, *21*, 560–567.

Albrecht, A. R., Scholl, B., & Chun, M. M. (2011). Perceptual averaging by eye and ear: Computing summary statistics from multimodal stimuli. *Journal of Vision*, *11*(11), 1210. doi:10.1167/11.11.1210.

Alvarez, G. A. (2011). Representing multiple objects as an ensemble enhances visual cognition. *Trends in Cognitive Neurosciences*, *15*, 122–131. doi:10.1016/j.tics.2011.01.003.

Alvarez, G. A., & Oliva, A. (2008). The representation of simple ensemble visual features outside the focus of attention. *Psychological Science*, *19*, 392–398.

Alvarez, G. A., & Oliva, A. (2009). Spatial ensemble statistics are efficient codes that can be represented with reduced attention. *Proceedings of the National Academy of Sciences of the United States of America*, *106*, 7345–7350.

Anderson, N. H. (1965). Averaging versus adding as a stimulus-combination rule in impression-formation. *Journal of Experimental Psychology*, *70*(4), 394–400.

Anderson, N. H. (1971). Integration theory and attitude change. *Psychological Review*, *78*, 171–206.

Anderson, N. H., Lindner, R., & Lopes, L. L. (1973). Integration theory applied to judgments of group attractiveness. *Journal of Personality and Social Psychology*, *26*, 400–408.

Ariely, D. (2001). Seeing sets: Representation by statistical properties. *Psychological Science*, *12*, 157–162.

Ariely, D. (2008). Better than average? When can we say that subsampling of items is better than statistical summary representations? *Perception & Psychophysics*, *70*, 1325–1326.

Arnold, D. H., Birt, A., & Wallis, T. S. A. (2008). Perceived size and spatial coding. *Journal of Neuroscience*, *28*, 5954–5958.

Balas, B., Nakano, L., & Rosenholtz, R. (2009). A summary-statistic representation in peripheral vision explains visual crowding. *Journal of Vision*, *9*(12), 1–18. doi:10.1167/9.12.13.

Battelli, L., Pascual-Leone, A., & Cavanagh, P. (2007). The "when" pathway of the right parietal lobe. *Trends in Cognitive Sciences*, *11*, 204–210.

Beck, J. (1983). Textural segmentation, 2nd-order statistics, and textural elements. *Biological Cybernetics*, *48*, 125–130.

Bosking, W. H., Crowley, J. C., & Fitzpatrick, D. (2002). Spatial coding of position and orientation in primary visual cortex. *Nature Neuroscience*, *5*, 874–882.

Brady, T. F., & Alvarez, G. A. (2011). Hierarchical encoding in visual working memory: Ensemble statistics bias memory for individual items. *Psychological Science*, *22*, 384–392.

Britten, K. H., & Heuer, H. W. (1999). Spatial summation in the receptive fields of MT neurons. *Journal of Neuroscience*, *19*, 5074–5084.

Britten, K. H., Shadlen, M. N., Newsome, W. T., & Movshon, J. A. (1992). The analysis of visual-motion—a comparison of neuronal and psychophysical performance. *Journal of Neuroscience*, *12*, 4745–4765.

Bulakowski, P. F., Bressler, D. W., & Whitney, D. (2007). Shared attentional resources for global and local motion processing. *Journal of Vision*, *7*(10), 810–817. doi:10.1167/7.10.10.

Burr, D. C. (1981). Temporal summation of moving images by the human visual-system. *Proceedings of the Royal Society of London. Series B, Biological Sciences*, *211*, 321–339.

Callaghan, T. C. (1984). Dimensional interaction of hue and

brightness in preattentive field segregation. *Perception & Psychophysics, 36*(1), 25–34.

Cavanagh, P. (2001). Seeing the forest but not the trees. *Nature Neuroscience, 4*, 673–674.

Chong, S. C., Joo, S. J., Emmanouil, T. A., & Treisman, A. (2008). Statistical processing: Not so implausible after all. *Perception & Psychophysics, 70*, 1327–1334.

Chong, S. C., & Treisman, A. (2003). Representation of statistical properties. *Vision Research, 43*, 393–404.

Chong, S. C., & Treisman, A. (2005a). Attentional spread in the statistical processing of visual displays. *Perception & Psychophysics, 67*, 1–13.

Chong, S. C., & Treisman, A. (2005b). Statistical processing: Computing the average size in perceptual groups. *Vision Research, 45*, 891–900.

Choo, H., & Franconeri, S. L. (2010). Objects with reduced visibility still contribute to size averaging. *Attention, Perception & Psychophysics, 72*, 86–99.

Corbett, J. E., Wurnitsch, N., Schwartz, A., & Whitney, D. (2012). An aftereffect of adaptation to mean size. *Visual Cognition, 20*, 211–231.

Dakin, S. C. (2001). Information limit on the spatial integration of local orientation signals. *Journal of the Optical Society of America. A, Optics, Image Science, and Vision, 18*, 1016–1026.

Dakin, S. C., Bex, P. J., Cass, J. R., & Watt, R. J. (2009). Dissociable effects of attention and crowding on orientation averaging. *Journal of Vision, 9*(11), 1–16. doi:10.1167/9.11.28.

Dakin, S. C., & Watt, R. J. (1997). The computation of orientation statistics from visual texture. *Vision Research, 37*, 3181–3192.

de Fockert, J. W., & Marchant, A. P. (2008). Attention modulates set representation by statistical properties. *Perception & Psychophysics, 70*, 789–794.

de Fockert, J., & Wolfenstein, C. (2009). Rapid extraction of mean identity from sets of faces. *Quarterly Journal of Experimental Psychology, 62*, 1716–1722.

de Gardelle, V., & Summerfield, C. (2011). Robust averaging during perceptual judgment. *Proceedings of the National Academy of Sciences of the United States of America, 108*, 13341–13346.

Demeyere, N., Rzeskiewicz, A., Humphreys, K. A., & Humphreys, G. W. (2008). Automatic statistical processing of visual properties in simultanagnosia. *Neuropsychologia, 46*, 2861–2864.

Duncan, J., & Humphreys, G. W. (1989). Visual-search and stimulus similarity. *Psychological Review, 96*, 433–458.

Eckstein, M. P. (1998). The lower visual search efficiency for conjunctions is due to noise and not serial attentional processing. *Psychological Science, 9*, 111–118.

Emmanouil, T. A., & Treisman, A. (2008). Dividing attention across feature dimensions in statistical processing of perceptual groups. *Perception & Psychophysics, 70*, 946–954.

Fischer, J., & Whitney, D. (2011). Object-level visual information gets through the bottleneck of crowding. *Journal of Neurophysiology, 106*, 1389–1398.

Fiser, J., & Aslin, R. N. (2001). Unsupervised statistical learning of higher-order spatial structures from visual scenes. *Psychological Science, 12*, 499–504.

Fouriezos, G., Rubenfeld, S., & Capstick, G. (2008). Visual statistical decisions. *Perception & Psychophysics, 70*, 456–464.

Franconeri, S. L. (in press). The nature and status of visual resources. In D. Resiberg (Ed.), *Oxford handbook of cognitive psychology.* Oxford: Oxford University Press.

Franconeri, S. L., Alvarez, G. A., & Enns, J. T. (2007). How many locations can be selected at once? *Journal of Experimental Psychology. Human Perception and Performance, 33*, 1003–1012.

Freeman, J., & Simoncelli, E. P. (2011). Metamers of the ventral stream. *Nature Neuroscience, 14*(9), 1195–1201.

Greenwood, J. A., Bex, P. J., & Dakin, S. C. (2009). Positional averaging explains crowding with letter-like stimuli. *Proceedings of the National Academy of Sciences of the United States of America, 106*, 13130–13135.

Haberman, J., Harp, T., & Whitney, D. (2009). Averaging facial expression over time. *Journal of Vision, 9*(11), 1–13. doi:10.1167/9.11.1.

Haberman, J., & Whitney, D. (2007). Rapid extraction of mean emotion and gender from sets of faces. *Current Biology, 17*, R751–R753.

Haberman, J., & Whitney, D. (2009). Seeing the mean: Ensemble coding for sets of faces. *Journal of Experimental Psychology. Human Perception and Performance, 35*(3), 718–734.

Haberman, J., & Whitney, D. (2010). The visual system discounts emotional deviants when extracting average expression. *Attention, Perception & Psychophysics, 72*, 1825–1838.

Haberman, J., & Whitney, D. (2011a). Efficient summary statistical representation when change localization fails. *Psychonomic Bulletin & Review, 18*, 955–959.

Haberman, J., & Whitney, D. (2011b). Ensemble perception: Summarizing the scene and broadening the limits of visual processing. In J. Wolfe & L. Robertson (Eds.), *A festschrift in honor of Anne Treisman.* Oxford: Oxford University Press.

Hess, R. F., & Holliday, I. E. (1992). The coding of spatial position by the human visual-system—effects of spatial scale and contrast. *Vision Research, 32*, 1085–1097.

Im, H. Y., & Chong, S. C. (2009). Computation of mean size is based on perceived size. *Attention, Perception & Psychophysics, 71*, 375–384.

Intriligator, J., & Cavanagh, P. (2001). The spatial resolution of visual attention. *Cognitive Psychology, 43*, 171–216.

Itti, L., & Koch, C. (2000). A saliency-based search mechanism for overt and covert shifts of visual attention. *Vision Research, 40*, 1489–1506.

Itti, L., Koch, C., & Niebur, E. (1998). A model of saliency-based visual attention for rapid scene analysis. *IEEE Transactions on Pattern Analysis and Machine Intelligence, 20*, 1254–1259.

Koenderink, J. J., van Doorn, A. J., & Pont, S. C. (2004). Light direction from shad(ow)ed random Gaussian surfaces. *Perception, 33*, 1405–1420.

Koffka, K. (1935). *The principles of Gestalt psychology.* London: Routledge and Kegan Paul.

Landy, M., & Graham, N. (2004). Visual perception of texture. In L. M. Chalupa & J. S. Werner (Eds.), *The visual neurosciences* (Vol. 2, pp. 1106–1118). Cambridge, MA: MIT Press.

Leon, M., Oden, G. C., & Anderson, N. H. (1973). Functional measurement of social values. *Journal of Personality and Social Psychology, 27*, 301–310.

Levi, D. M. (2008). Crowding—an essential bottleneck for object recognition: A mini-review. *Vision Research, 48*, 635–654.

Levin, I. P. (1974). Averaging processes in ratings and choices based on numerical information. *Memory & Cognition, 2*, 786–790.

Li, Z. (1999). Contextual influences in V1 as a basis for pop out and asymmetry in visual search. *Proceedings of the National Academy of Sciences of the United States of America, 96*, 10530–10535.

Luck, S. J., & Vogel, E. K. (1997). The capacity of visual

working memory for features and conjunctions. *Nature*, *390*(6657), 279–281.

Malik, J., & Rosenholtz, R. (1997). Computing local surface orientation and shape from texture for curved surfaces. *International Journal of Computer Vision, 23*, 149–168.

Marois, R., Yi, D. J., & Chun, M. M. (2004). The neural fate of consciously perceived and missed events in the attentional blink. *Neuron, 41*, 465–472.

Marr, D. (1982). *Vision: A computational investigation into the human representation and processing of visual information*. San Francisco: W. H. Freeman.

Morgan, M., Chubb, C., & Solomon, J. A. (2008). A "dipper" function for texture discrimination based on orientation variance. *Journal of Vision, 8*(11), 9. doi:10.1167/8.11.9.

Morgan, M. J., & Glennerster, A. (1991). Efficiency of locating centres of dot-clusters by human observers. *Vision Research, 31*, 2075–2083.

Murray, S. O., Boyaci, H., & Kersten, D. (2006). The representation of perceived angular size in human primary visual cortex. *Nature Neuroscience, 9*, 429.

Myczek, K., & Simons, D. J. (2008). Better than average: Alternatives to statistical summary representations for rapid judgments of average size. *Perception & Psychophysics, 70*, 772–788.

Nakayama, K. (1985). Biological image motion processing—a review. *Vision Research, 25*, 625–660.

Nakayama, K. (1990). The iconic bottleneck and the tenuous link between early visual processing and perception. In C. Blakemore (Ed.), *Vision: Coding and efficiency* (pp. 411–422). Cambridge: Cambridge University Press.

Neri, P., Morrone, M. C., & Burr, D. C. (1998). Seeing biological motion. *Nature, 395*, 894–896.

Newsome, W. T., & Pare, E. B. (1988). A selective impairment of motion perception following lesions of the middle temporal visual area (MT). *Journal of Neuroscience, 8*, 2201–2211.

Noe, A., Pessoa, L., & Thompson, E. (2000). Beyond the grand illusion: What change blindness really teaches us about vision. *Visual Cognition, 7*, 93–106.

Nothdurft, H. C. (1991). Texture segmentation and pop-out from orientation contrast. *Vision Research, 31*, 1073–1078.

Oliva, A. (2005). Gist of the scene. In L. Itti, G. Rees, & J. K. Tsotsos (Eds.), *Neurobiology of attention* (pp. 251–256). San Diego, CA: Elsevier.

Oliva, A., & Torralba, A. (2001). Modeling the shape of the scene: A holistic representation of the spatial envelope. *International Journal of Computer Vision, 42*(3), 145–175.

Parkes, L., Lund, J., Angelucci, A., Solomon, J. A., & Morgan, M. (2001). Compulsory averaging of crowded orientation signals in human vision. *Nature Neuroscience, 4*(7), 739–744.

Pelli, D. G., Palomares, M., & Majaj, N. J. (2004). Crowding is unlike ordinary masking: Distinguishing feature integration from detection. *Journal of Vision, 4*(12), 1136–1169. doi:10.1167/4.12.12.

Posner, M. I., & Keele, S. W. (1968). On genesis of abstract ideas. *Journal of Experimental Psychology, 77*, 353–363.

Potter, M. C. (1976). Short-term conceptual memory for pictures. *Journal of Experimental Psychology. Human Learning and Memory, 2*, 509–522.

Pylyshyn, Z. W., & Storm, R. W. (1988). Tracking multiple independent targets: Evidence for a parallel tracking mechanism. *Spatial Vision, 3*(3), 179–197.

Raymond, J. E., Shapiro, K. L., & Arnell, K. M. (1992). Tem-porary suppression of visual processing in an RSVP task: An attentional blink? *Journal of Experimental Psychology. Human Perception and Performance, 18*, 849–860.

Rensink, R. A., O'Regan, J. K., & Clark, J. J. (1997). To see or not to see: The need for attention to perceive changes in scenes. *Psychological Science, 8*, 368–373.

Robitaille, N., & Harris, I. M. (2011). When more is less: Extraction of summary statistics benefits from larger sets. *Journal of Vision, 11*(12), 1–8. doi:10.1167/11.12.18.

Rosenholtz, R. (2011). What your visual system sees where you are not looking. In B. E. Rogowitz & T. N. Pappas (Eds.), *Proceedings of the SPIE 7865, Human Vision and Electronic Imaging, XVI*, 786510, San Francisco, CA.

Rosenholtz, R., Huang, J., Raj, A., Balas, B. J., & Llie, L. (2012). A summary statistic representation in peripheral vision explains visual search. *Journal of Vision, 12*(4), 1–17. doi:10.1167/12.4.14.

Ross, J., & Burr, D. (2008). The knowing visual self. *Trends in Cognitive Sciences, 12*, 363–364. doi:10.1016/j.tics.2008.06.007.

Scholl, B. J., & Pylyshyn, Z. W. (1999). Tracking multiple items through occlusion: Clues to visual objecthood. *Cognitive Psychology, 38*, 259–290.

Simoncelli, E. P., & Olshausen, B. A. (2001). Natural image statistics and neural representation. *Annual Review of Neuroscience, 24*, 1193–1216.

Simons, D. J., & Levin, D. T. (1997). Change blindness. *Trends in Cognitive Sciences, 1*, 261–267. doi:10.1016/S1364-6613(97)01080-2.

Simons, D. J., & Myczek, K. (2008). Average size perception and the allure of a new mechanism. *Perception & Psychophysics, 70*(7), 1335–1336.

Snowden, R. J., & Braddick, O. J. (1989). The combination of motion signals over time. *Vision Research, 29*, 1621–1630.

Solomon, J. A. (2010). Visual discrimination of orientation statistics in crowded and uncrowded arrays. *Journal of Vision, 10*(14), 1–16. doi:10.1167/10.14.19.

Solomon, J. A., Morgan, M., & Chubb, C. (2011). Efficiencies for statistics of size discrimination. *Journal of Vision, 12*(12), 1–11. doi:10.1167/11.12.13.

Solso, R. L., & McCarthy, J. E. (1981). Prototype formation of faces—a case of pseudo-memory. *British Journal of Psychology, 72*, 499–503.

Suzuki, S. (2005). High-level pattern coding revealed by brief shape aftereffects. In C. Clifford & G. Rhodes (Eds.), *Advances in visual cognition: Vol 2. Fitting the mind to the world: Adaptation and aftereffects in high-level vision* (pp. 135–172). New York: Oxford University Press.

Sweeny, T. D., Grabowecky, M., Paller, K., & Suzuki, S. (2009). Within-hemifield perceptual averaging of facial expressions predicted by neural averaging. *Journal of Vision, 9*(3), 1–11. doi:10.1167/9.3.2.

Sweeny, T. D., Haroz, S., & Whitney, D. (2012a). Perceiving group behavior: Sensitive ensemble coding mechanisms for biological motion of human crowds. *Journal of Experimental Psychology: Human Perception and Performance, 32*, 329–337. doi:10.1037/a0028712.

Sweeny, T. D., Haroz, S., & Whitney, D. (2012b). Reference repulsion in the categorical perception of biological motion. *Vision Research, 64*, 26–34. doi:10.1016/j.visres.2012.05.008.

Thorpe, S., Fize, D., & Marlot, C. (1996). Speed of processing in the human visual system. *Nature, 381*, 520–522.

Torralba, A., & Oliva, A. (2003). Statistics of natural image categories. *Network (Bristol, England), 14*(3), 391–412.

Treisman, A. (1982). Perceptual grouping and attention in

visual-search for features and for objects. *Journal of Experimental Psychology. Human Perception and Performance, 8*(2), 194–214.

Verghese, P. (2001). Visual search and attention: A signal detection theory approach. *Neuron, 31,* 523–535.

Victor, J. D., Purpura, K., Katz, E., & Mao, B. Q. (1994). Population encoding of spatial-frequency, orientation, and color in macaque V1. *Journal of Neurophysiology, 72*(5), 2151–2166.

Vogels, R. (1990). Population coding of stimulus orientation by striate cortical-cells. *Biological Cybernetics, 64,* 25–31.

Watamaniuk, S. N. J., & Duchon, A. (1992). The human visual-system averages speed information. *Vision Research, 32,* 931–941.

Watamaniuk, S. N. J., & McKee, S. P. (1998). Simultaneous encoding of direction at a local and global scale. *Perception & Psychophysics, 60,* 191–200.

Watamaniuk, S. N. J., Sekuler, R., & Williams, D. W. (1989). Direction perception in complex dynamic displays—the integration of direction information. *Vision Research, 29,* 47–59.

Wertheimer, M. (1923). Untersuchungen zur Lehre von der Gestalt. *Psychologische Forschung, 4,* 301–350.

Whitaker, D., McGraw, P. V., Pacey, I., & Barrett, B. T. (1996). Centroid analysis predicts visual localization of first- and second-order stimuli. *Vision Research, 36,* 2957–2970.

Whiting, B. F., & Oriet, C. (2011). Rapid averaging? Not so fast! *Psychonomic Bulletin & Review, 18,* 484–489.

Whitney, D., & Levi, D. M. (2011). Visual crowding: A fundamental limit on conscious perception and object recognition. *Trends in Cognitive Sciences, 15,* 160–168. doi:10.1016/j.tics.2011.02.005.

Williams, D. W., & Sekuler, R. (1984). Coherent global motion percepts from stochastic local motions. *Vision Research, 24,* 55–62.

Wolfe, J. M. (2003). Moving towards solutions to some enduring controversies in visual search. *Trends in Cognitive Sciences, 7,* 70–76. doi:10.1016/S1364-6613(02)00024-4.

Wolfe, J. M., Cave, K. R., & Franzel, S. L. (1989). Guided search—an alternative to the feature integration model for visual-search. *Journal of Experimental Psychology. Human Perception and Performance, 15,* 419–433.

Wolfe, J. M., Võ, M. L. H., Evans, K. K., & Greene, M. R. (2011). Visual search in scenes involves selective and nonselective pathways. *Trends in Cognitive Sciences, 15,* 77–84.

Yamanashi-Leib, A., Puri, A. M., Fischer, J., Bentin, S., Whitney, D., & Robertson, L. (2012). Crowd perception in prosopagnosia. *Neuropsychologia, 50,* 1698–1707. doi:10.1016/j.neuropsychologia.2012.03.026.

第50章 面孔知觉

Gillian Rhodes, Andrew J. Calder

我们基于面孔丰富的线索来与人交往。只需少许努力，就可以从面孔中识别出身份、情感状态、性别、种族、年龄、吸引力和注意焦点等信息。这种流畅性非同寻常，因为面孔间具有很强的视觉相似性，要辨别其中的细微差别非常困难。本章中，我们将对这种既可以识别成千上万张面孔，又可以识别其微妙表情变化的面孔加工能力的神经和计算机制进行回顾。我们首先将概述大脑中面孔编码网络，然后考察用于编码身份和表情的计算机制，以及这些机制如何在面孔识别网络中实现。

面孔编码网络

面孔知觉依赖于外纹状体视觉皮层中多个面孔选择区组成的网络（Haxby & Gobbini, 2011；Haxby, Hoffman, & Gobbini, 2000）（见图50.1）。核心系统由枕下回的枕叶面孔区（OFA）、外侧梭状回的梭状回面孔区（FFA）和颞上沟后侧一部分区域（STS）组成。尽管双侧均可以发现这些面孔区，但是这些区在右侧半球显得更大且更容易发现，这与已有的证据一致：面孔知觉具有右半球优势（De Renzi et al., 1994）。核心系统负责面孔的视觉表征。尽管对单个面孔区及不同面孔区间交互的精确功能还有待研究，然而已经知道OFA可能会对面孔进行初始表征，并向FFA和STS传递信息（Fairhall & Ishai, 2007；Haxby, Hoffman, & Gobbini, 2000；Pitcher, Walsh, & Duchaine, 2011）；FFA已被认为用于编码不变的信息，比如身份、性别和种族等（Gauthier et al., 2000；George et al., 1999；Grill-Spector, Knouf, & Kanwisher, 2004；Haxby, Hoffman, & Gobbini, 2000；Kanwisher & Barton, 2011；Kanwisher & Yovel, 2006；Mazard, Schiltz, & Rossion, 2006；Rotshtein et al., 2005；Winston et al., 2004），而STS则处理可变信息，比如情绪表情、注视方向和讲话形态（facial speech）等（Andrews & Ewbank, 2004；Calder & Young, 2005；Haxby, Hoffman, & Gobbini, 2002；Hoffman & Haxby, 2000）。核心系统外的其他面孔区构成了面孔扩展系统，它们对面孔有强烈反应（但不是最大），一般认为这些脑区参与编码面部外观（可阅 Haxby &

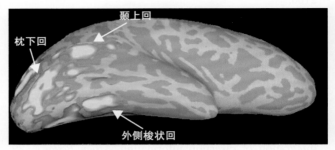

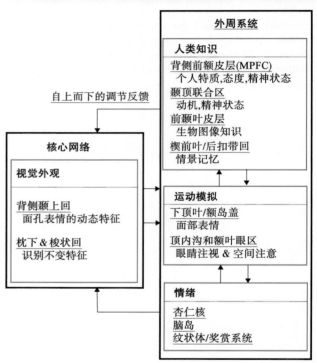

图50.1 （上）单被试颞枕皮层上，三个对面孔反应比房屋反应更强的外纹状面孔区。激活脑区显示在膨胀的皮层表面。（图片来源于 Haxby & Gobbini, 2011）（下）Haxby 提出的关于面孔知觉的分布式神经系统模型。（图片来源于 Haxby & Gobbini, 2011）

Gobbini, 2011）。核心系统对扩展系统有广泛投射，从而扩展系统可以从面孔视觉表征中提取不同类型的社会信息（比如，人类知识、情绪状态等）。

FFA 究竟特异于处理面孔信息（Kanwisher, Mc-Dermott, & Chun, 1997；Kanwisher & Yovel, 2006），还是具有处理一般物体的专家知识（Gauthier & Nelson, 2001），目前还有很多讨论。然而，专业知识理论的核心预测，即 FFA 对非面孔物体的反应强度会随着专业化程度的增加而增加,还没有得到广泛支持(可参阅 McKone,Kanwisher,& Duchaine,2007)。因而,FFA 看起来更可能特异于对面孔进行处理(Kanwisher & Barton,2011)。

编码身份

这里我们考虑两种计算机制,整体编码(holistic coding)和基于常模的适应性编码(adaptive norm-based coding)。这两种计算机制可以帮助我们理解为什么尽管面孔视觉模式如此相似,我们仍然可以分辨和识别成千上万张面孔。

整体编码

不同于很多其他视觉物体,面孔很难通过特定部分或所有面孔共有的一阶构型(眼睛位于鼻子上面,鼻子位于嘴巴上面)来识别。成功识别面孔需要对更精细的、内部特征间的空间关系或不同特征间的空间关系等二阶变异敏感(Diamond & Carey,1986)。一般而言,面孔识别似乎需要整合整个面孔的信息(综述可参阅 Farah et al.,1998;Maurer,Le Grand,& Mondloch,2002;McKone,Kanwisher,& Duchaine,2007;McKone & Robbins,2011;Peterson & Rhodes,2003)。有很多术语用于描述面孔这种与众不同的编码,比如"整体编码""构形编码""二阶关系编码""粗编码"和"全局编码"。尽管这些术语的精确含义和/或操作性

定义不同(可参阅综述 Farah et al.,1998;Peterson & Rhodes,2003),但是它们都与更加局部、基于特征的编码(也被称为局部编码、零碎编码、部分编码、成分编码、精细编码或解析编码)不同。这里我们使用"整体编码"来指称这种通过整合面孔不同信息来表达其外观特征及它们空间关系的编码(请参看 McKone,Kanwisher,& Duchaine,2007;McKone & Robbins,2011;Rossion,2008;Tanaka & Gordon,2011)。

面孔整体编码的证据来自三个效应(如图 50.2):组合效应、整体优势(部分-整体效应)和倒置效应。尽管空间环境效应并非面孔唯一(Schwartz,Hsu,& Dayan,2007),但整体加工看起来更像是面孔加工的标志,而非更一般的专家效应(McKone & Robbins,2011)。

多方面的证据表明整体编码对面孔识别有帮助。第一,倒置面孔的识别能力大大降低(比如 Tanaka & Farah,1993)。第二,其他种族面孔的识别能力会比同种族的面孔的识别能力要差(Hancock & Rhodes,2008;Hayward,Rhodes,& Schwaninger,2008;Michel,Caldara,& Rossion,2006;Michel,Corneille,& Rossion,2007;Michel et al.,2006;Mondloch et al.,2010;Rhodes,Hayward,& Winkler,2006;Rhodes et al.,1989,2009;Tanaka,Kiefer,& Bukach,2004)。第三,获得性面孔失认症患者的面孔识别能力会下降(比如,Barton et al.,2002;Barton,Zhao,& Keenan,2003)。获得性面孔失认症是由于大脑后天损伤导致的面孔识别障碍,不过有些面孔失认症是先天形成的(Le Grand

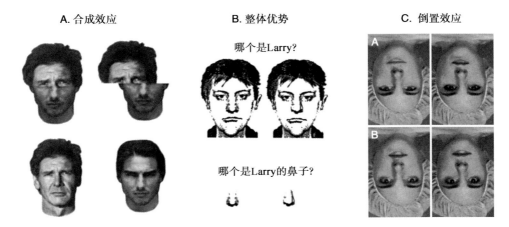

A. 合成效应　　**B. 整体优势**　　**C. 倒置效应**

哪个是Larry?

哪个是Larry的鼻子?

图50.2 (A)组合效应。把一张面孔的上半部分和另一幅面孔的下半部分拼合在一起,相比于偏离未拼合的情况(右上),使识别上半部分面孔变得更加困难(左上)(Young,Hellawell,& Hay,1987)。用来产生组合效应的面孔见 A 图下方。(B)整体优势(部分-整体效应)。在观看 Larry 整个面孔后,相比从孤立的鼻子刺激中识别 Larry 的鼻子,人们可以更容易基于整张面孔刺激识别出 Larry 的鼻子(Tanaka & Farah,1993)。(C)倒置效应。倒置会使得面孔知觉消失,特别是它们的空间关系(B 行中面孔眼睛间隔不同)。对特征外形(A 行面孔中眼睛形状不同)的敏感度却经常更少受到影响(可参阅综述 McKone & Yovel,2009)。本图经 Macmillan 出版集团同意,改编自 Le Grand et al.,2001。

et al.，2006；Palermo et al.，2011b）。最后，个体间稳定的面孔特异性识别能力差异（Wilmer et al.，2010；Zhu et al.，2010），与个体对面孔的整体编码能力差异间存在相关（Wang et al.，2012）。更进一步的，整体编码的个体差异可以预测剑桥面孔记忆测试的行为成绩（Richler，Cheung，& Gauthier，2011）。然而更为知觉的任务和整体编码间的联系则没那么清晰，一些研究发现两者之间有联系（Richler，Cheung，& Gauthier，2011），而有一些研究则没有发现这种联系（Konar，Bennet，& Sekuler，2010；Mondloch & Desjarlais，2010）。如果面孔特异的行为表现可以在这些任务中互相分离，我们也许将会得到更清晰的联系，但这方面还缺少具体的研究数据。

目前在该领域还有很多开放性问题和未解决的矛盾。事实上，目前关于整体编码是什么或者如何测量整体编码还没有达成共识。不同测量方式并不总是得到一致结果（比如，Mondloch et al.，2010），甚至一些基本测量的变种也是这样（Richler，Cheung，& Gauthier，2011；同时请参考 DeGutis et al.，2013）。而且，尽管倒置效应是说明面孔编码特殊性的核心证据，但有关正立和倒置面孔之间编码的定性差异并非没有异议（Gold，Mundy，& Tjan，2012；Hayward，Rhodes，& Schwaninger，2008；Rhodes，Hayward，& Winkler，2006；Sekuler et al.，2004）。显然，很大的倒置效应并不能像通常假设的那样直接和空间关系的构形编码等同，因为很大的倒置效应可能发生在空间关系上，也可能发生特征知觉上（Hayward，Rhodes，& Schwaninger，2008；Rhodes，Brake，& Atkinson，1993；Rhodes，Hayward，& Winkler，2006）。最近，针对对比阈限的理想观测分析发现，对正立和倒置面孔的知觉均没有像期望的那样比对它们局部部件的知觉要好（Gold，Mundy，& Tjan，2012）。该结果是如何与其他正立面孔整体效应任务的结果一致，以及这是否可以推广到可见面孔的识别（如面孔识别中所用的面孔），仍还需要探索。

基于常模的编码

很多理论学家认为，一种优雅而经济的面孔神经表征方式是编码每张面孔和常模面孔之间的差异。常模面孔对应面孔多维特征组成的"面孔空间"中面孔分布的中央趋势（即平均值）（Diamond & Carey，1986；Goldstein & Chance，1980；Hebb，1949；Hochberg，1978；Leopold et al.，2001；Rhodes，1988，1996；Rhodes，Brennan，& Carey，1987；Rhodes & Jeffery，2006；Tsao & Freiwald，2006；Valentine，1991）。这种形式的编码会使视觉系统除了发现所见面孔间的一致结构外，也能发现个体面孔间的微小差异。因为常模会随着经历而自适应地更新，从而可以确保我们的面孔编码机制可以根据我们日常见到的面孔进行校准（可参阅综述 Armann et al.，2011；Rhodes & Leopold，2011；Webster & MacLeod，2011）。尽管不同常模用于对不同性别和种族面孔进行描述，但是为了简化，下文将讨论单个面孔的常模（可参阅综述 Armann et al.，2011；Rhodes & Leopold，2011）。

关于常模编码，令人信服的证据来自面孔身份后效应：当我们观看一副面孔几秒钟后，对后续呈现的面孔识别的身份识别会选择性地朝最先观看面孔的相反方向产生偏好（Anderson & Wilson，2005；Armann et al.，2011；Leopold et al.，2001，2005；Rhodes & Jeffery，2006；Rhodes et al.，2007；Rhodes & Leopold，2011）。如图 50.3 所示，当被试看过面孔空间中与 Dan 相反方向的面孔后，会认为 Dan 与平均面孔的样子更加一致。这种身份后效应无法通过低层次图片特征的适应性来解释，因为它们在适应面孔和测试面孔之间的大小和视网膜位置并没有变化（Rhodes & Leopold，2011），并且正立面孔的后效应比倒立面孔的后效应大（Rhodes，Evangelista，& Jeffery，2009）。因而，观看一幅面孔似乎会暂时地把一些平均（常模）面孔的高层次表征向这幅已观察的面孔靠拢，以便 Dan 的低身份强度面孔变得更不同，这样更容易识别成 Dan。这种面孔空间与适应面孔相对身份偏好的选择性，强烈表明平均面孔功能是已编码身份的知觉常模。

类似于那些针对简单特性（比如颜色和长宽比等性质）的模型（Regan & Hamstra，1992；Suzuki，2005；Webster & MacLeod，2011），基于常模的面孔编码可以通过一个简单的对立编码模型来实现（Rhodes & Jeffery，2006；Rhodes et al.，2005；Robbins，McKone，& Edwards，2007；Tsao & Freiwald，2006）。在这个模型中，面孔空间的每个维度（比如，眼睛大小），存在一对神经元群，分别对高于均值（比如，大眼睛）和低于均值（比如，小眼睛）的值调谐（如图 50.4）（Rhodes & Jeffery，2006；Rhodes et al.，2005；Robbins，McKone，& Edwards，2007；Susilo，McKone，& Edwards，2010a；Tsao & Freiwald，2006）。常模化通过等价（或者降低）每对神经元群的激活而体现。该模型预测，极端的适应面孔将比非极端适应产生更强的身份后效应，并已在一些研究中得到了证实（Jeffery et al.，2010，2011；Robbins，McKone，& Edwards，2007；Susilo，McKone，& Edwards，2010b）。

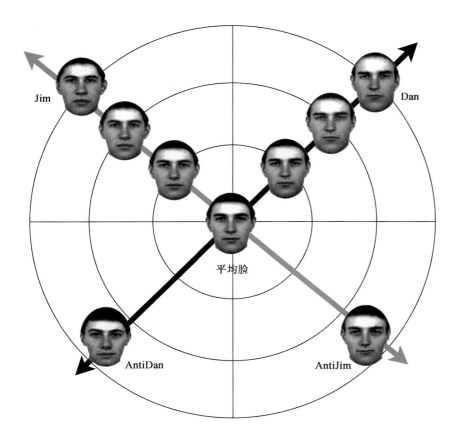

图50.3 一个简单的二维面孔空间,图中标出了 Dan 和 Jim 的面孔,以及一张通过模糊 20 张高加索男性面孔得到的位于中心的平均面孔。对于每张面孔我们可以通过模糊原始面孔来建立有相反特征的相应干扰(图中的 antiDan 和 antiJim)。模糊 Dan 和 Jim 面孔而得到的 Dan 和 Jim 减弱身份信息的版本也在图中呈现了出来。比如,在观看 antiDan 几秒后,我们会短暂地对 Dan 的身份形成选择性偏好。这种身份后效应可以通过在观看相反面孔(比如 antiDan)之后,所需要的成功识别面孔(比如 Dan)的减弱程度来测量。

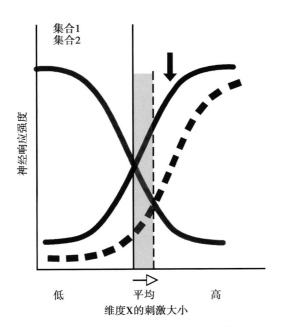

图50.4 一个简单的基于常模的面孔编码模型。每个面孔维度由一对神经元群对立编码,其中一个神经元群对低于均值的刺激反应,另一个对高于均值的刺激反应。通过使两个神经元群具有相同的激活(或降低激活),平均值可以被隐式编码。对一个具有特定维度值的面孔适应后(大箭头),对该面孔反应最强的神经元其活动强度将降低。从而,平衡点(知觉平均)将会偏移(小箭头,灰色区域),造成随后知觉偏离适应值。

和整体编码不同,基于常模的编码在知觉中被广泛使用,它可以帮助我们区分各种简单刺激属性中的细微差异,比如亮度、对比度、颜色、运动方向和形状(Bartlett,2007;MacLeod & von der Twer,2003;Mather,1980;Regan & Hamstra,1992;Sutherland,1961;Suzuki,2005;Webster,2003;Webster & Leonard,2008)。它也可以帮助我们区分和识别面孔。在常模或适应状态,我们有时候(但不总是)会有更好的行为表现(Armann et al.,2011)。另外,孤独症谱系障碍儿童的面孔适应能力会下降,这些儿童对区分和识别面孔存在障碍(Ewing,Pellicano,& Rhodes,2013;Pellicano et al.,2007)。最后,成年人的面孔识别能力与面孔身份后效应大小存在正相关(Dennett et al.,2012)。这些结果表明适应性的、基于常模的编码对面孔加工有贡献。

面孔网络的实现

一些研究暗示 FFA 参与面孔的整体编码(Kanwisher & Yovel,2006)。FFA 是行为上面孔倒置效应的神经根源(Yovel & Kanwisher,2005),它对特征间的空间关系变化敏感(Rhodes et al.,2009),而且展现出对顶部和底部两半张面孔信息整合的组合效应（Schiltz & Rossion，2006）。同时，相比面孔部件的识别，在匹配整体面孔时，右侧FFA具有更强的激活强度（Rossion et al.，2000）。有意思的是，面孔选择皮层对特征的空间关系基本没有选择性，这与面孔整体表征中特征与空间关系相互集成的假设是一致的（Maurer et al.，2007；Yovel & Kanwisher，2004）。然而，重要的是，面孔选择区对身份相关的信息有很强的敏感性（Fox et al.，2009；Rotshtein et al.，2005）。

右侧OFA可能也在整体编码中起到一定作用，因为它对空间关系（Rhodes et al.，2009；但也请参考Pitcher et al.，2007）和组合效应（Schiltz & Rossion，2006）敏感。更一般地，脑损伤（Bouvier & Engel，2006；see also Rossion et al.，2003；Steeves et al.，2006）和ERP研究的结果都指出右侧OFA可以快速获取个体信息（Corentin & Rossion，2006；Eimer，2011），表明右侧OFA在面孔外形表征中具有作用。然而，和FFA不同，OFA无法区分可以引起面孔身份变化的改变（Fox et al.，2009；Rotshtein et al.，2005）。这暗示着，相比于FFA，OFA可能以更隐式的方式参与较早期（更符合视网膜拓扑映射）的面孔身份编码。

目前对基于常模的编码是如何在面孔网络中实现的依然所知甚少。当然，面孔选择皮层具有适应性，基于磁共振的适应性被广泛用于研究面孔选择区对不同刺激参数的敏感性（Grill-Spector et al.，1999；Grill-Spector & Malach，2001）。但Ewbank等人的研究（2011，2013）指出，这种适应性可能反映来自其他区域自上而下的影响，而不是反映适应脑区的神经疲劳。此外，对扭曲面孔适应会改变面孔常模对应的电生理信号，但是这些效应的来源仍然不清楚（Burkhardt et al.，2010）。人类FFA脑区的响应会随着个体面孔和平均面孔的差异增大而增加（Loffler et al.，2005），这与猴子面孔选择性细胞的反应一致（Freiwald，Tsao，& Livingstone，2009；Leopold，Bondar，& Giese，2006）。另外，已经在猕猴面孔选择区中发现了受面孔不同维度信息调制的神经元（Freiwald，Tsao，& Livingstone，2009）。总之，这些发现与基于常模的编码理论一致。然而，仍然没有发现人类面孔网络激活直接与面孔身份后效应有关系，而面孔身份后效应是基于常模编码最关键的预测。

表情编码

接下来我们考虑整体编码在面孔表情知觉中所扮演的角色，包括基于常模的多维框架可以提供一种合适的面孔表情编码的证据，这种编码方式可能在面孔网络中实现。

整体编码

大量关于面孔的整体和构形编码研究都集中在基本的面孔知觉上，包括面孔决策（比如，是否是一张脸）和面孔匹配（Maurer，Le Grand，& Mondloch，2002）。但是，也有研究指出整体编码的作用不只局限在面孔身份加工，在处理其他面孔特征中依然有作用，比如面孔表情。例如在表情合成任务中，被试者发现，很难识别由两张不同面孔表情合成图片（上下两半分别来自同一个人不同表情的面孔）的表情；而当上下两张面孔错开时，则会容易很多（Calder et al.，2000b；White，2000）。同样，在一个面孔匹配任务中，被试者发现当底部面孔不同时，他们更难确定顶部面孔表情是否相同（Calder & Jansen，2005）。当把刺激倒置时，两篇研究都发现这种效应会降低，这是因为倒置会破坏整体面孔表情的识别（McKelvie，1995；Prkachin，2003）。

一个明显的问题是，是否像那些有广泛影响力的模型所描述的那样（Bruce & Young，1986；Haxby，Hoffman，& Gobbini，2000），面孔表情的整体编码与面孔身份的整体编码分离。Calder及其同事（2000b）使用合成效应的一个变种对这个问题进行了研究。该实验只使用了合成面孔。具体而言，合成面孔的顶部和底部会有如下几种组合：①不同表情，相同身份；②相同表情，不同身份；③不同表情，不同身份（见图50.5A）。相比上下两张身份不同、表情相同的条件，当上下两半面孔表情不同、身份相同，被试者更难识别上半张面孔的表情（图50.5B，顶图）。重要的是，当两半张面孔包括不同表情时，不管这两半张面孔身份是否一致，都不会增加表情识别难度。换句话说，两半张面孔的身份信息不会影响对面孔表情的整体加工。当被试者被要求报告其中半张脸的身份的时候，会出现类似的对面孔身份的效应。这些结果支持了面孔表情和面孔身份的分离相互加工，正如一些研究者认为的那样，这两种面孔特征在视觉通路上分离（Bruce & Young，1986；Haxby，Hoffman，& Gobbini，2000）。然而，如我们即将讨论的那样，它们实际上也可以通过一个单多维框架编码模型来解释。

面孔表情的整体加工如何贡献于面孔表情识别，是个有趣的问题。据我们了解，在健康或者典型被试上暂时没有研究这个问题。但是在先天或获得性面

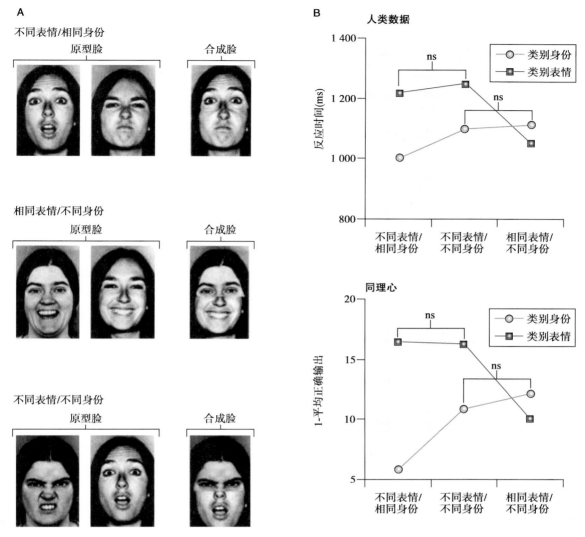

图 50.5 （A）由上下两半面孔合成出的三种面孔表情条件：身份相同，表情不同（顶部）；身份不同，表情相同（中部）；身份不同，表情不同（底部）。（B）顶图显示的是被试识别上半张面孔身份或表情时的平均反应。底部图为通过一种 EMPATH 模型模拟出的效应（Cottrell, Branson, & Calder, 2002）。（本图经 Nature 出版集团许可，改编自 Calder & Young, 2005）

孔失认症的研究中表明，尽管面孔失认患者对组合面孔表情的识别能力降低，但在识别面孔表情时却表现正常或者接近正常（Baudouin & Humphreys, 2006; Palermo et al., 2011b）。这些结果让我们怀疑整体加工对面孔表情识别有作用。当然，正如一些研究者所提及的那样，正常的表情识别也可能只是反映了补偿策略的使用。这种解释对早先有关对面孔身份识别和面孔表情识别相互分离的解释有启发：这些研究认为获得性或先天性面孔失认症可以被看作编码身份和表情的神经编码机制分离的支持（Bruyer et al., 1983; Duchaine, Paerker, & Nakayama, 2003; Humphreys, Avidan, & Behrmann, 2007; Tranel, Damasio, & Damasio, 1988）。然而，这些结果同样也可能只是反映了对面孔表情加工更强的补偿策略。这可能和表情携带显

著的个体特征有关。此外，作为成年人，在平时的生活中，我们日常遇到的面孔表情比不同身份的面孔要少很多，会更容易识别。

基于常模的编码

尽管面孔空间的概念最开始是用来表示面孔的不变特性——最开始是身份，然后是种族和性别（O'Toole et al., 1995; Valentine, 1995），后来也被扩展到了面孔表情（Calder et al., 2000a, 2001）。单个面孔空间能同时编码面孔身份和面孔表情，这与认为面孔特性是由完全分离的两条视觉通路加工的已有理论不符（Bruce & Young, 1986; Haxby, Hoffman, & Gobbini, 2000）。然而，Calder 和 Young（2005）认为，对于这两个面孔属性由不同的视觉通路编码提供支

持,神经生理研究并没有预想的那么多。除此以外,已有工作发现一个多维系统也可以对这两类面孔特征分离表征提供足够的支持(Calder et al.,2001;Cottrell,Branson,& Calder,2002)。比如通过对许多面孔表情进行图像分析(Ekman & Friesen,1976),发现面孔身份和表情既共享一些图像属性维度,又具有不同的图像属性维度(Calder,2011;Calder et al.,2001)。

另外,计算模型的研究发现分离的处理面孔身份和表情整体信息(Calder & Young,2005;Calder et al.,2000b)可以在一个同时编码面孔身份和表情的面孔空间中模拟出来(Cottrell,Branson,& Calder,2002)(图50.5,底部图)。值得注意的是,研究中的身份和表情信息均来自静态照片。因此,作者对此的解释是,携带面孔身份和面孔表情的视觉形状可以在单个多维空间中编码。动态信息被认为是分离编码的,并且相比于面孔身份,动态信息与面孔表情的关系更为密切。当然,面孔身份和表情的动态信息也可以通过同一个表征动态信息的系统来完成。对这方面更深入的讨论,请参阅 Calder(2011)。

如果面孔身份和表情在同一个系统中编码,那么我们可能会期待,与面孔身份基于常模编码一样,面孔表情也通过一些基于常模的过程来编码。最近一些工作为这一猜想提供了证据,这些工作发现对"反表情"(比如反愤怒)的适应会导致平均或原型表情向"相反"面孔表情(比如愤怒)偏移(Cook,Matei,& Johnston,2011;Skinner & Benton,2010,2012)(图50.6)。另外,这种效应的大小与反面孔的极端程度有关,这与对立编码系统的预测一致(Skinner & Benton,2010,2012)。同样和单面孔空间概念一致的是,很多研究发现,当适应和测试面孔的身份不同时,面孔表情的适应要小于两者身份相同的情形(Campbell & Burke,2009;Ellamil,Susskind,& Anderson,2008;Fox & Barton,2007;Skinner & Benton,2012)。同样,被忽略的面孔身份变化会干扰被试对面孔表达的识别(Schweinberger,Burton,& Kelly,1999;Schweinberger & Soukup,1998)。有趣的是,这些干扰效应通常是不对称的,比如被忽略的面孔身份效应影响面孔表情的分类和适应,但是却不会出现与此相反的情形(Fox & Barton,2007;Fox,Oruc,& Barton,2008;Schweinberger,Burton,& Kelly,1999;Schweinberger & Soukup,1998)。有关对称干涉,请参阅 Ganel & Goshen-Gottstein,2004。未来研究的一个重要方面是提供对不对称的解释以及探索计算模型是否能够模拟这些效应。

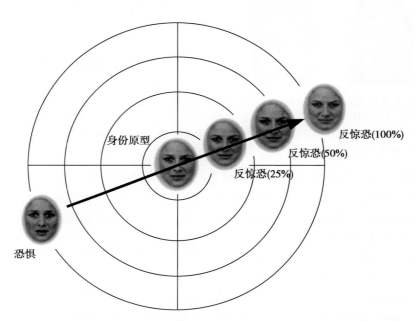

图50.6 一个二维面孔表情表征。图中展示了如何由惊恐表情产生三种水平的反惊恐表情。身份原型(或均值)是通过平均不同身份的七种表情(快乐、悲伤、生气、惊恐、厌恶、惊讶和中性)合成的。同样,惊恐面孔是通过平均同一个人的多个惊恐表情生成。在本例中,通过应用与惊恐表情原型有关的变性以及将面孔平均成单个面孔身份来使得身份保持不变。反惊恐表情则是通过将惊恐表情向原型的方向变形来实现的(本图取自 Skinner & Benton,2012,已获得授权)。

面孔网络的实现

尽管一些人认为面孔身份和表情的整体处理都出现在面孔知觉系统的同一个水平（Calder & Jansen, 2005；Palermo et al., 2011b），但仍不清楚 FFA 和 OFA 与这两个面孔特征的整体编码是否有关。事实上，我们还没有发现有任何神经成像研究探索了面孔表情整体编码的神经基础。

仅有的几项研究对面孔网络中面孔表情的适应性编码进行了探讨，而且据我们所知，还没有专门的研究探索面孔表情的常模编码。Winston 等人（2004）使用磁共振-适应性程序（也称作重复抑制）来检查重复呈现相同身份面孔或者相同表情面孔时的大脑效应，发现梭状回和后 STS 对面孔身份的重复敏感，而前侧 STS 则对面孔表情的重复敏感。使用相似的方法，第二项研究发现后 STS 和梭状回都对这两种面孔属性有适应性，而前侧 STS 只对面孔表情有适应性（Fox et al., 2009）。第Ⅲ篇研究，采用 MEG 测量，发现后侧 STS 对面孔表情的适应大约开始于测试面孔呈现之后 300~400ms 之间的时候（Furl et al., 2007）。作者认为该区域处理适应和测试表情的不相似性以及其较晚的出现时间并不能用传统的适应疲劳来解释。有关反对面孔身份适应性来源于简单疲劳的证据，可查阅 Ewbank 等人（2013）的研究。综合以上结果，FFA 同时参与面孔身份和表情加工，然而前侧 STS 可能在面孔表情知觉中有更特异的功能。后侧 STS 的作用则不那么清楚，但是可能会与面孔表情知觉有关，因为当面孔身份单独呈现时，它通常不会出现适应（比如 Rhodes et al., 2009）。

结论和未来方向

面孔识别技能是人类社交活动的核心。我们回顾了有关面孔身份识别和面孔表情识别整体编码和基于常模的自适应编码证据。这些证据表明，两者可能具有相同的计算机制，暗示它们可能是由一种相同的面孔形状表征所支持，这和传统模型认为两者是由不同处理流程完成很不相同（Bruce & Young, 1986；Haxby, Hoffman, & Gobbini, 2000）。然而，有关这些计算机制如何在面孔神经网络中实现，仍然需要深入探索。有关面孔知觉以及其背后机制的更广泛讨论可以在最近出版的几篇综述中找到（Bruce & Young, 2012；Calder et al., 2011）。

致谢

本工作得到澳大利亚认知和疾病研究理事会中心（项目号 CE110001021），澳大利亚研究理事会专业委员会（项目号 DP0877379）和英国医学研究理事会（项目号 MC-A060-5PQ50）支持。

参考文献

Anderson, N. D., & Wilson, H. R. (2005). The nature of synthetic face adaptation. *Vision Research, 45*, 1815–1828. doi:10.1016/j.visres.2005.01.012.

Andrews, T. J., & Ewbank, M. P. (2004). Distinct representations for facial identity and changeable aspects of faces in the human temporal lobe. *NeuroImage, 23*, 905–913.

Armann, R., Jeffery, L., Calder, A. J., Bülthoff, I., & Rhodes, G. (2011). Race-specific norms for coding face identity and a functional role for norms. *Journal of Vision, 11*(13), 9, 1–14. doi:10.1167/11.13.9.

Bartlett, M. S. (2007). Information maximization in face processing. *Neurocomputing, 70*, 2204–2217. doi:10.1016/j.neucom.2006.02.025.

Barton, J. J. S., Press, D. Z., Keenan, J. P., & O'Connor, M. (2002). Lesions of the fusiform face area impair perception of facial configuration in prosopagnosia. *Neurology, 58*, 71–78.

Barton, J. J. S., Zhao, J., & Keenan, J. P. (2003). Perception of global facial geometry in the inversion effect and prosopagnosia. *Neuropsychologia, 41*, 1703–1711.

Baudouin, J.-Y., & Humphreys, G. W. (2006). Compensatory strategy in processing facial emotions: Evidence from prosopagnosia. *Neuropsychologia, 44*, 1364–1369.

Bouvier, S. E., & Engel, S. A. (2006). Behavioral deficits and cortical damage loci in cerebral achromatopsia. *Cerebral Cortex, 16*, 183–191.

Bruce, V., & Young, A. W. (1986). Understanding face recognition. *British Journal of Psychology, 77*, 305–327.

Bruce, V., & Young, A. W. (2012). *Face perception*. New York: Psychology Press.

Bruyer, R., Laterre, C., Seron, X., Feyereisen, P., Strypstein, E., Pierrard, E., et al. (1983). A case of prosopagnosia with some preserved covert remembrance of familiar faces. *Brain and Cognition, 2*, 257–284. doi:10.1016/0278-2626(83)90014-3.

Burkhardt, A., Blaha, L. M., Schneider Jurs, B., Rhodes, G., Jeffery, L., Wyatte, D., et al. (2010). Adaptation modulates the electrophysiological substrates of perceived facial distortion: Support for opponent coding. *Neuropsychologia, 48*, 3743–3756. doi:10.1016/j.neuropsychologia.2010.08.016.

Calder, A. J. (2011). Does facial identity and facial expression recognition involve separate visual routes? In A. J. Calder, G. Rhodes, M. H. Johnson, & J. V. Haxby (Eds.), *The Oxford handbook of face perception* (pp. 427–448). Oxford: Oxford University Press.

Calder, A. J., Burton, A. M., Miller, P., Young, A. W., & Akamatsu, S. (2001). A principal component analysis of facial expressions. *Vision Research, 41*, 1179. doi:10.1016/S0042-6989(01)00002-5.

Calder, A. J., & Jansen, J. (2005). Configural coding of facial expressions: The impact of inversion and photographic negative. *Visual Cognition, 12,* 495–518. doi:10.1080/13506280444000418.

Calder, A. J., Rhodes, G., Johnson, M. H., & Haxby, J. V. (Eds.). (2011). *The Oxford handbook of face perception.* Oxford: Oxford University Press.

Calder, A. J., Rowland, D., Young, A. W., Nimmo-Smith, I., Keane, J., & Perrett, D. I. (2000a). Caricaturing facial expressions. *Cognition, 76,* 105–146.

Calder, A. J., & Young, A. W. (2005). Understanding the recognition of facial identity and facial expression. *Nature Reviews. Neuroscience, 6,* 641–651.

Calder, A. J., Young, A. W., Keane, J., & Dean, M. (2000b). Configural information in facial expression perception. *Journal of Experimental Psychology. Human Perception and Performance, 26,* 527–551.

Campbell, J., & Burke, D. (2009). Evidence that identity-dependent and identity-independent neural populations are recruited in the perception of five basic emotional facial expressions. *Vision Research, 49,* 1532–1540. doi:10.1016/j.visres.2009.03.009.

Cook, R., Matei, M., & Johnston, A. (2011). Exploring expression space: Adaptation to orthogonal and anti-expressions. *Journal of Vision, 11*(4), 1–9. doi:10.1167/11.4.2.

Corentin, J., & Rossion, B. (2006). The speed of individual face categorization. *Psychological Science, 16,* 485–492.

Cottrell, G. W., Branson, K. M., & Calder, A. J. (2002). Do expression and identity need separate representations? Paper presented at the 24th Annual Meeting of the Cognitive Science Society, Fairfax, Virginia.

DeGutis, J., Wilmer, J., Mercado, R. J., & Cohan, S. (2013). Using regression to measure holistic face processing reveals a strong link with face recognition ability. *Cognition, 126,* 87–100. doi:10.1016/j.cognition.2012.09.004.

Dennett, H. W., McKone, E., Edwards, M., & Susilo, T. (2012). Face aftereffects predict individual differences in face recognition ability. *Psychological Science, 23,* 1279–1287.

De Renzi, E., Perani, D., Carlesimo, G. A., Silveri, M., & Fazio, F. (1994). Prosopagnosia can be associated with damage confined to the right hemisphere—MRI and PET study and a review of the literature. *Neuropsychologia, 32,* 893–902.

Diamond, R., & Carey, S. (1986). Why faces are and are not special: An effect of expertise. *Journal of Experimental Psychology. General, 115,* 107–117.

Duchaine, B. C., Paerker, H., & Nakayama, K. (2003). Normal recognition of emotion in a prosopagnosic patient. *Perception, 32,* 827–839.

Eimer, M. (2011). The face-sensitive N170 component of the event-related brain potential. In A. J. Calder, G. Rhodes, M. H. Johnson, & J. V. Haxby (Eds.), *The Oxford handbook of face perception* (pp. 329–344). Oxford: Oxford University Press.

Ekman, P., & Friesen, W. V. (1976). *Pictures of facial affect.* Palo Alto, CA: Consulting Psychologists Press.

Ellamil, M., Susskind, J. M., & Anderson, A. K. (2008). Examinations of identity invariance in facial expression adaptation. *Cognitive, Affective & Behavioral Neuroscience, 8,* 273–281.

Ewbank, M. P., Henson, R. N., Rowe, J. B., Stoyanova, R. S., & Calder, A. J. (2013). Different neural mechanisms within occipitotemporal cortex underlie repetition suppression across same and different size faces. *Cerebral Cortex, 23,* 1073–1084. doi:10.1093/cercor/bhs070.

Ewbank, M. P., Lawson, R. P., Henson, R. N., Rowe, J. B., Passamonti, L., & Calder, A. J. (2011). Changes in "top-down" connectivity underlie repetition suppression in the ventral visual pathway. *Journal of Neuroscience, 31,* 5635–5642.

Ewing, L., Pellicano, E., & Rhodes, G. (2013). Atypical updating of face representations with experience in children with autism. *Developmental Science, 16,* 116–123. doi:10.1111/desc.12007.

Fairhall, S. L., & Ishai, A. (2007). Effective connectivity within the distributed cortical network for face perception. *Cerebral Cortex, 17,* 2400–2406.

Farah, M. J., Wilson, K. D., Drain, M., & Tanaka, J. N. (1998). What is "special" about face perception? *Psychological Review, 105,* 482–498.

Fox, C. J., & Barton, J. J. S. (2007). What is adapted in face adaptation? The neural representations of expression in the human visual system. *Brain Research, 1127,* 80–89.

Fox, C. J., Moon, S. Y., Iaria, G., & Barton, J. J. (2009). The correlates of subjective perception of identity and expression in the face network: An fMRI adaptation study. *NeuroImage, 44,* 569–580.

Fox, C. J., Oruc, I., & Barton, J. J. S. (2008). It doesn't matter how you feel. The facial identity aftereffect is invariant to changes in facial expression. *Journal of Vision, 8*(11), 1–13. doi:10.1167/8.3.11.

Freiwald, W. A., Tsao, D. Y., & Livingstone, M. S. (2009). A face feature space in the macaque temporal lobe. *Nature Neuroscience, 12,* 1187–1196.

Furl, N., van Rijsbergen, N. J., Treves, A., Friston, K. J., & Dolan, R. J. (2007). Experience-dependent coding of facial expression in superior temporal sulcus. *Proceedings of the National Academy of Sciences of the United States of America, 104,* 13485–13489. doi:10.1073/pnas.0702548104.

Ganel, T., & Goshen-Gottstein, Y. (2004). Effects of familiarity on the perceptual integrity of the identity and expression of faces: the parallel-route hypothesis revisited. *Journal of Experimental Psychology: Human Perception & Performance, 30,* 583–597.

Gauthier, I., & Nelson, C. (2001). The development of face expertise. *Current Opinion in Neurobiology, 11,* 219–224.

Gauthier, I., Tarr, M. J., Moylan, J., Skudlarski, P., Gore, J. C., & Anderson, A. W. (2000). The fusiform "face area" is part of a network that processes faces at the individual level. *Journal of Cognitive Neuroscience, 12,* 495–504.

George, N., Dolan, R. J., Fink, G. R., Baylis, G. C., Russell, C., & Driver, J. (1999). Contrast polarity and face recognition in the human fusiform gyrus. *Nature Neuroscience, 2,* 574–580.

Gold, J. M., Mundy, P. J., & Tjan, B. S. (2012). The perception of a face is no more than the sum of its parts. *Psychological Science, 23,* 427–434.

Goldstein, A. G., & Chance, J. E. (1980). Memory for faces and schema theory. *Journal of Psychology, 105,* 47–59.

Grill-Spector, K., Knouf, N., & Kanwisher, N. (2004). The fusiform face area subserves face perception, not generic within-category identification. *Nature Neuroscience, 7,* 555–562.

Grill-Spector, K., Kushnir, T., Edelman, S., Avidan, G., Itzchak, Y., & Malach, R. (1999). Differential processing of objects under various viewing conditions in the human lateral occipital complex. *Neuron, 24,* 187–203.

Grill-Spector, K., & Malach, R. (2001). fMR-adaptation: A tool for studying the functional properties of human cortical neurons. *Acta Psychologica, 107,* 293–321.

Hancock, K., & Rhodes, G. (2008). Contact, configural coding and the other-race effect in face recognition. *British Journal of Psychology, 99,* 45–56.

Haxby, J. V., & Gobbini, M. I. (2011). Distributed neural systems for face perception. In A. J. Calder, G. Rhodes, M. H. Johnson, & J. V. Haxby (Eds.), *The Oxford handbook of face perception* (pp. 93–110). Oxford: Oxford University Press.

Haxby, J. V., Hoffman, E. A., & Gobbini, M. I. (2000). The distributed human neural system for face perception. *Trends in Cognitive Sciences, 4*, 223–233.

Haxby, J. V., Hoffman, E. A., & Gobbini, M. I. (2002). Human neural systems for face recognition and social communication. *Biological Psychiatry, 51*, 59–67.

Haxby, J. V., Ungerleider, L. G., Clark, V. P., Schouten, J. L., Hoffman, E. A., & Martin, A. (1999). The effect of face inversion on activity in human neural systems for face and object perception. *Neuron, 22*, 189–199.

Hayward, W. G., Rhodes, G., & Schwaninger, A. (2008). An own-race advantage for components as well as configurations in face recognition. *Cognition, 106*, 1017–1027.

Hebb, D. O. (1949). *The organisation of behaviour; A neuropsychological theory.* New York: John Wiley & Sons.

Hochberg, J. (1978). *Perception* (2nd ed.). Englewood Cliffs, NJ: Prentice Hall.

Hoffman, E. A., & Haxby, J. V. (2000). Distinct representations of eye gaze and identity in the distributed human neural system for face perception. *Nature Neuroscience, 3*, 80–84.

Humphreys, K., Avidan, G., & Behrmann, M. (2007). A detailed investigation of facial expression processing in congenital prosopagnosia as compared to acquired prosopagnosia. *Experimental Brain Research, 176*, 356–373.

Jeffery, L., McKone, E., Haynes, R., Firth, E., Pellicano, E., & Rhodes, G. (2010). Four-to-six-year-old children use norm-based coding in face-space. *Journal of Vision, 10*(5), 1–19. doi:10.1167/10.5.18.

Jeffery, L., Rhodes, G., McKone, E., Pellicano, E., Crookes, K., & Taylor, E. (2011). Distinguishing norm-based from exemplar-based coding of identity in children: Evidence from face identity aftereffects. *Journal of Experimental Psychology. Human Perception and Performance, 37*, 1824–1840.

Kanwisher, N., & Barton, J. J. S. (2011). The functional architecture of the face system: Integrating evidence from fMRI and patient studies. In A. J. Calder, G. Rhodes, M. H. Johnson, & J. V. Haxby (Eds.), *The Oxford handbook of face perception* (pp. 111–130). Oxford: Oxford University Press.

Kanwisher, N., McDermott, J., & Chun, M. M. (1997). The fusiform face area: A module in human extrastriate cortex specialized for face perception. *Journal of Neuroscience, 17*, 4302–4311.

Kanwisher, N., & Yovel, G. (2006). The fusiform face area: A cortical region specialized for the perception of faces. *Philosophical Transactions of the Royal Society of London, Series B, 361*, 2109–2128. doi:10.1098/rstb.2006.1934.

Konar, Y., Bennet, P. J., & Sekuler, A. B. (2010). Holistic processing is not correlated with face-identification accuracy. *Psychological Science, 21*, 38–43.

Le Grand, R., Cooper, P. A., Mondloch, C. J., Lewis, T. L., Sagiv, N., de Gelder, B., et al. (2006). What aspects of face processing are impaired in developmental prosopagnosia? *Brain and Cognition, 61*, 139–158. doi:10.1016/j.bandc.2005.11.005.

Le Grand, R., Mondloch, C. J., Maurer, D., & Brent, H. P. (2001). Neuroperception: Early visual experience and face processing. *Nature, 410*, 890.

Leopold, D. A., Bondar, I. V., & Giese, M. A. (2006). Norm-based face encoding by single neurons in the monkey inferotemporal cortex. *Nature, 442*, 572–575.

Leopold, D. A., O'Toole, A. J., Vetter, T., & Blanz, V. (2001). Prototype-referenced shape encoding revealed by high-level aftereffects. *Nature Neuroscience, 4*, 89–94.

Leopold, D. A., Rhodes, G., Muller, K. M., & Jeffery, L. (2005). The dynamics of visual adaptation to faces. *Proceedings. Biological Sciences, 272*, 897–904.

Loffler, G., Yourganov, G., Wilkinson, F., & Wilson, H. R. (2005). fMRI evidence for the neural representation of faces. *Nature Neuroscience, 8*, 1386–1391.

MacLeod, D. I. A., & von der Twer, T. (2003). The pleistochrome: Optimal opponent codes for natural colours. In R. Mausfield & D. Heyer (Eds.), *Colour perception: Mind and the physical world* (pp. 155–184). Oxford: Oxford University Press.

Mather, G. (1980). The movement aftereffect and a distribution-shift model for coding the direction of visual movement. *Perception, 9*, 379–392.

Maurer, D., Le Grand, R., & Mondloch, C. J. (2002). The many faces of configural processing. *Trends in Cognitive Sciences, 6*, 255–260.

Maurer, D., O'Craven, K. M., Le Grand, R., Mondloch, C. J., Springer, M. V., Lewis, T. L., et al. (2007). Neural correlates of processing facial identity based on features versus their spacing. *Neuropsychologia, 45*, 1438–1451. doi:10.1016/j.neuropsychologia.2006.11.016.

Mazard, A., Schiltz, C., & Rossion, B. (2006). Recovery from adaptation to facial identity is larger for upright than inverted faces in the human occipito-temporal cortex. *Neuropsychologia, 44*, 912–922.

McKelvie, S. J. (1995). Emotional expression in upside-down faces: Evidence for configurational and componential processing. *British Journal of Social Psychology, 34*, 325–334.

McKone, E., Kanwisher, N., & Duchaine, B. (2007). Can generic expertise explain special processing for faces? *Trends in Cognitive Sciences, 11*, 8–15. doi:10.1016/j.tics.2006.11.002.

McKone, E., & Robbins, R. (2011). Are faces special? In A. J. Calder, G. Rhodes, M. H. Johnson, & J. V. Haxby (Eds.), *The Oxford handbook of face perception* (pp. 149–176). Oxford: Oxford University Press.

McKone, E., & Yovel, G. (2009). Why does picture-plane inversion sometimes dissociate perception of features and spacing in faces, and sometimes not? Toward a new theory of holistic processing. *Psychonomic Bulletin & Review, 16*, 778–797.

Michel, C., Caldara, R., & Rossion, B. (2006). Same-race faces are perceived more holistically than other-race faces. *Visual Cognition, 14*, 55–73.

Michel, C., Corneille, O., & Rossion, B. (2007). Race-categorization modulates holistic face encoding. *Cognitive Science, 31*, 911–924.

Michel, C., Rossion, B., Han, J., Chung, C. H., & Caldara, R. (2006). Holistic processing is finely tuned for faces of one's own race. *Psychological Science, 17*, 608–615.

Mondloch, C. J., & Desjarlais, M. (2010). The function and specificity of sensitivity to cues to facial identity: An individual differences approach. *Perception, 39*, 819–829.

Mondloch, C. J., Elms, N., Maurer, D., Rhodes, G., Hayward, W. G., Tankana, J. W., et al. (2010). Processes underlying the cross-race effect: An investigation of holistic, featural and relational processing of own- versus other-race faces. *Perception, 39*, 1065–1085. doi:10.1068/p6608.

O'Toole, A. J., Abdi, H., Deffenbacher, K. A., & Valentin, D. (1995). A perceptual learning theory of the information in faces. In T. Valentine (Ed.), *Cognitive and computational aspects of face recognition: Explorations in face space* (pp. 159–

182). London: Routledge.

Palermo, R., Rivolta, D., Wilson, C. E., & Jeffery, L. (2011a). Adaptive face space coding in congenital prosopagnosia: Typical figural aftereffects but abnormal identity aftereffects. *Neuropsychologia, 49,* 3801–3812.

Palermo, R., Willis, M. L., Rivolta, D., McKone, E., Wilson, C. E., & Calder, A. J. (2011b). Impaired holistic coding of facial expression and facial identity in congenital prosopagnosia. *Neuropsychologia, 49,* 1226–1235.

Pellicano, E., Jeffery, L., Burr, D., & Rhodes, G. (2007). Abnormal adaptive face-coding mechanisms in children with autism spectrum disorder. *Current Biology, 17,* 1508–1512.

Peterson, M. P., & Rhodes, G. (Eds.). (2003). *Perception of faces, objects and scenes: Analytic and holistic processing.* Cambridge, MA: Oxford University Press.

Pitcher, D., Walsh, V., & Duchaine, B. (2011). The role of the occipital face area in the cortical face perception network. *Experimental Brain Research, 209,* 481–493.

Pitcher, D., Walsh, V., Yovel, G., & Duchaine, B. (2007). TMS evidence for the involvement of the right occipital face area in early face processing. *Current Biology, 17,* 1568–1573.

Prkachin, G. C. (2003). The effects of orientation on detection and identification of facial expressions of emotion. *British Journal of Psychology, 94,* 45–62.

Regan, D., & Hamstra, S. J. (1992). Shape discrimination and the judgement of perfect symmetry: Dissociation of shape from size. *Vision Research, 32,* 1845–1864. doi:10.1016/0042-6989(92)90046-L.

Rhodes, G. (1988). Looking at faces: First-order and second-order features as determinants of facial appearance. *Perception, 17,* 48–63.

Rhodes, G. (1996). *Superportraits: Caricatures and Recognition.* Hove: Psychology Press.

Rhodes, G., Brake, S., & Atkinson, A. P. (1993). What's lost in inverted faces? *Cognition, 47,* 25–57.

Rhodes, G., Brennan, S., & Carey, S. (1987). Identification and ratings of caricatures: Implications for mental representations of faces. *Cognitive Psychology, 19,* 473–497.

Rhodes, G., Evangelista, E., & Jeffery, L. (2009). Orientation-sensitivity of face identity aftereffects. *Vision Research, 49,* 2379–2385. doi: 10.1016/j.visres.2009.07.010.

Rhodes, G., Hayward, W. G., & Winkler, C. (2006). Expert face coding: Configural and component coding of own-race and other-race faces. *Psychonomic Bulletin & Review, 13,* 499–505.

Rhodes, G., & Jeffery, L. (2006). Adaptive norm-based coding of facial identity. *Vision Research, 46,* 2977–2987. doi:10.1016/j.visres.2006.03.002.

Rhodes, G., Jeffery, L., Clifford, C. W. G., & Leopold, D. A. (2007). The timecourse of higher-level aftereffects. *Vision Research, 47,* 2291–2296. doi:10.1016/j.visres.2007.05.012.

Rhodes, G., & Leopold, D. A. (2011). Adaptive norm-based coding of face identity. In A. J. Calder, G. Rhodes, M. H. Johnson, & J. V. Haxby (Eds.), *The Oxford handbook of f ace perception* (pp. 263–286). Oxford: Oxford University Press.

Rhodes, G., Michie, P. T., Hughes, M. E., & Byatt, G. (2009). FFA and OFA show sensitivity to spatial relations in faces. *European Journal of Neuroscience, 30,* 721–733.

Rhodes, G., Robbins, R., Jaquet, E., McKone, E., Jeffery, L., & Clifford, C. W. G. (2005). Adaptation and face perception: How aftereffects implicate norm-based coding of faces. In C. W. G. Clifford & G. Rhodes (Eds.), *Fitting the mind to the world: Adaptation and aftereffects in high-level vision* (pp. 213–240). Oxford: Oxford University Press.

Rhodes, G., Tan, S., Brake, S., & Taylor, K. (1989). Expertise

and configural coding in face recognition. *British Journal of Psychology, 80,* 313–331.

Richler, J. J., Cheung, O. S., & Gauthier, I. (2011). Holistic processing predicts face recognition. *Psychological Science, 22,* 464–471.

Robbins, R., McKone, E., & Edwards, M. (2007). Aftereffects for face attributes with different natural variability: Adapter position effects and neural models. *Journal of Experimental Psychology. Human Perception and Performance, 33,* 570–592.

Rossion, B. (2008). Picture-plane inversion leads to qualitative changes of face perception. *Acta Psychologica, 128,* 274–289.

Rossion, B., Caldara, R., Seghier, M., Schuller, A.-M., Lazeyras, F., & Mayer, E. (2003). A network of occipito-temporal face-sensitive areas besides the right middle fusiform gyrus is necessary for normal face processing. *Brain, 126,* 2381–2395. doi:10.1093/brain/awg241.

Rossion, B., Dricot, L., Devolder, A., Bodart, J.-M., Crommelinck, M., de Gelder, B., et al. (2000). Hemispheric asymmetries for whole-based and part-based face processing in the human fusiform gyrus. *Journal of Cognitive Neuroscience, 12,* 793–802. doi:10.1162/089892900562606.

Rotshtein, P., Henson, R. N., Treves, A., Driver, J., & Dolan, R. J. (2005). Morphing Marilyn into Maggie dissociates physical and identity face representations in the brain. *Nature Neuroscience, 8,* 107–113.

Schiltz, C., & Rossion, B. (2006). Faces are represented holistically in the human occipito-temporal cortex. *NeuroImage, 32,* 1385–1394.

Schwartz, O., Hsu, A., & Dayan, P. (2007). Space and time in visual context. *Nature Reviews Neuroscience, 8,* 522–535.

Schweinberger, S. R., Burton, A. M., & Kelly, S. W. (1999). Asymmetric dependencies in perceiving identity and emotion: Experiments with morphed faces. *Perception & Psychophysics, 6,* 1102–1115.

Schweinberger, S. R., & Soukup, G. R. (1998). Asymmetric relationships among perceptions of facial identity, emotion, and facial speech. *Journal of Experimental Psychology. Human Perception and Performance, 24,* 1748–1765.

Sekuler, A. B., Gaspar, C. M., Gold, J. M., & Bennett, P. J. (2004). Inversion leads to quantitative, not qualitative, changes in face processing. *Current Biology, 14,* 391–396.

Skinner, A. L., & Benton, C. P. (2010). Anti-expression aftereffects reveal prototype-referenced coding of facial expressions. *Psychological Science, 21,* 1248–1253.

Skinner, A. L., & Benton, C. P. (2012). The expressions of strangers: Our identity-independent representation of facial expression. *Journal of Vision, 12*(2), 1–13. doi:10.1167/12.2.12.

Steeves, J. K., Culham, J. C., Duchaine, B. C., Pratesi, C. C., Valyear, K. F., Schindler, I., et al. (2006). The fusiform face area is not sufficient for face recognition: Evidence from a patient with dense prosopagnosia and no occipital face area. *Neuropsychologia, 44,* 594–609. doi:10.1016/j.neuropsychologia.2005.06.013.

Susilo, T., McKone, E., & Edwards, M. (2010a). Solving the upside-down puzzle: Why do upright and inverted face aftereffects look alike? *Journal of Vision, 10*(13), 1–16. doi:10.1167/10.13.1.

Susilo, T., McKone, E., & Edwards, M. (2010b). What shape are the neural response functions underlying opponent coding in face space? A psychophysical investigation. *Vision Research, 50,* 300–314.

Sutherland, N. S. (1961). Figural aftereffects and apparent size. *Quarterly Journal of Experimental Psychology, 13,* 222–228.

Suzuki, S. (2005). High-level pattern coding revealed by brief shape aftereffects. In C. W. G. Clifford & G. Rhodes (Eds.), *Fitting the mind to the world: Adaptation and aftereffects in high level vision* (pp. 135–172). Oxford: Oxford University Press.

Tanaka, J. W., & Farah, M. J. (1993). Parts and wholes in face recognition. *Quarterly Journal of Experimental Psychology, 46A*, 225–245.

Tanaka, J. W., & Gordon, I. (2011). Features, configuration, and holistic face processing. In A. J. Calder, G. Rhodes, M. H. Johnson, & J. V. Haxby (Eds.), *The Oxford handbook of face perception* (pp. 177–194). Oxford: Oxford University Press.

Tanaka, J. W., Kiefer, M., & Bukach, C. (2004). A holistic account of the own-race effect in face recognition: Evidence from a cross-cultural study. *Cognition, 93*, B1–B9. doi:10.1016/j.cognition.2003.09.011.

Tranel, D., Damasio, A. R., & Damasio, H. (1988). Intact recognition of facial expression, gender, and age in patients with impaired recognition of face identity. *Neurology, 38*, 690–696.

Tsao, D. Y., & Freiwald, W. A. (2006). What's so special about the average face? *Trends in Cognitive Sciences, 10*, 391–393. doi:10.1016/j.tics.2006.07.009.

Valentine, T. (1991). A unified account of the effects of distinctiveness, inversion, and race in face recognition. *Quarterly Journal of Experimental Psychology, 43A*, 161–240.

Valentine, T. (Ed.). (1995). *Cognitive and computational aspects of face recognition: Explorations in face space*. London: Routledge.

Wang, R., Li, J., Fang, H., Tian, M., & Liu, J. (2012). Individual differences in holistic processing predict face recognition ability. *Psychological Science, 23*, 169–177.

Webster, M. A. (2003). Light adaptation, contrast adaptation, and human vision. In R. Mausfield & D. Heyer (Eds.), *Colour perception: Mind and the physical world*. Oxford: Oxford University Press.

Webster, M. A., & Leonard, D. (2008). Adaptation and perceptual norms in color vision. *Journal of the Optical Society of America. A, Optics, Image Science, and Vision, 25*, 2817–2825. doi:10.1364/JOSAA.25.002817.

Webster, M. A., & MacLeod, D. I. A. (2011). Visual adaptation and face perception. *Philosophical Transactions of the Royal Society: Biological Sciences, 366*, 1702–1725. doi:10.1098/rstb.2010.0360.

White, M. (2000). Parts and wholes in expression recognition. *Cognition and Emotion, 40*, 39–60.

Wilmer, J. B., Germine, L., Chabris, C. F., Chatterjee, G., Williams, M., Loken, E., et al. (2010). Human face recognition ability is specific and highly heritable. *Proceedings of the National Academy of Sciences of the United States of America, 107*, 5238–5241. doi:10.1073/pnas.0913053107.

Winston, J. S., Henson, R. N. A., Fine-Goulden, M. R., & Dolan, R. J. (2004). fMRI-adaptation reveals dissociable neural representations of identity and expression in face perception. *Journal of Neurophysiology, 92*, 1830–1839.

Young, A. W., Hellawell, D., & Hay, D. C. (1987). Configurational information in face perception. *Perception, 16*, 747–759.

Yovel, G., & Kanwisher, N. (2004). Face perception: Domain-specific, not process-specific. *Neuron, 44*, 889–898.

Yovel, G., & Kanwisher, N. (2005). The neural basis of the behavioural face-inversion effect. *Current Biology, 15*, 2256–2262.

Zhu, Q., Song, Y., Hu, S., Li, X., Tian, M., Zhen, Z., et al. (2010). Heritability of the specific cognitive ability of face perception. *Current Biology, 20*, 137–142. doi:10.1126/science.1077091.

第51章 场景知觉

Aude Oliva

视觉场景知觉是我们大多数重要行为的必经过程,包括导航、识别和对我们身处的世界推理。那么,什么是"视觉场景"? 它的性质又有哪些? 场景知觉是否不同于物体知觉? 操作上,视觉场景可以被定义为一种物体和表面以有意义方式排列在一起的视图,比如厨房、街道或者森林。场景包括由在空间布局中排列的元素构成,并可以在不同的空间尺度观察(比如,办公桌近距离的视图或者整个办公室的视图)。作为一个粗略的区分,人们通常会对一个物体采取行动,或者人们在一个场景中行动。

视觉场景分析的一个矛盾特征是自然界物体和表面复杂的排列可以给人一种印象,无法一次看全。那么,如何及时处理和理解这么多的视觉信息呢? 值得注意的是,我们能够在几分之一秒内理解一幅多元而复杂的场景图像的含义,无论婚礼、生日聚会或者是体育场的人群(Potter,1975)! 这和我们识别单个物体到底是人脸、狗还是汽车的所用时间几乎相同(Grill-Spector & Kanwisher,2005;Intraub,1981;Thorpe,Fize,& Marlot,1996)。大脑在视觉场景理解方面的能力可以在电影体验中得到证明:通过从电影中快速场景剪辑形成的预告片,似乎我们就可以在短短

的几秒内察觉和理解很多故事的内容,远比语言描述要快。一瞥之下识别场景就像在看一副风景抽象画,在看到单棵树之前就已看到了森林(Navon,1977)。

本章将回顾行为、计算和认知神经科学领域描述人类视觉系统如何分析现实世界的研究。尽管我们通常在三维物理世界中体验场景,但是大部分研究采用的是二维图像。感知世界和通过图片来感知视觉场景间存在着很大的不同;本章描述的准则可能同时适用于这两种(请参阅综述 Cutting,2003)。

场景知觉的行为学研究

历史的观点

Mary Potter(1975)、David Navon(1977)和 Irving Biederman(1981)完成的开拓性工作表明,不管所看到的图片多么复杂,我们总是能够在一瞥间获取场景的整体意义。这些里程碑式的工作为现代关于人脑是如何感知复杂的现实世界奠定了大量的经验和理论基础。

图 51.1 通过一个实例展示了场景如何构成,即一

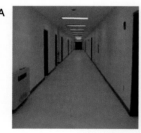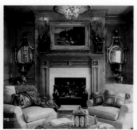

不同物体,不同空间布局

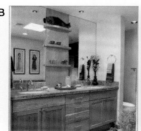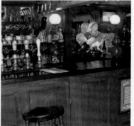

不同物体,相同空间布局

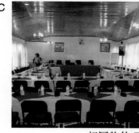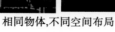

相同物体,不同空间布局

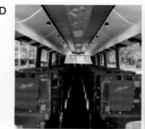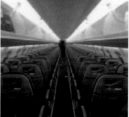

相同物体,相同空间布局

图51.1 每对图片包括不同语义类别的场景。然而,请注意场景在空间布局(A,C)或者所含物体(A,B)上的差异或者场景在布局(B,D)和所含物体(C,D)的相似性。

个三维物理空间中不同材料表面的空间排列。一些表面定义了空间边界(比如,墙壁和高大的物体),另一些表面则是由具有特定属性和功能的物体创建(比如晚餐桌)。重要的是,场景知觉不仅仅是这些部分的加和,从整体上考虑场景至关重要。比如,图 51.1 中,场景可以有相似的布局(图 B 和 D),也可以包括相似的物体(图 C 和 D),但属于不同语义类别。场景分析包括感知表面类型、物体、位置以及数量。

在 Potter 和 Levy(1969)的原始工作中,他们要求观察者短暂地观看一系列真实世界图像,随后测试观察者对这些图片的记忆。结果发现大脑对场景的理解进行得很快,或者说非常快:当每幅图只呈现 100ms 时,观察者仍然可以很容易地记住并描述。结合其他实验证据,这些结果表明图片中大多数信息可以在十分之一秒内获得。那么,究竟什么类型的表征可以建立得如此迅速呢?

理论观点

Biederman(1981)提出,观察者可以(串行或并行)快速建立三个层次表征,可以是顺序的,也可以是并行的,以此在一瞥后对场景进行丰富的描述。在该框架下,场景表征的三个层次,分别是:①表征具有显著特征的单个物体或表面;②对不同物体或者表面形成布局,进行多成分表征;③对整体场景浮现的更加全局的,不依赖于物体属性的整体特征进行表征。显著物体的表征主要关注场景中宏大的、具有区分度的物体(卧室的床,起居室的沙发,草坪的空地),从而快速激活存储知识中的场景上下文信息(Friedman,1979)。多成分表征基于从背景中分割出的物体和区域,并将它们连在一起进行表征。最后,整体场景特征表征从所有可供感知的事物中获取成分,而不仅只是对分离的物体或者有意义的区域进行表征。图 51.2 列举了一些已有研究中发现的场景(所浮现的)整体特征。

受过去几十年行为学、计算和认知神经领域中研究的启发,目前汇聚形成了两条互补的场景知觉通路:以物体为中心的方法(object-centered approach),这种方法需要对场景中的物体进行分割,进而以物体的功能作为场景的描述子(例如,这是一个街道,因为旁边有建筑和汽车);以场景或者空间为中心的方法(scene or space-centered approach),这种方法整体图像的空间布局或位置的整体特征被看作场景的描述子(这是一个街道,因为它有开放的城市环境,侧面有很高的垂直表面,且表面有方形纹理图案)。那么,不同层次的场景信息在一瞥间是如何在时间上展开的呢?

场景分析的时间进程

尽管场景知觉完整的时间进程还没有完全被研究清楚,但大多数实验工作均对早期(100ms 之前)和晚期(200~300ms,在观察者移动眼睛之前)场景分析做了区分。当一幅图像短暂呈现时,观察者对场景内容的感知随时间有了渐进的过程:随图片暴露时间变长,观察者能更好地知觉到图片细节,比如高频空间信息(Schyns & Oliva,1994)、纹理(Walker-Renninger & Malik,2004)或者物体特性(Fei-Fei et al.,2007;Rayner et al.,2009)。这被称为从整体到局部(Navon,1977)或由粗到精(Schyns & Oliva,1994)的场景加工。比如,Fei-Fei 等人(2007)的研究中,让观察者短暂观看有关不同活动和场景的图片(比如,足球比赛,忙碌的理发店,唱诗班,玩飞盘的狗),并要求被试仔细描述他们在图片中看到了什么。结果发现观察者可以感知整体场景信息,比如图片是室内还是室外,即便在短于 100ms 的呈现时间,被试的判断仍远高于随机情况;然而对物体细节的汇报则需要更长的呈现时间。相似的是,Greene 和 Oliva(2009a)发现整体场景性质(比如体积、开放性、场景的自然程度)可以比场景中分离的物体(比如树、草、石头)更好地解释场景早期类别。事实上,只需 20~30ms 的呈现时

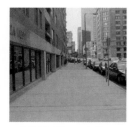

原始场景"一条街"

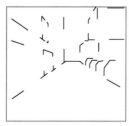

启发性轮廓
(Biederman,1981)

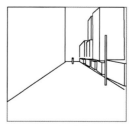

几何形式
(Biederman,1981)

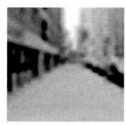

关系之中的斑点
(Schyns & Oliva,1994)

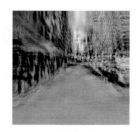

纹理素描
(Oliva & Torralba,2001)

图 51.2　一些场景整体特征的示例。这些表征构成了场景知觉中不需要物体计算模型的基础。

间，就足够获知场景是自然场所还是城市场所（Greene & Oliva，2009b；Joubert et al.，2007）或场景具有小体积还是大体积（比如洞穴和湖）。但是至少需要超过两倍的时间，才能判断场景的基本层次类别（Greene & Oliva，2009b），比如是高山还是海滩。也就是说，在早期视觉处理过程中（在可以区分山脉和胡泊前），可能存在一个时间点场景会被首先分类为大的或可导航的框架物。

场景知觉的基石

视觉分析中一个重要的问题是时间历史在知觉中所扮演的角色：我们最近感知到的事物如何影响我们现在对事物的感知？这被看作适应的标志：当观察者过度暴露在一个特定的视觉特征中，对这些特征的适应会影响对随后呈现刺激感知的意识知觉。如果有，那么是场景中哪些信息的表征具有适应性呢？我们每天的生活经历表明了空间布局特征容易出现后效应。比如，在一个很小的办公室或者隔间中工作一整天，当从办公室走出来，第一眼看到外面场景时，人们会觉得外边比一直在外面看到的场景大。

Greene 和 Oliva（2010）使用适应范式发现在具有相同全局特性的场景中暴露过长会影响观察者对后续场景特性的感知，并且，有意思的是，这些后效应甚至会影响场景的语义分类。在他们的实验中，观察者需要对两类图场景进行适应，一类是具有开阔全景的自然场景图片（开放性），另一类是前侧和旁侧具有封闭表面的场景（封闭性）。当采用开放和封闭性均不明确的图片（比如富含树木的林场）进行测试时，发现观察者在适应开放场景后，更可能会觉得这是封闭空间，或者是在适应封闭场景之后，会觉得这是开放空间。相似的后效应在对自然和城市空间适应的实验中也有被发现（参阅 Kaping, Tzvetanov, & Treue, 2007）。进一步地，对开放或者封闭空间布局适应后甚至会改变对短暂呈现场景的类别判断。这个设计利用了田野是开放场景，而森林为封闭场景这一特征，但重要的是，在田野和森林这两个极端场景之间，存在一些类别不清楚的其他场景，它们可能既包括田野又包括森林，从而既可以被知觉为田野，又可以被知觉为树林（如图 51.3）。事实上，Greene 和 Oliva（2010）发现对封闭自然场景适应后会导致对田野/森林的识别中更倾向于识别成田野。总而言之，整体场景性质的观察后效应表明，自然场景处理中，视觉系统提取图像统计特征并且变得对最近处理的整体特性（比如场景布局和体积）具有适应性。

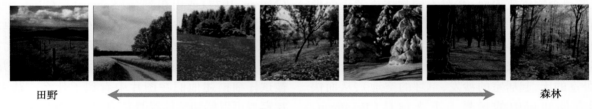

田野 ⟷ 森林

图 51.3　田野和森林两个极端情况间存在连续的其他情况，它们具有田野和森林的二义性。在分别对封闭和开放场景适应后，这些图片会分别被感知为田野和森林。取自 Greene & Oliva，2010.

探索怎样的场景特征能在一瞥之间被观察到，以及了解在场景识别中，怎样的表征的重要整体性质能为可能的依赖于场景知觉的计算提供重要视角是很重要的。

场景知觉的计算框架

正如外部形状和内部特征是面孔编码的两个不同维度，Oliva 和 Torralba（2001，2002）提出了一个场景加工框架。在该框架中，无论是物理空间还是它们在二维图像上的投影都可以通过两个分离且互补的描述子进行描述：场景的空间边界（也就是外部形状、大小和场景代表的空间范围）及其内容（即内部成分，

包含纹理、颜色、材料和物体）。正如图 51.4 中的示例，户外场景的形状可能会比较广阔且向地平线延伸，比如空旷田野以及停车场；或者可能比较封闭和有由正面或侧面表面组成的明确边界，比如森林以及街道。更重要的是，空间边界独立于场景的内容，内容中可以包括任何自然或者人造元素。该框架非常通用，以至于不用对表征场景的特征类别进行任何假设。比如，我们可以基于颜色、纹理、材料或者物体来识别一个场景。场景的大小或范围可以通过边界间的几何关系或者与场景大小相关的低层次图像特征（Torralba & Oliva，2002，2003）和语义类别（Oliva & Torralba，2001；Xiao et al.，2010）来获得。因此，该框架不受场景知觉中以物体为中心或以场景为中心的方法的约束：

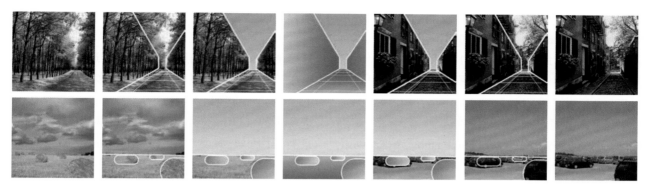

图 51.4 一个示意图用来说明真实世界的场景如何通过它们的空间边界和内容来唯一地表征。如果我们保留森林的封闭空间布局,并用城市内容替换其自然内容,那么场景将会变成街道。同样,如果我们保留田野的开放空间布局,但以城市内容替换其自然内容,那么场景则会变成停车场。改编自 Park et al.,2011.

理论上,无论边界还是背景,描述子都既可以从分离的物体中构建,也可以从成分间的关系构建,或者也可以从整体的场景特征中构建(Oliva & Torralba,2001;Ross & Oliva,2010)。假定场景视觉分析基于多个描述子表征而产生了丰富的感知,那么大脑是如何完成这些对场景理解的多样的功能的呢?

场景知觉的神经影像学研究

大量来自行为、计算和神经影像学的研究均发现场景表征本身并不单一。与此相反,自然场景处理中会平行使用多种视觉特征和场景属性的表征的组合,它们并行创建场景图像表征。视觉科学家在识别用于加工不同场景属性的脑功能区方面已取得了显著进展。这些脑区分布在低、中和高不同层次的视觉皮层,各自负责加工不同类型的场景信息。

对于特定语义类别的场景(比如森林),图像与大量低级和中级视觉特征有关,因而使用这些特征可以区分该类场景和其他语义类别场景。最近神经成像研究发现早期视觉层(V1 到 V4)的活动可以用来预测被试所看到的图片编号。让人更加印象深刻的是,这些脑区的活动还可以用来重建场景自身的一些视觉特征内容(Kay et al.,2008;Naselaris et al.,2009)。进一步地,这些区域的反应模式也含有将场景分类成不同语义类别的信息(Naselaris et al.,2009;Walther et al.,2009)。

那么哪些表征对支持我们快速理解复杂真实世界场景是充分且必要的呢?尽管目前这仍然是一个开放性问题,但是近十年人脑功能神经成像研究已在定位场景识别高级脑功能区方面取得了很大进展(图51.5)。与先前描述的经验和理论探索类似,最近的神经成像研究(Kravitz,Peng,& Baker,2011;MacEvoy & Epstein,2011;Park et al.,2011)发现视觉场景分析采用了不同且互补的高级表征,说明存在不同的神经通路分别支持以场景/空间为中心的表征和以内容/物体为中心的表征

场景和空间为中心的皮层区域

两个最被广泛研究的场景选择脑功能区分别是位于旁海马及舌回边界附近的旁海马场景区(PPA)

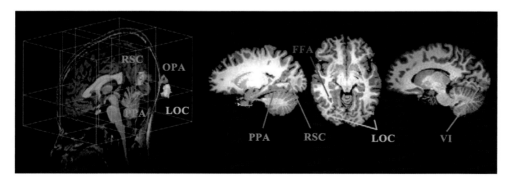

图 51.5 显示了两个人的场景感知中涉及的几个功能定义区域。PPA,旁海马位置区;RSC,压后皮层;OPA,枕叶位置区;LOC,外侧枕叶复合区。作为比较,图中也呈现了 FFA(梭状回面孔区)和 V1(初级视觉皮层)。参阅 Kanwisher 和 Dilks 撰写的第 52 章。

（Epstein & Kanwisher，1998）以及位于压后皮层（RSC）场景区（Bar & Aminoff，2003）。这两个区域都对场景、空间和标志物（正如图51.1和图51.3呈现的图片）的反应要显著强于其对面孔或者是单个可运动的反应（请参阅综述 Epstein & MacEvoy，2011）。另一个场景选择性位于枕横沟（请参考本书第52章）附近的枕叶场景区（OPA）（Dilks，Julian，Paunov，& Kanwisher，2013）。有趣的是，PPA 和 RSC 都不受到场景中物体个数的调节。也就是说，当看到空荡荡的房间和放满东西的房间，这两个区域的激活是相同的（Epstein & Kanwisher，1998）；然而，它们在不同任务下均对空间布局具有选择性（Aguirre，Zarahn，& D'Esposito，1998；Epstein & Kanwisher，1998；Janzen & Van Turennout，2004；Park et al.，2011）。那么，PPA 和 RSC 的功能区别是什么呢？

一些研究发现，在被试以观察角度感知场景或者感知内嵌场景的位置时，PPA 和 RSC 呈现出不同的选择性。比如，Park 和 Chun（2009）发现通过连续呈现同一场景不同视角的图片时（模拟观察者头部运动的过程，使得观察者以不同视角来看相同的场景），PPA 会把每张全景图片看作不同"图片"，暗示 PPA 具有视角特异性表征（参阅 Epstein，Graham，& Downing，2003；Epstein，Parker，& Feiler 2007）。与此相反，Park 和 Chun 发现 RSC 则把不同视角的图片看作相同刺激，表明该区域并非特异于视角，而是表征更大的全局视野（可参考 Park et al.，2007；Park，Chun，& Johnson，2010；Epstein，Parker，& Feiler，2007，以获取更多细节；同时可参阅 Baumann & Mattingley，2010，以了解不同脑区对朝向表征的差异）。然而，有趣的是，另一篇最近研究发现 PPA 的场景表征事实上能容忍更严重的变换（也就是垂直轴上的反射-180°变换）。因此，PPA 是否只容忍镜像对称，是未来一个很有意思的研究问题。

内容和物体为中心的皮层区域

除了空间布局信息，场景加工的另一个重要功能是感知物体。很多时候，识别对场景中的物体将决定对场景功能的认知。基于该原因，外侧枕叶复合区（LOC）是另一个候选的场景知觉区域。LOC 是视觉腹侧通路的一个脑区，特异于表征物体形状和类别（Grill-Spector et al.，1998；参考本书第52章）。很多神经影像学研究了 LOC 在物体表征中的作用，接下来我们将重点描述其中和以物体为中心的场景理解通

路相关的研究结果。

由于场景通常包括很多物体，所以物体加工的脑区可能会编码场景内容（物体）。最近有研究发现，视野中的多个物体可以通过 LOC 对多个单独物体活动的平均进行解码（MacEvoy & Epstein，2009，2011）。进一步的，LOC 的神经反应模式足够用于区分不同场景类别（比如，海滩和城市）（Walther et al.，2009），同样也可以用来解码场景是否包含特定物体（Peelen，Fei-Fei，& Kastner，2009）。

LOC 并不是大脑中唯一参与物体加工的脑区。大的物体，比如地标和建筑，可以激活 PPA（Epstein & Kanwisher，1998）。重要的是，真实世界物体的特定物理和经验获得的属性会诱发 PPA 选择性的激活，比如物体在真实世界的大小（如回形针和汽车）（Konkle & Oliva，2012）、场景中物体的情境强度（如消防栓和书）（Bar，2004）以及在更大场景中物体是否定义了局部空间（比如沙发）（Mullally & Maguire，2011）等属性。物体属性引发的大脑选择性活动的一个例子来自 Konkle 和 Oliva（2012）的研究，他们发现当给被试呈现日常会与被试身体交互的大物体（如可以物理上交互的物体，如床或者沙发，或可以走近的物体，如钢琴或者洗碗机）时，旁海马皮层会出现激活峰。与此相似，呈现日常使用的小物体（比如草莓或者帽子）时，左侧颞枕皮层会出现激活峰。因此，由于大脑多个区域编码场景的空间信息不同，这些区域可能表征场景中不同类别的内容和物体。

空间边界和物体内容的互补表征

那么，这些脑区，或其他可能脑区，如何一起工作形成对场景的完整表征的呢？尽管对于神经影像学研究来说，这仍然是个开放问题，一些近年来的研究开始研究大脑如何使用视觉特征表征来分析输入的自然图片，并最终产生场景的空间和内容的高层表征。受到空间边界和场景内容在真实世界场景中相互正交（如图51.4）这一事实的启发，Park 等人（2011）设计了一个实验范式来检验 PPA 和 LOC 的表征本质。如图51.4描述的那样，场景的形状可能在水平面上很广阔和开放，比如田野或停车场，或者是场景形状较为封闭，只有前面和侧面边界，比如在森林或者街道。此外，独立于其空间边界，场景可能由自然或者城市（人为）物体组成。

Park 等人（2011）采用模式分析对 PPA 和 LOC 的

神经响应模式进行分类,以判断外部刺激对应的场景类别(也就是开阔场景、封闭场景、自然场景或者城市场景)。通过每个脑区的分类错误率,作者探索脑区内是通过重叠(比如,对不同类别场景时有相似错误率)还是互补的方式(比如,每个区特异的表征场景边界或场景内容)来表征场景。他们发现两个区域对不同类别的错误率出现了分离。PPA 在对相似空间边界的场景分类时出现了较高错误率,而 LOC 则相反,对相同内容的场景分类时出现了较高错误率。PPA 对封闭的城市环境(比如街道和建筑)的表征和对封闭的自然场景的表征(比如森林和峡谷)最为相似(Kravitz,Peng,& Baker,2011)。与此相反,LOC 最容易弄混包含相似物体和表面的场景,比如容易把田野、沙漠、海洋同森林、山脉或者峡谷弄混;LOC 的准确率对空间布局不敏感。

使用多体素模式分析,MacEvoy 和 Epsteim(2011)发现了类似的结果。在他们的研究中,场景图片(比如厨房、街道)引起的 LOC 神经响应模式可以很好地被单个明显的物体(比如冰箱、红绿灯)所引发的神经模式预测,而对于 PPA 活动则没有出现类似现象。总之,目前神经影像学的结果表明,大脑中需要调用多个区域进行场景分析,这些区域负责完成不同且互补的计算,并最终形成对场景的独一无二表征。

结论

综上所述,来自不同领域和方法的研究为分布式场景表征提供了证据,这种表征可以编码不同层次的信息,从而为场景知觉提供了基础。存在分别表征以场景/空间信息和背景/物体信息的神经通路,更加证实了过去几十年关于场景表征的实验和计算框架。尽管我们仍有很多问题亟待解决(比如大脑如何立即理解世界?哪个层次的特征被用于执行特别的操作?),但场景知觉不同领域所使用的共同理论框架无疑为未来几年场景知觉研究的快速发展铺平了道路。

致谢

本章的撰写得到国家眼科研究院的资助(EY020484)。感谢 Barbara Hidalgo-Sotelo,Daniel Dilks,and Soojin Park 对本章内容提供的建设性意见。

参考文献

Aguirre, G. K., Zarahn, E., & D'Esposito, M. (1998). An area within human ventral cortex sensitive to "building" stimuli: Evidence and implications. *Neuron, 21*, 373–383.

Bar, M. (2004). Visual objects in context. *Nature Reviews. Neuroscience, 5*, 617–629.

Bar, M., & Aminoff, E. (2003). Cortical analysis of visual context. *Neuron, 38*, 347–358.

Baumann, O., & Mattingley, J. B. (2010). Medial parietal cortex encodes perceived heading direction in humans. *Journal of Neuroscience, 30*, 12897–12901.

Biederman, I. (1981). On the semantics of a glance at a scene. In M. Kubovy & J. R. Pomerantz (Eds.), *Perceptual organization* (pp. 213–263). Hillsdale, NJ: Lawrence Erlbaum Associates.

Cutting, J. E. (2003). Reconceiving perceptual space. In H. Hecht, M. Atherton, & R. Schwartz (Eds.), *Perceiving pictures: An interdisciplinary approach to pictorial space* (pp. 215–238). Cambridge, MA: MIT Press.

Dilks, D. D., Julian, J. B., Kubilius, J., Spelke, E. S., & Kanwisher, N. (2011). Mirror-image sensitivity and invariance in object and scene processing pathways. *Journal of Neuroscience, 31*(31), 11305–11312.

Dilks, D. D., Julian, J. B., Paunov, A., & Kanwisher, N. (2013). The occipital place area (OPA) is causally and selectively involved in scene perception. *Journal of Neuroscience, 33*, 1331–1336.

Epstein, R., Graham, K. S., & Downing, P. E. (2003). Viewpoint-specific scene representations in human parahippocampal cortex. *Neuron, 37*, 865–876.

Epstein, R., & Kanwisher, N. (1998). A cortical representation of the local visual environment. *Nature, 392*, 598–601.

Epstein, R. A., & MacEvoy, S. P. (2011). Making a scene in the brain. In L. Harris & M. Jenkin (Eds.), *Vision in 3D environments* (pp. 255–279). Cambridge: Cambridge University Press.

Epstein, R. A., Parker, W. E., & Feiler, A. M. (2007). Where am I now? Distinct roles for parahippocampal and retrosplenial cortices in place recognition. *Journal of Neuroscience, 27*, 6141–6149.

Fei-Fei, L., Iyer, A., Koch, C., & Perona, P. (2007). What do we perceive in a glance of a real-world scene? *Journal of Vision, 7*(1), 1–29.

Friedman, A. (1979). Framing pictures: The role of knowledge in automatized encoding and memory for gist. *Journal of Experimental Psychology. General, 108*, 316–355.

Greene, M. R., & Oliva, A. (2009a). Recognition of natural scenes from global properties: Seeing the forest without representing the trees. *Cognitive Psychology, 58*, 137–176.

Greene, M. R., & Oliva, A. (2009b). The briefest of glances: The time course of natural scene understanding. *Psychological Science, 20*, 464–472.

Greene, M. R., & Oliva, A. (2010). High-level aftereffects to global scene property. *Journal of Experimental Psychology. Human Perception and Performance, 36*, 1430–1442.

Grill-Spector, K., & Kanwisher, N. (2005). Visual recognition: As soon as you know it is there, you know what it is. *Psychological Science, 16*, 152–160.

Grill-Spector, K., Kushnir, T., Edelman, S., Itzchak, Y., & Malach, R. (1998). Cue-invariant activation in object-related areas of the human occipital lobe. *Neuron, 21*, 191–202.

Intraub, H. (1981). Rapid conceptual identification of sequentially presented pictures. *Journal of Experimental Psychology. Human Perception and Performance, 7,* 604–610.

Janzen, G., & Van Turennout, M. (2004). Selective neural representation of objects relevant for navigation. *Nature Neuroscience, 7,* 673–677.

Joubert, O., Rousselet, G., Fize, D., & Fabre-Thorpe, M. (2007). Processing scene context: Fast categorization and object interference. *Vision Research, 47,* 3286–3297.

Kaping, D., Tzvetanov, T., & Treue, S. (2007). Adaptation to statistical properties of visual scenes biases rapid categorization. *Visual Cognition, 15,* 12–19.

Kay, K. N., Naselaris, T., Prenger, R. J., & Gallant, J. L. (2008). Identifying natural images from human brain activity. *Nature, 452,* 352–355.

Konkle, T., & Oliva, A. (2012). A real-world size organization of object responses in occipito-temporal cortex. *Neuron, 74,* 1114–1124.

Kravitz, D. J., Peng, C. S., & Baker, C. I. (2011). Real-world scene representations in high-level visual cortex: It's the spaces more than the places. *Journal of Neuroscience, 31,* 7322–7333.

MacEvoy, S. P., & Epstein, R. A. (2009). Decoding the representation of multiple simultaneous objects in human occipitotemporal cortex. *Current Biology, 19,* 943–947.

MacEvoy, S. P., & Epstein, R. A. (2011). Constructing scenes from objects in human occipitotemporal cortex. *Nature Neurosciences, 14,* 1323–1329.

Mullally, S. L., & Maguire, E. A. (2011). A new role for the parahippocampal cortex in representing space. *Journal of Neuroscience, 31,* 7441–7449.

Naselaris, T., Prenger, R. J., Kay, K. N., Oliver, M., & Gallant, J. L. (2009). Bayesian reconstruction of natural images from human brain activity. *Neuron, 53,* 902–915.

Navon, D. (1977). Forest before the trees: The precedence of global features in visual perception. *Cognitive Psychology, 9,* 353–383.

Oliva, A., & Torralba, A. (2001). Modeling the shape of the scene: A holistic representation of the spatial envelope. *International Journal of Computer Vision, 42,* 145–175.

Oliva, A., & Torralba, A. (2002). Scene-centered description from spatial envelope properties. In H. Bulthoff, S. W. Lee, T. Poggio, & C. Wallraven (Eds.), *Computer Science Series Procedure, Second International Workshop on Biologically Motivated Computer Vision* (pp. 263–272). Tübingen: Springer-Verlag.

Park, S., Brady, T. F., Greene, M. R., & Oliva, A. (2011). Disentangling scene content from its spatial boundary: Complementary roles for the PPA and LOC in representing real-world scenes. *Journal of Neuroscience, 31*(4), 1333–1340.

Park, S., & Chun, M. M. (2009). Different roles of the parahippocampal place area (PPA) and retrosplenial cortex (RSC) in panoramic scene perception. *NeuroImage, 47,* 1747–1756.

Park, S., Chun, M. M., & Johnson, M. K. (2010). Refreshing and integrating visual scenes in scene-selective cortex. *Journal of Cognitive Neuroscience, 22,* 2813–2822.

Park, S., Intraub, H., Widders, D., Yi, D. J., & Chun, M. M. (2007). Beyond the edges of a view: Boundary extension in human scene-selective visual cortex. *Neuron, 54,* 335–342.

Peelen, M. V., Fei-Fei, L., & Kastner, S. (2009). Neural mechanisms of rapid natural scene categorization in human visual cortex. *Nature, 460,* 94–97.

Potter, M. C. (1975). Meaning in visual scenes. *Science, 187,* 965–966.

Potter, M. C., & Levy, E. I. (1969). Recognition memory for a rapid sequence of pictures. *Journal of Experimental Psychology, 81,* 10–15.

Rayner, K., Smith, T. J., Malcolm, G. L., & Henderson, J. M. (2009). Eye movements and visual encoding during scene perception. *Psychological Science, 20,* 6–10.

Ross, M. G., & Oliva, A. (2010). Estimating perception of scene layout properties from global image features. *Journal of Vision, 10*(1), 2, 1–25. doi:10.1167/10.1.2.

Schyns, P. G., & Oliva, A. (1994). From blobs to boundary edges: Evidence for time- and spatial-scale-dependent scene recognition. *Psychological Science, 5,* 195–200.

Thorpe, S., Fize, D., & Marlot, C. (1996). Speed of processing in the human visual system. *Nature, 381,* 520–522.

Torralba, A., & Oliva, A. (2002). Depth estimation from image structure. *IEEE Pattern Analysis and Machine Intelligence, 24,* 1226–1238.

Torralba, A., & Oliva, A. (2003). Statistics of natural images categories. *Network (Bristol, England), 14,* 391–412.

Walker Renninger, L., & Malik, J. (2004). When is scene identification just texture recognition? *Vision Research, 44,* 2301–2311.

Walther, D. B., Caddigan, E., Fei-Fei, L., & Beck, D. M. (2009). Natural scene categories revealed in distributed patterns of activity in the human brain. *Journal of Neuroscience, 29,* 10573–10581.

Xiao, J., Hayes, J., Ehinger, K., Oliva, A., & Torralba, A. (2010). SUN Database: Large-scale scene recognition from abbey to zoo. In *Proceedings of the 23rd IEEE Conference on Computer Vision and Pattern Recognition* (pp. 3485–3492). San Francisco, CA: IEEE Computer Society.

第52章　人类腹侧视觉通路的功能组织

Nancy Kanwisher，Daniel D. Dilks

我们可以在一瞬间识别出物体，即使我们之前从来没有见过这个物体，甚至是我们先前根本不知道它属于哪类物体（Potter，1976；Thorpe，Fize，& Marlot，1996）。这种非凡能力背后的认知和神经机制还没有得到清晰的理解，而目前的计算机视觉算法仍然远远无法达到人类的识别能力。理解人类视觉识别能力的一个可行策略是描述完成该功能的神经系统。这个系统称为腹侧视觉通路（VVP），涵盖从枕叶一直到下颞叶和外侧颞叶的皮层。本章中，我们将描述过去15年来人脑神经成像研究的关键结果，这些结果对视觉皮层中感知人类、地点和物体的皮层区域的一般组织和功能特性进行了阐述。

目前大量工作的核心发现是VVP并不同质，而是一个高度分化的结构，包含一组区域，每个区域都有自己独特的功能配置。这些区域包括梭状回面孔区（FFA），该区域选择性地对面孔反应（Kanwisher，McDermott，& Chun，1997a；McCarthy et al.，1997）；旁海马位置区（PPA），该区域选择性地对位置反应（Epstein & Kanwisher，1998）；外纹状体皮层身体区（EBA），该区域选择性地对身体反应（Downing et al.，2001）；外侧枕叶复合区（LOC），该区域独立于物体种类，选择性地对物体形状反应（Kanwisher et al.，1997b；Malach et al.，1995），以及视觉词形区（VWFA），该区域选择性地对单词和字符串形状反应（Baker，Hutchison，& Kanwisher，2007；Cohen et al.，2000）。这些脑功能区的位置在健康被试间非常相似（即位于相似的解剖位置）。这些脑区及它们的合作脑区（比如枕叶面孔区，OFA）共同组成了人类高级视觉识别的核心单元。对这些区域功能的理解无疑将为我们了解视觉识别的工作机制提供重要的线索。

在本章中，我们首先描述VVP中研究得最清楚的功能特异区，然后讨论目前对这些区域特异化程度存在的争论。接着，我们回顾整个VVP功能组织的已有证据；最后，我们讨论形成功能特异区可能会带来的计算优势。

腹侧视觉通路中的功能特异区

图52.1呈现了VVP的主要功能区。我们首先从FFA、PPA、EBA和LOC开始，因为，第一，它们在大量研究和实验室中均被一致观察到，尽管这些区的理论意义存在争论，但是它们的存在性则不容置疑。第二，它们的类别选择性不仅是通过统计显著来定义的，它们的类别显著性有很大效应值：它们对来自其偏好类别的任务刺激的反应强度约是对任何非偏好刺激类别反应强度的两倍。效应量在大脑成像研究中常常被忽略，这是不应该的，因为它决定了你得出的推论的强度：如果你知道如何使一个区域的响应翻倍，而不仅是知道如何使一个区域产生一个很小的响应，你会对这个区域的功能有更好的把握。第三，这些区域可以容易地在任何健康的被试者中找到，过去需要人工参与，但是现在使用自动化算法就可以定位这些脑区（Julian et al.，2012）。这一事实促使产生了感兴趣区分析方法：首先在每个被试者中使用一个很短的"定位"扫描来定位这些功能脑区（即感兴趣功能区），进而在随后实验中详细研究感兴趣区的响应模式和信息表征特征。

使用神经影像来标定脑区的认知功能曾被广泛地污蔑为"只不过是颅相学"，好像打标签本身就是反对整个研究的全部论据。但是不像在学校操场里，在科学上使用污蔑的话并不是有效的论证方法。付出努力对特定大脑区域的认知功能进行描述，从根本上没有什么错误。最终这种研究方式会取得多大成功是一个经验问题，需要时间检验。问题在于，大部分神经影像学研究既没有可靠地证明功能特异区的存在也没有精确识别其功能。只基于一项研究中几个条件来定位脑区的功能，证据十分微弱，对该区域功能特征的刻画十分有限，无法让人感到满意。但是当相同脑区被很多不同的实验室发现，并且当每个实验室对该脑区在大量实验条件下（而这些条件代表不同的表征假设）的功能响应进行测量时，那么就可以对这个脑区的认知功能进行全面的刻画，从而对认知科学具有实际的理论意义。因此，脑成像不仅能探索认

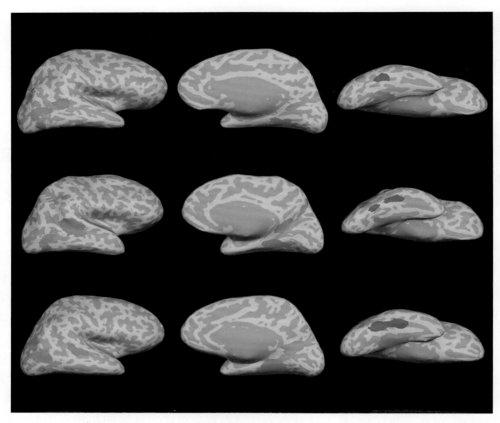

图52.1 来自三个代表性被试的功能特异脑区,其中蓝色为面孔相关脑区,粉色为地点或场景相关脑区,绿色为身体相关区。具体而言,深蓝色,FFA;紫蓝色,pSTS;浅蓝色,OFA;洋红色,PPA;浅粉色,RSC;粉红色,OPA;绿色,EBA。通过短时间的功能扫描,在任何健康被试均可以找到这些区域。LOC 在此处并没有呈现,它是个很大的区域,通常对任意物体形状都有反应,因此它的两个子区(LO 和 pFs)均与这里显示的脑区存在重叠。VWFA(左半球)和 FBA(与 FFA 有部分重叠)在这里也没有呈现。

知功能的位置(谁关注呢?),而且更重要的是,它也可以探索并描述这些认知功能本身。这意味着,脑成像可以通过研究大脑的功能特异性来探索思维的认知结构。尽管目前仍然有很多工作在进行中,但对于我们之前提到的 FFA、PPA、EBA 和 LOC 这几个区域,研究已经非常深入。

梭状回面孔区

FFA 是指位于梭状回中部(位于大脑皮层底部,小脑上方)的面孔选择区,该区域对面孔的反应要远强于对普通物体的反应(Kanwisher, McDermott, & Chun,1997a;McCarthy et al. ,1997;Puce et al. ,1996)。FFA 的精确形状在不同被试上并不同,在有些被试中甚至由两个区域组成(Weiner & Grill-Spector,2012),但几乎在所有被试中都存在,并且在每个被试内都是可重复的(Peelen & Downing,2005)。早期神经成像研究(Haxby et al. ,1994;Puce et al. ,1995)发现这个区域对面孔刺激有反应(相比于加扰的面孔、纹理和

字母串),但是这些对比遗留了一种可能性,即该区域可能只是对一般物体的形状起反应。随后研究对该区域特异加工面孔提供了进一步的证据,这些研究发现 FFA 对一系列不同面孔图像均表现出相似但强烈的反应(Kanwisher & Yovel,2006),包括熟悉和不熟悉面孔照片、面孔示意图、面孔卡通图、猫的面孔(Kanwisher & Barton,2010)以及不同大小、位置和视角的面孔(Axelrod & Yovel,2012;Grill-Spector et al. ,1999;Schwarzlose et al. ,2008),而对于非面孔刺激的反应则相对小很多。目前,大量证据拒绝了早期提出的另一种假设,该假设认为 FFA 更一般地参与对任意类别(或者是需要大量专家经验的类别)中个体的精细辨认(McKone & Robbins,2010;Tarr & Gauthier,2000;Yovel & Kanwisher,2004)。与 fMRI 证据一致,对癫痫患者进行术前脑区功能定位时,硬膜下电生理记录同样在类似位置发现了 FFA 区域(Allison et al. ,1999;McCarthy et al. ,1999;Puce, Allison, & McCarthy,1999),并且该区域附近的损伤将导致面孔知觉的

选择性缺失（Kanwisher & Barton，2010）。因此，正如我们随后将讨论的那样，FFA 选择性地参与面孔知觉。

回答 FFA 如何对面孔进行感知这一问题更加困难。重要的是，FFA 反应强度与检测面孔是否出现和识别个体面孔都有关系（Grill-Spector & Malach，2004），但与非面孔物体的识别无关；同时，梭状回面孔选择性程度与被试面孔（而不是物体）识别行为能力有关系（Furl et al.，2011）。从 FFA 所感知的信息类型来说，目前的证据指出 FFA 对面孔刺激的多个方面敏感，包括面孔部件（眼睛、鼻子和嘴巴），面孔部件的 T 字形构形，以及面孔的外部特征（Liu，Harris，& Kanwisher，2010）。进一步的，FFA 的反应对刺激位置和图像大小的变化具有不变性（Schwarzlose et al.，2008；相反的发现，请参考 Yue et al.，2011）。使用多体素模式分析（MVPA），最近一项研究（Axelrod & Yovel，2012）发现面孔的镜像对称视角具有相似的神经表征，但对视角的其他变化则没有这个现象。并且一些其他研究，采用 fMRI 适应范式，发现对熟悉（名人）面孔（比如 Ewbank & Andrews，2008）的视角变化（最大 30°），FFA 反应具有一定的不变性。最后，FFA 已广泛接受的面孔感知行为表现有关（McKone & Robbins，2010），包括对正立而不是倒置面孔的面孔身份变化的敏感性（Yovel & Kanwisher，2005），对出现在正立面孔，而不是倒置面孔中的整体信息的敏感性（Schiltz & Rossion，2006）。因此，FFA 似乎能表征面孔形状的知觉信息，对图像变化具有部分不变性，并且可以反映面孔特异加工中广为所知的行为特征。

旁海马位置区

PPA 是与旁海马侧副沟皮层相邻的对场景具选择性的脑功能区，它对场景图片的响应显著强于对其他类别物体的响应（Epstein & Kanwisher，1998）。PPA 对很多场景反应，包括室内和室外场景、熟悉和不熟悉的场景、甚至是乐高制作的抽象"场景"（Aguirre et al.，1996；Epstein，2005，2008）。PPA 主要对一个人周围空间的布局起反应：当室内场景中所有物体被移走，只保留楼梯和墙壁时，它的响应不会减弱（Epstein & Kanwisher，1998）。在人类和猴子大脑中，PPA 也被发现对较高空间频率的几何形状有选择性反应（Rajimehr et al.，2011），这意味着 PPA 可能在地点感知和导航时使用该信息来检测场景细节。与此相反的是，Bar 及其同事发现 PPA 对场景的反应表征的并不是空间布局，而是"背景框架"（包括哪些物体通常作为背景信息，以及这些物体相对于其他物体的空间位置）

（Bar，2004）。但是，支持背景框架表征这个假设的证据非常薄弱：只在较慢速率呈现时，强背景物体才相对于弱背景物体有更强的响应，而且只能在少数被试中可靠地检测到。另外，这种现象也可以用场景想象来进行解释（Epstein & Ward，2010）。另一方面，与空间布局假设一致，MVPA 研究发现 PPA 包含更多的空间布局信息（不管场景是开放，还是封闭的）（Oliva & Torralba，2001），而包含场景是否人造（比如城市）或自然（比如森林）的信息则较少（Kravitz，Peng，& Baker，2011；Park et al.，2011）。PPA 不仅可以被空间布局信息激活，来自脑损伤病人的证据更进一步表明了 PPA 对空间布局信息加工的必要性：PPA 或临近脑区损伤的病人无法对场景或者标志物进行识别（Aguirre & D'Esposito，1999；Mendez & Cherrier，2003），并且更一般的，他们无法感知自己当前所处的位置（Epstein et al.，2001；Habib & Sirigu，1987）。这种对空间布局信息的强激活使我们想到行为学研究的"几何模块"概念（Cheng & Gallistel，1984；Hermer & Spelke，1996），该概念认为老鼠和人类婴儿（包括语言系统被共存文字任务占用的成年人）在迷失方向时，只依赖于空间布局而不是物体或者标志物来为他们重新定位自己在环境中的方向。但是，我们最近发现 PPA 的表征对镜像反转图片不会发生改变，从而挑战了它在导航和重新定位方向中的作用（Dilks et al.，2011）。关于 PPA 在位置知觉和导航中的精确作用，可以参阅由 Oliva 撰写的本书第 51 章。

外纹状体皮层身体区

EBA 位于大脑侧面，与视觉运动区 MT 相邻（有时候会与 MT 部分重叠），它对身体图片的激活要显著强于对物体或面孔图片的激活（Downing et al.，2001）。该区域对身体相关的各种图片具有相等的反应，从手的照片到身体（人类或者动物）的照片，到线条绘制的身体，或者甚至是一个人的简笔画。EBA 更多的是以视角依赖的方式参与对他人身体的感知（Taylor，Wiggett，& Downing，2010），而不是对自己身体的感知（Chan，Peelen，& Downing，2004；Saxe，Jamal，& Powell，2006）；并且它更多地参与对身体形状/身份的知觉，而不是对身体所执行的动作的知觉（Downing & Peelen，2011；Moro et al.，2008）。有证据表明 EBA 不只是在知觉身体时激活，它对身体知觉同样是必要的，脑损伤（Moro et al.，2008）和 TMS 的研究（Pitcher et al.，2009；Urgesi，Berlucchi，& Aglioti，2004；van Koningsbruggen，Peelen，& Downing，2013）

都发现 EBA 损坏,将会影响对身体形状的感知,而不会影响对面孔和物体的感知(Pitcher et al.,2009)。最近有证据指出 EBA 可能由很多子区域组成,这些EBA 子区域和附近皮层可能对身体不同部分进行感知(Bracci et al.,2010;Op de Beeck et al.,2010;Orlov,Makin,& Zohary,2010;Weiner & Grill-Spector,2011)。最近的一篇综述(Downing & Peelen,2011)认为 EBA 和其他更腹侧的身体特异区,比如梭状回身体区(FBA)(Schwarzlose,Baker,& Kanwisher,2005)不是主要对个人身份、情绪、运动或者行动意图进行高级理解,而是提取当前知觉中人的形状和姿势等"粗略"的视觉表征。

外侧枕叶复合区

除了刚已描述的类别特异脑区,视网膜皮层前端,枕叶外侧靠下的一个很大的区域(称为外侧枕叶复合区,LOC),对有形状的刺激有更强反应,而对那些底层特征相同,但缺少形状的刺激反应则较弱(Kanwisher et al.,1997b;Malach et al.,1995)。解剖位置上,LOC 和上文已描述的一些脑区具有部分重叠。LOC 对由运动、纹理和光照轮廓产生的形状有反应(GrillSpector et al.,1998),表明 LOC 对形状的表征很抽象。重要的是,LOC 对于熟悉和不熟悉的形状具有相似反应响应(Kanwisher et al.,1997b;Malach et al.,1995),这意味着该区域并不是通过匹配记忆中物体形状或者通过对刺激进行语义编码来进行表征的。LOC 感知物体形状而不是语义信息的进一步支撑证据是,给被试呈现形状不同但是意义相似的物体时,在 LOC 区中并没有找到 fMRI 适应性(Kim et al.,2009)。一些研究发现在视觉物体识别中 LOC 的响应与物体识别任务中被试识别成功率有关系(Bar et al.,2001;Grill-Spector et al.,2000),而且 LOC 的位置与著名的腹侧通路失认患者 DF 的脑损伤区域位置一致(James et al.,2003)。因此,对 LOC 响应特性的研究可能为理解物体识别中的表征本质提供重要线索。

MVPA 和 fMRI 适应性研究发现 LOC 对物体形状有很抽象的表征。第一,fMRI 适应性研究发现 LOC 附近区域的表征不会随着刺激的大小和位置发生改变,但是会随着视角和光照方向的改变而发生改变(Grill-Spector et al.,1999)。LOC 形状表征本质的证据来自当 LOC 感知不同轮廓但是有相同感知形状的刺激对时(因遮挡造成的轮廓不同),会出现适应,但是对有相同轮廓,不同感知形状的刺激对(因背景和图形的反转)则没有适应(Kourtzi & Kanwisher,

2001)。进一步的,MVPA 分析发现 LOC 后侧子区(常常被称为 LO)包含更多和刺激有关的表征,而前侧亚区(被称为 pFs)则包含更多特异于观察者的形状相似性感知的表征(Haushofer,Livingstone,& Kanwisher,2008)。最后,另一项最新研究发现,LO 后侧的区域对物体镜像颠倒敏感,然而前侧 pFs 则没有,这暗含了物体处理的层次性,物体的左右信息层级早期(更靠后的区域)表征,而不变性则在更晚期的(更靠前的区域)层级阶段计算(Dilks et al.,2011)。

总体来说,VVP 中最大的、由多个部分组成的LOC 区域对物体结构有很强的响应,而对类别特异的客体(例如面孔、位置和身体)则几乎没有选择性,这些类别特异的客体则是由 VVP 中一些类别特异功能区加工(比如 FFA、PPA、EBA)。到目前为止,除了VWFA(Baker et al.,2007;Cohen et al.,2000),还没有发现对其他新的、对特定类别(Downing et al.,2006;Lashkari et al.,2011)有选择性反应的区域。

特异性:类别选择性区域只对它们偏好的刺激进行感知吗?

到目前为止,我们已经讨论了 FFA、PPA 和 EBA,它们主要参与处理它们偏好的刺激(也就是具有最强响应的刺激类别)。然而,这些区域也会对它们不偏好的类别(非偏好物体)呈现显著反应(尽管很弱)。进一步的,对这些脑区特异加工偏好刺激的理论最大的挑战是,Haxby 及其同事(Haxby et al.,2001)发现FFA 响应的空间模式包括非面孔刺激的信息,而 PPA响应的空间模式也包括非场景刺激的信息,因此,PPA和 FFA 不仅对空间排列或者人脸起反应,它们是对于所有物体更广阔表征模式的一部分。

我们也发现 FFA 和 PPA 包含它们不偏好的一些信息(Reddy & Kanwisher,2007),并且目前的生理学证据(Tsao et al.,2006)也指出面孔选择区携带很小但是显著的非偏好刺激的信息。但是,比起偏好刺激来说,类别选择区包含非偏好刺激的信息非常微弱。正如 Haxby 及其同事(O'Toole et al.,2005)指出的那样,"面孔和房屋的偏好区域无法很好对不包含面孔和房子的物体进行分类"。这些发现提出了两个问题,下文我们将逐一讨论。

首先,客体类别选择区中有关非偏好性客体的信息在被试看到更真实世界的杂乱物体时,是否依然存在? 大多数有关 VVP 中 fMRI 响应的空间模式的分析是基于空白背景中单独裁剪的物体,这些物体呈现在中心视野。当然,真实世界视觉刺激则没那么简单:一个典型的视觉场景包括多个物体以及复杂的背景纹理(也就是非常杂乱)。最近的研究(Reddy & Kanwisher,2007)探究了非偏好物体信息在最简单的杂乱场景下是否会呈现,他们在被试视野中同时呈现两个物体(两个物体均呈现在空白背景中)。当一次只呈现单个裁剪下的刺激时,FFA 响应的模式包含相当多面孔信息以及相对较弱却显著的非面孔信息。相似的是,PPA 的响应模式包括稳健的关于房子的信息(能强烈激活 PPA,尽管强度达不到整个场景作为刺激的情形),并且也出现了相对较弱但是显著的非场景信息。然而,重要的是,当两个物体同时出现时,偏好刺激的信息相比观看单个物体的情形并没有减少,而非偏好刺激的信息则减少了(Reddy & Kanwisher,2007)。该项研究和随后相关的研究指出类别选择区域可能在自然(即杂乱物体)刺激下含有很少或者没有非偏好刺激信息。

同样,考虑到 fMRI 会低估完整神经群体编码的信息,未来的生理研究将需要对 FFA、PPA 以及相似选择区是否含有非偏好刺激信息,即使是对真实世界典型的混杂刺激。因此,第二个也是最重要的问题是,这些信息是否被用于知觉这些刺激,还是只是一种附带现象(Williams,Berberovic,& Mattingley,2007)。

个体局部脑损伤的研究为 FFA 信息表征提供了一些相关信息。在 FFA 或者周围区域出现损伤后,一些被试在面孔知觉出现了个体识别障碍(也就是面孔失认),但他们的物体识别能力依然表现正常,表明即便 FFA 包含非面孔信息响应,但是该信息对知觉物体不是必要的。尽管目前关于获得性面孔失认病例的报告中,尚没有一例可以完全排除在面孔外,不存在对其他客体知觉的损伤(Gauthier,Behrmann,& Tarr,1999),但使用最敏感的客体识别测试,比如反应时测量(Garrido,Duchaine,& Nakayama,2008),一些报告已经非常接近完全排除这种可能(Sergent & Signoret,1992;Wada & Yamamoto,2001)。

然而,由于患者脑损伤的确切位置和范围不受我们的控制,TMS 为测试功能特异性和脑区在知觉中的因果作用提供了一个重要补充。在 TMS 研究中,一个短暂磁脉冲通过安置在头皮附近的线圈发射到皮层上,使线圈下方皮层区域的神经活动立即消失。从而,我们可以通过精确安置 TMS 线圈来对被试特异的目标脑功能区进行"损伤"。尽管 FFA 和 PPA 由于太靠内侧而无法使用 TMS 干扰,一些靠外的类别选择区(比如面孔选择区 OFA 和场景选择区 OPA,以前被称作 TOS,Dilks et al.,2013,下文将会对其进行详细讨

论)却可以进行干扰。使用 TMS,Pitcher 及其同事(Pitcher et al.,2009)发现当 TMS 作用于 EBA 时,能破坏其对身体的知觉(Urgesi,Berlucchi,& Aglioti,2004),但不会影响其对面孔或物体的知觉;而 TMS 作用于 OFA 时,能干扰其对面孔的知觉,但不能影响其对物体或者身体的知觉(不一致的结果,请参考 Silvanto et al.,2010),而当 TMS 作用于 LO 时,能破坏其对物体的知觉,但却不能损坏其对身体或者面孔的知觉。相似的,Dilks 及其同事(Dilks et al.,2013)最近发现 TMS 对 OPA 作用能影响场景而不是物体的辨认能力,然而 TMS 对 OFA 作用能影响面孔而不是场景的辨认能力。在第二个实验中,Dilks 等人(2013)发现 TMS 作用于 OPA 能降低被试对场景分类的准确率,但不会影响其对物体分类的准确率,然而 TMS 作用于 LOC 时会影响对物体而不是对场景的分类准确率(其他结果请参阅 Ganaden,Mullin,& Steeves;Mullin & Steeves,2011)。这些引人注目的三或双分离,分别说明类别选择区域在感知它们偏好的刺激类别时扮演着因果角色,而对于它们不偏好的刺激类别则没有这个作用。因此,这些证据表明即便这些区域的响应模式包含一些非偏好的刺激类别信息,但这些信息对非偏好类别的知觉不具有因果作用。

总而言之,目前的证据表明类别选择区有时包含很弱但显著的非偏好刺激信息,fMRI 研究可能低估了这部分信息。尽管如此,神经生理和 TMS 研究结果表明这些非偏好刺激信息一种副现象(即非偏好刺激知觉不具有因果作用)。未来研究中,非常重要的一点是使用新的病人数据、TMS 或者一些其他阻断方式(比如猴和人脑中的微电极刺激)来进一步地验证该假设(Afraz,Kiani,& Esteky,2006;Puce,Allison,& McCarthy,1999)。

完整腹侧视觉通路的功能和结构

毫无疑问,单个脑区无法完成复杂的认知过程,以上关于脑区功能特异性的讨论并不排除其他脑区的重要作用。"早期"皮层区域比如初级视觉皮层显然在感知面孔、位置和身体中都很重要;而"高级"区域(比如顶叶和前额叶)可能在把 FFA、PPA 和 EBA 中的信息转化为其他认知系统可以使用的信息或到达意识层的过程中非常重要(Kanwisher,2001)。进一步地,对某个类别具有选择性的脑区并不是唯一的。其他类别选择区没有像 FFA、PPA 和 EBA 研究得那么透彻,所以它们的功能没那么清晰。然而,随着越来

越多功能选择区被发现，及越来越多证据表明它们见之间存在着功能分化，为我们最终理解客体（比如面孔）识别是如何通过多个功能选择区的联合活动来完成提供了可能。接下来，我们短暂回顾一些有关不同功能区在面孔和场景知觉中作用的研究。

对于面孔的选择性响应不仅出现在 FFA，而且出现在更加靠后的 OFA（Gauthier et al.，2000）或者靠前侧的区域，比如后颞上沟（pSTS）（Puce et al.，1998）、前颞极（Rajimehr，Young，& Tootell，2009）。由于 OFA 位置更靠后且对面孔的选择性更低，我们常常认为它是面孔知觉（或者面孔检测）的早期反应阶段，输出的结果将传递给更靠前的区域（比如 FFA 和 pSTS）（Haxby，Hoffman，& Gobbini，2000；对于不同的理论，请参考 Rossion，Hanseeuw，& Dricot，2012）。大量研究与该假设一致：①右侧 OFA 在表征面孔上的部件（比如眼睛、鼻子、嘴巴）比表征面孔整体时活动更强烈（Liu，Harris，& Kanwisher，2010；Pitcher et al.，2007），然而 FFA 既对面孔部件，也对面孔整体敏感（Liu，Harris，& Kanwisher，2010）；而且②OFA 比 FFA 或者 pSTS 对镜像颠倒刺激更敏感（Axelrod & Yovel，2012）。与之相比，pSTS 则主要表征动态高层的面孔和社会信息（包括眼睛、嘴巴和头动）（Carlin et al.，2011；Fox et al.，2009；Haxby，Hoffman，& Gobbini，2000；Pitcher et al.，2011；Puce et al.，1998）和面孔表情（Phillips & David，1997；Winston et al.，2004）。在面孔系统中，一个最引人注目的功能分离是，观看运动的面孔（而不是运动的身体或者物体）时，pSTS 的响应比从这些运动面孔所截取的静态面孔的响应强三倍，而 FFA 对运动和截取的面孔响应则相同（Pitcher et al.，2011；see also Puce et al.，1998）。

旁海马位置区（PPA）、压后皮层（RSC）以及枕横沟附近一个被称为 TOS 的区域（Grill-Spector，2003）（现在被称为 OPA，Dilks et al.，2013）对场景有选择性响应。类似于 PPA，RSC 主要对人们周围的空间布局进行响应（Dilks et al.，2011；Epstein，2008；Kravitz，Peng，& Baker，2011；Park & Chun，2009），最近有研究发现在 RSC 中只有空间布局信息，而没有物体信息（Harel，Kravitz，& Baker，2013）。但是，和有关 PPA 在位置感知和导航中精确角色的争论不同，很多研究能够发现 RSC 在导航中扮演重要角色。比如，一个 fMRI 适应研究（Baumann & Mattingley，2010）发现该区域编码朝向。进一步的，RSC 对场景的左右信息很敏感（即场景的镜像颠倒信息），而场景的左右信息一直被认为对导航很重要（Dilks et al.，2011）。最后，对

RSC 损伤的病人的研究发现，在一个更大的环境中，被试能够识别明显的标志物，但却不能使用这些标志物来帮助自己定位（Takahashi et al.，1997）。OPA 是场景选择区中研究得最少的区域，但是最近我们实验室研究发现 OPA 对场景感知有因果性和选择性：使用 TMS"损坏"OPA，会影响对场景的识别，但是不会影响对面孔或者物体识别（Dilks et al.，2013）。

多个面孔选择区和场景选择区的存在为我们通过理解每个系统中不同脑区的功能分工，进而分离出面孔和场景知觉中不同的子过程提供了可能。而这些脑区如何协作，则和每个系统内不同脑区的连接，以及这些脑区和大脑其他脑区之间的连接有关系。然而，这方面的研究还很少，因为目前人类脑区连接的研究方法不能明确回答这个问题。静息态 fMRI 很吸引人，但即便没有直接连接的区域间也可能存在强的静息连接（Tian et al.，2007）。弥散纤维追踪则受到从特定灰质功能区追踪到白质以及白质内连接追踪（不是简单地从 VVP 中主要的纤维，比如 ILF 和 IFOF 追踪）不确定性的影响。事实上，使用这些方法得到的初步证据并不完全一致。尽管弥散追踪和静息态 fMRI 的结果都认为临近的 OFA 和 FFA 之间有连接，而在 FFA 和 pSTS 间的连接在静息态 fMRI 中可以观测到（Turk-Browne，Norman-Haignere，& McCarthy，2010），但是在弥散成像中却没有发现（Gschwind et al.，2011）。当前人脑连接研究方法是否可以帮助我们精确识别 VVP 中特定亚区间的精确连接还有待确定。

或许关于 VVP 功能组织方式的最大的开放性问题是我们所识别的不同功能选择区是应该看作离散处理器，还是从更广阔皮层范围考虑，看作一个统一处理器，其中每个区域只是简单地组成了功能响应的局部峰值。后一种观点的问题在于为什么 VVP 包含多个具有特定选择性的功能区？同时，这个更广的表征"图"的各个维度又分别代表什么呢？（Op de Beeck，Haushofer，& Kanwisher，2008；Kanwisher & Schwarzlose，2008）。VVP 中一些特定区域的位置可能可以从中心-外周图（Hasson et al.，2002）或者真实世界物体大小（Konkle，2011）表征的角度来解释。对 VVP 结构更进一步的理解是，很多物体和类别选择区是配对出现的，其中一个区出现在腹侧，另一个区出现在外侧（Hasson et al.，2003；Schwarzlose et al.，2008），而身体选择和面孔选择区很接近，有时候两者会互相重叠（Kanwisher & Schwarzlose，2008；Weiner & Grill-Spector，2011）。

一个回答腹侧通路是否能被看作单个统一处理器或多个功能不同的处理器的线索来自解剖学：这些区在很大程度上具有不同的连接和细胞构筑特征，从而支持我们把这些区看作不同单元。事实上，最近研究证据指出，梭状回的面孔选择性可以由其和大脑其他的脑区的连接模式预测（Saygin et al.，2011）；也有证据指出，在梭状回中至少有一个面孔选择区具有不同的细胞构筑特征（Caspers et al.，2013）。

为什么首先要有选择区呢？

有关 VVP 的研究结果提出的最大问题是：为什么一些视觉特定类别刺激在 VVP 中有它们自己特定的脑区，而其他类别刺激却没有呢（Downing et al.，2006；Lashkari et al.，2011）？为了清楚地回答这个问题，我们首先需要考虑功能特异化可以提供什么计算优势。fMRI 可以检测到的功能特异化，必须具备两个特性：①神经元对相关信息（比如，面孔选择性）具有选择性响应；②选择性神经元的空间聚集。这两者既相关但是又有所不同（Ohki et al.，2005）；我们将在接下来的小节中对这两者进行详细讨论，尽管这些讨论比较推测化。

选择性/稀疏性

神经编码的选择性或"稀疏性"的优势已被广泛讨论过了（Barlow，1995；Foldiak & Young，1995；Olshausen & Field，2004）。如果一个物体只需要少量神经元的活动来编码，那么从多个角度讲，对编码的干扰均会最小化。第一，有可能以最小二义性来同时表征多个物体。因为不同物体的神经编码不可能相互重叠。因此，我们可以同时察觉面孔和位置，而不会出现表征冲突（Reddy & Kanwisher，2007）。或许我们有神经元群体选择性编码面孔、地点和身体的其中一个原因是为了保证这些重要类别表征间有专线联系，而不会受到一些其他无关信息的干扰。

第二，使用稀疏编码也能减小来自学习的干扰，使我们在学习一种新的事例时不用改变已存储的其他类别物体信息。当一个神经群体表征面孔，另一个不重叠的神经群体表征位置的空间布局，我们就可以在影响对位置的记忆的前提下学习新面孔，反之对新场景的学习，也不会影响对已有面孔的表征。从这个观点来看，我们可能会期望那些需要毕生持续不断学习（比如面孔和地点）的信息类别具有相对稀疏的编码。

第三，建立特异化脑区，并将它们和其他脑区精确连接，可以通过硬件连接来对归纳推断进行约束，从而自动引导发展。比如，如果面孔信息是用于了解其他人想法的关键输入信息，那么或许建立识别他人想法的神经机器的最有效方式是通过硬件把面孔区和其他有关脑区连接起来，从而对用于建立社会认知有关的环路的输入进行约束。然而，来自最近一项研究的证据并不支持该假设，先天盲人在思考他人想法的时候会产生与正常人相同的激活位置和模式，即便他们大脑中来自 FFA 的输入可能非常不同甚至不存在（Bedny，Pascual-Leone，& Saxe，2009）。不管怎样，有关特异化脑区和它们间连接可以约束发展的一般想法值得在其他情况下进一步考虑。

第四，稀疏编码的可能优势来自代谢，而不是计算考虑：如果只需少量神经元发放，那么能量损耗将更小。从这个角度来说，如果对经常遇到的刺激类别进行稀疏编码，那么将在一生中节约许多能量（Foldiak & Young，1995）。因此，即使从纯粹的新陈代谢角度来说，对面孔、地点和身体表征采用相对稀疏的编码，也非常有意义，因为它们是最常见到的视觉刺激。

总而言之，稀疏编码使用相对少量神经元表征信息，使每个神经元群有相对较高的选择性，有很多优势。但稀疏编码也有一些广为所知的劣势：稀疏编码更容易受到破坏（因为只有较少数量的神经元参与了表征）；此外，在神经元数量固定的情况下，稀疏编码只能形成数量较少的表征模式。

我们的推测是对于某些重要刺激，比如面孔、地点和身体而言，稀疏编码的优势要大于劣势：①稀疏编码可以减少多个刺激同时表征时的相互干扰；②稀疏编码可以保证在一类刺激的学习中，不会破坏已存储的另一类刺激信息；③可以自动引导其他脑区发展；④通过最少神经元活动来编码最常见的刺激，具有更高的能量效率。

空间聚集

通过 fMRI 检测到功能选择区的第二个前提是，具有特定选择性的神经元在空间聚集。功能特性的空间聚集是大脑中是一个让人熟悉的现象，不仅在视网膜拓扑映射区、躯体拓扑映射区、声音拓扑映射区以及一些其他有类似感受器表面组织的映射区，而且存在于功能信息的计算单元中，比如初级视觉皮层的朝向选择柱和后颞下皮层的彩色拓扑图（Conway & Tsao，2009）。空间组织是皮层中最常见的特性，以至我们可能经常忘记问自己，这种现象为什么会出现。

这个神秘的现象可以用下面这段话来清晰地表达出来(Chklovskii & Koulakov,2004):设想一个有特定功能的区域,打乱所有神经元的位置,并保证所有神经元间的连接不变。因为环路没有发生变化,神经元的功能特性仍然完整。那么打乱后脑区的功能应该会与原始未打乱区域的功能保持一致。既然相同的环路既可以空间上聚集,也可以在空间上散乱分布空间,那么大脑中为什么会出现空间聚集呢?

这一问题因以下事实而变得更为尖锐:强空间聚集出现在一些神经系统(比如猫视觉皮层中的朝向选择性细胞)中,但却没有出现在其他类似系统中(比如啮齿类动物视觉皮层的朝向选择性细胞)(Ohki & Reid,2007)。进一步的,在啮齿动物嗅觉处理通路,嗅球中能找到精确的空间聚集(有气味特异性),然而在更高级的区域,比如梨状皮层,空间聚集却没有出现。(Stettler & Axel,2009)。Chklovskii 和 Koulakov(2004)认为最短连接长度(由于发展,新陈代谢和传导延迟等原因)是使神经出现空间聚集,呈现密集连接最基本的约束。连线长度最小化是一个很重要的皮层组织准则,它会使神经环路内神经元间密集连接,从而为脑区功能特异化提供了可能。这个想法的一个可测试预测是在猴子面孔选择区域的神经元应该具有丰富地互相连接,要么是直接连接,要么通过区域内抑制中间神经元网络来完成。一个关于轴突长度最小化准则的进一步预测是,下一阶段神经处理对神经编码的读取需要同时获取在一个神经元上的多个输入,在一个空间聚集神经元群对信息进行表征,可以更方便地把所有表征信息投射到共同的输出神经元上,从而更易于对神经编码的读取。另一个角度,皮层上空间聚集的功能显著性可能是源于非突触弥散信使分子(它可以在皮层中传递几毫米)对特定神经环路的选择性调节。

用于计算不同问题的功能特异皮层区

当然,关于功能特异性的传统观点认为,当不同任务间计算需求不同时(Marr,1982),通过对任务进行分工可以获得更高的效率(Rueffler,Hermisson,& Wagner,2012)。事实上,特别是对于面孔和场景的情况,理论和大量经验证据表明,从这些刺激类别中提取的是不同的表征,并且这些表征的用途也不一样(Cheng & Gallistel,1984;Hermer & Spelke,1996;McKone & Robbins,2010)。另一方面,针对面孔、地点和身体的观察到的空间聚集的选择性并不意味着这些脑区在计算和表征某一种类刺激相比于其他种类的刺激有定性差异。我们可能对每个类别有神经反应选择性,但在它们的计算中没任何本质差异。正如我们在视网膜皮层中看到的那样,一个视野位置的神经编码和其他位置的神经编码完全不重叠,但它们进行的计算非常相似。使用大脑功能特异化推断意识的基本成分时一个很重要的问题是:哪一个皮层选择性反映本质上不同的认知过程,而哪一些皮层选择性只是简单反映了相似过程的空间分离?

结论

过去 15 年,fMRI 研究让我们获得了很多关于人类 VVP 功能组织的知识。我们已经了解到,引导人类进行视觉物体识别的神经机器不是同质化组织,而是由很多功能不同的脑区所组成的具有丰富结构的系统,这些功能区可以在每个健康被试大脑中的相似位置中找到。未来一些令人兴奋的研究方向将会是利用一套强大的新方法对 VVP 的功能组织进行探索,包括把通过使用"不相似表征矩阵"把 fMRI 提取的每个区域的表征与从行为和猴单电极数据(Kriegeskorte et al.,2008)构成的表征空间整合在一起的方法,以及将功能定义的区域和功能特征与细胞构筑区(Caspers et al.,待出版)和连接(Saygin et al.,2011)整合在一起的方法。

然而很多基本问题被证明很难或者无法使用当前的研究手段来回答。每个区域中真实神经响应在空间和时间上分别表征了什么信息(Freiwald & Tsao,2010)?哪些神经环路提取这些信息?每个区域在知觉中的因果作用是什么?这些不同区域间的连接模式如何,以及这些区域与大脑其他区域的连接又如何?(Moeller,Freiwald,& Tsao,2008)?进一步的,在发展中大脑这些区域是如何逐步连接起来?在这个过程中经验(Baker et al.,2007;Srihasam et al.,2012)和基因(Duchaine,Germine,& Nakayama,2007;Sugita,2008;Turati,Bulf,& Simion,2008;Wilmer et al.,2010;Zhu et al.,2010)所扮演的角色是什么?

过去十年最令人兴奋的进展之一是在猕猴颞叶发现了面孔选择区(Tsao et al.,2006)和位置选择区(Nasr et al.,2011)。这些研究说明,人类脑研究中棘手的问题,可以通过对猕猴研究来回答。猕猴研究中可以提供更丰富的有关神经表征的信息,包括对应神经环路,环路在行为上的因果作用,功能定义区域之间的结构关系,基因和经验在个体发展中的不同作用以及在任务中这些区域的交互。

致谢

本章的撰写得到了 Ellison 医学基金会提供给 N. K. 的资助（Y13455）和西蒙斯基金会自闭症研究计划（SFARI）给 D. D. D 的博士后研究资助。

参考文献

Afraz, S. R., Kiani, R., & Esteky, H. (2006). Microstimulation of inferotemporal cortex influences face categorization. *Nature, 442,* 692–695.

Aguirre, G. K., & D'Esposito, M. (1999). Topographical disorientation: A synthesis and taxonomy. *Brain, 122,* 1613–1628. doi:10.1093/brain/122.9.1613.

Aguirre, G. K., Detre, J. A., Alsop, D. C., & D'Esposito, M. (1996). The parahippocampus subserves topographical learning in man. *Cerebral Cortex, 6,* 823–829. doi:10.1093/cercor/6.6.823.

Allison, T., Puce, A., Spencer, D. D., & McCarthy, G. (1999). Electrophysiological studies of human face perception. I: Potentials generated in occipitotemporal cortex by face and non-face stimuli. *Cerebral Cortex, 9,* 415. doi:10.1093/cercor/9.5.415.

Axelrod, V., & Yovel, G. (2012). Hierarchical processing of face viewpoint in human visual cortex. *Journal of Neuroscience, 32,* 2442–2452.

Baker, C. I., Hutchison, T. L., & Kanwisher, N. (2007). Does the fusiform face area contain subregions highly selective for nonfaces? *Nature Neuroscience, 10,* 3–4.

Baker, C. I., Liu, J., Wald, L. L., Kwong, K. K., Benner, T., & Kanwisher, N. (2007). Visual word processing and experiential origins of functional selectivity in human extrastriate cortex. *Proceedings of the National Academy of Sciences of the United States of America, 104,* 9087–9092. doi:10.1073/pnas.0703300104.

Bar, M. (2004). Visual objects in context. *Nature Reviews. Neuroscience, 5,* 617–629.

Bar, M., Tootell, R. B., Schacter, D. L., Greve, D. N., Fischl, B., Mendola, J. D., et al. (2001). Cortical mechanisms specific to explicit visual object recognition. *Neuron, 29,* 529–535. doi:10.1016/S0896-6273(01)00224-0.

Barlow, H. B. (1995). The neuron doctrine in perception. *Cognitive Neurosciences, 1,* 415–436.

Baumann, O., & Mattingley, J. B. (2010). Medial parietal cortex encodes perceived heading direction in humans. *Journal of Neuroscience, 30,* 12897–12901.

Bedny, M., Pascual-Leone, A., & Saxe, R. (2009). Growing up blind does not change the neural bases of theory of mind. *Proceedings of the National Academy of Sciences of the United States of America, 106,* 11312–11317. doi:10.1073/pnas.0900010106.

Bracci, S., Ietswaart, M., Peelen, M. V., & Cavina-Pratesi, C. (2010). Dissociable neural responses to hands and non-hand body parts in human left extrastriate visual cortex. *Journal of Neurophysiology, 103,* 3389–3397.

Carlin, J. D., Rowe, J. B., Kriegeskorte, N., Thompson, R., & Calder, A. J. (2011). Direction-sensitive codes for observed head turns in human superior temporal sulcus. *Cerebral Cortex, 22,* 735–744. doi:10.1093/cercor/bhr061.

Caspers, J., Zilles, K., Eickhoff, S. B., Schleicher, A., Mohlberg, H., & Amunts, K. (2013). Cytoarchitectonical analysis and probabilistic mapping of two extrastriate areas of the human posterior fusiform gyrus. *Brain Structure & Function. 218,* 511–526. doi:10.1007/s00429-012-0411-8.

Chan, A. W., Peelen, M. V., & Downing, P. E. (2004). The effect of viewpoint on body representation in the extrastriate body area. *Neuroreport, 15,* 2407–2410.

Cheng, K., & Gallistel, C. R. (1984). Testing the geometric power of an animal's spatial representation. In H. L. Roitblatt, T. G. Bever, & H. S. Terrace (Eds.), *Animal cognition* (pp. 409–423). London: Lawrence Erlbaum Associates.

Chklovskii, D. B., & Koulakov, A. A. (2004). Maps in the brain: What can we learn from them? *Annual Review of Neuroscience, 27,* 369–392.

Cohen, L., Dehaene, S., Naccache, L., Lehericy, S., Dehaene-Lambertz, G., Henaff, M. A., et al. (2000). The visual word form area: Spatial and temporal characterization of an initial stage of reading in normal subjects and posterior split-brain patients. *Brain, 123*(Pt.2), 291–307. doi:10.1093/brain/123.2.291.

Conway, B. R., & Tsao, D. Y. (2009). Color-tuned neurons are spatially clustered according to color preference within alert macaque posterior inferior temporal cortex. *Proceedings of the National Academy of Sciences of the United States of America, 106,* 1–6. doi:10.1073/pnas.0810943106.

Dilks, D. D., Julian, J. B., Kubilius, J., Spelke, E. S., & Kanwisher, N. (2011). Mirror-image sensitivity and invariance in object and scene processing pathways. *Journal of Neuroscience, 31,* 11305–11312.

Dilks, D. D., Julian, J. B., Paunov, A., & Kanwisher, N. (2013). The occipital place area (OPA) is causally and selectively involved in scene perception. *Journal of Neuroscience, 33,* 1331–1336. doi:10.1523/JNEUROSCI.4081-12.2013.

Downing, P. E., Chan, A. W., Peelan, M. V., Dodds, C. M., & Kanwisher, N. (2006). Domain specificity in visual cortex. *Cerebral Cortex, 16,* 1453–1461.

Downing, P. E., Jiang, Y., Shuman, M., & Kanwisher, N. (2001). A cortical area selective for visual processing of the human body. *Science, 293,* 2470–2473.

Downing, P. E., & Peelen, M. V. (2011). The role of occipito-temporal body-selective regions in person perception. *Cognitive Neuroscience, 2,* 186–203.

Duchaine, B., Germine, L., & Nakayama, K. (2007). Family resemblance: Ten family members with prosopagnosia and within-class object agnosia. *Cognitive Neuropsychology, 24,* 419–430.

Epstein, R. A. (2008). Parahippocampal and retrosplenial contributions to human spatial navigation. *Trends in Cognitive Sciences, 12,* 388–396. doi:10.1016/j.tics.2008.07.004.

Epstein, R. (2005). The cortical basis of visual scene processing. *Visual Cognition, 12,* 954–978.

Epstein, R., De Yoe, E., Press, D., & Kanwisher, N. (2001). Neuropsychological evidence for a topographical learning mechanism in parahippocampal cortex. *Cognitive Neuropsychology, 18,* 481–508.

Epstein, R., & Kanwisher, N. (1998). A cortical representation of the local visual environment. *Nature, 392,* 598–601.

Epstein, R. A., & Ward, E. J. (2010). How reliable are visual context effects in the parahippocampal place area? *Cerebral Cortex, 20,* 294–303.

Ewbank, M. P., & Andrews, T. J. (2008). Differential sensitivity for viewpoint between familiar and unfamiliar faces in human visual cortex. *NeuroImage, 40,* 1857–1870. doi:10.1016/j.neuroimage.2008.01.049.

Foldiak, P., & Young, M. P. (1995). *Handbook of brain theory and neural networks.* Cambridge, MA: MIT Press.

Fox, C. J., Moon, S.-Y., Iaria, G., & Barton, J. J. S. (2009). The correlates of subjective perception of identity and expression in the face network: An fMRI adaptation study. *NeuroImage, 44,* 569–580.

Freiwald, W. A., & Tsao, D. Y. (2010). Functional compartmentalization and viewpoint generalization within the macaque face-processing system. *Science, 330,* 845–851.

Furl, N., Garrido, L., Dolan, R. J., Driver, J., & Duchaine, B. (2011). Fusiform gyrus face selectivity relates to individual differences in facial recognition ability. *Journal of Cognitive Neuroscience, 23,* 1723–1740.

Ganaden, R. E., Mullin, C. R., & Steeves, J. K. E. (2013). Transcranial magnetic stimulation to the transverse occipital sulcus affects scene but not object processing. *Journal of Cognitive Neuroscience* [epub ahead of print]. doi:10.1162/jocn_a_00372.

Garrido, L., Duchaine, B., & Nakayama, K. (2008). Face detection in normal and prosopagnosic individuals. *Journal of Neuropsychology, 2*(Pt 1), 119–140.

Gauthier, I., Behrmann, M., & Tarr, M. J. (1999). Can face recognition really be dissociated from object recognition? *Journal of Cognitive Neuroscience, 11,* 349–370.

Gauthier, I., Tarr, M. J., Moylan, J., Skudlarski, P., Gore, J. C., & Anderson, A. W. (2000). The fusiform "face area" is part of a network that processes faces at the individual level. *Journal of Cognitive Neuroscience, 12,* 495–504.

Grill-Spector, K. (2003). The neural basis of object perception. *Current opinion in neurobiology, 13,* 159–166.

Grill-Spector, K., Kushnir, T., Edelman, S., Avidan, G., Itzchak, Y., & Malach, R. (1999). Differential processing of objects under various viewing conditions in the human lateral occipital complex. *Neuron, 24,* 187–203.

Grill-Spector, K., Kushnir, T., Edelman, S., Itzchak, Y., & Malach, R. (1998). Cue-invariant activation in object-related areas of the human occipital lobe. *Neuron, 21,* 191–202.

Grill-Spector, K., Kushnir, T., Hendler, T., & Malach, R. (2000). The dynamics of object-selective activation correlate with recognition performance in humans. *Nature Neuroscience, 3,* 837–843.

Grill-Spector, K., & Malach, R. (2004). The human visual cortex. *Annual Review of Neuroscience, 27,* 649–677.

Gschwind, M., Pourtois, G., Schwartz, S., Van De Ville, D., & Vuilleumier, P. (2011). White-matter connectivity between face-responsive regions in the human brain. *Cerebral Cortex, 22,* 1564–1576. doi:10.1093/cercor/bhv226.

Habib, M., & Sirigu, A. (1987). Pure topographical disorientation: A definition and anatomical basis. *Cortex, 23,* 73–85.

Harel, A., Kravitz, D. J., & Baker, C. I. (2013). Deconstructing visual scenes in cortex: Gradients of object and spatial layout information. *Cerebral Cortex, 2,* 947–957. doi:10.1093/cercor/bhs091.

Hasson, U., Harel, M., Levy, I., & Malach, R. (2003). Large-scale mirror-symmetry organization of human occipito-temporal object areas. *Neuron, 37,* 1027–1041.

Hasson, U., Levy, I., Behrmann, M., Hendler, T., & Malach, R. (2002). Eccentricity bias as an organizing principle for human high-order object areas. *Neuron, 34,* 479–490.

Haushofer, J., Livingstone, M. S., & Kanwisher, N. (2008). Multivariate patterns in object-selective cortex dissociate perceptual and physical shape similarity. *PLoS Biology, 6,* e187. doi:10.1371/journal.pbio.0060187.

Haxby, J. V., Gobbini, M. I., Furey, M. L., Ishai, A., Schouten, J. L., & Pietrini, P. (2001). Distributed and overlapping representations of faces and objects in ventral temporal cortex. *Science, 293,* 2425–2430.

Haxby, J. V., Hoffman, E. A., & Gobbini, M. I. (2000). The distributed human neural system for face perception. *Trends in Cognitive Sciences, 4,* 223–233. doi:10.1016/S1364-6613(00)01482-0.

Haxby, J. V., Horwitz, B., Ungerleider, L. G., Maisog, J. M., Pietrini, P., & Grady, C. L. (1994). The functional organization of human extrastriate cortex: A PET-RCBF study of selective attention to faces and locations. *Journal of Neuroscience, 14,* 6336–6353.

Hermer, L., & Spelke, E. (1996). Modularity and development: The case of spatial reorientation. *Cognition, 61,* 195–232.

James, T. W., Culham, J. C., Humphrey, G. K., Milner, A. D., & Goodale, M. A. (2003). Ventral occipital lesions impair object recognition but not object-directed grasping: An fMRI study. *Brain, 126,* 2463–2475. doi:10.1093/brain/awg248.

Julian, J. B., Fedorenko, E., Webster, J., & Kanwisher, N. (2012). An algorithmic method for functionally defining regions of interest in the ventral visual pathway. *NeuroImage, 60,* 2357–2364. doi:10.1016/j.neuroimage.2012.02.055.

Kanwisher, N. & Barton, J. J. S. (2011). The functional architecture of the face system: Integrating evidence from fMRI and patient studies. In J. Haxby, M. Johnson, G. Rhodes, & A. Calder (Eds.), *The handbook of face perception* (pp. 111–130). Oxford: Oxford University Press.

Kanwisher, N. (2001). Neural events and perceptual awareness. *Cognition, 79,* 89–113.

Kanwisher, N. G., McDermott, J., & Chun, M. M. (1997a). The fusiform face area: A module in human extrastriate cortex specialized for face perception. *Journal of Neuroscience, 17,* 4302–4311.

Kanwisher, N., & Schwarzlose, R. F. (2008). *Principles governing the large-scale organization of object selectivity in ventral visual cortex.* Ph.D. Thesis, Massachusetts Institute of Technology.

Kanwisher, N., Woods, R. P., Iacoboni, M., & Mazziotta, J. C. (1997b). A locus in human extrastriate cortex for visual shape analysis. *Journal of Cognitive Neuroscience, 9,* 133–142.

Kanwisher, N., & Yovel, G. (2006). The fusiform face area: A cortical region specialized for the perception of faces. *Philosophical Transactions of the Royal Society of London. Series B, Biological Sciences, 361,* 2109–2128. doi:10.1098/rstb.2006.1934.

Kim, J. G., Biederman, I., Lescroart, M. D., & Hayworth, K. J. (2009). Adaptation to objects in the lateral occipital complex (LOC): Shape or semantics? *Vision Research, 49,* 2297–2305. doi:10.1016/j.visres.2009.06.020.

Konkle, T. (2011). *The role of real-world size in object representation.* Ph.D. Thesis, Massachusetts Institute of Technology.

Kourtzi, Z., & Kanwisher, N. (2001). Representation of perceived object shape by the human lateral occipital complex. *Science, 293,* 1506–1509.

Kravitz, D. J., Peng, C. S., & Baker, C. I. (2011). Real-world scene representations in high-level visual cortex: It's the spaces more than the places. *Journal of Neuroscience, 31,* 7322–7333.

Kriegeskorte, N., Mur, M., Ruff, D. A., Kiani, R., Bodurka, J., Esteky, H., et al. (2008). Matching categorical object representations in inferior temporal cortex of man and monkey. *Neuron, 60,* 1126–1141.

Lashkari, D., Sridharan, R., Vul, E., Hsieh, P. J., Kanwisher, N., & Golland, P. (2011). Search for patterns of functional specificity in the brain: A nonparametric hierarchical Bayesian model for group fMRI data. *NeuroImage, 59,* 1348–1368. doi:10.1016/j.neuroimage.2011.08.031.

Liu, J., Harris, A., & Kanwisher, N. (2010). Perception of face parts and face configurations: An fMRI study. *Journal of*

Cognitive Neuroscience, 22, 203–211.

Malach, R., Reppas, J. B., Benson, R. R., Kwong, K. K., Jiang, H., Kennedy, W. A., et al. (1995). Object-related activity revealed by functional magnetic resonance imaging in human occipital cortex. Proceedings of the National Academy of Sciences of the United States of America, 92, 8135–8139. doi:10.1073/pnas.92.18.8135.

Marr, D. (1982). Vision: A computational investigation into the human representation and processing of visual information. San Francisco: W. H. Freeman.

McCarthy, G., Puce, A., Belger, A., & Allison, T. (1999). Electrophysiological studies of human face perception. II: Response properties of face-specific potentials generated in occipitotemporal cortex. Cerebral Cortex, 9, 431.

McCarthy, G., Puce, A., Gore, J. C., & Allison, T. (1997). Face-specific processing in the human fusiform gyrus. Journal of Cognitive Neuroscience, 9, 605–610.

McKone, E. M., & Robbins, R. R. (2011). Are faces special? In J. Haxby, M. Johnson, G. Rhodes, & A Calder (Eds.), The handbook of face perception (pp. 149–176). Oxford: Oxford University Press.

Mendez, M. F., & Cherrier, M. M. (2003). Agnosia for scenes in topographagnosia. Neuropsychologia, 41, 1387–1395.

Moeller, S., Freiwald, W. A., & Tsao, D. Y. (2008). Patches with links: A unified system for processing faces in the macaque temporal lobe. Science, 320, 1355–1359.

Moro, V., Urgesi, C., Pernigo, S., Lanteri, P., Pazzaglia, M., & Aglioti, S. M. (2008). The neural basis of body form and body action agnosia. Neuron, 60, 235–246.

Mullin, C. R., & Steeves, J. K. E. (2011). TMS to lateral occipital cortex disrupts object processing but facilitates scene processing. Journal of Cognitive Neuroscience, 23, 4174–4184.

Nasr, S., Liu, N., Devaney, K. J., Yue, X., Rajimehr, R., Ungerleider, L. G., et al. (2011). Scene-selective cortical regions in human and nonhuman primates. Journal of Neuroscience, 31, 13771–13785. doi:10.1523/JNEUROSCI.2792-11.2011.

Ohki, K., Chung, S., Ch'ng, Y. H., Kara, P., & Reid, R. C. (2005). Functional imaging with cellular resolution reveals precise micro-architecture in visual cortex. Nature, 433, 597–603.

Ohki, K., & Reid, R. C. (2007). Specificity and randomness in the visual cortex. Current Opinion in Neurobiology, 17, 401–407.

Oliva, A., & Torralba, A. (2001). Modeling the shape of the scene: A holistic representation of the spatial envelope. International Journal of Computer Vision, 42, 145–175.

Olshausen, B. A., & Field, D. J. (2004). Sparse coding of sensory inputs. Current Opinion in Neurobiology, 14, 481–487.

Op de Beeck, H. P., Brants, M., Baeck, A., & Wagemans, J. (2010). Distributed subordinate specificity for bodies, faces, and buildings in human ventral visual cortex. NeuroImage, 49, 3414–3425. doi:10.1016/j.neuroimage.2009.11.022.

Op de Beeck, H. P., Haushofer, J., & Kanwisher, N. G. (2008). Interpreting fMRI data: Maps, modules and dimensions. Nature Reviews. Neuroscience, 9, 123–135.

Orlov, T., Makin, T. R., & Zohary, E. (2010). Topographic representation of the human body in the occipitotemporal cortex. Neuron, 68, 586–600.

O'Toole, A. J., Jiang, F., Abdi, H., & Haxby, J. V. (2005). Partially distributed representations of objects and faces in ventral temporal cortex. Journal of Cognitive Neuroscience, 17, 580–590.

Park, S., Brady, T. F., Greene, M. R., & Oliva, A. (2011). Disentangling scene content from spatial boundary: Complementary roles for the parahippocampal place area and lateral occipital complex in representing real-world scenes. Journal of Neuroscience, 31, 1333–1340.

Park, S., & Chun, M. M. (2009). Different roles of the parahippocampal place area (PPA) and retrosplenial cortex (RSC) in panoramic scene perception. NeuroImage, 47, 1747–1756. doi:10.1016/j.neuroimage.2009.04.058.

Peelen, M. V., & Downing, P. E. (2005). Within-subject reproducibility of category-specific visual activation with functional MRI. Human Brain Mapping, 25, 402–408.

Phillips, M. L., & David, A. S. (1997). Viewing strategies for simple and chimeric faces: An investigation of perceptual bias in normals and schizophrenic patients using scan paths. Brain and Cognition, 35, 225–238.

Pitcher, D., Charles, L., Devlin, J. T., Walsh, V., & Duchaine, B. (2009). Triple dissociation of faces, bodies, and objects in extrastriate cortex. Current Biology, 19, 319–324.

Pitcher, D., Dilks, D. D., Saxe, R. R., Triantafyllou, C., & Kanwisher, N. (2011). Differential selectivity for dynamic versus static information in face-selective cortical regions. NeuroImage, 56, 2356–2363. doi:10.1016/j.neuroimage.2011.03.067.

Pitcher, D., Walsh, V., Yovel, G., & Duchaine, B. (2007). TMS evidence for the involvement of the right occipital face area in early face processing. Current Biology, 17, 1568–1573. doi:10.1016/j.cub.2007.07.063.

Potter, M. C. (1976). Short-term conceptual memory for pictures. Journal of Experimental Psychology. Human Learning and Memory, 5, 509–522.

Puce, A., Allison, T., Asgari, M., Gore, J. C., & McCarthy, G. (1996). Differential sensitivity of human visual cortex to faces, letterstrings, and textures: A functional magnetic resonance imaging study. Journal of Neuroscience, 16, 5205–5215.

Puce, A., Allison, T., Bentin, S., Gore, J. C., & McCarthy, G. (1998). Temporal cortex activation in humans viewing eye and mouth movements. Journal of Neuroscience, 18, 2188–2199.

Puce, A., Allison, T., Gore, J. C., & McCarthy, G. (1995). Face-sensitive regions in human extrastriate cortex studied by functional MRI. Journal of Neurophysiology, 74, 1192–1199.

Puce, A., Allison, T., & McCarthy, G. (1999). Electrophysiological studies of human face perception. III: Effects of top-down processing on face-specific potentials. Cerebral Cortex, 9, 445.

Rajimehr, R., Devaney, K. J., Bilenko, N. Y., Young, J. C., & Tootell, R. B. (2011). The "parahippocampal place area" responds preferentially to high spatial frequencies in humans and monkeys. PLoS Biology, 9, e1000608.

Rajimehr, R., Young, J. C., & Tootell, R. B. (2009). An anterior temporal face patch in human cortex, predicted by macaque maps. Proceedings of the National Academy of Sciences of the United States of America, 106, 1995–2000. doi:10.1073/pnas.0807304106.

Reddy, L., & Kanwisher, N. (2007). Category selectivity in the ventral visual pathway confers robustness to clutter and diverted attention. Current Biology, 17, 2067–2072. doi:10.1016/j.cub.2007.10.043.

Rossion, B., Hanseeuw, B., & Dricot, L. (2012). Defining face perception areas in the human brain: A large-scale factorial fMRI face localizer analysis. Brain and Cognition, 79, 138–157.

Rueffler, C., Hermisson, J., & Wagner, G. P. (2012). Evolution of functional specialization and division of labor. Proceedings of the National Academy of Sciences of the United States of America, 109, E326–E335. doi:10.1073/pnas.1110521109.

Saxe, R., Jamal, N., & Powell, L. (2006). My body or yours?

The effect of visual perspective on cortical body representations. *Cerebral Cortex, 16*, 178.

Saygin, Z. M., Osher, D. E., Koldewyn, K., Reynolds, G., Gabrieli, J. D. E., & Saxe, R. R. (2011). Anatomical connectivity patterns predict face selectivity in the fusiform gyrus. *Nature Neuroscience, 15*, 321–327.

Schiltz, C., & Rossion, B. (2006). Faces are represented holistically in the human occipito-temporal cortex. *NeuroImage, 32*, 1385–1394.

Schwarzlose, R. F., Baker, C. I., & Kanwisher, N. (2005). Separate face and body selectivity on the fusiform gyrus. *Journal of Neuroscience, 25*, 11055–11059.

Schwarzlose, R. F., Swisher, J. D., Dang, S., & Kanwisher, N. (2008). The distribution of category and location information across object-selective regions in human visual cortex. *Proceedings of the National Academy of Sciences of the United States of America, 105*, 4447–4452. doi:10.1073/pnas.0800431105.

Sergent, J., & Signoret, J. L. (1992). Implicit access to knowledge derived from unrecognized faces in prosopagnosia. *Cerebral Cortex, 2*, 389–400.

Silvanto, J., Schwarzkopf, D. S., Gilaie-Dotan, S., & Rees, G. (2010). Differing causal roles for lateral occipital cortex and occipital face area in invariant shape recognition. *European Journal of Neuroscience, 32*, 165–171.

Srihasam, K., Mandeville, J. B., Morocz, I. A., Sullivan, K. J., & Livingstone, M. S. (2012). Behavioral and anatomical consequences of early versus late symbol training in macaques. *Neuron, 73*, 608–619.

Stettler, D. D., & Axel, R. (2009). Representations of odor in the piriform cortex. *Neuron, 63*, 854–864.

Sugita, Y. (2008). Face perception in monkeys reared with no exposure to faces. *Proceedings of the National Academy of Sciences of the United States of America, 105*, 394–398.

Takahashi, N., Kawamura, M., Shiota, J., Kasahata, N., & Hirayama, K. (1997). Pure topographic disorientation due to right retrosplenial lesion. *Neurology, 49*, 464–469.

Tarr, M. J., & Gauthier, I. (2000). FFA: A flexible fusiform area for subordinate-level visual processing automatized by expertise. *Nature Neuroscience, 3*, 764–769.

Taylor, J. C., Wiggett, A. J., & Downing, P. E. (2010). fMRI—adaptation studies of viewpoint tuning in the extrastriate and fusiform body areas. *Journal of Neurophysiology, 103*, 1467–1477.

Thorpe, S., Fize, D., & Marlot, C. (1996). Speed of processing in the human visual system. *Nature, 381*, 520–522.

Tian, L., Jiang, T., Liu, Y., Yu, C., Wang, K., Zhou, Y., et al. (2007). The relationship within and between the extrinsic and intrinsic systems indicated by resting state correlational patterns of sensory cortices. *NeuroImage, 36*, 684–690. doi:10.1016/j.neuroimage.2007.03.044.

Tsao, D. Y., Freiwald, W. A., Tootell, R. B., & Livingstone, M. S. (2006). A cortical region consisting entirely of face-selective cells. *Science, 311*, 670–674.

Turati, C., Bulf, H., & Simion, F. (2008). Newborns' face recognition over changes in viewpoint. *Cognition, 106*, 1300–1321. doi:10.1016/j.cognition.2007.06.005.

Turk-Browne, N. B., Norman-Haignere, S. V., & McCarthy, G. (2010). Face-specific resting functional connectivity between the fusiform gyrus and posterior superior temporal sulcus. *Frontiers in Human Neuroscience, 4*, 176. doi:10.3389/fnhum.2010.00176.

Urgesi, C., Berlucchi, G., & Aglioti, S. M. (2004). Magnetic stimulation of extrastriate body area impairs visual processing of nonfacial body parts. *Current Biology, 14*, 2130–2134. doi:10.1016/j.cub.2004.11.031.

van Koningsbruggen, M. G., Peelen, M. V., & Downing, P. E. (2013). A causal role for the extrastriate body area in detecting people in real-world scenes. *Journal of Neuroscience, 33*, 7003–7010. doi:10.1523/JNEUROSCI.2853-12.2013.

Wada, Y., & Yamamoto, T. (2001). Selective impairment of facial recognition due to a haematoma restricted to the right fusiform and lateral occipital region. *Journal of Neurology, Neurosurgery, and Psychiatry, 71*, 254–257.

Weiner, K. S., & Grill-Spector, K. (2011). Neural representations of faces and limbs neighbor in human high-level visual cortex: Evidence for a new organization principle. *Psychological Research* [epub ahead of print December 3, 2011].

Weiner, K. S., & Grill-Spector, K. (2012). The improbable simplicity of the fusiform face area. *Trends in Cognitive Sciences, 16*, 251–254. doi:10.1016/j.tics.2012.03.003.

Williams, M. A., Berberovic, N., & Mattingley, J. B. (2007). Abnormal FMRI adaptation to unfamiliar faces in a case of developmental prosopamnesia. *Current Biology, 17*, 1259–1264. doi:10.1016/j.cub.2007.06.042.

Wilmer, J. B., Germine, L., Chabris, C. F., Chatterjee, G., Williams, M., Loken, E., et al. (2010). Human face recognition ability is specific and highly heritable. *Proceedings of the National Academy of Sciences of the United States of America, 107*, 5238–5241. doi:10.1073/pnas.0913053107.

Winston, J. S., Henson, R. N., Fine-Goulden, M. R., & Dolan, R. J. (2004). fMRI-adaptation reveals dissociable neural representations of identity and expression in face perception. *Journal of Neurophysiology, 92*, 1830–1839.

Yovel, G., & Kanwisher, N. (2004). Face perception domain specific, not process specific. *Neuron, 44*, 889–898.

Yovel, G., & Kanwisher, N. (2005). The neural basis of the behavioral face-inversion effect. *Current Biology, 15*, 2256–2262. doi:10.1016/j.cub.2005.10.072.

Yue, X., Cassidy, B. S., Devaney, K. J., Holt, D. J., & Tootell, R. B. H. (2011). Lower-level stimulus features strongly influence responses in the fusiform face area. *Cerebral Cortex, 21*, 35–47. doi:10.1093/cercor/bhq050.

Zhu, Q., Song, Y., Hu, S., Li, X., Tian, M., Zhen, Z., et al. (2010). Heritability of the specific cognitive ability of face perception. *Current Biology, 20*, 137–142. doi:10.1016/j.cub.2009.11.067.

第Ⅷ篇　时间、运动和深度

第53章 视觉时间知觉

Alan Johnston

神经科学家对"大脑如何表征时间"这个问题已进行了很多研究,但目前还不知道精确的答案。为回答这个问题,我们需要对相关问题做一些约束。特别的,为了提高回答成功率,我们需要研究一些具体问题。我们可以问自己需要知道当前世界的哪些方面;也可以问自己需要编码世界的哪些属性;还可以问,通过哪些机制获得这些知识? 完成这些任务的算法如何在神经系统实现?

时间知觉应该告诉我们一些关于事件的信息,包括事件的时序、事件精确可测量的相对时刻,以及事件的持续时间。在更高层次,我们需要编码时间模式、时间重叠和时间连续性和不连续性以及使用时间信息来推断因果性的能力。独立于信息表征的介质,时间知觉机制共享一些共同的背景机制,因而在这里,我们主要关注视觉事件的时刻,只有在比较视觉和其他感觉的时候才考虑其他情况。

近年来,时间知觉研究主要集中在通过脑功能成像识别参与时间任务的脑功能区。这些研究对各种时间任务(包括知觉和运动任务)、多种时间尺度以及不同任务对中心控制和决策过程的需求差异均进行了研究,有太多的细节。然而,幸运的是,这些研究已经在其他地方全面而细致地综述(Coull, Cheng, & Meck, 2010),并且已被用于元分析(Wiener, Turkeltaub, & Coslett, 2010)。 总体来说,功能影像研究发现了时间任务处理需要一个脑网络参与,这与功能特异的视觉区(比如 V5/MT 或 FFA,分别只在处理运动和面孔时才会激活)非常不同。目前没有找到只对时间判断有选择性的脑区,尽管辅助运动区(SMA)和基底神经节(BG)常常会激活,但并没有因为单个脑区损伤而导致时间判断能力消失的病例(Coull, Cheng, & Meck, 2010)。

对于事件发生时间最诱人的想法是它只是反映了可以明确表明一些外部特征出现的神经激活出现的时刻。然而,这个想法存在很多问题。和空间视觉的图示理论相似,这个想法存在"矮人问题"。谁来审查大脑,以及识别并给神经事件计时呢? 我们如何解释检查者的时间知觉呢? 不管如何,神经延迟数据噪声太大,不能作为有用的时间信号。考虑到不同区域

和区域中不同神经元间的延迟差异(Bullier, 2001)以及这种差异对刺激强度的依赖性(Lee, Williford, & Maunsell, 2007),那么哪些大脑时间可以准确地反映物理世界事件的时间呢?

不同脑区之间的通信延迟使得大脑时间是相对的,而非绝对的。如果同步事件同时发生在两个距离很远的脑区 A 和 B,从 A 的角度来说,B 的活动是在延迟一段时间后发生;而从 B 的角度说,A 的活动也是在一段时间后发生。这导致了神经系统的一个重要计算问题。很多神经计算必须从大脑中对同一个物理环境事件对应的多个表征中获取信息。为了在时变数据中形成同步计算,需要对延迟进行一些补偿,否则计算将会遇到时间不匹配,时间模糊等问题。要指出的是,神经信号的时间对齐是一种神经处理中的问题,它可能,也可能不能导致可察觉到的时间不匹配。物理时钟标定了客观的可测量时间流逝。大脑活动的时间可以使用这些时钟来评估;然而,我们需要考虑这些大脑事件的本质,而不是其时间,从而把神经活动与察觉外部活动的时间过程联系在一起(Johnston & Nishida, 2001)。幸运的是,从不同背景的研究中,我们已知道很多关于视觉时间机制的内容。

任何关于空间定位、点的相对位置或感知线段长度的视觉机制的现代讨论,都会从空间滤波器重要性及它们在编码空间信息的性质开始。时间滤波器在运动知觉的背景下已被探索了很多,但它在视觉事件的时间编码中可能有双重作用。这种观点把时间知觉嵌入到一个特定模态中。这意味着在时间任务中可能存在视觉特异及一般化的机制,同样也可能存在其他模态特异或者一般化的机制。我们无偏好地显式编码表面颜色或运动。刺激性质和幅度是局部性的,并且一般只在整个心理物理任务的一段观察间隔中保持不变。但是,我们不能自动编码空间关系,因为即便只考察不同事件的成对关系也会导致组合爆炸。有关持续事件的知觉判断只能在间隔将要结束的时候才能完成,而对比如时间顺序或者同步化的关系则需要把特定的知觉程序(Johnston & Nishida, 2001; Ullman, 1984)设定成可以外显那些隐式储存在知觉系统中的信息。弄清楚那些存在于感觉系统中

的可以为决策提供信息的自动化过程和那些更一般的,提取任务相关信息但并不是自动进行的程序间的区别是很有用的。

时间机制

视觉信息最开始是通过不同通道进行编码,这些通道对图像随时间变化的敏感性各不相同。和空间通道不同,时间通道在数量上更少:通常认为不会超过3个时间通道(Cass & Alais,2006;Hess & Plant,1985;Mandler & Makous,1984;Watson & Robson,1981)。Hess 和 Snowden(1992)使用掩蔽范式,发现了三个通道:一个低通、一个峰值频率大约是 10Hz 的带通以及一个峰值频率大约是 16Hz 的带通通道。这是目前关于低空频刺激中时间通道的唯一证据。尽管用于估计时间冲击响应的双脉冲方法发现彩色信息是通过单个低通时间通道(Burr & Morrone,1993,1996)处理,但是很多其他范式却发现至少有两个通道在等亮度彩色模式加工起作用(Cass et al.,2009;

Eskew,Stromeyer,& Kronauer,1994;Metha & Mullen,1996)。时间滤波器能调节视觉系统对时间模式的敏感性;然而,它们的功能角色可能远不止这些已知特征。Johnston 和 Cliffod(1995)发现时间对数的高斯函数和它一阶和二阶导数可以很好地拟合 Hess 和 Snowden(1992)测量的时间滤波器,使得拟合数据所需的参数从 6 个减少到了 2 个(图 53.1)。使用对数时间的高斯函数来模糊化滤波器的核函数,可以确保微分滤波器是因果的(Koenderink,1988);也就是说,它不会作用于负(将来)时间上的图像亮度。时间滤波器具有因果性意味着他们不可避免地会引入一些时间延迟,因为模糊核函数对附近时间的信号进行了平均(也就是模糊化)。神经滤波器具有信号调制器、模板匹配或部分基函数的功能,这将使得一段时间内的内容以一种有效的方式(需要加入基本滤波器来重建信号)编码,因为只需要使用部分滤波基就可以重建信号。更加严格的可导性质的约束,允许我们有一些更深入的想法:神经元能重建在它们时间感受野范围外的信号,从而产生前向或后向预测。

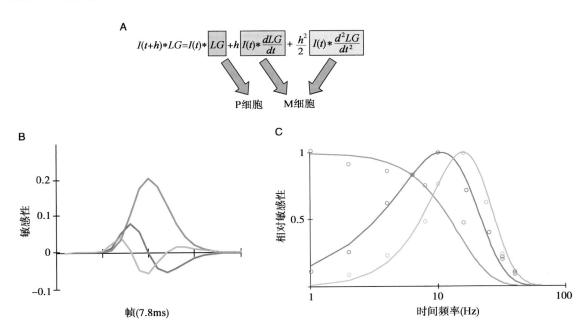

图 53.1 (A)Taylor 序列可以用于预测在时间 t 附近某个点的函数值(图像亮度,I)。在时间点 t,图像亮度关于时间的微分可通过把图像亮度与时间对数高斯函数的微分间的卷积来计算。偏移参数 h,在不同范围内取值,指定要预测的时间点($t+h$)。(B)滤波器的冲激响应,通过计算为 C 中频率敏感性曲线的逆傅里叶变换得到。一阶导数算子是双相的,而二阶导数算子则是三相的。(C)人类视觉的时间调谐函数,数据来自 Hess 和 Snowden(1992)。拟合函数、时间对数(低通)高斯函数以及其一阶(带通,峰值大约为 8Hz)和二阶(带通,峰值大约为 16Hz)的导数均来自 Johnston 和 Clifford(1995)。所有数据只需要调整这三个函数的一个参数来进行拟合(具体细节请参阅 Johnston & Clifford,1995)。带通滤波器对应于大细胞神经元的调谐曲线,而低通时间滤波器则对应小细胞神经元的时间调谐曲线。

时间频率

时间频率的对比灵敏度的峰值大约出现在 8~10Hz,在最优情况下,其上界会超出 60Hz(Kelly,1961,1979)。在高亮度水平下,高时间频率的响应得到改善,时间对比敏感度函数(CSF)的形状会从低亮度水平的低通性质偏移到高亮度水平下的带通性质。时域的 CSF 可以被看作两个或者三个时间通道的包络。尽管时间 CSF 和成分通道(component channels)的形式已经被广泛研究,但是时间频率和时间模式的感知机制一直没有得到很好的理解。一些有关这些滤波器如何一起编码时间频率的暗示来自对速度后效应的研究。对运动速度适应后,会感觉适应速度会比其真实速度慢(Carlson,1962;Thompson,1981)。当测试速度高于适应速度,并且运动方向相同时,知觉到的速度会增加(Smith & Edgar,1994)。对适应速度的知觉偏移或漂移现象同样会出现在光栅适应实验中(知觉到的光栅朝向会在适应期间出现振荡)(Ayhan et al.,2009;Johnston,2010;Johnston,Arnold,& Nishida,2006)。这种时间频率偏移效应可以通过少部分宽带滤波器的相对灵敏度变化来解释(Smith & Edgar,1994)。Smith 和 Edgar(1994)提出时间频率可以通过两个或三个可广泛调谐的宽带滤波器的相对活动来编码。要指出的是,如果时间频率通道可以看作差分滤波器,那么它们的相对激活与时间频率成比例,因为时域中的差分等价于频域中乘以 $i\omega$(其中 i 是 $\sqrt{-1}$ 而 ω 是时间频率)(Johnston,2010)。乘以 i 意味着通过差分,余弦函数相位会偏移 90°。尽管基于零、一、二阶微分滤波器相对幅度的算法可以复原亮度正弦调制的时间频率,一个更加复杂的时间模式如何只通过三个宽带重叠的滤波器进行编码,仍然是一个开放的问题。

感知波动

闪光融合的临界阈限(CFF)指的是当闪烁频率高于某个阈限后,闪光将无法被检测到的现象。如果离散信号和连续信号的频率差异成分的频率高于 CFF,那么被试不可能区分出离散和连续信号。连续运动的时间采样导致了电影院中能看到的经典车轮效应:感觉马车在运动的时候其轮子旋转的方向与它实际的方向相反。这简单地反映了如下事实:在对旋转的采样中,车轮辐条之间的最短路径在物理上处于相反

方向。电影投影以每秒 24 帧的速率更新画面。如果我们直接观看车轮时,能看到反向旋转,则可以认为这是人类视觉系统进行时间采样的证据。实际上,对真实车轮的感知通常不会以特定旋转速度反转,因此视网膜图像不可能直接对时间进行采样(Kline,Holcombe,& Eagleman,2004)。然而,旋转模式似乎能在某些条件中发生反向旋转(Purves,Paydarfar,& Andrews,1996;Schouten,1967;VanRullen,Reddy,& Koch,2005)。这些反转不会一直保持而会随着车轮的前进而改变。VanRullen,Reddy 和 Koch(2005)指出如果注意被分配在一个 RSVP 主任务时,反转的体验不会发生,表明注意力集中是一个必要条件,而采样可能是通过注意快照来完成的。Busch 和 VanRullen(2010)最近的研究发现目标检测的注意效应随着 7Hz 周期性 EEG 成分的相位波动。这些结果表明视觉能力的时间变异和生理响应有联系。Busch 和 VanRullen 认为这和注意驱动的周期采样有关,即使在注意保持的条件下。

Arnold 和 Johnston(2003)通过引入时变的知觉波动,产生了一种真实物理刺激中不存在的运动形式。等亮度彩色刺激似乎比由亮度对比定义的刺激移动得更慢(Cavanagh,Tyler,& Favreau,1984)。Arnold 和 Johnston 在黑暗背景中移动一个红绿等亮度靶心模式。当靶心迅速移动时,红绿边界看起来会抖动。这个现象与使用 CRT 还是人造光源无关,因为即便日光下机械旋转印刷刺激也能看到抖动,但在 CRT 显示器上呈现刺激时,抖动消失。通过匹配闪动 LED 频率的方式,测定抖动率大约是 22Hz。匹配频率在被试间的变异是速率变异的 2 倍,而且不会随着边界分离函数变化(Arnold & Johnston,2005),再一次表明知觉波动是内部产生的。当通过匹配物理抖动刺激来测量抖动(Amano et al.,2008),得到的估计值大约为 10Hz,约为通过 LED 测量频率的一半,表明被试以 LED 闪光相位来匹配每一个明显变化。MEG 记录表明,相比真实抖动、亮度差异和等亮度背景条件,等亮度颜色的虚假抖动可以产生幻觉抖动,在 10Hz 附近增强峰值。这种增强的节律活动与报告过的注意调制频率(7Hz)和连续车轮效应的频率(Busch & VanRullen,2010)(13Hz)均相近(VanRullen,Reddy,& Koch,2006)。Arnold 和 Johnston(2003)把抖动归因为运动导致的空间冲突。他们认为边界上的速率信号被用于偏转移空间模式的前进方向。这样做的好处是预测信号可被用于校准运动分析系统。最近,Roach、McGraw 和 Johnston(2011)提供了更为可信的心理物

理证据，表明在运动的边界可以前向预测出空间模式。预测信号和输入信号的匹配暗示存在一个完美的运动校准计算方法。然而，等彩色亮度边界和亮度边界间速度估计的差异会导致错误预测，从而产生可察觉的抖动。该过程也可以被认为是早期视觉系统使用预测编码的一个例子（Rao & Ballard，1999）。这种系统级错觉出现源自等亮度和亮度边界的速度差异无法简单地校准。然而，这种机制使用恒时间率的原因并不明显，因为上述预测-比较策略可以是连续的。

时间配准

如果下游阶段只需要输入当前状态，那么实时图像处理流程可以一步操作。然而如果流程需要进行比较，比如包括错误检查，或者选择性地整合信号，那么这些过程的时序将变得非常关键。那么，要进行上边提到的运动计算检查需要哪些操作呢？速度的测量需要一个比率。为了获得空间移位的比率，又需要指定要测试的确切位置和时间，这样才能比较某个时刻，对该位置的预测和真实空间模式表征的差异。把图像运动看作真实世界的事件，那么我们就可以提前100ms预测真实世界事件的空间模式。然而，在监测点，检查预测和真实世界动态变化的空间表征的一致性，需要考虑神经实现中计算操作的时间过程（就是说，神经过程需要随事件时间的表征一起被调节），否则将不可能准确估计预测和真实结果之间的误差。因此，准确的神经活动相对时刻在感知事件程序的设定中是非常必要的，进而大脑活动（大脑中特定频段的电或磁的节律信号）的实时协调也是必需的。

为了对不同神经环路的活动进行时间对齐，大脑有必要调整神经元群的活动过程，以保证对一些输入进行准确计算。如果可以调整神经事件的时间序列，把事件在时间上配准，那么就可能造成物理上同步的活动在知觉上不同步。

Fujisaki 等人（2004）发现对闪光和短音之间235ms延迟的适应会导致被试都对随后短音的知觉出现大约30ms的偏移。在弹跳错觉中，当短音与点出现时间重叠时，被试最可能看到两个重叠弹跳的点而不是一系列弹跳的点。在随后的实验中，Fujisaki 和 Nishida（2010）发现可以使弹跳知觉最大化的，重叠和短音弹跳间的相对时间延迟，因为适应，也会偏移大约24ms。弹跳错觉实验并没有要求对听觉和视觉刺激之间时间关系进行显式编码，这是一个很好的证据，表明对时间延迟的适应会影响感觉处理。

Hogendoorn，Verstraten 和 Johnston（2010）证明单模态中存在明显的时间配准偏移。在被试对运动适应后，他们让被试判断正在运行时钟的相对时刻。在一个试次中，以注视点为中心的环内等距放置了八个正在运行的时钟。在某些时刻，6 个时钟会被移除，被试必须判断剩下两个时钟哪个显示更晚的时间。每个试次中，在时钟出现之前，被试会对以频率 5Hz 或 20Hz 运动的四个靶心栅格进行适应，这些栅格轮换进行扩张或收缩运动。运动适应与时钟运动方向正交。时钟以 1Hz 的速度旋转。在对 20Hz 进行适应后，发现适应区中的时钟大约会比未适应区时钟的速度快10ms 左右（尽管它们物理时间上是对齐的）。对应角度差异大约是 3.6°。注意这并不是由于 20Hz 适应时钟看起来会比未适应时钟移动得更快，而矛盾的是，它看起来移动得更慢。在适应和非适应位置之间，选择反应时并不存在差异，这表明适应范式不会改变神经处理的时间。

事件的表面顺序甚至可能被反转（Morrone，Ross，& Burr，2005），尽管并非所有被试都如此（Kitazawa et al.，2007；Terao et al.，2008）。实验要求被试判断一对近似等亮度的水平条（位于注视点和扫视目标上方或者是下方）中哪个首先出现，水平条出现的时间和扫视目标出现的时间类似。他们发现水平条呈现的时间间隔看起来会被压缩；在扫视目标前（先于扫视目标 30~70s），当呈现的水平条间的间隔较短时，它们间的时间顺序看起来会反转。有趣的是，时间顺序反转在触觉领域也有出现（Kitazawa et al.，2007；Yamamoto & Kitazawa，2001）。在这个范式中，被试可以准确判断出现在双手刺激的时间顺序，但是当他们的手交叉时，他们报告的时间顺序就会反转。这说明触觉刺激的时间顺序依赖于空间处理而不是接受器表面刺激的顺序。Kitazawa 等人将这种反转归于空间位置需要在刺激出现之前感知。对于交叉的双手实验，被试有时候会首先报告刺激的空间位置，而不是报告刺激手。当时间顺序差异大约为 100ms 时，在正确判断出手和空间位置的属性之前，被试会把出现在左侧，交叉过来的右手刺激投射到左手。有意思的是，Kitazawa 等人（2007）也报告了在扫视时间附近，触觉刺激时间顺序的反转。Terao 等人（2008）对 Morrone，Ross 和 Burr 范式中表面的时间间隔压缩是否与扫视抑制有关进行了研究，一般认为它主要影响大细胞通路（Burr，Morrone，& Ross，1994）。他们修改了实验范式，把各个位置的水平条中都充满高频动态时间噪声。这样能减弱对接近等亮度彩色条的敏感度。这种情况下，他们发现在没有扫视的情况下仍然存在时间压缩。Terao 等人（2008）认为通过等亮度目标引起的大细胞敏感性的降低，对高时间频率或对低对比度的适应可能会导致时间压缩。

时间限制

两个特征可以比较的方面可能千差万别（Fujisaki & Nishida，2010；Holcombe，2009）。当两个有向模式重叠并且快速交替出现时，在反转率大于 20Hz 时，视觉系统可能识别出由朝向定义的纹理边界（Motoyoshi & Nishida，2001），或识别出哪种朝向与某种颜色而不是另一种颜色连接（Holcombe & Cavanagh，2001）。这意味着朝向对比或朝向-颜色连接的局部表征可能可以自动形成，在颜色朝向任务中，这也许是通过同时对朝向和颜色比敏感的神经元来完成（Holcombe & Cavanagh，2001）。然而，在空间分离交替出现的颜色和朝向的任务中，当要求被试汇报哪种颜色是和特定朝向光栅组合出现的方向下的颜色时，被试发现当改变频率高于 3Hz 时，他们无法成功完成这个任务（Holcombe & Cavanagh，2001）。Fujisaki 和 Nishida（2010）尝试区分了绑定任务和同步任务。绑定任务中，被试被要求识别某个域一种特征，该特征会与另一个域的一种特征同时发生；同步任务中，被试要报告不同领域特征是否同步。通过对一系列跨模态和跨属性的比较，他们发现绑定任务的极限更替频率大约是 2~3Hz。显然，从一个序列识别特征，转移注意，然后从另一个序列中识别对应特征，需要一个特定的与任务有关感知程序：是一个需要注意，且有时间限制的过程。

颜色-运动异步性

通过要求神经系统协作完成特定的神经过程对感知系统施加约束，这可能会导致物理上同步的事件出现表面的异步。Moutoussis 和 Zeki（1997）发现，当颜色变化先于运动变化约 100ms 时，观察者会认为运动方向和颜色的变化是同步的。他们使用绑定任务，但是相似的表面时间转移在同步任务中也被证明存在（Nishida & Johnston，2002）。尽管 Moutoussis 和 Zeki（1997）把这种效应归因于运动和颜色变化在脑中进行表征的时间差异，但这个解释无法解释随后的操作。Nishida 和 Johnston（2002）发现当对序列第五次转变时间与相同或替代子模态单次转换时间进行比较时，运动方向和颜色改变的异步不会发生，表明刺激的时间模式不是时间反转的核心特征。另外，他们反转了位置和颜色信号的时间特性。他们要求被试比较颜色反转的时间梯度（颜色变化从红色到绿色然后复原），发现当颜色梯度方向变化大约为 100ms 时，被试会报告出现同步，这表明时间模式，而非子模态是核心因素。Nishida 和 Johnston 提出，在时间压力下，观察者倾向于把时间标记和具有相似特性的物体连接起来（Nishida & Johnston，2002，2010）。就颜色-运动异步性来说，一阶颜色变化与一阶位置、运动片段联合，而不是与二阶运动方向变化特征联合，因为很难把二阶特征个例化，并在高于 2~3Hz 变化率时与一阶特征匹配。最近研究发现当注意线索随着颜色或运动方向改变呈现时（围绕在圆环周围的八个刺激颜色和运动方向交替改变），或者当注意窗口在阵列周围时，运动异步性会减小以致消失（Cavanagh，Holcombe，& Chou，2008；Holcombe & Cavanagh，2008）。这提供了进一步的证据，说明颜色-运动异步不是处理延迟的反映。

持续时间感知

对视觉事件持续时间的判断需要计算宽度，而和同时性和异步性间的差异或时间顺序关系不大。复原持续时间与判断时间顺序有很大不同，因而两者可能需要不同的机制。在一个严格的空间邻域判断事件的时间顺序可以自动进行。比如，我们只需要少量认知努力就可以确定表观运动方向。然而，判断持续时间则不同于判断事件的其他属性，因为在事件结束前，你无法完成它（Morgan，Giora，& Solomon，2008）。典型的持续时间判断需要高注意力和高认知消耗。

标准模型认为持续时间是通过一个非模态认知时钟进行编码的（Creelman，1962；Treisman，1963）。该时钟需要一个固定比率的信号（比如节拍器）和一个在持续时间内整合节拍器输出的方法。通常来说，节拍器的输出会经门控输入到累加器中；累加器的值反映了门控打开和关闭之间的时间流逝。这种机制通常可以用于所有事件和时间尺度中，而且独立于计时间隔的内容。

然而，有相当多证据表明间隔的内容影响它的表观持续时间。Kanai 及其同事（2006）发现，相比高频信号刺激版本，低时间频率的扩展栅格和闪烁高斯斑的持续间隔会被低估。压缩效应在大约 4~8Hz 时饱和。而且可能存在刺激依赖性。在另一项研究中

（Kaneko & Murakami，2009）使用漂移 Gabors，发现持续时间的压缩性依赖于速度。持续时间的内容效应和间隔中变化事件的数目有关（Brown，1995）；然而，还不清楚什么才是移动光栅刺激的变化事件。Bruno，Ayhan 和 Johnston（2012）报告说，相比于恒常运动条件，由运动和静止片段混合构成的刺激的表观持续时间被压缩了。该结果与表观持续时间是事件数目的反映这个观点并不一致。

Johnston，Arnold 和 Nishida（2006）引入了一个基于适应来研究时间感知的方法。他们让注视点一侧的近外周视野的一个区域对亮度随时间正弦变化的漂移光栅或者高斯斑进行适应。15s 适应期之后，在视野的适应侧和未适应侧分别呈现一个 10Hz 漂移（运动）或者亮度调节（闪光）的刺激，持续时间为亚秒级。要求观察者报告两者哪个持续时间间隔更长。未适应侧的持续时间随着试次不断变化，以绘制心理测量函数。使用主观等长点的方法对相对持续时间进行测量。Johnston 及其同事发现在适应侧对 20Hz 变化适应后，10Hz 运动刺激的表观持续时间变短了；但在对 5Hz 适应后，表观持续时间变化很小，甚至没有变化。相似的结果在闪光刺激上也能发现。适应运动或闪光可能有非特异性效应，比如注意力或者唤醒水平的变化，但是任何非特异效应都无法解释视野中适应和非适应区域间的差异。

在对视野的局部区域适应后，对相同间隔的知觉长短的变化不能使用通用中央时钟或者状态变化进行解释，比如唤醒或者注意时钟频率的变化。如果这些表观持续时间的变化是因为对适应区施加更多注意导致，那么我们应该期望 5Hz 条件和 20Hz 条件具有相同的表观时间压缩，但是事实并不是这样。5Hz 和 20Hz 适应子对表观频率为 10Hz 的测试模式施加了相同的偏移（偏离适应子大约 3Hz）。另外，我们已经证明时间压缩也会发生在不可见（60Hz）闪光中（Johnston et al.，2008）。在该范式中，由于适配子不可见，观察者不知道哪部分是视野适应，从而也无法对适应视野施加更多注意。

适应性也会改变测试模式的表观时间频率（Johnston，Arnold，& Nishida，2006；Smith & Edgar，1994；Thompson，1981）。对高时间频率（20Hz）偏移格栅适应后，会减小视觉空间适应区 10Hz 测试光栅的表观频率；对低时间频率（5Hz）适应后，效应则会反转：会增加 10Hz 测试栅格的表观时间频率。这提出了一个问题：表观时间频率的变化是否中介表观持续时间的变化。然而，有很多理由来反驳这个想法。表

观时间频率的变化是双向的，而适应只会导致表观持续时间降低，失读症中是特例（Johnston et al.，2008）。在对相同刺激进行适应后，表观时间频率只会产生一个很小的下降（小于 1Hz），但仍然存在显著的表观持续时间压缩（Johnston，Arnold，& Nishida，2006）。时间压缩发生在刺激与表观时间频率（Bruno，Ayhan，& Johnston，2010；Johnston，Arnold，& Nishida，2006）或速度（Curran & Benton，2012）匹配的时候。对 20Hz 适应只会把 10Hz 的表观时间频率降低到 7Hz；并且 Kanai 等人（2006）发现持续时间中的时间频率效应在大约 4～8Hz 时饱和。当对相同刺激下进行适应后，失读症患者在判断持续时间的模式上和控制组有差异，而在判断时间频率上则和控制组没差异（Johnston et al.，2008）。持续时间压缩在对 5Hz 和 20Hz 的交替适应的情况下中也被证明存在，实验中占空比被用来消除表观时间频率的变化（Ayhan et al.，2009，2010；Bruno，Ayhan，& Johnston，2010）。

对间隔开始和偏移的感知也会被适应改变。比如，对高时间频率适应之后，开始时间可能会被延迟，而对偏移则几乎不受影响。然而，表观压缩被发现与间隔长度成比例关系（Johnston，Arnold，& Nishida，2006）而不是与间隔呈减法关系（当适应仅会使开始时间出现延迟，我们会这样期望）。一般而言，基于听觉音调所测量的表观开始和偏移时间很少受适应影响（Johnston，Arnold，& Nishida，2006）。

持续时间感知的大细胞理论

有很多原因使我们相信，适应引起的时间压缩可能源于发生在早期视觉通路的变化。第一，适应引起的表观持续时间压缩没有方向特异性。旋转测试光栅 90° 几乎不会影响表观压缩的强度（Johnston，Arnold，& Nishida，2006）。视觉通路的神经元在进入到视觉皮层的都具有中央-周围感受野的几何形状。因此，缺乏朝向特异性暗示变化发生在进入皮层前阶段。适应引起的时间压缩只会局部发生在适应区域，在一些情况下，在适应区 1° 视角外，压缩就会消失（Ayhan et al.，2009）。持续时间压缩不会出现双眼转换（Bruno，Ayhan，& Johnston，2010；but see Burr，Tozzi，& Morrone，2007）。压缩会发生在不可见（60Hz）闪光中（Johnston et al.，2008）。视网膜神经元和外侧膝状体对频率的响应会比皮层神经元高大约 20Hz（Hawken，Shapley，& Grosof，1996）。皮层细胞无法对 60Hz 以上的刺激响应，表明适应效应只能发生在皮下

核团。大细胞通路中的细胞对等亮度彩色对比响应比较弱。如果适应引起的时间压缩是由 M 细胞适应性所导致，那么我们应该不能看到对等亮度刺激的持续时间压缩。但实际上，当呈现等亮度红-绿彩色光栅时，持续时间压缩现象会消失，但这种消失可通过引入绿色和橙色背景恢复过来。这种现象被 Stromeyer 及其同事（1997）发现，他们通过在 L 和 M 视锥信号间产生最大相位延迟，由此使得 M 细胞对等亮度光栅产生了对亮度的响应（Ayhan et al.，2010）。

Solomon 及其合作者（2004）证明 LGN 中的 M 细胞对高时间频率（45Hz）会有慢适应，而不会对低时间频率（1Hz）有适应。同时对可以反映神经节细胞输入的 S 电位和动作电位记录，表明慢适应起源于视网膜。大细胞同时具有快对比-增益适应性（Mante, Bonin, & Carandini, 2008；Shapley & Victor, 1978），使对比响应函数右移（向高对比度偏移）。这导致在高对比度下，细胞具有较高的对比阈限，且对比响应的变异也更大（也就是饱和度降低）。对比-增益减弱了细胞的响应性，但锐化且增加了其时间冲击响应（Benardete & Kaplan, 1999）。LGN 和视网膜中的小细胞（P）神经元没有出现任何实质性的快或慢对比适应。大细胞通路（到 LGN 为止）的对比适应和适应引起的时间压缩选择性地出现在高时间频率上（这些频率不可能被视觉皮层加工）。两者都与适应项和测试项的相对朝向无关，并且两者均可由亮度调制和漂移光栅诱发。

慢适应不会导致神经元在适应期间发放率降低，而是会让神经元在适应后的维持发放率降低。正如神经元对比响应函数右移所指出的那样，在对比-增益中发放率也会出现变化。适应后发放率下降大小和对比-增益转移幅度相关（Solomon et al.，2004）。慢适应性传递时间压缩。如果慢适应受对比-增益控制对应的时间冲击响应的中介，那么我们会期待在时间感知中出现快速适应（对比-获得控制）。

Bruno 和 Johnston（2010）给被试呈现一个共包含 5 个间隔的序列。第一个和最后一个间隔包括高对比度（90%）移动正弦光栅，而中间间隔包括低对比度（10%）正弦光栅。在其他区块中，第一和最后一个间隔是低对比度（10%）光栅，而中间间隔是高对比度（90%）光栅，两个中等对比度（50%）光栅作为测试间隔出现在位置 2 和 4。被试需要判断这两个 50% 对比度间隔中哪个持续时间更长。两个中等对比度间隔中的一个间隔的持续时间在不同试次会出现变化，以产生心理测量函数。主观等价点用来对相对感知持续时间进行测量。不同区块中，光栅分别以 2Hz、4Hz、

10Hz 和 20Hz 移动。每个试次中，为避免慢适应，刺激位置在以中央注视点为中心的圆环上变动。适应间隔是 1.5s，标准测试间隔为 500ms。研究发现，高对比适应条件下出现了对间隔的表观时间压缩，二阶对比适应条件下则没发现表观时间压缩。对比-增益诱发的时间压缩在等亮度彩色刺激条件下同样不存在，因而更加确定它依赖于大细胞适应。另外，我们知道时间冲击响应在低亮度水平时变得更宽。Bruno，Ayhan 和 Johnston（2011）证实了在低亮度下持续时间应该出现扩展（变宽）这一预测。

尽管现在有很多发现支持适应引起的压缩是 M 细胞的时间调谐所决定的假设，而且 M 细胞响应性可能是其他效应的一个因素，比如在适应之后改善时间分辨（Terao et al.，2008），但是有一些结果挑战了这一观点。Curran 和 Benton（2012）发现当测试刺激的运动方向与适应的运动方向一致时，会出现由适应引起的持续时间压缩，而方向相反时则没有该现象。他们同时发现格子适应可以引发压缩，而透明随机点适应无法引发压缩，即便它与格子成分以相同运动速率运动，表明压缩可能出现在运动整合之后。这些发现表明高级皮层的运动通路参与了知觉对持续时间的压缩。然而，尽管方向选择性是皮层细胞常见的属性，大约 20% 的 LGN 神经元也有方向偏好（Xu et al.，2002），并且接受 S-视锥输入的 LGN 细胞对非彩色光栅有很强的方向选择性（Tailby et al.，2010；Tailby, Solomon, & Lennie, 2008）。在猫上，LGN 细胞对朝向的选择性可以通过抑制皮层激活而消除（Ye et al.，2009）；说明存在一种可能，持续时间感知中的方向条件效应可能来自皮层对 LGN 的反馈。Curran 和 Benton（2012）所使用的移动速度比 Johnston, Arnold 和 Nishida（2006）所用的移动速度要低很多，这就产生了另一种可能性：Curran 和 Benton 范式中，相对于适应子反方向运动的测试刺激所造成的持续时间压缩缺失，可能只特异于低速率适应和测试模式。

其他挑战是视网膜拓扑区对持续时间的压缩可以单纯地看作对时间频率的适应效应，或观察到的时间压缩发生在空间拓扑参照系内（Burr, Tozzi, & Morrone, 2007）。有关在缺少时间频率适应的情况下，适应依然可以诱发持续时间压缩的证据已经在上边列出。为了确信视网膜拓扑适应可以在缺少空间适应的条件下出现，Bruno，Ayhan 和 Johnston（2010）使用一个 5Hz 和 20Hz 交替出现的适应子，并通过调整两者间的占空比来消除 10Hz 测试光栅的表观时间频率效应。在其中一个条件，适配子被放置在追踪目标上

方并限制眼动,而另一个适应子出现在追踪目标下方且向目标相反方向移动(保证和目标覆盖相同的屏幕);当测试子出现在适应子所处的视网膜位置时,表观时间出现压缩现象;而当测试子上出现具有同样适应程度的空间拓扑位置,表观时间压缩则没出现,这表明视网膜适应可以在缺少时间频率适应的情况下出现。关于空间拓扑诱发持续时间压缩的探索,研究结果不是很一致(Bruno, Ayhan, & Johnston, 2010; Burr, Cicchini, & Arrighi, 2011; Burr, Tozzi, & Morrone, 2007; Johnston, Bruno, & Ayhan, 2011)。

依赖于内容的时钟

如标准秒表模型这样独立于内容的计时器不能解释适应的空间位置特异性。上文讨论的方法被设计用来改变视觉系统中时间滤波器特性。然而,对线性滤波器的改变只能改变移动正弦光栅的相位和对

比度,而不是它们的持续时间。对时间频率感知的变化可以通过滤波器敏感度的变化来解释,但是表观持续时间却无法通过这种方式来解释。

我们已经描述时间滤波器对时间图像模糊和差分的作用。时间差分可以通过将信号与时间差分滤波器卷积来完成。零阶模糊核具有小细胞神经元的低通时间性质;微分滤波器则具有与大细胞神经元类似的带通性质(图 53.1B, C)。图 53.1B, C 中呈现了时间冲击响应和滤波器频率响应的性质。

我们可以利用时间滤波器的微分性质来构建图像亮度的泰勒级数近似(图 53.1A)。泰勒级数允许基于函数在某个点导数的加和项数来重建函数。这一方法在生物视觉中的优势是它可以基于当前呈现事物向前后扩展视觉信息表征。视觉系统也能用它作为一个简单的前向和后向预测方法。泰勒展开中的参数 h 决定了预测的方向和偏移量。我们能使用一系列 h,而一个瞬时 h 值,来预测移位的时间序列(图 53.2B)。这

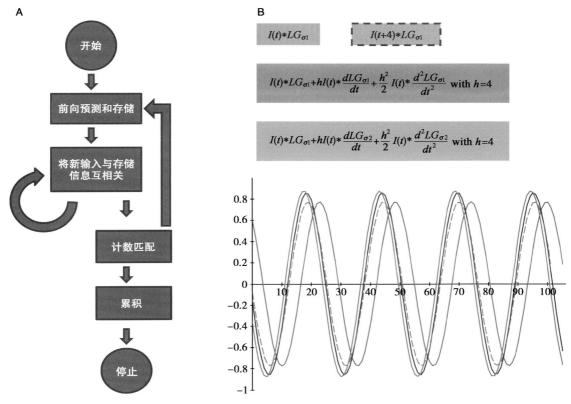

图 53.2 (A)依赖于内容的时钟。标准时钟模型的自由运转节拍器被"预测和比较"环路所替代。泰勒级数用来预测未来某个时间点或空间某个区域上的图像时间序列。前向预测被保存。新的输入将和储存在时间缓存中的数据进行叉积。当叉积达到峰值时,时钟计数,计数会被累加,预测会被重置。预测间隔可以改变,并且如果它改变了,记数可能会根据预测间隔长度缩放。(B)粗实线是经过(对数高斯)滤波的正弦函数的曲线;粗虚线是实线平移 4 个时间单位生成的曲线;浅实线是根据泰勒展开得到的预测结果。预测信号在某个频率上的幅度有略微增加,但其时间偏移相当准确。浅虚线是预测线,预测中采用了具有锐化时间冲击响应的 M 细胞滤波器。滤波器的提前导致了微分函数相位的提前,当使用更大的偏移参数进行前向预测时,具有相同的效应。

种重建可以对图像亮度在时间上进行前向或后向预测。空间差分滤波器可以在空间域进行同样的预测。需要注意的是，预测输出是小细胞和大细胞输出的加权和。

我们可以按照下面的方法构建一个对内容敏感的时钟（图 53.2A）。首先，使用大细胞信号前向（比如向前 30ms）预测当前图像亮度序列，并将它存储在时间缓冲器中。接下来，计算当前小细胞序列和存储序列的叉积。新输入必须通过零阶核函数滤波，否则，信号的相位将会与存储信号有相当大的不同。对 30s 的预测和输入进行比较，当叉积（互相关）到达峰值时，我们确定 30ms 已经过去，并对预测进行重置。30ms 重置（可看作是时钟计数），接着会在标准秒表模型中进行累积，直到刺激完成，随之刺激持续时间就被确定了。注意，参数 h 决定了时间偏移量。大细胞通路控制时间预测。

只有大细胞神经元对对比有显著的适应。然而，适应后的大细胞敏感性变化无法解释时间压缩。由于适应，一个相对更低的大细胞信号和一个更小的偏移参数 h 有相同效应，这会导致更多重置、更多计数以及更长的持续时间。更高的大细胞信号将导致压缩。因此，敏感性分析提供的预测与我们观察恰恰相反。

敏感性变化只是对比-增益控制的一个方面，另一方面是，适应导致大细胞神经元信号的相位提前了（Benardete & Kaplan，1999）。相位移位可以在大细胞中观察到，但无法在小细胞中观察到（Benardete & Kaplan，1999）。相位偏移将向前移动预测正弦波，等价于一个更大的 h 参数。这将导致在更长时间的延迟后，预测才会被重置，从而会有更少计数，时间被压缩。大细胞相位比小细胞相位提前越多，时间压缩也将越明显。尽管该前向模型或"预测比较"策略，通常能用于时间感知。但是将持续时间感知与大细胞通路联系起来的关键元素是对大细胞系统通过泰勒展开产生前向预测作用的认识；大细胞作为时间差分器，在运动计算中的也具有核心作用（Johnston, McOwan, & Benton, 1999；Johnston, McOwan, & Benton, 2003；Johnston, McOwan, & Buxton, 1992）。相比于小细胞系统，大细胞系统对适应更敏感，具有敏感性和冲击响应的双重变化；特别的，时间频率适应和对比-获得控制可以缩短时间冲击响应，从而会导致相位提前。

Ahrens 和 Sahani（2011）提出了一个可替代的基于内容的计时方式。在他们的模型中，一些图像测量差异的大小会随着不同采样间时间流逝的增加而增加。假设有足够的处理，且自然图片具有平滑性，这些差异的分布应该会随着时间增加而增加。他们发现对动态内容间隔持续时间的判别会好于对静态内容持续时间的辨别，这支持了图像内容可被用于判断持续时间的假设。网络动力学也被看作一个可能的时间信号（Buonomano & Laje, 2010；Buonomano & Merzenich, 1995）。网络节点模式被看作时间流逝的标志。随机网络模型的优点是时间信息是内在并且分布式的；然而，该方法的挑战在于需要识别这些信息如何显式地依赖于任务需求。

总结和结论

视觉时间滤波器作为差分运算器的特性指出了早期视觉处理在预测和形成对比敏感中的作用。预测提供了一个更加可变灵活的时间感知观点，使我们可以用信息前向或后向预测的机制来解决神经信息处理的时间延迟。这种灵活性可能需要神经活动同步，从而导致知觉表征的时间波动性。通过"预测和比较"的内容依赖时钟，预测在持续时间编码中也具有重要作用。时间预测性只要求测量一些表征的当前值及其变化率，使得该观点得以扩充到视觉处理的不同领域和水平。该理论认为在视觉预测、对比检测和运动处理中，大细胞通路的带通滤波器的功能具有重要作用。

参考文献

Ahrens, M. B., & Sahani, M. (2011). Observers exploit stochastic models of sensory change to help judge the passage of time. *Current Biology, 21,* 200–206. doi:10.1016/j.cub. 2010.12.043.

Amano, K., Arnold, D. H., Takeda, T., & Johnston, A. (2008). Alpha band amplification during illusory jitter perception. *Journal of Vision, 8*(10), 1–8. doi:10.1167/8.10.3.

Arnold, D. H., & Johnston, A. (2003). Motion-induced spatial conflict. *Nature, 425,* 181–184.

Arnold, D. H., & Johnston, A. (2005). Motion induced spatial conflict following binocular integration. *Vision Research, 45,* 2934–2942.

Ayhan, I., Bruno, A., Nishida, S., & Johnston, A. (2009). The spatial tuning of adaptation-based time compression. *Journal of Vision, 9*(11), 1–12. doi:10.1167/9.11.2.

Ayhan, I., Bruno, A., Nishida, S., & Johnston, A. (2010). The effect of luminance signal on adaptation-based duration compression. *Journal of Vision, 10*(7), 1412. doi:10.1167/10.7. 1412.

Benardete, E. A., & Kaplan, E. (1999). The dynamics of primate M retinal ganglion cells. *Visual Neuroscience, 16,* 355–368.

Brown, S. W. (1995). Time, change, and motion: The effects of stimulus movement on temporal perception. *Perception*

& *Psychophysics, 57,* 105–116.

Bruno, A., Ayhan, I., & Johnston, A. (2010). Retinotopic adaptation-based visual duration compression. *Journal of Vision, 10*(10), 30. doi:10.1167/10.10.30.

Bruno, A., Ayhan, I., & Johnston, A. (2011). Duration expansion at low luminance levels. *Journal of Vision, 11*(14), 13. doi:10.1167/11.14.13.

Bruno, A., Ayhan, I., & Johnston, A. (2012). Effects of temporal features and order on the apparent duration of a visual stimulus. *Frontiers in Psychology, 3.* doi:10.3389/fpsyg.2012.00090.

Bruno, A., & Johnston, A. (2010). Contrast gain shapes visual time. *Frontiers in Psychology, 1,* 12. doi:10.3389/fpsyg.2010.00170.

Bullier, J. (2001). Integrated model of visual processing. *Brain Research. Brain Research Reviews, 36,* 96–107.

Buonomano, D. V., & Laje, R. (2010). Population clocks: Motor timing with neural dynamics. *Trends in Cognitive Sciences, 14,* 520–527. doi:10.1016/j.tics.2010.09.002.

Buonomano, D. V., & Merzenich, M. M. (1995). Temporal information transformed into a spatial code by a neural network with realistic properties. *Science, 267,* 1028–1030.

Burr, D. C., Cicchini, G. M., & Arrighi, R. (2011). Spatiotopic selectivity of adaptation-based compression of event duration. *Journal of Vision, 11*(2), 21. doi:10.1167/11.2.21.

Burr, D. C., & Morrone, M. C. (1993). Impulse-response functions for chromatic and achromatic stimuli. *Journal of the Optical Society of America. A, Optics and Image Science, 10,* 1706–1713. doi:10.1364/JOSAA.10.001706.

Burr, D. C., & Morrone, M. C. (1996). Temporal impulse response functions for luminance and colour during saccades. *Vision Research, 36,* 2069–2078.

Burr, D. C., Morrone, M. C., & Ross, J. (1994). Selective suppression of the magnocellular visual pathway during saccadic eye movements. *Nature, 371,* 511–513.

Burr, D. C., Tozzi, A., & Morrone, M. C. (2007). Neural mechanisms for timing visual events are spatially selective in real-world coordinates. *Nature Neuroscience, 10,* 423–425.

Busch, N. A., & VanRullen, R. (2010). Spontaneous EEG oscillations reveal periodic sampling of visual attention. *Proceedings of the National Academy of Sciences of the United States of America, 107,* 16048–16053. doi:10.1073/pnas.1004801107.

Carlson, V. R. (1962). Adaptation in the perception of visual velocity. *Journal of Experimental Psychology, 64,* 192–197.

Cass, J., & Alais, D. (2006). Evidence for two interacting temporal channels in human visual processing. *Vision Research, 46,* 2859–2868. doi:10.1016/j.visres.2006.02.015.

Cass, J., Clifford, C. W., Alais, D., & Spehar, B. (2009). Temporal structure of chromatic channels revealed through masking. *Journal of Vision, 9*(5), 11–15. doi:10.1167/9.5.17.

Cavanagh, P., Holcombe, A. O., & Chou, W. (2008). Mobile computation: Spatiotemporal integration of the properties of objects in motion. *Journal of Vision, 8*(12), 1–23. doi:10.1167/8.12.1.

Cavanagh, P., Tyler, C. W., & Favreau, O. E. (1984). Perceived velocity of moving chromatic gratings. *Journal of the Optical Society of America. A, Optics and Image Science, 1,* 893–899.

Coull, J. T., Cheng, R. K., & Meck, W. H. (2010). Neuroanatomical and neurochemical substrates of timing. *Neuropsychopharmacology, 36,* 3–25.

Creelman, C. (1962). Human discrimination of auditory duration. *Journal of the Acoustical Society of America, 34,* 582–593.

Curran, W., & Benton, C. P. (2012). The many directions of time. *Cognition, 122,* 252–257. doi:10.1016/j.cognition.2011.10.016.

Eskew, R. T., Jr., Stromeyer, C. F., III, & Kronauer, R. E. (1994). Temporal properties of the red-green chromatic mechanism. *Vision Research, 34,* 3127–3137.

Fujisaki, W., & Nishida, S. (2010). A common perceptual temporal limit of binding synchronous inputs across different sensory attributes and modalities. *Proceedings of the Royal Society B: Biological Sciences, 277,* 2281–2290. doi:10.1098/rspb.2010.0243.

Fujisaki, W., Shimojo, S., Kashino, M., & Nishida, S. (2004). Recalibration of audiovisual simultaneity. *Nature Neuroscience, 7,* 773–778.

Hawken, M. J., Shapley, R. M., & Grosof, D. H. (1996). Temporal-frequency selectivity in monkey visual cortex. *Visual Neuroscience, 13,* 477–492.

Hess, R. F., & Plant, G. T. (1985). Temporal frequency discrimination in human vision: Evidence for an additional mechanism in the low spatial and high temporal frequency region. *Vision Research, 25,* 1495–1500.

Hess, R. F., & Snowden, R. J. (1992). Temporal properties of human visual filters: Number, shapes and spatial covariation. *Vision Research, 32,* 47–60.

Hogendoorn, H., Verstraten, F., & Johnston, A. (2010). Spatially localised time shifts of the perceptual stream. *Frontiers in Psychology, 1,* 12. doi:10.3389/fpsyg.2010.00181.

Holcombe, A. O. (2009). Seeing slow and seeing fast: two limits on perception. *Trends in Cognitive Sciences, 13,* 216–221. doi:10.1016/j.tics.2009.02.005.

Holcombe, A. O., & Cavanagh, P. (2001). Early binding of feature pairs for visual perception. *Nature Neuroscience, 4*(2), 127–128. doi:10.1038/83945.

Holcombe, A. O., & Cavanagh, P. (2008). Independent, synchronous access to color and motion features. *Cognition, 107*(2), 552–580. doi:10.1016/j.cognition.2007.11.006.

Johnston, A. (2010). Modulation of time perception by visual adaptation. In A. C. Nobre & J. T. Coull (Eds.), *Attention and time* (pp. 187–200). Oxford: Oxford University Press.

Johnston, A., Arnold, D., & Nishida, S. (2006). Spatially localized distortions of event time. *Current Biology, 16,* 472–479.

Johnston, A., Bruno, A., & Ayhan, I. (2011). Retinotopic selectivity of adaptation-based compression of event duration: Reply to Burr, Cicchini, Arrighi, and Morrone. *Journal of Vision, 11*(2), 21a. doi:10.1167/11.2.21a.

Johnston, A., Bruno, A., Watanabe, J., Quansah, B., Patel, N., Dakin, S., et al. (2008). Visually-based temporal distortion in dyslexia. *Vision Research, 48,* 1852–1858. doi:10.1016/j.visres.2008.04.029.

Johnston, A., & Clifford, C. W. (1995). A unified account of three apparent motion illusions. *Vision Research, 35,* 1109–1123.

Johnston, A., McOwan, P. W., & Benton, C. P. (1999). Robust velocity computation from a biologically motivated model of motion perception. *Proceedings. Biological Sciences, 266,* 509–518.

Johnston, A., McOwan, P. W., & Benton, C. P. (2003). Biological computation of image motion from flows over boundaries. *Journal of Physiology, Paris, 97,* 325–334.

Johnston, A., McOwan, P. W., & Buxton, H. (1992). A computational model of the analysis of some first-order and second-order motion patterns by simple and complex cells. *Proceedings. Biological Sciences, 250,* 297–306.

Johnston, A., & Nishida, S. (2001). Time perception: Brain time or event time? *Current Biology, 11*(11), R427–R430.

Kanai, R., Paffen, C. L. E., Hogendoorn, H., & Verstraten, F. A. J. (2006). Time dilation in dynamic visual display. *Journal of Vision, 6*(12), 1421–1430. doi:10.1167/6.12.8.

Kaneko, S., & Murakami, I. (2009). Perceived duration of

visual motion increases with speed. *Journal of Vision, 9*(7), 14. doi:10.1167/9.7.14.

Kelly, D. H. (1961). Visual responses to time-dependent stimuli. I. Amplitude sensitivity measurements. *Journal of the Optical Society of America, 51*, 422–429. doi:10.1364/JOSA.51.000422.

Kelly, D. H. (1979). Motion and vision. II. Stabilized spatio-temporal threshold surface. *Journal of the Optical Society of America, 69*, 1340–1349.

Kitazawa, S., Moizumi, S., Okuzumi, A., Saito, F., Shibuya, S., Takahashi, T., et al. (2007). Reversal of subjective temporal order due to sensory and motor interactions. In P. Haggard, M. Kawato, & Y. Rosetti (Eds.), *Attention and performance XXII* (pp. 73–97). Oxford: Oxford University Press.

Kline, K., Holcombe, A. O., & Eagleman, D. M. (2004). Illusory motion reversal is caused by rivalry, not by perceptual snapshots of the visual field. *Vision Research, 44*, 2653–2658. doi:10.1016/j.visres.2004.05.030.

Koenderink, J. J. (1988). Scale-time. *Biological Cybernetics, 58*, 159–162.

Lee, J., Williford, T., & Maunsell, J. H. (2007). Spatial attention and the latency of neuronal responses in macaque area V4. *Journal of Neuroscience, 27*, 9632–9637. doi:10.1523/JNEUROSCI.2734-07.2007.

Mandler, M. B., & Makous, W. (1984). A three channel model of temporal frequency perception. *Vision Research, 24*, 1881–1887.

Mante, V., Bonin, V., & Carandini, M. (2008). Functional mechanisms shaping lateral geniculate responses to artificial and natural stimuli. *Neuron, 58*, 625–638. doi:10.1016/j.neuron.2008.03.011.

Metha, A. B., & Mullen, K. T. (1996). Temporal mechanisms underlying flicker detection and identification for red-green and achromatic stimuli. *Journal of the Optical Society of America. A, Optics, Image Science, and Vision, 13*, 1969–1980.

Morgan, M. J., Giora, E., & Solomon, J. A. (2008). A single "stopwatch" for duration estimation, a single "ruler" for size. *Journal of Vision, 8*(2), 11–18. doi:10.1167/8.2.14/8/2/14.

Morrone, M. C., Ross, J., & Burr, D. C. (2005). Saccadic eye movements cause compression of time as well as space. *Nature Neuroscience, 8*, 950–954.

Motoyoshi, I., & Nishida, S. (2001). Temporal resolution of orientation-based texture segregation. *Vision Research, 41*, 2089–2105.

Moutoussis, K., & Zeki, S. (1997). Functional segregation and temporal hierarchy of the visual perceptive systems. *Proceedings. Biological Sciences, 264*, 1407–1414.

Nishida, S., & Johnston, A. (2002). Marker correspondence, not processing latency, determines temporal binding of visual attributes. *Current Biology, 12*, 359–368.

Nishida, S., & Johnston, A. (2010). Time marker theory of cross-channel temporal binding. In R. Nijhawan & B. Khurana (Eds.), *Problems of space and time in perception and action* (pp. 278–300). Cambridge: Cambridge University Press.

Purves, D., Paydarfar, J. A., & Andrews, T. J. (1996). The wagon wheel illusion in movies and reality. *Proceedings of the National Academy of Sciences of the United States of America, 93*, 3693–3697.

Rao, R. P., & Ballard, D. H. (1999). Predictive coding in the visual cortex: A functional interpretation of some extra-classical receptive-field effects. *Nature Neuroscience, 2*, 79–87. doi:10.1038/4580.

Roach, N. W., McGraw, P. V., & Johnston, A. (2011). Visual motion induces a forward prediction of spatial pattern. *Current Biology, 21*, 740–745. doi:10.1016/j.cub.2011.03.031.

Schouten, J. F. (1967). Subjective stroboscopy and a model of visual movement detectors. In W. Wathen-Dunn (Ed.), *Models for the perception of speech and visual form* (pp. 44–45). Cambridge, MA: MIT Press.

Shapley, R. M., & Victor, J. D. (1978). The effect of contrast on the transfer properties of cat retinal ganglion cells. *Journal of Physiology, 285*, 275–298.

Smith, A. T., & Edgar, G. K. (1994). Antagonistic comparison of temporal frequency filter outputs as a basis for speed perception. *Vision Research, 34*, 253–265.

Solomon, S. G., Peirce, J. W., Dhruv, N. T., & Lennie, P. (2004). Profound contrast adaptation early in the visual pathway. *Neuron, 42*, 155–162.

Stromeyer, C. F. III, Chaparro, A., Tolias, A. S., & Kronauer, R. E. (1997). Colour adaptation modifies the long-wave versus middle-wave cone weights and temporal phases in human luminance (but not red-green) mechanism. *Journal of Physiology, 499*(Pt 1), 227–254.

Tailby, C., Dobbie, W. J., Solomon, S. G., Szmajda, B. A., Hashemi-Nezhad, M., Forte, J. D., et al. (2010). Receptive field asymmetries produce color-dependent direction selectivity in primate lateral geniculate nucleus. *Journal of Vision, 10*(8), 1. doi:10.1167/10.8.1.

Tailby, C., Solomon, S. G., & Lennie, P. (2008). Functional asymmetries in visual pathways carrying S-cone signals in macaque. *Journal of Neuroscience, 28*, 4078–4087. doi:10.1523/JNEUROSCI.5338-07.2008.

Terao, M., Watanabe, J., Yagi, A., & Nishida, S. (2008). Reduction of stimulus visibility compresses apparent time intervals. *Nature Neuroscience, 11*, 541–542. doi:10.1038/nn.2111.

Thompson, P. (1981). Velocity after-effects: The effects of adaptation to moving stimuli on the perception of subsequently seen moving stimuli. *Vision Research, 21*, 337–345. doi:0042-6989(81)90161-9.

Treisman, M. (1963). Temporal discrimination and the indifference interval. Implications for a model of the "internal clock." *Psychological Monographs, 77*, 1–31.

Ullman, S. (1984). Visual routines. *Cognition, 18*, 97–159.

VanRullen, R., Reddy, L., & Koch, C. (2005). Attention-driven discrete sampling of motion perception. *Proceedings of the National Academy of Sciences, 102*, 5291–5296.

VanRullen, R., Reddy, L., & Koch, C. (2006). The continuous wagon wheel illusion is associated with changes in electroencephalogram power at approximately 13 Hz. *Journal of Neuroscience, 26*, 502–507.

Watson, A. B., & Robson, J. G. (1981). Discrimination at threshold: Labelled detectors in human vision. *Vision Research, 21*, 1115–1122.

Wiener, M., Turkeltaub, P., & Coslett, H. B. (2010). The image of time: A voxel-wise meta-analysis. *NeuroImage, 49*, 1728–1740. doi:10.1016/j.neuroimage.2009.09.064.

Xu, X., Ichida, J., Shostak, Y., Bonds, A. B., & Casagrande, V. A. (2002). Are primate lateral geniculate nucleus (LGN) cells really sensitive to orientation or direction? *Visual Neuroscience, 19*, 97–108.

Yamamoto, S., & Kitazawa, S. (2001). Reversal of subjective temporal order due to arm crossing. *Nature Neuroscience, 4*, 759–765. doi:10.1038/89559.

Ye, X., Li, G., Yang, Y., & Zhou, Y. (2009). The effect of orientation adaptation on responses of lateral geniculate nucleus neurons with high orientation bias in cats. *Neuroscience, 164*, 760–769. doi:10.1016/j.neuroscience.2009.08.016.

第54章 运动知觉：人类心理物理学

David Burr

感知运动是任何视觉系统都具有的一项最基本的功能：用以分析移动物体的形状和速度；用以避免和移动物体碰撞；用以在我们生活的环境中导航；用以分析我们周围世界的三维结构；以及一些其他的功能。过去几十年间，我们在理解人类和其他动物如何分析运动物体的视觉信号这一方面已取得了很大进展。本章我们主要关注在人类心理物理学方面取得的最新进展。如果想要了解人类和灵长类动物的影像研究——以及它们之间的类比——感兴趣的读者可以参阅 Orban 和 Jastorff 撰写的本书第 55 章。

过去几十年，很多重要的概念和实证研究极大地拓宽了我们对运动知觉原理的理解。心理物理学的研究进展同时伴随着生理学的重大突破。本章主要关注心理物理对运动知觉的最新研究进展，这些进展极大地促进了我们对人类视觉运动知觉的理解。

运动探测器相当于时空滤波器

运动研究中，一个重要的概念飞越是通过强大的傅里叶分析技术来揭示如何适当地调谐时空滤波器来对运动知觉进行建模（Adelson & Bergen，1985；Burr，Ross，& Morrone，1986；van Santen & Sperling，1985；Watson & Ahumada，1985）。相比不同模型的细节，这些模型共同传达的一般信息更加重要：很多以前被认为神秘的运动知觉特征，可以在频域中很好地解释。

图 54.1 展示了一个代表性模型的三个阶段（Adelson & Bergen，1985）。模型首先使用时空滤波器对运动输入的空间（A）和时间（B）进行整合。这些滤波器的输出通过"正交配对"技术来产生方向选择性。接下来，两类滤波器（正弦和余弦）的输出被平方，并求和（C），以得到一个对方向有选择性并且对速度也有弱选择性的平滑响应。图 54.1D 中，模型的频率响应清晰表明其对特定范围内的运动有选择性。

该模型描述了对真实运动的知觉，并考虑了很多其他现象，包括似动或采样的运动，先前认为它们反映了不同的过程（比如，Kolers，1972）：在空间和时间中的整合使离散的运动序列变得连续。它也解释了

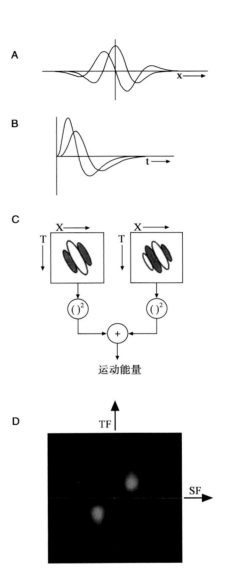

图 54.1 构建时空调谐运动检测器。（A,B）Adelson 和 Bergen（1985），Watson 和 Ahumada（1985）以及 van Santen 和 Sperling（1985）模型的起始均是基于分离的空间（A）和时间（B）调谐的单元（或者是冲击响应函数），两者都具有正弦和余弦相位。空间运算单元与时间运算单元相乘产生了四个分离且相位不同的时空冲击响应函数。（C）对这些分离的时空冲击响应函数进行相减可生成两个"正交"的线性滤波器对（Watson & Ahumada，1985），其在时空上有朝向性（即对运动方向有选择性）。在 Adelson 和 Bergen 的模型中，两个滤波器输出在平方后相减来产生一个相位独立的测量（被称作"运动能量"）。完整的检测器有其他对相反方向调谐的正交配对，从而通过相减可以增强方向选择性（而且可以抑制对无向闪光的反应）。（D）C 中运动检测器的时空能量谱。只对一个时频频率的一个象限进行响应，使其具有方向选择性和对速度的广阔选择性（本图取自 Adelson 和 Bergen,1985,已征得同意）。

一些运动错觉现象,包括"凹槽方形波纹"错觉(Adelson & Bergen,1985)和 Anstis(1970)的反 Φ 错觉现象。这两个例子中,对错觉的解释是,刺激在被知觉的运动方向上包含运动能量,只是不经过时空频谱分析,不易发现这些能量的存在。有趣的是,反 Φ 错觉最近被拓展,用来证明 ON 和 OFF 亮度通道不同的传输时间(Del Viva,Gori,& Burr,2006),其中再次利用了这种错觉在感知的运动方向上具有时空能量的事实。基于频率的模型也可以为最近发现的很多错觉提供解释,比如 Pinna 和 Brelstaff(2000)的强大错觉(powerful illusion)。

把运动看作时空能量是一个重要的概念突破,但要指出的,最新提出的模型大都建立在 Werner Reichardt(1957,1961)开创性工作基础上。Werner Reichardt 首先提出将一部分空间输出与另一部分的滞后输出进行比较。两个这样的单元一起工作,相互抑制

就可以消除对闪光的响应。原始的 Reichardt 检测器并不包含滤波器,只包含对视网膜两个点进行采样和一个简单的滞后线。后来对 Reichardt 模型的改进包含了时空滤波器(Egelhaaf et al.,1988)。

Burr 及其同事(Burr & Ross,1986;Burr,Ross,& Morrone,1986)通过心理物理学中的掩蔽技术对时空滤波器的特征进行了测量,并且使用其结果来解释运动物体的形状如何被感知。为了使结果更直观,他们将频域滤波器逆变换到时域上,并引入了时空感受野(在时空中有朝向)的概念(如图 54.2)。这种方法使得很多看起来神秘的现象变得明显,比如"运动模糊"(Burr,1980),"时空插值"(Burr,1979),以及一些似乎无关的现象比如偏对比(Burr,1984)。有意思的是,许多类似的问题最近被重新研究(比如,Boi et al.,2009),看起来这些错觉均可以通过具有朝向的时空感受野来进行定性和定量解释(Pooresmaeili et al.,2012)。

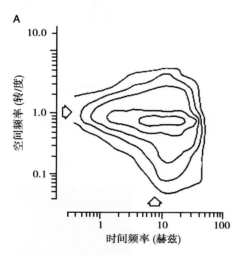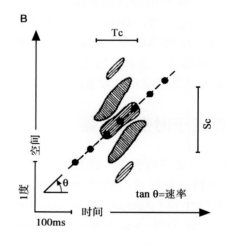

图 54.2 (A)通过"掩蔽"技术测量人类运动系统假想单元的时空调谐(Burr,Ross,& Morrone,1986)。函数调准到 1 周期/度(8Hz),并且从峰值(轮廓线表示 0.5 对数单元衰减)稳定下降。(B)从滤波器(假设线性相位)得到的时空感受野。前向网状线代表了兴奋区域;后向网状线代表了抑制区域。时空的朝向意味着有偏好的速度(方向和大小)。这类(20 世纪 80 年代中叶所有基于滤波器的运动模型均使用)的时空运算单元可以解释很多现象,比如采样运动(通过一系列点表示)的路径整合(可以使对运动的感知更平滑)和"时空插值"(参阅 Burr & Ross,1986)。它们也有助于解释为什么我们在观看这个世界景观时,不会像照相机一样出现模糊。感受野在时间上超过 100ms(图上 TC 标记标出),目标就有可能出现模糊。但是,分析不是发生在这个方向,而是在与感受野长轴正交的方向,在那里时空发散要小很多。

二阶,高阶和特征追踪运动

使用两个能产生"节拍"(当它们共或失相位时)的移动谐波构成的复合光栅,David Badcock 及其同事(Badcock & Derrington,1985;Derrington & Badcock,1985;Derrington & Henning,1987)首先证明了"二阶"

运动的存在。运动的表观方向既可以在物理运动方向上(正如能量模型预测的那样),又可以在节拍(在傅里叶空间中不包含能激发能量模型的能量)方向上改变,这些变化无法使用简单的非线性(比如扭曲积)来解释(Badcock & Derrington,1989)。这类运动刺激,在描述感知运动方向的傅里叶平面中不包含能量,常常被称作"非傅里叶运动","二阶运动"(一个更

准确的术语），高阶运动，有时候也叫"特征运动"。

Zanker（1990,1993）设计了另一个运动刺激，他称其为"theta motion"，是由运动所定义形状的运动，比如，向左漂移的点被限制在一个本身向右漂移的矩形区域中。但是二阶运动更多的是与 Chubb 和 Sperling（1988）联系在一起，他们设计了一系列"漂移-平衡"刺激，刺激没有方向性运动能量（能量探测器无法检测到），但却能清楚地被感知向一个方向移动。他们发展了一个简单模型，能用来探测二阶运动，主要是在线性滤波之前添加了一个非线性整流阶段，从而使输出对于能量提取阶段可见。

关于二阶运动是否需要独立的功能系统，还是与一般运动共用一个系统来完成，仍然有一些讨论。比如，Taub，Victor 和 Conte（1997）认为最经济的方案是两种类型的运动通过一个相同机制来检测：通过在前端添加一个简单的非线性整流来把"非傅里叶"能量转换成"傅里叶"运动能量（参阅 Cavanagh & Mather，1989）。

但也有证据支持两者由分离的系统完成。动画序列需要一阶和二阶帧的整合，以防出现含糊的运动（Ledgeway & Smith，1994；Mather & West，1993）。两种运动之间也有性质上的差异：在运动方向识别上，二阶运动比一阶运动有更高的对比阈限（Smith，Snowden，& Milne，1994），在时间频率阈限上同样如此（Derrington，Badcock，& Henning，1993；Smith & Ledgeway，1998）。或许最强的证据来自神经心理学：有很多病人出现一阶或二阶运动的选择性损伤（Greenlee & Smith，1997；Vaina & Cowey，1996；Vaina & Soloviev，2004）。

另外，一些研究还提出了一些其他类型的运动，被称为"三阶"（Lu & Sperling，1995a，1995b，2001）或"注意运动"（Cavanagh，1992；Verstraten，Cavanagh，& Labianca，2000）。三阶运动被认为是一种依赖于刺激的心理属性，比如注意或者"显著性"（图像被感知为"图形"而非"背景"的概率，Lu & Sperling，2001）。知觉显著的图形会被感知到在背景上移动。目前存在一些三阶运动的例子，比如在某个朝向、对比度或色度上连续变化的移动刺激。一阶和二阶系统无法感知这些运动。有趣的是，改变等亮度移动态光栅的显著性会导致下顶叶激活，这暗示着分析三阶运动的一个脑区可能与注意有关（Claeys et al.，2003）。

注意也可能参与了对高阶运动的描述。Cavanagh 引入了一类新的运动刺激，命名为注意运动刺激（在很多方面与 Lu 和 Sperling 的三阶运动刺激类似）。一

个典型的例子是，在一个方向上移动的亮度调节光栅叠加在一个沿相反方向移动的彩色调节的光栅上：对其中一个或另一个光栅的注意将决定（感知的）移动方向。这种类型的运动是否在功能上与三阶运动有区别，或两种类型的运动是否唯一地定义了一类运动，还在争论中。

很多困惑的读者可能会问的一个问题是，"这种二阶或者高阶运动的功能目的是什么？我们什么时候会遇到由对比度调节而不是亮度调节的二阶运动"？一种理论认为高阶运动表征特征追踪的形状，是一个专用于监视显著特征运动的系统。这个理论让人想起 Lu 和 Sperling 的三阶运动，但实际上可能代表一个更加一般化的运动机制。

Marr 研究组的早期运动模型被设计用来追踪二维运动的边界（Hildreth，1984；Marr & Ullman，1981）；很多实验证据与边界追踪，或者与更一般的特征追踪一致（Cavanagh & Mather，1989；Derrington & Uk-konen，1999；Morgan，1992；Morgan & Mather，1994；Seiffert & Cavanagh，1998）。Del Viva 和 Morrone（1998，2006）发展了一个基于"局部能量"特征检测算法的特征追踪算法（Morrone & Burr，1988），它首先在场景中检测明显特征，然后在时空空间搜索与这些特征运动所对应的峰值。在某些方面，这个模型类似于 Chubb 和 Sperling（1988）的模型，因为他们利用早期非线性能把对比特征转换为可以由基本 Reichardt 模型检测到的能量。他们发现该算法能在很多有趣的运动刺激上定性和定量地预测人类表现，而很多其他运动模型则不能。一个核心因素是复合光栅谐波之间的"相位一致"，它能决定谐波会成块移动还是看起来透明。相位对 Fleet 和 Langley（1994）模型也很重要，它在傅里叶能量中几乎没任何作用，但却是形成视觉显著特征的基本元素。

运动信号的分离和整合

运动知觉中一个特别有挑战性的问题是理解运动信号什么时候整合，什么时候分离（对这个问题的深入探讨可参阅 Braddick，1993）。很多证据表明运动机制可以在很大范围内整合。一个清晰的例子是"运动捕获"（Mackay，1961；Ramachandran & Inada，1984，1985）：一组没有明确运动方向的随机动态点，却可以在一个移动框，或低频光栅甚至主观轮廓下被感知成运动一致的点。但是运动机制也可以分离，以便由运动单独定义的形状可以在静止或者反向运动的背景

中凸显出来（Dick，Ullman，& Sagi，1987；Julesz，1971）。

没有比在"孔径问题"中分离和整合间冲突更明显的例子了。图54.3A阐明了这点。当圆环水平向右移动时，图像的局部变化可以在大范围方向出现。运动的局部测量（通过小感受野的神经元）都表明垂直于边缘朝向的运动能穿过感受野。为了确定物体真正的全局运动，必须把局部运动组合在一起。此处

的真正问题是，系统需要知道什么时候整合运动来形成对运动物体的全局感知，什么时候分离这些运动来产生独立于背景的运动模式。

为了解决这个问题，Adelson 和 Movshon（1982）引入了"格栅"刺激——两个正弦的朝不同方向运动的光栅，他们询问被试，在什么条件下这两个光栅看起来一个相对于另一个透明地运动，以及什么时候两者一致运动形成单格模式。他们发现，在矢量空间，

A   B

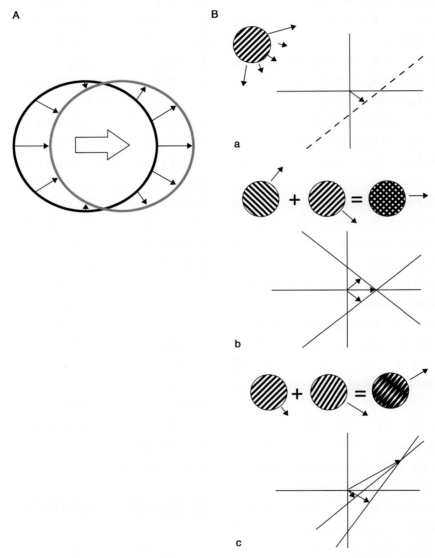

图54.3 （A）孔径问题的说明。当圆环水平运动时，轮廓的局部运动可能沿着多个方向。如果只有与局部边界朝向垂直的运动矢量被看到，那么圆环的运动范围将从垂直向下经向右运动转为垂直向上的运动。局部运动方向必须整合在一起来得到全局运动。（B）格栅运动约束模型（取自 Adelson & Movshon，1982）。（a）一个 45°光栅，在其运动矢量垂直于它的朝向时，其运动方向是不清楚的，因为平行于其朝向的运动矢量的大小无法得知。虚线约束线提供了所有运动矢量的位置。（b）当加入与第一个光栅正交并且向右上方运动的第二个光栅时（单个点标记了两条约束线的交点），可以正确预测对格栅刺激水平运动的感知。（c）第二种格栅类型，其对运动约束交点的预测位于成分矢量之外。因此，预测与格栅运动矢量加和或矢量平均模型不同。

每个光栅的运动与一系列位于一条直线上运动族一致。每个光栅的运动有这样一条约束线，并且这两条线在"交叉约束"点相互交叉，从而能满足格栅两个成分的运动速度和方向（图54.3B）。这个理论即便在交叉约束预测和成分矢量求和的结果不一致情况下也能很好地预测对格栅的方向感知。

约束交集模型已被质疑，有些证据表明成分的矢量和/或矢量平均可以对格栅刺激运动方向进行更精确的估计（Ferrera & Wilson，1990；Wilson & Kim，1994；Yo & Wilson，1992）。其他研究者同时提出了局部特征在格栅运动感知中的作用，比如格栅模式中的斑点（比如·.，Alais，Wenderoth，& Burke，1994；Bowns & Alais，2006）。尽管很多细节仍然在争论中，Adelson和Movshon（1982）的研究依然清楚地阐明了运动知觉的一个实际问题：什么时候整合不同成分形成一个全局运动？以及什么时候让它们保持分离？

集成局部运动最简单的机制是对落在感受野中的信号进行简单线性滤波，把信号模糊化，很多运动能量检测的现代模型已集成了这种操作（图54.1和图54.2）。心理物理研究表明运动探测器的感受野大小随着速度和空间频率偏好性而增加，可能会相当大，对低频快速移动光栅，空间范围可以达到8°（Anderson & Burr，1987，1991），时间范围可以到约100ms（Burr，1981）。但真实情况比通过扩展前置滤波器的时空感受野范围给出的预测要复杂很多。这些类Reichardt前端探测器给出的运动信号随后会在运动处理的中间阶段被组合在一起，从而产生对随机点或其他复杂模式的一致运动来进行全局知觉过程（Bex & Dakin，2002；Yang & Blake，1994）。

随机点模式的一致性阈限似乎和更高级过程有关。比如，随着观察时间的增长，对运动一致性的辨别阈限会提高到3s，而对比检测阈限仅在100～300ms左右。100～300ms与初级视觉皮层神经元的时间特性非常一致（Duysons et al.，1985；Tolhurst & Movshon，1975），然而超过1s的整合时间大大超出了初级皮层的时间属性，暗示存在着更高级的机制，比如前额皮层或MT区域（Zaksas & Pasternak，2006）。随机点模式同时表明其空间加和场比由对比灵敏测得的空间加和场更大，对于光流运动最多可以达到70°（Burr，Morrone，& Vaina，1998）。

需要特别指出的是，尽管对于复杂的光流运动，运动系统可以对很大的区域（最大到70°）加和（Burr，Morrone，& Vaina，1998），但这种加和不是必须的，而是需要明确的注意控制（Burr et al.，2009）。当运动刺激区域存在线索，那么无线索区域就会被忽略，即使当有线索区域在空间上不连续。这表明加和反映的不是一种大范围、硬连线的高级机制的感受野，而是反映了注意控制下加和的灵活性。实际上，有证据表明运动刺激块之间的加和比大小相似的单个连续块的加和更有效率（Verghese & Stone，1995，1996）。

运动是场景分离的一个强有力的线索：一致运动的点阵可以清楚地与背景分离，从而只单独依赖运动信息就可以产生一个清楚的形状（Julesz，1971）。运动作为分离线索的分辨率低于亮度分辨率，但仍然很精细，大约是2′弧（Loomis & Nakayama，1973；Nakayama et al.，1985；Regan & Hong，1990）。运动定义的分辨率随滤波器频率和图像速度而变化，对以1°～4°/s运动的非滤波模式，条纹分辨率大约是3′（Burr，McKee，& Morrone，2006），与运动单元最小感受野大小相似。然而，相似条件下"游标视敏度"大约是2′角秒，仅比光栅视敏度好一点（标准的基于亮度的游标视敏度通常比分辨率好3～10倍）。成像研究发现，很多区域，包括运动区V3a、V5以及V4，对运动定义的轮廓形状具有选择性（Braddick et al.，2000；Mysore et al.，2008）。

运动整合不仅受主观控制，而且它强烈地受到具体情境影响。Lorenceau和Alais（2001）采用在遮挡表面后环绕的菱形图设计了一个刺激。在不同孔隙内的局部信号的运动方向完全不明确，但是整体上则是一个环绕菱形的样子。然而，当位于局部窗的刺激被交换（局部刺激模式保持不变），运动模式则会被感知为滑动运动而不再是旋转的菱形。该结果提供了一个很清楚的例子，表明神经系统对运动信号的整合是随机应变的，而且也证明了形状和运动知觉（常被看成独立模块）之间的紧密联系，其中形状对非封闭运动整合具有抑制作用。

Tadin及其同事（2003）为研究运动信号分离的神经机制，引入了一个巧妙的技术。他们使用加和技术的一个变种，改变视觉刺激的大小并测量方向分辨阈限（通过改变呈现时间）。他们的反直觉实验结果是：对高对比度刺激，增加刺激大小（超过3°）会减小方向分辨的敏感度。大刺激对于产生运动后效应的效率也更低。他们认为这些结果反映了类似于MT区（Born et al.，2000；Born & Tootell，1992；Raiguel et al.，1995）和MST1区（Eifuku & Wurtz，1998）的中心-外周神经机制：大刺激激活抑制外周，减弱外周单元的响应。

运动透明化

一个有关选择性分离和整合的重要实例是运动透明化，即前景在一个静止或向不同方向运动的背景上滑动。这里，视觉系统需要在视野的相同部分感知多个运动。然而，不是全部有反向局部运动信号的刺激看起来都是透明的。Qian，Andersen 和 Adelson（1994）设计了一个刺激，在相同区域上，两个伪随机放置的点阵向相反方向运动。当点阵模式被约束以至反向运动信号局部一致（配对）时，无法得到透明的感觉印象。为产生透明化，刺激必须有局部不平衡的运动信号，一些微区域包含一个方向的运动，而另一些区域则包含其他方向的运动。假设一些区域在给定方向上有净运动，系统可以把该运动同其他方向的运动分离，并且整合这些不同区域来形成在特定方向上一个或多个一致运动表面。

Qian 和 Andersen（1994）的另一项研究中发现 V1 和 MT 的神经元对这些模式有响应。通常来说，V1 细胞无法区分局部区域内反向匹配和反向不匹配的信号模式。而 MT 细胞则可以可靠地区别这两个条件，只会对不配对刺激条件进行响应。他们认为这个结果与二阶段模型一致。第一阶段，正如简单 Reichardt 检测器一样只对运动能量响应，与 V1 细胞的行为很一致；第二阶段引入局部抑制对局部区域的反方向运动进行抑制，以减弱噪声以及防止闪光产生运动感觉。fMRI 研究在人类大脑中发现了相似的差异：相比单个漂移光栅，V1 对逆相位闪光（两个逆向移动光栅之和）的响应更强，而 MT 则正好相反（Heeger et al.，1999）。

仍然需要解释的问题是：不同运动方向的信号（有些向左，有些向右）是如何合适地组合在一起来形成运动表面感觉的？这让我们很容易回想起 Wertheimer（1912）"共同命运"的看法。然而，此处的例子显然是关于视觉系统如何基于运动方向分离刺激，然后整合相同信号的例子。没有线性系统可以同时达成两者。一些中间的非线性系统是必要的，我们可以把这些中间阶段看作一种特征提取。

也有证据表明（Del Viva & Morrone，2006；Meso & Zanker，2009）透明化是由相位一致性（phase congruency）决定的，相位一致性在很大程度上决定了视觉特征的凸显性（Morrone & Burr，1988）。当两个具有明确特征的延展模式向相反方向运动时（比如，两个方波），信号的傅里叶成分是合成的，相位不一致的

双向刺激将会被感知为透明移动。为了对这种效应建模，有必要引入有向时空滤波器，它在特征提取（描述见上文）之后运作，并对相位一致性有选择性。这个方案中，运动信号的整合发生在特征产生和通过分析固定方向特征轨迹来分离不同透明表面之间的时期。

运动中物体的外观：运动模糊化和速度线

很多视觉模块模型假设形状和运动在不同脑区中分别处理（比如，Marr，1982；Mishkin，Ungerleider，& Macko，1983；Zeki，1993）。尽管这个观点在某种程度上可能是正确或者可能不是正确的（比如，参阅 Burr，1999；Lennie，1998），但运动和形状之间明显是相互联系的。最明显的例子是"生物运动"（参阅 Blake & Shiffrar，2007），运动自身定义了形状。但即便对于运动中的简单物体，分析它们形状的机制也必须把运动考虑进去。

运动物体形状分析的一个基本认识是它们不会像简单的"相机"那样出现拖尾或模糊（Burr，1980）。不管在静态（Barlow，1958）还是动态（Burr，1981）条件下，早期视觉区信息整合大概发生在约 100ms 左右。在时间上整合可能会导致图像出现模糊，就像关照相机快门一样。但正如前面提到的那样，运动机制受运动调谐，从而在时空中具有朝向（图 54.2）。这意味着它们不会简单地随时间而整合，而是在时空感受野方向整合。运动中图像的空间结构不与空间轴（正如静态对象那样）正交，而是与时空感受野的倾斜轴正交（参阅 Burr & Ross，1986，以及图 54.3）。也就是说，它们旋转了时空，有效地消除了运动拖尾效应。拖尾不是由这些检测器延展时间所决定，而是由正交于轴的宽度所决定。不受运动调谐的检测器不具有这种功能，它会产生和照相机类似的拖尾效应。从这项最初的实验开始，已经有很多研究对运动拖尾进行了探索（大部分由 Beddel 研究组完成），发现拖尾效应和很多因素有关，比如出现多个而不是单个目标（Chen，Bedell，& Ogmen，1995）和眼动追踪等（Bedell，Chung，& Patel，2004；Tong，Stevenson，& Bedell，2008）。

关于运动拖尾还有一些其他需要了解的方面，其中之一是运动条纹或速度线。Geisler（1999）指出运动刺激所留下的运动条纹可以提供有关运动方向的重要信息，特别是在方向不明确的孔径问题中。有限大小的运动物体将刺激两类细胞：受运动方向调谐的细

胞和不受运动调谐和运动方向正交(在空间-空间中)的细胞。Wilson 提出一个简单的模型,其中受广阔运动方向调谐的神经元可以结合其他单元的精细朝向调谐来增强方向选择性。

Ross、Badcock 和 Hayes(2000)报告了一种运动错觉:Glass 图案的随机序列(所有点对均按照一致模式排列)看起来沿点对方向一致运动。在该方向上没有实际的运动能量,而且很容易证明运动能量是完全随机的。对该错觉的一个可能解释是,它源于点对引发了运动拖尾或速度线机制。随机放置的点本应产生一个很强但是不一致的运动知觉,运动在所有方向上强度一样,从而会激活很多宽带运动调谐检测器。然而,只有有限的、静止朝向选择神经元类型会被激活,这些神经元平行于点对方向,这导致了沿着一致 Glass 图案的全局一致运动。有趣的是,这些 Glass 图案的表观运动方向不是固定的,而是按随机变化均值期望的那样,发生更替。

心理物理和神经心理的很多证据(包括)都支持运动条纹。靠近运动方向的有向噪声或 Glass 图案大大降低了运动分辨阈限(Burr & Ross,2002)。进一步,Glass 图案产生的运动增强了实际运动,意味着激活了共同的机制(Krekelberg et al.,2003)。快速运动留下的条纹以一种有趣的方式与静止朝向模式交互,会导致运动后效应和倾斜错觉(Apthorp & Alais,2009),以朝向特异的方式提高对比阈限(Apthorp,Cass,& Alais,2010),甚至导致双眼竞争中的朝向选择性抑制(Apthorp,Wenderoth,& Alais,2009)。

电生理研究证据也发现运动条纹会激活早期视觉皮层神经元。Geisler 及其同事(2001)发现猫和猴的 V1 细胞对正交于其偏好方向运动点有响应(产生与它们偏好朝向平行的运动拖尾),并且相对响应强度随刺激速度增加而增加。正如人类会把动态 Glass 图案(不包括一致运动能量)看成一致性运动那样(Ross,Badcock,& Hayes,2000),动态 Glass 图案也激活了猴子 MT 和 MST 的细胞(Krekelberg et al.,2003)。这些 STS 细胞的方向偏好性既对真实的运动,也对"隐含的"运动调谐,进而整合它们,意味这些细胞不区分两种运动。因此,隐含的动态 Glass 图案运动条纹会同时在早期视觉皮层和 MT 区产生和实际运动信号一样的响应。

运动条纹研究清楚地阐明了视觉运动系统的丰富功能以及它使用所有可用信息的能力,即使是一个一般被看作妨碍运动而不是产生运动特征的线索,也能帮助视觉系统确定运动物体的方向,并且解决孔径问题。

运动对位置和空间的影响

上一节讨论了人类视觉中运动和形状处理之间的交互。本小节将探索运动在感知物体位置中所发挥的巨大作用。

运动影响目标位置感知的一个最清楚和有名的例子是闪光滞后错觉:连续移动的刺激,似乎会产生一个短暂的闪光。这是一种更强大的视觉错觉,可以轻松地在教室中展示:在闪光灯前面安装一张半透明卡片,在正常灯光移动它,并周期地开关闪光灯,就会看到滞后于移动卡片的闪光。

这个错觉至少可以追溯到 20 世纪 30 年代,Metzger(1931)发现旋转刺激看起来会比刺激外侧附近狭缝发生的闪光移动得快一点。Donald Mackay(1958)重新发现了这个效应,他发现在选频闪光灯照射的情况下,燃烧烟头的移动会先于背景闪光。但直到最近 Nijhawan(1994)再次重新发现这个现象,并给予了新的解释才引起了对其研究的浪潮。Nijhawan 的原始解释是通过对运动移动轨迹在时间上进行前向插值,错觉在补偿视觉刺激处理中不同的滞后,因而移动目标看起来在引领静止目标。当然这是一个有趣的观点,但是没有被严格检验。比如,如果运动刺激突然停下或反向,插值的轨迹应该超出反向点,但是实验中并没有观察到这个现象(Brenner & Smeets,2000;Whitney,Cavanagh,& Murakami,2000;Whitney & Murakami,1998;Whitney,Murakami,& Cavanagh,2000)。

Whitney 及其同事对闪光滞后效应提出了一个更简单的解释,称为"差异潜伏假说"。该假说认为视觉系统对运动的响应滞后比对闪光刺激的响应滞后更小。尽管这个解释看起来很简单,但是它无法解释很多复杂的闪光滞后现象。比如,在一个重复序列中增加闪光次数或者闪光持续时间,会导致闪光滞后幅度的减弱(无法使用简单的滞后来解释)。进一步,闪光滞后效应比最初看来的更具有一般性。事实上,不需要物体在空间中实际运动,物体在其他维度的改变,比如颜色或亮度(Sheth,Nijhawan,& Shimojo,2000),甚至在变化的字母流中也会导致闪光滞后现象(Bachmann & Poder,2001)。而且,闪光滞后也不局限在视觉。幅度甚至更大的相似现象也出现在听觉中:移动声源以及产生窒塞的声音都会随时间而增加或减弱音高（Alais & Burr，2003），一般持续时间最大为200ms（相比于视觉的20ms，要远远更多）。闪光滞后现象也可以跨模态出现，比如采用视觉闪光来探查听觉运动或者与此相反。对于这些效应，不同的滞后似乎难以置信。Arrighi，Alais 和 Burr（2005）直接检验滞后假说，发现滞后不仅远不够用于解释闪光滞后结果，甚至可能是走在一个错误方向。

Murakami（2001）设计了一个很精巧的闪光滞后效应的适应实验。不使用连续运动，他把光条随机呈现在不同位置上，并让被试判断这些光条是出现在标志物的左边还是右边。这种方法可以产生一个稳定的闪光滞后效应，而相比之前的方法，这种方法更加客观，不可能通过认知推断的方式来预测。实验结果很难用插值或者空间平均解释，但是似乎与差异滞后的理论一致。

尽管在闪光滞后效应中付出了大量努力，但却还没有找到一个清楚的解释。在理解闪光滞后效应的过程中，暴露出的问题甚至比被解决的问题还更多，特别是关于"大脑是如何编码时间和空间顺序"这个一般性问题。这部分研究已经被证明非常有价值，但它超出了本章范围，具体的讨论可以参考 Johnston 撰写的本书第 53 章。另外，无论闪光滞后效应的解释是什么，它对我们日常生活发挥着重要影响。Baldo，Ranvaud 和 Morya（2002）提供了一个可信的证据，足球侧边裁判的举旗错误受闪光滞后效应影响。

当光栅在一个静态窗后面移动，窗看起来在运动方向移动。De Valois 和 De Valois（1991）第一次发现了这个效应，当低频光栅以 4～8Hz 移动，这个效应非常强烈，会存在超过 15min。Ramachandran 和 Anstis（1990）也发现了随机点在一个静态窗中运动改变窗的位置，并且当模式是等亮度时该效应最强。这些现象表明了运动影响空间知觉：位置和运动在大脑中并不完全独立。目前仍然不清楚这是如何出现的，但是可能与时空感受野对在空间中位置的处理有关。

Snowden（1998）和 Nishida 和 Johnston（1999）独立发现了，经由运动后效应，运动可以间接扭曲位置。被试观看一个移动光栅（或者旋转风车）几秒，会发现适应区域中出现的光栅片出现在运动后效应方向上。有趣的是，由运动导致的空间扭曲超出了运动刺激的范围。Whitney 和 Cavanagh（2000，2002）发现运动刺激对离运动区域很远的位置上呈现的短暂的闪光的

位置知觉有影响；它也影响了快速触及运动（Whitney，2002；Whitney，Westwood，& Goodale，2003；Yamagishi，Anderson，& Ashida，2001）和扫视（Zimmermann，Morrone，& Burr，2012）。非常短暂的运动呈现足够产生一个大的空间扭曲，这种扭曲在运动开始时最大，表明存在快速适应机制（Roach & McGraw，2009）。有趣的是，由运动和运动适应产生的空间扭曲与传统的运动后效应截然不同。Whitney 和 Cavanagh（2003）证明运动导致的空间移位与后效应不一致。McKeefry，Laviers 和 McGraw（2006）给出了更确凿的证据：尽管运动后效应具有色度选择性，运动导致的空间扭曲对色度成分却不敏感。这种分离表明色度输入在最初的分析中是分离的，随后又整合在一起。同样，Turi 和 Burr（2012）发现，尽管运动后效应具备视网膜拓扑映射，运动后效应的位置却是空间拓扑映射的。

本节综述的研究表明形状、运动和位置不是独立的。形状可以影响运动，这在运动拖尾研究中可以清楚地显示；运动同样可以影响形状，这在运动物体模糊减弱，运动影响物体的感知位置以及运动刺激周围的物体闪光等现象中清楚观察到。

结束语

从本章综述的大量研究中可以得到一个明确结论是，视觉运动系统在面对很多富有挑战的问题上是极度多元化的。另外，运动、位置和形状间具有强烈的交互效应，很难单独地对它们进行研究。我们需要将运动物体从它们的背景中分离出来，但是这种分离涉及局部运动信号的整合，这些局部运动信号似乎共性较少；有时我们需要保持这些局部信号分离以便我们可以识别不同的物体，比如，在透明化中进行研究。几乎可以肯定的是，我们的运动系统会利用现实世界中几乎所有信息进行最好的推断。比如，漫画或者卡通中常见的"速度线"可以被用来消除认知歧义，并改进我们对运动方向的估计。这样一个新的运动知觉机制在近期被发现，说明之前认为的很多关于运动知觉的机制已被研究清楚是不对的，也意味将来可能会有更多令人惊奇的发现。

致谢

本工作受 ERC"STANIB"以及意大利大学和研究部经费支持。

参考文献

Adelson, E. H., & Bergen, J. R. (1985). Spatio-temporal energy models for the perception of motion. *Journal of the Optical Society of America. A, Optics and Image Science, 2,* 284–299.

Adelson, E. H., & Movshon, J. A. (1982). Phenomenal coherence of moving visual patterns. *Nature, 300,* 523–525.

Alais, D., & Burr, D. (2003). The "flash-lag" effect occurs in audition and cross-modally. *Current Biology, 13,* 59–63.

Alais, D., Wenderoth, P., & Burke, D. (1994). The contribution of one-dimensional motion mechanisms to the perceived direction of drifting plaids and their after effects. *Vision Research, 34,* 1823–1834.

Anderson, S. J., & Burr, D. C. (1987). Receptive field sizes of human motion detectors. *Vision Research, 27,* 621–635.

Anderson, S. J., & Burr, D. C. (1991). Receptive field length and width of human motion detector units: Spatial summation. *Journal of the Optical Society of America. A, Optics and Image Science, 8,* 1330–1339.

Anstis, S. M. (1970). Phi movement as a subtractive process. *Vision Research, 10,* 1411–1430.

Apthorp, D., & Alais, D. (2009). Tilt aftereffects and tilt illusions induced by fast translational motion: Evidence for motion streaks. *Journal of Vision, 9*(1), 27, 21–11. doi:10.1167/9.1.27.

Apthorp, D., Cass, J., & Alais, D. (2010). Orientation tuning of contrast masking caused by motion streaks. *Journal of Vision, 10,* 11. doi:10.1167/10.10.11.

Apthorp, D., Wenderoth, P., & Alais, D. (2009). Motion streaks in fast motion rivalry cause orientation-selective suppression. *Journal of Vision, 9,* 11–14.

Arrighi, R., Alais, D., & Burr, D. (2005). Neural latencies do not explain the auditory and audio-visual flash-lag effect. *Vision Research, 45,* 2917–2925.

Bachmann, T., & Poder, E. (2001). Change in feature space is not necessary for the flash-lag effect. *Vision Research, 41,* 1103–1106.

Badcock, D. R., & Derrington, A. M. (1985). Detecting the displacement of periodic patterns. *Vision Research, 25,* 1253–1258.

Badcock, D. R., & Derrington, A. M. (1989). Detecting the displacements of spatial beats: No role for distortion products. *Vision Research, 29,* 731–739.

Baldo, M. V., Ranvaud, R. D., & Morya, E. (2002). Flag errors in soccer games: The flash-lag effect brought to real life. *Perception, 31,* 1205–1210.

Barlow, H. B. (1958). Temporal and spatial summation in human vision at different background intensities. *Journal of Physiology, 141,* 337–350.

Bedell, H. E., Chung, S. T., & Patel, S. S. (2004). Attenuation of perceived motion smear during vergence and pursuit tracking. *Vision Research, 44,* 895–902.

Bex, P. J., & Dakin, S. C. (2002). Comparison of the spatial-frequency selectivity of local and global motion detectors. *Journal of the Optical Society of America. A, Optics, Image Science, and Vision, 19,* 670–677.

Blake, R., & Shiffrar, M. (2007). Perception of human motion. *Annual Review of Psychology, 58,* 47–73.

Boi, M., Ogmen, H., Krummenacher, J., Otto, T. U., & Herzog, M. H. (2009). A (fascinating) litmus test for human retino- vs. non-retinotopic processing. *Journal of Vision, 9,* 1–11.

Born, R. T., Groh, J. M., Zhao, R., & Lukasewycz, S. J. (2000). Segregation of object and background motion in visual area MT: Effects of microstimulation on eye movements. *Neuron, 26,* 725–734.

Born, R. T., & Tootell, R. B. (1992). Segregation of global and local motion processing in primate middle temporal visual area. *Nature, 357,* 497–499.

Bowns, L., & Alais, D. (2006). Large shifts in perceived motion direction reveal multiple global motion solutions. *Vision Research, 46,* 1170–1177.

Braddick, O. (1993). Segmentation versus integration in visual motion processing. *Trends in Neurosciences, 16,* 263–268.

Braddick, O. J., O'Brien, J. M., Wattam-Bell, J., Atkinson, J., & Turner, R. (2000). Form and motion coherence activate independent, but not dorsal/ventral segregated, networks in the human brain. *Current Biology, 10,* 731–734. doi:10.1016/S0960-9822(00)00540-6.

Brenner, E., & Smeets, J. B. (2000). Motion extrapolation is not responsible for the flash-lag effect. *Vision Research, 40,* 1645–1648.

Burr, D. C. (1979). Acuity for apparent vernier offset. *Vision Research, 19,* 835–837.

Burr, D. C. (1980). Motion smear. *Nature, 284,* 164–165.

Burr, D. C. (1981). Temporal summation of moving images by the human visual system. *Proceedings of the Royal Society of London. Series B, Biological Sciences, 211,* 321–339.

Burr, D. C. (1984). Summation of target and mask metacontrast stimuli. *Perception, 13,* 183–192.

Burr, D. (1999). Vision: Modular analysis—or not? *Current Biology, 9,* R90–R92.

Burr, D. C., Baldassi, S., Morrone, M. C., & Verghese, P. (2009). Pooling and segmenting motion signals. *Vision Research, 49,* 1065–1072.

Burr, D. C., McKee, S., & Morrone, M. C. (2006). Resolution for spatial segregation and spatial localization by motion signals. *Vision Research, 46,* 932–939.

Burr, D. C., Morrone, M. C., & Vaina, L. (1998). Large receptive fields for optic flow direction in humans. *Vision Research, 38,* 1731–1743.

Burr, D. C., & Ross, J. (1986). Visual processing of motion. *Trends in Neurosciences, 9,* 304–306.

Burr, D. C., & Ross, J. (2002). Direct evidence that "speed-lines" influence motion mechanisms. *Journal of Neuroscience, 22,* 8661–8664.

Burr, D. C., Ross, J., & Morrone, M. C. (1986). Seeing objects in motion. *Proceedings of the Royal Society of London, B227,* 249–265.

Cavanagh, P. (1992). Attention-based motion perception. *Science, 257,* 1563–1565.

Cavanagh, P., & Mather, G. (1989). Motion: The long and short of it. *Spatial Vision, 4,* 103–129.

Chen, S., Bedell, H. E., & Ogmen, H. (1995). A target in real motion appears blurred in the absence of other proximal moving targets. *Vision Research, 35,* 2315–2328.

Chubb, C., & Sperling, G. (1988). Drift-balanced random stimuli: A general basis for studying non-Fourier motion perception. *Journal of the Optical Society of America. A, Optics and Image Science, 5,* 1986–2007.

Claeys, K. G., Lindsey, D. T., De Schutter, E., & Orban, G. A. (2003). A higher order motion region in human inferior parietal lobule: Evidence from fMRI. *Neuron, 40,* 631–642. doi:10.1016/S0896-6273(03)00590-7.

Del Viva, M. M., Gori, M., & Burr, D. C. (2006). Powerful motion illusion caused by temporal asymmetries in ON and OFF visual pathways. *Journal of Neurophysiology, 95,* 3928–3932.

Del Viva, M. M., & Morrone, M. C. (1998). Motion analysis by feature tracking. *Vision Research, 38*, 3633–3653.

Del Viva, M. M., & Morrone, M. C. (2006). A feature-tracking model simulates the motion direction bias induced by phase congruency. *Journal of Vision, 6*,179–195. doi:10.1167/6.3.1.

Derrington, A. M., & Badcock, D. R. (1985). Separate detectors for simple and complex grating patterns? *Vision Research, 25*, 1869–1878.

Derrington, A. M., Badcock, D. R., & Henning, G. B. (1993). Discriminating the direction of second-order motion at short stimulus durations. *Vision Research, 33*, 1785–1794.

Derrington, A. M., & Henning, G. B. (1987). Errors in direction-of-motion discrimination with complex stimuli. *Vision Research, 27*, 61–75.

Derrington, A. M., & Ukkonen, O. I. (1999). Second-order motion discrimination by feature-tracking. *Vision Research, 39*, 1465–1475.

De Valois, R. L., & De Valois, K. K. (1991). Vernier acuity with stationary moving Gabors. *Vision Research, 31*, 1619–1626.

Dick, M., Ullman, S., & Sagi, D. (1987). Parallel and serial processes in motion detection. *Science, 237*, 400–402.

Duysons, J., Orban, G. A., Cremieux, J., & Maes, H. (1985). Visual cortical correlates of visual persistence. *Vision Research, 25*, 171–178.

Egelhaaf, M., Hausen, K., Reichardt, W., & Wehrhahn, C. (1988). Visual course control in flies relies on neuronal computation of object and background motion. *Trends in Neurosciences, 11*, 351–358.

Eifuku, S., & Wurtz, R. H. (1998). Response to motion in extrastriate area MSTL: Center-surround interactions. *Journal of Neurophysiology, 80*, 282–296.

Ferrera, V. P., & Wilson, H. R. (1990). Perceived direction of moving two-dimensional patterns. *Vision Research, 30*, 273–287.

Fleet, D. J., & Langley, K. (1994). Computational analysis of non-Fourier motion. *Vision Research, 34*, 3057–3079.

Geisler, W. S. (1999). Motion streaks provide a spatial code for motion direction. *Nature, 400*, 65–69.

Geisler, W. S., Albrecht, D. G., Crane, A. M., & Stern, L. (2001). Motion direction signals in the primary visual cortex of cat and monkey. *Visual Neuroscience, 18*, 501–516.

Greenlee, M. W., & Smith, A. T. (1997). Detection and discrimination of first- and second-order motion in patients with unilateral brain damage. *Journal of Neuroscience, 17*, 804–818.

Heeger, D. J., Boynton, G. M., Demb, J. B., Seidemann, E., & Newsome, W. T. (1999). Motion opponency in visual cortex. *Journal of Neuroscience, 19*, 7162–7174.

Hildreth, E. C. (1984). The computation of the velocity field. *Proceedings of the Royal Society of London. Series B, Biological Sciences, 221*, 189–220.

Julesz, B. (1971). *Foundations of cyclopean perception.* Chicago: University of Chicago Press.

Kolers, P. A. (1972). *Aspects of motion perception.* New York: Pergamon Press.

Krekelberg, B., Dannenberg, S., Hoffmann, K. P., Bremmer, F., & Ross, J. (2003). Neural correlates of implied motion. *Nature, 424*, 674–677.

Ledgeway, T., & Smith, A. T. (1994). Evidence for separate motion-detecting mechanisms for first- and second-order motion in human vision. *Vision Research, 34*, 2727–2740.

Lennie, P. (1998). Single units and visual cortical organization. *Perception, 27*, 889–935.

Loomis, J. M., & Nakayama, K. (1973). A velocity analogue of brightness contrast. *Perception, 2*, 425–427.

Lorenceau, J., & Alais, D. (2001). Form constraints in motion binding. *Nature Neuroscience, 4*, 745–751.

Lu, Z. L., & Sperling, G. (1995a). Attention-generated apparent motion. *Nature, 377*, 237–239.

Lu, Z. L., & Sperling, G. (1995b). The functional architecture of human visual motion perception. *Vision Research, 35*, 2697–2722.

Lu, Z. L., & Sperling, G. (2001). Three-systems theory of human visual motion perception: Review and update. *Journal of the Optical Society of America. A, Optics, Image Science, and Vision, 18*, 2331–2370.

Mackay, D. M. (1958). Perceptual stability of a stroboscopically lit visual field containing self-luminous objects. *Nature, 181*, 507–508.

Mackay, D. M. (1961). Visual effects of non-redundant stimulation. *Nature, 192*, 739–740.

Marr, D. (1982). *Vision.* San Fransisco: Freeman.

Marr, D., & Ullman, S. (1981). Directional selectivity and its use in early visual processing. *Proceedings of the Royal Society of London. Series B, Biological Sciences, 211*, 151–180.

Mather, G., & West, S. (1993). Evidence for second-order motion detectors. *Vision Research, 33*, 1109–1112.

McKeefry, D. J., Laviers, E. G., & McGraw, P. V. (2006). The segregation and integration of colour in motion processing revealed by motion after-effects. *Proceedings of the Royal Society of London. Series B, Biological Sciences, 273*, 91–99.

Meso, A. I., & Zanker, J. M. (2009). Perceiving motion transparency in the absence of component direction differences. *Vision Research, 49*, 2187–2200.

Metzger, W. (1931). Versuch einer gemeinsamen Theorie der Phänomene fröhlichs und Hazelhoffs und Kritik ihrer Verfahren zur Messung der Empfindungszeit. *Psychologische Forschung, 16*, 176–200.

Mishkin, M., Ungerleider, L. G., & Macko, K. A. (1983). Object vision and spatial vision: Two cortical pathways. *Trends in Neurosciences, 6*, 414–417.

Morgan, M. J. (1992). Spatial filtering precedes motion detection. *Nature, 355*, 344–346.

Morgan, M. J., & Mather, G. (1994). Motion discrimination in two-frame sequences with differing spatial frequency content. *Vision Research, 34*, 197–208.

Morrone, M. C., & Burr, D. C. (1988). Feature detection in human vision: A phase dependent energy model. *Proceedings of the Royal Society of London, B235*, 221–245.

Murakami, I. (2001). A flash-lag effect in random motion. *Vision Research, 41*, 3101–3119.

Mysore, S. G., Vogels, R., Raiguel, S. E., & Orban, G. A. (2008). Shape selectivity for camouflage-breaking dynamic stimuli in dorsal V4 neurons. *Cerebral Cortex, 18*, 1429–1443. doi:10.1093/cercor/bhm176.

Nakayama, K., Silverman, G. H., MacLeod, D. I., & Mulligan, J. (1985). Sensitivity to shearing and compressive motion in random dots. *Perception, 14*, 225–238.

Nijhawan, R. (1994). Motion extrapolation in catching. *Nature, 370*, 256–257.

Nishida, S., & Johnston, A. (1999). Influence of motion signals on the perceived position of spatial pattern. *Nature, 397*, 610–612.

Pinna, B., & Brelstaff, G. J. (2000). A new visual illusion of relative motion. *Vision Research, 40*, 2091–2096.

Pooresmaeili, A., Cicchini, G. M., Morrone, M. C., & Burr, D. C. (2012). "Non-retinotopic processing" in ternus motion displays modelled by spatio-temporal filters. *Journal of Vision, 12*, 12745–12758. doi:10.1167/12.1.10.

Qian, N., & Andersen, R. A. (1994). Transparent motion perception as detection of unbalanced motion signals. II. Physiology. *Journal of Neuroscience, 14,* 7367–7380.

Qian, N., Andersen, R. A., & Adelson, E. H. (1994). Transparent motion perception as detection of unbalanced motion signals. I. Psychophysics. *Journal of Neuroscience, 14,* 7357–7366.

Raiguel, S., Van Hulle, M. M., Xiao, D. K., Marcar, V. L., & Orban, G. A. (1995). Shape and spatial distribution of receptive fields and antagonistic motion surrounds in the middle temporal area (V5) of the macaque. *European Journal of Neuroscience, 7,* 2064–2082.

Ramachandran, V. S., & Anstis, S. M. (1990). Illusory displacement of equiluminous kinetic edges. *Perception, 19,* 611–616.

Ramachandran, V. S., & Inada, V. (1984). Motion capture in random-dot patterns. *Optics News, 10,* 77.

Ramachandran, V. S., & Inada, V. (1985). Spatial phase and frequency in motion capture of random-dot patterns. *Spatial Vision, 1,* 57–67.

Regan, D., & Hong, X. H. (1990). Visual acuity for optotypes made visible by relative motion. *Optometry and Vision Science, 67,* 49–55.

Reichardt, W. (1957). Autokorrelationsauswertung als Funktionsprinzip des Zentralnervensystems. *Zeitschrift für Naturforschung, 12b,* 447–457.

Reichardt, W. (1961). Autocorrelation, a principle for evaluation of sensory information by the central nervous system. In W. Rosenblith (Ed.), *Sensory communications* (pp. 303–317). New York: John Wiley.

Roach, N. W., & McGraw, P. V. (2009). Dynamics of spatial distortions reveal multiple time scales of motion adaptation. *Journal of Neurophysiology, 102,* 3619–3626.

Ross, J., Badcock, D. R., & Hayes, A. (2000). Coherent global motion in the absence of coherent velocity signals. *Current Biology, 10,* 679–682.

Seiffert, A. E., & Cavanagh, P. (1998). Position displacement, not velocity, is the cue to motion detection of second-order stimuli. *Vision Research, 38,* 3569–3582.

Sheth, B. R., Nijhawan, R., & Shimojo, S. (2000). Changing objects lead briefly flashed ones. *Nature Neuroscience, 3,* 489–495.

Smith, A. T., & Ledgeway, T. (1998). Sensitivity to second-order motion as a function of temporal frequency and eccentricity. *Vision Research, 38,* 403–410.

Smith, A. T., Snowden, R. J., & Milne, A. B. (1994). Is global motion really based on spatial integration of local motion signals? *Vision Research, 34,* 2425–2430.

Snowden, R. J. (1998). Shifts in perceived position following adaptation to visual motion. *Current Biology, 8,* 1343–1345.

Tadin, D., Lappin, J. S., Gilroy, L. A., & Blake, R. (2003). Perceptual consequences of centre-surround antagonism in visual motion processing. *Nature, 424,* 312–315.

Taub, E., Victor, J. D., & Conte, M. M. (1997). Nonlinear preprocessing in short-range motion. *Vision Research, 37,* 1459–1477.

Tolhurst, D. J., & Movshon, J. A. (1975). Spatial and temporal contrast sensitivity of striate cortical neurones. *Nature, 257,* 674–675.

Tong, J., Stevenson, S. B., & Bedell, H. E. (2008). Signals of eye-muscle proprioception modulate perceived motion smear. *Journal of Vision, 8,* 1–6. doi:10.1167/8.14.7.

Turi, M., & Burr, D. C. (2012). Spatiotopic perceptual maps in humans: Evidence from motion adaptation. *Proceedings of the Royal Society of London B Biological Science, 279,* 3091–3097. doi:10.1098/rspb.2012.0637.

Vaina, L. M., & Cowey, A. (1996). Impairment of the perception of second-order motion but not first-order motion in a patient with unilateral focal brain damage. *Proceedings of the Royal Society of London. Series B, Biological Sciences, 263,* 1225–1232.

Vaina, L. M., & Soloviev, S. (2004). First-order and second-order motion: Neurological evidence for neuroanatomically distinct systems. *Progress in Brain Research, 144,* 197–212.

van Santen, J. P., & Sperling, G. (1985). Elaborated Reichardt detectors. *Journal of the Optical Society of America. A, Optics and Image Science, 2,* 300–321.

Verghese, P., & Stone, L. S. (1995). Combining speed information across space. *Vision Research, 35,* 2811–2823.

Verghese, P., & Stone, L. S. (1996). Perceived visual speed constrained by image segmentation. *Nature, 381,* 161–163.

Verstraten, F. A., Cavanagh, P., & Labianca, A. T. (2000). Limits of attentive tracking reveal temporal properties of attention. *Vision Research, 40,* 3651–3664.

Watson, A. B., & Ahumada, A. J. (1985). Model of human visual-motion sensing. *Journal of the Optical Society of America. A, Optics and Image Science, 2,* 322–341.

Wertheimer, M. (1912). Experiementelle Studien uber das Sehen von Bewegung. *Zeitschrift fur Psychologie mit Zeitschrift fur Angewandte Psychologie, 61,* 151–265.

Whitney, D. (2002). The influence of visual motion on perceived position. *Trends in Cognitive Sciences, 6,* 211–216.

Whitney, D., & Cavanagh, P. (2000). Motion distorts visual space: Shifting the perceived position of remote stationary objects. *Nature Neuroscience, 3,* 954–959.

Whitney, D., & Cavanagh, P. (2002). Surrounding motion affects the perceived locations of moving stimuli. *Visual Cognition, 9,* 139–152.

Whitney, D., & Cavanagh, P. (2003). Motion adaptation shifts apparent position without the motion aftereffect. *Perception & Psychophysics, 65,* 1011–1018.

Whitney, D., Cavanagh, P., & Murakami, I. (2000). Temporal facilitation for moving stimuli is independent of changes in direction. *Vision Research, 40,* 3829–3839.

Whitney, D., & Murakami, I. (1998). Latency difference, not spatial extrapolation. *Nature Neuroscience, 1,* 656–657.

Whitney, D., Murakami, I., & Cavanagh, P. (2000). Illusory spatial offset of a flash relative to a moving stimulus is caused by differential latencies for moving and flashed stimuli. *Vision Research, 40,* 137–149.

Whitney, D., Westwood, D. A., & Goodale, M. A. (2003). The influence of visual motion on fast reaching movements to a stationary object. *Nature, 423,* 869–873.

Wilson, H. R., & Kim, J. (1994). Perceived motion in the vector sum direction. *Vision Research, 34,* 1835–1842.

Yamagishi, N., Anderson, S. J., & Ashida, H. (2001). Evidence for dissociation between the perceptual and visuomotor systems in humans. *Proceedings of the Royal Society of London. Series B, Biological Sciences, 268,* 973–977.

Yang, Y., & Blake, R. (1994). Broad tuning for spatial frequency of neural mechanisms underlying visual perception of coherent motion. *Nature, 371,* 793–796.

Yo, C., & Wilson, H. R. (1992). Perceived direction of moving two-dimensional patterns depends on duration, contrast and eccentricity. *Vision Research, 32,* 135–147.

Zaksas, D., & Pasternak, T. (2006). Directional signals in the prefrontal cortex and in area MT during a working memory for visual motion task. *Journal of Neuroscience, 26,* 11726–11742.

Zanker, J. M. (1990). Theta motion: A new psychophysical paradigm indicating two levels of visual motion perception. *Naturwissenschaften, 77,* 243–246.

Zanker, J. M. (1993). Theta motion: A paradoxical stimulus to explore higher order motion extraction. *Vision Research, 33*, 553–569.

Zeki, S. (1993). *A vision of the brain*. Oxford: Blackwell Scientific.

Zimmermann, E., Morrone, M. C., & Burr, D. C. (2012). Visual motion distorts perceptual and motor space. *Journal of Vision, 12*, 1–8. doi:10.1167/12.2.10.

第55章　人类和非人类灵长类动物运动区的功能成像研究

Guy A. Orban, Jan Jastorff

概念框架

低阶和高阶运动选择性神经元

运动选择神经元功能属性知识为人脑运动敏感区域的功能成像研究（Orban, 2008）提供了一个相当有用的框架。我们使用运动敏感区来指称基于功能成像定义的皮质区域，因为和单细胞研究不同，功能成像无法提供神经元功能选择性的直接证据。基于减法的单体素技术不能提供这方面的信息，而更先进的分析技术有些会高估选择性，比如重复抑制技术（Mur et al., 2010; Sawamura, Orban, & Vogels, 2006）；而另一些则需要引入额外但未经证明的假设，比如基于选择性神经元群体的多体素模式分析技术。

低阶运动选择性神经元是标准的方向选择性神经元，主要存在于猴类 V1（Hubel & Wiesel, 1968）或者 MT/V5（Albright, 1984）区，它们同时也对速度有选择性（Hawken, Parker, & Lund, 1988; Lagae, Raiguel, & Orban, 1993; Maunsell & Van Essen, 1983; Mikami, Newsome, & Wurtz, 1986; Orban, Kennedy, & Bullier, 1986）。很多高阶运动选择神经元对运动矢量模式具有选择性。典型的例子是 MSTd 神经元对由运动方向平滑变化形成的流动成分具有选择性（Duffy & Wurtz, 1991; Graziano, Andersen, & Snowden, 1994; Lagae et al., 1994; Tanaka et al., 1986）。最近的一个例子是发现了对速度平滑变化敏感的神经元，称为速度-梯度选择神经元，这类神经元已在 MT/V5、MSTd 和 FST 区域中被发现（Mysore et al., 2010a,b; for review see Orban, 2011; Sugihara et al., 2002; Xiao et al., 1997）。最后，方向或速度的突变会形成边界，该边界被称为非亮度定义边界或者高阶边界。很久以前已发现 IT 神经元对这种边界的形状具有选择性（Sary, Vogels, & Orban, 1993），但这种属性常常被忽略（ElShamayleh & Movshon, 2011）。在 V1 和 V2 区，运动边界朝向的选择性很弱（Marcar et al., 2000），但是在 V4 则相反（An et al., 2010; Mysore et al., 2006）。一个相似的层级过程也发生在纹理所定义的边界或者错觉

边界中（ElShamayleh & Movshon, 2011; Pan et al., 2010）。一类相对简单的高阶运动被称为全局运动。这种运动可通过对静止 Gabor 中运动脉冲的整合来产生，与似动有一定关系。但即便是这种最简单的高阶运动，其神经机制尚不清楚（Hedges et al., 2011）。

最后，在猴类 STS 中的很多神经元对由同种个体形成的活动具有选择性（Perrett et al., 1985; Singer & Sheinberg, 2010; Vangeneugden et al., 2011; Vangeneugden, Pollick, & Vogels, 2009）。尽管这种选择性原则上可以从运动矢量的空间模式中产生（Giese & Poggio, 2003; Lange & Lappe, 2006），并把动作选择神经元看作高阶运动选择神经元，但最近研究发现，身体形状随时间的变化是这类选择性的来源（Singer & Sheinberg, 2010; Vangeneugden, Pollick, & Vogels, 2009）。值得注意的是，动作刺激是由身体不同部分的相对移动构成的，因而刚性约束不再适用，其约束来自生物运动、身体形状所允许的形变。

人脑和猴脑的平行成像

尽管猴脑单细胞研究和人脑功能成像研究非常互补，但它们之间直接比较却很困难，这个问题常常被我们忽略。事实上，动作电位和磁共振信号来源非常不同，即使它们之间存在相关，也绝不能简单等同；同样，尽管猴脑和人脑相似，但也有非常大的不同。2 300 万年前，旧世界猴和人类在进化中开始出现分化，到目前为止，两个物种的皮层面积之间的差异几乎是 10 倍（Van Essen et al., 2011），并且两者行为表现出巨大的不同。因此，猴脑不能简单地看成是人脑的微缩版，而把人类 fMRI 研究与猴类单细胞研究联系在一起，等于要解一个有两个未知数的等式。当在这两种研究方法中，加入一种介于中间的研究方法（即清醒猴 fMRI 研究），（Orban, 2002, 2011），问题变得不再困难。因此，本综述将重点讨论人类和非人类灵长类动物的对比成像研究。

皮层区域的定义和性质

fMRI 研究通常将功能（这里是运动信号的处理过程）与脑解剖区联系起来。因为对人脑皮层的精确

划分仍然未知,解剖位置通常基于坐标(比如 Talairach 或者 MNI 坐标)或利用模糊的解剖学名词(比如 Brodmann 区域)进行描述。而猴脑皮层区域是通过解剖形态和功能标准来进行联合定义的,包括神经元的视网膜拓扑组织和功能特性。起初,研究人员尝试通过功能定义人类皮层区域,比如运动或者颜色区(Zeki et al.,1991)。然而,随着时间推移,研究人员越来越清楚之前被称作运动区(MT 或 V5)的区域事实上是一个复合区 hMT/V5+(DeYoe et al.,1996),这与猴脑的情况类似(图 55.1),进而引发大家尝试对该复合区

进行细分(Huk,Dougherty,& Heeger,2002)。随着大家认识到功能减法无法定位出单个皮层区域,确定皮层区域的视网膜拓扑组织重新引起了人们的兴趣。这一兴趣随着 fMRI 的出现而得到了蓬勃发展,与单细胞记录不同,fMRI 对检测弱而完整的拓扑组织非常有效,即便这些区域中只包含少量感受野很小的神经元。因为区域定位在个体中进行,不需要平滑数据来克服被试间变异,可以保留 fMRI 的最高分辨率。从而即便在相邻区域也可观察到功能性质上的变化(功能网格分析,见 Kolster,Peeter 和 Orban,2010)。

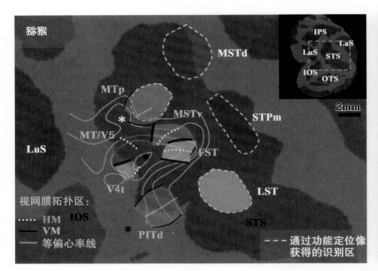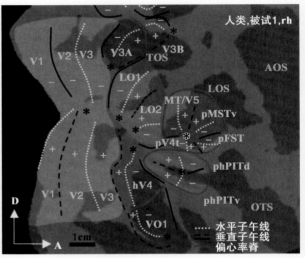

图 55.1　猕猴(左图)和人类(右图)的 MT/V5 团块。MT 团块的四个区域和其他一些区域被显示在展平的右半球上,分别是:运动敏感区 MTp、MSTd、STPm 与 LST 和猴类的视网膜拓扑区域 PITd,以及人类的视网膜定义区 V1-3、V3A、LO1-2、phPITd 与 phPITv、hV4 和 VO1。子午线和空间大小如图中所示(本图取自 Kolster,Peeters,& Orban,2010)。

低阶运动敏感性区域

枕颞运动选择区(hMT/V5+)

单细胞和解剖学研究已经发现 MT/V5 区域被几个接受其输入的卫星区域环绕(综述请参阅 Orban,1997)。卫星区域的数目仍存在争论:Tanaka 等人(1993)认为存在三个区(MSTv,MSTd 和 FST);Lewis,Van Essen(2000)则认为是四个区。起初这些区域都是通过它们在运动和静态随机点间的 fMRI 信号差异来定义的(Vanduffel et al.,2001)。为了与这些作者保持一致,在本书的第一版中,我们描述了三个运动敏感区(MT/V5、MSTv 和 FST)(Orban & Vanduffel,2004)。Nelissen,Vanduffel 和 Orban(2006)发现在 STS 尾部有三个额外的运动敏感区:MSTd、STPm 和 LST(图 55.1)。这些脑区是通过它们的局部最大值,而不是边界获得的。因此,有关 MT/V5 团块的视网膜

拓扑图(Kolster et al.,2009)取得了相当大的进步。这一团块包括三个在中心表征处相连的区域,MT/V5、MSTv 和 FST,以及第四个区域 V4t。Nelissen,Vanduffel 和 Orban(2006)定义的所谓 MSTv 区,位于 STS 相对尾部的位置上,可能与第七个运动选择区,MTp 一致,这个区最开始是由 Ungerleider 和 Desimone(1986)定义的。

正如在本书 2004 第一版中所指出的那样(Orban & Vanduffel,2004),位于 ITS 上部的人类运动敏感区 hMT/V5+可能包含多个运动选择区。Huk,Dougherty 和 Heeger(2002)基于同侧视野表征只描述了两个前侧区域,称为 MST。Amano,Wandell 和 Dumoulin(2009)使用极角映射也描述了两个区,TO1 和 TO2。使用完整的类似于在猴子中使用的视网膜拓扑技术(极角和偏心度映射),Kolster,Peeters 和 Orban(2010)发现在 hMT/V5+后部三分之二的位置,存在四个可能与猴脑同源的视网膜拓扑脑区 MT/V5、MSTv、FST 和 V4t(图 55.1)。目前,研究表明 MT/V5 满足大部分同

源标准（Orban & Vanduffel, 2004），基本确定 MT/V5 是首个和猴脑同源的外侧纹状体脑区。是否其他视网膜拓扑区与 hMT/V5+剩余的运动敏感区一致，还需要更多时间来验证。另外，hMT/V5+前部区域对运动深度（Likova & Tyler, 2007）的敏感性也需要被阐明。

使用视网膜拓扑图来定义皮层区域有一些额外好处：来自特定视网膜拓扑区的信号可以进行被试间平均而不需要进行平滑。因此，不同相邻区之间的功能差异比早期研究观察到的更大，比如 LO2 和 MT/V5 之间，pFST 和 phPITd 之间（图 55.2A, C, D），或 pMSTv 和 pFST 之间的差异（图 55.2B）。由形状激活的 pFST 和 pV4t 使人们确信了早期观察的 hMT/V5+腹侧和外侧枕叶复合区（LOC; Kourtzi et al., 2002）之间有重叠。值得注意的是，人类 MT/V5 会被手部动作显著激活（Kolster, Peeters, & Orban, 2010），这与在猴子研究中的现象一样（Nelissen, Vanduffel, & Orban, 2006）。

背侧运动区域：V6

Galletti 等人（1999）描述了一个视网膜拓扑组织区域 V6，该区域位于猴脑的顶枕沟（POS）的底部，其

中很大比例的神经元具有方向选择性（图 55.3）。V6 与早期定义的 PO 区只有部分重叠（Colby et al., 1988）。与腹侧运动区 MT/V5 不同，V6 区无法过多表征中央视野。在人脑 POS 中，有一个类似的区域，被称为 hV6，在展平图中它和 V3 相邻（图 55.3）（Pitzalis et al., 2006；同时请参考 Van Essen et al., 2011）。该区域也具有运动敏感性（Pitzalis et al., 2010），但是同心扩展的圆环不会像激活 hMT/V5+复合区那样激活 hV6；相反地，相比打乱运动场，一致运动场可以强烈激活 hV6，却无法强烈激活 hMT/V5+。由于流场引起的激活不仅限于 hV6，因此目前把 hV6 称作"流场功能区"还为时尚早。

物种差异：V3A 和顶叶区域

目前对人类 V3A 区域的完整定义（Georgieva et al., 2009; Larsson & Heeger, 2006; Smith et al., 1998; Tootell et al., 1997）以及其运动选择性的程度还没有达成共识。在我们的定义中（Georgieva et al., 2009），V3A 是运动敏感的，这和 Tootell 等人（1997）最开始的定义一致，但不同于猴脑中的 V3A（Vanduffel et

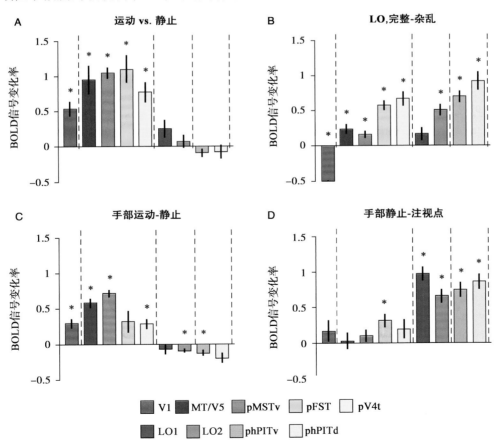

图 55.2　MT/V5 团块和相邻区域的不同子区的 BOLD 信号变化百分比；星号表明显著变化（来自 Kolster, Peeters, & Orban, 2010）。

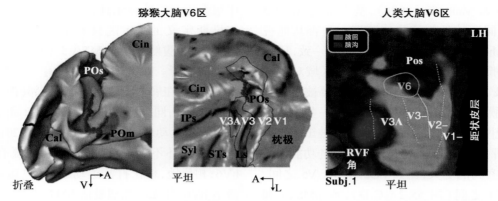

图 55.3 在部分折叠的猴脑左半球（左图）和人脑左半球展平皮层上（右图，黄色轮廓线）展示的 V6 区。极角对应的颜色编码见右侧面板（Fattori, Pitzalis, & Galletti, 2009）。注意，V6 和背侧 V3 相似的拓扑关系在展平图中更容易看出来。

al.，2001）。Orban 等人（2006）认为人脑顶叶区域，比如颞侧顶内沟（VIPS）、顶枕顶内沟（POIPS）、背侧顶内沟中部（DIPSM）和背侧顶内沟前部（DIPSA）（Sunaert et al.，1999）对运动的敏感性主要来自 V3A 的输入。大量功能性质的比较表明人类 DIPSM 与猴脑中的前 LIP 运动敏感区一致，而 DIPSA 则等价于后 AIP（Durand et al.，2009）。最初，DIPSL 和 DIPSM 被分开描述，认为是两个分离的运动敏感区，随着研究进行，它们渐渐被看成一个区（DIPSM）（Sunaert et al.，1999）。然而，也可能只是把两者中更靠外侧的区域标记为了 DIPSM，事实上，这一区域对应于 LIP 靠前和靠内侧的位置（见下文描述）。在人脑和猴脑研究中均发现后侧岛叶皮层（PIC）对运动敏感（Claeys et al.，2003；Sunaert et al.，1999；Vanduffel et al.，2001）。这个区域可能对应于视觉后外侧裂（VPS），因为 PIC 和 VPS 与顶岛前庭皮层有相似的关系。VPS 具有光流选择性（Chen, DeAngelis, & Angelaki, 2011）。

高阶严格运动敏感区

运动边界敏感区

Van Oostende 等人（1997）定义了枕叶运动区（KO, kinetic occipital region），它位于 V3A 和 hMT/V5＋之间。相比均匀场或者透明运动（见图 55.7 白色轮廓），枕叶运动区对运动边界光栅有更强的响应。在猴脑中，相似的刺激对比，会激活背侧 V4（Fize et al.，2001）；有研究指出背侧 V4 的神经元受运动边界朝向调谐（Mysore et al.，2006）。运动边界对比所激活的背侧 V4 区，也可以通过其他非亮度定义的轮廓激活。由于激活只限于背侧 V4，这可能反映一些技术

缺陷，比如 1.5T 磁场的磁敏感性伪影。两项人脑研究认为使用枕叶运动区域（KO）来标识运动边界激活区不合适。Zeki, Perry 和 Bartels（2003）认为使用 KO 来标识运动边界激活区不合适，因为基于颜色定义的边界，也可以激活 KO 区；Tyler 等人（2006）提出用"枕叶深度结构区"来标识边界运动激活区，因为运动边界激活区也对视差定义的边界有反应，视差边界和运动边界（正如运动光栅边界）一样会引发对深度结构的感知。

使用原始的 KO 定位扫描，Larsson 和 Heeger（2006）发现了几个视网膜拓扑区，特别是 LO1 和 LO2。在随后的研究中（Larsson, Heeger, & Landy, 2010），他们发现大部分视网膜区（LO1, LO2, V3A/B 和 V7）对运动边界的朝向具有适应性。因此 KO 提供了另一个例子，说明单个功能定位像不能唯一定义单个皮层区域，这点在 Van Oostende 等人（1997）中就已被明确指出。也有可能，Zeki, Perry 和 Bartels（2003）和 Tyler 等人（2006）指出的和 KO 冲突的一些性质反映了多个不同区域的参与。显然，我们还需要做更多工作来确定非亮度定义轮廓和深度结构可以在多大程度上激活 hMT/V5＋后侧的不同视网膜拓扑区。

光流敏感区

尽管在猴脑中至少有 4 个脑区中存在对光流具有选择性的神经元，即 MSTd（Tanaka et al.，1986）、VIP（Schaafsma & Duysens, 1996）、VPS（Chen, DeAngelis, & Angelaki, 2011）和 PEc（Squatrito et al.，2001），但猴脑 fMRI 研究并没有发现这些脑区激活，或许是由于刺激太小（见 Guipponi et al.，2011）。Nelissen, Vanduffel 和 Orban（2006）甚至发现在运动敏感区 MSTd 中，平移会比旋转产生更强的激活。

人脑研究中,Wall 和 Smith(2008)设计了一个减法对比来分离自我运动敏感区。通过对比一个大的扩大光流场刺激条件和由九个小的扩大光流场组成的刺激条件,他们① 在 Huk, Dougherty 和 Heeger(2002)定义的 MST 区中发现了激活,但位置与 Morrone 等人(2000)报告的位置不同,② 在 VIP 中发现了激活,以及③ 在一个位于扣带沟的新的视觉区(CSv)发现了激活。CSv 参与运动分析的现象最近被 Fischer 等人(2011)确认(Cardin 和 Smith,2010)。随后的研究使用相同的刺激,又新发现了一系列自我运动敏感区,包括 PIVC、pV6、楔前叶和 p2v(图 55.4)。

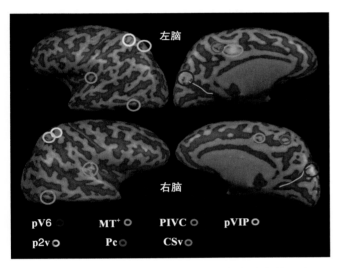

图 55.4 通过对比一个大的扩大光流场刺激条件和由九个小的扩大光流场组成的刺激条件得到的激活脑区。图中结果来自单个被试,呈现在该被试的膨胀半球上(Cardin & Smith,2010)。

在缺少猴脑 fMRI 数据的时候,在人脑和猴脑上使用相同的区域标签时要格外注意。为验证猴脑和人脑上的功能区是否同源,我们必须使用一系列 fMRI 实验来分别检验猴和人脑功能区的属性。使用这种方法,Bartels, Zeki 和 Logothetis(2008)提供一些额外的特征来指出人脑中标记为 mPPC 的全局运动敏感区域实际上可能与猴脑中的 VIP 区域同源。mPPC 的坐标(5,-65,59)与 Sunaert 等人(1999)给出的 DIPSM 坐标(18,-60,62)较为相近;并且 Peuskens 等人(2001)发现 DIPSM 参与前进方向判断。另一方面,DIPSL 的坐标位置(25,-54,62)与 Cardin 和 Smith(2010)给出的 VIP 坐标(25,-55,49)非常相近。然而,在展平脑图上对比这三个位置(如图 55.7 绿色点),并参考另外两个被看作是猴类 VIP 同源脑区的位置(Bremmer et al.,2001;Sereno & Huang,2006),我们会发现这些候补同源区在空间上非常分离。这再次证明猴脑 fMRI 在识别人脑和猴脑同源区中的重要性。

hMT/V5+、VIP、楔前叶和前扣带回参与自我运动感知的作用,在其他一些实验也被证实。相比于观看三维扩展流场,被试报告自我运动时这些脑区具有更强的激活(相关研究参阅 Kleinschmidt et al.,2002;Kovacs, Raabe, & Greenlee, 2008)。尽管自我运动敏感区包括很多耳前庭区,比如 PIVC 或者 p2v,但只有 hMST 前部和 CSv 被发现对电刺激有反应。

运动敏感区对三维形状的感知

对比产生三维形状知觉和二维形状知觉的运动刺激条件,能在人脑和猴脑中发现不同的激活模式(Vanduffel et al.,2002,图 55.5)。我们得到的人脑结

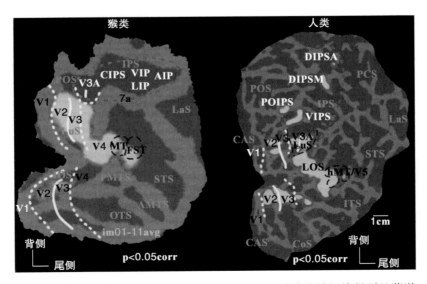

图 55.5 通过对比深度上随机的旋转线和平面上平移的随机线得到显著激活图。激活图投影在展平的右侧半球上,左图为猕猴结果,右侧为人类结果。红色虚点线圈出的是顶叶区域(Vanduffel et al.,2002)。

果（Orban et al.，1999，2006；Peuskens et al.，2004；Vanduffel et al.，2002）通常与 Beer 等人（2009）或者 Yamamoto 等人（2008）的结果一致。顶叶皮层的一些区域（位于 IPS 内或其背侧）在人脑中会被激活，而在猴脑中则不会被激活（Vanduffel et al.，2002）。这种功能差异与工具的使用有关，毕竟人类使用工具要比猴类广泛。事实上，我们后来在人类左前缘上回中发现一个区参与工具使用，在猴脑中却没有发现与其对应的区域（Peeters et al.，2009）。

在另一方面，运动产生的三维形状在侧枕颞皮层引起的激活在两个物种中是相似的，包括猴脑中的 MT/V5 和 FST 区域以及人脑中的 hMT/V5+区域（图 55.5）。由于 hMT+已经被证明包含 MT/V5 和 FST 的同源脑区，因而这些区域有可能包含类似猴脑中发现的速度梯度选择性神经元（Orban，2011）。最后，腹侧枕叶区也参与处理运动引起的三维形状，特别是当刺激中包含三维表面时，人脑（Kriegeskorte et al.，2003；Orban et al.，2006）和猴脑（Mysore et al.，2010a，b）腹

侧枕叶均会显著激活。另外，视差（Georgieva et al.，2009；Joly，Vanduffel，& Orban，2009）、静态纹理或者明暗线索形成的三维形状也会激活枕叶腹侧，因而进一步工作需要确定运动产生的三维形状和其他机制产生的三维形状在脑区间是否重叠（Georgieva et al.，2008；Nelissen et al.，2009）。

注意驱动的运动敏感区

Claeys 等人（2003）使用四种类型的光栅：其中等亮度的①绿色或者②红色光条相比于③具有红色和绿色等饱和度的等亮度和等显著性的光栅以及④不同亮度的等显著性光栅更具有显著性。前两类光栅的运动将通过高阶系统捕获，而第四种类型则通过低阶区域比如 hMT/V5+捕获，而第三种类型光栅，则不会被任何系统捕获。已发现，人脑中一个位于右侧的次顶叶（IPL）区对有显著颜色的等亮度运动光栅反应。图 55.6A 显示了高阶 IPL（HM-IPL）区域的位置，

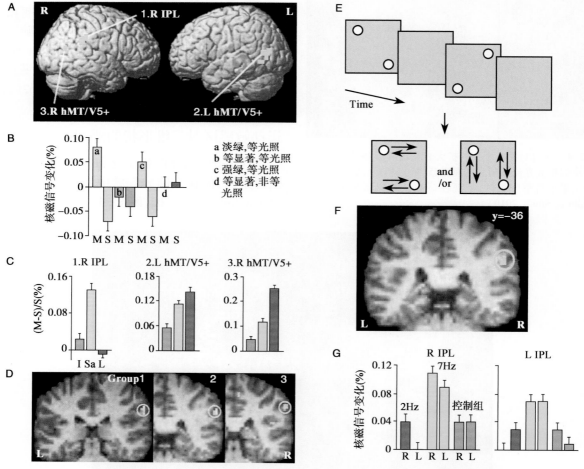

图 55.6　右半球高阶运动 IPL 区域。（A）对比运动和静止"差异特征"刺激（实验一）得到的显著激活体素。（B）相对注视点，八种刺激条件在右侧 HM-IPL 引起的信号变化百分比。（C）右侧 HM-IPL 和两侧 hMT/V5+中，三个凸显特征-亮度组合条件相对于静止条件引起的信号变化百分比。（D）冠状切面上，三次扫描中 HM-IPL 的位置。（E）实验二中的似动刺激。（F）实验二冠状面上 HM-IPL 的位置。（G）六个不同刺激条件相对注视点引起的信号变化百分比（Claeys et al.，2003）。

它在八种条件下激活。相比于 MT/V5+，它对高阶和低阶运动的差异敏感。它在展平皮层上的位置在图 55.7 进行了标示（椭圆）。它不对可以激活颞叶区域的二阶运动反应（Noguchi et al.，2005）。HM-IPL 区被发现也可以通过长范围似动在两侧半球激活（图 55.6B），可能是因为运动点的呈现可以使得它们变得显著。值得注意的是，左侧 HM-IPL 区域位于工具使用区域的后部（Peeters et al.，2009）。IPL 区域的激活对似动很有必要。反馈信号可以从 HM-IPL 中通过 hMT/V5+（Muckli et al.，2002；Sterzer & Kleinschmidt，2005；Sterzer et al.，2002）传到 V1，在 V1 中刺激的路

线被表征（Muckli et al.，2005）。是否线性似动的注意机制可以解释旋转似动，这仍然还不清楚。在深度上旋转的刺激会引发一个非常不同的激活模式（Weigelt et al.，2007）。

最近发现猕猴 MT/V5 神经元对局部运动响应，而不对由多个局部运动脉冲产生的全局运动响应（这会产生长范围似动）（Hedges et al.，2011）。如果在猴脑中存在相似区域，右侧 HM-IPL 毫无疑问是一个提取全局运动的候选区域，这一区域相比 Zhuo 等人（2003）定义的前腹侧区域，可能更多地参与似动引起的形状变化而不是似动本身。

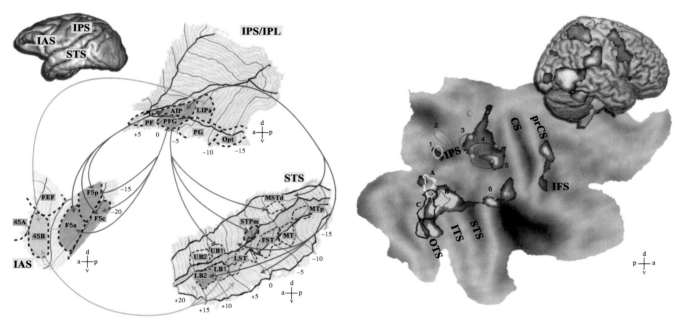

图 55.7 观察动作在猕猴（左图）和人类（右图）引起的脑激活。左图，阴影线区域指出了观察抓取任务中时激活的区域，包括下弓形沟、顶内沟/顶下小叶和颞上回。有色箭头标出了解剖连接定义的三个不同环路，其中两个通过 STS 联系前运动皮层。右图，膨胀右半球，相对于控制刺激，观察操纵动作引起的显著激活区域。编号 1～6 的有色椭圆数字分别对应 VIPS（1）、POIPS（2）、DIPSM（3）、DIPSA（4）、phAIP（5）和 HM-IPL（6）六个区域；绿色点是 VIP 的候补同源区；灰色、白色和黑色轮廓分别是 hMT/V5+、KO 和 LOC（Jastorff et al.，2010；Nelissen et al.，2011）。

动作观察和生物运动敏感区

动作观察

相比控制条件，观察他人动作会激活一个包含三个层次的脑网络（图 55.7）：枕颞叶、顶叶和前运动皮层（Buccino et al.，2001，2004；Gazzola & Keysers，2009；Jastorff et al.，2010；Oosterhof, Tipper, & Downing，2012）。由于动作既包括形状也包括运动，静态的肢体（部分）形状作为控制是不够的。Jastorff 等人

（2010）使用的移动小物体是局部运动最有效的控制，可以作为肢体远端动作的控制；另一种有效的控制是叠加在时间打乱的随机噪声上的视频流场（Jastorff et al.，2011）。

观看动作引起的枕颞激活通常开始于 hMT/V5+ 复合皮层，然后沿着两条通路向前传播，在喙侧会激活 ITS、MTG、STS 和 STG；在腹喙侧则会激活 OTS、梭状回以及部分 LOC 区。观看操作动作引起的主要顶叶激活和 DIPSA、部分 phAIP 和 DIPSM 重叠；很少量的后侧激活区与 VIPS 区重叠，具体可见图 55.7。另外，在猴脑中，观看抓取动作会激活三个层次的脑区：

STS,AIP 和 PFG 周围,以及前运动皮层腹侧的 F5 区(图 55.7)。这些区域具有解剖连接,因而可以通过结合 fMRI 和示踪数据来重建它们间完整的神经环路(Nelissen et al.,2011)。

通常来说,在这些研究中,被试是被动的。当被试准备执行动作时,即便与视频呈现的动作不一致,额外的动作处理区域仍然会被激活(Jastorff,Abdollahi,& Orban,2012)。这些区中有一些并不特异于效应器,比如位于顶枕皮层上的脑区;但是有一些其他脑区则特异于效应器,比如位于梭状回和颞中回后部(pMTG)的区域。需要指出的是,这些特异脑区的选择性只能在单个被试未平滑的数据中才能看到,而在平滑的组分析数据中无法看到。这表明当使用组数据来考察区域间重叠性时必须非常谨慎。

有越来越多证据表明,动作观察网络中前运动区是按躯体位置组织的(Buccino et al.,2001;Jastorff et al.,2010),其中足部动作投影在背侧,嘴和手的动作投影在腹侧。另一方面,顶叶脑区按照动作类型组织(Jastorff et al.,2010)。事实上,后续有人发现,移动物体靠近动作执行者的动作会激活 phAIP 喙侧;而移动物体远离执行者的动作会激活 phAIP 尾部。Filimon 等人(2007)和 Abdollahi,Jastorff 和 Orban(2012)的结果拓展了这个观点,使之不仅仅局限在物体操作的层面。最后,枕颞脑区似乎对动作的背景敏感(Pelphrey,Morris,& McCarthy,2004;Pelphrey et al.,2003;Pelphrey,Viola,& McCarthy,2004)。特别的,即便动作和背景环境不匹配(不合理动作,Jastorffet et al.,

2011),也会激活枕颞区。

生物运动

受到猴电生理研究的影响(Oram & Perrett,1994),最初的人类生物运动(BM)研究主要关注后侧 STS 区域(Beauchamp et al.,2003;Grossman et al.,2000;Peelen,Wiggett,& Downing,2006;Safford et al.,2010;Thompson et al.,2005),发现该区域会被不同的身体运动所激活,比如面孔和眼动(Allison,Puce,& McCarthy,2000;Pelphrey et al.,2005)。这个局限的视角忽视了生物运动和打乱物体运动之间的比较通常也会激活颞下回区域(Grossman & Blake,2002;Jastorff,Kourtzi,& Giese,2009;Jastorff & Orban,2009;Peuskens et al.,2005),正如图 55.8 展示的那样。因此,颞枕区对动作观察和生物运动的激活在某种程度上非常相似。

Jastorff 和 Orban(2009)使用因素设计来区分生物运动处理中不同成分的贡献(Giese & Poggio,2003;Lange & Lappe,2006;Troje,2002)。他们发现运动因素主要激活颞枕激活区的 pMTG 分支,而形态因素则会激活 ITG 分支。另一方面,反向运动因素在 KO 区域中加工(图 55.7),但它只对生物运动响应有很小的贡献。最后他们发现了运动和形态这两个因素,在两个身体区域进行整合:外纹状身体区(EBA)和梭状回身体区(FBA)(图 55.8)。通过整合猴类 fMRI(Nelissen,Vanduffel,& Orban,2006)和电生理(Singer & Sheinberg,2010;Vangeneugden,Pollick,& Vogels,2009)的结果,Jastorff 和 Orban(2009)提出生物运动

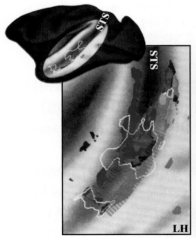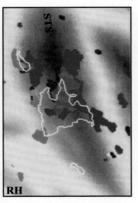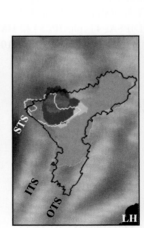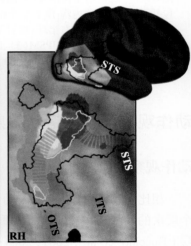

图 55.8 生物运动的运动因素(红色)和形态因素(绿色)以及它们之间的交互所激活的显著区域。左图是猴脑左右 STS 的展平图,右侧是人脑左右半球部分展平图。白色轮廓标出了人类的 EBA、FBA 和猴类的前、中和后身体片;右侧的黑色轮廓指出了完整和打乱生物运动对比的激活阈限。条纹线标出了猴类 STS 上部和人类后 ITS/MTG/STS 的对应,及猴脑 STS 下部和人脑后侧 ITG/OTS 之间的对应(Jastorff & Orban,2009;Jastorff et al.,2012)。

激活的后 MTG 分支对应猴类 STS 的上部,而 ITG 分支则与猴类 STS 的下部分对应。

为验证这个假设,Jastroff 等人(2012)在猴上进行了相同的实验,发现他们的大部分预测都是正确的:运动因素主要激活 STS 上侧部分,然而形态因素主要激活了 STS 的下侧部分。和人脑结果相似,两个因素在 STS 中对静态身体反应的区域存在交互。但是,运动效应也出现在 STS 底部,而构形效应还会出现在 STS 下侧靠外的部分(图 55.8)。

Jastorff 等人(2012)中还发现了三个额外的,但值得提到的结果。第一,生物运动在猴脑的激活比在人脑的激活更加对称(图 55.8);第二,在猴脑中能观察到小的物种效应,对猴类动作的处理比对人类动作的处理更加有效;第三,由生物运动激活的 STS 区与通过相同动作的全景视频所激活的位置有很大重叠。这些结果不仅建立了和单细胞研究结果的直接连接,而且指出了人类和非人灵长类对生物运动的处理是非常相似的(Vangeneugden et al.,2010)。对这些人类和猕猴 fMRI 结果的一个解释是生物运动的运动和形状线索在中部肢体感觉区域整合(人脑中对应 EBA),这里是从视网膜阵列中提取其他人动作的地方。肢体区域前端的形态和运动特异的激活进而被解释为对观察到的姿势和运动特性的表征,而前侧肢体区域(前身体片和 FBA)可能表征动作执行者的身份。

生物运动开始被认为是另一种高阶运动,类似于运动引起的三维结构(Peuskens et al.,2005),但是本章综述的最近的结果越来越清楚表明:生物运动是一个动作观察的简化版(Oram & Perrett,1994;Saygin et al.,2004)。实际上,枕颞处理层级相当相似。但令人惊奇的是,在另外两个动作观察网络脑区中却没有观察到生物运动激活。Saygin 等人(2004),Jastorff,Kourtzi 和 Giese(2009)以及 Jastorff 和 Orban(2009)发现了额下激活,但是那些区域与在动作观察中发现的前运动激活并不精确匹配(图 55.7)。进一步的工作需要阐述为什么会出现这种差异。

结论

本章综述的研究清楚地指出了猴类 fMRI 在联系猴类单细胞研究和人类 fMRI 研究中的作用,以及在确定两个物种皮层区域是否同源中的作用。它们也清楚地指出了单一的功能特性,比如对运动的响应不能唯一地定义出单个皮层区域。

更加特异的,这些研究指出人类皮层包括多个运动处理通路。这些通路中的每一个都比最初预想的要复杂,包括了很多处理层级,正如光流敏感区,它从 MSTd 延展到了背侧顶叶皮层,这些区域最可能用于控制运动。这些通路为视觉系统提供了丰富的出口,因而从终点(Orban,2007)而不仅是从视网膜起始点(Hubel & Wiesel,1962)来考察视觉系统对理解视觉处理过程是十分重要的。

参考文献

Abdollahi, R.O., Jastorff, J., & Orban, G.A. (2012). Common and segregated processing of observed actions in human SPL. *Cerebral Cortex* , epub. doi:10.1093/cercor/bhs264.

Albright, T. D. (1984). Direction and orientation selectivity of neurons in visual area MT of the macaque. *Journal of Neurophysiology, 52*, 1106–1130.

Allison, T., Puce, A., & McCarthy, G. (2000). Social perception from visual cues: role of the STS region. *Trends in Cognitive Sciences, 4*, 267–278. doi:10.1016/S1364-6613(00)01501-1.

Amano, K., Wandell, B. A., & Dumoulin, S. O. (2009). Visual field maps, population receptive field sizes, and visual field coverage in the human MT+ complex. *Journal of Neurophysiology, 102*, 2704–2718.

An, X., Yin, J., Pan, Y., Zhang, X., Gong, H., Yang, Y., et al. (2010). The reversal visual cortical mechanism of functional organizations underlying kinetic contour processing in V1, V2 and V4 of rhesus macaques. *Society for Neuroscience Abstracts, 372*, 15.

Bartels, A., Zeki, S., & Logothetis, N. K. (2008). Natural vision reveals regional specialization to local motion and to contrast-invariant, global flow in the human brain. *Cerebral Cortex, 18*, 705–717.

Beauchamp, M. S., Lee, K. E., Haxby, J. V., & Martin, A. (2003). fMRI responses to video and point-light displays of moving humans and manipulable objects. *Journal of Cognitive Neuroscience, 15*, 991–1001.

Beer, A. L., Watanabe, T., Ni, R., Sasaki, Y., & Andersen, G. J. (2009). 3D surface perception from motion involves a temporal-parietal network. *European Journal of Neuroscience, 30*, 703–713.

Bremmer, F., Schlack, A., Shah, N. J., Zafiris, O., Kubischik, M., Hoffmann, K. P., et al. (2001). Polymodal motion processing in posterior parietal and premotor cortex: A human fMRI study strongly implies equivalencies between humans and monkeys. *Neuron, 29*, 287–296. doi:10.1016/S0896-6273(01)00198-2.

Buccino, G., Binkofski, F., Fink, G. R., Fadiga, L., Fogassi, L., Gallese, V., et al. (2001). Action observation activates premotor and parietal areas in a somatotopic manner: An fMRI study. *European Journal of Neuroscience, 13*, 400–404. doi:10.1111/j.1460-9568.2001.01385.x.

Buccino, G., Lui, F., Canessa, N., Patteri, I., Lagravinese, G., Benuzzi, F., et al. (2004). Neural circuits involved in the recognition of actions performed by nonconspecifics: An fMRI study. *Journal of Cognitive Neuroscience, 16*, 114–126. doi:10.1162/089892904322755601.

Cardin, V., & Smith, A. T. (2010). Sensitivity of human visual and vestibular cortical regions to egomotion-compatible visual stimulation. *Cerebral Cortex, 20*, 1964–1973.

Cavanagh, P. (1992). Attention-based motion perception. *Science, 257*, 1563–1565.

Chen, A., DeAngelis, G. C., & Angelaki, D. E. (2011). Convergence of vestibular and visual self-motion signals in an area of the posterior Sylvian fissure. *Journal of Neuroscience, 31,* 11617–11627.

Claeys, K. G., Lindsey, D. T., De Schutter, E., & Orban, G. A. (2003). A higher order motion region in human inferior parietal lobule: Evidence from fMRI. *Neuron, 40,* 631–642.

Colby, C. L., Gattass, R., Olson, C. R., & Gross, C. G. (1988). Topographical organization of cortical afferents to extrastriate visual area PO in the macaque: A dual tracer study. *Journal of Comparative Neurology, 269,* 392–413.

DeYoe, E. A., Carman, G. J., Bandettini, P., Glickman, S., Wieser, J., Cox, R., et al. (1996). Mapping striate and extrastriate visual areas in human cerebral cortex. *Proceedings of the National Academy of Sciences of the United States of America, 93,* 2382–2386. doi:10.1073/pnas.93.6.2382.

Duffy, C. J., & Wurtz, R. H. (1991). Sensitivity of MST neurons to optic flow stimuli. I. A continuum of response selectivity to large-field stimuli. *Journal of Neurophysiology, 65,* 1329–1345.

Durand, J. B., Peeters, R., Norman, J. F., Todd, J. T., & Orban, G. A. (2009). Parietal regions processing visual 3D shape extracted from disparity. *NeuroImage, 46,* 1114–1126.

El-Shamayleh, Y., & Movshon, J. A. (2011). Neuronal responses to texture-defined form in macaque visual area V2. *Journal of Neuroscience, 31,* 8543–8555.

Fattori, P., Pitzalis, S., & Galletti, C. (2009). The cortical visual area V6 in macaque and human brains. *Journal of Physiology, Paris, 103,* 88–97.

Filimon, F., Nelson, J. D., Hagler, D. J., & Sereno, M. I. (2007). Human cortical representations for reaching: mirror neurons for execution, observation, and imagery. *NeuroImage, 37,* 1315–1328.

Fischer, E., Bulthoff, H. H., Logothetis, N. K., & Bartels, A. (2012). Visual motion responses in the posterior cingulate sulcus: A comparison to V5/MT and MST. *Cerebral Cortex, 22,* 865–876.

Fize, D., Vanduffel, W., Nelissen, K., Van Hecke, P., Mandeville, J. B., Tootell, R. B., & Orban, G. A. (2001). Distributed processing of kinetic boundaries in monkeys investigated using fMRI. *Society for Neuroscience Abstracts 27,* 11.19.

Galletti, C., Fattori, P., Gamberini, M., & Kutz, D. F. (1999). The cortical visual area V6: Brain location and visual topography. *European Journal of Neuroscience, 11,* 3922–3936.

Gazzola, V., & Keysers, C. (2009). The observation and execution of actions share motor and somatosensory voxels in all tested subjects: Single-subject analyses of unsmoothed fMRI data. *Cerebral Cortex, 19,* 1239–1255.

Georgieva, S., Peeters, R., Kolster, H., Todd, J. T., & Orban, G. A. (2009). The processing of three-dimensional shape from disparity in the human brain. *Journal of Neuroscience, 29,* 727–742.

Georgieva, S. S., Todd, J. T., Peeters, R., & Orban, G. A. (2008). The extraction of 3D shape from texture and shading in the human brain. *Cerebral Cortex, 18,* 2416–2138.

Giese, M. A., & Poggio, T. (2003). Neural mechanisms for the recognition of biological movements. *Nature Reviews. Neuroscience, 4,* 179–192.

Graziano, M. S., Andersen, R. A., & Snowden, R. J. (1994). Tuning of MST neurons to spiral motions. *Journal of Neuroscience, 14,* 54–67.

Grossman, E. D., & Blake, R. (2002). Brain areas active during visual perception of biological motion. *Neuron, 35,* 1167–1175. doi:10.1016/S0896-6273(02)00897-8.

Grossman, E., Donnelly, M., Price, R., Pickens, D., Morgan, V., Neighbor, G., et al. (2000). Brain areas involved in perception of biological motion. *Journal of Cognitive Neuroscience, 12,* 711–720. doi:10.1162/089892900562417.

Guipponi, O., Wardak, C., Pinede, S., Comte, J. C., Sappey-Marinier, D., & Hamed, S. B. (2011). Identification of ventral intraparietal area (VIP) with multiple sensory stimulations: A functional magnetic resonance imaging (fMRI) study in awake monkeys. *Society for Neuroscience Abstracts, 575,* 04.

Hawken, M. J., Parker, A. J., & Lund, J. S. (1988). Laminar organization and contrast sensitivity of direction-selective cells in the striate cortex of the Old World monkey. *Journal of Neuroscience, 8,* 3541–3548.

Hedges, J. H., Gartshteyn, Y., Kohn, A., Rust, N. C., Shadlen, M. N., Newsome, W. T., et al. (2011). Dissociation of neuronal and psychophysical responses to local and global motion. *Current Biology, 21,* 2023–2028. doi:10.1016/j.cub.2011.10.049.

Hubel, D. H., & Wiesel, T. N. (1962). Receptive fields, binocular interaction and functional architecture in the cat's visual cortex. *Journal of Physiology, 160,* 106–154.

Hubel, D. H., & Wiesel, T. N. (1968). Receptive fields and functional architecture of monkey striate cortex. *Journal of Physiology, 195,* 215–243.

Huk, A. C., Dougherty, R. F., & Heeger, D. J. (2002). Retinotopy and functional subdivision of human areas MT and MST. *Journal of Neuroscience, 22,* 7195–7205.

Jastorff, J., Abdollahi, R. O., & Orban, G. A. (2012). Acting alters visual processing: Flexible recruitment of visual areas by one's own actions. *Cerebral Cortex, 22,* 2930–2942.

Jastorff, J., Begliomini, C., Fabbri-Destro, M., Rizzolatti, G., & Orban, G. A. (2010). Coding observed motor acts: Different organizational principles in the parietal and premotor cortex of humans. *Journal of Neurophysiology, 104,* 128–140.

Jastorff, J., Clavagnier, S., Gergely, G., & Orban, G. A. (2011). Neural mechanisms of understanding rational actions: Middle temporal gyrus activation by contextual violation. *Cerebral Cortex, 21,* 318–329.

Jastorff, J., Kourtzi, Z., & Giese, M. A. (2009). Visual learning shapes the processing of complex movement stimuli in the human brain. *Journal of Neuroscience, 29,* 14026–14038.

Jastorff, J., & Orban, G. A. (2009). Human functional magnetic resonance imaging reveals separation and integration of shape and motion cues in biological motion processing. *Journal of Neuroscience, 29,* 7315–7329.

Jastorff, J., Popivanov, I. D., Vogels, R., Vanduffel, W., & Orban, G. A. (2012). Integration of shape and motion cues in biological motion processing in the monkey STS. *NeuroImage, 60,* 911–921.

Joly, O., Vanduffel, W., & Orban, G. A. (2009). The monkey ventral premotor cortex processes 3D shape from disparity. *NeuroImage, 47,* 262–272.

Kleinschmidt, A., Thilo, K. V., Buchel, C., Gresty, M. A., Bronstein, A. M., & Frackowiak, R. S. (2002). Neural correlates of visual-motion perception as object- or self-motion. *NeuroImage, 16,* 873–882.

Kolster, H., Mandeville, J. B., Arsenault, J. T., Ekstrom, L. B., Wald, L. L., & Vanduffel, W. (2009). Visual field map clusters in macaque extrastriate visual cortex. *Journal of Neuroscience, 29,* 7031–7039.

Kolster, H., Peeters, R., & Orban, G. A. (2010). The retinotopic organization of the human middle temporal area MT/V5 and its cortical neighbors. *Journal of Neuroscience, 30,* 9801–9820.

Kourtzi, Z., Bulthoff, H. H., Erb, M., & Grodd, W. (2002). Object-selective responses in the human motion area

MT/MST. *Nature Neuroscience, 5,* 17–18.

Kovacs, G., Raabe, M., & Greenlee, M. W. (2008). Neural correlates of visually induced self-motion illusion in depth. *Cerebral Cortex, 18,* 1779–1787. doi:10.1093/cercor/bhm203.

Kriegeskorte, N., Sorger, B., Naumer, M., Schwarzbach, J., van den Boogert, E., Hussy, W., et al. (2003). Human cortical object recognition from a visual motion flowfield. *Journal of Neuroscience, 23,* 1451–1463.

Lagae, L., Maes, H., Raiguel, S., Xiao, D. K., & Orban, G. A. (1994). Responses of macaque STS neurons to optic flow components: A comparison of areas MT and MST. *Journal of Neurophysiology, 71,* 1597–1626.

Lagae, L., Raiguel, S., & Orban, G. A. (1993). Speed and direction selectivity of macaque middle temporal neurons. *Journal of Neurophysiology, 69,* 19–39.

Lange, J., & Lappe, M. (2006). A model of biological motion perception from configural form cues. *Journal of Neuroscience, 26,* 2894–2906.

Larsson, J., & Heeger, D. J. (2006). Two retinotopic visual areas in human lateral occipital cortex. *Journal of Neuroscience, 26,* 13128–13142.

Larsson, J., Heeger, D. J., & Landy, M. S. (2010). Orientation selectivity of motion-boundary responses in human visual cortex. *Journal of Neurophysiology, 104,* 2940–2950.

Lewis, J. W., & Van Essen, D. C. (2000). Mapping of architectonic subdivisions in the macaque monkey, with emphasis on parieto-occipital cortex. *Journal of Comparative Neurology, 428,* 79–111.

Likova, L. T., & Tyler, C. W. (2007). Stereomotion processing in the human occipital cortex. *NeuroImage, 38,* 293–305.

Lu, Z. L., & Sperling, G. (1995). Attention-generated apparent motion. *Nature, 377,* 237–239.

Marcar, V. L., Raiguel, S. E., Xiao, D., & Orban, G. A. (2000). Processing of kinetically defined boundaries in areas V1 and V2 of the macaque monkey. *Journal of Neurophysiology, 84,* 2786–2798.

Maunsell, J. H., & Van Essen, D. C. (1983). Functional properties of neurons in middle temporal visual area of the macaque monkey. II. Binocular interactions and sensitivity to binocular disparity. *Journal of Neurophysiology, 49,* 1148–1167.

Mikami, A., Newsome, W. T., & Wurtz, R. H. (1986). Motion selectivity in macaque visual cortex. I. Mechanisms of direction and speed selectivity in extrastriate area MT. *Journal of Neurophysiology, 55,* 1308–1327.

Morrone, M. C., Tosetti, M., Montanaro, D., Fiorentini, A., Cioni, G., & Burr, D. C. (2000). A cortical area that responds specifically to optic flow, revealed by fMRI. *Nature Neuroscience, 3,* 1322–1328.

Muckli, L., Kohler, A., Kriegeskorte, N., & Singer, W. (2005). Primary visual cortex activity along the apparent-motion trace reflects illusory perception. *PLoS Biology, 3,* e265. doi:10.1371/journal.pbio.0030265.

Muckli, L., Kriegeskorte, N., Lanfermann, H., Zanella, F. E., Singer, W., & Goebel, R. (2002). Apparent motion: Event-related functional magnetic resonance imaging of perceptual switches and states. *Journal of Neuroscience, 22,* RC219.

Mur, M., Ruff, D. A., Bodurka, J., Bandettini, P. A., & Kriegeskorte, N. (2010). Face-identity change activation outside the face system: "Release from adaptation" may not always indicate neuronal selectivity. *Cerebral Cortex, 20,* 2027–2042. doi:10.1093/cercor/bhp272.

Mysore, S. G., Vogels, R., Kolster, H., Vanduffel, W., & Orban, G. (2010). Cortical network of 3D structure from motion (3DSFM) in the macaque: A functional imaging study. *Society for Neuroscience Abstract Online* program No 776.9.

Mysore, S. G., Vogels, R., Raiguel, S. E., & Orban, G. A. (2006). Processing of kinetic boundaries in macaque V4. *Journal of Neurophysiology, 95,* 1864–1880.

Mysore, S. G., Vogels, R., Raiguel, S. E., Todd, J. T., & Orban, G. A. (2010). The selectivity of neurons in the macaque fundus of the superior temporal area for three-dimensional structure from motion. *Journal of Neuroscience, 30,* 15491–15508.

Nelissen, K., Borra, E., Gerbella, M., Rozzi, S., Luppino, G., Vanduffel, W., et al. (2011). Action observation circuits in the macaque monkey cortex. *Journal of Neuroscience, 31,* 3743–3756. doi:10.1523/JNEUROSCI.4803-10.2011.

Nelissen, K., Joly, O., Durand, J. B., Todd, J. T., Vanduffel, W., & Orban, G. A. (2009). The extraction of depth structure from shading and texture in the macaque brain. *PLoS One, 4,* e8306. doi:10.1371/journal.pone.0008306.

Nelissen, K., Vanduffel, W., & Orban, G. A. (2006). Charting the lower superior temporal region, a new motion-sensitive region in monkey superior temporal sulcus. *Journal of Neuroscience, 26,* 5929–5947.

Noguchi, Y., Kaneoke, Y., Kakigi, R., Tanabe, H. C., & Sadato, N. (2005). Role of the superior temporal region in human visual motion perception. *Cerebral Cortex, 15,* 1592–1601.

Oosterhof, N. N., Tipper, S. P., & Downing, P. E. (2012). Viewpoint (in)dependence of action representations: An MVPA study. *Journal of Cognitive Neuroscience, 24,* 975–989.

Oram, M. W., & Perrett, D. I. (1994). Responses of anterior superior temporal polysensory (STPa) neurons to "biological motion" stimuli. *Journal of Cognitive Neuroscience, 6,* 99–116.

Orban, G. A. (1997). Visual processing in macaque area MT/V5 and its satellites (MSTd and MSTv). In K. S. Rockland, J. H. Kaas, & A. Peters (Eds.), *Extrastriate cortex in primates* (Vol. 12, pp. 359–434). New York: Plenum Press.

Orban, G. A. (2002). Functional MRI in the awake monkey: The missing link. *Journal of Cognitive Neuroscience, 14,* 965–969.

Orban, G. A. (2007). *La vision, mission du cerveau* (Vol. 10). Paris: Collège de France/Fayard.

Orban, G. A. (2008). Higher order visual processing in macaque extrastriate cortex. *Physiological Reviews, 88*(1), 59–89.

Orban, G. A. (2011). The extraction of 3D shape in the visual system of human and nonhuman primates. *Annual Review of Neuroscience, 34,* 361–388.

Orban, G. A., Claeys, K., Nelissen, K., Smans, R., Sunaert, S., Todd, J. T., et al. (2006). Mapping the parietal cortex of human and non-human primates. *Neuropsychologia, 44,* 2647–2667. doi:10.1016/j.neuropsychologia.2005.11.001.

Orban, G. A., Fize, D., Peuskens, H., Denys, K., Nelissen, K., Sunaert, S., et al. (2003). Similarities and differences in motion processing between the human and macaque brain: Evidence from fMRI. *Neuropsychologia, 41,* 1757–1768. doi:10.1016/S0028-3932(03)00177-5.

Orban, G. A., Kennedy, H., & Bullier, J. (1986). Velocity sensitivity and direction selectivity of neurons in areas V1 and V2 of the monkey: Influence of eccentricity. *Journal of Neurophysiology, 56,* 462–480.

Orban, G. A., Sunaert, S., Todd, J. T., Van Hecke, P., & Marchal, G. (1999). Human cortical regions involved in extracting depth from motion. *Neuron, 24,* 929–940.

Orban, G. A., & Vanduffel, W. (2004). Functional mapping of motion regions. In L. M. Chalupa & J. S. Werner (Eds.), *The visual neurosciences* (Vol. 2, pp. 1229–1246). Cambridge, MA: MIT Press.

Pan, Y., An, X., Yin, J., Zhang, X., Gong, H., Yang, Y., et al. (2010). The functional organizations underlying illusory contour processing in extrastriate cortex V2 and V4d in macaques. *Society for Neuroscience Abstracts, 580,* 12.

Peelen, M. V., Wiggett, A. J., & Downing, P. E. (2006). Patterns of fMRI activity dissociate overlapping functional brain areas that respond to biological motion. *Neuron, 49,* 815–822.

Peeters, R., Simone, L., Nelissen, K., Fabbri-Destro, M., Vanduffel, W., Rizzolatti, G., et al. (2009). The representation of tool use in humans and monkeys: Common and uniquely human features. *Journal of Neuroscience, 29,* 11523–11539. doi:10.1523/JNEUROSCI.2040-09.2009.

Pelphrey, K. A., Morris, J. P., & McCarthy, G. (2004). Grasping the intentions of others: The perceived intentionality of an action influences activity in the superior temporal sulcus during social perception. *Journal of Cognitive Neuroscience, 16,* 1706–1716.

Pelphrey, K. A., Morris, J. P., Michelich, C. R., Allison, T., & McCarthy, G. (2005). Functional anatomy of biological motion perception in posterior temporal cortex: An fMRI study of eye, mouth and hand movements. *Cerebral Cortex, 15,* 1866–1876.

Pelphrey, K. A., Singerman, J. D., Allison, T., & McCarthy, G. (2003). Brain activation evoked by perception of gaze shifts: The influence of context. *Neuropsychologia, 41,*156–170.

Pelphrey, K. A., Viola, R. J., & McCarthy, G. (2004). When strangers pass: Processing of mutual and averted social gaze in the superior temporal sulcus. *Psychological Science, 15,* 598–603.

Perrett, D. I., Smith, P. A., Mistlin, A. J., Chitty, A. J., Head, A. S., Potter, D. D., et al. (1985). Visual analysis of body movements by neurones in the temporal cortex of the macaque monkey: A preliminary report. *Behavioural Brain Research, 16,* 153–170. doi:10.1016/0166-4328(85)90089-0.

Peuskens, H., Claeys, K. G., Todd, J. T., Norman, J. F., Van Hecke, P., & Orban, G. A. (2004). Attention to 3-D shape, 3-D motion, and texture in 3-D structure from motion displays. *Journal of Cognitive Neuroscience, 16,* 665–682.

Peuskens, H., Sunaert, S., Dupont, P., Van Hecke, P., & Orban, G. A. (2001). Human brain regions involved in heading estimation. *Journal of Neuroscience, 21,* 2451–2461.

Peuskens, H., Vanrie, J., Verfaillie, K., & Orban, G. A. (2005). Specificity of regions processing biological motion. *European Journal of Neuroscience, 21,* 2864–2875.

Pitzalis, S., Galletti, C., Huang, R. S., Patria, F., Committeri, G., Galati, G., et al. (2006). Wide-field retinotopy defines human cortical visual area V6. *Journal of Neuroscience, 26,* 7962–7973. doi:10.1523/JNEUROSCI.0178-06.2006.

Pitzalis, S., Sereno, M. I., Committeri, G., Fattori, P., Galati, G., Patria, F., et al. (2010). Human V6: The medial motion area. *Cerebral Cortex, 20,* 411–424. doi:10.1093/cercor/bhp112.

Safford, A. S., Hussey, E. A., Parasuraman, R., & Thompson, J. C. (2010). Object-based attentional modulation of biological motion processing: Spatiotemporal dynamics using functional magnetic resonance imaging and electro-encephalography. *Journal of Neuroscience, 30,* 9064–9073.

Sary, G., Vogels, R., & Orban, G. A. (1993). Cue-invariant shape selectivity of macaque inferior temporal neurons. *Science, 260,* 995–997.

Sawamura, H., Orban, G. A., & Vogels, R. (2006). Selectivity of neuronal adaptation does not match response selectivity: A single-cell study of the fMRI adaptation paradigm. *Neuron,*

49, 307–318.

Saygin, A. P., Wilson, S. M., Hagler, D. J., Jr., Bates, E., & Sereno, M. I. (2004). Point-light biological motion perception activates human premotor cortex. *Journal of Neuroscience, 24,* 6181–6188.

Schaafsma, S. J., & Duysens, J. (1996). Neurons in the ventral intraparietal area of awake macaque monkey closely resemble neurons in the dorsal part of the medial superior temporal area in their responses to optic flow patterns. *Journal of Neurophysiology, 76,* 4056–4068.

Sereno, M. I., & Huang, R. S. (2006). A human parietal face area contains aligned head-centered visual and tactile maps. *Nature Neuroscience, 9,* 1337–1343.

Singer, J. M., & Sheinberg, D. L. (2010). Temporal cortex neurons encode articulated actions as slow sequences of integrated poses. *Journal of Neuroscience, 30,* 3133–3145.

Smith, A. T., Greenlee, M. W., Singh, K. D., Kraemer, F. M., & Hennig, J. (1998). The processing of first- and second-order motion in human visual cortex assessed by functional magnetic resonance imaging (fMRI). *Journal of Neuroscience, 18,* 3816–3830.

Smith, A. T., Wall, M. B., & Thilo, K. V. (2011). Vestibular inputs to human motion-sensitive visual cortex. *Cerebral Cortex, 22,* 1068. doi:10.1093/cercor/bhr179.

Squatrito, S., Raffi, M., Maioli, M. G., & Battaglia-Mayer, A. (2001). Visual motion responses of neurons in the caudal area PE of macaque monkeys. *Journal of Neuroscience, 21,* RC130.

Sterzer, P., & Kleinschmidt, A. (2005). A neural signature of colour and luminance correspondence in bistable apparent motion. *European Journal of Neuroscience, 21,* 3097–3106.

Sterzer, P., Russ, M. O., Preibisch, C., & Kleinschmidt, A. (2002). Neural correlates of spontaneous direction reversals in ambiguous apparent visual motion. *NeuroImage, 15,* 908–916.

Sugihara, H., Murakami, I., Shenoy, K. V., Andersen, R. A., & Komatsu, H. (2002). Response of MSTd neurons to simulated 3D orientation of rotating planes. *Journal of Neurophysiology, 87,* 273–285.

Sunaert, S., Van Hecke, P., Marchal, G., & Orban, G. A. (1999). Motion-responsive regions of the human brain. *Experimental Brain Research, 127,* 355–370.

Tanaka, K., Hikosaka, K., Saito, H., Yukie, M., Fukada, Y., & Iwai, E. (1986). Analysis of local and wide-field movements in the superior temporal visual areas of the macaque monkey. *Journal of Neuroscience, 6,* 134–144.

Tanaka, K., Sugita, Y., Moriya, M., & Saito, H. (1993). Analysis of object motion in the ventral part of the medial superior temporal area of the macaque visual cortex. *Journal of Neurophysiology, 69,* 128–142.

Thompson, J. C., Clarke, M., Stewart, T., & Puce, A. (2005). Configural processing of biological motion in human superior temporal sulcus. *Journal of Neuroscience, 25,* 9059–9066.

Tootell, R. B., Mendola, J. D., Hadjikhani, N. K., Ledden, P. J., Liu, A. K., Reppas, J. B., et al. (1997). Functional analysis of V3A and related areas in human visual cortex. *Journal of Neuroscience, 17,* 7060–7078.

Troje, N. F. (2002). Decomposing biological motion: A framework for analysis and synthesis of human gait patterns. *Journal of Vision, 2,* 371–387. doi:10.1167/2.5.2.

Tyler, C. W., Likova, L. T., Kontsevich, L. L., & Wade, A. R. (2006). The specificity of cortical region KO to depth structure. *NeuroImage, 30,* 228–238.

Ungerleider, L. G., & Desimone, R. (1986). Projections to the superior temporal sulcus from the central and peripheral field representations of V1 and V2. *Journal of Comparative Neurology, 248*, 147–163.

Van Essen, D. C., Glasser, M. F., Dierker, D. L., Harwell, J., & Coalson, T. (2011). Parcellations and Hemispheric Asymmetries of Human Cerebral Cortex Analyzed on Surface-Based Atlases. *Cereb Cortex*. doi:10.1093/cercor/bhr291.

Van Oostende, S., Sunaert, S., Van Hecke, P., Marchal, G., & Orban, G. A. (1997). The kinetic occipital (KO) region in man: an fMRI study. *Cereb Cortex, 7*(7), 690–701.

Vanduffel, W., Fize, D., Mandeville, J. B., Nelissen, K., Van Hecke, P., Rosen, B. R., et al. (2001). Visual motion processing investigated using contrast agent-enhanced fMRI in awake behaving monkeys. *Neuron, 32*, 565–577. doi:10.1016/S0896-6273(01)00502-5.

Vanduffel, W., Fize, D., Peuskens, H., Denys, K., Sunaert, S., Todd, J. T., et al. (2002). Extracting 3D from motion: Differences in human and monkey intraparietal cortex. *Science, 298*, 413–415. doi:10.1126/science.1073574.

Van Essen, D. C., Glasser, M. F., Dierker, D. L., Harwell, J., & Coalson, T. (2012). Parcellations and hemispheric asymmetries of human cerebral cortex analyzed on surface-based atlases. *Cerebral Cortex, 22*, 2241–2261.

Vangeneugden, J., De Maziere, P. A., Van Hulle, M. M., Jaeggli, T., Van Gool, L., & Vogels, R. (2011). Distinct mechanisms for coding of visual actions in macaque temporal cortex. *Journal of Neuroscience, 31*, 385–401.

Vangeneugden, J., Pollick, F., & Vogels, R. (2009). Functional differentiation of macaque visual temporal cortical neurons using a parametric action space. *Cerebral Cortex, 19*, 593–611.

Vangeneugden, J., Vancleef, K., Jaeggli, T., VanGool, L., & Vogels, R. (2010). Discrimination of locomotion direction in impoverished displays of walkers by macaque monkeys. *Journal of Vision, 10*, 1–19. doi:10.1167/10.4.22.

Van Oostende, S., Sunaert, S., Van Hecke, P., Marchal, G., & Orban, G. A. (1997). The kinetic occipital (KO) region in man: An fMRI study. *Cerebral Cortex, 7*, 690–701.

Wall, M. B., & Smith, A. T. (2008). The representation of egomotion in the human brain. *Current Biology, 18*, 191–194.

Weigelt, S., Kourtzi, Z., Kohler, A., Singer, W., & Muckli, L. (2007). The cortical representation of objects rotating in depth. *Journal of Neuroscience, 27*, 3864–3874.

Xiao, D. K., Marcar, V. L., Raiguel, S. E., & Orban, G. A. (1997). Selectivity of macaque MT/V5 neurons for surface orientation in depth specified by motion. *European Journal of Neuroscience, 9*, 956–964.

Yamamoto, T., Takahashi, S., Hanakawa, T., Urayama, S., Aso, T., Fukuyama, H., & Ejima, Y. (2008). Neural correlates of the stereokinetic effect revealed by functional magnetic resonance imaging. *Journal of Vision, 8*, 1–17. doi:10.1167/8.10.14.

Zeki, S., Perry, R. J., & Bartels, A. (2003). The processing of kinetic contours in the brain. *Cerebral Cortex, 13*, 189–202.

Zeki, S., Watson, J. D., Lueck, C. J., Friston, K. J., Kennard, C., & Frackowiak, R. S. (1991). A direct demonstration of functional specialization in human visual cortex. *Journal of Neuroscience, 11*, 641–649.

Zhuo, Y., Zhou, T. G., Rao, H. Y., Wang, J. J., Meng, M., Chen, M., et al. (2003). Contributions of the visual ventral pathway to long-range apparent motion. *Science, 299*, 417–420. doi:10.1126/science.1077091.

第56章　光流场的皮层分析：机制、功能和功能障碍

Charles J. Duffy

外侧膝状体和丘脑枕把自我运动的信号汇合到背侧纹外皮层。本质上，用于视觉空间处理的神经系统是一个高度互联的分布式系统（Felleman & Van Essen,1991；Lewis & Van Essen,2000）。

背内侧上颞区（MSTd）中的神经元会把对视觉方向、大小和旋转的响应与对大刺激（直径大于40°）的响应偏好结合；也会与对随机点运动模式的最强响应相结合，而不会与小运动物体的响应结合。这些发现是MSTd运动模式响应参与自我运动假设的基础（Duffy & Wurtz,1991b；Graziano,Andersen,& Snowden,1994；Lappe,1996；Tanaka,Fukuda,& Saito,1989）。

有关MST对自身运动方向选择性,已经建立了很多模型。一种模型使用大的、部分重叠的、具有方向选择的兴奋和抑制感受野梯度对自身运动方向选择性逐级升高进行了建模（Duffy & Wurtz,1991a；Yu et al.,2010）。一种使用类似中颞方向和速度调谐视野子单元的方向模板匹配模型，表明视野中存在一组感受器嵌合体（Perrone & Stone,1994）。这些方向-速度感受器的一部分投射在每个类MST神经元上,传递具有FOE选择性的高斯分布以及复制光流场位置不变性（Perrone & Stone,1998）。

光流分析,知觉和行为

运动知觉与颞上沟皮层（STS）的活动有关（Pasternak & Merigan,1994）。MT和MST神经元对它们偏好和偏好反方向的运动响应与猴子对刺激中运动一致性的分辨阈限有关。进一步,行为和神经元响应随运动参数变化呈现相似的效应（Britten et al.,1992；Celebrini & Newsome,1994；Thiele & Hoffmann,1996）,也和MSTd在微刺激下的效应相似（Britten,1998；Britten & van Wezel,1998）。这些发现表明STS皮层的神经活动和视觉运动中对自身前进方向的知觉决策存在对应关系。

MSTd神经元活动与光流错觉有关。当光流的放射模式被叠加在平面一致的平移运动模式上时,扩张的焦点（focus of expansion, FOE）看起来在平面运动的方向上移位（Duffy & Wurtz,1993）。一些MSTd神经元对重叠的径向和平面刺激的响应类似对移位FOEs径向刺激引起的反应（Duffy & Wurtz,1997b）。这一行为可以通过MSTd光流分计算模型中的神经元来模拟,该模型可以对不同神经元有或无FOE移位错觉响应进行分析。这支持了MSTd神经元群编码与光流知觉有关的观点（Lappe,1998）。

来自自然观察者运动的光流呈现出一系列运动模式,这些模式反映了观察者前进方向的变化。MSTd神经元通过把对先前模式的响应过渡到对随后模式的响应,从而实现对连续变化的光流模式响应（Duffy & Wurtz,1997a）。这种过渡并不是响应之间简单的线性插值。另外,所有MSTd神经元在刺激转移时均会呈现出响应的非线性变化。这些效应可能来自一系列光流刺激产生的时序效应,而不是简单对刺激转变过程中逐个刺激进行对应响应（Paolini et al.,2000）。

在动物观看墙上光源、并沿着房间环形路线顺时针（CW）和逆时针（CC）平移整个身体时,MSTd神经元的刺激序列效应表现得非常明显（图56.1）。35%的神经元在CW和CC运动中对相同前进方向呈现了偏好性；45%的神经元只在CW或者CC路径上表现出了显著的前进方向偏好性；并且20%的神经元在CC和CW运动中呈现了相反的前进方向选择性,这组神经元对房间的相同位置响应,而与到达该位置的路径无关。前进方向序列效应和位置特异活动的整合对这些路径依赖的前进方向响应和路径独立的位置响应均有所贡献。因此,MSTd可能通过随时间变化的自我运动线索来知觉空间朝向（Froehler & Duffy,2002）。这可能通过MSTd和海马位置神经元的交互来实现（McNaughton et al.,1994；O'Keefe & Conway,1978）。

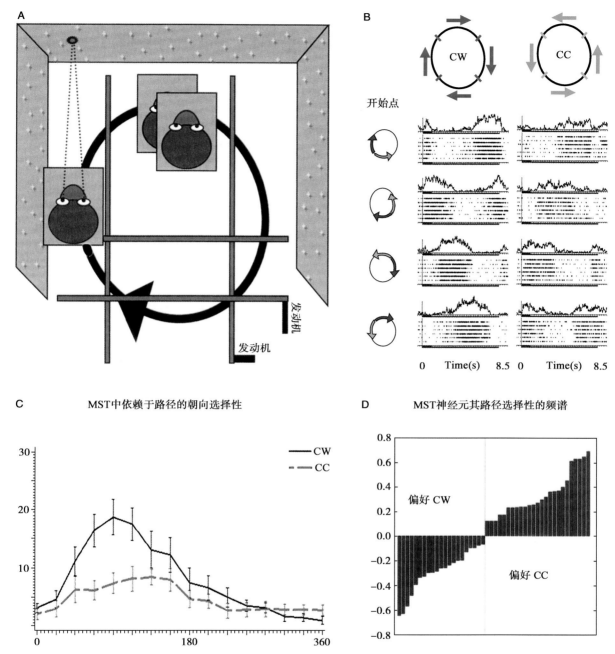

图 56.1 MSTd 神经元的路径选择性响应。(A)在沿环形路线的平移运动中,猴子要么观看阵列光源,要么观看投影在屏幕上的视频。(B)神经元响应的峰密度直方图和光栅图显示了该神经元具有朝左的偏好性(即 CW 运动中更强)。(C)神经元在 16 个运动方向间隔的响应表明该神经在 CW 环路上前进方向选择性的增强。(D)在神经元偏好方向上对 CW 和 CC 响应幅度的比率,73% 的神经元至少在一条路径上(填充条)有显著的前进方向选择性(Z 统计量)。

光流分析的行为影响

　　MSTd 神经元对光流的响应受到工作记忆和注意的影响。工作记忆效应在记忆引导的扫视任务中可被看到,这些任务中,光流会作为空间线索和扫视物之间分散注意的刺激。线索位置和线索相邻效应都会出现:在一些神经元中,线索的绝对位置增强了光流响应(图 56.2,左侧)。在这些神经元中从线索到 FOE 的距离决定了光流响应中线索的影响(图 56.2,右侧)。当光流在 FOE 引导的扫视任务中作为线索可变地呈现,或者在物体形状引导的扫视任务中作为分

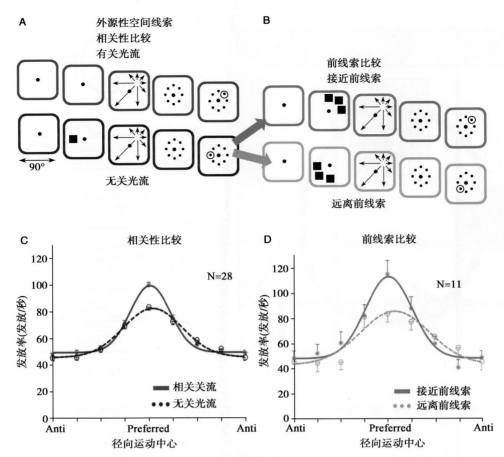

图 56.2 外源空间线索在神经响应上的效应。(A)在光流试次中(红色),中心注视点出现后,一个偏心放射圆(可能会出现在八个可能的位置)进行光流视觉运动,然后呈现八个位置点,要求被试对刚才圆所在位置进行扫视。在非光流试次(蓝色)中,一个闪光方形先于光流出现,并且也要求被试对八个位置点中方形出现位置进行扫视。(B)在非光流条件,通过比较周围前线索(绿色)和远离径向中心的前线索(淡蓝)可以观察到前线索效应。(C)光流(实红线)和非光流(虚蓝线)条件下神经元的平均调谐曲线具有显著差异,并且在这两个条件下都拟合得很好。每个神经元的响应已相对于最大径向中央响应(radial center response)幅度进行了标准化。这些曲线表明光流条件具有更大的幅度(21%),和更窄的调谐曲线宽度(32%)。(D)具有显著前线索临近效应神经元的平均响应,在周围(实绿线)和远离(虚淡蓝线)条件都拟合得很好。对较为接近随后径向中心的前线索后出现的光流,神经元会呈现出较大和更窄的调谐性,但不显著。

散注意力的刺激呈现,这些研究也发现了注意效应。在这两个任务中,光流的响应不同,光流引导的扫视试次会有更强的响应幅度和更窄的 FOE 调谐(Dubin & Duffy,2007)。因此,MSTd 的光流响应体现了任务对工作记忆和注意的需求。

MSTd 对前线索光流响应的另一个特征是在响应过程中,神经元发放率瞬间增加。光流条件下,当前线索距离随后 FOE 有适中距离时,对前线索光流有选择神经元的响应会在中间部分出现瞬态增强(图 56.3A)。当前线索和随后 FOE 位置相同时,瞬态增长会出现得更早;当前线索远离随后 FOE 的位置时,瞬态则会出现得更迟(图 56.3B)。整体来说,在光流

瞬态响应延迟和在光流前线索和 FOE 之间角度距离间存在着线性关系(图 56.3C,D)。瞬态响应所需的时间看起来反映了猴子把注意从前线索定向到 FOE 位点所需的时间(Dubin & Duffy,2009)。

空间注意对光流处理的影响进一步通过模拟转向的条件下 MSTd 的神经响应进行了探索(Page & Duffy,2008)。猴子被训练使用转向杆转向它们的模拟前进方向(八个偏心 FOEs),使 FOE 转向到以屏幕为中心的固定点上(56.4A～C)。我们发现相比于被动观看相同的刺激,神经元对八个方向的响应幅度随着转向时间的增加而减少(图 56.4D)。我们认为转向响应的减弱可能意味着猴子没有使用光流全视野模

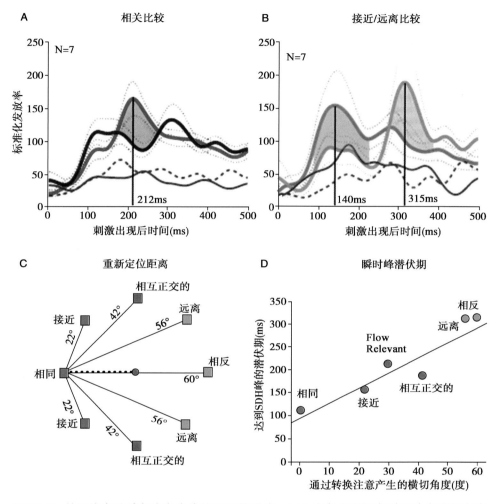

图 56.3 外源线索对瞬态响应成分的延迟的影响。(A)从中央注视点到运动光流径向中心，转移空间注意(红色)30°的效应。对光流的(红色)和非光流(蓝色)试次，神经元的平均标准化响应(±标准误)在 120～300ms 出现分离，并在 216ms 时光流条件会出现一个瞬态响应成分，从而使两者差异达到最大。(B)当闪光前线索(方形)和运动径向中心的位置相同时，持续性空间注意的(绿色)效应。当闪光前线索(方形)与运动径向中心的位置相反，空间注意(蓝色)转移 60°的效应。在近前线索试次(绿色)中响应峰密度函数在刺激开始后 135ms 达到峰值，然而在远离前线索试次(淡蓝色)中峰值在 312ms 时达到。(C,D)在瞬态峰潜伏期和外源线索范式中内隐空间注意的转移距离间存在线性关系。(C)左视野子午线上前刺激和运动径向中心之间夹角。虚线标出了在光流条件中，内隐空间注意转移 30°视角。(D)瞬态响应峰值的潜伏期和在闪光前线索与运动径向中心视角距离的关系。峰密度函数分别源于由这些刺激产生的六个注意转移距离。这些数据拟合最佳直线的斜率是 3.64，截距是 94.6，其中 $r^2 = 0.89$，$p < 0.005$。

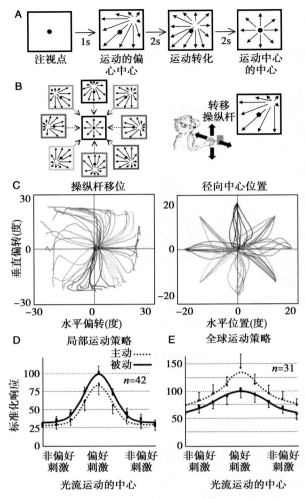

A
注视点 → 1s → 运动的偏心中心 → 2s → 运动转化 → 2s → 运动中心的中心

B
转移操纵杆

C
操纵杆移位 | 径向中心位置
垂直偏转(度) | 水平位置(度)

D 局部运动策略
主动····· 被动——
标准化响应
非偏好刺激　偏好刺激　非偏好刺激
光流运动的中心
n=42

E 全球运动策略
n=31
非偏好刺激　偏好刺激　非偏好刺激
光流运动的中心

图 56.4 用于比较主动转向和被动观看光流响应的行为范式。(A)主动转向和被动观看试次都开始于中央注视点,接着是一个偏心径向中心运动光流刺激。运动的径向中心逐渐向屏幕中央移动。(B,左侧)在一个持续 4s 的试次中,光流最初会出现在八个偏心径向位置的一个(外框),并向屏幕中心运动。(B,右侧)在所有试次中,猴子保持中央注视点;在主动转向试次中,猴子使用水平和垂直转向杆控制运动向中心移动。(C,左侧)在主动转向的第 1 秒转向杆的偏移量,作为六个研究的平均轨迹。转向杆偏移向光流场模拟的前进方向中加入一个具有方向和幅度的矢量。(C,右侧)在猴子主动转向试次的完整 4s 中,运动径向中心的屏幕位置。主动转向中记录的径向中心位置在被动试次中被回放,以匹配两个条件中的视觉刺激。痕迹颜色对应 B 图中最初的运动中心位置。(D)和(E)被动观看(实线)和主动转向(虚线)试次中,所有神经元在径向光流模式开始 500~1 000ms 的平均发放率。(D)根据第一项研究,使用高斯函数,对那些呈现主动和被动显著差异的神经元(n=42)的平均响应曲线进行拟合。主动/被动试次:幅度=37.0/49.7spks/s,基线=8.5、9.4spks/s,调谐宽度=0.94/1.04,平均方向差异=1.44°。(E)根据第二项研究,使用高斯函数,对那些呈现主动和被动显著差异的神经元(n=31)的平均响应曲线进行拟合。主动/被动试次:幅度=11.8/10.1spks/s,基线=17.4/11.4spks/s,调谐宽度=1.12/2.04,平均方向差异=2.7°。

式,而只使用了部分模式的局部运动。

通过随机间隔八个径向模式的内外指向,我们排除了转向光流场的局部运动策略。对于向内光流,猴子最初会有 100% 错误率,表明它使用了局部运动策略。在内外运动方向交替的光流模式上重新训练猴子,鼓励它们使用径向光流的全局模式来完成任务。结果显示,相比被动观看,主动操作时神经元响应会增强(图 56.4E)。因此,MSTd 神经元对光流的响应不仅依赖于猴子是否使用刺激引导行为,而且也依赖于使用刺激所用的感知策略。

在自然组合刺激中选择光流或者离散运动物体线索时,特征注意会使得 MSTd 呈现出更强的响应选择性。我们训练猴子基于光流(图 56.5,第一行)或模拟的离散物体运动(图 56.5,第二行)进行转向。在这两种情况下,当猴子使用转向杆转向前进方向回到屏幕中央注视点时,通过运动刺激模拟的前进方向会随机地向左或向右转动。光流和物体运动刺激单独出现在每个需要多次响应的试次开始,所以猴子知道在随后光流和物体运动的刺激组合中使用哪个线索。组合刺激要么一致(光流和物体具有相同指向,所以当一个指向中心时,两者都会指向中心)要么不一致(光流和物体运动的指向不同,当把指定好的线索对应于中心,就有奖励,否则就没有)。

当光流和物体运动刺激单独出现时,个体 MSTd 神经元要么对光流,要么对物体运动有偏好响应(图 56.5A,光流偏好性)。当光流和物体运动组合在一起,很多 MSTd 神经元的响应,好像指引猴子进行转向的线索是唯一出现的线索一样。这种现象在一致转向的最后 1s 中尤其引人注意(图 56.5B,填充的响应成分),即使通过光流转向(图 56.5B,左侧)和通过物体运动(图 56.5B,右侧)转向,两者的刺激在物理上是相同的,但在光流条件下,很多神经元的响应类似于指定的线索单独呈现时的响应。而在不一致组合条件(图 56.5C)下,则很少出现这种效应,即便在两种转向条件下,刺激也不是一致的(Kishore et al.,2011)。

这些发现引导我们得到如下结论:在自然刺激和任务条件下,空间工作记忆、空间注意和特征注意对 MSTd 神经元的响应均有重要影响。

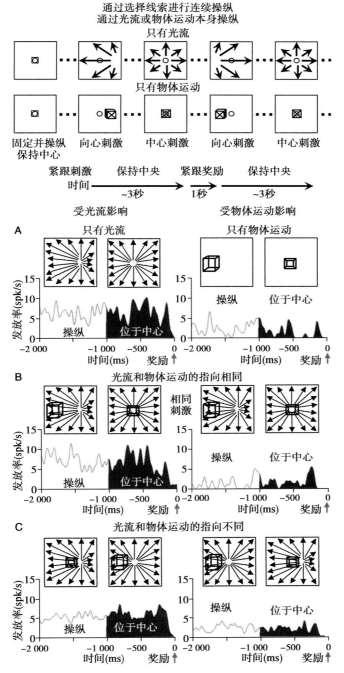

图 56.5 任务和刺激的图示,图中显示了每个任务条件下的两个连续试次。猴子通过使转向杆标志置于中心(刺激框中的小方形),并注视中央注视点(刺激框中小的空心圆环)来初始化一组试次。接着猴子保持中央注视点,并移动转向杆重新定位由光流和物体运动所模拟的前进方向。每个试次组块(总共大约 1.5 分钟)要么以光流(第一行),要么以物体运动(第二行)开始,猴子在整个组块的所有试次中(3~4s)均使用这一线索。此处,通过在运动方向上添加一个漂移速度,使模拟前进方向随机地偏向左侧。猴子通过转向杆使前进方向重新回到中央将获得液体奖励。当光流向左偏离时,为使光流回到中心,猴子会向右移动转向杆。为使向左偏离的物体移回中心时,猴子会左移转向杆。进而光流和移动物体重叠在一起,和图中右移的前进方向匹配,从而导致地球上固定的物体向左侧运动。在其他组块中,光流和物体运动指向不匹配,从而彼此会扰乱对方。平均峰密度直方图呈现了神经元在每个条件最后 2s 的反应情况,其中最后 1s(填充)表示持续的中央定位。这些响应说明了猴子的转向策略对神经元激活的影响。(A)一个神经元对单独操作光流呈现更强的激活(左侧),而对于单独操作物体运动的响应则较弱(右侧)。(B)当光流和物体运动组合在一起时,仍然具有这种差异,尽管光流运动(左侧)和物体运动(右侧)驱动期间刺激完全相同。(C)驱动线索的选择效应在对非匹配方向性刺激的响应中非常明显,即便在两个转向条件下包含了一些稍微不同的刺激。

光流分析的认知神经病学

阿尔茨海默病（AD）患者视觉空间损伤的神经基础在 AD 病理切片中非常明显。在轻微到中度的 AD 中，神经纤维缠结和小范围的老年斑，主要集中于外纹状体视觉联合皮层（Braak & Braak，1991；Brun & Englund，1981）。视觉空间变异的 AD 病人具有一致的焦点代谢减退现象（Bradley et al.，2002；Mendez，2001；Mendez，Ghajarania，& Perryman，2002），包括那些可用大视野光流刺激激活的区（Dukelow et al.，2001；Peuskens et al.，2001；Vanduffel et al.，2001）。

我们希望通过比较年轻人、老年人和早期 AD 患者在水平运动和径向光流点运动中的一致性阈限，来找到 AD 患者导航损伤和光流表征之间的联系。左/右，基于迫选方式呈现水平向左或向右的水平运动/FOEs。被试在观看刺激时，要保持注视中央注视点，我们基于算法改变每个刺激条件中随机运动点的数量，进而决定每名被试水平和径向点运动的一致性阈限，高阈限制意味着被试需要在模式中有更高百分比运动的点来准确区分出向左还是向右的刺激（图56.6A）。年轻和老年被试对于水平和径向运动有类似的低阈限，而早期 AD 患者对径向光流的识别阈限选择性地提高了（图 56.6B）（Tetewsky & Duffy，1999）。

改变 2AFC 刺激集的性质会对这些被试的损伤特征有很大影响。我们交替呈现向内和向外径向光流模式来使得在左/右 2AFC 刺激的局部运动线索呈现模糊性，正如在猴类研究中对局部和全局光流的处理那样（Page & Duffy，2008）。我们发现在年轻被试中，无论只有向外的光流（局部运动策略），还是交替出现向内和向外光流（要求整体处理），都只会产生很小的效应。与此相反，几乎所有早期 AD 患者在交替出现向内和向外光流的刺激中都有很高的阈限，即便那些在单独向外运动光流中阈值较低的被试。尽管大部分老年人的反应和年轻人类似，一些人的反应和早期 AD 患者的反应类似（图 56.7）。因此我们认为光流处理缺陷可能是视觉空间 AD 的早期标志（O'Brien et al.，2001）。

我们研究了老年人和 AD 患者在有关自我运动的光流和物体运动线索上的交互。在这些研究中，我们首先针对每个被试，确定运动光流点的一致性阈限（图 56.8A）和物体运动路径持续时间的阈限（图56.8B），较长的路径更容易被解释为对特定自我运动

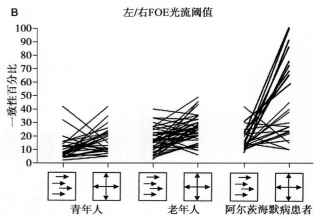

图 56.6 光流运动一致性阈限确定。（A）被试用于确定一致性阈限的刺激。（顶部）水平运动刺激包括向左或向右运动的点与作为背景噪声的随机运动点。（底部）由 FOE 15°向外运动的径向模式组成的中心向左或向右运动的径向光流刺激以及作为背景噪声的随机运动点。（B）与水平运动和径向光流朝向阈限有关的图。每个被试的阈限通过一条粗线连接。正常的年轻人和老年人在水平运动和径向光流阈限之间有相对较小的差异（平均值±标准误：年轻人＝1.5±3.5，老年人＝2.2±2.2）。阿尔茨海默病患者在水平运动和径向光流阈值之间存在更大的差异（均值±标准误＝13.6±4.23）。这种差异的来源是，11 名被试中有 6 名（55%，6/11）相比于平均差异，出现了更大的径向光流阈限（25.3±4.0，粗线），而剩下 5 名被试在这些阈限之间出现了很小的差异（－0.4±3.9）。

朝向的暗示。我们接下来在朝向估计任务中，对每个被试呈现在其阈限置信区间变化的刺激，让被试指出他知觉到的前进方向。光流和物体运动刺激分别单独呈现，同时也使用一致和不一致线索的自然混合来评估它们在前进方向上的交互（图 56.8C），这和猴子研究中对光流和物体运动交互的设计是一样的（Logan & Duffy，2006）。一致组合的光流和物体运动意味着相同的指向性；非一致线索暗示通过光流模拟的前进方向为不一致物体，应该被理解成独立的运动（Mapstone & Duffy，2010）。

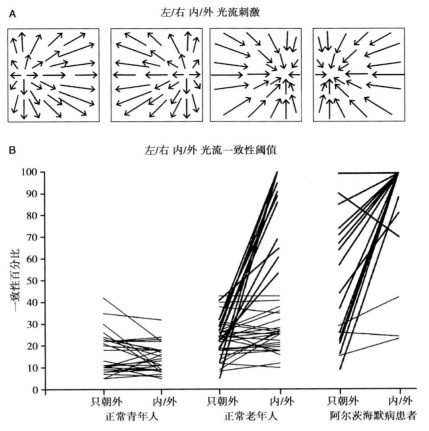

图 56.7 AD 和一些老年人对全局模式的径向运动知觉有损伤。（A）通过交替向外运动（上）或向内运动（下）来排除局部运动线索的作用，从而产生左/右 FOE 内-外径向运动刺激。（B）被试（纵坐标）和每组（横坐标）的左/右 FOE 径向运动辨认阈限，通过下图左右 FOE 向外径向运动刺激（在每个被试组左侧）以及对左/右 FOE 内外径向运动刺激（每个被试组右侧）。几乎所有 AD（$n=20$）被试（85%，17/20）和一些老年（$n=38$）被试（32%，12/38），在通过交替呈现内外径向运动来移除局部运动线索时，都表现出了大于 50% 的一致性阈限。

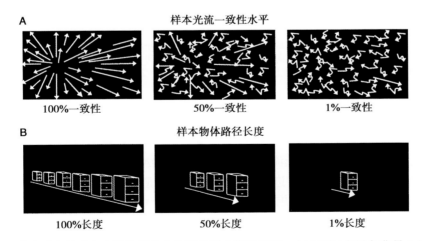

图 56.8 线索冲突前进方向辨认任务中使用的运动视觉刺激。（A）通过在黑色背景上呈现随机白色点而形成的，具有左或右侧 30°FOE 的向外径向运动的光流。一定百分比的点具有一致的运动方向，而其他点的运动方向则是随机的，变动一致点的比例会改变模拟前进方向的线索强度。PEST 算法用来控制随机运动点的百分比，以确定每个被试的运动一致性阈限。（B）模拟观察者直线运动靠近一个小屋，即接近物体运动。可以通过控制整个路径的长度（百分比）的百分比，从而改变模拟前进方向信号的强度以及决定每个被试路径长度的阈限。

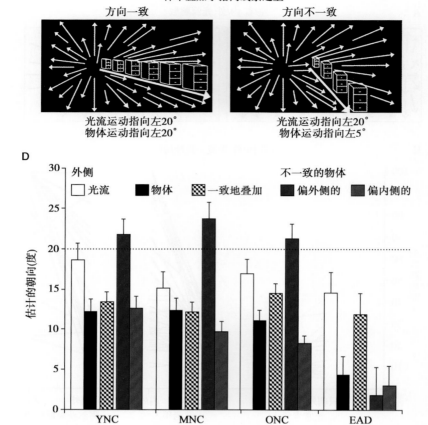

样本叠加于指向线索之上

方向一致

光流运动指向左20°
物体运动指向左20°

方向不一致

光流运动指向左20°
物体运动指向左5°

图56.8(续) (C)光流和物体运动刺激重叠在一起,可产生两个条件:两个线索模拟相同前进方向的一致条件(左侧)和两个线索分别模拟不同方向的非一致条件(右侧)。(D)五个线索条件和四个被试组的前进方向的估计。通过变动光流和物体运动刺激中水平子午线的模拟前进方向可以估计前进方向估计的准确性。四个光流或物体运动指向(±5°、±10°、±15°、±20°、±25°)单独呈现;或光流(±10°或±20°)与物体的运动进行有限组合,组合时两者方向可以一致,或者物体运动方向与离光流方向偏离±5°、±10°或者、±15°(相比于光流方向,在外或内侧不一致重叠)。黑色和白色柱状图描述了光流和物体运动单独呈现或者一致性重叠的结果,而蓝色和红色柱状图描述了不一致重叠下的结果。所有组在单独使用光流线索时,都具有最高的方向分辨正确率。一致性光流和物体联合(模拟地球固定坐标)可以帮助完成前进方向辨认,但精度在两种单独刺激中间。不一致刺激中(模拟物体相对观察者独立运动),当物体方向相对于光流方向更靠外时,所有正常观察者对物体方向的判断均会一致地指向物体,而 AD 组却并没有出现这样的偏差,而是通常认为自我运动指向中央视觉注视点方向。另一方面,当物体方向相对光流更靠内时,同样会导致对物体前进方向的判断偏差,但这种效应在 AD 和老年人群体中更明显,AD>ONC>MNC>YNC。

青年、中年和老年正常被试在单独出现以及一致组合的刺激中均呈现出相似的正确率,然而早期 AD 患者在物体运动前进方向的辨别中出现了选择性的缺陷(图56.8D,黑白光条)。当物体相对光流在更外侧前进时,青年、中年和老年正常被试对前进方向的感知均会出现向外侧偏斜;当物体指向性更靠内时,三组被试的感知均会向内侧偏斜(图56.8D,有色光条)。但是,不一致线索导致早期 AD 患者一致地把刺激的前进方向错误的估计为直接向前(Mapstone & Duffy,2010;Mapstone, Logan, & Duffy,2006)。因此,在 AD 患者观看自我运动的自然组合时,他们更容易估计错运动的前进方向。

为了更好地理解老年化和 AD 对真实世界导航的

影响,我们开发了一套测试集来全面测量被试的导航能力。这套测试开始使用轮椅通过一个固定路线,穿过医院休息室,然后回答 80 个关于路线和环境的问题(图56.9A)。我们发现老年人在导航中出现了轻微缺陷,但是早期 AD 患者在不同子测试上出现了更大缺陷(图56.9B)(Monacelli et al.,2003)。我们还发展了一套虚拟现实导航测验集,并得到了类似结果(Cushman, Stein, & Duffy,2008)

我们考察了导航得分和光流表征、光流神经生理反应(neurophysiological responsiveness)间的关系。我们通过静止点到径向光流模式转变诱发的电位来测量神经生理的反应(图56.10A)。这些刺激在老年人中引发了稳定的反应,在刺激开始后大约 200ms(N200)

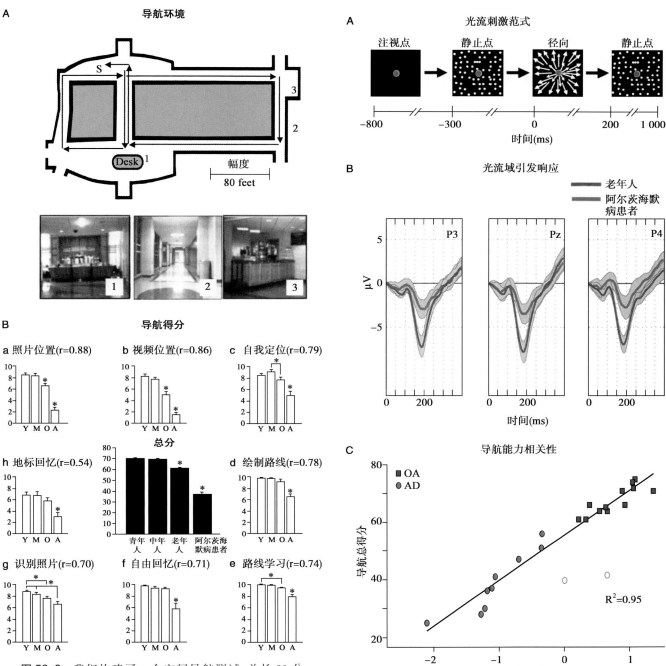

图56.9　我们构建了一个空间导航测试,总长90分钟。(A)导航测试环境、路线(箭头)和环境中不同位置的代表性场景的鸟瞰图。任务按照如下顺序呈现:(1)主试带领下漫游环境,(2)被试重复漫游路线,(3)对路线上的离散物体进行自由回忆,(4)绘制路线图,(5)命名用于导航的物体,(6)识别路上物体的照片,(7)匹配照片上的物体并标示其在地图上的具体位置,和(8)路线图的视频表示。(B)空间定位测试的结果。(中间)各个组的总分。OA组相比YN或MA组表现更差。AD组则在所有组中表现最差。(a~h)每个组的子测验分数,子分数以其与整体分数相关性大小(r)逆时针排列。所有子测验与整体分数之间具有显著相关,反映了它们的一致性。星号表示组间差异显著(HSD,$p<0.05$)。Y,青年正常人;M,中年人;O,老年人;A,阿尔茨海默病患者。

图56.10　老年人(OA)和AD患者对静态点转换为径向光流过程中产生的响应。(A)静态点先于径向光流刺激呈现。(B)OA被试(蓝线)的平均信号波形(±1 S. E. M.)比AD被试平均信号(红线)具有更大的N200响应,特别是在顶叶位点。(C)导航缺陷的知觉和神经生理关系。导航的测试总分(纵坐标)和标准多元线性回归预测结果(横坐标)之间的散点图,图中OA为蓝色点,AD为红色点。逐步回归中筛选出的显著自变量包括水平和径向阈限($\beta=0.71$)之间的差异、静态到径向态的N200响应幅度($\beta=0.38$)、和视觉对比敏感度($\beta=0.19$),它们整体可以解释的$R^2=0.95$。回归分析排除了其他神经心理学、感觉和神经生理学变量引入模型。分析发现有两个AD患者可视为离群值(空心红环)。

时，视觉模式引发的负波到达了峰值，且峰值幅度可以通过注意控制来调节（Tata et al.，2010）。早期 AD 病人中，光流 N200 的幅度显著减小（尽管出现时间和老年人类似），并且在脑后部出现了和老年人相同的分布（图 56.10B）（Kavcic et al.，2006），也呈现了注意调节效应（Tales et al.，2002）。

我们通过联合使用在同一批被试上获得的心理生理、神经生理、神经心理和基本视觉功能测量，针对真实世界的导航得分构建了一个多元线性回归模型。分析表明模型非常显著 $R^2 = 0.95$，按照 beta 权重降序排列，显著的回归子依次是 N200 幅度、径向、片状运动阈限差异和对比敏感度（Kavcic et al.，2006）。因此，我们认为和后部皮层光流分析缺陷有关的因素在早期 AD 的导航损伤中具有重要作用。

结论

光流分析依赖于分布式的颞顶系统来整合自我运动的感觉和运动信号。视觉运动的径向模式用于引发光流选择性皮层神经响应最重要的刺激。

MST 区域支持对这些不同神经元信号进行连续精炼，从而产生光流选择反应，这种反应进而可以和自我运动的前庭信号进行整合。这些关于前进方向的多线索信号可以与正在进行的工作记忆、空间注意和特征注意信号等进行整合。此外，在这些任务中使用的知觉策略对光流处理有很大影响。所有这些因素均可能对前进方向估计和导航中的光流处理有贡献。在这任务中光流的重要性可以通过光流处理缺陷与老年以及早期 AD 患者导航能力的缺失之间的关系体现出来。

光流的皮层分析提供了一个多元感知整合模型，并且和行为间的交互不可分离。光流处理支持对复杂环境和丰富行为进行自适应，但这同时造成了其易于损伤，造成神经退化疾病中行为能力的损伤。

致谢

我要感谢我的妻子和儿子，他们照亮了我的生活。同时也要感谢我的同事，和他们的合作高产而又充满趣味。我非常感谢 Rochester 大学，国家眼科研究所（EY10287）、国家老龄化研究中心（AG17596）和海军研究办公室（N00014110525）的经费支持。

参考文献

Braak, H., & Braak, E. (1991). Neuropathological staging of Alzheimer-related changes. *Acta Neuropathologica, 82,* 239–259.

Bradley, K. M., O'Sullivan, V. T., Soper, N. D. W., Nagy, Z., King, E. M. R., Smith, A. D., et al. (2002). Cerebral perfusion SPET correlated with Braak pathological stage in Alzheimer's disease. *Brain, 125,* 1772–1781.

Britten, K. H. (1998). Clustering of response selectivity in the medial superior temporal area of extrastriate cortex in the macaque monkey. *Visual Neuroscience, 15,* 553–558.

Britten, K. H., Shadlen, M. N., Newsome, W. T., & Movshon, J. A. (1992). The analysis of visual motion: A comparison of neuronal and psychophysical performance. *Journal of Neuroscience, 12,* 4745–4765.

Britten, K. H., & van Wezel, R. J. (1998). Electrical microstimulation of cortical area MST biases heading perception in monkeys. *Nature Neuroscience, 1,* 59–63.

Brun, A., & Englund, E. (1981). Regional pattern of degeneration in Alzheimer's disease: Neuronal loss and histopathological grading. *Histopathology, 5,* 549–564.

Celebrini, S., & Newsome, W. T. (1994). Neuronal and psychophysical sensitivity to motion signals in extrastriate area MST of the macaque monkey. *Journal of Neuroscience, 14,* 4109–4124.

Cushman, L. A., Stein, K., & Duffy, C. J. (2008). Detecting navigational deficits in cognitive aging and Alzheimer's disease using virtual reality. *Neurology, 71,* 888–895. doi:71/12/888[pii]10.1212/01.wnl.0000326262.67613.fe.

Dubin, M. J., & Duffy, C. J. (2007). Behavioral influences on cortical neuronal responses to optic flow. *Cerebral Cortex, 17,* 1722–1732.

Dubin, M. J., & Duffy, C. J. (2009). Neuronal encoding of the distance traversed by covert shifts of spatial attention. *Neuroreport, 20,* 49–55.

Duffy, C. J., & Wurtz, R. H. (1991a). Sensitivity of MST neurons to optic flow stimuli. I. A continuum of response selectivity to large-field stimuli. *Journal of Neurophysiology, 65,* 1329–1345.

Duffy, C. J., & Wurtz, R. H. (1991b). Sensitivity of MST neurons to optic flow stimuli. II. Mechanisms of response selectivity revealed by small-field stimuli. *Journal of Neurophysiology, 65,* 1346–1359.

Duffy, C. J., & Wurtz, R. H. (1993). An illusory transformation of optic flow fields. *Vision Research, 33,* 1481–1490.

Duffy, C. J., & Wurtz, R. H. (1997a). Multiple temporal components of optic flow responses in MST neurons. *Experimental Brain Research, 114,* 472–482.

Duffy, C. J., & Wurtz, R. H. (1997b). Planar directional contributions to optic flow responses in MST neurons. *Journal of Neurophysiology, 77,* 782–796.

Dukelow, S. P., DeSouza, J. F. X., Culham, J. C., van den Berg, A. V., Menon, R. S., & Vilis, T. (2001). Distinguishing subregions of the human MT+ complex using visual fields and pursuit eye movements. *Journal of Neurophysiology, 86,* 1991–2000.

Felleman, D. J., & Van Essen, D. C. (1991). Distributed hierarchical processing in the primate cerebral cortex. *Cerebral Cortex, 1,* 1–47.

Froehler, M. T., & Duffy, C. J. (2002). Cortical neurons encoding path and place: Where you go is where you are. *Science, 295,* 2462–2465.

Graziano, M. S. A., Andersen, R. A., & Snowden, R. J. (1994). Tuning of MST neurons to spiral motion. *Journal of Neuroscience, 14*, 54–67.

Kavcic, V., Fernandez, R., Logan, D. J., & Duffy, C. J. (2006). Neurophysiological and perceptual correlates of navigational impairment in Alzheimer's disease. *Brain, 129*, 736–746.

Kishore, S., Hornick, N., Sato, N., Page, W. K., & Duffy, C. J. (2011). Driving strategy alters neuronal responses to self-movement: Cortical mechanisms of distracted driving. *Cerebral Cortex, 22*, 201–208. doi:10.1093/cercor/bhr115.

Lappe, M. (1996). Functional consequences of an integration of motion and stereopsis in area MT of monkey extrastriate visual cortex. *Neural Computation, 8*, 1449–1461.

Lappe, M. (1998). A model of the combination of optic flow and extraretinal eye movement signals in primate extrastriate visual cortex: Neural model of self-motion from optic flow and extraretinal cues. *Neural Networks, 11*, 397–414.

Lewis, J. W., & Van Essen, D. C. (2000). Mapping of architectonic subdivisions in the macaque monkey, with emphasis on parieto-occipital cortex. *Journal of Comparative Neurology, 428*, 79–111.

Logan, D. J., & Duffy, C. J. (2006). Cortical area MSTd combines visual cues to represent 3-D self-movement. *Cerebral Cortex, 16*, 1494–1507.

Mapstone, M., & Duffy, C. J. (2010). Approaching objects cause confusion in patients with Alzheimer's disease regarding their direction of self-movement. *Brain, 133*, 2690–2701. doi:awq140 [pii]10.1093/brain/awq140.

Mapstone, M., Logan, D., & Duffy, C. J. (2006). Cue integration for the perception and control of self-movement in ageing and Alzheimer's disease. *Brain, 129*(Pt 11), 2931–2944.

McNaughton, B. L., Mizumori, S. J. Y., Barnes, C. A., Leonard, B. J., Marquis, M., & Green, E. J. (1994). Cortical representation of motion during unrestrained spatial navigation in the rat. *Cerebral Cortex, 4*, 27–39.

Mendez, M. F. (2001). Visuospatial deficits with preserved reading ability in a patient with posterior cortical atrophy. *Cortex, 37*, 535–543.

Mendez, M. F., Ghajarania, M., & Perryman, K. M. (2002). Posterior cortical atrophy: Clinical characteristics and differences compared to Alzheimer's disease. *Dementia and Geriatric Cognitive Disorders, 14*, 33–40.

Monacelli, A. M., Cushman, L. A., Kavcic, V., & Duffy, C. J. (2003). Spatial disorientation in Alzheimer's disease: The remembrance of things passed. *Neurology, 61*, 1491–1497.

O'Brien, H. L., Tetewsky, S. J., Avery, L. M., Cushman, L. A., Makous, W., & Duffy, C. J. (2001). Visual mechanisms of spatial disorientation in Alzheimer's disease. *Cerebral Cortex, 11*, 1083–1092.

O'Keefe, J., & Conway, D. M. (1978). Hippocampal place units in the freely moving rat: Why they fire where they fire. *Experimental Brain Research, 31*, 573–590.

Page, W. K., & Duffy, C. J. (2008). Cortical neuronal responses to optic flow are shaped by visual strategies for steering. *Cerebral Cortex, 18*, 727–739. doi:bhm109[pii]10.1093/cercor/bhm109.

Paolini, M., Distler, C., Bremmer, F., Lappe, M., & Hoffmann, K. P. (2000). Responses to continuously changing optic flow in area MST. *Journal of Neurophysiology, 84*, 730–743.

Pasternak, T., & Merigan, W. H. (1994). Motion perception following lesions of the superior temporal sulcus in the monkey. *Cerebral Cortex, 4*, 247–259.

Perrone, J. A., & Stone, L. S. (1994). A model of self-motion estimation within primate extrastriate visual cortex. *Vision Research, 34*, 2917–2938.

Perrone, J. A., & Stone, L. S. (1998). Emulating the visual receptive-field properties of MST neurons with a template model of heading estimation. *Journal of Neuroscience, 18*, 5958–5975.

Peuskens, H., Sunaert, S., Dupont, P., Van Hecke, P., & Orban, G. A. (2001). Human brain regions involved in heading estimation. *Journal of Neuroscience, 21*, 2451–2461.

Tales, A., Muir, J. L., Bayer, A., & Snowden, R. J. (2002). Spatial shifts in visual attention in normal ageing and dementia of the Alzheimer type. *Neuropsychologia, 40*, 2000–2012.

Tanaka, K., Fukuda, Y., & Saito, H. (1989). Underlying mechanisms of the response specificity of expansion/contraction and rotation cells in the dorsal part of the medial superior temporal area of the macaque monkey. *Journal of Neurophysiology, 62*, 642–656.

Tata, M. S., Alam, N., Mason, A. L., Christie, G., & Butcher, A. (2010). Selective attention modulates electrical responses to reversals of optic-flow direction. *Vision Research, 50*, 750–760. doi:10.1016/j.visres.2010.01.012.

Tetewsky, S. J., & Duffy, C. J. (1999). Visual loss and getting lost in Alzheimer's disease. *Neurology, 52*, 958–965.

Thiele, A., & Hoffmann, K. P. (1996). Neuronal activity in MST and STPp, but not MT, changes systematically with stimulus-independent decisions. *Neuroreport, 7*, 971–976.

Vanduffel, W., Fize, D., Mandeville, J. B., Nelissen, K., Van Hecke, P., Rosen, B. R., et al. (2001). Visual motion processing investigated using contrast agent-enhanced fMRI in awake behaving monkeys. *Neuron, 32*, 565–577.

Yu, C. P., Page, W. K., Gaborski, R., & Duffy, C. J. (2010). Receptive field dynamics underlying MST neuronal optic flow selectivity. *Journal of Neurophysiology, 103*, 2794–2807. doi:10.1152/jn.01085.2009.

第57章　立体视觉

Clifton M. Schor

立体视觉是我们对空间布局的基本感觉之一。双眼视角的轻微差异导致的两眼视网膜图像间视差，可被用于感知物体之间的相对深度，表面倾斜以及物体体积。立体视觉也提供了被纹理（比如树叶的分支）掩盖的形状信息以及物体相对于头部的运动深度信息。立体视觉是一种极度敏感的机制，具有最低的视觉阈限（小于单个视网膜光感受器的宽度），因此可把它归为一类视觉超敏（Westheimer，1979b）。

视觉方向

立体视觉起因于物体在双眼成像的水平视差。单眼注视外物时，该物像相对两眼中央凹的位置略微不同，并且两眼的眼位中心视觉方向也略有不同。然而，相对于头部，两只眼对场景中物体的感知是沿着相同方向的（头位中心视觉方向，egocentric direction）。头位中心视觉方向就相当于从两眼的中间（共轭眼位置）看外物。双眼沿相反方向运动（会聚）头位中心方向不变。因此，当两只眼不对称地分别从中心视线左右会聚在近距离物体上时，只有两眼共轭的位置（由两只眼向同一方向运动产生的）可用于感知方向。Ewald Hering 把这些自我中心方向的事实总结为视觉方向的五个法则（1868）；Howard（1982）重新表述了它们。这些规则主要涉及外物成像在视网膜对应区域（也就是刺激物像成于两眼视网膜的对应点时会产生相同视觉方向或单视觉）。

两眼的视觉中心方向是如何形成一个共同视觉方向（有时候被称作"独眼"）？当双眼位于注视点平面附近时，头位视觉方向基于两只眼相似的视网膜图像位置。当双眼稍微靠近或者远离注视点平面时，单眼图像成像于距中央凹的不同水平偏心处视网膜非对应点。然而，双眼的平均方向仍是单一。产生双眼单视的视差范围被称为 Panum 融合区（Schor & Tyler，1981）。平均不同目标的单眼视觉方向的后果是，通过减半视网膜视差，双眼视觉方向被错误定位。双眼视觉方向只能准确判断具有相同单眼视觉方向的物体。当物体落在较注视平面很靠前或靠后时，物体在双眼的视网膜视差会很大，产生复视，（即：会在两个不同方向上感知到它们）。复视时的单眼图像被感知，好像另一只眼视网膜对应点上有一个不可见的配对图像。

存在模糊的情况下物体在双眼视野的周边区域，由于一只眼会被鼻子部分遮挡，只能通过一只眼看到。单眼注视时很大范围内的物体，都可被认为位于注视点平面上，若双眼注视，物体则成像于双眼视网膜对应点上。

在异常和正常的双眼视觉中，一些现象违反 Hering 法则。常见的双眼异常是斜视（双眼注视目标时，一只眼发生偏移）。单眼斜视患者（一只眼常向一侧转）会出现经常的双眼视觉异常（复视）。不管是偏好眼还是偏离眼来注视目标，斜视患者都会用偏好眼来判断视野方向。交替性斜视患者（两只眼均可以注视，但同时只能一只）使用注视眼的位置来判断物体的方向（Mann，Hein，& Diamond，1979）。这两类斜视患者都只使用单眼位置来判断方向，然而正常双眼人会使用双眼的平均位置来判断方向，而非单眼。

Hering 法则的一个例外发生在正常双眼视觉中，当单眼看到的目标的视网膜图像在双眼看到的不同目标附近成像（生理性单眼复视）。当一只眼的视线被鼻子遮挡时，单眼图像自然地成像于周边区域。单眼注视物体的方向被认为同双眼注视物体视差附近而非注视点平面，具有相同深度。即使图像只被一只眼看到，视觉系统假设在对侧眼有一个被挡住的单眼目标对应物，它与双眼注视物体时有相同视差（Erkelens & van Ee，1997）。

Hering 法则的另一个例外是单眼图像对比度不同时，双眼融合存在偏差。对一个不同目标融合时，当融合目标的单眼图像成分不同时，对融合目标有偏向（Banks，van Ee，& Backus，1997）。视觉方向更偏向对比度较高视网膜图像位置处。"独眼"应位于两眼正中，但偏向有更高对比度图像的单眼方向。有趣的是，扫视双眼融合的不同对比度目标会偏向错误定位的感知目标位置，而不是物理目标位置（Weiler，Maxwell，& Schor，2007）。还存在一些例外，主要为会聚过程或者物体靠近或远离注视点平面过程中。由于物体视觉方向在注视点平面前和后，会发生错误定位，即使视觉方向遵从 Hering 法则，影响也很小。

双眼视差和双眼一致

视网膜视差和双眼单视

我们使用双眼感知空间，像是双眼的像合并到"独眼"。双眼图像的整合通过基于双眼具有同源性初级视觉皮层的感知联系实现。双眼视网膜区域各个配对(相应点)点必须接收相同物体的图像,以便这些物体可以作为单个物体来感知(即在相同的视觉方向)。双眼视野的重叠使这成为可能。Hering 把双眼对应关系定义为:双眼视网膜中接受空间中同一真实刺激的点,形成的相同视觉方向。对于一个固定的会聚角,从位于两眼赤道和中线的相应视网膜对应点向空间投射的光学投影会聚到空间中的真实点上。其他情况下,比如视网膜上倾斜的偏心位置的对应点在真实空间中不交叉。单视圆(horopter)是指落在视网膜对应点所有点的轨迹。单视圆可以作为视野中相同视差的参照,正如注视点(零视差)那样。为了理解单视圆的形状,可以考虑一个理论情况:对应点被定义成双眼视网膜的对应位置(相对各自中央凹,在相同方向上距离相同)。我们来考虑经过中央凹落在视空间子午线和赤道上的双眼组合点。对应点的头位视觉方向位于空间真实点与视网膜赤道的交点(即纵向同视圆)。理论单视圆是一个圆弧,其上的点会落在视网膜上等偏心率位置,除了位于两只眼睛间的小弧是个例外(Ogle,1962)(图 57.1)。尽管理论同视圆总是一个圆,其曲率半径会随着视距增加而增加。这意味着曲率会随着视距的减少而减少。极限情况下,理论同视点是一条平行于面孔和两眼间坐标轴的直线(与前额平行)。因此,依视距不同,代表零视差的表面有很多不同的形状。单视圆曲率空间改变的后果是水平视差的空间模式无法提供足够信息来确定具体深度或深度顺序、或表面形状或者曲率。物体在水平视网膜

成像时,需要物体相对于头部的距离和方向等信息来帮助阐释其形状和方向(Garding et al.,1995)。

头部为中心的视差和扫视周围的立体视觉

200 年来,双眼视差被认为是视网膜视差的同义词(Wheatstone,1838),常通过单眼图像相对于中央凹的距离差来计算(Hering,1861)。然而,双眼视差也可以头部为中心进行编码,而不是通过视网膜坐标。以头部为中心编码时,通过联合眼睛位置和每只眼睛的视网膜图像位置,从而可以把视差表示为相比于单眼图像相对于头部的视觉方向之差(Zhang,Cantor,& Schor,2010)。

绝对双眼视差的计算需要一个空间参考系来指定视觉方向(图 57.2)。视网膜视差是通过视线与视

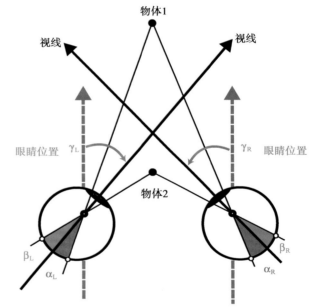

	以视网膜为中心形成的视差	以头为中心形成的视差
物体1	$\alpha_L - \alpha_R$	$(\alpha_L+\gamma_L)-(\alpha_R+\gamma_R)$
物体2	$\beta_L - \beta_R$	$(\beta_L+\gamma_L)-(\beta_R+\gamma_R)$
相对视差	$(\alpha_L-\alpha_R)-(\beta_L-\beta_R)$	$(\alpha_L-\alpha_R)-(\beta_L-\beta_R)$

图 57.2 视网膜视差和以头为中心的视差。图示双眼自上而下的视角,双眼视线落在一对深度不同的物体之间(实心圆)。每个物体的绝对视差被定义成两个单眼图像视觉方向的差异。视网膜视差相对于视线编码(阴影角度),而以头为中心的视差相对于头进行编码(考虑到眼的位置)。立体深度知觉依赖于相对视差(即两个物体绝对视差的差异)。在大多数视觉情况中,两个物体单眼图像以头为中心的视觉方向包括相同的眼睛位置信号,所以计算相对视差将两个绝对视差相减,眼睛的位置信号会相互抵消。然而,双眼视差可以通过一种刺激方式产生,即以异步的方式呈现一个物体的单眼图像。如果在编码以头为中心的视差时,注视两个物体双眼位置不同时,那么绝对视差相减时,它们可能不会被抵消。(Zhang,Cantor,& Schor,2010)

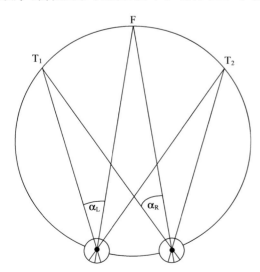

图 57.1 理论同视圆。理论同视圆或 Vieth-Muller 为通过注视点和两眼如瞳中心的几何圆(F)。圆上任意一点点(比如 T1 和 T2)到两眼夹角($\alpha_L = \alpha_R$)均相等。Vieth-Muller 圆表示物体具有零视网膜图像视差的几何轨迹。

网膜中心视觉方向的差值来计算,而视网膜中心视觉方向指的是视觉图像与中央凹的角度(Wheatstone,1838)。以头为中心的视差是视线与以头为中心的视觉方向(知觉的正前方)的差值来计算,需要联合每只眼的位置和视网膜中心视觉方向(Zhang, Cantor, & Schor,2010)。场景中不同距离的物体会产生不同的绝对视差值和相对视差(它们间的差异)。相对视差可作为测量深度的一个指标(当基于观察距离来缩放时)。不像绝对视差,相对视差的计算不依赖于眼的位置或者参考空间系。在几乎所有视觉条件中,一对物体以头为中心的相对视差和以视网膜为中心的相对视差是相同的。

尽管这两种视差编码方案由不同的神经机制控制,但几乎在所有视觉条件下,两者均会给出相同的立体视觉预测,从而在经验上很难识别它们。以头为中心的视差在立体视觉中的作用,可以通过一个称为周围扫视立体视觉的错觉来阐述;这一错觉由双眼视差产生,但在视网膜和以头为中心的坐标表示中,双眼视差的幅度并不相同(Zhang, Cantor, & Schor,2010)。在该错觉中视网膜视差总为0,但是以头为中心的视差却不为0。有趣的是,周围扫视刺激可以产生与非零视差一致的立体深度效应。这种错觉是通过在扫视初始位置周围,闪烁目标的扫视空间扭曲来产生。在位于水平扫视开始出现的位置附近,当中央凹目标在水平扫视前立即频闪,因为视觉持续性,它

看起来会在扫视方向上移动。在水平扫视开始位置,中央凹目标在两只眼中的闪烁有一个很少的时间延迟(50ms),左右眼中央凹闪光移动量不同(图57.3)。这产生了双眼以头为中心的水平视差(但视网膜视差为零),然而它产生了与非零视网膜视差一致的深度。此外,以头为中心的视差可以抵消和反转由非零视网膜视差引起的知觉深度,这表明除视网膜视差外,人类立体视觉还存在另一种编码方案。

双眼视差生理研究结果表明,视网膜和以头为中心的坐标被两个不同的视差系统使用。第一个系统由早期视觉皮层中的双眼细胞组成,它能够处理视网膜坐标中的较小的双眼视差(<1°)(DeAngelis, Cumming, & Newsome,1999)。另一方面,较大的双眼视差通过第二个系统处理,该系统主要由感觉运动区域的双眼细胞(比如 MST,LIP,FEF 和前额皮层)组成(Gamlin & Yoon,2000),这些脑区对维持眼睛位置十分重要。

尽管大部分关于立体视觉的文献均假设存在一种视网膜视差编码方案,但是有一些间接的证据表明存在以头为中心的编码方案。此外,在斜视患者中,他们使用来自视网膜外信号(眼睛位置)重新标记偏斜眼的头位中心(Ramachandran, Cobb, & Levi,1994)。注视固定目标时,即使眼睛转动超过几度,斜视患者不会出现复视,也不会出现抑制(Dengler & Kommerell,1993)。此外,当斜视患者眼睛出现偏移时,他

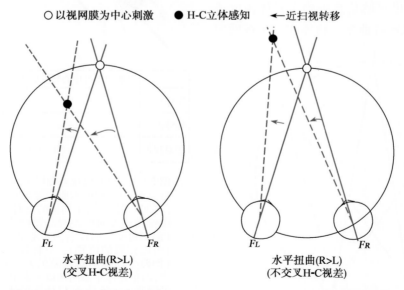

图 57.3 产生以头为中心的视差。以头为中心的视差(交叉和不交叉)由双眼快速不等同的周围扫视分离图像(蓝色和橙色箭头)产生。空心圆标记了两单眼图像的物理位置。它们在水平扫视前消失,因而会产生零视网膜视差。对于向左的扫视来说,交叉(不交叉)的以头为中心的视差对右(左)眼图像移位更加敏感。(来自 Zhang, Cantor, & Schor,2010)

们也可以有粗略的立体深度觉。另一个立体视觉的例子是外侧眼动物(比如马)(Timney & Keil, 1999)。最后,(已有研究)使用计算模型对人类的以头为中心的视差编码方案的可能性进行了探索(Erkelens & van Ee, 1998)。

双眼匹配:对应问题

两个视网膜图像的匹配依赖于眼位置和眼的光学中心(节点)。眼睛位置的两个分离的成分包括:相对于头的注视方向(眼转向)和两个视轴相交的注视距离(眼转动)。如果眼转向和眼转动位置均已知,可通过投射经双眼节点的视网膜图像,重建三维场景,重建目标位于双眼投射的交叉点上;但是,这种重建有一个前提,那就是选择的图像点必须在空间中有对应目标。在复杂自然场景中,在不同位置上有很多形状相似的纹理模式,一只眼睛中的给定特征可能会和另一眼的很多特征存在潜在匹配。在观察有纹理的表面时,这一现象会加重。比如在树叶中,任何特定纹理元素的空间唯一性很小。例如在观看有向的重复垂直模式时,就很容易出现错误匹配(图 57.4)。让人感觉墙纸模式的垂直条看起来漂浮在墙面的深度平面上(墙纸错觉)。场景中匹配可以出现在视觉处理的不同层次,包括性状感知之后的高级层次,或者性状感知之前的局部低级层次,并且与其他深度解决方法联系起来。

分析形状知觉之前的局部视网膜视差

在自然场景中,每个纹理成分对应一个特定的双眼视网膜图像。但是,该图像可能与不同位置形状相似的纹理模式相对应,一只眼睛中的给定特征可能会和另一眼的很多特征相匹配。(反向映射和一致性问题)(Pizlo, 2001)。这一问题在纹理伪装表面(比如树叶)中更加严重,这时很少有纹理使模式具有唯一的空间特征。例如在垂直观看有向的重复模式时,很容易出现匹配错误(图 57.4)。让人感觉墙纸模式的垂直条看起来漂浮在墙面的深度平面上(墙纸错觉)。

源于高级形状知觉的双眼视差

传统观点认为双眼视差是从单个感知形状中直线元素的视觉方向差来计算。在高级分析中,形状知觉可能先于视差处理和深度知觉(Helmholtz, 1909/ 1962)。然而,Julesz(1971)采用随机点立体图证明低级视差匹配先于形状知觉。在传统高级分析中,基于唯一性,被感知的双眼图像中的单眼成分是匹配的。分析局部特征要困难得多,因为必须匹配许多相似的纹理元素,而且要匹配的正确图像对不明显。

互相关模型

在该局部分析中,可以分析场景明亮度,比如纹理和其他标志性元素,从而编码视差图,进而估计深度,得到的视差图有助于形状知觉的形成。视差图的形成在数学上被解释为两眼视网膜图像之间的互相

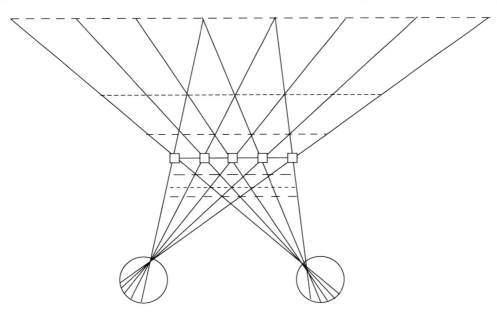

图 57.4 墙纸错觉。双眼可以匹配垂直光条或等间距水平点的重复模式,从而形成一个有不同深度的面。

关系分析(Stevenson，Cormack，& Schor，1991)。互相关出现在视野有限区域，使得独特的视差解决方案不会因视觉场景中的深度变化而模糊。最终，互相关分析的图像片的大小必须足够大，以使错误匹配最小化，并且足够小以避免空间深度差异的模糊化(Banks，Gepshtein，& Landy，2004；Nienborg et al.，2004)。

通过限制具有相似对比度、空间频率和方向的特征之间的匹配，可以简化。视差是通过在视觉处理的早期阶段运行的空间过滤器来处理的。通过匹配限制具有相似对比度、空间频率和朝向等特征，简化相互关系。视差通过视觉处理早期阶段的空间滤波器来完成。中央-外周感受野和视觉皮层的简单和复杂细胞对有限范围内的亮度范围(空间频率)具有最优灵敏度，这可以用空间频率来描述。这些细胞的调谐或敏感曲线可以用不同的数学函数(高斯，Gabor 片，Cauche 函数等)来描述，这些函数都具有带通特性。它们对有限范围的空间频率很敏感，这些有限范围被称作通道(channel)；临近通道的敏感范围会有重叠。这些通道对一定范围内的不同朝向敏感。因此，它们编码空间轮廓的大小和方向。这些滤波器将复杂图片分解成空间频率分量的离散范围成分。在 Pollard，Mayhew 和 Frisby(PMF)模型中(Frisby & Mayhew，1980)，不同空间尺度滤波器调谐的三个通道对不同

的空间图像成分进行滤波。通道中的双眼细胞既可以受相位又受位置差异调谐(见第 28 章)；而且双眼细胞可对感受野内任意位置的视差敏感，在求和形成复杂细胞之前进行校正和平方的简单细胞的正交(见 Parker 在第 28 章中描述的视差能量模型)。

全局环境视差交互

平滑和一致化约束

双眼匹配进一步被全局或者与上下环境因素约束，从而有效限制了可能匹配的数目。立体视觉的计算模型运用了大量算法来约束立体匹配，来产生离注视点平面(最近邻匹配)最小的视差偏移或者减小周围特征之间的视差差异(Papathomas & Julesz，1989；Zhang，Edwards，& Schor，2001)。在一些自然场景中，比如倾斜的纹理平面，当视差所在区域离注视点超出一个周期纹理间隔时，最近邻匹配和最小视差差异匹配之间会形成冲突。在图 57.5 中，中间平面的中央刺激上下两侧为具有相同视差幅度但深度方向相反刺激。侧方和中心的刺激在顶部和底部是分离的。和上文描述的墙纸错觉一样，这些模式有多个深度匹配。侧面和中心之间的最小深度差(相对差异)小于整体刺激的绝对差异。当顶部子图通过交叉融合在

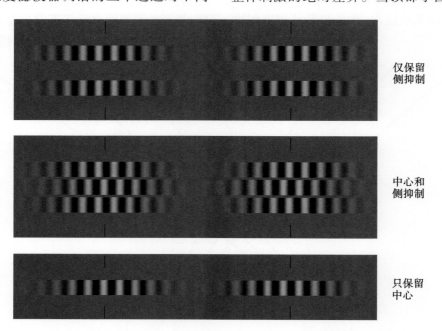

图 57.5 中间子图的中心行和底部平面具有相同的绝对视差；中间子图的侧行和上方子图同样具有相同的视差。当中间子图通过交叉双眼进行融合来合并左右的垂直线时，中央平面的深度顺序会与上下平面的顺序相反。这一立体图表明在双眼匹配过程中最小相对深度优于最小绝对视差。

图中右侧标注：仅保留侧抑制；中心和侧抑制；只保留中心

一起时,侧方看起来比注视线更近。当底部子图通过交叉融合时,中心看起来比注视线更远。当中央子图交叉融合时,中心和侧方看起来具有相同的深度(同时比注视线更远或更近),他们的深度顺序相对顶部和底部子图出现了反向。图 57.5 证明了在双眼匹配过程中最小相对深度优于最小绝对视差。

匹配算法假设每个点有一个或唯一的双眼匹配。Panum 的极限情形似乎违反了这一限制,在这种情况下,一眼睛看到的单根竖线与另一眼睛看到的相邻两根竖线的融合被视为不同立体深度下的两根竖线。然而,这种现象可以解释为遮挡或 DaVinci 立体视觉的一个特殊例子,在这种情况下,两条线之间的深度差异可以从暗含的遮挡物的空间几何中估计出来(Harris & Wilcox,2009)。

在低级计算模型中已经描述平滑性和唯一性约束和其他深度的环境线索(Blake & Wilson,1991)。这些模型大多数同时利用了促进和抑制;然而,一些立体现象表明抑制的作用没那么明显。比如,我们在透明平面上可以看出深度,比如观察有水的河床或者从窗户或者植物叶片中间看远景。另外,透明表面的深度可以被均衡,当它们的分离度增加时,可以将其视为填充或两个单独的表面(Ste-venson,Cormack,& Schor,1989)。不同的视差检测器之间的抑制将不能感知。这统计模型也可解释这个现象(van Ee, Adams,& Mamassian,2003;Geiger,Landendorf,& Yuille,1995;Nakayama & Shimojo,1992)。

边界偏见和二阶立体视觉

双眼匹配中最困难的是出现在大视野中位于注视点平面前或后的重复纹理。通过首先寻找明确的边缘匹配由粗到细减少这种匹配的模糊性(Mitchison & Mc Kee,1987)。边界或者物体的整体形状可以被看作表面纹理的对比变化。对比变化通过非线性或者二阶过程编码(Wilson,Ferrera,& Yo,1991),相当于校正视网膜图像的神经。对比度边界(对比度包络),对立体视觉处于视差极限附近的大视差进行粗略匹配(Hess & Wilcox,1994)。对比度边界大小(Schor,Edwards,& Sato,2001)很大程度上,和双眼刺激的暂时同步(Cogan et al.,1995)是为双眼输入选择匹配瞬态立体视觉的主要方式。基于从粗到细的策略,二阶对比度刺激和一阶刺激一起可以很好地支持双眼匹配。对比度边界中包含的二阶信息提供了可用以指导小视差匹配的粗略信息(Wilcox & Hess,1997)。并非只有二阶刺激具有这个功能,因为粗糙的一阶亮度

信息也可以指导视差配对(Wilson,Ferrera,& Yo,1991)。利用对比度和亮度信息的从粗到精的策略很有效,因为通过对比度和亮度表征的空间信息通常在自然环境图像中有很高的相关性。

局部和高阶相互作用

在局部和高阶分析之间存在相互作用,这种相互作用可以简化匹配过程。纹理场中通常可以见到独特的形状。比如在人们可以感知深度之前,在叶子图案或目标边缘中存在明显可见的叶块。眼转动可以把这些唯一的单眼模式对齐到视网膜对应点上,从而减少刺激中视差的整体范围(Marr & Poggio,1976)。一旦完成这些,局部系统就可以开始基于某个属性比如亮度、空间频率和朝向属性对标志物进行匹配。

立体视敏度

相对和绝对立体视觉

立体视觉是对两个或多个特征间相对深度的感觉,它由这些特征间绝对视差的差异所引发(Westheimer,1979a)。物体的绝对视差量化了其相对于同视圆的视网膜视差。它等同于角度差异,双眼视网膜图像与视网膜对应点一致。立体视觉由几个绝对视差差异即相对视差而产生。当物体投影在同视圆上或其附近时,立体视觉的相对视差的阈值最小。相对视差的立体敏感度随着物体与同视圆或注视点平面的距离的改变而变化(图 57.6)。目标离注视点平面的平均视差被称为深度基线。随深度基线变动测量的立体深度辨认阈值可以通过 Weber 分数(立体阈值/深度基线)来概括。立体视觉的 Weber 分数表明目标绝对视差的噪声或变异在很大视差基线范围内(最大 0.5°)均小于 5%。在这个基线范围外的深度判断会变得模糊,进而出现复视。

间汇集和不确定性

周围目标可以增强或减弱立体敏感性。检测表面波纹深度的阈值,比如悬挂窗帘的折叠,会随着深度调制频率(折叠间距的倒数)减小,在 0.3 周期/度阈值最小(Tyler,1975)。在深度调制频率低于 0.3 周期/度时,立体视觉阈值会升高,并受到视差梯度的限制(深度的最小变化率/目标分离度)。当深度调制频率

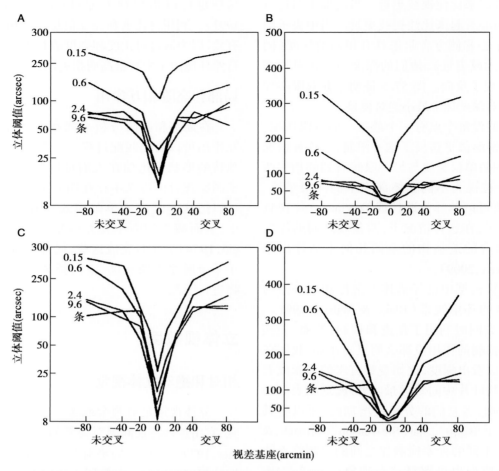

图 57.6 测试刺激和比较刺激之间的深度识别阈值作为对比刺激的视差偏移的函数。每条曲线对应一个带通滤波光条刺激，空间频率在 0.15~9.6 周期/度之间。立体深度对位于同视圆的目标最敏感，阈值随着视差偏移量的增加呈指数性增长。

高于 0.3 周期/度时，立体阈值作为邻近目标的深度平均结果而增加。相似的效应被看作深度点刺激之间的分离（Westheimer，1986；Westheimer & McKee，1979）。其他可以限制空间立体分辨率的因素包括刺激的性质、早期视觉处理中的低通空间滤波器、视觉系统中可用的最小相关窗和相关片中视差为常数的假设（Banks，Gepshtein，& Landy，2004）。

当在中央观察一些分离小于 4' 的孤立目标时，一个目标双眼视差的变化会产生超阈上深度变化或深度偏差。这种深度吸引说明了视差信号的合并。当目标分离超过 4~6' 时，深度偏差会出现在相反的方向上，特征间在深度上相互抗拒。吸引和抗拒也出现在独眼目标（即目标只能通过立体深度，比如一团树叶）（Stevenson，Cormack，& Schor，1991），意味着它们并不是简单单眼位置效应。通过排斥而形成的深度增强可能被认为是一个深度对比现象，这与明度域中的马赫带类似（增强感知的边界对比度），一般认为这

是由侧抑制交互导致的。与马赫带类似的深度扭曲已被证明与垂直位移轮廓之间的水平视差变异有关（Lunn & Morgan，1996）。马赫带已被建模为基于亮度的中心-外周抑制；但是，在视差调谐的感受野中并没有观察到基于视差的中心-外周抑制。相反，空间视差交互可以通过刺激的视差成分间的加权平均决定（Nienborg et al.，2004）。

早期空间滤波器对立体视敏度的影响

立体视敏度依赖于空间大小（空间频率的范围）。在有限范围的空间频率（比如通过两个高斯分布的差异形成窄带亮度刺激，1.75 度）上，立体阈值降低；而当空间频率低于 2.5 周期/度时，立体阈值提高（Schor，Wood，& Ogawa，1984；Smallman & MacLeod，1994；Kontsevich & Tyler，1994）。立体视觉对亮度空间频率的依赖意味着在早期视觉系统通过线性通道处理视差受离散空间频带调制。

立体深度缩放和解释

视网膜角度视差到以头为中心的线性深度间的映射

二维视网膜视差（以角度描述）会引起立体视觉深度。水平视网膜图像视差不足以重建对三维空间深度和方向的感知。相同的水平视网膜图像视差既可以对应手臂长度处的1cm，也可以对应10m远处的1m。它的倾斜度或朝向依赖于它的方位角或者水平离心率。需要额外的信息来把两个视网膜图像的视差映射到以头为中心的空间坐标的绝对深度。对立体深度知觉的解释依赖于对目标相对于头部的距离和方向的估计。

立体深度缩放

在把立体深度变换到以头为中心的坐标系时，涉及的三个独立变量分别是视网膜图像视差、视距和两个观察点（也就是基线或瞳距）在空间中的距离。立体视觉中，两个物体间的线性深度间距和它们的视网膜图像视差模式间的关系可以近似表达为：

$$\Delta d = \eta \times d^2 / 2a \quad (57.1)$$

其中η是以弧度表示的视网膜图像视差，d是视距，$2a$是瞳距，Δd是两个目标之间的线性深度间距；$2a$、d和Δd具有相同的度量单位（比如m）。这个等式说明，为了在绝对距离上知觉深度，视觉系统需要利用瞳孔间距和观察距离的信息。进一步，这个等式也表明，对于固定的视网膜图像视差，对应的线性深度差和视距的平方成正比，即视距可用来把水平视差缩放到线性深度间距。

理解立体倾斜度

表面形状和朝向的视差线索也和目标与头部的相对位置有关（距离和地平经度）。比如，对与面孔平行的表面，当垂直注视时具有相似的水平视网膜视差，而当向右侧注视时，则相对右眼会呈现倾斜模式（比较图57.7表面A和B）。目标距离和方向的信息可以从视网膜外和视网膜线索获得。外侧视网膜线索包括眼转向和水平眼转动位置。基于水平视差和眼睛位置线索，可以对表面朝向或者倾斜进行估计（以头为中心的坐标）。相对垂直轴的水平倾斜面的视网膜图像视差可以通过两个视网膜图像（左/右水平图大小=HSR）水平方

向大小的比率来计算（Ogle，1962；Rogers & Bradshaw，1995）。对于单个表面，倾斜角度和水平视网膜图像视差（HSR）的联合线索、水平注视角度（地平经度，φ）和会聚角度（μ）间的关系，可以用如下等式（Backus et al.，1999）（图57.8）表示：

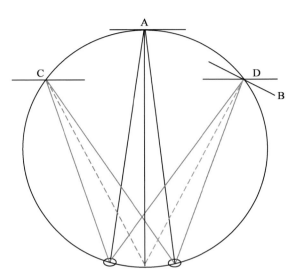

图57.7 A 自上而下的视角对不同位置上几个倾斜表面的投影。表面 A 和 B 为正常注视。它们具有相似的水平视网膜图像视差，然而相对于头部，它们有完全不同的倾斜角度。表面 A 和 C 都有相同的以头为中心的额平行朝向，但是它们具有非常不同的水平视差模式。

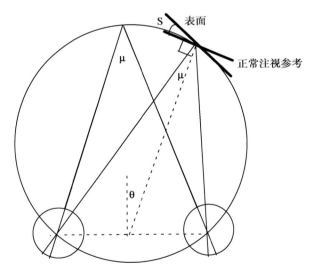

图57.8 Slant$(S) = -\tan^{-1}(1/\mu \ln HSR - \tan\phi)$，除外侧视网膜眼睛位置信号之外，垂直视差线索可以在计算斜面时用于估计目标方位角。垂直视差自然地从注视点中的第三方向出现（Garding et al.，1995；Gillam & Lawergren，1983；Liu，Stevenson，& Schor，1994）（如图57.9）。垂直视差可以描述为两张视网膜图片的垂直大小比率（左/右垂直图像大小 = VSR）（Rogers & Bradshaw，1995）。倾斜角与水平/垂直视网膜视差和会聚角的整合线索在 Backus et al.（1999）给出。

Slant$(S) = -\tan^{-1}(1/\mu \ \ln HSR - \tan\phi)$ （57.2）

Slant$(S) = -\tan^{-1}(1/\mu \ \ln HSR/VSR)$ （57.3）

这是一个典型注视的描述。加入地平经度（φ）会产生相对于前额平行面的倾斜。基于垂直视差进行斜面知觉可以通过如下方式证明：在一只眼睛前放置一个垂直放大镜，会感觉前额平行面出现倾斜（也就是，产生效应）（Ogle，1962）。该效应与通过在同一眼睛前放置水平放大镜产生的斜面正好相反（几何效应）。如果水平和垂直放大镜都以完整放大镜的形式出现在单眼前，倾斜平面不会出现。在偏心注视中，双眼视觉几何会导致目标周围的图像比眼睛附近的图像得到更多的放大（图57.9），这种不等价放大可以为地平经度产生足够线索，从而在偏心注视中产生准确的平行于额部的设置。总而言之，垂直和水平放大提供了足够信息来识别从偏心注视中出现的倾斜平面。

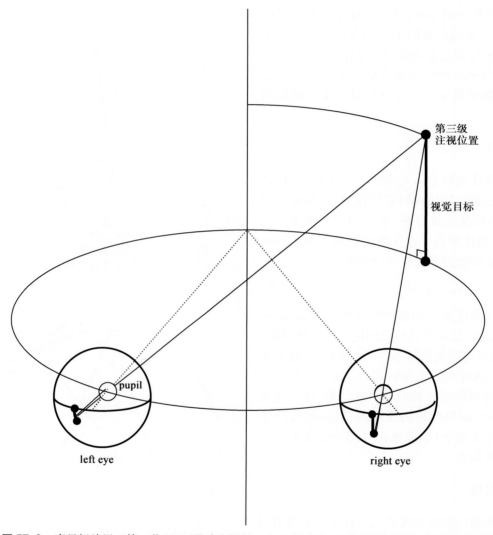

图57.9 当目标放置于第三位置，而眼睛注视另一个方向时，垂直视差会自然出现。目标更接近左眼，左眼的图像也显得更大。垂直视差随着目标地平经度、高度及和观察者的距离的增加而增加。

瞬态和持续立体视觉的时间特性

二阶对比线索定义的目标边界会产生持续和短暂的立体视觉。长时间的呈现小视差（在单一范围内）可以产生持续性立体视觉。瞬态立体视觉有一个短暂的深度印象，它会由短暂呈现的图像引发（Kumar & Glaser，1994），这些图像的视差范围可从感觉融合范围（0.5°）到高度复视值（>8°）刺激。持续和瞬态立体视觉可以通过一阶（亮度）和二阶（对比度）空间信息来刺激形成。瞬态立体视觉比持续立体视觉更依赖于二阶信息。生动的立体深度可以从短暂刺激中感知,即使两张视网膜图像的细节结构有很大差异。对呈现在双眼的纹理属性差异,瞬态系统比持续系统有更广泛的调谐性(也就是,空间频率、朝向、对比度和对比极性)(Edwards, Pope, & Schor, 1999; Schor, Edwards, & Pope, 1998)。比如,呈现几秒后,呈现在一只眼的垂直光栅和呈现在另一只眼的水平光栅看起来会轮流出现(双眼竞争);但是当短暂闪现时,它们可以在深度上同时出现,这是由它们间对比定义的二阶边界的视差所导致的。

同时和顺序立体视觉

视觉系统其中一个主要的功能是提供对我们周围环境的空间感知。一些任务,比如"触碰"或"抓取",包括我们自身间和我们与物体间的运动交互,并且它们需要物体相对于我们自身(以头为中心的坐标系的)位置和物体朝向的信息。立体视觉是我们关于空间布局的主要感觉之一。立体视觉对在两个或多个相邻物体之间的相对视差敏感,这些物体可以同时投影到中心视网膜的高分辨率区域内(Westheimer, 1979a, 1979b)。当目标投射在外周时,立体深度差异更难以进行估计,比如比较分离较远目标的深度时或一次只有一个目标投射到中央凹时。这些条件下的立体视觉深度敏感性要远比当所有目标都投射在中央凹时差(Schor & Badcock, 1985; McKee et al., 1990)。感知不同目标在不同方向中的深度差异要么需要同时在外周看到一些物体(同时立体视觉)或者需要目标在不同时间,被中央注视点高速连续扫视(序列立体视觉, sequential stereopsis)。

在视网膜外周,用于辨别视差的升高阈限会引起较大目标的分离,从而同时性立体视觉能力减弱。在对不同方向上顺序呈现的目标的立体深度进行辨别,也会出现相似的效应(Enright, 1991; McKee et al., 1990)。一个目标视差短暂地投射到中央凹上(150ms),当它消失时,另一个目标视差短暂地呈现在视网膜偏心位置上(期间注视方向保持不变)。任务是比较顺序呈现的两个物体(一次出现一个物体)的深度差异。在稳定注视条件下,大分离目标(>2°)的同时和序列立体视觉有相同的阈限(Enright, 1991; McKee et al., 1990)。阈限随目标偏心率正比增加(Berry, 1948; McKee et al., 1990)。当物体在空间中分离很大时,眼动扫视可以在序列立体倾斜和深度估计任务中均会改善知觉表现(Zhang, Berends, & Schor, 2003)。对分离很远的目标(>5°)间的深度差异的敏感性可以通过序列注视转移(按顺序地将两个

目标投射到中央凹)改善 50% 之多(Enright, 1991; Wright, 1951)。视网膜位置的不确定性会随着视网膜偏心率增加而增加(Levi, Klein, & Aitsebaomo, 1984),并且这种噪声源被认为是目标分离的立体阈限增加的原因(McKee et al., 1990)。

感觉-运动交互

不同位置目标间的序列立体深度比较是以头为中心的坐标表征,立体深度表征依赖于目标相对于头的位置以及水平视网膜视差。特别的,当垂直视差信息比较少时,转向信息对估计目标和头部的目标距离很重要(Brenner & Van Damme, 1998; Wright, 1951; Backus & Matza-Brown, 2003)。极端情况下,转向会精确地将眼睛配准到合适的位置以至于绝对视网膜图像视差减小到 0。然而,因为对齐眼睛传出的信号可以用于估计目标和头部的距离,我们依然可以感知到零视差的序列注视目标之间的深度差异(Brenner & Van Damme, 1998)。立体阈限受眼睛位置感知不确定性(Backus et al., 1999)、每个注视点的持续时间或者停留时间以及序列观察之间的时间延迟(Kumar & Glaser, 1994)等因素的限制。即使小到中度的扫视只要 25～50ms,这也引入了刺激间隔(ISI),在此期间,第一倾斜角的信息可能被丢失或者损坏。通过扫视抑制(在扫视中减少视觉敏感性),ISI 持续时间可以超出扫视的持续时间,这会出现在当视觉方向上的变化更新与眼睛位置突变一致的时候(Matin, 1986)。

时间掩蔽

时间掩蔽(Alpern, 1953)同样会提高序列立体视觉的阈限(Butler & Westheimer, 1978; Tyler & Foley, 1974)。扫视注视转移会产生连续注视目标之间的时间延迟。第二个刺激开始的瞬间可以掩蔽第一个刺激(向后掩蔽),反之亦然,特别是当两个刺激有很大的纹理表面时(Kahneman, 1968)会更明显。向后掩蔽会影响对随机点模式似动的敏感性(Braddick, 1973)。Butler 以及 Westheimer(1978)提供了一个向后掩蔽的立体视觉例子。他们发现在立体测试刺激呈现后100ms,立体阈限会被邻近的轮廓提升。当掩蔽和立体刺激有相同视差时,时空掩蔽效应最大。当掩蔽的视差与刺激视差相差仅 15 弧秒时,掩蔽效应会减小一半。

深度运动

当我们在空间中向一个静止的物体移动时,比如

坐在车上靠近停车标志,我们有很多线索,包括大小和视差的改变,来对这一运动进行估计。在立体深度中感知运动的时间限制可以使用正弦时间变异的视差深度幅度来计量。立体系统具有低通时间响应函数,在高于2Hz的时间频率时深度运动会减弱(Nienborg et al.,2005)。相反的,亮度定义轮廓的侧运动可以在更高时间频率(>20Hz)被感知到。立体系统的有限时间频率响应来自两个单眼图像视差间的互相关过程(见第28章视差能量模型)。这一过程包括计算双眼相关前的对单眼成分的时间带通滤波;这一滤波限制了视差编码神经元(从初级视觉皮层开始)的时间分辨率(Nienborg et al.,2005)。

结论

空间知觉基于视觉系统感知到的各种信息源。对方向、距离、表面形状和朝向,物体体积的知觉可从单眼信息源获得,包括运动视差、相对大小、纹理梯度、景观线索和刺激重叠(部分遮蔽),也可以从视网膜图像视差(立体视差)的双眼来源获得。立体视觉已经被用来探索视觉系统的空间分辨率阈限;用来探索三维空间信息如何在大脑中表征;用来理解知觉系统如何削减信息量到一个可操控的水平,以及如何通过引入生态推断(背景线索)和计算策略来减少信息二义性。

视差自身是一个模糊的深度线索,因为它是基于视网膜或眼睛中央坐标的角度表征。为了产生深度感知,它必须被变换到以头为中心的坐标系,并且使用方向和距离的信息来进行缩放,从而理解相对深度幅度和深度顺序。目前,视觉媒体领域做出了很多努力来对真实的视觉空间进行可视化。自然或者真实世界场景视角包括大量用于深度表征的一致线索,包括双眼视差、阴影以及在大多数情况下以高保真显示的透视;然而,其他一些线索则不能。目前,模拟深度的平面视觉呈现包括不一致的深度线索,比如模糊和运动的视差。固定的屏幕距离为视网膜图像聚焦提供了一个恒定的散焦线索,然而双眼视差在模拟场景中具有广泛的作用。观察者的运动无法产生一致的运动视差线索,并且离轴视角具有不正确的视野扭曲。一个重要的问题是需要多少信息来形成一个真正的深度场景(Banks et al.,2008)?该问题就像打印行业中要决定多小的带宽可以产生可接受的印刷。目前的研究包括各种聚焦线索;当聚焦线索与空间和时间上不同的视差线索一致,立体视觉会变得更快而且更准确。剩下的问题是我们还需要多少其他线索来产生大多数人都可以接受的深度场景。毫无疑问,对不同的应用,会有不同的答案。取决于观察者的数目、观察距离的范围、偏心观察角和在游戏和医学分析涉及的任务。但有一件事是明确的:立体深度会是未来视觉显示应用中的一个主要成分。

参考文献

Alpern, M. (1953). Metacontrast. *Journal of the Optical Society of America, 43*, 648–657.

Backus, B. T., Banks, M. S., van Ee, R., & Crowell, J. A. (1999). Horizontal and vertical disparity, eye position, and stereoscopic slant perception. *Vision Research, 39*, 1143–1170.

Backus, B. T., & Matza-Brown, D. (2003). The contribution of vergence change to the measurement of relative disparity. *Journal of Vision, 3*, 737–750.

Badcock, D. R., & Schor, C. M. (1985). Depth-increment detection function for individual spatial channels. *Journal of the Optical Society of America. A, Optics and Image Science, 2*, 1211–1215.

Bahill, A. T., Clark, M. R., & Stark, L. (1975). The main sequence, a tool for studying human eye movements. *Mathematical Biosciences, 24*, 191–204.

Banks, M. S., Akeley, K., Hoffman, D. M., & Girshick, A. R. (2008). Consequences of incorrect focus cues in stereo displays. *Journal of the Society for Information Display, 24*, 7.

Banks, M. S., Gepshtein, S., & Landy, M. S. (2004). Why is spatial stereoresolution so low? *Journal of Neuroscience, 24*, 2077–2089.

Banks, M. S., van Ee, R., & Backus, B. T. (1997). The computation of binocular visual directions: Re-examination of Mansfield and Legge. *Vision Research, 37*, 1605–1610.

Berry, R. N. (1948). Quantitative relations among vernier, real depth and stereoscopic depth acuities. *Journal of Experimental Psychology, 38*, 708–721.

Blake, R., & Wilson, H. R. (1991). Neural models of stereoscopic vision. *Trends in Neurosciences, 14*, 445–452.

Braddick, O. (1973). The masking of apparent motion in random-dot patterns. *Vision Research, 13*, 355–369.

Brenner, E., & Van Damme, W. J. M. (1998). Judging distance from ocular convergence. *Vision Research, 38*, 493–498.

Butler, T. W., & Westheimer, G. (1978). Interference with stereoscopic acuity: Spatial, temporal and disparity tuning. *Vision Research, 18*, 1387–1392.

Cogan, A. I., Konstevich, L. L., Lomakin, A. J., Halpern, D. L., & Blake, R. (1995). Binocular disparity processing with opposite-contrast stimuli. *Perception, 24*, 33–47.

DeAngelis, G. C., Cumming, B. G., & Newsome, W. T. (1999). A new role for cortical area MT: The perception of stereoscopic depth. In M. S. Gazzaniga (Ed.), *The new cognitive neurosciences* (pp. 305–314). Cambridge, MA: MIT Press.

Dengler, B., & Kommerell, G. (1993). Stereoscopic cooperation between the fovea of one eye and the periphery of the other eye at large disparities. Implications for anomalous retinal correspondence in strabismus. *Graefes Archive for Clinical and Experimental Ophthalmology, 231*, 199–206.

Edwards, M., Pope, D. R., & Schor, C. M. (1999). Orientation tuning of the transient-stereopsis system. *Vision Research, 39*, 2717–2727.

Enright, J. T. (1991). Exploring the third dimension with eye movements: Better than stereopsis. *Vision Research, 31,* 1549–1562.

Erkelens, C. J., & van Ee, R. (1997). Capture of the visual direction of monocular objects by adjacent binocular objects. *Vision Research, 37,* 1193–1196.

Erkelens, C. J., & van Ee, R. (1998). A computational model of depth perception based on head-centric disparity. *Vision Research, 38,* 2999–3018.

Frisby, J. P., & Mayhew, J. E. W. (1980). Spatial frequency tuned channels: Implications for structure and function from psychophysical and computational studies of stereopsis. *Philosophical Transactions of the Royal Society of London, 290,* 95–116.

Gamlin, P. D., & Yoon, K. (2000). An area for vergence eye movement in primate frontal cortex. *Nature, 407,* 1003–1007.

Garding, J., Porrill, J., Mayhew, J. E., & Frisby, J. P. (1995). Stereopsis, vertical disparity and relief transformations. *Vision Research, 35,* 703–722.

Geiger, D., Landendorf, B., & Yuille, A. (1995). Occlusions and binocular stereo. *International Journal of Computer Vision, 14,* 211–226.

Gillam, B. J., & Lawergren, B. (1983). The induced effect, vertical disparity and stereoscopic theory. *Perception & Psychophysics, 34,* 121–130.

Harris, J., & Wilcox, L. M. (2009). The role of monocular visible regions in depth and surface perception. *Vision Research, 49,* 2666–2685.

Helmholtz, H. von. (1962). *Handbuch der Physiologischen Optik* (3rd ed.), J. P. C Southall, Trans. Menasha, WI: Optical Society of America (original work published 1909).

Hering, E. (1861). *Beiträge zur Physiologie* (Vol. 5). Leipzig: Engelmann.

Hering, E. (1868). *Die Lehre vom binokularen Sehen.* Leipzig: Verlag Von Wilhelm Engelmann.

Hess, R. F., & Wilcox, L. M. (1994). Linear and non-linear filtering in stereopsis. *Vision Research, 34,* 2431–2438.

Howard, I. P. (1982). *Human visual orientation.* Chichester: Wiley.

Julesz, B. (1971). *Foundations of cyclopean perception.* Chicago: University of Chicago Press.

Kahneman, D. (1968). Method, findings, and theory in the study of visual masking. *Psychological Bulletin, 70,* 404–425.

Kontsevich, L. L., & Tyler, C. W. (1994). Analysis of stereo thresholds for stimuli below 2.5c/deg. *Vision Research, 34,* 2317–2329.

Kumar, T., & Glaser, D. A. (1994). Some temporal aspects of stereoacuity. *Vision Research, 34,* 913–925.

Levi, D. M., Klein, A., & Aitsebaomo, P. (1984). Detection and discrimination of the direction of motion in central and peripheral vision of normal and amblyopic observers. *Vision Research, 24,* 789–800.

Liu, L., Stevenson, S. B., & Schor, C. M. (1994). A polar coordinate system for describing binocular disparity. *Vision Research, 34*(9), 1205–1222.

Lunn, P. D., & Morgan, M. J. (1996). The analogy between stereo depth and brightness. *Perception, 24,* 901–904.

Mann, V. A., Hein, A., & Diamond, R. (1979). Localization of targets by strabismic subjects: Contrasting patterns in constant and alternating suppressors. *Perception & Psychophysics, 25,* 29–34.

Marr, D., & Poggio, T. (1976). Cooperative computation of stereo disparity. *Science, 194,* 283–287.

Matin, L. (1986). Visual localization and eye movements. In K. R. Boff, L. Kaufman, & J. P. Thomas (Eds.), *Handbook of perception and human performance; Vol. 1: Sensory processes and perception* (pp. 1–40). New York: Wiley-Interscience.

McKee, S. P., Welch, L., Taylor, D. G., & Bowne, S. F. (1990). Finding the common bond: Stereoacuity and the other hyperacuities. *Vision Research, 30,* 879–891.

Mitchison, G. J., & McKee, S. P. (1987). The resolution of ambiguous stereoscopic matches by interpolation. *Vision Research, 27,* 285–294.

Nakayama, K., Shimojo, S., (1992) Experiencing and perceiving visual surfaces. *Science, 257,* 1357–1363.

Nienborg, H., Bridge, H., Parker, A. J., & Cumming, B. G. (2004). Receptive field size in V1 neurons limits acuity for perceiving disparity modulation. *Journal of Neuroscience, 24*(9), 2065–2076.

Nienborg, H., Bridge, H., Parker, A. J., & Cumming, B. G. (2005). Neuronal computation of disparity in V1 limits temporal resolution for detecting disparity modulation. *Journal of Neuroscience, 25*(44), 10207–10219.

Ogle, K. N. (1956). Stereoscopic acuity and the role of convergence. *Journal of the Optical Society of America, 46,* 269–273.

Ogle, K. N. (1962). Spatial localization through binocular vision. In H. Davson (Ed.), *The eye* (Vol. 4, pp. 271–324). New York: Academic Press.

Papathomas, T. V., & Julesz, B. (1989). Stereoscopic illusion based on the proximity principle. *Perception, 18,* 589–594.

Pizlo, Z. (2001). Perception viewed as an inverse problem. *Vision Research, 41,* 3145–3161.

Ramachandran, V. S., Cobb, S., & Levi, L. (1994). The neural locus of binocular rivalry and monocular diplopia in intermittent exotropes. *Neuroreport, 5,* 1141–1144.

Rogers, B. J., & Bradshaw, M. F. (1995). Disparity scaling and the perception of frontoparallel surfaces. *Perception, 24,* 155–179.

Schor, C. M., & Badcock, D. (1985). A comparison of stereo and vernier acuity within spatial channels as a function of distance from fixation. *Vision Research, 25,* 1113–1119.

Schor, C. M., Edwards, M., & Pope, D. (1998). Spatial-frequency tuning of the transient-stereopsis system. *Vision Research, 38,* 3057–3068.

Schor, C. M., Edwards, M., & Sato, M. (2001). Envelope size tuning for stereo-depth perception of small and large disparities. *Vision Research, 41,* 2555–2567.

Schor, C. M., & Tyler, C. W. (1981). Spatio-temporal properties of Panum's fusional area. *Vision Research, 21,* 683–692.

Schor, C. M., Wood, I. C., & Ogawa, J. (1984). Spatial tuning of static and dynamic local stereopsis. *Vision Research, 24,* 573–578.

Smallman, H. S., & MacLeod, D. I. (1994). Size-disparity correlation in stereopsis at contrast threshold. *Journal of the Optical Society of America. A, Optics, Image Science, and Vision, 11,* 2169–2183.

Stevenson, S., Cormack, L., & Schor, C. M. (1989). Hyperacuity, superresolution, and gap resolution in human stereopsis. *Vision Research, 29,* 1597–1605.

Stevenson, S. B., Cormack, L. K., & Schor, C. M. (1991). Depth attraction and repulsion in random dot stereograms. *Vision Research, 31,* 805–813.

Timney, B., & Keil, K. (1999). Local and global stereopsis in the horse. *Vision Research, 39,* 1861–1867.

Tyler, C. W. (1975). Spatial organization of binocular disparity sensitivity. *Vision Research, 15,* 583–590.

Tyler, C. W., & Foley, J. M. (1974). Stereomovement suppression for transient disparity changes. *Perception, 3,* 287–296.

van Ee, R., Adams, W. J., & Mamassian, P. (2003). Bayesian modeling of cue interaction: Bistability in stereoscopic slant perception. *Journal of the Optical Society of America. A, Optics, Image Science, and Vision, 20,* 1398–1406.

Weiler, J. A., Maxwell, J. S., & Schor, C. M., (2007). Illusory contrast-induced shifts in binocular visual direction bias saccadic eye movements toward the perceived target position. *Journal of Vision, 7,* 1–18. doi: 10.1167/7.5.3.

Westheimer, G. (1979a). Cooperative neural processes involved in stereoscopic acuity. *Experimental Brain Research, 36,* 585–597.

Westheimer, G. (1979b). The spatial sense of the eye. *Investigative Ophthalmology & Visual Science, 18,* 893–912.

Westheimer, B. (1986). Spatial interaction in the domain of disparity signals in human stereoscopic vision. *Journal of Physiology, 370,* 619–629.

Westheimer, G., & McKee, S. P. (1979). What prior uniocular processing is necessary for stereopsis? *Investigative Ophthalmology & Visual Science, 18,* 614–621.

Wheatstone, C. (1838). Contributions to the physiology of vision—Part the first. On some remarkable, and hitherto unobserved, phenomena of binocular vision. *Philosophical Transactions of the Royal Society of London, 128,* 371.

Wilcox, L. M., & Hess, R. F. (1997). Scale selection for second-order (non-linear) stereopsis. *Vision Research, 37,* 2981–2992.

Wilson, H. R., Ferrera, V. P., & Yo, C. (1991). A psychophysically motivated model for two-dimensional motion perception. *Visual Neuroscience, 9,* 79–97.

Wright, W. D. (1951). The role of convergence in stereoscopic vision. *Proceedings of the Physical Society of London B, 64,* 289–297.

Zhang, Z., Cantor, C., & Schor, C. M. (2010). Perisaccadic stereo depth with zero retinal disparity. *Current Biology, 20,* 1176–1181.

Zhang, Z., Edwards, M., & Schor, C. M. (2001). Spatial interactions minimize relative disparity between adjacent surfaces. *Vision Research, 41,* 2995–3007.

Zhang, Z. L., Berends, E. M., & Schor, C. M. (2003). Thresholds for stereo-slant discrimination between spatially separated targets are influenced mainly by visual and memory factors but not oculomotor instability. *Journal of Vision, 3,* 710–724.

第58章 双眼竞争新进展

Randolph Blake

双眼竞争是一种内源的、由于双眼不同刺激引发的内在的、不可预测的知觉波动,一直在困扰我们。事实上,自从本书第一版有关双眼竞争的章节出版后,有关双眼竞争的文章数量正呈现出爆炸性增长(Blake,2004):按照谷歌学术搜索,过去8年标题中出现"双眼竞争"的文章共发表427篇。另外,我们注意到这一领域出现新主题,同时一些旧争论也正在被解决。本章将会对双眼竞争领域最新的经验和理论发展进行综述,并指出这一领域中存在的不一致现象和有待解决的困惑。本章重点关注本书自2004年第一版问世以来过去8年里发表的工作。最近的几篇有关双眼竞争的综述可以让读者迅速了解这一领域的现状(Alais,2012;Blake & Wilson,2011;Blake & O'Shea,2009)。

竞争动力学

传统双眼竞争通常涉及在较长的观看时间内双眼呈现不同的单眼图像。除了在开始的短暂时间内,两个刺激可能同时占据主导地位外,大部分时间只能感知到两个刺激中的一个(即排它优势),此外在状态转换的短暂期间内会出现混合优势性。下面的小节综述有关影响竞争动力学的一些因素,从排它优势初始出现时开始。

在双眼竞争中什么决定了初始优势权?

初始优势对两个竞争刺激的强度非常敏感,两者中更强的一方几乎总是在最开始的时候占优势地位(Song & Yao,2009)。即使当两个竞争刺激在强度上大小相等时,通过在竞争刺激出现前,通过将注意力集中在其中一个刺激上,可使该刺激获得初始优势(Chong & Blake,2006;Mitchell, Stoner, & Reynolds,2004),这可能是由于注意有效地增强了刺激之间的对比(Carrasco, Ling, & Read,2004)。当两个竞争目标中的其中一个是可以提高并发视觉搜索任务效率的隐式线索时,该目标也会获得初始优势,即便观察者并没有感觉到任务的显著性(Chopin & Mamassian,

2010),该效应也依然会出现。令人惊讶的是,刺激在竞争初始的优势倾向随视野位置不同,具有稳定的区域偏向模式,而且具有个体差异(Carter & Cavanagh,2007)。这些区域初始偏向对竞争目标的亮度对比的不平衡性非常敏感;当双眼目标调整为等亮度时,对局部眼睛优势的强依赖性在一些观察者中会变得非常明显(Stanley, Carter, & Forte,2011)。在具有初始偏向的所有例子中,初始偏向均不会影响刺激的后续竞争,即初始偏向只发生在初始阶段,暗示在竞争初始和后续的竞争具有不同过程(e. g., Mamassian & Goutcher,2005;Kalisvaart, Rampersad, & Goossens,2011)。有关这一话题的全面综述,可以参考 Stanley, Carter, & Forte,2011。

另一个决定初始优势的因素是,竞争开始前一瞬间双眼的刺激情况。早在数十年前,我们就已知道先验刺激会引起初始偏向,比如对一只眼刺激的适应,会使未适应刺激具有初始优势(Blake & Overton,1979;Wade & de Weert,1986;Walker & Powell,1979)。Pelekanos 及其同事(2012)发现即便适应刺激(比如,某个人的面孔)在物理上不同于竞争刺激,只要适应刺激与两个竞争刺激(也就是,另一个人的面孔)的其中一个类别相关时,这一偏向效应也依然出现。当然,这并不很让人惊讶,因为不同面孔中包含很多共同特征,特别是那些初期视觉特征。另外,当适应和竞争刺激是有意义的复杂图像时(比如面孔),适应造成的初始偏向效应会超出适应的视网膜区域;然而当这些刺激是简单的光栅时,适应效应则会严格遵守视网膜拓扑(van Boxtel, Alais, & van Ee,2008)。Pelekanos 等人也发现当适应刺激是一个与两个竞争刺激的其中一个有关的单词(比如"face")时,适应性在最初优势性上没有效应,这意味着最初优势性包含高级过程的影响,物体需要表征在时空框架上。在相似情形中给定竞争目标的最初优势性也会通过建立在与一个竞争刺激一致而不是另一个立即出现的刺激一致的视觉背景(在竞争出现之前)而引起偏见(Denison, Piazza, & Silver,2011)。但是无论采用了怎样的特殊操作,最初优势性的偏见效应似乎只在竞争开始之前、观察者对出现刺激觉察时才有效，而不会出现在当刺激由于视觉拥挤而使得观察者不可见时发生（Hancock, Whitney, & Andrews, 2008）。

一个可以提高竞争刺激初始优势的可靠性方法是首先呈现一个竞争刺激，然后紧接着呈现另一只眼的刺激（如图58.1A）。这种呈现方式称为闪光抑制，它可以可靠地提升两个刺激中第二个刺激的优势（Wolfe, 1984）。可以认为对第一个呈现的刺激施加了适应影响，尽管这时刺激的引导时间很短，充其量只能引发很小的适应性。闪光适应已被广泛用于控制两个不同的单眼刺激中的一个刺激的初始优势，包括在心理物理（比如，Brascamp & Blake, 2012）、fMRI（Lee, Blake, & Heeger, 2007）和神经心理等不同领域的研究中（Keliris, Logothetis, & Tolias, 2010）。也有人持反对意见，认为闪光抑制在本质上不同于传统双眼竞争，因为对初始刺激的抑制来源于双眼间的掩蔽，而不是对潜在竞争的抑制（比如，Turvey, 1973）。但是，事实上，现在有心理物理学证据表明竞争抑制和双眼掩蔽可能具有相同的神经机制（Baker & Graf, 2009a；van Boxtel, van Ee, & Erkelens, 2007）。

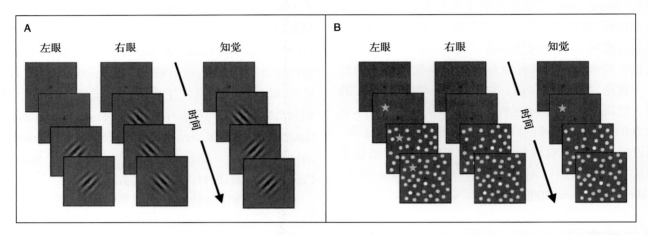

图58.1 两种引发可预测双眼抑制状态技术的示意图。（A）闪光抑制。右眼和左眼的刺激模式出现的初始时间轻微差一点会使第二个出现的模式成为初始优势模式。如果继续观看两个模式，优势模式将回到典型的双眼竞争状态，无法预测它们间的更替；换句话说，闪光抑制只可以提升某个模式的初始优势。（B）一般性闪光抑制。初始单眼优势性图形（星号处）很快被大量"伪装"元素（白色圆圈）组成的双眼刺激所抑制，这些"伪装"元素随机分布在除单眼图及其附近的任何位置。尽管另一只眼中没有竞争成分，但是在伪装元素出现后，视野中的图像还是会被抑制几秒。移动的伪装元素（只要避免覆盖单眼图位置）会产生更强的抑制效应。

在Wolfe的闪光抑制技术的一个变种中，可以在近中心凹处呈现一个单眼刺激，然后快速呈现双眼图像，该图像在另一眼目标位置是空白的（图58.1B）。尽管在两只眼睛对应的区域存在明显的双眼间的冲突，单眼目标仍会从我们的知觉中消失几秒，在目标实际存在的位置留下一个空白区域（Wilke, Logothetis, & Leopold, 2003）。这一变种被称为一般闪光抑制。和原始闪光抑制类似，一般闪光抑制也非常依赖刺激序列的出现时刻；此外，一般闪光抑制还依赖于在单眼刺激外侧边界和空白区域边缘之间的空间距离。这一技术对于探测另一只眼对应区域不出现竞争刺激的抑制非常有用；其中一个应用是基于视网膜拓扑定义的体素进行脑成像研究。

可使一个竞争刺激获得优势的另一种有效方式是，在特定刺激获得优势时，立刻关闭双眼刺激输入，等待几秒之后再次呈现双眼竞争刺激，这可能会使先前占优势的刺激再次占优势地位，好像视觉系统记住了上一个观看片段中的优势刺激（Brascamp et al., 2009a；Leopold et al., 2002）。基于最优的间隔呈现时间，这种竞争初始的强制优势可以一次持续几分钟。值得注意的是，这种稳定初始优势刺激的技术，只在恢复刺激和停止前刺激相同时才会有效；重复交换双眼的竞争刺激会使得一个眼睛中的刺激保持优势，从而改变两个竞争刺激在优势上的交替性（Chen & He, 2004）。Pearson和Brascamp（2008）对这一稳定技术以及影响其效率的因素进行了全面的综述。

扩展视野的竞争交替

当然，任何人都知道，当观看竞争模式一段时间之后会发生什么：对两个刺激的知觉优势的更替在时间上会变得不可预测，就是说竞争交替不是严格周期性的（比如，Brascamp et al., 2005）。交替频率会随着被试年龄增加而下降（Hudak et al., 2011；Ukai, Ando, & Kuze, 2003），但是在任何特定年龄段中，知觉优势交替频率存在着很大的个体差异（Carter & Pettigrew, 2003；Hancock et al.，2012；Miller et al.，2010）。交替频率的个体差异与眼动扫视的频率（Hancock et al.，2012）和其他类型的双稳性视觉中的交替频率呈现相关（Carter & Pettigrew，2003）。双生子研究指出交替率有很强的遗传成分，这暗示竞争动力学可能受特殊神经传递系统的控制（Carter et al.，2005a）。

本书2004年版的双眼竞争章节对影响优势和抑制持续的刺激特性进行了总结（比如，对比），这些属性支配着竞争的动态性。从那至今，在这方面并没有获得任何新发现，但是在理解竞争交替决定因素方面，有了一些进展。其中之一是逐渐意识到在竞争期间，生态约束一直内嵌在支配竞争的过程中（Ooi & He，2005，2006）。一个很简单但有说服力的例子是地板纹理表面要比天花板的纹理表面具有更高的初期优势，即便两个竞争目标的低层次图像性质完全相同（Ozkan & Braunstein，2009）。这种地板偏见来源于陆地生物以地面和以地面上静止物体为导向的天性（Gibson，1950）。由自然场景统计量影响竞争动力学的一个更直接的例子由Baker和Graf（2009b）提供，该研究发现当给定竞争刺激的幅度谱和相位谱与自然图片相匹配时，其初始优势将会达到最大（如图58.2A，B）。这些发现解释了为什么一个可识别物体（比如面孔和房子）的图片是更稳健的竞争目标，而它们的相位打乱对应物和一维光栅的稳健性则差很多（Alais & Melcher，2007）。

有关竞争动力学的刺激决定因素方面的第二个提高是，Lankheet（2006）使用反向相关来追踪刺激强度的波动，它们的刺激由两个一致性不同的随机点运动阵列构成。通过回顾优势转换时间，两个运动阵列的一致性强度在双眼中随着时间被独立地随机调节。从而，Lankheet可以优势转换和两个刺激间信号强度差异的相关。正如图58.3结果所示，在优势转换之前的一瞬间，抑制眼刺激的运动一致性有所增加，而优势眼刺激的一致性则有所减少。换句话说，相对刺激强度受两个运动阵列间竞争相互的调节。基于一个集成了侧抑制和左右眼的选择性神经适应的模型，Lankheet可以模拟由这些刺激产生的不规则的优势持续时间。Lankheet的发现巧合地与最近一些结果一致，这些结果发现竞争状态转换倾向于出现在视网膜图像瞬变后，包括那些伴随的扫视（van Dam & van Ee，2006）。

几乎同时，Kim，Grabowecky和Suzuki（2006）完成了一个优美的实验和计算分析，来研究竞争动力学中的随机共振现象。他们使用的竞争模式受两个模式反相位的、弱而有周期性的对比调制，这些弱调制的频率在一个大范围内变化。Kim及其同事认为，如果内在的、基于噪声的动力学与知觉切换有关，那么当调制频率与内在动力学匹配时，外在调制会加强这一过程；从而，随机共振会在优势持续时间柱状图上（调制频率整数倍处）出现波峰，当调制频率与自发感知切换平均频率匹配时，变异系数会最小。事实上，

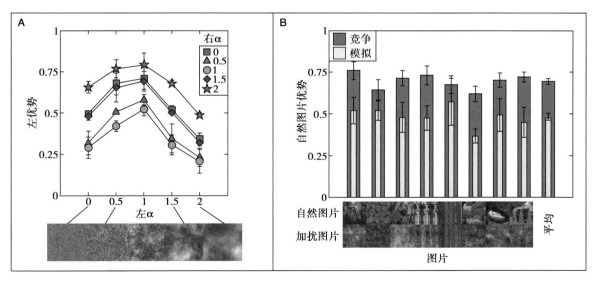

图58.2 幅度和相位谱以及自然场景的谱特性匹配的图像在竞争中具有优势。（A）竞争图像的优势性变异（在整个观察时间中优势时间百分比）。这里竞争图像是由幅度谱随参数变化的静态噪声组成。不同噪声刺激由斜率参数α指明（α=1表示最接近自然图片的谱斜率）。（B）相对相位扰乱刺激，自然图片在竞争中的优势。黑灰柱状图对应自然图片的优势值；浅灰柱状图对应控制条件，该条件排除了基于识别的偏见。直方图下显示了示例图像（已获得Baker & Graf，2009b的同意。实验中使用了这些图片的有色版本）。

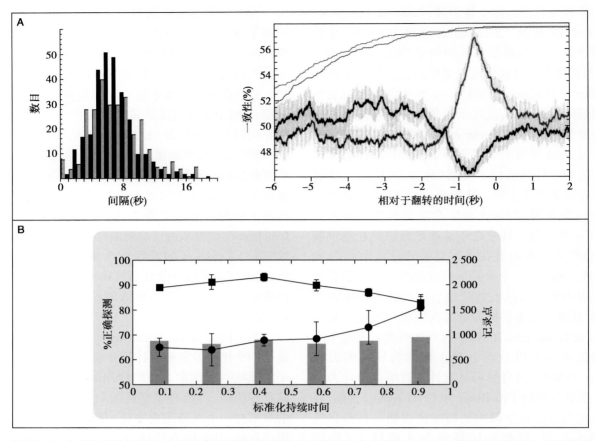

图 58.3　由反向相关(平面 A)和敏感探测得到的优势和抑制相位的微结构。(A)左侧图显示的是左右眼看到的竞争运动刺激的优势持续时间的频率分布。右侧图显示的是双眼运动刺激一致性随时刻随机变化的情况,图中时间已和竞争状态切换时刻对齐(通过水平轴上的 0 来指出)(原图来自 Lankheet,2006,略作修改,得到了作者和出版商同意)。(B)空间迫选任务的正确率变异。图中,探测出现在一个优势模式时为实心方块,而探测出现在抑制模式时为实心圆圈。图中表现得分的绘制是相对于竞争状态的切换(状态变化在水平轴上与值 1.0 一致)。直方图指出与每个数据点对应的观察数目(原图来自 Alais et al.,2010a,已获得第一作者和出版商 Elsevier 的同意)。

这正是他们观察到的现象,并且他们进一步使用计算模拟来推断内部噪声的幅度和位置,从而评估噪声是如何集成进各种现存的双眼竞争神经模型。

　　另一个值得注意的进展是 Pastukhov 和 Braun(2011)引入了一种有前景的统计指标,称为累积历史,可用来分析竞争中连续状态的顺序依赖性。这个指标建立在泄漏积分器(leaky integrator)的数学概念上,假设特定刺激先验优势的影响随效应指数下降。累积历史的测量建立在两个互相切换的感知状态上,并且序列的线性相关系数被用来识别产生最高相关的时间常数。这一分析能够检测到常规方法无法检测到的顺序依赖性;此外,累积历史可以可靠地预测即将到来的优势持续时间。Pastukhov 和 Braun 构建了一个令人信服的例子,说明时间常数反映了优势期间适应的建立。与这一推测有关的是 Alais 及其同事的研究结果,他们关注在整个优势和抑制期状态中多

个时间点上的视觉敏感性变化(Alais et al.,2010a)。通过使用反向相关从变换开始逐步向后分析测试探测的敏感性,他们可以在优势期和抑制期的不同时间点记录视觉敏感度的变化,其中的一个例子如图58.3B 所示。反向相关分析找到的敏感性的互补变化与视觉适应性的逐步变化会引发逆转的观点一致,也与很多双眼竞争的神经模型一致(参阅综述 Roumani & Moutoussis,2012),还和 Pastukhov 与 Braun 的累积历史指数一致。

　　数十年前我们就已知道,空间交互在双眼竞争中扮演着重要角色(比如,Fukuda & Blake,1992),但这方面新的示例仍在持续不断被发现。比如,包含移动轮廓的双眼竞争圆环的优势稳健依赖于周围没有参加竞争的环的出现和移动方向(Paffen et al.,2004);在朝向和颜色中也发现了相似的中心/外周交互(Paffen et al.,2006)。Pearson 和 Clifford(2005)发现

了一个特别有意思的、和双眼竞争有关的空间效应。他们创造了混合竞争刺激,包括三个并列区域,每个包括不同的竞争形式:传统双眼竞争、闪烁和交换竞争(Logothetis, Leopold, & Sheinberg, 1996)以及单眼竞争(Breese, 1899)。在每个区域内的特定朝向的竞争轮廓倾向于在它们的优势和抑制上同步,从而对整个合成物产生单一知觉。这种模式一致性暗示这些不同形式竞争的神经机制上存在可靠的空间交互。Alais 等人(2006)也提供了很强的证据来支持这种交互;无论在竞争中这些组效应的神经基础是什么,看起来胼胝体在提升垂直中线组水平中扮演了一个重要角色,因为没有证据表明在裂脑人中能存在优势协调,除非所有竞争目标都投影在相同半视野上(O'Shea & Corballis, 2005)。

通过在当前抑制刺激中(Blake, Westendorf, & Fox, 1990)或者在刺激出现的背景中(Kanai et al., 2005)引入一个短而强的增量,可以对知觉优势的不可预测变化进行干预。这种视觉瞬态改变会立即把之前的抑制刺激转变为优势刺激。另外,如果瞬态改变限制在一个大抑制刺激中的一个小区域,其效应会传播到整个刺激,产生一个类似于波的优势传播(Arnold, James, & Roseboom, 2009; Wilson, Blake, & Lee, 2001),而且其速度可以被实际刺激运动所影响(Knapen, van Ee, & Blake, 2007)。对双眼刺激施加适当的逆相位时刻脉冲,我们可以针对两个刺激设定可预测的优势波动(Kang, Heeger, & Blake, 2009)。优势和抑制的行波可以通过神经环路建模,环路中侧抑制会沿着周围感受野神经元传播(Wilson, Blake, & Lee, 2001;对该模型的改进请参阅 Kang et al., 2010 和 Bressloff & Webber, 2012)。这种触发程序的一个变种会导致初始优势刺激中出现抑制行波,抑制传播会远远超出双眼竞争区域(Maruya & Blake, 2009)。即使没有视觉瞬间改变,一个刺激从抑制到优势的自发转换倾向于发生在刺激强度最强的位置(Paffen, Naber, & Verstraten, 2008; Stuit, Verstraten, & Paffen, 2010),并且即使在竞争刺激中没有局部热点,不同个体表现出可靠的内源支配热点,转换很可能发生在这些热点中(van Ee, 2011)。

正如上文所述,当观看竞争刺激时,时常会知觉到混合优势刺激,特别是竞争更强的刺激。Alais 和 Melcher(2007)发现当竞争刺激是简单一维的光栅时,而不是那些如房子或面孔的可以识别的复杂刺激时,混合优势出现的概率会更大。由于物体更容易维持它们的全局一致性,这些作者推测,这可能会通过自

上而下的反馈信号影响早期阶段的局部特征整合。另一个影响混合优势出现可能的因素是观察时间:随着观察时间变长,混合状态的发生概率会大大增加(包括对于房子和面孔的刺激而言),并且这些混合优势状态不会减弱,除非观察者有机会看到匹配的竞争刺激来重置它们的初始状态(Klink et al., 2010)。这一发现,与其他发现(Lunghi, Burr, & Morrone, 2011)一起揭示了一种目前还未认识到的双眼竞争神经机制的无意识的、短期经验可塑性。

竞争动力学自上而下的影响

我们在 2004 年版的双眼竞争章节中提出,现在是时候探索自上而下因素,比如知识、意义和感情突显性对双眼竞争动力学的影响,特别是已有证据表明这种自上而下的影响发生在很多视知觉现象中(比如,Carrasco, Ling, & Read, 2004; Schyns & Oliva, 1999)。和我们期望的一样,在过去 8 年中,这一方向逐渐变成了双眼竞争研究中的焦点。以下是这些工作中一些吸引人,但偶尔又令人迷惑的发现:

- 在旁边来回移动计算机鼠标,会导致双眼竞争中相对于这一动作镜像运动的视觉物体具有优势,比如整体随着时间往复旋转,并且这一自发运动同时影响优势持续时间和抑制持续时间(Maruya, Yang, & Blake, 2007)。

- 想象一个特定的视觉模式,会影响它在随后竞争过程中的优势,这一结果暗示心理图像的形成和保留过程会在竞争优势处理层次影响刺激的神经表征(Pearson, Clifford, & Tong, 2008)。

- 特定类型的冥想(涉及集中注意的"单点"冥想)可以大大减弱竞争切换,至少在熟练掌握冥想技巧的僧侣被试上是这样(Carter et al., 2005b)。竞争切换的减弱可能与和冥想有关的前额皮层活动调制有关(Lutz et al., 2004),并且与双眼竞争的状态切换有关(Knapen et al., 2011; Lumer, Friston, & Rees, 1998)。

- 相对那些不会引发情绪的图片,情绪唤醒(包括正性和负性)图片在竞争中的支配时间会更长,即使两种类型图片的低级图像性质是相似的(Sheth & Pham, 2008)。当观察者追踪中性面孔和情绪表达面孔的竞争切换时,可以得到相同的结果,不管正性还是负性图片,在竞争初始和后续观看图片中,均具有更高的优势性(Alpers & Pauli, 2006)。

- 相比正性或中性社会行为的面孔,与负性社会行为("向同学扔椅子")有关的面孔在竞争中支配更长

的时间（Anderson et al.，2011）。这种自上而下的影响可能是来自观看面孔引发的情感所导致的注意增强。

- 当一只眼睛观看由空间分布移动点阵所形成的一个正在参与特定活动的人形时，该刺激会一直可见，即便向另一只眼呈现一个非人形的移动点阵（Watson，Pearson，& Clifford，2004）。换句话说，移动点形成的人类构形可以提高它们的联合优势性，这种组合性的形成几乎可以确定发生在更高阶段（Blake & Shiffrar，2007）。

- 注意操控影响竞争动力学，这种影响依赖于竞争中可获得注意的程度。当持续注意集中在两个竞争刺激中的一个时，这一刺激优势持续时间会增加，但是未被注意的刺激则不受影响（Chong，Tadin，& Blake，2005）。当注意被外源引向一个给定位置时，优势切换会在那个位置出现得更加频繁（Paffen & Van der Stigchel，2010）。另一方面，注意指向竞争刺激外的位置时会减弱竞争刺激间的切换（Alais et al.，2010b；Paffen，Alais，& Verstraten，2006）。极端情况下，当一个极端困难的任务需要非常强的注意集中时，竞争切换会停止（Brascamp & Blake，2012）。这只是自顶而下注意影响竞争的三个例子，在一些其他综述中对这方面的研究进行了更好的梳理（Paffen & Alais，2011；Dieter & Tadin，2011；Miller，Ngo，& van Swinderen，2012）。

- 相比有意义单词刺激，非字刺激在竞争中优势时间会更长；无意义图像比起有意义物体而言也具有更长的优势期（Wolf & Hochstein，2011）。这些结果似乎与基于似然的知觉冲突观点相违背（Denison，Piazza，& Silver，2011；Hohwy，Roepstorff，& Friston，2008），因为似然应该更偏向更熟悉或更可能的物体。另一方面，这一结果从信息论的观点来说又是有意义的，因为不熟悉或者不可能的物体具有更高的熵，从而会吸引更多注意。

- 符号幅度影响竞争刺激的主导性，其方式与视觉强度和对比对主导性的影响一样：主导性随着符号幅度的增加而增加，这在幅度通过数字符号表示，或者通过不同大小物体的暗示时均成立（Paffen，Plukaard，& Kanai，2011）。

除了上文提到的几种对竞争动力学的自上而下影响，其他类别的影响也强调了竞争对刺激自身外的力量敏感：影响出现在交叉模态的感觉交互。在最近几年，一些实验室发现在双眼竞争的优势状态受来自其他模态的感觉信息影响。比如，与两个视觉竞争刺激中一个刺激一致的声音会使该刺激具有更高的优势（Chen，Yeh，& Spence，2011；Conrad et al.，2010；Kang & Blake，2005；van Ee et al.，2009）；与两个视觉竞争刺激其中一个刺激一致的气味可以提高该视觉刺激的优势（W. Zhou et al.，2010）；并且来自纹理表面的触觉刺激可以提升与其匹配的纹理刺激的优势性（Lunghi，Binda，& Morrone，2010）。关于交叉模态的神经交互，目前存在丰富的心理物理和神经生理学证据（参阅综述 Spence，2011），但在竞争中这些交互是如何参与并解决视觉冲突的，仍然是一个谜。一种可能是非视觉刺激会有助于集中注意力在两个竞争刺激中的一个，从而调节竞争动力学（van Ee et al.，2009）。

我们会对双眼竞争受自上而下影响和来自其他模态的情景线索的影响感到惊讶吗？最近这些年有关视觉受自上而下信息影响的证据，包括来自情感内容的影响，已越来越多（比如，Carrasco，Ling，& Read，2004；Lupyan，ThompsonSchill，& Swingley，2010；Phelps，Ling，& Carrasco，2006；Schyns & Oliva，1999），此外，最近很多研究指出自上而下信息对阈限下刺激也会有影响（比如，Radel & Clément-Guillotin，2012）。所以，我们没有理由相信双眼竞争会免于自上而下的影响，毕竟竞争中的优势性刺激和非竞争条件下的刺激加工包含了相同的过程。同时，值得指出的是，通过背景、意义和其他自上而下影响产生的竞争动力学变化幅度相对于低级视觉刺激操作（比如对比或者竞争刺激的空间频率）要小一些。尽管还不清楚具体机制，但是双眼竞争看起来对出现在视觉处理早期阶段的刺激特征更加敏感。

在进入下一个主题之前，我想以一点警告来结束对双眼竞争动力学的综述。在几乎所有双眼竞争研究中，均是通过让观察者按不同按钮来测量感知状态的波动和这些状态的持续时间，以确定两个刺激中哪个具有优势或混合优势。这等价于要求被试执行一个三选一的分类任务，这需要建立一个对反应选择的准则。和这个问题一起，竞争转换会随时间不可预测地展开，伴随着一些令人困惑的杂乱混合知觉（Knapen et al.，2011），这些杂乱知觉在先前支配刺激具有独有优势时会达到最大（Brascamp et al.，2006）。另外，对于多个维度（比如，颜色和形状）有差异的复杂竞争目标，竞争优势可能是来自双眼不同特征的组合，比如，可以是一只眼的形状刺激与另一只眼的颜色刺激的组合，从而产生一种与两种刺激不一致的知觉（Holmes，Hancock，& Andrews，2006；Hong & Shevell，

2009)。换句话说,竞争不是二值的。所以,观察者必须采用一些标准来决定什么时候汇报一个刺激具有优势。对于这一不确定性,观察者的决定可以很容易受到刺激外的外源因素影响,包括他们对研究目的的预期。这是追踪程序的内在可能性,但是幸运的是,有很多方式来证实主观跟踪记录。一些研究者相信,基于视觉运动反射对竞争动力学进行间接的测量,可能会消除主观报告类别带来的问题,从而捕获从主观报告中不能获取的竞争细节(Naber, Frässle, & Einhäuser, 2011)。竞争的知觉状态可以从瞳孔放大(Einhäuser et al., 2008)、眼后反应(Zhu et al., 2008)、微扫视(van Dam & van Ee, 2006)和视动性眼球震颤(Fox, Todd, & Bettinger, 1975;Hayashi & Tanifuji, 20121;Wei & Sun, 1998)来进行推断。另外,一些眼球运动反射甚至可以预测即将发生的优势切换,比如瞳孔张开、反射相对幅度等似乎可以预测即将到来的感觉状态的持续时间。然而,在一些情况下,非直接的客观测量给出的结果和知觉报告会非常不同(Spering, Pomplun, & Carrasco, 2011)。考虑到技术限制,在竞争研究中,间接的测量手段不可能取代内省的跟踪报告。但竞争的研究者仍然需要意识到,只让观察者使用几个按钮来表示他们在竞争中看到的内容,是无法充分考虑竞争动力学的复杂性的。

用于延长竞争抑制的技术

在一些研究中,短暂的独占优势持续时间和这些持续时间的不可预测性是干扰项,因为它们会使对当前抑制刺激发生改变,或在抑制中引入新刺激,或维持一个刺激的抑制状态持续更长时间(大于几秒)却变得困难。由于这些原因,研究者提出了一些新技术来产生双眼竞争,以提高相对完整和持久的双眼抑制时期。接下来我们对这些技术进行总结。

连续闪光抑制

在 Tsuchiya 和 Koch(2005)引入现在称为连续闪光抑制技术时,研究双眼竞争的学者无不惊叹。这一强力技术包括向一只眼呈现由不同大小矩形组成的蒙太奇图案,每个图案都类似于蒙德里安的模式,不同蒙太奇图案以较快的速率连续呈现(你可以在如下网站体验连续闪光抑制:http://www. klab. caltech. edu/~ naotsu/CFS_color_demo. html)。这种连续呈现的密集轮廓图,能有效地抑制呈现给另一只眼的完整单眼刺激,抑制的持续时间长于与常规竞争图像产生的抑制持续时间。另外,利用测试探测技术发现,连续闪光抑制产生的抑制深度比常规双眼竞争刺激形成的抑制要大得多(Tsuchiya et al., 2006)。

为什么连续闪光抑制会表现得这么好?一个原因是典型的连续闪光抑制刺激包含丰富的空间频率和朝向(如图 58.4A),每 100ms 对空间相位进行随机,会产生一个稳健的刺激来消除视觉适应,而视觉适应被认为是传统竞争刺激优势切换的主要原因。不过,我们仍然要意识到连续闪光抑制产生的抑制并不是始终有效的:由于连续闪光抑制的傅里叶谱的各

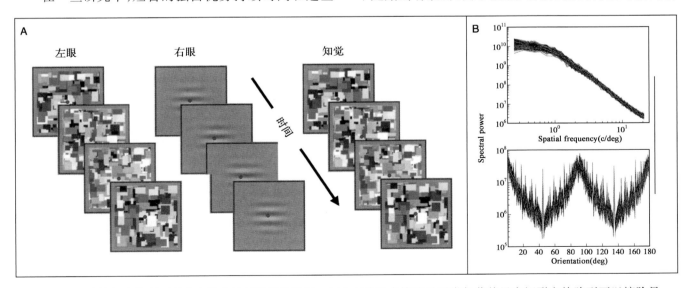

图58.4 连续闪光抑制可以产生强力的双眼间的抑制。(A)在单眼中快速呈现类似蒙德里安矩形方块阵列可以擦除另一只眼的竞争刺激,且这一抑制可以持续很长时间。(B)六个不同版本的连续闪光抑制的幅度谱,表明刺激的二维能量谱中不同朝向的功率和变异以 $1/f$ 衰减。请查阅 Yang 和 Blake(2012)以获得更多细节。(图 B 由 Yang&Blake,2012 的原图修改而来)。

向异性(如图 58.4B),连续闪光抑制在另一眼的刺激高频会有相对较弱的效应(Yang & Blake,2012)。

Maruya,Watanabe 和 Watanabe(2008)设计了一个更强力的连续闪光抑制,其中构成蒙太奇的蒙德里安矩形方块中包含移动的轮廓,作者称这种技术为动态连续闪光抑制。技术上讲,这种变动在常规 10Hz 的连续闪光抑制刺激中引入了额外的运动能量,从而动态连续闪光抑制刺激可以抑制无穷长的持续时间,即使在另一只眼睛中呈现强健的运动刺激。另外,限制动态连续闪光抑制在一个空白的环形区域内,它仍然会完整有效地抑制大刺激,包括位于空白处的视网膜区域(Watanabe et al.,2011)。换句话说,动态连续闪光抑制的眼间抑制在空间中更为广泛。这种形式的双眼抑制可以从如下网站下载:http://visiome. neuroinf. jp/modules/xoonips/detail. php? item_id=6798.

因其有效性,连续闪光抑制迅速被用来研究意识外的视觉过程,并且已使用多种不同的心理物理策略对其进行了利用。比如,联合连续闪光抑制和视觉线索及启动程序,可以探索是否挑衅性或唤醒图片在因连续闪光抑制无法有意识知觉到的情况下可以捕获注意或影响认知判断。当呈现裸体性爱(Jiang et al.,2006)或者描绘恐怖(比如,炸弹爆炸)的图片时(Yamada & Kawabe,2011),这一问题的答案看起来是"是的",因为这些图片可以作为有效线索。但是当被抑制启动刺激由单词组成时,则不会有语义启动(Kang,Blake,& Woodman,2011)。另外,使用启动程序,Almeida 及其同事(2008)研究发现即使工具图片受到连续闪光所抑制,背侧通路的皮层区域仍能继续处理关于工具的信息。最近一项研究的结论与 Almeida 等人的观点并不一致。这项研究发现 Almeida 的研究结果可能与其所使用的工具图片的细长形状有关,而不是特异于工具类别(Sakuraba et al.,2012)。使用位置线索程序,Chou 和 Yeh(2012)发现当使用连续闪光抑制对物体线索进行抑制时,尽管效应比较小,出现在该线索位置的可见目标的反应会显著降低。现在还不清楚这一发现如何与早期无法发现位置线索的结果一致(Schall et al.,1993)。

另一个策略是探讨一个被连续闪光抑制的刺激是否仍然足够有效来产生视觉适应后效应。这一策略已经在不同的后效应中进行了利用,包括对比的知觉消退(Yang,Hong,& Blake,2010)、静态和动态运动后效应(Maruya,Watanabe,& Watanabe,2008)、面孔识别后效应(Moradi,Koch,& Shimojo,2005)、面孔形状

后效应(Stein & Sterzer,2011)和情感面孔表达后效应(Adams et al.,2010;Yang,Hong,& Blake,2010)。通常来说,连续闪光抑制产生的双眼间抑制会减弱但是不会完全消除低级特征后效应,然而却会严重减弱,甚至消除高级面孔后效应,尽管在情绪面孔残余后效应上仍有些争论(Adams et al.,2011)。

第三个评估连续闪光抑制对不同视觉特征影响程度的策略是使用测试探测程序。基于这一程序,刺激在被抑制时的检测或辨别的迫选阈限被测量,测得阈限提高可用作对该刺激的深度抑制指标。测试探测研究发现深度抑制对刺激属性非常敏感,比如颜色、运动、空间频率和时间频率(Hong & Blake,2009;Yang & Blake,2012;Zadbood,Lee,& Blake,2011)。在这方面,连续闪光抑制产生的双眼间抑制与通过常规竞争产生的抑制类似,测试探测阈限的变化依赖于探测和抑制模式的相似程度(Alais & Parker,2006;O'Shea & Crassini,1981;Stuit et al.,2011)。此外,抑制选择性的问题已经争议了很多年(Blake & Logothetis,2002),但是新的观点认为抑制会对抑制眼中的任何新刺激产生一般性的抑制,同时还会对竞争刺激的特征进行额外的选择性抑制(Stuit et al.,2011;Yang & Blake,2012);这种选择性抑制成分可能也和离眼掩蔽有关(Baker & Graf,2009a)。

最后,一个变得流行的策略是由 Jiang,Costello 和 He(2007)发明的抑制打破技术。每个试次中,在一只眼前呈现全长度的连续闪光刺激,在另一只眼上呈现测试图,测试图只能出现在一些可能的空间位置。从非常低的水平开始,测试图的对比逐渐增加,直到观察者对测试图的位置做出强迫选择,表明从抑制中出现了测试图片。试次开始和被试响应之间的时间提供了一个令人感兴趣的测量,并且可以用作不同类型图片的测量。使用抑制打破技术,Jiang 及其同事(2007)发现正立面孔打破抑制的时间短于倒立面孔,并且来自观察者母语的打印文本的打破抑制快于不熟悉的文本。他们也测试了单眼控制条件,这时测试图形被物理重叠在连续闪光抑制上来评估可能的掩蔽效应。作者认为来自抑制图像的信息激活了特异图像细节的高级过程,从而会提高刺激强度和加速从抑制到优势的转换。

随着 Jiang,Costello 和 He(2007)的发表,其他人设计了这一程序的不同变种来研究意识以外的视觉处理,包括面孔情绪表情(Tsuchiya et al.,2009;Yang,Blake,& Zald,2007)、自然场景中物体间的不一致(Mudrik et al.,2011),物体倒置效应(G. Zhou et al.,

2010)、单词的情感联系(Yang & Yeh,2011)和注视方向传递的眼神交流等视觉处理过程(Stein et al.,2011)。不用了解具体细节,也可以猜到这些研究的结果被用来指明视觉刺激,包括意义、情感含义及情景相关的潜意识处理,这些处理会使得刺激从抑制中浮现。然而,Stein,Hebart 和 Sterzer(2011)质疑这一结论是否正确。他们怀疑用来排除由连续闪光抑制效应的替换假设的控制测量不是很恰当。至少由 Stein 及其同事的评论指出了只基于不同刺激条件的平均抑制时间,而不考虑这些时间的分布式特征。通常来说,这一技术可以得益于来自其他领域的分析模型,比如在认知科学的很多领域中有很大影响的反应时扩散模型(Ratcliff & McKoon,2008)。

双眼切换抑制

另一个用于使其中一个竞争目标具有持续抑制的混合技术由 Arnold,Law 和 Wallis(2008)设计,称为双眼切换抑制。与单眼刺激不同,一只眼聚焦,另一只眼模糊,在双眼间相对慢速(大约 1Hz)地重复切换。他们发现双眼切换抑制在某些方面与连续抑制切换不同,双眼切换可以产生比连续抑制切换更长时间的抑制,也会产生更深层的抑制(使用探测技术来记录的阈限)。他们也承认双眼切换抑制不同于连续闪光抑制,在使用流行的立体图片来获得离眼刺激时,可能表现不会很好。双眼切换抑制的本质要求在双眼中连续出现两个竞争刺激,从而会让从基于刺激的双眼竞争(Logothetis,Leopold,& Sheinberg,1996)中分离出基于眼睛的竞争(Blake,1989)而变得复杂。然而,知觉可以更长时间地追踪更具聚焦性的刺激,横跨很多眼睛切换是很吸引人的。Arnold,Grove 和 Wallis(2007)认为在杂乱环境中,功能适应用于提高感知稳定性。

双眼竞争模型

伴随着这些经验上的发展,还出现了双眼竞争的新理论。很多年来,典型的观点是编码两个刺激的神经元间相互抑制(一个刺激的神经元表征会抑制另一个刺激的神经表征)。按照这种相互抑制模型,对优势刺激反应的神经元会出现适应,从而降低自身活动,随之也降低对竞争刺激的抑制。最终,两组神经元群体的活动强度会出现反转,引发优势切换。该模型成功地解释了竞争的很多特征,包括竞争动力学对两个竞争刺激相对强度的依赖性(Kang,2009;Lankheet,

2006;Levelt,1965;Mueller & Blake,1989)、竞争动力学上单眼适应性的效应(Kang & Blake,2010;van Boxtel,Alais,& van Ee,2008)、在优势和抑制个体阶段探测阈限的系统变异(Alais et al.,2010a)、竞争改变率的减慢(Hollins,1980)以及随着竞争时间增长,知觉主导发生率降低等(Klink et al.,2010)。值得注意的是,相互抑制模型没有对神经竞争所在的位置进行任何假设;相互抑制和适应对于基于眼睛的竞争(比如,Matsuoka,1984)和基于物体的竞争(比如,Dayan,1998)均成立。相互抑制模型也被扩展用来解释竞争优势的传播,即在空间范围广的竞争目标状态转换之间经历的行波(Kang,Heeger,& Blake,2009;Wilson,Blake,& Lee,2001);也被用来解释在所有竞争刺激移除后短暂时间内优势的维持趋势(Wilson,2007)。此外,通过把抑制和适应分布在视觉层级的多个阶段,多阶段的相互抑制最近已经取代单阶段的相互抑制版本(比如,Freeman,2005;Wilson,2003),这样做的目的主要是考虑到来自生理物理、神经生理和脑影像研究关于竞争分布式属性的证据(Roumani & Moutoussis,2012;Tong,Meng,& Blake,2006)。最后,包括注意和情感内容的自上而下影响也可以和相互抑制集成,把这种影响以兴奋驱动的形式加入到特定刺激(Kang & Blake,2011)。

同时,越来越多的研究意识到内在神经噪声在双眼竞争中也具有作用(参阅 Brascamp et al.,2006;Kang & Blake,2011;Roumani & Moutoussis,2012)。尽管早期的双眼竞争承认内在神经噪声的作用,但是最近几年,噪声已被显式地集成进了竞争模型(Laing,Frewen,& Kevrekidis,2010;Moreno-Bote,Rinzel,& Rubin,2007;van Ee,2009)。如图 58.5 所示,双能量井地形图这一概念为描绘适应和神经噪声相对贡献提供了一个有用的框架(Kim,Grabowecky,& Suzuki,2006;Seely & Chow,2011)。适应控制和当前优势刺激对应井的深度变化,在优势时期井深会降低,从而增加状态改变的可能性(图 58.5A)。作为一个决定性过程,适应自身会产生对连续状态时间的顺序依赖性,但是事实上这些连续状态时间是可变的。这一变化暗示交替过程的噪声在特定井中优势状态位置是随机波动的。这些随机波动最终把标记的优势状态推入空闲的井中(图 58.5B)。适应和噪声参与双眼竞争的证据现在已经非常充分,这导致了如下竞争切换的概念。在感知状态变化之后,新的优势刺激可能仍然优势,因为与其相关的能量井的深度相比于刺激激活水平中的随机噪声更深,使得状态切换变得不可

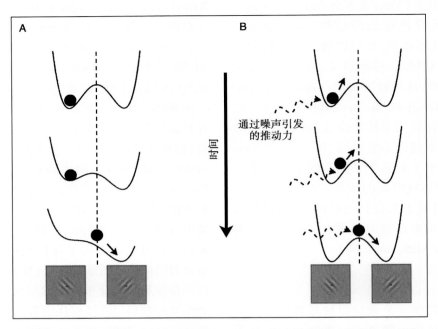

图 58.5　能量景观描述了两种可能的优势状态（左侧倾斜轮廓或右侧倾斜轮廓），图中的凹陷表示能量井，在任意时刻只有一个井具有优势状态。（A）仅有适应引发的井的状态变化，即井深的持续时间减少。在假设适应时间常数是恒定时，模型可以严格预测状态的周期切换。（B）仅有随机波动引起的状态变化，波动的随机性会把优势状态移动到另一个井。这一模型预测了优势时间的指数分布。事实上，两种模型的输出都无法完美和实验中测得的优势分布相匹配，暗示竞争切换是由适应性和噪声共同决定的。（图源来自 Kang & Blake,2011,对原图略有改动）。

能。但是适应会逐步减小井深,增加噪声波动引发状态切换的概率。这一框架与噪声在适应过程中的可能作用(Kalarickal & Marshall,2000;van Ee,2009),因而可以解释相邻优势持续时间之间的弱相关性,而仅基于适应的模型则无法解释这一弱相关性。按照适应性加噪声的模型,短的和中等的优势状态持续时间主要由适应支配,而噪声则主要在更少见的长时优势中起作用。一些研究组提出很多特别优美的神经模型来说明这一想法(Shpiro et al.,2009;Theodoni et al.,2011)。这些神经网络模型中,激活神经元在噪声驱动的切换和适应引起的振荡的边缘工作,可以成功模拟竞争动力学的实验数据。有意思的是,这一理论框架先前已被用于工作记忆、决策和感知适应后效应模型(相关综述,请参阅 Theodoni et al.,2011)。

当然,除了相互抑制以及吸引子网络之外,还有些别的方法来考虑双眼竞争。比如,由 Pettigrew 和 Miller 领导的一支澳大利亚研究团队认为竞争切换源于半球间的激活切换:当观察者遭遇矛盾的感觉输入时,每个半球有其自己的独立的注意资源,当来自双眼的刺激相互冲突时,左右半球会相互竞争。这种模型被称为半球间切换假说,其获得了来自侧热量刺激

前庭器官研究的支持,这种刺激程序会激活对侧半球,进而控制注意资源在额顶区域的分配(可参阅 Ngo et al.,2007,详细了解半球间切换模型及其支持证据)。特定的可测试的假说已经被提出,但是在这一阶段还需要检查半球间的激活切换模型是否可以解释双眼竞争的其他方面,包括不同形式视觉适应中的抑制梯级效应(Blake et al.,2006;Yang,Hong,& Blake,2010)、对测试探测阈限抑制的选择性效应(比如,Stuit et al.,2011)、在视野不同区域内初始优势偏好的显著个体差异(Carter & Cavanagh,2007)以及预测情景(比如,Denison,Piazza,& Silver,2011)和语义(Wolf & Hochstein,2011)对竞争优势中的影响。是否这些竞争的特点均可以在半球间激活切换的理论框架中进行解释还需要进一步的研究。不管后续研究结果如何,半球间激活切换理论指出了内在因素支配着竞争动力学的个体差异,这些因素包括神经递质系统(Carter et al.,2005a)和基因(Miller et al.,2010;Miller,Ngo,& van Swinderen,2012)。

最近提出的一种有关双眼竞争的理论认为知觉优势的改变是大脑对二义感觉输入的自适应解释(e.g.,Sterzer,Jalkanen,& Rees,2009)。该理论和几

十年前 Walker(1978)提出的观点一致,认为竞争是一种高级推断过程,该过程将会选择和二义感觉输入一致的不同的解释。基于该理论,已经发展出了很多竞争模型,包括基于贝叶斯框架的模型(Dayan,1998;Hohwy, Roepstorff, & Friston, 2008;Sundareswara & Schrater,2008)。贝叶斯启发的模型认为,两个眼睛不一样的图像使得可以解释两者的单一的视觉环境状态并不存在,这会导致两者优势的切换,因而每只眼只能具有短暂的优势。在贝叶斯预测框架下,考虑面孔和房子图片间的竞争:面孔优势可以完全解释由刺激引发的、低级神经信号(也就是没有残余的方差),但抑制的房子刺激无法完全解释低级信号方差,从而残留的未解释方差会破坏稳定知觉推断,最终导致大脑状态改变。简言之,只要存在很大的、没能解释的但是潜在可以解释的误差信号时,推断是不稳定的,因为两个假设都无法同时满足高似然性和高先验概率,并且认为两者同时存在的假设先验概率更低(因为两个不同的单眼图片的同步出现暗示了两个不同物体在同时占有视觉空间的相同位置)。这一观点认为竞争的根源是对双眼输入自上而下的解释,而不是双眼输入刺激本身(Dayan,1998)。Hohwy, Roepstorff 和 Friston(2008)讨论了符合预测编码理论的心理物理证据。目前,这一观点为全面整合各种竞争特点提供了希望,它既集成了相互抑制模型的一些核心概念(比如,Noest et al.,2007;Wilson,2007),但同时又是一个更丰富的动力学框架,该框架与分层贝叶斯推断和大脑功能一脉相承(Friston,2012;Knill & Pouget,2004)。

对于任意可行的理论,下一步的关键是把立体视觉纳入其中,因为有很多原因让我们相信竞争中的神经机制可能与稳定的单眼视觉及立体视觉的神经机制有关(Blake & Boothroyd,1985;Grossberg et al.,2008;Harrad et al.,1994;Hayashi et al.,2004;Li & Atick,1994;Nichols & Wilson,2009;Shimojo & Nakayama,1994)。另外一个不能被忽略的新思路是,双眼竞争可能参与解决因不同距离物体相互遮挡而导致的双眼冲突(Arnold,2011;Arnold, Grove, & Wallis,2007)。

双眼竞争的神经基础

双眼竞争的神经基础是什么? 如下我们将按所用的不同神经技术,来总结双眼竞争神经基础方面的研究进展。

清醒、行为猴的神经生理研究

- 基于视觉区 MT 的记录,Maier,Logothetis 和 Leopold (2007)发现一个神经元的知觉活动与所看到的具体刺激有关。几乎所有 MT 神经元只受一个竞争刺激组合调节,而不受其他竞争刺激组合调节。这意味着把神经元简单分类成"知觉"(意味着他们的活动可以预测知觉)或者"感觉"(意味着不管知觉状态如何,它们的活动不变)过于简单。换句话说,神经响应是高度依赖环境的,至少在视觉 MT 区是这样。这种对神经响应和知觉状态的重新解释在多大程度上可用于其他视觉区还需要进一步研究。

- 在经由闪光抑制诱发猴类双眼竞争的条件下,Kerliris,Logothetis 和 Tolias(2010)记录了大量 V1 神经元的神经发放和局部场电位。少数细胞的神经元响应(脉冲发放和 LFP)依竞争刺激是优势或者抑制状态而不同;并且,和 Logothetis 研究组先前发现结果一致,知觉相关的调制要远小于物理刺激的出现和移除带来的调制。有趣的是,在受知觉调制的细胞中,大约一半是单眼细胞,另一半是双眼细胞,这一结果比他们组早先的发现更为平衡。这一工作及有关工作(Wilke, Logothetis, & Leopold,2006)为更加详细地分析神经反应(包括 LFP 不同的频段)打开了大门(Gail, Brinksmeyer, & Eckhorn,2004)。

人类中功能磁共振(fMRI)研究

- 使用血氧依赖水平(BOLD)成像,通过考察知觉对脑区的调制,人类脑成像研究已经确认并扩展了参与双眼竞争的视觉网络,已发现参与双眼竞争的区域包括外侧膝状体、初级视觉皮层(Lee, Blake, & Heeger,2007;Meng, Remus, & Tong,2005;Wunderlich, Schneider, & Kastner,2005);对 V1 响应和竞争关系的不同解释请参考(Watanabe et al.,2011)、运动敏感视觉区比如 V5/人类 MT+复合区、腹侧通路外侧枕叶复合区(Fang & He,2005)、颞上沟(Jiang & He,2006)和梭状回面孔区(Fang & He,2005;Pasley, Mayes, & Schultz,2004;Sterzer, Haynes, & Rees,2008;Sterzer & Rees,2008;Williams et al.,2004)。此外,基于 fMRI 多元模式分类方法,不同视觉在双眼竞争时的激活模式含有足够的信息来预测竞争状态的波动。同时,研究发现一些视觉区仍会有很强的 BOLD 响应,即便它们敏感的刺激处在抑制状态,包括杏仁核(Jiang & He,2006;Pasley,Mayes,& Schultz,2004;Williams et al.,2004),和背侧的顶内沟(Fang & He,2005)。

- 有关双眼竞争神经基础研究的另一个结果是,发现额顶区域在双眼竞争中会参与状态变化的控制,该结果首先由 Lumer,Friston 和 Rees(1998)使用 fMRI 发现。随后的 fMRI 论文确认了存在与竞争切换有关的事件相关的 BOLD 信号变化(比如 Wilcke,O'Shea,& Watts,2009);但是其中一篇文章提出了一些额外的证据,说明这些激活并不是诱发信号,而是和转变状态时决策的不确定性引起(Knapen et al.,2011)。进一步研究发现,当使用重复经颅磁刺激对顶叶部分网络(Carmel et al., 2010;Zaretskaya et al.,2010)进行刺激时,并不会影响状态交替。

EEG/MEG

最近使用脑磁图(MEG)和脑电图(EEG)的研究重复了早期研究的结果,可以在脑区网络上发现刺激竞争对信号幅度的调节(Cosmelli & Thompson,2007;Srinivasan & Petrovic,2006;Sterzer,Jalkanen,& Rees,2009),尽管其中一些研究暗示早期视觉区域是这些知觉信号波动的主要来源(Roeber & Schröger,2004;Kamphuisen,Bauer,& van Ee,2008)。EEG 的研究同时发现对视觉注意的操控会影响竞争刺激产生的信号,尽管这些研究对当竞争中完全撤销注意时,是否还有残差信号仍存在争论(Roeber et al.,2011;Zhang et al.,2011)。最近一项 EEG 研究发现,当目标单词的可见度逐渐降低时,N400(一个与语义语境有关的 EEG 信号成分)的幅度会逐渐降低,并最终会因双眼间抑制而从意识中消失(Kang,Blake,& Woodman,2011)。最后,一个值得注意的方法学进展是对(可见或不可见)图片产生的 EEG 信号的多元模式分析。通过这种分析,我们可以回答是否在连续闪光刺激抑制下,依然存在足够的信息来对物体进行分类。当前研究结果对这一问题的回答是"不能"(Kaunitz et al.,2011)。

结论

本章对 2004 年本书第一版发行以来,双眼竞争的新进展进行了概要综述。由于空间限制,很多热点问题没有被涵盖,包括腹侧和背侧通路对竞争的不同处理方式(Denison & Silver,2012;van Boxtel et al.,

2008a)、双眼竞争和立体视觉的关系(比如,Andrews & Holmes,2011;Buckthought,Kim,& Wilson,2007;Buckthought & Mendola,2012;Nichols & Wilson,2009;Su,He,& Ooi,2009)、双眼竞争和其他视觉双稳态的相似程度(比如单眼竞争)(Bhardwaj et al.,2008;Buckthought,Jessula,& Mendola,2011;Maier,Logothetis,& Leopold,2005)、以物体为参照系的竞争(van Boxtel & Koch,2012)以及当不相似模式在两眼迅速交换和重复所引发的刺激竞争(e. g.,Knapen et al.,2007;Pearson,Tadin,& Blake,2007;Silver & Logothetis,2007;van Boxtel et al.,2008b)。我也没有涉及视觉科学范围以外的竞争,比如临床精神病学(Nagamine et al.,2009)、眼科学(Handa et al.,2006)、老年病学(Norman et al.,2007)和人为因素(Patterson et al.,2007)。正如大家所知,竞争出现在各个领域。

在未来几年,我们希望看到双眼竞争继续对使可见刺激不可见现象的研究中发挥支柱作用(Kim & Blake,2005);双眼竞争已经成了研究意识外视觉处理的重要工具。但是竞争研究的繁盛需要利用更多的方法评估竞争过程中的知觉,而不仅仅是简单地做跟踪优势转变,或指明什么时候刺激第一次从抑制中出现。可以从竞争现象中提取更多信息,而不是只是一个刺激出现优势的次数和平均持续时间。最近,一些有潜力的新技术被引起来研究双眼竞争,包括随机共振(Kim,Grabowecky,& Suzuki,2006)、累积历史分析(Pastukhov & Braun,2011)、反向相关(Lankheet,2006)和连续闪光抑制(Tsuchiya & Koch,2005)。除此以外,通过把竞争和其他现象组合,也浮现了一些新的推断策略,比如元对比掩蔽(Breitmeyer et al.,2008)、幻影运动(phantom motion)(Meng,Ferneyhough,& Tong,2007)、后像归零(Brascamp et al.,2009b)和重复启动(Barbot & Kouider,2012)。另外,我们现在对自然场景图像统计属性和竞争的关系有了更进一步的理解(Baker & Graf,2009b;Yang & Blake,2012),这为我们研究中不同类别刺激的影响和竞争抑制对不同类别刺激的影响提供了更精细的方法。因而未来看起来一片光明,在本章第三版时,我们会有更多的内容来讨论。

致谢

在本章的准备过程中,R. B. 得到来自 NIH(EY13358)和韩国世界一流大学科学和工程基金(R31-10089)支持。我要感谢 Jan Brascamp,Jochen

Braun，Satoru Suzuki 以及 Sheng He 对本章早期稿件提出的建议。David Bloom 对参考文献和格式提供了无价的帮助。

注释

1. 这项引人注目的研究介绍了一种新的双眼竞争呈现方案。呈现中，不同物体的图像在相反方向改变相位，而位置不变；这种呈现会产生清晰的竞争和稳健的视觉眼球震颤，其慢相位与当前优势刺激的运动相关。

参考文献

Adams, W. J., Gray, K. L. H., Garner, M. J., & Graf, E. W. (2010). High-level face adaptation without awareness. *Psychological Science, 21,* 205–210. doi:10.1177/0956797609359508.

Adams, W. J., Gray, K. L. H., Garner, M., & Graf, E. W. (2011). On the "special" status of emotional faces: Comment on Yang, Hong, and Blake (2010). *Journal of Vision, 11,* 1–4. doi:10.1167/11.3.10.

Alais, D. (2012). Binocular rivalry: Competition and inhibition in visual perception. *Cognitive Science, 3,* 87–103. doi:10.1002/wcs.151.

Alais, D., Cass, J., O'Shea, R. P., & Blake, R. (2010a). Visual sensitivity underlying changes in visual consciousness. *Current Biology, 20,* 1362–1367. doi:10.1016/j.cub.2010.06.015.

Alais, D., Lorenceau, J., Arrighi, R., & Cass, J. R. (2006). Contour interactions between pairs of Gabors engaged in binocular rivalry reveal a map of the association field. *Vision Research, 46,* 1473–1487. doi:10.1016/j.visres.2005.09.029.

Alais, D., & Melcher, D. (2007). Strength and coherence of binocular rivalry depends on shared stimulus complexity. *Vision Research, 47,* 269–279. doi:10.1016/j.visres.2006.09.003.

Alais, D., & Parker, A. (2006). Independent binocular rivalry processes for motion and form. *Neuron, 52,* 911–920. doi:10.1016/j.neuron.2006.10.027.

Alais, D., van Boxtel, J. J., Parker, A., & van Ee, R. (2010b). Attending to auditory signals slows visual alternations in binocular rivalry. *Vision Research, 50,* 929–935. doi:10.1016/j.visres.2010.03.010.

Almeida, J., Mahon, B. Z., Nakayama, K., & Caramazza, A. (2008). Unconscious processing dissociates along categorical lines. *Proceedings of the National Academy of Sciences of the United States of America, 105,* 15214–15218. doi:10.1073/pnas.0805867105.

Alpers, G. W., & Pauli, P. (2006). Emotional pictures predominate in binocular rivalry. *Cognition and Emotion, 20,* 596–607. doi:10.1080/02699930500282249.

Anderson, E., Siegel, E. H., Bliss-Moreau, E., & Barrett, L. F. (2011). The visual impact of gossip. *Science, 332,* 1446–1448. doi:10.1126/science.1201574.

Andrews, T. J., & Holmes, D. (2011). Stereoscopic depth perception and binocular rivalry. *Frontiers in Human Neuroscience, 5,* 1–6. doi:10.3389/fnhum.2011.00099.

Arnold, D. H. (2011). Why is binocular rivalry uncommon? Discrepant monocular images in the real world. *Frontiers in Human Neuroscience, 5,* 1–7. doi:10.3389/fnhum.2011.00116.

Arnold, D. H., Grove, P. M., & Wallis, T. S. A. (2007). Staying focused: A functional account of perceptual suppression during binocular rivalry. *Journal of Vision, 7,* 1–8. doi:10.1167/7.7.7.

Arnold, D. H., James, B., & Roseboom, W. (2009). Binocular rivalry: Spreading dominance through complex images. *Journal of Vision, 9,* 1–9. doi:10.1167/9.13.4.

Arnold, D. H., Law, P., & Wallis, T. S. A. (2008). Binocular switch suppression: A new method for persistently rendering the visible "invisible." *Vision Research, 48,* 994–1001. doi:10.1016/j.visres.2008.01.020.

Baker, D. H., & Graf, E. W. (2009a). On the relation between dichoptic masking and binocular rivalry. *Vision Research, 49,* 451–459. doi:10.1016/j.visres.2008.12.002.

Baker, D. H., & Graf, E. W. (2009b). Natural images dominate in binocular rivalry. *Proceedings of the National Academy of Sciences of the United States of America, 106,* 5436–5441. doi:10.1073/pnas.0812860106.

Barbot, A., & Kouider, S. (2012). Longer is not better: Nonconscious overstimulation reverses priming influences under interocular suppression. *Attention, Perception & Psychophysics, 74,* 174–184. doi:10.3758/s13414-011-0226-3.

Bhardwaj, R., O'Shea, R. P., Alais, D., & Parker, A. (2008). Probing visual consciousness: Rivalry between eyes and images. *Journal of Vision, 8,* 1–13. doi:10.1167/8.11.2.

Blake, R. (1989). A neural theory of binocular rivalry. *Psychological Review, 96,* 145–167. doi:10.1037/0033-295X.96.1.145.

Blake, R. (2004). Binocular Rivalry. In L. M. Chalupa & J. S. Werner (Eds.), *The Visual Neurosciences* (pp. 1313–1323). Cambridge, MA: MIT Press.

Blake, R., & Boothroyd, K. (1985). The precedence of binocular fusion over binocular rivalry. *Perception & Psychophysics, 37,* 114–124. doi:10.3758/BF03202845.

Blake, R., & Logothetis, N. (2002). Visual competition. *Nature Reviews. Neuroscience, 3,* 13–21. doi:10.1038/nrn701.

Blake, R., & O'Shea, R. P. (2009). Binocular rivalry. In L. Squire (Ed.), *Encyclopedia of Neuroscience* (Vol. 2, pp. 179–187). Oxford: Academic Press.

Blake, R., & Overton, R. (1979). The site of binocular rivalry suppression. *Perception, 8,* 143–152. doi:10.1068/p080143.

Blake, R., & Shiffrar, M. (2007). Perception of human motion. *Annual Review of Psychology, 58,* 47–73. doi:10.1146/annurev.psych.57.102904.190152.

Blake, R., Tadin, D., Sobel, K. V., Raissian, T. A., & Chong, S. C. (2006). Strength of early visual adaptation depends on visual awareness. *Proceedings of the National Academy of Sciences of the United States of America 103,* 4783–4788. doi:10.1073/pnas.0509634103.

Blake, R., Westendorf, D., & Fox, R. (1990). Temporal perturbations of binocular rivalry. *Perception & Psychophysics, 48,* 593–602. doi:10.3758/BF03211605.

Blake, R., & Wilson, H. R. (2011). Binocular vision. *Vision Research, 51,* 754–770. doi:10.1016/j.visres.2010.10.009.

Brascamp, J., & Blake, R. (2012). Inattention abolishes binocular rivalry: Perceptual evidence. *Psychological Science, 23,* 1159–1167. doi:10.1177/0956797612440100.

Brascamp, J. W., Pearson, J., Blake, R., & van den Berg, A. V. (2009a). Intermittent ambiguous stimuli: Implicit memory causes periodic perceptual alternations. *Journal of Vision, 9,* 1–23. doi:10.1167/9.3.3.

Brascamp, J. W., van Boxtel, J. J. A., Knapen, T. H. J., & Blake, R. (2009b). A dissociation of attention and awareness in phase-sensitive but not phase-insensitive visual channels. *Journal of Cognitive Neuroscience, 22,* 2326–2344. doi:10.1162/

jocn.2009.21397.

Brascamp, J. W., van Ee, R., Noest, A. J., Jacobs, R. H. A. H., & van den Berg, A. V. (2006). The time course of binocular rivalry reveals a fundamental role of noise. *Journal of Vision, 6*, 1244–1256. doi:10.1167/6.11.8.

Brascamp, J. W., van Ee, R., Pestman, W. R., & van den Berg, A. V. (2005). Distributions of alternation rates in various forms of bistable perception. *Journal of Vision, 5*, 287–298. doi:10.1167/5.4.1.

Breese, B. B. (1899). On inhibition. *Psychological Monographs, 3*, 1–65. doi:10.1037/h0092990.

Breitmeyer, B. G., Koç, A., Öğmen, H., & Ziegler, R. (2008). Functional hierarchies of nonconscious visual processing. *Vision Research, 48*, 1509–1513. doi:10.1016/j.visres.2008.03.015.

Bressloff, P. C., & Webber, M. A. (2012). Neural field model of binocular rivalry waves. *Journal of Computational Neuroscience, 32*, 233–252. doi:10.1007/s10827-011-0351-y.

Buckthought, A., Kim, J., & Wilson, H. R. (2007). Hysteresis effects in stereopsis and binocular rivalry. *Vision Research, 48*, 819–830. doi:10.1016/j.visres.2007.12.013.

Buckthought, A., Jessula, S., & Mendola, J. D. (2011). Bistable percepts in the brain: fMRI contrasts monocular pattern rivalry and binocular rivalry. *PLoS One, 6*, e20367. doi:10.1371/journal.pone.0020367.

Buckthought, A., & Mendola, J. D. (2012). How simultaneous is the perception of binocular depth and rivalry in plaid stimuli? *Perception, 3*, 305–315. doi:10.1068/i0491.

Carmel, D., Walsh, V., Lavie, N., & Rees, G. (2010). Right parietal TMS shortens dominance durations in binocular rivalry. *Current Biology, 20*, R799–R800. doi:10.1016/j.cub.2010.07.036.

Carrasco, M., Ling, S., & Read, S. (2004). Attention alters appearance. *Nature Neuroscience, 7*, 308–313. doi:10.1038/nn1194.

Carter, O., & Cavanagh, P. (2007). Onset rivalry: Brief presentation isolates an early independent phase of perceptual competition. *PLoS One, 2*, e343. doi:10.1371/journal.pone.0000343.

Carter, O. L., & Pettigrew, J. D. (2003). A common oscillator for perceptual rivalries? *Perception, 32*, 295–305. doi:10.1068/p3472.

Carter, O. L., Pettigrew, J. D., Hasler, F., Wallis, G. M., Liu, G. B., Hell, D., et al. (2005a). Modulating the rate and rhythmicity of perceptual rivalry alternations with the mixed 5-HT2A and 5-HT1A agonist psilocybin. *Neuropsychopharmacology, 30*, 1154–1162. doi:10.1038/sj.npp.1300621.

Carter, O. L., Presti, D. E., Callistemon, C., Ungerer, Y., Liu, G. B., & Pettigrew, J. D. (2005b). Meditation alters perceptual rivalry in Tibetan Buddhist monks. *Current Biology, 15*, R412–R413. doi:10.1016/j.cub.2005.05.043.

Chen, X., & He, S. (2004). Local factors determine the stabilization of monocular ambiguous and binocular rivalry stimuli. *Current Biology, 14*, 1013–1017. doi:10.1016/j.cub.2004.05.042.

Chen, Y.-C., Yeh, S.-L., & Spence, C. (2011). Crossmodal constraints on human perceptual awareness: Auditory semantic modulation of binocular rivalry. *Frontiers in Psychology, 2*, 1–13. doi:10.3389/fpsyg.2011.00212.

Chong, S. C., & Blake, R. (2006). Exogenous attention and endogenous attention influence initial dominance in binocular rivalry. *Vision Research, 46*, 1794–1803. doi:10.1016/j.visres.2005.10.031.

Chong, S. C., Tadin, D., & Blake, R. (2005). Endogenous attention prolongs dominance durations in binocular

rivalry. *Journal of Vision, 5*, 1004–1012. doi:10.1167/5.11.6.

Chopin, A., & Mamassian, P. (2010). Task usefulness affects perception of rivalrous images. *Psychological Science, 21*, 1886–1893. doi:10.1177/0956797610389190.

Chou, W. L., & Yeh, S. L. (2012). Object-based attention occurs regardless of object awareness. *Psychonomic Bulletin & Review, 19*, 225–231. doi:10.3758/s13423-011-0207-5.

Conrad, V., Bartels, A., Kleiner, M., & Noppeney, U. (2010). Audiovisual interactions in binocular rivalry. *Journal of Vision, 10*, 1–15. doi:10.1167/10.10.27.

Cosmelli, D., & Thompson, E. (2007). Mountains and valleys: Binocular rivalry and the flow of experience. *Consciousness and Cognition, 16*, 623–641. doi:10.1016/j.concog.2007.06.013.

Dayan, P. (1998). A hierarchical model of binocular rivalry. *Neural Computation, 10*, 1119–1135. doi:10.1162/089976698300017377.

Denison, R. N., Piazza, E. A., & Silver, M. A. (2011). Predictive context influences perceptual selection during binocular rivalry. *Frontiers in Human Neuroscience, 5*, 1–11. doi:10.3389/fnhum.2011.00166.

Denison, R. N., & Silver, M. A. (2012). Distinct contributions of the magnocellular and parvocellular visual streams to perceptual selection. *Journal of Cognitive Neuroscience, 24*, 246–259. doi:10.1162/jocn_a_00121.

Dieter, K. C., & Tadin, D. (2011). Understanding attentional modulation of binocular rivalry: A framework based on biased competition. *Frontiers in Human Neuroscience, 5*, 1–12. doi:10.3389/fnhum.2011.00155.

Einhäuser, W., Stout, J., Koch, C., & Carter, O. (2008). Pupil dilation reflects perceptual selection and predicts subsequent stability in perceptual rivalry. *Proceedings of the National Academy of Sciences of the United States of America, 105*, 1704–1709. doi:10.1073/pnas.0707727105.

Fang, F., & He, S. (2005). Cortical responses to invisible objects in the human dorsal and ventral pathways. *Nature Neuroscience, 8*, 1380–1385. doi:10.1038/nn1537.

Field, D. J., Hayes, A., & Hess, R. F. (1993). Contour integration by the human visual system: Evidence for a local "association field." *Vision Research, 33*, 173–193. doi:10.1016/0042-6989(93)90156-Q.

Fox, R., Todd, S., & Bettinger, L. A. (1975). Optokinetic nystagmus as an objective indicator of binocular rivalry. *Vision Research, 15*, 849–853. doi:10.1016/0042-6989(75)90265-5.

Freeman, A. W. (2005). Multistage model for binocular rivalry. *Journal of Neurophysiology, 94*, 4412–4420. doi:10.1152/jn.00557.2005.

Friston, K. (2012). The history of the future of the Bayesian brain. *NeuroImage, 62*, 1230–1233. doi:10.1016/j.neuroimage.2011.10.004.

Fukuda, H., & Blake, R. (1992). Spatial interactions in binocular rivalry. *Journal of Experimental Psychology. Human Perception and Performance, 18*, 362–370. doi:10.1037/0096-1523.18.2.362.

Gail, A., Brinksmeyer, H. J., & Eckhorn, R. (2004). Perception-related modulations of local field potential power and coherence in primary visual cortex of awake monkey during binocular rivalry. *Cerebral Cortex, 14*, 300–313. doi:10.1093/cercor/bhg129.

Gibson, J. J. (1950). *The perception of the visual world.* Boston: Houghton Mifflin.

Grossberg, S., Yazdanbakhsh, A., Cao, Y., & Swaminathan, G. (2008). How does binocular rivalry emerge from cortical mechanisms of 3-D vision? *Vision Research, 48*, 2232–2250.

doi:10.1016/j.visres.2008.06.024.

Hancock, S., Gareze, L., Findlay, J. M., & Andrews, T. J. (2012). Temporal patterns of saccadic eye movements predict individual variation in alternation rate during binocular rivalry. *Perception, 3,* 88–96. doi:10.1068/i0486.

Hancock, S., Whitney, D., & Andrews, T. J. (2008). The initial interactions underlying binocular rivalry require visual awareness. *Journal of Vision, 8,* 1–9. doi:10.1167/8.1.3.

Handa, T., Uozato, H., Higa, R., Nitta, M., Kawamorita, T., Ishikawa, H., et al. (2006). Quantitative measurement of ocular dominance using binocular rivalry induced by retinometers. *Journal of Cataract and Refractive Surgery, 32,* 831–836. doi:10.1016/j.jcrs.2006.01.082.

Harrad, R. A., McKee, S. P., Blake, R., & Yang, Y. (1994). Binocular rivalry disrupts stereopsis. *Perception, 23,* 15–28. doi:10.1068/p230015.

Hayashi, R., Maeda, T., Shimojo, S., & Tachi, S. (2004). An integrative model of binocular vision: A stereo model utilizing interocularly unpaired points produces both depth and binocular rivalry. *Vision Research, 44,* 2367–2380. doi:10.1016/j.visres.2004.04.017.

Hayashi, R., & Tanifuji, M. (2012). Which image is in awareness during binocular rivalry? Reading perceptual status from eye movements. *Journal of Vision, 12,* 1–11. doi:10.1167/12.3.5.

Haynes, J. D., Deichmann, R., & Rees, G. (2005). Eye-specific effects of binocular rivalry in the human lateral geniculate nucleus. *Nature, 438,* 496–499. doi:10.1038/nature04169.

Haynes, J. D., & Rees, G. (2005). Predicting the orientation of invisible stimuli from activity in human primary visual cortex. *Nature Neuroscience, 8,* 686–691. doi:10.1038/nn1445.

Hohwy, J., Roepstorff, A., & Friston, K. (2008). Predictive coding explains binocular rivalry: An epistemological review. *Cognition, 108,* 687–701. doi:10.1016/j.cognition.2008.05.010.

Hollins, M. (1980). The effect of contrast on the completeness of binocular rivalry suppression. *Perception & Psychophysics, 27,* 550–556. doi:10.3758/BF03198684.

Holmes, D. J., Hancock, S., & Andrews, T. J. (2006). Independent binocular integration of form and colour. *Vision Research, 46,* 665–677. doi:10.1016/j.visres.2005.05.023.

Hong, S.-W., & Blake, R. (2009). Interocular suppression differentially affects achromatic and chromatic mechanisms. *Attention, Perception & Psychophysics, 71,* 405–411. doi:10.3758/APP.71.2.403.

Hong, S. W., & Shevell, S. K. (2009). Color-binding errors during rivalrous suppression of form. *Psychological Science, 20,* 1084–1091. doi:10.1111/j.1467-9280.2009.02408.x.

Hudak, M., Gervan, P., Friedrich, B., Pastukhov, A., Braun, J., & Kovacs, I. (2011). Increased readiness for adaptation and faster alternation rates under binocular rivalry in children. *Frontiers in Human Neuroscience, 5,* 1–7. doi:10.3389/fnhum.2011.00128.

Jiang, Y., Costello, P., Fang, F., Huang, M., & He, S. (2006). A gender- and sexual orientation-dependent spatial attentional effect of invisible images. *Proceedings of the National Academy of Sciences of the United States of America, 103,* 17048–17052. doi:10.1073/pnas.0605678103.

Jiang, Y., Costello, P., & He, S. (2007). Processing of invisible stimuli: Advantage of upright faces and recognizable words in overcoming interocular suppression. *Psychological Science, 18,* 349–355. doi:10.1111/j.1467-9280.2007.01902.x.

Jiang, Y., & He, S. (2006). Cortical responses to invisible faces: Dissociating subsystems for facial-information processing.

Current Biology, 16, 2023–2029. doi:10.1016/j.cub.2006.08.084.

Kalarickal, G. J., & Marshall, J. (2000). Neural model of temporal and stochastic properties of binocular rivalry. *Neurocomputing, 32–33,* 843–853. doi:10.1016/S0925-2312(00)00252-6.

Kalisvaart, J. P., Rampersad, S. M., & Goossens, J. (2011). Binocular onset rivalry at the time of saccades and stimulus jumps. *PLoS One, 6,* e20017. doi:10.1371/journal.pone.0020017.

Kamphuisen, A., Bauer, M., & van Ee, R. (2008). No evidence for widespread synchronized networks in binocular rivalry: MEG frequency tagging entrains primarily early visual cortex. *Journal of Vision, 8,* 1–8. doi:10.1167/8.5.4.

Kanai, R., Moradi, F., Shimojo, S., & Verstraten, F. A. J. (2005). Perceptual alternation induced by visual transients. *Perception, 34,* 803–822. doi:10.1068/p5245.

Kang, M. S. (2009). Size matters: A study of binocular rivalry dynamics. *Journal of Vision, 9,* 1–11. doi:10.1167/9.1.17.

Kang, M. S., & Blake, R. (2005). Perceptual synergy between seeing and hearing revealed during binocular rivalry. *Psichologija, 32,* 7–15. Retrieved from http://www.leidykla.eu/fileadmin/Psichologija/32/7-15.pdf.

Kang, M. S., & Blake, R. (2010). What causes alternations in dominance during binocular rivalry? *Attention, Perception & Psychophysics, 72,* 179–186. doi:10.3758/APP.72.1.179.

Kang, M. S., & Blake, R. (2011). An integrated framework of spatiotemporal dynamics of binocular rivalry. *Frontiers in Human Neuroscience, 5,* 1–9. doi:10.3389/fnhum.2011.00088.

Kang, M. S., Blake, R., & Woodman, G. F. (2011). Semantic analysis does not occur in the absence of awareness induced by interocular suppression. *Journal of Neuroscience, 31,* 13535–13545. doi:10.1523/JNEUROSCI.1691-11.2011.

Kang, M. S., Heeger, D., & Blake, R. (2009). Periodic perturbations producing phase-locked fluctuations in visual perception. *Journal of Vision, 9,* 1–12. doi:10.1167/9.2.8.

Kang, M. S., Lee, S. H., Kim, J., Heeger, D., & Blake, R. (2010). Modulation of spatiotemporal dynamics of binocular rivalry by collinear facilitation and pattern-dependent adaptation. *Journal of Vision, 10,* 1–15. doi:10.1167/10.11.3.

Kaunitz, L. N., Kamienkowski, J. E., Olivetti, E., Murphy, B., Avesani, P., & Melcher, D. P. (2011). Intercepting the first pass: Rapid categorization is suppressed for unseen stimuli. *Frontiers in Psychology, 2,* 1–10. doi:10.3389/fpsyg.2011.00198.

Keliris, G. A., Logothetis, N. K., & Tolias, A. S. (2010). The role of the primary visual cortex in perceptual suppression of salient visual stimuli. *Journal of Neuroscience, 30,* 12353–12365. doi:10.1523/JNEUROSCI.0677-10.2010.

Kim, C. Y., & Blake, R. (2005). Psychophysical magic: Rendering the visible "invisible." *Trends in Cognitive Sciences, 9,* 381–388. doi:10.1016/j.tics.2005.06.012.

Kim, Y. J., Grabowecky, M., & Suzuki, S. (2006). Stochastic resonance in binocular rivalry. *Vision Research, 46,* 392–406. doi:10.1016/j.visres.2005.08.009.

Klink, P. C., Brascamp, J. W., Blake, R., & van Wezel, R. J. A. (2010). Experience-driven plasticity in binocular vision. *Current Biology, 20,* 1464–1469. doi:10.1016/j.cub.2010.06.057.

Knapen, T., Brascamp, J., Pearson, J., van Ee, R., & Blake, R. (2011). The role of frontal and parietal brain areas in bistable perception. *Journal of Neuroscience, 31,* 10293–10301. doi:10.1523/JNEUROSCI.1727-11.2011.

Knapen, T., Kanai, R., Brascamp, J., van Boxtel, J., & van Ee, R. (2007). Distance in feature space determines exclusivity in visual rivalry. *Vision Research, 47,* 3269–3275. doi:10.1016/j.visres.2007.09.005.

Knapen, T., van Ee, R., & Blake, R. (2007). Stimulus motion propels traveling waves in binocular rivalry. *PLoS One, 2,* e739. doi:10.1371/journal.pone.0000739.

Knill, D. C., & Pouget, A. (2004). The Bayesian brain: The role of uncertainty in neural coding and computation. *Trends in Neurosciences, 27,* 712–719. doi:10.1016/j.tins.2004.10.007.

Laing, C. R., Frewen, T., & Kevrekidis, I. G. (2010). Reduced models for binocular rivalry. *Journal of Computational Neuroscience, 28,* 459–476. doi:10.1007/s10827-010-0227-6.

Lankheet, M. J. M. (2006). Unraveling adaptation and mutual inhibition in perceptual rivalry. *Journal of Vision, 6,* 304–310. doi:10.1167/6.4.1.

Lee, S. H., Blake, R., & Heeger, D. (2007). Hierarchy of cortical responses underlying binocular rivalry. *Nature Neuroscience, 10,* 1048–1054. doi:10.1038/nn1939.

Leopold, D. A., Wilke, M., Maier, A., & Logothetis, N. (2002). Stable perception of visually ambiguous patterns. *Nature Neuroscience, 5,* 605–609. doi:10.1038/nn851.

Levelt, W. J. M. (1965). *On binocular rivalry.* Soesterberg, The Netherlands: Institute for Perception RVO-TNO.

Li, Z., & Atick, J. J. (1994). Efficient stereo coding in the multiscale representation. *Network, 5,* 157–174. doi:10.1088/0954-898X/5/2/003.

Logothetis, N. K., Leopold, D. A., & Sheinberg, D. L. (1996). What is rivalling during binocular rivalry? *Nature, 380,* 621–624. doi:10.1038/380621a0.

Lumer, E. D., Friston, K. J., & Rees, G. (1998). Neural correlates of perceptual rivalry in the human brain. *Science, 280,* 1930–1934. doi:10.1126/science.280.5371.1930.

Lunghi, C., Binda, P., & Morrone, M. C. (2010). Touch disambiguates rivalrous perception at early stages of visual analysis. *Current Biology, 20,* R143–R144. doi:10.1016/j.cub.2009.12.015.

Lunghi, C., Burr, D. C., & Morrone, C. (2011). Brief periods of monocular deprivation disrupt ocular balance in human adult visual cortex. *Current Biology, 21,* R538–R539. doi:10.1016/j.cub.2011.06.004.

Lupyan, G., Thompson-Schill, S., & Swingley, D. (2010). Conceptual penetration of visual processing. *Psychological Science, 21,* 682–691. doi:10.1177/0956797610366099.

Lutz, A., Greischar, L. L., Rawlings, N. B., Ricard, M., & Davidson, R. J. (2004). Long-term meditators self-induce high-amplitude gamma synchrony during mental practice. *Proceedings of the National Academy of Sciences of the United States of America, 101,* 16369–16373. doi:10.1073/pnas.0407401101.

Maier, A., Logothetis, N., & Leopold, D. A. (2005). Global competition dictates local supression in pattern rivalry. *Journal of Vision, 5,* 668–677. doi:10.1167/5.9.2.

Maier, A., Logothetis, N. K., & Leopold, D. A. (2007). Context-dependent perceptual modulation of single neurons in primate visual cortex. *Proceedings of the National Academy of Sciences of the United States of America, 104,* 5620–5625. doi:10.1073/pnas.0608489104.

Mamassian, P., & Goutcher, R. (2005). Temporal dynamics in bistable perception. *Journal of Vision, 5,* 361–375. doi:10.1167/5.4.7.

Maruya, K., & Blake, R. (2009). Spatial spread of interocular suppression is guided by stimulus configuration. *Perception, 38,* 215–231. doi:10.1068/p6157.

Maruya, K., Watanabe, H., & Watanabe, M. (2008). Adaptation to invisible motion results in low-level but not high-level aftereffects. *Journal of Vision, 8,* 1–11. doi:10.1167/

8.11.7.

Maruya, K., Yang, E., & Blake, R. (2007). Voluntary action influences visual competition. *Psychological Science, 18,* 1090–1098. doi:10.1111/j.1467-9280.2007.02030.x.

Matsuoka, K. (1984). The dynamic model of binocular rivalry. *Biological Cybernetics, 49,* 201–208. doi:10.1007/BF00334466.

Meng, M., Ferneyhough, E., & Tong, F. (2007). Dynamics of perceptual filling-in of visual phantoms revealed by binocular rivalry. *Journal of Vision, 7,* 1–15. doi:10.1167/7.13.8.

Meng, M., Remus, D. A., & Tong, F. (2005). Filling-in of visual phantoms in the human brain. *Nature Neuroscience, 8,* 1248–1254. doi:10.1038/nn1518.

Miller, S. M., Hansell, N. K., Ngo, T. T., Liu, G. B., Pettigrew, J. D., Martin, N. G., et al. (2010). Genetic contribution to individual variation in binocular rivalry rate. *Proceedings of the National Academy of Sciences of the United States of America, 107,* 2664–2668. doi:10.1073/pnas.0912149107.

Miller, S. M., Ngo, T. T., & van Swinderen, B. (2012). Attentional switching in humans and flies: Rivalry in large and miniature brains. *Frontiers in Human Neuroscience, 5,* 1–17. doi:10.3389/fnhum.2011.00188.

Mitchell, J. F., Stoner, G. R., & Reynolds, J. H. (2004). Object-based attention determines dominance in binocular rivalry. *Nature, 429,* 410–413. doi:10.1038/nature02584.

Moradi, F., Koch, C., & Shimojo, S. (2005). Face adaptation depends on seeing the face. *Neuron, 45,* 169–175. doi:10.1016/j.neuron.2004.12.018.

Moreno-Bote, R., Rinzel, J., & Rubin, N. (2007). Noise-induced alternations in an attractor network model of perceptual bistability. *Journal of Neurophysiology, 98,* 1125–1139. doi:10.1152/jn.00116.2007.

Moutoussis, K., Keliris, G., Kourtzi, Z., & Logothetis, N. (2005). A binocular rivalry study of motion perception in the human brain. *Vision Research, 45,* 2231–2243. doi:10.1016/j.visres.2005.02.007.

Mudrik, L., Breska, A., Lamy, D., & Deouell, L. Y. (2011). Integration without awareness: Expanding the limits of unconscious processing. *Psychological Science, 22,* 764–770. doi:10.1177/095679761140836.

Mueller, T. J., & Blake, R. (1989). A fresh look at the temporal dynamics of binocular rivalry. *Biological Cybernetics, 61,* 223–232. doi:10.1007/BF00198769.

Naber, M., Frässle, S., & Einhäuser, W. (2011). Perceptual rivalry: Reflexes reveal the gradual nature of visual awareness. *PLoS One, 6,* e20910. doi:10.1371/journal.pone.0020910.

Nagamine, M., Yoshino, A., Miyazaki, M., Takahashi, Y., & Nomura, S. (2009). Difference in binocular rivalry rate between patients with bipolar I and bipolar II disorders. *Bipolar Disorders, 11,* 539–546. doi:10.1111/j.1399-5618.2009.00719.x.

Ngo, T. T., Liu, G. B., Tilley, A. J., Pettigrew, J. D., & Miller, S. M. (2007). Caloric-vestibular stimulation reveals discrete neural mechanisms for coherence rivalry and eye rivalry: A meta-rivalry model. *Vision Research, 47,* 2685–2699. doi:10.1016/j.visres.2007.03.024.

Nichols, D. F., & Wilson, H. R. (2009). Stimulus specificity in spatially-extended interocular suppression. *Vision Research, 49,* 2110–2120. doi:10.1016/j.visres.2009.06.001.

Noest, A. J., van Ee, R., Nijs, M. M., & van Wezel, R. J. A. (2007). Percept-choice sequences driven by interrupted ambiguous stimuli: A low-level neural model. *Journal of Vision, 7(8),* 10, 11–14. doi:10.1167/7.8.10.

Norman, J. F., Norman, H. F., Pattison, K., Taylor, M. J., & Goforth, K. E. (2007). Aging and the depth of binocular rivalry suppression. *Psychology and Aging, 22,* 625–631.

doi:10.1037/0882-7974.22.3.625.

Ooi, T. L., & He, Z. J. (2005). Surface representation and attention modulation mechanisms in binocular rivalry. In D. Alais & R. Blake (Eds.), *Binocular rivalry* (pp. 117–135). Cambridge, MA: MIT Press.

Ooi, T. L., & He, Z. J. (2006). Binocular rivalry and surface-boundary processing. *Perception, 35*, 581–603. doi:10.1068/p5489.

O'Shea, R. P., & Corballis, P. M. (2005). Visual grouping on binocular rivalry in a split-brain observer. *Vision Research, 45*, 247–261. doi:10.1016/j.visres.2004.08.009.

O'Shea, R. P., & Crassini, B. (1981). The sensitivity of binocular rivalry suppression to changes in orientation assessed by reaction-time and forced-choice techniques. *Perception, 10*, 283–293. doi:10.1068/p100283.

Ozkan, K., & Braunstein, M. L. (2009). Predominance of ground over ceiling surfaces in binocular rivalry. *Attention, Perception & Psychophysics, 71*, 1305–1312. doi:10.3758/APP.71.6.1305.

Paffen, C. L. E., & Alais, D. (2011). Attentional modulation of binocular rivalry. *Frontiers in Human Neuroscience, 5*, 1–10. doi:10.3389/fnhum.2011.00105.

Paffen, C. L. E., Alais, D., & Verstraten, F. A. J. (2006b). Attention speeds binocular rivalry. *Psychological Science, 17*, 752–756. doi:10.1111/j.1467-9280.2006.01777.x.

Paffen, C. L. E., Naber, M., & Verstraten, F. A. J. (2008). The spatial origin of a perceptual transition in binocular rivalry. *PLoS One, 3*, e2311. doi:10.1371/journal.pone.0002311.

Paffen, C. L. E., Plukaard, S., & Kanai, R. (2011). Symbolic magnitude modulates perceptual strength in binocular rivalry. *Cognition, 119*, 468–475. doi:10.1016/j.cognition.2011.01.010.

Paffen, C. L. E., Tadin, D., te Pas, S. F., Blake, R., & Verstraten, F. A. J. (2006a). Adaptive center-surround interactions in human vision revealed during binocular rivalry. *Vision Research, 46*, 599–604. doi:10.1016/j.visres.2005.05.013.

Paffen, C. L. E., te Pas, S. F., Kanai, R., van der Smagt, M. J., & Verstraten, F. A. J. (2004). Center-surround interactions in visual motion processing during binocular rivalry. *Vision Research, 44*, 1635–1639. doi:10.1016/j.visres.2004.02.007.

Paffen, C. L. E., & Van der Stigchel, S. (2010). Shifting spatial attention makes you flip: Exogenous visual attention triggers perceptual alternations during binocular rivalry. *Attention, Perception & Psychophysics, 72*, 1237–1243. doi:10.3758/APP.72.5.1237.

Pasley, B. N., Mayes, L. C., & Schultz, R. T. (2004). Subcortical discrimination of unperceived objects during binocular rivalry. *Neuron, 42*, 163–172. doi:10.1016/S0896-6273(04)00155-2.

Pastukhov, A., & Braun, J. (2011). Cumulative history quantifies the role of neural adaptation in multistable perception. *Journal of Vision, 11*, 1–10. doi:10.1167/11.10.12.

Patterson, R., Winterbottom, M., Pierce, B., & Fox, R. (2007). Binocular rivalry and head-worn displays. *Human Factors, 49*, 1083–1096. doi:10.1518/001872007X249947.

Pearson, J., & Brascamp, J. (2008). Sensory memory for ambiguous vision. *Trends in Cognitive Sciences, 12*, 334–341. doi:10.1016/j.tics.2008.05.006.

Pearson, J., & Clifford, C. W. G. (2005). When your brain decides what you see: Grouping across monocular, binocular, and stimulus rivalry. *Psychological Science, 16*, 516–519. doi:10.1111/j.0956-7976.2005.01566.x.

Pearson, J., Clifford, C. W. G., & Tong, F. (2008). The functional impact of mental imagery on conscious perception. *Current Biology, 18*, 982–986. doi:10.1016/j.cub.2008.05.

048.

Pearson, J., Tadin, D., & Blake, R. (2007). The effects of transcranial magnetic stimulation (TMS) on visual rivalry. *Journal of Vision, 7*, 1–11. doi:10.1167/7.7.2.

Pelekanos, V., Roumani, D., & Moutoussis, K. (2012). The effects of categorical and linguistic adaptation on binocular rivalry initial dominance. *Frontiers in Human Neuroscience, 5*, 1–8. doi:10.3389/fnhum.2011.00187.

Phelps, E. A., Ling, S., & Carrasco, M. (2006). Emotion facilitates perception and potentiates the perceptual benefits of attention. *Psychological Science, 17*, 292–299. doi:10.1111/j.1467-9280.2006.01701.x.

Radel, R., & Clément-Guillotin, C. (2012). Evidence of motivational influences in early visual perception: Hunger modulates conscious access. *Psychological Science, 23*, 232–234. doi:10.1177/0956797611427920.

Ratcliff, R., & McKoon, G. (2008). The diffusion decision model: Theory and data for two-choice decision tasks. *Neural Computation, 20*, 873–922. doi:10.1162/neco.2008.12-06-420.

Roeber, U., & Schröger, E. (2004). Binocular rivalry is partly resolved at early processing stages with steady and with flickering presentation: A human event-related brain potential study. *Neuroscience Letters, 371*, 51–55. doi:10.1016/j.neulet.2004.08.038.

Roeber, U., Veser, S., Schröger, E., & O'Shea, R. P. (2011). On the role of attention in binocular rivalry: Electrophysiological evidence. *PLoS One, 6*, e22612. doi:10.1371/journal.pone.0022612.

Roumani, D., & Moutoussis, K. (2012). Binocular rivalry alternations and their relation to visual adaptation. *Frontiers in Human Neuroscience, 6*, 1–5. doi:10.3389/fnhum.2012.00035.

Sakuraba, S., Sakai, S., Yamanaka, M., Yokosawa, K., & Hirayama, K. (2012). Does the human dorsal stream really process a category for tools? *Journal of Neuroscience, 32*, 3949–3953. doi:10.1523/JNEUROSCI.3973-11.2012.

Schall, J. D., Nawrot, M., Blake, R., & Yu, K. (1993). Visually guided attention is neutralized when informative cues are visible but unperceived. *Vision Research, 33*, 2057–2064. doi:10.1016/0042-6989(93)90004-G.

Schyns, P., & Oliva, A. (1999). Dr. Angry and Mr. Smile: When categorization flexibly modifies the perception of faces in rapid visual presentations. *Cognition, 69*, 243–265. doi:10.1016/S0010-0277(98)00069-9.

Seely, J., & Chow, C. C. (2011). The role of mutual inhibition in binocular rivalry. *Journal of Neurophysiology, 106*, 2136–2150. doi:10.1152/jn.00228.2011.

Shannon, R. W., Patrick, C. J., Jiang, Y., Bernat, E., & He, S. (2011). Genes contribute to the switching dynamics of bistable perception. *Journal of Vision, 11*, 1–7. doi:10.1167/11.3.8.

Sheth, B. R., & Pham, T. (2008). How emotional arousal and valence influence access to awareness. *Vision Research, 48*, 2415–2424. doi:10.1016/j.visres.2008.07.013.

Shimojo, S., & Nakayama, K. (1994). Interocularly unpaired zones escape local binocular matching. *Vision Research, 34*, 1875–1882. doi:10.1016/0042-6989(94)90311-5.

Shpiro, A., Moreno-Bote, R., Rubin, N., & Rinzel, J. (2009). Balance between noise and adaptation in competition models of perceptual bistability. *Journal of Computational Neuroscience, 27*, 37–54. doi:10.1007/s10827-008-0125-3.

Silver, M. A., & Logothetis, N. K. (2007). Temporal frequency and contrast tagging bias the type of competition in interocular switch rivalry. *Vision Research, 47*, 532–543. doi:10.1016/j.visres.2006.10.011.

Song, C., & Yao, H. (2009). Duality in binocular rivalry: Distinct sensitivity of percept sequence and percept duration to imbalance between monocular stimuli. *PLoS One, 4*, e6912. doi:10.1371/journal.pone.0006912.

Spence, C. (2011). Crossmodal correspondences: A tutorial review. *Attention, Perception & Psychophysics, 73*, 971–995. doi:10.3758/s13414-010-0073-7.

Spering, M., Pomplun, M., & Carrasco, M. (2011). Tracking without perceiving: A dissociation between eye movements and motion perception. *Psychological Science, 22*, 216–225. doi:10.1177/0956797610394659.

Srinivasan, R. J., & Petrovic, S. (2006). MEG phase follows conscious perception during binocular rivalry induced by visual stream segregation. *Cerebral Cortex, 16*, 597–608. doi:10.1093/cercor/bhj016.

Stanley, J., Carter, O., & Forte, J. (2011). Color and luminance influence, but can not explain, binocular rivalry onset bias. *PLoS One, 6*, e18978. doi:10.1371/journal.pone.0018978.

Stein, T., Hebart, M. N., & Sterzer, P. (2011). Breaking continuous flash suppression: A new measure of unconscious processing during interocular suppression? *Frontiers in Human Neuroscience, 5*, 1–17. doi:10.3389/fnhum.2011.00167.

Stein, T., Senju, A., Peelen, M. V., & Sterzer, P. (2011). Eye contact facilitates awareness of faces during interocular suppression. *Cognition, 119*, 307–311. doi:10.1016/j.cognition.2011.01.008.

Stein, T., & Sterzer, P. (2011). High-level face shape adaptation depends on visual awareness: Evidence from continuous flash suppression. *Journal of Vision, 11*, 1–14. doi:10.1167/11.8.5.

Sterzer, P., Haynes, J. D., & Rees, G. (2008). Fine-scale activity patterns in high-level visual areas encode the category of invisible objects. *Journal of Vision, 8*, 1–12. doi:10.1167/8.15.10.

Sterzer, P., Jalkanen, L., & Rees, G. (2009). Electromagnetic responses to invisible face stimuli during binocular suppression. *NeuroImage, 46*, 803–808. doi:10.1016/j.neuroimage.2009.02.046.

Sterzer, P., & Rees, G. (2008). A neural basis for percept stabilization in binocular rivalry. *Journal of Cognitive Neuroscience, 20*, 389–399. doi:10.1162/jocn.2008.20039.

Stuit, S. M., Paffen, C. L. E., van der Smagt, M. J., & Verstraten, F. A. J. (2011). Suppressed images selectively affect the dominant percept during binocular rivalry. *Journal of Vision, 11*, 1–11. doi:10.1167/11.10.7.

Stuit, S. M., Verstraten, F. A. J., & Paffen, C. L. E. (2010). Saliency in a suppressed image affects the spatial origin of perceptual alternations during binocular rivalry. *Vision Research, 50*, 1913–1921. doi:10.1016/j.visres.2010.06.014.

Su, Y., He, Z. J., & Ooi, T. L. (2009). Coexistence of binocular integration and suppression determined by surface border information. *Proceedings of the National Academy of Sciences of the United States of America, 106*, 15990–15995. doi:10.1073/pnas.0903697106.

Sundareswara, R., & Schrater, P. R. (2008). Perceptual multistability predicted by search model for Bayesian decisions. *Journal of Vision, 8*, 1–19. doi:10.1167/8.5.12.

Theodoni, P., Panagiotaropoulos, T. I., Kapoor, V., Logothetis, N. K., & Deco, G. (2011). Cortical microcircuit dynamics mediating binocular rivalry: The role of adaptation in inhibition. *Frontiers in Human Neuroscience, 5*, 1–19. doi:10.3389/fnhum.2011.00145.

Tong, F., Meng, M., & Blake, R. (2006). Neural bases of binocular rivalry. *Trends in Cognitive Sciences, 10*, 502–511. doi:10.1016/j.tics.2006.09.003.

Tsuchiya, N., & Koch, C. (2005). Continuous flash suppression reduces negative afterimages. *Nature Neuroscience, 8*, 1096–1101. doi:10.1038/nn1500.

Tsuchiya, N., Koch, C., Gilroy, L. A., & Blake, R. (2006). Depth of interocular suppression associated with continuous flash suppression, flash suppression, and binocular rivalry. *Journal of Vision, 6*, 1068–1078. doi:10.1167/6.10.6.

Tsuchiya, N., Moradi, F., Felsen, C., Yamazaki, M., & Adolphs, R. (2009). Intact rapid detection of fearful faces in the absence of the amygdala. *Nature Neuroscience, 12*, 1224–1225. doi:10.1038/nn.2380.

Turvey, M. T. (1973). On peripheral and central processes in vision: Inferences from an information-processing analysis of masking with patterned stimuli. *Psychological Review, 80*, 1–52. doi:10.1037/h0033872.

Ukai, K., Ando, H., & Kuze, J. (2003). Binocular rivalry alternation rate declines with age. *Perceptual and Motor Skills, 97*, 393–397. doi:10.2466/PMS.97.5.393-397.

van Boxtel, J. J. A., Alais, D., & van Ee, R. (2008). Retinotopic and non-retinotopic stimulus encoding in binocular rivalry and the involvement of feedback. *Journal of Vision, 8*, 1–10. doi:10.1167/8.5.17.

van Boxtel, J. J. A., Alais, D., Erkelens, C. J., & van Ee, R. (2008). The role of temporally coarse form processing during binocular rivalry. *PLoS One, 3*, e1429. doi:10.1371/journal.pone.0001429.

van Boxtel, J. J. A., Knapen, T., Erkelens, C. J., & van Ee, R. (2008c). Removal of monocular interactions equates rivalry behavior for monocular, binocular, and stimulus rivalries. *Journal of Vision, 8*, 1–17. doi:10.1167/8.15.13.

van Boxtel, J. J. A., & Koch, C. (2012). Visual rivalry without spatial conflict. *Psychological Science, 23*, 410–418. doi:10.1177/0956797611424165.

van Boxtel, J. J. A., van Ee, R., & Erkelens, C. J. (2007). Dichoptic masking and binocular rivalry share common perceptual dynamics. *Journal of Vision, 7*, 1–11. doi:10.1167/7.14.3.

van Dam, L. C. J., & van Ee, R. (2006). Retinal image shifts, but not eye movements per se, cause alternations in awareness during binocular rivalry. *Journal of Vision, 6*, 1172–1179. doi:10.1167/6.11.3.

van Ee, R. (2009). Stochastic variations in sensory awareness are driven by noisy neuronal adaptation: Evidence from serial correlations in perceptual bistability. *Journal of the Optical Society of America. A, Optics, Image Science, and Vision, 26*, 2612–2622. doi:10.1364/JOSAA.26.002612.

van Ee, R. (2011). Percept-switch nucleation in binocular rivalry reveals local adaptation characteristics of early visual processing. *Journal of Vision, 11*, 1–12. doi:10.1167/11.2.13.

van Ee, R., van Boxtel, J. J. A., Parker, A. L., & Alais, D. (2009). Multisensory congruency as a mechanism for attentional control over perceptual selection. *Journal of Neuroscience, 29*, 11641–11649. doi:10.1523/JNEUROSCI.0873-09.2009.

Wade, N. J., & de Weert, C. M. M. (1986). Aftereffects in binocular rivalry. *Perception, 15*, 419–434. doi:10.1068/p150419.

Walker, P. (1978). Binocular rivalry: Central or peripheral selective processes? *Psychological Bulletin, 85*, 376–389. doi:10.1037/0033-2909.85.2.376.

Walker, P., & Powell, D. J. (1979). The sensitivity of binocular rivalry to changes in the nondominant stimulus. *Vision Research, 19*, 247–249. doi:10.1016/0042-6989(79)90169-X.

Watanabe, M., Cheng, K., Murayama, Y., Ueno, K., Asamizuya, T., Tanaka, K., et al. (2011). Attention but not awareness modulates the BOLD signal in the human V1 during binocular suppression. *Science, 334,* 829–831. doi:10.1126/science.1203161.

Watson, T. L., Pearson, J., & Clifford, C. W. G. (2004). Perceptual grouping of biological motion promotes binocular rivalry. *Current Biology, 14,* 1670–1674. doi:10.1016/j.cub.2004.08.064.

Wei, M., & Sun, F. (1998). The alternation of optokinetic responses driven by moving stimuli in humans. *Brain Research, 813,* 406–410. doi:10.1016/S0006-8993(98)01046-4.

Wilcke, J. C., O'Shea, R. P., & Watts, R. (2009). Frontoparietal activity and its structural connectivity in binocular rivalry. *Brain Research, 1305,* 96–107. doi:10.1016/j.brainres.2009.09.080.

Wilke, M., Logothetis, N. K., & Leopold, D. A. (2003). Generalized flash suppression of salient visual targets. *Neuron, 39,* 1043–1052. doi:10.1016/j.neuron.2003.08.003.

Wilke, M., Logothetis, N. K., & Leopold, D. A. (2006). Local field potential reflects perceptual suppression in monkey visual cortex. *Proceedings of the National Academy of Sciences of the United States of America, 103,* 17507–17512. doi:10.1073/pnas.0604673103.

Williams, M. A., Morris, A. P., McGlone, F., Abbott, D. F., & Mattingley, J. B. (2004). Amygdala responses to fearful and happy facial expressions under conditions of binocular suppression. *Journal of Neuroscience, 24,* 2898–2904. doi:10.1523/JNEUROSCI.4977-03.2004.

Wilson, H. R. (2003). Computational evidence for a rivalry hierarchy in vision. *Proceedings of the National Academy of Sciences of the United States of America, 100,* 14499–14503. doi:10.1073/pnas.2333622100.

Wilson, H. R. (2007). Minimal physiological conditions for binocular rivalry and rivalry memory. *Vision Research, 47,* 2741–2750. doi:10.1016/j.visres.2007.07.007.

Wilson, H. R., Blake, R., & Lee, S. H. (2001). Dynamics of travelling waves in visual perception. *Nature, 412,* 907–910. doi:10.1038/35091066.

Wolf, M., & Hochstein, S. (2011). High-level binocular rivalry effects. *Frontiers in Human Neuroscience, 5,* 1–9. doi:10.3389/fnhum.2011.00129.

Wolfe, J. M. (1984). Reversing ocular dominance and suppression in a single flash. *Vision Research, 24,* 471–478. doi:10.1016/0042-6989(84)90044-0.

Wunderlich, K., Schneider, K. A., & Kastner, S. (2005). Neural correlates of binocular rivalry in the human lateral geniculate nucleus. *Nature Neuroscience, 8,* 1595–1602. doi:10.1038/nn1554.

Yamada, Y., & Kawabe, T. (2011). Emotion colors time perception unconsciously. *Consciousness and Cognition, 20,* 1835–1841. doi:10.1016/j.concog.2011.06.016.

Yang, E., & Blake, R. (2012). Deconstructing continuous flash suppression. *Journal of Vision, 12,* 1–14. doi:10.1167/12.3.8.

Yang, E., Blake, R., & Zald, D. H. (2007). Fearful expressions gain preferential access to awareness during continuous flash suppression. *Emotion, 7,* 882–886. doi:10.1037/1528-3542.7.4.882.

Yang, E., Hong, S. W., & Blake, R. (2010). Adaptation aftereffects to facial expressions suppressed from visual awareness. *Journal of Vision, 10,* 1–13. doi:10.1167/10.12.24.

Yang, Y.-H., & Yeh, S. L. (2011). Accessing the meaning of invisible words. *Consciousness and Cognition, 20,* 223–233. doi:10.1016/j.concog.2010.07.005.

Zadbood, A., Lee, S. H., & Blake, R. (2011). Stimulus fractionation by interocular suppression. *Frontiers in Human Neuroscience, 5,* 1–9. doi:10.3389/fnhum.2011.00135.

Zaretskaya, N., Thielscher, A., Logothetis, N. K., & Bartels, A. (2010). Disrupting parietal function prolongs dominance durations in binocular rivalry. *Current Biology, 20,* 2106–2111. doi:10.1016/j.cub.2010.10.046.

Zhang, P., Jamison, K., Engel, S., He, B., & He, S. (2011). Binocular rivalry requires visual attention. *Neuron, 71,* 362–369. doi:10.1016/j.neuron.2011.05.035.

Zhou, G., Zhang, L., Liu, J., Yang, J., & Qu, Z. (2010). Specificity of face processing without awareness. *Consciousness and Cognition, 19,* 408–412. doi:10.1016/j.concog.2009.12.009.

Zhou, W., Jiang, Y., He, S., & Chen, D. (2010). Olfaction modulates visual perception in binocular rivalry. *Current Biology, 20,* 1356–1358. doi:10.1016/j.cub.2010.05.059.

Zhu, M., Hertle, R. W., Kim, C. H., Shi, X., & Yang, D. (2008). Effect of binocular rivalry suppression on initial ocular following responses. *Journal of Vision, 8,* 1–11. doi:10.1167/8.4.19.

第Ⅸ篇 眼 动

第 59 章　自然眼动和视觉

Michael. B. Mccamy，Stephen L. Macknik，Susana Martinez-Conde

在日常生活中,我们通过处理大量的视觉信息来指挥我们的人生。我们的视觉系统通过一种令人讶异的放松来剔除无价值的信息,给予与当前任务相关的信息更高的优先级。伸直手臂前平举并将大拇指向前伸,你的大拇指指甲在水平面上大概处于1°~2°的视角,这基本上就是中央凹——视网膜上分辨率最高的部分——相对应的视空间大概区域。这一隅之外的空间,你的视敏度很低,低到基本可以被认为是盲的。因此,将视网膜中央凹视觉对准场景中信息丰富的位置对视知觉至关重要。了解眼球运动的动力学、其发生机制以及知觉和生理影响,不仅有助于破译视觉神经编码,而且有助于眼科和神经系统疾病的诊断和治疗。

在这一章中,我们将讨论灵长类动物视觉中的自然眼动(重点是人类在日常视觉任务中的眼球运动),及其对知觉和神经活动的影响。首先,我们简要介绍视网膜的结构,以及灵长类动物进行自然眼动的几种神经眼动类型。

视网膜的结构

视觉处理始于视网膜——眼球后端由5层神经元堆积而成的薄层。两种主要的感光细胞——视杆细胞和视锥细胞,将入射的光子转换成电化学信号。这些信号经过水平细胞层、双极细胞层和无长突细胞层的进一步处理,到达神经节细胞层,也就是视网膜处理的最后阶段。神经节细胞的轴突成束地延伸至大脑,这一结构被称为"视神经",是视网膜向大脑的唯一输出。

中央凹仅由视锥细胞组成,其专用于处理传入信息的感光细胞密度比视网膜中其他任何位置都要高。每个中央凹视锥细胞有3~4个神经节细胞,并且大多数中央凹神经节细胞仅处理来自某一单一视锥细胞的信息。而在离心度为15°~20°的位置,每个视锥细胞仅有一个神经节细胞,而且该位置的每个神经节细胞需要整合来自许多视锥细胞的信息(Wässle et al., 1990)。随着周边视网膜中神经节细胞感受野范围增大时,视敏度会发生降低。人类和其他灵长类动物等有中央凹动物的眼动将潜在感兴趣的视觉信息与中央凹对齐。为了使我们的中央凹保持在感兴趣区域,我们使用五种主要的眼球运动来不断地移动我们的眼睛:扫视、平稳追踪、反射眼球运动、聚散眼球运动以及注视性眼球运动。

扫视

扫视是一种快速震颤型的眼动,可使中央凹高速扫过视觉画面(即以约400°/s的速度进行15°扫视)。扫视的峰速率与扫视幅度呈高度线性相关,这种相关被称为"主序"(见图59.1C)。扫视往往在两眼中耦

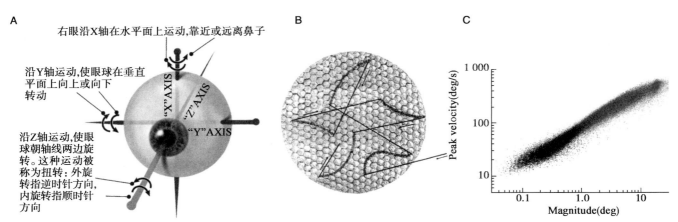

图59.1　眼球运动。(A)右眼的旋转轴。修改自 Wilson-Pauwels 等(2010)。(B)注视性眼球运动,包括微眼动(直线),漂移(曲线)和震颤(叠加在曲线上的曲折线条),将视觉图像传输到感光细胞嵌合体上(来自 Pritchard,1961)。(C)自由观看(灰色)时的扫视和微眼动与试图注视时的扫视和微眼动遵循相同的主序(黑色)。(修改自 Otero-Millan et al.,2008.)

联,也就是说,两眼的扫视强度和方向类似。人类通常每秒最多做4次扫视,取决于任务和刺激的性质等因素(Otero-Millan et al.,2008)。扫视会模糊视网膜图像,但是视觉系统会抑制一次扫视过程前后的知觉,因此我们不会感觉到模糊。也就是说,大脑在扫视过程中并没有获得新的视觉信息,而只会在眼球相对静止的扫视之间的注视期间获得新的视觉信息。这种**扫视抑制**有助于我们感知到一个清晰且稳定的世界,而不受眼球运动引起的视网膜图像运动的影响。关于这些机制的具体内容,详见第66章。

平稳追踪

平稳追踪是一种缓慢的、持续和自发的眼球运动,能使灵长类动物追踪场景内的运动目标(Barnes,2008;Spering & Montagnini,2011)。平稳追踪运动将移动的目标保持在中央凹内或者附近,并减少了视网膜上目标图像的运动,从而防止模糊和知觉障碍。在平稳追踪过程中,视网膜和皮层机制读取感兴趣目标的视网膜成像速率,并控制平稳追踪眼动的时间和幅度,从而使眼球的运动速率与目标的运动速率相匹配。如果目标运动太快并落到中央凹外,我们的视觉系统通常会有一个补偿性扫视以便重新把目标置于中央凹范围内。平稳追踪的开始有80~120ms的潜伏期,潜伏时长取决于目标和视觉任务的属性,如亮度、大小、速度、位置、运动预期以及被追踪的潜在目标数量。人类可以以高达100°/s的速度追踪目标,但要保持30°/s以上的速度会变得越来越难。目标的视网膜成像速率控制了最初约100ms的平稳追踪。在此之后,视觉系统通过比较视网膜运动信号和运动系统输出的复制信号来稳定中央凹的目标图像。

反射眼动

两类反射眼动通常协同工作,以保证在自发的头部或身体的运动以及整个或者部分视场运动过程图像稳定,这两种眼动分别是前庭眼反射(the vestibule-ocular reflex,VOR)和视动反射(the opto-kinetic reflex,OKR)(Fetter,2007;Masseck&Hoffmann,2009)。当你在阅读的同时转动头部,你仍能始终保持阅读,因为前庭眼反射通过将你的眼球朝相反方向转动来补偿头部运动,从而保持视线始终稳定在文本上。视动反射对持续变化的视野进行补偿(例如,坐在车里看外面掠过的树)。在视动反射过程中,我们的眼睛追随着动态的景象(慢速阶段)直到超出能力范围,然后沿与运动相反的方向快速扫视(快速阶段),之后再次进行跟踪。前庭眼反射由内耳的半规管和耳石驱动,这两个器官可以检测加速度和相对重力的变化(Fetter,2007)。而视动反射完全依赖视觉输入,只要整个或部分视野处于持续运动中(通常是因为我们自身在环境中的运动)这种反射就会生效(Tian,Zee,& Walker,2007)。

聚散眼动

当我们在不同距离的目标之间移动视线(或者追踪一个与我们相对距离不断变化的目标)时,我们会产生缓慢的聚散眼动使目标落(或保持)在双眼的中央凹。聚散眼动使双眼向相反方向运动,从而使它们的视轴交叉点离的更远(分散)或更近(聚合)。由于聚散眼动是非耦联的,许多研究者相信扫视和聚散眼动是由不同的神经通路控制的,但这个观点仍有很多争议(Cullen & Van Horn,2011;Mays,1984;Robinson,1968)。

注视性眼动

我们的眼球从不是静止的。在扫视、平稳追踪、反射眼动之间的注视期,我们会产生一种被称为"注视性眼动"的行为。事实上,当我们去除由眼球运动引起的所有视网膜图像运动,就会发生不可避免的视觉衰减。关于注视性眼动的具体功能和影响详见下文。本章中许多关于注视性眼动的大部分资料来自于Martinez-Conde,Macknik和Hubel(2004),Martinez-Conde等(2009)以及Rolfs(2009)。

我们将近80%的自由观看时间都花在凝视上,且由于视觉在扫视中受到抑制,所以大部分视知觉是在注视的时候发生的。灵长类动物的注视性眼动包括微眼动、漂移和震颤(见图59.1B和图59.2)。微眼动是三种注视性眼动中速度最快、范围最广的,在较小尺度(微眼动的视野一般小于1°)上其生理特性与扫视类似(见图59.1C)。趋同的行为和生理学证据表明,微眼动和扫视共享相同的眼球运动环路。

在长时间注视期间,微眼动的出现频率大概为1~2次/s。在自由观看自然场景过程中,微眼动的出现比例大概为0.5次/s,约有14%的注视会出现微眼动的

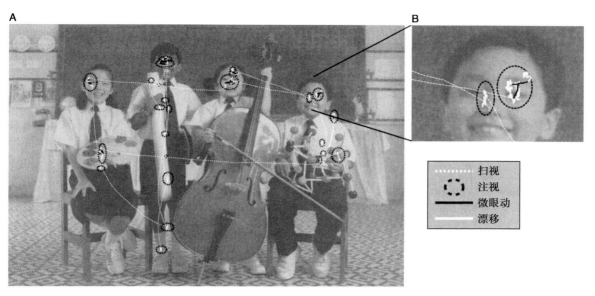

图 59.2　在自由观看情况下的眼动。（A）每个椭圆代表一个注视点。椭圆外的白色虚线表示注视点间的扫视。（B）两种注视，其中一个有两次微眼动（用黑色实线表示），另一个没有微眼动。白色实线表示漂移。（图源自 Otero-Millan,2008.）

现象。微眼动形成了足够大的视网膜运动,使我们理当能够觉察到它们,但是我们并不能觉察,这是由于微眼动抑制。

　　漂移是一种缓慢(<2°/s)的曲线运动,一般出现在扫视和/或微眼动之间。漂移眼动通常不是耦联的,类似随机的运动。

　　震颤一般伴随漂移一起出现,是最小的注视性眼动(约一个感光细胞的宽度,<0.5 弧分)。由于其微小的性质,难以非侵入性地测量震颤;因此,关于它在视觉系统中的角色几乎一无所知。

自然眼动

　　至今我们所讨论的所有眼动都是在日常生活中都自然而然地发生的。由于扫视和注视性眼动是最频繁的眼动,我们现在将着重了解它们的功能、神经及知觉作用,影响它们的认知和知觉因素,以及它们在真实世界中的动态变化。

眼动的测量

　　眼球是一个能沿水平方向(见图 59.1A 中的 X 轴)、垂直方向(见图 59.1A 中的 Y 轴)、视线(见图 59.1A 中的 Z 轴,也被称为扭转)旋转的球体。眼动追踪设备主要通过以下两种方式来报告眼球的位置:①凝视点测量,描述观察者所看的地方;②测量偏离

任意参考位点的水平、垂直以及某些情况扭转位置的视角。选择眼动追踪设备主要考量的是:①仪器与被试间所需的物理接触总量(包括设备引起的总的视觉干扰量);②对被试所要求的身体约束(包括头/身体的约束 VS 无约束);③仪器的准确度(实测和实际的眼球位置之间的期望误差);④精确度(即测量的可重复性);⑤仪器的分辨率(即仪器所能测量的最小眼动);⑥仪器的测量范围(即仪器所能测量的眼动跨度)。某些方法要求仪器与被试有比较多的身体接触或者会严格束缚被试,但是能够可靠地测量到非常微小的眼动,甚至是被试的注视点。其他方法对被试的身体接触或束缚要求不多,但是相对的就无法检测到被试的注视点或者是小于 1°的眼动。另外,由于有些眼动很大程度上是耦联的(如扫视、微眼动和平稳追踪),而有些是非耦联的(如漂移),所以评估实验需要进行双眼还是单眼记录非常重要。现在通用的三种眼动追踪技术涵盖了接触镜片方法、眼电图(EOG)和光/特征识别方法(见表 59.1)。下文所介绍的大部分眼动跟踪方法信息主要来源于 Borah(2006)、Eggert(2007),以及 Young 和 Sheena(1975)。

接触镜片方法

　　就精确度和准确度而言,巩膜搜索线圈(SSC)方法是现今为止唯一在用的接触镜片方法,被认为是眼动追踪的黄金标准。它主要的缺点是侵入性,因为涉及局部麻醉,并需要使接触镜片紧密贴合在被试的眼

表 59.1　现有的一些眼动测量方法的功能、缺点、优势

	巩膜搜索线圈 SSC	眼电图法 EOG	影像追踪法 DPI	视频眼震 VOG
物理接触	需麻醉一眼并接触晶状体,将导线从眼角拉出	眼周需贴电极	无接触	头带或者无接触要求
视野阻碍	无阻碍	无阻碍	设备会阻碍视野	头带有时可能轻微影响视野,无头带时视野无阻碍
身体束缚	头部和下颌要放在托上保持不动	无	头部和下颌要放在托上保持不动	一般使用头枕和/或下颌托,在牺牲精确度和准确度的情况下,可以允许不束缚
准确度	约 0.2°	3°~7°	约 1 弧分	0.25°~1°
精确度	约 0.25 弧分		约 1 弧分	
分辨率	0.5~1 弧分	约 0.5°	约 1 弧分	0.05°~0.2°
范围	约 30°	约 70°	10°~20°	25°~50°
带宽	约 200Hz	约 100Hz	约 400Hz	最高 400Hz(根据具体设备而定)
眼动测量(所有方法都记录水平和垂直转动)	除震颤外的所有眼动。更适于测量眼球扭转和注视点	大幅度的扫视、平稳追踪、眼球震颤。不能测量注视点和眼球扭转	除震颤外的所有眼动。可以测注视点,不能测量眼球扭转	根据设备型号而定。可以测量眼球扭转和注视点
在闭眼时测量眼动的能力	可以,但不能长时间测量	可以,甚至在深度睡眠时	不可以	不可以

球上(SSC 常用于动物实验)。人作为被试所能适应的接触镜的使用时间一般只有 20~30min,因此制约了实验时间。接触镜是一种含有两个细铜线绕成的线圈的硅环(一个线圈用于检测水平和垂直方向上的运动,另一个用于检测扭转运动)。被试坐在一个磁性幅度恒定、呈正弦变化的区域以感应线圈的瞬时电流,电流总量取决于线圈相对磁性区域的方位角度。一根细金属丝从眼角拉出以输送瞬时电流信号,不过这根细线可能给被试造成额外的不适感。被试的头部和下巴通常是被束缚固定的,但不会有仪器阻挡被试的视野。另一个线圈和磁铁可能会核实头部位置,这种情况下,被试的头部不会被束缚固定,但是必须保持在一个限定的区域范围内,通常该范围的磁场强度是恒定的。这种 SSC 方法不会受到眨眼的影响,对水平方向、垂直方向运动和扭转运动的测量准确度达到 0.2°,精度达到 0.25 弧分,每个维度上的分辨率达到 0.5~1 弧分(Robinson,1963),其在水平方向和垂直方向的测量范围为 30°左右(Remmel,1984);因此,该法也能用于测量微眼动和漂移。SSC 方法还能用于

测试注视点。但是小于 0.5 弧分的震颤是无法从噪音中分辨出来的(Heckenmueller,1965)。使用线圈会导致一些不利结果(虽然只是暂时的),如不当的眨眼会导致眼干,角膜形变以及视敏度降低。

早期的接触镜片方法被称为"光杠杆"方法,接触镜片包含一片或两片反射镜,反射镜发射光源并记录反射光,从而得到眼球的方位信号(Ratliff & Riggs,1950)。光杠杆方法比 SSC 方法更精确,但由于其复杂性、侵入性和削减的测量范围(水平和垂直方向大约为 5°),该法已经被弃之不用。

眼电图

角膜和视网膜的不同电势产生了绕眼球旋转的静电偶极。眼电图(EOG)方法利用偶极(通过放置在眼周皮肤的电极进行检测)的位置以确定眼睛在大脑的什么方位。该方法无需固定头部和下巴,也不受闭眼的影响,不影响视野,并且价格低廉。EOG 方法的准确度为 3°~7°,分辨率约为 0.5°,测量范围约为 70°,但在大于 25°~30°后线性逐步变差,尤其是在

纵轴上。该法可以测量较大程度的扫视、平稳追踪、眼球震颤(一种出现在向某一方向平稳追踪和对另一方向扫视的交替之间的双相眼球震动),但无法测量注视性眼动、注视点或者眼球扭转。EOG 的主要问题是它对许多噪声高度敏感,如肌电和心电活动(Haslwanter & Clarke,2010)。由于其非侵入性和能在被试闭眼时测量眼动的特性,该法通常用于睡眠或婴儿研究(Haslwanter & Clarke,2010)。

光/特征识别方法

人类的眼睛有非常明显的标记和光反射,可以用来检测其方位。用于同期眼动追踪的最主要标记和反射是瞳孔、虹膜、角膜缘(有色虹膜和白色巩膜之间的边界)、第一浦肯野图像(角膜外表面的反射,也被称为角膜反射)以及第四浦肯野图像(晶状体内表面反射)。我们将在下文详述这两种光/特征识别方法。

影像追踪法 影像追踪法(DPI)利用第四浦肯野图像和角膜反射来追踪眼球。这种设备不和被试连接,但需要一个可供支撑下巴和头部的台子。DPI 方法运用红外光进行追踪,所以不会影响被试的正常视觉(Cornsweet & Crane,1973),但也因此需要离光比较近,可能会阻碍视野。DPI 对三个方向轴上轻微的(约 0.5cm)头部运动都能做出反应,精确度能达到约 1 弧分,分辨率小于 1 弧分,测量范围为 10°~ 20°(Cornsweet & Crane,1973)。该法可以测量扫视、平稳追踪、眼球震颤、微眼动、漂移以及注视点,并考虑到了视网膜图像的稳定性,但是它不能测量眼球扭转。尽管 DPI 是这类方法中精确度和准确度最高的方法,但由于其过于精细,使用的人并不多(Haslwanter & Clarke,2010)。

视频眼震 视频眼震(VOG)法包括使用一个摄像机数字化地记录眼睛,使用标记——有时候也会结合眼睛的光反射——来确定眼球的方位。最常见的VOG 方法一般利用瞳孔,有时也会结合角膜反射。用于记录瞳孔的摄像机会远距离地(也就是不附着在被试身上)运行,或直接绑缚在被试头上运行。当只对瞳孔进行追踪的时候,必须固定被试的头部或者使用头带固定,否则这个系统会误判眼动的情况。如果同时追踪角膜反射,摄像机一般会远距离地拍摄头部被固定的被试,当然摄像机的位置最终是由实验所期望的分辨率/精确度/准确度决定的。头带绑缚可能会给被试造成不适感,同时将实验的时长限定在了 30min 左右。为了获得眼球位置,图像处理计算被用于确定

瞳孔中心(以及角膜反射,如果追踪到了的话)。VOG 系统基本使用红外光,因此不会影响被试的正常视觉。摄像机、头枕以及颏枕可能会在某些 VOG 设备中会阻碍被试的视野。但是 VOG 的测量范围很广,准确度能达到 0.25°~1°,分辨率为 0.05°~2°,测量范围为 25°~50°。VOG 系统可以测量注视点、扫视、平稳追踪、眼球震颤、眨眼。有些系统甚至可以测量微眼动,比如带有头部和下巴支撑的 Eyelink 1 000,其准确度可以达到 0.25°~0.5°,分辨率可以达到 0.05°。其他一些系统如 Chronos CE-MDD,能够通过追踪虹膜中的自然标记来测量眼球扭转。

眼动的展望

传感器、计算机、图像处理技术的发展使更高精度、更高分辨率、更高准确度且侵入性更弱的眼动测量技术得以发展。现在许多研究者使用 VOG 系统测眼动,因其易于搭建,除了一些身体固定和接触之外不需要太多额外条件,并且可以测量大多数类型的眼动。这种侵入性减少、测量能力增强的实时眼动追踪方法推动了眼动方面的研究(见 Martinez-Conde et al.,2004;Rayner,1998,2009)。眼球震颤是现在唯一一种不能用非侵入性方法测量的眼动。能测量震颤的设备最低分辨率不能低于 0.45arcsec(Ryle et al.,2009);若使用压电探针与眼睛接触,需要局部麻醉眼睑,并将其贴起来固定。用于测量眼球震颤的新的非接触式方法正在发展中,且并未准备好投入广泛使用。技术仍在不断发展,我们期待可以看到眼动的测量方法往更精确、非侵入、更少身体固定的方向不断进步。

场景感知

我们将针对具体视觉任务讨论场景感知,比如没有实质性目标地自由观察一个场景(也就是视觉探究),在某个场景中巡视目标,或者回忆一个场景。

在场景感知中,观察者多通过定位来获得视觉信息。在处理场景知觉上,观察者会定位 150ms 以上(Rayner et al.,2009)。场景感知中的扫视频率(2~4次/秒的平均扫视)和注视时间(234~300ms)会根据任务、观察者、场景特征的变化而变化。场景感知中的眼动会受到外源的或自下而上(也就是基于刺激的)的影响,以及内源的或者自上而下的(即来自脑内的)影响。

主旨

观察者在定位最初 40~200ms 内会获得包括目标信息、场景模式甚至一些语义信息在内的一个场景的"主旨"(Biederman，1981；Fei-Fei et al.，2007)，从而先于语义层面得到感官或者特征水平的信息，比如阴影和形状。Castelhano 和 Henderson（2007）认为观察者在看到场景的第一眼就会形成一个初步的视觉印象，然后把这个大概印象保存在脑海里以指挥接下来的眼动行为，从而获得更多细节或局部的信息进行分析。这个说法与另一些研究不谋而合，即视觉信息处理是一个全局到局部的过程(Navon，1977；Tatler & Vincent，2008)。当观察者获取了场景的"主旨"信息之后，自上而下和自下而上的因素同时介导接下来的眼动。

眼动中自下而上的影响

视觉刺激的性质对扫视和注视有很大的影响。举个例子，刺激的大小会影响扫视的幅度(Wartburg et al.，2007)；另外，一些目标，比如脸部，会获得更长时间、更频繁的注视(Otero-Millan et al.，2008)。其他一些具体的场景性质，例如曲线、边缘、遮挡、孤点、高的空间频率以及不相关的强度区域都与注视点的位置有关(Tatler et al.，2011)。

对"显著性地图"的研究是了解场景感知中注视控制中的主流途径（"显著性"在这里表示的是目标在场景中相对明显）。显著性地图模型基于一个假说，即一个场景的神经元代表（可能分布在脑内各处）编码了该场景中一个给定局部位置的显著性(Itti & Koch，2001)。对于图像的视觉特性，结合对初级视觉系统检测到的特点（视网膜中的对立色，V1 区中的特征方位等）的认知，是各自的特点地图的基础，将局部特征特化出来与其周边进行区分（也就是使这些特征更加显著）。举个例子，"一个单独的红苹果在一株绿色的树上"在红绿色彩对立的特征图上会显得十分显著。同样地，"许多水平线段围绕着一根单独的垂直线段"在特征方位图上会十分显著。许多的特征图最后组合成了显著性地图，从而描绘出场景中任一位置的显著特性。在 Itti 和 Koch 提出的模型中，一种"胜者为王"的方法决定了观察者将看向哪里，也就是说，观察者最终会将注视点落在最显著的区域。从一个局部区域到另一个区域，当前的注视区域是被抑制的（也就是说这个时候的显著性为 0；详见下面关于返回抑制[IOR]的段落），然后这种"胜者为王"的方法再次

决定下一个注视区域。一些研究提出了各个脑区间显著性地图的神经元代表分布，比如后侧颅顶皮层的腹侧顶内沟，额叶视区，丘脑枕的侧部和后部亚区，上丘以及 V1 区，但始终没有结论性的证据证明其存在和准确的位置(Itti & Koch，2001)。

显著性地图模型预言注视点位置优于投机，猜测显著性最起码会部分地介导注视控制(Foulsham & Underwood，2008；Itti，2005)和视觉搜寻(Itti & Koch，2000；Nothdurft，2006)。也有证据驳斥了显著性在注视控制中的重要性，即显著性地图模型预言的扫描途径与实际扫描途径不符(Foulsham & Underwood，2008)，这一结果偏差（也就是注视点偏离了屏幕中心这一事实）指出注视点定位的作用优于图像显著(Tatler & Vincent，2009)，且显著性在搜寻通过样本或者分类来定义的目标时不起作用(Foulsham & Underwood，2007)。

因此，对于显著性究竟在多大程度上影响注视控制的证据众说纷纭。刺激介导的显著性地图模型不包含观察者以往的经验，认知或者对眼动预言的期望(Itti & Koch，2000)，但是其他显著性地图包括了一些自上而下调制的形式(Tsotsos et al.，1995；Wolfe，1994)。总的来说，现有的文献认为，自下而上和自上而下的因素同时影响注视控制，而自上而下的影响在其中扮演了更重要的角色(Tatler et al.，2011)。

眼动中自上而下的影响

眼动中自上而下的影响(Henderson，2003)包括以下几种：①情景场景知识，也就是一个人可以在遭遇当前感知时，在短时间内学会的对特定场景的认知，或者在长时间内经过多次遭遇而学会的对特定场景的认知——举个例子，一个观察者会倾向于看向一个之前含有任务相关的目标的空白场景区域；②场景模式知识，涉及对一特定种类场景的通用语义和空间知识，包括可能会在一类特定场景中被发现的目标信息（比如，浴室里有洗手间)，以及场景类型中空间规则（例如乘客不要坐在引擎盖上面)；场景模式知识会限制一开始对可能含有当前任务相关目标的场景区域的注视；③任务相关知识，包括了对一个给定任务的相关策略，比如定期检查邮件的收件箱以确认是否接收到新邮件；任务相关知识对注视控制有着深远的影响(Ballard & Hayhoe，2009；Tatler et al.，2011)；在任务进行过程中，基本上所有的注视点都落在任务相关的目标上，而任务前的注视点则均匀分布在任务相关或不相关的物体上(Tatler et al.，2011)。奖励也会影

响场景感知中的注视控制（Hayhoe & Ballard，2005；Tatler et. al.，2011）

扫视延迟至刚被注意到的区域的时间比延迟到未被注意到的区域的时间要长（该现象被称为返回抑制[IOR]）（Klein & MacInnes，1999）。IOR 可能通过抑制对已检查过的区域的定位而促进视觉搜寻（Klein & MacInnes，1999，不同见 Tatler & Vincent，2008）。有时候许多显著性地图模型都把 IOR 作为一种防止迅速返回图像中已被注视过的最显著区域的方法（Itti & Koch，2001）。

场景感知研究中的挑战

通过看屏幕中的图像真的能反映我们是如何在现实世界中感知场景的吗（Henderson，2003；Tatler et al.，2011）？两个主要的关注点在于静态场景产生的潜在偏差和突然出现的场景的影响。静态场景和现实环境在物理上的区别包含了动态变化范围的减少以及与现实场景比起来的，图片的视野限制——图片缺乏感觉线索和许多深度线索，观察者在静态影像上的注视视角是通过摄影师的视角来定义的，通常会反应一定的组成偏差。而且，观察者倾向于注视屏幕中心而不考虑所看到的内容（Tatler et al.，2011）。

进一步来说，场景感知研究一般是突然出现一个图像，这可能会影响眼动动态变化和含有目标选择神经元的结果（Tatler et al.，2011）。长时间持续的试验可能会减轻突然出现一个刺激对眼动和神经元反应的影响。然而由于突然出现一个图像的影响受时间的限制，这在试验中占的部分比较小，可以通过后期的数据分析来进行修正（Otero-Millan, Macknik, & Martinez-Conde，2012）。

另一个问题就是眼动仪引起的自然视觉和非自然刺激（即使用一个人造的场景而不是真实世界的场景）的使用，以及任务和现实世界的关系这三者之间的冲突。而且，许多场景感知实验都是在暗室进行的。这种情况可能会导致被试观察到不正常的视觉场景。

生态任务

本质上来讲，眼动体现在现实生活的种种活动中，比如制作一个三明治、玩棒球、开车等。不同于基础场景感知研究，下面的眼球要求协调手、眼、身体的运动。

驾驶

驾驶是一项极其复杂的任务。它涉及了如其他司机、路标、行人等多源信息的整合。驾驶员在转弯前会在曲线内侧的切点注视 1~2 秒，在通过转弯之后重新调整其注视点。弯道内侧切点是一个变化的点，因为驾驶员的视线始终与弯道边缘呈切线。这个点突出了道路的最远部分，因此成为可见度最高的点（Land，2006；Land & Lee，1994）。Loon 等（2010）通过记录当车子在十字路口时，司机们做时机判断时的眼动研究了他们是如何避免碰撞的。研究发现，司机会在接近的车辆和前方道路间有来回的扫视。他们花了大部分时间（37%）把注视点集中在靠近的车辆上，其次是侧线另一侧道路的靠近车辆（21%）。这种观察策略与司机自身的行车轨迹和对方车辆的靠近角度无关。比起有经验的驾驶员，新手会减少功能性视野（Crundall，2005；Di Stasi et al.，2011；Land，2006；Mourant & Rockwell，1970；Underwood，2007）。

家务

通过追踪被试在泡茶（Land et al.，1999）或制作花生酱和果冻三明治（Hayhoe，2000；Hayhoe et al.，2003）时的眼动，Land（2009）得到了两个主要结论：①就算周边有很多东西，被试的眼睛也只在任务相关的物体上发生来回扫视，因此自下而上的显著性在这类任务中关联很小；②眼睛每次只处理一个物体，相对的在整个操作过程中对其他物体的处理会显得粗糙（这可能和对物体不同部分的注视次数有关）。

Land 等（1999）描述了四类注视。定位注视 在不伴随肌动活动的情况下确定了物体的定位。这可能在后续能快速找到所需的物体中发挥了作用。指向注视 在伸手接触一个放在某个位置的物体或将一个物体放到另一个位置时发生。这通常要求单一的注视，眼睛会在手到达前就离开物体或放置点。指向固定的主要功能可能是提供一个中央凹集中的目标位置以引导手臂的动作。导向注视 发生在处理多个物体时——比如壶和壶盖——相关的物体需要以适当方式被引导以产生相互作用。这种行为通常涉及注视次数在不同物体间的交替。校验注视 在某些条件得到满足时确定。在这种情况下，眼睛可能会停在物体的某个位置，可能是一个长时间的注视或是一系列重复的注视。一旦条件满足，就开始下一个新的动作。例如，一旦壶满了就把水龙头关掉。这时，被试极少注意他们的手，或者他们手中拿着的物体。在这一过程中,视觉是一种稀缺资源,一旦有另一个感觉代替就马上退出动作(Land,2006)。

棒球和板球运动

在棒球和板球运动中,球从其位置在400~500ms中飞向击球手(Land,2009)。此时,击球手必须估计球的运动轨迹然后击中它,仅存在一次,也可能两次扫视(Land,2006)。球的角速度达到500°/s,而人类通常不能使用平稳的追踪来追踪高于70°/s的目标(Bahill & LaRitz,1984;Schalén,1980)。此外,击球的准确度要求在毫秒级的时间内,在仅有几厘米的空间距离下击打(Regan,1992)。在90mph的程度击打棒球是一项非常复杂的任务,几乎将人体的能力推至极限。Bahill和LaRitz(1984)追踪了击球手面对一个模拟的快速球时的眼动,发现当球距离他们9英尺(1英尺=0.3048m)时,他们使用平稳追踪的眼动方式来追踪该球,在这之后,球的角速度就快得难以继续追踪。其中一个资深击球手的快速平稳追踪比文献中提及的都要快,能够追踪距他5.5英尺的球。研究证明,这是一项非常独特的能力——对VOR的抑制和偶尔使用的预期扫视相结合,最终成就了一个伟大的击球手。资深和新手击球手有着不同的注视策略。老手会注视投手的肩膀—躯干区域,将注意力集中在投手的整个身体上,依靠其周边视野去准确判断投手的动作,预计球体的轨道。新手则会将注视点分散在投手的头部到身体之间的区域,无法从投手身上获得有效的相关信息(Takaakikato & Fukuda,2002)。

板球的情况和棒球类似,除了球在受击打之前就跳到击球手面前的特殊情况。板球击球手的注视点在交接前的这段时间内是固定的,直到球进入他们的视野。随后,他们有一个对预期位置的扫视,使中央凹的位置落在球的下方,接近板球随后会弹起的位置。优秀的板球击球员在第一次判断预期扫视时所用的潜伏期比新手更短(Land & McLeod,2000)。

魔术

魔术近来作为一个有趣的途径出现在神经科学研究中。魔术表演展现出了魔术师对人类感知、注意力以及观察的深入了解和强大直觉。通过对魔术技巧的研究,神经科学研究者可以得到在实验室中操纵认知和感知过程的强有力的方法。这一部分的大多数信息源于Macknik等(2008)的研究。

魔术师运用多种误导手段将观众的注意力从魔术手法(也就是魔术背后的真相)转移到舞台效果上。

在这种蓄意的误导中,魔术师将观众的注视从魔术手法上转移,然而这种隐蔽的误导并没有重新定向他们的注视,而只是转移了他们的注意力。魔术师对观众的注意力和/或注视的操纵可能是通过自下而上和/或自上而下的机制来控制物体的显著性这一手段实现的。魔术师可能控制自下而上的注意力的其中一种方法就是突然变出一只飞鸽。此时观众的注意力和注视会跟随鸽子的飞舞,这就给了魔术师一段时间做一些不宜被人注意的秘密行动。魔术师也能够通过积极引导观众注意一个物体来增强它自上而下的显著性。举个例子,他们通常会邀请一位志愿者用台上的一个特定物体完成一项任务,这样观众就容易忽略台上其他物体的变化。

魔术师也会使用社交线索来重新引导观众的注视:魔术师的至理名言之一就是"观众会看向魔术师所看向的地方"。但也并非所有的魔术假象都来自社交误导。通过社交误导,不同的魔术花招可能发生增强,减弱,或不发生改变,其方式仍然有待探讨(Cui et al.,2011)。

魔术师们可以通过其他的方式改变注视。Otero-Millan等(2011a)发现魔术师手部的曲线运动会比直线运动产生更强的误导作用(例如在经典的硬币消失魔术中),而这两种不同的运动模式导致了平稳追踪和扫视系统的不同衔接。

注视性眼动的功能和影响

扫视时中央凹从一个感兴趣区域跳到另一个。因此,一次扫视的开始就是一次注视的结束,而一次扫视的结束就是一次注视的开始。每次注视,我们的眼睛从不静止,而是产生了三类注视性眼动:微眼动,漂移和震颤。在此我们探讨一下注视性眼动的功能和其感知以及其生理影响和其动态变化影响因素。以下内容多来自Martinez-Conde等(2004,2009)和Rolfs等(2009)。

在20世纪50年代初,研究人员表明,当所有眼动都消失时,视觉感知会退变为一个齐次域。这提示了注视性眼动对于防止和修复注视中的视觉丢失具有重要作用,同时引起了20世纪50年代到60年代这一时间段内对于注视性眼动的大量研究。在20世纪70年代末,由于数据收集困难,不同实验室间的数据差异,以及对数据解读的分歧,关于注视性眼动的研究陷入僵局。Kowler和Steeinman(1980)认为微眼动是一种实验室产物,也就是说,微眼动这一眼动现象并不会出现在自然观察条件下,而仅仅是由于被试在试验中被束缚头部,并被要求长时间保持其注视点的人为条件所造成的。基于这一观点,关于微眼动的研究在20世纪80年代基本上夭折殆尽。在20世纪90年代末,21世纪初,我们和其他研究者发现微眼动调制了视觉神经元的活性,认为这一眼动行为也具有知觉影响。在21世纪初,这一结果结合眼动记录仪器技术的进步和计算机模型的建立,复活并推动了注视性眼动的研究。如今的学界共识是,包括微眼动在内的注视性眼动对自然视觉具有重要的意义。

微眼动研究的矛盾结果

关于微眼动的研究呈现出明显的两极分化,一部分研究者断言微眼动并没有什么功能(特别是在研究早期),而另一部分认为微眼动对于感知是一个非常关键的因素。这种矛盾可能源于早期和当今对微眼动研究的方法差异——举个例子,现在的研究采用客观算法(客观算法适应了噪声,并且对微眼动的描述基于源自企图注视过程中的无意识扫视的分布参数),而早期研究采用任意大小或速度阈值,微眼动也多由专家手动采集,造成了其他研究团队的复制困难。值得注意的是,20世纪70年代的研究将微眼动武断地定义为量级小于12弧分的扫视。这个严苛的参数明显低于当前在人类和灵长类动物上的微眼动研究中所得到的值。

显然地,微眼动是一种微量级的扫视,通常发生在个体企图固定其注视点时。但人类会产生和微眼动大小相同的自发扫视,所以区分微眼动和自发扫视显得异常重要,除非被试已经被明确要求固定其注视点。因此,关于微眼动的研究经常在指定的长时间固定注视点的条件下进行,但这也被认为不是一种典型

的自然视觉任务。另一随之而来的问题是,经过训练的被试比起未经训练的被试更容易产生小幅度、低频率的微眼动。在早期研究中,采用经过高度训练的被试(通常是作者们本身)得到的微眼动量级明显小于当前的研究结果,这一现象在一定程度上可以认为是该问题导致的。

注视性眼动的神经反应

对微眼动的神经反应在灵长类动物的外侧膝状体、V1区和纹外视皮层都有研究(见图59.3A)。微眼动产生的神经反应发生在初级视觉神经元,通过替换那些静止刺激的感受野而产生。许多研究在V1区的少数神经元中发现了微眼动驱动的视网膜外调制,但就这种调制现象(抑制和/或兴奋)及其关于微眼动引起的初级视网膜反应时间的证据仍具有争议。在每一研究中,这种明显的视网膜外反应量级都小于视网膜兴奋引起的反应。建模研究猜测微眼动可能显著提高对边缘的敏感度,从而使图像更清晰,同时提高视网膜神经元的空间分辨率。

漂移引起的神经元兴奋的相关研究很少。V1区的一个神经元亚区可能对漂移有响应,但迄今没有研究能够精确量化其反应强度,以及它们随不同类型漂移而变化的方式。眼球震颤的神经反应至今没有在灵长类动物上进行研究。

注视性眼动的功能和感知结果

微眼动 微眼动可以阻止(即起到反作用)注视中的感知衰减(见图59.3B)。Martinez-Conde 等(2006)发现在周边目标变得可以被明显感知时微眼动的比率会上升,而在目标物感知程度下降之前就会降低。这一发现指示微眼动可能增强固定注视时的视觉能

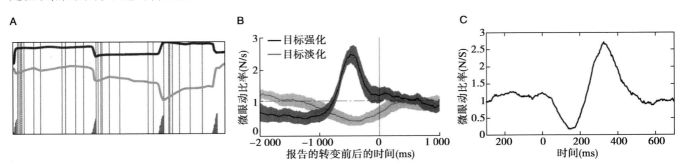

图 59.3 微眼动的动态变化和影响。(A)V1区微眼动的触发脉冲峰值。黑色和灰色的线条表示水平和垂直方向上眼球的位置。底部的三角形指示了微眼动的发生(三角形的高度表示微眼动的幅度)。垂直的线条表示V1区神经元的发放。(改编自 Martinez-Conde,Macknik,and Hubel,2000 and Martinez-Conde et al.,2004.)(B)微眼动抑制了视觉的衰减。微眼动比率在感知朝"目标强化"(黑色)方向转变时发生增加,在"目标淡化"(灰色)前发生减弱。水平线表示记录时间内微眼动的平均比率。阴影表示不同被试间的SEM。(改编 McCamy et al.,2012.)(C)改编周边刺激后的微眼动抑制。零点表示突变开始。(改编自 Engbert and Kliegl,2003.)

力,支持了早期研究的一些定性结果（Ditchburn & Drysdale,1977；Gerrits & Vendrik,1970；Riggs et al.,1953；Sharpe,1972）。近来，McCamy（2012）等报道了微眼动在衰减目标的视觉恢复中做出的卓越贡献（不论是中央凹位置还是周围区域）。

在一些衰减模型中，微眼动与可视性联系起来，例如替代人为制造的盲点、动作诱发的盲区，以及去感知其他视觉现象中的转变，例如双眼拮抗和视错觉等（Otero-Millan et al.,2012）。

微眼动还涉及定位修正（Otero-Millan et al.,2011b）以及其他眼动和感知功能，例如高锐度任务中的表现（Ko,Poletti,& Rucci,2010）和对小面积的视觉扫视。

漂移　漂移在注视中也起到了校正作用，且提高了对高空间频率刺激的分辨能力（但对低空间频率不可行）。由于其固有特性和难以测量，故现在并没有太多聚焦于漂移的实验。而震颤的感知影响至今仍不清楚。

调制微眼动的刺激和认知因素

任务和刺激会对微眼动的比率和量级产生调制。比如，在自由观看一个空白场景时，被试每秒产生 0.2 次微眼动；在自由注视一个自然场景时，约为每秒 0.6 次；而在视觉搜寻任务中，当接近目标物体时的微眼动达到每秒约 1.3 次。

在给出一个突然出现的视觉刺激或听觉刺激（约在提示线索出现后的 100～200ms 内给出）后，微眼动比率会突然跌至最小值，紧接着有一段时间的增强（约在提示线索出现后的 300～400ms），然后回到基线水平（见图 59.3C）。这一现象被称为"微眼动抑制"，可能和微眼动在抑制衰减中的作用有关；也就是说，一个突然出现的视觉刺激引起短暂的知觉活性，减少了对微眼动的需求，从而导致这种瞬变（Hafed,2011）。

灵长类动物的上丘在选择性注意的正常控制中起到关键作用，甚至是在没有眼动的情况下（Lovejoy & Krauzlis,2010），而且该位置也负责扫视和微眼动。这一共同的神经基础提示了注意的变化可能调制微眼动的结果（Laubrock et al.,2010；Pastukhov & Braun,2010）。许多研究发现，微眼动的方向在提示出现后约 200ms 内，会偏向和/或偏离注意线索所提示的空间位置，具体取决于不同实验任务中内因性和外因性注意的衔接，但它们的结论仍有争议。

结束语

通过对场景的统计，当前的任务和过去的经验，会对扫视和注视的动态变化产生影响。在眼动策略中的中心思想是该特定任务要求能够支配对扫视和注视的控制。学习是提高这一策略（即经过学习的有经验的人比无经验的人来说有更好的眼动策略）的关键。在注视控制中，当前没有特定任务，或是某人——譬如魔术师——成功操纵了他人的注意力时，显著性也扮演着一个重要的角色，最后，微眼动和扫视的产生更多出现在视觉信息出现而不是消失时。因此，视觉系统的总体策略可以认为是在神经系统和视觉领域的约束下，从当前的特定任务中以最佳策略取样。

最佳取样策略

视觉是一个极其复杂的计算问题（Tsotsos,1988,1990），但灵长类动物的视觉系统以一种令人惊讶的简单有效的方式轻易地解决了这一问题。对所有的视觉场景进行并行的精细处理是计算处理不能轻易完成的，这也许就解释了为什么灵长类动物的视觉系统逐步演变成仅对眼睛输出的来自一个小范围内的信息进行精细加工，而中央凹对次要信息在粗略水平上进行处理（即，过滤）（Tsotsos,1988）。解剖学上来说，用于处理中央凹信息的结构在皮层是不成比例的，在 V1 区有 8%，而中央凹仅占整个视网膜的 0.01%（Azzopardi & Cowey,1993；Talbot & Marshall,1941）。如果所有来自视野的信息都通过中央凹路径进行处理，从解剖学来讲，大脑会无法承载相应的物质需求。为了避免这一问题，灵长类动物的视觉系统采用扫视和注视的方式，从而精细化地处理正好落在中央凹位置的视野区域。之前我们探讨过，大量自下而上和自上而下的注意机制巧妙地控制着扫视和注视的动态变化（即取样策略）；举个例子，在自由观察一个自然画面时，人类的扫描途径在几何学意义上类似于一类被称为"Levy Flights"的随机游动。Levy Flights 是一种有效的随机搜索过程，能将扫描场景的时间最小化。而且 Levy Flights 是规模不变的，考虑到视觉中常见的规模变化，这显然是一个有利特性。做出控制扫视的最佳策略判断并不是由于人类眼球运动系统的特殊结构或其他制约条件（Brockmann & Geisel,2000）。事实上，不能产生眼动的病人可以控制头部运动，产生和正常观察者扫视特性类似的跳视,从而无障碍地执行复杂的视觉任务,例如泡茶。因此这种由自上而下或自下而上的注意力机制所巧妙控制的扫视(由头部/或眼球运动产生的)在视觉中可能是一个比平稳追踪更通用的最佳取样策略。

在每次注视中,视觉系统必须同时解决对场景的局部取样问题。又一次地,来自视觉系统的约束(适应、最佳注视位置、感受野结构等)和对视觉环境的统计推动了一种特别的策略:采用注视性眼动。注视性眼动可以用自发回避的随机游动模型进行建模。这种模型可以作为一种最佳策略去"更新输入到视网膜受体系统的感知",同时保持"在注视过程中,眼睛的运动位置始终在视野的中央凹区域内"(Engbert et al.,2011)。从而视觉系统在全局和局部水平解决了来自解剖学要求及环境限制下的样本问题:巧妙地控制扫视和注视对全局场景进行采样,同时巧妙地控制注视性眼动对场景的局部区域进行采样。

病理性眼动

在许多疾病中都会出现眼球运动的异常,包括孤独症、精神分裂症、脊髓小脑性共济失调、进行性核上性麻痹(PSP)等,详见 Leigh 和 Zee 等的文章(2006)。眼动追踪和特征算法或许能够鉴别出眼动的缺陷,从而辅助眼科或神经疾病的诊断。举例来说,患有孤独症的被试对社交刺激(比如一张脸上的眼睛)的注视明显低于非孤独症的观察者(Boraston & Blakemore,2007)。患有 PSP 的观察者相比健康的观察者会出现更多的扫视侵扰(水平扫视的"侵入"或者打断精确定位),且很少出现正常的微眼动(Otero-Millan et al.,2011b)。对眼动的研究在神经疾病的早期辨别、诊断以及对疾病的评估和治疗手段的发展等方面都具有巨大的潜力。

总结

自上而下和自下而上的机制的结合适应性地控制了眼动,从而实现了对视觉场景的最佳采样策略。对于神经性疾病而言,基于眼动的非入侵诊断学手段会作为一个重要领域继续蓬勃发展。决定大脑选择眼动目标的算法,以及执行算法的潜在神经机制,也许是阐明这种人类和其他灵长类动物用于感知这个视觉世界的有效采样策略的一个未知的关键部分。

致谢

我们非常感谢 Jorge Otero-Millan 和 Leandro Luigi Di Stasi 对本章的注解和以下对这项工作予以资金支持的单位:国家科学基金会(对 SMC 授予 0852636 和 1153786,对 SLM 授予 0726113)和 Barrow 神经科学基金会(授予 SMC 和 SLM)。

参考文献

Azzopardi, P., & Cowey, A. (1993). Preferential representation of the fovea in the primary visual cortex. *Nature, 361*, 719–721. doi:10.1038/361719a0.

Bahill, A. T., & LaRitz, T. (1984). Why can't batters keep their eyes on the ball? *American Scientist, 72*, 249–253.

Ballard, D. H., & Hayhoe, M. M. (2009). Modelling the role of task in the control of gaze. *Visual Cognition, 17*, 1185–1204. doi:10.1080/13506280902978477.

Barnes, G. R. (2008). Cognitive processes involved in smooth pursuit eye movements. *Brain and Cognition, 68*, 309–326. doi:10.1016/j.bandc.2008.08.020.

Biederman, I. (1981). On the semantics of a glance at a scene. In M. Kubovy & J. R. Pomerantz (Eds.), *Perceptual organization* (pp. 213–263). Hillsdale, NJ: Erlbaum.

Borah, J. (2006). Eye movement, measurement techniques for. *Encyclopedia of medical devices and instrumentation.* doi/10.1002/0471732877.emd112/abstract.

Boraston, Z., & Blakemore, S. (2007). The application of eye-tracking technology in the study of autism. *Journal of Physiology, 581*, 893–898. doi:10.1113/jphysiol.2007.133587.

Brockmann, D., & Geisel, T. (2000). The ecology of gaze shifts. *Neurocomputing, 2*, 643–650.

Castelhano, M. S., & Henderson, J. M. (2007). Initial scene representations facilitate eye movement guidance in visual search. *Journal of Experimental Psychology. Human Perception and Performance, 33*, 753–763. doi:10.1037/0096-1523.33.4.753.

Cornsweet, T. N., & Crane, H. D. (1973). Accurate two-dimensional eye tracker using first and fourth Purkinje images. *Journal of the Optical Society of America, 63*, 921–928. doi:10.1364/JOSA.63.000921.

Crundall, D. (2005). The integration of top-down and bottom-up factors in visual search during driving. In G. Underwood (Ed.), *Cognitive processes in eye guidance* (pp. 283–302). Oxford, England: Oxford University Press. doi:10.1093/acprof:oso/9780198566816.003.0012.

Cui, J., Otero-Millan, J., Macknik, S. L., King, M., & Martinez-Conde, S. (2011). Social misdirection fails to enhance a magic illusion. *Frontiers in Human Neuroscience, 5*, 103. doi:10.3389/fnhum.2011.00103.

Cullen, K. E., & Van Horn, M. R. (2011). The neural control of fast vs. slow vergence eye movements. *European Journal of Neuroscience, 33*, 2147–2154. doi:10.1111/j.1460-9568.2011.07692.x.

Di Stasi, L. L., Contreras, D., Cándido, A., Cañas, J. J., & Catena, A. (2011). Behavioral and eye-movement measures to track improvements in driving skills of vulnerable road users: First-time motorcycle riders. *Transportation Research Part F: Traffic Psychology and Behaviour, 14*, 26–35. doi:10.1016/j.trf.2010.09.003.

Ditchburn, R. W., & Drysdale, A. E. (1977). The effect of retinal-image movements on vision. I. Step-movements and pulse-movements. *Proceedings of the Royal Society of London. Series B. Biological Sciences, 197*, 131–144. doi:10.1098/

rspb.1977.0062.

Eggert, T. (2007). Eye movement recordings: Methods. *Developments in Ophthalmology, 40,* 15–34.

Engbert, R., & Kliegl, R. (2003). Microsaccades uncover the orientation of covert attention. *Vision Research, 43,* 1035–1045. doi:10.1016/S0042-6989(03)00084-1.

Engbert, R., Mergenthaler, K., Sinn, P., & Pikovsky, A. (2011). An integrated model of fixational eye movements and microsaccades. *Proceedings of the National Academy of Sciences of the United States of America, 108,* E765–E770. doi:10.1073/pnas.1102730108.

Fei-Fei, L., Iyer, A., Koch, C., & Perona, P. (2007). What do we perceive in a glance of a real-world scene? *Journal of Vision, 7*(1), 10. doi:10.1167/7.1.10.

Fetter, M. (2007). Vestibulo-ocular reflex. In A. Straube & U. Büttner (Eds.), *Developments in ophthalmology* (Vol. 40, pp. 35–51). Basel, Switzerland: Karger.

Foulsham, T., & Underwood, G. (2007). How does the purpose of inspection influence the potency of visual salience in scene perception? *Perception, 36,* 1123–1138. doi:10.1068/p5659.

Foulsham, T., & Underwood, G. (2008). What can saliency models predict about eye movements? Spatial and sequential aspects of fixations during encoding and recognition. *Journal of Vision, 8*(2), 6. doi:10.1167/8.2.6.

Gerrits, H. J. M., & Vendrik, A. J. H. (1970). Simultaneous contrast, filling-in process and information processing in man's visual system. *Experimental Brain Research, 11,* 411–430. doi:10.1007/BF00237914.

Hafed, Z. M. (2011). Mechanisms for generating and compensating for the smallest possible saccades. *European Journal of Neuroscience, 33,* 2101–2113. doi:10.1111/j.1460-9568.2011.07694.x.

Haslwanter, T., & Clarke, A. H. (2010). Eye movement measurement: Electro-oculography and video-oculography. In S. D. Z. Eggers & D. S. Zee (Eds.), *Vertigo and imbalance: Clinical neurophysiology of the vestibular system* (Vol. 9, pp. 61–79). Amsterdam: Elsevier. Retrieved from http://www.sciencedirect.com/science/article/pii/S1567423110090052.

Hayhoe, M. (2000). Vision using routines: A functional account of vision. *Visual Cognition, 7,* 43–64. doi:10.1080/135062800394676.

Hayhoe, M., & Ballard, D. (2005). Eye movements in natural behavior. *Trends in Cognitive Sciences, 9,* 188–194. doi:10.1016/j.tics.2005.02.009.

Hayhoe, M., Shrivastava, A., Mruczek, R., & Pelz, J. B. (2003). Visual memory and motor planning in a natural task. *Journal of Vision, 3*(1), 6. doi:10.1167/3.1.6.

Heckenmueller, E. G. (1965). Stabilization of the retinal image: A review of method, effects, and theory. *Psychological Bulletin, 63,* 157–169. doi:10.1037/h0021743.

Henderson, J. M. (2003). Human gaze control during real-world scene perception. *Trends in Cognitive Sciences, 7,* 498–504. doi:10.1016/j.tics.2003.09.006.

Itti, L. (2005). Quantifying the contribution of low-level saliency to human eye movements in dynamic scenes. *Visual Cognition, 12,* 1093–1123. doi:10.1080/13506280444000661.

Itti, L., & Koch, C. (2000). A saliency-based search mechanism for overt and covert shifts of visual attention. *Vision Research, 40,* 1489–1506. doi:10.1016/S0042-6989(99)00163-7.

Itti, L., & Koch, C. (2001). Computational modelling of visual attention. *Nature Reviews. Neuroscience, 2,* 194–203. doi:10.1038/35058500.

Klein, R. M., & MacInnes, W. J. (1999). Inhibition of return is a foraging facilitator in visual search. *Psychological Science, 10,* 346–352. doi:10.1111/1467-9280.00166.

Ko, H., Poletti, M., & Rucci, M. (2010). Microsaccades precisely relocate gaze in a high visual acuity task. *Nature Neuroscience, 13,* 1549–1553. doi:10.1038/nn.2663.

Kowler, E., & Steinman, R. M. (1980). Small saccades serve no useful purpose: Reply to a letter by R. W. Ditchburn. *Vision Research, 20,* 273–276.

Land, M. F. (2006). Eye movements and the control of actions in everyday life. *Progress in Retinal and Eye Research, 25,* 296–324. doi:10.1016/j.preteyeres.2006.01.002.

Land, M. F. (2009). Vision, eye movements, and natural behavior. *Visual Neuroscience, 26,* 51–62. doi:10.1017/S0952523808080899.

Land, M. F., & Lee, D. N. (1994). Where we look when we steer. *Nature, 369,* 742–744. doi:10.1038/369742a0.

Land, M. F., & McLeod, P. (2000). From eye movements to actions: How batsmen hit the ball. *Nature Neuroscience, 3,* 1340–1345. doi:10.1038/81887.

Land, M. F., Mennie, N., & Rusted, J. (1999). The roles of vision and eye movements in the control of activities of daily living. *Perception, 28,* 1311–1328. doi:10.1068/p2935.

Laubrock, J., Kliegl, R., Rolfs, M., & Engbert, R. (2010). When do microsaccades follow spatial attention? *Attention, Perception & Psychophysics, 72,* 683–694. doi:10.3758/APP.72.3.683.

Leigh, R. J., & Zee, D. S. (2006). *The neurology of eye movements.* New York: Oxford University Press.

Loon, E. M. V., Khashawi, F., & Underwood, G. (2010). Visual strategies used for time-to-arrival judgments in driving. *Perception, 39,* 1216–1229.

Lovejoy, L. P., & Krauzlis, R. J. (2010). Inactivation of primate superior colliculus impairs covert selection of signals for perceptual judgments. *Nature Neuroscience, 13,* 261–266. doi:10.1038/nn.2470.

Macknik, S. L., King, M., Randi, J., Robbins, A., Teller, T., Thompson, J., et al. (2008). Attention and awareness in stage magic: Turning tricks into research. *Nature Reviews. Neuroscience, 9,* 871–879. doi:10.1038/nrn2473.

Martinez-Conde, S., Macknik, S. L., & Hubel, D. H. (2000). Microsaccadic eye movements and firing of single cells in the striate cortex of macaque monkeys. *Nature Neuroscience, 3,* 251–258.

Martinez-Conde, S., Macknik, S. L., & Hubel, D. H. (2004). The role of fixational eye movements in visual perception. *Nature Reviews. Neuroscience, 5,* 229–240.

Martinez-Conde, S., Macknik, S. L., Troncoso, X. G., & Dyar, T. A. (2006). Microsaccades counteract visual fading during fixation. *Neuron, 49,* 297–305. doi:10.1016/j.neuron.2005.11.033.

Martinez-Conde, S., Macknik, S. L., Troncoso, X. G., & Hubel, D. H. (2009). Microsaccades: A neurophysiological analysis. *Trends in Neurosciences, 32,* 463–475. doi:10.1016/j.tins.2009.05.006.

Masseck, O. A., & Hoffmann, K. (2009). Comparative neurobiology of the optokinetic reflex. *Annals of the New York Academy of Sciences, 1164,* 430–439. doi:10.1111/j.1749-6632.2009.03854.x.

Mays, L. E. (1984). Neural control of vergence eye movements: Convergence and divergence neurons in midbrain. *Journal of Neurophysiology, 51,* 1091–1108.

McCamy, M. B., Otero-Millan, J., Macknik, S. L., Yang, Y., Troncoso, X. G., Baer, S. M., et al. (2012). Microsaccadic efficacy and contribution to foveal and peripheral vision. *Journal of Neuroscience, 32,* 9194–9204.

Mourant, R. R., & Rockwell, T. H. (1970). Mapping eye-movement patterns to the visual scene in driving: An exploratory study. *Human Factors: The Journal of the Human Factors and Ergonomics Society, 12*, 81–87.

Navon, D. (1977). Forest before trees: The precedence of global features in visual perception. *Cognitive Psychology, 9*, 353–383. doi:10.1016/0010-0285(77)90012-3.

Nothdurft, H.-C. (2006). Salience and target selection in visual search. *Visual Cognition, 14*, 514–542. doi:10.1080/13506280500194162.

Otero-Millan, J., Macknik, S. L., & Martinez-Conde, S. (2012). Microsaccades and blinks trigger illusory rotation in the "rotating snakes" illusion. *Journal of Neuroscience, 32*, 6043–6051. doi:10.1523/JNEUROSCI.5823-11.2012.

Otero-Millan, J., Macknik, S. L., Robbins, A., McCamy, M. B., & Martinez-Conde, S. (2011a). Stronger misdirection in curved than in straight motion. *Frontiers in Human Neuroscience, 5*, 133. doi:10.3389/fnhum.2011.00133.

Otero-Millan, J., Serra, A., Leigh, R. J., Troncoso, X. G., Macknik, S. L., & Martinez-Conde, S. (2011b). Distinctive features of saccadic intrusions and microsaccades in progressive supranuclear palsy. *Journal of Neuroscience, 31*, 4379–4387. doi:10.1523/JNEUROSCI.2600-10.2011.

Otero-Millan, J., Troncoso, X. G., Macknik, S. L., Serrano-Pedraza, I., & Martinez-Conde, S. (2008). Saccades and microsaccades during visual fixation, exploration and search: Foundations for a common saccadic generator. *Journal of Vision, 8*, 14–21.

Pastukhov, A., & Braun, J. (2010). Rare but precious: Microsaccades are highly informative about attentional allocation. *Vision Research, 50*, 1173–1184. doi:10.1016/j.visres.2010.04.007.

Pritchard, R. M. (1961). Stabilized images on the retina. *Scientific American, 204*, 72–78.

Ratliff, F., & Riggs, L. A. (1950). Involuntary motions of the eye during monocular fixation. *Journal of Experimental Psychology, 40*, 687–701.

Rayner, K. (1998). Eye movements in reading and information processing: 20 years of research. *Psychological Bulletin, 124*, 372–422. doi:10.1037/0033-2909.124.3.372.

Rayner, K. (2009). Eye movements and attention in reading, scene perception, and visual search. *Quarterly Journal of Experimental Psychology, 62*, 1457–1506. doi:10.1080/17470210902816461.

Rayner, K., Smith, T. J., Malcolm, G. L., & Henderson, J. M. (2009). Eye movements and visual encoding during scene perception. *Psychological Science, 20*, 6–10. doi:10.1111/j.1467-9280.2008.02243.x.

Regan, D. (1992). Visual judgements and misjudgements in cricket, and the art of flight. *Perception, 21*, 91–115. doi:10.1068/p210091.

Remmel, R. S. (1984). An inexpensive eye movement monitor using the scleral search coil technique. *IEEE Transactions on Bio-Medical Engineering, BME-31*, 388–390. doi:10.1109/TBME.1984.325352.

Riggs, L. A., Ratliff, F., Cornsweet, J. C., & Cornsweet, T. N. (1953). The disappearance of steadily fixated visual test objects. *Journal of the Optical Society of America, 43*, 495–500. doi:10.1364/JOSA.43.000495.

Robinson, D. A. (1963). A method of measuring eye movement using a scleral search coil in a magnetic field. *IEEE Transactions on Bio-medical Electronics, 10*, 137–145. doi:10.1109/TBMEL.1963.4322822.

Robinson, D. A. (1968). The oculomotor control system: A review. *Proceedings of the IEEE, 56*, 1032–1049. doi:10.1109/PROC.1968.6455.

Rolfs, M. (2009). Microsaccades: Small steps on a long way. *Vision Research, 49*, 2415–2441. doi:10.1016/j.visres.2009.08.010.

Ryle, J. P., Al-Kalbani, M., Collins, N., Gopinathan, U., Boyle, G., Coakley, D., & Sheridan, J. T. (2009). Compact portable ocular microtremor sensor: Design, development and calibration. *Journal of Biomedical Optics, 14*, 014021. doi:10.1117/1.3083435.

Schalén, L. (1980). Quantification of tracking eye movements in normal subjects. *Acta Oto-Laryngologica, 90*(1), 404–413.

Sharpe, C. R. (1972). The visibility and fading of thin lines visualized by their controlled movement across the retina. *The Journal of Physiology, 222*, 113–134.

Spering, M., & Montagnini, A. (2011). Do we track what we see? Common versus independent processing for motion perception and smooth pursuit eye movements: A review. *Vision Research, 51*, 836–852. doi:10.1016/j.visres.2010.10.017.

Takaakikato, K., & Fukuda, T. (2002). Visual search strategies of baseball batters: Eye movements during the preparatory phase of batting. *Perceptual and Motor Skills, 94*, 380–386. doi:10.2466/pms.2002.94.2.380.

Talbot, S., & Marshall, W. (1941). Physiological studies on neural mechanisms of visual localization and discrimination. *American Journal of Ophthalmology, 24*, 1255–1264.

Tatler, B. W., Hayhoe, M. M., Land, M. F., & Ballard, D. H. (2011). Eye guidance in natural vision: Reinterpreting salience. *Journal of Vision, 11*(5), 5. doi:10.1167/11.5.5.

Tatler, B. W., & Vincent, B. T. (2008). Systematic tendencies in scene viewing. *Journal of Eye Movement Research, 2*, 5.

Tatler, B. W., & Vincent, B. T. (2009). The prominence of behavioural biases in eye guidance. *Visual Cognition, 17*, 1029–1054. doi:10.1080/13506280902764539.

Tian, J., Zee, D. S., & Walker, M. F. (2007). Rotational and translational optokinetic nystagmus have different kinematics. *Vision Research, 47*, 1003–1010. doi:10.1016/j.visres.2006.12.011.

Tsotsos, J. K. (1988). A "complexity level" analysis of immediate vision. *International Journal of Computer Vision, 1*, 303–320. doi:10.1007/BF00133569.

Tsotsos, J. K. (1990). Analyzing vision at the complexity level. *Behavioral and Brain Sciences, 13*, 423–469.

Tsotsos, J. K., Culhane, S. M., Kei Wai, W. Y., Lai, Y., Davis, N., & Nuflo, F. (1995). Modeling visual attention via selective tuning. *Artificial Intelligence, 78*, 507–545. doi:10.1016/0004-3702(95)00025-9.

Underwood, G. (2007). Visual attention and the transition from novice to advanced driver. *Ergonomics, 50*, 1235–1249. doi:10.1080/00140130701318707.

Wartburg, R. V., Wurtz, P., Pflugshaupt, T., Nyffeler, T., Lüthi, M., & Müri, R. M. (2007). Size matters: Saccades during scene perception. *Perception, 36*, 355–365. doi:10.1068/p5552.

Wässle, H., Grünert, U., Röhrenbeck, J., & Boycott, B. B. (1990). Retinal ganglion cell density and cortical magnification factor in the primate. *Vision Research, 30*, 1897–1911. doi:10.1016/0042-6989(90)90166-I.

Wilson-Pauwels, L., Stewart, P., Aesson, E. J., & Spacey, S. (2010). *Cranial nerves: Function and dysfunction* (3rd ed.). Shelton, CT: PMPH-USA.

Wolfe, J. M. (1994). Guided Search 2.0: A revised model of visual search. *Psychonomic Bulletin & Review, 1*, 202–238. doi:10.3758/BF03200774.

Young, L. R., & Sheena, D. (1975). Survey of eye movement recording methods. *Behavior Research Methods and Instrumentation, 7*, 397–429. doi:10.3758/BF03201553.

第 60 章　注视和快速眼跳的神经机制：眼球的附属器控制和低阶控制

Lance M. Optican，Pierre M. Daye，Christian Quaia

清晰的视觉要求图像落在视网膜的一小块区域上（大概在中央凹中心的±1°左右），且基本上是静态的（运动速度小于±3°/s）（Barnes & Smith，1981；Westheimer & McKee，1975）。因此，当我们自身或者感兴趣的目标运动时，需要反射性的或者自发的眼动才能获得清晰的视觉。反射性眼动用于稳定注视，当身体运动时自动保持目光始终落在目标上。反射运动的神经控制器通过适当地处理前庭和/或视觉信息来确保这一点（参见 McCamy，Macknik 和 Martinez-Conde 的第 59 章），而自发性眼动是用来转移注视以使中央凹指向另一个目标，或用来追踪一个移动目标。最快的注视性眼动被称为快速跳视。大的注视变换需要头部和眼睛的联合运动。然而在阅读、扫描图片或是在自然环境中漫步时，85% 以上眼动的振幅都小于 15°，头部的运动基本可以忽略（Bahill et al.，1975）。因此，本章主要着眼于在头部不发生运动时，快速跳视是如何发生的（仅眼睛发生快速跳视）。

自然地，导致反射性眼动的相同视觉限制也适用于其自发性眼动，因此快速跳视必须是精确的，且需要能突然终止。63 章（Schall）和 64 章（Jagadisan and Gandhi）具体阐述了快速跳视的目标选择机制，在此我们直接假设这一重要步骤已经完成，然后直接探讨对目标的视网膜定位是如何作为跳视系统的输入。目标相对于观察者的空间定位，以及观察者的瞬时注视方向决定了目标的图像落在视网膜的位置，为接下来将其定位于中央凹提供了一个内部测量结果。视网膜是一个二维的映射，但每个眼睛都有三个自由度，因此眼球沿视线的旋转有多种选择。这点将在 61 章中详述（Klier，Blohm，and Grawford），大脑依据一个简单的规则（Listing 法则），通过始终选择一个特定的旋转运动解决了这一问题（Donder 法则）。

显然，我们日常生活中都拥有的这种执行精确眼动的能力并不是与生俱来的，且尽管生长、衰老和疾病会导致一些机械性或神经性的病变，这种能力仍能得以保存。目前公认的是小脑在学习执行合适的眼动中起到了重要作用（Kojima，Soetedjo，& Fuchs，2011；

Optican & Quaia，2002；Pelisson et al.，2010；Prsa & Thier，2011）。但这超出了本章的范围，这里不涉及跳视产生的重要方面。

本章主要讲的是发出转变注视的指令和形成恰当的快速跳视的神经处理机制（统称为跳视发生器）。快速跳视系统的输出并不是眼球的方位，更确切地说是六条控制眼动的肌肉中，受神经支配的动眼神经元。这种眼球的神经支配和方位之间的关系取决于构成动眼附属器的眼眶组织的机械性质。

动眼附属器

至少在一阶水平上，眼球可以被近似看作一个可以旋转但不能平移的球面关节（Carpenter，1977）。每个眼球在眼眶内通过组织和肌肉悬吊着，并以脂肪作为缓冲。"动眼附属器"这一术语即用来形容影响了动眼神经元和眼球方位间关系的眼眶内所有组织。显然这一形态最重要的基础就是眼外肌（EOMs），每只眼睛 6 条（见图 60.1）。6 条眼外肌可以被分为两类，即直肌和斜肌。直肌分为上、下、内、外 4 条，肌腱较短，最终附着在巩膜上；斜肌分为上、下 2 条，分别附着于眼球的后外上部和后外侧（Demer，Oh，& Poukens，2000）。由于眼球是一个球面关节，每根肌肉产生的力被整合成一个扭矩施加在球体上。扭矩的特性通过其量级和作用轴来描述，前者与肌力成比例，后者即收缩时带动眼球转动的肌肉的运动轴向。通常我们会简单地通过肌肉的起始和附着位置以及球心来推断其运动轴向，但最近的研究提出了一些其他的可能。Miller（1989）利用人眼眶的磁共振图像发现当眼球转动时，后半部分的肌肉是不动的，且在眼球肌肉通路上有一个转折点（也就是说，当人向上看的时候，只是前一部分而非后一部分的肌肉在运动）。接下来 Demer 和他同事的研究发现（1995），一组可能位于 EOMs 眼眶层活动控制下面的眼眶组织（Demer，Oh，& Poukens，2000）起到了一种滑车的作用。滑车位置决定了转折点的位置，进而确定了肌肉的运动

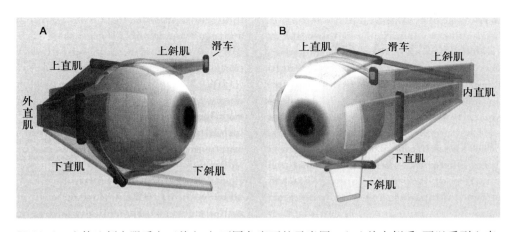

图 60.1　人体比例右眼看向正前方时,不同角度下的示意图。(A)从右侧看,可以看到上直肌、外直肌、下直肌(SR,LR,IR),以及下斜肌(IO)和上斜肌(SO)的肌腱。(B)从左侧看,可以看到内直肌(MR),并可以完整地看到 SO 的整体形态。肌肉(中间的灰色部分)从其起源开始延伸,并穿过滑车(深灰色部分)的纤维环,到达其在眼球的附着点。肌肉的浅灰色部分为肌腱。共有 5 条肌肉始于眼眶后部,但 IO 起源于鼻侧眼眶的前部。滑车由大量组织形成的网络组成(软骨滑车除外),那些小的黑色粗线条表示滑车的作用位点(也就是,把滑车视为一个点,在其使观察者的肌肉产生变化时所在的位置)。SO(因其位置在滑车之前)和 IO 从眼球赤道部前方进行拉力作用,其他所有肌肉都从后方产生拉力。

轴向。

　　EOM 并不仅仅与眼眶内的组织相关。其他眼眶组织主要分布在其后半部分,作用在眼球上的被动扭矩,使眼球回到一个静止时的方位(对正常被试来说,也就是朝向正前方的位置)。因此,每只眼睛的方位是由眼眶组织和 6 条眼外肌产生的力之间的平衡所决定的(惯性力一般是可以忽略的)。

　　正如上文所说,神经控制必须解决两大问题:①必须使想要的目标精确地落在中央凹(也就是得到一个明确的方位);②必须足够快,从而避免逆向漂移。如果眼外肌和眼眶组织都是弹性结构,那么以上问题可以轻而易举地被解决。但非常可惜的是,在眼球附属器中,黏度是一个很重要的存在,使眼动的控制变得不那么容易。首先,肌肉是弱制动器,因此产生的大部分力在肌肉自身的黏度上被内耗了,这使得传递到肌腱的力变成了一个极度平滑的神经分布信号(Quaia & Optican,2011)。其次,肌肉和其他眼眶组织产生的被动作用力通常为黏滞行为所控制(Anderson et al.,2009;Quaia et al.,2009a;Quaia,Ying,& Optican,2009b,2010)。

　　另一个眼动的旋转性质带来的附加问题是:尽管扭矩是矢量叠加的,因此交换是可以存在的(也就是,用于不同轴的扭矩顺序不同是没有问题的),然而眼球的旋转并不遵循交换性。因此,两个旋转的顺序(沿两个不同的轴向)会对最终的方位产生影响(除非它们非常小)。从数学角度来说,这意味着方位的变化不等于角位移的积分。虽然这一问题与附属器的弹性无关,但当黏度掺入图像时,它会成为一个重要的危害(Quaia & Optican,1998;Raphan,1998;Schnabolk & Raphan,1994;Tweed,Misslisch,& Fetter,1994)。然而,Quaia 和 OPtican(1998)从数学角度推演得出,如果 Miller 和 Demer 所描述的滑车确实处在正确的位置(大概在赤道轴和球体后方的极点间的一半位置),那么眼球运动时的轴向数量完全可以抵消三维旋转的不可交换性,从而使得三个维度上的角速度矢量近似等于三维方位矢量的导数。正确的放置滑车恰如其分地使附属器的旋转动力学变得可交换,从而使大脑能更简单地做出控制(Raphan,1998)。Demer 及其同事(2000)指出,当眼球转动时,滑车的位置也需随之改变(主动滑车假说),以便保持滑车和肌肉插入点间的几何关系不变。这意味着在眼球转动时,滑车和插入点需要有共同的回缩;这也防止了插入的收缩肌肉撞上滑车(Quaia & Optican,2003)。因此,当肌肉收缩时,眼球和滑车都需要发生移动。

　　作为一个一阶近似,滑车的存在使我们能够忽略三维旋转的不可交换性带来的一些问题,并将眼动视作一种简单的传递(具体的三维旋转详见 61 章)。这使得把眼动围绕一个单一的固定轴进行的习惯性想法比之其他而言显得更可行。由于关于旋转的完整运动和动力学模型超出了本章的范围,我们在此仅粗略地概述一个关于眼睛附属器的简单模型,这个模型已经足以用来比较神经系统的支配和眼球绕单一轴旋转的运动（比如水平轴或垂直轴向运动）。

一个集成的、单轴的附属器模型

D. A. Robinson（1964）测量了眼球附属器在水平运动上的机械性，发现其动态是由黏度控制的。支配时间常量约为285ms。因此，如果眼外肌的神经支配呈阶梯样变化，眼球就会以指数形式向目标漂移（在三个时间常数或855ms后，会出现5%左右的误差）。我们通常每250~300ms就会发生一次新的跳视，如果清晰的视觉依赖于神经支配的阶梯样变化，则我们的眼睛永远不会在偏心/滑动窗中得到清晰的视觉。Robinson认为，可以通过设计输入至肌肉的神经支配来弥补附属器的黏度，从而避免这一问题。

所需的补偿取决于描述附属器的方程，它可以被简化为一个二阶的线性传递函数（Goldstein，1983；Optican & Miles，1985）。在这个简化的模型中，补偿的神经分布由三部分组成：一个短脉冲，一个长滑动，一个恒定步长。脉冲引起的力需要克服黏度阻力；滑动补偿了一部分黏度，使快速运动后出现了组织的放松；步长保证了在眼眶的回复力之下，眼球仍能处于其终末方位。

线性模型中输出与输入的比率可以用传递函数解释。一个二阶附属器模型以一个带有一个被称为zero（零点）的实根的一阶多项式作为分子（代表不同的发放变化率下的眼动敏感度），一个带有两个被称为poles（极点）的实根的二次多项式作为分母（代表不同发放率时间积分下的眼动敏感度），因此被称为2p1z模型（Goldstein，1983）：

$$\frac{E}{R} = \frac{(sT_z + 1)}{(sT_1 + 1)(sT_2 + 1)} \qquad (60.1)$$

其中，E 表示眼球方位，R 表示神经元发放率，s 表示复值的拉普拉斯变换变量，T_1, T_2, T_z 表示时间常量。

为找到2p1z附属器的时间常量，我们需要同时考虑被动的眼眶组织和眼外肌。被动组织实际上也可以看作一个二阶系统。被动组织中，极点的时间常数为20~100ms，而在零点则为0.615s。常用的所有肌肉的时间常量集成约为0.2s。通过比较被动和主动组织，我们能用两个极点（时间常量 $T_1 = 0.136s$，$T_2 = 0.726s$）和一个零点（$T_z = 0.615s$）粗略估计整个附属器模型。零点基本抵消了第二个极点，使支配时间常数约为0.15s，因此在这一模型中，快速眼动的细节和神经支配的波形并不重要，那么模型可以进一步被简

化为一个单极：

$$\frac{E}{R} = \frac{1}{(sT_e + 1)} \qquad (60.2)$$

其中，$T_e = 0.15s$。当神经支配和活化之间的延时需要被列入考虑时，约8ms的延时被加入模型中（Robinson，1970）。需要记住的一点是，这样的线性模型都是由更复杂的非线性系统简化得到的近似值（Anderson et al.，2010；Quaia，Ying，& Optican，2009b，2011；Robinson，1981）。在临床案例中，眼眶附属器可能是不正常的，必须牢记不能过于依赖模型的结果。

在一维中，补偿神经支配需要驱动2p1z附属器以便其在方位上遵循想要的步长变化，主要有三个部分（R=A·步长+B·脉冲+C·滑动）。为产生眼动，我们假设大脑将脉冲分量做了程序化处理，这是我们所期望的基本眼动速率。然后对脉冲积分得到步长，而对脉冲低通滤波（时间常数为 Ts）得到滑动。通过这种完美的附属器补偿，眼动与神经支配脉冲的传递函数比率将为 $1/s$（一个纯积分器）。在正常的快速跳视中，步长的增益为 $A = 1$。这使得脉冲的增益为 $B = T_1 T_2/T_z$，约为 0.1605。为补偿附属器中的零点，$T_s = T_z$，或 0.615s。滑动的增益为 $C = T_1 + T_2 - T_z - T_1 T_2/T_z$，为 0.0865。在一个适当的补偿附属器中，眼动的时间进程仅仅遵循步长信号的时间进程。如果脉冲、滑动以及步长的信号没有正确地匹配，眼睛会在快速眼动后发生指数性漂移，甚至错过目标；这会使视网膜图像始终在清晰视觉的滑动窗或者离心率之外。计算动眼神经支配的任务也因此变为产生一个合适的神经支配脉冲（也就是一个速度信号），这个脉冲随后会经过滤过以获得适合的滑动和步长。

眼动的产生

图60.2展示了眼球发生水平方向快速跳视运动过程中，脑干中神经元连接性的模型。

运动神经元

传递给肌肉的神经支配的目的在于产生作用力，这主要由以下几点决定：①运动神经元的发放率；②募集的运动单位的种类；③肌肉的长度。为使眼球发生转动，兴奋的运动神经元通过神经支配使主动肌增强，并募集更多的运动单位，从而使作用力增强。然而，在眼球转动的同时，主动肌缩短，以致其将神经支配转化为作用力的效能降低。这两个决定传递到

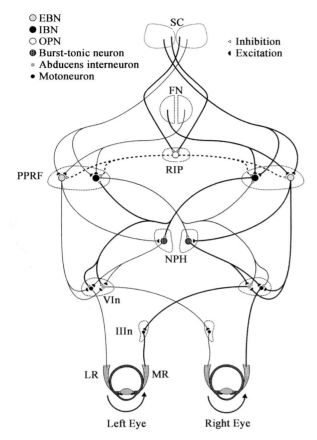

图 60.2 眼球做水平方向快速跳视时从上丘(SC)到眼肌的功能连接示意图(自下而上)。向右的快速跳视由右侧外直肌(LR)主导,与右侧内直肌(MR)发生交互抑制,左侧情况则与右侧相反。左侧上丘和顶核(FN)神经元在做向右快速跳视时兴奋(用粗线表示)。中缝核间位(RIP)中的全面休止神经元(OPNs)一般处于兴奋状态,但在眼跳过程中静息(用虚线表示)。兴奋性爆发神经元(EBNs)驱动同侧的外展神经核团(VIn),从而使肌肉收缩(右侧外直肌)。右侧展神经的中间神经元将信号传递到左侧动眼神经核(IIIn),使左侧内直肌(MR)收缩。抑制性爆发神经元(IBNs)相反地抑制对侧躯体,从而使配对肌(左侧 LR 和右侧 MR)放松。EBNs 和 IBNs 同样能驱动舌下前置核(NPH)的爆发紧张性神经元。细线表示向右眼跳过程中,未发生兴奋的轴突。PPRF,脑桥旁正中网状结构。

肌腱的瞬间,肌肉力量强度和眼球运动方位的非线性现象之间存在一种平衡。

眼球的水平转动主要由内直肌和外直肌控制。因此,左侧动眼神经核团的下游和含有很多运动神经元并支配肌肉的外展神经核团被认为控制了水平眼动。竖直方向的眼球运动需要垂直方向(上直肌和下直肌)和斜方向(上斜肌和下斜肌)的眼外肌的共同作用。滑车神经核团(IVn)支配上斜肌,左侧动眼神经核的下游支配其他肌肉。对下斜肌和下直肌的神经支配投射到身体同侧肌肉,而对上直肌和上斜肌的控制穿过中线投射到身体对侧肌肉。产生一个向上的眼动需要抑制滑车神经核团和左侧动眼神经核团(控

制下直肌的部分),同时激活左侧动眼神经核团(控制上直肌和下斜肌的部分)(Leigh & Zee,2006)。

运动神经元有其最优方向和阈值。运动神经元在其最有方向的发放率与一个由二阶水平常微分方程介导的眼球转动有关(Sylvestre & Cullen,1999):

$$R(t) = [m\ddot{E}(t-\delta) + r\dot{E}(t-\delta) + k(E(t-\delta) - E_r)$$
$$-c\dot{R}(t)]^+ \qquad (60.3)$$

其中,R 为发放率,R_1 为其变化率,E 是眼睛对于神经元最优方位的离心率,$\dot{E}$ 是眼睛的角速度,$\ddot{E}$ 是眼睛的角加速度。以下是一些常量:E_T 为运动单位的阈值,δ 是神经支配到眼球运动之间的时间延迟,m 为眼球的惯性,r 是眼窝的黏度,k 是眼窝回复力的刚性,而 c 则决定了 E 相对 R 的相位超前。括号($[\ ]^+$)表示负值被截断为零。一般来说,发放率也对其他因素敏感,包括肌肉张力(DavisLopez de Carrizosa et al.,2011),但在此我们将这种细节忽略掉。式 60.3 中的一阶近似可以被简化如下:

$$R(t) = [r\dot{E}(t-\delta) + k(E(t-\delta) - E_r)]^+ \qquad (60.4)$$

当同时对运动神经元和眼动附属器进行建模,使用的近似阶数必须匹配(即等式 60.3 与 60.1 共同使用,或使用等式 60.4 和 60.2)。

最终共同积分器

如上文所述,一旦神经支配产生一个合适的脉冲(即一个所希望得到的速度信号),就会过滤得到一个合适的滑动和步长。这种脉冲-滑动-步长的波形由眼球附属器的分析产生,并已由通过记录运动神经元的发放率得到证实;因此这一波形并不受限于眼球跳动。任何眼动控制器(比如前庭、眼跳、追踪等)仅需要产生一个眼球速度指令,并使之进入滑动-步长的波形构成环路,即可驱动眼球运动(Goldman et al.,2002)。因此,电子脉冲发生器的所有下游部分都可以被看作一个动眼神经控制器的最终共同通路。这一自脉冲生成滑动和步长的环路至今还未被完整的被研究出来。但是病变记录和单细胞记录研究(Leigh & Zee,2006)表明前庭神经核和 Cajal 间位核(INC,垂直和扭转相关),脑干舌下前置核(NPH,水平分量相关),以及小脑的一些相关部分都是非常重要的环路形成基础。单一的 NPH 病变会导致神经元积分器在时间常数上出现 10 倍的减少,不过这仍然是十倍于眼球附属器的时间常数(Kaneko,1997)。因此,相当大的冗余必然会成为这一重要环路中的显著特征。

Kaneko（1997）也指出，在眼跳快结束时环路会有一些改变，这可能是由于自脉冲产生滑动的途径出现中断，但关于这一课题还需要更多的研究。

爆发和中止神经元

两类神经元在产生快速跳视型眼动的神经支配脉冲中起到重要作用（Luschei & Fuchs，1972；Sparks & Travis，1971）。一类在快速跳视时有大量发放，而在注视过程中静息（爆发神经元）。另一类在注视中有强直发放，但在跳视发生发放时中止（中止神经元）。它们的活化与快速跳视的持续时间紧密耦合（Delgado-Garcia et al.，1988；Keller，1974；Luschei & Fuchs，1972；Moschovakis，Scudder，& Highstein，1991a；Moschovakis et al.，1991b；Villis et al.，1989）。此外，爆发神经元活化的振幅与快速跳视的速度和方向相关，而大多数中止神经元仅仅只是中止它们的发放，并不考虑快速跳视的速度和方向（Keller，1974），因此被称为全面休止神经元（OPNs）。

爆发神经元可以进一步被细分为两种功能类型：抑制性爆发神经元（IBNs）和兴奋性爆发神经元（EBNs）（Hikosaka et al.，1978）。IBNs 投射到对侧的 IBNs 和 EBNs（Strassman，Highstein，& McCrea，1986），借由这种相互抑制产生视觉振幅的电势（Ramat et al.，2005）。EBNs 和 IBNs 接受来自小脑（Asanuma，Thach，& Jones，1983；Noda et al.，1990）以及上丘的兴奋性投射（SC；Nakao et al.，1990；Raybourn & Keller，1977）。此外，EBNs 和 IBNs 都会受到 OPNs 的抑制（Keller，1977；Langer & Kaneko，1983；Nakao，Curthoys，& Markham，1980；Nakao et al.，1988；Ohgaki et al.，1989）。

在注视过程中，由于 OPNs 的抑制，EBNs 和 IBNs 处于静息状态（Ohgaki，Curthoys，& Markham，1987；Ohgaki et al.，1989），且不会出现快速跳视。当进行快速跳视眼动时，OPNs 发生去活化。此时，EBNs 控制主动肌，IBNs 控制对抗肌，然后进行发放；两种爆发间的差异形成了眼动神经支配的脉冲。在快速跳视的最后，IBNs 控制主动肌的输出减弱（Van Gisbergen，Robinson，& Gielen 1981），可能导致了眼动速度的减缓（Lefevre，Quaia，& Optican，1998；Quaia，Lefevre，& Optican，1999；Scudder，Kaneko，& Fuchs，2002）。当 IBNs 再度被激活时，IBNs 和 EBNs 被抑制，紧接着发生注视型眼动。

水平快速跳视 脑桥旁正中网状结构（PPRF）长期与水平快速跳视和眼球震颤的相位变化相关（Cohen & Feldman，1968）。其包含了 IBNs 和 EBNs，并服务于对水平方向快速跳视的控制。IBNs 投射到对侧的 VIn，而 EBNs 投射到同侧的 VIn（Grantyn，Baker，& Grantyn，1980；Strassman，Highstein，& McCrea，1986）。

垂直快速跳视 中脑内含有 EBNs 的内侧纵束嘴部间质核（riMLF）与垂直快速跳视和扭转相关（Büttner，Büttner-Ennever，& Henn，1977；King & Fuchs，1979），而 IBNs 位于 INC（Horn，2006）。尽管水平运动可以轻易与身体同侧和对侧的神经支配指令联系起来，但相较之下，垂直运动显得更为复杂。刺激右脑 riMLF 神经元会引起顺时针方向的眼球扭转（右眼外旋，左眼内旋），反之，刺激左脑 riMLF 神经元则引起逆时针方向的眼球扭转（Vilis et al.，1989）。因此，若要仅仅只引起垂直方向上的眼动，两侧的神经元必须同时被激活（也就是说扭转的部分必须被抵消掉）。

全面休止神经元 在脑干中线的一小片被称为中缝核间位（RIP）（Büttner-Ennever et al.，1988）的区域发现的一小群神经元。这些神经元在一个稳定的本底率（为 100～200 发放/s）下发放，但无论发生什么方向的快速跳视，都会停止发放（Keller，1974）。刺激 RIP 会使快速跳视停止（Keller，1974）。因此，若要产生快速跳视，OPNs 的发放必须被绕过。由于 SC（通过对侧 IBNs）和小脑抑制 OPNs（综述见 Shinoda et al.，2011），一个下丘和/或小脑的输出在理论上可能可以使 OPNs 停止发放。一个"锁存电路"假说可能使在快速跳视过程中，OPNs 的活动始终被抑制（Van Gisbergen，Robinson，& Gielen，1981）。

OPNs 究竟如何精确地在快速跳视开始时被关闭，在眼动时被绕过，然后在结束之后被再度开启始终是一个谜。在猫上的胞内记录表明，OPNs 的中止始于一个短而锐利的超极化，从而导致了发放的减少，随后有一个与眼动速度成比例的持续超极化（Yoshida et al.，1999）。若刺激 SC，会出现 OPNs 抑制，并伴随双突触延迟（Yoshida et al.，2001）。对这一发现的可能解释是快速跳视开始之初那个短而锐利的超极化是由 IBNs 通过接受上丘的直接输入产生的初始化爆发所导致的，而随后的超极化是由于 EBN 的激活而导致（Shinoda et al.，2011）。

快速跳视是如何开始，又是如何结束，至今还未完全明白。举个例子，如果 IBNs 被 OPNs 隔开，那么它们要如何活化以停止 OPNs？一个源于观察的理论提出，可能存在两类 IBNs，长期主导和短期主导 IBNs（Scudder，Fuchs，& Langer，1988）。长期主导 IBNs 在 OPNs 停止作用前就开始发放，而短期主导 IBNs 在 OPNs 停止作用后才开始发放。这样一来，长期主导

IBNs 就可能是停止 OPNs 通路中的一部分，而单脉冲刺激 SC 抑制 OPNs，同时驱动短期主导 IBNs 的爆发（Raybourn & Keller，1977）。总而言之，关于这一问题还需要更多进一步的研究。

假设 OPNs 是控制快速跳视的唯一因素的话，其发放中止的开始和结束并不如预期的那样，与快速跳视的开始和结束紧密耦合（Busettini & Mays，2003）。在患者身上的研究表明，OPNs 甚至在快速跳视结束的时候也能是静息的（Rucker et al.，2011）。此外，当损毁 OPNs 所在的区域，快速跳视仍然会发生，即使峰速度略有下降，其潜伏期和振幅也与正常情况无异（Miura & Optican，2006；Soetedjo，Kaneko，& Fuchs，2002）。在我们完全了解快速跳视是如何开始和结束之前，还需要发现更多的线索。

注视控制中心

快速跳视通过指定一个目标而产生，这个目标也就是指视觉场景中下一个落在视网膜中央凹的位置。63 章（Schall）和 64 章（Jagadisan and Gandhi）中对如何选择这个目标作出了具体的介绍。在此，我们重点着眼于这一信息是如何转化为运动指令的过程。额叶视区（FEFs）和 SC 同时病变会使快速跳视消失，但是两者之一发生病变仅仅只是影响快速跳视，而不会造成眼动消失（Schiller，True，& Conway，1979）。而且，小脑病变会导致快速跳视精确度的长期下降（Dichgans & Jung，1975；Optican & Robinson，1980；Ritchie，1976；Zee et al.，1976）。这样看来，FEF 和 SC 应该是携带有目标相关信息，而小脑在产生一个合适量级快速跳视并将目标指向中央凹的过程中扮演重要角色。因为不论 FEF 或是 SC，都足以提供目标信息，在此，我们主要关注 SC 和小脑之间的网络。其他眼动区域对于选择目标也很重要，比如基底神经节，但这些超出了本章的范围，暂且不表。

上丘

20 世纪 70 年代的单细胞记录（Schiller & Stryker，1972；Wurtz & Goldberg，1971，1972）和电刺激实验（Robinson，1972；Schiller & Stryker，1972）表明 SC 的中间层在产生快速跳视中必定扮演着重要角色。SC 被多次综述（Gandhi & Sparks，2004；Krauzlis，2005；McIlwain，1991；Wurtz & Albano，1980）。在此我们对于快速跳视而言非常重要的元件给出一个简要的综述。SC 中的细胞以非常大的运动域为特点（也就是目标位置的范围/快速跳视与神经元激活相关的矢量）

（Sparks，Holland，& Guthrie，1976），这是由其结构决定的（换而言之，紧密排列的细胞具有更小的运动域）。近中央凹目标（小幅度的快速跳视）的神经元电发放被定位在嘴部，而不在中央凹的目标（大幅度的快速跳视）更多与尾部神经元有关。因此，嘴侧电刺激导致小幅度的眼跳，而尾侧电刺激会诱发大幅度的快速跳视。这一结果表明 SC 中的目标（或眼跳）矢量编码是具有空间性的，而并非只是时间性的。左半野的目标朝向运动在右上丘进行编码，反之亦然。

SC 中快速跳视相关的神经元根据其活动形式和位置被分为 3 类：爆发神经元、增强神经元和注视神经元（Munoz & Wurtz，1992，1993，1995；Wurtz & Optican，1994）。爆发神经元以快速跳视开始时的同步放电为主要特点，其运动域较为紧密（也就是说它们只在快速跳视最佳矢量附近发放），可能和 Sparks 及他的同事们所描述的快速跳视相关的爆发神经元是同一种细胞（Sparks，1978；Sparks & Mays，1980）。

第二种细胞类型被称为增强神经元（坐落在爆发神经元下方），其特点是在快速跳视开始之前有一个小幅度的发放增强（因此得名），其运动域是开放的（即尽管强度不同，其对某一方向的所有快速跳视的发放大于一个具体的振幅）（见图 60.3）。有些增强神

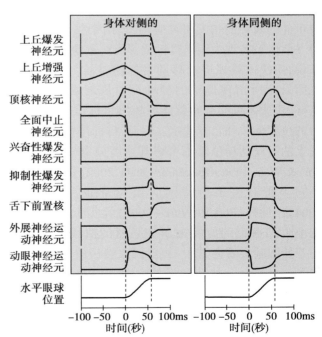

图 60.3　图 60.2 中的神经元发放率示意图。每一列都表示图 60.2 中的各位置神经元在一个向右的快速跳视中的发放。左侧列表示身体对侧的各类神经元发放，右侧列表示身体同侧的各类神经元发放。最后一行表示神经元放电对应的左右眼位移。垂直的虚线表示快速跳视眼动的开始和结束。时间起点设为快速跳视的开始。

经元(并非所有)以在跳视开始时有一个爆发状发放为特征,和爆发神经元类似。对多数增强神经元而言,这种爆发组分的运动域较紧密,和爆发神经元类似(见 Munoz & Wurtz,1995,他们的图 7B and 8)。

第三类神经元,注视神经元,位于上丘嘴端,在某种意义上其表现与爆发神经元恰好相反,也就是说它们在注视时发放活跃,而不论在什么方向发生快速跳视其发放暂停。然而,有时候它们也不会暂停发放,甚至会产生一个爆发,一般是发生一个小幅的反向旋转跳视的时候。对于大幅度的快速跳视而言,这些细胞会在眼动开始之前就迅速中止发放,然后在快速跳视结束后重新发放,就像 OPNs 一样(Munoz & Wurtz,1993)。传递到上丘嘴侧区域的电刺激会打断进行中的快速跳视,余下的电刺激则引起对侧的快速跳视。最近有研究提出,这类神经元可能涉及控制执行小幅度的眼动,比如微眼跳,应该被认为是增强神经元的一部分(Everling et al.,1998;Gandhi & Katnani,2011;Hafed,Goffart,& Krauzlis,2009;Otero-Millan et al.,2011)。

至今为止,我们仍未处理"SC 的激活位点是编码目标方位(在视网膜坐标上)还是需要将其落在中央凹上时的快速跳视的矢量方向(在运动坐标上)"这一问题。一直以来后者一直是一个假设。而最近对前者可能的解释的相关研究表明,当两个矢量方向解离时,SC 似乎表现为编码目标位置而非运动大小。举例来说,用快速跳视追踪移动目标的时候,大脑对延迟之后目标所出现位置的预期可以规划眼跳的发生。这样,快速跳视的振幅就能反映出目标出现在视网膜时的位置偏差和目标速度。然而,目标位置偏差在 SC 图上的对应活动位置不考虑其速度分量(Keller,Gandhi,& Weir,1996;Optican & Quaia,2002);在两者位于不同半野时表现得特别明显(Carello & Krauzlis,2004)。此外,Port 和 Wurtz(2003)的实验通过被试对两个闪烁目标的应答来研究强烈的曲线快速跳视。一开始眼睛会看向其中一个目标,然后改变方向以兼得第二个目标。快速跳视的方向因此迥异于任一目标的初始方向,至今他们仍然没有发现这一重新输入的运动在上丘中所对应位置的活动。总体来说,这些发现表明相较快速跳视所需求的落入中央凹的矢量而言,上丘的位置激活与感兴趣的目标的位置更加紧密。

小脑

大量证据表明小脑蚓体的 VIc 和 VII 小叶与水平快速跳视的眼动控制相关。该区域只需要非常小的电流刺激就能诱发快速跳视(Fujikado & Noda,1987;Noda & Fujikado,1987),而其他临近小叶则需要更高强度的电流刺激才能诱发快速跳视(Keller,Slakey,& Crandall,1983;Ron & Robinson,1973)。同时摘除这一区域会引发眼动异常(Ritchie,1976;Takagi,Zee,& Tamargo,1998)。最后,该区域的神经元表现出快速跳视相关的激活(Helmchen & Büttner,1995;Ohtsuka & Noda,1995;Sato & Noda,1992),然而其他小叶中被激活的神经元在快速跳视过程中不受调制(Sato & Noda,1992)。这些小叶中的浦肯野细胞投射到顶核近尾部的一个椭圆形区域(Yamada & Noda,1987),也就是所谓的顶核动眼神经区域(FOR)。这种投射完全是身体同侧的(Carpenter & Batton,1982;Courville & Diakiw,1976;Noda et al.,1990)。

因此,任何涉及快速跳视的小脑控制模型必须给予 FOR 神经元发放一个重要的位置。在某一方向(最优方向)的运动上,这些神经元产生了一个较早的活动爆发,在接近眼动结束时,在快速跳视的反方向会产生一个较晚的爆发(Fuchs,Robinson,& Straube,1993;Helmchen,Straube,& Büttner,1994;Ohtsuka & Noda,1990,1991)。最优方向通常有一个对侧的水平分量。

FOR 中的神经元对对侧旋转的快速跳视爆发较早,而对同侧旋转的快速跳视爆发较晚。有观点认为这种在对侧旋转的快速跳视中的较早爆发有助于以通过向眼动同侧的 EBNs 提供输入的方式促进眼动。与此相反,较晚的同侧发放可能有助于减慢快速跳视(通过对侧 IBNs 的作用)(Dean,1995;Fuchs,Robinson,& Straube,1993)。其他人将这个想法进一步推进,提出小脑可能引起一个驱动信号,这个信号不仅加速快速跳视,而且将眼动导向目标物。然后在一个恰当的时间,小脑产生一个信号以阻止小脑和上丘的联合驱动,以确保快速跳视"降落"在目标上(Lefevre,Quaia,& Optican,1998;Optican,2005;Optican & Quaia,2002;Quaia,Lefevre,& Optican,1999)。在这一方案中,小脑不仅仅如经典功能模型所假设的那样,简单地作为一个旁侧通路适应性地调谐眼动量级,而且记录了眼睛朝目标运动过程中的运动进程,并对每个独立的眼跳提供了不同的特定贡献。这一观点源于对遭受长时间病变的小脑的研究,相应的支持证据如下:当最初的快速跳视变的测量异常,随时间的进行,平均快速跳视的振幅区域正常,但其变异性仍然留存(Barash et al.,1999)。

一个快速跳视生成的功能观

回顾快速跳视的生成环路，现在我们可以理解一个"看某个目标物"的指令是如何转化为精确的眼动的了。在快速跳视开始前，上丘中与目标的视网膜位置对应位点的增强神经元在低水平被激活。这一位点在目标位置（以及接下来发生的眼动方向）的对侧半野。当眼动开始的决策发布时（这一决定部分是自主控制的，另一部分从属于内触发机制），上丘中的爆发神经元被激活。与此同时，嘴部上丘的神经元中止发放。一个强大的抑制主导脑干中的OPNs的发放被切断。上丘中的爆发神经元驱动运动同侧的前运动区爆发神经元（EBNs和IBNs），它们携带了快速跳视的脉冲信号。此外，上丘的信号经由脑桥核作为中继，被传递到小脑，激活利于活化同侧EBNs和IBNs的对侧顶核。其激活的脉冲信号将传递给合适的运动神经元；这一信号是集成的，而且是滑动-步长环路低通滤波的，并同时反馈给运动神经元。一组运动神经元的激活和其拮抗物的抑制导致一些肌肉的收缩和另一些肌肉的舒张，从而使眼球发生旋转。当接近目标物时，稳定的注视必须迅速得到恢复。因此同侧的顶核神经元发送一个信号到对侧的IBNs，从而产生一个信号以阻止脉冲信号。此时，嘴部上丘神经元和OPNs被再度激活以稳定环路，并阻止进一步的脉冲信号到达运动神经元。

展望

还有一个重要的遗留问题是：我们的大脑系统是如何知道什么时候达到目标并需要停止眼动？很显然，快速跳视这一眼动形式是非常快的，以至于无法运用到视觉反馈，所以要么眼动是被预编程的（也就是具有特定的轨迹），要么就是动用到了内部的反馈机制。实验表明人造扰动可以在运动过程中被修正，说明眼动并不是被预编程的。然而内部反馈的神经系统实现仍然存疑。一些专家（Lefevre，Quaia，& Optican，1998；Quaia，Lefevre，& Optican，1999；Xu-Wilson et al.，2011）认为小脑在反馈控制中扮演着中央控制的角色，而其他人（Dean，1995；Scudder，Kaneko，& Fuchs，2002；van Opstal & Goossens，2008）则赞成Robinson（1975）的原始假设，即所有都是由脑干来控制的，小脑只是作为一个长效的增益控制器。尽管经过了50年的动眼神经研究，如此重要的功能仍然是一个

争议热点。这很好地说明了仍有许多关于眼动产生的问题留待研究。

参考文献

Anderson, S. R., Lepora, N. F., Porrill, J., & Dean, P. (2010). Nonlinear dynamic modeling of isometric force production in primate eye muscle. *IEEE Transactions on Bio-Medical Engineering, 57*, 1554–1567.

Anderson, S. R., Porrill, J., Sklavos, S., Gandhi, N. J., Sparks, D. L., & Dean, P. (2009). Dynamics of primate oculomotor plant revealed by effects of abducens microstimulation. *Journal of Neurophysiology, 101*, 2907–2923.

Asanuma, C., Thach, W. T., & Jones, E. G. (1983). Brainstem and spinal projections of the deep cerebellar nuclei in the monkey, with observations on the brainstem projections of the dorsal column nuclei. *Brain Research, 286*, 299–322.

Bahill, A. T., Adler, D., & Stark, L. (1975). Most naturally occurring human saccades have magnitudes of 15 degrees or less. *Investigative Ophthalmology, 14*, 468–469.

Barash, S., Melikyan, A., Sivakov, A., Zhang, M., Glickstein, M., & Thier, P. (1999). Saccadic dysmetria and adaptation after lesions of the cerebellar cortex. *Journal of Neuroscience, 19*, 10931–10939.

Barnes, G. R., & Smith, R. (1981). The effects of visual discrimination of image movement across the stationary retina. *Aviation, Space, and Environmental Medicine, 52*, 466–472.

Busettini, C., & Mays, L. E. (2003). Pontine omnipause activity during conjugate and disconjugate eye movements in macaques. *Journal of Neurophysiology, 90*, 3838–3853.

Büttner, U., Büttner-Ennever, J. A., & Henn, V. (1977). Vertical eye movement related unit activity in the rostral mesencephalic reticular formation of the alert monkey. *Brain Research, 130*, 239–252.

Büttner-Ennever, J. A., Cohen, B., Pause, M., & Fries, W. (1988). Raphe nucleus of the pons containing omnipause neurons of the oculomotor system in the monkey, and its homologue in man. *Journal of Comparative Neurology, 267*, 307–321.

Carello, C. D., & Krauzlis, R. J. (2004). Manipulating intent: Evidence for a causal role of the superior colliculus in target selection. *Neuron, 43*, 575–583.

Carpenter, M. B., & Batton, R. R., III. (1982). Connections of the fastigial nucleus in the cat and monkey. In S. L. Palay & V. Chan-Palay (Eds.), *The cerebellum—New vistas* (pp. 250–295). Berlin: Springer-Verlag.

Carpenter, R. H. S. (1977). *Movements of the eyes*. London: Pion.

Cohen, B., & Feldman, M. (1968). Relationship of electrical activity in pontine reticular formation and lateral geniculate body to rapid eye movements. *Journal of Neurophysiology, 31*, 806–817.

Courville, J., & Diakiw, N. (1976). Cerebellar corticonuclear projection in the cat: The vermis of the anterior and posterior lobes. *Brain Research, 110*, 1–20. doi:10.1016/0006-8993(76)90205-5.

Davis-Lopez de Carrizosa, M. A., Morado-Diaz, C. J., Miller, J. M., de la Cruz, R. R., & Pastor, A. M. (2011). Dual encoding of muscle tension and eye position by abducens motoneurons. *Journal of Neuroscience, 31*, 2271–2279.

Dean, P. (1995). Modelling the role of the cerebellar fastigial nuclei in producing accurate saccades: The importance of burst timing. *Neuroscience, 68*, 1059–1077.

Delgado-Garcia, J. M., Vidal, P. P., Gomez, C., & Berthoz, A. (1988). Vertical eye movements related signals in antidromically identified medullary reticular formation neurons in the alert cat. *Experimental Brain Research. Experimentelle Hirnforschung. Experimentation Cerebrale, 70*, 585–589.

Demer, J. L., Miller, J. M., Poukens, V., Vinters, H. V., & Glasgow, B. J. (1995). Evidence for fibromuscular pulleys of the recti extraocular muscles. *Investigative Ophthalmology & Visual Science, 36*, 1125–1136.

Demer, J. L., Oh, S. Y., & Poukens, V. (2000). Evidence for active control of rectus extraocular muscle pulleys. *Investigative Ophthalmology & Visual Science, 41*, 1280–1290.

Dichgans, J., & Jung, R. (1975). Oculomotor abnormalities due to cerebellar lesions. In G. Lennerstrand & P. Bach-y-Rita (Eds.), *Basic mechanisms of ocular motility and their clinical implications* (pp. 281–298). Oxford: Pergamon.

Everling, S., Pare, M., Dorris, M. C., & Munoz, D. P. (1998). Comparison of the discharge characteristics of brain stem omnipause neurons and superior colliculus fixation neurons in monkey: Implications for control of fixation and saccade behavior. *Journal of Neurophysiology, 79*, 511–528.

Fuchs, A. F., Robinson, F. R., & Straube, A. (1993). Role of the caudal fastigial nucleus in saccade generation: I. Neuronal discharge pattern. *Journal of Neurophysiology, 70*, 1723–1740.

Fujikado, T., & Noda, H. (1987). Saccadic eye movements evoked by microstimulation of lobule VII of the cerebellar vermis of macaque monkeys. *Journal of Physiology, 394*, 573–594.

Gandhi, N. J., & Katnani, H. A. (2011). Motor functions of the superior colliculus. *Annual Review of Neuroscience, 34*, 205–231.

Gandhi, N. J., & Sparks, D. L. (2004). Changing views of the role of superior colliculus in the control of gaze. In L. M. Chalupa & J. S. Werner (Eds.), *The visual neurosciences* (pp. 1449–1465). Cambridge, MA: MIT Press.

Goldman, M. S., Kaneko, C. R., Major, G., Aksay, E., Tank, D. W., & Seung, H. S. (2002). Linear regression of eye velocity on eye position and head velocity suggests a common oculomotor neural integrator. *Journal of Neurophysiology, 88*, 659–665.

Goldstein, H. P. (1983). *The neural encoding of saccades in the rhesus monkey.* Doctoral Dissertation, Johns Hopkins University, Baltimore.

Grantyn, R., Baker, R., & Grantyn, A. (1980). Morphological and physiological identification of excitatory pontine reticular neurons projecting to the cat abducens nucleus and spinal cord. *Brain Research, 198*, 221–228.

Hafed, Z. M., Goffart, L., & Krauzlis, R. J. (2009). A neural mechanism for microsaccade generation in the primate superior colliculus. *Science, 323*, 940–943.

Helmchen, C., & Büttner, U. (1995). Saccade-related Purkinje cell activity in the oculomotor vermis during spontaneous eye movements in light and darkness. *Experimental Brain Research. Experimentelle Hirnforschung. Experimentation Cerebrale, 103*, 198–208.

Helmchen, C., Straube, A., & Büttner, U. (1994). Saccade-related activity in the fastigial oculomotor region of the macaque monkey during spontaneous eye movements in light and darkness. *Experimental Brain Research. Experimentelle Hirnforschung. Experimentation Cerebrale, 98*, 474–482.

Hikosaka, O., Igusa, Y., Nakao, S., & Shimazu, H. (1978). Direct inhibitory synaptic linkage of pontomedullary reticular burst neurons with abducens motoneurons in the cat.

Experimental Brain Research. Experimentelle Hirnforschung. Experimentation Cerebrale, 33, 337–352.

Horn, A. K. (2006). The reticular formation. *Progress in Brain Research, 151*, 127–155.

Kaneko, C. R. (1997). Eye movement deficits after ibotenic acid lesions of the nucleus prepositus hypoglossi in monkeys: I. Saccades and fixation. *Journal of Neurophysiology, 78*, 1753–1768.

Keller, E. L. (1974). Participation of medial pontine reticular formation in eye movement generation in monkey. *Journal of Neurophysiology, 37*, 316–332.

Keller, E. L. (1977). Control of saccadic eye movements by midline brain stem neurons. In R. Baker & A. Berthoz (Eds.), *Control of gaze by brain stem neurons* (pp. 327–336). Amsterdam: Elsevier.

Keller, E. L., Gandhi, N. J., & Weir, P. T. (1996). Discharge of superior collicular neurons during saccades made to moving targets. *Journal of Neurophysiology, 76*, 3573–3577.

Keller, E. L., Slakey, D. P., & Crandall, W. F. (1983). Microstimulation of the primate cerebellar vermis during saccadic eye movements. *Brain Research, 288*, 131–143.

King, W. M., & Fuchs, A. F. (1979). Reticular control of vertical saccadic eye movements by mesencephalic burst neurons. *Journal of Neurophysiology, 42*, 861–876.

Kojima, Y., Soetedjo, R., & Fuchs, A. F. (2011). Effect of inactivation and disinhibition of the oculomotor vermis on saccade adaptation. *Brain Research, 1401*, 30–39.

Krauzlis, R. J. (2005). The control of voluntary eye movements: New perspectives. *Neuroscientist, 11*, 124–137.

Langer, T. P., & Kaneko, C. R. (1983). Efferent projections of the cat oculomotor reticular omnipause neuron region: An autoradiographic study. *Journal of Comparative Neurology, 217*, 288–306.

Lefevre, P., Quaia, C., & Optican, L. M. (1998). Distributed model of control of saccades by superior colliculus and cerebellum. *Neural Networks, 11*, 1175–1190.

Leigh, R. J., & Zee, D. S. (2006). *The neurology of eye movements* (4th ed.). Oxford: Oxford University Press.

Luschei, E. S., & Fuchs, A. F. (1972). Activity of brain stem neurons during eye movements of alert monkeys. *Journal of Neurophysiology, 35*, 445–461.

McIlwain, J. T. (1991). Distributed spatial coding in the superior colliculus: A review. *Visual Neuroscience, 6*, 3–13.

Miller, J. M. (1989). Functional anatomy of normal human rectus muscles. *Vision Research, 29*, 223–240.

Miura, K., & Optican, L. M. (2006). Membrane channel properties of premotor excitatory burst neurons may underlie saccade slowing after lesions of omnipause neurons. *Journal of Computational Neuroscience, 20*, 25–41.

Moschovakis, A. K., Scudder, C. A., & Highstein, S. M. (1991a). Structure of the primate oculomotor burst generator: I. Medium-lead burst neurons with upward on-directions. *Journal of Neurophysiology, 65*, 203–217.

Moschovakis, A. K., Scudder, C. A., Highstein, S. M., & Warren, J. D. (1991b). Structure of the primate oculomotor burst generator: II. Medium-lead burst neurons with downward on-directions. *Journal of Neurophysiology, 65*, 218–229.

Munoz, D. P., & Wurtz, R. H. (1992). Role of the rostral superior colliculus in active visual fixation and execution of express saccades. *Journal of Neurophysiology, 67*, 1000–1002.

Munoz, D. P., & Wurtz, R. H. (1993). Fixation cells in monkey superior colliculus: I. Characteristics of cell discharge. *Journal of Neurophysiology, 70*, 559–575.

Munoz, D. P., & Wurtz, R. H. (1995). Saccade-related activity in monkey superior colliculus: I. Characteristics of burst and buildup cells. *Journal of Neurophysiology, 73*, 2313–2333.

Nakao, S., Curthoys, I. S., & Markham, C. H. (1980). Direct inhibitory projection of pause neurons to nystagmus-related pontomedullary reticular burst neurons in the cat. *Experimental Brain Research, 40,* 283–293.

Nakao, S., Shiraishi, Y., Li, W. B., & Oikawa, T. (1990). Mono- and disynaptic excitatory inputs from the superior colliculus to vertical saccade-related neurons in the cat Forel's field H. *Experimental Brain Research, 82,* 222–226.

Nakao, S., Shiraishi, Y., Oda, H., & Inagaki, M. (1988). Direct inhibitory projection of pontine omnipause neurons to burst neurons in the Forel's field H controlling vertical eye movement-related motoneurons in the cat. *Experimental Brain Research, 70,* 632–636.

Noda, H., & Fujikado, T. (1987). Involvement of Purkinje cells in evoking saccadic eye movements by microstimulation of the posterior cerebellar vermis of monkeys. *Journal of Neurophysiology, 57,* 1247–1261.

Noda, H., Sugita, S., & Ikeda, Y. (1990). Afferent and efferent connections of the oculomotor region of the fastigial nucleus in the macaque monkey. *Journal of Comparative Neurology, 302,* 330–348.

Ohgaki, T., Curthoys, I. S., & Markham, C. H. (1987). Anatomy of physiologically identified eye-movement-related pause neurons in the cat: Pontomedullary region. *Journal of Comparative Neurology, 266,* 56–72.

Ohgaki, T., Markham, C. H., Schneider, J. S., & Curthoys, I. S. (1989). Anatomical evidence of the projection of pontine omnipause neurons to midbrain regions controlling vertical eye movements. *Journal of Comparative Neurology, 289,* 610–625.

Ohtsuka, K., & Noda, H. (1990). Direction-selective saccadic-burst neurons in the fastigial oculomotor region of the macaque. *Experimental Brain Research, 81,* 659–662.

Ohtsuka, K., & Noda, H. (1991). Saccadic burst neurons in the oculomotor region of the fastigial nucleus of macaque monkeys. *Journal of Neurophysiology, 65,* 1422–1434.

Ohtsuka, K., & Noda, H. (1995). Discharge properties of Purkinje cells in the oculomotor vermis during visually guided saccades in the macaque monkey. *Journal of Neurophysiology, 74,* 1828–1840.

Optican, L. M. (2005). Sensorimotor transformation for visually guided saccades. *Annals of the New York Academy of Sciences, 1039,* 132–148.

Optican, L. M., & Miles, F. A. (1985). Visually induced adaptive changes in primate saccadic oculomotor control signals. *Journal of Neurophysiology, 54,* 940–958.

Optican, L. M., & Quaia, C. (2002). Distributed model of collicular and cerebellar function during saccades. *Annals of the New York Academy of Sciences, 956,* 164–177.

Optican, L. M., & Robinson, D. A. (1980). Cerebellar-dependent adaptive control of primate saccadic system. *Journal of Neurophysiology, 44,* 1058–1076.

Otero-Millan, J., Macknik, S. L., Serra, A., Leigh, R. J., & Martinez-Conde, S. (2011). Triggering mechanisms in microsaccade and saccade generation: A novel proposal. *Annals of the New York Academy of Sciences, 1233,* 107–116.

Pelisson, D., Alahyane, N., Panouilleres, M., & Tilikete, C. (2010). Sensorimotor adaptation of saccadic eye movements. *Neuroscience and Biobehavioral Reviews, 34,* 1103–1120.

Port, N. L., & Wurtz, R. H. (2003). Sequential activity of simultaneously recorded neurons in the superior colliculus during curved saccades. *Journal of Neurophysiology, 90,* 1887–1903.

Prsa, M., & Thier, P. (2011). The role of the cerebellum in saccadic adaptation as a window into neural mechanisms of motor learning. *European Journal of Neuroscience, 33,* 2114–2128.

Quaia, C., Lefevre, P., & Optican, L. M. (1999). Model of the control of saccades by superior colliculus and cerebellum. *Journal of Neurophysiology, 82,* 999–1018.

Quaia, C., & Optican, L. M. (1998). Commutative saccadic generator is sufficient to control a 3-D ocular plant with pulleys. *Journal of Neurophysiology, 79,* 3197–3215.

Quaia, C., & Optican, L. M. (2003). Dynamic eye plant models and the control of eye movements. *Strabismus, 11,* 17–31. doi:10.1076/stra.11.1.17.14088.

Quaia, C., & Optican, L. M. (2011). Three-dimensional rotations of the eye. In L. A. Levin, S. F. E. Nilsson, J. V. Hoeve, S. M. Wu, P. L. Kaufman, & A. Alm (Eds.), *Adler's physiology of the eye* (11 ed., pp. 208–219). Edinburgh, Scotland: Saunders Elsevier.

Quaia, C., Ying, H. S., Nichols, A. M., & Optican, L. M. (2009a). The viscoelastic properties of passive eye muscle in primates: I. Static forces and step responses. *PLoS ONE, 4,* e4850. doi:10.1371/journal.pone.0004850.

Quaia, C., Ying, H. S., & Optican, L. M. (2009b). The viscoelastic properties of passive eye muscle in primates: II. Testing the quasi-linear theory. *PLoS ONE, 4,* e6480. doi:10.1371/journal.pone.0006480.

Quaia, C., Ying, H. S., & Optican, L. M. (2010). The viscoelastic properties of passive eye muscle in primates: III. Force elicited by natural elongations. *PLoS ONE, 5,* e9595. doi:10.1371/journal.pone.0009595.

Quaia, C., Ying, H. S., & Optican, L. M. (2011). The nonlinearity of passive extraocular muscles. *Annals of the New York Academy of Sciences, 1233,* 17–25. doi:10.1111/j.1749-6632.2011.06111.x.

Ramat, S., Leigh, R. J., Zee, D. S., & Optican, L. M. (2005). Ocular oscillations generated by coupling of brainstem excitatory and inhibitory saccadic burst neurons. *Experimental Brain Research, 160,* 89–106.

Raphan, T. (1998). Modeling control of eye orientation in three dimensions: I. Role of muscle pulleys in determining saccadic trajectory. *Journal of Neurophysiology, 79,* 2653–2667.

Raybourn, M. S., & Keller, E. L. (1977). Colliculoreticular organization in primate oculomotor system. *Journal of Neurophysiology, 40,* 861–878.

Ritchie, L. (1976). Effects of cerebellar lesions on saccadic eye movements. *Journal of Neurophysiology, 39,* 1246–1256.

Robinson, D. A. (1964). The mechanics of human saccadic eye movement. *Journal of Physiology, 174,* 245–264.

Robinson, D. A. (1970). Oculomotor unit behavior in the monkey. *Journal of Neurophysiology, 33,* 393–403.

Robinson, D. A. (1972). Eye movements evoked by collicular stimulation in the alert monkey. *Vision Research, 12,* 1795–1808. doi:10.1016/0042-6989(72)90070-3.

Robinson, D. A. (1975). Oculomotor control signals. In G. Lennerstrand & P. Bach-y-Rita (Eds.), *Basic mechanisms of ocular motility and their clinical implications* (pp. 337–374). Oxford, England: Pergamon.

Robinson, D. A. (1981). Models of the mechanics of eye movements. In B. L. Zuber (Ed.), *Models of oculomotor behavior and control* (pp. 21–41). Boca Raton, FL: CRC Press.

Ron, S., & Robinson, D. A. (1973). Eye movements evoked by cerebellar stimulation in the alert monkey. *Journal of Neurophysiology, 36,* 1004–1022.

Rucker, J. C., Ying, S. H., Moore, W., Optican, L. M., Büttner-Ennever, J., Keller, E. L., et al. (2011). Do brainstem omnipause neurons terminate saccades? *Annals of the New York Academy of Sciences, 1233,* 48–57.

Sato, H., & Noda, H. (1992). Posterior vermal Purkinje cells in macaques responding during saccades, smooth pursuit,

第60章　注视和快速眼跳的神经机制：眼球的附属器控制和低阶控制　　　**757**

chair rotation and/or optokinetic stimulation. *Neuroscience Research, 12,* 583–595.

Schiller, P. H., & Stryker, M. (1972). Single-unit recording and stimulation in superior colliculus of the alert rhesus monkey. *Journal of Neurophysiology, 35,* 915–924.

Schiller, P. H., True, S. D., & Conway, J. L. (1979). Effects of frontal eye field and superior colliculus ablations on eye movements. *Science, 206,* 590–592.

Schnabolk, C., & Raphan, T. (1994). Modeling three-dimensional velocity-to-position transformation in oculomotor control. *Journal of Neurophysiology, 71,* 623–638.

Scudder, C. A., Fuchs, A. F., & Langer, T. P. (1988). Characteristics and functional identification of saccadic inhibitory burst neurons in the alert monkey. *Journal of Neurophysiology, 59,* 1430–1454.

Scudder, C. A., Kaneko, C. S., & Fuchs, A. F. (2002). The brainstem burst generator for saccadic eye movements: A modern synthesis. *Experimental Brain Research, 142,* 439–462.

Shinoda, Y., Sugiuchi, Y., Takahashi, M., & Izawa, Y. (2011). Neural substrate for suppression of omnipause neurons at the onset of saccades. *Annals of the New York Academy of Sciences, 1233,* 100–106.

Soetedjo, R., Kaneko, C. R. S., & Fuchs, A. F. (2002). Evidence that the superior colliculus participates in the feedback control of saccadic eye movements. *Journal of Neurophysiology, 87,* 679–695.

Sparks, D. L. (1978). Functional properties of neurons in the monkey superior colliculus: coupling of neuronal activity and saccade onset. *Brain Research, 156,* 1–16.

Sparks, D. L., Holland, R., & Guthrie, B. L. (1976). Size and distribution of movement fields in the monkey superior colliculus. *Brain Research, 113,* 21–34.

Sparks, D. L., & Mays, L. E. (1980). Movement fields of saccade-related burst neurons in the monkey superior colliculus. *Brain Research, 190,* 39–50.

Sparks, D. L., & Travis, R. P., Jr. (1971). Firing patterns of reticular formation neurons during horizontal eye movements. *Brain Research, 33,* 477–481.

Strassman, A., Highstein, S. M., & McCrea, R. A. (1986). Anatomy and physiology of saccadic burst neurons in the alert squirrel monkey: II. Inhibitory burst neurons. *Journal of Comparative Neurology, 249,* 358–380.

Sylvestre, P. A., & Cullen, K. E. (1999). Quantitative analysis of abducens neuron discharge dynamics during saccadic and slow eye movements. *Journal of Neurophysiology, 82,* 2612–2632.

Takagi, M., Zee, D. S., & Tamargo, R. J. (1998). Effects of lesions of the oculomotor vermis on eye movements in primate: Saccades. *Journal of Neurophysiology, 80,* 1911–1931.

Tweed, D., Misslisch, H., & Fetter, M. (1994). Testing models of the oculomotor velocity-to-position transformation. *Journal of Neurophysiology, 72,* 1425–1429.

Van Gisbergen, J. A., Robinson, D. A., & Gielen, S. (1981). A quantitative analysis of generation of saccadic eye movements by burst neurons. *Journal of Neurophysiology, 45,* 417–442.

van Opstal, A. J., & Goossens, H. H. (2008). Linear ensemble-coding in midbrain superior colliculus specifies the saccade kinematics. *Biological Cybernetics, 98,* 561–577.

Vilis, T., Hepp, K., Schwarz, U., & Henn, V. (1989). On the generation of vertical and torsional rapid eye movements in the monkey. *Experimental Brain Research, 77,* 1–11. doi:10.1007/BF00250561.

Westheimer, G., & McKee, S. P. (1975). Visual acuity in the presence of retinal-image motion. *Journal of the Optical Society of America, 65,* 847–850.

Wurtz, R. H., & Albano, J. E. (1980). Visual–motor function of the primate superior colliculus. *Annual Review of Neuroscience, 3,* 189–226.

Wurtz, R. H., & Goldberg, M. E. (1971). Superior colliculus cell responses related to eye movements in awake monkeys. *Science, 171,* 82–84.

Wurtz, R. H., & Goldberg, M. E. (1972). The primate superior colliculus and the shift of visual attention. *Investigative Ophthalmology, 11,* 441–450.

Wurtz, R. H., & Optican, L. M. (1994). Superior colliculus cell types and models of saccade generation. *Current Opinion in Neurobiology, 4,* 857–861.

Xu-Wilson, M., Tian, J., Shadmehr, R., & Zee, D. S. (2011). TMS perturbs saccade trajectories and unmasks an internal feedback controller for saccades. *Journal of Neuroscience, 31,* 11537–11546.

Yamada, J., & Noda, H. (1987). Afferent and efferent connections of the oculomotor cerebellar vermis in the macaque monkey. *Journal of Comparative Neurology, 265,* 224–241.

Yoshida, K., Iwamoto, Y., Chimoto, S., & Shimazu, H. (1999). Saccade-related inhibitory input to pontine omnipause neurons: An intracellular study in alert cats. *Journal of Neurophysiology, 82,* 1198–1208.

Yoshida, K., Iwamoto, Y., Chimoto, S., & Shimazu, H. (2001). Disynaptic inhibition of omnipause neurons following electrical stimulation of the superior colliculus in alert cats. *Journal of Neurophysiology, 85,* 2639–2642.

Zee, D. S., Yee, R. D., Cogan, D. G., Robinson, D. A., & Engel, W. K. (1976). Ocular motor abnormalities in hereditary cerebellar ataxia. *Brain, 99,* 207–234.

第61章 眼动的神经机制：三维控制和知觉影响

Eliana M. Klier, Gunnar Blohm, J. Douglas Crawford

我们身体的大部分(头部、躯干、手臂、腿等)都在三个维度中运动。但是，当涉及眼动时，常常会忽略第三维度。例如，我们知道我们的眼球能在水平和垂直方向上运动，但我们并不曾注意到，它们还能在第三个维度，即扭转维度上旋转，这种旋转基本可以看作当我们在笔直看向正前方时围绕视线方向(也就是凝视)的运动。尽管这种扭转的幅度相对水平和垂直方向的较小，但是大脑仍有专门处理这种扭转的核团和肌肉，而且它们的控制会产生明确定义的，受扭转约束的行为。此外，对3D旋转的完整描述涉及运动控制特性和知觉结果，如果仅用基于二维平移的数学性质进行抽象描述时，这些特性和知觉结果就会消失。因此，我们有必要花时间研究3D眼动和凝视(眼睛和头部结合)运动的神经控制。

行为

3D眼动测量中的Listing法则和半角法则

要理解3D眼动的动力学首先需要描述如何测量这些运动。3D眼动研究发现，把眼动方位以对旋转轴的相对位置来进行描述比以笛卡尔坐标或极坐标(如，距离左侧10°)描述眼球的位置更为有效(见图61.1A)。轴的指向描述了眼球的旋转方向，这种旋转遵循右手法则(即右手大拇指和轴向平行，余下四指的弯曲方向即旋转方向)，而轴的长度描述了旋转的幅度。这两个参数共同定义了一个方位向量。有趣的是，当头部保持竖直不动时，所有的方位向量在一个平面上——这个平面也就是图中所示的位置。如果一个人从不同的视角——侧向视角——看这些相同的向量，他能够感受到这些向量间的相对分形厚度(见图61.1B)。这个平面被称为Listing平面，而其相应的眼动遵循Listing法则。要注意的是，在物理意义上，眼球是可以在任一位置上沿眼视线旋转的，而这会产生在不影响凝视方向的情况下使Listing平面产生系统的或异变的扭曲。但是，大脑

选择不这样做。因此，Listing法则是"自由度"问题的一个特解。

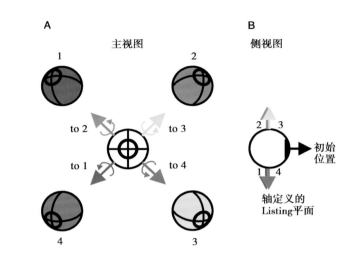

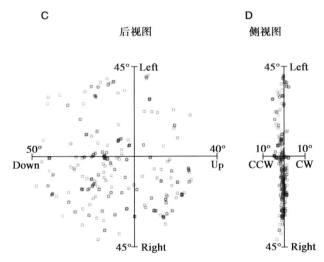

图61.1 3D眼动的测量和Listing法则(A)用旋转轴(箭头)相对初始位置的偏离作为描述的眼球方位，从初始位置(中央的眼球图像)到达另一个位置(1-4)。每个轴的方位描述了以右手法则为基准的旋转方向(右手大拇指与箭头平齐后握拳，四指的弯曲方向即为旋转方向)，而轴长表示了旋转的幅度。(B)这几个向量的侧视图表明，旋转方向都在同一个垂直于初始位置的平面上。(A和B许可改编自Crawford and Vilis，1995.)(C)真实人类眼动数据的后视图，仅展现了旋转矢量的顶端(以图中的小方块表示)。(D)C图中数据的侧视图，说明了这些数据分布遵循于Listing法则。(C and D 经许可改编自Klier and Crawford，1998.)

将这一法则运用于真实的眼动,科学家们将一个3D眼线圈埋进眼睛,并要求被试坐在磁场中的时候随机转动眼球。运用上文提到的旋转向量,为了简单起见,只描述每个向量的尖端,能看到每个可能的眼球位置都在这个平面(图61.1C——后视图;图61.1D——侧视图)。该平面的代表厚度为1°左右(Straumann et al.,1995;Tweed & Vilis,1990),而其垂线被称为初始位置。需要注意的是,初始位置明显区别于看正前方时候的眼球位置,因其位置取决于大脑Listing平面的方位。

Listing法则规定,在其最基本的构成下,每个水平/竖直的凝视方向(比如向右10°和向上5°)都和一个相应的扭转大小相关,而这一大小是零(Helmholtz,1867;Westheimer,1957)。这一法则的建立基于两点:①眼球位置必须用上述法则描述;②扭转被定义为绕平行于初始位置的头固定轴的旋转。这一法则使眼动成了一种显而易见的,且能够被很好地控制的运动现象,并且适用于凝视、眼跳,以及平滑追踪等眼动(Ferman,Collewijn,& Van den Berg,1987)。此外,其他身体部分如头部、手臂等都遵循一个类似Listing法则的规律,称为Donder法则(head—Radau,Tweed,& Vilis,1994;arm—Hore,Watts,& Vilis,1992)。根据Donder法则,当身体的某个部分指向某一特定方向,会同时呈现相同的扭转大小(未必是零)(Donders,1848)。

Listing法则描述了眼球方位矢量在Listing平面的排布,旋转矢量使眼球从一个方位到另一个倾斜于Listing平面的位置。乍看上去有些违反直觉,但当审视旋转潜在的数理逻辑时就显得很清楚了。因为旋转是不可交换的(从A旋转到B≠从B旋转到A),我们不能简单地减去一个方位向量以获得相应的旋转。因此,旋转轴(可以角速度向量实时测量的)必须以当前凝视位置和初始位置的半角大小倾斜于Listing平面(见图61.2)。例如,水平方向的快速眼跳使凝视点提高10°需要偏离Listing平面5°的倾斜速度矢量。这被称为半角法则(Tweed & Vilis,1987)。没有这一法则,一组两个或更多的绕Listing平面上轴线的旋转会导致眼球扭转偏离Listing平面的方位。这一半角法则对扭转轴倾斜提供了合理的补偿,从而使得眼球的方位在快速跳视或平滑追踪等眼动过程中,始终保持在Listing平面。

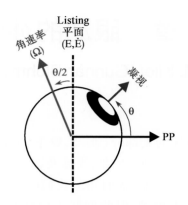

图61.2 半角法则。为使眼球位置始终保持在Listing平面,眼球的角速度 Ω 必须以凝视点偏离初始位置的半角(θ)大小倾斜于Listing平面(用竖虚线表示)。注意,眼球位置的导数(Ë=dE/dt)始终在Listing平面,但是 Ë 不能准确描述旋转对象的速度(见正文)。

静态头部倾斜和趋异中的Listing法则变化

Listing法则或其变体适用于所有将凝视点从一个位置重置到另一位置的运动。聚散式眼动在物体有深度时发生,要求两眼往对向运动(对近处的目标是聚合,对远处目标是分离)。Listing法则的变式被称为L2,定义了当两眼平行,Listing平面前平行的情况下,当双眼对向聚合时,其所在位面对向倾斜(Mok et al.,1992;Van Rijn & Van den Berg,1993)。因此,当两眼同时往鼻侧运动时,右眼的Listing平面顺时针旋转,而左眼的则逆时针旋转(俯视角度来说)。

Listing法则在头部固定下的眼动中适用。然而如果头部固定,但发生倾斜,Listing平面仍然可行,其表现出一种扭转补偿(Crawford & Vilis,1991;Haslwanter et al.,1992)。如果头部顺时针旋转(也就是右耳向下,低于左耳),Listing平面向逆时针方向旋转(也就是如图61.1D中,对左侧进行补偿),反之亦然。这种变化是由于代偿性双眼旋转运动,其导致了头部摇动情况下,眼球约10%的反向旋转(Collewijn et al.,1985)。

VOR 和 OKR 时的反 Listing 法则

其他眼动一般伴随着头动和/或涉及将目标图像稳定在视网膜的运动。以达到将目标图像稳定在中央凹的目的,这些运动势必违反Listing法则,允许眼球表现为非零的旋转角度。前庭眼反射(VOR)就是其中一个例子(Crawford & Vilis,1991;Fetter et al.,1992)。这一简单的反射导致眼球相对头部旋转方向有一个等量、反向的旋转。因此，头部的旋转（无论是向左或向右）显然会导致眼动违反 Listing 法则。无论如何，水平或竖直的 VOR 运动不遵循半角法则，它们也会导致基于位置的反 Listing 法则的状况。与之类似的是视动反射（OKR），视动反射使运动目标的图像能够稳定得出现在视网膜上。因此，如果一个图像在平行于 Listing 平面的前方平面中做环形运动，眼球也会产生相应的扭转（直到出现重置的类眼球震颤的快速相移）。作为一种概测法，用于视觉测试的眼动一般不考虑特定的扭转，这些眼动都遵循 Listing 法则（如快速眼跳、平滑追踪、聚散式眼动等），而在视觉任务中需要考虑扭转的眼动（如头部旋转过程中的视觉稳定；VOR，OKR 等）则不遵守 Listing 法则（Crawford, Tweed, & Vilis, 2003）。

自由头动过程中的 Listing 法则

作为日常生活中时刻发生的情况，当头部可以自由移动时，扭转约束显得更为复杂，因为有更多的参数需要被控制。眼球在眼眶中运动，头部在空间范围内自由运动，两者都会导致眼球在空间范围内的运动（也就是凝视）。Listing 法则适用于眼球在头部的运动状态，其定义是：当眼球离开原在位的方向在任何其他眼位运动时，总是由原在位直接运动到最终位置。与此相对的，Donder 法则则以一种被称为菲克策略的独特方式，用于头部在空间运动时的状态（见图 61.3）（Glenn & Vilis, 1992；Radau et al., 1994）。在此，他们作出了一个在拐角处发生扭曲的曲面（即：当上/左和下/右时记为[CW]顺时针，上/右和下/左记为逆时针[CCW]）以代替平面上用于保持零扭转的方位向量。下图是当扭转被用图 61.1 中的惯例定义时（如果使用菲克坐标，也就是，纵坐标固定于身体而横坐标固定于头部，从而使数据分布类似于一个零扭转平面），这一曲面的形状。运用这种菲克策略，眼球的空间运动也同样遵循 Donder 法则。菲克策略在头部空间运动中被实施，眼球的空间运动同样遵循这一策略，因为眼球和头部的旋转是自然结合的（Crawford et al., 1999；Glenn & Vilis, 1992）。

自由头动状态下的凝视点转变过程的最后，眼球落于 Listing 平面，但这并不是一直存在于整个运动过程中的。这一运动可以被切分为两个独立的部分（见图 61.4A）。第一阶段①从凝视点转移开始，

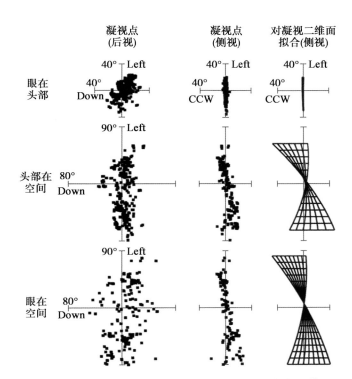

图 61.3 眼球和头部的三维运动。眼睛在头部中的旋转矢量（第一行，每个矢量简化成一个点），头部在空间范围内的旋转矢量（第二行），以及眼睛在空间范围内的旋转矢量（第三行），分别以后视图（左列）和侧视图（中间一列）表示。右侧列的是一个用以形象地展示左侧数据的 3D 图像。需要注意的是，眼球在头部中的运动数据看上去更为平面（Listing 平面），而眼球和头部在空间中的运动数据显得更接近一个菲克表面的曲面。CCW，逆时针方向（经许可引自 Klier et al., 2003.）。

到眼球在运动到其预定目标的空间位置时结束。在这一部分中，凝视点由头部中的眼球运动所携带，而仅一些头动。可能有些人期待这一过程也遵循 Listing 法则，但目前不这么认为。反而，动眼神经系统在 Listing 平面外额外添加了一个系统的扭转。为了理解为什么出现这一情况，我们来看第二阶段，②这一阶段始于眼睛在空间范围内的运动已经落到了目标物上，而此时头部还在朝着目标转动，直到眼球位于眼眶中央。由于后面这一阶段中的头部运动，且眼球在空间中的状态必须始终保持在目标物上，眼球在头部的运动状态为在 VOR 的作用下，朝头部旋转方向的对向旋转。所以，Listing 法则在此阶段并不适用。因此，动眼神经系统必须首先给快速跳视添加一个扭转，做出预期的改变，从而抵消快速跳视①和 VOR②的扭转，然后眼动最终回到 Listing 平面（Crawford et al., 1999）。下文部分描述了这种 3D 法则的生理学实现过程。

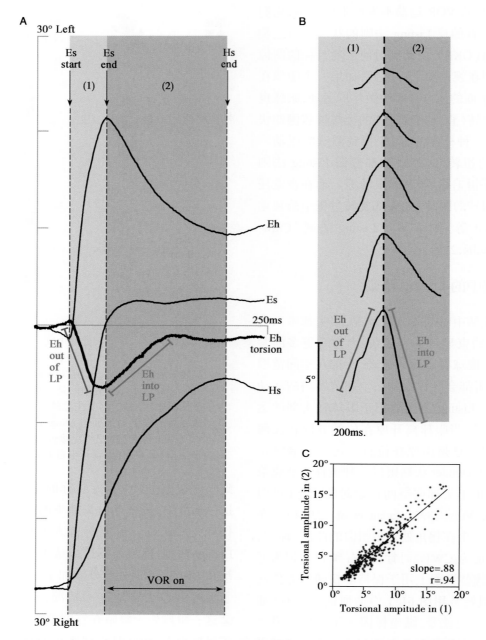

图 61.4　凝视点变化过程中的扭转。（A）分别为眼睛在头部中（Eh）的，眼睛在空间范围内（Es）的，以及头部在空间范围内（Hs）的位置对应时间的函数。在第一阶段（浅灰），凝视点（Es）通过眼动（Eh）被带至目标位点，而头部（Hs）基本保持不动。在第二阶段（深灰），头部（Hs）克服惯性开始运动，而凝视点（Es）通过前庭眼反射（VOR）始终保持稳定地凝视在目标位置，这使得眼球（Eh）往一个相对于头部运动（Hs）等大、反向的方向旋转。Eh 的旋转（Eh torsion）相对于 0°扭转（横坐标）被叠加在这张图上。Eh 的旋转在第一阶段以一种预料的方式离开了 Listing 平面，然后在第二阶段恢复成近 0°的扭转。因此眼球（Eh）的净扭转量为 0。（B）五例幅度增加的凝视点变化中的眼球扭转。第一阶段和第二阶段中表现出的扭转幅度相等。（C）在多个凝视点变化过程中，第一阶段相对第二阶段的眼球扭转幅度的量化统计。每个阶段的扭转幅度总和是相当的。

神经控制和机械控制

皮层和2D信号

自主的凝视点转移(仅眼动或同时存在眼动和头动)在皮层和上丘(SC)被程序化,随后传递至脑干进行处理,最后由动眼附属器(也就是眼球及其周围的肌肉和组织)执行。绝大多数的动眼神经皮层区域仅仅编码水平和竖直的凝视方向。主要分为两种方式:第一种,皮层眼区域,例如额叶及其周边的眼区域被人为地予以一个脉冲刺激。此时头部是可以自由运动的。这一脉冲生成了一个指令并传输到下游,直到完成一个头-眼的凝视点改变。如果每个皮层位点都编码一个独特的、非零的扭转值,那么重复同一刺激将会得到完全相同的凝视点变化。这显然违反了Listing法则和Donder法则,因为最终眼睛和头部的位置将落在他们各自的曲面之外。换个角度看,如果每个位点仅仅编码2D信息,而在下游再加入扭转的信息,那么重复同样的刺激会导致凝视点最终落在它们各自的3D曲面,更像自然引起的头动和眼动。后者显然更符合实际情况(supplementary eye field:Martinez-Trujillo, Wang, & Crawford, 2003;frontal eye field:Monteon et al., 2010)。对顶叶皮层施加刺激会引起不当的扭转眼动,但这是由于正常的,第二阶段的头动没有被引出(Constantin et al., 2009)。

其次,大量实验表明,上丘作为皮层凝视信息传递到脑干的关口,也同样携带2D指令。刺激上丘同样会产生正常的,协调的,最终落在Listing平面和Fick平面的头动和眼动(Klier, Wang, & Crawford, 2003)。此外,这也意味着3D指令是被添加在下游的。其他一些刺激研究也支持了上丘拥有2D动眼映射这一发现(Hepp et al., 1993;Van Opstal et al., 1991)。此外,上丘两侧失活在凝视性眼动或快速跳视过程中不会违反Listing法则,而且这种失活不会影响VOR反应阶段的眼球扭转(Hepp et al.,1993)。

皮层和上丘在2D水平编码凝视点这一观点言之有理,因为高级皮层功能更多涉及对特定位置的视线的重新定向,而更少地关注到达2D凝视位置后的扭转的几何学调整。然而,扭转的眼-头方位信息必须在某个地方被添加进去,因为特定的3D活动在自由头动和VOR中被观察到。而且,3D信号是驱动6条眼外肌,使眼球发生或水平、或竖直的旋转,或扭转的必要条件。因此,上丘的2D,空间编码必须被转化为3D,时间的编码。这种转换可能是通过添加一个3D信号到2D指令上而自然发生的,或由于一些机械因素,如动眼附属器在解剖学上的排布而发生。这两个因素都会起到一定的作用。

脑干,3D信号

上丘的输出到达短脉冲发生器,它能够产生一个3D的、时间速度的信号,从而使眼球从一个位置运动到另一个位置。有趣的是,对水平分量和竖直/扭转分量的短脉冲发生器是分开的。前者在脑桥旁正中网状结构(PPRF)被发现(Luschei & Fuchs, 1972),而后者位于内侧纵束的嘴侧间质核(riMLF)(Büttner, Büttner-Ennever, & Henn, 1977;King & Fuchs, 1979)。这些速度信号能够充分驱动眼球运动,但一旦到达新的位置,就需要第二个位置指令来使它们保持在该位置不动(否则眼球会漂移回一个更加近中心的静止位置)。这个位置信号通过一组神经元积分器细胞产生,这群细胞执行的功能类似于数学上的集成作用(也就是将速度转化为位置)。此外,水平神经元积分器位于脑干舌下前置核(NPH)(Canon & Robinson, 1987),被发现分别来自位于Cajal间位核(INC)(Crawford, Cadera, & Vilis, 1991)的竖直/扭转积分器。最后,所有这四个脑干结构投射到驱动眼外肌的动眼神经核团(脑神经Ⅲ,Ⅳ和Ⅵ)。脑干产生快速跳视的经典概述见图61.5A(Robinson,1981),爆发神经元和神经元积分器的解剖学定位见图61.5B。

需要注意的是,脑干中发现的水平和竖直/扭转分量的分工仿效了其各自对应的眼外肌的分工——外直肌和内直肌控制眼动的水平运动,而上斜肌和下斜肌以及上直肌和下直肌控制了竖直方向的眼动以及扭转的眼动。有趣的是,在用于检测头部加速度的半规管中也发现了类似的分工(外半规管能检测绕竖直轴所做的运动,而左/右前半规管和左/右后半规管能检测绕水平轴和转动轴所做的运动)。

此外,方向隔离已经在神经元自积分器(NPH和INC)内通过检查。右NPH编码向右眼动的眼球位置,而左NPH编码向左眼动的眼球位置。右INC编码顺时针扭转的眼球位置,而左INC编码逆时针旋转的眼球位置,但是向上和向下的神经元池是双边的(Crawford et al.,1991;Crawford & Vilis,1992)。通过这种独特的设置(见图61.5C),能凭借着平衡左右脑中与扭转相关的INC神经元池而实现对Listing法则(也就是零度旋转)的遵循。而那些不遵循Listing法

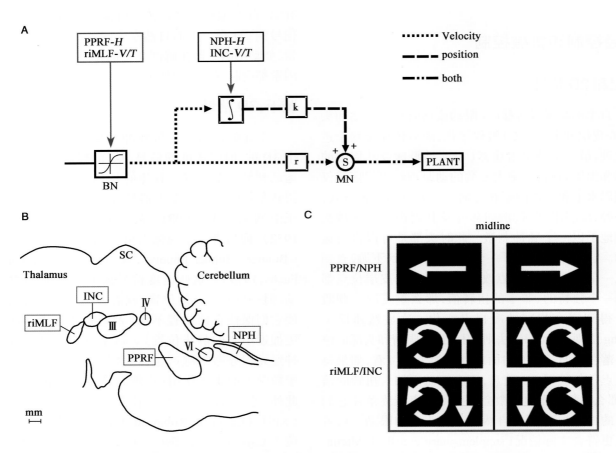

图 61.5 3D 的,脑干快速跳视的发生器。(A)关于脑干快速眼跳发生器的 Robinson 模型。爆发神经元(BN)输出一个大于眼球黏度(r)的速度指令(虚线),然后这一指令被发送到运动神经元(MN)。这一速度指令同时被发送到能够输出一个位置指令(实线)的神经元自积分器(∫),它能够抵消眼球的弹性。MN 同时把位置和速度指令发动给动眼附属器。水平(H)爆发神经元位于旁正中脑桥网状结构(PPRF),而竖直/扭转(V/T)爆发神经元位于内侧纵束嘴侧间位核(riMLF)。水平神经元自积分器位于舌下前置核(NPH),而竖直/扭转神经元自积分器位于 Cajal 间质核(INC,见正文)。(B)通过对灵长类动物脑干的矢状面解剖,揭示了脑干快速眼跳发生器的各组件的解剖学位置。许可改编自 Henn,Hepp 等(1982)。(C)对于穿过中线的凝视点转移的扭转、竖直、水平分量的 3D 控制。(许可改编自 Crawford and Vilis,1992.)

则的眼动,例如一些和 VOR 以及自由头动状态下的凝视点转移相关的,能通过使一侧半脑的 INC 活化强于另一侧来实现(Crawford et al.,1991;Crawford & Vilis,1992)。此外,由于这些核团同时编码头动和眼动,中线两侧的 INC 活化不平衡可能会导致斜颈或者偏斜反应等一些失调性疾病(Klier et al.,2002)。

机械因素

对于动眼神经附属器在执行 Listing 法则中所起到的作用也有一些证据(Demer et al.,1995;Demer,Oh,& Poukens,2000;Quaia & Optican,1998)。解剖学和影像学上的研究表明,眼肌被明显分为两大类:球体的和眼眶的。前者附着在眼球上,而后者穿过临近的眼眶组织并表现出滑轮功能,有效地改变眼球的牵拉方向。滑车的位置以及其神经分布的差异会影响

执行 Listing 法则和半角法则的旋转轴。在静态准备中的观察结果成功地解释并建模了遵循 Listing 法则的眼动。而且,它们已经在体制备的动力学上被实现了,而这一机械性能将需要在神经层面被进一步解答,以制作出理想的 VOR 模型(Smith & Crawford,1998)。

额外的一些支持动眼附属器在 3D 控制中起到一定作用的证据来源于对动眼神经元扭转相关的神经元记录。它们只出现在编码眼球位置的导数(也就是眼球方位的变化除以时间)时,而不是在编码图 61.2 中所提到的眼球角速度轴时(Ghasia & Angelaki,2005)。此外,刺激外展神经会产生遵循 Listing 法则的眼动(Klier,Meng,& Angelaki,2006)。因为动眼神经通路绕过了大脑,导致刺激出现的比较晚,这一发现支持了"附属器自身就可以产生半角法则"这一观

点。而且,在猴子处于静止的倾斜状态(Klier,Meng,& Angelaki,2011)以及在滚动平面上以动态地正弦旋转时(Klier,Meng,& Angelaki,2012),能够得到类似的刺激结果,表明动眼附属器无论在什么情况下都有义务执行半角法则。

那么这么一个动眼附属器是如何做出上述所有行为的?如果它接收到了正确的输入的话,它仍然可以给出任何3D动眼神经行为。例如,理论模拟表明,如果前庭系统给出的角速度信号能够转化为眼球位置的导数,动眼附属器还能够给出一个理想的VOR,有效地补偿动眼附属器的半角法则(Smith & Crawford,1998)。相反地,这样一个动眼附属器在接收到与Listing平面匹配的方位和导数矢量指令时,仅仅遵守Listing法则(Crawford & Guitton 1997;Quaia,Lefevre,& Optican,1999)。最后,违反Listing法则,例如代偿性双眼旋转运动或在自由头动状态下的凝视点变换过程中观察到的眼球的瞬时扭转。因此,这一动眼附属器是与上述神经机制完美耦合的。

2D 到 3D 的转化

2D信号究竟是在哪里转化为3D指令,然后驱动眼肌的呢?需要注意的是,这一问题并没有以位置决定的方式问及在倾斜于Listing平面的眼跳轴的机制,因为这看上去大多数是通过轨道力学完成的(Demer et al.,1995,2000)。反之,这一问题对如何选择在Donder坐标还是Listing坐标上发生零旋转提出了疑问。而且提出,遵循Donder法则变化的行为是如何调制位置范围的?最后,大脑是如何产生一个预先的,眼球相对头部的运动指令,以及取消自由头动状态下,VOR相关的,扭转分量上的凝视点转移?

2D到3D的转化必然发生在上丘的下游和爆发神经元的上游。可能该处存在一个上丘到爆发神经元的直接映射,通过两侧大脑的顺时针和逆时针的信号抵消,导致零旋转(图61.5C——刺激两侧riMLF/INC)。然而,这不能解释扭转策略是如何调制的,也不能解释这种范围在不得不违反Listing法则之后是如何维持的(比如自由头动状态下的凝视点变化)。为了实现上述问题,这一系统必须有一个可以修改的设置点,或者更恰当地说,一个可设置面,以及一个比较器。举例来说,当头倾斜扭转的时候,眼睛和相应的Listing平面在相对的方向倾斜,因此设置面应该是通过前庭的输入发生变化的(Bockisch & Haslwanter,2001;Haslwanter et al.,1992)。同样地,当INC被单方面地激活,Listing平面就会移向未被影响的那一侧,而眼跳仍然在移动后的平面产生(尽管最后的眼球位置不会保持在这一平面内)(Crawford et al.,2003)。在此,这一设置面看起来像是通过快速跳视发生器来维持的。

让我们回到解剖学上来。网状脑桥被盖核(NRTP)内的神经活动与小幅度的修正眼动有关,这一具有修正作用的眼动某些时候在将快速眼跳带回到Listing平面上具有不可或缺的作用(Van Opstal,Hepp,Suzuki,& Henn,1996)。NRTP是一个输入到小脑的核团,对于小脑损伤的病人来说,他们会表现出Listing平面的增厚和平面上的旋转消失(Briar & Dieterich,2009;Straumann,Zee,& Solomon,2000)。同时,小脑小叶和旁绒球也涉及抑制的前庭眼神经核的扭转速度分量(Ghasia,Meng,& Angelaki,2008)。此外,中央中脑网状结构也与旋转头动的控制有关(Pathmanathan et al.,2006)。

3D 眼动(及头动)的视觉结果

上文所述的3D眼动范式对关于运动和知觉的单眼和双眼视觉有着重要的影响。此外,它们同时建立并精确对于外部世界的内部表征。对于Listing法则及其变体对运动及知觉因素的优化仍然存在争议(Tweed,1997a)。但不管怎样,Listing法则仍然很有可能简化眼动控制,并有助于双眼视觉,它不会破坏大脑对于双眼信号的翻译。而大脑也必须对当前眼睛对运动和知觉的3D方位做出响应。

单眼影响

当眼睛和头部发生运动以探索视觉环境时,作为结果反馈的视网膜像就会发生变化。这看上去好像并不重要,但视网膜在眼动过程中的投射变化方式并不是直觉的。在下文中,这些变化会在基于"中央眼"的假说上进行阐释。中央眼是指一个基于双眼视网膜图像的整合(例如:对双眼图像求平均)的,对于视觉离心率的单一表示(Ding & Sperling,2006;Ono,Mapp,& Howard,2002)。例如,当头部竖直的时候,倾斜的眼动会导致中央视网膜和空间轴的不重合,在一定程度上就是因为眼睛与视线发生倾斜(Crawford & Guitton,1997;Henriques & Crawford,2000)。图61.6展示了视网膜投射是如何在倾斜的眼动过程中发生变化的。这一现象的发生是由于几何学上的3D旋转,甚至是由于缺乏净旋转眼动分量,因为眼睛是

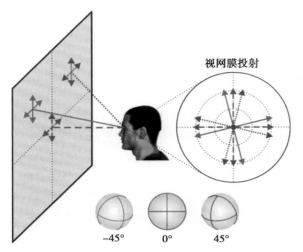

视网膜投射

图 61.6 倾斜眼球方位下的视网膜-空间不重合现象。根据 Listing 法则的描述，单轴的眼球旋转导致视网膜方位与空间方位不重合。例如，45°向左上方的旋转（蓝色）导致视网膜轴相对空间的不重合，从而使得水平和垂直轴以一种倾斜的方式投射到了视网膜上，也就是说，相对于直视的时候（绿色），有了一个倾斜的逆时针旋转。同理，对右上方的凝视会使视网膜投射产生一个顺时针旋转的投射（红色）。（许可改编自 Blohm and Lefevre，2010.）

绕着单一的旋转轴旋转的，这会导致视网膜轴相对空间的扭曲。这种不重合的角度在眼球处于反常的倾斜位置（例如 45°向右上方扭转）时，能达到 15°之巨。尽管这看起来只是一个小小的影响，但其实在错误的方向发生一个角度很小的移动就会产生非常令人不悦的后果。因此，大脑必须在收到视觉输入，生成开始运动的信号时，考虑到这一视网膜-空间的不重合的问题（Blohm & Crawford，2007）。

一旦还要考虑到头动，视网膜投射的几何学结构就会变得更加复杂。现在，在测量眼睛和头部在三维空间中的运动方位时，都把眼睛相对空间范围的净扭转作为指标（Blohm & Crawford，2007；Tweed，1997a）。头动对视网膜投射的几何结构的影响可以借由眼旋转运动进行简单的阐释。在此，通过对头动旋转和眼球旋转的求和，可以看到视网膜的投射范式相对于空间发生了旋转。这对于视觉系统来说至关重要，因为正确翻译视觉输入要求大脑将视觉信号和眼睛的扭转进行整合（Blohm & Crawford，2007；Crawford，Henriques，& Medendorp，2011）。绕其他轴进行的头动也会影响眼球旋转，因为这些运动使 Listing 平面发生了变动。因此对于判定视网膜-空间的不重合性来说，不管是眼球还是头部的方位都是至关重要的。

此外，就算没有扭转，3D 旋转的几何学性质也会使运动坐标和目标位移在匹配上产生较大的误差——例如，不论什么时候，眼球的方位和运动方位都存在一个正交分量（Blohm & Crawford 2007；Crawford & Guitton，1997）。在自由头动范围内，作为结果的视网膜方向和身体坐标方向之间的错误匹配会导致产生较大的凝视点移动或者手臂指向错误。例如，要看到出现在视网膜左侧 90°的一个目标物，需要我们产生一个相对正前方而言的，向左的运动。但如果凝视点和头部是向正上方看的，那么对于这样一个位于视网膜左侧的目标物，我们则需要产生一个向左下方的运动（Crawford & Guitton，1997；Klier，Wang，& Crawford，2001）。另外，在当相对于眼睛的感觉信息必须被转化为相对于身体的运动指令时，深度和方向信息发生了整合（Blohm & Crawford，2007；Crawford et al.，2011）。事实上，上文所提到的所有这些与扭转都会互相影响，大脑必须考虑到这种眼球和头部的方位（详见下文）。

双眼视觉影响

关于 3D 眼动（或头动）结果的重要关注点在于双眼视觉，尤其是立体视觉（也就是双眼视深）。立体视觉要求神经元对视网膜图像间微小的差别做出反应。如果没有双眼方位策略，会导致两眼视网膜图像的完全一致（Van Rijn & Van den Berg，1993），L2（见上文）最小化了全部的眼球旋转，同时通过调整眼睛的旋转，同步地在视平面内排列校准视网膜图像（Tweed，1997b）。因此，L2 可能逐步演变成了最大化视网膜通信，因此通过 3D 眼动产生双眼视觉，进而缩小视皮层神经元所需处理的信息的差异范围。

对于不同的视觉辐合角度而言，通过检测双眼的辐合角度和头动，每个眼睛的眼动都是不同的（Tweed，1997b），并且都会对 Listing 平面产生交互影响（Bockisch & Haslwanter，2001；Tweed，1997b）。对于左右眼不同的旋转范围组合展示在图 61.7 中，该图描述了不同的眼动和头动是如何影响双眼的扭转状态整合的。双眼在空间范围内的 3D 方位的差异产生了两个具有轻微差别的视网膜图像。这种差别被称为视网膜像差。它对视深度非常重要，因为它会根据辐合角度，给大脑传递凝视点与目标物之间的距离信息。因此，眼动方式对视深度有重要的影响（Blohm et al.，2008；Schreiber，Tweed，& Schor，2006）。

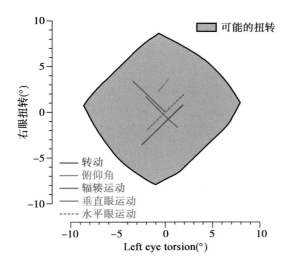

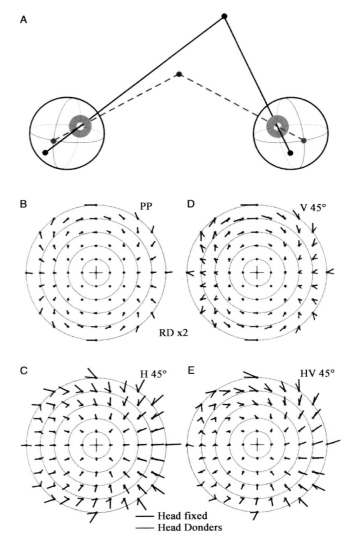

图 61.7 可能的双眼扭转状态。左（x 轴）右眼（y 轴）的扭转范围通过不同的静态头部方位和辐合角度展示在本图中。这一范围在当头部发生运动时会有明显的增加。该图阐释了水平/竖直的眼方位，眼睛辐合，以及头部旋转/倾斜对扭转状态的影响。例如，改变辐合角度对左右眼的扭转会有一个反作用，见图中绿线表示的负斜率。在此，每只眼的扭转是沿着深度轴的 3D 旋转分量，这一绕深度轴的旋转将眼球从原位带到一个新的给定方位。（许可改编自 Blohm et al., 2008.）

图 61.8 阐释了一些眼动对非中央凹目标物的视网膜投射范式的影响。当眼睛看向正前方，头部保持竖直时，视野内的目标物有一定的水平和竖直差别（见图 61.8B）。当眼球运动时，这一范式就会发生改变（图 61.8C～E，黑色短线）。此外，这一改变还取决于头部的运动状态变化（图 61.8C～E，灰色短线——为简单起见，图中仅展示了一个头动方位的例子）。然而，所有这些目标物都位于距中央眼距离相等的位置。因此，大脑必须以一种眼/头方位为参考的范式，来翻译这些不同的双眼视网膜输入。

大脑需要哪一个 3D 眼（和头）方位信号来根据视网膜图像特别地计算目标物的深度呢？的确，先前我们就说到过，不同距离的目标物能够产生相同的双眼视网膜刺激（Blohm et al., 2008）。那么大脑又是如何判断目标的真实距离的呢？理论上，在黑暗中通过双眼视网膜的输入重建一个单一的、孤立的、较小的目标物的 3D 位置，需要两个眼睛的 3D 方位信息（Blohm et al., 2008）。对扩展对象的视觉会产生额外的关于双眼 3D 方位的视觉信息，这一信息其实完全足以在数学水平上用以估算目标物的深度（Horn, 1990）。但是，Blohm 等（2008）发现，这种 3D 的眼/头的信号仍然是需要的。因为没有证据可以证明，大脑能够直接明白双眼各自的旋转角度（Banks, Hooge, & Backus,

图 61.8 L2 对视网膜像差的影响。（A）该图展示了视网膜投射的几何学结构原理。图中可见凝视（灰色虚线）和目标投射线（黑色）。（B）50cm 处，初始位置（PP）的视网膜投射范式。灰点表示不同中央眼凝视目标（50cm 距离下，以 10°水平和竖直间距排列在半脑），附着其上的粗条表示左右眼视网膜图像的差异。黑色的粗条表示中央眼目标物位置相对该粗条（放大两倍的可见性）的视网膜像差（RD）的方向和幅度（用长度表示）。相对中央眼的目标物和凝视距离始终保持为50cm。点状小圆表示视网膜离心率的 10°区间。中央的十字交叉表示凝视位置和中央凹。需要注意的是，就算是在初始位置，对于等距球面的目标物，两眼间距和 Listing 法则的自然倾斜也会产生一个非零的视网膜像差范式。（C）如 Donder 法则所述，当头部竖直（黑色粗线）或伴随眼睛在自然状态下运动（灰色粗线），若凝视方向水平指向 45°方位时（向右），视网膜的投射范式。（D）同样的状况，只是眼方位变为 45°竖直（向上）。（E）同样，眼方位为 45°向右上方倾斜。可以看到，通过眼睛和头部的方位变化，视网膜像差的投射范式会发生非常明显的变化。（许可改编自 Blohm et al., 2008.）

2001），大脑必须通过其他来自视网膜以外的信号来估计旋转角（Schreiber et al.,2001；van Ee & van Dam，2003），例如2D的眼球方位，辐合，3D的头动方位，以及L2的内部模型等（Blohm et al.,2008）。

对视觉、记忆、运动中3D眼球方位的阐释

为了使用目标物之间的空间关系以帮助感知和运动，大脑创建出了相应位置的内部表征。这可以被视作是一种内部工作记忆。空间更新通过调整目标物位置的空间表征进行处理，从而反映眼、头或者身体的运动（综述 Klier & Angelaki,2008）。许多研究都致力于破解大脑在工作记忆过程中所使用的参考坐标或者编码（综述 Buneo & Andersen,2006；Crawford et al.,2011）。初级视觉皮层和纹外皮层区域依靠视网膜参考坐标编码视觉信息（例如，Batista et al.,1999；Khan et al.,2005）。这种图像在由视网膜编码以及其他编码方式，如相对头部的编码所控制的顶叶区域会变得不太清晰（Battaglia-Mayer et al.,2001,2003）。一般认为在前额叶和额叶区域存在多种编码方式重叠操作，以编码工作记忆（Martinez-Trujillo et al.,2004）。这是一个非常重要的部分，因为任一非视网膜编码需要由被集成的眼/头（或其他）方位信号的视网膜信息来产生。因此弄清楚这种方位信息究竟是什么是一个至关重要的部分。这种编码的优势在于它们可能独立于瞬时的凝视，而这一凝视能使它们进行稳定的干预运动。

那么当眼、头或其他等的干预运动出现时，在视觉、顶叶或者其他区域的视网膜编码上又发生了什么呢？这些编码必须整合凝视的变化，并相应地重新映射（或更新）记忆，以便其能够保持在空间内。这时并不需要头、眼等其他器官的绝对方位，但方位变化和3D更新被用来解释运动中的旋转（Medendorp et al.,2002）或被动的头部旋转范式（Klier, Angelaki, & Hess,2005）。但无论如何，大脑必须解决存在于眼动（Smith & Crawford,2001）和其他身体运动（Klier, Angelaki,& Hess,2007）中的旋转的不可交换性。最后，快速跳视和知觉的视觉运动信号也在头部旋转的过程中发生了更新（Ruiz-Ruiz & MartinezTrujillo,2008）。因此，对运动规划而言，表现出的这种更新还包含了3D眼动控制信号，包括眼球扭转。

此外，在眼动执行过程中，大脑必须整合眼和头的方位信息以弥补上文所提到的几何效应。对大脑中的参考坐标系进行转译，用以计算正确凝视深度和方向，并实现从初始的头、眼方位到终点的运动（Blo-hm & Crawford,2007；Klier & Crawford,1998）。关于这种转译的神经机制可以通过趋向于开发合适的"增益场"这一目的的神经元网络模型来推理（例如，Blo-hm, Keith, & Crawford,2009），但是测试这一模型的实验不多。对于凝视控制系统，一些信号出现在上丘水平（DeSouza et al.,2011），但另一些由刺激上丘而诱发的信号和运动提示，其可能简单地使用一个视网膜编码，并为后续阶段留下许多转化（Klier, Wang, & Crawford,2001）。

对于解释知觉的3D眼方位的神经机制我们了解的并不多。例如，关于眼球扭转的脑功能解释有各种各样的发现。如上文所述，在规划产生一个快速跳视（Klier & Crawford,1998；Medendorp et al.,2002）、到达（Blohm & Crawford,2007；Medendorp et al.,2002）、以及平滑追踪眼动（Blohm & Lefevre,2010）时，感觉到运动的转换倾向于说明3D眼方位。然而，知觉实验提供了形形色色的结果（Wade & Curthoys,1997）。有些发现尽管个体差异很大（Clemens et al.,2011；De Vrijer, Medendorp, & Van Gisbergen,2009），当判断主观的视觉垂直状态时没有考虑眼球扭转（Baier, Bense, & Bieterich,2008；Brandt, Dieterich, & Danek,1994）。另一些研究表明，在某种情况下，感知系统能影响眼球扭转，比如在不同的眼和头方位下判断线条方位时（Haustein,1992；Poljac, Lankheet, & Van Den Berg,2005）。我们至今还不甚清楚为什么不同的感知和运动系统可能或不可能使用3D眼球方位信号，并且令人意外的是（例如，DeSouza et al.,2011），几乎没有神经生理学的研究企图解释这一现象。

总结

中央神经系统和周围的解剖学结构进化出了3D旋转。大脑和身体都适应于将眼和头部的位置分别约束在 Listing 和 Donder 平面。要实现眼球相对头部的运动则需要在每次凝视点变化的时候都先离开 Listing 平面，然后再重新进入。而且同时3D眼旋转的性能显得非常精细，它们能够区分神经元和机械控制模式的根本性差别。此外，3D眼动并不仅仅是一个控制问题，因为正如我们所了解的，它对单眼和双眼视觉有重要的影响，并且能更新记住的位置。3D眼动策略，如 Listing 法则通过限制扭转的可能性来帮助我们的视觉，但这种3D的头、眼运动必须被精确地翻译，以执行动作和感知外部世界。对于 Listing 法则及其变体的神经机制和知觉影响，还有许多未解之谜留待我们探索。

参考文献

Baier, B., Bense, S., & Bieterich, M. (2008). Are signs of ocular tilt reaction in patients with cerebellar lesions mediated by the dentate nucleus? *Brain, 131*, 1445–1454.

Banks, M. S., Hooge, I. T., & Backus, B. T. (2001). Perceiving slant about a horizontal axis from stereopsis. *Journal of Vision, 1*, 55–79. doi:10.1167/1.2.1.

Batista, M. S., Buneo, C. A., Snyder, L. H., & Andersen, R. A. (1999). Reach plans in eye-centered coordinates. *Science, 285*, 257–260.

Battaglia-Mayer, A., Caminiti, R., Lacquaniti, F., & Zago, M. (2003). Multiple levels of representation of reaching in the parieto–frontal network. *Cerebral Cortex, 13*, 1009–1022.

Battaglia-Mayer, A., Ferraina, S., Genovesio, A., Marconi, B., Squatrito, S., Molinari, M., et al. (2001). Eye–hand coordination during reaching: II. An analysis of the relationships between visuomanual signals in parietal cortex and parieto–frontal association projections. *Cerebral Cortex, 11*, 528–544.

Blohm, G., & Crawford, J. D. (2007). Computations for geometrically accurate visually guided reaching in 3-D space. *Journal of Vision, 7*(5), 4, 1–22. doi:10.1167/7.5.4.

Blohm, G., Keith, G. P., & Crawford, J. D. (2009). Decoding the cortical transformations for visually guided reaching in 3D space. *Cerebral Cortex, 19*, 1372–1393.

Blohm, G., Khan, A. Z., Ren, L., Schreiber, K. M., & Crawford, J. D. (2008). Depth estimation from retinal disparity requires eye and head orientation signals. *Journal of Vision, 8*(16), 3, 1–23. doi:10.1167/8.16.3.

Blohm, G., & Lefevre, P. (2010). Visuomotor velocity transformations for smooth pursuit eye movements. *Journal of Neurophysiology, 104*, 2103–2115.

Bockisch, C. J., & Haslwanter, T. (2001). Three-dimensional eye position during static roll and pitch in humans. *Vision Research, 41*, 2127–2137. doi:10.1016/S0042-6989(01)00094-3.

Brandt, T., Dieterich, M., & Danek, A. (1994). Vestibular cortex lesions affect the perception of verticality. *Annals of Neurology, 35*, 403–412.

Briar, B., & Dieterich, M. (2009). Ocular tilt reaction: A clinical sign of cerebellar infarctions? *Neurology, 72*, 572–573.

Buneo, C. A., & Andersen, R. A. (2006). The posterior parietal cortex: Sensorimotor interface for the planning and online control of visually guided movements. *Neuropsychologia, 44*, 2594–2606.

Büttner, U., Büttner-Ennever, J. A., & Henn, V. (1977). Vertical eye unit related activity in the rostral mesencephalic reticular formation of the alert monkey. *Brain Research, 130*, 239–252.

Canon, S. C., & Robinson, D. A. (1987). Loss of the neural integrator of the oculomotor system from brain stem lesions in monkey. *Journal of Neurophysiology, 57*, 1383–1409.

Clemens, I. A., De Vrijer, M., Selen, L. P., Van Gisbergen, J. A., & Medendorp, W. P. (2011). Multisensory processing in spatial orientation: An inverse probabilistic approach. *Journal of Neuroscience, 31*, 5365–5377.

Collewijn, H., Van der Steen, J., Ferman, L., & Jansen, T. C. (1985). Human ocular counterroll: Assessment of static and dynamic properties from electromagnetic sclera coil recordings. *Experimental Brain Research, 59*, 185–196.

Constantin, A. G., Wang, H., Monteon, J. A., Martinez-Trujillo, J. C., & Crawford, J. D. (2009). 3-dimensional eye–head coordination in gaze shifts evoked during stimulation of the lateral intraparietal cortex. *Neuroscience, 164*, 1284–1302.

Crawford, J. D., Cadera, W., & Vilis, T. (1991). Generation of torsional and vertical eye position signals by the interstitial nucleus of Cajal. *Science, 252*, 1551–1553.

Crawford, J. D., Ceylan, M. Z., Klier, E. M., & Guitton, D. (1999). Three-dimensional eye–head coordination during gaze saccades in the primate. *Journal of Neurophysiology, 81*, 1760–1782.

Crawford, J. D., & Guitton, D. (1997). Visual–motor transformations required for accurate and kinematically correct saccades. *Journal of Neurophysiology, 78*, 1447–1467.

Crawford, J. D., Henriques, D. Y., & Medendorp, W. P. (2011). Three-dimensional transformations for goal-directed action. *Annual Review of Neuroscience, 34*, 309–331.

Crawford, J. D., Tweed, D. B., & Vilis, T. (2003). Static ocular counterroll is implemented through the 3-D neural integrator. *Journal of Neurophysiology, 90*, 2777–2784.

Crawford, J. D., & Vilis, T. (1991). Axes of eye rotation and Listing's law during rotations of the head. *Journal of Neurophysiology, 65*, 407–423.

Crawford, J. D., & Vilis, T. (1992). Symmetry of oculomotor burst neuron coordinates about Listing's plane. *Journal of Neurophysiology, 68*, 432–448.

Crawford, J. D., & Vilis, T. (1995). How do motor systems deal with the problems of controlling three-dimensional rotations. *Journal of Motor Behavior, 27*, 89–99.

Demer, J. L., Miller, J. M., Poukens, V., Vinters, H. V., & Glasgow, B. J. (1995). Evidence for fibromuscular pulleys of the recti extraocular muscles. *Investigative Ophthalmology & Visual Science, 36*, 1125–1136.

Demer, J. L., Oh, S. Y., & Poukens, V. (2000). Evidence for active control of rectus extraocular muscle pulleys. *Investigative Ophthalmology & Visual Science, 41*, 1280–1290.

DeSouza, J. F., Keith, G. P., Yan, X., Blohm, G., Wang, H., & Crawford, J. D. (2011). Intrinsic reference frames of superior colliculus visuomotor receptive fields during head-unrestrained gaze shifts. *Journal of Neuroscience, 31*, 18313–18326.

De Vrijer, M., Medendorp, W. P., & Van Gisbergen, J. A. (2009). Accuracy–precision trade-off in visual orientation constancy. *Journal of Vision, 9*(2), 9, 1–15. doi:10.1167/9.2.9.

Ding, J., & Sperling, G. (2006). A gain-control theory of binocular combination. *Proceedings of the National Academy of Sciences of the United States of America, 103*, 1141–1146. doi:10.1073/pnas.0509629103.

Donders, F. C. (1848). Beitrag zur lehre von den bewegungen des menschichen auges [translation: The movements of the human eye]. *Holländ Beitr Anat Physiol Wiss, 1*, 104–145.

Ferman, L., Collewijn, H., & Van den Berg, A. V. (1987). A direct test of Listing's law: II. Human ocular torsion measured under dynamic conditions. *Vision Research, 27*, 939–951.

Fetter, M., Tweed, D., Misslisch, H., Fischer, D., & Koenig, E. (1992). Multidimensional descriptions of the optokinetic and vestibuloocular reflexes. *Annals of the New York Academy of Sciences, 656*, 841–842.

Ghasia, F. F., & Angelaki, D. E. (2005). Do motoneurons encode the noncommutativity of ocular rotations? *Neuron, 47*, 281–293.

Ghasia, F. F., Meng, H., & Angelaki, D. E. (2008). Neural correlates of forward and inverse models for eye movements: Evidence from three-dimensional kinematics. *Journal of Neuroscience, 28,* 5082–5087.

Glenn, B., & Vilis, T. (1992). Violations of Listing's law after large eye and head gaze shifts. *Journal of Neurophysiology, 68,* 309–318.

Haslwanter, T., Straumann, D., Hess, B. J., & Henn, V. (1992). Static roll and pitch in the monkey: Shift and rotation of Listing's plane. *Vision Research, 32,* 1341–1348. doi:10.1016/0042-6989(92)90226-9.

Haustein, W. (1992). Head-centric visual localization with lateral body tilt. *Vision Research, 32,* 669–673. doi:10.1016/0042-6989(92)90183-J.

Helmholtz, H. (1867). *Handbuch der Physiologischen Optik* [Treatise of optical physiology] Treatise on Physiological Optics 3(1). Hamburg, Germany: Voss. [English translation, Vol. 3 (Trans. J. P. C. Southall). Rochester, NY: Optical Society of America (1925) pp. 44–51.]

Henn, V., Hepp, K., & Büttner-Ennever, J. A. (1982). The primate oculomotor system: II. Premotor system: A synthesis of anatomical, physiological, and clinical data. *Human Neurobiology, 1,* 87–95.

Henriques, D. Y., & Crawford, J. D. (2000). Direction-dependent distortions of retinocentric space in the visuomotor transformation for pointing. *Experimental Brain Research, 132,* 179–194.

Hepp, K., Van Opstal, A. J., Straumann, D., Hess, B. J., & Henn, V. (1993). Monkey superior colliculus represents rapid eye movements in a two-dimensional motor map. *Journal of Neurophysiology, 69,* 965–979.

Hore, J., Watts, S., & Vilis, T. (1992). Constraints on arm position when pointing in three dimensions: Donders' law and the Fick gimbal strategy. *Journal of Neurophysiology, 68,* 374–383.

Horn, B. K. P. (1990). Relative orientation. *International Journal of Computer Vision, 4,* 59–78.

Khan, A. Z., Pisella, L., Vighetto, A., Cotton, F., Luaute, J., Boisson, D., et al. (2005). Optic ataxia errors depend on remapped, not viewed, target location. *Nature Neuroscience, 8,* 418–420. doi:10.1038/nn1425.

King, W. M., & Fuchs, A. F. (1979). Reticular control of vertical saccadic eye movements by mesencephalic burst neurons. *Journal of Neurophysiology, 42,* 861–876.

Klier, E. M., & Angelaki, D. E. (2008). Spatial updating and the maintenance of visual constancy. *Neuroscience, 156,* 801–818.

Klier, E. M., Angelaki, D. E., & Hess, B. J. (2005). Roles of gravitational cues and efference copy signals in the rotational updating of memory saccades. *Journal of Neurophysiology, 94,* 468–478.

Klier, E. M., Angelaki, D. E., & Hess, B. J. (2007). Human visuospatial updating after noncommutative rotations. *Journal of Neurophysiology, 98,* 537–544.

Klier, E. M., & Crawford, J. D. (1998). Human oculomotor system accounts for 3-D eye orientation in the visual–motor transformation for saccades. *Journal of Neurophysiology, 80,* 2274–2294.

Klier, E. M., Meng, H., & Angelaki, D. E. (2006). Three-dimensional kinematics at the level of the oculomotor plant. *Journal of Neuroscience, 26,* 2732–2737.

Klier, E. M., Meng, H., & Angelaki, D. E. (2011). Revealing the kinematics of the oculomotor plant with tertiary eye positions and ocular counterroll. *Journal of Neurophysiology, 105,* 640–649.

Klier, E. M., Meng, H., & Angelaki, D. E. (2012). Reaching the limit of the oculomotor plant: 3D kinematics after abdu-

cens nerve stimulation during the torsional VOR. *Journal of Neuroscience, 32,* 13237–13243.

Klier, E. M., Wang, H., Constantin, A. G., & Crawford, J. D. (2002). Midbrain control of three-dimensional head orientation. *Science, 295,* 1314–1316.

Klier, E. M., Wang, H., & Crawford, J. D. (2001). The superior colliculus encodes gaze commands in retinal coordinates. *Nature Neuroscience, 4,* 627–632.

Klier, E. M., Wang, H., & Crawford, J. D. (2003). Three-dimensional eye–head coordination is implemented downstream from the superior colliculus. *Journal of Neurophysiology, 89,* 2839–2853.

Luschei, E. S., & Fuchs, A. F. (1972). Activity of brain stem neurons during eye movements of alert monkeys. *Journal of Neurophysiology, 35,* 445–461.

Martinez-Trujillo, J. C., Medendorp, W. P., Wang, H., & Crawford, J. D. (2004). Frames of reference for eye–head gaze commands in primate supplementary eye fields. *Neuron, 44,* 1057–1066.

Martinez-Trujillo, J. C., Wang, H., & Crawford, J. D. (2003). Electrical stimulation of the supplementary eye fields in the head-free macaque evokes kinematically normal gaze shifts. *Journal of Neurophysiology, 89,* 2961–2974.

Medendorp, W. P., Smith, M. A., Tweed, D. B., & Crawford, J. D. (2002). Rotational remapping in human spatial memory during eye and head motion. *Journal of Neuroscience, 22*(RC196), 1–4.

Mok, D., Ro, A., Cadera, W., Crawford, J. D., & Vilis, T. (1992). Rotation of Listing's plane during vergence. *Vision Research, 32,* 2055–2064. doi:10.1016/0042-6989(92)90067-S.

Monteon, J. A., Constantin, A. G., Wang, H., Martinez-Trujillo, J. C., & Crawford, J. D. (2010). Electrical stimulation of the frontal eye fields in the head-free macaque evokes kinematically normal 3D gaze shifts. *Journal of Neurophysiology, 104,* 3462–3475.

Ono, H., Mapp, A. P., & Howard, I. P. (2002). The cyclopean eye in vision: The new and old data continue to hit you right between the eyes. *Vision Research, 42,* 1307–1324. doi:10.1016/S0042-6989(01)00281-4.

Pathmanathan, J. S., Presnell, R., Cromer, J. A., Cullen, K. E., & Waitzman, D. M. (2006). Spatial characteristics of neurons in the central mesencephalic reticular formation (cMRF) of head-unrestrained monkeys. *Experimental Brain Research, 168,* 455–470.

Poljac, E., Lankheet, M. J., & Van Den Berg, A. V. (2005). Perceptual compensation for eye torsion. *Vision Research, 45,* 485–496.

Quaia, C., Lefevre, P., & Optican, L. M. (1999). Model of the control of saccades by superior colliculus and cerebellum. *Journal of Neurophysiology, 82,* 999–1018.

Quaia, C., & Optican, L. M. (1998). Commutative saccadic generator is sufficient to control a 3-D ocular plant with pulleys. *Journal of Neurophysiology, 79,* 3197–3215.

Radau, P., Tweed, D., & Vilis, T. (1994). Three-dimensional eye, head, and chest orientations after large gaze shifts and underlying neural strategies. *Journal of Neurophysiology, 72,* 2840–2852.

Robinson, D. A. (1981). The use of control systems analysis in the neurophysiology of eye movements. *Annual Review of Neuroscience, 4,* 463–503.

Ruiz-Ruiz, M., & Martinez-Trujillo, J. C. (2008). Human updating of visual motion direction during head rotations. *Journal of Neurophysiology, 99,* 2558–2576.

Schreiber, K., Crawford, J. D., Fetter, M., & Tweed, D. (2001). The motor side of depth vision. *Nature, 410,* 819–822.

Schreiber, K. M., Tweed, D. B., & Schor, C. M. (2006). The

extended horopter: Quantifying retinal correspondence across changes of 3D eye position. *Journal of Vision, 6*, 64–74. doi:10.1167/6.1.6.

Smith, M. A., & Crawford, J. D. (1998). Neural control of rotational kinematics within realistic vestibuloocular coordinate systems. *Journal of Neurophysiology, 80*, 2295–2315.

Smith, M. A., & Crawford, J. D. (2001). Self-organizing task modules and explicit coordinate systems in a neural network model for 3-D saccades. *Journal of Computational Neuroscience, 10*, 127–150.

Straumann, D., Zee, D. S., & Solomon, D. (2000). Three-dimensional kinematics of ocular drift in humans with cerebellar atrophy. *Journal of Neurophysiology, 83*, 1125–1140.

Straumann, D., Zee, D. S., Solomon, D., Lasker, A. G., & Roberts, D. C. (1995). Transient torsion during and after saccades. *Vision Research, 35*, 33321–33334. doi:10.1016/0042-6989(95)00091-R.

Tweed, D. (1997a). Visual–motor optimization in binocular control. *Vision Research, 37*, 1939–1951. doi:10.1016/S0042-6989(97)00002-3.

Tweed, D. (1997b). Three-dimensional model of the human eye–head saccadic system. *Journal of Neurophysiology, 77*, 654–666.

Tweed, D., & Vilis, T. (1987). Implications of rotational kinematics for the oculomotor system in three dimensions.
Journal of Neurophysiology, 58, 832–849.

Tweed, D., & Vilis, T. (1990). Geometric relations of eye position and velocity vectors during saccades. *Vision Research, 30*, 111–127.

Van Ee, R., & Van Dam, L. C. (2003). The influence of cyclovergence on unconstrained stereoscopic matching. *Vision Research, 43*, 307–319.

Van Opstal, A. J., Hepp, K., Hess, B. J., Straumann, D., & Henn, V. (1991). Two- rather than three-dimensional representation of saccades in monkey superior colliculus. *Science, 252*, 1313–1315.

Van Opstal, A. J., Hepp, K., Suzuki, Y., & Henn, V. (1996). Role of the monkey nucleus reticularis tegmenti pontis in the stabilization of Listing's plane. *Journal of Neuroscience, 16*, 7284–7296.

Van Rijn, L. J., & Van den Berg, A. V. (1993). Binocular eye orientation during fixations: Listing's law extended to include eye vergence. *Vision Research, 33*, 691–708.

Wade, S. W., & Curthoys, I. S. (1997). The effect of ocular torsional position on perception of the roll-tilt of visual stimuli. *Vision Research, 37*, 1071–1078. doi:10.1016/S0042-6989(96)00252-0.

Westheimer, G. (1957). Kinematics of the eye. *Journal of the Optical Society of America, 47*, 967–974.

第62章 平滑追踪眼动的神经机制

Michael J. Mustari，Seiji Ono

平滑追踪眼动的目的

灵长类动物的视觉系统专门用于中央视觉。为详细地检验目标物，其图像必须保持在中央凹或近中央凹的位置，且保持相对稳定。这一要求通过不同的动眼神经子系统实现，包括被称为快速跳视的快速或阶梯式的运动以及诸如前庭眼反射、视动反射、视追随、平滑追踪等平滑眼动。前庭和视动的眼动是反射性的，观察者在运动过程中，前庭和视动对维持视觉世界在视网膜上的图像稳定具有重要作用（Leigh & Zee，2006）。

平滑追踪是一种自愿性行为，需要有一个移动的视觉目标来进行最优操作（Leigh & Zee，2006）。视觉目标的位置、运动和深度在背侧通路视觉区域被解码，特别是颞中区（MT），以及颞上皮层（MST）（Born & Bradley，2005）。视觉信号分配给额叶视区（FEF-sem）、顶内沟腹侧区（VIP）以及外侧顶内沟区（LIP）的平滑追踪部分（Lynch & Tian，2006）。皮层视觉和眼动相关的信号被发送到末梢脑干和小脑环路以产生一个平滑追踪。

平滑追踪是一种受控的反馈系统，眼动会改变视觉敏感性，从而驱动信号输入（Leigh & Zee，2006）。

对这种闭环控制系统的一个推论是，视网膜的自身误差不足以产生眼动，因为视网膜图像运动将零点视作眼动速度达到目标运动速度的点。图 62.1 绘制了平滑追踪正反馈和负反馈控制环路的基本结构。一些控制模型提出，一旦达到稳定追踪的状态，就可以通过利用不同的信号来维持追踪系统的驱动（Leigh & Zee，2006）。这些提出的模型以目标的位置和加速度，感知到的目标速度，发送到眼肌的运动感知副本，或行使局部皮层反馈环路的速度储存机制为主要特征。事实上，关于不同处理水平的神经位点包含多种控制系统模型，而这些还在探索中（Nuding et al.，2008）。对平滑追踪不同方面的控制取决于行为环境和整体追踪环境的复杂度。未来的建模研究应该能够包含对平滑追踪的认知和测量两个方面。

对于人类和非人类灵长类动物来说，它们的平滑追踪系统十分相似（Leigh & Zee，2006），这使得行为猴成为一种研究平滑追踪神经机制的理想模型。平滑追踪行为会引起很多在其他运动系统行为上发现的属性，例如目标选择、目标预测、启动、维持以及可塑性等。在这一综述中，我们将会着眼于一些证据，它们将指出追踪的不同方面可能体现在哪里。而我们对此相关的神经机制的理解在过去十年内有一个明显的进展，包括视觉运动信息是如何在皮层、脑干、小脑水平进行处理，并

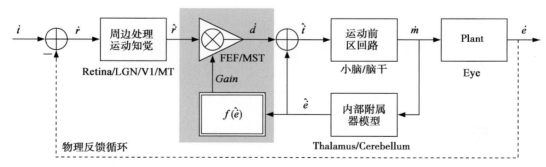

图 62.1 包含动态增益控制的 Robinson et al.（1986）基础模型的延伸。符号 i 表示视网膜误差速度，由目标速度 i 和眼速度 e 之差定义，$\dot{r}$ 是视网膜误差速度的内部估计。同样地，$\hat{e}$ 表示由内部附属器模型提供的眼速度的内在估值，附属器模型接收来自眼动指令 $\dot{m}$ 的输出拷贝。阴影部分代表了动态增益控制：构成了追踪系统的基本输入的前馈视网膜滑动信号，再乘以一个估计眼速度的函数，即当下对眼速度的内部估值控制了产生前运动区驱动信号 d 的整体系统的前馈增益（Nuding et al.，2008）。LGN，外侧膝状体核；MT，中颞皮层；FEF，额叶视区；MST，颞上皮层。

转变为平滑追踪的指令的（Krauzlis，2004；Lisberger，2010；Ono & Mustari，2009）。

视觉跟随反应和平滑追踪的通路

平滑追踪与中央凹视觉的进化密切相关，某种程度上，它还依赖于视动眼反射的相关脑区。视动眼反射（OKR）是哺乳动物进化过程中最早出现的视觉跟随反应（Leigh & Zee，2006）。其在补偿整体视觉场景运动中起到重要的作用，通常伴随头动一起出现。视动性眼动反射性地追随视觉运动的方向。连续的视觉运动会导致视动性眼球震颤（OKN），包括在视觉运动方向上的慢补偿眼动，以及一个将眼球位置带回可

用动眼范围内的快速阶段（快速眼跳）。持续旋转或低频率头动时，当前庭眼反射（VOR）不能提供充分补偿，OKR 对保持清晰视觉最大周期有重要的作用。当目标和背景运动方向相同时，OKR 还能增强平滑追踪。尽管其他部分的视网膜也会产生一个显著分布，但灵长类动物的 OKR 对在视网膜 10°附近的运动目标尤为灵敏。OKR 分为两大不同的部分，并且作用于不同神经通路（见图 62.2）。这些通路在平滑追踪中也扮演了一定分量的角色。间接组分（图 62.2 虚线）取决于视网膜到副视系统（AOS）神经核团的输入，包括视束核团（NOT）（Büttner & Büttner-Ennever，2006）。NOT 也会接收来自 MT 和 MST 的视觉信息输入。水平的 OKN 取决于到达 NOT 的视觉运动信号，以及其对前

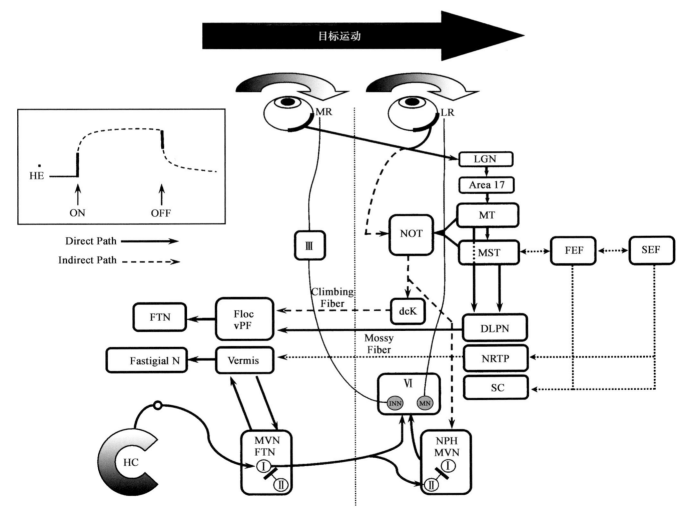

图 62.2 平滑追踪眼动通路的整体构图。与视动反应相关的直接和间接通路分别用实线和虚线表示。皮层-皮层和皮层-脑干信号的主要反馈和其他反馈通路在平滑追踪中以并行路径进行。不同的皮层区域和脑桥中心以及上丘联系，两者的靶向区域是小脑的不同位置。小脑的不同区域通过与前运动区末梢和动眼神经元的联系来影响眼动。dcK，下橄榄核 Kooy 氏背帽；DLPN，背外侧脑桥核；FEF，额叶视区；Floc，绒球；FTN，绒球靶神经元；INN，中间神经元；HC，水平半规管；HE，水平眼速度；LGN，外侧膝状体核；MN，运动神经元；MST，颞上皮层；MT，中颞皮层；MVN，内侧前庭神经元；NOT，视顶盖前核；NPH，舌下前置核；NRTP，脑桥被盖网状核；SC，上丘；SEF，辅视区；vPFloc，腹侧旁绒球；Ⅲ，动眼神经核；Ⅵ，外展神经核。

庭神经核和舌下前置核的投射,这一投射有利于在持续单向运动中逐步增强慢相(补偿性的)眼动。

通过视觉世界的突然运动,可以激活直接通路,从而引起一个短延迟的视觉跟随反应(OFR),这一反应会使眼睛追随着视觉世界的运动方向而运动(Miles, Kawano, & Optican, 1986)。这种短延迟的视觉追随反应与之前提到的快速跳视有关,在猴子的实验上得到延迟时间约为50ms。因此,视觉追随反应的延迟时间明显低于平滑追踪的100~150ms。短延迟的反应,视觉刺激的空间幅度,以及其无意识性是OFR眼动区别于平滑追踪的几个重要特征。

对于普通神经环路对OFR和平滑追踪的参与,已经有了许多证据。例如,追踪和视动性眼动的损伤往往与MT和MST(Dürsteler & Wurtz, 1988),背外侧脑桥核(DLPN),绒球的受损有关(Leigh & Zee, 2006)。MST区的神经元被指出在OKR的直接组分中扮演重要角色,因为它们的反应延迟变化与同一时刻被不同视觉刺激所引起的OFR眼动延迟平行(Kawano et al., 1994)。此外,MST神经元反应反映了OKR/OFR的眼跳后放大。为延伸单向视觉运动刺激,猴子的OKR能够达到100°/s的速度(Leigh & Zee, 2006),这远远超过了视网膜中央凹的平滑追踪范围。这种高速是OKR直接和间接组分的总和。同时,当被试被要求积极地追踪视动性刺激时,由于自主的平滑追踪的参与,眼动的增益会增强。

平滑追踪、OKR、VOR 之间的相互作用

在日常行为中,平滑追踪、OKR和VOR之间存在着相互作用。例如,当目标随头动发生变化时,VOR需要被消除,而取消VOR被认为涉及平滑追踪通路(见下文)(Cullen, 2012; Leigh & Zee, 2006)。例如,当向左转头时,VOR会产生一个向右的补偿眼动(如图62.3,VORd)。向左的追踪反应需要消去向右的VOR。与这一想法一致的是,会导致平滑追踪受损的伤害,同样会导致VOR受损(Leigh & Zee, 2006)。

实验室的共同经验表明,猴子和人都很难在一个静止的,图案化的背景中追踪细小的目标(Collewijn & Tamminga, 1984)。甚至经过大量训练,比起在一个无特色的背景中追踪单一目标,在图案化的背景中追踪目标的增益显得微不足道。这种差异被认为与一反向于当前追踪方向的视动驱动(也就是视网膜上的大范围视觉运动)有关。作为对比,当平滑追踪系统受视动系统支持时,尽管对目标预测比较困难(例如当目标运动是由一个频带限制的白噪音驱动时),追踪增益仍然有所提升(Nuding et al., 2008)。在自然环境中,追踪一个图像范围跨越中央凹到旁中央凹区域的目标是件常有的事,而这也会增强追踪。

在实验室环境中,目标物和背景刺激通常在同一个正切面上,不过这个恐怕不是自然状态下的常见情形。例如,在可以看到各种不同近目标信息的双眼视觉过程中,追踪很少会被拮抗于目标运动的大范围图案所分散。在自然场景中,常常会出现由于两者之间的深度差或对比度导致的背景和目标间的分离。一些新的研究开始定义自然场景和眼动间的相互作用,而这将有助于理解在日常行为中追踪和视动以及其他眼动系统间的相互作用。

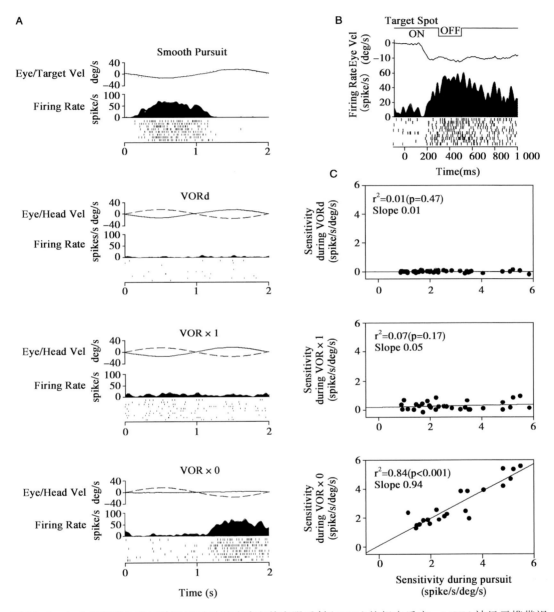

图 62.3 （A）背侧颞上皮层神经元对平滑追踪和前庭眼反射（VOR）的相应反应。MSTd 神经元携带视网膜外信号，在平滑追踪和 VOR 取消（×0）过程中受到调制。无论在完全黑暗的环境中（VORd）或是有光环境中（VORl）的前庭眼反射，这些神经元都不受调制。示例神经元展示了在四种状况下的反应，其中平滑追踪的方向为向左，VOR 取消时有一个向左的头动。实线和虚线分别表示眼球和头部的速率。（B）MSTd 神经元在平滑追踪开始后的反应。尽管有目标出现一个快速的熄灭，以该神经元为代表的 MSTd 神经元仍会继续它们的平滑追踪相关反应。（C）在四种情况下，头动比之眼动的敏感性函数。

皮层的平滑追踪系统

平滑追踪眼动的形成受到大脑皮层中许多相互联系的区域的支持，包括 MT，腹侧和侧边 MST（MSTd,MSTl），FEF,SEF，以及额叶和顶叶的其他区域（见图 62.2）。这些区域共同组成了皮层追踪系统（Krauzlis,2004），这一系统主要负责将视觉运动信息转化为眼动指令，以及更多对平滑追踪的认知（Mahaffy & Krauzlis,2011）。系统中的某些区域，如 MT 携带了纯粹的视觉运动信号以特化脑干区域，其他一些脑区，如 MST 和 FEF 则包含了眼睛和前庭敏感神经元。

MT,MST,NOT 可以利用方向性的视觉误差信号来启动和调整平滑追踪（Lisberger,2010）。在这一章节中，我们主要着眼于从后皮层脑区（MT，MST）开始平滑追踪的皮层-小脑通路和皮层-脑干通路，以及后续的额叶追踪区域。皮层追踪系统中的一些脑区（MT,MSTd,MSTl,FEF 和 SEF）的功能已经不仅仅是对平滑追踪度量的控制，在本章节中我们仅做一部分介绍。

MT、MSTd、MST 在平滑追踪中的作用

背侧束的视觉运动敏感区域 MT 和 MST,对平滑追踪具有重要作用。早期研究表明,对上述脑区的损毁会分别导致平滑追踪在视网膜定位和方向性判定上的不足（Newsome et al. ,1985）。MT 和 MST 都有和 FEF 和 SEF 区域以及包括 LIP7A 区和 VIP 区的相互联系（Lynch & Tian,2006）。MT 中的神经元在视觉运动感知中表现出重要作用,而这种视觉运动感知是自主平滑追踪不可或缺的基础。MT 神经元个体编码移动的视觉目标的方向、速度以及深度（Born & Bradley,2005）。这些信号分布到其他皮层追踪系统的各个区域,包括 MST 和 FEF（Lynch & Tian,2006）。如果视网膜定位的 MT 区受到损伤,就会导致视觉运动出现盲点,从而导致目标运动无法充分地驱动追踪（Newsome,Wurtz,& Komatsu,1988）。因此 MT 是皮层平滑追踪系统环路中不可或缺的重要部分,它向平滑追踪相关的其他皮层区域,如 AOS、NOT、DLPN 等提供了视觉目标运动的方向信息（Gamlin,2006;Ono & Mustari,2010）。

要求在整体增益平滑追踪的过程中全程保持追踪的视觉运动记忆或输出拷贝信息源至今仍未被充分鉴定。然而,我们能够在 MST 神经元（Newsome,Wurtz,& Komatsu,1988;Ono & Mustari,2006）,而非

MT 神经元（Newsome,Wurtz,& Komatsu,1988）中找到视网膜外的,视觉运动记忆或输出拷贝激活的证据。图 62.3 中所示的神经元在平滑追踪过程中表现出与眼速度相关的方向选择性。此外,在黑暗背景下的平滑追踪过程中,即使目标出现一个短暂（100 ~ 400ms）的熄灭,这些神经元仍能保持这种方向选择性（见图 62.3B）。对闪烁目标（100 ~ 400ms 的熄灭）的持续追踪相关的神经元发放表明视网膜外信号在保持追踪过程中扮演重要角色。视网膜外信号可能与包括输出拷贝（Tanaka,2005）、视觉运动记忆（Fukushima,Fukushima,& Warabi,2011）,或眼肌本体感受（Wang et al. ,2007）的不同机制有关。这些视网膜外信号相关的潜在因素不同于开始平滑追踪眼动的主导（预测性的）到滞后（输出拷贝或眼球位置）。一个检测 MST 中的眼动信号究竟是与自主平滑追踪本身还是一般的慢眼动有关的方法是测试不同行为范式诱发的平滑追踪眼动过程中的神经元发放。在图 62.3A 中,我们展示了在平滑追踪和其他三种不同 VOR 行为中检测得到的 MSTd 神经元发放。在这些研究中,我们发现在不同条件下,眼睛的运动都穿过了相同的动眼范围。MSTd 平滑神经元发放在旋转的 VOR 测试中没有被调制,无论是在暗环境（VORd）还是亮环境（VORl）。然而,MSTd 神经元在取消 VOR 的时候（VOR×0）受到调制。MSTd 神经元敏感性在自主平滑追踪和 VOR 取消过程中下降到相等的水平（见图 62.3C）,并有匹配的方向。我们仍然不清楚 MST 神经元中携带的视网膜外信号是否代表了追踪指令或这一信号区域的输出拷贝。Tanaka（2005）报道了丘脑核层内神经元携带了追踪相关信号,其内在分布类似于 MSTd。丘脑的这一区域有着向其他皮层追踪系统的不同区域的广泛投射。如需确定这种丘脑-皮层连接所携带的信号类型及其在平滑追踪中的具体作用,还有待进一步的研究来证明。

顶叶皮层的一些脑区携带了视觉、眼动、前庭,以及躯体感觉信息相关的信号（Angelaki & Cullen,2008）。协调这些信息对空间方位和导航非常重要（Britten,2008）,但对于平滑追踪自身就显得不那么必要。我们需要进一步的研究来解释在注视追踪和空间感知中表现出作用的脑区是如何将平滑追踪眼动列入考虑的,以及需要判断这些脑区是否都对平滑追踪的认知有所作用（Barnes,2008;Mahaffy & Krauzlis,2011）。

当目标物以一种高度可预言的状态（如正弦运动）运动时,平滑追踪系统可以使眼睛在非常广的频

率和速度范围内（例如 0.1～1.0Hz，<60°/s），以很小或者甚至没有相位差的状态始终锁定目标。这种相位锁定详见下图 63.2A。预言性的追踪无法仅受视觉机制的驱动，这是因为就算是最早的视觉反应，其对眼球运动的反应（OFR）延迟也有 50ms 左右（Leigh & Zee，2006）。追踪系统中，关于预测信号的具体定位还没有完全明确，但是仍有证据表明，至少在猴子看到目标运动后，它的 FEF 皮层反应表现出相移。在平滑追踪系统的不同位置，预测信号可能有不同的表现形式。

MSTl 中神经元的性质与 MSTd 中的神经元类似。一些 MSTl 神经元有中央-周边结构的视觉感受野。在更加复杂的，如二阶视觉运动向平滑追踪提供输入的追踪环境中，这些神经元可能在提取目标运动信息方面具有重要作用。MSTd 和 MSTl 神经元反应延迟的不同是两者间的主要差别，尤其是两者对于眼速度敏感性相关的反应差别。MSTl 神经元有一个较早的，领先或同步于平滑追踪的开始的反应延迟。而相对的，MSTd 神经元的眼速度反应一般只在平滑追踪开始后才发生。这种眼动开始后才发生的反应有助于保持平滑追踪。比起 MSTd，MSTl 有着更小的视觉感受野。我们知道，MSTd 和 MSTl 都是投射到脑干的，包括 DLPN 和 NOT 区，但我们没有关于这些神经元将信息转达到中央末梢的资料。现如今，这一领域的挑战是确定这些多模式的神经元是如何参与到不同的行为当中的，以及它们是如何与其他皮层区域神经元相互作用的。

由于 MST 中的神经元携带了包括视觉、眼运动、翻译后的前庭信号等多模式的信号（Page & Duffy，2003），在复杂行为中，对个体神经元反应组分中的区别的研究显得尤为重要。现有的证据表明，MST 不仅仅在平滑追踪和 OFR 中扮演重要角色，它还在其他计算光流、导航、运动中的空间方位等相关感觉运动行为中起作用（Angelaki & Cullen，2008；Britten，2008；Cullen，2012）。后续研究的主要方向在于确定皮层追踪系统的不同区域是如何在不同行为环境中参与追踪的。

额叶视区

额叶视区位于额叶弓状沟位置。FEF 的平滑追踪区域位于基底弓状沟，一般被称为额叶追踪区或 FEFsem（Lynch & Tian，2006）。这一区域一般包含了一些含有与注视、快速跳视或平滑追踪相关的神经元的亚区。这些 FEF 亚区同时含有一些主要到尾状核、上

丘、脑桥核的独立投射（Lynch & Tian，2006）。

早期的切除损伤实验表明 FEF 区域的单侧损伤会导致包括对定期运动目标的预测性追踪在内的平滑追踪的严重不足。一些近期的研究通过单侧注射毒蝇蕈醇可逆地使 FEFsem 失活，确认并扩展了早期的发现，证明追踪初始化和维持的损伤都与同侧损伤追踪的影响有关。然而，单侧 FEFsem 损伤实际上降低了对所有追踪方向上的跟踪的增益。这种全方向的影响与我们所得的证据一致，即除了在初始化和眼动维持中，FEFsem 在控制平滑追踪的增益上扮演重要角色（Lisberger，2010；Mahaffy & Krauzlis，2011；Nuding et al.，2008）。

对 FEFsem 进行电刺激，得到了确切的结果并提出了一些长远的展望。低电流刺激 FEFsem 会引出刺激同侧的类似追踪的眼动（Gottlieb, Bruce, & MacAvoy，1993）。当电刺激与不间断的追踪配对时，诱发得到的眼动大于在猴子注视时给刺激所观察到的眼动（Tanaka & Lisberger，2001）。甚至在能够通过电刺激诱发身体同侧眼动的区域，增益在所有平滑追踪眼动的方向上都出现了增加。平滑追踪眼动系统要求增益控制能够在不同速度水平始终追踪着目标，尤其是在眼动和目标运动相匹配的时候（见图 62.1）。而 FEFsem 看来是符合这一规则和要求的。要确定 FEFsem 和其他区域对增益控制进行作用的相关神经机制，还需要进一步的研究。

早前的单细胞记录研究发现，FEFsem 的神经元发放与平滑追踪和视觉运动有关。大多数追踪相关的 FEF 神经元在开始追踪之前就已经有了反应，并且在追踪过程中始终处于反应状态。因此，FEFsem 神经元对平滑追踪的初始化显然有作用，这种平滑追踪一般以高度的视网膜滑动和眼动加速为特点（Fukushima, Fukushima, & Warabi，2011；Mahaffy & Krauzlis，2011；Ono & Mustari，2009；Tanaka & Lisberger，2001）。一些 FEFsem 的神经元表现出对视觉、眼动、前庭以及一些躯体感觉信息的敏感性（Fukushima, Fukushima, & Warabi，2011）。结合视觉和眼动参数（位置，速度和加速度）的多元线性回归模型证明 FEFsem 神经元编码与眼睛加速度和眼速相关的眼动运动变量相关（Mahaffy & Krauzlis，2011；Ono & Mustari，2009）。通过加入视网膜偏差，定义了一些与其视觉运动敏感度相一致的神经元，使其多重线性的回归分析模型得到了一定程度的提高，但在只考虑眼运动相关参数时，该模型的拟合度非常好。

FEFsem 神经元被鉴定为是一种投射至脑桥被盖

网状核（NRTP）的神经元，多数情况下对平滑追随加速的眼动或者眼速度敏感，始终在平滑追踪的初始过程中扮演重要角色（见图62.4和图62.5）。测定每个单独的FEFsem神经元达到发放峰值的时间，发现其峰值时间是随着对NRPT中平滑追踪相关区域的电刺激的逆行性活化，并与刺激开始的时间以及相对于同一个体中未被活化的FEF神经元的发放峰值时间密切相关（见图62.4）。

尽管大多数关于平滑追踪的实验都采用了单一目标，但是仍有一些其他的研究包含了目标选择范式。最近的研究探究了FEFsem在平滑追踪过程中，对目标选择的潜在贡献（Mahaffy & Krauzlis，2011）。Fukushima和其同事在最近的研究（2011）发现，一些FEFsem神经元不仅仅携带了平滑追踪相关的信号，同时也对前庭和脖子的躯体感觉信息敏感。这些发现支持了"FEFsem区域同样在注视追踪中扮演重要角色"的猜想。这些结果看起来表明了FEFsem的神经元携带信息至脑干需要在绒球复合体（Lisberger，2010）和小脑蚓体进行处理，然后产生一个追踪。

一些附属眼区

一些如SEF区的皮层区域更多地在平滑追踪过程中扮演一个认知相关的角色，而非判据方面。最近，Fukushima和其团队的研究（Yang at al.，2010）用基于线索的任务来探索在平滑追踪各个方面的，FEF和SEF的相应作用。在他们的实验任务中，视觉运动记忆、决策、运动准备以及追踪相关的神经元反应可以被分开。通过测试同一只猴子的SEF和FEF区的神经元反应，这些研究人员发现比起FEFsem，SEF包含了更高比例的编码了go和no-go两种不同情况的神经元。此外，当对SEF注射毒蝇蕈醇（可使SEF失活）时，会出现方向性的错误和no-go的错误，而这种错误不会随着FEF的失活而增加。尽管一些FEF神经元表现出在延迟周期中的调制性，大多数FEF神经元看上去更多地与平滑追踪本身相关。

Yang和同事（2010）实验了SEF在编码平滑追踪中的角色。他们的早期研究发现SEF在控制平滑追踪的判据方面并无特殊作用。举例来说，他们其中一

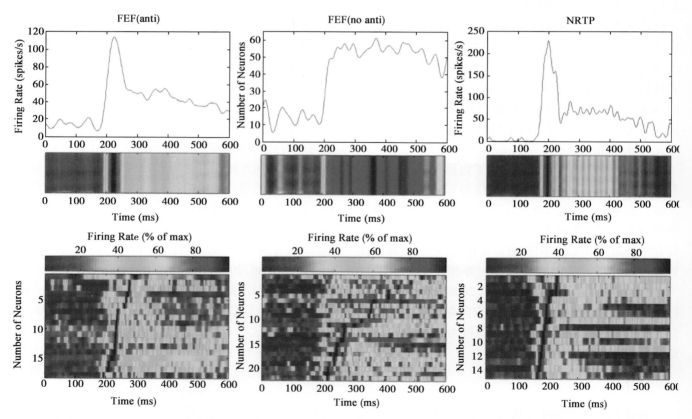

图62.4 在阶梯式平滑追踪实验范式中，额叶视区（FEF）和脑桥被盖网状核（NRTP）神经元的反应比较。FEF的神经元表现出逆行诱发活化（逆行的，左侧一列），而在阶梯式平滑追踪实验中，电刺激rNRTP则会与NRTP神经元在类似实验中，在差不多的时间出现发放峰值（右侧一列）。FEF神经元随着rNRTP的刺激表现出不活跃（非逆行的，中间部分），在峰值发放的时间分布上表现出更大的延展性。上一行图所展现的是神经元发放率在目标从时间0开始出现时的包络线。底下一行图则为每一个个体神经元（以行表示）达到峰值发放的时间，并通过增加开始追踪之前的前导时间来实现群体排列。

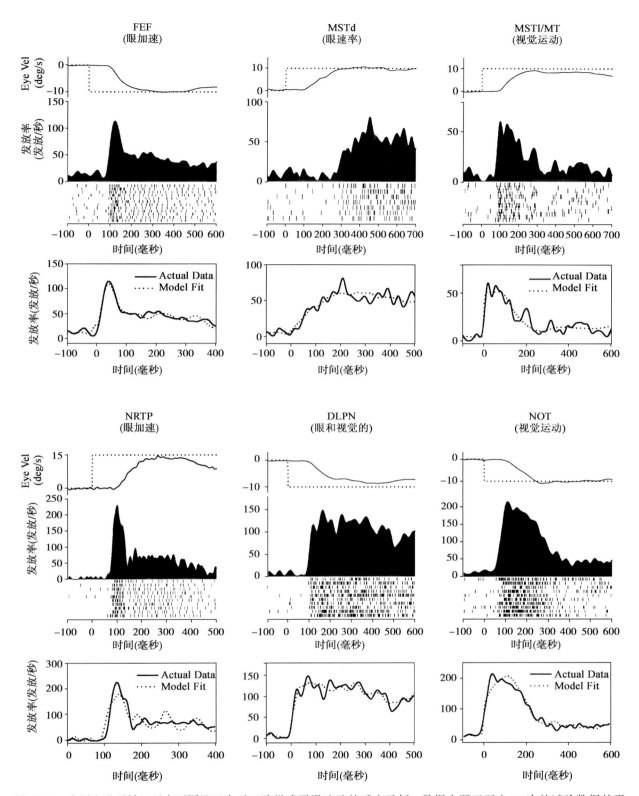

图 62.5 皮层和脑干神经元在不同脑区中对于阶梯式平滑追踪的反应示例。数据来源于至少 10 次的试验数据的平均。平均值被用来确定模型 $FR(t) = A + BE(t) + CE'(t) + DE''(t) + ER(t) + FR'(t) + GR''(t)$ 中的回归系数。其中 $FR(t)$ 表示在时间 t 下，单位 spike 密度函数的估计值（实线，真实值）；$E(t)$ 表示时间 t 时的眼球运动；$R(t)$ 表示时间 t 下的视网膜偏差（位置、速度、加速度）；A～G 为常量，用于说明每个模型中的系数。该图分别展示了以下内容：目标速度（点虚线），眼速度（实线），多次试验所用的光栅分布，spike-密度函数，以及模型拟合（点虚线）。可以看到有几个单独的平滑追踪通道，有些只携带了眼或视觉信息，而其他通道向小脑提供了混合的眼和视觉信号。FEF：额叶视区，MSTd：背侧颞上皮层，MSTl：侧向颞上皮层，MT：中颞皮层，NRTP：脑桥被盖网状核，DLPN：背外侧脑桥核，NOT：视束核。

个实验范式使用一种基于线索的 go 或 no-go 判断以追踪一个在其自身的轨迹,朝着一个正切暗点计屏的中央区域运动的目标。猴子需要观察目标的运动轨迹究竟是穿过(go)或者不穿过(no-go)中央的方形区域。由于这一目标的运动开始是远离方形区域的边缘的,猴子有足够的时间做出追踪一个既定目标的决定。简易目标远离边缘(no-go)或穿过中央方形区域(go)。实验的主要结果是 SEF 神经元在涉及编码规则时表现出调制,而非追踪或追踪判据的决定。

其他皮层区域

一些其他不同的区域,包括 VIP、LIP、7、FST,以及包含了在平滑追踪过程中起到调制作用的神经元的背外侧前额叶皮层(dLPF),都有待进一步的研究。这些皮层的区域可能在平滑追踪或者其他感觉运动行为中起了调制作用,而远非介导发生平滑追踪自身。例如,最近的研究表明,dLPF 和相关的基地神经节区携带了平滑追踪的 go 和 no-go 信息(Burke & Barnes, 2011)。通过使用功能性成像的方法,这些区域被发现。平滑追踪的其他方面,需要对目标选择的认知加工,而奖赏机制可能涉及前额叶皮层和基底神经节的其他区域(尾状核和黑质)。这些区域对平滑追踪的具体作用还有待发现,但它们确实可能在平滑追踪的目标选择和奖赏方面起作用(Krauzlis, 2004)。进一步的图像研究和神经生理学研究可以帮助定位皮层区域和它们在明确的平滑追踪行为中的目标。

皮层——小脑系统中的标记信号

对于皮层追踪系统而言,要产生一个平滑追踪,信号必须被传递至恰当的脑干中心位置,包括 NOT、DLPN、嘴侧脑桥被盖网状核(rNRTP)以及上丘(SC)。目前的研究证据表明这些脑干中央区域在平滑追踪和注视中扮演着不同的角色(Krauzlis, 2004; Ono, Das, & Mustari, 2004)。这些脑干中央区域投射至小脑的不同区域,而小脑则在平滑追踪中扮演着补充性作用(Leigh & Zee, 2006; Thier & Möck, 2006)。

皮层信号被传递至特定的脑干中央区域,然后完整地传递到小脑。大多数研究定义了在一个已知的皮层位置的信号,然后研究这些信号在追踪系统的下游可能会被如何调制(Lisberger, 2010)。例如,比起在绒球复合体中观察到的平滑追踪神经元,在一个多次试验交替的任务中的 MT 和 FEFsem 信号表现出了显著的可变性。Lisberger 及其团队(2010)展示了 MT

和 FEFsem 发放与平滑追踪的相关性并不如在绒球复合体的浦肯野细胞中强。这一方法能够持续提供一些重要信息,以约束关于"在平滑追踪中信息是如何在不同通道被处理"的假说。然而,我们始终缺少关于既定通路中所携带的特定信号的相关信息。解决这一问题的其中一种方法是使用逆行性活化以识别已知区域的投射神经元,然后找到它们对应的平滑追踪相关信号(Ono & Mustari, 2009)。

如果有一些独立的功能性通道能够离开皮质,去往小脑的不同区域,我们应该能够识别出不同通道在平滑追踪过程中的编码差异。在图 62.5 中,我们展示了三个可能的皮层——脑干通路的神经元,考虑了眼运动和视觉运动(位置、速度,以及加速度)的多线性回归分析模型。眼动变量对拟合 MSTd 和 FEF 神经元反应做了最大的贡献。一些投射到 rNRTP 的 FEF-sem 神经元携带了眼加速度及眼速度信号到它们在 rNRTP 中的靶神经元。rNRTP 同样也在平滑追踪过程中表现出较强的眼加速度和速度信号。图 62.5 中插入的神经元图片提出了对不同皮层——小脑通路中的神经元的整体敏感度的估计(Mahaffy & Krauzlis, 2011; Ono & Mustari, 2009)。MSTd 和 DLPN 中的一些神经元携带了眼速度和视觉速度信号。相对的,MT、MSTl、DLPN 以及 NOT 中的一些神经元携带了视网膜图像运动信号。关于这些区域中的变量(例如,眼速度和视觉速度等)间的相互作用会在可能的增益区域得到反映的说法其实是存在一些佐证的(Brostek et al., 2011)。关于平滑追踪和其他躯体感觉运动过程中,不同神经元反应是如何相互作用的,还需要更深入的进一步的研究。

脑桥核

我们知道有许多不同的脑干区域对平滑追踪有着各自的作用。所有这些区域都会向不同的小脑部位发出信号投射,然后小脑发出一个平滑追踪开始的精确动作指令,并传递到末梢位置。Lisberger(2010)最近的实验表明,绒球复合体的信号和平滑追踪的眼速度高度相关。而一些 MT、MST 以及 FEF 皮质神经元的信号则在实验中表现出更低的相关度。一个可能的解释是,一些在皮层的,最终传入小脑的变量和噪音,在脑桥核通过信号集成被去除了。DLPN 和 NRTP 是支持平滑追踪和注视控制的皮层—小脑通路的最主要的部分(Ono, Das, & Mustari, 2004)。DLPN 接受来自 MT 和 MST,以及其他皮层追踪系统的视觉输入(Thier & Möck, 2006),并发送苔状纤维的投射到对侧的腹侧旁绒球、背侧旁绒球以及蚓部小叶Ⅵ和Ⅶ。但现有的一个重要的开放性问题是：脑桥核（DLPN 和 NRTP）是否主要执行类似中继核或信号集成中心的作用。

嘴侧 NRTP 接受来自 FEFsem 和 SEF 追踪相关区域的输入（Lynch & Tian，2006）。NRTP 支持苔状纤维投射到蚓部小叶Ⅵ和Ⅶ。早前的损伤和电刺激实验已经确定，DLPN 和 rNRTP 是平滑追踪眼动的主要参与部分。关于 DLPN 和 rNRTP 在平滑追踪中执行不同功能的进一步证据来自单细胞记录实验（Ono, Das, & Mustari，2004）。单细胞记录实验表明，不同的 DLPN 和 rNRTP 神经元可以按照对平滑追踪中的眼速度、位置或者加速度的优先敏感度不同进行分类。对此，我们仍然需要定义这些在传递至小脑的不同通道上所携带的特殊信息。

由于脑桥神经元通常引起多重的敏感性，可以认为脑桥对于平滑追踪任务中的视网膜图像运动或眼运动的位置、速度、加速度是存在潜在的贡献的。我们发现，DLPN 和 rNRTP 的神经元携带了不同的位置、速度、加速度信号组合（见图 62.5）。不同皮层-脑桥-小脑通路的敏感性在整体上的平衡，可能与其在平滑追踪的启动（rNRTP）和保持（DLPN）过程中的不同角色有关。Kawano 和他的课题组同事（1992）做了一些补充实验，实验结果表示，DLPN 神经元在 OFR 中对于大范围的视觉运动感受野有反应，而这种反应与视网膜图像的速度密切相关。从整体上来看，单细胞记录在 rNRTP 和 DLPN 中的应用研究表明，这些区域携带了部分形成平滑追踪或者 OFR 的指令，并将这一指令传到小脑。对于平滑追踪而言，rNRTP 和 DLPN 中的一些神经元携带了眼动信号。而对于 OFR 而言，MSTd 和 DLPN 中的信号表现出一种转化，这些信号会在绒球复合体中转化为运动指令。

视束神经核

无论是在视跟随或者平滑追踪中，前顶盖 NOT 的神经元都是通过引入视网膜误差参数，从而进行最优建模的。MT 和 NOT 中的神经元缺乏视网膜外的（眼动）信号，但却对视觉运动方向和速度有极高的敏感度（见图 62.5）。MT 中的方向敏感性神经元可以提供误差信息，从而在追踪存在恒定误差的情况下改变输出。MT 通过与 NOT 和 AOS 连接来实现这种功能机制。对于平滑追踪中的研究可以采用阶梯式的平滑追踪范式，即目标一开始使用一种移动速度，然后在追踪开始 100ms 之后，目标的移动速度阶梯式地上升或下降，产生一个新的速度。经过 100 个甚至更多的试验之后，平滑追踪的增益会表现出和视觉误差一致的增长或降低。灵长类动物的 NOT 包含了具有水平方向选择性的神经元，而当视觉残差存在时，这些神经元在平滑追踪过程中始终被激活。举例来说，在一个持续向左运动的阶梯上升式的平滑追踪实验范式中，会产生一个额外的向左的视觉误差。这一误差是由于下一步的目标运动速度变化，以及左侧 NOT 神经元的激活而产生的。这些信号被传递到下橄榄核背盖，进而投射到对侧小脑（详见下文）。对 NOT 进行电刺激可以替代真实的视觉运动目标刺激（即 100ms 后改变目标运动速度的实验范式），产生增加或减少的增益（Ono & Mustari，2010）。图 62.6 展示了一个初始速度为 10°/s 的阶梯式目标运动范式的经典实验，同时，实验者对左 NOT 施加一个电刺激，而这一位置就是产生向左的错误信号的位置（见图 62.6A，黑色短线）。通过一系列的 100 次试验后，早期的眼加速度在向左追踪的过程中发生提升，而在向右的追踪中出现下降（见图 62.6A 和 62.6B）。我们需要进一步研究以确定视觉误差信息是针对 AOS 中追踪区域的其他方向而言的，还是对于其他脑区而言的。

上丘

上丘因其在眼跳中的作用被人们熟知，但事实上，它在平滑追踪的过程中也起到了一定的作用。在上丘的表层和中间层有着非常清晰的视觉视网膜拓扑结构和眼跳的眼动地图（Gamlin，2006）。早期研究表明，当给予嘴侧上丘一个电刺激以将其激活时，会增强反向旋转的追踪表现（Basso, Krauzlis, & Wurtz 2000）。而类似的，用毒蝇蕈醇使上丘失活，则会出现相反的表现（Basso, Krauzlis, & Wurtz，2000）。此外，以猴为实验动物，对其嘴侧上丘给予电刺激，结果发现猴子对于对侧视野内的目标选择出现偏差。这一结果的神经基础并没有被完全阐明。单细胞记录研究表明，上丘中间层的增强神经元在平滑追踪的门控上扮演了一定的角色。上丘接受来自前额叶追踪区域的输入，而前额叶追踪区平滑追踪相关的神经元被发现与追踪开始前的增强活动有关（Mahaffy & Krauzlis，2011）。那么这些神经元所表现出的追踪相关的增强活动是不是源于 FEF 区的位置信息还有待确定。然而强有力的证据表明，上丘在平滑追踪和其他感觉运动行为的目标选择上也起到了领导作用。从神经元角度来说，在出现大量目标时，目标选择对于追踪行为是非常关键的。这一基于神经元机制的任

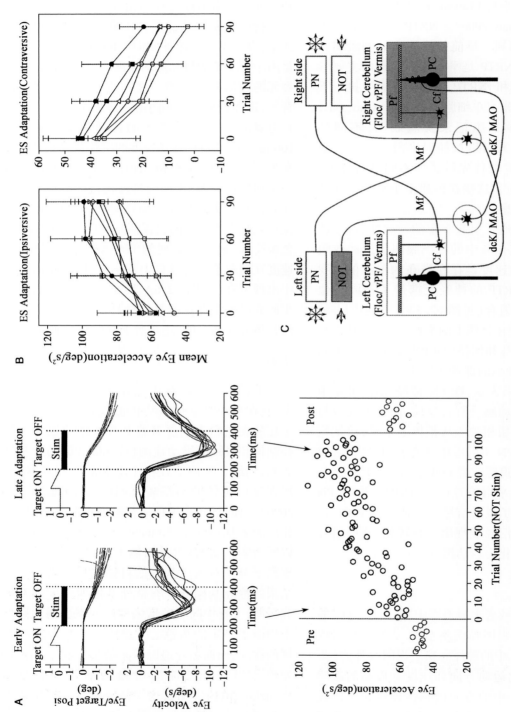

图 62.6 证明视束核（NOT）在平滑追踪适应中扮演重要角色的实验证据。阶梯式平滑追踪实验范式的第二步试验速度被取代，转而使用对左侧 NOT 施加电刺激（ES）脉冲训练。通过测量以 100 次试验为一个单元的早期眼加速度来评估可塑性。（A）试验早期和后期在适应上的表现。（B）早期眼加速度在向左向右的试验中发生增加，而在向右实施的平滑追踪中下降。（C）对于支持平滑追踪间的相互作用。每个 NOT 都仅仅携带身体同侧的视觉方向选择神经元。包含丁苔状纤维（MF）派生的简单单 spike 和爬行纤维（CF）产生的复杂 spike 同的神经环路——出现的视觉适应的一个可能的神经环路——包含丁苔状纤维（MF）派生的简单单 spike 和爬行纤维（CF）产生的复杂 spike 同的神经元。PN：脑桥核，PC：浦肯氏野细胞，dcK：下橄榄核 Kooy 氏核，MAO：内侧副橄榄核，vPF：腹侧旁绒球。

务牵涉到上丘的视网膜偏差位置信息。此外,上丘也会投射到内侧副橄榄核,这一区域通过提供爬行纤维到对侧小脑的输入,参与可塑性的调节。

小脑绒球复合体

小脑绒球复合体包括了绒球和旁绒球。绒球和腹侧旁绒球的同时损伤会导致平滑追踪的初始和持续阶段都出现损伤(Leigh & Zee,2006)。小脑绒球复合体在平滑追踪和其他视觉追随以及视觉—前庭的相互作用中都起到一定的作用(Ito,2006)。浦肯野细胞提供了唯一的小脑皮层输出,而它们的反应性质通过两种不同的初级输入来源——苔状纤维和爬行纤维被分为两类。来自 NRTP 和 DLPN 的苔状纤维携带有视觉、眼动以及前庭信息来到绒球复合体(Thier & Möck,2006)。这些信号来源于皮层追踪系统的不同区域。苔状纤维输入会使浦肯野细胞产生简单的 spike 活动,这为平滑追踪和视觉追随的阶段式驱动提供条件(Lisberger,2010)。后续的研究表明,浦肯野细胞的发放率与平滑追踪的眼速度高度相关。绒球复合体接受来自 DLPN(也可能来自 NRTP)的视觉运动信息,这些信息表示了眼睛和视觉运动的所有方向(Ono,Das,& Mustari,2004)。这些不同的信号形态是如何在小脑进行整合,然后产生一个眼动的指令的呢?这一问题其实我们还尚未完全清楚。在关于 OFR 的研究中有这样一个假设,即 MST 和 DLPN 的视觉信号能够在绒球浦肯野细胞中转变为眼动指令。猜测绒球复合体可能携带 OFR(Ito,2006;Wolpert & Kawato,1998)和平滑追踪(Lisberger,2010)的"前置转化模型"。

爬行纤维的复杂 spike 活动提供偏差信号,从而知道平滑追踪和其他感觉运动行为中的运动学习(e. g.,Ito,2006)。Kahlon 和 Lisberger(2000)在其研究结果中描述道:在平滑追踪的二阶范式(见前文描述)适应中,至少存在一些腹侧旁绒球的浦肯野细胞表现出在简单 spike 发放和复杂 spike 发放上的变化。在绒球复合体中的复杂 spike 被认为拥有在水平追踪时的反向旋转方向选择性(Stone & Lisberger,1990)。举例来说,在水平向左的阶梯上升的平滑追踪实验范式中,视网膜偏差的方向也是水平向左的,这一信号是由左侧 NOT 发出的,并大量投射到左侧下橄榄核(Büttner & Büttner-Ennever,1996),因此向右侧绒球复合体的浦肯野细胞提供了复杂 spike(见图 62.6C)。Kahlon 和 Lisberger(2000)也提出了他们的猜测:在阶梯上升式实验范式中,驱动简单 spike 的苔状纤维通

路的眼运动信号可能在运动学习方面扮演重要角色。这样看来,不管是什么追踪方向,在阶梯上升和阶梯下降式的实验范式中,简单和复杂 spike 之间的相互作用对于适应而言,都显得必不可少。

小脑蚓体

近年来的一些损伤研究表明,在阶梯式追踪过程中,小脑蚓体的动眼神经部位在眼加速度早期起到一个基本的作用(Takagi,Zee,& Tamargo,2000)。这与上文提到的投射到 rNRTP 中的 FEFsem 神经元的性质是一致的。对小脑蚓体的动眼神经区域加以损毁,会使平滑追踪在阶梯式实验范式中的适应性受损(Takagi,Zee,& Tamargo,2000)。不论在阶梯上升还是阶梯下降,小脑蚓体的双边损伤都会导致平滑追踪适应的初始相在这两种实验范式中的损伤。这种在阶梯上升和阶梯下降范式中表现出来的对称性可能是由于小脑蚓体的对称性损伤所致。这是因为尾顶核的单侧损伤会产生非对称的平滑追踪损失,而尾顶核则是向小脑蚓体动眼神经区域提供来自小脑的输出的核团。在最近的研究中,Fukushima 和他的同事(2011)发现,小脑蚓体动眼神经部位的神经元在 go 和 no-go 调制的平滑追踪行为中起了一定的作用。在 SEF 和 FEF 中的 go 和 no-go 神经元可能会通过与其 NRTP 的连接而影响小脑蚓体,还需要进一步的研究来定义不同 FEFsem 通路携带至脑干的信息。总体来说,小脑的不同区域在平滑追踪行为中都起到了不同的补充作用。大多数的证据都表明 MSTd-DLPN-小脑绒球复合体的通路在平滑追踪的初始和持续过程中起到重要作用(Lisberger,2010)。另一方面,FEF-rNRTP-小脑蚓体通路则在开始平滑追踪的加速(Ono & Mustari,2009),增益控制,学习(Takagi,Zee,& Tamargo,2000),甚至可能是 go 和 no-go 行为(Fukushima,Fukushima,& Warabi,2011)中起到作用。对于小脑的其他位置,还需要更进一步的研究来确定其在平滑追踪眼动中的相关作用。

展望

我们对于平滑追踪神经机制的认识在过去的 10 年间取得了飞跃式的进步。但仍有一系列重要的方面有待研究。例如,我们对于在不同平滑追踪和相关行为中,从皮层到脑干和小脑的不同神经元投射所携带的特定信号的了解其实相当的少。如果能确定这些信号,对现有模型的完善将大有助益,并且可以帮

助我们更好地理解感觉运动行为的神经机制。未来的研究或许可以将传统神经生理学方法和新的光遗传技术相结合，可能让我们对平滑追踪的神经环路具有进一步的认识。同样地，对于多种感觉运动行为中平滑追踪和其他眼动系统间的相互作用的研究也能显著提高我们对于"不同神经环路是如何在日常行为中进行相互作用的"的认知。

致谢

感谢 NIH 对本工作的大力支持。

参考文献

Angelaki, D. E., & Cullen, K. E. (2008). Vestibular system: The many facets of a multimodal sense. *Annual Review of Neuroscience, 31*, 125–150.

Barnes, G. R. (2008). Cognitive processes involved in smooth pursuit eye movements. *Brain and Cognition, 68*, 309–326.

Basso, M. A., Krauzlis, R. J., & Wurtz, R. H. (2000). Activation and inactivation of rostral superior colliculus neurons during smooth-pursuit eye movements in monkeys. *Journal of Neurophysiology, 84*, 892–908.

Born, R. T., & Bradley, D. C. (2005). Structure and function of visual area MT. *Annual Review of Neuroscience, 28*, 157–189.

Britten, K. H. (2008). Mechanisms of self-percption of motion. *Annual Review of Neuroscience, 31*, 389–410.

Brostek, L., Eggert, T., Ono, S., Mustari, M. J., Büttner, U., & Glasauer, S. (2011). An information-theoretic approach for evaluating probabilistic tuning functions of single neurons. *Frontiers in Computational Neuroscience, 5*, 1–11.

Burke, M. R., & Barnes, G. R. (2011). The neural correlates of inhibiting pursuit to smoothly moving targets. *Journal of Cognitive Neuroscience, 23*, 3294–3303.

Buttner, U., & Buttner-Ennever, J. A. (2006). Present concepts of oculomotor organization. *Progress in Brain Research, 151*, 1–42.

Collewijn, H., & Tamminga, E. P. (1984). Human smooth and saccadic eye movements during voluntary pursuit of different target motions on different backgrounds. *Journal of Physiology, 351*, 217–250.

Cullen, K. E. (2012). The vestibular system: Multimodal integration and encoding of self-motion for motor control. *Trends in Neurosciences, 35*, 185–196.

Dürsteler, M. R., & Wurtz, R. H. (1988). Pursuit and optokinetic deficits following chemical lesions of cortical areas MT and MST. *Journal of Neurophysiology, 60*, 940–965.

Fukushima, K., Fukushima, J., & Warabi, T. (2011). Vestibular-related frontal cortical areas and their roles in smooth-pursuit eye movements: Representation of neck velocity, neck–vestibular interactions, and memory-based smooth-pursuit. *Frontiers in Neurology, 78*, 1–26.

Gamlin, P. D. R. (2006). The pretectum: connections and oculomotor-related roles. *Progress in Brain Research, 151*, 379–405.

Gottlieb, J. P., Bruce, C. J., & MacAvoy, M. G. (1993). Smooth eye movements elicited by microstimulation in the primate frontal eye field. *Journal of Neurophysiology, 69*, 786–799.

Ito, M. (2006). Cerebellar circuitry as a neuronal machine. *Progress in Neurobiology, 78*, 272–303.

Kahlon, M., & Lisberger, S. G. (2000). Changes in the responses of Purkinje cells in the flocular complex of monkeys after motor learning in smooth pursuit eye movements. *Journal of Neurophysiology, 84*, 2945–2960.

Kawano, K., Shidara, M., Watanabe, Y., & Yamane, S. (1994). Neural activity in cortical area MST of alert monkey during ocular following responses. *Journal of Neurophysiology, 71*, 2305–2324.

Kawano, K., Shidara, M., & Yamane, S. (1992). Neural activity in dorsolateral pontine nucleus of alert monkey during ocular following responses. *Journal of Neurophysiology, 67*, 680–703.

Krauzlis, R. J. (2004). Recasting the smooth pursuit eye movement system. *Journal of Neurophysiology, 91*, 591–603.

Leigh, R. J., & Zee, D. S. (2006). The neurology of eye movements (4th ed.). Oxford, England: Oxford Unversity Press.

Lisberger, S. G. (2010). Visual guidance of smooth-pursuit eye movements: Sensation, action, and what happens in between. *Neuron, 66*, 477–491.

Lynch, J. C., & Tian, J. R. (2006). Cortico–cortical networks and cortico–subcortical loops for the higher control of eye movements. *Progress in Brain Research, 151*, 461–501.

Mahaffy, S., & Krauzlis, R. J. (2011). Neural activity in the frontal pursuit area does not underlie pursuit target selection. *Vision Research, 51*, 853–866.

Miles, F. A., Kawano, K., & Optican, L. M. (1986). Short-latency ocular following responses of monkey. I. Dependence on temporospatial properties of visual input. *Journal of Neurophysiology, 56*, 1321–1354.

Newsome, W. T., Wurtz, R. H., Dursteler, M. R., & Mikami, A. (1985). Deficits in visual motion processing following ibotenic acid lesions of the middle temporal visual area of the macaque monkey. *Journal of Neuroscience, 5*, 825–840.

Newsome, W. T., Wurtz, R. H., & Komatsu, H. (1988). Relation of cortical areas MT and MST to pursuit eye movements: II. Differentiation of retinal from extraretinal inputs. *Journal of Neurophysiology, 60*, 604–620.

Nuding, U., Ono, S., Mustari, M. J., Buttner, U., & Glasauer, S. (2008). A theory of the dual pathways for smooth pursuit based on dynamic gain control. *Journal of Neurophysiology, 99*, 2798–2808.

Ono, S., Das, V. E., & Mustari, M. J. (2004). Gaze-related response properties of DLPN and NRTP neurons in the rhesus macaque. *Journal of Neurophysiology, 91*, 2484–2500.

Ono, S., & Mustari, M. J. (2006). Extraretinal signals in MSTd neurons related to volitional smooth pursuit. *Journal of Neurophysiology, 96*, 2819–2825.

Ono, S., & Mustari, M. J. (2009). Smooth pursuit-related information processing in frontal eye field neurons that project to the NRTP. *Cerebral Cortex, 19*, 1186–1197.

Ono, S., & Mustari, M. J. (2010). Visual error signals from the pretectal nucleus of the optic tract guide motor learning for smooth pursuit. *Journal of Neurophysiology, 103*, 2889–2899.

Page, W. K., & Duffy, C. J. (2003). Heading representation in MST: Sensory interactions and population encoding. *Journal of Neurophysiology, 89*, 1994–2013.

Robinson, D. A., Gordon, J. L., & Gordon, S. E. (1986). A model of the smooth pursuit eye movement system. *Biological Cybernetics, 55*, 43–57.

Stone, L. S., & Lisberger, S. G. (1990). Visual responses of Purkinje cells in the cerebellar flocculus during smooth-pursuit eye movements in monkeys. II. Complex spikes. *Journal of Neurophysiology, 63*, 1262–1275.

Takagi, M., Zee, D. S., & Tamargo, R. J. (2000). Effects of lesions of the oculomotor cerebellar vermis on eye movements in primate: Smooth pursuit. *Journal of Neurophysiology, 83*, 2047–2062.

Tanaka, M. (2005). Involvement of the central thalamus in the control of smooth pursuit eye movements. *Journal of Neuroscience, 25*, 5866–5876.

Tanaka, M., & Lisberger, S. G. (2001). Regulation of the gain of visually guided smooth-pursuit eye movements by frontal cortex. *Nature, 409*, 191–194.

Thier, P., & Mock, M. (2006). The oculomotor role of the pontine nuclei and the nucleus reticularis tegmenti pontis. *Progress in Brain Research, 151*, 293–320..

Wang, X., Zhang, M., Cohen, I. S., & Goldberg, M. E. (2007). The proprioceptive representation of eye position in monkey primary somatosensory cortex. *Nature Neuroscience, 10*, 640–646.

Wolpert, D. M., & Kawato, M. (1998). Multiple paired forward and inverse models for motor control. *Neural Networks, 11*, 1317–1329.

Yang, S. N., Hwang, H., Ford, J., & Heinen, S. (2010). Supplementary eye field activity reflects a decision rule governing smooth pursuit but not the decision. *Journal of Neurophysiology, 103*, 2458–2469.

第63章　眼动扫视目标的选择

Jeffrey D. Schall

视觉是一个活动的过程。因为灵长类的视觉只在中央凹区域是敏锐的，因此必须通过注视转移来识别场景中的对象。然而，在快速目光转移过程中，视觉会大大受损。因此，视觉和眼动系统需要合理协调。因为注视在一次只能指向一个物体，所以某些过程必须区分可能的位置以选择扫视目标。选择过程的结果由视觉引导行为的目标来定义。分析眼动的模式透露出一些规律，例如在细看一些简单的几何刺激（Liversedge & Findlay，2000）、天然的图像（Henderson，2011）或者文本（Rayner & Liversedge，2011）时专注于图像显眼的信息量大的特点，从而认为我们可以以统计学上最佳的方式直接注视（Najemnik & Geisler，2009）。在自然行为中，扫视目标选择和身体其他部分的运动要互相协调（Hayhoe & Ballard，2011；Land & Tatler，2009）。专注于视觉搜寻和扫视目标选择的神经机制的研究始于20年前（Schall & Hanes，1993），且到目前为止，仍有很多研究组在对其进行研究。这个话题无论在这本书中之前（Schall，2004）还是之后的出版物中（Bichot & Desimone，2006；Bisley & Goldberg，2010；Constantinidis，2006；Gottlieb & Balan，2010；Paré & Dorris，2011；Schall & Cohen，2011；Schiller & Tehovnik，2005；Wardak，Olivier，& Duhamel，2011），均已进行了彻底的讨论，因此在这一章，我们将带领读者进行一个更一般的议题，突出强调最近的研究结果，框出主要的遗留问题。引文是选择性的且是近期的，有兴趣的同学在本章先前版本中可找到经典的参考文献。

视觉搜寻：显著性、注意力和处理的各个阶段

为了研究大脑如何选择目标的眼动，必须提供可以用某种方法区分的多种刺激。这个实验设计被称为视觉搜索，被广泛地用于研究视觉选择和注意力（综述 Geisler & Cormack，2011；Wolfe & Horowitz，2004）。如果刺激在基本的视觉特点规模上不同，例如颜色、形状或者运动的方向，那么搜寻是很有效的（错误更少，反应时间更快）。相反，如果干扰选项和目标很像，或者说没有很明确的特点可以区分刺激，那么搜寻就会变得不那么有效（错误更多，反应时间更长）。

通过假设显著性映射图的存在，这些结果已经可以很完整地解释了，显著性映射图可以通过自下而上的显著性和自上而下的相关性的结合而得到（Bundesen，Habekost，& Kyllingsbaek，2011；Tsotsos，2011）。显著性指的是如何将图像的一个元素从周围元素中区别出来。这个不同可能是该元素和周围的其他元素之间有非常不同的视觉特点（如在一堆绿色叶子中的一个成熟的红色浆果）。这个不同也可能是由于该元素比其他元素更重要（如在陌生人中朋友的脸庞）。这些从视觉特点和部分图像的重要性导出的区别会产生更大的可能性获得视觉处理过程的提高和注视转移。在上述提到的视觉搜寻模型中，一个主要的显著性映射图的输入是图像元素的特点（颜色、形状、运动和深度）。另一个主要的输入是基于目标和期望的自上而下的调整。可能的目标的表现是隐式的，依赖于特点的，因而在显著性映射图中变得明确。在显著性图中，由于竞争性的相互作用而形成的激活峰值代表了易被选择用于进一步处理的位置，从而隐藏注意的方向。

扫视目标选择和视觉注意分配相一致，而后者已经有了大量的研究（例如，第23、24、71、75和76～78章）。注意分配和扫视成果在很多方面相互影响。一些研究者已经通过假设注意转移相当于注视转移低阈值命令的总和，解释了扫视成果和注意分配之间的联系。这个观点被称为动眼神经准备假说（Klein，1980）或者注意的前运动理论（Rizzolatti，1983）。尽管这是一个有影响力的指导性的假说，很多实验结果和这个假说的严格的解释是不符合的（综述见 Awh，Armstrong，& Moore，2006），接下来我们将会讨论更多。的确，我会强调一个非常基础的事实，视觉注意力的焦点可以从注视的焦点转移，表明注视转移和定向注意之间的联系不是必需的。各种证据说明，定向目标选择的神经元过程和扫视准备的神经元过程在功能上是有区别的。通过独立影响不同的连续的阶段的实验操作，这个区别已经被证明了（Sternberg，2011）。

神经基础概述

正如在这一卷中所说，扫视从根本上来说，是从脑干神经元网络中产生的（60，61章；也参见 Cullen &

Van Horn 2011)。这个网络描述了运动神经元激活眼外肌肉的模式,此过程需要两个输入——注视转移到哪和什么时候开始运动。关键脑结构通过脑干,包括上丘(64 章;同见 White & Munoz,2011b)和额叶眼区(FEF;Johnston & Everling,2011;Schall & Boucher,

2007),控制着扫视的开始,通过基底节(Vokoun,Mahamed,& Basso,2011)和丘脑(Tanaka & Kunimatsu,2011)控制着周期性网络。扫视终点通过这些结构空间模式的激活指定,这些在上丘中能够被更清楚地解释(见图 63.1)。会导致初始扫视的前扫视神经元有

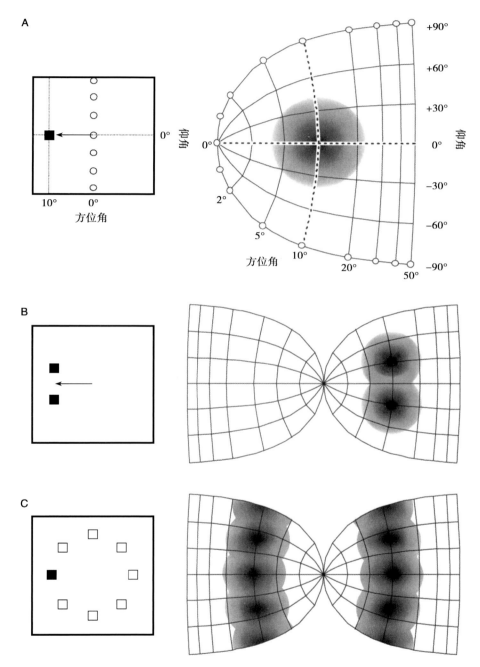

图 63.1 上丘激活和扫视目标选择。(A)左侧图表示从中心到目标在 10°方位角和 0°仰角处产生的快速扫视视野(箭头)。垂直轴用一排圆圈表示。右边图代表上丘映射图,该图通过系统地测量扫视的方向和振幅得到,扫视是由电刺激刺激上丘不同的部分诱发的。视觉上引导扫视偏离水平线 10°使领先于基于上丘映射图扩展部分的分级激活。激活的峰值(黑色的)集中于映射图的适当位置,周围神经元从激活中心起逐渐地降低活性(灰色)。扫视的方向和振幅的产生和上丘映射图指定的激活的重力中央位置一致。(B)呈现两个邻近刺激导致上丘的激活区域更宽,出现两个峰值。激活重心是两个刺激之间的位置。这会使扫视指导的注视可以指向任何一个刺激。上丘映射图代表表现出来的每个半野。(C)在上丘映射图上,八个刺激产生的激活平衡。像这样的有多个峰的平衡激活的重力中心相当于没有幅度的扫视。因此,为了产生特定的扫视,上丘映射图上的激活必须是逐步形成的,使形成的峰值是存在的,且对应于期望扫视的方向和振幅。

运动领域,在特定方向和振幅的扫视之前,它们是最活跃的,在扫视从最佳位置偏离时,它的活性逐渐降低。因此,在每次扫视之前,越过范围相当广泛的上丘的神经元在一种分级方式上是激活的。扫视方向和振幅以对应于上丘表层视觉空间映射图的方式映射。为了产生一个可以导致特定方向和振幅的信号,结合了矢量的运动映射图某一区域的很多细胞被激活。通过这一矢量结合,扫视端点可以比个别运动区神经元的大小更精确。

矢量结合假设的证据可以通过电刺激上丘或额叶眼区的两点(Robinson,1972)或近距离呈现两个视觉目标来获得(Findlay,1982)。这导致映射图上更大区域激活的发生(见图 63.1B)。扫视是直接注视到目标之间的一个位置的一部分激活区域的矢量平均值。扫视目标选择的一个问题是使目标显著,但是,当存在的刺激循环排列时,就会导致上丘中空间激活作用的分配,在映射图上会出现多峰的平衡(见图63.1C)。这种分配活动的矢量组合相当于没有净长度的合成——不是非常有用的结果。为了产生有用的扫视,上丘映射图的激活和结构关联必须限制在只是有助于扫视的神经元。因此,如果上丘映射图中有超过一个位置被激活,之后额外的加工过程必须被解决,使激活的峰在其余的可选择的刺激之间只有一个结果的精确的扫视中成为显性的存在。这个额外的过程就是目标的选择。

视觉通路的结构网络有助于快速扫视目标的选择。主要视觉皮质和皮层区的神经元或多或少会表现出各种精细的特点,表面和对象(25~28,40,41,47,55,56 章),这些表现受周围刺激(30 章)和经验(69,70 章)的存在和性质的影响。因为来自很多区域的广泛的信号聚集在额叶眼区(FEF)(Markov et al.,2011;Schall et al.,1995)和上丘(May,2006),不能推论顶叶和颞叶的视觉处理过程(原文第 908 页,照排)。事实上,在额叶眼区视觉响应的延迟堪比中颞叶视皮层(MT),甚至会先于V1区中一些神经元的延迟(Schmolesky et al.,1998)。指向 V4 区超颗粒层神经元的密度类似于和树突棘终端的正反馈连接(Barone et al.,2000),主要在 V4 区的超颗粒层(Anderson,Kennedy,& Martin,2011)。因此,额叶眼区在解剖学上暂时被定位为影响平层视觉区神经元处理的作用。这个影响主要通过额叶眼区到视觉皮层传达,是视觉注意网络模型的一个中心特点(例如 Hamker & Zirnsak,2006)。然而,最近的研究结果表明,V4 区和中颞叶视皮层区从额叶接收不同质量的影响(Ni-nomiya et al.,2012),因此,"自上而下"的调制不是一个单一的过程。

目标选择的神经相关性

大量的研究已证明了代表刺激特点的皮层区的神经元是如何在各种任务需求下通过目标和周围非目标的特点被调控的(Bichot,Rossi,& Desimone,2005;Buracas & Albright,2009;David et al.,2008;Mirabella et al.,2007;Mruczek & Sheinberg,2007;Ogawa & Komatsu,2006;Saruwatari,Inoue,& Mikami,2008)。另一个主要的输入是基于目标和期望自上而下的调控,该目标和期望是通过额叶的神经回路激活的(Everling et al.,2006;Rossi et al.,2007;Zhou & Thompson,2009)。

我们可以将显著性映射图的功能定义为不是固有特点选择但从特点选择神经元接收输入的神经元群,它们一定程度上可以指导像眼动这样的行动,从而标记是目标的或像目标的物体的位置。根据这个解说,多个实验室获得的平行的证据支持这样一个结论,显著性映射图表示的神经元分布在很多皮质区以及皮下结构,包括额叶眼区,侧面的壁内区域(LIP)和7a,以及上丘,基底节,以及相关的丘脑核。在这些区域中神经元功能的内异质性以及连接的多样性,通过这些结构中一些但不是所有的神经元建立起来的连接回路,使显著性表现具体化。在这些感觉运动结构中获得的选择加工过程的证据能够通过包括后面提到的观察结果的显著性代表来定义。

当搜寻列出现时(无论是固定期间还是之前的扫视后的闪烁),映射图中对应与潜在扫视目标的所有位置的活性增加。这个现象是因为对视觉特点来说,这些神经元不是自然选择的。在最初的一起被激活之后,在产生非目标物质扫视的位置,其神经元活性会变得相对较低,而对应于更显眼的或重要的潜在目标的位置,神经元活性会维持或增强(见图 63.2)。这个过程已经在很多实验室分别被研究观察,研究区域包括额叶眼区(Cohen et al.,2009b;Lee & Keller,2008;McPeek,2006;Ogawa & Komatsu,2006;Schall & Hanes,1993),后顶叶(Balan et al.,2008;Buschman & Miller,2007;Constantinidis & Steinmetz,2005;Ipata et al.,2006;Ogawa & Komatsu,2009;Thomas & Paré,2007),上丘(Kim & Basso,2008;McPeek & Keller,2002;Shen & Paré,2007;White & Munoz,2011a),黑质网状部(Basso & Wurtz,2002),以及眼球运动丘脑核

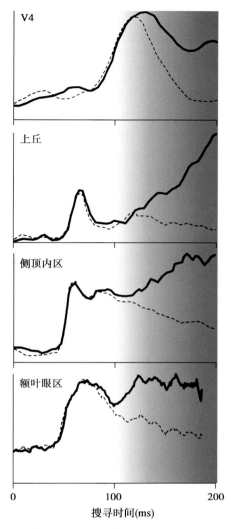

图 63.2 位于 V4 区（改编自 Ogawa & Komatsu, 2004），上丘（改编自 McPeek & Keller, 2002），侧顶内区（改编自 Thomas & Paré, 2007），前额叶眼区（改编自 Thompson et al., 1996）的代表单个神经元的视觉和扫视目标选择的说明图。当目标出现在应答区时，实验的平均放电率以粗线描绘，当干扰物质出现在应答区或目标在别的地方时，用细虚线描绘。扫视目标选择发生在皮层和皮层下神经元的分布式网络中。

（Schall & Thompson, 1994；Wyder, Massoglia, & Stanford, 2004）。在这些研究中，实验猴对多种替代选择中的一个进行应答以加固学习目的，通常是一个单独的扫视。在自然扫视眼动过程中，目标选择加工过程也已经被研究（Bichot, Rossi, & Desimone, 2005；David et al., 2008；Phillips & Segraves, 2010；Zhou & Desimone, 2011）。已经证明微刺激和失活效应在额叶眼区（Monosov & Thompson, 2009；Wardak et al., 2006），上丘（Lovejoy & Krauzlis, 2010；McPeek, 2008）和侧面的壁内区域（Balan & Gottlieb, 2009；Mirpour, Ong, & Bisley, 2010；Wardak, Olivier, Duhamel, 2004）的目标选

择中有重要作用。

在人类中影响注意分配的操作会平行地影响实验猴的表现，同时伴随着神经元活性的调制。例如，当搜寻很少以更有效衡量时，因为目标和干扰刺激难以区分，选择加工过程就会占据更多的时间，且占反应时间的比例更大（RT；Balan et al., 2008；Cohen et al., 2009b；Hayden & Gallant, 2005；Sato et al., 2001；Sato & Schall, 2003；Woodman et al., 2008）。搜寻实验中著名的目标-干扰物相似效应是在猕猴的应答时间和选择中提出的，在前额叶眼区神经元的视觉选择过程测量的量级和时间是平行的（Cohen et al., 2009b）。当目标和干扰选项有更多的相似点的时候，无论是特征相似还是近期的刺激历史，前额叶眼区的神经元活性水平表示可选刺激之间的区别更少，这会使将干扰物质处理为目标的可能性增大（Heitz et al., 2010；Thompson, Bichot, & Sato, 2005）。这种并行表明"注意的分配使效率更低"的说法描述了一种网络状态，在这种状态中，代表目标和干扰物质的活性难以被区分，无论是从神经生理学角度还是读取回路。另一个可能性是，通过显著性映射图的调控是反馈抑制的，是直接注视到之前固定的某个位置的可能性的减少。和这个相关的神经元相关性已经在 FEF（Bichot & Schall, 2002）、LIP（Mirpour et al., 2009）和 SC（Fecteau & Munoz, 2005）描述。

显著性表现被看作是引导定向独立效应的隐蔽和公开的。神经元目标选择是定向一种视觉位置，但不会必然和直接地导致眼睛的重新定位。重新定位发生在完全没有明显响应的时候（Arcizet, Mirpour, & Bisley, 2011；Thompson, Bichot, & Schall, 1997）或者是扫视被指导远离颜色的 singleton 范例（Murthy et al., 2009；Sato & Schall, 2003）。选择加工过程也发生在目标位置或者性质被手工的响应标记的时候（Ipata et al., 2009；Monosov & Thompson, 2009；Oristaglio et al., 2006；Thompson, Biscoe, & Sato, 2005）。

目标选择的群体信号

我们已经定义了描述视觉显著性网络的关键节点，之后，更进一步的关于机制的研究也已完成。所有的上述结果的描述都是基于单独的神经元完全受放电率的调制。很明显的，扫视目标选择是很多神经元一起完成的（Bichot et al., 2001；Kim & Basso, 2008, 2010），可能需要的不仅仅是发放率的调控，因为多对神经元之间的合作和竞争在目标选择过程中是受调

控的（Cohen et al.，2010）。事实上，前额叶眼区神经元放电率之间的相关性的报道甚至在刺激描述之前就有（Ogawa & Komatsu，2010）。其他研究人员测量了 V4 区，侧顶内区以及前额叶眼区的局部场电位（Bichot，Rossi，& Desimone，2005；Buschman & Miller，2007；Gregoriou et al.，2009）。尽管主张存在目标的描述增加，但是这些信号的功能效用并非无可争议（Ray & Maunsell，2010）。

一个可选的关于局部场电位的研究方法是，当目标在或不在接收域时，简单地测量极化中不同的时间进程。该方法对应于在头皮上事件关联电位（ERP）的测量，就是我们所知道的 N2pc，也就是关于注意分配轨迹和时间的信号（Woodman & Luck，1999）。N2pc 在猕猴中有被发现（Woodman et al.，2007）。源定位过程表明 N2pc 发生在人类（Boehler et al.，2011）和猕猴（Young et al.，2010）的头骨和枕颞源。无论在高效的还是低效的搜寻条件下，目标的选择在神经元发放率的调控显著地早于局部场电位的极化（Cohen et al.，2009a；Monosov，Trageser，& Thompson，2008），搜寻效率的延迟是变化的。明显地，在前额叶眼区中由发放率介导的局部加工过程会导致局部场电位的突触电位延迟变化。

目标选择在额叶和视觉皮层之间的相互作用

我们已经描述了或多或少的同时在多个脑区和皮层下结构的目标选择加工过程。最近的关于猕猴的研究已经是关于前额叶眼区和侧顶内区（Buschman & Miller，2007），V4（Gregoriou et al.，2009，2012；Zhou & Desimone，2011），颞下（IT）皮层（Monosov，Sheinberg，& Thompson，2010；Monosov & Thompson，2009）之间的相互联系，并使用 ERP（事件关联电位）组件记录视觉皮层注意指标（Cohen et al.，2009a）。由于结果是从不同的任务，神经元信号，测量方法，不同区域获得的，因此得出最后的结论是不成熟的，尽管如此，在不同实验室得出的结论似乎是统一的。首先，当搜寻效率不高时，前额叶眼区的注意分配神经元信号在纹外视觉区域之前。例如，最近的研究表明，在前额叶眼区一个位置的空间选择先于由颞下神经元在该位置的对象识别（Monosov，Sheinberg，& Thompson，2010），此外，前额叶眼区的选择对目标的检测和鉴定是必须的（Monosov & Thompson，2009）。类似地，目标选择遵守从前额叶眼区的发放率，局部场电位极化

在 N2pc 之前（Cohen et al.，2009a），前额叶眼区和视皮层之间选择的延迟随着干扰物质刺激数量的增加而增加，表明延迟不仅仅简单地由传导延迟造成。这些结果暴露了一个令人疑惑的问题——如果在目标选择不同的时间测量网络中不同的节点和信号尺度，那么我们什么时候可以说注视被分配了呢？考虑到即使在一个区域内，不同神经元的选择时间也存在差异，那么我们是不是可以说当最早的、最晚的，或者说神经元的一些中间群能够决定目标位置时，目标就是被选择了？这样一个基本的问题凸显了我们关于在表示特点，目标和显著性的区域之间信号是如何产生并传导的不确定性。

视皮层前额叶眼区能够影响视觉加工过程的质量（Monosov & Thompson，2009；Moore & Fallah，2004）。前额叶眼区的弱的电刺激影响纹外视皮层的活性，以一种类似于注意分配的观察方式（Armstrong，Fitzgerald，& Moore，2006；Ekstrom et al.，2009；Taylor，Nobre，& Rushworth，2007；Walker，Techawachirakul，& Haggard，2009）。

从显著性到扫视

解释知觉代表如何得到准确的运动是一个经典的问题。解决这一问题的一个途径，是基于所有的证据会指导随时间积累的应答，直到达到临界值，应答产生（Ratcliff & McKoon，2008；Usher & McClelland，2001）。最近的一个模型是受这个途径的启发得到的，这个模型对信号如何从描绘目标显著性的神经元转换为扫视命令的过程给了一个解释（Purcell et al.，2010，2012）（见图 63.3）。这个模型利用前额叶眼区视觉应答神经元的活性代表目标显著性，作为调控刺激体显著性的证据，刺激显著性受每一个可能的目标位置产生精确的，周期性的，扫视的信号累积网络所调控。响应时间指定为完整的信号到达临界值的时间。这个模型包括完整加工过程的泄露，累加器整体的侧向抑制，以及知觉流动的门控抑制形式。可选择的架构模型因为它们不符合真实的应答时间的分配也不能产生对应于实际运动神经元活动的形式激活形式而被排除。目前，这是视觉搜寻实验中唯一的占响应时间分布的范围和形式的模型（Wolfe，Horowitz，& Palmer，2010）。这个认知模型和神经生理学的联合表明了视觉-动力转化是如何发生的，并提出了神经元功能和具体的认知过程之间的一个具体的图形。

这个图片表现的是视觉选择加工过程占用一定

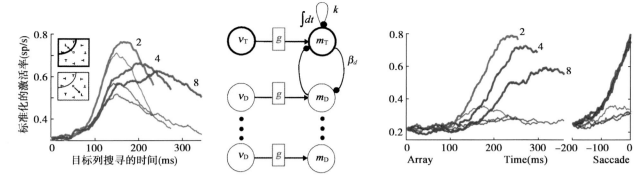

图 63.3 通过门控累加网络目标显著性可以转变为扫视命令。左图:数据表明视觉显著性神经元对于目标"L"(粗线)和"T"(细线)出现在 2 个(蓝色)、4 个(绿色)或 8 个(红色)目标时,选择应答的进化。中图:门控累加理论模型框架,视觉显著性代表实际的目标(vT)和干扰选项(vD)形成一个单元网络,当它们的活性达到临界值时,会产生面向真实的目标的位置(mT)和干扰选项位置(mD)的扫视。活性通过输入的有限的 k 和侧向抑制 β 的显著性积分∫dt 进行累积。右图:数据表明,目标组描述(左)和扫视开始(右)相比,扫视进入(粗线)和出去(细线)运动域之前,前扫视运动神经元活性一直在累加。门控累积模型复制了这个累积过程的动力学。(改编自 Purcell et al.,2012.)

量的时间,如果目标是明显的那么该事件能够变得更短、可变性较小,而如果目标不是很明显的话时间就会变得更长且可变性更大。如果被试希望防止对一个非目标刺激的扫视,那么扫视的准备就会被延迟直到视觉选择过程加工过程已经进行到一个高度的分辨率。介导扫视准备的神经元活性随着选择过程的完成而开始增加,活性的增长率导致运动变化的显著随机变化,从而达到有时可以很快地注视转移而有时随后再转移。扫视延迟的系统的调整随着活性积累开始时间的改变而出现上升(Pouget et al.,2011)。

刺激-反应映射图

门控级联正反馈假设扫视成果是完全受视觉显著性来指导的。因此,错误的扫视可以准确地通过描绘证据的错误来解释。尽管这个模型已经在一些测试条件下进行了观察(Heitz et al.,2010;Thompson,Bichot,&Sato,2005),但是其他一些研究说明显著性描绘即使在应答不正确的情况下也可以是正确的。例如,猴子在视觉搜寻的扫视双步任务中的表现,在 Oddball 范式搜寻列中,前额叶眼区的视觉神经元错误地定位于新的位置,即使猴子错误地将视线转移到原来的位置也是如此(Murthy et al.,2009)。类似地,当出现人工应答错误时,前额叶眼区的选择加工过程正确地位于 singleton 范例搜寻列中(Trageser et al.,2008)。然而,如果大脑正确地定位于 Oddball 范式的正确位置,那么为什么会做出错误的决定?一个貌似可信的答案提出一个假设,响应生成阶段尽管是受感知阶段指导的,但是可以不依靠感知阶段独立运转。对于这个假设的更进

一步的证据是,这些错误能够非常迅速地被纠正,甚至是在大脑意识到注视转移是个错误之前(Murthy et al.,2007;同见 Phillips & Segraves,2010)。

扫视目标选择也在一些将视觉目标位置从扫视终点中明确区分出来的条件下被研究。实验猴被训练对 singleton 范例中的颜色做出正向扫视,或者与 singleton 范例相反对干扰选项位置做出反向扫视,singleton 的形状会纠正扫视的方向(Sato & Schall,2003)。和之前的研究中观察到的一样,反向扫视的响应时间比正向扫视的要长。这个实验的目的是解释 singleton 范例中神经元加工过程的不同,然后根据它的形状,描绘响应刺激的图形,选择扫视的终点,并最终开始扫视。在前额叶眼区,有两种视觉响应神经元被找到。第一种被称为 I 型,表示最初不加区别的活性的典型模式,通过提高放电率在 singleton 范例响应域中的选择随之产生活性,无论 singleton 给出的特点暗示的是正向的还是反向的。一些 I 型神经元在反向扫视实验中,直到扫视产生之前,都会保持 singleton 范例位置的描述。然而,主要的 I 型神经元在反向扫视开始之前的放电率上,展现出了显著的调控(见图 63.4A)。在 singleton 范例中,与接收域中的干扰选项相比,产生更高的放电率后,为了使和 singleton 位置相关的反向扫视终点的更高的放电率能够被观察到,放射率发生改变。这个调控能够被描述为扫视之前从一个位置到另一个位置的关注重点的转移。第二类神经元,称为 II 型神经元,和 I 型神经元在正向扫视实验中的调控模式类似,但是在反向扫视实验中,这些神经元并不选择 singleton 的位置,而只选择扫视的终点(见图 63.4B)。

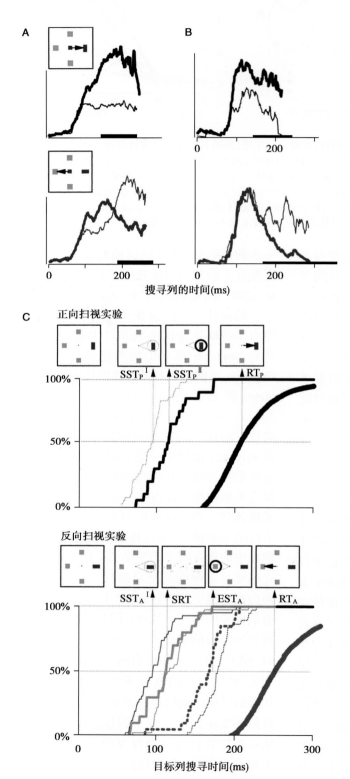

图 63.4 当视觉目标和扫视终点之间的映射发生变化时,目标选择加工过程的详细阶段。(A)有注意分配(Ⅰ型)指标化活性的前额叶眼区神经元活性。在 singleton 正向扫视(上图)和反向扫视(下图)实验中,当 singleton 目标落在神经元的接收域(粗线)和落在接收域的反向(细线)时平均的峰值密度函数。横坐标分别表示正向扫视实验的反应时间(RTp)和反向扫视实验的反应时间(ATp)。比例尺为 100spikes/s。(B)有扫视终点选择指标化活性(Ⅱ型)的前额叶眼区的神经元活性。(C)正向扫视实验(上图)和反向扫视实验(下图)中Ⅰ型(细线)和Ⅱ型(粗线)神经元相应的反应时间的累积分布。插图列表示假设的功能相关。描述目标列之后,在标记的Ⅰ型神经元(用 singleton 中的光斑来表示)的 singleton 选择时间(SSTp 和 SSTA)的延迟之后,singleton 位置被选择出来。这个现象在正向扫视和反向扫视实验中同时出现,且和什么时候注视转移或者是否有注视转移无关。在正向扫视实验中,Ⅱ型神经元选择 singleton 目标需要更长的时间(用 SSTpⅡ来表示),这会使反应时间有一定的可变性,但在反向扫视实验中,并没有这个现象。正向扫视实验和反向扫视实验中神经元活性的比较表明 singleton 的形状被编码指向正确的扫视方向的时间,用刺激反应时间(SRT)来标记。这发生在 singleton 选择之后,反向扫视实验的Ⅰ型(细蓝线)和Ⅱ型(粗蓝线)神经元是一致的。在反向扫视实验刺激反应时间(SRT)被标记的瞬间,singleton 的描述减少,而 singleton 位置的对立位置的描述,反响扫视的终点增加(用较弱的光斑表示 singleton 目标,更强一点光斑的表示扫视终点)。与此同时,在正向扫视实验中扫视终点的描述通过Ⅱ型神经元的选择被加强(用高亮的光斑表示 singleton)。在反向扫视实验中,更进一步的调控在延迟标记终点选择时间(ESTA)后选择扫视终点(用反向扫视终点的高亮的光斑表示)。这同时伴随着Ⅰ型(细红虚线)和Ⅱ型(粗红虚线)神经元的完成。选择扫视终点所需的时间可以在一定程度上预测反应时间的延迟和可变性。(改编自 Sato and Schall,2003.)

这个实验说明了处理的顺序,使前额叶眼区中不同群体神经元的调控可以被区分。这些处理过程的时间过程可以通过刺激-应答映射图规则进行测量和比较(见图 63.4C)。总的来说,在 singleton 选择中,Ⅰ型神经元要早于Ⅱ型神经元,且这个选择的时间不随着刺激-应答映射图的改变而改变,也没有占应答时间的不同。然而,在正向扫视实验中Ⅱ型神经元的 singleton 选择时间和刺激列的展示较少同步,而和扫视开始的时间更相关。在反向扫视实验中,Ⅰ型神经元终点选择的时间明显比Ⅱ型更长。这个结果是因为扫视终点必须在注意转移向那个位置之前就被定义。反向扫视实验中Ⅰ型神经元的终点选择时间太晚了,并不能用于解释和扫视实验相比增加的反应时间的相关性。相比较而言,在反向扫视实验中,Ⅱ型神经元的终点选择时间占了一部分但不是所有的反应时间的延迟和可变性。这个实验的结果表明,扫视目标选择加工需要很多的描述和转换,而不是简单的描述刺激显著性以及产生扫视。

测试注意的前运动理论

如果转移视线空间注意和扫视准备同步,那么从注意的焦点分离出扫视准备就是不可能的,即使扫视的终点和注意刺激完全相反也不行。这个理论通过电刺激前额叶眼区探索扫视准备的进化的过程中被检验(Juan, Shorter-Jacobi, & Schall, 2004)。通过训练实验猴在 singleton 范例中注意捕获颜色,并根据它的定位转移注意到该颜色方向(正向扫视)或相反的方向(反向扫视)执行视觉搜寻,注意的中心从扫视终点中被随时地分离(Sato & Schall, 2003)。扫视准备通过测量扫视的方向来进行研究,这里的扫视是通过随着搜寻组的不同时间,在前额叶眼区皮质内微刺激诱导产生的。在 singleton 范例中,眼动会导致正向扫视实验逐渐偏离扫视的最终目标。但是,眼动在反向扫视实验中,不会偏离 singleton 目标,只会偏离 singleton 扫视终点的反向目标。这些结果可以通过上述的发现来解释,表明在反向扫视实验中,即使注意被分配为区分它的形状,前额叶眼区中大部分视觉应答神经元最初还是会选择 singleton 目标。这些证据和在人类被试中通过经颅磁刺激(Juan et al., 2008)和探索明确的注意轨迹的研究中(Smith & Schenk, 2007)获得的结果相一致。因此,大脑可以不通过目标轨迹的扫视准备就可以确定注意方向。换句话说,目标选择和扫视准备是不通过的过程,因为它们可以被分别改进的过程。

(Sternberg, 2011)。这个分别的可变性发生在不同的神经元群执行不同的功能的时候。

测试前运动理论需要对解剖学水平进行规格化,从而在解剖学水平上讨论大脑的机理图。如果转移注意和扫视准备是通过相同的神经元完成的,如果扫视命令是通过前额叶眼区的 5 层椎体神经元发布的,如果前额叶眼区通过向 V4 区和 TEO 区投影来影响注意,那么很多 5 层神经元必须通过在上丘和 V4/TEO 区注射示踪剂进行双重标记。最近的一个研究发现,尽管 5 层椎体神经元投影到上丘中,前额叶眼区中位于 2、3 层的大多数神经元投影到纹外视觉皮层,并且没有发现同时投影到上丘和视皮层的神经元(Pouget et al., 2009)。因此,我们驳回关于视觉转移和扫视准备由相同的神经元群完成的假设。这个结论基于特殊类型神经元群以及注意分配和扫视准备之间的严格的映射图。然而,理论如果建立得太广泛,那么特殊类型神经元的映射图就会失去机制和不可靠性之间的相关性。这个结果表明,前额叶眼区会递送不同的信号到视觉和眼动系统。随之而来的问题是,前额叶眼区影响视觉加工过程的本质是什么?如果它不是扫视命令的简单复制,那么它还能是什么?记录位点的解剖重建表明位于前额叶眼区颗粒层的神经元在注意目标选择过程中是有活性的(Thompson et al., 1996)。因此,视皮层从前额叶眼区接收的信号的种类是与上述的目标选择过程的注意分配相一致的。

总结

视觉是在一个连续的注视周期中自然发生的,这个周期被视线的转移打断。眼动的指导需要图像中位置的信息。对象的身份主要来自其可见特征。在视觉通路中,单个的神经元通过激活水平代表特定特征的存在。视野上的每一个点都由被各种类型的特征激活的神经元种群来表示。在整个视觉和眼动系统中都可以找到地形表征;邻近的神经元趋向于代表相似的视野位置或扫视。

当面对具有很多可能的目标的图像时,视觉系统会对视野中看到的元素的特征进行比较。视野的视网膜定位图可以促进局部之间的相互作用来执行这类比较;特别地,侧向抑制网络可以在视野中提取最显著的刺激。这些比较的过程可能会受到知识的影响,从而一些不显著的但是很重要的元素能够成为关注的焦点。这个选择过程会导致产生一个激活态,在这个状态下,在有潜在目标存在于接收域中的神经元的活性更高,而接收域中非目标的神经元活性则较低。

这个选择过程的结果可以用从特征本身提取出来的不同水平来代表。这也就是显著性映射图构建假设有用的原因。神经元选择显著目标的状态和周围的非目标元素占分配的比例有关,而隐藏的注意分配通常是先于注意转移的。大脑用于获得目标位置的明确的表述所需的时间,是可以根据目标和非目标元素之间区别的明显程度来预测的。

包括前额叶眼区和上丘的网络中,视觉加工过程调节是激活状态,这是产生扫视的原因。扫视是在某一个位置的激活的动力学映射图达到一个临界值时产生的。视觉加工过程的任务是确保在运动图中只有一个位点——最佳位点——是激活的,而这个加工过程是受记忆和目标影响的。最佳位点的选择伴随着期望的目标位置神经元信号的活性增强,同时对其他位置的应答减弱。当面对不明确的含有很多潜在目标的图片时,部分动力映射图上的局部激活是可能发生的,代表向与目标类似的非目标元素的扫视。扫视目标选择将最初的模糊不清引起歧义的神经元激活模式以"胜者为王"的模式(winner-take-all fashion)转化为只有一个目标位置的可靠信号。然而,用于定向可能的目标的描述不能自动地也不一定能产生扫视。有时潜在的目标在没有明显的注视转移的情况下也能够被感知,或者说,注意可以转向不被显著性刺激占据的位置。关于目标选择和扫视产生两者之间灵活的偶联关系的解释是它们是单独的阶段或模块,即选择定向目标和产生注意转移。目标选择和扫视产生之间灵活的关系也提供了强调速度或者精确性的能力。正确注视精确性可以以速度为代价得到提高,即在产生扫视之前增加视觉选择加工过程的时间来做出选择。另一方面,精确性是会为速度付出代价的,也就是说,允许视动系统产生可能是错误的扫视,因为这只是和目标选择加工过程相关的前期产物。

从这一章的第一个版本发表开始,我们对于视觉系统如何指导扫视眼动的理解已经有了很大程度的提高。虽然仍然存在很多问题,我们还是应该对这些被称为"心灵的窗户"的闪闪发光的软骨结构的敏捷灵活的运动方式感到惊奇。

致谢

作者实验室的研究受国家眼科研究所、国家精神健康研究所、美国国家科学基金会、麦克奈特神经系统科学基金、航空科学研究力量办事处、以及罗宾理和查德·巴顿通过 E.布朗森英格拉姆神经科学主席的支持。

注

1. 一些作者更趋向于把术语"显著性"只用来描述图像的显眼程度,目标的额外影响是通过"优先级"映射图来激活的。在其他的规划的显著性映射图中结合了自上而下和自下而上的影响,我们将会在后面的章节中使用。

2. 视野和扫视矢量描述的质量在一些区域是有变化的,从非常精确的上丘(第 64 章)到非常清楚但是不太精确的前额叶眼区(Bruce et al.,1985;Suzuki & Azuma 1983),再到非常不精确的顶叶区(Ben Hamed et al.,2001)。

参考文献

Anderson, J. C., Kennedy, H., & Martin, K. A. (2011). Pathways of attention: Synaptic relationships of frontal eye field to V4, lateral intraparietal cortex, and area 46 in macaque monkey. *Journal of Neuroscience, 31*, 10872–10881.

Arcizet, F., Mirpour, K., & Bisley, J. W. (2011). A pure salience response in posterior parietal cortex. *Cerebral Cortex, 21*, 2498–2506.

Armstrong, K. M., Fitzgerald, J. K., & Moore, T. (2006). Changes in visual receptive fields with microstimulation of frontal cortex. *Neuron, 50*, 791–798.

Awh, E., Armstrong, K. M., & Moore, T. (2006). Visual and oculomotor selection: Links, causes and implications for spatial attention. *Trends in Cognitive Sciences, 10*, 124–130.

Balan, P. F., & Gottlieb, J. (2009). Functional significance of nonspatial information in monkey lateral intraparietal area. *Journal of Neuroscience, 29*, 8166–8176.

Balan, P. F., Oristaglio, J., Schneider, D. M., & Gottlieb, J. (2008). Neuronal correlates of the set-size effect in monkey lateral intraparietal area. *PLoS Biology, 6*, e158.

Barone, P., Batardiere, A., Knoblauch, K., & Kennedy, H. (2000). Laminar distribution of neurons in extrastriate areas projecting to visual areas V1 and V4 correlates with the hierarchical rank and indicates the operation of a distance rule. *Journal of Neuroscience, 20*, 3263–3281.

Basso, M. A., & Wurtz, R. H. (2002). Neuronal activity in substantia nigra pars reticulata during target selection. *Journal of Neuroscience, 22*, 1883–1894.

Ben Hamed, S., Duhamel, J. R., Bremmer, F., & Graf, W. (2001). Representation of the visual field in the lateral intraparietal area of macaque monkeys: A quantitative receptive field analysis. *Experimental Brain Research, 140*, 127–144.

Bichot, N. P., & Desimone, R. (2006). Finding a face in the crowd: Parallel and serial neural mechanisms of visual selection. *Progress in Brain Research, 155*, 147–156.

Bichot, N. P., Rossi, A. F., & Desimone, R. (2005). Parallel and serial neural mechanisms for visual search in macaque area

V4. *Science, 308,* 529–534.

Bichot, N. P., & Schall, J. D. (2002). Priming in macaque frontal cortex during popout visual search: Feature-based facilitation and location-based inhibition of return. *Journal of Neuroscience, 22,* 4675–4685.

Bichot, N. P., Thompson, K. G., Rao, S. C., & Schall, J. D. (2001). Reliability of macaque frontal eye field neurons signaling saccade targets during visual search. *Journal of Neuroscience, 21,* 713–725.

Bisley, J. W., & Goldberg, M. E. (2010). Attention, intention, and priority in the parietal lobe. *Annual Review of Neuroscience, 33,* 1–21.

Boehler, C. N., Tsotsos, J. K., Schoenfeld, M. A., Heinze, H. J., & Hopf, J. M. (2011). Neural mechanisms of surround attenuation and distractor competition in visual search. *Journal of Neuroscience, 31,* 5213–5224.

Bruce, C. J., Goldberg, M. E., Bushnell, M. C., & Stanton, G. B. (1985). Primate frontal eye fields. II. Physiological and anatomical correlates of electrically evoked eye movements. *Journal of Neurophysiology, 54,* 714–734.

Bundesen, C., Habekost, T., & Kyllingsbaek, S. (2011). A neural theory of visual attention and short-term memory (NTVA). *Neuropsychologia, 49,* 1446–1457.

Buracas, G. T., & Albright, T. D. (2009). Modulation of neuronal responses during covert search for visual feature conjunctions. *Proceedings of the National Academy of Sciences of the United States of America, 106,* 16853–16858.

Buschman, T. J., & Miller, E. K. (2007). Top-down versus bottom-up control of attention in the prefrontal and posterior parietal cortices. *Science, 315,* 1860–1862.

Cohen, J. Y., Crowder, E. A., Heitz, R. P., Subraveti, C. R., Thompson, K. G., Woodman, G. F., et al. (2010). Cooperation and competition among frontal eye field neurons during visual target selection. *Journal of Neuroscience, 30,* 3227–3238.

Cohen, J. Y., Heitz, R. P., Schall, J. D., & Woodman, G. F. (2009a). On the origin of event-related potentials indexing covert attentional selection during visual search. *Journal of Neurophysiology, 102,* 2375–2386.

Cohen, J. Y., Heitz, R. P., Woodman, G. F., & Schall, J. D. (2009b). Neural basis of the set-size effect in the frontal eye field: Timing of attention during visual search. *Journal of Neurophysiology, 101,* 1699–1704.

Constantinidis, C. (2006). Posterior parietal mechanisms of visual attention. *Reviews in the Neurosciences, 17,* 415–427.

Constantinidis, C., & Steinmetz, M. A. (2005). Posterior parietal cortex automatically encodes the location of salient stimuli. *Journal of Neuroscience, 25,* 233–238.

Cullen, K. E., & Van Horn, M. R. (2011). Brainstem pathways and premotor control. In S. Liversedge, I. Gilchrist, & S. Everling (Eds.), *Oxford handbook of eye movements* (pp. 151–172). Oxford, England: Oxford University Press.

David, S. V., Hayden, B. Y., Mazer, J. A., & Gallant, J. L. (2008). Attention to stimulus features shifts spectral tuning of V4 neurons during natural vision. *Neuron, 59,* 509–521.

Ekstrom, L. B., Roelfsema, P. R., Arsenault, J. T., Kolster, H., & Vanduffel, W. (2009). Modulation of the contrast response function by electrical microstimulation of the macaque frontal eye field. *Journal of Neuroscience, 29,* 10683–10694.

Everling, S., Tinsley, C. J., Gaffan, D., & Duncan, J. (2006). Selective representation of task-relevant objects and locations in the monkey prefrontal cortex. *European Journal of Neuroscience, 23,* 2197–2214.

Fecteau, J. H., & Munoz, D. P. (2005). Correlates of capture of attention and inhibition of return across stages of visual

processing. *Journal of Cognitive Neuroscience, 17,* 1714–1727.

Findlay, J. M. (1982). Global visual processing for saccadic eye movements. *Vision Research, 22,* 1033–1045.

Geisler, W. S., & Cormack, L. K. (2011). Models of overt attention. In S. P. Liversedge, I. P. Gilchrist, & S. Everling (Eds.), *Oxford handbook of eye movements* (pp. 439–454). Oxford, England: Oxford University Press.

Gottlieb, J., & Balan, P. (2010). Attention as a decision in information space. *Trends in Cognitive Sciences, 14,* 240–248.

Gregoriou, G. G., Gotts, S. J., & Desimone, R. (2012). Cell-type-specific synchronization of neural activity in FEF with V4 during attention. *Neuron, 73,* 581–594.

Gregoriou, G. G., Gotts, S. J., Zhou, H., & Desimone, R. (2009). High-frequency, long-range coupling between prefrontal and visual cortex during attention. *Science, 324,* 1207–1210.

Hamker, F. H., & Zirnsak, M. (2006). V4 receptive field dynamics as predicted by a systems-level model of visual attention using feedback from the frontal eye field. *Neural Networks, 19,* 1371–1382.

Hayden, B. Y., & Gallant, J. L. (2005). Time course of attention reveals different mechanisms for spatial and feature-based attention in area V4. *Neuron, 47,* 637–643.

Hayhoe, M. M., & Ballard, D. H. (2011). Mechanisms of gaze control in natural vision. In S. P. Liversedge, I. P. Gilchrist, & S. Everling (Eds.), *Oxford handbook of eye movements* (pp. 607–620). Oxford, England: Oxford University Press.

Heitz, R. P., Cohen, J. Y., Woodman, G. F., & Schall, J. D. (2010). Neural correlates of correct and errant attentional selection revealed through N2pc and frontal eye field activity. *Journal of Neurophysiology, 104,* 2433–2441.

Henderson, J. M. (2011). Eye movements and scene perception. In S. Liversedge, I. Gilchrist, & S. Everling (Eds.), *Oxford handbook of eye movements* (pp. 593–606). Oxford, England: Oxford University Press.

Ipata, A. E., Gee, A. L., Bisley, J. W., & Goldberg, M. E. (2009). Neurons in the lateral intraparietal area create a priority map by the combination of disparate signals. *Experimental Brain Research, 192,* 479–488.

Ipata, A. E., Gee, A. L., Goldberg, M. E., & Bisley, J. W. (2006). Activity in the lateral intraparietal area predicts the goal and latency of saccades in a free-viewing visual search task. *Journal of Neuroscience, 26,* 3656–3661.

Johnston, K., & Everling, S. (2011). Frontal cortex and flexible control of saccades. In S. Liversedge, I. Gilchrist, & S. Everling (Eds.), *Oxford handbook of eye movements* (pp. 279–302). Oxford, England: Oxford University Press.

Juan, C. H., Muggleton, N. G., Tzeng, O. J., Hung, D. L., Cowey, A., & Walsh, V. (2008). Segregation of visual selection and saccades in human frontal eye fields. *Cerebral Cortex, 18,* 2410–2415.

Juan, C. H., Shorter-Jacobi, S. M., & Schall, J. D. (2004). Dissociation of spatial attention and saccade preparation. *Proceedings of the National Academy of Sciences of the United States of America, 101,* 15541–15544.

Kim, B., & Basso, M. A. (2008). Saccade target selection in the superior colliculus: A signal detection theory approach. *Journal of Neuroscience, 28,* 2991–3007.

Kim, B., & Basso, M. A. (2010). A probabilistic strategy for understanding action selection. *Journal of Neuroscience, 30,* 2340–2355.

Klein, R. (1980). Does oculomotor readiness mediate cognitive control of visual attention? In R. Nickerson (Ed.), *Attention and Performance* (pp. 259–276). New York: Academic Press.

Land, M., & Tatler, B. (2009). *Looking and acting: Vision and eye movements in natural behaviour.* Oxford, England: Oxford University Press.

Lee, K. M., & Keller, E. L. (2008). Neural activity in the frontal eye fields modulated by the number of alternatives in target choice. *Journal of Neuroscience, 28,* 2242–2251.

Liversedge, S. P., & Findlay, J. M. (2000). Saccadic eye movements and cognition. *Trends in Cognitive Science, 4,* 6–14.

Lovejoy, L. P., & Krauzlis, R. J. (2010). Inactivation of primate superior colliculus impairs covert selection of signals for perceptual judgments. *Nature Neuroscience, 13,* 261–266.

Markov, N. T., Misery, P., Falchier, A., Lamy, C., Vezoli, J., Quilodran, R., et al. (2011). Weight consistency specifies regularities of macaque cortical networks. *Cerebral Cortex, 21,* 1254–1272.

May, P. J. (2006). The mammalian superior colliculus: Laminar structure and connections. *Progress in Brain Research, 151,* 321–378.

McPeek, R. M. (2006). Incomplete suppression of distractor-related activity in the frontal eye field results in curved saccades. *Journal of Neurophysiology, 96,* 2699–2711.

McPeek, R. M. (2008). Reversal of a distractor effect on saccade target selection after superior colliculus inactivation. *Journal of Neurophysiology, 99,* 2694–2702.

McPeek, R. M., & Keller, E. L. (2002). Saccade target selection in the superior colliculus during a visual search task. *Journal of Neurophysiology, 88,* 2019–2034.

Mirabella, G., Bertini, G., Samengo, I., Kilavik, B. E., Frilli, D., Libera, C. D., et al. (2007). Neurons in area V4 of the macaque translate attended visual features into behaviorally relevant categories. *Neuron, 54,* 303–318.

Mirpour, K., Arcizet, F., Ong, W. S., & Bisley, J. W. (2009). Been there, seen that: A neural mechanism for performing efficient visual search. *Journal of Neurophysiology, 102,* 3481–3491.

Mirpour, K., Ong, W. S., & Bisley, J. W. (2010). Microstimulation of posterior parietal cortex biases the selection of eye movement goals during search. *Journal of Neurophysiology, 104,* 3021–3028.

Monosov, I. E., Sheinberg, D. L., & Thompson, K. G. (2010). Paired neuron recordings in the prefrontal and inferotemporal cortices reveal that spatial selection precedes object identification during visual search. *Proceedings of the National Academy of Sciences of the United States of America, 107,* 13105–13110.

Monosov, I. E., & Thompson, K. G. (2009). Frontal eye field activity enhances object identification during covert visual search. *Journal of Neurophysiology, 102,* 3656–3672.

Monosov, I. E., Trageser, J. C., & Thompson, K. G. (2008). Measurements of simultaneously recorded spiking activity and local field potentials suggest that spatial selection emerges in the frontal eye field. *Neuron, 57,* 614–625.

Moore, T., & Fallah, M. (2004). Microstimulation of the frontal eye field and its effects on covert spatial attention. *Journal of Neurophysiology, 91,* 152–162.

Mruczek, R. E., & Sheinberg, D. L. (2007). Activity of inferior temporal cortical neurons predicts recognition choice behavior and recognition time during visual search. *Journal of Neuroscience, 27,* 2825–2836.

Murthy, A., Ray, S., Shorter, S. M., Priddy, E. G., Schall, J. D., & Thompson, K. G. (2007). Frontal eye field contributions to rapid corrective saccades. *Journal of Neurophysiology, 97,* 1457–1469.

Murthy, A., Ray, S., Shorter, S. M., Schall, J. D., & Thompson, K. G. (2009). Neural control of visual search by frontal eye field: Effects of unexpected target displacement on visual

selection and saccade preparation. *Journal of Neurophysiology, 101,* 2485–2506.

Najemnik, J., & Geisler, W.S. (2009). Simple summation rule for optimal fixation selection in visual search. *Vision Research, 49,* 1286–1294.

Ninomiya, T., Sawamura, H., Inoue, K., & Takada, M. (2012). Segregated pathways carrying frontally derived top-down signals to visual areas MT and V4 in macaques. *Journal of Neuroscience, 32,* 6851–6858.

Ogawa, T., & Komatsu, H. (2004). Target selection in area V4 during a multidimensional visual search task. *Journal of Neuroscience, 24,* 6371–6382.

Ogawa, T., & Komatsu, H. (2006). Neuronal dynamics of bottom-up and top-down processes in area V4 of macaque monkeys performing a visual search. *Experimental Brain Research, 173,* 1–13.

Ogawa, T., & Komatsu, H. (2009). Condition-dependent and condition-independent target selection in the macaque posterior parietal cortex. *Journal of Neurophysiology, 101,* 721–736.

Ogawa, T., & Komatsu, H. (2010). Differential temporal storage capacity in the baseline activity of neurons in macaque frontal eye field and area V4. *Journal of Neurophysiology, 103,* 2433–2445.

Oristaglio, J., Schneider, D. M., Balan, P. F., & Gottlieb, J. (2006). Integration of visuospatial and effector information during symbolically cued limb movements in monkey lateral intraparietal area. *Journal of Neuroscience, 26,* 8310–8319.

Paré, M., & Dorris, M. C. (2011). The role of posterior parietal cortex in the regulation of saccadic eye movements. In S. P. Liversedge, I. P. Gilchrist, & S. Everling (Eds.), *Oxford handbook of eye movements* (pp. 257–278). Oxford, England: Oxford University Press.

Phillips, A. N., & Segraves, M. A. (2010). Predictive activity in macaque frontal eye field neurons during natural scene searching. *Journal of Neurophysiology, 103,* 1238–1252.

Pouget, P., Logan, G. D., Palmeri, T. J., Boucher, L., Paré, M., & Schall, J. D. (2011). Neural basis of adaptive response time adjustment during saccade countermanding. *Journal of Neuroscience, 31,* 12604–12612.

Pouget, P., Stepniewska, I., Crowder, E. A., Leslie, M. W., Emeric, E. E., Nelson, M. J., et al. (2009). Visual and motor connectivity and the distribution of calcium-binding proteins in macaque frontal eye field: Implications for saccade target selection. *Frontiers in Neuroanatomy, 3,* 2.

Purcell, B. A., Schall, J. D., Logan, G. D., & Palmeri, T. J. (2012). From salience to saccades: Multiple-alternative gated stochastic accumulator model of visual search. *Journal of Neuroscience, 32,* 3433–3446.

Purcell, B. A., Heitz, R. P., Cohen, J. Y., Schall, J. D., Logan, G. D., & Palmeri, T. J. (2010). Neurally constrained modeling of perceptual decision making. *Psychological Review, 117,* 1113–1143.

Ratcliff, R., & McKoon, G. (2008). The diffusion decision model: Theory and data for two-choice decision tasks. *Neural Computation, 20,* 873–922.

Ray, S., & Maunsell, J. H. (2010). Differences in gamma frequencies across visual cortex restrict their possible use in computation. *Neuron, 67,* 885–896.

Rayner, K., & Liversedge, S. P. (2011). Linguistic and cognitive influences on eye movements during reading. In S. Liversedge, I. Gilchrist, & S. Everling (Eds.), *Oxford handbook of eye movements* (pp. 751–766). Oxford, England: Oxford University Press.

Rizzolatti, G. (1983). Mechanisms of selective attention in mammals. In J. Ewert, R. Capranica, & D. Ingle (Eds.), *Advances in Vertebrate Neuroethology* (pp. 261–297). New York: Elsevier.

Robinson, D. A. (1972). Eye movements evoked by collicular stimulation in the alert monkey. *Vision Research, 12,* 1795–1808.

Rossi, A. F., Bichot, N. P., Desimone, R., & Ungerleider, L. G. (2007). Top down attentional deficits in macaques with lesions of lateral prefrontal cortex. *Journal of Neuroscience, 27,* 11306–11314.

Saruwatari, M., Inoue, M., & Mikami, A. (2008). Modulation of V4 shifts from dependent to independent on feature during target selection. *Neuroscience Research, 60,* 327–339.

Sato, T., Murthy, A., Thompson, K. G., & Schall, J. D. (2001). Search efficiency but not response interference affects visual selection in frontal eye field. *Neuron, 30,* 583–591.

Sato, T. R., & Schall, J. D. (2003). Effects of stimulus–response compatibility on neural selection in frontal eye field. *Neuron, 38,* 637–648.

Schall, J. D. (2004). Selection of targets for saccadic eye movements. In L. M. Chalupa & J. S. Werner (Eds.), *The visual neurosciences* (pp. 1369–1390). Cambridge, MA: MIT Press.

Schall, J. D., & Boucher, L. (2007). Executive control of gaze by the frontal lobes. *Cognitive, Affective & Behavioral Neuroscience, 7,* 396–412.

Schall, J. D., & Cohen, J. Y. (2011). The neural basis of saccade target selection. In S. P. Liversedge, I. P. Gilchrist, & S. Everling (Eds.), *Oxford handbook of eye movements* (pp. 357–382). Oxford, England: Oxford University Press.

Schall, J. D., & Hanes, D. P. (1993). Neural basis of saccade target selection in frontal eye field during visual search. *Nature, 366,* 467–469.

Schall, J. D., Morel, A., King, D. J., & Bullier, J. (1995). Topography of visual cortical afferents to frontal eye field in macaque: Functional convergence and segregation of processing streams. *Journal of Neuroscience, 15,* 4464–4487.

Schall, J. D., & Thompson, K. G. (1994). Macaque oculomotor thalamus: Saccade target selection. *Society for Neuroscience Abstracts, 20,* 145.

Schiller, P. H., & Tehovnik, E. J. (2005). Neural mechanisms underlying target selection with saccadic eye movements. *Progress in Brain Research 149,* 157–171.

Schmolesky, M. T., Wang, Y., Hanes, D. P., Thompson, K. G., Leutgeb, S., Schall, J. D., et al. (1998). Signal timing across the macaque visual system. *Journal of Neurophysiology, 79,* 3272–3278.

Shen, K., & Paré, M. (2007). Neuronal activity in superior colliculus signals both stimulus identity and saccade goals during visual conjunction search. *Journal of Vision, 15,* 1–13.

Smith, D. T., & Schenk, T. (2007). Enhanced probe discrimination at the location of a colour singleton. *Experimental Brain Research, 181,* 367–375.

Sternberg, S. (2011). Modular processes in mind and brain. *Cognitive Neuropsychology, 28,* 156–208.

Suzuki, H., & Azuma, M. (1983). Topographic studies on visual neurons in the dorsolateral prefrontal cortex of the monkey. *Experimental Brain Research, 53,* 47–58.

Tanaka, M., & Kunimatsu, J. (2011). Thalamic roles in eye movements. In S. Liversedge, I. Gilchrist, & S. Everling (Eds.), *Oxford handbook of eye movements* (pp. 235–256). Oxford, England: Oxford University Press.

Taylor, P. C., Nobre, A. C., & Rushworth, M. F. (2007). FEF TMS affects visual cortical activity. *Cerebral Cortex, 17,* 391–399.

Thomas, N. W. D., & Paré, M. (2007). Temporal processing of saccade targets in parietal cortex area LIP during visual search. *Journal of Neurophysiology, 97,* 942–947.

Thompson, K. G., Bichot, N. P., & Sato, T. R. (2005). Frontal eye field activity before visual search errors reveals the integration of bottom-up and top-down salience. *Journal of Neurophysiology, 93,* 337–351.

Thompson, K. G., Bichot, N. P., & Schall, J. D. (1997). Dissociation of target selection from saccade planning in macaque frontal eye field. *Journal of Neurophysiology, 77,* 1046–1050.

Thompson, K. G., Biscoe, K. L., & Sato, T. R. (2005). Neuronal basis of covert spatial attention in the frontal eye field. *Journal of Neuroscience, 25,* 9479–9487.

Thompson, K. G., Hanes, D. P., Bichot, N. P., & Schall, J. D. (1996). Perceptual and motor processing stages identified in the activity of macaque frontal eye field neurons during visual search. *Journal of Neurophysiology, 76,* 4040–4055.

Trageser, J. C., Monosov, I. E., Zhou, Y., & Thompson, K. G. (2008). A perceptual representation in the frontal eye field during covert visual search that is more reliable than the behavioral report. *European Journal of Neuroscience, 28,* 2542–2549.

Tsotsos, J. K. (2011). *A computational perspective on visual attention.* Cambridge, MA: MIT Press.

Usher, M., & McClelland, J. L. (2001). The time course of perceptual choice: The leaky, competing accumulator model. *Psychological Review, 108,* 550–592.

Vokoun, C. R., Mahamed, S., & Basso, M. A. (2011). Saccadic eye movements and the basal ganglia. In S. Liversedge, I. Gilchrist, & S. Everling (Eds.), *Oxford handbook of eye movements* (pp. 215–234). Oxford, England: Oxford University Press.

Walker, R., Techawachirakul, P., & Haggard, P. (2009). Frontal eye field stimulation modulates the balance of salience between target and distractors. *Brain Research, 1270,* 54–63.

Wardak, C., Ibos, G., Duhamel, J. R., & Olivier, E. (2006). Contribution of the monkey frontal eye field to covert visual attention. *Journal of Neuroscience, 26,* 4228–4235.

Wardak, C., Olivier, E., & Duhamel, J. R. (2004). A deficit in covert attention after parietal cortex inactivation in the monkey. *Neuron, 42,* 501–508.

Wardak, C., Olivier, E., & Duhamel, J. R. (2011). The relationship between spatial attention and saccades in the fronto-parietal network of the monkey. *European Journal of Neuroscience, 33,* 1973–1981.

White, B. J., & Munoz, D. P. (2011a). Separate visual signals for saccade initiation during target selection in the primate superior colliculus. *Journal of Neuroscience, 31,* 1570–1578.

White, B. J., & Munoz, D. P. (2011b). The superior colliculus. In S. P. Liversedge, I. Gilchrist, & S. Everling (Eds.), *Oxford handbook of eye movements* (pp. 195–214). Oxford, England: Oxford University Press.

Wolfe, J. M., & Horowitz, T. S. (2004). What attributes guide the deployment of visual attention and how do they do it? *Nature Reviews Neuroscience. 5,* 495-501.

Wolfe, J. M., Horowitz, T. S., & Palmer, E. M. (2010). Reaction time distributions constrain models of visual search. *Vision Research, 50,* 1304–1311.

Woodman, G. F., Kang, M. S., Rossi, A. F., & Schall, J. D. (2007). Nonhuman primate event-related potentials indexing covert shifts of attention. *Proceedings of the National Academy of Sciences of the United States of America, 104,* 15111–15116.

Woodman, G. F., Kang, M. S., Thompson, K., & Schall, J. D. (2008). The effect of visual search efficiency on response preparation: Neurophysiological evidence for discrete flow. *Psychological Science, 19*, 128–136.

Woodman, G. F., & Luck, S. J. (1999). Electrophysiological measurement of rapid shifts of attention during visual search. *Nature, 400*, 867–869.

Wyder, M. T., Massoglia, D. P., & Stanford, T. R. (2004). Contextual modulation of central thalamic delay-period activity: Representation of visual and saccadic goals. *Journal of Neurophysiology, 91*, 2628–2648.

Young, M. S., Heitz, R. P., Schall, J. D., & Woodman, G. F. (2010). Modeling the neural generators of monkey event-related potentials indexing covert shift of attention. *Program No. 304.1 2010 Neuroscience Meeting Planner.* San Diego, CA: Society for Neuroscience, Online.

Zhou, H. H., & Desimone, R. (2011). Feature-based attention in the frontal eye field and area V4 during visual search. *Neuron, 70*, 1205–1217.

Zhou, H. H., & Thompson, K. G. (2009). Cognitively directed spatial selection in the frontal eye field in anticipation of visual stimuli to be discriminated. *Vision Research, 49*, 1205–1215.

第64章 上丘目标选择的神经机制

Uday K. Jagadisan，Neeraj J. Gandhi

视觉环境充满了一些对有机体生存潜在有用的信息。为了更好地提取这些信息，动物需要将自己定向到和它自己即时行为最相关的视觉世界的部分，同时忽略不想要的部分。这对有固定住处的动物是非常重要的，比如人类和其他灵长类动物，它们的视网膜仅仅只有很小的一部分能够很清晰地处理看到的世界。因此，头脑会面临一个取样的问题——在杂乱的视觉中，怎么决定接下来看哪里？换句话说，眼动系统中，怎么在一个或更多的目标中选择接下来在中央凹的成像？

可以通过下面的例子对该问题解决的一个概念性方法说明。想象一下，你正在找你之前放在你房间的钥匙，你知道你的钥匙长什么样子，以及当你找到和你印象中图像匹配的物品时寻找就结束了。你通过在随机位置查看开始你的寻找，因此在你的视觉领域，有了一系列的新的物品。这个新的视觉刺激无论从它们的本质属性（亮度、颜色）还是相关性（可能放钥匙的位置）来说都不是同质的。在评估当前的位置的刺激和决定接下来去哪里寻找的过程中，你的注意力可能会被明显的刺激所吸引，如电话亮了或响了，一只鸟飞过了窗户，或者有光泽的明亮的物体如你的电脑，或者一系列的其他的变化。你可能也会在心里对你更有可能放了钥匙的地方做一个评判，诸如桌子或者衣服口袋，而不是床下面。此外，你不大可能去你刚刚花了时间寻找过的地方再去找一遍——那是做无用功。所有在你房间的视觉对象的这些属性和它们各自的位置必须基于一个持续的基础，使你能够对接下来找哪里有一个周密的评估。因为在任何给定的时间，注意力是局限在一个单独的位置的，在决定下一个目标之前，多位置之间的竞争关系必须解决。最后，这一不断发展的决定必须涉及前运动区结构来驱动目光的转移。尽管这个例子是通过一系列的阶段来描述的，但是在大脑中这些行为活动的实施可能是在平行的状态下完成的。

在过去的几十年中，许多研究试图揭示视觉目标选择的神经相关。之前的研究集中在额顶皮质网络中，包括额叶眼动区（FEF）（Schall，2001；本卷63章）

和侧顶内区（LIP）（Bisley & Goldberg，2010），而最近的工作说明了上丘在眼动目标选择过程中的作用（Krauzlis，Liston，& Carello，2004；本卷23章）。在这一章中我们剖析了这些信息的价值。第一部分是关于上丘的一个简短的综述，包括上丘的解剖学和生理学特点，以及它在注视控制中的作用。第二部分，我们对上丘在视觉搜寻环境中的目标选择做一总结。第三部分，我们讨论了上丘在其他领域目标选择中的作用，包括眼平稳追踪眼动，非视觉输入和非动眼神经效应器，从而指出中脑结构更普遍的功能。第四部分，我们提出任何注视状态解释为目标选择过程，并观察上丘在注视和去注视中的功能。随后是关于运动准备及其相关的上丘目标选择活动关系的一些讨论。最后，我们通过讨论上丘工作网络给出行动优先图的工作框架进行总结。

上丘的解剖学和生理学特点

上丘（及其非哺乳动物的同系物——视顶盖，又叫OT）是一个生物进化上的古老的结构，它的主要功能是指导和确定动物的注意方向，主要通过控制其注视。上丘位于脑干的顶部，在解剖学上被分为七个不同的区域（深度综述见 Huerta & Harting，1984；Isa & Hall，2009；May，2006；Sparks & Hartwich-Young，1989）。这些区域可根据它们的生理学和功能学特性进一步分为两个层次。表层（SCs）可直接从视网膜和纹外视皮层（V1、V2 和 V4）接收信号。前顶盖和二叠体旁核（非哺乳动物中的类胆碱的峡部核）也能够向SCs 发送信息。反过来，SCs 中的神经元能够进一步向下投射到上丘的中间层及深层、丘脑中的外侧膝状体（LGN），并反过来投射到前顶盖和二叠体旁核。中间的和深层（SCid，以后只叫为中间层）接收 SCs、参与视觉空间信息处理的（背部的）额顶皮层网络（包括 LIP 区和 FEF 区）、背外侧前额叶皮层（dlPFC）和颞下皮层的输入。此外，基底节也能够指向中间层（SCid），主要是从黑质网状部（SNpr）以氨基丁酸能投射的形式。有证据可以证明中间层是脑桥中来自二叠体旁核的类胆碱信号的接收者。中间层也会接收非视觉形式相关的信息。反之，中间层神经元指向脑干核，涉及凝视——中脑网状结构（凝视垂直分量）和正中脑桥网状结构（PPRF，凝视水平分量）的控制（Moschovakis，Scudder，& Highstein，1996）。最后，中间层神经元也是上升返回到浅层以及经由内侧背丘脑提供反馈投射到FEF（Sommer & Wurtz，2004）并通过丘脑提供反馈投射到顶叶和颞皮层的层间网络的一部分（Berman & Wurtz，2010；Clower et al.，2001）。

上丘工作网络的另一个重要的特点是跨层每个丘代表视网膜定位参考系中动物对侧半视野的地图（综述见Gandhi & Katnani，2011b）。因此，浅层中神经元表现出应答是锁定于其感受野视觉刺激（视觉神经元）的起始时间。中间层神经元对目光转移至其运动野时产生响应(运动神经元)，或者对其响应野中的目光转移和视觉刺激都做出应答（视觉运动神经元）。根据它们应答是阶段型（短暂的）、强直型（持续的）还是这两种的结合，每个层次的神经元在活动中表现出更精细的分工（各种反应类型概述，见McPeek & Keller，2002图1）。在很大程度上，应答区的位置与跨过两层的背腹侧到上丘的位置重叠。上丘组织的形态如下。上丘的嘴侧区域映射到中心视野或有微小的偏离和视线转移振幅。上丘的尾侧区域映射到周边区——偏离位置和大的运动。同样，丘脑的外侧半部分代表向下的半视野，而内侧半部分代表向上的半视野。沿着前后轴从视觉空间到上丘组织空间的映射是非线性的，事实上，是对数的，从而与周边视野相比更显著的神经元组织可用于中央视野。

上丘的生理学特点的丰富多样性以及它的解剖学位置特性说明，上丘在整合感觉信息和产生明显的取向行为（如眼动）的过程中是一个关键点。在接下来的部分中，我们将会着眼于确定刺激选择的神经元特征。

视觉搜寻中的目标选择

从关于上丘的最初的研究开始，我们就知道在上丘映射图中的刺激诱导活动受刺激是否是即将来临的眼动的目标所调节（Goldberg & Wurtz，1972；Mohler & Wurtz，1976）。"视觉增强"现象甚至在和活动中没有明显关系的表层（SCs）中也有发现。尽管最初是把这个归结为是外周注意的影响，它也表明上丘在目标选择过程中一个潜在的迹象。不过，这些结果在解释目标选择方面是受限制的，因为任务只包括单一的视

觉刺激。为了真正地研究目标选择，同一时间在视网膜上存在多个刺激是非常重要的。

如何在众多可供选择的区域选择下一个目标呢？关于上丘的研究已经使用一种Oddball视觉搜索范式来阐述这个问题（Kim & Basso，2008；McPeek & Keller，2002；Shen & Paré，2007）。任务非常简单——在含有很多完全相同的干扰选项的搜寻组中嵌入特定的视觉刺激。不同的组使用了相似的范式来研究刺激选择和扫视目标或FEF和LIP中的应答选择之间的关系（Schall & Hanes，1993；Thomas & Paré，2007；Thompson et al.，1996）。McPeek和Keller在2002年的报道这一任务揭示了上丘在人群中的生理反应谱。对于目标刺激是在它们的感受野还是只是一个干扰选项，表层（SCs）中的神经元没有表现出不同的活动。相反，中央层（SCid）中的神经元可以依据他们的功能特性将目标和干扰选项区分开来。包含双相视觉应答的视动神经元（如图64.1B，左侧）在刺激是目标时在第二个峰处表现出增强的活性，这种目标相对于干扰选项的差异性编码在瞬变脉冲后的前奏活动中持续存在。因此，假定两相应答的第一个峰反映直接感觉的输入，而第二个峰反映初始活动和/或来自自上而下输入的回返加工。中央层神经元的这一部分，神经元活性"选择"目标的时间是不依靠运动选择时间的，但在目标选择的概念阶段的作用更显著。在其他的视动神经元和纯粹的运动神经元中，目标和干扰选项的差异编码在视觉脉冲后出现，且与扫视延迟的时间相关，因此表明它们在眼动准备中的作用（McPeek & Keller，2002）。

通过在上丘映射图上多个位点同时记录信号，对目标选择进行更进一步的明确的性质的研究。Kim和Basso（2008）记录了对应于Oddball范式视觉搜寻任务的四个刺激位置的神经元活性。因为视觉刺激受制于上丘中电极的位置，而不是反过来，搜索组的不对称性会产生不同水平的性能准确性。关键的解释不是单独的目标点识别能力，而是整个上丘目标和干扰选项相关活动的辨别能力水平，穿过预测了猴在单个实验的表现。此外，从搜索组实验开始，可辨别性是随时间演变的，与很多研究中报告的类似决策信号的积累和心理物理学模型相吻合（Hanes & Schall，1996；Kim & Basso，2008；Ratcliff，Cherian，& Segraves，2003；Reddi，Asrress，& Carpenter，2003）。与基于相对或竞争信号的目标选择观点相一致，当目标是搜寻组的一部分与当目标表现为孤立的刺激相比，利多卡因或蝇蕈醇诱导的上丘失活可以有选择性地影响表现

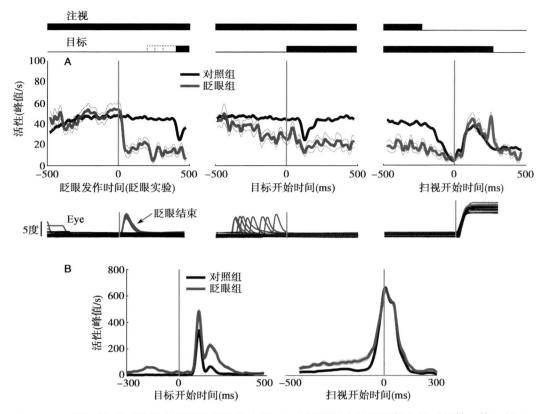

图 64.1　眨眼引起的受注视刺激的早期取消选择。(A)标题行中显示了任务的时间轴。第一行:上丘嘴部区域代表性神经元的活性,黑色是对照组,灰色是眨眼组。动物执行延迟扫视任务,注视过程中的眨眼是在外周刺激启动之前,由气囊引起的。从眨眼开始到外周目标刺激开始(左)活性是对齐的,目标开始(中)和扫视开始(右)时对齐。为了说明问题,左图的对照组示踪线(没有眨眼)和中图相比是一个注视转移的说法。第二行:在这三个事件中,对照组和眨眼组实验眼睛的位置都是对齐的。眨眼伴随着特征性的多圈运动会使眼睛回到最初的位置。所有的眼动通过目标展示的时间都能得到结论。(B)上丘尾部区域代表性眼动神经元的活性在目标开始(左)和扫视开始(右)中是对齐的。任务和 A 是相同的。记录眨眼实验中视觉响应和前扫视累积增加的活性。

(McPeek & Keller,2004)。单一目标实验中,在失活状态下进行的快速扫视虽然较慢,则总是能够找到正确的(也是唯一的)目标位置。相比较而言,当目标是Oddball 范式任务中的单一目标时,对应于目标上丘区的失活增加了将注视转移到一个不相关的干扰选项的错误的比例。结果表明,当干扰选项位于失活区域时,表现是不受影响的。这些结果突出显示了当多刺激同时存在竞争接下来的中央凹注意时,目标选择的竞争特性。

目标选择仅仅只是后验的,也就是说,选择机制仅仅只是在所有必要的信息出现在视觉系统中后才开始生效的? Basso 和 Wurtz(1998)研究表明,上丘网络的活性是受目标概率的环境信息所调控的,即通过系统地改变一个给定的任务中单一目标可能出现的位置的数目。当潜在的位置数目较少时,有低水平的前运动活性的神经元有更高的活性,这和快速扫视反

应时间的减少有关。如前所述,有这些特点的神经元也受在视觉搜索中目标/干扰选项特点信息的调节(McPeek & Keller,2002)。然而,阶段性的视动脉冲神经元的活性不靠目标概率的调节。因此,上丘神经元集合活动中的"补偿效应"或"机动效应"表明,至少选择信号的一部分能够从前面的信息中产生,从而能够更快地实现选择决定(Basso & Wurtz,1998)。

迄今为止,我们看过的案例中都是以目标位置作为快速扫视的最终目标。这会导致一个潜在的混淆,即单纯的目标选择相关活动和即将到来的运动的准备活动——特别是被认为参与了这两个过程中央层(SCid)——之间的混淆。观察扫视反应时间与目标选择时间的分离不足以解释这个混淆。一个更好的分离这两个过程的方法是采用可以在空间上分离提示运动的刺激与扫视终点的任务设计——反向眼跳任务已经广泛地被用于精确地完成这个任务(例如,

Juan，Shorter-Jacobi，& Schall，2004；Munoz & Everling，2004；Sato & Schall，2003）。在这个任务中，被试需要通过提示刺激快速扫视一些目标或者位置，这些目标或位置与所给提示是完全相反的，提示刺激可能单独出现或者嵌入在搜寻组中。Everling 和他的同事给出一个可以指示动物的中心指令提示，该指令可以指示实验需要正向（朝向周边的刺激）或反向眼跳，然后对上丘的活动进行观察（Everling et al.，1999）。刺激相关活性，即对相同视觉刺激的反应，在反向的实验中比在正向实验中要低。此外，上丘嘴侧区域的神经元活性也是受调控的，该区神经元是对持续的指导提示产生应答的，它们在反向实验中的活性更高。对这些现象的初步解释是上丘从自上而下的区域（例如，直接从前额叶皮质或经由基底节）接收更强的抑制作用，可防止在反向扫视实验中不必要地触发刺激诱导的正向扫视（Everling & Munoz，2000；Munoz & Everling，2004）。我们将在下一节中重新审视运动准备的观点和反向扫视任务。

其他区域的目标选择

我们上述提到的上丘的特性是否能够扩展到静态视觉场景之外的场景，如当目标在运动（如眼平稳追踪眼动，隐现刺激）或者选择受到其他不是注视转移的影响（如范围，移动）？在本节中，我们对上丘在目标选择中的更一般的功能做一简介。

在自然行为中，我们注视的转移不仅限于快速扫视或者协调的眼-头部运动。移动刺激的存在会导致眼平稳追踪眼动行为。因此，与选择静态目标为取向的概念紧密相连的，也就是选择一运动目标跟踪的概念。眼平稳追踪眼动目标的选择可能和参与目标选择的眼睛快速扫视网络相协调。一组研究（Carello & Krauzlis，2004；Krauzlis & Dill，2002）采用了一个行为实验，在这个实验中，两个潜在的目标出现在视野中完全相反的位置。刺激或者是稳定不动的，或者会开始向展示区中线水平移动，要求动物对固定点刺激提示进行定位。刺激提示后，中间层神经元活性对目标识别表现出选择性，但是可能只在目标停留在被定义为神经元感受野的视网膜局部的时间内。而且，在同一任务中对中央层的阈下微刺激偏向于选择刺激点对侧的目标。在这两个实验中，目标选择与所需的运动是快速扫视还是平稳追踪无关。Nummela 和

Krauzlis（2011）采用了一个改进的范式，在这个范式中，两个目标沿允许在最初追踪过程中出现平均行为的方向运动。在正常条件下，初始平稳追踪跟踪两个目标速度的近似相等加权平均。上丘的失活情况下这种加权强烈地偏向于与失活位点对应的目标。这个结果反映出对静态目标选择的观察，在更通用的水平上，为上丘在目标选择中的因果作用提供了证据。

在谷仓猫头鹰的一系列研究中，Knudsen 和他的同事展示了 OT 在相对显著水平中对刺激选择的作用（Mysore，Asadollahi，& Knudsen，2011；Mysore & Knudsen，2011a，2011b）。OT 是上丘在非哺乳动物的同系物，包括听觉和视觉空间的地形表征（Knudsen，1982）。在一个实验中，谷仓猫头鹰 OT 神经元的感受野被不同速度的若隐若现的视觉刺激（对鸟类来说自然的刺激）所刺激。这个若隐若现的刺激或者是单独出现的，或者是和来自其他位置的竞争性干扰选项同时出现。一类 OT 神经元表现出相对显著水平——在干扰选项的力度（出现的速度）改变的情况下，它们对该若隐若现刺激的应答表现出逐渐减少。当它们的感受野的刺激变为两个刺激中更强烈的刺激时，其他神经元表现出开关类的应答。和这个相似的结合了听觉和视觉的实验表明，开关神经元代表最强的刺激，而和干扰选项刺激的形式无关（听觉刺激的强度是受宽频噪声的强度调控的）。此外，开关类神经元的特性在种群活动中也有发现，这个编码被更改为最强的刺激强度的功能，表明 OT 可能参与了计算绝对但灵活的显著突出的代表（Mysore & Knudsen，2011a）。

据报道，上丘失活对达到运动目标选择的影响类似于对快速扫视目标选择的影响。蝇蕈素诱导的上丘图中某一位置的失活，在选择相应的刺激作为最终目标时会产生选择缺陷现象，即使没有知觉和肌肉运动方面的缺陷（Song，Rafal，& McPeek，2011）。与快速扫视类似（McPeek & Keller，2004），缺陷现象仅出现在竞争性条件下的选择中，也就是说，在干扰选项存在的情况下。上丘在快速扫视和目标选择中扮演的角色惊人相似的角色，这为上丘中目标"优先"的通用的、独立于效应器的表征提供了有力的证据。

这一说法更进一步的支持来自自由移动的大鼠的气味辨别实验（Felsen & Mainen，2008）。实验中，有两个奖励口，分别依靠一种气味或出现的气味的混合来识别，实验鼠被训练可以转向两个奖励口中的任何一个。在运动过程中，上丘活动可以选择方向（向

左或者向右)。在很多神经元中,选择性出现在运动开始前,表明在运动的选择中,神经元选择性具有积极的角色。和观察到的活动模式相一致,单侧失活的上丘会导致深刻的运动偏向异位。由失活的上丘引起的一些缺陷看起来和一侧空间忽视有相似的特点,尽管这是一种局部性质,而且是在分心刺激的竞争下引起的。众所周知,上丘在引导空间注意中有重要作用(Cavanaugh & Wurtz,2004;Krauzlis,Liston,& Carello,2004;同见 Krauzlis 的 23 章),而且注意缺陷会导致选择缺陷,因为这两者在概念上有紧密的联系。

目标选择机制

因为凝视在任何时候都只能指向一个位置,上丘对应于不同刺激的活动分布最终必须导致一个"选定"的活动轨迹。人们提出了很多机制来解释多刺激之间的竞争如何解决,并说明目标选择信号的演变。在简单的"胜者为王"机制中,在关键时刻活性最高的轨迹被选择作为目标。许多研究的结果似乎都属于这一类。另一方面,如果上丘被认为在目标选择和对应的运动中对种群编码有贡献,那么适当加权的矢量平均或求和机制就可能存在(Goossens & Van Opstal,2006;Katnani,van Opstal,& Gandhi,2012;Lee,Rohrer,& Sparks,1988;Van Opstal & Van Gisbergen,1990)。这种机制在一些反射性条件下也存在,如快速扫视(Chou,Sommer,& Schiller,1999)。另一种可能性是上丘在一个特定位置的可能性代表该位置的可能性(Kim & Basso,2010)。整个群体的活动分布可以通过使用贝叶斯计算得到。使用四个位点记录的神经元群活动,分别对应于一个视觉搜寻任务中的四个刺激位置,Kim 和 Basso(2010)在逐试次的基础上,明确地测试了这些模型的预测。基于贝叶斯最大后验概率(MAP)的估计最好地预测了给定的实验中四个位置神经元活动选择的快速扫视,优于群体平均矢量和"胜者为王"机制。

首先,出现在上丘图上的活动分布是如何出现的?典型模型依赖于有局部兴奋性投射和远程抑制投射的侧向周期性的工作网络,类似于初级感觉皮层组织。尽管上丘神经元的基础生理学特性和这个模型是一致的,最近的调查结果突出表明丘脑网络中缺乏远距离连接的解剖学证据(Isa & Hall,2009)。推测的周期性侧向抑制的功能可以通过外侧上丘的投射来实现,例如鸟类的核峡及其在哺乳类动物中的同系物。细胞的类胆碱核峡部分(Ipc,cf,臂旁核和哺乳动

物的旁二叠核)和 OT(上丘)相互连接,可能有助于目标有关的活动的反馈放大。与 OT 类似,Ipc 也表现出类似开关的行为代表最显著刺激位置(Asadollahi,Mysore,& Knudsen,2011)。巨细胞的氨基丁酸核峡部分(cf. 哺乳动物的中脑被盖核)从 OT 中接收输入并能够反向投射到 Ipc 和 OT。这个回路被认为是用于抑制,加强了对目标和干扰相关活动的辨别(Mysore & Knudsen,2011b)。来自基底节的输入,特别是由 SNpr 的全局氨基丁酸能抑制,可能也是促进目标识别工作网络的一部分(Hikosaka,Takikawa,& Kawagoe,2000;Isa & Hall,2009)。最近,抑制-抑制回路模型已经被提出,用于基于相对显著刺激的灵活刺激分类的通用机制(Mysore & Knudsen,2012)。上丘中的抑制性中间神经元可能是实现计算机策略工作网络的非常重要的一部分。还需要进一步的实验和模型来确定和描绘上丘内部和外部的连接在目标选择过程中的确切作用。

作为连续目标选择的注视

正如在简介中提到的,在动物大部分醒着的时间里,视觉系统面临着选择目标的问题。这个问题可以被分为两步(不是必须按顺序的):①是否取消当前视网膜中央凹目标,并选择另一个目标;②如果之前的决定是肯定的,在这个系统可选择的菜单中,选择哪一个目标。我们在前面的章节已经讨论了后者的神经关联。这两步可以被认为是属于目标选择问题中的同样的等级,如果有下面的概念上的飞跃的话:大脑每时每刻执行(或正在执行)一项决定,要么继续选择当前刺激或者选择新的目标。有了这种认识,我们现在可以在目标选择框架内解释上丘中与注视有关的活动。

上丘中非注视的和转移注视的神经元相关是什么?早前的研究报道了在中央层(SCid)嘴部区域存在神经元,被认为是调控维持凝视或保持注视点不变(Munoz & Wurtz,1993)。当眼睛注视一个点时,这些所谓的注视神经元的活性提高,而在快速扫视期间降低其活性,而中央层尾部区域神经元则表现出提高的活性。中央层嘴部区域的微刺激可使中途的快速扫视停止(Munoz,Waitzman,& Wurtz,1996),也可以抑制尾部区域的活性增强(Munoz & Istvan,1998)。这些结果产生了注视区域-扫视区域模型,在这个模型中,通过嘴部和尾部区域之间的远程相互抑制,来控制在典型的动眼神经行为期间看到的注视和扫视的

交替模式。

然而,有很多新的证据的出现反驳了这个假设。第一,快速扫视的动摇的特性是由嘴部区域中央层持续的微刺激造成的,随后会引发尾部区域的刺激,在本质上,和 PPRF 中 omnipause 神经元(OPNs)刺激引起的瞬断是不同的(Gandhi & Keller,1999)。OPNs 在固定的开始和偏移中均有活性,和开始的联系更紧密,因此可使克制注意有更合格的选择。第二,在猫实验中采用多步目光转移法表明,穿过中央层的活性轨迹和注视转移顺序最终目标之间的距离是有关系的——或者说目标转移基于长时间的动力障碍——只有在最终的目标固定后(而不是中间目标的固定),嘴部区域中央层神经元返回它们的补偿反射(Bergeron,Matsuo,& Guitton,2003)。第三,目前的工作已经证明,在一代微刺激中——即在固定目标过程中,眼睛只有微小的运动(<1'),上丘嘴部区域神经元有决定性的作用(Hafed,Goffart,& Krauzlis,2009)。这些结果表明,上丘图代表了运动的自然持续,大的运动代表着朝向尾部区域端,而小的运动则代表朝向嘴部区域端。此外,如果忽视纯粹是运动本质的中间状态的话,嘴尾区活性的分配可能和注视转移中最终目标选择的群体编码进化有关(Krauzlis Liston,& Carello,2004)。在单纯的单步行为中,这个重要的区别则是没有的。

因此,以从克制注视到转移注视的转换代替相反的方向可以通过一个模型被更好地解释,这个模型主要考虑,中央层嘴部区域编码小的运动(或者目标偏差)和尾部区域编码大的运动之间的平衡。换句话说,嘴部区域神经元活性的下降伴随着尾部区域神经元活性的提升意味着当前固定目标的取消,选择下一个固定目标时,尾部区域神经元群的活性代表着选择目标时的微运动。

中央凹目标取消选择和朝向一个新目标的运动的时间是一致的吗?或者说,原目标取消的时间能从时间快速扫视时间中被暂时的分离出来吗?这个疑问可以通过一个修改的延迟扫视范例来检测,被试在确定目标之前将获得一个提示即将出现的外围目标的描述。在猴子的延迟扫视任务中,我们会在描述最终扫视目标确定之前,初始固定周期中诱导猴子眨眼(Gandhi & Jagadisan,2011)。试验猴被训练在延迟期间暂不扫视,即使是在目标存在的情况下,一旦固定点熄灭(开始提示),则看向目标。如图 64.1A 所示,随着眨眼的进行,上丘嘴部区域神经元的活性表现出持续的下降,而在这个时期没有注视转移,目光仍然很稳定。而且,嘴部神经元活性的降低并不影响外周目标出现在他们的接收域的时候神经元活性的升高(图 64.1B)。这个结果凸显了一个推论,即中央凹注视的取消在另一个目标选择和随后的注视转移之前。

但是仍然还有一个问题,是不是眨眼在强迫笃定刺激的取消中扮演了特殊的角色,或者是否其他相关的提示也能产生同样的效果。众所周知,上丘嘴部神经元亚群的活性是受固定点视觉刺激的存在驱使的;这些神经元在黑暗中固定目标的时候活力会降低(Munoz & Wurtz,1993)。因为眨眼可以短暂地挡住固定刺激,那么可能因为视觉输入的暂时缺乏而导致这些神经元活性的降低,随后,可能自下而上地保持那个水平活性的稳定。

目标选择和运动准备

正如上面所述,中间层的神经元,而不是浅层的神经元,早在双相视觉反应的第二次爆发时就能分辨出视觉搜索范式中的不常见刺激。当研究设计来用于探索其他过程的聪明的行为学任务时,如做决定、信息评估、空间注意以及奖励期待等,同一类的中央层神经元也表现出不同的调控,对多种认知机制有贡献。当然,典型的中央层神经元在它的运动域扫视之前,发出一高频率的脉冲信号,同时,它也投射到脑干执行扫视区域,产生串联脉冲元素。因此,研究已经提出了构成低级响应的预备前运动(Dorris,Paré,& Munoz,1997;Glimcher & Sparks,1992;Hanes & Schall,1996;Mazzoni et al.,1996;Steinmetz & Moore,2010),结果对神经元放电设定了认知的角色,由于计划了但没有必要实施的低级的活动来代替反应预备前运动(通常是扫视),一直受到批评(Gandhi & Sparks,2004;Ignashchenkova et al.,2004;Krauzlis,Liston,& Carello,2004)。当然,也可能不论认知还是前运动信号都反映了低水平的放电,假设这是"注意的前运动理论"的基础(Rizzolatti et al.,1987)。虽然视觉注意和扫视准备之间的联系在心理物理学(Hoffman & Subramaniam,1995;Rizzolatti et al.,1987)和神经生理学(Awh,Armstrong,& Moore,2006;Cavanaugh & Wurtz,2004;Corbetta et al.,1998;McPeek & Keller,2002;Moore & Fallah,2001;Muller,Philiastides,& Newsome,2005)研究上是隐式的,明显的注意和准备过程之间存在联系的证据依然是存在的,特别是在 FEFs(额叶眼动区)水平上(Gregoriou,Gotts,& Desimone,2012;Juan,Shorter-Jacobi,& Schall,2004;Schall,2004;Thompson,Biscoe,& Sato,2005)。

运动准备假设指出,中央层神经元低水平放电的逐渐积累朝向一个特定的细胞阈值,也就是说①会转变为一个高频的脉冲,②脑干 OPNs 活力下降,③扫视被触发(Dorris, Paré, & Munoz, 1997; Hanes & Schall, 1996; Paré & Hanes, 2003)。我们已经做了假设,低频率的放电代表同时编码所需扫视的定时和指标的运动准备信号。确实,在准备阶段信号发射率水平和扫视反应时间是负相关的(活性越高,运动出现越早)。上丘的活性轨迹影响扫视矢量。噪声(Lo & Wang, 2006; Ratcliff, Cherian, & Segraves, 2003)或弹道(Carpenter & Williams, 1995; Reddi, Asrress, & Carpenter, 2003)模拟的积累或漂移速率的基本计算模型,能充分描述中央层神经元的放电模式和反应时间分配的多次实验的可变性。然而,这个运动准备的功能性评估可以通过有运动特点的相关神经元来判定,这个运动特点在动物允许产生应答之后几百毫秒内就可以观察到。如果随着低频率活动的进化,行为输出可以暴露的话,运动准备的一个更强有力的基础可以建立起来。

在触发运动之前,扫视发生回路必须克服有效的抑制加强来保护目标固定。一个潜在的揭示运动准备的存在和进化的方法是利用运动准备和扫视抑制之间的敌对关系。OPNs 位于脑桥,可以抑制扫视脉冲发生回路,从而激活抑制眼外运动神经元。目标固定过程中,OPNs 以一种补偿方式放电,而在扫视阶段停止放电。我们考虑一种方案,视线是稳定的,以保证 OPNs 以补偿率的方式保持活性,因此,我们可以做到,当目标出现在视野外周时,可以在不同的时间瞬时抑制 OPNs 的活性。在原则上,如果中央层潜在的低频率的放电和脑干脉冲发生器反映一种前运动信号,那么这种早期的可以瞬间撤回的抑制可以"欺骗"扫视系统使之过早执行眼动。注意,这个推理还不知道认知信号同时存在。如果成功的话,最早的扫视的时间会表明什么时候运动准备开始,且动力学将揭示它是如何发展起来的。此外,在动眼神经结构(例如猴子的上丘)同时记录活动应该提供神经元相关的时间,动力学以及过早触发扫视的方向。

为了检验这个假设,Gandhi 和 Bonadonna(2005a)观察到 OPNs 在眨眼时也会变得不活动(Schultz, Williams, & Busettini, 2010)。眨眼和 OPNs 之间的实际的联系可能是不存在的,因为暂停似乎与小的多圈的眨眼相关的眼动有关(Schultz, Williams, & Busettini, 2010)。重要的是眨眼提供了接触 OPN 抑制的方法。因此,他们改进了实验,通过向非人灵长类动物一只眼睛吹气,调用三叉神经眨眼反射来执行各种扫视任务(Gandhi & Bonadonna, 2005a)。图 64.2A 画出了四个眨眼反射扫视的眼睛的时间痕迹以及眼睑位置(实线)以及无眨眼实验的平均值(黑色虚线)。在目标出现后不久,典型的扫视反应时间之前,眨眼会触发一个短暂延迟的扫视。图 64.2B 通过很多眨眼实验,说明了扫视延迟和眨眼时间之间稳定的关系。它特别强调了运动准备的时间过程,以最短的反应时间反映扫视延迟。

眨眼微扰动也可以用于检测运动准备时间进程,通过使用面向了解目标选择的范例。在标准的视觉搜寻任务中,单独的刺激也可作为扫视目标。如果这个任务将单独的位置和需要的运动矢量分开来设计的话,知道任务结构可以导致目标选择和运动准备的平行,但是在它们的时间进程中,分开或者同时的性质能够更好地被理解。在一个初步的实验中(Gandhi & Katnani, 2011a),我们实施了一个视觉搜寻任务,这个任务和 Schall 和他的同事使用的案例非常类似(Juan, Shorter-Jacobi, & Schall, 2004; Sato & Schall, 2003)。每个实验都是从一个中央视野目标固定几百毫秒开始的,当四个刺激以 90°隔开出现的时候,原目标消失。一个目标被赋予独特的特点(颜色),使它在其他完全相同的干扰选项中脱颖而出(McPeek & Keller, 2002; Shen & Paré, 2007; Thompson et al., 1996)。这个有特殊颜色的奇异刺激能够表明对以 180°隔开的干扰选择是正向的扫视还是反向扫视。在一小部分实验中,在随机的时间诱发眨眼。图 64.2C 描述了需要反向扫视的小部分实验中,眨眼时间和扫视延迟之间的关系。不同的符号分别用于识别被引导到不正确的奇异刺激的扫视(中灰色的圈),不正确的正交的干扰选项(浅灰色的圈)以及正确的相反的位置(黑色的圈)。当每一个运动的扫视方向绘制为它的延迟功能时(见图 64.2D),与被错误地驱使到 Oddball 范式的刺激奇异刺激的空间注意分配值相比,有最短的延迟时间的扫视就很明确了。随着反应时间的增加观被 180°隔开的正确的位置。因此,眨眼微动法论证了运动准备的信号演变与目标选择相关的神经调制同时进行。

FEFs 在目标选择和运动准备的相关因素已经被研究得非常详尽,在该研究范例中,视觉搜寻任务环境下需要反向扫视。目前来看是空间注意和运动准备在皮层节点中是分开的,特别是在视觉神经元中。是否这两个过程在视觉运动神经元中能够同时反射还有待确定,视觉运动神经元在视觉/行为选择和前运

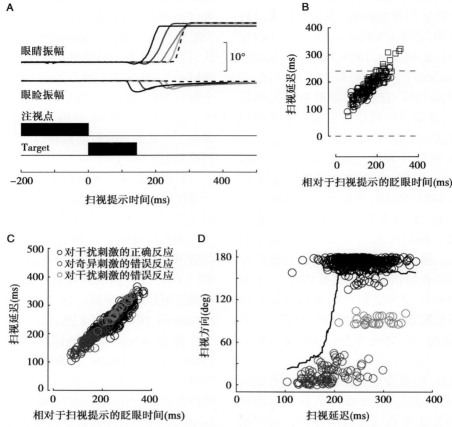

图 64.2 目标选择和运动准备之间关系的行为评估。(A)实验猴子进行视觉引导的扫视(图的底部)时眼睛和眼睑的瞬时时域波形。虚线代表对照组运动(没有眨眼)。四条实线表示向一只眼睛吹气诱导的眨眼的单独试次。眨眼(眼睑轨迹向下偏转)以及相关结合眨眼(扫视波形)可以通过匹配灰色的色调进行配对。可以理解的是,外周目标的描述(扫视开始提示)后不久但在典型的扫视反应时间之前会导致过早触发眨眼。(B)扫视延迟绘制成眨眼时间相对扫视提示(时间零点和 A 组一致)的形式,通过不同的标记来表示(圆圈和方块分别表示向左和向右扫视)。该图突出显示了扫视延迟时间随眨眼时间系统地减少。(C)在视觉搜寻任务中动物的表现(一个奇异刺激,三个干扰刺激),该实验中奇异刺激的颜色会表明正确是反应是正向的还是反向的扫视。仅针对反向扫视是正确反应的试次子集,才会将扫视潜伏期绘制为眨眼时间的函数。颜色最深的圈代表对相反的干扰刺激的正确应答,颜色最浅的圈代表对正交干扰选项不正确的应答。中间颜色的圈代表对奇异刺激不正确的应答。(D)扫视的方向(0°,奇异刺激;180°,相反的干扰刺激)被绘制成与 C 中相同数据的扫视延迟的形式。实线代表运动的数据平均值。这些数据表明眨眼引发的瞬时延迟的运动指向 singleton 范例,即使正确的应答是指向相反的干扰选项。

动活动中都有作用。可比较的关于上丘神经元的研究还没有进行,但是在这个皮层结构寻找这样的信号,并赋予在动眼神经神经轴中偏向于运动相关的结论似乎是明智的(Wurtz et al.,2001)。

上丘中的优先映射图

我们希望读者已经相信,上丘包含了能够用于从非靶标中选择目标的信号,确实,上丘结构在目标选择中扮演了因果关系的角色。这一章中讨论过的研究表明,上丘的功能已经从已知的功能包括控制注视和注视相关的目标选择,扩展到在反式模型功能选择刺激中更普遍的功能。是否有一个普遍的原则可以通过实验范例和任务要求来实现对上丘映射图活性模式的收集?

术语"靶标"的使用暗指这样的事实,刺激是未来运动模式的目标。此定义不作任何关于刺激本身性质超出它行动效应的假设。然而,环境中个别的刺激从它们本质的特性来说不是同类的——有些比其他刺激更占优势,有些和周围的刺激相比有更好的刺激度,或者有更多的颜色。一个简化了的代表各种刺激相对强度方面的视觉世界的地形图已经作为显著性地图被提出(Koch & Ullman,1985)。这种表示法被认为是动物内部自下而上的,独立的状态。另一方面,这个内部状态,包括诸如希望和目标的自上而下因子,能够用于在视野中分配不同对象和位置的意义,从而描绘一个关联图。一个结合了自下而上显著性和自上而下相关性的适当的权重可以产生一个优先级映射图,该图上的高值表示相应位置的动作优先级高(例如眼球运动或到达)。这样的映射图已经在很多脑区中提出,包括顶叶,FEF,前额叶皮层,基底节以及上丘(综述见Fecteau & Munoz,2006)。由于不知道上丘在除注视转移外其他运动的直接作用(刺激不导致其他类型运动,但见Werner,Dannenberg,& Hoffmann,1997),给出一个广义的假设,形态无关的优先级映射在其他区域通过反馈回路将优先级信息返回到皮层影响动作实施,它可以被解析成对特定效应运动相应的命令(Song,Rafal,& McPeek,2011)。

如果中央层确实能够放在一个优先级映射地图上,那么很自然地可以假设它在任何时候都是按这个优先图来的,在诸如视觉搜寻或有竞争刺激存在的特殊情况下不会调整优先图。因此,这在解释一些简单任务如优先映射图框架中单步任务的上丘活性时,是

非常有用的。如前所述,在目标固定时,中央层的群体活性是集中向嘴部末端。这可以看成是旁中央凹单个基因位点的优先级映射图。当刺激出现在周边位置后,对其进行初始处理,随之,群体活化,根据优先级映射图,决定转向出现刺激的位置(图64.3)。在间隙任务的间隙期间,优先图平稳地从中央凹注视转向周边位置,这表明嘴部和尾部区域神经元的低频率形成的活性是负相关关系。因此,优先映射图演变为在视觉空间改变时,每个位置的推导的"优先功能图"。在多步注视转移的过程中,上丘神经元群活性的分配和本质的解释是一致的。优先信号的演变也可以比作知觉辨别任务中动眼神经"决定"信号的出现(Gold & Shadlen,2000)。

注意的前运动理论也能和优先映射图理论联系起来。在中央层中观察进行的活动作为优先映射图的结果是,在中央层神经元(运动神经元)及其下游结构的运动机构已经共同进入了有最高优先性位置。这是否意味着形成优先映射图和运动准备之间有着直接的关系?或者说它们在指导行为的过程中是否是连续的?换句话说,优先映射图是不是直接画出了可能行动的空间?在前面部分提出的一些证据表明,在这两个过程中,可能确实有一些部分是重叠的。

个体显著性和相关组成是如何和上丘优先映射图相联系的?一个可能性是,关于刺激显著性的信息可以直接或通过其他视皮层的皮质区被接收,视皮层

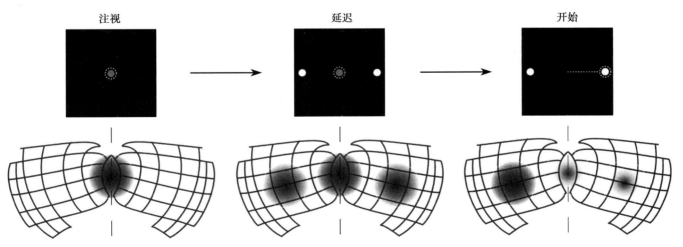

图64.3 随着时间的推移上丘优先级的演变。顶行:延迟视觉搜寻任务。只使用了两个周边刺激。根据某些特征(未显示),两个刺激中的一个被选为目标。注视位置和扫视通过点线显示。底行:任务中上丘神经元群体活性。固定时,活性堆集中于两个丘脑嘴部区域极点。这时,最高优先级位置是中心目标。搜寻刺激介绍开始,在上丘图中有两个新的活性轨迹。在优先级上,有一个瞬变转移现象,会转向视觉应答的位置(发生时间没有显示),但是在延迟期间,中央凹位置的优先性仍然比周边目标要高。得到扫视许可后,转移活性有利于选择目标(在对侧的上丘表示),在映射图的其他位置结束。

被认为包含着自下而上显著性,且能直接映射到上丘。基于相关的显著性,最近的研究结果也牵连到刺激分类中的峡核(或旁二叠核)。关于刺激相关性的信息预计是从自上而下的来源中得到的,包括相应的关联皮层和前额叶皮质。最后,部分优先信息能够从其他皮层区直接被转发,这些皮层区被假设包含特有的形态以及彼此独立的优先级形式,包括 LIP、FEF 和 dlPFC。

在最近的以中脑为中心的意识的解释中(Merker,2007),上丘被认为在"选择三角"中发挥着关键的作用,其中,"选择三角"包括目标选择、行动选择以及内部激发状态。丘脑在大脑指挥结构中的定位是方案背后的关键因素。当然,也可能上丘是包含目标选择和行动选择区域的网络延伸的一部分,尽管一定程度的自治导致了它多样化的功能特性。上丘优先映射图连续不断地进化的观点,及其与之相关的皮质,基底节和中脑其他区域的相关性图,在这张图片中都非常吻合。

参考文献

Asadollahi, A., Mysore, S. P., & Knudsen, E. I. (2011). Rules of competitive stimulus selection in a cholinergic isthmic nucleus of the owl midbrain. *Journal of Neuroscience, 31,* 6088–6097.

Awh, E., Armstrong, K. M., & Moore, T. (2006). Visual and oculomotor selection: Links, causes and implications for spatial attention. *Trends in Cognitive Sciences, 10,* 124–130. doi:10.1016/j.tics.2006.01.001.

Basso, M. A., & Wurtz, R. H. (1998). Modulation of neuronal activity in superior colliculus by changes in target probability. *Journal of Neuroscience, 18,* 7519–7534.

Bergeron, A., Matsuo, S., & Guitton, D. (2003). Superior colliculus encodes distance to target, not saccade amplitude, in multi-step gaze shifts. *Nature Neuroscience, 6,* 404–413.

Berman, R. A., & Wurtz, R. H. (2010). Functional identification of a pulvinar path from superior colliculus to cortical area MT. *Journal of Neuroscience, 30,* 6342–6354.

Bisley, J. W., & Goldberg, M. E. (2010). Attention, intention, and priority in the parietal lobe. *Annual Review of Neuroscience, 33,* 1–21.

Carello, C. D., & Krauzlis, R. J. (2004). Manipulating intent: Evidence for a causal role of the superior colliculus in target selection. *Neuron, 43,* 575–583.

Carpenter, R. H., & Williams, M. L. (1995). Neural computation of log likelihood in control of saccadic eye movements. *Nature, 377,* 59–62.

Cavanaugh, J., & Wurtz, R. H. (2004). Subcortical modulation of attention counters change blindness. *Journal of Neuroscience, 24,* 11236–11243.

Chou, I. H., Sommer, M. A., & Schiller, P. H. (1999). Express averaging saccades in monkeys. *Vision Research, 39,* 4200–4216. doi:10.1016/S0042-6989(99)00133-9.

Clower, D. M., West, R. A., Lynch, J. C., & Strick, P. L. (2001). The inferior parietal lobule is the target of output from the superior colliculus, hippocampus, and cerebellum. *Journal of Neuroscience, 21,* 6283–6291.

Corbetta, M., Akbudak, E., Conturo, T. E., Snyder, A. Z., Ollinger, J. M., Drury, H. A., et al. (1998). A common network of functional areas for attention and eye movements. *Neuron, 21,* 761–773. doi:10.1016/S0896-6273(00)80593-0.

Dorris, M. C., Paré, M., & Munoz, D. P. (1997). Neuronal activity in monkey superior colliculus related to the initiation of saccadic eye movements. *Journal of Neuroscience, 17,* 8566–8579.

Everling, S., Dorris, M. C., Klein, R. M., & Munoz, D. P. (1999). Role of primate superior colliculus in preparation and execution of anti-saccades and pro-saccades. *Journal of Neuroscience, 19,* 2740–2754.

Everling, S., & Munoz, D. P. (2000). Neuronal correlates for preparatory set associated with pro-saccades and anti-saccades in the primate frontal eye field. *Journal of Neuroscience, 20,* 387–400.

Fecteau, J. H., & Munoz, D. P. (2006). Salience, relevance, and firing: A priority map for target selection. *Trends in Cognitive Sciences, 10,* 382–390.

Felsen, G., & Mainen, Z. F. (2008). Neural substrates of sensory-guided locomotor decisions in the rat superior colliculus. *Neuron, 60,* 137–148.

Gandhi, N. J., & Bonadonna, D. K. (2005a). Temporal interactions of air-puff-evoked blinks and saccadic eye movements: Insights into motor preparation. *Journal of Neurophysiology, 93,* 1718–1729.

Gandhi, N. J., & Jagadisan, U. K. (2011). A neural test bed for simulating executive control deficits in saccade generation. *Society for Neurosciences Abstract, Program 18.09.*

Gandhi, N. J., & Katnani, H. A. (2011a). Interactions of eye and eyelid movements. In S. P. Liversedge, I. D. Gilchrist, & S. Everling (Eds.), *Oxford handbook of eye movements* (pp. 323–338). Oxford, England: Oxford University Press.

Gandhi, N. J., & Katnani, H. A. (2011b). Motor functions of the superior colliculus. *Annual Review of Neuroscience, 34,* 205–231.

Gandhi, N. J., & Keller, E. L. (1999). Comparison of saccades perturbed by stimulation of the rostral superior colliculus, the caudal superior colliculus, and the omnipause neuron region. *Journal of Neurophysiology, 82,* 3236–3253.

Gandhi, N. J., & Sparks, D. L. (2004). Changing views of the role of the superior colliculus in the control of gaze. In L. M. Chalupa & J. S. Werner (Eds.), *The visual neurosciences* (Vol. 2, pp. 1449–1465). Cambridge, MA: MIT Press.

Glimcher, P. W., & Sparks, D. L. (1992). Movement selection in advance of action in the superior colliculus. *Nature, 355,* 542–545.

Gold, J. I., & Shadlen, M. N. (2000). Representation of a perceptual decision in developing oculomotor commands. *Nature, 404,* 390–394.

Goldberg, M. E., & Wurtz, R. H. (1972). Activity of superior colliculus in behaving monkey: I. Visual receptive fields of single neurons. *Journal of Neurophysiology, 35,* 542–559.

Goossens, H. H., & Van Opstal, A. J. (2006). Dynamic ensemble coding of saccades in the monkey superior colliculus. *Journal of Neurophysiology, 95,* 2326–2341.

Gregoriou, G. G., Gotts, S. J., & Desimone, R. (2012). Cell-type-specific synchronization of neural activity in FEF with V4 during attention. *Neuron, 73,* 581–594.

Hafed, Z. M., Goffart, L., & Krauzlis, R. J. (2009). A neural mechanism for microsaccade generation in the primate superior colliculus. *Science, 323,* 940–943.

Hanes, D. P., & Schall, J. D. (1996). Neural control of voluntary movement initiation. *Science, 274,* 427–430.

Hikosaka, O., Takikawa, Y., & Kawagoe, R. (2000). Role of the basal ganglia in the control of purposive saccadic eye movements. *Physiological Reviews, 80,* 953–978.

Hoffman, J. E., & Subramaniam, B. (1995). The role of visual attention in saccadic eye movements. *Perception & Psychophysics, 57,* 787–795.

Huerta, M. F., & Harting, J. K. (1984). The mammalian superior colliculus: Studies of its morphology and connections. In H. Vanegas (Ed.), *Comparative neurology of the optic tectum* (pp. 687–773). New York: Plenum.

Ignashchenkova, A., Dicke, P. W., Haarmeier, T., & Thier, P. (2004). Neuron-specific contribution of the superior colliculus to overt and covert shifts of attention. *Nature Neuroscience, 7,* 56–64.

Isa, T., & Hall, W. C. (2009). Exploring the superior colliculus in vitro. *Journal of Neurophysiology, 102,* 2581–2593.

Juan, C. H., Shorter-Jacobi, S. M., & Schall, J. D. (2004). Dissociation of spatial attention and saccade preparation. *Proceedings of the National Academy of Sciences of the United States of America, 101,* 15541–15544. doi:10.1073/pnas.0403507101.

Katnani, H. A., van Opstal, A. J., & Gandhi, N. J. (2012). A test of spatial temporal decoding mechanisms in the superior colliculus. *Journal of Neurophysiology, 107,* 2442–2452.

Kim, B., & Basso, M. A. (2008). Saccade target selection in the superior colliculus: A signal detection theory approach. *Journal of Neuroscience, 28,* 2991–3007.

Kim, B., & Basso, M. A. (2010). A probabilistic strategy for understanding action selection. *Journal of Neuroscience, 30,* 2340–2355.

Knudsen, E. I. (1982). Auditory and visual maps of space in the optic tectum of the owl. *Journal of Neuroscience, 2,* 1177–1194.

Koch, C., & Ullman, S. (1985). Shifts in selective visual attention: Towards the underlying neural circuitry. *Human Neurobiology, 4,* 219–227.

Krauzlis, R. J., & Dill, N. (2002). Neural correlates of target choice for pursuit and saccades in the primate superior colliculus. *Neuron, 35,* 355–363.

Krauzlis, R. J., Liston, D., & Carello, C. D. (2004). Target selection and the superior colliculus: Goals, choices and hypotheses. *Vision Research, 44,* 1445–1451. doi:10.1016/j.visres.2004.01.005.

Lee, C., Rohrer, W. H., & Sparks, D. L. (1988). Population coding of saccadic eye movements by neurons in the superior colliculus. *Nature, 332,* 357–360.

Lo, C. C., & Wang, X. J. (2006). Cortico–basal ganglia circuit mechanism for a decision threshold in reaction time tasks. *Nature Neuroscience, 9,* 956–963.

May, P. J. (2006). The mammalian superior colliculus: Laminar structure and connections. *Progress in Brain Research, 151,* 321–378.

Mazzoni, P., Bracewell, R. M., Barash, S., & Andersen, R. A. (1996). Motor intention activity in the macaque's lateral intraparietal area: I. Dissociation of motor plan from sensory memory. *Journal of Neurophysiology, 76,* 1439–1456.

McPeek, R. M., & Keller, E. L. (2002). Saccade target selection in the superior colliculus during a visual search task. *Journal of Neurophysiology, 88,* 2019–2034.

McPeek, R. M., & Keller, E. L. (2004). Deficits in saccade target selection after inactivation of superior colliculus. *Nature Neuroscience, 7,* 757–763.

Merker, B. (2007). Consciousness without a cerebral cortex: A challenge for neuroscience and medicine. [Review]. *Behavioral and Brain Sciences, 30,* 63–81, discussion 81–134.

Mohler, C. W., & Wurtz, R. H. (1976). Organization of monkey superior colliculus: Intermediate layer cells discharging before eye movements. *Journal of Neurophysiology, 39,* 722–744.

Moore, T., & Fallah, M. (2001). Control of eye movements and spatial attention. *Proceedings of the National Academy of Sciences of the United States of America, 98,* 1273–1276. doi:10.1073/pnas.021549498.

Moschovakis, A. K., Scudder, C. A., & Highstein, S. M. (1996). The microscopic anatomy and physiology of the mammalian saccadic system. *Progress in Neurobiology, 50,* 133–254.

Muller, J. R., Philiastides, M. G., & Newsome, W. T. (2005). Microstimulation of the superior colliculus focuses attention without moving the eyes. *Proceedings of the National Academy of Sciences of the United States of America, 102,* 524–529.

Munoz, D. P., & Everling, S. (2004). Look away: The antisaccade task and the voluntary control of eye movement. *Nature Reviews. Neuroscience, 5,* 218–228.

Munoz, D. P., & Istvan, P. J. (1998). Lateral inhibitory interactions in the intermediate layers of the monkey superior colliculus. *Journal of Neurophysiology, 79,* 1193–1209.

Munoz, D. P., Waitzman, D. M., & Wurtz, R. H. (1996). Activity of neurons in monkey superior colliculus during interrupted saccades. *Journal of Neurophysiology, 75,* 2562–2580.

Munoz, D. P., & Wurtz, R. H. (1993). Fixation cells in monkey superior colliculus: I. Characteristics of cell discharge. *Journal of Neurophysiology, 70,* 559–575.

Mysore, S. P., Asadollahi, A., & Knudsen, E. I. (2011). Signaling of the strongest stimulus in the owl optic tectum. *Journal of Neuroscience, 31,* 5186–5196.

Mysore, S. P., & Knudsen, E. I. (2011a). Flexible categorization of relative stimulus strength by the optic tectum. *Journal of Neuroscience, 31,* 7745–7752.

Mysore, S. P., & Knudsen, E. I. (2011b). The role of a midbrain network in competitive stimulus selection. *Current Opinion in Neurobiology, 21,* 653–660.

Mysore, S. P., & Knudsen, E. I. (2012). Reciprocal inhibition of inhibition: A circuit motif for flexible categorization in stimulus selection. *Neuron, 73,* 193–205.

Nummela, S. U., & Krauzlis, R. J. (2011). Superior colliculus inactivation alters the weighted integration of visual stimuli. *Journal of Neuroscience, 31,* 8059–8066.

Paré, M., & Hanes, D. P. (2003). Controlled movement processing: Superior colliculus activity associated with countermanded saccades. *Journal of Neuroscience, 23,* 6480–6489.

Ratcliff, R., Cherian, A., & Segraves, M. (2003). A comparison of macaque behavior and superior colliculus neuronal activity to predictions from models of two-choice decisions. *Journal of Neurophysiology, 90,* 1392–1407.

Reddi, B. A., Asrress, K. N., & Carpenter, R. H. (2003). Accuracy, information, and response time in a saccadic decision task. *Journal of Neurophysiology, 90,* 3538–3546.

Rizzolatti, G., Riggio, L., Dascola, I., & Umilta, C. (1987). Reorienting attention across the horizontal and vertical meridians: Evidence in favor of a premotor theory of attention. *Neuropsychologia, 25*(1A), 31–40.

Sato, T. R., & Schall, J. D. (2003). Effects of stimulus–response compatibility on neural selection in frontal eye field. *Neuron, 38,* 637–648.

Schall, J. D. (2001). Neural basis of deciding, choosing and acting. *Nature Reviews. Neuroscience, 2,* 33–42.

Schall, J. D. (2004). On the role of frontal eye field in guiding attention and saccades. *Vision Research, 44,* 1453–1467. doi:10.1016/j.visres.2003.10.025.

Schall, J. D., & Hanes, D. P. (1993). Neural basis of saccade target selection in frontal eye field during visual search. *Nature, 366,* 467–469.

Schultz, K. P., Williams, C. R., & Busettini, C. (2010). Macaque pontine omnipause neurons play no direct role in the generation of eye blinks. *Journal of Neurophysiology, 103,* 2255–2274.

Shen, K., & Paré, M. (2007). Neuronal activity in superior colliculus signals both stimulus identity and saccade goals during visual conjunction search. *Journal of Vision, 7*(5), 15. doi:10.1167/7.5.15.

Sommer, M. A., & Wurtz, R. H. (2004). What the brain stem tells the frontal cortex: I. Oculomotor signals sent from superior colliculus to frontal eye field via mediodorsal thalamus. *Journal of Neurophysiology, 91,* 1381–1402.

Song, J. H., Rafal, R. D., & McPeek, R. M. (2011). Deficits in reach target selection during inactivation of the midbrain superior colliculus. *Proceedings of the National Academy of Sciences of the United States of America, 108,* E1433–E1440. doi:10.1073/pnas.1109656108.

Sparks, D. L., & Hartwich-Young, R. (1989). The deep layers of the superior colliculus. *Reviews of Oculomotor Research, 3,* 213–255.

Steinmetz, N. A., & Moore, T. (2010). Changes in the response rate and response variability of area V4 neurons during the preparation of saccadic eye movements. *Journal of Neurophysiology, 103,* 1171–1178.

Thomas, N. W., & Paré, M. (2007). Temporal processing of saccade targets in parietal cortex area LIP during visual search. *Journal of Neurophysiology, 97,* 942–947.

Thompson, K. G., Biscoe, K. L., & Sato, T. R. (2005). Neuronal basis of covert spatial attention in the frontal eye field. *Journal of Neuroscience, 25,* 9479–9487.

Thompson, K. G., Hanes, D. P., Bichot, N. P., & Schall, J. D. (1996). Perceptual and motor processing stages identified in the activity of macaque frontal eye field neurons during visual search. *Journal of Neurophysiology, 76,* 4040–4055.

Van Opstal, A. J., & Van Gisbergen, J. A. (1990). Role of monkey superior colliculus in saccade averaging. *Experimental Brain Research, 79,* 143–149.

Werner, W., Dannenberg, S., & Hoffmann, K. P. (1997). Arm-movement-related neurons in the primate superior colliculus and underlying reticular formation: Comparison of neuronal activity with EMGs of muscles of the shoulder, arm and trunk during reaching. *Experimental Brain Research, 115,* 191–205.

Wurtz, R. H., Sommer, M. A., Paré, M., & Ferraina, S. (2001). Signal transformations from cerebral cortex to superior colliculus for the generation of saccades. *Vision Research, 41,* 3399–3412. doi:10.1016/S0042-6989(01)00066-9.

第65章　大脑皮层和上丘之间的信号传导：伴随放电的多种上行通路

Marc A. Sommer，Robert H. Wurtz

视觉需要整合两个主要信息来源：眼睛看到的和正在做的。在检测到图像的任何时间点，眼睛可能是静止的、在场景快速移动以查看新事物或者追踪移动的目标。因此，大脑不仅需要评估从视网膜传入的信息，还要评估眼动传入的信息。从早期的视觉通路起，视网膜和眼动对视觉系统的影响就是错综复杂的，但是，自运动信息的影响在额叶和顶枕叶皮质的更高级别的视觉区域变得更加突出。皮层的信号主要是从这些区域输出的，主要目标是中脑顶部的上丘区。正如我们接下来要讨论的，上丘返回到额叶和顶枕叶皮层的通路相互影响（见图65.1A）。

在这本书的上一版中（Sommer & Wurtz，2003），我们总结了通往上丘的下行通路功能的突出方面，以及从上丘回到皮质的上行通路的新信息。这一章中，我们会延续后一个主题，因为在过去的十年中，在理解两个特定的上行通路方面取得了值得深思的成功。其中一个起源于上丘中间层扫视相关神经元，随后由丘脑内侧背核神经元（MD）传递，目标是额叶眼区神经元（FEF；见图65.1B）。第二个途径起源于上丘表层的视神经元，随后传递到枕下核神经元（PI），目标是颞中视皮层MT（见图65.1C）。尽管只有这两个特殊的途径有足够的信息供我们思考，这两个途径的进化过程能够提供从上丘到不同区域如前枕叶和侧枕叶皮层的更宽广的途径的理解。

上丘的上行通路可能对行为和知觉的多个方面有贡献。最近的大部分工作都聚焦于一个视觉功能：尽管我们的眼睛一直处于连续不断的眼动中，我们还是可以保持稳定的视觉感知。眼睛的快速扫视每秒钟会出现几次，通过每次扫视的视网膜成像的不断取代，但我们的视觉感知几乎完全不受干扰。产生稳定性的潜在机制目前认为是伴随放电（CD）。即将发生的扫视的运动计划将作为伴随放电传递到大脑中视觉加工将被中断的区域为这些区域提供运动即将发生的信息（Wurtz，2008）。关于上行通路的一个主要问题是他们是否是由快速扫视的伴随放电传导的。我们接下来开始讨论这个信号是如何被识别的。

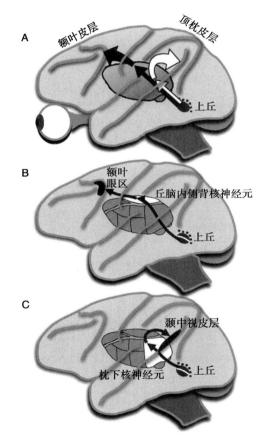

图65.1　上丘到皮层的上行通路。恒河猴大脑的侧视图，描述了本章中重点的两个途径。（A）上丘神经元发出的双突触途径，由丘脑发送（由大脑中间的粗体轮廓表示）到额叶和枕叶皮层。接下来我们开始了解两个特定通路的信号内容和视觉相关功能之间的联系：（B）SC-MD-FEF途径（SC-上丘，MD-丘脑的内侧背核神经元），该途径起源于上丘的中间层（描述于上丘的白线下方），在丘脑的内侧背核神经元中转，最后到达目标区域即前额叶眼区；（C）SC-PI-MT途径（PI-枕下核神经元；MT-颞中视皮层），该途径起源于上丘的表层（白线上方），随后被丘脑的枕下核神经元中转，最后到达目标区域即颞中视皮层。

识别伴随放电

伴随放电信号的基本逻辑通过图 65.2A 阐述。信号在大脑中传递到下游产生运动的同时,该信号的副本被传输到大脑的上游,从而激活其他即将发生运动的区域。运动指令的副本指令被其他大脑指令使用,来补偿会被运动产生的破坏。这个运动信号的副本可以参考 Helmholtz(1925)在 19 世纪提出的"意愿的感觉"(sense of will),以及 Sperry(1950)提出的"伴随放电"(corollary discharge)或者 Holst 和 Mittelstaedt(1950)在 20 世纪提出的"感知副本"(efference copy)。我们采用 Sperry 的术语"伴随放电"。对于稳定视觉来说,需要补偿效应,快速扫视的伴随放电被认为是在快速扫视之前神经元放电的区域引起的。其中一个区域位于上丘的中间层(见图 65.2B),在这个区域中,信号活性在快速扫视之前几百毫秒内产生,此时处于一个很低的水平,随后在快速扫视之前约 50 毫秒时快速增长至顶峰。这些扫视相关的神经元不止会通过他们之间下行连接产生快速扫视,而且会通过丘脑传递的上行通路给大脑皮层提供信息。

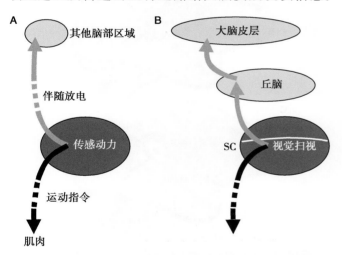

图 65.2 上丘在伴随放电产生过程中的作用。(A)伴随放电的原理。最终产生肌肉收缩行为运动命令的感觉运动结构。同时,该结构将运动指令的相关信息,伴随放电信号,传递到其他脑区。伴随放电信号提供即将发生行为的信息,但是并不会产生行为。箭头的虚线段表明,在一般情况下,感觉运动结构可以通过多突触回路连接到其他脑区和肌肉。(B)该伴随放电概念同样适用于上丘。上丘的中间层、扫视相关层是伴随放电信号的产生区域。上丘中间层的神经元会产生快速扫视命令,同时,伴随放电信号会将这些指令传递到丘脑和大脑皮层。同时,伴随放电信息可能在上丘中也是有用的,可能会影响上丘表层中的视觉神经元(未展现)。

随机放点信号的一个关键特点是它的时机:就像其他模拟指令信号,伴随放电信号必须在快速扫视之前产生。与眼部肌肉收缩的本体反馈或者从快扫视产生的视觉输入的时机相比,这两者都是在快速扫视产生之后才能产生。总之,伴随放电信号可以在眼动之前就提供关于快速扫视的信息。

在灵长类大脑中研究伴随放电信号中一个主要的挑战是它们可能会嵌在一系列的复杂途径中。从这个复杂的电路中,怎么来解析携带伴随放电信号的具体通路呢?此外,一个相关的挑战就是当我们看到它时,知道它是伴随放电信号。如何在用于眼动的信号中将伴随放电信号区分出来呢?这两种类型的信号携带相同的信息;它们仅仅是在不同的网络中用于不同的目的。这些问题的答案可以通过猴子在神经心理学方法行为(Sommer & Wurtz, 2002; 2004a, 2004b)中的 SC-MD-FEF 途径来回答(见图 65.1B)。在解剖学研究中发现,从上丘到前额叶眼区有连接的神经元电路循环(Lynch, Hoover, & Strick, 1994)。但是,如何在研究伴随放电通路中分离出神经元呢?研究表明,逆向和正向的电刺激技术可以完成这个任务。通过将这些技术运用于循环通路中已知的点(上丘,丘脑背部中介神经元,前额叶眼区),确定上丘中的源神经元,前额叶眼区中的接收神经元,以及更重要的,丘脑背部的中介神经元是可能的。在快速扫视之前,但只有在给定振幅和方向的扫视之前,标定的丘脑背部中介神经元会中继放电,这个行为和上丘中间层神经元类似。这就会导致第二个问题:我们如何区分伴随放电信号是否只是传达扫视的信息,而不是帮助产生扫视呢?这个问题可以通过药理操纵来回答。伴随放电中继神经元的可逆失活对扫视产生没有影响,无论是扫视的振幅还是方向的受损都没有影响。然而,伴随放电信号的失活会破坏猴子在多步扫视任务中的表现,该任务需要伴随放电信号信息(Hallett & Lightstone, 1976)。

因此,沿着 SC-MAD-FEF 回路的活动与伴随放电一致,对于需要伴随放电但不是扫视产生的任务来说该活动是必须的。关于建立该回路及其伴随放电信息内容的更详细描述,包括对解释数据的局限性的讨论,可以参考上一版(Sommer & Wurtz, 2003)、近期的综述(Crapse & Sommer, 2008a; Sommer & Wurtz, 2008; Wurtz, 2008)以及原始的研究论文(Sommer & Wurtz, 2002, 2004a, 2004b, 2006)。

通往额叶皮层的一个上行通路

建立了快速扫视的伴随放电信号从上丘到前额叶眼区的传递途径之后，下一步就是评估该途径是否有助于视觉感知。正如我们前面指出的，伴随放电的一个主要的功能可能就是它对我们感知一个稳定的视觉世界有作用：伴随放电可以预知快速扫视，而该基于快速扫视的预知可以改变视觉事件的加工过程（Crapse & Sommer, 2008a; Sommer & Wurtz, 2008;

Wurtz, 2008）。预期视觉活动实际上是通过顶叶皮层（Duhamel, Colby, & Goldberg, 1992）、前额叶眼区（Sommer & Wurtz, 2006; Umeno & Goldberg, 1997, 2001）以及其他皮层和皮下区（Dunn, Hall, & Colby, 2010; Nakamura & Colby, 2002; Walker, Fitzgibbon, & Goldberg, 1995）神经元表现出来的。测量神经元对感受野（RF）以及其他视觉空间部分的视觉刺激的反应中显示了预期效应（见图65.3A）。在快速扫视之前的很长时间，神经元只对感受野内的刺激有响应。然而，在快速扫视之前的短时间内，也或仅仅在刺激呈

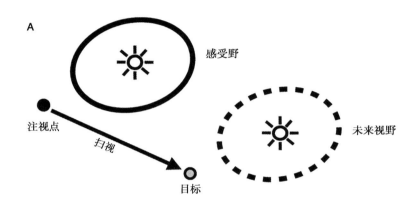

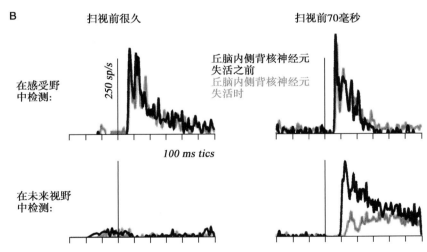

图65.3　前额叶眼区（FEF）中感受野（RF）的转移。（A）根据扫视时间评估视觉神经元应答的任务。猴子注视固定点，然后在目标出现时，做出扫视反应。在注视过程中，也就是说，在扫视之前，靶刺激在两个位置之一闪烁：神经元的感受野中心或者神经元的未来视野的中心（带有放射线的圆圈）。未来视野是指感受野在扫视之后停留的位置。（B）前额叶眼区神经元的一个示例数据，分别为丘脑内侧背核神经元（MD）在激活之前和激活时的数据。尖峰密度函数与靶刺激起始点对齐（垂直线）。失活之前：扫视之前很长时间（左侧图像），感受野（上图）而不是未来视野（下图）中的靶刺激会引起视觉响应就在扫视之前（右侧图），感受野中的靶刺激仍能唤起视觉反应，但现在未来视野中的靶刺激也能唤起视觉反应，这就是转移。失活时：感受野中的视觉响应是不受影响的，但是在未来域中视觉响应的转移是受损的。Sp/s，峰尖每秒。（修改自 Sommer & Wurtz, 2006。）

现在视野的一部分(我们叫这个区域为未来视野,FF)时,神经元才有响应,而该未来视野在快速扫视之后会变为神经元的感受野。因此,这种"转移"响应会预期即将来临的快速扫视的视觉效果。Duhamel、Colby和Goldberg(1992)认为,这个预期转移在每次快速扫视时会表现出视野的重映射,这可能就是我们可以有视觉稳定性认知的一个可能的机制。

为了使神经元能够预期快速扫视未来的位置,它就必须接受扫视发生之前扫视发生方向的信息。这就是伴随放电信息传达的信息。在前额叶眼区,伴随放电可能来自SC-MD-FEF通路,这一假设可以通过在内侧背核中继神经元水平使SC-MAD-FEF通路再失活来检测(Sommer & Wurtz,2006)。这个失活效应在感受野视觉应答上没有作用(见图65.3B,顶行),但在示例神经元中(下排),它使未来感受野反应降低了70%以上,而平均值大概在50%左右。通过SC-MD-FEF通路提供伴随放电信号会影响大脑皮层神经元的视觉处理过程。特别是,它对感受野的预扫视的转移是有贡献的,这是通过快速扫视创建视觉稳定性的一个主要的候选机制。

最近的研究工作已经回答了在创造视觉稳定性中,关于SC-MD-FEF途径的作用的其他四个问题。第一,我们知道,前额叶眼区神经元能够根据广泛的快速扫视方向,包括同侧空间的扫视,来转移它们的感受野。然而,上丘神经元仅能代表对侧空间的快速扫视。那么,前额叶眼区神经元是怎么知道来自四面八方的扫视的呢?我们给出的假设是,位于大脑一侧的前额叶眼区会接收来自两侧上丘神经元的信息(见图65.4A)。这个假设通过一个实验证实了,在该实验中,大脑一侧的前额叶眼区神经元可以通过刺激同侧或对侧的上丘区域被顺向激活(Crapse & Sommer,2009)。正如连接性预测的结果,从同侧上丘接收信息的前额叶眼区神经元具有对侧指向的视野和运动域,而接收对侧上丘信息的邻近前额叶眼区神经元具有同侧指向的视野和运动域。第二,在扫视中,稳定全部的视觉场景是没有必要的;仅仅使受注意的或者说特别明显的刺激——显著性刺激——保持稳定就足够了。那么,我们假设的视觉稳定的机理——感受野的转移,是否受到显著性的影响?Joiner、Cavanaugh和Wurtz(2011)在研究中发现,对于大多数前额叶眼区神经元来说,随着未来区域刺激显著性的降低,感受野转移的强度也降低(见图65.4B)。因此,感受野的转移不仅仅是一个强制性的机制;它们会受周围视觉环境的影响,这种影响通过在扫视中创建视觉稳定性知觉的方式来实现。第三,所有的研究结果都表明,前额叶眼区神经元应该能够在扫视时区分视觉世界是否稳定。是这样的吗?这个说法可以通过测试前额叶眼区视神经元的传入响应测试来检测,也就是说,当扫视将感受野转移到一个现有的视觉刺激的时候,响应产生(Crapse & Sommer,2012)。后扫视刺激总是在后扫视感受野的中心,因此,原则上,应该会一直引起相同的响应传入。然而,传入响应取决于刺激如何达到该位置(见图65.4C)。与扫视过程中刺激会移动到后扫视位置的情况相比,前额叶眼区神经元对于稳定刺激的响应是不同的。因此,前额叶眼区是作为扫视中视觉场景的一个比较器。第四,在所有这些研究中,缺少一个与知觉的联系。前额叶眼区神经元是否可以预测猴子在进行扫视时感知视觉场景的稳定?这个问题通过训练猴子在两个固定点之间扫描扫视并反馈扫视过程中外围视觉刺激的移动情况来回答(Crapse & Sommer,2010)。对于周围刺激的传入应答和行为学报告相关,因此可以通过知觉来预测(见图65.4D)。总之,前额叶眼区被认为是作为扫视中视觉场景的比较器,这可能是它的伴随放电信息输入、感受野转移以及上下关系调整的结果。前额叶眼区神经元能够很好地被用于通知大脑的其他部分在扫视中视觉场景是否是稳定的,然而前额叶眼区神经元是否会这样做还有待建立体系来确认。

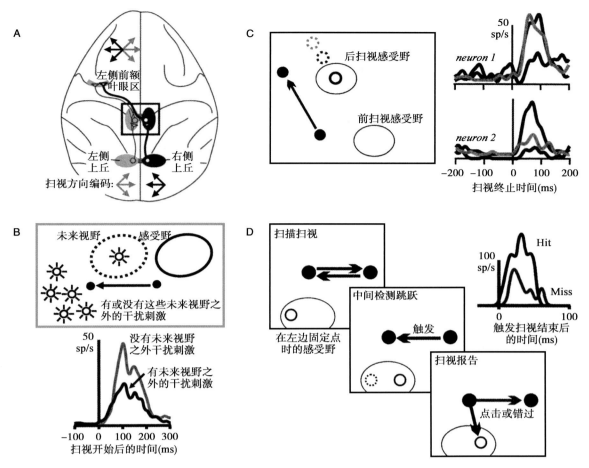

图65.4 关于理解前额叶眼区（FEF）中与伴随放电（CD）相关的视觉加工处理过程的最近的研究进展。（A）单独一侧的前额叶眼区神经元不仅接收代表对侧空间扫视的同一侧的上丘的信号，也会接受代表同侧空间扫视的另一侧的上丘的信号。这个可能可以解释为什么前额叶眼区神经元可以根据任何方向的扫视来转移它们的感受野。（修改自 Crapse & Sommer，2009。）（B）前额叶眼区神经元的感受野的转移主要取决于视觉刺激的显著性。在两种条件下测量了感受野的转移：用自身的未来域检测（高显著性条件）或者伴随着相似的干扰条件的检测（低显著性条件）。干扰刺激必须被定位，以防它们唤起神经元的视觉应答。示例神经元的数据表明：在检测显著性很低的条件下（当干扰刺激存在的情况下），感受野的转移活性是很低的。（修改自 Joiner, Cavanaugh, & Wurtz，2011。）（C）前额叶眼区神经元评估视觉场景的稳定性。猴子在周围视觉刺激存在的情况下，做出扫视反应。在扫视之后，刺激通常是在前扫视感受野的中心（圆圈）。扫视之前，刺激可以存在不同的位置（虚线圆圈），在这种情况下，扫视时会连续地加强后扫视位置。如右图的两个示例神经元的数据表明，对相同的后扫视刺激的传入视觉应答是变化的，无论在扫视过程中（褐色痕迹）刺激仍然是保持稳定的还是移动的。任务图中所示的灰度对应于每一步的数量。前额叶眼区神经元根据扫视转移视觉的改变进行了调整，包括每一步视觉稳定刺激的更高的活性（上图）或者每一步中中端的长度更高的活性（下图）。（修改自 Crapse & Sommer，2012。）（D）前额叶眼区神经元的传入应答可以预测猴子的视觉稳定性认知。猴子在感受野中周围刺激存在甚至在外围刺激在扫视中（"触发"扫视）会移动的情况下做出扫视应答。猴子需要通过扫视目标，当刺激移动的时候给出报告。如示例数据所示，传入视觉响应预测猴子报告的刺激是移动的（点击）还是保持稳定的（错过）。Sp/s，峰电位每秒。来自 Crapse & Sommer（2010）中未发表的数据。

通往顶叶的一个上行通路

正如我们上面所说的从上丘到前额叶眼区的途径是一个更大的额叶皮层途径的一部分，从上丘到顶叶-枕叶额皮层也有一个具体的途径（见图65.1A）。前额叶途径是由伴随放电核信息中继的，而顶叶-枕叶途径是由丘脑枕叶复杂中继的。在这个部分，我们对最近的关于从上丘到顶叶-枕叶皮层的一部分的功能途径的研究做一总结，并讨论该过程对于皮质视觉加工处理过程的潜在的贡献。

首次尝试展示从上丘到顶叶-枕叶皮层的功能性循环是基于通过上丘表层内层核心神经元（PI）到皮质运动处理区域颞中视皮层（MT）的解剖学途径（见图65.1C）。尽管该途径的结构（上丘-丘脑-皮质）和从上丘到前额叶眼区的线路是平行的，但是这两个途径中有两个关键的不同点。第一，顶叶-枕叶皮质线路的起源是上丘的表层，该层的神经元会响应视觉刺激，但是在扫视之前没有表现出明显的突增的活性。这和起源是前额叶眼区的上丘中间层的扫视相关的神经元形成了鲜明的对比。第二，顶叶-枕叶皮层途径的目标——颞中视皮层——和前额叶眼区有很大的不同。颞中视皮层是专门用于检测视觉运动的区域（Dubner & Zeki，1971；Maunsell & Van Essen，1983）并可能用于调节运动知觉（Britten et al.，1992）。颞中视皮层是视觉处理的区域，即使与视觉扫视有关，也关系有限。这和前额叶眼区形成了对比，在前额叶眼区中神经元的活性涵盖了从纯粹的视觉相关到纯粹的扫视相关的范围。因此，这两者在解剖学上是相似的，但是它们在功能的起源和终点上是完全不同的，因此可能在视觉功能上有不同的作用。

在 SC-PI-MT 途径的研究中，一个主要的挑战是找到丘脑中继神经元的区域，因为该位置在现有的解剖学数据中是不确定的。这个途径在很久之前就已经提出了（Diamond & Hall，1969），一些解剖学研究表明，上丘表层内层核心神经元的一些子区域可能会作为该途径的中继站（Cusick et al.，1993；Harting et al.，1980）。然而，其他的一些解剖学研究表明，从 SC-PI 和 PI-MT 的投影之间的联系是不确定的，也就是说，连续不间断的通路可能是不存在的（Stepniewska，Qi，& Kaas，2000）。在通过丘脑背部中介神经元（MD）线路的情况下（Sommer & Wurtz，2004a），正向的和反向刺激证明了从上丘到上丘表层内层核心神经元到颞中视皮层的通路功能的连续性。使用这些技术，枕下核神经元可以接收来自上丘的输入，投射到颞中视皮层，或者两者兼有。能同时从上丘接收信息输入并映射到颞中视皮层的关键的 PI 神经元，就是该 SC-PI-MT 途径的中继神经元。其他的可以完成从上丘中接收信号输入或向颞中视皮层输出的神经元可能也是中继神经元，但是目前为止还没有实验能够证明有第二个连接。已经证实，所有的神经元在组织学上都集中在 PI 的子区域——内侧区域（PIm）的周围。对于我们目前讨论的皮质的途径，最关键的一点是这项工作建立了一个从上丘途径枕下核神经元到达颞中视皮层的功能性路线。

从上丘到枕下核神经元再到颞中视皮层的路径的定义奠定了回答关于这个路径两个主要问题的背景：传送的是什么信息，以及这个信息和从上丘到额叶皮层的信息有什么不同？第一个重要的观察结果

是，PI 神经元很可能在路径中（中继神经元或者是单独的连接神经元）但是在扫视之前并没有表现出突增的活性变化（Berman & Wurtz，2011）。因此，神经元不能携带扫视的伴随放电信号。相反，它们总是会对小点刺激做出视觉应答，基本上很像该路线的起源——上丘表层神经元。这会让人想起扫视相关的丘脑背部中介神经元（MD）和上丘中间层神经元之间的相似性关系（Sommer & Wurtz，2004a）。

有趣的是，在颞中视皮层的刺激中，很多 PI 神经元更多地表现出顺式的活性而不是反式的活性。和从颞中视皮层中接收输入信息相一致，这些 PI 神经元对于移动的刺激表现出典型的选择性。这样的运动协调在上丘视神经元中很少出现。因此，一些 PI 神经元看起来是被颞中视皮层所驱动的，而不是上丘的表层，且可能并不参与顶叶-枕叶皮层的路径。相反地，它们可能参与皮层区域之间的信息中继。

由于 PI 中继区域的神经元表现出视觉应答的活性而不是扫视相关的突增活性，因此许多 PI 神经元的视觉活性是受扫视调控的。该调控作用随着每次扫视的发生，其神经元活性是受抑制的。如图 65.5 所示，PI 中这样的效应和我们之前展示过的上丘中一些扫视相关的视觉神经元的抑制相一致（Goldberg & Wurtz，1972；Robinson & Wurtz，1976）。在上丘中，该抑制作用不是上丘自身作用的结果，而是来自伴随放电信号的中心（Richmond & Wurtz，1980）。

我们假设上丘视觉表层神经元的调控是中间层扫视相关神经元信号输入的结果（Mohler & Wurtz，1976）。该假设主要的观点是，中间层神经元的前扫视突增活性通过平行映射关系到达表层视觉神经元，并特异性地抑制它们的活性（见图 65.6A）。这是一个非常难被验证的假设，因为中间层可逆的失活几乎一定会影响到表层的活性。这个难题最近已被 Phongphanphanee 等人（2011）克服，他们采用啮齿类动物的上丘薄片作为研究对象，这使得他们可以同时在很多神经元中刺激并记录（见图 65.6B）。在小鼠的上丘薄片中，他们通过反式激活前背侧神经元束（映射到脑干的注视定向中心）定义了一个推定的扫视相关神经元。随后，他们确定由这种反式刺激引起的相邻神经元的侧支激活，结果表明侧支激活的神经元是中间层的上丘中间神经元。最后，通过激活这些中间神经元，他们发现表层神经元活性被抑制了。因此，结合在猴子中建立上丘神经元和行为之间的关系以及在啮齿类动物中自身上丘路径中神经元之

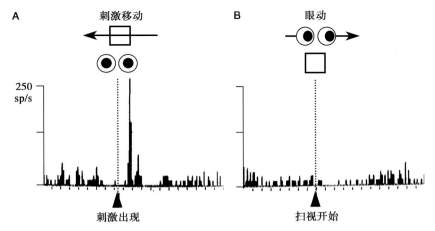

图 65.5 扫视过程中上丘表层的视觉应答抑制。（A）猴子注视时的示例神经元应答的直方图。在感受野中视觉刺激的运动会导致视觉活动的急剧增加。（B）在固定刺激存在的情况下猴子做出扫视反应时，同一个神经元的活性。由于眼动的存在，视网膜上刺激的图像以大约相同的速度和相同的方向在移动，和图 A 中刺激运动的条件下类似。然而，在这种条件下，没有视觉相关的活性增加，相反地，有活性的抑制现象。Sp/s，峰电位每秒。（修改自 Robinson & Wurtz，1976。）

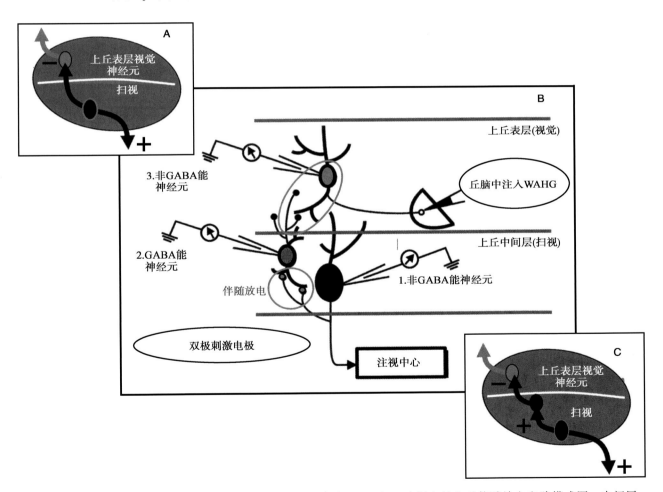

图 65.6 在上丘中伴随放电微电路的传送。（A）Robinson 和 Wurtz（1976）提出的上丘伴随放电电路模式图。中间层扫视相关活性会一直表层视觉活性。（B）Phongphanphanee 等人（2011）改进的机理图对他们的做法和发现做了总结。他们用啮齿类上丘切片研究神经元的功能性连接。上丘中介神经元通过侧支输出激活 GABA 能内神经元。反过来，内层神经元抑制表层神经元的活性。在无损伤动物中，侧支可能会携带伴随放电信号，表层神经元可能会有视觉应答，而表层神经元的映射目标可能包括枕叶。结果是上丘表层扫视相关神经元的视觉活性被抑制。（C）从啮齿类和猴类的研究中，总结出来的推测的含有上丘的伴随放电微电路。Vis，上丘表层视觉神经元；WAHG，麦胚凝集素脱辅基辣根过氧化物酶。

间的关系,都强烈地支持上丘内固有伴随放电通路的假说,在上丘中,通过中间神经元其扫视相关的神经元的视觉活性被抑制(见图 65.6C)。

注意,上述结果支持这样一个观点,从上丘到颞中视皮层的后侧途径也和伴随放电信号相关。然而,这个途径并不是伴随放电本身,而只是沿着伴随放电的路径在传导;更准确地说,这是伴随放电信号的效应。上丘视觉应答的抑制推测可能先传递到枕叶,在枕叶中该抑制效应已被观察到(Wurtz & Berman, 2012),随后被传递到颞中视皮层,在该层的抑制效应也是有据可查的(Bremmer et al.,2009;Ibbotson et al.,2008;Thiele et al.,2002)。因此,从上丘到皮质的后侧通路可能可以抑制视觉活动,这可能是上丘内伴随放电的结果,与传达前扫视活性的额叶通路相比,后者本身就是伴随放电信号。

那么接下来的问题是,这个从上丘到上丘内层核心神经元再到颞中视皮层的抑制效应和在人类心理学实验中观察到的视觉输入的抑制(Ross et al.,2001)是否有什么关系呢?这个扫视抑制可以减少扫视过程中视觉场景的模糊,从而降低视觉扫视所产生的破坏。所有和这个抑制作用相关的神经元所需的一个要求是,神经元的抑制必须在扫视开始之前产生,扫视时人类感知抑制的标志(Latour,1962)。这样的在上丘到颞中视皮层通路中神经元的抑制确

实发生在扫视开始之前,该抑制是通过在扫视之前对于闪现刺激进行视觉应答而产生的,而在扫视之前很久对于闪现刺激的相对幅度的应答是减弱的(Wurtz & Berman,2012)。这个前扫视抑制是完全沿着路线来的:上丘、上丘内层核心神经元以及颞中视皮层。总之,所有的这些实验结果表明,颞中视皮层的皮层神经元的抑制作用可能是中继的结果,从上丘中抑制输入。下一个关键的步骤就是确定颞中视皮层神经元的抑制是否会被上丘的失活所修改。

总结

我们已经总结了从脑干途经丘脑到大脑皮层的最好理解的通路,这两个通路不属于经典感觉通路的一部分(见图 65.7)。其中一个途径从上丘的中介层途经丘脑背部中介神经元侧边到达前额叶眼区皮层。该途径传送伴随放电信号活动,伴随放电信号编码即将来临的扫视的振幅和方向。第二个途径从上丘的表层途经枕叶 PIm 区域到达顶叶皮层的颞中视皮层。对于该途径的许多神经元来说,传递的是扫视过程中视觉活动的抑制信息。在顶叶皮层的扫视同步抑制可能是从上丘表层视觉活性抑制转入的。有趣的是,上丘表层神经元的抑制看起来是从上丘中间层扫视

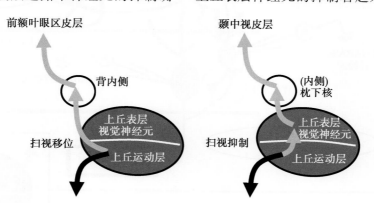

图 65.7 两个伴随放电途径的推测的视觉作用总结。左图:SC-MD-FEF 途径(SC,上丘;MD,丘脑背部中介神经元;FEF,前额叶眼区)传导由上丘中间运动层产生的扫视伴随放电信号。在前额叶眼区,伴随放电信号被用于在扫视之前转移感受野,这是关于扫视视网膜成像移位补偿处理的一个推测的机理。右图:SC-PI-MT 途径(PI,枕下核神经元;MT,颞中视皮层)传导扫视的伴随放电的结果。这个途径起源于浅层的上丘、视觉皮层。神经元的视觉应答受上丘中间运动层的伴随放电信号的抑制。下降的视觉应答会被传递至颞中视皮层,同时,也发现了扫视相关视觉神经元应答的下降,这为扫视过程中感知视觉拖影的抑制提供了一个推测的机理。Inf,下层;PIm,PI 的内侧划分。

相关神经元传递的伴随放电信号引起的。因此，上丘的中间层神经元似乎有着双重的角色,同时向上丘表层提供伴随放电信号以及通过丘脑背部中介神经元向额叶皮层提供信号。这两个途径都是从上丘散发到大脑皮层的,在扫视眼动过程中,都对我们的视觉稳定性有作用。扫视过程中,到达额叶皮层的途径可能对视网膜成像的位移有补偿作用,而到达顶叶皮层的途径可以抑制扫视过程中的视觉拖影。因为这两个途径的起源都是上丘中间层,两途径的信号都是预扫视,因此无论是补偿作用还是扫视抑制作用,在扫视开始之前就已经开始了。与均滞后于扫视启动的依赖本体感觉信号或者再传入视觉传入的其他机制相比,上述回路的预测性元素具有明显优势。

我们不知道通过这两个途径传达到大脑皮层的其他种类的信息是什么,目前为止记载的可能只是整体的一部分而已。无论如何,所有这些工作的一个显著性的贡献是建立了一个研究灵长类大脑从一个地方到另一个地方传递信息的跨丘脑途径的方法。这些途径携带的信息是隐藏的,直到包含严格控制的行为学任务的实验采用微电极的方法对其进行检测才显示出来。在无脊椎动物的更简单一点的神经元系统已经进行了很长一段时间的研究(例如,Delcomyn,1977;Poulet & Hedwig,2006;综述 Crapse & Sommer,2008b),近年来,在灵长类中研究伴随放电信号已经成为可能。在测量运动的同时,记录运动相关的神经元信息,可以建立这些信息从哪里来,到哪里去,以及从神经元中接受什么信息,我们能够开始详细地研究灵长类大脑伴随放电信息通路。我们已经对起源于上丘,并可能通向额叶-顶叶皮质的通路实现了惊鸿一瞥,使用相同的实验策略,我们可以研究由丘脑传递的其他大脑内在回路。

参考文献

Berman, R. A., & Wurtz, R. H. (2011). Signals conveyed in the pulvinar pathway from superior colliculus to cortical area MT. *Journal of Neuroscience, 31*, 373–384.

Bremmer, F., Kubischik, M., Hoffmann, K. P., & Krekelberg, B. (2009). Neural dynamics of saccadic suppression. *Journal of Neuroscience, 29*, 12374–12383.

Britten, K. H., Shadlen, M. N., Newsome, W. T., & Movshon, J. A. (1992). The analysis of visual motion: A comparison of neuronal and psychophysical performance. *Journal of Neuroscience, 12*, 4745–4765.

Crapse, T. B., & Sommer, M. A. (2008a). Corollary discharge circuits in the primate brain. *Current Opinion in Neurobiology, 18*, 552–557.

Crapse, T. B., & Sommer, M. A. (2008b). Corollary discharge across the animal kingdom. *Nature Reviews. Neuroscience, 9*, 587–600.

Crapse, T. B., & Sommer, M. A. (2009). Frontal eye field neurons with spatial representations predicted by their subcortical input. *Journal of Neuroscience, 29*, 5308–5318.

Crapse, T. B., & Sommer, M. A. (2010). Frontal eye field activity predicts performance in a visual stability judgment task. Program No. 280.20. *2010 Neuroscience Meeting Planner*, San Diego, CA: Society for Neuroscience (online).

Crapse, T. B., & Sommer, M. A. (2012). Frontal eye field neurons assess visual stability across saccades. *Journal of Neuroscience, 32*, 2835–2845.

Cusick, C. G., Scripter, J. L., Darensbourg, J. G., & Weber, J. T. (1993). Chemoarchitectonic subdivisions of the visual pulvinar in monkeys and their connectional relations with the middle temporal and rostral dorsolateral visual areas, MT and DLr. *Journal of Comparative Neurology, 336*, 1–30.

Delcomyn, F. (1977). Corollary discharge to cockroach giant interneurons. *Nature, 269*, 160–162.

Diamond, I. T., & Hall, W. C. (1969). Evolution of neocortex. *Science, 164*, 251–262.

Dubner, R., & Zeki, S. M. (1971). Response properties and receptive fields of cells in an anatomically defined region of the superior temporal sulcus in the monkey. *Brain Research, 35*, 528–532.

Duhamel, J. R., Colby, C. L., & Goldberg, M. E. (1992). The updating of the representation of visual space in parietal cortex by intended eye movements. *Science, 255*, 90–92.

Dunn, C. A., Hall, N. J., & Colby, C. L. (2010). Spatial updating in monkey superior colliculus in the absence of the forebrain commissures: Dissociation between superficial and intermediate layers. *Journal of Neurophysiology, 104*, 1267–1285.

Goldberg, M. E., & Wurtz, R. H. (1972). Activity of superior colliculus in behaving monkey: I. Visual receptive fields of single neurons. *Journal of Neurophysiology, 35*, 542–559.

Hallett, P. E., & Lightstone, A. D. (1976). Saccadic eye movements toward stimuli triggered by prior saccades. *Vision Research, 16*, 88–106.

Harting, J. K., Huerta, M. F., Frankfurter, A. J., Strominger, N. L., & Royce, G. J. (1980). Ascending pathways from the monkey superior colliculus: An autoradiographic analysis. *Journal of Comparative Neurology, 192*, 853–882.

Ibbotson, M. R., Crowder, N. A., Cloherty, S. L., Price, N. S., & Mustari, M. J. (2008). Saccadic modulation of neural responses: Possible roles in saccadic suppression, enhancement, and time compression. *Journal of Neuroscience, 28*, 10952–10960.

Joiner, W. M., Cavanaugh, J., & Wurtz, R. H. (2011). Modulation of shifting receptive field activity in frontal eye field by visual salience. *Journal of Neurophysiology, 106*, 1179–1190.

Latour, P. L. (1962). Visual threshold during eye movements. *Vision Research, 2*, 261–262.

Lynch, J. C., Hoover, J. E., & Strick, P. L. (1994). Input to the primate frontal eye field from the substantia nigra, superior colliculus, and dentate nucleus demonstrated by transneuronal transport. *Experimental Brain Research, 100*, 181–186.

Maunsell, J. H., & Van Essen, D. C. (1983). Functional properties of neurons in middle temporal visual area of the macaque monkey: I. Selectivity for stimulus direction, speed, and orientation. *Journal of Neurophysiology, 49,* 1127–1147.

Mohler, C. W., & Wurtz, R. H. (1976). Organization of monkey superior colliculus: Intermediate layer cells discharging before eye movements. *Journal of Neurophysiology, 39,* 722–744.

Nakamura, K., & Colby, C. L. (2002). Updating of the visual representation in monkey striate and extrastriate cortex during saccades. *Proceedings of the National Academy of Sciences of the United States of America, 99,* 4026–4031. doi:10.1073/pnas.052379899.

Phongphanphanee, P., Mizuno, F., Lee, P. H., Yanagawa, Y., Isa, T., & Hall, W. C. (2011). A circuit model for saccadic suppression in the superior colliculus. *Journal of Neuroscience, 31,* 1949–1954.

Poulet, J. F. A., & Hedwig, B. (2006). The cellular basis of a corollary discharge. *Science, 311,* 518–522.

Richmond, B. J., & Wurtz, R. H. (1980). Vision during saccadic eye movements: II. A corollary discharge to monkey superior colliculus. *Journal of Neurophysiology, 43,* 1156–1167.

Robinson, D. L., & Wurtz, R. H. (1976). Use of an extraretinal signal by monkey superior colliculus neurons to distinguish real from self-induced stimulus movement. *Journal of Neurophysiology, 39,* 852–870.

Ross, J., Morrone, M. C., Goldberg, M. E., & Burr, D. C. (2001). Changes in visual perception at the time of saccades. *Trends in Neurosciences, 24,* 113–121.

Sommer, M. A., & Wurtz, R. H. (2002). A pathway in primate brain for internal monitoring of movements. *Science, 296,* 1480–1482.

Sommer, M. A., & Wurtz, R. H. (2003). The dialogue between cerebral cortex and superior colliculus: Implications for saccadic target selection and corollary discharge. In L. M. Chalupa & J. S. Werner (Eds.), *The visual neurosciences* (pp. 1466–1484). Cambridge, MA: MIT Press.

Sommer, M. A., & Wurtz, R. H. (2004a). What the brain stem tells the frontal cortex: I. Oculomotor signals sent from superior colliculus to frontal eye field via mediodorsal thalamus. *Journal of Neurophysiology, 91,* 1381–1402.

Sommer, M. A., & Wurtz, R. H. (2004b). What the brain stem tells the frontal cortex: II. Role of the SC–MD–FEF pathway in corollary discharge. *Journal of Neurophysiology, 91,* 1403–1423.

Sommer, M. A., & Wurtz, R. H. (2006). Influence of the thalamus on spatial visual processing in frontal cortex. *Nature, 444,* 374–377.

Sommer, M. A., & Wurtz, R. H. (2008). Brain circuits for the internal monitoring of movements. *Annual Review of Neuroscience, 31,* 317–338.

Sperry, R. W. (1950). Neural basis of the spontaneous optokinetic response produced by visual inversion. *Journal of Comparative and Physiological Psychology, 43,* 482–489.

Stepniewska, I., Qi, H. X., & Kaas, J. H. (2000). Projections of the superior colliculus to subdivisions of the inferior pulvinar in New World and Old World monkeys. *Visual Neuroscience, 17,* 529–549.

Thiele, A., Henning, P., Kubischik, M., & Hoffmann, K. P. (2002). Neural mechanisms of saccadic suppression. *Science, 295,* 2460–2462.

Umeno, M. M., & Goldberg, M. E. (1997). Spatial processing in the monkey frontal eye field: I. Predictive visual responses. *Journal of Neurophysiology, 78,* 1373–1383.

Umeno, M. M., & Goldberg, M. E. (2001). Spatial processing in the monkey frontal eye field: II. Memory responses. *Journal of Neurophysiology, 86,* 2344–2352.

von Helmholtz, H. (1925). *Helmholtz's treatise on physiological optics* (3rd ed., 1910, J. P. C. Southall, Trans.). New York: Optical Society of America.

von Holst, E., & Mittelstaedt, H. (1950). Das Reafferenzprinzip. Wechselwirkungen zwischen Zentralnervensystem und Peripherie. *Naturwissenschaften, 37,* 464–476.

Walker, M. F., Fitzgibbon, E. J., & Goldberg, M. E. (1995). Neurons in the monkey superior colliculus predict the visual result of impending saccadic eye movements. *Journal of Neurophysiology, 73,* 1988–2003.

Wurtz, R. H. (2008). Neuronal mechanisms of visual stability. *Vision Research, 48,* 2070–2089.

Wurtz, R. H., & Berman, R. A. (2012). One message the pulvinar sends to cortex. *Journal of Vision, 12*(9), 1373. doi:10.1167/12.9.1373.

第 66 章　眼动和视觉的相互作用：扫视期间的感知

M. Concetta Morrone

我们的视觉总是稳定且清晰的,尽管不停出现的快速眼跳不断积极复位我们的注视点,这个频率为每秒2~3次。扫视可能是人为的、有意识地产生的,但大多数情况下它是无意识的,不会被自身察觉。不仅仅是眼球的实际运动无法引起注意,图像扫过视网膜时的运动也是如此,并且注视点本身已经复位。这个世界看起来是静止在原地不动的。比起观察者自身的眼球运动,外界的图像运动会对观察者的稳定性感知产生惊人的影响。关于稳定性感知的问题是一个使无数包括 Descartes、Helmholtz、Mach 和 Sherrington 在内的科学家沉醉其中的古老课题,甚至可以追溯到11世纪的波斯学者 Alhazen,他曾说过这么一句话:"当眼睛朝着一个可视的预期目标运动时,眼睛所面对的每一个物体的形态都会随着眼睛的移动而在眼睛上移动。但当目标静止时,你将会对目标表面构成的运动习以为常,从而判定目标是静止的(Alhazen,1083)"。然而,到了近代才发展出可以监测精确眼动并定性测量其结果的工具。

眼动过程中的视觉稳定性可以被明显分为两类问题:为什么当眼球扫过视野的时候,我们感知不到视网膜图像产生的运动——以及我们如何动态地"在线"应对每一次视网膜图像的持续变化,从每一次定格的连续"快照"中构建一个稳定的世界再现?尽管关于眼动过程中的视觉稳定性这一大问题还远没解决,过去这几年中仍然有不少令人鼓舞的进步。本章重点介绍大幅度扫视状态下,对视觉感知的认识的相关进展:关于小幅度跳视、漂移以及平滑追踪的内容,请详见60~65章。

眼跳的抑制

视觉稳定性研究中的部分普遍问题在于——为何由眼球运动引起的视网膜图像的迅速运动可以完全被忽视,而外部因素引起的可比大范围运动可见(Allison et al.,2010;Burr et al.,1982)? 长期以来,研究者们一致怀疑在扫视过程中,视觉其实在某种程度

上受到抑制(Holt,1903),但是这种抑制的性质一直未被破解。现在我们明白了,这种抑制并不是一种视觉系统的"中枢麻醉"(Holt,1903),也不是一种由于快速运动所致的对周围世界的周边视力丧失(Campbell & Wurtz,1978;Dodge,1900;Woodworth,1906),因为这种运动事实上是可见的,特别是在低空间频率的情况下(Burr & Ross,1982)。在扫视这一过程中所发生的是一些刺激被抑制而另一些没有:如果刺激的闪现只出现在扫视前,低空间频率的刺激很不容易检测到,而高空间频率的刺激始终是可见的(Burr et al.,1982;Volkmann et al.,1978)。等亮度刺激范式(刺激仅有颜色变化而亮度不变)在扫视过程中不受抑制,甚至有所增强(Burr, Morrone, & Ross,1994),这意味着作为色彩辨别基础的左侧小细胞性细胞通路是未受损的,而大细胞性细胞通路却被特异性抑制(Castet & Masson,2000;Shioiri & Cavanagh,1989)。

扫视的抑制遵循一个非常紧密的特异性时间进程,见图66.1A(重绘自 Diamond,Ross,& Morrone,2000),与等亮度刺激中的扫视的增加有明显区别(图66.1C,重绘自 Knoll et al.,2011)。对于低空间频率和亮度调制刺激的视觉敏感度在扫视开始前的25ms就出现了下降,并在扫视开始时达到了最小值,然后迅速在50ms后恢复到正常水平。与之前提出的假设对比,这种抑制效应在所有偏心率下都表现出倍增和齐次的变化特性(Knoll et al.,2011)。而这种抑制是否来源于一种中央非视觉的"伴随放电"信号(见65章),或者只是简单地由于视觉"掩蔽"效应所导致的? 这看起来不太可能,因为视觉系统非常谨慎地保证了一个同一的包围。为了确定扫视其本身是抑制的基础,我们通过观察一个刺激来模拟扫视的眼动状态,这一刺激通过一个镜面反射设置形成,能够以等同于扫视的速度进行旋转。当背景一致时,仅需要最小的视觉参考,模拟的扫视在敏感性上的影响很小,近乎于无(图66.1A 中的空心符号)。

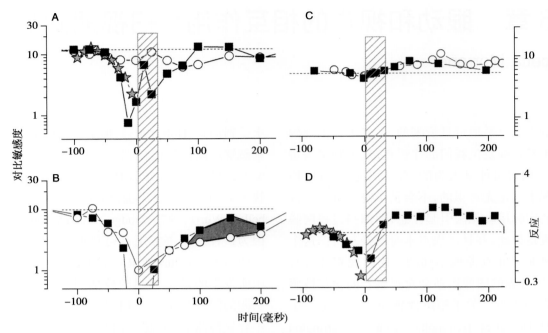

图 66.1　眼跳对于人类对比敏感度、人类血氧依赖水平（BOLD）以及在猴的中颞视区皮层（MT 区）的神经元发放率的影响（MT；经许可转载自 Diamond, Ross, & Morrone,2000；Ibbotson & Cloherty,2009；Knoll et al.,2011；Vallines & Greenlee,2006）。（A）图中实心方块所代表的是被试辨别一个短暂的、低空间频率的、亮度调制光栅刺激的亮度的对比敏感度（采用强制二选一的方法）。屏幕背景采用平均亮度，极少有视觉参考出现。可以看到敏感度在扫视开始时有一个明显的下降（远远多于一个对数单位）。空心圆表示代在相同条件下测量的结果，但没有扫视，而是以扫视相同的速度和幅度移动的镜子，这对敏感度的影响很小。星状标记点表示一部分 V1 区的 BOLD 幅度的指数值，代表了扫视前短暂出现的光栅。（B）和（A）中一样，除了背景之外，其余都是高对比度的随机模式。通过采用结构化的背景，仿真的扫视也能够降低可视性，猜测可能是通过掩蔽作用达到的，而这种掩蔽影响的持续时间比起真实的眼跳要长一些。灰色阴影区域指示的是相比于注视，在扫视中敏感度更高的区域。（C）和（A）相同，除了刺激是等亮度的红绿正弦光栅刺激，出现在扫视前注视点右侧 5° 和上方 2° 的位置。对比敏感度是视锥对比度阈值的倒数。空心符号表示的是仿真扫视的数据。注意这两组数据的双重易化。（D）清醒猴的典型 MT 神经元对于刺激的发放率反应，刺激的内容是短暂地闪现一个刺激（方形图案表示）；以及人类 V1 区的 BOLD 活性（星形图标表示）关于扫视开始时间的函数。可以看到反应的模式与（A）中的心理物理学结果相似。扫视之后发生的增强可能是为了使真实扫视过程中，掩蔽效应能够更快地恢复（（B）中空心图标和实心图标所代表的数据之间的差异）。

然而这并不是说在多数自然环境的情况下掩蔽效应不会发生。当将实验刺激嵌入一个有纹理的屏幕中时，模拟的扫视确实会使对比敏感度下降（见图66.1B）。实际上，抑制最大值几乎和真实的扫视所引起的差不多大，持续的时间比起真实的扫视所引起的要更长一些。这表明与无扫视的运动比起来，在扫视发生后敏感度比预期的更大，也许揭示了一种后扫视的促进。这种后扫视促进的时间和等亮度刺激中所观察到的非常相似，但对于这些刺激来说，模拟的扫视和真实的扫视表现出了相同的效应（见图66.1C中的空心和实心符号标记），说明这种促进和伪视网膜运动相关，而并非与扫视的活动机制相关。

真实的扫视会出现不同于受刺激产生后出现的亮度——对比敏感度模式，这一现象说明了这种抑制结果至少有一部分是源于一个活动的视网膜外的信号。有趣的是，这种抑制的效果会随着年龄的变化发生改变，在青少年中的抑制效果远远强于成年人（Bruno et al.,2006），即使这一年龄段的运动知觉和周边抑制效应已经非常接近成人水平（Maurer, Lewis, & Mondloch,2005；Parrish et al.,2005）。这说明了在青少年后期，这种抑制调停机制仍在发育中。鉴于扫视运动系统在青少年时期也仍未完全发育成熟（Fischer, Biscaldi, & Gezeck,1997），这也许是进一步论证视网膜外信号参与介导扫视抑制与运动系统有关的重要证据。

心理物理学的研究指出，扫视抑制出现在视觉系统的早期（Burr, Morrone, & Ross,1994），位于或早于对比度掩蔽（Watson & Krekelberg,2011），其进程处于低阶运动处理之前（Burr, Morgan, & Morrone,1999）。Thilo 等人（2003）借助电生理技术，用一种更直接的方式处理了这一问题。通过推进 Riggs、Merton 以及 Morton 等人早期的研究（1974），他们展示了通过电刺激眼睛产生的视觉光幻视在眼跳过程中受到了抑制。然而，在经颅磁刺激（TMS）下的皮层起源——V1 区或 V2 区的视觉光幻视并没有受到抑制。这一现象强有力地暗示了扫视抑制出现在早期，早于皮层光幻视的产生，可能发生在外侧膝状体（LGN）或 V1 区内。一项功能磁共振成像（fMRI；Sylvester, Haynes, & Rees, 2005）研究测量了被试在一片亮度恒定的区域（为了避免出现伪视网膜运动）发生扫视时，LGN 的血氧水平依赖（BOLD）活性，结果显示在 LGN 和 V1 中都出现了明显的抑制，加强了早前对于黑暗环境中 V1 区眼跳抑制的猜测（Bodis-Wollner, Bucher, & Seelos, 1999；Paus et al., 1995）。有趣的是，V1 区的 BOLD 反应水平随着刺激出现在靠近扫视开始的位置而下降，和心理物理学上的结果相似（see the stars in figure 66.1A, taken from Vallines & Greenlee, 2006），进一步提示了活动的早期位点。

fMRI 研究也提供了扫视的丘脑后调制证据。扫视期间，对于亮度刺激的 BOLD 反应相对色彩刺激而言受到抑制，不过各个区域的衰减程度不同（Kleiser, Seitz, & Krekelberg, 2004），意料之中的，中颞视区（MT）的衰减比较强，但意外发现更多地接受小细胞性输入而非大细胞性输入的皮层 V4 区的衰减也很强。基于心理物理学研究结果，科学家们提出这样的假设：抑制水平线可以影响一个后扫视形式呈现的知觉，而形式抑制可以在形式分析之后发生取代，也恰恰说明了这一观点（Watson & Krekelberg, 2009）。同样，也有证据表明高级神经水平的抑制，恰位于我们常认为与注意有关的位置（Bristow et al., 2005；Kleiser, Seitz, & Krekelberg, 2004）。这其实相当有意思，因为这可能是一种"注意相关"的高阶区域产生的抑制，阻止了运动感知进入意识，避免因此产生惊愕（Allison et al., 2010；Burr et al., 1982）。

扫视抑制的电生理学显得更加复杂。电生理学的研究显示，V1 区的大部分细胞表现出对扫视产生的运动的活跃反应；然而，一些细胞并不对这种扫视产生的运动起反应，而仅仅对外界的实质性运动有反应。这些细胞在 V1 区中占少数，大约 10%，在 V2 区占 15%，而在 V3A 区占 40%（Galletti & Fattori, 2003；Wurtz, 2008）。Reppas、Usrey 和 Reid（2002）的结果显示，自发的眼跳会引起 LGN 细胞的强烈反应，尤其是大细胞性细胞：发生扫视时间段附近的活性降低，并在扫视结束后产生长时间持续的、较大的增强。同

样，也有清晰的证据显示丘脑和丘脑枕有强烈抑制，这可能对快速运动的抑制至关重要（见 65 章，Wurtz, 2008）。

可能 Ibbotson、Crowder、Cloherty、Price 以及 Mustari（2008）和 Bremmer 等人（2009）的数据能更直接地和心理物理敏感度相比较，他们测量了中颞/中上颞（MT/MST）细胞对刺激的反应，该刺激和心理物理学研究所用的刺激非常相似。细胞反应的数据（源自 Ibbotson & Cloherty, 2009）被重新绘制成图 66.1D。在扫视开始之前，这一细胞就表现出非常强且非常稳定的抑制，紧接着在扫视结束之后出现一个持续了 200ms 的明显增强。尽管要对心理物理学的阈值测量值（图 66.1A）和一个代表性 MT 细胞的发放率（图 66.1D）做一个量化的比较是一件比较困难的事，但 MT/MST 反应调制与低空间频率刺激的敏感度的时间进程相似也确实是一件比较有趣的发现。其实这种反应调制还和 V1 区的 BOLD 活性（开始）相似（Vallines & Greenlee, 2006），可能表明了扫视前的大细胞性/MT-MST 通路（Bremmer et al., 2009）反应。比起刺激后产生的扫视，MT 细胞在后扫视的强烈增强反应，在完全黑暗环境中也有发生，这解释了真实扫视发生后的敏感度升高（图 66.1B 中空心和实心符号所表示的差异）。关于 MT 神经元的另一结果也非常有趣，除了抑制，许多神经元的最优方向选择性也发生了逆转（Thiele et al., 2002）。这一奇怪的现象对于"取消"眼动产生的伪运动信息至关重要，有助于保持视觉世界的稳定。其他类似于 VIP 和 LIP 的皮层区域并没有表现出与 MT 中时间进程类似的抑制，再次指出了 M-通路和运动知觉的特异性抑制（Allison et al., 2010；Burr et al., 1982；Burr, Morrone, & Ross, 1994；Shioiri & Cavanagh, 1989）。

总的来说，其实扫视抑制发生在不同水平并不奇怪。许多基础的知觉现象，例如增益控制，并不仅仅出现在一个单一位点，事实上它们几乎出现在所有可能的位置：感光细胞、视网膜神经节细胞、LGN 细胞以及皮层等（Shapley & Enroth-Cugell, 1984）。的确，扫视抑制和对比度增益控制之间的平行性很强，这也让我们猜测，他们可能共享了相似的机制。在扫视过程中，时间脉冲对亮度而非等亮度的刺激的反应变得愈发快速和瞬变（Burr & Morrone, 1996）。LGN（Reppas, Usrey, & Reid, 2002）和 MT/MST（Ibbotson et al., 2008）细胞都表现出类似的反应模式——在扫视过程中表现为更快且更短暂的脉冲反应。这些结果表明，扫视抑制可能通过衰减神经元反应的增益控制

而实现,从而造成一个更快的脉冲反应(Shapley & Victor,1981)。改变对比度增益使得神经元对低对比度刺激的反应降低,减少了扫视引起的伪信号的影响,从而促进恢复正常的敏感度水平。这种经由增益控制机制进行的扫视抑制在选择性抑制大细胞性通路时仍然保持恒定,因为大细胞性细胞相较小细胞性细胞而言具有更强的增益控制(Sclar,Maunsell,& Lennie,1990)。显然对于扫视抑制来说,这是一种简洁有效的解决方案,至少在位置选择上已经占了机制优势。

认为增益控制同时解释了扫视过程中的抑制和快速恢复的这一想法被应用于扫视仿真模型的建立,该模型定量模拟了实际和仿真眼跳的对比敏感度时间进程(Diamond,Ross,& Morrone,2000)。有趣的是,改变反应增益是少数能够同时解释大多数扫视的抑制性质的机制之一。这可以被认为是在噪音背景中出现的,真实的和仿真扫视的敏感度的相似性导致的,而这也能够说明这种抑制依赖于噪声输入(Watson & Krekelberg,2011)。同样,这种机制还能够解释扫视后出现的增强,也就是脉冲反应的变化(Burr & Morrone,1996),以及扫视刺激前后,短暂的掩蔽效应强度的变化(Burr,Morrone,& Ross,1994)。通过增益控制机制的作用,扫视抑制会起到两点重要的作用:对于图像运动的抑制——如果不进行抑制的话,会出现信息干扰,不利于视觉的稳定;以及扫视后迅速恢复到正常的敏感度水平。

内部空间图谱的动态更新

除了抑制由视网膜上图像快速移动所产生的运动的简单问题之外,大脑还需要考虑如何处理扫视运动,特别是在判断目标的瞬时空间位置的时候。与Alhazen一样,Helmholtz((1866)也意识到了"意志能够参与尝试改变眼球的调节",而这能够被用来帮助稳定我们的知觉。基于相似的眼动补偿思想的模型于20世纪50年代由Sperry(1950)及Von Holster和Mittelstädt(1954)提出,前者提出了感知回馈(corollary discharge)概念而后者提出了感知副本(efference copy)概念,即产生眼动的自主意志会在视网膜信号中被减去,从而去除由眼动产生的运动,并稳定我们的知觉。现在我们知道,运动检测器的分析执行是非常复杂的,这决定了视网膜运动信号不会如此轻易地被补偿。然而,有证据表明存在必然的感知回馈信号有助于维持视觉的稳定性(关于这一部分的具体内容详见

65章)。

相当一部分心理物理学的证据表明,人类存在感知回馈的现象,20世纪60年代,Leonard Matin和其他人一起报道了在眼跳发生时,空间定位上的巨大瞬变现象。当被要求报告在扫视发生期间闪现的目标物位置时,被试无法准确对目标进行定位,主要是在扫视方向上(Honda,1991;Mateeff,1978;Matin & Pearce,1965)。这种定位错误在扫视幅度的一半时最为明显。后来,Mateeff和Honda测量了这一影响的时间进程,发现这种错误一般开始在扫视开始前约50ms,并在重新开始注视之后仍然保持。这种开始于扫视初始之前的错误,恰恰可以指出存在着一个缓慢的、延迟的感知回馈信号补偿了部分眼动:位置的内部表现和实际的注视点位置并不完全匹配,从而导致这种对于短暂闪现的视觉目标的定位错误。

我们采用等亮度刺激测试了光适应条件下,扫视的定位错误现象(也就是说整个扫视过程中始终是可视的)。通过这一方法,我们得到了一个奇异的结果:在整个扫视的时间段中,视觉空间并没有在扫视方向出现大幅度的移动,但是在向目标扫视的方向上发生了压缩(Morrone,Ross,& Burr,1997;Ross,Morrone,& Burr,1997)——见图66.2A和66.2C。目标在扫视开始时就向一定位置范围移动,从靠近注视点的位置移向远离扫视目标的位置,而这一目标在被试的感知中是始终在扫视目标位置上或附近的。这种影响基本与扫视方向平行(Ross,Morrone,& Burr,1997),尽管仍存在着正交方向上的小幅度压缩(Kaiser & Lappe,2004)。这一结果显然非常令人感兴趣,因为这说明了在数学上被描述为一种简单的内部坐标系转换的处理方式是不尽然合理的:也许这种坐标系并不能在没有额外的知觉线索时执行其空间转换作用。

对于空间位置来说,扫视前的抑制显得尤为强烈,以至于4个分布范围超过20°视角的条带在被试的感知中被融合成了一个单一的条带(Ross,Morrone,& Burr,1997)。对于条带形状(Matsumiya & Uchikawa,2001)或颜色(Lappe et al.,2006)的辨别在这一过程中始终是正常的,但计算他们的数目和感知他们分别的位置就无法保持正确。有时候对于移动目标的形状和方位感知也会发生变化,会觉得比实际小,以及更加垂直(对于水平跳视而言),然而这种影响很难被定量测量。整个过程中,目标物特性并没有消失或压缩,这至少说明了这种定位错误发生在相对高阶的分析水平,至少发生在目标特征提取之后。

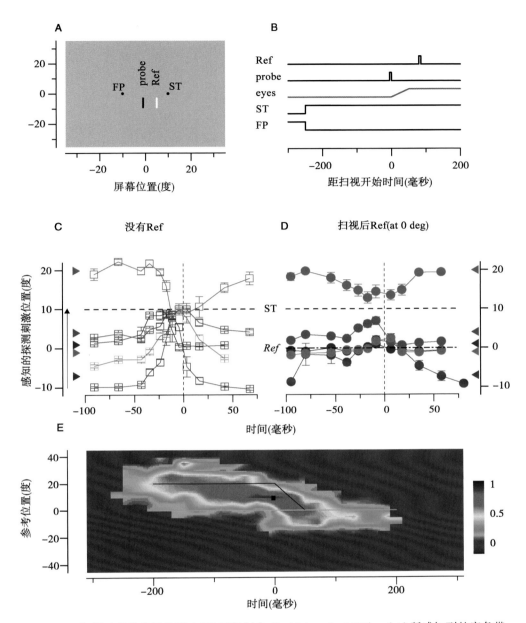

图 66.2　扫视对条带位置的影响(许可复制自 Cicchini et al. ,2013)。(A)所感知到的窄条带(或亮或暗),该在扫视开始前-10°到10°的范围内,于相应的不同时间在红色的背景上短暂闪现。刺激显示的内容有:注视点(EP),眼跳目标(ST),以及两个闪烁的条带:参考(Ref)和探测刺激(Probe)。(B)刺激显示及扫视的时间进程。(C-D)对于屏幕上一个单独闪现的探测刺激条带(C)或一个伴随着另一个短暂闪烁条带(第一个条带出现80ms后显示)的探测刺激条带的扫视前压缩。(D)水平的点状虚线表示参考刺激的位置。黑色的水平虚线标记了扫视目标的位置。不同曲线表示探测刺激条带在屏幕上的不同位置(对应的颜色和位置见Y轴上的三角图注)。扫视的影响(在眼跳开始时达到最大值)是使出现的条带向扫视目标方向出现漂移,目标方向就是眼球在C中的位置,以及许多相对于D中参考位置的条带位置。(E)出现在扫视前-20~0ms的探测刺激条带和0ms出现在0°条带(黑色图标表示)的相互作用的时空谱图。横坐标表示参考条带的出现时间,纵坐标表示参考条带在视网膜坐标中的水平位置。黑色方块表示探测刺激条带的时间和位置。灰色和黑色的线分别表示中央凹和扫视目标的位置。相互作用范围延展超过20°扫视视角,且超过300ms眼跳时间,但是更重要的是,在沿伪视网膜运动轨迹上的时空延长。

猜测这种扫视压缩只出现在视觉参考也出现的时候,而在黑暗环境下,扫视压缩就不会出现(Lappe,Awater,& Krekelberg,2000)。但是后续的实验研究表明这并非必然正确(Awater & Lappe,2006)。在黑暗环境中,或是在瞬时的黑暗条件下(通过在扫视开始之后瞬间熄灭灯光造成一个短暂的黑暗环境),压缩现象确实出现,但由于这种状况下也存在着对扫视目标的定位错误,可能发生混淆(Morrone,Ma-Wyatt,& Ross,2005)。对此的解释是,不论是否存在视觉参考,这种扫视压缩在明亮和黑暗的条件下都会发生。一些研究表明,视觉参考自身(例如屏幕上一些散乱的点)不会影响这种扫视压缩。然而,两次在扫视前展示相同的瞬时刺激,甚至在不同的视网膜位置,都会极大地减少定位错误(Morrone,Ross,& Burr,1997;Park,Schlag-Rey,& Schlag,2003;Pola,2007;Zhang et al.,2004),而在瞬时刺激闪现前添加一个延长的,持续或闪烁的刺激或使定位错误出现更明显的下降(Sogo & Osaka,2001;Watanabe et al.,2005)。这一发现可能指示了视觉系统存在一套在扫视过程中保持目标位置恒定的机制。另一方面来说,在清楚明显的刺激之间则发现了独立性,比如在不同的时间间隔出现不同形状的刺激(Hamker,Zirnsak,& Lappe,2008),或者出现在扫视的正交方向(Morrone,Ross,& Burr,1997;Sogo & Osaka,2002)。

最近,我们测量了一对在接近扫视位置不同步闪烁的刺激之间的相互作用(Cicchini et al.,2013)。我们发现,对于扫视前刺激的定位会受到一个类似的扫视前或扫视后刺激的强烈影响,尽管他们的实际分布相差了好几度视角,但是这两者依旧会被感知为在相近的位置。图66.2B和D展示了图66.2C中相同位置的探测刺激条带的知觉定位,但这一图中的刺激其实跟随着(80ms)一个闪现在屏幕中央(0°)的类似的"参考"刺激:探测刺激条带的错误定位发生了剧烈的变化。在这一条件下,探测刺激条带的位置更靠近参考条带,就像参考条带对探测刺激条带有吸引一样;这种靠近扫视目标和等距离会在两个前后出现的视觉信号之间产生一个混合的吸引。因为探测刺激条带出现在大约0°的位置(靠近参考条带的屏幕位置),这导致了整个扫视过程中几乎不存在实际上的错误定位。我们测量了多种参考条带和探测刺激条带的位置组合,发现这两者相互作用于对方,并使被试在同一位置同时看到它们——尽管它们之间相隔了相当一段间距,几乎在水平空间范围内有20°(扫视幅度),而在时间间隔上也有200~300ms。当然,不是所

有的刺激都被发现存在相互作用:具有明显方位差异的条带对另一条带之间只有很小的影响,甚至没有,这说明了这种现象是在提取视觉特征之后的处理过程中发生的。这两个关于空间压缩的例子,通常是朝着扫视目标,在此是朝着一个扫视后的参考,可能存在这一个共同的起源:更强烈的视觉参考(扫视目标或额外的条带)会吸引其他在扫视前短暂出现的刺激,并决定它们的定位。

有趣的是,时空相互作用区域在视网膜坐标系上相当广大,并朝着视网膜运动轨迹的方向倾斜。图66.2E简要描绘了这一扫视前相互作用,我们猜测这反映了神经细胞感受野瞬时转变的活动。拥有时空导向感受野的视觉探测器在哺乳动物大脑中非常常见。它们是计算运动轨迹的基础,尤其是对运动目标的知觉(Burr,1980)。所有运动知觉模型都源于Reichardt(1957)的经典假说,包括生成了感受野时空方位的系统延迟信号的非线性整合。在扫视过程中,可能存在被用于稳定视觉图像的相似战略,因为瞬时方向的感受野能够有效地消除由眼动引起的伪运动信号。这一神经元感受野的变更可能是实现知觉稳定的关键。前扫视在时间和空间上的延长非常的广,以至于扫视前和扫视后的信号都能够激活同一个探测器,从而使两个连续注视点的图像得以综合。重要的是,只有一致的信号(比如类似的特征)才能发生取代。

但是这种瞬时延长的感受野位于大脑的什么位置呢?有没有证据证明它实际的生理学应用呢?电生理学方面报道了一些瞬时的扫视前现象。在LIP,感受野在猴子开始扫视前改变了空间选择性(Duhamel,Colby,& Goldberg,1992),并期待在注视点发生变化。这一过程在展示图66.3A中,可以看到一个LIP细胞对于在其平常的感受野(空心图标)和即将在扫视之后成为新的感受野的区域(也就是"未来感受野",实心图标)闪现的刺激的反应。我们可以看到,当前感受野的反应开始下降,而未来感受野的反应开始上升,而这一变化的出现远早于眼球真正向新注视点的运动。这以现象被称为"预测性重构"。

这种预测性重构现象不仅仅出现在LIP,很多视觉相关区域,包括上丘(Walker,Fitzgibbon,& Goldberg,1995)和V3区(Nakamura & Colby,2002),V4区倒是有一些不太一样的表现(Tolias et al.,2001)。甚至有人猜测初级视皮层(V1区)的一小部分神经元可能可以动态更新感受野(Nakamura & Colby,2002),而且这种预测性重构可以通过fMRI在人类大脑皮层被

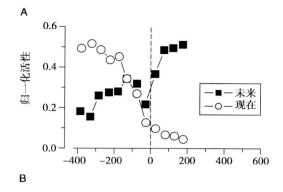

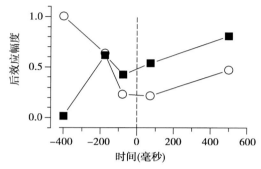

图66.3 LIP细胞的预测性重构和被试表现（经许可复制自Kusunoki & Goldberg，2003；Melcher，2007；Morrone & Burr，2009.）。（A）猕猴LIP区"重构"细胞在眼跳时间内对于当前（扫视前）感受野（空心圆表示）呈现的一个短暂的视觉刺激的反应，然后在可能成为扫视后感受野的位置给予一个闪烁刺激，并记录细胞反应。当前感受野的细胞反应在眼睛真正开始运动之前就发生了下降。大约与此同时，在"未来"感受野的位置出现了反应增强，这个时间远早于眼睛真正取代原来的感受野位置。（B）心理物理学实验展示了人类也有着类似的行为。在被试适应一个倾斜的光栅之后，测试其对出现在相同（视网膜）位置的光栅的后效应（"当前"：用空心圆表示），或测试其对扫视后发生适应的视网膜感受野位置的后效应（"未来"：用实心正方形表示）。早在开始扫视之前，未来感受野位置并未出现适应，而当前感受野的位置是全适应的（已经过标准化处理）。和细胞的发放率一样，我们可以看到在眼睛真正开始运动之前，当前感受野的适应效应就开始减弱，而未来感受野的开始增强。在扫视终止之后，这种影响并没有降低到零，因为这个位置与适应的空间拓扑位置相吻合，而方位适应是包含了空间拓扑分量的（Melcher，2005）。

观测到（Merriam，Genovese，& Colby，2003，2007）。关于这种动态重构现象的起源，人们把研究的目光集中在额叶视区（FEF），有力的证据表明这一现象是由感知回馈信号调制的，而信号的起源可能是上丘或者丘脑背侧中部核团（Sommer & Wurtz，2002，2006）。失活这些核团可以使感受野的预测性更新消失。额叶视区中，感知回馈信号在开始更新前约100ms就已经到达，表明了重构的复杂性。

为了沿扫视方向构建一个感受野朝向，就必须在

视觉处理中引入随位置变化的延迟因素。有趣的是，许多研究表明在"重构"位置的早期反应的确存在延迟现象（Nakamura & Colby，2002），而且也可能锁定到执行扫视的时刻（Sommer & Wurtz，2006；Wang，Zhang，& Goldberg，2008）。

尽管近年来各个学者在这方面做出了许多努力，也取得了一些成果，但重构现象的许多方面还存在着未解之谜。举例来说，在神经元开始对重构位置的刺激产生反应的时刻到扫视结束的时间段内，它重新获得了其视网膜拓扑特性，这是否是图66.2中的心理物理学结果所猜测的那样，是由于感受野锚定在了瞬时的颅拓扑图上面呢？

关于感受野在时间和空间上的朝向的相关观点见图66.2E，该图提供了一个关于"预测性重构是如何稳定知觉"的简单说明。初始的扫视前叶延长的感受野在重构细胞的作用期间内始终恒定，在扫视方向上发生移动（未来感受野）。然而，这种"预测性重构"仅仅位于感受野水平以回到其静息位置，而这种回到静息位置的行为对于知觉的稳定非常重要。一开始的移动可以被认为是一个在真实眼动前的"虚拟的扫视"，此时常规的视网膜拓扑细胞（其通常与预测性重构细胞共存：Duhamel，Colby，& Goldberg，1992；Nakamura & Colby，2002）仍然对空间稳定的视觉区域有反应。这一策略意在预期由检测器感受野在扫视方向上产生的运动所带来的问题，从而武装感受野，使之就像是加载了一个弹簧一样，能够迅速回到其静息状态。这种伴随着眼动的回归使得感受野能够在时间和空间上进行导向，平行于眼动引起的虚假视网膜运动，从而有效地消除这种虚假运动。关于这种从未来感受野回归到常规状态的神经元动态，我们至今还没有任何有效的信息，并没有获得明确的电生理学数据。但是，对于瞬时时空朝向的感受野的相关观点可能不仅仅说明预测性重构的功能作用，还解释了许多扫视前知觉现象。首先就是异常的集成和掩蔽作用。

心理物理学的研究通过检测视觉后效应或输入集成的空间选择性（Burr & Morrone，2005；Melcher，2005，2007；Turi & Burr，2012）来说明反扫视集成的存在（Melcher & Morrone，2003）。多数后效应表现为视网膜拓扑和/或空间拓扑坐标上的空间选择性，而且这种效应能够至少延长3s。适应的程度随着空间拓扑信号复杂性而变化：对比敏感度（认为由初级视皮层调制）是最基本的视网膜拓扑，而更复杂的信号（例如表面或者运动一致敏感度）是主要的空间拓扑。对于短暂呈现的探测刺激（Melcher，2007）的适应透露了预

测性重构动态在知觉上的结果。早在扫视之前，当测试和适应出现在相同位置（即注视点）时，适应就已经达到了最大值，而在扫视目标位置的适应非常小。然而，当测试刺激出现在扫视前，眼动前和眼动时，最大适应则出现在靠近扫视目标的位置，这一位置和视网膜在眼球运动后的适应是一致的（见图 66.3B）。这种适应的时间进程上的相似性和 LIP 神经元反应的相似性强烈暗示了大脑利用感受野重获扫视后视网膜拓扑特性的周期以连接两个注视点间的知觉。这种集成的感受野在大范围内的延展（见图 66.2E）也得到了 Zirnsak（2011）近期发现的支持。Zirnsak 重复了 Melcher 在未来感受野位置呈现刺激的实验。有趣的是，用 TMS 在人类 FEF（该区域的神经元表现出明显的预测性重构）施加刺激，可以降低反扫视记忆（Prime，Vesia，& Crawford，2011），在接近眼跳初始时间的时候，可能干扰反眼跳感受野。

最近的研究（De Pisapia，Kaunitz，& Melcher，2010；Hunt & Cavanagh，2011）表明，扫视眼动可以增强（而非降低）对一个扫视前短暂出现的刺激的可视性。研究人员在扫视前呈现了一个短暂的刺激，随后是不同间隔的"掩蔽"，这种"掩蔽"刺激会妨碍对测试刺激的认知。最有趣的情况是当测试刺激和掩蔽刺激以一个短暂的间隔（12s）分隔开后，同时呈现在不同眼睛的相同视网膜位置。当呈现时间是扫视开始前的 20~30s 时，测试刺激的可视性有明显增强，尤其是当其作为取代而出现的时候。这一结果暗示着对于测试刺激的扫视前定位错误是往远离掩蔽刺激的位置移动的，从而有效地去除了掩蔽。在另一条件下，它们使用了一个较长的测试-掩蔽刺激间隔，使测试刺激和掩蔽刺激出现在扫视的前后两端，因此刺激明显的处于不同视网膜位置：掩蔽作用变得强烈，这暗示着这种再现被转送到空间拓扑坐标位置。这两种影响都能通过使用图 66.2E 中的滤波被模拟出来。

我们都知道的一种扫视前现象就是一旦扫视目标在扫视开始之后被取代，那么这种位移（大概是扫视幅度的 30% 以内）是没法被察觉的（Bridgeman，Hendry，& Stark，1975）。然而如果在扫视目标重现于取代位置时有一个短暂的空白，那么这种偏差能够迅速被被试察觉（Deubel，Schneider，& Bridgeman，1996）。被试的表现可以让我们产生这样一个想法：视觉系统在没有对象信息时一般假定目标是稳定的，这一过程可能通过一些与短时记忆缓冲有关的区域，比较扫视前后的位置来实现。这些结果暗示了视觉系统使用稳定的视觉参考以帮助维持稳定扫视过程中的稳定，但关于视觉系统究竟如何从有限的记忆缓冲区中挑选和储存的，这些细节我们仍然不清楚。存在这样一种可能：这种影响可能通过预测性重构进行调制，位移抑制的阈值通过 TMS 做出转变，并传递到扫视前的后顶叶皮层（Chang & Ro，2007）。

对扫视目标的位移不敏感的现象可能可以视网膜信号和视网膜外感知回馈信号的最优感觉运动集成解释（Niemeier，Crawford，& Tweed，2003），这一观点是最近研究者们争论的主要对象（Bridgeman，Hendry，& Stark，1975）。在扫视进行时，用于定位目标物在外部空间的必要信息——眼球位置的空间信息，是不可靠的。因此这一时间段内的空间信息比起扫视前后的信息来说，所占的权重要小得多。这种图 66.2C 中瞬间的失真可能也与统计学上的最优策略或"贝叶斯"信息集成一致。最近的一项研究通过检测扫视中的视听信息集成展示了其可能的情况。比起视觉刺激，通常对于听觉刺激的定位难度会更大：当视觉图像和声音同时出现时，视觉主导（'口技效应'）在最优集成策略下被认为处于主要支配状态。然而当视觉刺激通过人为的模糊处理被弱化后，听觉信息就取代视觉信息成了主导（Alais & Burr，2004），同样也是与最优集成一致的。由于扫视对于视觉空间知觉的影响相对较小（Harris & Lieberman，1996），所以它们是用于研究扫视定位错误的有效工具。视听刺激（视觉刺激和声音刺激同时出现在相同的空间位置）的定位错误比起只有视觉刺激出现时要小，这一现象暗示了视觉信息可能在扫视过程中所得到的权重分配更小，而这可能就导致了瞬间刺激的错误定位（Binda et al.，2007）。这个想法不仅仅定性地描述了定位错误，它还定量地解释了从扫视开始的整个过程中的视听刺激定位错误（见图 66.4）。

Binda 等人（2007）进一步完善了关于扫视中出现的定位错误的贝叶斯模型，采用类似 Niemeier 等人（2003）提出的假设，即在扫视过程中，眼位置信号的噪音出现增强。然而这类模型仅仅考虑到扫视方向的漂移，而不考虑伴随的信息压缩。这可能使我们对中央凹中所见的目标物产生一个更加深入的假设，例如"最优规则"或者"默认规则"之类的。Cicchini 和其同事（2013）进一步深化了关于图 66.2E 中的瞬时感受野的这一想法——通过定向的时间空间信息而瞬间合并的刺激，会有效地执行一个最优方案以保证扫视过程中的空间恒定。

有趣的是，扫视压缩与扫视的峰速度呈正相关

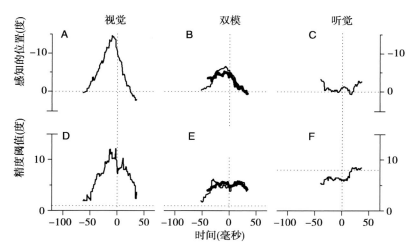

图66.4 对于扫视定位错误是如何由最优"贝叶斯"融合产生的描述（经许可复制自 Binda et al.,2007.）。采用二选一程序，要求被试汇报扫视前测试条带的出现位置是否位于注视点和眼跳目标之间，扫视目标位于眼跳前探测刺激条带的左侧或右侧（完整细节见 Binda et al.,2007）。使用心理测量函数对数据进行拟合，从而估计被试所感知到的位置和定位的精度。上方的曲线表示所感知的位置随时间的变化曲线（与扫视开始时间有关）。他们所给出的视觉刺激表现出（A）特异的定位错误，类似图 66.1A。然而听觉刺激不被扫视所影响（C）。然而当条带出现的同时播放声音刺激时，对于条带的定位错误降低（B）。下方的曲线表示定位阈值。再一次地，声音并不受扫视的影响，但视觉定位的精度在扫视开始的时间点附近出现了明显的下降。在双侧声音刺激出现过程中，对于感知位置和精确度阈值而言，都非常就接近贝叶斯预测（灰色虚线表示）。水平的点状线表示注视期间的表现。

（Ostendorf et al.,2007）：扫视峰速度高的被试表现出明显的扫视压缩，而相比之下，扫视速度低的被试主要表现为扫视方向上的漂移（但这种影响与伪视觉运动无关）。这提示了扫视时期的知觉与运动系统之间可能存在着紧密的联系，可能是通过感知回馈信号进行调制的（详见 65 章）。图 66.2E 中的感受野与扫视轨道一致，并可能根据扫视峰速度在外展和方位上发生变化，解释了此前提到的这种令人惊讶的相关性。

尽管扫视会产生明显的知觉定位偏差，但当被试被要求通过运动活动（第二次眼动或者盲击）来指出他们反应时，他们的反应并不真实（Hallett & Lightstone,1976a,1976b；Hansen & Skavenski,1977,1985）。其他研究（e. g.,Bridgeman et al.,1979）同样提出尽管被试无法感知到目标位置的变化，他们仍可以精确指出扫视前消失的目标。然而，一小部分实验也无法重现扫视过程中运动精确性和知觉错误的解离，被试在两个实验中都出现了定位错误（Bockisch & Miller,1999；Dassonville, Schlag, & Schlag-Rey, 1992, 1995；Honda, 1991；Miller, 1996；Schlag & Schlag-Rey,1995）。Burr,Morrone 以及 Ross 等人（2001）和 Morrone,MaWyatt 以及 Ross 等人（2005）报道了口头报告

和盲指之间，扫视压缩的清晰的解离。图 66.5 展示了这种短暂的闪烁刺激在错误位置被清晰地感知，从而导致压缩特性（实心图标表示）；但当被试被要求盲指刺激时，与此同时屏幕会被用液晶光阀短暂地遮盖，他们的表现就非常真实（空心图标表示）。

有趣的是，类似的效应也在声音研究报道中出现。尽管扫视眼动并不影响音调的定位，但快速跳视的头动却会对音调的定位产生影响（Leung, Alais, & Carlile,2008）。声音在朝向头动终点的方向被压缩。然而，如果被试被要求指出声音的来源（通过扭头表示），这种压缩就会消失，就像在视觉测试中表现的那样（Burr,Morrone,& Ross,2001）。

无论如何，对于视觉判断而言，在正常光照条件下引入清晰可视的扫视后视觉参考，致使口头汇报和盲指都出现压缩。这表明视觉可能使用了两种地图，一个受制于感受野瞬变导致的失真，而另一个则不然：除了视觉参考在眼跳后还长期稳定存在的情况下，运动地图不会表现出任何的压缩特性，这说明了这些地图是在扫视后更新的，对于知觉判断而言，这种更显出真实的扫视之时或之后。这两个地图都有助于确定它们的权重。可能对于意识到的知觉和运动之间（Goodale & Milner,1992；Trevarthen,1968）的

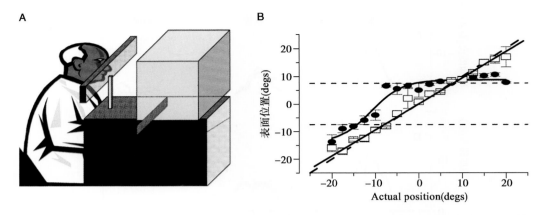

图66.5 快速运动反应后没有出现空间压缩。(经许可转载自 Burr，Morrone，& Ross，2001.)(A)被试通过液晶光阀观看 CRT 显示屏上的刺激。他们在指令下做出一个从−7.5°到7.5°的，幅度为15°的眼跳(B中虚线表示)，同时有一个条带刺激短暂地出现在扫视开始之前。在扫视完成之后，光阀迅速关闭，被试需要通过迅速在触屏上指出刺激的轨迹以作为反馈，视野中被试的手部运动是被隐去的。(B)空心的方块展现了被试的盲指反应结果，对应的刺激出现在扫视开始前(−30<t<0ms)。这一结果基本是不作伪的。实心圆形图标表示相同情况下口头汇报的结果。像图66.2中表现的那样，所有在扫视目标10°内的刺激，都存在非常强烈的压缩。

普遍区别充其量是过分简单化。

空间和时间通常被分别进行研究，更是被认为是两个单独且不相关的维度。然而，我们发现并不仅仅是空间，时间也在扫视的过程中经受了明显的瞬间扭曲：目标物在向扫视目标的方向上发生了压缩(Ross，Morrone，& Burr，1997)，所感知到的持续时间出现了严重的收缩(Morrone，Ross，& Burr，2005)。当被要求比较出现在扫视时间附近的、前后间隔为2s的两个知觉持续时间时，发现被试的判断远小于其实际时间间隔，大概只有实际间隔的一半左右(见图66.6B)。有趣的是，这种判断在扫视前的精度要高于注视时，遵循了常数韦伯分数的一般法则(Morrone，Ross，& Burr，2005)。此外，时间扭曲的时间进程比较紧密，在考虑过刺激持续时间和收缩效应后，认为和空间压缩具有很大的相似性。因为这种时间和空间上的瞬间变化都遵循非常类似的动态(比较图66.2C 和66.6B 中连续的曲线可知)，证明这种表现可能是由相同的神经元导致的，或许是像图66.2E 中描述的那样，由神经元感受野的方位瞬变产生的一种扭曲的时空度量。

对时间感觉的转变可能更加戏剧化：扫视甚至可以导致感知到的时序逆转(Morrone，Ross，& Burr，2005)，预测或延迟了时间处理。

Binda 等人(2009)的研究表明，对于扫视开始时间的知觉大概有100ms 的延迟(通过测量与声音刺激的匹配程度)，在扫视开始前的50ms，延迟仅减少了20ms，虽然只是一个小小的影响，但其足够导致时序

反转的产生(Morrone，Ross，& Burr，2005)。这一法则与重构过程中，MT 和 MST 神经元的延迟相一致，MT

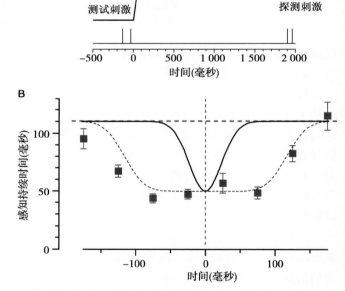

图66.6 在扫视过程中，时间同样发生了压缩。(许可复制自 Burr et al.，2010.)(A)被试被要求比较两个测试之间(相隔100ms)的时间间隔，两个测试刺激的2s 后都会持续出现扫视后探测刺激。(B)出现持续时间的心理物理学函数计算。在扫视开始的时间点附近，所呈现的持续时间是实际出现时间的一半左右。虚线表示在注视是相应的持续时间。要注意的是，预计的时间进程比数据显示的(用连续的实线表示)更为高度调谐，这是因为数据是在一个较宽的时间刺激(长达100ms)上采集的，一定程度上必然会使影响减弱。最优的近似是通过对虚线进行时间间隔的卷积得到的，时间间隔由物理刺激的间隔给出，类似这个的较宽的时间脉冲反应可见图66.2E。

和 MST 区的神经元对于实际扫视的反应延迟比对模拟扫视的延迟要短得多（Price et al. ,2005）。另一方面来说,扫视后对于视觉刺激的延迟与 Nakamura 和 Colby（2002）以及 Wang,Zhang 和 Goldberg（2008）等人发现的未来感受野的反应延迟一致。需要补充的一点是,这种延迟也说明了出现在扫视开始时候的刺激与在扫视开始之后迅速出现的刺激是一致的,进一步解释了他们在扫视后坐标系中的位置和扫视后的解码是完全的（Eagleman & Sejnowski,2000）。而且,这与扫视后感受野的长时间延展是一致的（图66.2C）。

结论

所谓"眼见为实",在我们清醒时候大约三分之二的时间内,对于所感知的目标物都是通过视觉信息来告诉我们它们所在地,而大多数时候,视觉信息的输入相当可靠,即我们所感知的位置就是目标物真实的位置。而在其他的时间中,视觉系统呈献给我们的是不正确的空间信息,或许是因为它正在修正眼动对视网膜输入产生的错误结果。当这种情况发生时,我们不相信视觉信息;如果可以的话,源自其他感官的空间线索就会占据主导位置,获得更大的权重;如果我们需要在此时活动,就会运用稳定的扫视后表现而非企图对其进行跨扫视更新。如果只有视觉信号可用,我们就会对时间和空间概念变形以使之具有意义,不遗漏在远超过三分之一的清醒时间可获得的视觉信息。

致谢

本工作由欧盟欧洲研究委员会 PF7 1DEAS 和 MIUR 的 PRIN2010 项目提供研究支持。感谢我的合作者和挚爱的丈夫（David Burr）的评论。

参考文献

Alais, D., & Burr, D. (2004). The ventriloquist effect results from near-optimal bimodal integration. *Current Biology, 14,* 257–262.

Alhazen. I. (1989/1083). Book of optics. In A. I. Sabra (Ed.), *The optics of Ibn al-Haytham* (Sabra, A. I., Trans.). London: Warburg Institute.

Allison, R. S., Schumacher, J., Sadr, S., & Herpers, R. (2010). Apparent motion during saccadic suppression periods. *Experimental Brain Research, 202,* 155–169.

Awater, H., & Lappe, M. (2006). Mislocalization of perceived saccade target position induced by perisaccadic visual stimulation. *Journal of Neuroscience, 26,* 12–20.

Binda, P., Bruno, A., Burr, D. C., & Morrone, M. C. (2007). Fusion of visual and auditory stimuli during saccades: A Bayesian explanation for perisaccadic distortions. *Journal of Neuroscience, 27,* 8525–8532.

Binda, P., Cicchini, G. M., Burr, D. C., & Morrone, M. C. (2009). Spatiotemporal distortions of visual perception at the time of saccades. *Journal of Neuroscience, 29,* 13147–13157.

Bockisch, C., & Miller, J. (1999). Different motor systems use similar damped extraretinal eye position information. *Vision Research, 39,* 1025–1038. doi:10.1016/S0042-6989(98)00205-3.

Bodis-Wollner, I., Bucher, S. F., & Seelos, K. C. (1999). Cortical activation patterns during voluntary blinks and voluntary saccades. *Neurology, 53,* 1800–1805.

Bremmer, F., Kubischik, M., Hoffmann, K. P., & Krekelberg, B. (2009). Neural dynamics of saccadic suppression. *Journal of Neuroscience, 29,* 12374–12383.

Bridgeman, B., Hendry, D., & Stark, L. (1975). Failure to detect displacement of visual world during saccadic eye movements. *Vision Research, 15,* 719–722.

Bridgeman, B., Lewis, S., Heit, G., & Nagle, M. (1979). Relation between cognitive and motor-oriented systems of visual position perception. *Journal of Experimental Psychology. Human Perception and Performance, 5,* 692–700.

Bristow, D., Haynes, J. D., Sylvester, R., Frith, C. D., & Rees, G. (2005). Blinking suppresses the neural response to unchanging retinal stimulation. *Current Biology, 15,* 1296–1300.

Bruno, A., Brambati, S. M., Perani, D., & Morrone, M. C. (2006). Development of saccadic suppression in children. *Journal of Neurophysiology, 96,* 1011–1017.

Burr, D. (1980). Motion smear. *Nature, 284,* 164–165.

Burr, D. C., Holt, J., Johnstone, J. R., & Ross, J. (1982). Selective depression of motion sensitivity during saccades. *Journal of Physiology, 333,* 1–15.

Burr, D. C., Morgan, M. J., & Morrone, M. C. (1999). Saccadic suppression precedes visual motion analysis. *Current Biology, 9,* 1207–1209.

Burr, D. C., & Morrone, M. C. (1996). Temporal impulse response functions for luminance and colour during saccades. *Vision Research, 36,* 2069–2078. doi:10.1016/0042-6989(95)00282-0.

Burr, D., & Morrone, M. C. (2005). Eye movements: Building a stable world from glance to glance. *Current Biology, 15,* R839–R840. doi:10.1016/j.cub.2005.10.003.

Burr, D. C., Morrone, M. C., & Ross, J. (1994). Selective suppression of the magnocellular visual pathway during saccadic eye movements. *Nature, 371,* 511–513.

Burr, D. C., Morrone, M. C., & Ross, J. (2001). Separate visual representations for perception and action revealed by saccadic eye movements. *Current Biology, 11,* 798–802.

Burr, D. C., & Ross, J. (1982). Contrast sensitivity at high velocities. *Vision Research, 23,* 3567–3569. doi:10.1016/0042-6989(82)90196-1.

Burr, D. C., Ross, J., Binda, P., & Morrone, M. C. (2010). Saccades compress space, time and number. *Trends in Cognitive Sciences, 14,* 528–533. doi:10.1016/j.tics.2010.09.005.

Campbell, F. W., & Wurtz, R. H. (1978). Saccadic ommision: Why we do not see a greyout during a saccadic eye movement. *Vision Research, 18,* 1297–1303. doi:10.1016/0042-6989(78)90219-5.

Castet, E., & Masson, G. S. (2000). Motion perception during saccadic eye movements. *Nature Neuroscience, 3,* 177–183.

Chang, E., & Ro, T. (2007). Maintenance of visual stability in the human posterior parietal cortex. *Journal of Cognitive Neuroscience, 19*, 266–274.

Cicchini, M., Binda, P., Burr, D., & Morrone, M. (2013). Transient spatiotopic integration across saccadic eye movements mediates visual stability. *Journal of Neurophysiology, 109*, 1117–1125.

Dassonville, P., Schlag, J., & Schlag-Rey, M. (1992). Oculomotor localization relies on a damped representation of saccadic eye movement displacement in human and nonhuman primates. *Visual Neuroscience, 9*, 261–269.

Dassonville, P., Schlag, J., & Schlag-Rey, M. (1995). The use of ego-centric and exocentric location cues in saccadic programming. *Vision Research, 35*, 2191–2199.

De Pisapia, N., Kaunitz, L., & Melcher, D. (2010). Backward masking and unmasking across saccadic eye movements. *Current Biology, 20*, 613–617.

Deubel, H., Schneider, W. X., & Bridgeman, B. (1996). Post-saccadic target blanking prevents saccadic suppression of image displacement. *Vision Research, 36*, 985–996.

Diamond, M. R., Ross, J., & Morrone, M. C. (2000). Extra-retinal control of saccadic suppression. *Journal of Neuroscience, 20*, 3442–3448.

Dodge, R. (1900). Visual perception during eye movements. *Psychological Review, 7*, 454–465.

Duhamel, J. R., Colby, C. L., & Goldberg, M. E. (1992). The updating of the representation of visual space in parietal cortex by intended eye movements. *Science, 255*, 90–92.

Eagleman, D. M., & Sejnowski, T. J. (2000). Motion integration and postdiction in visual awareness. *Science, 287*, 2036–2038.

Fischer, B., Biscaldi, M., & Gezeck, S. (1997). On the development of voluntary and reflexive components in human saccade generation. *Brain Research, 754*, 285–297.

Galletti, C., & Fattori, P. (2003). Neuronal mechanisms for detection of motion in the field of view. *Neuropsychologia, 41*, 1717–1727.

Goodale, M. A., & Milner, A. D. (1992). Separate pathways for perception and action. *Trends in Neurosciences, 15*, 20–25. doi:10.1016/0166-2236(92)90344-8.

Hallett, P. E., & Lightstone, A. D. (1976a). Saccadic eye movements towards stimuli triggered by prior saccades. *Vision Research, 16*, 99–106.

Hallett, P. E., & Lightstone, D. (1976b). Saccadic eye movements to flashed targets. *Vision Research, 16*, 107–114.

Hamker, F. H., Zirnsak, M., & Lappe, M. (2008). About the influence of post-saccadic mechanisms for visual stability on peri-saccadic compression of object location. *Journal of Vision, 8*(14), 1, 1–13. doi:10.1167/8.14.1.

Hansen, R. M., & Skavenski, A. A. (1977). Accuracy of eye position information for motor control. *Vision Research, 17*, 919–926.

Hansen, R. M., & Skavenski, A. A. (1985). Accuracy of spatial locations near the time of saccadic eye movments. *Vision Research, 25*, 1077–1082.

Harris, L. R., & Lieberman, L. (1996). Auditory stimulus detection is not suppressed during saccadic eye movements. *Perception, 25*, 999–1004.

Helmholtz, H. v. (1866/1963). Handbuch der Physiologischen Optik. In J. P. C. Southall (Ed.), *A treatise on physiological optics*. New York: Dover.

Holt, E. B. (1903). Eye movements and central anaesthesia. *Psychological Review, 4*, 3–45.

Honda, H. (1991). The time courses of visual mislocalization and of extra-retinal eye position signals at the time of vertical saccades. *Vision Research, 31*, 1915–1921.

Hunt, A. R., & Cavanagh, P. (2011). Remapped visual masking. *Journal of Vision, 11*(1), 13. doi:10.1167/11.1.13.

Ibbotson, M. R., & Cloherty, S. L. (2009). Visual perception: Saccadic omission—Suppression or temporal masking? [Comment]. *Current Biology, 19*, R493–R496.

Ibbotson, M. R., Crowder, N. A., Cloherty, S. L., Price, N. S., & Mustari, M. J. (2008). Saccadic modulation of neural responses: Possible roles in saccadic suppression, enhancement, and time compression. *Journal of Neuroscience, 28*, 10952–10960.

Kaiser, M., & Lappe, M. (2004). Perisaccadic mislocalization orthogonal to saccade direction. *Neuron, 41*, 293–300.

Kleiser, R., Seitz, R. J., & Krekelberg, B. (2004). Neural correlates of saccadic suppression in humans. *Current Biology, 14*, 386–390.

Knoll, J., Binda, P., Morrone, M. C., & Bremmer, F. (2011). Spatiotemporal profile of peri-saccadic contrast sensitivity. *Journal of Vision, 11*(14). doi:10.1167/11.14.15.

Kusunoki, M., & Goldberg, M. E. (2003). The time course of perisaccadic receptive field shifts in the lateral intraparietal area of the monkey. *Journal of Neurophysiology, 89*, 1519–1527.

Lappe, M., Awater, H., & Krekelberg, B. (2000). Postsaccadic visual references generate presaccadic compression of space. *Nature, 403*, 892–895.

Lappe, M., Kuhlmann, S., Oerke, B., & Kaiser, M. (2006). The fate of object features during perisaccadic mislocalization. *Journal of Vision, 6*(11), 1282–1293. doi:10.1167/6.11.11.

Leung, J., Alais, D., & Carlile, S. (2008). Compression of auditory space during rapid head turns. *Proceedings of the National Academy of Sciences of the United States of America, 105*, 6492–6497. doi:10.1073/pnas.0710837105.

Mateeff, S. (1978). Saccadic eye movements and localization of visual stimuli. *Perception & Psychophysics, 24*, 215–224.

Matin, L., & Pearce, D. G. (1965). Visual perception of direction for stimuli flashed during voluntary saccadic eye movmements. *Science, 148*, 1485–1487.

Matsumiya, K., & Uchikawa, K. (2001). Apparent size of an object remains uncompressed during presaccadic compression of visual space. *Vision Research, 41*, 3039–3050. doi:10.1016/S0042-6989(01)00174-2.

Maurer, D., Lewis, T. L., & Mondloch, C. J. (2005). Missing sights: Consequences for visual cognitive development. *Trends in Cognitive Sciences, 9*, 144–151. doi:10.1016/j.tics.2005.01.006.

Melcher, D. (2005). Spatiotopic transfer of visual-form adaptation across saccadic eye movements. *Current Biology, 15*, 1745–1748. doi:10.1016/j.cub.2005.08.044.

Melcher, D. (2007). Predictive remapping of visual features precedes saccadic eye movements. *Nature Neuroscience, 10*, 903–907.

Melcher, D., & Morrone, M. C. (2003). Spatiotopic temporal integration of visual motion across saccadic eye movements. *Nature Neuroscience, 6*, 877–881.

Merriam, E. P., Genovese, C. R., & Colby, C. L. (2003). Spatial updating in human parietal cortex. *Neuron, 39*, 361–373.

Merriam, E. P., Genovese, C. R., & Colby, C. L. (2007). Remapping in human visual cortex. *Journal of Neurophysiology, 97*, 1738–1755.

Miller, J. (1996). Egocentric localization of a perisaccadic flash by manual pointing. *Vision Research, 36*, 837–851.

Mitrani, L., Mateeff, S., & Yakimoff, N. (1970). Temporal and spatial characteristics of visual suppression during voluntary saccadic eye movement. *Vision Research, 10,* 417–422.

Morrone, C., & Burr, D. (2009). Visual stability during saccadic eye movements. In M. Gazzaniga (Ed.), *The cognitive neurosciences* (4th ed., pp. 511–523). Cambridge, MA: MIT Press.

Morrone, M. C., Ma-Wyatt, A., & Ross, J. (2005). Seeing and ballistic pointing at perisaccadic targets. *Journal of Vision, 5*(9), 741–754. doi:10.1167/5.9.7.

Morrone, M. C., Ross, J., & Burr, D. (2005). Saccadic eye movements cause compression of time as well as space. *Nature Neuroscience, 8,* 950–954.

Morrone, M. C., Ross, J., & Burr, D. C. (1997). Apparent position of visual targets during real and simulated saccadic eye movements. *Journal of Neuroscience, 17,* 7941–7953.

Nakamura, K., & Colby, C. L. (2002). Updating of the visual representation in monkey striate and extrastriate cortex during saccades. *Proceedings of the National Academy of Sciences of the United States of America, 99,* 4026–4031. doi:10.1073/pnas.052379899.

Niemeier, M., Crawford, J. D., & Tweed, D. B. (2003). Optimal transsaccadic integration explains distorted spatial perception. *Nature, 422,* 76–80.

Ostendorf, F., Fischer, C., Finke, C., & Ploner, C. J. (2007). Perisaccadic compression correlates with saccadic peak velocity: Differential association of eye movement dynamics with perceptual mislocalization patterns. *Journal of Neuroscience, 27,* 7559–7563.

Park, J., Schlag-Rey, M., & Schlag, J. (2003). Spatial localization precedes temporal determination in visual perception. *Vision Research, 43,* 1667–1674. doi:10.1016/S0042-6989(03)00217-7.

Parrish, E. E., Giaschi, D. E., Boden, C., & Dougherty, R. (2005). The maturation of form and motion perception in school age children. *Vision Research, 45,* 827–837.

Paus, T., Marrett, S., Worsley, K. J., & Evans, A. C. (1995). Extraretinal modulation of cerebral blood flow in the human visual cortex: Implications for saccadic suppression. *Journal of Neurophysiology, 74,* 2179–2183.

Pola, J. (2007). A model of the mechanism for the perceived location of a single flash and two successive flashes presented around the time of a saccade. *Vision Research, 47,* 2798–2813. doi:10.1016/j.visres.2007.07.005.

Price, N. S., Ibbotson, M. R., Ono, S., & Mustari, M. J. (2005). Rapid processing of retinal slip during saccades in macaque area MT. *Journal of Neurophysiology, 94,* 235–246.

Prime, S. L., Vesia, M., & Crawford, J. D. (2011). Cortical mechanisms for trans-saccadic memory and integration of multiple object features. *Philosophical Transactions of the Royal Society of London. Series B, Biological Sciences, 366,* 540–553.

Reichardt, W. (1957). Autokorrelationsauswertung als Funktionsprinzip des Zentralnervensystems. *Zeitschrift für Naturforschung, 12b,* 447–457.

Reppas, J. B., Usrey, W. M., & Reid, R. C. (2002). Saccadic eye movements modulate visual responses in the lateral geniculate nucleus. *Neuron, 35,* 961–974.

Riggs, L. A., Merton, P. A., & Morton, H. B. (1974). Suppression of visual phosphenes during saccadic eye movements. *Vision Research, 14,* 997–1011.

Ross, J., Morrone, M. C., & Burr, D. C. (1997). Compression of visual space before saccades. *Nature, 384,* 598–601.

Schlag, J., & Schlag-Rey, M. (1995). Illusory localization of stimuli flashed in the dark before saccades. *Vision Research, 35,* 2347–2357. doi:10.1016/0042-6989(95)00021-Q.

Sclar, G., Maunsell, J. H., & Lennie, P. (1990). Coding of image contrast in central visual pathways of the macaque monkey. *Vision Research, 30,* 1–10. doi:10.1016/0042-6989(90)90123-3.

Shapley, R., & Enroth-Cugell, C. (1984). Visual adaptation and retinal gain controls. In G. J. Chader & N. N. Osborne (Eds.), *Progress in retinal research* (Vol. 3, pp. 263–346). Oxford, England: Pergamon Press.

Shapley, R. M., & Victor, J. D. (1981). How the contrast gain control modifies the frequency responses of cat retinal ganglion cells. *Journal of Physiology, 318,* 161–179.

Shioiri, S., & Cavanagh, P. (1989). Saccadic suppression of low-level motion. *Vision Research, 29,* 915–928.

Sogo, H., & Osaka, N. (2001). Perception of relation of stimuli locations successively flashed before saccade. *Vision Research, 41,* 935–942.

Sogo, H., & Osaka, N. (2002). Effects of inter-stimulus interval on perceived locations of successively flashed perisaccadic stimuli. *Vision Research, 42,* 899–908.

Sommer, M. A., & Wurtz, R. H. (2002). A pathway in primate brain for internal monitoring of movements. *Science, 296,* 1480–1482.

Sommer, M. A., & Wurtz, R. H. (2006). Influence of the thalamus on spatial visual processing in frontal cortex. *Nature, 444,* 374–377.

Sperry, R. W. (1950). Neural basis of the spontaneous optokinetic response produced by visual inversion. *Journal of Comparative and Physiological Psychology, 43,* 482–489.

Sylvester, R., Haynes, J. D., & Rees, G. (2005). Saccades differentially modulate human LGN and V1 responses in the presence and absence of visual stimulation. *Current Biology, 15,* 37–41.

Thiele, A., Henning, P., Kubischik, M., & Hoffmann, K. P. (2002). Neural mechanisms of saccadic suppression. *Science, 295,* 2460–2462.

Thilo, K. V., Santoro, L., Walsh, V., & Blakemore, C. (2003). The site of saccadic suppression. *Nature Neuroscience, 7,* 13–14.

Tolias, A. S., Moore, T., Smirnakis, S. M., Tehovnik, E. J., Siapas, A. G., & Schiller, P. H. (2001). Eye movements modulate visual receptive fields of V4 neurons. *Neuron, 29,* 757–767.

Trevarthen, C. B. (1968). Two mechanisms of vision in primates. *Psychologische Forschung, 31,* 299–348.

Turi, M., & Burr, D. C. (2012). Spatiotopic perceptual maps in humans: Evidence from motion adaptation. *Proceedings of the Royal Society B (London), 279,* 3091–3097.

Vallines, I., & Greenlee, M. W. (2006). Saccadic suppression of retinotopically localized blood oxygen level–dependent responses in human primary visual area V1. *Journal of Neuroscience, 26,* 5965–5969.

Volkmann, F. C., Riggs, L. A., White, K. D., & Moore, R. K. (1978). Contrast sensitivity during saccadic eye movements. *Vision Research, 18,* 1193–1199.

Von Holst, E., & Mittelstädt, H. (1954). Das Reafferenzprinzip. *Naturwissenschaften, 37,* 464–476.

Walker, M. F., Fitzgibbon, J., & Goldberg, M. E. (1995). Neurons of the monkey superior colliculus predict the visual result of impending saccadic eye movements. *Journal of Neurophysiology, 73,* 1988–2003.

Wang, X., Zhang, M., & Goldberg, M. E. (2008). *Perisaccadic elongation of receptive fields in the lateral intraparietal area (LIP)*. Society for Neuroscience (Abstract), *855,* 17/F23.

Watanabe, J., Noritake, A., Maeda, T., Tachi, S., & Nishida, S. (2005). Perisaccadic perception of continuous flickers. *Vision Research, 45,* 413–430.

Watson, T., & Krekelberg, B. (2011). An equivalent noise investigation of saccadic suppression. *Journal of Neuroscience, 31*, 6535–6541.

Watson, T. L., & Krekelberg, B. (2009). The relationship between saccadic suppression and perceptual stability. *Current Biology, 19*, 1040–1043.

Woodworth, R. S. (1906). Vision and localization during eye movements. *Psychological Bulletin, 3*, 68–70.

Wurtz, R. H. (2008). Neuronal mechanisms of visual stability. *Vision Research, 48*, 2070–2089. doi:10.1016/j.visres.2008.03.021.

Zhang, Z. L., Cantor, C., Ghose, T., & Schor, C. M. (2004). Temporal aspects of spatial interactions affecting stereo-matching solutions. *Vision Research, 44*, 3183–3192. doi:10.1016/j.visres.2004.07.024.

Zirnsak, M., Gerhards, R. G., Kiani, R., Lappe, M., & Hamker, F. H. (2011). Anticipatory saccade target processing and the presaccadic transfer of visual features. *Journal of Neuroscience, 31*, 17887–17891.

第 67 章　眼动控制的可塑性

Pablo M. Blazquez, Angel M. Pastor

当我们研究眼球运动时,我们的眼睛可以表示为零质量的球体,其角度位置和运动是由三对肌肉的作用来控制的。重要的是,因为每块肌肉总是让眼睛朝着同一方向运动,眼动可以很容易地被转化为肌肉运动,这在大多数运动系统中并不常见。例如,手臂的运动是很多肌肉相互作用控制的,有许多的自由度,且对于同一个手臂运动来说需要不同的肌肉激活模式,这也取决于一些外部的因素,如手臂的重量相对于重力的方向和姿势等。相比较而言,眼动神经系统明显较为简单,这使得它成为研究运动控制和运动学习的理想工具。在过去的 35 年里,对于眼动控制的可塑性的研究主要集中在四种类型的眼动:前庭眼反射(the vestibulo-ocular reflex,VOR)、视动反射(the opto-kinetic reflex,OKR)、追寻系统(the pursuit system)和扫视系统(the saccadic system)。

VOR 中的运动学习

VOR(前庭眼反射)是研究大脑功能的一个经典系统,因为关于它的行为学、神经解剖学和心理学的研究都已经很成熟。此外,在正弦刺激期间,相对于头部运动来说,VOR 在增益和相位方面是很容易量化的。VOR 的功能是在头部转动过程中,产生眼动的补偿效应,从而保持视网膜视觉成像的稳定。VOR 的感觉器官位于内耳,包括可以检测头部运动角加速度的三对半规管,以及两对检测头部平移和重力加速度的耳石器官。在这一章中,由于 VOR 的线性加速度部分的运动学习的数据很少,我们只讨论 VOR 的角加速度。角 VOR 的增益通过在没有视觉反馈的黑暗中,眼睛相对于头部运动速度的比率来计算。在正常情况下,这个反射的增益接近于 1,但是它可能会在疾病和创伤影响前庭器官或者中枢神经系统后进行调节。在疾病和创伤之后,将 VOR 增益恢复到正常值的能力在 VOR 运动学习中被称之为前庭代偿形式,前庭代偿是 VOR 功能的一个关键特征。有人认为,反射的这种内在的适应性是为了不断调整其运作来适应半规管、神经元和肌肉功能的不断变化。

20 世纪 70 年代,开始了关于 VOR 运动学习的开创性研究,当时调查并设计了关于 VOR 可塑性的实验操作。因此,Gonshor 和 Melvill Jones 研究表明,人类的 VOR 增益采用反向 VOR(视觉-前庭刺激的冲突)可以在短期内适应,通过连续(数天~数周)佩戴视觉逆向棱镜能够在长期内适应(Gonshor & Melvill Jones,1973)。之后,其他一些研究者使用放大和最小化的护目镜作为实验操作来增加和减小 VOR 增益(Gauthier & Robinson,1975;Miles & Eighmy,1980)。大约在同一时间,伊藤的团队通过微刺激和损伤,推测在 VOR 运动学习研究中,小脑是必不可少的,随后又假设小脑 LTD 是负责 VOR 的最终机制(Ito,1982;Ito & Miyashita,1975;Ito,Sakurai,& Tongroach,1982)。此外,在脑干和小脑绒球复合体(floccular complex,FL;flocculus and ventral paraflocculus,VPFL,小脑绒球和腹侧小脑绒球)的单细胞记录以及病变研究中,支持了这些结构在 VOR 运动学习中的作用(Fukuda,Highstein,& Ito,1972;Lisberger & Fuchs,1978;Robinson,1976)。以上的开创性的论文也介绍了在 VOR 运动学习领域最近的研究热点:高、低、反向 VOR 增益适应之间的区别;VOR 适应的频率依赖的观点;短期和长期 VOR 适应之间的差异;以及小脑和脑干在记忆形成和存储之中的作用。

VOR 作为研究可塑性和其他学习模型系统的丰富性

研究人员可以利用各种各样的实验方法来诱导 VOR 运动学习。例如,短期的 VOR 运动学习研究可以使用几十分钟的视觉-前庭刺激冲突来诱导,长期的 VOR 运动学习可以通过数天、数周或者数月地佩戴放大的或者最小化的护目镜和反向棱镜来诱导,VOR 运动学习也可以通过主动或被动的头部运动来诱导。这些 VOR 系统实验操作及其变形揭示了 VOR 在研究大脑可塑性和运动学习中所提供的丰富性。

在 VOR 训练阶段,刺激(头部转动)的频率和受试者相对于重力的方向是非常重要的因素,因为这两个因素决定了 VOR 增益的变化程度以及发生可塑性的 VOR 途径。Lisberger、Miles 和 Optican(1983)、Pastor、de la Cruz 和 Baker(1992)以及 Raymond 和 Lisberger(1996)的研究表明,在训练频率上,通过单频适应器诱导的增益变化会更大,这些变化能够使用包括可被独立修改的控制器的平行途径来进行建模。Yakushin、Raphan 和 Cohen(2003)研究表明,短期适应后的 VOR 增益的改变能够采用两个独立的方法进行建模:依赖重力的和不依赖重力的情况。在不依赖重力的情况下,改变的发生不考虑测试的取向问题,而依赖重力的情况下,在训练中平行头部取向变化更大,而正交的头部取向时变化更小(或没有)。

其他的决定新行为和产生新的行为和细胞机制的重要的因素是适应的方向(VOR 运动学习趋向于高的还是低的增益)以及适应的长度(长期的还是短期的运动学习)。在适应后,分析高增益和低增益的 VOR 训练的 VOR 学习曲线(增益和相位),发现了重新适应速率的不对称性,从而表明 VOR 增益的增加和减少具有不同的可塑性机制(Boyden & Raymond,2003)。一些数据表明,小脑绒球 GluR1 和 GABAB 受体的堵塞可以防止增益升高的训练,而在增益下降的训练中则没有明显的影响。短期和长期 VOR 运动学习的不同的机制也在被猜想。导致短期 VOR 运动学习的 VOR 记忆是不稳定的,而导致长期 VOR 运动学习的 VOR 记忆则更稳定。将不稳定的 VOR 记忆转换到 VOR 主体记忆的整合过程发生在训练后不久。在短期的运动学习后,将动物放在没有前庭刺激的黑暗中超过 1 小时,VOR 记忆被加强,在低增益的适应之后加强效果尤其明显(Titley et al.,2007)。小脑在巩固中起关键的作用。剧烈训练后立即进行小脑的消融,证明反射的最短潜伏路径被完全保留,表明小脑外的记忆转移已经发生。然而,这些短潜伏期的路径需要小脑来适应,正如在慢性小脑切除研究中的结果(Pastor,de la Cruz,&Baker,1994)。使用蝇蕈接受训练后立即实行小脑病变操作,发现短期记忆被抹去,而长期记忆仍然保留着(Kassardjian et al.,2005)。Yeo 的实验室采用眨眼反射实验,表明带有 GABAA 受体激活剂的小脑皮层失活的蝇蕈在训练之后会立即阻止整合作用,而在训练 90 分钟或者更长时间以后则不会(Cooke,Attwell,& Yeo,2004)。仍然有争议的是 VOR 运动学习的细胞机制。长期以来,关于这一问题的证据指向在平行纤维-浦肯野细胞突触中,突触前和突触后的长期增强(long-term potentiation,LTP)以及突触后的长期抑制(long-term depression,LTD),但是最近的研究表明,缺乏小脑 LTD 的突变型小鼠能够适应它们的 VOR 增益,因此,对于 VOR 运动学习来说,小脑 LTD 的必要性有一定的争议存在(Schone-

wille et al.,2011)。

VOR 运动学习的上述特点,也就是说,高增益和低增益适应之间的不同,短期和长期增益适应之间的不同,以及频率和重力的影响,加强了 VOR 作为研究运动学习经典系统的概念,因为它允许我们采用相同的简单的行为学模式研究不同形式的运动学习。

VOR 通路及其神经元应答

脑干和小脑是负责 VOR 行为的主要的结构。直接的 VOR 通路,也称为三神经元反射弧,包括第Ⅷ神经,脑干的次级前庭神经元和运动神经元。这个直接的 VOR 通路负责短潜伏期的反射应答。一个主要的间接的 VOR 途径从第Ⅷ神经将速度信号和位置信号进行整合,该途径用于指导眼睛并增加 VOR 的时间常数。这是眼睛速度和位置的积分,这主要是由位于前庭核、舌下前置核、小脑和 Cajal 间间质核的神经元网络组成。第二个重要的间接 VOR 途径也包括小脑,准确来说,包括小脑绒球复合物(小脑绒球和 VP-FL)。FL 通过前庭神经和前庭核的次级前庭神经接收头部的速度信息,从前庭神经核、舌下前置核以及正中道神经元传出副本信号,前庭和眼动的混合信号,以及脑桥被盖网状核(the nucleus reticularis tegmenti pontis,NRTP)传出的视觉信号。这个第二个间接前庭途径有更多更有趣的地方,因为很多在其他的运动系统和 VOR 的研究中都表明,小脑在运动学习中发挥着主要的作用。

直接的 VOR 途径包括三个主要类型的动眼神经神经元:单独的前庭神经元(vestibular only neurons,VO),该神经元只对头部运动进行应答;位置前庭暂停神经元(position vestibular pause neurons,PVP),该神经元对扫视过程中暂停有突变速率时眼睛位置和头部速度进行应答;以及小脑绒球目标神经元(flocculus target neurons,FTNs),主要包含眼睛速度和头部速度信息(见图 67.1)。前庭神经核的动眼神经前庭经元(很多也叫作小脑绒球投射神经元,FPNs),位置前庭暂停神经元和小脑绒球目标神经元直接接收同侧第Ⅷ神经的信息,并可以间接预测对侧第Ⅷ神经。Lisberger 团队及其同事在长期的 VOR 运动学习之前和之后记录了这三类神经元的活性,并推测了在长球 VOR 适应之后不进行可塑性改变的指向 FPNs 和 PVPs 的前庭途径(见图 67.1 的"a"和"c"),然而,指向 FTNs("b")的头部运动途径则会进行可塑性改变(Lisberger et al.,1994a,1994b)。Partsalis、Zhang 和 Highstein(1995)在长期的 VOR 运动学习之前和之后,

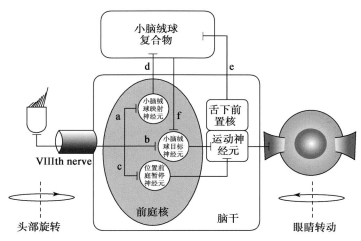

图 67.1　负责前庭反射的主要神经元。前庭输入（头部旋转）由半规管中的毛细胞检测。和前庭传入神经元相连的毛细胞通过前庭神经将信息传到脑干。参与 VOR 的前庭核的次级前庭神经元可以分为三类：小脑绒球映射神经元（FPNs），其轴突指向小脑绒球复合物；小脑绒球目标神经元（FTNs），接收来自小脑绒球复合物中浦肯野细胞的抑制性突触，并将它自己的轴突指向运动神经元（MNs）；舌下前置核（PH），向小脑绒球复合物传送复制信息；位置前庭暂停神经元（PVP），其轴突指向运动神经元。由 a~f 标明的途径在文中有详细描述。

采用同侧小脑绒球的可逆失活的方法，验证了小脑绒球和脑干途径（"a-d-f"和"b"）对于 FTNs 应答的作用（见图 67.2）。他们的实验结果表明，背侧 Y 基团垂直的 FTNs 应答会因为直接的前庭途径（"b"）的改变而发生部分改变。

关于小脑在 VOR 运动学习途径中的作用存在更多的争议。一些实验室已经描述了 VOR 适应之前和之后的浦肯野细胞的小脑绒球注视速度的应答，表明这些神经元在头部转动的过程中会改变它们的应答，从而使新的应答可以支持新的行为（Lisberger et al.，1994a；Miles，Braitman，& Dow，1980；Pastor，de la Cruz，& Baker，1997）。具体来说，浦肯野细胞应答在低增益的适应之后可以帮助减缓眼动，反之，在高增益的适应之后则可以帮助增加眼动。然而，一个有趣的发现是，在高增益的训练之后，当神经元对于头部和眼部运动的敏感性遭到破坏时（敏感性分别理解为图 67.1 中"d"和"e"途径中测量的强度），浦肯野细胞对于头部速度敏感性改变，指向错误的方向来支持新的行为。事实上，在高增益和低增益的 VOR 适应之后，无论是眼部还是头部的速度敏感性（"d"和"e"）都有所增加，只是在低增益适应后眼部速度信号占主导地位，而在高增益适应后头部速度信号占主导（Blazquez et al.，2003）。此外，通过在长期适应之前和之后记录背侧 Y 基团的小脑绒球目标神经元活性，定义了一个新的可修改的元素：从浦肯野细胞到小脑绒球目标神经元（"f"）的途径。这个改变对于产生稳定的视觉追寻是非常有必要的（Blazquez，Hirata，&

Highstein，2006）。目前还不清楚小脑途径广泛的变化有什么优势，但是作者认为，小脑途径对于产生稳定的 VOR 增益是非常有必要的（Hirata & Highstein，2001；Lisberger et al.，1994a）。

使用上述提到的数据建立模拟模型可以再现已适应动物和小脑绒球复合体病变影响的行为。这些模型表现出垂直和水平 VOR 的不同的可塑性位点（Blazquez，Hirata，& Highstein，2006；Lisberger，1994）。具体而言，在垂直的 VOR 中，在低增益的适应之后，除了上述提到的可塑性位点，指向位置前庭暂停神经元（"c"）的前庭输入也发生变化（强度变化）。上述模拟模型也解释了为什么在长期的 VOR 运动学习之后移除小脑绒球复合体不能恢复 VOR 增益到它之前的适应值。也就是说，没有一个有功能的小脑存在的情况下，单独的脑干途径可以部分保留新的 VOR 增益值，因为头部的速度（"b"）改变向正确的方向来支持新的行为。然而，病变研究的解释需谨慎，因为病变会改变网络的构造；因此，实际上我们评估的不是同一个路径——在 VOR 路径病变之前，该路径是以前反馈和后反馈的组合系统的模式来工作，而在 VOR 病变之后，该路径则变为一个完全的前反馈系统（Blazquez et al.，2004）。

短期的 VOR 适应也能够诱导脑干和小脑途径可塑性的改变。Hirata 和他的研究团队在被试接受增加和减少他们的 VOR 增益的训练时，记录了浦肯野细胞垂直注视速度的活性（Hirata & Highstein，2001）。他们采用模拟模型和系统的方法去分析该路径通向

第 67 章　眼动控制的可塑性　　837

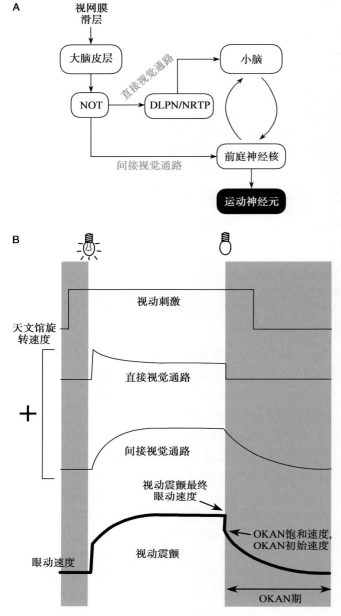

它的各组成部分的情况,发现头部的前小脑绒球和非小脑绒球子系统(图 67.1 中的"a~d"和"b"途径)的垂直速度分量随着 VOR 增益的变化而变化。而在传出的副本和视觉通路中(图 67.1 中的途径"e")都没有发现有变化。在短期的 VOR 训练中更进一步的研究是很有必要的,因为这些现有的研究结果不能完全解释为什么在短期适应之后移除小脑绒球复合体可以使 VOR 增益恢复到之前的适应值(Kassardjian et al. ,2005;Rambold et al. ,2002)。

关于 VOR 运动学习仍然处于学习和记忆研究的前沿。现在,关于参与这种适应形式的细胞机制的领导性问题是:突触的长期增强(LTP)以及长期抑制(LTD)是如何参与到 VOR 的运动学习过程中的? 攀登纤维(climbing fibers)的作用是什么? 小脑的间神经元在 VOR 运动学习过程中有什么作用? 可塑性的非经典模式,如突然增强速率(firing rate potentiation)的作用是什么?

OKR 中的运动学习

VOR(前庭眼反射)和 OKR(视动反射)可以补偿视网膜上视觉图像的位移。驱动这些反射的输入信号是速度信号:分别是头部速度和视网膜滑动速度。OKR 可以生成特征性的眼球运动,称为眼球震颤,包括与视觉图像运动方向相同的缓慢的眼球运动和方向相反扫视的运动。在这里,我们考虑视动性眼球震颤方向上的缓慢眼球运动的方向。在灵长类和其他的视网膜中央凹动物中,这些缓慢的眼动可以通过两种神经通路产生:在 OKR 的初始阶段占主导地位的快速途径和一个缓慢的建立途径(Waespe, Cohen, & Raphan,1983)(见图 67.2)。快速途径,也称之为直接的视觉通路,和视觉追寻相关,可以通过小脑绒球复合物的病变来废除(Büttner, 1989)。慢速建立途径,也称之为间接视觉通路,和非视网膜中心凹动物的视网膜反射有关系,在前庭神经和眼睛的速度定位积分器(例如,舌下前置核)病变的情况下被废除(Cannon & Robinson,1987)。间接通路具有存储功能(称为眼部速度存储),可以通过在黑暗中量化 OKR 之后的眼球震颤(后视动眼球震颤,optokinetic after nystagmus, OKAN,见图 67.2B)的缓慢相位来进行测量。在正常的情况下,VOR 和 OKR 共同工作以产生涵盖整个范围自然频率的补偿性眼球运动。低频率的情况下,OKR 占据主导作用,因为由于半规管的机制,前庭信息是不可靠的。高频率的情况下,VOR 占主导作用,

图 67.2 视动应答行为(OKR)的神经元结构模式图。(A)参与产生 OKR 和随后的直接视觉途径和间接视觉途径的结构。从视束核(the nucleus of the optic tract,NOT)的下游开始,直接视觉途径传播到小脑皮层,而间接视觉途径传播到前庭神经核。(B)直接视觉途径和间接视觉途径在 OKR 行为中的作用。直接视觉途径和间接视觉途径仪器产生 OKR 的缓慢相位(底部的眼动速度)。顶部的标志(灯泡)表示视动光的开光状态。当视动光变为开的状态时,视动刺激开始。在视动震颤的开始阶段,大部分的眼动速度是由直接视觉通路产生的,但是在数十秒过后,视动刺激的视动震颤最终眼动速度(OKNf)主要是由间接视觉途径产生。当视动光转为关闭状态时(右侧的灰色部分),视动震颤显示其剩余的眼动,称为视动后眼球震颤(OKAN)。高速的视动刺激能够最大限度地给间接视觉通路充电。这个最大的电量称为 OKAN 饱和速度,可以通过 OKAN 开始眼动速度(初始的 OKAN 眼动速度,OKANi)的测量来得到。DLPN, dorsolateral pontine nuclei,背外侧脑桥核;NRTP, nucleus reticularis tegmenti pontis,脑桥被盖网状核。

因为 OKR 和辅助光学系统的输入是饱和的。

行为学研究表明,通过连续佩戴放大镜和最小化的护目镜诱导产生的长期的 VOR 运动学习,可以改变后视动眼球震颤的饱和速度。

Lisberger 研究团队的结果表明,水平 VOR 增益的增加或减少可以引起后视动眼球震颤的饱和速度的平行变化;并表明 VOR 中可修改的元素(神经元)携带头部速度信息以及间接视觉通路信息(Lisberger et al.,1981)。在 VOR 适应后,在低频率的头部转动速度情况下,这些后视动眼球震颤饱和速度的变化有助于提高图像的稳定性。然而,垂直的后视动眼球震颤受长期的 VOR 运动学习的影响是不同的;具体来说,垂直的 VOR 增益的减少不会导致垂直的后视动眼球震颤饱和速度的减少,但是 VOR 增益的增加则会导致垂直的后视动眼球震颤垂直饱和速度的增加(Blazquez & Highstein,2007)。

OKR 运动学习的神经元表征

前庭神经核中的神经元记录的数据给正常条件、长期 VOR 适应之前、长期 VOR 适应之后观察到的行为提供了一个解释。因此,许多实验室(Blazquez & Highstein,2007;Lisberger et al.,1981)描述的后视动眼球震颤行为和 VOR 之间紧密的关系已经在次级前庭神经元水平上被观察到。对头部速度有高敏感性的次级前庭神经元对眼部速度也有高敏感性,反之亦然(Blazquez & Highstein,2007;Waespe & Henn,1977)。Blazquez 等人(2007)研究表明,通过 VOR 适应而使前庭神经元头部速度敏感性发生的改变,同时也会伴随着后视动眼球震颤过程中导致的眼部速度敏感性的改变。在高增益适应的后视动眼球震颤的上游以及低增益适应后视动眼球震颤的下游,背侧 Y 基团垂直的小脑绒球目标神经元(FTNs)的发射率增加(见图 67.3,Blazquez et al.,2007)。这些变化和指向 FTNs 的直接前庭通路有关(图 67.1 中的途径"b"),并在适当的方向发生,从而在高增益适应之后使后视动眼球震颤饱和速度增加,而在低增益适应之后使后视动眼球震颤饱和速度降低。

最后,从模型和神经元记录研究中获得的结果能够解释在 VOR 适应之后观察到的垂直和水平的视动后眼球震颤的不同的变化(Blazquez et al.,2007;Lisberger et al.,1994b)。Lisberger 研究团队表明,在高

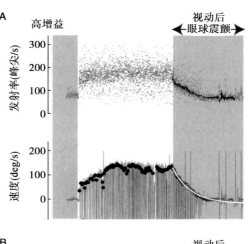

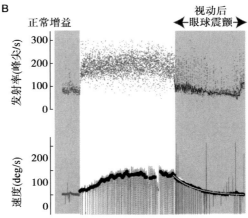

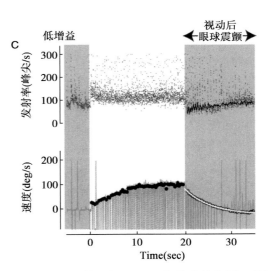

图 67.3 前庭眼反射适应(VOR)后,代表性背侧 Y 基团垂直小脑绒球目标神经元对视动刺激的应答的变化。所有的图像(A~C)表明:顶部,从一种动物中记录的代表性背侧 Y 基团神经元的应答,其中分别是 VOR 高增益适应(A),正常增益(B),低增益(C)的情况。底部,与顶部相对应的行为应答。视动刺激在照明部分被开启,而在阴影部分则被关闭。如果我们看一下视动后眼球震颤(OKAN)时期(右侧阴影区域),我们会观察到背侧 Y 基团神经元眼动定向的偏向性变化。在正常的动物中,这些神经元对于眼动只表现出很少的应答;在高增益的动物中,它们会随着眼动速度的增加而增加;在低增益的动物中,随着眼动速度的增加,神经元的应答减少。后视动眼球震颤期的白线代表行为应答的指数拟合。灰线代表后视动眼球震颤期使用眼动参数线性拟合后预估的神经元应答。(来自 Blazquez et al.,2007。)

增益和低增益的 VOR 适应之后，水平的 PVPs 不会改变它们的头部速度敏感性（Lisberger et al.，1994b）。Blazquez、Hirata 和 Highstein（2006）使用模型研究表明，在高增益的适应之后，垂直的 PVPs 不会影响它们的头部速度敏感性，而在低增益的适应之后，则会使它们头部速度敏感性增强。Blazquez 等人（2007）认为，如果我们假设后视动眼球震颤中眼部速度敏感性和 VOR 中 PVPs 头部速度敏感性之间的关系（比值）是不变的，正如在 FTNs 中的情况，我们就可以假设垂直的后视动眼球震颤饱和速度在低增益的 VOR 适应之后是不会改变的，因为在后视动眼球震颤中垂直的 FTNs 眼部速度的敏感性的降低可以与后视动眼球震颤中垂直的 PVP 神经元的眼部速度敏感性的增加相抵消。这个假设可以完全解释行为学和神经元的数据。

追寻眼动中的运动学习

追寻眼动是为了使运动的中央凹视觉目标保持稳定而产生的自居的运动行为。这些运动在灵长类动物中非常发达，因为它们的中央凹发展得很完善。与 VOR 相比，追寻系统非常的缓慢：在灵长类动物中，追寻系统的潜伏期大约是 100ms，而 VOR 的潜伏期可以短至 14ms。视觉输入（目标移动）和运动输出（眼动）之间的这种延迟为最开始的眼动提供了大约 100ms 的时间，在这段时间内追寻系统是作为一个开环系统来工作的——也就是说，眼动完全是由感官信息（移动的视觉刺激）产生的。追寻增益可以在该开环期测量的，即在之前的 100ms 的时候通过目标速度划分的最初 100ms 追寻的眼部速度。闭环时期在眼动的最初 100ms 之后开始。在这个时期，眼动通过平滑追寻产生，是感官刺激应答（早期的 100ms 视网膜上目标的位移）和正在进行的眼动反馈传出的副本共同作用的结果。梯度追寻任务（the step ramp pursuit task）是 1961 年由 Rashbass 发展起来的，是现在用于研究追寻系统行为学和神经

元方面的可选择的任务（Rashbass，1961）。在这个任务中，目标的最初位置在随后的追寻眼动的相反位置，从而使目标能够在追寻开始的时候（大约 100ms 之后）通过固定中心。这个任务简化了追寻眼动的研究，因为它通过减少目标位置误差（扫视的驱动信号）通过保持目标速度误差（追寻的驱动信号），减少了追赶扫视的需要，从而有效地将追寻从扫视系统中隔离出来（见图 67.4A）。

追寻系统给在中枢神经系统中研究学习和记忆提供了一个机会，因为就像 VOR，其感觉输入和行为输出可以很容易地被实验者控制和测量。然而，追寻和 VOR、OKR 不同，VOR 和 OKR 是反射行为，追寻则需要注意和动力，就像我们每天都要完成的很多运动行为一样。追寻的运动学习通过使用两种变形的 Rashbass 任务来研究。第一种变形的实验操作，称为增益适应范式，在眼部开始运动的时候，目标运动速度增加或降低。这种情况下，由于在开环追寻时期目标和眼动速度的不匹配，会导致产生一个错误的信号（图像滑动）。随着相同任务的重复，被试学会了产生合适的眼动速度来补偿目标速度的变化，从而修改追寻的增益（见图 67.4）。该实验操作模拟了一种旨在校正追寻系统输入/输出关系的运动学习模式，例如可以补偿那些疾病和创伤影响的神经系统，以及运动系统的物理特性的改变。在第二种变形的追寻任务中，在初始的目标运动之后，目标方向以固定的时间间隔发生改变。这种学习模式对于研究大脑如何学习预测运动目标的运动轨迹非常有用。Kahlon 和 Lisberger（1996）采用增益适应范式表明，追寻学习可以从一个速度推广到其他目标速度，但是方向是特定的，不能直接推广。因为追寻需要视动转换，其中对象的特点，速度和方向都会在产生合适的运动输出之前进行计算，他们提出，可塑性位点在神经元开关之后被定位，该神经元开关的通路信息基于目标的方向。Medina、Varey 和 Lisberger（2005）采用追寻方向变化范式，发现大脑使用很多线索来计算时间，例如运动时间和运动距离。

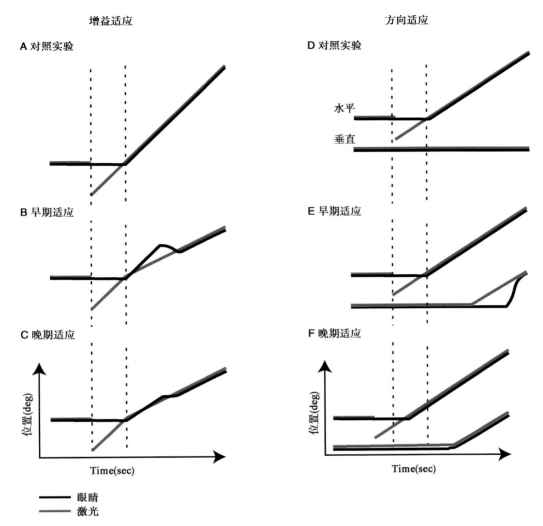

图 67.4 使用行为任务训练追寻系统从而改变其增益（A~C,低增益适应）或预测目标运动方向的改变（D~F）。（A）和（D）表示对照实验的追寻行为,采用 Rashbass 首次提出的梯度追寻任务。通测量由眼动速度区分在最初的追寻的 100ms（b）和由目标速度区分的最初的追寻的 100ms（a）来获得追寻增益。在增益适应任务中,目标速度在追寻的开始阶段是可变的（A~C 中第二个垂直的虚线）。训练刚开始的时候,被试产生的追寻眼动速度和目标运动的初始速度相同,在追寻适应的晚期训练阶段,被试修改他的最初眼动速度,使眼动速度和追寻目标的速度相匹配。在方向适应追寻任务中,从目标运动开始,目标的方向以一定的轨迹间隔相同的时间发生变化。在这个任务中,被试学习预测并产生和追寻的运动轨迹相匹配的正确的眼动。Deg,degrees,度。

追寻运动学习的神经表征

负责追寻行为的神经网络包括将图像滑动信息转换成眼动的皮层结构和亚皮层结构（Ilg & Thier,2008）。初级视觉皮层（V1）和颞中视皮层（MT）神经元携带和视觉刺激特性相关的信息,而下游皮层区域例如颞内侧区域（medial superior temporal area,MST）则可以携带感觉和眼动的复合信息（Ilg, Schumann, & Thier,2004;Ilg & Thier,2008）。参与追寻行为的主要亚皮层结构包括脑桥核、小脑和脑干。

有证据表明负责追寻学习的有多个可塑性位点,这些点位于颞内侧区域和小脑输出端之间。在追寻增益学习过程中,采用神经元记录和电刺激额叶追寻区域的实验表明这种追寻学习发生在额叶追寻区域的下游,背侧脑桥核（the dorsolateral pontine nuclei,DLPN）和小脑绒球复合体（VPFL）是最可能的选择（Chou & Lisberger,2004）。在这两个结构中,小脑绒球复合体是研究追寻适应更好的选择,因为对于小脑皮层在运动学习中的作用有强有力的证据（Ito,2006）。然而,背侧脑桥核也能发挥重要的作用。例如,在扫视适应之后,脑桥被盖网状核神经元会改变它们对于扫视眼动的应答(Takeichi, Kaneko, & Fuchs, 2005),因此如果它们追寻的同系物,背侧脑桥核神经元,改变它们对于追寻适应的应答,也不会令人感到意外。

最近的研究通过检测大脑结构在适应过程中的作用,给用于追寻学习的大脑位点和机制提供了重要的线索。因此,Carey、Medina和Lisberger(2005)采用在追寻中对颞中视皮层微刺激的方法,提出颞中视皮层神经元给追寻学习提供指导性信号的观点。Li等人(2011)的研究表明单独的前额叶眼区神经元被预测负责学习行为,但它们并没有像预测的那样改变它们的应答,然而,VPFL的应答则趋向于随着行为学习而改变。这些结果和当前的小脑在追寻适应学习中有作用的概念相符合。在方向追寻适应任务的训练过程中,学习实验中浦肯野细胞VPFL的复合峰尖的存在和在相同的浦肯野细胞中的下一个实验的简单峰尖活性的降低有关。这个复合峰尖影响简单峰尖活性的情况表明,复合峰尖驱动简单峰尖的学习,这是行为学习部分原因(Medina & Lisberger, 2008)。

上述神经元记录和刺激研究表明,虽然可塑性位点分布在整个通路(从颞内侧区域到小脑),但是小脑学习仍然是追寻适应的一个主要机制,下橄榄神经元和皮层神经元为可塑性提供指导性的信号。

扫视眼动中的运动学习

扫视是快速眼部运动,转移注视到视觉场景中的一个新的点可以短至40ms。有两种类型的扫视眼动:与前庭反射和视动反射相关的扫视以及自发的扫视。前者移动眼睛到轨道的更中心的位置,而对于转向兴趣点的注视转移的作用则较小,因为它们在黑暗中的VOR和OKR的后眼球震颤相位中也有发生。后者会在扫视固定的视觉图像或者感兴趣的目标突然运动(catch-up saccades,追赶扫视)的时候产生。在实验室中,为了控制扫视眼动的参数(例如,扫视开始,最初和最后眼睛的位置,扫视幅度和方向等),我们采用简单的视觉引导扫视任务,在这个任务中,被试被要求注视中心位置,然后再固定目标熄灭后,立即将注视转移到新的目标位置(见图67.5)。扫视眼动的增益被定义为初始固定点和新的目标位置之间位置差异(degrees,度)区分的扫视幅度。这个简单扫视任务的变化,例如朝向之前记忆位置的扫视(memory-guided saccades,记忆指导扫视)或者无论新的目标是否出现都延迟启动的扫视(delayed saccades,延迟扫视),通常用于研究中枢神经系统的认知和感觉运动处理过程。为了研究扫视中眼动的可塑性,我们采用了扫视适应任务(Mclaughlin, 1967),该任务是啮齿类的可塑性机制,被认为类似于扫视自然适应过程使用的机制。

利用扫视执行过程中视觉信息被抑制的优点,可以使扫视度量适用于实验室研究(综述在Hopp & Fuchs, 2004)。在扫视适应任务中,扫视执行期间目标的位置被修改。结果是在扫视结束的时候视觉是可用的,因此扫视的最终眼睛位置和扫视结束时目标的位置是不重合的,从而被试需要对扫视进行纠正行为。扫视终止时,最终眼睛位置和最终目标位置的错配表明运动误差已经产生,该误差是诱导适应的指令,因为本体的信号似乎并没有在适应中发挥显著的作用。已经确定的是,如果在扫视终止的100ms内呈现的话,视觉误差可以更有效地驱动适应。实验的重复导致了扫视振幅的逐渐变形,除非扫视执行到次级位置,否则没有必要进行扫视纠正。如果目标的次级位置距离固定点比目标的初始位置更近的话,扫视增益(由目标位置初始改变区分的眼睛位置的改变)为了到达目标位置需降低。当目标的次级位置距离固定点位置比初始目标位置更远时,扫视增益增加(见图67.5)。适应率是关于渐近水平重复实验的指数函数,该重复实验在人类中大约是100次扫视,而在灵长类动物中则是1 000次扫视,这被称为短期适应,因为这个实验可以在1~2h内的训练中发生。这些改变通过过夜时会减弱,但是长期的训练则可以表现出适应性应答。

从扫视增益适应范式中出现了一些特性。增益增加适应,也称为前适应,比低增益的适应要稍微慢一点,低增益的适应也称为后适应。首先,我们认为扫视系统被设计是辨距过度的,因为辨距过度的扫视只需要更少的肌肉激活,且更容易在相同的方向上执行两个连续的扫视,因为它们不需要招募大脑两侧的神经元群,因此,相比较而言,降低扫视增益比增加扫视增益要更简单一点(Hopp Fuchs, 2004; Prsa & Thier, 2011)。其次,增益改变发生在一个方向部分转移到扫视其他方向或者仍然是原来的方向只是振幅不同的适应的条件下,从而适应并不是一个参数化的概念,因为参数化的概念下一个乘法因子会影响所有方向的扫视增益,因此,称之为扫视振幅适应可能更合适一点。最后,振幅适应会模仿眼动神经麻痹后发生

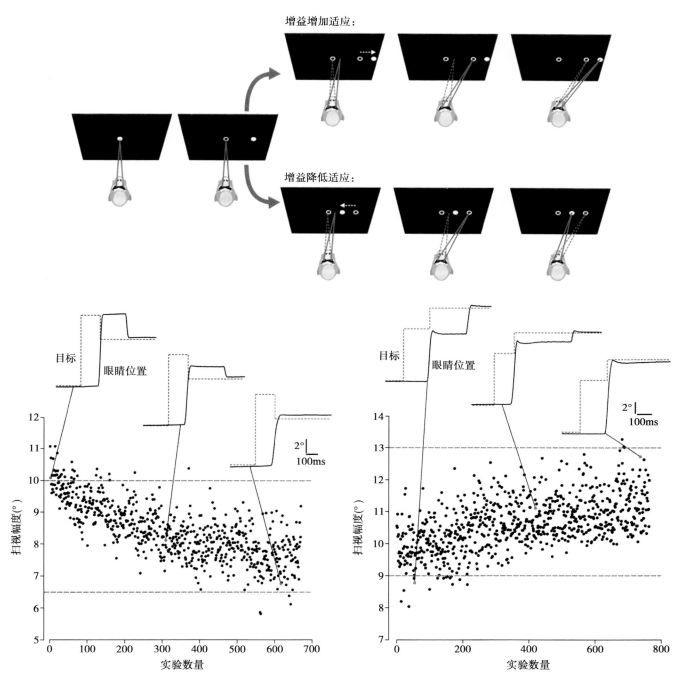

图 67.5 （顶部）在增益-增加/降低扫视适应范例中，连续的目标显示示意图。白色圆圈的填充和空白分别代表目标当前和之前的位置。红色的实线和虚线痕迹分别代表当前和之前的眼睛位置。水平方向代表时间维度。（底部）猴子的增益降低（左）和增益增加（右）适应表现中扫视幅度关于实验数量的函数。插图提供三个适应实验的不同例子中的眼睛位置（实线）和目标位置（虚线）信息。（来自 Prsa and Their, 2011.）

的自然条件。例如，如果一只眼睛的水平整流被切断术减弱，对另一只正常的眼睛进行修补，振幅适应会在两只眼睛中都有发生，从而使削弱的眼睛可以产生正常的扫视而修补的正常眼睛则变得辨距过度。与之相反，如果削弱的眼睛被修补，那么正常的眼睛就会保持正常的扫视幅度，而削弱的眼睛会变得辨距过度。

适应中的扫视通路和神经元应答

目标信息相关的感官信号会先到达视皮层，随后到达决策区域，例如外侧顶内沟区域（lateral intraparietal area，LIP），额叶眼区（FEF）以及上丘（SC）深层，会从后者中接收突触信息（Scudder，Kaneko，& Fuchs，

2002）。上丘平行地映射到脑干扫视发生部位以及动眼神经蚓部（oculomotor vermis，OMV）的门核，脑桥。小脑环途经动眼神经蚓部，小脑顶动眼神经区域（FOR），并返回到指向动眼神经运动神经元的扫视发生区域。

动眼神经蚓部和小脑顶动眼神经区域病变会产生持续的辨距过度扫视（Optican & Robinson，1980）。动眼神经蚓部的病变会导致扫视辨距过度以及短期扫视适应的永久赤字。但是动眼神经蚓部病变并不能完全废除长期扫视适应，因为扫视辨距过度会随着时间推移被校正。这表明短期适应和长期适应的机制是彼此独立的（Barash et al.，1999）。和病变相一致，蝇蕈的一个GABAA受体激活剂的失活实验表明，双边的小脑顶动眼神经区域失活会造成被放在黑暗中成横向扫视的辨距过度，且不管视觉误差会直接持续到达目标。然而，当动物被放置在黑暗中去除蝇蕈醇的影响，并在第二天再次进行测试，扫视是辨距过度的（Robinson，Straube，& Fuchs，1993）。这种解释认为，蝇蕈灭活过程中持续的辨距过度扫视会产生小脑顶动眼神经区域上游的可塑性变化。不像小脑顶动眼神经区域和突发性生成神经元，动眼神经蚓部神经元是不均匀的，在扫视的不同大小和方向上表现出突发特异性反应。因此，为了理解动眼神经蚓部神经元在扫视适应中的作用，我们需要看一下浦肯野细胞的群体应答（Catz，Dicke，& Thier，2008）。浦肯野细胞的群体突发性时间受扫视终点的严格调整（Thier et al.，2000）。尽管个别浦肯野细胞的应答发生了显著变化（Kojima，Soetedjo，& Fuchs，2010），连接到小脑顶动眼神经区域目标神经元的发散模式被认为是基于攀爬纤维应答之间相互作用的苔藓纤维输入的时间选择模型。这种相互作用可能会决定浦肯野细胞群体应答的持续时间，因此，扫视持续时间可以作为一个短期扫视振幅改变的一个机制（Catz，Dicke，& Thier，2005）。上丘深层神经元从LIP和前额叶眼区中接收扫视命令，上丘神经元突发性峰尖数量的变化和扫视适应相关（综述在Iwamoto & Kaku，2010）。有人认为上丘深层峰尖活性的变化作为顶盖-橄榄体-小脑通路的一部分被用于传输指导性信号来引导适应。当将上丘深层刺激（运动产品的亚阈值）和扫视终点在上百次实验过程中进行匹配时，扫视会转移其方向和大小，这个转移行为取决于上丘的刺激点。然而，脑桥被盖网状核从对侧上丘接收神经支配，并同时向动眼神经蚓部和苔藓纤维发出信号。适应过程中脑桥被盖网状核神经元的改变表明，在振幅降低的过程中，

通过增加突发的初始峰尖使突发性峰尖的数量增加，因此不能被视为动眼神经蚓部活性的次级改变，而动眼神经蚓部活性的增加则指向扫视终止。小脑顶动眼神经区域神经元活性的改变表明，在扫视过程中有一个渐近的改变，该过程和扫视适应平行进行。小脑顶动眼神经区域神经元随着扫视适应振幅的降低，增加它们的扫视相关放电。因为小脑顶动眼神经区域神经元指向突发性神经元，很有可能小脑顶动眼神经区域活性的增加对于扫视振幅的改变是偶然的。

参考文献

Barash, S., Melikyan, A., Sivakov, A., Zhang, M., Glickstein, M., & Thier, P. (1999). Saccadic dysmetria and adaptation after lesions of the cerebellar cortex. *Journal of Neuroscience, 19,* 10931–10939.

Blazquez, M., Davis-Lopez de Carrizosa, M. A., Heiney, S. A., & Highstein, S. M. (2007). Neuronal substrates of motor learning in the velocity storage generated during optokinetic stimulation in the squirrel monkey. *Journal of Neurophysiology, 97,* 1114–1126. doi:10.1152/jn.00983.2006.

Blazquez, M., & Highstein, S. M. (2007). Visual–vestibular interaction in vertical vestibular only neurons. *Neuroreport, 18,* 1403–1406.

Blazquez, M., Hirata, Y., Heiney, S. A., Green, A. M., & Highstein, S. M. (2003). Cerebellar signatures of vestibulo-ocular reflex motor learning. *Journal of Neuroscience, 23,* 9742–9751.

Blazquez, M., Hirata, Y., & Highstein, S. M. (2004). The vestibulo-ocular reflex as a model system for motor learning: What is the role of the cerebellum? *Cerebellum (London, England), 3,* 188–192.

Blazquez, M., Hirata, Y., & Highstein, S. M. (2006). Chronic changes in inputs to dorsal Y neurons accompany VOR motor learning. *Journal of Neurophysiology, 95,* 1812–1825.

Boyden, E. S., & Raymond, J. L. (2003). Active reversal of motor memories reveals rules governing memory encoding. *Neuron, 39,* 1031–1042.

Büttner, U. (1989). The role of the cerebellum in smooth pursuit eye movements and optokinetic nystagmus in primates. *Revue Neurologique, 145,* 560–566.

Cannon, S. C., & Robinson, D. A. (1987). Loss of the neural integrator of the oculomotor system from brain stem lesions in monkey. *Journal of Neurophysiology, 57,* 1383–1409.

Carey, M. R., Medina, J. F., & Lisberger, S. G. (2005). Instructive signals for motor learning from visual cortical area MT. *Nature Neuroscience, 8,* 813–819.

Catz, N., Dicke, P. W., & Thier, P. (2005). Cerebellar complex spike firing is suitable to induce as well as to stabilize motor learning. *Current Biology, 15,* 2179–2189.

Catz, N., Dicke, P. W., & Thier, P. (2008). Cerebellar-dependent motor learning is based on pruning a Purkinje cell population response. *Proceedings of the National Academy of Sciences of the United States of America, 105,* 7309–7314.

Chou, I.-H., & Lisberger, S. G. (2004). The role of the frontal pursuit area in learning in smooth pursuit eye movements. *Journal of Neuroscience, 24,* 4124–4133.

Cooke, S. F., Attwell, P. J. E., & Yeo, C. H. (2004). Temporal properties of cerebellar-dependent memory consolidation. *Journal of Neuroscience, 24,* 2934–2941.

Fukuda, J., Highstein, S. M., & Ito, M. (1972). Cerebellar

inhibitory control of the vestibulo-ocular reflex investigated in rabbit 3rd nucleus. *Experimental Brain Research, 14*, 511–526.

Gauthier, G. M., & Robinson, D. A. (1975). Adaptation of the human vestibulooocular reflex to magnifying lenses. *Brain Research, 92*, 331–335.

Gonshor, A., & Melvill Jones, G. (1973). Proceedings: Changes of human vestibulo-ocular response induced by vision-reversal during head rotation. *Journal of Physiology, 234*, 102P–103P.

Hirata, Y., & Highstein, S. M. (2001). Acute adaptation of the vestibulooocular reflex: Signal processing by floccular and ventral parafloccular Purkinje cells. *Journal of Neurophysiology, 85*, 2267–2288.

Hopp, J. J., & Fuchs, A. F. (2004). The characteristics and neuronal substrate of saccadic eye movement plasticity. *Progress in Neurobiology, 72*, 27–53.

Ilg, U. J., Schumann, S., & Thier, P. (2004). Posterior parietal cortex neurons encode target motion in world-centered coordinates. *Neuron, 43*, 145–151.

Ilg, U. J., & Thier, P. (2008). The neural basis of smooth pursuit eye movements in the rhesus monkey brain. *Brain and Cognition, 68*, 229–240.

Ito, M. (1982). Cerebellar control of the vestibulo-ocular reflex—Around the flocculus hypothesis. *Annual Review of Neuroscience, 5*, 275–296.

Ito, M. (2006). Cerebellar circuitry as a neuronal machine. *Progress in Neurobiology, 78*, 272–303.

Ito, M., & Miyashita, Y. (1975). The effect of chronic destruction of the inferior olive upon visual modification of the horizontal vestibulo-ocular reflex of rabbits. *Proceedings of the Japan Academy, 51*, 716–720.

Ito, M., Sakurai, M., & Tongroach, P. (1982). Climbing fibre induced depression of both mossy fibre responsiveness and glutamate sensitivity of cerebellar Purkinje cells. *Journal of Physiology, 324*, 113–134.

Iwamoto, Y., & Kaku, Y. (2010). Saccade adaptation as a model of learning in voluntary movements. *Experimental Brain Research, 204*, 145–162.

Kahlon, M., & Lisberger, S. G. (1996). Coordinate system for learning in the smooth pursuit eye movements of monkeys. *Journal of Neuroscience, 16*, 7270–7283.

Kassardjian, C. D., Tan, Y.-F., Chung, J.-Y. J., Heskin, R., Peterson, M. J., & Broussard, D. M. (2005). The site of a motor memory shifts with consolidation. *Journal of Neuroscience, 25*, 7979–7985.

Kojima, Y., Soetedjo, R., & Fuchs, A. F. (2010). Changes in simple spike activity of some Purkinje cells in the oculomotor vermis during saccade adaptation are appropriate to participate in motor learning. *Journal of Neuroscience, 30*, 3715–3727.

Li, J. X., Medina, J. F., Frank, L. M., & Lisberger, S. G. (2011). Acquisition of neural learning in cerebellum and cerebral cortex for smooth pursuit eye movements. *Journal of Neuroscience, 31*, 12716–12726.

Lisberger, S. G. (1994). Neural basis for motor learning in the vestibulooocular reflex of primates: III. Computational and behavioral analysis of the sites of learning. *Journal of Neurophysiology, 72*, 974–998.

Lisberger, S. G., & Fuchs, A. F. (1978). Role of primate flocculus during rapid behavioral modification of vestibulooocular reflex: I. Purkinje cell activity during visually guided horizontal smooth-pursuit eye movements and passive head rotation. *Journal of Neurophysiology, 41*, 733–763.

Lisberger, S. G., Miles, F. A., & Optican, L. M. (1983). Frequency-selective adaptation: Evidence for channels in the vestibulo-ocular reflex? *Journal of Neuroscience, 3*, 1234–1244.

Lisberger, S. G., Miles, F. A., Optican, L. M., & Eighmy, B. B. (1981). Optokinetic response in monkey: Underlying mechanisms and their sensitivity to long-term adaptive changes in vestibulooocular reflex. *Journal of Neurophysiology, 45*, 869–890.

Lisberger, S. G., Pavelko, T. A., Bronte-Stewart, H. M., & Stone, L. S. (1994a). Neural basis for motor learning in the vestibulooocular reflex of primates: II. Changes in the responses of horizontal gaze velocity Purkinje cells in the cerebellar flocculus and ventral paraflocculus. *Journal of Neurophysiology, 72*, 954–973.

Lisberger, S. G., Pavelko, T. A., & Broussard, D. M. (1994b). Neural basis for motor learning in the vestibulooocular reflex of primates: I. Changes in the responses of brain stem neurons. *Journal of Neurophysiology, 72*, 928–953.

Mclaughlin, S. (1967). Parametric adjustment in saccadic eye movements. *Perception & Psychophysics, 2*, 359–362.

Medina, J. F., Carey, M. R., & Lisberger, S. G. (2005). The representation of time for motor learning. *Neuron, 45*, 157–167.

Medina, J. F., & Lisberger, S. G. (2008). Links from complex spikes to local plasticity and motor learning in the cerebellum of awake-behaving monkeys. *Nature Neuroscience, 11*, 1185–1192.

Miles, F. A., Braitman, D. J., & Dow, B. M. (1980). Long-term adaptive changes in primate vestibulooocular reflex: IV. Electrophysiological observations in flocculus of adapted monkeys. *Journal of Neurophysiology, 43*, 1477–1493.

Miles, F. A., & Eighmy, B. B. (1980). Long-term adaptive changes in primate vestibulooocular reflex: I. Behavioral observations. *Journal of Neurophysiology, 43*, 1406–1425.

Optican, L. N., & Robinson, D. A. (1980). Cerebellar-dependent adaptive control of primate saccadic system. *Journal of Neurophysiology, 44*, 1058–1076.

Partsalis, A. M., Zhang, Y., & Highstein, S. M. (1995). Dorsal Y group in the squirrel monkey: II. Contribution of the cerebellar flocculus to neuronal responses in normal and adapted animals. *Journal of Neurophysiology, 73*, 632–650.

Pastor, A. M., de la Cruz, R. R., & Baker, R. (1992). Characterization and adaptive modification of the goldfish vestibulooocular reflex by sinusoidal and velocity step vestibular stimulation. *Journal of Neurophysiology, 68*, 2003–2015.

Pastor, A. M., de la Cruz, R. R., & Baker, R. (1994). Cerebellar role in adaptation of the goldfish vestibulooocular reflex. *Journal of Neurophysiology, 72*, 1383–1394.

Pastor, A. M., de la Cruz, R. R., & Baker, R. (1997). Characterization of Purkinje cells in the goldfish cerebellum during eye movement and adaptive modification of the vestibulo–ocular reflex. *Progress in Brain Research, 114*, 359–381.

Prsa, M., & Thier, P. (2011). The role of the cerebellum in saccadic adaptation as a window into neuronal mechanisms of motor learning. *European Journal of Neuroscience, 33*, 2114–2128.

Rambold, H., Churchland, A., Selig, Y., Jasmin, L., & Lisberger, S. G. (2002). Partial ablations of the flocculus and ventral paraflocculus in monkeys cause linked deficits in smooth pursuit eye movements and adaptive modification of the VOR. *Journal of Neurophysiology, 87*, 912–924.

Rashbass, C. (1961). The relationship between saccadic and smooth tracking eye movements. *Journal of Physiology, 159*, 326–338.

Raymond, J. L., & Lisberger, S. G. (1996). Behavioral analysis of signals that guide learned changes in the amplitude and dynamics of the vestibulo-ocular reflex. *Journal of Neuroscience, 16,* 7791–7802.

Robinson, D. A. (1976). Adaptive gain control of vestibuloocular reflex by the cerebellum. *Journal of Neurophysiology, 39,* 954–969.

Robinson, F. R., Straube, A., & Fuchs, A. F. (1993). Role of the caudal fastigial nucleus in saccade generation: II. Effects of muscimol inactivation. *Journal of Neurophysiology, 70,* 1741–1758.

Schonewille, M., Gao, Z., Boele, H.-J., Veloz, M. F. V., Amerika, W. E., Simek, A. A. M., et al. (2011). Reevaluating the role of LTD in cerebellar motor learning. *Neuron, 70,* 43–50.

Scudder, C. A., Kaneko, C. S., & Fuchs, A. F. (2002). The brainstem burst generator for saccadic eye movements: A modern synthesis. *Experimental Brain Research, 142,* 439–462.

Takeichi, N., Kaneko, C. R., & Fuchs, A. F. (2005). Discharge of monkey nucleus reticularis tegmenti pontis neurons changes during saccade adaptation. *Journal of Neurophysiol-ogy, 94,* 1938–1951.

Thier, P., Dicke, P. W., Haas, R., & Barash, S. (2000). Encoding of movement time by populations of cerebellar Purkinje cells. *Nature, 405,* 72–76.

Titley, H. K., Heskin-Sweezie, R., Chung, J.-Y. J., Kassardjian, C. D., Razik, F., & Broussard, D. M. (2007). Rapid consolidation of motor memory in the vestibuloocular reflex. *Journal of Neurophysiology, 98,* 3809–3812.

Waespe, W., Cohen, B., & Raphan, T. (1983). Role of the flocculus and paraflocculus in optokinetic nystagmus and visual-vestibular interactions: Effects of lesions. *Experimental Brain Research, 50,* 9–33.

Waespe, W., & Henn, V. (1977). Neuronal activity in the vestibular nuclei of the alert monkey during vestibular and optokinetic stimulation. *Experimental Brain Research, 27,* 523–538.

Yakushin, S. B., Raphan, T., & Cohen, B. (2003). Gravity-specific adaptation of the angular vestibuloocular reflex: Dependence on head orientation with regard to gravity. *Journal of Neurophysiology, 89,* 571–586.

第68章 眼动神经：从控制系统到遗传学到离子通道到靶向药物治疗

David S. Zee，Aasef G. Shaikh

眼动是了解正常脑的功能以及当受到疾病或创伤困扰时大脑如何发生故障的一个窗口。在这里，我们采用扫视作为典型的眼动模型，对眼动控制两个主要方面的知识进行更新。首先，我们会就目前关于扫视的神经生理基础以及结合了解剖学通路、细胞膜的生化特性、离子通道动力学和伴随正常和异常眼动的神经活性改变的仿神经模型的近期发展进行讨论。类似的方法也被运用于眼动的其他亚型和注视保持。眼动障碍的靶向药物治疗是这些进展的一个重要的实际成果。其次，我们将集中于使用内部反馈回路理解扫视控制，包括扫视自适应控制的应用。获得眼动学习和补偿的新知识，作为目前科学研究工作的一个主要焦点，将转化为治疗的更好方法。

近五十年来，控制系统分析、解剖回路图以及来自实验动物眼动过程中单个神经元神经活性的记录已经成为眼动控制研究的支柱。在20世纪60年代，生物工程已经开始建立基于各种追踪和注视任务中正常人眼动记录的眼动模型。然而，验证这些模型的关键是，能够同时记录行为警觉猴的眼球运动与脑干内单个神经元活动，从而将神经活动与眼动的运动学和动力学特征联系起来（e. g.，Robinson，1970）。这些生理发现被用于测试只基于行为学的现有假设，从而发展关于眼动前运动命令产生的神经元通路之间信息的性质和传递的更现实的模型。很自然地，我们可以采用这些新的基于生理学和解剖学的数学模型来解释由于大自然的变迁而不幸遭受疾病或创伤的患者的眼动障碍。反过来，患者异常眼动的量化可以用于进一步测试眼动命令在健康人中是如何产生的概念（Ramat et al.，2007）。这些临床研究导致对正常眼动控制长期持有观点的改进，有时甚至是反驳。产生异常慢扫视的患者和由于扫视振荡而产生注视受损的患者是两个突出的例子，在这两个例子中，不需要的连续扫视一个接一个地发生，中间没有任何时间间隔它们对于我们如何看待产生扫视命令的脑干回路有主要的影响。

一个生理和控制系统方法

慢扫视（slow saccades）

关于产生慢扫视的患者的研究中，慢扫视典型代表着基础科学和临床观察之间正在进行的相互关系，在慢扫视中，局部回路控制前运动扫视命令产生的发展。这对理解我们大脑的功能有重要作用，通常是以小的，但偶尔是大的"范式改变"迭代步骤进行。最初的扫视被认为是"弹道式"，预编程的指令一旦启动就不能再修改。强制性的不应期被认为是在扫视之后新的扫视不能再产生的时间。然而，患者产生的慢扫视在强制性不应期允许呈现新的视觉信息，该信息在扫视到达它的原始定位之前能够被加工处理并可能可用于修改扫视（Zee et al.，1976）。事实上，我们发现，为了对新期望的目标位置做出应答，患者产生的慢扫视能够被修改，甚至可能发生逆转（图68.1）。

产生慢扫视的患者的行为不能通过一般的弹道模型来解释。在慢扫视中，连续控制模型出现，代替了普通的弹道模型（见图68.2）。连续控制模型是基于扫视过程中对眼睛正在执行指令的内部监控（见图68.2，棕色虚线路径）。这个内部的信号，或者说是"感知副本"，被用于估计眼睛在扫视展开轨道中的实际位置。眼睛位置的内部估计与编码眼睛最终位置的信号不断进行比较，这个过程对扫视传递中央凹到新的目标是非常必要的。在这个概念上，当眼睛到达目标时，也就是说，当期望的眼睛位置和内部估计的眼睛位置吻合时，扫视是自动终止的。

自然地，这个基于患者产生慢扫视的新模型可以用于正常个体的扫视控制，当然，疾病本身可以修改扫视控制的信息加工过程。然而，基于前运动扫视相关的中脑爆发神经元活性的神经记录的生理学研究和这个扫视的内部反馈控制新模型相吻合（Van Gisbergen，Robinson，& Gielen，1981）。此外，关于产生慢

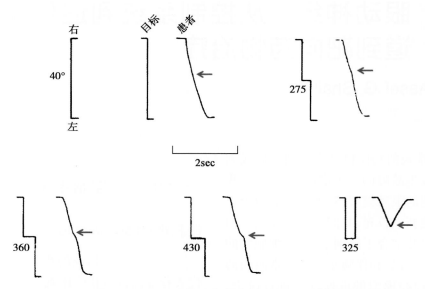

图 68.1 产生慢扫视的患者对目标连续移位的反应,这些移位由不同的步距间隔分开。箭头表示眼睛位置轨迹的拐点,反映对第二个目标跳跃的反应。(经许可修改自 Zee et al.,1976)

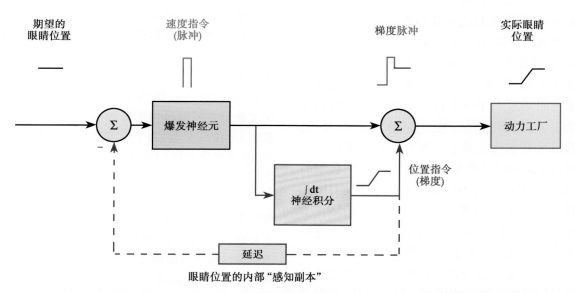

图 68.2 使用内部感知副本产生扫视指令的简单概念模式图。中脑和脑桥爆发神经元产生高频率的放电(脉冲)编码扫视速度(绿色的框)。这个信号可以直接通向动力工厂,也可以通过神经积分(红色的框)进行算术上的整合来产生位置指令。这个神经支配的"梯度脉冲"可以通过克服眼眶的黏滞力驱使眼睛快速运动,也可以通过克服眼眶的弹性恢复力使眼睛位置保持在扫视的终点。位置指令的感知副本(棕色的虚线)和期望的眼睛位置进行比较,当两者相吻合时,神经信号驱使爆发神经元变为零。爆发神经元随后停止放电,然后扫视终止。记录感知副本位置反馈信号的固有延迟,这可能使系统对震动敏感(见扫视振动部分)。

扫视患者脑部的病理学研究证实,脑桥的前运动扫视相关爆发神经元已屈服于退化过程(Geiner et al.,2008)。在近四十年中,经过一些相对较小的改进,这个扫视控制的局部反馈模型一直是驱动大部分研究聚焦于脑干如何产生直接的前运动扫视指令(Jürgens,Becker,& Kornhuber,1981)。

最近的使用经颅磁刺激(transcranial magnetic stimulation,TMS)的研究已经揭露了更多关于内部的、在线的扫视反馈控制的信息(Xu-Wilson et al.,2011)。经颅磁刺激(或者任何"惊心"的刺激——例如,很大的声音)在接近扫视开始的时候传递,在扰动之后会产生大约45ms的扫视短暂性暂停。再过去大约30ms后眼动恢复,并且同一扫视的轨迹通过使用补偿运动指令被纠正过来,补偿运动指令是用于指导眼睛到达目标位置的。这个内部扫视纠正不依赖于视觉输入，表明大脑随着扫视展开监控眼动指令，从而维持对于眼睛位置的实时估计，并纠正扰乱。这个矫正机制，可能可以通过小脑描述，影响着眼动神经元上游持续的运动指令。可能的轨迹是在上丘水平上的，或者更直接的脑桥的完全终止性神经元水平（见扫视振动部分和图 68.3 包括终止神经元的扫视产生通路）。因此，经颅磁刺激暂停（或者等价的惊心刺激）会扰乱扫视运动指令，但是，因为眼睛进行的内部监控，采用即时反馈，扫视指令能够被矫正，从而保证眼睛仍然能够到达目标。

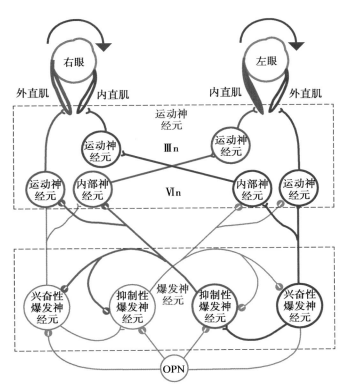

图 68.3 控制水平扫视的脑干通路。前运动神经元位于脑桥和延髓髓质。兴奋性爆发神经元（EBN）映射向同侧的展神经核，展神经核包括内部神经元（IN）和运动神经元（AB），这会中继激发神经元支配激活肌肉，也会指向同侧的抑制性爆发神经元（IBN）（绿色）区域。IBN 的轴突越过中线，并指向对侧的内部神经元和外展运动神经元（MN）支配拮抗肌，然后指向对侧的 EBN 和 IBN（红色）区域。当向右扫视被调用时，右侧 EBN 的轴突携带脉冲来激发运动神经元（或中继 IN）支配激活肌肉旋转使眼睛向右运动。同时，右侧 IBN 抑制通常会使眼睛向左运动的拮抗肌的作用。横跨中线的爆发神经元之间的相互抑制会诱发神经电路的不稳定，并可能导致扫视振荡（多余的 back-to-back 扫视）。OPN 是暂停神经，当需要注视时会抑制爆发神经元，当扫视需要释放对爆发神经元的抑制时停止放电。Ⅲ n，指向内直肌（MR）和展神经，Ⅵn 指向外直肌。（经许可修改自 Shaikh et al.，2007.）

采用内部模型的扫视连续控制以及适应的结果

内部模型允许眼动随着扫视展开连续修改，这对眼动控制的自适应方面是很重要的（见图 68.4）。自然发展论/老龄化和生命暴露在疾病和创伤中的异常行为都可以改变移动眼睛、效应器官、眼部肌肉和轨道内的其他组织的中央指令。这些改变可能会导致扫视不准确或者辨距不良，这会增加将感兴趣的图像带到中央凹的时间，相反，会加工新的视觉信息。消除辨距不良是保证最佳视动表现的一个基本需要，当然，这对增加生物体存活的机会是非常重要的。在很短的时期内，动机、注意力、疲劳或者某个特定运动行为的前景和反馈的改变能够改变扫视指令，反过来，也会影响随之而来的眼动速度和持续时间（例如 Shadmehr et al.，2010；Xu-Wilson，Zee，& Shadmehr，2009b）。不管这些动态的改变，扫视在健康的时候基本上仍然是准确的，可能是由于内部模型能够预测运动指令感觉的结果（见图 68.4，顶部红色框）。在可能的情况下，这些模型能够用于直接调整，或者，当长时间面对持续的错误时，它们能够进行校准，以恢复扫视的准确度（Chen-Harris et al.，2008；Ethier，Zee，& Shadmehr，2008；Xu-Wilson et al.，2009a）。这样的运动学习会发生在很多时间尺度上，从几秒到几小时到几天到几周。小脑（Golla et al.，2008；Iwamoto & Kaku，2010；Jenkinson & Miall，2010；Kojima，Soetedjo，& Fuchs，2011；Ohki et al.，2009；Prsa & Thier，2011；Schubert & Zee，2010；Xu-Wilson et al.，2009a）和上丘（Kaku，Yoshida，& Iwamoto，2009；Takeichi，Kaneko，& Fuchs，2007）是扫视自适应控制的重要结构。大脑半球也会在扫视适应过程中表现出活性的变化（Blurton，Raabe，& Greenlee，2012），尽管它们在驱使适应性改变上的作用还没有完全建立（Gaymard et al.，2001）。

短期扫视适应：双步范式（the double-step paradigm）

对于几分钟内的相对短期学习，扫视适应通常是使用双步范式来引发，该范式中，当扫视一旦开始指向初始的目标位置后，将目标前移或后移到一个新的位置来模拟辨距不良。当扫视完成时，就会有一个新的视觉错误信号需要纠正扫视。当重复很多次实验后，被试会逐渐增加或减少对初始目标位置的扫视，

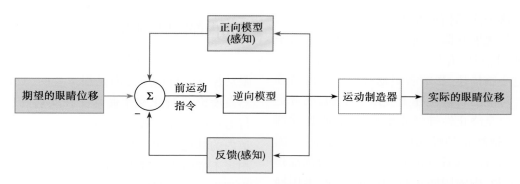

图 68.4 扫视反馈控制的简单概念模式图。绿色框描述期望的扫视。求和点的输出,即前运动指令,反映中脑和脑桥爆发神经元活动结合爆发神经元产生了高频脉冲以及神经元从神经积分器中产生它的积分和梯度(也见图 68.2)。这些信号会被一个"逆向模型"所加工(黑色框)。"逆向"代表通过运动制造器(运动神经元,眼部肌肉,以及其他眼眶组织)表现出来的活动的逆向转化。在灵长类动物中,舌下前置核和前庭核(burst-tonic neurons,突发补充神经元)的一组前运动神经元可能代表逆向模型的输出(Ghasia,Meng,& Angelaki,2008)。逆向模型的输出是指向期望活动的运动工厂。同时,逆向模型输出的副本通过正向模型(红色框)指向后方。它的功能是将预期感觉反馈运动指令和需要的正确的运动指令进行比较。感知副本信号也会提供关于实际运动活动表现的反馈。这个反馈信号和正向模型的反馈信号相结合,并和期望的位移信号进行比较。当求和点的输出变为零时,前运动指令结束,也就是说,不再有错误的信号来驱动爆动爆动神经元。需要注意的是,尽管我们通过三个单独的途径来表现这个模型的流动信息,但是它们并不是必须是独立的。小脑代表正向和逆向模型的神经相关,然后作为扫视适应的一个潜在位点,调整它们的长期行为。输入(本体感觉)信息也可以用于校正这些模型。适应的另一个位点可能在扫视脉冲发生器的更高级指令——期望的眼睛位移中。这个信号可以直接被重新校正或者基于感觉(视觉)重映射信息被重新校正。

分别对随后的目标跳向前方和后方做出应答。虽然双步范式被广泛地使用,它也引进了一个独立的视觉错误信号,随着扫视而发生,来诱导适应。这种情况很少发生在自然的行为中;当眼部肌肉强度或者眼眶中其他组织特性发生改变时,更多一般的调整被调用。不像双步范式中提供的孤立的视觉错误信号,在这种情况下,有另一个潜在的错误信号,即关于眼球位置或运动输入(由本体感觉调解)和输出信号之间的错配。尽管本体感觉在扫视的调整中并没有作用,但是它对扫视精确性的长期适应改变可能是很重要的,特别是当两眼调用的非共适应之间的误差不同的时候(Shan et al.,2007a,2007b)。确实,运动工厂的逆向模型可以使用本体信息来进行自适应校正(见图 68.4,中间通路和图注)。更主要的由脑干或小脑的病变会终止前运动扫视指令的加工处理,也可能会导致一种不同的辨距不良模式,这必须由适应加工进行识别和修复。尽管考虑到这些注意事项,但是不管怎样,双步范式已经成为研究扫视系统中运动学习的一个有用有效的实验工具(Scudder,Batourina,& Tunder,1998)。

采用双步范式,已经表明,大脑可能采用两种策略来修改扫视,一个是增益提高适应,将在扫视太小时进行应答,另一个是增益降低适应,将在扫视太大

时进行应答(Ethier,Zee,& Shadmehr,2008)。这个二分法是通过扫视动态特性的变化来推断的,即它们的峰值速度幅度和它们的轨迹。对于增益降低的适应,结果可以通过正向模式的改变来计算(见图 68.4,顶部路径)。对于增益增加的适应,结果可以通过视觉(视网膜)信号的重映射来计算,在正向模式中没有改变(见图 68.4,左图,运动指令的输入)。不同的适应策略的基本原理是哪一个是更合适的,这取决于扫视尺寸的增加或减少是否被调用,以确保运动相关的最佳速度和准确性的支出能量最少(即为了减少运动相关的"动力成本")。对于增益增加和增益降低相比而言,Schnier 和 Lappe 也研究了适应扫视动态特性和不同类型扫视适应的转移之间的不同(Schnier & Lappe,2011)。Genouilleres 和他的同事们通过在常规的视觉诱导两步适应之后记录反向扫视潜在的增益增加和增益降低适应(志愿者的扫视指向对面位置,即视觉上呈现目标的镜像位置)发现了单独的机制(Panouilleres et al.,2009)。他们发现,只有在增益降低适应后,才转移到反向扫视。然而,为了对目标人工视觉位移进行应答,短期扫视适应转向长期,从而使视准确性有更持久的改变(Robinson,Soetedjo,& Noto,2006)。联系背景的预测和展望,可能学习是和技能的发展有关,而不是对可能会表现出不同的最优行为

中的错误进行应答（Krakauer & Mazzoni,2011）。

驱动适应的错误信号的来源和性质

关于扫视的自适应控制有很多是不知道的。实验间的变异量或者误差的大小在决定变化速率和适应的完整性的时候的作用是什么（Srimal et al.,2008；Xu-Wilson et al.,2009a）（Wong & Shelhamer,2011b）？什么是错误信号（它们只是基于扫视终点时眼睛位置和目标位置的差异的单纯的视觉信号，还是它们是基于相对目标来说眼睛应该结束位置的一些期望）（Wong & Shelhamer,2011c）？在驱动扫视适应过程中,预测和上下联系扮演着多少角色（Herman,Harwood,& Wallman,2009；Iwamoto & Kaku,2010；Madelain et al.,2010；Pelisson et al.,2010；Tian & Zee,2010；Wong & Shelhamer,2011a）？大脑如何决定辨距不良（"信用分配问题"）的来源（Chen-Harris et al.,2008）？辨距不良是出现在视觉系统错误信号加工处理中,还是产生运动指令的大脑区域,还是最终的一般的途径本身（眼动神经,眼部肌肉,或者轨道）？适应机制必须知道神经系统中什么水平的纠正必须应用。例如,如果眼部肌肉参与所有眼动的亚系统——扫视,追寻,前庭和趋异——那必须被重新校准。然而,如果问题限制在脑桥的前运动扫视爆发神经元,那么就仅仅只有水平扫视回路需要被重新调整。类似的注意事项也适用于将辨距不良归咎于扫视控制更高水平调解回路的异常。辨距不良是仅适用于自愿的扫视类型,例如环境的自发或者目的性扫描,还是适用于更多的反应,反射性扫视类型,例如一种新的视觉刺激突然出现时的即时应答（Cotti et al.,2009；Hopp & Fuchs,2010；Lavergne et al.,2011；Schnier & Lappe,2011；Srimal & Curtis,2010）？小脑扫视不同类型适应控制可能能够被条块化（Alahyane et al.,2008；Kojima,Soetedjo,& Fuchs,2010）。关于如何适应眼动的问题,如果扫视和其他眼动类型,包括追寻（Schutz & Souto,2011）和趋异,进行一般的组合的话,情况会变得更复杂。自然,特别是对于注视的大的变化来说,扫视会随着头部的运动发生；这增加了前庭诱导的慢相和相对定向扫视之间相互作用的复杂性。适应机制必须破译这些需要被固定的复杂的动力协调部分,随后,相对应地,进行解析调整。

扫视振荡

局部反馈模型也适用于理解连续的,而没有跨扫视时间间隔,扫视振荡的患者无意识扫视的起源（Ramat et al.,2007；Zee & Robinson,1979）。局部反馈模型的两个特点使其对于振动来说是易受影响的,局部反馈循环中固有的延迟和前运动扫视爆发神经元的极端高频率放电,需要驱使眼部以高速运动。如果延迟过度,系统就会变得不稳定（因为它包括一个负反馈循环）,然后不期望的扫视振荡就会出现。在稳定固定扫视中,脑桥中指向扫视爆发神经元并抑制其活性的间歇神经元的发现被纳入扫视振荡假设发展的局部反馈模型。在目标注视过程中,间歇细胞放电是稳定的（且会妨碍爆发神经元的任何外来放电）,必然地,在扫视被产生后,终止放电。以这种方式,扫视振荡会随着干扰而出现,其中①间歇细胞在试图注视的过程中不再抑制爆发性神经元,②用于决定扫视什么时候结束的眼睛位置的内部反馈循环的延迟增加。尽管这个模型对于理解扫视振荡病例来说,是最近似合理的,对于不同的患者或者有时甚至是同一患者不同时间来说,表现出宽范围的扫视振荡振幅和频率,这需要局部反馈回路中延迟的生理上不大可能的改变。

扫视产生的仿神经元模型

理解扫视控制和患者扫视振荡的一个理论上的突破是基于正常被试扫视振荡的最近的一些观察。正常人在以下情况会显示扫视振荡①当扫视和趋异运动相结合时,②在纯粹的大的垂直扫视时,③有被称为"自愿眼球震颤"的情况,这其实是一些正常个体可以产生的一系列的小幅度的,背部到背部的扫视,一个接着另一个中间没有停顿（Shaikh et al.,2008）。

同时,扫视产生的模型包括两个新的观点。第一个是脑干内兴奋性和抑制性爆发神经元之间相对短暂的延迟的反馈回路的发现（见图68.3）。这些延迟循环包含在模型中,并以一种生理学的方式使扫视系统更倾向于振荡,而不只是简单地在携带眼部感知副本的（更长的）局部反馈回路中增加延迟（Ramat et al.,2005）。

其次,膜动力学的作用被纳入了被称为仿神经元模型中,这个模型是用于产生扫视的（Miura & Optican,2006）。特殊的离子通道的行为、神经递质受体以及参与扫视过程中不同类型神经元的真实的放电率,成了扫视行为基本生理学的核心特征。抑制后的反跳（postinhibitory rebound,PIR）现象,指的是当神经元突然从抑制状态解除时,神经元表现出的自发的、简洁的突发活性,该现象在新的扫视产生模型中起着重要的作用（Enderle，2002）。抑制后反跳给以高加速度迅速开始的扫视提供了一个助推活性。这个模型已经成功地解释了在猴子暂停细胞区域实验病变后的慢扫视现象（Kaneko，1996；Miura & Optican，2006；Soetedjo，Kaneko，& Fuchs，2002），正常的人类被试在闭合眼睛的情况下产生的慢扫视现象（Shaikh et al.，2010b），正常人类被试结合了扫视和趋异过程中产生的扫视振荡（Ramat et al.，1999），由经颅磁刺激中断后继续扫视的特点（Xu Wilson et al.，2011），以及类似有家族性扫视振荡的微扫视震颤的病理学的振荡（Shaikh et al.，2007）（见图68.5）。然而，有一点需要谨记，对于抑制后反跳现象来说有一个缺点，因为当和一般通过爆发神经元达到的极高频率的放电，以及反馈回路中固有的延迟进行耦合时，扫视系统就处于不稳定的边缘，永远存在着突破到扫视振荡的风险。该模型很好地捕获了这些和抑制后反跳相关的行为以及爆发神经元的放电。这些观点在临床应用上的重要性是当振荡是由疾病引起的或者是当未调用的扫视发生时，特定的离子通道的活性或者特定的神经信号传送器的活性能够有针对性地从药理上减少膜的兴奋性，从而倾向于干扰外来的扫视或扫视振荡（Serra et al.，2008；Shaikh et al.，2008；Shaikh et al.，2011b）（见图68.6）。

在理解为什么一些患者表现出病理性的扫视震荡而其他的人则不会的时候，个人的遗传学背景成为一个重要的考虑点，例如，当面对相同的代谢损伤时。对扫视振荡的敏感程度取决于离子通道亚型的固有的补充以及它们增加膜兴奋性的相对能力。例如，某人发展起来的抑制后反跳的力量，扫视开始时眼睛加速度以及最终倾向于振荡的幅度，可能取决于基因，即离子通道亚型的快速和慢速反应的相对比例

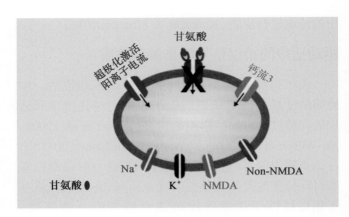

图68.6　在基于电导的运动前爆发神经元模型中使用的膜通道。包括传统的 Hodgkin-Huuxley 模型离子通道组成了细胞膜的，用于产生动作电位。为了模拟生理学的神经行为，诸如超极化激活阳离子电流（HCN）和低门槛的钙流（CaV3）的起搏离子通道也包括在内。作为神经递质释放应答的神经元受调解通过刺激 NMDA 和 non-NMDA 兴奋的谷氨酸通道和谷氨酸或者 GABA 能敏感的抑制通道来完成。甘氨酸抑制缺陷（黑色叉标记）可能会导致扫视振荡。（许可修改自 Shaikh et al.，2007）

（Shaikh et al.，2007）。支持这一观点的报道是，组成"自愿眼球震颤"的扫视振荡频率在正常被试的相同的家庭成员之间可以产生运行，但在不同的家庭之间这个频率是不同的（Neppert & Rambold，2006）。这种在扫视行为中出现的个体的不同取决于个人的基因背景，能够帮助解释为什么特定疾病的临床表现是可变化的，甚至在神经损伤的自然特性相同的时候依然是可变化的。

摆动振荡

眼睛上腭震颤的仿神经元模型

其他眼动异常的仿神经元模型，例如摆动眼球震颤，其振荡是准正弦的，频率和速度比扫视震颤低，也给了我们对于正常的和异常的眼动控制一个新的见解。一种独特的神经学综合征称为眼腭震颤（ocular palatal tremor，OPT），通常几周或几个月之后，脑卒中（脑梗死或出血）或脑干或小脑中的其他损伤后出现后。眼腭震颤包括眼睛、软腭、咽后壁和其他从鳃弓派生出的肌肉的振动。眼腭震颤发生在下橄榄假肥大病变联会过程中，这个病变在"Guillain-Mollaret 三角"（从下橄榄的小脑深部核[和小脑皮质]，然后途径上丘小脑上脚、红核，然后在中央被盖区下降，返回下橄榄的通路）中断之后。前庭核能够取代小脑深层核，可能也会参与这个通路。眼腭震颤的振荡是不规

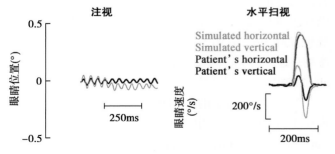

图68.5　一个有微扫视颤振的患者的扫视振荡刺激。当和扫视相关联时，连续的小幅度的振荡在注视过程中变得更大。在水平扫视过程中，记录垂直扫视的状态，这反映出暂停神经元同时映射向水平和垂直的爆发神经元，并解除它们的抑制状态的事实，即使只是单纯的水平扫视被调用也是一样。（许可自 Shaikh et al.，2007）

则的,光滑的,通常是非共性的,在一个又一个循环中的形状是可变的(Shaikh et al.,2010a)。关于眼腭震颤发病机制的一个高等动物模型是由Zeeuw等人发展起来的(de Zeeuw et al.,1990;Ruigrok,de Zeeuw,& Voogd,1990)。他们生产了下橄榄肥厚病变的大鼠;这导致相邻的下橄榄神经元之间连接蛋白介导的缝隙随其胞体体积的增大而膨胀,然后它们开始渐渐地触碰到其他大鼠。而在正常情况下,间隙连接被限制到下橄榄的树突。在眼腭震颤中,因为下橄榄肥大和新的体细胞缝隙连接,局部下橄榄补丁开始变得日趋同步,通过映射到小脑,充当"起搏器",这可以在产生不需要的振荡的同时,通过小脑皮质驱动适应不良的学习(Shaikh et al.,2010a)。在这个方案中,适应不良的小脑学习使振荡从反常的下橄榄不规则中产生。通过给眼腭震颤的病人服药(Shaikh et al.,2011a),结果表明,支持这个假设。加巴喷丁和美金刚都会使眼腭震颤的振幅减少,并影响它们循环到循环可变性的频率。尽管这个药物有很多作用位点和模式,我们假设它们都可以减少小脑浦肯野神经元的兴奋性,加巴喷丁通过减少钙运输来达到此目的,而美金刚则是通过阻断NMDA-谷氨酸受体来达到。总之,这些影响能够减少眼腭震颤的振幅,并影响频率的不规则性。尽管这个是推测的,这些结果会促使临床医生发展更合理的方法使用针对特定的离子通道或信号传送器的药。

有多发性硬化症的获得性摆动眼球震颤的仿神经元模型

摆动眼球震颤频繁地发生在多发性硬化和严重致残的患者身上。摆动眼球震颤归结为一般眼球运动神经积分器的不稳定,该积分器是所有类型——扫视,追寻和前庭——的前运动共轭速度指令的数学积分网络,用于在注视过程中产生保持眼睛稳定在轨道的位置指令(Das et al.,2000)。支持这一观点的实验结果是,当被诸如扫视的速度信号扰乱时,正在进行的摆动眼球震颤的振荡相位被重置(Das et al.,2000),表明积分器本身直接参与眼球震颤的产生。

Aksay和他的同事阐述了一个在积分器通回路中单个神经元行为的模式(Aksay et al.,2001)。扫视后持续补充的燃烧速度和放电脉冲膜电位的台阶状的变化相关联。放电脉冲膜电位以及神经元放电速率和眼睛位置呈直接正相关。在积分器回路中,有同侧神经元之间相互激活反馈网络和同侧对侧神经元之间相互抑制反馈网络。这些联系决定了神经元的共

轭行为和放电率(即,神经整合)的持久性(Aksay et al.,2007;Miri et al.,2011)。这个回路结构和它的神经元膜特性强调了强网络联系(如在临近神经元中预期的一样)在整合效率中的重要性。

基于这些观点,我们能够这样预测,膜的恒定超极化或积分器相互连接的中断将会防止在放电脉冲膜电位的变化,随后会损害神经积分的能力,神经积分是用来维持放电速率稳定状态的改变。事实上,在猴子神经积分器推定的位点注射超极化剂,蝇蕈醇,会使其不稳定,而去极化(使用谷氨酸)会逆转这个效果(Arnold,Robinson,& Leigh,1999)。然而,其他药理学操作使任何简单解释不完善,因为GABA、红藻氨酸盐和谷氨酸盐的兴奋剂和抑制剂都会导致神经整合的不正常,尽管在一些情况下,影响是相反的,要么是失控、速度增加、慢阶段的不稳定,要么是以速度减少的慢阶段的不完善的、"漏"的积分器(Arnold,Robinson,& Leigh,1999)。尽管如此,这些实验指向一个更合理的方法来治疗患者的眼球震颤(Shaikh et al.,2011a)。例如,有人提出神经积分器的不稳定性的严重程度决定有多发性硬化症患者的摆动性眼球震颤的振幅,而且膜的去极化会降低眼球震颤的幅度。加巴喷丁和美金刚可能可以间接地使细胞舌下前置核去极化,它们主要是通过阻断钙通道的α-2-δ亚基,并在小脑浦肯野神经元拮抗NMDA受体,从而降低多发性硬化症眼球震颤的振幅(Shaikh et al.,2011a;Thurtell et al.,2010b)。

其他眼部运动障碍的病理生理学和目标性的药物治疗

这个新颖的方法是用来理解和治疗神经递质背景下各种形式眼球震颤的,离子通道生理学也被扩充,特别是在眼动通路不是由显而易见的病理病变中断的神经系统疾病中。包括先天眼球震颤(或者目前更好地被称为婴儿眼球震颤,因为它在几个月之后经常就会不太明显)的一些例子中,包括乙酰唑胺的几种药物能够减少眼球震颤(Dell'osso et al.,2011;Thurtell et al.,2010a)。乙酰唑胺在一些有不正常离子通道的疾病中是很有效的,例如Ⅱ型情景性运动失调是钙离子通道缺失的(Strupp et al.,2011)。乙酰唑胺如何在婴儿眼球震颤中发生作用的机制目前仍然是未知的。美金刚和加巴喷丁在一些有婴儿眼球震颤的患者中也是有效的(McLean et al.,2007;McLean & Gottlob,2009)。巴氯芬有GABA-B受体活性,通常

能够停止周期性交替眼球震颤（periodic alternating nystagmus，PAN）的振荡（Strupp et al.，2011）。周期性交替眼球震颤发生在当小脑节前庭核神经元的速度存储通路抑制被解除时，使前庭系统变得不稳定。美金刚也可能用于治疗周期性交替眼球震颤（Kumar et al.，2009）。4-氨基吡啶作用在电压-门控钾离子通道，也可以通过更换丢失的小脑抑制和促进浦肯野细胞的同步放电来减少震颤（Glasauer，Rossert，& Strupp，2011；Strupp et al.，2011）。美金刚可能通过激活小脑顶核兴奋性神经递质来减少一些小脑疾病患者表现出来的不必要的扫视入侵（Serra et al.，2008）。

前景展望

基于这些新的研究和观点，我们现在强调的是，遗传和神经回路之间的联系能够帮助我们理解遗传疾病表型表达的广泛性，以及原本正常个体对外部损伤，特别是代谢紊乱反应的可变性。基因决定一个人的特定的膜离子通道亚型的组成，因此，不正常的离子通道的组成会导致无明显结构异常的神经通道的功能紊乱。反过来，无论什么原因，我们可以使用针对特定的离子通道，或特定神经递质释放的位置或靶点的分子来治疗病人，有时还可以违反直觉的改变神经回路行为来改善眼球运动障碍。任何这样的理解和治疗眼动障碍的途径都需要对于眼动回路的解剖连接有基本的理解，例如神经元如何在自然行为过程中放电，以及如何利用对离子通道和受体生理学的理解来影响神经放电。在行为层面上，另一个主要的挑战是理解和学习操纵多种适应机制，这种机制已经发展到对于疾病和创伤进行补偿，并在自然发展和老化方面优化正常行为。选择能促进创伤后最快捷、彻底地恢复的物理治疗方案，以及确定如何使用药物加速这种恢复将是未来进行研究的重要领域。

参考文献

Aksay, E., Gamkrelidze, G., Seung, H. S., Baker, R., & Tank, D. W. (2001). In vivo intracellular recording and perturbation of persistent activity in a neural integrator. *Nature Neuroscience, 4*, 184–193.

Aksay, E., Olasagasti, I., Mensh, B. D., Baker, R., Goldman, M. S., & Tank, D. W. (2007). Functional dissection of circuitry in a neural integrator. *Nature Neuroscience, 10*, 494–504.

Alahyane, N., Fonteille, V., Urquizar, C., Salemme, R., Nighoghossian, N., Pelisson, D., et al. (2008). Separate neural substrates in the human cerebellum for sensory–motor adaptation of reactive and of scanning voluntary saccades.

Cerebellum, 7, 595–601.

Arnold, D. B., Robinson, D. A., & Leigh, R. J. (1999). Nystagmus induced by pharmacological inactivation of the brainstem ocular motor integrator in monkey. *Vision Research, 39*, 4286–4295.

Blurton, S. P., Raabe, M., & Greenlee, M. W. (2012). Differential cortical activation during saccadic adaptation. *Journal of Neurophysiology, 107*, 1738–1747.

Chen-Harris, H., Joiner, W. M., Ethier, V., Zee, D. S., & Shadmehr, R. (2008). Adaptive control of saccades via internal feedback. *Journal of Neuroscience, 28*, 2804–2813.

Cotti, J., Panouilleres, M., Munoz, D. P., Vercher, J. L., Pelisson, D., & Guillaume, A. (2009). Adaptation of reactive and voluntary saccades: Different patterns of adaptation revealed in the antisaccade task. *Journal of Physiology, 587*, 127–138.

Das, V. E., Oruganti, P., Kramer, P. D., & Leigh, R. J. (2000). Experimental tests of a neural-network model for ocular oscillations caused by disease of central myelin. *Experiments in Brain Research, 133*, 189–197.

Dell'osso, L. F., Hertle, R. W., Leigh, R. J., Jacobs, J. B., King, S., & Yaniglos, S. (2011). Effects of topical brinzolamide on infantile nystagmus syndrome waveforms: Eyedrops for nystagmus. *Journal of Neuro-Ophthalmology, 31*, 228–233.

de Zeeuw, C. I., Ruigrok, T. J., Schalekamp, M. P., Boesten, A. J., & Voogd, J. (1990). Ultrastructural study of the cat hypertrophic inferior olive following anterograde tracing, immunocytochemistry, and intracellular labeling. *European Journal of Morphology, 28*, 240–255.

Enderle, J. D. (2002). Neural control of saccades. *Progress in Brain Research, 140*, 21–49.

Ethier, V., Zee, D. S., & Shadmehr, R. (2008). Changes in control of saccades during gain adaptation. *Journal of Neuroscience, 28*, 13929–13937.

Gaymard, B., Rivaud-Pechoux, S., Yelnik, J., Pidoux, B., & Ploner, C. J. (2001). Involvement of the cerebellar thalamus in human saccade adaptation. *European Journal of Neuroscience, 14*, 554–560.

Geiner, S., Horn, A. K., Wadia, N. H., Sakai, H., & Buttner-Ennever, J. A. (2008). The neuroanatomical basis of slow saccades in spinocerebellar ataxia type 2 (Wadia-subtype). *Progress in Brain Research, 171*, 575–581.

Ghasia, F. F., Meng, H., & Angelaki, D. E. (2008). Neural correlates of forward and inverse models for eye movements: Evidence from three-dimensional kinematics. *Journal of Neuroscience, 28*, 5082–5087.

Glasauer, S., Rossert, C., & Strupp, M. (2011). The role of regularity and synchrony of cerebellar Purkinje cells for pathological nystagmus. *Annals of the New York Academy of Sciences, 1233*, 162–167.

Golla, H., Tziridis, K., Haarmeier, T., Catz, N., Barash, S., & Thier, P. (2008). Reduced saccadic resilience and impaired saccadic adaptation due to cerebellar disease. *European Journal of Neuroscience, 27*, 132–144.

Herman, J. P., Harwood, M. R., & Wallman, J. (2009). Saccade adaptation specific to visual context. *Journal of Neurophysiology, 101*, 1713–1721.

Hopp, J. J., & Fuchs, A. F. (2010). Identifying sites of saccade amplitude plasticity in humans: Transfer of adaptation between different types of saccade. *Experimental Brain Research, 202*, 129–145.

Iwamoto, Y., & Kaku, Y. (2010). Saccade adaptation as a model of learning in voluntary movements. *Experimental Brain Research, 204*, 145–162.

Jenkinson, N., & Miall, R. C. (2010). Disruption of saccadic adaptation with repetitive transcranial magnetic stimulation of the posterior cerebellum in humans. *Cerebellum, 9,* 548–555.

Jürgens, R., Becker, W., & Kornhuber, H. H. (1981). Natural and drug-induced variations of velocity and duration of human saccadic eye movements: Evidence for a control of the neural pulse generator by local feedback. *Biological Cybernetics, 39,* 87–96.

Kaku, Y., Yoshida, K., & Iwamoto, Y. (2009). Learning signals from the superior colliculus for adaptation of saccadic eye movements in the monkey. *Journal of Neuroscience, 29,* 5266–5275.

Kaneko, C. R. S. (1996). Effect of ibotenic acid lesions of the omnipause neurons on saccadic eye movements in rhesus macaques. *Journal of Neurophysiology, 75,* 2229–2242.

Kojima, Y., Soetedjo, R., & Fuchs, A. F. (2010). Behavior of the oculomotor vermis for five different types of saccade. *Journal of Neurophysiology, 104,* 3667–3676.

Kojima, Y., Soetedjo, R., & Fuchs, A. F. (2011). Effect of inactivation and disinhibition of the oculomotor vermis on saccade adaptation. *Brain Research, 1401,* 30–39.

Krakauer, J. W., & Mazzoni, P. (2011). Human sensorimotor learning: Adaptation, skill, and beyond. *Current Opinion in Neurobiology, 21,* 636–644.

Kumar, A., Thomas, S., McLean, R., Proudlock, F. A., Roberts, E., Boggild, M., et al. (2009). Treatment of acquired periodic alternating nystagmus with memantine: A case report. *Clinical Neuropharmacology, 32,* 109–110.

Lavergne, L., Vergilino-Perez, D., Lemoine, C., Collins, T., & Dore-Mazars, K. (2011). Exploring and targeting saccades dissociated by saccadic adaptation. *Brain Research, 1415,* 47–55.

Madelain, L., Harwood, M. R., Herman, J. P., & Wallman, J. (2010). Saccade adaptation is unhampered by distractors. *Journal of Vision, 10,* 29.

McLean, R., Proudlock, F., Thomas, S., Degg, C., & Gottlob, I. (2007). Congenital nystagmus: Randomized, controlled, double-masked trial of memantine/gabapentin. *Annals of Neurology, 61,* 130–138.

McLean, R. J., & Gottlob, I. (2009). The pharmacological treatment of nystagmus: A review. *Expert Opinion on Pharmacotherapy, 10,* 1805–1816.

Miri, A., Daie, K., Arrenberg, A. B., Baier, H., Aksay, E., & Tank, D. W. (2011). Spatial gradients and multidimensional dynamics in a neural integrator circuit. *Nature Neuroscience, 14,* 1150–1159.

Miura, K., & Optican, L. M. (2006). Membrane channel properties of premotor excitatory burst neurons may underlie saccade slowing after lesions of omnipause neurons. *Journal of Computational Neuroscience, 20,* 25–41.

Neppert, B., & Rambold, H. (2006). Familial voluntary nystagmus. *Strabismus, 14,* 115–119.

Ohki, M., Kitazawa, H., Hiramatsu, T., Kaga, K., Kitamura, T., Yamada, J., et al. (2009). Role of primate cerebellar hemisphere in voluntary eye movement control revealed by lesion effects. *Journal of Neurophysiology, 101,* 934–947.

Panouilleres, M., Weiss, T., Urquizar, C., Salemme, R., Munoz, D. P., & Pelisson, D. (2009). Behavioral evidence of separate adaptation mechanisms controlling saccade amplitude lengthening and shortening. *Journal of Neurophysiology, 101,* 1550–1559.

Pelisson, D., Alahyane, N., Panouilleres, M., & Tilikete, C. (2010). Sensorimotor adaptation of saccadic eye movements. *Neuroscience and Biobehavioral Reviews, 34,* 1103–1120.

Prsa, M., & Thier, P. (2011). The role of the cerebellum in saccadic adaptation as a window into neural mechanisms of motor learning. *European Journal of Neuroscience, 33,* 2114–2128.

Ramat, S., Leigh, R. J., Zee, D. S., & Optican, L. M. (2005). Ocular oscillations generated by coupling of brainstem excitatory and inhibitory saccadic burst neurons. *Experiments in Brain Research, 160,* 89–106.

Ramat, S., Leigh, R. J., Zee, D. S., & Optican, L. M. (2007). What clinical disorders tell us about the neural control of saccadic eye movements. *Brain, 130,* 10–35.

Ramat, S., Somers, J. T., Das, V. E., & Leigh, R. J. (1999). Conjugate ocular oscillations during shifts of the direction and depth of visual fixation. *Investigative Ophthalmology & Visual Science, 40,* 1681–1686.

Robinson, D. A. (1970). Oculomotor unit behavior in the monkey. *Journal of Neurophysiology, 33,* 393–403.

Robinson, F. R., Soetedjo, R., & Noto, C. (2006). Distinct short-term and long-term adaptation to reduce saccade size in monkey. *Journal of Neurophysiology, 96,* 1030–1041.

Ruigrok, T. J., de Zeeuw, C. I., & Voogd, J. (1990). Hypertrophy of inferior olivary neurons: A degenerative, regenerative or plasticity phenomenon. *European Journal of Morphology, 28,* 224–239.

Schnier, F., & Lappe, M. (2011). Differences in intersaccadic adaptation transfer between inward and outward adaptation. *Journal of Neurophysiology, 106,* 1399–1410.

Schubert, M. C., & Zee, D. S. (2010). Saccade and vestibular ocular motor adaptation. *Restorative Neurology and Neuroscience, 28,* 9–18.

Schutz, A. C., & Souto, D. (2011). Adaptation of catch-up saccades during the initiation of smooth pursuit eye movements. *Experiments in Brain Research, 209,* 537–549.

Scudder, C. A., Batourina, E. Y., & Tunder, G. S. (1998). Comparison of two methods of producing adaptation of saccade size and implications for the site of plasticity. *Journal of Neurophysiology, 79,* 704–715.

Serra, A., Liao, K., Martinez-Conde, S., Optican, L. M., & Leigh, R. J. (2008). Suppression of saccadic intrusions in hereditary ataxia by memantine. *Neurology, 70,* 810–812.

Shadmehr, R., Orban de Xivry, J. J., Xu-Wilson, M., & Shih, T. Y. (2010). Temporal discounting of reward and the cost of time in motor control. *Journal of Neuroscience, 30,* 10507–10516.

Shaikh, A. G., Hong, S., Liao, K., Tian, J., Solomon, D., Zee, D. S., et al. (2010a). Oculopalatal tremor explained by a model of inferior olivary hypertrophy and cerebellar plasticity. *Brain, 133,* 923–940.

Shaikh, A. G., Miura, K., Optican, L. M., Ramat, S., Leigh, R. J., & Zee, D. S. (2007). A new familial disease of saccadic oscillations and limb tremor provides clues to mechanisms of common tremor disorders. *Brain, 130,* 3020–3031.

Shaikh, A. G., Ramat, S., Optican, L. M., Miura, K., Leigh, R. J., & Zee, D. S. (2008). Saccadic burst cell membrane dysfunction is responsible for saccadic oscillations. *Journal of Neuro-Ophthalmology, 28,* 329–336.

Shaikh, A. G., Thurtell, M. J., Optican, L. M., & Leigh, R. J. (2011a). Pharmacological tests of hypotheses for acquired pendular nystagmus. *Annals of the New York Academy of Sciences, 1233,* 320–326. doi:10.1111/j.1749-6632.2011. 06118.x.

Shaikh, A. G., Wong, A. L., Optican, L. M., Miura, K., Solomon, D., & Zee, D. S. (2010b). Sustained eye closure slows saccades. *Vision Research, 50,* 1665–1675.

Shaikh, A. G., Zee, D. S., Optican, L. M., Miura, K., Ramat, S.,

& Leigh, R. J. (2011b). The effects of ion channel blockers validate the conductance-based model of saccadic oscillations. *Annals of the New York Academy of Sciences, 1233,* 58–63.

Shan, X., Tian, J., Ying, H. S., Quaia, C., Optican, L. M., Walker, M. F., et al. (2007a). Acute superior oblique palsy in monkeys: I. Changes in static eye alignment. *Investigative Ophthalmology & Visual Science, 48,* 2602–2611.

Shan, X., Ying, H. S., Tian, J., Quaia, C., Walker, M. F., Optican, L. M., et al. (2007b). Acute superior oblique palsy in monkeys: II. Changes in dynamic properties during vertical saccades. *Investigative Ophthalmology & Visual Science, 48,* 2612–2620.

Soetedjo, R., Kaneko, C. R., & Fuchs, A. F. (2002). Evidence that the superior colliculus participates in the feedback control of saccadic eye movements. *Journal of Neurophysiology, 87,* 679–695.

Srimal, R., & Curtis, C. E. (2010). Secondary adaptation of memory-guided saccades. *Experimental Brain Research, 206,* 35–46.

Srimal, R., Diedrichsen, J., Ryklin, E. B., & Curtis, C. E. (2008). Obligatory adaptation of saccade gains. *Journal of Neurophysiology, 99,* 1554–1558.

Strupp, M., Thurtell, M. J., Shaikh, A. G., Brandt, T., Zee, D. S., & Leigh, R. J. (2011). Pharmacotherapy of vestibular and ocular motor disorders, including nystagmus. *Journal of Neurology, 258,* 1207–1222.

Takeichi, N., Kaneko, C. R., & Fuchs, A. F. (2007). Activity changes in monkey superior colliculus during saccade adaptation. *Journal of Neurophysiology, 97,* 4096–4107.

Thurtell, M. J., Dell'osso, L. F., Leigh, R. J., Matta, M., Jacobs, J. B., & Tomsak, R. L. (2010a). Effects of acetazolamide on infantile nystagmus syndrome waveforms: Comparisons to contact lenses and convergence in a well-studied subject. *Open Ophthalmology Journal, 4,* 42–51.

Thurtell, M. J., Joshi, A. C., Leone, A. C., Tomsak, R. L., Kosmorsky, G. S., Stahl, J. S., et al. (2010b). Crossover trial of gabapentin and memantine as treatment for acquired nystagmus. *Annals of Neurology, 67,* 676–680.

Tian, J., & Zee, D. S. (2010). Context-specific saccadic adaptation in monkeys. *Vision Research, 50,* 2403–2410.

Van Gisbergen, J. A., Robinson, D. A., & Gielen, S. (1981). A quantitative analysis of generation of saccadic eye movements by burst neurons. *Journal of Neurophysiology, 45,* 417–442.

Wong, A. L., & Shelhamer, M. (2011a). Exploring the fundamental dynamics of error-based motor learning using a stationary predictive-saccade task. *PLoS ONE, 6,* e25225.

Wong, A. L., & Shelhamer, M. (2011b). Saccade adaptation improves in response to a gradually introduced stimulus perturbation. *Neuroscience Letters, 500,* 207–211.

Wong, A. L., & Shelhamer, M. (2011c). Sensorimotor adaptation error signals are derived from realistic predictions of movement outcomes. *Journal of Neurophysiology, 105,* 1130–1140.

Xu-Wilson, M., Chen-Harris, H., Zee, D. S., & Shadmehr, R. (2009a). Cerebellar contributions to adaptive control of saccades in humans. *Journal of Neuroscience, 29,* 12930–12939.

Xu-Wilson, M., Tian, J., Shadmehr, R., & Zee, D. S. (2011). TMS perturbs saccade trajectories and unmasks an internal feedback controller for saccades. *Journal of Neuroscience, 31,* 11537–11546.

Xu-Wilson, M., Zee, D. S., & Shadmehr, R. (2009b). The intrinsic value of visual information affects saccade velocities. *Experimental Brain Research, 196,* 475–481.

Zee, D. S., Optican, L. M., Cook, J. D., Robinson, D. A., & Engel, W. K. (1976). Slow saccades in spinocerebellar degeneration. *Archives of Neurology, 33,* 243–251.

Zee, D. S., & Robinson, D. A. (1979). A hypothetical explanation of saccadic oscillations. *Annals of Neurology, 5,* 405–414.

第 X 篇　注意、认知以及多模态整合的皮层机制

第69章 知觉学习

Yuka Sasaki, Takeo Watanabe

众所周知,大脑的视觉系统在一个人早期生活的特定"关键时期"可塑性最强,在此期间视觉处理能发生大规模变化(Morishita & Hensch,2008)。人们曾经认为,在关键发育期之后视觉系统几乎不会发生任何变化。然而,研究发现对视觉任务的重复训练可以显著提高该任务的表现,甚至是在成年期。此外,这些提高会持续很长时间。这种对视觉任务的长期改善称为知觉学习(PL)(Fahle & Poggio,2002;Gibson,1963;Lu et al.,2011;Sagi,2011;Sagi & Tanne,1994;Sasaki,Nanez,& Watanabe,2010;Seitz & Dinse,2007),可能是视觉信号处理中持续可塑性的表现。

最近,PL 引起了研究者们极大的兴趣。仅在2011 年,就有多达40 篇标题中带有"知觉学习"的论文发表。虽然这一衡量标准显然很粗略,但是它说明了对这一主题正在进行的研究热潮。尽管许多 PL 研究人员希望找到一个通用的或统一的 PL 机制,但是该领域的几个关键问题引起了越来越多的争议。

在本章中,我们将具体讨论两个最有争议的问题:与 PL 相关的变化发生在哪个脑区,以及在训练过程中导致 PL 发生的必要因素。

如果读者感兴趣,近期还有其他涉及一般 PL 问题(Lu et al.,2011;Sagi,2011;Sasaki et al.,2010)、临床应用(Levi,2005)和睡眠在 PL 中作用(Walker & Stickgold,2006)等方面的综述文章,推荐给大家。

与 PL 相关的神经改变

PL 的生理部位在研究者中仍然是一个有争议的问题。PL 可能与早期视觉皮层的变化、中间视觉区域的变化或不同视觉区域内或视觉区域与更高级的联合区域间的连接导致的读出变化有关。我们将回顾支持这三种假说的研究,然后提出未来研究的方向。

早期视觉皮层的变化

早期的研究发现,PL 对训练过程中暴露的视觉特征具有特异性。Kami 和 Sagi 在这一研究领域进行了一系列最有影响力的研究(Karni & Sagi,1991,1993;Karni et al.,1994)。他们的训练刺激包括一组三个纹理元素,其方向与背景纹理元素阵列的方向不同。受试者被要求首先报告显示在屏幕中心的字母是"T"还是"L"(确保受试者的注视点),然后指出在视野的一个象限的周边呈现的三元组的方向是垂直还是水平的。这被称为纹理识别任务(TDT)。

训练可以显著降低靶刺激和掩蔽刺激间的刺激发动异时性的阈值。然而,如果靶三元组呈现在与该三元组训练时不同的象限时,则没有观察到 PL 效应。此外,在训练一只眼后,在受训眼观察到的表现提高在未受训眼没有被发现。也就是说,TDT 的 PL 是特异于训练特征的位置和训练眼的位置。许多其他研究表明,PL 在很大程度上对方向(Fiorentini & Berardi,1980;Poggio,Fahle,& Edelman,1992;Schoups,Vogels,& Orban,1995)、运动方向(Ball & Sekuler,1981;Karni & Sagi,1993;Koyama,Harner,& Watanabe,2004;Vaina et al.,1998;Watanabe et al.,2002)、对比度(Adini,Sagi,& Tsodyks,2002;Shih et al.,2000)、眼(Fahle & Edelman,1993;Karni & Sagi,1991;Seitz,Kim,& Watanabe,2009)和位置(Adini,Sagi,& Tsodyks,2002;Ahissar & Hochstein,1993,1997;Crist et al.,1997;Fahle & Edelman,1993;Fiorentini & Berardi,1980;Karni & Sagi,1993;Karni et al.,1994;McKee & Westheimer,1978;Poggio,Fahle,& Edelman,1992;Shiu & Pashler,1992;Watanabe et al.,2002)具有特异性。这些发现符合一个模型,即对视觉特征的重复训练会改变早期视觉皮层,包括成人大脑的初级视皮层(V1),V1 中的神经元倾向更有选择性地对呈现刺激的特征和视网膜拓扑位置的作出反应。

任务无关特征的 PL 也具有较高的特异性,即视觉特征作为任务无关的特征仅暴露在周边,而受试者对不同的特征进行中心任务(对于对任务无关特征 PL 细节,请参见注意的作用这一节)。当在显示屏中心进行快速串行视觉呈现任务的同时,在背景中呈现运动刺激,其中局部的点在一定范围内以随机的方向移动。在这种类型的刺激中有两种可感知的运动:单个点的局部运动信号和一个整体的、平均的运动方向(Watamaniuk,Sekuler,& Williams,1989)。局部运动方向的范围在不同受试组中是不同的。在局部运动范围内的所有运动方向上都能观察到受试者表现提高，但对整体运动的感知则没有提高。这表明，PL 发生在任务无关的局部运动方向上，而不是整体运动方向（Watanabe et al.，2002）。这一结果再次表明，学习发生在处理局部运动信号而不是整体运动信号的早期视觉区域。

动物研究和人类脑成像研究支持 PL 是早期视觉皮层变化的结果的假说。研究发现，辨别相隔几度的方向的训练导致猴子 V1 区部分神经元的调谐曲线的斜率变陡，调谐这些神经元的方向与辨别的方向相差±15°（Schoups et al.，2001）。这一结果与精细方向辨别任务的模型一致（Teich & Qian，2003）。在另一项研究中，对猴子的训练未能使神经元调谐特性产生变化，如对位置、大小和方向的选择性。此外，V1 区的视觉地形图也没产生变化。然而，在受训神经元经典感受野之外呈现的背景刺激的影响表现出与辨别训练一致的变化（Crist，Li，& Gilbert，2001）。最近研究发现，光栅方向辨别训练导致位于猫 V1 区的神经元在"受训"空间频率附近的平均对比敏感度增加（Hua et al.，2010）。

尽管动物研究的结果并不一致（见下文），但脑成像实验的数据有力的支持"早期视觉皮层"假说。研究发现，初级视皮层上诱发电位场分布的急剧变化的时空激活模式与暴露在游标刺激下的 PL 相关联（Skrandies & Fahle，1994）。据报道，在初级视皮层中与受训的视网膜拓扑位置相对应脑区的血氧水平依赖（BOLD）信号的变化与 TDT（Schwartz，Maquet，& Frith，2002；Walker et al.，2005；Yotsumoto et al.，2009；Yotsumoto，Watanabe，& Sasaki，2008）和方向检测任务（Furmanski，Schluppeck，& Engel，2004）的 PL 相关。当受试者在训练后睡觉时，也发现初级视皮层中对应于训练位置脑区的 BOLD 信号增强（Yotsumoto et al.，2009）。最近，Shibata 和他的同事（Shibata et al.，2011）开发了一种新的在线反馈的方法，利用解码的功能磁共振成像信号来诱导早期视皮层（V1 和 V2）的活动模式。这些模式对应于一个预先选择的方向，在没有刺激呈现或受试者意识到要学习什么的下诱导。重复诱导这些激活模式会引起特定于选定方向的 PL。这些结果表明，早期视觉皮层如 V1 和 V2 的可塑性很强，仅仅诱导活动模式就足以引起 PL，尽管这一发现并不排除某些类型的 PL 与更高级的脑区或不同区域之间连接有关的可能性。

中级视觉区域的变化

在一些实验性环境中，PL 已被发现不一定特异于受训的特征或受训位置。在一个位置训练一个特征（如，对比度），并在第二个位置用一个不相关的特征/任务（如，方向）进行额外的训练，结果是对该特征（如，对比度）的学习完全转移到第二个位置（xiao et al.，2008）。这些结果表明，至少某些类型的 PL 与中级或更高级的视觉加工变化有关。

一些研究发现 PL 与中级视觉区域的调谐曲线变化有关。John Maunsell 和他的同事对猴子进行了一项电生理学研究，未发现在 V1 和 V2 区神经元的反应特性有任何明显变化（Ghose，Yang，& Maunsell，2002）。相反，他们发现在经过精细方向辨别任务训练后，相比于感受野位于未受训视野的 V4 神经元，感受野与受训位置重叠的 V4 神经元显示出更强的反应和更窄的方向调谐特性（Yang & Maunsell，2004）。最近，有报道称，粗略方向辨别（约 90°分离）训练使 V4 神经元辨别受训方向的能力增强。这种效应在辨别任务与被动注视任务中都能观察到（Adab & Vogels，2011）。

视觉系统内部或之外连接的变化

虽然通常认为与 PL 相关的视觉区域的变化是由神经元反应特性的变化引起的，但是 Barbara Dosher、Zhong-Lin Lu 和他们的同事认为 PL 主要是视觉处理中噪声减小的结果。在他们的模型中，PL 与早期视觉皮层和更高级视觉区域或者可能是视皮层以外的区域之间连接变化有关（Davis et al.，2009；Dosher & Lu，1998；Liu，Lu，& Dosher，2010；Lu & Dosher，2009）。

Joshua Gold 和他的同事发现粗略协同性运动方向辨别的 PL 与顶内沟外侧（LIP）的调谐特性改变有关，该区域已知参与知觉决策（Shadlen & Newsome，2001），但与颞中区（MT）无关，该区域已知是处理视觉运动的视觉区域（Law & Gold，2008）。他们进一步指出，他们的数据可以通过 MT 和 LIP 之间连接权重的变化来解释（Law & Gold，2009）。在另一项猴子研究中（Chowdhury & DeAngelis，2008），在粗略绝对深度辨别训练前，通过注射 GABA 激动剂蝇蕈醇使 MT 失活，结果显现出表现受损。然而，在 MT 失活后的精细相对深度辨别训练既不损害粗略深度辨别，也未导致 MT 神经元视差异调谐的变化。作者的结论是，当 MT 激活被抑制时，腹侧视觉通路的其他区域被招募以完成粗略深度分辨。这些结果表明，当决策单元"学习"对来自腹侧通路的视差信号比对来自 MT 的视差信号赋予更大权重时，就会发生 PL。

在人类中也发现了训练后视觉皮层和额-顶脑区间的连接改变（Lewis et al.，2009；Schwartz，Maquet，& Frith，2002）。在目标刺激呈现在一个视觉象限的辨别任务训练后，受训的视觉皮层与额-顶区域间的静息态BOLD功能连接和有向的相互作用被显著改变。这些改变与PL的程度相关。

不同结果的可能原因

如前面讨论表明，不同的研究使用了不同参数集合的实验条件。尽管这些研究采用了各种不同的方法，但许多研究过度概括他们的结果，并且他们得出的结论好像他们特定的结果可能适用于所有类型的PL。然而，所有类型的PL不一定也不可能是由相同唯一的机制促成。下面列表中列出的实验参数的变化，保留了知觉学习由多种机制促进的可能性。

受训特征 受训特征在PL研究中是不同的。常用的特征包括方向、运动方向、运动速度和亮度对比度。这些特征是由不同的神经机制处理，并可能由不同的大脑区域处理。因此，不同特征的PL不可能是同一机制变化的结果。

受训任务 PL研究中使用了不同的任务，即使所研究的刺激特征保持不变。例如，方向或运动方向辨别的训练会引发PL，如同方向或运动方向检测训练一样。正如执行这些任务的基本机制可能不同（Hol & Treue，2001；Koyama，Harner，& Watanabe，2004；Regan & Beverley，1985；Vandenberghe et al.，1996），这些任务的PL机制也可能不同（Koyama，Harner，& Watanabe，2004）。即使在辨别任务这个看似狭小的子领域内，粗略和精细辨别可能由明显不同的机制来支撑。在粗略辨别任务中，刺激在噪声中呈现，通常要求受试者指出呈现的方向（或运动方向）是垂直（向左）还是水平（向右）（Adab & Vogels，2011；Law & Gold，2008；Matarazzo et al.，2008）。在精细辨别任务中，通常要求受试者辨别仅有几度差异的方向（或运动方向）（Petrov & Van Horn，2012；Schoups，Vogels，& Orban，1995；Schoups et al.，2001）。对于视觉系统而言，提高粗略辨别表现最有效的方法是减少视觉噪声，而在精细辨别，视觉系统可以锐化围绕辨别刺激调谐的细胞的调谐曲线。

训练阶段 训练的时间进程或难度对观察到的PL也有深刻的影响。例如，TDT的PL几小时后表现出不完全转移（Karni & Sagi，1993）。另一项使用可变难度的视觉搜索任务发现更容易的方向辨别与PL的更高位置特异性相关联（Ahissar & Hochstein，1997）。

这些研究表明随着学习的进行，所涉及的包括区域的机制是改变的。

Yotsumoto和他的同事发现TDT训练的前几天，在人类V1训练区域的BOLD信号增强，这与早期研究一致（Schwartz，Maquet，& Frith，2002）。然而，几天后，尽管行为表现持续提高，V1区BOLD信号幅度降低到训练前水平。这一结果表明，在学习发生阶段和学习保持阶段可能依据不同的机制。

结论：与PL相关的神经变化

构成PL的生理变化性质——这些变化是否发生在早期视皮层、在中级视觉区域，还是与非视觉区域连接变化的结果——仍然是争议点。每个假说由来自心理物理学、脑成像和单细胞记录的合理的证据支持。这三个竞争假说的最可能的解释是没有单一的机制引起所有类型的PL。与PL相关的发生变化的区域似乎取决于许多参数。这样，用有限参数获得的实验结果攻击竞争假说将是徒劳的。一个更具建设性的方法可能是试图全面解释在不同条件下获得的不同的结果。与此相符的最近令人感兴趣的模型假设PL是在早期阶段而不是在决策单元改变所导致的概率推理提高的结果，这能解释视觉区域内外的变化（Bejjanki et al.，2011）。

注意和奖赏在PL中作用？

至少有两种因素已经被发现影响或参与PL训练：注意和奖赏。这些因素能对PL发挥强大的影响，如同在许多其他类型的学习。在本节中讨论这些因素如何影响PL。如上所述，值得记住的是涉及训练的特定因素并不一定意味着相关这个因素的大脑区域会发生与PL相关改变。

注意作用

从广义上说，注意的主要作用是从传入的环境刺激中选择最相关和最重要的信息。这个选择的过程可能涉及增强相关信息的信号，同时减少不相关或不重要的信号。

Merrav Ahissar和Saul Hochstein认为注意显著影响PL（Ahissar & Hochstein，1993）。在这个研究中，受试者首先训练搜寻任务，在这个任务中他们必须指出刺激阵列中是否包含与阵列剩余元素方向不同的元素（目标）。每个呈现的阵列是垂直或水平延长的（包含一个额外的元素行或列），但是这个特征是与目标搜寻任务不相关的。搜寻任务的 PL 完成后,受试者被训练指出在搜寻任务中使用的相同刺激阵列是水平还是垂直拉长。在第二个任务中几乎没有观察到任何改善。当训练任务的顺序被调换,观察到相同的趋势。作者的结论是注意在 PL 中起到重要作用,因为仅暴露于刺激阵列的非注意特征(拉长)没有导致这个特征的学习。从那时起,一些其他的研究表明仅暴露但没有训练的视觉特征的 PL 不会发生(Li, Piech, & Gilbert, 2004;Schoups et al., 2001;Shiu & Pashler, 1992)。这些结果表明注意对 PL 发生是必需的。

然而,PL 已被发现可以作为暴露于任务无关的阈下协同性运动方向的结果发生(Watanabe, Nanez, & Sasaki, 2001)。这一发现称为任务无关的 PL(TIPL),表明虽然对特征的注意在 PL 中起到重要作用,但是它对 PL 发生不是必需的。换言之,训练过程中特征的 PL 可出现在没有特征注意参与的情况下。随后的一些研究报告了 TIPL(Barbot, Landy, & Carrasco, 2011;Beste et al., 2011;Carrasco, Rosenbaum, & Giordano, 2008;Gutnisky et al., 2009;Rosenthal & Humphreys, 2010;Seitz & Watanabe, 2003;Seitz et al., 2005a;Tsushima, Seitz, & Watanabe, 2008;Watanabe et al., 2002;Xu, He, & Ooi, 2012;Zhang & Kourtzi, 2010)。虽然任务无关学习存在并没有减少注意的重要作用(Ahissar & Hochstein, 1993),但现在看起来毫无疑问 TIPL 是发生的。

为什么 TIPL 发生在某些情况下,而不是其他情况下?为了回答这个问题,Tsushima 和他的同事做了一个实验,实验中任务无关运动信号的相干性(以及因此可检测性)在中心任务的执行过程中变化(Tsushima et al., 2008)。TIPL 仅当协同性运动信号低于或接近观察者的检测阈值时发生。这些结果和认知控制系统无法检测弱的或低于阈值的信号的模型一致,并因此无法抑制这些信号,从而使它们对信息处理发挥更强的影响(Tsushima, Sasaki, & Watanabe, 2006;Yotsumoto et al., 2012)。也就是说,当一个任务无关的特征非常弱或在阈值下时,这些信号不受认知控制,并因此没有被压抑。结果是,任务无关学习仅发生在这些弱特征。这个结果表明,PL 在一些研究中(Ahissar & Hochstein, 1993;Li et al., 2004;Schoups et al., 2001;Shiu & Pashler, 1992)没有发生不是因为注意对特征的 PL 是必需的,而是因为注意压抑强任务无关信号,从而抑制特征的 PL(Tsushima et al., 2008)。这些结果提示一种对 PL 没有发生在非注意特征上的研究(Ahissar & Hochstein, 1993;Li et al.,

2004;Schoups et al., 2001;Shiu & Pashler, 1992)的可能的重新解释。未能表现出学习的暴露的不相关的特征,如 Ahissar 和 Hochstein 的刺激阵列,如此这样可能是因为这些特征远超过阈值是明显的,并被知觉控制系统压抑。

然而,其他研究表明任务无关 PL 能在阈上特征发生(Barbot et al., 2011;Beste et al., 2011;Gutnisky et al., 2009;Xu, He, & Ooi, 2012;Zhang & Kourtzi, 2010)。这样,应该有另一个机制允许 TIPL。这一想法将在后面讨论。

强化信号的作用

强化信号的作用测试开始于反馈(提供给观察者表现准确度的信息)对 PL 影响的研究。最近,内部和外部奖励对 PL 的影响被研究。虽然没有得到实证澄清,但反馈和奖励被认为在 PL 加强方面起相同或相似的作用,因为他们都是不同类型的行为强化物。

早期的研究发现,PL 在没有反馈情况下发生,并且这不是学习发生的必要条件。同时,反应反馈被发现有利于 PL(Herzog & Fahle, 1997, 1999)。最初,反应反馈被认为作为一种监督学习信号。Michael Herzog 和 Manfred Fahle 最终拒绝了这一假说,因为他们发现反馈创造了一个类似的表现优势,无论反馈是逐试次提供(作为监督学习模型需要)或是以区块化形式(一组试验完成后的"正确率百分比"报告)中提供(Herzog & Fahle, 1997)。Shibata 等人让受试者执行 PL 任务,在其中区块反馈给受试者是正面偏向(报告比实际表现好)或是负面偏向(报告比实际表现差)。尽管正面偏向反馈促进 PL,但负面偏向反馈没有影响。这些结果表明,只有正面加强信号促进 PL(Shibata et al., 2009)。Liu 和他的同事们认为,所有这些反馈结果可以通过增强的 Hebbian 权重调整 PL 模型预测,这其中反馈作为一个额外的输入影响学习的效率,而不是作为一个直接的教学信号(Liu et al., 2010;Petrov, Dosher, & Lu, 2005)。

在第一个探讨奖励在 PL 中作用的研究中,受试者被要求在一系列黑色干扰字母中识别两个白色目标字母(Seitz & Watanabe, 2003)。目标与预选的非任务相关的阈下协同性运动方向一致同步呈现。干扰字母与其他非任务相关阈下运动方向呈现同步。后来的运动敏感性测试揭示,PL 仅在与目标配对的方向上发生。在另一个研究中,两种不同的阈下相干运动方向与字母序列中第一个和第二个目标配对(Seitz et al., 2005a)。当第一个和第二目标在彼此 400ms 内呈现时,第二个目标难以识别,与已知的注意瞬脱现象一致(Raymond, Shapiro, & Arnell, 1992)。在这个条件下,与第一个目标配对的协同性运动方向被学习,而与第二个目标配对的方向没有被学习。从这些结果中,Seitz 和 Watanabe 开发了一个模型,其中非任务相关 PL 发生作为来自非任务相关刺激自下而上的信号和由于执行任务成功而释放的特定的扩散增强信号相互作用的结果(Seitz & Watanabe, 2005)。该模型预测,即使在积极任务中没有受试者参与或没有成功执行任务的感觉,对于任何与奖励同时呈现视觉特征,PL 应该发生。为了检验这一假说,当一个预选的阈下方向呈现时,给予训练前 5 小时被剥夺水和食物的受试者水作为奖励。在呈现第二个对照方向时,没有水提供。PL 仅在与水奖励配对的方向发生(Seitz, Kim, & Watanabe, 2009)。这个结果符合模型的预测(Seitz & Watanabe, 2005)。

此外,该模型与许多其他 PL 研究的结果是一致的。例如,如上面所讨论的,Law 和 Gold 表明 PL 反映了猴子 LIP 神经元的变化,而不是 MT 神经元(Law & Gold, 2008)。作者提出一个模型,其中 PL 与视觉区域和决策单元的连接变化相关联,从本质上导致增强的视觉信号读出(Dosher & Lu, 1998; Law & Gold, 2008)。在后来的研究中,Law 和 Gold 提议,他们的数据用一个模型拟合很好,在这个模型中连接是由以预测误差为基础的加强信号决定(Law & Gold, 2009)。沿着同样方式,Kahnt 和他的同事们观察到在人类前扣带皮层的 BOLD 形式变化与实施反馈后方向辨别

任务的表现提高相关。这符合 PL 是和高层次决策区域以一种类似强化学习方式变化相关的假说(Kahnt et al., 2011)。

反馈和强化在 PL 中作用的差异

虽然注意和强化都显著影响 PL,但是它们的作用似乎不一样。注意的通常作用是增强任务相关信号同时压抑非任务相关信号。这样,注意可能利于任务相关 PL 而减少非任务相关 PL 程度或消除非任务相关 PL。强化处理通常在 PL 中与注意一致(Roelfsema, van Ooyen, & Watanabe, 2010)。然而,强化处理的功能可能不包括基于任务相关度的信号的选择,因此,如果实验分离注意,强化刺激可能增强任务相关和非任务相关信号(参见图 69.1)。如果是真的,强化刺激可能利于任务相关和非任务相关 PL。

结论:注意和强化的作用

正如上面所讨论的,注意和强化处理可能在 PL 中起到重要但不同的作用。注意和/或奖励对 PL 发生是必需的吗?

特征的 PL 仅仅能作为暴露于特征的结果发生,而不需注意到特征。因此,对特征的注意对于 PL 发生不是必需的。

同样地,强化也可能对 PL 发生不是必需的。虽然有在没有内部或外部奖励驱动强化信号下 TIPL 未发生的例子,但也有许多 PL 发生在没有明确的奖励或任何种类的反馈的报告。前一种情况可能是由于

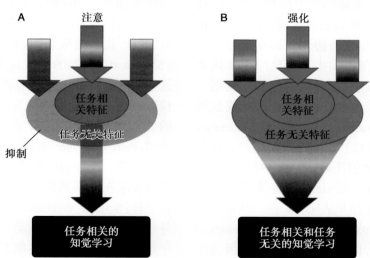

图 69.1 影响 PL 的两个因素(修改自 Sasaki, Nanez, & Watanabe, 2010. 图 1)。(A)注意,增强任务相关信号和降低非任务相关信号,主要导致任务相关 PL。(B)强化,增强任务相关和非任务相关信号,导致任务相关和非任务相关 PL。

这一事实,呈现的特征是阈下或者很弱。这样,没有借助强化处理增强这样信号,特征 PL 不能发生是有可能的。我们的结论是,虽然注意和奖励可以极大的影响 PL,但是两个因素都不是 PL 发生所必需的。

总结

最近,关于 PL 的研究越来越多,采用了包括心理物理、脑成像和单细胞记录在内的各种方法。有两个科学争议因此而受到越来越多的关注。一个争论是关于与 PL 和其潜在的神经机制关联的皮层区域的变化。有三种不同的假说试图解决这个问题,涉及在早期视皮层、中级视皮层以及和视觉区域间或视觉和决策区域间连接的变化。正如上面讨论的,每个假说都由合理的实验证据支持。第二个争论是关于 PL 的必需条件。在这个争论中含有两个问题。一个是对特征的注意是否是特征学习发生必需的。另一个是强化刺激,例如反馈或者奖励,是否对 PL 发生是必需的。如上面讨论的,似乎注意和强化刺激对于 PL 发生都不是严格必需的。当然,这些因素增强弱特征信号,提高对于特征 PL 的可能性。

为什么这些成了 PL 研究中如此严重的问题?一般来说,实验被设计使用一组特定的参数去检测特定类型 PL,而研究者倾向于将其结果推广到所有类型的 PL。这种方法误导了 PL 研究。在未来,澄清不同参数集如何导致不同类型 PL 将是必要的。

参考文献

Adab, H. Z., & Vogels, R. (2011). Practicing coarse orientation discrimination improves orientation signals in macaque cortical area v4. *Current Biology, 21*, 1661–1666.

Adini, Y., Sagi, D., & Tsodyks, M. (2002). Context-enabled learning in the human visual system. *Nature, 415*, 790–793.

Ahissar, M., & Hochstein, S. (1993). Attentional control of early perceptual learning. *Proceedings of the National Academy of Sciences of the United States of America, 90*, 5718–5722.

Ahissar, M., & Hochstein, S. (1997). Task difficulty and the specificity of perceptual learning. *Nature, 387*, 401–406.

Ball, K., & Sekuler, R. (1981). Adaptive processing of visual motion. *Journal of Experimental Psychology. Human Perception and Performance, 7*, 780–794.

Barbot, A., Landy, M. S., & Carrasco, M. (2011). Exogenous attention enhances 2nd-order contrast sensitivity. *Vision Research, 51*, 1086–1098.

Bejjanki, V. R., Beck, J. M., Lu, Z. L., & Pouget, A. (2011). Perceptual learning as improved probabilistic inference in early sensory areas. *Nature Neuroscience, 14*, 642–648.

Beste, C., Wascher, E., Gunturkun, O., & Dinse, H. R. (2011). Improvement and impairment of visually guided behavior through LTP- and LTD-like exposure-based visual learning. *Current Biology, 21*, 876–882.

Carrasco, M., Rosenbaum, A., & Giordano, A. (2008). Exogenous attention: Less effort, more learning! *Journal of Vision, 8*, 1095a. doi:10.1167/8.6.1095.

Chowdhury, S. A., & DeAngelis, G. C. (2008). Fine discrimination training alters the causal contribution of macaque area MT to depth perception. *Neuron, 60*, 367–377.

Crist, R. E., Kapadia, M. K., Westheimer, G., & Gilbert, C. D. (1997). Perceptual learning of spatial localization: Specificity for orientation, position, and context. *Journal of Neurophysiology, 78*, 2889–2894.

Crist, R. E., Li, W., & Gilbert, C. D. (2001). Learning to see: Experience and attention in primary visual cortex. *Nature Neuroscience, 4*, 519–525.

Davis, C. M., Stevenson, G. W., Canadas, F., Ullrich, T., Rice, K. C., & Riley, A. L. (2009). Discriminative stimulus properties of naloxone in Long–Evans rats: Assessment with the conditioned taste aversion baseline of drug discrimination learning. *Psychopharmacology, 203*, 421–429. doi:10.1007/s00213-008-1233-5.

Dosher, B. A., & Lu, Z. L. (1998). Perceptual learning reflects external noise filtering and internal noise reduction through channel reweighting. *Proceedings of the National Academy of Sciences of the United States of America, 95*, 13988–13993. doi:10.1073/pnas.95.23.13988.

Fahle, M., & Edelman, S. (1993). Long-term learning in vernier acuity: Effects of stimulus orientation, range and of feedback. *Vision Research, 33*, 397–412.

Fahle, M., & Poggio, T. (2002). *Perceptual learning*. Cambridge, MA.: MIT Press.

Fiorentini, A., & Berardi, N. (1980). Perceptual learning specific for orientation and spatial frequency. *Nature, 287*, 43–44.

Furmanski, C. S., Schluppeck, D., & Engel, S. A. (2004). Learning strengthens the response of primary visual cortex to simple patterns. *Current Biology, 14*, 573–578.

Ghose, G. M., Yang, T., & Maunsell, J. H. (2002). Physiological correlates of perceptual learning in monkey V1 and V2. *Journal of Neurophysiology, 87*, 1867–1888.

Gibson, E. J. (1963). Perceptual learning. *Annual Review of Psychology, 14*, 29–56. doi:10.1146/annurev.ps.14.020163.000333.

Gutnisky, D. A., Hansen, B. J., Iliescu, B. F., & Dragoi, V. (2009). Attention alters visual plasticity during exposure-based learning. *Current Biology, 19*, 555–560.

Herzog, M. H., & Fahle, M. (1997). The role of feedback in learning a vernier discrimination task. *Vision Research, 37*, 2133–2141.

Herzog, M. H., & Fahle, M. (1999). Effects of biased feedback on learning and deciding in a vernier discrimination task. *Vision Research, 39*, 4232–4243.

Hol, K., & Treue, S. (2001). Different populations of neurons contribute to the detection and discrimination of visual motion. *Vision Research, 41*, 685–689.

Hua, T., Bao, P., Huang, C. B., Wang, Z., Xu, J., Zhou, Y., et al. (2010). Perceptual learning improves contrast sensitivity of V1 neurons in cats. *Current Biology, 20*, 887–894. doi:10.1016/j.cub.2010.03.066.

Kahnt, T., Grueschow, M., Speck, O., & Haynes, J. D. (2011). Perceptual learning and decision-making in human medial frontal cortex. *Neuron, 70*, 549–559.

Karni, A., & Sagi, D. (1991). Where practice makes perfect in texture discrimination: Evidence for primary visual cortex plasticity. *Proceedings of the National Academy of Sciences of the*

United States of America, 88, 4966–4970. doi:10.1073/pnas.88.11.4966.

Karni, A., & Sagi, D. (1993). The time course of learning a visual skill. *Nature, 365*, 250–252.

Karni, A., Tanne, D., Rubenstein, B. S., Askenasy, J. J., & Sagi, D. (1994). Dependence on REM sleep of overnight improvement of a perceptual skill. *Science, 265*, 679–682.

Koyama, S., Harner, A., & Watanabe, T. (2004). Task-dependent changes of the psychophysical motion-tuning functions in the course of perceptual learning. *Perception, 33*, 1139–1147.

Law, C. T., & Gold, J. I. (2008). Neural correlates of perceptual learning in a sensory–motor, but not a sensory, cortical area. *Nature Neuroscience, 11*, 505–513.

Law, C. T., & Gold, J. I. (2009). Reinforcement learning can account for associative and perceptual learning on a visual-decision task. *Nature Neuroscience, 12*, 655–663.

Levi, D. M. (2005). Perceptual learning in adults with amblyopia: A reevaluation of critical periods in human vision. *Developmental Psychobiology, 46*, 222–232. doi:10.1002/dev.20050.

Lewis, C. M., Baldassarre, A., Committeri, G., Romani, G. L., & Corbetta, M. (2009). Learning sculpts the spontaneous activity of the resting human brain. *Proceedings of the National Academy of Sciences of the United States of America, 106*, 17558–17563. doi:10.1073/pnas.0902455106.

Li, W., Piech, V., & Gilbert, C. D. (2004). Perceptual learning and top-down influences in primary visual cortex. *Nature Neuroscience, 7*, 651–657.

Liu, J., Lu, Z. L., & Dosher, B. A. (2010). Augmented Hebbian reweighting: Interactions between feedback and training accuracy in perceptual learning. *Journal of Vision, 10*(10), 29. doi:10.1167/10.10.29.

Lu, Z. L., & Dosher, B. A. (2009). Mechanisms of perceptual learning. *Learning & Perception, 1*, 19–36.

Lu, Z. L., Hua, T., Huang, C. B., Zhou, Y., & Dosher, B. A. (2011). Visual perceptual learning. *Neurobiology of Learning and Memory, 95*, 145–151.

Matarazzo, L., Franko, E., Maquet, P., & Vogels, R. (2008). Offline processing of memories induced by perceptual visual learning during subsequent wakefulness and sleep: A behavioral study. *Journal of Vision, 8*(4), 7, 1–9. doi:10.1167/8.4.7.

McKee, S. P., & Westheimer, G. (1978). Improvement in vernier acuity with practice. *Perception & Psychophysics, 24*, 258–262.

Morishita, H., & Hensch, T. K. (2008). Critical period revisited: Impact on vision. *Current Opinion in Neurobiology, 18*, 101–107.

Petrov, A. A., Dosher, B. A., & Lu, Z. L. (2005). The dynamics of perceptual learning: An incremental reweighting model. *Psychological Review, 112*, 715–743.

Petrov, A. A., & Van Horn, N. M. (2012). Motion aftereffect duration is not changed by perceptual learning: Evidence against the representation modification hypothesis. *Vision Research, 61*, 4–14. doi:10.1016/j.visres.2011.08.005.

Poggio, T., Fahle, M., & Edelman, S. (1992). Fast perceptual learning in visual hyperacuity. *Science, 256*, 1018–1021.

Raymond, J. E., Shapiro, K. L., & Arnell, K. M. (1992). Temporary suppression of visual processing in an RSVP task: An attentional blink? *Journal of Experimental Psychology. Human Perception and Performance, 18*, 849–860.

Regan, D., & Beverley, K. I. (1985). Postadaptation orientation discrimination. *Journal of the Optical Society of America. A, Optics and Image Science, 2*, 147–155.

Roelfsema, P. R., van Ooyen, A., & Watanabe, T. (2010). Perceptual learning rules based on reinforcers and attention. *Trends in Cognitive Sciences, 14*, 64–71. doi:10.1016/j.tics.2009.11.005.

Rosenthal, O., & Humphreys, G. W. (2010). Perceptual organization without perception: The subliminal learning of global contour. *Psychological Science, 21*, 1751–1758. doi:10.1177/0956797610389188.

Sagi, D. (2011). Perceptual learning in *Vision Research*. *Vision Research, 51*, 1552–1566.

Sagi, D., & Tanne, D. (1994). Perceptual learning: Learning to see. *Current Opinion in Neurobiology, 4*, 195–199.

Sasaki, Y., Nanez, J. E., & Watanabe, T. (2010). Advances in visual perceptual learning and plasticity. *Nature Reviews. Neuroscience, 11*, 53–60.

Schoups, A. A., Vogels, R., & Orban, G. A. (1995). Human perceptual learning in identifying the oblique orientation: Retinotopy, orientation specificity and monocularity. *Journal of Physiology, 483*, 797–810.

Schoups, A. A., Vogels, R., Qian, N., & Orban, G. (2001). Practising orientation identification improves orientation coding in V1 neurons. *Nature, 412*, 549–553.

Schwartz, S., Maquet, P., & Frith, C. (2002). Neural correlates of perceptual learning: A functional MRI study of visual texture discrimination. *Proceedings of the National Academy of Sciences of the United States of America, 99*, 17137–17142. doi:10.1073/pnas.242414599.

Seitz, A., & Watanabe, T. (2005). A unified model for perceptual learning. *Trends in Cognitive Sciences, 9*, 329–334. doi:10.1016/j.tics.2005.05.010.

Seitz, A. R., & Dinse, H. R. (2007). A common framework for perceptual learning. *Current Opinion in Neurobiology, 17*, 148–153.

Seitz, A. R., Kim, D., & Watanabe, T. (2009). Rewards evoke learning of unconsciously processed visual stimuli in adult humans. *Neuron, 61*, 700–707.

Seitz, A. R., Lefebvre, C., Watanabe, T., & Jolicoeur, P. (2005a). Requirement for high-level processing in subliminal learning. *Current Biology, 15*, R753–R755. doi:10.1016/j.cub.2005.09.009.

Seitz, A. R., & Watanabe, T. (2003). Psychophysics: Is subliminal learning really passive? *Nature, 422*, 36.

Seitz, A. R., Yamagishi, N., Werner, B., Goda, N., Kawato, M., & Watanabe, T. (2005b). Task-specific disruption of perceptual learning. *Proceedings of the National Academy of Sciences of the United States of America, 102*, 14895–14900. doi:10.1073/pnas.0505765102.

Shadlen, M. N., & Newsome, W. T. (2001). Neural basis of a perceptual decision in the parietal cortex (area LIP) of the rhesus monkey. *Journal of Neurophysiology, 86*, 1916–1936.

Shibata, K., Watanabe, T., Sasaki, Y., & Kawato, M. (2011). Perceptual learning incepted by decoded fMRI neurofeedback without stimulus presentation. *Science, 334*, 1413–1415.

Shibata, K., Yamagishi, N., Ishii, S., & Kawato, M. (2009). Boosting perceptual learning by fake feedback. *Vision Research, 49*, 2574–2585.

Shih, J. J., Weisend, M. P., Davis, J. T., & Huang, M. (2000). Magnetoencephalographic characterization of sleep spindles in humans. *Journal of Clinical Neurophysiology, 17*, 224–231.

Shiu, L. P., & Pashler, H. (1992). Improvement in line orientation discrimination is retinally local but dependent on cognitive set. *Perception & Psychophysics, 52*, 582–588.

Skrandies, W., & Fahle, M. (1994). Neurophysiological correlates of perceptual learning in the human brain. *Brain Topography, 7*, 163–168.

Teich, A. F., & Qian, N. (2003). Learning and adaptation in a recurrent model of V1 orientation selectivity. *Journal of Neurophysiology, 89*, 2086–2100.

Tsushima, Y., Sasaki, Y., & Watanabe, T. (2006). Greater disruption due to failure of inhibitory control on an ambiguous distractor. *Science, 314*, 1786–1788.

Tsushima, Y., Seitz, A., & Watanabe, T. (2008). Task-irrelevant learning occurs only when the irrelevant feature is weak. *Current Biology, 16*, 516–517.

Vaina, L. M., Belliveau, J. W., des Roziers, E. B., & Zeffiro, T. A. (1998). Neural systems underlying learning and representation of global motion. *Proceedings of the National Academy of Sciences of the United States of America, 95*, 12657–12662. doi:10.1073/pnas.95.21.12657.

Vandenberghe, R., Dupont, P., De Bruyn, B., Bormans, G., Michiels, J., Mortelmans, L., et al. (1996). The influence of stimulus location on the brain activation pattern in detection and orientation discrimination. A PET study of visual attention. *Brain, 119*, 1263–1276. doi:10.1093/brain/119.4.1263.

Walker, M. P., & Stickgold, R. (2006). Sleep, memory, and plasticity. *Annual Review of Psychology, 57*, 139–166.

Walker, M. P., Stickgold, R., Jolesz, F. A., & Yoo, S. S. (2005). The functional anatomy of sleep-dependent visual skill learning. *Cerebral Cortex, 15*, 1666–1675.

Watamaniuk, S. N., Sekuler, R., & Williams, D. W. (1989). Direction perception in complex dynamic displays: The integration of direction information. *Vision Research, 29*, 47–59.

Watanabe, T., Nanez, J. E., & Sasaki, Y. (2001). Perceptual learning without perception. *Nature, 413*, 844–848.

Watanabe, T., Nanez, J. E., Sr., Koyama, S., Mukai, I., Liederman, J., & Sasaki, Y. (2002). Greater plasticity in lower-level than higher-level visual motion processing in a passive perceptual learning task. *Nature Neuroscience, 5*, 1003–1009.

Xiao, L. Q., Zhang, J. Y., Wang, R., Klein, S. A., Levi, D. M., & Yu, C. (2008). Complete transfer of perceptual learning across retinal locations enabled by double training. *Current Biology, 18*, 1922–1926.

Xu, J. P., He, Z. J., & Ooi, T. L. (2012). Perceptual learning to reduce sensory eye dominance beyond the focus of top-down visual attention. *Vision Research, 61*, 39–47. doi:10.1016/j.visres.2011.05.013.

Yang, T., & Maunsell, J. H. (2004). The effect of perceptual learning on neuronal responses in monkey visual area V4. *Journal of Neuroscience, 24*, 1617–1626.

Yotsumoto, Y., Sasaki, Y., Chan, P., Vasios, C. E., Bonmassar, G., Ito, N., et al. (2009). Location-specific cortical activation changes during sleep after training for perceptual learning. *Current Biology, 19*, 1278–1282. doi:10.1016/j.cub.2009.06.011.

Yotsumoto, Y., Seitz, A. R., Shimojo, S., Sakagami, M., Watanabe, T., & Sasaki, Y. (2012). Performance dip in motor response induced by task-irrelevant weaker coherent visual motion signals. *Cerebral Cortex, 22*, 1887–1893.

Yotsumoto, Y., Watanabe, T., & Sasaki, Y. (2008). Different dynamics of performance and brain activation in the time course of perceptual learning. *Neuron, 57*, 827–833.

Zhang, J., & Kourtzi, Z. (2010). Learning-dependent plasticity with and without training in the human brain. *Proceedings of the National Academy of Sciences of the United States of America, 107*, 13503–13508. doi:10.1073/pnas.1002506107.

第70章　初级视皮层知觉学习和可塑性

Wu Li，Charles D. Gilbert

　　大脑处理视觉信息涉及大量的皮层区域（Van Essen，Anderson，& Felleman，1992）。关于视知觉神经机制的传统观点强调了处理流的层次顺序：有关局部简单图像成分（如，线段）的信息首先被早期视觉皮层提取，而更复杂的刺激特征（如，整体形状）则随后在高阶皮层区域通过整合原始成分进行处理。初级视皮层（V1区）在解剖学上位于依层次组织的皮层回路的最低层。最初人们认为 V1 神经元的响应特性相当简单，且成人的 V1 区神经回路的连接是固定的，只对检测简单的刺激属性（如，在视野中的线的方向）执行刻板的计算（Hubel & Wiesel，1959）。

　　通过采用更复杂的具有中心-周边或图片-背景结构的刺激，而不是一个光栅斑块或一个简单光条，随后的研究一致表明，视觉神经元对位于其感受野内刺激的响应受刺激显示所在的整体环境的影响（综述，参见 Albright & Stoner，2002；Allman，Miezin，& McGuinness，1985；Gilbert，1998）。这种被称为情境调节的现象发生在整个视觉皮层区域，代表了一种普遍的长程整合机制，可以解释许多情境影响的知觉现象，包括格式塔心理学假定的一些知觉组织规则（Wertheimer，1923）。在 V1 区广泛地观察到情境相互作用表明，V1 区神经元实际上可以在比经典定义的感受野大得多的视野区域内整合刺激，并且它们对视觉场景中比简单刺激属性更复杂的特征有选择性。情境调节潜在的神经基础已和 V1 内神经回路的架构联系到一起。V1 内神经元通过两种主要连接形式互联（综述见 Callaway，1998；Gilbert，1983），一种是连接不同皮质层的局部垂直连接，用于处理在视网膜拓扑位置的局部刺激。另一种是连接具有相同方向偏好的神经元的长距离水平连接，用于整合大视野区域内的信息（综述见 Gilbert，1992）。后者适用于在复杂的环境中传达依赖于方向的情境调节，例如将沿平滑路径排列的轮廓元素连接起来，并将它们与其他场景元素隔离，正如格式塔规则"良好连续性"所描述的。

　　在杂乱的视觉场景中，由于在某一时刻的处理能力有限，大脑需要得用注意机制去选择性地、高效地处理与即时行为有关的那部分视觉信息。早期对清醒猴子的研究，使用简单刺激和简单行为任务，发现

自上而下的注意显著地增强了纹外皮层神经元的响应，但没有增强 V1 神经元响应（Moran & Desimone，1985），这导致了 V1 是仅仅是由视觉刺激驱动且几乎对自上而下的调制免疫的误解。随着功能性磁共振成像（fMRI）和电生理研究证据的积累，现在清楚的是，在杂乱的环境中注意一个空间位置或一个刺激可以在基本上所有的视觉皮层（包括 V1）产生各种调制作用（综述参见 Carrasco，2011；Kastner & Ungerleider，2000）。事实上，正如我们将在这一章中看到的，最近的研究表明 V1 神经元可以动态改变它们的反应去适应特定辨别和检测任务的要求，表明一种基于自下而上、刺激驱动的过程与自上而下和目标导向的过程之间复杂相互作用的任务依赖型门控机制。

　　V1 区响应特性受自上而下的调制，以及 V1 在轮廓整合中的作用，与在 V1 中观察到的情境影响和更强的整合特性密切相关。虽然在自然场景中连接轮廓元素似乎呈现了一个令人绝望的有着大量可能的解决方案，但我们的视觉系统通过考虑场景轮廓的统计特性，大大简化了这个问题。知觉分组的格式塔规则，例如接近性、相似性和良好连续性，体现遵循共线性和圆度原则的轮廓的自然几何（Geisler et al.，2001；Sigman et al.，2001）。出于同样原因，视觉系统包含这些原则的内部表现，如在轮廓显著性的心理生理学研究中（Field，Hayes，& Hess，1993；Li & Gilbert，2002）以及 V1 的神经响应（Kapadia，Westheimer，& Gilbert，2000；Li，Piech，& Gilbert，2006；McManus，Li，& Gilbert，2011）和长距离水平连接（Gilbert & Wiesel，1989；Stettler et al.，2002）的促进性情境影响中观察到的。这些发现共同支持了"关联场"的存在，即 V1 的横向相互作用传递场景轮廓元素的链接到整体轮廓。

　　当反复练习从而使得 V1 响应的任务特异的自上而下调制逐渐加强时，在知觉学习（PL）中起着重要作用，即指在简单辨别和检测任务中的训练提高知觉能力。在对相同刺激的相同视觉任务中大量练习可以反复调用对这个任务特定的自上而下的影响，并因此特别增强 V1 内对刺激的任务相关特征的更高效处理的适应性改变，导致在学习过的刺激辨别和检测中持久和具体的改进，和引起训练任务的自动化。本章聚

焦在学习引起 V1 区内变化的认识的最近进展，这通常适用于知觉学习的神经机制。

异常视觉经验诱发的 V1 可塑性

在 V1 区第一种经验依赖的可塑性的形式是由 Hubel 和 Wiesel 发现，这就是著名的眼优势柱成熟的关键期（Hubel & Wiesel，1970；Hubel，Wiesel，& LeVay，1977；Wiesel & Hubel，1963）。在出生后发育早期，如果来自一只眼的视觉输入被剥夺，原先接受剥夺眼视觉信息的 V1 内皮层区域将被合并到代表正常眼的区域。由于关键期被限制在出生后发育过程中的一个有限的时间窗，人们普遍认为成人 V1 内神经回路在关键期结束前变得固定。

和这个想法相反，我们现在从视网膜毁损后皮层地图的研究得知，即使在成年动物，V1 也能够发生经验依赖性改变（Calford et al.，2000；Chino et al.，1992；

Eysel et al.，1999；Giannikopoulos & Eysel，2006；Gilbert & Wiesel，1992；Heinen & Skavenski，1991；Kaas et al.，1990；Schmid et al.，1996）。局部双眼病变最初在 V1 沉寂相应的视网膜拓扑区域（病变投射区，LPZ）。在视网膜病变随后的恢复期，LPZ 内神经元对来自病变区域周边完好视网膜区域的视觉输入反应（Gilbert，1992）。这个过程被称为皮层重组，并已在几乎所有的感觉皮层观察到，与限制在感觉皮层表面区域的传入神经阻滞（感觉输入切断）有关（综述见 Weinberger，1995）。皮层重组已被证明伴随在 LPZ 区域的快速轴突发芽和修剪（Yamahachi et al.，2009），这是水平连接重塑的指示（见图 70.1）。水平连接以从未剥夺皮层到 LPZ 的蔓延形式被参与到包括体感系统（Marik et al.，2010）在内的其他感觉系统中的重组。除了这些兴奋性连接变化，抑制性连接的相互变化在视觉和体感皮层也被观察到（Marik，Yamahachi，& Gilbert，2010；Marik et al.，2010）。

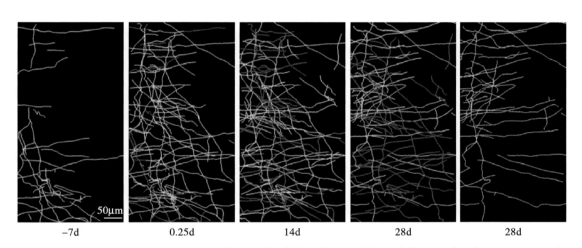

−7d	0.25d	14d	28d	28d

图 70.1　双眼局灶性病变引起的猴 V1 轴突发芽和修剪。轴突追踪的 Z 堆栈，通过在基线（−7 天）和病变后不同的时间点（0.25、14 和 28 天）在病变投射区 200μm 深度获得。灰色，与前一时间点比保持不变的轴突段；黄色，增加的轴突段；红色，消失的轴突段。最后一幅图显示了成像期结束时的轴突（来自 Yamahachi et al.，2009.）。

这种重组在介导中枢神经系统受损后的功能恢复具有一定的适应价值。在黄斑变性病人中的心理物理学实验显示出在受病变影响的视野部分增强的知觉补充（Zur & Ullman，2003）。已有人提出这样的观点，这是由于介导皮层关联区域的连接，那里相似方向偏好功能柱间连接允许穿过视网膜盲点的知觉轮廓完成（McManus，Ullman，& Gilbert，2008）。与这个想法一致，已存在的水平连接的神经丛有着它们共方向连接特性，经过发芽和在皮层 LPZ 感受野转移，保持与病变前相同的方向偏好（Das & Gilbert，1995）。

利用 fMRI，在视网膜中央区恶化的黄斑变性病人

（Baker et al.，2005）和在 V1 输入纤维部分受损的脑卒中病人（Dilks et al.，2007）中，也观察到 V1 视网膜拓扑图谱的重组。皮层重组的知觉后果可能与在损伤的视网膜位置缺失信息的填充或插值密切相关（McManus，Ullman，& Gilbert，2008）。在像视力完全丧失的极端例子中，包括 V1 的视皮层区域能被招募处理听觉和体感信息和甚至更高阶认知任务（综述见 Burton，2003；PascualLeone et al.，2005）。

V1 的可塑性不仅在出生后早期发育阶段和在对病变的反应上，而且在视觉经验的巨大变化上能被观察到。例如，V1 神经元通常有位于对侧视野内的其感

受野的刺激驱动,但是通过戴着特殊眼镜造成左右视野的长时间逆转引起一些 V1 神经元对呈现在任一视野的刺激反应(Sugita,1996)。

总结以上的研究结果表明,经验依赖的可塑性是 V1 贯穿生命的不可或缺的功能。这引起了相同视觉刺激和任务的重复经验也可导致 V1 可塑性改变的推测。

知觉学习一览

如在对训练的刺激属性例如方向的辨别阈值下降,或对于嵌入在干扰项中熟悉形状的检测效率的提高中所见到的,在不同视觉任务上的表现可以通过重复显著的提高(综述见 Sagi,2011)。Helmholtz 如下描述知觉学习:"感观的判断可被经验和被各种情况下的训练修改,并可能适应新的条件。因此,人可能在某种程度上学习去利用感觉的细节,否则这种细节没有被注意且不会有助于获得任何物体的想法"(Helmholtz,1866)。

知觉学习是长期学习的一种形式。学习能被分为两个主要的类别:物体、地点或事件的明确或陈述性记忆,其由统一的记忆系统——内侧颞叶介导;和隐式或非陈述性记忆,例如习惯、运动和知觉技能的形成,其分布在不同的脑区(Squire,2004)。知觉学习,与其他形式的内隐或无意识记忆一样,不需要传统记忆系统,因为失忆症患者与正常观察者相比仍能表现出知觉学习效应(Fahle & Daum,2002)。

来自知觉训练的学习效应通常高度限制于训练的刺激,包括其像方向这样简单属性,并限制于训练的视野位置或刺激的视网膜区域(综述见 Sagi,2011)。由于只有早期视觉皮层神经元对简单刺激属性有选择性,并且它们的感受野被限制在一个小的视野区域,知觉学习的特异性归因于早期视皮层如 V1 的特定变化。然而,一些研究认为,提高的知觉表现可能只是由于执行如注意和决策制定的控制功能的细微改良(Bartolucci & Smith,2011;Dosher & Lu,1998;Li, Levi, & Klein,2004;xiao et al.,2008;Yu, Klein, & Levi,2004;Zhang et al.,2008,2010)。二分法的学习机制也被提出(Adini et al.,2004):在一定情况下的训练主要是提高视觉皮层的感觉信息处理,其在不同的刺激之间不可转移,而在其他条件的训练主要提高更高阶认知功能,如决策制定,其可以推广到一些未经训练的刺激。当考虑到关于学习导致皮层改变的确切位置这一悬而未决的问题,考虑这一事实是有用的,视知觉以及知觉学习是由分布在多个皮层区域的一系列处理介导的,包括致力于感觉处理的视皮层、负责注意控制的额-顶皮层,和参与知觉决策的执行神经网络。不同的视觉刺激和行为任务可能主要占用学习引起的变化是占主导地位的不同皮层区域或功能模块。因此,不同的视觉刺激、知觉任务和在文献中使用的学习范式可以捕捉到经验依赖变化的不同特征。

尽管缺乏关于可塑性变化发生的皮层位点的共识,最近的生理研究阐明了知觉学习的神经机制。由 Sasaki and Watanabe 撰写的 69 章可以发现知觉学习的深度综述。本章重点介绍知觉学习导致早期感觉皮层的变化,尤其是在 V1 区,这为了解知觉学习潜在的一般机制提供了一个窗口。

V1 神经元响应特性的任务依赖性变化

知觉学习和一般学习的一个突出特征是其任务特殊性,它可以被理解为大脑中认知设置的集合,或一个给定的脑状态,是专为执行一个特定的刺激上的特定任务。正如相同元素的 Thorndike 定律所陈述的,任何学习从一个任务到另一个任务的转移都不会发生,除非这两个任务共享相同的元素(Thorndike & Woodworth,1901a,1901b,1901c)。当应用到知觉学习,相同的元素不仅包括相同的刺激成分,也包括执行刺激的特定的任务。

知觉学习很少通过简单的重复被动暴露于刺激发生,它需要刺激被注意,并且通常仅有任务相关特征被学习,没有泛化到相同刺激的其他非任务相关刺激特征(Ahissar & Hochstein,1993;Saffell & Matthews,2003;Shiu & Pashler,1992)。知觉学习的任务特异性表明,附属于特定任务的自上而下影响在编码学习信息时发挥了重要的作用。

在 V1 发现了神经反应特征的任务相关的调制(Li, Piech, & Gilbert,2004)。当猴子被训练在相同的一套刺激图形上执行一个平分或游标辨别任务,V1 神经元的反应受到与任务相关的刺激成分强烈调制而非任务相关成分没有产生调制(见图 70.2)。任务依赖的自上而下的控制使得 V1 神经元能携带更多关于即刻辨别任务相关的刺激特征的信息。

在复杂背景下,在全局轮廓的检测中也观察到相似的 V1 反应任务依赖性。符合连续性和邻近性的格式塔规则的离散线段被知觉分组,形成一个全局突显轮廓(见图 70.3A)。这种对形状知觉关键的轮廓整合过程,能被 V1 神经元通过环境调节机制介导(Li, Piech, & Gilbert,2006)。当猴子积极寻找轮廓时,贯

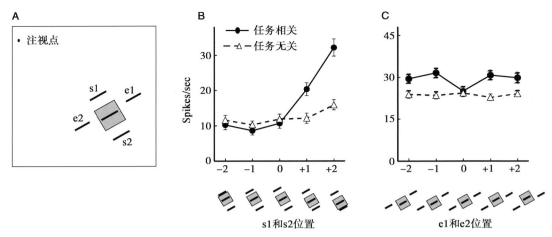

图70.2 V1 神经元响应特性的任务依赖性变化。（A）猴子在一组相同的刺激模式上执行两种辨别任务中的任一种，它包括五个同时呈现的线：一条优化的方向线固定在感受野中心，四个感受野周围的额外平行线位于侧面。（FP 标示注视点）在不同的试验中，两侧的侧翼（s1, s2）的位置设定从一组五个不同的配置中随机选择（B 中的连环画，标记从 - 2 到+2）。每个配置以三个并行线间的分离来不同于其他配置（在条件"0"中，三条线是等距的；在其他条件中，s1 或 s2 更接近中心线）。在相同的试验中，两端的侧翼（e1, e2）也独立地从一组预定义的安排中分配一个随机配置，这样，两端的侧翼相互共线性但向任一侧偏离中心线（C 中连环画）。使用相同的一组五线刺激，动物被给以线索区执行等分任务去辨别三个并排线的配置或游标任务去辨别三个端到端的线的配置。（B）V1 细胞的反应作为两侧侧翼位置的函数被测量。当动物执行等分任务，其中 s1 和 s2 是任务相关的，或执行游标任务，其中相同的 s1 和 s2 是非任务相关的。（C）V1 细胞的反应作为两端侧翼位置的函数被测量。当动物执行游标任务，其中 e1 和 e2 是任务相关的，或执行等分任务，其中 e1 和 e2 是非任务相关的。注意只有当它们与动物所执行的任务相关时，V1 细胞对侧面或端部的侧翼的位置更敏感（来自 Li, Piech, & Gilbert, 2004.）。

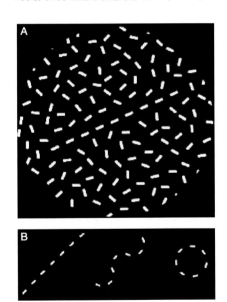

图70.3 用于猴 V1 轮廓整合及其任务依赖性研究的刺激（详细信息查看文本）。在每个试验开始时，动物得到一个形状提示（B，直线、波浪形或圆形），在试验最后，线索形状嵌入在两块随机方向线中（如 A 所示的直线）。另一块含有一个假目标。动物则是朝正确目标的方向扫视。

穿并延伸远远超出了一个 V1 细胞的经典感受野的共线性轮廓，大大促进了神经元的反应。轮廓相关的 V1 反应与在检测任务中动物的表现并与轮廓的知觉突

显密切相关：更突显的轮廓，如较长的，引起更强的神经元反应（Li, Piech, & Gilbert, 2006）。引人注目的是，在一个延迟匹配样本任务中，当猴子被暗示去检测不同形状的轮廓（见图 70.3B），环境对 V1 反应的影响以这样的方式被动态改变，有着类似于线索的视觉轮廓比其他形状轮廓激活更强的神经元反应（McManus, Li, & Gilbert, 2011）。

在不同任务间 V1 神经元的功能切换能力表明，特定任务的自上而下的信号可以动态的修改神经元对复杂刺激的选择性，增强对解决知觉任务有用的 V1 信号。这种机制在对训练任务高度特定的知觉学习中起着重要的作用。在回路水平实现这一机制的方式，涉及提供关于刺激环境信息的水平连接的门控，和携带关于行为环境信息的反馈连接。在另一种意义上，虽然关联场是神经元能表达的所有潜在的背景交互映射，输入选择性允许神经元去选择关联场的成分，从而表达适合于手头任务的环境影响。

学习导致的 V1 改变及其任务依赖性

早期在体感和听觉系统中寻找知觉学习诱导的皮层可塑性，显示出类似于感觉传入阻滞引起的效应。在猴子被训练使用手指的一小块皮肤面积去辨

别触觉刺激的振动频率后,在初级体感皮层(S1)观察到显著的重组,导致代表训练皮肤表面的脑区范围的大小和复杂性显著的增加(Recanzone,Merzenich,&Jenkins,1992;Recanzone,Merzenich,Jenkins,Grajski,&Dinse,1992)。同样的,训练猴子辨别声音频率在初级听皮层(A1)大大增加了对训练的声音频率反应的皮层范围(Recanzone,Schreiner,&Merzenich,1993)。这种重组过程,被称为皮层补充,部署了更大的皮层区域,从而更多数量的神经元去编码训练的刺激。学习导致的皮层补充显示任务特异性:触觉任务训练同时被动接受听觉刺激,只改变S1区;听觉任务训练同时被动接受触觉刺激只改变A1区。

在视觉知觉学习,一个fMRI研究报告称,练习一个运动检测任务造成在中颞叶视皮层(MT区)代表训练刺激的皮层领域显著扩大(Vaina et al.,1998)。然而,在早期视觉皮层没有观察到类似的补充。猴子在平分辨别任务中的大量训练后,V1神经元的基本响应特性,如方向调谐和感受野大小,或在训练的V1区域的视网膜拓扑图谱都没有被改变(Crist,Li,&Gilbert,2001)。学习在跨视野位置和视觉刺激间缺乏学习和干扰也反对皮层补充作为知觉学习的潜在机制,因为占用相邻的皮层区域将不可避免的影响到一些其他刺激的处理。事实上,皮层补充不是总与提高的辨别力相关联。例如,A1区内补充似乎对提高在声波频率辨别上的表现是非必需的(Brown,Irvine,&Park,2004);由于A1内皮层补充导致的熟悉频率的过度表达甚至对过度表达的频率的辨别是有害的(Han et al.,2007)。

其他潜在的提高知觉表现的神经机制是提高对任务相关刺激属性的神经选择性,通过选择性增强对任务相关刺激的反应来增强信噪比,和通过从高阶到低阶皮层区域的刺激表征的转移来实现自动化和加速处理速度。在这些方面的学习引起的变化如下所述。

辨别学习中 V1 神经元的刺激选择性增强

一些简单的辨别任务,例如方向辨别,涉及处理由V1神经元编码的基本刺激属性。对猴子进行方向辨别训练,会使V1神经元在受训方向附近和受训视网膜拓扑位置的方向调谐曲线变陡,虽然这种效应是相当弱的(Schoups et al.,2001)(但见Ghose,Yang,&Maunsell,2002)。在更高级的视皮层V4观察到相似的更强的效应(Raiguel et al.,2006;Yang & Maunsell,2004)。当简单刺激训练能锐化在早期视皮层神经元

选择性,在颞下皮层(IT区)发现学习辨别复杂物体增强神经元的物体选择性(Freedman et al.,2006;Kobatake,Wang,& Tanaka,1998;Logothetis,Pauls,& Poggio,1995)。这种增强也显示出方向依赖性:对训练方向比对相同刺激的旋转版神经选择性更强(Freedman et al.,2006;Logothetis,Pauls,& Poggio,1995)。

一个皮层神经元对一个特定刺激特征的带宽,如一段范围方向调谐,并且不同神经元覆盖不同但重叠的带宽。因此,一个特定刺激特征,例如线条的方向,能激活一群神经元。如果对刺激特征的神经元选择性被训练锐化,更少的细胞对刺激反应,导致群体活性整体降低或神经编码稀疏性增加。这种推测与一些成像研究一致:训练方向辨别(Schiltz et al.,1999)和对比度辨别(Mukai et al.,2007)降低视觉皮层区域活性。

增加神经元的刺激选择性的理论解释是混合的。虽然一个模型研究能够以方向调谐曲线锐化为基础模拟在方向辨别上提高的能力(Teich & Qian,2003),但是另一个模型研究预测调谐曲线锐化实际上引起神经元反应传递的信息内容丢失(Series,Latham,& Pouget,2004)。

不同于简单刺激属性辨别,如方向辨别,一些辨别任务依赖于环境刺激提供的信息。对于在三线等分辨别任务中大量训练的猴子,在V1看到的环境调节效应能被显著改变(Crist,Li,& Gilbert,2001):在调节强度上整体上升,甚至调节效应逆转(见图70.4)。就是说,对平行线的位移训练让V1神经元变得更加敏感。这种变化仅在当猴子做训练的等分任务时在训练的视网膜拓扑区域看到,提议自上而下的影响是任务特定的。

V1 神经元在检测学习中的响应增强

不同于特定刺激特征的辨别,各种检测任务需要识别由于非常低的亮度对比度或来自周边干扰项和噪音的强干扰的低突显目标的存在或缺失。对训练过的熟悉的目标,神经元的反应通常特别的增强。

在从来没有在伪装轮廓检测训练的猴子中(见图70.3A),V1神经元携带很少量的关于全局轮廓的信息(Li,Piech,& Gilbert,2008)。当动物做简单的注视任务,神经元反应被发现独立于嵌入轮廓的呈现和长度(见图70.5A)。当动物注意目标位置但做无关于轮廓检测任务时,也是如此——对轮廓图案的中心线的轻微亮度变化反应。这些训练的结果表明,在V1轮廓的整合不是简单的刺激驱动的加工过程,并且空

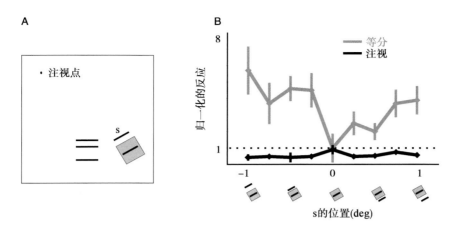

图70.4　在 V1 环境影响的任务特定改变。(A)猴子在三线等分任务中被训练了几个月（三个水平线标示任务刺激）。当动物执行等分任务或简单注视任务(FP 标示注视点)时，记录单个 V1 神经元对另一个刺激(测试刺激)的反应。测试刺激由两条线组成，一条优化的方向线固定在感受野(RF)中心，第二条平行线(s 标示)放置在 RF 任一一侧的不同位置上(B 内连画)。(B)作为 s 线位置的函数，一个典型 V1 细胞对测试刺激的归一化反应。当动物执行注视任务，相对于在两个测试线被叠加在 RF 中心的位置 0°，放置在 RF 任一一侧上的 s 轻微抑制神经元的反应。相反，当动物在做训练的等分任务时，弱环境抑制变为强的促进(来自 Crist,Li,& Gilbert,2001.)。

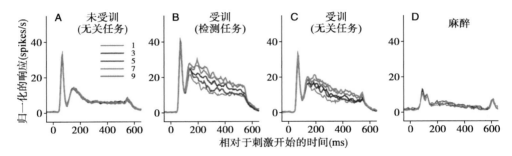

图70.5　在轮廓检测训练中猴子的 V1 区由学习引起的变化。这里显示的是神经元对嵌入随机定向线阵列中的、由 1、3、5、7 和 9 条共线（例如，见图 70.3A）组成的视觉轮廓的平均响应。时间 0 表明刺激开始。(A)训练前，V1 与轮廓的长度无关。不同轮廓长度对应的曲线重叠，说明 V1 的响应中没有轮廓信息。(B)在训练动物检测轮廓的过程中，出现了一个与轮廓显着性相关的晚期反应成分——轮廓越长，神经元响应越强。(C)当受训的动物执行一个无关于轮廓检测的任务时，轮廓相关 V1 反应相当弱。(D)在麻醉下，训练的 V1 区域轮廓相关反应消失(来自 Li,Piech,& Gilbert,2008.)。

间注意本身不足以启用和促进整合机制。然而，在训练动物检测不同突显的轮廓过程中，在 V1 出现惊人的轮廓相关反应(见图 70.5B)，这与动物的检测表现是平行的。与许多知觉学习心理物理学研究一致，轮廓检测的提高，就行为学和神经元的反应而言，特异于视网膜拓扑位置。这些发现强调了在产生特定大脑状态和在包括特定皮层变化中的自下而上和自上而下处理之间的相互作用。相同的大脑状态对于形成于知觉学习中的内隐记忆的检索也是重要的，因为在训练的动物中做一个轮廓检测不相关任务显著的降低 V1 对嵌入的轮廓的反应(见图 70.5C)；以麻醉完全去除所有可能的自上而下影响的形式甚至彻底

消除了在 V1 的轮廓相关反应(见图 70.5D)。

类似轮廓整合，训练检测中心和周边刺激间纹理差异显著增加在早期视觉区域的 fMRI 信号(Schwartz,Maquet,& Frith,2002)。训练检测接近对比度阈值的孤立目标也可以选择性的促进早期视觉皮层的活动(Furmanski,Schluppeck,& Engel,2004)。沿着视觉处理流，在更高的皮层区域也显示通过检测训练增强神经元的反应。训练猴子去识别通过加入噪音而退化的自然场景图片，特定的提高 V4 神经元对这些熟悉又退化图片的反应(Rainer,Lee,& Logothetis,2004)。在运动检测任务中，猴子表现的提高与 MT 区和内侧颞上区神经元反应增强相关(Zohary et al.,1994)（但

见 Law & Gold，2008）。

学习刺激的皮层表征的转移

视觉搜索是一类目标隐藏在相似的干扰物中的检测任务。在对猴子进行 oddball 检测任务的训练后，观察到 V1 神经元的响应增加与动物对目标的熟悉度有关（Lee et al. ，2002）。除了早期视觉区域的活动增强外，学习在干扰项中寻找几何形状还会导致负责形状处理的高级视觉区域的 fMRI 信号同时减少（见图 70.6）（Sigman et al. ，2005）。这一发现表明，大量训练可以将所学形状的皮层表征从较高的视觉区域转移到较低的视觉区域，从而实现更高效、省力的处理。有证据支持这一观点，即对知觉任务进行大量训练可以显著降低额顶注意网络的活动（Mukai et al. ，2007；Pollmann & Maertens，2005；Sigman et al. ，2005）。

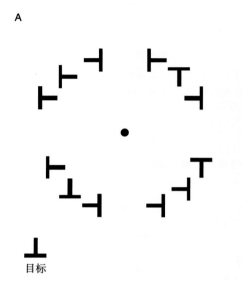

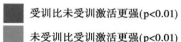

■ 受训比未受训激活更强(p<0.01)

■ 未受训比受训激活更强(p<0.01)

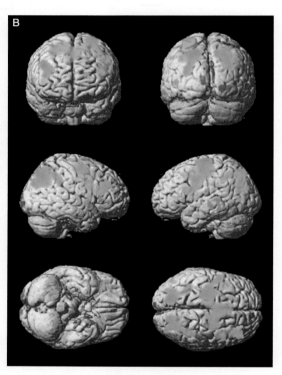

图 70.6　在对人类受试者进行视觉搜索任务训练后，刺激表征向早期视觉皮层转移。（A）刺激包含多个旋转 90°倍数的 T，分布在视野的四个象限中。某个旋转的 T 是唯一的目标。任务是报告目标 T 出现的象限。（B）受训和未受训条件之间的激活差异。第一行显示大脑的前后视图；第二行显示左半球和右半球；第三行显示腹侧和背侧（底部和顶部）视图。相比于受训条件，未受训的条件在一个主要涉及顶叶和额叶皮层以及外侧枕叶皮层的扩展网络激活更强（以绿色显示）。受训条件比未受训练条件在枕中皮层激活更强（以红色显示），对应于包括 V1 的视网膜皮层的早期视觉区域。（来自 Sigman 等，2005）

结束语

累积的证据表明，V1——处理层次最早的皮层阶段——是能够运行针对不同知觉任务和经验的不同的计算"程序"。任务依赖性的神经元反应改变可能是一个在感觉处理上的普遍现象，因为它也在像 A1 其他感觉皮层被报道（Fritz，Elhilali，& Shamma，2005）。新兴的观点是，与一个给定的刺激属性有关信息被呈现在输入到一个细胞的子集水平，通过来自高级皮层区域的反馈连接和感觉皮层区域内在连接的相互作用的自上而下的信号门控它。这个机制使得相同细胞呈现的多个属性且无串扰，大大扩展了神经元的信息处理能力。这种复用机制也可以解释刺激和任务特定的知觉学习：重复执行相同的知觉任务，并因此重复调用特定任务的自上而下影响可以促进和巩固对于解决知觉任务有用的动态变化。

为了进一步理解知觉学习的神经机制，将来的研究需要将通过自上而下的调节机制将神经连接的动态门控的贡献与来自神经回路本身的可塑性改变的贡献分开。这种区分将有助于完全解决知觉学习神经机制的争论。

参考文献

Adini, Y., Wilkonsky, A., Haspel, R., Tsodyks, M., & Sagi, D. (2004). Perceptual learning in contrast discrimination: The effect of contrast uncertainty. *Journal of Vision, 4*(12), 993–1005.

Ahissar, M., & Hochstein, S. (1993). Attentional control of early perceptual learning. *Proceedings of the National Academy of Sciences of the United States of America, 90,* 5718–5722.

Albright, T. D., & Stoner, G. R. (2002). Contextual influences on visual processing. *Annual Review of Neuroscience, 25,* 339–379.

Allman, J., Miezin, F., & McGuinness, E. (1985). Stimulus specific responses from beyond the classical receptive field: Neurophysiological mechanisms for local–global comparisons in visual neurons. *Annual Review of Neuroscience, 8,* 407–430.

Baker, C. I., Peli, E., Knouf, N., & Kanwisher, N. G. (2005). Reorganization of visual processing in macular degeneration. *Journal of Neuroscience, 25,* 614–618.

Bartolucci, M., & Smith, A. T. (2011). Attentional modulation in visual cortex is modified during perceptual learning. *Neuropsychologia, 49,* 3898–3907.

Brown, M., Irvine, D. R. F., & Park, V. N. (2004). Perceptual learning on an auditory frequency discrimination task by cats: Association with changes in primary auditory cortex. *Cerebral Cortex, 14,* 952–965.

Burton, H. (2003). Visual cortex activity in early and late blind people. *Journal of Neuroscience, 23,* 4005–4011.

Calford, M. B., Wang, C., Taglianetti, V., Waleszczyk, W. J., Burke, W., & Dreher, B. (2000). Plasticity in adult cat visual cortex (area 17) following circumscribed monocular lesions of all retinal layers. *Journal of Physiology (London), 524,* 587–602.

Callaway, E. M. (1998). Local circuits in primary visual cortex of the macaque monkey. *Annual Review of Neuroscience, 21,* 47–74.

Carrasco, M. (2011). Visual attention: The past 25 years. *Vision Research, 51,* 1484–1525.

Chino, Y. M., Kaas, J. H., Smith, E. L., Langston, A. L., & Cheng, H. (1992). Rapid reorganization of cortical maps in adult cats following restricted deafferentation in retina. *Vision Research, 32,* 789–796.

Crist, R. E., Li, W., & Gilbert, C. D. (2001). Learning to see: Experience and attention in primary visual cortex. *Nature Neuroscience, 4,* 519–525.

Das, A., & Gilbert, C. D. (1995). Long-range horizontal connections and their role in cortical reorganization revealed by optical recording of cat primary visual cortex. *Nature, 375,* 780–784.

Dilks, D. D., Serences, J. T., Rosenau, B. J., Yantis, S., & McCloskey, M. (2007). Human adult cortical reorganization and consequent visual distortion. *Journal of Neuroscience, 27,* 9585–9594.

Dosher, B. A., & Lu, Z. L. (1998). Perceptual learning reflects external noise filtering and internal noise reduction through channel reweighting. *Proceedings of the National Academy of Sciences of the United States of America, 95,* 13988–13993.

Eysel, U. T., Schweigart, G., Mittmann, T., Eyding, D., Qu, Y., Vandesande, F., et al. (1999). Reorganization in the visual cortex after retinal and cortical damage. *Restorative Neurology and Neuroscience, 15,* 153–164.

Fahle, M., & Daum, I. (2002). Perceptual learning in amnesia. *Neuropsychologia, 40,* 1167–1172.

Field, D. J., Hayes, A., & Hess, R. F. (1993). Contour integration by the human visual system: Evidence for a local "association field." *Vision Research, 33,* 173–193.

Freedman, D. J., Riesenhuber, M., Poggio, T., & Miller, E. K. (2006). Experience-dependent sharpening of visual shape selectivity in inferior temporal cortex. *Cerebral Cortex, 16,* 1631–1644.

Fritz, J., Elhilali, M., & Shamma, S. (2005). Active listening: Task-dependent plasticity of spectrotemporal receptive fields in primary auditory cortex. *Hearing Research, 206,* 159–176.

Furmanski, C. S., Schluppeck, D., & Engel, S. A. (2004). Learning strengthens the response of primary visual cortex to simple patterns. *Current Biology, 14,* 573–578.

Geisler, W. S., Perry, J. S., Super, B. J., & Gallogly, D. P. (2001). Edge co-occurrence in natural images predicts contour grouping performance. *Vision Research, 41,* 711–724.

Ghose, G. M., Yang, T. M., & Maunsell, J. H. R. (2002). Physiological correlates of perceptual learning in monkey V1 and V2. *Journal of Neurophysiology, 87,* 1867–1888.

Giannikopoulos, D. V., & Eysel, U. T. (2006). Dynamics and specificity of cortical map reorganization after retinal lesions. *Proceedings of the National Academy of Sciences of the United States of America, 103,* 10805–10810.

Gilbert, C. D. (1983). Microcircuitry of the visual cortex. *Annual Review of Neuroscience, 6,* 217–247.

Gilbert, C. D. (1992). Horizontal integration and cortical dynamics. *Neuron, 9,* 1–13.

Gilbert, C. D. (1998). Adult cortical dynamics. *Physiological Reviews, 78,* 467–485.

Gilbert, C. D., & Wiesel, T. N. (1989). Columnar specificity of intrinsic horizontal and corticocortical connections in cat visual cortex. *Journal of Neuroscience, 9,* 2432–2442.

Gilbert, C. D., & Wiesel, T. N. (1992). Receptive field dynamics in adult primary visual cortex. *Nature, 356,* 150–152.

Han, Y. K., Kover, H., Insanally, M. N., Semerdjian, J. H., & Bao, S. (2007). Early experience impairs perceptual discrimination. *Nature Neuroscience, 10,* 1191–1197.

Heinen, S. J., & Skavenski, A. A. (1991). Recovery of visual responses in foveal V1 neurons following bilateral foveal lesions in adult monkey. *Experimental Brain Research, 83,* 670–674.

Helmholtz, H. (1866). *Treatise on physiological optics* (1962 ed., Vol. 3). New York: Dover Publications.

Hubel, D. H., & Wiesel, T. N. (1959). Receptive fields of single neurones in the cat's striate cortex. *Journal of Physiology (London), 148,* 574–591.

Hubel, D. H., & Wiesel, T. N. (1970). Period of susceptibility to physiological effects of unilateral eye closure in kittens. *Journal of Physiology (London), 206,* 419–436.

Hubel, D. H., Wiesel, T. N., & LeVay, S. (1977). Plasticity of ocular dominance columns in monkey striate cortex. *Philosophical Transactions of the Royal Society of London. Series B, Biological Sciences, 278,* 377–409.

Kaas, J. H., Krubitzer, L. A., Chino, Y. M., Langston, A. L., Polley, E. H., & Blair, N. (1990). Reorganization of retinotopic cortical maps in adult mammals after lesions of the retina. *Science, 248,* 229–231.

Kapadia, M. K., Westheimer, G., & Gilbert, C. D. (2000). Spatial distribution of contextual interactions in primary visual cortex and in visual perception. *Journal of Neurophysiology, 84,* 2048–2062.

Kastner, S., & Ungerleider, L. G. (2000). Mechanisms of visual attention in the human cortex. *Annual Review of Neuroscience, 23,* 315–341.

Kobatake, E., Wang, G., & Tanaka, K. (1998). Effects of shapediscrimination training on the selectivity of inferotemporal cells in adult monkeys. *Journal of Neurophysiology, 80*, 324–330.

Law, C.-T., & Gold, J. I. (2008). Neural correlates of perceptual learning in a sensory–motor, but not a sensory, cortical area. *Nature Neuroscience, 11*, 505–513.

Lee, T. S., Yang, C. F., Romero, R. D., & Mumford, D. (2002). Neural activity in early visual cortex reflects behavioral experience and higher-order perceptual saliency. *Nature Neuroscience, 5*, 589–597.

Li, R. W., Levi, D. M., & Klein, S. A. (2004). Perceptual learning improves efficiency by re-tuning the decision 'template' for position discrimination. *Nature Neuroscience, 7*, 178–183.

Li, W., & Gilbert, C. D. (2002). Global contour saliency and local colinear interactions. *Journal of Neurophysiology, 88*, 2846–2856.

Li, W., Piech, V., & Gilbert, C. D. (2004). Perceptual learning and top-down influences in primary visual cortex. *Nature Neuroscience, 7*, 651–657.

Li, W., Piech, V., & Gilbert, C. D. (2006). Contour saliency in primary visual cortex. *Neuron, 50*, 951–962.

Li, W., Piech, V., & Gilbert, C. D. (2008). Learning to link visual contours. *Neuron, 57*, 442–451.

Logothetis, N. K., Pauls, J., & Poggio, T. (1995). Shape representation in the inferior temporal cortex of monkeys. *Current Biology, 5*, 552–563.

Marik, S. A., Yamahachi, H., & Gilbert, C. D. (2010). Plasticity of inhibitory axonal arbors in visual cortex following retinal lesions. *Society for Neuroscience Abstracts*, 126.110.

Marik, S. A., Yamahachi, H., McManus, J. N., Szabo, G., & Gilbert, C. D. (2010). Axonal dynamics of excitatory and inhibitory neurons in somatosensory cortex. *PLoS Biology, 8*, e1000395. doi:10.1371/journal.pbio.1000395.

McManus, J. N., Li, W., & Gilbert, C. D. (2011). Adaptive shape processing in primary visual cortex. *Proceedings of the National Academy of Sciences of the United States of America, 108*, 9739–9746.

McManus, J. N. J., Ullman, S., & Gilbert, C. D. (2008). A computational model of perceptual fill-in following retinal degeneration. *Journal of Neurophysiology, 99*, 2086–2100.

Moran, J., & Desimone, R. (1985). Selective attention gates visual processing in the extrastriate cortex. *Science, 229*, 782–784.

Mukai, I., Kim, D., Fukunaga, M., Japee, S., Marrett, S., & Ungerleider, L. G. (2007). Activations in visual and attention-related areas predict and correlate with the degree of perceptual learning. *Journal of Neuroscience, 27*, 11401–11411.

Pascual-Leone, A., Amedi, A., Fregni, F., & Merabet, L. B. (2005). The plastic human brain cortex. *Annual Review of Neuroscience, 28*, 377–401.

Pollmann, S., & Maertens, M. (2005). Shift of activity from attention to motor-related brain areas during visual learning. *Nature Neuroscience, 8*, 1494–1496.

Raiguel, S., Vogels, R., Mysore, S. G., & Orban, G. A. (2006). Learning to see the difference specifically alters the most informative V4 neurons. *Journal of Neuroscience, 26*, 6589–6602.

Rainer, G., Lee, H., & Logothetis, N. K. (2004). The effect of learning on the function of monkey extrastriate visual cortex. *PLoS Biology, 2*, 275–283. doi:10.1371/journal.pbio.0020044.

Recanzone, G. H., Merzenich, M. M., & Jenkins, W. M. (1992). Frequency discrimination training engaging a restricted skin surface results in an emergence of a cutaneous response zone in cortical area 3A. *Journal of Neurophysiology, 67*, 1057–1070.

Recanzone, G. H., Merzenich, M. M., Jenkins, W. M., Grajski, K. A., & Dinse, H. R. (1992). Topographic reorganization of the hand representation in cortical area 3B of owl monkeys trained in a frequency-discrimination task. *Journal of Neurophysiology, 67*, 1031–1056.

Recanzone, G. H., Schreiner, C. E., & Merzenich, M. M. (1993). Plasticity in the frequency representation of primary auditory cortex following discrimination training in adult owl monkeys. *Journal of Neuroscience, 13*, 87–103.

Saffell, T., & Matthews, N. (2003). Task-specific perceptual learning on speed and direction discrimination. *Vision Research, 43*, 1365–1374.

Sagi, D. (2011). Perceptual learning in vision research. *Vision Research, 51*, 1552–1566.

Schiltz, C., Bodart, J. M., Dubois, S., Dejardin, S., Michel, C., Roucoux, A., et al. (1999). Neuronal mechanisms of perceptual learning: Changes in human brain activity with training in orientation discrimination. *NeuroImage, 9*, 46–62.

Schmid, L. M., Rosa, M. G. P., Calford, M. B., & Ambler, J. S. (1996). Visuotopic reorganization in the primary visual cortex of adult cats following monocular and binocular retinal lesions. *Cerebral Cortex, 6*, 388–405.

Schoups, A., Vogels, R., Qian, N., & Orban, G. (2001). Practising orientation identification improves orientation coding in V1 neurons. *Nature, 412*, 549–553.

Schwartz, S., Maquet, P., & Frith, C. (2002). Neural correlates of perceptual learning: A functional MRI study of visual texture discrimination. *Proceedings of the National Academy of Sciences of the United States of America, 99*, 17137–17142.

Series, P., Latham, P. E., & Pouget, A. (2004). Tuning curve sharpening for orientation selectivity: Coding efficiency and the impact of correlations. *Nature Neuroscience, 7*, 1129–1135.

Shiu, L. P., & Pashler, H. (1992). Improvement in line orientation discrimination is retinally local but dependent on cognitive set. *Perception & Psychophysics, 52*, 582–588.

Sigman, M., Cecchi, G. A., Gilbert, C. D., & Magnasco, M. O. (2001). On a common circle: Natural scenes and Gestalt rules. *Proceedings of the National Academy of Sciences of the United States of America, 98*, 1935–1940.

Sigman, M., Pan, H., Yang, Y. H., Stern, E., Silbersweig, D., & Gilbert, C. D. (2005). Top-down reorganization of activity in the visual pathway after learning a shape identification task. *Neuron, 46*, 823–835.

Squire, L. R. (2004). Memory systems of the brain: A brief history and current perspective. *Neurobiology of Learning and Memory, 82*, 171–177.

Stettler, D. D., Das, A., Bennett, J., & Gilbert, C. D. (2002). Lateral connectivity and contextual interactions in macaque primary visual cortex. *Neuron, 36*, 739–750.

Sugita, Y. (1996). Global plasticity in adult visual cortex following reversal of visual input. *Nature, 380*, 523–526.

Teich, A. F., & Qian, N. (2003). Learning and adaptation in a recurrent model of V1 orientation selectivity. *Journal of Neurophysiology, 89*, 2086–2100.

Thorndike, E. L., & Woodworth, R. S. (1901a). The influence of improvement in one mental function upon the efficiency of other functions (I). *Psychological Review, 8*, 247–261.

Thorndike, E. L., & Woodworth, R. S. (1901b). The influence of improvement in one mental function upon the efficiency of other functions: II. The estimation of magnitudes. *Psychological Review, 8*, 384–395.

Thorndike, E. L., & Woodworth, R. S. (1901c). The influence of improvement in one mental function upon the efficiency of other functions: III. Functions involving attention, observation and discrimination. *Psychological Review, 8*, 553–564.

Vaina, L. M., Belliveau, J. W., des Roziers, E. B., & Zeffiro, T. A. (1998). Neural systems underlying learning and representation of global motion. *Proceedings of the National Academy of Sciences of the United States of America, 95*, 12657–12662.

Van Essen, D. C., Anderson, C. H., & Felleman, D. J. (1992). Information processing in the primate visual system: An integrated systems perspective. *Science, 255*, 419–423.

Weinberger, N. M. (1995). Dynamic regulation of receptive fields and maps in the adult sensory cortex. *Annual Review of Neuroscience, 18*, 129–158.

Wertheimer, M. (1923). Untersuchungen zur Lehre von der Gestalt. *Psychologische Forschung, 4*, 301–350.

Wiesel, T. N., & Hubel, D. H. (1963). Single-cell responses in striate cortex of kittens deprived of vision in one eye. *Journal of Neurophysiology, 26*, 1003–1017.

Xiao, L.-Q., Zhang, J.-Y., Wang, R., Klein, S. A., Levi, D. M., & Yu, C. (2008). Complete transfer of perceptual learning across retinal locations enabled by double training. *Current Biology, 18*, 1922–1926.

Yamahachi, H., Marik, S. A., McManus, J. N. J., Denk, W., & Gilbert, C. D. (2009). Rapid axonal sprouting and pruning accompany functional reorganization in primary visual cortex. *Neuron, 64*, 719–729.

Yang, T. M., & Maunsell, J. H. R. (2004). The effect of perceptual learning on neuronal responses in monkey visual area V4. *Journal of Neuroscience, 24*, 1617–1626.

Yu, C., Klein, S. A., & Levi, D. M. (2004). Perceptual learning in contrast discrimination and the (minimal) role of context. *Journal of Vision, 4*(3), 169–182.

Zhang, J.-Y., Kuai, S.-G., Xiao, L.-Q., Klein, S. A., Levi, D. M., & Yu, C. (2008). Stimulus coding rules for perceptual learning. *PLoS Biology, 6*, e197. doi:10.1167/8.6.1136.

Zhang, J.-Y., Zhang, G.-L., Xiao, L.-Q., Klein, S. A., Levi, D. M., & Yu, C. (2010). Rule-based learning explains visual perceptual learning and its specificity and transfer. *Journal of Neuroscience, 30*, 12323–12328.

Zohary, E., Celebrini, S., Britten, K. H., & Newsome, W. T. (1994). Neuronal plasticity that underlies improvement in perceptual performance. *Science, 263*, 1289–1292.

Zur, D., & Ullman, S. (2003). Filling-in of retinal scotomas. *Vision Research, 43*, 971–982.

第71章 视皮层选择性神经元同步和注意刺激选择性

Thilo Womelsdorf，Conrado Bosman，Pascal Fries

选择性视觉注意依赖于大脑皮层信息流的动态重组，以确保传递行为相关信息的神经元群之间优先的神经元通信，同时降低来自编码无关和分散注意的信息的神经元群的影响。电生理证据表明，这种选择性神经元通信，是通过处理与注意相关的视觉信息的神经元群内和神经元群之间在快和慢时间尺度上的节律性选择性神经元同步来实现和维持的：注意调节的同步模式①迅速发展，②甚至在感觉输入到达前就很明显，③紧随主观准备以及时处理信息，④可以持续很长一段时间，并⑤传递关于知觉选择的感觉特征和运动计划的特定信息。最近有关在皮层神经元处理的微观和宏观尺度上节律同步的机制起源的见解补充了这些选择性同步化模式的功能特征的实验调查，表明在空间、时间和频率上具有选择性的精确的神经元同步支持选择性注意。

引言

自上而下注意是为了优先在无关和干扰信息中处理行为相关信息而调整皮层信息流的关键机制（Singer，2011）。信息流注意重组的行为后果是多方面的（Gilbert & Sigman，2007）。注意的感觉输入被更快和更准确地处理，对细微变化的空间分辨率和灵敏度也更高，而相比之下非注意信息显得对比度更低，有时根本感觉不到（Simons & Rensink，2005）。

注意的这些功能性结果需要跨越多个神经元信息处理层次的神经元相互作用的时间动态改变和选择性改变：注意选择①调节皮层微回路内单个神经元间的相互作用，②调节在功能性特定脑区内传递有关信息的选择性局部神经元群的影响，并③在遥远脑区的神经元群间施加选择性远程相互作用（Bosman et al.，2012；Gregoriou et al.，2009；Maunsell & Treue，2006；Mitchell，Sundberg，& Reynolds，2007；Womelsdorf & Fries，2007）。

对于所有这些水平的神经元相互作用，累积的证据表明，相互作用的选择性调节是严格建立在选择性

同步化上的（Fries，2009；Siegel，Donner，& Engel，2012）。神经元同步通常具有振荡性，也就是，神经元以共同的节奏一起放电和暂停。当同步是有节奏的，它常常被称为相干，我们将交替使用这些术语。这种节律同步可以在几个方面影响神经元相互作用：①同步放电比不同步放电将对目标神经元有更大的影响（Azouz & Gray，2003；Salinas & Sejnowski，2001）；②节律同步化的局部抑制会留出没有抑制时期，而非同步的抑制将连续阻止局部网络活动（Knoblich et al.，2010；Tiesinga & Sejnowski，2004）；③神经元局部群体的节律同步将调节输入对这个群体的影响，因此节律输入的影响将取决于输入和目标间的同步（Bosman et al.，2012；Womelsdorf et al.，2007）。这些机制在注意选择的所有水平上起作用：在微回路水平，抑制性中间神经元网络已被证明施加节律同步能有效控制神经元放电输出的增益（Bartos，Vida，& Jonas，2007；Cardin et al.，2009；Tiesinga，Fellous，& Sejnowski，2008；van Elswijk et al.，2010）。在局部神经元群水平，注意选择性同步这些神经元的反应传递关于注意特征或位置的信息（见 Womelsdorf & Fries，2007）。并且从这些局部神经元群的相干输出已被证明选择性地与遥远脑区的任务相关神经元群的远程连接同步（Bosman et al.，2012；Buschman & Miller，2007；Gregoriou et al.，2009；Pesaran，Nelson，& Andersen，2008；Saalmann，Pigarev，& Vidyasagar，2007；Schoffelen，Oostenveld，& Fries，2005；Siegel，Donner，& Engel，2012）。

这些经验表明，神经元同步的机制是选择性注意所采用的核心机制。特别是，自上而下的注意可能通过偏置节律同步来建立和维持一个选择性神经元通信结构来实现（Fries，2005，2009）。在下文中，我们首先概述了通过选择性同步进行选择性神经元通信的概念框架。然后，我们调查了来自实验和理论研究的基本见解，表明节律同步是特别适合作为一个门控机制（Bosman et al.，2012），有效的控制神经元信息流的选择性路径，并回顾注意如何在各级皮层处理中招募这些机制。

注意选择作为选择性神经元通信结构的动态示例

在自然感觉中,自上而下的控制在正在进行的处理过程中动态建立。从实验上讲,自上而下信号是由任务指令和在任务执行中定义输入流的相关和不相关感觉特征指导线索设定。在典型的选择性注意范式中,感觉输入在不同的试次中保持相同,仅在对该输入的不同方面的隐蔽注意有所变化,而不涉及任何公开的行为动作选择。在这样的任务中,神经元反应在整个大脑皮层中以快速时间动态性和高空间选择性进行调节(见图71.1A)。

最近在猕猴大脑中相距较远的前额叶和初级视皮层中,选择性神经元反应调控的快速起效表明了注意选择的时间动态性(Gregoriou et al.,2009;Kaping et al.,2011;Khayat,Spekreijse,& Roelfsema,2006;Monosov,Trageser,& Thompson,2008)。在这些研究

中,猴子被指导在视觉显示中注意选择一个目标刺激去引导眼扫视运动。在前额叶和顶叶皮层,选择性注意发生在目标和干扰刺激信息出现后的第一个120毫秒内,并允许预测注意的空间焦点(Gottlieb,2002;Kaping et al.,2011;Monosov,Trageser,& Thompson,2008)。约30毫秒后,自上而下信息改变了初级视皮层中早期视觉皮层处理阶段的神经元反应(Khayat,Spekreijse,& Roelfsema,2006;Roelfsema,Tolboom,& Khayat,2007),感受野与注意目标刺激重叠的神经元反应明显增强。这些发现表明,自上而下的控制使大脑皮层在快速的时间尺度重构,以适应远处皮层位置的感觉输入。注意几乎瞬间放大(即随着感觉反应潜伏期)传递行为相关信息的神经元的局部组的影响,并减弱编码非相关输入的神经元群的影响。这一发现表明,这些处理"注意"输入的分布式群组有效的相互作用,在现有的解剖连接基础上建立一种选择性神经元通信结构(Fries,2005)(图71.1A):传递关于注意位置或特征信息的神经元间相互作用变得有效,而

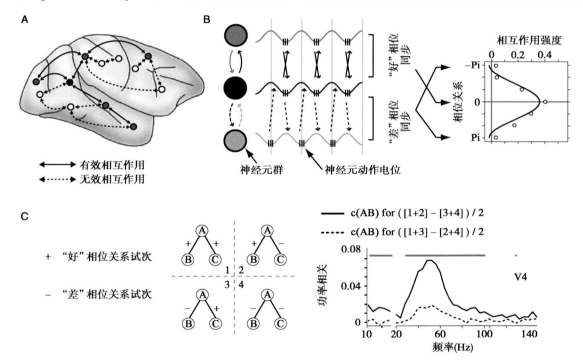

图71.1 选择性同步使得神经元群子集间神经元相互作用有效。(A)解剖连接(以线勾勒)提供了在整个皮层内神经元群(圆圈)间神经元交流的丰富的基础结构。在选择性注意下,仅有一小部分这些连接是有效的(实线)。传递与当前任务无关信息(浅灰色圆圈)的组之间相互作用变得不太有效(虚线)。(B)选择性同步对三个神经元群(圆圈)间选择性交流的假说作用的说明。节律活动(局部场电位[LFP]振荡,在波谷放电),提供最大兴奋性短暂重复出现的时间窗(LFP波谷),它们是同相(黑色和深灰色组),或是反相(黑色和浅灰色组)。右边的图显示相互作用(上轴,神经元群间LFP功率和神经元放电反应相关性)在同相同步时期高,反之较低。(C)神经元群间(A到B和A到C)逐试次相互作用模式由同步模式预测:如果AB在合适相位同步,它们相互作用最强,不论在相同的试验中A是否与C同步在好的或差的相位。这样,相互作用的空间模式可以通过节律激活的神经元间的同步相位预测(B和C中图改编自 Womelsdorf et al.,2007.)。

被干扰信息激活的神经元群间解剖连接变得无效。

除了注意选择的时间动态外，在重组皮层信息流中，它的空间选择性在从初级视皮层、纹状外皮层到会聚在颞下（IT）皮层的连续的视觉处理阶段是特别明显的。在 IT 皮层最高视觉初级阶段的神经元有着跨越大部分视野的感受野，并对由简单视觉特征组成的复杂物体的选择性反应。这种选择性的一部分原因是它们从更早处理阶段的神经元那里获得了广泛和趋同的解剖学输入，这些神经元具有更小感受野和更简单调制特性。在自然视觉中，IT 神经元的大感受野通常包含多个物体。然而，当注意指向这些物体中的一个时，IT 神经元的反应偏向于仅有注意物体呈现时获得的反应（Bosman et al.，2012；Chelazzi et al.，1993）。

这样的反应动态偏好在后来的视觉处理阶段可以通过选择性增强（压抑）这些来自早期视觉区域神经元对注意（非注意）输入编码的传入输入的影响（Reynolds，Chelazzi，& Desimone，1999）。然而，这种对会聚连接的子集输入增益的向上和向下调节的机制仅在单细胞放电反应水平被了解。他们可能需要选择性增强来自早期皮层被注意刺激激活的神经元在时间上精确和同步的输入。V4 区内精确神经元同步的精细注意调节表明了这种放电时间的相关性（Bichot，Rossi，& Desimone，2005；Chalk et al.，2010；Fries et al.，2001；Taylor et al.，2005；Womelsdorf et al.，2006）。受注意的感觉输入激活的神经元群间放电输出的增强同步化（Fries et al.，2008），在视觉处理的后面阶段导致它们的尖峰在突触后目标神经元上的同时到达增强。时间重合输入在驱动神经元活性上是非常有效的（Azouz & Gray 2003；Salinas & Sejnowski 2001；Tiesinga，Fellous，& Sejnowski，2008）。因此，V1 区内选择性同步化可能引起 V4 区注意偏置并可能是视皮层内有效的信息流空间路线的基础（Bosman et al.，2012）。

请注意，在度量标准和在生理学上，神经元的同步化原则上是独立于放电率。用于量化同步的不同指标通常针对放电率进行归一化。生理学上，有增强放电率和强烈降低的同步关联的例子，比如，在猴的 V4 表层刺激诱导 alpha 波段去同步化（Fries et al.，2008；Buffalo et al.，2011）。当神经元群被激活，神经元的 gamma 波段同步化通常会出现，因此，它在大多数情况下与升高的放电率相关。然而，放电率和 gamma 波段同步也可以彼此分离，并且这主要在放电率变化由自下而上输入的变化（例如，刺激变化）而不是自上而下输入（例如，注意或刺激选择性）的变化驱动时

发现的（Bosman et al.，2012；Fries et al.，2002；Womelsdorf et al.，2006）。

同步化是神经元群体现象，通过分离的单细胞记录往往很难评估它。相应的，许多神经元同步的研究使用多细胞和/或局部场电位（LFP）记录。LFP 反映了在几百微米的组织内神经元的总跨膜电流。因为同步的电流总结起来比非同步电流更有效率，LFP 主要反映了同步的突触活性。LFP 功率变化与神经元的同步直接测量的变化相关。

一个神经元群内节律同步化不仅增加它以前馈方式增加对突触后目标神经元的影响，而且节律性调节神经元群的交流能力，这样两个神经元群间的节律同步可能促进它们的相互作用，因为在两组内节律性抑制被协调并且相互输入是最优同步的。我们通过神经元同步捕捉这些在选择性神经元交流框架内的含义（Fries，2005）。

通过相干性选择性神经元交流

局部神经元群经常参与到节律同步周期。在激活状态下，节律同步在 gamma 频带中（30～90Hz）通常很明显（Fries，2009）。离体实验和计算研究表明 gamma 波段同步从兴奋性驱动和通过中间神经元网络施加的节律抑制间相互作用中出现（Bartos，Vida，& Jonas，2007；B örgers，Epstein，& Kopell，2005）。中间神经元实施同步抑制到局部网络（Bartos，Vida，& Jonas，2007；Cardin et al.，2009；Hasenstaub et al.，2005）。抑制间短暂的时间段为有效的神经元与其他神经元群间的相互作用提供了时间窗，因为它们反映了增强的突触后对来自其他神经元群输入的敏感度，以及为了对其他神经元群产生放电输出的最大化兴奋（Azouz & Gray 2003；Fries，Nikolic，& Singer，2007；Tiesinga，Fellous，& Sejnowski，2008）。因此，当两个神经元群为在相同时间相互作用打开它们的时间窗，它们将更容易相互影响对方（Womelsdorf et al.，2007）。图 71.1B 说明了选择性神经元交流的结果：如果神经元群内节律同步化在两个组间精确同步，它们最可能相互作用。同样的，如果神经元群内节律活动与组间不相关或同步一贯地异相，它们的相互作用就会减少（见图 71.1B）。

这种情况需要神经元群间同步模式灵活构造神经元群间相互作用的模式（见图 71.1C）。与这一假设一致，一个神经元群（A 组）与两个其他组（B 和 C 组）的相互作用模式能被它们的精确同步化模式预测

（见图 71.1C）。这一点最近已在清醒猫和猴视皮层内的视觉区域内和之间的三个神经元群的相互作用中得到了证明（Womelsdorf et al.，2007）。通过使用神经元活性在恒定的视觉刺激过程中自发性变化，这个研究测量了逐试次变化相关的振幅波动和 AB 对与 AC 对间精确同步变化。振幅共变的强度，即在 LFP 和/或多细胞放电反应中功率的共变，被认为是相互作用强度的量度。结果表明，从 A 组与 B 组间 gamma 频段同步的相位可以推断 AB 相互作用的强度，它不受 A 组与 C 组同步相位的影响（见图 71.1C）。这个发现对空间上间隔仅 650μm 的三神经元群很明显，说明了神经元群间精确相位同步对神经元相互作用有效性的影响具有高空间分辨率和特异性。更重要的是，另外的分析支持了节律活动间同步相位对调节有效相互作用强度的机制作用（Womelsdorf et al.，2007）。特别是，精确相位同步在时间上比更高幅度共变早几毫秒，支持精确相位同步对触发神经元相互作用的因果影响。总之，这些结果提供了强有力的证据，表明选择性同步对神经元相互作用关键的机制作用。它们表明，同步模式可以在时间、空间和频率上高度特异性塑造神经元相互作用。

重要的是，选择性神经元相互作用的这些相同特征是选择性注意潜在的重要元素。注意选择通过增强（减少）传递任务相关（非相关）信息的神经元群间有效连接在快速时间尺度和高空间分辨率下动态演变。这种神经元相互作用的动态重组能通过中间神经元网络内产生选择性同步模式机制来完成。在局部神经元群内精确同步的选择性变化能够以一个自我凸显的方式调节跨神经元群的选择性相互作用（Börgers & Kopell，2008；Mishra，Fellous，& Sejnowski，2006；Tiesinga，Fellous，& Sejnowski，2008）。

选择性注意作为选择性神经同步实施的概述方案包含明确的选择性注意在任务完成过程中影响中间神经元网络和同步模式的假设。下文调查中间神经元网络的现有见解，并回顾在猕猴皮质中通过选择性同步模式注意调节的新的证据。

中间神经元网络同步和它们注意调节

大约五分之一数量的神经元为中间神经元，但尽管它们无处不在，它们在皮层计算或认知处理上潜在功能作用远没有被理解。然而，已有人建议篮细胞类型的中间神经元的大类对于局部皮层网络活动控制的中心作用（Wang，2010）。这些神经元目标

为主神经元的近体区并因此能决定到达细胞胞体远端位点的突触输入的影响。这样在大量的主细胞中近体连接严格控制主细胞的输入增益（Buzsaki，Kaila，& Raichle，2007；Cardin et al.，2009；Rudolph et al.，2007；Tiesinga & Sejnowski，2004）。如上所述，快速放电篮细胞的抑制性突触影响在高频具有固有的节律，比锥形细胞具有更强的 gamma 频段功率（Bartos，Vida，& Jonas，2007；Cardin et al.，2009；Hasenstaub et al.，2005）。

这些高频输入在塑造主细胞放电输出的突触作用，最近已直接在猫和啮齿类动物的视觉皮层被证明。已表明短时期减小的抑制在主细胞放电前（Rudolph et al.，2007；也参见 Hasenstaub et al.，2005 的图 8，和 Cardin et al.，2009 的图 4）。总之，这些发现表明中间神经元是对局部神经元群节律抑制的源头，同步锥形细胞放电到抑制间的时间窗。

在选择性注意的背景下，中间神经元网络能被各种可能的来源激活。它们可以被瞬态和空间特异性神经调节输入激活（Lin，Gervasoni，& Nicolelis，2006；Rodriguez et al.，2004）。另外，选择性注意可以直接通过来自上游区域神经元的自上而下的输入直接针对局部中间神经元网络（Buia & Tiesinga，2008；Mishra，Fellous，& Sejnowski，2006；Tiesinga，Fellous，& Sejnowski，2008）。在这些模型中，选择性同步或通过中间神经元的选择性子集去极化（Buia & Tiesinga 2008；Tiesinga & Sejnowski，2004），或通过在更全局的抑制中间神经元池中偏置节律活动相位（Mishra，Fellous，& Sejnowski，2006）出现。在任何一种情况下，节律抑制控制兴奋神经元群的放电反应，在去抑制期增强这些神经元同步放电，同时积极减少放电不同步的神经元对这个节律的影响。这种对兴奋性神经元抑制的影响，由干扰的前馈输入激活，反映对于通过选择性同步来选择性注意刺激选择的概念的关键成分：注意不仅增强代表注意刺激的已更一致的活动的同步，而且积极抑制接受强大但干扰的输入的神经元群的同步和影响，因为这些输入在相对于目标神经元群的非抑制期的非最优相位到达。易化和抑制方面的计算可行性和抑制回路时序的关键作用最近得到直接支持（Börgers & Kopell，2008；Knoblich et al.，2010；Tiesinga & Sejnowski，2010）。

尽管中间神经元活性对选择性交流有突出的计算作用，但只有少量洞察它们在认知任务完成中对选择性信息处理的影响。上述模型的基本预测是中间神经元是受注意调节的。与此预设一致，最近

Mitchell、Sundberg 和 Reynolds（2007）的一项研究报告了，在要求猴子跟踪运动光栅刺激的选择性注意任务中，V4 视觉区域假定的中间神经元有明显的注意调节。与假定的锥形神经元相比，假定的中间神经元表现相似的放电率的相对提高和可靠性的更大增加。然而，关于同步的相对调节和抑制与兴奋神经元类型放电反应的相位关系的更精细预测仍有待测试（Buia & Tiesinga 2008）。

注意处理过程中同步的选择性调节

从在猕猴视觉皮层区域 V1、V2 和 V4 的记录上，获得了在局部神经元群内和之间选择性同步对注意选择功能意义的直接证据（Bosman et al.，2012；Buffalo et al.，2011；Chalk et al.，2010；Fries et al.，2001；Gregoriou et al.，2009；Taylor et al.，2005；Womelsdorf

et al.，2006）。一个在 V4 研究的一致结果是空间注意增强感受野与注意位置重叠的神经元群的 gamma 频段的同步。在 LFP 信号中和在神经元对 LFP 放电反应更精确的同步中（见图 71.2），注意增强的节律同步十分明显（Fries et al.，2008）。重要的是，在放电活动与 LFP 之间选择性同步的影响转化为增强的放电-放电同步，证明那些传递注意刺激信息的 V4 神经元发送更相干的发放输出到它们的突触后投射目标（图71.2）（Fries et al.，2008）。类似的结论可以从最近的特别对于表层神经元通过注意 gamma 频段发放-LFP 同步增强的发现中得出，这群集了大多数皮层对皮层前馈投射神经元（Buffalo et al.，2011）。图71.3 说明了 gamma 频段同步在 V4 表层是突出的，而深层同步特点是峰值在更低的 6~16Hz 频率范围内。在浅层 gamma 频段同步通过在各自感受野内的注意增强。相比之下，深层中的低频同步被注意减少（Buffalo et

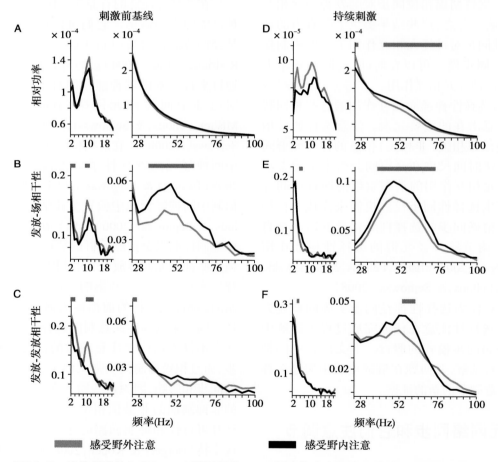

图 71.2　感觉刺激前和中（A~C）猕猴视觉 V4 区同步的注意调节的模式。在空间注意任务的基线期，跨高低频率的相对的局部场电位（LFP）功率（A），发放-LFP 相干性（B），和发放-发放相干性的注意调节。在试验区块中，猴子注意（黑线）或忽略（灰线）所记录的神经元群的感受野位置。（D~F）在着注意/忽略移动光栅刺激过程中，神经元反应的注意调节。与在（A~C）中相同的格式。水平灰色条表示有着显著注意效应的频率。RF，感受野。（改编自 Fries et al.，2008。）

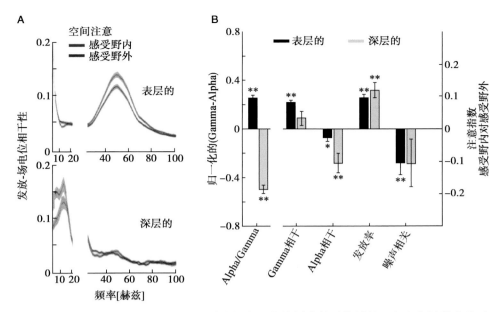

图71.3 在光栅刺激选择性注意中,猕猴视皮层节律同步的层特异性。(A)在用单个移动光栅刺激中,猕猴视觉 V4 区皮层浅层(上部)gamma 节律同步(发放-场电位[LFP]相干(Coh.),y 轴)。Alpha 频段同步是深层(底部)的标志。线的颜色标示猴子是否注意(红色)或忽略(蓝色)神经元感受野内刺激。(B)注意对在表层(黑条)和深层(灰条)的 gamma 和 alpha 频段同步差效应的量化(左,y 轴)。右侧坐标轴表示空间注意(注意神经元感受野[RF]的内部 VS. 外部)增强表层 gamma 相干性,降低深层 alpha 相干性,但是在发放率和噪音相关性(Correl.)上没有明显的层效应(改编自 Buffalo et al.,2011.)。

al.,2011)。在 V4 区的主要输入阶段观察到类似的层特定的注意调节模式:在 V1 和 V2 区内,选择性注意调节表层,也就是前馈投射层,gamma 频段同步(Buffalo et al.,2011)。

与 V4 区相比,在 V1 和 V2 内发放-场电位 gamma 频段同步的选择性增加的强度,以及发放率的注意调节更低(Buffalo et al.,2010,2011)。从早期到纹状外视觉区域的注意调节过程可能是在后面视觉处理区域有着更大感受野神经元对来自更广泛有着更小感受野神经元的会聚输入选择的增长的要求的结果。根据这一建议,在 V4 区选择性 gamma 频段同步的更大注意增强以要求 V4 神经元选择性门控仅来自传递注意,也就是相关刺激信息,V1/V2 神经元群体输入。

这种 V1 到 V4 连接的选择性门控已被证明在清醒非人灵长类皮层中选择性区域间同步中是明显的(Bosman et al.,2012)。这个研究测量了来自一个 V4 神经元群的电生理活动与两个空间分离的 V1 群活动的神经相干性(见图 71.4A)。每个 V1 位点的感受野会聚在 V4 位点的更感受野范围内,允许两个空间上分离刺激放置在两个 V1 感受野内,并同时在相同 V4 感受野范围内(图 71.4B)。有了这个空间安排,V4 记录位点的活动反映了对来自两个 V1 位点的结合会聚输入的反应。当注意被选择性集中在两个刺

激中的一个时,仅有处理注意刺激的 V1 位点到 V4 的连接是有效的(图 71.4C)。有效连接的选择性门控被确切的观察到(Bosman et al.,2012)。图 71.4D 和 71.4E 显示空间注意的局部效应,揭示了局部的,也就是在每个神经元群内,gamma 频段同步相似程度。当动物集中空间注意到一个刺激上,V4 与传递相关注意刺激的 V1 位点间 gamma 频段相干性出现。同时,V4 与传递非相关、干扰刺激的 V1 位点间 gamma 频段同步强烈减少(图 71.4F)。于是,选择性注意的从上到下影响决定了哪条来自初级视皮层到纹状外区域 V4 的解剖学连接的功能有效(Bosman et al.,2012)。选择性 gamma 频段相干性带来了这种选择性功能连接的出现,提供对通过相干性选择交流的概念的支持。值得注意的是,通过神经元相干性的交流可以基于神经元群间对称的相互的影响,或者它可产生于非对称影响。相干性的非对称性或方向性可以用格兰杰(Granger)因果关系度量估计,它量化一个神经元群 A(例如在 V1)对另一组 B(例如 V4 组)的影响,当 B 内变化由 A 的即刻过去而不是 B 的过去解释(Dhamala,Rangarajan,& Ding,2008)。应用 Granger 因果度量,Bosman 等人(2012)揭示了来自注意的 V1 神经元群对 V4 神经元群在 gamma 频段上占优势的 Granger 因果影响(图 71.4G~K),并只有细微 V4Granger 因果反

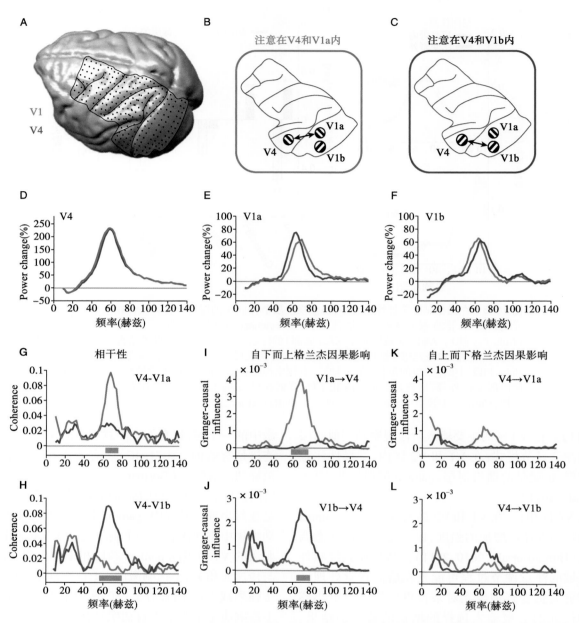

图 71.4 （A）皮质脑电图（ECoG）电极位置（点）投射在猕猴大脑皮层表面的空间覆盖范围。点象征高密度 ECoG 网的 252 个电极。绿色和紫色阴影区域分别象征 V1 和 V4 区。（B，C）两种注意条件的说明，轮廓显示皮层表面和刺激被画在激活 V4 感受野（RF）和在 V1 两个空间分离感受野位置。箭头代表注意相关刺激激活 V4 位点和 V1a 位点（B）或 V1b 位点（C）。盒子轮廓的颜色（红色、蓝色）用在剩余的图片中，以表示注意的条件。（D）在 V4 相对于刺激前基线功率谱变化。（E，F）当注意刺激重叠在 V1a（红色）或 V1b（蓝色），在 V1a（E）和 V1b（F）相对于刺激前基线功率谱变化。（G，H）当注意刺激重叠在 V1a（红色）和 V1b（蓝色），V4 对 V1a（G）和 V4 对 V1b（H）位点的相干性频谱。（I，J）当注意刺激重叠在 V1a（红色）和 V1b（蓝色），V1a 对 V4（I）和 V1b 对 V4（J）连接的自下而上 Granger 因果影响。（K，L）当注意刺激重叠在 V1a（红色）和 V1b（蓝色），V4 对 V1a（K）和 V4 对 V1b（L）连接的自上而下 Granger 因果影响。在（G～L）的灰条指示有着显著效应的频率（p<0.05，校正跨频多重比较，电极对间非参数随机）（改编自 Bosman et al.，2012.）。

馈影响到重叠注意的 V1 位点（图 71.4I，L）。这些发现与相对于深层视觉区在浅层 gamma 频段同步占主导的上述报道共鸣（Buffalo et al.，2011），因为前馈连接来自视皮层的浅层。

选择性 gamma 频段同步的功能意义

除了所描述的选择性注意门控效应，各种研究表明在视觉 V4 区局部同步的精度与包括行为的准确性和检测行为相关刺激变化的反应时间的任务表现密切相关（Taylor et al.，2005；Womelsdorf et al.，2006）。与行为准确度的关系来自 V4 区同步模式的误差分析（Taylor et al.，2005）。在这个研究中，从通过硬脑膜电极测量的同步模式可以推断注意的空间焦点。Gamma 频段同步不仅在正确试验比失误试验中更强，而且同步程度预测猴子是否将在注意干扰项上。这样，这个研究表明 gamma 频段同步反映实际注意分配而不只是注意提示本身。在一个与反应时间联系的研究中表明，在 V4 区刺激导致的 gamma 频段同步的精度预知迅速刺激变化如何可以行为上被报告（Womelsdorf et al.，2006），或者在计算框架内，快速局部神经元网络如何传导相关信息（Buehlmann & Deco，2008）。当猴子为了检测注意刺激的颜色变化被空间提示引导区选择两个刺激之一，刺激变化之前不久发生的 gamma 频段同步强度可以部分预测变化检测的速度（Womelsdorf et al.，2006）。重要的是，对刺激变化的反应时间不能被在刺激变化发生前通过整体发放率或通过 gamma 频段外的同步化预测。值得注意的是，gamma 频段同步与变化检测速度的相关性表现出高度空间选择性：当猴子特别快的对它们感受野外刺激变化反应时，被非注意刺激激活的神经元从事于较低的同步。这个发现排除了可能伴随着增强的非特异性警觉和觉醒状态的全局增加的同步的影响（例如 Rodriguez et al.，2004）。并且它支持同步对调节关于刺激变化的信息有效传导到突触后涉及计划和反应执行的目标区域的细化影响。

这些在选择性注意任务中 gamma 频段同步的行为相关是辅以在不同的注意要求范式中各种连接在对有效任务完成中增强的 gamma 频段同步的相关性结果。例如，在记忆相关的制定中，gamma 频段同步的强度与信息的成功编码和重获联系（Jutras，Fries，& Buffalo，2009；Sederberg et al.，2007）。

视皮层外选择性 gamma 频段相干性

越来越多的人的脑电图（EEG）和脑磁图（MEG）研究支持这些有着选择性空间注意的选择性 gamma 频段同步的结果（Doesburg et al.，2007；Fan et al.，2007；Siegel，Donner，& Engel，2012）。重要的是，注意调节视皮层外 gamma 频段同步。这在听皮层（Kaiser et al.，2006）和体感皮层（例如 Bauer et al.，2006）已被报道。当用 MEG 测量，在人类左或右食指的触觉分辨空间注意增强在初级体感皮层中由刺激导致的 gamma 频段同步。类似的 gamma 频段同步的地形和

动态与体感诱发疼痛的实际感受相关（Gross et al.，2007）。重要的是，在触觉知觉中增强的振荡动态不限制于体感皮层（Ohara et al.，2006）。在最近的人类颅内记录，当受试者必须指引注意到疼痛的触觉刺激上时，跨体感皮层、内侧前额叶和岛叶区的同步受调节（Ohara et al.，2006）。

准备注意状态中空间特定的同步模式

所描述的节律活动的 gamma 频段调节在激活状态中是最突出的。然而，注意的自上而下的控制在感觉输入影响神经元网络前已经偏置在感觉皮层神经元反应（Fries et al.，2001，2008；Schroeder & Lakatos，2009；Siegel，Donner，& Engel，2012）。在许多注意研究中，指引提示期后是没有感觉刺激的时间延迟。在这些准备期中，自上而下的信号设定期望刺激信息的有效处理阶段，使得局部神经元群准备增强注意感觉输入的呈现。有趣的是，上述准备偏置在 gamma 频段选择性同步模式是明显的。

在猕猴视皮层 V4 区，当猴子期望目标刺激在各自神经元群的感受野位置时，神经元 gamma 更精确同步它们发放反应到 LFP（见图 71.2B）。即使与在高对比度感觉驱动中同步强度相比，在缺乏感觉刺激下节律活动在远较低的水平进行，这种调节也是明显的。更低的整体强度和相应更低的信噪比，可以解释当与刺激过程中注意调节相比，在前刺激期中缺乏明显的 LFP 功率或峰间同步的 gamma 频带调节（见图71.2）。

在前准备期，没有强兴奋驱动到局部网络，节律活动由低于 gamma 频段的频率主导（Womelsdorf et al.，2010b）。在描述的猕猴 V4 研究中，当猴子注意从神经元群的感受野上离开，前刺激时期具有局部节律同步 alpha 频段峰值的特征。图 71.2B 和 C 演示了神经元发放在 alpha 频段对 LFP 和对附近神经元发放输出的锁定减少（图 71.2B，C）。这一发现与各种报告在注意处理中 alpha 频段活动减少的研究一致（Bauer et al.，2006；Bollimunta et al.，2011；Pesaran et al.，2002；Rihs，Michel，& Thut，2007；Siegel，Donner，& Engel，2012；Worden et al.，2000）。值得注意的是，人类 EEG 研究已经通过表明在视觉空间注意任务的刺激前间隔中 alpha 频段去同步标示即将到来的刺激处理有多快（例如 Thut et al.，2006）扩展了这个发现。例如，通过目标出现前 1 秒内 alpha 活动的偏侧性部分预测对外周提示目标刺激的反应时间（Thut et al.，2006）。虽然这个预测效果主要是基于处理注意位置

的半球上减少的 alpha 频段反应,最近的研究表明,在处理干扰信息,也就是非注意位置的局部神经元群内,alpha 频段振荡有选择性增强(Rihs, Michel, & Thut, 2007)。这些发现表明,节律 alpha 频段同步可能在防止刺激信息信号化中发挥积极作用(Jensen & Mazaheri, 2010)。根据这一假设,注意上调期望处理干扰刺激信息的神经元群的 alpha 频段活动,而不是下调处理注意刺激特征和位置的神经元群的 alpha 频段同步。

同步模式反映了目标处理的时间预期

前面段落调查了目标和干扰刺激的空间特定期望对视皮层同步模式影响的证据。除了空间选择性期望,现已知行为相关的目标事件的发生期望也影响顶叶、额叶和扣带回神经元同步模式和发放率(Ghose & Maunsell, 2002; Gregoriou et al., 2009; Pesaran et al., 2008; Riehle, 2005; Schoffelen, Oostenveld, & Fries, 2005; Schroeder & Lakatos, 2009, Womelsdorf et al., 2010a)。在纹状外中颞叶视区,神经元发放率的注意调节在对目标变化的主观预期的时间点附近最为强烈,因为在试验中没有发生过(例如风险率),周围的时间点是最强的(Ghose & Maunsell 2002)。在运动前

和运动皮层,同步强度顺利反映了风险率(Riehle, 2005; Schoffelen, Oostenveld, & Fries, 2005)。重要的是,增强的对注意的感觉变化的准备因此与有着脊髓运动单元运动皮层的长程同步功能密切相关,表明了速度上同步对行为相关感觉事件的反应的直接机制影响(Schoffelen, Oostenveld, & Fries, 2005)。

在猕猴初级视觉皮层的记录证明了在早期感觉皮层的时间预期对同步的影响(Lakatos et al., 2008)。在这个研究中,提示猴子检测在听觉或是视觉输入流中异常的感觉刺激获得奖励。听觉和视觉刺激交替,并且两个刺激流跟随着 1.55Hz 节律的噪音。这种感觉输入的低频节律夹带在早期视觉皮层的神经反应中,这样在视觉流中对单个刺激反应添加了夹带的反应。对视觉流的注意放大了夹带(见图 71.5A),但在视皮层表层最突出的注意效应在 1.55Hz 夹带相位明显:这种夹带总是由注意的刺激流决定,也就是,当注意从视觉切换到有着与视觉流相反相位的听觉流(见图 71.5B),它切换了半个周期。重要的是,在 LFP 的低频波动可能反映了神经元兴奋性的波动。注意到视觉(听觉)输入流,对应于最大(最小)神经元兴奋性的相位发生在目标信息最可能到达视皮层的平均时间附近。与夹带 delta 相位的功能作用一致,作者报道

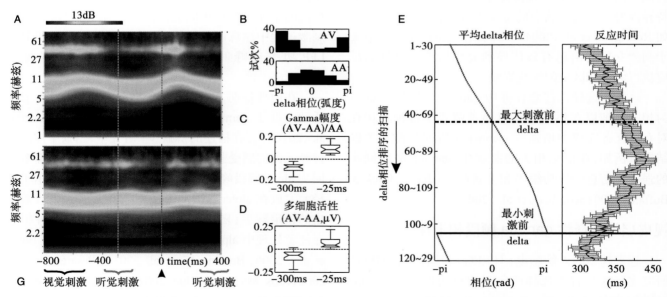

图 71.5 (A)听觉-视觉变化检测任务中,在初级视皮层的上颗粒层从 delta 到 gamma 频段频率同步夹带。这图显示在注意视觉(上图;AV)和听觉(下图;AA)输入流时的时频图,对齐在视觉刺激发生时间。任务提示猴子在听觉(白噪音音调)或视觉(红光闪烁)输入流中检测少有的异常刺激。视觉(听觉)刺激以 650ms±150ms 的规则间隔发生,表示在时间轴下(平均刺激率=1.55Hz)。(B)当注意被指向到视觉(上图)和听觉(下图)形式,视觉皮层 delta 频率相位的夹带,跨记录期在视觉刺激发生时间作为 delta(1.55Hz)相位被测量。(C,D)在视觉刺激发生前和时,场电位(C)gamma 频段幅度和多细胞活动(D)的调节。正值象征视觉对听觉注意的增强。(E)根据刺激前(prestim.)delta 相位(在刺激发生的 0ms)(y 轴),对视觉目标刺激的反应时归类到试验组中。实/虚水平线表示试验的组,对应于最大/最小(max/min)delta 振幅。(改编自 Lakatos et al., 2008)

了在 LFP 中 gamma 频段同步的最强注意增强和在这个时间附近发放活动(见图 71.5C 和 D),表明当 delta 相位在刺激发生对应于最大(最小)神经元兴奋性时,异常视觉刺激的检测最快(最慢)(见图 71.5E)。

上述结果表明,自上而下的信息通过在早期感觉皮层节律夹带相位的变化选择性调节在这些区域的兴奋能力(Lakatos et al.,2009)。兴奋性调制潜在的确切频率段可能通过在所描述的研究中刺激结构直接施加从低 delta 频段扩展到 theta 频段 4~8Hz。如图 71.5A 所示,这个建议可能来自在 theta 频段的 LFP 功率的时-频演化和它的注意调节。有趣的是,类似于讨论的研究中直接证明的在 gamma 频段反应的 delta 相位影响(见图 71.5B),先前的研究已在啮齿类动物的海马和人类皮层大片区域连接 theta 频段节律活动的相位到高频 gamma 频段同步的强度(Bosman et al.,2012;Canolty et al.,2006)。另外提示建议对刺激和动作选择的低频相位同步的功能相关能在啮齿类动物多区域记录中被发现(Womelsdorf et al.,2010b)。在最早的一个例子中,Jones 和 Wilson(2005)报告,在工作记忆的环境中需要空间决策的任务期间,啮齿类前额叶皮层发放反应相位与海马 theta 频段活动锁定。在猕猴视皮层,theta 频段同步的相位被直接与任务相关信息的选择性维持相联系(Lee et al.,2005)。综合起来,新出现的证据表明①自上而下任务相关信息调节低频节律活动,②这种节律活动的相位可以与任务表现功能性联系,③低频活动的相位塑造在对感觉输入反应中 gamma 频段同步的强度。因此,在前面的段落中描述的 gamma 频段选择性同步模式可以紧密地与潜在的、选择性低频活动调节相联系。两者是否以一种强制方式耦合,或是共调节是否可以被特定的任务要求触发,对将来研究来说将是一个有趣的课题(Schroeder & Lakatos,2009)。

节律同步的特征选择性调节

前面的部分讨论了随着感觉输入基于空间的注意选择而发展的选择性神经元同步模式的证据。然而,除了空间选择,注意经常仅在关于行为相关感觉特征自上而下信息上进行,并独立于输入到感觉皮层的准确空间位置。已知这种基于特征的注意调节对注意特征,例如特定的运动方向或视觉刺激的颜色,调制的神经元反应(Maunsell & Treue,2006)。

在视觉 V4 区,基于特征的注意选择性在对注意刺激特征调制的神经元的选择性发放-LFP 同步上是明显的(Bichot,Rossi,& Desimone,2005)。在这个研究中,当猴子在多种刺激呈现中搜寻由颜色、形状或两者同时定义的目标刺激时,在视觉 V4 区记录发放反应和 LFP。例如,当猴子在呈现的刺激中移动注视搜寻一个红色刺激时,记录神经元的非中心凹感受野可以包含非目标刺激(如蓝色),或在猴子发现目标的时间之前的红色目标刺激。作者发现当注意搜寻目标特征而不是干扰特征时,神经元同步到对偏好刺激特征反应 LFP 更强。

这样,注意增强那些共享注意目标特征偏好的神经元反应的同步-并无论注意的空间位置(Bichot,Rossi,& Desimone,2005)。这种基于特征的调制在涉及由两个特征定义的目标联合搜寻任务中也是明显的:当猴子搜寻有着特定方位和颜色(如红色水平光条)的目标刺激时,有着这些特征之一的神经元增强它们的神经元同步(Bichot,Rossi,& Desimone,2005)。这种增强不仅在对颜色-形状联合定义的目标反应中而且在与目标共享一个特征的干扰项(如红颜色)的反应中被观察到。后面的发现与对联合定义目标搜寻时间和困难增加的行为学结果对应很好。

这项研究表明,特征显著性不仅由发放率的变化索引(例如,Martinez Trujillo & Treue,2004),而且取决于神经元特征偏好和注意的刺激特征相似度的选择性同步神经元反应索引。这种自上而下信息的选择性特征影响背后的机制可以基于类似于空间选择中涉及的中间神经元网络活动的空间权重。神经元对许多基本感觉特征调制被组织在规则排列的局部地图中。相应的,LFP 测量的神经元群调制是局部高度选择性的。重要的是,神经元刺激偏好是与 gamma 频段神经元同步强度和精度系统相关。这已在刺激方位和空间频率(Vinck et al.,2010;Womelsdorf et al.,2012)、视觉运动的速度和方向(Liu & Newsome,2006),和空间运动意图与运动方向上(Scherberger,Jarvis,& Andersen,2005)被证明。这些发现表明节律同步传递特征选择信息。基于特征的注意似乎通过调节神经元到局部节律活动招募具有高空间分辨率的这个属性。

总之,前一部分调查积累的证据显示,选择性神经元同步模式与感觉皮层内选择性空间和基于特征的注意一起演化。仅有少数研究已扩展这些见解到探讨选择性注意如何在任务完成中调节视皮层与更高级皮层区域的选择性神经元相互作用模式。这些研究已经表明这种动态区域间相互作用模式在皮层区域间远程同步模式中是明显的(关于人类 EEG 和 MEG 全面研究见 Siegel,Donner,& Engel,2012)。

在注意处理中选择性区域间同步

在前面的部分中,在感觉皮层对局部神经元群的选择性同步模式演变,支持在注意处理中 gamma 频段同步对于神经元交流选择性重组的功能作用(见图71.1)。然而,注意处理依赖于来自远皮层区域神经元群的局部子集间有效的相互作用。到目前为止,只有少数研究调查了在选择性注意任务期间这些区域间相互作用模式(Bosman et al.,2012;Engel,Fries,& Singer,2001;Singer,2011;Womelsdorf & Fries,2007)。来自这些研究中新的证据指向在 gamma 频段(Gregoriou et al.,2009;见图71.6)和更低频段,最突出在 beta 频段从15Hz 到30Hz 范围(Siegel,Donner,& Engel,2012),节律远程同步的关键作用。

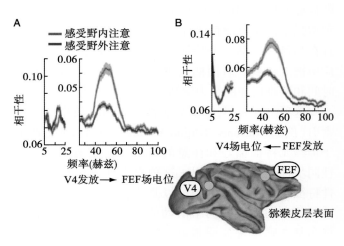

图71.6 在选择性视觉注意状态中,额叶视区(FEF)和视觉 V4 区远程同步的选择性调节(Gregoriou et al.,2009)。(A)当注意被指向到感受野(RF)(V4)和反应野(FEF)里面(红色)和外面(蓝色)的刺激时,V4 发放串对 FEF 中场电位(LFP)的跨频带(x 轴)相干性(y 轴)。记录区标示在图下方的猕猴脑轮廓中。(B)与 A 相同,但是描绘 FEF 中发放串与 V4 中场电位的相干性。(改编自 Gregoriou et al.,2009。)

在清醒猫的早期研究显示了,在行为有关刺激(例如在"go/no-go"任务)预期的非选择性状态中,在视皮层和运动前区域和视皮层和丘脑间瞬时增强 beta 频率同步(Roelfsema et al.,1997;von Stein,Chiang,& König,2000)。在猕猴的最近研究,通过展现在需要搜寻和选择性行为相关的视觉刺激任务期间,额顶的和顶内的区域间相互作用伴有 beta 频段(15~35Hz)同步扩展了这些发现(Buschman & Miller,2007;Pesaran et al.,2008;Saalmann,Pigarev,& Vidyasagar,2007)。图71.7说明了来自需要猴子检测搜寻目标的视觉搜寻任务的发现,这些搜寻目标或是凸显于干扰刺激

("自下而上搜寻")或是与干扰刺激共享特征的非凸显(Buschman & Miller,2007)。与自下而上凸显目标相反,非凸显目标刺激检测较慢,表明它们在成功检测前需要注意搜寻呈现中的刺激("自上而下搜寻")。并列于行为上需求差异,作者发现在额叶和顶叶皮层 LFP 中选择性同步模式。尽管与"自下而上"搜寻相比,注意的"自上而下搜寻"增强在 20~35Hz 的特定节律同步,但是刺激驱动的"自下而上"搜寻导致更强的在 gamma 频段的区间同步(见图71.7B)。结果的模式最可能是由于在两个搜寻模式的任务需求的相对差异并且没有受反应时间差异影响。因此这些研究结果表明,在注意的自上而下控制中,区间交流特定通过在高 beta 频段,和(或)分离于自下而上的前馈信号中潜在的节律相互作用频率中节律同步传递(Engel & Fries,2010)。

与自上而下介导的远程神经交流的功能作用相一致,各种要求注意处理的实验范式已表现出在广泛 beta 频段远程同步,虽然主要是在25Hz 以下的频率。下面提供了在最近使用不同任务范式的研究中几个 beta 频段调节的例子:当与指示搜索相比,对手臂运动自由选择一系列目标刺激导致在运动前皮层和顶叶的神经元间15Hz 相干性(Pesaran,Nelson,& Andersen,2008)。值得注意的是,在增强的区间相干性期间,与更低相干性期间相比,运动前皮层发放活动更加预测即将到来的手臂运动方向(Pesaran,Nelson,& Andersen,2008)。反应时间变化和准备对感觉改变事件反应导致运动-脊髓相干性在 beta 频段相应的精细的变化(Schoffelen,Oostenveld,& Fries,2005)。在体感运动整合中,体感和运动皮层在 beta 频段同步(Brovelli et al.,2004)。在延迟的样品匹配任务中,人类选择性工作记忆维持导致更高级视觉区域间在 beta 频段更强相干性(Tallon-Baudry et al.,2001),和局部预测猴子在相似任务中表现(Tallon-Baudry et al.,2004)。注意瞬脱范式中,在快速刺激流检测目标刺激失败与额顶叶和额颞叶 beta 频段同步降低相关(Gross et al.,2004)。作为一个 beta 频段活性的潜在功能作用的最后一个例子,来自片段的视觉场景相干物体的知觉伴随着前额叶、海马和侧枕位点的 LFP 的瞬时 beta 频段同步增强(Sehatpour et al.,2008)。

总之,这些不同结果表明区间同步非常有助于在注意处理中神经元相互作用。在被调查的研究中,在一个广义的 beta 频段同步选择性的在需要有效的跨分布皮层区神经元信息整合。然而,需要在进一步的

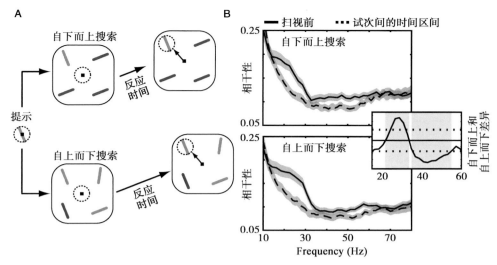

图71.7　在视觉搜寻中,额叶和顶叶皮层远程同步的选择性调节。(A)Buschman 和 Miller 使用的两个视觉搜寻任务的略图(2007)。提示告知猴子关于光条的方位和颜色,在自下而上的搜寻任务(目标的颜色和方位都是唯一的,上图)和在自上而下的搜寻任务中(目标与干扰共享颜色或方位,下图),这个光条是后面多种刺激呈现的搜寻目标。猴子隐蔽注意多重刺激阵列并当发现目标时尽快眼扫视到目标刺激位置。作者测量了额叶视区和背外侧前额叶皮层和侧顶叶区神经元群场电位的相干性。(B)线图显示在自下而上和自上而下任务中,不同频段(x 轴)的相干性(y 轴),和各个任务间的相干性差异(插图中的实线)。结果表明注意需求调节不同频段的远程额顶相干性。(改编自 Buschman & Miller,2007)

研究中阐明特定频带的特性和它们在特定任务中特有的招募(Kopell et al. ,2000)。

结束语

选择性注意描述了中央自上而下的重构神经元活动模式建立行为相关的选择性表征的过程。调查的证据表明,注意通过选择性的同步传递任务相关信息的神经元群实现了这个功能作用。注意调节的同步模式演变迅速,甚至在感觉输入到达之间就很明显,跟随主观准备及时处理信息,可以持续较长时期,并携带关于自上而下选择性感觉特征和运动方面信息。

除了这些功能特性,同步的生理起源的研究已经开始揭示在皮层处理的所有空间尺度上选择性神经元相互作用模式的机制基础:在单神经元和局部微回路水平,研究破译抑制性中间神经元网络的作用,即使在高振荡频率下精确的时间信息如何传递和持续,和中间神经元间节律同步如何积极形成有力的抵抗外部影响(Bartos,Vida,& Jonas,2007)。这些见解在网络水平的模型中被整合,展示了选择性同步模式如何以自组织方式演化(Börgers & Kopell,2008;Tiesinga,Fellous,& Sejnowski,2008)。承认这些选择性同步动态产生中潜在的基本的生理处理,似乎对于进一步阐明选择性注意在大脑中的工作原理是关键的。

参考文献

Azouz, R., & Gray, C. M. (2003). Adaptive coincidence detection and dynamic gain control in visual cortical neurons in vivo. *Neuron, 37*, 513–523.

Bartos, M., Vida, I., & Jonas, P. (2007). Synaptic mechanisms of synchronized gamma oscillations in inhibitory interneuron networks. *Nature Reviews. Neuroscience, 8*, 45–56.

Bauer, M., Oostenveld, R., Peeters, M., & Fries, P. (2006). Tactile spatial attention enhances gamma-band activity in somatosensory cortex and reduces low-frequency activity in parieto-occipital areas. *Journal of Neuroscience, 26*, 490–501.

Bichot, N. P., Rossi, A. F., & Desimone, R. (2005). Parallel and serial neural mechanisms for visual search in macaque area V4. *Science, 308*, 529–534.

Bollimunta, A., Mo, J., Schroeder, C. E., & Ding, M. (2011). Neuronal mechanisms and attentional modulation of corticothalamic alpha oscillations. *Journal of Neuroscience, 31*, 4935–4943.

Börgers, C., Epstein, S., & Kopell, N. J. (2005). Background gamma rhythmicity and attention in cortical local circuits: A computational study. *Proceedings of the National Academy of Sciences of the United States of America, 102*, 7002–7007. doi:10.1073/pnas.0502366102.

Börgers, C., & Kopell, N. J. (2008). Gamma oscillations and stimulus selection. *Neural Computation, 20*, 383–414.

Bosman, C. A., Schoffelen, J. M., Brunet, N., Oostenveld, R., Bastos, A. M., Womelsdorf, T., et al. (2012). Attentional stimulus selection through selective synchronization between monkey visual areas. *Neuron, 75*, 875–888.

Brovelli, A., Ding, M., Ledberg, A., Chen, Y., Nakamura, R., & Bressler, S. L. (2004). Beta oscillations in a large-scale sensorimotor cortical network: Directional influences revealed by Granger causality. *Proceedings of the National Academy of Sciences of the United States of America, 101,* 9849–9854. doi:10.1073/pnas.0308538101.

Buehlmann, A., & Deco, G. (2008). The neuronal basis of attention: Rate versus synchronization modulation. *Journal of Neuroscience, 28,* 7679–7686.

Buffalo, E. A., Fries, P., Landman, R., Buschman, T. J., & Desimone, R. (2011). Laminar differences in gamma and alpha coherence in the ventral stream. *Proceedings of the National Academy of Sciences of the United States of America, 108,* 11262–11267. doi:10.1073/pnas.1011284108.

Buffalo, E. A., Fries, P., Landman, R., Liang, H., & Desimone, R. (2010). A backward progression of attentional effects in the ventral stream. *Proceedings of the National Academy of Sciences of the United States of America, 107,* 361–365.

Buia, C. I., & Tiesinga, P. H. (2008). The role of interneuron diversity in the cortical microcircuit for attention. *Journal of Neurophysiology, 99,* 2158. doi:10.1152/jn.01004.2007.

Buschman, T. J., & Miller, E. K. (2007). Top-down versus bottom-up control of attention in the prefrontal and posterior parietal cortices. *Science, 315,* 1860–1862.

Buzsaki, G., Kaila, K., & Raichle, M. (2007). Inhibition and brain work. *Neuron, 56,* 771–783.

Canolty, R. T., Edwards, E., Dalal, S. S., Soltani, M., Nagarajan, S. S., Kirsch, H. E., et al. (2006). High gamma power is phase-locked to theta oscillations in human neocortex. *Science, 313,* 1626–1628.

Cardin, J. A., Carlen, M., Meletis, K., Knoblich, U., Zhang, F., Deisseroth, K., et al. (2009). Driving fast-spiking cells induces gamma rhythm and controls sensory responses. *Nature, 459,* 663–667.

Chalk, M., Herrero, J. L., Gieselmann, M. A., Delicato, L. S., Gotthardt, S., & Thiele, A. (2010). Attention reduces stimulus-driven gamma frequency oscillations and spike field coherence in V1. *Neuron, 66,* 114–125.

Chelazzi, L., Miller, E. K., Duncan, J., & Desimone, R. (1993). A neural basis for visual search in inferior temporal cortex. *Nature, 363,* 345–347.

Dhamala, M., Rangarajan, G., & Ding, M. (2008). Analyzing information flow in brain networks with nonparametric Granger causality. *NeuroImage, 41,* 354–362.

Doesburg, S. M., Roggeveen, A. B., Kitajo, K., & Ward, L. M. (2007). Large-scale gamma-band phase synchronization and selective attention. *Cerebral Cortex, 18,* 386–396. doi:10.1093/cercor/bhm073.

Engel, A. K., & Fries, P. (2010). Beta-band oscillations—Signalling the status quo? *Current Opinion in Neurobiology, 20,* 156–165.

Engel, A. K., Fries, P., & Singer, W. (2001). Dynamic predictions: Oscillations and synchrony in top-down processing. *Nature Reviews. Neuroscience, 2,* 704–716.

Fan, J., Byrne, J., Worden, M. S., Guise, K. G., McCandlissa, B. D., Fossella, J., et al. (2007). The relation of brain oscillations to attentional networks. *Journal of Neuroscience, 27,* 6197–6206.

Fries, P. (2005). A mechanism for cognitive dynamics: Neuronal communication through neuronal coherence. *Trends in Cognitive Sciences, 9,* 474–480. doi:10.1016/j.tics.2005.08.011.

Fries, P. (2009). Neuronal gamma-band synchronization as a fundamental process in cortical computation. *Annual Review of Neuroscience, 32,* 209–224.

Fries, P., Nikolic, D., & Singer, W. (2007). The gamma cycle. *Trends in Neurosciences, 30,* 309–316. doi:10.1016/j.tins.2007.05.005.

Fries, P., Reynolds, J. H., Rorie, A. E., & Desimone, R. (2001).

Modulation of oscillatory neuronal synchronization by selective visual attention. *Science, 291,* 1560–1563.

Fries, P., Schröder, J. H., Roelfsema, P. R., Singer, W., & Engel, A. K. (2002). Oscillatory neuronal synchronization in primary visual cortex as a correlate of stimulus selection. *Journal of Neuroscience, 22,* 3739–3754.

Fries, P., Womelsdorf, T., Oostenveld, R., & Desimone, R. (2008). The effects of visual stimulation and selective visual attention on rhythmic neuronal synchronization in macaque area V4. *Journal of Neuroscience, 28,* 4823–4835.

Ghose, G. M., & Maunsell, J. H. (2002). Attentional modulation in visual cortex depends on task timing. *Nature, 419,* 616–620.

Gilbert, C. D., & Sigman, M. (2007). Brain states: Top-down influences in sensory processing. *Neuron, 54,* 677–696.

Gottlieb, J. (2002). Parietal mechanisms of target representation. *Current Opinion in Neurobiology, 12,* 134–140.

Gregoriou, G. G., Gotts, S. J., Zhou, H., & Desimone, R. (2009). High-frequency, long-range coupling between prefrontal and visual cortex during attention. *Science, 324,* 1207–1210.

Gross, J., Schmitz, F., Schnitzler, I., Kessler, K., Shapiro, K., Hommel, B., et al. (2004). Modulation of long-range neural synchrony reflects temporal limitations of visual attention in humans. *Proceedings of the National Academy of Sciences of the United States of America, 101,* 13050–13055. doi:10.1073/pnas.0404944101.

Gross, J., Schnitzler, A., Timmermann, L., & Ploner, M. (2007). Gamma oscillations in human primary somatosensory cortex reflect pain perception. *PLoS Biology, 5,* e133. doi:10.1371/journal.pbio.0050133.

Hasenstaub, A., Shu, Y., Haider, B., Kraushaar, U., Duque, A., & McCormick, D. A. (2005). Inhibitory postsynaptic potentials carry synchronized frequency information in active cortical networks. *Neuron, 47,* 423–435.

Jensen, O., & Mazaheri, A. (2010). Shaping functional architecture by oscillatory alpha activity: Gating by inhibition. *Frontiers in Human Neuroscience, 4,* 186. doi:10.3389/fnhum.2010.00186.

Jones, M. W., & Wilson, M. A. (2005). Theta rhythms coordinate hippocampal–prefrontal interactions in a spatial memory task. *PLoS Biology, 3,* e402. doi:10.1371/journal.pbio.0030402.

Jutras, M. J., Fries, P., & Buffalo, E. A. (2009). Gamma-band synchronization in the macaque hippocampus and memory formation. *Journal of Neuroscience, 29,* 12521–12531.

Kaiser, J., Hertrich, I., Ackermann, H., & Lutzenberger, W. (2006). Gamma-band activity over early sensory areas predicts detection of changes in audiovisual speech stimuli. *NeuroImage, 30,* 1376–1382.

Kaping, D., Vinck, M., Hutchison, R. M., Everling, S., & Womelsdorf, T. (2011). Specific contributions of ventromedial, anterior cingulate, and lateral prefrontal cortex for attentional selection and stimulus valuation. *PLoS Biology, 9,* e1001224. doi:10.1371/journal.pbio.1001224.

Khayat, P. S., Spekreijse, H., & Roelfsema, P. R. (2006). Attention lights up new object representations before the old ones fade away. *Journal of Neuroscience, 26,* 138–142.

Kopell, N., Ermentrout, G. B., Whittington, M. A., & Traub, R. D. (2000). Gamma rhythms and beta rhythms have different synchronization properties. *Proceedings of the National Academy of Sciences of the United States of America, 97,* 1867–1872.

Knoblich, U., Siegle, J. H., Pritchett, D. L., & Moore, C. I. (2010). What do we gain from gamma? Local dynamic gain modulation drives enhanced efficacy and efficiency of signal transmission. *Frontiers in Human Neuroscience, 4*, 185. doi:10.3389/fnhum.2010.00185.

Lakatos, P., Karmos, G., Metha, A. D., Ulbert, I., & Schroeder, C. E. (2008). Entrainment of neuronal oscillations as a mechanism of attentional selection. *Science, 320*, 110–113.

Lakatos, P., O'Connell, M. N., Barczak, A., Mills, A., Javitt, D. C., & Schroeder, C. E. (2009). The leading sense: Supramodal control of neurophysiological context by attention. *Neuron, 64*, 419–430.

Lee, H., Simpson, G. V., Logothetis, N. K., & Rainer, G. (2005). Phase locking of single neuron activity to theta oscillations during working memory in monkey extrastriate visual cortex. *Neuron, 45*, 147–156.

Lin, S. C., Gervasoni, D., & Nicolelis, M. A. (2006). Fast modulation of prefrontal cortex activity by basal forebrain noncholinergic neuronal ensembles. *Journal of Neurophysiology, 96*, 3209–3219.

Liu, J., & Newsome, W. T. (2006). Local field potential in cortical area MT: Stimulus tuning and behavioral correlations. *Journal of Neuroscience, 26*, 7779–7790.

Markram, H., Toledo-Rodriguez, M., Wang, Y., Gupta, A., Silberberg, G., & Wu, C. (2004). Interneurons of the neocortical inhibitory system. *Nature Reviews. Neuroscience, 5*, 793–807.

Martinez Trujillo, J. C., & Treue, S. (2004). Feature-based attention increases the selectivity of population responses in primate visual cortex. *Current Biology, 14*, 744–751.

Maunsell, J. H., & Treue, S. (2006). Feature-based attention in visual cortex. *Trends in Neurosciences, 29*, 317–322. doi:10.1016/j.tins.2006.04.001.

Mishra, J., Fellous, J. M., & Sejnowski, T. J. (2006). Selective attention through phase relationship of excitatory and inhibitory input synchrony in a model cortical neuron. *Neural Networks, 19*, 1329–1346.

Mitchell, J. F., Sundberg, K. A., & Reynolds, J. H. (2007). Differential attention-dependent response modulation across cell classes in macaque visual area V4. *Neuron, 55*, 131–141.

Monosov, I. E., Trageser, J. C., & Thompson, K. G. (2008). Measurements of simultaneously recorded spiking activity and local field potentials suggest that spatial selection emerges in the frontal eye field. *Neuron, 57*, 614–625.

Ohara, S., Crone, N. E., Weiss, N., & Lenz, F. A. (2006). Analysis of synchrony demonstrates 'pain networks' defined by rapidly switching, task-specific, functional connectivity between pain-related cortical structures. *Pain, 123*, 244–253.

Pesaran, B., Nelson, M. J., & Andersen, R. A. (2008). Free choice activates a decision circuit between frontal and parietal cortex. *Nature, 453*, 406–409.

Pesaran, B., Pezaris, J. S., Sahani, M., Mitra, P. P., & Andersen, R. A. (2002). Temporal structure in neuronal activity during working memory in macaque parietal cortex. *Nature Neuroscience, 5*, 805–811.

Reynolds, J. H., Chelazzi, L., & Desimone, R. (1999). Competitive mechanisms subserve attention in macaque areas V2 and V4. *Journal of Neuroscience, 19*, 1736–1753.

Riehle, A. (2005). Preparation for action: One of the key functions of motor cortex. In A. Riehle & E. Vaadia (Eds.), *Motor cortex in voluntary movements: A dsitributed system for distributed functions* (Vol. 1, pp. 213–240). Boca Raton, FL: CRC Press.

Rihs, T. A., Michel, C. M., & Thut, G. (2007). Mechanisms of selective inhibition in visual spatial attention are indexed by alpha-band EEG synchronization. *European Journal of Neuroscience, 25*, 603–610.

Rodriguez, R., Kallenbach, U., Singer, W., & Munk, M. H. (2004). Short- and long-term effects of cholinergic modulation on gamma oscillations and response synchronization in the visual cortex. *Journal of Neuroscience, 24*, 10369–10378.

Roelfsema, P. R., Engel, A. K., König, P., & Singer, W. (1997). Visuomotor integration is associated with zero time-lag synchronization among cortical areas. *Nature, 385*, 157–161.

Roelfsema, P. R., Tolboom, M., & Khayat, P. S. (2007). Different processing phases for features, figures, and selective attention in the primary visual cortex. *Neuron, 56*, 785–792.

Rudolph, M., Pospischil, M., Timofeev, I., & Destexhe, A. (2007). Inhibition determines membrane potential dynamics and controls action potential generation in awake and sleeping cat cortex. *Journal of Neuroscience, 27*, 5280–5290.

Saalmann, Y. B., Pigarev, I. N., & Vidyasagar, T. R. (2007). Neural mechanisms of visual attention: How top-down feedback highlights relevant locations. *Science, 316*, 1612–1615.

Salinas, E., & Sejnowski, T. J. (2001). Correlated neuronal activity and the flow of neural information. *Nature Reviews. Neuroscience, 2*, 539–550.

Scherberger, H., Jarvis, M. R., & Andersen, R. A. (2005). Cortical local field potential encodes movement intentions in the posterior parietal cortex. *Neuron, 46*, 347–354.

Schoffelen, J. M., Oostenveld, R., & Fries, P. (2005). Neuronal coherence as a mechanism of effective corticospinal interaction. *Science, 308*, 111–113.

Schroeder, C. E., & Lakatos, P. (2009). Low-frequency neuronal oscillations as instruments of sensory selection. *Trends in Neurosciences, 32*, 9–18. doi:10.1016/j.tins.2008.09.012.

Sederberg, P. B., Schulze-Bonhage, A., Madsen, J. R., Bromfield, E. B., McCarthy, D. C., Brandt, A., et al. (2007). Hippocampal and neocortical gamma oscillations predict memory formation in humans. *Cerebral Cortex, 17*, 1190–1196. doi:10.1093/cercor/bhl030.

Sehatpour, P., Molholm, S., Schwartz, T. H., Mahoney, J. R., Mehta, A. D., Javitt, D. C., et al. (2008). A human intracranial study of long-range oscillatory coherence across a frontal–occipital–hippocampal brain network during visual object processing. *Proceedings of the National Academy of Sciences of the United States of America, 105*, 4399–4404. doi:10.1073/pnas.0708418105.

Siegel, M., Donner, T. H., & Engel, A. K. (2012). Spectral fingerprints of large-scale neuronal interactions. *Nature Reviews. Neuroscience, 13*, 121–134.

Simons, D. J., & Rensink, R. A. (2005). Change blindness: Past, present, and future. *Trends in Cognitive Sciences, 9*, 16–20.

Singer, W. (2011). Dynamic formation of functional networks by synchronization. *Neuron, 69*, 191–193.

Tallon-Baudry, C., Bertrand, O., & Fischer, C. (2001). Oscillatory synchrony between human extrastriate areas during visual short-term memory maintenance. *Journal of Neuroscience, 21*, RC177.

Tallon-Baudry, C., Mandon, S., Freiwald, W. A., & Kreiter, A. K. (2004). Oscillatory synchrony in the monkey temporal lobe correlates with performance in a visual short-term memory task. *Cerebral Cortex, 14*, 713–720.

Taylor, K., Mandon, S., Freiwald, W. A., & Kreiter, A. K. (2005). Coherent oscillatory activity in monkey area v4 predicts successful allocation of attention. *Cerebral Cortex, 15*, 1424–1437.

Thut, G., Nietzel, A., Brandt, S. A., & Pascual-Leone, A. (2006). Alpha-band electroencephalographic activity over occipital cortex indexes visuospatial attention bias and predicts visual target detection. *Journal of Neuroscience, 26,* 9494–9502.

Tiesinga, P., Fellous, J. M., & Sejnowski, T. J. (2008). Regulation of spike timing in visual cortical circuits. *Nature Reviews. Neuroscience, 9,* 97–107.

Tiesinga, P. H., & Sejnowski, T. J. (2004). Rapid temporal modulation of synchrony by competition in cortical interneuron networks. *Neural Computation, 16,* 251–275.

Tiesinga, P. H., & Sejnowski, T. J. (2010). Mechanisms for phase shifting in cortical networks and their role in communication through coherence. *Frontiers in Human Neuroscience, 4,* 196. doi:10.3389/fnhum.2010.00196.

van Elswijk, G., Maij, F., Schoffelen, J. M., Overeem, S., Stegeman, D. F., & Fries, P. (2010). Corticospinal beta-band synchronization entails rhythmic gain modulation. *Journal of Neuroscience, 30,* 4481–4488.

Vinck, M., Lima, B., Womelsdorf, T., Oostenveld, R., Singer, W., Neuenschwander, S., et al. (2010). Gamma-phase shifting in awake monkey visual cortex. *Journal of Neuroscience, 30,* 1250–1257.

von Stein, A., Chiang, C., & König, P. (2000). Top-down processing mediated by interareal synchronization. *Proceedings of the National Academy of Sciences of the United States of America, 97,* 14748–14753. doi:10.1073/pnas.97.26.14748.

Wang, X. J. (2010). Neurophysiological and computational principles of cortical rhythms in cognition. *Physiological Reviews, 90,* 1195–1268.

Womelsdorf, T., & Fries, P. (2007). The role of neuronal synchronization in selective attention. *Current Opinion in Neurobiology, 17,* 154–160.

Womelsdorf, T., Fries, P., Mitra, P. P., & Desimone, R. (2006). Gamma-band synchronization in visual cortex predicts speed of change detection. *Nature, 439,* 733–736.

Womelsdorf, T., Johnston, K., Vinck, M., & Everling, S. (2010a). Theta-activity in anterior cingulate cortex predicts task rules and their adjustments following errors. *Proceedings of the National Academy of Sciences of the United States of America, 107,* 5248–5253. doi:10.1073/pnas.0906194107.

Womelsdorf, T., Lima, B., Vinck, M., Neuenschwander, S., Oostenveld, R., Singer, W., et al. (2012). Orientation selectivity and noise correlation in awake monkey V1 are modulated by the gamma cycle. *Proceedings of the National Academy of Sciences of the United States of America, 109,* 4302–4307.

Womelsdorf, T., Schoffelen, J. M., Oostenveld, R., Singer, W., Desimone, R., Engel, A. K., et al. (2007). Modulation of neuronal interactions through neuronal synchronization. *Science, 316,* 1609–1612.

Womelsdorf, T., Vinck, M., Leung, L. S., & Everling, S. (2010b). Selective theta-synchronization of choice-relevant information subserves goal-directed behavior. *Frontiers in Human Neuroscience, 4,* 210. doi:10.3389/fnhum.2010.00210.

Worden, M. S., Foxe, J. J., Wang, N., & Simpson, G. V. (2000). Anticipatory biasing of visuospatial attention indexed by retinotopically specific alpha-band electroencephalography increases over occipital cortex. *Journal of Neuroscience, 20,* RC63.

第 72 章　视觉运动

Melvyn A. Goodale

视觉在技术动作控制中的作用直到最近才引起了视觉科学家们的注意。在过去的一个世纪（和以前）的大部分时间里，研究人员都将精力集中在研究视觉如何构建我们对世界的知觉（Goodale，1983）。事实上，除了眼球运动（通常被认为辅助视知觉的信息寻求），很少有人关注视觉是如何被用来规划和控制我们的行为，尤其是我们的手和四肢的运动。然而，在过去的几十年里，在这方面取得了长足的进步。在这一章中，我将重点放在伸手抓握运动的视觉控制上，这是人类特别发达的一种行为，并证明了视觉在动作控制中的重要性。我首先回顾了探讨不同视觉线索在伸手抓握运动控制中作用的研究。然后，我讨论一些调查这种控制神经基础以及这些基础如何与我们对世界的知觉表征的神经基础相关的研究。

伸手抓握运动的视觉控制

30 多年前，Marc Jeanerod（1981，1984，1986，1988）提出，抓握运动的伸手成分是相对独立于抓握本身的形成。根据他的双通道理论（Jeannerod，1981），伸手成分的运动学在很大程度上取决于目标物体外部的视觉线索，例如目标物相对于抓握手的距离和位置。与之相反，抓握成分的运动学反映了目标物体的大小、形状和其他内在属性（见图 72.1）。如今，已有广泛共识，这两种成分在功能上有很大的独立性并（如后面将讨论）由相对独立的神经回路介导。

然而，Jeannerod 的双通道假说并非没有受到质疑。例如，Smeets 和 Brenner（1999，2001；Smeets，Brenner，& Martin，2009）提出，抓握手的每个手指的运动都是独立规划和控制的。根据他们的描述，当一个人伸手以精确抓握抓取一个物体时，食指指向物体的一侧，拇指指向另一面。抓握孔径与物体大小的明显比例只不过是两个手指（独立地）运动到它们各自终点的事实的出现属性。简单地说，位置而不是大小驱动抓握——而且没有必要分离抓握为运送和握住成分，两个成分对不同的视觉线索敏感。Smeets 和 Brenner 的（1999，2001）"双重指向"假说具有尽可能简化的优点。然而，它不是没有受到批评（例如 Dubrowski et

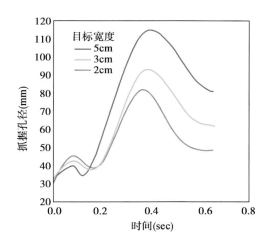

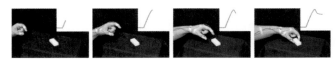

图 72.1　此图底部显示是一只手伸出去抓一个木块的顺序。注意，手指和拇指首先打开的比木块更宽，然后当手接近木块时合上。开口的最大限度被称为"最大抓握孔径"，这一测量值与目标物体的宽度密切相关（参见图顶部）。

al.，2002；Mon-Williams & McIntosh，2000；Mon-Williams & Tresilian，2001；van de Kamp & Zaal，2007）。此外，（正如我们将看到的）与双重指向假说相比，双通道假说更容易解释由神经影像学和神经心理学揭示的抓握神经基础组织。

当人伸手去抓一个物体，他们的手和手臂很少与工作空间中的其他物体发生碰撞。这一过程的轻松程度掩盖了一个事实，那就是必定有一个复杂的避障系统在起作用——该系统编码了目标导向运动中可能出现的障碍，并将这些信息整合到运动计划中。少数几个关于避障的研究已经揭示了一个有效的系统，它能够以流畅的方式改变目标导向的伸手抓握运动的时空轨迹去避免工作区中其他物体（例如，Castiello，2001；Jackson，Jackson，& Rosicky，1995；Tresilian，1998；Vaughan，Rosenbaum，& Meulenbroek，2001）。有一些争论关于非目标物体是否总是被视为障碍，还是作为动作的潜在的目标（例如 Tipper，Howard，& Jackson，1997），甚至作为控制运动的参照系（例如 Diedrichsen et al.，2004；Obhi & Goodale，

2005）。然而，通过将非目标物体放在工作区中相对于目标的不同位置，可以表明这些物体经常被当作障碍，并且当个体伸手抓目标时，他们轨迹的逐试次调整对障碍物在深度和水平面的位置以及高度非常敏感（Chapman & Goodale，2008，2010）。

但是，用于抓握规划和控制的视觉线索是什么？事实证明，一些最有力的线索取决于我们有两只眼睛，也就是我们有双眼视觉。覆盖一只眼睛对抓握有明显不利的影响：人们伸手更缓慢，表现出更长的减速期，并且在抓握结束阶段对轨迹和抓握进行更多的在线调整（Keefe & Watt，2009；Loftus et al.，2004；Melmoth & Grant，2006；Servos，Goodale，& Jakobson，1992；Watt & Bradshaw，2000）。此外，有立体视觉缺陷的成人已被证明表现出较慢和不准确的抓握运动（Melmoth et al.，2009）。然而，那些失去一只眼睛的人依然能相当好地抓握物体。事实证明，他们已经学会了通过夸张的头部运动产生视网膜运动线索来做到这一点（Marotta et al.，1995a，1995b）。

计算抓握需求距离似乎严重依赖于聚散力，而抓握运动的范围和手指最终位置更多依赖于视网膜视差（Melmoth et al.，2007；Mon-Williams & Dijkerman，1999）。相似的，运动视差对抓取距离计算比对抓握形成贡献更大，尽管运动视差仅当双眼线索不再可用时变得重要（Marotta，Kruyer，& Goodale，1998；Watt & Bradshaw，2003）。（值得注意的是，这些线索对伸手和抓握成分的差异化贡献更符合 Jeannerod 的双通道假说，而不是 Smeets & Brenner 的双指说法。）静态单眼线索也可以用来规划和控制抓握运动。因此，Marotta 和 Goodale（1998，2001）表明图片线索，例如在视觉场景中高度和熟悉的大小，可以用来规划和控制抓握——但来自这些线索的贡献通常被来自聚散度和/或视网膜视差的双眼信息蒙蔽。

目标物体的形状和方位在确定抓握形成上的作用知之甚少。抓握手的姿势显然对这些特征敏感（如 Cuijpers，Brenner，Smeets，2006；Cuijpers，Smeets，& Brenner，2004；Goodale et al.，1994b；van Bergen et al.，2007），但是在计划和执行抓握动作中，关于物体形状和方位的信息如何被用来设定手的运动的系统研究很少（如 Cuijpers，Smeets，& Brenner，2004；Lee et al.，2008；Louw，Smeets，& Brenner，2007；van Mierlo et al.，2009）。

当试图捡起一个物体，人们将他们的注视转向物体（例如 Ballard et al.，1992；Johansson et al.，2001）和物体上他们打算放置手指的位置，特别是需要更多视觉反馈去正确定位手指的点（例如 Binsted et al.，2001；Brouwer，Franz，& Gegenfurtner，2009）。在杂乱的工作区，人们也倾向于将注视指向他们可能要避免的障碍（如 Johansson et al.，2001）。即使当目光保持在场景中其他地方，有证据表明，注意暗自转移到目标上并束缚在那里直到运动开始（Deubel，Schneider，& Paprotta，1998）。在一个注意在伸手抓握中作用的有说服力的解释中，Baldauf 和 Deubel（2010）认为，伸手抓握运动的计划需要他们所谓的"注意景观"的形成，在这其中所有物体的位置和在工作场中与预期动作相关的特征被编码。

最后，应该指出的是，在控制熟练动作中不同视觉线索加权的方式通常完全不同于在知觉判断中它们加权的方式。例如，Knill（2005）发现当被要求在虚拟显示中将物体放在倾斜表面与当他们被要求对倾斜作出明确的判断时相比，参与者给予双眼线索的权重比给予单眼线索更多。相似的，Servos（2000）表明，尽管人们在抓握物体时更加依赖双眼线索，他们关于相同物体距离的明确判断在双眼视条件下没有比单眼视条件下更好。这些以及后面回顾的更显著的分离强调视觉在动作中如何使用和它在知觉报告中如何使用间的根本差异。

行动视觉的神经基础

尽管大脑皮层不同视觉区域间相互连接的复杂性（Van Essen et al.，2001），在猕猴的大脑已经确定了来自初级视觉皮层的两条大投射"流"：最终投射到颞下皮层的腹侧流和投射到后顶叶皮层的背侧流（Ungerleider & Mishkin，1982）。来自神经影像学越来越多的证据表明，在人类从早期视觉区域到颞叶和顶叶的视觉投射也涉及腹侧和背侧流的分离（Culham & Valyear，2006；Grill-Spector & Malach，2004；Tootell，Tsao，& Vanduffel，2003；Van Essen et al.，2001；见图 72.2）。

20 多年前，Goodale 和 Milner（1992）提出，背侧流，它与体感和运动前皮层以及脑干运动中心密切联系，在动作的实时控制上起着关键作用。相对的，他们认为，腹侧流，它与在额叶和颞叶的认知网络紧密连接，有助于构建丰富和详细的世界呈现，这使得我们能够识别物体和事件，赋予它们含义和意义，并建立它们的因果关系。因此，根据这两个视觉系统模型，背侧流介导行动视觉而腹侧流介导知觉视觉（Goodale & Milner，1992；Milner & Goodale，2006，2008）。当然，背侧和腹侧流也有着其他的作用。例

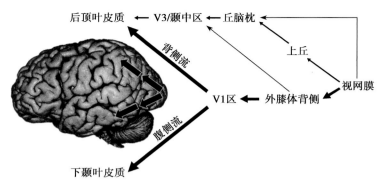

图72.2 人脑皮层中两个视觉处理流。视网膜发出投射到外膝体背侧部(LGNd)，后者又投射到初级视皮层。大脑皮层内，腹侧流起源于早期视觉皮层并投射到下颞叶皮层。背侧流也起源于早期视觉区域，但投射到后顶叶皮层。最近，已表明后顶叶皮层也接受来自丘脑枕投射到 MT 和 V3 的视觉输入，和来自 LGNd 层间层的投射到 MT 和 V3 的视觉输入。丘脑枕接收来自视网膜和来自上丘(SC)的投射。两个流的近似位置显示在大脑软膜表面的三维重建。两个流涉及一系列的复杂的没有显示的相互连接(改编自 Goodale，2001)。

如,背侧流与腹侧流中的区域一起在空间导航上起作用——并且背侧流表现出涉及工作记忆的某些方面(Kravitz et al.，2011)。然而,这篇综述将集中在两个流在知觉和行动中的各自作用。

两个流的神经心理学证据

长时间以来已知在背侧流病变的病人中,特别是侵入顶内沟和/或顶枕沟领地的后顶叶皮层上区的损伤,可能会出现在使用视觉引导抓握或瞄准运动指向放置在视野中不同位置的视觉目标的正确位置的问题,特别是周边视野。这种缺陷经常被描述为视神经

共济失调(根据 Bálint，1909；Bálint & Harvey，1995)。然而,用手定位物体的失败不应该被解释为一个空间视觉问题；例如许多这些病人能相当准确的描述物体在空间中的相对位置,即使他们不能引导他们的手到它(Perenin & Vighetto，1988)。(当然,应当指出这些病人通常在使用来自其他感觉系统,例如本体感或听觉输入去引导他们运动没有困难。)其中一些患者无法使用视觉信息来旋转他们的手,衡量他们的握力,或当伸手拿起一个物体时正确配置他们的手指(例如，Jakobson et al.，1991),即使他们在描述该部分视野中物体的方位、大小或形状没有困难(见图 72.3)。总的来说,这种缺陷模式和备用的视觉能力表明后顶

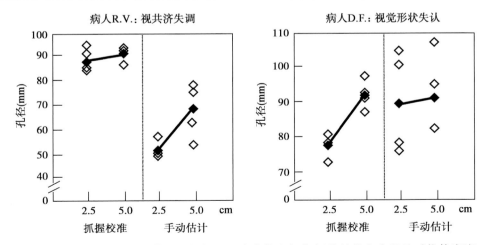

图72.3 图中显示了在物体定向抓握过程中食指和拇指间孔径的大小以及对物体宽度的手动估计。RV,一个有着视觉共济失调的患者,和 DF 一个有着视觉形状失认症的患者。左边的面板显示 RV 能够合理地指出物体的大小(单个试验标记为空心菱形),但她在空中的最大抓握孔径没有得到很好的调整。与此相反,右边面板显示优良的抓握比例,对 50mm 宽的物体比对 25mm 宽的物体手张开的要宽。然而,DF 对两个物体宽度的手动估计是十分不准确的并表现出试验间巨大的变异性。

叶皮层在熟练动作的视觉控制中起着关键作用（更详细的讨论，见 Milner & Goodale，2006）。

缺陷和备用能力的相对模式在视觉失认症病人上能看到。以病人 DF 的情况做说明，她在一氧化碳中毒后发展成深度视觉形式失认症（Goodale et al.，1991；Milner et al.，1991）。虽然 DF 的"低级"视觉能力相当完整，她不能再识别日常物体或她的朋友和亲戚的脸，也不能辨别最简单的几何形状。（当然，如果一个物体放在她的手上，她可以通过触摸识别。）然而，引人注意的是，当试图拿起她不能识别的物体时，DF 显示出她的手部运动的惊人的准确性。因此，当她伸手去抓不同大小的物体时，她的手对大物体比对小物体半途张开大（见图 72.3）。同样的，当她伸手去抓不同方位的物体时，她很正常的转动她的手和手腕，并且她把手指放在不同形状物体的表面上。同时，当在简单分辨任务中物体呈现给她时，她完全不能区分任何这些物体。她甚至在通过张开食指和拇指相应的程度来表明物体有多宽的手动"匹配"任务中失败。这种损害的视知觉和备用的动作视觉控制的分离，给有分离的神经通路用于传入视觉信息转化为知觉和行动的想法提供了额外的支持（详情见 Goodale & Milner，2004；Milner & Goodale 2006）。

但是在 DF 的大脑中到底是损伤在什么地方？早期的结构磁共振成像（MRI）显示出在腹外侧枕叶皮层双侧广泛损伤的证据。最近的高分辨率 MRI 扫描证实了这种损害，但是揭示病变集中在侧枕叶皮层区域（LO 区），我们现在所知道的它是涉及物体的视觉识别，特别是它们的几何结构（James et al.，2003；见图 72.4）。尽管这种对 LO 区选择性损伤似乎已经破坏了 DF 察觉物体形状的能力，但是损伤没有干扰到当她伸手抓握物体时使用视觉形状信息来塑造它的手形状——大概是因为在她背侧流的视觉运动网络很大程度上是备用的。其他腹侧流损伤的病人也已被确定表现出惊人相似的知觉视觉和动作视觉间的分离（Dijkerman et al.，2004；Karnath et al.，2009；Lê et al.，2002）。最后，值得注意的是，如果你阅读早期视觉形状失认症病人的临床报告，可以找到一些面临形状知觉巨大缺陷时，视觉运动似乎可以幸免的例子。如此，例如 Campion（1987）报告在一氧化碳中毒后表现出严重视觉形状失认症的病人 RC，"可以在房间里越过障碍、伸出手来握手和操纵物体或拿起一杯咖啡"。

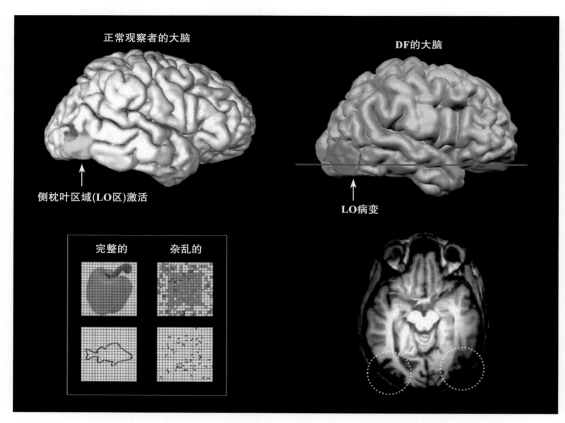

图 72.4　定位了外侧枕区（LO），一个涉及物体识别的腹侧流区域，在健康对照被试大脑中已被定位通过比较对完整线图和杂乱线图的 fMRI 激活。注意，在患者 DF 的右侧大脑半球的病变包括全部 LO 区。如在右下角水平剖面所见，在 DF 左侧半球的 LO 区也完全受损（许可改编自 James et al.，2003）。

因此，在 DF 和其他视觉形状失认症患者中视觉障碍和备用能力的模式在许多方面是前面描述的视觉共济失调患者中观察到的镜像。换而言之，对腹侧流损伤的患者可以伸手抓握他们不能察觉形状和方位的物体，而背侧流损伤的患者不能使用视觉去引导伸手和（或）抓握他们能察觉形状和方位的物体。虽然"双分离"提供了最初的并也许是最引人注目的对Goodale 和 Milner 提出的知觉-动作模型（1992）证据，这个模型也被丰富的解剖学、电生理学和在猴子中毁损研究支持，这太多而不能在这里综述（最近的综述见 Andersen & Buneo，2003；Cohen & Andersen，2002；Kravitz et al.，2011；Milner & Goodale，2006；Tanaka，2003）。但也许对知觉-行动提议的最有说服力的证据来自在人脑中背侧流和腹侧流的功能磁共振成像（fMRI）研究。

两种视觉流的神经影像学证据

在腹侧流中，已确定了似乎对不同类别的视觉刺激有选择性的反应的区域。在早期，在枕叶皮层的腹外侧部分（侧枕区，或 LO）分离出一个区域，它似乎涉及物体识别（综述见 Grill-Spector，2003）。如前所述，DF 有包括两个半球 LO 区的腹侧流双侧受损。因此毫不奇怪，fMRI 研究 DF 的大脑活性发现在 DF 的剩余腹侧流的任何地方对常见物体的线条图都没有不同的激活，就像她在鉴别描绘在这些图中物体时差的表现（James et al.，2003）。这再次有力地表明，LO 区对形状知觉至关重要，通过结合已被低级视觉特征检测器从视觉阵列中提取的边缘和表面信息产生物体的几何结构。

除了 LO 外，其他腹侧流区域被确定编码面部、人体部分以及地点或场景（综述见 Milner & Goodale，2006）。虽然对这些区域是否真的类别的特定或是在高度分布式的系统中的特定节点有着大量的争论（Cant，Arnott，& Goodale，2009；Cant & Goodale，2007，2011；Connolly et al.，2012；Downing et al.，2006；Haxby et al.，2001；Op de Beeck，Haushofer，& Kanwisher，2008），但是神经影像学工作继续提供对腹侧流在构建我们的世界的知觉呈现上强有力的支持（Kourtzi & Kanwisher，2001）。

fMRI 也揭示背侧流中视觉运动区似乎与猴大脑的那些区域的大致同源（综述见 Castiello，2005；Culham & Kanwisher，2001；Culham & Valyear，2006）。在早期，当被试者移动他的注视（或他们隐蔽注意）到视

觉目标时，后顶叶皮层顶内沟内的一个区域显示出被激活。这个区域被许多研究者认为与在猴子顶内沟的侧边的区域是同源的，其同样与眼动和注意的视觉控制联系（综述见 Andersen & Buneo，2003；Bisley & Goldberg，2010），虽然在人类大脑中，它位于顶内沟的更内侧（Culham，Cavina-Pratesi，& Singhal，2006；Grefkes & Fink，2005；Pierrot-Deseilligny，Milea，& Muri，2004）。当人们在扫描仪内伸手抓握物体时，在顶内沟前部的一个区域被确定持续激活（Binkofski et al.，1998；Culham，2003；Culham et al.，2003）。这个区域被称为人类 AIP（hAIP），因为它被认为与猴子中顶内沟前部区域同源，其也涉及在抓握的视觉控制中（综述见 Sakata，2003）。一些最近的研究也表明，hAIP 在视觉引导的抓握中被差异激活（例如 Cavina-Pratesi，Goodale，& Culham，2007；Cavina-Pratesi et al.，2010b；Frey et al.，2005）。重要的是，当被试伸手抓握物体时，腹侧流的 LO 区没有被激活（Cavina-Pratesi，Goodale，& Culham，2007；Culham，2004；Culham et al.，2003），这表明在腹侧流中的这个物体识别区域对视觉引导抓握的编码和控制不是必需的，并且 hAIP 和在后顶叶皮层的有关网络（与运动前和运动区联系）可以独立地做这个。DF 病人的事实大大加强了这一结论，他有着 LO 区的双侧大面积损伤，对抓握（与伸手比较）表现出类似于在健康被试中看到的在 hAIP 区强健的差异激活（James et al.，2003；见图72.5）。

但是伸手的视觉控制怎么样？正如我们前面看到的，与定义视神经共济失调的错误伸手相关联的损伤通常被发现在后顶叶皮层，包括顶内沟和有时延伸到下或顶上小叶（Perenin & Vighetto，1988）。最近与错误伸手关联的损伤位点的定量分析揭示了在顶叶皮层的几个关键焦点，包括内侧顶枕结、枕上回、顶内沟、顶上小叶和部分下顶叶（Karnath & Perenin，2005）。事实证明，这些损伤位点很好地映射到在最近视觉引导伸手的 fMRI 研究中发现的激活模式，其表明伸手相关激活顶内沟内侧部分（Karnath 和 Perenin 确定靠近内顶损伤位点）和内侧枕顶结（Cavina-Pratesi et al.，2010b；Prado et al.，2005）。在另一项研究中，发现在对于有和没有视觉反馈的伸手，内侧顶内沟内伸手相关焦点被相等激活，而上顶枕皮层区（SPOC）在当有视觉反馈时被特定激活（Filimon et al.，2009）。这表明，内侧顶内区域可能反映本体超过伸手的视觉控制，而 SPOC（见图 72.6）可能更多地涉及视觉控制。这两个区域也在猴子中涉及伸手视觉

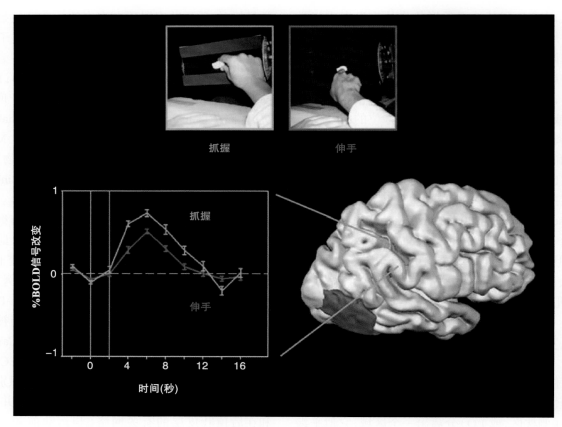

图72.5 在伸手抓握过程中 DF 的大脑激活。右侧：抓握与伸手相比的激活用绿色显示在 DF 的大脑区域，其和完整大脑的 hAIP（对应于前顶内沟）位置相同。左侧：在 hAIP 中伸手和抓握试次的平均激活时程。显然，尽管 DF 的大脑受损，hAIP 功能正常。（在 DF 的侧枕区的病变用深灰标示。）BOLD，血氧水平依赖。（许可改编自 James et al.，2003）

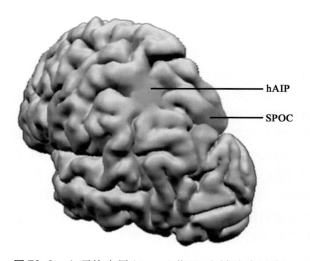

图72.6 上顶枕皮层（SPOC）位置，它被认为对应于 V6A 和 hAIP（对应于前顶内沟）。这些人类脑区已被证明分别在视觉引导的伸手和抓握过程中被激活（许可改编自 Goodale，2011）。

控制（Andersen & Buneo，2003；Fattori et al.，2001；Snyder，Batista，& Andersen，1997）。

有证据表明，SPOC 可能在抓握的一些方面起作用，特别是手腕的转动（Grol et al.，2007；Monaco et

al.，2011），这一结果与最近在猴子的内侧枕顶皮层（V6A 区）的同源区域的发现一致。但同时，来自影像数据似乎清楚了顶内沟的更前部分，例如 hAIP，在视觉引导抓握中起独特作用，并似乎没有涉及伸手运动的视觉控制。此外，hAIP 损伤的病人在抓握中有缺陷但保留了向物体伸手的能力，而其他在顶叶的更内侧和后侧区域，包括 SPOC 损伤的病人表现出在伸手而不是抓握测量上缺陷（Cavina-Pratesi et al.，2010a）。对于伸手视觉控制的人后顶叶皮层区域确定解剖学上不同于涉及抓握视觉控制区域，特别是抓握孔径的衡量，导致了另外的对 Jeannerod（1981）的伸手抓握运动的运送和抓握成分相对独立被规划和控制的提议的支持。然而，没有观察可以容易的适应于 Smeets 和 Brenner（1999）的双指假说。

如前所示，我们不仅擅长伸手和抓握物体，而且我们能避开可能潜在干扰我们伸手的障碍。这种编码位于背侧流有着有说服力的神经心理学证据。因此，与健康对照被试者不同，当背侧流病变引起的视觉神经共济失调病人伸手触摸障碍物外目标时，不能自动改变他们抓握轨迹去避免位于他们手路径左侧和右侧的障碍物——即使他们确定的看见障碍物并能指出它们间的中点（Schindler et al.，2004）。相反，病人 DF 在相同任务中表现出正常的障碍物回避，即使她在指出两个障碍物的中点上有缺陷（Rice et al.，2006）。虽然没有在伸手过程中避障的神经影像学研究，但是有当人们避开靠近他们正在抓握的物体的障碍时，在背侧流中顶内沟的一个区域被激活的证据——并且这个背侧流区域调节早期视觉皮层活动（Chapman et al.，2011）。

总之，在过去 20 年积累的神经心理学和神经影像学数据建议，动作视觉和知觉视觉依赖于灵长类动物大脑中不同和相对独立的视觉通路。虽然我几乎完全集中背侧流在动作控制中作用，但是重要的是强调后顶叶皮层在部署注意和其他高级认识任务中，例如计算能力、工作记忆和寻路中也起重要作用。即便如此，一个强有力的论点是，背侧流（在运动前皮层和更下顶叶区中相关联的网络）的这些功能增长了背侧流在眼动控制和目标导向的手指运动中关键作用（更多关于这些主题见 Kravitz et al.，2011；Moore，2006；Nieder & Dehaene，2009；Rizzolatti & Craighero，1998；Rizzolatti et al.，1987）。

知觉和动作的不同神经计算

虽然一个广泛的实证研究的证据指出，在灵长类动物大脑皮层中有两个相对独立的视觉通路，但是为什么首先逐步形成两个分离系统的问题仍然存在。为什么一个"通用"的视觉系统不能处理知觉视觉和行动视觉？这个问题的答案在于一方面知觉视觉和另一方面行动视觉间计算需求的差异。为了能成功抓握物体，视觉运动系统必须处理物体的实际大小和它的方位和相对于打算用来捡起它的手的位置。这些计算需要反映世界的真实的度量，或至少是利用学习的"查找表"，其将编码特定感觉输入的神经元与肢体所需状态的神经元相连接（Thaler & Goodale，2010）。执行这些计算的时间是同样重要的。观察者和目标物体很少停留在一个静态的关系中，并且作为一个后果，目标物体以自我为中心的位置往往可以随时完全改变。换言之，对动作所需的坐标在动作执行的时刻需要被计算。

与动作视觉相反，知觉视觉不需要处理物体绝对大小或它们以自我为中心的位置。事实上，经常这样的计算会适得其反，因为我们关于物体的视角不是保持不变——即使我们的这些物体的知觉呈现显示恒

定性。事实上，人们可以主张，这将更好地编码物体相对于彼此的大小、方位和位置。这样的一个基于场景的参考框架允许物体超越特定视角的知觉呈现，而当观察者四处走动时保持空间关系（以及相对大小和方位）信息。知觉产品也需要在一个比使用在行动控制中的视觉信息更长的时间尺度上可用。为了实现这个，视觉信息的编码必须有点抽象——超越特定视角和观察条件。通过基于物体或基于场景的知觉呈现工作，我们能够在跨越时间和不同的观察条件下保持大小、形状、颜色、亮度和相对位置的恒常性。

知觉视觉和行动视觉使用的参考的度量和框架的差异已在正常观察者使用图像错觉特别是大小-对比度错觉的实验中被证明（见图 72.7）。例如，Aglioti、DeSouza 和 Goodale（1995）显示在飞行中抓握孔径的衡量对艾宾浩斯（Ebbinghaus）错觉是非常不敏感的，在其中被较小的圆圈包围的目标盘似乎比由大圆圈包围的相同盘大。他们发现最大抓握孔径缩放到

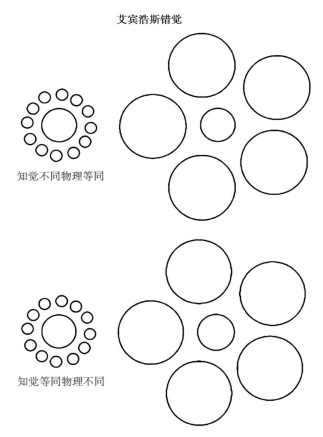

艾宾浩斯错觉

知觉不同物理等同

知觉等同物理不同

图 72.7　大小-对比度错觉对知觉和行动的影响。顶部：传统的艾宾浩斯错觉，其中在较大圆环绕中的中心圆通常看起来比较小圆环绕中的中心圆要小，即使中心圆实际上有着相同的大小。底部：相同的显示，除了在较大圆环绕中的中心圆被做了稍微大一点。作为结果，两个中心圆现在看起来大小相同。

真实的而不是表面上的目标盘的大小（见图72.8）。在执行向呈现在艾宾浩斯错觉背景中目标抓握运动中，在被试者没有视觉反馈条件下，Haffenden 和 Goodale（1998）报告了相似的抓握尺度和感知大小的分离。虽然抓握尺度逃离了错觉的影响，错觉影响在

手动匹配任务，一类知觉报告中的表现，在其中参与者被要求打开他们的食指和拇指，以指示感知到的盘的大小。（这种测量类似于典型的在传统心理物理学中使用的幅度估计范式，但有着手动估计利用相同的使用在抓握任务中的效应物的优点。）

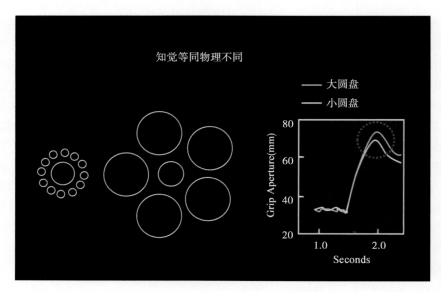

图72.8 在艾宾浩斯错觉3D版本表现。右边的图显示了两个试验，参与者在一个试验中拾取小圆盘，在另一个试验中拾取左边显示的大圆盘。即使两个中央圆盘被认为是相同的大小，在空中抓握孔径反映了真实的，而不是表面的圆盘大小（许可改编自 Aglioti, DeSouza, & Goodale, 1995）。

这种人们做什么与他们说和看见什么间的分离强调了行为视觉和知觉视觉间的差异。引起错觉（在其中阵列中不同元素被比较）必要的大小-对比度效应大概在场景解释，知觉视觉的中心功能中起着至关重要的作用。然而，目标导向行为的执行，例如手工抓握，需要以目标本身，而不是以场景中目标和其他元素间的关系为中心的计算。事实上，校准抓握的目标的真实大小可以从物体的视网膜图像大小加上距离的准确估计上计算。这种计算，没有考虑到场景中不同物体间大小的相对差异，当相似的错觉呈现时，将有望对图像线索的种类相当不敏感。

Aglioti, DeSouza 和 Goodale（1995）的抓握对艾宾浩斯错觉不起反应的初步论证，引起了研究视觉和运动控制研究者的大量兴趣——并且已有大量的图案错觉对视觉运动控制的影响（或没有影响）的研究。一些研究者重复了 Aglioti, DeSouza, 和 Goodale 用艾宾浩斯错觉的原始观测（例如 Amazeen & DaSilva, 2005; Fischer, 2001; Kwok & Braddick, 2003），并且其他人已观察到相似的抓握尺度对 Ponzo 错觉（Brenner & Smeets, 1996; Jackson & Shaw, 2000）、水平-垂直错觉（Servos, Carnahan, & Fedwick, 2000）、米勒-莱尔

（Müller-Lyer）错觉（Dewar & Carey, 2006）和对角错觉（Stöttinger & Perner, 2006; Stöttinger et al., 2010, 2012）不敏感。其他人报告图像错觉影响运动控制的某些方面而不是其他方面（例如 Biegstraaten et al., 2007; Daprati & Gentilucci, 1997; Gentilucci et al., 1996; Glazebrook et al., 2005; van Donkelaar, 1999）。一些研究者发现在图像错觉对知觉判断影响和抓握孔径的衡量间没有任何分离（例如 Franz et al., 2000; Franz, Bülthoff, & Fahle, 2003）。

例如抓握的动作有时对错觉显示敏感的论证本身不是两个视觉系统思想的驳斥。人们对在正常大脑中视觉知觉和视觉运动控制可以相互作用不应惊讶。至少对视觉整体，真正的惊讶是有明确的视觉引导的动作显然不受通过定义影响知觉的图案错觉影响的实例。然而，从双重知觉的立场来看，这种情况下动作模式是可以预期的（见 Goodale, 2008; Milner & Goodale, 2006, 2008）。尽管如此，动作被发现在某些情况下受图案错觉的影响的事实，导致许多作者认为早期表明分离的研究没有充分匹配动作和知觉任务的各种输入、注意和输出的需求（例如 Smeets & Brenner, 2001; Vishton & Fabre, 2003）——和当这些因素考

虑在内,知觉判断和运动控制间明显的差异可以不调用两个视觉系统的想法而被解决。

然而,事实证明为什么在一定的测试条件下,抓握孔径可能会对错觉敏感——即使当它没有。有时候,尤其艾宾浩斯错觉,侧面元素可以被当作障碍,在抓握执行中影响手指姿势(de Grave et al.,2005;Haffenden,Schiff & Goodale,2001;Plodowski & Jackson,2001)。换句话说,在一些实验中错觉对抓握尺度的明显效应可能简单反映了视觉运动机制的操作,其将视觉阵列的侧面元素当作障碍去避免。另一个关键变量是相对于刺激呈现的抓握时间。当目标在抓握运动规划中可视时,最大抓握孔径通常不被大小-对比度错觉影响,而当启动运动规划的命令呈现前视觉被阻挡,通常观察到错觉对抓握孔径的可靠的影响(Fischer,2001;Hu & Goodale,2000;Westwood & Goodale,2003;Westwood,Heath,& Roy,2000)。正如前面所讨论的,当(从下而上)视觉信息可以立即转换成合适的运动命令,动作视觉被设计去实时操作并不正常工作除非目标物体在规划阶段是可见的。(自上而下)记忆引导被错觉显示影响的观察反映了关于目标尺寸的储存信息最初来自早期知觉视觉的操作的事实(对于这些和相关问题的更详细的讨论,见Bruno,Bernardis,& Gentilucci,2008;Goodale,Westwood,& Milner,2004)。

然而,有人认为如果知觉和抓握任务适当匹配,那么抓握作为心理物理学上判断可以被证明对大小-对比度错觉敏感(Franz,2001;Franz et al.,2000)。虽然这种解释,至少乍看起来是引人注目的,但是它不能解释一系列Stöttinger和同事最近研究的发现,他们表明当符合所有Franz认为的标准的人必须满足,在他能比较抓握尺度和心理物理判断前,抓握尺度仍然远不如目标大小的知觉判断对对角错觉敏感。

Ganel,Tanzer和Goodale的实验提供了难以以对匹配测试条件和其他任务变量失败的吸引来解释的证据。在这个实验中,使用了Ponzo错觉的一个版本,在大小的真实差异在相反的方向上对抗大小的知觉差异(见图72.9)。结果是非常清楚的。尽管事实上人们认为较短的物体是较长的那个(或反之亦然),但是他们的空中抓握孔径反映真实的,不是错觉的目标物体大小。换而言之,如图72.10所示,在参与者错误决定一个物体是两者较长(或较短)的同一试验中,参与者手指间的张开反映了两个物体间大小差异的真实方向和幅度。此外,在这个实验中的受试者表现出对显示在错觉呈现或对照呈现的物体真实大小的差

异化衡量。毫不奇怪,如图72.10所示,当受试者被要求使用他们的食指和拇指区估计目标物体对象而不是拿起他们时,他们手动估计反映了表面的,不是真实的目标大小。总的来说,这些结果再次强调了视觉信息转化为动作和感知的深刻差异。重要的是,结果难以调和任何表明抓握孔径对错觉敏感和在许多研究中发现的效应的缺乏仅是任务要求差异的结果的论据(Franz,2001;Franz et al.,2000)。

快速熟练的动作往往抵抗大小-对比度错觉的事实与Smeets和Brenner(1999,2001)的双指假说符合很好。根据他们的说明,因为抓握衡量仅是独立手指轨迹的附带现象,抓握孔径似乎不受错觉的影响。虽然如前所述,Smeets和Brenner的说明受到挑战,必须承认他们的双指模型为这些发现提供了令人信服的解释。(即使神经生理学和神经影像学数据更符合Jeannerod的伸手抓握运动的双视觉运动通道解释。)

尽管如此,有一些行为学观察无法容纳在Smeets和Brenner(1999,2001)的模型内。例如,如前所讨论的,如果在看见目标和启动抓握间引入一个延迟,预期的抓握孔径尺度更可能对大小-对比度错觉敏感(Fischer,2001;Goodale,Jakobson,Keillor,1994a;Hu & Goodale,2000;Westwood & Goodale,2003;Westwood,Heath,& Roy,2000)。这些结果不能简单地由没有承认-有延迟-抓握尺度不再是规划个人手指轨迹的结果,而是反映了目标物体的感知大小的Smeets和

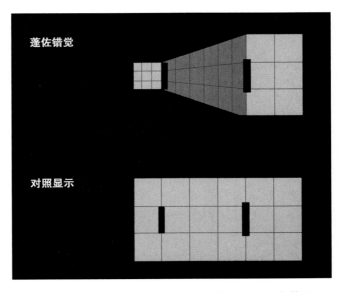

图72.9　Ganel,Tanzer和Goodale研究(2008)中使用的刺激。顶部:不一致试验中物体排列,其中真实大小和错觉大小相互竞争。在这个例子中,在大多数情况下右边物体被认为比左边的物体短(由于在错觉背景下),虽然它实际上更长。底部:在两个物体放在非错觉对照显示中,可以清楚地看到大小真实的差异。(许可改编自Ganel,Tanzer,& Goodale,2008)

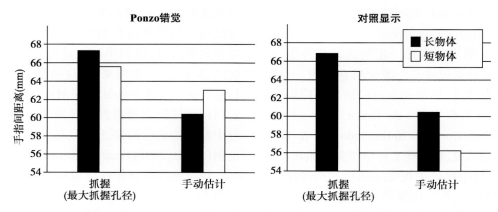

图 72.10 放置在错觉显示(左)和对照显示(右)中的物体最大抓握孔径和长度的知觉估计。仅在参与者做出关于真实大小的错误的决定的不一致试验中,才展示错觉显示的抓握孔径和估计。如左侧面板所示,尽管参与者错误的感知物理较长的物体为较短的(反之亦然),在抓握过程中他们手指和拇指间的张开程度反映了物体间大小的真实差异。当他们知觉估计物体长度时,结果模式完全相反。对照显示中(右侧面板),抓握孔径和人工估计结果一致。(许可改编自 Ganel,Tanzer,& Goodale,2008)

Brenner 模型解释。Smeets 和 Brenner 模型也不能解释当不熟练的手指姿势(如拇指和无名指)被用来拾取在大小-对比度错觉背景中的物体时发生了什么(见图 72.11)。与熟练的抓握运动相反,不熟练尴尬抓握的抓握尺度对物体间大小的错觉差异相当敏感(Gonzalez et al.,2008)。只有经过练习抓握孔径才开始反映目标物体的真实大小。Smeets 和 Brenner 模型没有假定个体对手指的控制仅在练习后发生不能解释这个结果。最后,最近 DF 病人神经心理学的发现说明她可以使用关于物体大小的动作相关信息(大概来自她的完整的背部流)去作出关于她打算拾取物体的长度的明确的判断(Schenk & Milner,2006),提示在抓握过程中大小而不是两个分离位点是被隐性编码。在这一点上,知觉-行动模型(Goodale & Milner,1992;Milner & Goodale,2006)和(修改的)Smeets 和 Brenner 解释之间开始变得模糊。两个解释都认为熟练抓握的实时控制依赖于视觉运动的转化,其与涉及延迟控制或不熟练抓握运动是完全不同的。两种解释的差异取决于控制练习熟练运动实时完成的性质。但需要注意的是,即使 Smeets 和 Brenner 认为,单个手

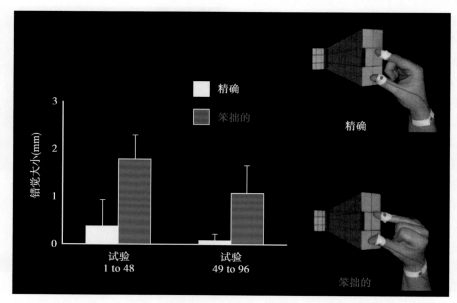

图 72.11 Ponzo 错觉对两种不同类型抓握姿势影响:正常且熟练的精确抓握,以及使用拇指和无名指的更为笨拙和陌生的抓握姿势。精确抓握的尺度不受 Ponzo 错觉影响。与之鲜明对比,笨拙抓握中这种敏感性仅在测试环节轻微下降。(许可改编自 Gonzalez et al.,2008)

指轨迹被以忽略物体大小的空间信息为基础单独编码是正确的,这不排除两个视觉系统的思想,一个构建我们对世界的感知,一个用于控制我们在这个世界的动作。事实上,知觉-行动模型的优点是它不仅解释在多个不同设置中在正常观察者中动作控制与心理物理报告间的分离,而且解释了范围广泛的神经心理学、神经生理学和神经影像学数据(并完全符合Jeannerod的伸手-抓握运动的双通道模型)。

两个流之间的相互作用

20多年前当分离的动作-视觉系统的思想首次被提出时,强调是这个系统与知觉-视觉的独立性。但显然这两个系统在产生有目的的行为上必须紧密地结合在一起。考虑两个流之间相互作用(利用在计算约束互补差异的相互作用)的一种方法是依据"远程协助(teleassistance)"模型(Goodale & Humphrey,1998)。在远程协助中,一个已确定目标物体并决定用它做什么的人类操作者,与实际执行对标记的目标物体所需运动动作的半自主机器人交流(Pook & Ballard,1996)。依照这种远程协助隐喻,在腹侧流中有着丰富和详细的视觉场景表征(并与认知系统联系)的知觉-认知系统是人类操作者。在腹侧流的处理,也许通过一个类似注意的处理过程参与特定目标识别和标记场景中相关物体。一旦一个特定的目标物体被标记,在背侧流专用的视觉运动网络(与在运动前皮层、基底神经节和脑干中相关回路相结合)然后被激活将物体的视觉信息转换为所需运动动作的合适的坐标。这意味着,在许多情况下,在场景中一个标记的物体将被腹侧和背侧流机制平行处理——每个为不同的目的转换阵列中的视觉信息。在其他情况下,那里视觉刺激特别突出,在背侧流的视觉运动机制将通过腹侧流知觉机制没有任何直接监督下操作。

当然,远程协助类比是过于简化的。首先,腹侧流本身不能被解释为可以进行评估和计划的智能操作者。显然,必须有某种自上而下的执行控制——几乎肯定参与的前额叶机制——其可以启动注意搜索操作,从而设定计划和运动中目标选择的整个处理(综述见Desimone & Duncan,1995;Goodale & Haffenden,1998)。前额叶/运动前区与后顶叶皮层区域的相互作用毫无疑问在招募专门的背侧流结构中,例如似乎在猴子和人类中涉及自主眼球运动和空间注意的隐蔽变化的LIP,发挥关键作用(Bisley & Goldberg,2010;Corbetta,Kincade,& Shulman,2002)。依据

远程协助隐喻,LIP区可以看作机器人上的一个摄像头,扫描视觉场景,从而提供新的,背侧流可以处理并传递到评估它们潜在重要性的前额叶系统的输入。当然,在实践中,摄像头/LIP系统不会任意扫描环境:它被关于潜在目标的性质和那些目标可能位于哪里的从上至下的信息,和反映大概在前额叶系统被阐述的操作者/有机体的优先的信息,限制在一个更大或更小程度。

接下来发生的超出了这些推测。在指令可以被传输到背侧流中视觉运动控制系统前,所需行动的性质需要确定。这意味着实践系统,也许是位于左半球,需要"指导"相关视觉运动系统。毕竟,物体,如工具,需要一种特定的手势。实现这个不仅需要确定工具,大概使用腹侧流机制(Valyear & Culham,2010),而且也需要行动通过链接到这些实践系统去实现被选择的姿势。与此同时,腹侧流(及其相关认知装置)必须传达目标物体的位置到背侧流中这些视觉运动系统。这种腹侧-背侧传播的一种方式可能通过从腹侧流中活动灶逆流到初级视皮层和其他邻近视觉区域的周期性投射。一旦物体在这些视网膜拓扑图中被"强调",它的位置然后最终因为动作被发送到背侧流(这个想法的版本见Lamme & Roelfsema,2000)。此外,LIP本身,凭借它将"指向"目标物体的事实,也可以提供必要的坐标,一旦它已被腹侧流的识别系统提示。

计算出物体相对于行动者的特定分布和位置后,该信息必须结合适当对工具的功能抓握的姿势要求,正如我已经表明的,它可能由反过来被腹侧流中识别系统提示的实践系统提供。同时,应施加于工具(或任何物体,就那件事而言)的初始指尖力量是基于从视觉信息中得出的对其质量、表面摩擦和顺应性的估计(例如,Gordon et al.,1993)。一旦接触,体感信息可以被用于微调应用力-但最初的抓握和升力的技术参数必须来自物体的视觉外观和以前相似物体或材料的经验之间的学习关联(Buckingham,Cant,& Goodale,2009)。这一信息可能仅由腹侧视觉流结合存储的关于过去相互作用的信息提供。必须再次强调的是,所有这些是高度推测的。然而,无论什么样复杂的相互作用可能参与,都清楚目标导向的动作不可能通过一个简单的串行处理系统介导。几乎肯定需要多迭代处理,涉及在不同处理水平的不同控制系统间恒定的相互作用(对于这些和相关问题的更详细的讨论,见Milner & Goodale,2006)。然而,有一件事是明确的,进化的大脑不是让我们思考,而是让我们

能够移动。最终，所有的思考（并通过扩展，所有的知觉）都为动作服务。

注释

1. 最近有人提出 DF 的手与目标物体宽度保持一致的能力更多依赖于触觉反馈，而不是视觉处理（Schenk，2012）。然而，这种说法不能解释即使当不同大小的物体随机交错，为什么她仍然很好地保持一致（Milner，Ganel，& Goodale，2012）。

参考文献

Aglioti, S., DeSouza, J., & Goodale, M. A. (1995). Size-contrast illusions deceive the eyes but not the hand. *Current Biology*, 5, 679–685.

Amazeen, E. L., & DaSilva, F. (2005). Psychophysical test for the independence of perception and action. *Journal of Experimental Psychology. Human Perception and Performance, 31*, 170–182.

Andersen, R. A., & Buneo, C. A. (2003). Sensorimotor integration in posterior parietal cortex. *Advances in Neurology, 93*, 159–177.

Baldauf, D., & Deubel, H. (2010). Attentional landscapes in reaching and grasping. *Vision Research, 50*, 999–1013.

Ballard, D. H., Hayhoe, M. M., Li, F., & Whitehead, S. D. (1992). Hand–eye coordination during sequential tasks. *Philosophical Transactions of the Royal Society of London. Series B, Biological Sciences, 337*, 331–338.

Bálint, R. (1909). Seelenlähmung des 'Schauens', optische Ataxie, räumliche Störung der Aufmerksamkeit. *Monatsschrift für Psychiatrie und Neurologie, 25*, 51–81.

Bálint, R., & Harvey, M. (1995). Psychic paralysis of gaze, optic ataxia, and spatial disorder of attention. *Cognitive Neuropsychology, 12*, 265–281.

Biegstraaten, M., de Grave, D. D. J., Brenner, E., & Smeets, J. B. J. (2007). Grasping the Müller–Lyer illusion: Not a change in perceived length. *Experimental Brain Research, 176*, 497–503.

Binkofski, F., Dohle, C., Posse, S., Stephan, K. M., Hefter, H., Seitz, R. J., et al. (1998). Human anterior intraparietal area subserves prehension: A combined lesion and functional MRI activation study. *Neurology, 50*, 1253–1259.

Binsted, G., Chua, R., Helsen, W., & Elliott, D. (2001). Eye–hand coordination in goal-directed aiming. *Human Movement Science, 20*, 563–585.

Bisley, J. W., & Goldberg, M. E. (2010). Attention, intention, and priority in the parietal lobe. *Annual Review of Neuroscience, 33*, 1-21. doi:10.1146/annurev-neuro-060909-152823.

Brenner, E., & Smeets, J. B. (1996). Size illusion influences how we lift but not how we grasp an object. *Experimental Brain Research, 111*, 473–476.

Brouwer, A. M., Franz, V. H., & Gegenfurtner, K. R. (2009). Differences in fixations between grasping and viewing objects. *Journal of Vision, 9*, 18, 1–24.

Bruno, N., Bernardis, P., & Gentilucci, M. (2008). Visually guided pointing, the Müller–Lyer illusion, and the functional interpretation of the dorsal–ventral split: Conclusions from 33 independent studies. *Neuroscience and Biobehavioral Reviews, 32*, 423–437.

Buckingham, G., Cant, J. S., & Goodale, M. A. (2009). Living in a material world: How visual cues to material properties affect the way that we lift objects and perceive their weight. *Journal of Neurophysiology, 102*, 3111–3118.

Campion, J. (1987). Apperceptive agnosia: The specification and description of constructs. In G. W. Humphreys & M. J. Riddoch (Eds.), *Visual object processing: A cognitive neuropsychological approach* (pp. 197–232). London: Erlbaum.

Cant, J. S., Arnott, S. R., & Goodale, M. A. (2009). fMR-adaptation reveals separate processing regions for the perception of form and texture in the human ventral stream. *Experimental Brain Research, 192*, 391–405.

Cant, J. S., & Goodale, M. A. (2007). Attention to form or surface properties modulates different regions of human occipitotemporal cortex. *Cerebral Cortex, 17*, 713–731.

Cant, J. S., & Goodale, M. A. (2011). Scratching beneath the surface: New insights into the functional properties of the lateral occipital area and parahippocampal place area. *Journal of Neuroscience, 31*, 8248–8258.

Castiello, U. (2001). The effects of abrupt onset of 2-D and 3-D distractors on prehension movements. *Perception & Psychophysics, 63*, 1014–1025.

Castiello, U. (2005). The neuroscience of grasping. *Nature Reviews Neuroscience, 6*, 726–736.

Cavina-Pratesi, C., Goodale, M. A., & Culham, J. C. (2007). FMRI reveals a dissociation between grasping and perceiving the size of real 3D objects. *PLoS ONE, 2*, e424.

Cavina-Pratesi, C., Ietswaart, M., Humphreys, G. W., Lestou, V., & Milner, A. D. (2010a). Impaired grasping in a patient with optic ataxia: Primary visuomotor deficit or secondary consequence of misreaching? *Neuropsychologia, 48*, 226–234.

Cavina-Pratesi, C., Monaco, S., Fattori, P., Galletti, C., McAdam, T. D., Quinlan, D. J., et al. (2010b). Functional magnetic resonance imaging reveals the neural substrates of arm transport and grip formation in reach-to-grasp actions in humans. *Journal of Neuroscience, 30*, 10306–10323.

Chapman, C. S., Gallivan, J. P., Culham, J. C., & Goodale, M. A. (2011). Mental blocks: fMRI reveals top-down modulation of early visual cortex when obstacles interfere with grasp planning. *Neuropsychologia, 49*, 1703–1717.

Chapman, C. S., & Goodale, M. A. (2008). Missing in action: The effect of obstacle position and size on avoidance while reaching. *Experimental Brain Research, 191*, 83–97.

Chapman, C. S., & Goodale, M. A. (2010). Seeing all the obstacles in your way: The effect of visual feedback and visual feedback schedule on obstacle avoidance while reaching. *Experimental Brain Research, 202*, 363–375.

Cohen, Y. E., & Andersen, R. A. (2002). A common reference frame for movement plans in the posterior parietal cortex. *Nature Reviews Neuroscience, 3*, 553–562.

Connolly, A. C., Guntupalli, J. S., Gors, J., Hanke, M., Halchenko, Y. O., Wu, Y. C., et al. (2012). The representation of biological classes in the human brain. *Journal of Neuroscience, 32*, 2608–2618.

Corbetta, M., Kincade, M. J., & Shulman, G. L. (2002). Two neural systems for visual orienting and the pathophysiology of unilateral spatial neglect. In H.-O. Karnath, A. D. Milner, & G. Vallar (Eds.), *The cognitive and neural bases of spatial neglect* (pp. 259–273). Oxford, England: Oxford University Press.

Cuijpers, R. H., Brenner, E., & Smeets, J. B. (2006). Grasping reveals visual misjudgements of shape. *Experimental Brain Research, 175*, 32–44.

Cuijpers, R. H., Smeets, J. B., & Brenner, E. (2004). On the relation between object shape and grasping kinematics. *Journal of Neurophysiology, 91*, 2598–2606.

Culham, J. C. (2004). Human brain imaging reveals a parietal area specialized for grasping. In N. Kanwisher & J. Duncan (Eds.) *Attention and performance XX: Functional brain imaging of human cognition* (pp. 417–438). Oxford, England: Oxford University Press.

Culham, J. C., Cavina-Pratesi, C., & Singhal, A. (2006). The role of parietal cortex in visuomotor control: What have we learned from neuroimaging? *Neuropsychologia, 44*, 2668–2684.

Culham, J. C., Danckert, S. L., DeSouza, J. F. X., Gati, J. S., Menon, R. S., & Goodale, M. A. (2003). Visually-guided grasping produces activation in dorsal but not ventral stream brain areas. *Experimental Brain Research, 153*, 158–170.

Culham, J. C., & Kanwisher, N. G. (2001). Neuroimaging of cognitive functions in human parietal cortex. *Current Opinion in Neurobiology, 11*, 157–163.

Culham, J. C., & Valyear, K. F. (2006). Human parietal cortex in action. *Current Opinion in Neurobiology, 16*, 205–212.

Daprati, E., & Gentilucci, M. (1997). Grasping an illusion. *Neuropsychologia, 35*, 1577–1582.

de Grave, D. D., Biegstraaten, M., Smeets, J. B., & Brenner, E. (2005). Effects of the Ebbinghaus figure on grasping are not only due to misjudged size. *Experimental Brain Research, 163*, 58–64.

Desimone, R., & Duncan, J. (1995). Neural mechanisms of selective visual attention. *Annual Review of Neuroscience, 18*, 193–222.

Deubel, H., Schneider, W. X., & Paprotta, I. (1998). Selective dorsal and ventral processing: Evidence for a common attentional mechanism in reaching and perception. *Visual Cognition, 5*, 81–107.

Dewar, M. T., & Carey, D. P. (2006). Visuomotor 'immunity' to perceptual illusion: A mismatch of attentional demands cannot explain the perception–action dissociation. *Neuropsychologia, 44*, 1501–1508.

Diedrichsen, J., Werner, S., Schmidt, T., & Trommershauser, J. (2004). Immediate spatial distortions of pointing movements induced by visual landmarks. *Perception & Psychophysics, 66*, 89–103.

Dijkerman, H. C., Lê, S., Démonet, J. F., & Milner, A. D. (2004). Visuomotor performance in a patient with visual agnosia due to an early lesion. *Brain Research. Cognitive Brain Research, 20*, 12–25.

Downing, P. E., Chan, A. W., Peelen, M. V., Dodds, C. M., & Kanwisher, N. (2006). Domain specificity in visual cortex. *Cerebral Cortex, 16*, 1453–1461.

Dubrowski, A., Bock, O., Carnahan, H., & Jungling, S. (2002). The coordination of hand transport and grasp formation during single- and double-perturbed human prehension movements. *Experimental Brain Research, 145*, 365–371.

Fattori, P., Breveglieri, R., Amoroso, K., & Galletti, C. (2004). Evidence for both reaching and grasping activity in the medial parieto-occipital cortex of the macaque. *European Journal of Neuroscience, 20*, 2457–2466.

Fattori, P., Breveglieri, R., Raos, V., Bosco, A., & Galletti, C. (2012). Vision for action in the macaque medial posterior parietal cortex. *Journal of Neuroscience, 32*, 3221–3234.

Fattori, P., Gamberini, M., Kutz, D. F., & Galletti, C. (2001). 'Arm-reaching' neurons in the parietal area V6A of the macaque monkey. *European Journal of Neuroscience, 13*, 2309–2313.

Fattori, P., Raos, V., Breveglieri, R., Bosco, A., Marzocchi, N., & Galletti, C. (2010). The dorsomedial pathway is not just for reaching: Grasping neurons in the medial parieto-occipital cortex of the macaque monkey. *Journal of Neuroscience, 30*, 342–349.

Filimon, F., Nelson, J. D., Huang, R. S., & Sereno, M. I. (2009). Multiple parietal reach regions in humans: Cortical representations for visual and proprioceptive feedback during on-line reaching. *Journal of Neuroscience, 29*, 2961–2971.

Fischer, M. H. (2001). How sensitive is hand transport to illusory context effects? *Experimental Brain Research, 136*, 224–230.

Franz, V. H. (2001). Action does not resist visual illusions. *Trends in Cognitive Sciences, 5*, 457–459.

Franz, V. H., Bülthoff, H. H., & Fahle, M. (2003). Grasp effects of the Ebbinghaus illusion: Obstacle avoidance is not the explanation. *Experimental Brain Research, 149*, 470–477.

Franz, V. H., Gegenfurtner, K. R., Bülthoff, H. H., & Fahle, M. (2000). Grasping visual illusions: No evidence for a dissociation between perception and action. *Psychological Science, 11*, 20–25.

Frey, S. H., Vinton, D., Norlund, R., & Grafton, S. T. (2005). Cortical topography of human anterior intraparietal cortex active during visually guided grasping. *Brain Research. Cognitive Brain Research, 23*, 397–405.

Ganel, T., Tanzer, M., & Goodale, M. A. (2008). A double dissociation between action and perception in the context of visual illusions: Opposite effects of real and illusory size. *Psychological Science, 19*, 221–225.

Gentilucci, M., Chieffi, S., Daprati, E., Saetti, M. C., & Toni, I. (1996). Visual illusion and action. *Neuropsychologia, 34*, 369–376.

Glazebrook, C. M., Dhillon, V. P., Keetch, K. M., Lyons, J., Amazeen, E., Weeks, D. J., et al. (2005). Perception–action and the Müller–Lyer illusion: Amplitude or endpoint bias? *Experimental Brain Research, 160*, 71–78.

Gonzalez, C. L. R., Ganel, T., Whitwell, R. L., Morrissey, B., & Goodale, M. A. (2008). Practice makes perfect, but only with the right hand: Sensitivity to perceptual illusions with awkward grasps decreases with practice in the right but not the left hand. *Neuropsychologia, 46*, 624–631.

Goodale, M. A. (1983). Vision as a sensorimotor system. In T. E. Robinson (Ed.), *Behavioral approaches to brain research* (pp. 41–61). New York: Oxford University Press.

Goodale, M. A. (1995). The cortical organization of visual perception and visuomotor control. In S. Kosslyn & D. N. Oshershon (Eds), *An invitation to cognitive science: Vol. 2. Visual cognition and action* (2nd ed., pp. 167–214). Cambridge, MA: MIT Press.

Goodale, M. A. (2008). Action without perception in human vision. *Cognitive Neuropsychology, 25*, 891–919.

Goodale, M. A. (2011). Transforming vision into action. *Vision Research, 51*, 1567–1587.

Goodale, M. A., & Haffenden, A. M. (1998). Frames of reference for perception and action in the human visual system. *Neuroscience and Biobehavioral Reviews, 22*, 161–172.

Goodale, M. A., & Humphrey, G. K. (1998). The objects of action and perception. *Cognition, 67*, 179–205.

Goodale, M. A., Jakobson, L. S., & Keillor, J. M. (1994a). Differences in the visual control of pantomimed and natural grasping movements. *Neuropsychologia, 32*, 1159–1178.

Goodale, M. A., Meenan, J. P., Bülthoff, H. H., Nicolle, D. A., Murphy, K. S., & Racicot, C. I. (1994b). Separate neural pathways for the visual analysis of object shape in perception and prehension. *Current Biology, 4*, 604–610.

Goodale, M. A., & Milner, A. D. (1992). Separate visual pathways for perception and action. *Trends in Neurosciences, 15,* 20–25.

Goodale, M. A., & Milner, A. D. (2004). *Sight unseen: An exploration of conscious and unconscious vision.* Oxford, England: Oxford University Press.

Goodale, M. A., Milner, A. D., Jakobson, L. S., & Carey, D. P. (1991). A neurological dissociation between perceiving objects and grasping them. *Nature, 349,* 154–156.

Goodale, M. A., Westwood, D. A., & Milner, A. D. (2004). Two distinct modes of control for object-directed action. *Progress in Brain Research, 144,* 131–144.

Gordon, A. M., Westling, G., Cole, K. J., & Johansson, R. S. (1993). Memory representations underlying motor commands used during manipulation of common and novel objects. *Journal of Neurophysiology, 69,* 1789–1796.

Grefkes, C., & Fink, G. R. (2005). The functional organization of the intraparietal sulcus in humans and monkeys. *Journal of Anatomy, 207,* 3–17.

Grill-Spector, K. (2003). The neural basis of object perception. *Current Opinion in Neurobiology, 13,* 159–166.

Grill-Spector, K., & Malach, R. (2004). The human visual cortex. *Annual Review of Neuroscience, 27,* 649–677.

Grol, M. J., Majdandzić, J., Stephan, K. E., Verhagen, L., Dijkerman, H. C., Bekkering, H., et al. (2007). Parieto-frontal connectivity during visually guided grasping. *Journal of Neuroscience, 27,* 11877–11887.

Haffenden, A., & Goodale, M. A. (1998). The effect of pictorial illusion on prehension and perception. *Journal of Cognitive Neuroscience, 10,* 122–136.

Haffenden, A. M., Schiff, K. C., & Goodale, M. A. (2001). The dissociation between perception and action in the Ebbinghaus illusion: Nonillusory effects of pictorial cues on grasp. *Current Biology, 11,* 177–181.

Haxby, J. V., Gobbini, M. I., Furey, M. L., Ishai, A., Schouten, J. L., & Pietrini, P. (2001). Distributed and overlapping representations of faces and objects in ventral temporal cortex. *Science, 293,* 2425–2430.

Hu, Y., & Goodale, M. A. (2000). Grasping after a delay shifts size-scaling from absolute to relative metrics. *Journal of Cognitive Neuroscience, 12,* 856–868.

Jackson, S. R., Jackson, G. M., & Rosicky, J. (1995). Are non-relevant objects represented in working memory? The effect of non-target objects on reach and grasp kinematics. *Experimental Brain Research, 102,* 519–530.

Jackson, S. R., & Shaw, A. (2000). The Ponzo illusion affects grip-force but not grip-aperture scaling during prehension movements. *Journal of Experimental Psychology. Human Perception and Performance, 26,* 418–423.

Jakobson, L. S., Archibald, Y. M., Carey, D. P., & Goodale, M. A. (1991). A kinematic analysis of reaching and grasping movements in a patient recovering from optic ataxia. *Neuropsychologia, 29,* 803–809.

James, T. W., Culham, J., Humphrey, G. K., Milner, A. D., & Goodale, M. A. (2003). Ventral occipital lesions impair object recognition but not object-directed grasping: A fMRI study. *Brain, 126,* 2463–2475.

Jeannerod, M. (1981). Intersegmental coordination during reaching at natural visual objects. In J. Long & A. Baddeley (Eds.), *Attention and performance IX* (pp. 153–168). Hillsdale, NJ: Erlbaum.

Jeannerod, M. (1984). The timing of natural prehension movements. *Journal of Motor Behavior, 16,* 235–254.

Jeannerod, M. (1986). The formation of finger grip during prehension: A cortically mediated visuomotor pattern. *Behavioural Brain Research, 19,* 99–116.

Jeannerod, M. (1988). *The neural and behavioural organization of goal-directed movements.* Oxford, England: Clarendon Press.

Johansson, R., Westling, G., Bäckström, A., & Flanagan, J. R. (2001). Eye–hand coordination in object manipulation. *Journal of Neuroscience, 21,* 6917–6932.

Karnath, H. O., & Perenin, M.-T. (2005). Cortical control of visually guided reaching: Evidence from patients with optic ataxia. *Cerebral Cortex, 15,* 1561–1569.

Karnath, H. O., Rüter, J., Mandler, A., & Himmelbach, M. (2009). The anatomy of object recognition—Visual form agnosia caused by medial occipitotemporal stroke. *Journal of Neuroscience, 29,* 5854–5862.

Keefe, B. D., & Watt, S. J. (2009). The role of binocular vision in grasping: A small stimulus-set distorts results. *Experimental Brain Research, 194,* 435–444.

Knill, D. C. (2005). Reaching for visual cues to depth: The brain combines depth cues differently for motor control and perception. *Journal of Vision, 5*(16), 103–115.

Kourtzi, Z., & Kanwisher, N. (2001). Representation of perceived object shape by the human lateral occipital complex. *Science, 293,* 1506–1509.

Kravitz, D. J., Saleem, K. S., Baker, C. I., & Mishkin, M. (2011). A new neural framework for visuospatial processing. *Nature Reviews Neuroscience, 12,* 217–230.

Kwok, R. M., & Braddick, O. J. (2003). When does the Titchener circles illusion exert an effect on grasping? Two- and three-dimensional targets. *Neuropsychologia, 41,* 932–940.

Lamme, V. A. F., & Roelfsema, P. R. (2000). The distinct modes of vision offered by feedforward and recurrent processing. *Trends in Neurosciences, 23,* 571–579.

Lê, S., Cardebat, D., Boulanouar, K., Hénaff, M. A., Michel, F., Milner, D., et al. (2002). Seeing, since childhood, without ventral stream: A behavioural study. *Brain, 125,* 58–74.

Lee, Y. L., Crabtree, C. E., Norman, J. F., & Bingham, G. P. (2008). Poor shape perception is the reason reaches-to-grasp are visually guided online. *Perception & Psychophysics, 70,* 1032–1046.

Loftus, A., Servos, P., Goodale, M. A., Mendarozqueta, N., & Mon-Williams, M. (2004). When two eyes are better than one in prehension: Monocular viewing and end-point variance. *Experimental Brain Research, 158,* 317–327.

Louw, S., Smeets, J. B., & Brenner, E. (2007). Judging surface slant for placing objects: A role for motion parallax. *Experimental Brain Research, 183,* 149–158.

Marotta, J. J., & Goodale, M. A. (1998). The role of learned pictorial cues in the programming and control of grasping. *Experimental Brain Research, 121,* 465–470.

Marotta, J. J., & Goodale, M. A. (2001). The role of familiar size in the control of grasping. *Journal of Cognitive Neuroscience, 13,* 8–17.

Marotta, J. J., Kruyer, A., & Goodale, M. A. (1998). The role of head movements in the control of manual prehension. *Experimental Brain Research, 120,* 134–138.

Marotta, J. J., Perrot, T. S., Nicolle, D., & Goodale, M. A. (1995a). The development of adaptive head movements following enucleation. *Eye (London, England), 9,* 333–336.

Marotta, J. J., Perrot, T. S., Servos, P., Nicolle, D., & Goodale, M. A. (1995b). Adapting to monocular vision: Grasping with one eye. *Experimental Brain Research, 104,* 107–114.

Melmoth, D. R., Finlay, A. L., Morgan, M. J., & Grant, S. (2009). Grasping deficits and adaptations in adults with stereo vision losses. *Investigative Ophthalmology & Visual Science, 50,* 3711–3720.

Melmoth, D. R., & Grant, S. (2006). Advantages of binocular

vision for the control of reaching and grasping. *Experimental Brain Research, 171*, 371–388.

Melmoth, D. R., Storoni, M., Todd, G., Finlay, A. L., & Grant, S. (2007). Dissociation between vergence and binocular disparity cues in the control of prehension. *Experimental Brain Research, 183*, 283–298.

Milner, A. D., Ganel, T., & Goodale, M. A. (2012). Does grasping in patient D.F. depend on vision? Trends in Cognitive Sciences, epub ahead of print. doi:10.1016/j.tics.2012.03.004.

Milner, A. D., & Goodale, M. A. (2006). *The visual brain in action* (2nd ed.). Oxford, England: Oxford University Press.

Milner, A. D., & Goodale, M. A. (2008). Two visual systems re-viewed. *Neuropsychologia, 46*, 774–785.

Milner, A. D., Perrett, D. I., Johnston, R. S., Benson, P. J., Jordan, T. R., Heeley, D. W., et al. (1991). Perception and action in "visual form agnosia." *Brain, 114*, 405–428.

Monaco, S., Cavina-Pratesi, C., Sedda, A., Fattori, P., Galletti, C., & Culham, J. C. (2011). Functional magnetic resonance adaptation reveals the involvement of the dorsomedial stream in wrist orientation for grasping. *Journal of Neurophysiology, 106*, 2248–2263.

Mon-Williams, M., & Dijkerman, H. C. (1999). The use of vergence information in the programming of prehension. *Experimental Brain Research, 128*, 578–582.

Mon-Williams, M., & McIntosh, R. D. (2000). A test between two hypotheses and a possible third way for the control of prehension. *Experimental Brain Research, 134*, 268–273.

Mon-Williams, M., & Tresilian, J. R. (2001). A simple rule of thumb for elegant prehension. *Current Biology, 11*, 1058–1061.

Moore, T. (2006). The neurobiology of visual attention: Finding sources. *Current Opinion in Neurobiology, 16*, 159–165.

Nieder, A., & Dehaene, S. (2009). Representation of number in the brain. *Annual Review of Neuroscience, 32*, 185–208.

Obhi, S. S., & Goodale, M. A. (2005). The effects of landmarks on the performance of delayed and real-time pointing movements. *Experimental Brain Research, 167*, 335–344.

Op de Beeck, H. P., Haushofer, J., & Kanwisher, N. G. (2008). Interpreting fMRI data: Maps, modules and dimensions. *Nature Reviews Neuroscience, 9*, 123–135.

Perenin, M.-T., & Vighetto, A. (1988). Optic ataxia: a specific disruption in visuomotor mechanisms. I. Different aspects of the deficit in reaching for objects. *Brain, 111*, 643–674.

Pierrot-Deseilligny, C. H., Milea, D., & Muri, R. M. (2004). Eye movement control by the cerebral cortex. *Current Opinion in Neurology, 17*, 17–25.

Plodowski, A., & Jackson, S. R. (2001). Vision: Getting to grips with the Ebbinghaus illusion. *Current Biology, 11*, R304–R306.

Pook, P. K., & Ballard, D. H. (1996). Deictic human/robot interaction. *Robotics and Autonomous Systems, 18*, 259–269.

Prado, J., Clavagnier, S., Otzenberger, H., Scheiber, C., & Perenin, M. T. (2005). Two cortical systems for reaching in central and peripheral vision. *Neuron, 48*, 849–858.

Rice, N. J., McIntosh, R. D., Schindler, I., Mon-Williams, M., Démonet, J. F., & Milner, A. D. (2006). Intact automatic avoidance of obstacles in patients with visual form agnosia. *Experimental Brain Research, 174*, 176–188.

Rizzolatti, G., & Craighero, L. (1998). Spatial attention: Mechanisms and theories. In M. Sabourin, F. Craik, & M. Robert (Eds.), *Advances in psychological science: Vol. 2. Biological and cognitive aspects* (pp. 171–198). East Sussex, England: Psychology Press.

Rizzolatti, G., Riggio, L., Dascola, I., & Umiltá, C. (1987).

Reorienting attention across the horizontal and vertical meridians: Evidence in favor of a premotor theory of attention. *Neuropsychologia, 25*, 31–40.

Sakata, H. (2003). The role of the parietal cortex in grasping. *Advances in Neurology, 93*, 121–139.

Schenk, T. (2012). No dissociation between perception and action in patient D.F. when haptic feedback is withdrawn. *Journal of Neuroscience, 32*, 2013–2017.

Schenk, T., & Milner, A. D. (2006). Concurrent visuomotor behaviour improves form discrimination in a patient with visual form agnosia. *European Journal of Neuroscience, 24*, 1495–1503.

Schindler, I., Rice, N. J., McIntosh, R. D., Rossetti, Y., Vighetto, A., & Milner, A. D. (2004). Automatic avoidance of obstacles is a dorsal stream function: Evidence from optic ataxia. *Nature Neuroscience, 7*, 779–784.

Servos, P. (2000). Distance estimation in the visual and visuomotor systems. Experimental *Brain Research, 130*, 35–47.

Servos, P., Carnahan, H., & Fedwick, J. (2000). The visuomotor system resists the horizontal–vertical illusion. *Journal of Motor Behavior, 32*, 400–404.

Servos, P., Goodale, M. A., & Jakobson, L. S. (1992). The role of binocular vision in prehension: A kinematic analysis. *Vision Research, 32*, 1513–1521.

Smeets, J. B., & Brenner, E. (1999). A new view on grasping. *Motor Control, 3*, 237–271.

Smeets, J. B., & Brenner, E. (2001). Independent movements of the digits in grasping. *Experimental Brain Research, 139*, 92–100.

Smeets, J. B., Brenner, E., & Martin, J. (2009). Grasping Occam's razor. *Advances in Experimental Medicine and Biology, 629*, 499–522.

Snyder, L. H., Batista, A. P., & Andersen, R. A. (1997). Coding of intention in the posterior parietal cortex. *Nature, 386*, 167–170.

Stöttinger, E., & Perner, J. (2006). Dissociating size representation for action and for conscious judgment: Grasping visual illusions without apparent obstacles. *Consciousness and Cognition, 15*, 269–284.

Stöttinger, E., Pfusterschmied, J., Wagner, H., Danckert, J., Anderson, B., & Perner, J. (2012). Getting a grip on illusions: Replicating Stöttinger et al. [Exp Brain Res (2010) 202:79–88] results with 3-D objects. *Experimental Brain Research, 216*, 155–157.

Stöttinger, E., Soder, K., Pfusterschmied, J., Wagner, H., & Perner, J. (2010). Division of labour within the visual system: Fact or fiction? Which kind of evidence is appropriate to clarify this debate? *Experimental Brain Research, 202*, 79–88.

Tanaka, K. (2003). Columns for complex visual object features in the inferotemporal cortex: Clustering of cells with similar but slightly different stimulus selectivities. *Cerebral Cortex, 13*, 90–99.

Thaler, L., & Goodale, M. A. (2010). Beyond distance and direction: The brain represents target locations nonmetrically. *Journal of Vision, 10*(3), 1–27.

Tipper, S. P., Howard, L. A., & Jackson, S. R. (1997). Selective reaching to grasp: Evidence for distractor interference effects. *Visual Cognition, 4*, 1–38.

Tootell, R. B. H., Tsao, D., & Vanduffel, W. (2003). Neuroimaging weighs in: Humans meet macaques in "primate" visual cortex. *Journal of Neuroscience, 23*, 3981–3989.

Tresilian, J. R. (1998). Attention in action or obstruction of movement? A kinematic analysis of avoidance behavior in prehension. *Experimental Brain Research, 120*, 352–368.

Ungerleider, L. G., & Mishkin, M. (1982). Two cortical visual systems. In D. J. Ingle, M. A. Goodale, & R. J. W. Mansfield (Eds.), *Analysis of visual behavior* (pp. 549–586). Cambridge,

MA: MIT Press.

Valyear, K. F., & Culham, J. C. (2010). Observing learned object-specific functional grasps preferentially activates the ventral stream. *Journal of Cognitive Neuroscience, 22,* 970–984.

van Bergen, E., van Swieten, L. M., Williams, J. H., & Mon-Williams, M. (2007). The effect of orientation on prehension movement time. *Experimental Brain Research, 178,* 180–193.

van de Kamp, C., & Zaal, F. T. J. M. (2007). Prehension is really reaching and grasping. *Experimental Brain Research, 182,* 27–34.

van Donkelaar, P. (1999). Pointing movements are affected by size-contrast illusions. *Experimental Brain Research, 125,* 517–520.

Van Essen, D. C., Lewis, J. W., Drury, H. A., Hadjikhani, N., Tootell, R. B., Bakircioglu, M., et al. (2001). Mapping visual cortex in monkeys and humans using surface-based atlases. *Vision Research, 41,* 1359–1378.

van Mierlo, C. M., Louw, S., Smeets, J. B., & Brenner, E. (2009). Slant cues are processed with different latencies for the online control of movement. *Journal of Vision, 9*(25), 1–8.

Vaughan, J., Rosenbaum, D. A., & Meulenbroek, R. G. (2001). Planning reaching and grasping movements: The problem of obstacle avoidance. *Motor Control, 5,* 116–135.

Vishton, P. M., & Fabre, E. (2003). Effects of the Ebbinghaus illusion on different behaviors: one- and two-handed grasping; one- and two-handed manual estimation; metric and comparative judgment. *Spatial Vision, 16,* 377–392.

Watt, S. J., & Bradshaw, M. F. (2000). Binocular cues are important in controlling the grasp but not the reach in natural prehension movements. *Neuropsychologia, 38,* 1473–1481.

Watt, S. J., & Bradshaw, M. F. (2003). The visual control of reaching and grasping: Binocular disparity and motion parallax. *Journal of Experimental Psychology. Human Perception and Performance, 29,* 404–415.

Westwood, D. A., & Goodale, M. A. (2003). Perceptual illusion and the real-time control of action. *Spatial Vision, 16,* 243–254.

Westwood, D. A., Heath, M., & Roy, E. A. (2000). The effect of a pictorial illusion on closed-loop and open-loop prehension. *Experimental Brain Research, 134,* 456–463.

第73章 视觉手动行为相关顶叶区进化：从抓握到工具使用

Dylan F. Cooke，Adam Goldring，Gregg H. Recanzone，Leah Krubitzer

人类进化的一个特征是我们可以用手或扩展或放大我们身体一部分的工具来操纵这个物理世界。这种手部灵活性是与大脑中与视觉处理和视觉手动协调相关的脑区的扩展协同进化的。具体来说，枕颞皮层扩大，并且出现了处理运动、方向和航向的皮层区域（Britten，2008），而颞叶也大幅度扩大，去处理有关物体特征，如面孔。后顶叶皮层（PPC）内区域也扩大了，并作为知觉和行动之间的接口。PPC内的区域用效应器运动学结合来自多模态的感觉信息，去计算和编程针对特定物体和环境定制的视觉引导的伸手和抓握动作。

当考虑个人外空间的特定位置的重要性时，手灵巧度和视觉处理间的链接是最好的例子。大多数手部活动发生在躯体和脸的前面。这是两只手相遇的最佳空间，从视觉和骨骼的角度来看，它是最符合人体工程学的双手工作空间。它也是一个多模态的热点，是一个很容易感觉到、看到、听到、闻到和尝到物体的地方。也许并不奇怪的是，猴子的手更多的时候是在这部分空间，并几乎所有的抓握和操作发生在这里（Graziano et al.，2004）。在猴子的运动皮层，电微刺激引起的手臂动作遵循类似模式：朝中心空间运动的过多，特别当刺激也激活类似抓握手部姿势时（Graziano et al.，2002，2004），表明在这个工作空间中的物体操作是运动皮层组织的一个基本特征。人类对手

部空间位置的本体感受敏锐度也是不均匀的，就是说，人对靠近身体中线的手位置有着更精确的运动感觉，在那里这种感觉被视觉反馈连续矫正（Rincon-Gonzalez，Buneo，& Helms Tillery，2011；Tillery，Flanders，& Soechting，1994）。这个空间被称为"运动凹"（Tillery，Flanders，& Soechting，1994）或"手动凹"（Graziano et al.，2002）。像在视觉系统中央凹的过度表现一样，有助于手动行为、感觉整合和视觉空间呈现结合的大脑区域可能过多表达这种准备食物、食用食物以及制造和使用工具的手动工作空间。

本章重点介绍有助于上述视觉手动行为的一些皮层区域，其位于感觉新皮质和PPC的交界处。这些视觉运动行为强烈依赖于触觉反馈，因此我们将从顶叶前2区开始，并继续到在顶内沟（IPS）岸内和周围的如5区，内顶内区（MIP）和前顶内区（AIP），以及外侧的顶下小叶的7b区等更多视觉整合区域（在此和全文中，使用的缩写的详细说明见表73.1）。我们讨论以结构分析为基础的这些区域的传统观点，以及基于架构、电生理标测数据和神经反应特性等多重标准对这个区域进行细分的更现代的概念。尽管我们大部分的这些区域的知识来自对猕猴的研究，我们广泛地考虑来自其他非人灵长类以及人类的数据去解决这个边界是如何进化的和它如何与定义灵长类的精密视觉手动行为共变的问题。

表 73.1 皮层区域，体感受体位置

缩写	定义/描述	缩写	定义/描述
顶叶皮层（大多数在图73.2，73.3，73.5）		5/BA5	5区/布罗德曼区域5；当代定义的5区仅包含BA5的一部分，仅用于指Brodmann的原始分割；在SPL上
1	1区；3b尾端皮肤表示，	5D	5/BA5，背侧部分；在SPL喙部
1~2	1~2区（婴猴和狨猴）；与其他灵长类动物中1区和2区不确定的同源性	5V	5/BA5，腹侧部分；在IPS喙部
2	2区；1区尾端深度感受器表示	5L	5/BA5，外侧部分；来自Seelke et al.（2012）
3a	3a区；3b尾端体感区域	7/BA7	7区/布罗德曼区域7
3b	3b区；第一体感区域，S1	7a	7a区；IPS的尾部和IPL的大部分或全部

缩写	定义/描述	缩写	定义/描述
7a-1	7a 区，外侧部分	PG	顶叶区域 G；IPL 喙端，与 7a 重叠
7a-m	7a 区，内侧部分	PGm	顶叶区域 Gm；von Bonin 的 PE 的内侧墙部分，来自 Seltzer 和 Pandya(1986)
7b	7b 区，7 区的喙侧部分；源自 Vogt 和 Vogt(1919)的定义和随后进一步划分	Pm	顶内侧区(松鼠)；可能类似于灵长类 PPC
7op	7 区鸟盖部分；7b 的侧面	PO	顶枕区(近似 V6+V6a)
BA19	19 区/布罗德曼区域 19；与几个纹状外视觉区域重叠	POa	POa 区(不是 PO 的一部分)；与 LIP 和 AIP 重叠；BA7 内侧
aSMG	前缘上回(人类)；与人类 PF 区重叠	PPC	顶后尾区(婴猴，树鼩)
AIP	前顶内区；与 BA7，Vogts' 7b(1919)，POa 重叠	PPl	顶后侧区(婴猴)
CIP	尾顶内区	Pm	顶内侧区(松鼠)
CIP1	尾顶内 1，来自 Arcaro 等人(2011)	PPr	顶后喙区
CIP2	尾顶内 2，来自 Arcaro 等人(2011)	PR	顶嗅脑区
CS	中央沟	PRR	顶伸手区
DZ	异型颗粒区(大鼠)；被 S1 包围	PV	顶腹侧区
Ig	颗粒岛叶区；在 LS 中邻近 S2，例如 Friedman 等人(1986)	R	喙体感区(袋貂，负鼠)
IPd	顶内深区(在 IPS 深处，邻近 POa 和 PEa)	Ri	后岛叶区：在 LS 基底部，邻近 S2 和 7b，例如 Friedman 等人(1986)
IPL	顶下小叶	S1	第一体感区
IPS	顶内沟	S2	第二体感区
LIP	外侧顶内区	SC	体感尾区(树鼩、纹袋貂、负鼠)；可能与灵长类动物 1 区或 1+2 区同源
LIPd	LIP，背侧部分		
LIPv	LIP，腹侧部分	SPL	顶上小叶
LS	外侧沟	VIP	腹顶内区
MDP	内背顶区	VIPl	VIP，外侧部分
MIP	内侧顶内区	VIPm	VIP，内侧部分
Opt	Opt 区；与 7a 尾内侧重叠	V6	视觉区域 6，内侧于 IPS 尾端；和 V6A，大致与 PO 重叠
PCS	中央后沟		
PE	顶叶区域 E；和其他"PE"区大多与 BA5 共同延伸；在 PPC 的 SPL 上	V6A	视觉区域 6a，背侧于(不是一个部分)V6；和 V6，大致与 PO 重叠
PEa	顶叶区域 E，前部(不是 Seltzer 和 Pandya's(1986)的 PE 部分)；IPS 的喙/内侧边缘	VS	腹侧体感区；S2 复合体一部分，来自 Krubitzer 等人(1995)
PEc	顶叶区域 E，尾部(不是 Seltzer 和 Pandya's(1986)的 PE 部分)，在 SPL 的尾内侧的 PE 和 PEa 之间	**其他皮层(多在图 73.2)**	
		A1	第一听区
PEm	顶叶区域 Em，PE 的喙端部分，来自 von Bonin 和 Bailey(1947)	aud	其他听区
		DL	背外侧视觉区域；也叫 V4
PEp	顶叶区域 Ep，PE 的后端部分，来自 von Bonin 和 Bailey(1947)	DLc	DL，尾侧部分
		DLr	DL，喙侧部分
PF	顶叶区域 F；IPL 喙端，与 7b 重叠	DM	背内侧视觉区域；也叫 V3a
PFG	顶叶区域 FG；IPL 喙端(PF 和 PG 之间的过渡区域)来自 Seltzer 和 Pandya(1986)；可能跨越 7a/7b 边界	DP	新月背区
		M1	初级运动皮层

缩写	定义/描述	缩写	定义/描述
MST	颞上区内侧;视觉的	cut	身体部位的皮肤受体
MT	颞中区;视觉的	D1~5	手指 1~5
V1	第一视区	deep	身体部位的深度受体
V2	第二视区	fa	前肢
V3	第三视区	gen	生殖器
V3d	V3,背侧部分	j	颚
V3v	V3,腹侧部分	occ	枕部
V3A	视觉区域 3A;V3 外侧,也叫 DM	sh	肩
V4	第四视区;也叫 DL	sn	吻部
vis	其他视区	tr	脚趾 1~5
身体部位和受体类型(图 73.4)		T1~5	视觉反应
cn	额	vis	

注意:所有术语均指猕猴脑,除非另有说明。

感觉与非感觉"联合"皮层

皮层片被分为多个由它们的结构、功能和连接定义的皮层区域。在所有被研究的哺乳动物中,包括初级感觉皮层(V1、S1、A1)和次级区域(例如 V2、S2/PV、A2)的一些皮层区域已被描述(见图 73.1)。在这些初级皮层,有着整体感觉上皮或阵列的相对简单、一阶转化或表征。例如,在视觉系统中,视网膜拓扑秩序在 V1 和 V2 区保持,没有或很少半视野呈现的分

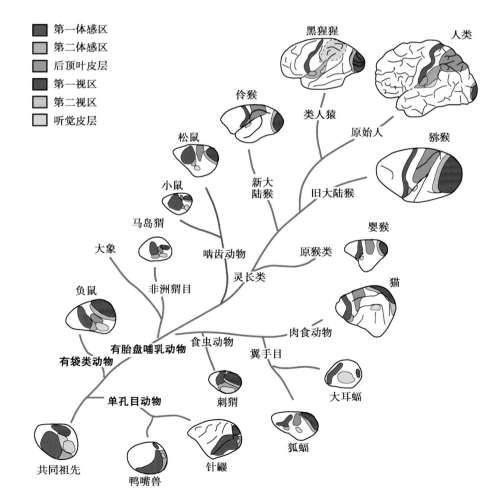

图 73.1 进化树说明主要的哺乳动物的子类的亲缘关系和每个子类内系统发育关系。在所有哺乳动物中观察到的皮层区域的兴奋丛。这个区域兴奋丛被认为是同源的,并存在于共同的祖先中。后顶叶皮层(绿色)或假定的后顶叶皮层(浅绿色)也被广泛描述,但在大脑较小的物种中(例如,小鼠和负鼠),这通常包括已知视觉(V1,深蓝;V2,浅蓝)、体感(S1,红色;S2,粉红)和听觉区域(黄色)间的一小块皮层区域,在其中神经元对两种或更多模式刺激反应。

裂。在新皮质相对大小更大的哺乳动物中,可以观察到更多皮层区域(见图73.2)。在这个扩展皮层的神经元一般对很容易激活初级和次级区域神经元的刺激不反应,在大多数麻醉条件下也不反应。传统上被认为的"联合"区域,这些区域包含有着更复杂反应特性的神经元(例如,颞下皮层神经元对面孔反应)。这样高阶、多感觉区域经常位于传统的单峰感觉区间,并在灵长类和在哺乳动物间也有很大差异。

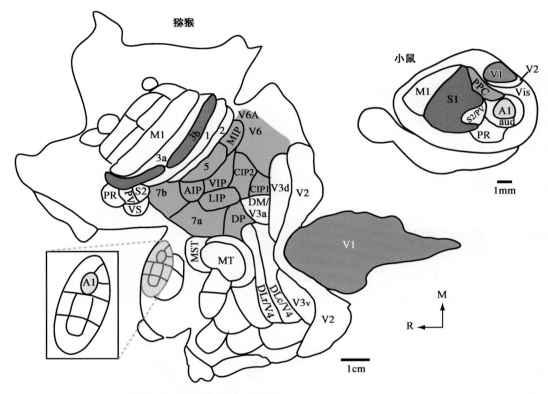

图73.2 猕猴和小鼠的扁平皮质图说明皮质区域的数量和位置。一些皮质区域,如第一感觉区域(视觉,蓝色;体感,红色;听觉,黄色)已在所有研究的哺乳动物中被描述,并是同源网络的一部分。在大脑相对较大的动物中,例如猕猴,新皮质大大扩大,视觉和体感区的数量增加了。与皮质片大小和感觉皮层区域数量的增加一致,后顶叶皮层(PPC,绿色)相对大小和这个区域内的分区数量也增加了。PPC的划分代表了基于多个研究包括 Stepniewska,Collins,and Kaas(2005),Orban(2008),Arcaro et al.(2011),and Seelke et al.(2012)的我们对这个区域的解释。缩写见表73.1。

其中一个区域是PPC,位于体感和视觉皮层之间。虽然PPC已在灵长类动物如新世界猴和原猴(如Padberg,Disbrow,& Krubitzer,2005;Padberg et al.,2007;Stepniewska,Fang,& Kaas,2009)以及其他哺乳动物如食肉动物和啮齿动物(Krubitzer,Campi,& Cooke,2011)中被描述,但是多数PPC研究使用猕猴作为人类的动物模型。对猕猴和人类的PPC研究表明,PPC包含复杂地图,其不是明显的地形图或视网膜拓扑图,并参与复杂、多维计算,如光流计算(Merchant,Battaglia-Mayer,& Georgopoulos,2001;Siegel & Read,1997)、生成身体的内部坐标参考(见Chang & Snyder,2010,for review;Grefkes & Fink,2005),甚至工具行动(Peeters et al.,2009)。初级感觉区域中常见的皮质放大,例如在初级视皮层中的中央凹,在PPC中更为极端。在PPC的皮层区域往往没有一个身体表面或视网膜的完整呈现,但是代表或与特定效应器官关联,如眼睛或手,或它们代表了视觉处理的非常特定的方面。例如,猕猴PPC尾区,包括尾顶内沟区、腹顶内沟区(VIP)和外侧顶内沟区(LIP),通常分别与视觉处理某些方面相关,如提取物体三维特征、产生头部中心坐标或编程扫视端点(Grefkes & Fink,2005)。在IPS岸内和周围的喙后顶叶,如5区、MIP和AIP与启动伸手、手部预成形、匹配物体形状与抓握配置有关,这些任务同时利用体感和视觉信息的任务(Debowy et al.,2001;Eskandar & Assad,2002;Gallese et al.,1994;Murata et al.,2000)。虽然本章的重点是PPC,但在猕猴中,我们将在邻近的3个顶叶区域(5区、7区和2区)的背景中描述这个区域。

在IPS喙岸的区域

在猕猴中,有几个区域在S1和PPC交界处。后顶叶5区是这些"高阶"皮层区域之一。历史上,有许多关于Brodmann的5区(BA5)地位以及它应该如何细分的争论。BA5 在旧世界猴结构性的被描述为 2 区尾部的大三角形区域（Brodmann，1909；图 73.3）。BA5 包括 IPS 喙/内侧边缘，与 Brodmann 的 7 区（BA7）在 IPS 接触。BA5 延伸到中央后回的尾侧部的大部，尤其是在 BA5 最宽的内侧部分。在内侧，它

包括延伸跨扣带沟的内壁的一部分。今后，我们将使用"BA5"来展示这个大区域，"5 区"指的是这个区域更小版本的更新且可变的定义，它与 MIP、VIP 内侧部（VIPm）和内侧背顶区一起，可能至少与 BA5 部分重叠（图 73.3）。

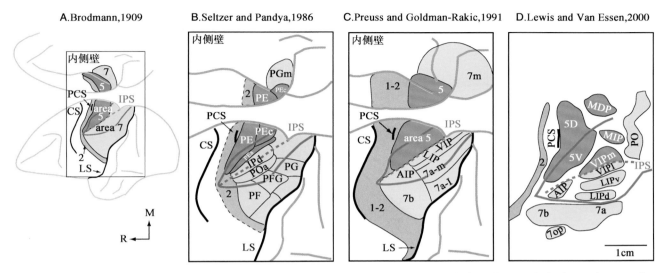

图 73.3　不同研究者对后顶叶皮层的结构划分。Brodmann（A）首先提出包括 2 区（灰色）、大 5 区（深绿色）和大 7 区（浅绿色）的全面的后顶叶皮层组织方案。随后的方案（B～D）使用不同的术语并将布罗德曼 5 区和 7 区划分为多个区域（B～D）。BA5 和 BA7 以及随后方案的近似对应用颜色表示（分别为灰色和浅绿）。注意由于 Brodmann（1909）通常没有说明沟内皮层区域边界，BA5 和 BA7 的边界（示为面板 A 中的虚线）以及布罗德曼 19 区不能精确获知。特别是，PO 和相邻区域对应的布罗德曼划分是不确定的。内顶沟唇（实线）和基底（虚线）用红色表示。A 旁边的箭头表示喙端（R）和内侧（M）解剖学方向。缩写见表 73.1。

另一种命名产生于 von Economo 的人脑分割，在其中 BA5 被标记为顶区 E 或"PE"。Von Bonin and Bailey（1947）对猕猴采用这种命名法，将这个区域分为喙 PEm 和尾 PEm 并包括 BA7 内壁侧的整个部分。由于这些早期出版物，许多组织学技术（例如，Hof & Morrison，1995）已被用来细分和细化 5 区/PE 的边界。例如，Seltzer and Pandya（1980，1986）细分 PE 为 PE、PEc 和 PEa（图 73.3）。更现代的结构研究将 5 区分为两个区域，5 区背侧（5D）和 5 区腹侧（5V；Lewis & Van Essen，2000b；图 73.3B and D）。

检查感受野特性和神经反应特性的 5 区功能研究，其结果和记录的位点都是不同的（Seelke et al.，2012）。在早期研究中，IPS 喙岸的大多数内外侧扩展和中央后回的尾端被探索并被认为是"5 区"（例如，Mountcastle et al.，1975；Sakata et al.，1973）。探索区域不包括 IPS 的最外侧部分或皮层内侧壁。随后的 5 区研究在它们记录点的位置上也有很大的不同（例如，Gardner et al.，2007b；Iwamura，Iriki，& Tanaka，1994；Kalaska，1996；Taoka，Toda，& Iwamura，1998；综述见 Seelke et al.，2012）。鉴于在记录位点位置的相

当大的差异，有关 5 区功能的结果和解释也随之变化就不令人惊讶了。

5 区不同于中央后回邻近的体感区域，这在早期 Duffy 和 Burchfiel（1971）、Sakata 和同事（1973）以及 Mountcastle 和同事（1975）对清醒猴子进行的早期电生理研究中首次变得明显（见图 73.4）。这些研究人员报告，在 5 区神经元感受野比在前顶叶区（3b、1 和 2）的神经元大，并且神经元在活动手臂运动过程中是最活跃的。虽然单个神经元可以由各种刺激驱动，但是他们的最佳反应有时能涉及关节和皮肤刺激的高度特异和复杂的相互作用（Sakata et al.，1973）。对这个综述重要的是，在活动的伸手中小比例的神经元差异化反应，这取决于伸手目标的奖励值（Mountcastle et al.，1975）。

随后的研究表明，部分 BA5 在复杂功能，如规划的运动编程（Debowy et al.，2001；Snyder，Batista，& Andersen，1997）、伸手目标在体-或肩-中心坐标中的编码（Ferraina & Bianchi，1994；Lacquaniti et al.，1995）以及物体获取的运动学（例如 Kalaska，1996；Wise et al.，1997）中重要的作用。最近研究表明，5 区内神经元在伸手任务中在目标物体与手接触前发放最大（Gardner

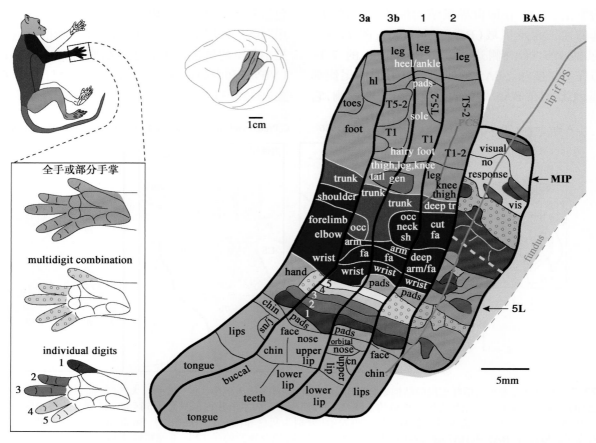

全手或部分手掌

multidigit combination

individual digits

图73.4 来自 Seelke 等人（2012）对前顶叶 3a、3b、1 和 2 区和后顶叶 5L 区以及假定的内顶内区（MIP）的功能分区概述。粗黑线是区域边界；蓝色表示沟。3a、3b、1 和 2 区有着在后顶叶区域没有观察到的清晰的平行地形组织。5L 区和假定的 MIP 区有着由代表手指、手和前肢支配的断裂的映射（细黑线是身体部分的边界）。5L 区和 MIP 属于布罗德曼 5 区（放大视图的灰色部分）。在 5L 区，手指经常被表示为各种组合（淡蓝色点画）或是手的一部分，或是整个手被表示（淡紫色）。在顶部中心示意图显示这些区域（灰色）在大脑背外侧的位置。左边示意图显示身体部分颜色代码：头部，绿色；单个手指，蓝色的各种色调；手/前肢，紫色；躯干，红色；后肢，粉色；尾巴/生殖器，棕色。地形图重新绘制来自 Krubitzer et al.（2004）（3a 区），Nelson et al.（1980）（3b 和 1 区），Pons et al.（1985）（2 区），and Rothemund et al.（2002）（在 3b 和 1 区内生殖器/尾部表征）。惯例如前图；缩写见表 73.1。

et al.，2007a，2007b），并且神经元依赖于如何和何时手被用于抓握调节它们的反应（Chen et al.，2009）。

需要注意的是，5 区的结构分区并没有很好地对应于功能分区，并且一些可能与 BA5 重叠的区域，例如顶伸手区（PRR），仅用功能标准描述。PRR 被提出与 MIP 和 V6a 区重叠（Snyder, Batista, & Andersen, 2000）。而 MIP 通常被认为在 BA5 内，V6a 则可能不是。我们自己的数据和其他人表明，BA5 包含中等大小、小于 Brodmann 的最初结构描述的功能区域（5L）和内侧区域（MIP）。我们使用 MIP，因为其位置、结构和其组织方面与先前探索用电生理和/或结构标准定义的区域（称为 MIP）一致（Colby & Duhamel, 1991; Eskandar & Assad, 2002; Lewis & Van Essen, 2000b）。不同于前顶叶区，5L 区包含手和手臂的肌肉和关节的断裂的、非拓扑组织呈现和皮肤

的深度受体（图73.4）。这种断裂呈现类似于运动皮层并构成在行为相关运动中激活的本体感受器相关群体。

在这种内侧区域的神经反应特性的报告有很大的不同（Seelke et al.，2012）；不同的记录位置和这些数据的描述已被 Seelke 等人回顾（2012）。尽管在记录位置和使用的行为任务上有差异，但是大多数研究表明，在 IPS 喙岸的内侧部分皮层区域参与在立即体外空间内转化和结合多个参考框架（注视中心的、体中心的、头部中心的）到一个共同坐标系或向目标伸手的综合计划（Buneo et al.，2002；Chang & Snyder，2010）。在 IPS 喙岸的侧向，5L 区似乎参与伸手的运动、伸手和抓握动作的多个手臂部分的协调和匹配视觉确定的物体属性到抓握配置，如大小和形状（Chen et al.，2009）。

顶下小叶和 IPS 侧边缘区域

Brodmann 的 7 区（BA7）是一个巨大的区域，其在各种灵长类动物中被结构性定义。如 Brodmann 定义的，它起始于内侧壁，环绕于 IPS 尾岸，到达顶下小叶，并继续在外侧沟的上岸侧面周围（见图 73.3）。随后的研究分这个区为 7a 和 7b（Vogt & Vogt，1919）或使用不同术语的多个皮层区域（见图 73.3）。最近，利用结构学、神经解剖学数据和电生理记录研究相结合，Lewis 和 Van Essen（2000a，2000b）将 BA7 分为多个区域，包括 7b、7op、7a、AIP、LIP 和 VIP 的分区、MIP 和 PO（图 73.3D）。与 BA5 一样，BA7 区的结构划分经常与这个区域的功能定义的划分位置不一致。我们对 7 区已知的体感区域部分、7b 区和 Preuss 和 Goldman-Rakic（1991）和 Lewis 和 Van Essen（2000b）定义的 AIP 最感兴趣。这些术语和划分似乎是在研究皮层这一区域最广泛使用的。

早期电生理研究表明，在 Vogt 和 Vogt（1919）定义的 7a 和 7b 区内的神经元主要对视觉注视和眼动（7a），或对体感刺激和胳膊和手（7b）的被动运动起反应（Hyvarinen & Poranen，1974；Leinonen et al.，1979；Mountcastle et al.，1975）。重要的是，当猴子伸手、抓握和操纵各种视觉目标物体是，在清醒动物的 7a 和 7b 细胞最活跃（Hyvarinen & Poranen，1974）。最近的研究表明，7a 和 7b 区与四个结构不同的有着不同的神经解剖连接的区域重叠（Gregoriou et al.，2006；Pandya & Seltzer，1982；Rozzi et al.，2006，2008）：PG 和 Opt 与 7a 大部重叠，PFG 可能跨坐 7b/7a 边界，PF 位于 7b 内。总的来说，这些区域形成感觉和运动功能梯度，其当沿着 IPS 喙侧移动时从视觉和眼睛相关功能到体感和手/脸相关功能发展。这样，PG 包含视觉注视神经元和对眼睛和有关伸手和抓握手臂运动反应的神经元，而在 PFG 和/或 PF 内的神经元有着对手动空间内呈现物体的视觉反应，参与目标导向的伸手，并出现编码主要相关于手的使用、面部运动和手口协调的运动行为，但是当这些行为嵌入在不同动作时，差异化活跃（例如，Bonini et al.，2011；Fogassi et al.，2005；Yokochi et al.，2003）。

AIP，位于 IPS 侧向部分的尾（侧向）岸（图 73.3C~D），传统上被纳入 7 区，然后 7b，但是现在被认为不同于 7b（例如，Gallese et al.，1994；Taira et al.，1990）。当抓握以及被动观看一个需要同样抓握的物体（Murata et al.，2000；Sakata et al.，1995）时，AIP 神经元被激活，并且编码物体的三维特征，具有较短的潜伏期和与颞下皮层区相比对曲线和边界较不敏感（Srivas-tava et al.，2009）。AIP 神经元也优先对伸手范围内的视觉目标物体反应（Srivastava et al.，2009），但许多也对黑暗中记忆引导的物体操作反应同样好（Murata et al.，1996）。重要的是，AIP 内神经元在抓握的早期阶段反应最大，在接触物体之前增加它们的反应（Gardner et al.，2007b），与 AIP 在抓握前预成手形中的作用一致（Debowy et al.，2001；Gallese et al.，1994）。

中央后回区域

虽然 2 区是一个以体感处理相关的本体感觉区，但是重要的是建立它到 5 区的空间关系，以及它对伸手、抓握、双边协调和灵巧的贡献。采用多细胞电生理记录技术，Pons 及其同事（Pons & Kaas，1985；Pons et al.，1985）确定 2 区的组织是平行于 3b 和 1 区，包含一个从内侧（脚）到外侧部（头；图 73.4）的身体倒置呈现。尽管在 2 区的一些神经元对皮肤受体的刺激反应，大多数神经元对深部组织的刺激（Taoka，Toda，& Iwamura，1998）或不同类型的非皮肤刺激（Hyvärinen & Poranen，1978）反应。当用"长"程脉冲串电刺激代表手指 1 和 2 的 2 区时，激活的抓握类似的运动与这些手指相对。有趣的是，这些 2 区的"抓握区"似乎没有分享与相似运动和前运动抓握区的直接连接，提示略有不同功能的平行通路（Gharbawie et al.，2011）。

最近的研究指出，在猴子 S1 复合体（包括 3b 和 1 区以及 2 区）的神经元表现出当视觉注意被引导到对手被特定手指的触觉刺激时在基线发放率上的变化（Meftah，Shenasa，& Chapman，2002）。这种调制被提出增强刺激的显著特征，如纹理，而不是简单提高整体触觉分辨力。在人类，使用非侵入性成像技术的研究表明，观看一个受刺激的身体部分调制触觉刺激诱发的体感皮层的反应（Forster & Eimer，2005；Longo，Pernigo，& Haggard，2011；Taylor-Clarke，Kennett，& Haggard，2002），并且这种在体感皮层的视觉效应提高触觉检测、触觉分辨力和触觉敏锐度（Heller，1982；Kennett，Taylor-Clarke，& Haggard，2001；Ladavas et al.，1998）。这些数据表明，我们有关单峰描述的感觉区、它们的功能和它们的进化的概念应重新考虑。

顶叶皮层的进化和灵长类动物手的共同进化

到目前为止，我们已集中在非人灵长类动物，特别是猕猴的 PPC 部分的组织。然而，因为 PPC 的展开伴随感觉皮层展开，重要的是要讨论感觉区域和它们提供输入的后顶叶区域的关系。在本卷的 Kaas 章节提供了对灵长类动物视觉系统进化的很好的概述。特别有趣的是颞叶的扩展和新皮层区域的增加与物体和人脸的鉴定和识别相关。在枕叶皮层和 PPC 边界区域也扩大到包括如中颞和内侧颞上区的涉及物体运动和自运动的区域（Britten，2008）。这些在颞叶的额外的区域没有在非灵长类哺乳动物中出现，如果有类似的区域，如处理运动的区域，比较研究表明它们已独立进化。

类似的扩展发生在前顶叶皮层和外侧沟的体感区域发生，显然相关并有助于发生在 PPC 独特处理。例如，尽管所有哺乳动物的研究有一个第一体感区域（S1，也被称为 3b），S1 尾部皮层似乎在不同的哺乳动物中，甚至在不同灵长类动物中，有不同的组织（见图 73.5）。此外，一个被称为 PPC 的区域，位于 S1 和 V1 之间，已在多种哺乳动物，包括有袋类动物、啮齿类动物和树鼩中被描述（图 73.5）。尽管所有的灵长类动物有 3b/S1、S2、PV 和至少一个侧沟区域（Coq et al.，2004；Hinkley et al.，2007；Krubitzer & Kaas，1990；Krubitzer et al.，1995；Qi，Lyon，& Kaas，2002；Stepniewska，Preuss，& Kaas，2006），直接位于 3b 尾部的皮层在不同的亚目中是不同的。在夜猴中，直接位于 3b 尾部的皮层含有对深受体、肌肉和关节刺激或高阈值的皮肤刺激反应的神经元。这一区域被称为 1-2，因为与其他灵长类动物中 1 和 2 区不确定的同源性。在 1-2 区和已知的纹状外视觉区域，如背中视觉区域，之间的皮层被称为 PPC，像在猕猴上被描述的 PPC 一样是个显然的感觉运动区。皮层内微刺激夜猴 PPC 区揭示了非常粗糙的拓扑组织，在其中从下肢，然后前肢，然后面部在中外侧前进顺序激活运动。重要的是，激活的运动类似于行为学的相关行为，并且激活可识别行为类别，如伸手、类似进食的手到嘴的运动和明显防御或侵略性运动的位点是聚集的（Stepniewska，Fang，& Kaas，2005，2009）。

在新世界猴中，后顶叶皮层的后端和 PPC 本身的组织是高度变化的。在小型绒猴中，3b 尾部皮层非常像夜猴的并也被称为 1~2 区（Huffman & Krubitzer，2001）。然而，在狨猴的已知视觉皮层有更大的扩展（特别是在颞叶区域）并伴随 PPC 增加。以连接为基础，已有一些尝试将这个相当大的皮层区域分为包括 VIP、LIP 和 MIP 区，但是没有在清醒行为绒猴有关功能映射或是电生理记录数据已被发表。在其他新世界猴，如枭猴、伶猴和松鼠猴的 3b 尾部皮层有一个明确的 1 区，包含一个完整的对侧身体皮肤受体呈现，其镜像于 3b 区的呈现（Padberg，Disbrow，& Krubitzer，

2005；Padberg et al.，2007）。然而，2 区似乎是不存在的。在伶猴的 1 区尾部皮层的电生理研究揭示，一个具有猕猴 5 许多特性的区域，特别是前肢和手的极端放大和断裂的映射。这些研究表明，虽然在旧世界猴中后顶叶 5 区与 2 区毗连，在大多数新世界猴中它对体感区域的相对位置在它是紧邻于 1 区（或 1-2 区）是不同的。根据它在已研究的所有猴子的外观，唯一可以确定的是，这个后顶叶区域已在新旧世界猴子的共同祖先中开始扩大，并可能含有多个亚区。

新世界卷尾猴背离了这个通常的在新世界猴中 2 区不存在或与 1 区合并的组织规划。相反，在卷尾猴中，明确的本体 2 区出现，并且 5L 区是一个定义明确的区域具有鲜明的结构和断裂的地形（Padberg et al.，2007）。我们提出 2 区在卷尾猴的出现与新皮质的扩大、手的进化和允许精确抓握的对生拇指的出现协同进化。这些差异也与皮质脊髓系统中变化协同进化，在其中有直接和丰富的从运动皮层到控制手指肌肉的腹角 α 运动神经元投射（Bortoff & Strick，1993；Heffner & Masterton，1983；Lemon & Griffiths，2005）。这些在运动皮层和 PPC 的改变被提出促进与新世界猴的表亲相比在卷尾猴中观察到的增加的敏捷，并可能形成更大的认知和例如工具使用的视觉手动能力的基础。

卷尾猴在实验条件下有选择性地使用工具，并且不像猕猴，也在野外经常使用工具（例如，Ferreira，Emidio，& Jerusalinsky，2010；Schrauf，Huber，& Visalberghi，2008；Visalberghi et al.，2007，2009）。他们可以说是在人类工具使用研究中最好的灵长类动物模型。卷尾猴也可以在不同的任务中使用相同的工具，他们能使用一个工具来做出另一个（Mannu & Ottoni，2009），并且他们可以通过观察来学习使用新的工具（Fredman & Whiten，2008）。这样，物体特征的隐性知识和它们如何被用来操作或变换其他物体，曾经被认为是人类大脑的一个特征，似乎在卷尾猴中一定程度上出现。

像卷尾猴一样，在人类这些相同能力与皮质片的扩张、皮质数量的增加、大脑内连接的改变和手的形态和使用的变化协同进化。人类的手-手腕由 27 个骨骼和 39 块内外肌组成（Hepp-Reymond，Huesler，& Maier，1996），并已进化出许多重要变化，包括末端、中间和近端指骨大小的改变。腕骨和掌骨的接头——特别是手腕的大多角骨，第一和第二腕骨间关节和掌指关节——与相关韧带的位置和大小都发生了显著的改变（Lewis，1977）。手指末端的皮肤已进化出表皮突起和高密度的，如默克尔（Merkel）盘和迈纳斯氏

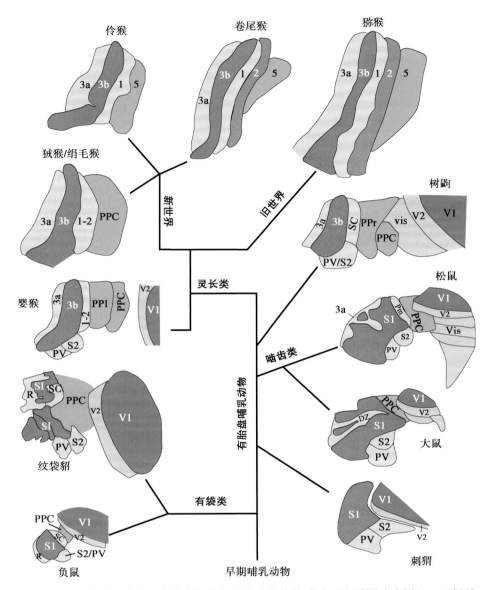

图73.5 进化树显示主要哺乳动物谱系的关系和前体感觉区和后顶叶皮层（PPC）间关系发生的改变。在早期祖先分支来自灵长类动物谱系的哺乳动物（如负鼠和刺猬），被认为PPC的皮层数量小或者不存在（刺猬），虽然在一些有袋动物如条纹负鼠有独立的PPC扩展。啮齿类动物有一个小的PPC，但松鼠似乎有扩展的视觉和体感皮层和比大鼠相对更大的PPC。PPC在树鼩和灵长类的哺乳动物祖先扩大，再在灵长类动物谱系中扩大。对于新和旧世界猴，视觉皮层和PPC尾部没有显示。然而，这些物种说明扩大的体感皮层和PPC间的关系。插图改自Huffman等人（1999）（条纹负鼠、负鼠），Catania, Collins, 和Kaas（2000）（刺猬），Padberg, Disbrow, 和Krubitzer（2005）和Padberg等人（2007）（伶猴、夜猴、猕猴和卷尾猴的总结），Krubitzer, Campi, 和Cooke（2011）（松鼠、大鼠），和Wong和Kaas（2009,2010）（树鼩、夜猴）。惯例如前图；缩写见表73.1。

（Meissner's）小体，机械力传感受体（Pare, Smith, & Rice, 2002）。这些手的转变允许抓握的扩展技能，包括拇指可以与食指或其他手指相对和独立使用单个手指的精确抓握（Marzke, 1997）。当然，在现代人类中，为了不止那些的任务这些手部和相关脑区的适应已被指派，这些任务会对我们的祖先施加选择性压力，如使用计算机键盘，和为了演奏钢琴或小提琴的复杂的手指独立使用。有趣的是，这些经常作为视觉手动技巧被学习到却可以进展到视觉不是必要的阶段（如打字）。反过来这允许间接但可论证的更复杂的视觉运动整合，例如视觉阅读音乐。这样，对工具使用的最显著的人类适应可能是手动和认知的灵活性。

虽然研究人员已经开始探索与人类使用工具相关的皮层区域，传统使用的猕猴模型使用可能不适合这个,因为他们在野外很少使用工具。因为这个巨大的行为差异,不奇怪虽然猕猴和人类在手使用上共享类似的网络,包括在 PPC 的区域(例如,5 区和 AIP)、腹侧前运动皮层和颞叶皮层区域(Gardner et al.,2007a,2007b;Hinkley et al.,2009;Peeters et al.,2009;Valyear et al.,2007;Vingerhoets et al.,2009;Yalachkov,Kaiser,& Naumer,2009),但是与工具动作相关的在下顶叶区域是人类独有的。然而,卷尾猴除了在运动皮层和 PPC 的变化,已独立进化出对生拇指、精确抓握和工具选择性,因此他们很可能进化出类似在人类(前缘上回和顶上小叶)的代表工具动作的皮层区域。

结论

除了语言以外,我们的三维空间感觉和我们在世界中移动和操作物体的能力是人类经验和文化的基本要素。当考虑 PPC 在人类中如何和为什么进化,需要从更广阔的角度来看待与这个区域有一定协同进化的变化。例如,人体效应器的变化,如眼睛的正面放置和快速、准确地将视网膜黄斑中心凹对着感兴趣区域的能力,是随着涉及感知复杂运动和处理面部和手部特定视觉皮层的膨胀扩大而出现。其他主要效应器的形态的变化,手扩展产生从有力到精细抓握类型的能力。这些也随着后中央回和外侧沟的体感区域的细化而发生。眼睛和手这些效应器,满足一个最佳的符合人体工程学的个体外部工作空间,其受骨骼系统的几何形状和视觉系统的视力的限制。PPC 似乎扩大了新皮质中新视觉和体感区域的协同作用,这些在 PPC 输入产生的网络致力于手和眼睛的协调,通过感觉信息转变进一个在其中动作能被启动的坐标系统。在人类大脑中,在工具动作被编码的下顶叶区域进一步扩大,是一个显著的与其他后顶叶区域的基于效应器计算的背离。这些独特的人类大脑皮质区域代表了工具能实现的、最终的、往往是间接的目标。

参考文献

Arcaro, M. J., Pinsk, M. A., Li, X., & Kastner, S. (2011). Visuotopic organization of macaque posterior parietal cortex: A functional magnetic resonance imaging study. *Journal of Neuroscience, 31,* 2064–2078.

Bonini, L., Serventi, F. U., Simone, L., Rozzi, S., Ferrari, P. F., & Fogassi, L. (2011). Grasping neurons of monkey parietal and premotor cortices encode action goals at distinct levels of abstraction during complex action sequences. *Journal of Neuroscience, 31,* 5876–5886.

Bortoff, G. A., & Strick, P. L. (1993). Corticospinal termina-

tions in two New-World primates: Further evidence that corticomotoneuronal connections provide part of the neural substrate for manual dexterity. *Journal of Neuroscience, 13,* 5105–5118.

Britten, K. H. (2008). Mechanisms of self-motion perception. *Annual Review of Neuroscience, 31,* 389–410.

Brodmann, K. (1909). *Vergleichende Lokalisationsiehre der Grosshirnrinde in ihren Prinzipien Dargestellt auf Grund des Zellenbaues.* Leipzig: Barth.

Buneo, C. A., Jarvis, M. R., Batista, A. P., & Andersen, R. A. (2002). Direct visuomotor transformations for reaching. *Nature, 416,* 632–636.

Catania, K. C., Collins, C. E., & Kaas, J. H. (2000). Organization of sensory cortex in the East African hedgehog (*Atelerix albiventris*). *Journal of Comparative Neurology, 421,* 256–274.

Chang, S. W., & Snyder, L. H. (2010). Idiosyncratic and systematic aspects of spatial representations in the macaque parietal cortex. *Proceedings of the National Academy of Sciences of the United States of America, 107,* 7951–7956. doi:10.1073/pnas.0913209107.

Chen, J., Reitzen, S. D., Kohlenstein, J. B., & Gardner, E. P. (2009). Neural representation of hand kinematics during prehension in posterior parietal cortex of the macaque monkey. *Journal of Neurophysiology, 102,* 3310–3328.

Colby, C. L., & Duhamel, J. R. (1991). Heterogeneity of extrastriate visual areas and multiple parietal areas in the macaque monkey. *Neuropsychologia, 29,* 517–537.

Coq, J. O., Qi, H. X., Collins, C. E., & Kaas, J. H. (2004). Anatomical and functional organization of somatosensory areas of the lateral fissure in the New World titi monkeys (*Callicebus moloch*). *Journal of Comparative Neurology, 476,* 363–387.

Debowy, D. J., Ghosh, S., Ro, J. Y., & Gardner, E. P. (2001). Comparison of neuronal firing rates in somatosensory and posterior parietal cortex during prehension. *Experimental Brain Research, 137,* 269–291.

Duffy, F. H., & Burchfiel, J. L. (1971). Somatosensory system—Organizational hierarchy from single units in monkey area-5. *Science, 172,* 273–275.

Eskandar, E. N., & Assad, J. A. (2002). Distinct nature of directional signals among parietal cortical areas during visual guidance. *Journal of Neurophysiology, 88,* 1777–1790.

Ferraina, S., & Bianchi, L. (1994). Posterior parietal cortex: Functional properties of neurons in area 5 during an instructed-delay reaching task within different parts of space. *Experimental Brain Research, 99,* 175–178.

Ferreira, R. G., Emidio, R. A., & Jerusalinsky, L. (2010). Three stones for three seeds: Natural occurrence of selective tool use by capuchins (*Cebus libidinosus*) based on an analysis of the weight of stones found at nutting sites. *American Journal of Primatology, 72,* 270–275.

Fogassi, L., Ferrari, P. F., Gesierich, B., Rozzi, S., Chersi, F., & Rizzolatti, G. (2005). Parietal lobe: From action organization to intention understanding. *Science, 308,* 662–667.

Forster, B., & Eimer, M. (2005). Vision and gaze direction modulate tactile processing in somatosensory cortex: Evidence from event-related brain potentials. *Experimental Brain Research, 165,* 8–18. doi:10.1007/s00221-005-2274-1.

Fredman, T., & Whiten, A. (2008). Observational learning from tool using models by human-reared and mother-reared capuchin monkeys (*Cebus apella*). *Animal Cognition, 11,* 295–309.

Friedman, D. P., Murray, E. A., O'Neill, J. B., & Mishkin, M. (1986). Cortical connections of the somatosensory fields of the lateral sulcus of macaques: Evidence for a corticolimbic pathway for touch. *Journal of Comparative Neurology, 252,*

323–347.

Gallese, V., Murata, A., Kaseda, M., Niki, N., & Sakata, H. (1994). Deficit of hand preshaping after muscimol injection in monkey parietal cortex. *Neuroreport, 5,* 1525–1529.

Gardner, E. P., Babu, K. S., Ghosh, S., Sherwood, A., & Chen, J. (2007a). Neurophysiology of prehension: III. Representation of object features in posterior parietal cortex of the macaque monkey. *Journal of Neurophysiology, 98,* 3708–3730.

Gardner, E. P., Babu, K. S., Reitzen, S. D., Ghosh, S., Brown, A. S., Chen, J., et al. (2007b). Neurophysiology of prehension: I. Posterior parietal cortex and object-oriented hand behaviors. *Journal of Neurophysiology, 97,* 387–406.

Gharbawie, O. A., Stepniewska, I., Qi, H., & Kaas, J. H. (2011). Multiple parietal–frontal pathways mediate grasping in macaque monkeys. *Journal of Neuroscience, 31,* 11660–11677.

Graziano, M. S., Cooke, D. F., Taylor, C. S., & Moore, T. (2004). Distribution of hand location in monkeys during spontaneous behavior. *Experimental Brain Research, 155,* 30–36.

Graziano, M. S., Taylor, C. S., Moore, T., & Cooke, D. F. (2002). The cortical control of movement revisited. *Neuron, 36,* 349–362.

Grefkes, C., & Fink, G. R. (2005). The functional organization of the intraparietal sulcus in humans and monkeys. *Journal of Anatomy, 207,* 3–17.

Gregoriou, G. G., Borra, E., Matelli, M., & Luppino, G. (2006). Architectonic organization of the inferior parietal convexity of the macaque monkey. *Journal of Comparative Neurology, 496,* 422–451.

Heffner, R. S., & Masterton, R. B. (1983). The role of the corticospinal tract in the evolution of human digital dexterity. *Brain, Behavior and Evolution, 23,* 165–183.

Heller, M. A. (1982). Visual and tactual texture perception: Intersensory cooperation. *Perception & Psychophysics, 31,* 339–344.

Hepp-Reymond, M.-C., Huesler, E. J., & Maier, M. A. (1996). Precision grip in humans: Temporal and spatial synergies. In A. M. Wing, P. Haggard, & J. R. Flanagan (Eds.), *Hand and brain* (pp. 37–68). San Diego, CA: Academic Press.

Hinkley, L., Krubitzer, L., Padberg, J., & Disbrow, E. (2009). Visual–manual exploration and posterior parietal cortex in humans. *Journal of Neurophysiology, 102,* 3433–3446.

Hinkley, L. B., Krubitzer, L. A., Nagarajan, S. S., & Disbrow, E. A. (2007). Sensorimotor integration in S2, PV, and parietal rostroventral areas of the human sylvian fissure. *Journal of Neurophysiology, 97,* 1288–1297.

Hof, P. R., & Morrison, J. H. (1995). Neurofilament protein defines regional patterns of cortical organization in the macaque monkey visual system: A quantitative immunohistochemical analysis. *Journal of Comparative Neurology, 352,* 161–186.

Huffman, K. J., & Krubitzer, L. A. (2001). Area 3a: Topographic organization and connections in marmoset monkeys. *Cerebral Cortex, 11,* 849–867.

Huffman, K. J., Nelson, J., Clarey, J., & Krubitzer, L. (1999). Organization of somatosensory cortex in three species of marsupials, *Dasyurus hallucatus, Dactylopsila trivigata,* and *Monodelphis domestica*: Neural correlates of morphological specializations. *Journal of Comparative Neurology, 403,* 5–32.

Hyvarinen, J., & Poranen, A. (1974). Function of the parietal associative area 7 as revealed from cellular discharges in alert monkeys. *Brain, 97,* 673–692.

Hyvärinen, J., & Poranen, A. (1978). Receptive field integration and submodality convergence in the hand area of the post-central gyrus of the alert monkey. *Journal of Physiology, 283,* 539–556.

Iwamura, Y., Iriki, A., & Tanaka, M. (1994). Bilateral hand representation in the postcentral somatosensory cortex. *Nature, 369,* 554–556.

Kalaska, J. F. (1996). Parietal cortex area 5 and visuomotor behavior. *Canadian Journal of Physiology and Pharmacology, 74,* 483–498.

Kennett, S., Taylor-Clarke, M., & Haggard, P. (2001). Noninformative vision improves the spatial resolution of touch in humans. *Current Biology, 11,* 1188–1191. doi:10.1016/S0960-9822(01)00327-X.

Krubitzer, L., Campi, K. L., & Cooke, D. F. (2011). All rodents are not the same: A modern synthesis of cortical organization. *Brain, Behavior and Evolution, 78,* 51–93.

Krubitzer, L., Clarey, J., Tweedale, R., Elston, G., & Calford, M. (1995). A redefinition of somatosensory areas in the lateral sulcus of macaque monkeys. *Journal of Neuroscience, 15,* 3821–3839.

Krubitzer, L. A., Huffman, K. J., Disbrow, E., & Recanzone, G. H. (2004). Organization of area 3a in macaque monkeys: Contributions to the cortical phenotype. *Journal of Comparative Neurology, 471,* 97–111.

Krubitzer, L. A., & Kaas, J. H. (1990). The organization and connections of somatosensory cortex in marmosets. *Journal of Neuroscience, 10,* 952–974.

Lacquaniti, F., Guigon, E., Bianchi, L., Ferraina, S., & Caminiti, R. (1995). Representing spatial information for limb movement: The role of area 5 in monkey. *Cerebral Cortex, 5,* 391–409.

Ladavas, E., di Pellegrino, G., Farne, A., & Zeloni, G. (1998). Neuropsychological evidence of an integrated visuotactile representation of peripersonal space in humans. *Journal of Cognitive Neuroscience, 10,* 581–589.

Leinonen, L., Hyvarinen, J., Nyman, G., & Linnankoski, I. (1979). I. Functional properties of neurons in lateral part of associative area 7 in awake monkeys. *Experimental Brain Research, 34,* 299–320.

Lemon, R. N., & Griffiths, J. (2005). Comparing the function of the corticospinal system in different species: Organizational differences for motor specialization? *Muscle & Nerve, 32,* 261–279.

Lewis, J., & Van Essen, D. (2000a). Corticocortical connections of visual sensorimotor, multimodal processing areas in the parietal lobe of the macaque monkey. *Journal of Comparative Neurology, 428,* 112–137.

Lewis, J. W., & Van Essen, D. C. (2000b). Mapping of architectonic subdivisions in the macaque monkey, with emphasis on parieto–occipital cortex. *Journal of Comparative Neurology, 428,* 79–111.

Lewis, O. J. (1977). Joint remodelling and the evolution of the human hand. *Journal of Anatomy, 123,* 157–201.

Longo, M. R., Pernigo, S., & Haggard, P. (2011). Vision of the body modulates processing in primary somatosensory cortex. *Neuroscience Letters, 489,* 159–163.

Mannu, M., & Ottoni, E. B. (2009). The enhanced tool-kit of two groups of wild bearded capuchin monkeys in the Caatinga: Tool making, associative use, and secondary tools. *American Journal of Primatology, 71,* 242–251.

Marzke, M. W. (1997). Precision grips, hand morphology, and tools. *American Journal of Physical Anthropology, 102,* 91–110.

Meftah, E. M., Shenasa, J., & Chapman, C. E. (2002). Effects of a cross-modal manipulation of attention on somatosensory cortical neuronal responses to tactile stimuli in the monkey. *Journal of Neurophysiology, 88,* 3133–3149.

Merchant, H., Battaglia-Mayer, A., & Georgopoulos, A. P. (2001). Effects of optic flow in motor cortex and area 7a. *Journal of Neurophysiology, 86*, 1937–1954.

Mountcastle, V. B., Lynch, J. C., Georgopoulos, A., Sakata, H., & Acuña, C. (1975). Posterior parietal association cortex of the monkey: Command functions for operations within extrapersonal space. *Journal of Neurophysiology, 38*, 871–908.

Murata, A., Gallese, V., Kaseda, M., & Sakata, H. (1996). Parietal neurons related to memory-guided hand manipulation. *Journal of Neurophysiology, 75*, 2180–2186.

Murata, A., Gallese, V., Luppino, G., Kaseda, M., & Sakata, H. (2000). Selectivity for the shape, size, and orientation of objects for grasping in neurons of monkey parietal area AIP. *Journal of Neurophysiology, 83*, 2580–2601.

Nelson, R. J., Sur, M., Felleman, D. J., & Kaas, J. H. (1980). Representations of the body surface in postcentral parietal cortex of *Macaca fascicularis. Journal of Comparative Neurology, 192*, 611–643.

Orban, G. A. (2008). Higher order visual processing in macaque extrastriate cortex. *Physiological Reviews, 88*, 59–89.

Padberg, J., Disbrow, E., & Krubitzer, L. (2005). The organization and connections of anterior and posterior parietal cortex in titi monkeys: Do New World monkeys have an area 2? *Cerebral Cortex, 15*, 1938–1963. doi:10.1093/cercor/bhi071.

Padberg, J., Franca, J. G., Cooke, D. F., Soares, J. G., Rosa, M. G., Fiorani, M., Jr., et al. (2007). Parallel evolution of cortical areas involved in skilled hand use. *Journal of Neuroscience, 27*, 10106–10115.

Pandya, D. N., & Seltzer, B. (1982). Intrinsic connections and architectonics of posterior parietal cortex in the rhesus monkey. *Journal of Comparative Neurology, 204*, 196–210.

Pare, M., Smith, A. M., & Rice, F. L. (2002). Distribution and terminal arborizations of cutaneous mechanoreceptors in the glabrous finger pads of the monkey. *Journal of Comparative Neurology, 445*, 347–359.

Patel, G. H., Shulman, G. L., Baker, J. T., Akbudak, E., Snyder, A. Z., Snyder, L. H., et al. (2010). Topographic organization of macaque area LIP. *Proceedings of the National Academy of Sciences of the United States of America, 107*, 4728–4733. doi:10.1073/pnas.0908092107.

Peeters, R., Simone, L., Nelissen, K., Fabbri-Destro, M., Vanduffel, W., Rizzolatti, G., et al. (2009). The representation of tool use in humans and monkeys: Common and uniquely human features. *Journal of Neuroscience, 29*, 11523–11539.

Pons, T. P., Garraghty, P. E., Cusick, C. G., & Kaas, J. H. (1985). The somatotopic organization of area 2 in macaque monkeys. *Journal of Comparative Neurology, 241*, 445–466.

Pons, T. P., & Kaas, J. H. (1985). Connections of area 2 of somatosensory cortex with the anterior pulvinar and subdivisions of the ventroposterior complex in macaque monkeys. *Journal of Comparative Neurology, 240*, 16–36.

Preuss, T. M., & Goldman-Rakic, P. S. (1991). Architectonics of the parietal and temporal association cortex in the strepsirhine primate galago compared to the anthropoid primate Macaca. *Journal of Comparative Neurology, 310*, 475–506.

Qi, H. X., Lyon, D. C., & Kaas, J. H. (2002). Cortical and thalamic connections of the parietal ventral somatosensory area in marmoset monkeys (*Callithrix jacchus*). *Journal of Comparative Neurology, 443*, 168–182.

Rincon-Gonzalez, L., Buneo, C. A., & Helms Tillery, S. I. (2011). The proprioceptive map of the arm is systematic and stable, but idiosyncratic. *PLoS ONE, 6*, e25214. doi:10.1371/journal.pone.0025214.

Rothemund, Y., Qi, H. X., Collins, C. E., & Kaas, J. H. (2002). The genitals and gluteal skin are represented lateral to the foot in anterior parietal somatosensory cortex of macaques. *Somatosensory & Motor Research, 19*, 302–315.

Rozzi, S., Calzavara, R., Belmalih, A., Borra, E., Gregoriou, G. G., Matelli, M., et al. (2006). Cortical connections of the inferior parietal cortical convexity of the macaque monkey. *Cerebral Cortex, 16*, 1389–1417. doi:10.1093/cercor/bhj076.

Rozzi, S., Ferrari, P. F., Bonini, L., Rizzolatti, G., & Fogassi, L. (2008). Functional organization of inferior parietal lobule convexity in the macaque monkey: Electrophysiological characterization of motor, sensory and mirror responses and their correlation with cytoarchitectonic areas. *European Journal of Neuroscience, 28*, 1569–1588.

Sakata, H., Taira, M., Murata, A., & Mine, S. (1995). Neural mechanisms of visual guidance of hand action in the parietal cortex of the monkey. *Cerebral Cortex, 5*, 429–438.

Sakata, H., Takaoka, Y., Kawarasaki, A., & Shibutani, H. (1973). Somatosensory properties of neurons in the superior parietal cortex (area 5) of the rhesus monkey. *Brain Research, 64*, 85–102.

Schrauf, C., Huber, L., & Visalberghi, E. (2008). Do capuchin monkeys use weight to select hammer tools? *Animal Cognition, 11*, 413–422.

Seelke, A. M., Padberg, J. J., Disbrow, E., Purnell, S. M., Recanzone, G., & Krubitzer, L. (2012). Topographic maps within Brodmann's area 5 of macaque monkeys. *Cerebral Cortex, 22*, 1834–1850.

Seltzer, B., & Pandya, D. N. (1980). Converging visual and somatic sensory cortical input to the intraparietal sulcus of the rhesus monkey. *Brain Research, 192*, 339–351.

Seltzer, B., & Pandya, D. N. (1986). Posterior parietal projections to the intraparietal sulcus of the rhesus monkey. *Experimental Brain Research, 62*, 459–469.

Siegel, R. M., & Read, H. L. (1997). Analysis of optic flow in the monkey parietal area 7a. *Cerebral Cortex, 7*, 327–346.

Snyder, L. H., Batista, A. P., & Andersen, R. A. (1997). Coding of intention in the posterior parietal cortex. *Nature, 386*, 167–170.

Snyder, L. H., Batista, A. P., & Andersen, R. A. (2000). Intention-related activity in the posterior parietal cortex: A review. *Vision Research, 40*, 1433–1441.

Srivastava, S., Orban, G. A., De Maziere, P. A., & Janssen, P. (2009). A distinct representation of three-dimensional shape in macaque anterior intraparietal area: Fast, metric, and coarse. *Journal of Neuroscience, 29*, 10613–10626.

Stepniewska, I., Collins, C. E., & Kaas, J. H. (2005). Reappraisal of DL/V4 boundaries based on connectivity patterns of dorsolateral visual cortex in macaques. *Cerebral Cortex, 15*, 809–822.

Stepniewska, I., Fang, P. C., & Kaas, J. H. (2005). Microstimulation reveals specialized subregions for different complex movements in posterior parietal cortex of prosimian galagos. *Proceedings of the National Academy of Sciences of the United States of America, 102*, 4878–4883. doi:10.1073/pnas.0501048102.

Stepniewska, I., Fang, P. C., & Kaas, J. H. (2009). Organization of the posterior parietal cortex in galagos: I. Functional zones identified by microstimulation. *Journal of Comparative Neurology, 517*, 765–782.

Stepniewska, I., Preuss, T. M., & Kaas, J. H. (2006). Ipsilateral cortical connections of dorsal and ventral premotor areas in New World owl monkeys. *Journal of Comparative Neurology, 495*, 691–708.

Taira, M., Mine, S., Georgopoulos, A. P., Murata, A., & Sakata, H. (1990). Parietal cortex neurons of the monkey related to the visual guidance of hand movement. *Experimental*

Brain Research, 83, 29–36.

Taoka, M., Toda, T., & Iwamura, Y. (1998). Representation of the midline trunk, bilateral arms, and shoulders in the monkey postcentral somatosensory cortex. *Experimental Brain Research, 123*, 315–322.

Taylor-Clarke, M., Kennett, S., & Haggard, P. (2002). Vision modulates somatosensory cortical processing. *Current Biology, 12*, 233–236.

Tillery, S. I., Flanders, M., & Soechting, J. F. (1994). Errors in kinesthetic transformations for hand apposition. *Neuroreport, 6*, 177–181.

Valyear, K. F., Cavina-Pratesi, C., Stiglick, A. J., & Culham, J. C. (2007). Does tool-related fMRI activity within the intraparietal sulcus reflect the plan to grasp? *NeuroImage, 36*(Suppl 2), T94–T108.

Vingerhoets, G., Acke, F., Vandemaele, P., & Achten, E. (2009). Tool responsive regions in the posterior parietal cortex: Effect of differences in motor goal and target object during imagined transitive movements. *NeuroImage, 47*, 1832–1843. doi:10.1016/j.neuroimage.2009.05.100.

Visalberghi, E., Addessi, E., Truppa, V., Spagnoletti, N., Ottoni, E., Izar, P., et al. (2009). Selection of effective stone tools by wild bearded capuchin monkeys. *Current Biology, 19*, 213–217.

Visalberghi, E., Fragaszy, D., Ottoni, E., Izar, P., de Oliveira, M. G., & Andrade, F. R. (2007). Characteristics of hammer stones and anvils used by wild bearded capuchin monkeys (*Cebus libidinosus*) to crack open palm nuts. *American Journal of Physical Anthropology, 132*, 426–444.

Vogt, C., & Vogt, O. (1919). Allgemeinere Ergebnisse unserer Hirnforschung. *Journal für Psychologie und Neurologie, 25*, 292–398.

Von Bonin, G., & Bailey, P. (1947). *The neocortex of Macaca mulatta. (Illinois Monographs in the Medical Sciences, 5).* Champaign, IL: University of Illinois Press.

von Economo, C. (1929). *The cytoarchitectonics of the cerebral cortex.* London: Oxford University Press.

Wise, S. P., Boussaoud, D., Johnson, P. B., & Caminiti, R. (1997). Premotor and parietal cortex: Corticocortical connectivity and combinatorial computations. *Annual Review of Neuroscience, 20*, 25–42.

Wong, P., & Kaas, J. H. (2009). Architectonic subdivisions of neocortex in the tree shrew (*Tupaia belangeri*). *Anatomical Record (Hoboken, N.J.), 292*, 994–1027.

Wong, P., & Kaas, J. H. (2010). Architectonic subdivisions of neocortex in the galago (*Otolemur garnetti*). *Anatomical Record (Hoboken, N.J.), 293*, 1033–1069.

Yalachkov, Y., Kaiser, J., & Naumer, M. J. (2009). Brain regions related to tool use and action knowledge reflect nicotine dependence. *Journal of Neuroscience, 29*, 4922–4929.

Yokochi, H., Tanaka, M., Kumashiro, M., & Iriki, A. (2003). Inferior parietal somatosensory neurons coding face–hand coordination in Japanese macaques. *Somatosensory & Motor Research, 20*, 115–125.

第74章 听觉-视觉相互作用

Charles Spence

近几年出现了多感觉知觉研究兴趣的迅速增长,大部分研究集中在听觉与视觉刺激间的相互作用的本质上。在这一章中,回顾了在神经正常的成人中,这些感觉的多感觉整合和相互作用的关键因素的最新证据。简要总结了关于时空重合作用的大量研究。此外,现在开始出现的证据支持许多其他因素作用,包括语义一致性、跨通道(或联觉)对应、统一效应、信号间的相关性、格式塔分组和视听整合中的注意。也回顾了我们目前关于听觉-视觉相互作用的神经基础和结果的理解,最后指出了未来研究的一些方向。

多感觉整合

在过去的35年左右,对于跨通道相互作用和多感觉整合的本质和潜在神经基础的兴趣有了巨大的增长(该领域全面综述见 Bremner, Lewkowicz, & Spence, 2012; Calvert, Spence, & Stein, 2004; Lewkowicz & Lickliter, 1994; Spence & Driver, 2004; Stein, 2012,)。这项研究的大部分倾向于集中在听觉和视觉刺激间发生的相互作用。某种程度上,这种强调可以归因于相当平凡的原因,在心理物理实验室,更不用说在扫描仪环境中,在计算机控制下呈现这样的信号比呈现其他感觉(例如涉及触觉)刺激的组合要容易得多。也就是说,已为视听案例记录的多感觉整合的规则可能也适用于从所谓的空间感觉输入的其他组合的整合(例如,包括视觉、听觉和触觉)。本章旨在提供最新的文献综述,详述影响听觉和视觉信号整合的最重要的因素。

首先,重要的是区分两个听起来类似的(并经常互换使用的)术语,即整合和交互(参见 Spence & Bayne,即将出版; Stein et al.,2010)。听觉和视觉信号的多感觉整合带有(至少对于某些研究者)这样的想法,在一个和相同的外部物体或事件的神经表示中单感觉组件信号绑定在一起。相比之下,视听交互可以根据这些效果/现象广义的定义,其中在一种感觉模式(在本章的上下文中的听觉或视觉)中呈现刺激影响在其他感觉方式中刺激的处理(分别为视觉或听觉)。

人们可以认为视听整合是构成所有视听交互的子集。本章重点将主要在视听整合效应,其发生在比视听交互效应更窄的范围刺激发生异步(SOAs)上。

视听整合的原型例子包括听觉和视觉语音信号的绑定(例如,Burnham,1998; Dodd & Campbell,1994; McGurk & MacDonald,1976)和语义相关的有意义的听觉和视觉刺激的整合(例如,Chen & Spence,2010; Doehrmann & Naumer,2008; Laurienti et al.,2004; Molholm 等,2004; Naumer & Kaiser,2010)。相比之下,跨通道警报(Posner,1978)和/或注意捕捉效应(Spence & Driver,2004; Wright & Ward,2008)似乎代表了跨通道相互作用的合理明确的例子。然而,需要注意的是,在后两种情况(例如,跨通道告警和注意定向)中,当听觉和视觉信号被分离几百毫秒(而不是同时呈现)时,趋向于发生最大的行为效应。听觉和视觉信号之间的交叉相互作用似乎有些不对称,听觉信号引起比视觉信号更大的跨通道的警报效应(见 Posner,1978)。许多研究者还认为听觉信号可能引起比视觉信号更明显的跨通道注意的捕获效应(例如,Spence & Driver,2004)。

实际上,后者不对称的部分原因可能是,与听觉相比,迄今为止在这一领域的许多研究中所使用的视觉线索的可定位性更强(参见 Prime et al.,2008; Spence, McDonald, & Driver,2004; Wright & Ward,2008)。由空间非预测性听觉线索的呈现产生的跨通道注意的作用效果现在已经以多种方式显示影响早期视觉处理:它们增强视觉目标的表观对比度,其中感知对比度的变化与在刺激开始后100毫秒内开始的对侧神经反应(P1 和 N1)放大正相关(Störmer, McDonald, & Hillyard,2009);跨通道空间注意力也可以加快视觉目标刺激的神经处理(这种现象被称为优先登录;参见 Spence & Parise,2010,作为综述;尽管也参见 McDonald et al.,2005)。也就是说,关于这样的影响是从跨通道空间注意还是多感觉整合方面得到最好的概念化很有争论(参见 Bolognini et al.,2005; McDonald, Teder-Sälejärvi, & Ward,2001)。很可能这两种说法都为不同研究人员在不同的 SOA 上使用不同的实验范式收集的数据提供令人满意的解释。

跨通道促进

并不总是容易明确地确定特定的行为效应,例如,经常记录的任务无关的(并且可能是空间上非预测的)听觉线索的呈现对视觉目标检测/辨别能力的促进效应,实际上反映了视听多感知整合的一个例子,而不是某种其他类型的跨通道的交互(综述见 Spence & Ngo,2012)。因此,例如,Stein 等人(1996)早期证明,任务无关声音的同步呈现导致简短呈现的视觉刺激被主观地判断为比当视觉刺激以静默呈现时更亮。这个结果经常被认为代表在清醒的人中的多感觉整合的例子,其与在麻醉的动物中的细胞反应的许多研究(例如,上丘)中记录的神经生理学增强效应类似(例如,综述参见 Stein 和 Meredith,1993;Stein & Stanford,2008)。然而,重要的是要注意,对于这样的结果存在多个替代解释。

例如,Marks 和他的同事认为,许多可能首先看起来像跨通道促进这样的例子可能仅仅是反应偏好(Arieh & Marks,2008;Odgaard,Arieh,& Marks,2003)。也就是说,最近的一些跨通道促进的示例已经设法排除了这样解释。对于这种听觉-视觉交互的另一个合理的替代解释是,声音以某种方式增加了同时呈现的视觉事件的显著性或感知的对比度(例如,Noesselt et al.,2008)。事实上,Noesselt 等人(2010)已经表明,这种跨通道效应可以影响在枕叶早期视觉区域以及多感觉上颞沟中的视觉刺激的神经表示,并且可能至少部分是由于发生在丘脑体的神经相互作用(特别是外侧和内侧膝状体之间的增强的耦合)。同时,其他研究人员认为,呈现任务无关声音可以减少关于何时呈现视觉目标的时间不确定性(例如,Lippert,Logothetis,& Kayser,2007)。这样的解释可能在视觉目标出现在干扰物流中的条件下特别相关(例如,在快速连续视觉呈现流中;例如,Chen & Yeh,2009;Olivers & Van der Burg,2008;Vroomen & de Gelder,2000)。这里的一个建议是,声音可以提供时间标记,参与者可以跨时间在分配他们的注意力时使用。从这一领域的最新研究中越来越清楚的是,瞬态信号可能在确定听觉-视觉相互作用中起到特别重要的作用(参见 Van der Burg et al.,2010;也参见 Andersen 和 Mamassian,2008)。

多感觉冲突的情况

对评估听觉和视觉刺激对知觉的相对贡献有兴趣的研究者经常使用"多感觉冲突范式"的变体。在典型的研究中,参与者的眼睛和耳朵受到不协调或不一致的刺激,而感兴趣的问题是尝试确定人类神经系统如何解决这个争议(即视觉或听觉信号是否主导随后的知觉?)。传统上,在多感觉冲突研究中呈现的刺激已经明显地在超阈值水平上。下面,我将回顾与理解三个最常被研究的多感觉冲突情况相关的认知神经科学证据。他们是① 腹语效应(Bertelson & de Gelder,2004),② McGurk 效应(McGurk & MacDondald,1976)和③ 双闪烁错觉(Shams,Kamitani,& Shimojo)。这些错觉分别提供了视觉优势、视觉出现和听觉优势的例子。尽管所有三个错觉最初在心理物理实验室记录,但是认知神经科学家现在已经开始揭示这些听觉-视觉相互作用的不同的神经基础。

腹语效应

视觉对听觉占优的最著名的例子之一发生在当在一对听觉和视觉刺激呈现的位置之间引入空间冲突。例如,在电影院中,我们通常感觉到演员的声音源于在屏幕上的他们的嘴唇(尽管事实上声音实际上是从位于礼堂中其他地方的扬声器呈现的)。在这种被称为腹语效应的错觉中(综述参见 Bertelson & de Gelder,2004),人们倾向于将声音错误地定位在它们明显的视觉源上。大多数早期研究的腹语效应倾向于发现空间差异的声音通常对观察者的视觉定位响应具有非常小的影响,因此导致广泛的建议,只要视觉听觉空间信息冲突,视觉倾向于支配我们的知觉。在视听语音的情况下空间腹语证明是特别强的(可能是由于语音刺激固有的丰富的时间结构导致的听觉和视觉输入的高度相关的性质;见下文),尽管对于各种各样的空间差异视听刺激现在已经报告了类似的多感觉偏好效应,从啸叫蒸汽壶的视觉和声音到与空间不一致的闪光灯配对的纯音哔哔声(例如,Bertelson & Aschersleben,1998;Jackson,1953;Recanzone,1998;Slutsky & Recanzone,2001)。更重要的是,重复暴露于空间差异的听觉和视觉刺激可以迅速引起成分(通常是听觉)刺激定位的后效应,这种效应可以在初级听觉皮层看到(参见 Recanzone,2009)。

事实证明,空间腹语效应实际上反映了听觉和视觉信号成分的近似最优的统计整合。尽管视觉通常支配空间域中的听觉,Alais 和 Burr(2004)仅仅通过模糊视觉刺激引起了从视觉到听觉优势的转变,因此使得它的位置与声音的相比更不可靠。这些发现与来自人脑组合不同感觉的输入以便最小化与最终多感觉知觉估计相关联的变异性的主张一致（尽管也参见 Battaglia，Jacobs，& Aslin，2003；Roach，Heron，& McGraw，2006）。最大似然估计（MLE）提供了"模态适当性"的经典概念的数学形式化，其在本领域已经辩论了几十年（参见 Welch 和 Warren，1980，1986）。然而，重要的是，多重感觉整合的 MLE 方法还允许通过估计与每个单独信号相关联的可变性来预测特定的一对听觉和视觉信号将如何相互作用（参见 Heron，Whitaker，& McGraw，2004）。认知神经科学家已经研究了腹语效应的神经基础（例如，Bonath et al.，2007；Macaluso et al.，2004）。例如，Bonath 及其同事进行了一项联合事件相关功能磁共振成像（fMRI）和事件相关电位（ERP）研究。他们在逐试次的基础上证明，空间不匹配的视觉事件（呈现在左侧或右侧）对听觉皮层活动的左右平衡的精确时间偏差与腹语错觉的程度相关。具体地，在视觉刺激的呈现引起空间腹语效应（即，当感知的声音位置被"拉"向呈现视觉刺激的一侧）的试验中，在视觉刺激同侧的半球的颞平面（PT）中观察到，在血氧水平依赖（BOLD）和 ERP 信号中反应振幅的相对减小。这导致对移位的听觉知觉的一侧的对侧 PT 反应的相对增强。在这里注意到，当声音实际呈现在那一侧时，也观察到类似的不对称神经反应。也就是说，这种视听神经相互作用仅在刺激发作后的相对狭窄的时间窗（230～270ms）中观察到。后者的观察导致进一步的建议，这种特殊的错觉相关的不对称，可归因于视觉对听觉空间处理的影响，可能由从视觉皮层到多感觉联合区域再从那里回到听觉皮层的通路介导的。

有趣的是，尽管大多数关于空间腹语效应的早期研究倾向于使用静止的听觉和视觉刺激，但是最近的研究已经越来越开始使用动态（即，移动）刺激（参见 Soto-Faraco et al.，2002）。在过去十年左右，用这种刺激进行的许多研究的结果已经证明视觉运动（无论是表现的还是真实的）也倾向于支配（即，ventriloquize）听觉刺激的运动的感知方向（例如，Meyer et al.，2005；Sanabria，Spence，& Soto-Faraco，2007；也参见 Freeman & Driver，2008；Teramoto，Hidaka，& Sugita，2010）。与在听觉和视觉刺激之间观察到的许多相互作用一样，最大的行为效应倾向于当单个刺激仅单独地微弱有效时发生（Wuerger，Hofbauer，& Meyer，2003），并且当它们从相同位置呈现时（Meyer et al.，2005；Soto-Faraco 等人，2002）。然而，这并不一定会得出这样的结论，即这种结果自动为多感知整合的逆效应解释提供

支持（参见 Holmes & Spence，2005；Ross et al.，2007a；Stein & Meredith，1993）。

研究人员最近也开始研究基础的跨通道动态捕获的神经相关。例如，Alink、Singer 和 Muckli（2008）观察到视觉运动区域（hMT/V5+）的 BOLD 信号增加，以及在这些不一致的运动方向试验上的听觉运动区域（听觉运动复合体）的失活，其中参与者经历了跨通道动态捕获（即，当声音看起来沿视觉刺激的方向移动，即使它没有）。这种神经活动的变化是双侧的。跨通道动态捕获的发生与腹侧顶内沟中激活的增加相关。

当然，应当记住，在大多数已发表的空间腹语效应的研究中（更不用说在跨通道动态捕获效应的研究中）单个听觉和视觉事件的呈现显著地过度简化了我们通常在大多数真实世界中面临的多感觉结合（或配对）问题。因为在心理物理实验室之外，我们的感觉往往或多或少同时被多个感觉输入轰击。作为结果，试图确定许多视觉刺激中的哪一个应该与许多可能同时可用的听觉刺激中的哪个刺激结合很快变成一个非平凡的问题。计算建模者最近开始通过将各种耦合先验结合到他们的贝叶斯决策理论模型中来解决这个问题（参见 Beierholm，Quartz，& Shams，2009；Körding et al.，2007）。

McGurk 效应

McGurk 和 MacDonald（1976）进行了一项开创性的研究，他们评估了听觉和视觉输入对言语感知的相对贡献。在他们的研究中的参与者听到发出特定音节（例如，"ba"）的声音，同时他们看到与说话者说出另一个音节（例如，"ga"）相关联的同步唇动。大多数参与者报告听到与在每个感觉模式中呈现的音节不同的音节（例如，"da"）。换句话说，非冗余的听觉和视觉信息的多感觉整合导致出现了一种全新感知。McGurk 和 MacDonald 的结果表明，人们听到的是可以通过他们碰巧看到的嘴唇运动调制。即使人们完全意识到他们正在听到和看到的是不一致的，McGurk 效应也会发生，这表明这种形式的视听整合可能会相当自动地发生（虽然见 Alsius et al.，2005；Walker，Bruce，& O'Malley，1995）。

在这种视听交互的神经基础方面，许多神经成像研究现在已经证明，听觉皮层（甚至可能 A1；特别是在左侧）不仅通过听到语音声音而且通过观察嘴唇运动和其他面部表情手势（例如，Calvert et al.，1997；Pekkola et al.,2005）被激活。综合起来,这些发现表明存在直接或间接源于视觉区域的声音处理的调制信号（参见 Ghazanfar,Chandrasekaran,& Logothetis,2008）。

类似的视听相互作用现在也已经在各种其他非语言领域中被报道:例如,Saldaña 和 Rosenblum（1993）观察到类似的听觉感知的视觉偏好,当碰巧都是训练有素的音乐家参与者,观察在弦乐器上的拔和弓运动（参见 Schutz 和 Kubovy,2009）。同时,de Gelder 和她的同事在过去十多年里进行了一些研究,表明人们对人类语音的情感质量的感知也可以通过恰好同时呈现的情感视觉信息来修改（例如 de Gelder & Vroomen,2000a,b;Petrini,McAleer,& Pollick,2010;尽管也参见 Massaro & Cohen,2000）。

在语音感知中的视听交互方面,还有大量的研究证明了当参与者正在听噪声中的语音时呈现合适的嘴唇运动时可能导致的信噪比增强（例如,Bernstein,Auer,Takayanagi,2004;Risberg & Lubker,1978;Ross et al.,2007a;Sumby & Pollack,1954）。有趣的是,这种跨模型促进作用似乎在中间信噪比水平上是最大的（也参见 Manjarrez et al.,2007）。再次证明,这种行为结果可以通过最优线索整合的贝叶斯模型得到很好的解释（见 Ma et al.,2009）。

双闪烁错觉

双闪烁错觉（Shams,Kamitani,& Shimojo,2000）提供了听觉优势的罕见例子之一。在一个典型的研究中,参与者必须报告他们看到有多少视觉刺激在周边闪现（通常在一到三之间）。同时,呈现由各种数量的哔哔声组成的听觉刺激。关键的结果是,人们经常报告看到比实际呈现更多的闪光。因此,例如,如果单个闪光灯与两次哔哔声配对,则参与者可能会报告已经看到两个顺序出现的闪光（Innes-Brown & Crewther,2009）。

在两个声音与单个外围视觉事件一起呈现的那些试验中,参与者有时报告看到单个闪光（即,他们的报告是真实的）,而在其他试验,他们报告看到错觉的双闪光。在早期视觉皮层中神经激活的模式已显示在这两种试验之间显著的不同,从而再次表明,听觉支配的这个例子的视听互动可以影响早期视觉处理（Watkins et al.,2007）。正如迄今为止已经记录的许多其他听觉-视觉交互效应一样,个体感觉信号的可靠性似乎决定了在多感觉冲突的条件下哪个感觉占主导地位（参见 Andersen,Tiippana,& Sams,2004,2005）。

贝叶斯决策理论很好的适应关于这种错觉的现有心理物理数据（例如,Andersen,Tiippana,& Sams,2005;Wozny,Beierholm,& Shams,2008）。

中期总结

到目前为止,已经回顾的研究结果与以下观点一致:时空重合构成听觉和视觉信号的多感觉整合的重要因素（例如,Meienbrock et al.,2007;Meyer et al.,2005;Soto-Faraco et al.,2002;Van Wassenhove,Grant,& Poeppel,2007）。我们的大脑试图整合（或绑定）它"认为"属于一起的听觉和视觉信号（当然,在复杂或拥挤的刺激呈现条件下确定什么"属于一起",需要大脑做出许多进一步假设;见下文）。空间和时间的腹语效应似乎有助于重新调整无论什么原因已经从时空排列中消失了的感觉信号（见 Bertelson & de Gelder,2004;Morein-Zamir,Soto-Faraco,& Kingstone,2003;Parise & Spence 2009;Recanzone,2009;Slutsky & Recanzone,2001;Van Wassenhove,Grant,& Poeppel,2005）。

这就是说,与人们经常读到的相反（例如,参见 Meienbrock et al.,2007）,应当注意,对于某些任务,呈现听觉和视觉信号成分的相对空间位置（即,相同 vs 不同位置）似乎对观察到的多感觉整合效应没有任何影响（文献代表性实例参见 Innes-Brown & Crewther,2009;Jones & Jarick,2006;Recanzone,2003;Regan & Spekreijse,1977;综述见 Spence,2013）。如果尝试并总结迄今为止已经发表的发现,似乎在大多数心理物理学研究通常进行的相对整洁的环境中,空间重合将增强在这些条件下的听觉-视觉交互,其中参与者必须做出在某种意义上空间的反应（参见 Spence,2012;Spence & Driver,2004）。例如,这可能涉及参与者在目标的方向上进行快速眼动（Frens,Van Opstal 和 Van Der Willigen,1995;Harrington & Peck,1998）或者可能使用手动按钮反应分辨目标的高度（Spence & Driver,2004）。相比之下,在需要参与者识别目标（例如,当参与视听语音感知）或者当对刺激的时间特性做出某种反应（例如,判断刺激呈现的速率或数量）的那些研究中,无论刺激是否碰巧从相同的空间位置呈现,大脑似乎同样有效整合了听觉和视觉信号成分（参见 Spence,2012,2013）。

现在重要的是要注意,这里的故事可能在更现实的条件下改变,其中多个信号（一些相关的而另一些不相关）从不同的空间位置同时呈现。然而,现有证据与空间重合（或相对空间位置）在非空间任务中的调制视听整合方面所起的作用（如果有的话）是最一致的。也就是说，不同的脑区似乎被招募为听觉和视觉刺激是否从相同位置呈现的函数。例如，Meienbrock 等人（2007）进行了 fMRI 研究，在其中参与者从注视点的相同或不同侧看到了语义意义一致的一对听觉和视觉刺激。结果表明，每当在脑区（例如顶内沟）中检测到两种刺激的位置之间存在空间不匹配，为了解决冲突，神经处理资源可能被重定向到低级视觉区域。

当然，这种明显的分离可能导致这样的建议：最初与腹侧和背侧视觉流相关的"什么"（或"如何"）和"在哪里"的处理路径的想法，当放在多感觉整合的背景中时，可具有一些解释的意义（例如，参见 Chan & Newell，2008；Renier et al.，2009）。近年来开始出现的一个相关趋势是研究人员试图确定视听相互作用是否优先与大细胞或小细胞通路相关（参见 Jaekl 和 Harris，2009；Jaekl & Soto-Faraco，2010；也参见 Maravita et al.，2008）。

迄今，贝叶斯决策理论体现的数学方法已经成功地用于对已经记录的许多听觉-视觉交互的建模（例如，参见 Alais & Burr，2004；Andersen，Tiippana，& Sams，2005；Battaglia，Jacobs，& Aslin，2003；Beierholm，Quartz，& Shams，2009；Heron，Whitaker，& McGraw，2004；Körding et al.，2007；Roach，Heron，McGraw，2006；Wozny，Beierholm，& Shams，2008）。目前还不清楚的是，贝叶斯方法是否否定了在解释迄今为止记录的听觉-视觉交互方面调用注意的需要。当然，可以根据剩余偏差（或先验）对注意的小作用进行建模，所述剩余偏差只是对来自一种模态的信息赋予更高的权重（Andersen，Tiippana，& Sams，2004；Battaglia，Jacobs，& Aslin，2003；参见 Witten & Knudsen，2005）。

语义和联觉一致性

在过去十多年间，许多研究者已经证明，同时呈现的听觉和视觉刺激之间的语义一致性的程度调节多感觉整合（例如，Chen & Spence，2010，2011；Molholm et al.，2004；Taylor et al.，2006）。因此，例如，几个研究现在已经表明，人们倾向于对视觉目标反应（例如，狗的轮廓图），更快速和更准确，当它恰好与任务无关、无信息的一致声音（狗吠的声音），而不是不一致的、语义上有意义的声音（例如，猫喵声的声音；

例如，Hein et al.，2007；Molholm et al.，2004）一起呈现时。此外，最近 Chen 和 Spence（2010，2011）证明，在非速度型信号检测研究中，语义一致声音的呈现也可以增强掩蔽的视觉目标的可检测性（即，与任务无关声音的呈现引起 d' 的显著增加）。

最近几年，越来越多的研究对跨通道（或联觉）匹配在听觉-视觉整合中的作用感兴趣（例如，Evans & Treisman，2010；Gallace & Spence，2006；Parise & Spence，2009；综述见 Spence，2011）。例如，Parise 和 Spence 报道了一系列实验，当呈现跨模态匹配的刺激对时，比呈现不匹配刺激对时时空整合增加（更大的空间和时间腹语效应）：更大的圈优先与具有较低音高的声音绑定，而较小的圆优先与具有较高音高的声音绑定。多年来，研究人员已经记录了听觉和视觉刺激之间的许多不同的匹配，例如听觉音高和视觉明度、亮度、大小、角度、空间频率和高度之间（Spence，2011）。基于 Parise 和 Spence 的工作，Bien 等人（2012）现在证明，听觉音高和视觉尺寸之间的跨模匹配调制 ERP 的 N1 和 P1 成分。此外，这种调制的大小与行为上记录的腹语效应的大小有很好的相关性。这项研究还表明，这种跨模匹配可以在右侧顶内皮层通过应用经颅磁刺激（TMS）消除。

然而，重要的是注意不同的跨模匹配（例如，统计学与语义学；参见 Spence，2011）可能与不同的神经基质相关。因此，进一步的神经影像研究可能特别有助于解决这些可能对参与者的行为有非常相似的影响的不同类型的匹配（参见 Sadaghiani，Maier，& Noppeney，2009）。听觉和视觉刺激之间的这种学习的关联可以随后促进跨视听感觉属性的注意的传播（例如，Busse et al.，2005；Fiebelkorn，Foxe，& Molholm，2010）。可以用贝叶斯耦合先验来建模跨模匹配。需要这样的先验，以便预测哪些感觉输入将在多个刺激同时被呈现的条件下被绑定在一起，并且因此帮助大脑解决跨模绑定问题（Beierholm，Quartz，& Shams，2009）。

统一效果

长期以来人们一直认为，每当两个或更多的感觉输入被认为是高度一致的（即，它们以"在一起"的方式相关时），观察者将更可能将它们当作指一个单一的视听事件（例如，Welch & Warren，1980）。因此，他们将更可能假设它们有一个共同的时空起源，因此他们将更有可能将他们绑定到单个多感觉知觉对象或事件。在过去的 50 年中,统一假设是否在视听整合中发挥重要作用的问题已经证明是多感觉研究中最有争议的问题之一(Jackson,1953;综述参见 Vatakis & Spence,2007)。对统一假设(或效应)对视听整合的影响,一些最有力的心理物理支持来自 Vatakis 和 Spence 报告的一系列视听时间顺序判断(TOJ)实验。这些研究的参与者在一系列不同的 SOA 下被呈现听觉和视觉语音刺激对(单个音节或词)。参与者根据听觉或视觉语音流是否在每次试验中首先开始做出非加速的 TOJ。在一半的试验中,听觉和视觉语音刺激是性别匹配的(即,女性面部与匹配的女性声音一起呈现),而在其余试验中,听觉和视觉语音刺激是性别不匹配的(即,一个女性面部的唇运动与男人的声音一起呈现)。

参与者发现在评估匹配的语音刺激时比在评估不匹配的语音刺激时更难以判断哪个感觉模态被首先呈现(表示增强的多感觉整合)。匹配的语音刺激的呈现比不匹配的视频的情况推测可能导致更多的时间性腹语发生(Morein-Zamir,Soto-Faraco,& Kingstone,2003)。因此,Vatakis 和 Spence 的结果为长期声称统一假设可以影响听觉和视觉刺激的多感觉整合提供实验支持。然而有趣的是,这样的效果不一定总是超越视听语音刺激产生(参见 Vatakis & Spence,2008;也见 Maier,Di Luca,& Noppeney,2011;Petrini,Russell,& Pollick,2009;Van Wassenhove,Grant,& Poeppel,2007;Vroomen & Keetels,2011)。对于这种听觉-视觉交互的听觉和视觉信号之间的任何相关性的重要性和作用当然值得进一步考虑(参见 Parise,Spence,& Ernst,2012;Van Wassenhove,Grant,& Poeppel,2007)。同样,统一效应现在已经在贝叶斯决策理论(Sato,Toyoizumi,& Aihara,2007)中以先验的方式建模。

格式塔分组

一个没有获得尽可能多的神经科学兴趣的因素,也许可能涉及 Gestalt 分组原则的作用,如接近度、相似性、共同命运以及对视听相互作用的良好延续。目前可用的证据清楚地表明,听觉和/或视觉信号的模式内分组调制了在一系列行为范式中的视听多感觉整合的强度(例如 O' Leary & Rhodes,1984;Vroomen & de Gelder,2000;综述参见 Spence & Chen,2012)。在这里只给出一个例子,在两个圆圈重合的时刻呈现的声音引起弹跳的知觉的程度(而不是流动;这被称为流反弹错觉;Sekuler,Sekuler,& Lau,1997)本身是通过听觉刺激是否从背景听觉刺激流中分离而调节的(Watanabe & Shimojo,2001)。对于现在已经记录的模内听觉和/或视觉分组对听觉-视觉交互的性质的影响的各种研究的讨论,感兴趣的读者参见最近的综述文章(Spence 和 Chen,2011)。

注意和多感觉整合

近年来,在听觉-视觉交互的多感官研究中最热烈讨论的领域之一涉及注意对多感觉整合的作用(参见 Koelewijn,Bronkhorst,& Theeuwes,2010;综述见 Navarra 等人,2009)。在特定任务上的表现,例如在具有不同的听觉和视觉刺激的空间定位任务中观察到的腹语效应,似乎相对不受参与者注意的操纵(Vroomen,Bertelson,& de Gelder,2001;参见 Spence,2012;Eramudugolla 等人,2011)。相比之下,在其他任务中的表现明显地受到注意的操纵(例如,Alsius 等人,2005;Mozilic 等人,2008)。在这里的部分回答可能是关于参与者的注意力如何被操纵(例如,通过指令或通过操纵他们的任务的知觉载入;参见 Lavie,2005;Spence,2009)。也可能的情况是,多感觉整合对于特定类型的刺激比对于其他刺激更自动地发生。当然,即使在其对参与者的表现有害时(例如,Driver,1996),视听整合(例如,对于语音刺激)已表明也会发生。目前,神经科学家正在使用各种各样的技术,以便尝试和确定多感觉整合和注意之间的关系究竟是什么(例如,Busse 等人,2005;Driver & Noesselt,2008;Senkowski 等人,2008;Talsma,Doty,& Woldorff,2007;综述参见 Talsma 等人,2010)。

听觉-视觉相互作用:冲突

最后,值得注意的是,听觉-视觉相互作用可以产生多感觉竞争,而不仅仅是促进。Colavita 视觉优势效应就是这种情况(Colavita,1974)。在这个范例中,参与者被呈现需要模态辨别反应(即,听觉或视觉)的听觉和视觉目标刺激的随机序列。在小部分试验中,同时呈现听觉和视觉目标,并且指示参与者通过按压两个响应键或通过按压第三响应键(指示存在双模目标)来反应。在这样的条件下,参与者有时不能对双模态试验的听觉成分(建议跨模消亡)作出反应,尽管他们对单峰目标试验的反应接近完美(综述参见 Spence,Parise,& Chen,2011)。有趣的是,仅仅通过稍微改变任务需求,多感觉促进可以变成具有完全相同的刺激呈现轮廓的跨模竞争(例如,参见 Sinnett,Soto-

Farco, & Spence, 2008）。最近, 神经科学家已经开始探索涉及这种行为效应的神经回路。例如, Diaconescu、Alain 和 McIntosh（2011）已经使用脑磁图来突出早期（即, 在刺激发生的 100ms 内）后顶叶活动在多感觉促进效应中的作用。相比之下, 多感觉冲突被发现导致扣带、颞叶和前额叶皮层的激活。

结论

如这里回顾的研究表明的那样, 许多因素会调节听觉-视觉的相互作用。因此, 例如, 如果视觉信号碰巧从相同的位置（至少在空间任务中）同时呈现, 那么它们更可能影响听觉。如果视觉信号碰巧具有类似的时间结构, 则视觉信号也更可能影响听觉知觉（Parise, Spence, & Ernst, 2012）, 而通道内知觉分组可以减少任何可见的听觉-视觉交互程度（Spence & Chen, 2012）。语义一致性、跨模态（或联觉）匹配和统一效应已被证明会影响听觉和视觉信号相互作用的程度（例如, Chen & Spence, 2010,2011；Evans & Treisman, 2010；Parise & Spence, 2009；Sato, Toyoizumi 和 Aihara, 2007；Vatakis & Spence, 2007）。多感觉冲突情境的研究表明, 对于空间判断, 视觉倾向于支配听觉（Alais & Burr, 2004）, 而在时间任务中听觉倾向于支配视觉（Welch, DuttonHurt, & Warren, 1986）。贝叶斯决策理论为本章中记录的大多数听觉-视觉交互效应提供了令人满意的解释（例如, 见 Alais & Burr, 2004；Ma 等人, 2009；Sato, Toyoizumi, & Aihara, 2007）。就好像我们的大脑通常会把更可靠的感觉信号看得更重。

虽然许多已知的关于听觉和视觉刺激之间的跨通道相互作用的约束已经在仔细控制的心理物理学研究中出现, 但是许多神经科学家可用的技术包括 TMS（例如, Bien 等人, 2012；Johnson, Strafella, & Zatorre, 2007）和经颅直流电刺激（Bolognini 等人, 2011）, 越来越多地被用于探测神经基质和听觉-视觉交互作用的机制。研究人员现在越来越接近能够将神经元活动与人类心理物理研究中参与者经历的多感觉知觉联系起来（Ma & Pouget, 2008；Noesselt 等人, 2010；Wener & Noppeney, 2010）。虽然在这里没有空间来讨论它们, 但是最近几年已看到许多发表的研究, 通常使用模糊的视觉显示, 例如由双目竞争产生的那些, 研究了视听交互如何影响一个人报告所知道的（例如, Chen, Yeh, & Spence, 2011；Conrad 等人, 2010；van Ee 等人, 2009；也参见 Sheth & Shimojo, 2004）。

此外, 已开始理解正常成人中视听相互作用的潜在神经机制, 在尝试确定视听交互/整合的发展轨迹方面显然有很大的空间（见 Bremner, Lewkowicz, & Spence, 2012；Laurienti 等人 2006；Lewkowicz & Ghazanfar, 2006；Nava, Scala, & Pavani, 2013；Neil 等人, 2006；Tremblay 等人, 2007）。最近还有一种增长的兴趣, 即试图理解那些感觉发育缺陷的人, 如在聋人和/或先天性白内障患者中, 如何在恢复其缺失的感觉之后整合听觉和视觉信息（例如, Putzar 等人, 2007；Rouger 等人, 2007）。在各种特殊人群中, 如精神分裂症患者（如 De Gelder 等人, 2005；Ross 等人, 2007b）和那些有自闭症谱系障碍的患者（Magnee 等人, 2011）, 在多感官整合方面出现了什么异常的问题也越来越受欢迎。最后, 虽然超出了本章的范围, 但是记录特定脑损伤的结果的研究仍然继续吸引那些希望理解多感觉整合的神经基础的人的科学兴趣（例如, Phan 等人, 2000；Van Vleet & Robertson, 2006）。

参考文献

Alais, D., & Burr, D. (2004). The ventriloquist effect results from near-optimal bimodal integration. *Current Biology, 14,* 257–262.

Alink, A., Singer, W., & Muckli, L. (2008). Capture of auditory motion by vision is represented by an activation shift from auditory to visual motion cortex. *Journal of Neuroscience, 28,* 2690–2697.

Alsius, A., Navarra, J., Campbell, R., & Soto-Faraco, S. (2005). Audiovisual integration of speech falters under high attention demands. *Current Biology, 15,* 1–5. doi:10.1016/j.cub.2005.03.046.

Andersen, T. S., & Mamassian, P. (2008). Audiovisual integration of stimulus transients. *Vision Research, 48,* 2537–2544.

Andersen, T. S., Tiippana, K., & Sams, M. (2004). Factors influencing audiovisual fission and fusion illusions. *Brain Research. Cognitive Brain Research, 21,* 301–308.

Andersen, T. S., Tiippana, K., & Sams, M. (2005). Maximum likelihood integration of rapid flashes and beeps. *Neuroscience Letters, 380,* 155–160. doi:10.1016/j.neulet.2005.01.030.

Arieh, Y., & Marks, L. E. (2008). Cross-modal interaction between vision and hearing: A speed–accuracy analysis. *Perception & Psychophysics, 70,* 412–421.

Battaglia, P. W., Jacobs, R. A., & Aslin, R. N. (2003). Bayesian integration of visual and auditory signals for spatial localization. *Journal of the Optical Society of America. A, Optics, Image Science, and Vision, 20,* 1391–1397.

Beierholm, U. R., Quartz, S. R., & Shams, L. (2009). Bayesian priors are encoded independently from likelihoods in human multisensory perception. *Journal of Vision, 9*(5), 23, 1–9. doi:10.1167/9.5.23.

Bernstein, L. E., Auer, E. T., Jr., & Takayanagi, S. (2004). Auditory speech detection in noise enhanced by lipreading. *Speech Communication, 44,* 5–18. doi:10.1016/j.specom.2004. 10.011.

Bertelson, P., & Aschersleben, G. (1998). Automatic visual bias of perceived auditory location. *Psychonomic Bulletin &*

Review, 5, 482–489.

Bertelson, P., & de Gelder, B. (2004). The psychology of multimodal perception. In C. Spence & J. Driver (Eds.), *Crossmodal space and crossmodal attention* (pp. 141–177). Oxford, England: Oxford University Press.

Bien, N., ten Oever, S., Goebel, R., & Sack, A. T. (2012). The sound of size: Crossmodal binding in pitch-size synesthesia: A combined TMS, EEG, and psychophysics study. *NeuroImage, 59*, 663–672.

Bolognini, N., Frassinetti, F., Serino, A., & Làdavas, E. (2005). "Acoustical vision" of below threshold stimuli: Interaction among spatially converging audiovisual inputs. *Experimental Brain Research, 160*, 273–282.

Bolognini, N., Rossetti, A., Casati, C., Mancini, F., & Vallar, G. (2011). Neuromodulation of multisensory perception: A tDCS study of the sound-induced flash illusion. *Neuropsychologia, 49*, 231–237.

Bonath, B., Noesselt, T., Martinez, A., Mishra, J., Schwiecker, K., Heinze, H.-J., et al. (2007). Neural basis of the ventriloquist illusion. *Current Biology, 17*, 1697–1703.

Bremner, A., Lewkowicz, D., & Spence, C. (Eds.). (2012). *Multisensory development*. Oxford, England: Oxford University Press.

Burnham, D. (Ed.). (1998). *Hearing by eye: Vol. 2. Advances in the psychology of speechreading and auditory–visual speech*. Hove, England: Psychology Press.

Busse, L., Roberts, K. C., Crist, R. E., Weissman, D. H., & Woldorff, M. G. (2005). The spread of attention across modalities and space in a multisensory object. *Proceedings of the National Academy of Sciences of the United States of America, 102*, 18751–18756. doi:10.1073/pnas.0507704102.

Calvert, G. A., Bullmore, E. T., Brammer, M. J., Campbell, R., Williams, S. C., McGuire, P. K., et al. (1997). Activation of auditory cortex during silent lipreading. *Science, 276*, 593–596. doi:10.1126/science.276.5312.593.

Calvert, G., Spence, C., & Stein, B. E. (Eds.). (2004). *The handbook of multisensory processing*. Cambridge, MA: MIT Press.

Chan, J. S., & Newell, F. N. (2008). Behavioral evidence for task-dependent "what" versus "where" processing within and across modalities. *Perception & Psychophysics, 70*, 36–49.

Chen, Y.-C., & Spence, C. (2010). When hearing the bark helps to identify the dog: Semantically-congruent sounds modulate the identification of masked pictures. *Cognition, 114*, 389–404.

Chen, Y.-C., & Spence, C. (2011). Crossmodal semantic priming by naturalistic sounds and spoken words enhances visual sensitivity. *Journal of Experimental Psychology. Human Perception and Performance, 37*, 1554–1568.

Chen, Y.-C., & Yeh, S.-L. (2009). Catch the moment: Multisensory enhancement of rapid visual events by sound. *Experimental Brain Research, 198*, 209–219.

Chen, Y.-C., Yeh, S.-L., & Spence, C. (2011). Crossmodal constraints on human visual awareness: Can auditory semantic context modulate binocular rivalry? *Frontiers in Perception Science, 2*, 212. doi:10.3389/fpsyg.2011.00212.

Colavita, F. B. (1974). Human sensory dominance. *Perception & Psychophysics, 16*, 409–412.

Conrad, V., Bartels, A., Kleiner, M., & Noppeney, U. (2010). Audiovisual interactions in binocular rivalry. *Journal of Vision, 10*(10), 27, 1–15. doi:10.1167/10.10.27.

de Gelder, B., & Vroomen, J. (2000a). The perception of emotions by ear and eye. *Cognition and Emotion, 14*, 289–311.

de Gelder, B., & Vroomen, J. (2000b). Bimodal emotion perception: Integration across separate modalities, cross-modal perceptual grouping or perception of multimodal events?

Cognition and Emotion, 14, 321–324.

de Gelder, B., Vroomen, J., de Jong, S. J., Masthoff, E. D., Trompenaars, F. J., & Hodimont, P. (2005). Multisensory integration of emotional faces and voices in schizophrenics. *Schizophrenia Research, 72*, 195–203.

Diaconescu, A. O., Alain, C., & McIntosh, A. R. (2011). The co-occurrence of multisensory facilitation and cross-modal conflict in the human brain. *Journal of Neurophysiology, 106*, 2896–2909.

Dodd, B., & Campbell, R. (Eds.). (1994). *Hearing by eye: The psychology of lip-reading*. Hillsdale, NJ: Erlbaum.

Doehrmann, O., & Naumer, M. J. (2008). Semantics and the multisensory brain: How meaning modulates processes of audio-visual integration. *Brain Research, 1242*, 136–150. doi:10.1016/j.brainres.2008.03.071.

Driver, J. (1996). Enhancement of selective listening by illusory mislocation of speech sounds due to lip-reading. *Nature, 381*, 66–68.

Driver, J., & Noesselt, T. (2008). Multisensory interplay reveals crossmodal influences on 'sensory-specific' brain regions, neural responses, and judgments. *Neuron, 57*, 11–23.

Eramudugolla, R., Kamke, M., Soto-Faraco, S., & Mattingley, J. B. (2011). Perceptual load influences auditory space perception in the ventriloquist aftereffect. *Cognition, 118*, 62–74.

Evans, K. K., & Treisman, A. (2010). Natural cross-modal mappings between visual and auditory features. *Journal of Vision, 10*(1), 6, 1–12. doi:10.1167/10.1.6.

Fiebelkorn, I. C., Foxe, J. J., & Molholm, S. (2010). Dual mechanisms for the cross-sensory spread of attention: How much do learned associations matter? *Cerebral Cortex, 20*, 109–120.

Freeman, E., & Driver, J. (2008). Direction of visual apparent motion driven by timing of a static sound. *Current Biology, 18*, 1262–1266.

Frens, M. A., Van Opstal, A. J., & Van Der Willigen, R. F. (1995). Spatial and temporal factors determine audio-visual interactions in human saccadic eye movements. *Perception & Psychophysics, 57*, 802–816.

Gallace, A., & Spence, C. (2006). Multisensory synesthetic interactions in the speeded classification of visual size. *Perception & Psychophysics, 68*, 1191–1203.

Ghazanfar, A. A., Chandrasekaran, C., & Logothetis, N. K. (2008). Interactions between the superior temporal sulcus and auditory cortex mediate dynamic face/voice integration in rhesus monkeys. *Journal of Neuroscience, 28*, 4457–4469.

Harrington, L. K., & Peck, C. K. (1998). Spatial disparity affects visual–auditory interactions in human sensorimotor processing. *Experimental Brain Research, 122*, 247–252.

Hein, G., Doehrmann, O., Müller, N. G., Kaiser, J., Muckli, L., & Naumer, M. J. (2007). Object familiarity and semantic congruency modulate responses in cortical audiovisual integration areas. *Journal of Neuroscience, 27*, 7881–7887.

Heron, J., Whitaker, D., & McGraw, P. V. (2004). Sensory uncertainty governs the extent of audio–visual interaction. *Vision Research, 44*, 2875–2884.

Holmes, N. P., & Spence, C. (2005). Multisensory integration: Space, time, and superadditivity. *Current Biology, 15*, R762–R764. doi:10.1016/j.cub.2005.08.058.

Innes-Brown, H., & Crewther, D. (2009). The impact of spatial incongruence on an auditory–visual illusion. *PLoS ONE, 4*, e6450. doi:10.1371/journal.pone.0006450.

Jackson, C. V. (1953). Visual factors in auditory localization. *Quarterly Journal of Experimental Psychology, 5*, 52–65.

Jaekl, P. M., & Harris, L. R. (2009). Sounds can affect visual perception mediated primarily by the parvocellular pathway. *Visual Neuroscience, 26,* 477–486.

Jaekl, P. M., & Soto-Faraco, S. (2010). Audiovisual contrast enhancement is articulated primarily via the M-pathway. *Brain Research, 10,* 1366–1385.

Johnson, J. A., Strafella, A. P., & Zatorre, R. J. (2007). The role of the dorsolateral prefrontal cortex in bimodal divided attention: Two transcranial magnetic stimulation studies. *Journal of Cognitive Neuroscience, 19,* 907–920.

Jones, J. A., & Jarick, M. (2006). Multisensory integration of speech signals: The relationship between space and time. *Experimental Brain Research, 174,* 588–594.

Koelewijn, T., Bronkhorst, A., & Theeuwes, J. (2010). Attention and the multiple stages of multisensory integration: A review of audiovisual studies. *Acta Psychologica, 134,* 372–384.

Körding, K. P., Beierholm, U., Ma, W. J., Tenenbaum, J. B., Quartz, S., & Shams, L. (2007). Causal inference in multisensory perception. *PLoS ONE, 2,* e943. doi:10.1371/journal.pone.0000943.

Laurienti, P. J., Burdette, J. H., Maldjian, J. A., & Wallace, M. T. (2006). Enhanced multisensory integration in older adults. *Neurobiology of Aging, 27,* 1155–1163.

Laurienti, P. J., Kraft, R. A., Maldjian, J. A., Burdette, J. H., & Wallace, M. T. (2004). Semantic congruence is a critical factor in multisensory behavioral performance. *Experimental Brain Research, 158,* 405–414.

Lavie, N. (2005). Distracted and confused? Selective attention under load. *Trends in Cognitive Sciences, 9,* 75–82.

Lewkowicz, D. J., & Ghazanfar, A. A. (2006). The decline of cross-species intermodal perception in human infants. *Proceedings of the National Academy of Sciences of the United States of America, 103,* 6771–6774. doi:10.1073/pnas.0602027103.

Lewkowicz, D. J., & Lickliter, R. (Eds.). (1994). *The development of intersensory perception: Comparative perspectives.* Hillsdale, NJ: Erlbaum.

Lippert, M., Logothetis, N. K., & Kayser, C. (2007). Improvement of visual contrast detection by a simultaneous sound. *Brain Research, 1173,* 102–109.

Ma, W. J., & Pouget, A. (2008). Linking neurons to behavior in multisensory perception: A computational review. *Brain Research, 1242,* 4–12. doi:10.1016/j.brainres.2008.04.082.

Ma, W. J., Zhou, X., Ross, L. A., Foxe, J. J., & Parra, L. C. (2009). Lip-reading aids word recognition most in moderate noise: A Bayesian explanation using high-dimensional feature space. *PLoS ONE, 4,* e4638. doi:10.1371/journal.pone.0004638.

Macaluso, E., George, N., Dolan, R., Spence, C., & Driver, J. (2004). Spatial and temporal factors during processing of audiovisual speech perception: A PET study. *NeuroImage, 21,* 725–732.

Magnée, M. J. C. M., de Gelder, B., van Engeland, H., & Kemner, C. (2011). Multisensory integration in autism spectrum disorder: Critical influence of attention and noise. *PLoS ONE, 6,* e24196. doi:10.1371/journal.pone.0024196.

Maier, J. X., Di Luca, M., & Noppeney, U. (2011). Audiovisual asynchrony detection in human speech. *Journal of Experimental Psychology. Human Perception and Performance, 37,* 245–256.

Manjarrez, E., Mendez, I., Martinez, L., Flores, A., & Mirasso, C. R. (2007). Effects of auditory noise on the psychophysical detection of visual signals: Cross-modal stochastic resonance. *Neuroscience Letters, 415,* 231–236. doi:10.1016/j.neulet.2007.01.030.

Maravita, A., Bolognini, N., Bricolo, E., Marzi, C. A., & Savazzi, S. (2008). Is audio-visual integration subserved by the superior colliculus in humans? Clues from the redundant signal effect. *Neuroreport, 19,* 271–275.

Massaro, D. W., & Cohen, M. M. (2000). Fuzzy logical model of bimodal emotion perception: Comment on "The perception of emotions by ear and by eye" by de Gelder and Vroomen. *Cognition and Emotion, 14,* 313–320.

McDonald, J. J., Teder-Sälejärvi, W. A., Di Russo, F., & Hillyard, S. A. (2005). Neural basis of auditory-induced shifts in visual time-order perception. *Nature Neuroscience, 8,* 1197–1202.

McDonald, J. J., Teder-Sälejärvi, W. A., & Ward, L. M. (2001). Multisensory integration and crossmodal attention effects in the human brain. *Science, 292,* 1791.

McGurk, H., & MacDonald, J. (1976). Hearing lips and seeing voices. *Nature, 264,* 746–748.

Meienbrock, A., Naumer, M. J., Doehrmann, O., Singer, W., & Muckli, L. (2007). Retinotopic effects during spatial audio–visual integration. *Neuropsychologia, 45,* 531–539.

Meyer, G. F., Wuerger, S. M., Röhrbein, F., & Zetzsche, C. (2005). Low-level integration of auditory and visual motion signals requires spatial co-localisation. *Experimental Brain Research, 166,* 538–547.

Molholm, S., Ritter, W., Javitt, D. C., & Foxe, J. J. (2004). Multisensory visual–auditory object recognition in humans: A high-density electrical mapping study. *Cerebral Cortex, 14,* 452–465.

Morein-Zamir, S., Soto-Faraco, S., & Kingstone, A. (2003). Auditory capture of vision: Examining temporal ventriloquism. *Brain Research. Cognitive Brain Research, 17,* 154–163.

Mozolic, J. L., Hugenschmidt, C. E., Peiffer, A. M., & Laurienti, P. J. (2008). Modality-specific selective attention attenuates multisensory integration. *Experimental Brain Research, 184,* 39–52.

Naumer, M. J., & Kaiser, J. (Eds.). (2010). *Multisensory object perception in the primate brain.* New York: Springer.

Nava, E., Scala, G. G., & Pavani, F. (2013). Changes in sensory preference during childhood. Converging evidence from the Colavita effect and the sound-induced flash illusion. *Child Development, 84,* 604–616. doi:10.1111/j.1467-8642.2012.01856.x.

Navarra, J., Alsius, A., Soto-Faraco, S., & Spence, C. (2009). Assessing the role of attention in the audiovisual integration of speech. *Information Fusion, 11,* 4–11.

Neil, P. A., Chee-Ruiter, C., Scheier, C., Lewkowicz, D. J., & Shimojo, S. (2006). Development of multisensory spatial integration and perception in humans. *Developmental Psychology, 9,* 454–464.

Noesselt, T., Bergmann, D., Hake, M., Heinze, H. J., & Fendrich, R. (2008). Sound increases the saliency of visual events. *Brain Research, 1220,* 157–163.

Noesselt, T., Tyll, S., Boehler, C. N., Budinger, E., Heinze, H.-J., & Driver, J. (2010). Sound-induced enhancement of low-intensity vision: Multisensory influences on human sensory-specific cortices and thalamic bodies relate to perceptual enhancement of visual detection sensitivity. *Journal of Neuroscience, 30,* 13609–13623.

Odgaard, E. C., Arieh, Y., & Marks, L. E. (2003). Cross-modal enhancement of perceived brightness: Sensory interaction versus response bias. *Perception & Psychophysics, 65,* 123–132.

O'Leary, A., & Rhodes, G. (1984). Cross-modal effects on visual and auditory object perception. *Perception & Psychophysics, 35,* 565–569.

Olivers, C. N. L., & Van der Burg, E. (2008). Bleeping you out of the blink: Sound saves vision from oblivion. *Brain Research,* *1242,* 191–199.

Parise, C., & Spence, C. (2009). 'When birds of a feather flock together': Synesthetic correspondences modulate audiovisual integration in non-synesthetes. *PLoS ONE, 4,* e5664. doi:10.1371/journal.pone.0005664.

Parise, C. V., Spence, C., & Ernst, M. (2012). When correlation implies causation in multisensory integration. *Current Biology, 22,* 1–4. doi:10.1016/j.cub.2011.11.039.

Pekkola, J., Ojanen, V., Autti, T., Jääskeläinen, J. P., Möttönen, R., Tarkiainen, A., et al. (2005). Primary auditory cortex activation by visual speech: An fMRI study at 3T. *Neuroreport, 16,* 125–128.

Petrini, K., McAleer, P., & Pollick, F. (2010). Audiovisual integration of emotional signals from music improvisation does not depend on temporal correspondence. *Brain Research, 1323,* 139–148.

Petrini, K., Russell, M., & Pollick, F. (2009). When knowing can replace seeing in audiovisual integration of actions. *Cognition, 110,* 432–439.

Phan, M. L., Schendel, K. L., Recanzone, G. H., & Robertson, L. C. (2000). Auditory and visual spatial localization deficits following bilateral parietal lobe lesions in a patient with Balint's syndrome. *Journal of Cognitive Neuroscience, 12,* 583–600.

Posner, M. I. (1978). *Chronometric explorations of mind.* Hillsdale, NJ: Erlbaum.

Prime, D. J., McDonald, J. J., Green, J., & Ward, L. M. (2008). When crossmodal attention fails: A controversy resolved? *Canadian Journal of Experimental Psychology, 62,* 192–197.

Putzar, L., Goerendt, I., Lange, K., Rösler, F., & Röder, B. (2007). Early visual deprivation impairs multisensory interactions in humans. *Nature Neuroscience, 10,* 1243–1245.

Recanzone, G. H. (1998). Rapidly induced auditory plasticity: The ventriloquism aftereffect. *Proceedings of the National Academy of Sciences of the United States of America, 95,* 869–875.

Recanzone, G. H. (2003). Auditory influences on visual temporal rate perception. *Journal of Neurophysiology, 89,* 1078–1093.

Recanzone, G. H. (2009). Interactions of auditory and visual stimuli in space and time. *Hearing Research, 258,* 89–99.

Regan, D., & Spekreijse, H. (1977). Auditory–visual interactions and the correspondence between perceived auditory space and perceived visual space. *Perception, 6,* 133–138.

Renier, L. A., Anurova, I., De Volder, A. G., Carlson, S., VanMeter, J., & Rauschecker, J. P. (2009). Multisensory integration of sounds and vibrotactile stimuli in processing streams for "what" and "where." *Journal of Neuroscience, 29,* 10950–10960.

Risberg, A., & Lubker, J. (1978). Prosody and speech-reading. *STL-Quarterly Progress and Status Report, 19,* 1–16.

Roach, N. W., Heron, J., & McGraw, P. V. (2006). Resolving multisensory conflict: A strategy for balancing the costs and benefits of audio–visual integration. *Proceedings. Biological Sciences, 273,* 2159–2168. doi:10.1098/rspb.2006.3578.

Ross, L. A., Saint-Amour, D., Leavitt, V. M., Javitt, D. C., & Foxe, J. J. (2007a). Do you see what I am saying? Exploring visual enhancement of speech comprehension in noisy environments. *Cerebral Cortex, 17,* 1147–1153. doi:10.1093/cercor/bhl024.

Ross, L. A., Saint-Amour, D., Leavitt, V. M., Molholm, S., Javitt, D. C., & Foxe, J. J. (2007b). Impaired multisensory processing in schizophrenia: Deficits in the visual enhancement of speech comprehension under noisy environmental conditions. *Schizophrenia Research, 97,* 173–183.

Rouger, J., Lagleyre, S., Fraysse, B., Deneve, S., Deguine, O., & Barone, P. (2007). Evidence that cochlear-implanted deaf patients are better multisensory integrators. *Proceedings of the National Academy of Sciences of the United States of America, 104,* 7295–7300. doi:10.1073/pnas.0609419104.

Sadaghiani, S., Maier, J. X., & Noppeney, U. (2009). Natural, metaphoric, and linguistic auditory direction signals have distinct influences on visual motion processing. *Journal of Neuroscience, 29,* 6490–6499.

Saldaña, H. M., & Rosenblum, L. D. (1993). Visual influences on auditory pluck and bow judgments. *Perception & Psychophysics, 54,* 406–416.

Sanabria, D., Spence, C., & Soto-Faraco, S. (2007). Perceptual and decisional contributions to audiovisual interactions in the perception of apparent motion: A signal detection study. *Cognition, 102,* 299–310.

Sato, Y., Toyoizumi, T., & Aihara, K. (2007). Bayesian inference explains perception of unity and ventriloquism aftereffect: Identification of common sources of audiovisual stimuli. *Neural Computation, 19,* 3335–3355.

Schutz, M., & Kubovy, M. (2009). Causality and cross-modal integration. *Journal of Experimental Psychology. Human Perception and Performance, 35,* 1791–1810.

Sekuler, R., Sekuler, A. B., & Lau, R. (1997). Sound alters visual motion perception. *Nature, 385,* 308.

Senkowski, D., Schneider, T. R., Foxe, J. J., & Engel, A. K. (2008). Crossmodal binding through neural coherence: Implications for multisensory processing. *Trends in Neurosciences, 31,* 401–409.

Shams, L., Kamitani, Y., & Shimojo, S. (2000). What you see is what you hear: Sound induced visual flashing. *Nature, 408,* 788.

Sheth, B. R., & Shimojo, S. (2004). Sound-aided recovery from and persistence against visual filling-in. *Vision Research, 44,* 1907–1917.

Sinnett, S., Soto-Faraco, S., & Spence, C. (2008). The co-occurrence of multisensory competition and facilitation. *Acta Psychologica, 128,* 153–161.

Slutsky, D. A., & Recanzone, G. H. (2001). Temporal and spatial dependency of the ventriloquism effect. *Neuroreport, 12,* 7–10.

Soto-Faraco, S., Lyons, J., Gazzaniga, M., Spence, C., & Kingstone, A. (2002). The ventriloquist in motion: Illusory capture of dynamic information across sensory modalities. *Brain Research. Cognitive Brain Research, 14,* 139–146.

Spence, C. (2011). Crossmodal correspondences: A tutorial review. *Attention, Perception & Psychophysics, 73,* 971–995.

Spence, C. (2012). Multisensory perception, cognition, and behavior: Evaluating the factors modulating multisensory integration. In B. E. Stein (Ed.), *The new handbook of multisensory processing* (pp. 241–264). Cambridge, MA: MIT Press.

Spence, C. (2013). Just how important is spatial coincidence to multisensory integration? Evaluating the spatial rule. *Annals of the New York Academy of Sciences.*

Spence, C., & Bayne, T. (in press). Is consciousness multisensory? In M. Matthen & D. Stokes (Eds.), *The senses.* Oxford, England: Oxford University Press.

Spence, C., & Chen, Y.-C. (2012). Intramodal and crossmodal perceptual grouping. In B. E. Stein (Ed.), *The new handbook of multisensory processing* (pp. 265–282). Cambridge, MA: MIT Press.

Spence, C., & Driver, J. (Eds.). (2004). *Crossmodal space and crossmodal attention.* Oxford, England: Oxford University Press.

Spence, C., McDonald, J., & Driver, J. (2004). Exogenous spatial cuing studies of human crossmodal attention and multisensory integration. In C. Spence & J. Driver (Eds.), *Crossmodal space and crossmodal attention* (pp. 277–320). Oxford, England: Oxford University Press.

Spence, C., & Ngo, M.-C. (2012). Does attention or multisensory integration explain the crossmodal facilitation of masked visual target identification? In B. E. Stein (Ed.), *The new handbook of multisensory processing* (pp. 345–358). Cambridge, MA: MIT Press.

Spence, C., & Parise, C. (2010). Prior entry. *Consciousness and Cognition, 19*, 364–379.

Spence, C., Parise, C., & Chen, Y.-C. (2011). The Colavita visual dominance effect. In M. M. Murray & M. Wallace (Eds.), *Frontiers in the neural bases of multisensory processes* (pp. 523–550). Boca Raton, FL: CRC Press.

Stein, B. E. (Ed.). (2012). *The new handbook of multisensory processing*. Cambridge, MA: MIT Press.

Stein, B. E., Burr, D., Costantinides, C., Laurienti, P. J., Meredith, A. M., Perrault, T. J., Jr., et al. (2010). Semantic confusion regarding the development of multisensory integration: A practical solution. *European Journal of Neuroscience, 31*, 1713–1720. doi:10.1111/j.1460-9568.2010.07206.x.

Stein, B. E., London, N., Wilkinson, L. K., & Price, D. P. (1996). Enhancement of perceived visual intensity by auditory stimuli: A psychophysical analysis. *Journal of Cognitive Neuroscience, 8*, 497–506.

Stein, B. E., & Meredith, M. A. (1993). *The merging of the senses*. Cambridge, MA: MIT Press.

Stein, B. E., & Stanford, T. R. (2008). Multisensory integration: Current issues from the perspective of the single neuron. *Nature Reviews. Neuroscience, 9*, 255–267.

Störmer, V. S., McDonald, J. J., & Hillyard, S. A. (2009). Cross-modal cueing of attention alters appearance and early cortical processing of visual stimuli. *Proceedings of the National Academy of Sciences of the United States of America, 106*, 22456–22461. doi:10.1073/pnas.0907573106.

Sumby, W. H., & Pollack, I. (1954). Visual contribution to speech intelligibility in noise. *Journal of the Acoustical Society of America, 26*, 212–215.

Talsma, D., Doty, T. J., & Woldorff, M. G. (2007). Selective attention and audiovisual integration: Is attending to both modalities a prerequisite for early integration? *Cerebral Cortex, 17*, 691–701.

Talsma, D., Senkowski, D., Soto-Faraco, S., & Woldorff, M. G. (2010). The multifaceted interplay between attention and multisensory integration. *Trends in Cognitive Sciences, 14*, 400–410.

Taylor, K. I., Moss, H. E., Stamatakis, E. A., & Tyler, L. K. (2006). Binding crossmodal object features in perirhinal cortex. *Proceedings of the National Academy of Sciences of the United States of America, 103*, 8239–8244. doi:10.1073/pnas.0509704103.

Teramoto, W., Hidaka, S., & Sugita, Y. (2010). Sounds move a static visual object. *PLoS ONE, 5*, e12255. doi:10.1371/journal.pone.0012255.

Tremblay, C., Champoux, F., Voss, P., Bacon, B. A., Lepore, F., & Théoret, H. (2007). Speech and non-speech audio-visual illusions: A developmental study. *PLoS ONE, 8*, e742. doi:10.1371/journal.pone.0000742.

Van der Burg, E., Cass, J., Olivers, C. N. L., Theeuwes, J., & Alais, D. (2010). Efficient visual search from synchronized auditory signals requires transient audiovisual events. *PLoS ONE, 5*, e10664. doi:10.1371/journal.pone.0010664.

van Ee, R., van Boxtel, J. J. A., Parker, A. L., & Alais, D. (2009). Multimodal congruency as a mechanism for willful control over perceptual awareness. *Journal of Neuroscience, 29*, 11641–11649.

Van Vleet, T., & Robertson, L. C. (2006). Cross-modal interactions in time and space: Auditory influences on visual attention in patients with hemispatial neglect. *Journal of Cognitive Neuroscience, 18*, 1368–1379.

Van Wassenhove, V., Grant, K. W., & Poeppel, D. (2005). Visual speech speeds up the neural processing of auditory speech. *Proceedings of the National Academy of Sciences of the United States of America, 102*, 1181–1186.

Van Wassenhove, V., Grant, K. W., & Poeppel, D. (2007). Temporal window of integration in audio–visual speech perception. *Neuropsychologia, 45*, 598–607.

Vatakis, A., Ghazanfar, A., & Spence, C. (2008). Facilitation of multisensory integration by the 'unity assumption': Is speech special? *Journal of Vision, 8*(9), 14, 1–11. doi:10.1167/8.9.14.

Vatakis, A., & Spence, C. (2007). Crossmodal binding: Evaluating the "unity assumption" using audiovisual speech stimuli. *Perception & Psychophysics, 69*, 744–756.

Vatakis, A., & Spence, C. (2008). Evaluating the influence of the 'unity assumption' on the temporal perception of realistic audiovisual stimuli. *Acta Psychologica, 127*, 12–23.

Vroomen, J., Bertelson, P., & de Gelder, B. (2001). The ventriloquist effect does not depend on the direction of automatic visual attention. *Perception & Psychophysics, 63*, 651–659.

Vroomen, J., & de Gelder, B. (2000). Sound enhances visual perception: Cross-modal effects of auditory organization on vision. *Journal of Experimental Psychology: Human Perception and Performance, 26*, 1583–1590.

Vroomen, J., & Keetels, J. J. (2011). Perception of intersensory synchrony in audiovisual speech: Not that special. *Cognition, 118*, 78–86.

Walker, S., Bruce, V., & O'Malley, C. (1995). Facial identity and facial speech processing: Familiar faces and voices in the McGurk effect. *Perception & Psychophysics, 57*, 1124–1133.

Watanabe, K., & Shimojo, S. (2001). When sound affects vision: Effects of auditory grouping on visual motion perception. *Psychological Science, 12*, 109–116.

Watkins, S., Shams, L., Josephs, O., & Rees, G. (2007). Activity in human V1 follows multisensory perception. *NeuroImage, 37*, 572–578.

Welch, R. B., DuttonHurt, L. D., & Warren, D. H. (1986). Contributions of audition and vision to temporal rate perception. *Perception & Psychophysics, 39*, 294–300.

Welch, R. B., & Warren, D. H. (1980). Immediate perceptual response to intersensory discrepancy. *Psychological Bulletin, 3*, 638–667.

Welch, R. B., & Warren, D. H. (1986). Intersensory interactions. In K. R. Boff, L. Kaufman, & J. P. Thomas (Eds.), *Handbook of perception and performance: Vol. 1. Sensory processes and perception* (pp. 25-1–25-36). New York: Wiley.

Wener, S., & Noppeney, U. (2010). Superadditive responses in superior temporal sulcus predict audiovisual benefits in object categorization. *Cerebral Cortex, 20*, 1829–1842.

Witten, I. B., & Knudsen, E. I. (2005). Why seeing is believing: Merging auditory and visual worlds. *Neuron, 48*, 489–496.

Wozny, D. R., Beierholm, U. R., & Shams, L. (2008). Human trimodal perception follows optimal statistical inference. *Journal of Vision, 8*(3), 24, 1–11. doi:10.1167/8.3.24.

Wright, R. D., & Ward, L. M. (2008). *Orienting of attention*. Oxford, England: Oxford University Press.

Wuerger, S. M., Hofbauer, M., & Meyer, G. F. (2003). The integration of auditory and visual motion signals at threshold. *Perception & Psychophysics, 65*, 1188–1196.

第75章　视觉和额顶皮层人类注意网络的神经影像学研究

Geoffrey M. Boynton, Sabine Kastner

从我们的主观视觉经验中我们都知道,我们在任何时候都只能注意一些事情。这不是由于我们的感觉系统的限制;只要我们的眼睛是睁开的,人类视网膜中的感光细胞阵列忠实地响应进入的视觉信息流。在视网膜输入和我们的意识之间某个地方,绝大多数这种视觉信息被丢弃,可能是由于能力限制或固有的意识知觉的连续的、集中的特性的"瓶颈"。

术语"视觉注意"具有多种定义,但是全部共同具有选择进入的视觉信息流子集以用于进一步处理的过程。直到最近,人们还认为视觉信息的注意过滤由较高脑区从反应像前馈图像处理机器的早期视觉区域选择信息。然而,神经科学的进步,如动物电生理和人类神经成像技术,使人们发现更高级的大脑区域实际上是在调节接收反馈输入的所有处理阶段的神经反应,包括视觉丘脑。

本章重点关注已知的选择性注意对人类视觉系统中的反应的影响,重点是从人类的神经影像学研究中得到的信息。本章分为两部分。第一部分回顾注意对视觉刺激的神经元表征的影响,即刺激在视觉皮层中表征的位置。第二部分讨论对视觉皮层以外的更高级的脑区域的神经成像研究,其涉及产生调节信号,从而构成可以在视觉皮层内观察到的神经元调节的假定"源头"。

注意的"位置":注意对人类视觉皮层神经成像信号的影响

在用于研究注意的非常简单的实验中,呈现各种刺激,每种刺激具有多个不同的特征(例如、颜色、运动方向),并且指示观察者选择刺激之一以检测一个刺激属性的变化。如果实验设计得当,改变可以发生在注意属性内和其他属性中,使得刺激中的物理变化不随任务系统地变化。因此,行为表现或神经元反应的任何相应的变化可以归因于注意选择的行为,而不是归因于刺激的物理变化。第一部分聚焦于这些注意的指令如何参与调制人类早期视觉区域的大脑成像信号,以及这

些调制如何可能导致行为表现的变化。

使用人类功能磁共振成像和猴子电生理的平行研究

在用于记录来自清醒和行为猕猴中的个体神经元的电生理信号的方法发展之后不久,在纹状外视觉皮层中的神经信号被发现可以被集中注意强烈调制(Moran & Desimone, 1985)。在接下来的十年,第一次使用正电子发射断层扫描(PET)和功能磁共振成像(fMRI)的人类神经影像学研究出现,以显示基于任务的注意对视觉皮层影响。从那时起,有着越来越多的关于用猴子电生理学和人类神经成像方法观察到的注意效应的平行文献。两个领域都从另一个提供的结果中获益。

重要的是要记住,大脑成像信号(例如,fMRI 和 EEG)反映了对一系列视觉刺激和注意任务有选择性的和受调制的大群体神经元的合并响应。fMRI 信号反映在给定体素内服务数十万神经元的氧合和脱氧血红蛋白比例的变化,而电生理信号通常反映来自单个或多个神经元的局部反应,如在单个或多个细胞记录中,或小的局部神经元群体,如在局部场电位记录中。这两种方法有优点和缺点,应该被认为是很大程度上互补的。很可能存在某些条件,在其中单个神经元中可测量的注意效果将不能用 fMRI 测量。例如,如果注意碰巧在给定 fMRI 体素内同等地增加和降低神经元亚群内的放电率,则 fMRI 信号可能不受影响。另一方面,由于通过血流动力学耦合过程跨越神经元群体的大量汇集,fMRI 信号实际上可以比单细胞测量更强大地检测小变化(参见 Boynton, 2011, 讨论)。因此,当讨论注意对人类神经影像信号的影响时,必须考虑电生理学文献。

视觉皮层中注意效应的简单模型

注意如何影响视觉神经元的反应的简单模型是它增加对所注意刺激的位置和特征选择性的神经元的反应。该模型的微小变体是假定注意也抑制对不

同特征和出现在不同位置而不是对受注意刺激调制的神经元群体内的反应。在本节中，我们将考虑在这个简单模型的背景中注意在人类视觉皮层中的影响，其解释了关于在猴子和人类视觉皮层中的注意效果的已知的惊人的大部分。

这个简单模型的例子如图75.1所示。在视觉区域内，存在对特定空间位置（其感受野）和特征（例如，运动方向、方位或颜色）表现出最大敏感性的神经元群体。在该群体的神经元反应可以表示为"神经图像"，其中图像的亮度表示神经元对应的空间和特征选择性的响应度。如果注意被指定到特定位置（空间注意）和特征（基于特征的注意），如图中的绿色点所示，则简单模型预测所有对于参与位置和被注意特征选择性的神经元将具有增强的反应。这对应于神经图像中的"+"形活动模式。加号形状预测注意力影响对所注意的位置或所注意的特征神经元的选择性。调制的模式也依赖于所注意的位置和特征，而不是物理刺激本身。

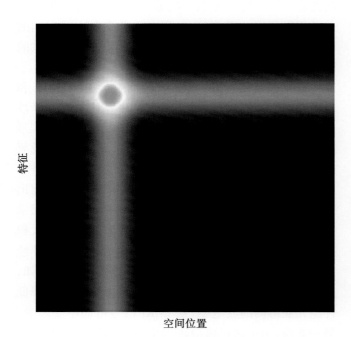

图75.1 基于空间和特征的注意如何影响视觉皮层反应的简单模型。图片中的每个位置代表对特定空间定位和位置具有选择性的神经元群体。

这种简单性的模型无疑是有限的，但它确实提供了一个方便的框架，用于解释人类选择性注意的神经影像学研究的结果。最近提出了更详细的模型来解释一系列的注意现象，包括注意效应如何与物理刺激相互作用，但大多数是这个基本简单模型的扩展（Boynton，2009；Reynolds ＆ Heeger，2009）。Reynolds

和Heeger的"注意的标准化模型"是一个特别优雅的模型，其将注意集中到已建立的前馈模型中并且预测广泛的现象，包括注意的空间扩散作为刺激对比度的函数如何影响行为表现（Herrmann et al.，2010）。

空间注意影响

人类和其他灵长类动物中的皮层视觉区域被视网膜拓扑组织，由此皮质区域内的邻近神经元具有邻近的感受野，使得感受野中心形成有组织的（虽然失真）视野投射。使用fMRI，视网膜拓扑组织已被绕固定点旋转的楔形刺激或从固定点扩展的环形刺激揭示，从而产生血氧水平依赖（BOLD）信号的特征波，可以很容易地在扁平化表示的视觉皮层上可视化。视网膜拓扑投射的大小在厘米级的空间尺度上，fMRI的空间分辨率在毫米量级，因此这种空间注意的机制理想地适合于用fMRI测量。

空间注意对BOLD信号的影响可以在初级视皮层（V1）的视网膜拓扑投射中可靠地发现（Gandhi，Heeger，＆ Boynton，1999；Martinez et al.，1999；Tootell et al.，1998）。改变视野周围的注意会使V1内的fMRI信号偏移，就像一个移动的物理刺激（Brefczynski ＆ DeYoe，1999）。

尽管在V1空间注意对fMRI反应的影响是强健的，但他们在纹状外视觉区域甚至更强。影响的强度沿着视觉层次向更高级的腹侧和背侧处理阶段增加（Kastner，De Weerd，Desimone，＆ Ungerleider，1998；Martinez et al.，1999）。这与通常的发现一致，即早期处理阶段保持视觉刺激的更加真实的表征，而更高阶段更强烈地反映刺激的行为相关性（Boynton，2004）。

在外侧膝状核（LGN）中观察到的例外，其中即使它位于处理流中的早期，空间注意的影响与较高视觉区域，例如V4、TEO和颞中回（MT）视觉皮层相比在强度上大致相等（O'Connor et al.，2002）。这个发现表明，LGN中的注意调制是由来自较高视觉区域的反馈驱动的。

基本模型主张注意对神经元反应的影响依赖于注意的位置和特征，但不一定依赖于实际刺激。这预测，即使在没有刺激的情况下，注意应该增加神经元的发放率。在早期视觉区域中的fMRI信号的情况确实如此。各种研究报告了在刺激呈现之前或在不存在刺激的试验中的"预测性"fMRI反应（Kastner et al.，1999；Murray，2008；Ress，Backus，＆ Heeger，2000；Sestieri et al.，2008；Silver，Ress，＆ Heeger，2007）。

最令人惊讶的是，这些空间注意的fMRI信号的预期或基线变化支配人视觉皮层中的注意效应。事实上,空间注意的效应在很大程度上与物理刺激的强度(对比度)无关(Buracas & Boynton,2007;Murray,2008)(见图75.2)。这与来自猕猴研究的结果明显矛盾,其表明空间注意似乎增加刺激的有效对比度(Martinez Trujillo & Treue,2002;Reynolds,Pasternak,& Desimone,2000)或作为乘法增益因子(Williford &

Maunsell,2006)。这种差异可能归因于许多问题,包括种间差异和电生理学和 fMRI 信号之间的差异。此外,空间注意可能对神经元反应具有基线和刺激依赖性效应,但是 fMRI 信号的汇集性质支持基线效应。事实上,仔细检查电生理学文献表明,空间注意有一个小的但是一致的基线效应(综述见 Boynton,2009),这可能支配 fMRI 测量(讨论参见 Boynton,2011)。

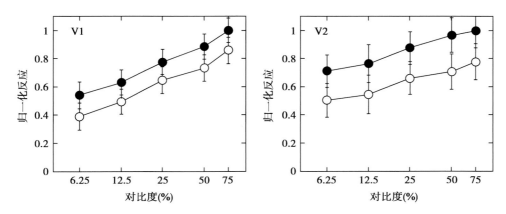

图 75.2　在 4 个人类受试者 V1 和 V2 区中,空间注意对功能性磁共振成像反应的平均影响(来自 Buracas & Boynton,2007 的数据)。实心符号和黑线代表对注意刺激对应非注意空白区域的反应,带灰线的空心符号代表对非注意刺激对应非注意空白区域的估计反应。误差棒是平均值的标准误差。

任务特定注意

　　人类视觉皮层的一些区域表现出功能专业化,即特定大脑区域对特定类别的刺激和任务反应更好。例如,被认为是猕猴区域 MT 的同源物的区域 MT+(或 V5)对于移动刺激高度响应,而梭状回面孔区或 FFA,是梭状回颞叶腹侧表面中的区域,强烈地对面部刺激响应。注意的基本模型容易与视觉皮层的模块化组织的概念兼容。就像空间注意,对于提高在给定的任务中表现的简单机制,是提高在与该任务相关联的大脑的模块化区域内的所有神经元反应。像空间注意,这种调制应该发生在也很适合用 fMRI 测量的空间尺度。

　　Corbetta 和同事在人类的早期 PET 研究中证明了这种任务特异性注意的基本机制(Corbetta et al.,1990)。在保持刺激恒定的同时,当受试者分辨沿着相应的刺激维度的属性时,特定于形状、颜色和速度的纹状外皮层中的区域显示出增强的区域性脑血流量。

　　第一个在人类视觉皮层中显示注意效应的 fMRI 研究,通过显示当受试者注意移动点时,与当他们注意重叠静止点时相比,在人类 MT+中的反应增加,证明了这种任务特异性效应。类似地,对面部和房屋的

注意已显示调节相应的刺激选择性腹侧脑区(Wojciulik,Kanwisher,& Driver,1998)。在观察移动条刺激和执行速度分辨任务期间,与对比度辨别任务的表现相比,在 MT+区中 fMRI 反应增加(Huk 和 Heeger,2000;但参见 Buracas,Fine,& Boynton,2005)。

　　感觉皮层以模块化方式组织,不仅在感觉模式内,而且跨越模态,皮质区域特定地处理不同的感觉输入。因此,可能不令人惊讶的是,对一个多峰信号的注意调节与所关注的感觉输入相关联的皮层区域中的 BOLD 信号。例如,当受试者在视觉刺激的速度辨别任务和听觉刺激的频率辨别任务之间交替时,相应 BOLD 信号分别在视觉和听觉皮质中调制(Ciaramitaro,Buracas,& Boynton,2007),并且对触觉刺激的注意增加初级感觉皮层中的 BOLD 信号。

基于特征的注意

　　上述简单模型预测,对特定特征,例如运动方向或颜色的注意应增强选择性地调制该特征的神经元中的响应,并可能抑制对其他特征调制的神经元的响应。刺激特征在视觉皮层中以比空间位置和刺激类别更精细的空间尺度表示。例如,对于给定方位选择性的灵长类动物皮层中的 V1 神经元在大约一毫米的数量级的空间尺度上聚集在皮质的垂直柱内。类似

地,在猕猴 MT 中,方向选择性可以在相似空间尺度上的同源柱内发现。因此,在特征域中实现简单注意模型不像空间或刺激类别那么直接。在类似调制的神经元上的特征特定增益调节将必须在柱的空间尺度上操作,或者对于像颜色可以以甚至更细的尺度组织的特征甚至更小。然而,这样的特征特定调制似乎对于运动发生,并且正式地在 Treue 和 Martinez-Trujillo (1999) 的"特征相似性增益模型"中提出。

皮层内调节的紧密空间尺度对于用 fMRI 研究基于特征的注意也是有问题的。给定的 fMRI 体素通常约为 3mm³,其通常覆盖对于一系列特征选择的神经元群体。因此,在小空间尺度上的任何特定特征调制可以被掩盖在源自单个体素内的其他信号的噪声中。将多元统计应用于功能磁共振成像数据的最新进展试图解决和克服其中的一些问题。对 fMRI 数据的所谓"多体素模式分析"利用了在视觉区域内的体素之间的响应模式中的小而系统的差异 (Kamitani & Tong, 2005)。使用这种技术,Kamitani 和 Tong 不仅能够找到不同刺激方位的 V1 响应模式的系统变异性,而且当注意到同一格子刺激的两个方位之一时也发现系统变异性。大概,对两个方位之一注意增强了对于注意方位 (并且可能抑制其他 V1 神经元) 有选择性的 V1 内神经元的反应,导致对体素响应模式的系统性影响。在 MT+区和其他早期视觉区域中的体素中,发现注意对运动方向在反应模式的类似效应。

像应用于空间注意的简单模型一样,基于特征的注意的效果取决于所关注的特征,而不是物理刺激。这意味着基于特征的注意应该影响甚至在注意的空间焦点之外的神经元反应。这确实在猕猴的 MT 区中被发现。当注意集中于在视野中其他地方出现的向上运动刺激时,具有对注意的空间关注焦点之外的感受野内向上运动的选择性神经元增加了其发放速率,并且当注意被指向感受野外向下的刺激时,神经元受到压抑 (Treue & Martinez Trujillo, 1999)。

用 fMRI 在人类视觉皮层发现了基于特征的注意的类似的空间全局效应。第一个证据来自一项研究,该研究使受试者交替地参与在一个视觉半视野中的重叠向上和向下移动的点,同时忽略对侧半视野中的向上的点。与向下运动相比,当注意力指向向上运动时,V1、V2、V3、V4 和 MT+区中对非注意的向上运动刺激的 fMRI 反应更大 (Saenz, Buracas, & Boynton, 2002)。这些结果与简单模型一致,在其中对一个向上运动的位置注意增加所有对向上运动选择性的神经元的反应,而不管它们的感受野。这种基于群体的

fMRI 反应的增加是可测量的,因为对非注意向上运动反应的神经元比其余的神经元群体更强烈地受注意调制。虽然这个结果正是在猴子中对运动注意的单一细胞研究中预期的,但是对于颜色也发现了相同的结果。注意一个视觉半视野中两种颜色之一,增加 V1、V2、V3、V4 和 MT+区中对在非注意半视野中的注意颜色的刺激的 fMRI 反应。这是有趣的,因为对视觉皮层中如何表征颜色的特征没有多少了解,特别是在像 MT+这样的纹状外区域。

回想一下,简单的注意模型不需要关于物理刺激的信息。这正确地预测了,即使在没有刺激的情况下,空间注意显著调制 fMRI 信号,并且注意效应在很大程度上独立于刺激对比度。类似地,在没有视觉刺激的情况下,发现基于特征的注意的效果 (Serences & Boynton, 2007)。受试者对仅呈现在一个视觉半视野的刺激执行运动辨别任务。使用多体素模式分类方法,Serences 和 Boynton (2007) 发现,V1、V2、V3、V4、V3a 和 MT+区中不代表注意的空间位置的体素反应模式受到注意特征,即特定的运动方向的系统性影响。如简单模型所预测的,感受野在注意焦点之外的方向选择性神经元大概随着所注意的运动方向增加和减少其基线反应。

基于对象的注意

对视觉注意的任何研究需要指示观察者做出关于一些物理刺激或对象的决定。因此,将对象而不是空间位置或特征认为是选择的基本单位是有意义的。"基于对象的"注意的基本思想是对一个对象的注意增强了与该对象相关联的所有特征的表征 (Duncan, 1984)。对于具有固定特征、在固定位置处的对象,这与这里描述的基本注意模型一致。主要的区别是,如果对象是选择的基本单元,则空间和基于特征的注意不是特定的注意机制本身,而是与对象感知相关联的自动选择或绑定过程的结果。

有 fMRI 证据支持基于对象的注意的机制。O' Craven 及其同事 (O'Craven, Downing 和 Kanwisher, 1999) 利用了纹状外视觉区域的模块化组织,测量了对面部 (FFA)、房屋 (旁海马空间加工区) 或运动 (MT+区) 特异性反应区域的 fMRI 反应。受试者观察透明地叠加的房子和面孔,其中两种刺激中的一种移动。受试者注意房子、面部或物体的运动。发现 fMRI 反应不仅在与任务相关的区域中增加,而且在与注意刺激的任务无关属性相关联的区域中增加。例如,如果受试者对正在移动的面部做出决定,则 fMRI 反应不仅在 FFA 中

增加,而且在区域 MT+ 中增加(O'Craven,Downing 和 Kanwisher,1999)。这个结果与简单模型不一致,因为面部的运动不是注意的特征。相反,它表明注意自动增强神经元对与注意对象相关联的任务无关特征的选择性。

大脑中的注意效应与行为表现的联系

考虑一个任务,在两个位置同时向受试者呈现两个刺激。目标可以出现在任一位置。在一些试验中,提供可靠地指示哪个位置将包含目标的提示。在其他试验没有给出提示。这种经典范式一致地表明,提示导致表现的提高(例如,Posner,Snyder,& Davidson,1980)。很明显,空间提示范式背后的机制是增加大脑对代表提示位置的刺激的反应。然而,有对这种行为效果的替代解释。注意对神经元反应和行为表现的影响之间的联系分为三类:反应增强、噪音降低和感觉选择(Serences,2011)。

注意增加一些神经元的响应率并减少其他神经元的响应率的一般事实是有意义的,如果注意操作以促进对所注意刺激的决定。常识表明更大的反应应当导致依赖于这些增强的神经元的任务的更好的表现,并且减少对忽略的刺激的反应,其应当有助于排除来自这些刺激的干扰。如果噪声或神经元放电率的标准偏差没有信号或平均值增加快,则反应增强可以导致提高的行为表现(Shadlen & Newsome,1998)。通过反应增强而增加的信噪比应该允许观察者计算刺激位置和性质的更可靠的估计,并且因此对所注意的刺激有更好的(和更快的)表现。如上所述,反应增强是对神经元反应的普遍作用,并且似乎可能是在对神经元反应和行为表现的注意效应之间的链接中的重要因素。

注意可以增加对所注意刺激的反应的信噪比的第二种方式是降低噪声。这用慢血流动力学反应研究不容易,因为它不提供神经元反应的时间变异性的测量。然而,有证据表明,对对象的注意减少了在猴子 V4 区中出现的刺激的发放率的变异性(Mitchell,Sundberg,& Reynolds,2007)。最近的研究还表明,空间注意减少了猴子 MT 和 V4 区中神经元反应的配对协方差,这是有效降低基于群体反应中的噪声的另一种方式(Cohen & Maunsell,2011;Mitchell,Sundberg,& Reynolds,2009)。

注意提高行为表现的第三种方式是它确定神经元的哪些亚群要监视给定的任务。在极端情况下,这种反应选择机制根本不需要注意修改对刺激的神经元反应。在提示范式中,允许大脑仅监视表示提示位置的神经元应该降低未提示位置处的反应干扰决策过程的概率。这个想法已经在信号检测理论的背景下正式实现,并且可以解释大范围的行为效应,甚至不需要增强或改变感觉表征(Palmer,Ames,& Lindsey,1993)。最近,应用提示范式的研究比较了空间注意对在 V1 的 fMRI 信号和对比度分辨任务中行为表现的影响(Pestilli 等人,2011)。该研究复制了以前的表明空间注意跨刺激对比度以常量增加 V1 的 fMRI 反应的结果。然而,注意对行为表现的影响随刺激对比度而变化。因此,注意增加的神经元反应不足以预测行为表现。相反,作者提出了令人信服的论点,反应选择也在神经元反应和行为表现之间的联系中发挥了重要作用。

当然,V1 区可能不是持有刺激表征进行知觉决定的位点。更有可能的是,对于注意的刺激,V1 中注意反应增强有助于在视觉处理的后期阶段的偏好竞争。

过滤不需要的信息

到目前为止我们讨论的大多数注意机制应用于只有单一视觉刺激呈现在视野中的情况。然而,在现实生活中,总是存在大量的视觉信息,在其中我们需要选择与正在进行的行为最相关的信息。来自单细胞生理学和神经成像的大量证据表明,同时存在的多种刺激不是独立处理的,而是以相互抑制的方式彼此相互作用。在生理研究中(例如,Reynolds,Chelazzi,& Desimone,1999),发现对配对刺激的反应小于由每个刺激单独诱发的反应的总和。特别地,由一对刺激诱发的反应是单个反应的加权平均值(Reynolds,Chelazzi,& Desimone,1999)。已经在猴脑中,包括 V2、V4、MT、MST 和 IT 的几个视觉区域中发现了诸如这些的多种刺激中的抑制性相互作用,并且已被解释为多个同时存在的刺激在视觉皮层中的代表竞争的神经基础。

在人类大脑中,使用 fMRI 范式发现了神经竞争的证据(Beck & Kastner,2005;Kastner et al.,1998,2001),在其中当受试者保持注视时,四种能够最佳地激活腹侧视觉皮层的彩色的和图案化的视觉刺激被呈现在视野的周边四个相邻的位置(见图 75.3A)。关键的是,这些刺激在两种不同的呈现条件下呈现,顺序和同时。在顺序呈现条件中,每个刺激在四个位置中的一个中一个接一个地呈现。在同时呈现条件下,相同的四个刺激在四个位置同时出现。因此,随着时间的推移,在两个呈现条件下,物理刺激参数在四个位置的每一个中是相同的。然而，刺激之间的竞争性相互作用仅在同时而不是顺序的呈现条件下发生。与生理学文献一致，同时呈现在 V1、V2/VP、V4、TEO、V3A 和 MT 区中诱发的反应比顺序呈现的弱。反应差异在 V1 中最小，并向腹侧纹状外区域 V4（图 75.3C）和 TEO 以及背侧纹状外区域 V3A 和 MT 增加幅度。换句话说，四个刺激之间的抑制相互作用与视觉皮层的增加的感受野（RF）大小成比例，与刺激在 RF 水平上竞争表征的想法一致。最近针对人类对象选择性皮层的研究（MacEvoy & Epstein，2009；Reddy，Kanwisher，& VanRullen，2009）证实了多个对象在纹状外皮层中被表征为单个反应的加权平均值的想法。重要的是要注意，截至目前讨论的视觉皮层的抑制（竞争）相互作用自动发生并且没有对刺激的注意分配。事实上，在这些范式中，参与者在注视时参与了注意需求的任务。因此，神经竞争似乎在呈现杂乱的视觉场景中是普遍的。为了克服视觉场景内对象的这种不太理想的呈现，需要有能够解决正发生的多个刺激之间的这种持续竞争的机制。有证据表明，自上而下和自下而上的处理有助于解决多个刺激之间的竞争性相互作用。

单细胞记录研究表明，空间定向注意代表一个自上而下的机制，其可以通过调节竞争的相互作用来偏向有利于注意刺激在多个刺激之间的竞争。当猴子引导注意到 RF 内的两个竞争刺激中的一个时，在纹状外区域 V2、V4 和 MT 中对该对刺激的反应与那些单独呈现的刺激的反应一样大（例如，Reynolds，Chelazzi，& Desimone，1999）。类似的机制似乎在人类视觉皮层中运行。Kastner 等人（1998）研究了空间定向注意对上述范式变化中的多个竞争视觉刺激的影响。除了两种不同的呈现条件，顺序和同时，测试了两种不同的注意条件，注意和非注意。在非注意的情况下，通过使受试者在注视点计数字母而将注意力远离周边视觉显示。在注意的条件下，指示受试者暗中注意在显示中最靠近注视点的周边刺激位置，并且计数目标刺激的出现。引导注意到这个位置导致在 V4 和 TEO 区中对于同时呈现的刺激比顺序呈现的刺激更大的活动，而不是在诸如 V1 的早期视觉区域中（参见图 75.3C）。像竞争效应一样，注意效应的大小随 RF 尺寸缩放，发生在腹侧纹状外 V4 和 TEO 区中的抑制最强减少（参见 Bles et al.，2006）。重要的是要注意，这些注意机制将在视觉系统中操作的阶段由显示的空间尺度灵活地确定，类似于竞争机制对 RF 尺寸的空间尺度。例如，大空间尺度的显示中的目标将接合具有较大 RF 的区域，并且相对于具有较小空间尺度的显示中的目标，将注意选择的轨迹偏移到更前面

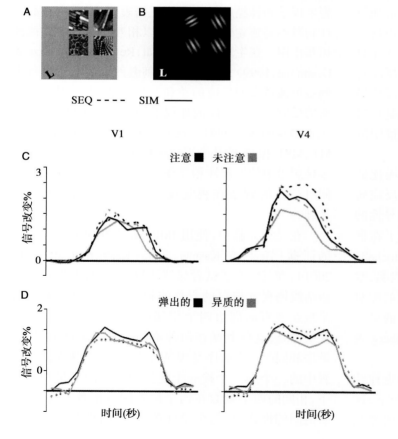

图 75.3 在解决视觉皮层中神经竞争的自上而下和自下而上的偏置。在两个实验中，在存在自上而下和自下而上偏置的情况下，评估刺激中的竞争性相互作用。通过比较对同时（SIM；潜在竞争）或顺序（SEQ；非竞争）呈现的四个刺激的功能性磁共振成像反应来测量竞争。（A）在研究自上而下注意偏置的研究中（Kastner et al.，1998），四个刺激是复杂的彩色图像。在注意条件下，受试者监测左下位置出现目标刺激，而在非注意条件下，他们忽略彩色的刺激，而是在注视点检测到目标。（B）在自下而上的弹出研究中（Beck & Kastner，2005），刺激是四种 Gabor 图案；或者所有的颜色和方位都不同（异质条件；未示出），或者一个 Gabor 的颜色和方位与其余的不同（弹出条件；这里显示没有颜色）。（C~D）虚线曲线指示通过顺序呈现诱发的活动，实曲线指示由注意（C）和弹出（D）研究的同时呈现诱发的活动。黑线代表探索自上而下或自下而上偏置的条件，而灰线代表刺激在没有任何偏置的情况下竞争的条件。对于这两个研究，当存在偏置时（黑色曲线），在 V4 中部分地克服竞争，导致由顺序和同时呈现（虚线和实线曲线）诱发的反应中的较小差异。

的纹状外区域（Buffalo et al., 2005；Hopf et al., 2006）。总的来说，这些发现支持这样的想法，定向注意通过抵消由附近的刺激诱导的抑制，增强在所述位置处的刺激的信息处理。这可能是通过其从附近的干扰物中滤出非期望的信息的重要机制。

刺激的性质，即自下而上的刺激驱动机制，也已显示调节竞争（Beck & Kastner, 2005；McMains & Kastner, 2010；Reynolds & Desimone, 2003）。例如，Beck 和 Kastner（2005）发现，竞争可能受到视觉显著的影响，一种自下而上的刺激驱动机制，不依赖于注意的焦点。代替在先前研究中使用的复杂图像，其中研究了顺序/同时范式，它们使用不同颜色和方位的四个 Gabor 斑块。这些 Gabor 斑块然后可以在两个显示背景中呈现：弹出显示，其中单个项目在颜色和方位上与其他项目不同（见图 75.3B），和异质显示，其中所有项目两个维度上彼此不同。如在先前实验中使用的异质显示所示，异质显示在 V2/VP 和 V4 区中的多个刺激之间产生强健的抑制性相互作用（参见图 75.3D）。然而，当在弹出显示的背景中呈现相同的刺激时，这种抑制被消除，与视觉显著可以偏置中间处理区域中的多个刺激之间的竞争性相互作用的预测一致（参见图 75.3D）。如在以前的研究中，在 V1 区没有发现竞争互动的证据，可能是由于该区的小 RF 尺寸。然而，显示背景的效果在这个早期的视觉区域是明显的：同时呈现弹出显示诱发比任何其他三个条件更多的活动，与生理学研究和计算模型一致，表明弹出可以在早在 V1 区中计算（例如，Kastner, Nothdurft, & Pigarev, 1997；Knierim & van Essen, 1992）。

总而言之，这些数据表明 V1 可能是信号的来源，其当显著刺激呈现在视觉场景中时偏置纹状外皮层中的神经竞争，如将在下一部分中讨论的，这进一步区分了这种自下而上的偏置和被认为来源于额顶皮层中的自上而下的偏置（Kastner et al., 1999；Moore & Armstrong, 2003）。可以确定多种刺激之间的竞争程度的其他自下而上因素是根据 Gestalt 规则操作的分组因子。例如，通过相似性或形成错觉对象分组的刺激引起比非分组项目更少的竞争（McMains & Kastner, 2010）。

"注意来源"：注意力对额叶和顶叶皮层的影响

高阶皮质参与注意选择的证据

有悠久的历史表明，单侧脑损伤，特别是高阶皮质的单侧脑损伤可能引起空间引导注意到对侧半视野的损伤，一种被称为视觉空间半视的综合征。在严重的情况下，患有忽视的患者将完全忽视对于病变侧的视觉半视野区（例如，Bisiach & Vallar, 1988）。典型的例子包括这些患者将只从一本书的一侧阅读，仅仅化妆一半的面部，或仅从盘子的一侧吃饭。在不太严重情况下，缺陷更微妙，并且仅当患者面对竞争性刺激时变得明显，就像在视觉对消的情况。在视觉对消中，患者能够将注意导向到呈现在受损的视觉半视野的单个视觉对象；然而，如果同时呈现两个刺激，一个在受损半视野中，另一个在完整的半视野中，患者将仅检测呈现在完整侧的一个。这些研究结果表明视觉对消反映了在竞争对象的存在情况下对完整的半视野的注意偏差（Kinsbourne, 1993）。

视觉空间忽视可以跟随在不同部位的单侧损伤，包括顶叶和上颞皮质（例如 Karnath, Ferber, & Himmelbach, 2001；Vallar & Perani, 1987），前额叶区域（例如 Damasio, Damasio, & Chui, 1980），前扣带皮层（例如 Janer & Pardo, 1991），基底神经节（例如 Damasio, Damasio & Chui, 1980）和丘脑，特别是丘脑枕（例如 Karnath, Himmelbach, & Rorden, 2002）。在视觉空间半视中观察最频繁的病变部位是顶叶皮质，特别是其下部以及颞外皮结合部（Mort 等人，2003）和上颞叶皮层（Karnath, Ferber, & Himmelbach, 2001）。两个最突出的部位中哪个对于引起综合征是至关重要的问题仍然存在严重的争议。忽视在右侧病变比左侧病变更多地发生，这已被作为右半球（RH）在基于空间的注意选择的专门作用的证据。

基于空间的注意力控制的模型

为了解释忽视综合征观察到的半球不对称性，Heilman 和同事提出了"半空间"理论（Heilman & Van Den Abell, 1980）。在这种解释中，RH 引导注意两个视觉半视野，而左半球（LH）只引导注意到右视野（RVF）（参见 Mesulam, 1981）。因此，虽然 LH 损伤可以由 RH 补偿，但是这种补偿对于 RH 损伤是不可能的，从而导致忽略左视野（LVF）。另一个解释，Kinsbourne 的"半球间竞争"理论，提出了一个对手处理器控制系统，在其中每个半球引导注意到对侧视野，LH 处理器比 RH 处理器更强大。在完整的系统中，两个半球处理器通过共同相互抑制而平衡，可能是通过直接的胼胝体连接。或者，这种抑制性控制可以通过顶叶皮质和上丘皮（SC）之间的皮质-下皮质相互作用实现（Sprague, 1966）。根据大脑半球间竞争解释，忽视是由于在一个处理器损坏之后的不平衡系统的结果，由此导致对由残留的完整的、未对抗的处理器（Kinsbourne，1977）控制的受损同侧视野的偏向。尽管它们有差异，这些解释做出至少两个预测，我们将在以下部分进一步讨论：①高阶皮层似乎参与控制整个视野的注意操作；②高阶皮质包含视觉空间的离散呈现。

高阶皮层中的注意相关激活

在满足第一预测，功能性脑成像研究已在顶叶和额叶皮质中确定出涉及空间注意力分配的区域。当受试者注意刺激在空间中出现的位置时，神经信号在由顶上小叶（SPL），额叶眼区（FEF）和补充眼区（SEF），延伸到前扣带皮层中，组成的额顶网络中增加，（参见图75.4B；对于荟萃分析，参见 Kastner & Ungerleider，2000）。这种所谓的背侧额顶神经注意网络已经被牵涉在许多视觉空间任务中，不管特定的任务要求，即是否在视觉空间中检测、区分或跟踪目标刺激，仅给出几个示例。此外，额顶注意网络不限于控制空间注意。当受试者选择非空间信息时，它也被激活。在典型的非空间注意实验中，指示受试者注意多特征显示中的一个特定特征（例如，检测红色移动点场中的颜色变化）或者引导注意到两个重叠物体中的一个（Liu et al.，2003；Serences et al.，2004）。由于所选择的特征或物体信息被呈现在视觉空间的相同部分中，所以选择机制被认为是"非空间的"，并且纯粹基于指示行为的特征和对象信息。这种基于特征和基于对象的选择激活额顶网络的类似区域，其与在基于空间的选择期间观察到的区域大部分重叠。然而，尚不清楚是否相同的神经群体参与这些不同的选择过程或者空间和非空间信息的选择是否发生在共享的神经群体内的不同处理时间。总之，这些研究结果表明基于对象或基于特征的注意参与额顶注意网络，可能指出注意控制的通用区域独立的机制（Yantis & Serences，2003）。

除了在背侧额顶神经注意网络内的激活之外，选择性注意也已显示参与由颞顶皮层和下额叶皮质区域组成的腹侧注意网络（Corbetta & Shulman，2002）。该网络在很大程度上偏向于 RH，并且似乎不会在选择相关刺激中有助于维持目标导向的行为，而是看起来专门用于从突显的或意外发生的环境中检测行为相关信息，从而需要重新指引空间注意和将注意任务集合重新设置到视觉空间中的新位置。我们将在后面的章节中更详细地讨论腹侧注意网络的功能。

在人类大脑中，成像研究已提供了额顶注意网络

是视觉系统中发现的调节信号的来源的证据，在这些研究中受试者被提示直接注意视野中的一个位置，在那里目标刺激将延迟出现（Hopfinger, Buonocore, & Mangun，2000；Kastner et al.，1999）。在一项研究中，显示在延迟期间的目标位置的注意引导中，因此在没有视觉刺激的情况下，在注意网络的额叶和顶叶区域中的基线活动比在视觉皮层中更强烈地增加。重要的是，在这些高阶区域，注意刺激呈现引起的活动没有进一步增加（见图75.4C；Kastner et al.，1999）。相反，在整个期望期和注意呈现中都有持续的活动，表明这个活动反映了任务的注意操作，而不是视觉处理。这个证据已经通过最近的结合经颅磁刺激（TMS）与 fMRI 或 EEG 测量（Ruff et al.，2006；Taylor, Nobre, & Rushworth，2007）的研究证实。使用 TMS，短暂的磁脉冲通过头骨施加到下面的脑区域，这可能导致取决于目标的特定脑区域的多种现象，但是重要的是通常包括对短时间段中正在进行的神经处理的干扰。因此，这种方法提供脑-行为关系的因果测量。刺激人类 FEF 诱发伴随着视觉知觉改变的早期和中间视觉皮层活动的特征和地形模式（Ruff et al.，2006）。这些对神经活动的影响发生在缺乏和存在视觉刺激的情况下。TMS 应用于顶叶皮层也影响下游视觉区域的神经活动（Ruff et al.，2008），并且活动模式的变化不同于前额叶刺激，表明顶叶和额叶皮层在认知控制中的不同作用。总之，这些发现提供了有力的证据支持这样的观点，这些顶叶和额叶区域是产生视觉皮层中看到的自上而下偏置信号的反馈的来源。

顶叶和额叶皮层中的地形组织

如前所述，感觉系统中的地形表现的存在大大促进了皮层区域的功能专业化的研究。在被动条件下测量皮层 fMRI 反应以揭示视网膜组织的方法最近已经扩展到各种更复杂的任务和刺激。这样的"认知映射"方法已经揭示了在顶叶和额叶皮层中的地形组织，从而满足由基于空间注意控制模型做出的第二预测。

Sereno 及其同事（Sereno, Pitzalis, & Martinez，2001）采用记忆导向扫视任务，任务中在延迟期间记住目标刺激的位置，跟随着眼扫视运动到记住的位置，提供人类顶叶皮层中的地形组织的第一个证据。目标刺激和扫视终点的位置系统地横贯视野，并且 fMRI 反应的分析揭示了后顶叶皮层（PPC）中的地形图。随后的研究使用了各种实验范例，包括视觉空间注意任务（Silver, Ress, & Heeger，2005）、彩色和动态

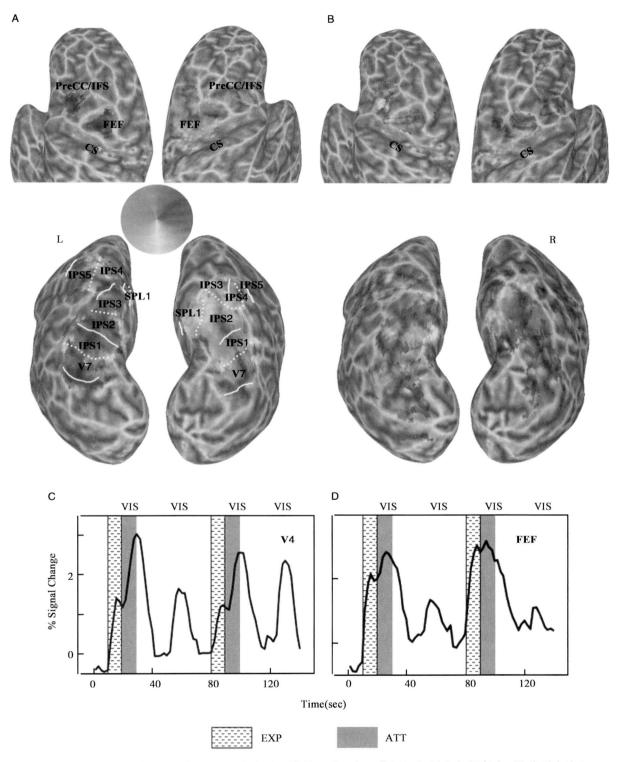

图 75.4 额顶叶注意网络。（A）额叶和顶叶皮层区域的地形组织。使用记忆导向扫视任务，沿着顶内沟（IPS0-IPS5）、相邻的顶叶上回（SPL1）和中央前皮层的上部（FEF）和下部（preCC/IFS），对侧视野系统性代表的几个皮质区域被确定。（B）在空间注意任务中，顶叶和额叶皮质内的注意相关活动。在高阶皮层中，注意相关激活和地形表示之间存在显著的重叠。（C）V4 中的功能磁共振成像（fMRI）信号的时间序列。在不存在视觉（VIS）刺激的情况下，引导注意到外周目标位置导致基线活动（纹理块；EXP）的增加，其随后在刺激发生之后进一步增加（灰色阴影块；ATT）。基线增加被发现在纹状和纹状外视觉皮层。（底行）FEF 中 fMRI 信号的时间序列。在没有视觉刺激的情况下引导注意到外周目标位置导致基线活动比视觉皮层更强的增加；刺激发生后的活动进一步增加不显著。

周期性映射刺激的呈现（Swisher et al.,2007），以及Sereno 和同事最初使用的记忆引导的扫视任务的变种（Konen & Kastner,2008;Schluppeck,Glimcher,& Heeger,2005）来描述人类 PPC 中反应的地形组织。到目前为止，已经描述了七个地形组织的顶叶区域：这些区域中的六个形成沿着顶内沟（IPS0-IPS5）的连续带，和一个分支到顶上小叶的区域（SPL1）（见图 75.4A）。这些地形区域中的每一个包含对侧视野的连续表示，并且通过视场表示的取向的反转与相邻区域分离。这些区域之间的边界对应于上部（在图 75.4A 中用蓝色表示）和下部（用黄色表示）垂直子午线的交替表示。

前额皮层地形图还在多种周期性任务中被发现（Hagler & Sereno,2006;Kastner et al.,2007）。一个这样的图位于中央前皮层（PreCC）的上分支，在人类 FEF 的近似位置，并且第二个在 PreCC 的下分支（见图 75.4A）。这两个区域也被视觉引导的眼扫视运动激活（Kastner et al.,2007），并且它们的地形表示具有几个特征。第一，对于在每个区域中的扫视方向和记忆位置的对侧表示存在偏差。第二，类似的扫视方向和记忆的位置通常在每个地形图的相邻位置中表示。最后，对于每个区域，特定的扫视方向或记忆的位置被冗余地表示在地形图的几个部分中。因此，这些额叶中的视觉空间的表示似乎不同于枕叶和顶叶图的组织，其通常在视觉空间中的位置和皮质片上的位置之间呈现一对一的映射。相比之下，在前额叶地图中，发现特定的扫视方向和记忆位置有时在每个地形区域中的多个位置中呈现。值得注意的是，额叶皮层中的拓扑表示在受试者之间有着显著变异性，但在受试者内具有高度重现性。

重要的是，在最近一部分讨论的注意相关的激活与拓扑组织的前额叶和顶叶区之间存在大量的重叠（参见图 75.4A，B），其允许系统地研究注意控制系统，如在个体受试者中拓扑呈现定义的高级皮层区域。这种方法承诺产生与选择性注意相关的认知控制过程的神经基础以及其他的机制性理解。

定义额顶注意网络的控制特性

根据这样的研究策略，在个体受试者中研究了在拓扑前额叶和顶叶区域中的注意信号，其中受试者被指示将注意隐蔽引向左或右半视野中的周边位置，并检测嵌入在视觉刺激流中的目标（Szczepanski,Konen,& Kastner,2010）。在大多数拓扑 PPC 区域中的活动被发现是空间特异性的，与同侧视野相比引导

注意到对侧有着更强反应，从而产生对侧空间偏置信号（参见图 75.5A）。除了左 SPL1，每个前额叶和顶叶皮层中的拓扑区域产生单个对侧空间偏置，其在两个半球之间平均平衡（参见图 75.5B）。重要的是，注意到两个半球不对称性（Szczepanski,Konen,& Kastner,2010）。第一，当用 fMRI 测量时，右侧，但不是左侧，SPL1 携带空间注意信号。第二，左侧 FEF 和左侧 IPS1/2 与他们在 RH 的相对物比产生更强的对侧偏置信号。

这些基于来自正常成人大脑数据的结果，为基于空间的注意控制的大脑半球间竞争解释提供潜在的神经基础（Kinsbourne,1977;Smania et al.,1998）。具体来说，通过这个解释（见图 75.5C），LH 和 RH 区域中的每一个通过产生朝向对侧半球的空间偏差或"注意权重"来有助于跨视野的空间注意控制。半球内的每个区域贡献的权重的总和构成了可以施加在对侧空间上的总体空间偏置。由两个半球产生的注意权重的净输出是相似的，表明控制系统通常是平衡的。跨半球的这种注意权重平衡可以通过对应区域的相互的半球间抑制来实现。然而，高阶控制系统似乎被右侧 SPL1 在空间注意中的独特作用复杂化。该区域产生的注意权重没有被左 SPL1 抵消。相反，左侧 FEF 和左侧 IPS1/2 产生比他们的右半球对应物更强的注意，可能维持跨视野注意资源的平衡分布。因此，LH 控制系统需要几个分布的子成分的协作，以便平衡由两个半球产生的空间偏置信号（参见图 75.5C）。

这种基于空间的注意控制的经验模型进行了一些预测，其可以解释在忽视患者行为研究的关键发现。第一，模型预测右侧 PPC（包括右侧 SPL1）的功能紊乱将导致对 RVF 的空间偏置和由于残余注意权重向对侧空间的偏移而忽略 LVF。这与来自视觉空间忽视患有右顶叶皮层损伤的数据一致（Mesulam,1999）。第二，该模型预测，如果 PPC 或 FEF 和前额叶周围区域的一部分在 LH 中是功能紊乱的，则不太可能导致 RVF 的强烈忽视，因为左额叶或顶叶皮质的完整部分可能能够补偿。因此，左侧 PPC 或左侧 FEF 的孤立功能紊乱不太可能导致权重朝向 LVF 的强烈偏移。这与 RVF 忽视在孤立的额叶或顶叶病变发生频率较低的观察结果一致。因此，总的来说，前两个预测与注意功能的右半球优势的概念一致（Heilman & Van Den Abell,1980;Mesulam,1981）。

第三，该模型预测左前额皮质和左 PPC 在右侧忽视强烈表现之前需要功能障碍。一般来说，太少的研

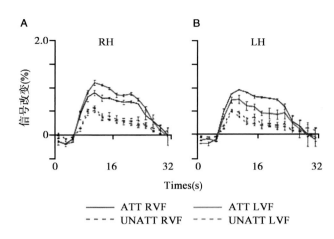

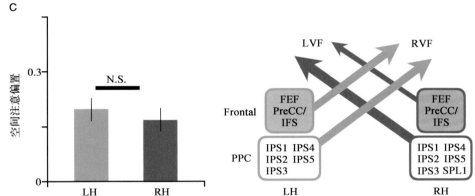

图75.5 空间注意控制的半球间竞争模型。(A)对于每个半球分别显示了额叶皮层的拓扑区域中的受试者的平均的空间注意信号(n=9)。实曲线表示由注意条件(ATT)诱发的活动,虚线曲线表示由非注意(UNATT)条件诱发的活动。红色曲线对应于对左视野(LVF)的定向注意,而蓝色曲线对应于对右视野(RVF)的定向注意。误差条表示受试者的平均值的标准误差。(B)对于RVF或LVF的注意偏置信号被计算,作为每个拓扑区域和在一个半球内的拓扑前额叶和顶叶区平均的指数度量。由每个半球施加的对侧偏置是相似的,表明跨视野的空间注意的控制通过两个半球之间的空间偏置信号的平衡竞争来施加。(C)提出了一种空间注意控制的模型,其中一些地形组织的区域在额顶皮层偏置注意到对侧视野。朝向RVF或LVF的箭头表示每个叶(额叶皮质或PPC)的注意偏置的方向,而每个箭头的厚度指的是注意偏置的强度,或"注意权重"LH,左半球;RH,右半球;FEF,额叶眼区;preCC/IFS,前中央皮层的下部;IPS0-IPS5,沿着顶内沟和(SPL1)相邻的顶叶皮层确定的对侧视野系统表示的区域。

究对患者进行足够详细地检查以确定正确忽视的确切神经相关性。然而,有趣的是,根据模型预测,右侧忽视被报道更频繁发生在广泛的LH损伤覆盖前额叶、顶叶和颞叶皮质的患者。一些研究报告了在显示右侧忽视的患者中前额叶、顶叶和颞叶皮层的广泛损伤(Bartolomeo,Chokron,& Gainotti,2001)或组织功能障碍(Kleinman et al.,2007)。Beis等人(2004)比较了大量左侧和右侧忽视的患者,发现那些大面积前后中风的患者,分别在RH或LH中覆盖前额叶和顶叶皮层,在单侧忽视的综合试验中表现相对类似。因此,这些研究似乎至少提供一些支持关于右侧忽视发生的模型预测的初步证据。

重要的是,对患有RH的中风后的半忽视的患者的研究表明相对于左侧PPC的右侧的活性降低,尽管这些脑区在结构上是完整的(Corbetta et al.,2005)。因此,在这些患者中观察到的注意缺陷可以通过损伤的末端影响来解释,其在右背侧注意网络中的结构完整脑组织中通常包括右顶叶和相邻的上颞皮质的下部,由此导致由每个半球产生的注意权重的不平衡以控制对侧空间。这种不平衡还伴随着两个半球之间背部网络中的功能连接的破坏。

通过注意网络的信息流模型化

尽管有很好的证据表明,前额叶和顶叶区域是产生用于反馈到感觉处理区域的调制信号的来源,但是神经影像数据在测试关于网络内的信息流的方向性的假设方面,和由于血流动力学信号的迟滞和差的时间分辨率造成在关于正在进行的计算的时域方面导出信息具有局限性。最近功能连接模型已开始解决其中一些问题,并为未来的选择性注意的连接模型提供初步证据,其包括本章中讨论的整个大尺度网络。到目前为止,Granger 因果关系的测量已证实,在"自上而下"方向上,即,从 FEF 和 IPS 内的区域到中间和更低层级的视觉皮层比在相反方向上具有更大影响(Bressler et al.,2008)。此外,这些研究表明从 FEF 到 IPS 比从 IPS 到 FEF 的更大的因果影响,表明与来自猴生理学的额叶皮层中区域在网络的其余部分中是注意控制的关键节点的证实证据(Buschman & Miller,2007;Gregoriou et al.,2009)。顶叶皮层中的注意信号似乎在视皮层中的注意信号之前约 200ms(Lauritzen et al.,2009)。未来网络建模研究将是关于在给定任务时期内以及在不同任务和网络内的信息流的方向性上的某些节点的参与的无价的信息源。将这样的模型链接到个体行为将是获得关于在网络水平的大脑-行为关系的信息的特别有效的手段。

腹侧注意网络及其许多功能

如前所述,选择性注意似乎涉及两个在空间和功能上分离的大规模网络,分别为我们迄今为止讨论的背侧额顶网络和腹侧额顶网络。背侧网络接合了具有上述注意的少数不对称性的两个半球,腹侧网络主要偏向于 RH,并且由在颞顶交界(TPJ)和下额叶皮质区域中的区域组成(Corbetta 和 Shulman,2002)。研究静息状态中的活动模式证实,这些网络构成了可以通过在静息状态期间的信号波动的特征相干识别的分离实体,特征相干可以用作大规模网络内的功能连通性的神经签名(He et al.,2007)。

初步研究表明,腹部网络反映了空间注意重新定位到视野中刺激出乎意料地发生的新位置(Corbetta et al.,2000)。特别地,已表明当空间注意指向并保持在提示位置时,从而特定注意设置被实例化和维持时,背侧网络而不是腹侧网络被激活。相反,当空间注意需要重定向到先前未被提示、目标意外地出现的位置时,腹侧网络被激活。随后表明,这种激活不需要注意的空间重定向,但在固定的空间位置执行所谓的刺激序列任务中也发生,在其中偶尔呈现的目标刺激必须在一系列视觉刺激内被检测。重要的是,在检测偶尔出现的目标刺激时,腹侧网络是独立于他们的感觉模态或任务的具体响应需求

(Downar et al.,2000)。总之,这些研究表明,腹侧注意网络构成了对于检测环境中显著和偶尔发生事件的领域通用机制。应当注意,腹侧注意网络被认为是"非空间"网络,即不系统地表示空间信息的网络。事实上,尚未在构成腹侧注意网络的脑区域中确定地形拓扑组织。

重要的是,已经证明,腹侧注意网络的激活不发生在任何突显或偶尔感觉刺激上,而是仅与当前任务集相关的刺激上。此外,TPJ 已被证明根据任务相关性和受试者的注意中心而被失活(Shulman et al.,2007),这被解释为防止重新定向到不重要的感觉刺激的过滤器机制。腹侧网络的这种去激活可以由背部注意网络控制以维持和优化其注意任务集。

腹侧注意网络,特别是 TPJ,已经被证明在许多涉及自我参照和在社会认知中是重要的任务中被激活。例如,TPJ 涉及"心理理论"认知;这些任务是受试者对其他人的精神状态的推论(Fletcher et al.,1995;Gallagher & Frith,2003)或者他们对他人感到同情的任务(Decety & Lamm,2007)。虽然不清楚 TPJ 区域中的相同的神经元群体是否涉及重定向注意的任务还是涉及将自己参照到另一个人的心理状态的任务,但是可设想的是,TPJ 的重定向功能不是限于环境中的感觉事件,而是也可以应用于改变自我参照背景(Graziano & Kastner,2011)。因此,腹侧网络可以是用于重新引用可能涉及由环境以及认知状态驱动的事件的社会背景的通用目的网络。

结论

来自功能性脑成像的证据表明,注意在人类视觉系统内外的各种处理水平下操作。这些注意机制似乎由在前额叶和顶叶皮层中的高阶区域的分布式网络控制,其产生通过反馈连接传输的自上而下的信号到视觉系统。总之,这些广泛分布的大脑系统合作以协调对行为相关信息的选择,这些信息可以在其他认知网络中进一步被利用,以最终指导目标导向的动作。

致谢

我们要感谢国家眼科研究所,国家心理健康研究所和国家科学基金会支持我们的研究。

参考文献

Bartolomeo, P., Chokron, S., & Gainotti, G. (2001). Laterally directed arm movements and right unilateral neglect after left hemisphere damage. *Neuropsychologia, 39*, 1013–1021.

Beck, D. M., & Kastner, S. (2005). Stimulus context modulates competition in human extrastriate cortex. *Nature Neuroscience, 8*, 1110–1116.

Beis, J. M., Keller, C., Morin, N., Bartolomeo, P., Bernati, T., Chokron, S., et al. (2004). Right spatial neglect after left hemisphere stroke: Qualitative and quantitative study. *Neurology 63*, 1600–1605.

Bisiach, E., & Vallar, G. (1988). Hemineglect in humans. In J. G. F. Boller (Ed.), *Handbook of neuropsychology* (Vol. 1, pp. 195–222). Amsterdam: Elsevier.

Bles, M., Schwarzbach, J., De Weerd, P., Goebel, R., & Jansma, B. M. (2006). Receptive field size-dependent attention effects in simultaneously presented stimulus displays. *Neuroimage, 30,* 506–511, doi:10.1016/j.neuroimage. 2005.09.042.

Boynton, G. M. (2004). Adaptation and attentional selection. *Nature Neuroscience, 7*, 8–10.

Boynton, G. M. (2009). A framework for describing the effects of attention on visual responses. *Vision Research, 49*, 1129–1143.

Boynton, G. M. (2011). Spikes, BOLD, attention, and awareness: A comparison of electrophysiological and fMRI signals in V1. *Journal of Vision, 11*(5), 12, doi:10.1167/11.5.12.

Brefczynski, J. A., & DeYoe, E. A. (1999). A physiological correlate of the 'spotlight' of visual attention. *Nature Neuroscience, 2*, 370–374.

Bressler, S. L., Tang, W., Sylvester, C. M., Shulman, G. L., & Corbetta, M. (2008). Top-down control of human visual cortex by frontal and parietal cortex in anticipatory visual spatial attention. *Journal of Neuroscience, 28*, 10056–10061.

Buffalo, E. A., Bertini, G., Ungerleider, L. G., & Desimone, R. (2005). Impaired filtering of distracter stimuli by TE neurons following V4 and TEO lesions in macaques. *Cerebral Cortex, 15*, 141–151.

Buracas, G. T., & Boynton, G. M. (2007). The effect of spatial attention on contrast response functions in human visual cortex. *Journal of Neuroscience, 27*, 93–97.

Buracas, G. T., Fine, I., & Boynton, G. M. (2005). The relationship between task performance and functional magnetic resonance imaging response. *Journal of Neuroscience, 25*, 3023–3031.

Buschman, T. J., & Miller, E. K. (2007). Top-down versus bottom-up control of attention in the prefrontal and posterior parietal cortices. *Science, 315*, 1860–1862.

Ciaramitaro, V. M., Buracas, G. T., & Boynton, G. M. (2007). Spatial and cross-modal attention alter responses to unattended sensory information in early visual and auditory human cortex. *Journal of Neurophysiology, 98*, 2399–2413.

Cohen, M. R., & Maunsell, J. H. (2011). When attention wanders: How uncontrolled fluctuations in attention affect performance. *Journal of Neuroscience, 31*, 15802–15806.

Corbetta, M., Kincade, J. M., Ollinger, J. M., McAvoy, M. P., & Shulman, G. L. (2000). Voluntary orienting is dissociated from target detection in human posterior parietal cortex. *Nature Neuroscience, 3*, 292–297.

Corbetta, M., Kincade, M. J., Lewis, C., Snyder, A. Z., & Sapir, A. (2005). Neural basis and recovery of spatial attention deficits in spatial neglect. *Nature Neuroscience, 8*, 1603–1610.

Corbetta, M., Miezin, F. M., Dobmeyer, S., Shulman, G. L., & Petersen, S. E. (1990). Attentional modulation of neural processing of shape, color, and velocity in humans. *Science, 248*, 1556–1559.

Corbetta, M., & Shulman, G. L. (2002). Control of goal-directed and stimulus-driven attention in the brain. *Nature Reviews. Neuroscience, 3*, 201–215.

Damasio, A. R., Damasio, H., & Chui, H. C. (1980). Neglect following damage to frontal lobe or basal ganglia. *Neuropsychologia, 18*, 123–132.

Decety, J., & Lamm, C. (2007). The role of the right temporoparietal junction in social interaction: How low-level computational processes contribute to meta-cognition. *Neuroscientist, 13*, 580–593.

Downar, J., Crawley, A. P., Mikulis, D. J., & Davis, K. D. (2000). A multimodal cortical network for the detection of changes in the sensory environment. *Nature Neuroscience, 3*, 277–283.

Duncan, J. (1984). Selective attention and the organization of visual information. *Journal of Experimental Psychology. General, 113*, 501–517.

Fletcher, P. C., Happe, F., Frith, U., Baker, S. C., Dolan, R. J., Frackowiak, R. S., & Frith, C. D. (1995). Other minds in the brain: A functional imaging study of "theory of mind" in story comprehension. *Cognition 57*, 109–128.

Gallagher, H. L., & Frith, C. D. (2003). Functional imaging of 'theory of mind.' *Trends in Cognitive Sciences, 7*, 77–83.

Gandhi, S. P., Heeger, D. J., & Boynton, G. M. (1999). Spatial attention affects brain activity in human primary visual cortex. *Proceedings of the National Academy of Sciences of the United States of America, 96*, 3314–3319.

Graziano, M. S., & Kastner, S. (2011). Human consciousness and its relationship to social neuroscience: A novel hypothesis. *Cognitive Neuroscience, 2*, 98–113.

Gregoriou, G. G., Gotts, S. J., Zhou, H., & Desimone, R. (2009). High-frequency, long-range coupling between prefrontal and visual cortex during attention. *Science, 324*, 1207–1210.

Hagler, D. J., Jr., & Sereno, M. I. (2006). Spatial maps in frontal and prefrontal cortex. *Neuroimage, 29*, 567–577.

He, B. J., Snyder, A. Z., Vincent, J. L., Epstein, A., Shulman, G. L., & Corbetta, M. (2007). Breakdown of functional connectivity in frontoparietal networks underlies behavioral deficits in spatial neglect. *Neuron, 53*, 905–918.

Heilman, K. M., & Van Den Abell, T. (1980). Right hemisphere dominance for attention: The mechanism underlying hemispheric asymmetries of inattention (neglect). *Neurology 30*, 327–330.

Herrmann, K., Montaser-Kouhsari, L., Carrasco, M., & Heeger, D. J. (2010). When size matters: Attention affects performance by contrast or response gain. *Nature Neuroscience, 13*, 1554–1559.

Hopf, J. M., Boehler, C. N., Luck, S. J., Tsotsos, J. K., Heinze, H. J., & Schoenfeld, M. A. (2006). Direct neurophysiological evidence for spatial suppression surrounding the focus of attention in vision. *Proceedings of the National Academy of Sciences of the United States of America, 103*, 1053–1058.

Hopfinger, J. B., Buonocore, M. H., & Mangun, G. R. (2000). The neural mechanisms of top-down attentional control. *Nature Neuroscience, 3*, 284–291.

Huk, A. C., & Heeger, D. J. (2000). Task-related modulation of visual cortex. *Journal of Neurophysiology, 83*, 3525–3536.

Janer, K. W., & Pardo, J. V. (1991). Deficits in selective attention following bilateral anterior cingulotomy. *Journal of Cognitive Neuroscience, 3*, 231–241.

Kamitani, Y., & Tong, F. (2005). Decoding the visual and subjective contents of the human brain. *Nature Neuroscience, 8,* 679–685.

Karnath, H. O., Ferber, S., & Himmelbach, M. (2001). Spatial awareness is a function of the temporal not the posterior parietal lobe. *Nature, 411,* 950–953.

Karnath, H. O., Himmelbach, M., & Rorden, C. (2002). The subcortical anatomy of human spatial neglect: Putamen, caudate nucleus and pulvinar. *Brain, 125,* 350–360.

Kastner, S., DeSimone, K., Konen, C. S., Szczepanski, S. M., Weiner, K. S., & Schneider, K. A. (2007). Topographic maps in human frontal cortex revealed in memory-guided saccade and spatial working-memory tasks. *Journal of Neurophysiology, 97,* 3494–3507.

Kastner, S., De Weerd, P., Desimone, R., & Ungerleider, L. G. (1998). Mechanisms of directed attention in the human extrastriate cortex as revealed by functional MRI. *Science, 282,* 108–111.

Kastner, S., De Weerd, P., Pinsk, M. A., Elizondo, M. I., Desimone, R., & Ungerleider, L. G. (2001). Modulation of sensory suppression: Implications for receptive field sizes in the human visual cortex. *Journal of Neurophysiology, 86,* 1398–1411.

Kastner, S., Nothdurft, H. C., & Pigarev, I. (1997). Neuronal correlates of pop-out in cat striate cortex. *Vision Research, 37,* 371–376.

Kastner, S., Pinsk, M. A., De Weerd, P., Desimone, R., & Ungerleider, L. G. (1999). Increased activity in human visual cortex during directed attention in the absence of visual stimulation. *Neuron, 22,* 751–761.

Kastner, S., & Ungerleider, L. G. (2000). Mechanisms of visual attention in the human cortex. *Annual Review of Neuroscience, 23,* 315–341.

Kinsbourne, M. (1977). Hemi-neglect and hemisphere rivalry. *Advances in Neurology, 18,* 41–49.

Kinsbourne, M. (1993). Orientation bias model of unilateral neglect: Evidence from attentional gradients within hemispace. In I. H. Robertson & J. C. Marshall (Eds.), *Unilateral neglect: Clinical and experimental studies* (pp. 63–86). Hillsdale, NJ: Erlbaum.

Kleinman, J. T., Newhart, M., Davis, C., Heidler-Gary, J., Gottesman, R. F., & Hillis, A. E. (2007). Right hemispatial neglect: Frequency and characterization following acute left hemisphere stroke. *Brain and Cognition, 64,* 50–59.

Knierim, J. J., & van Essen, D. C. (1992). Neuronal responses to static texture patterns in area V1 of the alert macaque monkey. *Journal of Neurophysiology, 67,* 961–980.

Konen, C. S., & Kastner, S. (2008). Representation of eye movements and stimulus motion in topographically organized areas of human posterior parietal cortex. *Journal of Neuroscience, 28,* 8361–8375.

Lauritzen, T. Z., D'Esposito, M., Heeger, D. J., & Silver, M. A. (2009). Top-down flow of visual spatial attention signals from parietal to occipital cortex. *Journal of Vision, 9*(13), 8, 11–14. doi:10.1167/9.13.18.

Liu, T., Slotnick, S. D., Serences, J. T., & Yantis, S. (2003). Cortical mechanisms of feature-based attentional control. *Cerebral Cortex, 13,* 1334–1343.

MacEvoy, S. P., & Epstein, R. A. (2009). Decoding the representation of multiple simultaneous objects in human occipitotemporal cortex. *Current Biology, 19,* 943–947.

Martinez, A., Anllo-Vento, L., Sereno, M. I., Frank, L. R., Buxton, R. B., Dubowitz, D. J., et al. (1999). Involvement of striate and extrastriate visual cortical areas in spatial attention. *Nature Neuroscience, 2,* 364–369.

Martinez Trujillo, J., & Treue, S. (2002). Attentional modulation strength in cortical area MT depends on stimulus contrast. *Neuron, 35,* 365–370.

McMains, S. A., & Kastner, S. (2010). Defining the units of competition: Influences of perceptual organization on competitive interactions in human visual cortex. *Journal of Cognitive Neuroscience, 22,* 2417–2426.

Mesulam, M. M. (1981). A cortical network for directed attention and unilateral neglect. *Annals of Neurology, 10,* 309–325.

Mesulam, M. M. (1999). Spatial attention and neglect: Parietal, frontal and cingulate contributions to the mental representation and attentional targeting of salient extrapersonal events. *Philosophical Transactions of the Royal Society of London. Series B, Biological Sciences, 354,* 1325–1346.

Mitchell, J. F., Sundberg, K. A., & Reynolds, J. H. (2007). Differential attention-dependent response modulation across cell classes in macaque visual area V4. *Neuron, 55,* 131–141.

Mitchell, J. F., Sundberg, K. A., & Reynolds, J. H. (2009). Spatial attention decorrelates intrinsic activity fluctuations in macaque area V4. *Neuron, 63,* 879–888.

Moore, T., & Armstrong, K. M. (2003). Selective gating of visual signals by microstimulation of frontal cortex. *Nature, 421,* 370–373.

Moran, J., & Desimone, R. (1985). Selective attention gates visual processing in the extrastriate cortex. *Science, 229,* 782–784.

Mort, D. J., Malhotra, P., Mannan, S. K., Rorden, C., Pambakian, A., Kennard, C., & Husain, M. (2003). The anatomy of visual neglect. *Brain, 126,* 1986–1997, doi:10.1093/brain/awg200.

Murray, S. O. (2008). The effects of spatial attention in early human visual cortex are stimulus independent. *Journal of Vision, 8*(10), 1–11, doi:10.1167/8.10.2.

O'Connor, D. H., Fukui, M. M., Pinsk, M. A., & Kastner, S. (2002). Attention modulates responses in the human lateral geniculate nucleus. *Nature Neuroscience, 5,* 1203–1209.

O'Craven, K. M., Downing, P. E., & Kanwisher, N. (1999). fMRI evidence for objects as the units of attentional selection. *Nature, 401,* 584–587.

Palmer, J., Ames, C. T., & Lindsey, D. T. (1993). Measuring the effect of attention on simple visual search. *Journal of Experimental Psychology. Human Perception and Performance, 19,* 108–130.

Pestilli, F., Carrasco, M., Heeger, D. J., & Gardner, J. L. (2011). Attentional enhancement via selection and pooling of early sensory responses in human visual cortex. *Neuron, 72,* 832–846.

Posner, M. I., Snyder, C. R., & Davidson, B. J. (1980). Attention and the detection of signals. *Journal of Experimental Psychology, 109,* 160–174.

Reddy, L., Kanwisher, N. G., & VanRullen, R. (2009). Attention and biased competition in multi-voxel object representations. *Proceedings of the National Academy of Sciences of the United States of America, 106,* 21447–21452.

Ress, D., Backus, B. T., & Heeger, D. J. (2000). Activity in primary visual cortex predicts performance in a visual detection task. *Nature Neuroscience, 3,* 940–945.

Reynolds, J. H., Chelazzi, L., & Desimone, R. (1999). Competitive mechanisms subserve attention in macaque areas V2 and V4. *Journal of Neuroscience, 19,* 1736–1753.

Reynolds, J. H., & Desimone, R. (2003). Interacting roles of attention and visual salience in V4. *Neuron, 37,* 853–863.

Reynolds, J. H., & Heeger, D. J. (2009). The normalization model of attention. *Neuron, 61,* 168–185.

Reynolds, J. H., Pasternak, T., & Desimone, R. (2000). Attention increases sensitivity of V4 neurons. *Neuron, 26,* 703–

714.

Ruff, C. C., Bestmann, S., Blankenburg, F., Bjoertomt, O., Josephs, O., Weiskopf, N., et al. (2008). Distinct causal influences of parietal versus frontal areas on human visual cortex: Evidence from concurrent TMS–fMRI. *Cerebral Cortex, 18,* 817–827.

Ruff, C. C., Blankenburg, F., Bjoertomt, O., Bestmann, S., Freeman, E., Haynes, J. D., et al. (2006). Concurrent TMS–fMRI and psychophysics reveal frontal influences on human retinotopic visual cortex. *Current Biology, 16,* 1479–1488.

Saenz, M., Buracas, G. T., & Boynton, G. M. (2002). Global effects of feature-based attention in human visual cortex. *Nature Neuroscience, 5,* 631–632.

Schluppeck, D., Glimcher, P., & Heeger, D. J. (2005). Topographic organization for delayed saccades in human posterior parietal cortex. *Journal of Neurophysiology, 94,* 1372–1384.

Serences, J. T. (2011). Mechanisms of selective attention: Response enhancement, noise reduction, and efficient pooling of sensory responses. *Neuron, 72,* 685–687.

Serences, J. T., & Boynton, G. M. (2007). Feature-based attentional modulations in the absence of direct visual stimulation. *Neuron, 55,* 301–312.

Serences, J. T., Yantis, S., Culberson, A., & Awh, E. (2004). Preparatory activity in visual cortex indexes distractor suppression during covert spatial orienting. *Journal of Neurophysiology, 92,* 3538–3545.

Sereno, M. I., Pitzalis, S., & Martinez, A. (2001). Mapping of contralateral space in retinotopic coordinates by a parietal cortical area in humans. *Science, 294,* 1350–1354.

Sestieri, C., Sylvester, C. M., Jack, A. I., d'Avossa, G., Shulman, G. L., & Corbetta, M. (2008). Independence of anticipatory signals for spatial attention from number of nontarget stimuli in the visual field. *Journal of Neurophysiology, 100,* 829–838.

Shadlen, M. N., & Newsome, W. T. (1998). The variable discharge of cortical neurons: Implications for connectivity, computation, and information coding. *Journal of Neuroscience, 18,* 3870–3896.

Shulman, G. L., Astafiev, S. V., McAvoy, M. P., d'Avossa, G., & Corbetta, M. (2007). Right TPJ deactivation during visual search: Functional significance and support for a filter hypothesis. *Cerebral Cortex, 17,* 2625–2633.

Silver, M. A., Ress, D., & Heeger, D. J. (2005). Topographic maps of visual spatial attention in human parietal cortex. *Journal of Neurophysiology, 94,* 1358–1371.

Silver, M. A., Ress, D., & Heeger, D. J. (2007). Neural correlates of sustained spatial attention in human early visual cortex. *Journal of Neurophysiology, 97,* 229–237.

Smania, N., Martini, M. C., Gambina, G., Tomelleri, G., Palamara, A., Natale, E., et al. (1998). The spatial distribution of visual attention in hemineglect and extinction patients. *Brain, 121,* 1759–1770.

Sprague, J. M. (1966). Interaction of cortex and superior colliculus in mediation of visually guided behavior in the cat. *Science, 153,* 1544–1547.

Swisher, J. D., Halko, M. A., Merabet, L. B., McMains, S. A., & Somers, D. C. (2007). Visual topography of human intraparietal sulcus. *Journal of Neuroscience, 27,* 5326–5337.

Szczepanski, S. M., Konen, C. S., & Kastner, S. (2010). Mechanisms of spatial attention control in frontal and parietal cortex. *Journal of Neuroscience, 30,* 148–160.

Taylor, P. C., Nobre, A. C., & Rushworth, M. F. (2007). FEF TMS affects visual cortical activity. *Cerebral Cortex, 17,* 391–399.

Tootell, R. B., Hadjikhani, N., Hall, E. K., Marrett, S., Vanduffel, W., Vaughan, J. T., & Dale, A. M. (1998). The retinotopy of visual spatial attention. *Neuron, 21,* 1409–1422.

Treue, S., & Martinez Trujillo, J. C. (1999). Feature-based attention influences motion processing gain in macaque visual cortex. *Nature, 399,* 575–579.

Vallar, G., & Perani, D. (1987). The anatomy of unilateral neglect after right-hemisphere stroke lesions: A clinical/CT-scan correlation study in man. *Neuropsychologia, 24,* 609–622.

Williford, T., & Maunsell, J. H. (2006). Effects of spatial attention on contrast response functions in macaque area V4. *Journal of Neurophysiology, 96,* 40–54.

Wojciulik, E., Kanwisher, N., & Driver, J. (1998). Covert visual attention modulates face-specific activity in the human fusiform gyrus: fMRI study. *Journal of Neurophysiology, 79,* 1574–1578.

Yantis, S., & Serences, J. T. (2003). Cortical mechanisms of space-based and object-based attentional control. *Current Opinion in Neurobiology, 13,* 187–193.

第76章 早期视觉皮层中注意的"中心"

David C. Somers

视觉注意选择的"聚焦"隐喻表明：①注意集中在单个焦点；②它可以在空间上与眼睛注视的中心分离；③注意焦点内项目受到增强处理；④在注意焦点之外的项目得到很少处理（如果有的话）。人类神经影像研究已经证明，注意聚焦的神经相关在早期视觉处理区域中起作用，包括初级视觉皮层和丘脑的外侧膝状核（LGN）。如聚焦隐喻所预测的，注意增强了位于注意焦点的视网膜拓扑表征内的刺激的处理。然而，神经影像学研究也揭示了超越了聚焦隐喻的简单预测的注意选择机制。在注意的焦点之外，视觉皮层处理不是简单未调制的，而是相对于基线条件被抑制。此外，还提供了令人信服的证据，注意选择可以分成多个空间上不同的聚焦。

背景

虽然视觉感知通常感觉很轻松，但在许多复杂的情况下，到达我们眼睛的信息要比我们的认知系统一次能处理的信息多得多。虽然视网膜进行大量的并行处理，但是视觉认知一次只能处理几个项目。考虑到这些限制，我们察觉或没有察觉在很大程度上由选择信息用于增强的认知处理的注意机制决定。威廉·詹姆斯（1890/1950），评论冯·亥姆霍兹的实验（1910/1924；实验是大约在1866年），提议视觉注意选择单个的对象或视觉空间的区域，而很大程度上忽略了视野的其余部分。这个想法是注意聚焦的概念核心。该聚焦模型进一步由 Eriksen 和 St. James（1986）完善为选择一个连续的凸的空间窗口的"变焦透镜"机制。它成功地解决了大量的心理物理数据；然而，更近期的工作（例如，Alvarez & Franconeri，2007；Awh & Pashler，2000；Bettencourt & Somers，2009；McMains & Somers，2004，2005；Pylyshyn & Storm，1988；Somers & McMains，2005）表明视觉注意可以一次同时选择少量对象而忽略中介区域。这篇文章总结了基于功能磁共振成像（fMRI）的研究成果，探讨了人类枕叶皮质（包括初级视觉皮层）的空间注意的机制。

早期视觉皮层区域的空间图

为了调查视觉注意的机制，首先重要的是回顾人类视觉皮层中的空间图的组织。视野的大脑皮层表征是在100年前由 Inouye，一位在日俄战争中工作的眼科医生（Inouye，1909）首次研究的。他观察到在颅骨后部的弹片损伤的位置和受伤士兵经历的视野丧失的程度和位置之间的相关性。他不仅观察到对侧表现的证据，其中左侧枕叶的损伤导致右视野丧失，而右枕叶的损伤导致左视野丧失，但他也观察到上部或背侧枕叶损伤与较低视野的丧失相关，而下部或腹侧损伤与上侧视野的丧失相关。从这些观察结果，他正确地推断枕叶包含一个类似于地图的视野表示，其从视野的方位上大致旋转180°（参见图76.1）。这些观察20世纪在人类中（例如 Holmes，1918；Horton & Hoyt，1991）和非人灵长类动物中（例如 Daniel & Whitteridge，1961；Talbot & Marshall，1942；Van Essen，& Maunsell，1984）得到多次证实。这种皮质图以反映视网膜中感光细胞密度的方式扭曲；中央凹或视野中心具有专用的大量皮层，而相对较少量的皮层专用于周边视野。

随着 fMRI 的出现，使用相位编码的刺激的非侵入性方法被开发用于快速和准确地映射人类枕叶皮层内的视野表示（DeYoe 等人，1996；Engel，Glover，& Wandell，1997；Sereno 等人，1995）。标准视网膜拓扑方法索引视野到极坐标，在两个单独的扫描中运行使用闪烁棋盘几个周期缓慢循环跨越一个空间维度的刺激，映射极角和离心尺寸。移动棋盘刺激诱发跨视觉皮层的活动的行进波。相位编码分析首先识别在刺激的时间频率处被显著调制的体素，然后使用每个体素中的峰值行进波信号的相位来推断体素的首选视野位置。所得的相位信息通常显示在枕叶的膨胀和扁平的皮层表面表示上（参见图76.1）。这些功能磁共振成像方法揭示了不少于20个不同的平铺于枕叶，并延伸到顶叶和颞皮层后部的视野图（Arcaro et al.，2009；DeYoe et al.，1996；Engel，Glover，& Wandell，

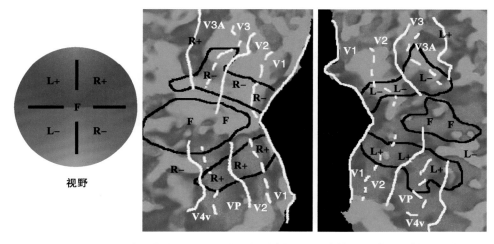

图 76.1　早期视皮层中极角表示的视网膜拓扑映射。通过计算机重建和平铺左右皮层半球表面；枕叶表示被切除并展平以产生这些枕叶区域。颜色代码反映了通过使用闪烁的棋盘刺激，其缓慢地且周期性地扫过极角的视网膜拓扑的功能映射，获得的每个体素的偏好极角表示。（转载自 McMains & Somers，2004.）

1997；Sereno et al.，1995；Silver & Kastner，2009；Swisher et al.，2007；Tootell 等人，1997；Wandell，Dumoulin，& Brewer，2007）。在早期视觉皮层区域 V1、V2、V3/VP 中，中央凹或视野中心的表示会聚于枕极，而更周边的表示位于枕极前。V1、V2 和 V3 的背部位于距状沟的底部上方，并且每个表示下对侧四分之一视野，而位于下距状沟的腹侧区域表示上对侧四分之一视野。在区域 V1 中，映射是视野的镜像表示；然而，这会翻转到区域 V2 中的非镜像图像表示，并且在 V3/VP 中翻转回到镜像表示。区域 V1 和 V2 之间的边界位于它们的视野的垂直子午线的表示，而区域 V2 和 V3 之间的边界位于它们的水平子午线的表示。注意，在这种命名法中，V3 区仅包含较低的视野表示，而 VP 区包含较高的视野表示。V3 和 VP 区一起构成视野的完整表示。虽然已证明猴子中这些区域之间的功能差异，但是在人类中没有观察到这种差异，因此大多数作者将人类区域一起称为 V3/VP 或简化该命名法以将组合区域仅称为 V3，（例如，Tootell et al.，1996；Wandell，Dumoulin，& Brewer，2007）。V3 的前方视觉区域包含半视野表示，他们的边界发生在垂直子午线表示。V3A 区位于背侧 V3 的前面，而 hV4 位于腹侧 V3（或 VP）的前面。

这些 fMRI 视网膜拓扑映射方法是分析早期视觉皮层的空间注意操纵的重要的初始步骤。每个个体对象的每个半球可以获得这些映射。这允许研究者识别放置在视野中的多个视觉刺激中的每一个的视觉皮层表征。这些功能定义的表示然后可以用作感兴趣的领域以研究将注意引向或远离特定刺激的皮

层效应。

在 V1 和其他早期视觉皮层的注意调制

我们最初注意的 fMRI 研究开始于运动刺激受的视觉皮层处理如何受注意的影响的问题（Somers et al.，1999）。这些实验决定性地依赖于区分视野的不同部分的视觉皮层表征的能力。视野中心（或中央凹）的皮层表征在摊平枕叶皮层的中心占据了大片皮层（见图 76.2B，C）。更周边离心被表示为中心区域上方和下方的水平带。刺激显示被配置为利用皮质图的偏心率偏差。两部分刺激显示被使用（见图 76.2A）。它由一个包含光栅图案的环形区域，该光栅图案在给定试验中顺时针或逆时针旋转，和一个中心盘，其中字母以快速串行-视觉呈现（RSVP）格式显示组成。在这种环形盘配置中，RSVP 字母将驱动中心离心带，运动环将驱动中心区域上方和下方的水平带。

受试者保持注视在这两部分显示中心，并将他们的注意引导到一部分或另一部分。在扫描仪中测量眼睛位置确认在这些实验期间受试者可以保持中心注视。受试者执行交替的试验块，在其中他们判断运动环的旋转方向或识别在中心 RSVP 流中出现的五个连续字母。中心任务被设计为高度要求，以便强烈地将注意从运动环带移开。在两个条件之间的 fMRI 活动的比较显示空间特定注意调节跨越所有早期视觉皮层区域，包括 V1、V2、V3、VP、V3A、V4v。当注意力被引导到运动环时，fMRI 活动在对应于环的皮层表征

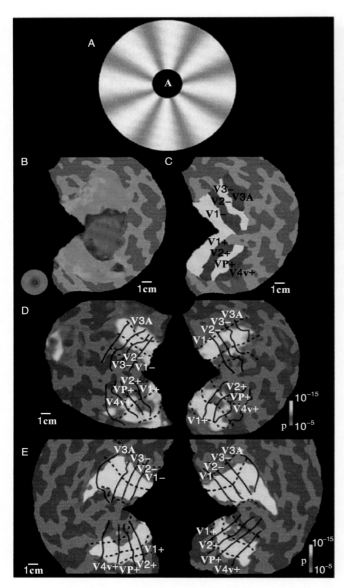

图 76.2 纹状和纹状外视觉皮层的注意调制。（A）视觉刺激由具有旋转径向楔形图案的环带和在快速串行视觉呈现（RSVP）流中的固定点或单个字母的中心目标组成。（B）视觉离心的功能映射，中心凹表示在平铺片的中心。（C）功能定义的视觉皮层区域。（D，E）对两个受试者的两个半球，注意中心凹外运动和注意中央凹字母统计学显著增加的激活的模式，延伸穿过所有标记的视网膜区域。（转载自 Somers, Dale, Seiffert, & Tootell, 1999）

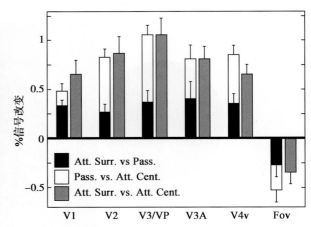

图 76.3 视觉皮层中的促进和抑制。运行三种不同的注意对比：注意周边与注意中心（灰色）、注意周边与被动观看（黑色）和被动观看与注意中心（白色）。在非中心凹感兴趣区（ROI）中，在"注意周边"与"被动观看"对比中的任何调制反映注意促进，而在被动观看与注意中心对比中的任何调制反映了注意抑制。在中心凹 ROI 中，负值反映了对于注意刺激的中心比对于周边更大的激活；在该 ROI 中也观察到注意的促进和抑制影响。这些发现显示在早期视觉皮层的视觉空间注意的促进和抑制效果，展示空间注意的推拉方式。Att.，注意；Surr.，周边；Pass.，被动；Cent.，中心；Fov，中央凹。（转载自 Somers, Dale, Seiffert, & Tootell, 1999）

的等离心带中增加（参见图 76.2D，E，图 76.3）。当注意被引导到中央凹时，fMRI 活动在中央凹的皮质表示中增加（参见图 76.3）。这些发现也被通过比较等效任务证实，其中 RSVP 流被独立于环带旋转的运动盘刺激代替。

同时，V1 区中的强健的注意调制是令人惊讶的。在一些受试者中，V1 区中的这些注意调制高达 1% 的信号变化。总体上，注意调制单独包括 60% 组合的刺激加上注意激活（与被动观看空白注视显示相比）。这意味着注意调制幅度与纯刺激驱动激活的规则相同，并且可能甚至大于刺激驱动。传统的观点认为初级视觉皮层是"认知不可渗透的"的预处理阶段。1985 年 Moran 和 Desimone 的有深远影响的灵长类电生理学研究观察到 V4 区而不是 V1 区的注意调制。直到 1998 年，一个领先的研究小组预测，注意力不能在区域 V1 中运行。我们的研究结果向这种传统的观点挑战，并得到了来自其他使用广泛不同的刺激和任务范例 fMRI 实验室的 V1 注意的近乎同步的报告支持（Brefczynski & DeYoe, 1999；Gandhi, Heeger, & Boynton, 1999；Martinez et al., 1999；Tootell et al., 1998；Watanabe et al., 1998）。这一波研究导致 V1 注意发现的快速接受（Posner & Gilbert, 1999）。因此，V1 注意结果是一个发现基于人类 fMRI 数据在基于灵长类生理学之前被广泛接受的实例。Motter（1993）报道了在猴子中的 V1 注意效应，但是由于担心这种影响可能是由于小的眼睛运动伪影，这一发现受到质疑。在 fMRI 研究中的大面积皮层被调节不能解释为眼球运动效应。讽刺的是，fMRI 的相对粗略的空间分辨率是确定这一发现的重要有利条件。值得注意的是，Kastner 及其同事（O'Connor et al., 2002）已经显示出在丘脑的 LGN 中强健的空间注意调节。

通过视觉空间注意的促进和抑制

进一步的实验旨在确定观察到的注意调制是否反映在注意位置活动的增强或在非注意位置活动的抑制或两者都有（Somers等人，1999）。在初始实验中，不能解决这个问题，因为直接比较了引导到两个空间互补区域的注意。通过进行每个注意状态（注意中心，注意外围）与被动地观看刺激的状况配对的实验，来解决该问题。被动观察条件表示注意基线条件。每个实验对在两个空间区域中观察的调制做出互补预测。在注意周边与被动观察的比较中，在周边观察到的调制将被解释为注意增强，而在中心凹区域中观察到的调制将被解释为注意抑制。相反，在注意中心与被动观察比较中，外围调制将反映抑制，中心调制将反映增强。在两组实验中，在两个空间区域（反相关）中观察到注意调制，意味着空间注意以"推拉"方式发挥作用（例如，Posner, Snyder, & Davidson, 1980）增加注意位置的皮层表征的反应并减小非注意皮层表征的反应（参见图76.3）。

多焦点视觉注意

在真实世界的情况下，例如驾驶、团队运动和视频游戏，我们经常需要注意多个对象，而忽略不相干的干扰。关于空间注意是否可以分裂以同时处理多个不同的物体或空间区域，存在着长期的争论。威廉·詹姆斯（William James, 1890）将注意定义为"以清晰和生动的形式，思想占有似乎是几个同时发生的物体或思想串中之一"。这种空间注意的独特视角主导着心理学直到世纪之交。然而，跨越行为学、fMRI、EEG和灵长类电生理学方法的许多实验证明多焦点注意不仅是可能的，而且提供行为学优势（Awh & Pashler, 2000；Cavanagh & Alvarez, 2005；Cave & Bichot, 1999；McMains & Somers, 2004, 2005；Muller et al., 2003a；Niebergall et al., 2011；Pylyshyn & Storm, 1988）。历史上已经提出了三种不同的机制来解释对多个对象的注意：①"多聚焦"模型表明空间注意可以被分裂以同时注意少量对象；②"变焦镜头"模型（Castiello & Umilta, 1990；Eriksen & St. James, 1986；Muller et al., 2003b）表明单焦点扩散以选择多个对象；对该模型的限制是注意资源随着变焦透镜的总体空间范围的增加而被稀释，并且它还需要选择位于感兴趣的目标之间的任何干扰物；因此需要额外的处理来忽略这些选

择的干扰项；③"快速移动的聚焦"模型（Shulman, Remington, & McLean, 1979；Tsal, 1983）表明单焦点注意聚焦在多个位置之间快速移动。该模型的变体建议（a）聚焦在切换时保持开启，从而简短地选择区域和位于目标之间的物体（非常像变焦透镜模型预测的），或者（b）聚焦在移动时快速关闭并且当它到达感兴趣的目标时重新开启。该模型要求注意的聚焦每秒在目标间切换多次。虽然毫无疑问，我们有能力在多个对象之间切换注意力，注意转换的速度限制是这个文献的主要争论点。当被试者有意移动他们的注意聚焦时，需要最少200~250ms从一个目标移动到另一个目标，这意味着对两个不同对象注意的整个周期需要400ms或更长时间。

我们的立场是所有三种机制可以解释在不同情况下的注意选择。在这三个提案中，只有多个聚焦机制是有争议的；因此本节的其余部分将集中于评估这个模型。我们进行了一系列实验，证明空间注意可以在人类枕叶皮层区域分为多个不同的聚焦（McMains & Somers, 2004, 2005）。由于fMRI研究受其时间分辨率的限制，并且由于空间注意能够以每200~500ms的速度移动（例如，Peterson & Juola, 2000；Reeves & Sperling, 1986；Weichselgartner & Sperling, 1987），如果纯粹依赖于fMRI数据，排除空间注意的运动作为在观察到的激活模式中的一个因子是极度困难的。这些实验的中心特征是使用排除空间注意在感兴趣的位置之间快速切换的可能性的心理物理任务。

受试者被要求比较在两个分离位置同时显示的目标的同一性（参见图76.4A, B）。目标出现在RSVP流中，并仅仅是短暂可见的，立即被另一个刺激掩蔽。目标是出现在RSVP流中的数字（使用字母目标没有改变心理物理学发现），并且没有其他明显提示目标的出现。受试者被要求报告目标数字是相同还是不同。如果两个目标是一致的，则此任务只能在机会水平上执行。这两个RSVP流被嵌入在由五个RSVP流组成的显示中，中心一个由四个等距外围流围绕，每个视野四分之一象限一个（见图76.4A）。中心RSVP流直接位于两个注意RSVP流之间（其被放置在相对的视野象限中）。为了使中心流高度分散注意力，只有数字出现在这个流。如果出现在中心流中的信息与感兴趣的两个外围流中的信息一起被选择，则它可能干扰数字比较任务的表现。因此，对于该任务，避免在选择两个外围流时选择中心区域是有利的。通过在RSVP流中字母呈现参数改变来研究该任务中的

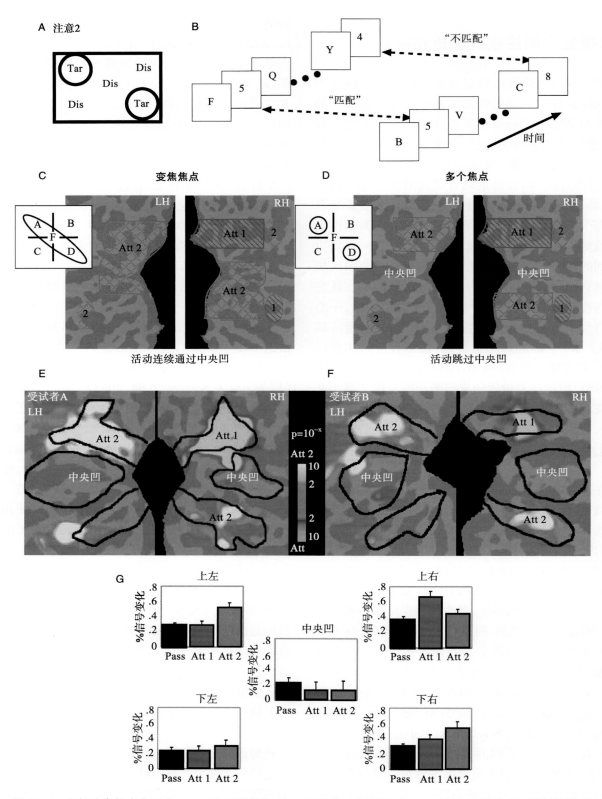

图 76.4 空间注意的多个焦点。（A，B）呈现多个 RSVP 字母流。在注意 2（Att 2）条件下，受试者被指示注意两个字母流，而忽略中间位置的流和另外两个字母流。数字将同时出现在两个字母流中，受试者必须报告它们是相同还是不同。（C，D）在两个相互竞争的假设中，注意 2 对注意 1（Att 1）的预测激活模式。（E，F）两个受试者的注意 2 与注意 1 的激活模式，支持多聚焦假说。（G）五个感兴趣区域中的每个区域的平均激活证实了受试者在注意 2 任务中将他们的注意集中在两个周边区域之间，并放过了中央凹。Tar，目标；Dis，干扰项；LH，左半球；RH，右半球。（转载自 McMains & Somers，2004.）

心理物理表现。在字母持续时间为67ms时观察到阈值水平表现(d'=1)。这个速率比空间关注能够选择目标、部署到新位置以及选择第二目标(200～500ms)有多快的最小估计快得多。当在观察与在注意2条件中使用的相同的显示时,除了注意2任务,注意1条件被包括在注意力被秘密地引导到(第三)周边RSVP流。在注意1任务中,受试者必须识别流中出现的数字,并报告它们是否与预定义的目标数字匹配。注意1任务中的表现相对于注意2表现展现出小的但是统计上显著的增强。尽管注意1任务比注意2任务更容易,但是如果注意2任务通过串行处理完成,则表现差异远小于预期值-对于具有足够难度的给定表现水平,串行模型预测注意2任务应该需要的两倍于注意1任务所需的时间。然而,两个任务的持续时间对表现曲线的斜率差异只有13%,不是串行模型预测的100%。此外,在注意1任务的阈值(d'=1)是59ms,仅比注意2任务短8ms。因为没有实验曾经揭示8ms注意转换的证据(或每秒125次),我们拒绝主体正快速移动单一注意聚焦的假设。即使最近争论快速切换的工作,(例如,Buschman & Miller,2010;Hogendoorn,Carlson,& Verstraten,2007)建议相比可解释我们的发现更慢的转换率。因此,心理物理结果表明空间注意被同时部署到两个感兴趣的RSVP流。

因此,排除了这个任务的快速转换假设,两个假设仍然保持可以解释两个周边流的选择。变焦透镜模型预测注意伸展以选择两个RSVP流,并且必须还选择分散注意力的中心RSVP流(参见图76.4C)。另一个假设表明,注意的空间窗口可以分为两个不同的聚焦,选择两个感兴趣的RSVP流,同时过滤出中心流(见图76.4D)。在任务执行期间使用fMRI的枕叶激活这个问题被解决。注意2与注意1激活的比较(参见图76.4E,F)揭示了两个注意2流的视觉皮层表征的两个激活热点。关键的是,中间RSVP流的皮层表征没有被激活(也不被激活在与被动观看条件比较时)。所有受试者都观察到该模式。该结果表明空间注意的窗口可以被分割以选择多个不同的区域。对于所有受试者观察到该模式。组分析显示,这种分裂注意的聚焦效应发生在所有"早期"视觉皮层区域,包括初级视觉皮层。正如预期的,注意1条件(vs.注意2)揭示了在注意的RSVP流的皮层表征的单个激活热点(参见图76.4E,F,G)。

我们的研究结果在最近的综述文章中受到错误地批评(Jans,Peters,& DeWeerd,2010)和正确地辩护(Cave,Bush,& Taylor,2010)。Jans等人批判忽略了我们的任务的完成要求选择两个简要呈现的刺激这一事实,并

忽略了受试者可以执行这个困难的任务比任何串行模型能预测给定的注意1任务数据更快的事实。我们使用RSVP流的不同空间配置重复了这些实验,其中所有流被置于一个半视野中,在注意2任务中感兴趣的两个RSVP流被置于一个视野象限中,一个在中央凹,另一个在周边。关键干扰置于中间离心率之间。注意1 RSVP流被置于另一个视觉象限中。fMRI结果再次显示对应于两个目标的位置的激活的两个热点,中间区域没有激活。这表明注意的聚焦不仅可以在单个视觉半视野内分裂,而且可以在视野的单个象限内分裂。中央凹表示可以被包括或排除作为一个注意焦点的发现表明,注意可以在公开和隐蔽的目标之间分割,或者在两个隐蔽监测的目标之间分割。在这些方面,分隔空间注意的能力表现出显著的灵活性。

在随后的实验中(McMains & Somers,2005),我们直接比较了在1、2或3个刺激上的展开的变焦镜头和分裂聚焦的注意。正如预期的,行为表现随着注意的RSVP流的数量的增加而下降。在注意两个相邻RSVP流(缩放2条件)和参与由干扰项RSVP流(Split2条件)分离的两个RSVP流之间表现上没有差异。此外,分裂聚焦(Split2)条件下的表现优于当变焦透镜注意选择,在其中两个条件覆盖相同空间范围的所有三个RSVP流(Zoom3)时的表现。这些行为模式被在枕叶皮质观察到fMRI BOLD信号注意调制反映。因此,相对于相同数量的目标的变焦镜头选择,对于两个目标的多焦点注意部署表现出在行为或枕叶激活方面没有开销成本,并且多焦点注意在相同的空间范围表现出相对于变焦镜头注意选择的资源保护优势。

其他范式也揭示了多焦点视觉注意选择的行为学证据(Awh & Pashler,2000;Cavanagh & lvarez,2005;Pylyshyn & Storm,1988)。稳态视觉诱发电位研究也提供了同时选择两个目标位置而忽略中间干扰物区域的能力的有力证据(Muller等人,2003a)。我们的研究结果也已在使用不同范例的fMRI和EEG实验中重现(Drew et al.,2009;Morawetz et al.,2007)。值得注意的是,最近发表的非人灵长类动物电生理实验观察到在猕猴的中颞(MT)视觉皮层区域内工作的多焦点视觉注意机制(Niebergall et al.,2011)。

事后看来,空间注意是一个连续过程的要求似乎是不必要的。并行处理的能力是空间表示的隐式特征。一旦空间注意被证明在早期视觉皮层区域中起作用(Brefczynski & DeYoe,1999;Gandhi,Heeger,& Boynton,1999;Martinez et al.,1999;Somers et al.,1999;Tootell et al.,1998;Watanabe et al.,1998),对空间

注意的单个聚焦的一般要求已经准备减弱。这些皮层区域主要包含具有空间受限感受野（RF）的神经元，因此多个目标不需要在这些阶段竞争资源，只要目标相隔足够远。即使在较高的视觉皮层区域，注意缩小了通常较大的 RF 以隔离单个目标（例如，Desimone，1998；Desimone & Duncan，1995），注意选择可以在多个靶标之间划分相关神经元集合，而不是以"赢者通吃"的方式分配它们到一个目标位置。此策略可能会导致注意多个目标的一些成本，但不一定导致选择一些位置的完全失败。这种形式的适度平行的空间注意系统看起来比快速切换串行空间注意系统在生理学上更简单地实现。

早期视觉皮层空间注意的控制可能由后顶叶皮层和外侧前额叶皮质的区域控制。神经影像学研究揭示了在顶叶和额叶皮质中存在多个视觉拓扑图（Schluppeck，Glimcher，& Heeger，2005；Silver & Kastner，2009；Silver，Ress，& Heeger，2005；Swisher et al.，2007；Wandell，Dumoulin，& Brewer，2007）。神经影像学研究还表明，这些区域的激活与跟踪目标的数量成比例，表明额叶和顶叶区包含同时索引多个位置的空间注意图（Culham et al.，1998；Culham，Cavanagh，& Kanwisher，2001；Jovicich et al.，2001；Schluppeck，Glimcher，& Heeger，2005；Shim et al.，2010；Silver et al.，2005；Swisher et al.，2007）。

总结

视觉空间注意是由额顶皮层引导，但在所有视觉皮层区域，包括 V1，甚至 LGN 中可以观察到其影响。注意提高在注意目标的视网膜拓扑皮层表征的 BOLD 信号激活，而抑制被忽略的干扰的激活。在 fMRI 实验中，这些空间注意效应本质上是相加/相减的。视觉系统在其注意力能力方面受到限制，但是这种限制不是如聚焦模型暗示的单个项目，而是扩展到少量对象。多焦点空间注意已经被发现调制多个目标的早期视觉皮层表征，同时将干预刺激作为干扰物。

参考文献

Alvarez, G. A., & Franconeri, S. L. (2007). How many objects can you track? Evidence for a resource-limited attentive tracking mechanism. *Journal of Vision, 7*(13), 14.1–14.10. doi:10.1167/7.13.14.

Arcaro, M., McMains, S., Singer, B., & Kastner, S. (2009). Retinotopic organization of human ventral visual cortex. *Journal of Neuroscience, 29*, 10638–10652.

Awh, E., & Pashler, H. (2000). Evidence for split attentional foci. *Journal of Experimental Psychology. Human Perception and Performance, 26*, 834–846.

Bettencourt, K. C., & Somers, D. C. (2009). Effects of target enhancement and distractor suppression on multiple object tracking capacity. *Journal of Vision, 9*(7), 1–11. doi:10.1167/9.7.9.

Brefczynski, J. A., & DeYoe, E. A. (1999). A physiological correlate of the 'spotlight' of visual attention. *Nature Neuroscience, 2*, 370–374.

Buschman, T., & Miller, E. K. (2010). Shifting the spotlight of attention: Evidence for discrete computations in cognition. *Frontiers in Human Neuroscience, 4*, 194.1–194.9. doi:10.3389/fnhum.2010.00194.

Castiello, U., & Umilta, C. (1990). Size of the attentional focus and efficiency of processing. *Acta Psychologica, 73*, 195–209.

Cavanagh, P., & Alvarez, G. (2005). Tracking multiple targets with multifocal attention. *Trends in Cognitive Sciences, 9*, 349–354.

Cave, K., & Bichot, N. (1999). Visuospatial attention: Beyond a spotlight model. *Psychonomic Bulletin & Review, 6*, 204–223.

Cave, K., Bush, W., & Taylor, T. (2010). Split attention as part of a flexible attentional system for complex scenes: Comment on Jans, Peters, and De Weerd (2010). *Psychological Review, 117*, 685–696.

Culham, J. C., Brandt, S. A., Cavanagh, P., Kanwisher, N. G., Dale, A. M., & Tootell, R. B. (1998). Cortical fMRI activation produced by attentive tracking of moving targets. *Journal of Neurophysiology, 80*, 2657–2670.

Culham, J. C., Cavanagh, P., & Kanwisher, N. G. (2001). Attention response functions: Characterizing brain areas using fMRI activation during parametric variations of attentional load. *Neuron, 32*, 737–745.

Daniel, P. M., & Whitteridge, D. (1961). The representation of the visual field on the cerebral cortex in monkeys. *Journal of Physiology, 159*, 203–221.

Desimone, R. (1998). Visual attention mediated by biased competition in extrastriate visual cortex. *Philosophical Transactions of the Royal Society of London. Series B, Biological Sciences, 353*, 1245–1255.

Desimone, R., & Duncan, J. (1995). Neural mechanisms of selective visual attention. *Annual Review of Neuroscience, 18*, 193–222.

DeYoe, E. A., Carman, G. J., Bandettini, P., Glickman, S., Wieser, J., Cox, R., et al. (1996). Mapping striate and extrastriate visual areas in human cerebral cortex. *Proceedings of the National Academy of Sciences of the United States of America, 93*, 2382–2386.

Drew, T., McCollough, A. W., Horowitz, T. S., & Vogel, E. K. (2009). Attentional enhancement during multiple-object tracking. *Psychonomic Bulletin & Review, 16*, 411–417.

Engel, S. A., Glover, G. H., & Wandell, B. A. (1997). Retinotopic organization in human visual cortex and the spatial precision of functional MRI. *Cerebral Cortex, 7*, 181–192.

Eriksen, C. W., & St. James, J. D. (1986). Visual attention within and around the field of focal attention: A zoom lens model. *Perception & Psychophysics, 40*, 225–240.

Gandhi, S. P., Heeger, D. J., & Boynton, G. M. (1999). Spatial attention affects brain activity in human primary visual cortex. *Proceedings of the National Academy of Sciences of the United States of America, 96*, 3314–3319. doi:10.1073/pnas.96.6.3314.

Hogendoorn, H., Carlson, T., & Verstraten, F. (2007). The time course of attentive tracking. *Journal of Vision, 7*, 2.1–2.10. doi:10.1167/7.14.2.

Holmes, G. (1918). Disturbances of vision by cerebral lesions.

British Journal of Ophthalmology, 2, 353–384.

Horton, J. C., & Hoyt, W. F. (1991). The representation of the visual field in human striate cortex. *Archives of Ophthalmology, 109*, 816–824.

Inouye, T. (1909). *Die Sehstroungen bei Schussverietzungen der korti- kalen Sehsphare.* Leipzig, Germany: Engelmann.

James, W. (1890/1950). *The principles of psychology.* New York: Dover.

Jans, B., Peters, J. C., & DeWeerd, P. (2010). Visual spatial attention to multiple locations at once: The jury is still out. *Psychological Review, 117*, 637–684.

Jovicich, J., Peters, R. J., Koch, C., Braun, J., Chang, L., & Ernst, T. (2001). Brain areas specific for attentional load in a motion-tracking task. *Journal of Cognitive Neuroscience, 13*, 1048–1058.

Martinez, A., Anllo-Vento, L., Sereno, M. I., Frank, L. R., Buxton, R. B., Dubowitz, D. J., et al. (1999). Involvement of striate and extrastriate visual cortical areas in spatial attention. *Nature Neuroscience, 2*, 364–369.

McMains, S. A., & Somers, D. C. (2004). Multiple spotlights of attentional selection in human visual cortex. *Neuron, 42*, 677–686.

McMains, S. A., & Somers, D. C. (2005). Processing efficiency of divided spatial attention mechanisms in human visual cortex. *Journal of Neuroscience, 25*, 9444–9448.

Moran, J., & Desimone, R. (1985). Selective attention gates visual processing in the extrastriate cortex. *Science, 229*, 782–784.

Morawetz, C., Holz, P., Baudewig, J., Treue, S., & Dechent, P. (2007). Split of attentional resources in human visual cortex. *Visual Neuroscience, 24*, 817–826.

Motter, B. C. (1993). Focal attention produces spatially selective processing in visual cortical areas V1, V2, and V4 in the presence of competing stimuli. *Journal of Neurophysiology, 70*, 909–919.

Muller, M. M., Malinowski, P., Gruber, T., & Hillyard, S. A. (2003a). Sustained division of the attentional spotlight. *Nature, 424*, 309–312.

Muller, N. G., Bartelt, O. A., Donner, T. H., Villringer, A., & Brandt, S. A. (2003b). A physiological correlate of the "zoom lens" of visual attention. *Journal of Neuroscience, 23*, 3561–3565.

Niebergall, R., Khayat, P., Treue, S., & Martinez-Trujillo, J. (2011). Multifocal attention filters targets from distracters within and beyond primate MT neurons' receptive field boundaries. *Neuron, 72*, 1067–1079.

O'Connor, D. H., Fukui, M. M., Pinsk, M. A., & Kastner, S. (2002). Attention modulates responses in the human lateral geniculate nucleus. *Nature Neuroscience, 5*, 1203–1209.

Peterson, M. S., & Juola, J. F. (2000). Evidence for distinct attentional bottlenecks in attentional blink tasks. *Journal of General Psychology, 127*, 6–26.

Posner, M., & Gilbert, C. (1999). Attention and primary visual cortex. *Proceedings of the National Academy of Sciences of the United States of America, 96*, 2585–2587.

Posner, M. I., Snyder, C. R. R., & Davidson, B. J. (1980). Attention and the detection of signals. *Journal of Experimental Psychology, 109*, 160–174.

Pylyshyn, Z. W., & Storm, R. W. (1988). Tracking multiple independent targets: Evidence for a parallel tracking mechanism. *Spatial Vision, 3*, 179–197. doi:10.1163/1568568 88X00122.

Reeves, A., & Sperling, G. (1986). Attention gating in short-term visual memory. *Psychological Review, 93*, 180–206.

Schluppeck, D., Glimcher, P., & Heeger, D. J. (2005). Topo-graphic organization for delayed saccades in human posterior parietal cortex. *Journal of Neurophysiology, 94*, 1372–1384.

Sereno, M. I., Dale, A. M., Reppas, J. B., Kwong, K. K., Belliveau, J. W., Brady, T. J., et al. (1995). Borders of multiple visual areas in humans revealed by functional magnetic resonance imaging. *Science, 268*, 889–893.

Shim, W. M., Alvarez, G. A., Vickery, T. J., & Jiang, Y. V. (2010). The number of attentional foci and their precision are dissociated in the posterior parietal cortex. *Cerebral Cortex, 19*, 916–925.

Silver, M. A., & Kastner, S. (2009). Topographic maps in human frontal and parietal cortex. *Trends in Cognitive Sciences, 13*, 488–495.

Silver, M. A., Ress, D., & Heeger, D. J. (2005). Topographic maps of visual spatial attention in human parietal cortex. *Journal of Neurophysiology, 94*, 1358–1371.

Shulman, G. L., Remington, R. W., & McLean, J. P. (1979). Moving attention through visual space. *Journal of Experimental Psychology. Human Perception and Performance, 5*, 522–526.

Somers, D. C., Dale, A. M., Seiffert, A. E., & Tootell, R. B. (1999). Functional MRI reveals spatially specific attentional modulation in human primary visual cortex. *Proceedings of the National Academy of Sciences of the United States of America, 96*, 1663–1668.

Somers, D. C., & McMains, S. A. (2005). Spatially-specific attentional modulation revealed by fMRI. In L. Itti, G. Rees, & J. Tsotsos (Eds.), *Neurobiology of attention* (pp. 377–382). New York: Academic Press.

Swisher, J. D., Halko, M. A., Merabet, L. B., McMains, S. A., & Somers, D. C. (2007). Visual topography of human intraparietal sulcus. *Journal of Neuroscience, 27*, 5326–5337.

Talbot, S. A., & Marshall, W. H. (1942). Physiological studies on the neural mechanisms of visual location and discrimination. *American Journal of Ophthalmology, 24*, 1255–1263.

Tootell, R. B., Dale, A. M., Sereno, M. I., & Malach, R. (1996). New images from human visual cortex. *Trends in Neurosciences, 19*, 481–489.

Tootell, R. B., Hadjikhani, N., Hall, E. K., Marrett, S., Vanduffel, W., Vaughan, J. T., et al. (1998). The retinotopy of visual spatial attention. *Neuron, 21*, 1409–1422.

Tootell, R. B., Mendola, J. D., Hadjikhani, N. K., Ledden, P. J., Liu, A. K., Reppas, J. B., et al. (1997). Functional analysis of V3A and related areas in human visual cortex. *Journal of Neuroscience, 17*, 7060–7078.

Tsal, Y. (1983). Movements of attention across the visual field. *Journal of Experimental Psychology. Human Perception and Performance, 9*, 523–530.

Van Essen, D. C., Newsome, W. T., & Maunsell, J. R. (1984). The visual field representation in striate cortex of the macaque mokey: Asymmetries, anisotropies, and individual variability. *Vision Research, 24*, 429–448.

von Helmholtz, H. (1910/1924 trans.). *Treatise on physiological optics.* New York: Dover.

Wandell, B., Dumoulin, S., & Brewer, A. (2007). Visual field maps in human cortex. *Neuron, 56*, 366–383.

Watanabe, T., Sasaki, Y., Miyauchi, S., Putz, B., Fujimaki, N., Nielsen, M., et al. (1998). Attention-regulated activity in human primary visual cortex. *Journal of Neurophysiology, 79*, 2218–2221.

Weichselgartner, E., & Sperling, G. (1987). Dynamics of automatic and controlled visual. *Science, 238*, 778–780.

第 77 章　灵长类动物的基于特征的注意：机制和理论注意事项

Julio C. Martinez-Trujillo，Paul S. Khayat

我们可以很容易地识别，加拿大国旗有垂直方向的红色和白色粗条纹，而美国国旗有水平方向白色和红色细条纹。为了区分，我们的视觉系统已经识别不同颜色的存在、垂直和水平方向的条纹及条纹的低或高空间频率。如果我们检查在灵长类动物视觉通路的区域如 V1 和 V4 中的神经元的性质，我们发现对于所列出的特征中的每一个都有选择性的单个神经元，即，当红色条纹出现在其感受野（RF）内时，给定的神经元强烈地发放，而当在相同位置出现白色条纹时其微弱发放。因为具有重叠 RF 的不同神经元对于不同特征有选择性，我们可以推断，灵长类视觉皮层包含刺激特征的空间/视网膜中心图。在这些皮层图内进入视网膜的信号诱发的活动被认为是视觉认知的基础。

视觉神经科学家之间的共识是在行为期间，皮层图内的神经元活动不能忠实地反映进入视网膜的所有信号。行为学和生理学研究已经证明使共享行为相关特征的刺激优先于其他刺激被表征出来。例如，当在其他国家的国旗中搜索加拿大国旗时，红色和白色的旗，例如奥地利国旗，在视觉皮层图中比不共享这些颜色的旗更好地表示，例如巴西国旗，其由绿色和黄色组成。这种机制称为基于特征的注意（FBA），允许大脑将处理资源集中在潜在的行为相关信号上。它保护视觉和其他感觉系统免受信息过载，决定我们在许多任务中的表现（Posner & Rothbart，1980；Posner，Snyder，& Davidson，1980；Van Essen，Anderson，& Felleman，1992）。

几十年的实验工作已经确定了与 FBA 相关的关键结构和机制。对这种机制的最深入的了解来自对猕猴的单细胞研究，就大脑结构和功能而言猕猴是与人类最接近的动物模型，神经科学家用来测量行为任务期间的神经元活动。在本章中，我们将回顾测量了 FBA 对猕猴不同区域单个神经元的反应的影响的重要研究，并揭示了调节神经元反应的两种不同机制：特征匹配和特征相似性增益。特征匹配通过增加其 RF 包括共享所关注特征刺激的神经元的反应来操作。

例如，在场景中搜索红色对象将增强在其 RF 内包含红色对象的神经元的反应。该机制在整个视野上操作，不依赖于神经元特征选择性（例如，神经元是否对红色具有选择性）。我们认为，它可以作为一个增强被注意的特征的神经元表示以引导视觉搜索的全局性的处理。第二机制，特征相似性增益，调制基于注意特征和神经元对该特征的选择性之间的相似性的反应（即，调制可以是依赖于神经元对注意特征的选择性反应的增强或抑制）。我们认为，这种机制提供了对知觉注意特征的神经元表示的锐化。在下面的章节中，我们将第一关注视觉区域 V4 和颞中视觉皮层（MT）的研究，这些研究提供了有利于特征匹配或特征相似性增益的证据。第二，我们将强调在额叶区的研究。最后，我们将阐述 FBA 的统一理论，在其中这两个机制可以同时操作。

FBA 对 V4 神经元的反应的影响

通过对猕猴注意的研究，最可能的目的脑区之一是腹侧视觉通路的纹状外区域 V4。V4 接收来自区域 V1 和 V2 的直接投射，包含具有主要代表对侧视觉半视野 RF 的神经元，其对于诸如方位、颜色和对比度，基本特征有选择性的（Desimone & Schein，1987）。重要的是，V4 神经元投射到颞叶区域中的对象选择性神经元。因此，可以推断如果 FBA 影响 V4 神经元的反应，这将影响后续阶段的视觉处理。

1988 年，Haenny 和同事报道了 FBA 对 V4 神经元反应影响，这是首次证明之一（Haenny，Maunsell，& Schiller，1988）。他们记录了在匹配样本任务期间 V4 细胞对不同方位光栅的反应，并发现当动物被指示匹配特定方位时，一半以上的神经元反应更强烈。该结果随后被另一个 V4 研究证实，在其中猴子必须注意在由红色和绿色刺激组成的阵列内的一种颜色（例如，红色）的刺激，而忽略其他颜色（例如绿色）的刺激（Motter，1994）。当动物注意红色并且红色刺激在神经元的 RF 内时，反应比当动物注意绿色并且相同的红色刺激在 RF 内更强。反应的这种 FBA 调制将被称为特征匹配,因为对与所关注的特征匹配的刺激的神经元反应被增强。该机制可以与诸如视觉搜索任务高度相关,在其中搜索的目标由一个或多个特征定义。

Bichot、Rossi 和 Desimone(2005)给出了在视觉搜索期间特征匹配对 V4 神经元的反应的影响。他们训练猕猴通过自由扫视任何刺激,在彩色形状组成的多元素阵列中搜索具有特定颜色或形状的目标。当扫视落在目标上时,动物会得到几滴果汁的奖励,这促使它们以尽可能少的扫视找到目标(平均 6.3 个扫

视)。因为作者精确测量了眼球运动,他们可以映射记录的 V4 神经元在动物保持注视期间的 RF 位置(见图 77.1A)。

研究的最引人注目的结果是,即使当动物没有计划朝目标扫视时,其碰巧在记录的神经元的 RF 内,反应比当相同的刺激不是搜寻目标时,增加至 30%(见图 77.1B,红色实线)。此外,作者显示,在更复杂的连接搜索任务期间,当与目标共享特征的刺激在 RF 内部时,比 RF 中不与目标共享任何特征的刺激,反应也增加。最近由 Zhou 和 Desimone(2011)复制的结果,

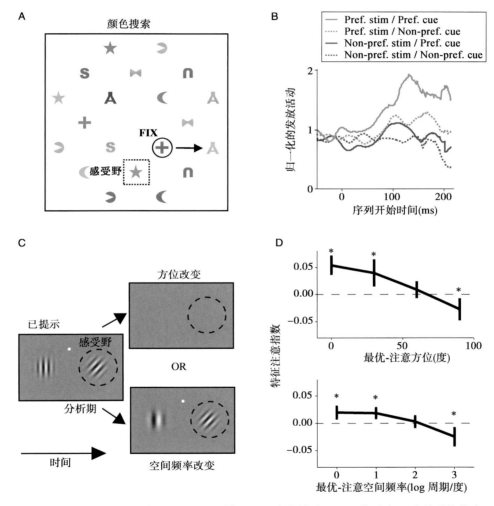

图 77.1　基于特征的注意(FBA)对 V4 神经元反应的影响。(A)猴子在一系列干扰物中搜索预先暗示的颜色目标。当在感受野(RF)(虚线方形)中的最优或非最优刺激不是即将来临的扫视(箭头)的目标,而是搜索目标或干扰物时,在注视期(圆圈)检查神经元反应。(B)在颜色搜索试验期间,当 RF 刺激(Stim)是神经元的最优(Pref;红线)或非最优(蓝线)颜色时,以及当搜索目标是最优(实线)或非最优(虚线)颜色(参见图例和文本)时 V4 神经元反应。(C)在猴子的注视点两侧呈现两个 Gabor 斑块。在一些区间中,它们必须检测空间频率的变化,而在其区间中,检测记录的神经元 RF 外部的斑块的方位变化(虚线圆圈)。(D)当动物注意 RF 外部的刺激时相对于当动物忽略该刺激时的特征注意指数作为注意的方位(上图)或空间频率(SF;下图)和神经元的最优特征之间的相似性的函数。正值表示反应增强,负值表示反应抑制。Cyc,循环。(A 和 B 改编自 Bichot,Rossi,& Desimone,2005;C 和 D 来自 Cohen & Maunsell,2011)

表明 FBA 通过突出共享注意特征并因此类似于目标的刺激的刺激的神经表示引导视觉搜索。

在 V4 区中的其他研究已经分离了不同于特征匹配的 FBA 的调节影响。McAdams 和 Maunsell（2000）记录了当猕猴注意给定刺激的颜色或方向时的单一细胞反应。他们发现，调制对神经元 RF 内被忽略刺激的反应依赖于注意是否被分配给一个或另一个属性。重要的是，不同于 Bichot、Rossi 和 Desimone（2005）采用的视觉搜索任务，神经元的 RF 内部的刺激从来没有与动物的行为相关。这放弃了增强潜在相关刺激的空间表示的多焦点注意的可能作用（Niebergall，Khayat，Treue，& Martinez-Trujillo，2011）。

使用相似的设计，Cohen 和 Maunsell（2011）使用在两个猕猴的两个半球植入多电极阵列同步记录许多 V4 神经元。在任务期间，动物隐蔽注意视野中提示的固定位置的光栅，并且检测到刺激特征之一（方位或空间频率）的变化。通过定位在神经元的 RF 内部的第二不相关光栅和交替的动物检测方位或空间频率变化的实验块，当一个或另一个特征维度被注意时或当相同特征的不同值（例如，不同的方位或空间频率）被注意时，他们可以比较反应（参见图 77.1C）。他们发现，当动物在光栅的不同特征值之间切换注意时，神经元反应变化。这种 FBA 调制依赖于注意的刺激特征和细胞的最优特征之间的关系。例如，当动物注意特定方位或空间频率时，如果细胞偏好那个方位/空间频率，则神经元的反应增强，但是如果神经元对注意特征的选择性差，则其被抑制。一般来说，神经元的发放率被调制的程度依赖于特征空间中神经元的最优和被注意特征之间的距离（见图 77.1D）。FBA 这种类型的调制（特征相似性增益）也已在猕猴的 MT 区中描述（Treue & MartinezTrujillo，1999）。

目前讨论的结果产生的一个问题是 FBA 是否可以改变 V4 神经元的调谐属性。David 和同事的一项研究为这个问题提供了答案（David et al.，2008）。他们在匹配到样本任务中使用复杂的图像训练猕猴，发现对空间频率的神经元调谐被 FBA 改变。基本上，神经元改变其最优空间频率以匹配注意刺激的频率。到目前为止，这种影响没有在其他研究中被复制，因此它仍然是 FBA 模型揭示在 V4 神经元对基本特征调谐的这种变化的机制的挑战。

总之，两个全局 FBA 机制，特征匹配和特征相似性增益，已经显示调制纹状外视觉区域 V4 中的神经元的反应。前者似乎在视觉搜索期间操作，后者在任务期间操作，在其中受试者在空间注意的焦点没有变化的情况下检测行为相关刺激的特征的变化。

FBA 对 MT 神经元反应的影响

与 V4 一起，另一个通过在猕猴中 FBA 研究的高度靶向区域是 MT 区。MT 神经元对移动刺激的方向、速度和视觉差异调谐。它们接收来自 V1 神经元的投射，并向更高级区域发送投射，例如内侧颞叶上部（MST），那里细胞对复杂的光流图案是选择性的（Born & Bradley，2005）。因此，任何注意对 MT 神经元的发放率的影响可能会影响功能，如对物体和自我运动的知觉。

Treue 和 Martinez-Trujillo（1999）提供了在 MT 区中的 FBA 的第一次演示之一，他们记录了在运动检测任务期间 MT 方向选择性神经元的反应。在这些实验期间，移动随机点图案（RDP）位于神经元的 RF 内，第二 RDP 位于更远的对侧半视野中。在一些试验中，RF 内部的图案朝神经元的最优方向（运动方向引起最强的反应）移动，而在其他试验中朝神经元的反向最优方向（引起最弱的反应）运动。RF 外的图案也可以在任一方向上移动，产生四种不同的刺激组合（内部最优和外部最优、内部最优和外部反最优、内部反最优和外部最优、内部反最优和外部反最优）（参见图 77.2A）。动物的任务是隐蔽地注意位于 RF 外部的 RDP，以便检测其运动方向或速度的变化。根据目前在 V4 区中描述的 FBA 影响，在这样的任务中，可以预期两个不同的结果。第一，根据特征匹配，当 RF 图案和被关注图案在相同方向上移动时，与当它们在相反方向移动时相比，将增强反应。第二，根据特征相似性增益，其中反应取决于注意特征与神经元对该特征的选择性之间的关系，当注意被引导到在神经元的最优方向上移动的图案时，与当它被引导到反最优图案相比，反应将增强。研究的主要发现是，当注意的 RDP 在最优方向上移动时，相对于其在反最优方向移动时，所记录的神经元对 RF 中的"被忽略的"刺激（即，最优的或反最优的）两者之一反应增强（见图 77.2B）。这与特征相似性增益一致。值得注意的是，这种影响不是由不同条件之间的刺激配置的差异引起的，因为当动物注意固定十字点并且忽略两种 RDP 时，反应调节消失。

基于这些结果，作者提出了特征相似性增益注意模型，在其中视觉神经元的反应调制依赖于注意特征和细胞最优特征之间的关系。该模型预测注意给定特征将增加编码该特征作为最优的神经元的反应，而

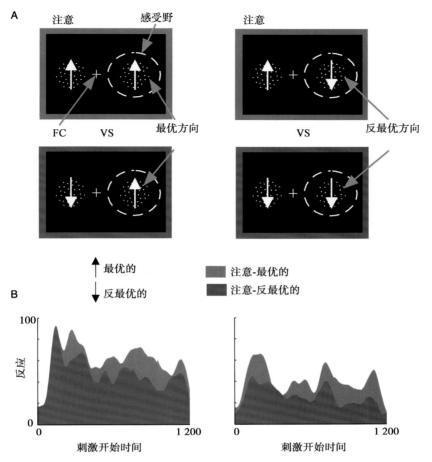

图 77.2 基于特征的注意力(FBA)对中颞视觉皮层(MT)神经元反应的影响。(A)猴子被训练检测在感受野(RF)(虚线圆圈)外部图案的方向或速度的变化,同时保持注视在固定十字(FC)上。在整个试验中,注意的模式在神经元的最优(红框)或反最优(蓝框)方向上移动。RF 内部的图案也可以在任一运动方向上移动。详情请参阅正文。(B)当动物注意 RF 外部的最优(红色)或反最优(蓝色)刺激时,MT 神经元对最优(左)和反最优(右)方向的反应作为刺激起始时间(msec)的函数。(来自 Treue & Martinez-Trujillo,1999.)

它将减少编码该特征作为抗最优的神经元的反应。注意,这与视觉搜索研究描述的特征匹配效果非常不同(见图 77.1A),这将预测与图 77.2B(右图)中所示完全相反的结果。实际上,根据特征匹配假设,对与注意刺激的特征匹配的刺激(示为蓝色,即两个刺激沿着反最优方向移动的配置)的反应,与在两种刺激不匹配的配置反应相比(显示为红色),总是增强。

为了进一步测试特征相似性增益模型,作者通过记录 MT 神经元对沿着许多不同方向之一移动的 RDP 的反应扩展了图 77.2A 中所示的实验设计,当猴子注意 RF 外部朝相同方向运动的 RDP(MartinezTru-jillo & Treue,2004)(见图 77.3B)。

通过比较当动物检测位于神经元 RF 外部的 RDP 中的方向改变时的反应与当动物忽略两种 RDP 并检测到注视正方形的小的颜色变化(固定条件)时的反应,它们分离了注意不同的运动方向对神经元的反应的影响。他们发现,相对于注视条件,神经元的反应作为注意的和神经元最优的方向之间关系的函数被调节(参见图 77.3B)。调节从反应增强,当注意最优方向时,变化到反应抑制,当注意反最优方向时。再次,该影响不能通过特征匹配来解释,特征匹配将在注意的 RDP 方向上产生恒定的反应调制,因为在每次试验中,RF 刺激总是匹配注意刺激。

通过线性回归模型有效地描述调制的形状,其斜率表示相对于注视的反应或增益的增加(图 77.3B 中的右图)。对于 MT 中的神经元群体,注意的运动方向和调制之间的关系由以下等式描述:

$$FSG = 0.000\,83^{*}\,\text{angDist} + 1.06 \qquad (77.1)$$

FSG(特征相似性增益)是乘以神经元的感觉(在

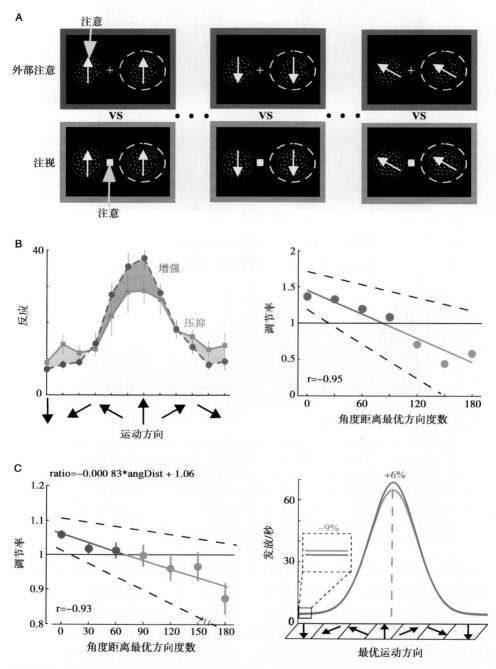

图77.3 特征相似性增益对中颞视觉皮层(MT)神经元反应的影响。(改编自 Martinez-Tru-jillo & Treue,2004)。(A)实验设计。刺激配置类似于图 77.2 中的配置;然而,RF 内部和外部的刺激总是在 12 个可能方向中的一个方向上移动。有关详细信息,请参阅正文。(B)在注意 RDP 外部条件(红色)和注意注视条件(蓝色)期间,方向选择性神经元的调谐曲线。观察到,在神经元的最优方向,注意 RDP 曲线高于注意注视曲线,并且在神经元的反最优方向上较低。这在右图中更好地说明,其绘制在两个条件中反应之间的调制比作为注意方向和神经元的最优方向之间的相似性的函数。线条表示线性回归。红点代表相对于注视反应增强,以及蓝点代表反应抑制。(C)左图,135 MT 神经元样本的平均比值。右图,特征相似性增益对偏好不同方向(横坐标)的 MT 神经元群体对向上移动的刺激的模拟反应(纵坐标)的影响(红色,注意的;蓝色,非注意的)。插图显示了在非最优方向上的影响的放大。

注视期间)反应的因子,angDist 是神经元的最优方向和注意方向之间的以度为单位的距离。当距离为 0°时,FBA 将响应乘以因子 1.06,从而使发放速率增加 6%。当距离为 180°时,FBA 将响应乘以 0.91,反应减少 9%(见图 77.3C)。当该 FSG 方程应用于由移动刺激激活的方向选择性神经元的群体时,我们可以容易地预测活动概况的变化。为了说明这一点,我们使用来自在注视期间记录的 64 个 MT 神经元群体的调谐曲线参数模拟由向上运动刺激诱发的 MT 方向选择性神经元(popRes)的活动概况(图的右图中的蓝色曲线 77.3C)。我们使用以下等式:

$$pop\,Res = baseline + height * e^{-\frac{1}{2} * \left(\frac{center - prefdir}{width}\right)^2}$$

$$(77.2)$$

参数基线表示编码向上运动作为反最优的神经元的反应,高度是基线和编码向上运动作为最优的神经元群体的反应之间的差异,中心代表刺激的方向(在这种情况下向上),宽度表示活动在整个群体中的传播(Martinez-Trujillo & Treue,2004)。红色曲线说明了 FBA 的影响。该曲线通过乘以矢量 FSG 和 popRes 获得。基本上,FBA 降低曲线的基线并增加高度。如果考虑后者作为对群体方向选择性反应的测量,则 FBA 已经增加了群体的选择性以表示移动刺激的方向。这种影响可能是 FBA 在运动感知中的行为效应的基础(White & Carrasco,2011)。

RF 中具有多重刺激的 FBA

关于 FBA 的机制的一个问题是在给定的任务期间 FBA 是否优先地作用于特定区域内的特征选择性神经元,或者它在视觉处理的分级结构中的不同区域上这样做。例如,V1、MT 和 MST 区中的许多神经元对于移动刺激的方向是选择性的(Born & Bradley,2005)。当在诸如图 77.3A 中所示的任务中的猴子注意特定的运动方向时,FBA 是否仅仅作用于 MT 方向选择性神经元的响应? 这个问题的答案可以由最近 Khayat,Niebergall & Martinez-Trujillo(2010a)进行的实验提供。他们将两个移动的 RDP 定位在 MT 神经元 RF 内;一个 RDP 总是在神经元反最优方向(AP 模式)移动,另一个从试验到试验(测试模式)改变方向。测试图案的可能方向的范围在记录的神经元的最优方向(即偏离反最优方向 180°)与最优方向相差 90°(即与最优方向和反最优方向正交)之间以 15°的步长变化(见图 77.4A)。它们还在对侧半视野中记录的

神经元 RF 之外放置类似的一对 RDP。在一些试验中,动物被提示以隐蔽地检测位于 RF(注意 AP 外条件)之外的反最优图案中的方向变化,在其他试验中忽略所有图案并检测中心注视点中微小对比度变化(固定条件)。在 MT 神经元水平上特征相似性增益作用的关键预测是,当动物注意相对于在测试图案的所有方向上恒定的注视条件的反最优图案时,反应降低。这是因为在该任务期间,注意方向和神经元的最优方向之间的关系从不改变。

与该预测相反,研究发现注意调制作为测试图案方向的函数而变化(参见图 77.4B,上图)。作者提出,在这些情况下,特征相似性增益调制将由在视觉信号到达 MT 神经元之前发生的方向依赖性注意机制导致(也参见 Khayat,Niebergall,& Martinez-Trujillo,2010b),就是说,在投射到 MT 的上游方向选择性区域中,那里神经元具有仅包括单个刺激的较小 RF。例如,在这个特定的实验设计中,RDP 的尺寸近似于 V1 或 V3 神经元 RF 的尺寸。特征相似性增益将在此阶段起作用。

为了说明这个想法,让我们考虑分别由反最优和测试图案激活的 V1/V3 神经元的两个不同群体,并提供输入到记录的 MT 神经元。如果在其 RF 中具有反最优刺激的神经元群体的反应,相对于注视条件而言当这一特征被注意时被增强,但是具有 RF 中的测试刺激的神经元群体的反应依赖于激活最多的神经元是什么,可以通过特征相似性增益来解释观察到的影响。

为了使这一点清楚,我们使用计算机模拟,其中 V1 区中的方向选择性神经元的两个假定群体分别被反最优和测试刺激激活。模拟中的一个关键细节是,虽然由反最优刺激激活的群体总是由相同的单元组成(图 77.4C,下图中的实线曲线),由试验刺激激活的神经元群体依赖于该刺激的方向改变其相关组成(虚线曲线)。例如,当测试刺激沿 MT 神经元最优方向移动时,大多数激活的 V1 单元是编码与最优方向相同的单元,但是当测试刺激沿与最优方向正交的方向移动时,与编码正交方向作为最优方向的不同群体相比较,相同的 V1 单元变得较少激活。这解释了为什么我们在图中沿着横坐标表示了几个虚线曲线,一个对应于每个方向。对与两种模式相对应的群体反应我们使用相同的横坐标,使绘图容易解释。

假设 V1 向 MT 区提供方向选择性输入,可以将这些输入的权重建模为给定 MT 神经元作为高斯函数,其中最小权重(w=0.1)对应于来自 V1 神经元、调谐 MT 细胞反最优方向的输入,最大权重(w=1)对应于选择 MT 细胞最优方向(图 77.4C 中从顶部第二行)

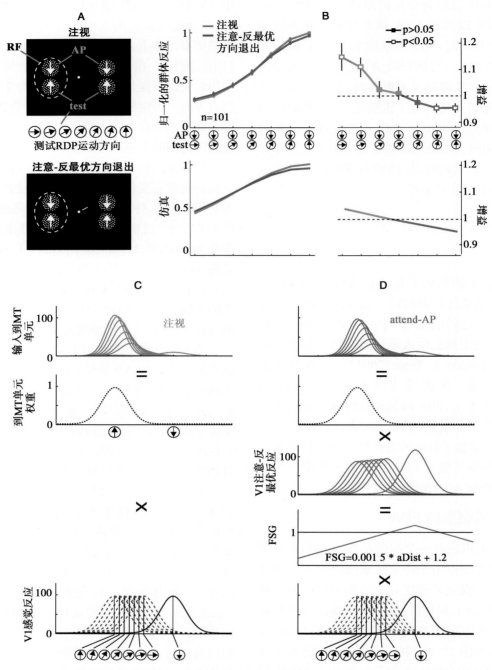

图 77.4 基于特征的注意对中颞视觉皮层（MT）神经元对感受野（RF）内部两个刺激反应的影响。（A）Khayat, Niebergall 和 Martinez-Trujillo 的实验设计（2010a）。给动物呈现在记录的 MT 神经元的 RF 内部的两个随机点图案（RDP）和外部相同的一对刺激。一种图案总是在神经元的反最优方向（AP）移动，第二个测试图案可以从试验到试验上改变方向，从最优到 90°偏离（参见草图）。在注意 AP 退出条件下，动物注意 RF 外部的反最优图案，并检测其运动方向的变化，并且在注视条件下，它们检测注视点上的对比度变化。（B）上图显示 MT 神经元在两种条件（左）的平均群体反应和在注意 AP 相对于注视的反应的比率（右）。图示出了具有类似效应的计算机模拟的结果（详见正文）。（C, D）说明 V1 神经元对注视（C）和注意 AP 条件（D）中每个单独的 RDP 反应的模拟。有关详细信息，请参阅正文。FSG，特征相似性增益。

的 V1 单元(Rust et al.,2006)。加权输入对 MT 神经元响应的贡献(第二和第三行的乘积)出现在第一行(蓝色曲线),每个曲线下面积表示由一个刺激激活的输入的贡献。对于给定的刺激组合(例如,最优模式+在最优方向上移动的测试图案),我们可以简单地添加相应输入集合的贡献并获得激活 MT 神经元的方向选择性输入的估计。这种输入线性假设与 MT 神经元如何将输入转换成发放的模型一致(Simoncelli & Heeger,1998)。这假定所有刺激具有相同的对比度,因此应用于由相同模型描述的输入的后续归一化步骤在不同刺激组合中是恒定的。然后可以将 MT 神经元的发放速率描述为输入之和除以常数。图 77.4B 中的下图显示了归一化为最大输入(蓝线)的不同组合的输入之和。该曲线非常类似于 MT 神经元在注视时对不同刺激组合的反应(上图中的蓝线)。

为了模拟具有应用于 MT 神经元群体反应的特征相似性增益的反应(即,当动物注意 MT 神经元 RF 外部的反最优图案),我们将在对应群体中的每个神经元的反应乘以特征相似性增益因子,其依赖于神经元的最优方向和注意方向之间的距离(即 MT 神经元的反最优方向,图 77.4D 中从底部开始的第二个面板)。然后将得到的活动图谱(第三图中的红色曲线)乘以权重(第二图),计算 MT 神经元的输入(上图)。然后应用与图 77.4C 中类似的程序来计算群体反应(在左下图中红色曲线,图 77.4B)。模拟中的一个细节是为了获得跨越蓝色曲线的红色曲线,我们必须增加先前在 MT 神经元中描述的特征相似性增益方程的斜率和截距(Martinez-Trujillo & Treue,2004)。基本上,我们使在 V1 的神经元中 FBA 的影响更强(见图 77.4D 中的等式)。通过计算模拟反应之间的比率获得总体影响的估计(图 77.4B,右下图)。正如我们可以理解的,模拟效果遵循与作者在 MT 神经元分离影响相同的表示(右上图)。

从记录的数据和模拟,我们可以得出两个主要结论。第一,可以通过在具有包括单个刺激并朝向 MT 投射的有着小 RF 的方向选择性神经元的群体上应用特征相似性增益来获得在 MT 区中观察到的 FBA 影响。第二,FBA 影响的大小和因此特征相似性增益似乎依赖于情况而变化。例如,我们的模拟预测 Khayat,Niebergall 和 Martinez-Trujillo(2010a)使用的实验条件下在 V1 神经元比 Martinez-Trujillo 和 Treue(2004)使用的实验条件下在 MT 神经元的响应中的更强的 FBA 效应。这里可以认为,在前一个研究中使用的任务的难度,其中刺激小且靠近在一起,可能高于后一个研究中使用的难度,其中刺激很大并且位于对侧的半视野中。因为任务难度增加了注意的调节效应(Spitzer, Desimone, & Moran, 1988),这可以提供对特征相似性增益的不同值的解释。然而,需要进一步的实验工作来充分澄清这个问题。

在 MT 区中的另一项研究检查了当猴子注意细胞选择的特征(例如,运动方向)时,FBA 相对于动物注意神经元编码差的特征(例如,颜色),在神经元的反应中的作用(Chen et al.,2011)。作者发现,约25%的神经元在两种条件之间显示出发放率的差异。然而,这种影响没有显示特别的偏好(例如,当注意方向而不是颜色时更强的反应)。这些结果的一个可能的解释是,在方向选择性神经元中观察到的调制由特征相似性增益体现,并且因此包括当细胞的最优和相似方向被注意时反应增强,当注意反最优和类似方向时的反应抑制(Martinez-Trujillo & Treue,2004)。还可能的是,颜色注意通过类似于特征匹配机制稍微调节 MT 神经元的反应。例如,一旦已经识别出目标特征,空间注意可能增强在不同视觉区域的视网膜图中共享该特征的刺激的表示。

总之,在 MT 区的研究主要描述了特征相似性增益的影响。这种影响中的一些不能通过其中 FBA 作用于区域内的神经元的反应的模型来解释,但是它们更好地由其中 FBA 在运动处理等级中的不同阶段作用的模型来解释。使用视觉搜索任务的进一步研究必须澄清特征匹配是否也调制 MT 神经元的反应。

视觉皮层外 FBA

一个很少调查的问题是 FBA 信号是如何和在哪里发生在大脑中。对于诸如视觉搜索的特定任务,已经提出在前额叶和顶叶区域中保持受关注特征的工作记忆表示的神经元,调制在视觉皮层中具有类似特征偏好的神经元的反应(Desimone & Duncan,1995)。为了研究这个问题,Zhou 和 Desimone(2011)在视觉搜索任务中,在猕猴的 V4 区和额叶眼动区(FEFs)进行了同步记录。动物被要求记住在试验开始时呈现的视觉提示,然后在由不同对象组成的阵列显示中通过将注视引导到单个项目搜索匹配提示的那个(参见图 77.5A)。FEF 位于前额皮质中,包含编码视觉刺激的位置以及预期注视位置的神经元(Tehovnik et al.,2000)。在 FEF 神经元中也报道了一定程度的形状选择性(Peng et al.,2008)。几个研究支持 FEF 作为自上而下空间注意信号的来源的作用,其到达 V4 区中的

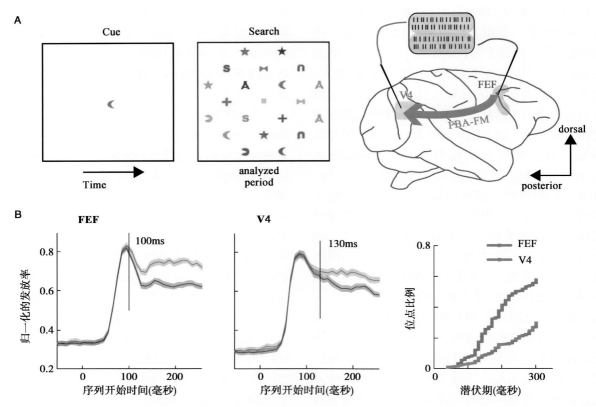

图77.5 基于特征的注意（FBA）对额叶眼区（FEF）和V4神经元的反应的影响。（A）Zhou 和 Desimone（2011）使用的刺激显示和来自 FEF 和 V4（右图）的同步记录的图示。（B）对于共享目标特征的（红色）和没有共享的（蓝色）的刺激，FEF（左）和 V4 神经元（右）的群体反应作为刺激阵列开始的函数。对于每个区域说明了 FBA效应的潜伏期。右图显示每个区域的潜伏期的累积分布（也参见正文）。FM，特征匹配。

神经元并调制其对视觉输入的敏感性（Gregoriou et al.,2009；Moore & Armstrong,2003）。

Zhou 和 Desimone（2011）发现，在视觉搜索任务中，V4 和 FEF 中的神经元对目标刺激或共享目标特征的刺激比其他刺激更强烈地反应。作者通过对远离记录的神经元的 RF 的刺激进行扫视的试验分析，排除了空间注意的可能作用。因为在这些试验中，空间注意的焦点不在于神经元的 RF 内部的刺激，而是在未来扫视眼运动的位置处的其他地方，与注意特征匹配刺激的反应的增加可能是由于 FBA。重要的是，这种影响的潜伏期在 FEF 中比在 V4 神经元中更短（图 77.5B），并且反应调节的强度预测视觉搜索的效率-通过寻找目标所需的扫视数量来量化。这表明FEF 在视觉搜索任务期间是自上而下信号的潜在来源。

该研究的一个有趣的发现是特征选择性在 V4中比在 FEF 神经元中较早出现。因此，FEF 可以将来自 V4 的进入特征信息与来自携带关于相关特征的信息的其他区域的工作存储器信号组合，以计算突出显示潜在目标位置的显著图。该映射不仅指导

注视,而且向 V4 提供反馈信号，以便增强共享目标特征刺激的处理。注意，根据这个假设，虽然 FEF 显著性计算的触发信号是刺激特征，但是自上向下信号的性质是空间的，因为它突出了潜在目标的位置，也就是说，它增强了具有包括类似于目标刺激的 RF的神经元的反应。因为注意增强发生在含有与其RF 内的目标特征匹配的刺激的任何神经元中，独立于单元的选择性，在 FEF 中报告的效应与特征匹配而不是特征相似性增益兼容。特征相似性增益效应的起源仍然未知。

猴子中的其他研究已描述了在匹配采样任务期间，注意在猕猴的背外侧前额叶皮层（dlPFC）、区域8/46 中的效果。他们描述了没有改变注意的空间分配下，对复杂对象反应的强烈调制。例如，Everling等人（2002）使用在计算机屏幕上的相同位置处连续呈现的复杂对象（例如，鱼和汉堡包），猴子将对象中的一个与预定义的样本对象匹配。他们发现 dlPFC神经元强烈对类似于目标的对象反应,同时抑制对其他对象的反应。虽然作者没有直接测试共享目标

特征是否对细胞反应有影响,但是可以假设增强了注意对象的表示,因此增强了它们的特征的表示。这里必须考虑另一种形式的注意,被称为基于对象的注意(OBA),其中对象的表示,而不是个别特征,是选择的单位。在 V1 区中发现了有利于这种类型的注意的证据(Roelfsema, Lamme, & Spekreijse, 1998)。OBA 和 FBA 在多大程度上是相互关联的,仍然是一个争论的问题。

总之,FBA 没有在视觉皮层外被广泛探索。在前额叶和可能的顶叶中与工作记忆编码相关的区域似乎携带 FBA 信号,其可以是在视觉皮层中观察到的调制的来源或触发。需要在这个方向上进行更多的研究以充分了解 FBA 的起源。

迈向 FBA 的统一理论

总之,通过猕猴大脑不同区域的 FBA 研究积累的证据表明,在需要注意刺激特征的任务中,两种不同的机制负责调节整个皮质图的反应。特征匹配增加了其 RF 包括共享注意特征刺激的神经元的反应。如果 RF 中的刺激与目标共享多于一个特征,则相对于刺激与目标共享更少或没有特征时,反应将更强烈地增强。这种类型的影响主要在视觉搜索任务期间被描述。一般共识是,通过突出显示在皮质区域内视网膜拓扑或空间拓扑图中的潜在目标位置特征匹配可以使搜索更有效。

在猕猴中 FBA 研究描述的第二个效应是特征相似性增益。这种效应由注意的特征相似性增益模型描绘。该模型假定,注意特定特征增强了将该特征编码为最优的神经元的反应,而与其空间位置无关。这种现象主要在其中注意焦点保持固定在空间中的相同位置并且受试者检测到目标特征之一的变化的任务中被描述。特征相似性增益如何有利于检测处理不清楚。一种可能性是,在这些情况下,在空间的整个皮层映射图上的注意特征的增强表示有助于通过对任务贡献最大的神经元来锐化相关特征的表示。

这些影响的每一个的潜在生理机制仍然是模糊的。然而,对于特征匹配的情况,最近的两个报告揭示了重要的细节。第一,FEF,一个经典涉及与空间注意相关的自上而下信号的区域,表现出与注意特征匹配的目标的注意增强,一种独立于神经元特征偏好的

影响(Zhou & Desimone, 2011)。第二,空间注意的聚光灯不一定是单一的,但可以分成多个焦点(Niebergall 等人,2011)。综合这两个发现,可以阐述注意系统基于其特征"定位"潜在相关目标的机制。这可以通过从诸如 FEF 的区域中收集来自相邻 dlPFC 的 46 区的自上而下工作记忆信号和关于在这个区域中,例如 FEF,刺激的自下而上视觉信息而发生。该信号整合的结果可以产生显著图,在其中类似于目标的刺激的空间位置被最多的"突出显示",而不相似刺激的位置被"抑制"。这个过程不需要产生二进制映射,但增强/抑制的程度可以依赖于刺激和任务相关目标之间的相似性。支持这一假设的,一项研究表明目标和干扰者之间的相似性被编码在 dlPFC 神经元的反应中(Lennert & Martinez-Trujillo, 2011)。该解释将特征匹配和多焦点空间注意整合在同一伞下。

特征相似性增益的潜在机制是未知的。到目前为止,还没有研究报道在顶叶和额叶区域的特征相似性增益的影响。然而,如果通过从这些区域到视觉皮层的反馈投射来实现特征相似性增益,则可以预测(a)额叶和顶叶区域中的神经元应当显示视觉特征,例如,运动的方位和方向的选择性,(b)特征相似性增益的效应首先出现在额叶和/或顶叶中,然后出现在视觉皮层中,以及(c)携带这些效应的神经元应当向到达视觉神经元的视觉区域发送"弥散的"直接或间接投射具有与其 RF 位置无关的相似的特征选择性。另一种可能性是特征相似性增益通过不同单元之间的相互作用在视觉皮层中的特征图水平局部实现。该假设将预测可能通过兴奋性突触编码相同特征作为最优的神经元之间,以及通过抑制性突触编码相反特征的神经元之间的直接或间接连接。此外,两个神经元之间的兴奋性/抑制性连接的比例将由它们的最优特征之间的相似性确定。这一点实际上被运动适应的研究支持;适应于给定的运动方向产生在相反方向的运动后效应,其反映相互互连的方向选择性神经元特定群体的活动的不平衡(Huk, Ress, & Heeger, 2001)。然而,需要进一步的研究来证实这些假设。

总之,我们已经知道,依赖于任务,FBA 可以明显地塑造跨越感觉皮层神经元的反应,并且控制该过程的关键可能在额叶的执行区域。FBA 因此可以被看作一种灵活的机制,用于脑系统调节神经元在不同行为任务中的反应,最终保护感觉系统免受信息过载并改善知觉。

参考文献

Bichot, N. P., Rossi, A. F., & Desimone, R. (2005). Parallel and serial neural mechanisms for visual search in macaque area V4. *Science, 308*, 529–534.

Born, R. T., & Bradley, D. C. (2005). Structure and function of visual area MT. *Annual Review of Neuroscience, 28*, 157–189.

Chen, X., Hoffmann, K. P., Albright, T. D., & Thiele, A. (2011). Effect of feature-selective attention on neuronal responses in macaque area MT. *Journal of Neurophysiology, 107*, 1530–1543.

Cohen, M. R., & Maunsell, J. H. (2011). Using neuronal populations to study the mechanisms underlying spatial and feature attention. *Neuron, 70*, 1192–1204.

David, S. V., Hayden, B. Y., Mazer, J. A., & Gallant, J. L. (2008). Attention to stimulus features shifts spectral tuning of V4 neurons during natural vision. *Neuron, 59*, 509–521.

Desimone, R., & Duncan, J. (1995). Neural mechanisms of selective visual attention. *Annual Review of Neuroscience, 18*, 193–222.

Desimone, R., & Schein, S. J. (1987). Visual properties of neurons in area V4 of the macaque: Sensitivity to stimulus form. *Journal of Neurophysiology, 57*, 835–868.

Everling, S., Tinsley, C. J., Gaffan, D., & Duncan, J. (2002). Filtering of neural signals by focused attention in the monkey prefrontal cortex. *Nature Neuroscience, 5*, 671–676.

Gregoriou, G. G., Gotts, S. J., Zhou, H., & Desimone, R. (2009). High-frequency, long-range coupling between prefrontal and visual cortex during attention. *Science, 324*, 1207–1210.

Haenny, P. E., Maunsell, J. H., & Schiller, P. H. (1988). State dependent activity in monkey visual cortex: II. Retinal and extraretinal factors in V4. *Experimental Brain Research, 69*, 245–259.

Huk, A. C., Ress, D., & Heeger, D. J. (2001). Neuronal basis of the motion aftereffect reconsidered. *Neuron, 32*, 161–172.

Khayat, P. S., Niebergall, R., & Martinez-Trujillo, J. C. (2010a). Attention differentially modulates similar neuronal responses evoked by varying contrast and direction stimuli in area MT. *Journal of Neuroscience, 30*, 2188–2197.

Khayat, P. S., Niebergall, R., & Martinez-Trujillo, J. C. (2010b). Frequency-dependent attentional modulation of local field potential signals in macaque area MT. *Journal of Neuroscience, 30*, 7037–7048.

Lennert, T., & Martinez-Trujillo, J. (2011). Strength of response suppression to distracter stimuli determines attentional-filtering performance in primate prefrontal neurons. *Neuron, 70*, 141–152.

Martinez-Trujillo, J. C., & Treue, S. (2004). Feature-based attention increases the selectivity of population responses in primate visual cortex. *Current Biology, 14*, 744–751.

McAdams, C. J., & Maunsell, J. H. (2000). Attention to both space and feature modulates neuronal responses in macaque area V4. *Journal of Neurophysiology, 83*, 1751–1755.

Moore, T., & Armstrong, K. M. (2003). Selective gating of visual signals by microstimulation of frontal cortex. *Nature, 421*, 370–373.

Motter, B. C. (1994). Neural correlates of attentive selection for color or luminance in extrastriate area V4. *Journal of Neuroscience, 14*, 2178–2189.

Niebergall, R., Khayat, P. S., Treue, S., & Martinez-Trujillo, J. C. (2011). Multifocal attention filters targets from distracters within and beyond primate MT neurons' receptive field boundaries. *Neuron, 72*, 1067–1079.

Peng, X., Sereno, M. E., Silva, A. K., Lehky, S. R., & Sereno, A. B. (2008). Shape selectivity in primate frontal eye field. *Journal of Neurophysiology, 100*, 796–814.

Posner, M. I., & Rothbart, M. K. (1980). The development of attentional mechanisms. *Nebraska Symposium on Motivation, 28*, 1–52.

Posner, M. I., Snyder, C. R., & Davidson, B. J. (1980). Attention and the detection of signals. *Journal of Experimental Psychology, 109*, 160–174.

Roelfsema, P. R., Lamme, V. A., & Spekreijse, H. (1998). Object-based attention in the primary visual cortex of the macaque monkey. *Nature, 395*, 376–381.

Rust, N. C., Mante, V., Simoncelli, E. P., & Movshon, J. A. (2006). How MT cells analyze the motion of visual patterns. *Nature Neuroscience, 9*, 1421–1431.

Simoncelli, E. P., & Heeger, D. J. (1998). A model of neuronal responses in visual area MT. *Vision Research, 38*, 743–761. doi:10.1016/S0042-6989(97)00183-1.

Spitzer, H., Desimone, R., & Moran, J. (1988). Increased attention enhances both behavioral and neuronal performance. *Science, 240*, 338–340.

Tehovnik, E. J., Sommer, M. A., Chou, I. H., Slocum, W. M., & Schiller, P. H. (2000). Eye fields in the frontal lobes of primates. *Brain Research. Brain Research Reviews, 32*, 413–448.

Treue, S., & Martinez Trujillo, J. C. (1999). Feature-based attention influences motion processing gain in macaque visual cortex. *Nature, 399*, 575–579.

Van Essen, D. C., Anderson, C. H., & Felleman, D. J. (1992). Information processing in the primate visual system: An integrated systems perspective. *Science, 255*, 419–423.

White, A. L., & Carrasco, M. (2011). Feature-based attention involuntarily and simultaneously improves visual performance across locations. *Journal of Vision, 11*(6), 5.1–5.10. doi:10.1167/11.6.15.

Zhou, H., & Desimone, R. (2011). Feature-based attention in the frontal eye field and area V4 during visual search. *Neuron, 70*, 1205–1217.

第78章 注意引导的顶叶机制：学习和认知的作用

Jacqueline Gottlieb

自 19 世纪以来,神经心理学证据表明顶叶皮层在空间注意中很重要。顶叶损伤的患者可以发展为忽视综合征,特定的不能注意到对侧空间的感觉刺激。这种疾病的较轻微的形式是消退或知觉竞争,其中当单独呈现对侧物体时,患者可以感知它,但是如果同时呈现两个物体,则倾向于选择同侧物体。伴随他们的注意力缺陷,顶叶病变的患者也可能有视神经共济失调,难以看到或伸手到对侧目标。这些综合征表明,顶叶对于连接知觉和动作,特别是在将重要性(或"兴趣")分配给对侧空间时是重要的。

神经学研究中出现的顶叶的观点在猴子的神经生理学工作中得到支持。基于解剖学和生理学证据,猴子的顶叶已被细分为两个大的部分,上顶叶和下顶叶(SPL 和 IPL),其分别位于顶内沟(IPS)的背侧和腹侧(参见图 78.1)。生理学上,这些部分对感觉和运动刺激具有不同的反应。SPL 主要对触摸(体感)和骨骼(肢体)运动反应,并且代表近周边个人空间(Colby & Goldberg,1999)。相反,IPL 响应视觉输入以及眼睛和头部的运动,似乎代表更远的视觉空间(Colby & Goldberg,1999)。

与注意相关最深入研究的 IPL 进一步细分为三个区域。腹侧顶内区(VIP)位于 IPS 的基底,是一个对

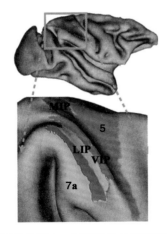

图 78.1 猴子的顶叶。恒河猴脑的侧视图显示了各个顶叶区域的大致位置。下顶叶(IPL)位于顶内沟的腹侧和后侧,并且包括 7a 区、LIP(侧顶内区域,腹侧和背侧分支)和 VIP(顶内区域腹侧)。上顶叶位于顶内沟的背侧和内侧,并且包括 5 区和顶内区域(MIP)。(经允许修改自 Gottlieb & Snyder,2010)

视觉和体感刺激反应的转换区域。VIP 神经元具有代表上身和面部附近的空间的双模感觉和视觉感受野(RF)(Colby,Duhamel,& Goldberg,1993)。区域 7a 是覆盖在 IPL 侧面的皮质凸面上的大范围的视觉区域,并且传送关于全视野视觉运动、视觉显著和眼睛位置的信息(Constantinidis & Steinmetz,2005;Raffi & Siegel,2005)。最后,侧顶内区(LIP)是与眼球运动系统具有强关系的顶内外侧沟的小区域。LIP 神经元具有视觉 RF,主要位于对侧半视野,并且对驱动注意的小刺激和注视的改变反应(Blatt,Andersen,& Stoner,1990)。该区域接收来自侧脑丘枕脑丘核和来自背侧和腹侧视觉流中的皮层区域的视觉输入,并且与两个眼球运动区域-额叶眼动区(FEF)和上丘(SC)有着强烈的解剖连接(Blatt,Andersen,& Stoner,1990;Lewis & Van Essen,2000)。

正如本章所明确表明的,LIP 区已被深入研究,并被认为反映了与注意、学习和决策形成相关的内部处理。本章将重点关注这些研究及其对注意和眼球运动控制的影响。

适应的空间表示

虽然 LIP 包含几种类型的细胞,绝大多数研究集中于具有视觉 RFs 的神经元,即对在有限范围的视网膜位置中的视觉输入反应。就其在 IPS 中的布局而言,LIP 中的视网膜拓扑图仅具有粗略的组织,因为相邻神经元可以对不同的视网膜位置反应(Ben Hamed & Duhamel,2002;Ben Hamed 等,2002)。然而,由于其受限的 RF,神经元传达了空间信息——即编码外部世界中的对象的位置。

LIP 中的空间拓扑图与早期视觉区域中的图有几个区别。第一,LIP 神经元不仅仅是编码视觉输入的存在,而且编码视觉输入的突显性或相关性。第二,即使 LIP 神经元的 RF 是视网膜拓扑(意味着每次眼睛移动,它们也相对于外部世界移动),神经元在注视转移时保持突显位置的精确记忆。第三,除了它们的视觉反应,LIP 神经元对广泛的行为("视网膜外的")因素敏感。

这些反应特性的一个很好的说明来自一个实

验,其通过训练猴子在稳定的视觉场景中进行眼球运动来模拟自然观察条件（Gottlieb，Kusunoki，& Goldberg，1998）。包含几个物体的圆形阵列在屏幕上保持稳定（见图78.2，顶部图）。在每次试验中,猴子看着（注视）外周位置,那里神经元的 RF 中没有

阵列刺激,然后扫视到中心位置,这使得刺激之一进入 RF（标记为 RF1 和 RF2）。这种呈现模式密切地模拟自然观察条件,其中刺激在它们的环境中是稳定的和不显眼的,但是由于观察者的运动而在视网膜上移动。

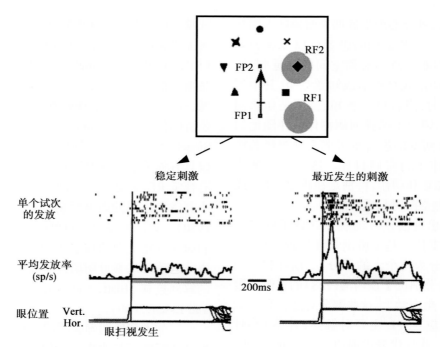

图78.2　LIP 神经元对显着事件选择性地反应。顶部的图显示实验设计。屏幕上连续出现一个圆形物体阵列。猴子通过看初始注视点（FP1）开始每个试次,选择的 FP1 使所研究的神经元的感受野（RF）在空白视觉位置（RF1）。然后注视点跳到阵列的中心（FP2）,猴子向它扫视（箭头）。这种扫视将神经元的 RF 带到阵列中的一个物体（RF2）上。底部图显示一个 LIP 神经元的活动。栅格图（顶部）显示了单个动作电位相对于在 RF 中带来刺激的扫视的时间。栅格下面的轨迹（中间）显示了每秒的尖峰（sp/s）的平均发放速率。底部轨迹显示水平（Hor.）和垂直（Vert.）眼睛位置。如果进入其 RF 的刺激是长时间稳定的（左）,神经元仅具有弱激活。相反,如果相同的刺激由于突然的发作而突出显现（右图）,则神经元反应强烈。（经允许修改自 Gottlieb，Kusunoki，& Goldberg，1998）

使用这个稳定阵列任务的两个变体,研究人员测试 LIP 神经元是编码刺激的单纯存在或突然发生的特殊突显。在一个条件下,所有刺激在长时间的试验中保持稳定和不变,并且这些刺激之一凭借猴子的扫视进入 RF。在第二个条件下,对神经元 RF 的视觉刺激是相同的,但是进入 RF 的刺激通过在每次试验中突然出现和消失而变得突显。

尽管在这两种情况下对它们的 RF 的视觉刺激是相同的,LIP 神经元区分稳定和最近发生的背景。当稳定的刺激进入其 RF（图78.2,左）时,神经元几乎没有任何反应,但是如果它最近闪烁,则对同一个物体反应强烈（图78.2,右）。因此,神经元具有出色的在丰富的视觉场景中过滤出大多数对象的能力,选择性

地对突显位置反应,并且跨越注视的改变自动跟踪这些位置。

为了研究神经元是否也编码自上而下、故意的选择,实验者使用了稳定阵列任务的修改版本,在其中 RF 刺激不显眼并稳定,但在每次试验中可能是行为相关或不相关的（见图78.3）。在每次试验达到注视后,猴子看到一个匹配稳定刺激之一的提示,并指示猴子扫视到它。提示在神经元的 RF 外部的注视中心闪烁,这样它不直接激活细胞。然而,如果在其 RF 中的稳定刺激变成指定的目标（例如,左列中的向上扫视）,神经元开始选择性地反应。在单独的条件下,提示本身出现在 RF 中（图78.3,右列）。在这种条件下,神经元有两个反应-第一个是对闪光提示反应,第二个

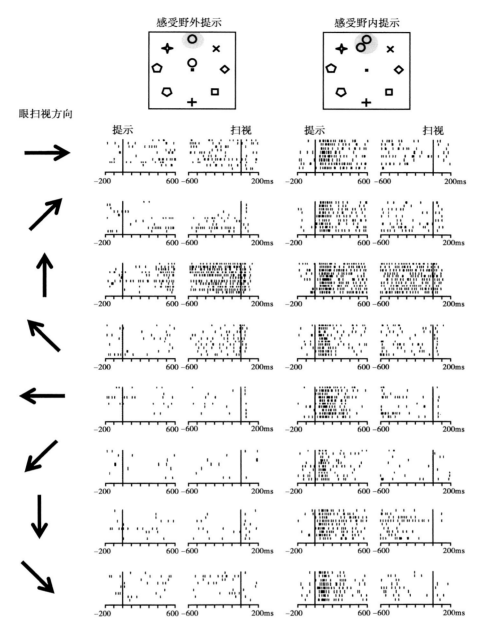

图 78.3　侧顶内神经元选择性对相关的目标反应。顶部子图显示任务设计。猴子看到一个包含八个外围扫视目标的圆形阵列,其中一个目标恒定在神经元的感受野(RF)(椭圆阴影)。在每个试验中,提示闪光 200ms,并且在 600~800ms 延迟之后,猴子因与该提示匹配的目标进行扫视而得到奖励。光栅显示根据扫视的方向排序的代表性神经元的反应。如果提示在 RF 外(左列),神经元对提示没有反应;然而,在延迟期间,它逐渐发展对扫视方向的反应-例如,只有当扫视指向其感受野(向上扫视)时才变得活跃。如果提示在 RF 内(右列)中,神经元首先对提示反应,随后编码扫视方向。(经允许改自 Gottlieb,Kusunoki,& Goldberg,2005)

是对选定的稳定目标(可能在阵列中的任何位置)反应。在神经群体中,提示反应早发生,目标反应在延迟过程中出现,但两个反应在时间上重叠(Gottlieb,Kusunoki,& Goldberg,1998a,2005)。

　　因此,LIP 神经元编码空间组织的选择性视觉表示,其整合关于视觉显著和任务需求的信息,并且在视线转移过程中追踪显著位置。在图 78.2 中可以最

好地理解 LIP 反应的空间准确性,因为猴子的扫视,在过去事件的位置进入 RF 后,在其中的神经元对在 RF 外部(在注视改变之前)发生的视觉事件(突然发作)反应。这种空间准确性的重新映射被认为反映视网膜拓扑视觉信息与视网膜外的反应的整合——特别是关于眼睛位置的信息和特定于即将到来的扫视方向的必然放电信号(Bisley & Goldberg,2010)。这样

的视网膜-视网膜外整合可能是在不同参考系中的空间编码的基础（Pouget,Deneve,& Duhamel,2002）。它也可以解释这样的事实：当患者忽略相对于注视中心、相对于他们的头部或身体或者相对于外部标记的对侧刺激时,在多个参考系中可以发生空间缺陷忽视（Behrmann & Geng,2002）。

神经元编码视觉选择

如上所述,在LIP中的选择性反应是从注视中心向感兴趣的对象或位置发出一个矢量或指针信号。这种视网膜拓扑向量原则上适合于影响视觉处理和引导视线转移。对于视觉系统,该向量可以作为自上而下的偏移便于在所选位置处的感觉处理。对于眼动系统,它可以作为运动命令,规定期望的扫视的方向和幅度。实际上,如果相同的信号被同步传播到视觉和眼球运动系统,这可以解释注意力和注视之间的紧密自然协调。

然而,心理物理研究表明,尽管关系紧密,但是眼球的运动和注意并不完全相同,而有部分可分离的机制。眼球运动和注意之间的联系是不对称的。一方面,当做出明显的扫视时,似乎有着强制性链接,因为知觉表现在扫视目标处默认提高,并且注意非目标位置必然需要在扫视上付出代价（Kowler 等人,1995）。另一方面,注意可以在不转移目光的情况下被分配,就像通过内部的"隐蔽的"心灵的眼睛的运动（Carrasco & Yeshurun,2009）。隐蔽注意有助于有效的视觉分析,因为它允许大脑在注视移动之前从多个位置提取信息。它在社会情况下也是有益的。例如,通常期望在不转移目光的情况下注意主导个体,因为直接目光接触可能表示威胁。

因此,隐蔽注意的能力使动物在是否以及如何将心理过程转化为行动方面具有重要灵活性。从神经处理的角度来看,这种灵活性意味着大脑必须一方面具有部分可分离的视觉选择机制,另一方面具有眼睛运动规划。多项研究已经陈述了哪个过程在LIP中更紧密编码的问题,并且来自这些研究的大部分证据有利于在视觉选择方面的解释。

也许在这个方向上最简单和最强的证据是LIP神经元对突显刺激强烈反应的事实,即使当这些刺激不会引起扫视。这可以在图78.2所示的实验中被理解,在其中猴子扫视到突显对象或短暂闪光的提示没有奖励。然而在这项研究（和许多类似它）中,LIP神经元对突显刺激发出一些他们最强烈的反应,即使猴子故意避免看这些刺激（Gottlieb,Kusunoki,& Goldberg,2005；Powell & Goldberg,2000）。

后续实验通过询问神经元在视觉运动冲突的情况下如何反应进一步扩展了这一观察-当猴子扫视离开突显提示时（Gottlieb & Goldberg,1999）。每个试验中首先显示给猴子在两个可能位置之一短暂闪烁的提示—在神经元的RF内部或外部。依赖于注视点的颜色,猴子必须朝向提示（一个容易或习惯的"朝向扫视"）扫视或扫视到与提示相对的未标记位置（更困难,受控的"反向扫视"）。通过随机交错两个提示位置和两个映射规则,任务实现了完全的空间解离,使得在任何给定的试验中,提示和扫视目标,两者都不在或都在RF中。

如早期的结果预期,当提示闪烁在他们的RF时,LIP神经元具有强烈的瞬态反应。这些反应是高度一致的,无论提示是指示朝向还是反向扫视。也与先前的观察一致,在扫视到其RF前神经元反应；然而,这种前扫视反应是不一致的,并且依赖于视觉刺激。显示这种视觉依赖性的神经元如图78.4A所示。在朝向扫视试验中,当运动在其最优方向时,神经元有强烈的反应（顶行）,如果在提示和扫视之间加入延迟,它在活性上有个下降,然后在运动本身之前的重新激活（右上）。尽管这种明显的运动相关的剖面,然而即使猴子的运动保持相同（底行）,所有细胞的反应也在反向扫视条件下消失。因此,即使细胞的反应似乎是运动相关的,它强烈依赖于先前的视觉刺激。这种视觉依赖性是大多数细胞的规律,大多数细胞在反向扫视之前反应很弱（图78.4B）。因此,尽管神经元传递关于提示位置的可靠信息（反映其视觉反应的一致性）,但是即使当猴子进行该扫视时,它们也几乎不传递关于扫视方向的任何信息（图78.4C）。因此,LIP神经元对视觉刺激和视觉引导的扫视具有强健的反应,但是对于与视觉提示不一致的内部产生的运动仅具有弱响应。

这些关于LIP活动和明显的扫视之间的关系的研究结果暗示什么？汇聚的证据表明,扫视产生依赖于渐进的视觉运动变换,其由分布在整个LIP,FEF 和 SC 的神经群实现。FEF 和 SC 中的许多神经元显示出类似于LIP 的视觉依赖性（Schall 等人,2011）。这些细胞似乎编码视觉选择的内层。然而,FEF 和 SC 包含在 LIP 中稀少或不存在的"运动"神经元的不同群体,并且似乎编码不同的运动期。与迄今为止我描述的神经元相比,运动细胞在扫视前不变地反应,但不是对简单的视觉刺激反应,并且在 FEF 中,在实际扫视之前似乎达到固定阈值（Hanes & Schall,1996）。

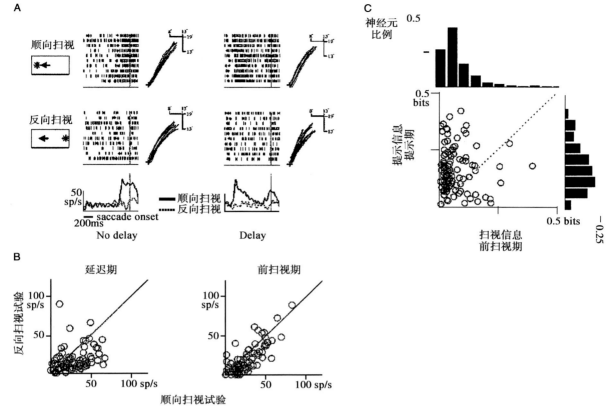

图 78.4　侧顶内神经元传达比扫视更可靠的视觉信息。(A)代表性神经元在试验中的反应,其中猴子朝向其 RF 进行了顺向眼扫视(顶部)或反向眼扫视(底部)。光栅图显示了在扫视开始时对齐的动作电位,提示开始的时间由点指示。左栏显示无延迟试验,其中在提示开始时立即进行扫视,右栏显示延迟试验,其中在提示呈现之后施加可变延迟。底部子图显示了朝向眼跳和反向眼跳的平均发放速率(sp/s)。每个光栅旁边的轨迹显示相应扫视的二维轨迹(水平和垂直位置)。(B)在延迟期间和在扫视之前,绝大多数细胞在延迟顺向眼扫视都显示出相对于反向眼扫视试验更强的反应。(C)与传输关于扫视目标在其扫视前反应中的位置比,绝大多数细胞传输更多关于在其视觉反应中提示的位置信息。每个点显示由一个细胞传输的信息,直方图显示提示和扫视方向信息的边缘分布。(经允许改自 Gottlieb & Goldberg,1999.)

这些细胞因此是实际扫视计划和将证据整合到这样一个计划的可靠报告者(Schall et al.,2011;Stanford et al.,2010)。

考虑到对 FEF 和 SC 的投射,LIP 神经元可能直接或间接影响这些运动机制。然而,视觉选择信号整合到运动计划中显然不是自动的,而是以任务相关的方式门控的。一种门控机制被认为涉及黑质和丘的"注视细胞"对运动神经元的抑制(Lo & Wang,2006;Pouget et al.,2011)。这些细胞在持续注视期间是紧张性活动的,并且如果必须停止运动(例如,如图 78.2 所示),可以防止自动视觉扫视。因此,LIP 神经元可以有助于视觉选择和建议可能的眼睛运动目标。然而,需要在不同区域中进行的附加机制来产生扫视。

最后一个值得注意的是,不是反映前馈运动效应,LIP 中的大多数扫视相关反应可能反映来自下游运动机制的反馈。关于扫视方向的信息在扫视本身后继续

在 LIP 中累积(Powell 和 Goldberg,2000),对于反向扫视,在比扫视的自然延迟更长的延迟上出现(Zhang 和 Barash,2004)。因此,扫视反应可能至少部分地反映关于在 FEF 或 SC 中计算的扫视计划的推论信息,并且反馈到 LIP,在那里它调制视觉反应(Sommer & Wurtz,2002)。这个假设可以解释 LIP 反应的视觉依赖和注意自动被拉到扫视目标的心理物理学发现。

LIP 活动和视觉注意

如上所述,LIP 中的选择性视觉反应似乎与视觉注意具有直接对应。然而,不同于早期视觉区域中的活动,LIP 神经元不是特征选择性的,并且不描述感觉世界。相反,它们传递对象或位置的"兴趣"或注意价值的更抽象的度量。

根据偏向的竞争假说,选择性反应,如在 LIP 编码的选择性反应可以通过自上而下的反馈到更早的感

觉表示调节知觉(Desimone & Duncan, 1995)。这样的反馈信号可以选择性地增加对所选特征或位置调谐的神经元的增益(Reynolds & Chelazzi, 2004; Reynolds & Heeger, 2009; Reynolds, Pasternak, & Desimone, 2000)。此外,自上而下信号可以增强竞争性的权重,允许所选项目他们抑制来自不相干的干扰的竞争(Reynolds, Chelazzi, & Desimone, 1999; Reynolds & Heeger, 2009)。为了查看 LIP 神经元是否确实是注意偏向的可能来源,一些研究测试了 LIP 反应和知觉选择之间的关系,如评估对比敏感度和视觉搜索的心理物理学测量。

Bisley 和 Goldberg(2003)使用双任务设计,其在视觉辨别任务中基于对比度阈值测量猴子的注意中心。首先显示给猴子一个扫视目标,它们必须在记忆(延迟)期间记住它们的位置(见图 78.5A)。在一些试验中,猴子被指示忽略的一个干扰物闪烁在这段时间里。在执行这项任务时,猴子接受了旨在测试隐蔽注意的次要任务。在目标呈现后的某些时间点,显示给猴子视觉提示——有两个可能方位的 c 样刺激。提示的方位指示猴子是否继续计划的扫视或取消它并保持注视。通过在几个随机位置和对比度水平上非常短暂地呈现这种提示,实验者可以测量不同位置的猴子的对比敏感度。注意的中心被定义为表现提示辨别的最低对比度阈值的位置。

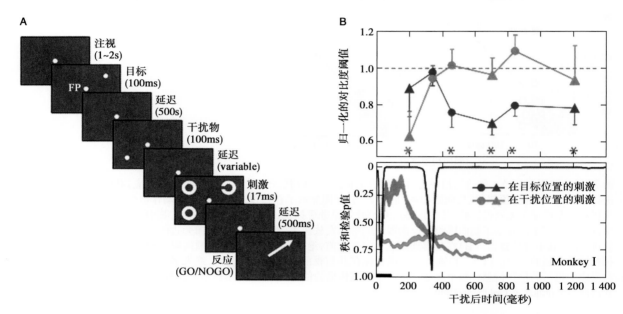

图 78.5 侧顶内(LIP)活动预测知觉注意的位置。(A)任务设计,显示目标和干扰物呈现的参数,随后呈现也作为注意探测器的禁止指令(Landoldt-C)。(B)来自猴 I 的数据。上图显示了用于区分刺激出现在目标与干扰物位置时的标准化的对比阈值。阈值被归一化为值 1,其表示在既不包含目标也不包含干扰物的剩余两个位置处的阈值。星号表示明显低于参考值的阈值。下图显示了 LIP 神经元对其感受野中目标和干扰物的群体反应。黑色轨迹显示来自移动窗口配对测试的 p 值,表明这些反应在大部分延迟期间是可靠地不同。当两个反应相等(阴影窗口中的向下偏转)时,模糊性的简短窗口对应于当注意从干扰物移动到目标位置时的时间。(经许可修改自 Bisley & Goldberg, 2010)

使用这种方法,Bisley 和 Goldberg 表明,在保持稳定注视期间,猴子将其注意从目标转移到干扰物再次回来,在 LIP 中这些转移与目标和干扰物活动之间的平衡相关。如图 78.5B 所示,LIP 神经元对具有瞬时响应的目标反应,随后是较低水平的持续激活(蓝色轨迹),并且对干扰物(红色轨迹)具有强烈的反应。这种双重反应性证实早期的发现,尽管具有选择性,LIP 神经元的群体可以一次编码多于一个刺激(Gottlieb, Kusunoki, & Goldberg, 2005)。然而,与这种双重反应相反,知觉注意(更低的阈值的焦点)一次只在单

个位置发现,并且这是在 LIP 中引起更高反应的位置。只要干扰项反应超过目标,注意被分配给干扰者,但是当 LIP 中的活动平衡逆转时,注意移动回到目标位置。

这些研究结果表明,正如 LIP 在驱动扫视中起到间接作用,它可能在控制注意间接作用。虽然 LIP 中的优先映射可能选择几个位置作为用于增强辨别的候选,但是后续处理可以仅在一个位置处实施这种增强,就好像通过赢家通吃的机制一样。这种另外选择可以在 LIP 之后的分立的阶段中实现,或者简单地反

映感觉处理本身的属性。同样重要的是，Bisley 和 Goldberg 的实验使用非常简短的（16 毫秒）掩蔽的视觉呈现，并且显示出注意在这些非常短暂的时间尺度上具有统一的中心。然而，仍然可能的是，注意在位置之间快速移动，并在更长的时间尺度上，它被有效地分布在多个位置。

虽然 Bisley 和 Goldberg 专注于扫视相关的和自下而上的注意，第二组研究集中于在隐蔽的视觉搜索中自上而下的注意。这些研究利用经典观察结果，发现不显眼的目标所需的时间作为干扰物数量的函数增加，设定大小效应表示无效率，或注意需求的搜索（Haslam，Porter，& Rothschild，2001）。使用 GABA 激动剂麝香酚的可逆失活的两个实验暗示 LIP 参与困难搜索。这些研究表明，失活损害了在难搜索期间的视

觉选择，无论搜索是隐性地发生还是与明显的扫视结合发生（Wardak，Olivier，& Duhamel，2002，2004）。

为了确定这一功能潜在的神经反应，Balan 等人（2008）训练猴子区分视觉提示-类似于 E 的形状-出现在干扰物阵列的视觉外周（参见图 78.6A）。猴子通过释放操纵杆报告提示的方位，并且使用中心注视没有转移注视执行任务，从而消除任何导向到注意提示的运动。表现显示出在反应时间和准确度上显示出设定大小的效应，表明努力、注意要求的搜索。

LIP 神经元具有编码提示位置的强烈反应，如果提示而不是干扰物在其 RF 中反应更强（图 78.6B）。与行为设定大小效应一致，这些反应减少作为干扰的数量的函数。当猴子观察到可变数量的占位符但尚未开始搜索时，在注视期中观察到设定大小相关的活

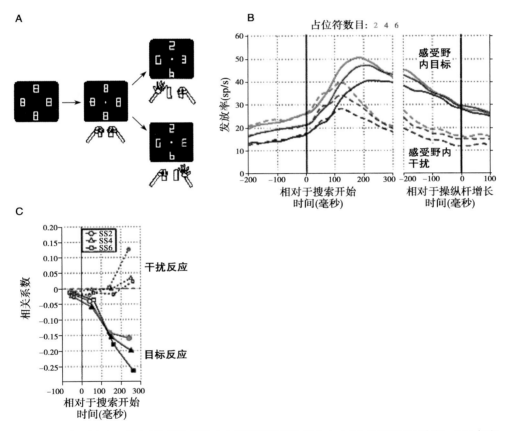

图 78.6 侧顶内（LIP）活动编码隐蔽的自上而下的注意和集合大小（占位符数目）效应。（A）任务设计。一个 8 字形占位符的阵列稳定地保留在屏幕上。在交错的试验块中，该阵列包含两个、四个或六个占位符。每个试验在猴子实现注视时开始，使得一个占位符进入感受野（RF）。然后从每个占位符移除两个线段，显示成为一个目标和几个干扰物。目标（向右或向左的字母"E"）出现在随机位置。在转移注视的情况下，猴子必须找到目标，并通过释放一个操纵杆报告其方向。（B）在搜索开始（刺激呈现）和手动释放之间的时间内，LIP 神经元编码目标位置，当相对于干扰物的"E"出现在其 RF 中时更强烈地反应。这些反应随占位符数目增加而下降。在搜索开始之前，当在屏幕上存在不同数量的占位符时，集合大小效应是明显的。（C）目标（实线）或干扰物（虚线）在 RF 中的试验的神经元放电速率和反应时间之间的相关系数。发现目标反应的显著相关（实心符号），表明该反应越大，反应时间越短。相反，干扰物反应与表现的相关性较弱。sp/s，每秒尖峰；SS，集合大小。（经许可修改自 Balan 等人，2008）

动的下降（图78.6B，−200～0ms）。行为测试表明猴子对位置概率本身的变化不敏感，这表明设定大小效应不是由于概率估计的变化。因此，最有可能的是，神经的设定大小效应反映由周围干扰物触发的竞争性视觉相互作用（Falkner，Krisha，& Goldberg，2006），提示这些相互作用解释了在视觉搜索期间的能力限制。

对此任务的强健反应还显示 LIP 编码视觉选择，以便引导骨骼动作，即独立于特定的运动输出。然而，值得注意的是，当在扫视任务中，神经反应通常增加直至扫视时间（例如，图78.4A），在此任务活动在反应时间的中间达到峰值，并在运动反应之前下降得很好。这表明在传递控制到骨骼运动之前 LIP 积累视觉信息机制。

结果还提供了关于反应的特定行为相关性的数据。如果干扰物在 RF 中，神经元显示持续的设定大小效应，直到操作杆释放（图78.6B，虚线）。相反，如果目标在 RF 中，则设定大小效应随时间逐渐减弱，使得反应在所有设定的大小（实线）下达到可比的峰值水平。此外，猴子的反应时间与目标更好相关，而不是干扰物反应（图78.6C）。这些发现与偏向竞争解释一致，由此通过自上而下的控制来过滤干扰物的影响。此外，他们建议自上向下信号可能主要通过其对目标呈现的动作来影响表现。

这些研究因此建立了 LIP 活动和知觉定义的注意之间的相关性。这些关系产生于注意是否由从下向上还是从上向下形式驱动，是否在扫视计划期间分配还是维持注视，以及它是否引导眼睛或骨骼动作。

结合自下而上和自上而下的信息

心理物理研究表明，注意是由自上而下和自下而上的信息共同控制的。重要的是，突显干扰项的影响不是不变的，而是强烈依赖于任务环境和观察者的搜索设定（Burnham，2007）。鉴于 LIP 神经元整合这两种类型的信息，它们是介导这些行为效应的可能候选。

为了解决这个问题，Balan 和 Gottlieb（2006）使用了图78.6中描述的"E"搜索任务，但除了目标之外，引入了视觉突显的干扰。在每次试验中，搜索显示（目标和干扰物）出现之前是 50ms 的视觉干扰——其可以是稳定占位符位置、亮度或颜色的简短变化，或者占位符周围框架的简短出现。扰动的重要性在随机交错的试验块中是变化的。在一些块中，扰动出现在与搜索目标相同的位置，并且因此是目标位置的有效提示。在其他块中，扰动出现在不同的、不相关的位置，并且与搜索无关。这些统计关联在试验块期间保持不变，猴子可以利用它们来调整他们的注意策略。事实上，在扰动相关试验块中，猴子的反应时间比扰动不相关的试验块短，表明他们学会使用扰动作为相关试验块中的有效提示，但阻止其在不相关块中的干扰效应。

LIP 神经元还显示背景敏感性，相对于无关背景激发的有关背景中扰动的增强的反应。此外，扰动反应的相对大小与行为效应相关。在扰动相关的试验块中反应总体上更高（见图78.7A），并且视觉反应的增加与反应时间的减少相关（图78.7B），与扰动具有促进效应的事实一致。相反，在扰动无关试验块中，反应更低（图78.7B），较高的视觉反应与较长的搜索反应时间相关，表明分散注意的作用。有趣的是，即使在扰动发生之前，视觉反应的增加伴随着神经元的基线活动的增加，并且基线活动的小幅增加与视觉反应的小幅增加没有不同（图78.7A）。先前显示的乘性增益增强对弱刺激的反应，当这些是注意的焦点时（McAdams & Maunsell，1999；Williford & Maunsell，2006）。然而，在这个任务中，在动物可以将注意引导到特定位置之前，反应增益以非空间方式增加。因此，任务背景的抽象知识也可以产生影响对感觉刺激的敏感性的乘性效应。

在视觉搜索任务中显示了突显刺激的任务依赖编码，在其中弹出（颜色对比度）干扰项伴随不显眼的目标呈现（Ipata 等人，2006）。神经元表现出对这种干扰项的可变反应，其与猴子抑制对其扫视的能力相关，支持 LIP 是整合自上而下和自下而上信息的可能底物的想法。

视觉选择的决定因素，Ⅰ：语义关联

上述研究表明，LIP 中的选择性反应可以是选择性地引导或输送视觉处理的自上而下偏向的来源。然而，这提出了一个重要的问题。大脑如何产生这种偏向，以及 LIP 神经元如何知道视觉提示的"相关性"？

心理物理研究表明，三个关键因素确立了视觉提示的重要性。这些包括学习的背景和提示的动作关联、在提供信息中提示的有用性、以及提示的巴甫洛夫（奖励）关联。在下面的章节中，讨论了 LIP 中调节选择性反应的行为因素及它们对相关性计算的可能贡献。

计算相关性的一个基本步骤是学习刺激与更广泛任务之间的关联，包括该任务的背景、动作或该任

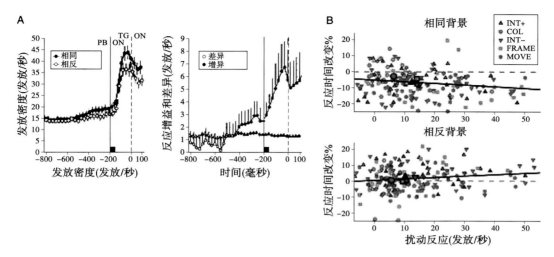

图78.7 侧顶内(LIP)神经元整合自下而上和自上而下的信息。(A)左图显示了对于搜索目标的位置,突显扰动是相关("相同")或不相关("相反")的试验的神经元集合反应。反应在扰动时间(PB ON)上对齐,并在目标出现后(TG ON)截断。在扰动发生前200~300ms开始的相关区块中看到增强。右图显示了两种条件下发放速率(每秒峰值,sp/s)之间的差异和比例(增益)。虽然差异在视觉反应时急剧增加,但是在整个试验中增益保持恒定。(B)LIP中的扰动反应与扰动对搜索反应时间的影响相关。在"相同"背景中,较大的扰动反应与反应时间(RT)的大份额减小相关,而在"相反"的背景中,较大的反应产生较大的反应时间增加。每个点显示来自一个神经元和一个扰动类型(亮度增加或减少,INT+和INT-),等亮度变色(COL),框架外观(FRAME)或占位符的移动(MOVE)的数据。(经允许修改自Balan & Gottlieb,2006)

务的目标。例如,假设你想驾驶到一个偏远位置。凭借存储在长期记忆中的信息,您已经学会将驾驶任务与"汽车"的概念相关联。这可以反过来激活视觉模板("带轮子的大物体"),这可以产生注意偏向,最终对汽车产生焦点,如计算模型中所实现的(Huang 和 Grossberg,2010;Navalpakkam & Itti,2005)。关联的自上而下控制的想法与注意可以由背景或要点(Oppermann et al.,2012)或由视觉提示的运动关联(提供)引导(Roberts & Humphreys,2011a,2011b)的心理物理学证据一致。

与关联学习的重要性一致,许多研究已经表明,LIP中的目标选择反应不是刻板的,而是由运动、视觉和视觉提示的分类关联来塑造。关于运动关联的证据来自图78.6所描述的隐蔽视觉搜索任务(Oristaglio et al.,2006)。如上所述,在任务中猴子需要找到视觉提示,同时保持中心注视并且用手动释放报告其方位。具体来说,如果提示是向右"E",猴子学会释放保持在右爪中的杆,但如果提示是向左"E"(a"3"),则猴子学会释放保持在左爪中的杆。这个手动反应发生在猴子的视野之外,并且是非目标的-即独立于提示的位置。然而,给定的运动反应具有给定提示的非空间(语义)关联,并且该关联在LIP中被编码。

在约一半的编码目标位置的细胞中,提示诱发反应不是恒定的,而是依赖于手动释放。在这些细胞中,一些具有更强的反应,如果提示出现在RF中并指示左侧拉杆释放(参见图78.8A,左栏,红色对蓝色)。其他细胞具有互补偏向,对于提示右侧释放信号反应最好。对照实验显示,该效应与提示的方位或肢体的位置无关。因此,当猴子被训练以指示一组新的提示(直立或倒U形形状)的方位时,大多数神经元显示与对于类似于E的提示相同的肢体偏向。当猴子被训练以执行相同的任务,他们的四肢越过身体中线,肢体效应保持不变:偏向右或左肢在标准手臂位置的神经元在交叉位置继续具有相同的偏向(图78.8B)。因此,编码提示位置的神经元也对相关肢体敏感。

这些肢体效应的一个重要方面是,虽然它们可靠发生在一半以上的细胞,但是它们不是神经元的主要反应。相反,它们调制了视觉选择的初级反应。例如,如果在RF中出现提示,则图78.8A中的细胞具有强健的肢体选择性。然而,如果干扰物在RF中,即使猴子执行相同的手动动作(右列),神经元保持沉默。视觉反应的优先性被使用可逆失活的进一步实验证实,其仅损伤视觉但不损伤运动选择(Balan & Gottlieb,2009)。在一个半球中,蝇蕈醇注入LIP会损伤空间选择性表现——即如果提示是对侧的,而不是与失活部位的同侧(参见图78.8B)。然而,失活导致手动释放没有损伤——既不是手动行为的全局损伤,也不

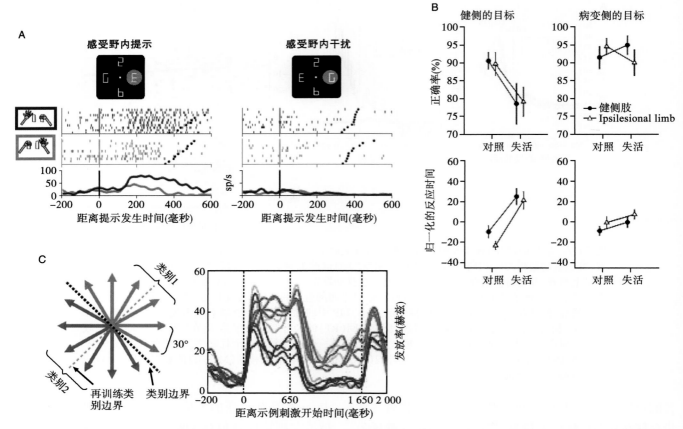

图78.8 侧顶内(LIP)神经元编码运动和分类关联。(A)手动释放调制。图78.6所示,在"E"搜索任务中代表性神经元的反应。猴子维持注视并通过分别释放保持在右爪或左爪中的操纵杆报告"E"的左右朝向。操纵杆本身在视野之外。向右的提示可能出现在左边,反之亦然,所以运动反应的偏侧性与视觉提示的偏侧性无关。只有当"E"出现在感受野(RF)中时,神经元才有反应,但如果干扰项出现在感受野中(左和右柱),则神经元是沉默的。此外,当在其RF中出现"E"时,如果猴子释放左边操纵杆时细胞比释放右边操纵杆(蓝色对红色轨迹)更活跃。顶部子图中的光栅图显示了单个试验。每个点表示在提示开始时对齐的动作电位的时间,并且黑点显示了手动释放的时间。试验按手动反应时间的顺序离线排序。底部图示出了相应的平均发放密度直方图(用高斯内核平滑,σ 为10ms)。(B)蝇蕈醇灭活损伤视觉而不是运动选择。在对照条件下和在一个半球中LIP的蝇蕈醇失活后,"E"搜索任务的表现。顶行显示分辨精度,底行显示反应时间。符号显示平均值和标准差。数据根据目标的半球和活性肢体的侧(对侧或与失活部位同侧)分离。(经许可修改自 Balan & Gottlieb,2009)。(C)刺激类别的调制。左侧子图说明了行为任务。猴子观察到包含在八个可能方向之一上的随机点运动的示例刺激。在延迟时间(650~1650ms)之后,出现测试运动刺激,并且如果测试刺激与示例刺激的运动类别匹配,则猴子必须释放操纵杆,否则继续保持操纵杆。最初训练猴子根据一个类别边界(黑色虚线)对方向进行分类,然后再训练以使用不同的边界(绿色虚线)。右上图显示了代表性的LIP神经元,其在其RF内部呈现示例刺激之后具有视觉和延迟期活性以及对示例刺激类别的敏感性。通过相对于类别边界内的方向的变化,发放速率被更强地调制,从而将该调制与对于运动方向的简单选择性解离。(经许可修改自 Freedman & Assad,2006)

是肢体特异性损伤。这些发现因此建议,LIP中的肢体反应不表示该区域主要涉及抓握的执行或释放。相反,它们是运动关联对视觉选择的间接影响。

其他实验表明,LIP神经元也可以反映更抽象的属性,如分类成员或指导提示的视觉关联(Freedman & Assad,2011)。在猴子被训练使用延迟匹配样本任务来报告运动刺激的类别任务中,对刺激的神经反应是类别选择性的,不同的神经元对一个或另一个类别的反应更多(Freedman & Assad,2006)。在测试视觉关联的不同任务(Fitzgerald,Freedman,& Assad,2011)

或基于特征联合的视觉搜索中发现了类似的区别。虽然使用非常不同的任务,但是这些研究汇聚到相似的结论-LIP神经元不仅反映位置,而且反映任务相关提示的学习的视觉、动作和语义关联。

这些发现被提出反映抽象编码和运动独立决策(Freedman & Assad,2011)。此外,考虑到LIP在视觉选择中的作用,它们还可以有助于相关性的学习和自上而下控制。这个假设提出了新的问题,并扩展了我们对这种控制的看法。在传统的注意观点,对于特征或位置的自上而下信号被认为源于不同的神经元,并采取不同的注意机制（Desimone & Duncan，1995；Maunsell & Treue，2006）。然而，LIP反应的多方面性质表明，自上而下信号可能对空间和高级特征都是选择性的（Gottlieb & Snyder，2010）。例如，如果神经元，例如图78.7A中的肢选择性细胞，提供自上而下的偏向，这意味着不同的神经元群提供了信号传递右或左释放的偏向。换句话说，取决于所关注对象的重要性，引导对给定位置的注意可以由不同的神经元群体完成。然而乍看起来这种分化（组合）信号可能提供与视觉和运动机制的有效接口，其也对特征和/或类别是选择性的。另一种可能性是具有双重空间/非空间选择性的神经元仅表示计算相关性网络中的隐藏层，并且网络的输出（注意偏向本身）可以由缺乏关联效应的神经元传达。未来的实验需要澄清这个问题。

第二组问题涉及产生关联效应的机制。一种可能性是，这些效应反映来自结构的在线反馈，其积累关于类别或动作的证据。然而，可能通过长时间的训练，视觉关联在视觉区域本身或在这些区域和LIP之间的连接中产生可塑性。这种可塑性可以在简单的增强模型中产生（Ferrera & Grinband，2006），并且与早期视觉区域如V4（Mirabella等人，2007）中语义效应的存在一致。

视觉选择的决定因素，Ⅱ：效用和信息

虽然语义关联是必要的，但它们不足以确定相关性：为了有效地引导注意，大脑还必须估计视觉提示的有用性。要理解这种区别，考虑一个主体在自然行为期间做出的眼睛运动的模式——一个简单的任务，如填充一壶水壶泡茶（见图78.9A）。正如20世纪早期Yarbus的开创性工作所描述的，在这种条件下做出的绝大多数眼动都是被引导到与任务相关的提示。然而，这些运动不以所有具有任务关联的刺激为目标，在本示例中，这些刺激包括厨房墙壁，橱柜和地板。相反，他们对带来新的信息的刺激有选择性，即引导手动操作的水龙头和水槽。这表明另外的机制必须在该组任务相关提示集合内操作，以进一步选择那些为未来动作提供信息的刺激，从而增加成功的可能性。

与这个想法一致，多项研究表明，眼动决策对预期的奖励是敏感的，并且已经提出在LIP（以及可能的其他区域）中的目标选择反应编码替代动作的效用（Kable & Glimcher，2009；Sugrue，Corrado，& Newsome，2004，2005）。猴子为了液体奖励容易训练直接注视，人类受试者在视觉搜索期间在预期增益和突显之间做出最佳权衡（Navalpakkam等人，2010）。奖励

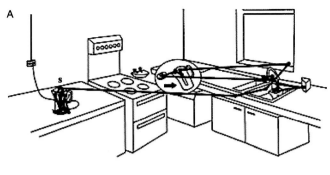

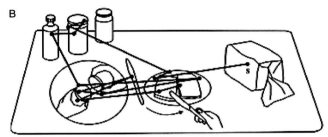

图78.9 活动任务期间的眼睛移动。（A）受试者将水注入水壶时的眼睛运动。（B）受试者在准备三明治时的眼睛运动。（经许可转载自Land，2009）

效应已经在包括FEF（Ding & Hikosaka，2006）和SC（Ikeda & Hikosaka，2003）的多个结构中描述。类似地，在LIP中，目标选择反应随着期望的奖励单调增加，无论这是通过奖励幅度、概率或奖励的时机的变化，以及动物是否执行指示或自由选择任务（Dorris & Glimcher，2004；Louie & Glimcher，2010；Louie，Grattan，& Glimcher，2011；Platt & Glimcher，1999；Sugrue，Corrado，& Newsome，2004）。这些研究结果表明有力的假设，LIP中的目标选择反应编码视觉效用的共同通用，而不考虑传输效用的特定因素（Kable & Glimcher，2009；Sugrue，Corrado，& Newsome，2005）。

然而，一个重要的问题是，如果神经元编码预期的奖励本身或对于注意重要的效用的具体形式信息的效用。信息的有用性取决于观察者的不确定性，而不是由预期的奖励唯一确定。对不确定性的敏感性（或反面，新信息）是至关重要的，以便注意过滤掉冗余信号并在竞争的运动需求之间进行仲裁（Sprague & Ballard 2005；Tatler et al.，2011）。再次考虑图78.9A中受试者的眼球运动。为了完成他的任务，受试者同时操作水壶和从炉子走到水槽。他的手和腿的动作都有很高的价值，对任务是必需的。然而，眼睛运动专门指导手的动作，而不是指向地板的腿的动作目标。尽管在任务中很有价值，但这一行动对信息的不确定性或需求很少。

尽管在眼动领域没有检查信息的具体效用，但对

这个问题的深入了解来自人类和大鼠注意的强化学习研究（Pearce & Mackintosh, 2011）。这些研究的中心思想是注意分配不是基于预期的奖励，而是基于与提示相关的预测误差。预测误差是动作者的期望和实际经历的结果之间的不同的量度。比预期更好或更差的结果分别产生正误差和负误差，这些误差驱动迭代算法中的学习。注意的加强学习理论假定感觉信号的"信息性"可以通过与该信号相关联的预测误差的绝对值来估计。作为可靠预测的提示将降低不确定性并具有低的相关误差，而使得不确定预测的提示将具有较高的预测误差。

与这个框架一致，心理物理研究表明人类的注意是由视觉提示的预测性质指导（Hogarth, Dickinson, & Duka, 2010）。此外，大鼠研究表明，这种指导可能涉及两个不同的机制（Pearce & Mackintosh, 2011）。被称为"行动注意"的一种机制被认为依赖于额叶，并将优先级分配给具有低预测误差的刺激，即可以指导未来动作的可靠预测器（例如，图78.9A中的龙头或水槽）。第二种机制，被称为"学习注意"，涉及杏仁核和顶叶，并赋予新颖或不确定的提示的价值，以了解这样的提示。

到目前为止，关于视觉和眼动运动系统中预测误差的重要性了解甚少，因为大多数研究都集中在预期奖励的作用。未来工作的一个关键问题是将这项工作与强化学习框架相结合，并理解顶叶和前额神经元如何基于视觉提示的预测或信息属性分配优先级。

注意的决定因素Ⅲ：Pavlovian（情感）关联

注意的强化理论的核心假设是注意受预测误差的绝对量值指导，而不论它们的符号如何。通过这种方式，可以将注意力集中到信息提示上，无论该刺激是带来"好"还是"坏"消息。这似乎符合我们对注意应该如何进行的直觉：虽然在你的徒步路线上看到一只老虎是一个不愉快的前景，但注意确认在灌木丛中确实有一只老虎，应该是没有问题的。

然而，与这纯粹的信息观点相反，汇聚的心理物理证据表明注意确实有强烈的情感组件，并且对外部提示的社会或情感效价敏感（Vuilleumier, 2005）。最初为中性但获得肯定奖励关联的刺激可以自动吸引注意（Anderson, Laurent & Yantis, 2011; Libera & Chelazzi, 2009），而具有负关联的刺激可以排斥注视并减少他们的位置的注视时间（Hogarth, Dickinson, & Duka, 2010）。与上面讨论的目标引导注意不同，即使当刺激与任务无关时，这些效果也自动出现。注意中

情感偏向在精神疾病中很强（Williams, Mathews, & MacLeod, 1996）。例如，具有药物成瘾的患者具有对与药物相关的提示的自动偏倚，其可以恢复药物渴求甚至在禁药期之后导致复发（Flagel, Akil, & Robinson, 2009）。

尽管情感注意可能有着重要性，但很少知道它的神经机制。然而，最近的实验表明条件提示也产生LIP中的神经反应中的价态特异性偏差（Peck等人，2009）。猴子执行概率奖励任务，其中每个试验具有结束奖励或没有奖励的50%先前概率。在试验开始时，猴子观察到外周条件刺激（CS），其提供关于试验的奖励的全部信息。一些提示带来了"好消息"，表示试验将以奖励结束（CS+）；其他带来了"坏消息"，表明即使正确完成，试验将结束没有奖励（CS−）。如果注意仅仅依赖于预测的有效性，则它应当以类似的方式指向正和负提示，作为传送的可靠信息。相反，如果注意力取决于奖励关联，则它可以不同地分配给正和负提示。

与后一种可能性相一致的是，注意偏向根据情感价值而不同——例如"好消息"提示（CS+）吸引注意，而"坏消息"（CS−）提示则排斥对其位置的注意。如图78.10A所示，在RF中呈现CS时，LIP神经元具有快速的瞬时视觉响应，随后是在提示消失之后的持续活动。CS+后的持续反应是兴奋性的，当提示出现在RF内比它出现在对侧位置时产生更强的响应（参见图78.10B，顶部）。相比之下，由CS−诱发的反应是抑制性的，相对于对侧位置，在提示位置产生较低的活动（参见图78.10B，底部）。

为了了解这些神经偏向是否与行为相关，研究人员训练猴子在短暂的延迟时间内保持注视，然后对第二个目标进行扫视，该目标不可预测地出现在与提示相反或相同的位置。通过比较引导至CS位置和对侧位置的扫视，研究者可以检测CS是否具有吸引或排斥效应。

与LIP中的神经偏向一致，如果将扫视导向CS+位置，则略微促进扫视，但是如果指向CS−位置扫视则被严重削弱（参见图78.10C）。如果扫视被指向远离CS−，CS试验的表现更好，显示损伤在空间上是特异性的，并且与在无奖励试验中的动机的全局降低不同（见图78.10C，最右边的两个柱）。此外，CS一致试验的损伤影响反应时间和准确性。由CS产生的辨距困难（不准确）是特别重要的，因为它区分这种来自返回抑制的排斥，其仅报告延长潜伏期（Fecteau & Munoz, 2006）。此外，通过降低准确性，CS−产生了许多目标

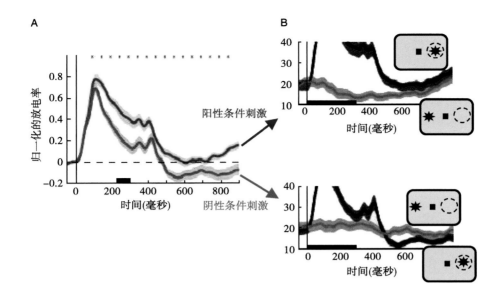

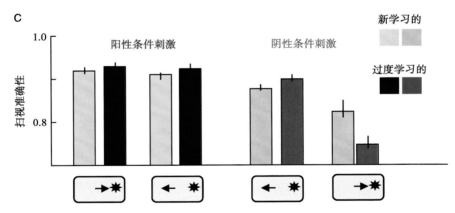

图78.10 巴甫洛夫提示造成注意偏向和侧顶内(LIP)活动的偏向。(A)神经元集群对巴甫洛夫提示的响应。一个提示在感受野(RF)中闪烁300ms(黑条),然后是一段延迟期,在此期间猴子保持注视。LIP神经元具有对提示有选择性的瞬时和持续响应,相比于预测无奖励(CS-,红色)的阴性CS,在预测有奖励的阳性(CS+,蓝色)条件刺激(CS)时LIP神经元响应更强。顶部的点显示两个条件下有显著差异的时间段。底部的虚线表示活动的提示前水平。阴影显示均值的标准误差。(B)提示诱发的偏向是空间特定的。每个子图中的深色轨迹分别与子图A中的蓝色和红色轨迹相同,但显示在扩大的纵轴上(其中轨迹的峰值被有意地截断)。灰色轨迹显示了当提示出现在RF对面时的响应。由RF提示诱发的响应高于(CS+)或低于(CS-)那些由相反位置的提示诱发的响应。(C)注意偏向是空间特定的。子图显示了所有时间段中扫视准确度的平均值和标准误差。不透明的颜色显示过度学习CS的试次,在数万次试次中具有一致的奖励关联。浅色显示有新CS的试次,是在单个实验单元中引入和训练的。对预期喜好的测量表明,猴子在最初的5~10个试次中学习了新的CS的值。数据收集在此学习完成后开始。CS-试次(红色)的准确度略低于CS+试次,表明动机的影响不大。然而,最强的效果是在CS一致试次中,在这些试次中扫视指向CS-位置(最右侧的柱状图)。此外,这些试次的准确性随着训练进一步下降,相对于新学习的提示,过度学习后的准确性更低。(经许可修改自Peck et al.,2010)

错误,并降低了猴子的奖励率。尽管其有害的后果,这种CS诱导排斥增加而不是减少训练,相对于新学习的提示变得更强(见图78.10C,实心与淡色)。

因此,这些效应是在人类受试者中记录的情感偏向的真正相关因素。与这些偏向一样,由CS产生的效应取决于提示的效价,是自动产生的,而且尽管适应不良效应仍持续存在。

这些发现表明,需要区分注意中两类基于奖励的机制。一种是以目标为导向的机制,它估计提示在告知未来行动中的操作价值。这种机制可能受驱动行为评估的相同机制指导,或者是受可以衡量"新信息"或惊喜的无符号预测错误指导,并可能在皮层区域进行编码(den Ouden et al.，2010；Itti & Baldi，2009)。然而，第二种机制似乎是受知觉提示的内在(条件性的)巴甫洛夫式联想指导。这一机制可能受到标志着可靠性和情感效价的带符号预测错误指导，并可能由中脑的多巴胺神经元编码(Flagel et al.，2011)。情感偏向可能对检测生物相关信息非常有用。然而，如上所述，这种形式的注意是一把双刃剑，即使有适应不良的影响，它也倾向于自动运行。

总结

来自解剖学、单神经元记录和失活研究的综合证据表明，LIP 区与视觉注意的分配有关。该区域中的神经元编码稀疏的视觉表征，该视觉表征为注意和目光转移选择候选刺激，并整合感觉和行为信息。

在 LIP 中复杂的行为影响提出了关于自上而下控制的性质的重要问题。理解这些影响需要我们考虑大脑分配相关性的多种机制，包括任务关联、信息内容和提示的情感价值(Gottlieb，2012)。因此，未来研究的关键目标将是整合来自心理物理和行为学研究的证据，以更好地理解神经生理学机制。

致谢

这项研究由精神分裂症和抑郁症研究国际联盟、盖茨比慈善基金会和国家眼科研究所支持。

参考文献

Anderson, B. A., Laurent, P. A., & Yantis, S. (2011). Value-driven attentional capture. *Proceedings of the National Academy of Sciences of the United States of America, 108*, 10367–10371. doi:10.1073/pnas.1104047108.

Balan, P. F., & Gottlieb, J. (2006). Integration of exogenous input into a dynamic salience map revealed by perturbing attention. *Journal of Neuroscience, 26*, 9239–9249.

Balan, P. F., & Gottlieb, J. (2009). Functional significance of nonspatial information in monkey lateral intraparietal area. *Journal of Neuroscience, 29*, 8166–8176.

Balan, P. F., Oristaglio, J., Schneider, D. M., & Gottlieb, J. (2008). Neuronal correlates of the set-size effect in monkey lateral intraparietal area. *PLoS Biology, 6*, e158. doi:10.1371/journal.pbio.0060158.

Behrmann, M., & Geng, J. J. (2002). What is "left" when all is said and done? In H.-O. Karnath, D. Milner, & G. Vallar (Eds.), *Spatial coding in hemispatial neglect* (pp. 85–100). Oxford, England: Oxford University Press.

Ben Hamed, S., & Duhamel, J. R. (2002). Ocular fixation and visual activity in the monkey lateral intraparietal area. *Experimental Brain Research, 142*, 512–528.

Ben Hamed, S. B., Duhamel, J. R., Bremmer, F., & Graf, W. (2002). Visual receptive field modulation in the lateral intraparietal area during attentive fixation and free gaze. *Cerebral Cortex, 12*, 234–245.

Bisley, J., & Goldberg, M. (2010). Attention, intention, and priority in the parietal lobe. *Annual Review of Neuroscience, 33*, 1–21. doi:10.1146/annurev-neuro-060909-152823.

Bisley, J. W., & Goldberg, M. E. (2003). Neuronal activity in the lateral intraparietal area and spatial attention. *Science, 299*, 81–86.

Blatt, G. J., Andersen, R. A., & Stoner, G. R. (1990). Visual receptive field organization and cortico–cortical connections of the lateral intraparietal area (area LIP) in the macaque. *Journal of Comparative Neurology, 299*, 421–445.

Burnham, B. R. (2007). Displaywide visual features associated with a search display's appearance can mediate attentional capture. *Psychonomic Bulletin & Review, 14*, 392–422.

Carrasco, M., & Yeshurun, Y. (2009). Covert attention effects on spatial resolution. *Progress in Brain Research, 176*, 65–86.

Colby, C. L., Duhamel, J.-R., & Goldberg, M. E. (1993). Ventral intraparietal area of the macaque: Anatomic location and visual response properties. *Journal of Neurophysiology, 69*, 902–914.

Colby, C. L., & Goldberg, M. E. (1999). Space and attention in parietal cortex. *Annual Review of Neuroscience, 23*, 319–349.

Constantinidis, C., & Steinmetz, M. A. (2005). Posterior parietal cortex automatically encodes the location of salient stimuli. *Journal of Neuroscience, 25*, 233–238.

den Ouden, H. E., Daunizeau, J., Roiser, J., Friston, K. J., & Stephan, K. E. (2010). Striatal prediction error modulates cortical coupling. *Journal of Neuroscience, 30*, 3210–3219.

Desimone, R., & Duncan, J. (1995). Neural mechanisms of selective visual attention. *Annual Review of Neuroscience, 18*, 183–222.

Ding, L., & Hikosaka, O. (2006). Comparison of reward modulation in the frontal eye field and caudate of the macaque. *Journal of Neuroscience, 26*, 6695–6703.

Dorris, M. C., & Glimcher, P. W. (2004). Activity in posterior parietal cortex is correlated with the relative subjective desirability of action. *Neuron, 44*, 365–378.

Falkner, A. L., Krisha, B. S., & Goldberg, M. E. (2006). Lateral inhibitory interactions in the lateral intraparietal area (LIP) of the monkey. *Abstracts of the Society for Neuroscience, 37*, 606.608.

Fecteau, J. H., & Munoz, D. P. (2006). Salience, relevance, and firing: A priority map for target selection. *Trends in Cognitive Sciences, 10*, 382–390. doi:10.1016/j.tics.2006.06.011.

Ferrera, V. P., & Grinband, J. (2006). Walk the line: Parietal neurons respect category boundaries. *Nature Neuroscience, 9*, 1207–1208.

Fitzgerald, J. K., Freedman, D. J., & Assad, J. A. (2011). Generalized associative representations in parietal cortex. *Nature Neuroscience, 14*, 1075–1079.

Flagel, S. B., Akil, H., & Robinson, T. E. (2009). Individual differences in the attribution of incentive salience to reward-related cues: Implications for addiction. *Neuropharmacology, 56*, 139–148.

Flagel, S. B., Clark, J. J., Robinson, T. E., Mayo, L., Czul, A., Willuhn, I., et al. (2011). A selective role for dopamine in stimulus–reward learning. *Nature, 469*, 53–57. doi:10.1038/nature09588.

Freedman, D. J., & Assad, J. A. (2006). Experience-dependent representation of visual categories in parietal cortex. *Nature, 443*, 85–88.

Freedman, D. J., & Assad, J. A. (2011). A proposed common

neural mechanism for categorization and perceptual decisions. *Nature Neuroscience, 14*, 143–146.

Gottlieb, J. (2012). Attention, learning and the value of information. *Neuron, 76*, 281–295.

Gottlieb, J., & Goldberg, M. E. (1999). Activity of neurons in the lateral intraparietal area of the monkey during an antisaccade task. *Nature Neuroscience, 2*, 906–912.

Gottlieb, J., Kusunoki, M., & Goldberg, M. E. (1998). The representation of visual salience in monkey parietal cortex. *Nature, 391*, 481–484.

Gottlieb, J., Kusunoki, M., & Goldberg, M. E. (2005). Simultaneous representation of saccade targets and visual onsets in monkey lateral intraparietal area. *Cereb Cortex, 15*, 1198–1206.

Gottlieb, J., & Snyder, L. H. (2010). Spatial and non-spatial functions of the parietal cortex. *Current Opinion in Neurobiology, 20*, 731–740.

Hanes, D. P., & Schall, J. D. (1996). Neural control of voluntary movement initiation. *Science, 274*, 427–430.

Haslam, N., Porter, M., & Rothschild, L. (2001). Visual search: Efficiency continuum or distinct processes? *Psychonomic Bulletin & Review, 8*, 742–746.

Hogarth, L., Dickinson, A., & Duka, T. (2010). Selective attention to conditioned stimuli in human discrimination learning: Untangling the effects of outcome prediction, valence, arousal and uncertainty. In C. J. Mitchell & M. E. LePelley (Eds.), *Attention and associative learning: From brain to behavior* (pp. 71–97). Oxford, England: Oxford University Press.

Huang, T. R., & Grossberg, S. (2010). Cortical dynamics of contextually cued attentive visual learning and search: Spatial and object evidence accumulation. *Psychological Review, 117*, 1080–1112.

Ikeda, T., & Hikosaka, O. (2003). Reward-dependent gain and bias of visual responses in primate superior colliculus. *Neuron, 39*, 693–700.

Ipata, A. E., Gee, A. L., Gottlieb, J., Bisley, J. W., & Goldberg, M. E. (2006). LIP responses to a popout stimulus are reduced if it is overtly ignored. *Nature Neuroscience, 9*, 1071–1076.

Itti, L., & Baldi, P. (2009). Bayesian surprise attracts human attention. *Vision Research, 49*, 1295–1306. doi:10.1016/j.visres.2008.09.007.

Kable, J. W., & Glimcher, P. W. (2009). The neurobiology of decision: Consensus and controversy. *Neuron, 63*, 733–745.

Kowler, E., Anderson, E., Dosher, B., & Blaser, E. (1995). The role of attention in the programming of saccades. *Vision Research, 35*, 1897–1916. doi:10.1016/004-6989(94)00279-U.

Land, M. F. (2009). Vision, eye movements, and natural behavior. *Visual Neuroscience, 26*, 51–62.

Lewis, J. W., & Van Essen, D. C. (2000). Corticocortical connections of visual, sensorimotor, and multimodal processing areas in the parietal lobe of the macaque monkey. *Journal of Comparative Neurology, 428*, 112–137.

Libera, C. D., & Chelazzi, L. (2009). Learning to attend and to ignore is a matter of gains and losses. *Psychological Science, 20*, 778–784.

Lo, C. C., & Wang, X. J. (2006). Cortico–basal ganglia circuit mechanism for a decision threshold in reaction time tasks. *Nature Neuroscience, 9*, 956–963.

Louie, K., & Glimcher, P. W. (2010). Separating value from choice: Delay discounting activity in the lateral parietal area. *Journal of Neuroscience, 30*, 5498–5507.

Louie, K., Grattan, L. E., & Glimcher, P. W. (2011). Reward value-based gain control: Divisive normalization in parietal cortex. *Journal of Neuroscience, 31*, 10627–10639.

Maunsell, J. H., & Treue, S. (2006). Feature-based attention in visual cortex. *Trends in Neurosciences, 29*, 317–322. doi:10.1016/j.tins.2006.04.001.

McAdams, C. J., & Maunsell, J. H. R. (1999). Effects of attention on orientation-tuning functions of single neurons in macaque cortical area V4. *Journal of Neuroscience, 19*, 431–441.

Mirabella, G., Bertini, G., Samengo, I., Kilavik, B. E., Frilli, D., Della Libera, C., et al. (2007). Neurons in area V4 of the macaque translate attended visual features into behaviorally relevant categories. *Neuron, 54*, 303–318. doi:10.1016/j.neuron.2007.04.007.

Navalpakkam, V., & Itti, L. (2005). Modeling the influence of task on attention. *Vision Research, 45*, 205–231.

Navalpakkam, V., Koch, C., Rangel, A., & Perona, P. (2010). Optimal reward harvesting in complex perceptual environments. *Proceedings of the National Academy of Sciences of the United States of America, 107*, 5232–5237. doi:10.1073/pnas.0911972107.

Oppermann, F., Hassler, U., Jescheniak, J. D., & Gruber, T. (2012). The rapid extraction of gist-early neural correlates of high-level visual processing. *Journal of Cognitive Neuroscience, 24*, 521–529.

Oristaglio, J., Schneider, D. M., Balan, P. F., & Gottlieb, J. (2006). Integration of visuospatial and effector information during symbolically cued limb movements in monkey lateral intraparietal area. *Journal of Neuroscience, 26*, 8310–8319.

Pearce, J. M., & Mackintosh, N. J. (2011). Two theories of attention: A review and a possible integration. In C. J. Mitchell & M. E. LePelley (Eds.), *Attention and associative learning: From brain to behavior* (pp. 11–39). Oxford, England: Oxford University Press.

Peck, C. J., Jangraw, D. C., Suzuki, M., Efem, R., & Gottlieb, J. (2010). Reward modulates attention independently of action value in posterior parietal cortex. *Journal of Neuroscience, 29*, 11182–11191.

Platt, M. L., & Glimcher, P. W. (1999). Neural correlates of decision variables in parietal cortex. *Nature, 400*, 233–238.

Pouget, A., Deneve, S., & Duhamel, J. R. (2002). A computational perspective on the neural basis of multisensory spatial representations. *Nature Reviews Neuroscience, 3*, 741–747.

Pouget, P., Logan, G. D., Palmeri, T. J., Boucher, L., Pare, M., & Schall, J. D. (2011). Neural basis of adaptive response time adjustment during saccade countermanding. *Journal of Neuroscience, 31*, 12604–12612.

Powell, K. D., & Goldberg, M. E. (2000). Response of neurons in the lateral intraparietal area to a distractor flashed during the delay period of a memory-guided saccade. *Journal of Neurophysiology, 84*, 301–310.

Raffi, M., & Siegel, R. M. (2005). Functional architecture of spatial attention in the parietal cortex of the behaving monkey. *Journal of Neuroscience, 25*, 5171–5186.

Reynolds, J. H., & Chelazzi, L. (2004). Attentional modulation of visual processing. *Annual Review of Neuroscience, 27*, 611–647.

Reynolds, J. H., Chelazzi, L., & Desimone, R. (1999). Competitive mechanisms subserve attention in macaque areas V2 and V4. *Journal of Neuroscience, 19*, 1736–1753.

Reynolds, J. H., & Heeger, D. J. (2009). The normalization model of attention. *Neuron, 61*, 168–185.

Reynolds, J. H., Pasternak, T., & Desimone, R. (2000). Attention increases sensitivity of V4 neurons. *Neuron, 26*, 703–714.

Roberts, K. L., & Humphreys, G. W. (2011a). Action-related objects influence the distribution of visuospatial attention. *Quarterly Journal of Experimental Psychology, 64*, 669–688.

Roberts, K. L., & Humphreys, G. W. (2011b). Action relations facilitate the identification of briefly-presented objects. *Attention, Perception & Psychophysics, 73*, 597–612.

Schall, J. D., Purcell, B. A., Heitz, R. P., Logan, G. D., & Palmeri, T. J. (2011). Neural mechanisms of saccade target selection: Gated accumulator model of the visual–motor cascade. *European Journal of Neuroscience, 33*, 1991–2002.

Sommer, M. A., & Wurtz, R. H. (2002). A pathway in primate brain for internal monitoring of movements. *Science, 296*, 1480–1482.

Sprague, N., & Ballard, D. H. (2005). Modeling embodied visual behaviors. *ACM Transactions on Applied Perception, 1*, 1–26. doi:10.1145/1265957.1265960.

Stanford, T. R., Shankar, S., Massoglia, D. P., Costello, M. G., & Salinas, E. (2010). Perceptual decision making in less than 30 milliseconds. *Nature Neuroscience, 13*, 379–385.

Sugrue, L. P., Corrado, G. S., & Newsome, W. T. (2004). Matching behavior and the representation of value in the parietal cortex. *Science, 304*, 1782–1787.

Sugrue, L. P., Corrado, G. S., & Newsome, W. T. (2005). Choosing the greater of two goods: Neural currencies for valuation and decision making. *Nature Reviews Neuroscience, 6*, 363–375.

Tatler, B. W., Hayhoe, M. N., Land, M. F., & Ballard, D. H. (2011). Eye guidance in natural vision: Reinterpreting salience. *Journal of Vision, 11*(5), 5–25. doi:10.1167/11.5.5.

Vuilleumier, P. (2005). How brains beware: Neural mechanisms of emotional attention. *Trends in Cognitive Sciences, 9*, 585–594. doi:10.1016/j.tics.2005.10.011.

Wardak, C., Olivier, E., & Duhamel, J. R. (2002). Saccadic target selection deficits after lateral intraparietal area inactivation in monkeys. *Journal of Neuroscience, 22*, 9877–9884.

Wardak, C., Olivier, E., & Duhamel, J. R. (2004). A deficit in covert attention after parietal cortex inactivation in the monkey. *Neuron, 42*, 501–508.

Williams, J. M., Mathews, A., & MacLeod, C. (1996). The emotional Stroop task and psychopathology. *Psychological Bulletin, 120*, 3–24.

Williford, T., & Maunsell, J. H. (2006). Effects of spatial attention on contrast response functions in macaque area V4. *Journal of Neurophysiology, 96*, 40–54.

Zhang, M., & Barash, S. (2004). Persistent LIP activity in memory antisaccades: Working memory for a sensorimotor transformation. *Journal of Neurophysiology, 91*, 1424–1441.

第 XI 篇　无脊椎动物视觉

第 79 章　无脊椎动物视觉：光学与行为

Michael F. Land

视觉的等级

早期进化

几乎所有的后生动物都能表现出某种由光控制的行为，几乎所有参与这些光控行为的关键的分子都是 G 蛋白偶联受体的视蛋白。这些分子是动物特有的，并且在每一个门的动物当中都能发现，唯一的例外可能就是海绵动物。因而视蛋白可能在动物进化早期就开始存在。根据视蛋白自身的生化转导形式，它一共有两种主要存在形式，这两种形式早在从两侧对称动物分为原口动物（扁形动物、软体动物、环节动物和节肢动物）和后口动物（棘皮动物、脊索动物）之前就存在了。直到目前为止，人们依旧认为原口动物仅有杆视蛋白，后口动物仅有纤毛视蛋白，但是这只针对的是它们对光的主要受体。例如，一些脊椎动物的视网膜神经节细胞含有具有适当转导机制的杆视蛋白，并且环节动物蠕虫的头部中的感光细胞中也有纤毛视蛋白（Arendt et al.，2004）。

原口动物和后口动物的分化可能发生在前寒武纪时期，比我们认为的眼睛的进化时间要早。根据化石记录可识别的眼睛是突然出现在早期寒武纪时代，大概是 53 亿年前，这个时间段动物的体型变得很大，移动性变强，并且这个时期出现了至关重要的外骨骼。这所有的证据暗示了食肉动物数量的增加，不管是狩猎或是防卫，食肉动物和猎物都需要更好的视觉。寒武纪这个时间段中，所有类型的眼睛，不管是复眼还是单眼，或多或少都在向着它们现代存在的形式方向进化（Land & Nilsson，2012）。

光控制的行为

对视觉行为的复杂程度分类的一种方法是依据控制这种行为所需要的信息的数量来建立的。有些行为，例如视觉捕食，需要精确的空间视觉；其他的行为，例如简单的趋光行为和避光行为需要的信息则要少得多。这里展示的是光控制行为的尼尔森分类法（2009），这种方法使我们能够方便地追踪光行为不同

进化的等级，包括从基础的光敏感性到蜜蜂、章鱼和鱼拥有的多目标的视觉。这种系统一共有四个等级，每一个都是通过光控方式的结构的改变来进行区分的（见图 79.1）。

第一级：无方向的光感受　许多行为除了光色素和一个光转导系统是不需要感光细胞的专门化。例如生物昼夜节律的控制，就是避免强光特别是短波长的光照，以及用光作为一个深度计量器。这些响应涉及大的缓慢强度变化，因此不需要密集堆叠的光感受器膜，并且所涉及的受体通常不明显。例如，由软体动物中的皮肤受体介导的防御性阴影反应也不需要专门化，尽管这里对于反应速度有更大的要求。

第二级：定向感光细胞　栖息地需要接近或避免光的动物通常配备了由筛选色素支持的受体，使得它们仅对周围环境部分的光作出优先反应。然后，或者通过从一侧到另一侧扫描它们的眼点（k 轴偏心）或同时比较来自指向不同方向（趋激性）的两个眼斑的输出，可以保持适当的过程（Fraenkel & Gunn，1940）。这样的动物包括一些扁虫、线虫、许多海洋无脊椎动物的幼虫和昆虫的幼虫，例如苍蝇。这种受体的视野可以高达 180°。然而，它们需要能够在秒或更短的时间尺度上对相对小的强度的变化作出响应，因此它们将需要比 1 级受体更高的灵敏度，因此需要增加光受体分子的数量。这可能涉及专门的膜折叠，特别是当眼斑要在昏暗条件下使用时。

第三级：低分辨率空间视觉　诸如对象回避，跟踪大地标或天体，监视自身运动或在投射阴影之前检测捕食者的任务都需要眼睛能够测量来自不同方向的光的强度，也就是说，他们必须有真正的空间视觉。分辨率不需要很高，5°～30° 就足够完成所有这些任务。色素杯状眼睛或者是没有光学专业化的复合结构将是足够的（见图 79.2A 和 B）。在水母、扁虫、环链虫、腹足类和双壳类软体动物和许多幼虫节肢动物发现这样的眼睛。由于现在每个受体的接受角相对于 2 级的光感受大大降低，所以更需要增加光色素分子的数量，并且在该水平，感光细胞都具有高度折叠的膜。尽管发现了片状结构，通常这些是采取紧密堆积的细胞膜（视杆）的微杆菌延伸的形式。

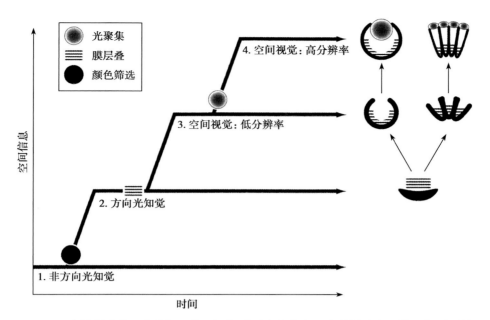

图 79.1 光控行为的四个等级。第一级仅需要光色素和一个转导途径。第二级需要筛选色素以使得受体定向，并且形成膜堆叠以增加色感密度。在第三级中，需要基本的光学机制来提供适度的空间分辨率。第四级视觉，典型的头足类软体动物、节肢动物和脊椎动物，需要大大改善的视觉和大脑。（修改自 Nilsson，2009）

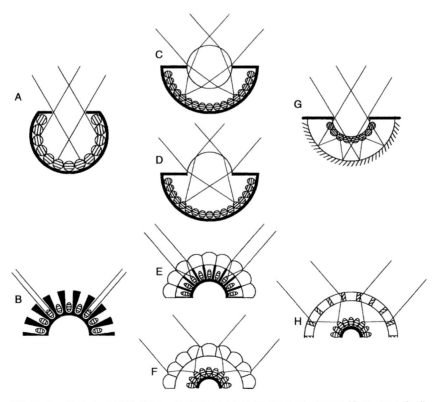

图 79.2 动物中成像的机制。单腔眼：（A）坑/针眼，（C）球面透镜眼，（D）角膜眼，（G）凹面镜眼。复眼：（B）无透镜复眼，（E）与透镜对准眼，（F）折射叠加复眼，（H）反射叠加复眼。详情见文中（摘自 Land & Nilsson，2012）

第四级：高分辨率空间视觉 为了能够远距离发现猎物或捕食者，识别家庭或饲养场周围的地标，区分由同种动物产生的信号，或确定食物的视觉特征，这些任务需要比我们迄今为止遇到的任何任务都要高得多的分辨率。成虫的眼睛分辨范围在5°（果蝇）至0.25°（蜻蜓）之间。甲壳类动物和蜘蛛都有着类似范围。章鱼和鱿鱼这些有大型单眼的物种，它们的视觉范围更好，分辨率约1弧分，可与最好的脊椎动物媲美。所有这一切都需要一个有竞争力的光学系统的演变，这将是下一节的主题。它还需要稳定眼睛以防止动物身体移动时带来的抖动，并且在较大的眼睛中需要有变焦机制来聚焦在不同的物体上。几乎所有高分辨度的眼睛都具有辨别色彩的能力，或至少有一些能力来分辨波长，这意味着它们必须具有多种视觉色素（至少两种，在一些螳螂虾中，多达十二种，包括紫外线）。许多动物还可以分辨天空或周围环境中的偏振光的模式。这种眼睛可以支持各种各样的行为，并且不奇怪，需要大脑来处理它们提供的信息（Land & Nilsson, 2006）。

成像的类型

能够有空间视觉（处于上述级别3或4）的眼睛需要一个可以根据其初始方向折射入射光的结构，并且在自然界中，在技术层面上存在三种主要的方式：光限制孔、诸如弯曲表面和透镜的折射结构以及反射镜。到寒武纪结束时，大约4亿9千万年前，所有三个结构都已进化完成。根据感光细胞是包含在单个凹坑（单室的眼睛，通常被错误地称为"简单"的眼睛）还是在向外定向的管（复眼）中的受体的突起的凸起结构上来划分，所有三种都具有两种基本形式。眼睛的主要类别如图79.2所示。

单腔眼睛

阴影坑 见图79.2A。许多简单的动物，从扁虫到环节和软体动物，一些甲壳动物和许多幼虫，依赖于坑眼，这种坑眼具有着色的孔，其将到达单个受体的光限制到宽锥形，典型的为25°或更宽。这样的眼睛当然能够将动物引导到周围环境的更亮或更暗的区域，但没有更多的功能了。

针状眼 见图79.2A。改善坑眼性能的合理方式是将孔径减小到接近针孔的孔径。在巨蛤（砗磲属）

中，外套膜包含许多这样的眼睛，每个具有孔径限制单个受体的视野约15°（Land, 2002）。这些受体会给出OFF响应，对于太大的移动物体（例如鱼），在它们接近到足以造成损伤之前做出响应，蛤可以做出的反应就是关闭。最著名的针状眼是鹦鹉螺（见图79.3A），一个具有大（1cm）眼睛的头足类软体动物。这种眼睛有活动的虹膜和眼睛肌肉可以保持眼睛稳定在垂直平面。其他头足类动物有镜头类的结构，但鹦鹉螺没有，它的视觉行为似乎主要限于稳定动物的行为来抵抗不自主旋转，并且鹦鹉螺是沿着珊瑚礁边缘捕食的（Muntz & Raj, 1984）。针孔眼具有严重的缺点，即限制孔径以提高分辨率降低了到达视网膜的光量，并且打开孔径会破坏分辨率。真正的答案是透镜。

球面透镜 见图79.2C。许多软体动物，特别是头足类动物，如章鱼、墨鱼和鱿鱼，一些环节动物，以及一些著名的鱼，都有带球面透镜的眼睛。据推测，这些是通过增加坑状眼的腔室中的折射材料的浓度然后将该材料限制在封闭结构中而进化来的。这些透镜几乎没有光学均匀性，但是都具有近似抛物线折射率梯度，从不比周围的海水（1.34）更密集地上升到中心处的约1.52，其中材料几乎是干的和结晶的（Jagger, 1992）。该梯度的效果是通过弱化离轴线最远的区域的射线弯曲功率来大大减小均匀结构中固有的球面像差。光线在透镜内连续弯曲的事实也将焦距减小到约2.5个透镜半径（Matthiessen's ratio）。这种镜片可以提供优异的图像，给鱼和头足类动物几分钟的分辨率。鱼眼镜片中的细微变化也可以通过提供具有不同焦距的分离区域来克服色差，从而允许不同的波长达到共同的焦点（Kröger et al., 1999）。从不同的进化起源，这种类型的镜头的平行"发现"已经使鱼和头足类动物发展出与急性视力相关的全方位行为。

角膜眼 见图79.2D。随着物种进化，无脊椎动物和脊椎动物开始登陆，另一种形成图像的方法开始可用：将空气与流体分离的弯曲表面。角膜的眼睛也发生在节肢动物，特别是蜘蛛（图79.3B），在这种眼睛可以提供优质的图像。在跳蜘蛛Portia中，主眼睛的受体角度为2.4弧分，仅比人眼大5倍（Williams & McIntyre, 1980），而在其他动物如妖面蛛中，巨大的（1.3mm）眼睛提供足够的光图像使得蜘蛛可以在晚上抓住森林中的蟑螂（Blest & Land, 1977）。在蜘蛛中，视觉远不那么尖锐，眼睛扮演着其他角色，如太阳和偏振光罗盘导航。在飞行昆虫中，角膜眼被发现为三背侧卵巢，可以使动物相对于地平线稳定飞行

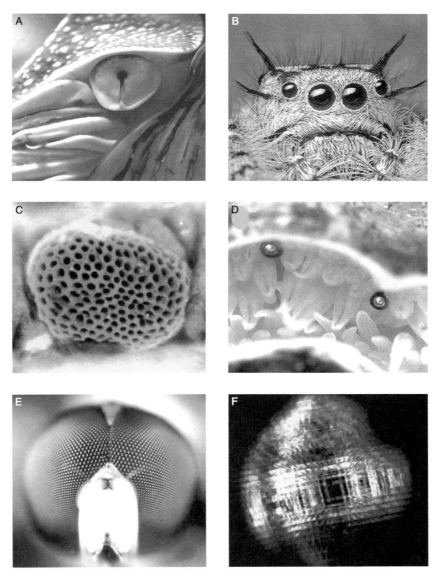

图 79.3 眼睛的不同选择类型。(A)鹦鹉螺的针孔眼。(B)跳跃的蜘蛛的角膜眼。(C)胡魁蛤属蚌的无屈光复合眼。(D)扇贝的凹面镜眼。(E)雄性食蚜蝇的同位眼。(F)小长臂虾的反射叠加眼睛。(照片:A, Hans Hillewart;B, Opotserer;C~F, 来自 Land & Nilsson, 2012)

(Stange, 1981)。角膜眼也是许多昆虫幼虫的主要视觉器官。

镜眼 见图 79.2G。自从有了牛顿望远镜,凹面镜已经开始用于产生图像,但是它们在自然界中是罕见的。扇贝(扇贝属,图 79.3D)提供了最好的例子。扇贝在外套膜周围具有多达 100 个 1mm 的眼睛,提供与巨蛤的眼睛相同的"防盗报警"功能。然而,它们更加尖锐,可以对 2 度的移动作出反应。成像表面是在眼后部的半球形凹反射器,它可以将图像投射到眼睛中心附近的焦平面中的 OFF 响应受体的视网膜上(Land, 1965)。当被黑暗物体的图像穿过时,这些细胞会发生响应,然后动物关闭它的壳(在 OFF 响应的

细胞和反射镜之间存在一个一秒的失焦和 ON 响应的视网膜,这些似乎在动物游泳时起着定向的作用)。反射镜本身由 10 层约 1μm 见方的鸟嘌呤晶体组成,每个晶体的光学厚度为绿光波长的四分之一,并且通过具有相同光学厚度的细胞质膜与下一层分离。整个多层的组织产生对绿光的相长干涉,并且反射率接近 100%。类似的反射器在鱼鳞和蝴蝶翅膀中被发现。这种镜子设计的眼睛不常见的原因是光在返回形成图像之前已经通过视网膜但是没有聚焦,因此图像对比度出现了不可避免的降低。在脊椎动物,最近发现了光可以直接到达视网膜上的镜眼,在鬼鱼中长头胸翼鱼被发现(Wagner et al., 2009)。这是任何尺

寸的唯一的其他成像方式的镜眼。

复眼

简单管 见图 79.2B。在概念上,最简单类型的复眼是一系列沿着半球表面径向取向的着色管,每个管包含一个受体。类似这种形式的眼睛是在双壳软体动物及其亲属物种的眼睛中发现的(见图 79.3C),它们在外套膜周围有大量这样的眼睛。这种眼睛没有透镜并且依赖于每个管的阴影效应以向每个受体提供 $10° \sim 20°$ 的接受角。在巨蚌和扇贝中,这些眼睛的功能是用于运动检测,它们的作用是防御(Nilsson,1994)。有些类似的眼睛也在官蠓虫和一些海星中被发现了。

联立眼 见图 79.2E。刚刚提到的简单类型的管眼的每个元件添加透镜大大增加到达每个感受器的光的效果,并且还允许每个元件具有小得多的接收角。这样的眼睛被称为联立眼,因为每个元件(或小眼睛)的视场彼此相对以形成单个、直立的合成图像。动物看到的正是这个图像,而不是每个镜头产生的微小的反转图像。真正的联立眼是在管虫科中被发现的,但是在节肢动物中,这些眼睛已经成为典型的视觉器官。事实上,我们有可靠的化石证据可以显示一些眼睛是来自寒武纪约 5 亿 2 千 5 百万年前的三叶虫的眼睛。这些眼睛具有由矿物方解石样的镜片结构,因此它们是被预化石化的(Levi-Setti,1993)。附着复合眼出现在多足动物、剑尾目动物(鲎)、许多甲壳类动物和大多数成年昆虫中。

在具有典型联立眼睛的昆虫如蜜蜂当中,每个小眼睛是由八个受体贡献的含有光色素的微绒毛构成的长杆(横纹)的远端尖端上的图像投射的镜片组成。刺骨的尖端从图像的中心区域拾取光,并查看约 1 度的外部空间。横纹具有比周围组织更高的折射率,可以用作光导,在光导的过程中光会变得混乱,导致不能具有更进一步的空间分辨率。然而,包含在来自不同受体的微绒毛中的光色素对于绿色、蓝色和紫外光具有不同的光谱灵敏度,因此尽管在小眼虫内没有进一步的空间分辨率,但是存在光谱分辨率。在眼睛的背部区域,指向天空的那部分中,有一个特殊的区域,其中微绒毛中的色素分子对齐,并且这些区域对天窗中的偏振模式敏感(综述参见 Nilsson,1989;Wehner,1981)。

联立眼和复眼通常具有严重的缺点。因为透镜必然很小,所以它们的分辨率受到了衍射的限制。$25 \mu m$ 的镜头只能分辨 1 度。为了使复眼的分辨率加倍,需要使每个小面的直径加倍,但是为了受益于此,需要两倍的眼底,因此复眼的大小与其分辨率的平方

成正比(Kirschfeld,1976)。早在 1894 年,马洛克估计,具有人类(1 分)分辨率的复眼将超过 20 米高。一些昆虫,例如蜻蜓和一些双翅目苍蝇,会将额外的分辨率挤压到眼睛的某些部分(例如,见图 79.3E),因此它们在增加尺寸和降低在该领域其他地方的分辨率付出代价。

应该提到的是,双翅目苍蝇(图 79.3E)有一个变异的联立眼,所得的图像能够在每个小眼中得到处理。八个受体(6+2 内连方式)有着分离的、未融合的微绒毛结构(视杆)。然而,这种结构不是为了增加眼睛的分辨率,而是为了其灵敏度。在周围的六个小眼中的每个视杆共享一个视野。在下一个神经传导层,椎板中具有相同视野的八个受体中的六个的轴突彼此接合,使得每个椎板细胞具有单个、共享的视野;然而,信号比单个受体的信号强六倍。这种安排已被描述为神经叠加,通过提高灵敏度,其效果是在黎明和黄昏捕捉时感知时间,而此时许多双翅目苍蝇以及他们的捕食者的视力是不敏感的(Kirschfeld,1972)。

折射叠加 见图 79.2F。复合眼睛的这种形式对受体提供了比联立眼更多的光,并发现在夜行性昆虫(蛾和萤火虫)和一些更深处的海洋甲壳类动物(磷虾)中都发现了这种复眼形式。取代每个小眼睛独有的透镜,在这些眼睛中,许多光学元件共同贡献(叠加)它们的射线路径以给出位于离眼睛的曲率中心一半外的单个(直立)图像,这也是受体所处的位置。这种结构分布的光学元件由 Exner 发现描述(1891/1989)。基本上,每个光学元件表现像一个双镜头望远镜,每个部分具有大致相同的功率,使得组合表现的像一个简单的反相器。入射在每个元件的外表面上的光线与结构的轴成一定角度 α,弯曲角度呈 2α 通过,以与入射光线相同的轴上的一个角度 α 出射。如下面将看到的,这基本上与由反射镜偏转的光线的路径相同。当这样的元件围绕球形表面径向地布置时,中心射线不偏转,但是在距离该轴线增加的距离处,射线以增加的角度偏转,因此它们都将到达眼睛内大致相同的焦点。这种布置的优点是,高达 100 甚至 1 000 个光学元件对每个像点均有贡献,并且到达受体的光的量相应地增加。蝴蝶具有与蛾类相同的双透镜光学布置,但是将到达每个视杆的光限制到单个面,使得对于大多数情况它们作为联立眼存在(Nilsson,Land,& Howard,1988)。

如艾克斯纳所认识到的,叠加元件实际上不是由两个透镜组成的,但是至少在甲虫中通常是单个连续的结构。他发现,通过具有沿着中心轴具有最高折射

率的折射率梯度(以与鱼透镜类似的方式)的圆柱体,可以实现相同的光线路径。这个梯度最终由 Hausen 在 1973 年使用干涉显微镜证明。在这种结构(透镜圆柱体)中,光线连续弯曲,并且根据其长度,其可以表现为单个透镜(如在鲨的联立眼中)或作为折射叠加类型的眼睛中的双透镜逆变器存在。

反射叠加 见图 79.2H。长尾巴的甲壳类动物(虾、小龙虾和龙虾)有一个独特的叠加眼睛,这种成像视觉是基于反光镜而不是晶状体(见图 79.3F)。反向镜径向分布,并且当在理想化的横截面中看时,它们产生与折射超定位眼睛相同的射线路径,并且反转光线路径将到达眼睛内的单个焦点。然而,不在这个理想平面中的光线可能没有这么好的现象。这是这些眼睛存在不寻常的几何结构的原因。镜子不是以六边形格子分布,而是以方形阵列分布。这确保进入眼睛的大部分光线是从方形阵列的两侧反射,从而形成一个角落反射镜。这种反射镜可以确保当沿着方形阵列的轴线观察时,这样的光线进行 180° 的反射,确保它们沿着平行于其原始方向的路径(如在折射叠加眼中发生的)行进,并且由此被带到共同的焦点(Vogt,1980)。这些眼睛似乎在性能上与折射的形式相当。

有趣的是,大多数这些动物的幼虫,倾向于在明亮的上部水域中作为浮游生物存在,它们具有六边形小平面的联立眼,并且当动物成熟并且陷入更深、更暗的水域中的时候,这些将变成只是"平方"形式的眼睛。类似的螃蟹,主要居住在海岸线甚至陆地上,大部分保留了相应的眼睛结构。在一类游泳蟹、梭子蟹和寄居蟹中,存在一种有趣的混合排列,其中轴向光线通过晶状体聚焦到光导中,到达深层的视杆。然而,倾斜的光线到达视锥的抛物线侧,并且再次平行,以形成叠加图像,这种现象就像在其他叠加眼中一样。这个最近发现的现象已经被定义为抛物线叠加(Nilsson,1988)。

眼睛、大脑与行为

简单与复杂视觉

一般来说,眼睛可以提供的信息量与其大脑的大小和复杂性相匹配。只有三类动物,即脊椎动物、头足类软体动物、昆虫和高级甲壳类动物,这三类动物的视觉系统是完全具有多种功能的(跳蛛也可能是其中一种)。举个例子,蜜蜂在视觉方面并不具有太多功能。它可以使用视觉来引导和稳定飞行;可以通过成像定位来找到家和食物来源;可以通过太阳和天空极化来进行导航;

可以识别花中的形式和颜色;雄蜂可以在飞行中定位和发现雌性。根据不同的任务和环境,来自相同眼睛的信息也会以许多不同的方式来进行利用。在所提到的每类动物中脑相对较大的,参与处理视力的比例会大于 50%(Land & Nilsson,2006)。

在一些其他动物中,仍然具有 4 级视力,视觉任务的范围更受限制。例如,多毛目蠕虫和异足蛛目海蜗牛已经进化出了具有极好晶状体的眼睛,这种眼睛只用于检测和捕获浮游生物猎物。扇贝的镜眼和嘤虫的复眼与侦察捕食者相关,除此之外很少有其他用处。一些羚羊梭足类的眼睛,具有良好的光学,但光受体非常少,它们的眼睛主要是用于寻找配偶(只有雄性有大眼睛)。在所有这些情况下,大脑都很小,类似于具有 1~3 级视力的动物。

视觉系统是如何进化出多个功能还不为人知。在最后一段提到的动物,它们的视觉只有一种功能,没有进一步的功能,他们当然就不会进化为鱼、头足类动物或螃蟹。这样看起来更完美的视觉功能是来源于更低等的动物。多功能的视觉系统可能是由不完全的第三级视觉进化而来,这种视觉是用来跟踪动物自身的运动并且确认不会碰撞到其他东西。这将涉及运动检测和基本模式视觉的开始,而这也是更高级视觉的两个基本组成部分。简单地调整这些过程,并在新的环境下应用它们,将为视觉的进化提供一个好的方法。

无脊椎动物的眼动

对于具有高分辨率视觉(4 级)的动物,眼睛的运动对于保持清晰的图像是必要的。感光细胞是缓慢的,通常需要 10~20ms 来充分地响应变化,这意味着如果眼睛相对于周围环境以大于每个响应时间约一个受体接受角的最小速度移动,则运动的图像将会模糊。对于人类来说,是每秒不高于 1 度的。这意味着由运动引起的眼睛运动必须通过稳定反射(脊椎动物中的前庭-眼睛反射和视动反射)来进行补偿。然而,凝视也必须重新定位,否则会因为动物转动,眼睛将被限制在后面。这种重新定位总是非常快速的,以最小化视觉的"停顿时间",并且这些快速扫视与稳定的凝视是互相交替的(Carpenter,1988)。这种特殊的"扫视和固定"模式在不同类型的眼睛和不同的谱系的动物是有多大程度相似?

如果不是普遍存在的话,至少在昆虫和甲壳类动物中,这种模式似乎是共通的。昆虫的眼睛是头部的一部分,所以头部和眼睛的运动是一同发生的。在爬行和飞行中(见图 79.4),头部在胸腔上的灵活快速运

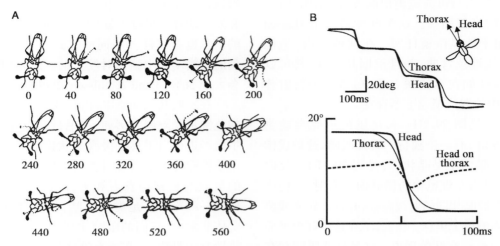

图79.4 爬行和飞行苍蝇的头部运动。（A）凸眼蝇在玻璃板上转动。注意在120和400毫秒时头部扫视与头部稳定之间,身体会继续转动。（B）绿头蝇的头部和胸部运动。头部比胸部转动得快,颈部(胸部上的头部)首先转向离开转弯,然后迅速转入转弯处,然后再次离开转弯。以这种方式,头部在补偿较慢的胸部运动的同时进行扫视。（改编自 Schilstra & van Hateren,1998）

动可以确保凝视变化相较于缓慢的身体运动要快得多,并且确保在身体发生旋转的时候视觉的凝视是相对稳定的（Schilstra & van Hateren,1998）。这种视觉的稳定效果部分是来源于动物自身平衡器的作用,这种平衡器相当于振荡的螺旋仪,可以替代第二对翅膀。蜜蜂和黄蜂也有着类似的行为。食蚜虻有这样的飞行系统,它们不必移动头,但在飞行过程中可以有类似的扫视和凝视模式。一些雄性的食蚜虻(东方粗股蚜蝇)实际上在飞行过程中是通过一个平稳的追击系统来发现雌性,让人不禁联想到灵长类动物（Collett & Land,1975）。蜻蜓可以通过它们的头来追踪猎物,是独立于身体的一个飞行系统。螳螂也在埋伏等待的同时追踪猎物,但一般来说,这是通过一连串的小规模的扫视来实现的。

螃蟹的眼动确实是与头部的运动区分开的,当动物转动时,眼睛通过视动和平衡器介导的稳定反射来确保能够凝视周围环境（Paul, Nalbach, & Varjú,1990）。沙地的和泥地的螃蟹,例如招潮蟹属(傲指招潮蟹)和沙蟹属(角眼沙蟹),也保持他们的眼睛在同一个水平线上。这为他们提供了一种区分捕食者(地平线以上)和共同体(下图)的机制。这种方式能够使得它们分辨出捕食者(水平线以上)和同类(水平线以下)。头足类动物(乌贼)在身体转动时也显示视动类似的(眼球震颤状)眼睛运动。

感光细胞过于缓慢的激活过程带来的基本问题似乎已经以完全相同的方式在所有三个门中的动物中得到了解决,并且视觉都达到的四级视觉。即使动物自身身体发生运动,但视觉仍能够保持凝视,这与提供良好分辨的图像一样是高级视力至关重要的一部分。事实上,图像的质量越高,就需要更好的凝视稳定性。

一维和二维视觉

大多数眼睛,无论是单眼的还是复眼的,都能产生二维图像,这些图像的强度是根据其原始方向来进行分辨的。通常在相同的二维图像中波长分布和偏振都会进行分析。然而,有些眼睛只提供从线性视网膜而来的单维图像。这种设计的结果是这些眼睛必须通过扫视来得到第二维度。这种情况在一类软体动物(异足海蜗牛)、一类蜘蛛(跳蜘蛛)、两种甲壳类动物(苍鹭桡足类和口足类螳螂虾)和一类昆虫(潜水甲虫幼虫)中有出现。

捕食性浮游海蜗牛有一个眼睛,它的光学构造类似于鱼的,有一个球面透镜(见图79.5A)。然而,它的视网膜是长大约有410个受体,但是宽只有3的条带,具有180×3度的视野。每只眼睛都以一个水平轴线为中心旋转,以便视网膜扫描动物下面的海洋区域,可以快速向下运动并且更缓慢地向上移动。大概动物所做的事情就是在下面较为暗的深渊处扫视发现反光的物体,这些可能就是它们潜在的可捕食对象（Land,1982）。这种生理结构在雄性的桡足类中是不同的。成对的透镜眼向上并且共享仅包含10个受体的单个视网膜,这种视网膜呈对向约40°横向结构。视网膜在晶状体下方摆动约40°角范围,使得扫视形

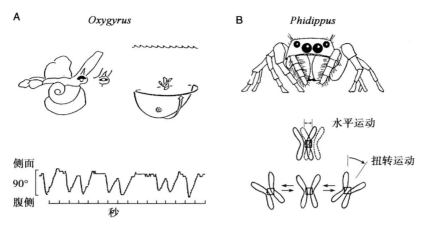

图79.5 具有一维视网膜的眼睛的两个例子。(A)异尾海蜗牛。左上:动物的图画,它会向下游泳。眼睛显示为向下指向和(插入)侧向指向方向。右:当一只眼睛向上扫过动物下方的黑暗水面时,它的视野。角明螺属是浮游的,生活在海洋表面附近(波浪线)。下面:从八次扫描的视频录制。(After Land, 1982.)(B)菲蛛属跳蛛。顶部:雌性的正面视图,显示主视眼和前外侧眼,以及与垂直方向成30°角的腿部轮廓的优势。底部:主视眼垂直伸长的视网膜的水平和扭转扫描运动。水平扫描具有1~2秒的周期,扭转扫描5~8秒。(After Land,1969.)

成的视野大约在动物上方呈40°×40°的范围。由于只有雄性拥有这些放大的扫视眼睛,由此可得出一个合理的假设,这个卓越的生理系统已发展到可以发现具有蓝色身体的雌性。热带螳螂虾具有常规的二维并置复眼,但是穿过每只眼睛的中心是线性带六个卵形行宽,它有着分层的色觉系统,包含12种视觉色素(在四个单眼组中)外加两组可以分析处理线性和圆偏振光(Marshall & Oberwinkler,1999)。眼睛运动有两种:与眼睛主要部分相关的跳视和视觉运动,以及围绕在空间操纵中间带的三个轴的较小、较慢的扫描运动。一维和二维系统相互之间如何彼此合作仍然是一个谜(见图79.5B)。其中六只眼睛是固定的,它们的主要功能是检测运动,然后引导动物用更大的前指主眼睛来应对运动的来源。这些眼睛具有垂直方向伸长的视网膜,五个宽高约200个受体。这些视网膜(但不是镜晶状体)被六个肌肉牵动,这可以将视网膜的视野在水平和垂直方向上移动高达50°角(Land,1969)。当视觉系统面对的是小目标时,主眼通常通过水平和扭转的眼球运动进行几秒钟的扫视,这显然是为了寻找适当的轮廓,来确定在监视中的物体的存在和位置(图79.5B)。逻辑上来看似乎是如果有足够的腿做出正确的角度,这可能是另一个跳蛛;如果不是,它可能是猎物。然后跳蛛采取适当的行为。Thermonectes和Acilius的潜水甲壳幼虫有两对扩大的单眼,每个有一个水平线性视网膜对向30°~50°呈2度角分布。它们是用于在攻击之前将身体与猎物(例如蚊子幼虫)对准。与上述动物不同的是,它们没有眼球肌肉,并且四个水平视网膜所需的垂直扫视是由颈部和胸部-腹部关节的按压式运动引起的(Buschbeck,Sbita,& Morgan,2007)。

一个其他动物值得一提。桡足类的雌性也有扫描眼睛,但在这里,视网膜功能比含有5~7个受体的单个点检测器稍微更强大一点,并且仅有约3°的视野。两只眼睛的光学系统类似于一对望远镜,其中连接有受体的后部元件在大约15°的范围进行横向扫描(Gregory,Ross & Moray,1964)。因此,零维视网膜扫描形成一位图像。它本身不会对捕食有很大的用处,并且第二个维度可能是由游动物体的波动,或甚至是猎物本身的垂直迁移导致的。

结论

在生物学上,操纵光形成图像的物理方法与光学技术中相同,并且在无脊椎动物中几乎所有方法都已经得到尝试(菲涅耳和变焦透镜似乎是例外)。特别有趣的是,许多这些方式在不同门的动物中都得到了反复和独立地进化。软体动物、环节和一些甲壳类动物已经演化出球形晶状体,它们使用相同的折射率梯度来克服脊椎动物与早期鱼类的晶体产生球面像差。类似地,并列型复合眼在软体动物、环节动物中独立地发生进化,而在节肢动物中至少有两次的进化。光学结构的趋同进化似乎在无脊椎动物中很常见,导致这种情况的大量进化过程发生在寒武纪的4 000万年期间。良好的结构往往保留在不同门动物中（例如，头足类动物的眼睛和昆虫和甲壳动物的并置和叠加的眼睛），但即使如此也有令人困惑的例外。当晶状体眼睛的进化看起来相当直接时，鹦鹉螺是如何形成保持一个大的无晶状体眼睛的？为什么在双壳软体动物中，三种类型的光学系统（针孔、凹面镜和复眼）同时存在于不同的种族中，但行使着同样的捕食者监测功能？为什么昆虫有单眼的眼睛（幼虫和背侧单眼）？如果被发掘的话，这种眼球能够产生比复合眼更好分辨率的图像，而复眼被衍射严重阻碍？唯一有意义的结论是，如果一个结构足以满足动物的行为需要，它不会发生进一步"改进"。

在视觉的生物化学中，在光学机制中看到的这种浪费是不明显的，其中涉及的器件更古老和更保守。两种主要的视蛋白类型及其相关的转导级联起源于两侧对称动物出现的最早几年，大约是700～800玛雅纪年，并且后来才进化出使它们能够形成空间视觉的光学结构。眼睛遗传学的一些方面容易发生"调整"，例如，受体的光谱敏感性，但其他方面则似乎不是。

视觉，就我们人类所理解的视觉而言，相比于光学分辨率的提高，它与大脑对图像所提供的信息的处理能力的提高更加相关。蜜蜂或黄蜂的眼睛中的图像比人眼中的图像的分辨率要低100倍左右，然而由蜜蜂所进行的视觉感知活动的多样性与大多数脊椎动物都相似。在一些黄蜂中，它甚至有更加丰富的效果，可以识别其他的个体的面部特征（Sheehan & Tibbetts，2011）。眼球只是这一切的起点。

参考文献

Arendt, D., Tessmar-Raible, K., Snyman, H., Dorresteijn, A. W., & Wittbrodt, J. (2004). Ciliary photoreceptors with a vertebrate-type opsin in an invertebrate brain. *Science, 306*, 869–871.

Blest, A. D., & Land, M. F. (1977). Physiological optics of *Dinopis subrufus* L Koch: A fish-lens in a spider. *Proceedings of the Royal Society of London. Series B, Biological Sciences, 196*, 197–222.

Buschbeck, E., Sbita, S. J., & Morgan, R. C. (2007). Scanning behavior by larvae of the predaceous diving beetle, *Thermonectes marmoratus* (Coleoptera: Dytiscidae) enlarges visual field prior to prey capture. *Journal of Comparative Physiology. A, Neuroethology, Sensory, Neural, and Behavioral Physiology, 193*, 973–982.

Carpenter, R. H. S. (1988). *Movements of the eyes* (2nd ed.). London: Pion.

Collett, T. S., & Land, M. F. (1975). Visual control of flight behaviour in the hoverfly, *Syritta pipiens* L. *Journal of Comparative Physiology, 99*, 1–66.

Exner, S. (1989). *The physiology of the compound eyes of insects and crustaceans* (R. C. Hardie, Trans.). Berlin: Springer-Verlag. (Original work published 1891)

Fraenkel, G. S., & Gunn, D. L. (1940). *The orientation of animals. Oxford University Press: Oxford. Reprinted (1961).* New York: Dover.

Gregory, R. L., Ross, H. S., & Moray, N. (1964). The curious eye of *Copilia. Nature, 201*, 1166.

Hausen, K. (1973). Die Brechungsindex im Kristallkegel der Mehlmotte *Ephestia kühniella. Journal of Comparative Physiology, 82*, 365–378.

Jagger, W. S. (1992). The optics of the spherical fish lens. *Vision Research, 32*, 1271–1284. doi:10.1016/0042-6989(92)90222-5.

Kirschfeld, K. (1972). The visual system of *Musca*: Studies on optics structure and function. In R. Wehner (Ed.), *Information processing in the visual systems of arthropods* (pp. 61–74). Berlin: Springer.

Kirschfeld, K. (1976). The resolution of lens and compound eyes. In F. Zettler & R. Weiler (Eds.), *Neural principles in vision* (pp. 354–370). Berlin: Springer.

Kröger, R. H. H., Campbell, M. C. W., Fernald, R. D., & Wagner, H. J. (1999). Multifocal lenses compensate for chromatic defocus in vertebrate eyes. *Journal of Comparative Physiology. A, Neuroethology, Sensory, Neural, and Behavioral Physiology, 184*, 361–369.

Land, M. F. (1965). Image formation by a concave reflector in the eye of the scallop, *Pecten maximus. Journal of Physiology, 179*, 138–153.

Land, M. F. (1969). Movements of the retinae of jumping spiders in response to visual stimuli. *Journal of Experimental Biology, 51*, 471–493.

Land, M. F. (1982). Scanning eye movements in a heteropod mollusc. *Journal of Experimental Biology, 96*, 427–430.

Land, M. F. (2002). The spatial resolution of the pinhole eyes of the giant clam (*Tridacna maxima*). *Proceedings of the Royal Society of London. Series B, Biological Sciences, 270*, 185–188.

Land, M. F., & Nilsson, D.-E. (2006). General purpose and special purpose visual systems. In E. J. Warrant & D.-E. Nilsson (Eds.), *Invertebrate vision* (pp. 167–210). Cambridge, England: Cambridge University Press.

Land, M. F., & Nilsson, D.-E. (2012). *Animal eyes.* Oxford, England: Oxford University Press.

Levi-Setti, R. (1993). *Trilobites.* Chicago: Chicago University Press.

Mallock, A. (1894). Insect sight and the defining power of composite eyes. *Proceedings of the Royal Society of London. Series B, Biological Sciences, 55*, 85–90. doi:10.1098/rspl.1894.0016.

Marshall, N. J., & Oberwinkler, J. (1999). The colourful world of the mantis shrimp. *Nature, 401*, 873–874.

Muntz, W. R. A., & Raj, U. (1984). On the visual system of *Nautilus pompilius. Journal of Experimental Biology, 109*, 253–263.

Nilsson, D.-E. (1988). A new type of imaging optics in compound eyes. *Nature, 332*, 76–78.

Nilsson, D.-E. (1989). Optics and evolution of the compound eye. In D. G. Stavenga & R. C. Hardie (Eds.), *Facets of vision* (pp. 30–73). Berlin: Springer.

Nilsson, D.-E. (1994). Eyes as optical alarm systems in fan worms and ark clams. *Philosophical Transactions of the Royal Society of London. B, 346*, 195–212.

Nilsson, D.-E. (2009). The evolution of eyes and visually guided behaviour. *Philosophical Transactions of the Royal Society of London. B, 364*, 2833–2847.

Nilsson, D.-E., Land, M. F., & Howard, J. (1988). Optics of the butterfly eye. *Journal of Comparative Physiology. A, Neuroethology, Sensory, Neural, and Behavioral Physiology, 162,* 341–366.

Paul, H., Nalbach, H.-O., & Varjú, D. (1990). Eye movements in the rock crab *Pachygrapsus marmoratus* walking along straight and curved paths. *Journal of Experimental Biology, 154,* 81–97.

Schilstra, C., & van Hateren, J. H. (1998). Stabilizing gaze in flying blowflies. *Nature, 395,* 654.

Sheehan, M. J., & Tibbetts, E. A. (2011). Specialized face learning is associated with individual recognition in paper wasps. *Science, 334,* 1272–1275.

Stange, G. (1981). The ocellar component of flight equilibrium control in dragonflies. *Journal of Comparative Physiology. A, Neuroethology, Sensory, Neural, and Behavioral Physiology, 141,* 335–347.

Vogt, K. (1980). Die Spiegeloptik des Flusskrebsauges. The optical system of the crayfish eye. *Journal of Comparative Physiology, 135,* 1–19.

Wagner, H.-J., Douglas, R. H., Frank, T. M., Roberts, N. W., & Partridge, J. C. (2009). *Dolichopteryx longipes,* a deep-sea fish with a bipartite eye using both refractive and reflective optics. *Current Biology, 19,* 108–114.

Wehner, R. (1981). Spatial vision in arthropods. In H. Autrum (Ed.), *Handbook of sensory physiology* (Vol. VII/6C, pp. 287–616). Berlin: Springer.

Williams, D. S., & McIntyre, P. (1980). The principal eyes of a jumping spider have a telephoto component. *Nature, 288,* 578–580.

第80章 昆虫的视觉导航策略：来自沙漠蚂蚁的经验

Rüdiger Wehner, Ken Cheng, Holk Cruse

沙漠蚂蚁是昆虫中最迷人的导航者之一。奇怪的是，正是这种嗜热食腐动物的生活方式使它们成为动物导航界的冠军之一。这些耐热物种——撒哈拉沙漠的箭蚁、纳米比亚的 *Ocymyrmex* 属（切叶蚁亚科下的一个属）和澳大利亚 *Melophorus* 属（蚁亚科中的一个属）的成员，在它们寻找死去的节肢动物的过程中，进行着广泛的觅食之旅。观察它们在一天或者一年中最热时候户外活动的过程中，我们发现，它们是非常严格的昼出的、处于视觉引导的中心觅食者。因为它们干旱的栖息地食物密度非常低，它们必须走过很长的觅食距离，同时也会将它们自己暴露在压力越来越大的环境条件下。因此它们的准则必须是：只要有必要，尽可能远的外出，尽可能快的回家。这些相互冲突的需求，需要高行进速度和复杂的空间定位的手段。后者是本章的主题。

接眼视觉

高速的沙漠蚂蚁的视觉世界，令人眼花缭乱。对于一些像长脚沙漠蚂蚁这样的盐田物种，它是扁平的缺乏特点的，但是对于另外的物种，比如沙丘物种——沙蚁（*Cataglyphis bombycina*），它是三维的，而对于大多数物种来说，它是不同程度的凌乱的砾石、草丛、低灌木和松散零星的树木。由于它们接眼式复眼和全景的视觉，箭蚁可以同时感知这些不同的视觉环境。综上所述，两只眼睛的视觉范围覆盖93%的单位球表面（4π 球面度）。尽管眼睛的大小相对于身体大小有所变化，从最小的二色箭蚁的 600 个小眼到最大箭蚁接近 1 300 个小眼，以下对于形态学和光学参数异速增长的缩放比例的关注，清晰地表明，全视野的大小保持不变（Zollikofer, Wehner, & Fukushi, 1995）。

每只眼睛的小眼数量用 N_o 表示，头部宽度用 W_h 表示（头部宽度是身体大小的代替，它是相关的对称发育的）：

$$N_o \sim W_h^{0.74} \qquad (80.1)$$

此外，小眼夹角 Δ_φ（度）和一个在单位球上被小眼所覆盖区域 A_o（球面度），随着头部宽度增长而变小：

$$\Delta_\varphi \sim W_h^{-0.39} \qquad (80.2)$$
$$A_o \sim W_h^{-0.70} \qquad (80.3)$$

通过对比方程 80.1 和 80.3，我们得到一个复眼的总视觉面积 A_{total} 为：

$$A_{total} = N_o A_o \sim W_h^{0.74-0.70} \sim W_h^{0.04} \approx 常数$$

因此，当几乎所有的箭蚁的复眼的解剖和光学参数——小眼的数量和角膜大小、小眼的发散角度、单个小眼的视觉范围以及眼睛的大小和曲率，随身体的大小异速变化，眼睛的总视觉范围保持不变。因此，较小的个体比它们的大的同种个体拥有更广阔的小眼夹角和较低的空间分辨率，这意味着它们放弃了视觉敏感度，转而去观察它们活动的整个世界。因此接眼视觉必须被选择。此外，箭蚁拥有明显的视觉倾向和一个增加了空间分辨率的赤道带（$\Delta_\varphi = 3.5^b$）。Melophorus bagoti（多分布在澳大利亚中部干燥的沙漠地带，会用肚子储蜜，可食用）其体型范围与二色箭蚁差不多，但是每只复眼拥有更少数量的小眼（420-590），缺乏一个这样的高敏度带以及全接眼式视野范围（Schwarz, Narendra, & Zeil, 2011）。相反，它似乎在正面视野中选择了高对比度视觉。眼视光学的这些种间差异是否与不同的行为需求有关——在视觉上或多或少的混乱环境中导航——还有待调查。

在任何情况下，航行中的蚂蚁如何利用大量的空间信息在任何时候影响它们的广角视觉系统？它们有什么特征？它们获取了关于它们觅食地的什么空间信息？考虑到这些信息必须被0.1毫克的大脑处理和使用，此外，只有这个微型大脑的特定部分可能参与完成空间定位任务。进一步指出的是，至少一些箭蚁的大脑中心在它们的一生中显示出了很高的突触可塑性（Stieb et al., 2010）。举个例子，昆虫的高集成学习中心，当动物被曝光在光下时，会处理视觉信息并且处理大规模突触后的凯尼恩细胞的树突扩张和微血管小球的突触复合物的重组，通常在它们第一次出现在蚁穴的入口或通过人工照明在它们更早的人生阶段成熟。显然，这些中心的全部功能只有在它们被需要时可用。

接下来我们第一次处理一些已经在沙漠蚂蚁中被充分研究过的特定导航程序。然后我们讨论这些多个程序是如何互相影响的，以及这些相互作用是否可能最终导致一个关于蚂蚁觅食地的统一的空间表述。

矢量导航

路径整合（矢量导航）是蚂蚁的主要的导航模式（综述见 Wehner & Srinivasan, 2003）。在没有特色或者不熟悉的地形中，它是获取位置信息的唯一手段，但是即使在杂乱的环境中，当路标引导程序主导蚂蚁的行为时，路径积分器仍会在后台保持运行，并且当其他导航程序失败时尽可能地提供一个内部安全地带。当信号逆转时，它可以随后被用作一个食物航线引导蚂蚁去到一个之前访问过的食物位置。这一食物航线通过指南针和里程计算系统提供的持续的交互信息而获得。

天光指南针

这一指南针，是很大程度上依赖于天空中偏振光图案的视觉指南针，是蚂蚁的路径积分器研究中很好的一部分（综述见 Wehner, 1994; Wehner & Labhart, 2006），而且它已经在一些常见的昆虫导航工具的设计特征中脱颖而出。特定模块设计的偏振指南针由一些特殊外围感觉编码的特殊手段构成。一组特定的光感受器局限于眼睛的一个很小的区域内，这是背边缘区域（DRA）首次在箭蚁内被发现（Herrling, 1975），它能够从天空中获取偏振光的信息。在刻画每一个从天上半球的像素中传出光线特征的四个光学参数中——偏振角、偏振度、光谱含量和辐射强度，第一个偏振角是最能对抗大气干扰的，因此，它也提供了最可靠的指南针线索。在蚂蚁的视觉系统中，通过光受体和潜在的中间神经元的特异性适应，它免于其他三个参数的混淆效应：光谱信号的干扰由 DRA 指南针系统的单色视觉所消除（它是独家的，只有一个，是紫外线的一种，也是光感受器的一类）；天光强度的干扰由交叉分析设置和在探测单元\DRA 区域的小眼内一对 DRA 接受器的敌对的交互作用所消除（偏振对抗和反差增强）；最终，偏振度在很大程度上由作用在神经元间的增加控制机制所消除（如 Saku-ra, Lambrinos, & Labhart, 2008 提议的）。此外，DRA 小眼的输出通过有限数目的位于髓质间的二阶中间神经元和穿越大部分天球采集到的信息进一步处理。这些神经生物学的数据和各种行为的结果（例如，Wehner & Müller, 2006）支持这样假说，一系列空间低通量的天光滤光镜构成的双边对称的数组从天空中提取决定性的指南针信息：对称面图案的角位置与动物的身体纵轴相比较。

这种假设可以很容易地与从蝗虫的中心复合体中得到的神经生物学研究结果一致（Homberg & el Jundi, 84 章, 本卷）。在这个被称为"监督行走"（Strausfeld, 1999）的神经纤维网的中线系统中，前脑桥的 16 个脊柱（PB）提供了一个集成在昆虫左、右视野范围的偏振方位角的地形表述（在中线任一边 0° ~ 180°范围内）。因为到目前为止，中心复合物的建筑设计，在所有被检验过的昆虫中是非常相似的，我们可以假设，这一表述对蚂蚁来说同样是正确的。然而，PB 偏振系统最终如何被应用于一个或另一个空间定位在蝗虫（迁徙昆虫）\蚂蚁和蜜蜂（中央地带觅食者）之间可能存在不同。此外，应该强调的是，探测 PB 神经元的偏振数组，并不意味着蚂蚁有能力去探测和分析天空中任何一部分的个别偏振角。我们的行为实验确实排除了这一可能性。宁可它变成视野广阔的，双目集成响应发生在 PB 内的调制，就像动物绕它的身体垂直轴旋转从而提供适当的指南针信息。总之，由于上述外围编码机制，最终到达中央复合物的天光信息已经在某一方面被改变了，使它能够与从其他感觉通道到达中央复合物的双边信息兼容，要么是可视的（具有里程碑意义的高楼大厦）要么是非可视的（本体感受的）。

关于昆虫的偏振指南针的运行，值得注意的是，箭蚁不适用于假定为蝗虫和蚱蜢的天球的方位区域，而适用于通过他的眼睛的额外区域观察到的范围（集中在 50° ~ 55°以上水平和正方向的侧向 45°）。可以从实验中推导出，当蚂蚁行走在一个可移动的小车下时，它们的视野将被限制在特定的方向，由此产生的补偿头部活动和导航精确度方面的变化被记录了下来（Duelli, 1975）。举个例子，由电影分析所示，当一个不透明屏幕的边界从水平面上 45° 到顶点下 30° 的海拔高度延续时，箭蚁上下倾斜它的头（由 80.1B 图示）。在我们正式确立 DRA 的必要性和充分性之前，已经观察到了这一现象，并将它作为蚂蚁偏振指南针的输入区域。掌握了后者的信息，我们现在可以断定，当只给蚂蚁提供有限的部分天光图形时，它们更

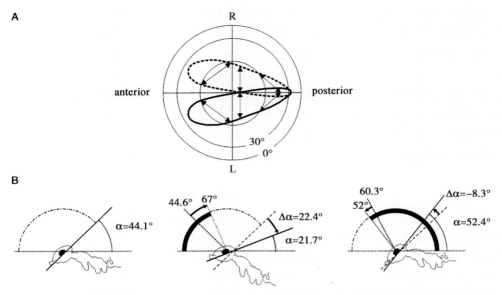

图80.1　（A）箭蚁对侧的左右背边缘区域（DRA）视觉范围（分别被点和连续曲线包围），L 和 R 表示左右视野；顶点投影。双箭头标记了 DRA 区域前、中和近眼部小眼单位的主要偏振调整角度。（B）导航蚂蚁的体位改变受到它们上下视野范围的光学限制。由灰色边界标记的部分视野范围受到遮光屏幕的隔离。右图：相对于水平线的正常倾斜角度。中间图：从水平面向上延伸至 67°，导致蚂蚁倾斜向上 22.4°，这意味着在蚂蚁眼中首选的指南针区域更低的边缘是 44.6°。同样适用于上层边缘（左边的图）。位置的变化主要通过提高和降低翅干实现，而不是相对翅干倾斜头部。（A 改编自 Wehner,1992；Wehner & Labhart,2006；B 改编自 Duelli,1975。）

倾向于使用它们 DRA 区域内额前和空间扩展最广泛的一部分（由 80.1A 所示）。这种倾向是非常强烈的，当箭蚁被天空中透出的光照射时，它会挺直身躯，也就是将它的身体尽可能地提高直到最终它向后 180°翻转。调查这种偏好的功能意义，必定会揭示蚂蚁体内感光指南针的运行机制。最有可能的是，在上述行为发生时，蚂蚁试图寻找太阳的方向或者相对于它们前进方向的对日最高点。天空中谱梯度的额外使用对于完成这个任务将会起到帮助作用（Wehner, 1997）。事实上，天体半球的每个像素被看作是 DRA 对侧偏振敏感但是看不见的视野盲区，同时也被看作 DRA 区域外背侧视网膜同侧的足够的但是无法感受偏振的单元。

里程表

当蚂蚁的道路积分器内的指南针以视觉为主并且辅以机械感受性风向指南针时（Müller & Wehner, 2007），里程表是一个计步积分器，很大程度上依赖于与腿部活动有关的本体感受信号（Wittlinger, Wehner, & Wolf, 2006）。蜜蜂等飞虫对于自我图像流的使用（Srinivasan et al.，85 章，本卷），起到的作用不大（Ronacher & Wehner, 1995）。计步积分器可以充分地应用于测量距离，因为蚂蚁拥有在高跷或者树桩上行

走的能力，并且由于它们的眼睛腹半侧是闭塞的，所以可以分别高估或者低估自己的运行距离，确切地说，仅由步长的变化推测（M. Wittlinger, H. Wolf, 个人交流）。由于显而易见的原因，计步积分器的使用对于里程表来说是否不仅是充分的还是必要的，这一问题不能被直接回答。然而，被同伴从一个窝挪到另一个窝的距离同样可以被记录下来，至少在某种程度上，被携带时通过的距离（如以后所示，与运输者"脱钩"，Duelli,1976）提供了一个机会给大家来探讨这个问题（M. Wittlinger, 工作正在进行中）。然而，值得注意的是，固定化在雪橇上被移动到地面的蚂蚁，不能通过实验装置记录移动的距离（Seidl, Knaden, & Wehner,2006），但是当蚂蚁被同伴移动时，又会是另一个状态。

目前，我们对于蚂蚁大脑内指南针和里程表的位置知之甚少，因此，路径积分器的更新由此发生。这一现象最有可能发生在中央复合物或者侧向辅助脑叶的大片神经元区域，这些区域可以接收来自中央复合物的柱状神经元的输入。但是我们必须清楚，这两种不同类型信息的融和对于更新过程非常重要。无论何时，本体感受的里程表信息都与视觉指南针的信息无关，路径集成器停止运行（Ronacher, Westwig, & Wehner, 2006；Sommer & Wehner, 2005）。

路径积分器的采用

最近,沙漠蚂蚁的路径集成器已经激发了理论工作者们去查询这一行为程序的几个方面,举个例子,包括自我中心和地心的正反两方面,持续的和间断的、独特的和不同的机制(Collett & Collett, 2000; Vickerstaff & Cheung, 2010)。与其全部投入钻研这一科目,不如让我们通过展示一些最近的箭蚁的行为数据来阐明在蚂蚁的全部导航系统内路径集成器的能力。我们首先假设一只蚂蚁从家移动到一个熟悉的地方,它不断比较一个在以前的觅食之旅中获得的储存在内部的参考向量(R)和表示当前状态路径集成的向量(C)。一旦后者与前者相匹配,说明蚂蚁已经到达了已知的地点。通过利用一个特定的实验范例,我们成功地训练了蚂蚁从家分别移动到两个存放食物的地点,这两个地点称之为 A 和 B,因此,蚂蚁获得了两个食物参考向量,R_A 和 R_B(由图 80.2 所示)。如果 A 这点没有食物,蚂蚁将会直接沿着新合成的路线从 A 移动到 B。在这种情况下,新合成路线的选择常常被认为是基于地图的行为的证据,可以完全被路径集成器所解释:在 A 点,蚂蚁的目前向量 C 与 R_A 匹配;当发现没有食物时,蚂蚁将会走向 R_B,然后再次尝试将现在的向量与先前检索到的参考向量比较,也就是说通过路径集成器沿着输出向量 $T = R_B - C$ 向 B 点移动。另一方面,预备试验暗示,零向量蚂蚁,也就是那些没有从家移动到熟悉地方但是已经被动的移动到那边的蚂蚁,没有移动到 B 点。

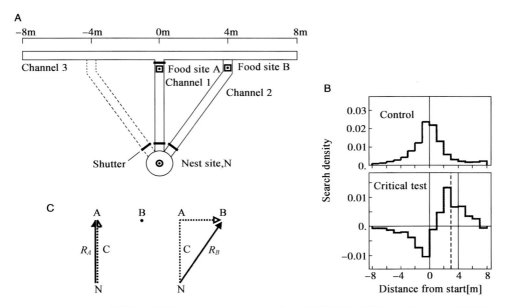

图 80.2 路径集成器执行的快捷方式。(A)实验范例:敞篷通道的数组安装在一个沙漠地段。通道 1 和通道 2 分别为引至食物点 A 和 B 的训练通道。在一个分散的蚂蚁群落中,通道 2 被用在一个镜像位置(虚线)。通道 3 为测试通道。(B)结果:在测试通道 3 搜寻长脚沙漠蚂蚁的分布。上部面板描述了蚂蚁的搜索分布,这些蚂蚁已经训练有素,能够直接移动到 A 点。下部面板是能够从巢穴移动到 A 和 B 的蚂蚁。如果在测试中它们被剥夺了食物,它们会沿着异常的路径从 A 移动到 B。图表显示了蚂蚁搜索和控制分布的不同。垂直虚线代表了 B 点的蚂蚁位置。B 点的真正位置被垂直线标记。在通道装置中蚂蚁仅仅只有天空的部分视图,它们的偏振指南针导致了系统的误差(Wehner & Müller, 2006)。如果考虑到这些误差,蚂蚁的路径集成器显示的 B 点位置将向 A 点变化。(C)注释。C 代表当前向量。R_A 和 R_B 代表参考向量。(数据来自 B. Vögeli, M. Knaden, & R. Wehner.)

有重大意义的引导

方位识别

由于之前提到的不可避免的误差累积,路径集成器常常会将动物引导至接近目标地点的方位。在这一情况下,先前得到的关于陆地标志的信息可以在最后协助确定目标。实验执行过程中,给沙漠蚂蚁和其他类别的蚂蚁以及蜜蜂做了一套人工标记,实验结果显示,蚂蚁依赖于视网膜进行定位(*Cataglyphis*: Wehner & Räber, 1979; Wehner, Michel, & Antonsen, 1996; *Melophorus*: Cheng et al., 2009)。基于这样的研究,一些计算模型已经被用于解释这一基于局部视觉的导航类型。根据经典的快照模型(TM),昆虫获取和存储了一个未被加工的视网膜定位的二维图像,或者说是周围目标世界的模板,随后移动以便于在当前视图和快照之间逐渐提高一致性(Cartwright & Collett,1983;Möller,2001;Mangan & Webb,2009;见图 80.3A)。在这个 TM 模型中,蚂蚁被认为应该在快照中任一有意义的图像和当前视野范围内与标记最接近的图像之间确定方位和视网膜大小的不同,以及利用这些不同,减少在方位和尺寸方面的差异,分别估算正切和径切向量。通过在所有正切和径切的组合向量所在方位上移动,蚂蚁和已经实现算法的 Sahabot-2 机器人一样(Lambrinos et al.,2000;Möller et al.,2001),提高了模板和当前视线之间的一致性。

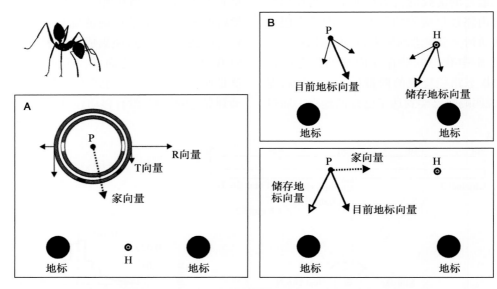

图 80.3 方位识别的两个经典模型。这一模型描述了蚂蚁或者一般情况下中间人是如何通过比较当前周围视觉场景(当前位置 P 点)的信息和先前获得的目标方位(H)的信息来定位熟悉方位的。(A)模板匹配模型。在当前位置 P,蚂蚁将存储的关于两个地标的视图(内圈)与当前看到的视图(外围圈)联系到一起。它是通过计算切向和径向向量(T 和 R 向量)做到的,它的长度在位于模板中的地标和当前视野内最近的邻居之间与方位和大小的差异是成比例的。指向家的方向的向量(向量的总和)以最好的方式提高了模板和当前视野的匹配度。(B)平均地标向量模型。上部面板:在每一个位置,平均地标向量(AL)被用于计算单位地标向量的总和(UL);下部面板:当前和存储的 AL 向量之间的差异。不光能够指向地标图像的"质心"(如在这里完成的),ALV 模型可以使用对象的边缘。左上方的图是指长脚箭蚁的图像,表明在这两种模型中都是一个参考,举个例子,一个固定方位的蚂蚁,需要对齐模板和当前视图。(关于这些模型的理论表述,参见文本。)

不同的匹配过程依赖于倾斜度的下降。在自然场景中,模板和当前视图之间的差异随着当前位置和目标位置之间的空间距离的增加而逐渐增加(Zeil,Hoffmann,& Chahl,2003;Möller & Vardy,2006;Wystrach,Beugnon,& Cheng,2011),并且利用全球范围内的最低目标定义图像差分方程。一个未经处理的关于像素的数组,每一个都分配了一个灰度值,可以被用于像素的匹配处理。实验人员取得了不同移动方向的样本,然后沿着一个方向移动,减少目标方位和当前方位间的图像差异,因此,将差分图像下降一个梯度。所有这些匹配过程的关键在于将目标视野与当前视野在一个指南针方向对齐。缺乏对图像的心理旋转(被认为是计算密集型的),与不同指南针方向有关的多视图可能已经被编码,因此,蚂蚁可以随后挑选一个与当前指南针方向匹配的。各种 TM 模型的修正方法已经提出。此外,导航中的蚂蚁移动时,在目标周围移动而产生的光流信息也可以被利用(Dittmar et al.,2010)。因此,静态线索可能会被动态的线索替代。

任一 TM 模型的本质是一个图像匹配程序,它在标志性的平均向量(ALV)中并不被需要(Lambrinos et al.,2000;Möller,2001;Mangan & Webb,2009;Yu & Kim,2011;见图 80.3B)。这一模型,假设在目标位置,蚂蚁计算和存储了一个标志性的平均向量,也就是指向各自里程表的单位向量的平均。通过将存储的 ALV 向量从关于蚂蚁当前位置的 ALV 向量中减去,一个母向量被计算得出。在这一情况下,可以说整个全景图被浓缩为参数向量,ALV 模型一方面是一个整体模型,另一方面是基于参数的而不是基于模板的模型(Möller & Vardy,2006)。从计算上来讲,它比后者更便宜,但它依然需要一个指南针使图像和向量重合,而动物周围的视觉场景必须被切割成单个标志或者具有标志特征的,如边界。其他方法,比如图像变形方法(Franz et al.,1998),不依赖于这两个前提条件,但是由于它们的计算复杂度,可能并不适用于蚂蚁的大脑。此外,也有可能,在蚂蚁的全景视野范围内,并没有发生隔离成单独的地标和周围背景的情况。最近的研究显示,蚂蚁生活环境的 360° 全景图片已经被记录下来并进行了分析,蚂蚁的行为确实可以在对余下场景的独立地标没有需求的情况下,通过比较存储的和当前的全景图像进行解释(Wystrach,Beugnon,& Cheng,2011)。

情境操纵指令(局部向量)

存储起来的视图不光应用于定位熟悉的地方,还

用于指导蚂蚁远离那些方位并且沿着它们自己的路径前进。一旦到达特定的路标,蚂蚁可以学习如何操纵一个特定的路线,并且将局部向量与这些点相连。在路径集合的过程中,需要这种与动作命令相联系的局部视图,但之后可以完全独立的使用。由线索竞争实验所示,这一局部向量的方位可以与一个整体紧密相连①,举个例子,这一整体可以是天窗的参考,可以是一个系统(Bisch & Wehner,1998;Collett et al.,1998;Knaden,Lange,& Wehner,2006),或者②这一局部向量的方位可以与当地标志性景观相连(Collett,Collett,& Wehner,2001),甚至③特殊情况下与前一节的动物路径相连(Bisch-Knaden & Wehner,2001)。自然情况下,这些系统将相互影响,但是在特定的实验中,它们可以单独进行研究。这一操纵指令的突出例子由图 80.4 所示。在这一实验范例中,蚂蚁被迫沿着 U 形路径在蚂蚁巢和人工喂食器之间移动,随后从喂食器移动到一个连续测速通道。举个例子,如果准备回家的蚂蚁的开始方位与蚂蚁的巢不在一个方向,蚂蚁将会高度遵循局部向量。

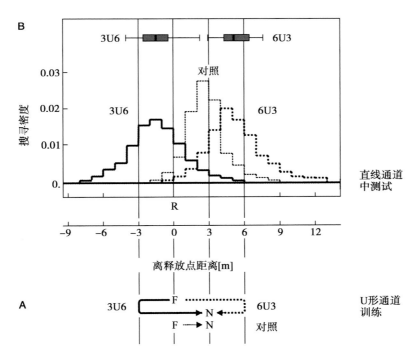

图 80.4 局部向量。局部向量超过全景向量的测试范例。(A)培训模式:在一个线性通道数组中,沙漠蚂蚁需要沿着 U 形路径从喂食点(F)到巢穴(N)。举个例子,图中实线箭头(3U6)意味着蚂蚁先往巢穴相反方向走 3 米,然后转弯,走 6 米到达巢穴。(B)测试:搜索已经从 F 点转移到垂直通道并在 R 点释放的蚂蚁分布。加粗的虚线描述了在一个线性测试通道内两组蚂蚁的搜索密度分布。细虚线:控制,即已受过训练的、从 F 点直接移动到 N 点的蚂蚁的搜索密度分布。示意图上方部分的箱线图表示从喂食者所在点出发后的第一个拐点。(改编自 Knaden,Lange,& Wehner,2006.)

路线导航

最近取得的最发人深省的导航研究成果之一是从沙漠蚂蚁中得到的一系列非常显著的地标回忆。这些动物可以以某种独特的方式学习到很多复杂的基于地标的路线和向内向外运行的不同路线,并且能够长时间记住这些路线(Kohler & Wehner,2005;Sommer,von Beeren,& Wehner,2008)。原则上,它们可以通过将一系列与局部向量有关的快照联系起来然后沿着路线移动。运行完一个局部向量之后,视图及与其有关的快照将检索下一个局部向量(一系列向量按顺序启动)。从更经济的角度考虑,蚂蚁可以采用IDF梯度下降法进行匹配处理。然而,蚂蚁在路线上的行为不适合梯度下降法。相反,蚂蚁偶尔通过在点上旋转来扫描环境(Baddeley et al.,2012;Wehner,1994),就像所描述的箭蚁(Stieb et al.,2010;Wehner,Meier,& Zollikofer,2004)和西南非沙漠地带的蚂蚁(Ocymyrmex robustior)(Müller & Wehner,2010)那样的行走。这一情况下,蚂蚁利用全景画作为视觉指南针,因此某些形式的旋转匹配可能会发生(Philippides et al.,2011;Zeil,Hoffmann,& Chahl,2003)。旋转图像的差异函数(rIDF)可能已经被定义了,不匹配的路线被认为是与目标图像有关的,当前全景视图不同方位的函数,直到发现最匹配的路线以及rIDF函数达到最低。(值得注意的是上面介绍的IDF已经被定义为更特殊的平移图像差分函数tIDF;Zeil,2011)最近,Wystrach、Beugnon和Cheng(2012)发现一个旋转图像匹配模型对于在熟悉路线上行进的蚂蚁作用很大,即使在模型中,只有方位距离上方大约15°角的轮廓高度可以被使用。总的来说,rIDF不光为蚂蚁提供了"全球视野天窗指南针",还提供了一个局部的"视觉全景指南针"。

蚂蚁可以更全面地编码路线,而不是将路线分解为一系列的路径点(Baddeley et al.,2011;Philippides et al.,2011)。在这种方法中,视图由一套功能探测器探测,功能探测器探测它们是否与蚂蚁的正确行进方位相符。扫描得到的路线随后将允许动物在最有可能的路线上移动。因此,视图被应用于定义操纵指令,也就是引导行动而不是定义方位。最近,Baddeley et al.(2012)基于Lulham et al(2011)的信息最大化神经网络方法,通过引入熟悉歧视这一概念,进一步完善了整体路线输出的想法。模拟蚂蚁走过这样一个由信息最大化系统控制的人工杂乱环境,将天空中图像的轮廓作为唯一的视觉输出,它们会尽可能快和准确地回忆起路线就像真实的蚂蚁那样。它们在缺少全球化指南针和里程表信息的情况下做到了,没有依赖于存储的多个视图甚至任何图像,因此,它们的大脑并没有受到来自不不切实际的存储记忆的负担。此外,通过整理在目标周围行走得到的信息,蚂蚁可以使用相同的导航路线用于引导以及寻找最终目的地,也就是完成到目前为止已经被分开对待的任务。

总的来说,自从TM和ALV的早期模型设计完成,发生了大量的理论发展。轮廓匹配、rIDFs和路线的整体编码是最新的提议,它们都需要大量的研究去明确它们是如何作用于昆虫的导航的。运用操作直接去测试模型的实验,对比在自然栖息地运行模型从而对蚂蚁的导航进行测试的行为,它们是尤其相关的。

导航网络

在特定的环境条件下,前面章节中提到的各种导航模块是如何结合到一起从而完成特定的行为任务的?举个例子,路径集成器在获取标志信息时,被当作一个支架,但是随后标志信息可以摆脱路径集成器的约束。此外,局部向量可以依靠自身的特征超过全景向量,但是全景向量继续在后台更新,并且在标志信息逐渐消失或者变得不再可靠的过程中再次脱颖而出。另一方面,依然存在第一眼看或许是很激烈的约束。沙漠蚂蚁可以快速并有效地学习视觉地标路线,但是不能在相反方向折回(Wehner et al.,2006)。很显然,基于地标的指导程序为蚂蚁提供程序上的而不是位置上的信息(Graham,2010;Wehner,2008)。例如,关于地标的记忆没有与路径集成器结合。以下程序的本质似乎是昆虫的导航能力,而不是从觅食空间的统一表示中读取方位。事实上,分散的程序化记忆架构说明,从导航路线中获得和存储的信息可以被使用,利用我们在观察蚂蚁时使用的方法。这一导航网络模型(由图80.5所示)包含了四个部分。第一部分由基于路径集成器的控制器和随机生成器构成。后者是指当蚂蚁到达零向量但是巢穴入口尚未被发现时而发生的情景。

第二部分包括①一堆存储了由家指向觅食地的向量的元件(食物地点分别为向量memA和menB),②代表特定地标视图的信息加上与它们相关的局部向量(rLMs),或③代表觅食地的地标元素(fLMs)或代表家的地标(hLM)加上指向目标的向量。

第三部分包含一个所谓的动机单元网络。由图80.5所示,这些单元被标注为灰色。它们形成了一个

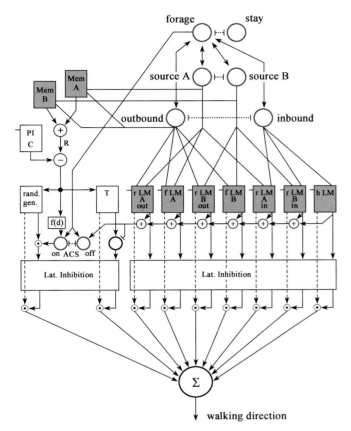

图 80.5　分散的记忆架构，允许利用地标和路径集成器进行导航。它由八个动力单元（灰色曲线）、一堆内存元素（灰色矩形）、MemA、MemB 和七个进一步的元素组成。两种食物的标志元素 fLMA 和 fLMB，一个主要的地标元素 hLM 和四个路径元素 rLMAout、rIM-Bout、rLMAin 和 rLMBin。路径集成器（矩形标记为 PI）提供了当前向量；C 代表食物的位置，提供了参考向量；R 计算（R-C）提供了行进向量，如标记 T 所示。标记为"rand. gen"的矩形和动力单元 ACSon，ACSoff 控制了"集中区域"的搜索。标记为 f 的矩形表示一个功能，即激活单元 ACSon 越少，d=R-C 的差异越大。矩形 Lat. 抑制提供了加权因素来决定那些内存元素控制了电动机的输出。进一步详情见文本。（改编自 Cruse & Wehner，2011.）

循环连接的人工神经网络，可以与不同的景点相连接，每一个都决定了一个整个系统可以采用的特定的内部状态。在最高点，存在睡眠和觅食两个状态。在觅食这一状态，存在输入和输出两个亚态。此外，这些状态具有当前已经被选择的食物来源的特征（A 或 B）。动力网络的激活构成了背景，确定了哪些记忆元素可能被恢复以及目前哪些可以不被考虑。举个例子，一组可能的激活的动机单元可能包含觅食单元、输出单元和来源 A。内存元素可以只被检索如果它的动机单元是激活的。

模型的第四部分涉及激活的内存元素的输出，这一输出决定了行走的方向。在本质上，这一决定是由一个加权的侧抑制网络管理，并且由 Cruse 和 Wehner 将其具体化（2011）。Hoinville，Wehner 和 Cruse（2012）提供了导航网络的一部分，可以用于得知食物资源的方位和品质。

导航网络的记忆架构允许模拟先前章节提到的所有导航行为（Cruse & Wehner，2011）。此外，正如后一种解释所概述的，导航网络的模块结构和它固有的周期性网络特征在蚂蚁和蜜蜂的蘑菇体的电路性能中发现了神经解剖学和神经生理学上的对应物（例如，Rybak & Menzel，2010；Strausfeld，2002；Strausfeld et al.，2009）。可能神经基质最后会到达神经通道，尽管不是直接的（举个例子，可能通过侧前脑），但是项目假设是中央复杂体（例如，Strausfeld，1999；Strauss & Berg，2010），这也是蚂蚁指南系统的主要输入站。最有可能的是在这个阶段，移动的方向是最终决定的。根据正确设计的行为范式来解开这些回路，是未来有关昆虫导航行为学研究中最引人入胜、最有前途和最紧迫的课题之一，并且似乎是可以实现的。

参考文献

Baddeley, B., Graham, P., Husbands, P., & Philippides, A. (2012). Model of ant route navigation driven by scene familiarity. *PLoS Computational Biology*, 8, e1002336. doi:10.1371/journal.pcbi.1002336.

Baddeley, B., Graham, P., Philippides, A., & Husbands, P. (2011). Holistic visual encoding of ant-like routes: Navigation without waypoints. *Adaptive Behavior*, 19, 3–15. doi:10.1177/1059712310395410.

Bisch, S., & Wehner, R. (1998). Visual navigation in ants: Evidence for site-based vectors. *Proceedings of the Neurobiology Conference Göttingen*, 26, 417.

Bisch-Knaden, S., & Wehner, R. (2001). Egocentric information helps desert ants to navigate around familiar objects. *Journal of Experimental Biology*, 204, 4177–4184.

Cartwright, B. A., & Collett, T. S. (1983). Landmark learning in bees: Experiments and models. *Journal of Comparative Physiology. A, Neuroethology, Sensory, Neural, and Behavioral Physiology*, 151, 521–543.

Cheng, K., Narendra, A., Sommer, S., & Wehner, R. (2009). Travelling in clutter: Navigation in the central Australian desert ant *Melophorus bagoti*. *Behavioural Processes*, 80, 261–268.

Collett, M., & Collett, T. S. (2000). How do insects use path integration for their navigation? *Biological Cybernetics*, 83, 245–259.

Collett, M., Collett, T. S., Bisch, S., & Wehner, R. (1998). Local and global vectors in desert ant navigation. *Nature*, 394, 269–272.

Collett, M., Collett, T. S., & Wehner, R. (2001). The guidance of desert ants by extended landmarks. *Journal of Experimental Biology*, 204, 1635–1639.

Cruse, H., & Wehner, R. (2011). No need for a cognitive map: Decentralized memory for insect navigation. *PLoS Computational Biology*, 7, e1002009. doi:10.1371/journal.pcbi.

1002009.

Dittmar, L., Stürzl, W., Baird, E., Boeddeker, N., & Egelhaaf, M. (2010). Goal seeking in honey bees: Matching of optic flow snapshots? *Journal of Experimental Biology, 213,* 2913–2923.

Duelli, P. (1975). A fovea for e-vector orientation in the eye of *Cataglyphis bicolor* (Formicidae, Hymenoptera). *Journal of Comparative Physiology, 102,* 43–56.

Duelli, P. (1976). Distanzdressuren von getragenen Ameisen (*Cataglyphis bicolor*). *Revue Suisse de Zoologie, 83,* 413–418.

Franz, M. O., Schölkopf, B., Mallot, H. P., & Bülthoff, H. H. (1998). Where did I take that snapshot? Scene based homing by image matching. *Biological Cybernetics, 79,* 191–202.

Graham, P. (2010). Insect navigation. In M. D. Breed & J. Moore (Eds.), *Encyclopedia of animal behavior* (Vol. 2, pp. 167–175). London: Academic Press.

Herrling, P. L. (1975). Topographische Untersuchungen zur funktionellen Anatomie der Retina von Cataglyphis bicolor (*Formicidae, Hymenoptera*). Ph.D. Thesis, University of Zurich.

Hoinville, T., Wehner, R., & Cruse, H. (2012). Learning and retrieval of memory elements in a navigational task. In T. T. Prescott, N. F. Lepora, A. Mura, & P. F. M. J. Verschure (Eds.) *Biomimetic and Biohybrid Systems. Proceedings of the First International Conference, Living Machines* (pp. 120–131). Lecture Notes in Artificial Intelligence. Berlin: Springer.

Knaden, M., Lange, C., & Wehner, R. (2006). The importance of procedural knowledge in desert-ant navigation. *Current Biology, 16,* R916–R917. doi:10.1016/j.cub.2006.09.059.

Kohler, M., & Wehner, R. (2005). Idiosyncratic route-based memories in desert ants, *Melophorus bagoti*: How do they interact with path-integration vectors? *Neurobiology of Learning and Memory, 83,* 1–12. doi:10.1016/j.nlm.2004.05.011.

Lambrinos, D., Möller, R., Labhart, T., Pfeifer, R., & Wehner, R. (2000). A mobile robot employing insect strategies for navigation. *Robotics and Autonomous Systems, 30,* 39–64.

Lulham, A., Bogacz, R., Vogt, S., & Brown, M. W. (2011). An Infomax algorithm can perform both familiarity discrimination and feature extraction in a single network. *Neural Computation, 23,* 909–926.

Mangan, M., & Webb, B. (2009). Modelling place memory in crickets. *Biological Cybernetics, 101,* 307–323.

Möller, R. (2001). Do insects use templates or parameters for landmark navigation? *Journal of Theoretical Biology, 210,* 33–45.

Möller, R., Lambrinos, D., Roggendorf, T., Pfeifer, R., & Wehner, R. (2001). Insect strategies of visual homing in mobile robots. In B. Webb & T. R. Consi (Eds.), *Biorobotics: Methods and applications* (pp. 37–66). Menlo Park, CA: AAAI Press/MIT Press.

Möller, R., & Vardy, A. (2006). Local visual homing by matched-filter descent in image distances. *Biological Cybernetics, 95,* 413–430.

Müller, M., & Wehner, R. (2007). Wind and sky as compass cues in desert ant navigation. *Naturwissenschaften, 94,* 589–594.

Müller, M., & Wehner, R. (2010). Path integration provides a scaffold for landmark learning in desert ants. *Current Biology, 20,* 1368–1371. doi:10.1016/j.cub.2010.06.035.

Philippides, A., Baddeley, B., Cheng, K., & Graham, P. (2011). How might ants use panoramic views for route navigation? *Journal of Experimental Biology, 214,* 445–451.

Ronacher, B., & Wehner, R. (1995). Desert ants, *Cataglyphis fortis*, use self-induced optic flow to measure distances trav-elled. *Journal of Comparative Physiology. A, Neuroethology, Sensory, Neural, and Behavioral Physiology, 177,* 21–27.

Ronacher, B., Westwig, E., & Wehner, R. (2006). Integrating two-dimensional paths: Do desert ants process distance information in the absence of celestial compass cues? *Journal of Experimental Biology, 209,* 3301–3308.

Rybak, J., & Menzel, R. (2010). Mushroom body of the honey bee. In G. M. Shepherd & S. Grillner (Eds.), *Handbook of brain microcircuits* (pp. 433–440). Oxford, England: Oxford University Press.

Sakura, M., Lambrinos, D., & Labhart, T. (2008). Polarized skylight navigation in insects: Model and electrophysiology of e-vector coding by neurons in the central complex. *Journal of Neurophysiology, 99,* 667–682.

Schwarz, S., Narendra, A., & Zeil, J. (2011). The properties of the visual system in the Australian desert ant *Melophorus bagoti*. *Arthropod Structure & Development, 40,* 128–134.

Seidl, T., Knaden, M., & Wehner, R. (2006). Desert ants: Is active locomotion a prerequisite for path integration? *Journal of Comparative Physiology. A, Neuroethology, Sensory, Neural, and Behavioral Physiology, 192,* 1125–1131.

Sommer, S., von Beeren, C., & Wehner, R. (2008). Multiroute memories in desert ants. *Proceedings of the National Academy of Sciences of the United States of America, 105,* 317–322.

Sommer, S., & Wehner, R. (2005). Vector navigation in desert ants, *Cataglyphis fortis*: Celestial compass cues are essential for the proper use of distance information. *Naturwissenschaften, 92,* 468–471.

Stieb, S. M., Münz, T. S., Wehner, R., & Rössler, W. (2010). Visual experience and age affect synaptic organization in the mushroom bodies of the desert ant *Cataglyphis fortis*. *Developmental Neurobiology, 70,* 408–423.

Strausfeld, N. J. (1999). A brain region in the insect that supervises walking. *Progress in Brain Research, 123,* 273–284.

Strausfeld, N. J. (2002). Organization of the honey bee mushroom bodies: Representation of the calyx within the vertical and gamma lobes. *Journal of Comparative Neurology, 450,* 4–33.

Strausfeld, N. J., Sinakevitch, I., Brown, S. M., & Farris, S. M. (2009). Ground plan of the insect mushroom body: Functional and evolutionary implications. *Journal of Comparative Neurology, 513,* 265–291.

Strauss, R., & Berg, C. (2010). The central control of oriented locomotion in insects—Towards a neurobiological model. *IEEE World Congress on Computational Intelligence 2010,* 3919–3926.

Vickerstaff, R. J., & Cheung, A. (2010). Which coordinate system for modelling path integration? *Journal of Theoretical Biology, 263,* 242–261.

Wehner, R. (1982). Himmelsnavigation bei Insekten. Neurophysiologie und Verhalten. *Neujahrsblatt der Naturforschenden Gesellschaft Zürich, 184,* 1–132.

Wehner, R. (1994). The polarization-vision project: Championing organismic biology. In K. Schildberger & N. Elsner (Eds.), *Neural basis of behavioural adaptations* (pp. 103–143). Stuttgart, Germany: G. Fischer.

Wehner, R. (1997). The ant's celestial compass system: Spectral and polarization channels. In M. Lehrer (Ed.), *Orientation and communication in arthropods* (pp. 145–185). Basel: Birkhäuser.

Wehner, R. (2008). The desert ant's navigational toolkit: Procedural rather than positional knowledge. *Journal of Insect Navigation, 55,* 101–114.

Wehner, R., Boyer, M., Loertscher, F., Sommer, S., & Menzi, U. (2006). Desert ant navigation: One-way routes rather than maps. *Current Biology, 16,* 75–79.

Wehner, R., & Labhart, T. (2006). Polarization vision. In E. Warrant & D.-E. Nilsson (Eds.), *Invertebrate vision* (pp. 291–348). Cambridge, England: Cambridge University Press.

Wehner, R., Meier, C., & Zollikofer, C. (2004). The ontogeny of foraging behaviour in desert ants, *Cataglyphis bicolor*. *Ecological Entomology, 29*, 240–250.

Wehner, R., Michel, B., & Antonsen, P. (1996). Visual navigation in insects: Coupling of egocentric and geocentric information. *Journal of Experimental Biology, 199*, 129–140.

Wehner, R., & Müller, M. (2006). The significance of direct sunlight and polarized skylight in the ant's celestial system of navigation. *Proceedings of the National Academy of Sciences of the United States of America, 103*, 12575–12579. doi:10.1073/pnas.0604430103.

Wehner, R., & Räber, F. (1979). Visual spatial memory in desert ants, *Cataglyphis bicolor* (Hymenoptera: Formicidae). *Experientia 35*, 1569–1571.

Wehner, R., & Srinivasan, M. V. (2003). Path integration in insects. In K. J. Jeffery (Ed.), *The neurobiology of spatial behaviour* (pp. 9–30). Oxford, England: Oxford University Press.

Wittlinger, M., Wehner, R., & Wolf, H. (2006). The ant odometer: Stepping on stilts and stumps. *Science, 312*, 1965–1967.

Wystrach, A., Beugnon, G., & Cheng, K. (2011). Landmarks or panoramas: What do navigating ants attend for guidance? *Frontiers in Zoology, 8*, 21. doi:10.1186/1742-9994-8-21.

Wystrach, A., Beugnon, G., & Cheng, K. (2012). Ants might use different view-matching strategies on and off the route. *Journal of Experimental Biology, 215*, 44–55.

Yu, S. E., & Kim, D. E. (2011). Landmark vectors with quantized distance information for homing navigation. *Adaptive Behavior, 19*, 121–141. doi:10.1177/1059712311398669.

Zeil, J. (2011). Visual homing: An insect perspective. *Current Opinion in Neurobiology, 22*, 1–9. doi:10.1016/j.conb.2011.12.008.

Zeil, J., Hoffmann, M. I., & Chahl, J. S. (2003). The catchment areas of panoramic snapshots in outdoor scenes. *Journal of the Optical Society of America. A, Optics, Image Science, and Vision, 20*, 450–469.

Zollikofer, C. P. E., Wehner, R., & Fukushi, T. (1995). Optical scaling in conspecific *Cataglyphis* ants. *Journal of Experimental Biology, 198*, 1637–1646.

第81章 海洋无脊椎动物的视力和体色

Justin Marshall，Karen L. Cheney

海洋无脊椎动物的体色和它们背景的介绍

对色彩缤纷的海洋无脊椎动物的思考让人联想到艳丽的海蛞蝓和色彩绚丽的海绵。也许色彩缤纷的无脊椎扁形虫滑过珊瑚礁，上面布满各种色调的海星和点缀着多色条纹和斑点的贝壳（由图 81.1 所示，Wicksten，1989）。我们的这些联想确实存在，但是通常仅仅存在于有限数量的浅海中。本章从研究选定的海洋无脊椎动物、它们的体色和生活的地方开始，随后基于神经科学研究它们的视力、处理能力和行为表现与它们的体色的关系。这是基于物理和化学领域的在水下对光和色彩进行的研究，正是水下光和颜色的物理和化学特性限制了所描述的视觉系统的功能和性能（Lythgoe，1979）。

海洋背景——决定体色的关键因素

陆生动物在蓝色或灰色的天空背景下，以绿色和棕色为主，但是偶尔也会出现像鹦鹉和箭毒蛙那样色彩缤纷的动物（Lythgoe & Partridge，1989）。大部分的海洋也以绿色和棕色为主，背景是蓝色或灰色，这一背景取决于大海或海洋的清晰度（Jerlov，1976）。与陆地相比，绿色的水下状态很大程度上是由于叶绿素的反射，但是由于水下存在绿色的物体，如海藻，水本身可能由于悬浮藻类细胞呈现出绿色，甚至是岩石和珊瑚很大程度上也是绿色的或者至少是绿褐色的。水中也可能包含其他的溶解有机物和无机沉淀物，导致其颜色的变化并且使它与空气相比变得更加不透明和黑暗（Jerlov，1976）。因此，对于视觉系统水下操作，水本身可能是一个局部的背景墙，可以用来伪装或者性展示。

珊瑚和其他海洋无脊椎动物，比如海葵、水母、海蛞蝓甚至巨大的蛤蚌，也包含在它们的共生藻类组织中，有时称为黄藻。藻类植物与动物的紧密对水下生物是至关重要的，许多水生动物的颜色是绿色、金色或者绿色的，这是由藻类的叶绿素含量或者其卟啉衍生品造成的。藻类提供底物营养同时获得保护和蛋白质作为回报。

许多无脊椎动物将自己伪装成绿色和棕色背景，以避免侦查或突然袭击（Cott，1940；Stevens & Merilata，2011）。而在相对清晰的开放海域，无脊椎动物则会伪装成透明的。而几个靠近海面的动物，如属于殖民水螅虫类的银币水母（Porpita）及其掠夺性的裸鳃类动物大西洋海神海蛞蝓（Glaucus），则将自己伪装成紫罗兰色以此与蓝色的开放海域表面颜色相匹配（Marshall & Johnsen，2011）。特意将自己伪装成透明色是一种中水域海洋无脊椎动物使用的常见策略，因为这一区域很少有在前面或者后面可以用于遮挡的东西存在。

关于无脊椎动物的伪装、交流和体色的一些示例
图 81.1E 所示的珊瑚礁深度大约有 10 米，图中也呈现了明显色彩斑斓的无脊椎动物，如软硬珊瑚、海百合和海鞘，但是这里的颜色不是很准确，由于是闪光摄影拍摄而得所以色彩是增强的。在现实中，无论是在深度观察还是透过大量的水在平面上观察，合并后的吸光度和光的散射都消除了光谱两端的光波（图 81.2A 所示），使红色的对象减少并且移除了一些短的波长（Lythgoe，1979）。

在浅水区域近距离观察到的对象可能显示由包壳的无脊椎动物如海绵，提供的充满色彩的全波段光谱。同样值得注意的是，许多能动的无脊椎动物都有非常突出的色彩，其中一些呈现了背景固着无脊椎动物的光亮的体色（图 81.1 所示）。在这个例子中，人们很容易认为，这些充满活力的体色与背景相匹配是为了伪装，但是体色可能还有其他功能，包括那些与视线无关的功能。

头足类动物，包括章鱼和乌贼（见图 81.1 和 81.3），因为它们的伪装能力而著名，但是它们也可以通过反射强烈的色彩和色调，如红色、黑色或白色相互通信。蓝环章鱼（Haplochlaena lunulata），通过闪烁它的蓝色光环来预警防御模式（由图 81.1C 所示），但是当保护色被需要时，蓝色光环可能会被关闭。类似于坦桑尼亚霞水母章鱼，对抗珊瑚礁的伪装大师，采用色彩和纹理去匹配它的背景（图 81.1D 所示）。蓝色光环在蓝环章鱼属物种中对黄色色素细胞突出显

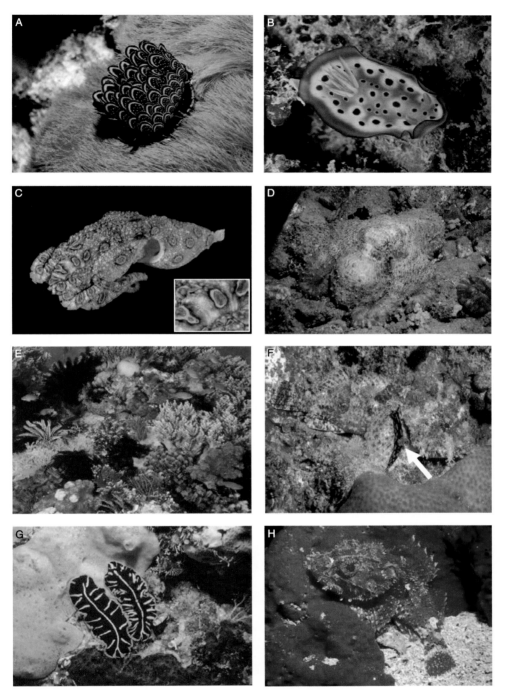

图 81.1　海洋底物和五彩缤纷的海洋无脊椎动物。（A）黑美叶海蛞蝓（Sacoglossan sea slug Cyerce nigricans）。（B）裸鳃类动物，铜斑多彩海蛞蝓（照片：Luke Gordon.）。（C）蓝环章鱼，豹纹蛸猫眼草（照片：Luke Gordon.）。（D）蓝章。（E）深 5 米左右的珊瑚礁场景。（F）缺乏色彩的珊瑚和蝎子鱼一起伪装成岩石，形成硬壳无脊椎动物。好像是为了伪装，鱼类允许一个显眼的裸鳃类动物（标有箭头的 Nembrotha sp）划过它的身体好像它就是一块岩石。（G）多肠目老虎扁虫（Pseudobiceros dimidiatus）。（H）另一个鲉科鱼（F 所示）显然伪装成了红色的包壳海绵。（照片：Steve Parish 除非另有说明。）

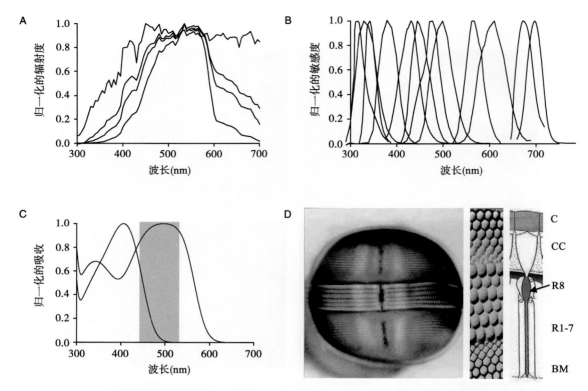

图 81.2 海洋无脊椎动物的光谱分布和光谱敏感性。（A）水中下降的辐射度接近热带珊瑚礁 0.1-、3-、6-和 10-的深度，曲线缩小约 500nm（Marshall et al.，2003）。（B）十二口足类甲壳纲动物，如螳螂虾（Neogonodacty-lus oerstedii），在电生理学方面决定了光谱敏感性，最有可能应用于色彩视觉。（C）海洋中层虾的光谱敏感性，Systelaspis debilis，一个来自那些深度的典型的红色甲壳纲动物。阴影框围绕海洋中发光生物体发射光谱峰值的区域。（D）左边：雀尾螳螂虾等口足类动物的原生复眼（图 81.4C 所示）。注意中央中频和侧翼半球。中间：口足类动物的角膜扩张显示了小眼的六个中频带。右边：位于纵切面的典型甲纲虫小眼的图像。C，代表角膜；CC，代表晶锥体；R8，代表光感受器小网膜细胞 8；R1-7，代表由无脊椎感杆束组成的小网膜细胞 1-7；BM，代表基底膜将视网膜从薄层中分离，即第一视觉神经纤维网。

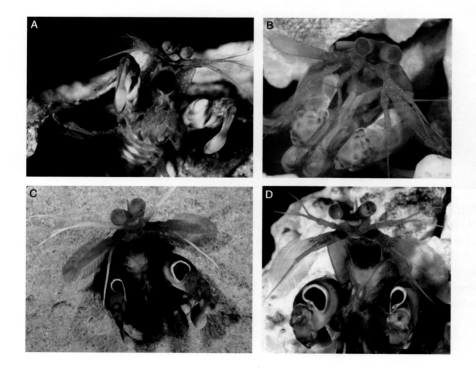

图 81.3 头足类动物和甲壳纲动物的信号和伪装。（A～D）口足类甲壳纲动物都展示出一个"金属传播"行为，暴露了特殊物种五彩缤纷的金属斑点——从 A 至 D 为白色、橘色、洋红色和蓝色。它们的物种分别是螳螂虾（Neogonodactylus wennerae），光滑独指虾蛄（Gonodactylus glabrous），史氏指虾蛄（Gonodactylus smithii），和大指虾蛄（G. smithii），它们的色彩差异与栖息地颜色匹配（照片：Roy Caldwell。）。

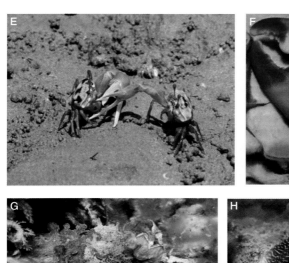
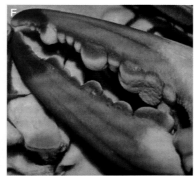
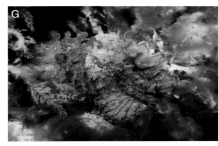
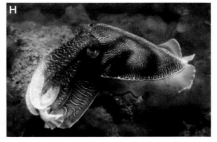

图81.3(续) （E）雄性招潮蟹，正在搏斗的秀丽招潮蟹（*Uca elegans*）（照片：Martin How.）。（F）季节性的雌性蓝色招潮蟹的红螯足，*Callinectes exasperates*（照片：Sonke Johnsen.）。（G）澳大利亚巨型乌贼，伪装模式下的伞膜乌贼（*S. apama*）。（H）伞膜乌贼（*S. apama*）向另一个男性乌贼表现出好斗的行为很大程度上会变成黑白相间的。（照片：Chris Talbot.）

示,这种蓝色和黄色的显著结合预警它们是有毒的,包含了河豚毒素。这种引人注目的颜色,是包含一种或其他有毒物质的警告,被称为警戒色（Cott, 1940; Ruxton, Sherratt, & Speed, 2005）。

黄色和蓝色是一个由几个裸鳃亚目动物共享的颜色组合,如扁形虫、甲壳类动物和其他无脊椎动物物种以及海洋鱼类（图81.1和81.4所示; Marshall 2000a,b）。水下特别有效的是在海洋中传输或者脱颖而出的色彩（Lythgoe, 1979; Marshall & Vorobyev, 2003）。值得注意的是,蓝环章鱼和许多其他裸鳃亚目动物,包括伊丽莎白多彩海蛞蝓（*Chromodoris elisa-bethina*）（图81.4A所示）和*C. kuniei*（图81.1B所示）同样利用黑白等去增强这样一个预测显著的表现的边缘。黄色和蓝色在光谱中是互补的颜色,与其他颜色形成了有力的对比,也确实可能是第一个色彩视觉系统（Hurlbert, 1997）。黄色和蓝色的精神物理学轴是灵长类动物进化的基础（Jacobs, 1993）,相似之处在于其组成部分几乎任何色彩视觉系统具有短波和长波感受器。似乎很多海洋和陆地生物都利用这种相对无处不在的行为标志和神经通路起到警戒作用或者其他明显的沟通作用。

黑美叶海蛞蝓（图81.1A所示）利用显著的警戒色警示有害的化学物质（这一情况下是吡喃酮毒素）或者不适口性。如果受到攻击,它可能会放弃它的叶子或者露鳃,这些像蜥蜴的尾巴的摆动作为干扰项。另一个软体动物,裸鳃亚目动物,海蛞蝓（图81.1B）,覆盖着明显的斑点,被白色和黑色包围,很有可能是为了额外的对比。这种优势强调策略被应用于很多动物的模式以此来增加关注度（Cott, 1940,并见图81.1C and 81.4A）。

相对单调的绿色和棕色海底区域比我们在书上看到的五彩缤纷的珊瑚礁区域更为常见（图81.1E所示）。甚至变成岩石的也通常是单调的包壳海绵、珊瑚藻和典型的棕色硬珊瑚这类活化石。在图81.1所示的海底的照片中,一只蝎子鱼正在模仿这些乏味的无脊椎动物的色彩和图案,与背景相当完美的契合。所以很容易让人相信它的伪装,蝎子鱼允许显眼的、具有警戒色的裸鳃亚目动物在它的表面滑动。一些鮋科鱼类和其他坐着等的食肉动物,比如浅水琵琶鱼（Marshall & Johnsen, 2011）也将自己伪装成硬壳海洋无脊椎动物,但是是有选择的,通过进化,模仿显眼的红色或黄色海绵（图81.1H所示）。这种正在逐渐消失的魔术的有效性强烈主张在五彩的背景下变成显眼色彩的重要性,而不是仅仅只是棕色或绿色的底栖

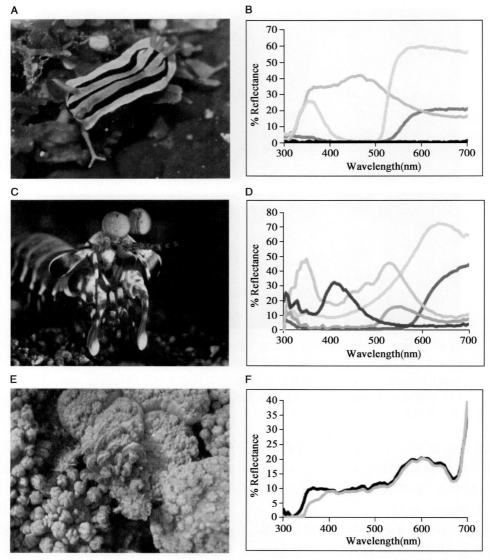

图81.4 明显伪装的无脊椎动物的光谱反射。(A)裸鳃类软体动物,伊丽莎白多彩海蛞蝓
(*Chromodoris elisabethina*)(照片:Luke Gordon.)。(B)伊丽莎白多彩海蛞蝓的颜色的光谱
反射。曲线的色彩与(A)中显示的色彩相吻合,例如橙色的是鱼鳃和角。(C)口足类甲壳纲
动物,*Odontodactylus scyllarus*(照片:Roy Caldwell.)。(D)*O. scyllarus* 的颜色的光谱反射。
曲线的颜色与体色近似匹配。(E)软珊瑚上神秘的裸鳃类动物,*Phyllodesmium lizae*。
(F)*P. lizae* 的颜色的光谱反射(黑色的曲线)和已经被发现的软珊瑚(灰色曲线)。(照片:
Karen Cheney.)

生物的颜色。通过变成主要的海绵的颜色,伪装可以在任何深度发生(图81.1所示)。

体色的功能也可能与伪装和沟通没有关系,但是可能与饮食的副食品、存储食物和其他代谢过程有关,可能与温度的控制或者遮庇阳光有关(Fox,1976)。作为人类,我们很容易被漂亮的东西吸引,并且喜欢指定的色彩。然而,一个生活在岩石下的亮橙色海绵或者生活在漆黑深海中的亮红色小虾,它们的体色可能由于不可视的原因而已经进化。

体色可能用于不同情况下的不同任务,这使得它们的功能变复杂。图81.1所示的多肠目老虎扁虫从一个显眼的背景移动到一个潜在的伪装底物,并且说明了这些不确定性。理解这种现象需要已不再流行的生物学观察和具体问题具体分析,而不是拍摄闪光照片和试图将这一观察与不明确的总体趋势融为一体。

色彩变化

许多生物并不仅仅只是被动地使用色彩,可能随着不同的时间尺度变化,从次级秒变化到每日的、季节性的或者与栖息地变化有关的长期的个体发生的变化。不同的情景，包括色彩的变化，可能与隐性显示或者视觉不相关的功能有关，比如热量调节（Fox，1976）。招潮蟹因调整体色与背景一致而著名，显然是为了应对增强的威胁和在炎热的泥滩控制温度（Hemmi et al.，2006）。十足虾和口足类动物都可以通过调节甲壳的颜色去匹配不同的当地背景，许多甲壳纲动物同样居住于特殊色彩的包壳无脊椎动物（Wade et al.，2012）。这些颜色的变化可能通过激素控制色素细胞扩张和收缩而实现，或者经过几个蜕皮周期而实现。有几种龙虾在迁移之前在季节性基础上变化的颜色的例子，或者作为交配的一部分显示（Wade et al.，2012）。这样的与螃蟹有关的例子在下面有讨论。

海洋无脊椎动物对颜色变化最显著的控制是头足类动物通过使用色彩、图案和纹理与背景瞬间匹配（图81.1D 和81.3G 所示）。值得注意的是，这是可以实现的，尽管几乎所有的头足类动物都是色盲，因为它们只拥有一个视觉色素，这导致整个眼睛只有一个光谱敏感度（Marshall & Messenger，1996）。正是由于与头足类动物的明显沟通（图81.1C 所示），这里的彩色内容直接指向其他动物和捕食者，如鱼和甲壳类动物，它们可能可以看到或被伪装的身体颜色愚弄。

当然，发光强度或者在头足类动物中黑白模式图案组件的快速颜色变化，可能是针对其他头足类动物的。值得注意的是，许多应用于社会和性别方面的头足类动物显示器在很大程度上是黑色和白色的（Hanlon et al.，2007）。巨人乌贼、澳大利亚的巨型乌贼，它的敌对示威就是一个很好的例子（图81.3H 所示），而打猎范围很宽阔的乌贼令人眼花缭乱的脉动显示则事实上是为了迷惑狩猎的甲虫而设计的（见 ABC 电视文件"聪明的一群"，1997）。

水下视觉和水下色彩视觉

与陆地系统相比，视觉，特别是色彩视觉，在海洋无脊椎动物中没有得到很好的发展。在这种情况下，无脊椎动物比在陆地上有更多种类，许多拥有基本的眼睛，但是往往没有透镜（Land，1981）。基于这些调查，大多数眼睛都拥有一个光谱敏感度（例如，86 甲壳类动物中 60 个，细节在 Marshall，Kent，& Cronin，1999），虽然这个例子可能被大量已经研究过的深度生活物种扭曲。作为结果，色彩视觉对于陆地无脊椎动物比对海洋无脊椎动物更重要。因此，海洋无脊椎

动物色彩的多样性已经演变为与其他动物的沟通，比如说鱼类分享和观察它们水下的栖息地，并且也确实拥有色彩视觉。

接下去将讨论拥有视觉功能的甲壳类动物的两个例子，拥有 12 个彩色通道的口足类动物和螃蟹中与两个色彩通道的沟通。在海洋无脊椎动物中，甲壳类动物已经走向了色彩视觉，几个拥有绿色（约 500nm）和紫外线/紫色光谱灵敏度（约 400nm），可以允许二重色（在 Marshall，Kent，& Cronin，1999 中，86 个中 12 个）。一个居住在海滩上的足类动物，如海蟑螂，已经显示拥有三个光谱敏感度（340nm、460nm 和 520nm；Hariyama，Tsukahara，& Meyerrochow，1993），也许在这个大型的缺水环境中提供三色彩感觉。

色彩图案、空间分辨率以及对过多细节的感知

光在水下从来没有传播到很远，因为在水下它被粒子和水分子分散了。这是为什么大多数水生动物拥有相对落后的空间分辨率的原因，因为不能解决距离的问题。海洋无脊椎动物拥有的空间分辨率通常比人类差 10 倍左右（有一些例外；Marshall，2000a）。我们基于人类的大型陆地动物以视觉为导向，这一方法可能会导致许多过度阐释的图案、海洋动物的色彩，此外非主观的视觉也是必要的。无脊椎动物中，分辨能力是高度不同的，由于低通滤波散焦或者眼睛中确实没有透镜元件，因此只能看到一片大的阴影（5°～30°），或者像头足类动物一样可以和最好的脊椎动物相媲美（参见 Land 本卷，和 Land，1988）。

甲壳类动物具有复合空间分辨率的复眼，它必然比头足类动物简单的单室眼睛低级。只有很少的甲壳类动物、口足类动物（Marshall & Land，1993）和一些陆地蟹（Zeil，Nalbach，& Nalbach，1986），接近昆虫最好的 0.25°分辨率，比如蜻蜓。通常，许多甲壳类动物至少比这更糟 10 倍（Land，1984）。对于色彩和水下的色彩视觉来说，这意味着即使近距离观察，一些海洋生物表现出的斑点和条纹的颜色是模糊不清的，这可能会导致结合的颜色事实上是神秘的而不是显眼的（Marshall，2000a）。

水下频谱包络和视觉生态

颜色从黄色到红色非常明显，而且由于它们与果实成熟相似的，视觉上，对于人类与灵长类动物的视力是非常有用的。在海洋领域，这一相关性有所降低，一部分原因在于长波光子在几米以下的，另一部分原因，同时也是一个必然的结果，许多（但不是全部

的)海洋生物缺乏长波敏感度的视觉系统(图81.2所示;Marshall,2000b)。因为频谱包络在大约475nm的地方关闭,在干净的海洋水域,最好的波长传输或者其他传输最大值,取决于水的颜色(图81.2是水岸边的礁石,最远传播到550nm),视觉系统可以通过修改它们的光谱敏感性响应。这是一个著名的视觉生态学的例子(Lythgoe,1979)。从本质上说,除非有其他光通过,比如生物性光,否则对没有光子的波长敏感是毫无意义的,陆地上的光环境更不易变,尽管当地背景可能参与定义视觉系统(Endler,1993),但是对于光谱敏感度没有相同的生态限制。

因此,不出意料,大多数海洋无脊椎动物的光谱敏感度(就像鱼一样;Lythgoe,1979)一般与可用的光匹配,无论它是来自水下还是生物性发光(Lythgoe,1980)。单一光谱敏感度的甲壳类动物有一个单一的感杆束或者感光器,建立在一些细胞之上,包含对蓝色和绿色敏感的视觉色素。一些甲壳纲动物的眼睛也拥有一个二等光感受器,R8光感受器(第八个无脊椎感杆),正是这些细胞携带了紫外光或紫色的视觉色素(图81.2所示)。R8光感受器相对于主要的(无脊椎)感杆束远轴放置,这一主要的(无脊椎)感杆束通常由7个无脊椎感杆构建,即R1-7细胞(Eguchi & Waterman,1973)。甲壳类动物的色彩歧视,建立在两色的比较上,如紫外光或紫色、蓝色或绿色。

色彩在海洋无脊椎动物中的作用:三个例子

除了甲壳纲动物,海洋无脊椎动物中存在一些可靠的色彩视觉的例子。正如最初我们注意到的,对海洋无脊椎动物的颜色的非自由解释很少,似乎很多无脊椎动物的颜色可以进化到可以被鱼和其他脊椎动物察觉。这三个关于颜色沟通的例子非常简明扼要。前两个,甲壳纲动物的性传播行为和对抗行为,是由无脊椎动物自己的物种产生颜色的变化,最后一个是从裸鳃亚目动物到鱼类的色彩视觉交流假设模型。

螃蟹的性交流 招潮蟹是半陆地的物种,雄性招潮蟹会在与其他雄性招潮蟹的打斗中挥舞它们彩色的钳子并以此吸引雌性(图81.4E所示)。因为这些行为都是发生在空气中的,因此没有潜在行为的光谱限制,值得注意的是,很多钳子的颜色是黄色、橘色或者红色的,它们可能利用这一点并且与天空或者植被的背景颜色形成对比(Hemmi et al.,2006)。色彩视觉在这些迷人的摇旗者内已经被提出过很多次,但直到最近通过一些适当的控制才得以证明。米氏招潮蟹(*Uca mjoebergi*)和羊角招潮蟹(*Uca capricornis*)基于色彩图案确定性别和邻近的个体(Detto,Hemmi,& Backwell,2008)。米氏招潮蟹对于配偶的选择受到钳子颜色的影响(Detto,2007),和其他甲壳纲动物一样(除了口足类动物),这一色彩歧视很有可能被R8/R7-1这一两色机制调解。招潮蟹的光谱敏感度难以测量,但是Horch和其同事(2002)使用细胞外的记录发现了拥有两个视觉色素的系统(一个在430nm,另一个在500~540nm之间)的证据。Jordão,Cronin和Oliveira(2007)使用显微分光光度法发现主要的感杆束敏感度在不同的物种中从508nm到530nm不同,但是不能测量渺小的R8细胞,R8细胞可能包含很多从甲壳纲动物中发现的紫色敏感度。这些作者还指出,感杆束的实际光谱敏感度将会受到与口足类动物系统类似方式的不同的屏幕色素的影响(Marshall,1988)。

剩下缺乏的是在任何招潮蟹五中内清晰细胞内的光谱敏感度的测量。最近的分子证据显示了招潮蟹的三个不同的视蛋白基因,比如大西洋砂招潮蟹(*Uca pugilator*),它存在一个细胞内两个基因的共表达载体(Rajkumar et al.,2010)。尽管这项研究指向这些物种中潜在的三色彩感觉、R8细胞内种群的明确标识和R1-7细胞内两个不同的视蛋白,这一系统的光谱敏感度仍然没有被确认。

招潮蟹同样可以相对迅速地变换颜色以此应对增加的捕食压力和其他压力(Hemmi et al.,2006)。然而,目前还不清楚这些颜色变化对螃蟹的色彩视觉系统是否显著或者更直接的作用于潜在捕食者的视觉系统,比如鸟类。Detto,Hemmi和Backwell(2008)提出的假设是图案的变化与个人识别有关,但是这可能依赖于图案而不是信号的彩色组件。

蓝色螃蟹也以它们多彩的、好斗的表现而闻名。雄性螃蟹明亮的蓝色的、非常锋利的钳子用于吓唬潜在的攻击者。在干净的海洋水域,蓝色对于远距离传输是一个很有用的颜色,但是最近雌性螃蟹的红色钳子得到了关注。雄性蓝蟹的择偶行为,显示出了对于具有红色钳子的雌性螃蟹的偏好,这一发现已经被报道(Baldwin & Johnsen,2009)。这些控制证明这一选择是基于色彩线索的,并且证明了这一物种的色彩视觉很可能依赖于与对手的互动,发生在它们已知的R8-440nm和R1-7-508nm之间。进一步的实验(Baldwin & Johnsen,2012)显示在这一物种中,亮度对雌性选择配偶也很重要,由此表明多个线索共同引导配偶的选择,就像众所周知的发生在一些昆虫物种中的现象(Kelber & Osorio,2010)。据推测,红色和亮度都与雌性的生育能力有关,但除了颜色随着性成熟变化而变化这一事实,这一发现的细节并不清楚。蓝蟹钳子的颜色可能同样被用于物种识别,因为大约16个物种显示了不同的色彩图案(Baldwin & Johnsen,2012)。

在这个实例中,为了近距离的性互动,使用红色信号是非常有趣的,因为红色是靠近的有效信号,但是将会迅速缩短海洋水域内的距离,预防潜在的不得而知的窃听。此外,红色将会与蓝色或绿色的水域背景形成强烈对比,有利于增加信号的有效性。然而,重要的问题是这样的红色信号释放的信息内容随着深度的加深而迅速降低,这也可以解释对于亮度的依赖。

种内交流和口足类动物的侵略 来自不同家庭的口足类甲壳纲动物可能拥有12色光谱敏感度的复杂色彩视觉,所有都位于眼睛中的上面四行六排中频区域(图81.2D所示;Cronin & Marshall,1989;Marshall,1988)。行为证据显示口足类动物确实拥有色彩视觉(Marshall,Jones,& Cronin,1996),而使用眼睛的其他区域用于线性和圆形偏振视觉(Chiou et al.,2008)。然而,这些行为测试并没有表明口足类动物使用它们的色彩视觉用于做什么,虽然它们可以将色彩视觉用于任何它们喜欢的地方,但是对于它们的色彩信号系统的观察还是提出了一些具体的可能性。

口足类动物有时候是色彩缤纷(图81.3和81.4所示)。从上下文看,它们绝大部分的外部标记最好被分类为伪装。然而,和招潮蟹相似,口足类动物也采用特殊的标记,如独特的斑点(图81.3所示)。它们无覆盖的被展示在铅板上,被称为"独特传播"(Caldwell & Dingle,1976)。独特的斑点根据它们在大型捕食动物附属物独特部分的内部表面的位置而命名,口足类动物过去常常用矛刺猛击同种个体、被捕食的动物和潜在的敌人(Caldwell & Dingle,1976)。口足类动物是具有高度侵略性的动物,经常会有争斗,这显然是一个警告行为。斑点可能是彩色的、白色的、黄色的、红色的、洋红色的或紫色的,并且常常有一个白色的边(图81.3所示)。两个独特的斑点被指出像眼睛,所以这一独特的传播被看作一个触目惊心的眼睛去恐吓潜在的攻击者。有趣的是,不用的物种显示不同级别的侵略,同时口足类动物的不同色彩的斑点也被认为是不同物种避免潜在战斗的标记(Caldwell & Dingle,1976)。

最近关于口足类动物色彩的研究也指出,它们可能适应不同的光照条件和不同的种间和性选择的模式(Cheroske & Cronin,2005)。然而,鉴于口足类动物色彩和视觉系统的复杂性(图81.2所示)以及很多物种栖息的礁石顶端的色彩复杂性,很多问题仍未解决。当然,即使是从最五彩缤纷的口足类动物中发现的光谱反射的性质(图81.3和81.4所示)依然不能解释潜在的彩色视觉系统的复杂性。

脊椎动物的交流,裸鳃类动物的警戒作用 许多五颜六色的海洋无脊椎动物使用它们明亮而显著的颜色警告捕食者它们是有毒的或者说是难吃的。这种现象被称为警戒作用(Ruxton,Sherratt,& Speed,2005)。海绵对大多数鱼类来说是有毒的而且它含有尖锐的针状体,海鞘可以释放硫酸或束腰酸而刺胞动物(海葵和软珊瑚)拥有刺一样的细胞。裸鳃类动物和扁虫可以是有毒的,有些甚至可以向刺胞动物借刺细胞,它们将它们吃掉作为防御的一个手段(Cortesi & Cheney,2010)。裸鳃类动物是假定警戒色的很好的例子,但是这种假设大多基于推测。我们不知道捕食者如何辨别拥有警戒色的动物的颜色,虽然有些颜色的主题,比如黑色和黄色,是许多动物天生的警示信号(Ruxton,Sherratt,& Speed,2005)。很少有裸鳃类动物因为它们的毒性和不能食用而被量化(不同见 Cortesi & Cheney,2010),事实上许多都伪装得很好(图81.4E和F所示)。最近的研究已经开始将不同裸鳃类动物的颜色和毒性量化,为了验证丰富多彩并且清晰可见的裸鳃类动物是否比伪装的物种更有毒。一个进化假说预测,五颜六色的裸鳃类动物从一个伪装物种的祖先演变而来,这一演变过程是通过保护色实现的防御而不是警戒作用。通过增加它们的毒性水平并且同一时间增加警戒信号的色彩,裸鳃类动物能够在它们变得醒目时,避免被潜在捕食者捕食。

在试图理解警戒作用的同时,重要的是确定裸鳃类动物的眼睛将进化为哪种颜色,同时,一个简化的事实是当它们的视觉是退化的或不存在时,它们看不见自己的颜色。因此,我们可以排除性选择或者其他任何同种的作为颜色进化驱动的视觉处理。当移动缓慢时,底栖动物缺乏像它们的邻居——软体动物那样的壳的保护,裸鳃类动物可能会将鱼类作为简餐。这里我们将裸鳃类动物的形象模拟成一个已知的三色视觉系统,通过比较,丰富多彩的口足类动物被图81.5所示的鱼类发现(Pignatelli et al.,2010)。长吻蝴蝶鱼(*R. aculeatus*)是珊瑚礁和相关的浅滩区域上有害无益的底栖杂食生物,可以遇到裸鳃类动物和口足类动物,被识别为食物的来源。

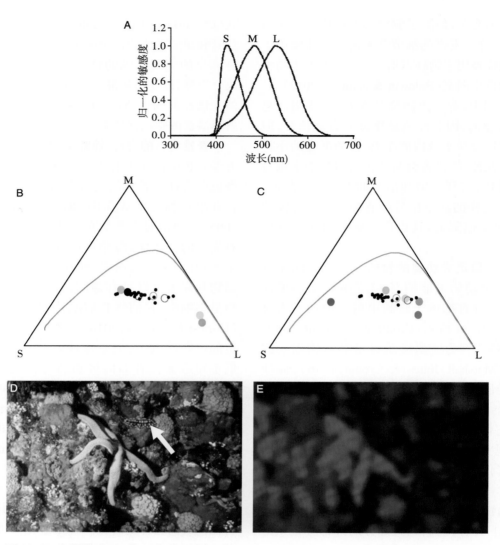

图81.5　鱼眼镜头下五颜六色的无脊椎动物。（A）引金鱼——叉斑锉鳞鲀的三种视锥细胞的光谱敏感性（S,M,L 分别代表短、中和长三种波长敏感度），它是一种浅水底栖无脊椎动物，在珊瑚周围的一个浅水底栖食性动物。值得注意的是,这些也通过眼介质（晶状体和角膜）传输过滤。（Marshall et al. ,2003）（B）R. aculeatus 的色彩视觉空间。粉色曲线是视觉空间的单色轨迹。黑点:21 个背景底栖生物在视觉空间中的位置,比如珊瑚和海绵。单色的点:裸鳃类动物 C. elisabethina 的视觉空间位置的光谱,颜色编码如图 81.4A 和 81.4B 所示。棕色圆圈:255 种珊瑚光谱的平均位置（Marshall,2000a）。绿色圆圈:30 种藻类光谱的平均位置。黑色圆圈:神秘的裸鳃类动物, P. lizae 的色彩光谱位置。图 81.4 和 81.4 所示。背景的光谱被绘制成右下角的黑色圆点。看文本寻找进一步的细节。（C）和（B）一样但是同时也是口足类动物的颜色（图 81.4C 和 81.4D 所示）。（D）一种底栖生物生活场景的照片, R. aculeatus 可能使用闪光灯照明狩猎。许多无脊椎动物包括裸鳃类动物,如标有箭头的 Phyllidiella sp. 。（E）和（D）一样的图片,但是是在水下 10m 的地方看到的更为精确的表示,在那里红光被保存了下来,以及比人类差 10 倍的分辨率。（照片:Steve Parish. ）

　　我们使用的模型类似于其他先前描述的模型（Kelber, Vorobyev, & Osorio, 2003；Vorobyev & Osorio,1998）。总之,已经测量了来自一个动物的不同区域的反射光谱（图 81.5 所示）,合成光谱随后绘制在一个颜色视觉空间（图 81.5B 和 C 所示）。为了做到这一点,需要观察动物的光谱敏感度,在这一情况下,需要一个有短（S）、中（M）和长（L）三种锥敏感性的

三色器（图 81.5A 所示）,光源或辐照度的对象（这里假设为水的表面,图 81.2A 所示,0.1m 的辐照度）,以及视网膜的解剖特征,比如比较锥。光谱在色彩重叠的空间由点绘制而成,每个角落本质上都体现了对光谱敏感度的最大激发。因此正如我们看到的,简而言之,红色光谱倾向于靠近 L 绘制而蓝色光谱则靠近 S（Kelber, Vorobyev, & Osorio,2003）。

代表了光谱的点之间的距离可能有相互关系,在一定程度上,存在区分光谱的可能性。重要的是,这一距离增加了鉴别灵敏度,点间隔变大未必与增强的识别力有关,当颜色匹配或者有些微不同时,这种模式运行最好。这个实验中值得注意的几点如下:

1. 不足为奇的是,裸鳃类动物 Phyllodesmium lizae(图 81.4E 和 F 所示)明显的颜色与当地背景很好的匹配。因为动物和背景的光谱非常一致,这在任何色彩视觉空间都是相似的。

2. 裸鳃类动物和口足类动物的淡蓝色对我们的视觉系统显著时,靠近 R. aculeatus 的消色点,在这里很多背景的光谱聚集在一起。因此,这一颜色对鱼类来说更像灰色并且很好的伪装在背景色中。

3. 黄色和橙色裸鳃类动物的颜色与背景颜色对立,对于鱼类色彩视觉系统来说在色彩上非常显眼,因为它们远离背景点并且靠近三角形的边(图 81.5B 所示)。红色和黄色海绵的颜色(例如图 81.4A)包含在绘制的背景光谱中,因此它们的颜色与裸鳃类动物的颜色相比,没有鱼类视觉系统那样显著饱满。

4. 除了蓝色和红色,口足类动物的颜色接近于集聚的背景颜色,从而提出了对抗底部颜色的有效伪装(图 81.5C)。

5. 对人类视觉来说特别显眼和不寻常的是,黄色的口足类动物与礁石的平均背景颜色(图 81.5C 中所示的棕色圆环)非常匹配,从而提出黄色很好地隐藏在了这一背景下(礁石鱼黄色类似结果见 Marshall,2000a,2000b;Marshall & Vorobyev,2003)。它是完全不同于 c. elisabethina 的高度饱和的黄色的(图 81.4B 和图 81.5B 所示)。

这些结论证明了描述潜在显著性和潜在捕食者严重性动物的隐蔽性的重要性,而不是通过人类的视觉。其他珊瑚鱼类有不同的视觉系统(Losey et al.,2003;Lythgoe et al.,1994),并且可能发现光谱的不同。同时,不仅颜色,色彩图案也应通过其他动物的眼睛考虑可视化(Endler et al.,2005)。例如,一个推测已经在图 81.5D 和 81.5E 中被举例说明,这一推测是一鱼类,如叉斑锉鳞鲀(R. aculeatus)实际上可以在水下 15 米的地方观察底栖生物的场景,包括裸鳃类动物。这里我们考虑的不是具体的鱼类的色彩视觉而是这个深度的照明和鱼类的空间分辨率(与人类视网膜大约相差 10 倍)。尽管这是一个主观的估计,但是它清晰地表明红色物体在这个深度可能会变成黑色

或者蓝色,至少从这个距离看,基于人类的相机系统提供的空间细节是异乎寻常的高。

总结

除了少数例外,大多数海洋无脊椎动物拥有基本的视觉,很少有色彩视觉。甲壳纲动物是最明显的例外,但即使是在这里,单色性视觉也是常态,而在某些情况下发现了二色性。然而,口足类动物是一个极端的反例。到目前为止,这些甲壳纲动物可能使用了全新的原理才实现的色彩感知,并不是由其他任何生物进化而来的,即使经历了 4 亿年的进化(Manning,Schiff,& Abbott,1984)。

已经有人提出,水下色彩视觉的进化移除了可能会导致波信号闪烁的强度波动,在一个简单的神经系统中,这可能会导致亮度变化和物体运动的混淆(Ma XImov,2000)。两个对手通道都需要消除对闪烁的敏感性。在这种背景下,值得注意的是,许多甲壳纲动物和鱼类似乎已经聚集在两个光谱敏感度上,甚至在靠近水面生活的物种之中。口足类动物和若干珊瑚鱼类,甚至其他淡水鱼,显然提供了例外,但是这两个光谱敏感性可能是海中色彩感觉的基础标准。

也许,海洋中缺少的颜色系统可能反映了水中光衰弱的本质,而且具体来说,可能是信号的信息内容。动物发射的与颜色有关的信号可能传达了与繁殖能力、颜色或者色彩强度有关的准确信息,而且如果这消息因为相对较短的距离或是水中的深度而削弱,信号发射系统将发生故障。这一简单的事实可能已经防止了颜色的扩散和我们在陆地上看到的色彩视觉系统,比如花儿和蜜蜂等各种传粉者。头足类动物和许多甲壳纲动物似乎已经选择了取代颜色的偏振视觉(Marshall, Kent, & Cronin, 1999),这是一个我们刚刚开始研究的通信系统(Pignatelli et al.,2011;Temple et al.,2012)。水下物体的偏振内容在不同的深度更为可靠,也许这是海洋中流行的信息货币?

在本章最后,运动几乎没有被提到,但是它往往与颜色信号有关,比如螃蟹的钳子、口足类动物的独特传播或者裸鳃类动物的波动(图 81.1B 所示)。许多视觉系统敏锐地调整了运动和真的运动的区别(54 章和 56 章所示),在任何无脊椎动物的色彩和色彩视觉系统描述中,同样重要的是考虑颜色是如何及时展示的。

参考文献

Baldwin, J., & Johnsen, S. (2009). The importance of color in mate choice of the blue crab *Callinectes sapidus*. *Journal of Experimental Biology, 212*, 3762–3768. doi:10.1242/jeb.028027.

Baldwin, J., & Johnsen, S. (2012). The male blue crab, *Callinectes sapidus*, uses both chromatic and achromatic cues during mate choice. *Journal of Experimental Biology, 215*, 1184–1191. doi:10.1242/jeb.067512.

Caldwell, R. L., & Dingle, H. (1976). Stomatopods. *Scientific American, 234*, 80–89.

Cheroske, A. G., & Cronin, T. W. (2005). Variation in stomatopod (*Gonodactylus smithii*) color signal design associated with organismal condition and depth. *Brain, Behavior and Evolution, 66*, 99–113.

Chiou, T. H., Kleinlogel, S., Cronin, T., Caldwell, R., Loeffler, B., Siddiqi, A., et al. (2008). Circular polarization vision in a stomatopod crustacean. *Current Biology, 18*, 429–434. doi:10.1016/j.cub.2008.02.066.

Cortesi, F., & Cheney, K. L. (2010). Conspicuousness is correlated with toxicity in marine opisthobranchs. *Journal of Evolutionary Biology, 23*, 1509–1518. doi:10.1111/j.1420-9101.2010.02018.x.

Cronin, T. W., & Marshall, N. J. (1989). Multiple spectral classes of photoreceptors in the retinas of gonodactyloid stomatopod crustaceans. *Journal of Comparative Physiology. A, Neuroethology, Sensory, Neural, and Behavioral Physiology, 166*, 261–275.

Cott, H. B. (1940). *Adaptive colouration in animals*. London: Methuen.

Detto, T. (2007). The fiddler crab *Uca mjoebergi* uses colour vision in mate choice. *Proceedings. Biological Sciences, 274*, 2785–2790. doi:10.1098/rspb.2007.1059.

Detto, T., Hemmi, J. M., & Backwell, P. R. Y. (2008). Colouration and colour changes of the fiddler crab, *Uca capricornis*: A descriptive study. *Plos One, 3*, e1629. doi:10.1371/journal.pone.0001629.

Eguchi, E., & Waterman, T. H. (1973). Orthogonal microvillus pattern in the eighth rhabdomere of the rock crab *Grapsus*. *Zeitschrift fur Zellforschung und Mikroskopische Anatomie, 137*, 145–157.

Endler, J. A. (1993). The color of light in forests and its implications. *Ecological Monographs, 63*, 1–27. doi:10.2307/2937121.

Endler, J. A., Westcott, D. A., Madden, J. R., & Robson, T. (2005). Animal visual systems and the evolution of color patterns: Sensory processing illuminates signal evolution. *Evolution; International Journal of Organic Evolution, 59*, 1795–1818. doi:10.1554/04-669.1.

Fox, D. L. (1976). *Animal biochromes and structural colours: Physical, chemical, distributional and physiological features* (2nd ed.). Berkeley: University of California Press.

Hanlon, R. T., Naud, M. J., Forsythe, J. W., Hall, K., Watson, A. C., & McKechnie, J. (2007). Adaptable night camouflage by cuttlefish. *American Naturalist, 169*, 543–551.

Hariyama, T., Tsukahara, Y., & Meyerrochow, V. B. (1993). Spectral responses, including a UV-sensitive cell type, in the eye of the isopod *Ligia exotica*. *Naturwissenschaften, 80*, 233–235.

Hemmi, J. M., Marshall, J., Pix, W., Vorobyev, M., & Zeil, J. (2006). The variable colours of the fiddler crab *Uca vomeris* and their relation to background and predation. *Journal of Experimental Biology, 209*, 4140–4153. doi:10.1242/jeb.02483.

Horch, K., Salmon, M., & Forward, R. (2002). Evidence for a two pigment visual system in the fiddler crab, *Uca thayeri*. *Journal of Comparative Physiology. A, Neuroethology, Sensory, Neural, and Behavioral Physiology, 188*, 493–499.

Hurlbert, A. (1997). Primer—Colour vision. *Current Biology, 7*, R400–R402.

Jacobs, G. H. (1993). The distribution and nature of color vision among the mammals. *Biological Reviews of the Cambridge Philosophical Society, 68*, 413–471.

Jerlov, N. G. (1976). *Marine optics*. Amsterdam: Elsevier.

Jordão, J. M., Cronin, T. W., & Oliveira, R. F. (2007). Spectral sensitivity of four species of fiddler crabs (*Uca pugnax, Uca pugilator, Uca vomeris* and *Uca tangeri*) measured by in situ microspectrophotometry. *Journal of Experimental Biology, 210*, 447–453.

Kelber, A., & Osorio, D. (2010). From spectral information to animal colour vision: Experiments and concepts. *Proceedings. Biological Sciences, 277*, 1617–1625. doi:10.1098/rspb.2009.2118.

Kelber, A., Vorobyev, M., & Osorio, D. (2003). Animal colour vision—Behavioural tests and physiological concepts. *Biological Reviews of the Cambridge Philosophical Society, 78*, 81–118.

Land, M. F. (1981). Optics and vision in invertebrates. In H. Autrum (Ed.), *Handbook of sensory physiology* (Vol. 7/B6, pp. 471–592). Berlin: Springer-Verlag.

Land, M. F. (1984). Crustacea. In M. A. Ali (Ed.), *Photoreception and vision in invertebrates* (pp. 401–438). New York: Plenum Publishing.

Land, M. F. (1988). The optics of animal eyes. *Contemporary Physics, 29*, 435–455.

Losey, G. S., McFarland, W. N., Loew, E. R., Zamzow, J. P., Nelson, P. A., & Marshall, N. J. (2003). Visual biology of Hawaiian coral reef fishes: I. Ocular transmission and visual pigments. *Copeia*, 433–454. doi:10.1643/01-053.

Lythgoe, J. N. (1979). *The ecology of vision*. Oxford, England: Clarendon Press.

Lythgoe, J. N. (1980). Vision in fishes: Ecological adaptations. In M. A. Ali (Ed.), *Environmental physiology of fishes* (Vol. 35, pp. 431–445). London: Plenum Publishing.

Lythgoe, J. N., Muntz, W. R. A., Partridge, J. C., Shand, J., & Williams, D. M. (1994). The ecology of the visual pigments of snappers (*Lutjanidae*) on the Great-Barrier-Reef. *Journal of Comparative Physiology. A, Neuroethology, Sensory, Neural, and Behavioral Physiology, 174*, 461–467.

Lythgoe, J. N., & Partridge, J. C. (1989). Visual pigments and the acquisition of visual information. *Journal of Experimental Biology, 146*, 1–20.

Manning, R. B., Schiff, H., & Abbott, B. C. (1984). Eye structure and the classification of stomatopod crustacea. *Zoologica Scripta, 13*, 41–44. doi:10.1111/j.1463-6409.1984.tb00021.x.

Marshall, N. J. (1988). A unique color and polarization vision system in mantis shrimps. *Nature, 333*, 557–560.

Marshall, N. J. (2000a). Communication and camouflage with the same 'bright' colours in reef fishes. *Philosophical Transactions of the Royal Society of London. Series B, Biological Sciences, 355*, 1243–1248.

Marshall, N. J. (2000b). The visual ecology of reef fish colours. In Y. Espmark, T. Amundsen, & G. Rosenqvist (Eds.), *Animal signals: Signalling and signal design in animal communication* (pp. 83–120). Trondheim, Norway: Tapier.

Marshall, N. J., Jennings, K., McFarland, W. N., Loew, E. R., & Losey, G. S. (2003). Visual biology of Hawaiian coral reef fishes: III. Environmental light and an integrated approach to the ecology of reef fish vision. *Copeia*, 467–480.

Marshall, N. J., & Johnsen, S. (2011). Camouflage in the marine environment. In M. Stevens & S. Merilaita (Eds.), *Animal camouflage: Mechanisms and function* (pp. 186–211). New York: Cambridge University Press.

Marshall, N. J., Jones, J. P., & Cronin, T. W. (1996). Behavioural evidence for colour vision in stomatopod crustaceans. *Journal of Comparative Physiology. A, Neuroethology, Sensory, Neural, and Behavioral Physiology, 179*, 473–481.

Marshall, N. J., Kent, J., & Cronin, T. W. (1999). Visual adaptations in crustaceans. In S. N. Archer, M. B. A. Djamgoz, E. Lowe, J. C. Partridge, & S. Vallerga (Eds.), *Adaptive mechanisms in the ecology of vision* (pp. 285–328). London: Kluwer Academic Publishers.

Marshall, N. J., & Land, M. F. (1993). Some optical features of the eyes of Stomatopods: I. Eye shape, optical zxes and resolution. *Journal of Comparative Physiology. A, Neuroethology, Sensory, Neural, and Behavioral Physiology, 173*, 565–582.

Marshall, N. J., & Messenger, J. B. (1996). Colour-blind camouflage. *Nature, 382*, 408–409.

Marshall, N. J., & Vorobyev, M. (2003). The design of color signals and color vision in fishes. In S. P. Collin & J. N. Marshall (Eds.), *Sensory processing in aquatic environments* (pp. 194–222). New York: Springer.

Maximov, V. V. (2000). Environmental factors which may have led to the appearance of colour vision. *Philosophical Transactions of the Royal Society of London. Series B, Biological Sciences, 355*, 1239–1242. doi:10.1098/rstb.2000.0675.

Pignatelli, V., Champ, C., Marshall, J., & Vorobyev, M. (2010). Double cones are used for colour discrimination in the reef fish, *Rhinecanthus aculeatus. Biology Letters, 6*, 537–539. doi:10.1098/rsbl.2009.1010.

Pignatelli, V., Temple, S. E., Chiou, T.-H., Roberts, N. W., Collin, S. P., & Marshall, N. J. (2011). Behavioural relevance of polarization sensitivity as a target detection mechanism in cephalopods and fishes. *Philosophical Transactions of the Royal Society of London. Series B, Biological Sciences, 366*, 734–741. doi:10.1098/rstb.2010.0204.

Rajkumar, P., Rollmann, S. M., Cook, T. A., & Layne, J. E. (2010). Molecular evidence for color discrimination in the Atlantic sand fiddler crab, *Uca pugilator. Journal of Experimental Biology, 213*, 4240–4248. doi:10.1242/jeb.051011.

Ruxton, G. D., Sherratt, T. N., & Speed, M. P. (2005). *Avoiding attack. The evolutionary ecology of crypsis, warning signals and mimicry.* Oxford, England: Oxford University Press.

Stevens, M., & Merilata, S. (2011). *Animal camouflage: Mechanisms and function.* Cambridge, England: Cambridge University Press.

Temple, S. E., Pignatelli, V., Cook, T., How, M. J., Chiou, T. H., Roberts, N. W., et al. (2012). High-resolution polarisation vision in a cuttlefish. *Current Biology, 22*, R121–R122. doi:10.1016/j.cub.2012.01.010.

Vorobyev, M., & Osorio, D. (1998). Receptor noise as a determinant of colour thresholds. *Proceedings. Biological Sciences, 265*, 351–358.

Wade, N. M., Anderson, M., Sellars, M. J., Tume, R. K., Preston, N. P., & Glencross, B. D. (2012). Mechanisms of colour adaptation in the prawn *Penaeus monodon. Journal of Experimental Biology, 215*, 343–350. doi:10.1242/jeb.064592.

Wade, N. M., Melville-Smith, R., Degnan, B. M., & Hall, M. R. (2008). Control of shell colour changes in the lobster, *Panulirus cygnus. Journal of Experimental Biology, 211*, 1512–1519. doi:10.1242/jeb.012930.

Wicksten, M. K. (1989). Why are there bright colors in sessile marine invertebrates? *Bulletin of Marine Science, 45*, 519–530.

Zeil, J., Nalbach, G., & Nalbach, H. O. (1986). Eyes, eye stalks and the visual world of semi-terrestrial crabs. *Journal of Comparative Physiology. A, Neuroethology, Sensory, Neural, and Behavioral Physiology, 159*, 801–811.

第82章　蜜蜂视觉导航的认知结构

Randolf Menzel

　　动物们使用它们的感官来探索世界,返回安全的地带,发现重要的位置,并在这些地点间来回。各个物种的系统发育历史都会以其固有的方式得到各种关于世界物理学的信息,但是在定位这件事上,我们需要从它们对物理和化学信号的相关性上进行研究。通过探索和导航的连续结果而建立的记忆将环境线索连接起来,从而可能导致了复杂的空间神经元表现的形成。通过主要的固有刺激-反应与目标-方向规划的联系而确定的的导航范围认知水平是基于多感官输入的高度集成整合。在这方面,对于导航和其神经基础的研究表明了认知神经科学的典型范式。

　　通过对"觅食"的秀丽隐杆线虫到人类目标的寻找,已经积累了广泛的观察结果,行为学家们注意到动物会用一个相对简单的策略朝一个目标前进或返回某一地点。为了最大限度简化应用参数,行为生物学家通常不愿假设存在神经整合形式。因此,对于认知地图之类的记忆结构的假设通常存在比较大的争议,甚至会被完全驳回(Bennett,1996;Shettleworth,2010)。与之相反的是,神经科学家参照认知地图用于实验设置,以避免实验室中动物可能通过追随刺激梯度而简单操纵目标,朝目标物的信号柱信号前进,或执行连续的匹配程度,逐渐减少对于所习得的接近于目标物的图像与当前位置目标物之间的错配等不可被排除的情况(O'Keefe & Nadel,1978)。如果其他如航位推测、信号柱方向、图像匹配等没有被排除的话,直接将 Tolman(1948)的标准作为认知地图的指示或许确实不太合适。在此我们探索了飞行昆虫——蜜蜂的视觉导航的认知水平,并将数据和一些导航相关的概念和推测展示在此文中。本文主要集中于蜜蜂复杂的社交行为,即蜜蜂的舞蹈。

导航的空间原语

空间原语的基础

　　关于空间原语基础的相关讨论在本卷中出现过,许多实验也表明蜜蜂也是一样的。而蜜蜂的空间原语基础被分为两类,基本的视觉识别,以及更为先进的,以表现相关的方式对这些要素进行集成。举例来说,第一类中的基本要素就是各种形式的趋向性;目标分割;辨别以及学习;分割天体线索(太阳、蓝天等);测程量距;检测运动方向;将飞行航线、目标、以及生理节律时间的意义联系起来(比如,奖赏,对自己表现结果的期待);以及其他种种。这些基本要素的组成控制了导航的基础——举个例子,使用图像匹配来学习目标的模式(通过降低当前和习得模式间的错配来指向性地向目标进发);学习当地的时间补偿的太阳罗盘,将天空偏振光的模式与太阳大圆弧联系起来;从地标延长线得到太阳罗盘的方向,估算和学习目标序列;通过局部航线集成来估算直接路径(航位推测法和路径整合);以及其他种种。在此,我们主要讲这两部分中的第一个:路径整合和图像匹配。因为经常被认为完全解释了蜜蜂的导航表现(Collett & Collett,2002;Cruse & Wehner,2011)。

路径整合

　　路径整合的基本形式为动物提供了如何回到起点(例如巢穴)的信息,例如通过运动记忆等。从无脊椎动物到哺乳动物,它们都拥有一种精确的系统,通过集成线性和有角度的运动,以协调相关空间位置的轨迹,甚至不需要借助其他的外部信息(Mittelstaedt & Mittelstaedt,1982)。角运动是从日光条件下的视觉输入,比如标志性建筑和天体线索(见本卷85章)中,以及从里程表所提供的行驶距离中提取的。路径集成的处理结果提供了一个正在运行的估计,以便在动物运动过程中随时返回起点。因此,这样的载体可以仅仅根据自我中心信息被计算,并且可包括陆上标志信息作为路径集成,即角和平移运动的两个组成部分的非自我中心参考。

　　通过描述并区分4种情况(以自我为中心的极坐标或笛卡尔坐标系统,以地心为中心的极坐标或笛卡尔坐标系),我们得出结论:地心直角坐标系提供了最稳定的家庭航线信息(Vickerstaff & Cheung,2010)。这一发现和有路径集成表示的空间度量的增强密切相关,而这一想法是由 O'Keefe(1976)首先提出的。基于局部的信息可能被用于更正路径集成中的错误累积,并通过单次和多次访问次数来评估该局部位置中的空间相关度(Biegler,2000;Gallistel,1990;Mc-Naughton et al.,2006)。

但在路径集成中,我们需要区分两个不同学习情况的根本区别:在一个未知区域探索运动时,和在一个频繁经过的线路上运动时,运行家庭航线计算。在探究过程中,我们需要从要求沿既定路线行走多次的相关航位推测中,区别出不相关的航位推测和路径整合的基本形式。下一阶段对于将以自我为中心的信息嵌入非自我为中心的参考系而言至关重要,也是本文的重点关注所在。举例来说,蜜蜂通过多次的飞行路径熟练习得目标的顺序,并将这种目标顺序用于距离的估算(Chittka & Geiger,1995;Menzel et al.,2010)。通过训练蜜蜂到两个进料器,并分析它们在归巢行为中的直线飞行部分(SFCs)后,我们发现多数SFCs表现出类似多航线记忆的模式(见图82.1)(Menzel et al.,2012)。这种航线记忆属于两种形式:熟练的飞行航线反映出蜂巢到每个进料器间的路线(见图82.1A),以及通过航线集成得到的航线。两种派生出的航线连接了两个进料器(见图82.1B);其他飞行航线连接了释放位点或一些搜索飞行后的任一位置,以及蜂巢(见图82.1C)。我们发现,所有的SFCs都类似进料器之间的直接航线,并且不在进料器所在的点位(实验过程中,进料器和所有材料都被从各自原来的位置移开)执行,而是在比蜂巢和进料器之间的连线更远离蜂巢的地方,这一发现说明动物会把它们的

选择与整体的空间位置关联起来,即整合蜂巢以及两个进料器,这三个位点的信息。

两类派生航线代表了不同的飞行捷径,可能是由于至少两个相关的航行推测航线集成,或位点—空间记忆的活动。我们发现第一次于释放点 R9 释放的SFCs中,有一半是直接朝着蜂巢飞去的,而位于 R7,R8,R10 以及 R12 释放点的蜜蜂,其SFCs无一属于这一直接飞行类型,可能说明了 R9 附近区域的地标特征与两个进料器的相似度更高。这证实了从两个进料器到蜂巢的航线方向的激活导致产生了一个折中的飞行航线,或两个航线的集成。这一假设与 Menzel(1998)提出的关于星座的解释类似。另一个可能的猜测是,R9 和蜂巢之间的几何学关系证实了存在飞往蜂巢的捷径,这一行为要求动物对不同的位置间的几何学关系有所认识。从 Menzel 等人(2005)的研究看来,这些数据不足以区分这两种解释。

对于如何通过重新得到基于地标的航线记忆,出站和进站飞行见的动机转换,蜜蜂和蚂蚁在空间记忆中的航线减差概念是更多的神经处理程序简化还是几何表现(Collett & Collett,2002;见本卷80章),这些问题都仍然存在争议。此外,关于记忆检索,动机转换以及路径集成(Cruse & Wehner,2011),被用于预测蜜蜂导航行为的简单模型被用于在本文和 Menzel(2005)的研究中。该模型是否能够得到一个更为简化的神经元处理则是另一个问题,这个问题需要持保留态度,因为迄今我们并没有获得任何昆虫大脑中能

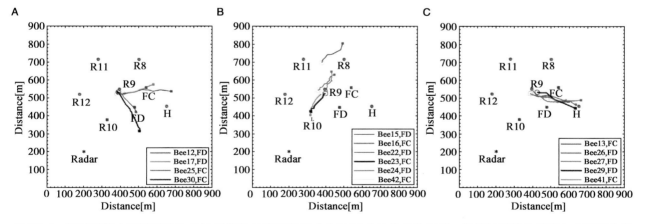

图 82.1 测试蜜蜂在相同释放位点(R9)释放的直线飞行成分(SFCs)的代表性实例。蜜蜂被训练从蜂房(H)到两个喂食器(FC,FD)飞行。它们在训练期间不经历 FC 和 FD 之间的直线飞行。在插图中,分别给出了训练蜜蜂的数量和距离它们的喂食器。两个喂食器分别被称为 FC 和 FD,两个喂食器和蜂房之间形成近似的等边三角形(边长 =160m)。圆圈表示各自 SFC 的开始点,填充的方形表示终点。喂食点是具有典型的地形特征的,而释放点相比较而言则是不起眼的,从而动物可能不会注意到释放点而移动到意想不到的位置。(A)动物沿着类似于来自收集它们的喂食器的归巢飞行方向的路径飞行。因此,动物将出巢行为转换为归巢运动。(B)动物遵循两个喂食器之间最短路径的向量组分。研究动物中的两个(蜜蜂 15 和蜜蜂 42)在第一个 SFC 展示之前首先表现出扩展式搜寻飞行。(C)动物表现出异常的截短的飞行路线返回到蜂巢。(Menzel et al.,2012.)

够使动物以一种高度灵活的方式进行长距离导航的神经元处理的相关信息。爬行和飞行昆虫在关联以自我为中心的参考时，可能存在能力上的本质差异，因为鸟类的眼睛观察飞行昆虫会形成一个几何学排布，并将其作为一个初级视觉来源，而爬行昆虫则更多的是连续的视野，目标杂乱，目标的几何学关系只是间接的，并且难以提取。

信标方向和图像匹配

当离开巢穴或觅食地时，蜜蜂会表现出一种典型的扫描行为，并且学习离蜂巢入口最为接近的相关空间的当前环境（见本卷85章）。关于蜜蜂对于近距离地标和远距离地标（全景）是否使用相同的图像学习方式我们至今不清楚，因为关于图像匹配的实验至今只检验了蜜蜂对于近距离地标的表现（Cartwright & Collett，1987）。关于全景的学习主要是在方向探究飞行和路径探究飞行中。这些学习形式从优势点来说，和图像学习有着本质上的差别。此外，对于像蜜蜂之类的飞行昆虫而言，它们能够迅速在空中获得蜂巢附近的几何学分布以及其进一步的距离信息。这也是为什么蜜蜂追随归巢策略是否和蚂蚁一样还至今存疑的原因，毕竟蚂蚁是在一个视觉信息杂乱的环境中爬行的，甚至在远离蚁穴的多条线路中都表现为遵循图像匹配策略（Philippides et al.，2011；见本卷80章）。对于蜜蜂而言，看起来更像是运用不同的空间学习策略，而不是像蚂蚁那样使用，此外，用于特写图像匹配开发的概念延伸可能是不够的。

到罗盘数值的映射

动物们似乎与生俱来地就已经准备好了将它们的运动和一个甚至多个罗盘系统关联起来。在自然环境下自由放养的动物，它们在远距离导航和巢穴范围内的导航为我们研究动物的空间映射提供了证据。通过对于鸟类导航的大型数据库的分析，我们提出这样一个观点：相交刺激梯度来自一个多坐标系的系统，这一系统中，空间内的任意一点都以唯一的坐标组合为特征（Wallraff，2005；Wiltschko & Wiltschko，2003）。这些坐标值用于提供一个全局的，非自我为中心的参考框架，从而表示空间长时程记忆（位置，地标，巢穴）。鸽子归巢就是通过"mosaic 地图"被概念化的，该地图储存了罗盘方向间的梯度联系（Wallraff，1974，2005；Wiltschko & Wiltschko，2003）。Lipp 等人（2004）追踪了许多携带全球定位系统设备的鸽子的归巢飞行，然后发现它们沿着高速公路，在交叉路口转弯，如果通过这些梯度被标记，也会表现为绕路。

蜜蜂会将梯度信息（举个例子，森林边界、道路等）与太阳罗盘方向关联起来，然后在阴天时，从这些梯度信息中读取太阳罗盘方向（Dyer & Gould，1981；von Frisch & Lindauer，1954）。在蜜蜂所特有的的摇摆舞中，它们报告觅食地的距离和方向信息，或是参考天体线索或地标线索，报告巢穴位置。然后它们将方位信息转换为重力相关的编码，然后通过其视觉里程表估计出巢飞行的距离，并进行编码。因此，蜜蜂的摇摆舞交流可以被用于读取它们的空间记忆结构（详见下文）。

更高阶的策略

对于导航的认知行为模块建设，我们可以将其看作将字母和单词按照一定的规则进行排列，从而形成有意义的句子的过程。这也是对以认知方式为特征的规则的探索。那么蜜蜂是不是已经解决了无法用一系列原语解释，而需要更高阶的集成才能实现的导航问题呢？基础实验设计从自然条件下的"捕捉-释放"范式来解决这一问题。众所周知，动物对环境的认知可能来自前期训练的认知。我们在蜜蜂处于明确的动机状态下（举个例子，当离开觅食地返回巢穴的时候，或是根据其他蜜蜂摇摆舞中给出的信息离开巢穴的时候）对其实施抓捕，并将之运送至一个未知的释放位点，该位点位于蜜蜂曾经探索过的区域内。然后将蜜蜂释放后，用谐波雷达记录其飞行轨迹。如果蜜蜂能够以新的路径（新的最短捷径）直接飞回巢穴直接飞往去其他重要地点（进料器或者蜂舞所指示的方向），则认为其采用了一种高于空间导航原语的策略。然而，这种空间参考的结构至今没有被一个明确的结果所阐明。到底是什么地标特征引导了蜜蜂？而它们的导航记忆结构又是怎样的？很多问题都仍然存疑。自然条件下进行的实验很难解决这些问题，但用实验室手段或在简单的测试条件下进行实验又并非一个好的选择，因为减低环境条件可能无法使动物使用其认知能力。此外，关于导航的认知规模的问题并不受限于路径搜寻，它还包含了动机成分、决策、计划等。对于蜜蜂而言，甚至还包括了社交行为。蜜蜂是否会就有意义的飞行航线或地点的原语进行交流，并在传递蜂和信息接受蜂间形成对某一特定地点的期待？

异常简化

蜜蜂的简化不需要由航路飞行所得的经验

自100多年前，诺贝尔奖得主卡尔·冯·弗里施将之引入行为生物学以来,以通过训练分别进行标记的蜜蜂飞往饲养地进行研究,成为对蜜蜂导航行为探索的主要方式(vonFrisch,1967)。蜜蜂学习它们从巢穴和进料器间飞行路线的方向和距离,并用摇摆舞的方式将出巢飞行的航线报告出来。这一航线方向被储存在记忆里,并主导蜜蜂在"抓捕—释放"实验中的行为(Menzel et al.,2005)。如果只能记录到被释放的蜜蜂的消没方向,对于这一航线所固定的太阳罗盘方向就可以说明,蜜蜂的导航是受限于一个以自我为中心的参考框架,且仅仅依赖于路线训练中所收集到的信息(Wehner & Menzel,1990)。如果这是真的话,蜜蜂势必会在它们未曾学习过的路线航线上迷失。但事实是,它们并未迷失。图82.2展示了两组蜜蜂在类似的试验环境下的飞行时间。一组是沿着一条路线进行训练的,另一组是去一个离巢穴很近,且绕着巢穴旋转的进料器。没有经过路线训练的蜜蜂从五个巢穴附近的释放位点出发后,都不再回到巢穴;而相比之下,经过训练的蜜蜂在它们的训练位点释

放时,都能够顺利归巢。由此可以证明,蜜蜂一定是能够参考一个与其在路线训练中形成的记忆所不同的空间记忆,这种记忆并非来自早期觅食行为,因为释放位点附近的区域与可能的觅食地非常不同。此外,指向巢穴的信号柱方向和全景图像匹配在这一过程中不可能实施,因为朝向蜂巢的视野被固定在R2或R5。

对经过路线训练后的蜜蜂和未经路线训练的蜜蜂,我们还在其归巢飞行方面进行了比较,同样是使用谐波雷达进行追踪(Menzel et al.,2005)(见图82.3)。测试区域不会提供任何全景线索,实验动物必须依靠局地结构进行导航。径直归巢飞行(归航点在图82.3A和82.3B中用红色星形符号标出)的初始点位于巢穴附近的可视范围下游之外,并排除了信号柱方位的可能。V-蜜蜂和C-蜜蜂的归航点分布没有差异,说明它们所参照的空间记忆并不是由路线训练所得到的。两组蜜蜂在巢穴南侧归航点的累积与一个长范围的地标(两个不同割草场从东北拉伸到西南

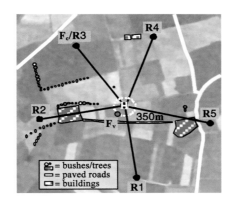

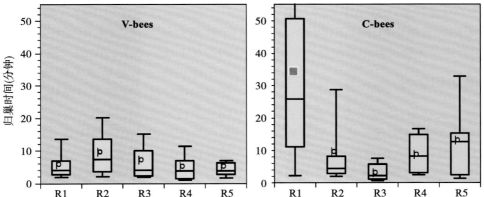

图82.2 两组蜜蜂捕捉和释放实验。将V蜜蜂训练到靠近蜂巢(H)周围的变化的喂食器(左上方的蜂巢周围的白色虚线)。C蜂被训练沿着通往固定喂食器的路线(上图中的Fc/R3)。Fc和5个释放位点(R1-R5)距离蜂巢350m。两个较低的数字给出了两组蜜蜂的相应释放位点和蜂巢之间的飞行时间。在这两种情况下,一旦它们吸入了食物并准备出发到蜂巢中,蜜蜂被单独收集在两个喂食器中的一个上。只有红色标记条(C-bees的R1)与所有其他条的统计学显著不同。在R1释放的C-bees需要更长的时间才能返回蜂巢,因为从Fc/R3到蜂巢,当它们首先运用它们的家绑定的向量存储器时会飞的远离蜂巢。

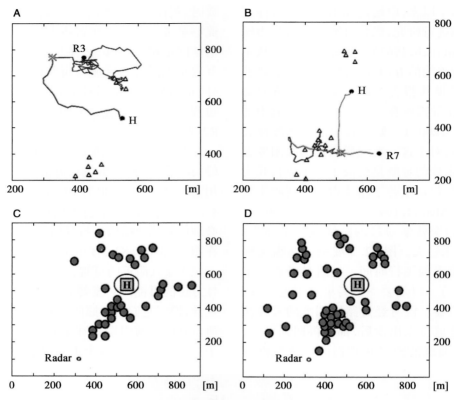

图 82.3　V-蜜蜂和 C-蜜蜂在捕捉-释放实验中的归巢行为,在该实验中,蜜蜂的飞行路径通过谐波雷达来记录(Menzel et al. ,2005)。上面的两个图(A,B)代表 V-蜜蜂(A)和 C-蜜蜂(B)的全部飞行路径。(A)V-蜜蜂缺少矢量飞行,并开始在释放点(是这里的 R3)进行搜寻飞行。归巢飞行用开始点为红色星星(蜂巢点)的绿色线来表示。(B)红线表示经过路线训练的蜜蜂的矢量飞行路径,被训练的蜜蜂在 R7 释放点被释放后,喂食器在蜂巢的东方 200m 处。矢量飞行之后是搜寻飞行(蓝色线表示)。通常在归巢飞行开始之前蜜蜂会回到释放点。(C 和 D)V-蜜蜂(C)和 C-蜜蜂(D)的归巢点。A 和 B 中的三角符号表示另外的蜂巢而不是同类的地形。C 和 D 中蜂巢(H)周围的圆圈表示蜂巢的视觉集水区。注意上图和下图中不同的标尺。

的边界线)和一个局部的地标(帐篷)发生重叠。显然这两个地标已经被蜜蜂习得,并纳入了与巢穴关联的空间记忆,而这种学习是独立于路线训练的。由于这个实验是在没有可用的天然饲料条件下进行的,在觅食飞行中,归巢的新捷径无法从各个方向进行学习。

定向飞行中的简化和学习

蜜蜂作为一种社交动物,需要安全地返回它们的族群。它们还需要在开始迷失飞行之前学习周围环境的特性。这种环境特性与太阳罗盘,一天之中的时间,当地的星历,甚至还有可能和视觉里程表的校准有关。Karl von Frisch and Martin Lindauer(1954)那一系列精妙的实验之中,有一个精彩的实验证明了蜜蜂使用扩展的地标(例如连续的森林边界等)作为太阳罗盘方向的指引。随后,Dyer 和 Gould(1981)将相同的现象称为阴天备用系统,并将太阳罗盘方向和地标方向之间的关系与蜜蜂的安全系统关联起来。然而,似乎扩展地标和太阳罗盘之间的紧密连接在校正太

阳罗盘的性质中显得尤为重要。无论如何,对于蜜蜂的空间导航而言,扩展地标显然具有重要作用。

研究蜜蜂的定向飞行一般会将实验动物放进一个狭窄的环,然后放入周围环境中(Capaldi & Dyer,1999;Capaldi et al. ,2000)。这种定向飞行的其中一个构成组分之一就是非关联的航位推测(见上文)。而另一构成就是蜜蜂所习得的,局部和扩展地标的空间关系的关联航位推测。最近我们发现,比起将蜜蜂在一个未探索过的部分释放,将其在一个探索过的区域释放后,它们能够更快地定向飞行返回巢穴。我们同时观察到,对于同一实验动物来说,随着探索范围的增加,多数有顺序的定向飞行都是直接进入不同区域的,猜测周围的环境可能是被系统地进行探索。这些数据表明,在蜜蜂的定向飞行中,它们会学习非自我为中心的空间关系。

简化中的决策

很有趣的是,蜜蜂被训练去往一个遥远的进料器

然后再返回巢穴,其表现不仅是直接飞向蜂巢,还会经过进料器(见图82.4)。这种在蜂巢和进料器之间选择一个作为归巢飞行终点的决策能力需要这两个位置的一些相关表现。给出除这两个地点以外的其他地点,蜜蜂则会借助信号柱或者全景进行处理,这使得推断蜜蜂如何通过借助它们如同地图般的空间记忆结构,在潜在目标间做出决策显得无比诱人。然而,我们同样可以质疑蜜蜂可能已经习得如何将径直归巢的航线和局部地标关联起来。但这确实可以解释直接归巢飞行,不过对于图82.4中的结果就需要额外的处理来解释了。这种附加的处理可能基于远距离航线的记忆集成,这些航线方向是从蜂巢通向各个特定位置,而其中之一就在多次从蜂巢到进料器的路线飞行中被习得。与此同时存在两个动机被激活,以蜂巢为目的地归航,以及从蜂巢向进料器执行出站飞行。如 Cruse 和 Wehner(2011)所报道的单一动机是不足够的。所有这些航线操作都需要在一个形成工作记忆的水平下完成,这代表了这些航线是可以被集成的。

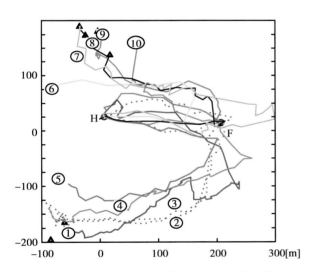

图82.4　九只蜜蜂经过喂食器(F)左近区域归巢(H)的最终飞行路线记录图(Menzel et al.,2005)。其中一只蜜蜂在喂食器降落。

联系图82.1中的数据,可以认为这种工作记忆水平的操作是一种基本上无异于类地图的表征。

社交和空间定位

蜜蜂的社交

蜜蜂使用多种固定的动作范式进行社交(Seeley, 1995;von Frisch,1967)。它们用圆舞和摇摆舞交流各个位置和巢穴的空间关系。在摇摆舞中,舞蹈的蜜蜂表现为在蜂巢前面,快速且短距离的向前运动,然后画个半圆后,反方向回到原位,然后以规律的交替再次舞动(每次摇摆舞都包含几个这样的周期)。这一过程的直线部分被称为"摇摆运动",通过强调横向的摇摆运动和随飞行距离增加声波脉冲的数量来达到源头,且它们相对于重力的偏转角度与太阳方位以及天空偏振光相关的觅食飞行方向有关。因此,通过编码可以被观察、测量到的,朝着目标的距离和方向,摇摆舞确实提供了对目标的航线信息。但这些舞蹈者们真正想指明的是什么?这同时取决于信息传递者(舞蹈者)和信息接收者(蜂巢里的成员)。

早期 von Frisch 和他的同事的绕道实验结果(综述 von Frisch,1967)指出,蜜蜂的"里程表"与方向信息处理是基本上不挂钩的,说明在摇摆舞中并不会报告全局的飞行航线。这一早期的发现在最近通过操纵提供给舞蹈蜂导航信息的相关实验中得到了确认(De Marco & Menzel,2005)。至此,有人可能会问,摇摆舞所编码的空间信息是否只由实际飞行路径提供?von Frisch 的绕道实验以及上文所引用的,von Frisch 和 Lindauer(1954)的实验结果都提示了摇摆舞所提供的方向信息可能是由地标得到的。这一猜测也并不是毫无根据的。早期实验表明,通过增加对地形的经验,在入站飞行中(不仅仅是出站飞行)可获得的方向信息可能会被用于计算摇摆舞中所指示的目标方向(Otto,1959)。这使得蜜蜂看上去可能会依赖一些来自以地心为参考系的信息。

那么蜜蜂的舞蹈中有没有一些象征性的符号组分呢?为了解释这一问题,我们需要知道舞蹈的蜜蜂在交流某一位置的具体性质的时候处在怎样的神经或精神水平。它是仅仅传播可供其他蜂参考的运动行为,还是会表达与其他蜂在相同的地心参考框架水平下,关于她记忆中某一位点的坐标?它是否能够读出记忆中在这一位置的经历?或者她只是将固化的质化检测(对于食物来源,潜在的巢穴位点等)转化为一种舞蹈表现?这些我们至今都一无所知。

在导航和社交中,空间记忆的普遍框架

其他蜂是如何处理它们接收自舞蹈蜂的信息的?在出站飞行过程中,对于这些信息它们是用自己的感觉运动表现去处理,还是将这些信息的空间组分融入自己关于空间的记忆?我们试图通过设计实验来解决这些问题。实验中,一组蜜蜂在进料器位点搜寻食物(受训的食物位点 FT),然后在这一位点不再提供

任何食物的情况下观察它们的表现（Menzel et al.，2011）。结果它们放弃了在 FT 位点寻找食物，然后通过舞蹈来告诉其他两组蜂新的食物位点 FD，这一位点位于与 FT 距离相等，但偏转角度为 30° 或 60° 的位置（见图 82.5）。所有这些用谐波雷达跟踪的实验中，我们没有就食物位点给出任何指示，且这两个位置相距 50m 以上，是动物根本无法直接看见的，此外也不存在全景信息的帮助。我们发现根据它们自身食物搜寻经验和舞蹈交流中所传输的信息之间的不同，蜜蜂们会有不同的表现。出站飞向 FT 或 FD 位置的蜜蜂的数量取决于 FT 和 FD 之间的角度差异大小。进一步来说，通过舞蹈交流信息后招募的新蜜蜂们会表现出一系列新的飞行行为。在 30° 位置，有些蜜蜂在出站飞行时偏离向 FD 的航线，转向 FT。更重要的是，到达 FT 或 FD 后，有些蜂表现出向各自新位置而去的交叉飞行（见图 82.5）。从这些观察到的情况我们可以推断，FT 和 FD 都以某种方式被储存在空间记忆

里，从而使蜜蜂能够以一种新的简化的捷径从一个位置飞到另一个位置。

那么我们不仅要问，要去 FD 还是 FT 的决策，是不是取决于蜜蜂们所追随的摇摆运动的数量？我们发现，如果蜜蜂要去往 FD 的话，它们需要更多的信息。追随偏少的摇摆运动的蜜蜂也不会飞往它们经验中的进料器位点，而是在一个短暂的飞离之后返回蜂巢，或者根本就不会离开蜂巢。追随较多的摇摆运动（在我们的实验经验看来，平均在 25 轮左右）的蜜蜂则会飞向 FD，说明应用所收集到的 FD 的信息的动机会在更长的舞蹈追随后发生增加。然而关于 FD 的信息在较短的舞蹈追随中也是已经被习得的，因为首先飞往 FT 的蜜蜂会表现出从 FT 飞往 FD 的路径简化（见图 82.5）。显而易见的，舞蹈社交包含两个单独的部分，动机组分和信息组分，而前者所需要的信息转化更少。动机组分看上去像是用来提醒接受信息的蜜蜂，使它们结合自己的觅食经验。

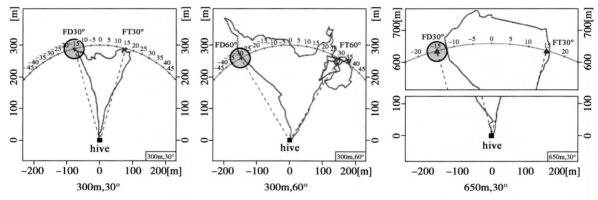

图 82.5　本图表示出在三种条件下，新加入的成员在舞蹈指示的位置（FD 60°，FD 30°）和动物之前学到的位置（FT 60°，FT 30°）中表现出截短路径的飞行。蜂巢和 FD 或者 FT 之间的距离是 300 米或者 650 米，蜂巢到 FD 和蜂巢到 FT 之间的角度方向是 30°（FD 30°，FT 30°）或者 60°（FD 60°，FT 60°）。实验蜜蜂在 FD 和 FT（或者 FT 和 FD）之间的距离是 650 米和角度是 60° 时没有表现出飞行路径的截短（图中没有表现出来）。这些发现表明，经验的和交流的位置有一个共同的参考框架。新加入的成员会在各个位置之间根据绝对和相对距离表现出路径的截短（Menzel et al.，2011）。

考虑到蜜蜂们丰富的导航记忆，有人可能会问蜜蜂们通过摇摆舞究竟交流了什么：仅仅只是出站的航向或者目标位置？对于前者，蜜蜂所累积的大量航向信息在新的航向信息可被应用之前，就可能需要经过某一个明确的阈值。对于后者，蜜蜂在决策究竟该往哪里飞之前，需要用自身的认知信息判断所指示的位置的预期性质，并将其与经验中的觅食地做出比较。我们用雷达追踪的结果解释了蜜蜂有着一套普遍的，非自我为中心的参考，作为导航工作记忆的结构。我们可以推断，来自摇摆舞的航向信息被包含在这样一种普遍的记忆中，同时它也有一个非自我为中心的结构。

认知地图

对蜜蜂认知地图的一些争论点及看法

认知地图的结构首先要能让动物在探索过的环境中，在不考虑自己是如何到达这个地方的情况下就能定位它们自己，其次要能让动物以新的捷径前往目标地点。这样的一种行为需要认出当前位置，并估计目标位置方向和距离的能力。那么我们就可以假设认知地图的一些附加性质。在企图完成目标时，动物

们也许能够基于预期结果,在两个或者更多的目标之间做出抉择,这可能限定了这些目标(蜂巢,进料器位置,更高级或更低级的饲喂或巢穴位点),从而导致它们的决策是取决于其各自的动机水平的。

以下是五点关于"蜜蜂导航同样是参考 Tolman (1948)在描述老鼠和人类的导航中所引进的记忆结构"这一假说的反对意见:

1. 认知地图并非最简约的解释 简约性是在解释现有实验结果上最大的争论点(Bennett,1996)。尽管在将其应用于行为学时,我们并不能忽视简约性,但至少在某一方面来说,这确实是一个历史遗留问题(Menzel & Fischer,2011),也是"简洁"解释被排除在实验设计之外的根本原因。简约化可以被理解为是一种正式的标准,且在行为生物学中,可作为一种对于神经结构执行最简策略的论辩。这两方面都是取决于要解释什么。就算我们忽略蜜蜂做的决策和预期结果一致的事实(见下文),且不解释任何对于意向目标的定性评估,我们所得到的结果也是蜜蜂要么表现出一些对于至少三个以上的长距离航向的集成,要么就是它们参考了地标间的几何关系,概念化地说,就是认知地图。而前者其实也是一个认知地图,所以两者的不同点就在于其所评估和应用的空间关系的顺序。

2. 蜜蜂这样的小脑袋从生理结构上来说根本不足以承担支持认知地图这种记忆结构的重任 简约化方面的争议往往和这一观点共同出现,即蜜蜂之类的生物的大脑实在太小了,并不认为可以支持记忆结构之类的东西。进一步来说,这一观点(Collett & Collett,2002)的主要针对点在于体积较小的大脑需要在更少的"认知"下解决它们的任务,也就是说需要的是非紧密联系的初级功能,而不是完整的,非自我为中心水平的空间表达。我们需要认识到,我们并不清楚对于多重和复杂感觉的集成以及神经元借助几何学结构(即地图),并以一个普遍的空间记忆进行处理的过程来说,哪一个会更加经济化,哪一个是在导航方面更为简化的代表方式(Griffin,1984)。大脑蕈形体中的 360 000 个神经元,每一个都有几千个突触,能接收到高度处理的视觉信息(Gronenberg,2001),把它从低阶处理中解放出来。如果用来编码特定对象间的几何学关系,这些神经元是不是太少了呢? 我们还并不清楚。

3. 蜜蜂应该从释放位点直接飞回巢穴 事实上它们并没有。它们首先表现出与它们工作记忆一致的飞行。它们的行为并不能作为反驳认知地图假说

的依据,因为蜜蜂所需要参考的空间记忆是在定向飞行中习得的,而这种记忆显然不会在它们遵循它们的迷失飞行或与蜂舞给出的信息一致的飞行中被激活。

4. 蜜蜂不应该飞入那些它们没有探索过的区域——例如湖泊之类的 Gould 等人(1982)发现,蜜蜂会拒绝那些将它们引向湖泊的舞蹈信息。Wray 等人(2008)的结果却展示了蜜蜂可以无障碍地遵循舞蹈信息飞到湖泊等地;尽管他们需要在船上使用进料器位置的指示标记,虽然他们企图降低指示影响,但始终无法排除蜜蜂飞往湖泊是因为它们被指示所吸引的可能。在我们看来,关于蜜蜂不接受指向它们未探索过的区域的舞蹈信息是一个至今还没有解决的问题,需要用谐波雷达进行实验测试。让我们试着假设此时的蜜蜂会毫不犹豫地飞向一个未知的区域。那么这是否意味着它们就没有认知地图了? 显然不是的,因为这个未知区域是被已知的区域所包围的,那么为什么蜜蜂就不能像人一样地去探索那个地方呢?

5. 我们并不能使蜜蜂所使用的相对于太阳罗盘的地标发生旋转,而太阳罗盘是不依赖于认知地图这一概念的 我们都知道,在科学探讨某件事的时候,有时会出现一些难缠的质疑,要求一些不可能的东西。现在所提及的一点就是这样的一个质疑。它确实在实验惯例上存在立足点,因为实验者必须控制好实验中所有可能的参数,以保证动物的行为变化仅仅是由于假说中的变量所导致的。然后才能够下结论说动物所做的就是我们所要测试的内容。但是导航并不是对目标物进行特写识别就能搞定的。蜜蜂的导航系统没有办法简单地在一个满是白色的,仅有墙上画了三条黑条纹的 1m×1m 的盒子里就直接进行测试。导航是在自然环境中发生的,而此时蜜蜂飞行的距离有几百米,远比 1m 远得多。

蜜蜂认知地图的结构

对于这样一个复杂的记忆而言,它的结构到底是怎样的呢? 理论上来说,航向向量是指定说明一个位置最为有效的方式(Biegler,2000;Gallistel & Cramer,1996;Vickerstaff & Cheung,2010)。如果这些矢量是锚定地标的,那么它们会提供一个以地球为中心的参考框架。航向通过摇摆舞进行报告。因此,蜜蜂似乎利用了这种空间测量的形式适用性,并且仅需要对两个参数进行编码。但这并不意味着它们交流的内容就只是空间向量。所交流的航向矢量的方向组分可

能由延伸地标（梯度）相应的空间记忆进行补充，因为这些也是通过它们与太阳罗盘方向的关系进行定义的。这样的梯度可以构成一个由 Jacobs 和 Schenk（2003）提出的，相当简单的"方位图"记忆。这样一个简略的方位地图并不需要大量的神经元编码和储存，但是能在比较低的分辨率水平上，对已经探索过的全部环境提供一个几何学上的描述。图片记忆（"示意图"，该术语由 Jacobs 和 Schenk 提出）可以不那么紧密地分布并且仅部分彼此连接，在它们之间留下空白。因此，寻找路径的方法（或者也可能是关于路径的交流方式）可以包括以下几部分：首先是识别当前位置的草图，在方位图中测定示意图的点位，然后根据从草图导出的目标的罗盘方向得到新的飞行捷径。每当蜜蜂离开示意图地图记忆，还没有到达另一个地图，它就必然会通过一个"未知"地区，但它不会迷路，因为它在任何时候都可以读取方位地图。如果这种情况适用，蜜蜂将通过跳舞的方式把某一地点在方位图中的位置表达出来，然后其他蜂可以根据这一地图来翻译所获得的信息。von Frisch 和 Lindauer（1954）的发现表明，扩展的地标可以在阴天没有太阳的时候取代对太阳罗盘参考的使用，这从事实上表明了这种"梯度"信息的使用，是导航信息的主要来源。与太阳罗盘的联系可能只是一种学习这种"梯度"信息的侧效应。大概是由于在舞蹈中没有特定梯度的词汇，所以必须将飞行方向编码为罗盘方向。

下一步我们需要问什么

将来在蜂蜜的导航和通信研究中要提出的问题的种类与迄今为止所提出的问题不同。所涉及的感觉运动已经被很好地理解，它们也需要通过回答"动物可以做什么？"这一问题来分析解释。现在我们需要知道的是，在蜜蜂的工作记忆中，储存的是什么信息？是如何被储存的？这些信息是如何被处理的？以及最终它们是如何做出决策的？我们仍然需要不断地分析内部表达的结构。蜜蜂之间的舞蹈交流为我们研究这些处理方式提供了一个窗口，而最大程度精密化地设计实验将使我们能够处理不止行为学表现的数据。这些操作远不是简单的，超越了元素形式的关联（Menzel & Giurfa，2001；Menzel，2012）。这些操作的丰富性只能在自然环境下动物行为表现中获得，而现在也有了可以收集这些相关数据的方法。我们最终想知道的就是蜜蜂的小脑袋究竟是在哪里，如何执行这些导航操作的。而答案也许就在不远的未来。

参考文献

Bennett, A. T. D. (1996). Do animals have cognitive maps? *Journal of Experimental Biology, 199*, 219–224.

Biegler, R. (2000). Possible uses of path integration in animal navigation. *Animal Learning & Behavior, 28*, 257–277. doi:10.3758/BF03200260.

Capaldi, E. A., & Dyer, F. C. (1999). The role of orientation flights on homing performance in honeybees. *Journal of Experimental Biology, 202*, 1655–1666.

Capaldi, E. A., Smith, A. D., Osborne, J. L., Fahrbach, S. E., Farris, S. M., Reynolds, D. R., et al. (2000). Ontogeny of orientation flight in the honeybee revealed by harmonic radar. *Nature, 403*, 537–540.

Cartwright, B. A., & Collett, T. S. (1987). Landmark maps for honeybees. *Biological Cybernetics, 57*, 85–93.

Chittka, L., & Geiger, K. (1995). Can honeybees count landmarks? *Animal Behaviour, 49*, 159–164.

Collett, T. S., & Collett, M. (2002). Memory use in insect visual navigation. *Nature Reviews. Neuroscience, 3*, 542–552.

Cruse, H., & Wehner, R. (2011). No need for a cognitive map: Decentralized memory for insect navigation. *PLoS Computational Biology, 7*, e1002009. doi:10.1371/journal.pcbi.1002009.

De Marco, R. J., & Menzel, R. (2005). Encoding spatial information in the waggle dance. *Journal of Experimental Biology, 208*, 3885–3894. doi:10.1242/jeb.01832.

Dyer, F. C., & Gould, J. L. (1981). Honey bee orientation: A backup system for cloudy days. *Science, 214*, 1041–1042.

Gallistel, C. R. (1990). *The organization of learning*. Cambridge, MA: MIT Press.

Gallistel, C. R., & Cramer, A. E. (1996). Computations on metric maps in mammals: Getting oriented and choosing a multi-destination route. *Journal of Experimental Biology, 199*, 211–217.

Gould, J. L., & Gould, C. G. (1982). The insect mind: Physics or metaphysics? In D. R. Griffin (Ed.), *Animal mind–human mind* (pp. 269–298). New York: Springer.

Griffin, D. R. (1984). *Animal thinking*. Cambridge, MA: Harvard University Press.

Gronenberg, W. (2001). Subdivisions of hymenopteran mushroom body calyces by their afferent supply. *Journal of Comparative Neurology, 436*, 474–489.

Jacobs, L. F., & Schenk, F. (2003). Unpacking the cognitive map: The parallel map theory of hippocampal function. *Psychological Review, 110*, 285–315.

Lipp, H. P., Vyssotski, A. L., Wolfer, D. P., Renaudineau, S., Savini, M., Troster, G., et al. (2004). Pigeon homing along highways and exits. *Current Biology, 14*, 1239–1249. doi:10.1016/j.cub.2004.07.024.

McNaughton, B. L., Battaglia, F. P., Jensen, O., Moser, E. I., & Moser, M. B. (2006). Path integration and the neural basis of the "cognitive map." *Nature Reviews. Neuroscience, 7*, 663–678.

Menzel, R. (2012). The honeybee as a model for understanding the basis of cognition. *Nature Reviews Neuroscience, 13*, 758–768. doi:10.1038/nrn3357.

Menzel, R., Brandt, R., Gumbert, A., Komischke, B., & Kunze, J. (2000). Two spatial memories for honeybee navigation. *Proceedings. Biological Sciences, 267*, 961–968.

Menzel, R., & Fischer, J. (Eds.). (2011). *Animal thinking: Contemporary issues in comparative cognition* (pp. 1–416). Cambridge, MA: MIT Press.

Menzel, R., Fuchs, J., Nadler, L., Weiss, B., Kumbischinski, N., Adebiyi, D., et al. (2010). Dominance of the odometer over serial landmark learning in honeybee navigation. *Naturwissenschaften, 97*, 763–767.

Menzel, R., Geiger, K., Müller, U., Joerges, J., & Chittka, L. (1998). Bees travel novel homeward routes by integrating separately acquired vector memories. *Animal Behaviour, 55*, 139–152.

Menzel, R., & Giurfa, M. (2001). Cognitive architecture of a mini-brain: The honeybee. *Trends in Cognitive Sciences, 5*, 62–71. doi:10.1016/S1364-6613(00)01601-6.

Menzel, R., Greggers, U., Smith, A., Berger, S., Brandt, R., Brunke, S., et al. (2005). Honeybees navigate according to a map-like spatial memory. *Proceedings of the National Academy of Sciences of the United States of America, 102*, 3040–3045. doi:10.1073/pnas.0408550102.

Menzel, R., Kirbach, A., Haass, W. D., Fischer, B., Fuchs, J., Koblofsky, M., et al. (2011). A common frame of reference for learned and communicated vectors in honeybee navigation. *Current Biology, 21*, 645–650.

Menzel, R., Lehmann, K., Manz, G., Fuchs, J., Koblofsky, M., & Greggers, U. (2012). Vector integration and novel shortcutting in honeybee navigation. *Apidologie, 43*, 229–243. doi:10.1007/s13592-012-0127-z.

Mittelstaedt, H., & Mittelstaedt, M. L. (1982). Homing by path integration. In W. Papi (Ed.), *Avian navigation* (pp. 290–297). Berlin: Springer-Verlag.

O'Keefe, J. (1976). Place units in the hippocampus of the freely moving rat. *Experimental Neurology, 51*, 78–109.

O'Keefe, J., & Nadel, J. (1978). *The hippocampus as a cognitive map.* New York: Oxford University Press.

Otto, F. (1959). Die Bedeutung des Rückfluges für die Richtungs- und Entfernungsangabe der Bienen. *Zeitschrift fur Vergleichende Physiologie, 42*, 303–333.

Philippides, A., Baddeley, B., Cheng, K., & Graham, P. (2011). How might ants use panoramic views for route navigation? *Journal of Experimental Biology, 214*, 445–451.

Seeley, T. D. (1995). *The wisdom of the hive: The social physiology of honey bee colonies.* Cambridge, MA: Harvard University Press.

Shettleworth, S. J. (2010). *Cognition, evolution, and behavior* (2nd ed.). New York: Oxford University Press.

Tolman, E. C. (1948). Cognitive maps in rats and men. *Psychological Review, 55*, 189–208.

Vickerstaff, R. J., & Cheung, A. (2010). Which coordinate system for modeling path integration? *Journal of Theoretical Biology, 263*, 242–261.

von Frisch, K. (1967). *The dance language and orientation of bees.* Cambridge, MA: Harvard University Press.

von Frisch, K., & Lindauer, M. (1954). Himmel und Erde in Konkurrenz bei der Orientierung der Bienen. *Naturwiss, 41*, 245–253.

Wallraff, H. G. (1974). *Das Navigationssystem der Vögel.* Munich, Germany: R. Oldenbourg Verlag.

Wallraff, H. G. (2005). *Avian navigation: Pigeon homing as a paradigm.* Berlin: Springer.

Wehner, R., & Menzel, R. (1990). Do insects have cognitive maps? *Annual Review of Neuroscience, 13*, 403–414.

Wiltschko, R., & Wiltschko, W. (2003). Avian navigation: From historical to modern concepts. *Animal Behaviour, 65*, 257–272.

Wray, M. K., Klein, B. A., Mattila, H. R., & Seeley, T. D. (2008). Honeybees do not reject dances for "implausible" locations: Reconsidering the evidence for cognitive maps in insects. *Animal Behaviour, 76*, 261–279.

第83章　蝇类中运动敏感行为的神经生物学

Alexander Borst

视觉运动会给动物提供关于环境的丰富的资源信息。当动物处于休息时,一个正在运动的对象可以表明一个潜在的猎物,一个同种动物,或者是一个捕食者——无论在哪种情况下,对于动物的生存都是非常重要的。在这里,运动会增加目标的显著性,并吸引观察动物对发生运动的图像区域的注意。此外,视觉运动提示也会发生在观察者本身正在积极运动的时候。然后,整个运动的图像就会在观察者的视网膜上运动,从而引起运动矢量的分配,称为"光流"(Gibson,1950)。由于光流是每种自我运动的特性(沿特定的身体轴平移或旋转),它被广泛地运用于空间上的视觉引导和稳定。此外,通过相对运动线索,自运动可以使稳定的目标从更遥远的背景中被分离出来。动物运动得更快的话,所有依赖于自运动的效果都应该更显著。因此,不足为奇的是,蝇类对于特定种类的视觉运动刺激常常作出有力的、高度刻板的反应,也就是说,它们神经系统的很大一部分被用于分析视觉运动。在接下来的叙述中,我将会对我们目前在蝇类研究中,对于不同的运动敏感行为的理解以及这些行为背后的一些已知的神经控制通路进行总结。

视动响应

视动响应无疑代表着昆虫运动视觉研究中最有影响力的行为学范例。当蝇类被拴在顺时针旋转的条纹鼓的中央时,蝇类也会试图顺时针转动(见图83.1A)。当条纹鼓向相反的方向运动时,蝇类也跟着向逆时针方向运动。这个结果适用于绕着垂直面("偏航")、横断面("倾斜")以及纵向("起伏")身体轴的旋转(Blondeau & Heisenberg,1982)。因此,视动响应由围绕任何身体轴的以下反应,环绕运动的同步定向,会在几秒之后缓慢建立起来。在拴住的动物的头部固定在胸部的情况下进行测量有两个优点。第一,它将视觉应答组分从本体感受器中分离出来,前庭是其中之一。第二,它允许视觉运动刺激以最终的精度代表动物的视网膜。这个方法是由 Hassenstein 和 Reichardt(1956)提出的,他们两人分析了象鼻虫科翠绿色甲虫在球星 Y-迷宫走的转向趋势。下面这些

开创性的研究,介绍了一些用来测量昆虫在飞行会走路中的转向趋势的更复杂的设备,例如扭矩仪(Goetz,1964),翅膀拍频分析仪(Goetz,1987),或者带图案的泡沫塑料球,它的运动可以检测光电子(Buchner,1976)。

研究视动响应对于波长、对比度、光栅移动速度的依赖性可以引起对基础运动检测"雷查德模式"的建议(Hassenstein & Reichardt,1956;Reichardt,1987)。我们的观点是这样的一个二维的基础检测器,每一维都只有很小的接收域,覆盖了动物的整个视觉域。对所有这些局部运动检测器的输出结果进行空间上的组合,随后产生观察到的视动响应。为了提供局部图像运动速度的估计值,这样一个检测单元和其中之一由一个固定时间常数被延迟或低通滤光器的相邻图像像素的亮度值有关。这个模型导致产生一些非常违反直觉的预测:①响应强度应随着模式对比度的增加而增加;②不像速度计,响应应当显示出最优的速度:对于超出此最佳速度的速度,响应应该随着速度的增加而降低;③具有不同空间波长光栅图形应该有不同的速度最佳值,使得它们的最佳速度和有瞬时频率维数的空间波长的比率保持不变。令人意外的是,所有的这些预测都能在各种蝇类物种的视动响应中得到佐证(综述见 Borst,Haag,& Reiff,2010)。

由蝇类表现出的转矩并不是受大的领域运动影响响的唯一的行为学应答组成部分。当蝇类的头部没有固定到胸部而是可以自由运动的时候,头部的运动也可以依赖于拴住的蝇类来进行测量,正如图 83.1B 中表明的头部的应答(Hengstenberg,1988)。此外,对于转矩应答来说,头部运动和模式运动是同步定向的,很明显地,转矩应答是用于补偿环境的运动的。当然,这样的头部运动有一个物理上的限制范围,即依赖于旋转轴,只能覆盖+/- 20°~30°的范围。总而言之,身体的扭矩和头部的运动可以通过将系绳飞行的蝇类周围的整个视觉环境进行旋转来稳定地引出。显然,这个"整个世界"的旋转可以解释为神经系统作为自旋转在相反的方向进行旋转。对于这个进行补偿会导致下面的反应。为了使这个应答可以以精确定时的方式在确切的神经轴发生,需要①在第一阶段

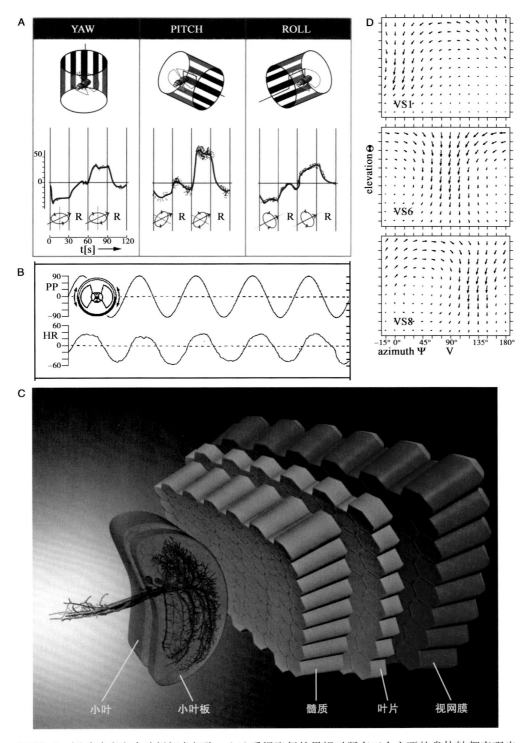

图83.1 视动响应和小叶板切向细胞。（A）系绳飞行的果蝇对所有三个主要的身体轴都表现出视动响应（改自 Blondeau & Heisenberg, 1982）。在 30s 和 60s 之间，以及 90s 和 120s 之间，模式是休息状态（R）。（B）系绳飞行的绿头苍蝇对于沿着纵向轴的旋转的视觉应答表现出头部的起伏（上面的迹线：模式位置，pattern position, PP；下面的迹线：头部起伏，head roll, HR）（上迹线来自 Hengstenberg, 1988）。（C）蝇类的视神经叶由四个神经纤维层组成，每一层都露出柱状的结构，重复组成眼睛的切面。在小叶板中，一系列大约有 50 个单独被鉴定的大的切向细胞使局部信号，运动敏感元素进行整合。图示出的是垂直系统的细胞（VS 细胞；改自 Borst, Haag, & Reiff, 2010）。（D）三个 VS-细胞接收域的方位角和仰角的函数。在每一个位置中，箭头的取向表示细胞局部优先定向的方向，箭头的长度表示响应的强度（来自 Krapp, Hengstenberg,&Hengstenberg, 1998）。

中,由局部运动检测器的二维阵列测量光流;②在第二阶段中,对蝇类视野的信息进行整合。通过模仿蝇类在开环和闭环条件下的视动响应,这样一个控制通路已经被证实是确实存在的(Warzecha & Egelhaaf,1996)。

至于这个视动响应的神经元控制的原理,小叶板的大的领域运动敏感性切向细胞已经被提出(见图83.1C;综述见 Borst,Haag,& Reiff,2010)。这些细胞位于视叶的第三层,每个半球包括大约50个不同的,单独被鉴定的神经元。由于它们有很大的树突,它们可以在空间上将局部基本运动检测器的输出信号进行整合。此外,切向细胞的突触相互之间也可以进行相互作用,从而使小叶板通路形成一个非常复杂的网络。所有的切向细胞都有很大的接收域,方便以一种系统的方法在视野中进行局部优先定向(见图83.1D,Krapp & Hengstenberg,1996;Krapp,Hengstenberg,& Hengstenberg,1998)。在视动响应的情况下,这些神经元已经被证明可以从雷查德类型的局部运动检测器接收输入信号(Haag,Denk,& Borst,2004;Joesch et al.,2008;Single & Borst,1998)。一个大型的模拟研究表明,局部运动检测器和其他切向细胞的侧向输入结合起来的直接的树突输入信号确实可以解释这种特殊的接收域结构(Borst & Weber,2011)。有趣的是,由矢量场描述的该接收域类似于一种光流,发生在自我运动的特定的类型(见图83.1D)。因为每个切向细胞的特征就是不同的感受域,切向细胞可以作为匹配滤波器作用的观点已经被提出(Franz & Krapp,2000):对于围绕各个身体轴的旋转,产生的光流最大地对特定的切向细胞尽心刺激作用,这可以在随后启动相应的纠正转向操作,以一个平直的路线抵消无意识的偏差。

上述的所有特点使切向细胞成为研究视动响应神经元控制的理想选择。确实,切向细胞由手术或者基因突变被切除时,我们发现相对应的视动响应严重受损(Heisenberg,Wonneberger,& Wolf,1978;Geiger & Nässel,1981;Hausen & Wehrhahn,1983)。然而,由于技术上的原因,上述的切除研究经常会对大的病因不明的切向细胞团产生影响:目前为止,单个切向细胞的切除或者沉默的影响在拴住的动物的扭矩应答中并没有被检测到。对于视动响应控制中切向细胞的作用,严重受到怀疑的一点是在绿头苍蝇和蝇类的视动响应相比于切向细胞中的发现具有明显更高的瞬时频率最佳条件:由于关于刺激的瞬时频率的信息在空间整合之后就丢失了,且这种丢失不能通过一些后

处理来补救。然而,最近的研究结果表明,当在拴住的行走或飞行的动物中测量时,切向细胞在它们的应答特性上表现出显著的改变:它们不仅会增加它们的自发活性和整体应答幅度(Maimon,Straw,& Dickinson,2010),也会使它们的瞬时频率向更优地向更高的值转变(Chiappe et al.,2010;Jung,Borst,& Haag,2011)。从机理上来说,这可以通过章鱼胺的释放缩短基本运动检测器延迟滤波器的时间常数来解释(Jung,Borst,& Haag,2011)。

更进一步的复杂化是从以下事实中产生的,即从切向细胞到飞行动力厂的胸部神经元之间在解剖学上的联系目前为止在一些细节上还是不清楚的。当头部运动代替转矩应答被考虑时,情况会变得不同。这里,切向细胞已知可以直接或间接地经由一组递减神经元到达颈部肌肉的运动神经元,负责使头部沿着不同的轴旋转(Gronenberg,Milde,& Strausfeld,1995;Haag,Wertz,& Borst,2007,2010;Strausfeld & Bassemir,1985;Strausfeld & Seyan,1985;Wertz,Borst,& Haag,2008)。除了小叶板神经元的光流输入,这些颈部运动神经元也从各种其他感觉形态包括触须的风接收器以及反应动物行为状态的中央输入器中接收额外的输入(Haag,Wertz,& Borst,2010)。

逃避和着陆应答

视动的以下反应是由对应与沿着各个身体周旋转的动物的光流刺激引起的。每一个旋转光流都独立于观察者与任何目标或者限制物理空间的墙壁之间的距离。与之相反,除了飞行防线和速度之外,平移光流则会依赖于观察者和目标在每一个视觉空间位置的距离的翻转(Koenderink & van Doorn,1987)。这产生了平移光流即将碰撞的理想指标,从而导致在飞行过程中纠正转向操作或者着陆应答,而在休息过程中开始逃避应答。

Tammero,Frye 和 Dickinson(2004)对系绳飞行的果蝇在视野不同位置扩大的流场影响的转矩应答进行了研究。他们发现,在开环的条件下,果蝇从扩张的焦点中强烈地转移了注意(见图83.2A,底部的图像)。有趣的是,这个应答可以被理解为对于扩张流场的单独组件转向应答的总和:由于在蝇类的后视野中对于刺激呈现出转向应答的逆转,从而使对于扩张刺激的转矩应答要超过旋转刺激的应答。当刺激再次被分裂成前面和后面两个部分,且后者从对应与旋转刺激的同步定向运动到对应于侧向扩张的反向定

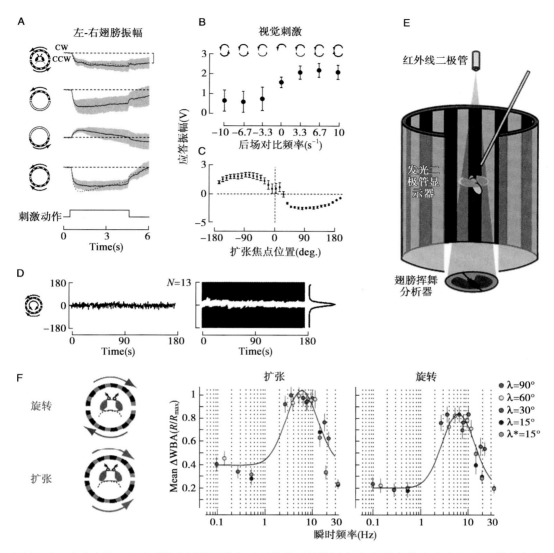

图83.2 逃避应答。（A）系绳飞行的蝇类在开环条件下的转矩应答[刺激条件在左边显示，（展现在左边的刺激条件；来自 Tammero，Frye，& Dickinson，2004）]。（B）在后视野中，平均扭矩关于光栅的瞬时频率的函数。前视野的光栅瞬时频率为常数（来自 Tammero，Frye，& Dickinson，2004）。（C）对于扩张光流的平均扭矩应答关于扩张焦点的函数（来自 Tammero，Frye，& Dickinson，2004）。扩张的焦点是 90° 的意思是扩张刺激已传递到动物的左边。在 c 和 d 中，正向应答代表逆时针转动趋势。（D）系绳飞行的蝇类对于扩张光流的闭环应答。蝇类使扩张的焦点始终保持在 0° 的位置，也就是说，它的后方。左图：单独一只蝇类的轨迹。右图：13 只蝇类的平均值（来自 Tammero，Frye，& Dickinson，2004）。（E）实验设置。红外线（IR）二极管在两个光电二极管中将翅膀挥舞的轨迹投影下来。翅膀挥舞幅度的不同是通过蝇类产生的扭矩度量的（来自 Duistermars et al.，2007）。（F）对于扩张和旋转光流的平均开环扭矩应答关于光栅瞬时频率的函数（来自 Duistermars et al.，2007）。这里，正向的应答表示顺时针转向趋势。

位运动中被逐渐转换时，我们能观察到类似的结果：对应于图像扩张的转矩振幅几乎是对应与图像旋转的应答的三倍（见图 83.2B）。当考虑应答关于扩张焦点位置方位角函数的时候，最强的应答在蝇类的从左到右的平直位置被发现（见图 83.2C）。在闭环条件下，蝇类对于扩张焦点的方位位置可以完全控制，因此，蝇类选择从扩张的焦点转移。这使得扩张的焦点总是处于蝇类的后面，而收缩极位于它的前面（见

图 83.2D）。这些发现都支持一个一致的描述，即蝇类相对于平移和旋转光流的转向倾向：单独考虑对每个刺激组分的应答，整体的响应可以理解为每个单独刺激环节响应的线性相加（Tammero，Frye，& Dickinson，2004）。

对于所有的这些理由，视动和逃避应答被预测由一组基本运动检测器供给。不管这是不是真实的，这种情况在另一项研究中进行了明确的调查，其中这两

个响应类型分别依赖于扩张和旋转刺激函数的空间、时间和对比度性质构建函数,在系绳飞行过程中对响应时间和幅度进行量化(Duistermars et al.,2007)。例如,响应振幅通过使用对旋转和扩张刺激有不同空间波长的光栅模型表示为刺激瞬时频率的函数(见图83.2F):显然,这两种类型刺激的应答都揭示了几乎相同的依赖性,峰位于2~10Hz之间,且不依赖于光栅模型的空间波长。这些结果支持扩张和旋转应答由初级运动检测器同一系统得出的结论。

除了逃避应答之外,很多研究表明,有扩张正面点的扩张光流可以导致系绳飞行的蝇类开始着陆应答(Braitenberg & Taddei Ferretti,1966;Wehrhahn,Hausen,& Zanker,1981)。该着陆应答对于腿部伸屈来说是高度不变的序列(见图83.3A),同时伴随着翅膀拍打平面的改变,从而减少推力(Borst,1986;Borst & Bahde,1988)。在这些条件下,在行为学应答中唯一的自由参数是潜伏期,这主要是依赖于空间波长,速度和以一种系统的方法刺激光栅的对比来产生的。利用这种关系,我们发现,着陆应答和视动响应是由相同类型的基本运动检测器驱动的(Borst & Bahde,1986)。然而,和视动响应相比,视动响应经常是在稳态的条件下进行测量的,也就是说,图案运动在几秒钟内是恒定的,而着陆响应通常发生于图案已经开始扩展之后小于100毫秒内,需要将运动探测器的瞬时响应特性考虑在内。对适当的局部运动检测器的应答在空间和时间上进行积分,随后通过一个恒定的阈值进行衡量,导致了和行为学观察到的响应延迟惊人地在细节上匹配的结果(见图83.3B and C;Borst & Bahde,1986,1988)。在冲突-逃避应答和有光栅的扩张率的着陆应答在潜伏期的差异支持这两个行为是由相互独立的途径介导的假设(Tammero & Dickinson,2002a)。

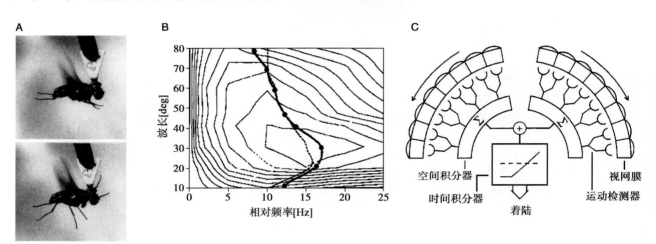

图83.3 着陆和逃避应答。(A)系绳飞行的蝇类在飞行(顶图)和着陆(底图)中的形态(来自Borst,1990)。(B)应答延迟的等高线图是光栅瞬时频率(x轴)和空间波长(y轴)的函数。对于每个波长来说,重叠的线表示观察到最小应答延迟的瞬时频率。实线:实验数据。虚线:模型预测(来自Borst & Bahde,1988)。(C)着陆应答释放模型(来自Borst & Bahde,1988)。

当蝇类在休息时,扩张的视觉刺激信号代表了捕食者或者其他威胁的靠近,例如,人类拿着苍蝇拍。蝇类在这些条件下是很难被抓住的,这是一个常识。这就是为什么图像扩展会引起蝇类产生快速可靠的逃生的原因。这样的逃避开始在很长一段时间被认为是高度不变的固定作用模式。然而,Card和Dickinson(2008)最近做的关于蝇类逃跑行为的研究表明上述说法是不正确的。相反,蝇类利用视觉信息来计划如何从一个逼近的威胁中直接起跳逃跑。他们采用高速摄像发现,在起飞前大约200毫秒,蝇类就开始了一系列的姿势调整,而这决定了它们逃跑的方向。这些运动会定位于它们的重心,从而使腿部伸展可以将它们推离扩大的视觉刺激。

对于扩张刺激的各种应答的神经控制元素来说,令人惊讶的是,我们知道的并不多。除了在绿头苍蝇颈部结缔组织中记录的不明神经元对扩张光流做出应答之外(Borst,1991),在蝇类的小叶和小叶板中只有一个最近的研究报道了对于隐约可见的信号敏感的神经元(deVries & Clandinin,2012)。和其他所有的切向细胞相同,这些细胞有很大的树突(见图83.4A)。当它们受到隐现的磁盘刺激时,它们的应答最为强烈,这让我们想起来在蝗虫中发现的对隐约可见信号敏感的神经元(Hatsopoulos,Gabbiani,& Laurent,1995)。然而有趣的是,在蝇类的视野内,它

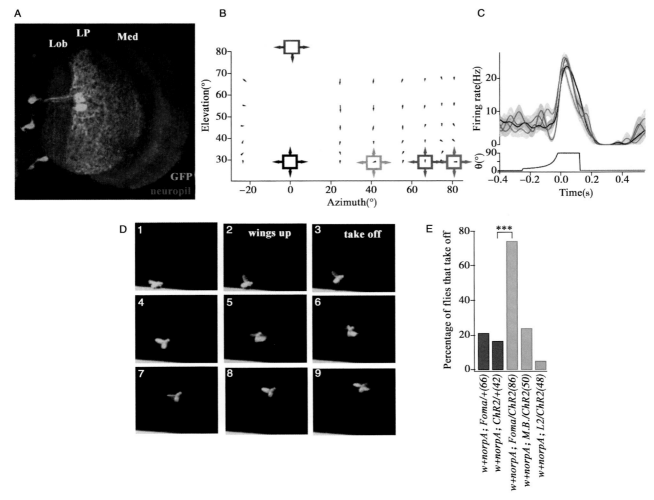

图 83.4 （A）果蝇中隐约可见信号敏感的神经元。（B）实验中采用的五个不同的扩张焦点。箭头代表神经元的局部优先定向，用动点描述。（C）从隐约可见信号敏感的神经元中记录的应答。不同的颜色对应与实验中特定的扩张焦点（见 B）。无论视野中的原盘在哪里开始扩张，神经元都以相同的方式应答。（D）当紫红质通道蛋白在隐约可见的信号敏感神经元中表达时，盲果蝇对于照明的起飞应答。（E）这些实验结果的总结，包括各种对照组线（从左往右）：只有驱动基因，但是没有效应器（Foma/+），只有效应器，但没有驱动基因（ChR2/+），有驱动基因和效应器（Foma/ChR2），蘑菇体的驱动器和效应器（M. B. /ChR2），L2 的驱动器和效应器（L2/ChR2）。所有的图都来自 DeVries 和 Clandinin 的研究（2012）。

们的应答几乎可以确定扩张的焦点在超过 90°的范围内在什么时候变化其位置（见图 83.4B 和 83.4C）。这排除了在视觉空间中包括固定定位的局部运动检测器机制。虽然一般的应答选择性机制目前仍未解决，这些对隐约可见信号敏感的神经元行为的作用，可以通过一个由两种类型的实验建立的最令人信服的方式来确定。首先，作者从基因上阻断了这些神经元的突触输出，从而证明由一个隐约可见的目标引出的逃避应答被强烈地降低。这建立了这些细胞对于逃避应答的必要性。隐约可见的细胞引起应答的充分性可以通过对盲蝇类进行光遗传学刺激来建立：当在盲蝇类中激活这些细胞，蝇类就会很容易起飞，并使它们自己开始在空中飞起，正如在健全的蝇类中观察到的对于一个逐渐接近的目标的应答一样（见图 83.4D 和 83.4E）。

目标应答

上面讨论的反射都是由大视野运动刺激引起的。然而，蝇类也会对和背景相对运动的小目标做出应答，或者是因为这些目标是在物理空间中活跃运动的其他动物，也可能是因为蝇类视网膜中目标的相对运动是由蝇类的自运动产生的。在视动响应的情况下，在拴住的行走的蝇类和飞行的蝇类中对其生殖进行了研究。

当蝇类被拴到包含单个垂直黑条的透明圆筒内的扭矩计上，可以通过蝇类的转矩反馈到运动控制区域（"闭环"）来控制条纹的角速度，Reichardt 和他的同事最早描述了一种称之为"固定对象"的行为，即家蝇倾向于保持它们前面的条纹（见图 83.5A；Reichardt & Wenking，1969；Poggio & Reichardt，1973）。为了研究这个潜在的机制，他们在一个"开环"的实验中确定了苍蝇的扭矩，是条带位置的函数。他们发现了一个特定的函数，术语为 D(Ψ)，在正向视野的 -45°~+45°范围内，呈线性关系（见图 83.5B；同见 Reiser & Dickinson，2010 图 3）。简单来说就是，当条纹在它们的左侧时苍蝇就向左转动，而当条纹定位在它们的右侧时，它们就向右转动。显然，这样的关系可以在闭环的条件下使前方的条纹保持稳定。在下一步的分析中，视觉环绕通过引入一个背景和同样质感的条纹变得更为复杂，这个新加的条纹要么会随着背景连贯地运动要么会以一个给定的相位关系相对于背景移动（Egelhaaf，1985a；Reichardt & Poggio，1979）。这些实验说明，一旦条纹开始和背景相关的运动，苍蝇就会在条纹从前到后的运动中，把它们的平均转矩移动到

条纹被标记为大振幅应答叠加的位置（见图 83.5C；Egelhaaf，1985a）。再次，在闭环条件下，这会将条纹带到苍蝇的前方位置。相似的在果蝇中的研究表明，果蝇可以很强势地将一个单独的目标固定在它们的前方（Goetz，1987）。然而，有观察结果表明，固定行为并不是一个硬反射，而可以更好地描述为自发性反应条件的结果：当苍蝇的运动输出和条纹速度的运动控制之间的偶联被反转，从而使得条纹运动向更远离前方位置，虽然如此，每当苍蝇产生指向条纹的扭矩，在一段时间后，果蝇就会稳定它们面前的条纹（Heisenberg & Wolf，1984）。

在绿头苍蝇的小叶板中，已经发现了对于小目标运动选择性应答的神经元。和其他负责视动响应的切向细胞相比，这些神经元仅仅在整个视觉背景在它们优先定位方向上进行运动时，才会做出小振幅的去极化应答。相比较而言，当背景停止运动，而只有小

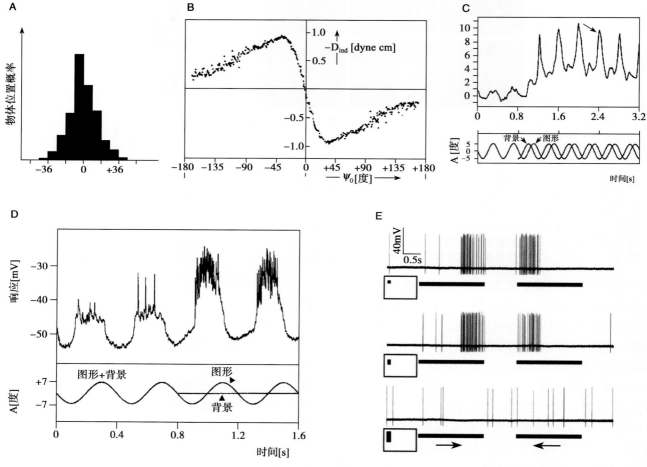

图 83.5 （A）在闭环条件下系绳飞行的家蝇的目标固定（来自 Reichardt & Wenking，1969）。（B）在开环条件下，平均扭矩应答关于条纹位置的函数（来自 Poggio & Reichardt，1973）。（C）在图形和背景同步运动过程中（下面的轨迹，前两个循环，A＝角）和引进相位改变后扭矩应答的时间过程（上面的轨迹）（来自 Egelhaaf，1985a.）。（D）在绿头苍蝇中一个图形检测神经元的记录的例子（来自 Egelhaaf，1985b）。（E）从食蚜蝇长尾管蚜蝇的视觉神经元对于一个小目标运动的选择性应答的记录（来自 Nordstroem，Barnett，& O'Carroll，2006）。

的条纹在进行运动时,这些应答就会被放大,有一些短暂的动作电位在最上方(见图83.5D;Egelhaaf,1985b)。这些细胞被称为"图形检测器(figure-detection)"或者"FD细胞",代表一组具有不同形态但又相似应答特性的异质神经元:它们有一个共同的特点,即它们似乎是被大视野的运动所抑制的,表现出可变性在5°~30°的最佳条纹宽度范围(Gauck & Borst,1999)。选择性激光消融证明,另一个称为"CH细胞"的切向细胞负责FD细胞的这个大视野的抑制(Warzecha,Borst,& Egelhaaf,1992)。

在食蚜蝇中,通过对小目标的更明显的选择性描述了类似的神经元(Nordstroem,Barnett,& O'Carroll,2006;Nordstroem & O'Carroll,2006)。尽管很多这些神经元,如上面所述的FD细胞,被背景图形的运动抑制,在大范围的背景运动刺激的接收域中,但是其中一些神经元还是会对目标的运动做出应答,即使在目标和背景的速度没有差别的时候,也会有应答。对于目标比单独光感受器的视野小或者降低对比度的目标的应答进行分析,结果表明,这些神经元具有非常高对比度的敏感性。例如,图83.5E中的神经元,对于仅仅只有0.8°见方的运动做出强烈的应答。与FD细胞相比,这个神经元并不是定向选择,也就是说,无论目标是从左往右运动还是以相反的方向,都做出应答。更进一步的差别是,当运动目标在垂直方向上被拉长到15°高的条纹时,这个神经元的应答完全是基础水平(见图83.5E):因此,这样的神经元不能介导上述讨论的固定行为。

放一起讨论:自由运动蝇类的分析

和拴住的苍蝇相比,在自由飞行的条件下,实验参数的定义是不大明确的,因为很多感觉输入是整体的。除此之外,由空气湍流导致的动物旋转的不平衡,当动物越来越接近飞行室的墙壁时,图形扩张可能会发生在视野的不同部分。此外,除了视觉输入,通过很多的本体感受器,首先就是它的平衡棒,动物可以得到它们自运动的信息(见图83.6A,左上图;Chan,Prete,& Dickinson,1998;Mayer et al.,1988;Nalbach & Hengstenberg,1994)。和视动系统相似,平衡棒对绕所有身体轴的旋转速度做出应答,从而对头部和身体应答做出补偿。然而,尽管视觉输入以低振荡速度为主,平衡棒介导的应答在高速范围内增长(见图83.6A;Sherman & Dickinson,2003)。由于行为输出的不准确性,出现了一个额外的复杂性:虽然苍蝇

身体的位置和方向很容易能够被记录,然而通过相同的跟踪系统确定它的精确的头部位置通常是不可能的,因为在给出大视野范围时是有空间分辨率限制的。这使得视觉输入常常是不明确的,很难估计上面讨论的每一个响应组成对于总运动输出的贡献。

不管所有的这些限制性条件,自由飞行的苍蝇的普遍观察暴露了一个特殊的飞行特点:在飞行的过程中,在突然的转向之前,苍蝇典型的飞行为数百毫秒的直线飞行(Wagner,1986a;Wehrhahn,Poggio,& Buelthoff,1982)。附着在胸部和头部的线圈系统表明,这些被称为"快速扫视"的是包括主体和头部协调转向的短时间的插曲(见图83.6B;Schilstra & van Hateren,1998,1999):转向起始于主体转动和偏航运动的组合,而此时头部仍然保持大约10毫秒的固定。之后,头部快速地转向新的飞行方向,主体会在稍微晚一点的时间后跟上头部的方向。总体而言,主体的快速扫视会持续大约30毫秒,而头部的扫视运动会在20毫秒或者更短的时间内完成。

在使用磁力绳的实验中,苍蝇被固定在空间中,但是可以绕其偏转轴自由旋转,我们已经知道果蝇的主体扫视在很大程度上是受平衡棒控制的:改变视觉反馈(当苍蝇开始扫视时,旋转视觉场景)对于扫视的动态没有显著效果,增加和减少平衡棒介导的反馈量(通过在旋钮的一端增加额外的质量或者完全灼烧平衡棒的一端)分别可以减少和增大扫视振幅(Bender & Dickinson,2006)。然而,这并不是排除视觉反馈被用于控制扫视过程。事实上,果蝇在透明圆桶内飞行(见图83.6C)的高速视频的分析表明,自由飞行的行为显著地被周围有条纹的圆桶的旋转所影响(Mronz & Lehmann,2008)。当圆桶静止的时候,苍蝇显示出了它的典型的扫视类飞行结构,在快速改变它们的飞行方向的过程中插入直线飞行(见图83.6D)。相反,当圆桶转动时,飞行路径变得更加弯曲,飞行路径和圆桶旋转方向相同,有直线飞行插入,但扫视几乎不存在(见图83.6E)。此外,塔马罗和Dickinson(2002b)的研究表明,视觉输入对于扫视起始有很强的影响:与绕乳白色有机玻璃圆桶飞行相比,苍蝇绕着有强对比度条纹的圆桶飞行时,直线飞行路径更短,扫视会更频繁(见图83.6F)。这个实验可以用在苍蝇中飞行控制的下述图像进行总结:当直线飞行时,苍蝇使用它们的视觉运动控制系统,而当它们执行快速扫视时,则采用平衡棒的本体反馈。什么程度的头部扫视会受到视觉控制仍然有待观察。

尽管上述实验明白地证明了视动响应对于自由

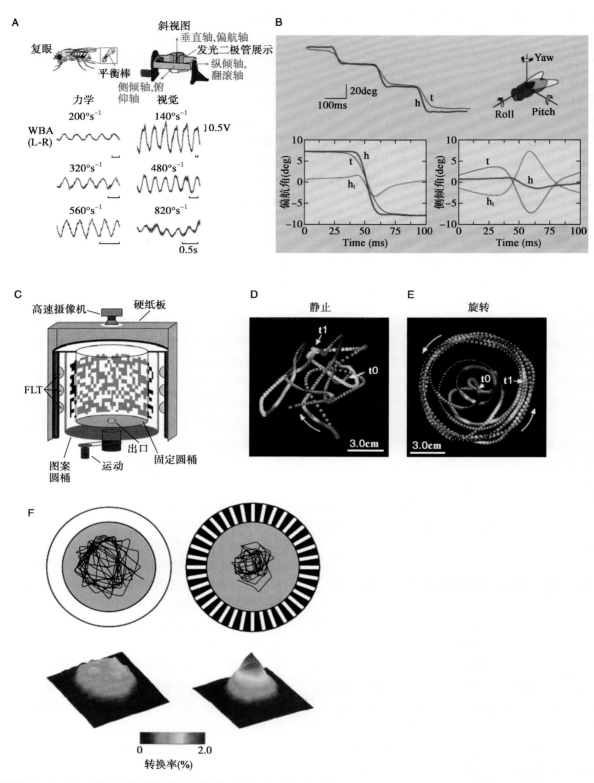

图 83.6 （A）左上图：机械感觉的平衡棒是一个改良了的后翅形的小型结构。右上图：传递视觉和机械感觉刺激的装置。环绕式发光二极管（LED）展示屏安装在可以在 3° 范围内自由旋转的万向接头处。苍蝇安装在视觉显示器的中心，位于可以测量左右翅膀挥舞振幅（wingbeat amplitudes，WBA）的传感器的上方。下图：系绳飞行的果蝇对于机械刺激（左）和视觉刺激（右）的扭矩反应，分别表示三个不同的振荡峰速度（来自 Sherman & Dickinson，2003）。（B）自由飞行的绿头苍蝇的头部（h），胸部（t）和从头部到胸部（h_t）的角度示意图（来自 Schilstra & van Hateren，1998）。（C～E）记录单个果蝇飞行轨道的飞行场所示意图（C），当全景处于静止状态（D）和全景以一个相对速度旋转（E）的实验结果（来自 Mronz & Lehmann，2008）。（F）上图：果蝇绕乳白色玻璃（左图）和有图案的墙（右图）自由飞行的轨迹俯视图。下图：同一个苍蝇在两种不同条件下的分布直方图（来自 Tammero & Dickinson，2002b）。

飞行行为的重要性,但是蝇类在对于扩张的光流的应答的情况是不太清楚的。在这里,对于拴住的苍蝇的分析表明,光流基于随后的时间积分和阈值的机制(Borst & Bahde,1988)。相比较而言,对于可以自由运动的苍蝇着陆在一个笼子里的球上的分析提出,苍蝇采用不同的控制变量,也就是说,着陆位点角度大小的变化(Wagner,1982)。解决这一矛盾的一种可能是扩张的光流的时间和空间的整合,应用于在一个远方背景前面的一个黑色球的物理情况,引发一个和相对视网膜扩张速度相似的预测:换句话说,苍蝇确实有可能使用后面的控制变量,并通过对光流进行时间和空间积分整合对其进行估计。

对于系绳飞行的苍蝇的情况,有力的固定行为也在可以自由行走的苍蝇(但是翅膀被切除!)在一个由充满水的壕沟包围的,在对侧具有两个垂直条纹的圆形平台上行走被观察到。在这些条件下,苍蝇在两个难以接近的路标之间以近似直线的模式来回地走动,看起来像是它们不能决定选择哪一个,这是在文献中被称为是"布里丹范例"的设置(见图83.7A;Goetz,1980;Strauss & Pichler,1998)。当果蝇在有一个棒悬浮在中间的笼子内部被录像记录时,在自由的果蝇中发现了类似的固定行为(见图83.7B;Maimon,Straw,& Dickinson,2008),在这种条件下,苍蝇明显地趋向于绕着棒转圈。然而,当棒大幅度缩短时,苍蝇就不

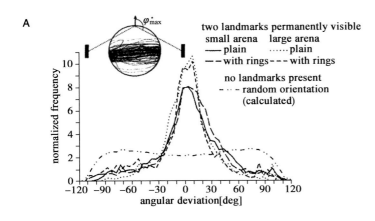

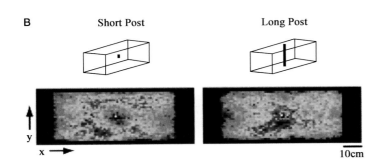

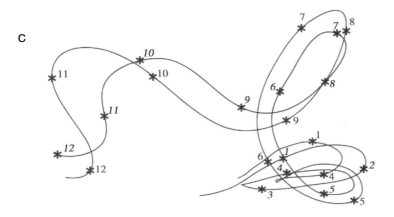

图83.7 (A)在"布里丹范例"中,果蝇连续地在两个远距离条纹之间来回走(来自Strauss & Pichler,1998)。(B)自由飞行的果蝇在分别有短的(左图)和长的(右图)棒悬浮在笼子中心的 X-Y 位置分布(来自Maimon,Straw,& Dickinson,2008)。(C)两只雄性家蝇的飞行轨道(从上面看),其中一只在追逐另外一只(绿色的是领头苍蝇,红色的是追逐苍蝇)(改自 Wehrhahn, Poggio, & Buelthoff,1982)。

再被它吸引,而是避免它周围的空间。因此,棒的缩短会翻转明显可见对象的吸引力,从固定行为转向回避应答。

但是,苍蝇在固定行为中用了什么样的视觉线索?是实体映像还是对等映像?是目标在视网膜上的扩大?还是对于背景的相对运动,即行走过程中的运动视差?为了回答这些问题,Goetz 和他的同事们(Schuster, Strauss, & Goetz, 2002; Strauss, Schuster, & Goetz, 1997)在自由行走的果蝇中应用虚拟环境技术,其中跟踪器控制 360°全景转换果蝇的变化坐标到需要特定线索感知出现在预定距离为无穷的假想的目标位置。这些研究表明,视网膜图像的路径样品对于距离判别的改变在一个令人惊讶的范围内,至少是 8~80 个身体长度(20~200mm)。其中实体映像和对等映像不包括在内。相反,在预期方向(运动视差)图像平移的距离远远超过在图像扩张上的距离。对于人为地在一个大约 2 秒的时间窗内延迟图像平移的更新来说,辨别距离的能力是强大的(Schuster, Strauss, & Goetz, 2002; Strauss, Schuster, & Goetz, 1997)。

当考虑到对小目标的应答时,种属特异性的差异变得很明显:果蝇倾向于避免小的物体(如上所述),而自由飞行的雄性家蝇则趋向于追逐小的移动的物体,以同种的雌性家蝇为代表,以达到每秒几千度的旋转速度进行飞行特技演习(见图 83.7C; Land & Collett, 1974; Wagner, 1986b; Wehrhahn, Poggio, & Buelthoff, 1982)。领头苍蝇的角度取向以及追逐苍蝇的角速度的交叉相关揭示出它们之间是线性相关的关系,在 30 毫秒时间的滞后期后有一个峰,代表追逐苍蝇的总的延迟。

总结

在过去的 50 年里,对蝇类视觉运动信息的处理进行了前所未有的详细分析。在这里,在开环的实验条件下探索的视动响应揭示了基本运动检测的主要机制。它对自由飞行控制的贡献以及与从平衡棒和其他视觉介导的反射的本体反馈间的相互作用被证明是更为复杂的,目前仍然在调查研究中。在神经元水平上,一些新的研究成果表现出更大的研究前景。

首先,在行为动物中单细胞的记录在一些研究中已经被证明是可行的(Chiappe et al., 2010; Jung, Borst, & Haag, 2011; Maimon, Straw, & Dickinson, 2010)。目前获得的研究成果已经表明,在固定的动物中获得的神经元应答可能和行为学响应是完全不同的——不是因为记录的神经元不参与行为控制,而是因为它的响应特性是依赖于动物的行为状态的。在极端情况下,当动物在休息状态下,神经元可能是被关闭,而只有在行走或飞行过程中才能成为超阈值的情况。

其次,关于探究个别神经元参与某些行为的另一种方法,在观察行为时,果蝇的一个基因靶向神经元时沉默的,甚至在自由运动的动物中也是一样的(综述见 Borst, 2009)。在虚拟环境中操纵视觉反馈变得日趋复杂,这必将导致已经让众多研究者着迷很久的各种飞行动作中神经通路控制的知识迅速增长。

致谢

我很感激 Juergen Haag 和 Franz Weber 认真地阅读手稿。

参考文献

Bender, J. A., & Dickinson, M. H. (2006). A comparison of visual and haltere-mediated feedback in the control of body saccades in *Drosophila melanogaster*. *Journal of Experimental Biology*, 209, 4597–4606. doi:10.1242/jeb.02583.

Blondeau, J., & Heisenberg, M. (1982). The three-dimensional optomotor torque system of *Drosophila melanogaster*: Studies on wildtype and the mutant optomotor blind H31. *Journal of Comparative Physiology A*, 145, 321–329.

Borst, A. (1986). Time course of the houseflies' landing response. *Biological Cybernetics*, 54, 379–383.

Borst, A. (1990). How do flies land? From behavior to neuronal circuits. *Bioscience*, 40, 292–299.

Borst, A. (1991). Fly visual interneurons responsive to image expansion. *Zool. Jb. Physiol.*, 95, 305–313.

Borst, A. (2009). *Drosophila*'s view on insect vision. *Current Biology*, 19, R36–R47.

Borst, A., & Bahde, S. (1986). What kind of movement detector is triggering the landing response of the housefly? *Biological Cybernetics*, 55, 59–69.

Borst, A., & Bahde, S. (1988). Spatio-temporal integration of motion: A simple strategy for safe landing in flies. *Naturwissenschaften*, 75, 265–267.

Borst, A., Haag, J., & Reiff, D. F. (2010). Fly motion vision. *Annual Review of Neuroscience*, 33, 49–70.

Borst, A., & Weber, F. (2011). Neural action fields for optic flow based navigation: A simulation study of the fly lobula plate network. *PLoS ONE*, 6, e16303. doi:10.1371/journal.pone.0016303.

Braitenberg, V., & Taddei Ferretti, C. (1966). Landing reaction of *Musca domestica* induced by visual stimuli. *Naturwissenschaften*, 6, 155. doi:10.1007/BF00591892.

Buchner, E. (1976). Elementary movement detectors in an insect visual system. *Biological Cybernetics*, 24, 86–101.

Card, G., & Dickinson, M. H. (2008). Visually mediated motor planning on the escape response of *Drosophila*. *Current Biology*, 18, 1300–1307. doi:10.1016/j.cub.2008.07.094.

Chan, W. P., Prete, F., & Dickinson, M. H. (1998). Visual input to the efferent control system of a fly's "gyroscope." *Science, 280,* 289–292.

Chiappe, M. E., Seelig, J. D., Reiser, M. B., & Jayaraman, V. (2010). Walking modulates speed sensitivity in *Drosophila* motion vision. *Current Biology, 20,* 1470–1475. doi:10.1016/j.cub.2010.06.072.

DeVries, S. E. J., & Clandinin, T. R. (2012). Loom sensitive neurons link computation to action in the *Drosophila* visual system. *Current Biology, 22,* 353–362.

Duistermars, B. J., Chow, D. M., Condro, M., & Frye, M. A. (2007). The spatial, temporal and contrast properties of expansion and rotation flight optomotor response in *Drosophila*. *Journal of Experimental Biology, 210,* 3218–3227.

Egelhaaf, M. (1985a). On the neuronal basis of figure–ground discrimination by relative motion in the visual system of the fly: I. Behavioral constraints imposed on the neuronal network and the role of the optomotor system. *Biological Cybernetics, 52,* 123–140.

Egelhaaf, M. (1985b). On the neuronal basis of figure–ground discrimination by relative motion in the visual system of the fly: II. Figure-detection cells, a new class of visual interneurones. *Biological Cybernetics, 52,* 195–209.

Franz, M. O., & Krapp, H. G. (2000). Wide-field, motion-sensitive neurons and matched filters for optic flow fields. *Biological Cybernetics, 83,* 185–197.

Gauck, V., & Borst, A. (1999). Spatial response properties of contralateral inhibited lobula plate tangential cells in the fly visual system. *Journal of Comparative Neurology, 406,* 51–71.

Geiger, G., & Nässel, D. R. (1981). Visual orientation behaviour of flies after selective laser beam ablation of interneurons. *Nature, 293,* 398–399.

Gibson, J. J. (1950). *Perception of the visual world.* Boston: Houghton Mifflin.

Goetz, K. G. (1964). Optomotorische Untersuchung des visuellen Systems einiger Augenmutanten der Fruchtfliege Drosophila. *Kybernetik, 2,* 77–92. doi:10.1007/BF00288561.

Goetz, K. G. (1980). Visual guidance in *Drosophila*. In O. Siddiqi, P. Babu, L. M. Hall, & J. C. Hall (Eds.), *Development and neurobiology of Drosophila* (pp.391–407). New York: Plenum Press.

Goetz, K. G. (1987). Course-control, metabolism and wing interference during ultralong tethered flight in *Drosophila melanogaster*. *Journal of Experimental Biology, 128,* 35–46.

Gronenberg, W., Milde, J. J., & Strausfeld, N. J. (1995). Oculomotor control in Calliphorid flies—Organization of descending neurons to neck motor-neurons responding to visual-stimuli. *Journal of Comparative Neurology, 361,* 267–284.

Haag, J., Denk, W., & Borst, A. (2004). Fly motion vision is based on Reichardt detectors regardless of the signal-to-noise ratio. *Proceedings of the National Academy of Sciences of the United States of America, 101,* 16333–16338.

Haag, J., Wertz, A., & Borst, A. (2007). Integration of lobula plate output signals by DNOVS1, an identified premotor descending neuron. *Journal of Neuroscience, 27,* 1992–2000.

Haag, J., Wertz, A., & Borst, A. (2010). Central gating of fly optomotor response. *Proceedings of the National Academy of Sciences of the United States of America, 107,* 20104–20109.

Hatsopoulos, N., Gabbiani, F., & Laurent, G. (1995). Elementary computation of object approach by a wide-field neuron. *Science, 270,* 1000–1003.

Hassenstein, B., & Reichardt, W. (1956). Systemtheoretische Analyse der Zeit-, Reihenfolgen- und Vorzeichenauswertung bei der Bewegungsperzeption des Rüsselkäfers *Chlorophanus*. *Zeitschrift fur Naturforschung. Teil B. Anorganische Chemie, Organische Chemie, Biochemie, Biophysik, Biologie, 11b,* 513–524.

Hatsopoulos, N., Gabbiani, F., & Laurent, G. (1995). Elementary computation of object approach by a wide-field neuron. *Science, 270,* 1000–1003.

Hausen, K., & Wehrhahn, C. (1983). Microsurgical lesion of horizontal cells changes optomotor yaw response in the blowfly *Calliphora erythocephala*. *Proceedings of the Royal Society of London. Series B, Biological Sciences, 219,* 211–216.

Heisenberg, M., & Wolf, R. (1984). *Vision in Drosophila*. Berlin: Springer.

Heisenberg, M., Wonneberger, R., & Wolf, R. (1978). Optomotor-blind (H31): A *Drosophila* mutant of the lobula plate giant neurons. *Journal of Comparative Physiology A, 124,* 287–296.

Hengstenberg, R. (1988). Mechanosensory control of compensatory head roll during flight in the blowfly *Calliphora erythrocephala* Meig. *Journal of Comparative Physiology, A, 163,* 151–165.

Joesch, M., Plett, J., Borst, A., & Reiff, D. F. (2008). Response properties of motion-sensitive visual interneurons in the lobula plate of *Drosophila melanogaster*. *Current Biology, 18,* 368–374.

Jung, S. N., Borst, A., & Haag, J. (2011). Flight activity alters velocity tuning of fly motion-sensitive neurons. *Journal of Neuroscience, 31,* 9231–9237.

Koenderink, J. J., & van Doorn, A. J. (1987). Facts on optic flow. *Biological Cybernetics, 56,* 247–254.

Krapp, H. G., & Hengstenberg, R. (1996). Estimation of self-motion by optic flow processing in single visual interneurons. *Nature, 384,* 463–466.

Krapp, H. G., Hengstenberg, B., & Hengstenberg, R. (1998). Dendritic structure and receptive-field organization of optic flow processing interneurons in the fly. *Journal of Neurophysiology, 79,* 1902–1917.

Land, M. F., & Collett, T. S. (1974). Chasing behaviour of houseflies (*Fannia canicularis*): A description and analysis. *Journal of Comparative Physiology, 89,* 331–357.

Maimon, G., Straw, A. D., & Dickinson, M. H. (2008). A simple vision-based algorithm for decision making in flying *Drosophila*. *Current Biology, 18,* 464–470.

Maimon, G., Straw, A. D., & Dickinson, M. H. (2010). Active flight increases the gain of visual motion processing in *Drosophila*. *Nature Neuroscience, 13,* 393–399.

Mayer, M., Vogtmann, K., Bausenwein, B., Wolf, R., & Heisenberg, M. (1988). Flight control during 'free yaw turns' in *Drosophila melanogaster*. *Journal of Comparative Physiology, A, 163,* 389–399.

Mronz, M., & Lehmann, F. O. (2008). The free-flight response of *Drosophila* to motion of the visual environment. *Journal of Experimental Biology, 211,* 2026–2045. doi:10.1242/jeb.008268.

Nalbach, G., & Hengstenberg, R. (1994). The halteres of the blowfly *Calliphora*: II. Three-dimensional organization of compensatory reactions to real and simulated rotations. *Journal of Comparative Physiology, A, 175,* 695–708.

Nordstroem, K., & O'Carroll, D. C. (2006). Small object detection neurons in female hoverflies. *Proceedings of the Royal Society B, Biological Sciences, 273,* 1211–1216.

Nordstroem, K., Barnett, P. D., & O'Carroll, D. C. (2006). Insect detection of small targets moving in visual clutter. *PLoS Biology, 4,* e54. doi:10.1371/journal.pbio.0040054.

Poggio, T., & Reichardt, W. (1973). A theory of the pattern induced flight orientation of the fly *Musca domestica*. *Kybernetik, 12,* 185–203. doi:10.1007/BF00270572.

Reichardt, W. (1987). Evaluation of optical motion information by movement detectors. *Journal of Comparative Physiology, A, 161,* 533–547.

Reichardt, W., & Poggio, T. (1979). Figure–ground discrimination by relative movement in the visual system of the fly: I. Experimental results. *Biological Cybernetics, 35,* 81–100.

Reichardt, W., & Wenking, H. (1969). Optical detection and fixation of objects in fixed flying flies. *Naturwissenschaften, 56,* 424–425. doi:10.1007/BF00593644.

Reiser, M. B., & Dickinson, M. H. (2010). *Drosophila* fly straight by fixating objects in the face of expanding optic flow. *Journal of Experimental Biology, 213,* 1771–1781. doi:10.1242/jeb.035147.

Schilstra, C., & van Hateren, J. H. (1998). Stabilizing gaze in flying blowflies. *Nature, 395,* 654.

Schilstra, C., & van Hateren, J. H. (1999). Blowfly flight and optic flow: II. Head movement during flight. *Journal of Experimental Biology, 202,* 1491–1500.

Schuster, S., Strauss, R., & Goetz, K. G. (2002). Virtual-reality techniques resolve the visual cues used by fruit flies to evaluate object distances. *Current Biology, 12,* 1591–1594. doi:10.1016/S0960-9822(02)01141-7.

Sherman, A., & Dickinson, M. H. (2003). A comparison of visual and haltere-mediated equilibrium reflexes in the fruit fly *Drosophila melanogaster*. *Journal of Experimental Biology, 206,* 295–302. doi:10.1242/jeb.00075.

Single, S., & Borst, A. (1998). Dendritic integration and its role in computing image velocity. *Science, 281,* 1848–1850.

Strausfeld, N. J., & Bassemir, U. K. (1985). Lobula plate and ocellar interneurons converge onto a cluster of descending neurons leading to neck and leg motor neuropil in Calliphora erythrocephala. *Cell and Tissue Research, 240,* 617–640.

Strausfeld, N. J., & Seyan, H. S. (1985). Convergence of visual, haltere and prosternal inputs at neck motor neurons of *Calliphora erythrocephala*. *Cell and Tissue Research, 240,* 601–615.

Strauss, R., & Pichler, J. (1998). Persistence of orientation toward a temporarily invisible landmark in *Drosophila melanogaster*. *Journal of Comparative Physiology, A, 182,* 411–423.

Strauss, R., Schuster, S., & Goetz, K. G. (1997). Processing of artificial visual feedback in the walking fruit fly *Drosophila melanogaster*. *Journal of Experimental Biology, 200,* 1281–1296.

Tammero, L. F., & Dickinson, M. H. (2002a). Collision-avoidance and landing responses are mediated by separate pathways in the fruit fly, *Drosophila melanogaster*. *Journal of Experimental Biology, 205,* 2785–2798.

Tammero, L. F., & Dickinson, M. H. (2002b). The influence of visual landscape on the free flight behavior of the fruit fly *Drosophila melanogaster*. *Journal of Experimental Biology, 205,* 327–343.

Tammero, L. F., Frye, M. A., & Dickinson, M. H. (2004). Spatial organization of visuomotor reflexes in *Drosophila*. *Journal of Experimental Biology, 207,* 113–122.

Wagner, H. (1982). Flow-field variables trigger landing in flies. *Nature, 297,* 147–148.

Wagner, H. (1986a). Flight performance and visual control of flight of the free-flying housefly (*Musca domestica* L.): I. Organization of the flight motor. *Philosophical Transactions of the Royal Society of London. Series B, Biological Sciences, 312,* 527–551.

Wagner, H. (1986b). Flight performance and visual control of flight of the free-flying housefly (*Musca domestica* L.): II. Pursuit of targets. *Philosophical Transactions of the Royal Society of London. Series B, Biological Sciences, 312,* 553–579.

Warzecha, A. K., Borst, A., & Egelhaaf, M. (1992). Neural circuit for the detection of small-field motion as revealed by laser ablation of single neurons. *Neuroscience Letters, 141,* 119–122.

Warzecha, A. K., & Egelhaaf, M. (1996). Intrinsic properties of biological motion detectors prevent the optomotor control system from getting unstable. *Philosophical Transactions of the Royal Society of London. Series B, Biological Sciences, 351,* 1579–1591.

Wehrhahn, C., Hausen, K., & Zanker, J. M. (1981). Is the landing response of the housefly (*Musca*) driven my motion of a flow field? *Biological Cybernetics, 41,* 91–99.

Wehrhahn, C., Poggio, T., & Buelthoff, H. (1982). Tracking and chasing in houseflies (*Musca*). *Biological Cybernetics, 45,* 123–130.

Wertz, A., Borst, A., & Haag, J. (2008). Nonlinear integration of binocular optic flow by DNOVS2, a descending neuron of the fly. *Journal of Neuroscience, 28,* 3131–3140.

第84章 节肢动物的偏振视觉

Uwe Homberg，Basil el Jundi

被感知为光的电磁辐射有三个特性:可以在感知为颜色的光谱组成、感知为亮度的光强度和称为偏振的振荡平面三个方面有所不同的。大多数视觉系统利用亮度和颜色的差异来进行视觉辨别,但很少分析上述第三个特性:偏振。尽管如此,偏振敏感性(polarization sensitivity, PS)存在于所有主要动物类群中,包括大多数脊椎动物类群。来自不同物种的证据表明,偏振敏感性有三种主要生物学背景:①空间定向和导航;②增加对比度,特别是在水表面和水下;③种内通信(Horváth & Varjú,2004)。尽管脊椎动物(可能仅限于某些物种)的偏振敏感性在很大程度上仍被认为是一种边缘视觉,但节肢动物的数据,尤其是昆虫、甲壳类动物和蜘蛛,已经将偏振敏感性确立为主要的视觉质量。证实圆偏振光在节肢动物和头足类动物中作用的最近研究进展,以及对甲壳类动物和昆虫类偏振视觉神经元机制的深入了解表明,对偏振的中枢神经分析达到了可与颜色对比度分析相媲美的复杂性。

本章概述了偏振光检测的行为学证据及其在节肢动物中的生物学意义。此外,我们总结了目前对偏振视觉感光机制的理解,并着重介绍了(尤其是昆虫中)偏振信号神经元处理的最新进展。

偏振光源

光由电磁波组成,其特征是垂直于传播方向的正交的电场和磁场振荡。在诸如太阳的自然光源中,分子发光体电场向量(E-向量)的方向彼此不相关,从而导致非偏振光。当电场位于单个平面中时,光是线性偏振的(见图84.1A)。与色觉中的波长、饱和度和强度类似,偏振光的特征在于E-向量的角度(方向)、偏振光的相对百分比(偏振度)及其强度(Bernard & Wehner,1977)。与线性偏振光相反,椭圆偏振光和圆偏振光的特征在于光束中旋转的E-向量方向,这是由线性偏振光的周期相同但相位差为90°(引发圆偏振光;见图84.1A)或者0°到90°之间某个值(导致椭圆偏振光)的两个正交振荡的叠加形成。根据E-向量的旋转方向,圆/椭圆偏振光可以分为右旋偏振光(顺时针方向)和左旋偏振光(逆时针方向)。

线性偏振光来源于光的散射或反射(Waterman,1981)。太阳光的散射导致天空中和水下出现典型的偏振模式(见图84.1),从有光泽的介电表面(如叶子、岩石或者水体)表面反射的光同样也是线性偏振光。天空光的偏振来源于阳光在大气中的散射(Strutt,

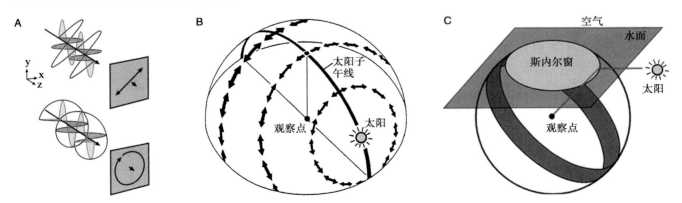

图84.1 偏振光刺激。(A)偏振光的物理学基础。线偏振光可以看成是由水平和垂直振荡电场分量组成,彼此之间同相振荡(上图)。当这两个分量有振幅相同但相对相位差为90°时,得到圆偏振光(下图)。根据相位变化是正还是负,不断变化的E-向量将沿顺时针或逆时针方向旋转。(B)天空中的偏振模式。E-向量(双箭头)与围绕太阳的同心圆相切。双箭头的粗细代表偏振度。(C)在水下,太阳光在所有方向都是偏振的。和天空中相同,最大的偏振度出现在垂直于折射阳光的光带;在这里以地平线表示太阳位置。E-向量定向地垂直于散射平面。(A 改自 Wehner & Labhart,2006;B 摘自 Rossel & Wehner,1987,经 Springer 许可;C 摘自 Hawryshyn,1992。)

1871）。结果就是，蔚蓝天空中的E-矢量沿围绕太阳的同心圆排列（见图 84.1B）。此外，偏振程度在很大程度上取决于云层条件。它在与太阳成 90° 的散射角时最高，但是即使是在最有利的条件下（无云的蓝天）偏振程度也不会超过 75%（Brines & Gould，1982），且在朝向太阳的过程中，逐步降至 0%。月亮周围的夜空也存在类似的模式，但强度要低得多。由于天空的偏振模式相对于太阳的位置是固定的，因此它可以作为一个外在的指南针，尤其当太阳无法直接看到时。偏振光知觉的这一方面实际上被认为是偏振敏感性在昆虫中最普遍的生物学作用。

在水中，空气-水边界处的光折射将 180° 的半天球及其偏振模式压缩至 97.2°（斯内窗）。超过这个临界角，阳光在水体本身的散射会导致偏振。在中等深度的水中，E-向量方向的整体模式与天空中观察到的类似（Cronin & Shashar，2001 见图 84.1C），可在清澈的水域中 200 米或者更深的位置用于定位太阳的方位（Waterman，2006）。光在水体本身的散射产生了水平偏振光。随着水深度的增加，内外临界角增大，水体本身散射产生的水平偏振光在水下越来越占主导地位（Waterman，1981，2006）。偏振度取决于散射太阳光的水的体积，但是偏振度很少会超过 50%（Waterman，2006）。来自开阔海域的光比来自海岸的光更强烈地趋向于偏振，这或许可以解释岸边飞行的机制，即小型甲壳类动物为了躲避浅水捕食者而远离海岸边进入更深水域的运动（Schwind，1999）。

感光机制

偏振敏感性的分子基础是视网膜的二向色性，也就是视紫红质的二向色性，即当光的振荡平行于视网膜的兴奋双键时，视紫红质最大限度地吸收光。因此，感光神经元对于视紫红质相对于入射光的平行程度是偏振敏感的。在节肢动物的感光体中，视紫红质合并于细胞中的微绒毛膜、指状拉伸体中，它们一起形成视感微绒毛缝（见图 84.2）。即使发色基团随机分布在感光体膜平面，但是单个微绒毛应该是对于平行于微绒毛轴的光振荡比垂直方向的更为敏感，从而产生了 2 个理论偏振敏感性（Moody & Parriss，1961）。然而，测量结果显示出有多达 10 个或更多的偏振敏感性值，表明还有额外的机制可以增加视紫红质的校准。候选因子可以增加视紫红质分子锚向细胞骨架元件，光传导信号复合骨架蛋白的校准（Xu et al.，1998），或者在相邻微绒毛膜的校准，但是所有的这些机制都还只是假设阶段（Roberts，Porter，& Cronin，2011）。除了在微绒毛膜中视紫红质的平行定向外，微绒毛本身必须对感光细胞中产生的高偏振敏感性进行平行校准。这实际上是许多甲壳类感光细胞的情况（见图 84.2B）以及昆虫眼睛偏振敏感背缘区（the polarization-sensitive dorsal rim area，DRA）的感光细胞（见下文）。在背缘区之外，微绒毛的校准很差，甚至会沿着视感扭曲，从而大大降低偏振敏感性（Wehner & Labhart，2006）。

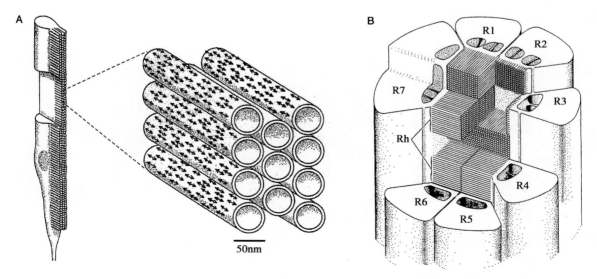

图 84.2 昆虫（A）和甲壳类（B）的弹状细胞。（A）昆虫复眼感光细胞中，弹状微绒毛垂直于入射光。放大的图像显示了微绒毛膜中的生色团分子的平行取向，有利于偏振灵敏度。（B）螃蟹小眼微绒毛的正交取向显示出的 7 个大的感光细胞（R1-R7）。Rh，感杆。（A 改自 Wehner，1976；B 改自 Stowe，1980，得到 Springer 许可）

生物学意义和行为学证据

空间定向和航行

在 60 年之前,卡尔·冯·弗里希在动物中首次描述了偏振光的观点,他通过展现可以通过改变蜂箱前水平的平台上蔚蓝天空的 E-向量的定向来操控蜜蜂的舞蹈来提出偏振光的观点(von Frisch,1949)。同时,通过天空的光偏振来进行定位已经在一些昆虫中被证实,包括蜜蜂、沙漠蚂蚁、甲虫、果蝇和黑脉金斑蝶。此外,更直接的证据表明,来自所有主要类群的很大范围的昆虫都能探测到天空中的偏振光模式(Horváth & Varjú,2004;Labhart & Meyer,1999;Weir & Dickinson,2012)。在所有的物种研究中,小的眼睛的偏振敏感背缘区尤其适合于偏振视觉。在偏振敏感背缘区,感光器是单色的,通常是在紫外区或者蓝色范围,每个偏振敏感背缘区的微绒毛会形成两个正交的区域(见图 84.3)。像蜜蜂和沙漠蚂蚁这样的中心区域觅食者,在它们的归途定位过程中,很大程度上依赖于天空的偏振模式,以此来完成它们的路径整合,此外,对于蜜蜂来说,甚至会用该偏振模式和窝内伙伴分享食源的方向(Rossel,1993;Wehner,2003)。像帝王蝶这样季节性迁徙的昆虫,对于天空光偏振度的择优取向是与生俱来的,使它们能够发现它们在墨

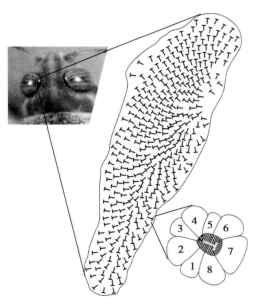

图 84.3 沙漠蝗 Schistocerca gregaria 复眼中对偏振敏感的背缘区。T 形符号表明整个背缘区中微绒毛方向的扇形排列。在每一个背缘区小眼中,感受细胞 7 的微绒毛垂直于感受细胞 1、2、5、6 和 8 的微绒毛。感光细胞 3 和 4 的微绒毛是不规则的。(引自 Homberg,2004.)

西哥中部山脉过冬的场所(Reppert,Zhu,& White,2004)。在另一方面,蜣螂需要在粪堆中走出一条直线,一些物种甚至依赖于围绕的弱极化模式来完成此任务(Dacke,Nordström,& Scholtz,2003)。

通过天空偏振光导航的证据也存在于三个蜘蛛家族(Dacke,Doan,& O'Carroll,2001;Görner,1962;Ortega-Escobar & Muñoz-Cuevas,1999)。漏斗网蜘蛛 Agelena labyrinthica、狼蛛 Arctose variana 和 Lycosa tarantula 使用它们的前中眼利用偏振视觉导航回到它们的休息寓所。Dacke 等人(1999)发现了 gnaphosid 蜘蛛 Drassodes cupreus 前中眼作为天空指南针器官的独特的作用。显然,这些眼睛充当了有垂直 E-向量调整的两个 E-向量分析仪。顶点的两个眼睛的并行感受域和独特的独木舟形状的反光组织促进偏振敏感性,使双眼系统成为理想的天空偏振光指南针,特别是在日落期间,蜘蛛处于活跃状态。

Snell 窗口的内部和外部,水下的偏振模式都可以提供方向信息,可能可以用于太阳指南针导航,定位太阳的方位角(Waterman,2006)。虽然这被认为是甲虫偏振视觉的一个重要功能,但是行为学上的证据目前仍然是非常少的。一个值得注意的例外是草虾,Palaemonetes vulgaris,它使用偏振模式的指南针定位来完成离岸的逃避应答行为(Goddard & Forward,1991)。Schwind(1999)发现来自开放海域的偏振光比来自岸边的更强,可能是浮游甲壳动物向远离海岸运动来避免遇到浅水大鳄的机制。

水面感知

由于天空和植被的反射,水表面,例如湖泊表面,很难仅仅基于强度和颜色线索可靠地被检测(Horváth & Varjú,2004)。与此相反,水表面的光反射总是水平偏振的。因此,很多昆虫通过趋偏光性检测水表面从而和水相联系(Schwind,1989,1995)。这些昆虫包括水虫、蜻蜓、蜉蝣、牛虻、苍蝇和水生甲虫(综述 Horváth & Varjú,2004;Kriska et al.,2009)。Schwind(1984,1985)的研究表明,飞行的仰泳蝽 Notonecta glauca 进入水中的暴跌反应是由水表面强烈的水平偏振光引起的。同样地,沙漠蝗显然也是通过检测偏振光反射检测水表面的,并可能利用这一点避免飞跨大型水域(Shashar,Sabbah,& Aharoni,2005)。相应地,一个专门的偏振敏感的腹部眼区域已经证明存在于仰泳蝽(Schwind,1985)和水黾 Gerris lacustris 中(Schneider & Langer,1969)。对于偏振光的腹部敏感性最近的研究已经发现在果蝇中也有存在,但是和其

他眼睛的情况不同的是,感光器包括了多个光谱型,且缺失明显的偏振敏感腹部眼区域(Wernet et al.,2012)。

对比度增强

除了在导航中的作用,水下偏振视觉的生物学作用通常被假设为可用于对比度的增强(Johnsen, Marshall, & Widder, 2011; Lythgoe & Hemmings, 1967; Wehner, 2001)。在水中,光散射产生的光的面纱,会强烈地降低能见度范围。通过分析垂直或交叉偏振器信号可以减少散射量,从而大大增加能见度(Cronin & Marshall, 2011; Wehner 2001)。此外,浮游动物通过偏振分析水平偏振背景的散射辐射可以提高猎物的能见度(Johnsen, Marshall, & Widder, 2011)。对比度的增强可能在陆生环境中也有重要的作用,但是很难被研究。在凤蝶属蝴蝶中,通过眼睛都可以检测到反射偏振光,并且可能用来增强卵沉积的树叶或者觅食用的花朵在颜色或者强度上的对比度(Kelber, Thunell, & Arikawa, 2001; Kinoshita, Yamazato, & Arikawa, 2011)。

种内通信——圆偏振光的一个作用?

袖蝶属蝴蝶,拥有适用于深林栖息地的五彩鳞片,五彩的鳞片可以强烈地反射线性偏振光。这种反射的线性偏振光对于雄性同种具有吸引力,可见偏振光对于伴侣识别有重要作用(Sweeney, Jiggins, & Johnsen, 2003)。与此相反,宝石甲虫和相关物种由于其复杂的表面特征,反射的金属虹彩是圆偏振光(Sharma et al., 2009; Stavenga et al., 2011)。因为圆偏振光在自然界中很少发生,这可能是作为这些昆虫的特殊的交流通道(Cronin et al., 2003)。最近关于这个话题的行为学实验给出了混合型结果。圣甲虫 *Chrysina gloriosa* 对于圆偏振光的响应呈现出不同的应答,因此,这可能是它们用于种间通信的(Brady & Cummings 2010),因为没有在四个不同的圣甲虫物种间发现任何反应(Blahó et al., 2012)。口足甲壳类(虾蛄)同样可以使用圆偏振光进行种内通信(Chiou et al., 2008; Marshall et al., 1999)。这些动物有一个特别的视觉系统,使得它们不但可以检测线性偏振光,而且可以区分圆偏振光是顺时针旋转还是逆时针旋转的。除了存在于眼的背部和腹部半球线性偏振分析仪,小眼的两排特定中间区域的作用是圆偏振光分析仪。为了达到这一目标,末梢感光器 R8 的短的感光束是以四分之一波片来工作的。它们将圆偏振光转换为线性偏振光,然后通过感光器的底层正交感光束进行分析(Chiou et al., 2008; Kleinlogel & White, 2008)。有人提出,除了在增强对比度上的作用,这个系统可能也可以用于发挥性信号的作用,通过存在于雄性的尾节和身体其他部位对于圆偏振光的反射进行择偶,但在雌性中并没有这个作用(Chiou et al., 2008)。

偏振敏感性与偏振视觉

在最简单的形式中,例如,对于增强视觉对比度,偏振光的敏感性可能不需要从其他诸如亮度或颜色的视觉质量中被解决(Kelber, Thunell, & Arikawa, 2001)。另一方面,"真正的偏振视觉"需要从变化的颜色、强度和偏振度中确定独立的 E-向量(Bernard & Wehner, 1977; Wehner, 2001)。波长独立性可以通过使用偏振光检测器的同色感光器以及正交 E-向量分析仪和偏振对立(见下)的强度不变性来实现。可以调整正交 E-向量的正交微绒毛定位的感光器在十足目眼睛和昆虫偏振敏感背缘区的小眼中是很常见的。然而,交叉 E-向量分析仪偏振系统在两个分析仪同样兴奋时,仍然会有混乱状态。这可以通过扫描动物的运动来克服,这经常可以在航行的蚂蚁中被观察到(顺序方法;Wehner, 1989)。另一方面,通过比较相邻小眼的不同方向的交叉分析仪的信号也可以解决这个问题(同时法)。最近的研究结果表明,在固定的蜜蜂中 E-向量方向的研究表明,一个潜在的瞬时算法可以用于检测 E-向量方向,但是,并没有单独对光强度进行研究(Sakura, Okada, & Aonuma, 2012)。最终的偏振视觉系统被证明在虾蛄中是确实存在的。在这些动物中,来自背侧小眼和腹眼半球的输入信号的组合(直线偏振光信号)以及眼睛中频 5/6 带的信号(圆偏振光信号)提供了对于真实的偏振视觉的令人印象深刻的基础(Marshall et al., 1999),从而使这些动物能够测量偏振光任何状态所有基本的参数(三个斯托克斯参数)(Kleinlogel & White, 2008)。

神经机制

在几种昆虫和十足类甲壳动物中研究了偏振光刺激的神经处理,为昆虫的天空罗盘定向背后的核心机制以及偏振光对螃蟹和螯虾的物体和运动检测的贡献提供了初步见解。

昆虫天空罗盘定向

偏振视觉途径 在蝗虫的跟踪研究以及在蟋蟀、蜜蜂和蝴蝶中的补充研究表明，在昆虫中，它们在天空中的指南定向依赖基于偏振光的特定的视觉通路（见图 84.4D）。眼中偏振敏感背缘区的感光细胞将轴突投射至神经节层和髓质的不同的偏振敏感背缘区（Homberg & Paech，2002；Pfeiffer & Kinoshita，2012）。在蝗虫中，特定的髓质层神经元可以连接到它的背缘区，形成传遍所有髓质暗盒的早期神经网络（el Jundi，Pfeiffer，& Homberg，2011）。跨视髓神经元从视髓背侧缘发送轴突纤维到中央脑小神经纤维网——前视突（the anterior optic tubercle，AOTu）的下部单元（Homberg et al.，2003a；Pfeiffer & Kinoshita，2012）。从两个大脑半球的前视突中，投射神经元和中心复合体的切向神经元接触，充当内部天空指南的不成对的中线神经纤维（Heinze & Reppert，2011；Homberg et al.，2011；Pfeiffer & Kinoshita，2012；Sakura，Lambrinos，& Labhart，2007）。最后，在蝗虫中的研究表明，从中心复合体的输出信号指向侧附脑叶的后侧区域，偏振信息通过减少在胸神经节中指向运动控制中心的神经元来进行传递（Träger & Homberg，2011）。除了中心复合体中左眼和右眼极化信号的收敛，两侧连接也可以在两个外围水平上获得，通过在蟋蟀中称之为 POL1（Polarization-sensitive）神经元的异侧神经元连接右侧和左侧的髓质（Labhart & Meyer，2002；Loesel & Homberg 2001；el Jundi，Pfeiffer，& Homberg，2011），并通过神经元连接右侧和左侧的前视突（Pfeiffer & Kinoshita，2012；Pfeiffer，Kinoshita，& Homberg，2005）。

偏振对立特性 昆虫的 POL 神经元在旋转偏振片的动物刺激中，表现出以 180° 为周期的正弦调制，很多这些神经元都表现出偏振对立特性（蟋蟀：Labhart，1988；Labhart，Petzold，& Helbling，2001；蟑螂：Loesel & Homberg，2001；帝王蝶：Heinze & Reppert，2011；蝗虫：Pfeiffer，Kinoshita，& Homberg，2005；Vitzthum，Müller，& Homberg，2002）。特别是已经进行了很好的研究的例子，POL1 神经元连接蟋蟀中的右侧和左侧髓质（见图 84.4）。神经元在一个特定的 E-向量方向上（Φ_{max}）可以最大限度地被激活，在正交于 Φ_{max} 的 E-向量方向（Φ_{min}）可以被最大限度地抑制（见图 84.4A；Labhart，1988）。我们推测，从小眼偏振敏感背缘区交叉 E-向量分析仪的拮抗输入信号使 POL1 中产生偏振对立特性。POL1 神经元发生于三种生理亚型中，分别在 Φ_{max} 方向的 0°，60° 和 120° 方向（见图 84.4B）。然而，其相对活性不符合内部指南信号，因为它们的感受野不是在最高点的中心，而是在大约 60° 对侧的角度，这使得它们的应答依赖于太阳角度（见图 84.4C；Labhart，Petzold，& Helbling，2001）。在一般情况下，偏振对立特性会导致产生两个重要的结果：①它会增加对于偏振光的敏感性；②它会产生强度无关的应答（Labhart，1988；Labhart & Petzold，1993）。这对于多云条件下太阳方位角独立变化信号来说是非常重要的。

在蝗虫和帝王蝶中的一些神经元已经被发现只接收在 Φ_{max} 方向的兴奋输入或者 Φ_{min} 方向的抑制输入，而不表现出对立特性（el Jundi，Pfeiffer，& Homberg，2011；Heinze & Reppert，2011；Pfeiffer，Kinoshita，& Homberg，2005）。这些神经元预计将会在亮度上混淆 E-向量方向，但是很多这些神经元也会在角度依赖方式中的色度刺激做出应答（见下文），从而与蟋蟀中的"单纯"POL1 神经元有很大不同。

与其他天空线索的集成 单独的天空光偏振平面不能区分太阳天空半球和太阳天空半球对侧（见图 84.1B）。克服这个方向信号上的不明确的一个可能的方法是，将天空偏振光信息和天空的色彩和强度梯度信息相结合。在航行中关于这些信号之间的整合的行为学证据表明，在蜜蜂和沙漠蚂蚁中，整合是确实存在的（Wehner，1997；Wehner & Rossel，1985）。在定向实验中，蜜蜂将绿色的光点认为是太阳一侧，而将紫外光点认为是太阳对侧半球（Wehner & Rossel，1985）。因此，在蝗虫的髓质和前视突中以及帝王蝶中央复合体中的 POL 神经元被发现，以一种依赖于偏振度的方式对非偏振色彩刺激做出额外的应答（el Jundi，Pfeiffer，& Homberg，2011；Heinze & Reppert，2011；Pfeiffer & Homberg，2007）。在实验中，动物被非偏振的绿色或者紫外光点以 45° 高度绕头运动，同时从 POL 神经元中记录细胞内的情况。而蝗虫髓质的 POL 神经元被调整到同侧非偏振光点，且和波长以及一天中的时间相互独立，在前视突的下面的加工过程阶段 POL 神经元的应答是更复杂的。前视突神经元对于紫外光和绿色光表现出对立特性，这在一些细胞类型中是和空间对立相结合的，例如，在紫外光刺激对立位置的激活和抑制（Pfeiffer & Homberg，2007）。此外，在一天的不同时间中，神经元会以一种方式改变它们的 E-向量调谐特性，表明结合天空色彩对比度和 E-向量方向，它们会补偿太阳高度的改变。这些特性使它们能够适应区分太阳一侧和太阳对侧天空半

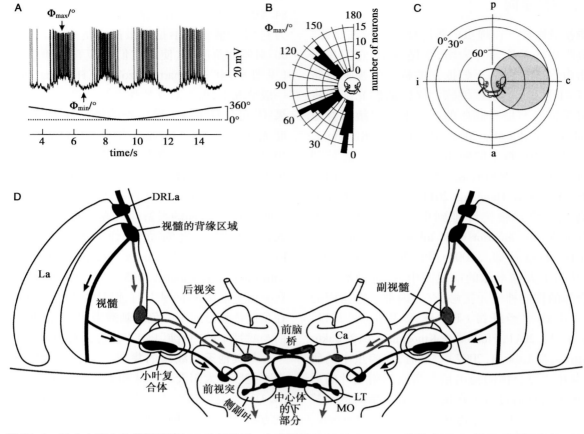

图 84.4　昆虫大脑中的偏振敏感（POL）神经元。（A）蟋蟀*Gryllus campestris* 大脑中 POL1 神经元的细胞内记录。用旋转起偏器（以顺时针或逆时针方向旋转 0°~360°）从背侧方向刺激神经元时,神经元表现出现偏振对立特性。（B）来自 POL1 神经元的 142 个记录中的对于调谐至偏振光的角分布（Φ_{max}）。（C）POL1 神经元的感受野结构。感受野位于对侧半球 60°高度的中心,a,anterior,前方的;i,ipsilateral,同侧的;p,posterior,后方的;c,contralateral,对侧的。（D）沙漠蝗*Schistocerca gregaria* 大脑中的偏振视觉通路。黑色的线和区域表示偏振视觉通路,从髓质的背缘区域（DRMe）经由视髓（Me）、小叶复合体（LO）,前视突（AOTu）和侧副叶（LAL）至中心体的下部分（CBL）。灰色的线和区域显示了建议的第二偏振视觉通路,从 DRMe 通过副视髓（AMe）和后视突（POTu）至中心复合体的前脑桥（PB）。Ca,calyx,杯状结构;DRLa,dorsal rim area of the lamina,神经节层背缘区;La,lamina,神经节层;LT,lateral triangle,外侧三角;MO,median olive,中橄榄。（A 改编自 Wehner & Labhart,2006;B 来自 Labhart & Meyer,2002,获得 Elsevier 许可;C 来自 Labhart,Petzold, & Helbling,2001,获得*Journal of Experimental Biology* 杂志许可。）

球（Kinoshita, Pfeiffer, & Homberg, 2007; Pfeiffer & Homberg,2007）。同样地,帝王蝶中脑的 POL 神经元会对光谱和偏振信号做出应答,这和对太阳高度变化的补偿机制相一致（Heinze & Reppert, 2011）。然而,和蝗虫的前视突神经元相比,帝王蝶的神经元表现出不依赖于波长的应答,表明它们借用太阳方位角作为航行的线索。

方位空间的表示　中央复合体是天空光偏振的最后的关键性的加工处理过程（蝗虫：Heinze & Homberg, 2007, 2009; Vitzthum, Müller, & Homberg, 2002;蟋蟀：Sakura, Lambrinos, & Labhart, 2007;帝王蝶：Heinze & Reppert, 2011）,并且似乎起着内部天空指南针的作用。中央复合体是中脑区的一个团体,包

括前脑桥（the protocerebral bridge,PB）以及中心区的上分部（the upper division of the central body,CBU）和下分部（the lower division of the central body,CBL）（见图 84.5）。中央复合体的这三个子部分排列成 16 列的线性阵列,中心体的上分部和下分部又分别被细分为水平层阵列。蝗虫的中央复合体的信息流被分为三个阶段（Heinze, Gotthardt, & Homberg, 2009; Homberg et al.,2011）。在输入信号阶段,中心体的下分部的切向神经元（TL2/3 神经元,见图 84.5）接收来自前视突神经元的偏振输入。一组中间柱神经元（CL1 神经元,见图 84.5）在中心体下分部中的分支,可能将偏振光信号传递到前脑桥的切向神经元（TB1 神经元,见图 84.5）。TB1 神经元的作用是连接前脑

桥半球右侧和左侧的阵列，前脑桥半球被精确地分为两组，每组包含八个阵列（阵列 r1-18，r2-17 等）。这些地形投影对应于 TB1 神经元的 E-向量调谐角，并在每个前脑桥半球中产生出一个类似于罗盘表示的顶向覆盖 $180°$ 的 E-向量（Heinze & Homberg，2007；图 84.5）。在输出信号阶段，几种类型的柱状神经元（CP1，CP2，CPU1 神经元，见图 84.5）向侧副叶的突触后神经元提供天空罗盘信息。像在 TB1 神经元中一样，这些神经元中的 E-向量调谐和受神经支配的柱状神经元呈线性相关，但是与 TB1 神经元中的 E-向量调谐相垂直，表明切向和柱状神经元通过抑制突触相连接（Heinze & Homberg，2007）。从中央复合体网络的输入到输出阶段的依赖尖峰频率调制的 E-向量的振幅显著减小，表明诸如地标信息或行为环境的非偏振输入越来越有助于在后面阶段的偏振视觉网络的信号。

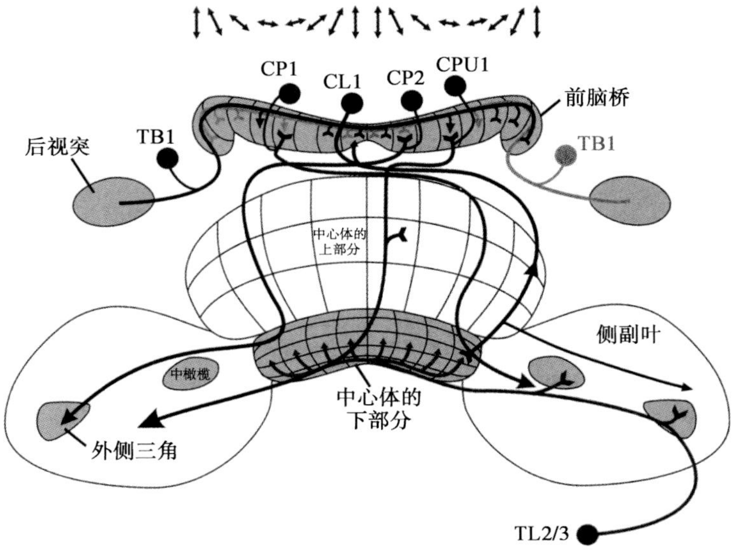

图 84.5 沙漠蝗的中央复合体偏光处理背后的假设神经网络。在输入阶段，TL2/3 神经元将偏振光信号从外侧三角（LT）和中橄榄（MO）中传输至中心体的下部分（CBL）。CL1 神经元位于 CBL 和前脑桥（PB）之间，并将偏振信号传输至 TB1 切向细胞，该切向细胞在后视突（POTu）中有额外的分支。中央复合体（CP1、CP2 和 CPU1）的柱状输出神经元为侧副叶（the lateral accessory lobe，LAL）的不同分区提供导航信号。TB1、CP1、CP2 和 CPU1 细胞有助于在前脑桥（PB）的 16 列 E-向量的类罗盘表示。前脑桥上的双箭头表示 CP1、CP2 和 CPU 神经元的 E-向量调节。基于 Heinze and Homberg（2007，2009）；Heinze，Gotthardt & Homberg（2009）；和 Vitzthum，Müller，& Homberg（2002）的数据。

时间补偿天体方向 在长距离迁移期间保持恒定方向只有在内部天空罗盘网络接收日间相关输入补偿太阳方位角的日变化的情况下才能实现。确实，时间补偿已经被证明存在于蜜蜂、蚂蚁和帝王蝶的归航行为中（Lindauer，1960；Mouritsen & Frost，2002；Wehner，1992）。在蝗虫中，POL 神经元从大脑到胸部神经中枢在 E-向量调谐中每天表现出 $21.5°$/h 的偏移下降，这是太阳方位角的日变化（$15°$/h），因此，传递时间补偿方向信息到胸部中枢神经的运动控制中心（Träger & Homberg，2011）。昼夜信号是如何和天空指南针网络相整合的目前为止仍然没有很好地理解。在帝王蝶中的实验表明，从触须中昼夜信号输入需要时间补偿指南针导航（Merlin，Gegear，& Reppert，2009）。在蝗虫中，附件髓质（光学脑叶中的小神经纤维）被认为是将白昼信号转移到偏振视觉网络的候选者。在蟑螂和苍蝇中的研究已经将附件髓质建立为在运动活动中内部控制昼夜变化的主生物钟（Helfrich-Förster，Stengl，& Homberg，1998；Homberg，Reischig，& Stengl，2003b）。在蝗虫中，视髓的大切向 POL 神经元提供到附属髓质的连接，然后通过后部视神经结节连接到中心复合体的前脑桥（见图 84.4D，el Jundi & Homberg，2010）。尽管生理学的研究仍然是缺乏的，但是这个假设的偏振视觉通路可能可以实现时间补偿偏振信号到中央复合体内部天空指针的信号传递。

甲壳类动物

和这些昆虫相比，螃蟹和小龙虾的感光细胞显示出它们眼中的高偏振敏感性。除了口足类动物外，通过眼睛大部分的小眼具有支持双通道偏振系统的相同的微绒毛方向（垂直和水平）（Glantz，2007；Shaw，1966）。在蟹类和小龙虾的视觉脑叶研究中，支持偏振敏感性对比度增强和运动检测有贡献的观点（Glantz，1996a，1996b，2001，2008；Leggett，1976；Waterman，1981），但是所有的这些又对对比度视觉信号又有敏感性。在小龙虾的髓质外部，可以区分为两种神经元，一种调谐到垂直 E-向量（维持光纤），一种调到水平 E-向量（调光光纤）（Glantz，2001）。在更中心的髓质内部（对应与昆虫的内髓），与方向敏感性神经元相比，运动敏感性神经元也会对单纯的偏振对比度运动做出应答（Glantz，2008）。这些数据也支持早前对于游泳的螃蟹 Scylla serrata 的发现，表明神经元对运动（旋转）偏振和一类单位非常敏感，对于偏振器的顺时针和逆时针旋转的明显不同具有方向敏感性（Leggett，1976）。总的来说，这些数据表明，在蟹类和小龙虾中的 E-向量角不是作为一个单独的视觉形式来进行分析和加工处理的，而是特异性地用于在低对比度的环境中，增强空间和时间上的对比度，特别是运动视觉。

总结

节肢动物对偏振光的敏感性包含广泛的行为功能，高度依赖于动物所处的生态环境。虽然偏振光检测的接收机制可能是非常保守的，但是中枢神经元的加工处理过程的机理显然是相当地不同，但在知觉辨别任务中已被解决。基于昆虫中偏振天空光的检测分析神经元机理的进展已经为很多天空光偏振视觉系统的关键原则打开了一道大门，包括偏振对立特性，多传感器集合以及天空 E-向量的像罗盘一样的内部代表。最近的以果蝇为研究对象的依赖于偏振光定向行为的研究（Hardie，2012），对这一以重点关注天文导航和空间表示的中心机制以及基于偏振光反射的物体和表面的检测的研究线路提供了更进一步的刺激。

参考文献

Bernard, G. D., & Wehner, R. (1977). Functional similarities between polarization vision and color vision. *Vision Research*, 17, 1019–1028. doi:10.1016/0042-6989(77)90005-0.

Blahó, M., Egri, A., Hegedüs, R., Jósvai, J., Tóth, M., Kertész, K., et al. (2012). No evidence for behavioural responses to circularly polarized light in four scarab beetle species with circularly polarizing exocuticle. *Physiology & Behavior, 105*, 1067–1075.

Brady, P., & Cummings, M. (2010). Differential response to circularly polarized light by the jewel scarab beetle *Chrysina gloriosa. American Naturalist, 175*, 614–620.

Brines, M. L., & Gould, J. L. (1982). Skylight polarization patterns and animal orientation. *Journal of Experimental Biology, 96*, 69–91.

Chiou, T. H., Kleinlogel, S., Cronin, T., Caldwell, R., Loeffler, B., Siddiqi, A., et al. (2008). Circular polarization vision in a stomatopod crustacean. *Current Biology, 18*, 429–434.

Cronin, T. W., & Marshall, J. (2011). Patterns and properties of polarized light in air and water. *Philosophical Transactions of the Royal Society of London. Series B, Biological Sciences, 366*, 619–626.

Cronin, T. W., & Shashar, N. (2001). The linearly polarized light field in clear tropical marine waters: Spatial and temporal variation of light intensity, degree of polarization and e-vector angle. *Journal of Experimental Biology, 204*, 2461–2467.

Cronin, T. W., Shashar, N., Caldwell, R. L., Marshall, J., Cheroske, A. G., & Chiou, T. H. (2003). Polarization vision and its role in biological signaling. *Integrative and Comparative Biology, 43*, 549–558.

Dacke, M., Doan, T. A., & O'Carroll, D. C. (2001). Polarized light detection in spiders. *Journal of Experimental Biology, 204*, 2481–2490.

Dacke, M., Nilsson, D. E., Warrant, E. J., Blest, A. D., Land, M. F., & O'Carroll, D. C. (1999). Built-in polarizers form part of a compass organ in spiders. *Nature, 401*, 470–473.

Dacke, M., Nordström, P., & Scholtz, C. H. (2003). Twilight orientation to polarized light in the crepuscular dung beetle *Scarabaeus zambesianus. Journal of Experimental Biology, 206*, 1535–1543.

el Jundi, B., & Homberg, U. (2010). Evidence for the possible existence of a second polarization-vision pathway in the locust brain. *Journal of Insect Physiology, 56*, 971–979.

el Jundi, B., Pfeiffer, K., & Homberg, U. (2011). A distinct layer of the medulla integrates sky compass signals in the brain of an insect. *PLoS ONE, 6*, e27855. doi:10.1371/journal.pone.0027855.

Frisch, K. v. (1949). Die Polarisation des Himmelslichtes als orientierender Faktor bei den Tänzen der Bienen. *Experientia, 5*, 142–148.

Glantz, R. M. (1996a). Polarization sensitivity in crayfish lamina monopolar neurons. *Journal of Comparative Physiology. A, Neuroethology, Sensory, Neural, and Behavioral Physiology, 178*, 413–425.

Glantz, R. M. (1996b). Polarization sensitivity in the crayfish optic lobe: Peripheral contributions to opponency and directionally selective motion detection. *Journal of Neurophysiology, 76*, 3404–3414.

Glantz, R. M. (2001). Polarization analysis in the crayfish visual system. *Journal of Experimental Biology, 204*, 2383–2390.

Glantz, R. M. (2007). The distribution of polarization sensitivity in the crayfish retinula. *Journal of Comparative Physiology. A, Neuroethology, Sensory, Neural, and Behavioral Physiology, 193*, 893–901.

Glantz, R. M. (2008). Polarization vision in crayfish motion detectors. *Journal of Comparative Physiology. A, Neuroethology, Sensory, Neural, and Behavioral Physiology, 194*, 565–575.

Goddard, S. M., & Forward, R. B. (1991). The role of underwater polarized light pattern in sun compass navigation of the grass shrimp, *Palaemonetes vulgaris. Journal of Comparative Physiology. A, Neuroethology, Sensory, Neural, and Behavioral Physiology, 169*, 479–491.

Görner, P. (1962). Die Orientierung der Trichterspinne nach polarisiertem Licht. *Zeitschrift für Vergleichende Physiologie*, *45*, 307–314.

Hardie, R. (2012). Polarization vision: *Drosophila* enters the arena. *Current Biology*, *22*, R12–R14. doi:10.1016/j.cub.2011.11.016.

Hawryshyn, C. W. (1992). Polarization vision in fish. *American Naturalist*, *80*, 164–175.

Heinze, S., Gotthardt, S., & Homberg, U. (2009). Transformation of polarized light information in the central complex of the locust. *Journal of Neuroscience*, *29*, 11783–11793.

Heinze, S., & Homberg, U. (2007). Maplike representation of celestial *E*-vector orientations in the brain of an insect. *Science*, *315*, 995–997.

Heinze, S., & Homberg, U. (2009). Linking the input to the output: New sets of neurons complement the polarization vision network in the locust central complex. *Journal of Neuroscience*, *29*, 4911–4921.

Heinze, S., & Reppert, S. M. (2011). Sun compass integration of skylight cues in migratory monarch butterflies. *Neuron*, *69*, 345–358.

Helfrich-Förster, C., Stengl, M., & Homberg, U. (1998). Organization of the circadian system in insects. *Chronobiology International*, *15*, 567–594.

Homberg, U. (2004). In search of the sky compass in the insect brain. *Naturwissenschaften*, *91*, 199–208.

Homberg, U., Heinze, S., Pfeiffer, K., Kinoshita, M., & el Jundi, B. (2011). Central neural coding of sky polarization in insects. *Philosophical Transactions of the Royal Society of London. Series B, Biological Sciences*, *366*, 680–687.

Homberg, U., Hofer, S., Pfeiffer, K., & Gebhardt, S. (2003a). Organization and neural connections of the anterior optic tubercle in the brain of the locust, *Schistocerca gregaria*. *Journal of Comparative Neurology*, *462*, 415–430.

Homberg, U., & Paech, A. (2002). Ultrastructure and orientation of ommatidia in the dorsal rim area of the locust compound eye. *Arthropod Structure & Development*, *30*, 271–280.

Homberg, U., Reischig, T., & Stengl, M. (2003b). Neural organization of the circadian system of the cockroach *Leucophaea maderae*. *Chronobiology International*, *20*, 577–591.

Horváth, G., & Varjú, D. (2004). *Polarized light in animal vision—Polarization patterns in nature*. Berlin: Springer.

Johnsen, S., Marshall, N. J., & Widder, E. A. (2011). Polarization sensitivity as a contrast enhancer in pelagic predators: Lessons from *in situ* polarization imaging of transparent zooplankton. *Philosophical Transactions of the Royal Society of London. Series B, Biological Sciences*, *366*, 655–670.

Kelber, A., Thunell, C., & Arikawa, K. (2001). Polarisation-dependent colour vision in *Papilio* butterflies. *Journal of Experimental Biology*, *204*, 2469–2480.

Kinoshita, M., Pfeiffer, K., & Homberg, U. (2007). Spectral properties of identified polarized-light sensitive interneurons in the brain of the desert locust *Schistocerca gregaria*. *Journal of Experimental Biology*, *210*, 1350–1361.

Kinoshita, M., Yamazato, K., & Arikawa, K. (2011). Polarization-based brightness discrimination in the foraging butterfly, *Papilio xuthus*. *Philosophical Transactions of the Royal Society of London. Series B, Biological Sciences*, *366*, 688–696.

Kleinlogel, S., & White, A. G. (2008). The secret world of shrimps: Polarisation vision at its best. *PLoS ONE*, *3*, e2190. doi:10.1371/journal.pone.0002190.

Kriska, G., Bernáth, B., Farkas, R., & Horváth, G. (2009). Degrees of polarization of reflected light eliciting polarotaxis in dragonflies (*Odonata*), mayflies (*Ephemeroptera*) and tabanid flies (*Tabanidae*). *Journal of Insect Physiology*, *55*, 1167–1173.

Labhart, T. (1988). Polarization-opponent interneurons in the insect visual system. *Nature*, *331*, 435–437.

Labhart, T., & Meyer, E. P. (1999). Detectors for polarized skylight in insects: A survey of ommatidial specializations in the dorsal rim area of the compound eye. *Microscopy Research and Technique*, *47*, 368–379.

Labhart, T., & Meyer, E. P. (2002). Neural mechanisms in insect navigation: Polarization compass and odometer. *Current Opinion in Neurobiology*, *12*, 707–714.

Labhart, T., & Petzold, J. (1993). Processing of polarized light information in the visual system of crickets. In K. Wiese, F. G. Gribakin, A. V. Popov, & G. Renninger (Eds.), *Sensory systems of arthropods* (pp. 158–169). Basel , Switzerland: Birkhäuser.

Labhart, T., Petzold, J., & Helbling, H. (2001). Spatial integration in polarization-sensitive interneurones of crickets: A survey of evidence, mechanisms and benefits. *Journal of Experimental Biology*, *204*, 2423–2430.

Leggett, L. M. W. (1976). Polarised light-sensitive interneurones in a swimming crab. *Nature*, *262*, 709–711.

Lindauer, M. (1960). Time-compensated sun orientation in bees. *Cold Spring Harbor Symposia on Quantitative Biology*, *25*, 371–377.

Loesel, R., & Homberg, U. (2001). Anatomy and physiology of neurons with processes in the accessory medulla of the cockroach *Leucophaea maderae*. *Journal of Comparative Neurology*, *439*, 193–207.

Lythgoe, J. N., & Hemmings, C. C. (1967). Polarized light and underwater vision. *Nature*, *213*, 893–894.

Marshall, J., Cronin, T. W., Shashar, N., & Land, M. (1999). Behavioural evidence for polarisation vision in stomatopods reveals a potential channel for communication. *Current Biology*, *9*, 755–758.

Merlin, C., Gegear, R. J., & Reppert, S. M. (2009). Antennal circadian clocks coordinate sun compass orientation in migratory monarch butterflies. *Science*, *325*, 1700–1704.

Moody, M. F., & Parriss, J. R. (1961). The discrimination of polarized light by *Octopus*: A behavioural and morphological study. *Zeitschrift für Vergleichende Physiologie*, *44*, 268–291.

Mouritsen, H., & Frost, B. J. (2002). Virtual migration in tethered flying monarch butterflies reveals their orientation mechanisms. *Proceedings of the National Academy of Sciences of the United States of America*, *99*, 10162–10166. doi:10.1073/pnas.152137299.

Ortega-Escobar, J., & Muñoz-Cuevas, A. (1999). Anterior median eyes of *Lycosa tarentula* (Araneae, Lycosidae) detect polarized light: Behavioral experiments and electroretinographic analysis. *Journal of Arachnology*, *27*, 663–671.

Pfeiffer, K., & Homberg, U. (2007). Coding of azimuthal directions via time-compensated combination of celestial compass cues. *Current Biology*, *17*, 960–965.

Pfeiffer, K., & Kinoshita, M. (2012). Segregation of visual inputs from different regions of the compound eye in two parallel pathways through the anterior optic tubercle of the bumblebee (*Bombus ignitus*). *Journal of Comparative Neurology*, *520*, 212–229.

Pfeiffer, K., Kinoshita, M., & Homberg, U. (2005). Polarization-sensitive and light-sensitive neurons in two parallel pathways passing through the anterior optic tubercle in the locust brain. *Journal of Neurophysiology*, *94*, 3903–3915.

Reppert, S. M., Zhu, H., & White, R. H. (2004). Polarized light helps monarch butterflies navigate. *Current Biology*, *14*, 155–158.

Roberts, N. W., Porter, M. L., & Cronin, T. W. (2011). The

molecular basis of mechanisms underlying polarization vision. *Philosophical Transactions of the Royal Society of London. Series B, Biological Sciences, 366*, 627–637.

Rossel, S. (1993). Navigation by bees using polarized skylight. *Comparative Biochemistry and Physiology. Part A, Physiology, 104*, 695–708.

Rossel, S., & Wehner, R. (1987). The bee's e-vector compass. In R. Menzel & A. Mercer (Eds.), *Neurobiology and behaviour of honeybees* (pp. 76–93). Berlin: Springer.

Sakura, M., Lambrinos, D., & Labhart, T. (2007). Polarized skylight navigation in insects: Model and electrophysiology of e-vector coding by neurons in the central complex. *Journal of Neurophysiology, 99*, 667–682.

Sakura, M., Okada, R., & Aonuma, H. (2012). Evidence for instantaneous e-vector detection in the honeybee using an associative learning paradigm. *Proceedings of the Royal Society of London. Series B, Biological Sciences, 279*, 535–542.

Schneider, L., & Langer, H. (1969). Die Struktur des Rhabdoms im "Doppelauge" des Wasserläufers *Gerris lacustris. Zeitschrift für Zellforschung, 99*, 538–559.

Schwind, R. (1984). The plunge reaction of the backswimmer *Notonecta glauca. Journal of Comparative Physiology. A, Neuroethology, Sensory, Neural, and Behavioral Physiology, 155*, 319–321.

Schwind, R. (1985). Sehen unter und über Wasser, Sehen von Wasser. *Naturwissenschaften, 72*, 343–352.

Schwind, R. (1989). A variety of insects are attracted to water by reflected polarized light. *Naturwissenschaften, 76*, 377–378.

Schwind, R. (1995). Spectral regions in which aquatic insects see reflected polarized light. *Journal of Comparative Physiology. A, Neuroethology, Sensory, Neural, and Behavioral Physiology, 177*, 439–448.

Schwind, R. (1999). *Daphnia pulex* swims towards the most strongly polarized light - A response that leads to 'shore flight.' *Journal of Experimental Biology, 202*, 3631–3635.

Sharma, V., Crne, M., Park, J. O., & Srinivasarao, M. (2009). Structural origin of circularly polarized iridescence in jeweled beetles. *Science, 325*, 449–451.

Shashar, N., Sabbah, S., & Aharoni, N. (2005). Migrating locusts can detect polarized reflections to avoid flying over the sea. *Biology Letters, 1*, 472–475.

Shaw, S. (1966). Polarized light responses from crab retinula cells. *Nature, 211*, 92–93.

Stavenga, D. G., Wilts, B. D., Leertouwer, H. L., & Hariyama, T. (2011). Polarized iridescence of the multilayered elytra of the Japanese jewel beetle *Chrysochroa fulgidissima. Philosophical Transactions of the Royal Society of London. Series B, Biological Sciences, 366*, 709–723.

Stowe, S. (1980). Rapid synthesis of photoreceptor membrane and assembly of new microvilli in a crab at dusk. *Cell and Tissue Research, 211*, 419–440.

Strutt, J. W. (1871). On the light from the sky, its polarization and color. *Philosophical Magazine, 41*, 274–279.

Sweeney, A., Jiggins, C., & Johnsen, S. (2003). Polarized light as a butterfly mating signal. *Nature, 423*, 31–32.

Träger, U., & Homberg, U. (2011). Polarization-sensitive descending neurons in the locust: Connecting the brain to thoracic ganglia. *Journal of Neuroscience, 31*, 2238–2247.

Vitzthum, H., Müller, M., & Homberg, U. (2002). Neurons of the central complex of the locust *Schistocerca gregaria* are sensitive to polarized light. *Journal of Neuroscience, 22*, 1114–1125.

Waterman, T. H. (1981). Polarization sensitivity. In H. Autrum (Ed.), *Handbook of sensory physiology: Vol. 7/6B. Vision in invertebrates* (pp. 281–469). Berlin: Springer.

Waterman, T. H. (2006). Reviving a neglected celestial underwater polarization compass for aquatic animals. *Biological Reviews of the Cambridge Philosophical Society, 81*, 111–115.

Wehner, R. (1976). Polarized-light navigation by insects. *Scientific American, 235*, 106–115.

Wehner, R. (1989). Neurobiology of polarization vision. *Trends in Neurosciences, 12*, 353–359.

Wehner, R. (1992). Arthropods. In F. Papi (Ed.), *Animal homing* (pp. 45–144). London: Chapman and Hall.

Wehner, R. (1997). The ant's celestial compass system: Spectral and polarization channels. In M. Lehrer (Ed.), *Orientation and communication in arthropods* (pp. 145–185). Basel, Switzerland: Birkhäuser.

Wehner, R. (2001). Polarization-vision—A uniform sensory capacity? *Journal of Experimental Biology, 204*, 2589–2596.

Wehner, R. (2003). Desert ant navigation: How miniature brains solve complex tasks. *Journal of Comparative Physiology. A, Neuroethology, Sensory, Neural, and Behavioral Physiology, 189*, 579–588.

Wehner, R., & Labhart, T. (2006). Polarization vision. In E. Warrant & D. E. Nilsson (Eds.), *Invertebrate vision* (pp. 291–348). Cambridge, England: Cambridge University Press.

Wehner, R., & Rossel, S. (1985). The bee's celestial compass——A case study in behavioural neurobiology. In B. Hölldobler & M. Lindauer (Eds.), *Fortschritte der Zoologie* (Vol. 31, pp. 11–53). Stuttgart, Germany: Fischer.

Weir, P. T., & Dickinson, M. H. (2012). Flying *Drosophila* orient to sky polarization. *Current Biology, 22*, 1–7.

Wernet, M. F., Velez, M. M., Clark, D. A., Baumann-Klausener, F., Brown, J. R., Klovstad, M., et al. (2012). Genetic dissection reveals two separate retinal substrates for polarization vision in *Drosophila. Current Biology, 22*, 12–20. doi:10.1016/j.cub.2011.11.028.

Xu, X. Z. S., Choudhury, A., Li, X., & Montrall, C. (1998). Coordination of an array of signaling proteins through homo- and heteromeric interactions between PDF domains and target proteins. *Journal of Cell Biology, 142*, 545–555.

第 85 章　昆虫的视觉和导航，及其在飞行器导航中的应用

Mandyam V. Srinivasan, Richard J. D. Moore, Saul Thurrowgood, Dean Soccol, Daniel Bland, Michael Knight

飞行昆虫提供了活生生的证据,证明小眼睛和小脑袋并不一定会损害感觉运动的表现。本文概括了我们在对这些生物如何使用视觉信息来稳定飞行、避免与物体碰撞、调节飞行速度、导航到遥远的食物资源以及平稳着陆的理解。此外,我们还介绍了这些理解是如何被用于开发新颖的、生物启发策略,用于自动驾驶的空中交通工具的导航。

前言

苍蝇准确无误地停在茶杯边沿,蜻蜓捕捉到昆虫的翅膀,蜜蜂飞往 10km 远的地方觅食后又准确无误地飞回巢穴,这一切的一切都清楚地昭示着昆虫具有敏锐的视觉、精细的运动控制和可靠的导航功能。在这些小小的生物中,大自然已经进化出不受体积缩小影响的视觉和导航系统。事实上,我们希望借由本章的内容来阐明,尺寸和重量的限制恰恰促进了眼睛的设计和神经系统的进化,它们使用简单、优雅并且经常是意料之外的新颖策略来执行所需的计算。

昆虫的复眼与脊椎动物所谓的"简单"眼外观相差很大。最典型的就是脊椎动物的眼睛只有一个单一的晶状体,它将来自外界的光线聚焦到视网膜的成片感光神经元上,就像相机一样。但昆虫的复眼则不同,是由大量被称为 ommatidia 的"小眼睛"构成,这些"小眼睛"排布在一个曲面上,组成了昆虫的复眼(例如,Borst,2009;Goodman,2003)。每个单眼携带一个小的晶状体以捕获外界环境中某一部分的光线,然后将其传递给一组大概有 8 或 9 个光感受器组成的小组。在蜜蜂中,两只复眼总共由 11 000 只单眼构成,从而给其提供几乎全视野的外部环境信息。每个单眼从直径约 2° 的小环境中收集光的强度和颜色(以及可能的其他特性)的信息,从而形成一个全视野的视角(Srinivasan,2011)。

复眼确实有着非常鲜明的优势,也对其携带者造成了挑战。不同于脊椎动物,昆虫眼睛的焦点是固定的。因此,它们不能推断物体距离凝视方向必须汇聚的程度的距离以观察物体,或者通过监测使物体的图像聚焦在视网膜上所需的屈光程度。此外,比起人类的眼睛来说,昆虫两眼之间的相对距离更近,空间锐度更差。因此,即使昆虫具有双眼立体观测所需的神经装置,这种机制将也是相对不精确的,并且将被限制于仅仅几厘米的测量范围(Rossel,1983;Srinivasan,1993)。所以我们可以毫不意外地发现,其实昆虫已经发展出替代性的视觉战略,使其能在"三个维度""观察"世界并指导它们的飞行。这些策略基本依赖于动物在环境中移动的时候,其眼睛所感知到的图像运动线索。在下文的几个部分中,我们将列举出昆虫是如何使用这种运动线索来提取关于环境信息,并利用这些信息安全地飞行。

使用视觉来控制飞行

稳定飞行方向和姿态

当昆虫企图沿直线进行飞行,但被一阵风吹到偏左的位置的时候,其前视网膜上的图像会相应右移。这就触发飞行运动系统启动纠偏转向反应——我们将它称为"视动反应"——从而引领昆虫回到其正确的航线上。昆虫通过这种方式对眼睛中的全景图像运动做出回应,使昆虫不仅在偏航,而且在倾侧和俯仰中都减少了不必要的旋转。这种旋转能够被小叶板的神经元感受到,而小叶板则被认为处于飞行相关的视觉处理过程中的第四阶段。这一脑区携带了大量运动敏感神经元,它们的感受野很大,会选择性地对偏航、侧倾、俯仰中的头部转动产生反应(Borst,2009;Egelhaaf,2008;Joesch et al.,2008;Krapp,2000;Nordstrom et al.,2008)(也可参照本卷第 83 章)。神经元群体的响应编码了关于头部旋转方向的信息,并驱动下游运动神经元参与飞行控制,使头部和身体做出适当的校正旋转。

避开障碍物以及穿过狭窄缝隙

当昆虫沿直线飞行时，场景中某一点的图像会沿着一个特定的视线方向，在眼中以正比于飞行速度的速度（角速度，以每秒移动的角度进行度量）移动，同时这一速度也反比于该点距眼睛的距离。因此，场景中远处的目标物会导致较低的图像速度，而近处的目标物则会导致较迅速的图像移动。研究人员甚至用移动的刺激因素揭示了蜜蜂在感知到视野某一区域的快速图像运动时，会倾向于表现为躲避或者偏离该位置（Srinivasan，2011），他们猜测这是蜜蜂用于感知

近距离目标物可能造成的危险，并避免与之碰撞的一种策略。蜜蜂在飞过一个窄缝，例如隧洞的时候，其两眼感受到的，用以定位自身的图像速度是基本相同的（见图85.1A）。这种导向策略可以保证两侧墙壁距蜜蜂的距离是一致的，从而确保了一段从隧洞正中通过的，使其进行安全且免于碰撞的飞行（Dyhr & Higgins，2010；Serres et al.，2008；Srinivasan，2011）。通过移动在一侧墙壁上的视觉纹理，或通过蜜蜂的飞行方向，研究者们已经确认蜜蜂确实使用了这样一种策略来保证自己的飞行安全。经过研究者上述的人为干预手段后，蜜蜂不会再在隧道中部飞行，而是沿

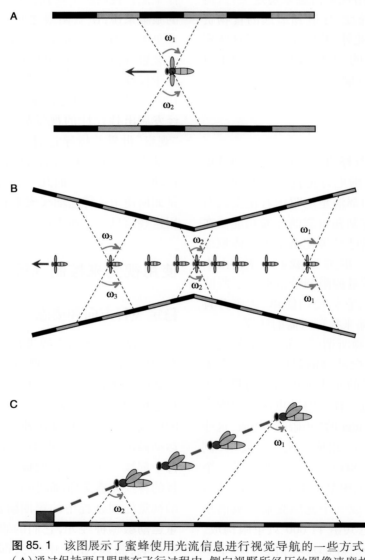

图 85.1 该图展示了蜜蜂使用光流信息进行视觉导航的一些方式。（A）通过保持两只眼睛在飞行过程中，侧向视野所经历的图像速度相同，从而确定一条合适的飞行轨道，从而安全地飞过窄道（$\omega_1 = \omega_2$）。（B）通过保持飞行过程中，侧视野的图像速度恒定，从而实现飞行速度的控制（$\omega_1 = \omega_2 = \omega_3$）。（C）逐渐降低飞行速度，实现平稳降落，在这一过程中，腹侧视野的图像速度保持恒定（$\omega_1 = \omega_2$）。（许可改自 Srinivasan，2011b.）

着新轴线定位,使得两只眼睛再次处于相等的图像速度(Srinivasan,2011)。当接近目标物时,目标物的图像在蜜蜂眼中以随着对象的接近程度而增加的速率放大。果蝇的表现就是运用图像展开作为附近探测的线索,并避免与之碰撞的(Tammero & Dickinson,2002)。

飞行速度校正

果蝇和蜜蜂似乎都是用计算其双眼所感知到的平均图像速度来监控并且校正飞行速度的。在飞过一个隧洞的时候(见图85.1B),蜜蜂的飞行速度基本上以侧视野的图像速度为准,基本处在300°/s的恒定水平(Srinivasan,2011)。但当两侧墙上纹理的运动方向和蜜蜂本身的飞行方向一致的时候,它们会加快自己的飞行速度;反之,若感知到墙上纹理的运动方向与其飞行方向相反的时候,它们则会降低自身的速度,从而使侧视野的图像运动速度始终保持在300°/s的水平(Baird et al.,2005)。果蝇也表现出比较类似的行为(Fry et al.,2009)。关于这种反应,一个重要的结论就是使昆虫能够在穿过狭窄缝隙的时候自动降低其飞行速度,然后在飞到开阔空间的时候提高其速度。通过拍摄蜜蜂通过一个锥形隧洞时,以及通过不同宽度的隧洞时的反应,研究者们基本确定了蜜蜂存在这样一种校正速度的反应系统(见图85.1C)(Baird,Kornfeldt,& Dacke,2010;Barron & Srinivasan,2006)。因此我们可以看到,昆虫其实拥有一种简单但精炼的策略,这种策略使它们进入密集杂乱的环境时,自动将其飞行速度降低到更低和更安全的水平。最近的研究(Baird,Kornfeldt,& Dacke,2010)表明,昆虫的图像速度测量主要是位于视野的侧部以及前-侧部分,这一部分将"预期"的分量引入到飞行速度的调节中。

飞行高度的控制

当昆虫以固定的速度飞行时,位于腹侧视野的图像速度为它们提供了一个关于他们高度信息的指示——图像速度越高,高度越低;反之亦然。从原则上讲,这一信息显然可以被用于昆虫在飞行过程中的高度控制。研究人员观察了蜜蜂在通过一个可以人工操控地面产生的图像速度的隧洞时做出的反应,证实了蜜蜂确实运用腹侧视野的信息来调节自身的飞行高度(Baird et al.,2006)。地面图案在飞行方向上的移动,导致了蜜蜂在较低的高度飞行,同时保持相同的空气速度(Portelli,Ruffier,& Franceschini,

2010a)。在这一实验中,蜜蜂将其腹侧图像速度保持在了大约265°/s的水平,而这一速度值和常规的飞行速度基本一致(也就是300°/s,详见上文)。因此,我们认为昆虫对于飞行高度和速度的调节控制很有可能源于同一运动检测系统。在一定条件下,可能可以通过在侧面视野中保持规定的图像速度来调节飞行速度,并通过在腹侧视野中保持规定的图像速度来调节飞行高度(Portelli,Ruffier,& Franceschini,2010a)。当通过一个较宽阔的隧洞时,蜜蜂不再沿中线飞行,而是更偏向于任一侧的墙壁,并始终保持与该侧墙壁的距离不变(Serres et al.,2008)。这种"沿墙移动"的策略是通过在调节飞行高度时,同时保持近侧墙壁的图像速度的恒定实现的。有证据表明,对于果蝇属的昆虫而言,它们主要通过感测地面图像的扩展或收缩来实现相应的高度减小或增加(Straw,Lee,& Dickinson,2010)。

平稳降落的实现

实现一场安全的降落并不容易,那么昆虫们又是如何做到的呢?通过研究蜜蜂如何降落在水平面上,科学家们认为,随着表面的接近,蜜蜂通过保持眼睛中地面图像的角速度恒定,同时逐渐减小飞行速度,从而实现降落(Srinivasan et al.,2000)。这种自发反应确保了飞行速度能够在接近地面的时候逐渐降低,从而实现平稳着陆(见图85.1C)。这种简练的着陆策略说明,昆虫并不需要知道距离地面的瞬时高度或飞行的瞬时速度,它们只需要测量(同时调节)眼中所感知到的图像速度即可。在着陆过程中,蜜蜂一般会将腹侧视野的图像速度保持在500°/s左右(Srinivasan et al.,2000)。依照该策略所构建的数学模型成功地预测了所有观察到的着陆轨迹的特征(Srinivasan et al.,2000)。

飞行距离的测量

昆虫们总是免不了重复的觅食飞行,那些安全返回家园的昆虫——也就是所谓的"主要觅食者"——必须具有有效的导航系统,内含一种可靠的方法来估计它们飞了多远。一个可靠的"里程表"不仅有助于它们回家,而且也方便它们多次往返于家和一个可靠的食物源之间。行为实验已经揭示了蜜蜂是通过对其飞行过程中,眼中的环境图像移动光流进行加和(也就是积分),从而实现对于飞行距离的估计(Srinivasan,2011)。此外,沙漠蚂蚁则是通过监控自己腿的运动来实现对行动距离的估计,是一种类似于步数计算的方法(Wittlinger,Wehner,& Wolf,2007)。

利用地平线来感知高度

除了复眼,许多昆虫拥有三个小的、基本的、"简单"的眼睛,被称为单眼(ocelli),位于头顶。一个被称为中央单眼,主要观察飞行昆虫正前方的地平线。其他两个被称为侧单眼,用于观察两侧的地平线。头部如果顺时针转动,则会导致右侧单眼看到更多的天空和更少的地面,因此得到的光线也就比左侧单眼要多;反之亦然。左右侧单眼接受的光学刺激的不同可以被用于感知和修正在旋转中所造成的偏差。类似的,中央单眼则在昆虫上仰或俯冲的时候接受更多或更少的光线。因此,来自这三个单眼的信号可以在信息处理时,适当地提供昆虫相对于地平线的头部方位,从而精确地估计昆虫的旋转和倾斜程度。实际上,对蜻蜓的行为学研究已经表明,通过使用光导的适当光学刺激,可以引起头部的补偿性滚动和俯仰运动(Stange,1981)。通过检测天空和地面边界的颜色变化,可以确定左右侧单眼和中央单眼视野中地平线的实际位置,这一方法也可以用来确定昆虫的姿态。最近的研究结果表明,单眼通路的二阶视觉中间神经元确实可以使用光谱信息来区分天空和大地(Berry,van Kleef,& Stange,2007;van Kleef,James,& Stange,2005)。用这种方法估计昆虫的姿态,虽然在计算上显得较为复杂,但比起通过简单比较三个单眼所接收到的光子数量来估计昆虫姿态的策略来说则更为精确,因为后者的方法更容易受天空中明亮的区域(例如太阳或者云朵)所影响而导致判断错误。

从天空中提取罗盘信息

如果一只正在觅食的昆虫想找到一条安全回家的道路,那么它就不仅要知道它离开巢穴有多远,还要知道它离开的方向。蜜蜂和沙漠蚂蚁会借助以太阳为基准的罗盘信息来监控它们的行进路线(Wehner,1992)。当太阳被乌云遮住时,其实仍有一小片天空是可视的,那么这一片天空中,太阳产生的偏振光就会被昆虫作为太阳罗盘的替代品(Kraft et al.,2011;von Frisch,1993)。我们知道,一天之中太阳是自东向西运动的,那么偏振光同样也会随着太阳的移动而移动。那么天空中的太阳和偏振光就构成了一个"天空罗盘"(Wehner & Labhart,2006)。对许多昆虫而言,包括蜜蜂、蚂蚁、蟋蟀、蝗虫等,最接近背侧区域的,构成复眼的小眼(也就是背侧边缘区域的小眼)携带有对于偏振光线的偏振方位敏感的光感受器

(Homberg,2004;Labhart & Meyer,2002;Wehner & Labhart,2006)(见本卷84章)。每个光感受器都会在偏振光线达到某一特定方位(即最优方位)的情况下产生最大反应,而在偏振方向为最优方位的正交方位时反应最弱。来自这种偏振方位敏感的光感受器的信息被传递到髓质,最后传递到大脑的中央复合区域进行处理。对于髓质的记录表明,三种偏振方向敏感的神经元都有着较宽的调谐曲线和大概以120°为间隔的最优方位偏好(Labhart & Meyer,2002)。另一方面,来自对于中央复合脑区的记录则表明,个别偏振方位敏感的神经元有比较窄的调谐。这一具有方位偏好的神经元群体在各个罗盘方位上都有着或多或少的分布(Heinze & Homberg,2007)。神经元的方位偏好会随着一天之内时间段的不同而变化,说明它们被来自于内部生物钟的信号不断地重新校准,以补偿整个天空的偏振光随时间而产生的方位变化(Pfeiffer & Homberg,2007;也见本卷84章)。

在机器人学方面的应用

在过去的数十年间,将昆虫的视觉和导航功能研究中获得的一些启发应用于陆地和航空交通引起了业内的极大兴趣。这样做的原因主要有两点:第一,机器人学这一平台提供了一个严苛的,在真实环境条件下进行测试的手段,用以检验我们对于昆虫是如何在自然环境中进行观察、导航的种种猜测和假说。第二,生物学研究带来的灵感或许可以为自动导航的系统设计中所存在的老大难问题提供一个新的解决思路。

从上文的介绍中我们可以看到,昆虫大多依赖于光流所衍生出的信息,从而实现对多种障碍物和表面的距离判断,进而在它们所处的三维世界中安全地生存、活动。从机器视觉的角度来说,比起传统的用立体视觉进行定位的方法,使用光流信息进行导航,在计算方面所要求的条件更低一些。这种以光流信息为基础的产品,在小型轻型飞行器上的应用显得非常引人注目(Floreano et al.,2009)。这里我们列举了一些昆虫的视觉和导航系统在自动飞行器的降落和飞行中的应用方法。

操纵机器人沿走廊移动

蜜蜂安全飞过窄道的机制为指导机器人沿走廊移动提供了一个简单的参考策略。通过平衡两侧墙壁的图像移动速度,机器人可以沿着走廊的中间移动

而不碰到两边的墙。此外，机器人的行动速度可以通过保持两侧墙壁的平均图像速度恒定，而校正到一个安全的值。这种技术的可行性已经通过模型仿真被确认（例如，Portelli et al.，2010b），同样也通过真实的机器人实验被证明可行（例如，Humbert & Hyslop，2010；Srinivasan，2011；Srinivasan，Thurrowgood，& Soccol，2009）。

硬件模拟昆虫视觉

图 85.2 展示了一种类昆虫视觉的途径，可以实现硬件标准化（Moore at al.，2011a，2011b；Thurrowgood et al.，2009，2010）。该系统由两个微缩数码摄像机组成，每一个都装备有一个可以拍到视野范围大约为190°的广角镜头（略大于人眼视角）。摄像机被设置为定向拍摄两侧的图像——一个朝左一个朝右——两个摄像头在正前方有大约10°的重合。这一个范围提供了一个几乎是全景范围的视觉，但在后面仍有一小块盲区，以及前方——和蜜蜂一样的——有一块细长、垂直的双眼视觉的重叠视野（见上文），其形状类似于一瓣橘子瓣，准确来说是一个竖直方向130°、水平方向30°的视野范围。

地形跟踪指导飞机

在有需要避开敌方的雷达检测，或需要执行近地地形探测的时候，恒定速度的低空飞行是十分重要的。如果飞行器的飞行速度是已知的（例如通过空速的测量或者来自全球定位系统的信息），那么根据蜜蜂的飞行策略，飞行器对于自身飞行高度的判断就可以依靠自身运动所产生的光流进行计算。这种光流的量级可以被用来控制飞行器距离地面的飞行高度，实现地形的跟随。由于光流只需要一个便宜的、低分辨率的小摄像机就能进行计算，这样的途径可谓是性价比极高。这种基于昆虫视觉的方法更为廉价，需要的负载更小，所以比起其他如雷达或者超声等高度探测方法来，显得更为优越。这种方法已经成功应用于固定翼飞机（Barrows，Chahl，& Srinivasan，2003）和旋翼飞机（Garratt & Chahl，2008；Srinivasan，2011；Srinivasan，Thurrowgood，& Soccol，2009）。

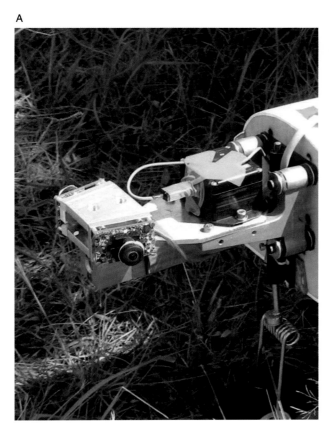
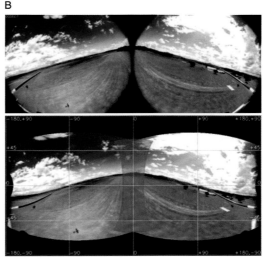

图 85.2 （A）近全景 iEye 飞机视觉系统的视图，配备两个微型摄像机，每个配备一个广角镜头，提供一个 190°的视野。（B）上图：两个摄像头捕获的原始图像。下图：将原始图像重映射到单个，接近全景的等方图像上，其中水平和垂直轴分别表示方位角和高度。这一视觉系统能够捕获整体视野的 88% 左右。红色区域表示重叠的双眼视觉区。（许可复制自 R. J. D. Moore，2012. ）

利用地平线感知和控制飞行姿态

就如我们在上文讨论的一样,其中一种测定飞行姿态的方法就是以视觉系统(85.2)所捕获的全景图像来感知水平线的位置和形状(见图85.3)。地平线(红色曲线,图85.3)由使用强度和光谱信息将像素分类为属于地面或天空的算法进行检测(Moore et al.,2011a,2011b;Thurrowgood et al.,2009,2010)。这一数值表示了以地平线为参照的,飞行器的瞬时旋转和倾斜程度。绿色的曲线代表对应于由飞行器的机载惯性测量单元感测的侧倾和偏航的地平线轮廓。很明显,基于地平线的估计与地面实际情况非常接近,而传统估测办法的结果则与实际差异较大,且精度较低。这是可以预期的,因为惯性测量具有的缺点是,通过积分来自陀螺仪的速率信号随时间的变化来确定瞬时姿态,并且将这些速度信号与加速度计读数(其被推测为指示重力的方向)组合。然而,加速计的读数不仅仅受重力的影响,还会受到飞行器本身加速度的影响。此外,用陀螺仪信号来估计飞行器姿态的错误会随时间而提高,因为其信噪比有一个时间集成。如果运用地平线来进行估计则不会产生这些问题,因为地平线所提供的是一个完全的外部参考。昆虫通过单眼信号的组合最终实现自身飞行姿态的校正,这样的方式是非常精确且巧妙的。最近的研究工作演示了这一技术用于监视和控制飞行器姿态的技术也可以用于自动化各种特技飞行的执行,例如回路和伊梅尔曼转弯(Thurrowgood et al.,2010)。

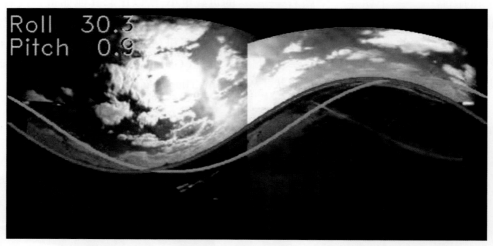

图85.3 在环境的全景视图中,借助地平线轮廓确定飞机姿态(侧倾和俯仰)。详见正文部分。

利用天空信息来设置和维持航程方向

除了使用地平线来监控飞行器的俯仰和旋转(如上文所述),来自天空的视觉信息还可以被用于估计和控制机头的前进方向。通过监控天空亮度的空间分布,我们就可以得到机头的飞行方向,因为太阳和云层会导致天空的亮度分布并不均匀(Moore et al.,2011b)。该策略是捕获天空的全景视图(图85.4左半部分)并以数字方式重新映射以获得水平参考图像(图85.4右半部分)。在重新映射得到的图像中,横轴表示偏振角(其范围是0~360°),纵轴表示高度(其范围是水平以下10°到水平以上80°)。在该图中,天空的某些部分被飞行器本身所遮盖。通过组合在飞行的初始阶段期间获取的天空图像的一系列部分重映射图像,我们可以获得完整的,无遮挡的天空全景图像,从而解决这一问题(图85.4底部图片)。天空未被遮蔽部分的图像被作为参考图像,以计算所捕获的任一瞬间(例如图85.4第三张图中所示),飞行器相对于参考图像所定义的方向的旋转角度。相对于由参考图像定义的任何时刻,通过确定应当应用于当前图像(图85.4右侧)以使其与参考图像(图85.4底部)最佳匹配的水平偏移,以"绝对差和"算法来计算在任何时刻的前进方向(Wikipedia,2012)。这种两个图像之间的匹配只针对天空中未被遮蔽的部分。

使用偏振光罗盘实现机器人导航

在天空中使用偏振光图案用于导航的功效,已经通过将类似昆虫的偏振罗盘的机制应用于自动机器人进行测试(Lambrinos et al.,2000)。"Sahabot",一个通过偏振罗盘进行操纵的陆地机器人成功穿越了

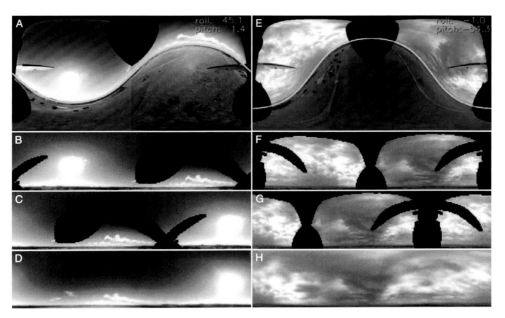

图85.4 图为机头飞行方向的估测和控制策略展示。该图给出了两个示例,其一是在可见度高的晴天(左侧一列),其二是在可见度低的阴天情况(右侧一列)。图 A 和图 E 为原始全景图,黄色曲线为探测到的地平线轮廓,飞行器在某一瞬间的旋转和俯仰姿态由地平线轮廓计算得到,具体方法见正文。图 B 和图 F 以地平线作为参考,对原始图像进行重新绘制。图 C 和图 G 示出了与参考图像配准的重新映射图像。图 D 和图 H 为生成的完全参考图像。(许可复制自 Moore et al. ,2011b。)详见正文部分。

干旱的、没有特定参考地标的撒哈拉大沙漠,这里只有天空的偏振光能够为机器人的前进提供方向线索。机器人的罗盘系统用到了三种偏振光敏感的通道,每个通道的最优方向相距120°。每一个通道都由一个光电探测器和其后的偏振光滤镜组成。来自三个光电探测器的信号被用于计算头顶的偏振光的矢量方向,从而操纵机器人朝规定的方向前进。前进方向信号还和来自以轴距为基础的测程法的信号相结合,从而高精度地检测机器人正位于其前进路线中的哪一位置。

基于蜜蜂视觉的机器人测程法

一些实验室以蜜蜂视觉为基础,成功利用光流进行集成,实现了以视觉为基础的测程。其中一个研究中,借助这一测程系统,机器人能够多次穿过走廊,而且每一次都能在走过一段特定的距离之后停下。停下的位置误差不会高于移动距离的 2%(Weber, Venkatesh,& Srinivasan,1997)。另一项研究中(Chahl & Srinivasan,1996),机器人使用光流来计算其从起始点所采取的任何任意路线的所有平移和旋转,并且能够使用该信息来(1)计算其相对于起点的位置次,并且(2)成功地返回到起始位置——再次仅依赖于光流量信息并且不知道或不参考环境中的任何界标。基于光流的视觉测程法还可以被成功应用于大型自动车辆,主要通过使用一个向下的摄像机来捕获路面产生的光流(NouraniVatani,Roberts,& Srinivasan,2009)。

视觉引导飞行器着陆

通过上文我们知道,蜜蜂通过调整其飞行速度同时保持地面的图像速度恒定,从而实现降落。研究人员已经在固定翼飞机上使用该策略的近似方法,成功实现自动着陆(Beyeler,2009;Chahl,Srinivasan,& Zhang,2004)。在固定翼飞机上完全搬照蜜蜂的着陆方法其实是比较困难的,因为这需要地面速度在飞机靠近地面时接近一个很小的值(低于失速速度)。因此,应用并测试了一种略加修改的策略。在这一策略中,飞行器在降落初始阶段,用一个恒定的、已知的速度接近地面。这可以通过使用规定的节流阀调整和俯仰位置来实现。在这一时间段内,地面产生的光流被严密监控,并被用于控制飞行器的下降比率(见图85.5)。以这样的方式控制高度(主要通过升降机控制)来实现期望的下降速率,使得光流的大小以适当的速率增加。当接近着陆时,光流信息趋向于变得不可靠,一般会回避这一信息,这样有助于借助基于立体的距离信息,用于在下降的最后时刻的引导。尽管还有待进一步探索,但仍有一些证据表明,蜜蜂在接地之前的悬停阶段依赖于立体视觉(Evangelista et

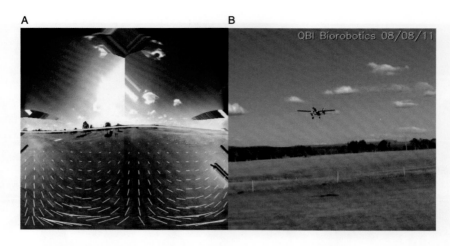

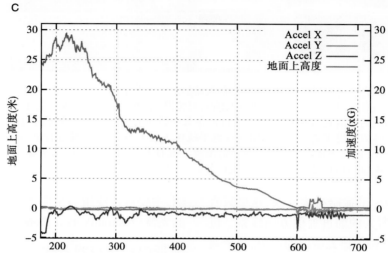

图 85.5 飞行器自动着陆。(A)左半边表示检测到的地平线轮廓(黄色曲线),其将被用于估计和控制飞行器的旋转和俯仰。同时该图还显示了由飞行器运动的平移分量引起的光流,其被监视以控制飞行器的下降。(B)正在着陆的飞机。(C)自动着陆系统的运行,展示了不同时间下(以帧速率为 25/s 的视频帧编号表示)的高度变化和机载加速计的示数变化。Z 加速度轨迹中的负偏移表示由于重力引起的加速度(-1G)。Accel:加速度。

al.,2010)。图 85.5C 为这种着陆策略功效的图示,其示出了自动着陆的下降轮廓以及由机载加速度计测量的着陆时的冲击力。结果表明,使用这种策略执行的自动着陆导致接地得到与手动(远程)控制着陆一样平滑,特别是在有风条件下,更为可预测和可再现。

结论

我们已经看到,在视觉引导和导航方面,昆虫几乎没有因其微小的大脑和有限的处理能力而受到限制。相反,对神经简约化的需求似乎推动了简单,精炼且有效的解决方案,以这样一种进化方式来应对挑战。由于它们眼间距非常小,除非目标物在非常近的范围内,一般昆虫不会使用立体视觉(Evangelista et

al.,2010;Rossel,1983)。它们反而非常依赖于来自光流的视觉线索。我们可以看到,许多重要的行为(如避免碰撞、控制飞行速度、降落以及测程)等都是通过来自光流的视觉线索进行调控的。在这一领域,仍然存在许多挑战,第一就是更好地了解昆虫各种行为的神经处理机制,这一机制是这些非凡能力的基础;其次是,探讨这些生物学见解是否可以为工程学方面提供一些更优的启发。

致谢

本文中所描述的部分研究的研究经费来自:澳大利亚研究委员会视视觉科学中心(CE0561903),美国陆军研究所(MURI ARMY-W911NF041076)以及昆士兰总理奖学金。

参考文献

Baird, E., Kornfeldt, T., & Dacke, M. (2010). Minimum viewing angle for visually guided ground speed control in bumblebees. *Journal of Experimental Biology, 213*, 1625–1632.

Baird, E., Srinivasan, M. V., Zhang, S. W., & Cowling, A. (2005). Visual control of flight speed in honeybees. *Journal of Experimental Biology, 208*, 3895–3905.

Baird, E., Srinivasan, M. V., Zhang, S. W., Lamont, R., & Cowling, A. (2006). Visual control of flight speed and height in the honeybee. From Animals to Animats 9, Proceedings of the 9th International Conference on Simulations of Adaptive Behavior, 4095, 40–51.

Barron, A., & Srinivasan, M. V. (2006). Visual regulation of ground speed and headwind compensation in freely flying honey bees (*Apis mellifera L.*). *Journal of Experimental Biology, 209*, 978–984.

Barrows, G. L., Chahl, J. S., & Srinivasan, M. V. (2003). Biologically inspired visual sensing and flight control. *Aeronautical Journal, 107*, 159–168.

Berry, R., van Kleef, J., & Stange, G. (2007). The mapping of visual space by dragonfly lateral ocelli. *Journal of Comparative Physiology. A, Neuroethology, Sensory, Neural, and Behavioral Physiology, 193*, 495–513.

Beyeler, A. (2009). Vision-based control of near-obstacle flight. Thesis No. 4456, École Polytechnique Fédérale de Lausanne, Lausanne, Switzerland.

Borst, A. (2009). Drosophila's view on insect vision. *Current Biology, 19*, R36–R47.

Chahl, J. S., & Srinivasan, M. V. (1996). Visual computation of egomotion using an image interpolation technique. *Biological Cybernetics, 74*, 405–411.

Chahl, J. S., Srinivasan, M. V., & Zhang, S. W. (2004). Landing strategies in honeybees and applications to uninhabited airborne vehicles. *International Journal of Robotics Research, 23*, 101–110.

Dyhr, J. P., & Higgins, C. M. (2010). The spatial-frequency tuning of optic-flow-dependent behaviors in the bumblebee *Bombus impatiens. Journal of Experimental Biology, 213*, 1643–1650.

Egelhaaf, M. (2008). Fly vision: Neural mechanisms of motion computation. *Current Biology, 18*, R339–R341. doi:10.1016/j.cub.2008.02.046.

Evangelista, C., Kraft, P., Dacke, M., Reinhard, J., & Srinivasan, M. V. (2010). The moment before touchdown: Landing manoeuvres of the honeybee *Apis mellifera. Journal of Experimental Biology, 213*, 262–270.

Floreano, D., Zufferey, J.-C., Srinivasan, M. V., & Ellington, C. (2009). *Flying insects and robots.* Berlin: Springer.

Fry, S. N., Rohrseitz, N., Straw, A. D., & Dickinson, M. H. (2009). Visual control of flight speed in *Drosophila melanogaster. Journal of Experimental Biology, 212*, 1120–1130.

Garratt, M. A., & Chahl, J. S. (2008). Vision-based terrain following for an unmanned aircraft. *Journal of Field Robotics, 25*, 284–301.

Goodman, L. (2003). (Ed.). Form and function in the honeybee. Cardiff, England: International Bee Research Association.

Heinze, S., & Homberg, U. (2007). Maplike representation of celestial E-vector orientations in the brain of an insect. *Science, 315*, 995–997.

Homberg, U. (2004). In search of the sky compass in the insect brain. *Naturwissenschaften, 91*, 199–208. doi:10.1007/s00114-004-0525-9.

Humbert, J. S., & Hyslop, A. M. (2010). Bioinspired visuomotor convergence. *IEEE Transactions on Robotics, 26*, 121–130.

Joesch, M., Plett, J., Borst, A., & Reiff, D. F. (2008). Response properties of motion-sensitive visual interneurons in the lobula plate of *Drosophila melanogaster. Current Biology, 18*, 368–374.

Kraft, P., Evangelista, C., Dacke, M., Labhart, T., & Srinivasan, M. (2011). Honeybee navigation: Following routes using polarized-light cues. *Philosophical Transactions of the Royal Society of London. Series B, Biological Sciences, 366*, 703–708.

Krapp, H. G. (2000). Neuronal matched filters for optic flow processing in flying insects. *International Review of Neurobiology, 44*, 93–120.

Labhart, T., & Meyer, E. P. (2002). Neural mechanisms in insect navigation: Polarization compass and odometer. *Current Opinion in Neurobiology, 12*, 707–714.

Lambrinos, D., Moller, R., Labhart, T., Pfeifer, R., & Wehner, R. (2000). A mobile robot employing insect strategies for navigation. *Robotics and Autonomous Systems, 30*, 39–64.

Moore, R. J. D. (2012). Vision systems for autonomous aircraft guidance. Ph.D. thesis, University of Queensland, Brisbane.

Moore, R. J. D., Thurrowgood, S., Bland, D., Soccol, D., & Srinivasan, M. V. (2011a, 25–30 September 2011). A fast and adaptive method for estimating UAV attitude from the visual horizon. Paper presented at the Proceedings, IEEE / RSJ International Conference on Intelligent Robots and Systems, San Francisco, CA.

Moore, R. J. D., Thurrowgood, S., Bland, D., Soccol, D., & Srinivasan, M. V. (2011b, 7–9 December 2011). A method for the visual estimation and control of 3-DOF attitude for UAVs. Paper presented at the Proceedings, Thirteenth Australasian Conference on Robotics and Automation (ACRA 2011), Melbourne, Australia.

Nordstrom, K., Barnett, P. D., Moyer de Miguel, I., & O'Carroll, D. C. (2008). Sexual dimorphism in the hoverfly motion vision pathway. *Current Biology, 18*, 661–667.

Nourani-Vatani, N., Roberts, J., & Srinivasan, M. V. (2009). Practical visual odometry for car-like vehicles. Paper presented at the IEEE International Conference on Robotics and Automation, Kobe, Japan.

Pfeiffer, K., & Homberg, U. (2007). Coding of azimuthal directions via time-compensated combination of celestial compass cues. *Current Biology, 17*, 960–965.

Portelli, G., Ruffier, F., & Franceschini, N. (2010a). Honeybees change their height to restore their optic flow. *Journal of Comparative Physiology. A, Neuroethology, Sensory, Neural, and Behavioral Physiology, 196*, 307–313.

Portelli, G., Serres, J., Ruffier, F., & Franceschini, N. (2010b). Modelling honeybee visual guidance in a 3-D environment. *Journal of Physiology, Paris, 104*, 27–39.

Rossel, S. (1983). Binocular stereopsis in a insect. *Nature, 302*, 821–822.

Serres, J. R., Masson, G. P., Ruffier, F., & Franceschini, N. (2008). A bee in the corridor: Centering and wall-following. *Naturwissenschaften, 95*, 1181–1187. doi:10.1007/s00114-008-0440-6.

Srinivasan, M. (1993). How insects infer range from visual motion. In F. Miles & J. Wallman (Eds.), *Visual motion and its role in the stabilization of gaze* (pp. 139–156). Amsterdam: Elsevier.

Srinivasan, M., Thurrowgood, S., & Soccol, D. (2009). From flying insects to autonomously navigating robots. *IEEE Robotics & Automation Magazine, 16*, 59–71.

Srinivasan, M. V. (2011a). Honeybees as a model for the study of visually guided flight, navigation, and biologically inspired robotics. *Physiological Reviews, 91*, 389–411.

Srinivasan, M. V. (2011b). Visual control of navigation in insects and its relevance for robotics. *Current Opinion in Neurobiology, 21*, 535–543.

Srinivasan, M. V., Zhang, S. W., Chahl, J. S., Barth, E., & Venkatesh, S. (2000). How honeybees make grazing landings on flat surfaces. *Biological Cybernetics, 83*, 171–183.

Stange, G. (1981). The ocellar component of flight equilibrium control in dragonflies. *Journal of Comparative Physiology, 141*, 335–347.

Straw, A. D., Lee, S., & Dickinson, M. H. (2010). Visual control of altitude in flying *Drosophila. Current Biology, 20*, 1–7.

Tammero, L. F., & Dickinson, M. H. (2002). The influence of visual landscape on the free flight behavior of the fruit fly *Drosphila melanogaster. Journal of Experimental Biology, 205*, 327–343.

Thurrowgood, S., Moore, R. J. D., Bland, D., Soccol, D., & Srinivasan, M. V. (2010, 1–3 December 2010). UAV attitude control using the visual horizon. Paper presented at the Proceedings, Twelfth Australasian Conference on Robotics and Automation, Brisbane, Australia.

Thurrowgood, S., Soccol, D., Moore, R. J. D., Bland, D., &

Srinivasan, M. V. (2009). A vision based system for attitude estimation of UAVs. Paper presented at the IEEE/RSJ International Conference on Intelligent Robots and Systems.

van Kleef, J., James, A. C., & Stange, G. (2005). A spatiotemporal white noise analysis of photoreceptor responses to UV and green light in the dragonfly median ocellus. *Journal of General Physiology, 126*, 481–497.

von Frisch, K. (1993). *The dance language and orientation of bees.* Cambridge, MA: Harvard University Press.

Weber, K., Venkatesh, S., & Srinivasan, M. V. (1997). *Insect inspired behaviours for the autonomous control of mobile robots: From living eyes to seeing machines* (pp. 226–248). Oxford, England: Oxford University Press.

Wehner, R. (1992). Arthropods. In F. Papi (Ed.), *Animal homing* (pp. 45–144). London: Chapman and Hall.

Wehner, R., & Labhart, T. (2006). Polarization vision. In E. Warrant & D.-E. Nilsson (Eds.), *Invertebrate vision* (pp. 291–348). Cambridge, England: Cambridge University Press.

Wikipedia. (2012). Sum of absolute differences.

Wittlinger, M., Wehner, R., & Wolf, H. (2007). The desert ant odometer: A stride integrator that accounts for stride length and walking speed. *Journal of Experimental Biology, 210*, 198–207.

第XII篇　理　论　视　角

第86章 灵长类视觉系统的进化

Jon H. Kaas

相比于多数哺乳动物,灵长类视觉系统非常发达。世界上存在 350 多种灵长类动物,尽管在行为适应和脑组织上变化各异,但整体而言,它们具有一些共同的视觉系统组织特征。因而,一个有经验的研究者可以通过观察大脑组织切片来判断该动物是否属于灵长类。本章我们将综述灵长类与其他种类动物不同的视觉系统特征,考察灵长类视觉系统的变化方式,进而分析这些视觉系统的独特特征是如何在进化过程中出现并发生变化。为此,我们将首先从早期哺乳动物开始,概览灵长类进化史,将比较灵长类动物大脑区别其他哺乳动物的一些总体特征,进而讨论灵长类视觉系统的主要构成(视网膜,视丘,上丘和视皮层),比较不同灵长类视觉系统间的异同点。

灵长类大脑有何特殊?

灵长类大脑和其他哺乳动物有显著不同,这些不同很多和视觉系统有关。可以说视觉系统是灵长类动物区别于其他哺乳动物的一个显著特征。一个有经验的比较解剖学家可以通过灵长类大脑的裂缝结构(主要是外侧裂和距状裂)和枕颞叶(包括视觉区区域)来判别出其属于 350 多种灵长类中的哪一类。在一系列的脑切片中,背外侧膝状体(视觉相关)独特的分层模式可以最清楚地辨别该大脑(是否)来自灵长类动物。当然,其他特征也可以作为区分灵长类动物的特征。

灵长类大脑和其他哺乳动物一个显著的不同是,其大脑拥有巨大的神经元数量(相对于大脑体积)(Herculano-Houzel et al.,2007)。一般而言,大脑体积越大的动物拥有的神经元数量就越多,也意味着更强的计算能力。然而,非灵长类脑内神经元数量随着大脑体积增长要比大脑体积相似的灵长类动物少。比如,因为排布更加密集,在相同体积的情况下,灵长类动物大脑拥有的神经元数量是啮齿类动物大脑的 2倍。出现这种情况的原因一方面是大脑体积较大的非灵长类哺乳动物其单个神经元的体积也较大;另一方面是因为大脑体积大的非灵长类其胶质细胞和神经元数量的比率也更大。

一个例子,一个小型猴子的大脑大约 16 克,含有15 亿个神经元,而具有同样重量的啮齿动物大脑(18克)却只有 9 亿个神经元(图 86.1)。即使是现已灭绝的最大啮齿类动物——南美巨鼠(phoberomus),重量大约是 700 千克(1 540 磅),据估计其大脑只有 75 亿神经元;而一个体重 81 千克(180 磅)的人类大脑中大概有 860 亿神经元(Avzevedo et al.,2009)。大象的大脑重量是人类大脑的 3 倍,然而其皮质神经元的数量却不及人类大脑的一半(Hart & Hart,2007)。尽管细化到各类灵长类,他们的神经元大小、形状和功能各异(Sherwood & Hof,2007),但总体来说灵长类神经元密度更高,因为平均而言其单个神经元体积更小,尤其是在新皮层。比如,初级视觉皮层(V1)因其第四层有体积非常小的神经元,故此得名为感觉型粒状皮层。当然,灵长类脑中也存在一些非常大的锥体神经元(也称为 Meynert 神经元)。因为神经元大小和排布密度在不同视觉区域之间和灵长类群间均有所差异

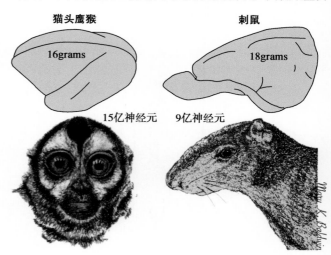

图 86.1 大脑体积相似的不同哺乳动物具有不同的神经元数量。图中以小型灵长类鹰猴(左列)和大型啮齿动物刺鼠(右列)为例,说明相似大脑体积的灵长类相比啮齿动物具有更多的神经元。这种差异随着体型增大而更加明显。若以相对动物体型大小来衡量,这种差异则更大。地球上曾经存在的最大啮齿动物,现已灭绝的南美巨鼠体重约为 700kg,具有 750 亿神经元,而体重为 80kg 的人类,却约有 1 000 亿神经元。此处神经元数量基于神经元数量比例法则 Herculano-Houzel et al. (2007)估计得到。

（Collins et al.，2010），我们在后边将针对视觉皮层重新讨论这一问题。

　　除了细胞组成、大小和密度上的差异，相比其他哺乳动物，灵长类大脑还有其他一些不同。首先，尽管不同灵长各类间变异较大，但整体来说，灵长类相对于其他非灵长类哺乳动物具有更多的皮层区域，尤其是在视觉皮层。在已得到广泛研究的猕猴上，已发现有 30 多个视觉区（Felleman & Van Essen，1991；Kaas，1989）。第二个不同是，左右半球中匹配的皮质区域往往以不同的方式实现特定的功能，至少在脑体积比较大的类人猿上是这样（Corballis，2007）。人脑中比较明显的半球差异包括左半球对语言处理和利手的特异性，右半球对面孔识别和其他一些视觉功能的特异性。灵长类大脑和其他动物大脑的另外一个不同是外周嗅球的大小。嗅球在灵长类上相对较小，不再那么重要（Bhatnagar & Smith，2007），但用于支配感觉运动的顶叶和额叶，在灵长类上则得到了很大的扩展，从而帮助灵长类适应不同的生活。

灵长类进化

　　在详细介绍灵长类视觉系统进化之前，有必要先简要介绍一下现代灵长类的及其近亲的亲缘关系，以及它们的进化轨迹。早期哺乳动物进化中，分化出现存的六类哺乳动物，包括早期分化出的单孔类动物和有袋动物，它们通过由皮肤构成的育儿袋或伪育儿袋来养育幼崽；幼崽可以在育儿袋里吮吸奶水。而其他四类胎盘哺乳动物则在 9 000 万年前分化（图 86.2）。尽管无论是家猫这种食肉动物，长期以来被用于视觉系统的研究，还是近期被用作研究的雪貂，它们和灵长类并不是近亲。作为灵长总目的一员，灵长类和树鼩（树鼩目）、飞狐猴（皮翼目）则更相近。尽管被称为飞狐猴，但是飞狐猴不会飞翔而只会滑翔，而且它们也不属于狐猴属。啮齿目和兔形目是灵长总目中的另外两员，相比食肉动物，它们与灵长类更亲近。这些关系暗示我们，如果我们想知道灵长类关系最近的非灵长类祖先大脑的样子，我们应该研究树鼩、飞狐猴（基本上无法研究）、啮齿动物和兔子。

　　早期灵长类在 8 000 万年前作为灵长类总目的一支出现（Meredith et al.，2011）。它们进而分化为已经灭绝的古灵长类和现代繁荣的真灵长类。真灵长类包括原猴亚目猴和类人猿，前者包括狐猴、峰猴、夜猴和眼镜猴；而后者包括新世界猴、旧世界猴、猩猩和人类。早期灵长类非常小，它们的身体和大脑重量与现

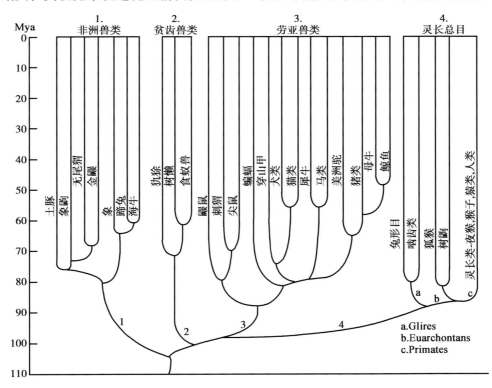

图 86.2　四类主要胎生动物（真哺乳亚纲）的进化枝。在每个进化枝中，列出了现代一些有代表性的种类。灵长类是灵长总目进化和传播的一部分。图中系统进化发育关系表明，和其他灵长总目物种相比，早期灵长类的视觉系统就出现了很多不同。左侧纵轴的时间单位 Mya 指数百万年前。

在的夜猴及一些狐猴相似，但其大脑整体比现代猴要小。化石显示它们可能在夜间活动，吃灌木的细枝、水果、花蕾、树上的昆虫和一些小脊椎动物。

在纤细，不停移动的枝条上抓取食物觅食，意味着早期灵长类已经进化出神经网络来进行对手的运动进行精细的视觉运动控制（Block & Boyer，2002），这仍然是现代灵长类动物行为的一个显著特征（Whishaw，2003）。尽管现代原猴亚目各种类间变化各异，一些种类已经进化成白天活动，然而夜猴和其他一些原猴亚目猴（如鼠狐猴），无论从身体形态，还是脑组织形式都相对于原始灵长类来说变化较少。夜猴生长在南美，它们的体积和猫相似或略小，树栖，喜欢夜间活动，吃水果、树胶和昆虫。早期原猴亚目猴的一支进化成了现代的眼镜猴和类人猿。眼镜猴体积较小，夜间活动，具有高度专业化的视觉，捕食无脊椎动物和小的脊椎动物，不吃植物。

最早的类人猿和眼镜猴有共同的祖先是一种小的、白天活动的视觉捕食者，并最终进化成了体积大的，食用水果，树叶和植物等各种食物的类人猿（猴子）。可能是因为白天生活使得他们更难隐蔽，需要其他个体来保护和示警，因而很多类人猿形成了社会群体。类人猿的一支在 2 500 万~3 000 万年间发展成了猩猩，广泛分布在雨林环境。而大猩猩的一支在 600 万到 800 万年前，进化成了现代的黑猩猩和倭黑猩猩，最终形成了两足人形灵长类，包括现代人类（de Sousa & Wood，2007）。类人灵长类可能是由一支适应了干燥气候大草原生活的猩猩进化而来。早期人形灵长类，南方古猿 500 万年前在地球上很兴盛。它们双足行走，但保留了爬树的骨骼特征。它们的大脑和具有相同身体大小的猩猩相似。真正的双足灵长类出现在 200 万年前，先是能人，接着是 170 万年前分布在非洲的直立人，最终 25 万年前出现了智人。其他直立种类包括尼安德特人，它们在 35 000 年前灭绝。另外，有证据表明，在西伯利亚也存在一支现代直立人，他们在一段时间内和现代人类共存（Skoglund & Jakobsson，2011）。

现存灵长类构成了一个非常多样的种群，包括 14 个科，350 个种类。它们中身体重量差异很大，有 40g 的鼠狐猴，也有是其 5 000 倍，体重为 200kg 的大猩猩。如上文所述，身体越大，其大脑也越大（Jerison，1973）。这种不同种类在身体和脑重量上的差异使得对不同灵长类进行对比研究变得困难。尤其是除了人类，其他的那些引人注目的、快速扩散的古人类都已经灭绝。然而，近来一些研究已经取得了很多进

展，可以帮助我们推断那些未研究种类的大脑特征。

眼睛和视网膜

现代灵长类的眼睛和视网膜既反映它们祖先的生存情况，又反映了它们对新环境的适应性（Preuss，2007）。古灵长类是夜行动物，多在日落后和日出前昏暗的光线下活动（Ross & Martin，2007）。早期灵长类和现代灵长类都具有大的、面向前方的眼睛，从而有利于立体视觉，并为中心视觉产生更为清晰的图像。大多现存的原猴保留了夜间活动的方式，它们的眼睛也保留了在昏暗光线下视觉特化功能。

因而，它们的视网膜缺少中央凹，甚至是在中央视网膜上，双极细胞上的很多受体也会聚在一起来帮助检测光线。此外，视网膜背侧是反光色素层（这是一些现代原猴亚目灵长类所不具备的，如白天活动的狐猴），从而可以使得受体可同时检测到直射光和反射光。同时，夜行原猴亚目猴的视网膜主要由杆状细胞构成，其比锥状细胞更敏感，能检测到的更宽波长的光。像大多哺乳动物一样，原猴有两类锥细胞：对于短波长蓝光敏感的蓝色锥细胞（或称 S 锥细胞）和对中波长波敏感的绿/红锥细胞（或称 M/L 锥细胞）。但在一些夜间活动灵长类（蜂猴、夜猴和枭猴）上，S 锥色素已经消失（Wikler & Rakic，1990）。

眼镜猴和类人猿同属简鼻亚目灵长类。眼镜猴的祖先，很可能和所有的类人猿一样在白天活动，因而，为了适应白天明亮的光线，其视网膜后不再有反射层，视锥细胞相对于视杆细胞的比例也有所增加，并具备了由视锥细胞主导的中央凹。所有这些都有助于在白天获得好的视敏度。尽管现代眼镜猴主要在夜间活动，他们仍保留了 S 功能锥细胞（Hendrickson et al.，2000）。

早期类人猿（猴子）保留了 M/L 和 S 锥细胞。M/L 基因在 X 染色体上，该基因上的不同等位基因产生对不同波段敏感的色素。因此，对于一些新世纪猴，雌性可能在它们的两个染色体上有不同的等位基因，从而使它们具有两种不同的 M/L 锥细胞。同时具有两种 M/L 锥细胞和 S 细胞，可以让雌性识别三种颜色；而雄性只有一个 X 染色体，只能分辨两种颜色。但还不知道，这样是否会使得雌性更好的发现成熟的水果和其他带颜色的食物还不得而知。但一种新世界猴—吼猴（Jacobs et al.，1996），通过复制古灵长类的 M/L 基因，进化出了三视锥视网膜。它们通过复制同一个 X 染色体上的基因，使雄性和雌性均有三色视

觉。所有旧世界猴的共同祖先独立地复制了 M/L 基因来产生 M（绿色）和 L（黄色）色素基因。因此，所有的狭鼻猿，包括旧世界猴、猩猩和人都是三色视者。一些人是二色视者，可能是由于这些基因中的某个基因可能失去功能。由于这些基因都位于 X 染色体上，因此这种情况更可能出现在只有一个 X 染色体的男性上。

视网膜的内部连接促使产生了三类视网膜神经节细胞。三者中，最小的神经细胞称为小细胞通路（也称为 P 通路），最大的神经节细胞称为大细胞通路（也称为 M 通路），而中间大小的细胞则称为 K 通路。之所以这么命名，是因为该细胞分别和外侧膝状体的靶细胞：小（P）细胞层、大细胞层（M）和 K 细胞层相连。这三类神经节细胞在其他动物上有同源物，但它们的相对数量和靶点则有所不同。在很多物种中，K 和 M 细胞（也称为 W 和 Y）占多数（Casagrande, Khaytin, & Boyd, 2007），而 P 细胞（也称为 X）较少。而在灵长类中，P 细胞占神经节细胞总数的 80%，K 和 M 细胞各占 10%（Weller & Kaas, 1989）。很多哺乳动物，大多数视网膜神经节细胞是投向上丘的，而灵长类只有 20% 的神经节细胞（K 和 M 细胞）投向上丘。然而，几乎所有神经节细胞都会投向外膝状体，其中 P 胞的绝大多数只投向外膝状体（Weller & Kaas, 1989）。因此，在灵长类的进化中，相对于那些非灵长类祖先，P 细胞（侏儒细胞）的作用出现了很大的改变。视网膜主要的靶标从上丘变成了外膝体，从而为皮层处理视觉信息服务。

上丘

上丘位于哺乳动物中脑背侧，是一个层状的视觉结构。在其他脊椎动物中，上丘也被称为视觉顶盖，是产生视觉行为的主要脑结构。灵长类的上丘一般被认为是一个用于视觉运动的结构，尽管它为位于丘脑背侧的外侧膝状体（Harting et al., 1991）和丘脑后结节提供视觉输入（图 86.5）。很多哺乳动物的上丘投射会激活丘脑后结节，为视觉颞叶皮层提供重要的第二输入信息源，从而当初级视觉皮层受损后，依然可以保持一些视觉能力。相比其他哺乳动物，灵长类更加依赖于初级视觉皮层来激活外纹状皮层，这表明上丘在知觉中的作用有所减弱。上丘的其他输出是通过投射到脑干中的运动神经元来控制眼睛和头部的运动，因此使得眼睛和中央视觉集中在感兴趣物体上。视觉和其他信息会通过视网膜直接投射到上丘

（Kaas, 1978），也会从视觉皮层和视觉运动皮层投射至上丘（Baldwin & Kaas, 2012; Collins, Lyon, & Kaas, 2005）。

在所有被检查的灵长类的动物中，视网膜向上丘的投射与所有的非灵长类动物的模式不同，因为灵长类只有"半侧视网膜"——专门用于对侧视觉的半侧视野，投射到每个上丘（图 86.3）。这种特点应该是第一批灵长类进化出来时就存在了，但不会太早，因为树鼩、大鼠和兔子这些灵长类近亲的上丘都会接受对侧眼睛全视网膜的输入（Kaas, Harting, & Guillery, 1974）。一些人曾认为大蝙蝠亚目蝙蝠（果蝠）在这点上和灵长类相同，并认为这是蝙蝠也属于灵长类的证据（Pettigrew, 1986），但进一步的研究不支持这个结论（Thiele, Vogelsang, & Hoffman, 1991）。由于其他原因，蝙蝠现在被认为是劳亚兽类的一个分支，而非灵长类的近亲（图 86.2）。这种灵长类的特化，只代表每个上丘表征对侧视野的特点，可能和早期灵长类对双眼视觉和中央视觉的重视有关。

随着灵长类的出现，上丘发生的另一个主要变化是，来自同侧眼的输入得到了很大的增长，因而上丘的主要部分对双眼的输入均反应。在早期灵长类进化过程中，当眼睛向前旋转形成一个大的双眼视野时，同侧眼开始向上丘大部分提供输入，从而通过和对侧眼的输入进行匹配来决定视觉运动模式。现代的夜猴，对侧视网膜到上丘的输入在表层灰质层比来自同侧视网膜的输入多（Tigges & Tigges, 1970）。而新世界和旧世界猴的上丘从双眼视网膜的输入终止于其相同位置的表层，但呈斑片状，因此来自同侧眼的输入的终止可能与来自对侧眼的终止呈现出更替的模式（Weller & Kaas, 1989）。无论是哪种模式，来自同侧和对侧眼的输入终端至少是部分分离的。

上丘的另一个变化特征发生在皮层对其输入方面。所有具有功能性视觉皮层的哺乳动物都有从视觉皮层到上丘表层的投射，但大多非灵长类哺乳动物则没有灵长类这么大的视觉皮层区域（Felleman & Van Essen, 1991）。因而，对上丘输入的视觉脑区数量随着视觉皮层的增大而增多，也随着早期灵长类祖先视觉脑区的增加而增多。灵长类和其他非灵长类动物另一个区别是，它们后顶叶有一个很大的脑区参与视觉运动功能，这个区域同样会投射到上丘（Baldwin & Kaas, 2012; Collins, Lyon, & Kaas, 2005）。尽管所有灵长类都有一个额叶视区，微刺激该脑区会引起眼动，但是和类人猿不同，原猴亚目夜猴的这个区域不会像上丘那样有太多投射。这个现象表明，从额叶到

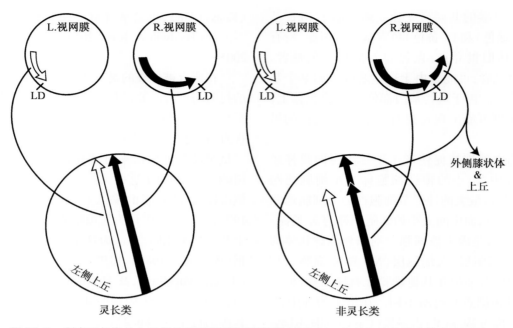

图 86.3 所有灵长类的上丘都呈现了相同的视网膜拓扑组织。在所有灵长类动物中,左侧上丘接受右眼的鼻侧半视网膜和左眼的颞侧半视网膜的输入,得以使右视野大部分能够双眼重叠。右侧上丘具有相似的视网膜输入模式。而其他被研究的哺乳动物,即使颞侧半视网膜和灵长类一样,能投射到同侧 LGN,其对侧眼的全部视网膜均投射到上丘。颞侧半视网膜可能还会以物种特异的方式微弱地投射到同侧上丘。在非灵长类哺乳动物中,上丘代表对侧眼的完整视野,包括同侧半视野的双眼部分。LD 表示视网膜到两侧大脑投射的十字交叉(视交叉),具体见 Kaas and Preuss(1993)。

上丘的大量投射并没有出现在早期灵长类中,而是随着进化,只出现在日间活动的类人猿祖先中。

丘脑视觉结构:外侧膝状体背侧和丘脑后结节

所有哺乳动物背侧丘脑的主要视觉结构都是背外侧膝状体核、LGN 和丘脑后结节。在灵长类动物中,几乎所有视网膜神经节细胞的靶标都是外侧膝状体(LGN)(Weller & Kaas,1989)。所有灵长类的外侧膝状体都呈层状结构,基本可分为四个主要不同的层(见图 86.4)。腹侧是靠近视束的两层薄的大细胞层,接收来自视网膜 M 神经节细胞的输入,而背侧是两层厚的小细胞层接受来自视网膜 P 神经节细胞的输入。无论是大细胞层还是小细胞层,其外层接受来自对侧眼的输入,而内层接受同侧眼输入。然而,有一些证据表明眼镜猴在进化中改变了这个模式,其外层大细胞层接收来自同侧眼的输入(Pettigrew et al.,1989)。原猴亚目猴视网膜 K 神经节细胞投射目标是 LGN 中一对由小细胞构成的 K 细胞层;而其他灵长类则投射到分散在不同层间的小细胞上。在一些新世界猴,所有旧世界猴、大猩猩和人类的 LGN 中,P 细胞层进一步细分,形成了一些新的子层。

在猫视网膜神经细胞的早期研究中,研究人员根据其视网膜神经节细胞的反应特性把猫的神经节细胞分为 X、Y 和 W 三类,这三类细胞和灵长类的 P,M 和 K 细胞非常相似,因此可能所有哺乳动物都具有同源的三类视网膜神经节细胞(Casagrande,Khaytin,& Boyd,2007)。以此为前提,我们可以基于比较学证据来重建视网膜层状组织从早期哺乳动物到现代灵长类的可能进化轨迹。早期哺乳动物和一些现代哺乳动物一样,其外侧膝状体可能并没有非常明确的分层结构,它们模糊的分层结构就好比一个中心口袋,来自同侧眼的输入和来自对侧眼的输入相互挨着(图 86.4)。和中心同侧层一样,远离视束的对侧层可能接受来自 P(X)和 M(Y)细胞的输入。离视束最远的层可能接收 P(X)和 M(Y)的混合输入,其主要来自对侧眼,中央同侧层也是如此。视束附近较大的层有 K(W)视网膜的输入,或者 M(Y)和 K(W)的混合输入,这些输入主要来自对侧眼,但也会有一些来自同侧眼的输入,从而可能在这层形成一个同侧中央区,就好比一些啮齿动物那样。

灵长类的近亲,树鼩和飞狐猴具有分层的外侧膝状体,但它们来自双眼的输入的排列模式和灵长类的

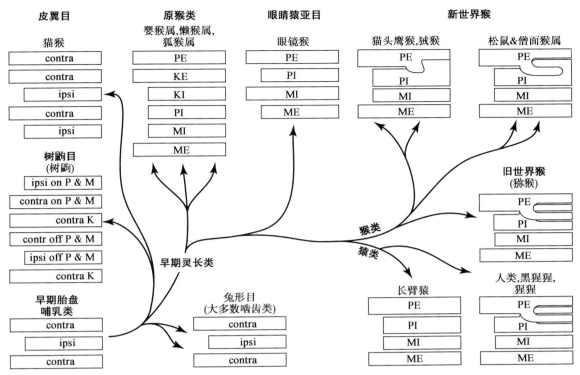

图 86.4　外侧膝状背侧核的分层模式。图中展示了从背侧(沿着视束)到腹侧(靠近丘脑后结节)的大脑切片,其切面呈现出堆积成面包片样的层状模式。早期哺乳动物的外侧膝状体(LGN)具有较为简单的层状模式:中央区域接受来自同侧视网膜的输入,而外侧区域则接受来自对侧视网膜的输入。所有灵长类均具有更复杂的模式,共分为四个基本层,暗示这个模式从首个灵长类进化出现后就已存在。灵长类的近亲,树鼩和飞行狐猴则进化出了不同的分层模式。在飞行狐猴中,通过组织学分析和来自对侧或同侧眼的输入来识别 LGN 的分层。树鼩的微电极记录表明,其 M 和 P 细胞(也称为 Y 和 X 细胞)的输入在同一层是混合的,这与灵长类动物不同;同样和灵长类不一样的是,其 ON 和 OFF 神经节细胞的输入在不同层是分离的。ON 神经节细胞对视野中心亮光作出反应,而 OFF 神经元则对光亮变暗或者撤离作出反应。其他层似乎有 K 细胞的输入。灵长类外侧膝状体的基本分层模式包括两个小细胞(P)层和两个大细胞(M)层。其中,长的(对于单眼视野)外层接受对侧视网膜输入(PE、ME),而短的内层(PI、MI)接受同侧眼的输入。现代眼镜猴的分层模式可能有所不同,因为有证据表明,它的两个 M 层具有相反的输入模式,从而 ME 接受同侧眼睛的输入(Pettigrew et al. 1989)。所有原猴亚目猴具有额外两个 K 细胞层,KE 和 KI 层。而其他灵长类的 K 细胞则零散分布在不同层,不单独构成一层。在许多类人猿中,P 层进一步细分为不同的子层或子层小叶。图中,从同侧眼接受输入的层更短,是因为它们代表了更小的对侧视野(0°~90°)。

排列模式并不相同(图 86.4)。此外,树鼩中来自不同类别神经节细胞的输入在外侧膝状体层上的分离形式和灵长类也不相同。更显著的是,接收视网膜 P(X)和 M(Y)输入的神经元在同一层是混杂存在的,尽管那些对给光有反应的 P 和 M 神经元(ON 神经元)和对光撤离有反应的神经元(OFF 神经元)分布在不同层。因此,树鼩、飞狐猴和灵长类分别独立进化出了不同的外侧膝状体层状结构。早期灵长类可能从一个更一般的外侧膝状体进化出一个基本的四层模式,从而分离来自不同眼睛的输入和来自不同神经节细胞类别的输入。特异的用于接受 K 细胞输入的 K 层可能是早期模式的一部分,但随着昼出灵长类的出现而减少或丢失,最终 LGN 的 K 细胞分散在不同层之间。眼镜猴即便回归到了夜行活动,也没有再重

新获得分离的 K 细胞层,然而尽管没有进化出单独的 K 细胞层,眼镜猴和唯一的夜猴(枭猴)都在 P 和 M 层间进化出了一个厚的 K 细胞区。类人灵长类为适应日间视觉,导致用于接收 P 细胞输入的外侧膝状体部分大量增加,对应层变厚,尤其是表征中央视野的部分。从而,在中央视野部分分化形成了 4 或更多层的 P 细胞层(实际上是部分层或层的小叶)。外侧膝状体出现的 4 个 P 层代表中央视觉,外加 2 个 M 层,这样 LGN 就共有 6 层。然而,人类或大猩猩的外侧膝状体中甚至可以发现小叶子群,从而形成更多的外侧膝状体层。一个比较简单的解释是,灵长类外侧膝状体有 2 个 M 细胞层,2 个可以细分的 P 细胞层和各种分布的 K 细胞;其中 K 细胞多出现于夜行灵长类,在夜行灵长类上 K 细胞有时甚至可以形成特定层。

灵长类外侧膝状体各层类型和相对大小的对比证据与 P 通路主要参与视觉细节和视锥细胞介导的颜色知觉的观点一致（Casagrande，Khaytin，& Boyd，2007）。因此，类人灵长类视网膜 P 细胞的信息唯一（或几乎全部）地传递到外侧膝状体中（Weller & Kaas，1989）。较小的 M 细胞系统主要用于检测视野中那些来自物体或自我运动所引起的变化。这种视网膜信息可能经由相同轴突的并行分叉，同时传输到外侧膝状体和上丘。小的 K 细胞视网膜输出经由侧支同时输入到外侧膝状体和上丘中。一些 K 细胞携带来自视网膜短波长 S 视锥细胞的信息（White et al.，1998）。外侧膝状体中的 K 细胞层和神经元分布也接受来自上丘的投射，它们既向初级视觉皮层的第三层投射，也向其他外纹状体视觉区（比如中颞叶 MT）投射（Sincich et al.，2004；Stepniewska，Qi，& Kaas，1999）。这些特征表明 K 细胞系统的功能与 P 和 M 细胞非常不同。尽管夜视灵长类 K 细胞层和区域比例更大，这表明 K 细胞输入可能在昏暗光线下非常重要，但是 K 细胞系统在视觉中的确切作用仍然未知。

背侧丘脑另一个主要的视觉结构是丘脑后结节复合体。它由几个子核团组成。这些结构之所以被认为是视觉相关的，是因为它们接收来自上丘或视觉皮层的投射，同时它们也投射到视觉皮层（图 86.5）。灵长类的后结节复合体传统上被分为下后结节，侧后结节和中后结节三部分。中后结节不仅和多个感觉脑区相连，还和其他皮层脑区相连，因此不再被认为是一个严格的视觉结构。侧后结节背侧中部同样被认为不仅参与视觉加工。后结节曾被错误地认为仅存在灵长类丘脑中。这个错误的假设造成部分甚至所有非灵长类哺乳动物的复合体称为侧后核团。通过考察不同物质（乙酰胆碱酯酶、钙结合蛋白、谷氨酸转运体、细胞色素氧化酶等）的表达差异、脑区连接差异及对对侧视野的表征差异（Kaas & Lyon，2007），研究人员已对类人灵长类的视觉后结节进行了更细的划分。

尽管所有类人灵长类均具有如图 86.5 的视觉后结节的划分，但不同种类间各个核团的相对大小和位置有所差异。比如，向初级视觉皮层投射的核团在白天活动的灵长类上相对较大，可用以支持中心凹视觉（即那些和腹侧通路处理有关的核团）。不幸的是，组织制备这项可以有效划分类人灵长类视觉后结节的

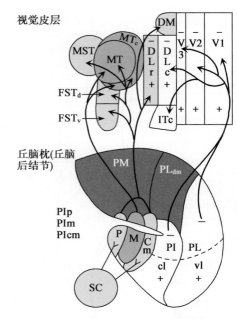

图 86.5 丘脑后结节复合体的划分，这种细分在大多数，甚至所有灵长类上均相同。两个大的视网膜拓扑核团，下后结节中心侧核（PIcl）和侧后结节的侧腹核会投射到早期皮层处理的视觉区域（V1～V3），以及与腹侧通路相关脑区（V4 和下颞尾部）。同时，它们也会接受早期皮层区域的输入。两个从上丘、下后结节后部（PIp）和内侧核（PIcm）接受密集输入的核团，会投射到一系列背侧脑区的视觉区域，包括 MT，还有 FST、MST、MTc、DM、V3a 的背侧和腹侧，DL 和 V4 的喙部。比较学证据表明，PIp 和 PIcm 是从灵长类的非灵长类祖先的单个后结节尾部分化出来的，它们接收 SC 的输入，并投射到颞叶皮层。侧后结节背内侧核（PLdm）与额叶和顶叶有连接，而后结节内侧则和额叶、扣带、丘脑及颞叶有连接（Kaas & Lyon，2007）。

技术在原猴亚目猴灵长类动物却用途不大，因为它们不同核团间的同源性不是那么明显（Wong et al.，2009）。然而，原猴亚目夜猴后结节的两个大区投射到初级视觉皮层（V1）似乎是类人灵长类侧后结节侧腹部分和下后结节侧中部分的同源脑区。夜猴后结节复合体的尾侧来自上丘的输入似乎与类人猿下枕叶的后部和中央内侧同源。如果是这样，夜猴后结节尾部的中背侧位置，可能和树鼩的后结节的背侧核团（Lyon，Jain，& Kaas，2003）以及松鼠猴的后结节尾部相对应（Baldwin et al.，2011）。所有这些核团均从上丘接收输入，并投射到颞叶视觉皮层。因此，我们可以把灵长类后结节复合体和啮齿动物及树鼩的后结节联系起来，并根据这些差异推断其进化轨迹。目前的证据表明，啮齿动物、树鼩、夜猴及其他多种可能的哺乳动物的尾核可能和类人灵长的下后结节部分同源。

视皮层

早期灵长类的一个特点是其视皮层的显著扩大,并被划分为多个视觉区域。目前,我们还没有完全了解任何一种灵长类的视皮层的脑区组织,更不要提理解一系列灵长类的视觉系统了。因而,我们只能在灵长类主要进化分支中,有限地比较它们的视皮层,而对早期灵长类皮层的视觉区域的排列和数量只能进行部分的推测。

所有灵长类都有一个大的初级视觉区域——V1,它是由外纹状体视皮层和后顶叶皮层从其他哺乳动物共同的尾-背位置扩展,并进行了旋转,从而占据了大脑半球的尾极部分。因此,大部分初级视觉皮层位于大脑半球的腹侧表面、内侧壁和距状沟(只有灵长类才有的一条裂缝)。现存灵长类的初级视觉皮层是其他具有类似体积的哺乳动物初级视觉皮层的2~3倍大。但原猴亚目猴的初级视觉皮层要小于相似体积的类人猿的初级视觉皮层。灵长类倾向于使用1/3到1/2的初级视觉皮层来处理10°内的中央视觉,且这种中央视觉的扩大在日间活动的灵长类动物上最为明显(Rosa et al.,1997)。所有灵长类都具有相似的从外侧膝状体至初级视觉皮层的投射模式:从外侧膝状体M层的投射至初级视觉皮层第四层的亚层,这恰好位于P层输入的外侧(Casagrande & Kaas,1994)。所有灵长类初级视觉皮层的第三层都有细分的模块,从而呈现出细胞色素氧化酶密集的"斑块模式"(称为blobs),这些blob接收来自于外侧膝状体K细胞的输入(Casagrande & Kaas,1994),并被周围非blob区环绕(Preuss & Kaas,1996)。树鼩不具有细胞色素氧化酶的"斑块模式",但髓鞘染色显示髓鞘缺乏的区域呈现斑块模式(Lyon,Jain,& Kaas,1998)。灵长类和树鼩的初级视觉皮层均具有排列有序的对朝向敏感的神经元(Bosking et al.,1997)。但这种对朝向敏感,且规则排列的功能柱在啮齿类上并没有发现,表明这种功能柱的特性可能是从灵长类和树鼩共同的祖先进化而来。然而,食肉动物似乎在初级视觉皮层也独立进化出了有序的朝向敏感的"功能柱"或者模块(Kaschube et al.,2010)。

不同的是,灵长类外侧膝状体中同侧和对侧眼的输入在初级视觉皮层的第四层的终止形成了分离的条带或者簇,这为眼优势柱的形成提供了基础。然而,这种输入分离的模式在不同灵长类间变化很大,甚至在同一物种中也存在变异(Adams & Horton,2003)。这种变异可能反映了不断变化的神经活动模式、每只眼相关的轴突终末比例及指导连接终止模式的化学信号等多种不同因素间的相互影响(Kaas & Catania,2002)。眼优势柱或条带并没有出现在灵长类近亲(树鼩、啮齿类和兔类动物)中。

在所有已研究过的灵长类(Lyon & Kaas,2001,2002a,2002b,2002c)中,均已发现初级视觉皮层的主要输出到V2、V3、MT和DM,且其输入强度按顺序逐级降低(图86.5)。对MT的投射,多来自较深的3C层(在很多研究中被错误识别成4B层)(Casagrande & Kaas,1994),而中间层3B则提供了大部分向其他目标脑区的投射。初级视觉皮层的层间或亚层的特异模式在不同灵长类间有所不同。其中,原猴亚目猴的层间模式变化较小,而初级视觉皮层占据更大比例的眼镜猴则呈现出最大的层间变异(Collins,Lyon,& Kaas,2005)。人类具有独特的第三层亚层,表明该层是参与运动分析的大细胞通路(Preuss,Qi,& Kaas,1999)。

随着灵长类进化,初级视觉皮层变得越来越大,但到了类人猿就不再增大。人类具有更为巨大的大脑,但初级视觉皮层的大小和黑猩猩相当。所以,和其他灵长类相比,人类初级视觉皮层的大小相对全脑体积而言是降低的。从小原猴亚目猴到大狒狒等一系列灵长类动物,其初级视觉皮层神经元数量和外侧膝状体神经元数量的比率逐渐增大。也就是说,随着初级视觉皮层的增大,每个外侧膝状体神经元投射到初级视觉神经元的数量越来越多。此外,灵长类初级视觉皮层和其他哺乳动物初级视觉皮层一个区别是在相同的大小上,灵长类初级视觉皮层具有更多的神经元。因此,灵长类的初级视觉皮层神经元的排布密度是其他皮质区域神经元密度的3~4倍。这种差异在原猴亚目猴不是很明显,但在新世界猴上已经很明显,在恒河猴和狒狒上变得更加明显(Collins et al.,2010)。这种神经元排列密度的差异并没有在非灵长类动物上发现。由于高密度排列的小神经元为保存视觉场景的精细信息提供了一个框架,如上文所述,所有灵长类的初级视觉皮层都专注于细节处理,这一特性尤其在旧世界猴、猩猩和人类中得到了很大的增强。这些类人猿 V2 的神经元密度也同样高于大部分皮层区域。

所有现存灵长类的初级视觉皮层外部边界的大部分毗邻窄带状的 V2 视觉区。初级视觉皮层的外部边界代表了视网膜上的十字交叉线（垂直经线），对应于 V1 和 V2 边界的全部范围。初级视觉皮层的其他部分——对应单眼视觉的颞侧边缘，被一个小的，但还没深入理解的前纹状区包围（Rosa et al.，1997）。早期灵长类和现代夜行原猴亚目猴一样，使用较少的初级视觉皮层来处理中央视觉。从而其 V1 边界与垂直径线对应更少，且和 V2 相接的边界也较少。因此，相比现代昼间活动的灵长类动物，它们的 V2 也没那么长。

猴的 V2 组织呈现模块化。CO 染色表明，从 V2 头部到尾部，CO 暗带和亮带是交替出现。CO 暗带进而分为"细"和"粗"两种类型。这三种不同类型带中的每一种都被认为与初级视觉皮层模块和亚层，及其他视觉脑区具有不同的连接（Hubel & Livingstone，1987；Krubitzer & Kaas，1990；Roe，2004）。这种模块化组织模式在原猴亚目猴中则不那么明显，尽管在一些样本上也会出现较弱的 CO 暗带（Preuss，Beck，& Kaas，1993；Preuss & Kaas，1996）。然而，夜猴 V2 区连接的模块化差异表明，存在一个解剖框架支持 V2 区的带状模式（Collins，Stepniewska，& Kaas，2001）。树鼩 V1 和 V2 的连接同样呈现带状模式（Lyon，Jain，& Kaas，1998；Sesma，Casagrande，& Kaas，1984），但这种连接分离的功能意义还不清楚。这些证据表明 V2 在早期灵长类就出现了模块化的细分，但其模块可能没有现代类人猿那么规则和明显。然而，V2 模块化处理的特定模式是灵长类哺乳动物分支进化中视觉特化的一部分。

和 V2 外边界相接的是 V3，在所有灵长类上均是这样。V3 和 V2 共用边界曾经存在争论，因为一些研究者认为腹侧 V3 是一个单独的视觉区（VP），因为和背侧 V3 相比，它缺少和初级视觉皮层间的连接（Lyon & Connolly，2012）。然而，现在有充足证据表明腹侧 V3 和背侧 V3 属于相同的视觉区，其中一个强力证据

是夜猴、一些新世界猴、猕猴均存在从 V1 到背侧和腹侧 V3 的连接（Lyon & Kaas，2001，2002a，2002b，2002c；Lyon，Jain，& Kaas，2002）。基于 V3 在不同种类间的广泛存在，我们可以推测早期灵长类也具有 V3 区。然而，并没有清晰的证据表明树鼩、啮齿动物、兔子也具有 V3 区（Rosa & Krubitzer，1999）。因而树鼩、啮齿类和兔子的共同祖先可能没有 V3 区。然而，我们应该谨慎对待这个结论。因为进一步的研究可能为树鼩和其他哺乳动物上也存在 V3 提供证据。另外，已经在猫上发现像灵长类一样的 V3，这说明灵长类和猫都独立进化出了 V3。

关于中颞叶视觉区（MT）的进化，有个相似的结论。灵长类的 MT 很容易识别。通过 V1 投射模式、髓鞘密度、视网膜拓扑映射及神经元（主要由 M 细胞途径经过 V1 的中继细胞控制）的特点均可以识别出 MT（Casagrande & Kaas，1994）。在夜猴及所有已研究过的灵长类上（包括人类）均已发现 MT 区，但在树鼩、啮齿动物及兔子身上并没有发现 MT 区。基于这种分布，我们可以推测 MT 可能是最先是在早期灵长类上进化出来的一个视觉区域。因而，猫不太可能具有一个 MT 的同源结构，正如有时所假设的那样。

最后，所有灵长类的大部分后顶叶皮层参与视觉信息的处理。这个脑区中，功能特异的区域可以帮助运动规划与启动和指导眼睛、手或身体其他部位的适应性运动（Kaas，Gharbawie，& Stepniewska，2011）。通过微刺激，已在夜猴、新世界猴和猕猴的后顶叶皮层发现包括抓取、触碰、保护面部和眼球运动等动作对应的一些区域（图 86.6），表明所有灵长类可能都具有这些脑区。这些动作区域并没有在树鼩和啮齿动物上发现，可能因为这些动物的后顶叶皮质都非常小。因此，这块动作规划特异的皮层应该会在首批灵长类的直接祖先上出现。然而，不同灵长类间，该区域的组织和复杂度并不相同，因为不同灵长类用手的熟练程度并不一样。相比原猴亚目猴和猴，人类的顶叶可能存在着更多的功能区（Orban et al.，2006）。

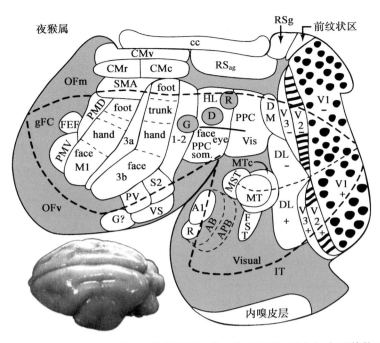

图86.6 原猴亚目灵长类动物（夜猴）视觉皮层的细分。作为参照，图中包含了其他区域。左下是夜猴大脑的背外侧视角图，右上是左半球皮层的展开，从而可以使我们看到皮层卷折中被遮盖的皮层。展开皮层的上的虚线标出了可以从完整半球背外侧视角可以看到的皮层。图中展示是所有灵长类都具有的共同区域，可能从第一批灵长类开始就已经存在。初级视觉皮层 V1 呈现细胞色素氧化酶斑块结构。这种结构似乎存在于所有灵长类，但却没有出现在灵长类近亲树鼩和啮齿动物中。第二视觉区 V2 上有一系列髓磷脂带状结构横跨 V2 区。类人猿的髓磷脂带分为粗和细两种类型。这种带状在原猴亚目猴则不明显。V2 的边界是一个窄的 V3。灵长类所共有的区域还包括侧背外侧视觉区（DL，也称为 V4）、中颞视觉区（MT）、MT 新月带（MT$_c$）、上颞沟根部区（FST）、内上颞区域（MST）和内视觉区背侧（DM）。后顶皮层（PPC）的后半部分也主要参与视觉处理，但其功能细分仍然未知。后顶皮层靠前部的另一半主要参与视觉和体感，包含参与抓取（G）、防御（D）、触碰（R）和其他运动序列等不同功能域。额叶眼动区（FEF）主要负责眼球运动。下颞皮层（IT）主要负责视觉，但其功能细分还不清楚。前纹状区是哺乳动物常见的视觉区。运动区包含初级运动皮层（M1）、腹侧（PMV）和背侧（PMD）运动前皮层、辅助运动区（SMA）、腹侧（CMv），喙部（CMr）和尾部（CMc）扣带运动区。体感区包括布罗德曼（Brodmann）3a，3b 和 1 区（或 1 区+2 区）、S2 区、顶叶腹侧区（PV）、腹侧体感区（VS）和新提出的味觉区（G?）。听觉区包括初级听觉区（A1）、尾部听觉区（R）、听觉带（AB）和旁听觉带（PB）。后压部皮层包括颗粒回（RSg）和无颗粒回（RSag）。额叶皮层包括细粒度的额叶皮质（gFC）、腹侧（OFv）和内侧框额区（OFm）。

深入理解人类视觉系统的进化

尽管对理解灵长类的视觉系统我们已取得了很大进展，但是目前还仍处在通向完全理解人类视觉系统组织的早期阶段。我们对猩猩的视觉系统也所知甚少。灵长类进化的主要分支覆盖了一系列身体大小及脑体积大小各不相同的物种，它们以不同的方式特异化。因而，在不同种类间，甚至同一种类内，视觉系统间存在变异是一件很正常的事。旧世界猴上已发现超过 30 个视觉区域。相比于新世界猴和原猴亚目猴，这些灵长类的颞叶和顶叶视觉皮层脑区已得到了很大扩张。旧世界猴的视觉脑区很

可能要比大多（甚至全部）新世界猴都要多。毫无疑问的是，人类祖先和大猩猩的全脑体积和视觉皮层体积都得到了进一步扩张。因此视觉脑区数量也可能会随着增多，但这还有待于确定。化石研究清楚表明，在 300 万年前，我们祖先的大脑只比现代大猩猩大 600~800ml（Kaas & Preuss，2012）。我们祖先的大脑在一般组织上可能和现在非洲的猩猩很相似。

在最近 200 万年，我们祖先的大脑体积快速增长，达到了目前的大小，约为 1 400cc，但是我们对这段时间内大脑组织的结构变化仍所知甚少。通过对比人类大脑和猩猩大脑，我们可以知道的是，初级视觉皮层在绝对体积上只有少量增长，同时其相对整个新皮

质所占的比例却有很大降低。这一观察结果与以下结论相一致：随着人类的进化，包括视觉区在内的皮质区域的数量在增加。

灵长类进化中，皮层脑区数量和体积增长有显著的功能意义。皮层的功能会随其体积的改变而发生变化（Kaas，2000）。在较小的皮层区域，单个神经元会被较大范围内的刺激激活。从而，小皮层区域内的神经元可以表征更多输入，也和更多的皮层区域具有内部连接。这些连接上的差异使得小区域脑区的神经元具有更大的感受野中心和周边，进而更适合整体对比。与此相比，像初级视觉皮层 V1 这一大面积脑区，主要由神经元组成，它们则会接受更少比例的输入，因为这些神经元的树突突起较小。因而，较大的脑区更适合处理刺激的局部细节，而较小脑区则适合更广泛地整合信息。这可能正是为何人脑不只是猴脑的放大版本。V1 以及其他几个区，在脑体积变大和脑区数量增多的过程中，并没有成比例的增长。这表明，我们大脑只需要少量大面积视觉区以处理视觉场景的精细信息，而存在多个小的视觉区则可以分别用于完成不同的特异功能。人类复杂大脑的进化可能归因于基因拷贝的增加，进而分化出不同的新功能，可能包括视觉脑区数量的增加（Ohno，1970）。新的皮层区域的加入，也可以使得新增或者原有视觉脑区能够分化、特异化和介导新的功能（Kaas，1989）。

目前，我们知道人类大脑约为非洲猩猩大脑的三倍大，但对于人类大脑和猩猩大脑在结构上的差异，我们还所知甚少。组织化学和传统细胞结构方法可以帮助识别人类和大猩猩共有的核团、皮层区域（Hackett，Preuss，& Kaas，2001；Qi，Preuss，& Kaas，2007）以及这些区域的功能特征（Preuss，Qi，& Kaas，1999），甚至也有助于识别人类特有的核团和区域。从 Brodmann 开始，人类就开始确定不同灵长类皮层组织相似性和差异性。相比 Brodmann，目前我们具有更加强大的方法。最后，我们可以通过理论方法，从研究大脑体积变化的视角来理解复杂的视觉系统的进化；也可以通过大脑发展的模式以及在进化中发展如何改变来理解视觉系统的进化（Molnár，2011）。另外，对人类、大猩猩及其他灵长类视觉皮层组织化学和基因表达模式区域差异性和相似性的比较研究同样具有重要价值（Preuss et al.，2004；Takahata et al.，2012）。

参考文献

Adams, D. L., & Horton, J. C. (2003). Capricious expression of cortical columns in the primate brain. *Nature Neuroscience, 6,* 113–114.

Allman, J. M., Kaas, J. H., & Lane, R. H. (1973). The middle temporal visual area (MT) in the bushbaby (*Galago senegalensis*). *Brain Research, 57,* 197–202.

Avzevedo, F. A. C., Carvalho, L. R. B., Grinberg, L. T., Farfel, J. M., Ferretti, R. E. J., Leite, R. E. P., et al. (2009). Equal numbers of neuronal and nonneuronal cells make the human brain an isometrically scaled-up primate brain. *Journal of Comparative Neurology, 513,* 532–541. doi:10.1002/cne.21974.

Baldwin, M. K. L., & Kaas, J. H. (2012). Cortical projections to the superior colliculus in prosimian galagos (*Otolemur garnetti*). *Journal of Comparative Neurology, 520,* 2002–2020. doi:10.1002/cne.23025.

Baldwin, M. K. L., Wong, P., Reed, J. L., & Kaas, J. H. (2011). Superior colliculus connections with visual thalamus in grey squirrels (Sciurus carolinensis): Evidence for four subdivisions within the pulvinar complex. *Journal of Comparative Neurology, 519,* 1071–1094.

Bhatnagar, K. P., & Smith, T. D. (2007). The vomeronasal organ and its evolutionary loss in catarrhine primates. In J. H. Kaas & T. M. Preuss (Eds.), *Evolution of nervous systems* (Vol. 4, pp. 142–152). London: Elsevier.

Block, J. I., & Boyer, D. M. (2002). Grasping primate origins. *Science, 298,* 1606–1610.

Bosking, W. H., Zhang, Y. M., Schofield, B., & Fitzpatrick, D. (1997). Orientation selectivity and the arrangement of horizontal connections in tree shrew striate cortex. *Journal of Neuroscience, 17,* 2112–2127.

Brodmann, K. (1909). *Vergleichende Lokalisationslehre der Grosshirnrhinde.* Leipzig, Germany: Barth.

Casagrande, V. A., & Kaas, J. H. (1994). The afferent, intrinsic, and efferent connections of primary visual cortex in primates. In A. Peters & K. Rockland (Eds.), *Cerebral cortex* (Vol. 10, pp. 201–259). New York: Plenum Press.

Casagrande, V. A., Khaytin, I., & Boyd, J. (2007). The evolution of parallel visual pathways in the brains of primates. In J. H. Kaas & T. M. Preuss (Eds.), *Evolution of nervous systems* (Vol. 4, pp. 87–108). London: Elsevier.

Collins, C. E., Airey, D. C., Young, N. A., Leitch, D. B., & Kaas, J. H. (2010). Neuron densities vary across and within cortical areas in primates. *Proceedings of the National Academy of Sciences of the United States of America, 107,* 15927–15932. doi:10.1073/pnas.1010356107.

Collins, C. E., Lyon, D. C., & Kaas, J. H. (2005). Distribution across cortical areas of neurons projecting to the superior colliculus in New World monkeys. *Anatomical Record, 285A,* 619–627.

Collins, C. E., Stepniewska, I., & Kaas, J. H. (2001). Topographic patterns of V2 cortical connections in a prosimian primate (*Galago garnetti*). *Journal of Comparative Neurology, 431,* 155–167.

Corballis, M. C. (2007). Evolution of hemispheric specialization of the human brain. In J. H. Kaas & T. M. Preuss (Eds.), *Evolution of nervous systems* (Vol. 4, pp. 379–396). London: Elsevier.

de Sousa, A., & Wood, B. (2007). The hominin fossil record and the emergence of the modern human central nervous system. In J. H. Kaas & T. M. Preuss (Eds.), *Evolution of nervous systems* (Vol. 4, pp. 291–336). London: Elsevier.

Elston, G. N. (2007). Specialization of the neocortical pyramidal cell during primate evolution. In J. H. Kaas & T. M. Preuss (Eds.), *Evolution of nervous systems* (Vol. 4, pp. 191–242). London: Elsevier.

Felleman, D. J., & Van Essen, D. C. (1991). Distributed hierarchical processing in the primate cerebral cortex. *Cerebral Cortex, 1,* 1–47. doi:10.1093/cercor/1.1.1-a.

Hackett, T. A., Preuss, T. M., & Kaas, J. H. (2001). Architectonic identification of the core region in auditory cortex of macaques, chimpanzees, and humans. *Journal of Comparative Neurology, 441,* 197–222.

Hart, B. L., & Hart, L. A. (2007). Evolution of the elephant brains: A paradox between brain size and cognitive behavior. In J. H. Kaas & L. A. Krubitzer (Eds.), *Evolution of nervous systems* (Vol. 3, pp. 491–497). London: Elsevier.

Harting, J. K., Huerta, M. F., Hashikawa, T., & Van Lieshout, D. P. (1991). Projections of the mammalian superior colliculus upon the dorsal lateral geniculate nucleus: Organization of tectogeniculate pathways in nineteen species. *Journal of Comparative Neurology, 304,* 275–306.

Hendrickson, A., Djajadi, H. R., Nakamura, L., Possin, D. E., & Sajuthi, D. (2000). Nocturnal tarsier retina has both short and long/medium-wavelength cones in an unusual topography. *Journal of Comparative Neurology, 424,* 718–730.

Herculano-Houzel, S. (2011). Not all brains are made the same: New views on brain scaling in evolution. *Brain, Behavior and Evolution, 78,* 22–36.

Herculano-Houzel, S., Collins, C. E., Wong, P., & Kaas, J. H. (2007). Cellular scaling rules for primate brains. *Proceedings of the National Academy of Sciences of the United States of America, 104,* 3562–3567. doi:10.1073/pnas.0611396104.

Hubel, D. H., & Livingstone, M. S. (1987). Segregation of form, color, and stereopsis in primate area 18. *Journal of Neuroscience, 7,* 3378–3415.

Jacobs, G. H., Neitz, M., Deegan, J. F., & Neitz, J. (1996). Trichromatic colour vision in New World monkeys. *Nature, 382,* 156–158.

Jerison, H. J. (1973). *Evolution of the brain and intelligence.* New York: Academic Press.

Kaas, J. H. (1978). Organization of visual cortex in primates. In C. R. Noback (Ed.), *Sensory systems of primates* (pp. 151–179). New York: Plenum Press.

Kaas, J. H. (1989). Why does the brain have so many visual areas? *Journal of Cognitive Neuroscience, 1,* 121–135.

Kaas, J. H. (1997). Theories of visual cortex organization in primates. In K. S. Rockland, J. H. Kaas, & A. Peters (Eds.), *Cerebral cortex: Extrastriate cortex in primates* (Vol. 12, pp. 91–125). New York: Plenum Press.

Kaas, J. H. (2000). Why is brain size so important: Design problems and solutions as neocortex gets bigger or smaller. *Brain and Mind, 1,* 7–23.

Kaas, J. H. (2007). The evolution of the dorsal thalamus in mammals. In J. H. Kaas & L. A. Krubitzer (Eds.), *Evolution of nervous systems* (Vol. 3, pp. 500–516). London: Elsevier.

Kaas, J. H., & Catania, K. C. (2002). How do features of sensory representations develop? *BioEssays, 24,* 334–343.

Kaas, J. H., Gharbawie, O. A., & Stepniewska, I. (2011). The organization and evolution of dorsal stream multisensory motor pathways in primates. *Frontiers in Neuroanatomy, 5,* 1–7. doi:10.3389/fnana.2011.00034.

Kaas, J. H., Harting, J. K., & Guillery, R. W. (1974). Representation of the complete retina in the contralateral superior colliculus of some mammals. *Brain Research, 65,* 343–346.

Kaas, J. H., & Lyon, D. C. (2007). Pulvinar contributions to the dorsal and ventral streams of visual processing in pri-

mates. *Brain Research. Brain Research Reviews, 55,* 285–296.

Kaas, J. H., & Preuss, T. M. (2012). Human brain evolution. In L. R. Squire (Ed.), *Fundamental neuroscience* (4th ed.). San Diego, CA: Academic Press.

Kaschube, M., Schnabel, M., Löwel, S., Coppola, D. M., White, L. E., & Wolf, F. (2010). Universality in the evolution of orientation columns in the visual cortex. *Science, 330,* 1113–1116.

Krubitzer, L. A., & Kaas, J. H. (1990). Convergence of processing channels in the extrastriate cortex of monkeys. *Visual Neuroscience, 5,* 609–613.

Lane, R. H., Allman, J. M., Kaas, J. H., & Miezin, F. M. (1973). The visuotopic organization of the superior colliculus of the owl monkey (*Aotus trivirgatus*) and the bush baby (*Galago senegalensis*). *Brain Research, 60,* 335–349.

Lyon, D. C., & Connolly, J. D. (2012). The case for primate V3. *Proceedings. Biological Sciences, 279,* 625–633.

Lyon, D. C., Jain, N., & Kaas, J. H. (1998). Cortical connections of striate and extrastriate visual areas in tree shrews. *Journal of Comparative Neurology, 401,* 109–128.

Lyon, D. C., Jain, N., & Kaas, J. H. (2003). The visual pulvinar in tree shrews: I. Multiple subdivisions revealed through acetylcholinesterase and Cat-301 chemoarchitecture. *Journal of Comparative Neurology, 467,* 593–606.

Lyon, D. C., & Kaas, J. H. (2001). Connectional and architectonic evidence for dorsal and ventral V3, and dorsomedial area in marmoset monkeys. *Journal of Neuroscience, 21,* 249–261.

Lyon, D. C., & Kaas, J. H. (2002a). Connectional evidence for dorsal and ventral V3, and other extrastriate areas in the prosimian primate, *Galago garnetti. Brain, Behavior and Evolution, 59,* 114–129.

Lyon, D. C., & Kaas, J. H. (2002b). Evidence for a modified V3 with dorsal and ventral halves in macaque monkeys. *Neuron, 33,* 453–461.

Lyon, D. C., & Kaas, J. H. (2002c). Evidence from V1 connections for both dorsal and ventral subdivisions of V3 in three species of New World monkeys. *Journal of Comparative Neurology, 449,* 281–297.

Lyon, D. C., Xu, X., Casagrande, V. A., Stefansic, J. D., Shima, D., & Kaas, J. H. (2002). Optical imaging reveals retinotopic organization of dorsal V3 in New World owl monkeys. *Proceedings of the National Academy of Sciences of the United States of America, 99,* 15735–15742. doi:10.1073/pnas.242600699.

Meredith, R. W., Janecka, J. E., Gatesy, J., Ryder, O. A., & Fisher, C. A. (2011). Impacts of the cretaceous terrestrial revolution and KPg extinction on mammal diversification. *Science, 334,* 521–524.

Molnár, Z. (2011). Evolution of cerebral cortical development. *Brain, Behavior and Evolution, 78,* 94–107.

Ohno, S. (1970). *Evolution of gene duplication.* New York: Springer.

Orban, G. A., Claeys, K., Nelissen, K., Smans, R., Sunaert, S., Todd, J. T., et al. (2006). Mapping the parietal cortex of human and non-human primates. *Neuropsychologia, 44,* 2647–2667. doi:10.1016/j.neuropsychologia.2005.11.001.

Pettigrew, J. P. (1986). Flying primates? Megabats have the advanced pathway from eye to midbrain. *Science, 231,* 1304–1306.

Pettigrew, J. P., Jamieson, B. G. M., Robson, S. K., Hall, L. S., McNally, K. I., & Cooper, H. M. (1989). Phylogenetic relations between microbats, megabats and primates. *Philosophical Transactions of the Royal Society of London. Series B, Biological Sciences, 325,* 489–559.

Preuss, T. M. (2007). Primate brain evolution in phylogenetic context. In J. H. Kaas & T. M. Preuss (Eds.), *Evolution of nervous systems* (Vol. 4, pp. 1–34). Oxford: Elsevier.

Preuss, T. M., Beck, P. D., & Kaas, J. H. (1993). Areal, modular, and connectional organization of visual cortex in a prosimian primate, the slow loris (*Nycticebus coucang*). *Brain, Behavior and Evolution, 42*, 321–335.

Preuss, T. M., Cáceres, M., Oldham, M. C., & Geschwind, D. H. (2004). Human brain evolution: Insights from microarrays. *Nature Reviews. Genetics, 5*, 850–860.

Preuss, T. M., & Kaas, J. H. (1996). Cytochrome oxidase 'blobs' and other characteristics of primary visual cortex in a lemuroid primate, *Cheirogaleus medius. Brain, Behavior and Evolution, 47*, 103–112.

Preuss, T. M., Qi, H., & Kaas, J. H. (1999). Distinctive compartmental organization of human primary visual cortex. *Proceedings of the National Academy of Sciences of the United States of America, 96*, 11601–11606. doi:10.1073/pnas.96.20.11601.

Qi, H. X., Preuss, T. M., & Kaas, J. H. (2007). Somatosensory areas of the cerebral cortex: Architectonic characteristics and modular organization. In E. Gardner & J. H. Kaas (Eds.), *The senses: A comprehensive reference* (Vol. 6, pp. 143–169). London: Elsevier.

Roe, A. W. (2004). Modular complexity of area V2 in the macaque monkey. In J. H. Kaas & C. E. Collins (Eds.), *The primate visual system* (pp. 109–138). Boca Raton, FL: CRC Press.

Rosa, M. G. P., Casagrande, V. A., Preuss, T., & Kaas, J. H. (1997). Visual field representation in striate and prostriate cortices of a prosimian primate (*Galago garnetti*). *Journal of Neurophysiology, 77*, 3193–3217.

Rosa, M. G. P., & Krubitzer, L. A. (1999). The evolution of visual cortex: Where is V2? *Trends in Neurosciences, 22*, 242–248.

Ross, C. F., & Martin, R. D. (2007). The role of vision in the origin and evolution of primates. In J. H. Kaas & T. M. Preuss (Eds.), *Evolution of nervous systems* (Vol. 4, pp. 59–78). London: Elsevier.

Sesma, M. A., Casagrande, V. A., & Kaas, J. H. (1984). Cortical connections of area 17 in tree shrews. *Journal of Comparative Neurology, 230*, 337–351.

Sherwood, C. C., & Hof, P. R. (2007). The evolution of neuron types and cortical histology in apes and humans. In J. H.

Kaas & T. M. Preuss (Eds.), *Evolution of nervous systems* (Vol. 4, pp. 355–378). London: Elsevier.

Sincich, L. C., Park, K. F., Wohlgemuth, M. J., & Horton, J. C. (2004). Bypassing V1: A direct geniculate input to area MT. *Nature Neuroscience, 7*, 1123–1128.

Skoglund, P., & Jakobsson, M. (2011). Archaic human ancestry in East Asia. *Proceedings of the National Academy of Sciences of the United States of America, 108*, 18301–18306. doi:10.1073/pnas.1108181108.

Stepniewska, I., Qi, H. X., & Kaas, J. H. (1999). Do superior colliculus projection zones in the inferior pulvinar project to MT in primates? *European Journal of Neuroscience, 11*, 469–480.

Takahata, T., Shukla, R., Yamamori, T., & Kaas, J. H. (2012). Differential expression patterns of striate cortex enriched genes among Old World, New World, and prosimian primates. Cerebral Cortex 22, 2313-2321.

Thiele, A., Vogelsang, M., & Hoffman, K. P. (1991). Pattern of retinotectal projection in the megachiropteran bat (*Rousettus aegyptiacus*). *Journal of Comparative Neurology, 314*, 671–683.

Tigges, M., & Tigges, J. (1970). The retinofugal fibers and their terminal nuclei in *Galago crassicaudatus. Journal of Comparative Neurology, 138*, 87–102.

Weller, R. E., & Kaas, J. H. (1989). Parameters affecting the loss of ganglion cells of the retina following ablations of striate cortex in primates. *Visual Neuroscience, 3*, 327–349.

Whishaw, I. Q. (2003). Did a change in sensory control of skilled movements stimulate the evolution of the primate frontal cortex? *Behavioural Brain Research, 146*, 31–41.

White, A. J., Wilder, H. D., Goodchild, A. K., Secfton, A. J., & Martin, P. R. (1998). Segregation of receptive field properties in the lateral geniculate nucleus of a New World monkey, the marmoset *Callithrix jacchus. Journal of Neurophysiology, 80*, 2063–2076.

Wikler, K. C., & Rakic, P. (1990). Distribution of photoreceptor subtypes in the retina of diurnal and nocturnal primates. *Journal of Neuroscience, 10*, 3390–3401.

Wong, P., Collins, C. E., Baldwin, M. K., & Kaas, J. H. (2009). Cortical connections of the visual pulvinar complex in prosimian galagos (*Otolemur garnetti*). *Journal of Comparative Neurology, 517*, 493–511.

第 87 章　自然场景统计和皮层表征

Bruno A. Olshausen, Michael S. Lewicki

过去 50 年间,视觉神经科学一直致力于刻画神经元如何对形状、纹理、颜色和运动这些特定刺激属性进行反应。尽管这种方法已揭示了视觉神经编码中一系列重要而又有趣的现象,然而我们仍然不知道,当这些属性出现在动态、自然的场景中,神经元群如何表征它们。大多视觉神经科学研究中,刺激的属性在初始就已指定好,而在自然场景中,具体是什么构成了"刺激"却远非这么明显。大多神经科学采用的是还原论方法,但视觉是一个整体过程,基于复杂的自然场景对视觉编码进行研究十分重要。

比如,考虑一个简单的例子:一块木头放置于布满石块的背景上。绝大多数观察者都可以毫不费力地识别出木头的边界,并理解图像中木头和石块的关系。然而,对初级视觉皮层(V1)神经元而言,事情却远非那么清楚,因为它们只能接受小片局部图像的刺激输入,而无法看到整体图像。V1 神经元仅对图像局部边界的朝向敏感,因而常被称为朝向选择神经元。图 87.1 右图显示了一组 V1 神经元模型对左图局部的反应模式。可以看到,V1 神经元检测到的边界位置和朝向与真实的木头边界(灰实线)并没有很好的对应性。就是说,V1 神经元会对图像中前景和背景中具有不同位置和方向的信号结构有反应,但这种反应和物体边界并没有关系。因此,仅通过测量图像中的局部朝向对比,无法给我们一个直接的、有关物体形状的测量。显然,边界、形状这些信息的提取涉及更复杂的处理,对自然场景加工更是如此。

不幸的是,关于我们是如何看见这个世界的内省,这对我们研究视觉机制的帮助很小。实际上,数十年来工程师尝试构建人工视觉系统,得到了相同的结论:基于边缘和轮廓这类基本元素来定义特征,本质上是一个病态问题,因为它严重依赖于背景和高层知识。即便是定义对比度这个看起来非常基础的刺激特征也一样困难,因为它是一个相对度量,其定义依赖于指定一个基线区域去测量局部亮度。显然,如何合适地在自然场景上定义对比度没有唯一答案。

正如 100 年前 Helmhotz 明智地观察到的那样,知觉是一种"无意识的推断"过程。推断世界的属性依赖于对数据(图像)和(关于世界的)先验知识的结合。进而,一个显然的问题是,这种先验知识是如何获得?又是如何在视觉皮层中实现的呢?为回答这个问题,必须有一个数学模型来描述出现在自然场景中的丰富的结构及可变性。视觉系统不仅需要描述简单的特征(如边缘),还必须描述自然场景中出现的其他诸多结构,这些结构很可能和我们意识到的东西不一样。换句话说,在理解神经元如何表征和利用这类信息前,我们需要了解自然场景中的结构和对它们进行建模的不同方法。我们把刻画从边缘到纹理,再至阴影等广泛结构的方法,统称为自然场景统计。

本章将对近几十年自然场景统计建模研究及自然场景统计与皮层表征间关系的相关研究进行综述。需要强调的是,这些模型大多基于自然场景图像,而不是基于物理场景本身。潜在的假设是,神经系统最

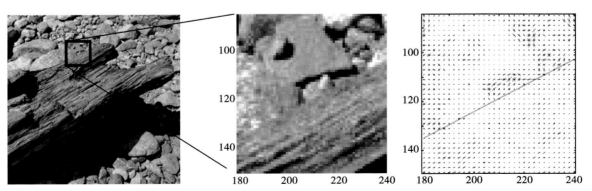

图 87.1　自然场景中构成特征或"刺激"的要素远非显而易见。右图显示了假设的 V1 神经元阵列(四种不同朝向的 Gabor 滤波器)如何响应左图一个小区域。图中每个线段长度代表感受野在对应位置且对该线段朝向敏感的神经元的反应幅度。可见,简单测量朝向对比度对我们了解自然场景中的感兴趣结构的帮助非常小。

终可以从输入统计信息（即感知为图像）中学习世界模型。我们将集中讨论那些可能和神经机制直接有关，以及可能使用神经生理实验检验的模型。很多探索自然场景统计和心理物理测量之间联系的工作并没有包含在这里，比如对比敏感性（Bex, Solomon, & Dakin, 2009）、颜色敏感性（Yoonessi& Kingdom, 2008）、轮廓检测（Geisler et al., 2001）、深度知觉（Burge et al., 2010）。关于这些内容，读者可参考 Geisler（2008），书中对这些工作进行了精彩的讨论；读者也可以参考另一个出色的有关自然场景统计和图像编码的书籍（Hyvrinen, Hurri, and Hoyer, 2009）。

我们将首先介绍高效编码理论，高效编码理论是很多自然场景统计工作的基础。然后，我们将讨论稀疏表征、层次表征的理论，以及它们和皮质神经元响应特性的关系。

高效编码

正如眼睛被进化出来对自然界进行成像，神经环路被进化出来处理图像。对眼睛而言，很多因素决定了其成像质量和其对环境的自适应性（Land & Nilsson, 2012）。每种动物都需要在各自不同的环境约束下，进化出可以帮助其更好生存的技能。对视觉而言，进化需要在环境约束和光学性能上寻找最优平衡点。从而，进化相当于在自适应空间中寻求相对稳定的局部最优点。那么，如果动物的环境和行为需求是已知的，我们就可以从光学定律和系统物理约束两个方面来对其神经信息处理系统进行理论解释。这种基本理论方法可以用于视觉信息处理：如果我们理解自然视觉环境，动物的行为需求，和视觉信息处理的基本定律，我们就可以对视觉处理和表征提供理论解释。

高效编码的目标是利用尽量少的物理和代谢资源来表征尽量多的视觉相关信息。显然，什么构成了相关信息，对哺乳动物而言并非一成不变，而和其具体任务相关。因为大多数动物都会执行大量不同任务，从最简单的瞳孔反射到复杂的视觉场景分析。然而，我们可以通过选择那些在适当的约束和相关视觉刺激下，可以获得最优解的计算问题来进行研究。这时，对已选问题的答案就构成了神经系统的一个理论预测，可为我们提供一个可证伪的模型。下文描述的方法中，大多假设早期视觉系统的目标是形成一个可用于各种任务的通用表征。从而，其目标是尽量完整的保留场景中的信息。接下来，除编码外，我还将从恢复场景抽象属性的角度详细解释这种理论方法。

冗余减少和白化理论

Attneave（1954）首次指出在图像的统计属性和视觉感知的某些方面可能存在着某种联系。接下来，Barlow（1961, 1989）基于数学和神经生物名词对这个概念进行了具体化。基于冗余减少准则，他提出一种知觉神经系统自组织的策略：在对外部刺激进行编码时，神经元应该尽量降低它们活动间的统计依赖性。Barlow 认为这种表征策略将会更加有效地利用神经资源，因为在传递信息时它们不需要在不同的神经元重复表征相同的信息。

首个定量验证冗余减少理论的实验来自 Simon Laughlin 和 M. V. Srinivasan 的研究，他们测量了苍蝇所在自然视觉环境中图像像素的直方图和图像像素的空间相关，并用这些信息去定量预测其视觉系统早期神经元的反应属性（Laughlin, 1981; Srinivasan, Laughlin, & Dubs, 1982）。他们发现苍蝇眼睛中的双极细胞的对比反应函数会对输入图像进行直方图均衡（使所有输出值等可能），神经元间的侧抑制负责去除不同神经元对自然场景反应间的相关，从而验证了冗余减少理论的两个预测。

10 年后，基于空间和时间上自然图像功率谱的白化，Atick 和 Redlich（1992），van Hateren（1992, 1993）进一步提出一种视网膜编码理论。由于 Field（1987）已经发现自然场景具有 $1/f^2$ 功率谱特性，他们认为最优的去自相关滤波器能白化功率谱（让功率谱更平，更均匀）。由于信号幅度（功率的平方根）以 $1/f$ 的速率下降，为了使得视网膜输出信号具有平坦的功率谱，最优白化滤波器的转移函数只需简单地随着频率线性增长。一个低通滤波器被用来和白化滤波器组合使用，低通滤波器可以滤掉高频的空间噪声。对组合滤波器进行傅立叶逆变换，并假设零相位，从而会使得空间滤波器在性质上非常像视网膜神经节细胞和外膝体神经元的中心-外周的感受野。这个理论在时空上的扩展，已经在猫的外膝体神经元上进行了验证，结果证明猫的外膝状体神经元对自然电影视频的反应为噪声（Dan, Atick, & Reid, 1996）。重要的是，检测这个理论需要自然场景或其他拥有相同时空相关的刺激，而不只是简单的白噪声。

稳健编码

尽管冗余减小在知觉编码中起着核心作用，但它并不是全部，因为冗余本身是对抗噪声必不可少的手段（Atick & xRedlich, 1990; Barlow, 2001; Ruderman, 1994）。在外周视觉系统，存在多种来源的噪声和不确定性。光学导致的模糊，感光细胞工作中光电转换噪声是其中两个噪声源，但另一个更大的限制因素是神经元只能以有限的精度传递信息：据估计神经元传递信息的速度是 1~2 比特每个电脉冲（Borst & Theunissen, 1999）。神经编码中缺少冗余，场景结构的信息将很容易被噪声淹没，从而消失。

Doi 和 Lewicki（2007）基于稳健编码框架，综合使用噪声单元、感觉噪声和光学模糊，设计了一种视网膜编码模型。通过平衡优化冗余和效率，该模型可以使学到的编码具有最小化刺激重建均方误差。不像早前基于功率谱的方法，这个模型可以有任意数量的编码单元，能精确的预测中央凹和外周视觉的感受野结构和感受野对噪声的适应性，尽管中央凹和外周视野具有非常不同的结构。中央凹中感光细胞和神经节细胞的比例接近 1:1（综合 ON 和 OFF 通道），而在外周视野，这个比例则超过 20:1。最优的稳健编码可以分解成传统的维纳滤波器和一个对高斯噪声通道最优的编码器，前者最优的补偿输入中的噪声和变形，而后者则近似于一群有限容量的神经元。

通过冗余减小和稳健方法得到的最优编码并非唯一，它会产生一组具有等价性能（例如信息传送效率或重建均方误差）的方案（e.g., Atick & Redlich, 1992; Doi & Lewicki, 2007）。比如，为解释视网膜神经节细胞的中央-外周结构，就有必要添加额外的约束，比如权重的代价（Vincent & Baddeley, 2003）。这样做可以看作一个更加一般化的冗余减小准则，因为存在很多其他因素影响着神经元集群编码的结构和整体代谢效率（Balasubramanian, Kimber, & Berry, 2001; Laughlin, 2001; Tkacik et al., 2010）。最近，通过最小化电脉冲代谢代价和自适应非线性神经反应函数来最大信息传输，生物上更加精确的模型已经可以预测视网膜神经节细胞的 ON 和 OFF 的中心-外周结构（Karklin & Simoncelli, 2011）。

高效编码以外的理论

尽管冗余减小和鲁棒编码的原则在解释视网膜神经元反应属性上取得了一些进展，但看起来皮层还使用了其他不同的方法。视网膜和皮层的一个重要的区别是视网膜有严格的结构约束：视神经限制了离开眼睛的轴突纤维数量。接近 700 万视锥细胞（至少是杆状细胞的 10 倍）投射到 150 万的神经节细胞上，冗余降低显然是一个可以最大利用视神经有限资源

的合理编码策略。与此相反，初级视觉皮层通过使用比输入更多的神经元，扩展了来自外侧膝状体的图像表征。单单在猕猴初级视觉皮层的第四层，星形细胞对外膝体输入纤维的比例已经是 100:1，在中央凹这个比例还会更高（Barlow, 1981）。那么，这种使用额外更多的神经资源，能带来哪些好处呢？

首先必须认识到的是，知觉表征的目的是去模型图像中冗余背后的原因，而不是去减少它（Barlow, 2001）。我们真正需要的是一个有意义的，可以捕捉到图像因果属性的表征（在该环境中图像中有什么）。其次，冗余减小提供了一个图像概率模型，但仅当世界可以描述为有意义的统计独立的因素，模型才合理。尽管视觉世界的一些方面可以很好地以独立因素来进行描述（例如，表面反射独立于光照强度），但更多方面无法使用这一框架来描述（例如身体部分既可以独立的运动，又可以一起协调来完成特定工作）。因此，为了理解皮层是如何形成场景结构的有用描述，我们必须求助于冗余减小之外的准则，这些准则已经超出了高效编码的框架，可以帮助我们推断图像中潜在的原因。

稀疏，分布式表征

1972 年，Horace Barlow 提出了第二个理论假设，称为知觉的神经元学说。该学说提出神经表征是为了使用尽量少的神经元来描述感觉刺激，同时和自然刺激中的统计量相匹配（Barlow, 1972）。自此以后，基于该思想，很多研究人员已经开发了定量模型来解释皮层神经元的反应。这里，我们描述这种方法的理论动机、已开发出的模型及它们的解释，还有他们和初级视觉皮层神经元反应属性的联系。

稀疏表征理论

一种潜在的，可以获得感觉信息有意义表征的方法是去寻找一个办法来对输入进行组合，从而使得任何时刻的世界都可以使用少量事件来描述。对神经表征，这意味着神经活动能分布在少部分神经元上，形成分布式表征。这种表征把图像中的高阶冗余（不同像素间的复杂依赖）转化为每个神经元上的简单的一阶冗余（Field, 1994）。每个神经元的活动是冗余的，且神经元大多时间不激活。但只要这种编码可以为图像提供一个有意义的描述，他就会比密集表征更有用途。在密集表征中，所有的冗余均已经去除。

考虑一个简单的例子，一个图像的局部区域中包

含特定朝向的边缘（见图87.2）。视网膜和外膝体为了完整表征沿着边缘长度的明度变化，需要激活很多具有环形对称感受野的神经元。然而，一组具有拉长感受野的皮层神经元可以使用更少的神经元（那些朝向和位置和边缘对齐的神经元）来表征这个结构，因为这些神经元的感受野和边缘更匹配。要指出的是，尽管这种方式在描述边缘元素时，并没有获得什么额外收获（或者说没有信息收益），但描述更加显式。

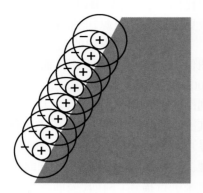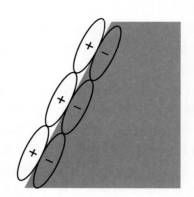

图87.2　边缘的稀疏表征。对环状对称感受野神经元，需要很多神经元一起才能表征边缘结构（左图）。与之相比，瘦长感受野的神经元则需要更少神经元来完成表征，因为瘦长神经元可以很好地匹配图像的边缘结构（右图）。

图像的所有信息均出现在感光细胞上，但不以一种易于获取或对行为表现有用的方式（除了控制瞳孔反射这一行为）。对行为有直接帮助的表征，需要显式的提取和表示和行为相关的环境信息。对于视觉而言，这需要单个皮层神经元传达更多有关场景内容的信息（比如，是否出现边缘或朝向），而不是像视网膜和神经节细胞那样。尽管诸如边缘之类的信息离直接驱动或帮助行为还有很大距离，但这是从场景图像中抽取结构的第一步。稀疏表征有时候会被错误地归类为祖母细胞或其他赢家通吃方案。祖母细胞表征需要大量的神经元来表征外界多样的输入模式，因为 N 个神经元只能表征 N 个输入模式。而这里我们说的稀疏分布式表征中，表征任何一个刺激时，依然多个需要神经元参与。从而显著提高表征容量，因为 N 个神经元中，如果只有稀疏 K 个神经元激活，理论上将能表征 N! /k! （N－k)! 个输入模式（Foldiak & Young, 1995）。

初级视觉皮层（V1）的稀疏编码模型

Field 在 1987 年发表了首个有关稀疏编码准则和视觉皮层朝向感受野之间关系的定量研究。他把朝向感受野建模为 Gabor 函数（最早由 Marcelja1980，和 Daugman 1985 提出），进而研究它们在多种自然刺激图片下反应强度的直方图。通过变换 Gabor 函数的参数（空间频率和纵横比），他发现，当用最少神经元来最大限度地表示激活时，Gabor 函数的参数和在真实皮层神经元上测到的基本一致（空间带宽为 1 octave，

纵横比为 1.3）。换句话说，V1 简单细胞感受野很适合于对自然图像进行稀疏表征。

Olshausen and Field（1996）在此基础上更近了一步，通过使用非参数模型，对感受野的形状不加任何假设，他们通过最大表征稀疏性来让一组神经元对自然图像的统计量自适应。不把表征表示为一组滤波器输出，他们把这个问题构造为一个线性产生式模型：

$$I(\vec{x}') = \sum_i a_i \phi_i(\vec{x}') + \varepsilon(\vec{x}'), \qquad (87.1)$$

其中 $I(\vec{x}')$ 表示图像中一小片矩形范围中的强度分布；$\phi_i(\vec{x}')$ 表示一组基函数或字典元素，定义在和图像相同的空间阈上；a_i 表示这个字典在描述图像中的需要程度（或权重）。$\varepsilon(\vec{x}')$ 是残差项可以用来解释模型无法描述的结构。$\vec{x}'$ 表示图像中的二维位置。从而，该模型中 a_i 相当于用于表征图像 $I(\vec{x}')$ 的神经元的激活。他们通过对能量函数最小化来求解该模型。该能量函数由重建误差的平方加一个对系数的惩罚项构成：

$$E = \sum_{\vec{x}'} \left[I(\vec{x}') \sum_i a_i \phi_i(\vec{x}') \right]^2 + \lambda \sum C(a_i) \quad (87.2)$$

其中 C 是一个用于鼓励稀疏性的代价函数（通常设定为绝对值函数），λ 控制稀疏性和重建误差的比重。当基函数的数量和图像像素的数量相等，且不带噪声项时，模型等价于独立成分分析（Bell & Sejnowski, 1995；Olshausen & Field, 1997）。

能量最小化可以通过一个由积分器、阈限单元和

侧抑制的神经环路完成（类似于 Hopfield 网络）（Hopfield，1984；Rozell et al.，2008）。进而可以通过随机梯度下降学习基函数，它相当于训练神经环路的输入-输出间呈现类似 Hebb 法则的关系。当然也可以使用其他方法来求解该模型（具体请参考 Foldiak，1990，Rehn & Sommer，2007，and Zylberberg，Murphy，& DeWeese，2011）。

使用从自然图像中提取到的上百万张小块图像训练该模型，结果表明基函数具有空间局部性、朝向性和带通性（对不同尺度的图像结构敏感），如图 87.3 所示。考察这些感受野的傅里叶频谱，发现它们的带宽为 1.5 octav，朝向带宽为 30~40 度，同样非常类似于初级视觉皮层简单神经元的空间属性。然而，需要

注意的是，直接对比基函数和感受野是个比较复杂的问题，因为在模型中神经元的激活表示的是一个基函数在表征中出现的权重，而感受野经常是指一个神经元在计算输出时对输入的空间权重。两者只有在基函数是正交时才等价，而这里基函数显然不正交。然而，在这个模型的神经环路实现中，前馈通过图像和基函数的内积驱动每个神经元，类似于感受野。此外，当基于单像素刺激，画出模型中一个单元对应的基函数时，发现它非常像基函数（Olshausen & Field，1996，figure 4b）。其他基于感受野或滤波器的模型也可以获得类似结果（Bell & Sejnowski，1997；Osindero，Welling，& Hinton，2006；van Hateren & van der Schaaf，1998）。

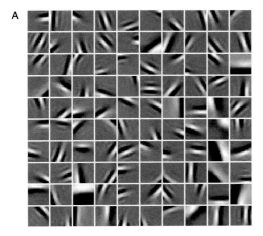

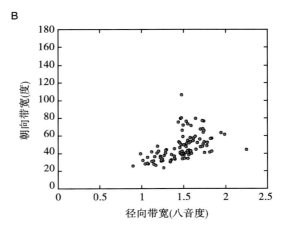

图 87.3 （A）从自然图像中学到的基函数[①]。（B）所得基函数的空间频率带宽和朝向带宽的散点图。本图取自 Olshausen，Cadieu，& Warland，2009。

理想上，我们不仅要比较单个基函数的形状，还要比较整个神经元群体是如何铺满位置、朝向和空频的联合空间。然而，为了进行这些比较，需要记录 V1 中一个皮层柱内的所有神经元。通过分析当前已获得的中央凹周围神经元的信号记录，可以发现相比于模型，更多的中央凹神经元受空间低频调谐（DeValois，Albrecht，& Thorell，1982；Parker & Hawken，1988；van Hateren & van der Schaaf，1998）。尽管模型并没有对系数幅度的精度加任何阈限，但是真实神经元对信息的编码确有一个精度限制。在考虑这些生物约束后，空间低频偏向将可以解释为自然场景中的低频比高频具有更高的信噪比（Doi & Lewicki，2005）。

需要指出的是，这种关于图像的线性模型不可能捕捉到自然场景中所包含的全部结构。一个重要原因是，图像的真实原因（即光从物体表面的反射）和物体遮挡在图像上是高度非线性混合的（Ruderman，1997；同时请参考本书第 88 章）。当引入非线性，模型

的解是否受影响，是否和 V1 的反应属性依然一致，仍然值得进一步研究。当前，已经有些工作对此进行了尝试 Lücke et al.（2009）和 Le Roux et al.（2011）。

过表征

输出数量和输入数量相等的表征称为全表征。一般而言，全表征可以是完整、无损失的表征输入。然而，如果我们的目标是发现和表征输入中的结构，则没理由这么做。实际上，信号和图像分析中的很多工作已经证明了过表征的重要性。顾名思义，过表征中输出的数量大于输入数量，从而输出可以对输入图像中更多的结构进行编码（Chen，Donoho，& Saunders，2001；Lewicki & Olshausen，1999；Mallat & Zhang，1993；Simoncelli et al.，1992）。

Rehn and Sommer（2007）通过直接约束系数非负构建了一个硬稀疏性编码模型。他们发现，当输出表征数量是输入数量三倍以上时，训练得到的基函数会

呈现多样性。除了局部的朝向函数，模型发现了无朝向的环形对称函数及具有震荡的栅格函数。有趣的是，这些和已发现的 V1 感受野的多样性非常一致。另一项研究系统探索了提高稀疏性或过表征程度（最大 10 倍）的效果，发现当过表征程度增加时可以得到相似的、多样的基函数（Olshausen，Cadieu，& Warland，2009）。

如上文所述，V1 皮层的第 4 层包含的神经元数量是从外侧膝状体输入纤维数量的 100 倍。因此，当前模型所探索的范围还远低于真实神经生物范围。那么这些额外维度的作用是什么呢？其中一些维度显然和其他刺激维度相关，比如时间、颜色和视差。

时间、颜色、立体视觉的稀疏编码

当观察者在世界中移动时，视网膜图像不是静态的，而是随着时间连续变化的。可以扩展稀疏编码模型来描述这种动态结构。Van Hateren and Ruderman（1998）通过简单把时间作为一个额外的维度，让模型去学习 x、y、t 构成的立方图像，从而使稀疏模型可以学习图像中的动态结构。学习到的基函数既具有空间特性，又呈现出在垂直朝向方向上以不同速率移动的特性，从而表达了图像中的移动结构。这种简单的时空立方体的模型方案，一大不足是立方体中，空间成分需要在每个时间点上进行复制。Olshausen（2002，2003）使用一个卷积模型来处理时间域，基函数可以用于任何时间点。学到的函数性质上和组块 ICA 得到的结果非常相似，但需要的编码单元却少很多。学到的基函数至少具有类似 V1 感受野时空不可分的性质（DeAngelis，Ohzawa，& Freeman，1995）。然而，还需要在可以代表视网膜时空结构的移动刺激数据上进一步定量比较和验证。

稀疏编码模型还被扩展用来描述空间颜色结构和立体视觉中的视差。Wachtler，Lee，and Sejnowski（2001）在超谱图像上训练 ICA 模型，发现颜色感受野为空间低频基函数，而高频基函数仅编码亮度。Hoyer and Hyvärinen（2000）通过在 RGB 训练模型，得到了相似的结果。Doi et al.（2003）基于一个真实的视锥嵌合体得到了同样的结论。Johnson，Kingdom，and Baker（2005）通过研究亮度和颜色拮抗通道间的相关，分析了自然场景中的空间颜色结构。他们的结果表明粗粒度颜色信息的变化和精细尺度纹理信息的变化相关，但神经编码如何实现这种高阶结构还有待探索。

Hoyer and Hyvärinen（2000）在自然场景立体图像上训练 ICA 模型，得到一组双眼神经元，这组神经元具有一系列单眼优势，同时和已观察到的视差调谐曲线非常一致，比如兴奋调谐、抑制调谐、远近调谐等。然而，对模型输出和真实神经元反应属性进行定量比较还需要收集 3D 环境中具有代表性的立体图像来对模型进行训练。

稀疏编码可以浮现非经典感受野

稀疏编码模型不仅可以解释经典感受野的属性，还可以对自然图像加工中出现的非线性及神经元间的交互进行预测。正如前文所述，每个神经元的输出是通过最小化能量函数（公式 87.2）训练得到。这种最小化的结果是一个从输入图像 $I(\vec{x})$ 到神经反应 a_i 的非线性映射。因此尽管图像模型本身呈现线性，图像编码却是非线性的。非线性的本质是每个输出单元均受到其近邻单元的交互抑制（这些单元和感受野重合）（Olshausen & Field，1997；Rozell et al.，2008）。特别地，神经元的反应要比简单计算基函数和图像间的内积要稀疏很多。换句话说，反应被修剪和稀疏化了，只有那些对图像结构进行最佳描述的神经元才会激活。在该模型的概率版本中，这种现象被称为解释消除（Hinton & Ghahramani，1997；see also chapter 88）。

Zhuand Rozell（2010）和 Lee et al.（2007）通过仿真发现稀疏化的非线性可以解释在 V1 神经元观察到的很多非经典感受野属性，比如短点停止、对比不变的朝向调谐和朝向特异的环绕抑制。重要的是，这些效应不是在建模时加进去的，而是经由产生式模型，通过适应自然图像的结构，而自动浮现的。其他一些研究人员从预测编码的角度对自然场景统计量也进行了研究，详细可参考，Schwartz & Simoncelli，2001，and Karklin & Lewicki，2009，Rao & Ballard，1999，and Spratling，2010。

Vinje 和 Gallant（2000，2002）的实验结果同样支持稀疏编码理论。他们对清醒猴自由观看自然图像序列时 V1 神经元的反应进行了记录，发现当神经元获得经典感受野周围越来越多的环境信息时，它们的反应强度会变得越来越稀疏。在稀疏模型中，这是因为不同神经在描述图像时相互间的竞争的后果。当缺少足够环境信息时，使用哪个基函数可以更好地描述图像结构是不确定的，所以神经元反应类似于图像的线性加权。根据层次图模型的解释消除机制，这个效应也可能是由于高级视觉皮层 top-down 的影响（Lewicki & Sejnowski，1997；详见第 88 章）。

群组依赖建模

当用概率图模型对稀疏编码模型进行重新表示时,系数的代价函数对应于稀疏性或独立性的先验(Olshausen & Field,1997)。经自然图像训练出的模型,系数呈现出稀疏性,但统计上并不独立(Bethge,2006)。一系列原因决定系数间会包含统计依赖。其中一个原因是对比的共变会导致近邻基函数系数幅度间存在相关(Simoncelli & Buccigrossi,1997)。另一个原因是,图像中存在轮廓和其他更大范围的结构,简单基函数无法刻画这些结构。比如,Geisler et al.(2001)和Sigman et al.(2001)研究表明自然风景中的同现统计量遵循一个共环形模式,其范围远超经典朝向感受野的范围。

如果这些依赖存在,皮层会怎么做?根据冗余减小原则,依赖会被消除。Schwartz和Simoncelli(2001)尝试了这一方法,他们提出可以用从自然场景统计中得到的除性标准化方法来去除不同朝向单元间的依赖。结论表明,模型可以很好地解释空频栅格刺激下V1中的上下文效应。另一种办法是使用伊辛或马尔科夫随机场来捕捉这种依赖。这些模型使用一个非

因子先验,先验中包含一个用于约束系数幅度的神经元间的耦合项。因此,对自然图像显示出激活依赖的神经元间将会学到一个促进连接。这种促进交互和大量心理物理研究(Field,Hayes,& Hess,1993;Polat & Sagi,1993)及生理研究(Kapadia,Westheimer,& Gilbert,2000)结果吻合。很多轮廓集成计算模型也采用了相似的机制(Parent & Zucker,1989;Ullman & Sha'ashua,1988;Yen & Finkel,1998)。

另一个导致系数间统计依赖的因素是稀疏编码的基函数需要协作来插值那些连续变化的结构。比如,如果只有有限个离散的基函数,将不足以匹配对出现在不同位置的连续边缘(每个边缘,每个位置)。因此,两个或者多个基函数必须加在一起才能描述出现在它们间的刺激(图87.4A,B)。这类依赖存在的显著特征是位置、朝向和尺度基函数的系数值会呈现环形对称分布,从而区别于呈现星形分布的统计独立的稀疏变量(Zetzsche,Krieger,& Wegmann,1999)(图87.4C)。在时间域,这些依赖将会导致系数幅度呈现时间相关或活动包络线的泡沫行为(Hyvärinen,Hurri,& Väyrynen,2003)。同样形状的依赖也可能简单来源于共同的对比波动。

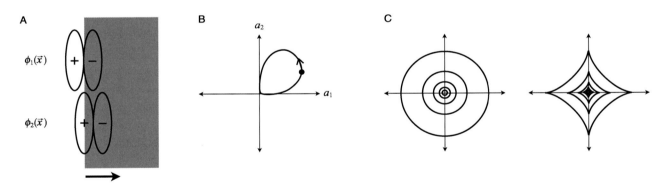

图87.4　系数间的统计依赖来自对出现在不同位置上同一连续对象的插值。(A)一个边缘在两个位于不同位置垂直基函数上连续运动(为避免遮挡,基函数在垂直方向进行了移位)。(B)在系数的联合空间,边缘的运动呈现出弧状轨迹。点对应边缘当前位置。(C)当对很多对比、极角和边缘类型(线 vs. 边缘)进行平均后,系数的分布呈现环状对称,但不稀疏(峰值在0处,具有厚尾)。这与由两个统计独立变量得到的星形分布很不同(右图)。

一个用于模型这类依赖的方法是把相关的基函数组合在一起,使它们的系数具有一个共同的幅度成分:

$$a_{ij} = \sigma_i u_{ij}$$

其中 i 表示所在组,j 表示组中对应的元素。组幅度 $\sigma_i \geq 0$ 被约束为稀疏和独立,但并没有对组内系数进行稀疏约束。基于这个方法,Wainwright,Simoncelli,和Willsky(2001)利用高斯尺度混合来对小波系数间的统计依赖建模(u_{ij}服从高斯分布,σ_i服从厚尾分布)。Hyvärinen和Hoyer(2000)使用这个方法对ICA

模型进行了改进,称之为子空间ICA,基函数被分解为非重叠的大小为2、4或8的组或子空间。经自然图像训练后,每个组学到了一组类似于复杂细胞的基函数,它们具有相似朝向,但位置或相位则不同,而组幅度 σ_i 显示出相位和偏移的不变性。

其他研究者进一步发展了这个想法,通过把具有拓扑关系,相互重叠的组投射到二维上,可视化整个神经元群对应的基函数(Garrigues & Olshausen,2010;Gregor & LeCun,2010;Hyvärinen,Hoyer,& Inki,2001;Osindero,Welling,& Hinton,2006)。结果表明,二维投

射图非常像 V1 朝向图和非朝向的 blob 图。然而,需要注意的是,所有这些模型的组结构是固定的,只有基函数可被学习来适应这个结构。Hyvärinen 和 Köster(2007)对组的大小进行了探索,发现 16~32 个基函数为一组可以最佳拟合 24×24 的自然图像。

时间依赖性可以用相同的方式来进行建模,通过在 σ_i 上加入一个"缓慢先验"(经由在时间微分上的惩罚项),可使基函数对视频序列的反应在时间持续或者平滑的变化。添加缓慢项的想法最初是由 Foldiak(1991),Wiskott 和 Sejnowski(2002)提出,用来学习视觉输入中的不变式表征,故称为慢特征分析。Berkes,Turner,和 Sahani(2009)采用这个方法学习自然视频序列的局部不变性。学习得到的组结构类似于子空间 ICA 得到的结构,反应幅度同样和复杂细胞相似。但这里,组大小也是经由学习得到,每个组 2~4 个基函数。Cadieu and Olshausen(2009,2012)在复值基函数模型上探索了时间缓慢变化这个思想:系数被分解为幅度和相位两部分,缓慢约束加在幅度上。他们发现相位变量倾向于以线性方式前进,这样更适合学习和表征自然视频序列中的变化(如运动)。

层次模型

以上讨论的方法和模型主要是视觉图像的高效编码和基于线性组合的稀疏编码。然而,视觉的目标不仅是描述图像而是去理解它,是从原始 2D 图像上去推断 3D 场景的属性,场景的表面和物体。换句话说,编码和表征和更深的计算和推断问题是紧密相连的。当我们跳出初级视觉皮层 V1 而去考虑后期处理阶段皮层的功能时,这种联系愈发明显。

理解高层视觉处理的一个方法是利用多层层级模型。层级模型中,高层神经元从低层神经元提取结构,而低层神经元本身则从更低层的神经元经非线性变换提取信息(Fukushima,1980;George & Hawkins,2005;Hinton,2007,2010;LeCun et al.,1989;Lee,Ekanadham,& Ng,2008;Serre et al.,2007;请参考第 88 章)。要指出的是,层级模型的关键是层级之间的非线性变换,缺少非线性变换,无论再多层的多层线性模型都可以归结或简化为单层线性模型。这种模型大抵是基于视觉皮层的层级结构,可以看作是前边讨论的组依赖学习的扩展。同样的方法在机器学习和计算机视觉中也正被大量使用(Hinton & Salakhutdinov,2006;Jarrett et al.,2009;Le et al.,2012;Lee et al.,2009;Ranzato & Hinton,2010)。尽管这种模型有

希望捕捉高阶结构,并在分类任务中显示出令人印象深刻的性能,但这种模型和生物系统的关系还不清楚。

为了理解视觉皮层的功能,必须定义生物相关的计算目标,即自然视觉系统进化来要解决的问题。我们的观点是,计算机视觉领域那样只是给不同图像打标签的客体识别,过于狭窄,不足以涵盖视觉系统完成的一系列工作,比如导航、运动(比如脚的放置位置)、抓取、觅食和社会交互都远不是简单的贴标签分类。为更好地运动规划和启动或感知材料的详细属性,这些任务需要对 3D 形状和场景布局进行丰富和动态的表征。然而,如何规范、严格地定义这些任务依然是个开放问题。在这里,我们只关注两个子问题:图像抽象属性的学习和形状和运动的分解,我们相信他们是很多任务中的关键成分。

学习图像抽象属性

视觉一个重要的功能是抽象。一种从特定实例推广到一般类别或更抽象视觉特征的能力。Karklin 和 Lewicki(2009)对自然场景环境中,由前景和背景表面的纹理变化时产生的图像边缘组成的轮廓进行了建模。为了编码或识别一个轮廓,视觉系统必须在一些点从特定具体的边泛化到抽象轮廓表征,从而对特定形状保持不变性。线性图像模型,比如 ICA 或稀疏编码无法捕捉这类结构,因为它们对图像的编码过于刻板,精确(它们假设所有自然图像服从同一个分布)。

Karklin 和 Lewicki 使用一个层次产生式模型来定义泛化问题的计算目标。该模型的概率密度条件依赖于高层的分布式表征。经自然图像训练后,该模型的第一层学到了标准的由 Garbor 函数组成的线性图像表征。基于第一层函数,模型的第二层学到一个图像分布的高效表征。模型学到了一系列图像结构的抽象表征,比如轮廓、交点及纹理(如图 87.5)。针对生物视觉系统,模型还预测出很多复杂细胞的非线性属性,包括对相位的不敏感性。进一步,高层神经元也展示出功能子单元,这些子单元类似 V1 复杂细胞峰电位触发的协方差分析中得到的结果。因此,模型可以预测刺激空间中那些 V1 复杂细胞敏感和不敏感的维度。

其他模型也被提出来学习图像的抽象属性。Schwartz,Sejnowski,Dayan(2006)和 Coen-Cagli,Dayan,Schwartz(2012)基于高斯尺度混合模型来刻画概率密度,发现第二层变量除了可解释知觉显著性,也展示出类似复杂细胞的不变性。Ranzato,Hinton(2010)使用第二层变量对受限玻尔兹曼机(RBM)均值和协方差进行建模,发现这些变量可用于图像分

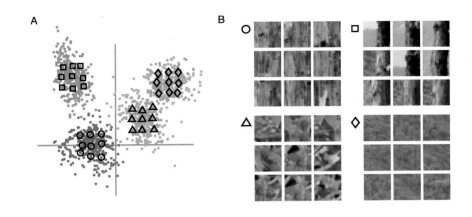

图87.5 自然场景跨变异的泛化性。（A）对模型第二层表征的二维投影；不同抽象属性具有很好的分离性。（B）左图中每个组群对应的样本图像。尽管在边缘和纹理上呈现出变异，自然图像的模型表征既能在每个局域中具有很好的泛化，又能区分出它们。本图取自 Karklin & Lewicki，2009。

类。Zoran，Weiss（2011）提出了一个离散高斯混合模型（可看作 Karklin 和 Lewicki 模型的特例），当第二层被限制成只有一个神经元时，第一层学到的特征可以划分为不重叠的群组。在图像去噪和去模糊任务，他们的模型获得了高对数似然和优秀的性能。Karklin，2007 使用图像协方差的分布式表征，得到了相似的去噪结果。Shan，Zhang，and Cottrell（2007）开发了一个递归 ICA 模型，该模型中每个 ICA 层都堆积一个压缩非线性操作。这个简单且可扩展的模型在高层一样可以获得类似结构，但不需要明确的因果推断。

学习分离形状和运动

时变的自然图像包含高度复杂和动态的结构。这是由很多因素导致，但一个主要原因是 3D 环境投射到视网膜的图像是随着观察者移动而改变的。时变的像素强度体现了观察者运动和世界结构这两个因素的纠缠。知觉系统的一个合理目标是去从原始数据中分离这两个因素，以恢复观察者的运动和场景的三维结构。

Cadieu，Olshausen（2012）提出了一个层次模型，可用于把时变图像近似分解为形状和运动（见图87.6A）。模型的第一层基于空间特征，对图像内容进行稀疏，线性分解。得到的稀疏表征接着被分解为两组变量：一组表示每个特征对比度的变量 $a(t)$，一组表示每个特征局部偏移相位的变量 $\alpha(t)$，从而两者分别对应形状和运动的贡献。第二层从基于第一层对时变图像的反应，学习包含在幅度和相位变量中的模式。这些学到的模式可以用第二层权重 B 和 D 来表达，可以作为形状和运动的先验（见图87.6B，C）。重要的是，有别于传统的平滑先验，学到的运动模式提供了丰富的，可用于规范光流场的基函数。

第二层变量 v 和 ω 分别提供了对自然图像中的

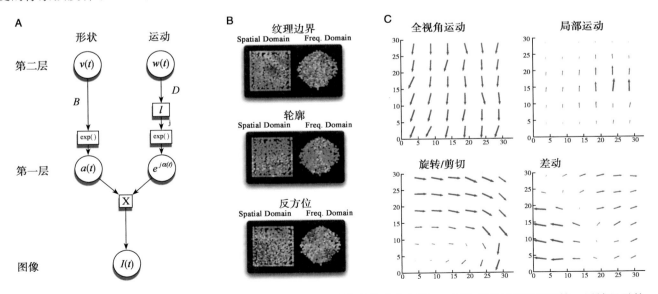

图87.6 （A）用于分解形状和运动的层次模型。（B）学习得到的形状成分实例 B。权重基于与其连接的第一层神经元的空间位置或空频峰值和朝向峰值可视化。学到的形状模式对应纹理边界、轮廓和不同朝向结构。（C）学习得到的运动成分实例。运动模式包括全视野运动、局部运动、旋转、剪切和差速运动。本图取自 Cadieu & Olshausen，2012。

形状和运动的分布式表征。这种形状和运动的分离和视觉皮层腹侧和背侧对形状和运动的分离有很好的对应性。变量v对纹边界，轮廓和朝向结构的差异有选择性，对应于视觉区 V2 和 V4（Gallant，Braun，& Van Essen，1993；von der Heydt & Peterhans，1989；Willmore，Prenger & Gallant，2010）。同样，变量w对运动模式有选择性，比如局部平移和运动差异，对应于视觉区 MT 和 MST（Andersen，1997）。然而，这些属性的计算方式和之前已经提出的用于处理形状和运动的模型在两点上具有显著不同（Serre et al.，2007；Simoncelli & Heeger，1998）。①这些表征是从时变自然风景的统计量中学习得到，而不是为了匹配生理数据或优化特定任务的性能而手动设计的；②形状和运动是通过一个分解过程得到的，意味着两者的计算相互缠绕，而不是独立计算的。未来研究值得探索这个模型给出的一些预测。

结论

过去 30 年，自然场景统计方面的工作已经从刻画简单像素统计量，进展到了形状和运动等更复杂属性。从这些数学模型得到的有关神经编码和表征的预测可以和神经生理数据对比。很多情况下，比如视网膜和 V1，这些模型提供给我们一个新的思路来思考那些已经广为人知的神经反应属性。我们可以获得的新知识是神经反应属性如何和自然场景统计量联系。在某种程度上，这些规律可以推广，从而我们可以预测之前未知的反应属性。比如上边描述的层次模型，就为寻找高层视觉区（如 V2 和 MT）提供了新的假设。

就像我们开始所言，我们可把这部分工作统称为自然场景统计，即使大部分模型实际上是图像，只是自然场景的二维投影。这里的假设是，场景属性的显式表征最终可以通过对图像的模型获得。当然，直接测量场景属性同样有意义，比如测量曲面形状，材料属性和动力学，并把它们加到模型来推断世界的其他属性。实际上，这是个非常有前景的方向，未来非常值得探索（Barron & Malik，2012）。

尽管我们宣称这些模型可以对皮层神经元的反应属性进行预测，但要把模型预测和特异的神经机制连接起来我们还有很多工作要做。根据 Marr 的层次分析框架，我们的模型是在计算理论层构建，然而我们正努力把它们和实现层的现象连接起来。模型中并没有将哪些皮层，抑或哪些神经元类型参与了计算考虑在内。而且，这些模型中的单元和真实神经元也大相径庭，这些单元表征连续，有等级的值，而不是离散电脉冲；它们通过线性加和来积分输入，而不是发生在树突上的非线性积分（Polsky，Mel，& Schiller，2004）。为了进行更明确的预测，从而可能直接，严格地和真实的神经实现比较，我们需要重新思考，这些模型是如何在生物物理层实现的。

也许这些模型在神经科学和生物物理学中最直接的应用是使用它们对自然场景的属性参数化，以一种可以在实验中操纵和控制的方式。同样，因为这些模型构建了场景结构的内部表征，可以反向使用随机模型来产生隐变量。通过这种方式，可以生成复杂的视觉刺激类别，这些类别在不同程度上遵循自然场景统计数据，然后询问观察者或不同神经元群体对哪些方面最敏感。因此，自然场景统计模型将为我们提供更加生态有效的刺激来探索视觉系统。

致谢

本文受美国自然科学基金、美国国立健康研究院、美国国立地理智能空间研究署及加拿大高等研究项目资助。

参考文献

Andersen, R. A. (1997). Neural mechanisms of visual motion perception in primates. *Neuron, 18*, 865–872.

Atick, J. J., & Redlich, A. N. (1990). Towards a theory of early visual processing. *Neural Computation, 2*, 308–320.

Atick, J. J., & Redlich, A. N. (1992). What does the retina know about natural scenes? *Neural Computation, 4*, 196–210.

Attneave, F. (1954). Some informational aspects of visual perception. *Psychological Review, 61*, 183–193.

Balasubramanian, V., Kimber, D., & Berry, M. J. (2001). Metabolically efficient information processing. *Neural Computation, 13*, 799–815.

Barlow, H. B. (1961). Possible principles underlying the transformation of sensory messages. In W. Roserblith (Ed.), *Sensory communication* (pp. 217–234). Cambridge, MA: MIT Press.

Barlow, H. B. (1972). Single units and sensation: A neuron doctrine for perceptual psychology? *Perception, 1*, 371–394.

Barlow, H. B. (1981). The Ferrier Lecture, 1980: Critical limiting factors in the design of the eye and visual cortex. *Proceedings of the Royal Society of London. Series B, Biological Sciences, 212*, 1–34.

Barlow, H. B. (1989). Unsupervised learning. *Neural Computation, 1*, 295–311.

Barlow, H. B. (2001). Redundancy reduction revisited. *Network, 12*, 241–253.

Barron, J., & Malik, J. (2012). Shape, albedo, and illumination from a single image of an unknown object. *Conference on Computer Vision and Pattern Recognition*, 16–21 June 2012 (pp. 334–341).

Bell, A. J., & Sejnowski, T. J. (1995). An information-maximization approach to blind separation and blind deconvolution. *Neural Computation, 7,* 1129–1159.

Bell, A. J., & Sejnowski, T. J. (1997). The "independent components" of natural scenes are edge filters. *Vision Research, 37,* 3327–3338.

Berkes, P., Turner, R. E., & Sahani, M. (2009). A structured model of video reproduces primary visual cortical organisation. *PLoS Computational Biology, 5,* e1000495. doi:10.1371/journal.pcbi.1000495.g010.

Bethge, M. (2006). Factorial coding of natural images: How effective are linear models in removing higher-order dependencies? *Journal of the Optical Society of America. A, Optics, Image Science, and Vision, 23,* 1253–1268.

Bex, P. J., Solomon, S. G., & Dakin, S. C. (2009). Contrast sensitivity in natural scenes depends on edge as well as spatial frequency structure. *Journal of Vision, 9*(10), 1.1–1.19. doi:10.1167/9.10.1.

Borst, A., & Theunissen, F. E. (1999). Information theory and neural coding. *Nature Neuroscience, 2,* 947–957.

Burge, J., Fowlkes, C. C., & Banks, M. S. (2010). Natural-scene statistics predict how the figure–ground cue of convexity affects human depth perception. *Journal of Neuroscience, 30,* 7269–7280. doi:10.1523/JNEUROSCI.5551-09.2010.

Cadieu, C. F., & Olshausen, B. A. (2009). Learning transformational invariants from natural movies. *Advances in Neural Information Processing Systems, 21,* 209–216.

Cadieu, C. F., & Olshausen, B. A. (2012). Learning intermediate-level representations of form and motion from natural movies. *Neural Computation, 24,* 827–866. doi:10.1162/NECO_a_00247.

Chen, S. S., Donoho, D. L., & Saunders, M. A. (2001). Atomic decomposition by basis pursuit. *SIAM Review, 43,* 129–159.

Coen-Cagli, R., Dayan, P., & Schwartz, O. (2012). Cortical surround interactions and perceptual salience via natural scene statistics. *PLoS Computational Biology, 8,* e1002405.

Dan, Y., Atick, J. J., & Reid, R. C. (1996). Efficient coding of natural scenes in the lateral geniculate nucleus: Experimental test of a computational theory. *Journal of Neuroscience, 16,* 3351–3362.

Daugman, J. G. (1985). Uncertainty relation for resolution in space, spatial frequency, and orientation optimized by two-dimensional visual cortical filters. *Journal of the Optical Society of America. A, Optics and Image Science, 2,* 1160–1169.

DeAngelis, G. C., Ohzawa, I., & Freeman, R. D. (1995). Receptive-field dynamics in the central visual pathways. *Trends in Neurosciences, 18,* 451–458.

De Valois, R. L., Albrecht, D. G., & Thorell, L. G. (1982). Spatial frequency selectivity of cells in macaque visual cortex. *Vision Research, 22,* 545–559.

Doi, E., Balcan, D. C., & Lewicki, M. S. (2007). Robust coding over noisy overcomplete channels. *IEEE Transactions on Image Processing, 16,* 442–452.

Doi, E., Inue, T., Lee, T.-W., Wachtler, T., & Sejnowski, T. J. (2003). Spatiochromatic receptive field properties derived from information-theoretic analyses of cone mosaic responses to natural scenes. *Neural Computation, 15,* 397–417.

Doi, E., & Lewicki, M. S. (2005). Sparse coding of natural images using an overcomplete set of limited capacity units. *Advances in Neural Information Processing Systems, 17,* 377–384.

Doi, E., & Lewicki, M. S. (2007). A theory of retinal population coding. *Advances in Neural Information Processing Systems, 19,* 353–368.

Doi, E., & Lewicki, M. S. (2011). Characterization of minimum error linear coding with sensory and neural noise. *Neural Computation, 23,* 2498–2510. doi:10.1162/NECO_a_00181.

Eichhorn, J., Sinz, F., & Bethge, M. (2009). Natural image coding in V1: How much use is orientation selectivity? *PLoS Computational Biology, 5,* e1000336. doi:10.1371/journal.pcbi.1000336.t003.

Field, D. J. (1987). Relations between the statistics of natural images and the response properties of cortical cells. *Journal of the Optical Society of America. A, Optics and Image Science, 4,* 2379–2394.

Field, D. J. (1994). What is the goal of sensory coding? *Neural Computation, 6,* 559–601.

Field, D. J., Hayes, A., & Hess, R. F. (1993). Contour integration by the human visual system: Evidence for a local "association field." *Vision Research, 33,* 173–193.

Foldiak, P. (1990). Forming sparse representations by local anti-Hebbian learning. *Biological Cybernetics, 64,* 165–170. doi:10.1007/BF02331346.

Foldiak, P. (1991). Learning invariance from transformation sequences. *Neural Computation, 3,* 194–200.

Foldiak, P., & Young, M. P. (1995). Sparse coding in the primate cortex. In M. A. Arbib (Ed.), *The handbook of brain theory and neural networks* (pp. 895–898). Cambridge, MA: MIT Press,.

Fukushima, K. (1980). Neocognitron: A self organizing neural network model for a mechanism of pattern recognition unaffected by shift in position. *Biological Cybernetics, 36,* 193–202.

Gallant, J. L., Braun, J., & Van Essen, D. C. (1993). Selectivity for polar, hyperbolic, and Cartesian gratings in macaque visual cortex. *Science, 259,* 100–103.

Garrigues, P. J., & Olshausen, B. A. (2008). Learning horizontal connections in a sparse coding model of natural images. *Advances in Neural Information Processing Systems, 20,* 505–512.

Garrigues, P. J., & Olshausen, B. A. (2010). Group sparse coding with a Laplacian scale mixture prior. *Advances in Neural Information Processing Systems, 24,* 676–684.

Geisler, W. S. (2008). Visual perception and the statistical properties of natural scenes. *Annual Review of Psychology, 59,* 167–192. doi:10.1146/annurev.psych.58.110405.085632.

Geisler, W. S., Perry, J. S., Super, B. J., & Gallogly, D. P. (2001). Edge co-occurrence in natural images predicts contour grouping performance. *Vision Research, 41,* 711–724.

George, D., & Hawkins, J. (2005). A hierarchical Bayesian model of invariant pattern recognition in the visual cortex. *IEEE International Joint Conference on Neural Networks,* 1812–1817.

Gregor, K., & LeCun, Y. (2010). Emergence of complex-like cells in a temporal product network with local receptive fields. *CoRR, abs/1006.0448,* arXiv:1006.0448v1.

Hinton, G. E. (2007). Learning multiple layers of representation. *Trends in Cognitive Sciences, 11,* 428–434. doi:10.1016/j.tics.2007.09.004.

Hinton, G. E. (2010). Learning to represent visual input. [Review]. *Philosophical Transactions of the Royal Society of London. Series B, Biological Sciences, 365,* 177–184. doi:10.1098/rstb.2009.0200.

Hinton, G. E., & Ghahramani, Z. (1997). Generative models for discovering sparse distributed representations. *Philosophical Transactions of the Royal Society of London. Series B, Biological Sciences, 352,* 1177–1190. doi:10.1098/rstb.1997.0101.

Hinton, G. E., & Salakhutdinov, R. R. (2006). Reducing the dimensionality of data with neural networks. *Science, 313,* 504–507. doi:10.1126/science.1127647.

Hopfield, J. J. (1984). Neurons with graded response have

collective computational properties like those of two-state neurons. *Proceedings of the National Academy of Sciences of the United States of America, 81*, 3088–3092.

Hoyer, P. O., & Hyvärinen, A. (2000). Independent component analysis applied to feature extraction from colour and stereo images. *Network (Bristol, England), 11*, 191–210.

Hyvärinen, A., & Hoyer, P. O. (2000). Emergence of phase- and shift-invariant features by decomposition of natural images into independent feature subspaces. *Neural Computation, 12*, 1705–1720.

Hyvärinen, A., Hoyer, P. O., & Inki, M. (2001). Topographic independent component analysis. *Neural Computation, 13*, 1527–1558. doi:10.1162/089976601750264992.

Hyvärinen, A., Hurri, J., & Hoyer, P. O. (2009). *Natural image statistics*. New York: Springer-Verlag.

Hyvärinen, A., Hurri, J., & Väyrynen, J. (2003). Bubbles: A unifying framework for low-level statistical properties of natural image sequences. *Journal of the Optical Society of America. A, Optics, Image Science, and Vision, 20*, 1237–1252.

Hyvärinen, A., & Köster, U. (2007). Complex cell pooling and the statistics of natural images. *Network (Bristol, England), 18*, 81–100. doi:10.1080/09548980701418942.

Jarrett, K., Kavukcuoglu, K., Ranzato, M. A., & LeCun, Y. (2009). What is the best multi-stage architecture for object recognition? *2009 IEEE 12th International Conference on Computer Vision (ICCV)* (pp. 2146–2153).

Johnson, A., Kingdom, F. A. A., & Baker, C. L. (2005). Spatiochromatic statistics of natural scenes: First- and second-order information and their correlational structure. *Journal of the Optical Society of America. A, Optics, Image Science, and Vision, 22*, 2050–2059.

Kapadia, M. K., Westheimer, G., & Gilbert, C. D. (2000). Spatial distribution of contextual interactions in primary visual cortex and in visual perception. *Journal of Neurophysiology, 84*, 2048–2062.

Karklin, Y. (2007). Hierarchical statistical models of computation in the visual cortex. Ph.D. Thesis, Department of Computer Science, Carnegie Mellon University. Pittsburgh, PA.

Karklin, Y., & Lewicki, M. S. (2009). Emergence of complex cell properties by learning to generalize in natural scenes. *Nature, 457*, 83–86. doi:10.1038/nature07481.

Karklin, Y., & Simoncelli, E. P. (2011). Efficient coding of natural images with a population of noisy linear–nonlinear neurons. *Advances in Neural Information Processing Systems, 12*, 999–1007.

Land, M. F., & Nilsson, D. E. (2012). *Animal eyes* (2nd ed.). New York: Oxford University Press.

Laughlin, S. B. (1981). A simple coding procedure enhances a neuron's information capacity. *Zeitschrift für Naturforschung. Section C. Biosciences, 36*, 910–912.

Laughlin, S. B. (2001). Energy as a constraint on the coding and processing of sensory information. *Current Opinion in Neurobiology, 11*, 475–480.

Le, Q. Y., Ranzato, M. A., Monga, R., Matthieu, D., Chen, K., Corrado, G. S., Dean, J., & Ng, A. Y. (2012). Building high-level features using large scale unsupervised learning. arXiv:1112.6209.

LeCun, Y., Boser, B., Denker, J. S., Henderson, D., Howard, R. E., Hubbard, W., et al. (1989). Backpropagation applied to handwritten zip code recognition. *Neural Computation, 1*, 541–551.

Lee, H., Battle, A., Raina, R., & Ng, A. Y. (2007). Efficient sparse coding algorithms. *Advances in Neural Information Processing Systems, 19*, 801–808.

Lee, H., Ekanadham, C., & Ng, A. Y. (2008). Sparse deep belief net model for visual area V2. *Advances in Neural Information Processing Systems, 20*, 873–880.

Lee, H., Grosse, R., Ranganath, R., & Ng, A. Y. (2009). Convolutional deep belief networks for scalable unsupervised learning of hierarchical representations. *ICML 26th Annual International Conference*, New York.

Le Roux, N., Heess, N., Shotton, J., & Winn, J. (2011). Learning a generative model of images by factoring appearance and shape. *Neural Computation, 23*, 593–650. doi:10.1162/NECO_a_00086.

Lewicki, M. S., & Olshausen, B. A. (1999). Probabilistic framework for the adaptation and comparison of image codes. *Journal of the Optical Society of America. A, Optics, Image Science, and Vision, 16*, 1587–1601.

Lewicki, M. S., & Sejnowski, T. J. (1997). Bayesian unsupervised learning of higher order structure. *Advances in Neural Information Processing Systems, 9*, 529–535.

Lücke, J., Turner, R. E., Sahani, M., & Henniges, M. (2009). Occlusive components analysis. *Advances in Neural Information Processing Systems, 22*, 1069–1077.

Lyu, S. (2011). Dependency reduction with divisive normalization: Justification and effectiveness. *Neural Computation, 23*, 2942–2973. doi:10.1162/NECO_a_00197.

Lyu, S., & Simoncelli, E. P. (2007). Statistical modeling of images with fields of Gaussian scale mixtures. *Advances in Neural Information Processing Systems, 19*, 945–952.

Mallat, S., & Zhang, Z. (1993). Matching pursuits with time-frequency dictionaries. *IEEE Transactions on Signal Processing, 41*, 3397–3415.

Marcelja, S. (1980). Mathematical description of the responses of simple cortical cells. *Journal of the Optical Society of America, 70*, 1297–1300.

Olshausen, B. A. (2002). Sparse codes and spikes. In R. P. N. Rao, B. A. Olshausen, & M. S. Lewicki (Eds.), *Probabilistic models of the brain* (pp. 235–248). Cambridge, MA: MIT Press.

Olshausen, B. A. (2003). Learning sparse, overcomplete representations of time-varying natural images. *International Conference on Image Processing, 41*, I-41–44.

Olshausen, B. A., Cadieu, C. F., & Warland, D. K. (2009). Learning real and complex overcomplete representations from the statistics of natural images. *Proceedings of SPIE-Society for International Optics & Photonics, 7446*.

Olshausen, B. A., & Field, D. J. (1996). Emergence of simple-cell receptive field properties by learning a sparse code for natural images. *Nature, 381*, 607–609. doi:10.1038/381607a0.

Olshausen, B. A., & Field, D. J. (1997). Sparse coding with an overcomplete basis set: A strategy employed by V1? *Vision Research, 37*, 3311–3325.

Osindero, S., Welling, M., & Hinton, G. E. (2006). Topographic product models applied to natural scene statistics. *Neural Computation, 18*, 381–414. doi:10.1162/08997660677 5093936.

Parent, P., & Zucker, S. W. (1989). Trace inference, curvature consistency, and curve detection. *IEEE Transactions on Pattern Analysis and Machine Intelligence, 11*, 823–839. doi:10.1109/34.31445.

Parker, A. J., & Hawken, M. J. (1988). Two-dimensional spatial structure of receptive fields in monkey striate cortex. *Journal of the Optical Society of America. A, Optics and Image Science, 5*, 598–605.

Polat, U., & Sagi, D. (1993). Lateral interactions between spatial channels: Suppression and facilitation revealed by lateral masking experiments. *Vision Research, 33*, 993–999.

Polsky, A., Mel, B. W., & Schiller, J. (2004). Computational subunits in thin dendrites of pyramidal cells. *Nature Neuroscience, 7*, 621–627. doi:10.1038/nn1253.

Ranzato, M. A., & Hinton, G. E. (2010). Modeling pixel means and covariances using factorized third-order Boltzmann machines. *IEEE Conference on Computer Vision and Pattern Recognition (CVPR)*, 2551–2558.

Rao, R. P., & Ballard, D. H. (1999). Predictive coding in the visual cortex: A functional interpretation of some extra-classical receptive-field effects. *Nature Neuroscience, 2*, 79–87.

Rehn, M., & Sommer, F. T. (2007). A network that uses few active neurones to code visual input predicts the diverse shapes of cortical receptive fields. *Journal of Computational Neuroscience, 22*, 135–146. doi:10.1007/s10827-006-0003-9.

Ringach, D. L. (2002). Spatial structure and symmetry of simple-cell receptive fields in macaque primary visual cortex. *Journal of Neurophysiology, 88*, 455–463.

Rozell, C. J., Johnson, D. H., Baraniuk, R. G., & Olshausen, B. A. (2008). Sparse coding via thresholding and local competition in neural circuits. *Neural Computation, 20*, 2526–2563. doi:10.1162/neco.2008.03-07-486.

Ruderman, D. L. (1994). Designing receptive fields for highest fidelity. *Network (Bristol, England), 5*, 147–155.

Ruderman, D. L. (1997). Origins of scaling in natural images. *Vision Research, 37*, 3385–3398.

Schwartz, O., Sejnowski, T. J., & Dayan, P. (2006). Soft mixer assignment in a hierarchical generative model of natural scene statistics. *Neural Computation, 18*, 2680–2718. doi:10.1162/neco.2006.18.11.2680.

Schwartz, O., & Simoncelli, E. P. (2001). Natural signal statistics and sensory gain control. *Nature Neuroscience, 4*, 819–825.

Serre, T., Wolf, L., Bileschi, S., Riesenhuber, M., & Poggio, T. (2007). Robust object recognition with cortex-like mechanisms. *IEEE Transactions on Pattern Analysis and Machine Intelligence, 29*, 411–426. doi:10.1109/TPAMI.2007.56.

Shan, H., Zhang, L., & Cottrell, G. W. (2007). Recursive ICA. *Advances in Neural Information Processing Systems, 19*, 1273–1280.

Sigman, M., Cecchi, G. A., Gilbert, C. D., & Magnasco, M. O. (2001). On a common circle: Natural scenes and Gestalt rules. *Proceedings of the National Academy of Sciences of the United States of America, 98*, 1935–1940. doi:10.1073/pnas.031571498.

Simoncelli, E. P., & Buccigrossi, R. T. (1997). Embedded Wavelet Image Compression Based on a Joint Probability Model. *International Conference on Image Processing.*

Simoncelli, E. P., Freeman, W. T., Adelson, E. H., & Heeger, D. J. (1992). Shiftable multiscale transforms. *IEEE Transactions on Information Theory, 38*, 587–607.

Simoncelli, E. P., & Heeger, D. J. (1998). A model of neuronal responses in visual area MT. *Vision Research, 38*, 743–761.

Srinivasan, M. V., Laughlin, S. B., & Dubs, A. (1982). Predictive coding: A fresh view of inhibition in the retina. *Proceedings of the Royal Society of London. Series B, Biological Sciences, 216*, 427–459.

Spratling, M. W. (2010). Predictive coding as a model of response properties in cortical area V1. *Journal of Neuroscience, 30*, 3531–3543.

Sun, D., Roth, S., Lewis, J., & Black, M. J. (2008). Learning optical flow. *Proceedings of the 10th European Conference on Computer Vision: Part III*, 83–97.

Tkacik, G., Prentice, J. S., Balasubramanian, V., & Schneidman, E. (2010). Optimal population coding by noisy spiking neurons. *Proceedings of the National Academy of Sciences of the United States of America, 107*, 14419–14424. doi:10.1073/pnas.1004906107.

Ullman, S., & Sha'ashua, A. (1988). Structural saliency: The detection of globally salient structures using a locally connected network. *A.I. Memo No. 1061*: Massachusetts Institute of Technology, Artificial Intelligence Laboratory.

van Hateren, J. H. (1992). A theory of maximizing sensory information. *Biological Cybernetics, 68*, 23–29.

van Hateren, J. H. (1993). Spatiotemporal contrast sensitivity of early vision. *Vision Research, 33*, 257–267.

van Hateren, J. H., & Ruderman, D. L. (1998). Independent component analysis of natural image sequences yields spatio-temporal filters similar to simple cells in primary visual cortex. *Proceedings. Biological Sciences, 265*, 2315–2320. doi:10.1098/rspb.1998.0577.

van Hateren, J. H., & van der Schaaf, A. (1998). Independent component filters of natural images compared with simple cells in primary visual cortex. *Proceedings. Biological Sciences, 265*, 359–366. doi:10.1098/rspb.1998.0303.

Vincent, B., & Baddeley, R. (2003). Synaptic energy efficiency in retinal processing. *Vision Research, 43*, 1283–1290.

Vinje, W. E., & Gallant, J. L. (2000). Sparse coding and decorrelation in primary visual cortex during natural vision. *Science, 287*, 1273–1276.

Vinje, W. E., & Gallant, J. L. (2002). Natural stimulation of the nonclassical receptive field increases information transmission efficiency in V1. *Journal of Neuroscience, 22*, 2904–2915.

von der Heydt, R., & Peterhans, E. (1989). Mechanisms of contour perception in monkey visual cortex. I. Lines of pattern discontinuity. *Journal of Neuroscience, 9*, 1731–1748.

Wachtler, T., Lee, T.-W., & Sejnowski, T. J. (2001). Chromatic structure of natural scenes. *Journal of the Optical Society of America. A, Optics, Image Science, and Vision, 18*, 65–77.

Wainwright, M. J., Simoncelli, E. P., & Willsky, A. S. (2001). Random cascades on wavelet trees and their use in analyzing and modeling natural images. *Applied and Computational Harmonic Analysis, 11*, 89–123. doi:10.1006/acha.2000.0350.

Willmore, D. B., Prenger, R. J., & Gallant, J. L. (2010). Neural representation of natural images in visual area V2. *Journal of Neuroscience, 30*, 2102–2114.

Wiskott, L., & Sejnowski, T. J. (2002). Slow feature analysis: Unsupervised learning of invariances. *Neural Computation, 14*, 715–770.

Yen, S.-C., & Finkel, L. H. (1998). Extraction of perceptually salient contours by striate cortical networks. *Vision Research, 38*, 719–741.

Yoonessi, A., & Kingdom, F. A. A. (2008). Comparison of sensitivity to color changes in natural and phase-scrambled scenes. *Journal of the Optical Society of America. A, Optics, Image Science, and Vision, 25*, 676–684.

Zetzsche, C., Krieger, G., & Wegmann, B. (1999). The atoms of vision: Cartesian or polar? *Journal of the Optical Society of America. A, Optics, Image Science, and Vision, 16*, 1554–1565.

Zhu, M., & Rozell, C. J. (2010). Sparse coding models demonstrate some non-classical receptive field effects. *BMC Neuroscience, 11*(Suppl 1), O21. doi:10.1186/1471-2202-11-S1-O21.

Zoran, D., & Weiss, Y. (2011). From learning models of natural image patches to whole image restoration. *IEEE International Conference on Computer Vision (ICCV).*

Zylberberg, J., Murphy, J. T., & Deweese, M. R. (2011). A sparse coding model with synaptically local plasticity and spiking neurons can account for the diverse shapes of V1 simple cell receptive fields. *PLoS Computational Biology, 7*, e1002250. doi:10.1371/journal.pcbi.1002250.

第88章　视觉的贝叶斯推断及其他

Daniel Kersten, Alan Yuille

尽管目前神经科学已经掌握了大量关于视觉系统的解剖、生理和神经机制知识，但除少数情况外，这些知识还不足以定量描述视觉系统的神经动力学。此外，即使掌握了精确的神经动力学知识也只能帮助我们部分理解脑功能，就好比掌握了计算机的电子动力学，并不能告诉我们太多计算机上正在运行的算法有关信息。这意味着除了基于通过神经生理方法对神经环路进行直接观测外，我们还需要在更抽象的层次理解视觉处理（图88.1）。抽象层面的理解需要考察神经环路的行为功能意义及其要解决的计算问题。我们通过研究动物和人类如何使用视觉来探索视觉功能（Milner & Goodale, 2006），同时也关注生物视觉和计算机视觉间的关联（Ullman, 2000）。

本章我们将描述如何以概率推断的方式描述视觉处理，或者如何以概率推断的方式描述经图像解码视觉信息这个问题。信息收集不是一个被动过程，它依赖于机体的目标和执行解码的能力。从这个角度

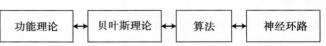

图88.1　按照马尔为研究像视觉这样的复杂信息处理系统而将分析的三个层次进行分类（Marr, 2010），概率/贝叶斯理论介于分析的功能（计算）层和算法层之间。

讲，想要对视觉系统建模，需要回答三个问题：①存在哪些图像模式？②对特定任务，从图像模式中可以提取哪些信息？③基于问题①和②，神经系统的推断和最优推断有何不同？（见图88.2）。

在抽象层，我们首先要关注的问题是推断所需要的计算、算法和学习机制如何约束神经处理。之所以如此，是因为自然图像模式无与伦比的内在复杂度。马尔（Marr 1982）写到："……知觉计算的本质依赖于要解决的计算问题，而不是依赖于解决问题的具体硬件实现"。知觉推断理论需要通过最优解码理论来理解人类知觉推断的极限。这些理论进而需要理解模

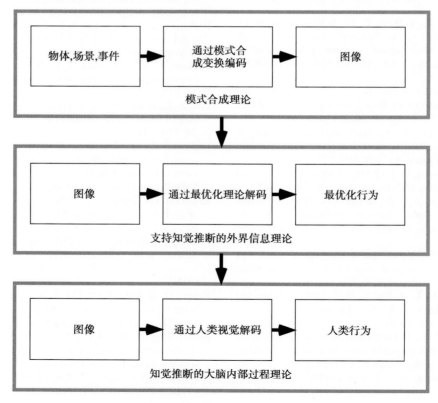

图88.2　研究视觉推断的三个层次。

式形成中的变换和变异。应用数学、概率理论、信息理论、人工神经网络和人工智能领域已经基于贝叶斯框架来解决视觉和其他问题，包括知觉运动控制（Battaglia & Schrater，2007；Franklin & Wolpert，2011；Körding & Wolpert，2006；Schlicht & Schrater，2007）和认知（Griffiths et al.，2010）。贝叶斯框架既是一种可用于描述视觉问题的语言，又是用于建模的数学技术，也是用于求解模型的算法。贝叶斯框架的进展，加上近年来计算能力的巨大提升，使得我们可以探索越来越复杂的模型。

标准信号检测理论是贝叶斯框架的一种简化特例，然而贝叶斯框架更加强大，可以解决信号检测理论无法解决的问题。20 世纪 50 年代，信号检测理论的提出主要是受心理决策中因噪声和观察者偏差的存在会造成误差这个概念的启发。然而，在此不久之后，20 世纪 60 年代，计算机视觉开始尝试模仿人类知觉。随之发现，对精确和可靠知觉而言，关键问题不是感觉测量或内部处理的噪声，而是外部世界局部图像测量表达信息的不确定性。我们需要大量计算才能从图像中解码到有用的信息，比如曲线、圆的形状或棒球手。尽管理解大脑如何处理输入噪声非常重要，但本章将主要介绍贝叶斯框架：在内部噪声可以忽略的情况下，如何从内在不确定和复杂的图像中提取和发现重要信息的基本元素。

过去 10 年，大量研究使用贝叶斯框架解释行为和神经编码[1]。因为实验的实际限制，这些工作集中于模块化问题，任务有限，刺激描述也较为简单。然而，人类视觉处理极端复杂的图像，而且任务多样化。本章，我们将展示贝叶斯模型的最新发展如何为我们理解视觉系统处理复杂图像提供帮助。本章余下部分将分为三个主要部分：①"贝叶斯模型"部分将描述基本概率概念和操作；②"处理图像复杂度和任务灵活性"部分，将利用计算机视觉的思想来考察腹侧视觉系统的特征层次性；③"贝叶斯计算的行为和神经证据"，将描述一些和层次性概率计算一致的视觉实验。

贝叶斯建模

基本要素

我们假设用于知觉的知识可以用概率分布 $p(I,s)$ 表示，其中 I 是可测量的随机变量，s 是隐变量，无法直接测量，需要估计。在最低层次，可测量变量是落在眼睛中的图像强度模式 I。然而，我们经常假设一些在图像处理中可容易计算出来的特征为可测量变量。确定什么是可测量特征（变量），什么是需要推断的状态（变量）是建模中最基本的假设。比如基于图像估计物体的距离需要测量角度大小；然而，在有杂乱背景的自然图像中确定角度大小本身并不是件容易的事情。

隐变量表征可以解释的世界外部状态，比如物体和事件，或更抽象的，捕捉图像规律的原因（隐变量）。

基于测量 I 后，我们可以基于乘积法来估计在 I 已知的条件下，s 的条件概率，从而减小 s 的不确定性：

$$p(s\mid I)=p(s,I)/p(I)$$

该分布称为 s 基于 I 的后验概率分布，它是进行最优推断的基础。

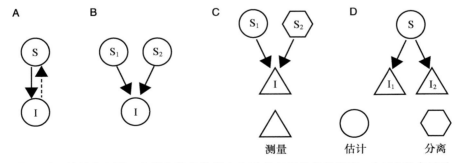

图 88.3　简单有向图。实箭头代表父节点和子节点间的条件概率。（A）"基本贝叶斯"，联合概率分布可以分解为条件概率和先验概率的乘积：$p(s,I)=p(I\mid s)p(s)$。虚箭头表示自下而上的推断。（B）超过一个原因贡献于测量，$p(I,s_1,s_2)=p(I\mid s_1,s_2)$ $p(s_2\mid s_1)p(s_1)$。该图暗示在特定测量下不同原因条件依赖，但针对测量边缘独立。不同原因可以有效竞争来解释测量，这在贝叶斯框架中称为解释消除（Pearl，1988）。（C）如果只有一个父变量需要估计，其他变量则需要积分掉，这称为折扣。（D）一个原因导致两个效应（图像测量）。这暗示两个测量针对 s 条件独立。这里描述的产生模型是验证最优线索集成的基础。

一般而言,远不止一个原因会影响一个可测量的图像变量(图 88.3B)。在原因变量 $s = (s_1, s_2)$ 中,一个成分 s_1 可能是需要估计的重要量,而 s_2 却是需要去除的混淆变量或多余变量。比如,假设图像强度 $I = (s_1, s_2)$,s_1 和 s_2 分别代表反射比(表面灰度)和明度(表明光的强度)。物体表面明度 s_2 常被视为多余变量,而光反射则被认为很重要,因为它是用于物体识别的一个不变的表面属性(例如,这是一张黑色,还是白色的纸?)。除条件概率外,还可以通过加法定律去除多余变量,以减小所关注变量的不确定性,这称为边缘化:

$$p(s_1 \mid I) = \sum_{s_2} p(s_1, s_2 \mid I)$$

混淆变量如此普遍,以至于边缘化可以看作是任何有用决策背后推断中的一个最基本操作。它可以用来考察不同视觉通路对不同功能的特异化(Fang & He, 2005; Milner & Goodale, 2006),或用来考察不同任务适应中的动态神经过程。Freeman(1994)展示了如何通过边缘化视角和照(明)度来显著减少形状和材料的不确定性。积分掉光照方向还有助于从阴影中获取深度信息(Kersten, 1999)。Freeman(1994)进一步表明边缘化相当于选择了对混淆变量最不敏感的估计,从而为通用视角定律(见 Lowe, 1987; Nakayama & Shimojo, 1992)提供了一个贝叶斯解释。Beck, Latham, and Pouget(2011)证明,在特定假设下,边缘化可以通过神经脉冲的统计量来完成(经常被认为是一种增益控制或注意过程,Reynolds & Heeger, 2009; Carandini & Heeger, 2011)。

生成模型

后验概率 $p(s \mid I)$ 代表需要从输入图像中可靠估计世界状态的信息。后验好比通过查表来计算特定场景输入下的概率,而不需要显式对输入变异进行建模[3]。然而,视觉图像很复杂,很难简单计算后验,从而基于图 88.3 所示的生成模型来表达后验就具有很大优势,可以用于描述原因(独立于图像,描述物体、场景、事件的状态变量)中的规律,以及这些原因如何构成图像[4]。为了更直观地理解生成模型,考虑园艺剪刀的例子,假如关于两把园艺剪刀有很多图像,它们的外观随光照、位置、3D 朝向和张开角度而变化。实践中,不可能有一个表格可以帮助我们记录下所有可能的外观。一些变异可以有效地通过由底向上输入解决,而有些变异如 3D 朝向或张开角度则可以由物体

特异知识来处理,比如剪刀可以在深度上旋转、打开和合上(Ullman, 2000)。贝叶斯法则描述后验和图像如何形成信息间的联系:

$$p(s \mid I) = \frac{p(I \mid s) p(s)}{p(I)} = \frac{p(I \mid s) p(s)}{\sum_{s'} p(I \mid s') p(s')}$$

基于条件概率 $p(I \mid s)$(在特定状态 s 下获得测量 I 的概率)和 s 的先验概率 $p(s)$(状态变量概率),贝叶斯定理对状态变量 s 的后验概率(获得测量 I 的条件下,状态 s 的概率)进行了重新表述。因此模型既可以考察图像模式是如何由世界的状态构成(比如形状、材料、光照和视角),同时也可以考察世界状态的规律(比如表面平滑性和天然颜色等)。

详解图形结构

由两个基本因子(素)构成的贝叶斯公式称为基本贝叶斯(图 88.3A)。然而,为处理多种任务和图像强度复杂的相互依赖,我们需要更复杂的结构。缺少适当的知识结构,不可能在高维联合概率分布 $p(I_1, I_2, \ldots, s_1, s_2, \ldots)$ 上完成贝叶斯推断。一个直接方法是考虑更加复杂一些的图,比如可以有多个原因(图 88.3B 和 88.3C),每个原因又可以导致多个测量(图 88.3D);或者后面将要介绍的简单的三层层级结构(参考"贝叶斯从粗到细",图 88.7)。考察一个原因可产生多种测量的情形,这种模型为线索集成提供了基础(图 88.3D)。贝叶斯观测器一个与众不同的特点是所有决策均需要基于后验概率分布的全部知识(包括高阶矩)来进行。继 Clark and Yuille(1990),Jacobs(1999),Ernst and Banks(2002)和 Ernst and Bülthoff(2004)的工作,无数研究已经对人类是否通过可靠性加权(二阶矩或方差的倒数)整合知觉信息进行了检验。除少量例外(Cheng et al., 2007, Gori et al., 2008),这些研究中的大多数证实了这种整合的最优性。线索整合的大多数研究都局限在连续值测量,基于标准高斯和独立假设对精度进行建模,从而得到一个线性加权函数。Stevenson and Körding(2009)设计了一个基于闭塞(一个非度量线索)的贝叶斯最优观测器,可以精确预测人类对深度的判断。

尽管小的图形结构对视觉行为的低维、模块化分析有用途,理解自然图像的识别则需要更多结构。在下文讨论完视觉皮层结构和图形表征的关系后,我们将回来继续讨论这个问题。

决策和估计

在决策时,我们可以选择能使条件和边缘概率最

大化的状态变量值,这称为最大后验估计。最大后验估计相当于最小化平均错误率。然而,人类知觉非常灵活,一些任务可能需要几种估计,每种估计具有不同的精度;甚至对同一种估计,不同时刻对精度的要求也不一样。为拿起一个小球,你需要知道它有多远和多大。在给定角度大小测量 l,和一个约束 $l \approx s_2/s_1$ 的情况下,计划如何够到小球需要精确估算距离 s_1,而真实抓取小球则需要精确估算物理大小 s_2。贝叶斯决策理论推广了边缘化操作,通过最小化风险,来定义一个操作的最优:

$$R(\alpha;l) = \sum L(\alpha,s)p(s/l)$$

这里损失函数 $L(\alpha,s)$ 是当真实世界状态为 s,决定采取动作 α 会引起的代价(见 Geisler & Kersten, 2002; Maloney & Mamassian, 2009)。为了便于讨论,本章其余部分将假设条件化和边缘化选择足够用来刻画不同任务的需求。

正如下文讨论,目标识别的贝叶斯模型在复杂而结构化的图上定义知识概率。在复杂图上进行推断需要信息传输算法来更新所有节点上的局部条件分布。更新特定节点的条件分布时,将固定一些节点的值,并积分掉一些节点。置信度传播算法正是这样一种方法(MacKay, 2003; Pearl, 1988)。按照 Marr 最少承诺原则的贝叶斯版本(Marr, 2010),信息用于更新概率而非传递决策。然而,在脑中,神经元间通讯是否服从这个原则(参阅 Ma et al., 2006),抑或是否存在从一个神经元群到另一个神经元群的决策传递(参阅 Lennie, 1998)仍是一个亟待解决的基本问题。

到此为止,我们认为决策发生在抽象层,没有区分自动决策或发生在子过程中的决策。一个有趣的观点是,一般情形下知觉并不实际参与决策。有意识知觉只是反映了在后验分布上的随机采样。而后验则是一组实例,近似于在一组假设在特定测量上可能出现或发生的频率(Fiser et al., 2010; Lee & Mumford, 2003)。很多行为实验结果,包括知觉双稳性,都支持这一想法(Battaglia, Kersten, & Schrater, 2011; Gershman, Vul, & Tenenbaum, 2012; Moreno-Bote, Knill, & Pouget, 2011; Sundareswara & Schrater, 2008)。

总之,概念上,视觉知识可以表示为可能图像和原因的联合概率分布。条件化和边缘化操作分别缩小了图像测量和任务假设的可能空间。最优决策的计算需要考虑所有可能的知识,包括知识的不确定性。

处理图像复杂度和任务灵活性

尽管贝叶斯模型已经可以很好地解释人类视觉行为如何处理低维问题的不确定性,然而视觉研究的一个核心问题是理解视觉系统如何加工高维原始图像数据。在下一节,我们将对比视觉物体,识别腹侧通路已有神经环路知识和用于识别物体的贝叶斯计算机视觉系统。这里的基本假设是皮层脑区的组织反映了自然图像结构的高效的表征、学习和推断。

目标识别的腹侧通路

大量灵长类神经生理和人类神经成像结果均表明视觉处理基于层级化方式进行:图像信息从类型较少的高维局部特征测量开始(如出现在很多位置的边缘),逐渐升高到类型较多的低维度处理(比如狗、棒球运动员等)。这种对不同类型选择性的升高同时伴随着对照度、移位和缩放不变性的提高(cf. DiCarlo, Zoccolan, & Rust, 2012; Grill-Spector & Malach, 2004; Kourtzi & Connor, 2011; Roe et al., 2012)。

进一步,这些皮层处理阶段又受背景和任务的调制,表明计算发生脑区内和脑区间。然而,从计算的角度,有关视觉脑区表征的具体信息,及为什么这样表征,这些表征上又有哪些操作,目前并没有一致的观点。若想进一步了解这方面不同的理论,可参考文献,DiCarlo, Zoccolan, & Rust, 2012; Epshtein, Lifshitz, & Ullman, 2008; Friston, 2005; Marr, 2010; Poggio, 2011; Ullman, 1995, 2007。

目标识别贝叶斯系统

从贝叶斯角度,图像的结构可以基于图的概率分布来表达。为此,我们假设:

1. 视觉系统的结构应该依赖于自然图像的组成结构(Geman, Potter, & Chi, 2002; Jin & Geman, 2006; Yuille, 2011)。组合性是指通过层级表征,特征/部分可用来组合无限数量的合成物。一种观点认为,假如没有这种结构,我们无法获得人类获取或泛化视觉知识的速度。

2. 视觉知识可以表示为图结构,其中每个节点是随机变量,代表某种特征、部分、客体和它们的关系。节点间的边代表节点间的统计依赖。需要特别指出的是,这种结构包含对可以理解的语意信息的显式表征,而不仅只是一组空间滤波器(见下文)。为了在不同分析级别完成一系列视觉任务,且具有迁移学习的能力,这种结构是必要的。比如,真实视觉中,不仅要检测到猫,还要定位出它们的部分及空间关系,甚至学习识别混种猫(例如,具有猫的身体和犬的四肢)。

3. 系统应该有效组织起来,可以检测到物体上不同的特征组合,同时可以分离,忽视一些变异源,比如尺度、光照强度、位置和连接处。AND/OR 图很好地展示了这一准则（见下文）。

4. 推断和任务灵活性是通过固定图像测量、启动或者注意等节点的值，并积分掉对任务不重要的变量来完成的。

计算机视觉领域发展迅速，已经开发出可以处理高变异自然图像的识别系统和算法（比如，Everingham et al.，2006），这些算法可以进行灵活推断，并学习生成结构。想全面了解有关目标识别贝叶斯层次组合模型的研究进展，请参考 Zhu，Chen，和 Yuille（2011）的综述文章。接下来，我们将通过一个具体例子来展示知识如何在不同层次表征，如何执行不同的任务，如何完成自下而上和自上而下的推断。和灵长类腹侧通路一样，自下而上节点特异性和不变形越来越强，高层节点表征的假设更为抽象。

一个目标识别的计算机模型实例

本例子中的视觉任务是在各种灯光、姿势、杂乱背景下检测和分析棒球运动员的动作。图 88.4 展示了一个棒球运动员的检测模型，它是一个定义在与/或图上概率模型（Zhu et al.，2010a）。选择性和不变性通过与或操作来获得。尽管逻辑操作和 Riesenhuber and Poggio（1999）模型中用到的简单和复杂细胞有些相似，这里的节点代表具有语意内容的随机变量，节

点间的边代表两者交互。高层节点代表身体部件，比如头、躯干和脚，而底层节点代表更低级的子部件。高层节点是由底层子节点或可替换的部分子节点组成，分别对应逻辑与和逻辑或操作。

表征一个棒球运动员需要指定层级网络中所有节点的状态变量。上层节点只包含执行层描述，比如中心位置、大小、头的朝向等，而底层则负责表征更精确的信息，比如头的精确边界。这类似于腹侧视觉通路，从底层脑区到高层脑区对位置的特异性逐级降低。网络中存在一些高层节点表征对空间关系，这也和行为及功能核磁共振成像研究结果一致（Kravitz，Kriegeskorte，& Baker，2010）。

不同节点间的边和定义在每个节点上的条件概率分布（见 88.6 中"从边缘到表面"小节有关马尔科夫随机场的描述）捕捉了棒球运动员空间特征间的统计关系，比如，身体部件可能的相对位置，和在不同视角和姿势变化的情况下，特定身体部件出现的可能性）。

因为与或图是一种定义在图上的概率模型，在一组节点值已知的情况下，我们可以通过信息传播算法，估计未知图节点的状态。这就构成了一个由图像驱动的自下而上，继而自上而下的策略。底层节点状态是整个模型信息更新的基础。初始假设在较低层计算，并向上层传播以形成有关物体的更大部件；而自上而下处理则用来移除底层错误的假设。直觉上，

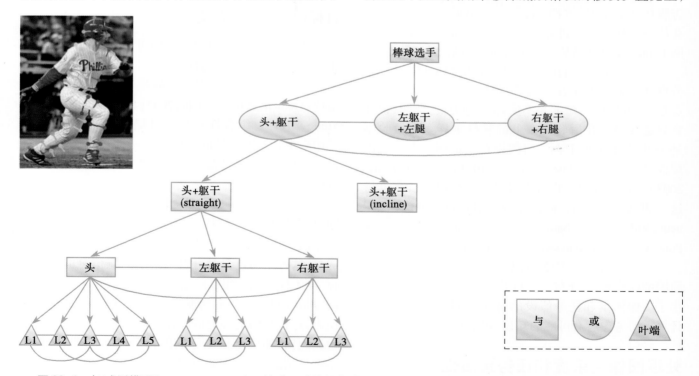

图 88.4 与/或图模型（Zhu et al.，2010a）。棒球运动员是头、躯干、左右腿的 AND 操作，但头是直立头（或躯干）和倾斜头（或躯干）的 OR 操作（左上图）。L 表示级别（level）。

对物体小部件会有更多的假设,因为小特征和部件容易和杂乱背景混淆。然而,小部件的组合则更少地与背景混合。因而,当算法传递信息到高层,高层节点更有可能收敛到正确的答案。收敛速度取决于初始测量的可靠性。

该模型也可以在注意和启动模式下运行。这种情况下,一些高层节点状态固定(或称作基于条件),比如系统被启动去识别一个棒球运动员,但不知道确切的位置。这时就可以固定上层节点的值,而只有底层输入变动,模型将使用高层的启动信息,帮助自下而上的信息提取。与之相反,如果我们不接受底层输入,而只让上层节点变动,则类似于想象或梦到一个棒球运动员。总之,模型既可以自下而上(从输入节点),又可以自上而下(从上层启动节点)地传递信息。

学习自然图像中的层级结构

尽管大脑明显需要对那些有助于完成识别的图像结构自适应,但自然图像的高复杂度要求大脑自己去发现图像中的层级结构。自然图像的一个属性是图像强度一阶近似,分段平滑,所以通过近邻像素值可以预测当前像素值。Barlow认为如果在记录时,图像内容就已经去除了这些及其他高阶统计依赖(通过稀疏编码),使用概率去计算有用信息将会变得更加容易(Barlow,2001)。从而,我们可以发现可疑共发事件(是否$p(s_1,s_2) \gg p(s_1)p(s_2)$?),学习预测它们,最终去除其可疑性。

检测可疑共发事件的原理为我们提供了建立特征、部分、物体和场景层级结构的方法(Zhu et al.,2008)。学习可疑依赖于世界层级结构的组合先验,图像可以基于层级结构被分解成有意义的,可重用的部件(Geman,Potter,& Chi,2002)。很多学习算法已经被开发出来从数据中学习层级模型(参考 Hinton,2007;Zhu et al.,2010b;Zeiler,Taylor,& Fergus,2011)。我们这里仅描述 Zhu et al.(2010b)的研究结果,该研究显式的依赖自然物体的组合特性。

图88.5 展示了特征、部件和形状的层级结构。学习中,模型首先从小的部件开始学起,接着把它们组合在一起,随后学习大的部件。不像其他层级模型(比如,深度信念网络),概率模型的图结构可以通过学习得到,而不只是权重可以学习。从而,概率图模型可以自适应和转移到新刺激。通过组合来自其他物体中已经学到的部件,算法可以快速学会识别新客体。

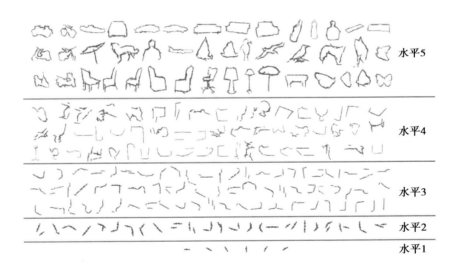

图 88.5 自动从具有相同部件的多个物体中学习视觉概念的平均形状(Zhu et al.,2010b)。前几层(1~3)是通用层,更高层(4和5)包含更特异的概念或物体部件,这些部件可能只出现在有限物体中。本图取自 Zhu et al.,2010b。

那么,贝叶斯模型在哪些方面和灵长类的视觉系统一致呢?我们有关灵长类的大部分视觉知识集中在初级视觉,下一节我们将重点讨论视觉系统可以很好地适应图像生成结构的证据。这些早期表征为开始于底层的视觉层级概率计算提供了基础。接下来我们将描述一些行为和神经影像结果,它们提供了底层和高层处理阶段间交互的证据。

贝叶斯计算的行为和神经证据

早期图像表征和处理

长久以来,初级视觉皮层(V1)神经编码的一个研究主题是高效编码。高效编码主要探索自然图像中的冗余和规律。比如,研究已经发现 V1 神经元对朝向和空间频率的反应可以很好地被稀疏编码策略所解释(Hyvärinen,2010;Olshausen,1996)。初级视觉皮层的神经元展现出非线性除法标准化行为,它们的反应会被经典感受野外的对比变异所抑制。除法标准化导致统计依赖性降低(Hyvärinen,2010;Olshausen,1996),从而提供一个有效的表征来发现可疑共发特征(Barlow,1990)。稀疏编码和对比度标准化均可以基于一种自然图像的产生模型解释,称为高斯尺度混合模型(Wainwright & Simoncelli,2000)。

那么,朝向和空间选择滤波器是如何为高级脑区提供信息,帮助视觉行为,进行目标识别的呢?这个问题的答案,依视觉任务的不同而不同。但其中的关键是理解神经活动如何表征刺激原因空间,而不是表征刺激特征。在这里,我们重点关注边缘和表面,用贝叶斯的观点来理解 V1 将如何处理它们。

从局部空间滤波器到边缘

Hubel 和 Wiesel 为初级视觉皮层(V1)提供了一个清晰的功能解释:一组具有朝向选择性的简单和复杂神经元用来表征边缘和线(Hubel,1982)。尽管大家一致同意朝向选择神经元表征朝向信息是初级视觉空间处理的基本功能,但如何使用这些信息稳定地决定客体属性,比如轮廓边界或内部纹理,仍是一个有挑战性的问题。

基于特定假设(神经元发放率服从 Possion 分布),可以假设一组朝向选择神经元活动模式表征朝向的可能性,从而为基于贝叶斯解码边缘朝向提供了基础(Pouget,Dayan,& Zemel,2000)。然而,确定一条边是否属于一个物体的边界则需要额外的推断。自然图像中充满局部边缘,有些边缘有可能来自偶然的光照、遮挡和背景杂斑。区分这些边缘是否属于感兴趣物体的一部分需要组合脑区内侧向交互和不同脑区间的自上而下交互。局部计算可以基于物体边界的自然局部平滑约束(即先验)来连接近邻相同朝向的边缘(和独立编码的关系,可参考 Garrigues & Olshausen,2008)。然而,多年以来计算机视觉研究已经证明,只有局部侧连接约束是不够的,需要自上而下过程来集成中间层格式塔约束(平行、对称等)和可用于可靠分割物体的特异信息(参考图 88.5 中间层通用和高层特异的视觉形状概念)。越来越多的神经生理结果和这个观点一致(参考 McManus,Li,& Gilbert,2011)。稍后,我们会回来讨论物体知识的层次表征及反馈如何边缘表征交互。

从边缘到表面区域 视觉系统不仅对物体形状敏感,而且对表面颜色、反射和纹理敏感。一个开放的问题是,区域表面属性是否以稠密的视网膜映射形式表征?以图像的形式表征表面属性、形状和反射性可以支持更稳健的匹配输入和高层模板。那么,这种表征存在于早期视觉皮层,比如 V1 和 V2 中吗?

神经影像实验已经表明人类初级视觉皮层对亮度变化(和表面反射属性相关)的反应几乎和对明度变化的反应一样强,V2 也是一样(Boyaci et al.,2007)。基于同类型刺激,麻醉猴的研究也发现初级视觉皮层内细胞色素氧化酶斑点神经元对空间一致的光强变化反应,而 V2 中对颜色敏感的神经元则对虚拟亮度变化反应(Roe et al.,2005)。

然而,为了表征反射,视觉系统需要解决一个重要的推断问题。首先,反射、形状和照度(三个固有图像)全都混淆在图像中。解决这个问题需要这些固有图像的空间规律的先验知识。比如,反射可以大致近似为分段常数、形状分段光滑、亮度变化平稳。刻画这些属性的一个方法是测量固有图像统计量(Grosse et al.,2009)。最近有模型尝试从测到的固有图像上获得的先验,来对三种固有图像进行分离(Barron & Malik,2012)。

研究发现,不同边界表面颜色会出现平滑填充,暗示神经过程利用平滑性来构造表面颜色。图 88.6A 所示的图结构可以用来描述反射的平滑先验。在一些节点由可靠测量进行初始化的情况下,缺失或噪声值可以通过插值来平滑掉。很多算法可以完成这个操作(参见 MacKay,2003 中吉布斯采样和马尔科夫链蒙特卡洛方法)。边缘可以显式地表示为随机变量,称为线性过程,形成 1 维平滑先验;当和区域表面过程结合,线性过程可以用于区分不同的空间关系(图 88.6B,Koch,Marroquin,& Yuille,1986;Kersten,1991)。神经系统是否也使用这种算法,以及它是如何实现这个算法的,仍是开放问题。已经有人提出不同神经元处理不同的边界和区域,以及它们之间连接的机制(Grossberg & Hong,2006;Roe et al.,2005)。但需要进一步的实验来验证这些神经元是否及如何在不同视觉脑区间交互。马尔科夫随机场同样可以用来对空间群组特征及视觉通路上更抽象的特征进行建模。我们将在后边讨论它。

最后一个问题是,亮度知觉对 3D 表面的布局敏感(Gilchrist,1977),表明计算反射需要非局部计算。比如,遮挡可以让两个表面相互干扰,使得具有相同反射率的表面分离。有证据表明,在初级视觉皮层,

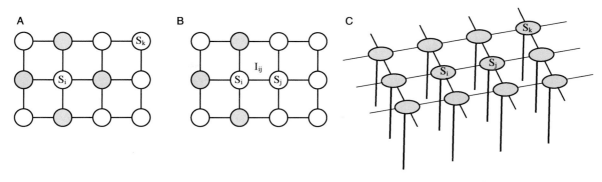

图88.6　马尔科夫随机场可以用来对图像强度中的平滑性和分段平滑性进行建模。节点代表随机变量,边代表节点间的关系。(A)马尔科夫随机场的无向图表示 S_i 的概率分布只依赖于其近邻(图中阴影的四个节点)。平滑和分段平滑的先验约束可以用这种图来表示。(B)若边 I_{ij} 断开,则意味着破坏近邻间的关系;(C)图中显示节点的值需经由图像测量 I_i 来估计。

遮挡引起的空间分离区(具有相似但不完全相同的明度),将会被知觉成一个具有相同明度的表面(Boyaci et al.,2010)。可能类似马尔科夫的侧抑制和自上而下的机制都参与了早期的明度计算,也进一步暗示了不同视觉层级脑区间的交互。

自上而下和自下而上的交互

基于层级表征的自上而下和自下而上的贝叶斯计算在人类知觉中有何证据呢?我们来仔细思考下这个问题的含义。生成模型的一个优势是可以进行灵活的推断。即使图88.7A 中呈现的三层简单图模型,根据哪些变量已知,哪些变量需要积分掉,也存在着非常多可能推断。比如,假设我们的任务需要估计高层客体类别变量m。最大后验解需要寻找可以使后验概率$p(m|I_1,I_2)$最大的 m 值。这可以通过一个完全的自下而上算法,从后验概率$p(s_1,s_2,m|I_1,I_2)$ 中积分掉s_1 和s_2 来实现。进一步,前文讨论线索集成的贝叶斯解则有所不同,需要从所有变量的整体后验分布中积分掉图像测量。另一方面,假设类别m 已知(通过其他知识渠道),如果我们要估计表征形状的中间参数s_1 和s_2,这时最大后验概率解释要寻找可以使$p(s_1,s_2|I_1,I_2,m)$最大的s_1 和s_2。算法可以利用生成知识,即$p(s_1,s_2|I_1,I_2,m) \propto p(I_1,I_2|s_1,s_2) p(s_1,s_2|m)$。公式右侧同时使用了类别影响形状和形状影响图像测量的知识。接着,我们讨论第三种可能,"贝叶斯由粗到精",第一优先级要对高层决策进行精确推断,进而估计底层参数。"解释消除"是另一类推断,它利用自上而下的知识对底层参数进行推断。

当前,没有直接证据表明,在概率计算(或信息传递)中,神经元群表征的是概率而不是决策。然而,行为和神经影像结果均暗示贝叶斯计算发生在不同抽象层和不同脑区。下边,我们简要讨论相关证据。

贝叶斯的逐级细化　层级结构允许贝叶斯由粗到细逐级处理,首先在高层粗略地进行抽象加工,进而以该抽象作为约束对低层特征进行细致分析。广为所知,一些视觉决策(如动物是否出现?)的处理极其迅速(Rousselet,Thorpe,& Fabre-Thorpe,2004)。这和上文述及的信念(概率)驱动的灵活贝叶斯结构是一致的。比如,在 AND/OR 棒球运动员模型中,假设可以快速从底层向上层传播,如果在底层不确定性很低,那就没必要使用来自顶层的知识来消除错误假设。然而,自上而下的信息处理可以帮助获得棒球运动员的精确位置(和子部分)。更一般的,贝叶斯层级模型可以在高层削减不确定性,从而影响底层决策。

知觉决策可以自动地由可靠的环境证据(图像中的空间或时间信息)来驱动,也可以有意识地由上层任务驱动。这两种策略均体现了由粗到细的计算,高层决策固定层级模型中的上层变量,约束或指导接下来的底层决策。而高层的最优决策则需要积分掉所有的中层参数。我们简要描述一些行为结果,它们均支持贝叶斯由粗到细的计算准则,并且使用图88.7 中简单的层级结构。

Knill(2003)研究表明当从纹理线索中估计表面朝向时,取决于图像或非线性权重中的证据,视觉系统使用不同的纹理模型。模型类型、纹理朝向参数、图像参数(线索)可以按层级分别在高层、中层、底层进行表征。视觉系统经常会认为 2D 纹理是由潜在的 3D 各向同性纹理产生。然而,纹理也可能具有各向异性。人类对表面的判断可以很好地使用贝叶斯观测者来建模,使用纹理线索来进行粗推断来决定纹理模型类型,进而使用确定的模型来解释纹理线索。其他工作表明人类综合声音和视觉刺激对方向进行因果

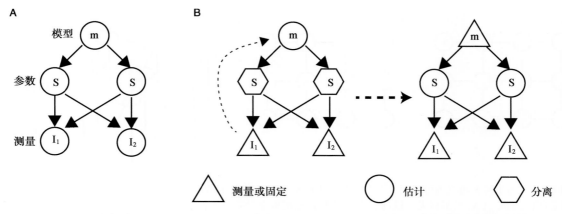

图 88.7 （A）一个简单的层级图模型。高层的离散随机变量代表可以选择的模型。不同的模型代表不同类别的底层参数。根据任务不同，一些节点是固定的（通过底层测量或通过先验的决策、注意、启动来确定高层决策节点值），一些节点需要积分掉，一些节点则需要估计。比如，该网络可以按生成方式运行，样本 i 可以基于条件概率 $p(I\,|\,m)$ 来产生。（B）"条件知觉"对应一组边缘化，其中首先积分掉中间层参数，估计高层模型值（虚线箭头标明了推断方向），然后固定推断模型的值，估计参数的值。

推断符合贝叶斯估计（Körding et al., 2007; Shams, 2010）。人类对复杂运动场的知觉同样和基于贝叶斯的运动类型（旋转、放大和平移）选择相一致，这种选择会影响运动判别表现（Wu, Lu, & Yuille, 2008）。

在有意识的分类决策后，人类会出现运动方向估计偏差，同样也可以基于贝叶斯模型选择来解释（Stocker & Simoncelli, 2008），详见图 88.7B。

自上而下预测 自上而下的假设可以相互竞争以解释数据。有关这方面的贝叶斯图形解释请参考图 88.3B。情景上下文的改变会极大改变对局部视觉理解这一现象，可以用贝叶斯中的解释消除来解释（Kersten, Masmassian, & Yuille, 2004）。有很多方法可以改变表征的概率分布。在棒球运动员例子中，顶层处理会抑制底层的错误假设，保留和整幅图像一致的底层处理。另一种策略是"预测编码"。假设 s^{n+1} 是阶段 n+1 基于生成知识 f 对前一个阶段输入 s^n 的预测，如果预测误差 $|s^n - f(s^{n+1})|$ 小（以低的神经活动表示），则模型似然高，拟合良好；否则，则需要尝试其他假设（Friston & Kiebel, 2009; Lee & Mumford, 2003; Rao & Ballard, 1999; Yuille & Kersten, 2006）。

大量来自人类功能磁共振的研究表明在一些情况下，早期视觉中存在着情景上下文依赖的神经抑制（Alink et al. 2010; Cardin, Friston, & Zeki, 2011; Fang, Kersten, & Murray, 2008; Murray et al., 2002; Rauss, Schwartz, & Pourtois, 2011; Summerfield et al., 2006）。然而，功能磁共振成像的空间分辨率太低，无法告诉我们这些降低的神经活动是来自对正确假设的表征（Rao & Ballard, 1999），还是对错误假设的抑制（Grossberg, 1999）。实际上，因为不同的功能需求，抑制底层错误和加强正确假设都可能出现。自上而下的注意任务可能通过抑制底层模糊假设，来选择和任务相关的正确假设（Grossberg, 2007）。但系统还可能依赖自动处理来检测那些和当前解释不一致的新信息。前者称为执行注意或自上而下的注意，是内源性的；后者称为刺激驱动或自下而上的注意，是外源性的（Desimone & Duncan, 1995; Petersen & Posner, 2011）。因此，可能存在两种类型神经元：一组编码误差，一组编码局部特征假设的信度（Friston, 2005）。一组神经元在加强一致特征的同时会抑制错误假设；而另一组神经元则抑制一致特征。皮层中反馈连接的层状结构为不同的表征处于不同层提供了可能。最近一项研究，使用超高场功能磁共振成像，在亚毫米分辨率下发现，V1 的中间层对打乱物体的反应比对完整物体反应更强（Olman et al., 2012），这可能对应着误差编码单元。

Egner, Monti, and Summerfield（2010）提出表征特征的神经元群和表征误差的神经元群可以分别通过期望和惊讶的行为操作独立的激活。他们通过线索训练帮助被试来判断一个试次中出现的是人脸还是房屋，从而操控被试期望。被试的任务是去检测偶尔出现的，令人惊讶的倒置人脸或房屋。从而，他们可以在梭状回面孔区分离的考察反应期望及惊讶的激活强度而非由底层刺激引起的激活。

结论和未来方向

尽管亥姆霍兹 100 年前就观察到知觉是一种"无意识的推断"，基于该思想，构建和测试知觉的定量模型直到最近才取得了一些进展。从这些进展中，我们已经获得了关于知觉中推断过程的新见解和大脑神经计算的新思路。然而，全面理解知觉和它的神经基础仍是未来一个重要且富有挑战性的问题。这个问题的核心在于，用于约束生成或推断模型的心理和神经机制是什么，仍无共识。本章我们已经讨论了层级组合模型的必要性（Feldman，2009；Geman，Potter，& Chi，2002）。然而，我们依然不清楚每一级应该表征什么，是表征真值，还是表征假设的分布？进一步，在这些表征上的计算又是什么？是决策序列，还是假设更新？某级的变量可能表征图像的高阶统计量，或者也具有可以理解的语义解释，比如，边、曲线、四肢和棒球运动员。

图像产生的模型最终必须可以像人类视觉那样灵活，可以解释那些偏离了自然，实际世界经验的图像。人类知觉从没有停止，它总会给出自己的解释，即使是奇特的、错误的和自我矛盾的解释，比如达利作品、卡通或视频游戏。尽管发展基于图表征的概率模型是一个重要的方向，我们可能还需要更为复杂的结构来处理图像语法（Mumford & Desolneux，2010）和概率语法（Goodman et al.，2008）。

致谢

有关本章的评论，请发送到 kersten @ umn. edu。D. K. 和 A. Y. 的工作受韩国教育科学技术部世界级大学计划经费支持（R31-10008）。

注释

1. 对于认知科学中贝叶斯推断的一般介绍，可参考 Griffiths and Yuille（2008）；有关贝叶斯理想观测模型在心理物理和自然系统分析中的应用，参考 Geisler（2008，2011）；对认知神经科学的概览和评论，参考 Colombo and Seriès（2012）；贝叶斯决策理论，参考 Körding（2007）和 Maloney，Mamassian（2009）；最优学习，请参考 optimal learning，Fiser et al.（2010）；关于目标识别的早期综述，可参考 Kersten，Masmassian，Yuille（2004）；有关最优观测者在一些领域的应用的参考文献如下：学习，注意和字符检测 Trenti，Barraza，and Eckstein（2010），Eckstein，Drescher，and Shimozaki（2006），Pelli et al.（2006）；显著性和眼动，Chikkerur et al.（2010），Itti and Baldi（2009），Torralba et al.（2006），Zhang et al.（2008）；轮廓和形状，Feldman（2001），Feldman and Singh（2005），Wilder，Feldman，

and Singh（2011）；填补 Zhaoping and Jingling（2008）；跨模态交互 Battaglia，Kersten，and Schrater（2011），Körding et al.（2007），Shams（2010）；神经编码，Pouget，Dayan，and Zemel（2000），Knill and Pouget（2004），Fiser et al.（2010），Ma（2010），Berkes et al.（2011）。

2. 术语"隐式"强调，对于我们观察到的世界状态，在其背后有隐藏的原因，需要我们去解码。知觉背后的隐变量或原因是知觉研究的中心问题。一个物体的形状可以直接测量（一些更高级别脑区确实也加工物体形状），但计算理论和实验均表明从图像模式中推断形状却非常困难。大脑形状加工背后的隐变量依然是个谜。

3. 基于 $p(s|I)$ 进行决策，称为判别模型。判别模型和生成模型的区别和贝叶斯加强学习理论中基于策略学习和基于模型学习间的区别有些相似。

4. 生成模型是指，原则上我们可以首先从先验 $p(s)$ 采样出 s'，进而基于 s' 从 $p(I|s')$ 采样（生成）出 I。

参考文献

Alink, A., Schwiedrzik, C. M., Kohler, A., Singer, W., & Muckli, L. (2010). Stimulus predictability reduces responses in primary visual cortex. *Journal of Neuroscience*, 30, 2960–2966.

Barlow, H. (1990). Conditions for versatile learning, Helmholtz's unconscious inference, and the task of perception. *Vision Research*, 30, 1561–1571.

Barlow, H. (2001). Redundancy reduction revisited. *Network: Computation in Neural Systems*, 12, 241–253. doi:10.1080/net.12.3.241.253.

Barron, J. T., & Malik, J. (2012). Shape, albedo, and illumination from a single image of an unknown object. *Computer Vision and Pattern Recognition (CVPR), 2012 IEEE Conference on*, 334–341.

Battaglia, P. W., Kersten, D., & Schrater, P. R. (2011). How haptic size sensations improve distance perception. *PLoS Computational Biology*, 7, e1002080. doi:10.1371/journal.pcbi.1002080.

Battaglia, P. W., & Schrater, P. (2007). Humans trade off viewing time and movement duration to improve visuomotor accuracy in a fast reaching task. *Journal of Neuroscience*, 27, 6984–6994.

Beck, J. M., Latham, P. E., & Pouget, A. (2011). Marginalization in neural circuits with divisive normalization. *Journal of Neuroscience*, 31, 15310–15319.

Berkes, P., Orb'an, G., Lengyel, M., & Fiser, J. (2011). Spontaneous cortical activity reveals hallmarks of an optimal internal model of the environment. *Science*, 331, 83–87.

Boyaci, H., Fang, F., Murray, S. O., & Kersten, D. (2007). Responses to lightness variations in early human visual cortex. *Current Biology*, 17, 989–993.

Boyaci, H., Fang, F., Murray, S. O., & Kersten, D. (2010). Perceptual grouping-dependent lightness processing in human early visual cortex. *Journal of Vision*, 10(9), 1–12.

doi:10.1167/10.9.4.

Carandini, M., & Heeger, D. J. (2011). Normalization as a canonical neural computation. *Nature Reviews Neuroscience, 13,* 51–62. doi:10.1038/nrn3136.

Cardin, V., Friston, K. J., & Zeki, S. (2011). Top-down modulations in the visual form pathway revealed with dynamic causal modeling. *Cerebral Cortex, 21,* 550–562.

Chater, N., Tenenbaum, J. B., & Yuille, A. (2006). Probabilistic models of cognition: Conceptual foundations. *Trends in Cognitive Sciences, 10,* 287–291. doi:10.1016/j.tics.2006.05.007.

Cheng, K., Shettleworth, S. J., Huttenlocher, J., & Rieser, J. J. (2007). Bayesian integration of spatial information. *Psychological Bulletin, 133,* 625–637.

Chikkerur, S., Serre, T., Tan, C., & Poggio, T. (2010). What and where: A Bayesian inference theory of attention. *Vision Research, 50,* 2233–2247.

Clark, J. J., & Yuille, A. L. (1990). *Data fusion for sensory information processing systems. Springer.* Norwell, MA: Kluwer Academic Publishers.

Colombo, M., & Seriès, P. (2012). Bayes in the brain–on Bayesian modelling in neuroscience. *British Journal for the Philosophy of Science,* 1–27. doi:10.1093/bjps/axr043.

Desimone, R., & Duncan, J. (1995). Neural mechanisms of selective visual attention. *Annual Review of Neuroscience, 18,* 193–222.

DiCarlo, J. J., Zoccolan, D., & Rust, N. C. (2012). How does the brain solve visual object recognition? *Neuron, 73,* 415–434.

Eckstein, M. P., Drescher, B., & Shimozaki, S. S. (2006). Attentional cues in real scenes, saccadic targeting, and Bayesian priors. *Psychological Science, 17,* 973.

Egner, T., Monti, J. M., & Summerfield, C. (2010). Expectation and surprise determine neural population responses in the ventral visual stream. *Journal of Neuroscience, 30,* 16601–16608.

Epshtein, B., Lifshitz, I., & Ullman, S. (2008). Image interpretation by a single bottom-up top-down cycle. *Proceedings of the National Academy of Sciences of the United States of America, 105,* 14298. doi:10.1073/pnas.0800968105.

Ernst, M. O., & Banks, M. S. (2002). Humans integrate visual and haptic information in a statistically optimal fashion. *Nature, 415,* 429–433.

Ernst, M. O., & Bülthoff, H. H. (2004). Merging the senses into a robust percept. *Trends in Cognitive Sciences, 8,* 162–169. doi:10.1016/j.tics.2004.02.002.

Everingham, M., Zisserman, A., Williams, C., Van Gool, L., Allan, M., Bishop, C. M., et al. (2006). The 2005 PASCAL visual object classes challenge. Machine learning challenges: Evaluating predictive uncertainty, visual object classification, and recognising textual entailment. *Lecture Notes in Computer Science, 3944,* 117–176. doi:10.1007/11736790_8.

Fang, F., & He, S. (2005). Cortical responses to invisible objects in the human dorsal and ventral pathways. *Nature Neuroscience, 8,* 1380–1385.

Fang, F., Kersten, D., & Murray, S. O. (2008). Perceptual grouping and inverse fMRI activity patterns in human visual cortex. *Journal of Vision, 8* (7), 2, 1–9. doi:10.1167/8.7.2.

Feldman, J. (2001). Bayesian contour integration. *Attention, Perception & Psychophysics, 63,* 1171–1182.

Feldman, J. (2009). Bayes and the simplicity principle in perception. *Psychological Review, 116,* 875–887.

Feldman, J., & Singh, M. (2005). Information along contours and object boundaries. *Psychological Review, 112,* 243.

Fiser, J., Berkes, P., Orbán, G., & Lengyel, M. (2010). Statistically optimal perception and learning: From behavior to neural representations. *Trends in Cognitive Sciences, 14,* 119–130. doi:10.1016/j.tics.2010.01.003.

Franklin, D. W., & Wolpert, D. M. (2011). Computational mechanisms of sensorimotor control. *Neuron, 72,* 425–442.

Freeman, W. (1994). The generic viewpoint assumption in a framework for visual perception. *Nature, 368,* 542–545.

Friston, K. (2005). A theory of cortical responses. *Philosophical Transactions of the Royal Society B. Biological Sciences, 360,* 815–836. doi:10.1098/rstb.2005.1622.

Friston, K., & Kiebel, S. (2009). Predictive coding under the free-energy principle. *Philosophical Transactions of the Royal Society B. Biological Sciences, 364,* 1211–1221. doi:10.1098/rstb.2008.0300.

Garrigues, P., & Olshausen, B. A. (2008). Learning horizontal connections in a sparse coding model of natural images. *Advances in Neural Information Processing Systems, 20,* 505–512.

Geisler, W. S. (2008). Visual perception and the statistical properties of natural scenes. *Annual Review of Psychology, 59,* 167–192.

Geisler, W. S. (2011). Contributions of ideal observer theory to vision research. *Vision Research, 51,* 771–781.

Geisler, W. S., & Kersten, D. (2002). Illusions, perception and Bayes. *Nature Neuroscience, 5,* 508–510.

Geisler, W. S., & Perry, J. (2009). Contour statistics in natural images: Grouping across occlusions. *Visual Neuroscience, 26,* 109–121.

Geman, S., Potter, D., & Chi, Z. (2002). Composition systems. *Quarterly of Applied Mathematics, 60,* 707–736.

Gershman, S., Vul, E., & Tenenbaum, J. B. (2012). Multistability and perceptual inference. *Neural Computation, 24,* 1–24. doi:10.1162/NECO_a_00226.

Gilchrist, A. L. (1977). Perceived lightness depends on perceived spatial arrangement. *Science, 195,* 185–187.

Goodman, N., Mansinghka, V., Roy, D., Bonawitz, K., & Tenenbaum, J. B. (2008). Church: A language for generative models. *Uncertainty in Artificial Intelligence, 22,* 23.

Gori, M., Del Viva, M., Sandini, G., & Burr, D. C. (2008). Young children do not integrate visual and haptic form information. *Current Biology, 18,* 694–698.

Green, D. M., & Swets, J. A. (1966). *Signal detection theory and psychophysics.* New York: Wiley.

Griffiths, T., Chater, N., Kemp, C., Perfors, A., & Tenenbaum, J. B. (2010). Probabilistic models of cognition: Exploring representations and inductive biases. *Trends in Cognitive Sciences, 14,* 357–364. doi:10.1016/j.tics.2010.05.004.

Griffiths, T., & Yuille, A. (2008). A primer on probabilistic inference. In N. Chater & M. Oaksford (Eds.), *The probabilistic mind: Prospects for Bayesian cognitive science* (pp. 33–57). Oxford: Oxford University Press. doi:10.1093/acprof:oso/9780199216093.003.0002.

Grill-Spector, K., & Malach, R. (2004). The human visual cortex. *Annual Review of Neuroscience, 27,* 649–677.

Grossberg, S. (1999). The link between brain learning, attention, and consciousness. *Consciousness and Cognition, 8,* 1–44. doi:10.1006/ccog.1998.0372.

Grossberg, S. (2007). Towards a unified theory of neocortex: Laminar cortical circuits for vision and cognition. *Progress in Brain Research, 165,* 79–104.

Grossberg, S., & Hong, S. (2006). A neural model of surface perception: Lightness, anchoring, and filling-in. *Spatial Vision, 19,* 263–321.

Grosse, R., Johnson, M. K, Adelson, E. H., & Freeman, W. T. (2009). Ground-truth dataset and baseline evaluations for intrinsic image algorithms. *International Conference on Computer Vision*, 2335–2342.

Hinton, G. E. (2007). Learning multiple layers of representation. *Trends in Cognitive Sciences, 11*, 428–434.

Hubel, D. (1982). Evolution of ideas on the primary visual cortex, 1955–1978: A biased historical account. *Bioscience Reports, 2*, 435–469.

Hyvärinen, A. (2010). Statistical models of natural images and cortical visual representation. *Topics in Cognitive Science, 2*, 251–264. doi:10.1111/j.1756-8765.2009.01057.x.

Itti, L., & Baldi, P. (2009). Bayesian surprise attracts human attention. *Vision Research, 49*, 1295–1306.

Jacobs, R. (1999). Optimal integration of texture and motion cues to depth. *Vision Research, 39*, 3621–3629.

Jazayeri, M., & Movshon, J. A. (2007). A new perceptual illusion reveals mechanisms of sensory decoding. *Nature, 446*, 912–915.

Jin, Y., & Geman, S. (2006). Context and hierarchy in a probabilistic image model. *IEEE Computer Society Conference on Computer Vision and Pattern Recognition, 2*, 2145–2152.

Kersten, D. (1991). Transparency and the cooperative computation of scene attributes. In M. S. Landy (Ed.), *Computational models of visual processing* (pp. 209–228). Cambridge, MA: MIT Press.

Kersten, D. (1999). High-level vision as statistical inference. In M. Gazzaniga (Ed.), *The new cognitive neurosciences* (pp. 353–364). Cambridge, MA: MIT Press.

Kersten, D., Masmassian, P., & Yuille, A. (2004). Object perception as Bayesian inference. *Annual Review of Psychology, 55*, 271–304.

Kersten, D., & Schrater, P. (2002). Pattern inference theory: A probabilistic approach to vision. In R. Mausfeld & D. Heyer (Eds.), *Perception and the physical world* (pp. 191–228). Chichester, England: Wiley.

Knill, D. C. (2003). Mixture models and the probabilistic structure of depth cues. *Vision Research, 43*, 831–854.

Knill, D. C., & Pouget, A. (2004). The Bayesian brain: The role of uncertainty in neural coding and computation. *Trends in Neurosciences, 27*, 712–719. doi:10.1016/j.tins.2004.10.007.

Koch, C., Marroquin, J., & Yuille, A. (1986). Analog "neuronal" networks in early vision. *Proceedings of the National Academy of Sciences of the United States of America, 83*, 4263–4267. doi:10.1073/pnas.83.12.4263.

Komatsu, H. (2006). The neural mechanisms of perceptual filling-in. *Nature Reviews Neuroscience, 7*, 220–231.

Körding, K. P. (2007). Decision theory: What "should" the nervous system do? *Science, 318*, 606–610.

Körding, K. P., Beierholm, U., Ma, W. J., Quartz, S., Tenenbaum, J. B., & Shams, L. (2007). Causal inference in multisensory perception. *PLoS ONE, 2*, e943. doi:10.1371/journal.pone.0000943.

Körding, K. P., & Wolpert, D. M. (2006). Bayesian decision theory in sensorimotor control. *Trends in Cognitive Sciences, 10*, 319–326. doi:10.1016/j.tics.2006.05.003.

Kourtzi, Z., & Connor, C. E. (2011). Neural representations for object perception: Structure, category, and adaptive coding. *Annual Review of Neuroscience, 34*, 45–67.

Kravitz, D. J., Kriegeskorte, N., & Baker, C. I. (2010). High-level visual object representations are constrained by position. *Cerebral Cortex, 20*, 2916–2925.

Lee, T., & Mumford, D. (2003). Hierarchical Bayesian inference in the visual cortex. *Journal of the Optical Society of America. A, Optics, Image Science, and Vision, 20*, 1434–1448.

Lee, T., & Yuille, A. (2007). *Efficient coding of visual scenes by grouping and segmentation*. In D. Kenji, S. Ishii, A. Pouget, & R. P. N. Rao (Eds.), *Bayesian brain: Probabilistic approaches to neural coding* (pp. 145–188). Cambridge, MA: MIT Press.

Lennie, P. (1998). Single units and visual cortical organization. *Perception, 27*, 889–936.

Lowe, D. (1987). The viewpoint consistency constraint. *International Journal of Computer Vision, 1*, 57–72.

Ma, W. J. (2010). Signal detection theory, uncertainty, and Poisson-like population codes. *Vision Research, 50*, 2308–2319.

Ma, W. J., Beck, J. M., Latham, P. E., & Pouget, A. (2006). Bayesian inference with probabilistic population codes. *Nature Neuroscience, 9*, 1432–1438.

MacKay, D. J. C. (2003). *Information theory, inference, and learning algorithms*. Cambridge, England: Cambridge University Press.

Maloney, L. T., & Mamassian, P. (2009). Bayesian decision theory as a model of human visual perception: Testing Bayesian transfer. *Visual Neuroscience, 26*, 147.

Marr, D. (2010). *Vision: A computational investigation into the human representation and processing of visual information*. Cambridge, MA: MIT Press.

McManus, J. N. J., Li, W., & Gilbert, C. D. (2011). Adaptive shape processing in primary visual cortex. *Proceedings of the National Academy of Sciences of the United States of America, 108*, 9739–9746. doi:10.1073/pnas.1105855108.

Milner, D., & Goodale, M. (2006). *The visual brain in action* (2nd ed.). New York: Oxford University Press.

Moreno-Bote, R., Knill, D. C., & Pouget, A. (2011). Bayesian sampling in visual perception. *Proceedings of the National Academy of Sciences of the United States of America, 108*, 12491–12496. doi:10.1073/pnas.1101430108.

Mumford, D., & Desolneux, A. (2010). *Pattern theory: The stochastic analysis of real-world signals*. Natick, MA: Peters.

Murray, S. O., Kersten, D., Olshausen, B. A., Schrater, P., & Woods, D. L. (2002). Shape perception reduces activity in human primary visual cortex. *Proceedings of the National Academy of Sciences of the United States of America, 99*, 15164–15169. doi:10.1073/pnas.192579399.

Nakayama, K., & Shimojo, S. (1992). Experiencing and perceiving visual surfaces. *Science, 257*, 1357–1363.

Olman, C. A., Harel, N., Feinberg, D. A., He, S., Zhang, P., Ugurbil, K., et al. (2012). Layer-specific fMRI reflects different neuronal computations at different depths in human V1. *PLoS ONE, 7*, e32536. doi:10.1371/journal.pone.0032536.

Olshausen, B. A. (1996). Emergence of simple-cell receptive field properties by learning a sparse code for natural images. *Nature, 381*, 607–609.

Pearl, J. (1988). *Probabilistic reasoning in intelligent systems: networks of plausible inference* (1st ed.). Morgan Kaufmann.

Pelli, D. G., Burns, C. W., Farell, B., & Moore-Page, D. C. (2006). Feature detection and letter identification. *Vision Research, 46*, 4646–4674.

Petersen, S. E., & Posner, M. I. (2011). The attention system of the human brain: 20 years after. *Annual Review of Neuroscience, 35*, 73-89. doi:10.1146/annurev-neuro-062111-150525.

Poggio, T. (2011). *The computational magic of the ventral stream: Towards a theory*. Nature Proceedings.

Pouget, A., Dayan, P., & Zemel, R. (2000). Information processing with population codes. *Nature Reviews Neuroscience, 1*, 125. doi:10.1038/35039062.

Rao, R. P. N., & Ballard, D. (1999). Predictive coding in the visual cortex: A functional interpretation of some extraclassical receptive-field effects. *Nature Neuroscience, 2*, 79–87.

Rauss, K., Schwartz, S., & Pourtois, G. (2011). Top-down effects on early visual processing in humans: A predictive coding framework. *Neuroscience and Biobehavioral Reviews, 35*, 1237–1253.

Reynolds, J. H., & Heeger, D. J. (2009). The normalization model of attention. *Neuron, 61*, 168–185.

Riesenhuber, M., & Poggio, T. (1999). Hierarchical models of object recognition in cortex. *Nature Neuroscience, 2*, 1019–1025.

Roe, A. W., Chelazzi, L., Connor, C. E., Conway, B. R., Fujita, I., Gallant, J. L., et al. (2012). Toward a unified theory of visual area V4. *Neuron, 74*, 12–29. doi:10.1016/j.neuron.2012.03.011.

Roe, A. W., Lu, H. D., Hung, C. P., & Kaas, J. H. (2005). Cortical processing of a brightness illusion. *Proceedings of the National Academy of Sciences of the United States of America, 102*, 3869–3874. doi:10.1073/pnas.0500097102.

Rousselet, G. A., Thorpe, S. J., & Fabre-Thorpe, M. (2004). How parallel is visual processing in the ventral pathway? *Trends in Cognitive Sciences, 8*, 363–370. doi:10.1016/j.tics.2004.06.003.

Schlicht, E. J., & Schrater, P. R. (2007). Impact of coordinate transformation uncertainty on human sensorimotor control. *Journal of Neurophysiology, 97*, 4203–4214.

Schwartz, O., & Simoncelli, E. (2001). Natural signal statistics and sensory gain control. *Nature Neuroscience, 4*, 819–825.

Shams, L. (2010). Probability matching as a computational strategy used in perception. *PLoS Computational Biology, 6*, e1000871. doi:10.1371/journal.pcbi.1000871.

Stevenson, I., & Körding, K. P. (2009). Structural inference affects depth perception in the context of potential occlusion. In Y. Bengio, D. Schuurmans, J. Lafferty, C. K. I. Williams and A. Culotta (Eds.), *Advances in neural informational processing systems* (Vol. 22, pp. 1777–1784). La Jolla, CA: NIPS Foundation.

Stocker, A. A., & Simoncelli, E. (2008). A Bayesian model of conditioned perception. In J.C. Platt, D. Koller, Y. Singer and S. Roweis (Eds.), *Advances in neural informational processing systems* (Vol. 20, pp. 1409–1416). Cambridge, MA: MIT Press.

Strens, M. (2000). A Bayesian framework for reinforcement learning. *Proceedings of the Seventeenth International Conference on Machine Learning (ICML-2000)*, 943–950.

Summerfield, C., Egner, T., Greene, M., Koechlin, E., Mangels, J., & Hirsch, J. (2006). Predictive codes for forthcoming perception in the frontal cortex. *Science, 314*, 1311–1314.

Sundareswara, R., & Schrater, P. (2008). Perceptual multistability predicted by search model for Bayesian decisions. *Journal of Vision, 8*(5), 12. doi:10.1167/8.5.12.

Torralba, A., Oliva, A., Castelhano, M. S., & Henderson, J. M. (2006). Contextual guidance of eye movements and attention in real-world scenes: The role of global features in object search. *Psychological Review, 113*, 766–786.

Trenti, E. J., Barraza, J. F., & Eckstein, M. P. (2010). Learning motion: Human vs. optimal Bayesian learner. *Vision Research, 50*, 460–472.

Ullman, S. (1995). Sequence seeking and counter streams: A computational model for bidirectional information flow in the visual cortex. *Cerebral Cortex, 5*, 1–11. doi:10.1093/cercor/5.1.1.

Ullman, S. (2000). *High-level vision: Object recognition and visual cognition.* Cambridge, MA: MIT Press.

Ullman, S. (2007). Object recognition and segmentation by a fragment-based hierarchy. *Trends in Cognitive Sciences, 11*, 58–64. doi:10.1016/j.tics.2006.11.009.

Wainwright, M. J., & Simoncelli, E. (2000). Scale mixtures of Gaussians and the statistics of natural images. In D. Koller, D. Schuurmans, & Y. B. L. Bottou (Eds.), *Advances in neural information processing systems* (Vol. 12, pp. 855–861). Cambridge, MA: MIT Press.

Wilder, J., Feldman, J., & Singh, M. (2011). Superordinate shape classification using natural shape statistics. *Cognition, 119*, 325–340.

Wu, S., Lu, H., & Yuille, A. (2009). Model selection and velocity estimation using novel priors for motion patterns. In D. Koller, D. Schuurmans, & Y. B. L. Bottou (Eds.), *Advances in neural information processing systems* (Vol. 21, pp. 1793–1800). Cambridge, MA: MIT Press.

Yuille, A. (2011). Towards a theory of compositional learning and encoding of objects. *IEEE International Conference on Computer Vision Workshops (ICCV Workshops)*, 1448–1455.

Yuille, A., & Kersten, D. (2006). Vision as Bayesian inference: Analysis by synthesis? *Trends in Cognitive Sciences, 10*, 301–308. doi:10.1016/j.tics.2006.05.002.

Zeiler, M., Taylor, G., & Fergus, R. (2011). Adaptive deconvolutional networks for mid and high level feature learning. *IEEE International Conference on Computer Vision (ICCV)*, 2018–2025.

Zhang, L., Tong, M. H., Marks, T. K., Shan, H., & Cottrell, G. W. (2008). SUN: A Bayesian framework for saliency using natural statistics. *Journal of Vision, 8*(7), 32. doi:10.1167/8.7.32.

Zhaoping, L., & Jingling, L. (2008). Filling-in and suppression of visual perception from context: A Bayesian account of perceptual biases by contextual influences. *PLoS Computational Biology, 4*, e14. doi:10.1371/journal.pcbi.0040014.

Zhu, L., Chen, Y., Lin, C., & Yuille, A. (2010a). Max margin learning of hierarchical configural deformable templates (HCDTs) for efficient object parsing and pose estimation. *International Journal of Computer Vision, 93*, 1–21. doi:10.1007/s11263-010-0375-1.

Zhu, L., Chen, Y., Torralba, A., Freeman, W., & Yuille, A. (2010b). Part and appearance sharing: Recursive compositional models for multi-view multi-object detection. *IEEE Computer Society Conference on Computer Vision and Pattern Recognition*, 1919–1926.

Zhu, L., Chen, Y., & Yuille, A. (2011). Recursive compositional models for vision: Description and review of recent work. *Journal of Mathematical Imaging and Vision, 41*, 122–146.

Zhu, L., Lin, C., Huang, H., Chen, Y., & Yuille, A. (2008). *Unsupervised structure learning: Hierarchical recursive composition, suspicious coincidence and competitive exclusion.* Los Angeles: Department of Statistics, UCLA.

第89章 神经振荡和同步在视觉系统编码、通信和计算中的作用

By Friedrich T. Sommer

视觉系统的早期研究

振荡是神经元群活动中非常普遍的现象,在一系列物种的神经系统中均有发现。19世纪的神经生理学家使用镜式电流计记录反映大脑的活动,已经发现了这种振荡现象。记录到的节律和外部刺激结构无关,也和心跳及呼吸节律无关,因此被认为是一种脑活动的固有特征(Caton,1875)。Beck(1890)在有视觉输入的条件下,记录了兔子和狗枕叶视觉区的电生理活动,发现视觉诱发电位和不间断的振荡信号都会被视觉刺激所抑制,这种现象现在被称为刺激依赖的去同步化(Zayachkivska,Gzhegotsky,& Coenen,2011)。尽管视觉诱发电位的功能解释很明确,但振荡信号的功能解释至今仍然不清楚。

在20世纪50和60年代,视觉区单细胞电生理研究进一步提供了关于刺激诱发活动和节律活动的细节。研究发现,视网膜、外膝体和初级视觉皮层对局部视觉刺激呈现出刺激特异的发放率。初级视觉皮层的实验发现最终促使产生了一个有关单细胞和复杂细胞合作完成视觉编码的强大概念模型。在这个模型中,简单细胞直接从丘脑接受输入,对外部输入的合取组合(交集)进行选择性反应,从而加工特定特征,比如局部的、有朝向的边缘。与此相对,复杂细胞则会接受多个在某种特征(比如特定朝向)上相同,而在其他特征上却不同(比如位置)的简单细胞的输出。复杂细胞的反应是对输入进行析取组合(并集)。特别地,如果其中一个输入简单细胞激活,那么这个复杂细胞就会激活,从而发出特定朝向信号,独立于它的确切位置(或空间相位)(Hubel & Wiesel,1962)。一个皮层区内简单细胞和复杂细胞构成连续层级的概念模型最后扩展成了典型的视觉处理层级模型(Fukushima,1980;Riesenhuber & Poggio,1999b;Serre,Oliva,& Poggio,2007a)。这种层级模型把视觉系统描述为一个由不同处理模块前向串联而成的网络,每个处理模块包含类似单细胞的单元,为模块内类似复杂细胞的单元提供输入。串联合取和析取特征组合的概念模型可以产生不变表征,从而用作物体识别和视觉系统的其他功能。

视觉系统单细胞记录的早期研究同时发现,即使缺少刺激,峰电位序列的自相关函数、电脉冲间隔柱状图和峰电位序列的傅里叶变换均具有波峰。这些波峰反映了峰电位序列的主导周期,是神经振荡的典型特征。比如,在麻醉(Laufer & Verzeano,1967;Ogawa,Bishop,& Levick,1966;Rodieck,1967)和非麻醉的(Heiss & Bornschein,1966;Steinberg,1966)视网膜神经节细胞中均发现了振荡活动。尽管麻醉会提升神经振荡强度,但在清醒脑中出现振荡表明它可能在视觉加工中具有特定功能。神经活动固有振荡的发现提出了一个问题,这种振荡的目的和功能是什么呢?而直到20世纪70年代中期,关于神经元周期放电功能的具体假设才被提出来。

脑功能的相关理论

基于早期 Milner(1974)和 Grossberg(1976)的思想,Christoph von der Malsburg(1981)发表了一篇称为"脑功能的相关理论"的技术报告,这可能是科学史上最具影响力的技术报告之一。这个报告首先指出了视觉处理中典型层级模型中的问题。认为有两个问题阻碍了典型层级模型无法重现生物视觉系统。首先,它无法解释大脑是如何识别图像中的物体的。如果在典型模型中一个阶段提取一些特征,接下来的更高阶段将无法获取不同特征间相对位置和情景关系的信息。比如,如果底层阶段提取一个由红色三角形和绿色正方形构成图片中的局部边缘和颜色信息,在更高阶段将无法知晓三角形是红色且不是正方形的信息。这种视觉特征绑定问题是更一般的神经绑定问题的一个实例。

典型层级模型的第二个问题在于其对物体识别不变性的支持。换言之,它无法产生对特定个体唯一,但和其他变量(比如位置、姿势和比例)独立的表

征。复杂细胞对底层特征进行池化（汇合）的一个后果是，它们的反应在某种程度上独立于边缘结构的确切位置。比如，复杂细胞对字母 L 的表征是一个垂直朝向的边缘和一个水平朝向的边缘，该表征对 L 的小的移动是不变的。然而，表征 L 的复杂细胞同时也会被其他具有垂直和水平朝向边缘的形状激活，比如字母 T。因此典型模型的表征是不变的，但却不是唯一的。因为情景信息在高层中被丢失，在上边的例子中，边缘的相对位置丢失了。

Von der Malsburg 的报告接下来提出了相关理论来解决这些问题。该理论最关键的命题是神经信号的固有结构不是噪声，而是有用的信号，它携带了特征间被丢失的情景信息。和典型层级模型一样，相关理论只是个概念模型，而不是一个成熟的计算模型。通过提出一组连贯假设，这个理论变成了有关视觉系统和脑中固有节律活动潜在作用的宣言，接下来数十年它刺激、指导，有时甚至偏斜了各种实验和模型工作。因为这个原因，我将使用相关理论中的四个基本元素作为本章剩下内容的骨架（大纲）。

相关理论的第一个假设是视觉加工中存在绑定问题。即，在对人或动物的视觉功能（比如具有不变性的物体或动作识别）进行建模时，除编码视觉特征外，还要编码不同特征间的相互关系。该理论进一步假设，通过直接在典型层级模型中加入环境上下文特征是不可行的，因为特征如此多，会造成相互关系的组合爆炸。

一些研究者认为视觉中并不存在绑定问题。Barlow（1985）提出如果视觉系统包含一定数量的"红衣主教细胞"来表征视觉特征间的关系，就可以正常工作。由于很难直接在视觉领域验证这个假设，该假设首先在文档表征领域进行了验证。很明显，如果只通过一系列字符来编码单词，而不对特征关系（即字符间的顺序）进行表征，单词间将会出现混淆。比如，将无法区分单词"stare"和"tears"。然而，使用一些有限数量的特征来表征顺序信息（比如前后相连字符的 n 元组），将会显著减少表征模糊性，产生可控数量的关系特征（Wickelgren，1969）。通过字符对，对单词"stare"和"tears"的表征分别是 'st,' 'ta,' 'ar,' 're,' 和 'te,' 'ea,' 'ar,' 'rs,'。这种表征已经很容易区分两者，因为它们在每个特征中只有一个相同的字符。这个结果支持，视觉绑定问题可以通过在典型模型中加入可管理数量的去混淆中间层特征来全部解决（Mel & Fiser，2000）。

支持这个观点的另一类证据来自模型研究。

Riesenhuber and Poggio（1999a）证明视觉典型标准模型结合当时性能最佳的分类器，可在图像分类任务上获得很高的成绩，即便图像中包含凌乱的背景（类似于 Missal，Vogels，and Orban，1997 中使用的曲别针）。最近的研究发现，典型层级模型在图像分类任务上（比如确定场景图片中是否存在动物，Serre et al.，2007b）可以达到和人类一样的水平，这无疑进一步支持了这个观点。反对者也对这些证明提出了质疑。比如，一种方法被开发出来，用于追踪和发现单个图像上哪些特征有助于检测图像中动物是否出现。结果表明，在一些图片中，有效特征来源于图像背景，而不是动物（Landecker et al.，2010）。进一步，有人提出，尽管在缺少环境上下文信息的情况下，典型层级模型可以解决分类问题，但未必可以解决其他行为相关的视觉系统任务，比如以任意姿势与物体交互和产生动作的任务。

从知觉心理学角度，Treisman（1999）和 Wolfe and Cave（1999）认为人类视觉存在一个硬的视觉绑定问题。错觉结合是这方面最好的例子。当被试要求汇报一组短暂呈现的有颜色的形状特征时，他们会经常把一个来自特定形状的颜色绑定到另一个不同的形状上。这些实验证明，知觉特征可以从它们原始物体上脱离，而被错误的重新组合成新的物体表征。

特征绑定是通过神经同步实现的吗？

相关理论的第二个假设提出了一个明确的神经编码机制，用于表征特征绑定的相关信息。具体而言，该理论假设神经信号固有波动中的同步结构编码了特征间的关系。有关同步绑定的假设，让相关理论得到了重视。从 20 世纪 80 年代晚期开始，持续了近 10 年，无数研究尝试在初级视觉皮层检验该理论。有关同步绑定的正确性和用途，在 Neuron 一期特刊中得到了很好的总结（Roskies，1999）。

首批实验报告了在麻醉猫的初级视觉皮层中存在同步绑定的证据（Eckhorn et al.，1988；Engel et al.，1991；Gray et al.，1989）。这些研究发现，在视觉刺激出现时，gamma 频段（30 ~ 60Hz）的节律变得更加突出。表征相同物体不同特征的细胞间振荡的同步性要强于表征不同物体特征的细胞间细胞振荡的同步性。第二批实验对猴的视觉区是否存在刺激诱发的 gamma 频段振荡进行了检验，结论有些不一致，有关这方面的综述，可参考 Gray，1999 和 Shadlen and Movshon，1999。振荡活动在清醒猴的下颞叶（Tovee

& Rolls, 1992）、麻醉猴的纹状皮层和中颞叶（Young, Tanaka, & Yamane, 1992）都变得不再明显。另一方面，研究表明 gamma 频段活动是 V1 和 V2 视觉神经元反应的一个可靠属性，无论在麻醉猴还是清醒猴上均可以观察到（Eckhorn et al., 1993；Friedman-Hill, Robertson, & Treisman, 1995；Frien et al., 1994）。

另一批实验质疑了 gamma 频段振荡特异发生于皮层这一想法，因为高的 gamma 频段活动经常不依赖于刺激，而是被外膝体（LGN）的 gamma 频段活动所驱动（Ghose & Freeman, 1992, 1997）。

Reynolds and Desimone（1999）承认错觉组合中存在绑定问题。然而，他们认为，大多实验证据表明这个问题是通过自上而下的注意机制，而不是自下而上的同步绑定机制而解决。

一些理论研究已尝试通过峰电位网络中的神经同步来对特征绑定进行建模（例如，Knoblauch & Palm, 2001；Ritz et al., 1994；Wennekers & Palm, 2000）。其他研究提出了一类基于记忆的模型来解决视觉中的绑定问题，这种模型不需要借助于神经同步。其中一种是转换环路或路由环路（Anderson & Van Essen, 1987；Olshausen, Anderson, & Van Essen, 1993）；另一种是映射搜寻环路（Arathorn, 2002）。映射搜寻环路可以解决真实图像的不变识别任务。然而，并没有直接的实验证据支持这些模型。

神经振荡可用于信号通信吗？

相关理论对不同神经元间的信号通信有一个重要论断：快速的携带情景信息的固有信号波动所用的频段和刺激特征变化（和行为相关的时间刻度）所用的频段相互分离。进一步，相关理论还描述了信号波动的相关如何通过路由把上下文信息转换到特定的下游目标，从而使这些目标接受来自同一背景中的特征。Von der Malsburg 假设不同的信号传递通路可以从这类多路复用通讯中受益，自下而上传递刺激信息，自上而下传递来自高层加工的信息（比如注意）。在过去 15 年，相关理论领域这些对信号通信的论断，得到了神经科学的广泛关注。

多路复用　工程已经开发出不同的多路复用方案来解决单个信道传输多种消息的问题。这些技术可分为两大类。时分多路复用，时间轴分为相互不重叠的时间窗，每个时间段用于传递不同消息。这种方案工作的前提是时间窗的采样频率应该高于待传递信号的奈奎斯特极限。频分多路复用，频率

域分为相互不重叠的频率段，每个频段携带一类信息。如果待传递信号和不同频段重叠，频分多路需要把信号平移到相互不重叠的频段，以便可以进行分离传输。

把工程上的这些定义应用到神经元间的脉冲序列通讯是有帮助的。显然，相关理论提出的是一种频分复用技术，因为它假设用于编码情景消息的固有波动所在频段要高于刺激输入所引起信号的频段。同时，为进行神经元间周期波动的同步，相关理论在高频段引入了时分多路复用方案。如果一组神经元表征来自相同环境的特征，它们的节律活动将同步，并限制神经元在一个窄的时间窗内发放。如果下游神经元积分窗口足够小，这种时间模式会使具有相同上下文的神经元被优先招募。这种选择效应被称为前向一致检测（Fries, 2009），已在实验中得到了证实（Bruno & Sakmann, 2006）。进一步，已发现皮层区域的抑制性中间神经元在 gamma 频段具有很强的功率。因此，对齐或错开抑制时间窗和兴奋输入同步时间窗为神经元动态选择输入提供了一个机制（Fries, Nikolic, & Singer, 2007）。有关前向一致检测和基于抑制输入选择的仿真实验，请参考 Tiesinga, Fellous, and Sejnowski（2008）。

有证据表明多路复用在各种感觉系统均存在。在鼻毛系统，频分多路使用固有周期信号来完成不同的计算功能（Ahissar et al., 1997；Ahrens et al., 2002；Kleinfeld & Mehta, 2006）。在嗅觉系统，电脉冲的含义依赖于参考信号的相位（Friedrich, Habermann, & Laurent, 2004）。一项理论模型研究表明，参考振荡的相对相位，可以用于多路复用一个脉冲序列中的多个视觉信号（Nadasdy, 2009）。关于估计携带周期信号电脉冲序列信息率的一般技术，可参考 Agarwal & Sommer, 2013。

视觉注意中的 Gamma 增强　有很强的证据表明神经振荡的一致性对调解自上而下的注意具有重要作用（Engel, Fries, & Singer, 2001）。比如，一项研究发现，当猴子对行为相关刺激注意而忽略干扰时，注意刺激激活的 V4 神经元展现出比干扰所激活神经元更强的 Gamma 激活（Fries et al., 2001）。另一项研究发现 Gamma 频段同步和视觉诱发行为间存在直接相关。对刺激变化的反应时间可以在某种程度上被 V4 中行为相关刺激所激活神经元间的 Gamma 频段的同步性预测（Womelsdorf et al., 2006）。

视觉系统的自下而上通信　除了内源性节律,皮层同时继承了来自视网膜和外侧膝状体(Castelo-Branco,Neuenschwander,& Singer,1998;Ghose & Freeman,1992,1997;Neuenschwander & Singer,1996)的振荡,这种振荡在麻醉和非麻醉状态下均存在(Heiss & Bornschein,1965,1966)。在视网膜和外侧膝状体的神经脉冲序列中,gamma 振荡和刺激诱发变化在频域具有很好的分离性。视觉信息发放率的编码只发生在低于 25Hz 的频段,这和自然视觉信号的功率谱随频率倒数衰减这个事实非常一致(Dong & Atick,1995)。一项最近研究探索了丘脑如何使用视网膜振荡来向上游传递信息(Koepsell et al.,2009)。结果表明一个丘脑中继神经元可以传递两种分离的信息流,一种基于发放率编码,一种基于 gamma 振荡编码(Koepsell et al.,2009)。这项研究结合了计算方法(Koepsell & Sommer,2008)和活体全细胞记录(Wang et al.,

2007),从而可以同时检测到视网膜-丘脑突触电位和视网膜输入引起的丘脑中继细胞的动作电位。换言之,该实验测量可以重建出丘脑单个中继细胞的输入和输出动作电位序列。结果表明很多细胞的输入和输出脉冲序列均存在振荡成分。为了探索这些振荡是否是由视网膜细胞传递而来,视网膜输入振荡的相位用于去除不同重复试次丘脑动作电位间的时刻变异。结果如图 89.1A 所示,对齐效果非常好。尽管振荡在原始的刺激后时间直方图上并不明显,但对去除时间变异信号后的时间直方图却具有非常明显的调制。

通过估计对齐后脉冲序列携带的信息量,研究人员发现大多接受周期性突触输入的中继细胞传递大量 gamma 频段信息。一些细胞在 gamma 频段(高频)的信息量是低频发放率编码信息量的好几倍(图 89.1C 和 89.1D 中是 1.2 vs. 0.4bits/spike)。因而,视

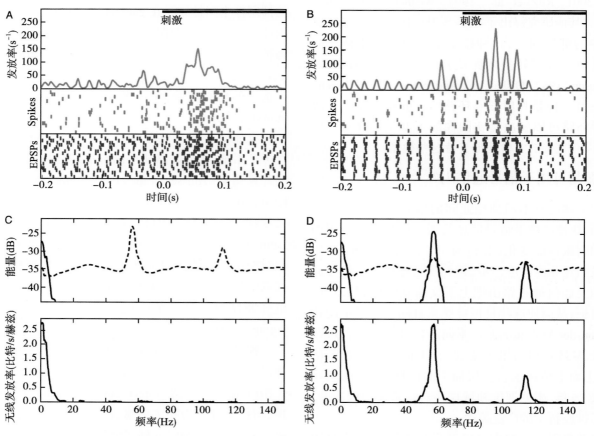

图 89.1　外侧膝状体的多路信息复用。(A)事件发生时刻和刺激起始时间对齐后得到的平均发放率(红线)、栅格图(红点)和兴奋后突触电势图(蓝色)。图中所用刺激为 20 秒的电影片段;电脉冲栅格在平均前使用 2ms 高斯窗进行了平滑。(B)通过对齐视网膜周期活动的相位消除不同事件的延迟变异后,重新按 A 图方法计算得到的结果。(C)上,丘脑电脉冲序列功率谱中含有的信号(实线)和噪声(虚线);下,通过计算曲线下面积,估计得到的谱信息率是 12.7bit/s。平均发放率为 29spikes/s,从而每个 spike 的信息率为 0.4bit/spike。(D)上,对齐后电脉冲序列的功率谱中含有的信号(实线)和噪声(虚线);下,谱信息率,对齐使信息率从 0.4bit/spike 上升到 1.2bit/spike(Koepsell et al.,2009)。电影刺激以每秒 19~50 帧速度播放,所用显示器的刷新率为 140Hz。神经反应和视频播放率及屏幕刷新率间不存在耦合关系。本图取自 Koepsell et al.,2010。

网膜和丘脑的 gamma 振荡提供了一种通过外膝状体向皮层传递信息的通道。

有关这个通道在视觉功能中的作用，有几种可能。一种可能是，视网膜振荡不包含视觉刺激的信息。即使振荡不携带信息，它也可能提高发放率编码中有关局部视网膜特征的信息量。这可以通过一个类似幅度调制的方式进行：有关视网膜特征的信息在振荡频率带被复制。这些冗余信息可以在皮层中通过前向一致检测来进行读取和解码。振荡通道一个特异的作用可能是降噪（另请参阅 Kenyon et al.，2004）。进一步，使用载波对输入脉冲序列进行调整可以使皮层振荡对输入感觉信息进行路由或指导注意特定特征。

第二种可能性是视网膜振荡会被刺激影响，特别是眼动引起的视网膜图像移位。因而，类似于胡须系统（Ahissar & Arieli，2001；Rucci，2008），视网膜的周期活动将在时间域编码空间信息。这种思路受到初级视觉皮层局部场电位的主频段和眼动频率（从乌龟到人类不同物种均具有眼动振荡，Greschner et al.，2002；Martinez-Conde，Macknik，& Hubel，2004）的相似性所启发。

视网膜振荡的第三种潜在作用可能和视觉刺激的计算分析有关。由于视网膜振荡形成于分布式网络，它们可能对空间范围大的特征或上下文敏感。实际上，有很多振荡神经网络模型可以把视觉输入中的空间结构变化为神经活动的时间结构。这些原来被设计用来仿真皮层计算的模型建立在相位耦合振荡神经元上，比如，Baldi and Meir（1990），Schillen and Koenig（1994），Sompolinsky，Golomb，and Kleinfeld（1991），Sporns，Tonioni，and Edelman（1991），Ursino et al.（2006），von der Malsburg and Buhmann（1992）and Wang and Terman（1997）。为了描述和探索振荡在视网膜和丘脑功能中的作用，值得进一步发展这类模型。需要通过实验来验证基于振荡的通道是否传递大尺度信息（比如视网膜图像的线段），以传输场景信息（Navon，1977）。通过前向一致检测，振荡可能会优先激活初级视觉皮层中特征和线段一致的神经元。因而，视网膜和丘脑振荡可以帮助选择皮层视觉进行表征，从而使之不仅携带精细尺度图像信息，而且对指导物体识别或物体之间的交互行为也会有帮助（Koepsell et al.，2010）。

沿着这些思路，目前已经把青蛙视网膜振荡的行为作用研究清楚了。特别地，类似捕食者投影的阴影刺激可以引起青蛙神经"调光器"的同步振荡发放。与此相比，类似于猎物的小暗点无法引起这种激活（Ishikane，Kawana，& Tachibana，1999）。视网膜调光器间的神经振荡对动物生存具有重要作用，因为这会诱发动物的逃跑行为（Arai et al.，2004）。对 gamma 振荡的药物抑制将会消除逃跑反应，但却不会降低小物体对发放率的缓慢调制，这进一步证明了视网膜活动和行为间的联系（Ishikane et al.，2005）。因此，青蛙是通过不同频段的神经脉冲序列来对不同类型的视觉信息进行编码的。

交叉频率耦合　各种感觉系统研究已经表明 gamma 振荡功率受更低频固有脑节律（比如 theta 波和 alpha 波）的相位而调制（Canolty et al.，2006；Lakatos et al.，2005）。有理由相信，这种对 gamma 功率的调制可以把脑活动纳入对特定感觉输入的选择和处理中（Fries，2009；Schroeder & Lakatos，2009）（see also Freeman，2000）。

支持神经振荡视觉处理的生物机制

相关理论对视觉处理的基本计算机制有一个非常明确的假设。该理论认为，存在一种快速的突触可塑性（或学习），对编码情景信息和形成不变的视觉表征至关重要（Bienenstock & von der Malsburg，1987；Wiskott & von der Malsburg，1996）。这种快速的突触可塑性可以轻易地和神经振荡进行交互，使不同神经元间产生与表征有关系的特征。有趣的是，这个预测早于神经系统中快速突触可塑的发现，比如峰电位时刻依赖可塑性（Bi & Poo，1998；Markram et al.，1997）。然而，尽管有一些研究发现峰电位时刻依赖可塑性会引起视觉神经元的反应变化，但是目前并没有证据支持振荡和峰电位时刻依赖可塑性间的交互是视知觉的关键机制。

对神经环路产生同步振荡的机制目前进行了大量研究（Bartos，Vida，& Jonas，2007；Tiesinga & Sejnowski，2009）。目前，关于脑区同步振荡产生的机制，已经提出了三种解释（Tiesinga & Sejnowski，2009）：①这种同步继承自上游脑区，由前向投射传递而来（Ghose & Freeman，1997；Koepsell et al.，2009；Neuenschwander & Singer，1996；Tiesinga，Fellous，& Sejnowski，2008）；②经由中间神经元的 gamma 机制，激活抑制网络而产生（Whittington，Traub，& Jeffreys，1995）；③经由椎体-中间神经元的 gamma 机制激活兴奋和抑制神经元互连接构成的网络而产生（Börgers & Kopell，2005）。通过中间神经元的 gamma 机制，激活兴奋细胞只会产生很小的效应，而激活抑制细胞则会显著提高抑制神经元的发放率和同步性。最新的光遗传方法可以直接验证这些机制。基于光遗传选择性调制中间神经活动的研究支持椎体-中间神经元的 gamma 机制（Cardin et al.，2009；Sohal et al.，2009）。然而，也有实验支持中间神经元的 gamma 机制（Whittington, Traub, & Jeffreys, 1995），当前对椎体-中间神经元的 gamma 机制的支持，还不足以完全排除中间神经元的 gamma 机制（Tiesinga & Sejnowski, 2009）。

结论：振荡研究的起落

自从 von der Malsburg 的技术报告发表以来，已经过去几代人。视觉处理中振荡的观点和视角已经发生了一些基本的转变。在 20 世纪 90 年代末，讨论主要局限在振荡的两方面：同步振荡绑定的证据和视知觉中刺激诱发的 gamma 振荡的稳定性。在第一波实验和模型浪潮之后，大家发现尽管存在同步绑定的证据，但并不是决定性的。同样，刺激诱发的 gamma 振荡也不能在所有实验中发现。

面对这些很不确定的结果，令人惊奇的是，2000 年以来，关于神经振荡活动的研究没有消失，反而有所增多。和第一代研究相比，这些新研究的视角看得更远，也有所不同。比如，Pascal Fries 及其同事对高级视觉区 gamma 振荡同步和注意聚焦之间的关系在解决干扰存在的视觉任务中的必要性进行了研究（Fries et al.，2001）。不再把注意和基于振荡的计算看成对立物，他们认为振荡机制可能会参与不同感觉输入间注意依赖的偏向竞争。振荡活动参与注意聚焦及其对行为的影响在本领域已经得到了很好的研究。

对 gamma 振荡兴趣的重燃一部分原因是神经科学新技术和新发现的出现。首先，新的光遗传技术可以分离视锥细胞和中间神经元分别如何参与产生 gamma 振荡及其同步（Sohal et al.，2009）；其次，gamma 振荡和其他慢速、全局脑波间的耦合已变成一个活跃的领域；再者，目前越来越多地认识到初级视觉皮层的 gamma 振荡具有多个源头，因此对其可能不仅只有同步绑定这个唯一的功能解释。为了解开这个谜，重新研究早期视觉通路的振荡是非常重要的。

相关理论的深远影响对视觉神经振荡活动研究的驱动，是计算理论持久性的一个鲜明示例。然而，自其提出以来，很多新的实验方法和观测已经出现，我们所欣赏的原有挑战已经不在。因而，我们需要寻求扩展原有理论来处理当前存在的开放问题：脑活动呈现的振荡结构如何帮助神经环路进行并行和递归计算？振荡驱动方案是否可以弥合计算机算法和大脑间的鸿沟？为回答这些问题，理论学家应该设计有关振荡如何产生、组织及驱动分布式计算的模型。这些模型可以在一些基准问题上（比如图像识别）进行测试。对于生物视觉可以解决的问题，这些模型应该和当前最好的算法表现相当，同时应该明显超过典型前向视觉模型。除此外，这些模型可能会启发和指导未来实验以对脑活动的周期结构有更深入的理解。

致谢

作者感谢 Gautam Agarwal、KilianKoepsell、Bruno Olshausen、Ryan Canolty、Joe Goldbeck 和红杉理论神经科学中心同事对相关内容有益的讨论。本章写作受美国自然科学项目支持（IIS-0713657）。

参考文献

Agarwal, G., & Sommer, F. T. (2013). Measuring information in spike trains about intrinsic brain signals. In P. M. DiLorenzo & J. D. Victor (Eds.), *Spike timing: Mechanisms and functions* (pp. 137–152). Boca Raton, FL: CRC Press. doi:10.1201/b14859-8.

Ahissar, E., & Arieli, A. (2001). Figuring space by time. *Neuron, 32*, 185–201.

Ahissar, E., Haidarliu, S., & Zacksenhouse, M. (1997). Decoding temporally encoded sensory input by cortical oscillations and thalamic phase comparators. *Proceedings of the National Academy of Sciences of the United States of America, 94*, 11633–11638. doi:10.1073/pnas.94.21.11633.

Ahrens, K. F., Levine, H., Suhl, H., & Kleinfeld, D. (2002). Spectral mixing of rhythmic neuronal signals in sensory cortex. *Proceedings of the National Academy of Sciences of the United States of America, 99*, 15176–15181. doi:10.1073/pnas.222547199.

Anderson, C. H., & Van Essen, D. C. (1987). Shifter circuits: A computational strategy for dynamic aspects of visual processing. *Proceedings of the National Academy of Sciences of the United States of America, 84*, 6297–6302.

Arai, I., Yamada, Y., Asaka, T., & Tachibana, M. (2004). Light-evoked oscillatory discharges in retinal ganglion cells are generated by rhythmic synaptic inputs. *Journal of Neurophysiology, 92*, 715–725.

Arathorn, D. (2002). *Map-seeking circuits in visual cognition: A computational mechanism for biological and machine vision.* Stanford, CA: Stanford University Press.

Baldi, P., & Meir, R. (1990). Computing with arrays of coupled oscillators: An application to preattentive texture discrimination. *Neural Computation, 2*, 458–471.

Barlow, H. B. (1985). The Twelfth Bartlett Memorial Lecture: The role of single neurons in the psychology of perception. *Quarterly Journal of Experimental Psychology, 37*, 121–145.

Bartos, M., Vida, I., & Jonas, P. (2007). Synaptic mechanisms of synchronized gamma oscillations in inhibitory interneuron networks. *Nature Reviews Neuroscience, 8*, 45–56.

doi:10.1038/nrn2044.

Beck, A. (1890). Die Stroeme der Nervencentren. *Centralbibliothek Physiologie, 4*, 572–573.

Bi, G. Q., & Poo, M. M. (1998). Synaptic modifications in cultured hippocampal neurons: Dependence on spike timing, synaptic strength, and postsynaptic cell type. *Journal of Neuroscience, 18*, 10464–10472.

Bienenstock, E., & von der Malsburg, C. (1987). A neural network for invariant pattern recognition. *Europhysics Letters, 4*, 121–126.

Börgers, C., & Kopell, N. (2005). Effects of noisy drive on rhythms in networks of excitatory and inhibitory neurons. *Neural Computation, 17*, 557–608.

Bruno, R. M., & Sakmann, B. (2006). Cortex is driven by weak but synchronously active thalamocortical synapses. *Science, 312*, 1622–1627.

Canolty, R. T., Edwards, E., Dalal, S. S., Soltani, M., Nagarajan, S. S., Kirsch, H. E., et al. (2006). High gamma power is phase-locked to theta oscillations in human neocortex. *Science, 313*, 1626–1628. doi:10.1126/science.1128115.

Cardin, J. A., Carlen, M., Meletis, K., Knoblich, U., Zhang, F., Deisseroth, K., et al. (2009). Driving fast-spiking cells induces gamma rhythm and controls sensory responses. *Nature, 459*, 663–667. doi:10.1038/nature08002.

Castelo-Branco, M., Neuenschwander, S., & Singer, W. (1998). Synchronization of visual responses between the cortex, lateral geniculate nucleus, and retina in the anesthetized cat. *Journal of Neuroscience, 18*, 6395–6410.

Caton, R. (1875). The electric currents of the brain. *British Medical Journal, 2*, 278.

Dong, D. W., & Atick, J. J. (1995). Statistics of natural time-varying images. *Network, 6*, 345–358.

Eckhorn, R., Bauer, R., Jordan, W., Brosch, M., Kruse, W., Munk, M., et al. (1988). Coherent oscillations: A mechanism of feature linking in the visual cortex? Multiple electrode and correlation analyses in the cat. *Biological Cybernetics, 60*, 121–130.

Eckhorn, R., Frien, A., Bauer, R., Woelbern, T., & Kehr, H. (1993). High frequency (60–90 Hz) oscillations in primary visual cortex of awake monkey. *Neuroreport, 5*, 2273–2277.

Engel, A. K., Fries, P., & Singer, W. (2001). Dynamic predictions: Oscillations and synchrony in top-down processing. *Nature Reviews, 2*, 704–716.

Engel, A. K., Koenig, P., Kreiter, A. K., & Singer, W. (1991). Interhemispheric synchronization of oscillatory neuronal responses in cat visual cortex. *Science, 252*, 1177–1178.

Feldman, J. (2013). The neural binding problems. *Cognitive Neurodynamics, to appear*, Online First publication: DOI 10.1007/s11571-012-9219-8.

Freeman, W. J. (2000). Mesoscopic neurodynamics: From neuron to brain. *Journal of Physiology, Paris, 94*, 303–322.

Friedman-Hill, S. R., Robertson, L. C., & Treisman, A. (1995). Parietal contributions to visual feature binding: Evidence from a patient with bilateral lesions. *Science, 269*, 853–855.

Friedrich, R. W., Habermann, C. J., & Laurent, G. (2004). Multiplexing using synchrony in the zebrafish olfactory bulb. *Nature Neuroscience, 7*, 862–871.

Frien, A., Eckhorn, R., Bauer, R., Woelbern, T., & Kehr, H. (1994). Stimulus-specific fast oscillations at zero phase between visual areas V1 and V2 of awake monkey. *Neuroreport, 5*, 2273–2277.

Fries, P. (2009). Neuronal gamma-band synchronization as a fundamental process in cortical computation. *Annual Review of Neuroscience, 32*, 209–224. doi:10.1146/annurev.neuro.051508.135603.

Fries, P., Nikolic, D., & Singer, W. (2007). The gamma cycle. *Trends in Neurosciences, 30*, 309–316. doi:10.1016/j.tins.2007.05.005.

Fries, P., Reynolds, J. H., Rorie, A. E., & Desimone, R. (2001). Modulation of oscillatory neuronal synchronization by selective visual attention. *Science, 291*, 1560–1563. doi:10.1126/science.291.5508.1560.

Fukushima, K. (1980). Neocognitron: A hierarchical neural network capable of visual pattern recognition. *Neural Networks, 1*, 119–130.

Ghose, G. M., & Freeman, R. (1997). Intracortical connections are not required for oscillatory activity in the visual cortex. *Visual Neuroscience, 14*, 963–979.

Ghose, G. M., & Freeman, R. D. (1992). Oscillatory discharge in the visual system: Does it have a functional role? *Journal of Neurophysiology, 68*, 1558–1574.

Gray, C. M. (1999). The temporal correlation hypothesis review of visual feature integration: Still alive and well. *Neuron, 24*, 31–47.

Gray, C. M., Konig, P., Engel, A. K., & Singer, W. (1989). Oscillatory responses in cat visual cortex exhibit inter-columnar synchronization which reflects global stimulus properties. *Nature, 338*, 334–337. doi:10.1038/338334a0.

Greschner, M., Bongard, M., Rujan, P., & Ammermuller, J. (2002). Retinal ganglion cell synchronization by fixational eye movements improves feature estimation. *Nature Neuroscience, 5*, 341–347.

Grossberg, S. (1976). Adaptive pattern classification and universal recoding, II: Feedback, expectations, olfaction, and illusions. *Biological Cybernetics, 23*, 187–202.

Heiss, W. D., & Bornschein, H. (1965). Distribution of impulse of continuous activity of single optic nerve fibers: Effects of light, ischemia, strychnine and barbiturate. *Pflügers Archiv für die Gesamte Physiologie des Menschen und der Tiere, 286*, 1–18.

Heiss, W. D., & Bornschein, H. (1966). Multimodal interval histograms of the continuous activity of retinal cat neurons. *Kybernetik, 3*, 187–191.

Hubel, D. H., & Wiesel, T. N. (1962). Receptive fields, binocular interaction and functional architecture in the cat's visual cortex. *Journal of Physiology, 160*, 106–154.

Ishikane, H., Kawana, A., & Tachibana, M. (1999). Short- and long-range synchronous activities in dimming detectors of the frog retina. *Visual Neuroscience, 16*, 1001–1014.

Ishikane, H., Gangi, H., Honda, S., & Tachibana, M. (2005). Synchronized retinal oscillations encode essential information for escape behavior in frogs. *Nature Neuroscience, 8*, 1087–1095.

Kenyon, G., Theiler, J., George, J., Travis, B., & Marshak, D. (2004). Correlated firing improves stimulus discrimination in a retinal model. *Neural Computation, 16*, 2261–2291. doi:10.1162/0899766041941916.

Kleinfeld, D., & Mehta, S. B. (2006). Spectral mixing in nervous systems: Experimental evidence and biologically plausible circuits. *Progress of Theoretical Physics Supplement, 161*, 86–98. doi:10.1143/PTPS.161.86.

Knoblauch, A. & Palm, G. (2001). Pattern separation and synchronization in spiking associative memories and visual areas. *Neural Networks, 14*, 763–780. doi:10.1016/S0893-6080(01)00084-3.

Koepsell, K., & Sommer, F. T. (2008). Information transmission in oscillatory neural activity. *Biological Cybernetics, 99*, 403–416.

Koepsell, K., Wang, X., Hirsch, J. A., & Sommer, F. T. (2010). Exploring the function of neural oscillations in early sensory systems. *Frontiers in Neuroscience 4*, 53. doi:10.3389/neuro.01.010.2010.

Koepsell, K., Wang, X., Vaingankar, V., Wei, Y., Wang, Q., Rathbun, D. L., et al. (2009). Retinal oscillations carry visual information to cortex. *Frontiers in Systems Neuroscience*, 3, 4.

Kuffler, S. (1953). Discharge patterns and functional organization of the mammalian retina. *Journal of Neurophysiology*, 16, 37–68.

Lakatos, P., Shah, A. S., Knuth, K. H., Ulbert, I., Karmos, G., & Schroeder, C. E. (2005). An oscillatory hierarchy controlling neuronal excitability and stimulus processing in the auditory cortex. *Journal of Neurophysiology*, 94, 1904–1911. doi:10.1152/jn.00263.2005.

Landecker, W., Brumby, S., Thomure, M., Kenyon, G., Bettencourt, L., & Mitchell, M. (2010). Visualizing classification decisions of hierarchical models of cortex. Paper presented at the Computational and Systems Neuroscience Conference.

Laufer, M., & Verzeano, M. (1967). Periodic activity in the visual system of the cat. *Vision Research*, 7, 215–229.

Markram, H., Lubke, J., Frotscher, M., & Sakmann, B. (1997). Regulation of synaptic efficacy by coincidence of postsynaptic APs and EPSPs. *Science*, 275, 213–215.

Martinez-Conde, S., Macknik, S. L., & Hubel, D. H. (2004). The role of fixational eye movements in visual perception. *Nature Reviews Neuroscience*, 5, 229–240. doi:10.1038/nrn1348.

Mel, B. W., & Fiser, J. (2000). Minimizing binding errors using learned conjunctive features. *Neural Computation*, 12, 731–762.

Milner, P. M. (1974). A model for visual shape recognition. *Psychological Review*, 81, 521–535.

Missal, M., Vogels, R., & Orban, G. (1997). Responses of macaque inferior temporal neurons to overlapping shapes. *Cerebral Cortex*, 7, 758–767.

Nadasdy, Z. (2009). Information encoding and reconstruction from the phase of action potentials. *Frontiers in Systems Neuroscience*, 3, 6.

Navon, D. (1977). Forest before trees: The precedence of global features in visual perception. *Cognitive Psychology*, 9, 353–383.

Neuenschwander, S., & Singer, W. (1996). Long-range synchronization of oscillatory light responses in the cat retina and lateral geniculate nucleus. *Nature*, 379, 728–732.

Ogawa, T., Bishop, P. O., & Levick, W. R. (1966). Temporal characteristics of responses to photic stimulation by single ganglion cells in the unopened eye of the cat. *Journal of Neurophysiology*, 29, 1–30.

Olshausen, B. A., Anderson, C. H., & Van Essen, D. C. (1993). A neurobiological model of visual attention and invariant pattern recognition based on dynamic routing of information. *Journal of Neuroscience*, 13, 4700–4719.

Prinzmetal, W. (1981). Principles of feature integration in visual perception. *Attention, Perception & Psychophysics*, 30, 330–340.

Reynolds, J. H., & Desimone, R. (1999). The role of neural mechanisms of attention in solving the binding problem. *Neuron*, 24, 19–29, 111–125.

Riesenhuber, M., & Poggio, T. (1999a). Are cortical models really bound by the "binding problem"? *Neuron*, 24, 87–93, 111–125.

Riesenhuber, M., & Poggio, T. (1999b). Hierarchical models of object recognition in cortex. *Nature Neuroscience*, 2, 1019–1025. doi:10.1038/14819.

Ritz, R., Gerstner, W., Fuentes, U., & van Hemmen, J. L. (1994). A biologically motivated and analytically soluble model of collective oscillations in the cortex. *Biological Cybernetics*, 71, 349–358. doi:10.1007/BF00239622.

Rodieck, R. W. (1967). Maintained activity of cat retinal ganglion cells. *Journal of Neurophysiology*, 5, 1043–1071.

Roskies, A. L. (1999). The binding problem. *Neuron*, 24, 7–9, 111–125.

Rucci, M. (2008). Fixational eye movements, natural image statistics, and fine spatial vision. *Network*, 19, 253–285. doi:10.1080/09548980802520992.

Schillen, T., & Koenig, P. (1994). Binding by temporal structure in multiple feature domains of an oscillatory neuronal network. *Biological Cybernetics*, 70, 397–405.

Schroeder, C. E., & Lakatos, P. (2009). The gamma oscillation: Master or slave? *Brain Topography*, 22, 24–26. doi:10.1007/s10548-009-0080-y.

Serre, T., Oliva, A., & Poggio, T. (2007a). A feedforward architecture accounts for rapid categorization. *Proceedings of the National Academy of Sciences of the United States of America*, 104, 6424–6429. doi:10.1073/pnas.0700622104.

Serre, T., Wolf, L., Bileschi, S., Riesenhuber, M., & Poggio, T. (2007b). Robust object recognition with cortex-like mechanisms. *IEEE Transactions on Pattern Analysis and Machine Intelligence*, 29, 411–426. doi:10.1109/TPAMI.2007.56.

Shadlen, M. N., & Movshon, J. A. (1999). Synchrony unbound: A critical evaluation of the temporal binding hypothesis. *Neuron*, 24, 67–77, 111–125.

Sohal, V. S., Zhang, F., Yizhar, O., & Deisseroth, K. (2009). Parvalbumin neurons and gamma rhythms enhance cortical circuit performance. *Nature*, 459, 698–702. doi:10.1038/nature07991.

Sompolinsky, H., Golomb, D., & Kleinfeld, D. (1991). Cooperative dynamics in visual processing. *Physical Review A.*, 43, 6990–7011.

Sporns, O., Tonioni, G., & Edelman, G. (1991). Modeling perceptual grouping in figure–ground segregation by means of active reentrant connections. *Proceedings of the National Academy of Sciences of the United States of America*, 88, 129–133.

Steinberg, R. H. (1966). Oscillatory activity in the optic tract of cat and light adaptation. *Journal of Neurophysiology*, 29, 139–156.

Tiesinga, P., Fellous, J. M., & Sejnowski, T. J. (2008). Regulation of spike timing in visual cortical circuits. *Nature Reviews Neuroscience*, 9, 97–107.

Tiesinga, P., & Sejnowski, T. J. (2009). Cortical enlightenment: Are attentional gamma oscillations driven by ING or PING? *Neuron*, 63, 727–732. doi:10.1016/j.neuron.2009.09.009.

Tovee, M. J., & Rolls, E. T. (1992). Oscillatory activity is not evident in the primate temporal visual cortex with static stimuli. *Neuroreport*, 3, 369–372.

Treisman, A. (1999). Solutions to the binding problem: Review progress through controversy summary and convergence. *Neuron*, 24, 105–110.

Treisman, A., & Schmidt, H. (1982). Illusory conjunctions in the perception of objects. *Cognitive Psychology*, 14, 107–141.

Ursino, M., Magosso, E., La Cara, G. E., & Cuppini, C. (2006). Object segmentation and recovery via neural oscillators implementing the similarity and prior knowledge gestalt rules. *Bio Systems*, 85, 201–218.

von der Malsburg, C. (1981). The correlation theory of brain function. MPI Biophysical Chemistry, Internal Report 81-2. Reprinted in E. Domany, J. L. van Hemmen, & K. Schulten

(Eds.), *Models of neural networks II* (1985, pp. 95–106). Berlin: Springer.

von der Malsburg, C., & Buhmann, J. (1992). Sensory segmentation with coupled neural oscillators. *Biological Cybernetics, 67*, 233–242.

Wang, D., & Terman, D. (1997). Image segmentation based on oscillatory correlation. *Neural Computation, 9*, 805–836.

Wang, X., Wei, Y., Vaingankar, V., Wang, Q., Koepsell, K., Sommer, F. T., et al. (2007). Feedforward excitation and inhibition evoke dual modes of firing in the cat's visual thalamus during naturalistic viewing. *Neuron, 55*, 465–478.

Wennekers, T., & Palm, G. (2000). Cell Assemblies, associative memory and temporal structure in brain signals. In R. Miller (Ed.), *Time and the Brain* (pp. 251–273). Amsterdam: Harwood Academic Publishers. doi:10.4324/9780203304570_chapter_10.

Whittington, M. A., Traub, R. D., & Jeffreys, J. G. R. (1995). Synchronized oscillations in interneuron networks driven by metabotropic glutamate receptor activation. *Nature, 373*, 612–615.

Whittington, M. A., Traub, R. D., Kopell, N., Ermentrout, B., & Buhl, E. H. (2000). Inhibition-based rhythms: Experimental and mathematical observations on network dynamics. *International Journal of Psychophysiology, 38*, 315–336.

Wickelgren, W. A. (1969). Context-sensitive coding, associative memory, and serial order in (speech) behavior. *Psychological Review, 76*, 1–39.

Wiskott, L., & von der Malsburg, C. (1996). Face recognition by dynamic link matching. In J. Sirosh, R. Miikkulainen, & Y. Choe (Eds.), *Lateral interactions in the cortex: Structure and function*. Austin: University of Texas. Hypertextbook: http://www.cs.utexas.edu/users/nn/web-pubs/htmlbook96/.

Wolfe, J. M., & Cave, K. R. (1999). The psychophysical evidence for a binding problem in human vision. *Neuron, 24*, 11–17, 111–125.

Womelsdorf, T., Fries, P., Mitra, P. P., & Desimone, R. (2006). Gamma-band synchronization in visual cortex predicts speed of change detection. *Nature, 439*, 733–736. doi:10.1038/nature04258.

Yao, H., & Dan, Y. (2001). Stimulus timing-dependent plasticity in cortical processing of orientation. *Neuron, 32*, 315–323.

Young, M. P., Tanaka, K., & Yamane, S. (1992). On oscillating neuronal responses in the visual cortex of the monkey. *Journal of Neurophysiology, 67*, 1464–1474.

Zayachkivska, O., Gzhegotsky, M., & Coenen, A. (2011). Impact on electroencephalography of Adolf Beck, a prominent Polish scientist and founder of the Lviv School of Physiology. *International Journal of Psychology, 85*, 3–6.

第XIII篇　分子和发育过程

第90章 视网膜突起与突触的发育

Jeremy N. Kay and Joshua R. Sanes

视网膜以两种不同的方式对视觉输入进行并行处理。首先,由感光细胞转换的光信息会被分离到多个并行的通道中,每个通道会提取有关视觉场景的特定信息。其次,对视觉世界的各部分的计算是同时执行的。在本章中,我们将重点关注建立视网膜并行环路的神经发育机制。发育中的视网膜是如何将不同的神经元分配到不同的环路?确保这些环路保持分离的细胞和分子机制是什么?以及环路是如何排布的,从而保证它们能够观察到视觉空间中合适大小的条带?

第一种类型的并行处理——外界世界的多样重现,依赖于视网膜中神经元的多样性。感光细胞将信息传递给至少 12 种不同亚型的双极细胞(bipolar cell, BC),这些双极细胞随后会将信息传递给超过 20 种不同亚型的神经节细胞(retinal ganglion cell, RGC)。在信息传递至 RGCs 前,这些信息会被水平细胞(根据物种不同,有 1 到 4 种亚型)和多达 50 种不同亚型的无长突细胞(amacrine cell, AC)过滤。这些不同类型细胞间的交互作用塑造了 RGCs 的放电模式,RGCs 随后又将有关不同视觉特征(比如在特定方向上的运动)的信息传递给脑中对应视网膜投射区域(参见 Gollisch & Meister,2010;Sanes & Zipursky,2010;Roska 和 Meister 撰写的本卷第 13 章)。

为了理解这种类型的处理是如何在发育期间发生的,我们首先需要知道是哪些神经元亚型构成了各种各样的神经环路。考虑到细胞类型多样性,这似乎会是个棘手的问题——但幸运的是,内层视网膜的解剖结构揭示了视网膜的复杂线路连接的许多细节。内网层(Inner inner plexiform layer, IPL)是将内核层(Inner inner nuclear layer, INL)与神经节细胞层(Ganglion ganglion cell layer, GCL;见图 90.1)分开的神经毡(neuropil),其包含许多平行的亚层。构成各自环路的 BCs、ACs 和 RGCs 会在这些亚层汇合,形成突触连接,且每个神经元会投射到内网层(IPL)的特定位置,并在此处与它的突触伙伴相遇。因此,为了理解视网膜的并行环路是如何组装而成的,我们可以研究影响各种亚型的 AC、BC 和 RGC 层间特异性投射的发育机制(Sanes & Yamagata,2009)。这正是本章第一部

分的主题。第二种类型的并行处理——视野的完全覆盖,对视网膜环路的发育提出了额外的要求。视网膜的每个部分必须包含一套完整的 RGC 亚型和足够的提供相应的输入 ACs 和 BCs。此外,突触前和突触后的突起必须协调地伸展以产生具有合适大小,并适当重叠的感受野。长期以来,对于这种视野平面模式的形成机制知之甚少,但现在这些谜底正逐步被揭开。在本章的第二部分,我们将会描述在视网膜发育期间的侧向连接模式的最新研究进展,并重点关注在发育期间,作用于视网膜并行处理的线路连接的细胞和分子机制。

在描述最新进展时,我们借鉴了近期在小鼠、雏鸡和斑马鱼方面的研究成果。对于在脊椎动物视网膜发育中的早期阶段的讨论,比如眼睛的形态发生、模式形成以及神经发生,我们推荐读者参考本书的第一版(Wong & Godinho,2003)以及近来有关方面的综述(Agathocleous & Harris,2009;Fuhrmann,2010;Reese,2011)。

层间特异性和突触选择

现象

在视网膜发育早期,IPL 刚开始出现时非常小——比细胞的直径还小,它会将 GCL 和其余的神经视网膜分离(Godinho et al.,2005)。在发育的过程中,随着 ACs、BCs 和 RGCs 在其内部形成轴突或树突的突起,IPL 迅猛生长。在成熟之后,IPL 会分化为一个高度有组织的结构,具有至少 10 个在解剖和生理上不同的亚层(Roska & Werblin,2001;Siegert et al.,2009)。目前,每个亚层的功能尚待研究,但是这些亚层大致可以被分为两组:位于 IPL 的内半侧(大约)的 ON 亚层,它们包含那些来自在光照强度增加时会去极化的神经元的投射;位于 IPL 的外半侧,靠近 INL 的 OFF 亚层(见图 90.1),它们包含那些来自光照减弱时会去极化的神经元的投射。每种类型的 AC、BC 和 RGC 均将各自的突起限制在特定的 IPL 的亚层中,且这些亚层通常为单层。那么,实现这种层间特异性的发育

机制是什么呢？

IPL 的发育分为三个阶段，每个阶段对形成最终的层间模式都至关重要。第一步是在 INL 和 GCL 的交界处形成 IPL，确定轴突和树突将来交会的位置（见图 90.1A，B）。IPL 发育的第二个阶段是神经毡快速扩张时期，伴随着解剖结构不同的亚层出现（见图 90.1B~E）。在这个阶段，大多数神经元形成了层间特异性的投射，但是在有些情况下，它们会投射到和在成熟视网膜中不一样的亚层。IPL 的第三阶段和第二阶段有所重叠，这个阶段是对那些不成熟的投射进行改善，以产生最终的层间特异性连接模式（见图 90.1D，E）。支持 IPL 发育的这三个阶段的细胞和分子机制正在逐步被理解，本文接下来将会描述一些相关方面的关键发现。

细胞机制

IPL 的形成：在视网膜的组织发生的早期（对应于小鼠的妊娠中期，或是斑马鱼受精后（hpf）的大约 25 小时），唯一的有丝分裂期后的内层视网膜神经元是 RGCs。在这个阶段没有明确的神经毡将 RGCs 从内层视网膜和外层视网膜中的神经母细胞分开。IPL 神经毡的首次出现与 ACs 的分化相关（Godinho et al.，2005；Kay et al.，2004），表明了 RGC 的树突不足以凭一己之力形成 IPL。在 AC 的神经发生之前，RGCs 向目标脑区投射轴突，此时它们的树突尚不成熟（见图 90.1）。但是随着早期 ACs 的出现，RGCs 从轴突生长模式转变为树突生长模式，这可能是对来源于 AC 相关因子的响应（Goldberg et al.，2002）。在小鼠出生时，这些树突同早期的 ACs 的新生突起共同形成约一个细胞直径宽的初期 IPL。

那么，RGCs 和 ACs 间的相互作用是如何产生 IPL 的呢？新生的 ACs 会向四面八方延伸出短暂的突起，推测其可能是在选择环境并将其神经突的生长集中在新生的 IPL 中。（Deans et al.，2011；Godinho et al.，2005；Hinds & Hinds，1978；Prada et al.，1987）。事实上，在这个时期，定向 GCL 的 AC 生长是选择性地稳定的，表明 GCL 衍生的信号会帮助 ACs 判断 IPL 应该在哪里形成（见图 90.1；Godinho et al.，2005）。当对斑马鱼 lakritz（atoh7）突变体的 RGCs 进行基因删除，从而把 RGC 衍生信号移除，最早出现的 ACs 会显示出明显的树突结构紊乱，从而导致 IPL 形成延迟（Kay et al.，2004）。然而，在这些突变体中的 ACs 最终还是会形成一个神经毡，表明 ACs 可以在没有 RGCs 的情况下形成 IPL。在 atoh7 突变体中，由 AC 形成的 IPL 不是完美的——有些 ACs 落在了 IPL 错误的一侧，并且有些早期紊乱没有被纠正，导致亚层靶向中的局部扰动（Kay et al.，2004）。尽管如此，RGC 衍生信号似乎在 IPL 形成中起到一个相当小的作用，并且这些信号（或者能替代它们的其他信号）似乎也可以由 ACs 提供。总体而言，ACs 是决定 IPL 何时何地发育的

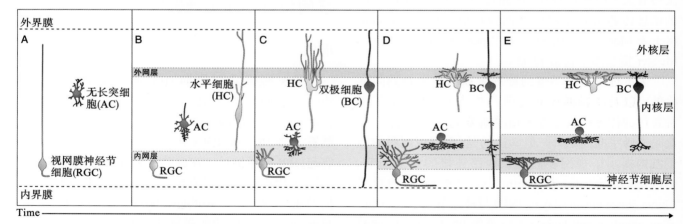

图 90.1　神经元分化和网状层的发育。示意图显示了四类视网膜神经元突起的发育。图 A~E 描绘了五个连续的时间点。无长突细胞（ACs）和视网膜神经节细胞（RGCs）是第一批开始分化的神经元（A），并且内网层（IPL）就是在这两个群体之间形成的（B）。在最终稳定地朝向 IPL 之前，ACs 会向四面八方投射短突起（C）。像图中展现的一个 AC 一样，许多 ACs 在铺设它们的突起时展现出对特定的 IPL 亚层的"初期精准"的定向（D，E）。相比之下，图中的 RGC 展现出一个"初期弥散"的投射模式，在将投射修整并定向到一个特定的层中（E）之前，会在整个 IPL 中铺设树突（D）。新生的有丝分裂期后的双极细胞（BCs）初始的投射会跨越整个视网膜的宽度，从外界膜到内界膜（OLM；ILM）。随后，它们会在外网层（OPL）和特定的 IPL 亚层中铺设突起（C~E）。由于神经元在 IPL 中铺设它们的突起，IPL 会随着时间生长。水平细胞会展现出暂时的竖直朝向的树突，这对于嵌合体的形成很重要（B，C）。这些竖直朝向的树突会被修剪，并且被在 OPL 中水平朝向的成熟树突所替代（D，E）。（改编自 Morgan & Wong，2007；Sanes & Zipursky，2010.）

关键。

ACs 是如何完成这个任务的呢？可能在 IPL 的形成过程中存在一个特殊亚型的 AC 起着特别的作用。在斑马鱼中，在 IPL 形成之前，会有一部分 ACs 从 INL 脱层并向内移动到 GCL 的边界，停留在 RGCs 的顶部（Godinho et al.，2005）。这些"错位的"ACs 会向 INL 延伸突起，并联络 INL ACs 的突起。最终，这两个群体混合的突起形成一个丛，成为新生的 IPL。因而，IPL 的形成是 ACs 之间相互作用的结果，而非 ACs 和 RGCs 之间的相互作用。在几个关键的方面，这些斑马鱼的 ACs 和胆碱能"星爆"ACs 之间存在有趣的相似之处，后者是在大多数脊椎动物视网膜中均有发现的一种亚型，至少在小鼠中它是最早出现的 AC 亚型（Voinescu，Kay，& Sanes，2009）。在成熟的视网膜中，存在两种不同类型的星爆 ACs，一个是在 INL 中，而另一个移位到了 GCL。在发育期间，星爆细胞在 IPL 形成之前是一个单一种群；然后，一部分细胞迁移到成形的 GCL 中，进而 IPL 出现在这两个星爆细胞群体之间（Knabe et al.，2007；Nguyen et al.，2000；Prada et al.，1999）。我们还不知道 Godinho et al.（2005）中研究的 ACs 是不是胆碱能的，但是不管怎样，由较早出现的特定部分的 ACs 驱动的 IPL 形成机制，似乎从鱼类到哺乳类都非常相似。

IPL 分层：IPL 一旦形成，就会迅速扩展，并且出现解剖结构不同的亚层。亚层出现的位置和方式的确切细节具有物种特异性——例如斑马鱼的亚层，或多或少地按从玻璃体到巩膜的顺序出现；而鸡的亚层是以相反的顺序出现的（Drenhaus，Morino，& Veh，2003；Mumm et al.，2006）。然而，一般而言，IPL 亚层复杂性的增加与投射到 IPL 的 RGCs、ACs 和 BCs 的分化、突起生长以及突触形成有关。基于解剖和延时（time-lapse）的研究表明，亚层形成的最有可能的细胞机制是一个被称为"自组装"（self-assembly）的过程（Sanes & Zipursky，2010）：分化的神经元会将它们的突起分布到 IPL 中，而投射到相同层的细胞将开始彼此间的共束化。每个分化和突起生长的连续周期都可以增加 IPL 的体积，并增加分层的神经突的新束。虽然自组装是一个迷人的假说，但是对神经元分化、IPL 扩展和亚层形成之间的联系的系统性理解仍然还是缺乏的。

在帮助形成 IPL 之后，ACs，特别是星爆 ACs 在 IPL 的亚层分化中起到了关键作用（见图 90.1）。许多 ACs 在 BCs 开始分化之前就已经分层了（Dren-haus，Morino，& Veh，2003；Mumm et al.，2006；Stacy &

Wong，2003），而 AC 定向的 IPL 亚层足以指导缺乏 RGCs 的视网膜中 BCs 的层间特异性投射（Kay et al.，2004）。在小鼠视网膜中，星爆细胞在 P0（出生后第 0 天）就已经在两个 IPL 亚层中分层，在这个时期，IPL 几乎还没有一个细胞直径宽。由于星爆细胞这么早就分层了，所以很容易让我们猜测它们的两个亚层会将年轻的 IPL 分成三个区域，这三个区域将会被后来分化的细胞所靶向。这种机制可以在两个星爆 AC 层的上方、下方以及中间逐渐地添加新层，从而解释了"自组装"的 IPL 层是如何以特定的顺序堆放的。

IPL 子层的靶向和精细化：神经元如何靶向到正确的层？特别是还要考虑到在靶向发生时，IPL 是仍在不断地生长和增加新的亚层。一般而言，神经元可能会用三种基本的策略来找到它们的目标层。在"初期精准"策略中，神经元在 IPL 扩展的时候直接投射到合适的亚层。此外，神经元也可能通过修整"初期弥散"投射这种相反的策略，来靶向到特定的亚层。第三个策略是一种中间策略，在这个策略中，神经元显示出初期精准的投射，但是在后来的发育过程中，会增加、减少或转移它们的突起。这些策略中的哪个占据主导地位是在过去十年中大量争论的主题，但是现在，我们发现这三个全都有发生。比如，多年以来，RGCs 被认为只使用在旺盛生长之后进行修整的策略（见图 90.1）（Bodnarenko，Jeyarasasingam，& Chalupa，1995；Tian & Copenhagen，2003）。然而，随着转基因斑马鱼和小鼠品种的出现，通过对这些品种中 RGCs 的亚型进行荧光蛋白标记，研究发现，RGCs 的不同亚型使用了所有这三种靶向策略（Kim et al.，2010；Mumm et al.，2006；Stacy & Wong，2003）。ON-OFF 方向选择性 RGCs，和它们的突触前伙伴星爆 AC 一样，在早期就特异性地投射到正确亚层（Kim et al.，2010）；相比之下，其他亚型的 RGC 选择的策略是改善最初弥散的突起，而还有些其他的亚型会在它们成熟时，投射到中间目标层或增加特定的子层。虽然我们对于特定亚型的 ACs 和 BCs 是如何分层了解较少，但是对这些神经元的分层限制似乎也有亚型固有的时间模式（Godinho et al.，2005；Morgan et al.，2006）。接下来的任务将是理解亚型内和亚型间的相互作用如何协调 IPL 子层的组织发生和神经元突起到这些子层的靶向。

对于那些重塑投射的亚型来说，一个重要的问题是神经元活性是否会参与到这个重塑过程中。研究发现，由一种靶向到代谢型谷氨酸受体的药物引起的 BCs 超极化，会延迟过剩的 RGC 树突的修整，类似于睁眼后的视觉剥夺（Bodnarenko, Jeyarasasingam, & Chalupa, 1995; Tian & Copenhagen, 2003）。在另一方面，通过破伤风毒素轻链的表达实现的杆状-BCs 和 ON-BCs 的基因沉默，不会阻碍 ON-RGCs 选择它们正确的 BC 突触伙伴（Kerschensteiner et al., 2009）。这些结果符合一个想法：RGC 的树突修整对 ON 和 OFF 环路之间的活性平衡不敏感，而是对整体活性水平敏感。

分子机制

IPL 的形成：新生的 ACs 会伸出暂时的树突和丝状伪足来探索周围的空间（见图 90.1）；最终，朝向 GCL 的树突会变得稳定，而其他的树突则会被修剪掉（Godinho et al., 2005; Hinds & Hinds, 1978; Prada et al., 1987）。这种细胞行为表明在 GCL 中存在一种分子信号，可以告知新生的 ACs 为了 IPL 的形成，应该在哪里开始铺设它们的突起。最近的研究指出 Fat3 参与了这个信号转导过程。Fat3 编码一种非典型钙黏蛋白家族的细胞表面分子，这个分子可以作为改变细胞形状的信号的受体（Deans et al., 2011）。FAT3 在胚胎阶段后期的 GCL 和 ACs 中表达，并且这个蛋白质会积极地定位到新生的 IPL 上。在 Fat3 突变体中，新生迁移的 ACs 会发生两个发育性错误，提示 FAT3 信号在 GCL 识别中起作用。第一，一些 ACs 不能在 GCL 的边缘停止迁移，导致在这些突变体中 ACs 移位过多；第二，新生的 ACs 经常不能修剪朝向外层视网膜的突起，表明了它们分辨 GCL 位置的能力受损。伴随着这些 AC 行为的是在 IPL 形成中出现的显著错误：会存在两个异位的 IPLs，一个在 INL 的中部，而另一个在 GCL 的玻璃体一侧（Deans et al., 2011）。这些结果表明 ACs 会利用 FAT3 作为 GCL 衍生信号的受体，并且在缺少 FAT3 的情况下，当 ACs 不能正确地定位到 GCL 时，它们会在一个错误的位置形成 IPL。目前还不知道被 FAT3 受体检测到的配体是什么。

来自相反方向的信号，会告知 ACs 外层视网膜的位置，这在 IPL 形成中也有关键作用。信号素家族的排斥性配体——Sema5A 和 Sema5B，会在刚出生小鼠的视网膜神经母细胞层的外侧进行表达，而它们的受体——PlexinA1 和 PlexinA3 则会在 RGCs 和 ACs 广泛表达。这个表达模式表明，Sema5/PlexinA 系统能够很好地阻止 ACs 和 RGCs 在错误的位置形成 IPL。在 PlxnA1、PlxnA3 双突变体或是 Sema5a、Sema5b 双突变体中的这个信号转导体系的破坏，会导致在 INL 内异位的 IPL 神经毡的形成，表明一些新生的神经元在 IPL 形成错误定向（Matsuoka et al., 2011a）。尽管在这

些突变体以及 Fat3 突变体中存在异位的 IPLs，但确实也形成了一个组织学上相对"标准的" IPL，这说明新生的 ACs 和 RGCs 不是完全地缺失了位置信息，并且可能存在另外的定向线索。无论如何，这两个研究最先定义了限制 IPL 在 INL 和 RGC 之间形成的分子信号。

亚层的靶向：神经元通过选择性共成束进行自组装 IPL 亚层的理论得到了来自对亚层靶向的分子研究的支持。在鸡的视网膜中，四种紧密相关的免疫球蛋白（Ig）超家族的同嗜性细胞黏附分子——Sidekick（Sdk）1、Sdk2、Dscam 和 DscamL 会被选择性地集中在不同的 IPL 亚层（Yamagata & Sanes, 2008; Yamagata, Weiner, & Sanes, 2002）。并且每种分子都由一个独特的、不重叠的 RGCs 亚型和投射到这些特定亚层的中间神经元表达（见图 90.2）。这种表达模式表明共分层的神经元可能会利用 Ig 超家族分子的同嗜性黏附，以在 IPL 生长和分层期间靶向到正确的层中。事实上，这四种分子的错误表达足以将 AC 和 RGC 树突重定向到与错误表达蛋白相适应的亚层，而神经元通过 RNAi 介导的敲除失去正常 Sdk/Dscam 分子，会产生亚层靶向错误。这些结果和一个模型是相符的，在这个模型中，随着生长的树突形成 IPL，在树突间用于共分层的同嗜性黏附会促进不同亚层的出现。如果这是 IPL 分层的一般原则，那么除了 Sdks 和 Dscams 之外，必定还有其他的黏附分子——毕竟 IPL 有四个以上的亚层。最近的工作表明，一组相关的 Ig 超家族分子——接触蛋白，可能在非-Sdk、非-Dscam 亚层的发育中有重要作用（Yamagata & Sanes, 2012）。

虽然同嗜吸引可能会促进亚层内的适当连接，但是不清楚这种吸引性信号是如何以一个特定的顺序排列亚层。我们可以想象有远程信号参与到这个过程中，并且最近已经发现了一个远程信号。在小鼠生后第一周，排斥性引导分子 Sema6A 和它的受体 PlexinA4 会分别定位在 IPL 的互补区域中——Sema6A 在 IPL 的 ON 子层中，而 PlexinA4 在 OFF 区域中（见图 90.2）。PlexinA4 由相对较少的 ACs 亚型表达，而 Sema6A 则由 ACs 和 RGCs 更广泛表达。在缺失这种受体-配体复合物成分的突变体小鼠中，会引起亚层靶向的缺陷，即表达 PlexinA4 的部分 AC 不是专门地靶向到 OFF 子层，而是也会投射到 ON 子层中（Matsuoka et al., 2011b）。这个研究证明了排斥性信号在 IPL 层选择中的关键作用——突变体小鼠的表型是和一个主张相符的，这个主张认为 Sema6A 介导的排斥是保持正确靶向的树突不偏离它们指定的层所需要的。

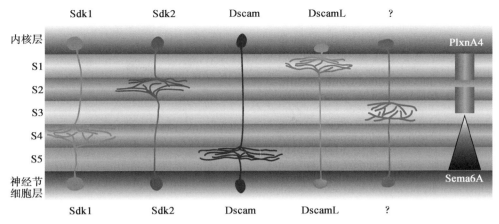

图 90.2 用于内网层（IPL）子层靶向的分子信号。示意图中，IPL 被分成了以 S1~S5 标记的五个子层。在内核层（INL）和神经节细胞层（GCL）中投射到相同子层的神经元会共表达黏附分子 Sdk1，Sdk2，Dscam 和 DscamL。图中为每个基因都显示了一个子层，但是实际的情况会更加复杂。由这些蛋白介导的同嗜吸引会将突触伙伴聚集到相同的子层中，就像功能获得性和功能缺失性研究所证明的那样（Yamagata & Sanes, 2008；Yamagata, Weiner, & Sanes, 2002）。有些细胞不表达这四种分子中的任何一种，但是它们中有很多会表达额外的吸引性黏附信号，比如接触蛋白（Yamagata and Sanes, 2012）。由配体 Sema6A 和它的受体 PlexinA4 介导的远程排斥性信号也存在于 IPL 中，并且在定位子层到 IPL 的正确部位的过程中表现出关键作用（Matsuoka et al., 2011b）。

此外，这个研究揭示了在 IPL 内突触伙伴的匹配中，吸引性和排斥性信号之间惊人的相互作用。一个 PlexinA4 阳性的 AC 亚型（多巴胺能 ACs）在一个异位的 ON IPL 中的投射错误，会导致在 RGC 亚型的突触伙伴——M1 视黑素 RGCs 中诱发相同的投射错误（Matsuoka et al., 2011b）。因为 M1 RGCs 不表达 PlexinA4，所以其在 ON IPL 的投射的错误必定继发于多巴胺能 ACs 的错误，从而证明即使不存在 Sema6A/PlexinA4 的排斥信号，这两类细胞之间仍然保持完整的强烈的吸引性信号。这个发现提出一个有意义的假说，即在 IPL 发育中，吸引性和排斥性信号的不同作用：吸引性（通常是同嗜性的）信号会促使突触伙伴聚集在子层中，而排斥性信号有助于 IPL 中亚层的正确形成。

在视野平面中形成视网膜环路

现象

正如我们所看到的，视网膜是光刺激的并行处理器，其并行环路形成于 IPL 亚层。在适当的亚层中（视网膜的 z 轴）的突触伙伴的匹配会正确地连接这些并行环路。另外，视网膜需要在 x-y 平面形成相关模式，以确保其表面的每一部分，以及整个视觉场景，均可针对每个视觉特征进行分析。每个亚型的神经元必须均匀分布在视网膜上，以确保完全覆盖；轴突和树突必须要生长到一个合适的大小，这决定了它们的投射域和感受野的大小（Peichl & Wässle, 1983）；突

起的形状必须要有利于突触的排列，以允许神经元执行它的计算。在 x-y 平面划分环路的发育机制如果出现缺陷，可能会导致"盲点"和感受野特性的改变。在"盲点"中，特定环路的缺失会损害特定视觉特征的检测。

视野平面中模式形成（patterning）的细胞机制

决定视网膜神经元的感受野大小、形状和间距的模式形成的机制是什么？虽然各亚型的具体情况各不相同，但是我们可以找出四种非常重要的现象：平铺、选择性束化、嵌合体形成和自回避（见图 90.3）。

平铺：平铺指的是轴突和树突的一种排列，在这种排列中，属于单个亚型的相邻细胞的突起显示出最小的重叠（见图 90.3A）。平铺的程度可以由"覆盖率"量化，它描述了在视网膜表面的任意一个给定点上覆盖的细胞数量。如果覆盖率是 1，说明这个亚型表现出了完美的平铺；如果是 10，那在这个空间中的任意一点会被该亚型的 10 个细胞的突起覆盖。平铺在原则上可以解决视网膜神经元遇到的两个关键的 x-y 模式形成问题：建立感受野的大小，以及确保每种亚型的视野的均匀覆盖。假设的细胞机制非常简单：如果神经元仅仅生长树突，直到它们遇见同类型邻居的树突为止，那么每个细胞会有一个大致统一的突起大小，并且这些突起会一起覆盖整个视网膜表面。事实上，几乎没有视网膜神经元亚型有小于 1 的覆盖率，如果覆盖率小于 1 有可能会使得有些视网膜区域不被这种亚型覆盖，形成潜在盲点。然而，覆盖率约等于 1

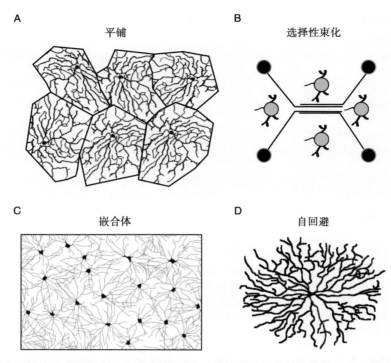

图90.3　在视野平面中的模式形成的机制。（A）平铺：同种亚型的神经元的树突持续生长直到它们互相接触，从而形成一种排布。在这种排布中，该亚型在这块视网膜表面的各点上只覆盖了一个细胞的树突。粗线表示每个细胞的树突区域的边界。（B）选择性束化：不平铺的神经元类型（黑色的细胞）有时会在它们投射经过视网膜 x-y 平面的时候与彼此形成束状，同时避免和来自其他类型的细胞（灰色细胞）的树突接触。（C）嵌合体形成：单个亚型的细胞相互邻近的频率要小于随机排布的细胞中相互近邻的频率。这个排布叫作嵌合体，在平铺和有重叠的突起的细胞类型中都有发生。这会使得视网膜上每个类型的细胞在彼此之间有一个均匀的间隔。（D）自回避：单个细胞的树突会避免彼此相交。

的也很少——例如，某些 RGC 亚型的树突展现出近乎完美的平铺，就像大多数锥型 BC 亚型的轴突终末所做的一样（Dacey，1993；Field et al.，2010；Vaney，1994；Wässle，Peichl，& Boycott，1981；Wässle et al.，2009）。对于这些细胞类型，通过由同类型接触阻止突起生长可能是一个重要的 x-y 平面模式形成机制。其余的亚型有远大于 1 的覆盖率，意味着它们不是平铺的（Devries & Baylor，1997；Peichl & Wässle，1979；Tauchi & Masland，1984）。然而，即使是在这些情况下，如果接触是减缓生长而不是立即停止生长，所提出的接触介导的机制仍然能限制突起的大小和重叠。

这个机制真的存在于视网膜神经环路中吗？如果存在，它真的能影响感受野大小以及突起在视网膜上的分布吗？有一些证据可以支持这个机制。第一，密度高的 RGC 亚型通常比密度低的有更小的树状突起。这个关系符合接触抑制模型。第二，实验诱发的或是自然变化 RGC 密度的变化会以符合模型的方式影响突起大小——对于一个给定的亚型，增加细胞密度的操作会产生更小的突起，而较低的 RGC 密度则会增加突起的大小（参见 Wingate，1996）。第三，在树突的生长发育期间，相同亚型的 RGCs 会有选择性地接

触彼此，而避免和其他 RGC 亚型的树突接触。此外，这些接触会抑制超过接触位点的额外的树突生长。这种接触抑制不局限于完美平铺的细胞，表明这可能是一种建立突起大小和覆盖率的通用机制（Lohmann & Wong，2001）。第四，这可能也是最值得注意的一点，对新生视网膜中一小片 RGCs 的切除会引起周围 RGCs 的树突朝向这片空缺并在其中生长，似乎是和同类近邻的抑制性接触被移除了一样（Eysel，Peichl，& Wässle，1985；Perry & Linden，1982）。

与这些结果相反，有些其他的发现不符合简单的平铺假说。第一，在切除实验中，在切除区域边缘的 RGCs 的突起不能完全生长以填满该区域（Eysel，Peichl，& Wässle，1985）。这和在其他系统中的结果相反，在这些系统中，神经元的突起是平铺的。比如在切除果蝇或斑马鱼幼体的体感神经元之后，空白区域会被剩余的细胞再次形成近乎完整的神经支配（Grueber & Sagasti，2010）。此外，在大部分 RGCs（超过80%）退化或未长出的小鼠突变体中，幸存的 RGCs 的突起是相对正常的（Lin，Wang，& Masland，2004）。这些结果表明 RGCs 会对它们的生长有内源性抑制，并且平铺不太可能是决定感受野大小的唯一机制。相

反,平铺可能会通过调控由内源性决定的突起来调整树突重叠的程度。决定突起大小的内源性细胞和分子机制仍是一个谜。

选择性束化：与平铺类似的是,选择性束化会涉及在视网膜的x-y平面中的树突或轴突之间的相互作用。然而不同于平铺的是,这些相互作用是吸引性而不是排斥性的(见图90.3B)。由于神经元突起是通过一个特定的IPL子层跨越视网膜表面的,它们有时候会和投射到同一个子层的特定神经元子类的神经突一起束化。这些通常是同类型的相互作用,但是也有不同类型之间束化的例子——比如,星爆ACs(具有>20的覆盖率)的树突会在彼此之间形成突触,并且星爆ACs的树突也会和ON-OFF方向选择性RGCs一起束化。由于束化可能会促进紧密排列的神经突之间形成突触,它的作用可能是在x-y平面中赋予突触以特异性,控制一个树突接收到的突触数量和突触前细胞产生的突触数量。选择性束化也可以影响树突的形状。对视网膜中选择性束化机制的很多细节还缺少研究,所以我们对它在发育期间是如何被控制的仍然知道的很少。

嵌合体形成：大多数亚型的神经元体细胞在视网膜表面上是均匀间隔的,而非单独地随机分布。这个排布被称作"嵌合体"。虽然不像昆虫复眼中发现的嵌合体一样精确,但脊椎动物的视网膜嵌合体区通常也是非常规则的,这可以通过对单个神经元亚型的整体染色观察到(见图90.3C和90.4A)。目前所知道的是每个功能不同的视网膜神经元子类都会产生一个嵌合体。此外,这些嵌合体是彼此独立的——每种亚型的细胞会将自身非随机地排列,而不考虑属于其他亚型的细胞的位置(Rockhill, Euler, & Masland, 2000; Wässle & Boycott, 1991)。和平铺类似,这些重叠的嵌合体可以作为一种机制来确保视觉空间被每个功能特化环路均匀覆盖。

一个视网膜嵌合体的典型特征是"禁区"(exlusion zone)——在每个细胞周围的区域中几乎找不到同类型的另一个神经元。尽管不同亚型有不同的密度,且有些嵌合体比其他的更规则,但是如果知道了禁区的大小,几乎所有的嵌合体都能被精确地模拟。实际上,模拟嵌合体的规则是非常简单的:阵列中除了各个细胞周围的禁区以外,细胞是随机排布的(Eglen, 2006; Galli-Resta et al., 1997, 1999)。这个结果证明视网膜上的神经元的整体、非随机的几何模式可以由局部作用于每个细胞周围的机制产生——这些机制会创造禁区。对嵌合体模式形成的细胞机制的探索可以归结为在发育期间,"禁区"是如何形成的问题。

至少有三个细胞机制可以创建禁区。第一,规则化可以在神经发生之时或之前产生:特定的祖细胞在脑室区中可能是以嵌合体的形式排布的,否则新生的神经元可以抑制附近的祖细胞产生其他相同亚型的神经元。另一个可能的机制是细胞死亡:当两个神经元存在于一个禁区中时,一个可能会杀掉另一个。最后,同类型的排斥可以使得起初位置太接近的神经元相互远离。

果蝇的眼睛采用了第一个机制,以产生感光细胞的规则排列。然而,和昆虫的复眼不同,脊椎动物视网膜的发育中的细胞在x-y平面上是会运动的,意味着神经元出生的位点难以代表它最终的视网膜位置(Reese, Harvey, & Tan, 1995)。决定细胞命运的局部抑制不一定会在成熟的嵌合体区上强加禁区。此外,一些类型的细胞在它们出生后的短时间内是不怎么规则的,甚至是随机间隔的,只会在后来使它们的嵌合体更加清晰(Galli-Resta et al., 1997; Jeyarasasingam et al., 1998)。总的来说,证据表明单独的细胞命运机制不能解释禁区的形成。

剩下的创建禁区的两个可能的机制——细胞死亡和细胞移动,都涉及有丝分裂后的发育神经元之间的相互作用,这允许细胞判断和它们的近邻之间的相对位置。这些相互作用必须是同类的,因为如上文说过的一样,神经元趋向于远离同类的细胞,而接近不同类型细胞(Rockhill, Euler, & Masland, 2000)。因为每个亚型都会产生嵌合体,所以为了建立自己的禁区,每个亚型必须有一个机制来判断它的近邻是不是同类型的。由于多达100个不同的亚型会产生重叠、独立的嵌合体,这会是一个艰巨的分子问题。因此,找出同类识别的分子基础和这些信号的细胞结果都是很有意义的——同类的近邻有能力杀死彼此或者它们只是简单地相互远离吗?

在所描述的众多嵌合体中,只有少数被从发育的角度进行了研究。它们是小鼠的水平细胞、小鼠的两种AC亚型:星爆和多巴胺能ACs和两种RGC亚型:猫中的α细胞和小鼠中的内源性光敏(ip)RGCs。这些研究表明建立禁区的细胞机制是细胞类型特异的。对于多巴胺能ACs、ipRGCs和猫的αRGCs,细胞死亡在创建禁区中起到了重要作用(Jeyarasasingam et al., 1998; Keeley et al., 2011; Raven et al., 2003)。这些细胞类型和神经系统中许多其他类型一样,在它们正常发育的过程中会有一个自然发生细胞死亡的短暂时期,在这个时期会将细胞消除到原始群体的50%。在自然发生细胞死亡被阻塞的小鼠突变体中,相较于对照组,多巴胺能 ACs 和 ipRGCs 在彼此附近出现的更频繁。从而导致嵌合体被破坏;事实上,这种强烈的近邻影响显示出同类吸引而非排斥(Keeley et al.,2011;Raven et al.,2003)。在这些细胞中的禁区形成的模型是,在自然发生细胞死亡的时期,禁区范围内的同类相互作用会增加细胞凋亡的可能性。因为多巴胺能 ACs 不会像一些其他类型的细胞横向移动,嵌合体它们可能更依赖于细胞死亡机制以形成嵌合体间隔。

相比之下,水平细胞和星爆 ACs 会经历有限的自然死亡,所以它们肯定会用不同的机制来形成禁区。事实上,大量的证据表明它们会利用同类细胞的细胞-细胞之间的排斥作用来建立禁区。如同所有的视网膜神经元,星爆细胞和水平细胞会在外界膜附近退出细胞周期,然后沿着 z 轴的方向迁移到它们的最终层的位置(见图 90.1)。在它们发育的这段时期,细胞是随机定位在 x-y 平面中的(Galli-Resta et al.,1997)。一旦它们到达正确的 z 轴上的位置(ON 星爆细胞是在 GCL,OFF 星爆细胞是在 INL 内侧,水平细胞是在INL 外侧),它们就会开始铺设树突。在这个时候,细胞仍然表现出随机的间隔。只有当它们新生的树突生长接触到它们同类近邻的树突时,才会建立规则的间隔(Galli-Resta, Novelli, & Viegi, 2002;Huckfeldt et al.,2009;Poché et al.,2008)。然后有一个想法就是,同类树突的接触会允许阵列中的每个细胞知道它的近邻的位置,并据此通过移动建立禁区。通过可能和平铺相关的机制,相邻细胞的树突间的相互排斥作用能够划分出每个细胞的区域。在突起生长的最早期,禁区的大小和细胞的树突大小是一样的(Huckfeldt et al.,2009)。当单个水平细胞被激光烧蚀,邻近的细胞会迅速地将树突生长到这个空出的区域。在几小时之内,这些邻近的幸存者会调整它们正在扩展的突起之间的细胞体的位置,以再次产生规则的体细胞间距(Huckfeldt et al.,2009)。

成熟的星爆细胞和水平细胞有远超 20 的覆盖率,因此树突平铺阶段肯定要被严格地限制在需要建立禁区的发育时期。水平细胞会通过生长暂时的、竖直朝向的树突来实现这个时序调节,这个短暂的、竖直朝向的树突具有和成熟的水平树突明显不同的形态(见图 90.1)。在小鼠中,这种竖直的树突从动物出生前不久开始,大约存在 4 天。当成熟的水平突起开始生长的时候,这些竖直的树突会被修剪掉(见图90.1)。鉴于竖直的树突是平铺的,而成熟的树突是

大量重叠的,表明这两种树突在细胞生物学上是特异的,具有独特的功能(Huckfeldt et al.,2009)。在星爆ACs 中没有发现专门的树突,但可能在它们树突的第一次伸展阶段,拥有短暂的针对禁区形成的特殊功能。和这个想法一致,在小鼠围产期,星爆细胞的突起会经历大量的重塑和形状改变(Lefebvre et al.,2012)。因此,在树突从作用于禁区的建立到表现为真正的树突的转变过程中,伴随着这些功能上的改变,可能会存在结构上的改变。

自回避:自回避是轴突或树突发育的一个模式,在这个模式中,单个突起会识别并回避来自同一个细胞的神经突,但是会和它们的同类近邻的突起自由地相互作用。采用这个模式策略的神经元的树突,可以在不和其他任意一个同属于相同细胞的树突相交的情况下填满感受野(见图 90.3D)。然而同时,这种神经元可以自由地和相邻细胞的感受野以及树突相交。自回避最先是在水蛭的机械感觉神经元中发现的,此后在无脊椎动物和脊椎动物神经系统的大量不同的细胞类型中也有发现(参见 Grueber & Sagasti,2010)。表现出自回避的视网膜神经元的例子有星爆 ACs 和几种 RGCs 亚型(Montague & Friedlander,1991;Tauchi & Masland,1984)。对于覆盖率远大于 1 的 RGCs 亚型,自回避是一个特别有用的模式形成机制——在这些情况下,不同细胞的树突之间的相互作用是广泛而不可避免的。自回避允许单个神经元在不干扰近邻的树突模式的情况下,实现自己的树突野的最大且均匀的覆盖。虽然自回避在视网膜中不是很普遍,但是每个神经元会发育出亚型特异的轴突和树突形态,而自回避对于理解这些形态在发育期间是如何产生的仍是一个很有用的模型。

视野平面模式形成的分子机制

目前所讨论的细胞生物学研究表明,同类识别事件是每个主要模式形成现象的关键,包括用于平铺和嵌合体形成的相邻细胞的树突间的排斥性相互作用;用于选择性束化的树突间的黏附作用;以及用于自回避的单个细胞的树突之间的排斥。接下来的一个关键任务就是鉴定出相关的识别分子。本文会在这里描述最近鉴定出的嵌合体形成和树突自回避的候选中介分子。

嵌合体:对嵌合体模式形成的细胞机制的研究,对在发育期间支持建立禁区的信号的分子特性做了些预测。第一,因为每个细胞亚型都会产生一个独立的嵌合体,用于同类识别的分子必须是高度细胞类型

特异的。第二，至少在星爆细胞和水平细胞中，用于禁区形成的排斥性信号可能是在短距离内起作用的，并且可能是和膜绑定的（Galli-Resta，2000）。最后，排斥性信号（或是它的受体）的表达很可能是有时间限制的——不能太早，因为新生的神经元通常不会表现出嵌合体间隔；也不能太晚，因为这时的排斥系统可能会干扰吸引性的同类相互作用，比如选择性束化。

在小鼠视网膜发育期间，在对富集在特定神经元群体中的基因的筛查中，Megf10（Multiple EGF-like domains 10）被鉴定为具有这些特征的基因（Kay，Chu，& Sanes，2012）。这个基因会编码一种单次跨膜蛋白，具有一个很大的胞外域，包含 17 个 EGF 样的重复；还具有一个和研究深入的下游信号传导通路耦合的胞内域（Reddien & Horvitz，2004；Suzuki & Nakayama，2007；Wu et al.，2009）。这种单次跨膜蛋白会被星爆 ACs 和水平细胞选择性地表达，并且它在星爆细胞中的表达被限制在其嵌合体形成的发育期间（Kay，Chu，& Sanes，2012）。如果 MEGF10 在本不应该有它的神经元中错误地表达了，星爆细胞会开始把那些细胞当做同类型的近邻而回避它们，这充分证明了 MEGF10 是一个同类识别信号。更重要的是，在缺失 MEGF10 的突变体小鼠中，星爆细胞的形态是正常的，

但是定位是随机的，表明在缺失这种分子的情况下，同类识别是完全失败的（见图 90.4）。

水平细胞也会表达 MEGF10，但在 MEGF10 缺失的情况下，这种细胞类型中的嵌合体缺陷并不是很严重。事实证明，水平细胞还会表达和利用密切相关的（并且是特异性表达的）MEGF11 分子。在 MEGF10 和 MEGF11 双突变体中，在水平细胞的嵌合体中的缺陷是非常严重的（Kay，Chu，& Sanes，2012）。

细胞和分子研究提示下述模型：新生的星爆细胞和水平细胞在开始生长树突的时候，会在它们的细胞表面展现出 MEGF10（而水平细胞还会展现出 MEGF11）。因为 MEGF10 会充当自身的受体（Kay，Chu，& Sanes，2012），只有同类的近邻（另一个星爆细胞或水平细胞）能在树突的表面看见这个分子信号。当邻近的星爆细胞的树突相互作用时，MEGF10-MEGF10 信号转导会在两个细胞中触发一个排斥响应，导致独特的树突区域的建立，并最终建立起禁区。一旦禁区被建立，MEGF10 就会下调，允许星爆细胞的树突大量重叠。显然，同类识别系统肯定也存在于很多其他亚型的神经元中，而这些还有待被发现。在 MEGF10/11 家族中只有单个额外的基因，所以其他家族的基因可能会参与到 MEGF10/11 系统的分子逻辑

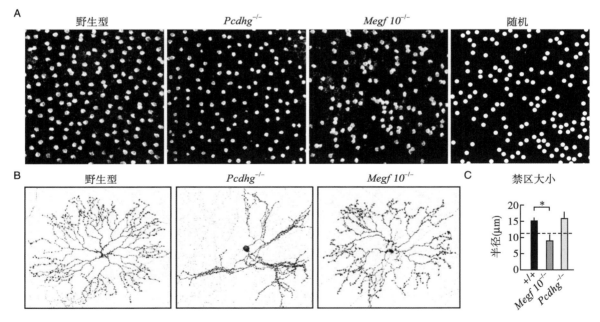

图 90.4　在嵌合体间隔和自回避中的同类识别和同神经元识别的分子机制。（A）星爆 AC 的嵌合体。野生型和原钙黏蛋白-γ（Pcdhg）突变体小鼠有均匀间隔的星爆细胞嵌合体，但是这个间隔会在Megf10 突变体小鼠中遭到严重破坏。作为细胞大小和密度的参照，最右边的图显示了与实际数据相匹配的一个随机的细胞排布。在 Megf10 突变体中的星爆细胞的排布和随机分布无显著区别。（B）单个星爆细胞的形态。来自野生型和Megf10−/− 小鼠的细胞表现出自回避的现象——单个细胞的树突几乎不相交。然而在 Pcdhg−/− 小鼠中，星爆细胞表现出显著的自回避缺陷。（C）在星爆细胞嵌合体形成中的禁区大小的量化。虚线对应随机排布下的禁区大小（From Kay，Chu，& Sanes，2012，and Lefebvre et al.，2012. ）。

中,它们的信号转导机制(目前正在研究中)可能会为识别介导其他嵌合体形成的基因提供线索。

另一对涉及嵌合体模式形成的分子是 Dscams(Fuerst et al.,2008,2009)。正如在层间特异性章节中提到的一样,Dscam 以及和它紧密相关的 DscamL 会编码 Ig 超家族的同嗜性黏附分子。在 Dscam 突变体小鼠中,支持嵌合体形成的同类细胞的细胞-细胞识别机制是完整的,因为有证据表明,嵌合体在一开始的时候会正常形成,但是会随着时间退化。当它们退化的时候,细胞会聚集成亚型特异性的团块,表明细胞仍然是可以识别它们的同类近邻的。这些嵌合体缺陷不直接地作用于禁区的形成,而很可能是继发于在这些突变体的 x-y 平面上的模式形成的其他缺陷,我们会在后面对此进行讨论。Dscam 也会通过对细胞死亡的影响来影响嵌合体的规则性(Keeley et al.,2011)。因为 Dscam 促进细胞死亡的机制尚未被理解,所以我们还不知道 Dscam 的表型究竟是如何与细胞成块的表型相关的。

自回避:对于利用自回避来规划树突野的细胞,每单个树突都必须有一个方法来识别和回避来自同一个细胞的其他树突。在有些情况下,树突也需要区分自身和非自身——就是说,相邻的树突是否来自同一个细胞或是不同的细胞。这种识别是在不影响不同神经元间的相互作用(比如选择性束化)的情况下,允许同神经元的自回避。亚型特异性信号(比如那些支持嵌合体形成的信号),会给相同亚型的每个细胞赋予相同的线索,因此无法解释神经元内和神经元间的相互作用的区分。相反,我们必须假定有细胞特异性的线索(每个细胞会有它自己的分子标签)。什么样的分子机制可以提供这样的标签呢?在果蝇中,有几种(不是全部)自回避的情况是由 Dscam1 基因介导的,Dscam1 基因是本文之前讨论的脊椎动物的 Dscam 和 DscamL 基因在蝇类中的直系同源物。果蝇的 Dscam1 会通过选择性拼接产生数以千计的相关的同嗜性黏附分子,每个都会表现出同嗜结合的特异性。这个同嗜结合可以导致树突排斥。因为每个神经元随机表达的 Dscam1 亚型的集合略微不同,所以 Dscam1 的同嗜结合活性可以使得单个神经元的树突特异地识别和回避彼此,然而却无法和来自其他细胞的树突相互作用(参见 Zipursky & Sanes,2010)。

Dscam1 在脊椎动物中的同源物——Dscam 和 DscamL,也和树突的自回避有关(Fuerst et al.,2008,2009;Tadenev et al.,在本卷的第 91 章)。这些紧密相关的黏附分子中的每一个会在 ACs 和 RGCs 的不重叠的亚型中表达。当在小鼠中敲除任意一个这种分子时,本应该正常表达这个分子的细胞会表现出显著异常的树突模式,该模式和树突聚集是一致的。事实上,不只是单个细胞的树突会在这些突变体中聚集,体细胞也会聚集成亚型特异性的团块(导致了前文所述的嵌合体的继发性改变)。然而,脊椎动物的 Dscam 影响自回避的机制和蝇类中的肯定是不一样的,因为脊椎动物的 Dscam 类基因不会经历像蝇类的 Dscam1 一样的选择性拼接。和这个想法一致的是,脊椎动物的 Dscams 不会有区别地影响神经元内的相互作用和神经元间的相互作用。

然而,脊椎动物中也有可能存在以类似于蝇类的 Dscam1 的方式发挥作用的候选基因。成群的原钙黏蛋白基因位点会表达 58 种钙黏蛋白相关的跨膜信号分子,被分配到称为 α、β 和 γ 的三个亚组中,这三个亚组分别由 22、14 和 22 种亚型组成。有一小部分原钙黏蛋白基因在整个小鼠脑中的神经元中是随机地表达的,并且至少原钙黏蛋白-γ(Pcdhg)亚型是以亚型特异的方式进行同嗜地相互作用的(Kaneko et al.,2006;Schreiner & Weiner,2010;Wu & Maniatis,1999;Zipursky & Sanes,2010)。既往有关所有 22 种 Pcdhg 基因缺失的小鼠研究表明,在脊髓和视网膜中,神经元存活和突触功能存在细胞类型特异性缺陷(Lefebvre et al.,2008;Wang et al.,2002;Weiner et al.,2005)。最新的研究利用基因工具特异性地去除视网膜中的 Pcdhg 基因簇,发现 Pcdhg 的缺失也会在星爆 ACs 中引起显著的自回避缺陷(见图 90.4)。当 Pcdhg 突变体和表达单个 Pcdhg 亚型的转基因小鼠杂交时,这些缺陷是可以挽救的,表明只要星爆细胞有一个 Pcdhg 亚型,它的树突就能进行自回避(Lefebvre et al.,2012)。然而,在这些 Pcdhg 表达的多样性严重减少的小鼠中,相邻星爆细胞的树突会表现出异常的排斥(Lefebvre et al.,2012)。这些发现强烈地表明了 Pcdhg 的多样性对于星爆细胞的树突区分同一神经元和不同神经元的树突来说是至关重要的。因此,少数 Pcdh 亚型的随机表达可以给每个星爆细胞赋予独特的分子身份,这正是自回避所需要的。

总结

一旦视网膜神经元产生后,它们就会组装成复杂的环路。这个组装过程需要的许多步骤依赖于神经元识别和分辨其他神经元的能力。比如,神经元在确定它们的突触伙伴、定位同类邻居以及区分同一神经元和不同神经元的突起的时候均需要对神经元进行识别。类似的识别事件对于在整个脑中规划环路来说无疑也是至关重要的。一个重要的未来方向是将视网膜环路模式形成的研究进一步延伸到视觉系统中——比如延伸到上丘、外侧膝状体核以及视觉皮层。我们相信，从视网膜研究中取得的方法和见解将有助于理解在大脑视觉中枢中支配线路特异性的细胞和分子机制。

参考文献

Agathocleous, M., & Harris, W. A. (2009). From progenitors to differentiated cells in the vertebrate retina. *Annual Review of Cell and Developmental Biology, 25,* 45–69.

Bodnarenko, S. R., Jeyarasasingam, G., & Chalupa, L. M. (1995). Development and regulation of dendritic stratification in retinal ganglion cells by glutamate-mediated afferent activity. *Journal of Neuroscience, 15,* 7037–7045.

Dacey, D. M. (1993). The mosaic of midget ganglion cells in the human retina. *Journal of Neuroscience, 13,* 5334–5355.

Deans, M. R., Krol, A., Abraira, V. E., Copley, C. O., Tucker, A. F., & Goodrich, L. V. (2011). Control of neuronal morphology by the atypical cadherin Fat3. *Neuron, 71,* 820–832.

Devries, S. H., & Baylor, D. A. (1997). Mosaic arrangement of ganglion cell receptive fields in rabbit retina. *Journal of Neurophysiology, 78,* 2048–2060.

Drenhaus, U., Morino, P., & Veh, R. W. (2003). On the development of the stratification of the inner plexiform layer in the chick retina. *Journal of Comparative Neurology, 460,* 1–12.

Eglen, S. J. (2006). Development of regular cellular spacing in the retina: Theoretical models. *Mathematical Medicine and Biology, 23,* 79–99.

Eysel, U. T., Peichl, L., & Wässle, H. (1985). Dendritic plasticity in the early postnatal feline retina: Quantitative characteristics and sensitive period. *Journal of Comparative Neurology, 242,* 134–145.

Field, G. D., Gauthier, J. L., Sher, A., Greschner, M., Machado, T. A., Jepson, L. H., et al. (2010). Functional connectivity in the retina at the resolution of photoreceptors. *Nature, 467,* 673–677. doi:10.1038/nature09424.

Fuerst, P. G., Bruce, F., Tian, M., Wei, W., Elstrott, J., Feller, M. B., et al. (2009). DSCAM and DSCAML1 function in self-avoidance in multiple cell types in the developing mouse retina. *Neuron, 64,* 484–497. doi:10.1016/j.neuron.2009.09.027.

Fuerst, P. G., Koizumi, A., Masland, R. H., & Burgess, R. W. (2008). Neurite arborization and mosaic spacing in the mouse retina require DSCAM. *Nature, 451,* 470–474.

Fuhrmann, S. (2010). Eye morphogenesis and patterning of the optic vesicle. *Current Topics in Developmental Biology, 93,* 61–84.

Galli-Resta, L. (2000). Local, possibly contact-mediated signalling restricted to homotypic neurons controls the regular spacing of cells within the cholinergic arrays in the developing rodent retina. *Development (Cambridge, England), 127,* 1509–1516.

Galli-Resta, L., Novelli, E., Kryger, Z., Jacobs, G. H., & Reese, B. E. (1999). Modelling the mosaic organization of rod and cone photoreceptors with a minimal-spacing rule. *European Journal of Neuroscience, 11,* 1461–1469.

Galli-Resta, L., Novelli, E., & Viegi, A. (2002). Dynamic microtubule-dependent interactions position homotypic neurones in regular monolayered arrays during retinal development. *Development (Cambridge, England), 129,* 3803–3814.

Galli-Resta, L., Resta, G., Tan, S. S., & Reese, B. E. (1997). Mosaics of islet-1-expressing amacrine cells assembled by short-range cellular interactions. *Journal of Neuroscience, 17,* 7831–7838.

Godinho, L., Mumm, J. S., Williams, P. R., Schroeter, E. H., Koerber, A., Park, S. W., et al. (2005). Targeting of amacrine cell neurites to appropriate synaptic laminae in the developing zebrafish retina. *Development (Cambridge, England), 132,* 5069–5079. doi:10.1242/dev.02075.

Goldberg, J. L., Klassen, M. P., Hua, Y., & Barres, B. A. (2002). Amacrine-signaled loss of intrinsic axon growth ability by retinal ganglion cells. *Science, 296,* 1860–1864.

Gollisch, T., & Meister, M. (2010). Eye smarter than scientists believed: Neural computations in circuits of the retina. *Neuron, 65,* 150–164.

Grueber, W. B., & Sagasti, A. (2010). Self-avoidance and tiling: Mechanisms of dendrite and axon spacing. *Cold Spring Harbor Perspectives in Biology, 2,* a001750. doi:10.1101/cshperspect.a001750.

Hinds, J. W., & Hinds, P. L. (1978). Early development of amacrine cells in the mouse retina: An electron microscopic, serial section analysis. *Journal of Comparative Neurology, 179,* 277–300.

Huckfeldt, R. M., Schubert, T., Morgan, J. L., Godinho, L., Di Cristo, G., Huang, Z. J., et al. (2009). Transient neurites of retinal horizontal cells exhibit columnar tiling via homotypic interactions. *Nature Neuroscience, 12,* 35–43.

Jeyarasasingam, G., Snider, C. J., Ratto, G. M., & Chalupa, L. M. (1998). Activity-regulated cell death contributes to the formation of ON and OFF alpha ganglion cell mosaics. *Journal of Comparative Neurology, 394,* 335–343.

Kaneko, R., Kato, H., Kawamura, Y., Esumi, S., Hirayama, T., Hirabayashi, T., et al. (2006). Allelic gene regulation of Pcdh-alpha and Pcdh-gamma clusters involving both monoallelic and biallelic expression in single Purkinje cells. *Journal of Biological Chemistry, 281,* 30551–30560. doi:10.1074/jbc.M605677200.

Kay, J. N., Chu, M. W., & Sanes, J. R. (2012). MEGF10 and MEGF11 mediate homotypic interactions required for mosaic spacing of retinal neurons. *Nature, 483,* 465–469.

Kay, J. N., Roeser, T., Mumm, J. S., Godinho, L., Mrejeru, A., Wong, R. O. L., et al. (2004). Transient requirement for ganglion cells during assembly of retinal synaptic layers. *Development, 131,* 1331–1342.

Keeley, P. W., Sliff, B., Lee, S. C. S., Fuerst, P. G., Burgess, R. W., Eglen, S. J., et al. (2011). Neuronal clustering and fasciculation phenotype in dscam- and bax-deficient mouse retinas. *Journal of Comparative Neurology, 520,* 1349–1364.

Kerschensteiner, D., Morgan, J. L., Parker, E. D., Lewis, R. M., & Wong, R. O. L. (2009). Neurotransmission selectively regulates synapse formation in parallel circuits in vivo. *Nature, 460,* 1016–1020.

Kim, I.-J., Zhang, Y., Meister, M., & Sanes, J. R. (2010). Laminar restriction of retinal ganglion cell dendrites and axons: Subtype-specific developmental patterns revealed with transgenic markers. *Journal of Neuroscience, 30,* 1452–1462.

Knabe, W., Washausen, S., Happel, N., & Kuhn, H. J. (2007). Development of starburst cholinergic amacrine cells in the retina of *Tupaia belangeri. Journal of Comparative Neurology, 502,* 584–597.

Lefebvre, J. L., Kostadinov, D., Chen W. V., Maniatis, T., & Sanes, J. R. (2012). Protocadherins mediate dendritic self-avoidance in the mammalian nervous system. *Nature, 488*, 517–521.

Lefebvre, J. L., Zhang, Y., Meister, M., Wang, X., & Sanes, J. R. (2008). gamma-Protocadherins regulate neuronal survival but are dispensable for circuit formation in retina. *Development (Cambridge, England), 135*, 4141–4151.

Lin, B., Wang, S. W., & Masland, R. H. (2004). Retinal ganglion cell type, size, and spacing can be specified independent of homotypic dendritic contacts. *Neuron, 43*, 475–485.

Lohmann, C., & Wong, R. O. (2001). Cell-type specific dendritic contacts between retinal ganglion cells during development. *Journal of Neurobiology, 48*, 150–162.

Matsuoka, R. L., Chivatakarn, O., Badea, T. C., Samuels, I. S., Cahill, H., Katayama, K.-I., et al. (2011a). Class 5 transmembrane semaphorins control selective mammalian retinal lamination and function. *Neuron, 71*, 460–473. doi:10.1016/j.neuron.2011.06.009.

Matsuoka, R. L., Nguyen-Ba-Charvet, K. T., Parray, A., Badea, T. C., Chédotal, A., & Kolodkin, A. L. (2011b). Transmembrane semaphorin signalling controls laminar stratification in the mammalian retina. *Nature, 470*, 259–263.

Montague, P. R., & Friedlander, M. J. (1991). Morphogenesis and territorial coverage by isolated mammalian retinal ganglion cells. *Journal of Neuroscience, 11*, 1440–1457.

Morgan, J. L., Dhingra, A., Vardi, N., & Wong, R. O. L. (2006). Axons and dendrites originate from neuroepithelial-like processes of retinal bipolar cells. *Nature Neuroscience, 9*, 85–92.

Morgan, J. L., & Wong, R. O. L. (2007). Development of cell types and synaptic connections in the retina. In H. Kolb, R. Nelson, E. Fernandez, & B. Jones (Eds.), *Webvision*. http://webvision.med.utah.edu/.

Mumm, J. S., Williams, P. R., Godinho, L., Koerber, A., Pittman, A. J., Roeser, T., et al. (2006). In vivo imaging reveals dendritic targeting of laminated afferents by zebrafish retinal ganglion cells. *Neuron, 52*, 609–621. doi:10.1016/j.neuron.2006.10.004.

Nguyen, L. T., De Juan, J., Mejia, M., & Grzywacz, N. M. (2000). Localization of choline acetyltransferase in the developing and adult turtle retinas. *Journal of Comparative Neurology, 420*, 512–526.

Peichl, L., & Wässle, H. (1979). Size, scatter and coverage of ganglion cell receptive field centres in the cat retina. *Journal of Physiology, 291*, 117–141.

Peichl, L., & Wässle, H. (1983). The structural correlate of the receptive field centre of alpha ganglion cells in the cat retina. *Journal of Physiology, 341*, 309–324.

Perry, V. H., & Linden, R. (1982). Evidence for dendritic competition in the developing retina. *Nature, 297*, 683–685.

Poché, R. A. Raven, M. A., Kwan, K. M., Furuta, Y., Behringer, R. R., & Reese, B. E. (2008). Somal positioning and dendritic growth of horizontal cells are regulated by interactions with homotypic neighbors. *European Journal of Neuroscience, 27*, 1607–1614.

Prada, C., Puelles, L., Genis-Gálvez, J. M., & Ramírez, G. (1987). Two modes of free migration of amacrine cell neuroblasts in the chick retina. *Anatomy and Embryology, 175*, 281–287.

Prada, F., Medina, J. I., López-Gallardo, M., López, R., Quesada, A., Spira, A., et al. (1999). Spatiotemporal gradients of differentiation of chick retina types I and II cholinergic cells: Identification of a common postmitotic cell population. *Journal of Comparative Neurology, 410*, 457–466.

Raven, M. A., Eglen, S. J., Ohab, J. J., & Reese, B. E. (2003). Determinants of the exclusion zone in dopaminergic amacrine cell mosaics. *Journal of Comparative Neurology, 461*, 123–136.

Reddien, P. W., & Horvitz, H. R. (2004). The engulfment process of programmed cell death in caenorhabditis elegans. *Annual Review of Cell and Developmental Biology, 20*, 193–221.

Reese, B. E. (2011). Development of the retina and optic pathway. *Vision Research, 51*, 613–632. doi:10.1016/j.visres.2010.07.010.

Reese, B. E., Harvey, A. R., & Tan, S. S. (1995). Radial and tangential dispersion patterns in the mouse retina are cell-class specific. *Proceedings of the National Academy of Sciences of the United States of America, 92*, 2494–2498. doi:10.1073/pnas.92.7.2494.

Rockhill, R. L., Euler, T., & Masland, R. H. (2000). Spatial order within but not between types of retinal neurons. *Proceedings of the National Academy of Sciences of the United States of America, 97*, 2303–2307. doi:10.1073/pnas.030413497.

Roska, B., & Werblin, F. (2001). Vertical interactions across ten parallel, stacked representations in the mammalian retina. *Nature, 410*, 583–587.

Sanes, J. R., & Yamagata, M. (2009). Many paths to synaptic specificity. *Annual Review of Cell and Developmental Biology, 25*, 161–195.

Sanes, J. R., & Zipursky, S. L. (2010). Design principles of insect and vertebrate visual systems. *Neuron, 66*, 15–36.

Schreiner, D., & Weiner, J. A. (2010). Combinatorial homophilic interaction between gamma-protocadherin multimers greatly expands the molecular diversity of cell adhesion. *Proceedings of the National Academy of Sciences of the United States of America, 107*, 14893–14898. doi:10.1073/pnas.1004526107.

Siegert, S., Scherf, B. G., Del Punta, K., Didkovsky, N., Heintz, N., & Roska, B. (2009). Genetic address book for retinal cell types. *Nature Neuroscience, 12*, 1197–1204.

Stacy, R. C., & Wong, R. O. L. (2003). Developmental relationship between cholinergic amacrine cell processes and ganglion cell dendrites of the mouse retina. *Journal of Comparative Neurology, 456*, 154–166.

Suzuki, E., & Nakayama, M. (2007). MEGF10 is a mammalian ortholog of CED-1 that interacts with clathrin assembly protein complex 2 medium chain and induces large vacuole formation. *Experimental Cell Research, 313*, 3729–3742. doi:10.1016/j.yexcr.2007.06.015.

Tauchi, M., & Masland, R. H. (1984). The shape and arrangement of the cholinergic neurons in the rabbit retina. *Proceedings of the Royal Society of London. Series B, Biological Sciences, 223*, 101–119.

Tian, N., & Copenhagen, D. R. (2003). Visual stimulation is required for refinement of ON and OFF pathways in postnatal retina. *Neuron, 39*, 85–96.

Vaney, D. I. (1994). Territorial organization of direction-selective ganglion cells in rabbit retina. *Journal of Neuroscience, 14*, 6301–6316.

Voinescu, P. E., Kay, J. N., & Sanes, J. R. (2009). Birthdays of retinal amacrine cell subtypes are systematically related to their molecular identity and soma position. *Journal of Comparative Neurology, 517*, 737–750.

Wang, X., Weiner, J. A., Levi, S., Craig, A. M., Bradley, A., & Sanes, J. R. (2002). Gamma protocadherins are required for survival of spinal interneurons. *Neuron, 36*, 843–854.

Weiner, J. A., Wang, X., Tapia, J. C., & Sanes, J. R. (2005). Gamma protocadherins are required for synaptic development in the spinal cord. *Proceedings of the National Academy of Sciences of the United States of America, 102*, 8–14. doi:10.1073/pnas.0407931101.

Wingate, R. J. (1996). Retinal ganglion cell dendritic development and its control: Filling the gaps. *Molecular Neurobiology, 12*, 133–144.

Wong, R. O., & Godinho, L. (2003). Development of the vertebrate retina. In L. M. Chalupa & J. S. Werner (Eds.), *The visual neurosciences* (pp. 77–93). Cambridge, MA: MIT Press.

Wu, H., Bellmunt, E., Scheib, J. L., Venegas, V., Burkert, C., Reichardt, L. F., et al. (2009). Glial precursors clear sensory neuron corpses during development via Jedi-1, an engulfment receptor. *Nature Neuroscience, 12*, 1534–1541. doi:10.1038/nn.2446.

Wu, Q., & Maniatis, T. (1999). A striking organization of a large family of human neural cadherin-like cell adhesion genes. *Cell, 97*, 779–790.

Wässle, H., & Boycott, B. B. (1991). Functional architecture of the mammalian retina. *Physiological Reviews, 71*, 447–480.

Wässle, H., Peichl, L., & Boycott, B. B. (1981). Dendritic territories of cat retinal ganglion cells. *Nature, 292*, 344–345.

Wässle, H., Puller, C., Müller, F., & Haverkamp, S. (2009). Cone contacts, mosaics, and territories of bipolar cells in the mouse retina. *Journal of Neuroscience, 29*, 106–117.

Yamagata, M., & Sanes, J. R. (2008). Dscam and Sidekick proteins direct lamina-specific synaptic connections in vertebrate retina. *Nature, 451*, 465–469.

Yamagata, M., & Sanes, J. R. (2012). Expanding the immunoglobulin superfamily code for laminar specificity in retina: Expression and role of contactins. *Journal of Neuroscience, 32*, 14402–14414.

Yamagata, M., Weiner, J. A., & Sanes, J. R. (2002). Sidekicks: Synaptic adhesion molecules that promote lamina-specific connectivity in the retina. *Cell, 110*, 649–660.

Zipursky, S. L., & Sanes, J. R. (2010). Chemoaffinity revisited: Dscams, protocadherins, and neural circuit assembly. *Cell, 143*, 343–353.

第91章 唐氏综合征细胞黏附分子（DSCAMs）在视网膜和视觉系统的神经发育中的作用

Abigail L. D. Tadenev，Andrew M. Garrett，Robert W. Burgess

本章会讨论脊椎动物视网膜的一些一般解剖特性，包括神经元细胞类型的多样性、胞体在垂直和水平空间的定位，特殊细胞类型的突起形成，以及这种解剖结构与视网膜环路的关系。然后，我们会讨论在果蝇上被广泛研究的蛋白质——DSCAMs（Down syndrome cell adhesion molecules），它们是目前已知的脊椎动物视网膜发育的重要影响因素。DSCAMs 与视觉系统中自我识别与自我回避、胞体定位、层间特异性与树突分枝、细胞数量控制、轴突导向及靶向性有关。本章会描述支持这些功能的数据，以及 DSCAM 实现相关功能的细胞和分子机制。

视觉系统的解剖考量

眼睛的主要功能是构建外部视野的神经表征。无论是果蝇的复眼还是脊椎动物"简单的"的眼睛，这种功能都是一致的。虽然动物界中最简单的眼睛仅仅是用来检测环境光的数量，但是本章所关注的视觉系统不仅可以检测光照水平，还可以检测形状、运动和常见的颜色。为了表征环境建立相关的细胞机制，动物的眼睛已进化出具有类似于数码相机图像传感器的感光细胞阵列。光到达视网膜阵列的感光细胞的路径，决定了眼睛的视野，并且每个细胞从相应视野的位置获得信息并加以传递。不同于图像传感器，视网膜还会利用中间神经元对其感光元件传递的信号执行多种处理功能，比如运动检测。感光细胞信息经过视网膜环路的传输，决定了作为输出神经元的神经节细胞的感受野和响应特性。最终，这种会聚处理产生了视觉世界准确的神经表征。这个阵列的空间映射必须保持从感光细胞，经过多重的突触连接到大脑，并且在视野中的每个区域，必须要由适当的中间神经元亚型处理。因此，长期以来，人们一直认为，在这个传输链中，每个神经元的间距和形态对于视觉处理的保真度至关重要。事实上，眼睛解剖的高度保守性，从每种亚型细胞的数量、间距到树突与轴突的突起大小、形状和位置，无不说明了其重要性。

在视网膜神经元的结构中会反复看到某些机制，因为它们通常有着共同的目标：从一个给定的物理区域以最大的效率和最小的冗余来传输信息，从而满足信息保真度的需求。其中一个机制是自回避（self-avoidance），即来自特定细胞的神经突之间会主动避免彼此接触。这有助于一个细胞在它的感受野内形成均匀的、经济的覆盖。另一个机制是平铺（tiling），它是由某些视网膜细胞类型展现。平铺是指给定的细胞类型对一个区域（通常为是整个视网膜）的完全覆盖，在此，细胞的树突之间相互毗邻但不重叠。这允许信息无冗余传输，帮助维持视野的精确映射。其他类型的细胞在视网膜上也显示出均匀的覆盖，但是会有重叠，这虽然造成一些冗余，但也可能利于敏感性的增加。某种亚型细胞的重叠程度被称为覆盖率，它被定义为在特定的一点上该亚型神经元重叠的数量。这样一来，对于平铺的细胞来说，覆盖率总是等于1，并且会随着重叠的增加而变大。

一种细胞类型的解剖排列，存在多种变量，包括细胞数量、细胞间距以及每个细胞树突的突起大小和形状。那么，一个细胞如何知道自己是否位于一个合适的位置并且有正确的感受野？特别是在更复杂的动物中，细胞的数量以及它们的精确间距在个体间略有不同，但这些信息并不是先天固化不变的。相反，细胞必须从它们的局部环境中获得信息，以确定它们是否应该这样或者那样移动，抑或保持静止，是否要在某方向收缩或者伸展它们的神经突。鉴于视网膜中混杂着大量的细胞类型（小鼠的视网膜中至少有50种）（Coombs et al.，2006；MacNeil & Masland，1998；Rockhill et al.，2002；Wassle et al.，2009），很容易假设有一个复杂的识别码（Zipursky & Sanes，2010），可以让发育中的神经突确定是否遇到"自我"（"self"）（来自同一个神经元的姐妹分支，也叫作同一神经元的分支），还是"同型"（"self-type"）（来自相同亚型的不同神经元的分支，也叫作同类的神经元分支），或是"非同型"（"nonself"）（另一种细胞类型或是基质，比如细胞外基质，也叫作异类的神经元分支）。更加复杂的是，识别码很可能还会传达有关亚细胞定位的信息，用来区分胞体、轴突和树突，甚至可能可以区分神经突上的不同的区域。

DSCAMs 是一类与同型和异型神经元识别相关

的蛋白质家族。正如本章下边将要讨论的,虽然昆虫和脊椎动物的 DSCAMs 存在显著的差异,但是它们在神经元的形态发生中具有相似的功能。在果蝇中,DSCAMs 介导的自回避和平铺,部分是因为 Dscam1 非凡的多样性,而这种多样性是由 Dscam1 产生的大量可变剪切的外显子所赋予的。在小鼠中,虽然 DSCAMs 没有这种广泛的分子多样性,但是其对在视网膜内产生适当的细胞数量、间距以及树状分支至关重要。

DSCAMs 的鉴定和基本特性

脊椎动物的 DSCAMs

DSCAM 是免疫球蛋白(Ig)超家族的一员,最先是作为基因在唐氏综合征的关键区域——染色体 21q22.2-22.3 中被鉴定出来,考虑到其在神经系统中的广泛表达,以及与神经细胞黏附分子,如接触蛋白(contactins)、结肠癌缺失蛋白(DCC)(Yamakawa et al.,1998)的相似性,被认为可能与该疾病的神经系统表型有关。由于其独特的结构,它被归类为一类新的神经细胞黏附分子的成员(见图 91.1B)(Yamakawa et al.,1998)。随后的研究证实,其在成年和未成年小鼠的神经系统中表达(Agarwala et al.,2001a;Barlow et al.,2001,2002),并鉴定出了一个高度相关的基因——*Dscam-like 1*(*DSCAML1*),该基因在神经系统中也广泛表达,但只在高度不重叠的神经元亚群中表达(Agarwala et al.,2001b;Barlow et al.,2002)。这两种形式在细胞凝集实验中都表现出同嗜结合的特性(Agarwala et al.,2000,2001b;Barlow et al.,2002)。

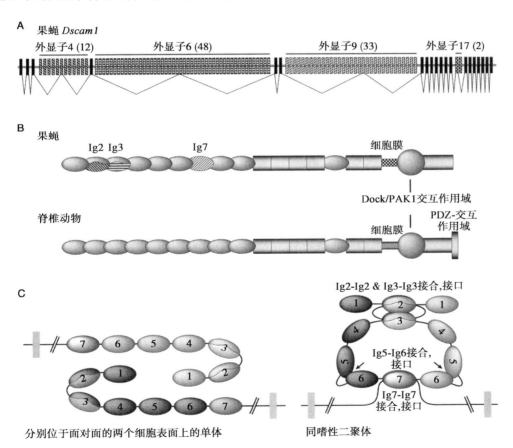

图 91.1 蝇类和脊椎动物的唐氏综合征细胞黏附分子(DSCAMs)。(A)果蝇的 Dscam1 包含四套选择性外显子。可变外显子 4、6 和 9 的选择分别决定了免疫球蛋白(Ig)结构域 2、3 和 7 的黏附特异性,而可变外显子 17 号外显子编码的是跨膜结构域。(B)与果蝇不同,脊椎动物的 Dscam 不会广泛地可变剪接,但两者的蛋白质结构域仍然高度相似。DSCAMs 包含 10 个 Ig 结构域,其第十个结构域位于 6 个纤连蛋白(six fibronectin repeats)的第 4 和第 5 个结构域之间。蝇类和脊椎动物的 DSCAMs 的胞内结构域可以激活 P21 活化酶(P21-activated kinase,Pak1):脊椎动物的 DSCAM 通过它的近膜结构域(juxtamembrane domain)直接结合 Pak1,而果蝇的 Dscam1 需要借助接头蛋白 Dock 来结合 Pak1。脊椎动物的 DSCAMs 在羧基端有典型的 PDZ 相互作用域,而果蝇的 Dscams 则没有。(C)果蝇的 Dscam1 通过形成 S 形进行反向结合,从而使得 Ig 结构域 2、3 和 7 可以同嗜结合(Modified from Hattori, Millard, Wojtowicz, & Zipursky, 2008.)。

果蝇的 Dscams

果蝇的 Dscam1 最先是在与 Dock 相互作用的蛋白质的筛选中被发现（Schmucker et al.，2000）。Dock 是一个与神经环路形成有关的 SH2-SH3 衔接蛋白（Desai et al.，1999；Garrity et al.，1996）。虽然其胞外结构域与哺乳动物 DSCAM 相同，但是它们的胞内结构域是不同的。因为它们的胞外域的相似性，果蝇的 Dscam1 也展现出同嗜结合的特性（Wojtowicz et al.，2004）。与哺乳动物的 DSCAMs 形成鲜明对比的是，昆虫的 Dscam1 通过可变剪接产生了极大的多样性（见图 91.1A）。在它的 4 号、6 号和 9 号外显子簇，分别含有 12、48、33 个选择性外显子，加上两个交替的跨膜结构域（外显子 17），因而通过互斥剪接可以产生超过 38 000 种不同的亚型（Schmucker et al.，2000）。此外，外显子 19 和 23 的包含或不包含可以实现 Dscam1 胞内域的结构和功能的多样性（Yu et al.，2009）。令人惊奇的是，超过 95% 的亚型倾向于亚型特异性同嗜结合，并且要实现这种同嗜结合，就要求所有三个可变结构域之间（大概对应于结构域 Ig2，Ig3 和 Ig7）有同嗜相互作用（Wojtowicz et al.，2007）。晶体结构支持这样的假设：每个可变 Ig 结构域以反向平行的形式与一个姐妹 Dscam1 分子上的对应物结合（Meijers et al.，2007；Sawaya et al.，2008）（见图 91.1C）。选择性外显子使用的随机方法决定了细胞内 Dscam1 亚型的表达，并且每个细胞表达 14～50 种亚型（Neves et al.，2004）；然而，亚型的选择也有偏差，会受到空间和时间调节的影响（Celotto & Graveley，2001；Zhan et al.，2004）。因此，Dscam1 可以为每个表达它的细胞在其表面提供独特的分子标记。

Dscam 功能的早期研究：果蝇的神经元形态发生

Dscam1 介导自回避

人们对 DSCAMs 在视觉系统中作用的理解大多来自对果蝇其他身体部位的研究。在对果蝇的 Dscam1 的首次描述中，Schmucker 等（2000）旨在通过和 Dock 的联合来寻找轴突导向受体，并且他们确实证明了 Dscam1 在 Bolwig 神经元以及腹侧神经索轴突导向中起作用。随后的研究揭示了在其他细胞类型中的轴突缺陷。Dscam1 突变果蝇会出现蘑菇体神经元的分支改变和轴突分支的发散受损（Wang et al.，

2002），以及茎内蘑菇体轴突束化的缺陷（Zhan et al.，2004）。机械力感觉神经元会减少轴突的树状分支（Chen et al.，2006），且来自触须和下颚须的嗅觉感受器神经元在轴突靶向和精细化方面均存在缺陷（Hummel et al.，2003）。

最近，树突突起的形态发生（morphogenesis）缺陷也有所报道。通常只在触角叶内支配单个肾小球的投射神经元，仍能正确地靶向到相应的肾小球上，但是树突突起显著减少，并且单个投射神经元的树状分支经常聚集在一起（Zhu et al.，2006）。这些数据支持先前提出的 Dscam1 在自回避中的作用（Zhan et al.，2004）。一旦了解 Dscam1 对树状形态发生的重要性，研究的重心就从果蝇的嗅觉系统转移到一群以精细树突而闻名的神经元中，即幼虫体壁的树状分支（da）神经元。根据树突的大小和复杂度可以分为四类 da 神经元，即 Ⅰ～Ⅳ。在 2007 年，有三项独立的研究揭示了在 da 神经元树突突起的显著缺陷（Hughes et al.，2007；Matthews et al.，2007；Soba et al.，2007）。Dscam1 突变的 da 神经元显现出有缺陷的自回避功能，这一点已经由单个细胞的树突中增加的大量的自交叉和束化所证实了。然而，Ⅲ类（Hughes et al.，2007）和Ⅳ类（Matthews et al.，2007）da 神经元的平铺并未受影响。在突变细胞中只要有单个 Dscam1 亚型的表达就足以挽救自回避功能。另外胞内信号可能是必需的，因为缺乏胞质侧结构域的 Dscam1 无法挽救自回避。这些结果表明 Dscam1 是实现细胞自主性所需要的，以给细胞赋予个体身份，并且在姐妹神经突上的相同的 Dscam1 亚型之间的同嗜作用会引发排斥反应。当 Dscam1 被消除时，神经突就不能相互识别和避开彼此。

需要多少种 Dscam1 亚型来赋予单个细胞的身份并维持神经突分支的保真度？一些研究已经通过在基因水平上减少剪接变异体来解决这个问题，并且这些实验大体上一致认为，虽然能够容忍多样性的部分减少，但是要构建一个野生型（WT）的解剖结构需要数以千计的亚型（Chen et al.，2006；Hattori et al.，2007，2009；Wang et al.，2004）。因此，Dscam1 丰富的多样性是其功能的关键。

果蝇的 Dscam2 促进视觉系统中的平铺

除 Dscam1 以外，果蝇的基因组还包含其他三种 DSCAM 的家族成员，分别是 Dscam2、Dscam3 和 Dscam4。然而，这些基因并没有引起和 Dscam1 一样的注意，这是因为虽然它们具有相同的蛋白质结构

域,但是它们缺乏Dscam1那样的丰富的亚型多样性。Dscam3和Dscam1具有冗余功能,能促进轴突CNS的中线交叉(Andrews et al.,2008)。类似于Dscam1,Dscam2被证实对神经元的形态发生有重要作用。然而,它在这个过程中扮演一个独特的角色:Dscam2有助于介导果蝇视觉系统的髓质内的轴突平铺(Millard et al.,2007)。果蝇的复眼由750个被称作小眼(ommatidia)的单元组成,每个小眼包含8个感光细胞,称作R细胞。细胞R1~R6终止于桶状的神经柱(cartridges)中,其位于视网膜正下方的一个叫作视神经板(lamina)的区域内,在这里,它们和视神经板神经元L1~L5形成突触连接。R7和R8感光细胞的轴突不终止于视神经板,而是与L1~L5神经元一起投射到视叶(optic loba)的外髓(medulla)。在这里,投射会终止于束(columns)中,且每一个束包含每种细胞类型的一个轴突。类似Dscam1,Dscam2通过同嗜性地结合来介导神经突之间的排斥。消除Dscam2会导致轴突在外髓中的延伸超过它们常驻柱的边界。然而,尽管Dscam1亚型在不同细胞之间各不相同,并实现自回避,但是Dscam2在姐妹细胞之间没有区别,所以能实现"同型"(self-type)回避。这样,Dscam2更类似于脊椎动物的DSCAMs,没有广泛的可变剪接。

那么从果蝇中获得的有关Dscams的知识能被应用到脊椎动物的视觉系统中吗?正如本章将要讨论的,虽然Dscam1丰富的多样性仅限于昆虫家族,但是许多基本原理包括自回避等,在脊椎动物中依然成立。

DSCAMs在小鼠视觉系统中的作用

在果蝇中证明Dscams在神经元形态发生中的重要性后不久,一种自发发生的小鼠Dscam基因突变体就被描述(Fuerst et al.,2008)。Dscam^{del17}小鼠的17号外显子缺失了38个碱基对,导致了转录的提前终止以及信使RNA和蛋白质的显著丢失。Dscam突变小鼠的生存能力降低,这在某些近亲交体系中尤为突出,并且成年小鼠表现出很明显的神经系统表型,包括不协调、自发性癫痫和驼背(即胸椎的背侧/腹侧曲率增加)。

DSCAMs在视网膜中介导自回避

鉴于视网膜精细且经典的结构以及可用的丰富知识和工具,它成为研究哺乳动物神经元形态发生和细胞间识别问题的一个非常易于操作的系统。由于Dscam在小鼠的视网膜中有很强的表达,Fuerst等

(2008)研究了Dscam突变对于视网膜解剖结构的影响。在横切面上,苏木精/伊红染色的突变体视网膜显示内核层和神经节细胞层的结构紊乱。许多视网膜细胞类型存在分子标记,并在多巴胺能和bNOS-阳性的无长突细胞中发现了严重的缺陷。双原位杂交证实了受影响的细胞类型实际上是表达Dscam的细胞类型。然后对这些细胞类型进行表决,并在平铺的全视网膜标本成像中,显示出明显的形态缺陷。在缺乏DSCAM的情况下,这些细胞的间隔异常,并且树突不再均匀铺设,而是以特定细胞类型的方式进行束化(见图91.2)。在野生型的视网膜中,大多数神经元亚型的细胞体不是随机隔开的,因此彼此靠得很近的细胞会比随机分布的情况少。这个现象可以用一个称作密度恢复分析(density recovery profiling,DRP)的统计检验来量化,用来测量位于距离参考细胞一定范围之内的姐妹细胞的密度(Rodieck,1991)。DRP分析显示,在Dscam突变体视网膜中未观察到类似于野生型细胞周围的"排斥区",表明了其间隔机制存在缺陷。在这些细胞的树突中也有发现类似的间隔缺陷。与野生型视网膜中观察到的扩展的分枝相反,Dscam突变体的无长突细胞的树突常会束化,且经常形成大的绳状缠结。有趣的是,来自相邻的多巴胺能和bNOS-阳性突变的无长突细胞的树突不会发生跨细胞类型的聚集,而只是和它们的姐妹树突聚集。

随后的研究显示,视网膜神经节细胞(RGCs)的几个亚群具有相似的表型(Fuerst et al.,2009)。用视黑素抗体、SMI-32抗体和YFP转基因报告系(Mito-Y)标记这些群体。每个标记群体都是自身异质的,视黑素抗体可用于标记多类自主感光视网膜神经节细胞(ipRGCs),SMI-32抗体至少可以标记四种亚型的RGCs(Coombs et al.,2006),而Mito-Y至少可以标记3种亚型的RGCs。和无长突细胞一样,DRP分析证实了这些Dscam突变体RGCs中的正常细胞"排斥区"的丢失。每组被标记的突变体RGCs也有大量的树突束化现象,而且虽然没有标记物来检测这些异质群组的亚型是否独立聚集,但是以内网层(IPL)中的树状分层的深度作为ipRGC亚型的指标来分析表明,这个聚集现象确实是细胞亚型特异性的。使用Dscam的一个条件等位基因(conditional allele)的研究表明,DSCAM是以细胞类型特异的方式介导自回避的:当群体所有成员都是Dscam突变型或者是当嵌合体(chimerism)允许野生型和突变型细胞混合时,给定类型的细胞才会聚集和束化(Fuerst et al.,2012)。这些结果表明DSCAM确实是通过同嗜结合发挥作用,这

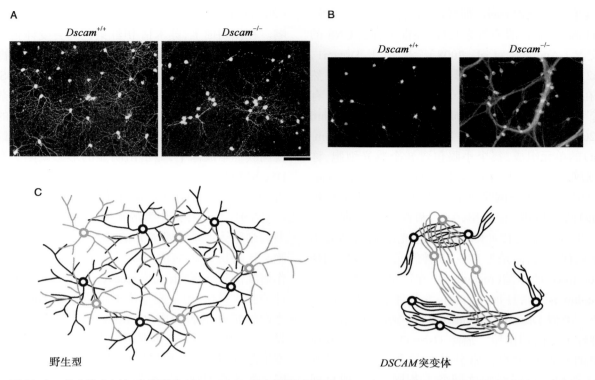

图91.2 唐氏综合征细胞黏附分子（DSCAM）能抑制树突束化以及同类细胞间的胞体聚集。在 *Dscam*⁻ᐟ⁻ 的视网膜中，正常的细胞体间隔和树突分枝会被破坏。该表型仅限于正常表达 *Dscam* 的细胞，包括视网膜神经节细胞群（A）以及无长突细胞群（B）。聚集以及束化是细胞类型特异的：还没有观察到包含多种细胞类型的聚集现象（图解见 C）。

与"细胞类型-自主"的接触依赖性的自回避相一致。

密切相关的基因 *Dscaml1* 的功能似乎与 *Dscam* 相同，尽管在不同细胞群体中，依赖于其表达模式（Fuerst et al., 2009）。DSCAML1 在 AII 无长突细胞和杆状双极细胞中均有发现，并且在通过基因捕获技术产生的 *Dscaml1* 缺失的小鼠品系（*Dscaml1*ᴳᵀ）中，这些细胞类型表现出类似于 *Dscam* 突变细胞的缺陷。AII 无长突细胞体是聚集在一起而不是镶嵌分布（mosaically spaced），而在野生型视网膜中没有镶嵌分布的杆状双极细胞则表现出其近端树突的束化现象。有趣的是，多巴胺能无长突细胞（DA cell）的神经突的分布也有缺陷，但它们的细胞体的间隔没有缺陷。*Dscaml1* 在这个群体中不表达，可能的解释是 DA 细胞表型继发于 AII 无长突细胞的聚集，因为 AII 无长突细胞是 DA 细胞突触的靶标。

总的来说，这些研究揭示了在通常表达 Dscams 的突变细胞群体中，自回避存在显著缺陷。在 *Dscam* 突变体小鼠中，通常不表达 Dscams 的其他群体，比如胆碱能星爆无长突细胞，是不会受到影响的（Fuerst et al., 2008）。虽然这些数据暗示 DSCAMs 在一部分细胞中的自回避作用，但它们和果蝇中的那种简单的

排斥机制并不一样。在小鼠的视网膜中，几乎没有 Dscam 亚型的多样性，并且表达该基因的细胞类型广泛重叠，平均覆盖率在 2~9 之间（Fuerst et al., 2009）。因此，有人假设 DSCAM 通常是通过作为"非黏性外衣"来介导自回避的，以此来阻止姐妹细胞间潜在的黏附性偏好（Fuerst & Burgess, 2009）。为了支持这个假设，最近的一个研究探究了 DA 细胞的正常形态发育，并推断出这些神经元以无差异的方式将其神经突延伸至邻近的姐妹细胞，而不是主动回避（Keeley & Reese, 2010）。

DSCAMs 和细胞数量

除了之前说过的聚集和束化表型之外，*Dscam* 或 *Dscaml1* 的突变小鼠在正常表达这些基因的群体细胞数量都增加。一般而言，其他细胞类型不受影响。这种细胞数量增加背后的分子的原因还不清楚，但是最有可能的原因是缺少了发育性细胞死亡（developmental cell death）。没有证据表明细胞增殖的增加，并且视网膜神经节细胞的数量在刚出生时也没有什么变化。相反，增加现象差不多会在 P5 的时候出现，这正好是在正常程序性细胞死亡的窗口之后。事实上，

TUNEL 阳性的 DA 细胞在细胞死亡的常规发育波动期间是减少的，并且聚集在一起的 DA 细胞不是克隆性的，表明它们的聚集不是由于祖细胞的过度增殖造成的（Fuerst et al.，2008）。可能是因为同型细胞的聚集会在某种程度上阻碍程序性细胞死亡。为了测验聚集和束化表型是不是细胞数量增加的副产物，已有研究对 Bax 基因敲除小鼠进行了考察，这种小鼠的程序性细胞死亡会被抑制（Fuerst et al.，2009；Keeley et al.，2011）。Bax 基因敲除小鼠出现了细胞数量的增加，虽然不同细胞类型数量增加的幅度不同，但是这些幅度和 Dscam 突变体中的增加幅度相当。对于 DA 和 ipRGC 细胞群体的研究发现，Bax 突变体在细胞间隔和束化中存在缺陷，但这些缺陷在不同的细胞类型之间严重程度不同，并且比 Dscam 突变体视网膜上的缺陷要轻。事实上，尽管在 Bax 基因敲除小鼠中，DA 细胞数量增加，但是它们的聚集显著低于 Dscam 突变体（Keeley et al.，2011）。因此，虽然细胞数量的增加可能导致了 Dscam 和 Dscaml1 突变小鼠中观察到的形态学改变，特别是对于一些诸如 ipRGCs 的细胞类型来说，但是它不能完全解释在其他细胞类型中观察到的聚集和束化现象，比如多巴胺能无长突细胞（Fuerst et al.，2012；Keeley et al.，2011）。

DSCAMs 和视网膜的层间特异性

DSCAMs 也和视网膜网状层中的神经元突起的层间特异性有关（Fuerst et al.，2010；Yamagata & Sanes，2008）。在小鸡的内网层中，Dscam、Dscam 样（DscamL）以及相关的蛋白质 Sidekick-1 和 Sidekick-2，每一个均分别标记一个特征性的亚层。通过识别 RGCs 表达这些蛋白质的其他标记，Yamagata 和 Sanes（2008）发现在黏附分子受到 RNA 干扰时，树突会从这种紧密的分层中扩散。另外，Dscams 或 Sidekicks 的异位表达将轴突重新定位到通常由异位表达黏附分子占据的亚层。虽然其内在的机制还不清楚，但是作者们认为，黏附对建立 IPL 层间特异性来说非常重要，并且证明转染 Dscam 或 Sidekick 质粒的人类神经元细胞株会在细胞-细胞接触的部位诱导突触小泡的聚集和累积，表明了一种同嗜吸引的机制。

在小鼠中，DSCAMs 参与层间特异性的情况更复杂，并且可能取决于所用小鼠的遗传背景。之前所说的 Dscam[del17] 和 Dscaml1[GT] 小鼠都是基于混合背景，这是为了规避近亲繁殖背景下的高围产期死亡率（Fuerst et al.，2010）。在这些品系中，IPL 层间特异性的缺陷是轻微且不一致的，而且很难与普通的视网膜紊乱

区分开来（Fuerst et al.，2009）。然而，在不同的近亲遗传背景中出现的 Dscam 突变等位基因 Dscam[2J]，会在那些由 Dscam 控制细胞间隔的细胞群体中（比如 bNOS 阳性的无长突细胞）表现出层间特异性缺陷，但是在其他类似的群体中（比如 DA 细胞或是视黑素阳性 RGCs）就不会这样（Fuerst et al.，2012，2010）。事实上，钙结合蛋白阳性的无长突细胞在 Dscam[del17] 的视网膜中是严格分层的，但在 Dscam[2J] 视网膜中却非如此（Fuerst et al.，2010）。值得注意的是，在 Dscam[2J] 突变体视网膜中，不表达 Dscam 的胆碱能无长突细胞的层间特异性也会受损；这表明 Dscam 参与这一表型的非细胞自主性（non-cell-autonomy）（Fuerst et al.，2010，2012）。由于带有截断的移码突变，Dscam[del17] 和 Dscam[2J] 突变是严重的功能缺失性突变，所以此两者的表型差异可能是由于遗传背景不同而不是等位基因的严重程度的差异导致的。这些结果表明，虽然 Dscam 与神经突的层间特异性有关，但在哺乳动物中，这个功能还会被其他的遗传因素的严重影响。

Dscams 和突触特异性

和层间特异性密切相关的是突触特异性，因为 IPL 各层是通过不同组群的细胞伙伴之间的分层的突触连接来定义的。如果层间特异性被扰乱，那么其中的细胞类型的突触特异性也会被干扰吗？最近的证据表明答案可能是否定的。Semaphorin6A 或是它的受体——PlexinA4 的突变，会扰乱 DA 细胞和 M1 型 ipRGCs 的层间特异性，但是这些纤维在 IPL 的共定位基本保持不变（Matsuoka et al.，2011）。突触特异性也是在 Dscam 突变体中被研究过的，尽管被研究对象不是 Dscam[2J] 小鼠。Fuerst et al.（2009）研究了两对细胞间隔和树状分枝都受到 Dscaml1[GT] 突变的影响：视杆细胞和杆状双极细胞（RBCs）以及 RBCs 和 AII 无长突细胞。电子显微镜显示，这些细胞类型之间的突触仍在 Dscaml1 缺失的视网膜中形成，并且电生理学的记录证实了这些连接的功能性；然而，这些试验中，突触也出现了一些异常。因此，尽管这些细胞和它们的神经突不处在正确的位置，但它们仍然能够识别并与同伴形成突触，但是否形成合适数量的连接，以及是否与不合适的目标形成了混杂连接，这些问题仍需要进一步研究。

来自其他物种的数据也为 DSCAM 在突触中的功能提供了证据。在海兔中，DSCAM 通过谷氨酸受体重组参与从头（de novo）和学习诱导的突触发生

（learning-induced synaptogenesis）（Li et al.,2009）。在果蝇中的研究表明，Dscams 可能在决定多触头突触（具有多个突触前成分或是多个突触后成分或是二者兼具的突触）的突触组成中发挥作用（Millard et al.,2010）。在果蝇视觉系统的视神经板中，感光细胞形成一个四联体突触（tetrad synapses），包含了四个突触后成分。其中两个是不变的，分别来自 L1 和 L2 型细胞，而另外两个成分是由其他细胞类型构成的。四联体突触的组成缺陷的情况有两种：①由于 Dscam2 突变导致的"同型"回避以及神经柱（carteidge，包含每种细胞类型的一个细胞的柱形物）成分的保真度缺失；②由于 Dscam1 和 Dscam2 同时丢失导致的自回避和"同型"回避的同时缺失。在第一种情况下，含有每种类型的两个细胞的"融合神经柱"所占比例不高，且由于缺失 Dscam2 介导的同型回避功能，会导致两个 L2 细胞连接到同一个突触上。在余下的单个神经柱中，Dscam1 能够补偿 Dscam2 的缺失，产生野生型突触。在第二种情况下，即使是在单神经柱中，由于自回避和同型回避均不起作用，来自单个 L1 或是 L2 细胞的突起会连接到同一个突触上。这表明 Dscam1 和 Dscam2 在确保适当的 L1 和 L2 连接以形成四联体突触的具有冗余作用。令人期待的是在未来的研究中，弄清楚脊椎动物的 DSCAMs 是否会在多触头突触中起到类似的作用；如果是这样的话，那就可以表明 DSCAMs 能够介导排斥作用，以实现这些物种类似于果蝇的突触特异性。

视网膜外：DSCAMs 和环路改善

DSCAMs 也在脊椎动物的视网膜外的视觉系统中发挥作用。很容易想到，脑中存在多种形式的视觉映射，它们类似于视网膜，很大程度上依赖于高度离体的解剖结构，并且 DSCAMs 可能有助于在这些映射中组织细胞。最近的一项研究（Blank et al. 2011），表明 DSCAMs 确实能在组织更高级的视觉中枢中起到作用。双眼的 RGC 轴突伸出视网膜，终止于丘脑内双侧的外侧膝状体核（LGN）。在这里，来自同侧眼睛的纤维占据着 LGN 中间的区域，而来自对侧的纤维填满了剩下的区域。这两个区域通常有一定程度的重叠。利用携带 Dscam 的三个拷贝（还包括许多其他基因）的唐氏综合征小鼠模型——Ts65Dn 以及 Dscam^{del17} 突变体小鼠品系的研究，显示 Dscam 会以剂量依赖的方式控制这个分离的细化：在 Dscam^{+/-} 小鼠中，输入的分离是有缺陷的，导致产生更大的重叠区域；在 Dscam^{-/-} 的小鼠中，分离模式被破坏，来自身体同侧的纤维会

形成多个焦点；而 Ts65Dn；Dscam^{+/+} 的小鼠携带三个 Dscam 拷贝，分离增强，导致重叠区域缩小。显然，将三倍体（Ts65Dn；Dscam^{+/-} 的小鼠）中的 Dscam 的拷贝数量降低到 2 并不能完全复原出野生型表型，这表明虽然 Dscam 是分离过程的重要一员，但是还有其他的位于唐氏综合征区间内的基因参与（Blank et al.,2011）。和 Dscam 在分离中的剂量依赖效应一样，DA 细胞的细胞数量和间距以及视黑素阳性的 RGCs 的细胞数量、间距和树突分枝都对 Dscam 的剂量敏感（Blank et al.,2011；Fuerst et al.,2012；Keeley et al.,2011）。脑的其他视觉区域的缺陷对视网膜中表型的依附程度还有待确定，但已有研究利用小鼠显著的表型以及其他 CNS 区域（比如脑干节律中心）的缺陷证明了 DSCAMs 在视网膜外，甚至在视觉系统外发挥作用（Amano et al.,2009）。

DSCAM 功能的机制

胞外结构域

DSCAMs 的许多功能要归因于其与邻近的姐妹神经突或是来自不同细胞的突起之间的同嗜结合。这种相互作用结构基础，以及果蝇的 Dscam1 亚型显现出的高度特异性同嗜结合的，已被广泛研究（见图91.1）。然而，也有证据表明 DSCAMs 和其他配体的异嗜结合。在果蝇中，Dscam1 和 Dscam3 在 CNS 轴突的中线交叉中起冗余作用。这一定程度上是通过结合分泌性蛋白 Netrin 介导的，但似乎也存在一个独立于 Netrin 的成分（Andrews et al.,2008）。脊椎动物的 DSCAM 也被认为有结合 Netrin 的能力，并介导中线引导和 Netrin 诱导的连合轴突旋转的能力（Liu et al.,2009；Ly et al.,2008）。然而，最近利用 Dscam 基因敲除小鼠得到的遗传学证据表明，在脊椎动物中，在 Nerin 的指导下，连合轴突的引导和生长不需要 DSCAM（Palmesino et al.,2012）。这些研究间的显著差异可能反映了某个基因被完全消除后细胞中可能发生的补偿机制，而在在 RNA 干扰引起的短暂抑制过程中可能没有观察到这种补偿。DSCAM 可能对 Netrin 诱导的表型有间接效应；特别是，果蝇 Dscam1 的排斥效应可能会抵消 Netrin 介导的吸引效应（Matthews & Grueber,2011）。DSCAM 和 DCC（一种典型的 Netrin 受体）发生物理上的相互作用（Ly et al.,2008）；虽然这种相互的结果尚不清楚，但是这可能使 DSCAM 能调节 Netrin 介导的信号

转导。

背侧抑制性轴突导向蛋白(Draxin)是另一种分泌性蛋白,被认为能和 DSCAM 结合,并抑制轴突的伸长(Ahmed et al.,2011)。虽然 DSCAMs 和这种分子的异嗜结合很有趣,但考虑到较短的作用距离,它不太可能是介导 DSCAMs 在视网膜发育中的功能的主要机制;数据也表明 DSCAMs 在视网膜中的效应具有接触依赖性(Fuerst et al.,2012)。

胞内信号转导

果蝇的 Dscam1 最初是在与 Dock(一种 SH2/SH3 蛋白)结合的蛋白筛选中被发现的(Schmucker et al.,2000),其相互作用可能依赖于 Dscam1 的磷酸化(Muda et al.,2002)。Dscam1/Dock 加上 Pak(p21 激活的丝氨酸/苏氨酸激酶),这三类蛋白质共同作用并影响 Bolwig 神经的发育(Schmucker et al.,2000)。虽然 Dscam1 的胞内结构域对它在 da 神经元突起分支的影响至关重要(Hughes et al.,2007;Matthews et al.,2007;Soba et al.,2007),但是 Dock 和 Pak 似乎对于这个功能可有可无,因为在这些功能缺失的突变体中不会出现类似 Dscam 缺失的表型(Hughes et al.,2007;Matthews et al.,2007)。DSH3PX1 是果蝇微管连接蛋白,可以和肌动蛋白细胞骨架相互作用,也被认为是 Dscam1/Dock 复合物的一个成分(Worby et al.,2001);但这个蛋白质在果蝇的 Dscam1 表型中是否会起作用还有待证明。

DSCAMs 的胞内域在昆虫和哺乳动物的同源物之间有很大不同。虽然人类的 DSCAM 也能激活 Pak1,但这是直接激活的,而不是像果蝇那样需要中介物激活(Li & Guan,2004)。哺乳动物的 DSCAM 也能直接或间接地激活 Fyn(Src 家族中的一种激酶,Liu et al.,2009)以及 MAP 激酶 Jnk 和 p38(Li & Guan,2004)。Jnk 的激活和 DSCAM 胞内结构域一起,介导由异种细胞转染诱发的形态学变化中起作用(Li & Guan,2004)。研究 Jnk 是否会参与到 DSCAM 在视觉系统的功能是一件有趣的事。脊椎动物的 DSCAMs 被认为具有与 PDZ 相互作用的羧基端,并且能结合包含多 PDZ 域的蛋白质,包括 PSD-95,Chapsyn110,SAP102,Pist/Cal 以及 MAGI-1 和-2(Yamagata & Sanes,2010)。MAGI-1 可以招募 Sidekick-2(一种与 DSCAMs 密切相关的蛋白质)结合到感光细胞的突触上(Yamagata & Sanes,2010)。多 PDZ 域的蛋白质(比如 MAGIs),很有可能是视网膜中 DSCAM 功能介导的重要候选蛋白,因为它们可以同时和多个跨膜蛋白相互作

用。这可以帮助解释为什么 DSCAM 能够抵消相同亚型细胞间的自主吸引功能,可能 DSCAM 和黏附分子存在于同一个复合体中。因此,在视觉系统的微观解剖学的发展中,MAGI 蛋白质的潜在作用有可能是一个令人激动的研究领域。此外,和相关的 PSD-95 蛋白质类似,MAGIs 被认为对突触的功能很重要,部分原因是因为它们和一些突触蛋白(比如,N-甲基-D-天冬氨酸,NMDA)受体、谷氨酸受体以及 Stargazin(一种跨膜 AMPA 受体调节蛋白)有关(Deng et al.,2006;Hirao et al.,1998;Stetak et al.,2009)。这些以及 DSCAM 在成年小鼠中的持续表达和在 *Dscaml1* 缺失小鼠中,观察到的异常带状突触(Fuerst et al.,2009),都表明 DSCAMs 可能和突触的发育、维持和可塑性有关。

总结

在蝇类的视觉系统中,DSCAMs 参与平铺和突触特异性;而在小鼠中,DSCAMs 可以调节细胞数量和间隔、树突分枝、层间特异性以及到丘脑的轴突投射的分离(见图 91.3)。虽然 DSCAMs 的许多功能源于同嗜结合,但是这种结合的下游效应在不同的物种间是不一样的:DSCAMs 在果蝇中主要是引起排斥;而在小鼠的视网膜神经元中则不会这样;而在鸡的 IPL 中,甚至可能是起到了黏附作用。昆虫和脊椎动物中的 DSCAMs 胞内结构域之间的差异可能是这些差异的基础,但是也有可能是各种不同细胞内信号转导通路的表达、分布和调节使 DSCAMs 在不同发育阶段具有多种作用。可以想象这种调节是多么精细,以至于 DSCAM 可以在特定的亚细胞区域、在不同时间点或是在响应不同的外部或内部信号时介导排斥、黏附或是无差异。

这些吸引力和排斥力对抵消来自其他跨膜蛋白的力很重要,包括与 *Dscam* 突变小鼠视网膜神经元的细胞类型特异黏附所含之力。揭示这些分子和那些在缺乏 DSCAMs 的表达的细胞中可能具有相似功能的蛋白质的特性,将是件很有吸引力的事情。这些知识会帮助我们理解 DSCAM 在调控细胞数量、间隔以及树突分枝中的机制,并且还可能阐明 DSCAM 在轴突导向中的作用。视网膜和视觉系统为检测 DSCAMs 的神经发育作用提供了极佳的模型,而从中获得的原理必将被运用到中枢神经系统的其他区域中。

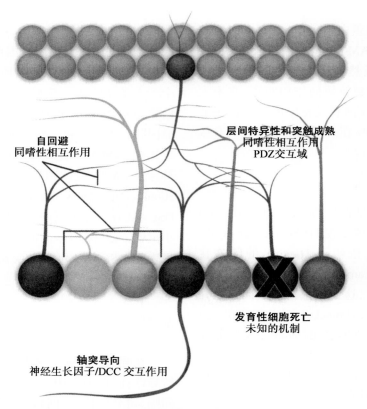

图91.3 唐氏综合征细胞黏附分子（DSCAMs）影响脊椎动物视觉系统发育的多个方面。DSCAMs 和果蝇的 Dscam1 类似，和自回避功能有关。在小鼠中，这有助于阻碍树突束化以及保持特定亚型细胞间的镶嵌间隔。DSCAMs 与层间特异性（突触伴侣在视网膜内网层中共分层）有关，以及与完全成熟的带状突触的形成有关。DSCAMs 会控制细胞数量，如果缺失它们，那些本应正常表达它们的细胞会由于发育性细胞死亡的显著减少而变得过剩。DSCAM 与 Nerin 及其受体 DCC 的相互作用，可能会影响轴突的生长和导向。PDZ，PSD-95/disks large/ZO-1。

参考文献

Agarwala, K. L., Ganesh, S., Amano, K., Suzuki, T., & Yamakawa, K. (2001a). DSCAM, a highly conserved gene in mammals, expressed in differentiating mouse brain. *Biochemical and Biophysical Research Communications, 281*, 697–705. doi:10.1006/bbrc.2001.4420S0006–291X(01)94420–1.

Agarwala, K. L., Ganesh, S., Tsutsumi, Y., Suzuki, T., Amano, K., & Yamakawa, K. (2001b). Cloning and functional characterization of DSCAML1, a novel DSCAM-like cell adhesion molecule that mediates homophilic intercellular adhesion. *Biochemical and Biophysical Research Communications, 285*, 760–772. doi: 10.1006/bbrc.2001.5214 S0006291X01952143.

Agarwala, K. L., Nakamura, S., Tsutsumi, Y., & Yamakawa, K. (2000). Down syndrome cell adhesion molecule DSCAM mediates homophilic intercellular adhesion. *Brain Research. Molecular Brain Research, 79*, 118–126. doi: S0169328X00 00108X.

Ahmed, G., Shinmyo, Y., Ohta, K., Islam, S. M., Hossain, M., Naser, I. B., et al. (2011). Draxin inhibits axonal outgrowth through the netrin receptor DCC. *Journal of Neuroscience, 31*, 14018–14023. doi:10.1523/JNEUROSCI.0943-11.2011.

Amano, K., Fujii, M., Arata, S., Tojima, T., Ogawa, M., Morita, N., et al. (2009). DSCAM deficiency causes loss of pre-inspiratory neuron synchroneity and perinatal death. *Journal of Neuroscience, 29*, 2984–2996. doi:10.1523/jneurosci.3624-08.2009.

Andrews, G. L., Tanglao, S., Farmer, W. T., Morin, S., Brotman, S., Berberoglu, M. A., et al. (2008). Dscam guides embryonic axons by Netrin-dependent and -independent functions. *Development, 135*, 3839–3848. doi:10.1242/dev.023739.

Barlow, G. M., Micales, B., Chen, X. N., Lyons, G. E., & Korenberg, J. R. (2002). Mammalian DSCAMs: Roles in the development of the spinal cord, cortex, and cerebellum? *Biochemical and Biophysical Research Communications, 293*, 881–891. doi: 10.1016/S0006-291X(02)00307-8 S0006-291X(02)00307-8.

Barlow, G. M., Micales, B., Lyons, G. E., & Korenberg, J. R. (2001). Down syndrome cell adhesion molecule is conserved in mouse and highly expressed in the adult mouse brain. *Cytogenetics and Cell Genetics, 94*, 155–162.

Blank, M., Fuerst, P. G., Stevens, B., Nouri, N., Kirkby, L., Warrier, D., et al. (2011). The Down syndrome critical region regulates retinogeniculate refinement. *Journal of Neuroscience, 31*, 5764–5776. doi:10.1523/JNEUROSCI. 6015-10.2011.

Celotto, A. M., & Graveley, B. R. (2001). Alternative splicing of the *Drosophila* Dscam pre-mRNA is both temporally and spatially regulated. *Genetics, 159*, 599–608.

Chen, B. E., Kondo, M., Garnier, A., Watson, F. L., Puettmann-Holgado, R., Lamar, D. R., et al. (2006). The molecular diversity of Dscam is functionally required for neuronal wiring specificity in *Drosophila*. *Cell, 125*, 607–620.

doi:10.1016/j.cell.2006.03.034.

Coombs, J., van der List, D., Wang, G.-Y., & Chalupa, L. M. (2006). Morphological properties of mouse retinal ganglion cells. *Neuroscience, 140,* 123–136. doi:10.1016/j.neuroscience.2006.02.079.

Deng, F., Price, M. G., Davis, C. F., Mori, M., & Burgess, D. L. (2006). Stargazin and other transmembrane AMPA receptor regulating proteins interact with synaptic scaffolding protein MAGI-2 in brain. *Journal of Neuroscience, 26,* 7875–7884. doi:10.1523/jneurosci.1851-06.2006.

Desai, C. J., Garrity, P. A., Keshishian, H., Zipursky, S. L., & Zinn, K. (1999). The *Drosophila* SH2–SH3 adapter protein Dock is expressed in embryonic axons and facilitates synapse formation by the RP3 motoneuron. *Development, 126,* 1527–1535.

Fuerst, P. G., Bruce, F., Rounds, R. P., Erskine, L., & Burgess, R. W. (2012). Cell autonomy of DSCAM function in retinal development. *Developmental Biology, 361,* 326–337. doi:10.1016/j.ydbio.2011.10.028.

Fuerst, P. G., Bruce, F., Tian, M., Wei, W., Elstrott, J., Feller, M. B., et al. (2009). DSCAM and DSCAML1 function in self-avoidance in multiple cell types in the developing mouse retina. *Neuron, 64,* 484–497. doi:10.1016/j.neuron.2009.09.027.

Fuerst, P. G., & Burgess, R. W. (2009). Adhesion molecules in establishing retinal circuitry. *Current Opinion in Neurobiology, 19,* 389–394. doi:10.1016/j.conb.2009.07.013.

Fuerst, P. G., Harris, B. S., Johnson, K. R., & Burgess, R. W. (2010). A novel null allele of mouse DSCAM survives to adulthood on an inbred C3H background with reduced phenotypic variability. *Genesis (New York, N.Y.), 48,* 578–584. doi:10.1002/dvg.20662.

Fuerst, P. G., Koizumi, A., Masland, R. H., & Burgess, R. W. (2008). Neurite arborization and mosaic spacing in the mouse retina require DSCAM. *Nature, 451,* 470–474. doi:10.1038/nature06514.

Garrity, P. A., Rao, Y., Salecker, I., McGlade, J., Pawson, T., & Zipursky, S. L. (1996). *Drosophila* photoreceptor axon guidance and targeting requires the dreadlocks SH2/SH3 adapter protein. *Cell, 85,* 639–650.

Hattori, D., Chen, Y., Matthews, B. J., Salwinski, L., Sabatti, C., Grueber, W. B., et al. (2009). Robust discrimination between self and non-self neurites requires thousands of Dscam1 isoforms. *Nature, 461,* 644–648. doi:10.1038/nature08431.

Hattori, D., Demir, E., Kim, H. W., Viragh, E., Zipursky, S. L., & Dickson, B. J. (2007). Dscam diversity is essential for neuronal wiring and self-recognition. *Nature, 449,* 223–227. doi:10.1038/nature06099.

Hattori, D., Millard, S. S., Wojtowicz, W. M., & Zipursky, S. L. (2008). Dscam-mediated cell recognition regulates neural circuit formation. *Annual Review of Cell and Developmental Biology, 24,* 597–620. doi:10.1146/annurev.cellbio.24.110707.175250.

Hirao, K., Hata, Y., Ide, N., Takeuchi, M., Irie, M., Yao, I., et al. (1998). A novel multiple PDZ domain-containing molecule interacting with N-methyl-D-aspartate receptors and neuronal cell adhesion proteins. *Journal of Biological Chemistry, 273,* 21105–21110.

Hughes, M. E., Bortnick, R., Tsubouchi, A., Baumer, P., Kondo, M., Uemura, T., et al. (2007). Homophilic Dscam interactions control complex dendrite morphogenesis. *Neuron, 54,* 417–427. doi:10.1016/j.neuron.2007.04.013.

Hummel, T., Vasconcelos, M. L., Clemens, J. C., Fishilevich, Y., Vosshall, L. B., & Zipursky, S. L. (2003). Axonal targeting of olfactory receptor neurons in *Drosophila* is controlled

by Dscam. *Neuron, 37,* 221–231. doi:10.1016/S0896-6273(02)01183-2.

Keeley, P. W., & Reese, B. E. (2010). Morphology of dopaminergic amacrine cells in the mouse retina: Independence from homotypic interactions. *Journal of Comparative Neurology, 518,* 1220–1231. doi:10.1002/cne.22270.

Keeley, P. W., Sliff, B., Lee, S. C. S., Fuerst, P. G., Burgess, R. W., Eglen, S. J., et al. (2011). Neuronal clustering and fasciculation phenotype in Dscam- and Bax-deficient mouse retinas. *Journal of Comparative Neurology.* doi:10.1002/cne.23027.

Li, H.-L., Huang, B. S., Vishwasrao, H., Sutedja, N., Chen, W., Jin, I., et al. (2009). Dscam mediates remodeling of glutamate receptors in *Aplysia* during de novo and learning-related synapse formation. *Neuron, 61,* 527–540. doi:10.1016/j.neuron.2009.01.010.

Li, W., & Guan, K. L. (2004). The Down syndrome cell adhesion molecule (DSCAM) interacts with and activates Pak. *Journal of Biological Chemistry, 279,* 32824–32831. doi:10.1074/jbc.M401878200.

Liu, G., Li, W., Wang, L., Kar, A., Guan, K.-L., Rao, Y., et al. (2009). DSCAM functions as a netrin receptor in commissural axon pathfinding. *Proceedings of the National Academy of Sciences of the United States of America, 106,* 2951–2956. doi:10.1073/pnas.0811083106.

Ly, A., Nikolaev, A., Suresh, G., Zheng, Y., Tessier-Lavigne, M., & Stein, E. (2008). DSCAM is a netrin receptor that collaborates with DCC in mediating turning responses to netrin-1. *Cell, 133,* 1241–1254. doi:10.1016/j.cell.2008.05.030.

MacNeil, M. A., & Masland, R. H. (1998). Extreme diversity among amacrine cells: Implications for function. *Neuron, 20,* 971–982.

Matsuoka, R. L., Nguyen-Ba-Charvet, K. T., Parray, A., Badea, T. C., Chédotal, A., & Kolodkin, A. L. (2011). Transmembrane semaphorin signalling controls laminar stratification in the mammalian retina. *Nature, 470,* 259–263. doi:10.1038/nature09675.

Matthews, B. J., & Grueber, W. B. (2011). Dscam1-mediated self-avoidance counters netrin-dependent targeting of dendrites in *Drosophila. Current Biology, 21,* 1480–1487. doi:10.1016/j.cub.2011.07.040.

Matthews, B. J., Kim, M. E., Flanagan, J. J., Hattori, D., Clemens, J. C., Zipursky, S. L., et al. (2007). Dendrite self-avoidance is controlled by Dscam. *Cell, 129,* 593–604. doi:10.1016/j.cell.2007.04.013.

Meijers, R., Puettmann-Holgado, R., Skiniotis, G., Liu, J. H., Walz, T., Wang, J. H., et al. (2007). Structural basis of Dscam isoform specificity. *Nature, 449,* 487–491. doi:10.1038/nature06147.

Millard, S. S., Flanagan, J. J., Pappu, K. S., Wu, W., & Zipursky, S. L. (2007). Dscam2 mediates axonal tiling in the *Drosophila* visual system. *Nature, 447,* 720–724. doi:10.1038/nature05855.

Millard, S. S., Lu, Z., Zipursky, S. L., & Meinertzhagen, I. A. (2010). *Drosophila* dscam proteins regulate postsynaptic specificity at multiple-contact synapses. *Neuron, 67,* 761–768. doi:10.1016/j.neuron.2010.08.030.

Muda, M., Worby, C. A., Simonson-Leff, N., Clemens, J. C., & Dixon, J. E. (2002). Use of double-stranded RNA-mediated interference to determine the substrates of protein tyrosine kinases and phosphatases. *Biochem J, 366,* 73–77. doi:10.1042/BJ20020298.

Neves, G., Zucker, J., Daly, M., & Chess, A. (2004). Stochastic yet biased expression of multiple Dscam splice variants by individual cells. *Nature Genetics, 36,* 240–246. doi:10.1038/ng1299.

Palmesino, E., Haddick, P. C., Tessier-Lavigne, M., & Kania, A. (2012). Genetic analysis of DSCAM's role as a netrin-1 receptor in vertebrates. *Journal of Neuroscience, 32,* 411–416. doi:10.1523/JNEUROSCI.3563-11.2012.

Rockhill, R. L., Daly, F. J., MacNeil, M. A., Brown, S. P., & Masland, R. H. (2002). The diversity of ganglion cells in a mammalian retina. *Journal of Neuroscience, 22,* 3831–3843. doi: 20026369.

Rodieck, R. W. (1991). The density recovery profile: A method for the analysis of points in the plane applicable to retinal studies. *Visual Neuroscience, 6,* 95–111.

Sawaya, M. R., Wojtowicz, W. M., Andre, I., Qian, B., Wu, W., Baker, D., et al. (2008). A double S shape provides the structural basis for the extraordinary binding specificity of Dscam isoforms. *Cell, 134,* 1007–1018. doi:10.1016/j.cell.2008.07.042.

Schmucker, D., Clemens, J. C., Shu, H., Worby, C. A., Xiao, J., Muda, M., et al. (2000). *Drosophila* Dscam is an axon guidance receptor exhibiting extraordinary molecular diversity. *Cell, 101,* 671–684. doi:10.1016/S0092-8674(00)80878-8.

Soba, P., Zhu, S., Emoto, K., Younger, S., Yang, S. J., Yu, H. H., et al. (2007). *Drosophila* sensory neurons require Dscam for dendritic self-avoidance and proper dendritic field organization. *Neuron, 54,* 403–416. doi:10.1016/j.neuron.2007.03.029.

Stetak, A., Horndli, F., Maricq, A. V., van den Heuvel, S., & Hajnal, A. (2009). Neuron-specific regulation of associative learning and memory by MAGI-1 in *C. elegans. PLoS ONE, 4,* e6019. doi:10.1371/journal.pone.0006019.

Wang, J., Ma, X., Yang, J. S., Zheng, X., Zugates, C. T., Lee, C. H., et al. (2004). Transmembrane/juxtamembrane domain-dependent Dscam distribution and function during mushroom body neuronal morphogenesis. *Neuron, 43,* 663–672. doi:10.1016/j.neuron.2004.06.033.

Wang, J., Zugates, C. T., Liang, I. H., Lee, C. H., & Lee, T. (2002). *Drosophila* Dscam is required for divergent segregation of sister branches and suppresses ectopic bifurcation of axons. *Neuron, 33,* 559–571. doi:10.1016/S0896-6273(02)00570-6.

Wassle, H., Puller, C., Muller, F., & Haverkamp, S. (2009). Cone contacts, mosaics, and territories of bipolar cells in the mouse retina. *Journal of Neuroscience, 29,* 106–117. doi:10.1523/jneurosci.4442-08.2009.

Wojtowicz, W. M., Flanagan, J. J., Millard, S. S., Zipursky, S. L., & Clemens, J. C. (2004). Alternative splicing of *Drosophila* Dscam generates axon guidance receptors that exhibit isoform-specific homophilic binding. *Cell, 118,* 619–633. doi:10.1016/j.cell.2004.08.021.

Wojtowicz, W. M., Wu, W., Andre, I., Qian, B., Baker, D., & Zipursky, S. L. (2007). A vast repertoire of Dscam binding specificities arises from modular interactions of variable Ig domains. *Cell, 130,* 1134–1145. doi:10.1016/j.cell.2007.08.026.

Worby, C. A., Simonson-Leff, N., Clemens, J. C., Kruger, R. P., Muda, M., & Dixon, J. E. (2001). The sorting nexin, DSH3PX1, connects the axonal guidance receptor, Dscam, to the actin cytoskeleton. *Journal of Biological Chemistry, 276,* 41782–41789. doi: 10.1074/jbc.M107080200 M107080200.

Yamagata, M., & Sanes, J. R. (2008). Dscam and Sidekick proteins direct lamina-specific synaptic connections in vertebrate retina. *Nature, 451,* 465–469. doi:10.1038/nature06469.

Yamagata, M., & Sanes, J. R. (2010). Synaptic localization and function of Sidekick recognition molecules require MAGI scaffolding proteins. *Journal of Neuroscience, 30,* 3579–3588. doi:10.1523/JNEUROSCI.6319-09.2010.

Yamakawa, K., Huot, Y. K., Haendelt, M. A., Hubert, R., Chen, X. N., Lyons, G. E., et al. (1998). DSCAM: A novel member of the immunoglobulin superfamily maps in a Down syndrome region and is involved in the development of the nervous system. *Human Molecular Genetics, 7,* 227–237. doi:10.1093/hmg/7.2.227.

Yu, H.-H., Yang, J. S., Wang, J., Huang, Y., & Lee, T. (2009). Endodomain diversity in the *Drosophila* Dscam and its roles in neuronal morphogenesis. *Journal of Neuroscience, 29,* 1904–1914. doi:10.1523/JNEUROSCI.5743-08.2009.

Zhan, X.-L., Clemens, J. C., Neves, G., Hattori, D., Flanagan, J. J., Hummel, T., et al. (2004). Analysis of Dscam diversity in regulating axon guidance in *Drosophila* mushroom bodies. *Neuron, 43,* 673–686. doi:10.1016/j.neuron.2004.07.020.

Zhu, H., Hummel, T., Clemens, J. C., Berdnik, D., Zipursky, S. L., & Luo, L. (2006). Dendritic patterning by Dscam and synaptic partner matching in the *Drosophila* antennal lobe. *Nature Neuroscience, 9,* 349–355. doi:10.1038/nn1652.

Zipursky, S. L., & Sanes, J. R. (2010). Chemoaffinity revisited: Dscams, protocadherins, and neural circuit assembly. *Cell, 143,* 343–353. doi:10.1016/j.cell.2010.10.009.

第92章　视交叉的发育

Carol Mason, Takaaki Kuwajima, Qing Wang

在脊椎动物的视觉系统中，每只眼睛的视网膜神经节细胞（RGC）的轴突会投射到脑部，并且在腹侧间脑（the ventral diencephalon）的中线汇合，相交形成 X 形通路——视交叉（optic chiasm）。在高等脊椎动物中，每只眼睛的 RGCs 的轴突在视交叉处彼此分离，分别进入同侧（ipslateral）和对侧（contralateral）大脑的视束（optic tract）中，然后投射到丘脑中的外侧膝状体核背侧（dorsal lateral geniculate nucleus, dLGN）以及中脑的上丘（superior colliculus, SC）（低等的脊椎动物则是到达中脑的视顶盖（optic tectum））。同侧和对侧轴突在视交叉处的分离对于双眼视觉（binocular vision）至关重要。

本章，我们将回顾视交叉的发育，包括 RGCs 在生长过程中形成视交叉的轴突路径和行为。我们将介绍，在视交叉处回避或通过中线通路的轴突引导的分子机制、指定同侧和对侧模式的细胞身份的转录因子以及使视网膜呈现两种投射区域的相关基因等方面的最新研究进展。我们还会讨论在视交叉处的轴突分叉和 dLGN 处的眼睛特定神经支配之间的关系。最后，我们会强调白化病和其他同侧和对侧视网膜投射平衡被扰乱的突变体的视觉系统缺陷。有兴趣的读者，也可以去参阅一些关于视网膜轴突分离的综述，自本书第一版出版以来，已有很多新综述发表出来了（Erskine & Herrera, 2007; Herrera & Mason, 2006; Petros & Mason, 2008; Petros, Rebsam, & Mason, 2008; Williams, Mason, & Herrera, 2004）。

视交叉组织的原理

不同物种在视交叉处的 RGC 轴突投射模式有来自双眼神经纤维的完全交叉，有复杂混合的部分交叉。同侧投射的出现以及相对大小取决于双眼视野的重叠程度（见图 92.1）。在缺少双眼视觉的低等的脊椎动物中，比如鱼类，每只眼睛的神经纤维会形成一个完全交叉的投射。一些两栖类物种（比如非洲爪蟾）的蝌蚪也有完全交叉的投射，但是在变形期间，眼睛改变位置且双眼视觉开始发育时，便会出现同侧投射（Hoskins & Grobstein, 1985; Mann & Holt, 2001）。成年的鸡具有完全的交叉投射，但是在早期的发育中，鸡是具有暂时的同侧投射的（O' Leary, Gerfen, & Cowan, 1983; Thanos & Bonhoeffer, 1984）。

在哺乳动物中，会发生部分交叉，且交叉的程度

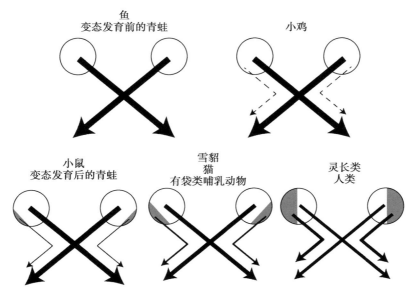

图 92.1　不同物种的视交叉处的视网膜轴突交叉。交叉型和非交叉型视网膜投射的拓扑起源（Topographic origin）和相对比例在不同的物种各不相同。

在不同物种间变化较大（见图 92.1）。在人类和灵长类中，来自鼻侧视网膜的所有 RGC 轴突会穿越中线投射到对侧视束，而来自颞侧视网膜的所有 RGC 轴突会投射到同侧视束，导致约 40% 的 RGC 轴突是投射到同侧（Chalupa & Lia，1991；Polyak，1957）。在雪貂和猫中，12%~15% 的 RGCs 是同侧投射。相比之下，在

小鼠中，只有位于外周腹颞侧视网膜（the peripheral ventro-temporal（VT）retina）上的一小部分的 RGCs（<5%）向同侧投射（见图 92.2），并且这些细胞与对侧投射的 RGCs 混合（Guillery，Mason，& Taylor，1995；Jeffery，2001）。眼睛在头部的位置和双眼视觉的程度有关：眼睛越靠前，同侧投射动物 RGCs 所占比例越高。

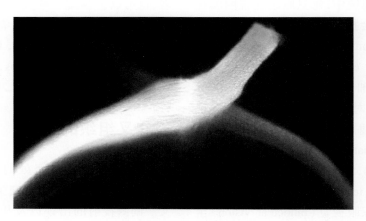

图 92.2　小鼠的视交叉。一个 E17 小鼠胚胎的视交叉处 RGC 轴突的投射模式，从包埋标本的脑部的腹侧表面观察。在左侧的视盘上使用了晶体状的 DiI。大多数纤维都穿过视交叉的中线，而一小部分的纤维（<5%）延伸到被标记的同侧视神经中。在不同物种的发育期间，一些 RGC 轴突会融入另一个视神经中，并会持续到成年期（Plump et al.，2002）。

视交叉的形成：视网膜轴突分叉

在沿着视觉通路的 RGC 轴突排布中，最复杂的改变可能就是交叉型和非交叉型轴突在视交叉处的分离。Ramóny Cajal 对 RGC 轴突在生长过程中的行为进行了早期的观察。他绘制的小猫视交叉图示显示，一些未交叉的轴突直接生长到同侧视束，而其他轴突会先向中线投射，然后弯曲投射到同侧（Ramon y Cajal，1911）。相比之下，有袋目哺乳动物的同侧投射轴突会向外偏离并且不会到达中线（Jeffery & Harman，1992；Taylor & Guillery，1995）。RGC 轴突向同侧视束直接生长，出现在小鼠视交叉发育的早期阶段（Colello & Guillery，1990；Marcus & Mason，1995）。雏鸡的短暂同侧投射的形成（Thanos & Bonhoeffer，1984），也有可能会出现在灵长类和人类的视交叉中（Hoyt & Luis，1963；Meissirel & Chalupa，1994）。然而在小鼠发育的后期，产生永久性的同侧投射的轴突与靠近中线的对侧投射的轴突是分开的（Godement，Salaun，& Mason，1990；Godement，Wang，& Mason，1994）。虽然 RGC 轴突经过视交叉的路径可能会不同，但是在所有物种中，在视交叉处调控轴突分叉的机制，涵盖由同侧投射和对侧投射的 RGCs 编码的不同特性，使得它

们的轴突对视交叉中线的引导信号做出不同的反应（见下文）。

视交叉形成的时间进程

过去 30 年的研究已描述同侧和对侧 RGCs 的产生时间以及轴突通过视交叉的生长时间（Colello & Guillery，1990；Dräger，1985；Sretavan，1990）。小鼠的 RGC 轴突交叉发生在视交叉发育的三个不连续的阶段（见图 92.3）。从胚胎第 12 天（E12）到第 13 天（E13），最早产生的 RGCs 起源于视网膜的背侧中央（dorsocentral，DC），同侧和对侧投射轴突一起穿过视柄并沿着腹侧间脑的软脑膜（pia）延伸。然而这些早期产生的同侧投射 RGCs 的命运是未知的，因为它们在成年个体中无法被逆行标记。E14 到 E17 是视网膜轴突分叉的顶峰期，RGC 分化从 DC 区域向周边视网膜扩展。永久性的同侧投射，来自 VT 视网膜新月状区域（VT retinal crescent）最周边中的 RGCs，而对侧投射来自位于 VT 新月状之外区域的 RGCs。在 RGC 轴突延伸的后期（E17 到出生后第 0 天（P0）），VT 新月状区域中新生的 RGCs 呈对侧投射，而非同侧投射。因此，从 E14 到 E17，来自 VT 视网膜的 RGCs 主要投射到同侧靶区，但在 E17 之后，在 VT 视网膜中最

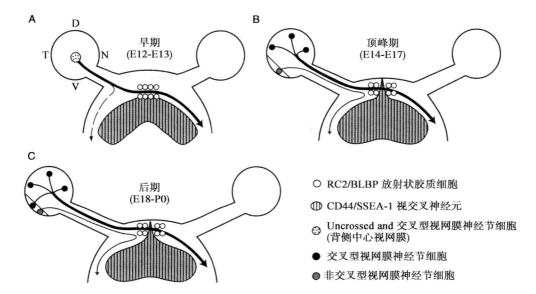

图92.3 视交叉形成期间，小鼠视网膜神经节细胞（RGC）轴突生长的三个阶段。图中展示了视网膜轴突投射经过视交叉的水平视角。视交叉的放射状胶质细胞（radial glia）在中线的两侧各形成一个类似栅栏的细胞层，并表达胶质标记物（glial marker）如RC2和BLBP。较早出生神经元，表达CD44和SSEA-1位于视交叉的尾部，并形成一个被中线从喙部穿过的脊（raphe）。（A）在早期（E12-13），来自背侧中央视网膜的第一束RGCs向同侧和对侧投射。交叉轴突穿过视交叉的中线，而短暂的非交叉轴突不会到达视交叉的栅栏处，并会侧向转弯。（B）在顶峰期（E14-17），永久同侧投射源自视网膜腹颞侧（ventrotemporal（VT）retina）的RGCs，而对侧投射源自VT之外的视网膜（extra-VT retina）中的RGCs。同侧和对侧投射的RGC轴突都会到达中线，并在此处分离。（C）在晚期（E18-P0），VT视网膜中的RGCs和VT视网膜外的RGCs，均为对侧投射型。E，（以天为单位的）胎龄。

后出生的RGCs向对侧投射。目前仍然存留一些疑问，比如，最早产生的DC RGCs是否和在斑马鱼中看到的一样，开辟了视网膜的轴突通路（Pittman，Law，& Chien，2008）；同侧投射的DC RGCs是否与永久性同侧投射的VT RGCs具有相同的分子结构，以及它们是否死亡并缩回了同侧投射，或迁移到VT视网膜中？

视交叉区域的细胞组成

针对视交叉的细胞和分子特异性的研究显示，放射状胶质细胞位于第三脑室的底部，其突起在视交叉中线两侧形成栅栏。视交叉放射状胶质细胞会在视网膜交叉的形成期间表达胶质标记物，如RC2、脑脂质结合蛋白（brain lipid-binding protein，BLBP）和谷氨酸天冬氨酸转运体（glutamate-aspartate transporter，GLAST）。另一种主要的交叉细胞群是位于视交叉尾部，将脊延伸到中线的早期出现的神经元密集群。这些细胞在形态上与放射状胶质细胞不同，表达β-微管蛋白（β-tubulin）、SSEA-1和CD44（Marcus et al.，1995；Marcus & Mason，1995；Mason & Sretavan，1997；Petros，Rebsam，& Mason，2008）。最近的研究表明，每种细胞群体会表达不同的引导和转录因子（见下文）。

视交叉中线处的生长锥行为

在视交叉形成过程中，交叉和非交叉RGC轴突的生长锥（growing tips or growth cones）会进入视交叉区域。非交叉轴突和交叉型轴突在距离靠近中线100~200微米的区域分开（Dingwell，Holt，& Harris，2000；Mason & Erskine，2000）。非交叉RGC轴突会形成高度分支和复杂的生长锥，以偏离交叉中线，而交叉轴突具有简单的生长锥，并会穿过放射状胶质细胞的栅栏（palisade）和SSEA-1/CD44神经元的中线脊（Godement，Salaun，& Mason，1990；Marcus et al.，1995；Mason & Sretavan，1997）。生长锥行为的活体实时成像显示，虽然非交叉和交叉生长锥均在中线处停顿并进行伸长和收缩行为，但与交叉轴突相比，非交叉轴突的停顿时间更长，并形成Y形或是多个生长锥，而交叉型轴突则会形成单个的、较简单的生长锥（Godement，Wang，& Mason，1994）。RGC轴突是在更靠背侧的地方经过胶质栅栏然后穿过中线的，而非交叉轴突则在中线更靠腹侧的地方转弯（Colello & Coleman，1997）。这些观察表明，视网膜轴突分叉的引导信号位于视交叉中线附近的细胞群内。

对视网膜和视交叉的共培养的分析显示，视交叉神经元和胶质细胞为视网膜轴突生长和分叉提供了线索。当和视交叉外植体（chiasm explants）在胶原凝胶培养基（collagen gel cultures）中共培养时，视网膜各区域的 RGCs 表现出神经突生长的减少（Wang et al.，1996），这表明视交叉细胞向视网膜轴突，表达了扩散的抑制信号。然而，当在二维培养基（two-dimensional cultures）中直接培养游离的视交叉细胞时，VT 外植体显示出 60% 的神经突起的减少，而 VT 外的（例如，背侧颞侧的；DT）视网膜外植体只有 20% 的减少（Wang et al.，1995）。因此，尽管视交叉似乎对所有的 RGC 轴突生长都有一定的抑制作用，但是它对同侧投射的 RGC 轴突生长抑制程度更大，反映出在体内这两种 RGCs 在中线处的不同行为。这些结果表明，由视交叉细胞提供的多种引导信号是交叉和非交叉 RGCs 轴突表现出不同反应的基础，这些引导信号是通过扩散和接触介导的相互作用。

指导视网膜神经节细胞轴突分叉的分子

虽然早期的研究暗示，细胞外信号可以引导轴突沿着投射通路生长，并调节生长锥的行为，但直到最近十年，才鉴定出了这些信号的分子身份。一些研究已经确定了一些保守的导向分子家族，比如 netrins、slits、信号素（semaphorins）和肝配蛋白（ephrins），以及一些非经典的导向因子，如形态发生素（morphogens）（Kolodkin & Tessier-Lavigne，2011）。另外，细胞黏附分子（cell adhesion molecules，CAMs），如 Ng-CAM-related 细胞黏附分子（NrCAM）、L1 和唐氏综合征细胞黏附分子（Down syndrome cell adhesion molecule，

DSCAM），通过与其他 CAMs、信号素或是其他引导受体的相互作用来调控轴突导向（Ly et al.，2008；Nawabi & Castellani，2011；Sakurai，2012）。在这些分子中，许多在脊椎动物脊髓的中线以及蝇类的 CNS 中起作用（Dickson & Gilestro，2006），现已发现它们也会参与视网膜的交叉（见图 92.4）。

中线回避

第一个与视交叉处的视网膜轴突分叉的引导信号是 Ephrin-B，它在变态发育后，而非变态发育前的非洲爪蟾的视交叉中表达，并且在同侧投射的形成过程中排斥表达 EphB 的 RGCs。在蝌蚪视交叉中，ephrin-B 的过早表达足以诱导 EphB 阳性 RGCs 的同侧投射。Ephrin-Bs 也会在拥有双眼视觉的哺乳动物的视交叉中表达，但在只有单眼视觉的鱼类和鸟类的视交叉没有表达（Nakagawa et al.，2000）。

在 RGC 轴突生长的顶峰期（即永久性同侧投射发育的时候），Ephrin-B2 由小鼠视交叉的放射状胶质细胞表达。而且，ephrinB2 能特异性地抑制非交叉 RGC 轴突的生长，并且在体外阻断 ephrinB2 的表达能解除这种抑制。EphB1 作为 ephrinB2 的受体，在视网膜上引起同侧投射区域中表达，其表达窗口与 ephrinB2 在视交叉中线的表达窗口一致。$EphB1^{-/-}$ 突变体显示出同侧投射的减少（Williams et al.，2003）。VT 外视网膜中异位表达的 EphB1，会将该处的 RGCs 重定向为同侧投射，这一效应需要 EphB1 的胞外结构域和近膜结构域的参与（Petros，Shrestha，& Mason，2009）。总的来说，这些数据表明 B 类 Ephs 和 ephrins

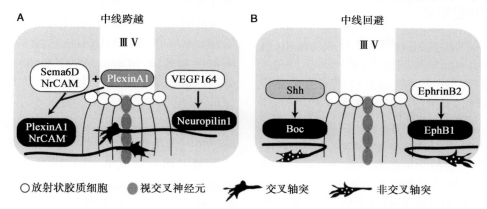

图 92.4　在视交叉中线跨越和回避分子的相互作用。图示为视网膜轴突生长的顶峰期（E14～17）的视交叉的正面图。（A）中线跨越：VEGF164 在视交叉处表达，并作为扩散信号吸引神经纤毛蛋白 1 阳性的 RGCs（neuropilin1⁺ RGCs）的生长锥。Sema6D 由放射状胶质细胞表达，可抑制 Plexin-A1 阳性/ NrCAM 阳性的对侧投射 RGC 轴突（Plexin-A1+/NrCAM+contralateral RGC axons）的生长。视交叉神经元上的 Plexin-A1 和放射状胶质细胞上的 NrCAM 一起，可以将生长抑制转变为生长促进。（B）中线回避：由放射状胶质细胞表达的 Ephrin-B2，抑制 EphB1 表达的同侧投射轴突的生长。在视交叉处的 Shh 排斥表达 Boc 的同侧投射 RGCs。E，胎龄。

在双眼视觉形成中的作用在物种之间是保守的，并且抑制性的 EphB1 和 ephrinB2 之间的相互作用会促使 VT 轴突在小鼠视交叉中线处向同侧投射。

Sonic hedgehog 信号也与视交叉有关（Sanchez-Camacho & Bovolenta, 2008；Trousse et al., 2001）。Boc，是 sonic hedgehog（Shh）的受体，在发育期视网膜的同侧投射 RGCs 中表达。在体外，Boc 阳性的同侧投射 RGC 轴突会在 Shh 存在的情况下缩回，而 Boc$^{-/-}$ 的轴突对 Shh 没有反应。此外，Boc$^{-/-}$ 小鼠的同侧投射会减少，并且 Boc 在对侧投射 RGCs 中的异位表达会导致轴突向同侧投射（Fabre, Shimogori, & Charron, 2010）。虽然这些结果暗示在同侧投射形成中，Boc 和 Shh 具有抑制性的相互作用，但 Boc 是作为视交叉处 Shh 的引导受体来指导 RGC 轴突，还是在视网膜中影响同侧投射 RGC 的特化，还有待确定。

跨越中线

在发现同侧投射的引导机制后，研究转向确定视交叉处的中线跨越是否涉及吸引或是生长支持信号，类似于 netrin 在小鼠脊髓腹侧中线中的作用（Dickson & Gilestro, 2006）。然而，直到最近才在视交叉处发现这种信号（Erskine et al., 2011）。Netrin-1 在视盘而不是视交叉中线表达（Deiner et al., 1997），因此，在 netrin-1 或是它的受体（结肠癌缺失蛋白，DCC）的突变体中，轴突不能进入视神经，而在视交叉处的视网膜交叉仍然正常（Deiner & Sretavan, 1999）。

信号素（semaphorins），作为轴突引导信号的一个大家族，也被报道能介导视交叉处的 RGC 轴突和脊髓连合轴突的中线跨越（Nawabi & Castellani, 2011）。Neuropilin-1 是 Sema3 亚区的受体，在发育过程中在交叉 RGCs 中表达（Erskine et al., 2011）。VEGF164 是经典 VEGF 的神经纤毛蛋白结合亚型，在 E12~17 期间的视交叉中线处表达。有趣的是，VEGF164 表现为吸引性扩散因子，会促进轴突生长且在体外，能够吸引 neuropilin-1 阳性的 RGCs 的生长锥。缺少 Neuropilin1 或是 VEGF164 的突变体，表现为同侧投射的增加以及在视交叉处 RGC 轴突高度的不成束。因此，neuropilin 和 VEGF 的相互作用被认为是通过向视网膜轴突提供许可信号来促进对侧投射的形成。

NrCAM 是细胞黏附分子免疫球蛋白超家族的一员，在轴突生长的所有阶段，它在整个视网膜交叉型 RGCs 中都有表达（Lustig et al., 2001；Williams et al., 2006）。阻断 NrCAM 的功能会导致和游离的视交叉细胞共培养的交叉型 RGCs 轴突生长减少，并导致一

半完整视觉系统的形成过程中同侧投射的增加。NrCAM$^{-/-}$ 小鼠体内也表现出类似的同侧投射的增加，但这些纤维仅来自出生较晚的 VT RGCs 中（Williams et al., 2006）。因此，NrCAM 对于视交叉形成后期的对侧投射是必要的。

由于中线区域既含有抑制性和生长支持信号（Nawabi et al., 2010；Parra & Zou, 2010），因此吸引并不是实现中线跨越的唯一机制。支持这一假设的是：在体内，对侧投射型 RGC 生长锥在迅速跨越中线之前，会在中线处前进和缩回数个小时，仿佛抑制性信号被消除。在具有完全交叉型视网膜投射的斑马鱼中，排斥性引导信号 Sema3d 在腹侧间脑的中线处表达（Sakai & Halloran, 2006）。在视交叉中线处，无论是常见的 Sema3d 过表达，还是 Sema3d 特异性敲除都会驱使轴突向同侧投射。这些数据表明，像 Sema3d 这类抑制性信号是由中线释放的。有两种假说可以解释排斥性引导信号是如何介导中线跨越的：①抑制性中线信号被转变成吸引性信号；②抑制性信号被其受体的降解或分裂所削弱，或是被其他吸引性信号抵消。

最近的一项研究显示，跨膜蛋白 Sema6D 会随着 NrCAM 一起在小鼠视交叉的放射状胶质细胞中表达（Kuwajima et al., 2012）。Plexin-A1 是已知的 Sema6D 的受体，由 SSEA-1 阳性的视交叉神经元表达。NrCAM 和 Plexin-A1 由跨域中线的 RGCs 共同表达。在体外，单独的 Sema6D 进视交叉 RGCs 有抑制作用，而当视交叉细胞上存在 NrCAM 和 Plexin-A1 时，会将 Sema6D 的排斥效应转变成促生长的作用。分子结合研究通过证明 NrCAM 是 Sema6D 的受体，并且与 Sema6D 与 Plexin-A1 复合物相互作用来解释这个结果。最后，对 Sema6D$^{-/-}$ - Plexin-A1$^{-/-}$ - NrCAM$^{-/-}$ 突变体的在体分析表明，NrCAM 和 Plexin-A1 在 RGCs 和视交叉细胞中都需要被表达，并和 Sema6D 一起，共同作用于视交叉中视网膜轴突的有效交叉和束化。

虽然前面讨论的分子机制对视交叉中的轴突寻路（axon pathfinding）非常重要，如同前文所述，引导信号突变小鼠会出现严重的视交叉紊乱，但是大多数交叉轴突仍然可以跨越中线（Erskine et al., 2011；Kuwajima et al., 2012）。因此，来自不同引导家族的多种信号（包含许多未鉴定的信号），必须通过共同作用介导视交叉处的中线跨越和形成相关的轴突结构。

轴突束化和中线跨越

轴突-轴突束化对于轴突导向至关重要，包括在神

经轴（neuraxis）中线处的导向（Bak & Fraser, 2003；Moon & Gomez, 2005；Myers & Bastiani, 1993；Raper & Mason, 2010）。在鱼类中，每根视神经的纤维都是成束的，并且这两束纤维重叠形成视交叉。然而，在高级脊椎动物中，眼睛特异的纤维束会以更精细的束化程度交错于视交叉处（Guillery Mason, & Taylor, 1995）。

一些分子已被证实可能在视交叉的束化和视网膜轴突交叉中起作用（图92.5）。比如 Sema3d 通过调节细胞黏附分子 L1 的水平，以介导斑马鱼脊髓中的轴突-轴突的相互作用（Wolman et al., 2004）。引导信号，Slit 家族的成员——Slit1 和 Slit2 在视网膜轴突生长路径周围以及视交叉中线附近区域表达；它们的受体——Robo2，在 RGCs 中表达（Erskine et al., 2000）。在体外，Slit1 和 Slit2 会抑制所有 RGC 轴突的生长。虽然 *Slit1* $^{-/-}$ 或 *Slit2* $^{-/-}$ 单突变体中均未表现出严重的轴突导向缺陷，而 *Slit1* $^{-/-}$-*Slit2* $^{-/-}$ 双突变小鼠的视网膜轴突会投射到对侧视神经中，并延伸到异常靠背侧或是外侧的视交叉中（Plump et al., 2002）。类似于 *Slit1* $^{-/-}$-*Slit2* $^{-/-}$ 双突变体，*Robo2* $^{-/-}$ 小鼠的视交叉也表现出沿着喙尾轴（rostrocaudal axis）的扩张（Plachez et al., 2008）。因此 Slits 被认为是建立了一个排斥性的通道，以引导视网膜轴突和促进束化，但是其对在视交叉的轴突分叉来说，并无关键的作用。

在视交叉处介导轴突束化的其他分子还包括硫酸乙酰肝素（heparan sulfate, HSPGs）和硫酸软骨素蛋白多糖（chondroitin sulfate proteoglycans），这些分子对于细胞表面的相互作用非常重要（Leung, Taylor, & Chan, 2003；Reese et al., 1997）。HSPG 修饰酶 Hs2st 和 Hs6st1 由 RGCs 和腹侧间脑中的细胞表达（Pratt et al., 2006）。*Hs2st* $^{-/-}$ 和 *Hs6st1* $^{-/-}$ 突变体在视交叉处，显示轴突错行以及不成束的缺陷；但是，类似 Slit 突变体，这两种突变体均不会在中线交叉中出现缺陷。因此，调节视交叉处轴突束化和组织的机制可能独立于引导 RGC 分叉的机制。

视网膜轴突交叉的转录调控

轴突导向领域的一个主要问题是，指定细胞特性的转录因子是怎样和这些细胞类型的导向机制（guidance programs）相关联。在皮质、脊髓以及视网膜的研究中已经揭示了能够调控神经元亚型识别以及它们的轴突投射的转录因子编码（transcription factor codes）（Butler & Tear, 2007；Polleux, Ince-Dunn, &

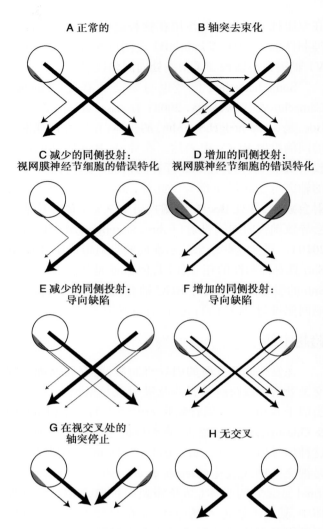

图 92.5 视交叉处异常的视网膜交叉。在小鼠视交叉处，典型的异常视网膜交叉。（A）小鼠 RGC 轴突交叉的正常模式。显示缺陷的突变体包括：（B）*Slit1* $^{-/-}$，*Slit2* $^{-/-}$，（C）白化体（albion）（*Tyr* $^{c-2J/c-2J}$）和 *Foxd1* $^{-/-}$，（D）*Foxg1* $^{-/-}$，（E）*EphB1* $^{-/-}$，Zic2 亚型（hypomorph），（F）*Plexin-A1* $^{-/-}$，*NrCAM* $^{-/-}$ 以及 *VEGF164* $^{-/-}$，（G）*Vax1* $^{-/-}$，（H）*belladonna*（斑马鱼），以及无交叉的（achiasmatic）比利时牧羊犬和人类。Ipsi 表示同侧（ipsilateral）。

Ghosh, 2007）。在脊髓中，脊髓各级（spinal levels）内的 LIM 同源框转录因子（homeobox transcription factors）和沿着喙尾轴的 Hox 转录因子的组合码（combinatorial codes），编码了不同运动神经元池（motor neuron pools）的特性以及它们向不同肌群的投射（Briscoe et al., 2000；Dasen et al., 2005）。LIM 同源结构域（homeodomain）蛋白，通过调控运动神经元和肢体靶细胞中的 Eph 受体和 ephrins 的拓扑表达，进一步显示了这些投射的模式（Kania & Jessell, 2003；Luria et al., 2008；Palmesino et al., 2010）。在皮质中，转录因子网络调节投射神经元亚群的命运决定（fate determination)（Leone et al.，2008；Molyneaux et al.，2007）。这些转录因子是否也像它们在运动神经元中那样调控引导受体的表达，还有待考证。

在视觉系统中，有大量转录因子调控视网膜和 RGC 轴突靶标（targets）的拓扑模式，比如鸡的 Vax、小鼠的 Vax2（Schulte et al.，1999）以及非洲爪蟾的 Tbx5（Koshiba-Takeuchi et al.，2000），它们参与视网膜的背腹分化（dorsoventral patterning）。更特别的是，在 dLGN 中表达的 Zic4，会在同侧投射 RGC 纤维的视网膜定位靶向中起作用（Horng et al.，2009），但在同侧和对侧投射 RGC 的分离中不起作用。虽然转录因子 Brn3b 沿投射通路在多处调控视网膜轴突的导向（Erkman et al.，2000），但这些转录因子似乎都没有直接指导同侧和对侧 RGCs 的交叉或靶向。

同侧引导机制的转录调控

在脊椎动物神经系统中发现的第一个中线交叉的转录调控因子是 Zic2。锌指（zinc finger）转录因子 Zic 家族（Zic1～5）对胚胎中的早期神经模式形成（neural patterning）以及中线形成至关重要（Merzdorf，2007；Nagai et al.，1997），且 Zic2 基因突变与前脑无裂畸形（holoprosencephaly）等人类发育缺陷有关（Brown et al.，1998）。Zic2 在眼杯（eyecup）形成期间，早期表达于视泡和视柄，但随后下调（downregulated）（Nagai et al.，1997）。在视网膜生长的顶峰期（E14 到 E17），Zic2 再次上调，但仅在同侧投射型视网膜轴突生长的外围 VT 新月状区域的 RGCs 中上调，表明 Zic2 在同侧投射 RGCs 中受到了严格的时空约束。实际上，在不同脊椎动物种类中，视网膜中 Zic2 的表达与同侧投射程度紧密相关，比如缺少双眼视觉的物种（如鸡和斑马鱼）缺乏 Zic2，并且与 EphB1 一样，在非洲爪蟾形成同侧投射的变态发育期间，其表达上调。Zic2 亚等位基因小鼠（Zic2 hypomorph mice）的同侧投射严重减少，而培养过表达 Zic2 的 DT 视网膜轴突对共培养的视交叉细胞的生长抑制信号（growth inhibitory cue）产生反应，类似于共培养的 VT 轴突（Herrera et al.，2003）。总的来说，这些实验证明，单个转录因子对于决定 RGC 投射的偏侧化是必要且充分的。

有趣的是，Zic2 和 EphB1 对于 RGC 轴突在视交叉处的分叉来说都很重要，并且与在 VT 视网膜的同侧投射型 RGCs 一样，都有相似的限制性（similarly restricted）表达模式。进一步的研究显示，在 Zic2 等位基因小鼠中，EphB1 的表达会缺失，而在 VT 外 RGCs

中的 Zic2 的过表达足以通过 Ephrin-B2（主要是通过 EphB1 依赖性机制）引起中线回避和排斥（Garcia-Frigola et al.，2008；Lee，Petros，& Mason，2008）。然而，Zic2 过表达比 EphB1 更有效地诱导这种异位的同侧投射（Petros，Shrestha，& Mason，2009），并且 Zic2 过表达甚至可以在 *EphB1*$^{-/-}$ 小鼠中引起少量同侧投射（Garcia-Frigola et al.，2008）。此外，Zic2 还没有被证明能够直接调节 EphB1 的转录。这些有关 Zic2 和 EphB1 的发现，揭示了在视网膜中运行的 EphB1 独立的同侧导向机制，还指出存在调节这些机制的其他转录因子。

对侧引导机制的转录调控

对 Zic2 在 VT 视网膜中作用的研究存在一个疑问，即对于对侧投射来说，是否存在一个平行的转录调控。LIM 同源域转录因子 Islet 2（Isl2）在视网膜发育中仅在对侧投射型 RGCs 中表达。在 VT 视网膜中，Isl2 以与 Zic2 不重叠的方式表达，并在后期生长的对侧投射 RGCs 中上调。由于同侧投射会在 *Isl2*$^{-/-}$ 小鼠中增加，在特定的对侧性中，Isl2 似乎是 Zic2 的一个很好的候选等价物。然而，*Isl2*$^{-/-}$ 小鼠的额外同侧投射轴突仅源于 VT 视网膜；此外，Zic2 在 VT 视网膜中的其他细胞中表达会上调，而不会扩展到 VT 外的区域（Pak et al.，2004）。因此，类似于 *NrCAM*$^{-/-}$ 表型，Isl2 的缺失似乎只改变 VT 视网膜中后期生长的对侧投射 RGCs 的偏侧化。

以上研究支持一个模型，即 Isl2 通过抑制 VT 视网膜特有的 Zic2 和 EphB1 的同侧引导机制来指定 RGC 偏侧化。然而，Isl2 是否真的抑制了 Zic2 和/或 EphB1，这种遗传交互是否通过直接转录调控进行，以及 Zic2 是否同样通过抑制 Isl2 和下游基因来抑制对侧特化，仍有待证明（见图 92.6）。对脊髓的研究已经证明，细胞特化可以通过空间限制性转录因子间的交叉抑制来调控（Dasen，2009；Surmeli et al.，2011）。这种交叉调控网络也可能同样作用于视网膜，将非交叉 RGCs 限制在 VT 新月状区域中。

由于 Isl2 似乎是只对后期生长的 VT RGCs 的偏侧化决策来说是必要的，且只在 1/3 的对侧投射型 RGCs 中有表达（Pak et al.，2004），其他转录因子可能是 VT 视网膜外的区域偏侧化的重要决定因素。POU 域转录因子 Brn3a（Pou4f1）也只在对侧投射的 RGCs 中表达。然而，与 Isl2 不同，*Brn3a*$^{-/-}$ 突变体在 RGC 中线交叉或控制偏侧化的基因表达方面都没有缺陷（Quina et al.，2005）。

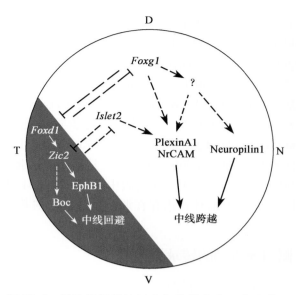

图92.6 调控视网膜神经节细胞轴突交叉的遗传网络。在同侧(灰色)和对侧(白色)视网膜神经节细胞区域中的遗传通路,包括假设的交互作用(虚线箭头)。D 代表背侧的;V 代表腹侧的;N 代表鼻侧的;T 代表颞侧的。

目前为止,从转录因子到引导受体,用以指导同侧投射的相关遗传机制已被研究发现,如 Zic2 和 EphB1,但尚未发现一个类似的遗传机制用以指导多数对侧 RGC 的投射。虽然最近的研究已经发现一些能直接调控视网膜上 Plexin-A1 和 NrCAM 表达的候选基因(T. Kuwajima & C. Mason,unpublished),但尚不清楚它们能否在 VT 视网膜外的 RGCs 的偏侧化中起作用。或者,考虑到对侧投射在低等脊椎动物中表现为一种"基态",中线交叉可能是 RGCs 的固有特性,并且当引导信号和转录因子发生突变时可能很难消除。

定义同侧和对侧 RGC 特性的基因

转录因子既可以通过调节引导信号的表达指导轴突运动,也可以通过指定细胞的特性间接地参与这些决定。虽然 Zic2 被证明是诱导 RGC 轴突不跨越视交叉中线的充分必要条件,最近的研究证明 Zic2 也通过血清素转运体(the serotonin transporter,SERT)在 RGC 靶点轴突细化(axon refinement)中发挥作用(Garcia-Frigola & Herrera,2010)。在视网膜中,SERT 表达仅限于 VT 的同侧投射型 RGCs,并且依赖于 Zic2 的直接转录激活。通过调节血清素的有效性,SERT 被证明参与轴突重构,这对于要投射到 dLGN 和 SC 的同侧型和对侧型的纤维的分离非常重要(Gaspar,Cases,& Maroteaux,2003)。由于 Zic2 现已被证明能

调控从轴突寻路(胚胎期)到轴突改善(出生后)的同侧型 RGC 生长的多个阶段,它有可能是同侧型 RGC 的更上游的调控信号。

尽管我们对指定同侧型和对侧型 RGC 投射的遗传网络的理解不断深入,但在某些未知的分子发挥关键的功能的地方,仍有许多空白有待填补(见图 92.6)。在过表达研究中,Zic2 比 EphB 1 在偏侧化的转变方面更有效(Petros,Shrestha,& Mason,2009),这表明 Zic2 通过调控对中线引导重要的其他下游因子来实现这个功能。此外,敲除视网膜引导受体的小鼠模型显示只有部分 RGC 投射转向到对侧。最后,对侧投射的转录调控仍不清楚。因此,需要进一步鉴定转录调节因子、引导信号以及其他对同侧型和对侧型 RGC 亚型识别的重要基因。这两种 RGC 亚型的微阵列筛选(基于它们的解剖投射提纯)已经揭示了许多可能与轴突导向、细胞分化或同侧型以及对侧型 RGCs 类型特异化有关的基因(Q. Wang & C. Mason,unpublished)。

划分同侧和对侧视网膜区域的模式

考虑到同侧投射和对侧投射 RGCs 的不同特性,它们所属的分区必定具有类似的不同性质。在脊椎动物中,鼻侧和颞侧视网膜的命名分别反映在翼螺旋状转录因子(winged helix transcription factors)Foxg1(BF-1)和 Foxd1(BF-2)的互补表达(complementary expression)上(Hatini,Tao,& Lai,1994)。基于人类的研究指出,在鼻颞轴(nasotemporal axis)的建立过程中,存在眼外的信号(Lambot et al.,2005),然而对早期斑马鱼眼睛发育的研究指出 FGF 是这一信号,进而调控 Foxg1 的表达(Picker et al.,2009)。在小鼠中,当第一个神经节细胞生长出来时(E11),Foxd1 在颞侧视网膜中广泛表达,并作用于非交叉 RGC 投射相关的遗传机制中 Zic2 和 EphB1 的上游(Herrera et al.,2004)。Foxd1 已被进一步证明,可以通过指导 EphA6 和 ephrinA5 的表达,标记小鼠颞侧视网膜的特性,从而在 RGC 靶向中的喙尾方向的拓扑映射(rostrocaudal topographic mapping)中起作用(Carreres et al.,2011)。

缺失 Foxg1 的小鼠的同侧投射会增加(Pratt et al.,2004;Tian,Pratt,& Price,2008),表明 Foxg1 在抑制同侧以及促进对侧的导向通路中发挥作用。Foxd1 表达的区域,比同侧型 RGC 区域更为广阔,并且 Fox 基因都是以一定的梯度表达,而不是以某个固定的浓度在各区域中表达。因此,Foxd1 和 Foxg1 可以作为分区基因(patterning genes),建立一般的同侧型和对

侧型区域(会通过诸如 Zic2 之类的下游转录因子进一步地完善)。然而,目前尚不清楚,Fox 基因是否在指定同侧和对侧 RGC 特性的转录因子网络中居于上游位置,或者它们是否会如同皮质,通过控制增殖和分化来控制命运特化(Hanashima et al.,2002)(见图 92.6)。此外,Foxd1 和 Foxg1 是如何相互作用以建立视网膜的交叉和非交叉区域的,也有待于证明。Foxd1、Foxg1 和 Zic2 都在腹侧间脑中有表达(Herrera et al.,2004;Marcus et al.,1999),且有助于在视交叉及其周围形成常驻细胞群(cell ensembles)。因此,任何涉及视交叉中显著干扰的整体功能敲除的功能缺失性研究,都无法区分这些基因在划分视网膜以及视交叉中的作用。

同侧和对侧 RGCs 向背侧外侧膝状体核 (dLGN)的投射

RGC 轴突在视交叉中线处的部分交叉,保证了大脑两侧的靶区可以接受双眼的输入。在 dLGN 中,来自每只眼睛的 RGC 会被分散到不同的区域。在小鼠中,视网膜到 dLGN 的拓扑映射,是由 Eph/ephrin A 家族的引导信号和受体引导(Huberman et al.,2005;Pfeiffenberger et al.,2005)。另外,来自双眼视网膜输入被分离到 dLGN 中不同的亚区(见图 92.7)。与高等脊椎动物中发现的层状组织不同,小鼠的 VT 视网膜的同侧纤维会形成一个核心,并被对侧输入纤维围绕(Godement,Salaun,& Imbert,1984;Jaubert-Miazza et al.,2005)。相比之下,来自 VT 视网膜的后期投射的对侧输入神经,则分布于 dLGN 的背侧尖端(Pfeiffenberger et al.,2005)。这种眼特异性输入的精确组织,依赖于分子信号和神经活动(neural activity)(Huberman,Feller,& Chapman,2008)。

虽然小鼠的 dLGN 被广泛应用于活动依赖性改善(activity-dependent refinement)的模型中,但是我们对靶向 dLGN 的 RGC 的发育过程,及其分子机制的研究才刚刚起步。投射以及优化的整个时间过程已经被大致了解(Dhande et al.,2011;Jaubert-Miazza, et al.,2005),而同侧和对侧输入的时间和进入点的精确差异,以及这两类轴突在视束中分离的程度,还没有被很好地理解。

眼特异性靶向的分子调控

对 dLGN 相应接受域(recipient zones)中眼特异

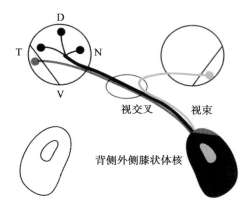

图 92.7　小鼠视网膜到 dLGN 的投射。同侧(浅灰色)和对侧(黑色和深灰色)视网膜神经节细胞(RGC)的传入在背侧外侧膝状体核中(dLGN)彼此分离。在腹颞侧(VT)视网膜中,后期生长的对侧型 RGCs 会投射到 dLGN 的背侧尖端(深灰色)而来自 VT 外视网膜的对侧型 RGCs 会投射到 dLGN 的外壳部分(黑色)。D,背侧;V,腹侧;N,鼻侧;T,颞侧。

性标记的鉴别的了解,要少于对介导视网膜拓扑连接(topographic connections)分子的理解(Huberman,Feller,& Chapman,2008)。在雪貂的 dLGN 的眼特异性分层中,基因仅在神经支配建立之后才能被标记。目前,对于视网膜到 dLGN 的同侧靶向的最佳候选分子是 Ten_m3,它是 teneurin 家族中的一个黏附分子。Ten_m3 在腹侧视网膜中表达,并且 $Ten\_m3^{-/-}$ 小鼠 dLGN 只表现出同侧视网膜轴突的靶向缺陷,并在不影响中线导向的情况下出现双眼视觉缺陷(Leamey et al.,2007)。多个小组正在进行基因工作,将来有可能鉴别出在视网膜和 dLGN 中介导视觉靶向区域(visual targets)的眼特异性神经支配的分子。

眼特异性输入的活动依赖性改善

同侧和对侧的输入从最初重叠模式的分离是一个活动依赖性过程(Huberman,Feller,& Chapman,2008;see also Chapman,2004)。由无长突细胞和视网膜神经节细胞产生的神经"波"(wave)活动与 dLGN 连接的模式有关(Pfeiffenberger et al.,2005;Shatz,1996;Torborg,Hansen,& Feller,2005),但对于作用于眼特异性的神经支配和改善的精细神经活动确切方面,已被争论很久(Chalupa,2009;Feller,2009)。最近两项研究对这个问题进行了更加精确地探索。第一,Xu 等证明是波的大小驱动眼特异性分离,而不是活动的存在或模式(Xu et al.,2011)。在另一项研究中,

Ullian 等选择性地减少同侧投射 RGCs 的谷氨酸释放,发现谷氨酸能的传递(glutamatergic transmission)在视觉环路改善过程中,(而不是在同侧轴突区域的巩固和维护过程,因为这些时期还牵涉到其他分子机制),能将不适当靶区的竞争性轴突去除(Koch et al.,2011)。然而,神经活动在眼特异性靶向和分离中的重要的分子还没有被研究。

视交叉与眼特异性靶向的关系

诸如暹罗猫(Kaas,2005)和果蝇 robo 突变体(Wolf & Chiba,2000)的遗传模型,已经提出了偏侧化的决策如何与靶向相关联的问题。这个问题可以用有 RGC 中线导向缺陷的突变体小鼠进行研究。在 EphB1$^{-/-}$ 小鼠中,来自 VT 视网膜区域的 RGCs 会以错误的路线向对侧生长,但终止于对侧 dLGN 内正确的同侧投射区域,并在此作为一个小的隔离斑(segregated patch)。此外,当 EphB1 异位地表达于对侧投射的视网膜中,错误表达 EphB1 的 RGCs 仍然支配同侧 dLGN 的对侧投射区域(Rebsam, Petros, & Mason,2009)。这些结果表明,RGC 轴突能对某些靶向信号(这些信号不同于视交叉处的靶向信号)作出响应。除在视交叉中线跨越外,信号素和丛状蛋白也是视网膜到 dLGN 靶向投射的候选分子,因为它们在 dLGN 中表达(A. Rebsam, personal communication),并且还被证明在轴突导向和其他区域的靶向中发挥作用(Pecho-Vrieseling et al.,2009;Yoshida et al.,2006)。由于在视交叉处束化和 RGC 轴突分叉的缺陷,这些分子的突变体在视网膜-膝状体的靶向中可能有更复杂的畸变。

预靶向轴突分选和眼特异性靶向的关系

在过去的 20 年中,虽然在识别和描述神经环路形成过程中,参与轴突导向和靶向的分子方面取得了重大的进展。但是对中间靶点和最终靶区之间的轴突组织,依然所知甚少。在嗅觉系统中,为了正确定位靶神经元的分布,需要对到达嗅球的嗅觉神经元轴突进行预靶向分选(pretarget sorting)(Imai et al.,2009;Sakano,2010;Satoda et al.,1995)。同样地,支配快肌纤维和慢肌纤维的肌运动轴突在分子水平上是不同的,并在靶神经支配前,它们分别成束排列(Xue & Honig,1999)。

在发育期间的猫、小鼠和雪貂的视网膜轴突通路中,轴突在多大程度上是由视网膜起源(origin)、时间定位(chronotopy)或眼特异性所组织,以及这种组织

是否和正确靶向有关,一直备受争议(Horton, Greenwood, & Hubel,1979;Simon & O'Leary,1991)。当轴突的束化被神经细胞黏附分子(NCAM,一种糖蛋白)抗体破坏时,最年轻的视网膜轴突能靶向到视顶盖(optic tectum)正确的位置,但是较老的轴突会投射错误(Thanos, Bonhoeffer, & Rutishauser,1984)。这里的每种类型的组织都会在通路的不同分段中发生改变(Colello & Guillery,1992;Guillery & Walsh,1987)。在时间顺序上,最年轻的轴突会沿着放射状胶质细胞尾足(endfeet)在视交叉中的软脑膜表面延伸,但是会在软脑膜深处的眼特异性束中跨越中线(Colello & Guillery,1998;Walsh & Guillery,1985)。时间顺序会在轴突进入视束时被重建(Reese,1996)。在小鼠的视柄中,RGC 轴突在离开眼睛之后,大致按照拓扑排序,但是在接近视交叉时会逐渐紊乱。在视交叉处交叉之后,轴突在视束中恢复拓扑排序,对应于视网膜的背侧-腹侧轴而不是鼻侧-颞侧轴(Chan & Chung,1999)。在视束的底部,来自视网膜背侧和腹侧的轴突分别被分到内侧和外侧。然后该视束会扭转到 LGN 的腹侧,使来自视网膜背侧和腹侧的轴突能够切换位置(Plas, Lopez, & Crair,2005)。

同侧和对侧 RGC 轴突是如何在视束中分组的,以及这种假定的分离是否会影响眼特异性靶向还不清楚。基于单眼顺行追踪(anterograde labeling)的早期研究表明,同侧 RGC 轴突被分离到了视束的外侧边缘,而对侧纤维则贯穿视束(Godement, Salaun, & Imbert,1984)。用现代示踪剂以及精密显微镜,对眼睛的整体和局部进行标记表明,视束中确实存在眼特异性组织(A. Sitko & C. Mason,unpublished)。利用缺乏对视网膜轴突分叉、束化或靶向重要的引导因子的突变小鼠,进一步探索视束发育和组织的分子机制,应该可以阐明来自各眼的纤维的分离对于正确的眼特异性靶向来说是否必要。

在视交叉形成中的缺陷

眼色素(Ocular Pigment)和视网膜交叉的缺失

白化病患者会因为不同种的基因突变,呈现出色素减退的病症(King et al.,2003;Oetting et al.,2003)。各种白化病的普遍表型就是同侧投射的减少,导致双眼视觉的破坏(Kaas,2005)。最近的研究描述了 $Tyr^{c-2J/c-2J}$ 小鼠的另外一种缺陷,这种小鼠的

突变发生在黑色素合成的关键酶——酪氨酸酶中。顺行追踪显示了与 $EphB1^{-/-}$ dLGN 类似的一个现象——在白化 dLGN 中形成了一个分离斑块。然而，该斑块的位置不同，因为它邻近于后期生长的对侧 VT RGCs 的靶区（Rebsam，Bhansali，& Mason，2012）。有趣的是，$Tyr^{c-2J/c-2J}$ 和 $EphB1^{-/-}$ 小鼠中异常的分离斑块都是来自 VT 视网膜中的 RGCs，并且它们的分离依赖于正常的视网膜活动（Rebsam，Bhansali，& Mason，2012）。

白化动物同侧 RGC 投射通路的扰动图像表明，同侧 RGC 的特化出现更广泛的缺陷，而非 $EphB1^{-/-}$ 小鼠中出现的中线轴突导向的缺陷。事实上，在白化病小鼠的 VT 视网膜中，同时表达 Zic2 和 EphB1 的细胞数量会减少，这与同侧投射的减少一致（Herrera et al.，2003；Rebsam，Bhansali，& Mason，2012）。此外，在白化视网膜中，RGC 的神经发生被破坏，包括细胞分化的时序和细胞周期参数的调节（Rachel et al.，2002；Tibber，Whitmore，& Jeffery，2006；Webster & Rowe，1991）。初步证据表明，在 $Tyr^{c-2J/c-2J}$ 胚胎中，RGC 产生和细胞周期时序异常特异地发生在的 VT 视网膜区（Bhansali et al.，submitted）。进一步研究，将会确定后期生长的细胞是否被指定为对侧投射，因为它们错过了 Zic2 指定同侧 RGC 特异投射的时间窗。

白化病的表现是由于黑色素在视网膜色素上皮细胞（retinal pigment epithelium，RPE）（神经视网膜周围的单层上皮细胞）的生物合成和包运受到干扰。这些 RPE 缺陷是如何改变视交叉处的视网膜轴突交叉尚不清楚。一个假说是，发育中的 RPE 的黑色素合成通路中的因子会影响神经视网膜的前体细胞（precursors），使其表达指定 RGC 偏侧化的基因。由于酪氨酸酶也能介导黑色素合成的中间产物——L-DOPA 的产生，因此 L-DOPA 被认为是这种关键的一个因子（Kralj-Hans et al.，2006；Lopez et al.，2008）。尚未解决的问题，包括如何将 RPE 的调节因子转移到神经视网膜中，以及被这些因子影响的发育过程是否包括神经发生和细胞类型特化（cell type specification）。

视交叉的发育失败

在一个比利时牧羊犬品种中，携带一个未知基因的常染色体隐性突变，其视交叉不能发育（Hogan & Williams，1995）。取而代之的是，所有的 RGC 都向同侧延伸，但是会正确地终止于它们的靶向区域（见图

92.5）。因此，在 dLGN 中的邻近层中形成了视觉空间的不全等的镜像映射（noncongruent mirror-image maps）。虽然在这些狗中，并未发现其他显著的大脑畸形（Hogan & Williams，1995），同样在 belladonna 突变的斑马鱼中也会出现视交叉未形成的现象，并显示在腹侧间脑内的细胞组织和基因表达受到扰动（Seth et al.，2006）（见图 92.7）。有趣的是，少数的比利时牧羊犬会发育出一种小的异常的视交叉。就像视交叉内的引导信号被扰动的某些突变小鼠一样（Kuwajima et al.，2012），产生这些多余交叉轴突的细胞分布于整个视网膜（Hogan & Williams，1995）。

少数患有非交叉性视网膜纤维综合征（nondecussating retinofugal fiber syndrome，亦称为无视交叉综合征）的人也有类似的视交叉发育缺陷（Apkarian，Bour，& Barth，1994）。除了异常的眼球运动外，这些受影响的个体在精神和身体其他方面均正常，并且没有其他明显的大脑异常。他们的视力也非常正常，可能是视觉信息通过胼胝体在视觉半球之间传递的结果（Victor et al.，2000）。

总结和展望

本文所讨论的研究阐明了从视网膜到大脑的环路是如何规划并建立视交叉的。视网膜中线导向研究揭示了多个信号如何相互作用以控制视交叉处视网膜轴突的分叉。控制同侧和对侧 RGCs 特化的基因之间的相互作用揭示人类视网膜交叉的机制。理解多个导向因子在视网膜-膝状体通路发育期间的相互作用，将帮助解决目前关于相关分子和神经活动在眼特异性靶向中的相对作用的争论。另外，知道轴突束化如何有助于靶向，有利于深刻理解双眼环路以及其他神经通路的形成机制。

参考文献

Apkarian, P., Bour, L., & Barth, P. G. (1994). A unique achiasmatic anomaly detected in non-albinos with misrouted retinal-fugal projections. *European Journal of Neuroscience, 6*, 501–507.

Bak, M., & Fraser, S. E. (2003). Axon fasciculation and differences in midline kinetics between pioneer and follower axons within commissural fascicles. *Development, 130*, 4999–5008.

Briscoe, J., Pierani, A., Jessell, T. M., & Ericson, J. (2000). A homeodomain protein code specifies progenitor cell identity and neuronal fate in the ventral neural tube. *Cell, 101*, 435–445.

Brown, S. A., Warburton, D., Brown, L. Y., Yu, C. Y., Roeder, E. R., Stengel-Rutkowski, S., et al. (1998). Holoprosencephaly due to mutations in ZIC2, a homologue of *Drosophila* odd-paired. *Nature Genetics, 20,* 180–183.

Butler, S. J., & Tear, G. (2007). Getting axons onto the right path: The role of transcription factors in axon guidance. *Development, 134,* 439–448.

Carreres, M. I., Escalante, A., Murillo, B., Chauvin, G., Gaspar, P., Vegar, C., et al. (2011). Transcription factor Foxd1 is required for the specification of the temporal retina in mammals. *Journal of Neuroscience, 31,* 5673–5681.

Chalupa, L. M. (2009). Retinal waves are unlikely to instruct the formation of eye-specific retinogeniculate projections. *Neural Development, 4,* 25. doi:10.1186/1749.8104. 4.25.

Chalupa, L. M., & Lia, B. (1991). The nasotemporal division of retinal ganglion cells with crossed and uncrossed projections in the fetal rhesus monkey. *Journal of Neuroscience, 11,* 191–202.

Chan, S. O., & Chung, K. Y. (1999). Changes in axon arrangement in the retinofugal [correction of retinofugal] pathway of mouse embryos: Confocal microscopy study using single- and double-dye label. *Journal of Comparative Neurology, 406,* 251–262.

Chapman, B. (2004). The development of eye-specific segregation in the retino-geniculo-striate pathway. In L. M. Chalupa & J. S. Werner (Eds.), *The Visual Neurosciences.* Cambridge, MA: MIT Press.

Colello, R. J., & Guillery, R. W. (1990). The early development of retinal ganglion cells with uncrossed axons in the mouse: Retinal position and axonal course. *Development, 108,* 515–523.

Colello, R. J., & Guillery, R. W. (1992). Observations on the early development of the optic nerve and tract of the mouse. *Journal of Comparative Neurology, 317,* 357–378.

Colello, S. J., & Coleman, L. A. (1997). Changing course of growing axons in the optic chiasm of the mouse. *Journal of Comparative Neurology, 379,* 495–514.

Colello, S. J., & Guillery, R. W. (1998). The changing pattern of fibre bundles that pass through the optic chiasm of mice. *European Journal of Neuroscience, 10,* 3653–3663.

Dasen, J. S. (2009). Transcriptional networks in the early development of sensory–motor circuits. *Current Topics in Developmental Biology, 87,* 119–148.

Dasen, J. S., Tice, B. C., Brenner-Morton, S., & Jessell, T. M. (2005). A Hox regulatory network establishes motor neuron pool identity and target-muscle connectivity. *Cell, 123,* 477–491.

Deiner, M. S., Kennedy, T. E., Fazeli, A., Serafini, T., Tessier-Lavigne, M., & Sretavan, D. W. (1997). Netrin-1 and DCC mediate axon guidance locally at the optic disk: Loss of function leads to optic nerve hypoplasia. *Neuron, 19,* 575–589.

Deiner, M. S., & Sretavan, D. W. (1999). Altered midline axon pathways and ectopic neurons in the developing hypothalamus of netrin-1- and DCC-deficient mice. *Journal of Neuroscience, 19,* 9900–9912.

Dhande, O. S., Hua, E. W., Guh, E., Yeh, J., Bhatt, S., Zhang, Y., et al. (2011). Development of single retinofugal axon arbors in normal and beta2 knock-out mice. *Journal of Neuroscience, 31,* 3384–3399.

Dickson, B. J., & Gilestro, G. F. (2006). Regulation of commissural axon pathfinding by slit and its Robo receptors. *Annual Review of Cell and Developmental Biology, 22,* 651–675.

Dingwell, K. S., Holt, C. E., & Harris, W. A. (2000). The multiple decisions made by growth cones of RGCs as they navigate from the retina to the tectum in Xenopus embryos. *Journal of Neurobiology, 44,* 246–259.

Dräger, U. C. (1985). Birth dates of retinal ganglion cells giving rise to the crossed and uncrossed optic projections in the mouse. *Proceedings of the Royal Society of London. Series B, Biological Sciences, 224,* 57–77. doi:10.1098/rspb.1985.0021.

Erkman, L., Yates, P. A., McLaughlin, T., McEvilly, R. J., Whisenhunt, T., O'Connell, S. M., et al. (2000). A POU domain transcription factor-dependent program regulates axon pathfinding in the vertebrate visual system. *Neuron, 28,* 779–792.

Erskine, L., & Herrera, E. (2007). The retinal ganglion cell axon's journey: Insights into molecular mechanisms of axon guidance. *Developmental Biology, 308,* 1–14. doi:10.1016/j.ydbio.2007.05.013.

Erskine, L., Reijntjes, S., Pratt, T., Denti, L., Schwarz, Q., Vieira, J. M., et al. (2011). VEGF signaling through neuropilin 1 guides commissural axon crossing at the optic chiasm. *Neuron, 70,* 951–965.

Erskine, L., Williams, S. E., Brose, K., Kidd, T., Rachel, R. A., Goodman, C. S., et al. (2000). Retinal ganglion cell axon guidance in the mouse optic chiasm: Expression and function of robos and slits. *Journal of Neuroscience, 20,* 4975–4982.

Fabre, P. J., Shimogori, T., & Charron, F. (2010). Segregation of ipsilateral retinal ganglion cell axons at the optic chiasm requires the Shh receptor Boc. *Journal of Neuroscience, 30,* 266–275.

Feller, M. B. (2009). Retinal waves are likely to instruct the formation of eye-specific retinogeniculate projections. *Neural Development, 4,* 24. doi:10.1186/1749.8104.4.24.

Garcia-Frigola, C., Carreres, M. I., Vegar, C., Mason, C., & Herrera, E. (2008). Zic2 promotes axonal divergence at the optic chiasm midline by EphB1-dependent and -independent mechanisms. *Development, 135,* 1833–1841.

Garcia-Frigola, C., & Herrera, E. (2010). Zic2 regulates the expression of Sert to modulate eye-specific refinement at the visual targets. *European Molecular Biology Organization Journal, 29,* 3170–3183. doi:10.1038/emboj.2010.172.

Gaspar, P., Cases, O., & Maroteaux, L. (2003). The developmental role of serotonin: News from mouse molecular genetics. *Nature Reviews Neuroscience, 4,* 1002–1012.

Godement, P., Salaun, J., & Imbert, M. (1984). Prenatal and postnatal development of retinogeniculate and retinocollicular projections in the mouse. *Journal of Comparative Neurology, 230,* 552–575.

Godement, P., Salaun, J., & Mason, C. A. (1990). Retinal axon pathfinding in the optic chiasm: Divergence of crossed and uncrossed fibers. *Neuron, 5,* 173–186.

Godement, P., Wang, L. C., & Mason, C. A. (1994). Retinal axon divergence in the optic chiasm: Dynamics of growth cone behavior at the midline. *Journal of Neuroscience, 14,* 7024–7039.

Guillery, R. W., Mason, C. A., & Taylor, J. S. (1995). Developmental determinants at the mammalian optic chiasm. *Journal of Neuroscience, 15,* 4727–4737.

Guillery, R. W., & Walsh, C. (1987). Changing glial organization relates to changing fiber order in the developing optic nerve of ferrets. *Journal of Comparative Neurology, 265,* 203–217.

Hanashima, C., Shen, L., Li, S. C., & Lai, E. (2002). Brain factor-1 controls the proliferation and differentiation of neocortical progenitor cells through independent mechanisms. *Journal of Neuroscience, 22,* 6526–6536.

Hatini, V., Tao, W., & Lai, E. (1994). Expression of winged helix genes, BF-1 and BF-2, define adjacent domains within the developing forebrain and retina. *Journal of Neurobiology, 25,* 1293–1309.

Herrera, E., Brown, L., Aruga, J., Rachel, R. A., Dolen, G.,

Mikoshiba, K., et al. (2003). Zic2 patterns binocular vision by specifying the uncrossed retinal projection. *Cell, 114,* 545–557.

Herrera, E., Marcus, R., Li, S., Williams, S. E., Erskine, L., Lai, E., et al. (2004). Foxd1 is required for proper formation of the optic chiasm. *Development, 131,* 5727–5739.

Herrera, E., & Mason, C. A. (2006). The evolution of crossed and uncrossed retinal pathways in mammals. In J. H. Kaas (Ed.), *Evolution of nervous systems* (Vol. 3, pp. 307–318). Amsterdam: Elsevier.

Hogan, D., & Williams, R. W. (1995). Analysis of the retinas and optic nerves of achiasmatic Belgian sheepdogs. *Journal of Comparative Neurology, 352,* 367–380.

Horng, S., Kreiman, G., Ellsworth, C., Page, D., Blank, M., Millen, K., et al. (2009). Differential gene expression in the developing lateral geniculate nucleus and medial geniculate nucleus reveals novel roles for Zic4 and Foxp2 in visual and auditory pathway development. *Journal of Neuroscience, 29,* 13672–13683.

Horton, J. C., Greenwood, M. M., & Hubel, D. H. (1979). Non-retinotopic arrangement of fibres in cat optic nerve. *Nature, 282,* 720–722.

Hoskins, S. G., & Grobstein, P. (1985). Development of the ipsilateral retinothalamic projection in the frog Xenopus laevis: II. Ingrowth of optic nerve fibers and production of ipsilaterally projecting retinal ganglion cells. *Journal of Neuroscience, 5,* 920–929.

Hoyt, W. F., & Luis, O. (1963). The primate chiasm: Details of visual fiber organization studied by silver impregnation techniques. *Archives of Ophthalmology, 70,* 69–85.

Huberman, A. D., Feller, M. B., & Chapman, B. (2008). Mechanisms underlying development of visual maps and receptive fields. *Annual Review of Neuroscience, 31,* 479–509.

Huberman, A. D., Murray, K. D., Warland, D. K., Feldheim, D. A., & Chapman, B. (2005). Ephrin-As mediate targeting of eye-specific projections to the lateral geniculate nucleus. *Nature Neuroscience, 8,* 1013–1021.

Imai, T., Yamazaki, T., Kobayakawa, R., Kobayakawa, K., Abe, T., Suzuki, M., et al. (2009). Pre-target axon sorting establishes the neural map topography. *Science, 325,* 585–590.

Jaubert-Miazza, L., Green, E., Lo, F. S., Bui, K., Mills, J., & Guido, W. (2005). Structural and functional composition of the developing retinogeniculate pathway in the mouse. *Visual Neuroscience, 22,* 661–676.

Jeffery, G. (2001). Architecture of the optic chiasm and the mechanisms that sculpt its development. *Physiological Reviews, 81,* 1393–1414.

Jeffery, G., & Harman, A. M. (1992). Distinctive pattern of organisation in the retinofugal pathway of a marsupial: II. Optic chiasm. *Journal of Comparative Neurology, 325,* 57–67.

Kaas, J. H. (2005). Serendipity and the Siamese cat: The discovery that genes for coat and eye pigment affect the brain. *ILAR Journal, 46,* 357–363.

Kania, A., & Jessell, T. M. (2003). Topographic motor projections in the limb imposed by LIM homeodomain protein regulation of ephrin–A:EphA interactions. *Neuron, 38,* 581–596.

Kawasaki, H., Crowley, J. C., Livesey, F. J., & Katz, L. C. (2004). Molecular organization of the ferret visual thalamus. *Journal of Neuroscience, 24,* 9962–9970.

King, R. A., Pietsch, J., Fryer, J. P., Savage, S., Brott, M. J., Russell-Eggitt, I., et al. (2003). Tyrosinase gene mutations in oculocutaneous albinism 1 (OCA1): Definition of the phenotype. *Human Genetics, 113,* 502–513.

Koch, S. M., Dela Cruz, C. G., Hnasko, T. S., Edwards, R. H., Huberman, A. D., & Ullian, E. M. (2011). Pathway-specific genetic attenuation of glutamate release alters select features of competition-based visual circuit refinement. *Neuron, 71,* 235–242.

Kolodkin, A. L., & Tessier-Lavigne, M. (2011). Mechanisms and molecules of neuronal wiring: A primer. *Cold Spring Harbor Perspectives in Biology, 3.* doi:10.1101/cshperspect.a001727.

Koshiba-Takeuchi, K., Takeuchi, J. K., Matsumoto, K., Momose, T., Uno, K., Hoepker, V., et al. (2000). Tbx5 and the retinotectum projection. *Science, 287,* 134–137.

Kralj-Hans, I., Tibber, M., Jeffery, G., & Mobbs, P. (2006). Differential effect of dopamine on mitosis in early postnatal albino and pigmented rat retinae. *Journal of Neurobiology, 66,* 47–55.

Kuwajima, T., Yoshida, Y., Takegahara, N., Petros, T. J., Kumanogoh, A., Jessell, T. M., et al. (2012). Optic chiasm presentation of Semaphorin6D in the context of Plexin-A1 and Nr-CAM promotes retinal axon midline crossing. *Neuron, 74,* 676–690.

Lambot, M. A., Depasse, F., Noel, J. C., & Vanderhaeghen, P. (2005). Mapping labels in the human developing visual system and the evolution of binocular vision. *Journal of Neuroscience, 25,* 7232–7237.

Leamey, C. A., Merlin, S., Lattouf, P., Sawatari, A., Zhou, X., Demel, N., et al. (2007). Ten_m3 regulates eye-specific patterning in the mammalian visual pathway and is required for binocular vision. *PLoS Biology, 5,* e241. doi:10.1371/journal.pbio.0050241.

Lee, R., Petros, T. J., & Mason, C. A. (2008). Zic2 regulates retinal ganglion cell axon avoidance of ephrinB2 through inducing expression of the guidance receptor EphB1. *Journal of Neuroscience, 28,* 5910–5919.

Leone, D. P., Srinivasan, K., Chen, B., Alcamo, E., & McConnell, S. K. (2008). The determination of projection neuron identity in the developing cerebral cortex. *Current Opinion in Neurobiology, 18,* 28–35.

Leung, K. M., Taylor, J. S., & Chan, S. O. (2003). Enzymatic removal of chondroitin sulphates abolishes the age-related axon order in the optic tract of mouse embryos. *European Journal of Neuroscience, 17,* 1755–1767.

Lopez, V. M., Decatur, C. L., Stamer, W. D., Lynch, R. M., & McKay, B. S. (2008). L-DOPA is an endogenous ligand for OA1. *PLoS Biology, 6,* e236. doi:10.1371/journal.pbio.0060236.

Luria, V., Krawchuk, D., Jessell, T. M., Laufer, E., & Kania, A. (2008). Specification of motor axon trajectory by ephrin-B:EphB signaling: Symmetrical control of axonal patterning in the developing limb. *Neuron, 60,* 1039–1053.

Lustig, M., Erskine, L., Mason, C. A., Grumet, M., & Sakurai, T. (2001). Nr-CAM expression in the developing mouse nervous system: Ventral midline structures, specific fiber tracts, and neuropilar regions. *Journal of Comparative Neurology, 434,* 13–28.

Ly, A., Nikolaev, A., Suresh, G., Zheng, Y., Tessier-Lavigne, M., & Stein, E. (2008). DSCAM is a netrin receptor that collaborates with DCC in mediating turning responses to netrin-1. *Cell, 133,* 1241–1254. doi:10.1016/j.cell.2008.05.030.

Mann, F., & Holt, C. E. (2001). Control of retinal growth and axon divergence at the chiasm: Lessons from Xenopus. *BioEssays, 23,* 319–326.

Marcus, R. C., Blazeski, R., Godement, P., & Mason, C. A. (1995). Retinal axon divergence in the optic chiasm: Uncrossed axons diverge from crossed axons within a midline glial specialization. *Journal of Neuroscience, 15,* 3716–3729.

Marcus, R. C., & Mason, C. A. (1995). The first retinal axon growth in the mouse optic chiasm: Axon patterning and the cellular environment. *Journal of Neuroscience, 15,* 6389–6402.

Marcus, R. C., Shimamura, K., Sretavan, D., Lai, E., Rubenstein, J. L., & Mason, C. A. (1999). Domains of regulatory gene expression and the developing optic chiasm: Correspondence with retinal axon paths and candidate signaling cells. *Journal of Comparative Neurology, 403,* 346–358.

Mason, C., & Erskine, L. (2000). Growth cone form, behavior, and interactions in vivo: Retinal axon pathfinding as a model. *Journal of Neurobiology, 44,* 260–270.

Mason, C. A., & Sretavan, D. W. (1997). Glia, neurons, and axon pathfinding during optic chiasm development. *Current Opinion in Neurobiology, 7,* 647–653.

Meissirel, C., & Chalupa, L. M. (1994). Organization of pioneer retinal axons within the optic tract of the rhesus monkey. *Proceedings of the National Academy of Sciences of the United States of America, 91,* 3906–3910. doi:10.1073/pnas.91.9.3906.

Merzdorf, C. S. (2007). Emerging roles for zic genes in early development. *Developmental Dynamics, 236,* 922–940.

Molyneaux, B. J., Arlotta, P., Menezes, J. R., & Macklis, J. D. (2007). Neuronal subtype specification in the cerebral cortex. *Nature Reviews Neuroscience, 8,* 427–437.

Moon, M. S., & Gomez, T. M. (2005). Adjacent pioneer commissural interneuron growth cones switch from contact avoidance to axon fasciculation after midline crossing. *Developmental Biology, 288,* 474–486.

Myers, P. Z., & Bastiani, M. J. (1993). Cell–cell interactions during the migration of an identified commissural growth cone in the embryonic grasshopper. *Journal of Neuroscience, 13,* 115–126.

Nagai, T., Aruga, J., Takada, S., Gunther, T., Sporle, R., Schughart, K., et al. (1997). The expression of the mouse Zic1, Zic2, and Zic3 gene suggests an essential role for Zic genes in body pattern formation. *Developmental Biology, 182,* 299–313.

Nakagawa, S., Brennan, C., Johnson, K. G., Shewan, D., Harris, W. A., & Holt, C. E. (2000). Ephrin-B regulates the ipsilateral routing of retinal axons at the optic chiasm. *Neuron, 25,* 599–610.

Nawabi, H., Briancon-Marjollet, A., Clark, C., Sanyas, I., Takamatsu, H., Okuno, T., et al. (2010). A midline switch of receptor processing regulates commissural axon guidance in vertebrates. *Genes & Development, 24,* 396–410.

Nawabi, H., & Castellani, V. (2011). Axonal commissures in the central nervous system: How to cross the midline? *Cellular and Molecular Life Sciences, 68,* 2539–2553. doi:10.1007/s00018-011-0691-9.

Oetting, W. S., Fryer, J. P., Shriram, S., & King, R. A. (2003). Oculocutaneous albinism type 1: The last 100 years. *Pigment Cell Research, 16,* 307–311.

O'Leary, D. M., Gerfen, C. R., & Cowan, W. M. (1983). The development and restriction of the ipsilateral retinofugal projection in the chick. *Brain Research, 312,* 93–109.

Pak, W., Hindges, R., Lim, Y. S., Pfaff, S. L., & O'Leary, D. D. (2004). Magnitude of binocular vision controlled by islet-2 repression of a genetic program that specifies laterality of retinal axon pathfinding. *Cell, 119,* 567–578.

Palmesino, E., Rousso, D. L., Kao, T. J., Klar, A., Laufer, E., Uemura, O., et al. (2010). Foxp1 and lhx1 coordinate motor neuron migration with axon trajectory choice by gating Reelin signalling. *PLoS Biology, 8,* e1000446. doi:10.1371/journal.pbio.1000446.

Parra, L. M., & Zou, Y. (2010). Sonic hedgehog induces response of commissural axons to Semaphorin repulsion during midline crossing. *Nature Neuroscience, 13,* 29–35.

Pecho-Vrieseling, E., Sigrist, M., Yoshida, Y., Jessell, T. M., & Arber, S. (2009). Specificity of sensory–motor connections encoded by Sema3e-Plxnd1 recognition. *Nature, 459,* 842–846.

Petros, T. J., & Mason, C. A. (2008). Early development of the optic stalk, chiasm and astrocytes. In L. M. Chalupa & R. W. Williams (Eds.), *Eye, retina, and visual system of the mouse* (pp. 381–400). Cambridge, MA: MIT Press.

Petros, T. J., Rebsam, A., & Mason, C. A. (2008). Retinal axon growth at the optic chiasm: To cross or not to cross. *Annual Review of Neuroscience, 31,* 295–315.

Petros, T. J., Shrestha, B. R., & Mason, C. (2009). Specificity and sufficiency of EphB1 in driving the ipsilateral retinal projection. *Journal of Neuroscience, 29,* 3463–3474.

Pfeiffenberger, C., Cutforth, T., Woods, G., Yamada, J., Renteria, R. C., Copenhagen, D. R., et al. (2005). Ephrin-As and neural activity are required for eye-specific patterning during retinogeniculate mapping. *Nature Neuroscience, 8,* 1022–1027.

Picker, A., Cavodeassi, F., Machate, A., Bernauer, S., Hans, S., Abe, G., et al. (2009). Dynamic coupling of pattern formation and morphogenesis in the developing vertebrate retina. *PLoS Biology, 7,* e1000214. doi:10.1371/journal.pbio.1000214.

Pittman, A. J., Law, M. Y., & Chien, C. B. (2008). Pathfinding in a large vertebrate axon tract: Isotypic interactions guide retinotectal axons at multiple choice points. *Development, 135,* 2865–2871. doi:10.1242/dev.025049.

Plachez, C., Andrews, W., Liapi, A., Knoell, B., Drescher, U., Mankoo, B., et al. (2008). Robos are required for the correct targeting of retinal ganglion cell axons in the visual pathway of the brain. *Molecular and Cellular Neurosciences, 37,* 719–730.

Plas, D. T., Lopez, J. E., & Crair, M. C. (2005). Pretarget sorting of retinocollicular axons in the mouse. *Journal of Comparative Neurology, 491,* 305–319.

Plump, A. S., Erskine, L., Sabatier, C., Brose, K., Epstein, C. J., Goodman, C. S., et al. (2002). Slit1 and Slit2 cooperate to prevent premature midline crossing of retinal axons in the mouse visual system. *Neuron, 33,* 219–232.

Polleux, F., Ince-Dunn, G., & Ghosh, A. (2007). Transcriptional regulation of vertebrate axon guidance and synapse formation. *Nature Reviews Neuroscience, 8,* 331–340.

Polyak, S. L. (1957). *The vertebrate visual system.* Chicago: University of Chicago Press.

Pratt, T., Conway, C. D., Tian, N. M., Price, D. J., & Mason, J. O. (2006). Heparan sulphation patterns generated by specific heparan sulfotransferase enzymes direct distinct aspects of retinal axon guidance at the optic chiasm. *Journal of Neuroscience, 26,* 6911–6923.

Pratt, T., Tian, N. M., Simpson, T. I., Mason, J. O., & Price, D. J. (2004). The winged helix transcription factor Foxg1 facilitates retinal ganglion cell axon crossing of the ventral midline in the mouse. *Development, 131,* 3773–3784. doi:10.1242/dev.01246.

Quina, L. A., Pak, W., Lanier, J., Banwait, P., Gratwick, K., Liu, Y., et al. (2005). Brn3a-expressing retinal ganglion cells project specifically to thalamocortical and collicular visual pathways. *Journal of Neuroscience, 25,* 11595–11604.

Rachel, R. A., Dolen, G., Hayes, N. L., Lu, A., Erskine, L., Nowakowski, R. S., et al. (2002). Spatiotemporal features of early neuronogenesis differ in wild-type and albino mouse retina. *Journal of Neuroscience, 22,* 4249–4263.

Ramon y Cajal, S. (1911). *Histologie du système nerveux de l'homme et des vertébrés* (Vol. II). Paris: Maloine.

Raper, J., & Mason, C. (2010). Cellular strategies of axonal pathfinding. *Cold Spring Harbor Perspectives in Biology, 2,* a001933. doi:10.1101/cshperspect.a001933.

Rebsam, A., Bhansali, P., & Mason, C. A. (2012). Eye-specific projections of retinogeniculate axons are altered in albino mice. *Journal of Neuroscience, 32,* 4821–4826.

Rebsam, A., Petros, T. J., & Mason, C. A. (2009). Switching retinogeniculate axon laterality leads to normal targeting but abnormal eye-specific segregation that is activity dependent. *Journal of Neuroscience, 29,* 14855–14863.

Reese, B. E. (1996). The chronotopic reordering of optic axons. *Perspectives on Developmental Neurobiology, 3,* 233–242.

Reese, B. E., Johnson, P. T., Hocking, D. R., & Bolles, A. B. (1997). Chronotopic fiber reordering and the distribution of cell adhesion and extracellular matrix molecules in the optic pathway of fetal ferrets. *Journal of Comparative Neurology, 380,* 355–372.

Sakai, J. A., & Halloran, M. C. (2006). Semaphorin 3d guides laterality of retinal ganglion cell projections in zebrafish. *Development, 133,* 1035–1044. doi:10.1242/dev.02272.

Sakano, H. (2010). Neural map formation in the mouse olfactory system. *Neuron, 67,* 530–542.

Sakurai, T. (2012). The role of NrCAM in neural development and disorders—Beyond a simple glue in the brain. *Molecular and Cellular Neurosciences, 49,* 351–363.

Sanchez-Camacho, C., & Bovolenta, P. (2008). Autonomous and non-autonomous Shh signalling mediate the in vivo growth and guidance of mouse retinal ganglion cell axons. *Development, 135,* 3531–3541. doi:10.1242/dev.023663.

Satoda, M., Takagi, S., Ohta, K., Hirata, T., & Fujisawa, H. (1995). Differential expression of two cell surface proteins, neuropilin and plexin, in Xenopus olfactory axon subclasses. *Journal of Neuroscience, 15,* 942–955.

Schulte, D., Furukawa, T., Peters, M. A., Kozak, C. A., & Cepko, C. L. (1999). Misexpression of the Emx-related homeobox genes cVax and mVax2 ventralizes the retina and perturbs the retinotectal map. *Neuron, 24,* 541–553.

Seth, A., Culverwell, J., Walkowicz, M., Toro, S., Rick, J. M., Neuhauss, S. C., et al. (2006). Belladonna/(Ihx2) is required for neural patterning and midline axon guidance in the zebrafish forebrain. *Development, 133,* 725–735.

Shatz, C. J. (1996). Emergence of order in visual system development. *Proceedings of the National Academy of Sciences of the United States of America, 93,* 602–608.

Simon, D. K., & O'Leary, D. D. (1991). Relationship of retinotopic ordering of axons in the optic pathway to the formation of visual maps in central targets. *Journal of Comparative Neurology, 307,* 393–404.

Sretavan, D. W. (1990). Specific routing of retinal ganglion cell axons at the mammalian optic chiasm during embryonic development. *Journal of Neuroscience, 10,* 1995–2007.

Surmeli, G., Akay, T., Ippolito, G. C., Tucker, P. W., & Jessell, T. M. (2011). Patterns of spinal sensory–motor connectivity prescribed by a dorsoventral positional template. *Cell, 147,* 653–665.

Taylor, J. S., & Guillery, R. W. (1995). Does early monocular enucleation in a marsupial affect the surviving uncrossed retinofugal pathway? *Journal of Anatomy, 186,* 335–342.

Thanos, S., & Bonhoeffer, F. (1984). Development of the transient ipsilateral retinotectal projection in the chick embryo: A numerical fluorescence-microscopic analysis. *Journal of Comparative Neurology, 224,* 407–414.

Thanos, S., Bonhoeffer, F., & Rutishauser, U. (1984). Fiber-fiber interaction and tectal cues influence the development of the chicken retinotectal projection. *Proceedings of the National Academy of Sciences of the United States of America, 81,* 1906–1910. doi:10.1073/pnas.81.6.1906.

Tian, N. M., Pratt, T., & Price, D. J. (2008). Foxg1 regulates retinal axon pathfinding by repressing an ipsilateral program in nasal retina and by causing optic chiasm cells to exert a net axonal growth-promoting activity. *Development, 135,* 4081–4089. doi:10.1242/dev.023572.

Tibber, M. S., Whitmore, A. V., & Jeffery, G. (2006). Cell division and cleavage orientation in the developing retina are regulated by L-DOPA. *Journal of Comparative Neurology, 496,* 369–381.

Torborg, C. L., Hansen, K. A., & Feller, M. B. (2005). High frequency, synchronized bursting drives eye-specific segregation of retinogeniculate projections. *Nature Neuroscience, 8,* 72–78.

Trousse, F., Marti, E., Gruss, P., Torres, M., & Bovolenta, P. (2001). Control of retinal ganglion cell axon growth: A new role for Sonic hedgehog. *Development, 128,* 3927–3936.

Victor, J. D., Apkarian, P., Hirsch, J., Conte, M. M., Packard, M., Relkin, N. R., et al. (2000). Visual function and brain organization in non-decussating retinal-fugal fibre syndrome. *Cereb Cortex, 10,* 2–22. doi:10.1093/cercor/10.1.2.

Walsh, C., & Guillery, R. W. (1985). Age-related fiber order in the optic tract of the ferret. *Journal of Neuroscience, 5,* 3061–3069.

Wang, L. C., Dani, J., Godement, P., Marcus, R. C., & Mason, C. A. (1995). Crossed and uncrossed retinal axons respond differently to cells of the optic chiasm midline in vitro. *Neuron, 15,* 1349–1364.

Wang, L. C., Rachel, R. A., Marcus, R. C., & Mason, C. A. (1996). Chemosuppression of retinal axon growth by the mouse optic chiasm. *Neuron, 17,* 849–862.

Webster, M. J., & Rowe, M. H. (1991). Disruption of developmental timing in the albino rat retina. *Journal of Comparative Neurology, 307,* 460–474.

Williams, S. E., Grumet, M., Colman, D. R., Henkemeyer, M., Mason, C. A., & Sakurai, T. (2006). A role for Nr-CAM in the patterning of binocular visual pathways. *Neuron, 50,* 535–547.

Williams, S. E., Mann, F., Erskine, L., Sakurai, T., Wei, S., Rossi, D. J., et al. (2003). Ephrin-B2 and EphB1 mediate retinal axon divergence at the optic chiasm. *Neuron, 39,* 919–935.

Williams, S. E., Mason, C. A., & Herrera, E. (2004). The optic chiasm as a midline choice point. *Current Opinion in Neurobiology, 14,* 51–60.

Wolf, B. D., & Chiba, A. (2000). Axon pathfinding proceeds normally despite disrupted growth cone decisions at CNS midline. *Development, 127,* 2001–2009.

Wolman, M. A., Liu, Y., Tawarayama, H., Shoji, W., & Halloran, M. C. (2004). Repulsion and attraction of axons by semaphorin3D are mediated by different neuropilins in vivo. *Journal of Neuroscience, 24,* 8428–8435.

Xu, H. P., Furman, M., Mineur, Y. S., Chen, H., King, S. L., Zenisek, D., et al. (2011). An instructive role for patterned spontaneous retinal activity in mouse visual map development. *Neuron, 70,* 1115–1127.

Xue, Y., & Honig, M. G. (1999). Ultrastructural observations on the expression of axonin-1: Implications for the fasciculation of sensory axons during axonal outgrowth into the chick hindlimb. *Journal of Comparative Neurology, 408,* 299–317.

Yoshida, Y., Han, B., Mendelsohn, M., & Jessell, T. M. (2006). PlexinA1 signaling directs the segregation of proprioceptive sensory axons in the developing spinal cord. *Neuron, 52,* 775–788.

第93章 丘脑-皮质轴突靶向的轴突导向和黏附信号转导机制

Patricia F. Maness

从丘脑的不同核团到各个初级皮层区域的轴突的正确突触靶向对视觉、触觉和听觉以及运动功能至关重要。由于丘脑和新皮质(neocortex)的喙尾轴或是中侧轴(mediolateral axes)上都有精确的拓扑(topographic)组织,因此阐明丘脑-皮层连接(thalamocortical(TC)connectivity)的发育机制是一个很大的挑战。在TC通路中,来自运动(腹前侧/腹外侧,VA/VL)、躯体感觉(腹侧基底核丛,ventrobasal complex,VB)以及视觉丘脑核(背外侧膝状体核,dLGN)的丘脑轴突会按照拓扑结构投射到对应的初级皮层区域(运动,M1;躯体感觉,S1;视觉,V1)(见图93.1)。

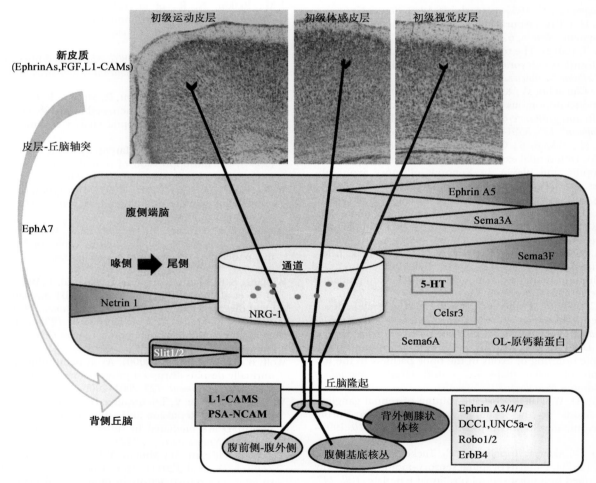

图93.1 丘脑-皮质轴突(thalamocortical axon,TCA,从丘脑投射到皮质的轴突)从背侧丘脑核开始经过皮质下(subpallium)/腹侧端脑到达不同的新皮质区域的示意图。来自背侧丘脑的不同核团的TCAs会从丘脑隆起处出发,并沿着腹侧端脑的喙尾轴的Islet1阳性细胞的通道(corridor)中被分类(小鼠胎龄:13.5~15.5天)。在这个区域中,表达轴突导向因子受体(在背侧丘脑的框中列出)的不同组合的TCAs会被排斥性和诱导性信号(EphrinA5,Semaphorin3A,Semaphorin3F,Semaphorin6A,Netrin1,Slit1/2)的浓度梯度引导,并受到神经调节蛋白-1(NRG1)和血清素(serotonin)(5-HT,5-hydroxytryptamine)的影响。L1家族细胞黏附分子(L1-CAMs),神经细胞黏附分子NCAM[聚唾液酸(polysialylated)]以及钙黏蛋白家族成员Celsr3和OL-原钙黏白会参与丘脑轴突导向。相反,从皮层到丘脑的轴突投射(皮层-丘脑轴突投射)在部分受EphA7控制。来自丘脑运动核(VA/VL,腹前侧/腹外侧)、躯体感觉核(VB,腹侧基底核丛)以及视觉核团(dLGN,背外侧膝状体核)的TCAs分别最终投射到初级运动皮层(M1)、初级躯体感觉皮层(S1)和初级视觉皮层(V1)。在新皮质中,大量的生长锥引导信号和细胞黏附分子以及活性依赖性机制会促进TCAs最终的突触靶向。

目前从小鼠研究中获得的大量证据表明,TC 的拓扑映射是从背侧丘脑开始,经腹侧端脑(VTe)中的通道(corridor),和进入到新皮质的关键选择点,进行的一系列的轴突导向决策形成的(见图 93.1)。在皮层中,TC 轴突进一步受到内源性线索的影响,这些线索将它们引导至区特异性(area-specific)和层特异性(lamina-specific)的区域。最初的扩散投射通过活动依赖性以及活动独立性的机制加以改善,从而使得它们能够和合适的突触伴侣(synaptic partners)建立突触。最近在识别引导 TC 轴突从丘脑投射到皮层的分子信号方面取得了进展,尽管在相关机制的认识方面还有很多空白需要填补。本综述主要关注在 TC 投射过程中,肝配蛋白(Ephrins)、信号素(Semaphorins)、神经生长因子(Netrins)、Slits、神经调节蛋白 1(Nrg1)以及神经细胞黏附分子(CAMs)在关键选择点控制 TC 轴突导向中特定作用,但不考虑转录调节对 TC 发育的影响。

丘脑-皮质轴突进入腹侧端脑的入口

在胎龄约为 E12.5 的小鼠中,背侧丘脑(DT)中的轴突从腹侧丘脑出发并朝向下丘脑的方向生长(见图 93.2;一般参考见 Price et al.,2006)。来自喙部和尾部 DT 的 TC 轴突在离开丘脑时会在丘脑隆起(thalamic eminence)处被很好地分离。在轴突要穿越间脑和端脑之间的边界时,它们会突然地转向端脑。大约在 E14.5,TC 轴突会经由内侧神经节隆起(medial ganglionic eminence, MGE)的一条自由通道(permissive corridor)投射到皮层。在胎龄为 E16.5 时,TC 轴突会穿越苍白球-亚苍白球边界(pallial-subpallial

boundary)并进入皮层过渡带。在 E16.5~16 时期,TC 轴突会在皮质底板层(cortical subplate)等待,然后到达第 4 层,在此处它们分叉并在出生后形成突触。

来自 DT 的 TC 轴突生长早期,下丘脑表达 Slit 家族的大量分泌型引导分子,同时 TC 轴突表达其免疫球蛋白类 Robo 受体。Slits1-3 通常与 Robo1-4 受体结合,作为排斥性的引导信号。正如 Slit1/2 在 TC 轴突导向中的排斥作用,在缺失 Slit2、同时缺失 Slit1/2 以及缺失 Robo1/2 的小鼠中,TC 轴突不转向端脑,而是错误的向下丘脑腹侧投射,并且在体外实验中,丘脑轴突会被 Slit2 排斥(Braistead et al.,2009;Lopez-Bendito et al.,2007)。这些发现支持 Slit1/2 在下丘脑排斥 TC 轴突,从而促使其转向端脑的结论。

多聚唾液酸化的 NCAM 可以促进 TC 从 DT 寻路到腹侧丘脑和 VTe(Schiff et al.,2011)。多聚唾液酸化(一种依赖唾液酸转移酶活性的 NCAM 的胚胎修饰)能降低同嗜型 NCAM 的亲和性,从而提高神经元对其他引导信号的反应。去除多聚唾液酸会阻碍 TC 轴突急转入 VTe,表明这个修饰使得轴突能够响应 Slits。缺失 NCAM 的小鼠,在胚胎期的 VTe 中会有正常的 TC 轴突分类;然而,喙部 DT 轴突在建立皮质连接时显示出寻路缺陷,导致躯体感觉映射的改变(Enriquez-Barreto et al.,2012)。

Sema6A(一个跨膜信号素)也是 dLGN 轴突在 VTe 中转向并进入皮层时所需要的(Leighton et al.,2001;Little et al.,2009)。如果缺失 Sema6A,dLGN 轴突会投向杏仁核区域。可能的结果是,有些 VB 轴突会错误地投射到 V1,尽管在成年动物中未观察这种表型,这表明皮质信号可能可以纠正异常的投射。钙依赖性 CAMs 的钙黏蛋白家族成员也参与了 TC 轴突向

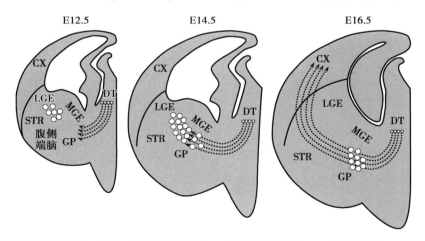

图 93.2 在小鼠胚胎发育期间,丘脑-皮质轴突的投射。丘脑轴突投射从 DT 开始穿越 DTB(胎龄 12.5 天)并通过 Islet1⁺ 细胞的通道进入 VTe(胎龄 14.5 天),然后穿过苍白球-亚苍白球边界进入新皮质(胎龄 16.5 天)。背侧丘脑(DT),皮层(CX),外侧和内侧神经节隆起(LGE,MGE),纹状体(STR),苍白球(GP),间脑端脑边界(DTB)。虚线:丘脑轴突;白色的大圆:通道细胞。

VTe 寻路的过程。Celsr3（在 VTe 中表达的一种非典型钙黏蛋白）介导 TC 和皮质-丘脑轴突（corticothalamic（CT）axons，从皮质投射到丘脑的轴突）进入到该亚域（Zhou et al.，2009）。OL-原钙黏蛋白也影响 TC 和 CT 轴突在 VTe 中的早期寻路。在 VTe 中，OL-原钙黏蛋白可能调控纹状体轴突（striatal axons）的生长以及增加区域的允许环境（permissive environment）（Uemura et al.，2007）。

在 VTe 中存在一个由细胞组成的通道，作为基质，允许 TC 轴突通过 MGC 中相对非允许的区域生长。Islet1$^+$ 通道细胞是 GABA 能神经元，能够在 E11.5~E14 时期从外侧神经节隆起向腹侧迁移，并形成一个允许的基质，从而开拓 TC 轴突进入 VTe 的入口（Bielle et al.，2011；Lopez-Bendito et al.，2006）。腹侧 MGE 表达的 Slit2 提供排斥力，以引导迁移的通道细胞定位（Bielle et al.，2011）。通道细胞表达 NRG-1，这是一种膜相关的吸引物，能够通过 ErbB4 酪氨酸激酶受体发出信号，激活多个胞内信号通路。NRG-1 和

ErbB4 突变小鼠和外植体共培养实验共同证明，TC 轴突经由 NRG-1/ErbB4 的信号转导的导航通过通道，尽管其他信号可能也有作用。控制 TC 轴突分离以及在丘脑内的早期引导因子是进一步研究的重要领域。

EphrinAs 和 Slit1 对腹侧端脑中的丘脑-皮质轴突分类的影响

VTe 是一个重要的中间靶点，在多种引导信号的影响下，TC 轴突在这里被从头内侧到尾外侧进行分类，最终到达合适的新皮质区域。这种分类由 VTe 中表达的多种分子信号介导，这些信号独立于皮层衍生信号。排斥型和吸引型引导信号在 VTe 纹状体区域中都表现出分级表达模式（肝配蛋白 Eprins，信号素 Semaphorins，神经生长因子 Netrins）。EphrinA 配体及其 EphA 酪氨酸激酶受体的反梯度，控制 VTe 中头端 TC 轴突的分类（Dufour et al.，2003；Egea et al.，2005）。头侧 DT 的轴突表达高水平的 EphA4 和 EphA7 受体，

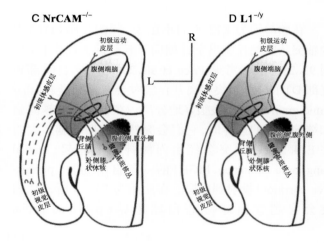

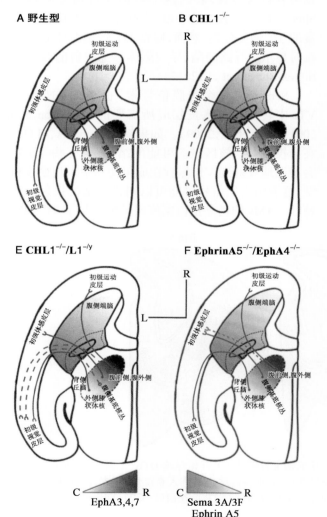

图 93.3　在小鼠的无效突变体（null mutants）中的丘脑-皮质投射轨迹的示意图。基于轴突示踪结果：正常的投射用实线描绘；错误的投射用虚线描绘。（A）野生型（WT），（B）*CHL1*$^{-/-}$，（C）*NrCAM*$^{-/-}$，（D）*L1*$^{-/y}$（无效突变体；L1 基因位于 X 染色体上），（E）*CHL1*$^{-/-}$ L1$^{-/y}$ 双突变体，（F）*EphrinA5*$^{-/-}$/*EphA4*$^{-/-}$ 双突变体。Sema3A，Sema3F 以及 EphrinA5 在腹侧端脑（VTe）的头尾方向上的表达梯度以及 EphA3、4、7 在背侧丘脑中的头尾方向的梯度在图中均有显示。R，右侧；L，左侧。

并在 VTe 中被 EphrinA5 排斥,且 EphrinA5 呈现尾外侧>头内侧的梯度。这个机制使丘脑运动轴突从腹外侧(VL)核到 M1 正确靶向。在缺乏 EphA4、EphA7 或是同时缺乏 EphrinA5 和 EphA4 的小鼠中,部分 VL 轴突会在 VTe 中向尾部移动,并错误地投射到 S1 上,它们在此形成稳定的连接(Dufour et al.,2003)(见图 93.3)。EphrinA5/EphA4 双突变体受到影响最大,表现为区域内以及区域间 TC 轴突的错误靶向,就像 S1 中 VPM 轴突的终端的改变所示(Dufour et al.,2003)。VB 轴突到 S1 的区域内的错误靶向取决于 EphA4 激酶的活性(Dufour et al.,2006;Egea et al.,2005)。此外,在 EphrinA5 缺失小鼠中,来自背外侧丘脑核的部分传入神经会偏向尾部,错误投射到 S1 中(Uziel et al.,2002)。EphrinA5 可以作用于 TC 通路上的多个水平。体外研究显示,EphrinA5 对丘脑的和皮质的轴突都有排斥(Gao et al.,1998)和吸引的作用(Castellani et al.,1998;Mann et al.,2002)。在皮质中,缺少 EphrinA5 会限制丘脑轴突末端的分支(Uziel,Muhlfriedel,& Bolz,2008),并可能促进棘状星形细胞树突(S1 第4层中 VB 的靶点)代偿分支(Guellmar,Rudolph,& Bolz,2009)。

在 VTe 中,轴突引导分子 Netrin1 提供了一个与 EphrinA5 引起丘脑轴突排斥的反作用力(Bonnin et al.,2007;Braistead et al.,2000;Powell et al.,2008)。在 VTe 中,Netrin1 的表达梯度在头侧最高,这和 EphrinA5 的表达梯度相反。Netrin1 具有吸引头侧丘脑轴突和排斥尾部丘脑轴突的双重作用(Bonnin et al.,2007;Powell et al.,2008)。这种相反的效果是由在丘脑轴突表达不同水平的 Netrin1 受体(DCC,结肠癌缺失蛋白)和 Unc5a,c 介导的。TC 轴突在 VTe 中的反应可以被血清素(5-羟色胺;5HT)调节(Bonnin et al.,2007)。最近的研究结果也表明 Netrin1 和 Slit1 在通道中存在组合作用,在此,Netrin1 和 Slit1 头尾方向的平行梯度可协同引导头侧 TC 轴突的靶向(Bielle et al.,2011)。

L1 细胞黏附分子通过改变信号素和肝配蛋白的梯度调节丘脑-皮质轴突对的导向

L1 家族 CAMs(L1,L1 的紧密同源物[CHL1],神经元-神经胶质相关的细胞黏附分子[NrCAM],以及神经束蛋白)是结构相关的免疫球蛋白类轴突导向分子(见图 93.4)。原位杂交显示,胚胎期的 DT 内不同

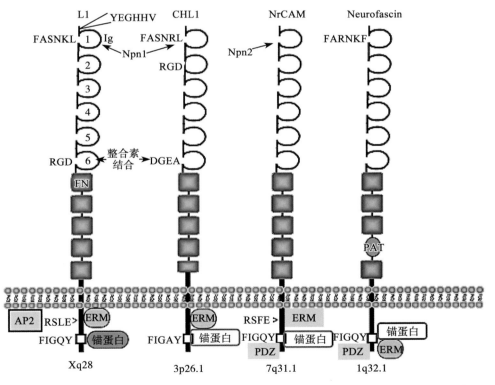

图 93.4 L1 家族细胞黏附分子的结构和相互作用。图中显示 L1、L1 的紧密同源物(CHL1)、神经元-神经胶质相关的细胞黏附分子(NrCAM)、神经束蛋白的结构域和交互伙伴的结合序列。保守的胞质结构域可结合:网格蛋白接头 AP2、ERMs(埃兹蛋白、根蛋白、膜突蛋白)、锚蛋白以及包含蛋白质的 PDZ 结构域。神经束蛋白有一个胞外 PAT 域,这在其他 L1-CAMs 中不存在。下方显示了每个 L1-CAM 的人类染色体定位。

L1-CAMs 的表达模式不同且重叠,但它们的表达梯度不平滑。在 TC 轴突生长通过 VTe 期间,L1-CAMs 位于 TC 轴突以及生长锥上,但不定位于 VTe 基质内的细胞中(Demyanenko et al.,2011a;Wright et al.,2007)。L1-CAM 促进或抑制轴突生长,取决于它们与对立细胞上的 L1-CAM 发生同嗜性的反式相互作用,还是与轴突上的排斥性受体发生异嗜性的顺式相互作用(Castellani et al.,2000,2002)。

通过介导第三类信号素(Sema3s)的梯度对排斥物的反应,L1-CAMs 可调节不同 TC 轴突束的寻路过程,且 Sema3s 由 VTe 中的细胞而不是丘脑神经元表达。在 TC 轴突寻路期间,Sema3A-G 是分泌型轴突引导信号,它在 VTe 中呈梯度表达(Tran, Kolodkin, & Bharadwaj,2007)。Sema3s 以诱导生长锥塌陷以及轴突回缩而闻名,但是它们也可以作为吸引物。Sema3s 与 Npn1/2 受体结合,再招募 PlexinA 信号亚基(PlexA1-4),从而在质膜上形成复合物。PlexinAs 具有内在的 Rac1-GTPase 活性(Pasterkamp & Giger,2009;Tran, Kolodkin, & Bharadwaj,2007),它可能引起细胞骨架的重排,进而影响到生长锥塌陷和轴突导向。L1 首先被发现通过与 Npn1 结合来调节 Sema3A 诱导的轴突排斥(Castellani et al.,2000),并且还介导对吸引的排斥。有趣的是,Sema3A 介导的排斥可以转换为吸引。

在 VTe 中,CHL1 通过结合 Npn-1 和介导 Sema3A 诱发的排斥性引导,来特异性地指定部分 VB 轴突靶向 S1(Wright et al.,2007)。小鼠 CHL1 的基因损坏会导致 VTe 中这部分 VB 轴突向尾部移位,导致错误地靶向到 V1 而不是 S1(Wright et al.,2007)(见图 93.3)。dLGN 轴突到 V1 的投射在突变体中不会受到影响。此外,*Npn-1*$^{Sema3A-/-}$ 基因敲入(knock-in)的小鼠(会表达一个不会结合 Sema3A 的突变的 Npn-1,Gu et al.,2003)显示与 VTe 中 VB 轴突向尾部移位的箱体表型(Wright et al.,2007)。CHL1 通过 CHL1 Ig1 结构域中的序列(FASNRL)和 Npn-1 相结合,这是培养中的丘脑神经元的生长锥塌陷所需要的。在体内 VTe 中,Sema3A 的表达呈现尾外侧大于头内侧的梯度,这样它可以作为排斥物指导 VB 轴突向 S1 投射。

与 CHL1 不同,小鼠缺失 L1 并不改变 VA/VL、VB 或是 dLGN 中 TC 轴突的区域特异性靶向(Wiencken-Barger et al.,2004)(见图 93.3)。但需要注意的是,当小鼠中的 L1 和 CHL1 均缺失时,观察到的表型比单基因缺失更为严重(Demyanenko et al.,2011b)。在双突变体中,来自头侧(VA/VL)以及 VB 核的丘脑投射错误靶向到 V1,而 dLGN 轴突仍正常地投射到 V1(见图 93.3)。这种表型支持了 L1 和 CHL1 在 TC 轴突中的协同作用,可能是对 VTe 中 Sema3A 或是其他排斥性信号的反应。类似于 CHL1(Wright et al.,2007),L1 通过其 Ig1 结构域中的一个同源基序(FASNKL)结合 Npn-1,这是针对 Sema3A 的生长锥塌陷所需要的(Castellani et al.,2000)。L1 诱导的塌陷对 Sema3A 是有选择性的,因为 L1 不介导 Sema3B 或 Sema3E 相关的塌陷(Castellani et al.,2000)。由于 CHL1 缺失会导致 VB 轴突错误地靶向到 V1,双重缺失可能选择性地影响头侧丘脑轴突。

L1 和 CHL1 除了介导 Sema3A 的反应外,还介导了 EphrinA5 诱导的生长锥塌陷。来源于 L1 或 CHL1 缺失的突变小鼠的皮质和丘脑神经元的培养物,均会出现与 EphrinA5 相关的生长锥塌陷反应的损伤(Demyanenko et al.,2011b)。L1 和 CHL1 与 DT 中表达的主要的 EphrinA5 受体(EphA3,EphA4 和 EphA7)发生免疫共沉淀,但会表现出对不同 EphA 亚型的偏好性(Demyanenko et al.,2011b)。L1 与 EphA3、-A4 和-A7 关联,而 CHL1 只和 EphA7 关联(Demyanenko et al.,2011b)。在小鼠的 TC 通路中,已发现了 EphrinAs(EphrinA3、-A4 和-A5)和它们的 EphA 受体(EphA3、-A4 和-A7)的表达模式不同(Mackarehtschian et al.,1999;Torii & Levitt,2005;Uziel et al.,2006)。此外,EphrinAs 对不同 EphA 受体显示出选择性亲和力,就像 EphA4 和 EphA7 所展现的一样(Janis, Cassidy, & Kromer,1999)。这些结果表明,受体和配体表达的差异,可能导致丘脑神经元亚群的不同的反应性,这些亚群受 L1 和 CHL1 的调控。

NrCAM 不仅在引导 TC 轴突群从 VB 核投射到 S1 的过程中起到和 CHL1 类似的作用,而且在引导轴突从更靠头侧的核(VA/VL)投射到 M1 的过程中也能起到类似的作用(见图 93.3)。在无效突变的小鼠中,NrCAM 的缺失会导致部分来自 VA/VL 以及 VB 的轴突在 VTe 中向尾部移位,并错误地靶向 V1,然而 dLGN 轴突还是会正常地靶向 V1(Demyanenko et al.,2011a)。Npn-2 缺失突变小鼠在 VTe 中表现出相同的轴突导向错误的表型。在 VTe 中,Sema3F 的表达呈现尾外侧>头内侧的梯度,它能够排斥 M1 和 S1 的 TC 轴突。NrCAM 缺失小鼠的丘脑神经元会出现针对 Sema3F 的生长锥塌陷的缺陷。在 E15.5 的脑中,NrCAM 和 Npn-2 存在物理联系(Demyanenko et al.,2011a),并选择性地用于诱导 Sema3F 而非 Sema3A 相关的生长锥塌陷(Falk et al.,2005)。在 E14.5 ~

15.5 时期，神经束蛋白在 DT 的神经元亚群中表达，但是在删除了这个基因的无效突变小鼠中，并不会影响 TC 轴突到 M1、S1 或 V1 的最终靶向（Demyanenko et al.，2011b）。丘脑到其他区域的投射是否依赖这种 L1-CAM，还需要进一步研究。

在描述嗅觉通路的拓扑映射时，另一种需要考虑的现象是轴突亚群的选择性束化。嗅觉拓扑映射取决于神经中嗅觉感觉轴突的预靶向分类，这可以通过各束轴突之间的 Sema3A 和 Npn1 的排斥来部分实现（Dickstein et al.，2011）。在嗅觉映射中的拓扑顺序也会被 Sema3F 所影响（Sema3F 由较早到达的轴突分泌），Sema3F 会排斥后期到达的轴突（Takeuchi et al.，2010）。与此相反，TC 通路中 Sema3A 和 Sema3F 是在 VTe 基质而非在 TC 轴突中表达（Demyanenko et al.，2011a；Wright et al.，2007）。此外，在 L1、NrCAM、Npn1/2 以及 Sema3A 缺失突变胚胎中，在离开丘脑隆起时，头尾部的 DT 轴突仍然可以保持良好的分离（Demyanenko et al.，2011a；Wright et al.，2007）。然而，在 VTe 中的 Sema3 梯度可能会诱导 TC 轴突微小的解束化，从而增加其对其他因子的反应，而 TC 轴突会在 L1 的无效突变小鼠中出现超束化（Ohyama et al.，2004；Wiencken-Barger et al.，2004）。

NrCAM 的缺失对视觉功能的影响

NrCAM 的缺失会对小鼠视觉皮层反应有功能性影响，表明视觉连接（wiring）非常依赖于 NrCAM 的表达。缺失 NrCAM 的小鼠出现视敏度受损，其可以在 P2 时期，通过在 V1 双眼区记录的视觉诱发电位进行测量（Demyanenko et al.，2011a）。NrCAM 的缺失优先降低了同侧眼的诱发反应，提示同侧输入的微弱或是特异性地错误靶向。NrCAM 的缺失不会改变视网膜到 dLGN 的轴突靶向、dLGN 内同侧和对侧输入的眼特异性分离，也不会改变 LGN 到皮质的靶向（Demyanenko et al.，2011a）。仍需更多的研究来确定，视觉反应的改变是否归因于来自 VA/VL 或 VM 核的 TC 错误输入，还是归因于其他视网膜拓扑通路的改变。例如，在视交叉，一个对侧投射型视网膜轴突亚群错误地向同侧投射（E17-P0）（Falk et al.，2005；Williams et al.，2006）。然而，考虑到 NrCAM 缺失小鼠具有正常的视网膜膝状体映射（在出生后的 10~12 天）（Demyanenko et al.，2011a），这些视网膜轴突可能不会到达 dLGN，或在出生后被消除。

值得注意的是，NrCAM（Demyanenko et al.，

2011a）、CHL1（Wright et al.，2007）、L1/CHL1（Demyanenko et al.，2011b）、EphA4/EphrinA5（Dufour et al.，2003）以及 Sema6A（Little et al.，2009）中的基因缺失都会导致一个共同的模式，那就是来自不适当核团的 TC 轴突出现尾部错误靶向到 V1。Npn1/2，Sema3A/3F 以及 Netrin1（Demyanenko et al.，2011a；Powell et al.，2008；Wright et al.，2007）的突变小鼠在 VTe 内也显示出寻路的尾部偏移，尽管没有在出生后去检测它们最终是否靶向 V1。这种共同的到 V1 的错误投射的原因还不是很清楚，但可能是 VTe 中的头部排斥或尾部吸引的强梯度的作用所致。通过分析其他缺失突变小鼠的视觉皮层反应，可以了解这些分子的缺失对视敏度和用眼数量（ocularity）的损害程度。

L1-CAM 介导轴突排斥的细胞骨架机制

L1-CAMs 的高度保守的胞质结构域能可逆地结合细胞骨架的接头——锚蛋白（ankyrin）以及埃兹蛋白（ezrin）、根蛋白（radixin）、膜突蛋白（ERMs），后者将 L1-CAMs 连接到近膜的肌动蛋白细胞骨架上（见图 93.4）。L1 和 NrCAM 的另一种可变剪接变体会在胞质区（RSF/FE）结合含有一个网格蛋白接头 AP2 的插入物，并参与受体的内吞作用。接头蛋白和 L1-CAMs 的动态相互作用可以调节 TC 轴突寻路至关重要，包括（A）生长锥/基质黏附，（B）运动性，（C）束化，以及（D）表面受体的转运（trafficking）。

L1-锚蛋白的结合受酪氨酸残基 Y1229 上 FIGQ/AY 结合序列的磷酸化的调节，并释放锚蛋白（Garver et al.，1997）。锚蛋白的结合通过减少肌动蛋白的逆向流动，促进黏附和静止行为（Gil et al.，2003）。丝氨酸/苏氨酸激酶 ERK 间接介导 FIGQ/AY 的磷酸化以及锚蛋白从 L1 上分离（Whittard et al.，2006）。EphB 受体酪氨酸激酶可以使 FIGQY 处的 L1 磷酸化，这是由非受体酪氨酸激酶 Src 介导，以造成锚蛋白的解离以及促进神经突生长（Dai et al.，2012；Zisch et al.，1998）。因为生长锥塌陷需要从基质中分离，L1-Y1229 磷酸化和锚蛋白的解离可能促进 TC 轴突被高浓度的肝配蛋白所排斥。

已有在体研究用带有一个点突变（L1-Y1229H）的小鼠突变品种研究 L1-锚蛋白的结合，这种点突变会抑制锚蛋白和 L1 的结合（Buhusi et al.，2008）。在这些突变体中进行的视网膜到丘脑的映射（Retinocollicular mapping）证明，L1-锚蛋白的结合，在视网膜神经节细胞轴突沿着上丘中-侧轴（mediolateral axis）靶

向到正确的拓扑终端位置中发挥重要作用，这是由EphrinB的梯度控制（Hindges et al.，2002；McLaughlin et al.，2003）。中-侧轴突的靶向也受 L1 依赖性以及EphrinB调节的 ALCAM 的控制，ALCAM 是一种在上丘细胞中表达的 Ig-CAM（Buhusi et al.，2009）。

L1-ERM 的相互作用是生长锥产生排斥和吸引反应的基础。在 L1 的胞质结构域中有两个包含关键的酪氨酸残基（Y1151，Y1176）的 ERM 结合位点，其中 Y1176 和 AP2/网格蛋白结合位点重叠（Cheng，Itoh，& Lemmon，2005；Dickson et al.，2002；Mintz et al.，2008）。在皮质神经元培养中，L1-ERM 序列的氨基端的突变会破坏与 L1 的结合，并抑制 Sema3A 诱导的生长锥塌陷（Mintz et al.，2008；Schlatter et al.，2008）。受体内吞作用是生长锥塌陷机制的重要组成部分，并且涉及肌动蛋白的重排，这种重排可能依赖于 ERM 的相互作用。事实上，在塌陷反应中，Sema3A 诱导 Npn1 和 L1 的内化（Castellani，Falk，& Rougon，2004）。Sema3A 诱导的排斥反应可能也会在寻路过程中，通过促使同型轴突束化，以 L1 依赖性的方式来分离 TC 和 CT（从皮层投射到丘脑的）的轴突。神经营养因子诱导的感觉神经元生长锥的吸引反应，也需要 ERM 的功能（Marsick，San Miguel-Ruiz，& Letourneau，2012）。

最后，L1-CAMs 中只有 NrCAM 和神经束蛋白在它们的羧基端有 PDZ 结合域（见图 93.4）。NrCAM 的 PDZ 结合域被证明能与突触后树突上的 PDZ 结构域支架蛋白 PSD95 结合（Davey et al.，2005；Dirks，Thomas，& Montag，2006）。对 NrCAM-PDZ 相互作用的作用知之甚少，但是它们可能在向突触发生的过渡中或是在稳定短时突触连接中起作用。除了能在丘脑神经元中表达以外，所有 L1-CAMs 也能在发育期的大脑皮质神经元中以复杂的模式表达，因此有潜力实现突触后的作用。

总结一下，L1 家族分子和细胞骨架蛋白以及支架蛋白的相互作用可能调节多种细胞功能，包括黏附、内吞、肌动蛋白收缩、生长锥塌陷以及突触发生。目前的一个挑战是分辨出这些相互作用中，哪些调节移动的 TC 生长锥的反应，以及它们是如何协同引导 TC 轴突投射到它们的目标皮质靶点。

调节丘脑-皮质轴突靶向的皮质信号

在 VTe 中起作用的一些相同分子和机制，可能在 TC 通路的多个水平其作用是用以建立精准的拓扑模式。在皮质中，EphrinA/EphA 梯度调节新皮质各区域内或区域间的 TC 和 CT 投射的精度和相互作用（Bolz et al.，2004；Cang et al.，2005；Torii & Levitt，2005）。EphA7/ephrinA 的相互作用也影响从听觉皮层神经元到内侧膝状体的 CT 轴突的区域内的靶向性（Torii et al.，2013）。特别地，在皮层神经元中表达的 EphA7 调节来自 S1 和 V1 的 CT 投射，使它们分别靶向 VB 核丛和 dLGN 核团（Torii & Levitt，2005）。EphrinAs 和它们受体的梯度也作为皮质内信号，用于将 dLGN 轴突沿着 V1 的中-侧轴映射以及用于创建合适的功能映射（Cang et al.，2005）。位于 V1 外侧和内侧的 EphrinA2、3、5 的高表达可能会与其他分子协同指导 dLGN 轴突的定位。在体外，第三类信号素对于皮质轴突来说也是具有吸引和排斥双重作用的引导因子，而且它们的表达模式符合离皮层投射的引导功能（Bagnard et al.，1998）。在胚胎的皮质中，具有分级表达特性的可扩散生长因子也作为 TC 模式的皮质内的决定因素。特别地，成纤维细胞生长因子 FGF8 作为一种形态发生因子，可划分头侧皮质层区域，并且当它在后部皮质中异位地表达时，桶状皮层（barrel field）被复制，表明丘脑轴突是利于皮层的位置信息进行靶向的（Fukuchi-Shimogori & Grove，2001）。

可以想象会有更多的轴突导向因子和受体将在皮质下和皮质水平相互作用，并且和活性依赖性机制一起，最终指导 TC 轴突靶向到它们精确的区域内和区域间的皮质靶标。阐明 TC 拓扑映射的新的引导因子是未来一个好的研究方向。对于沿 TC 轴突轨迹的多层次上都有表达的分子，要想破译它们各自的作用，需要开发相应的小鼠品系，以选择性地对丘脑或皮质神经元的靶向基因进行消除。

黏附和受体信号转导的组合模型

信号素、肝配蛋白、神经生长因子以及 VTe 中其他因子的独立和重叠的表达，可能确保精确地引导 TC 轴突亚群，在经受各种各样的受体后投射到正确的新皮质区域。在丘脑神经元亚群（Demyanenko et al.，2011a，2011b；Wright et al.，2007）以及皮层中具有独特表达模式的 L1-CAMs 会添加另一个水平的调节。丘脑神经元中的引导受体复合物可能有助于整合来自生长锥质膜子域内的多个信号（Marquardt et al.，2005），如推测模型所示（见图 93.5）。生长锥子域内活化的受体的下游信号，可能不对称地撞击位于生长锥中心区域的肌动蛋白微丝（Burnette et al.，2008；

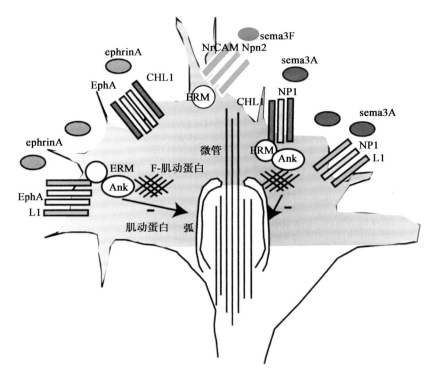

图 93.5 在生长锥子域中通过受体和黏附分子复合体进行信号传导的推测模型。不同的引导受体和 L1 细胞黏附分子（L1-CAM）复合物被认为是来自生长锥质膜上的用于响应胞外配体（ephrinA，sema3A，sema3F）信号。L1-CAM 的胞质域和细胞骨架接头（ERM、锚蛋白[ANK]）的动态相互作用被认为最终会撞击在接近微管（MT）的生长锥中心区域中的肌动蛋白细胞骨架结构，以引起局部的生长锥瓦解。生长锥中的阴影代表的是由 sema3A/sema3F（红色）或 ephrinA（蓝色）以及生长锥内侧的聚敛信号（粉色）的不同梯度引起的胞内信号。NrCAM，神经元-神经胶质相关的细胞黏附分子；CHL1，L1 的相近同系物。

Zhang et al., 2003），导致丝状伪足（filopodia）和板状伪足（lamellipodia）的局部收缩（Schaefer et al., 2008）。这种不对称性可以为生长锥的定位导航提供一种方法，这对它的正确寻路至关重要。

未来的重要目标将是确定各个引导受体和 CAM 复合物在 TC 通路上的关键选择点激活的胞内信号网络。在皮层内 TC 轴突寻路的分子机制以及 CT 轴突到丘脑的导向也是研究的前沿领域。有几个关键的问题有待理解，具体而言，在皮层中间地带导向的 TC 轴突亚群是如何识别进入皮层板的合适位置？在新皮质中 TC 轴突的中外侧和头尾侧靶向性有不同的决定因素？是什么信号使得 TC 轴突在皮层底板中等待、在 4 层中分支，以及形成突触？如何协同活性依赖性和非活性依赖性的机制以实现精确的连接？在成人可塑性和衰老过程中，是否利用相同的分子和机制来调节 TC 连接？

致谢

本工作受到来自国家科学基金会（0822969）、自闭症之声（1847）以及国立卫生研究院（MH 098138）的资助，且受到了北卡罗来纳州西尔维奥大学的精神障碍神经科学研究中心的资助。

参考文献

Bagnard, D., Lohrum, M., Uziel, D., Puschel, A. W., & Bolz, J. (1998). Semaphorins act as attractive and repulsive guidance signals during the development of cortical projections. *Development, 125,* 5043–5053.

Bielle, F., Marcos-Mondejar, P., Keita, M., Mailhes, C., Verney, C., Nguyen Ba-Charvet, K., et al. (2011). Slit2 activity in the migration of guidepost neurons shapes thalamic projections during development and evolution. *Neuron, 69,* 1085–1098. doi:10.1016/j.neuron.2011.02.026.

Bolz, J., Uziel, D., Muhlfriedel, S., Gullmar, A., Peuckert, C., Zarbalis, K., et al. (2004). Multiple roles of ephrins during the formation of thalamocortical projections: Maps and more. *Journal of Neurobiology, 59,* 82–94. doi:10.1002/neu.10346.

Bonnin, A., Torii, M., Wang, L., Rakic, P., & Levitt, P. (2007). Serotonin modulates the response of embryonic thalamocortical axons to netrin-1. *Nature Neuroscience, 10,* 588–597.

Braisted, J. E., Catalano, S. M., Stimac, R., Kennedy, T. E., Tessier-Lavigne, M., Shatz, C. J., et al. (2000). Netrin-1 promotes thalamic axon growth and is required for proper development of the thalamocortical projection. *Journal of*

Neuroscience, 20, 5792–5801.

Braisted, J. E., Ringstedt, T., & O'Leary, D. D. (2009). Slits are chemorepellents endogenous to hypothalamus and steer thalamocortical axons into ventral telencephalon. *Cerebral Cortex, 19*(Suppl 1), i144–i151.

Buhusi, M., Demyanenko, G. P., Jannie, K. M., Dalal, J., Darnell, E. P., Weiner, J. A., et al. (2009). ALCAM regulates mediolateral retinotopic mapping in the superior colliculus. *Journal of Neuroscience, 29,* 15630–15641. doi:10.1523/JNEUROSCI.2215-09.2009.

Buhusi, M., Schlatter, M. C., Demyanenko, G. P., Thresher, R., & Maness, P. F. (2008). L1 interaction with ankyrin regulates mediolateral topography in the retinocollicular projection. *Journal of Neuroscience, 28,* 177–188.

Burnette, D. T., Ji, L., Schaefer, A. W., Medeiros, N. A., Danuser, G., & Forscher, P. (2008). Myosin II activity facilitates microtubule bundling in the neuronal growth cone neck. *Developmental Cell, 15,* 163–169.

Cang, J., Kaneko, M., Yamada, J., Woods, G., Stryker, M. P., & Feldheim, D. A. (2005). Ephrin-as guide the formation of functional maps in the visual cortex. *Neuron, 48,* 577–589.

Castellani, V., Chedotal, A., Schachner, M., Faivre-Sarrailh, C., & Rougon, G. (2000). Analysis of the L1-deficient mouse phenotype reveals cross-talk between Sema3A and L1 signaling pathways in axonal guidance [see comments]. *Neuron, 27,* 237–249.

Castellani, V., De Angelis, E., Kenwrick, S., & Rougon, G. (2002). Cis and trans interactions of L1 with neuropilin-1 control axonal responses to semaphorin 3A. *European Molecular Biology Organization Journal, 21,* 6348–6357.

Castellani, V., Falk, J., & Rougon, G. (2004). Semaphorin3A-induced receptor endocytosis during axon guidance responses is mediated by L1 CAM. *Molecular and Cellular Neurosciences, 26,* 89–100.

Castellani, V., Yue, Y., Gao, P. P., Zhou, R., & Bolz, J. (1998). Dual action of a ligand for Eph receptor tyrosine kinases on specific populations of axons during the development of cortical circuits. *Journal of Neuroscience, 18,* 4663–4672.

Cheng, L., Itoh, K., & Lemmon, V. (2005). L1-mediated branching is regulated by two ezrin-radixin-moesin (ERM)-binding sites, the RSLE region and a novel juxtamembrane ERM-binding region. *Journal of Neuroscience, 25,* 395–403.

Dai, J., Dalal, J. S., Thakar, S., Henkemeyer, M., Lemmon, V. P., Harunaga, J. S., et al. (2012). EphB regulates L1 phosphorylation during retinocollicular mapping. *Molecular and Cellular Neurosciences, 50,* 201–210. doi:10.1016/j.mcn.2012.05.001.

Davey, F., Hill, M., Falk, J., Sans, N., & Gunn-Moore, F. J. (2005). Synapse associated protein 102 is a novel binding partner to the cytoplasmic terminus of neurone-glial related cell adhesion molecule. *Journal of Neurochemistry, 94,* 1243–1253.

Demyanenko, G. P., Riday, T. T., Tran, T. S., Dalal, J., Darnell, E. P., Brennaman, L. H., et al. (2011a). NrCAM deletion causes topographic mistargeting of thalamocortical axons to the visual cortex and disrupts visual acuity. *Journal of Neuroscience, 31,* 1545–1558. doi:10.1523/JNEUROSCI.4467-10.2011.

Demyanenko, G. P., Siesser, P. F., Wright, A. G., Brennaman, L. H., Bartsch, U., Schachner, M., et al. (2011b). L1 and CHL1 cooperate in thalamocortical axon targeting. *Cerebral Cortex, 21,* 401–412. doi:10.1093/cercor/bhq115.

Dickson, T. C., Mintz, C. D., Benson, D. L., & Salton, S. R. (2002). Functional binding interaction identified between the axonal CAM L1 and members of the ERM family. *Journal of Cell Biology, 157,* 1105–1112.

Dickstein, L. P., Zoghbi, S. S., Fujimura, Y., Imaizumi, M., Zhang, Y., Pike, V. W., et al. (2011). Comparison of 18F- and 11C-labeled aryloxyanilide analogs to measure translocator protein in human brain using positron emission tomography. *European Journal of Nuclear Medicine and Molecular Imaging, 38,* 352–357. doi:10.1007/s00259-010-1622-y.

Dirks, P., Thomas, U., & Montag, D. (2006). The cytoplasmic domain of NrCAM binds to PDZ domains of synapse-associated proteins SAP90/PSD95 and SAP97. *European Journal of Neuroscience, 24,* 25–31.

Dufour, A., Egea, J., Kullander, K., Klein, R., & Vanderhaeghen, P. (2006). Genetic analysis of EphA-dependent signaling mechanisms controlling topographic mapping in vivo. *Development, 133,* 4415–4420.

Dufour, A., Seibt, J., Passante, L., Depaepe, V., Ciossek, T., Frisen, J., et al. (2003). Area specificity and topography of thalamocortical projections are controlled by ephrin/Eph genes. *Neuron, 39,* 453–465. doi:10.1016/S0896-6273(03)00440-9.

Egea, J., Nissen, U. V., Dufour, A., Sahin, M., Greer, P., Kullander, K., et al. (2005). Regulation of EphA 4 kinase activity is required for a subset of axon guidance decisions suggesting a key role for receptor clustering in Eph function. *Neuron, 47,* 515–528. doi:10.1016/j.neuron.2005.06.029.

Enriquez-Barreto, L., Palazzetti, C., Brennaman, L. H., Maness, P. F., & Fairén, A. (2012). NCAM regulates thalamocortical axon pathfinding and the organization of the cortical somatosensory representation in mouse. *Frontiers in Neuroscience, 5,* 1–13. doi:10.3389/fnmol.2012.00076.

Falk, J., Bechara, A., Fiore, R., Nawabi, H., Zhou, H., Hoyo-Becerra, C., et al. (2005). Dual functional activity of semaphorin 3B is required for positioning the anterior commissure. *Neuron, 48,* 63–75. doi:10.1016/j.neuron.2005.10.024.

Fukuchi-Shimogori, T., & Grove, E. A. (2001). Neocortex patterning by the secreted signaling molecule FGF8. *Science, 294,* 1071–1074.

Gao, P. P., Yue, Y., Zhang, J. H., Cerretti, D. P., Levitt, P., & Zhou, R. (1998). Regulation of thalamic neurite outgrowth by the Eph ligand ephrin-A5: Implications in the development of thalamocortical projections. *Proceedings of the National Academy of Sciences of the United States of America, 95,* 5329–5334.

Garver, T. D., Ren, Q., Tuvia, S., & Bennett, V. (1997). Tyrosine phosphorylation at a site highly conserved in the L1 family of cell adhesion molecules abolishes ankyrin binding and increases lateral mobility of neurofascin. *Journal of Cell Biology, 137,* 703–714.

Gil, O. D., Sakurai, T., Bradley, A. E., Fink, M. Y., Cassella, M. R., Kuo, J. A., et al. (2003). Ankyrin binding mediates L1CAM interactions with static components of the cytoskeleton and inhibits retrograde movement of L1CAM on the cell surface. *Journal of Cell Biology, 162,* 719–730. doi:10.1083/jcb.200211011.

Gu, C., Rodriguez, E. R., Reimert, D. V., Shu, T., Fritzsch, B., Richards, L. J., et al. (2003). Neuropilin-1 conveys semaphorin and VEGF signaling during neural and cardiovascular development. *Developmental Cell, 5,* 45–57. doi:10.1016/S1534-5807(03)00169-2.

Guellmar, A., Rudolph, J., & Bolz, J. (2009). Structural alterations of spiny stellate cells in the somatosensory cortex in ephrin-A5-deficient mice. *Journal of Comparative Neurology, 517,* 645–654.

Hindges, R., McLaughlin, T., Genoud, N., Henkemeyer, M.,

& O'Leary, D. D. (2002). EphB forward signaling controls directional branch extension and arborization required for dorsal–ventral retinotopic mapping. *Neuron, 35,* 475–487.

Janis, L. S., Cassidy, R. M., & Kromer, L. F. (1999). Ephrin-A binding and EphA receptor expression delineate the matrix compartment of the striatum. *Journal of Neuroscience, 19,* 4962–4971.

Leighton, P. A., Mitchell, K. J., Goodrich, L. V., Lu, X., Pinson, K., Scherz, P., et al. (2001). Defining brain wiring patterns and mechanisms through gene trapping in mice. *Nature, 410,* 174–179. doi:10.1038/35065539.

Little, G. E., Lopez-Bendito, G., Runker, A. E., Garcia, N., Pinon, M. C., Chedotal, A., et al. (2009). Specificity and plasticity of thalamocortical connections in Sema6A mutant mice. *PLoS Biology, 7,* e98. doi:10.1371/journal. pbio.1000098.

Lopez-Bendito, G., Cautinat, A., Sanchez, J. A., Bielle, F., Flames, N., Garratt, A. N., et al. (2006). Tangential neuronal migration controls axon guidance: A role for neuregulin-1 in thalamocortical axon navigation. *Cell, 125,* 127–142. doi:10.1016/j.cell.2006.01.042.

Lopez-Bendito, G., Flames, N., Ma, L., Fouquet, C., Di Meglio, T., Chedotal, A., et al. (2007). Robo1 and Robo2 cooperate to control the guidance of major axonal tracts in the mammalian forebrain. *Journal of Neuroscience, 27,* 3395–3407. doi:10.1523/JNEUROSCI.4605-06.2007.

Mackarehtschian, K., Lau, C. K., Caras, I., & McConnell, S. K. (1999). Regional differences in the developing cerebral cortex revealed by ephrin-A5 expression. *Cerebral Cortex, 9,* 601–610.

Mann, F., Peuckert, C., Dehner, F., Zhou, R., & Bolz, J. (2002). Ephrins regulate the formation of terminal axonal arbors during the development of thalamocortical projections. *Development, 129,* 3945–3955.

Marquardt, T., Shirasaki, R., Ghosh, S., Andrews, S. E., Carter, N., Hunter, T., et al. (2005). Coexpressed EphA receptors and ephrin-A ligands mediate opposing actions on growth cone navigation from distinct membrane domains. *Cell, 121,* 127–139. doi:10.1016/j.cell.2005.01.020.

Marsick, B. M., San Miguel-Ruiz, J. E., & Letourneau, P. C. (2012). Activation of ezrin/radixin/moesin mediates attractive growth cone guidance through regulation of growth cone actin and adhesion receptors. *Journal of Neuroscience, 32,* 282–296.

McLaughlin, T., Hindges, R., Yates, P. A., & O'Leary, D. D. (2003). Bifunctional action of ephrin-B1 as a repellent and attractant to control bidirectional branch extension in dorsal–ventral retinotopic mapping. *Development, 130,* 2407–2418.

Mintz, C. D., Carcea, I., McNickle, D. G., Dickson, T. C., Ge, Y., Salton, S. R., et al. (2008). ERM proteins regulate growth cone responses to Sema3A. *Journal of Comparative Neurology, 510,* 351–366. doi:10.1002/cne.21799.

Ohyama, K., Tan-Takeuchi, K., Kutsche, M., Schachner, M., Uyemura, K., & Kawamura, K. (2004). Neural cell adhesion molecule L1 is required for fasciculation and routing of thalamocortical fibres and corticothalamic fibres. *Neuroscience Research, 48,* 471–475.

Pasterkamp, R. J., & Giger, R. J. (2009). Semaphorin function in neural plasticity and disease. *Current Opinion in Neurobiology, 19,* 263–274.

Powell, A. W., Sassa, T., Wu, Y., Tessier-Lavigne, M., & Polleux, F. (2008). Topography of thalamic projections requires attractive and repulsive functions of Netrin-1 in the ventral telencephalon. *PLoS Biology, 6,* e116. doi:10.1371/journal. pbio.0060116.

Price, D. J., Kennedy, H., Dehay, C., Zhou, L., Mercier, M., Jossin, Y., et al. (2006). The development of cortical connections. *European Journal of Neuroscience, 23,* 910–920. doi:10.1111/j.1460-9568.2006.04620.x.

Schaefer, A. W., Schoonderwoert, V. T., Ji, L., Mederios, N., Danuser, G., & Forscher, P. (2008). Coordination of actin filament and microtubule dynamics during neurite outgrowth. *Developmental Cell, 15,* 146–162.

Schiff, M., Rockle, I., Burkhardt, H., Weinhold, B., & Hildebrandt, H. (2011). Thalamocortical pathfinding defects precede degeneration of the reticular thalamic nucleus in polysialic acid-deficient mice. *Journal of Neuroscience, 31,* 1302–1312.

Schlatter, M. C., Buhusi, M., Wright, A. G., & Maness, P. F. (2008). CHL1 promotes Sema3A-induced growth cone collapse and neurite elaboration through a motif required for recruitment of ERM proteins to the plasma membrane. *Journal of Neurochemistry, 104,* 731–744.

Takeuchi, H., Inokuchi, K., Aoki, M., Suto, F., Tsuboi, A., Matsuda, I., et al. (2010). Sequential arrival and graded secretion of Sema3F by olfactory neuron axons specify map topography at the bulb. *Cell, 141,* 1056–1067. doi:10.1016/j. cell.2010.04.041.

Torii, M., Hackett, T. A., Rakic, P., Levitt, P., & Polley, D. B. (2013). EphA signaling impacts development of topographic connectivity in auditory corticofugal systems. *Cerebral Cortex, 23,* 775–785. doi:10.1093/cercor/ bhs066.

Torii, M., & Levitt, P. (2005). Dissociation of corticothalamic and thalamocortical axon targeting by an EphA7-mediated mechanism. *Neuron, 48,* 563–575.

Tran, T. S., Kolodkin, A. L., & Bharadwaj, R. (2007). Semaphorin regulation of cellular morphology. *Annual Review of Cell and Developmental Biology, 23,* 263–292.

Uemura, M., Nakao, S., Suzuki, S. T., Takeichi, M., & Hirano, S. (2007). OL-Protocadherin is essential for growth of striatal axons and thalamocortical projections. *Nature Neuroscience, 10,* 1151–1159.

Uziel, D., Garcez, P., Lent, R., Peuckert, C., Niehage, R., Weth, F., et al. (2006). Connecting thalamus and cortex: The role of ephrins. *Anatomical Record. Part A, Discoveries in Molecular, Cellular, and Evolutionary Biology, 288,* 135–142. doi:10.1002/ ar.a.20286.

Uziel, D., Muhlfriedel, S., & Bolz, J. (2008). Ephrin-A5 promotes the formation of terminal thalamocortical arbors. *Neuroreport, 19,* 877–881.

Uziel, D., Muhlfriedel, S., Zarbalis, K., Wurst, W., Levitt, P., & Bolz, J. (2002). Miswiring of limbic thalamocortical projections in the absence of ephrin-A5. *Journal of Neuroscience, 22,* 9352–9357.

Whittard, J. D., Sakurai, T., Cassella, M. R., Gazdoiu, M., & Felsenfeld, D. P. (2006). MAP kinase pathway-dependent phosphorylation of the L1-CAM ankyrin binding site regulates neuronal growth. *Molecular Biology of the Cell, 17,* 2696–2706.

Wiencken-Barger, A. E., Mavity-Hudson, J., Bartsch, U., Schachner, M., & Casagrande, V. A. (2004). The role of L1 in axon pathfinding and fasciculation. *Cerebral Cortex, 14,* 121–131.

Williams, S. E., Grumet, M., Colman, D. R., Henkemeyer, M., Mason, C. A., & Sakurai, T. (2006). A role for Nr-CAM in the patterning of binocular visual pathways. *Neuron, 50,* 535–547.

Wright, A. G., Demyanenko, G. P., Powell, A., Schachner, M., Enriquez-Barreto, L., Tran, T. S., et al. (2007). Close homolog of L1 and neuropilin 1 mediate guidance of thalamocortical axons at the ventral telencephalon. *Journal of Neuroscience, 27,* 13667–13679. doi:10.1523/JNEURO-SCI.2888-07.2007.

Zhang, X. F., Schaefer, A. W., Burnette, D. T., Schoonderwoert, V. T., & Forscher, P. (2003). Rho-dependent contractile responses in the neuronal growth cone are independent of classical peripheral retrograde actin flow. *Neuron, 40,* 931–944.

Zhou, L., Qu, Y., Tissir, F., & Goffinet, A. M. (2009). Role of the atypical cadherin Celsr3 during development of the internal capsule. *Cerebral Cortex, 19*(Suppl 1), i114–i119.

Zisch, A. H., Kalo, M. S., Chong, L. D., & Pasquale, E. B. (1998). Complex formation between EphB2 and Src requires phosphorylation of tyrosine 611 in the EphB2 juxtamembrane region. *Oncogene, 16,* 2657–2670.

第94章 方向选择性的发育

Aaron M. Hamby, Marla B. Feller

　　无论对于脊椎动物还是非脊椎动物的视觉系统来说,运动都是至关重要的信号之一。事实上,在视觉系统的不同层次存在多种对运动物体敏感的不同环路。了解最多的运动信息处理环路,可能是哺乳动物视网膜中的 ON-OFF 方向选择性神经节细胞(direction-selective ganglion cell,DSGC)。DSGCs 对沿偏好方向(preferred direction)上的运动图像响应强烈,而对相反方向或无效方向(null direction)上移动的图像反应微弱。虽然这个计算环路的细胞和突触的基础已经被很好地理解,但是这个环路在发育期间的连接在很大程度上还是个谜。本章将会描述电生理、神经成像、遗传以及光遗传学(optogenetic)技术如何使我们开始解决视网膜方向选择性环路的发育问题。在最近的几个综述中也探讨了本章的主题(Borst & Euler,2011;Elstrott & Feller,2009;Wei & Feller,2011)。

方向选择性环路概述

　　DSGCs 的几种不同的种群都已经被鉴定出来。用绿色荧光蛋白(GFP)标记 DSGCs 单一亚型的转基因小鼠表明,不同亚型(见图 94.1B 以及下面的讨论)可能显示出固有的遗传差异。然而,我们离完整描述 DSGCs 的遗传特征还很远。因此,目前对 DSGCs 的分类还是基于它们的反应特性、形态学以及在大脑中的投射区域。

　　DSGCs 大致可以分为三类(参考 Berson,2008;Borst & Euler,2011;Vaney & Taylor,2002;Wei & Feller,2011):①投射到外侧膝状体核以及上丘的 ON-OFF DSGCs;②投射到光学联络系统(accessory optic system)内侧端核(medial terminal nucleus)的 ON-DSGCs;③投射到上丘的 OFF-DSGCs 细胞。

　　ON-OFF DSGCs 包含四种亚型,分别偏好沿着某种基本方向的运动:鼻侧、颞侧、背侧或腹侧(见图 94.2A)。每种亚型都会形成一个独立的镶嵌,并以几乎没有亚型内部树突重叠的形式在视网膜上平铺。因此,视网膜上的每一点都落在对四个基本方向的运动都敏感的 DSGCs 的感受野内。

　　ON-DSGCs 由三种亚型组成,分别偏好沿着某个由眼外肌决定的旋转轴(the axes of rotation)的方向。这类 DSGC 的每种亚型也被认为会形成一个镶嵌,虽

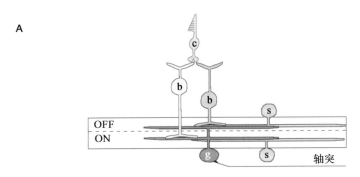

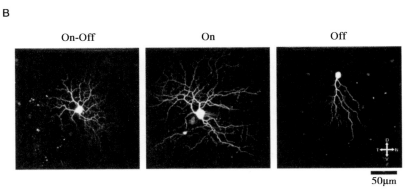

图 94.1 方向选择性视网膜环路以及神经节细胞类型。(A)介导方向选择性的视网膜环路示意图。方向选择性神经节细胞(DSGC)(g)会将树突投射到视网膜内部突触层的 ON 和 OFF 亚层中。在各亚层中的树突会接受相应类型的双极细胞的突触(b),该双极细胞的传递来自视锥细胞(b)以及星爆无长突细胞(s)。(来自 Demb,2007.)(B)活体双光子成像:出生后 10 天(P10)的 ON-OFF DSGC(左)、9 天(P9)的 ON-DSGC(中)和 11 天的(P11)OFF-DSGC(右),所有成像均是在睁眼之前。在成像之前,ON-OFF 以及 ON-DSGCs 会被注入 Alexa 594。(来自 Elstrott & Feller,2010)

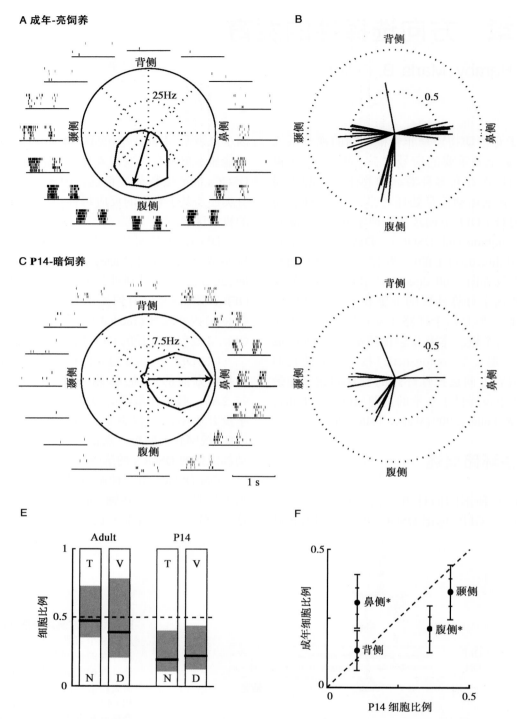

图 94.2　ON-OFF 方向选择性神经节细胞（DSGCs）对移动光栅的反应显示，在成年-亮饲养以及 P14-暗饲养的小鼠具有强烈的方向选择性。（A,C）对 16 个方向的运动的 5 次重复的平均发放率（the mean spike rate）的极坐标图。图中显示了移动光栅一个周期内的所有方向的发放轨迹。箭头表示细胞的平均偏好方向。发放率由脉冲总数除以刺激间隔（10s）来计算。成年：$n=31$ 个细胞；P14 暗饲养：$n=15$ 个细胞。（B,D）一个模式动物的所有 ON-OFF DSGCs 的偏好方向。在成年动物中，可以清楚地将这些方向沿着基本方向被分成四组（B），但是在 P14 暗饲养的小鼠中其方向更为多变（D）。用各反应的矢量和表示每个细胞的偏好，因此每条线的长度表示标化后的反应幅度。（E）沿着一个给定轴（颞侧-鼻侧或是腹侧-背侧）的偏好方向的对称性是通过计算沿该轴落在一个象限（例如：颞侧）与落在对侧象限（例如：鼻侧）的细胞比例来确定的。一个完美对称的轴将显示 50% 的细胞落在对侧象限。图中的粗黑条显示了成年和 P14 中，沿轴细胞的实际分布。灰色阴影区域显示的是，基于成年和 P14 分布的重采样的每个值的 95% 置信区间。这些数据表明四个基本方向中存在不均匀的细胞分布。另外，同一个轴的相反方向的表现具有强烈偏差，比如相比于它们的对立象限而言，鼻侧和背侧象限的代表性被低估（T，颞侧；N，鼻侧；D，背侧；V，腹侧．）。（F）成年和 P14 动物在各个象限的偏好方向的分布的比较。这些数据表明鼻侧和腹侧方向的相对表现在 P14 和成年动物间有显著的不同。在均匀分布的情况下，每个象限会包含 25% 的细胞（From Elstrott et al.,2008）。

然这些神经元要比 ON-OFF DSGCs 少且具有更大的树突树（dendritic trees）（Rockhill et al.，2002；Sun，Li & He，2002）。另外，ON-DSGCs 更专注于较慢速的运动（Sun et al.，2006）。尽管有不同的投射模式和调谐性质，ON-OFF DSGCs 和 ON-DSGCs 在成年动物中享有许多共同的环路属性，并如后文将要描述的那样，它们也具有相似的发育机制。

OFF-DSGCs 仅由一种 J-RGC 亚型组成，偏好向上的运动。这些细胞也以一种规则的镶嵌平铺在视网膜上，并且它们会被一个免疫球蛋白家族的蛋白质——连接黏附分子 b（junctional adhesion molecule b，JAM-B）标记。在中央、鼻侧以及颞侧视网膜中，发现的大多数表达 JAM-B 的神经元（大概占到总体的 85%），具有不对称的树突树，这些树突树指向视网膜的坐标，平行于其偏好方向。剩下 15% 的 OFF-DSGCs 位于视网膜腹侧，有对称的树突树且没有方向选择性。因此，OFF-DSGCs 的不对称结构似乎在产生方向选择性方面起到了一定的作用。

图 94.1A 描述了 ON-OFF DSGCs 的方向选择性环路。简单来说，光感受器激活 ON 和 OFF 双极细胞，它们为 DSGCs 的 ON 和 OFF 亚层提供兴奋性谷氨酸能的输入。双极细胞还为两个镜像对称的 GABA 能中间神经元群体（被称作星爆无长突细胞），提供谷氨酸能的输入。其中一个无长突细胞群的胞体（somas）位于神经节细胞层，这些细胞的突起与 ON-OFF DSGCs 的 ON-亚层的突起是共分层的（costratifying）（即在同一个分层中）；另一个无长突细胞群的胞体则位于内核层中，这些细胞的突起与 DSGCs 的 OFF-亚层的突起是共分层的。

视网膜方向选择性的基本环路说明，无效方向的刺激比偏好方向的刺激能产生更强的抑制作用。与该假设一致的是，来自小鼠星爆无长突细胞和 DSGCs 的成对记录显示，相比在偏好方向去极化产生的电流，星爆无长突细胞在无效方向的去极化会在 DSGC 中产生更大的抑制电流（Fried，Munch，& Werblin，2002；Lee，Kim，& Zhou，2010；Wei et al.，2011）。这些发现表明，星爆无长突细胞会创造不对称的抑制电场进而形成 DSGCs 的方向选择性，这个过程依赖于光刺激运动方向的 GABA 的不对称释放。

光沿一个方向上的运动如何导致比在另一个方向上的运动产生更多的 GABA 释放？当对胞体去极化水平进行测量时，发现一个引起 DSGCs 方向反应的刺激会引起星爆无长突细胞的对称反应。然而，双光子钙成像表明，在这些细胞远端，远离胞体的移动会比朝向胞体的移动引起更大的钙离子变化（Euler，Detwiler，& Denk，2002）。虽然胞内钙的增加没有驱使更多的 GABA 释放，但是它催生了一个假说，该假说认为星爆无长突细胞的方向性响应是 GABA 不对称释放的基础。

该假说——单个星爆无长突细胞的方向性响应有助于视网膜方向选择性的形成，最近已由电子显微镜对这个环路进行一系列的重建所支持（Briggman，Helmstaedter，& Denk，2011）。该重建表明，单个星爆无长突细胞的响应——而非单个星爆细胞——能选择性地使特定亚型 DSGCs 放电。特别地，这个响应的局部朝向决定了突触的大小；突触后 DSGC 的无效方向的平行朝向响应会形成一个大的（因此假定为强烈的）突触，而其他方向的朝向响应会形成较小的突触，甚至是没有突触。

值得注意的是，视网膜环路的其他方面有助于方向选择性的计算（见本书第 8 章和第 13 章，Borst & Euler，2011；Wei & Feller，2011）。然而，星爆无长突细胞与 DSGCs 的不对称的连接，是如下所述的方向选择性发育研究的主要焦点。

睁眼期方向选择性已出现并且独立于视觉经验

一些研究已得出结论：睁眼期方向选择性已出现并且独立于视觉经验。利用大规模多电极阵列记录（multi-electrode array recording）（Elstrott et al.，2008）或是单细胞贴附记录（single cell-attached recordings）（Chan & Chiao，2008；Chen et al.，2009；Masland，1977），研究者已经在小鼠和兔子睁眼前或睁眼时检测到强烈的 ON-OFF 方向性反应。在睁眼前进行暗饲养的小鼠也能检测到这种反应（Chan & Chiao，2008；Elstrott et al.，2008）。在 ON-DSGCs 中也发现了相似的结果（Yonehara et al.，2009）。在这个幼年期，无论是兴奋性输入（Tian & Copenhagen，2001）还是视网膜神经节细胞的内源性兴奋（Chen et al.，2009；Qu & Myhr，2008；Sun et al.，2008）都还未成熟，因此在偏好方向上的发放率要低于成年动物。然而在无效方向上的发放率和成年动物一样低，说明介导无效侧抑制的环路在发育早期就已建立。

方向选择性在早期建立的观点得到了最近的一项研究的支持，该研究在睁眼期的小鼠的视觉皮质中检测到了方向选择性反应（Rochefort et al.，2011）。与此形成鲜明对比的是，雪貂（ferrets）皮质于睁眼后表现出方向选择性，并且需要视觉经验（Li, Fitzpatrick, & White, 2006; Li et al., 2008）。有趣的是，在小鼠的视觉皮质中，在睁眼期的方向偏好性的分布并不均匀，有较大比例的细胞偏好前侧和背侧的运动方向，要多于它们各自相反的方向（Rochefort et al., 2011）。这种各向异性现象类似于已在视网膜中发现的分布，在这种分布中，有较大比例的细胞偏好向视网膜颞侧或是腹侧的运动（Elstrott et al., 2008）。在成年兔子中，即使把兔子放到完全由朝一个方向旋转的竖条纹组成的视觉环境中饲养，DSGC 偏好方向的最终的分布也是不变的（Daw & Wyatt, 1974）。总之，这些结果显示，小鼠和家兔视网膜方向选择性的最初建立是独立于视觉经验的。

转基因小鼠品系被用于研究在光响应成熟之前的方向选择性

在过去，因为缺少在不测量光响应的情况下鉴别 DSGC 的可靠途径，所以对方向选择性建立过程的发育研究受到了很大的阻碍。因为在睁眼和视觉功能出现之前，对响应重要的突触连接已经建立，所以对新生的 DSGCs 的鉴定需要基于某些其他特征，而不是调谐曲线。

这个领域最近因两个技术的突破发生了转变。第一，有些转基因小鼠品系已经被确认能够在某些 DSGC 亚型中选择性表达 GFP，特别是 ON-DSGCs（Yonehara et al., 2008, 2009），ON-OFF DSGCs（Huberman et al., 2009; Kay et al., 2011; Rivlin-Etzion et al., 2011; Trenholm et al., 2011）以及 OFF-DSGCs（Kay et al., 2011; Kim et al., 2008, 2010）。这些小鼠使得对来自已鉴定的 DSGCs 的投射模式的形态学描述和鉴别变为可能（见 Kay 和 Sanes 的第 90 章）。第二，双光子靶向记录技术已经被应用于视网膜研究。通常情况下，记录来自表达 GFP 的视网膜神经元的光响应需要用能激发 GFP 的合适波长的光来照射视网膜。然而，这种光也会刺激感光色素，因此会导致光响应的快速以及不可逆的漂白。为了避免这种情况，基于红外光的双光子激发被用于观察神经元，因为红外光不会刺激感光色素，从而能产生想要的光反应（Euler et al., 2009; Wei, Elstrott, & Feller, 2010）。在这些转基因小鼠品系中使用双光子靶向记录，从而明确了已鉴定的 DSGCs 亚型的光响应特征。

基于上述方法，一个有意思的结果是有些标记能标记 DSGC 亚型的特定子集（subsets）。例如，SPIG1-GFP 只在偏好朝上的运动的 ON-DSGCs 中表达。类似地，BAC-转基因小鼠（这类小鼠的 GFP 在 4 型多巴胺受体下表达）在偏好后向运动的 ON-OFF DSGCs 中表达 GFP。这些品系使我们能解决两个重要问题：在发育期间 DSGCs 是如何划分各种亚型，以及这个过程是部分地还是完全地由基因控制的？通过荧光激活细胞分类技术分离出 GFP（+）的神经元群体，研究者可以实现对单个 DSGC 亚型进行分子特征分析。事实上，使用这个方法已经识别出了数个能够唯一地标记 ON-OFF DSGCs 亚型的细胞表面标记（Kay et al., 2011）。由于这些区分标记是在睁眼之前发现的，ON-OFF DSGCs 的不同亚型被认为是独立于视觉经验的（Kay et al., 2011）。尽管这类研究才刚开始，但类似的方法可能会让我们对单个亚型如何特化这个问题更深刻的理解（见后文）。

在睁眼期之前建立的特定抑制环路

方向选择性环路的基础组成是星爆无长突细胞到 DSGCs 的不对称连接。在成年视网膜中，这种不对称性已经被在星爆无长突细胞和 DSGCs 之间的成对记录所证明——如果星爆无长突细胞位于无效方向的一侧，会比其在偏向方向那侧产生更强的整体突触输入。睁眼期 DSGCs 的记录显示，在发育的早期阶段，无效侧的抑制已经存在。接下来的问题是——在发育期间，这种不对称性是何时以及如何演变的。这里有两个可能。一方面，这种不对称性反映了在突触发生期间，一种特殊的突触连接，这种连接形成于无效侧的星爆无长突细胞和 DSGCs 之间。另一方面，起初，星爆无长突细胞能与偏好侧以及无效侧的 DSGCs 都形成 GABA 能的联系，但在随后的发育中只保留或增强了无效侧的突触。

已经使用过两种方法来解决这个问题。第一，在转基因小鼠身上进行靶向性成对记录，这类小鼠的后向偏好 DSGCs 以及星爆无长突细胞都会表达 GFP（Wei et al., 2011; 见图 94.3）。这些小鼠是 DRD4-GFP 品系和 mGluRII-GFP 品系（标记的是星爆无长突细胞）杂交的双转基因小鼠。虽然星爆无长突细胞和 DSGCs 都可以表达 GFP，但是它们可以通过形态以及 GFP 表达的胞内模式加以区分。记录显示，早在出生后第四天（P4）就可以检测到星爆无长突细胞和 DSGCs 之间的抑制性突触，并且直到 P7，DSGCs 还能在偏好侧以及无效侧上接收到来自

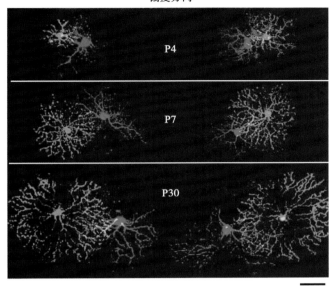

零侧 ◄——— 偏爱侧
偏爱方向

P4

P7

P30

图 94.3　在 P4，P7 和 P30 时期，突触相连的、染色的星爆无长突细胞-DSGC（方向选择性神经节细胞）对。左侧是无效侧的一对，其中星爆无长突细胞（以绿色荧光染料填充）位于 DSGCs（以红色荧光染料填充）的无效侧。右侧是偏好侧的一对。比例尺：50μm。（来自 Wei et al.，2011.）

星爆无长突细胞对称的 GABA 能输入。然而，到了 P14，DSGCs 和无效侧的星爆无长突细胞之间的 GABA 的电导强度会成倍增加，而 DSGCs 和偏好侧的星爆无长突细胞之间的 GABA 能的电导强度仍然微弱。因此，不对称的连接被认为是在 P7 到 P14 期间产生的。

用于解决发育中的不对称性问题的第二个方法是用光遗传学来表征抑制性突触在发育期间的模式（Yonehara et al.，2011）。在这些研究中，在可以表达 GFP 的 ON-DSGCs 的小鼠中，视紫红质通道蛋白（channelrhodopsin，ChR）会在大部分的星爆无长突细胞中表达。在成年 ON-DSGCs 中，通过光刺激无效侧引发的抑制性电流要比通过光刺激偏好侧引起的抑制性电流更大。这种在 ON-DSGC 中由 ChR 诱发的响应在 P6 时是对称的，而在 P8 时会快速转变成为不对称的模式，表明这个突触增强只发生在这两天的时间内。

这两种方法都不能确定整体突触强度的发育变化是由于突触数量的改变，还是由于单个突触强度的改变而产生。然而，它们都表明，在发育中的相对较短的时间内，这两种细胞类型之间产生的一部分 GABA 能突触会形成或是被加强。支持这个突触特异性形成或增强的细胞机制还有待确定。

分子特异性和树突分枝

方向选择性环路结构的特异性背后的一些可能的机制，涉及决定特定细胞类型之间连接的信号分子间的相互作用。在这种情况下，DSGC 的每种亚型在其树突上表达一个特定分子，且这个分子会和一个同源的分子伴侣相互作用，该同源分子伴侣在星爆无长突细胞反应中选择性表达，且该星爆细胞的反应方向与配对的 DSGC 的无效方向一致。这种假设被用来解释，由形态对称的细胞构成的环路是如何以一个不对称的方式进行连接。虽然对可能介导方向选择性环路的特定连接的分子仍在寻找，但是还没有鉴别出关键分子。然而，最新的进展显示，视网膜利用细胞黏附分子和跨膜引导信号来建立这些环路。

Fuerst 和 Burgess（2009）对参与视网膜环路发育的多个细胞黏附分子进行了综述。一个特殊的细胞黏附分子家族——唐氏综合征细胞黏附分子（DSCAMs）被证明在视网膜的层间分层（Yamagata & Sanes，2008）及其镶嵌间隔中发挥作用（Fuerst et al.，2009；Keeley et al.，2012）。DSCAMs 是免疫球蛋白超家族的成员，并且能根据环境和物种，介导吸引性和排斥性的细胞间事件。在果蝇中，DSCAMs 可以进行广泛的可变剪接，产生约 38 000 个亚型，并且可以控制镶嵌间隔、轴突平铺与分支以及突触特异性。脊椎动物中的 DSCAMs 同源物远没有这么丰富，而仅仅是由少数不进行可变剪接的基因组成。然而在鸡（一个还不具有 DSGCs 的物种）中，DSCAMs 以及紧密相关的 DSCAM-like（DSCAM-L）、Sidekick 和接触蛋白分子的缺失或错误表达，表明它们共同决定内网层（IPL）中的分层和突触伙伴的选择（Yamagata & Sanes，2008，2012；Yamagata，Weiner，& Sanes，2002）。这和小鼠的情况相反。在小鼠中，DSCAMs 或 DSCAM-L 的缺失不会改变分层，但是这些分子确实会作为排斥信号来阻止同种类型神经元黏附，从而保持合适的镶嵌间隔（Fuerst et al.，2009）。因此，在敲除 DSCAM 的小鼠中，先前均匀分布的许多神经元形成了聚集的团块。然而，它们的树突仍然会向外寻路并终止于合适的亚层，并和它们正常的突触伙伴相关联。这些发现表明，小鼠的分层和镶嵌间隔是由不同的因子介导的。虽然这个研究不是专门研究方向选择性环路的，但是尽管神经元胞体排列混乱，树突靶向性的保留意味着 DSCAMs 并不会基于突触特异性水平来组织哺乳动物的视网膜环路，因此它们可能不负责连接特定的方向选择性连接。

最近的一些研究（Matsuoka et al.，2011a，b）表明排斥性跨膜引导信号在视网膜分层中也有作用。在这些工作中，跨膜信号素（samaphorins）会通过丛状蛋白（Plexin）受体发出信号，并通过排斥作用指导视网膜神经元的选定亚型的突起投射到IPL内的特定亚层中。特别地，一部分信号素（Sema5A和Sema5b）会通过它的受体（PlexinA1和PlexinA3）发出信号并会阻止树突驻留在OFF亚层。虽然这些信号分子的敲除损害OFF神经元的视觉响应，但是不会影响其方向选择性。

这些最新的研究表明，在内层视网膜建立突触分层模式时，存在着各种吸引性和排斥性信号。在这些研究中，对DSGCs的标记还很难实现，且这种标记仅在过去的几年里才成为可能，所以DSGCs的表型仍未被发现。然而，越来越多的证据表明，单个方向选择性亚型实际上会表达独特的分子谱，包括一些跨膜黏附分子（Kay et al.，2011）。基于FACS分类的神经元的遗传图谱已经鉴别出许多在不同DSGCs神经元中差异表达的因子。具体来说，微阵列分析已经获得了ON-OFF DSGCs四种方向亚型中的三种（鼻侧、腹侧以及背侧）、星爆无长突细胞以及非方向选择性的RCGs的表达谱。其中一些差异表达的标记分子具有胞外作用位点，因此可能会在介导细胞间的相互作用中发挥作用。这些分子包括胶原25a1（Col25a1）、钙黏蛋白6（Cdh6）以及基质金属蛋白酶17（Mmp17）。Col25a1以及Cdh6只在偏好竖直方向的运动（腹侧和背侧）的亚型中表达，而Mmp17在偏好鼻侧方向的运动的亚型中表达。另一个转录物——可卡因和苯丙胺相关的转录物（CART）可以在所有ON-OFF DSGCs亚型中表达，但是不在任何其他视网膜神经元中表达。在所有剩余的视网膜神经元中，只有星爆无长突细胞既可以表达Col25a1又可以表达Cdh6，这和它们介导星爆无长突细胞-DSGCs相互作用的观点一致。此外在E10使用可诱导的CRE系统标记Cdh-6阳性的细胞后，在P14时大多数被标记的RGCs（～80%）是ON-OFF DSGCs，表明这些细胞的命运是在出生后不久被确定的（De la Huerta et al.，2012）。随后的研究需要测试这些候选基因是否在方向选择性环路的发育中发挥作用，但是这些发现提供了令人信服的证据，表明遗传分子可能在指定这些环路的某些重要方面起到了很大的作用。

通过研究树突分层和修整的发育，可以发现是否能通过分子间的相互作用建立具有介导方向选择性的环路。一个被接受的假设是，在发育过程中，如果树突过度分支然后修剪，这个过程可能是受到了神经元活动的影响。相反地，如果树突简单地在界限清楚的层中生长，它们的分层可能主要由分子间的相互作用决定。树突的整体大小被认为是来自相同细胞类型的树突之间的活性以及分子相互作用的结果（综述请见Reese et al.，2011；Tian，2011）。Kim et al.（2010）发现DSGC的一个亚型——OFF-DSGC，在IPL中过度分支，因此在出生后第一周，它的树突进入并留在ON-亚层，但是在睁眼期会消失。相反地，双分层RGCs树突非常窄，即使在最早可观察的年龄也是如此（Kim et al.，2010；Stacy & Wong，2003）。然而，随着最初的过量或分散的分支在P5到P13时期被修剪或重排，其他非方向选择性亚型显示出更加动态的神经支配。事实上，对于哪些亚型会经历修剪而哪些不进行修剪，似乎不存在普遍的规律（Tian，2008，2011）。未来的研究需要确定分子相互作用在建立方向环路中的作用。

视网膜波在方向选择性建立中的作用

神经活动在方向选择性的发育中发挥作用吗？在睁眼期甚至暗饲养的动物中，方向选择性响应以及抑制性突触的不对称连接的存在，说明感觉经验并没有起主要作用。然而，在睁眼之前，视网膜波提供了一个高度结构化活动的强大来源，并可能作为视网膜中的一个移动刺激"代替者"。这些视网膜波对视网膜神经节细胞向它们的视网膜接收靶区的投射来说，具有指导意义的（Huberman，Feller，& Chapman，2008；Xu et al.，2010）。因为如下三个关键原因，视网膜波是方向选择性的研究中有吸引力的候选机制：①在许多视网膜细胞类型之间的突触成熟过程中都存在视网膜波，包括之前说的无效侧突触增强的时期；②视网膜波与内侧视网膜中邻近细胞类型的去极化相关，包括星爆无长突细胞和DSGCs（Elstrott & Feller，2010；见图94.4），因此可能驱动活性依赖性的突触增强或是突触改善；③视网膜波被证明具有方向偏好（Elstrott & Feller，2010；Stafford et al.，2009）。

为了确定视网膜波在建立方向选择性中的作用，研究人员使用了多种方法。眼内注射：电压门控钠通道阻滞剂（河豚毒素）、GABAA受体兴奋剂（蝇蕈醇）、GABAA受体拮抗剂（biccululline methiodide，SR95531/gabazine）或是胆碱能受体兴奋剂（地棘蛙素）注射（Sun，Han，& He，2011；Wei et al.，2011；见图94.5），均不能阻止视网膜方向选择性的发育。另外，

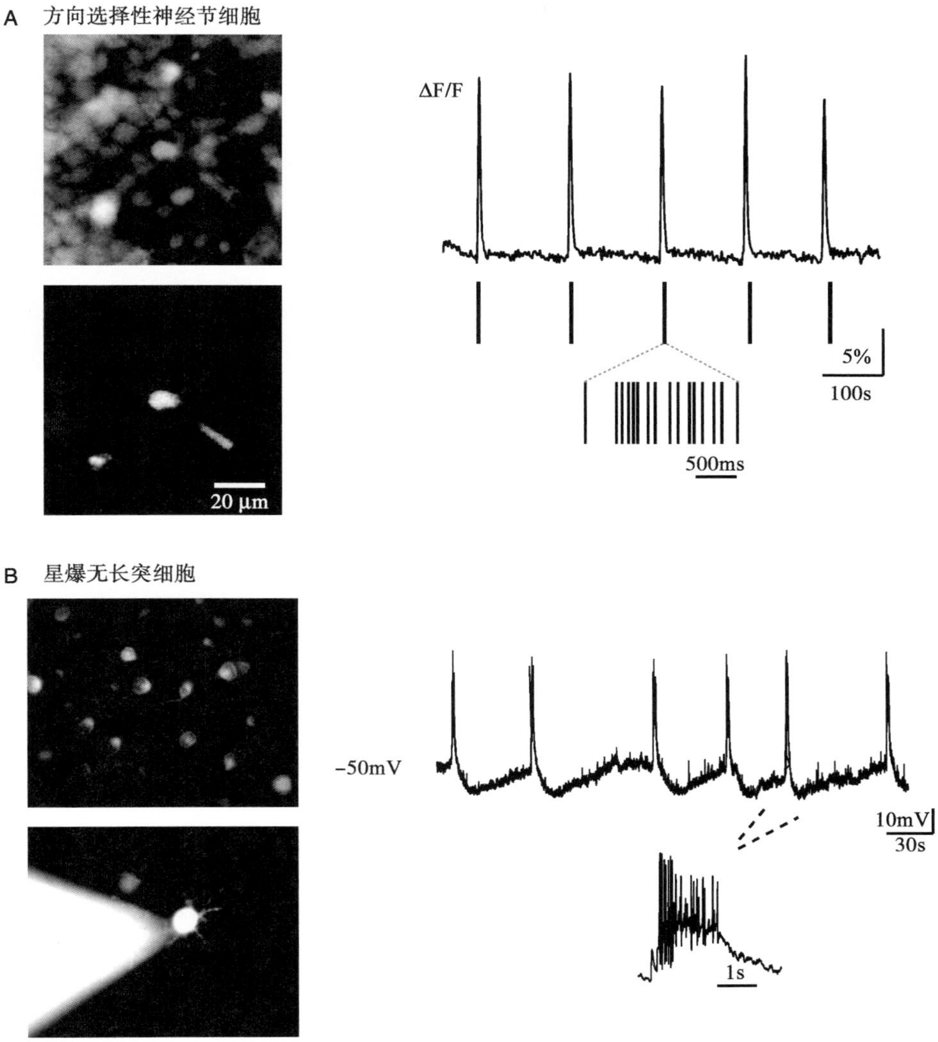

A 方向选择性神经节细胞

B 星爆无长突细胞

图 94.4 方向选择性神经节细胞（DSGCs）以及星爆无长突细胞被视网膜波去极化。（A）左侧：P5 时期，含有钙指示剂 OGB-1 AM 的 Spig1 视网膜丸(绿色荧光蛋白[GFP]在 ON-DSGCs 中表达）的活体荧光成像（上）以及在相同视网膜处的 ON-DSGC，其被钳时的细胞贴附记录成像（下）。右侧：ΔF/F 轨迹线表示周期性的视网膜波，它经过以 ON-DSGC 细胞为中心的 200μm×200μm 的区域，下方的尖峰脉冲是在这些波期间的细胞所发出。插图显示的是由单个波激发的尖峰的放大图。（来自 Elstrott & Feller，2010.）（B）左侧：mGluR2-GFP 视网膜（上）以及同一视网膜上的星爆无长突细胞被钳时的全细胞记录，并填充 Alexa 568 的活体荧光成像（下）。比例尺：10μm。右侧：来自星爆无长突细胞的电流钳穿孔膜片钳记录显示视网膜波引起的去极化，随后是缓慢的后超极化。插图显示了在视网膜波诱导的去极化期间钙尖峰放大图。（来自 Ford，Felix，& Feller，2012.）

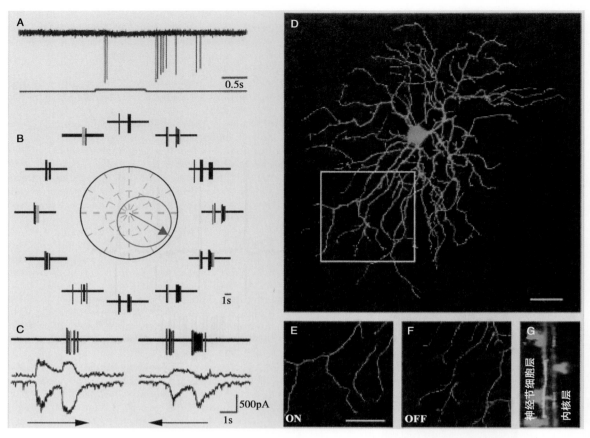

图 94.5 每天接受眼内注射 GABA-A 受体拮抗剂的视网膜显示出正常的方向选择性神经节细胞（DSGCs）。（A）DSGC 对一个静止闪烁点的开始和结束的响应。（B）同一个 DSGC 对一个在 12 个方向上移动的长方形的方向响应。偏好方向由极坐标图中间的箭头表示。围绕着这个图的动作电位的轨迹是各个方向上的运动激发的响应。（C）在膜电位为 – 65mV 到 0mV 时记录的不对称的突触输入。当视觉刺激在无效方向上移动时会观察到比偏好方向更大的抑制性输入。（D）记录细胞的树突形态。一段树突区域被放大以显示出 ON（E）和 OFF（F）层之间明显的分离。（G）这些树突与星爆无长突细胞的胆碱能突起（红）紧密地共层。比例尺：30μm。（来自 Sun，Han，& He，2011。）

在出生后第一周,缺失正常视网膜波的基因敲除小鼠仍然保持了它们的方向选择性响应。然而,这些阴性结果,意味着活性操作不能改变方向选择性的发育。因此,未来需要基于针对性的遗传操作,来检验更特定的假说:关于神经元活性在建立介导方向选择性环路中各方面的作用。

总结

方向选择性的发育是一个新的、不断发展的领域,存在许多尚未解决的问题。虽然一些研究表明,在睁眼期方向选择性已经存在,但是并不清楚这能否代表这个系统的成熟状态。例如,视动反射(一种由 ON-方向选择性细胞介导的视觉引导行为,Yoshida et al.,2001),在啮齿类动物出生 2 周后(Faulstich,Onori,& du Lac,2004),和在灵长类动物出生数周后

(Distler & Hoffmann,2011),均是未成熟的。尚不清楚这种缓慢的成熟能否反映了视网膜或是环路下游的成熟。此外,虽然一些功能性视网膜镶嵌是在睁眼期建立的(Anishchenko et al.,2010),但这方向选择性细胞是否也是如此不得而知。最后,(视网膜)活动和分子相互作用在所有这些成熟过程中的相对作用尚未确定。随着日益增多的遗传和成像工具的出现,我们预计在未来几年将会引发这一领域的巨大进步。

致谢

由国立卫生研究院（NIH）Grant RO1EY013528（MBF）、RO1EY019498（MBF）、美国国家科学基金会 Grant IOS-0818983（MBF）以及 NIH Grant F31NS071784（AMH）提供支持。

参考文献

Anishchenko, A., Greschner, M., Elstrott, J., Sher, A., Litke, A. M., Feller, M. B., et al. (2010). Receptive field mosaics of retinal ganglion cells are established without visual experience. *Journal of Neurophysiology, 103*, 1856–1864. doi:10.1152/jn.00896.2009.

Berson, D. M. (2008). Retinal ganglion-cell types and their central projections. In R. H. Masland & T. D. Albright (Eds.), *The senses: A comprehensive reference* (Vol. 1, pp. 491–520). San Diego, CA: Academic Press.

Borst, A., & Euler, T. (2011). Seeing things in motion: Models, circuits, and mechanisms. *Neuron, 71*, 974–994.

Briggman, K. L., Helmstaedter, M., & Denk, W. (2011). Wiring specificity in the direction-selectivity circuit of the retina. *Nature, 471*, 183–188.

Chan, Y.-C., & Chiao, C.-C. (2008). Effect of visual experience on the maturation of ON–OFF direction selective ganglion cells in the rabbit retina. *Vision Research, 48*, 2466–2475. doi:10.1016/j.visres.2008.08.010.

Chen, M., Weng, S., Deng, Q., Xu, Z., & He, S. (2009). Physiological properties of direction-selective ganglion cells in early postnatal and adult mouse retina. *Journal of Physiology, 587*, 819–828.

Daw, N. W., & Wyatt, H. J. (1974). Raising rabbits in a moving visual environment: An attempt to modify directional sensitivity in the retina. *Journal of Physiology, 240*, 309–330.

De la Huerta, I., Kim, I. J., Voinescu, P. E., & Sanes, J. R. (2012). Direction-selective retinal ganglion cells arise from molecularly specified multipotential progenitors. *Proceedings of the National Academy of Sciences of the United States of America, 109*, 17663–17668. doi:10.1073/pnas.1215806109.

Demb, J. B. (2007). Cellular mechanisms for direction selectivity in the retina. *Neuron, 55*, 179–186.

Distler, C., & Hoffmann, K. P. (2011). Visual pathway for the optokinetic reflex in infant macaque monkeys. *Journal of Neuroscience, 31*, 17659–17668.

Elstrott, J., Anishchenko, A., Greschner, M., Sher, A., Litke, A. M., Chichilnisky, E. J., et al. (2008). Direction selectivity in the retina is established independent of visual experience and cholinergic retinal waves. *Neuron, 58*, 499–506. doi:10.1016/j.neuron.2008.03.013.

Elstrott, J., & Feller, M. B. (2009). Vision and the establishment of direction-selectivity: A tale of two circuits. *Current Opinion in Neurobiology, 19*, 293–297.

Elstrott, J., & Feller, M. B. (2010). Direction-selective ganglion cells show symmetric participation in retinal waves during development. *Journal of Neuroscience, 30*, 11197–11201.

Euler, T., Detwiler, P. B., & Denk, W. (2002). Directionally selective calcium signals in dendrites of starburst amacrine cells. *Nature, 418*, 845–852.

Euler, T., Hausselt, S. E., Margolis, D. J., Breuninger, T., Castell, X., Detwiler, P. B., et al. (2009). Eyecup scope—Optical recordings of light stimulus-evoked fluorescence signals in the retina. *Pflugers Arch- European. Journal of Physiology, 457*, 1393–1414.

Faulstich, B. M., Onori, K. A., & du Lac, S. (2004). Comparison of plasticity and development of mouse optokinetic and vestibulo-ocular reflexes suggests differential gain control mechanisms. *Vision Research, 44*, 3419–3427. doi:10.1016/j.visres.2004.09.006.

Ford, K. J., Felix, A. L., & Feller, M. B. (2012). Cellular mech-anisms underlying spatiotemporal features of cholinergic retinal waves. *Journal of Neuroscience, 32*, 850–863.

Fried, S. I., Munch, T. A., & Werblin, F. S. (2002). Mechanisms and circuitry underlying direction selectivity in the retina. *Nature, 420*, 411–414.

Fuerst, P. G., Bruce, F., Tian, M., Wei, W., Elstrott, J., Feller, M. B., et al. (2009). DSCAM and DSCAML1 function in self-avoidance in multiple cell types in the developing mouse retina. *Neuron, 64*, 484–497. doi:10.1016/j.neuron.2009.09.027.

Fuerst, P. G., & Burgess, R. W. (2009). Adhesion molecules in establishing retinal circuitry. *Current Opinion in Neurobiology, 19*, 389–394.

Huberman, A. D., Feller, M. B., & Chapman, B. (2008). Mechanisms underlying development of visual maps and receptive fields. *Annual Review of Neuroscience, 31*, 479–509.

Huberman, A. D., Wei, W., Elstrott, J., Stafford, B. K., Feller, M. B., & Barres, B. A. (2009). Genetic identification of an On–Off direction-selective retinal ganglion cell subtype reveals a layer-specific subcortical map of posterior motion. *Neuron, 62*, 327–334.

Kay, J. N., De la Huerta, I., Kim, I. J., Zhang, Y., Yamagata, M., Chu, M. W., et al. (2011). Retinal ganglion cells with distinct directional preferences differ in molecular identity, structure, and central projections. *Journal of Neuroscience, 31*, 7753–7762.

Keeley, P. W., Sliff, B., Lee, S. C., Fuerst, P. G., Burgess, R. W., Eglen, S. J., et al. (2012). Neuronal clustering and fasciculation phenotype in dscam- and bax-deficient mouse retinas. *Journal of Comparative Neurology, 520*, 1349. doi:10.1002/cne.23033.

Kim, I., Zhang, Y., Yamagata, M., Meister, M., & Sanes, J. (2008). Molecular identification of a retinal cell type that responds to upward motion. *Nature, 452*, 478–482.

Kim, I.-J., Zhang, Y., Meister, M., & Sanes, J. R. (2010). Laminar restriction of retinal ganglion cell dendrites and axons: Subtype-specific developmental patterns revealed with transgenic markers. *Journal of Neuroscience, 30*, 1452–1462.

Lee, S., Kim, K., & Zhou, Z. J. (2010). Role of ACh-GABA cotransmission in detecting image motion and motion direction. *Neuron, 68*, 1159–1172.

Li, Y., Fitzpatrick, D., & White, L. E. (2006). The development of direction selectivity in ferret visual cortex requires early visual experience. *Nature Neuroscience, 9*, 676–681.

Li, Y., Van Hooser, S., Mazurek, M., White, L. E., & Fitzpatrick, D. (2008). Experience with moving visual stimuli drives the early development of cortical direction selectivity. *Nature, 456*, 952–956.

Masland, R. H. (1977). Maturation of function in the developing rabbit retina. *Journal of Comparative Neurology, 175*, 275–286.

Matsuoka, R. L., Chivatakarn, O., Badea, T. C., Samuels, I. S., Cahill, H., Katayama, K., et al. (2011a). Class 5 transmembrane semaphorins control selective mammalian retinal lamination and function. *Neuron, 71*, 460–473. doi:10.1016/j.neuron.2011.06.009.

Matsuoka, R. L., Nguyen-Ba-Charvet, K. T., Parray, A., Badea, T. C., Chedotal, A., & Kolodkin, A. L. (2011b). Transmembrane semaphorin signalling controls laminar stratification in the mammalian retina. *Nature, 470*, 259–263.

Qu, J., & Myhr, K. L. (2008). The development of intrinsic excitability in mouse retinal ganglion cells. *Developmental Neurobiology, 68*, 1196–1212.

Reese, B. E., Keeley, P. W., Lee, S. C., & Whitney, I. E. (2011). Developmental plasticity of dendritic morphology and the establishment of coverage and connectivity in the outer retina. *Developmental Neurobiology*, 71, 1273–1285.

Rivlin-Etzion, M., Zhou, K., Wei, W., Elstrott, J., Nguyen, P. L., Barres, B. A., et al. (2011). Transgenic mice reveal unexpected diversity of on–off direction-selective retinal ganglion cell subtypes and brain structures involved in motion processing. *Journal of Neuroscience*, 31, 8760–8769. doi:10.1523/JNEUROSCI.0564-11.2011.

Rochefort, N. L., Narushima, M., Grienberger, C., Marandi, N., Hill, D. N., & Konnerth, A. (2011). Development of direction selectivity in mouse cortical neurons. *Neuron*, 71, 425–432.

Rockhill, R. L., Daly, F. J., MacNeil, M. A., Brown, S. P., & Masland, R. H. (2002). The diversity of ganglion cells in a mammalian retina. *Journal of Neuroscience*, 22, 3831–3843.

Stacy, R. C., & Wong, R. O. L. (2003). Developmental relationship between cholinergic amacrine cell processes and ganglion cell dendrites of the mouse retina. *Journal of Comparative Neurology*, 456, 154–166.

Stafford, B. K., Sher, A., Litke, A. M., & Feldheim, D. A. (2009). Spatial–temporal patterns of retinal waves underlying activity-dependent refinement of retinofugal projections. *Neuron*, 64, 200–212.

Sun, C., Speer, C. M., Wang, G. Y., Chapman, B., & Chalupa, L. M. (2008). Epibatidine application in vitro blocks retinal waves without silencing all retinal ganglion cell action potentials in the developing retina of the mouse and ferret. *Journal of Neurophysiology*, 100, 3253–3263.

Sun, L., Han, X., & He, S. (2011). Direction-selective circuitry in rat retina develops independently of GABAergic, cholinergic and action potential activity. *PLoS ONE*, 6, e19477. doi:10.1371/journal.pone.0019477.

Sun, W., Deng, Q., Levick, W. R., & He, S. (2006). ON direction-selective ganglion cells in the mouse retina. *Journal of Physiology*, 576, 197–202.

Sun, W., Li, N., & He, S. (2002). Large-scale morphological survey of mouse retinal ganglion cells. *Journal of Comparative Neurology*, 451, 115–126.

Tian, N. (2008). Synaptic activity, visual experience and the maturation of retinal synaptic circuitry. *Journal of Physiology*, 586, 4347–4355.

Tian, N. (2011). Developmental mechanisms that regulate retinal ganglion cell dendritic morphology. *Developmental Neurobiology*, 71, 1297–1309.

Tian, N., & Copenhagen, D. R. (2001). Visual deprivation alters development of synaptic function in inner retina after eye opening. *Neuron*, 32, 439–449.

Trenholm, S., Johnson, K., Li, X., Smith, R. G., & Awatramani, G. B. (2011). Parallel mechanisms encode direction in the retina. *Neuron*, 71, 683–694.

Vaney, D. I., & Taylor, W. R. (2002). Direction selectivity in the retina. *Current Opinion in Neurobiology*, 12, 405–410.

Wei, W., Elstrott, J., & Feller, M. B. (2010). Two-photon targeted recording of GFP-expressing neurons for light responses and live-cell imaging in the mouse retina. *Nature Protocols*, 5, 1347–1352. doi:10.1038/nprot.2010.106.

Wei, W., & Feller, M. B. (2011). Organization and development of direction-selective circuits in the retina. *Trends in Neurosciences*, 34, 638–645. doi:10.1016/j.tins.2011.08.002.

Wei, W., Hamby, A. M., Zhou, K., & Feller, M. B. (2011). Development of asymmetric inhibition underlying direction selectivity in the retina. *Nature*, 469, 402–406.

Xu, H. P., Furman, M., Mineur, Y. S., Chen, H., King, S. L., Zenisek, D., et al. (2010). An instructive role for patterned spontaneous retinal activity in mouse visual map development. *Neuron*, 70, 1115–1127. doi:10.1016/j.neuron.2011.04.028.

Yamagata, M., & Sanes, J. R. (2008). Dscam and Sidekick proteins direct lamina-specific connections in vertebrate retina. *Nature*, 451, 465–469.

Yamagata, M., & Sanes, J. R. (2012). Expanding the Ig superfamily code for laminar specificity in retina: Expression and role of contactins. *Journal of Neuroscience*, 41, 14402–14414. doi:10.1523/JNEUROSCI.3193-12.2012.

Yamagata, M., Weiner, J. A., & Sanes, J. R. (2002). Sidekicks: Synaptic adhesion molecules that promote lamina-specific connectivity in the retina. *Cell*, 110, 649.

Yonehara, K., Balint, K., Noda, M., Nagel, G., Bamberg, E., & Roska, B. (2011). Spatially asymmetric reorganization of inhibition establishes a motion-sensitive circuit. *Nature*, 469, 407–420.

Yonehara, K., Ishikane, H., Sakuta, H., Shintani, T., Nakamura-Yonehara, K., Kamiji, N., et al. (2009). Identification of retinal ganglion cells and their projections involved in central transmission of information about upward and downward image motion. *PLoS ONE*, 4, e4320. doi:10.1371/journal.pone.0004320.

Yonehara, K., Shintani, T., Suzuki, R., Sakuta, H., Takeuchi, Y., Nakamura-Yonehara, K., & Noda, M. (2008). Expression of SPIG1 reveals development of a retinal ganglion cell subtype projecting to the medial terminal nucleus in the mouse. *PLoS ONE*, 3, e1533. doi:10.1371/journal.pone.0001533.

Yoshida, K., Watanabe, D., Ishikane, H., Tachibana, M., Pastan, I., & Nakanishi, S. (2001). A key role of starburst amacrine cells in originating retinal directional selectivity and optokinetic eye movement. *Neuron*, 30, 771–780.

第 95 章　发育期视觉皮层可塑性的机制

IkueNagakura , NikolaosMellios , Mriganka Sur

哺乳动物视觉皮层的一个显著特征是,它的正常发育需要视觉经验,并且其突触、神经元和环路的发育会受到电活动的高度影响。这使得视觉皮层成了一个有吸引力的模型系统,用于研究感觉经验在改善皮层环路和功能的过程中的作用。眼优势(ocular dominance,OD)可塑性是一种经典经验依赖性可塑性,指的是由于双眼的不平衡的输入而引起的视觉皮层环路的变化。50 余年前,Hubel 和 Wiesel 首次证明,在发育过程中,通过闭合眼睑改变一只眼睛的视觉输入,可以改变猫初级视觉皮层(V1)中的细胞反应;且剥夺(闭合的)眼的反应会减弱,而非剥夺(开放的)眼的反应会加强(Wiesel &Hubel,1963)。这个研究范式被称为单眼剥夺(monocular deprivation,MD),能在一个特定的发育时间窗(被称为关键期,critical preriod)内诱导 OD 可塑性(Gordon & Stryker,1996;Hubel & Wiesel,1970)。然而,在啮齿类动物中,关键期的定义是存在争议的,因为在经典定义的发育窗之外仍然存在可塑性。这使得大家一致认为,关键期是发育中的一个特别敏感的时期,在这个时期,即使是视觉经验短暂改变也会导致显著的皮层可塑性。近几十年来,许多发现证明有丰富多样的支持 OD 可塑性的分子和细胞机制。虽然有点出人意料,但是这已经推动了对多种发育性脑部疾病的机制的理解。本综述的目的是将这些发现组织成连贯的概念框架,并给出关于未来研究方向的建议。

可塑性的两个方面：前馈（赫布，Hebbian）和反馈（稳态，Homeostatic）

啮齿类动物的 V1 包含一个接受双眼输入的双眼区域,与同侧(ipslateral)的眼相比,对侧(contralateral)眼提供数量和范围更大的投射,导致视觉反应中的对侧偏差。不同的记录技术,比如视觉诱发电位(VE-Ps)、内源信号的光学成像、单细胞记录以及双光子钙成像,已被用于测量单个神经元以及神经元群的 OD 可塑性——特别是在对侧眼 MD 之后,同侧眼到对侧眼的转移。每只眼睛的反应加强和减弱可以使用不同的技术测量。例如,VEP 记录测量的是丘脑到皮层第 4 层输入的总突触电流,而光学和钙成像仅限于位于皮层表面的少于 500μm 的第 2/ 3 层的神经元,并分别测量一群细胞的内源性活动和单个细胞的钙变化(Smith,Heynen & Bear,2009)。使用这些技术,可以在短暂(3 天)MD 之后观察到 OD 的改变,这个改变是由剥夺眼反应的减弱来介导的,而更长持续时间(5~7 天)MD 会诱发由开放眼(非剥夺眼)反应的增强所介导的另一个 OD 变化(Frenkel & Bear,2004;Kaneko et al.,2008)。前馈和反馈调节的框架被用来理解可塑性的这两个部分,分别是指初期剥夺眼反应的减弱以及后期开放眼响应的增强(Tropea,Van Wart,& Sur,2009b)。研究表明,前馈调节是由可塑性的突触特异性的赫布形式介导的,而反馈调节则是由细胞范围的整体稳态机制介导的,两者共同构成了OD 可塑性的机制(见图 95.1)。

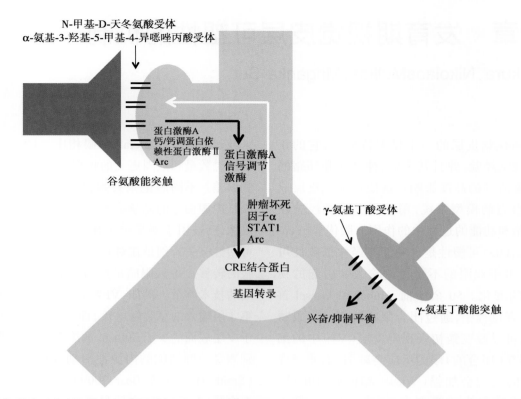

图95.1 在视觉皮层中介导前馈和反馈可塑性的关键细胞内分子示意图。一个锥体神经元（中间）通过一个谷氨酸能突触接受来自一个兴奋性神经元的输入（左上）并且通过一个 γ-氨基丁酸（GABA 能）释放突触接受来自一个抑制性神经元的输入（右下）。前馈可塑性由加粗的黑色箭头表示；短暂单眼剥夺（MD）后，N-甲基-D-天冬氨酸受体（NMDAR）的激活会导致胞内激酶如钙/钙调蛋白依赖性蛋白激酶Ⅱ（CaMKⅡ）、蛋白激酶 A（PKA）、和细胞外信号调节激酶 1,2（ERK）的激活。PKA 可能会和 ERK 一起调节突触部位的谷氨酸受体的功能，并且通过 CRE 结合蛋白（CREB）引发 cAMP 反应元件（CRE）介导的基因转录。即刻早期基因 Arc，通过突触部位的 α-氨基-3-羟基-5-甲基-4-异噁唑丙酸受体（AMPAR）内化，介导剥夺眼反应的减弱。兴奋（E）和抑制（Ⅰ）之间的平衡是通过 GABA 能突触部位抑制的调制，从而维持在适当的水平。反馈可塑性由白色箭头表示；伴随长期 MD，经典免疫系统分子比如肿瘤坏死因子 α（TNF-α）和 STAT1，可能通过突触缩放以及增加 AMPAR 的运输来调节开放眼反应的增强。Arc 可能通过 NMDAR 依赖性的长时程增强和/或突触缩放增强开放眼的反应。

前馈可塑性的机制

初期剥夺眼的反应减弱是由赫布前馈可塑性介导的，这种观点源自一个观察：剥夺眼的分子和细胞的改变遵循类似于同源突触的长时程抑制（LTD）机制，这种机制是由突触前或突触后神经元的去相关放电引起的突触衰弱。据报道，短暂 MD 会诱导视觉皮层中的同源突触的 LTD（Heynen et al.，2003）。数个研究已经证明，有类似 LTD 的分子机制参与前馈可塑性，包括 N-甲基-D-天冬氨酸受体（NMDARs）以及细胞内钙信号的激活。在兴奋性和抑制性之间维持适当的平衡，是启动和终止关键期可塑性的重要影响因素，且抑制性的调节对关键期可塑性至关重要。最后，剥夺眼反应的功能性改变伴随着树突棘的结构变化。

NMDA 受体亚基的变化

兴奋性突触驱动的调节，部分是通过谷氨酸受体

（例如 NMDARs）的变化来实现的。若干证据表明，在出生后的发育期间，NMDARs 的亚基 NR2A 和 NR2B 组成成分的改变受视觉经验的影响。例如，在黑暗中饲养的啮齿动物 NR2A 的水平会降低和/或 NR2B 的水平会增加，这些变化取决于黑暗饲养的时间，从而导致 NR2A/NR2B 亚基的比值降低（Chen & Bear，2007）。在正常发育过程中，NR2A/2B 比值的减小通常是从低变高（Quinlan, Olstein, & Bear, 1999），该比值的减小可能是成年期发生 OD 可塑性的一个条件（He, Hodos, & Quinlan, 2006）。NR2A 亚基有一个衰减的钙离子内流以及较短的 NMDA 介导的突触电流，而 NR2B 亚基有较高的钙通透性，因此似乎增强了可塑性（Flint et al.，1997）。NR2A/2B 比值的减小可能有利于增强开放眼的反应，因为在 5～7 天（后期，稳态的成分）MD，这个比值存在一个显著的降低（Chen & Bear，2007）。总之，这些研究表明，在 NMDA-介导的兴奋性传递中的发育及经验依赖性的改变可以调控 OD 可塑性的程度。

胞内信号:PKA,ERK,CREB

海马中 NMDAR 依赖性 LTD 与位于 Ser-845 的 α-氨基-3-羟基-5-甲基-4-异噁唑丙酸受体(AMPARs)的 GluA1(GluR1)亚基的去磷酸化有关。Ser-845 是环 AMP(cAMP)依赖性蛋白激酶(蛋白激酶 A:PKA)的磷酸化位点(Kameyama et al.,1998)。同样,在视皮层中,MD 会诱导 Ser-845 处的突触抑制以及 GluA1 的去磷酸化(Heynen et al.,2003)。此外,PKA 的药理学阻断会抑制猫中的 OD 变化(Beaver et al.,2001)。这些结果表明 PKA 和 GluA1 参与了 OD 可塑性。胞外信号调节激酶 1,2(ERK)是 OD 可塑性需要的另一种胞内激酶(Di Cristo et al.,2001)。经过短暂的暗饲养之后进行视觉刺激,ERK 和 PKA 一起增强了下游由 cAMP 反应元件(CRE)介导的基因表达(Cancedda et al.,2003)。阻断 CRE 结合蛋白(CREB)的功能(CREB 可以控制 CRE 介导的基因表达)会阻碍 OD 转移(Mower et al.,2002)。有趣的是,在 MD 之后,CRE 介导的基因表达的作用似乎是开放眼所独有的;在 MD1~3 天中,CRE 介导的 lacZ 表达主要在接受开放眼而非剥夺眼的输入区域中观察到(Pham et al.,1999),这暗示 CRE 介导的基因表达参与了开放眼的快速反馈可塑性。

层特异性机制

代谢型谷氨酸受体(mGluRs)是另一种参与视觉皮层可塑性的谷氨酸能受体(Daw,Reid,& Beaver,1999)。然而,在 OD 可塑性和视觉皮层中的 LTD 中,对 mGluRs 的需求取决于特定的层(Daw et al.,2004)。第 2/3 和第 5 层的 LTD 依赖于 NMDARs 而不是 mGluRs,而第 6 层的 LTD 需要 mGluRs 而不是 NMDARs(Rao & Daw,2004)。长期以来大家认为,进入和通过 V1 的前馈通路主要是由视网膜→丘脑→V1 第 4 层→V1 第 2/3 层(浅层)→V1 第 5/6 层(深层)→纹外皮层和皮层下结构组成。这个观点受到了一些研究结果的质疑:存在一个直接从丘脑到 V1 第 2/3 层的平行通路,该通路具有不同的分子需求。比如,在第 2/3 层中诱发的 LTD 需要一个内源性大麻素 CB1 受体;而在第 4 层中诱发的 LTD 独立于 CB1,但是依赖于 PKA 和 AMPAR 的内吞作用(Crozier et al.,2007)。

抑制性调节

虽然许多早期发现都强调兴奋性传递通过谷氨酸受体介导的作用,但是如今有越来越多的证据表明抑制性在 OD 可塑性中发挥作用。在关键期,对 OD 可塑性的启动需要最小限度的抑制,皮层的抑制性环路的成熟限制了成年期的可塑性。γ-氨基丁酸(GABA)合成酶基因缺失的小鼠(GAD65 敲除)在 MD 之后表现出 OD 转移的缺失(Hensch et al.,1998)。相反,在关键期之前,加速 GABA 环路功能的操作会触发可塑性的早熟(Di Cristo et al.,2007;Sugiyama et al.,2008)。脑源性神经营养因子(BDNF)是一种关键的神经营养因子,它能触发抑制环路的成熟,而 BDNF 的过表达会导致 OD 可塑性的关键期提前终止(Huang et al.,1999)。另一种分子,Lynx,与烟碱乙酰胆碱受体结合,被发现是一种关键蛋白,它通过胆碱能抑制作用来维持兴奋和抑制之间的平衡,如果没有这个蛋白质,可塑性可以延长到成年期(Morishita et al.,2010)。越来越清楚的是,GABA 释放(GABA 能)的细胞类型,即小清蛋白(PV)(一种阳性的篮状细胞),是关键时期可塑性中的关键角色。在皮层中,PV 细胞是最大的一类抑制性中间神经元,约占小鼠的视觉皮层 GABA 能细胞总数的 40%(Gonchar,Wang,& Burkhalter,2007)。PV 细胞通过向兴奋性神经元的 GABA_A 受体-α1 亚基发送输入来调节 OD 可塑性(Fagiolini et al.,2004)。Lynx1 和 PV 细胞有共同的定位(Morishita et al.,2010),并且 BDNF 以及胚胎的同源异型蛋白质 Otx2 等分子被认为通过控制 PV 细胞的成熟来调节 OD 可塑性(Huang et al.,1999;Sugiyama et al.,2008)。

结构性改变

OD 可塑性的功能变化与树突棘的结构变化紧密相连,这甚至可以在以小时为单位的时间标度上观察到(Yu,Majewska,& Sur,2011)。胞外基质(ECM)的降解以及棘的运动增加是这种结构改变的关键部分(Majewska& Sur,2003)。在关键期,短暂的 MD 会增加棘的运动并减少第 2/3 层中的树突棘,这依赖于组织型纤溶酶原激活剂(tPA)/纤维蛋白溶解蛋白的水解级联引起的胞外基质的降解(Mataga,Mizuguchi,& Hensch,2004;Oray,Majewska,& Sur,2004),并且在缺少 tPA 的情况下,OD 的转移会被阻碍(Mataga,Nagai,& Hensch,2002)。相反地,利用软骨素酶-ABC(这种酶能够选择性地降解胞外的周围神经网络(PNNs,是 ECM 的成分)中的硫酸软骨素蛋白聚糖(CSPGs))诱导 ECM 降解,会恢复成年动物中的 OD 可塑性(Pizzorusso et al.,2002)。在 PNNs 中适当的 CSPGs 的硫酸化作用特别需要 Otx2 的积累以及 PV 细胞的成熟的,这控制了关键期的结束(Miyata et al.,2012)。

一个重要的问题是,这些结构改变是否发生在接受剥夺或开放眼输入的棘上。最近的一项研究解决了这个问题,该研究利用基因工程的荧光共振能量转移探针,对棘的钙/钙调蛋白依赖性蛋白激酶Ⅱ(CaMKⅡ)活性进行在体测量(Mower et al.,2011)。短暂的 MD 会特异性地激活剥夺眼区域内棘中的 CaMKⅡ,并且被消除的棘接收来自剥夺眼的输入,并且具有低基础的 CaMKII 活性,而被保留的棘在 MD 之后显示出增强的 CaMKII 激活(Mower et al.,2011)。这些结果不仅证明了剥夺眼突触消除的特异性,也暗示了激活的 CaMKII 对输入减少后突触丢失的保护性作用。

反馈可塑性的机制

前面提及的研究强烈地表明,基于赫布的前馈可塑性以及它潜在的细胞和分子级机制是 OD 可塑性的一个关键成分,特别是剥夺眼反应的快速减弱。然而,一些证据表明,OD 可塑性也会导致后来开放眼反应加强的稳态型反馈调节。第一,在小鼠 V1 中的开放眼反应的增强是在剥夺眼反应减弱后的 2~3 天被观察到的(Frenkel & Bear,2004;Kaneko et al.,2008),表明存在一种稳态反馈机制对初期剥夺眼反应的减弱进行处理;第二,甚至对剥夺眼做出反应的细胞在长期 MD 后也能增强它们的反应(MrsicFlogel et al.,2007),这意味着非细胞特异的、全局性的反馈调节。稳态型反馈调节可能会通过一些机制,如突触缩放和内源性兴奋,为每个神经元保留净视觉驱动力。

突触缩放

稳态调节对于防止神经环路变得活动过度或活动过少来说是必要的,缺少它,可塑性的赫布形式,比如长时程增强(LTP)和 LTD,会驱使神经元变得过度地兴奋或是沉默(Turrigiano & Nelson,2004)。研究的最多的稳态可塑性机制是突触缩放,这种机制最先在大鼠的视觉皮层培养中发现。由河豚毒素(TTX)引起的神经元活性阻断或由荷包牡丹碱(bicuculline)引发的活性增强,会分别导致微小兴奋性突触后电流(mEPSCs)振幅的增加或减少(Turrigiano et al.,1998)。突触缩放会引发整个神经元突触的权值成倍地改变,使得 mEPSC 振幅的整体分布会成比例地放大和缩小(Turrigiano et al.,1998)。因此,突触缩放似

乎是一个涉及突触后神经元中所有突触的全局处理,这可能可以解释 OD 可塑性中的反馈调节。

事实上,两天的 MD 和年龄依赖的方式在单眼锥体神经元上增加 mEPSCs 的振幅(Desai et al.,2002)。由 MD 或暗饲养引发的 mEPSC 振幅的增加开始于关键期,并且到成年期后仍存在于第2/3 层中,而第 4 层锥体神经元中的 mEPSCs 会在出生后的早期——P14~16 期间增加,但是在关键期不受影响(Desai et al.,2002;Goel & Lee,2007),这表明突触缩放在不同层中存在发育性调节。有趣的是,在成年小鼠层第2/3 层中的突触缩放本质上不是成倍的,也就是说,不是所有突触都会被放大(Goel & Lee,2007)。这引出了一个重要问题:一个特定的突触后神经元能否优先地缩放一个类型的突触,而保持其他突触不受影响。

一系列证据表明,突触缩放是 OD 可塑性稳态成分的背后机制,这类研究使用了对某种分子(这种分子对突触缩放非常重要)进行了遗传修饰的小鼠。肿瘤坏死因子 α(TNF-alpha)是一种由胶质细胞释放的促炎细胞因子,通过它的受体(TNFR1)可作用于神经元(Stellwagen et al., 2005;Stellwagen & Malenka, 2006)。在光学成像记录中,缺少 TNF-α 的小鼠显示出开放眼的反应损伤(在进行 MD 的 5~6 天后,没有反应的增加),而剥夺眼的反应保持完整(正常情况下,其反应会减少)(Kaneko et al.,2008)。这些小鼠在视觉皮层中显示出正常的 LTP,但是缺少由活性阻断引起的突触缩放(Kaneko et al.,2008)。虽然 OD 可塑性的稳态成分的 TNF-α 调节的下游分子机制还不清楚,但是有一个可能是,它是由 AMPARs 的 GluA1 亚基的表面插入的增加所引发的(Stellwagen et al., 2005)。

TNF-α 和信号转导及转录激活因子 1(STAT1)之间可能存在有趣的相互作用。光学成像发现,STAT1 会通过抑制 TNF-α 的信号发放来负向调节 OD 可塑性的稳态成分;*STAT1* 敲除的小鼠在 4 天 MD 后显示出开放眼反应的快速增加,这和 TNF-α 抑制剂的皮层注射结果相反(Nagakura et al.,2012)。STAT1 可能是通过 AMPARs 的转运来调节 OD 可塑性的,因为在 *STAT1* 敲除的小鼠中的开放眼反应的快速增加伴随着 GluA1 AMPARs 的表面插入水平的增加(Nagakura et al.,2012)。

内源性兴奋的缩放

相对未被探索但是可能对于稳态型 OD 可塑性来

说和突触缩放一样重要的机制就是内源性兴奋。内源性兴奋的改变会通过在不改变突触权重的情况下，改变神经元的输入-输出功能，从而影响神经元环路的可塑性（Turrigiano，2011）。在视觉皮层培养中，TTX引起的活性阻断会通过增加钠电流以及降低动作电位的阈限来加强内源性兴奋，因此神经元会对同样的突触输入有更多的放电（Desai, Rutherford, & Turrigiano, 1999）。有趣的是，眼睑缝合引起的MD不会增加2/3层锥体神经元的mEPSC幅值，而由TTX引起的眼内活动的阻断会增强（Desai et al., 2002；Maffei & Turrigiano, 2008）。相反地，眼睑缝合会通过第2/3层神经元内源性兴奋的增加来增加稳态可塑性（Maffei & Turrigiano, 2008）。有研究表明，眼睑缝合会导致感觉驱动和皮层更强的去相关（Linden et al., 2009），从而驱动第2/3层强烈的突触抑制（Maffei & Turrigiano, 2008），并且这种抑制超过了突触缩放的补偿能力，反而触发了内源性稳态可塑性（Turrigiano, 2011）。与此一致，当突触缩放正常地发生在第4层时，内源性兴奋不会受到影响（Maffei, Nelson, & Turrigiano, 2004）。

连接前馈和反馈可塑性的分子和通路

虽然前馈和反馈可塑性的机制似乎很不相同，像是相互独立的过程，但它们并不是完全分离的。细胞内的信号级联甚至是单个分子都可能参与到前馈和反馈可塑性的共调节中。在关键期以及视觉剥夺的不同时期的V1中的基因表达分析，提供了一个对正常发育和经验依赖的可塑性期间的皮层变化的全面了解。小鼠的关键期伴随着不同的转录模式，其中包括相对丰富涉及肌动蛋白细胞骨架、G蛋白信号传导、转录和髓鞘形成的基因。MD到了大约P28（关键期的高峰期）时，这些基因的表达模式大多数发生了反转（Lyckman et al., 2008），表明有非常多的基因和分子在反馈调节中起作用。另一个微阵列研究显示，暗饲养和MD都会激活前馈和反馈机制，并且MD会特异地激活那些组成参与生长因子和神经元退化相关的分子通路的基因（Tropea et al., 2006）。尤其是，类胰岛素生长因子1（IGF-1）的结合蛋白的表达会在MD之后被高度上调，而IGF-1和它的下游磷脂酰肌醇3-激酶（PI3K）/Akt信号传导途径的成分则会被下调。外源性应用IGF-1会上调这些信号并抑制体内的OD可塑性（Tropea et al., 2006）。

一个很好的例子是一个分子——早期即刻基因Arc，它似乎能够共调节前馈和反馈可塑性（Arg3.1）。无论是在赫布还是稳态可塑性中，Arc通过调节AMPAR的转运，在活动依赖性及可塑性中发挥多种作用（Shepherd & Bear，2011）。一项研究发现 *Arc* 敲除的小鼠的OD可塑性被完全阻断，即剥夺眼和开放眼的反应在MD后均不受影响（McCurry et al.，2010）。剥夺眼反应的减弱（在光学成像被测量为内源信号减少，在VEP记录中被记录为突触抑制），被认为是由于缺乏一种需要AMPARs内化的LTD样机制被阻断，因为AMPAR内化在这些小鼠中受损。开放眼反应的后续加强（即内源信号和突触增强）的缺乏，可能是由两种原因之一导致的，这两种原因不是互相排斥的。视觉剥夺可能会导致NMDAR依赖性LTP特性的化生调整（metaplastic adjustment，通过诱导NMDAR依赖性LTD降低LTP的阈值），这促使了开放眼的增强作用（在没有Arc的情况下会受损）（McCurry et al.，2010）。或者，Arc可能通过突触缩放机制来增强开放眼的反应。虽然这些可能性很难去检验，因为Arc在LTP和突触缩放中均会起作用，它们指向连接多种形式可塑性的关键机制。

尽管有大量蛋白质编码的基因被证明会影响OD可塑性，但是对非编码RNA在调控视觉皮层经验依赖性可塑性中的潜在作用知之甚少。非编码RNA在大脑中大量表达，最近成为神经系统内各种细胞过程的新型分子调控因子（Qureshi & Mehler，2011）。此外，已经证明，一种进化上保守的小非编码RNAs，被称为微小RNAs（miRNAs），是大脑发育、成熟以及突触可塑性的重要成分（Mellios & Sur，2012）。两个关键性研究最近证明，一类活性依赖性miRNA（miR-132）参与了OD可塑性和关键期的调控。其中一项研究发现，在关键期的视觉皮层中，病毒介导的对miR-132功能的抑制会导致GTP酶p250GAP（miR-132的一个特异性靶点）的增加（Mellios et al.，2011），从而通过阻断Rac激活来抑制树突棘的生长（Vo et al.，2005；Wayman et al.，2008）（见图95.2）。结果是，树突棘的数量减少并且突触的成熟延迟（Mellios et al.，2011）。第二项研究发现，通过渗透性微型泵输注miR-132 mimic，会导致树突棘形态向成熟度增加的反方向变化（Tognini et al.，2011）。有趣的是，这两种在体的miR-132表达操作都会使OD可塑性丧失，说明对于视觉皮层可塑性来说，miR-132的最佳的水平是维持突触在合适的时刻成熟所必需的。此外，这些发现表明miR-132对关键期的开始和终止可能很重要。我们已经知道，miR-132能和NMDA及神经营养因子信号传导有相互作用(Miller et al.,2012；Remenyi et al.,2010)，并且它的表达可被 CREB 强烈激活(Remenyi et al.,2010；Vo et al.,2005)(见图95.2)。此外 miR-132 可以间接地增加 BDNF 的表达(Klein et al.,2007)，BDNF 是一个已知的 miR-132 转录增强子(Remenyi et al.,2010)。如此复杂的反馈回路可能会通过 miR-132 调节皮层可塑性的赫布和稳态参数。

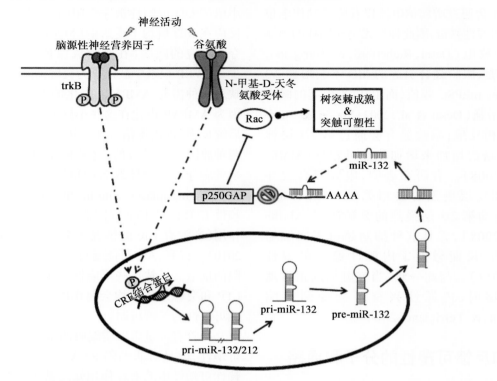

图 95.2 神经元活性诱导的微小 RNA(miR-132)的表达调节突触可塑性。随着神经元的激活,脑源性神经营养因子(Bdnf)和谷氨酸(Glu)分别激活 trkB 以及 N-甲基-D-天冬氨酸(NMDA)受体,这会使 cAMP 反应元件结合蛋白(CREB)磷酸化。磷酸化的(P)CREB 会结合 miR-132/miR-212 的启动子,促使了包含这两个 miRNAs 的多顺反子初级转录物(pri-miR-132/212)的转录。然后,Pri-miR-132 会被剪切形成 pre-miR-132,然后被转移到细胞质中,在这里它会被进一步剪切产生 miRNA 的双链中间产物,该中间产物最后被解释放,产生成熟的 miR-132。成熟的 miR-132 然后通过结合 p250GAP 的 3'端非翻译区抑制 p250GAP,而 p250GAP 能够抑制促进树突棘生长和突触可塑性的 Rac 分子。

揭示发育性脑疾病机制的可塑性机制

人类脑发育疾病,例如自闭症,似乎与突触的异常发育以及潜在的突触和环路可塑性的异常密切相关。小鼠的 OD 可塑性是一个描述发育中经验如何修正皮层突触和环路的经典模型,因此可以作为一个认识发育性脑疾病机制的有用窗口。它对于探索基因在皮层可塑性中的作用是特别有用的,缺失某个特定基因(这个基因在这些疾病中是无功能的)的小鼠,使我们对导致发育缺陷的潜在机制有了重要的了解。从对 OD 可塑性的理解所产生的机理甚至是治疗的方法,已经对疾病(比如 Rett 综合征(RTT)和脆性 X 综合征(FXS))产生了临床影响。

Rett 综合征

RTT 是自闭症的一种,并且是一种影响大约万分

之一的女性的 X-连锁染色体的神经发育性疾病,这种疾病大多是由编码 X-连锁甲基化 CpG 结合蛋白 2(MeCP2)的基因 *MECP2* 突变造成的(Amir et al.,1999)。MeCP2 是一种参与染色质重构和 RNA 剪接调节的转录抑制因子,其异常会导致产生 RTT 症状的神经病理生理,比如失去语言能力,重复的手部动作和认知症状(Chahrour & Zoghbi,2007)。MeCP2 的表达是以一种与神经元成熟相关的方式调节(Cohen et al.,2003),缺乏 MeCP2 的小鼠显示出 RTT 样症状,这些症状可以被出生后的 MeCP2 的表达所回复(Giacometti et al.,2007；Guy et al.,2007)。这种 RTT 的可逆性特征支持一种观点,就是神经元环路不是萎缩,而是保持在一个不稳定、不成熟的状态,甚至在疾病后期的 MeCP2 的激活都能通过随后的成熟回复该症状(Tropea et al.,2009a)。

MeCP2 缺失的小鼠显示出 OD 可塑性被延长到成年期,这可能是由于不成熟的皮层环路所致。和上

文提到的一样,IGF1 信号转导降低和 MD 之后的 OD 可塑性有关(Tropea et al.,2006),并且使用 IGF1 会阻碍 MD 的效应,这表明 IGF1 治疗可能逆转 MeCP2 缺失小鼠中 MeCP2 缺失的突触和环路效应。事实上,IGF1 的全身给药可以部分到完全逆转 MeCP2 缺失小鼠的一系列症状,包括改善机体指标(比如寿命、呼吸和心率),提高信号转导和突触分子的水平,以及在这些小鼠 OD 可塑性中,结束其异常长的关键期(Castro et al.,2011;Tropea et al.,2009a)。这些使用 OD 可塑性作为皮层成熟的模型的研究表明,IGF1 和它的分子通路是一个对 RTT 的很好的治疗靶点,并且基于 IGF1 治疗 RTT 患者的临床试验目前正在进行中。

脆性 X 综合征

FXS 是最常见的遗传性智力低下,也是自闭症的主要病因,约占自闭症群体的 4%。FXS 是由于编码脆性 X 智力低下蛋白(FMRP)的基因 *FMR1* 的沉默造成的,FMRP 是一种 RNA 结合蛋白,通常在激活 1 型 mGluRs 时产生(Belmonte & Bourgeron,2006)。*Fmr1* 突变小鼠 3 天 MD 后表现出 OD 可塑性的加速,表明在没有 FMRP 的情况下存在过度的可塑性(Dolen et al.,2007)。在这些小鼠中,伴随着 1 型 mGluR5 减少 50%,该表型被回复,表明 mGluR5 是 FXS 发病机理的一个重要的贡献者(Dolen et al.,2007)。在视觉皮层中,1 型 mGluR 信号转导在关键期达到最高水平(Dudek & Bear,1989),这表明 mGluR 信号转导的发育性下调可能对正常的突触和环路成熟很重要(Dolen & Bear,2008)。有人提出,mGluR5 和 FMRP 都能调节蛋白质的合成,但是两者方向相反:mGluR5 的激活启动蛋白质的合成,而 FMRP 则抑制蛋白质合成。不过,如果没有 FMRP,mGluR5 的激活会导致过度的蛋白质合成,这可能是 FXS 的临床特征的基础(Dolen & Bear,2008)。使用 mGluR5 拮抗剂对 FXS 进行的治疗也正在进行临床试验。

总结

在过去的数十年里,在理解 OD 可塑性的分子和细胞机制方面已取得了显著进展,特别是揭示了前馈成分是剥夺眼反应减弱的基础。然而,影响 OD 可塑性的反馈成分的一系列潜在机制也在快速增长。理解简单但非常强大的皮层可塑性背后机制的重要性要远远超过 OD 可塑性本身,这一点已经被这些机制为影响大脑正常发育的病理条件提供的精彩见解所

证明。

参考文献

Amir, R. E., Van den Veyver, I. B., Wan, M., Tran, C. Q., Francke, U., & Zoghbi, H. Y. (1999). Rett syndrome is caused by mutations in X-linked MECP2, encoding methyl-CpG-binding protein 2. *Nature Genetics, 23*, 185–188.

Beaver, C. J., Ji, Q., Fischer, Q. S., & Daw, N. W. (2001). Cyclic AMP-dependent protein kinase mediates ocular dominance shifts in cat visual cortex. *Nature Neuroscience, 4*, 159–163.

Belmonte, M. K., & Bourgeron, T. (2006). Fragile X syndrome and autism at the intersection of genetic and neural networks. *Nature Neuroscience, 9*, 1221–1225.

Cancedda, L., Putignano, E., Impey, S., Maffei, L., Ratto, G. M., & Pizzorusso, T. (2003). Patterned vision causes CRE-mediated gene expression in the visual cortex through PKA and ERK. *Journal of Neuroscience, 23*, 7012–7020.

Castro, J., Kwok, S., Garcia, R., & Sur, M. (2011). Effects of recombinant human IGF1 treatment in a mouse model of Rett syndrome. *Society for Neuroscience Meeting Washington*, 59.17/DD26.

Chahrour, M., & Zoghbi, H. Y. (2007). The story of Rett syndrome: From clinic to neurobiology. *Neuron, 56*, 422–437.

Chen, W. S., & Bear, M. F. (2007). Activity-dependent regulation of NR2B translation contributes to metaplasticity in mouse visual cortex. *Neuropharmacology, 52*, 200–214.

Cohen, D. R., Matarazzo, V., Palmer, A. M., Tu, Y., Jeon, O. H., Pevsner, J., et al. (2003). Expression of MeCP2 in olfactory receptor neurons is developmentally regulated and occurs before synaptogenesis. *Molecular and Cellular Neurosciences, 22*, 417–429.

Crozier, R. A., Wang, Y., Liu, C. H., & Bear, M. F. (2007). Deprivation-induced synaptic depression by distinct mechanisms in different layers of mouse visual cortex. *Proceedings of the National Academy of Sciences of the United States of America, 104*, 1383–1388. doi:10.1073/pnas.0609596104.

Daw, N., Rao, Y., Wang, X. F., Fischer, Q., & Yang, Y. (2004). LTP and LTD vary with layer in rodent visual cortex. *Vision Research, 44*, 3377–3380. doi:10.1016/j.visres.2004.09.004.

Daw, N. W., Reid, S. N., & Beaver, C. J. (1999). Development and function of metabotropic glutamate receptors in cat visual cortex. *Journal of Neurobiology, 41*, 102–107.

Desai, N. S., Cudmore, R. H., Nelson, S. B., & Turrigiano, G. G. (2002). Critical periods for experience-dependent synaptic scaling in visual cortex. *Nature Neuroscience, 5*, 783–789.

Desai, N. S., Rutherford, L. C., & Turrigiano, G. G. (1999). Plasticity in the intrinsic excitability of cortical pyramidal neurons. *Nature Neuroscience, 2*, 515–520.

Di Cristo, G., Berardi, N., Cancedda, L., Pizzorusso, T., Putignano, E., Ratto, G. M., et al. (2001). Requirement of ERK activation for visual cortical plasticity. *Science, 292*, 2337–2340.

Di Cristo, G., Chattopadhyaya, B., Kuhlman, S. J., Fu, Y., Belanger, M. C., Wu, C. Z., et al. (2007). Activity-dependent PSA expression regulates inhibitory maturation and onset of critical period plasticity. *Nature Neuroscience, 10*, 1569–1577.

Dolen, G., & Bear, M. F. (2008). Role for metabotropic glutamate receptor 5 (mGluR5) in the pathogenesis of fragile X syndrome. *Journal of Physiology, 586*, 1503–1508.

Dolen, G., Osterweil, E., Rao, B. S., Smith, G. B., Auerbach, B. D., Chattarji, S., et al. (2007). Correction of fragile X syndrome in mice. *Neuron, 56*, 955–962.

Dudek, S. M., & Bear, M. F. (1989). A biochemical correlate of the critical period for synaptic modification in the visual cortex. *Science, 246*, 673–675.

Fagiolini, M., Fritschy, J. M., Low, K., Mohler, H., Rudolph, U., & Hensch, T. K. (2004). Specific GABAA circuits for visual cortical plasticity. *Science, 303*, 1681–1683.

Flint, A. C., Maisch, U. S., Weishaupt, J. H., Kriegstein, A. R., & Monyer, H. (1997). NR2A subunit expression shortens NMDA receptor synaptic currents in developing neocortex. *Journal of Neuroscience, 17*, 2469–2476.

Frenkel, M. Y., & Bear, M. F. (2004). How monocular deprivation shifts ocular dominance in visual cortex of young mice. *Neuron, 44*, 917–923.

Giacometti, E., Luikenhuis, S., Beard, C., & Jaenisch, R. (2007). Partial rescue of MeCP2 deficiency by postnatal activation of MeCP2. *Proceedings of the National Academy of Sciences of the United States of America, 104*, 1931–1936. doi:10.1073/pnas.0610593104.

Goel, A., & Lee, H. K. (2007). Persistence of experience-induced homeostatic synaptic plasticity through adulthood in superficial layers of mouse visual cortex. *Journal of Neuroscience, 27*, 6692–6700.

Gonchar, Y., Wang, Q., & Burkhalter, A. (2007). Multiple distinct subtypes of GABAergic neurons in mouse visual cortex identified by triple immunostaining. *Frontiers in Neuroanatomy, 1*, 3. doi:10.3389/neuro.05.003.2007.

Gordon, J. A., & Stryker, M. P. (1996). Experience-dependent plasticity of binocular responses in the primary visual cortex of the mouse. *Journal of Neuroscience, 16*, 3274–3286.

Guy, J., Gan, J., Selfridge, J., Cobb, S., & Bird, A. (2007). Reversal of neurological defects in a mouse model of Rett syndrome. *Science, 315*, 1143–1147.

He, H. Y., Hodos, W., & Quinlan, E. M. (2006). Visual deprivation reactivates rapid ocular dominance plasticity in adult visual cortex. *Journal of Neuroscience, 26*, 2951–2955.

Hensch, T. K., Fagiolini, M., Mataga, N., Stryker, M. P., Baekkeskov, S., & Kash, S. F. (1998). Local GABA circuit control of experience-dependent plasticity in developing visual cortex. *Science, 282*, 1504–1508.

Heynen, A. J., Yoon, B. J., Liu, C. H., Chung, H. J., Huganir, R. L., & Bear, M. F. (2003). Molecular mechanism for loss of visual cortical responsiveness following brief monocular deprivation. *Nature Neuroscience, 6*, 854–862.

Huang, Z. J., Kirkwood, A., Pizzorusso, T., Porciatti, V., Morales, B., Bear, M. F., et al. (1999). BDNF regulates the maturation of inhibition and the critical period of plasticity in mouse visual cortex. *Cell, 98*, 739–755.

Hubel, D. H., & Wiesel, T. N. (1970). The period of susceptibility to the physiological effects of unilateral eye closure in kittens. *Journal of Physiology, 206*, 419–436.

Kameyama, K., Lee, H. K., Bear, M. F., & Huganir, R. L. (1998). Involvement of a postsynaptic protein kinase A substrate in the expression of homosynaptic long-term depression. *Neuron, 21*, 1163–1175. doi:10.1016/S0896-6273(00)80633-9.

Kaneko, M., Stellwagen, D., Malenka, R. C., & Stryker, M. P. (2008). Tumor necrosis factor-alpha mediates one component of competitive, experience-dependent plasticity in developing visual cortex. *Neuron, 58*, 673–680.

Klein, M. E., Lioy, D. T., Ma, L., Impey, S., Mandel, G., & Goodman, R. H. (2007). Homeostatic regulation of MeCP2 expression by a CREB-induced microRNA. *Nature Neuroscience, 10*, 1513–1514.

Linden, M. L., Heynen, A. J., Haslinger, R. H., & Bear, M. F. (2009). Thalamic activity that drives visual cortical plasticity. *Nature Neuroscience, 12*, 390–392.

Lyckman, A. W., Horng, S., Leamey, C. A., Tropea, D., Watakabe, A., Van Wart, A., et al. (2008). Gene expression patterns in visual cortex during the critical period: Synaptic stabilization and reversal by visual deprivation. *Proceedings of the National Academy of Sciences of the United States of America, 105*, 9409–9414. doi:10.1073/pnas.0710172105.

Maffei, A., Nelson, S. B., & Turrigiano, G. G. (2004). Selective reconfiguration of layer 4 visual cortical circuitry by visual deprivation. *Nature Neuroscience, 7*, 1353–1359.

Maffei, A., & Turrigiano, G. G. (2008). Multiple modes of network homeostasis in visual cortical layer 2/3. *Journal of Neuroscience, 28*, 4377–4384.

Majewska, A., & Sur, M. (2003). Motility of dendritic spines in visual cortex in vivo: Changes during the critical period and effects of visual deprivation. *Proceedings of the National Academy of Sciences of the United States of America, 100*, 16024–16029. doi:10.1073/pnas.2636949100.

Mataga, N., Mizuguchi, Y., & Hensch, T. K. (2004). Experience-dependent pruning of dendritic spines in visual cortex by tissue plasminogen activator. *Neuron, 44*, 1031–1041.

Mataga, N., Nagai, N., & Hensch, T. K. (2002). Permissive proteolytic activity for visual cortical plasticity. *Proceedings of the National Academy of Sciences of the United States of America, 99*, 7717–7721. doi:10.1073/pnas.102088899.

McCurry, C. L., Shepherd, J. D., Tropea, D., Wang, K. H., Bear, M. F., & Sur, M. (2010). Loss of Arc renders the visual cortex impervious to the effects of sensory experience or deprivation. *Nature Neuroscience, 13*, 450–457.

Mellios, N., Sugihara, H., Castro, J., Banerjee, A., Le, C., Kumar, A., et al. (2011). miR-132, an experience-dependent microRNA, is essential for visual cortex plasticity. *Nature Neuroscience, 14*, 1240–1242.

Mellios, N., & Sur, M. (2012). The emerging role of microRNAs in schizophrenia and autism specrum disorders. *Frontiers in Psychiatry, 3*. doi:10.3389/fpsyt.2012.00039.

Miller, B. H., Zeier, Z., Xi, L., Lanz, T. A., Deng, S., Strathmann, J., et al. (2012). MicroRNA-132 dysregulation in schizophrenia has implications for both neurodevelopment and adult brain function. *Proceedings of the National Academy of Sciences of the United States of America, 109*, 3125–3130. doi:10.1073/pnas.1113793109.

Miyata, S., Komatsu, Y., Yoshimura, Y., Taya, C., & Kitagawa, H. (2012). Persistent cortical plasticity by upregulation of chondroitin 6-sulfation. *Nature Neuroscience, 15*, 414–422.

Morishita, H., Miwa, J. M., Heintz, N., & Hensch, T. K. (2010). Lynx1, a cholinergic brake, limits plasticity in adult visual cortex. *Science, 330*, 1238–1240.

Mower, A. F., Kwok, S., Yu, H., Majewska, A. K., Okamoto, K., Hayashi, Y., et al. (2011). Experience-dependent regulation of CaMKII activity within single visual cortex synapses in vivo. *Proceedings of the National Academy of Sciences of the United States of America, 108*, 21241–21246. doi:10.1073/pnas.1108261109.

Mower, A. F., Liao, D. S., Nestler, E. J., Neve, R. L., & Ramoa, A. S. (2002). cAMP/Ca2+ response element-binding protein function is essential for ocular dominance plasticity. *Journal of Neuroscience, 22*, 2237–2245.

Mrsic-Flogel, T. D., Hofer, S. B., Ohki, K., Reid, R. C., Bonhoeffer, T., & Hubener, M. (2007). Homeostatic regulation of eye-specific responses in visual cortex during ocular dominance plasticity. *Neuron, 54*, 961–972.

Nagakura, I., Van Wart, A., Tropea, D., Crawford, B., & Sur, M. (2012). Novel role of STAT1 immune signaling in cortical plasticity and autism. *Society for Neuroscience Meeting New Orleans*, 443.20/F20.

Oray, S., Majewska, A., & Sur, M. (2004). Dendritic spine dynamics are regulated by monocular deprivation and extracellular matrix degradation. *Neuron, 44*, 1021–1030.

Pham, T. A., Impey, S., Storm, D. R., & Stryker, M. P. (1999). CRE-mediated gene transcription in neocortical neuronal plasticity during the developmental critical period. *Neuron, 22*, 63–72.

Pizzorusso, T., Medini, P., Berardi, N., Chierzi, S., Fawcett, J. W., & Maffei, L. (2002). Reactivation of ocular dominance plasticity in the adult visual cortex. *Science, 298*, 1248–1251.

Quinlan, E. M., Olstein, D. H., & Bear, M. F. (1999). Bidirectional, experience-dependent regulation of N-methyl-D-aspartate receptor subunit composition in the rat visual cortex during postnatal development. *Proceedings of the National Academy of Sciences of the United States of America, 96*, 12876–12880. doi:10.1073/pnas.96.22.12876.

Qureshi, I. A., & Mehler, M. F. (2011). Non-coding RNA networks underlying cognitive disorders across the lifespan. *Proceedings of the National Academy of Sciences of the United States of America, 17*, 337–346.

Rao, Y., & Daw, N. W. (2004). Layer variations of long-term depression in rat visual cortex. *Journal of Neurophysiology, 92*, 2652–2658.

Remenyi, J., Hunter, C. J., Cole, C., Ando, H., Impey, S., Monk, C. E., et al. (2010). Regulation of the miR-212/132 locus by MSK1 and CREB in response to neurotrophins. *The Biochemical Journal, 428*, 281–291.

Shepherd, J. D., & Bear, M. F. (2011). New views of Arc, a master regulator of synaptic plasticity. *Nature Neuroscience, 14*, 279–284.

Smith, G. B., Heynen, A. J., & Bear, M. F. (2009). Bidirectional synaptic mechanisms of ocular dominance plasticity in visual cortex. *Philosophical Transactions of the Royal Society of London. Series B, Biological Sciences, 364*, 357–367.

Stellwagen, D., Beattie, E. C., Seo, J. Y., & Malenka, R. C. (2005). Differential regulation of AMPA receptor and GABA receptor trafficking by tumor necrosis factor-alpha. *Journal of Neuroscience, 25*, 3219–3228.

Stellwagen, D., & Malenka, R. C. (2006). Synaptic scaling mediated by glial TNF-alpha. *Nature, 440*, 1054–1059.

Sugiyama, S., Di Nardo, A. A., Aizawa, S., Matsuo, I., Volovitch, M., Prochiantz, A., et al. (2008). Experience-dependent transfer of Otx2 homeoprotein into the visual cortex activates postnatal plasticity. *Cell, 134*, 508–520.

Tognini, P., Putignano, E., Coatti, A., & Pizzorusso, T. (2011). Experience-dependent expression of miR-132 regulates ocular dominance plasticity. *Nature Neuroscience, 14*, 1237–1239.

Tropea, D., Giacometti, E., Wilson, N. R., Beard, C., McCurry, C., Fu, D. D., et al. (2009a). Partial reversal of Rett syndrome-like symptoms in MeCP2 mutant mice. *Proceedings of the National Academy of Sciences of the United States of America, 106*, 2029–2034. doi:10.1073/pnas.0812394106.

Tropea, D., Kreiman, G., Lyckman, A., Mukherjee, S., Yu, H., Horng, S., et al. (2006). Gene expression changes and molecular pathways mediating activity-dependent plasticity in visual cortex. *Nature Neuroscience, 9*, 660–668.

Tropea, D., Van Wart, A., & Sur, M. (2009b). Molecular mechanisms of experience-dependent plasticity in visual cortex. *Philosophical Transactions of the Royal Society of London. Series B, Biological Sciences, 364*, 341–355.

Turrigiano, G. (2011). Too many cooks? Intrinsic and synaptic homeostatic mechanisms in cortical circuit refinement. *Annual Review of Neuroscience, 34*, 89–103.

Turrigiano, G. G., Leslie, K. R., Desai, N. S., Rutherford, L. C., & Nelson, S. B. (1998). Activity-dependent scaling of quantal amplitude in neocortical neurons. *Nature, 391*, 892–896.

Turrigiano, G. G., & Nelson, S. B. (2004). Homeostatic plasticity in the developing nervous system. *Nature Reviews. Neuroscience, 5*, 97–107.

Vo, N., Klein, M. E., Varlamova, O., Keller, D. M., Yamamoto, T., Goodman, R. H., et al. (2005). A cAMP-response element binding protein-induced microRNA regulates neuronal morphogenesis. *Proceedings of the National Academy of Sciences of the United States of America, 102*, 16426–16431. doi:10.1073/pnas.0508448102.

Wayman, G. A., Davare, M., Ando, H., Fortin, D., Varlamova, O., Cheng, H. Y., et al. (2008). An activity-regulated microRNA controls dendritic plasticity by down-regulating p250GAP. *Proceedings of the National Academy of Sciences of the United States of America, 105*, 9093–9098. doi:10.1073/pnas.0803072105.

Wiesel, T. N., & Hubel, D. H. (1963). Single-cell responses in striate cortex of kittens deprived of vision in one eye. *Journal of Neurophysiology, 26*, 1003–1017.

Yu, H., Majewska, A. K., & Sur, M. (2011). Rapid experience-dependent plasticity of synapse function and structure in ferret visual cortex in vivo. *Proceedings of the National Academy of Sciences of the United States of America, 108*, 21235–21240. doi:10.1073/pnas.1108270109.

第 96 章　胶质细胞和免疫分子在视觉发育中的作用

Allison R. Bialas，Beth Stevens

　　视觉系统的正常发育依赖于在各个发育时期有特定作用的多种细胞类型间的交流。直到最近,视觉发育大多是以"以神经元为中心"的视角进行观察。然而,新的研究表明,胶质细胞(视觉系统中的"另一种"细胞)会积极地和神经元以及其他胶质细胞交流,以影响神经系统的发育以及大脑连接。

　　我们对胶质细胞功能的许多大部分认识都来自视觉系统的开创性研究。特别是,因为多种原因,哺乳动物视网膜和视神经已经成为用于研究在发育期间的神经元-胶质细胞交流的关键模型系统。第一,所有主要的胶质细胞类型已经被识别(见图 96.1),并且它们的解剖相互作用和生物功能可以在体内和体外被研究。第二,眼睛的可及性使其特别适合对神经元-胶质细胞相互进行在体药理和分子操作。重要

的是,用于提纯和培养视网膜神经元以及各种主要胶质细胞类型的开创性方法的发展给这个领域带来了重大进步(B. Barres et al.,1988;Foo et al.,2011;Mi & Barres,1999;Shi, Marinovich, & Barres,1998)。这种方法可以研究神经元和胶质细胞如何相互影响以及相关机制的具体问题,而这些问题很难通过在体研究去解决。分离高纯度的视觉系统神经元和胶质细胞,促使对星形胶质细胞、少突胶质细胞、神经元以及和米勒胶质细胞(Muller glial cell)转录组的理解(Cahoy et al., 2008;Lovatt et al., 2007;Roesch et al., 2008),这些丰富的资源继续为探索胶质细胞在视觉系统中作用的分子机制提供重要见解。总的来说,这些以及其他的研究已经揭示了胶质细胞在视觉系统连接中的突出作用,这主要是通过调节不同的功能来

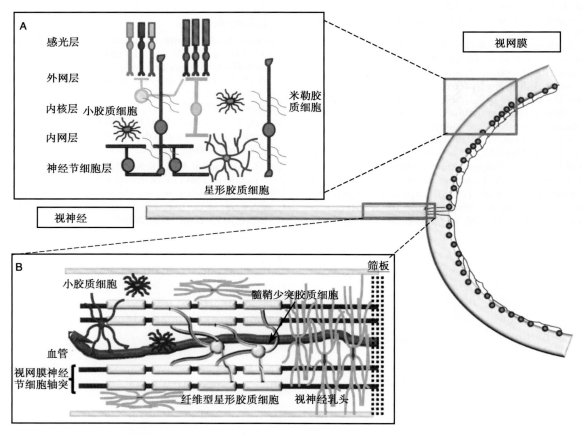

图 96.1　视觉系统的胶质细胞。(A)在视网膜各层中发现的胶质细胞类型的分布。(B)许多胶质细胞亚型可以在视神经中找到,包括有独特功能和形态的特化的视神经乳头星形胶质细胞。

实现的,包括神经元存活、轴突导向、髓鞘形成、突触发育以及可塑性。

本章的目标是介绍胶质细胞、它们在视觉系统发育中的功能性作用,以及涉及的关键神经元-胶质信号,包括一些免疫相关的、用于改善不成熟突触环路的信号传导通路。在这里,我们会强调一些最近发现,在其中一些长期被忽视的细胞成为焦点。

视觉系统的胶质细胞

从视网膜中特化的米勒胶质细胞(充当活体光纤,引导光到感光细胞)(Franze et al.,2007)到视觉皮质中的星形胶质细胞(帮助定义感受野)(Schummers,Yu,& Sur,2008),几乎视觉处理的每一级都在某种程度上依赖于胶质细胞。不像神经元,胶质细胞是电不兴奋性细胞,然而,它们仍然通过化学信号、分泌蛋白以及接触依赖性分子的相互作用与神经元以及其他胶质细胞积极地进行交流。在探索胶质细胞在视觉发育中的作用之前,我们需要先定义在视觉系统中的胶质细胞的类型,它们在起源、形态和功能方面均表现出的丰富多样性。

胶质细胞通常可以分为三类(见图96.2):①星形胶质细胞(astrocyte),会延伸出直接和突触、血管以及轴突关联的突起;②少突胶质细胞(oligodendrocyte),用于支持以及形成髓鞘包住轴突;③小胶质细胞(microglia),是大脑中的"免疫"细胞,可以快速地对细胞外环境的改变做出反应。胶质细胞的这些一般的类别和功能,已经在许多模型系统(从蝇类和蠕虫到脊椎动物)中被观察和描述,表明许多胶质细胞的功能在不同物种中是广泛保守的(Freeman et al.,2003;

Freeman & Doherty,2006)。虽然将胶质细胞按形态分组很方便,但是现在逐渐发现目前的分类不能代表胶质细胞形态和功能的非凡多样性和异质性。这个问题将在下面几节中谈到。

星形胶质细胞

星形胶质细胞是以它们的星形外表所命名,它是数量庞大和种类繁多的一类胶质细胞。除了发挥"神经支持作用"(比如缓冲离子环境以及通过谷氨酸转运体消除过剩的谷氨酸)之外,星形胶质细胞还积极参与神经发育的各个主要阶段。它们维持神经元存活、接触血管以调节血流量、刺激神经突生长、引导轴突以及促进突触的形成和可塑性。

星形胶质细胞可以分为两大类:纤维型星形胶质细胞(白质/2型)和原浆型星形胶质细胞(灰质)。纤维型星形胶质细胞和白质束纵向联合,比如视神经(见图96.1B),而原浆型星形胶质细胞均匀地遍布在灰质和突触区域(见图96.1和图96.2B)(Oberheim,Goldman,& Nedergaard,2012)。直到最近,我们对星形胶质细胞形态的理解大多是基于对星形胶质细胞高表达的一种蛋白质进行免疫染色获得,这种蛋白是胶质纤维酸性蛋白(GFAP)。虽然这种蛋白在脑中的大多数星形胶质细胞中都有被发现,但是和之前所假设的一样,它的定位难以代表星形胶质细胞的形态。最近,星形胶质细胞的活体成像和三维重建显示,尽管它们的名字叫星形胶质细胞,但是纤维型和原浆型星形胶质细胞终究都不是"星形的",而是具有复杂的分支模式(见图96.2B)。

原浆型星形胶质细胞的功能是异质且多样的,许多功能还没被发现(Oberheim, Goldman, & Neder-

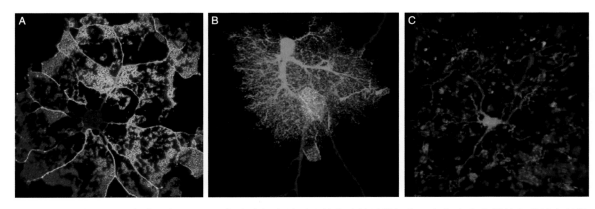

图96.2 几类主要的胶质细胞。(A)少突胶质细胞(红色)是大脑的髓鞘细胞。它们产生大量的包裹轴突的脂肪髓磷脂(黄色)。(B)星形胶质细胞(绿色)有许多不同的功能,包括突触鞘化(ensheathing)以及和神经元(红色)相互作用以调节活动(Bushong et al.,2002)。(C)小胶质细胞(绿色)是大脑中的免疫细胞,最近被发现能够在突触改善过程中帮助修剪突触(红色和蓝色)(Schafer et al.,2012)。

gaard,2012；Zhang & Barres,2010）。它们通常会在细胞外空间缓冲离子和神经递质，但是星形胶质细胞表达许多神经递质的受体，并在突触处释放多种神经活动因子、突触发生因子和营养因子。术语"三方突触"（"tripartite synapse"）已经成为一个众所周知的短语，用来表示一个突触包裹的星形胶质细胞化的过程（synapse-ensheathing astrocytic process）对突触功能的重要贡献（Haydon,2001）。单个原浆型星形胶质细胞可以延伸出成千上万个突起，并可以直接与突触相关联。事实上，有研究估计单个星形胶质细胞可以平均关联四个神经元（Halassa et al.,2007），并且接触超过十万个突触（Bushong et al.,2002）！此外，相邻星形胶质细胞密集排列被组织成大的、不重叠的解剖区域，这个结构的功能性作用还不清楚。据推测，星形胶质细胞的平铺有助于将神经元连接到微环路（microcircuits）中，特别是当星形胶质细胞通过缝隙连接紧密耦合时（Nagy & Rash,2000）。来自单个原浆型星形胶质细胞的星形胶质细胞突起会接触血管和突触，将它们放到合适的位置来调节血脑屏障的发育以及神经血管耦合（neurovascular coupling）（Haydon & Carmignoto,2006；Rubin & Staddon,1999）。

纤维型星形胶质细胞可以通过形态和分子标记物（包括神经节苷脂和 GFAP 的表达）来区分，并且它们本身也十分具有异质性（Raff et al.,1983；Zamanian et al.,2012）。即使是在视神经中，也能观察到大量的形态多样性（见图 96.1B）。最近使用 GFAP 报告小鼠进行的成像研究发现，单个视神经乳头（ONH）星形胶质细胞要比多数纤维型星形胶质细胞更为精细和广泛。事实上，ONH 星形胶质细胞的突起会跨越神经的大部分宽度，并与其他星形胶质细胞的区域重叠（见图 96.1B）。这些特化的星形胶质细胞在发育期间的功能还有待被描述，但是青光眼的研究对此很感兴趣，这些研究认为 ONH 的异常是病理的前兆（Sun et al.,2010）。

少突胶质细胞

少突胶质细胞是 CNS 的有髓胶质细胞，它积极地参与视觉系统的发育（见图 96.1B 和图 96.2A）。髓鞘调节动作电位的传播、轴突直径以及电压门控钠通道的表达和分布（Rasband & Shrager,2000；Sánchez et al.,1996；Schafer et al.,2006）。髓鞘少突胶质细胞也为轴突提供营养支持（Nave,2010），并且是神经突的生长和结构的有效调节者（Bandtlow,Zachleder,& Schwab,1990；McKerracher et al.,1994）。此外，髓鞘

被认为在限制再生和视觉系统可塑性中发挥作用（McGee et al.,2005；Schwab,1990）。

在出生后的发育期间，不同类型的少突胶质细胞在整个 CNS 中以髓鞘形成的离散波（discrete waves of myelination）与轴突相关联。有髓少突胶质细胞（Myelinating oligodendrocytes）来源于少突胶质前体细胞（OPCs），且 OPCs 在胚胎晚期和出生后发育早期形成。在环境和内源信号（本章将会描述这些信号）驱动下，OPCs 经历了精确的发育程序，且这些信号会调节 OPCs 发育成有髓少突胶质细胞（Dugas et al.,2006）。有趣的是，早期研究表明，在其他分子信号作用下，OPC 的增殖可能受到神经元活动的调节（Barres & Raff,1993）。

最近的研究也证明了一部分表达硫酸软骨素蛋白多糖的 OPCs（称作 NG2）有独特的特性。这些"NG2"细胞是多能的，可以产生神经元、星形胶质细胞以及少突胶质细胞（Nishiyama et al.,2009；Zhu,Bergles,& Nishiyama,2008），但是它们最独特的性质是可以从神经元接受突触输入，并且可能被整合到大脑的神经元环路中（Bergles et al.,2000；Lin & Bergles,2003）。这些突触连接可以和谷氨酸能或是 GABA 能神经元有关，并表现出经典神经元-神经元突触的所有特性。这些突触的意义仍然未知，但有人认为，这些连接使得神经元和这些神经胶质祖细胞之间能够快速交流，以改变这些细胞的行为（Bergles,Jabs,& Steinh-äuser,2010）。

成熟的有髓少突胶质细胞也具有显著的异质性。基于分支模式（del Río-Hortega,1928）、形成髓鞘后所包围的轴突类型以及形成髓鞘的厚度（Butt et al.,1995），它们通常会被分类成不同亚型。视网膜中没有少突胶质细胞，因此，眼睛中的视网膜神经节细胞（RGC）轴突是没有髓鞘的（Boiko et al.,2001）。在 CNS 中也有无髓鞘的少突胶质细胞，但是它们在视觉系统发育中的作用还不清楚，尽管这些细胞和神经元以及突触的紧密联系表明它们可能会帮助调节神经元周围的微环境。

小胶质细胞

小胶质细胞是 CNS 的初级免疫和吞噬细胞（见图 96.1 和图 96.2C）。小胶质细胞是髓源性（myeloid-derived）细胞，并且直到最近，它们一直被认为是从外周巨噬细胞发展而来的，这些巨噬细胞在整个发育期至成年期进入并存留于脑中。我们现在知道，大多数小胶质细胞产生自一群来自卵黄囊的髓系祖细胞，并

在胎龄为 E10.5 时迁移进入 CNS（Ginhoux et al.,2010）。在迁移进入 CNS 之后,小胶质细胞会经历一个缓慢的成熟和分化过程,并会持续到出生后发育的后期（Ransohoff & Perry,2009）。小胶质细胞开始时是一个高度吞噬性的变形细胞,并会一直维持这个形态直到程序性细胞死亡时期,即当它们积极地消除碎片和死亡细胞的时候（Ferrer et al.,1990）。在小鼠出生后的第一个星期,这些细胞会形成分支,这些分支可以被用于持续地巡视环境以及下调它们的吞噬受体（见图 96.2C）（Ling & Wong,1993）。在受伤或是感染的情况下,小胶质细胞会快速采取更加经典的"反应"状态,并迁移到受伤部位来保卫受伤部位、吞噬致病物质或是碎片,并释放多种细胞因子和趋化因子（Davalos et al.,2005;Nimmerjahn, Kirchhoff, & Helmchen,2005）。虽然过去的工作侧重于小胶质细胞在疾病中的作用,但最近的研究揭示了在健康大脑中的小胶质细胞和突触之间的动态相互作用,特别是在发育性突触修剪期间（Schafer, Lehrman, & Stevens,2013;Tremblay et al.,2011）。

胶质细胞遍布整个视觉系统的优势以及它们的似乎无穷无尽的功能,使得发育神经生物学家好奇这些不同的细胞如何影响视觉系统的发育。了解胶质细胞如何和神经元以及其他细胞交流并以此来连接视觉系统,已经成为发育神经生物学研究中一个广泛且多产的领域。在下面的章节,本文将探索一些帮助引导视觉系统发育的各个主要时期的主要的神经元-胶质细胞的信号的相互作用。

视觉系统多样的神经元和胶质细胞是如何产生的?

胶质细胞在大脑发育过程中的最早的作用之一是产生神经元以及其他胶质细胞。事实上,公认的一点是,在脑室区中的放射状胶质细胞会作为神经元和一些胶质细胞的前体,包括星形胶质细胞和少突胶质细胞（AlvarezBuylla & García-Verdugo,2002;Doetsch,2003）。正如它们的名字所示,每个放射状胶质细胞会延伸出一个长突起到软脑膜表面,以引导新生的神经元的外移。

在视网膜中,被称为米勒细胞的特化的放射状胶质细胞会产生视网膜的许多细胞,包括无长突细胞、水平细胞、感光细胞、米勒胶质细胞以及双极细胞（Prada et al.,1991）（见图 96.1A）。不像脑室中短暂的放射状胶质细胞,米勒胶质细胞在整个生命期中都

存在并在视网膜中有独特的功能。它们的放射状突起会延伸进视网膜的各层中并作为"活体光纤"允许光在不失真的情况下被传递到感光细胞（Franze et al.,2007）（见图 96.1）。除了在光传递中的重要作用之外,米勒胶质细胞——一种特化的星形胶质细胞,还会执行大脑其他部位的星形胶质细胞的许多功能,包括对血流和神经元活动的调控（de Melo Reis et al.,2008;Newman & Zahs,1998）。有趣的是,最近的工作已经揭示了来自多种生物体（包括人类）的成年米勒细胞的神经源性潜能（neurogenic potential）,表明这些细胞在眼部疾病的新型治疗中具有潜能（Bhairavi et al.,2011;Fischer & Reh,2001;Ramírez & Lamas,2009;Takeda et al.,2008）。

其余的视觉系统胶质细胞来自哪里,又是如何被引导到合适区域的? 在发育早期,位于脑室区中的一群胶质前体细胞随着几个迁徙流中的一个,转移到它们合适的位置。在胶质细胞形成（gliogenesis）过程中,已经确定了 6 种胶质前体细胞类型（Lee, Mayer-Proschel, & Rao,2000）;然而,追踪胶质细胞发育的严格的系谱追踪（fate-mapping）研究尚未完成。胶质前体细胞来源于放射状胶质细胞（这种细胞还可以产生神经元）。少突胶质细胞和星形胶质细胞诞生始于神经发生的结束;然而,星形胶质细胞和少突胶质细胞会在生命的最初几周仍然处在未成熟的状态。

不同胶质细胞亚型到达和成熟的时间有显著差异。大多数小胶质细胞似乎在胎龄为 E10.5 的时候迁移到 CNS 中的（Ginhoux et al.,2010;Saederup et al.,2010）,然而,直到出生后第二周,它们才达到成熟的分支状态。OPCs 是在神经发生之后第一个出生自放射状胶质细胞的胶质细胞。OPCs 会经历一个成熟过程,直到成年期,这个过程才在脑中的所有区域中全都完成（见本书的髓鞘形成部分）。星形胶质细胞是在脑中最后出生的细胞,它们来源于放射状胶质细胞。在胚胎后期以及出生后的早期发育中,它们沿着视神经迁移并到达视网膜的视神经纤维和 RGC 层,以及视觉系统的其他部分（Watanabe & Raff,1988）。这些细胞还有一个不成熟的表型,具有一个独特的基因表达谱,包括中间丝（如巢蛋白和波形蛋白）、一些突触信号以及其他神经活动物质表达的增加（Cahoy et al.,2008;Christopherson et al.,2005）。

随着胶质细胞在神经系统中的广泛分布,它们深刻地影响着神经元功能。然而,新生的神经元也会在调节胶质发生（gliogenesis）和胶质细胞的功能中起到积极作用。例如在视网膜中,RGC 轴突会分泌 Shh 和

其他的生长因子,促进星形胶质细胞前体在胚胎期和出生后的视神经中的扩展(Burne & Raff, 1997; Dakubo et al., 2003)。另一个受神经信号调节的前体细胞池是 NG2 细胞群,这已在本章前面部分中讨论过。这些细胞将产生神经元和星形胶质细胞的潜能保留到了成年期,并且人们猜测神经元和 NG2 细胞之间特殊突触连接可能是神经元可以快速触发这个群体增殖的一种方式(Nishiyama et al., 2009; Zhu, Bergles, & Nishiyama, 2008)。

神经元和轴突如何被导向到它们的合适位置?

长期以来,人们一直认为胶质细胞在神经元的迁移和导向中起到了关键的作用。事实上,放射状胶质细胞不仅能产生神经元,而且它们的突起可以作为路标来引导新生神经元到它们合适的位置。一旦神经元进入视觉系统,它们接下来必须指定轴突和树突与合适的靶点相连接。胶质细胞通过分泌导向信号以及为轴突提供结构支持,从而在引导轴突中发挥重要作用。

胶质细胞产生的信号被证明会在体内影响轴突的结构和导向。比如,在果蝇中,感光细胞的轴突会被大量胶质细胞沿着它们合适的路径进行引导,这些胶质细胞被称为视网膜基底神经胶质细胞(RBG),它们会从视柄迁移到视盘(Rangarajan, Gong, & Gaul, 1999)。当 RBG 细胞到视盘的迁移受阻时,就像在基因组原位杂交(gish)基因功能丧失突变体中那样,感光细胞延伸的轴突会远离而不是进入视柄(Hummel et al., 2002)。一旦感光细胞的轴突到达它们的目标,另一种果蝇的胶质细胞类型——神经板胶质细胞(lamina glia)会帮助引导这些轴突到合适的视叶层中,这令人联想到经典的路标细胞(classic guidepost cells)(Bentley & Caudy, 1983; Poeck et al., 2001; Suh et al., 2002)。然而有趣的是,神经板胶质细胞在一开始的时候会需要轴突信号迁移到它们固定层的位置。它们会沿着视叶轴突迁移到它们的正确位置。视叶神经元的缺失或异常投射会导致胶质细胞迁移的失败(Dearborn & Kunes, 2004)。

在哺乳动物视觉系统中,胶质细胞对于 RGC 轴突导向来说也很关键。位于腹侧中线区域中的放射状胶质细胞被称作"胶质栅栏"("glial palisade"),它们分泌用于引导 RGC 轴突在该位置形成视交叉的分子信号(Mason & Sretavan, 1997)。胶质细胞的 Ephrin-

B2 和 EphB1 信号转导被认为是视交叉中的关键引导信号。在 RGC 同侧投射的发育期间,ephrin-B2 在中线处由放射状胶质细胞表达。表达 EphB1 的同侧投射型 RGCs 会被中线处产生 ephrin-B2 的放射状胶质细胞所排斥。与 ephrin-B2 和 EphB1 信号在视交叉处的轴突导向中的作用一致的是,ephrin-B2 的阻断会阻碍小鼠同侧投射的形成,并且 EphB1 缺陷小鼠会表现出同侧投射数量显著减少的现象(Williams et al., 2003)。

RGCs 在外侧膝状体核(LGN)中的靶神经元似乎也会被胶质细胞引导到合适的位置。在大多数哺乳动物中,LGN 被分成数个细胞层包括大细胞和小细胞层,分别接受来自不同类型 RGCs 的输入。调节这些层形成的信号还没有得到很好的理解。然而,可以在神经元层发育之前观察到神经胶质蛋白比如 GFAP 和波形蛋白分布的分层现象,这表明胶质衍生信号可能会引导神经元到它们各自的位置(Hutchins & Casagrande, 1988)。

髓鞘如何形成并作用于发育中的视觉系统?

髓鞘形成是生物学中最复杂的细胞相互作用之一。这个过程需要在正确的发育时间,胶质细胞膜在合适的轴突周围进行识别、联合、包裹以及精细加工。最终的结果是致密的髓鞘形成,这对神经冲动沿着轴突快速传递是至关重要的。

我们对髓鞘形成和功能的许多理解来自视觉系统的研究。特别是,脊椎动物视神经(见图 96.1B)已经成为一个很好的模型系统,在这个模型系统中,髓鞘形成的各个时期都已经在体外和体内被广泛地研究。这些以及其他的一些研究揭示了调节少突胶质细胞成熟和髓鞘形成的关键分子通路(Dugas et al., 2006, 2010; Emery, 2010a; Pogoda et al., 2006)。这个过程开始于 OPC 的分化,然后形成有丝分裂后期的(postmitotic)未成熟的少突胶质细胞(premyelinating oligodendrocyte)(见图 96.3)。一旦少突胶质细胞成熟,环境信号会驱动髓鞘形成。因此,促进髓鞘形成的因素包括促进成熟的内源性少突胶质细胞因子,以及来自轴突或其他细胞类型的外源性因子(Emery, 2010a, 2010b)。最近开发的一种能使 CNS 轴突的快速髓鞘化的共培养系统为髓鞘形成的多个阶段的分子剖析提供了新的机会(Watkins et al., 2008)。

少突胶质细胞在胚胎期和出生后发育的早期,非

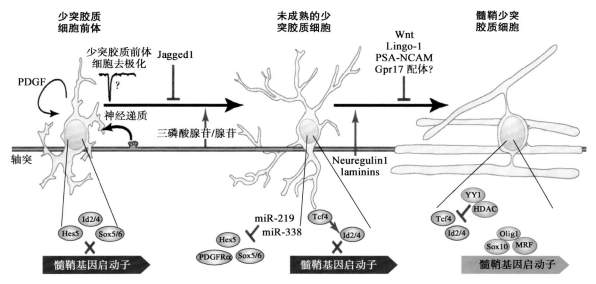

图 96.3 少突胶质细胞成熟和髓鞘形成的各个阶段。关键的内源性和外源性因子会调节用于引导不成熟的少突胶质前体细胞(OPC)变成成熟的髓鞘少突胶质细胞的复杂交互作用。(来自 Emery,2010a.)

常依赖于与轴突的持续交流。许多直接或间接地调节髓鞘形成的分子通路已经被发现。比如,Wnt/β-catenin 信号传导对促进终末少突胶质细胞的分化很关键。Wnt 信号在终末少突胶质细胞的分化时被特异性激活,但是在成熟的少突胶质细胞中,Wnt 信号的下调似乎对髓鞘形成是必要的,因为在阻止 Wnt 下调的突变体中会有髓鞘形成方面的缺陷(Fancy et al.,2009;Fu et al.,2009)。相反地,像 Jagged(Wang et al.,1998)、多聚唾液酸(polysialyated)-神经细胞黏附分子(PSA-NCAM)(Grinspan & Franceschini,1995)以及 LINGO-1(Mi et al.,2005),这些信号都会抑制 OPC 分化或髓鞘形成。

除了这些分子信号之外,神经活动也被认为可以调节髓鞘形成。早期的视神经研究已经证明,与对照组相比,暗饲养的小鼠发育出更少的有髓轴突(Gyllensten & Malmfors,1963)。在天生盲眼的海角鼹鼠(cape-mole rat)的视神经中也观察到了髓鞘形成的减少(Hypomyelination)(Omlin,1997)。然而在兔子中,过早睁开眼睛会加速髓鞘形成(Tauber,Waehneldt,& Neuhoff,1980)。最近大量的体外研究提供了有关活动依赖性髓鞘形成的更多信息。轴突衍生信号的活动依赖性调节是一种可能的机制(Itoh et al.,1995;Makinodan et al.,2012;Wake,Lee,& Fields,2011)。比如,ATP 和腺苷的轴突释放被认为会刺激 OPCs 上的嘌呤能受体,并能以此促进少突胶质细胞的成熟和髓鞘形成(Stevens et al.,2002)。许多最近的实验表明,星形胶质细胞会通过 ATP 依赖的白血病抑制因子(LIF)的产生来影响髓鞘形成的活动依赖性调节。

LIF 可以促进 OPC 成熟以及髓鞘形成(Ishibashi et al.,2006,2009)。活动依赖性影响髓鞘形成的精确分子机制仍是目前一个活跃的研究领域(Emery,2010a)。

都有哪些内源信号会控制髓鞘形成?少突胶质细胞转录组揭示了许多高表达的少突胶质细胞特异性分子,这些分子的作用大多未知(Cahoy et al.,2008;Nielsen et al.,2006)。这其中的一个关键因子是髓鞘调节因子(MRF)。MRF 是一种特定地在有丝分裂后期的少突胶质细胞中发育性(developmentally)表达的核蛋白。在少突胶质细胞中对 MRF 进行 RNA 干扰破坏会抑制 CNS 中髓鞘基因的表达,而过表达 MRF 会促进髓鞘基因的表达。特异敲除了少突胶质细胞中的 MRF 的小鼠无法产生髓鞘,表现出严重的神经系统异常,并会在出生后的前几周内死亡(Emery et al.,2009)。此外,这些小鼠的少突胶质细胞会被遏制在未成熟的少突胶质细胞时期,表明 MRF 是髓鞘形成的主开关。人们还发现了几个其他的促进或抑制OPCs 成熟的转录因子(Dugas et al.,2010)。转录因子 Olig2 最初负责少突胶质细胞的谱系的特异化(Lu et al.,2002;Zhou,Choi,& Anderson,2001)。下游转录因子包括 Olig1,Ascl1,Nkx2.2,Sox10,YY1 以及 Tcf4 和MRF,它们会促进 OPCs 成熟为有髓少突胶质细胞,而表达 Id2,Id4,Hes5 以及 Sox6 的细胞会保持 OPC 的表型(Wegner,2008)(见图 96.3)。

髓鞘的其他功能

除了提高动作电位的效率和速度之外,髓鞘少突胶质细胞还有其他很多身份。它们似乎可以调节轴突结构、神经突生长以及轴突上的离子通道的表达和定位(Sánchez et al.,1996;Starr et al.,1996)。例如,最近的研究表明,RGCs 和髓鞘少突胶质细胞之间的接触通过改变电压门控钠通道(Na_v)的表达和分布来增强轴突功能。在成熟的 RGCs 中,电压门控钠通道 $Na_v1.2$,只位于眼睛中 RGC 轴突无髓鞘的部分,而 $Na_v1.6$ 位于有髓鞘轴突的郎飞结上。有趣的是,在发育过程中,$Na_v1.2$ 最先是在整个轴突包括郎飞结中表达。然而,随着髓鞘形成的继续进行,在成熟的郎飞结中的 $Na_v1.2$ 通道会被 $Na_v1.6$ 通道代替,表明髓鞘衍生的信号会指导通道的表达和定位(Boiko et al.,2001)。

髓鞘也是神经突生长的强效抑制剂。由于在 CNS 中的髓鞘形成是以波动的形式(in waves)进行的,早期被髓鞘包围的区域可能会作为发育后期形成的 CNS 神经束的排斥性引导信号(Schwab & Schnell,1991)。抑制轴突生长的候选髓鞘衍生蛋白质包括 Nogo,NI-35,NI-250 以及与髓鞘相关的糖蛋白(MAG)(Caroni & Schwab,1988a,1988b;McGee et al.,2005;McKerracher et al.,1994),并且这些分子已经在体外和体内被广泛地研究。有趣的是,外周神经系统的髓鞘并不抑制再生或生长,表明 CNS 髓鞘的独特成分是生长抑制的基础(Mukhopadhyay et al.,1994)。理解 CNS 中生长抑制的机制是再生领域中活跃的研究领域,并且也可能和关键期的可塑性相关,这将会在后面讨论。

星形胶质细胞在发育中的突触中做了什么?

合适的突触数量和类型对视觉系统的正常发育和功能非常关键。我们对 CNS 突触的组装和成熟所需要的神经元蛋白了解深刻;然而,哺乳动物视觉系统中的开创性研究已经通过几种分泌型信号确定了星形胶质细胞是 CNS 突触发生的关键介质。在 CNS 突触中,未成熟星形胶质细胞的出现和突触发生的时空相关性表明,星形胶质细胞可能提供了重要的突触发生信号。例如,在啮齿动物视觉系统中,RGC 轴突在出生时就使神经分布于上丘(Lund,1972)。然而,大多数轴突形成之前会有一个星期的延迟。而这个延迟正好和星形胶质细胞的诞生和增殖相吻合。

星形胶质细胞促进突触发生吗?用于提纯和培养啮齿动物 RGCs 的方法的建立使得 Pfrieger and Barres 可以探索突触是否可以在没有星形胶质细胞的

情况下形成(Pfrieger & Barres,1997)。纯化的 RGCs 是健康的,带有树突和轴突,但是在没有星形胶质细胞的情况下培养几乎不能形成突触。相反地,星形胶质细胞饲养层或是星形胶质细胞条件培养基的加入,会显著地增加 RGC 突触活动和形成的结构突触的数量(Pfrieger & Barres,1997;Ullian et al.,2001)。这些以及其他的发现表明,来自星形胶质细胞的分泌型因子会在发育的 RGCs 中强烈地增强突触前和突触后功能(Ullian et al.,2001)。这些发现也促进了对控制这个过程的特异性分子的进一步探索。

星形胶质细胞分泌的突触发生因子是什么?

最近确定的一类星形胶质细胞分泌分子是血小板反应蛋白(TSPs)(Christopherson et al.,2005),这是胞外基质蛋白的一个大的多聚蛋白质家族(见表 96.1)。在体内,TSP-1 和 TSP-2 在发育期间位于星形胶质细胞化过程和突触中。使用纯化的 RGC 培养,后期发现星形胶质细胞衍生的 TSPs 对结构突触的组装来说是充分且必要的。通过 TSPs 诱导的突触超微结构正常、突触前活跃,但突触后沉默。TSP-1 和 TSP-2 双缺失小鼠的免疫染色显示出更少的突触色斑,证明这个分子在体内正常发育中的重要性。进一步的研究表明,一种钙通道亚基——alpha2delta-1 是突触发生所需要的 TSP 的受体(Eroglu et al.,2009)。TSP-alpha2delta-1 相互作用介导突触发生的分子机制还未被完全阐明。有趣的是,alpha2delta-1 也是一个抗癫痫药物——加巴喷丁的受体。用加巴喷丁在突触形成期间处理培养的 RGCs 或是小鼠会显著减少突触形成的数量,因此将加巴喷丁归为突触发生的强效抑制剂(Eroglu et al.,2009)。

是否存在其他的由星形胶质细胞衍生的突触发生信号?

最近的研究已经确定了另外能调节突触发生的星形胶质细胞分泌蛋白——hevin 和 SPARC(Kucukdereli et al.,2011)。这两种蛋白质都富集在上丘,这与出生后强健的突触发生相一致。类似 TSP,Hevin 会促进突触后沉默的超微结构正常的突触的形成。相反地,SPARC 通过特异性拮抗 hevin 抑制突触发生。虽然 SPARC 不是直接地和 hevin 相互作用,但是它似乎会和 hevin 竞争共同的结合伙伴。和体外的结果相同,SPARC 缺失小鼠显示出上丘突触数量的增加,而 hevin 缺失小鼠则正好相反(见表 96.1)。这些分子的发现以及它们的相互作用证明,星形胶质细胞既可以正向也可以负向地调节突触发生,从而影响突触数量。

表 96.1　星形胶质细胞衍生的分子调节突触发生

分子	突触效应	引用
血小板反应蛋白	+结构突触 +突触前功能	Christopherson et al.（2005）
Hevin	+结构突触 +突触前功能	Kucukdereli et al.（2011）
SPARC	-结构突触	Kucukdereli et al.（2011）
ApoE/胆固醇	+突触数量和效力	Mauchet al.(2001)
磷脂酰肌醇聚糖	+结构和功能性突触 +突触前和突触后功能	Allen et al.（2012）

将沉默的突触转换成功能齐全的连接的神奇因素是什么?最近的研究发现,磷脂酰肌醇聚糖(glypi-cans)是一类新型星形胶质细胞衍生蛋白质,通过将 GluA1 亚基特异地插入到突触后膜来调节突触后结构(postsynaptic machinery)的成熟(Allen et al.,2012)。磷脂酰肌醇聚糖-4 和-6(见表 96.1)被鉴定为能在 RGC 培养物以及体内诱导具有完全功能的突触的分子(Allen et al.,2012)。磷脂酰肌醇聚糖是第一个被认为能诱导全功能性突触的星形胶质细胞衍生分子,进而引发了许多关于其潜在作用机制的疑问。

从最初发现星形胶质细胞会调节突触发生开始,星形胶质细胞衍生的突触发生因子的数量持续增长(见表 96.1)。比如,胆固醇和 apoE 的络合会在 RGC 培养中增强突触前功能,这是通过调节突触前释放过程(release machinery)以及潜在地促进树突成熟实现的(Goritz, Mauch, & Pfrieger, 2005; Mauch et al., 2001)。理解这些星形胶质细胞衍生因子如何协同调节突触形成是一个活跃的研究领域。有个假说认为,星形胶质细胞会通过不同的因子和信号通路来调节突触发生的不同阶段(即,从初始的黏附开始到成熟为止这段时间中的不同阶段)。另外,这些信号中有许多信号可以作为一个复合体起作用,从而启动一个组装功能性 CNS 突触所需的通用下游通路。

如何改善连接?

胶质细胞和免疫分子塑造视觉系统的发育环路

在突触发生中最初建立的环路是不精确的,包含许多弱小的突触(weak synapses),它们相互竞争突触后的区域。这个活动依赖性的竞争导致突触精细化——选择性修整不适当的突触以及加强适当的突触连接(reviewed in Hua & Smith, 2004; Huberman, Feller, & Chapman, 2008; Katz & Shatz, 1996)。虽然神经元活动(neuronal activity)在发育性突触修整中的作用已经被确定(Hua & Smith, 2004; Katz & Shatz, 1996; Sanes & Lichtman, 1999)(在其他章节有更详细的介绍),但是联系神经元活动和突触修整的分子机制还不太清楚。最近的研究表明,胶质细胞和免疫分子参与了视觉系统突触环路的塑造(sculpting)。

前面讨论了星形胶质细胞在形成新突触时的作用。那么胶质细胞也可以影响突触消除吗?一个确定星形胶质细胞如何影响神经元基因表达的筛选,首先鉴定出了先天免疫蛋白——C1q,它是在纯化的视网膜神经节神经元(RGCs)中,能够响应星形胶质细胞衍生的分泌因子中,高度上调的少数基因之一(Stevens et al.,2007)。这是一个令人惊奇的发现,因为在此之前,C1q 被认为不会在健康的脑中由神经元表达,而小胶质细胞被认为是 C1q 在脑中的唯一起源。甚至更令人意想不到的是,有研究发现 C1q 和下游补体蛋白 C3 位于遍布于出生后的整个脑和视网膜的突触亚群中(Stevens et al.,2007)。在免疫系统中,C1q 在经典的补体级联(complement cascade)中是起始蛋白(initiating protein)。补体级联可以调理(opsonize)或"标记"病原微生物以及细胞碎片,使其能够被巨噬细胞或补体介导的细胞溶解快速清除。那么,这些经典的免疫分子能否类似地调理和标记需要清除的未成熟突触呢?

这个想法已在小鼠视网膜-膝状体系统中进行了验证,这个系统是用于研究活动依赖性发育性突触的消除和改善的经典模型(参见 Guido, 2008; Hong & Chen, 2011; Huberman, 2007; Sretavan & Shatz, 1986)。在发育的早期,RGCs 与丘脑背侧 LGN(dLGN)中的中继神经元(relay neurons)形成短暂的突触连接(见图 96.4)。在出生后的前两个星期,许多短暂的视网膜-膝状体突触会被永久消除(Campbell & Shatz, 1992; Hooks & Chen, 2006; Sretavan & Shatz, 1984)。与经典的补体级联在突触修整中的作用相符的是:C1q 和下游 C3 缺失小鼠在突触消除中表现出持续的缺陷,具体表现为不能分离到眼睛特异性区域以及保留多重神经支配的 LGN 中继神经元(Stevens et al.,2007)(见图 96.4)。这些小鼠仍会经历相当程度的突触改善(Stevens et al.,2007),表明补体蛋白会和其他

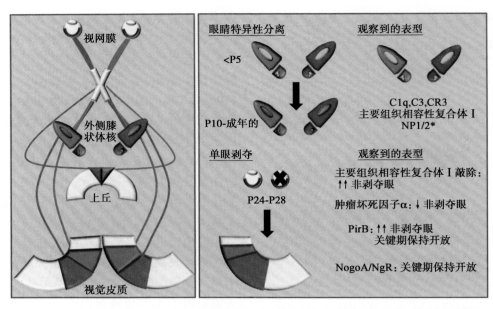

图96.4 免疫分子调节视觉系统的改善和可塑性。免疫系统分子和视网膜-膝状体系统的突触改善有关。当NP1/2、补体（C1q或C3）或主要组织相容性复合体（MHC）I信号被破坏时，眼睛特异性区域便不能形成。眼优势可塑性可以通过在眼优势关键期（出生后日龄大约是24~28）的单眼剥夺以及观察非剥夺眼的皮质反应的偏移来评估。MHC I、肿瘤坏死因子α（TNF-α），PirB或Nogo缺失小鼠在眼优势可塑性中表现出不同的表型，表明免疫分子会调节这个过程的多个阶段。符号* 标记的是NP1/2敲除（KO）小鼠的表型。

通路以及神经元活动协作，从而改善发育中的视网膜-膝状体环路。总之，这些发现提出了许多相关的潜在的细胞和分子机制的问题。例如，如果补体标记了突触，那么接下来，被补体标记的突触该如何被消除呢？

小胶质细胞在发育性突触修整中的新作用

新的证据指出，小胶质细胞是发育性突触修整中的关键角色（Ransohoff & Stevens，2011；Schafer et al.，2012；Schafer，Lehrman，& Stevens，2013）。如前所述，纤维型吞噬性小胶质细胞已经在dLGN和其他出生后的脑区中观察到，其他脑区包括海马、小脑和嗅球（Dalmau et al.，1998；Perry，Hume，& Gordon，1985），但是直到最近，小胶质细胞在正常脑中的功能还是一个谜。小胶质细胞表达一系列吞噬性受体，包括可以在发育期间介导突触元件吞噬的补体受体3（CR3/CD11b/CD18）。小胶质细胞是脑中唯一会表达CR3的常驻细胞（Bobak et al.，1987；Graeber，2010；Guillemin & Brew，2004；Ransohoff & Perry，2009）。在免疫系统中，被激活的C3片段——C3b（iC3b）会调理细胞/碎片的表面并"标记"它们，以使表达C3受体（CR3/CD11b）的巨噬细胞吞噬它们（Carroll，2004；Gasque，2004；van LookerenCampagne，Wiesmann，&

Brown，2007）。

以小鼠视网膜-膝状体系统作为模型，研究发现在发育中的dLGN的修整高峰期，小胶质细胞会吞噬RGC突触前的输入（Schafer et al.，2012）。此外，在出生后的一段时间内，对小胶质细胞介导的吞噬作用的基因或药理进行干扰，会导致眼睛特异性分离的持续功能缺陷。此外，小胶质细胞介导的突触输入的吞噬依赖于CR3（由小胶质细胞特异性表达）和补体C3（在出生后的dLGN中高表达）之间的信号传导（见图96.4）（Schafer et al.，2012）。有趣的是，神经元活动会调节小胶质细胞介导的吞噬。当来自双眼的输入之间的竞争增强时，小胶质细胞会优先吞噬来自神经元活动减少的眼睛的输入。虽然目前还不知道小胶质细胞是否或如何靶向特定的"弱势"突触，但是这些数据和以前的研究相一致，表明在dLGN中，"较弱势"的输入的突触区域会被减少而"较强势"的输入的区域会被增加（见图96.5）（Cook，Prusky，& Ramoa，1999；Del Rio & Feller，2006；Huberman，Feller，& Chapman，2008；Penn et al.，1998；Shatz，1990；Shatz & Stryker，1988；Stellwagen & Shatz，2002）。

最近的研究还表明，在海马和不成熟的视觉皮质中，小胶质细胞在突触重建期间会和突触后元件（postsynaptic elements）有联系，从而引发了一个疑问：

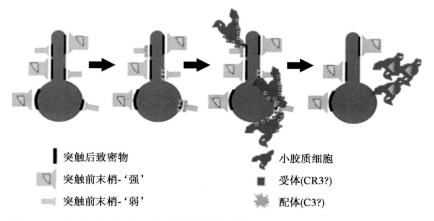

突触后致密物

突触前末梢-'强'

突触前末梢-'弱'

小胶质细胞

受体(CR3?)

配体(C3?)

图96.5　小胶质细胞-和补体-依赖性突触消除的模型。最近的研究证明了小胶质细胞会吞噬活动较低的输入。补体依赖性突触消除的模型表明补体(C1q 或 C3)会特异地标记这些突触，以便通过小胶质细胞的吞噬作用进行消除，该吞噬作用是由补体受体 3(CR3)-C3 信号引发的(Schafer et al.，2012)。

小胶质细胞依赖性修整在 CNS 中是不是突触重建的整体性机制(global mechanism)？(Paolicelli et al.，2011;Tremblay,Lowery,& Majewska,2010)。Paolicelli 等(2011)证明在小胶质细胞表面表达的趋化因子(fractalkine)受体(CX3CR1)在海马突触的发育和成熟过程中的作用。Cx3cr1KO 小鼠在出生后，其脑中的小胶质细胞的数量会短暂的减少。因此，趋化因子信号可以和补体以及其他信号相互作用，通过影响出生后脑中的小胶质细胞数量或是突触位点的选择，来调节小胶质细胞介导的发育修整(Ransohoff & Stevens,2011)。这些新发现共同提出了一些与小胶质细胞-和补体-介导修整的基本机制有关的几个基本问题，包括神经元活动、补体以及小胶质细胞可能会如何相互作用，以塑造发育中的视觉环路。

小胶质细胞可能不是 CNS 中唯一在健康的正常大脑中吞噬物质的细胞——星形胶质细胞也显示出具有吞噬能力的证据(Al-Ali & Al-Hussain,1996;Bechmann & Nitsch,1997;Cahoy et al.,2008)。虽然目前还不清楚星形胶质细胞是否会像小胶质细胞一样改善环路，但是在 ONH 髓鞘过渡区域(MTZ)中特殊的一类星形胶质细胞，已被证明能够普遍表达一个常见的吞噬标记物——半乳糖特异性凝集素 Mac-2(也称为 Lgals3 或 galectin-3)(Nguyen et al.，2011;Sun et al.，2009)(见图 96.1)。在正常健康的小鼠中，在这些星形胶质细胞中观察到了轴突物质的大内含物，表明 MTZ 星形胶质细胞可能吞噬了轴突成分，作为在正常动物中轴突维护的一种形式。(Nguyen et al.，2011)

其他免疫分子

还有几个已经被鉴定为视觉系统中突触改善和

可塑性的介导者的免疫相关的分子(参见 Boulanger,2009;Shatz,2009)。这些包括神经元正五聚蛋白(neuronal pentraxins,例如，NP1/2，NARP)和适应性免疫系统的成分(例如，Ⅰ类主要组织相容性复合物[MHC Ⅰ]家族的蛋白和受体)(Bjartmar et al.，2006;Corriveau,Huh,& Shatz,1998;Datwani et al.，2009;Huh et al.，2000)。目前还不清楚，这些分子是否会和胶质细胞或补体相互作用，或是否代表用于改善的一个平行途径。

Ⅰ类 MHC 分子是第一个被确定的突触改善的介导者。这些分子在最初被认为是在 LGN 中以活动依赖性方式表达的。注射河豚毒素阻断 LGN 中的所有动作电位活动，会显著降低 Ⅰ类 MHC 分子的表达。此外，随着红藻氨酸(kainic acid)诱导癫痫发作而增加神经元放电(neuronal firing)，会导致 Ⅰ类 MHC 表达的显著增加(Corriveau,Huh,& Shatz,1998)。这个基因的活动依赖性调节表明了 Ⅰ类 MHC 信号通路在突触改善中的潜在作用。Ⅰ类 MHC 在活动驱动的结构重建和突触可塑性中的作用，后来通过检测三种缺乏 Ⅰ类 MHC 信号转导的小鼠品系得到了证明。这三个品系分别是:β2 微球蛋白基因敲除小鼠、CD3 ζ 缺陷小鼠以及 TAP1 和 β2 微球蛋白双缺失小鼠(Goddard,Butts,& Shatz,2007;Huh et al.，2000)。通过眼睛特异性区域的神经解剖学示踪进行的分析，发现所有的三种突变小鼠在视网膜-膝状体系统的突触改善反面均显示出相似的缺陷(见图 96.4)。Ⅰ类 MHC 缺失小鼠还表现出在成年海马中长时程增强(LTP)的增加，以及长时程抑制(LTD)的缺失，这暗示 MHCs 也参与了其他脑区的可塑性。在海马中，Ⅰ类 MHC 通过抑制 NMDA 受体调节的 α-氨基-3-羟基-5-甲基-4-异噁唑丙酸（AMPA）受体（AMPAR）转运（trafficking），来调节可塑性（Fourgeaud et al.，2010），但是尚不清楚这个相同的机制能否在视觉系统中起作用。

理解 I 类 MHC 信号促进突触改善和可塑性的机制是非常重要的问题，也是个活跃的研究领域。然而，最近的研究证明 MHC I 甚至会影响更早的发育阶段。MHC I 在突触发生的高峰期出现在视觉皮质的突触中，并且是一个兴奋性和抑制性突触发生的负向调节因子（negative regulator）。体外实验中，敲减 MHC I 信号会增加兴奋性和抑制性突触密度。而体内实验中，β2 微球蛋白缺陷小鼠显示出整个大脑的突触密度的增加（Glynn et al.，2011）。兴奋性和抑制性突触的强度也被 MHC I 调控，表明这种分子在发育过程中具有多种重要的功能。有趣的是，最近的研究证明，C1q 和 MHC I 蛋白在出生后 LGN 的 RGC 突触中共定位（Datwani et al.，2009），暗示了这些蛋白可能会在发育期间相互作用。最近的工作还揭示，小鼠 I 类 MHC 信号传导增强了眼优势可塑性，这支持了该通路在经验依赖性可塑性中的作用，就像后面章节讨论的一样（Syken et al.，2006）。

神经元正五聚蛋白（NP1 和 2）被发现会在视网膜-膝状体系统的改善中起作用。神经元正五聚蛋白是突触蛋白，和外周免疫系统的正五聚蛋白同源，一般会参与免疫系统中死亡细胞的调理和吞噬（Nauta et al.，2003）。神经元正五聚蛋白、NP1 和 NP2 以及其受体 NPR 缺失型小鼠，其 dLGN 的眼睛特异性分离会有短暂的缺陷（见图 96.4）（Bjartmar et al.，2006）。这些缺陷不会持续到成年期，并且眼睛特异性视网膜-膝状体输入会在出生后第 30 天后（P30）分离。当视网膜中的自发活动在 P1～P10 期间被阻断，并且随后被恢复，会产生相似的年龄依赖性表型。当在神经元正五聚蛋白缺陷小鼠中测量视网膜活动时，会发现 RGC 脉冲活动（spiking activity）的水平显著增加，这可能可以解释眼睛特异性分离中的表型（Bjartmar et al.，2006）。有趣的是，和神经元正五聚蛋白有同源性的长正五聚蛋白 PTX3，可以增强小胶质细胞的吞噬活动（Jeon et al.，2010）。此外，神经元正五聚蛋白和短正五聚蛋白有显著的同源性，比如 C 反应蛋白，它是一个被广泛了解的 C1q 结合伴侣。因此，神经元正五聚蛋白可能会在突触发育期间作为 C1q 的突触结合伙伴。

神经元正五聚蛋白在正在发育的视觉系统中还有其他功能。在发育期间，神经元正五聚蛋白是正常乙酰胆碱介导的视网膜波活动所需要的。NP1 也可

以和一个其他的神经元正五聚蛋白——Narp 相互作用，来影响突触发生和突触可塑性。Narp 被鉴定为一个活动依赖性的即刻早期基因，可以在其他的系统中促进突触发生和 AMPARs 的聚集（O'Brien et al.，1999；Tsui et al.，1996）。当和 NP1 络合之后，Narp 具有增强的突触效应，介导 AMPARs 的活动依赖性以及非活动依赖性的聚集（Bjartmar et al.，2006；Xu et al.，2003）。这些有趣的急性时相蛋白似乎在突触发生和突触改善中都有关键作用。

胶质细胞和免疫分子在视觉经验依赖性可塑性中的作用

睁眼后，感觉经验有助于形成发育中的视觉环路以及调整视觉反应。当视觉皮质成熟时，它会发育出精细的组织和视觉感受野，以及眼优势柱和方向选择性柱被映射到皮质中（Hensch，2004；Sur & Rubenstein，2005）。最近的研究已经证明，星形胶质细胞不仅会模仿神经元反应的映射模式从而对视觉刺激产生精细的调谐反应，还会通过谷氨酸转运影响相邻视觉驱动神经元反应的幅度和持续时间（Schummers，Yu，& Sur，2008）。虽然感觉经验在胶质细胞上的影响，以及胶质细胞在视觉可塑性的关键期的开放和关闭中的作用还没有被完全探索，但是我们有很多关于星形胶质细胞、少突胶质细胞和小胶质细胞影响皮质可塑性的线索。

星形胶质细胞可能在眼优势可塑性中起到指导性作用的第一个线索来自 Müller 和 Best 在 20 世纪 80 年代末的一个研究。他们指出，将小猫的星形胶质细胞引入成熟猫的视觉皮质中，可以重新开启眼优势的关键期（Müller & Best，1989）。暗饲养的小猫，延迟了视觉皮质的成熟，也显示出延迟了视觉皮质中星形胶质细胞的成熟，从而在这个区域将神经元活动和星形胶质细胞的成熟联系在一起（Müller，1990）。然而，关键期所需的神经元-星形胶质细胞信号传导通路还没有被确定，这是一个活跃且开放的研究领域。

小胶质细胞在经验依赖性可塑性中的作用最近也已被研究。最近的活体成像实验表明，小胶质细胞的突起在眼优势的关键期间，是高度动态的并且经常与树突棘相联系（Tremblay, Lowery, & Majewska，2010；Tremblay et al.，2011；Wake et al.，2009）。在通过河豚毒素或是眼球摘除术减少视网膜活动的实验中，小胶质细胞会从树突棘处缩回它们的突起，并显示出整体活动性的下降（Wake et al.，2009）。小胶质细胞

也显示出会参与经验依赖性的结构重建，这种结构重建发生在暗适应一周的小鼠重新暴露于光照之后。黑暗处理降低了突触强度，并且小胶质细胞的活动被发现和树突棘亚群相关联。在小胶质细胞活动中，其吞噬小室（phagocytic compartments）会随着暗适应增加。当暴露在光照下，小胶质细胞仍保留吞噬功能，但是与树突棘的关联会减少（Tremblay，Lowery，& Majewska，2010）。这些在小胶质细胞动力学中的经验依赖性的改变，支持小胶质细胞在经验依赖性结构重建中的作用。

有髓少突胶质细胞以及特定的髓鞘蛋白，也与限制成年视觉皮质的经验依赖性可塑性有关。髓鞘相关的蛋白如 Nogo、MAG 和 OMgp 作为轴突生长和再生的有效抑制剂已被广泛研究（Filbin，2003）。Nogo 在少突胶质细胞表面表达，与轴突上表达的 Nogo 受体（NgR）相互作用，从而抑制轴突生长。有趣的是，这些蛋白似乎也会限制皮质可塑性（GrandPré，Li，& Strittmatter，2002）。当 $NgR^{-/-}$ 小鼠的髓鞘形被破坏时，小鼠可以正常地进入关键期；然而，经验依赖性可塑性会持续到成年期，比如 P60（出生后第 60 天）甚至是更晚，单眼剥夺能够触发针对非剥夺眼的皮质反应的增加（见图 96.4）（McGee et al.，2005）。和幼年小鼠相比，髓鞘衍生的 Nogo，MAG 和 OMgp 在成年视觉皮质各层中有更为广泛的分布，这种结构被认为可以巩固在经验依赖性可塑性期间建立的神经环路。此外，最近的研究已经证明，社会经验会在一个短暂的有限的"关键期"调节少突胶质细胞的成熟以及前额叶皮质中的髓鞘形成（Makinodan et al.，2012）。在视觉发育的关键期，研究少突胶质细胞的经验依赖性改变是否也会驱使髓鞘形成将会非常有趣。

免疫分子在眼优势可塑性中的关键作用也已经被发现。在这个系统中，单眼视觉剥夺会导致被剥夺眼神经支配区域中的输入投射的减弱和修整，以及来自非剥夺眼输入的扩展（图 96.4）。Ⅰ 类 MHC 分子以及和它相互作用的蛋白质，比如成对免疫球蛋白受体 B（PirB），被认为与限制眼优势可塑性有关。在 PirB 的跨膜部分缺失的小鼠中，因为阻碍了 PirB 的信号传导，所以这种小鼠的眼优势可塑性，特别是非剥夺眼的输入的扩展会更强烈，并且能够在任何年龄被诱导（Syken et al.，2006）。有趣的是，肿瘤坏死因子 α（TNF-α），是一种由星形胶质细胞培养物和小胶质细胞产生的细胞因子，也是非剥夺眼输入增强所需要的。TNF-α 缺陷小鼠会表现出与预期一致的剥夺眼反应的丧失（图 96.4），但是对开放眼的刺激的皮质反应增加并不存在（Kaneko et al.，2008）。这个结果支持在单眼剥夺反应中输入的减弱和增强是两个不同过程的假说。

TNF-α 在眼优势可塑性中的作用机制还没有被完全阐明。Beattie 和其同事发现，促炎性细胞因子 TNF-α 会通过增加 AMPARs 的表面表达来增强突触效能（synaptic efficacy）（Beattie et al.，2002），这可以解释在眼优势可塑性期间突触增强的失败。此外，最近 TNF-α 还被发现与稳态突触缩放有关，这种突触缩放是突触可塑性的一种形式，涉及这一细胞所有突触强度的一致调整，以应对细胞突触活动的长期改变，比如突触功能的阻断。Stellwagen 和 Malenka 表明，TNF-α 介导了应对长期活动阻滞的突触缩放（Stellwagen & Malenka，2006）。另一种可能是 TNF-α 通过诱导 MHC Ⅰ 的表达来影响可塑性（Israel et al.，1989）。事实上，许多促炎细胞因子，包括白细胞介素（IL-）6、IL-1β、IL-2、IL-18、IL-8、α-干扰素和 β-干扰素，都可以抑制海马的 LTP，这表明了它们在一些常见途径的交叉（Boulanger，2009）。然而，这个难题的主要未解决的方面，是明确那些能减少被剥夺眼投射活动的分子身份。

讨论

本章强调了在视觉系统中，胶质细胞形态和功能的多样性。视觉发育的正常进程，最初是"以神经元为中心"的视角进行观察的，而现在被发现会受到多种类型的视觉系统胶质细胞的显著影响。相反地，胶质细胞的"活化"和功能障碍可能会对 CNS 有损害，并且这是许多 CNS 疾病的特征。因此，理解胶质细胞和免疫分子在正常发育期间的作用，可以为深入了解神经发育障碍和神经退行性疾病影响视觉系统功能的机制提供重要信息。

本文综述的近期研究为理解胶质细胞在视觉系统发育和功能中的多种作用提供了坚实的基础，并且为未来的许多研究铺平了道路。许多重要且开放的问题依然存在，包括以下几点：是什么样的线索促进胶质细胞前体的终末分化为不同形态的亚型？"NG2"细胞在视觉功能中的意义是什么？星形胶质细胞和其他胶质细胞会直接调节抑制性突触的发育吗？胶质细胞是如何帮助重塑控制突触环路的经验依赖性？小胶质细胞如何感知并解读活动依赖性信号，以帮助塑造发育中的突触环路？免疫分子，如 Ⅰ 类 MHC 和补体，在发育中的视觉系统有其他的功能吗？

尽管最近在理解视觉发育期间的神经元-胶质细胞以及神经-免疫沟通的分子和通路的方面取得了进展,但是仍然需要更好的分子工具来在体内合适的位置和时间操控胶质细胞亚群。无论如何,此处强调的令人振奋的新发现为神经科学的新领域打下了坚实基础,未来在这里将会有更多探索和发现。

参考文献

Al-Ali, S., & Al-Hussain, S. (1996). An ultrastructural study of the phagocytic activity of astrocytes in adult rat brain. *Journal of Anatomy, 188*, 257–262.

Allen, N. J., Bennett, M. L., Foo, L. C., Wang, G. X., Chakraborty, C., Smith, S. J., & Barnes, B. A. (2012). Astrocyte glypicans 4 and 6 promote formation of excitatory synapses via GluA1 AMPA receptors. *Nature, 486*, 410–414. doi:10.1038/nature11059.

Alvarez-Buylla, A., & García-Verdugo, J. M. (2002). Neurogenesis in adult subventricular zone. *Journal of Neuroscience, 22*, 629–634.

Bandtlow, C., Zachleder, T., & Schwab, M. E. (1990). Oligodendrocytes arrest neurite growth by contact inhibition. *Journal of Neuroscience, 10*, 3837–3848.

Barres, B., & Raff, M. (1993). Proliferation of oligodendrocyte precursor cells depends on electrical activity in axons. *Nature, 361*, 258–260.

Barres, B. A., Silverstein, B. E., Corey, D. R., & Chun, L. L. Y. (1988). Immunological, morphological, and electrophysiological variation among retinal ganglion cells purified by panning. *Neuron, 1*, 791–803.

Beattie, E. C., Stellwagen, D., Morishita, W., Bresnahan, J. C., Ha, B. K., Von Zastrow, M., et al. (2002). Control of synaptic strength by glial TNFalpha. *Science, 295*, 2282–2285. doi:10.1126/science.1067859.

Bechmann, I., & Nitsch, R. (1997). Astrocytes and microglial cells incorporate degenerating fibers following entorhinal lesion: A light, confocal, and electron microscopical study using a phagocytosis-dependent labeling technique. *Glia, 20*, 145–154.

Bentley, D., & Caudy, M. (1983). Pioneer axons lose directed growth after selective killing of guidepost cells. *Nature, 304*, 62–65.

Bergles, D. E., Jabs, R., & Steinhäuser, C. (2010). Neuron–glia synapses in the brain. *Brain Research. Brain Research Reviews, 63*, 130–137.

Bergles, D. E., Roberts, J. D. B., Somogyi, P., & Jahr, C. E. (2000). Glutamatergic synapses on oligodendrocyte precursor cells in the hippocampus. *Nature, 405*, 187–191.

Bhairavi, B., Hari, J., Shweta, S., Jones, M. F., & Astrid, L. G. (2011). Differences between the neurogenic and proliferative abilities of Müller glia with stem cell characteristics and the ciliary epithelium from the adult human eye. *Experimental Eye Research, 93*, 852–861.

Bjartmar, L., Huberman, A. D., Ullian, E. M., Renteria, R. C., Liu, X., Xu, W., et al. (2006). Neuronal pentraxins mediate synaptic refinement in the developing visual system. *Journal of Neuroscience, 26*, 6269–6281. doi:10.1523/JNEUROSCI.4212-05.2006.

Bobak, D. A., Gaither, T., Frank, M., & Tenner, A. (1987). Modulation of FcR function by complement: Subcomponent C1q enhances the phagocytosis of IgG-opsonized

targets by human monocytes and culture-derived macrophages. *Journal of Immunology, 138*, 1150–1156.

Boiko, T., Rasband, M. N., Levinson, S. R., Caldwell, J. H., Mandel, G., Trimmer, J. S., et al. (2001). Compact myelin dictates the differential targeting of two sodium channel isoforms in the same axon. *Neuron, 30*, 91–104. doi:10.1016/S0896-6273(01)00265-3.

Boulanger, L. M. (2009). Immune proteins in brain development and synaptic plasticity. *Neuron, 64*, 93–109.

Burne, J. F., & Raff, M. C. (1997). Retinal ganglion cell axons drive the proliferation of astrocytes in the developing rodent optic nerve. *Neuron, 18*, 223–230.

Bushong, E. A., Martone, M. E., Jones, Y. Z., & Ellisman, M. H. (2002). Protoplasmic astrocytes in CA1 stratum radiatum occupy separate anatomical domains. *Journal of Neuroscience, 22*, 183–192.

Butt, A., Ibrahim, M., Ruge, F., & Berry, M. (1995). Biochemical subtypes of oligodendrocyte in the anterior medullary velum of the rat as revealed by the monoclonal antibody Rip. *Glia, 14*, 185–197. doi:10.1002/glia.440140304.

Cahoy, J. D., Emery, B., Kaushal, A., Foo, L. C., Zamanian, J. L., Christopherson, K. S., et al. (2008). A transcriptome database for astrocytes, neurons, and oligodendrocytes: A new resource for understanding brain development and function. *Journal of Neuroscience, 28*, 264–278. doi:10.1523/JNEUROSCI.4178-07.2008.

Campbell, G., & Shatz, C. J. (1992). Synapses formed by identified retinogeniculate axons during the segregation of eye input. *Journal of Neuroscience, 12*, 1847–1858.

Caroni, P., & Schwab, M. E. (1988a). Antibody against myelin associated inhibitor of neurite growth neutralizes nonpermissive substrate properties of CNS white matter. *Neuron, 1*, 85–96.

Caroni, P., & Schwab, M. E. (1988b). Two membrane protein fractions from rat central myelin with inhibitory properties for neurite growth and fibroblast spreading. *Journal of Cell Biology, 106*, 1281–1288.

Carroll, M. C. (2004). The complement system in regulation of adaptive immunity. *Nature Immunology, 5*, 981–986.

Christopherson, K. S., Ullian, E. M., Stokes, C. C. A., Mullowney, C. E., Hell, J. W., Agah, A., et al. (2005). Thrombospondins are astrocyte-secreted proteins that promote CNS synaptogenesis. *Cell, 120*, 421–433. doi:10.1016/j.cell.2004.12.020.

Cook, P. M., Prusky, G., & Ramoa, A. S. (1999). The role of spontaneous retinal activity before eye opening in the maturation of form and function in the retinogeniculate pathway of the ferret. *Visual Neuroscience, 16*, 491–501.

Corriveau, R. A., Huh, G. S., & Shatz, C. J. (1998). Regulation of class I MHC gene expression in the developing and mature CNS by neural activity. *Neuron, 21*, 505–520.

Dakubo, G. D., Wang, Y. P., Mazerolle, C., Campsall, K., McMahon, A. P., & Wallace, V. A. (2003). Retinal ganglion cell-derived sonic hedgehog signaling is required for optic disk and stalk neuroepithelial cell development. *Development, 130*, 2967–2980.

Dalmau, I., Finsen, B., Zimmer, J., Gonzalez, B., & Castellano, B. (1998). Development of microglia in the postnatal rat hippocampus. *Hippocampus, 8*, 458–474.

Datwani, A., McConnell, M. J., Kanold, P. O., Micheva, K. D., Busse, B., Shamloo, M., et al. (2009). Classical MHCI molecules regulate retinogeniculate refinement and limit ocular dominance plasticity. *Neuron, 64*, 463–470. doi:10.1016/j.neuron.2009.10.015.

Davalos, D., Grutzendler, J., Yang, G., Kim, J. V., Zuo, Y., Jung,

S., et al. (2005). ATP mediates rapid microglial response to local brain injury in vivo. *Nature Neuroscience, 8,* 752–758. doi:10.1038/nn1472.

Dearborn, R., & Kunes, S. (2004). An axon scaffold induced by retinal axons directs glia to destinations in the *Drosophila* optic lobe. *Development, 131,* 2291–2303.

de Melo Reis, R. A., Ventura, A. L. M., Schitine, C. S., de Mello, M. C. F., & de Mello, F. G. (2008). Müller glia as an active compartment modulating nervous activity in the vertebrate retina: Neurotransmitters and trophic factors. *Neurochemical Research, 33,* 1466–1474.

Del Rio, T., & Feller, M. B. (2006). Early retinal activity and visual circuit development. *Neuron, 52,* 221–222.

del Río-Hortega, P. (1928). Tercera aportación al conocimiento morfológico e interpretación funcional de la oligodendroglía. *Memorias de la Real Sociedad Española de Historia Natural, 14,* 40–122.

Doetsch, F. (2003). The glial identity of neural stem cells. *Nature Neuroscience, 6,* 1127–1134.

Dugas, J. C., Cuellar, T. L., Scholze, A., Ason, B., Ibrahim, A., Emery, B., et al. (2010). Dicer1 and miR-219 are required for normal oligodendrocyte differentiation and myelination. *Neuron, 65,* 597–611. doi:10.1016/j.neuron.2010.01.027.

Dugas, J. C., Tai, Y. C., Speed, T. P., Ngai, J., & Barres, B. A. (2006). Functional genomic analysis of oligodendrocyte differentiation. *Journal of Neuroscience, 26,* 10967–10983.

Emery, B. (2010a). Regulation of oligodendrocyte differentiation and myelination. *Science, 330,* 779–782.

Emery, B. (2010b). Transcriptional and post-transcriptional control of CNS myelination. *Current Opinion in Neurobiology, 20,* 601–607.

Emery, B., Agalliu, D., Cahoy, J. D., Watkins, T. A., Dugas, J. C., Mulinyawe, S. B., et al. (2009). Myelin gene regulatory factor is a critical transcriptional regulator required for CNS myelination. *Cell, 138,* 172–185. doi:10.1016/j.cell.2009.04.031.

Eroglu, C., Allen, N. J., Susman, M. W., O'Rourke, N. A., Park, C. Y., Özkan, E., et al. (2009). Gabapentin receptor [alpha] 2 [delta]-1 is a neuronal thrombospondin receptor responsible for excitatory CNS synaptogenesis. *Cell, 139,* 380–392. doi:10.1016/j.cell.2009.09.025.

Fancy, S. P. J., Baranzini, S. E., Zhao, C., Yuk, D. I., Irvine, K. A., Kaing, S., et al. (2009). Dysregulation of the Wnt pathway inhibits timely myelination and remyelination in the mammalian CNS. *Genes & Development, 23,* 1571–1585. doi:10.1101/gad.1806309.

Ferrer, I., Bernet, E., Soriano, E., Del Rio, T., & Fonseca, M. (1990). Naturally occurring cell death in the cerebral cortex of the rat and removal of dead cells by transitory phagocytes. *Neuroscience, 39,* 451–458.

Filbin, M. T. (2003). Myelin-associated inhibitors of axonal regeneration in the adult mammalian CNS. *Nature Reviews Neuroscience, 4,* 703–713.

Fischer, A. J., & Reh, T. A. (2001). Muller glia are a potential source of neural regeneration in the postnatal chicken retina. *Nature Neuroscience, 4,* 247–252.

Foo, L. C., Allen, N. J., Bushong, E. A., Chung, W. S., Zhou, L., Cahoy, J. D., et al. (2011). Development of a method for the purification and culture of rodent astrocytes. *Neuron, 71,* 799–811. doi:10.1016/j.neuron.2011.07.022.

Fourgeaud, L., Davenport, C. M., Tyler, C. M., Cheng, T. T., Spencer, M. B., & Boulanger, L. M. (2010). MHC class I modulates NMDA receptor function and AMPA receptor trafficking. *Proceedings of the National Academy of Sciences of the United States of America, 107,* 22278–22283. doi:10.1073/pnas.0914064107.

Franze, K., Grosche, J., Skatchkov, S. N., Schinkinger, S., Foja, C., Schild, D., et al. (2007). Müller cells are living optical fibers in the vertebrate retina. *Proceedings of the National Academy of Sciences of the United States of America, 104,* 8287–8292. doi:10.1073/pnas.0611180104.

Freeman, M. R., Delrow, J., Kim, J., Johnson, E., & Doe, C. Q. (2003). Unwrapping glial biology: Gcm target genes regulating glial development, diversification, and function. *Neuron, 38,* 567–580.

Freeman, M. R., & Doherty, J. (2006). Glial cell biology in *Drosophila* and vertebrates. *Trends in Neurosciences, 29,* 82–90.

Fu, Q., Li, X., Shi, J., Xu, G., Wen, W., Lee, D. H. S., et al. (2009). Synaptic degeneration of retinal ganglion cells in a rat ocular hypertension glaucoma model. *Cellular and Molecular Neurobiology, 29,* 575–581. doi:10.1007/s10571-009-9349-7.

Gasque, P. (2004). Complement: A unique innate immune sensor for danger signals. *Molecular Immunology, 41,* 1089–1098.

Ginhoux, F., Greter, M., Leboeuf, M., Nandi, S., See, P., Gokhan, S., et al. (2010). Fate mapping analysis reveals that adult microglia derive from primitive macrophages. *Science, 330,* 841–845. doi:10.1126/science.1194637.

Glynn, M. W., Elmer, B. M., Garay, P. A., Liu, X. B., Needleman, L. A., El-Sabeawy, F., et al. (2011). MHCI negatively regulates synapse density during the establishment of cortical connections. *Nature Neuroscience, 14,* 442–451. doi:10.1038/nn.2764.

Goddard, C. A., Butts, D. A., & Shatz, C. J. (2007). Regulation of CNS synapses by neuronal MHC class I. *Proceedings of the National Academy of Sciences of the United States of America, 104,* 6828–6833.

Goritz, C., Mauch, D. H., & Pfrieger, F. W. (2005). Multiple mechanisms mediate cholesterol-induced synaptogenesis in a CNS neuron. *Molecular and Cellular Neurosciences, 29,* 190–201.

Graeber, M. B. (2010). Changing face of microglia. *Science's STKE, 330,* 783–788.

GrandPré, T., Li, S., & Strittmatter, S. M. (2002). Nogo-66 receptor antagonist peptide promotes axonal regeneration. *Nature, 417,* 547–551.

Grinspan, J., & Franceschini, B. (1995). Platelet-derived growth factor is a survival factor for PSA-NCAM+ oligodendrocyte pre-progenitor cells. *Journal of Neuroscience Research, 41,* 540–551.

Guido, W. (2008). Refinement of the retinogeniculate pathway. *Journal of Physiology, 586,* 4357–4362.

Guillemin, G. J., & Brew, B. J. (2004). Microglia, macrophages, perivascular macrophages, and pericytes: A review of function and identification. *Journal of Leukocyte Biology, 75,* 388–397.

Gyllensten, L., & Malmfors, T. (1963). Myelinization of the optic nerve and its dependence on visual function—A quantitative investigation in mice. *Journal of Embryology and Experimental Morphology, 11,* 255–266.

Halassa, M. M., Fellin, T., Takano, H., Dong, J. H., & Haydon, P. G. (2007). Synaptic islands defined by the territory of a single astrocyte. *Journal of Neuroscience, 27,* 6473–6477.

Haydon, P. G. (2001). Glia: Listening and talking to the synapse. *Nature Reviews Neuroscience, 2,* 185–193.

Haydon, P. G., & Carmignoto, G. (2006). Astrocyte control of synaptic transmission and neurovascular coupling. *Physiological Reviews, 86,* 1009–1031.

Hensch, T. K. (2004). Critical period regulation. *Annual Review of Neuroscience, 27*, 549–579.

Hong, Y. K., & Chen, C. (2011). Wiring and rewiring of the retinogeniculate synapse. *Current Opinion in Neurobiology, 21*, 228–237.

Hooks, B. M., & Chen, C. (2006). Distinct roles for spontaneous and visual activity in remodeling of the retinogeniculate synapse. *Neuron, 52*, 281–291.

Hua, J. Y., & Smith, S. J. (2004). Neural activity and the dynamics of central nervous system development. *Nature Neuroscience, 7*, 327–332.

Huberman, A. D. (2007). Mechanisms of eye-specific visual circuit development. *Current Opinion in Neurobiology, 17*, 73–80.

Huberman, A. D., Feller, M. B., & Chapman, B. (2008). Mechanisms underlying development of visual maps and receptive fields. *Annual Review of Neuroscience, 31*, 479–509.

Huh, G. S., Boulanger, L. M., Du, H., Riquelme, P. A., Brotz, T. M., & Shatz, C. J. (2000). Functional requirement for class I MHC in CNS development and plasticity. *Science, 290*, 2155–2159.

Hummel, T., Attix, S., Gunning, D., & Zipursky, S. L. (2002). Temporal control of glial cell migration in the *Drosophila* eye requires gilgamesh, hedgehog, and eye specification genes. *Neuron, 33*, 193–203.

Hutchins, J. B., & Casagrande, V. A. (1988). Glial cells develop a laminar pattern before neuronal cells in the lateral geniculate nucleus. *Proceedings of the National Academy of Sciences of the United States of America, 85*, 8316–8320.

Ishibashi, T., Dakin, K. A., Stevens, B., Lee, P. R., Kozlov, S. V., Stewart, C. L., et al. (2006). Astrocytes promote myelination in response to electrical impulses. *Neuron, 49*, 823–832. doi:10.1016/j.neuron.2006.02.006.

Ishibashi, T., Lee, P. R., Baba, H., & Fields, R. D. (2009). Leukemia inhibitory factor regulates the timing of oligodendrocyte development and myelination in the postnatal optic nerve. *Journal of Neuroscience Research, 87*, 3343–3355.

Israel, A., Le Bail, O., Hatat, D., Piette, J., Kieran, M., Logeat, F., et al. (1989). TNF stimulates expression of mouse MHC class I genes by inducing an NF kappa B-like enhancer binding activity which displaces constitutive factors. *European Molecular Biology Organization Journal, 8*, 3793–3800.

Itoh, K., Stevens, B., Schachner, M., & Fields, R. D. (1995). Regulated expression of the neural cell adhesion molecule L1 by specific patterns of neural impulses. *Science, 270*, 1369–1372.

Jeon, H., Lee, S., Lee, W. H., & Suk, K. (2010). Analysis of glial secretome: The long pentraxin PTX3 modulates phagocytic activity of microglia. *Journal of Neuroimmunology, 229*, 63–72.

Kaneko, M., Stellwagen, D., Malenka, R. C., & Stryker, M. P. (2008). Tumor necrosis factor-α mediates one component of competitive, experience-dependent plasticity in developing visual cortex. *Neuron, 58*, 673–680.

Katz, L. C., & Shatz, C. J. (1996). Synaptic activity and the construction of cortical circuits. *Science, 274*, 1133–1138.

Kucukdereli, H., Allen, N. J., Lee, A. T., Feng, A., Ozlu, M. I., Conatser, L. M., et al. (2011). Control of excitatory CNS synaptogenesis by astrocyte-secreted proteins Hevin and SPARC. *Proceedings of the National Academy of Sciences of the United States of America, 108*, E440–E449. doi:10.1073/pnas.1104977108.

Lee, J., Mayer-Proschel, M., & Rao, M. (2000). Gliogenesis in the central nervous system. *Glia, 30*, 105–121.

Lin, S., & Bergles, D. E. (2003). Synaptic signaling between GABAergic interneurons and oligodendrocyte precursor cells in the hippocampus. *Nature Neuroscience, 7*, 24–32.

Ling, E. A., & Wong, W. C. (1993). The origin and nature of ramified and amoeboid microglia: A historical review and current concepts. *Glia, 7*, 9–18.

Lovatt, D., Sonnewald, U., Waagepetersen, H. S., Schousboe, A., He, W., Lin, J. H. C., et al. (2007). The transcriptome and metabolic gene signature of protoplasmic astrocytes in the adult murine cortex. *Journal of Neuroscience, 27*, 12255–12266. doi:10.1523/JNEUROSCI.3404-07.2007.

Lu, Q. R., Sun, T., Zhu, Z., Ma, N., Garcia, M., Stiles, C. D., et al. (2002). Common developmental requirement for Olig function indicates a motor neuron/oligodendrocyte connection. *Cell, 109*, 75–86. doi:10.1016/S0092-8674(02)00678-5.

Lund, R. D. (1972). Synaptic patterns in the superficial layers of the superior colliculus of the monkey, *Macaca mulatta. Experimental Brain Research, 15*, 194–211.

Makinodan, M., Rosen, K. M., Ito, S., & Corfas, G. (2012). A critical period for social experience—Dependent oligodendrocyte maturation and myelination. *Science, 337*, 1357–1360. doi:10.1126/science.1220845.

Mason, C. A., & Sretavan, D. W. (1997). Glia, neurons, and axon pathfinding during optic chiasm development. *Current Opinion in Neurobiology, 7*, 647–653.

Mauch, D. H., Nagler, K., Schumacher, S., Goritz, C., Muller, E. C., Otto, A., et al. (2001). CNS synaptogenesis promoted by glia-derived cholesterol. *Science, 294*, 1354–1357. doi:10.1126/science.294.5545.1354.

McGee, A. W., Yang, Y., Fischer, Q. S., Daw, N. W., & Strittmatter, S. M. (2005). Experience-driven plasticity of visual cortex limited by myelin and Nogo receptor. *Science, 309*, 2222–2226.

McKerracher, L., David, S., Jackson, D., Kottis, V., Dunn, R., & Braun, P. (1994). Identification of myelin-associated glycoprotein as a major myelin-derived inhibitor of neurite growth. *Neuron, 13*, 805–811.

Mi, H., & Barres, B. A. (1999). Purification and characterization of astrocyte precursor cells in the developing rat optic nerve. *Journal of Neuroscience, 19*, 1049–1061.

Mi, S., Miller, R. H., Lee, X., Scott, M. L., Shulag-Morskaya, S., Shao, Z., et al. (2005). LINGO-1 negatively regulates myelination by oligodendrocytes. *Nature Neuroscience, 8*, 745–751. doi:10.1038/nn1460.

Mukhopadhyay, G., Doherty, P., Walsh, F. S., Crocker, P. R., & Filbin, M. T. (1994). A novel role for myelin-associated glycoprotein as an inhibitor of axonal regeneration. *Neuron, 13*, 757–767.

Müller, C. M. (1990). Dark-rearing retards the maturation of astrocytes in restricted layers of cat visual cortex. *Glia, 3*, 487–494.

Müller, C. M., & Best, J. (1989). Ocular dominance plasticity in adult cat visual cortex after transplantation of cultured astrocytes. *Nature, 342*, 427–430.

Nagy, J. I., & Rash, J. E. (2000). Connexins and gap junctions of astrocytes and oligodendrocytes in the CNS. *Brain Research. Brain Research Reviews, 32*, 29–44.

Nauta, A. J., Daha, M. R., Kooten, C., & Roos, A. (2003). Recognition and clearance of apoptotic cells: A role for complement and pentraxins. *Trends in Immunology, 24*, 148–154.

Nave, K. A. (2010). Myelination and the trophic support of long axons. *Nature Reviews Neuroscience, 11*, 275–283.

Newman, E. A., & Zahs, K. R. (1998). Modulation of neuronal activity by glial cells in the retina. *Journal of Neuroscience, 18*, 4022–4028.

Nguyen, J. V., Soto, I., Kim, K. Y., Bushong, E. A., Oglesby, E., Valiente-Soriano, F. J., et al. (2011). Myelination transition zone astrocytes are constitutively phagocytic and have synuclein dependent reactivity in glaucoma. *Proceedings of the National Academy of Sciences of the United States of America, 108,* 1176–1181. doi:10.1073/pnas.1013965108.

Nielsen, J. A., Maric, D., Lau, P., Barker, J. L., & Hudson, L. D. (2006). Identification of a novel oligodendrocyte cell adhesion protein using gene expression profiling. *Journal of Neuroscience, 26,* 9881–9891.

Nimmerjahn, A., Kirchhoff, F., & Helmchen, F. (2005). Resting microglial cells are highly dynamic surveillants of brain parenchyma in vivo. *Science, 308,* 1314–1318.

Nishiyama, A., Komitova, M., Suzuki, R., & Zhu, X. (2009). Polydendrocytes (NG2 cells): Multifunctional cells with lineage plasticity. *Nature Reviews Neuroscience, 10,* 9–22.

Oberheim, N. A., Goldman, S. A., & Nedergaard, M. (2012). Heterogeneity of astrocytic form and function. *Methods in Molecular Biology, 814,* 23–45.

O'Brien, R. J., Xu, D., Petralia, R. S., Steward, O., Huganir, R. L., & Worley, P. (1999). Synaptic clustering of AMPA receptors by the extracellular immediate-early gene product Narp. *Neuron, 23,* 309–323.

Omlin, F. X. (1997). Optic disk and optic nerve of the blind cape mole-rat (*Georychus capensis*): A proposed model for naturally occurring reactive gliosis. *Brain Research Bulletin, 44,* 627–632.

Paolicelli, R. C., Bolasco, G., Pagani, F., Maggi, L., Scianni, M., Panzanelli, P., et al. (2011). Synaptic pruning by microglia is necessary for normal brain development. *Science, 333,* 1456–1458. doi:10.1126/science.1202529.

Penn, A. A., Riquelme, P. A., Feller, M. B., & Shatz, C. J. (1998). Competition in retinogeniculate patterning driven by spontaneous activity. *Science, 279,* 2108–2112.

Perry, V., Hume, D. A., & Gordon, S. (1985). Immunohistochemical localization of macrophages and microglia in the adult and developing mouse brain. *Neuroscience, 15,* 313–326.

Pfrieger, F. W., & Barres, B. A. (1997). Synaptic efficacy enhanced by glial cells in vitro. *Science, 277,* 1684–1687.

Poeck, B., Fischer, S., Gunning, D., Zipursky, S. L., & Salecker, I. (2001). Glial cells mediate target layer selection of retinal axons in the developing visual system of *Drosophila*. *Neuron, 29,* 99–113.

Pogoda, H. M., Sternheim, N., Lyons, D. A., Diamond, B., Hawkins, T. A., Woods, I. G., et al. (2006). A genetic screen identifies genes essential for development of myelinated axons in zebrafish. *Developmental Biology, 298,* 118–131. doi:10.1016/j.ydbio.2006.06.021.

Prada, C., Puga, J., Pérez-Méndez, L., López, R., & Ramírez, G. (1991). Spatial and temporal patterns of neurogenesis in the chick retina. *European Journal of Neuroscience, 3,* 559–569.

Raff, M., Abney, E., Cohen, J., Lindsay, R., & Noble, M. (1983). Two types of astrocytes in cultures of developing rat white matter: Differences in morphology, surface gangliosides, and growth characteristics. *Journal of Neuroscience, 3,* 1289–1300.

Ramírez, M., & Lamas, M. (2009). NMDA receptor mediates proliferation and CREB phosphorylation in postnatal Müller glia-derived retinal progenitors. *Molecular Vision, 15,* 713–721.

Rangarajan, R., Gong, Q., & Gaul, U. (1999). Migration and function of glia in the developing *Drosophila* eye. *Development, 126,* 3285–3292.

Ransohoff, R. M., & Perry, V. H. (2009). Microglial physiology: Unique stimuli, specialized responses. *Annual Review of Immunology, 27,* 119–145.

Ransohoff, R. M., & Stevens, B. (2011). How many cell types does it take to wire a brain? *Science, 333,* 1391–1392.

Rasband, M. N., & Shrager, P. (2000). Ion channel sequestration in central nervous system axons. *Journal of Physiology, 525,* 63–73.

Roesch, K., Jadhav, A. P., Trimarchi, J. M., Stadler, M. B., Roska, B., Sun, B. B., et al. (2008). The transcriptome of retinal Müller glial cells. *Journal of Comparative Neurology, 509,* 225–238. doi:10.1002/cne.21730.

Rubin, L., & Staddon, J. (1999). The cell biology of the blood–brain barrier. *Annual Review of Neuroscience, 22,* 11–28.

Saederup, N., Cardona, A. E., Croft, K., Mizutani, M., Cotleur, A. C., Tsou, C. L., et al. (2010). Selective chemokine receptor usage by central nervous system myeloid cells in CCR2-red fluorescent protein knock-in mice. *PLoS ONE, 5,* e13693. doi:10.1371/journal.pone.0013693.

Sánchez, I., Hassinger, L., Paskevich, P. A., Shine, H. D., & Nixon, R. A. (1996). Oligodendroglia regulate the regional expansion of axon caliber and local accumulation of neurofilaments during development independently of myelin formation. *Journal of Neuroscience, 16,* 5095–5105.

Sanes, J. R., & Lichtman, J. W. (1999). Development of the vertebrate neuromuscular junction. *Annual Review of Neuroscience, 22,* 389–442.

Schafer, D. P., Custer, A. W., Shrager, P., & Rasband, M. N. (2006). Early events in node of Ranvier formation during myelination and remyelination in the PNS. *Neuron Glia Biology, 2,* 69–79.

Schafer, D. P., Lehrman, E. K., Kautzman, A. G., Koyama, R., Mardinly, A. R., Yamasaki, R., et al. (2012). Microglia sculpt postnatal neural circuits in an activity and complement-dependent manner. *Neuron, 74,* 691–705. doi:10.1016/j.neuron.2012.03.026.

Schafer, D. P., Lehrman, E. K., & Stevens, B. (2013). The "quad-partite" synapse: Microglia–synapse interactions in the developing and mature CNS. *Glia, 61,* 24–36.

Schummers, J., Yu, H., & Sur, M. (2008). Tuned responses of astrocytes and their influence on hemodynamic signals in the visual cortex. *Science, 320,* 1638–1643.

Schwab, M., & Schnell, L. (1991). Channeling of developing rat corticospinal tract axons by myelin-associated neurite growth inhibitors. *Journal of Neuroscience, 11,* 709–721.

Schwab, M. E. (1990). Myelin-associated inhibitors of neurite growth. *Experimental Neurology, 109,* 2–5.

Shatz, C. J. (1990). Competitive interactions between retinal ganglion cells during prenatal development. *Journal of Neurobiology, 21,* 197–211.

Shatz, C. J. (2009). MHC class I: An unexpected role in neuronal plasticity. *Neuron, 64,* 40–45.

Shatz, C. J., & Stryker, M. P. (1988). Prenatal tetrodotoxin infusion blocks segregation of retinogeniculate afferents. *Science, 242,* 87–89.

Shi, J., Marinovich, A., & Barres, B. A. (1998). Purification and characterization of adult oligodendrocyte precursor cells from the rat optic nerve. *Journal of Neuroscience, 18,* 4627–4636.

Sretavan, D., & Shatz, C. J. (1984). Prenatal development of individual retinogeniculate axons during the period of segregation. *Nature, 308,* 845–848.

Sretavan, D. W., & Shatz, C. J. (1986). Prenatal development of retinal ganglion cell axons: Segregation into eye-specific layers within the cat's lateral geniculate nucleus. *Journal of Neuroscience, 6,* 234–251.

Starr, R., Attema, B., DeVries, G., & Monteiro, M. (1996). Neurofilament phosphorylation is modulated by myelination. *Journal of Neuroscience Research, 44*, 328–337.

Stellwagen, D., & Malenka, R. C. (2006). Synaptic scaling mediated by glial TNF-alpha. *Nature, 440*, 1054–1059.

Stellwagen, D., & Shatz, C. J. (2002). An instructive role for retinal waves in the development of retinogeniculate connectivity. *Neuron, 33*, 357–367.

Stevens, B., Allen, N. J., Vazquez, L. E., Howell, G. R., Christopherson, K. S., Nouri, N., et al. (2007). The classical complement cascade mediates CNS synapse elimination. *Cell, 131*, 1164–1178. doi:10.1016/j.cell.2007.10.036.

Stevens, B., Porta, S., Haak, L. L., Gallo, V., & Fields, R. D. (2002). Adenosine: A neuron–glial transmitter promoting myelination in the CNS in response to action potentials. *Neuron, 36*, 855–868.

Suh, G. S. B., Poeck, B., Chouard, T., Oron, E., Segal, D., Chamovitz, D. A., et al. (2002). *Drosophila* JAB1/CSN5 acts in photoreceptor cells to induce glial cells. *Neuron, 33*, 35–46. doi:10.1016/S0896-6273(01)00576-1.

Sun, D., Lye-Barthel, M., Masland, R. H., & Jakobs, T. C. (2009). The morphology and spatial arrangement of astrocytes in the optic nerve head of the mouse. *Journal of Comparative Neurology, 516*, 1–19.

Sun, D., Lye-Barthel, M., Masland, R. H., & Jakobs, T. C. (2010). Structural remodeling of fibrous astrocytes after axonal injury. *Journal of Neuroscience, 30*, 14008–14019.

Sur, M., & Rubenstein, J. L. R. (2005). Patterning and plasticity of the cerebral cortex. *Science's STKE, 310*, 805–810.

Syken, J., Grandpre, T., Kanold, P. O., & Shatz, C. J. (2006). PirB restricts ocular-dominance plasticity in visual cortex. *Science, 313*, 1795–1800.

Takeda, M., Takamiya, A., Jiao, J., Cho, K. S., Trevino, S. G., Matsuda, T., et al. (2008). α-Aminoadipate induces progenitor cell properties of Müller glia in adult mice. *Investigative Ophthalmology & Visual Science, 49*, 1142–1150. doi:10.1167/iovs.07-0434.

Tauber, H., Waehneldt, T., & Neuhoff, V. (1980). Myelination in rabbit optic nerves is accelerated by artificial eye opening. *Neuroscience Letters, 16*, 235–238.

Tremblay, M. È., Lowery, R. L., & Majewska, A. K. (2010). Microglial interactions with synapses are modulated by visual experience. *PLoS Biology, 8*, e1000527. doi:10.1371/journal.pbio.1000527.

Tremblay, M. È., Stevens, B., Sierra, A., Wake, H., Bessis, A., & Nimmerjahn, A. (2011). The role of microglia in the healthy brain. *Journal of Neuroscience, 31*, 16064–16069.

Tsui, C. C., Copeland, N. G., Gilbert, D. J., Jenkins, N. A., Barnes, C., & Worley, P. F. (1996). Narp, a novel member of the pentraxin family, promotes neurite outgrowth and is dynamically regulated by neuronal activity. *Journal of Neuroscience, 16*, 2463–2478.

Ullian, E. M., Sapperstein, S. K., Christopherson, K. S., & Barres, B. A. (2001). Control of synapse number by glia. *Science, 291*, 657–661.

van Lookeren Campagne, M., Wiesmann, C., & Brown, E. J. (2007). Macrophage complement receptors and pathogen clearance. *Cellular Microbiology, 9*, 2095–2102.

Wake, H., Lee, P. R., & Fields, R. D. (2011). Control of local protein synthesis and initial events in myelination by action potentials. *Science, 333*, 1647. doi:10.1126/science.1206998.

Wake, H., Moorhouse, A. J., Jinno, S., Kohsaka, S., & Nabekura, J. (2009). Resting microglia directly monitor the functional state of synapses in vivo and determine the fate of ischemic terminals. *Journal of Neuroscience, 29*, 3974–3980.

Wang, S., Sdrulla, A. D., diSibio, G., Bush, G., Nofziger, D., Hicks, C., et al. (1998). Notch receptor activation inhibits oligodendrocyte differentiation. *Neuron, 21*, 63–75. doi:10.1016/S0896-6273(00)80515-2.

Watanabe, T., & Raff, M. C. (1988). Retinal astrocytes are immigrants from the optic nerve. *Nature, 332*, 834–837.

Watkins, T. A., Emery, B., Mulinyawe, S., & Barres, B. A. (2008). Distinct stages of myelination regulated by [gamma]-secretase and astrocytes in a rapidly myelinating CNS coculture system. *Neuron, 60*, 555–569.

Wegner, M. (2008). A matter of identity: Transcriptional control in oligodendrocytes. *Journal of Molecular Neuroscience, 35*, 3–12.

Williams, S. E., Mann, F., Erskine, L., Sakurai, T., Wei, S., Rossi, D. J., et al. (2003). Ephrin-B2 and EphB1 mediate retinal axon divergence at the optic chiasm. *Neuron, 39*, 919–935. doi:10.1016/j.neuron.2003.08.017.

Xu, D., Hopf, C., Reddy, R., Cho, R. W., Guo, L., Lanahan, A., et al. (2003). Narp and NP1 form heterocomplexes that function in developmental and activity-dependent synaptic plasticity. *Neuron, 39*, 513–528. doi:10.1016/S0896-6273(03)00463-X.

Zamanian, J., Xu, L., Foo, L., Nouri, N., Zhou, L., Giffard, R., et al. (2012). Genomic analysis of reactive astrogliosis. *Journal of Neuroscience, 32*, 6391–6410. doi:10.1523/JNEUROSCI.6221-11.2012.

Zhang, Y., & Barres, B. A. (2010). Astrocyte heterogeneity: An underappreciated topic in neurobiology. *Current Opinion in Neurobiology, 20*, 588–594.

Zhou, Q., Choi, G., & Anderson, D. J. (2001). The bHLH transcription factor Olig2 promotes oligodendrocyte differentiation in collaboration with Nkx2.2. *Neuron, 31*, 791–807.

Zhu, X., Bergles, D. E., & Nishiyama, A. (2008). NG2 cells generate both oligodendrocytes and gray matter astrocytes. *Development, 135*, 145–157.

第 97 章 视神经再生

Larry I. Benowitz，Silmara de Lima

和大多数传递感觉信息到脑中的通路不一样，视神经是中枢神经系统（CNS）不可分割的一部分。视网膜是从间脑发育而来，其轴突从视网膜神经节细胞（RGCs）延伸到大脑，并被少突胶质细胞包裹。因此，和成熟哺乳动物的大多数 CNS 一样，视神经如果受损将无法再生，从而使外伤性神经损伤、青光眼和其他类型的视神经损伤患者留下了不可逆的视力损失。Cajal 和更早之前的研究人员，在成年哺乳动物视神经损伤后观察到，受损的轴突会从受损的部位回退并短暂地重新生长到胶质瘢痕中，但是不会进一步增长（Ramon y Cajal，1991）。在这个过程之后 1 个月左右，RGCs 几乎完全丧失（Grafstein & Ingoglia，1982；VillegasPerez et al.，1988），这使得视力恢复的可能性变得微乎其微。然而在过去的几十年里，我们通过对较低等的脊椎动物和不成熟的哺乳动物视神经、在成熟哺乳动物中的外周神经移植体以及最近的成熟哺乳动物视神经本身等的研究，已了解到了大量限制或促进受损轴突再生的因素。作为这些研究的结果，视神经已经不再是成熟 CNS 中无法再生的典型例子，而是成了另一种典型系统的示例，在该系统中，视神经的某种程度的功能恢复开始看起来可行。

总论

为了实现成功的再生必须满足几个条件。RGCs 会在神经损伤后的几天后开始死亡，显然，要想其再生成功，就必须阻止这种损伤。虽然轴突切断诱导的死亡机制还没有完全被理解，但是这个细胞死亡途径的几个部分已被确定，并且用于阻断这些因素以延长 RGC 的存活的治疗方法也已经被证实。一些神经保护疗法也能促进轴突再生，但是很多是不能促进轴突再生。因此，虽然再生显然是以 RGC 存活为前提，但是这两个过程的分子机制是不同的。再生成功的另一个要求是激活长距离轴突生长的基因程序。在较低等的脊椎动物中，再生是自主发生的，而在哺乳动物中，再生可以通过实验诱导，再生涉及在 RGCs 的基因表达程序的显著改变。这些改变反映出在基因转录和蛋白质翻译水平的调节，并且以一些基因表达的

显著改变为特征，在这些基因中，有些基因在视觉系统的最初发育中起作用，而其他基因则是特定于再生状态的。另一个关心的问题是细胞外生长抑制因子。和髓鞘以及在损伤部位形成的胶质瘢痕相关的若干蛋白质会抑制轴突再生。虽然抵消这些抑制信号可以实现一定量的再生，但是这通常不足以实现长距离生长。然而，一旦 RGCs 的内源性生长状态被激活，克服细胞外生长抑制因子作用的方法可以极大地提高再生水平。第四个问题就是轴突导向。在发育过程中，能将 RGC 轴突导向到其合适目的地的分子信号，已经被了解许多。然而，我们关于引导信号在成年哺乳动物大脑中的持久性的认识依然非常有限，正如我们对于成熟 RGC 轴突是否表达对这些信号作出反应所需的受体和转导机制的认识也是有限的。最后，为了实现有效的信号传导，再生轴突需要被髓鞘包裹，并且要和合适的目标神经元形成具有生理功能的突触。

较低等的脊椎动物的视神经再生

鱼类和两栖类的整个一生中都可以再生它们的视神经以及恢复视觉，这提供了一个能够研究与成功再生相关的细胞和分子现象的脊椎动物模型。再生开始于神经损伤后的几天，并在几周内，轴突会长回到大脑中并进行自我分类，在 2~4 个月之内实现完全的视觉恢复（Fawcett & Gaze，1981；Sperry，1948，1963；Yoon，1971）。

细胞内变化

在神经损伤之后，RGCs 会经历 RNA、蛋白质和脂质生物合成的巨大变化（Grafstein & Murray，1969；Heacock et al.，1984；Ingoglia et al.，1973；Murray，1973；Murray & Grafstein，1969；SbaschnigAgler et al.，1985），体现在转录因子表达（Herdegen et al.，1993；Takeda et al.，2000；Veldman et al.，2007）、RNA 和蛋白质代谢的调节（Veldman et al.，2007）、营养因子和细胞存活蛋白（Koriyama et al.，2007；Nagashima et al.，2011）、细胞骨架蛋白（Asch et al.，1998；Hall & Schechter，1991；Heacock & Agranoff,1976；Hieber et al.,1998)、细胞黏附分子(Bernhardt et al.,1996；Blaugrund et al.,1990；Jung,Petrausch,& Stuermer,1997)、与脂筏相关联的支架蛋白(Langhorst,Reuter,& Stuermer,2005)、多种酶(Ballestero et al.,1997；Eitan & Schwartz,1993；Koriyama et al.,2009；Sugitani et al.,2006)以及包括 GAP-43 在内的生长锥动力学调节剂(Benowitz,Shashoua,& Yoon,1981；Benowitz,Yoon,& Lewis,1983；Skene & Willard,1981b)的增加。同时,与离子通道和神经传递相关的基因表达会减少(Veldman et al.,2007)。

特定蛋白质的作用

在金鱼的神经损伤后,最早看到的变化之一是热休克因子-1(HSF-1)表达的增加。HSF-1 可以调节促使 RGC 存活的基因的表达,包括编码热休克蛋白(HSP)-70 和 Bcl-2 的基因,同时会抑制促凋亡蛋白 Bax 的表达(Nagashima et al.,2011)。胰岛素样生长因子-1(IGF-1)大概是在第 4 天上调,并且会激活磷脂酰肌醇-3 激酶(PI3 激酶)通路,从而促进细胞存活和轴突生长(见图 97.1)(Koriyama et al.,2007)。由于转录因子在调控许多下游基因中发挥作用,因此它们具有特殊的意义。在斑马鱼视神经再生过程中出现的一个显著变化是转录因子 Krüppel-like 家族(KLF)-6a 和-7a 表达的增加(Veldman et al.,2007),它们的下游靶点包括 T α1,它是一种对轴突再生至关重要的微管蛋白亚型(Veldman,Bemben,& Goldman,2010)。在金鱼或斑马鱼中上调的一些其他基因产物也被证明可以直接影响再生过程。这些基因产物包括转谷氨酰胺酶(Eitan & Schwartz,1993；Sugitani et al.,2006)、神经元型一氧化氮合酶(nNOS：图 97.1G,H)(Koriyama et al.,2009)以及与脂筏相关联的雷吉蛋白(reggie proteins)(flotillins；Munderloh et al.,2009)。

再生过程的细胞外源性激活子

细胞外因子在将金鱼 RGCs 向再生状态转换的过程中发挥作用。如果金鱼视网膜外植体在视神经损伤后的几天内一开始就通过被保留在原位的方式"处理",而不是在没有手术的情况下被移植,那么将它们放到培养基中时,金鱼视网膜外植体会展现出更强烈的生长。(见图 97.1A,B)(Landreth & Agranoff,1976,1979)。虽然"幼稚的"("naive")视网膜外植体最终会开始延伸轴突,但是它们从未表现出与处理的外植体那样的生长。这些结果的一个解释是,处理使得 RGCs 暴露于细胞外因子,这些外源性因子在培养

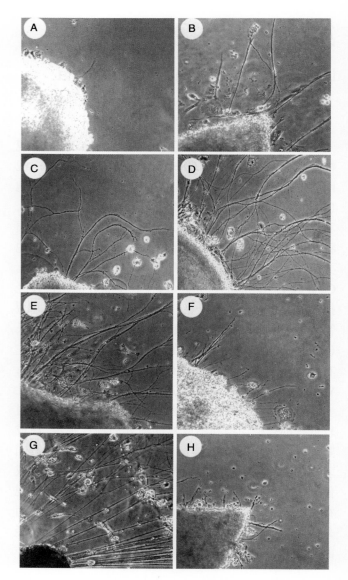

图 97.1　金鱼视神经再生的调控。培养 5 天后,成年金鱼视网膜的外植体能长出神经突。(A)正常的未处理(unprimed)的视网膜。(B)视神经损伤第 5 天的处理的视网膜移植体。(C,D)被加入到未处理的(C)和处理的(D)视网膜中的胰岛素样生长因子-1(100nM)可以促进生长。(E,F)一氧化氮信号的作用。dbcGMP 的加入(丁酰环鸟苷 3：5′-环单磷酸；400μM)会促进未处理的视网膜(E)的神经突的生长,然而针对神经元型一氧化氮合酶的短发夹 RNA(short hairpin RNA)会抑制处理的视网膜的突起生长(F)。(G,H)视黄醇结合蛋白——红紫素(purpurin)的作用。为未处理的视网膜(G)添加红紫素会增加神经突的生长,而针对抗红紫素的小干扰 RNA 会抑制处理的视网膜突起生长的能力(H)(Matsukawa et al.,2004；Koriyama et al.,2007,2009；Nagashima et al.,2009；Koriyama et al.,2012)。

基中是缺少的。互补(反加)研究表明,由视神经的非神经元细胞分泌的因子可以使得培养基中幼稚的 RGCs 延伸出很长的轴突(见图 97.2A,B)(Schwalb et al.,1995,1996)。其中最有效的因子被确定为一个简

单的碳水化合物(见图 97.2C)。在低的微摩尔浓度下,甘露糖或葡萄糖(见图 97.2D)而不是其他的碳水化合物,会刺激广泛的生长,并且这个效应独立于它们在能量代谢中的作用(Li et al.,2003)。视黄醇结合蛋白红紫素也会以非细胞自主方式促进再生。在视神经受损的几天后,感光细胞会增加红紫素的表达,红紫素会将视黄醇运送到 RGCs。和视黄醇结合的红紫素会刺激 RGCs 上调某些蛋白质的表达,这些蛋白质会涉及视黄酸(RA)代谢、RA 依赖性转录因子以及下游的 RA 依赖性基因,并且最终导致轴突的广泛生长(见图 97.1G,H)(Matsukawa et al.,2004;Nagashima et al.,2009)。

再生过程的细胞外源性障碍

与具有重新激活 RGCs 的内源性生长状态的能力

相对应,较低等的脊椎动物比哺乳动物有更少的细胞外源性生长障碍。在金鱼中,吞噬细胞会在神经损伤的几天之内进入受损部位,并清除髓鞘碎片比哺乳动物更快(Battisti et al.,1995;Colavincenzo & Levine,2000;Nona,Thomlinson,& Stafford,1998)。此外,不像哺乳动物,金鱼视神经的少突胶质细胞已经被报道允许轴突生长(Bastmeyer et al.,1991;Sivron,Schwab,& Schwartz,1994),并且金鱼突变体 Nogo 蛋白,与其哺乳动物中的同源物不同,可以增强 RGC 轴突的生长(Abdesselem et al.,2009)。在金鱼的受伤部位不会形成星形胶质瘢痕,而是会有大量涌入的支持生长的成纤维细胞(Hirsch,Cahill,& Stuermer,1995)。

轴突引导信号

引导再生轴突到它们合适的靶点涉及许多控制

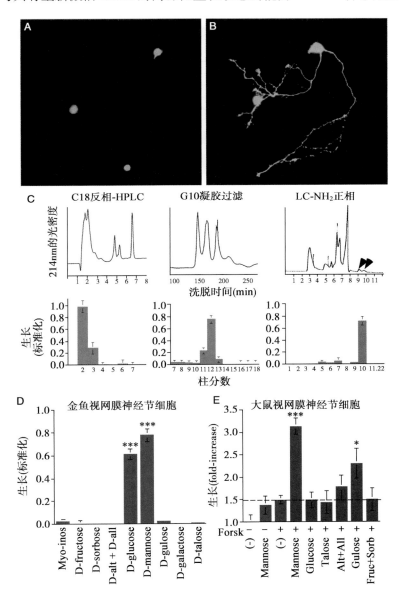

图 97.2 小碳水化合物是再生过程的细胞外活化剂。(A,B)从正常的金鱼视网膜分离出来的神经元在无血清的合成培养基中几乎不生长(A),但是在由视神经胶质细胞或是来自眼后房液体分泌的因子培养下,显示出广泛地生长(B)。(C)经过 C18 反相高效液态色谱法(RP HPLC)、G10 凝胶过滤法以及 LC-NH2 正相高效液相色谱分析法将分子从玻璃体(vitreous)连续分离,可以促使分子的纯化,这些分子源自对未处理的金鱼 RGCs 生长的刺激。最上面一行:由 214nm 的光密度(OD214)显示的色谱图。底部:由柱分数引起的轴突生长(轴突长度≥75μm 的视网膜神经节细胞[RGCs]的百分比)。活性成分被质谱鉴定为简单的碳水化合物(Mr=180.16 道尔顿)。(D)在被测试的碳水化合物中,只有甘露糖和葡萄糖会诱发 RGCs 的生长。(E)在大鼠 RGCs 中,只有甘露糖(和较小程度的古洛糖)会诱发生长并需要提高 [环 AMP]i。在 C～E 中的数据:均值±S.E.M.,n≥4 重复孔(Li et al.,2003;Schwalb et al.,1995)。

视觉系统初期发育的相同信号。Slit-Robo 的相互作用在发育期间对间脑和中脑的不适当区域的轴突起着重要的排斥作用,并且在视神经再生期间也有相似的作用。在斑马鱼中,进行轴突再生的 RGCs 会在它们的轴突进入脑干的时候上调 Robo2 的表达,Robo2 是 Slit 家族引导信号的受体,而互补的 Slit 配体会在脑干的合适区域终生保持一个高水平的表达(Wyatt et al.,2010)。再生中的金鱼 RGCs 还会沿着从鼻侧到颞侧上升的梯度增加 EphA 受体的表达,而视顶盖(上丘)展现出互补配体——EphrinA2 和 A5 的显著的梯度。在发育中,这些分子对于重建 RGC 轴突到它们靶点的拓扑映射至关重要(Becker, Meyer, & Becker, 2000;Rodger et al.,2000,2004)。在非洲爪蟾中,Eph 和 Ephrin 梯度是终生保持不变的(Higenell et al., 2012)。金鱼的 RGCs 还会表达结肠癌缺失蛋白(DCC),这是轴突生长诱向因子 netrin 一种受体,它会参与引导轴突到达视神经乳头,并穿过腹侧下丘脑

(Petrausch et al.,2000)。

哺乳动物再生能力的发育性缺失

内在生长状态的改变

在哺乳动物中,RGCs 再生受损轴突的能力在发育过程中会急剧下降。在新生的仓鼠中,只有在出生后 3 天内的 RGCs 可以将被切断的轴突再生回到上丘(So, Schneider, & Ayres, 1981),不过延伸较短的终末分支的能力会多保留几天(Jhaveri, Edwards, & Schneider,1991;So & Schneider,1978)。相应地,外植体培养的研究显示,RGCs 延伸长轴突的内在能力会在出生后的第二天显著下降(Chen, Jhaveri, & Schneider, 1995),这和利用从新生大鼠中分离出来的 RGCs 所做的研究结果一致(见图 97.3A)(Goldberg et al., 2002)。这种发育性下降是由 RGCs 和无长突细胞之

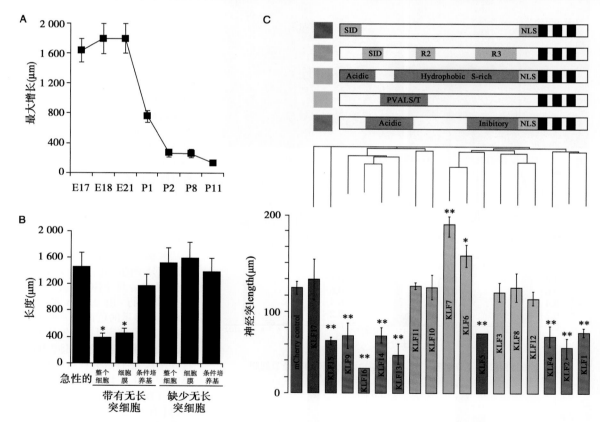

图 97.3 哺乳动物视网膜神经节细胞(RGCs)的内在生长潜能的发育性下降:无长突细胞和 Krüppel 类家族(KLF)转录因子的作用。(A)在胎龄 17 天(E17)到出生后 11 天(P11)之间轴突生长的下降。RGCs 可以通过免疫抗体包被筛选法(immunopanning)分离,并在高度许可条件(permissive conditions)下培养。(B)无长突细胞会调节 RGC 的内在生长状态。E20 时 RGC,s 或者被高度纯化(左边的柱条,阳性对照),或者与存在无长突细胞或缺少无长突细胞(Am-depleted)的视网膜细胞的成分条件下培养 3~4 天。在这两个细胞群体的整个细胞(C)、细胞膜(M)或是条件培养基(CM)存在的下进行培养。3 天后,RGCs 被分离、再移植(replated)并评估轴突的生长情况。与阳性对照相比,* P<0.05。(C)KLF 转录因子调节轴突生长。顶部:根据结构域分组的 KLF 家族成员。底部:P5 皮质神经元被单个 KLFs 转染,并在层黏连蛋白上生长了 3 天。图表中显示了平均神经突长度。与转染对照组(红)相比,* P<0.05,** P<0.01(Goldberg et al.,2002;Moore et al.,2009.)

间的细胞表面的相互作用触发的,这种作用会将 RGCs 从一种轴突延伸状态转换到树突生长状态(见图 97.3B)(Goldberg et al.,2002)。这种转变通常表现为 RGCs 的基因表达程序(Wang et al.,2007)、轴突转运蛋白(Moya et al.,1988)以及在受损后上调生长相关蛋白质的能力(Skene & Willard,1981a)发生了显著的变化。在 RGCs 内在生长潜能下降的同时,与髓鞘、胶质瘢痕以及外周神经网(perineuronal net)有关联的轴突生长的细胞外源性抑制因子的水平会随着 RGCs 对这些信号的反应而增加(Shewan,Berry,& Cohen,1995)。发育中的 RGCs 也会显示出对允许生长的层黏连蛋白的反应能力下降(Cohen et al.,1986)。

KLF 家族的转录因子可能会导致 RGCs 内在生长潜能的下降(Moore et al.,2009)。KLF4 是轴突生长的抑制因子,在 RGCs 失去它们的内在生长能力时上调(见图 97.3C),并且在 RGCs 中去除 klf4 基因会使得成年小鼠在视神经损伤后有适度的轴突再生(Moore et al.,2009)。在 KLF4 水平提高的同时,轴突生长的两种增强剂——KLF6 和-7,它们的表达(见图 97.3C)会急剧下降。如前所述,KLF6 和-7 对于斑马鱼的视神经再生来说很重要(Veldman et al.,2007;Veldman,Bemben,& Goldmanm,2010)。

另一种可能导致 RGC 再生潜能丧失的细胞内在变化是转录共激活因子 P300 表达的下降。P300 是参与染色质重塑和转录调控的一种组蛋白乙酰转移酶。在大鼠的 RGCs 中,P300 的表达会在出生 21 天后下降,并且会在视神经损伤后进一步下降。P300 在 RGCs 中的过表达会增加 GAP-43 和 SPRR1A 的表达,并且足以促进视神经损伤后的适度再生(Gaub et al.,2010)。

外周神经移植体的轴突再生

20 世纪初,Cajal 的一个学生——Tello,剪断了一只成熟兔子的视神经,并用外周神经(PN)移植体来代替,使得一些轴突能够再生进移植体中(Ramony Cajal,1991)。这个发现首次证明了成熟哺乳动物的 CNS 并没有完全丧失再生轴突的内在能力,并且表明再生失败可能大多归因于环境因素。后来,Aguayo 和同事通过更系统的研究发现,如果移植体的远端插入到上丘,RGCs 可以借助 PN 移植体再生一段很长距离的轴突并且形成功能性突触(Aguayo et al.,1991;Bray,Vidal-Sanz,& Aguayo,1987;Carter,Bray,& Aguayo,1989;Keirstead et al.,1989;Sauve,Sawai,&

Rasminsky,1995;So & Aguayo,1985;Vidal-Sanz et al.,1987)。Sauve,Sawai,& Rasminsky(2001)报道了再生 RGC 轴突在上丘重建拓扑映射的轻微趋势。一研究组报道了具有 PN 移植体的动物会展现出一些视觉辨别能力,尽管该发现(与既往发现)不一致且基于少量动物(Thanos,Naskar,& Heiduschka,1997)。另一个研究报道当 PN 移植体的远端被引导到橄榄顶盖前核时,瞳孔对光反射(PLR)会有一些恢复(Vidal-Sanz et al.,2002)。然而,鉴于最近的研究表明 PLR 甚至可以在没有神经输入的情况下发生,这归因于虹膜内在光敏性(Xue et al.,2011),因此对这些发现的解释是不确定的。

视神经再生的细胞外障碍

与髓鞘、PNN(perineuronal net)及损伤部位的瘢痕形成相关的多种蛋白质会抑制 CNS 的再生。少突胶质细胞和 CNS 髓鞘对轴突生长有抑制作用的发现(Schwab & Caroni,1988;Schwab & Thoenen,1985)促使了数个有效抑制性分子的发现,包括 Nogo-A、髓鞘相关糖蛋白(MAG)、少突胶质细胞-髓鞘糖蛋白(OMgp)、肝配蛋白 B3、蛋白聚糖 V2、信号素 4D 和 5A 以及硫脂(Benson et al.,2005;Chen et al.,2000;Goldberg et al.,2004;GrandPre et al.,2000;McKerracher et al.,1994;Moreau-Fauvarque et al.,2003;Mukhopadhyay et al.,1994;Wang et al.,2002b;Winzeler et al.,2011)。NogoA、MAG 和 OMgp 会通过两个共享的受体——糖基化磷脂酰肌醇锚定 Nogo 受体(NgR)和成对的免疫球蛋白类受体 PirB(Atwal et al.,2008;Filbin,2003;Fournier,GrandPre,& Strittmatter,2001;Fournier et al.,2002;Wang et al.,2002b)以及配体特异性受体(Goh et al.,2008;Schweigreiter et al.,2004),在正在生长的轴突施加它们的影响。NgR 会和 LINGO1 以及低亲和力神经营养蛋白受体 P75 或蛋白质 TROY 形成一个多蛋白受体复合物(Mi et al.,2004;Park et al.,2005;Wang et al.,2002a)。配体和这个受体复合物的结合会激活小 GTP 酶 RhoA,RhoA 会通过它的下游效应子(downstream effectors),导致细胞骨架的不稳定以及生长锥的瓦解(Lehmann et al.,1999;Niederost et al.,2002;Perrot,Vazquez-Prado,& Gutkind,2002;Yamashita & Tohyama,2003)。

除了前面说的髓鞘相关的抑制因子之外,轴突生长还会被硫酸软骨素蛋白聚糖和硫酸角质素蛋白聚糖(CSPGs,KSPGs)抑制。这些蛋白聚糖和 PNN 以及在损伤部位形成的星形胶质细胞瘢痕相关（Fitch & Silver, 2008; Rudge & Silver, 1990; Silver & Miller, 2004）。蛋白聚糖对轴突生长的影响是通过数个受体介导的，这些受体包括蛋白酪氨酸磷酸酶受体σ（Shen et al., 2009）、跨膜白细胞共同抗原相关磷酸酶（transmembrane leukocyte common antigen-related phosphatase）（Fisher et al., 2011）以及两种NgR亚型（Dickendesher et al., 2012）。类似髓鞘相关的生长抑制因子，CSPGs的抑制效应大多是通过RhoA的激活来介导的（Monnier et al., 2003; Schweigreiter et al., 2004）。

抵消细胞外源性生长抑制因子促使成熟动物视神经可以再生达到中等水平，并且这些效应在RGCs内在生长状态被激活时，会被强烈地增强（见下文）。NogoA的一个抗体或是在RGCs中由病毒介导的"诱饵"Nogo受体的表达，不会在成熟大鼠中引起可观的再生（Chierzi et al., 1999; Fischer, He, & Benowitz, 2004a）。然而，所有三种*ngr*基因的缺失会有一个更加综合的效果，导致在小鼠中的明显的再生（Dickendesher et al., 2012; Wang et al., 2012）。

由许多抑制性分子激活的下游信号传导途径会激活RhoA，而使RhoA或是它的下游效应子——Rho激酶失活，展现了一种同时克服多种抑制性信号的综合途径。然而，该策略在大鼠视神经再生的过程中只有较小的效果（Fischer et al., 2004b; Lehmann et al., 1999; Lingor et al., 2007）。

RGC 存活

如前所述，RGCs在切断几天后就开始死亡了，排除了大量再生的可能性。尽管我们已经了解了大量关于RGC在轴突受损后死亡的机制，但是对这个过程中的关键的几步还不是很理解。这方面的研究已经促使了数个神经保护方法的发展，但是其中大多数的效果都是短暂的。另外，鉴于这几个神经保护方法只能诱发部分程度的再生，而大部分再生是不能被引发的，这再次强调了细胞存活和轴突生长所依赖的细胞信号通路之间的分离。

营养因子

在神经营养因子（NTs）中，脑源性营养因子（BDNF）和NT-4/5对RGC存活有最明显的效果，虽然不能最终阻止，但是可以减缓RGC在视神经损伤后的死亡（Di Polo et al., 1998; Mansour-Robaey et al., 1994; Mey & Thanos, 1993; Peinado-Ramon et al., 1996）。

BDNF的效应可以通过表达它在RGCs中的受体——trkB（Cheng et al., 2002），持续地往皮层输注BDNF（Weber et al., 2010）或是诱发眼睛中有限的炎症反应（Pernet & Di Polo, 2006）来增强。TGF-β家族成员——神经胶质源性神经营养因子（GDNF）和neurturin能延迟RGC在视神经损伤后的死亡，并且和BDNF有叠加效应（Klocker et al., 1997; Koeberle & Ball, 1998; Schmeer et al., 2002; Yan et al., 1999）。IGF-1也能部分地改善RGC的存活（Homma et al., 2007）。CTNF的作用会在后面的章节中讨论。

电压门控的钾通道

电压门控钾通道（K_vs）的活化是细胞凋亡的早期事件，会导致K^+外流和细胞收缩。这些事件会发生在DNA降解、凋亡体形成和线粒体去极化之前（Bortner & Cidlowski, 2007）。RGCs会表达数个I型Kv's（Kv1），而用药物阻断或是小干扰RNA介导的Kv1.1或Kv1.3的缺失，可以减少RGC在切断后的损失（Koeberle, Wang, & Schlichter, 2010）。然而，和许多其他的治疗方法一样，这些方法所提供的保护都是暂时的。

Bcl-2 家族成员

Bcl-2（B细胞淋巴瘤-2）家族的蛋白质在通过调节线粒体转运孔（transition pore）控制细胞生死的过程中具有核心作用。成熟大鼠的RGCs会表达低水平的抗凋亡蛋白——Bcl-2和Bcl-xL，并且其水平会在视神经损伤后进一步下降（Chaudhary et al., 1999; Isenmann et al., 1997; Levin et al., 1997）。在尝试了许多神经保护方法之后，目前为止的发现表明Bcl-2和Bcl-xL的过表达为被切断的RGCs提供了最好的保护（Bonfanti et al., 1996; Malik et al., 2005）。Bcl-2的过表达也已经被报道，可以在延伸阶段正常结束后的一小段时间内，将RGCs再生轴突延伸到视顶盖（Chen et al., 1997），但是它不能使成熟的RGCs再生受伤的轴突以通过成熟的视神经（Chierzi et al., 1999）或外周神经移植体（Inoue et al., 2002）。同样，Bcl-xL的过表达只能轻微地增强再生（Malik et al., 2005）。除了造成抗凋亡的Bcl家族成员的下调之外，视神经损伤还会导致促凋亡蛋白Bax（Isenmann et al., 1997）和Bim（Napankangas et al., 2003）的短暂升高。抑制这些蛋白的表达或是活性能够暂时地保护RGCs（Isenmann et al., 1999; McKernan & Cotter, 2007; Qin, Patil, & Sharma, 2004）。

Caspase 抑制作用

Caspases 是参与细胞凋亡和其他细胞过程的半胱氨酸蛋白酶。Caspase-3 是由上游的 Caspases 激活，并且是最后共同通路的一部分，通过配体门控以及内源性通路导致细胞死亡。Caspase-3 抑制剂的多次眼内注射（multiple intraocular injections）可以减缓 RGC 在轴索断裂后的死亡，虽然如此，但 RGCs 仍会继续死亡

（Kermer et al.,1999）。同样，多次眼内注射 Caspase-9（细胞死亡通路的上游激动剂）的抑制剂，对减缓 RGC 死亡有短暂作用（Kermer et al.,2000）。这些结果表明，视网膜神经节细胞在被切断后可能会通过凋亡和非凋亡两种机制死亡。对 caspase-6 和 caspase-8 的抑制和对 caspase-3 和 caspase-9 的抑制在促进 RGC 的存活上具有相似的效果，并会诱导适量的轴突再生（见图 97.4；Monnier et al.,2011）。

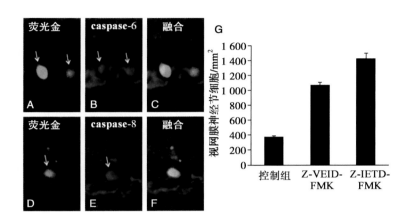

图 97.4　Caspase-6 和 caspase-8（CASP6，CASP8）促进视神经损伤后视网膜神经节细胞（RGC）的丢失。（A~F）在视神经损伤七天后，RGCs 中的 CASP6（A ~ C）和 CASP8 的定位（D~F）。（A,D）RGCs 由荧光金（FG）逆行标记。（B，E）分别对 CASP6 和 CASP8 的免疫染色。（C,F）合并的图像显示 CASP6 和-8 存在于 RGCs 中。（G）CASP6（Z-VEID-FMK）或-8（Z-IETD-FMK）抑制剂的眼内注射会在视神经损伤后促使 RGC 存活 14 天。

一氧化氮（NO）和活性氧（ROS）

在视神经损伤后的几天内，NO 的水平会在很多视网膜细胞中增加。在小胶质细胞和米勒细胞中，NO 的增加是诱导型一氧化氮合成酶（iNOS）的表达增加的结果，同时，在 RGCs 中，NO 的水平会因为组成型 NOS（constitutive NOS）（cNOS, neuronal NOS, nNOS）的表达增加而增加（Koeberle & Ball,1999）。在受损两周之后阻断 iNOS 或 cNOS 的活性会提高 RGC2~3 倍的存活率，但是 RGCs 最终仍然会死亡，并且多次注射不会比单次注射更有效（Koeberle & Ball,1999）。因此，虽然 NO 在视神经损伤后对 RGCs 的死亡有贡献，但它不太可能是死亡的早期触发因素或是这个损伤的唯一介导者。抗炎细胞因子 IL-4 和 IL-10 通过抑制 NO 的产生和蛋白质的硝基酪氨酰基化（nitrotyrosylation）来延缓 RGC 死亡（Koeberle, Gauldie, & Ball,2004）。

视神经损伤会导致一小部分 RGCs 中超氧化物的产生，并且在 4~5 天的时候达到峰值（Kanamori et al.,2010）。用超氧化物歧化酶（SOD）使超氧化物失活可减少发生细胞凋亡的 RGCs 的数量，但是对于整体的 RGC 死亡来说作用不大（Kanamori et al.,2010）。因此，超氧化物的产生似乎是 RGC 丧失中相对早期的事件，但同样，这不是 RGC 死亡的必经途径。超氧化物

也可以用三（2-羧乙基）膦（tris（2-carboxyethyl）phosphine）来缓解，这是一种巯基还原剂，它可能通过阻止蛋白质被氧化来起到作用（Swanson et al.,2005）。

成熟哺乳动物视神经的轴突再生

眼内炎症刺激再生

虽然成熟视神经的轴突再生在很长一段时间内都被认为是不可能的，但是现在有几个研究通过在眼中刺激炎症反应，获得了大量再生。Berry, Carlile 和 Hunter 在 1996 年报道，将一段外周神经插入到眼睛的后房中会引起 RGCs 沿着大鼠视神经延伸出长轴突，并且他们将这种效应归因于施旺细胞分泌的营养因子。然而，这些植入物也包含了许多炎症细胞（Berry, Carlile, & Hunter,1996），并且随后的研究发现，诱发眼内炎症的其他方法至少能引起和植入物一样的再生。其中一些替代性的操作包括损伤晶状体（lens）（Fischer, Heiduschka, & Thanos, 2001; Fischer et al., 2004b; Leon et al.,2000; Lorber, Berry, & Logan,2005）以及注射酵母多糖（一种酵母细胞壁提取物）（Leon et al., 2000; Yin et al.,2003）或是 Pam3Cys（一种 toll 类受体-2 兴奋剂）（Hauk et al.,2010）或是趋化因子睫状神经营养因子（CNTF）（Cen et al.,2007）。眼内炎症会引

起 RGCs 改变它们的基因表达程序,并延伸出长轴突到神经损伤部位之外(见图 97.5A,B)。

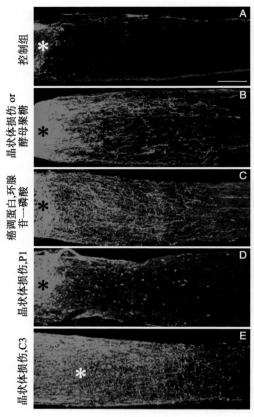

图 97.5 成熟大鼠视神经的轴突再生:癌调蛋白(Ocm)和细胞外源性生长抑制因子的作用。在神经损伤两个星期后,成熟大鼠视神经的纵切面。再生超出损伤部位(星号)的轴突会被 GAP-43(绿色荧光)的免疫染色可视化。(A)在正常情况下,几乎没有见到超出损伤部位的再生。(B)由晶状体损伤(LI)或酵母聚糖(Zymo)诱导的眼内炎症会导致明显的再生(Yin et al.,2003)。(C)功能增强研究:从聚合珠中缓慢释放癌调蛋白(Ocm),当与 cAMP 类似物结合时,会引发明显的再生。Ocm 受体移位到细胞表面是依赖于 cAMP 的,因此,Ocm 和 cAMP 都不能单独起作用(Yin et al.,2006)。(D)功能缺失实验:由 LI 诱发的再生会被 P1 抑制,P1 是一种能够抑制 Ocm 结合受体的多肽(Yin et al.,2009)。(E)联合治疗:在 RGCs 中,C3 核糖基转移酶的异位表达会使 RhoA 失活,并增加眼内炎症的效果。(参照面板 B)(Fischer et al.,2004b)。所有图像的比例尺:200μm。

癌调蛋白、cAMP 和甘露糖

炎症的促再生效应很大程度上是由癌调蛋白(Ocm)介导的,这是一种非典型生长因子。如前所述,在较低等脊椎动物中的研究表明,视神经再生是通过非细胞自主性因子促进的,其中包括一种小碳水化合物。使用大鼠视网膜神经元的平行研究表明,低微摩尔浓度的甘露糖会类似地引起培养的大鼠 RGCs

延伸轴突,前提是胞内 cAMP 水平($[cAMP]_i$)升高(见图 97.2E)(Li et al.,2003)。然而,因为甘露糖在哺乳动物的玻璃体(vitreous)和脑脊液中非常丰富,它在再生过程中的作用更像是允许(permissive)而不是调节。$[cAMP]_i$ 的提高会增加甘露糖和其他生长因子的效应,但是不能单独引起大量 RGCs 的再生(Cui et al.,2003;Kurimoto et al.,2010;Monsul et al.,2004;Yin et al.,2006)。炎症细胞中能促使 RGCs 转变到活跃的生长状态的主要因素是小 Ca^{2+} 结合蛋白 Ocm(Yin et al.,2006)。在诱导炎症反应时,嗜中性粒细胞和巨噬细胞进入眼睛并分泌高水平的 Ocm,Ocm 会以 cAMP 依赖性方式结合 RGCs 上的高亲和度的受体(Kurimoto et al.,2010;Yin et al.,2006)。一个装有 Ocm 和 cAMP 类似物的生物聚合物的缓慢释放,可以模仿眼内炎症的促再生效应(见图 97.5C),相反地,Ocm 的肽拮抗剂或 Ocm 的免疫耗竭(immune-depletion)会抑制炎症引起的再生(见图 97.5D;Kurimoto et al.,2010;Yin et al.,2006,2009)。在炎症期间给予一种 cAMP 类似物可以延长 Ocm 和它的受体的结合,并使得由眼内炎症引发的再生量增加一倍。相反地,cAMP 依赖性蛋白激酶的拮抗剂会减少 Ocm 和 RGCs 的结合,并抑制炎症诱导的再生(Kurimoto et al.,2010)。有一项研究在发生眼内炎症之后没有检测到 Ocm,并且报道了 Ocm 的免疫耗竭和巨噬细胞毒素都不会抑制再生(Hauk et al.,2008)。对这些不一致结果的可能的解释已在其他研究中讨论过(Yin et al.,2009)。

其他营养因子在再生中的作用

数个观察结果表明,除了 Ocm 之外,其他的营养因子也可能会促进炎症诱发的再生。其他因子也会参与其中的一点迹象是,炎症会增强轴突再生和 RGC 存活,但 Ocm 拮抗剂只会阻断再生而不会影响炎症的促存活效应(Kurimoto et al.,2010;Yin et al.,2009)。另外,Ocm 和受体的结合需要能增加 RGCs 中$[cAMP]_i$ 的因子。一个在眼内炎症之后能有助于大鼠 RGC 存活以及增强 Ocm 效应的因子是基质衍生因子-1(stromalderived factor-1)(Yin et al.,2012)。

CNTF 和白血病抑制因子(LIF)也可能有助于维持 RGC 存活,但不太可能是炎症诱发的轴突生长本身的主要效应因子。有个研究组报道了 CNTF 高浓度的多次眼内注射,可以使 RGCs 在外植到培养基中时轴突再生(Leibinger et al.,2009;Muller,Hauk,& Fischer,2007),但是许多实验室都无法在体内或是培养基中发现这种显著的 CNTF 效应(Cohen,Bray,& Aguayo,1994;Leon et al.,2000;Lingor et al.,2007;Pernet & Di

Polo,2006;Smith et al.,2009;Yin et al.,2009），或是发现 CNTF 可以通过涉及巨噬细胞趋化作用的间接机制来刺激生长（Cen et al.,2007）。当眼内炎症的效应被 Ocm 抑制剂阻断时（Kurimoto et al.,2010），便没有了明显的再生，进一步证明了 CNTF 和其他因子都不能在 Ocm 被阻断的情况下刺激再生。另一个研究组报道，利用病毒表达 CNTF 的阳性效应（Leaver et al.,2006），但是这在早期的研究（Weise et al.,2000）中并没有被发现。成熟 RGCs 对 CNTF 的正常低翻译可以归因于高水平的 SOCS3，它是一个通过 Jak-STAT 通路的细胞内信号转导抑制剂（Park et al.,2009），在成熟的 RGCs 中，SOCS3 的进一步升高发生在轴突损伤和眼内炎症之后（Fischer et al.,2004b）。另一方面，CNTF 和 LIF 基因的缺失会引起 RGCs 在轴突损伤后的迅速死亡（Leibinger et al.,2009），表明了这两个因子可能有助于 RGCs 的正常生存。

有几个不涉及炎症诱发的再生的其他生长因子，也可以影响 RGC 的存活、生长或者两者兼之。成纤维细胞生长因子-2 对视神经再生有适度的影响（Sapieha et al.,2003）。如前所述，BDNF 会在视神经损伤之后增强 RGC 的存活，但是会逆转眼内炎症在再生过程中的效应（Pernet & Di Polo,2006）。GDNF，NRTN 和 IGF-1 都能提高 RGC 存活率，但是它们在再生过程中的效应没有被报道过（Koeberle & Ball,2002）。在猫中，CNTF,BDNF 和 cAMP 的组合可以增强 RGCs 通过外周神经移植体再生轴突的能力，但这可能是继发于这些药物对细胞存活中的影响（Watanabe et al.,2003）。

神经元基因表达的改变

视神经再生会涉及 RGCs 基因表达程序的显著变化。虽然早期研究使用原位杂交或免疫组织化学来研究特定感兴趣分子表达的改变，而最近的研究使用了更全面的方法，比如，在再生的不同阶段分离出的 RGCs 转录谱（transcriptional profiling）（Fischer et al.,2004b;Sun et al.,2012）。在再生期间看到的许多改变类似于在较低等脊椎动物再生的 RGCs（Veldman et al.,2007）和/或外周神经损伤后背根神经节的感觉神经元再生它们的轴突（Fischer et al.,2004b）。比如，含磷蛋白质（phosphoprotein）GAP-43 的表达会在多种 RGCs 中上调：在较低等脊椎动物视神经再生期间的 RGCs 中，在较高等脊椎动物的外周神经再生期间的 DRG 神经元中以及正在经历轴突再生穿过外周神经移植体或是在被刺激时可以穿过视神经本身的成熟哺乳动物 RGCs 中（见图 97.6）（Benowitz & Lewis,1983;Berry,Carlile,& Hunter,1996;Doster et al.,1991;

Leon et al.,2000;Skene & Willard,1981a,1981b）。GAP-43 对轴突靶向和随后的突触可塑性很重要（Benowitz & Routtenberg,1997）。RGCs 生长程序的其他成分还包括另外的细胞骨架成分（如 MAP1B,Sprr1a,Fn14）、细胞黏附分子、转录因子（c-Jun,MafK,C/EB-Ps,ATF3）、促存活因子（IGF-1,Hsp27,SOD2）、通过胞外基质（TIMP1,金属蛋白酶）的生长调节因子表达的增加，以及其他许多对再生的贡献还有待证明的基因（见图 97.6）（Ahmed et al.,2006;Becker,Becker,& Meyer,2001;Dieterich et al.,2002;Fischer et al.,2004b;Hull & Bahr,1994;Sun et al.,2012）。

胞内信号转导通路

Ocm 刺激再生的能力涉及多个信号转导途径。MAP 激酶、PI3 激酶或是 Jak-STAT 通路的药理阻断剂，在单独测试的情况下无法抑制 Ocm 的效应，但是

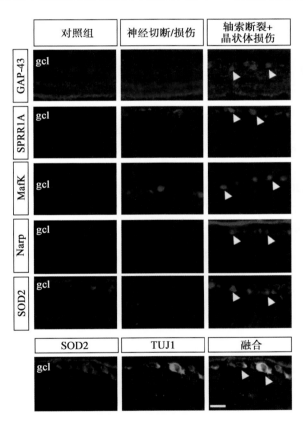

图 97.6 在视神经再生期间的蛋白质表达中的改变。由眼内炎症诱发的再生会导致与细胞骨架和生长锥有关的蛋白质的上调，包括 GAP-43 和 SPRR1A，转录因子 MafK，分泌型突触蛋白 Narp 和神经保护蛋白质 SOD2。图中分别显示了在正常对照组、神经切断 4 天后或是神经损伤加上由晶状体损伤引起的眼内炎症（Axot + LI）的 4 天后的大鼠视网膜神经节细胞（RGCs）中用免疫荧光法检测到的多种蛋白质水平。发生在 RGCs 本身中的所有这些改变，如最底下一行的例子（SOD2 和 RGC 标记物 βⅢ微管蛋白的双免疫染色）中显示的一样。比例尺：20μm（Leon et al.,2000;Fischer et al.,2004b）。

对阻断其中任意两条通路都会完全地阻断 Ocm 效应（Yin et al.,2006）。这个发现表明了 Ocm 效应涉及数个并行作用的信号转导通路，但仍留下了一些开放的问题：这些通路的一条或多条是否由 Ocm 激活？是否需要组成系激活？以及这个激活是彻底的还是有限制的？一个发现部分解答了这些问题，该发现是删除一个胞内抑制信号会强烈地放大眼内炎症效应。

蛋白质磷酸化酶和张力蛋白同源物（tensin homologue）（PTEN）会通过 PI3 激酶通路抑制信号转导；并且在 RGCs 中删除 pten 基因足以使小鼠出现显著的视神经再生（Park et al.,2008）。这个效应部分归因于 mTOR 通路的激活，这条通路会控制蛋白质的翻译（Sun et al.,2012）。pten 基因缺失和眼内炎症与 cAMP 结合可使长距离再生 10 倍于它们中任意一个的单独诱导水平（见图 97.7），并且在 6 个星期内可以使 RGCs 将轴突再生到基底间脑（Kurimoto et al.,2010）。这些结果意味着 Ocm 信号转导在 PTEN 存在的情况下，只能部分地激活 PI3 激酶通路，而 pten 基因的删除可以大大增强 Ocm 的效应。相反地，这些结果表明单独的 PI3 激酶的激活不能产生最大程度的再生，而需要通过 Ocm（也可能是和炎症有关的其他因子）对胞内信号转导的进一步激活才能实现更大程度的再生。

细胞因子信号 3 的抑制剂（Suppressor of cytokine signaling-3，SOCS3）会抑制 Jak-STAT 通路的信号转导，这条通路是由 CNTF 家族的营养因子激活的。当 SOCS3 存在时，CNTF 本身对于再生几乎是没有影响的，但是在 SOCS3 被删除之后，CNTF 就会变得活跃（Smith et al.,2009）。socs3 的缺失与 CNTF 联合使用可协同地增强了由删除 pten 基因引发的再生，尽管再生轴突的数量会沿着视神经的距离而减少，并且几乎没有轴突穿越视交叉（Sun et al.,2012）。

蛋白激酶 Mst3b（STK24）也在视神经再生中起到了重要作用。Mst3b 是 Sterile20 的一个神经元特异性的同源物，Sterile20 是控制酵母出芽的 MAP 激酶信号转导通路的一个上游激活因子（Dan，Watanabe，& Kusumi，2001；Huang et al.，2002；Schinkmann & Blenis，1997）。组成活性 Mst3b 突变体的表达使得 RGCs 在没有 Ocm 或其他营养因子的情况下延伸轴突，而相反地，对 Mst3b 的表达或是活性的阻断，可以阻断 Ocm 在培养基中对轴突的促进效应以及在体炎症下对视神经再生的效应（Lorber et al.，2009）。

RGCs 内在生长状态和反抑制的激活

如上所述，克服轴突生长的细胞外源性抑制因子只能产生有限的视神经再生。然而，一旦 RGCs 的内在生长状态被激活，克服抑制信号会有一个显著的效应。在 RGCs 中表达 Nogo 受体（NgR）的一个优势负性形态（dominant-negative form）或是从基因层面删除 NgR 基因的一个或多种 NgR 基因，会显著地增加由眼内炎症刺激的再生数量（Dickendesher et al.，2012；Fischer，He，& Benowitz，2004a；Wang et al.，2012）。

大多数轴突生长的细胞外源性抑制因子和它们的受体的结合会激活小 GTP 酶 RhoA，这个酶会导致生长锥瓦解或轴突伸长的停止（Lehmann et al.，1999；Niederost et al.，2002；Perrot，Vazquez-Prado，& Gutkind，2002；Yamashita & Tohyama，2003）。RhoA 可以

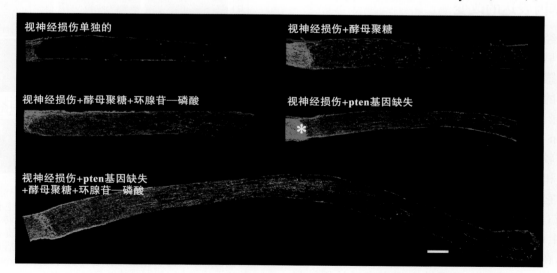

图 97.7　眼内炎症、[cAMP]升高以及 pten 基因缺失对再生有协同效应。图中显示的是成年小鼠视神经在视神经损伤（ONC）以及在 ONC 之后经过各种不同治疗的两周后的纵切面。随着酵母聚糖（Zym）、cAMP 类似物的注射以及 pten$^{flx/flx}$ 小鼠 RGCs 中的 pten 基因的缺失（通过腺相关病毒 AAV2 的眼内注射，这组病毒会表达 Cre 重组酶），再生在逐步地增加。对照组会接受表达绿色荧光蛋白的 AAV2。视神经会在病毒注射两周后在眼后 1mm 处被损伤（Kurimoto et al.，2010）。所有图像的比例尺：200μm。

被细菌的 ADP-核糖基转移酶不可逆地灭活,这个 ADP-核糖基转移酶在引入到 RGCs 后,可以使这些细胞将中等数量的轴突再生到视神经处(Lehmann et al.,1999)。然而,当结合了从炎症细胞释放出的营养因子时,RhoA 的失活可使再生的增加数倍于炎症单独引起的水平(见图 97.5E:Fischer et al.,2004b)。炎症诱导的再生也可以用一种微管稳定剂——紫杉醇来增强(Sengottuvel et al.,2011)。

轴突导向

在正在生长中的 RGC 轴突上的 EphA 受体和在视觉靶区的 EphrinA 配体之间的相互作用,在建立到上丘和到外侧膝状体核的视觉空间拓扑映射的中发挥了核心作用(Feldheim & O'Leary,2010)。大鼠 RGCs 到了成年的时候还会持续表达 EphA5 受体梯度(从鼻侧到颞侧视网膜逐渐上升)。有一个研究组报道其同源配体 EphrinA2 和-A5 的梯度的表达在大鼠成熟的过程中会减少,但是会在轴突损伤后会重新建立(Symonds et al.,2007)。而另一个研究组坚持认为

这个梯度表达从出生后开始是不会衰减的(Knoll et al.,2001)。引导信号神经生长因子的受体——DCC 和 Unc5h2 在成熟的 RGCs 中表达,但是会在神经损伤后减少。即使通过外周神经植入物刺激 RGCs 再生轴突,DCC 和 Unc5h2 的表达仍然会减少(Ellezam et al.,2001;Petrausch et al.,2000)。

中枢视觉环路的恢复

在适当的刺激下,RGCs 可以再生出它们轴突在视觉通路中的完整长度,并且重建成年小鼠的视觉环路。

如前所述,眼内炎症与 cAMP 和 pten 基因缺失相结合,可以使 RGCs 将受损的轴突再生出视神经的完整长度、穿越视交叉并在 6 周之内到达间脑(Kurimoto et al.,2010)。到 10 周时,轴突会被导向到它们合适的靶点并终止于视交叉上核、背侧外侧膝状体核、橄榄顶盖前核、内侧端核以及上丘,几乎没有错误连接的迹象。在电子显微镜水平下可以观察到,许多再生轴突都再次被髓鞘包裹(见图 97.8)(de Lima et al.,2012)。

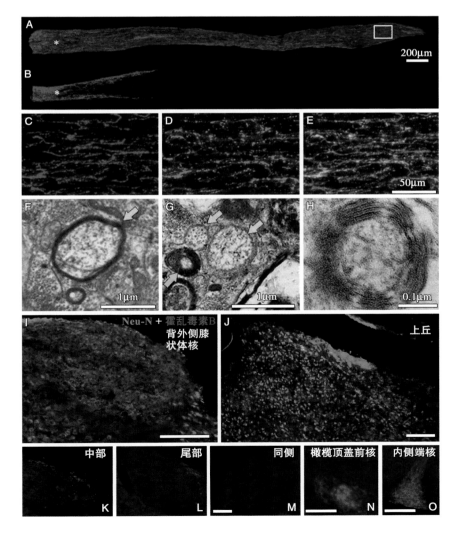

图 97.8 中枢视觉投射的恢复。(A,B)成年的 pten^(flx/flx) 小鼠在视神经受损 10 周后 RGCs 轴突的再生,(A)pten 基因被删除(通过 AAV2-Cre 的眼内注射,和之前一样),(B)存在 pten 基因。所有小鼠均接受酵母多糖和 CPT-环单磷酸腺苷(CPT-cyclic AMP)的三次注射。轴突用顺行示踪剂霍乱毒素 B(CTB)跟踪。星号表示病灶部位。(C~E)用 GAP-43 和 CTB 的抗体对插入区进行双重染色。有些轴突仍然在生长但是没有被 CTB 标记,有些轴突被 CTB 标记但是没有继续生长,还有些同时具有两种标记。(F~H)电子显微照片显示轴突再生成功的小鼠视神经中有髓鞘轴突。一些轴突显示出薄髓鞘(F)、一些是没有髓鞘(G,黄色箭头)以及一些显示出厚髓鞘(G,蓝色箭头)以及多个片层(lamellae)(H)。(I,J)再生视神经对侧的(contralateral)背侧外侧膝状体核(dLGN,I)以及上丘(SC,J)中的轴突再生。切面是由 CTB(红色)和 Neu-N(绿色)分别可视化再生轴突和神经元的免疫染色。(K,L)dLGN 的其他水平显示出在中部(K)和尾部(L)的神经再支配。(M)在损伤同侧的 dLGN 不会显示出任何的再生纤维。(N,O)橄榄顶盖前核(OPT)和内侧端核(MTN)的神经再支配(DeLima et al.,2012)。比例尺:(I~O)100μm

在行为水平上，有中枢神经再支配（central rein-nervation）的小鼠显示出一些视力恢复的迹象。虽然它们的行为仍然远低于正常动物，但是有中枢神经再支配的小鼠在视觉悬崖装置前表现出深度回避迹象，在追踪旋转的竖线模式中出现视动反应（optomotor response）；并且即使有一个较长的时间滞后，也会表现出一定的生理节律（circadian entrainment）（de Lima et al.，2012）。这些结果表明，当 RGCs 的内在生长潜能被充分地刺激后，可能就没有无法逾越的再生障碍了。

总结和未来展望

上述的研究表明，视神经再生在很长一段时间被认为只能在较低等的脊椎动物中或是在成熟哺乳动物中通过外周神经植入物发生的视神经再生，也可以发生于成熟哺乳动物中，尽管存在许多障碍。在为期大约 15 年的时间里，我们从认为在成熟的哺乳动物中视神经再生是不可能的，转变到现在认为只要有合适的刺激，RGCs 也可以被诱发以促使损伤的轴突再生出视神经的完整长度并到达脑部，再次支配到它们合适的中枢靶区，并发生一些功能性恢复。在多大程度上这个再生能够被改善还有待证明。其中还有许多问题有待回答，包括引导轴突到达其靶区的引导信号的性质；是否存在可以增加再生轴突的 RGCs 数量的治疗方法；中枢靶区与次级投射区保持连接的程度；是否具有特定类型的神经节细胞比其他类型更有可能再生；再生的轴突能否重建一个视觉空间拓扑映射到中枢靶区；以及视觉再学习是否有必要甚至可能改善功能性结果。我们在动物模型中探索这些问题的同时，可以开始考虑如何将临床前的发现转移到一个转化应用方向。虽然目前在动物模型中诱发大量再生的方法还不能直接应用于人类，但是它们指出了一些可能的方法。基因治疗已被证明对于其他眼部疾病是安全有效的（Bainbridge et al.，2008；Chung，Lee，& Maguire，2009；Maguire et al.，2008），并且可以改善急性病症的治疗（Yokoi et al.，2007）。一些其他的眼内药物递送的方法也是可行的（Lavik，Kuehn，& Kwon，2011；Thrimawithana et al.，2011），这就给发展提供诸如 Ocm 的营养因子，并同时减少编码生长抑制因子的基因表达的临床可行性方案带来了希望。总而言之，在动物模型甚至是在最终的临床中的视神经再生和功能恢复的前景要比以往更有希望。

参考文献

Abdesselem, H., Shypitsyna, A., Solis, G. P., Bodrikov, V., & Stuermer, C. A. (2009). No Nogo66- and NgR-mediated inhibition of regenerating axons in the zebrafish optic nerve. *Journal of Neuroscience, 29*, 15489–15498.

Aguayo, A. J., Rasminsky, M., Bray, G. M., Carbonetto, S., McKerracher, L., Villegas-Perez, M. P., et al. (1991). Degenerative and regenerative responses of injured neurons in the central nervous system of adult mammals. *Philosophical Transactions of the Royal Society of London. Series B, Biological Sciences, 331*, 337–343.

Ahmed, Z., Suggate, E. L., Brown, E. R., Dent, R. G., Armstrong, S. J., Barrett, L. B., et al. (2006). Schwann cell-derived factor-induced modulation of the NgR/p75NTR/EGFR axis disinhibits axon growth through CNS myelin in vivo and in vitro. *Brain, 129*, 1517–1533.

Asch, W. S., Leake, D., Canger, A. K., Passini, M. A., Argenton, F., & Schechter, N. (1998). Cloning of zebrafish neurofilament cDNAs for plasticin and gefiltin: Increased mRNA expression in ganglion cells after optic nerve injury. *Journal of Neurochemistry, 71*, 20–32.

Atwal, J. K., Pinkston-Gosse, J., Syken, J., Stawicki, S., Wu, Y., Shatz, C., et al. (2008). PirB is a functional receptor for myelin inhibitors of axonal regeneration. *Science, 322*, 967–970.

Bainbridge, J. W., Smith, A. J., Barker, S. S., Robbie, S., Henderson, R., Balaggan, K., et al. (2008). Effect of gene therapy on visual function in Leber's congenital amaurosis. *New England Journal of Medicine, 358*, 2231–2239.

Ballestero, R. P., Wilmot, G. R., Agranoff, B. W., & Uhler, M. D. (1997). gRICH68 and gRICH70 are 2',3'-cyclic-nucleotide 3'-phosphodiesterases induced during goldfish optic nerve regeneration. *Journal of Biological Chemistry, 272*, 11479–11486. doi:10.1074/jbc.272.17.11479.

Bastmeyer, M., Beckmann, M., Schwab, M. E., & Stuermer, C. A. (1991). Growth of regenerating goldfish axons is inhibited by rat oligodendrocytes and CNS myelin but not but not by goldfish optic nerve tract oligodendrocytelike cells and fish CNS myelin. *Journal of Neuroscience, 11*, 626–640.

Battisti, W. P., Wang, J., Bozek, K., & Murray, M. (1995). Macrophages, microglia, and astrocytes are rapidly activated after crush injury of the goldfish optic nerve: A light and electron microscopic analysis. *Journal of Comparative Neurology, 354*, 306–320.

Becker, C. G., Becker, T., & Meyer, R. L. (2001). Increased NCAM-180 immunoreactivity and maintenance of L1 immunoreactivity in injured optic fibers of adult mice. *Experimental Neurology, 169*, 438–448.

Becker, C. G., Meyer, R. L., & Becker, T. (2000). Gradients of ephrin-A2 and ephrin-A5b mRNA during retinotopic regeneration of the optic projection in adult zebrafish. *Journal of Comparative Neurology, 427*, 469–483.

Benowitz, L. I., & Lewis, E. R. (1983). Increased transport of 44,000- to 49,000-dalton acidic proteins during regeneration of the goldfish optic nerve: A two-dimensional gel analysis. *Journal of Neuroscience, 3*, 2153–2163.

Benowitz, L. I., & Routtenberg, A. (1997). GAP-43: An intrinsic determinant of neuronal development and plasticity. *Trends in Neurosciences, 20*, 84–91.

Benowitz, L. I., Shashoua, V. E., & Yoon, M. G. (1981). Specific changes in rapidly transported proteins during regeneration of the goldfish optic nerve. *Journal of Neuroscience, 1,* 300–307.

Benowitz, L. I., Yoon, M. G., & Lewis, E. R. (1983). Transported proteins in the regenerating optic nerve: Regulation by interactions with the optic tectum. *Science, 222,* 185–188.

Benson, M. D., Romero, M. I., Lush, M. E., Lu, Q. R., Henkemeyer, M., & Parada, L. F. (2005). Ephrin-B3 is a myelin-based inhibitor of neurite outgrowth. *Proceedings of the National Academy of Sciences of the United States of America, 102,* 10694–10699.

Bernhardt, R. R., Tongiorgi, E., Anzini, P., & Schachner, M. (1996). Increased expression of specific recognition molecules by retinal ganglion cells and by optic pathway glia accompanies the successful regeneration of retinal axons in adult zebrafish. *Journal of Comparative Neurology, 376,* 253–264.

Berry, M., Carlile, J., & Hunter, A. (1996). Peripheral nerve explants grafted into the vitreous body of the eye promote the regeneration of retinal ganglion cell axons severed in the optic nerve. *Journal of Neurocytology, 25,* 147–170.

Blaugrund, E., Bartsch, U., Martini, R., Schachner, M., & Schwartz, M. (1990). Immunological evidence that the neural adhesion molecule L1 is expressed in fish brain and optic nerve: Possible association with optic nerve regeneration. *Brain Research, 530,* 239–244.

Bonfanti, L., Strettoi, E., Chierzi, S., Cenni, M. C., Liu, X. H., Martinou, J. C., et al. (1996). Protection of retinal ganglion cells from natural and axotomy-induced cell death in neonatal transgenic mice overexpressing bcl-2. *Journal of Neuroscience, 16,* 4186–4194.

Bortner, C. D., & Cidlowski, J. A. (2007). Cell shrinkage and monovalent cation fluxes: Role in apoptosis. *Archives of Biochemistry and Biophysics, 462,* 176–188.

Bray, G. M., Vidal-Sanz, M., & Aguayo, A. J. (1987). Regeneration of axons from the central nervous system of adult rats. *Progress in Brain Research, 71,* 373–379.

Carter, D. A., Bray, G. M., & Aguayo, A. J. (1989). Regenerated retinal ganglion cell axons can form well-differentiated synapses in the superior colliculus of adult hamsters. *Journal of Neuroscience, 9,* 4042–4050.

Cen, L. P., Luo, J. M., Zhang, C. W., Fan, Y. M., Song, Y., So, K. F., et al. (2007). Chemotactic effect of ciliary neurotrophic factor on macrophages in retinal ganglion cell survival and axonal regeneration. *Investigative Ophthalmology & Visual Science, 48,* 4257–4266.

Chaudhary, P., Ahmed, F., Quebada, P., & Sharma, S. C. (1999). Caspase inhibitors block the retinal ganglion cell death following optic nerve transection. *Brain Research. Molecular Brain Research, 67,* 36–45.

Chen, D. F., Jhaveri, S., & Schneider, G. E. (1995). Intrinsic changes in developing retinal neurons result in regenerative failure of their axons. *Proceedings of the National Academy of Sciences of the United States of America, 92,* 7287–7291.

Chen, D. F., Schneider, G. E., Martinou, J. C., & Tonegawa, S. (1997). Bcl-2 promotes regeneration of severed axons in mammalian CNS. *Nature, 385,* 434–439.

Chen, M. S., Huber, A. B., van der Haar, M. E., Frank, M., Schnell, L., Spillmann, A. A., et al. (2000). Nogo-A is a myelin-associated neurite outgrowth inhibitor and an antigen for monoclonal antibody IN-1. *Nature, 403,* 434–439.

Cheng, L., Sapieha, P., Kittlerova, P., Hauswirth, W. W., & Di Polo, A. (2002). TrkB gene transfer protects retinal ganglion cells from axotomy-induced death in vivo. *Journal of Neuroscience, 22,* 3977–3986.

Chierzi, S., Strettoi, E., Cenni, M. C., & Maffei, L. (1999). Optic nerve crush: Axonal responses in wild-type and bcl-2 transgenic mice. *Journal of Neuroscience, 19,* 8367–8376.

Chung, D. C., Lee, V., & Maguire, A. M. (2009). Recent advances in ocular gene therapy. *Current Opinion in Ophthalmology, 20,* 377–381.

Cohen, A., Bray, G. M., & Aguayo, A. J. (1994). Neurotrophin-4/5 (NT-4/5) increases adult rat retinal ganglion cell survival and neurite outgrowth in vitro. *Journal of Neurobiology, 25,* 953–959.

Cohen, J., Burne, J. F., Winter, J., & Bartlett, P. (1986). Retinal ganglion cells lose response to laminin with maturation. *Nature, 322,* 465–467.

Colavincenzo, J., & Levine, R. L. (2000). Myelin debris clearance during Wallerian degeneration in the goldfish visual system. *Journal of Neuroscience Research, 59,* 47–62.

Cui, Q., Yip, H. K., Zhao, R. C., So, K. F., & Harvey, A. R. (2003). Intraocular elevation of cyclic AMP potentiates ciliary neurotrophic factor-induced regeneration of adult rat retinal ganglion cell axons. *Molecular and Cellular Neurosciences, 22,* 49–61.

Dan, I., Watanabe, N. M., & Kusumi, A. (2001). The Ste20 group kinases as regulators of MAP kinase cascades. *Trends in Cell Biology, 11,* 220–230.

De Lima, S., Koriyama, Y., Kurimoto, T., Oliveira, J. T., Yin, Y., Li, Y., Gilbert, H.-Y., Fagiolini, M., Martinez, A. M. B., & Benowitz, L. I. (2012). Full-length axon regeneration in the adult mouse optic nerve and partial recovery of simple visual behaviors. *Proceedings of the National Academy of Sciences of the United States of America, 109,* 9149–9154.

Dickendesher, T. L., Baldwin, K. T., Mironova, Y. A., Koriyama, Y., Raiker, S. J., Askew, K. L., et al. (2012). NgR1 and NgR3 are receptors for chondroitin sulfate proteoglycans. *Nature Neuroscience, 15,* 703–712. doi:10.1038/nn.3070.

Dieterich, D. C., Trivedi, N., Engelmann, R., Gundelfinger, E. D., Gordon-Weeks, P. R., & Kreutz, M. R. (2002). Partial regeneration and long-term survival of rat retinal ganglion cells after optic nerve crush is accompanied by altered expression, phosphorylation and distribution of cytoskeletal proteins. *European Journal of Neuroscience, 15,* 1433–1443.

Di Polo, A., Aigner, L. J., Dunn, R. J., Bray, G. M., & Aguayo, A. J. (1998). Prolonged delivery of brain-derived neurotrophic factor by adenovirus-infected Muller cells temporarily rescues injured retinal ganglion cells. *Proceedings of the National Academy of Sciences of the United States of America, 95,* 3978–3983.

Doster, S. K., Lozano, A. M., Aguayo, A. J., & Willard, M. B. (1991). Expression of the growth-associated protein GAP-43 in adult rat retinal ganglion cells following axon injury. *Neuron, 6,* 635–647.

Eitan, S., & Schwartz, M. (1993). A transglutaminase that converts interleukin-2 into a factor cytotoxic to oligodendrocytes. *Science, 261,* 106–108.

Ellezam, B., Selles-Navarro, I., Manitt, C., Kennedy, T. E., & McKerracher, L. (2001). Expression of netrin-1 and its receptors DCC and UNC-5H2 after axotomy and during regeneration of adult rat retinal ganglion cells. *Experimental Neurology, 168,* 105–115.

Fawcett, J. W., & Gaze, R. M. (1981). The organization of regenerating axons in the *Xenopus* optic nerve. *Brain Research, 229,* 487–490.

Feldheim, D. A., & O'Leary, D. D. (2010). Visual map development: Bidirectional signaling, bifunctional guidance molecules, and competition. *Cold Spring Harbor Perspectives in Biology, 2,* a001768. doi:10.1101/cshperspect.a001768.

Filbin, M. T. (2003). Myelin-associated inhibitors of axonal regeneration in the adult mammalian CNS. *Nature Reviews Neuroscience, 4,* 703–713.

Fischer, D., He, Z., & Benowitz, L. I. (2004a). Counteracting the Nogo receptor enhances optic nerve regeneration if retinal ganglion cells are in an active growth state. *Journal of Neuroscience, 24,* 1646–1651.

Fischer, D., Heiduschka, P., & Thanos, S. (2001). Lens-injury-stimulated axonal regeneration throughout the optic pathway of adult rats. *Experimental Neurology, 172,* 257–272.

Fischer, D., Petkova, V., Thanos, S., & Benowitz, L. I. (2004b). Switching mature retinal ganglion cells to a robust growth state in vivo: Gene expression and synergy with RhoA inactivation. *Journal of Neuroscience, 24,* 8726–8740.

Fisher, D., Xing, B., Dill, J., Li, H., Hoang, H. H., Zhao, Z., et al. (2011). Leukocyte common antigen-related phosphatase is a functional receptor for chondroitin sulfate proteoglycan axon growth inhibitors. *Journal of Neuroscience, 31,* 14051–14066.

Fitch, M. T., & Silver, J. (2008). CNS injury, glial scars, and inflammation: Inhibitory extracellular matrices and regeneration failure. *Experimental Neurology, 209,* 294–301.

Fournier, A. E., Gould, G. C., Liu, B. P., & Strittmatter, S. M. (2002). Truncated soluble Nogo receptor binds Nogo-66 and blocks inhibition of axon growth by myelin. *Journal of Neuroscience, 22,* 8876–8883.

Fournier, A. E., GrandPre, T., & Strittmatter, S. M. (2001). Identification of a receptor mediating Nogo-66 inhibition of axonal regeneration. *Nature, 409,* 341–346.

Gaub, P., Tedeschi, A., Puttagunta, R., Nguyen, T., Schmandke, A., & Di Giovanni, S. (2010). HDAC inhibition promotes neuronal outgrowth and counteracts growth cone collapse through CBP/p300 and P/CAF-dependent p53 acetylation. *Cell Death and Differentiation, 17,* 1392–1408.

Goh, E. L., Young, J. K., Kuwako, K., Tessier-Lavigne, M., He, Z., Griffin, J. W., et al. (2008). beta1-integrin mediates myelin-associated glycoprotein signaling in neuronal growth cones. *Molecular Brain, 1,* 10. doi:10.1186/1756-6606-1-10.

Goldberg, J. L., Klassen, M. P., Hua, Y., & Barres, B. A. (2002). Amacrine-signaled loss of intrinsic axon growth ability by retinal ganglion cells. *Science, 296,* 1860–1864.

Goldberg, J. L., Vargas, M. E., Wang, J. T., Mandemakers, W., Oster, S. F., Sretavan, D. W., et al. (2004). An oligodendrocyte lineage-specific semaphorin, Sema5A, inhibits axon growth by retinal ganglion cells. *Journal of Neuroscience, 24,* 4989–4999.

Grafstein, B., & Ingoglia, N. A. (1982). Intracranial transection of the optic nerve in adult mice: Preliminary observations. *Experimental Neurology, 76,* 318–330.

Grafstein, B., & Murray, M. (1969). Transport of protein in goldfish optic nerve during regeneration. *Experimental Neurology, 25,* 494–508.

GrandPre, T., Nakamura, F., Vartanian, T., & Strittmatter, S. M. (2000). Identification of the Nogo inhibitor of axon regeneration as a Reticulon protein. *Nature, 403,* 439–444.

Hall, C. M., & Schechter, N. (1991). Expression of neuronal intermediate filament proteins ON1 and ON2 during goldfish optic nerve regeneration: Effect of tectal ablation. *Neuroscience, 41,* 695–701.

Hauk, T. G., Leibinger, M., Muller, A., Andreadaki, N., Knippschild, U., & Fischer, D. (2010). Stimulation of axon regeneration in the mature optic nerve by intravitreal application of the Toll-like receptor 2 agonist Pam3Cys. *Investigative Ophthalmology & Visual Science, 51,* 459–464.

Hauk, T. G., Muller, A., Lee, J., Schwendener, R., & Fischer, D. (2008). Neuroprotective and axon growth promoting effects of intraocular inflammation do not depend on oncomodulin or the presence of large numbers of activated macrophages. *Experimental Neurology, 209,* 469–482.

Heacock, A. M., & Agranoff, B. W. (1976). Enhanced labeling of a retinal protein during regeneration of optic nerve in goldfish. *Proceedings of the National Academy of Sciences of the United States of America, 73,* 828–832.

Heacock, A. M., Klinger, P. D., Seguin, E. B., & Agranoff, B. W. (1984). Cholesterol synthesis and nerve regeneration. *Journal of Neurochemistry, 42,* 987–993.

Herdegen, T., Bastmeyer, M., Bahr, M., Stuermer, C., Bravo, R., & Zimmermann, M. (1993). Expression of JUN, KROX, and CREB transcription factors in goldfish and rat retinal ganglion cells following optic nerve lesion is related to axonal sprouting. *Journal of Neurobiology, 24,* 528–543.

Hieber, V., Dai, X., Foreman, M., & Goldman, D. (1998). Induction of alpha1-tubulin gene expression during development and regeneration of the fish central nervous system. *Journal of Neurobiology, 37,* 429–440.

Higenell, V., Han, S. M., Feldheim, D. A., Scalia, F., & Ruthazer, E. S. (2012). Expression patterns of Ephs and ephrins throughout retinotectal development in *Xenopus laevis*. *Developmental Neurobiology, 72,* 547–563.

Hirsch, S., Cahill, M. A., & Stuermer, C. A. (1995). Fibroblasts at the transection site of the injured goldfish optic nerve and their potential role during retinal axonal regeneration. *Journal of Comparative Neurology, 360,* 599–611.

Homma, K., Koriyama, Y., Mawatara, K., Yoshihiro, H., Kosaka, J., & Kato, S. (2007). Caspase activation of mammalian sterile 20-like kinase 3 (Mst3): Nuclear translocation and induction of apoptosis. *Neurochemistry International, 50,* 741–748.

Huang, C. Y., Wu, Y. M., Hsu, C. Y., Lee, W. S., Lai, M. D., Lu, T. J., et al. (2002). Caspase activation of mammalian sterile 20-like kinase 3 (Mst3): Nuclear translocation and induction of apoptosis. *Journal of Biological Chemistry, 277,* 34367–34374. doi:10.1074/jbc.M202468200.

Hull, M., & Bahr, M. (1994). Regulation of immediate-early gene expression in rat retinal ganglion cells after axotomy and during regeneration through a peripheral nerve graft. *Journal of Neurobiology, 25,* 92–105.

Ingoglia, N. A., Grafstein, B., McEwen, B. S., & McQuarrie, I. G. (1973). Axonal transport of radioactivity in the goldfish optic system following intraocular injection of labelled RNA precursors. *Journal of Neurochemistry, 20,* 1605–1615.

Inoue, T., Hosokawa, M., Morigiwa, K., Ohashi, Y., & Fukuda, Y. (2002). Bcl-2 overexpression does not enhance in vivo axonal regeneration of retinal ganglion cells after peripheral nerve transplantation in adult mice. *Journal of Neuroscience, 22,* 4468–4477.

Isenmann, S., Engel, S., Gillardon, F., & Bahr, M. (1999). Bax antisense oligonucleotides reduce axotomy-induced retinal ganglion cell death in vivo by reduction of Bax protein expression. *Cell Death and Differentiation, 6,* 673–682.

Isenmann, S., Wahl, C., Krajewski, S., Reed, J. C., & Bahr, M. (1997). Up-regulation of Bax protein in degenerating retinal ganglion cells precedes apoptotic cell death after optic nerve lesion in the rat. *European Journal of Neuroscience, 9,* 1763–1772.

Jhaveri, S., Edwards, M. A., & Schneider, G. E. (1991). Initial stages of retinofugal axon development in the hamster: Evidence for two distinct modes of growth. *Experimental*

Brain Research, 87, 371–382.

Jung, M., Petrausch, B., & Stuermer, C. A. (1997). Axon-regenerating retinal ganglion cells in adult rats synthesize the cell adhesion molecule L1 but not TAG-1 or SC-1. *Molecular and Cellular Neurosciences, 9,* 116–131.

Kanamori, A., Catrinescu, M. M., Kanamori, N., Mears, K. A., Beaubien, R., & Levin, L. A. (2010). Superoxide is an associated signal for apoptosis in axonal injury. *Brain, 133,* 2612–2625.

Keirstead, S. A., Rasminsky, M., Fukuda, Y., Carter, D. A., Aguayo, A. J., & Vidal-Sanz, M. (1989). Electrophysiologic responses in hamster superior colliculus evoked by regenerating retinal axons. *Science, 246,* 255–257.

Kermer, P., Ankerhold, R., Klocker, N., Krajewski, S., Reed, J. C., & Bahr, M. (2000). Caspase-9: Involvement in secondary death of axotomized rat retinal ganglion cells in vivo. *Brain Research. Molecular Brain Research, 85,* 144–150.

Kermer, P., Klocker, N., & Bahr, M. (1999). Long-term effect of inhibition of ced 3-like caspases on the survival of axotomized retinal ganglion cells in vivo. *Experimental Neurology, 158,* 202–205.

Klocker, N., Braunling, F., Isenmann, S., & Bahr, M. (1997). In vivo neurotrophic effects of GDNF on axotomized retinal ganglion cells. *Neuroreport, 8,* 3439–3442.

Knoll, B., Isenmann, S., Kilic, E., Walkenhorst, J., Engel, S., Wehinger, J., et al. (2001). Graded expression patterns of ephrin-As in the superior colliculus after lesion of the adult mouse optic nerve. *Mechanisms of Development, 106,* 119–127.

Koeberle, P. D., & Ball, A. K. (1998). Effects of GDNF on retinal ganglion cell survival following axotomy. *Vision Research, 38,* 1505–1515. doi:10.1016/S0042-6989(02) 00364-7.

Koeberle, P. D., & Ball, A. K. (1999). Nitric oxide synthase inhibition delays axonal degeneration and promotes the survival of axotomized retinal ganglion cells. *Experimental Neurology, 158,* 366–381.

Koeberle, P. D., & Ball, A. K. (2002). Neurturin enhances the survival of axotomized retinal ganglion cells in vivo: Combined effects with glial cell line-derived neurotrophic factor and brain-derived neurotrophic factor. *Neuroscience, 110,* 555–567.

Koeberle, P. D., Gauldie, J., & Ball, A. K. (2004). Effects of adenoviral-mediated gene transfer of interleukin-10, interleukin-4, and transforming growth factor-beta on the survival of axotomized retinal ganglion cells. *Neuroscience, 125,* 903–920.

Koeberle, P. D., Wang, Y., & Schlichter, L. C. (2010). Kv1.1 and Kv1.3 channels contribute to the degeneration of retinal ganglion cells after optic nerve transection in vivo. *Cell Death and Differentiation, 17,* 134–144.

Koriyama, Y., Homma, K., Sugitani, K., Higuchi, Y., Matsukawa, T., Murayama, D., et al. (2007). Upregulation of IGF-I in the goldfish retinal ganglion cells during the early stage of optic nerve regeneration. *Neurochemistry International, 50,* 749–756.

Koriyama, Y., Sugitani, K., Matsukawa, T., & Kato, S. (2012). An application for mammalian optic nerve repair by fish regeneration-associated genes. *Advances in Experimental Medicine and Biology, 723,* 161–166.

Koriyama, Y., Yasuda, R., Homma, K., Mawatari, K., Nagashima, M., Sugitani, K., et al. (2009). Nitric oxide-cGMP signaling regulates axonal elongation during optic nerve regeneration in the goldfish in vitro and in vivo. *Journal of Neurochemistry, 110,* 890–901.

Kurimoto, T., Yin, Y., Omura, K., Gilbert, H. Y., Kim, D., Cen, L. P., et al. (2010). Long-distance axon regeneration in the mature optic nerve: Contributions of oncomodulin, cAMP, and pten gene deletion. *Journal of Neuroscience, 30,* 15654–15663.

Landreth, G. E., & Agranoff, B. W. (1976). Explant culture of adult goldfish retina: Effect of prior optic nerve crush. *Brain Research, 118,* 299–303.

Landreth, G. E., & Agranoff, B. W. (1979). Explant culture of adult goldfish retina: A model for the study of CNS regeneration. *Brain Research, 161,* 39–55.

Langhorst, M. F., Reuter, A., & Stuermer, C. A. (2005). Scaffolding microdomains and beyond: The function of reggie/flotillin proteins. *Cellular and Molecular Life Sciences, 62,* 2228–2240. doi:10.1007/s00018-005-5166-4.

Lavik, E., Kuehn, M. H., & Kwon, Y. H. (2011). Novel drug delivery systems for glaucoma. *Eye (London, England), 25,* 578–586.

Leaver, S. G., Cui, Q., Plant, G. W., Arulpragasam, A., Hisheh, S., Verhaagen, J., et al. (2006). AAV-mediated expression of CNTF promotes long-term survival and regeneration of adult rat retinal ganglion cells. *Gene Therapy, 13,* 1328–1341. doi:10.1038/sj.gt.3302791.

Lehmann, M., Fournier, A., Selles-Navarro, I., Dergham, P., Sebok, A., Leclerc, N., et al. (1999). Inactivation of Rho signaling pathway promotes CNS axon regeneration. *Journal of Neuroscience, 19,* 7537–7547.

Leibinger, M., Muller, A., Andreadaki, A., Hauk, T. G., Kirsch, M., & Fischer, D. (2009). Neuroprotective and axon growth-promoting effects following inflammatory stimulation on mature retinal ganglion cells in mice depend on ciliary neurotrophic factor and leukemia inhibitory factor. *Journal of Neuroscience, 29,* 14334–14341.

Leon, S., Yin, Y., Nguyen, J., Irwin, N., & Benowitz, L. I. (2000). Lens injury stimulates axon regeneration in the mature rat optic nerve. *Journal of Neuroscience, 20,* 4615–4626.

Levin, L. A., Schlamp, C. L., Spieldoch, R. L., Geszvain, K. M., & Nickells, R. W. (1997). Identification of the bcl-2 family of genes in the rat retina. *Investigative Ophthalmology & Visual Science, 38,* 2545–2553.

Li, Y., Irwin, N., Yin, Y., Lanser, M., & Benowitz, L. I. (2003). Axon regeneration in goldfish and rat retinal ganglion cells: Differential responsiveness to carbohydrates and cAMP. *Journal of Neuroscience, 23,* 7830–7838.

Lingor, P., Teusch, N., Schwarz, K., Mueller, R., Mack, H., Bahr, M., et al. (2007). Inhibition of Rho kinase (ROCK) increases neurite outgrowth on chondroitin sulphate proteoglycan in vitro and axonal regeneration in the adult optic nerve in vivo. *Journal of Neurochemistry, 103,* 181–189.

Lorber, B., Berry, M., & Logan, A. (2005). Lens injury stimulates adult mouse retinal ganglion cell axon regeneration via both macrophage- and lens-derived factors. *European Journal of Neuroscience, 21,* 2029–2034.

Lorber, B., Howe, M. L., Benowitz, L. I., & Irwin, N. (2009). Mst3b, an Ste20-like kinase, regulates axon regeneration in mature CNS and PNS pathways. *Nature Neuroscience, 12,* 1407–1414.

Maguire, A. M., Simonelli, F., Pierce, E. A., Pugh, E. N., Jr., Mingozzi, F., Bennicelli, J., et al. (2008). Safety and efficacy of gene transfer for Leber's congenital amaurosis. *New England Journal of Medicine, 358,* 2240–2248. doi:10.1056/NEJMoa0802315.

Malik, J. M., Shevtsova, Z., Bahr, M., & Kugler, S. (2005). Long-term in vivo inhibition of CNS neurodegeneration by Bcl-XL gene transfer. *Molecular Therapy, 11,* 373–381.

Mansour-Robaey, S., Clarke, D. B., Wang, Y. C., Bray, G. M., &

Aguayo, A. J. (1994). Effects of ocular injury and administration of brain-derived neurotrophic factor on survival and regrowth of axotomized retinal ganglion cells. *Proceedings of the National Academy of Sciences of the United States of America, 91*, 1632–1636.

Matsukawa, T., Sugitani, K., Mawatari, K., Koriyama, Y., Liu, Z., Tanaka, M., et al. (2004). Role of purpurin as a retinol-binding protein in goldfish retina during the early stage of optic nerve regeneration: Its priming action on neurite outgrowth. *Journal of Neuroscience, 24*, 8346–8353.

McKernan, D. P., & Cotter, T. G. (2007). A critical role for Bim in retinal ganglion cell death. *Journal of Neurochemistry, 102*, 922–930.

McKerracher, L., David, S., Jackson, D. L., Kottis, V., Dunn, R. J., & Braun, P. E. (1994). Identification of myelin-associated glycoprotein as a major myelin-derived inhibitor of neurite growth. *Neuron, 13*, 805–811.

Mey, J., & Thanos, S. (1993). Intravitreal injections of neurotrophic factors support the survival of axotomized retinal ganglion cells in adult rats in vivo. *Brain Research, 602*, 304–317. doi:10.1016/0006-8993(93)90695-J.

Mi, S., Lee, X., Shao, Z., Thill, G., Ji, B., Relton, J., et al. (2004). LINGO-1 is a component of the Nogo-66 receptor/p75 signaling complex. *Nature Neuroscience, 7*, 221–228.

Monnier, P. P., D'Onofrio, P. M., Magharious, M., Hollander, A. C., Tassew, N., Szydlowska, K., et al. (2011). Involvement of caspase-6 and caspase-8 in neuronal apoptosis and the regenerative failure of injured retinal ganglion cells. *Journal of Neuroscience, 31*, 10494–10505.

Monnier, P. P., Sierra, A., Schwab, J. M., Henke-Fahle, S., & Mueller, B. K. (2003). The Rho/ROCK pathway mediates neurite growth-inhibitory activity associated with the chondroitin sulfate proteoglycans of the CNS glial scar. *Molecular and Cellular Neurosciences, 22*, 319–330.

Monsul, N. T., Geisendorfer, A. R., Han, P. J., Banik, R., Pease, M. E., Skolasky, R. L., Jr., et al. (2004). Intraocular injection of dibutyryl cyclic AMP promotes axon regeneration in rat optic nerve. *Experimental Neurology, 186*, 124–133.

Moore, D. L., Blackmore, M. G., Hu, Y., Kaestner, K. H., Bixby, J. L., Lemmon, V. P., et al. (2009). KLF family members regulate intrinsic axon regeneration ability. *Science, 326*, 298–301.

Moreau-Fauvarque, C., Kumanogoh, A., Camand, E., Jaillard, C., Barbin, G., Boquet, I., et al. (2003). The transmembrane semaphorin Sema4D/CD100, an inhibitor of axonal growth, is expressed on oligodendrocytes and upregulated after CNS lesion. *Journal of Neuroscience, 23*, 9229–9239.

Moya, K. L., Benowitz, L. I., Jhaveri, S., & Schneider, G. E. (1988). Changes in rapidly transported proteins in developing hamster retinofugal axons. *Journal of Neuroscience, 8*, 4445–4454.

Mukhopadhyay, G., Doherty, P., Walsh, F. S., Crocker, P. R., & Filbin, M. T. (1994). A novel role for myelin-associated glycoprotein as an inhibitor of axonal regeneration. *Neuron, 13*, 757–767.

Muller, A., Hauk, T. G., & Fischer, D. (2007). Astrocyte-derived CNTF switches mature RGCs to a regenerative state following inflammatory stimulation. *Brain, 130*, 3308–3320. doi:10.1093/brain/awm257.

Munderloh, C., Solis, G. P., Bodrikov, V., Jaeger, F. A., Wiechers, M., Malaga-Trillo, E., & Stuermer, C. A. (2009). Reggies/flotillins regulate retinal axon regeneration in the zebrafish optic nerve and differentiation of hippocampal and N2a neurons. *Journal of Neuroscience, 29*, 6607–6615.

Murray, M. (1973). 3 H-uridine incorporation by regenerating retinal ganglion cells of goldfish. *Experimental Neurology, 39*, 489–497.

Murray, M., & Grafstein, B. (1969). Changes in the morphology and amino acid incorporation of regenerating goldfish optic neurons. *Experimental Neurology, 23*, 544–560.

Nagashima, M., Fujikawa, C., Mawatari, K., Mori, Y., & Kato, S. (2011). HSP70, the earliest-induced gene in the zebrafish retina during optic nerve regeneration: Its role in cell survival. *Neurochemistry International, 58*, 888–895.

Nagashima, M., Sakurai, H., Mawatari, K., Koriyama, Y., Matsukawa, T., & Kato, S. (2009). Involvement of retinoic acid signaling in goldfish optic nerve regeneration. *Neurochemistry International, 54*, 229–236.

Napankangas, U., Lindqvist, N., Lindholm, D., & Hallbook, F. (2003). Rat retinal ganglion cells upregulate the pro-apoptotic BH3-only protein Bim after optic nerve transection. *Brain Research. Molecular Brain Research, 120*, 30–37.

Niederost, B., Oertle, T., Fritsche, J., McKinney, R. A., & Bandtlow, C. E. (2002). Nogo-A and myelin-associated glycoprotein mediate neurite growth inhibition by antagonistic regulation of RhoA and Rac1. *Journal of Neuroscience, 22*, 10368–10376.

Nona, S. N., Thomlinson, A. M., & Stafford, C. A. (1998). Temporary colonization of the site of lesion by macrophages is a prelude to the arrival of regenerated axons in injured goldfish optic nerve. *Journal of Neurocytology, 27*, 791–803.

Park, J. B., Yiu, G., Kaneko, S., Wang, J., Chang, J., He, X. L., et al. (2005). A TNF receptor family member, TROY, is a coreceptor with Nogo receptor in mediating the inhibitory activity of myelin inhibitors. *Neuron, 45*, 345–351.

Park, K. K., Hu, Y., Muhling, J., Pollett, M. A., Dallimore, E. J., Turnley, A. M., et al. (2009). Cytokine-induced SOCS expression is inhibited by cAMP analogue: Impact on regeneration in injured retina. *Molecular and Cellular Neurosciences, 41*, 313–324.

Park, K. K., Liu, K., Hu, Y., Smith, P. D., Wang, C., Cai, B., et al. (2008). Promoting axon regeneration in the adult CNS by modulation of the PTEN/mTOR pathway. *Science, 322*, 963–966.

Peinado-Ramon, P., Salvador, M., Villegas-Perez, M. P., & Vidal-Sanz, M. (1996). Effects of axotomy and intraocular administration of NT-4, NT-3, and brain-derived neurotrophic factor on the survival of adult rat retinal ganglion cells: A quantitative in vivo study. *Investigative Ophthalmology & Visual Science, 37*, 489–500.

Pernet, V., & Di Polo, A. (2006). Synergistic action of brain-derived neurotrophic factor and lens injury promotes retinal ganglion cell survival, but leads to optic nerve dystrophy in vivo. *Brain, 129*, 1014–1026. doi:10.1093/brain/awl015.

Perrot, V., Vazquez-Prado, J., & Gutkind, J. S. (2002). Plexin B regulates Rho through the guanine nucleotide exchange factors leukemia-associated Rho GEF (LARG) and PDZ-RhoGEF. *Journal of Biological Chemistry, 277*, 43115–43120. doi:10.1074/jbc.M206005200.

Petrausch, B., Jung, M., Leppert, C. A., & Stuermer, C. A. (2000). Lesion-induced regulation of netrin receptors and modification of netrin-1 expression in the retina of fish and grafted rats. *Molecular and Cellular Neurosciences, 16*, 350–364.

Qin, Q., Patil, K., & Sharma, S. C. (2004). The role of Bax-inhibiting peptide in retinal ganglion cell apoptosis after optic nerve transection. *Neuroscience Letters, 372*, 17–21. doi:10.1016/j.neulet.2004.08.075.

Ramon y Cajal, S. (1991). *Degeneration and regeneration of the nervous system.* New York: Oxford University Press.

Rodger, J., Bartlett, C. A., Beazley, L. D., & Dunlop, S. A. (2000). Transient up-regulation of the rostrocaudal gradient of ephrin A2 in the tectum coincides with reestablishment of orderly projections during optic nerve regeneration in goldfish. *Experimental Neurology, 166,* 196–200.

Rodger, J., Vitale, P. N., Tee, L. B., King, C. E., Bartlett, C. A., Fall, A., et al. (2004). EphA/ephrin-A interactions during optic nerve regeneration: Restoration of topography and regulation of ephrin-A2 expression. *Molecular and Cellular Neurosciences, 25,* 56–68.

Rudge, J. S., & Silver, J. (1990). Inhibition of neurite outgrowth on astroglial scars in vitro. *Journal of Neuroscience, 10,* 3594–3603.

Sapieha, P. S., Peltier, M., Rendahl, K. G., Manning, W. C., & Di Polo, A. (2003). Fibroblast growth factor-2 gene delivery stimulates axon growth by adult retinal ganglion cells after acute optic nerve injury. *Molecular and Cellular Neurosciences, 24,* 656–672.

Sauve, Y., Sawai, H., & Rasminsky, M. (1995). Functional synaptic connections made by regenerated retinal ganglion cell axons in the superior colliculus of adult hamsters. *Journal of Neuroscience, 15,* 665–675.

Sauve, Y., Sawai, H., & Rasminsky, M. (2001). Topological specificity in reinnervation of the superior colliculus by regenerated retinal ganglion cell axons in adult hamsters. *Journal of Neuroscience, 21,* 951–960.

Sbaschnig-Agler, M., Ledeen, R. W., Alpert, R. M., & Grafstein, B. (1985). Changes in axonal transport of phospholipids in the regenerating goldfish optic system. *Neurochemical Research, 10,* 1499–1509.

Schinkmann, K., & Blenis, J. (1997). Cloning and characterization of a human STE20-like protein kinase with unusual cofactor requirements. *Journal of Biological Chemistry, 272,* 28695–28703.

Schmeer, C., Straten, G., Kugler, S., Gravel, C., Bahr, M., & Isenmann, S. (2002). Dose-dependent rescue of axotomized rat retinal ganglion cells by adenovirus-mediated expression of glial cell-line derived neurotrophic factor in vivo. *European Journal of Neuroscience, 15,* 637–643.

Schwab, M. E., & Caroni, P. (1988). Oligodendrocytes and CNS myelin are nonpermissive substrates for neurite growth and fibroblast spreading in vitro. *Journal of Neuroscience, 8,* 2381–2393.

Schwab, M. E., & Thoenen, H. (1985). Dissociated neurons regenerate into sciatic but not optic nerve explants in culture irrespective of neurotrophic factors. *Journal of Neuroscience, 5,* 2415–2423.

Schwalb, J. M., Boulis, N. M., Gu, M. F., Winickoff, J., Jackson, P. S., Irwin, N., et al. (1995). Two factors secreted by the goldfish optic nerve induce retinal ganglion cells to regenerate axons in culture. *Journal of Neuroscience, 15,* 5514–5525.

Schwalb, J. M., Gu, M. F., Stuermer, C., Bastmeyer, M., Hu, G. F., Boulis, N., et al. (1996). Optic nerve glia secrete a low-molecular-weight factor that stimulates retinal ganglion cells to regenerate axons in goldfish. *Neuroscience, 72,* 901–910.

Schweigreiter, R., Walmsley, A. R., Niederost, B., Zimmermann, D. R., Oertle, T., Casademunt, E., et al. (2004). Versican V2 and the central inhibitory domain of Nogo-A inhibit neurite growth via p75NTR/NgR-independent pathways that converge at RhoA. *Molecular and Cellular Neurosciences, 27,* 163–174.

Sengottuvel, V., Leibinger, M., Pfreimer, M., Andreadaki, A., & Fischer, D. (2011). Taxol facilitates axon regeneration in the mature CNS. *Journal of Neuroscience, 31,* 2688–2699.

Shen, Y., Tenney, A. P., Busch, S. A., Horn, K. P., Cuascut, F. X., Liu, K., et al. (2009). PTPsigma is a receptor for chondroitin sulfate proteoglycan, an inhibitor of neural regeneration. *Science, 326,* 592–596.

Shewan, D., Berry, M., & Cohen, J. (1995). Extensive regeneration in vitro by early embryonic neurons on immature and adult CNS tissue. *Journal of Neuroscience, 15,* 2057–2062.

Silver, J., & Miller, J. H. (2004). Regeneration beyond the glial scar. *Nature Reviews Neuroscience, 5,* 146–156.

Sivron, T., Schwab, M. E., & Schwartz, M. (1994). Presence of growth inhibitors in fish optic nerve myelin: Postinjury changes. *Journal of Comparative Neurology, 343,* 237–246.

Skene, J. H., & Willard, M. (1981a). Axonally transported proteins associated with axon growth in rabbit central and peripheral nervous systems. *Journal of Cell Biology, 89,* 96–103.

Skene, J. H., & Willard, M. (1981b). Changes in axonally transported proteins during axon regeneration in toad retinal ganglion cells. *Journal of Cell Biology, 89,* 86–95.

Smith, P. D., Sun, F., Park, K. K., Cai, B., Wang, C., Kuwako, K., et al. (2009). SOCS3 deletion promotes optic nerve regeneration in vivo. *Neuron, 64,* 617–623.

So, K. F., & Aguayo, A. J. (1985). Lengthy regrowth of cut axons from ganglion cells after peripheral nerve transplantation into the retina of adult rats. *Brain Research, 328,* 349–354.

So, K. F., & Schneider, G. E. (1978). Abnormal recrossing retinotectal projections after early lesions in Syrian hamsters: Age-related effects. *Brain Research, 147,* 277–295.

So, K. F., Schneider, G. E., & Ayres, S. (1981). Lesions of the brachium of the superior colliculus in neonate hamsters: Correlation of anatomy with behavior. *Experimental Neurology, 72,* 379–400.

Sperry, R. W. (1948). Patterning of central synapses in regeneration of the optic nerve in teleosts. *Physiological Zoology, 21,* 351–361.

Sperry, R. W. (1963). Chemoaffinity in the orderly growth of nerve fiber patterns and connections. *Proceedings of the National Academy of Sciences of the United States of America, 50,* 703–710.

Sugitani, K., Matsukawa, T., Koriyama, Y., Shintani, T., Nakamura, T., Noda, M., et al. (2006). Upregulation of retinal transglutaminase during the axonal elongation stage of goldfish optic nerve regeneration. *Neuroscience, 142,* 1081–1092.

Sun, F., Park, K. K., Belin, S., Wang, D., Lu, T., Chen, G., et al. (2012). Sustained axon regeneration induced by co-deletion of PTEN and SOCS3. *Nature, 480,* 372–375.

Swanson, K. I., Schlieve, C. R., Lieven, C. J., & Levin, L. A. (2005). Neuroprotective effect of sulfhydryl reduction in a rat optic nerve crush model. *Investigative Ophthalmology & Visual Science, 46,* 3737–3741.

Symonds, A. C., King, C. E., Bartlett, C. A., Sauve, Y., Lund, R. D., Beazley, L. D., et al. (2007). EphA5 and ephrin-A2 expression during optic nerve regeneration: A 'two-edged sword.' *European Journal of Neuroscience, 25,* 744–752.

Takeda, M., Kato, H., Takamiya, A., Yoshida, A., & Kiyama, H. (2000). Injury-specific expression of activating transcription factor-3 in retinal ganglion cells and its colocalized expression with phosphorylated c-Jun. *Investigative Ophthalmology & Visual Science, 41,* 2412–2421.

Thanos, S., Naskar, R., & Heiduschka, P. (1997). Regenerating ganglion cell axons in the adult rat establish retinofugal topography and restore visual function. *Experimental Brain Research, 114,* 483–491.

Thrimawithana, T. R., Young, S., Bunt, C. R., Green, C., & Alany, R. G. (2011). Drug delivery to the posterior segment of the eye. *Drug Discovery Today, 16*, 270–277.

Veldman, M. B., Bemben, M. A., & Goldman, D. (2010). Tuba1a gene expression is regulated by KLF6/7 and is necessary for CNS development and regeneration in zebrafish. *Molecular and Cellular Neurosciences, 43*, 370–383.

Veldman, M. B., Bemben, M. A., Thompson, R. C., & Goldman, D. (2007). Gene expression analysis of zebrafish retinal ganglion cells during optic nerve regeneration identifies KLF6a and KLF7a as important regulators of axon regeneration. *Developmental Biology, 312*, 596–612.

Vidal-Sanz, M., Aviles-Trigueros, M., Whiteley, S. J., Sauve, Y., & Lund, R. D. (2002). Reinnervation of the pretectum in adult rats by regenerated retinal ganglion cell axons: Anatomical and functional studies. *Progress in Brain Research, 137*, 443–452.

Vidal-Sanz, M., Bray, G. M., Villegas-Perez, M. P., Thanos, S., & Aguayo, A. J. (1987). Axonal regeneration and synapse formation in the superior colliculus by retinal ganglion cells in the adult rat. *Journal of Neuroscience, 7*, 2894–2909.

Villegas-Perez, M. P., Vidal-Sanz, M., Bray, G. M., & Aguayo, A. J. (1988). Influences of peripheral nerve grafts on the survival and regrowth of axotomized retinal ganglion cells in adult rats. *Journal of Neuroscience, 8*, 265–280.

Wang, J. T., Kunzevitzky, N. J., Dugas, J. C., Cameron, M., Barres, B. A., & Goldberg, J. L. (2007). Disease gene candidates revealed by expression profiling of retinal ganglion cell development. *Journal of Neuroscience, 27*, 8593–8603.

Wang, K. C., Kim, J. A., Sivasankaran, R., Segal, R., & He, Z. (2002a). p75 interacts with the Nogo receptor as a co-receptor for Nogo, MAG and OMgp. *Nature, 420*, 74–78.

Wang, K. C., Koprivica, V., Kim, J. A., Sivasankaran, R., Guo, Y., Neve, R. L., et al. (2002b). Oligodendrocyte-myelin glycoprotein is a Nogo receptor ligand that inhibits neurite outgrowth. *Nature, 417*, 941–944.

Wang, X., Hasan, O., Arzeno, A., Benowitz, L. I., Cafferty, W. B., & Strittmatter, S. M. (2012). Axonal regeneration induced by blockdge of glial inhibitors coupled with activation of intrinsic growth pathways. *Experimental Neurology, 237*, 55–69.

Watanabe, M., Tokita, Y., Kato, M., & Fukuda, Y. (2003). Intravitreal injections of neurotrophic factors and forskolin enhance survival and axonal regeneration of axotomized beta ganglion cells in cat retina. *Neuroscience, 116*, 733–742.

Weber, A. J., Viswanathan, S., Ramanathan, C., & Harman, C. D. (2010). Combined application of BDNF to the eye and brain enhances ganglion cell survival and function in the cat after optic nerve injury. *Investigative Ophthalmology & Visual Science, 51*, 327–334.

Weise, J., Isenmann, S., Klocker, N., Kugler, S., Hirsch, S., Gravel, C., et al. (2000). Adenovirus-mediated expression of ciliary neurotrophic factor (CNTF) rescues axotomized rat retinal ganglion cells but does not support axonal regeneration in vivo. *Neurobiology of Disease, 7*, 212–223.

Winzeler, A. M., Mandemakers, W. J., Sun, M. Z., Stafford, M., Phillips, C. T., & Barres, B. A. (2011). The lipid sulfatide is a novel myelin-associated inhibitor of CNS axon outgrowth. *Journal of Neuroscience, 31*, 6481–6492.

Wyatt, C., Ebert, A., Reimer, M. M., Rasband, K., Hardy, M., Chien, C. B., et al. (2010). Analysis of the astray/robo2 zebrafish mutant reveals that degenerating tracts do not provide strong guidance cues for regenerating optic axons. *Journal of Neuroscience, 30*, 13838–13849.

Xue, T., Do, M. T., Riccio, A., Jiang, Z., Hsieh, J., Wang, H. C., et al. (2011). Melanopsin signalling in mammalian iris and retina. *Nature, 479*, 67–73.

Yamashita, T., & Tohyama, M. (2003). The p75 receptor acts as a displacement factor that releases Rho from Rho-GDI. *Nature Neuroscience, 6*, 461–467.

Yan, Q., Wang, J., Matheson, C. R., & Urich, J. L. (1999). Glial cell line-derived neurotrophic factor (GDNF) promotes the survival of axotomized retinal ganglion cells in adult rats: Comparison to and combination with brain-derived neurotrophic factor (BDNF). *Journal of Neurobiology, 38*, 382–390.

Yin, Y., Cui, Q., Gilbert, H. Y., Yang, Y., Yang, Z., Berlinicke, C., et al. (2009). Oncomodulin links inflammation to optic nerve regeneration. *Proceedings of the National Academy of Sciences of the United States of America, 106*, 19587–19592. doi:10.1073/pnas.0907085106.

Yin, Y., Cui, Q., Li, Y., Irwin, N., Fischer, D., Harvey, A. R., et al. (2003). Macrophage-derived factors stimulate optic nerve regeneration. *Journal of Neuroscience, 23*, 2284–2293.

Yin, Y., Li, Y., Cen, L.-P., Gilbert, H.-Y., Cui, Q., & Benowitz, L. (2012). Stromal cell-derived factor-1 (SDF-1) contributes to inflammation-induced optic nerve regeneration and retinal ganglion cell survival. Program No. 531.04. New Orleans, LA, Society for Neuroscience.

Yin, Y., Henzl, M. T., Lorber, B., Nakazawa, T., Thomas, T. T., Jiang, F., et al. (2006). Oncomodulin is a macrophage-derived signal for axon regeneration in retinal ganglion cells. *Nature Neuroscience, 9*, 843–852.

Yokoi, K., Kachi, S., Zhang, H. S., Gregory, P. D., Spratt, S. K., Samulski, R. J., et al. (2007). Ocular gene transfer with self-complementary AAV vectors. *Investigative Ophthalmology & Visual Science, 48*, 3324–3328.

Yoon, M. (1971). Reorganization of retinotectal projection following surgical operations on the optic tectum in goldfish. *Experimental Neurology, 33*, 395–411.

第98章　灵长类皮层发生的一致性和特异性

Marion Betizeau，Colette Dehay，Henry Kennedy

大脑皮层通过感知神经元活动的局部和整体的相关性来检测环境中的统计规律。通过这种方式,就可以推断出世界的不变特征,例如颜色的恒常性和对象的分割。关于大脑皮层的发育,有种观念将大脑的发育视为其各个部分的总和。事实却与此相反,它倾向于考虑环境的作用,并最终会综合考虑大脑皮层的发育和功能。这表明,为了理解其功能,有必要考虑大脑能够检测到的环境的统计特征,并将大脑的结构/功能特性与其感知能力直接联系起来(Shepard,2001)。这种方法表明,我们需要考虑塑造大脑皮层系统发育史的环境因素,并且自我组织(self-organizaiton)和自然选择是其进化过程的两个方面(Halley & Winkler,2008;Kauffman,2000)。发育中的感觉器官产生环境信息,大脑需要从中提取与行为相关的模式。通过重新连接或重新加权连接,它可以进行自我调谐或者学习其输入中的连贯(和可能相关的)模式。该监督分类程序可用于生成自组织地图(self-organized maps)。我们可以推测,个体发生自组织的神经元机制实际上一直持续到成年,并且在这种模式中,它们介导了学习和记忆的适应性变化。

作为一个整体,物种会受到环境模式的影响,并且环境模式会通过自然选择施加压力,从而促进环路的发育和处理模块的发展,这些环路和处理模块已被调谐为满足当代人生存所必需的紧急状态(Geisler & Diehl,2002)。这一过程进行了这样的预测:即使在发育的非常早期,皮质发生也将受到外在因素的影响,这与系统发育的早期阶段相呼应。20世纪70年代初期,范德鲁斯(Vander Loos)团队研究表明,皮质形成确实受与感觉周围相关的外在因素的调控(Van der Loos,1977)。这项工作也得到了以下观察的支持:视觉经验在初级视觉皮层功能结构的精细化方面起着重要的作用(Le-Vay,Wiesel和Hubel,1980;Thompson,Kossut和Blake-more,1983)。这种对皮质发生的理解后来被称为"原皮层理论"(protocortex theory)。它起源于英国经验学家约翰·洛克(John Locke)的工作,认为不成熟的皮质板(cortical plate)是一种统一的、未特定的结构。这种皮质板可根据特定的向上输入集的响应,而呈现出其区域特征(O'Leary,1989;Sur & Rubenstein,2005)。有关原始皮层的极端概念,在很大程度上已经被同样激进的原始映射理论所取代。原始映射理论假设皮质发生是由其内在的分子机制所唯一地驱动的。尽管近年来有大量证据支持皮层区域的遗传学特征,但确实需要重新考虑内在和外在特征的整合(Kennedy & Dehay,1993;Kennedy等,2007;Rakic,1988b)。

灵长类动物新皮质的一个特点是上颗粒层(SGL,第Ⅱ、Ⅲ层)的选择性扩大(见图98.1)。来自不同物

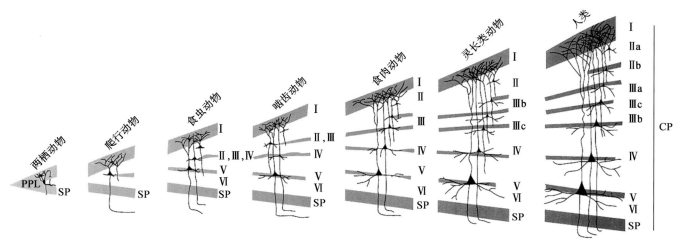

图98.1　皮层上颗粒层(SGL)的进化。上颗粒皮层(第Ⅱ、Ⅲ层)产生于神经元形成的后期,在灵长类动物(尤其是人类)的大脑皮层得到了极大的扩张。在灵长类动物中,SGL神经元形成了局部斑片连接以及长距离的皮质-皮质的前馈连接。CP,皮质板;PPL,原基网状层;SP,底板。(Hill & Walsh,2005 授权刊载)

种间大脑皮层神经元的数量及组织结构的比较暗示，这些灵长类动物神经元是由发育过程中的进化改变而产生的。在哺乳动物的进化过程中，脑室下区（SVZ）随着皮层的扩增而变大（Cheung et al.，2010；Molnar et al.，2006；Reillo et al.，2011）。关于猴子皮质发生区的研究工作表明，灵长类动物已经进化出了一种特异的且大幅度扩展的 SVZ，并且分裂出在细胞结构上各不相同的区室（compartments）：内部 SVZ（IS-VZ）和外部 SVZ（OSVZ）（Smart et al.，2002）。此后，许多研究证实，人类和非人类的灵长类动物的 OSVZ 的细胞结构和成分与啮齿类动物的 SVZ 明显不同（Fietz et al.，2010；Lukaszewicz et al.，2005；Smart et al.，2002）。更进一步，在人类以及猕猴的大脑皮层中，当 SGL 神经元达到最高产量时 OSVZ 也达到它的最大厚度（Fietz et al.，2010；Hansen et al.，2010；Smart et al.，2002）。来自猴子出生日期的测定实验已经正式确定了 OSVZ 和 SGL 之间的联系（Lukaszewicz et al.，2005）。

在灵长类动物中 OSVZ 的发现引发许多研究团队大范围地在不同哺乳类动物上重新检验皮质发生区的结构。这些研究将经典的皮质发生区的划分修正为脑室（VZ）和脑室下区（SVZ），并且揭示了食肉动物（Ferret，Fietz et al.，2010；Reillo et al.，2011）和具有更大脑体积的哺乳类动物（猪，刺鼠，Garcia-Moreno et al.，2011）发生区的多样性。现在的观点认为，哺乳类动物和多脑回动物的 SVZ 可分为内部 SVZ 和外部 SVZ，而实验室的啮齿类动物的 SVZ 则更薄且结构更加同质（Martinez-Cerdeno et al.，2012；Smart，1973）。然而，只有在灵长类动物中，SVZ 的外部区域才具有独特 OSVZ 的全部形态学特征。不过，最近的数据表明，在实验室研究的啮齿类动物的 SVZ 中发现一些类似于灵长类动物 OSVZ 中观察到的前体细胞类型，尽管出现频率更低（Martinez-Cerdeno et al.，2012；Shitamukai，Konno，& Matsuzaki，2011；Wang et al.，2011）。

与其他物种相比，灵长类动物大脑皮层的特点是很多的 SGL 区室，而神经元在此进行皮质区域专门的信息交换。一些 SGL 的特点表明，这些区室在大脑皮层的进化过程中扮演着重要的角色。比如，它们的基因的高表达与长时程增强和钙信号的相关，反映了这些层中可观的可塑性（见图 98.1）（Bernard et al.，2012）。它们同时还包含大量双束细胞（double-bouguet），这些细胞在灵长类动物中尤其发达，并且可能在发育过程中有皮质起源（Letinic，Zoncu，& Rakic，2002；Yanez et al.，2005）。在子宫发育过程，猴脑中

SGL 是由灵长类动物特异的皮质发生区产生（Lukaszewicz et al.，2005）。本章里，我们会探究环境因素如何影响这些皮质层的功能，以及这些功能是否是大脑发育中广泛存在。我们还会关注大脑皮层的 SGL 以及确保其在灵长类动物中扩展的机制（Dehay & Kennedy，2007）。

SGL 中间神经元的发育起源

局部循环以及长程投射的大脑皮层兴奋性传导神经元包括星状以及锥体谷氨酸能神经元。局部 GABA 氨基丁酸能（GABAergic）传递神经元可以精细地调节神经元的活动，GABA 氨基丁酸能神经元也被称为抑制性中间神经元，这些神经元能够使兴奋性神经元活动同步，从而促进突触增强以及增强细胞集群的产生（Bartos，Vida，& Jonas，2007；Fishell & Rudy，2011）。

灵长类与非灵长类动物的中间神经元在两个主要方面存在差异：它们与兴奋细胞的相对丰度以及它们在灵长类动物中增加的多样性（Defelipe，2002；Gabbott & Bacon，1996）。灵长类动物的中间神经元占 25%~30%，并且显示出区域和层间的差异（Hendry et al.，1987）。而在啮齿类动物的中间神经元仅占 15%~20%（Beaulieu，1993）。中间神经元是个多样化的群体，它们在形态结构、连接性、电生理学特性以及钙结合蛋白 calbindin、生长素激素抑制素、钙网膜蛋白和小清蛋白的表达上均不同（Ascoli et al.，2008）。中间神经元在灵长类动物中达到了它们最大程度的分化，并且至少有一种中间神经元类型为灵长类动物所特有：双束细胞（Defelipe，2011；Jones et al.，1988；Yanez et al.，2005）。

灵长类动物中间神经元数量和多样性的增加可能是通过一个更加复杂的发育过程而产生的，但这个过程目前依旧没有被完全了解。谷氨酸能神经元仅由背侧前脑的皮质发生区产生，然后放射状地迁移至覆盖其上的皮质板。相比之下，啮齿类动物以及白鼬的中间神经元则起源于腹侧前脑皮质下层神经节突起（GE）（见图 98.2）（Anderson et al.，1997，2002）。它们通过边缘带和中间带的两条路径迁移到皮质下层（Marin & Rubenstein，2001；Metin et al.，2006；Tamamaki，Fujimori，& Takauji，1997）。小鼠的遗传图谱研究表明，小清蛋白阳性细胞产生于内侧神经节突起（MGE），生长激素抑制素产生于 MGE 以及神经节突起的尾部（CGE），钙网膜蛋白的阳性细胞起源于 CGE

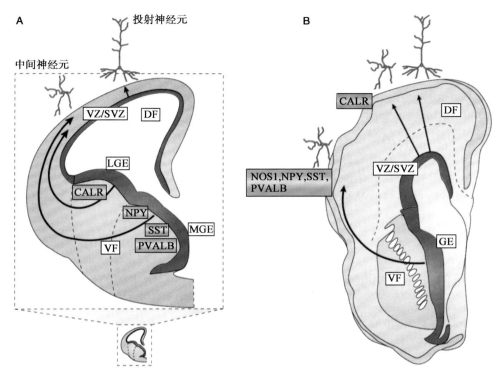

图98.2 啮齿类和灵长类动物的大脑皮层神经元的起源。图中绘制了啮齿类动物(A)和人类(B)胎儿大脑半球的横截面。两幅图均按比例绘制,但啮齿类动物的截面进行了缩放以便阅读。啮齿类和灵长类动物的兴奋神经元均产生于脑室和脑室下区(VZ/SVZ),并且放射状迁移到皮质下层。在啮齿类动物中,大部分皮质中间神经元起源于神经节隆起(ganglionic eminence,GE),再细分为外侧和内侧部分(分别是 LGE 和 MGE),然后沿切线方向迁移到皮层区域。一些灵长类动物皮质中间神经元也起源于 GE,尤其是在早期,但是在 SGL 的产生过程中,在妊娠中期的大脑皮层 VZ/SVZ 中会出现(皮质中间神经元新的起源)新的起源。灵长类动物有两种产生不同中间神经元的来源。一氧化氮合酶(NOS1),神经肽 Y(NPY),生长素激抑制素(SST),以及小清蛋白阳性神经元起源于 GE,而钙网膜蛋白(CALR)阳性细胞来源于大脑皮层 VZ/SVZ。DF:背侧前脑;VF:腹侧前脑。(经 Macmillan 出版集团授权刊载:[*Nature Reviews Neuroscience*][Rakic,2009],版权 2009.)

(综述请参考 Wonders & Anderson,2006)。

在灵长类动物的研究中,我们确定了部分中间神经元起源于腹侧(Jakovcevski, Mayer, & Zecevic, 2011; Letinic, Zoncu, & Rakic, 2002; Petanjek, Berger, & Esclapez, 2009; Zecevic, Hu, & Jakovcevski, 2011)。然而,灵长类动物有一部分很重要的皮质中间神经元在背侧前脑的皮质发生区局部产生。Rakic 团队估算认为,人类有 65% 的大脑皮质中间神经元起源于大脑皮层(Letinic, Zoncu, & Rakic, 2002)。事实上,一些研究认为,中间神经元的起源随着灵长类动物皮质发育的进行而改变。在神经发育前半段,中间神经元起源于神经节突起(GE),而在妊娠中期,在产生 SGL 的过程中,在灵长类动物皮质发生区开始可以检测到中间神经元的前体细胞(见图 98.2)(Jakovcevski Mayer, & Zecevic, 2011; Zecevic, Hu, & Jakovcevski, 2011)。

尽管这些研究很有说服力的表明,许多灵长类动物的中间神经元产生于大脑皮层皮质发生区,但是这些研究并没有确定它们的谱系。皮层的中间神经元

前体细胞可能由腹侧前体细胞产生。这种前体细胞经由切线迁移最终定居在皮层的 SVZ 区域,在 SVZ 区域它们恢复增殖并产生中间神经元。最近,这种前体细胞在小鼠皮质发生后期得到描述(Wu et al., 2011)。另一方面,人类体外遗传图谱研究(Yu & Zecevic, 2011)以及体外延时实验(Hansen et al., 2010)都表明,中间神经元也可能是由 VZ 和 ISVZ/OSVZ 的皮层前体细胞产生。这两种起源并不是相互对立的。各种腹侧标记的表达所确认的大脑皮层中间神经元前体细胞的多样性支持多种起源(Jakovcevski, Mayer, & Zecevic, 2011)。

很显然,与非灵长类动物相比,灵长类动物的皮质发生区会产生更多的中间神经元,尽管这并不是主要过程。只有 5% 的中间神经元在小鼠的背侧产生,而且它们似乎主要靶向于嗅球,尽管一个研究发现了一些皮层中间神经元会在出生后起源于背侧。

灵长类动物中间神经元起源的多样性可能是随着进化产生的,从而能为更大的皮层提供更多数目和

更多种类中间神经元。皮层的 SGL（上颗粒层）是灵长类动物大脑中最发达也是最复杂的一层。灵长类动物中间神经元的产生时间表明，去往 SGL 的中间神经元主要产生于皮质区域。有趣的是，灵长类动物特异的双束细胞主要 SGL 被发现（Defelipe, 2011; Defelipe et al., 1999），因此很有可能是来源于皮质中间神经元前体细胞。在妊娠中期，当检测到皮层中间神经元前体细胞时，OSVZ 就是最主要的增殖区域（Lukaszewicz et al., 2005）。这些发现强调了中间神经元由皮质产生，OSVZ 前体细胞数量及潜能的增加以及灵长类动物特有的 SGL 扩张和特化之间的联系（Petanjek, Kostovic, & Esclapez, 2009）。

SGL 兴奋神经元的发育起源

大脑皮质的锥体投射神经元是由至少五种不同的前体细胞产生，这些前体细胞位于脑室生发区。第一种皮层前体细胞是神经上皮细胞（NECs），这种细胞转而能够产生放射状胶质前体细胞（RGPs），RGPs 是皮层发育的祖母细胞，因为它们能直接或间接的产生所有皮层投射神经元（Heins et al., 2002; Malatesta et al., 2003; Miyata et al., 2004; Noctor et al., 2004）。NECs 和 RGPs 均会在顶面（the apical surface）分开并且组成 VZ，它是第一个生发区。早在 1973 年，Iain Smart 就观察到，在皮质发生早期，前体细胞的聚集会导致其在顶面排列等待，这种情况会因为一部分前体细胞将在顶面的有丝分裂转变为在脑室顶端进行有丝分裂而得到缓解（Smart, 1973）。这些基底部分裂前体细胞被命名为中间祖细胞（IPs）并且会表达 Tbr2 转录因子（Englund et al., 2005），这能把它们与 NECs 和 RGPs 区分开来，因为后两者会表达 Prominin 1 和转录因子 Pax 6（Götz, Stoykova, & Gruss, 1998; Hartfuss et al., 2001; Malatesta, Hartfuss, & Götz, 2000; Miyata et al., 2004; Noctor et al., 2004）。最后，一种短神经元前体细胞在早期 VZ（VZ，脑室区）被发现，它像 RGPs 一样在顶面或者顶面附近进行分裂（Gal et al., 2006; Stancik et al., 2010）。

一个重大研究突破是发现 RGPs 不仅仅是神经胶质支架的一部分，还能组成多功能皮层前体细胞（Malatesta, Hartfuss, & Götz, 2000; Noctor et al., 2001, 2002）。灵长类动物胚胎期的 RGPs 存在进一步的异质性，其中一小部分的 RGPs 会停止增殖，它们唯一的功能是在继续增殖和产生星形胶质细胞之前充当数月的迁移支架（scaffolding）（Rakic, 2003;

Schmechel & Rakic, 1979）。

灵长类动物 OSVZ 的特异性

灵长类动物皮质发生的特点是 SVZ 的一个重要扩张，从而形成一个壮观的外部 SVZ（OSVZ），而这种情况并没有在啮齿类动物身上观察到（Smart et al., 2002）（见图 98.3）。OSVZ 是一种独特的组织结构，由两条清晰定义的纤维通道（外部和内部纤维层）所包围，而发育中的啮齿类动物和食肉动物中并未发现类似的纤维通道。啮齿类动物中与灵长类动物 SVZ 的同源结构可能是 ISVZ，这个结构在这类物种中与 VZ（脑室）接触。在啮齿类动物中观察到 VZ 是在皮质发生的过程中主要的生发室，与此不同的是，灵长类动物的 VZ 在皮质发生过程中会迅速下降。这种下降与 SVZ 较早的出现以及紧接着的 OSVZ 的出现有关（Smart et al., 2002）。

啮齿类动物与灵长类动物发育区的大小差异如图 98.3 所示，该图反映了它们细胞有丝分裂活动的差异。因此，灵长类动物皮质发生区发育过程中的有丝分裂分布规律与啮齿类动物具有显著不同（Fietz et al., 2010; Hansen et al., 2010; Martinez-Cerdeno et al., 2012; Smart et al., 2002）。在啮齿类动物中，大部分有丝分裂在整个皮质发生过程中都能在 VZ 被观察到（Martinez-Cerdeno et al., 2012; Smart, 1973）。在灵长类动物中，在基础分裂（basally dividing）前体细胞出现在非常早的阶段。一旦形成，OSVZ 仍然是整个皮质发生过程中的主要增殖室（Hansen et al., 2010; Lukaszewicz et al., 2005; Martinez-Cerdeno et al., 2012; Smart et al., 2002）。啮齿类动物的基础有丝分裂像出现在相对较晚的阶段。例如，灵长类动物 E65 产生颗粒下层（infragranular layers）的产生过程中，超过 43% 的分裂前体细胞位于 OSVZ 基部（Lukaszewicz et al., 2005; Martinez-Cerdeno et al., 2012），而在啮齿类动物的类似阶段，仅有 3% 的前体细胞有丝分裂是在 SVZ 的基部。

这种灵长类动物特有的 SVZ 在 ISVZ 和 OSVZ 中的组织方式，第一次在猴子研究中被观察到（Smart et al., 2002），而随后在发育中的人类大脑皮质中观察到（Zecevic, Chen, & Filipovic, 2005）。最近的研究报告了，根据 Tbr2 表达细胞的密度以及 Pax6+细胞在基底位置的存在，对白鼬、刺鼠和绒猴皮质发生区的进行了分区（Garcia-Moreno et al., 2011; Kelava et al., 2012; Martinez-Cerdeno et al., 2012; Reillo et al., 2011）。这些

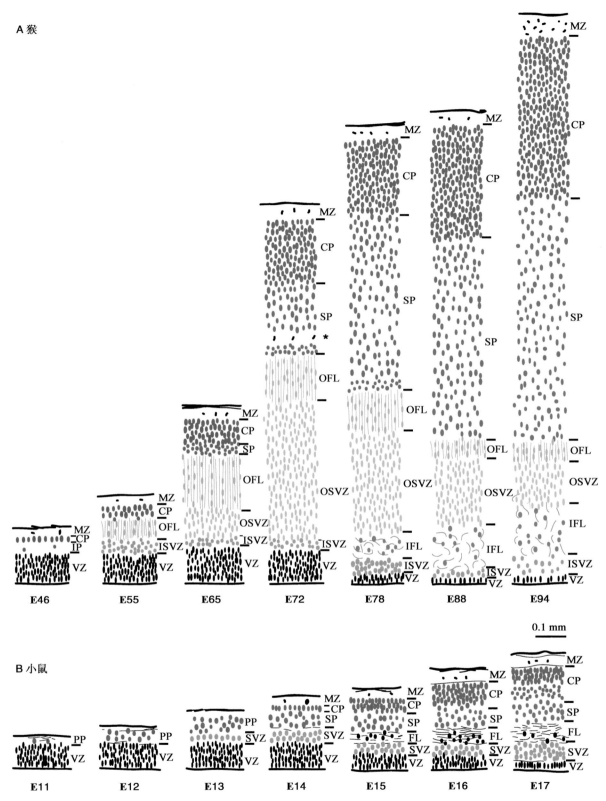

A 猴

E46　E55　E65　E72　E78　E88　E94

0.1 mm

B 小鼠

E11　E12　E13　E14　E15　E16　E17

图98.3 同一发育阶段灵长类动物（A）和小鼠（B）的皮质发生区比较。这些图是猴子17区和小鼠背侧皮层同一发育阶段的横切面。每一层的深度都以同样的比例绘制。在灵长类动物中，从胚胎期55天起，较早出现的外部纤维层（OFL）成为一个重要的标志。脑室区（VZ）在胚胎期65天后逐渐衰减。与此相反。脑室下区会逐渐增加深度，并且从胚胎期72天后通过插入的内部纤维层（IFL）开始分裂为内部脑室下区（ISVZ）以及外部脑室下区（OSVZ）。在胚胎期65天到72天，随着VZ减少而出现的OSVZ的增加尤其重要。CP，皮质板；SP，底板；IP，中间板；FL，纤维层；MZ，边缘空间；PP，前皮质板。（Smart et al.,2002 授权刊载）

作者发现在 SVZ 上部有一个低 Tbr2+ 密度的基部增殖分区，他们称其为 OSVZ。然而，这一增殖区域的出现似乎与灵长类动物的 OSVZ 区域完全不同：①与灵长类动物相比，它们出现在皮质发生的更晚阶段，②相比于 VZ，这个区域前体细胞的贡献更少，③它并没有像灵长类动物 OSVZ 那样独特的细胞结构（没有紧密排列的放射状细胞），④没有被纤维束包围起来。因此，密集的、放射状的前体细胞使得 OSVZ 形成了一个独特的灵长类动物的特征。

与啮齿类动物的 SVZ 相比，灵长类动物的 OSVZ 在细胞成分上也有一个关键不同。尽管啮齿类动物所有的 RGP 细胞核都仅限于 VZ，灵长类动物 OSVZ 中的 RGP 胞体可以通过形态特征被鉴定（Levitt, Cooper, & Rakic, 1981；Lukaszewicz et al., 2005）。有一项证据表明，灵长类动物 OSVZ 的前体细胞会表达 Pax6，而这是啮齿类动物 RGP 的身份特征（Fish et al., 2008）。

进一步，OSVZ 中 Pax6 阳性前体细胞在人类（Fietz et al., 2010；Hansen et al., 2010）和白鼬（Fietz et al., 2010；Reillo et al., 2011）中被发现。表达 Pax6 的细胞在基部分裂，并且表现出一些位于 VZ 区域的 RGPs 的特点，因此被称为基底径向类胶质细胞（bRG）（Kelava et al., 2012）。其他研究称其为 OSVZ 的放射状胶质样细胞或中间放射状胶质样细胞（Reillo et al., 2011）。这种前体细胞类型约占人类 OSVZ 前体细胞群的 40%（Hansen et al., 2010）。bRG 会表达 RGP 的标记，如 Pax6、Sox2 以及 GFAP、Nestin 和 Glast（谷氨酸/天冬氨酸转运蛋白），但不表达 IP 的标记 Tbr2。它们拥有一个很长的基底树突棘，达到软膜，并在有丝分裂过程中保留它们。它们很少表现出顶端突起，即使出现，也不与 VZ 的表面接触。尽管具有这些上皮细胞的特点，它们并不表达顶端结构蛋白，并且它们的中心体也不位于 VZ 边界，而是在更靠近 OSVZ 中细胞核的位置（Fietz et al., 2010；Hansen et al., 2010）。bRG 与 RGPs 存在另一个主要区别。RGP 的细胞核表现出随其细胞周期相同的固定的迁移模式，这能保证 RGP 在顶端定向移动之后在脑室边界处发生分裂。与此相反，在分裂之前，bRG 会经历基底有丝分裂定向转移（Hansen et al., 2010）。这种基底的移动被认为有助于 OSVZ 的径向扩张。

对于最近发现的 bRG 是否是多脑回动物大脑的特点存在持续争论。一开始在人类和白鼬身上的发现，后来一些研究也在无脑回的啮齿类动物（Martinez-Cerdeno et al., 2012；Shitamukai, Konno, & Matsuzaki, 2011；Wang et al., 2011）：刺鼠[一种多脑回动物（Garcia-

Moreno et al., 2011）]以及绒猴（一种无脑回的灵长类动物）中发现（Garcia-Moreno et al., 2011；Kelava et al., 2012）。小型啮齿类动物的 bRG 极少（仅占前体细胞的 5%），与此相反，bRG 在人类和白鼬中相对比例（SVZ 祖细胞的 40%）则较为一致（Kelava et al., 2012）。然而，灵长类动物与非灵长类动物中，bRG 的潜能可能不同。灵长类动物的 bRG 是通过一种 IP 步骤产生神经元（Hansen et al., 2010；Lui, Hansen, & Kriegstein, 2011），而白鼬 bRG 主要促进星形胶质细胞的产生（Reillo et al., 2011），这表明只有灵长类动物的 bRG 能促进神经元产生率的增加。

OSVZ 与 SGL 有特殊的联系吗？

许多观察结果表明，颗粒下层的产生与 VZ 前体细胞相联系，SVZ 前体细胞与 SGL 的产生联系起来。尽管 SVZ 前体细胞被认为来源于 VZ 前体细胞，但是这两种前体细胞群的基因表达有着明显差异，而这个差异与不同的神经元后代有关。比如，Otx1 和 Fez1 都在 VZ 前体细胞中表达，并且随后在深层神经元亚群中上调，在 SVZ 中下调（Arlotta et al., 2005；B. Chen, Schaevitz, & McConnell, 2005；J. G. Chen et al., 2005；Frantz et al., 1994；Molyneaux et al., 2005）。此外，Otx1 和 Fez1 都在指定下层神经元亚群的轴突投射中扮演关键角色。最近在小鼠上的研究表明，转录因子（Cux2, Tbr2, Satb2, and Nex）以及未编码的 RNA Svet-1（Tarabykin et al., 2001）都在 SVZ 和 SGL 神经元中选择性的表达。这种一致性的基因表达先在 SVZ 的前体细胞出现，随后出现在 SGL 中，连同显微镜延时观测和出生实验，都表明 SGL 由 SVZ 产生（Lukaszewicz et al., 2005；Noctor et al., 2001, 2004；Tarabykin et al., 2001；Zimmer et al., 2004）。

与这些发现一致的是，在下/上颗粒神经元谱系的特化（specification）中也发现了不同的分子机制。突变小鼠的研究表明，一个下颗粒神经元的亚群的特化需要 Ngn1 和 Ngn2 的活化，但是 SGL 神经元的特化并不需要它们。与此相反，Pax6 和 Tlx，这两种是形成 SVZ 所需的基因（Nieto et al., 2004；Roy et al., 2004；Zimmer et al., 2004），它们也以协同的方式参与 SGL 的特化（Schuurmans et al., 2004）。因此可以假设，灵长类动物皮层 SGL 区域选择性的扩张是由于与 Pax6/Tlx 相关的特化的修正，而与 Ngn 的特化机制相独立（Schuurmans et al., 2004）。

与上面提到的 SVZ 和 SGL 的联系明显不同的

是,观察到啮齿类动物的 IPs 对所有皮质层的神经元都有贡献(Haubensak et al.,2004;Kowalczyk et al.,2009;Miyata et al.,2004;Noctor et al.,2004;Shen et al.,2006)。这可能暗示了啮齿类动物的 IPs 是神经元的普遍生产者,因此将皮质生发区分为 VZ 和 SVZ 是很武断的,我们更应该区分顶部(NECs 和 RGPs)和基底分裂祖细胞(IPs)(Kowalczyk et al.,2009)。然而,尽管毫无疑问 IPs 对所有皮质层的神经元都有贡献,但是也有证据显示 IPs 在 VZ 和 SVZ 中呈现出重要的不同,因此可能构成两种不同的前体细胞群。

在啮齿类动物中,一个 Tbr2+前体细胞的亚群经历了顶部和近顶部的有丝分裂,它们占 Tbr2+群体的 5%~20%(Kowalczyk et al.,2009)。据报道,它们类似于 SNPs(Gal et al.,2006)。然而,一些研究表明啮齿类动物的 VZ 和 SVZ 中的 IPs 有重要不同。首先,尽管 VZ 的 IPs 呈现放射形态,而 Smart 在 1973 年第一次描述了在 SVZ 以及在 SVZ 和 VZ 交界处的 IPs 是多极的(multipolar)(Kowalczyk et al.,2009;Smart,1973)。其次,延时观察表明在 VZ 的 IPs 仅会经历 1~2 次增殖分裂。而考虑到 SVZ 神经源性部分(neurogenic fraction)的减少(Kowalczyk et al.,2009),有可能基底的 IPs 会比在 VZ 的 IPs 经历更频繁的增殖分裂。第三,VZ 的 IPs 产生下颗粒神经元,而 SVZ 的 IPs 产生上颗粒神经元(Kowalczyk etal.,2009;Stancik et al.,2010)。今后的研究需要确定这两种不同的 IP 类型是否有不同的细胞周期动力学(特征),以确认这两种前体细胞的差异(Arai et al.,2011)。然而,IPs 对所有皮质层的神经元都有贡献这一事实,并不能证明我们观察到的 SVZ 和 SGL 之间的联系是错误的。这在灵长类动物的视觉皮层尤其重要,因为视觉皮层超过 75% 靶向上层投射的皮层神经元都源自 OSVZ 前体细胞(Lukaszewicz et al.,2005)。这与啮齿类动物的情况相反,我们预测啮齿类动物中仅有一部分的 SGL 神经元来源于 SVZ(Kowalczyk et al.,2009)。

OSVZ 在皮质扩展中的作用

许多研究表明,IPs 能调节神经元产生的扩增,因此对决定皮层层厚以及皮质面积有贡献(Pontious et al.,2008)。胎猴枕极扩增的增加被认为与这个区域 OSVZ 大小的扩大有关。这暗示了大脑皮层褶皱与 IPs 之间存在联系(Lukaszewicz et al.,2006;Smart et al.,2002),这一联系后来在白鼬中又被发现(Kriegstein,Noctor,& Martinez-Cerdeno,2006;Martinez-Cer-

deno,Noctor,& Kriegstein,2006;Reillo et al.,2011)。因为 IPs 对丘脑纤维所释放的外部的信号(Dehay et al.,2001)以及控制区域特化以及生长的基因有反应(Bedford et al.,2005;Cappello et al.,2006;Chen et al.,2006;Holm et al.,2007;Land & Monaghan,2003;Quinn et al.,2007;Roy et al.,2004;Schuurmans et al.,2004;Yun et al.,2004;Zhou et al.,2006)。这些结果可能意味着 IP 扩增在决定皮层大小中扮演着一定角色(Cheung et al.,2007;Molnar et al.,2006)。

Pontious 和同事的一个主要论点是在啮齿类动物中,缺乏 IP 扩增会影响皮层表面积的扩大的证据,他们支持 RGP 群体调节的增加在该物种中的重要性(Pontious et al.,2008)。与 IPs 相反,在啮齿类动物中影响 RGPs 的因素已经被证明会影响皮层表面的扩张(Chenn & Walsh,2002;Hevner,2005;Inglis-Broadgate et al.,2005;Kuida et al.,1998)。然而,相反的观点认为啮齿类动物大量 IPs 所诱发的改变未能对皮层面积产生影响,这可能与啮齿类动物独特的相关性。在灵长类中,通过双侧子宫去核而去除丘脑对皮层的输入,大幅地减少了皮层第 17 区的面积(Dehay et al.,1989,1991;Rakic,1988a)。因为对皮层输入的去除发生在早期 RGPs 扩增的阶段,这可能是 IPs 增殖改变的直接结果。这支持 IP 扩增在灵长类动物中的重要性。关于皮层增殖是基于 RGPs 还是 IPs 的争论在很大程度上是由于一个错误的概念,认为 RGPs 会在神经元产生之前通过早期对称分裂来建立 RGPs 集群。实际上,现在已经确认,RGP 的增殖在整个皮质发生阶段中是连续不断的(Kowalczyk et al.,2009;Miyata et al.,2004;Noctor et al.,2004)。因此,影响 IPs 的因素也可能直接或间接地影响 RGPs。最近旨在通过转染细胞周期蛋白 Cyclin E 来选择性减少 G1 期从而加快细胞周期的实验表明,这种影响可能存在。Pilaz 等(2009)对细胞周期加速的研究,证实了通过细胞周期长度控制分裂模式的假设(Calegari & Huttner,2003;Dehay et al.,2001;Götz & Huttner,2005;Lukaszewicz et al.,2002,2005)并且与皮层扩增理论相符。

Pilaz 等人在小鼠上进行了细胞周期加速实验。结果表明,细胞周期 G1 期的减少能够导致增殖分裂频率的增加,在此过程中,子细胞重新进入细胞周期并伴随着差异性神经源性分裂的减少,(在差异性神经源性分裂中)子细胞退出细胞周期成为神经元(Pilaz et al.,2009)。这种细胞周期重启的增加会导致前体细胞群短暂地扩增并伴随后续神经元产生的激增。有趣的是,Pax6+RGPs 细胞周期的重启增加是非常短暂的,看起来并没有对 RGPs 群体的大小和皮层结构产生影响。这与细胞周期加速对于 Tbr2+群体的影响相反,在 Tbr2+群体中会有更大的扩增从而导致 SVZ 的面积相对持久的显著增长。这种 IP 群体的扩增后,紧接着会有 SGL 神经元产生的增加,而后续 SGL 的厚度也会增加。这种啮齿类动物皮层的"灵长化"提供了一种概念上的探索,即 IP 扩增对皮层扩大的潜在贡献。

不同投射神经元表型的数值决定了皮层的等级和网络特征(Kennedy & Dehay, 2012)。大量证据显示,表型的命运在皮质发生区有丝分裂的最后阶段才被确定,并且这一过程的时机相当重要(B. Chen, Schaevitz, & McConnell, 2005; J. G. Chen et al., 2005; Molyneaux et al., 2005; Polleux et al., 2001; Shen et al., 2006)。看起来命运特异化(fate specification)完全是在迁移前(premigratory)被确定的,因为神经元的靶点是某个特定的皮层,如果去往指定的皮质层的神经元结果到了不适合的层,神经元也不会与不适合的层产生连接(Polleux et al., 2001)。

能产生特定神经元类型的分化分裂的时间不仅直接涉及神经元的特化,还涉及决定产生神经元的数量的决定。一个前体细胞群体最终分化分裂的推迟会导致增殖分裂的数量增加,从而导致其扩增以及神经元数量的增加(Pilaz et al., 2009; Polleux et al., 1997)。这些事件的数学模型显示,产生的神经元数量的高度可预测性,这证实了前体细胞的细胞周期动力学以及皮层细胞结构之间的关系(Lukaszewicz et al., 2005; Pilaz et al., 2009)。

Calegari 的团队展开的细胞周期加速实验发现皮层表面积有 300% 的增加(Lange, Huttner, & Calegari, 2009),这表明 IP 群体的增加对 RGPs 集群的增殖会有反馈控制,反过来导致皮层大小增加。这种 IPs 对 RGPs 的反馈影响是 IPs 对大脑皮层褶皱作用所需要的(Kriegstein, Noctor, & Martinez-Cerdeno, 2006; Lukaszewicz et al., 2006; Martinez-Cerdeno, Noctor, & Kriegstein, 2006; Smart et al., 2002)。比如 E80 胎猴在 SGL 开始产生的时候会有一个非常明显的 OSVZ,随着神经元产生速率的增加、枕极的快速生长和月状沟回的形成,OSVZ 的大小随之而减小。在枕极膨胀的过程中,皮质板第 17 区起先实际上比推测的 18 区更薄,尽管成年后,在第 17 区的层厚中会容纳更多的神经元(Lukaszewicz et al., 2006)。在枕极快速生长的这一时期,VZ 的维持需要增殖速率的增加,这暗示了存在一种协调的有丝分裂作用从 OSVZ 向下传递至 VZ。

RGP 和 IP 集群在各自的前体细胞自我更新潜能

以及相互影响方面存在的物种差异,这可以解释灵长类动物皮层的扩张。啮齿类动物的 SVZ 只能部分的自给(self-sustaining),因此必须从 VZ 的前体细胞接受持续的供应(Haubensak et al., 2004; Miyata et al., 2004; Noctor et al., 2004; Reznikov, Acklin, & van der Kooy, 1997; Wu et al., 2005)。由于祖细胞具有更高的自我更新潜能,并且可能反过来作用于 RGP 群体,所以灵长类动物 SVZ 前体细胞集群的扩大,可能符合一种进化适应的机制,以此来确保增加神经元的输出,从而建立一个更高度发育的神经皮质,这包含 SGL 的扩增以及明显的细胞学复杂化,以及与大脑皮层褶皱相关的皮层表面积的增加(Dehay et al., 1993; Lukaszewicz et al., 2005; Smart et al., 2002)。

细胞周期的调控以及神经元数量的确定

通过一种被称为神经元有丝分裂史的技术(Dehay & Kennedy, 2007),研究表明组成一个皮质区域或者一个皮质层的神经元数量的决定,主要依赖于对分裂模式的调控,即高增殖速率导致神经元数量的增加(Polleux, Dehay, & Kennedy, 1998; Polleux et al., 1997)。因为细胞构筑是对不同层间神经元数量不同的刻画,所以区域化和分层是同一个硬币的两面。因此,对皮层前体细胞增殖频率的空间和时间的调控决定了皮层的细胞构筑(Dehay & Kennedy, 2007)。

皮层前体细胞的两个基本细胞周期参数的协同调节通过调控前体细胞群的大小来决定神经元的产生。这两个参数分别是细胞周期的持续时间和细胞周期重启与细胞周期退出的相对频率。在体内和体外进行的对灵长类动物视觉皮层 VZ 和 OSVZ 前体细胞的细胞周期调控的分析,阐明了在增殖过程中区域特异性差异的分子相关性,这一差异是 SGL 区域厚度差异的基础(Dehay et al., 1993; Lukaszewicz et al., 2005)。

重要的是,灵长类动物细胞周期的持续时间的延长可能对命运的决定有影响,比如允许一个前体细胞与微环境有更长时间的相互作用,或放宽细胞周期中基因转录的时间限制。猴子皮层前体细胞细胞周期的延长被猜想是一种与灵长类动物新皮质进化扩展相关的一个适应性特点(Rakic, 1995)。因为在细胞周期中,环境信号被认为可以决定皮层前体细胞的命运,同时调节增殖速度,灵长类动物细胞周期的延长可能有助于确保对表型定义的神经元产生速度的精确调节（Dehay et al.，2001；McConnell & Kaznowski，1991；Polleux et al.，2001）。

与 18 区 OSVZ 的前体细胞相比，17 区的前体细胞同时具有 G1 期缩短所导致的更短的细胞周期以及更快的细胞周期重启频率两个特点。OSVZ 前体细胞的细胞周期调控的这些区域性差异与 G1/S 转换的分子调节因子，即 P27kip1 和 Cyclin E 表达水平的显著差异有关。在体外上调和下调这些调控因子的表达水平，会显著地影响细胞周期重启和细胞周期进程的速度。这些实验强调了 G1 期的调控在皮层发生中的作用（Lukaszewicz et al.，2005，2006）。对所观察到的细胞周期重启速率以及 G1 期的持续时间进行数学建模表明，这两个参数的组合变化足以引起 SGL 的扩增以区分 17 区和 18 区。进一步，该模型表明，假如缩短细胞周期而不改变分裂方式，则对产生神经元的数量的影响很小。这些结果表明，G1 期持续时间的变化以及分裂方式的协同改变直接对神经元的数量有调控作用（Götz & Huttner，2005；Lukaszewicz et al.，2002）。

影响皮质发生的外在因素

丘脑轴突长入到预期的视觉皮层的时间（Rakic，1977）与 OSVZ 厚度的增加相一致（Smart et al.，2002）。通过在存活 4 天的胚胎眼内注射氚脯氨酸可以实现体内跨突触转运，以及在固定后的胚胎大脑中的 DiI 示踪，我们可以标记丘脑纤维在发育中灵长类动物神经上皮中的位置。大部分向内生长的膝状体-纹状体轴突束位于 OSVZ 正上方的外层纤维中（Smart et al.，2002）（见图 98.3）。有趣的是，这构成了与非灵长类动物相反的模式，在非灵长类动物中，皮质投射通路是在皮质-视丘通路的上方而不是其下方（Bicknese et al.，1994；Miller，Chou，& Finlay，1993；Woodward，& Coull，1984）。大量单个的胚胎期膝状体-纹状体轴突也能在 OSVZ 深层观察到（Dehay & Kennedy，2007）。

在小鼠皮层前体细胞的离体研究表明，丘脑传入神经通过调节增殖速度来控制皮层发生。胚胎丘脑轴突释放一种有丝分裂因子，以在 SGL 产生过程中通过缩短 G1 期和加快细胞周期重启，从而来增加小鼠皮层前体细胞增殖能力（Dehay et al.，2001）。在猴子中，膝状体-纹状体的轴突选择性地投射到 OSVZ 的 17 区，可能起着在时间和空间上刺激限制增殖的作用，从而导致 17 区内 SGL 前体细胞群大小的短暂激增（Dehay et al.，1993；Lukaszewicz et al.，2005；Smart et

al.，2002）。灵长类动物活体研究也表明，胚胎的丘脑轴突通过对皮质神经发生过程中神经元产生的早期影响，来对区域大小和特化产生作用（Dehay et al.，1989，1991）。因为丘脑轴突精确地投射到不同的皮层区域，它们将能够对前体细胞的增殖和跨生发区的神经元的产生速率产生不同影响（Lopez-Bendito & Molnar，2003），因此决定局部区域的细胞结构特性。

丘脑传入（神经）能调节皮层前体细胞的增殖这一观察，与大量低等的有脊椎和无脊椎动物的研究一致，表明发育过程中传入（神经）通过调节神经增殖决定神经元数量（Baptista，Gershon，& Macagno，1990；Gong & Shipley，1995；Kollros，1953，1982；Selleck & Steller，1991；Williams & Herrup，1988）。通过这种方式，丘脑传入（神经）对皮层神经元数量的调控可以看成是一种普遍的系统发育保守机制，以用于协调发育。

结束语

本章我们介绍了灵长类动物皮层发育有许多高度特征化的特性，比如 OSVZ 的扩展、皮层中产生的相对较高比例的中间神经元和在发育事件时期中的一些重要变化。与此相反，灵长类动物皮质发生也有高度保守的一些方面，比如通过上行传入皮质的神经以调控细胞增殖。

这些灵长类动物特有的过程，有可能解释灵长类动物 SGL 进化上的扩张和它的复杂性。OSVZ 的扩张使得兴奋和抑制神经元都得以增加。灵长类动物的 OSVZ 还包含有表现出独特行为的前体细胞，它们能够产生灵长类动物特有的神经元类型，以双束细胞为例。这些独特的发育特点为细化灵长类动物特有的神经网络提供了必要的材料，以构成目前已知的最佳的认知系统：人类大脑。

吸引因子和表观遗传学认为，细胞的表型是在细胞具有特定轨迹的一个状态空间中被定义的（Kauffman，1993）。这就导致了表型的多样性，从而使得复杂的细胞相互作用成为生物复杂性产生的基础。通过强制基因表达，吸引因子地形中的山谷的峰和脊可以被分开。我们在上述提到的实验中探索了这一概念，在 SGL 的产生过程中，我们加速了皮层前体细胞的细胞周期（Pilaz et al.，2009）。这种功能获得实验，导致小鼠的前体细胞集群得到扩大，从而引起了小鼠 SGL 产生的增加。小鼠 SVZ 和 SGL 的增大似乎是一种啮齿类大脑"灵长类动物化"的形式。有趣的是，随着 SVZ 前体细胞的扩增，共表达 Pax6 和 Tbr2 的 SVZ

前体细胞的比例也有一个重要的增加。在小鼠中，很少的前体细胞会共表达这两种转录因子（Englund et al.,2005），而这是灵长类动物 OSVZ 的典型特点，而在较小程度上也是白鼬 SVZ 的特点（Hansen et al., 2010；Reillo et al.,2011）。

我们可以通过改变小鼠皮质发生的正常调控来解释这些实验结果。我们可以假设，上述的功能获得实验本质上反映了丘脑对皮质生成的调节增加的后果，这可以模仿进化过程中皮层的扩张。这里引起我们兴趣的发现是源于功能获得性实验，其发现细胞周期加速诱使了正常情况下仅表达 Tbr2 的前体细胞表达 Pax6。在 Kauffman 假设框架下理解这一实验结果，表明小鼠皮层前体细胞吸引因子地形已经通过 G1 期缩短而改变。这模拟了正常发育过程中，丘脑控制对皮质发生的影响，表明调节环可以通过修改基因调节网络从而塑造皮层前体细胞的吸引因子地形（Kauffman,1993）。这些结果探究了一个观点，认为皮层的发育与其进化紧密联系在一起，皮层发育涉及具有深远影响的细胞与细胞之间长距离的相互作用，而且表型的多样性也扮演了重要角色。

发育事件相对时间的改变（即异时性），被认为是贯穿种系发生中的一个基本过程，它允许以非常少的基因改变从而实现大规模表型变异（Kennedy & Dehay,1993；King & Wilson,1975）。如果在灵长类动物中，通过使丘脑轴突相对较早的出现，会导致 OS-VZ 按这个顺序进行异时性地扩张，则说明在系统发育过程中，保持传入（神经）的特异性对独有的特征的出现非常重要。

致谢

本章中有关工作受 FP6-2005 IST-1583（HK）；FP7-2007 ICT-216593（HK-CD）；ANR-05-NEUR-088（HK）；ANR-06-NEUR-CMMCS（CD），LabEx CORTEX（CD-HK）支持。

参考文献

Anderson, S. A., Eisenstat, D. D., Shi, L., & Rubenstein, L. R. (1997). Interneuron migration from basal forebrain to neocortex: Dependence on *Dlx* genes. *Science, 278,* 474–476.

Anderson, S. A., Kaznowski, C. E., Horn, C., Rubenstein, J. L., & McConnell, S. K. (2002). Distinct origins of neocortical projection neurons and interneurons in vivo. *Cerebral Cortex, 12,* 702–709.

Arai, Y., Pulvers, J. N., Haffner, C., Schilling, B., Nusslein, I., Calegari, F., et al. (2011). Neural stem and progenitor cells shorten S-phase on commitment to neuron production. *Nature Communications, 2,* 154. doi:10.1038/ncomms1155.

Arlotta, P., Molyneaux, B. J., Chen, J., Inoue, J., Kominami, R., & Macklis, J. D. (2005). Neuronal subtype-specific genes that control corticospinal motor neuron development in vivo. *Neuron, 45,* 207–221.

Ascoli, G. A., Alonso-Nanclares, L., Anderson, S. A., Barrionuevo, G., Benavides-Piccione, R., Burkhalter, A., et al. (2008). Petilla terminology: Nomenclature of features of GABAergic interneurons of the cerebral cortex. *Nature Reviews. Neuroscience, 9,* 557–568. doi:10.1038/nrn2402.

Baptista, C. A., Gershon, T. R., & Macagno, E. R. (1990). Peripheral organs control central neurogenesis in the leech. *Nature, 346,* 855–858.

Bartos, M., Vida, I., & Jonas, P. (2007). Synaptic mechanisms of synchronized gamma oscillations in inhibitory interneuron networks. *Nature Reviews. Neuroscience, 8,* 45–56.

Beaulieu, C. (1993). Numerical data on neocortical neurons in adult rat, with special reference to the GABA population. *Brain Research, 609,* 284–292.

Bedford, L., Walker, R., Kondo, T., van Cruchten, I., King, E. R., & Sablitzky, F. (2005). Id4 is required for the correct timing of neural differentiation. *Developmental Biology, 280,* 386–395.

Bernard, A., Lubbers, L. S., Tanis, K. Q., Luo, R., Podtelezhnikov, A. A., Finney, E. M., et al. (2012). Transcriptional architecture of the primate neocortex. *Neuron, 73,* 1083–1099. doi:10.1016/j.neuron.2012.03.002.

Bicknese, A. R., Sheppard, A. M., O'Leary, D. D. M., & Pearlman, A. L. (1994). Thalamocortical axons extend along a chondroitin sulfate proteoglycan-enriched pathway coincident with the neocortical subplate and distinct from the efferent path. *Journal of Neuroscience, 14,* 3500–3510.

Britanova, O., Akopov, S., Lukyanov, S., Gruss, P., & Tarabykin, V. (2005). Novel transcription factor Satb2 interacts with matrix attachment region DNA elements in a tissue-specific manner and demonstrates cell-type-dependent expression in the developing mouse CNS. *European Journal of Neuroscience, 21,* 658–668.

Calegari, F., & Huttner, W. B. (2003). An inhibition of cyclindependent kinases that lengthens, but does not arrest, neuroepithelial cell cycle induces premature neurogenesis. *Journal of Cell Science, 116,* 4947–4955.

Cappello, S., Attardo, A., Wu, X., Iwasato, T., Itohara, S., Wilsch-Brauninger, M., et al. (2006). The Rho-GTPase cdc42 regulates neural progenitor fate at the apical surface. *Nature Neuroscience, 9,* 1099–1107. doi:10.1038/nn1744.

Chen, B., Schaevitz, L. R., & McConnell, S. K. (2005). Fezl regulates the differentiation and axon targeting of layer 5 subcortical projection neurons in cerebral cortex. *Proceedings of the National Academy of Sciences of the United States of America, 102,* 17184–17189. doi:10.1073/pnas.0508732102.

Chen, J. G., Rasin, M. R., Kwan, K. Y., & Sestan, N. (2005). Zfp312 is required for subcortical axonal projections and dendritic morphology of deep-layer pyramidal neurons of the cerebral cortex. *Proceedings of the National Academy of Sciences of the United States of America, 102,* 17792–17797. doi:10.1073/pnas.0509032102.

Chen, L., Liao, G., Yang, L., Campbell, K., Nakafuku, M., Kuan, C. Y., et al. (2006). Cdc42 deficiency causes Sonic hedgehog-independent holoprosencephaly. *Proceedings of the National Academy of Sciences of the United States of America, 103,* 16520–16525. doi:10.1073/pnas.0603533103.

Chenn, A., & Walsh, C. A. (2002). Regulation of cerebral

cortical size by control of cell cycle exit in neural precursors. *Science, 297*, 365–369.

Cheung, A. F., Kondo, S., Abdel-Mannan, O., Chodroff, R. A., Sirey, T. M., Bluy, L. E., et al. (2010). The subventricular zone is the developmental milestone of a 6-layered neocortex: Comparisons in metatherian and eutherian mammals. *Cerebral Cortex, 20*, 1071–1081. doi:10.1093/cercor/bhp168.

Cheung, A. F., Pollen, A. A., Tavare, A., DeProto, J., & Molnar, Z. (2007). Comparative aspects of cortical neurogenesis in vertebrates. *Journal of Anatomy, 211*, 164–176.

Defelipe, J. (2002). Cortical interneurons: From Cajal to 2001. *Progress in Brain Research, 136*, 215–238.

Defelipe, J. (2011). The evolution of the brain, the human nature of cortical circuits, and intellectual creativity. *Frontiers in Neuroanatomy, 5*, 29. doi:10.3389/fnana.2011.00029.

Defelipe, J., Gonzalez-Albo, M. C., Del Rio, M. R., & Elston, G. N. (1999). Distribution and patterns of connectivity of interneurons containing calbindin, calretinin, and parvalbumin in visual areas of the occipital and temporal lobes of the macaque monkey. *Journal of Comparative Neurology, 412*, 515–526.

Dehay, C., Giroud, P., Berland, M., Smart, I., & Kennedy, H. (1993). Modulation of the cell cycle contributes to the parcellation of the primate visual cortex. *Nature, 366*, 464–466.

Dehay, C., Horsburgh, G., Berland, M., Killackey, H., & Kennedy, H. (1989). Maturation and connectivity of the visual cortex in monkey is altered by prenatal removal of retinal input. *Nature, 337*, 265–267.

Dehay, C., Horsburgh, G., Berland, M., Killackey, H., & Kennedy, H. (1991). The effects of bilateral enucleation in the primate fetus on the parcellation of visual cortex. *Brain Research. Developmental Brain Research, 62*, 137–141.

Dehay, C., & Kennedy, H. (2007). Cell-cycle control and cortical development. *Nature Reviews. Neuroscience, 8*, 438–450.

Dehay, C., Savatier, P., Cortay, V., & Kennedy, H. (2001). Cell-cycle kinetics of neocortical precursors are influenced by embryonic thalamic axons. *Journal of Neuroscience, 21*, 201–214.

Englund, C., Fink, A., Lau, C., Pham, D., Daza, R. A., Bulfone, A., et al. (2005). Pax6, Tbr2, and Tbr1 are expressed sequentially by radial glia, intermediate progenitor cells, and postmitotic neurons in developing neocortex. *Journal of Neuroscience, 25*, 247–251. doi:10.1523/JNEUROSCI.2899-04.2005.

Fietz, S. A., Kelava, I., Vogt, J., Wilsch-Brauninger, M., Stenzel, D., Fish, J. L., et al. (2010). OSVZ progenitors of human and ferret neocortex are epithelial-like and expand by integrin signaling. *Nature Neuroscience, 13*, 690–699. doi:10.1038/nn.2553.

Fish, J. L., Dehay, C., Kennedy, H., & Huttner, W. B. (2008). Making bigger brains—The evolution of neural-progenitor-cell division. *Journal of Cell Science, 121*, 2783–2793.

Fishell, G., & Rudy, B. (2011). Mechanisms of inhibition within the telencephalon: "Where the wild things are." *Annual Review of Neuroscience, 34*, 535–567.

Frantz, G. D., Weimann, J. M., Levin, M. E., & McConnell, S. K. (1994). Otx1 and Otx2 define layers and regions in developing cerebral cortex and cerebellum. *Journal of Neuroscience, 14*, 5725–5740.

Gabbott, P. L. A., & Bacon, S. J. (1996). Local circuit neurons in the medial prefrontal cortex (areas 24a, b, c, 25 and 32) in the monkey: II. Quantitative areal and laminar distribution. *Journal of Comparative Neurology, 364*, 609–636.

Gal, J. S., Morozov, Y. M., Ayoub, A. E., Chatterjee, M., Rakic, P., & Haydar, T. F. (2006). Molecular and morphological heterogeneity of neural precursors in the mouse neocortical proliferative zones. *Journal of Neuroscience, 26*, 1045–1056.

Garcia-Moreno, F., Vasistha, N. A., Trevia, N., Bourne, J. A., & Molnar, Z. (2011). Compartmentalization of cerebral cortical germinal zones in a lissencephalic primate and gyrencephalic rodent. *Cerebral Cortex, 22*, 482–492.

Geisler, W. S., & Diehl, R. L. (2002). Bayesian natural selection and the evolution of perceptual systems. *Philosophical Transactions of the Royal Society of London. Series B, Biological Sciences, 357*, 419–448. doi:10.1098/rstb.2001.1055.

Gong, Q. H., & Shipley, M. T. (1995). Evidence that pioneer olfactory axons regulate telencephalon cell cycle kinetics to induce the formation of the olfactory bulb. *Neuron, 14*, 91–101.

Götz, M., & Huttner, W. B. (2005). The cell biology of neurogenesis. *Nature Reviews. Molecular Cell Biology, 6*, 777–788.

Götz, M., Stoykova, A., & Gruss, P. (1998). Pax6 controls radial glia differentiation in the cerebral cortex. *Neuron, 21*, 1031–1044.

Halley, J. D., & Winkler, D. A. (2008). Critical-like self-organization and natural selection: Two facets of a single evolutionary process? *Bio Systems, 92*, 148–158.

Hansen, D. V., Lui, J. H., Parker, P. R., & Kriegstein, A. R. (2010). Neurogenic radial glia in the outer subventricular zone of human neocortex. *Nature, 464*, 554–561.

Hartfuss, E., Galli, R., Heins, N., & Götz, M. (2001). Characterization of CNS precursor subtypes and radial glia. *Developmental Biology, 229*, 15–30.

Haubensak, W., Attardo, A., Denk, W., & Huttner, W. B. (2004). Neurons arise in the basal neuroepithelium of the early mammalian telencephalon: A major site of neurogenesis. *Proceedings of the National Academy of Sciences of the United States of America, 101*, 3196–3201.

Heins, N., Malatesta, P., Cecconi, F., Nakafuku, M., Tucker, K. L., Hack, M. A., et al. (2002). Glial cells generate neurons: The role of the transcription factor Pax6. *Nature Neuroscience, 5*, 308–315. doi:10.1038/nn828.

Hendry, S. H. C., Schwark, H. D., Jones, E. G., & Yan, J. (1987). Numbers and proportions of GABA-immunoreactive neurons in different areas of monkey cerebral cortex. *Journal of Neuroscience, 7*, 1503–1519.

Hevner, R. F. (2005). The cerebral cortex malformation in thanatophoric dysplasia: Neuropathology and pathogenesis. *Acta Neuropathologica, 110*, 208–221.

Hill, R. S., & Walsh, C. A. (2005). Molecular insights into human brain evolution. *Nature, 437*, 64–67.

Holm, P. C., Mader, M. T., Haubst, N., Wizenmann, A., Sigvardsson, M., & Götz, M. (2007). Loss- and gain-of-function analyses reveal targets of Pax6 in the developing mouse telencephalon. *Molecular and Cellular Neurosciences, 34*, 99–119.

Inglis-Broadgate, S. L., Thomson, R. E., Pellicano, F., Tartaglia, M. A., Pontikis, C. C., Cooper, J. D., et al. (2005). FGFR3 regulates brain size by controlling progenitor cell proliferation and apoptosis during embryonic development. *Developmental Biology, 279*, 73–85. doi:10.1016/j.ydbio.2004.11.035.

Inta, D., Alfonso, J., von Engelhardt, J., Kreuzberg, M. M., Meyer, A. H., van Hooft, J. A., et al. (2008). Neurogenesis and widespread forebrain migration of distinct GABAergic neurons from the postnatal subventricular zone. *Proceedings of the National Academy of Sciences of the United States of America, 105*, 20994–20999. doi:10.1073/pnas.0807059105.

Jakovcevski, I., Mayer, N., & Zecevic, N. (2011). Multiple origins of human neocortical interneurons are supported by distinct expression of transcription factors. *Cerebral Cortex, 21*, 1771–1782.

Jones, E. G., DeFelipe, J., Hendry, S. H. C., & Maggio, J. E. (1988). A study of tachykinin-immunoreactive neurons in monkey cerebral cortex. *Journal of Neuroscience, 8*, 1206–1224.

Kauffman, S. A. (1993). *The origins of order*. New York: Oxford University Press.

Kauffman, S. A. (2000). *Investigations*. New York: Oxford University Press.

Kelava, I., Reillo, I., Murayama, A. Y., Kalinka, A. T., Stenzel, D., Tomancak, P., et al. (2012). Abundant occurrence of basal radial glia in the subventricular zone of embryonic neocortex of a lissencephalic primate, the common marmoset *Callithrix jacchus*. *Cerebral Cortex, 22*, 469–481. doi:10.1093/cercor/bhr301.

Kennedy, H., & Dehay, C. (1993). Cortical specification of mice and men. *Cerebral Cortex, 3*, 27–35.

Kennedy, H., & Dehay, C. (2012). Self-organization and inter-areal networks in the primate cortex. *Progress in Brain Research, 195*, 341–360.

Kennedy, H., Douglas, R., Knoblauch, K., & Dehay, C. (2007). Self-organization and pattern formation in primate cortical networks. *Novartis Foundation Symposium, 288*, 178–194 discussion 195–198, 276–281.

King, M. C., & Wilson, A. C. (1975). Evolution at two levels in humans and chimpanzees. *Science, 188*, 107–116.

Kohwi, M., Petryniak, M. A., Long, J. E., Ekker, M., Obata, K., Yanagawa, Y., et al. (2007). A subpopulation of olfactory bulb GABAergic interneurons is derived from Emx1- and Dlx5/6-expressing progenitors. *Journal of Neuroscience, 27*, 6878–6891. doi:10.1523/JNEUROSCI.0254-07.2007.

Kollros, J. J. (1953). The development of the optic lobes in the frog: I. The effects of unilateral enucleation in embryonic stages. *Journal of Experimental Zoology, 123*, 153–187.

Kollros, J. J. (1982). Peripheral control of midbrain mitotic activity in the frog. *Journal of Comparative Neurology, 205*, 171–178.

Kowalczyk, T., Pontious, A., Englund, C., Daza, R. A., Bedogni, F., Hodge, R., et al. (2009). Intermediate neuronal progenitors (basal progenitors) produce pyramidal-projection neurons for all layers of cerebral cortex. *Cerebral Cortex, 19*, 2439–2450. doi:10.1093/cercor/bhn260.

Kriegstein, A., Noctor, S., & Martinez-Cerdeno, V. (2006). Patterns of neural stem and progenitor cell division may underlie evolutionary cortical expansion. *Nature Reviews. Neuroscience, 7*, 883–890.

Kuida, K., Haydar, T. F., Kuan, C. Y., Gu, Y., Taya, C., Karasuyama, H., et al. (1998). Reduced apoptosis and cytochrome c-mediated caspase activation in mice lacking caspase 9. *Cell, 94*, 325–337. doi:10.1016/S0092-8674(00)81476-2.

Land, P. W., & Monaghan, A. P. (2003). Expression of the transcription factor, tailless, is required for formation of superficial cortical layers. *Cerebral Cortex, 13*, 921–931.

Lange, C., Huttner, W. B., & Calegari, F. (2009). Cdk4/cyclinD1 overexpression in neural stem cells shortens G1, delays neurogenesis, and promotes the generation and expansion of basal progenitors. *Cell Stem Cell, 5*, 320–331.

Letinic, K., Zoncu, R., & Rakic, P. (2002). Origin of GABAergic neurons in the human neocortex. *Nature, 417*, 645–649.

LeVay, S., Wiesel, T. N., & Hubel, D. H. (1980). The development of ocular dominance columns in normal and visually deprived monkeys. *Journal of Comparative Neurology, 191*, 1–51.

Levitt, P., Cooper, M. L., & Rakic, P. (1981). Coexistence of neuronal and glial precursor cells in the cerebral ventricular zone of the fetal monkey: An ultrastructural immunoperoxidase analysis. *Journal of Neuroscience, 1*, 27–39.

Lopez-Bendito, G., & Molnar, Z. (2003). Thalamocortical development: How are we going to get there? *Nature Reviews. Neuroscience, 4*, 276–289.

Lui, J. H., Hansen, D. V., & Kriegstein, A. R. (2011). Development and evolution of the human neocortex. *Cell, 146*, 18–36.

Lukaszewicz, A., Cortay, V., Giroud, P., Berland, M., Smart, I., Kennedy, H., et al. (2006). The concerted modulation of proliferation and migration contributes to the specification of the cytoarchitecture and dimensions of cortical areas. *Cerebral Cortex, 16*(Suppl. 1), i26–i34. doi:10.1093/cercor/bhk011.

Lukaszewicz, A., Savatier, P., Cortay, V., Giroud, P., Huissoud, C., Berland, M., et al. (2005). G1 phase regulation, area-specific cell cycle control, and cytoarchitectonics in the primate cortex. *Neuron, 47*, 353–364. doi:10.1016/j.neuron.2005.06.032.

Lukaszewicz, A., Savatier, P., Cortay, V., Kennedy, H., & Dehay, C. (2002). Contrasting effects of basic fibroblast growth factor and neurotrophin 3 on cell cycle kinetics of mouse cortical stem cells. *Journal of Neuroscience, 22*, 6610–6622.

Malatesta, P., Hack, M. A., Hartfuss, E., Kettenmann, H., Klinkert, W., Kirchhoff, F., et al. (2003). Neuronal or glial progeny: Regional differences in radial glia fate. *Neuron, 37*, 751–764.

Malatesta, P., Hartfuss, E., & Götz, M. (2000). Isolation of radial glial cells by fluorescent-activated cell sorting reveals a neuronal lineage. *Development, 127*, 5253–5263.

Marin, O., & Rubenstein, J. L. (2001). A long, remarkable journey: Tangential migration in the telencephalon. *Nature Reviews. Neuroscience, 2*, 780–790.

Martinez-Cerdeno, V., Cunningham, C. L., Camacho, J., Antczak, J. L., Prakash, A. N., Cziep, M. E., et al. (2012). Comparative analysis of the subventricular zone in rat, ferret and macaque: Evidence for an outer subventricular zone in rodents. *PLoS ONE, 7*, e30178. doi:10.1371/journal.pone.0030178.

Martinez-Cerdeno, V., Noctor, S. C., & Kriegstein, A. R. (2006). The role of intermediate progenitor cells in the evolutionary expansion of the cerebral cortex. *Cerebral Cortex, 16*(Suppl. 1), i152–i161.

McConnell, S. K., & Kaznowski, C. E. (1991). Cell cycle dependence of laminar determination in developing neocortex. *Science, 254*, 282–285.

Metin, C., Baudoin, J. P., Rakic, S., & Parnavelas, J. G. (2006). Cell and molecular mechanisms involved in the migration of cortical interneurons. *European Journal of Neuroscience, 23*, 894–900.

Miller, B., Chou, L., & Finlay, B. L. (1993). The early development of thalamocortical and corticothalamic projections. *Journal of Comparative Neurology, 335*, 16–41.

Miyata, T., Kawaguchi, A., Saito, K., Kawano, M., Muto, T., & Ogawa, M. (2004). Asymmetric production of surface-dividing and non-surface-dividing cortical progenitor cells. *Development, 131*, 3133–3145.

Molnar, Z., Metin, C., Stoykova, A., Tarabykin, V., Price, D. J., Francis, F., et al. (2006). Comparative aspects of cerebral cortical development. *European Journal of Neuroscience, 23*, 921–934. doi:10.1111/j.1460-9568.2006.04611.x.

Molyneaux, B. J., Arlotta, P., Hirata, T., Hibi, M., & Macklis, J. D. (2005). Fezl is required for the birth and specification of corticospinal motor neurons. *Neuron, 47*, 817–831.

Nieto, M., Monuki, E. S., Tang, H., Imitola, J., Haubst, N., Khoury, S. J., et al. (2004). Expression of Cux-1 and Cux-2 in the subventricular zone and upper layers II–IV of the cerebral cortex. *Journal of Comparative Neurology, 479*, 168–180. doi:10.1002/cne.20322.

Noctor, S. C., Flint, A. C., Weissman, T. A., Dammerman, R. S., & Kriegstein, A. R. (2001). Neurons derived from radial glial cells establish radial units in neocortex. *Nature, 409*, 714–720.

Noctor, S. C., Flint, A. C., Weissman, T. A., Wong, W. S., Clinton, B. K., & Kriegstein, A. R. (2002). Dividing precursor cells of the embryonic cortical ventricular zone have morphological and molecular characteristics of radial glia. *Journal of Neuroscience, 22*, 3161–3173.

Noctor, S. C., Martinez-Cerdeno, V., Ivic, L., & Kriegstein, A. R. (2004). Cortical neurons arise in symmetric and asymmetric division zones and migrate through specific phases. *Nature Neuroscience, 7*, 136–144.

O'Leary, D. D. M. (1989). Do cortical areas emerge from a protocortex? *Trends in Neurosciences, 12*, 400–406. doi:10.1016/0166-2236(89)90080-5.

Petanjek, Z., Berger, B., & Esclapez, M. (2009). Origins of cortical GABAergic neurons in the cynomolgus monkey. *Cerebral Cortex, 19*, 249–262.

Petanjek, Z., Kostovic, I., & Esclapez, M. (2009). Primate-specific origins and migration of cortical GABAergic neurons. *Frontiers in Neuroanatomy, 3*, 26. doi:10.3389/neuro.05.026.2009.

Pilaz, L. J., Patti, D., Marcy, G., Ollier, E., Pfister, S., Douglas, R. J., et al. (2009). Forced G1-phase reduction alters mode of division, neuron number, and laminar phenotype in the cerebral cortex. *Proceedings of the National Academy of Sciences of the United States of America, 106*, 21924–21929. doi:10.1073/pnas.0909894106.

Pinto, L., Drechsel, D., Schmid, M. T., Ninkovic, J., Irmler, M., Brill, M. S., et al. (2009). AP2gamma regulates basal progenitor fate in a region- and layer-specific manner in the developing cortex. *Nature Neuroscience, 12*, 1229–1237. doi:10.1038/nn.2399.

Polleux, F., Dehay, C., Goffinet, A., & Kennedy, H. (2001). Pre- and post-mitotic events contribute to the progressive acquisition of area-specific connectional fate in the neocortex. *Cerebral Cortex, 11*, 1027–1039.

Polleux, F., Dehay, C., & Kennedy, H. (1998). Neurogenesis and commitment of corticospinal neurons in reeler. *Journal of Neuroscience, 18*, 9910–9923.

Polleux, F., Dehay, C., Moraillon, B., & Kennedy, H. (1997). Regulation of neuroblast cell-cycle kinetics plays a crucial role in the generation of unique features of neocortical areas. *Journal of Neuroscience, 17*, 7763–7783.

Pontious, A., Kowalczyk, T., Englund, C., & Hevner, R. F. (2008). Role of intermediate progenitor cells in cerebral cortex development. *Developmental Neuroscience, 30*, 24–32.

Quinn, J. C., Molinek, M., Martynoga, B. S., Zaki, P. A., Faedo, A., Bulfone, A., et al. (2007). Pax6 controls cerebral cortical cell number by regulating exit from the cell cycle and specifies cortical cell identity by a cell autonomous mechanism. *Developmental Biology, 302*, 50–65. doi:10.1016/j.ydbio.2006.08.035.

Rakic, P. (1977). Genesis of the dorsal lateral geniculate nucleus in the rhesus monkey: Site and time of origin, kinetics of proliferation, routes of migration and pattern of distribution of neurons. *Journal of Comparative Neurology, 176*, 23–52.

Rakic, P. (1988a). Defects of neuronal migration and the pathogenesis of cortical malformations. *Progress in Brain Research, 73*, 15–37.

Rakic, P. (1988b). Specification of cerebral cortical areas. *Science, 241*, 170–176.

Rakic, P. (1995). A small step for the cell, a giant leap for mankind: A hypothesis of neocortical expansion during evolution. *Trends in Neurosciences, 18*, 383–388. doi:10.1016/0166-2236(95)93934-P.

Rakic, P. (2003). Developmental and evolutionary adaptations of cortical radial glia. *Cerebral Cortex, 13*, 541–549.

Rakic, P. (2009). Evolution of the neocortex: A perspective from developmental biology. *Nature Reviews. Neuroscience, 10*, 724–735.

Reillo, I., de Juan Romero, C., Garcia-Cabezas, M. A., & Borrell, V. (2011). A role for intermediate radial glia in the tangential expansion of the mammalian cerebral cortex. *Cerebral Cortex, 21*, 1674–1694.

Reznikov, K., Acklin, S. E., & van der Kooy, D. (1997). Clonal heterogeneity in the early embryonic rodent cortical germinal zone and the separation of subventricular from ventricular zone lineages. *Developmental Dynamics, 210*, 328–343.

Roy, K., Kuznicki, K., Wu, Q., Sun, Z., Bock, D., Schutz, G., et al. (2004). The Tlx gene regulates the timing of neurogenesis in the cortex. *Journal of Neuroscience, 24*, 8333–8345. doi:10.1523/JNEUROSCI.1148-04.2004.

Schmechel, D. E., & Rakic, P. (1979). Arrested proliferation of radial glial cells during midgestation in rhesus monkey. *Nature, 277*, 303–305.

Schuurmans, C., Armant, O., Nieto, M., Stenman, J. M., Britz, O., Klenin, N., et al. (2004). Sequential phases of cortical specification involve Neurogenin-dependent and -independent pathways. *European Molecular Biology Organization Journal, 23*, 2892–2902. doi:10.1038/sj.emboj.7600278.

Selleck, S. B., & Steller, H. (1991). The influence of retinal innervation on neurogenesis in the 1st optic ganglion of drosophila. *Neuron, 6*, 83–99.

Shen, Q., Wang, Y., Dimos, J. T., Fasano, C. A., Phoenix, T. N., Lemischka, I. R., et al. (2006). The timing of cortical neurogenesis is encoded within lineages of individual progenitor cells. *Nature Neuroscience, 9*, 743–751. doi:10.1038/nn1694.

Shepard, R. N. (2001). Perceptual-cognitive universals as reflections of the world. *Behavioral and Brain Sciences, 24*, 581–601, discussion 652–671.

Shitamukai, A., Konno, D., & Matsuzaki, F. (2011). Oblique radial glial divisions in the developing mouse neocortex induce self-renewing progenitors outside the germinal zone that resemble primate outer subventricular zone progenitors. *Journal of Neuroscience, 31*, 3683–3695.

Smart, I. H. (1973). Proliferative characteristics of the ependymal layer during the early development of the mouse neocortex: A pilot study based on recording the number, location and plane of cleavage of mitotic figures. *Journal of Anatomy, 116*, 67–91.

Smart, I. H., Dehay, C., Giroud, P., Berland, M., & Kennedy, H. (2002). Unique morphological features of the proliferative zones and postmitotic compartments of the neural epithelium giving rise to striate and extrastriate cortex in the monkey. *Cerebral Cortex, 12*, 37–53.

Stancik, E. K., Navarro-Quiroga, I., Sellke, R., & Haydar, T. F. (2010). Heterogeneity in ventricular zone neural precursors contributes to neuronal fate diversity in the postnatal neocortex. *Journal of Neuroscience, 30*, 7028–7036.

Sur, M., & Rubenstein, J. L. (2005). Patterning and plasticity of the cerebral cortex. *Science, 310,* 805–810.

Tamamaki, N., Fujimori, K. E., & Takauji, R. (1997). Origin and route of tangentially migrating neurons in the developing neocortical intermediate zone. *Journal of Neuroscience, 17,* 8313–8323.

Tarabykin, V., Stoykova, A., Usman, N., & Gruss, P. (2001). Cortical upper layer neurons derive from the subventricular zone as indicated by Svet1 gene expression. *Development, 128,* 1983–1993.

Thompson, I. D., Kossut, M., & Blakemore, C. (1983). Development of orientation columns in cat striate cortex revealed by 2-deoxyglucose autoradiography. *Nature, 301,* 712–715.

Van der Loos, H. (1977). Structural changes in the cerebral cortex upon modification of the periphery: Barrels in somatosensory cortex. *Philosophical Transactions of the Royal Society of London. Series B, Biological Sciences, 278,* 373–376.

Wang, X., Tsai, J. W., LaMonica, B., & Kriegstein, A. R. (2011). A new subtype of progenitor cell in the mouse embryonic neocortex. *Nature Neuroscience, 14,* 555–561.

Williams, R. W., & Herrup, K. (1988). The control of neuron number. *Annual Review of Neuroscience, 11,* 423–454.

Wonders, C. P., & Anderson, S. A. (2006). The origin and specification of cortical interneurons. *Nature Reviews. Neuroscience, 7,* 687–696.

Woodward, W. R., & Coull, B. M. (1984). Localization and organization of geniculocortical and corticofugal fiber tracts within the subcortical white matter. *Neuroscience, 12,* 1089–1099.

Wu, S., Esumi, S., Watanabe, K., Chen, J., Nakamura, K. C., Nakamura, K., et al. (2011). Tangential migration and proliferation of intermediate progenitors of GABAergic neurons in the mouse telencephalon. *Development, 138,* 2499–2509. doi:10.1242/dev.063032.

Wu, S. X., Goebbels, S., Nakamura, K., Nakamura, K., Kometani, K., Minato, N., et al. (2005). Pyramidal neurons of upper cortical layers generated by NEX-positive progenitor cells in the subventricular zone. *Proceedings of the National Academy of Sciences of the United States of America, 102,* 17172–17177. doi:10.1073/pnas.0508560102.

Yanez, I. B., Munoz, A., Contreras, J., Gonzalez, J., Rodriguez-Veiga, E., & DeFelipe, J. (2005). Double bouquet cell in the human cerebral cortex and a comparison with other mammals. *Journal of Comparative Neurology, 486,* 344–360.

Yu, X., & Zecevic, N. (2011). Dorsal radial glial cells have the potential to generate cortical interneurons in human but not in mouse brain. *Journal of Neuroscience, 31,* 2413–2420.

Yun, K., Mantani, A., Garel, S., Rubenstein, J., & Israel, M. A. (2004). Id4 regulates neural progenitor proliferation and differentiation in vivo. *Development, 131,* 5441–5448.

Zecevic, N., Chen, Y., & Filipovic, R. (2005). Contributions of cortical subventricular zone to the development of the human cerebral cortex. *Journal of Comparative Neurology, 491,* 109–122.

Zecevic, N., Hu, F., & Jakovcevski, I. (2011). Interneurons in the developing human neocortex. *Developmental Neurobiology, 71,* 18–33.

Zhou, C. J., Borello, U., Rubenstein, J. L., & Pleasure, S. J. (2006). Neuronal production and precursor proliferation defects in the neocortex of mice with loss of function in the canonical Wnt signaling pathway. *Neuroscience, 142,* 1119–1131.

Zimmer, C., Tiveron, M. C., Bodmer, R., & Cremer, H. (2004). Dynamics of Cux2 expression suggests that an early pool of SVZ precursors is fated to become upper cortical layer neurons. *Cerebral Cortex, 14,* 1408–1420.

第 99 章　灵长类视觉发展中的神经限制：纹状皮层之外

Lynne Kiorpes,J. Anthony Movshon

从 Wiesel 和 Hubel 在 20 世纪 60 和 70 年代开拓性工作开始,我们已经知道初级视觉皮层存在出生后的发展,并且在早期的关键期易受视觉经验的影响。因此普遍认为纹状体的成熟对视觉功能的发育有重要限制作用(Wiesel,1982)。然而,尽管过去 50 年有大量有关出生后灵长类动物视觉系统的解剖和生理过程的研究,但是什么神经机制限制视觉发育依旧不清楚。在非人类的灵长类动物中,我们有从细胞水平到行为学水平最强有力的证据表明,出生后早期视网膜水平的改变对视觉表现并没有造成重要限制(Kiorpes et al.,2003)。同样,在空间视觉方面,在外膝体(LGN)和纹状体水平的神经反应特性的发育并不能有效解释行为学的发展,比如空间分辨率和对比度敏感度(Kiorpes & Movshon,2004a;Movshon et al.,2005;Zheng et al.,2007)。相反,时间分辨力(以时间调制传递函数的高频截断表示)与 LGN 的大细胞神经元的时间频率响应特性能很好地匹配(Stavros & Kiorpes,2008)。因此,尽管纹状体长期被认为可能是婴儿视觉限制的部位,但在这一水平的视觉系统神经元反应特性的发展似乎并不能解释行为上观察到的视觉表现(Kiorpes & Movshon,2004a)。这一章将在后面评估这一观点,即外纹状体视觉区的等级性的发育允许视觉发育的发展,并阐述婴儿行为输出可用信息质量的其他假设。

大家普遍接受的观点是:大脑皮层视觉系统是以等级形式进行组织的。主要的外纹状体视觉通路来自初级视觉皮层(Felleman & Van Essen,1991;参考本卷第 17 章),更高级的视觉区参与更加复杂的视觉过程。尽管现在也有很好的证据表明,大脑也是以等级的形式发育(Guillery,2005),即皮下核团的发育先于大脑皮层,初级感觉皮层的发育先于更高级区域,但目前并没有在功能水平对这一过程进行全面的分析。非人类的灵长类动物纹状体的基本组织在出生前就已确定,即眼优势柱和朝向柱在出生前基本上达到成年水平(Blasdel,Obermayer,& Kiorpes,1995;Horton & Hocking,1996;Wiesel & Hubel,1974)。细胞色素氧化酶组织(斑点、碎片、条状)在猕猴(Baldwin et al.,2012;Horton & Hocking,1996)和人类(Burkhalter,Bernardo,& Charles,1993)新生儿的 V1 和 V2 区也相当成熟了。

这种组织结构的发展并不需要视觉经验,尽管异常的视觉经验会破坏这种组织结构的维持(Horton & Hocking,1996,1997;Wiesel & Hubel,1974)。如 Kennedy 和 Burkhalter(2004)所述,前馈和反馈的内部联系的组织也在出生前就已大部分建立,并与成年猴子的等级关系区域相联系。前馈投射的拓扑特性在快出生时与成年已相当类似,而出生后只会经历细微改变。一般来说,反馈投射最初更加弥散和丰富,并且需要大量出生后的精细化。尽管如此,它们显然也会在出生后 2~4 个月就完全成熟(Baldwin et al.,2012;Kennedy & Burkhalter,2004)。

在人类视觉皮层也发现了相似的皮质成熟模式,尽管人类反馈投射的精细化会持续到 18~24 个月(Burkhalter,1993)。在解剖学层面描述的改变类型可以支持感受野中心大小的适度减小,以及感受野周围机制更实质性的发育或重组。这与之前对猕猴 V1 和 V2 的电生理研究所报告的一致(Baldwin et al.,2012;Chino et al.,1997;Kiorpes & Movshon,2004a;Zheng et al.,2007)。然而,在 16 周大的非人类灵长类动物中发现,当这些结构和电生理过程已经完全成熟时,即使是最基本的视觉功能在行为学上也非常不成熟。这表明,重要的限制在 V1 和 V2 的下游。因此评估视觉功能的发展依赖于更高级的视觉区域是有意义的。

许多高级视觉功能已经在年轻猕猴身上进行了研究。这些复杂的视觉功能本质上通常是整合在一起的,需要结合空间或时空信息从而产生连贯或整体的知觉。一些整合的功能被认为反映了特定外纹状脑区的处理。比如,位于背侧通路颞叶中部的 MT/V5 参与整体运动刺激的加工,并且提供支持运动知觉的信号(Britten et al.,1992;Newsome & Pare,1988)。另一方面,对于静态整体形式刺激的知觉,比如 Glass 模式,或者图-地面分割任务(figure-ground segmentation tasks)被认为是依赖于腹侧通路的脑区的处理,例如V4或枕叶外侧复合脑区(Altmann, Bülthoff, & Kourtzi, 2003; Ostwald et al., 2008)。因此,对整体刺激敏感性的发展研究可以提供窗口,让我们了解外纹状体区在幼年灵长类动物视觉中所扮演的角色。

有关神经活动和知觉相关的最完善的研究是MT神经元的电生理属性和其对运动的知觉。在成年猕猴和人类病人中,MT区域的损伤会造成整体运动知觉的改变(Newsome & Pare, 1988; Rudolph & Pasternak, 1999; Shipp et al., 1994; Vaina et al., 2005)。并且,对一部分MT的神经元进行电刺激会对运动方向的知觉产生可预测的偏差(Salzman et al., 1992)。因此,自然地,我们会期待这一区域神经元的功能发育与对运动敏感性高度相关(Hall-Haro & Kiorpes, 2008; Kiorpes & Movshon, 2004b; Kiorpes et al., 2012; Mikami & Fujita, 1992)。

无论是基于1-D光栅刺激还是随机点动态运动图(random dot kinematograms, RDKs)的整体运动刺激,研究发现出生后不久的幼年猕猴都能够探测到视觉运动,并且区分出运动方向。然而,婴儿对运动的敏感性与成人相比还是要差很多,并会在出生后2~3年的缓慢、漫长的发育过程中得到改善(见图99.1A)。有趣的是,对于2-D光栅运动模式的知觉则与这种情况不同。对连贯运动格纹图案模式的知觉,发展的相对较晚。12周以前的婴儿不能识别方格的运动方向,而对类似的1-D光栅运动任务中的运动方向辨别则没问题(Hall-Haro & Kiorpes, 2008)。

这种能力在所有动物出生后18周都很明显,尽管个体之间在敏感性的绝对值上有差异,但是模式运动敏感性在出生后第一年年底会达到渐近水平(见图99.1B)。显然运动知觉的发育时间依赖于被测试的不同运动类型,而支持RDKs和格子的运动知觉的神经过程并不相同。

为了研究婴儿猕猴MT神经元的相对成熟性,我们团队记录了在1周、4周和16周大的婴儿猕猴和成年猕猴的单神经元反应特性(Movshon et al., 2003)。我们发现婴儿的MT神经元与成年猕猴类似,能对1-D运动的速度和方向有很好的调谐反应。然而,也有一些不成熟的地方。和在早期视觉皮层(V1和V2)的发现一致(见Kiorpes & Movshon, 2004a; Zheng et al., 2007),与成年猕猴相比,婴儿MT神经元反应较弱,潜伏期较长,且脉冲发放率更低。与早期皮层区域不同的是,这些特性在16周时在MT还未完全成熟。婴儿和成年猕猴MT的一个显著的不同是缺乏模

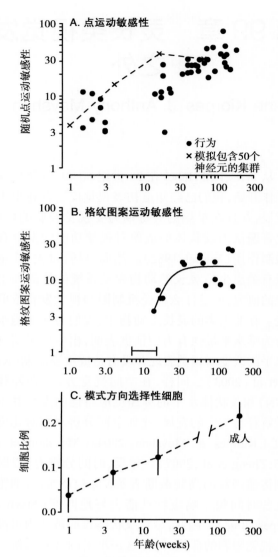

图99.1 背侧通路运动知觉机制的发展。(A)随机点运动敏感性的发育。一致性代表了随机点刺激(RDK)的强度。实心符号是每个幼猴随年龄发育的数据(数据来源于Kiorpes & Movshon, 2004b)。叉号(×)和虚线表明在每个年龄下颞叶中部视觉皮层(MT)神经元群(共包含50个神经元)对运动的敏感性的估计。(B)对格子模式运动方向的敏感性的发育。实心符号是每个幼猴随年龄发育的数据。横坐标旁边的水平线条界定了幼猴不能成功知觉格子运动方向的年龄范围。Michaelis-Menton函数可以很好地拟合数据,它能描述发展速率以及敏感性发展到成年人水平的50%的年龄(依据Hall-Haro & Kiorpes, 2008)。(C)每个年龄阶段模式方向细胞在MT的比例(均值±标准误)。

式方向选择性(PDS)神经元,这些神经元是复杂模式运动方向的信号,如格子模式(Movshon et al., 1985; Rodman & Albright, 1989)。PDS的反应起源于从V1到MT的特异的、精巧的前馈投射,而这些细胞较晚的成熟可能反映了这些连接模式的延迟完善(Rust et al., 2006)。

16 周龄时,PDS 细胞的比例仅是成年猕猴的二分之一,在更小的年纪时,就更少了(见图 99.1C)。尽管对行为和电生理的结果进行直接比较并不简单,但是这些神经的数据表明,幼年猕猴具有检测和区分简单运动的神经机制,但由于 PDS 细胞的缺乏,最小的幼猴可能无法辨别复杂模式运动。这些预测得到了行为数据的证实(见图 99.1A,B),表明 RDK 运动的辨别会在早期开始,而对模式运动的辨别则会延迟发育。那么如何能进一步解释图 99.1A 所表现的婴儿相对较差的表现以及延长的发育过程呢?

如上述所提到的,尽管 MT 神经元在最小的婴儿上也已被很好的调谐,但它们反应也非常微弱,整体的反应会随着年龄改变。为了捕捉神经元一致性的阈值随年龄的变化,我们进行了一个与 Shadlen 等人(1996)相似的合并分析。对每个年龄组的群体水平神经元一致性敏感性的估计表明,神经敏感性与行为的提升会平行进行,直到 16 周时,神经敏感性达到成人水平(见图 99.1A 中的×和虚线)。神经和行为发育之间在较早年龄阶段的相关性非常吸引人,尽管这仍然无法解释 RDKs 运动敏感性延长的发育期。

对幼猴的研究认为各种各样的视觉能力依赖于腹侧通路的功能。腹侧通路功能特点是知觉挑战,诸如将静态元素组织为一个连贯的形式、图形-背景分割、对象识别以及对象不变性,所有这些都依赖于整体形式的知觉。将一个场景中的元素分割为对象和背景,必须区分出轮廓和纹理并定义出它们的边界。朝向(orientation)和纹理(texture)知觉在猴子和人类身上出现得非常早(Atkinson & Braddick, 1992;El-Shamayleh, Movshon, & Kiorpes, 2010;Sireteanu & Rieth, 1992)。朝向和纹理辨别能力在出生 5~6 周的猕猴身上就很明显(El-Shamayleh, Movshon, & Kiorpes, 2010)。有趣的是,仅基于二阶刺激纹理线索辨别图案的能力比一阶空间对比度敏感度成熟得更早(见图 99.2A)。因此整体形状知觉的建构基础发展得非常早。

测量整体形状知觉能力的一个典型方法是对 Glass 形状中的整体结构进行识别(Glass, 1969)。Glass 形状包含定向偶极子(oriented dipoles),只有整合了不同空间里的偶极子形状才能知觉整体结构。我们的研究发现,对 Glass 形状结构的敏感性开始得相当晚,紧接着是延长的发育时间,这让人想起整体运动的知觉(见图 99.2C)(Kiorpes et al.,2012)。大约 15 周前的猴子很少能够从不连贯的控制模式中分辨出 Glass 模式结构。出生后 2~3 年才能达到成年敏感度水平。这种情况对整体形状知觉来说似乎相当普遍。轮廓整合同时需要知觉组织和图形-背景分割能

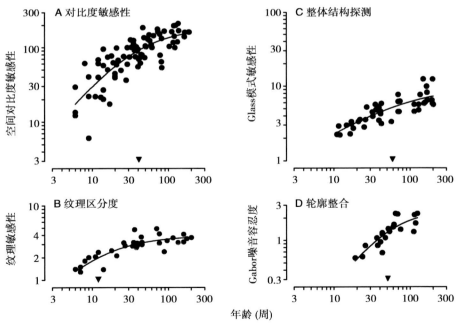

图 99.2 腹侧通路形状识别机制的发展。(A)最高空间对比度敏感性的发育(数据来源于 Stavros & Kiorpes,2008)。(B)二阶朝向定义的纹理敏感性的发育(数据来源于 ElShamayleh, Movshon, & Kiorpes, 2010)。(C)同心 Glass 模式中整体结构敏感性的发育(数据来源于 Kiorpes et al.,2012)。(D)轮廓整合能力的发展(数据来源于 Kiorpes & Bassin,2003)。每幅图中的实心符号代表个体婴儿猴,按照年龄的发育绘制。图中使用 Michaelis-Menton 函数对数据进行了拟合,它能描述发育速率以及敏感性发育到成年水平的 50% 的年龄(图中以横坐标旁的实心三角形表示)。

力。对图形-背景分割能力典型的测量方式是从随机排列的噪音元素背景中，将 Gabor patches 或其他分离的元素联系在一起，从而提取出整体形状能力（Field，Hayes，& Hess，1993）。

与空间对比度敏感性相比，这种能力也发展得相当晚。空间对比度敏感性在刚出生的猕猴身上就能测到，并在出生后第一年末就能达到成年水平（见图99.2A）（El-Shamayleh，Movshon，& Kiorpes，2010；Stavros & Kiorpes，2008）。Kiorpes 和 Bassin（2003）报告了在大约 16 周以前的幼猴并不具有整合轮廓的能力，而随后至少在第二年才能发展到成年水平（见图99.2D）。轮廓整合能力发展的延迟在人类儿童身上也有报告，这种能力在 3 岁时才开始且会持续发展至青少年时期（Kovács et al.，1999）。与心理物理学测得的整体形状知觉的发育一致，一些关于幼猴的研究表明客体概念（object concepts）的发展出现在出生后 4个月或以后（Diamond，1990；Ha，Kimpo，& Sackett，1997；Hall-Haro et al.，2008）。

成年人整体形状知觉的神经机制依旧存在争论。El-Shamayleh，Movshon，和 Kiorpes（2010）对二阶朝向定义的纹理辨别的神经机制进行了研究，发现它与人类初级视觉皮层区域 V1 和 V2 及其下游通路的神经活动相关（Larsson，Landy，& Heeger，2006）。与这一报告类似，El-Shamayleh 和 Movshon（2010）并没有发现证据证明猕猴 V2 中的神经元的二阶纹理编码。其他研究在 V4 水平上发现了形状和纹理加工的神经相关性（De Weerd，Desimone，& Ungerleider，1996；Huxlin et al.，2000；Schiller，1995）。根据轮廓整合的要求，需要整合夹杂在噪音中的元素并提取出连贯知觉的能力，似乎涉及更高级的枕颞区和初级视觉皮层上下游的相互作用（contextual interactions）（Altmann，Bülthoff，& Kourtzi，2003；Kourtzi et al.，2003；Li，Piëch，& Gilbert，2006，2008）。

Baldwin 等人（2012）研究发现，猕猴轮廓整合能力的开始与 V1 和 V2 的反馈投射的成熟以及随后感受野周围的重组一致。在 Glass 形状中提取整体形状似乎依赖于更高级的外纹状体区域的活动（Ostwald et al.，2008）。早期视觉皮层的活动被认为只是加工了Glass 形状的局部方向信号（Smith，Bair，& Movshon，2002；Smith，Kohn，& Movshon，2007）。

结合颞下视觉区域形状加工的优势证据，有可能整体形状知觉依赖于 V2 以后区域的功能。不幸的是，我们对 V2 以后的区域的神经反应的发展知道得很少。Rodman 和他的同事们对从 5 周到成年猕猴的

下颞叶（IT）神经元反应进行了记录。他们发现，与相同动物相同条件下记录的 MT 神经元相比，IT 神经元的反应要显著降低。然而 IT 神经元在幼猴（6~8 周）上表现出了对形状、图案以及面孔的典型调谐。值得注意的是，与麻醉状态相比，在清醒的婴儿猴所记录的神经元的响应比例有大幅提高，这是在 MT 神经元上没有发现的特性。

与 Movshon 等人（2003）对 MT 神经元的报告一致，婴儿猴的 IT 神经元整体响应更少，并且与成年相比，不管在什么状态下，潜伏期都更长。这些结果表明，年轻猴的腹侧通路不如背侧通路成熟，这与成熟过程的代谢分析相一致（Distler et al.，1996）。然而，他们对整体形式知觉较晚的发生和随后漫长的发展时间过程未做解释。

综合来看，神经反应特性的电生理数据和皮层组织结构的解剖学研究表明，与婴儿视觉功能行为测量所预期的相比，成年猕猴的高级知觉相关的视觉脑区更加成熟。因此，刺激信息可被婴儿以合理的保真度编码，但这些信息尚未被使用或是不足以支持适当的行为。对婴儿较差的表现有几种可能的解释。一个明显的解释是行为本身的局限或者动物理解任务的有限性。这些解释不太可能，因为行为能力已经在非常早的年龄的基本视觉功能测试（e. g.，Kiorpes & Bassin，2003；Stavros & Kiorpes，2008）或是类似的任务要求下（Hall-Haro & Kiorpes，2008）得到了明确的证明。

另一种可能性是婴儿神经元的反应能力本来就弱：尽管大多数婴儿神经元在非常小的年龄已经表现出与成年相似的调谐特性，但它们的反应速度较低，会有更长的潜伏期。较多的反应可能导致婴儿有更低的信噪比和更高的反应变异性。奇怪的是，一项对婴儿 V1 神经元可靠性的分析总结，事实上，它们的反应信度更高，而不是更低（Rust，Schultz，& Movshon，2002）。然而，有很好的证据表明，婴儿的视觉系统与成年相比是更"嘈杂的"，而对比度敏感性的发育变化与信噪比的减少平行发生，这可能反映了皮层神经元信号的改善（Brown，1994；Kiorpes & Movshon，1998；Norcia，2004）。

到目前为止，我们主要认为单个神经元属性的成熟是视觉发育的基础。如我们所看到的，这些属性解释了部分视觉发育的改变，但并不完善。当然，行为表现不太可能依赖于个体神经元的输出；相反，行为更可能反映的是一大群神经元共同的激活。因此，考虑婴儿神经元的特性是如何影响群体反应是有益的。

婴儿神经元相对较低的反应与它们更广的潜伏期的分布(如在 MT 和 IT 所提到的),可能会导致外纹状体区对下游目标脑区的输出更不一致,即使单个神经元能相当好的反映刺激属性。随着年龄增长,响应程度的增加以及潜伏期分布的变窄,在某个区域的神经元群体会产生一个更强大、更一致的活动输出模式,以供下游区域解码,从而使视觉任务上的表现与单个神经元相比有不成比例的大幅提高。同样可能的是,这可能是神经反应如何组合在一起形成群体反应的一种规则,比如神经元群体大小或群体中神经元的身份会随着发育而改变。集群规则的改变可能导致群体反应随着成熟而提高,从而驱动信息质量的提高以供行为输出。

我们知道婴儿神经元的调谐特性已经相当成熟了,所以让我们假设从中间层外纹状体区域的群体输出如实地代表了编码的视觉刺激。如果是这样,那么神经元的解码器(下游负责把这种编码信息翻译为知觉决策的加工过程)在婴儿身上是非调谐或是无效的。比如,来自上游视觉区域的精确输出可能被决策过程中的错误或是在决策过程中被赋予不适当的权重,这就会导致较差的行为表现。在这种情况下,行为分析所反应的发育时间过程可能是由于解码器"调谐"或是解码器学习正确解释感觉输出的过程,而不是由神经反应特性的精细化所导致。我们可以想象一个发展过程类似成年后的知觉学习,只是规模更大。

Law 和 Gold(2008)当猴子在进行运动方向分辨训练时,同步记录 MT 和外侧顶内沟(LIP)的反应,将眼动作为行为学的输出。他们发现,随着训练的增加 LIP 的反应有很大改进,但是 MT 没有出现并发的改变。他们的解释是,动物表现的提高与上游信息的更加高效的解码有关。在动物与视觉世界互动时,在正常发育过程中也可能会发生类似的改变。

实际上,下游区域解码其输入以形成知觉决策的过程可能实际上与那些将输入信息组合以创造更为精细的感受野特性的过程并无不同。在运动辨别任务中构建的用于解码 MT 输出的线性似然解码器表明,包含附近方向信号总和与较远方向信号抑制的前馈连接模式,对我们之前研究过的粗糙辨别任务是最优的(Graf et al.,2011;Jazayeri & Movshon,2006)。这种解码理论也为 Law 和 Gold(2008)知觉学习任务的结果提供了非常准确的解释。思考图 99.3。左侧是根据 Graf 等人(2011)的记录,基于似然解码模型,推断出的 V1 神经元群体的输出连接模式。这是基于 V1 活动用以朝向识别的最优连接模式。需要注意的是,靠近选择朝向方向偏好的神经元有兴奋性前馈输出,而偏好和选择方向较远的神经元则有抑制性输出。

右侧是 Rust 等人(2006)为了计算 MT 神经元的模式运动所推导出的连接结构。根据这种解释,模式选择性反应很大一部分来自特定的前馈连接模式。这种模式与解码所需的结构的相似性是很明显的。

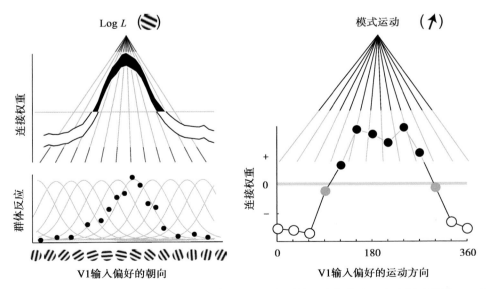

图 99.3　计算最优的线性解码器可能需要与更高级感受野属性相同的环路与算法。左边展示的是 Graf 等人(2011)得到的 V1 神经元群体对朝向最优估计的平均连接权重(上)(底部有示意说明);平均正连接(±标准误)以黑色实心带表示,负连接以空心带表示。右图展示 Rust 等人(2006)根据 V1 对 MT 中一个模式选择性反应神经元样例的输入所推导的前馈连接结构。正权重依旧用实心表示,负权重用空心表示。解码朝向的连接模式(左图)本质上与模式运动的编码相同(右)(x 轴表示度数)。

因此，可能是负责计算更精细的反应模式（比如，能够允许更高级的运动信号分析）的连接与用于计算感觉决策变量的所需的连接是一样的。也许，这些可以以相同的算法在相同类型的神经环路中实现。同时需要注意到的是，如上所述，MT 神经元模式运动的计算的发育相对较晚（见图 99.1）。同样的，整合视觉任务表现的延迟表明了 V1 精确的解码可能也发育的较晚。

对大量数据的一个保守解释是，视觉发育依赖于两个对立的过程：一个特定视觉功能开始年龄可能反映了一个限制性的潜在神经基质（neural subtrate）的成熟；而后续发育到成年水平可能反映了学习或者是解码器对一个知觉模板调谐。这两个过程是相互交织的，并且可以被相同结构实现。下游皮层区域高级刺激选择性的延迟发育可能是这种功能连接模式较晚建立的结果，因此在表现上出现相似的延迟（依赖于最优解码），即使输入神经元的信号已经与成年水平相当。这些观点的证实，需要将视觉系统等级的多个阶段对神经反应进行群体水平的测量，并在发育过程中对解码原理进行直接评估。

致谢

本章中有关我们实验室的研究受国家卫生研究院（EY05864，EY04440，and EY2017）及华盛顿灵长类研究中心（RR00166）支持。我们感谢很多学生和同行对相关研究的贡献，也感谢他们对动物的精心照顾；同时感谢 Michael Gorman 和 NYU 兽医办公室的监管。

参考文献

Altmann, C. F., Bülthoff, H. H., & Kourtzi, Z. (2003). Perceptual organization of local elements into global shapes in the human visual cortex. *Current Biology, 13,* 342–349.

Atkinson, J., & Braddick, O. (1992). Visual segmentation of oriented textures by infants. *Behavioural Brain Research, 49,* 123–131.

Baldwin, M. K., Kaskan, P. M., Zhang, B., Chino, Y. M., & Kaas, J. H. (2012). Cortical and subcortical connections of V1 and V2 in early postnatal macaque monkeys. *Journal of Comparative Neurology, 520,* 544–569.

Blasdel, G., Obermayer, K., & Kiorpes, L. (1995). Organization of ocular dominance and orientation columns in the striate cortex of neonatal macaque monkeys. *Visual Neuroscience, 12,* 589–603.

Britten, K. H., Shadlen, M. N., Newsome, W. T., & Movshon, J. A. (1992). The analysis of visual motion: A comparison of neuronal and psychophysical performance. *Journal of Neuroscience, 12,* 4745–4765.

Brown, A. M. (1994). Intrinsic contrast noise and infant visual contrast discrimination. *Vision Research, 34,* 1947–1964. doi:10.1016/0042-6989(94)90025-6.

Burkhalter, A. (1993). Development of forward and feedback connections between areas V1 and V2 of human visual cortex. *Cerebral Cortex, 3,* 476–487.

Burkhalter, A., Bernardo, K. L., & Charles, V. (1993). Development of local circuits in human visual cortex. *Journal of Neuroscience, 13,* 1916–1931.

Chino, Y. M., Smith, E. L., III, Hatta, S., & Cheng, H. (1997). Postnatal development of binocular disparity sensitivity in neurons of the primate visual cortex. *Journal of Neuroscience, 17,* 296–307.

De Weerd, P., Desimone, R., & Ungerleider, L. G. (1996). Cue-dependent deficits in grating orientation discrimination after V4 lesions in macaques. *Visual Neuroscience, 13,* 529–538.

Diamond, A. (1990). The development and neural bases of memory functions as indexed by the AB and delayed response tasks in human infants and infant monkeys. *Annals of the New York Academy of Sciences, 608,* 267–317.

Distler, C., Bachevalier, J., Kennedy, C., Mishkin, M., & Ungerleider, L. G. (1996). Functional development of the cortico-cortical pathway for motion analysis in the macaque monkey, a 14C–2-deoxyglucose study. *Cerebral Cortex, 6,* 184–195.

El-Shamayleh, Y., & Movshon, J. A. (2011). Neuronal responses to texture-defined form in macaque visual area V2. *Journal of Neuroscience, 31,* 8543–8555.

El-Shamayleh, Y., Movshon, J. A., & Kiorpes, L. (2010). Development of sensitivity to visual texture modulation in macaque monkeys. *Journal of Vision, 10,* 1–12. doi:10.1167/10.11.11.

Felleman, D. J., & Van Essen, D. C. (1991). Distributed hierarchical processing in the primate cerebral cortex. *Cerebral Cortex, 1,* 1–47. doi:10.1093/cercor/1.1.1-a.

Field, D. J., Hayes, A., & Hess, R. F. (1993). Contour integration by the human visual system: Evidence for a local "association field." *Vision Research, 33,* 173–193.

Glass, L. (1969). Moiré effect from random dots. *Nature, 223,* 578–580.

Graf, A. B., Kohn, A., Jazayeri, M., & Movshon, J. A. (2011). Decoding the activity of neuronal populations in macaque primary visual cortex. *Nature Neuroscience, 14,* 239–245.

Guillery, R. W. (2005). Is postnatal neocortical maturation hierarchical? *Trends in Neurosciences, 28,* 512–517. doi:10.1016/j.tins.2005.08.006.

Ha, J. C., Kimpo, C. L., & Sackett, G. P. (1997). Multiple-spell, discrete-time survival analysis of developmental data: Object concept in pigtailed macaques. *Developmental Psychology, 33,* 1054–1059.

Hall-Haro, C., Johnson, S. P., Price, T. A., Vance, J. A., & Kiorpes, L. (2008). Development of object concepts in macaque monkeys. *Developmental Psychobiology, 50,* 278–287.

Hall-Haro, C., & Kiorpes, L. (2008). Normal development of pattern motion sensitivity in macaque monkeys. *Visual Neuroscience, 25,* 675–684.

Horton, J. C., & Hocking, D. R. (1996). An adult-like pattern of ocular dominance columns in striate cortex of newborn monkeys prior to visual experience. *Journal of Neuroscience, 16,* 1791–1807.

Horton, J. C., & Hocking, D. R. (1997). Timing of the critical period for plasticity of ocular dominance columns in macaque striate cortex. *Journal of Neuroscience, 17,*

3684–3709.

Huxlin, K. R., Saunders, R. C., Marchionini, D., Pham, H. A., & Merigan, W. H. (2000). Perceptual deficits after lesions of inferotemporal cortex in macaques. *Cerebral Cortex, 10,* 671–683.

Jazayeri, M., & Movshon, J. A. (2006). Optimal representation of sensory information by neural populations. *Nature Neuroscience, 9,* 690–696.

Kennedy, H., & Burkhalter, A. (2004). Ontogenesis of cortical connectivity. In L. M. Chalupa & J. S. Werner (Eds.), *The visual neurosciences* (pp. 146–158). Cambridge, MA: MIT Press.

Kiorpes, L., & Bassin, S. A. (2003). Development of contour integration in macaque monkeys. *Visual Neuroscience, 20,* 567–575.

Kiorpes, L., & Movshon, J. A. (1998). Peripheral and central factors limiting the development of contrast sensitivity in macaque monkeys. *Vision Research, 38,* 61–70.

Kiorpes, L., & Movshon, J. A. (2004a). Neural limitations on visual development in primates. In L. M. Chalupa & J. S. Werner (Eds.), *The visual neurosciences* (pp. 159–173). Cambridge, MA: MIT Press.

Kiorpes, L., & Movshon, J. A. (2004b). Development of sensitivity to visual motion in macaque monkeys. *Visual Neuroscience, 21,* 851–859.

Kiorpes, L., Price, T., Hall-Haro, C., & Movshon, J. A. (2012). Development of sensitivity to global form and motion in macaque monkeys (*Macaca nemestrina*). *Vision Research, 63,* 34. doi:10.1016/j.visres.2012.04.018.

Kiorpes, L., Tang, C., Hawken, M. J., & Movshon, J. A. (2003). Ideal observer analysis of the development of spatial contrast sensitivity in macaque monkeys. *Journal of Vision, 3*(10), 630–641. doi:10.1167/3.10.6.

Kourtzi, Z., Tolias, A. S., Altmann, C. F., Augath, M., & Logothetis, N. K. (2003). Integration of local features into global shapes: Monkey and human fMRI studies. *Neuron, 37,* 333–346.

Kovács, I., Kozma, P., Fehér, A., & Benedek, G. (1999). Late maturation of visual spatial integration in humans. *Proceedings of the National Academy of Sciences of the United States of America, 96,* 12204–12209. doi:10.1073/pnas.96.21.12204.

Larsson, J., Landy, M. S., & Heeger, D. J. (2006). Orientation-selective adaptation to first- and second-order patterns in human visual cortex. *Journal of Neurophysiology, 95,* 862–881.

Law, C., & Gold, J. I. (2008). Neural correlates of perceptual learning in a sensory-motor, but not a sensory, cortical area. *Nature Neuroscience, 11,* 505–513.

Li, W., Piëch, V., & Gilbert, C. D. (2006). Contour saliency in primary visual cortex. *Neuron, 50,* 951–962.

Li, W., Piëch, V., & Gilbert, C. D. (2008). Learning to link visual contours. *Neuron, 57,* 442–451.

Mikami, A., & Fujita, K. (1992). Development of the ability to detect visual motion in infant macaque monkeys. *Developmental Psychobiology, 25,* 345–354.

Movshon, J. A., Adelson, E. H., Gizzi, M. S., & Newsome, W. T. (1985). The analysis of moving visual patterns. In C. Chagas, R. Gattass, & C. Gross (Eds.), *Pattern recognition mechanisms* (pp. 117–151). Rome: Vatican Press.

Movshon, J. A., Kiorpes, L., Hawken, J. A., & Cavanaugh, J. R. (2005). Functional maturation of the macaque's lateral geniculate nucleus. *Journal of Neuroscience, 25,* 2712–2722.

Movshon, J. A., Rust, N. C., Kohn, A., Kiorpes, L., & Hawken,

M. J. (2003). Receptive field properties of MT neurons in infant macaques. *Perception, 33,* ECVP Abstract Supplement. doi:10.1068/v040593.

Newsome, W. T., & Pare, E. B. (1988). A selective impairment of motion perception following lesions of the middle temporal visual area (MT). *Journal of Neuroscience, 8,* 2201–2211.

Norcia, A. M. (2004). Development of spatial selectivity and response timing in humans. In L. M. Chalupa & J. S. Werner (Eds.), *The visual neurosciences* (pp. 174–188). Cambridge, MA: MIT Press.

Ostwald, D., Lam, J. M., Li, S., & Kourtzi, Z. (2008). Neural coding of global form in the human visual cortex. *Journal of Neurophysiology, 99,* 2456–2469.

Rodman, H. R., & Albright, T. D. (1989). Single-unit analysis of pattern-motion selective properties in the middle temporal visual area (MT). *Experimental Brain Research, 75,* 53–64.

Rodman, H. R., Scalaidhe, S. P., & Gross, C. G. (1993). Response properties of neurons in temporal cortical visual areas of infant monkeys. *Journal of Neurophysiology, 70,* 1115–1136.

Rudolph, K., & Pasternak, T. (1999). Transient and permanent deficits in motion perception after lesions of cortical areas MT and MST in the macaque monkey. *Cerebral Cortex, 9,* 90–100.

Rust, N. C., Mante, V., Simoncelli, E. P., & Movshon, J. A. (2006). How MT cells analyze the motion of visual patterns. *Nature Neuroscience, 9,* 1421–1431.

Rust, N. C., Schultz, S. R., & Movshon, J. A. (2002). A reciprocal relationship between reliability and responsiveness in developing visual cortical neurons. *Journal of Neuroscience, 22,* 10519–10523.

Salzman, C. D., Murasugi, C. M., Britten, K. H., & Newsome, W. T. (1992). Microstimulation in visual area MT: Effects on direction discrimination performance. *Journal of Neuroscience, 12,* 2331–2355.

Shadlen, M. N., Britten, K. H., Newsome, W. T., & Movshon, J. A. (1996). A computational analysis of the relationship between neuronal and behavioral responses to visual motion. *Journal of Neuroscience, 16,* 1486–1510.

Schiller, P. H. (1995). Effect of lesions in visual cortical area V4 on the recognition of transformed objects. *Nature, 376,* 342–344.

Shipp, S., de Jong, B. M., Zihl, J., Frackowiak, R. S., & Zeki, S. (1994). The brain activity related to residual motion vision in a patient with bilateral lesions of V5. *Brain, 117,* 1023–1038.

Sireteanu, R., & Rieth, C. (1992). Texture segregation in infants and children. *Behavioural Brain Research, 49,* 133–139.

Smith, M. A., Bair, W., & Movshon, J. A. (2002). Signals in macaque striate cortical neurons that support the perception of Glass patterns. *Journal of Neuroscience, 22,* 8334–8345.

Smith, M. A., Kohn, A., & Movshon, J. A. (2007). Glass pattern responses in macaque V2 neurons. *Journal of Vision, 7*(3), 5. doi:10.1167/7.3.5.

Stavros, K. A., & Kiorpes, L. (2008). Behavioral measurements of temporal contrast sensitivity development in macaque monkeys (*Macaca nemestrina*). *Vision Research, 48,* 1335–1344. doi:10.1016/j.visres.2008.01.031.

Vaina, L. M., Cowey, A., Jakab, M., & Kikinis, R. (2005). Deficits of motion integration and segregation in patients with unilateral extrastriate lesions. *Brain, 128,* 2134–2145.

Wiesel, T. N. (1982). Postnatal development of the visual

cortex and the influence of environment. *Nature, 299,* 583–591.

Wiesel, T. N., & Hubel, D. H. (1974). Ordered arrangement of orientation columns in monkeys lacking visual experience. *Journal of Comparative Neurology, 158,* 307–318.

Zheng, J., Zhang, B., Bi, H., Maruko, I., Watanabe, I., Nakatsuka, C., et al. (2007). Development of temporal response properties and contrast sensitivity of V1 and V2 neurons in macaque monkeys. *Journal of Neurophysiology, 97,* 3905–3916.

第 100 章　弱视的分子和结构基础

Jason E. Coleman, Arnold J. Neynen, Mark F. Bear

弱视是婴儿期和儿童期视力丧失的常见原因（Holmes & Clarke, 2006）。弱视的视觉功能障碍源于青春期之前图像形成或眼睛对准功能的退化，这些包括斜视，未校正的屈光不正（如屈光参差）以及白内障（Doshi & Rodriguez, 2007）。初级视觉皮层突触连接的异常发展是视力丧失的主要原因。

哺乳动物双眼视力的基础是视网膜映射匹配输入在 V1 中共同的突触后目标。在发育早期，从外侧膝状体背核到 V1 视觉连接在很大程度上受到遗传过程和内在神经活动的引导（Crair et al., 2001; Crowley & Katz, 2000; LeVay, Stryker, & Shatz, 1978）。这个阶段之后，编码行为相关信息的突触连接的细化和保持取决于外面世界的视觉经验的质量。对弱视来说，正常的双眼视觉体验的中断会导致 V1 神经环路的弱化与重组。

DavidHubel 和 Torsten Wiesel 在 1981 年获得诺贝尔生理学或医学奖的关于视觉皮层功能和可塑性的开创性研究，被认为是弱视现代机制研究的纲领。他们发现，在出生后不久开始的长期的单眼眼睑缝合会导致皮层神经元的眼睛优势（OD）的转移，以至于大多数人对被剥夺眼的刺激没有反应（Hubel & Wiesel, 1964）。使用这种单眼剥夺（MD）范式，他们还发现了视觉损伤的解剖相关物（Wiesel & Hubel, 1963b）。OD 转移最稳定的关联是，睁开眼第 4 层丘脑皮层神经支配区域在 MD 之后的扩张，而丧失视力的那只眼睛的神经支配区域缩小（LeVay, Wiesel, & Hubel, 1980）。综合来看，这些研究提供了对 OD 可塑性的首次描述，并且这个范式被证明对研究皮层和弱视依赖视觉经验的可塑性非常可贵。

这一章里，我们会对现有的工作进行概述，以对弱视的分子和结构机制有更深入的理解。

对小鼠弱视的研究

随着越来越多研究工作关注阐明弱视的分子和细胞基础，小鼠的视觉系统（见图 100.1A）成为常用的典型模型。啮齿类动物、食肉动物或灵长类动物在 V1 的初级视觉输入的精细组织（如丘脑皮质轴突）是不同的，但从视网膜到丘脑再到 V1 的视力和视觉信息传递过程中的基本环路是保持一致的。从这一点上区分 OD 可塑性和 OD 柱的可塑性很重要。OD 柱反映的是在第 4 层视觉皮层 LGN 神经的分化，并且在空间条带上均匀排列。在一些食肉动物（如猫和白鼬）或是灵长类动物（如猴子和人类）身上，OD 柱为可视化眼睛特异的丘脑皮层输入提供了一种方便的模式，我们可以通过向一只眼睛注射跨突触示踪素来显示它们（Hubel & Wiesel, 1968）。然而，它们并不是双眼视觉皮层一致的特点，也并不对 OD 可塑性的能力有预测作用，即使在灵长类动物中也如此（Horton & Adams, 2005）。OD 可塑性可通过电生理的方式测量，即记录从双眼接受信号的单个细胞或是群体细胞的反应，或记录突触或是轴突解剖结构，而不管它们是否在眼睛特异的（功能）柱（Hubel & Wiesel, 1968）或是以其他方式促使皮层活动（Mrsic-Flogel et al., 2007）。

除了小鼠同系交配使我们可以在遗传上进行操控外，小鼠的视觉皮层拥有一些特性使其成为研究 OD 的一个有利模型。第一，皮层对双眼协调的加工开始于 V1 的第四层神经元对丘脑输入的汇总，而不是灵长类动物身上 V1 第四层向第二三层神经元的输入的汇总，这种连接模式潜在地简化了 OD 可塑性所伴随的突触改变的分析。其次，柱状组织的缺失使得在清醒动物身上进行慢性场电位记录变得可行，因为不同程度眼睛优势的细胞会与 V1 的双眼分段混合在一起（Mrsic-Flogel et al., 2007）。第三，小鼠视觉皮层相对来说是未分化的（例如，与猴子的 V1 相比）表明从这里得到的见解可能被更广泛地应用到不同物种和不同皮层区域（Coleman, Law, & Bear, 2009）。

在小鼠 V1 第四层使用慢性视觉诱发电位记录，Frenkel 和 Bear（2004）发现 OD 向未剥夺视力眼的转移存在两个不同的阶段：MD 三天后被剥夺眼睛反应的减弱以及 MD 七天后睁开眼睛反应的增强（见图 100.1B）。这一系列剥夺眼的快速削弱和睁开眼的延迟增强作用在其他可塑性测量方式（Hofer et al., 2006; Kaneko et al., 2008; Mrsic-Flogel et al., 2007）以及其他物种上（Mioche & Singer, 1989）也被观察到，

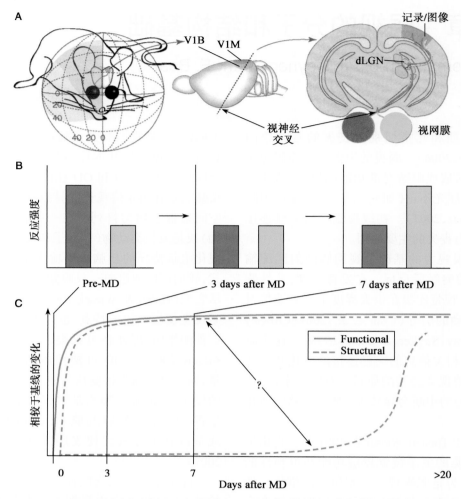

图 100.1　小鼠双眼视力和眼优势的可塑性。（A）皮层上视觉空间的表征以及皮层上检测 OD 可塑性的位置。左边和中间的图表明被同侧眼睛（蓝色区域，单侧视野）以及双侧眼睛（绿色区域，双侧视野）看到的单侧视野的信息是如何在 V1 上表征。视野（蓝色）同侧的眼睛投射到对侧半球而对侧看到相同空间（黄色）眼睛投射到同侧半球（数字代表视角；地球仪图式并没有画比例尺）。右图表明小鼠视觉通路的图式（V1B，双目段；V1M，单目段；dLGN，外侧膝状体背侧核）。双侧的反应（以及结构）在被剥夺视力的眼睛的对侧 V1B 记录（以及成像）。（B）对小鼠丘脑皮层突触可塑性的生理测量（如，在第四层视觉诱发的电位）发现两个顺序的改变——被剥夺视力的眼睛在单眼剥夺（MD）三天后会有反应的削弱和睁开的眼睛在 MD 七天后会有反应增强（蓝色 = 对侧，剥夺视力的眼睛；黄色 = 同侧，睁开的眼睛）。（C）与 V1B 通路特异的功能可塑性一致或促成该可塑性的分子和结构变化的可能模型（如，剥夺眼反应的减弱和丘脑皮层轴突的回缩）。上图强调两个关键点：①长期和短期的 MD 对功能产生的影响是一样的；②与功能可塑性相比，结构可塑性的动力学（即箭头所表示的快或慢）还没有被完全阐明。

反映了感觉加工过程中功能意义重大的改变。通过视觉引导行为测得在 MD 之后，大鼠的剥夺眼视敏度显著下降（Iny et al.，2006；Prusky，West，& Douglas，2000）。在相同的视觉引导任务上，未剥夺眼睛的表现在 MD 之后有所提高（Iny et al.，2006）。

突触的长期抑制与眼优势的可塑性

在考虑剥夺眼抑制的机制时一个重要的问题是，这会不会仅是被剥夺眼活动的消失或是剥夺眼的活动不再与强的神经反应相关所引发的。这个问题很

关键，因为它完全地区分了几种潜在的机制。在前一种模型中，被剥夺眼的抑制被简单解释为废弃，突触神经的停止。在后一种模型中，可塑性是由突触神经不合时宜的神经递质的释放引发的。一些证据表明剥夺眼的效应是被激活而非失活引发的。比如，斜视之后对单眼输入的反应抑制并不能由废弃模型解释，而更容易由突触前后的相关的损失模型解释。此外，用过度校正的隐形眼镜对视网膜上的图片进行简单模糊与由单眼眼睑闭合所导致的 OD 转换一样有效（Rittenhouse et al.，2006）。最后，往眼内注射河豚素，会使从视网膜而来的所有输出都停止，但不能在皮层

引起稳定的剥夺眼抑制（Frenkel & Bear，2004；Rittenhouse et al.，1999）。总的来说，这些数据表明皮层的突触抑制是由神经活动较差的相关所致。由于被剥夺眼通过过早的神经递质释放导致了它们自己的死亡，这个责任机制被称为"同源突触"（Smith，Heynen，& Bear，2009）。

为了研究同源突触抑制机制，Dudek 和 Bear（1992）介绍了一种范式，对突触进行强直电刺激从而对大脑皮层间突触传递引发长时抑制（LTD）（Bear 综述，2003）。尽管现在认为不同区域的 LTD 机制有很多，其中一些机制还是很保守的（Malenka & Bear，2004）。海马和视觉皮层的 LTD 的研究能帮助我们详细理解神经活动如何引发突触强度损失。

皮质内环路是很复杂的，因而对可塑性发生的主要位置的疑问是合理的。尽管 Hubel 和 Wiesel 的工作清楚地暗示了膝状体皮质突触的可塑性，这可能是一种后果而不是剥夺眼抑制的最基本的原因。然而，最近在小鼠上的研究表明，MD 之后丘脑皮层突触传递的抑制非常迅速，以与 OD 转换相同的速度发生（Khibnik，Cho，& Bear，2010）。因此，尽管其他突触的修正明显发生在 MD 之后，仅丘脑皮层突触传递的改变就足够解释 OD 转换了。这些发现证明了兴奋性突触传递的可塑性是剥夺眼抑制的一个基本原因。就像上文提到的，为了解 OD 转换机制，LTD 兴奋性突触传递在视觉皮层被研究过。为了测量 LTD 与自然发生的可塑性的相关性，两种方法常被应用：①检验 LTD 是由 MD 在视觉皮层诱发的假设；②探究诱发和表达 LTD 以及剥夺眼抑制的共享需求。尽管 LTD 机制对 OD 可塑性的贡献一度被认为是有争议的，现在很清楚这些相同的分子机制参与了 MD，并且对于视觉反应的损失也是必要的。我们将在下面总结一些证据。

LTD 被 MD 诱发并且对视觉反应的丧失是必要的

海马 CA1 区域主要的 LTD 机制被用来指导早期对视觉皮层机制的研究。CA1，N-甲基-D-天（门）冬氨酸（NMDA）受体的弱激活以及突触后 Ca^{2+} 的升高导致了突触后激活，从而改变了 AMPA 受体蛋白质磷酸化的状态，这随后又被网格蛋白依赖的内吞作用所内化（Malenka & Bear，2004）。这些改变可以用氧化磷酸化位点特异的抗体以及受体表面表达分析以生物化学的角度探测到。这些 LTD 生物化学标志被看作一个"分子指纹"以检验在一段 MD 之后视觉皮层

是否发生了相似改变。这已经在大鼠和小鼠的视觉皮层中被检验。这些结果支持了 MD 集中于与视觉皮层 LTD 相同的运动改变（Heynen et al.，2003；McCurry et al.，2010）。

为了找出 LTD 以及剥夺眼抑制是否利用了相同的分子级联，我们会问皮层间 LTD 是否被前期的 MD 堵塞。确实，一段短暂的 MD（例如导致最大的剥夺眼抑制的最短时间）会导致大鼠（Heynen et al.，2003）和小鼠视觉皮层上 LTD 激活显著减少（Crozier et al.，2007）。为得到两种方法诱发的突触抑制是集中于相同的机制的结论，必须满足模仿和阻塞两个标准。基于这些标准，可以确定 MD 和 LTD 使用了相同的分子机制。

尽管以上证据的总结表明 MD 引发了 LTD，但是这些研究并没有揭示出 MD 之后 LTD 机制对 OD 转换的相对贡献。有两种方法，我们可以阐明 LTD 机制在 MD 之后是否对剥夺眼抑制是必要：①确定这两种加工过程是否受相同分子机制的影响；②确定两种过程是否依赖相同的介质。调控者和介质的差异是很重要。调控者是可能在特殊实验条件下改变诱发条件的因素。介质是直接结合突触活动以改变突触强度的分子活动（Malenka & Bear，2004）。

一个常见的调控者例子是抑制状态。因为 LTD 诱发需要电压依赖 NMDA 受体适当水平的激活，LTD 的刺激需求会根据突触后兴奋性状态而改变（Steele & Mauk，1999）。兴奋性受到 γ-氨基丁酸能（GABAergic）抑制严格控制。由于谷氨酸脱羧酶 67 的基因删除引起的视觉皮层抑制的减少，同时损害眼优势转换（Hensch et al.，1998）和阻止标准的刺激方案下的 LTD（Choi et al.，2002）。尽管这个相关关系支持 OD 可塑性和 LTD 有相同需求这一一般性观点，但共享的调控并不是很强的证据，因为可以预期，研究 LTD 的电刺激方案、LGN 模式和活体内皮层活动可能对基因或药理学的操控的敏感性不同。

更强的证据来自对 LTD 介质的研究。在视觉皮层理解最充分的 LTD 形式需要 NMDA 受体的诱导激活（Crozier et al.，2007；Kirkwood & Bear，1994），并且现在已经公认视觉皮层 OD 可塑性也需要 NMDA 受体活动（Bear et al.，1990；Ramoa et al.，2001）。即使是对 NMDA 受体亚基进行微小不易察觉的操作也会同样影响 LTD 以及剥夺眼抑制（Cho et al.，2009）。然而，有关这些发现解释上的一个局限是，NMDA 受体诱发了多种形式的突触可塑性，而不仅是 LTD。

正如前面所提到的，LTD 的一种形式受到 AMPA

受体网格蛋白依赖内吞作用的调节,并且已经观察到 MD 之后表面 AMPA 受体的损失。NMDA 受体依赖的 AMPA 受体内吞作用选择性地被模拟绑定网格蛋白适配蛋白的 GluR2 亚基 C-端区域的肽阻断。最近的研究表明皮层神经元中这些肽的表达在 MD 之后选择性地阻止了剥夺眼的抑制(Yang et al.,2011;Yoon et al.,2009)。AMPA 受体内吞作用的另一个需求是早期 *Arc* 基因的立即表达(McCurry et al.,2010),而在 *Arc* 基因敲除的小鼠上,并不存在剥夺眼抑制。这些数据为 NMDA 受体-调节的 AMPA 受体内吞作用是 OD 可塑性的重要中介提供了很强的证据。

大多数前面提到的研究都关注小鼠视觉皮层第四层的可塑性,因为这一层接受大部分 LGN 的输入。然而,第三层(在小鼠上也能接受 LGN 的直接输入)可塑性的研究揭示出 LTD 和 OD 可塑性机制有趣的变异。尽管在第三层 LTD 仍旧是 NMDA 受体依赖的,但它却不受 AMPA 受体内吞作用的调节。第三层 LTD 受到参与一种突触前大麻素(CB)受体激活机制的调节(Crozier et al.,2007)。一种 CB1 受体的抑制剂 AM251 有效地阻断了第三层的 LTD,而 GluR2 亚基 C-端肽却没有。与视觉皮层可塑性的"LTD 假设"极为一致的是,第三层的 OD 可塑性(而不是第四层)也被 AM251 阻断。总的来说,这些数据表明,在弱视发展最早期的事件是突触传递的 LTD,它是由响应剥夺眼结构不良的活动时较弱的 NMDA 激活所导致。

下面几个事实已经被确认:①在 MD 开始后不久早期分子改变能修正突触传递的强度;②长期 MD 的后果是膝状体皮层上突触和轴突结构上的改变。剩下的重要问题依旧是快速结构可塑性是如何发生的,以及这与早期突触可塑性有何关联。

早期在小猫上关于 OD 柱的解剖结构研究似乎能说明 OD 可塑性是第四层突触修正的结果,在此膝状体皮层轴突首先发挥它们对视觉皮层影响。通过首先在 V1 上可视化眼睛特异条纹,LeVay、Wiesel 以及 Hubel(1980)表明在第四层上剥夺和非剥夺丘脑神经的收缩或扩张似乎是忠实且清楚地反映了剥夺与非剥夺输入的功能损失与获得。值得注意的是 OD 柱可塑性程度与随着年龄下降的生理可塑性相吻合。这些观测足以证明丘脑突触是可塑性最初发生的位置。然而,在探索关键期的范围时,值得注意的是,当在大于 1 岁的猴子上启动 MD 时(Blakemore,Garey,& Vital-Durand,1978;Hubel,Wiesel,& LeVay,1977),OD 转化只能在表面层被生理探测到。因此,丘脑皮层输

入结构可塑性并不是在所有情况下对 OD 都是必要的。

近 20 年后,Antonini 和 Stryker(1993)发现小猫 V1 在 MD 仅 7 天后剥夺眼的丘脑皮层轴突就会有大量的单一轴突水平的修剪。然而,尽管比之前的猜测更快速,这种修剪在 MD 后 4 天都是不完整的,这相比 MD 两天内 OD 生理偏移的饱和要慢很多(Trachtenberg,Trepel,& Stryker,2000)。因此,即使早期对小猫 OD 柱的解剖研究表明 OD 可塑性确实是第四层突触修正的后果,他们认为这对解释或者促成最早的 MD 功能后果(剥夺眼通路视觉功能的损失)来说依旧很慢。类似的在小鼠身上的研究也显示出相似的结论(Antonini,Fagiolini,& Stryker,1999)。

在一项寻找 OD 可塑性更即时的解剖关联的研究中,Trachtenberg 和 Stryker(2001)在斜视小猫上发现,表层长距离的水平连接的解剖重排与 2 天的 OD 转换同时发生,这与早期研究发现 OD 可塑性的生理学测量发现的第二、三层快速 OD 转换相一致(Trachtenberg,Trepel,& Stryker,2000)。皮层内轴突相似的解剖可塑性是否发生在 MD 三天后小鼠的视觉皮层还不知道。再者,因为小鼠视觉皮层缺少 OD 柱,就眼睛特异的功能而言以一种有意义的方式来监控水平连接在技术上很难实现。然而,我们可以从分离的视网膜损伤引发的功能重组过程中,对 V1 皮层轴突的 2-光子成像研究获得线索。这些研究揭示出轴突内部解剖可塑性快速变化的能力,表明了这种改变促成了小鼠快速的功能重组的可能性。

精细结构可塑性与快速功能可塑性的关联 为确认功能和结构的可塑性是不同的加工过程,还是连续统一体的某一部分,首先有必要确认突触重排与剥夺眼抑制同时发生的位置。一种监控皮层连接改变的方法是检验树突脊,树突脊是观察兴奋性突触的标志(Holtmaat & Svoboda,2009)。大部分这些结构都接收从其他皮层神经元而来的输入,然而较小的子集(<10%)从丘脑接收输入(Ahmed et al.,1994,1997;da Costa & Martin,2011)。目前为止,相对较少的研究涉及在活体内检验短暂的 MD 期间棘的变化(turn-over),但是这些结果目前比较一致地表明了快速结构可塑性在剥夺眼抑制的作用。在白鼬上,在经受 MD 数小时功能抑制的剥夺眼皮层可以观察到棘的缺损(Yu,Majewska,& Sur,2012)。相应的,在这个研究中,在 MD 之后正常的双眼视力恢复并表现出功能恢复时,在剥夺眼皮层区域可观察到快速棘生长。在大

鼠上,4 天的 MD 增大了在大鼠第五层表层锥形神经元的树突棘的运动力(Oray, Majewska, & Sur, 2004)。在固定组织的研究中,Mataga、Mizuguchi 和 Hensch(2004)报告了在第二三层树突近顶端一个 25 微米长的区域内锥体细胞棘密度瞬时的减少。

在小鼠 V1 发现的,快速的、MD 诱发的树突棘动力学的改变取决于组织类型纤维蛋白激活酶催化剂(tPA)/血纤维蛋白溶酶的蛋白水解级联。短暂的 MD 会提升皮层 tPA 活动,并且 tPA 的基因删除同时减少了(通过单细胞记录分析得到的)OD 偏移量并且阻止了 MD 期间树突棘的损失(Mataga, Mizuguchi, & Hen-

sch, 2004; Mataga, Nagai, & Hensch, 2002)。此外,棘的运动性可以通过纤溶酶处理提高,这是一种被前期 MD 阻塞的效应(Oray, Majewska, & Sur, 2004)。这些结果共同表明,通过 tPA/血纤维蛋白溶酶级联引起的细胞外基质的退化是 OD 可塑性的本质成分,可能是由于它在树突棘动力学和结构的可塑性中扮演促进的角色。然而,修正的突触是否起源于丘脑皮层或是皮层内部依旧不太清楚,而且它们对功能可塑性的贡献也不清楚。需要注意的是小鼠 V1 的丘脑皮层轴突innervate 丰富地支配了这些研究中所检验皮层的区域,即皮层的 1~3 层(见图 100.2A~B)。

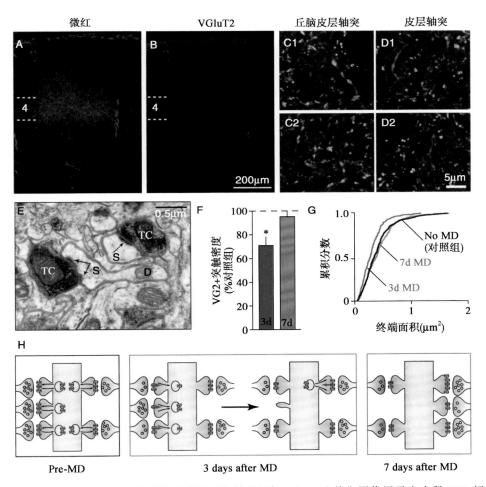

图 100.2 鼠 V1B 丘脑皮层(TC)突触端快速结构可塑性的证据。(A, B)共焦图像展示出小鼠 V1B 标记好的 TC 轴突(红, A)以及 VGluT2 点(绿, B)。(C, D)闭合图像展示了 VGluT2 点与 TC 的轴突膨胀同时出现,而不与皮层轴突膨胀的一起出现(D1-2)。(E) VGluT2 标记的突触端的透射电镜图(绿色),它主要与树突棘接触(紫色)。没有标记的皮层终端用橙色高亮显示。(F, G)单眼剥夺 3~7 天后结果的总结。与没有 MD 的对照组动物(F 图中的虚线)相比,丘脑皮层突触端的密度和大小都在 MD 三天之后有所减少,这与最大的剥夺眼抑制同时发生(* p<0.05, t 检验)。除此之外,密度和大小在 MD 七天之后都基本恢复。(H)模型展示了 MD 诱发的同源突触长时抑制如何与 TC 突触的结构重塑相关的。在 MD(中间图),Ca²⁺通过由剥夺眼(蓝色)启动的对内化 AMPA 受体(蓝色的亚基)的串联反应弱相关的输入所引起的弱 N-甲基-D-天(门)冬氨酸(NMDA)受体(红色的亚基)的活动进入。这种突触传递的"同源突触"抑制后跟随着全收缩及 TC 突触端响应的损失。长时增强机制,比如 Ca²⁺激发的 AMPA 受体的嵌入,可能会导致睁开眼(黄端)的增强,并且 MD 七天后 TC 端会有明显恢复,表明轴突和突触的生长可能促进了睁开眼输入的增强。(A~G 的图像和数据均从 Coleman et al., 2010 改编得到)。

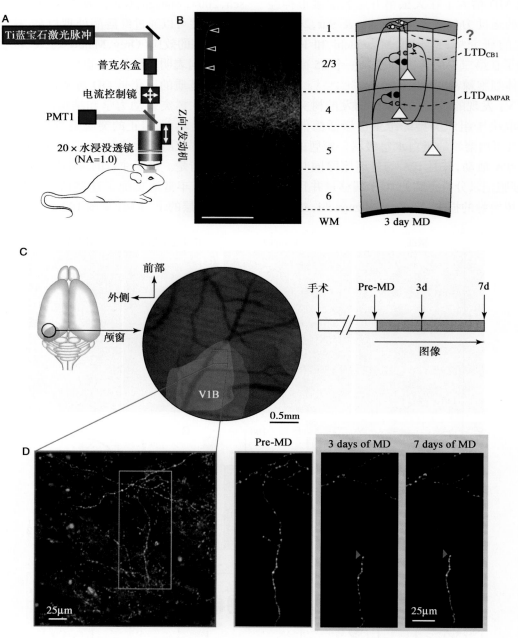

图100.3 小鼠 V1 丘脑皮层轴突长期的双光子成像。(A)基本的双光子激光扫描显微镜的设置的图示。近红外的光源是 Ti 蓝宝石激光脉冲,通过一个光敏感的宽视场水浸没透镜传送给样本。激光的功率通过普克尔电池控制,并且允许使用者随着中心平面渗入到组织更深的过程中,渐进式的增加功率(通过 Z 向-发动机控制)。通过一个电流控制的镜子在 X 和 Y 两个维度对光线进行扫描来激发荧光记号(例如,绿色荧光蛋白;GFP)。发出的光子被一个敏锐的光电倍增管检测到。NA,口径数值。(B)左图,通过向背外侧膝状体(LGN)注射病毒载体的 GFP 标记的丘脑皮层轴突的共焦图像。从 LGN 发出的神经在双眼 V1(V1B)第四层形成了密集的神经丛并且扩展到第 2/3 层以及第 1 层(箭头标记了上行侧支)。右图,图示表明丘脑皮层图突触的位置以及通过 AMPA 受体依赖(LTD_{AMPAR})和大麻素(CB)受体依赖(LTD_{CB1})的机制来表达的长时程抑制(LTD)位置(Cartoon adapted from Smith,Heynen,& Bear,2009)。虽然并不能准确知道第 1 层丘脑皮层的突触是如何促进 LTD 和剥夺眼抑制,这些投射的主要目标很可能是位于第 2/3,4 和 5 层的锥体细胞的树突顶端的棘。因此,第 1 层的结构改变可能也有助于在更深层的剥夺眼抑制,并且在活体内很容易进行成像。V1B 双眼的 V1;WM,白质。(C)图示表明颅窗相对于 V1 的位置,这是功能上的通过固有信号成像确定的(黄色=同侧眼刺激的信号,蓝色=双眼刺激的信号)。如右侧实验时间表所示,通过颅窗(照片)看到的血管系统的格局协助确定精确位置用以重复成像。(D)最左边的图像:在 V1B 体积内最好的最大强度 Z 投射的 GFP 标记的轴突(XYZ=240μm×240μm×137μm)。3D 手动描绘的三条轴突分支用绿色,黄色和洋红色高亮显示。右边的图是这些分支在 MD 前后的阈值图像。这个具体例子显示了同一轴突的两个分支在 MD 三天后的收缩(用箭头表示)。在每张图的上面部分可以看到一部分稳定的分支。

直到最近,在最大剥夺眼抑制时间段内检验丘脑皮层突触的状态才变得可能(小鼠 MD 后期 3 天)。利用 VGluT2 囊泡膜谷氨酸转运体选择性的集中在丘脑皮层端的发现(Nahmani & Erisir,2005),我们量化了 MD 后 3 天和 7 天,小鼠 V1 第四层丘脑皮层突触端的密度(Coleman et al.,2010)(见图 100.2A～E)。第四层突触端的密度和大小都在 MD 三天内减少(见图 100.2F,G)。这些发现与前人的研究一致,表明丘脑皮层突触终端在长时 MD 之后具有收缩和减弱的形态学特征(Tieman,1984),但从时间尺度上和最大剥夺眼抑制的时间段一致(见图 100.2H)。同样有意思的是,就像 OD 生理上的可塑性一样,这些改变的丘脑皮层传递解剖上的相关物是不相关活动上升的结果,而不是视网膜活动消失所导致,表明存在共有的分子水平的机制(Coleman et al.,2010)。

这些对 MD 突触尺度的结构反应与剥夺眼抑制(以及弱视的视觉功能丧失)是通过 LTD 机制产生的假设完全一致。这表明 LTD 与突触前轴突小结的结构重组以及树突棘的回缩有关(Bastrikova et al.,2008;Nagerl et al.,2004;Zhou,Homma,& Poo,2004)。

小鼠上精细的结构改变如何与在小猫身上所观察到的相对较慢的整体剥夺眼丘脑皮层轴突回缩相一致?最早在小鼠的视觉皮层测得 MD 之后丘脑皮层轴突改变是在 20 天之后,在同一动物的两个半球上并没有发现剥夺眼和睁开眼树突重建复杂程度的显著差异(Antonini,Fagiolini,& Stryker,1999)。这个观察并不能排除对 MD 反应随着丘脑皮层的个体分支呈现更加离散的改变,然而,这可能被对侧眼轴突的异质结构或 OD 在小鼠 V1 第四层的混合所混淆(Bence & Levelt,2005)。尽管更小尺度的轴突分支重塑很难被探测到,基于在上文所述超微结构的研究中所发现的突触损失,很容易预期这种变化。

MD 三天后轴突的物理重组的解剖尺度,如果存在,是什么?通过双光子激光扫描显微镜,我们已开始检验一部分丘脑皮层轴突分支重组得足够快从而促进剥夺眼抑制的假设(见图 100.3A)。由于在 V1 更深层分辨率相对较差(到达第四层是 400～500μm),因此几乎所有在感觉皮层的双光子成像研究都限制在表层范围内。然而,大鼠视觉系统的一个优势就是投射到第四层的丘脑皮层轴突发出重要的侧支到第 1～3 层(见图 100.3B;Antonini,Fagiolini,& Stryker,1999;Rubio-Garrido et al.,2009)就像图 100.3B～D 所表示的那样,MD 前后,剥夺眼轴突的丘脑皮层分支可以用 GFP 打上标签并且在第一层被追踪到。在例图中,MD 三天之后一根轴突的两个分支末端表现出显著的收缩,而在 MD 四天后就不再有进一步的改变。

虽然还有更多工作需要做,这里所描述的观察表明发生在约 10 到几百微米的范围内的分支重塑,以及在剥夺眼抑制比较稳定之后,视觉皮层迅速地出现树突棘结构和数量的改变。除了树突棘,终端和中途结变化也可以被调控,并在体内为突触变化的可视化提供可信的代表(De Paola et al.,2006;Gogolla,Galimberti,& Caroni,2007)。最近活体内细胞标记和成像工具的进步让我们认识到即使相对微小的突触结构改变也会显著影响皮层功能(Gogolla,Galimberti,& Caroni,2007;Holtmaat & Svoboda,2009;Hubener & Bonhoeffer,2010)。通过这些工具,我们现在可以有充分的准备在 OD 可塑性背景下,以比过去更高的时间和空间精度来研究"功能"和"结构"的可塑性。

未来的挑战

虽然目前关于揭示 OD 可塑性的分子和解剖基础已经有了很大进展,但是一些问题依旧没有得到解答。相对较小的变化对丘脑皮层突触的功能影响是什么?视觉驱动的单个神经元要改变其感受野属性所需要的突触损失阈值是什么?在皮层和/或丘脑皮层连接的快速结构可塑性需要 LTD 机制吗?单独的结构可塑性破坏可能影响或减少功能可塑性或视觉引导的行为吗?从我们现在对 OD 可塑性的理解,我们可以学到一些什么用来促进弱视的视觉功能恢复?

这个领域长久以来的一个挑战是清楚地在活体组织上标记出眼睛特异的对皮层的输入。缺少这个信息,很难解释文献中的许多结果。比如,MD 产生了树突棘的改变(Mataga,Mizuguchi,& Hensch,2004;Oray,Majewska,& Sur,2004),但并不清楚这些改变是否限于从特定的一只眼睛接受输入的树突棘。相同的,在小鼠上丘脑皮层突触终端的研究也局限在检查这些输入所引起的基本改变,因为无法确定这些神经的眼睛特异性。相反的,如果具体的轴突群体被选择性标记和监控,我们可以精确地查明哪一个突触被修正了。新的基于病毒的方法能顺行地跨突触的标记轴突,并且在遗传上对眼睛特异的通路进行操控,这可能提供了一种解决这一挑战的办法(Beier et al.,2011;Gradinaru et al.,2010)。通过这种技术,我们可以检验先前所提出的"先前 MD 所导致的 LTD 阻塞是仅限于剥夺眼而非睁开眼对第四层输入"这一假设。

同样的,就像先前的研究所示,我们可以监控睁开眼的丘脑皮层轴突来确定这些轴突和突触的生长是否促进了睁开眼的增强(Coleman et al.,2010)。进一步,眼睛特异突触可以用跨突触的病毒来操控和/或标记,从而允许扰动在 OD 转化过程中相互联系的细胞,和/或遗传上编码分子的表达,从而以更高保真度可视化突触损失和获得。

为更好地理解突触重塑如何影响细胞功能,需要发展在 MD 阶段同时监控神经解剖和功能的组合方法。最近的研究表明可能很快就可以用单突触水平的分辨率绘制出功能定义的传入输入(Chen et al.,2011;Jia et al.,2010)。除此之外,基因编码钙传感器的进步可能允许大量的神经元(以及轴突、树突和棘)在 MD 的过程中被重复观察(Looger & Griesbeck,2012;Tian et al.,2012)。具体而言,在成像仪的工具箱添加改进浓度和比例钙传感器可能使得这些实验变得可行(Andermann, Kerlin, & Reid, 2010;Andermann et al.,2012;Lutcke et al.,2010;Tian et al.,2009)。总的来说,这些进步可以为研究具体的突触对 OD 可塑性的贡献,以及皮层网络中的单一神经元是否以细胞自主的方式对 MD 反应打开一扇大门。

需要进一步的工作来确定 MD 期间是否有任何形式的结构可塑性需要 LTD 机制,比如,就像图 100.3B 高亮所示,一个简单实验可以确定第 1 层轴分支结构的改变是否需要 CB 受体的激活,或是网格蛋白调控的 AMPA 受体以与剥夺眼抑制相似的方式进行运输。阻挡结构变化而非生理过程变化的试剂可以帮助在经验依赖的可塑性中建立解剖可塑性的因果关系。虽然不知道睁开眼的增强是否通过类 LTP 的机制反映了剥夺眼抑制,这里依旧有一些迹象表明前者可能是由不同的分子所支持(Kaneko et al.,2008;Ranson et al.,2012)。因为 MD 会同时影响剥夺眼和睁开眼的反应,确定与 MD 相关的棘动力学改变是否与视觉反应的抑制和增强有关非常关键。这里已经有令人信服的证据说明快速新棘的生长为睁开眼的连接增强提供了基础(Yu, Majewska, & Sur, 2012)。同样的,如果我们在图 100.2H 里提出的模型正确,那么睁开眼的丘脑皮层的生长可能为增加这种输入强度提供一种方式(Coleman et al.,2010)。进一步的纵向结构研究在活体内对轴突和棘同时成像以跟进这些现象很重要。允许我们去除新的突触生长或是在监控分子功能时选择性的完全阻断结构可塑性的技术,可以为解剖可塑性对功能改变的作用提供有价值的见解。

最后,先前的研究使用被称为"反向缝合"的范式表明先前睁开眼的突触衰减很容易发生,而之前剥夺眼突触的增强却非常小,丘脑皮层轴突水平很小甚至没有恢复的迹象(Antonini et al.,1998)。因此,结构可塑性的恢复可能导致弱视上更完整的功能恢复。理解结构可塑性是否是其他已知提高皮层功能的取决于经验的可塑性形式的底层原因非常重要,因为这些范式可能提供了研究结构连接恢复方式的机会。比如,当反向缝合之前有简单的暗适应阶段,丧失了视力的弱视患者的功能和结构恢复可以显著地被提高(He et al.,2007;Montey & Quinlan,2011)。有趣的是,暗适应和使用氟西汀治疗都有在 MD 之后的成年视觉皮层再次激活结构可塑性能力(Chen et al.,2011;Montey & Quinlan,2011)。然而,丘脑皮层轴突可塑性的动力学或是眼睛特异的突触后形态可塑性并没有在睁开眼增强的过程中得到检验和研究。利用在发展和/或知觉学习阶段经验依赖的可塑性知识而进行的治疗策略有着很高的潜力。通过知觉学习的机制能够提高视觉功能(Cooke & Bear,2010;Sale et al.,2010)并且药理干预促进剥夺眼的恢复也开始在人类身上表现出成功迹象(Levi & Li,2009;Maurer & Hensch,2012)。

最后,小鼠视觉皮层 OD 可塑性的研究结果加深了我们对 MD 之后视觉输入与它们在 V1 目标的物理失联达到顶点过程中事件发生的详细顺序的理解。关于经验依赖的结构改变与 LTD 相关的分子级联如何联系在一起的知识,将有助于开发新的弱视干预措施,要么加强剩余输入要么恢复损失的连接(Cho & Bear,2010;Smith,Heynen,& Bear,2009)。

致谢

我们要感谢 Sam Cooke、Lena Khibnik、Rachel Schecter 和 Sue Semple-Rowland 对本文写作中卓有成效的讨论和意见,感谢 Lauren Herring、Suzanne Meagher 和 Erik Sklar 出色的技术支持。

参考文献

Ahmed, B., Anderson, J. C., Douglas, R. J., Martin, K. A., & Nelson, J. C. (1994). Polyneuronal innervation of spiny stellate neurons in cat visual cortex. *Journal of Comparative Neurology, 341,* 39–49.

Ahmed, B., Anderson, J. C., Martin, K. A., & Nelson, J. C. (1997). Map of the synapses onto layer 4 basket cells of the primary visual cortex of the cat. *Journal of Comparative Neu-*

rology, *380*, 230–242.

Andermann, M. L., Kerlin, A. M., & Reid, R. C. (2010). Chronic cellular imaging of mouse visual cortex during operant behavior and passive viewing. *Frontiers in Cellular Neuroscience, 4*, 3.

Andermann, M. L., Kerlin, A. M., Roumis, D. K., Glickfeld, L. L., & Reid, R. C. (2012). Functional specialization of mouse higher visual cortical areas. *Neuron, 72*, 1025–1039.

Antonini, A., & Stryker, M. P. (1993). Rapid remodeling of axonal arbors in the visual cortex. *Science, 260*, 1819–1821.

Antonini, A., Fagiolini, M., & Stryker, M. P. (1999). Anatomical correlates of functional plasticity in mouse visual cortex. *Journal of Neuroscience, 19*, 4388–4406.

Antonini, A., Gillespie, D. C., Crair, M. C., & Stryker, M. P. (1998). Morphology of single geniculocortical afferents and functional recovery of the visual cortex after reverse monocular deprivation in the kitten. *Journal of Neuroscience, 18*, 9896–9909.

Baroncelli, L., Maffei, L., & Sale, A. (2011). New perspectives in amblyopia therapy on adults: A critical role for the excitatory/inhibitory balance. *Frontiers in Cellular Neuroscience, 5*, 1–6.

Bastrikova, N., Gardner, G. A., Reece, J. M., Jeromin, A., & Dudek, S. M. (2008). Synapse elimination accompanies functional plasticity in hippocampal neurons. *Proceedings of the National Academy of Sciences of the United States of America, 105*, 3123–3127. doi:10.1073/pnas.0800027105.

Bear, M. F. (2003). Bidirectional synaptic plasticity: From theory to reality. *Philosophical Transactions of the Royal Society of London. Series B, Biological Sciences, 358*, 649–655.

Bear, M. F., Kleinschmidt, A., Gu, Q. A., & Singer, W. (1990). Disruption of experience-dependent synaptic modifications in striate cortex by infusion of an NMDA receptor antagonist. *Journal of Neuroscience, 10*, 909–925.

Beier, K. T., Saunders, A., Oldenburg, I. A., Miyamichi, K., Akhtar, N., Luo, L., et al. (2011). Anterograde or retrograde transsynaptic labeling of CNS neurons with vesicular stomatitis virus vectors. *Proceedings of the National Academy of Sciences of the United States of America, 108*, 15414–15419. doi:10.1073/pnas.1110854108.

Bence, M., & Levelt, C. N. (2005). Structural plasticity in the developing visual system. *Progress in Brain Research, 147*, 125–139.

Blakemore, C., Garey, L. J., & Vital-Durand, F. (1978). The physiological effects of monocular deprivation and their reversal in the monkey's visual cortex. *Journal of Physiology, 283*, 223–262.

Chen, J. L., Lin, W. C., Cha, J. W., So, P. T., Kubota, Y., & Nedivi, E. (2011). Structural basis for the role of inhibition in facilitating adult brain plasticity. *Nature Neuroscience, 14*, 587–594.

Chen, X., Leischner, U., Rochefort, N. L., Nelken, I., & Konnerth, A. (2011). Functional mapping of single spines in cortical neurons in vivo. *Nature, 475*, 501–505.

Cho, K. K., & Bear, M. F. (2010). Promoting neurological recovery of function via metaplasticity. *Future Neurology, 5*, 21–26.

Cho, K. K., Khibnik, L., Philpot, B. D., & Bear, M. F. (2009). The ratio of NR2A/B NMDA receptor subunits determines the qualities of ocular dominance plasticity in visual cortex. *Proceedings of the National Academy of Sciences of the United States of America, 106*, 5377–5382. doi:10.1073/pnas.0808104106.

Choi, S. Y., Morales, B., Lee, H. K., & Kirkwood, A. (2002). Absence of long-term depression in the visual cortex of glutamic acid decarboxylase-65 knock-out mice. *Journal of Neuroscience, 22*, 5271–5276.

Chowdhury, S., Shepherd, J. D., Okuno, H., Lyford, G., Petralia, R. S., Plath, N., et al. (2006). Arc/Arg3.1 interacts with the endocytic machinery to regulate AMPA receptor trafficking. *Neuron, 52*, 445–459. doi:10.1016/j.neuron.2006.08.033.

Coleman, J. E., Law, K., & Bear, M. F. (2009). Anatomical origins of ocular dominance in mouse primary visual cortex. *Neuroscience, 161*, 561–571.

Coleman, J. E., Nahmani, M., Gavornik, J. P., Haslinger, R., Heynen, A. J., Erisir, A., et al. (2010). Rapid structural remodeling of thalamocortical synapses parallels experience-dependent functional plasticity in mouse primary visual cortex. *Journal of Neuroscience, 30*, 9670–9682. doi:10.1523/JNEUROSCI.1248-10.2010.

Cooke, S. F., & Bear, M. F. (2010). Visual experience induces long-term potentiation in the primary visual cortex. *Journal of Neuroscience, 30*, 16304–16313.

Crair, M. C., Horton, J. C., Antonini, A., & Stryker, M. P. (2001). Emergence of ocular dominance columns in cat visual cortex by 2 weeks of age. *Journal of Comparative Neurology, 430*, 235–249.

Crowley, J. C., & Katz, L. C. (2000). Early development of ocular dominance columns. *Science, 290*, 1321–1324.

Crozier, R. A., Wang, Y., Liu, C. H., & Bear, M. F. (2007). Deprivation-induced synaptic depression by distinct mechanisms in different layers of mouse visual cortex. *Proceedings of the National Academy of Sciences of the United States of America, 104*, 1383–1388.

da Costa, N. M., & Martin, K. A. (2011). How thalamus connects to spiny stellate cells in the cat's visual cortex. *Journal of Neuroscience, 31*, 2925–2937.

De Paola, V., Holtmaat, A., Knott, G., Song, S., Wilbrecht, L., Caroni, P., et al. (2006). Cell type–specific structural plasticity of axonal branches and boutons in the adult neocortex. *Neuron, 49*, 861–875. doi:10.1016/j.neuron.2006.02.017.

Doshi, N. R., & Rodriguez, M. L. (2007). Amblyopia. *American Family Physician, 75*, 361–367.

Dudek, S. M., & Bear, M. F. (1992). Homosynaptic long-term depression in area CA1 of hippocampus and effects of *N*-methyl-D-aspartate receptor blockade. *Proceedings of the National Academy of Sciences of the United States of America, 89*, 4363-4367.

Frenkel, M. Y., & Bear, M. F. (2004). How monocular deprivation shifts ocular dominance in visual cortex of young mice. *Neuron, 44*, 917–923.

Gogolla, N., Galimberti, I., & Caroni, P. (2007). Structural plasticity of axon terminals in the adult. *Current Opinion in Neurobiology, 17*, 516–524.

Gradinaru, V., Zhang, F., Ramakrishnan, C., Mattis, J., Prakash, R., Diester, I., et al. (2010). Molecular and cellular approaches for diversifying and extending optogenetics. *Cell, 141*, 154–165. doi:10.1016/j.cell.2010.02.037.

He, H. Y., Ray, B., Dennis, K., & Quinlan, E. M. (2007). Experience-dependent recovery of vision following chronic deprivation amblyopia. *Nature Neuroscience, 10*, 1134–1136.

Hensch, T. K., Fagiolini, M., Mataga, N., Stryker, M. P., Baekkeskov, S., & Kash, S. F. (1998). Local GABA circuit control of experience-dependent plasticity in developing visual cortex. *Science, 282*, 1504–1508.

Heynen, A. J., Yoon, B. J., Liu, C. H., Chung, H. J., Huganir, R. L., & Bear, M. F. (2003). Molecular mechanism for loss of visual cortical responsiveness following brief monocular deprivation. *Nature Neuroscience, 6*, 854–862.

Hofer, S. B., Mrsic-Flogel, T. D., Bonhoeffer, T., & Hubener,

M. (2006). Prior experience enhances plasticity in adult visual cortex. *Nature Neuroscience, 9,* 127–132.

Holmes, J. M., & Clarke, M. P. (2006). Amblyopia. *Lancet, 367,* 1343–1351. doi: 101016/S0140–6736(06)68581–4.

Holtmaat, A., & Svoboda, K. (2009). Experience-dependent structural synaptic plasticity in the mammalian brain. *Nature Reviews. Neuroscience, 10,* 647–658.

Horton, J. C., & Adams, D. L. (2005). The cortical column: A structure without a function. *Philosophical Transactions of the Royal Society of London. Series B, Biological Sciences, 360,* 837–862.

Hubel, D. H., & Wiesel, T. N. (1964). Effects of monocular deprivation in kittens. *Naunyn-Schmiedebergs Archiv fur Experimentelle Pathologie und Pharmakologie, 248,* 492–497.

Hubel, D. H., & Wiesel, T. N. (1968). Receptive fields and functional architecture of monkey striate cortex. *Journal of Physiology, 195,* 215–243.

Hubel, D. H., Wiesel, T. N., & LeVay, S. (1977). Plasticity of ocular dominance columns in monkey striate cortex. *Philosophical Transactions of the Royal Society of London. Series B, Biological Sciences, 278,* 377–409.

Hubener, M., & Bonhoeffer, T. (2010). Searching for engrams. *Neuron, 67,* 363–371.

Iny, K., Heynen, A. J., Sklar, E., & Bear, M. F. (2006). Bidirectional modifications of visual acuity induced by monocular deprivation in juvenile and adult rats. *Journal of Neuroscience, 26,* 7368–7374.

Jia, H., Rochefort, N. L., Chen, X., & Konnerth, A. (2010). Dendritic organization of sensory input to cortical neurons in vivo. *Nature, 464,* 1307–1312.

Kaneko, M., Stellwagen, D., Malenka, R. C., & Stryker, M. P. (2008). Tumor necrosis factor-alpha mediates one component of competitive, experience-dependent plasticity in developing visual cortex. *Neuron, 58,* 673–680.

Keck, T., Scheuss, V., Jacobsen, R. I., Wierenga, C. J., Eysel, U. T., Bonhoeffer, T., et al. (2011). Loss of sensory input causes rapid structural changes of inhibitory neurons in adult mouse visual cortex. *Neuron, 71,* 869–882. doi:10.1016/j.neuron.2011.06.034.

Khibnik, L. A., Cho, K. K., & Bear, M. F. (2010). Relative contribution of feedforward excitatory connections to expression of ocular dominance plasticity in layer 4 of visual cortex. *Neuron, 66,* 493–500.

Kim, J., Zhao, T., Petralia, R. S., Yu, Y., Peng, H., Myers, E., et al. (2012). mGRASP enables mapping mammalian synaptic connectivity with light microscopy. *Nature Methods, 9,* 96–102. doi:10.1038/nmeth.1784.

Kirkwood, A., & Bear, M. F. (1994). Homosynaptic long-term depression in the visual cortex. *Journal of Neuroscience, 14,* 3404–3412.

LeVay, S., Stryker, M. P., & Shatz, C. J. (1978). Ocular dominance columns and their development in layer IV of the cat's visual cortex: A quantitative study. *Journal of Comparative Neurology, 179,* 223–244.

LeVay, S., Wiesel, T. N., & Hubel, D. H. (1980). The development of ocular dominance columns in normal and visually deprived monkeys. *Journal of Comparative Neurology, 191,* 1–51.

Levi, D. M., & Li, R. W. (2009). Improving the performance of the amblyopic visual system. *Philosophical Transactions of the Royal Society of London. Series B, Biological Sciences, 364,* 399–407.

Looger, L. L., & Griesbeck, O. (2012). Genetically encoded neural activity indicators. *Current Opinion in Neurobiology, 22,* 18–23.

Lutcke, H., Murayama, M., Hahn, T., Margolis, D. J., Astori,

S., Zum Alten Borgloh, S. M., et al. (2010). Optical recording of neuronal activity with a genetically-encoded calcium indicator in anesthetized and freely moving mice. *Frontiers in Neural Circuits, 4,* 9.1–12. doi:10.3389/fncir.2010.00009.

Malenka, R. C., & Bear, M. F. (2004). LTP and LTD: An embarrassment of riches. *Neuron, 44,* 5–21.

Mataga, N., Mizuguchi, Y., & Hensch, T. K. (2004). Experience-dependent pruning of dendritic spines in visual cortex by tissue plasminogen activator. *Neuron, 44,* 1031–1041.

Mataga, N., Nagai, N., & Hensch, T. K. (2002). Permissive proteolytic activity for visual cortical plasticity. *Proceedings of the National Academy of Sciences of the United States of America, 99,* 7717–7721. doi:10.1073/pnas.102088899.

Maurer, D., & Hensch, T. K. (2012). Amblyopia: Background to the special issue on stroke recovery. *Developmental Psychobiology, 54,* 224–238.

Maya Vetencourt, J. F., Sale, A., Viegi, A., Baroncelli, L., De Pasquale, R., O'Leary, O. F., et al. (2008). The antidepressant fluoxetine restores plasticity in the adult visual cortex. *Science, 320,* 385–388. doi:10.1126/science.1150516.

McCurry, C. L., Shepherd, J. D., Tropea, D., Wang, K. H., Bear, M. F., & Sur, M. (2010). Loss of Arc renders the visual cortex impervious to the effects of sensory experience or deprivation. *Nature Neuroscience, 13,* 450–457.

Mioche, L., & Singer, W. (1989). Chronic recordings from single sites of kitten striate cortex during experience-dependent modifications of receptive-field properties. *Journal of Neurophysiology, 62,* 185–197.

Montey, K. L., & Quinlan, E. M. (2011). Recovery from chronic monocular deprivation following reactivation of thalamocortical plasticity by dark exposure. *Nature Communications, 2,* 317.

Mrsic-Flogel, T. D., Hofer, S. B., Ohki, K., Reid, R. C., Bonhoeffer, T., & Hubener, M. (2007). Homeostatic regulation of eye-specific responses in visual cortex during ocular dominance plasticity. *Neuron, 54,* 961–972.

Nagerl, U. V., Eberhorn, N., Cambridge, S. B., & Bonhoeffer, T. (2004). Bidirectional activity-dependent morphological plasticity in hippocampal neurons. *Neuron, 44,* 759–767.

Nahmani, M., & Erisir, A. (2005). VGluT2 immunochemistry identifies thalamocortical terminals in layer 4 of adult and developing visual cortex. *Journal of Comparative Neurology, 484,* 458–473.

Oray, S., Majewska, A., & Sur, M. (2004). Dendritic spine dynamics are regulated by monocular deprivation and extracellular matrix degradation. *Neuron, 44,* 1021–1030.

Prusky, G. T., West, P. W., & Douglas, R. M. (2000). Experience-dependent plasticity of visual acuity in rats. *European Journal of Neuroscience, 12,* 3781–3786.

Ramoa, A. S., Mower, A. F., Liao, D., & Jafri, S. I. (2001). Suppression of cortical NMDA receptor function prevents development of orientation selectivity in the primary visual cortex. *Journal of Neuroscience, 21,* 4299–4309.

Ranson, A., Cheetham, C. E., Fox, K., & Sengpiel, F. (2012). Homeostatic plasticity mechanisms are required for juvenile, but not adult, ocular dominance plasticity. *Proceedings of the National Academy of Sciences of the United States of America, 109,* 1311–1316.

Rittenhouse, C. D., Shouval, H. Z., Paradiso, M. A., & Bear, M. F. (1999). Monocular deprivation induces homosynaptic long-term depression in visual cortex. *Nature, 397,* 347–350.

Rittenhouse, C. D., Siegler, B. A., Voelker, C. C., Shouval, H. Z., Paradiso, M. A., & Bear, M. F. (2006). Stimulus for rapid ocular dominance plasticity in visual cortex. *Journal of Neurophysiology, 95,* 2947–2950.

Rubio-Garrido, P., Perez-de-Manzo, F., Porrero, C., Galazo,

M. J., & Clasca, F. (2009). Thalamic input to distal apical dendrites in neocortical layer 1 is massive and highly convergent. *Cerebral Cortex, 19,* 2380–2395.

Sale, A., De Pasquale, R., Bonaccorsi, J., Pietra, G., Olivieri, D., Berardi, N., et al. (2010). Visual perceptual learning induces long-term potentiation in the visual cortex. *Neuroscience, 172,* 219–225. doi:10.1016/j.neuroscience.2010.10.078.

Smith, G. B., Heynen, A. J., & Bear, M. F. (2009). Bidirectional synaptic mechanisms of ocular dominance plasticity in visual cortex. *Philosophical Transactions of the Royal Society of London. Series B, Biological Sciences, 364,* 357–367.

Steele, P. M., & Mauk, M. D. (1999). Inhibitory control of LTP and LTD: Stability of synapse strength. *Journal of Neurophysiology, 81,* 1559–1566.

Tian, L., Akerboom, J., Schreiter, E. R., & Looger, L. L. (2012). Neural activity imaging with genetically encoded calcium indicators. *Progress in Brain Research, 196,* 79–94.

Tian, L., Hires, S. A., Mao, T., Huber, D., Chiappe, M. E., Chalasani, S. H., et al. (2009). Imaging neural activity in worms, flies and mice with improved GCaMP calcium indicators. *Nature Methods, 6,* 875–881. doi:10.1038/nmeth.1398.

Tieman, S. B. (1984). Effects of monocular deprivation on geniculocortical synapses in the cat. *Journal of Comparative Neurology, 222,* 166–176.

Trachtenberg, J. T., & Stryker, M. P. (2001). Rapid anatomical plasticity of horizontal connections in the developing visual cortex. *Journal of Neuroscience, 21,* 3476–3482.

Trachtenberg, J. T., Trepel, C., & Stryker, M. P. (2000). Rapid extragranular plasticity in the absence of thalamocortical plasticity in the developing primary visual cortex. *Science, 287,* 2029–2032.

Wiesel, T. N., & Hubel, D. H. (1963a). Effects of visual deprivation on morphology and physiology of cells in the cat's lateral geniculate body. *Journal of Neurophysiology, 26,* 978–993.

Wiesel, T. N., & Hubel, D. H. (1963b). Single-cell responses in striate cortex of kittens deprived of vision in one eye. *Journal of Neurophysiology, 26,* 1003–1017.

Yang, K., Xiong, W., Yang, G., Kojic, L., Wang, Y. T., & Cynader, M. (2011). The regulatory role of long-term depression in juvenile and adult mouse ocular dominance plasticity. *Scientific Reports, 1,* 203.

Yoon, B. J., Smith, G. B., Heynen, A. J., Neve, R. L., & Bear, M. F. (2009). Essential role for a long-term depression mechanism in ocular dominance plasticity. *Proceedings of the National Academy of Sciences of the United States of America, 106,* 9860–9865. doi:10.1073/pnas.0901305106.

Yu, H., Majewska, A. K., & Sur, M. (2012). Rapid experience-dependent plasticity of synapse function and structure in ferret visual cortex in vivo. *Proceedings of the National Academy of Sciences of the United States of America, 108,* 21235–21240. doi:10.1073/pnas.1108270109.

Zhou, Q., Homma, K. J., & Poo, M. M. (2004). Shrinkage of dendritic spines associated with long-term depression of hippocampal synapses. *Neuron, 44,* 749–757.

第XIV篇　转化视觉神经科学

第101章　视神经疾病的转化研究概览

Nfil R. Miller

眼科医师最基本的职责是保护和恢复视力。尽管眼科医生已经可以成功地治疗包括白内障、角膜和视网膜相关疾病,但是关于视神经(optic nerve,ON)引发的疾病治疗却鲜见成功。有一些疾病过程常常损害视神经,包括颅内压增高(intracranial pressure,ICP)、炎症、缺血、创伤和遗传性代谢功能障碍,这些过程往往导致视力丧失,并且目前缺少有效治疗。本章将回顾三个重要非青光眼性视神经病变的发病机制、治疗和预防有关的临床表现以及当前的转化研究。这三种疾病分别是:视神经盘水肿、非动脉炎性前部缺血性视神经病变(nonarteritic anterior ischemic optic neuropathy,NAION)、莱伯遗传性视神经病变(leber hereditary optic neuropathy,LHON)。目前的转化研究主要也集中在这三种视神经疾病,其他的非青光眼性视神经病有些与自然恢复有关,不会涉及太多的转化研究(如,视神经炎),另一部分则非常多样化,目前涉及的转化研究还相当的少(如,外伤性视神经病)。

视神经盘水肿

视神经盘水肿被定义为一种与颅内压增高有关的视盘肿胀(图101.1)。这种潜在的对视力造成威胁的眼科病变是由于颅内压的增高使脑脊液传输到视神经蛛网膜下腔(subarachnoid space,SAS)所导致。眼周区域的相关脑脊液(cerebrospinal fluid,CSF)增加导致视神经鞘的展开,并且据信视神经鞘的展开这一过程进而挤压神经,导致轴突转运停滞,从而引起视神经轴突的肿胀(Hayreh,1968;Hayreh & Hayreh,1977;Hayreh,March,& Anderson,1979;Tso & Hayreh,1977a,1977b)。我们并没有对视神经蛛网膜下腔进行压力测量,但已假设蛛网膜下腔的压力与腰椎穿刺测量的压力相同,并且脑脊液在颅内蛛网膜下腔和视神经蛛网膜下腔间是自由双向流动的。如果是这种情况,当我们减少视神经的压力时,可以通过脑脊液分流过程如一个腰大池-腹腔或脑室-腹腔分流术,抑或一个视神经鞘开窗术(optic nerve sheath fenestration,ONSF),这些都会使得视神经盘水肿消退(Brazis,

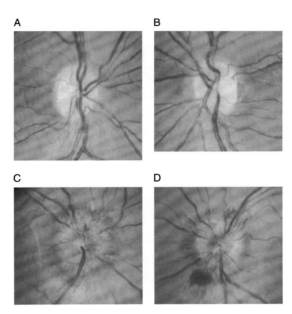

图101.1　正常视神经盘与双侧视神经盘水肿比较。(A 和 B)正常的右眼(A)和左眼(B)视盘外观。注意到有清晰的视盘边缘并且视盘没有出现肿胀或乳头周围出血。(C 和 D)患有颅内压增高的患者,患有双侧视神经盘水肿的右眼(C)和左眼(D)视盘外观。注意到视盘边缘模糊,视盘隆肿并充血,并且乳头周围存在出血。

2009;Feldon,2007;Garton,2004)。但事实上,尽管分流功能正常或者成功实施了视神经鞘开窗术,视神经盘水肿持续存在并不少见(Kelman et al.,1991;Wilkes & Siatkowski,2009),而在这种情况下,可能会导致永久性视力丧失(Friedman & Jacobson,2004)。最近的证据表明,脑脊液在颅内视神经蛛网膜下腔和视神经蛛网膜下腔间的流动既不是连续的也不是双向的(Killer et al.,2007)。对颅内压增高和视神经盘水肿的患者而言,这可能会导致脑脊液隔离,并且由于脑脊液在视神经周围空间内的循环时间减少产生不利于机体的颅内环境。Jaggi 等人(2010)确实在七只羊身上的一个视神经处放置了一个硅胶带,胶带绷紧到刚好足以压缩视神经周围的蛛网膜下腔,从而阻塞脑脊液的流动但不压缩视神经本身。在 4~21 天之后,他们分别取下经胶带处理的和未经处理的视神经,利用光学和电子显微镜对此进行组织学上的评估。

所有被处理过的视神经出现了明显的轴突丧失、

髓鞘损坏和脑膜上皮细胞的肿胀,最明显的是毗邻视神经上离胶带结扎距离最远的球状区域的近端视神经(图101.2)。对于胶带处理4天和21天的神经元来说,组织学的研究结果并没有显著性差异。这些结果表明,在视神经中,通过4天的胶带结扎处理阻断蛛网膜下腔使脑脊液隔离,将导致严重的神经损伤。这些变化随着离结扎点位置的增加而变得严重,该过程不是简单的压力依赖或微灌依赖效应。该结果支持脑脊液在视神经蛛网膜下腔里的流动被阻断的假设,像视神经盘水肿患者,可能由于脑脊液流动和组分的变化而产生视神经损伤。这种现象可能导致一些患者的脑脊液导流过程和视神经解压手术的失败(Killer,Jaggi,& Miller,2009)。为进一步验证这个概念,Killer等人(2011)使用CT脑池造影术对10个颅内压增高的患者进行扫描,并将结果与两名正常颅内压的被试进行比较,这两名正常被试也参加了正在进行的与视神经盘水肿无关的前期研究。此外,他们从颅内压增高的7个患者中利用视神经鞘开窗术获得视神经蛛网膜下腔脑脊液同时取得腰椎脑脊液,并且测定了类脂质运载蛋白前列腺素D合成酶(lipocalin-like

prostaglandin D synthase,L-PGDS)的浓度梯度。在高浓度梯度时,这种蛋白质已被证明对离体的星形胶质细胞有毒(Xin et al.,2009)(图101.3),并且它的浓度梯度已被报道可作为鉴定视神经空间中脑脊液阻隔的一种生物标志物(Killer et al.,2006)。

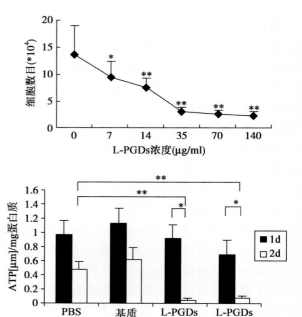

图101.3 类脂质运载蛋白前列腺素D合成酶(lipocalin-like prostaglandin D synthase,L-PGDS)对体外星形胶质细胞的毒性。上图:L-PGDS对星形胶质细胞增殖的影响。随着L-PGDS浓度的增加,星形胶质细胞增殖减少。L-PGDS浓度从14μg/ml变化到140μg/ml时,星形细胞的数目明显减少。图中显示的是6个实验的平均值±标准差。统计学差异(p<0.005与对照组相比)用双星号(**)表示。下图:由细胞分析仪系统(CASY1)得出的不同L-PGDS浓度下星形细胞增殖的数目(LN 229)。(来源于Xin等,2009.)

CT脑池造影术结果显示,从颅内脑脊液空间进入蛛网膜下腔的对比加载(contrast-loaded)脑脊液流入量渐进减少。位于球体后视神经区域的对比加载脑脊液浓度最低,相比于正常被试,所有患者此区域都变得更宽(可能是由于解折叠)。脊髓脑脊液和蛛网膜下腔脑脊液中L-PGDS的浓度明显不同,蛛网膜下腔脑脊液中的L-PGDS浓度明显较高(如图101.4)。

这项研究结果表明,患有视神经盘水肿的患者由于各种原因使其在视神经蛛网膜下腔的脑脊液流通量降低,并且他们脊髓的脑脊液与视神经周围的脑脊液成分不同。同时表明,尽管颅内压增高在视神经盘水肿的发展中起着关键的作用,但是对视神经盘水肿的患者来说,其视神经周围滞留的脑脊液成分的变化

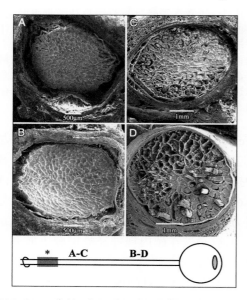

图101.2 正常的(未经处理的一侧作为对照)(A、B)和结扎的(C、D)视神经(ONs)电镜扫描截面图,以及一个显示结扎(星号)和将被检查的一般性区域。(A、C)后(远端)部分。(B、D)前(近端,毗邻球体)部分。在(A)中,在对照视神经的后部分,可以注意到有广泛的蛛网膜下腔(SAS)。对照视神经(B)的前一部分,可以看到SAS通常是狭窄的(这与人类的视神经形成对比)。视神经的后一部分被结扎了4天(C),可以看到外围神经髓鞘损伤较广泛,而中心损伤较少。视神经的前一部分被结扎了4天(D),会出现大量的外围和中心轴突、髓鞘损伤。(来源于Jaggi et al.,2010)

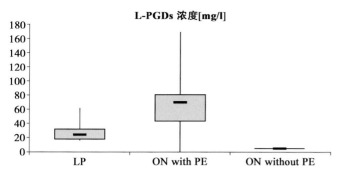

L-PGDs 浓度[mg/l]

图 101. 4 　 L-PGDS 在腰椎蛛网膜下腔,腰椎穿刺术(LP),患有视神经盘水肿(有 PE 的视神经)的视神经蛛网膜下腔周围和对照被试(没有 PE 的视神经)的脑脊液中的浓度。箱线图表示中位数±四分位点,最大和最小值(mg/l)。(来源于 Killer 等,2011.)

也是另一重要因素,因此,针对患者脑脊液成分的变化进行治疗以防止视力丧失也是至关重要的。

非动脉炎性前部缺血性视神经病变

前部缺血性视神经病变(anterior ischemic optic neuropathy,AION)是由视神经近端部分的突然性局部缺血损害所致。前部缺血性视神经病变主要有两种形式:非动脉炎性前部缺血性视神经病变(NAION)和动脉炎性前部缺血性视神经病变(AAION)。两者的病因是不同的。其中非动脉炎性占前部缺血性视神经病变的85%,动脉炎性占15%。非动脉炎性 AION 是导致视神经相关视力丧失最普遍的原因,发病年龄通常在 55 岁以上(Arnold,2005),而动脉性 AAION 并不常见,通常由巨细胞动脉炎(暂时的)引起的,并且发病年龄常在 70 岁以上。

关于 NAION 的实际病因众说纷纭,一个公认的看法是,有一个小的视神经穿过了巩膜,可能造成了紧密硬脑膜鞘内的轴突拥堵(空间拥挤或者视盘的风险);然而还有许多其他因素,包括年龄、夜间发生的或特定情境下的(如,围手术期)低血压、糖尿病、高胆固醇血症、高血压、阻塞性睡眠呼吸暂停、使用某些药物或药品;另外可能有大量涉及线粒体的基因序列的多态性或者和血管功能相关的基因也会是影响因素(Bosley,Abu-Amero,& Ozand,2004;缺血性视神经病变减压试验研究组织,1996;Palombi et al.,2006;Pomeranz & Bhavsar,2005;Sakai et al.,2007;Salomon et al.,1999,2004)。此外,虽然最初认为视神经在预损伤(pre-insult)的人中功能是正常的,但是易感 NAION 的人相较于对照组(非 NAION 易感的人),他们的眼睛有轻微的血管差异(Collignon-Robe,Feke,& Rizzo,

2004;Leiba et al.,2000),这提示感染者有亚临床变化,进而可能会增加易感染性。这些亚临床变化包括视神经盘血流的减少,这里不包括一些较小的视神经出口(Leiba et al.,2000),这些视神经盘血流是用血流计测得的。在临床上常伴有电生理异常,NAION 患者的对侧眼的情况支持了这一观点(Janaky et al.,2006)。大量的研究人员已将病因指向高血压和年龄的综合因素,他们指出 NAION 可能由血管内稳态的短暂性丧失引起,同时最初的组织水肿积累在一个狭小的区域,导致组织室综合征(tissue compartment syndrome)(Levin & Danesh-Meyer,2008)。Levin 和 Danesh-Meyer(2008)甚至提出,视神经中央视网膜静脉支流功能或解剖上的短暂阻塞也可能引发 NAION。无论初始诱因是什么,随后在视神经有限的空间里发生的水肿和在视神经有限的空间里对视神经毛细血管的进一步压缩,使视神经变得紧密狭小,视神经鞘变厚,导致血管压缩和缺血。这进一步导致了缺血性轴突病变,同时导致轴突流合成瘀,电信号和生长因子的信号中断,视网膜和中枢神经系统(central nervous system,CNS)里更高级结构间的潜在交流信息中断。在这些方面,NAION 与其他急性的轴突病变情况相似,如视神经拉伸、变形和轴突切断(Nadal-Nicolas et al.,2009;Schlamp et al. ,2001)。

就世界各地的情况来看,NAION 是导致视力突然丧失的一个重要原因。虽然 NAION 通常单侧发病,但 15% ~ 20% 的单侧患者在随后的 5 年里其对侧眼也会患 NAION,而且到目前为止没有持续有效的治疗方法,能做的要么是改善受 NAION 影响的眼睛,要么是防止另一只眼因 NAION 影响而视力丧失。

NAION 患者最明显的表现是视神经盘(即,视乳头)的水肿,通常与火焰状出血相连或与视盘相毗邻(图 101. 5)。这些出血可能与视盘的血管压迫有关,抑或由于缺血-再灌注受损,导致受损的血管出血。

一个完美的(即,临床完全相同的)人类 NAION 的动物模型不仅要考虑相关的病理生理因素(如,"拥挤的视盘",潜在的血管危险因素,年龄),还要求视神经系统本身也要在生理上类似于人类神经结构、脉管系统、大小和控制机制。不幸的是,这样的模型并不存在。

在所有物种中,视神经是一种中枢神经系统白质束,它由视网膜神经节细胞(retinal ganglion cells,RGCs)的长轴突神经元和有髓鞘的少突胶质细胞构成,而不是施万细胞(schwann cells,SCs)。视神经鞘是巩膜的延续部分。小鼠视神经拥有大约 50 000 个轴

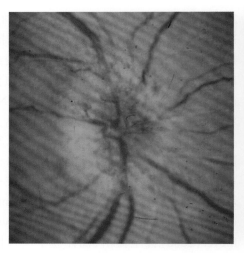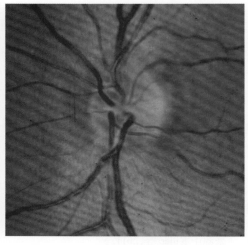

图 101.5　非动脉炎性前部缺血性视神经病变。右图：右视盘出现充血和肿胀。几个乳头周围的视网膜出现出血。左图：左视盘很小，没有杯体风险（盘的风险）。

突（Williams et al.,1996）；大鼠约有 100 000 个（Perry, Henderson,& Linden,1983）；猕猴和人类有 110 万～120 万个（Morrison et al.,1990）。轴突纤维的直径在所有物种中都是相似的，在哺乳动物中扩散系数均相同（Fukuda et al.,1988）。因此，猕猴的视神经轴突数量是小鼠的 20 倍，同时视神经内形成的血管随之相应增加。这些物种的视神经轴突数量的差异导致了它们视神经大小存在很大差异。小鼠视神经最大直径为 150~200μm，而大鼠的最大直径为 500μm，猕猴视神经直径大小和人类的相似，有 1.5~3mm，大小区间变化取决于测量部分是否有髓鞘（Fukuda et al.,1988; Hayreh & Vrabec,1966;Morrison et al.,1990）。此外，灵长类动物的视神经髓鞘厚度比小鼠和大鼠的更厚。这些特性可能使灵长类动物相比啮齿动物更易受到神经内水肿的伤害（Tesser,Niendorf,& Levin,2003）。

啮齿动物和灵长类动物间与视神经相关的解剖结构还有另一个主要区别，即是筛状板（lamina cribrosa,LC）的结构差异（Albrecht,2008）。LC 是一个复杂的区域，它允许 RGC 轴突穿透球体，成为视神经。

灵长类动物的 LC 由胶质层成分和结缔组织层成分组成。后者由结缔组织表组成，结缔组织表通过 RGC 轴突传递形成气孔（Rizzo,2005）（图 101.6,左）。

目前有相当多的研究集中在灵长类动物 LC 上，对其详细描述已超出了本文的范围；但是，简单地说，视神经的眼内部分被 LC 分成了三个区域：板前（通过眼底检查可见）、板内和板后（Rizzo,2005）（图 101.6, 右）。在这个交界区内，轴突传递从一个高压（眼内）区域到一个低压区（眼内-颅内），形成了视神经。这几个区域间也有神经胶质成分的变化，在板前区域有很少的星形胶质细胞和无髓鞘的轴突，在后板区域有许多的星形胶质细胞和有髓鞘的少突胶质细胞。

啮齿动物核纤层的神经胶质成分与灵长类的相似，但啮齿动物的结缔组织成分与灵长类动物的有很大差异（Johansson,1987;Morrison et al.,1995）。大鼠的结缔组织成分由纤维束组成，而不是由组织层片组成（Albrecht,2008）。在小鼠身上，不存在 LC 结缔组

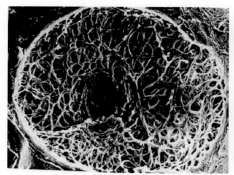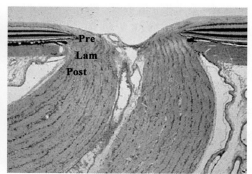

图 101.6　左图：人类的筛板。右图：人类视神经前板（Pre），流层（Lam），和后板（Post）的纵切面。

织成分。这无疑说明了小鼠和大鼠患 AION 之后在水肿方面会有一些可见的差异（见下文）。简而言之，灵长类动物的 LC 胶原蛋白层在大鼠身上被胶原蛋白束取代，而在大部分小鼠身上没有（May & Lutjen-Drecoll，2002）。这些差异可能改变由视神经局部缺血引起的分隔影响，这对 NAION 发展的影响是整体性的。特别是啮齿类动物身上 LC 胶原成分缺失或者最少，还有大多数小动物的巩膜较薄，这都很可能改变它们眼睛对 AION 引起的水肿压力的反应，导致视神经盘水肿出现明显差异。

前段视神经区域血管的形成很复杂，并且和前面一样，不同物种间有很大的不同。在灵长类动物和大鼠身上，视网膜和视神经都由渗透进视神经周围巩膜中的血管供应（图 101.7）。

内视网膜循环是通过视网膜中央血管供应的，中央血管通过视神经进入（视网膜中央动脉）或者离开（视网膜中央静脉）眼睛。尽管在大鼠身上存在很大的差异，但是视神经在视网膜内的部分是由相同的、供应于内部视网膜的中央血管供应（Bernstein et al.，2003；Morrison et al.，1999）。在灵长类动物（人类）和大鼠身上，它们的区别在于，脉络膜循环供应于外部视网膜（感光细胞），神经周的血管弓形组织供应于视神经在巩膜内的部分（眼周的神经小动脉形成"Zinn-Haller 环"）（Hayreh，1974；Morrison et al.，1999；Olver & McCartney，1989）（如图 101.8）。

灵长类动物和大鼠的视神经后部（板后部）的血管形成由来源于视神经周围的软膜神经丛血管供应，也可能来源于 Zinn-Haller 环的循环小动脉。这两个循环供应之间可能有一些不同和（血管筋脉等的）吻合。在大鼠身上，视神经周围的脉络膜血管环通常是完整的（Bernstein et al.，2003），毛细血管贯穿巩膜内的视神经。相比于小鼠，大鼠有相对较大的视神经直

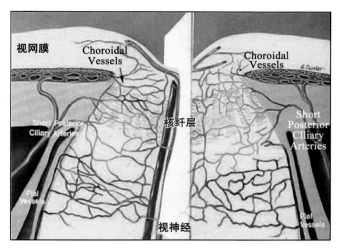

图 101.7　视神经脉管系统。短的后侧纤毛动脉穿孔后通过视神经周围的巩膜（巩膜内的区域）进而供应脉络膜，以形成一个吻合血管的环（Zinn-Haller[ZH]环），这将促成前段视神经的血管供应。视神经毛细血管由 ZH 环、脉络膜的血管汇合以及视神经在该区域视网膜内的毛细血管供应，视神经毛细血管晚于核纤层毛细血管形成，也由视神经鞘附近的软膜血管、中央视网膜动脉和静脉供应。这些庞大的中央视网膜最终供应内层视网膜。

径，所以大鼠视神经的血管供应在视神经毛细血管相对丰度方面跟灵长类动物类似（图 101.8）。另一方面，小鼠在脉络膜水平的视神经周围通常有一个不完整的血管环（Goldenberg-Cohen et al.，2005；May & Lutjen-Drecoll，2002）。缺少一个完整的环可能对 AION 诱发的缺血性视神经病变程度的整体变异有重要影响。小鼠也有一个源自视网膜循环的循环动脉供应，由于它具有更大直径，所以可能对局灶性脑缺血具有更强的抵抗力。由于小鼠视神经直径较小，其视神经通常还有一个稀疏的血管供应。灵长类动物有比大鼠或小鼠更加丰富的脉络膜/脉络膜血管层脉管系统（Zhang，1994）。

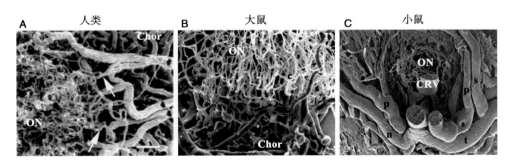

图 101.8　人类（A）、大鼠（B）、小鼠（C）视神经毛细血管供应的电子显微镜扫描结果比较。人类视神经的毛细血管很大程度上源于视神经周围脉络膜的脉管系统前馈分支（feeder branches）。大鼠有一个相似的视神经毛细血管结构，很大程度上源于脉络膜（Chor）。小鼠视神经的毛细血管结构非常稀疏，很少有毛细血管流入视网膜中央静脉（V）。在图 A 和图 C 中：A，（代表）动脉。在图 B 中：C，（代表）毛细血管。（来源于 Bernstein，Johnson，& Miller，2011.）

大鼠、小鼠和灵长类动物间不仅在视神经结构和脉管系统上有明显差异,它们视网膜内的立体组织也有很大的差异。如灵长类动物有一个中央凹/小孔复合体以改善中心视敏度,而大鼠和小鼠都没有(Albrecht,2008;Jeon,Strettoi,& Masland,1998;Ogden,1994)。在确定研究视神经疾病,尤其是 AION 理想的动物模型时,所有这些差异都必须考虑在内。

中枢神经系统脑卒中模型利用激光诱导中枢神经系统局部缺血致使系统局灶性发病,已经有大量研究者做过类似的研究(Frontczak-Baniewicz & Gajkowska,2001;Watson et al.,1985;Zhao et al.,2002)。上述方法也被用来引发视网膜缺血(Mosinger & Olney,1989)。Bernstein 等人(2003)使用玫瑰红(Rose Bengal,RB)诱发 NAION,玫瑰红是一种碘化荧光素衍生物,能发出明亮的荧光,波段在可见光范围之上,包含氩-绿激光(514nm)(Fluhler,Hurley,& Kochevar,1989)和二倍频钕-YAG(Fd-YAG)激光(532nm)(Rodgers,1981)。

在之前的中枢神经系统组织和体外的研究中已经确定,是玫瑰红产生的单线态氧,而不是光产生的热能负责在大多数模型中造成血管损伤(Lambert et al.,1996;Rodgers,1981;Wilson & Hatchell,1991)。还发现它可对毛细血管内皮细胞造成损伤,但不是直接的由单线态氧衍生出血小板活化,血小板活化是 NAION 疾病中主要的病理生理事件(Inamo,

Belougne,& Doutreme puich,1996)。RB 呈一级动力学过程被分泌(excreted)。因此,在静脉给药之后循环RB 水平迅速下降,类似的现象在静脉注射荧光素之后可以看见。其他单线态染料已被用于改进 AION 模型以使该模型中视神经的眼眶内部分被曝光。这些染料分泌(excretion)的速度比 RB 慢,使染色部分能够长时间被曝光直到诱发 AION(Duan et al.,2010);然而,这些方法受限于研究者对显微外科技术的需求和实验动物的术后恢复。

对小动物进行持续激光治疗过程中一个主要的问题是很难聚焦和固定啮齿类动物的眼睛以稳定治疗。该问题已经被 Bernstein 等人(2003)解决,他们使用一个跟眼睛匹配的小眼底接触镜。当镜片在适当的位置时,这些研究者对其进行静脉注射 RB,然后在诱导啮齿类动物 AION(rAION)后 1 分钟内在裂隙灯下使用一个标准的 Fd-YAG 激光或者眼科氩激光对其进行照射(Bernstein et al.,2003,Bernstein et al.,2011;Goldenberg-Cohen et al.,2005)。当激光聚焦在视神经上时他们根据视神经的大小(大鼠的约为 500μm)确定激光聚焦光斑尺寸。激光诱导 RB 激活导致视神经前段的毛细血管血栓形成,这种治疗方法对更大的视网膜中央血管更难治疗。因此,rAION 模型使内视网膜脉管系统免遭损伤并且选择性地损伤视神经循环。经过 1 天诱发后,大鼠视神经盘出现肿胀,视神经盘出现典型的局部缺血(图 101.9)。

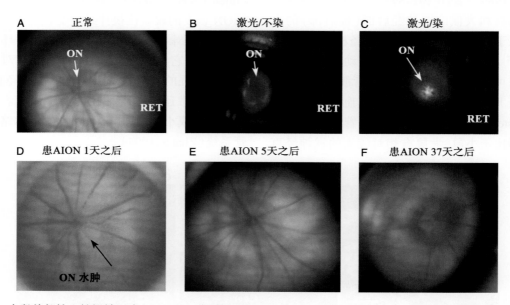

图 101.9　大鼠前部缺血性视神经病(AION)。分别是患 AION 前、中、后的视盘(OD)和视网膜(RET)的比较。(A)基于大鼠眼底接触镜的裂隙灯生物显微视图(高放大倍数)正常的眼底。视神经是平的。径向视网膜血管从视神经中显露出来以供应内部视网膜。(B)激光照射没有给予玫瑰红染料的组。视神经是暗的。(C)激光照射有玫瑰红染料的组。中央血管发出金色亮光,表明染料被激活。(D)视神经诱导一天后。视神经出现水肿,并且视盘边缘出现暗化。(E)经过 5 天诱导后的视神经外观。视神经水肿消失。(F)37 天诱导后的视神经外观。视神经盘是苍白的。(来源于 Bernstein Johnson,& Miller,2011。)

人类 NAION 相关的视盘肿胀通常需要至少 2 周来消退，而对于大鼠来说，rAION 诱发的水肿消退更加迅速，通常在 5 天内视盘就会变得苍白，这意味着视盘功能的丧失。AION 的小鼠模型出现了类似的变化（Goldenberg-Cohen et al.，2005）。因为灵长类动物与鼠类动物的视网膜和上面讨论的视神经在解剖结构和血管化方面存在很大差异，因而 AION 的灵长类模型对于研究人体对视神经缺血的反应更佳，因此 Bernstein 实验室选择了恒河猴进行研究。

Chen 和他的同事（2008）创建了一个灵长类 NAION（pAION）模型，使用了一种类似于造 rAION 模型的技术。在给药之后（剂量为 2.5mg/kg RB，大鼠和小鼠用量相同），对恒河猴视神经眼内部分用直径为 1.06mm 的 200mW 激光光斑照射，光斑正对于视盘中心，同时使用人类儿科激光眼底接触镜。功率选定为 200mW 是因为 1.06mm 光斑直径约是 500μm 激光光斑表面积的 4 倍；因此，如果功率没有增加的话，光通量（能量分布在整个照射区域）将减少 4 倍。初始激光曝光时间为 7～10s，会根据动物的年龄和 pAION 的严重性进行调整。

在这个模型中，经过 1 天的诱导后，诱发的眼睛出现了一个相对的瞳孔缺陷，这是视神经功能紊乱的表现，同时有视盘肿胀数目的变化，此间通常还伴有乳头周围的视网膜出血，类似于在人类 NAION 中看到的（图 101.10）。

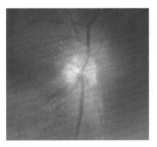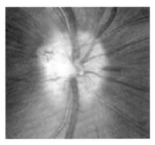

图 101.10　灵长类动物的前部缺血性视神经病变（AION）。两个例子都出现了视盘的肿胀，视盘边缘的模糊，乳头周围还出现了火焰状的视网膜出血。

pAION 诱发之后在动物身上进行的静脉注射荧光素血管造影术揭示了血-视网膜屏障（BRB）的障碍，出现荧光素在视盘的渗漏。在诱发 14 天后出现 BRB 重构。这些数据表明，像人类 CNS 梗死后看到的 BBB 的故障一样，在相当长的时间内受影响的视神经将暴露于全身免疫系统。高速吲哚菁绿（indocyanine green）血管造影显示，在 pAION 的早期阶段，中央静脉回心血量会被区域限制，在视神经盘部

伴有静脉淤积，该现象在诱发的 1 周后消退。这些发现支持这样的一个概念，即急性视神经水肿导致视网膜内的静脉约束，静脉扩张和视网膜内的血管外渗，但这一约束会迅速消退而不造成永久性的视网膜损伤。类似人类的 NAION，pAION 的视盘肿胀消退需 1~2 周，最终变为一定程度的苍白色，同时通过光学相干断层成像和组织学评估可以得到神经节细胞损失和视神经萎缩的证据（图 101.11）。此外，电生理测试（视觉诱发电位[VEP]，视网膜电图模式[PERG]，全域视网膜电图[ffERG]）揭示了患该病后 VEP 幅值的逐渐降低，还有滞后的 PERG 幅值的降低，但是 ffERG 结果正常，这与初始的轴突损伤情况一致，同时该结果符合视网膜神经节细胞（RGC）最终的功能丧失。

因为炎症可以引起和加重造成中枢神经系统梗死的环境（Nakase et al.，2008；Pineau et al.，2010），从诱因和治疗的观点来看，与 NAION 相关的炎症问题是非常重要的。心肌梗死引发的炎症在神经中枢系统的其他区域是一个定义明确的现象，由 Bernstein 实验室发展的鼠类动物和灵长类动物的 AION 模型对炎症反应有了确切证据，其结果反映出了视盘肿胀和消退的时间进程（Bernstein，Johnson，& Miller，2011；Salgado et al.，2011；Zhang et al.，2009）（如图 102.12 和 101.13）。

此外，一项关于人视神经的组织学报告发现患者患 NAION 28 天之后没有出现明显的炎症反应（Tesser，Niendorf，& Levin，2003）；然而，这项研究并没有利用特异性的抗体去识别免疫细胞。事实上，这项关于人的临床研究的作者友好的将患者受影响的视神经的未染色的切片提供给了 Bernstein 实验室，当对炎症细胞染色时，实际上有证据显示在梗死区域及周围出现了急性炎症反应（Salgado et al.，2011）。Bernstein 实验室目前正在使用他们的 AION 鼠类动物和灵长类动物模型来评估在 NAION 中急性炎症和某些确定的物质如前列腺素（PGJ2）之间关系的重要性，以此减少视神经损伤并且改善视觉功能。这些模型和 AION 的其他模型应用起来都是相对容易的，结合能在没有直接的视网膜损害情况下对视神经缺血进行独立评估的能力，可以提高人类对 NAION 相关功能障碍机制的理解。虽然所有的动物模型和人类疾病之间存在一些区别，即使是非人灵长类动物模型和他们模仿的临床疾病也存在很多区别，但是这些模型仍可以为独立的、急性的视神经缺血反应的生理机制提供有价值的观点。

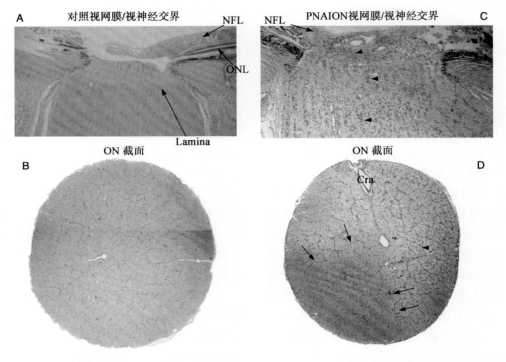

图 101. 11 与灵长类动物前炎性前部缺血性视神经病变（pNAION）相关的猕猴核纤层和视神经（ON）组织改变。（A）正常（对照组）视网膜：视神经结。层状区域出现略微苍白（长箭头）；神经纤维层（NFL）较厚。有一个规则的视网膜神经节细胞轴突束柱状组织从核纤层穿过视神经区域的末端。（B）视神经截面。轴突束是规则的，此处还提示轴突周围存在间隔。（C）在75天的pAION的诱导后猕猴的相同区域。NFL变薄了（面板C,箭头）。出现了正常柱状结构的破坏，细胞结构性增加。柱状组织呈区域性的保持（箭头）。（D）75天的pNAION诱导之后的视神经截面。在许多区域有正常的隔膜束折叠，细胞结构性增加（箭头）。出现了正常的区域，这些区域减少了细胞结构并保持了正常的隔膜束（箭头）。Cra,视网膜中央动脉。ONL,外核层。（来源于Bernstein,Johnson,& Miller,2011.）

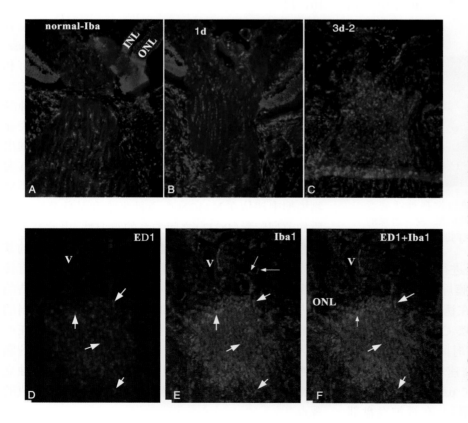

图 102. 12 啮齿类动物前部缺血性视神经病变（rAION）诱发之后大鼠视神经（ON）炎症细胞的早期外观。（A～C）IBA1（钙离子通道蛋白）免疫染色。（A）对照视网膜/视神经。IBA1阳性的小胶质细胞随机分布在整个视神经中,只有少许分布在视网膜。（B）一天的诱导之后,IBA-1阳性细胞出现在视网膜血管、脉络膜及主要的梗死周围区域。（C）三天的诱导之后。在梗死的视神经区域IBA-1阳性细胞的渗透情况。（D～F）rAION诱导之后外来巨噬细胞的早期入侵和定位。（D）ED1免疫反应性。3天诱发后ED1阳性细胞在rAION病变中心区域是可被检测的。（E）IBA1免疫反应性。（F）ED1/IBA1共定位。在早期病变时,rAION病变中心区域被外来（血源）巨噬细胞入侵。INL,内核层;ONL,外核层;v,静脉。（来源于Bernstein,Johnson,& Miller,2011）

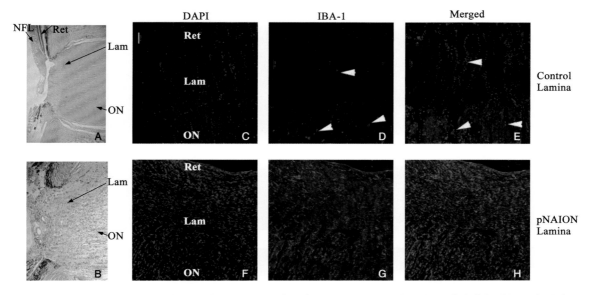

图 101.13　灵长类动物非动脉炎性前部缺血性视神经病变(pNAION)后在层状区域炎症细胞浸润的改变。(A 和 B)对非人类灵长动物流层区的切片进行 H & E(苏木精和伊红)染色。(A)对照核纤层。左侧可见视网膜,右侧是视神经。在正常的核纤层有一个柱状组织,细胞结构分布于嗜酸性柱状组织之间。(B)pNAION 诱导眼睛的(诱发 75 天后)核纤层。出现正常柱状组织破坏和细胞结构增加。(C~E)正常核纤层炎症细胞的共聚焦显微镜分析。(C)DAPI(4,6-联脒-2-苯基吲哚)染色。细胞核的正常柱状结构;(D)炎症(IBA1)细胞。一些散落的 IBA1 阳性细胞穿过核纤层。(E)合并的图像。(F~H)在 pNAION 诱发(75 天)的眼睛流层区域炎症细胞的共聚焦显微镜分析。有正常柱状组织的破坏,同时许多 IBA1 阳性细胞的浸润横穿于核纤层。NFL,神经纤维层;Ret,视网膜;Lam,核纤层;ON,视神经。面板 C 的比例尺:50μm。(来源于 Bernstein,Johnson,& Miller,2011.)

莱伯遗传性视神经病

LHON 是一种母系遗传的视神经病变,主要发生在男性但也不仅仅发生在男性身上。患病后视力丧失通常发生在 15 岁至 35 岁,但也有一些经典的 LHON 被报道存在更年轻的和更年长的患者(Koikonda & Guy,2011;Newman,2005),他们用分子确诊的病例范围是 2~80 岁。年龄的差异甚至可以发生在同一血统的成员间。LHON 患者发生视力丧失时通常是无痛的。大约 50% 的患者两只眼睛同时受影响。在另外 50% 的患者中,一只眼睛受影响后,另一只眼睛在几天、几周、几个月甚至几年后可能会受影响。这个历程是急性或者亚急性的,视觉功能的下降在 3~6 个月内稳定下来。大多数 LHON 患者的视力恶化程度超过 20/200,主要是严重的彩色视力丧失和中央或哑铃形暗点。疾病的急性期时视盘可能出现完全正常或出现一个微妙的特点:即会有乳头周围的扩张微血管病,视盘周围的神经纤维层水肿(假水肿),并且没有视盘或者荧光素血管造影的乳头区域渗漏(从视盘区分 LHON 视盘,LHON 视盘是真水肿)(图 101.14)。随着病情的发展,扩张微血管病消失,视盘的假水肿消退,最终出现视盘苍白,还有神经纤维层脱落,通常在乳头黄斑束处最明显(图 101.14)。

大多数 LHON 患者会发生永久性的双侧视觉丧失;然而,在某些情况下,当视觉退化几年后会发生极好的中央视觉复苏(Newman,2005)。视力丧失后 6 个月到 1 年内视力逐渐恢复或者也可能在 10 年后突然恢复(Brunette & Bernier,1969)。该过程通常伴随着中心暗点的解体,像有清晰可见的小岛在大的暗点里产生。恢复通常是双侧恢复,但也有可能单侧恢复。患者视力改善最明显的人大多数是视力丧失初期平均年龄较低的人群(Riordan-Eva et al.,1995)。此外,特定的线粒体 DNA(mtDNA)突变也会影响预后诊断(prognosis):11778 突变具有最差的视力预后诊断,而 14484 突变则最好。

关于 LHON 发病机制的理论通常开始于氧化磷酸化和三磷酸腺苷(ATP)的代谢。三个主要的 LHON 突变发生在呼吸链复合物 I 的蛋白质亚单位编码基因上。由于复合物 I 是 NADH 再氧化的位置,因此它可能维持 NAD/NADH 氧化还原平衡,对保持 RGCs 或其轴突的正常功能尤其是轴突的转运至关重要(Howell,1998;Levin & Schalow,1998)。与通道和泵

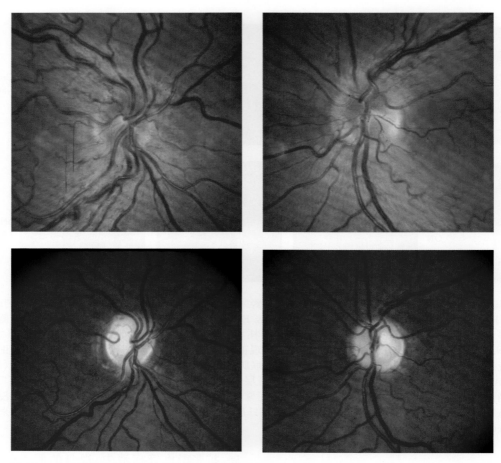

图101.14 莱伯遗传性视神经病的急性期(上图左右)和后期(下图左右)。上图左右:注意在视盘表面和乳头周围区域有微弱的扩张血管充血。下图左右:视盘弥散性苍白。乳头黄斑束中神经纤维丧失最为明显。

有关的尤其是依赖于线粒体 ATP 产生的转运体损伤具有组织特异性(Schon, Bonilla, & DiMauro, 1997)。也有人提出,自由基损伤在 LHON 的发病机制中至关重要(Kirkinezos & Moraes, 2001; Qi et al., 2003a; Schapira, 1997)。呼吸链的抑制导致自由基增多,反过来呼吸链可能会被氧化损伤抑制。氧化损伤的自放大循环和呼吸链功能障碍可能直接或间接导致脆弱组织的损伤,如 RGC 或其轴突。复合物 I 不同的 mtDNA 突变可能导致不同数量的自由基生成,这种活性氧的增加尤其会在神经细胞环境中发生(Qi et al., 2003b)。

我们甚至更不清楚呼吸链功能障碍或自由基生成是如何对 RGCs 及其轴突产生不可逆损伤的内在机制。线粒体在细胞凋亡的诱发过程中有着重要作用(Danielson et al., 2002)。线粒体膜电位的异常和所谓的渗透性过渡孔的开放导致促凋亡蛋白的释放,包括细胞色素 C,最终导致细胞坏死(Ghelli et al., 2003; Schapira, 1997)。许多生理和病理刺激可以直接引起线粒体过渡孔的开放。细胞凋亡也可能是多种线粒

体功能障碍的结果,包括线粒体膜电位的异常,呼吸链的解偶联,超氧阴离子产生过多,线粒体生成(biogenesis)的破坏,钙离子和谷胱甘肽的流出以及可溶性膜间隙蛋白的释放,这些都可以间接引起细胞凋亡或细胞坏死(Zamzami et al., 1997)。另外,通过减少线粒体供能可以直接引发兴奋性毒素失效,这会导致 NMDA 型谷氨酸受体的激活(Schapira, 1997)。此外,自由基是一些兴奋性毒素通路的关键成分,也可能直接引发凋亡性细胞死亡(Newman, 2005)。

已经发现的各种机制表明这些理论上的病理生理过程会导致视神经的选择性损伤,但是目前支持性证据不足。基于许多 LHON 患者的乳头和乳头周围的异常外观,一个局部缺血后的主要血管变化过程被提出(Nikoskelainen et al., 1996);然而,这些血管的变化可能是次要的,特别是考虑到完整的血管内表皮时,它们没有荧光素渗漏,并且也没有在许多患者的眼底结果中发现。同时也提示存在一种力学机制,当有角度的急剧变化,视神经轴突需要进入板前部,导

致出现一个"阻塞点"区域,那里正是是轴质运输受损或不稳定的区域(Howell,1998)。在形成的细口径区域,不断发射的P-细胞可能会特别的脆弱(Sadun et al.,2000)。动物视神经组织的化学研究已经表明,在无髓鞘的视神经板前部有很强的线粒体呼吸活性,说明该区域对线粒体功能有特别高的需求(Andrews et al.,1999;Bristow et al.,2002;Lessell & Horovitz,1972)。在线粒体功能有缺陷的地方,RGCs及其轴突也很脆弱(Carelli,RossCisneros,& Sadun,2004;Newman,2002)。对LHON治疗的结果一直令人失望,全身性类固醇,羟基钴胺素,氰化物拮抗剂和局部溴莫尼定酒石酸盐——有抗凋亡属性的α-2——所有这些都被证明无效(Newman,2002;Newman et al.,2005)。艾地苯醌,一种喹诺醇,对线粒体生物能有显著的影响包括刺激ATP生成(Giorgio et al.,2012),这似乎可对一些患者的视觉进行改善,但其整体效果不尽人意(Carelli et al.,2011;Klopstock et al.,2011;Newman,2011)。

一直以来,LHON的治疗受阻于缺乏较好的LHON动物模型;然而,现在情况不再是这样。第一个

LHON动物模型由Zhang,Jones和Gonzalez-Lima(2002)建立,他们给小鼠注射鱼藤酮,这是一种不可逆的复合物Ⅰ抑制剂。组织学分析显示,注射鱼藤酮1天之后43%RGC层变薄。Qi等人(2003b)随后设计核酶以使信使RNA(mRNA)编码的关键复合物Ⅰ的核编码亚基基因(NDUFA1)降解,导致鼠类动物细胞复合物Ⅰ的激活明显减少。研究者们使用腺相关病毒(AAV)载体将核酶运送到小鼠的玻璃体腔内,发现RGCs和轴突丢失,引发了视神经病变,这跟LHON的组织病理学变化相似(Qi et al.,2003c)(如图101.15)。

该模型系统还涉及病变过程中关于氧化应激反应在发病机制中的作用。随后这些研究人员在眼内注射了表达能降解线粒体超氧化物歧化酶(SOD2)mRNA核酶的AAV病毒,发现病毒注射诱发了视神经和RGCs的轴突和髓鞘的进一步损失(Qi et al.,2003b)。当研究人员在眼内注射过表达SOD2的AAV时同样可以得到NDUFA1核酶,他们发现RGC和轴突损失大幅减少(Qi et al.,2004)。Qi等人(2007a)随后尝试通过注射AAV-SOD2病毒挽救由半

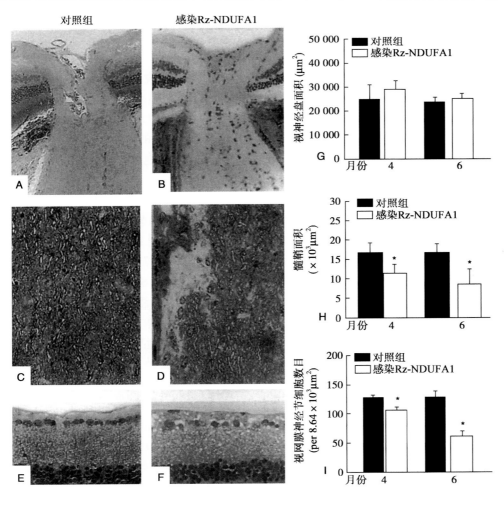

图101.15 光学显微镜图,展示小鼠眼内注射表达核酶的重组腺相关病毒(rAVV)对小鼠眼睛的影响。相对于模拟感染的眼睛(A,C,E),一些感染Rz-NDUFA1的眼睛(B,D,F)表现出轻微的视盘中央杯水肿和乳头周围视网膜横向位移(B)在AAV注射4个月后。定量分析表明,注射核酶的眼睛视神经盘面积增加14%,但是模拟注射的眼睛(G)没有显著变化。相比之下,感染Rz-NDUFA1的后球视神经髓鞘缺失,伴随甲苯胺蓝染色的缺失(C,D),在4个月后染色缺失达33%,在6个月后接近50%(H)。对比模拟感染的眼睛,感染Rz-NDUFA1的眼睛视网膜神经节细胞数目在4个月后丧失18%(E,F),在6个月后丧失47%(p<0.01)(I)。星号表示统计学显著性(p<0.01)。(来源于Qi et al.,2003c.)

乳糖诱发的凋亡性死亡的细胞带有 mtDNA G11778A 突变的细胞。对照细胞是注射 AAV-GFP（绿色荧光蛋白病毒的细胞）。在半乳糖培养基中生长 3 天，LHON 细胞存活率增加了 89%。这些研究结果表明，抗氧化基因可能针对 LHON 的病理生理机制提供一个治疗策略。尽管如此，仍不明确这些小鼠模型上的发现是否能代表 LHON 患者身上的致病过程。

为了创造一个更具代表性的 LHON 动物模型，Qi 等人（2007b）构建了一个突变的 ND4 亚基基因，旨在表达人类 LHON ND4 突变蛋白中氨基酸 340 中由精氨酸到组氨酸的替换。这通过 AAV 载体将表达的基因注射到小鼠玻璃体实现，并且导致视盘水肿。注射之后的几个月，视神经萎缩，RGCs 丧失，超微结构分析发现线粒体结构也有损坏。注射正常人类 ND4 基因 AAV 病毒的小鼠眼睛没有出现这种病理学改变。由于 ND4 突变体和人类 ND4 结构的区别仅在于氨基酸 340（突变体 ND4）里精氨酸到组氨酸的替换，这些研究结果表明，ND4 突变引发的致病性是 LHON 的病因。Ellouze 等人（2008）随后在大鼠眼睛引入突变的人类 ND4 基因，发现它会导致 RGC 退化，还会导致这些动物的视觉功能逐渐衰退；然而，人类 LHON 和这些啮齿类动物模型的一个重要区别是这些发病的啮齿类动物即使存在内源性小鼠（大鼠）ND4 基因也会发病。在人类的 LHON 中，野生型 ND4 通常是缺失。所以在这样的情况下，通过增加更多的野生型 ND4 来挽救 LHON 啮齿动物模型也许是不可能的。

能够成功治疗伴随"异位表达"，同时这些异位表达是线粒体中的基因的 LHON 患者最有前途的新兴技术之一是通过在核遗传密码中部分再编码 mtDNA 基因。正如本文前面所讨论的，在啮齿类动物模型中通过异位表达突变的人类 ND4 亚基基因，可以诱发 LHON 样的表现。对实现异位表达来说，将密码子 ATA 替换为 ATG 是必要的，因为 ATA 在线粒体中编码甲硫氨酸但是在细胞核中编码异亮氨酸。此外，密码子 TGA 在线粒体内编码色氨酸，但在细胞核内是终止密码子。因此，这个密码子必须被修正以完成全长 ND4 蛋白在细胞质核糖体上的翻译。之中蛋白质导入线粒体是通过氨基酸末端的线粒体靶向序列（MTS）决定的（Guy et al.，2002；Larsson，2002）。蛋白质表达可以通过将表位标记添加到羧基端进行检测。Guy 等人（2002）首先使用这种方法用人类 ND4 基因来弥补 G11778A LHON 细胞中氧化磷酸化的缺陷。他们从重叠的 80-mer 寡核苷酸中构建一个整合的 ND4 亚基，包入 AVV 病毒载体中，然后用它来感染包

含 100% G11778A mtDNA 突变的细胞。相对于使用 GFP 感染或感染相同 ND4 基因但是 ND4 基因带有不同的 MTS 和没有导入到线粒体的表位标记的细胞系比，这种方法成功地将 LHON 细胞系里 ATP 合成增加到了原来的 3 倍。

Guy 等人（2009）也证明了正常人类 ND4 亚基因异位表达到鼠类动物眼睛的玻璃体是安全的。实验组眼睛与用 AVV-GFP 注射的对照眼睛相比，根据测量的 Thy1.2 阳性细胞（Thy1.2 positive cells）看总的 RGC 数量没有区别。此外，病毒注射后闪光 ERG 振幅和模式与注射前的基线保持一致。这个重要的发现表明，异位人类 ND4 的注射不会损害小鼠 RGC 功能。通过对 45 亚单元复合物 I 的免疫沉淀反应，这些研究者发现 FLAG 标记的人类 ND4 基因转入了感染的小鼠视网膜和视神经组织的全霉素中。为了验证这项技术，他们分别在视神经、大脑、脊髓或视网膜中分离出小鼠线粒体，然后利用免疫沉淀在这些线粒体中拉下复合物 I，然后提交了 9 条条带进一步利用质谱分析鉴别。它们被确定为 NADH-泛醌氧化还原酶的亚基。期间没有其他的呼吸链复合物（Ⅱ~Ⅴ）被检测到。只有 FLAG 标记的人类 ND4 基因在这个试验中被检测到，因此可以证明它能有效地整合到小鼠复合物 I 中。

在 2002 年，Guy 等人发现 LHON 细胞表达了同样的异位人类 ND4 基因，但融合到不同的 MTS（醛脱氢酶）或表位标记（GFP）中，并且确实导入到线粒体中。与这一发现一致，后者的构建没有拯救无糖半乳糖培养皿诱发的 LHON 细胞死亡，也没有促进它们的 ATP 合成。

为了证明 MTS 的一个重要功能是指引线粒体的运输，Supekova 等人（2010）发现，突变体 COX2 的异位导入依赖于 MTS，但不是线粒体靶向 3' UTR。然而，Bonnet 等人的研究（2007）明确地证明了当与 CIS 结合使用作为 COX10 MTS 的作用元件时 COX10 3' UTR 的好处。与对照组相比，COX10-ND4 或 COX10-ND4 3' UTR 都增加了半乳糖培养皿中 G11778A LHON 细胞的存活率，并且提高了它们的 ATP 合成。他们的发现支持了 Guy 和他的同事早期成功地将异位 ND4 导入了线粒体中的研究成果（Guy et al.，2002）。显然，对包括 MTS、蛋白质、表位标记，或 3' UTR 异位表达的测试很大程度上是不断的试错尝试（Shokolenko et al.，2010）。由于细胞培养的研究有时会产生误导（Perales-Clemente et al.，2011），所以在将它应用于 LHON 患者之前，在合适的动物模型中

确认异位 ND4 表达的安全性和有效性至关重要。

利用 MTS 和 3' UTR 模型系统，Ellouze 等人（2008）通过体内电转将包含 G11778A 突变的人类 ND4 亚基基因转入到大鼠眼睛。正如以前 Qi 等人（2007b）描述，这导致了视力丧失和几乎一半的 RGCs 退化；然而，当 Ellouze 等人（2008）将一个正常的人类 ND4 基因转入时，动物没有发生视力和 RGC 退化，至少是在 75 天之后这些动物才被处死。因此，综合目前的证据表明，突变的 ND4 而不是野生型的 ND4 异位表达引起 RGC 退化。更重要的是，至少在短期内，他们发现野生型 ND4 可以拯救 LHON 动物模型。显然，异位转入正常 ND4 在由突变 G11778A mtDNA 导致的 LHON 的有效治疗中是一种有前景的方法。对于这种情况，一个有效、安全的转入系统对于 ND4 基因治疗是必要的。在这方面，单链的（ss）AAV2 在异位小鼠实验和人类眼睛基因治疗 1 期的几个实验中也是安全的（Hauswirth et al.，2008），因此，在 LHON 中受影响的视网膜层可以通过优化载体选择玻璃体注射作为常规治疗途径（Koilkonda & Guy，2011）。

更新一代的载体包括包含阳性和阴性两种互补链的自补（sc）AAV。第二个链的综合体被认为是单链载体表达的限速步骤，这并不奇怪，因为 scAAV 载体增加了转基因表达的速度和效率（McCarty，2008）。其他衣壳蛋白突变的 AAVs 也提高了转基因表达的效率（Zhong et al.，2008a，2008b）。它们旨在减少 AAV 的细胞退化，进而增加了 AAV 病毒粒子的细胞水平。Koilkonda 等人（2010）利用 scAAV 将异位 ND4 进入小鼠眼睛，跟单链 AAV 相比 RGC 表达是其两倍，这是当前基因转入的标准。结合 scAAV、FLAG 标记的 ND4 几乎在所有的小鼠 RCGs（90%）中都能见到。这种新一代的载体可能对 LHON 基因治疗非常有利。它可以使用较低的剂量，在不牺牲效率的前提下降低阻止 ND4 表达的病毒衣壳免疫反应（Zaiss & Muruve，2008）。这对 LHON 患者的治疗有重要意义，有些患者先注射第一只眼会产生免疫反应，进而可能限制第二只眼注射 AAV-ND4 之后的表达。

正如上面 NAION 小节中所讨论的，特别是在病理条件下，在将啮齿类动物身上获得的结果扩展到人类疾病时必须特别小心。例如，Oca-Cossio 等人（2003）的研究表明，如果 ND4 没有被正确导入线粒体，它可能有害。此外，如果 LHON 主要是个轴突病变，异位 ND4 可能不会到达靶组织（即，视神经轴突的线粒体）以拯救急性 LHON 患者。另一方面，如果 LHON 主要是 RGCs 的疾病，那么这种治疗可能确实

有效。需要对较低等脊椎动物作进一步的研究来描绘干预的最佳窗口。

许多其他实验技术也被提出来解决突变 mtDNA 导致的疾病。一个可能适用于 LHON 的特定的方法是跨区异位表达，也称为"异种表达（xenotopic expression）"。这项技术由 Ojaimi 等人开创（2002），他们通过实验修复了电子转运链复合物 V 的缺陷。异种技术的优点是，单个 NDI1，可以治疗突变的 ND4，ND1，或 ND6 复合物 I 亚基引发的所有的 LHON 病例。人类复合物 I 子单元的异位表达需要三个单独的结构，每个对应三个突变亚基之一。然而，目前尚不清楚引入一个完全不同物种的基因对人类的治疗是否是可接受的。此外，NDI1 与人类呼吸链的复合物 II ~ V 如何相互作用还没有研究清楚。最近的文章表明，NDI1 基因能延长果蝇寿命，受益机制不是提高氧化磷酸化，而是减少活性氧（ROS）的生成（Bahadorani et al.，2010）。尽管如此，这种技术仍展示出了很大前景。与此同时，基于 Guy 和其他人的研究，正在计划对长期（急性的）LHON 患者的基因治疗（Lam et al.，2010）。

参考文献

Albrecht, M. C. (2008). Comparative anatomy of the optic nerve head and inner retina in non-primate animal models used for glaucoma research. *Open Ophthalmology Journal, 2*, 94–101.

Andrews, R. M., Griffiths, P. G., Johnson, M. A., & Turnbull, D. M. (1999). Histochemical localization of mitochondrial enzyme activity in human optic nerve and retina. *British Journal of Ophthalmology, 83*, 231–235.

Arnold, A. C. (2005). Ischemic optic neuropathy. In N. R. Miller, N. J. Newman, V. Biousse, & J. B. Kerrison (Eds.), *Walsh and Hoyt's clinical neuro-ophthalmology* (6th ed., Vol. 1, pp. 349–384). Baltimore: Lippincott-Williams & Wilkins.

Bahadorani, S., Cho, J., Lo, T., Contreras, H., Lawal, H. O., Krantz, D. E., et al. (2010). Neuronal expression of a single-subunit yeast NADH-ubiquinone oxidoreductase (Ndi1) extends *Drosophila* lifespan. *Aging Cell, 9*, 191–202.

Bernstein, S. L., Guo, Y., Kelman, S. E., Flower, R. W., & Johnson, M. A. (2003). Functional and cellular responses in a novel rodent model of anterior ischemic optic neuropathy. *Investigative Ophthalmology & Visual Science, 44*, 4153–4162. doi:10.1167/iovs.03-0274.

Bernstein, S. L., Johnson, M. A., & Miller, N. R. (2011). Non-arteritic anterior; ischemic optic neuropathy (NAION) and its experimental models. *Progress in Retinal and Eye Research, 30*, 167–187.

Bonnet, C., Kaltimbacher, V., Ellouze, S., Augustin, S., Bénit, P., Forster, V., et al. (2007). Allotopic mRNA localization to the mitochondrial surface rescues respiratory chain defects in fibroblasts harboring mitochondrial DNA mutations affecting complex I or V subunits. *Rejuvenation Research, 10*, 127–143.

Bosley, T. M., Abu-Amero, K. K., & Ozand, P. T. (2004). Mitochondrial DNA nucleotide changes in non-arteritic ischemic optic neuropathy. *Neurology, 63*, 1305–1308.

Brazis, P. W. (2009). Surgery for idiopathic intracranial hypertension. *Journal of Neuro-Ophthalmology, 29*, 271–274.

Bristow, E. A., Griffiths, P. G., Andrews, R. M., Johnson, M. A., & Turnbull, D. M. (2002). The distribution of mitochondrial activity in relation to optic nerve structure. *Archives of Ophthalmology, 120*, 791–796.

Brunette, J. R., & Bernier, G. (1969). Study of a family of Leber's optic atrophy with recuperation. In J. R. Brunette & A. Barbeau (Eds.), *Progress in neuro-ophthalmology* (pp. 91–97). Amsterdam: Excerpta Medica.

Carelli, V., La Morgia, C., Valentino, M. L., Rizzo, G., Carbonelli, M., De Negri, A. M., et al. (2011). Idebenone treatment in Leber's hereditary optic neuropathy. *Brain, 134*, 1–5. doi:10.1093/brain/awr180.

Carelli, V., Ross-Cisneros, F. N., & Sadun, A. A. (2004). Mitochondrial dysfunction as a cause of optic neuropathies. *Progress in Retinal and Eye Research, 23*, 53–89. doi:10.1016/j.preteyeres.2003.10.003.

Chen, C. S., Johnson, M. A., Flower, R. A., Slater, B. J., Miller, N. R., & Bernstein, S. L. (2008). A primate model of non-arteritic anterior ischemic optic neuropathy (pNAION). *Investigative Ophthalmology & Visual Science, 49*, 2985–2992. doi:10.1167/iovs.07-1651.

Collignon-Robe, N. J., Feke, G. T., & Rizzo, J. F. (2004). Optic nerve head circulation in nonarteritic anterior ischemic optic neuropathy and optic neuritis. *Ophthalmology, 111*, 1663–1672. doi:10.1016/j.ophtha.2004.05.020.

Danielson, S. R., Wong, A., Carelli, V., Martinuzzi, A., Schapira, A. H., & Cortopassi, G. A. (2002). Cells bearing mutations causing Leber's hereditary optic neuropathy are sensitized to fas-induced apoptosis. *Journal of Biological Chemistry, 277*, 5810–5815. doi:10.1074/jbc.M110119200.

Duan, Y., Thurston, J., Watson, B., Hernandez, E., Fern, R., & Goldberg, J. L. (2010). Retinal ganglion cell survival and optic nerve glial response after rat optic nerve ischemic injury. *Investigative Ophthalmology & Visual Science, 48*, 644.

Ellouze, S., Augustin, S., Bouaita, A., Bonnet, C., Simonutti, M., Forster, V., et al. (2008). Optimized allotropic expression of the human mitochondrial ND4 prevents blindness in a rat model of mitochondrial dysfunction. *American Journal of Human Genetics, 83*, 373–387.

Feldon, S. (2007). Visual outcomes comparing surgical techniques for management of severe idiopathic intracranial hypertension. *Neurosurgical Focus, 23*, 1–7. doi:10.3171/foc.2007.23.5.7.

Fluhler, E. N., Hurley, J. K., & Kochevar, I. E. (1989). Laser intensity and wavelength dependence of Rose Bengal-photosensitized inhibition of red blood cell acetylcholinesterase. *Biochimica et Biophysica Acta, 990*, 269–275.

Friedman, D. I., & Jacobson, D. M. (2004). Idiopathic intracranial hypertension. *Journal of Neuro-Ophthalmology, 24*, 138–145.

Frontczak-Baniewicz, M., & Gajkowska, B. (2001). Focal ischemia in the cerebral cortex has an effect on the neurohypophysis: II. Angiogenesis in the neurohypophysis is a consequence of the focal ischemia in the cerebral cortex. *Neurology Endocrinology Letters, 22*, 87–92.

Fukuda, Y., Watanabe, M., Wakakuwa, K., Sawai, H., & Morigiwa, K. (1988). Intraretinal axons of ganglion cells in the Japanese monkey (*Macaca fuscata*): Conduction velocity and diameter distribution. *Neuroscience Research, 6*, 53–71.

Garton, J. H. L. (2004). Cerebrospinal diversion procedures. *Journal of Neuro-Ophthalmology, 24*, 146–155.

Ghelli, A., Zanna, C., Porcelli, A. M., Schapira, A. H., Martinuzzi, A., Carelli, V., et al. (2003). Leber's hereditary optic neuropathy (LHON) pathogenic mutations induce mitochondrial-dependent apoptotic death in transmitochondrial cells incubated with galactose medium. *Journal of Biological Chemistry, 278*, 4145–4150. doi:10.1074/jbc.M210285200.

Giorgio, V., Petronilli, V., Ghelli, A., Carelli, V., Rugolo, M., Lenaz, G., & Bernardi, P. (2012). The effects of idebenone on mitochondrial bioenergetics. *Biochimica et Biophysica Acta (BBA)—Bioenergetics, 1817*, 363–369. doi:10.1016/j.bbabio.2011.10.012.

Goldenberg-Cohen, N., Guo, Y., Margolis, F. L., Miller, N. R., Cohen, Y., & Bernstein, S. L. (2005). Oligodendrocyte dysfunction following induction of experimental anterior optic nerve ischemia. *Investigative Ophthalmology & Visual Science, 46*, 2716–2725. doi:10.1167/iovs.04-0547.

Guy, J., Qi, X., Koilkonda, R. D., Arguello, T., Chou, T. H., Ruggeri, M., et al. (2009). Efficiency and safety of AAV-mediated gene delivery of the human ND4 complex I subunit in the mouse visual system. *Investigative Ophthalmology & Visual Science, 50*, 4205–4214. doi:10.1167/iovs.08-3214.

Guy, J., Qi, X., Pallotti, F., Schon, E. A., Manfredi, G., Carelli, V., et al. (2002). Rescue of a mitochondrial deficiency causing Leber hereditary optic neuropathy. *Annals of Neurology, 52*, 534–542. doi:10.1002/ana.10354.

Hauswirth, W. W., Aleman, T. S., Kaushal, S., Cideciyan, A. V., Schwartz, S. B., Wang, L., et al. (2008). Treatment of Leber congenital amaurosis due to RPE65 mutations by ocular subretinal injection of adeno-associated virus gene vector: Short-term results of a phase I trial. *Human Gene Therapy, 19*, 979–990.

Hayreh, M. S., & Hayreh, S. S. (1977). Optic disk edema in raised intracranial pressure: I. Evolution and resolution. *Archives of Ophthalmology, 95*, 1237–1244. doi:10.1001/archopht.1977.04450070135013.

Hayreh, S. S. (1968). Pathogenesis of oedema of the optic disk. *Documenta Ophthalmologica, 24*, 289–411. doi:10.1007/BF02550944.

Hayreh, S. S. (1974). Anterior ischemic optic neuropathy: I. Terminology and pathogenesis. *British Journal of Ophthalmology, 58*, 955–963.

Hayreh, S. S., March, W., & Anderson, D. R. (1979). Pathogenesis of block of rapid orthograde axonal transport by elevated intraocular pressure. *Experimental Eye Research, 28*, 515–523.

Hayreh, S. S., & Vrabec, F. (1966). The structure of the head of the optic nerve in rhesus monkey. *American Journal of Ophthalmology, 61*, 136–150.

Howell, N. (1998). Leber hereditary optic neuropathy: Respiratory chain dysfunction and degeneration of the optic nerve. *Vision Research, 38*, 1495–1504. doi:10.1016/S0042-6989(97)00444-6.

Inamo, J., Belougne, E., & Doutremepuich, C. (1996). Importance of photo activation of rose bengal for platelet activation in experimental models of photochemically induced thrombosis. *Thrombosis Research, 83*, 229–235. doi:10.1016/0049-3848(96)00131-4.

Ischemic Optic Neuropathy Decompression Trial Study Group. (1996). Characteristics of patients with nonarteritic anterior ischemic optic neuropathy eligible for the Ischemic Optic Neuropathy Decompression Trial. *Archives of Ophthalmology, 114*, 1366–1374.

Jaggi, G. P., Harlev, M., Ziegler, U., Dotan, S., Miller, N. R., & Killer, H. E. (2010). Cerebrospinal fluid segregation optic neuropathy: An experimental model and a hypothesis.

British Journal of Ophthalmology, 94, 1088–1093.

Janaky, M., Fulop, Z., Palffy, A., Benedek, K., & Benedek, G. (2006). Electrophysiological findings in patients with non-arteritic anterior ischemic optic neuropathy. *Clinical Neurophysiology, 117*, 1158–1166.

Jeon, C. J., Strettoi, E., & Masland, R. H. (1998). The major cell populations of the mouse retina. *Journal of Neuroscience, 18*, 8936–8946.

Johansson, J. O. (1987). The lamina cribrosa in the eyes of rats, hamsters, gerbils and guinea pigs. *Acta Anatomica, 128*, 55–62.

Kelman, S. E., Sergott, R. C., Cioffi, G. A., Savino, P. J., Bosley, T. M., & Elman, M. J. (1991). Modified optic nerve decompression in patients with functioning lumboperitoneal shunts and progressive visual loss. *Ophthalmology, 98*, 1449–1453.

Killer, H. E., Jaggi, G. P., Flammer, J., Miller, N. R., & Huber, A. R. (2006). The optic nerve: A new window into cerebrospinal fluid composition? *Brain, 129*, 1027–1030.

Killer, H. E., Jaggi, G. P., Flammer, J., Miller, N. R., Huber, A. R., & Mironov, A. (2007). Cerebrospinal fluid dynamics between the intracranial and the subarachnoid space of the optic nerve. Is it always bidirectional? *Brain, 130*, 514–520.

Killer, H. E., Jaggi, G. P., & Miller, N. R. (2009). Papilledema revisited: Is its pathophysiology really understood? *Clinical & Experimental Ophthalmology, 37*, 444–447.

Killer, H. E., Jaggi, G. P., Miller, N. R., Landolt, H., Mironov, A., Meyer, P., et al. (2011). Cerebrospinal fluid dynamics between the basal cisterns and the subarachnoid space of the optic nerve in patients with papilloedema. *British Journal of Ophthalmology, 95*, 822–827.

Kirkinezos, I. G., & Moraes, C. T. (2001). Reactive oxygen species and mitochondrial diseases. *Seminars in Cell & Developmental Biology, 12*, 449–457.

Klopstock, T., Yu-Wai-Man, P., Dimitriadis, K., Rouleau, J., Heck, S., Bailie, M., et al. (2011). A randomized placebo-controlled trial of idebenone in Leber's hereditary optic neuropathy. *Brain, 134*, 2677–2686. doi:10.1093/brain/awr170.

Koilkonda, R. D., Chou, T.-H., Porciatti, V., Hauswirth, W. W., & Guy, J. (2010). Induction of rapid and highly efficient expression of the human ND4 complex I subunit in the mouse visual system by self-complementary adenoassociated virus. *Archives of Ophthalmology, 128*, 876–883.

Koilkonda, R.D., & Guy, J. (2011). Leber's hereditary optic neuropathy-gene therapy: From benchtop to bedside. *Journal of Ophthalmology, Epub*, 1–16. doi:10.1155/2011/179412.

Lam, B. L., Feuer, W. J., Abukhalil, F., Porciatti, V., Hauswirth, W. W., & Guy, J. (2010). Leber hereditary optic neuropathy gene therapy clinical trial recruitment: Year 1. *Archives of Ophthalmology, 128*, 1129–1135.

Lambert, C. R., Stiel, H., Leupold, D., Lynch, M. C., & Kochevar, I. E. (1996). Intensity-dependent enzyme photosensitization using 532 nm nanosecond laser pulses. *Photochemistry and Photobiology, 63*, 154–160.

Larsson, N. G. (2002). Leber hereditary optic neuropathy: A nuclear solution of a mitochondrial problem. *Annals of Neurology, 52*, 529–530.

Leiba, H., Rachmiel, R., Harris, A., Kagemann, L., Pollack, A., & Zalish, M. (2000). Optic nerve head blood flow measurements in non-arteritic anterior ischaemic optic neuropathy. *Eye (London, England), 14*, 828–833.

Lessell, S., & Horovitz, B. (1972). Histochemical study of enzymes of optic nerve of monkey and rat. *American Journal of Ophthalmology, 74*, 118–126.

Levin, L. A., & Danesh-Meyer, H. V. (2008). Hypothesis: A venous etiology for nonarteritic anterior ischemic optic neuropathy. *Archives of Ophthalmology, 126*, 1582–1585. doi:10.1001/archopht.126.11.1582.

Levin, L. A., & Schalow, E. (1998). Differential susceptibility of retinal ganglion cells to redox modulation: A possible link to mitochondrial optic neuropathy [abstract]. *Investigative Ophthalmology & Visual Science, 39*, S808.

May, C. A., & Lutjen-Drecoll, E. (2002). Morphology of the murine optic nerve. *Investigative Ophthalmology & Visual Science, 43*, 2206–2212.

McCarty, D. M. (2008). Self-complementary AAV vectors: Advances and applications. *Molecular Therapy, 16*, 1648–1656.

Morrison, J. C., Cork, L. C., Dunkelberger, G. R., Brown, A., & Quigley, H. A. (1990). Aging changes in the rhesus monkey optic nerve. *Investigative Ophthalmology & Visual Science, 31*, 1623–1627.

Morrison, J. C., Farrell, S., Johnson, E., Deppmeier, L., Moore, C. G., & Grossmann, E. (1995). Structure and composition of the rodent lamina cribrosa. *Experimental Eye Research, 60*, 127–135.

Morrison, J. C., Johnson, E. C., Cepurna, W. O., & Funk, R. H. (1999). Microvasculature of the rat optic nerve head. *Investigative Ophthalmology & Visual Science, 40*, 1702–1709.

Mosinger, J. L., & Olney, J. W. (1989). Photothrombosis-induced ischemic neuronal degeneration in the rat retina. *Experimental Neurology, 105*, 110–113.

Nadal-Nicolas, F. M., Jimenez-Lopez, M., Sobrado-Calvo, P., Nieto-Lopez, L., Canovas-Martinez, I., Salinas-Navarro, M., et al. (2009). Brn3a as a marker of retinal ganglion cells: Qualitative and quantitative time course studies in naive and optic nerve-injured retinas. *Investigative Ophthalmology & Visual Science, 50*, 3860–3868.

Nakase, T., Yamazaki, T., Ogura, N., Suzuki, A., & Nagata, K. (2008). The impact of inflammation on the pathogenesis and prognosis of ischemic stroke. *Journal of the Neurological Sciences, 271*, 104–109.

Newman, N. J. (2002). From genotype to phenotype in Leber hereditary optic neuropathy: Still more questions than answers. *Journal of Neuro-Ophthalmology, 22*, 257–261.

Newman, N. J. (2005). Hereditary optic neuropathies. In N. R. Miller, N. J. Newman, V. Biouse, & J. B. Kerrison (Eds.), *Walsh and Hoyt's clinical neuro-ophthalmology* (6th ed., Vol. 1, pp. 465–501). Baltimore: Lippincott-Williams & Wilkins.

Newman, N. J. (2011). Treatment of Leber hereditary optic neuropathy. *Brain, 134*, 2447–2450.

Newman, N. J., Biousse, V., David, R., Bhatti, M. T., Hamilton, S. R., Farris, B. K., et al. (2005). Prophylaxis for second eye involvement in Leber hereditary optic neuropathy: An open-label, nonrandomized multicenter trial of topical brimonidine purite. *American Journal of Ophthalmology, 140*, 407–415.

Nikoskelainen, E. K., Huoponen, K., Juvonen, V., Lamminen, T., Nummelin, K., & Savontaus, M. L. (1996). Ophthalmologic findings in Leber hereditary optic neuropathy, with special reference to mtDNA mutations. *Ophthalmology, 103*, 504–514.

Oca-Cossio, J., Kenyon, L., Hao, H., & Moraes, C. T. (2003). Limitations of allotopic expression of mitochondrial genes in mammalian cells. *Genetics, 165*, 707–720.

Ogden, T. E. (1994). Topography of the retina. In S. J. Ryan (Ed.), *The retina* (pp. 32–36). St. Louis, MO: Mosby.

Ojaimi, J., Pan, J., Santra, S., Snell, W. J., & Schon, E. J. (2002). An algal nucleus-encoded subunit of mitochondrial ATP synthase rescues a defect in the analogous human mitochondrial-encoded subunit. *Molecular Biology of the Cell, 13*, 3836–3844.

Olver, J. M., & McCartney, A. C. (1989). Orbital and ocular micro-vascular corrosion casting in man. *Eye (London, England), 3*, 588–596.

Palombi, K., Renard, E., Levy, P., Chiquet, C., Deschaux, C., Romanet, J. P., et al. (2006). Non-arteritic anterior isch-aemic optic neuropathy is nearly systematically associated with obstructive sleep apnoea. *British Journal of Ophthalmology, 90*, 879–882.

Perales-Clemente, E., Fernández-Silva, P., Acin-Pérez, R., Pérez-Martos, A., & Enriquez, J. A. (2011). Allotopic expression of mitochondrial-encoded genes in mammals: Achieved goal, undemonstrated mechanism or impossible task? *Nucleic Acids Research, 39*, 229–234.

Perry, V. H., Henderson, Z., & Linden, R. (1983). Postnatal changes in retinal ganglion cell and optic axon populations in the pigmented rat. *Journal of Comparative Neurology, 219*, 356–368.

Pineau, I., Sun, L., Bastien, D., & Lacroix, S. (2010). Astro-cytes initiate inflammation in the injured mouse spinal cord by promoting the entry of neutrophils and inflammatory monocytes in an IL-1 receptor/MyD88-dependent fashion. *Brain, Behavior, and Immunity, 24*, 540–553.

Pomeranz, H. D., & Bhavsar, A. R. (2005). Nonarteritic isch-emic optic neuropathy developing soon after use of silde-nafil (Viagra): A report of seven new cases. *Journal of Neuro-Ophthalmology, 25*, 9–13.

Qi, X., Lewin, A. S., Hauswirth, W. W., & Guy, J. (2003a). Oxygen toxicity induced by complex I deficiency is rescued with AAV mediated gene transfer of human SOD2. *Neurology, 60*(Suppl. 1), A26.

Qi, X., Lewin, A. S., Hauswirth, W. W., & Guy, J. (2003b). Optic neuropathy induced by reductions in mitochondrial superoxide dismutase. *Investigative Ophthalmology & Visual Science, 44*, 1088–1096.

Qi, X., Lewin, A. S., Hauswirth, W. W., & Guy, J. (2003c). Sup-pression of complex I gene expression induces optic neu-ropathy. *Annals of Neurology, 53*, 198–205.

Qi, X., Lewin, A. S., Sun, L., Hauswirth, W. W., & Guy, J. (2004). SOD2 gene transfer protects against optic neurop-athy induced by deficiency of complex I. *Annals of Neurology, 56*, 182–191.

Qi, X., Sun, L., Hauswirth, W. W., Lewin, A. S., & Guy, J. (2007a). Use of mitochondrial antioxidant defenses for rescue of cells with a Leber hereditary optic neuropathy-causing mutation. *Archives of Ophthalmology, 125*, 268–272.

Qi, X., Sun, L., Lewin, A. S., Hauswirth, W. W., & Guy, J. (2007b). The mutant human ND4 subunit of complex I induces optic neuropathy in the mouse. *Investigative Oph-thalmology & Visual Science, 48*, 1–10. doi:10.1167/iovs.06-0789.

Riordan-Eva, P., Sanders, M. D., Govan, G. G., Sweeney, M. G., Da Costa, J., & Harding, A. E. (1995). The clinical features of Leber's hereditary optic neuropathy defined by the pres-ence of a pathogenic mitochondrial DNA mutation. *Brain, 118*, 319–337.

Rizzo, J. F., III. (2005). Embryology, anatomy and physiology of the anterior visual pathway. In N. R. Miller, N. J. Newman, V. Biouse, & J. B. Kerrison (Eds.), *Walsh and Hoyt's clinical neuro-ophthalmology* (6th ed., Vol. 1, pp. 3–92). Baltimore: Lippincott-Williams & Wilkins.

Rodgers, M. A. J. (1981). Light-induced generation of singlet oxygen in solutions of rose bengal. *Chemical & Physics Letters, 78*, 509–514.

Sadun, A. A., Win, P., Ross-Cisneros, F., Walker, S. O., &

Carelli, V. (2000). Leber's hereditary optic neuropathy dif-ferentially affects smaller axons in the optic nerve. *Transac-tions of the American Ophthalmological Society, 98*, 1–13.

Sakai, T., Shikishima, K., Matsushima, M., & Kitahara, K. (2007). Endothelial nitric oxide synthase gene polymor-phisms in non-arteritic anterior ischemic optic neuropathy. *Graefes Archive for Clinical and Experimental Ophthalmology, 245*, 288–292.

Salgado, C., Vilson, F., Miller, N. R., & Bernstein, S. L. (2011). Cellular inflammation in nonarteritic anterior ischemic optic neuropathy and its primate model. *Archives of Ophthal-mology, 129*, 1583–1591.

Salomon, O., Huna-Baron, R., Kurtz, S., Steinberg, D. M., Moisseiev, J., Rosenberg, N., et al. (1999). Analysis of pro-thrombotic and vascular risk factors in patients with nonar-teritic anterior ischemic optic neuropathy. *Ophthalmology, 106*, 739–742.

Salomon, O., Rosenberg, N., Steinberg, D. M., Huna-Baron, R., Moisseiev, J., Dardik, R., et al. (2004). Nonarteritic ante-rior ischemic optic neuropathy is associated with a specific platelet polymorphism located on the glycoprotein Ibalpha gene. *Ophthalmology, 111*, 184–188.

Schapira, A. H. (1997). Mitochondrial disorders: An overview. *Journal of Bioenergetics and Biomembranes, 29*, 105–107.

Schlamp, C. L., Johnson, E. C., Li, Y., Morrison, J. C., & Nickells, R. W. (2001). Changes in Thy1 gene expression associated with damaged retinal ganglion cells. *Molecular Vision, 7*, 192–201.

Schon, E. A., Bonilla, E., & DiMauro, S. (1997). Mitochondrial DNA mutations and pathogenesis. *Journal of Bioenergetics and Biomembranes, 29*, 131–149.

Shokolenko, I. N., Alexeyev, M. F., Ledoux, S. P., & Wilson, G. L. (2010). The approaches for manipulating mitochon-drial proteome. *Environmental and Molecular Mutagenesis, 51*, 451–461.

Supekova, L., Supek, F., Greer, J. E., & Schultz, P. G. (2010). A single mutation in the first transmembrane domain of yeast COX2 enables its allotopic expression. *Proceedings of the National Academy of Sciences of the United States of America, 107*, 5047–5052. doi:10.1073/pnas.1000735107.

Tesser, R. A., Niendorf, E. R., & Levin, L. A. (2003). The morphology of an infarct in nonarteritic anterior ischemic optic neuropathy. *Ophthalmology, 110*, 2031–2035.

Tso, M. O., & Hayreh, S. S. (1977a). Optic disk edema in raised intracranial pressure: III. A pathologic study of experimental papilledema. *Archives of Ophthalmology, 95*, 1448–1457. doi:10.1001/archopht.1977.04450080158022.

Tso, M. O., & Hayreh, S. S. (1977b). Optic disk edema in raised intracranial pressure: IV. Axoplasmic transport in experimental papilledema. *Archives of Ophthalmology, 95*, 1458–1462. doi:10.1001/archopht.1977.04450080168023.

Watson, B. D., Dietrich, W. D., Busto, R., Wachtel, M. S., & Ginsberg, M. D. (1985). Induction of reproducible brain infarction by photochemically initiated thrombosis. *Annals of Neurology, 17*, 497–504.

Wilkes, B. N., & Siatkowski, R. M. (2009). Progressive optic neuropathy in idiopathic intracranial hypertension after optic nerve sheath fenestration. *Journal of Neuro-Ophthalmol-ogy, 29*, 281–283.

Williams, R. W., Strom, R. C., Rice, D. S., & Goldowitz, D. (1996). Genetic and environmental control of variation in retinal ganglion cell number in mice. *Journal of Neuroscience, 16*, 7193–7205.

Wilson, C. A., & Hatchell, D. L. (1991). Photodynamic retinal vascular thrombosis. *Investigative Ophthalmology & Visual Science, 32*, 2357–2365.

Xin, X., Huber, A., Meyer, P., Flammer, J., Neutzner, A., Miller, N. R., et al. (2009). L-PGDS (Betatrace protein) inhibits astrocyte proliferation and mitochondrial ATP production in vitro. *Journal of Molecular Neuroscience, 39*, 366–371.

Zaiss, A. K., & Muruve, D. A. (2008). Immunity to adeno-associated virus vectors in animals and humans: A continued challenge. *Gene Therapy, 15*, 808–816.

Zamzami, N., Hirsch, T., Dallaporta, B., Petit, P. X., & Kroemer, G. (1997). Mitochondrial implication in accidental and programmed cell death: Apoptosis and necrosis. *Journal of Bioenergetics and Biomembranes, 29*, 185–193.

Zhang, C., Guo, Y., Miller, N. R., & Bernstein, S. L. (2009). Optic nerve infarction and post-ischemic inflammation in the rodent model of anterior ischemic optic neuropathy (rAION). *Brain Research, 1264*, 67–75. doi:10.1016/j.brainres.2008.12.075.

Zhang, H. R. (1994). Scanning electron-microscopic study of corrosion casts on retinal and choroidal angioarchitecture in man and mammals. *Progress in Retinal and Eye Research, 13*, 243–270.

Zhang, X., Jones, D., & Gonzalez-Lima, F. (2002). Mouse model of optic neuropathy caused by mitochondrial complex I dysfunction. *Neuroscience Letters, 326*, 97–100.

Zhao, B. Q., Suzuki, Y., Kondo, K., Kawano, K., Ikeda, Y., & Umemura, K. (2002). A novel MCA occlusion model of photothrombotic ischemia with cyclic flow reductions: Development of cerebral hemorrhage induced by heparin. *Brain Research. Brain Research Protocols, 9*, 85–92.

Zhong, L., Li, B., Jayandharan, G., Mas, C. S., Govindasamy, L., Agbandje-McKenna, M., et al. (2008a). Tyrosine phosphorylation of AAV2 vectors and its consequences on viral intracellular trafficking and transgene expression. *Virology, 381*, 194–202.

Zhong, L., Li, B., Mah, C. S., Govindasamy, L., Agbandje-McKenna, M., Cooper, M., et al. (2008b). Next generation of adenoassociated virus 2 vectors: Point mutations in tyrosines lead to high-efficiency transduction at lower doses. *Proceedings of the National Academy of Sciences of the United States of America, 105*, 7827–7832. doi:10.1073/pnas.0802866105.

第102章 感光细胞发育的转录调节

Vinod Ranganathan，Donald J. Zack

发育生物学过程中一个最引人注目的问题是，大量不同类型的细胞起源于单个细胞。虽然许多有趣的问题尚未解决，但视网膜内复杂神经组织的结构和转录调节是目前研究最为清楚的（Quan，Ramaekers，& Hassan，2012）。脊椎动物的视网膜空间上呈层状结构，由六种主要神经元构成，即：感光细胞（视杆细胞和视锥细胞）、水平细胞、双极细胞、神经节细胞、无长突细胞、米勒神经胶质细胞。视网膜的发育起源于多能视网膜祖细胞（RPCs），它通过胞内因素及胞外因素的相互作用分裂分化为视网膜细胞。本章的关注点其内在调控是通过一个复杂网络进行的，其中包括反式作用因子（转录因子）及其互补的 DNA 顺式调控元件、其他调控蛋白，以及视网膜内被开始了解的表观遗传机制。在分子层面，转录因子的差异表达是调节细胞类型特异基因表达及决定细胞命运的关键性因素；早在 100 多年前人们就已经认识到视网膜内这种合适的编排最终导致了细胞从单一到复杂（Cajal，1892）。反式作用因子可以作为转录活化或抑制因子（或者有时起两种作用，这取决于环境），通常位于它们所调控的相邻基因区域与 DNA 顺式调控元件结合（Davidson，2006）。然而，调控元件如增强子有时由几万甚至几十万来自它们靶基因的碱基对构成（Bulger & Groudine，2011）。本章，由于篇幅有限，无法概括整个视网膜的发育以及转录调节这一复杂过程，我们将尽量简明扼要地总结并突出诱导祖细胞分化为视杆和视锥细胞感光细胞的关键转录因子。

感光细胞的发育

视觉开始于感光细胞对视觉色素介导光量子的捕获，它通过光转导过程产生神经化学信号，然后由双极细胞、水平细胞、视网膜神经节细胞、无长突细胞整合并加工，并最终经由视神经传到大脑。在哺乳动物中，感光细胞构成大约 50% 的神经视网膜。感光细胞属于两类细胞之一：能够在昏暗的光线条件下发挥作用的视杆细胞，能够在明亮的光线下发挥作用并调解色彩和高敏度视野的视锥细胞。人类神经视网膜中视杆细胞比例超过 95%，在小鼠中这一数值还要稍

微高点（Carter-Dawson & LaVail，1979a；Roorda & Williams，1999）。视杆色素，如视紫红质，具有大约 500nm 的峰值光谱灵敏度并且有足够的敏感性对单一光量子反应。与此相反，视锥细胞，具有不同的光谱灵敏度，并且能够调解色彩。绝大多数哺乳动物体内有两种赋予两色色觉的视锥视蛋白，S-视蛋白（短波长或蓝色敏感）以及 M-视蛋白（中长波长或绿色敏感）。人类和一些非人灵长类动物拥有一个额外的视蛋白，L-视蛋白（长波长或红色敏感），它赋予了三色的色觉；其峰值频谱吸光度为 426nm（S-视蛋白），530nm（M-视蛋白）和 ~555nm（L-视蛋白）（Merbs & Nathans，1992；Nathans et al.，1992）。

视网膜神经节细胞、水平细胞、视杆细胞和视锥细胞感光细胞、无长突细胞、双极细胞和米勒神经胶质细胞全部由一个共同的多能 RPC 分化而来（Turner & Cepko，1987；Wetts & Fraser，1988）。几十年前，在小鼠身上经典的分娩研究发现一个高度保守而重叠的关于视网膜细胞产生的时间顺序：视网膜神经节细胞首先产生，然后是视锥细胞、视杆细胞、双极细胞，最后是米勒神经胶质细胞（Carter-Dawson & LaVail，1979b；Sidman，1961；Young，1985）。重叠时间窗的存在表明，这些前体细胞保留了一些细胞命运的可塑性；然而，由于各类细胞的产生具有特定顺序，这种可塑性随着时间的推移逐渐受限（Cepko et al.，1996）。从一个多能神经前体细胞到一个完全功能的感光细胞的发育过程可分为五个阶段：①RPC 的分裂和增殖；②谱系限制；③细胞周期结束及有丝分裂期后前体细胞的形成；④不成熟的感光细胞形成视杆细胞和视锥前体细胞；⑤终末分化，其中包括适当的视蛋白表达，外段成熟和突触形成。

细胞增殖、特化和分化的协调过程产生了细胞的多样性和视网膜的三维结构，该过程是由时间调控基因表达的发育进程最终控制的。在脊椎动物中，大多数未分化的视网膜干细胞内的关键转录因子是 Pax6、Rx1、Six3、Six6、Vsx2 和 Lhx2（Marquardt et al.，2001）。配对盒 6 基因（Pax6）属于一个转录因子家族，其特征为存在一个配对盒 DNA 结合结构域和同源异型域（Treisman et al.，1989）。配对盒家族基因在神经系统

以及眼睛中发挥广泛作用,尤其是 Pax6 被认为是视觉系统发育的主要调控因子之一(Shaham et al.,2012)。Pax6 在进化中,具有广泛保守性,在所有的 RPCs 中均发现了它的表达。在果蝇和脊椎动物中,Pax6 的异位表达能诱导眼睛的形成(Chow, et al. ,1999;Halder, Callaerts,& Gehring,1995),而 Pax6 的突变与疾病如无虹膜症、彼得氏异常以及其他疾病密切相关(Hanson et al.,1994;Kokotas & Petersen,2010)。

在早期的发育过程中,RPCs 分裂和增殖以响应外部信号分子,如 Notch、Wnt、Sonic hedgehog 因子、视黄酸及其他分子(Agathocleous & Harris,2009)。Notch 信号通路通过调控视网膜前体细胞内的转录将外部信号与内在调控连接起来。在视杆细胞和视锥细胞发育过程中,Notch 信号的抑制是最早的步骤之一,它驱使 RPC 分化为感光细胞前体细胞;另一方面,Notch 信号传导的维持导致两个抑制性的基础螺旋-环-螺旋(bHLH)结构的转录因子 Hes1 基因和 Hes5 的表达,其作用是维持循环祖细胞的运转(Jadhav, Mason, & Cepko,2006;Yaron et al.,2006)。Notch 抑制的下游是前神经的 bHLH 转录因子,如 NeuroD1、Mash1、neurogenin2、Math3、Math5——它们之间的相互作用决定细胞的命运分化(Hatakeyama & Kageyama,2004)。前体神经 bHLH 蛋白 NeuroD 和 Mash1 可能在感光细胞的产生中发挥重要作用。NeuroD 是感光细胞的早期表达的标志产物,并在成年期也有表达(Morrow et al. ,1999)。

在人体中,感光细胞的发育在生产之前随着第八周视锥细胞以及第十周视杆细胞的出现而出现(Cornish, Hendrickson, & Provis, 2004; Hendrickson et al., 2008)。虽然视锥的形成在出生时可以大部分完成,但视杆的形成仍需在出生后的一段时间继续进行。虽然这两个感光细胞在形态上已经分化,但是视蛋白的表达、功能性外段的形成,以及突触的形成,都将在之后发生。在灵长类动物中,即使视锥首先形成,但视蛋白的表达仍在感光细胞形成的大约 1 个月之后,其中视紫红质是首先表达的(Dorn, Hendrickson, & Hendrickson,1995;La Vail, Rapaport, & Rakic, 1991)。在小鼠上,视锥细胞是在胚胎(E)11.5 至 18.5 之间首先形成,而视杆首先出现在 E12.5,峰值在出生时,并继续形成直到出生后第 7 天(Carter-Dawson & LaVail, 1979b;Young,1985)。在发育过程中的第一个可检测的视蛋白是 S-视蛋白,在小鼠中直至 E18 前后才能检测到,这表明感光细胞的产生和它的视蛋白表达之间存在一个时间延迟。

视杆细胞感光细胞发育与分化中的转录因子

几个关键转录因子的表达和相互作用在从感光细胞前体细胞发育为视杆细胞和视锥细胞的过程中起着至关重要的作用。尽管视杆细胞和视锥细胞的一些转录因子相同,但绝大多数采用的是特异和互斥的转录因子。调控感光细胞发育的转录网络的一个共同特征是互补的拮抗作用,基于这种作用,基因网络可以促进基因特异表达为一个特定的细胞命运,同时抑制基因其他的、具有互斥的细胞类型特性。

OTX2

OTX2 是配对型同源盒转录因子,它的表达对视杆细胞和视锥细胞的细胞命运决定都起着至关重要的作用。最初在果蝇体内发现的 orthodenticle(otd),是大脑发育形成所需要的,并且在感光细胞中表达(Finkelstein et al.,1990;Vandendries, Johnson, & Reinke,1996)。Otd 调控果蝇中视紫红质基因的表达,并且在激活感光细胞子细胞中的特定视紫红质表达与抑制其他基因的表达中起到双重作用。果蝇包含六个视紫红质基因(rh1~6),启动子分析确定了高度保守的 Otd 结合序列,5′-TAATCC-3′,上游的三个基因(rh3,rh5,rh6);这三个含有视紫红质基因中的两个 Otd 结合位点的表达(rh3,rh5)需要 Otd,并且另个一基因(rh6)的抑制也需要 Otd(Tahayato et al.,2003)。

哺乳动物中 Otd 的同源物有三种,分别是 OTX1、OTX2 和 CRX,所有这三种都在视觉的发育中起着重要作用。这三种均包含来自果蝇的类似 bicoid 基因的同源异型域。这种 60-氨基酸结构域在 50 的位置包含一个关键的赖氨酸,它对关键 5′-TAAT-3′序列的识别和结合均有关键作用(Hanes & Brent,1989,1991)。所有的三个 Otd 直系同源物包含高度的序列同源性,特别是在 N 末端附近发现的同源域,以及在被称为 Otx 末端的 C-末端区域(Chen et al.,1997;Furukawa, Morrow,& Cepko,1997)。Otx1 和 Otx2 跟脑和头的发育有关,而更加相异的 Crx(在鱼类、两栖类、和鸡类中 otx5 的直系同源物)在感光细胞(见下文)和松果腺内松果体细胞的发育中发挥关键作用(Plouhinec et al.,2003;Vandendries, Johnson, & Reinke,1996)。交叉和种间的实验已经表明,这些蛋白质的结构和功能在进化过程中显著保守;果蝇 Otd 可以在功能上拯救小鼠发育中的 Otx1 和 Otx2,三个人类同源基因(OTX1,

OTX2 和 CRX）可以拯救果蝇中 Otd 突变体（Acampora et al.,1998；Adachi et al.,2001；Nagao et al.,1998；Terrell et al.,2012）。

纯合 *Otx2* 基因敲除的小鼠胚胎致死，然而杂合小鼠可以存活，但表现出多种眼部缺陷（Matsuo et al.,1995）。条件性敲除小鼠模型已经显示，感光细胞发育过程中急性的 *Otx2* 缺失导致视杆细胞和视锥细胞的完全缺失。有趣的是，这些小鼠表现出类无长突神经元的代偿性增加，表明 *Otx2* 缺失会改变分裂后前体细胞的命运（Nishida et al.,2003）。此外，在 RPCs 内逆转录病毒介导的 *Otx2* 过表达促进了感光细胞的发育，同时降低双极型、无长突和米勒神经胶质细胞的数目（Koike et al.,2007；Nishida et al.,2003）。*Otx2* 缺陷型视网膜的转录谱确定的其他几个明显降低的感光细胞转录因子，Crx、Nrl、Nr2e3、Esrrb、Isl1、Blimp1、Pias3，以及 NeuroD 有明显的降低（Omori et al.,2011）。该数据表明，在感光细胞的转录网络中最上游的基因 *Otx2*，在早期感光细胞发育与指定细胞命运方面具有重要作用。

在发育阶段，在前脑、中脑和眼部可以发现 *Otx2* 的表达；然而，其在成熟动物中的表达主要局限于神经视网膜和视网膜色素上皮细胞（RPE），在这些细胞中，*Otx2* 调控其他 RPE 特定转录因子的表达（Martinez-Morales et al.,2001,2003）。神经视网膜中，在有丝分裂后进行终末分化的子细胞中发现了 *Otx2* 的表达，这些细胞包括：神经节细胞、双极细胞和感光细胞（Baas et al.,2000）。

人们对视网膜中 *Otx2* 其本身表达的调控知之甚少，最近在视网膜电转技术上的进展确定了位于距起始位点 5kb 的大约 600bp 的进化保守元素（ECR2）。这个区域足以驱动在早期有丝分裂后细胞中的表达，且主要受到感光细胞的限制；而在水平细胞中也可以检测到 ECR2 的存在。由于从结构上报道基因的表达在双极细胞中检测不到，这一数据表明，ECR2 区域作为决定细胞命运的分子开关，限制在受感光细胞和水平细胞中发挥功能（Emerson & Cepko,2011）。

即使感光细胞和双极细胞均表达 *Otx2*，但显然 *Otx2* 的表达本身不足以决定感光细胞命运。最近的两项研究提供了对这一问题的见解，研究发现 Blimp1，一个 *Otx2* 的转录靶分子，它通过直接结合和抑制双极细胞关键的标记物 Chx10，对促进感光细胞命运起到关键作用（Brzezinski, Lamba, & Reh, 2010；Katoh et al.,2010）。一个尚未解决的有趣问题是，在 Otx2 表达的细胞并且最终将发育为双极细胞中限制

Blimp1 表达的究竟是什么。

在先天性黑矇症（LCA）患者体内发现了位于 OTX2（MIM #600037）的 14q22.3 位置的基因突变，该组病人是由早发性视网膜营养不良导致的严重视网膜功能障碍和视力衰退（Chatelain et al.,2006）。与纯合基因敲除小鼠胚胎致死一致，*Otx2* 的基因突变有可能是亚效等位基因，可导致染色体缺失。此外，*Otx2* 基因突变已在小眼综合征中被发现，这是一种包括眼部畸形，以及垂体功能不全的疾病（Ragge et al.,2005）。

CRX —视锥-视杆同源盒蛋白

在视网膜发育中的另一种重要的 otd 同源物是视锥-视杆同源盒（CRX）蛋白，它是包括视蛋白在内的很多感光细胞基因的一个重要的转录调控因子（Chen et al.,1997；Furukawa, Morrow, & Cepko, 1997）。OTX2 通过在 CRX 启动子区的顺式调控元件，结合并直接调节 CRX 的表达（Nishida et al.,2003）。OTX2 和 CRX 的有序表达对视杆和视锥细胞从感光细胞前体细胞的分化是必要的；OTX2 和 CRX 均与共有序列 5′-TTAATC-3′相结合，该序列是许多感光细胞基因的启动子或增强子区域中常见的 DNA 结构域（Chen et al.,1997；Chen & Zack,1996；Furukawa, Morrow, & Cepko,1997）。

Crx 纯合基因敲除对感光细胞数量的影响并不显著（例如，细胞谱系很大程度上是完整的），但是对于感光细胞发育和功能的影响十分显著。在 Crx 基因敲除的小鼠中，感光细胞在早期发育中表现正常，然而，它不能形成外段，不能进一步正常表达光传导基因以及其他特定感光细胞的基因，并且随后开始退化（Furukawa, Morrow, & Cepko, 1997；Koike et al., 2007；Morrow et al.,2005）。发育分析发现，CRX 在已退出细胞周期的分裂后的前体细胞中表达，而此时 PAX-6 的表达出现下调（Garelli, Rotstein, & Politi, 2006）。在小鼠中，神经视网膜内最初可检测到 Crx 转录的时间是视锥发育期间的 E12.5，而表达峰值出现在出生后（P）第三天，这与视紫红质的表达时间一致。该表达在成年后的成熟感光细胞中始终可以被检测到（Chen et al.,1997；Furukawa, Morrow, & Cepko,1997）。Crx 也可以在双极细胞中表达（Liu et al.,2001）。在非神经视网膜中，虽然处于较低水平，但 Crx 在 RPE 中表达（Esumi et al.,2009）。

CRX（MIM #602225）映射到 19q13.33，已经与多种疾病密切相关（Rivolta, Berson, & Dryja, 2001）。

CRX 位于视锥-视杆细胞营养障碍 2（CORD2）位点的映射区域内，其基因突变与 CORD2 有关（Freund et al.，1997）。视锥-视杆细胞营养障碍（CORD）是一种早期视锥功能障碍疾病（例如，随着色觉和敏感度开始降低的视力衰退），随后出现视杆细胞损失介导的夜盲症。后续研究确定了其他疾病中的 CRX 基因突变，如常染色体显性遗传视网膜色素变性（adRP）和 LCA（Freund et al.，1998；Rivolta, Berson, & Dryja, 2001；Sohocki et al.，1998；Swaroop et al.，1999）。不足为奇，许多已确定的基因突变在同源异型域中被发现并影响 DNA 结合（Chen et al.，2002）。

Crx 在调节感光细胞基因中核心作用的发现来自多项研究。通过运用基因芯片和基因表达系列分析（SAGE）对 Crx 基因敲除小鼠进行的基因表达分析发现，数以百计的视杆细胞基因出现失调（Blackshaw et al.，2001；Livesey et al.，2000）。此外，利用逆转录病毒过表达 Crx 导致了类似但减弱的 Otx2 过表达表型：视杆细胞分化的增加并且伴随无长突神经细胞和米勒神经胶质细胞的损失，而双极细胞没有变化（Furukawa, Morrow, & Cepko, 1997）。而最近染色体免疫共沉淀（ChIP）实验发现，CRX 与许多感光细胞基因的启动子或增强子区域直接结合（Peng & Chen，2005）。

通过结合高通量测序技术与染色质免疫共沉淀技术，染色体免疫共沉淀测序技术（ChIP-seq），CRX 结合区域（CBR）被验证为共有序列，5′-TTAADC-3′（Corbo et al.，2010）。视网膜启动子中该顺式调控元件 DNA 结构域的广泛存在允许单个基因的表达，以便 CRX 在调节感光细胞特异性的转录网络中发挥关键作用（Hsiau et al.，2007；Qian et al.，2005）。由于受 Crx 调控的基因数以百计甚至数以千计，它被看作一个感光细胞的"终端选择基因"（Hobert，2008）。这个术语是指一个基因能调节其他众多基因的概念，其结果是指明一个终端分化的表型。这些终端选择基因，如 CRX，往往需要为了维持终端表型而调节自身表达，也可以提供前馈环路和其他共同调节因子调控表达（例如，NRL 增强视紫红质的表达；见下文）。

NRL—决定视杆细胞感光细胞命运的必需品

视杆细胞命运的主要决定因素是 Nrl（神经视网膜亮氨酸拉链蛋白质），其作为视杆细胞和视锥细胞命运间的分子开关：Nrl 的表达也许是视杆细胞确定的最早标记物，通过激活视紫红质和其他特定视杆基因的表达驱动感光细胞前体细胞成为视杆细胞。NRL 是一种基本结构亮氨酸拉链（bZIP）的转录因子，属于

Maf 家族的转录因子（Swaroop et al.，1992）。Nrl 在视网膜上高度表达，在 E14.5 时即可检测到 Nrl，并且能够持续到成年（Liu et al.，1996）。NRL 的调控是通过结合 OTX2、CRX 和 RORβ 三种视网膜转录因子，这些转录因子与一个位于 NRL 启动区域内的高度保守的 30 个核苷酸的顺式调控元件相结合。（Jia et al.，2009；Kautzmann et al.，2011；Montana et al.，2011）。

众所周知 bZIP 蛋白与其他蛋白通过形成同源或异源二聚体而相互作用。这样的相互作用是在 Nrl 的亮氨酸拉链域和 CRX 的同源域之间（Mitton et al.，2000）。与 CRX 结合过程中，NRL 协同增加视紫红质的表达（Chen et al.，1997）。当在 CRX 和 NRL 形成的复合物时，视紫红质表达的激活会通过结合另一锌指蛋白 FIZ1 而额外增强（Mali et al.，2007）。NRL 与视紫红质启动子的相互作用是通过 Nrl-应答元件（NRE），一个 bZIP 蛋白结合的类 AP-1 序列（Kumar et al.，1996；Rehemtulla et al.，1996）发生的。NRL 已显示与 TATA 结合蛋白（TBP）密切相关，该功能与转录代偿机制一致（Friedman et al.，2004）。与 CRX 相结合，NRL 促进其他视杆特异基因的表达。利用基因芯片对比野生型以及 Nrl 基因敲除型小鼠的研究表明，NRL 靶向涉及许多光转导，转录调控，信号传导途径，结构蛋白相关以及其他的基因（Akimoto et al.，2006；Yoshida et al.，2004；Yu et al.，2004）。最近发现的一个靶基因，Mef2c，也被证明能够促进视紫红质的表达（Hao et al.，2011）。

与视杆细胞的促进作用一致，小鼠 NRL 基因的缺失导致视杆细胞的完全缺失和在 S-视锥细胞的增加（见下文，rd7 小鼠和增强 S-视锥综合征）（Daniele et al.，2005；Mears et al.，2001）。相反，在小鼠 Crx 启动子控制 Nrl 的研究中发现，所有感光细胞前体细胞被驱使为视杆细胞。有趣的是，被设计用来从 S-视蛋白启动子驱动 Nrl 的转基因小鼠显示了杆-锥杂交细胞的存在。人们还发现 NRL 与 S-视蛋白和 Trβ2 启动子相关联，这表明 NRL 可能在抑制视锥细胞基因中发挥直接作用（Oh et al.，2007）。NRL 可能在抑制视锥基因中起直接作用（Peng & Chen，2005），或间接地通过核孤儿受体 Nr2e3 的表达激活视锥基因的抑制（Chen, Rattne, & Nathans, 2005；Cheng et al.，2004, 2006；Corbo & Cepko，2005；Oh et al.，2007；Peng & Chen，2011）。以上研究表明，视杆细胞命运的决定需要 Nrl。

NRL（MIM #162080）映射到 14q11.2，也与视网膜的疾病相关。Nrl 中的错义突变在 adRP 中被发现，

而隐性突变与聚集的视网膜色素退化有关,这种退化导致具有正常视锥功能的视杆细胞的缺失(Bessant et al.,1999;Nishiguchi et al.,2004)。

Nr2e3(核受体,2级,E亚族,3成员)或PNR(特定感光细胞核受体)属于配体调节核激素受体转录因子的一个超家族(Kobayashi et al.,1999)。对于被称为DR1响应位点的非类固醇核激素受体核心结合位点是AG(G/T)TCA,*Nr2e3*被发现与DNA共有序列5′(A/G)AG(A/G)TCAAA(A/G)(A/G)TCA-3′相结合,表明它可能结合为二聚体(Chen,Rattner,& Nathans,2005)。*Nr2e3*的表达定位于视网膜,并通过原位杂交研究发现其表达仅限于外核层(Bookout et al.,2006;Haider et al.,2000)。与抑制特定视锥基因表达中提到的作用一致,免疫染色实验证实了*Nr2e3*在视杆细胞中的特异表达。*Nr2e3*的表达时间分析发现,其表达发生在视杆前体细胞中,甚至优先表达视紫红质,这是视杆细胞的最早标志物之一。此外,视锥细胞中没有*Nr2e3*的表达(Bumsted O'Brien et al.,2004;Chen,Rattner,& Nathans,2005)。

几个重要的关于*Nr2e3*的功能的观点的提出来自于动物实验。首先,它表明*Nrl*基因敲除小鼠的感光细胞前体细胞中*Nr2e3*和*Nrl*的联合表达抑制视锥形成,并且功能视杆细胞的形成完全依赖*Nrl*的表达,因为单独的*Nr2e3*不足以发挥作用(Cheng et al.,2006;Oh et al.,2007)。其次,视网膜退化7小鼠(rd7/rd7),一种由一个反L1反转录转座子的插入而引起的*Nr2e3*基因自发的隐形突变体,会出现进行性感光细胞退化,S-视锥1.5~2倍的增加,以及视网膜的褶皱(Akhmedov et al.,2000;Chen,Rattner,& Nathans,2006;Haider et al.,2000)。这些小鼠中视网膜褶皱的存在,也见于*Nrl*基因敲除的小鼠中,这是由异常高的S-视锥导致,可通过视锥细胞的局部切除来改善(Chen & Nathans,2007)。该数据表明,尽管视锥只占感光细胞的3%,影响转录因子的突变以及仅造成细胞类型和数量适度变化的突变可以对视网膜的全局结构带来显著影响。最后,视杆细胞中*Nrl*和Nr2e特定的表达,*Nrl*基因敲除和rd7小鼠之间的相似表型,*Nrl*基因敲除小鼠中*Nr2e3*表达的缺失,以及基因分析实验,均表明*Nr2e3*在视杆细胞的发育中是NRL基因的下游基因(Mears et al.,2001;Swain et al.,2001;Yoshida et al.,2004)。

对牛提取物进行的免疫共沉淀研究发现*Nr2e3*会与NRL,CRX以及另一种核孤独基因受体*Nrld1*(Rev-erb α)相互作用形成一个复合物。此外,来自视紫红质表达中瞬时转染子启动子的研究得到的证据支持复合物的形成和转录增强功能,发现当*Nr2e3*与NRL,CRX,*Nrld1*同时出现时,它们会协同增加。相反,这个复合物被发现可以抑制S-或M-视锥蛋白的表达(Cheng et al.,2004)。

作为视杆特异基因的转录活化剂如视紫红质,*Nr2e3*通过与CRX DNA结合结构域的相互作用与NRL/CRX/*Nrld1*形成复合体。染色体免疫共沉淀实验(ChIP)也发现了这种复合物位于特定视锥启动子上,进一步证实了*Nr2e3*在促进和维持视杆细胞命运的双重功能:通过诱导视杆特异基因和抑制视锥特异基因(Cheng et al.,2004;Peng et al.,2005)。

Nr2e3(MIM #604485)的突变,位于15q23,导致S-锥体综合征(ESCS)的增强,一种常染色体隐性视网膜病变(Haider et al.,2000)。ECSC患者的特点是蓝光过敏,渐进的夜盲症,常会导致视力完全丧失。组织病理学已经证明在rd7小鼠视网膜的表型中S-视锥的过量和视杆的缺乏。虽然S-视锥通常约占人体视网膜视锥细胞的7%,而ECSC患者S-视锥占总视锥的92%,并且在视锥总体会增加2倍。表达分析发现,除了倾斜的S-视锥与M/L-视锥的比例,一些视锥表达S-视蛋白的同时会表达M-或L-视蛋白(Milam et al.,2002)。小鼠和人类的研究已经表明,*Nr2e3*的突变对视杆细胞分化和S-视蛋白抑制至关重要。

激活STAT的蛋白抑制剂3

正如细胞中许多蛋白质需要在时间方式上被精确地调节,一个常规的策略是通过翻译后修饰,如磷酸化,泛素化和类泛素化(SUMOylation),最近,在感光细胞发育过程中转录因子翻译后修饰的发生和重要性已经很明显。调节一般转录因子的蛋白家族之一是PIAS(激活STAT的蛋白抑制剂)家族,其中一个成员是Pias3,一种类E3的SUMO连接酶(Kotaja et al.,2002)。类泛素化是一种与泛素化密切相关的可逆修饰,它在靶蛋白上通过异肽键将SUMO分子与赖氨酸残基共价连接(Meulmeester & Melchior,2008)。尽管Pias3在组织中广泛表达,它特异地表达于早期有丝分裂后和未成熟感光细胞,与Crx、Nr1和*Nr2e3*的时间表达模式一致(Blackshaw et al.,2004)。

通过免疫共沉淀研究发现,PIAS3与CRX和*Nr2e3*存在结构上的联系,并且ChiP实验证实了这些蛋白在视杆和视锥的启动子中形成复合体。此外,在视网膜发育过程中,确实发现*Nr2e3*被PIAS3 SUMO化。由于Pias3基因敲除实验导致类视锥细胞的增加，因此抑制 S-视锥特异性基因需要这种类泛素化修饰。当 PIAS3 与 CRX，NRL 和 Nr2e3 一起存在时，Pias3 的过表达导致类视杆细胞的增加，以及视紫红质启动子表达的增加。同时，该数据表明 Nr2e3 的类泛素化需要 Pias3，并且这种机制在视杆分化过程中对 S-视锥基因的抑制至关重要（Onishi et al.，2009）。进一步表明 SUMO 调控在感光细胞发育中的作用，最近还发现 NRL 的两个赖氨酸残基被 SUMO 化，并且它的存在会增强视紫红质启动子的表达（Roger et al.，2010）。

另一个重要的感光细胞转录因子是雌激素相关受体（ERRβ），它是一种通过基因表达分析确定的孤独基因核激素受体，并且在视杆细胞感光细胞富集（Blackshaw et al.，2001，2004）。最近的研究已经表明 ERRβ 调控一些视杆基因，包括视紫红质，而 ERRβ 的缺失将导致外段的缺失，继而发生视杆的变性。对比 Nr1 和 Nr2e3 的敲除，并没有出现 S-视蛋白的表达的增加，这表明 ERRβ 在抑制视锥蛋白的表达中作用不显著（Onishi et al.，2010b）。

控制视紫红质表达的顺式调控元件及反式作用因子

视紫红质是一种 40kDa 的跨膜载脂蛋白，它属于一个古老的受体类，将光转导成 G 蛋白介导的信号通路。在基因组中哺乳动物的视蛋白基因以单拷贝形式存在，并且在人类的 3 号染色体和小鼠的 63 号染色体发现（Elliott et al.，Martin et al.，1986；Nathans，Thomas，& Hogness，1986b）。进化研究表明视紫红质由一种祖先视锥视蛋白基因进化而来，并且序列和功能都有区别（Arendt et al.，2004；Okano et al.，1992）。

视紫红质调控以转录水平调控为主，并且大量研究有助于对控制其表达的顺式调控元件及反式作用因子进行详细了解。基于 OTX2 在 E11.5 时出现，Crx 的转录在 E12.5，NRL 在 E14.5，Nr2e3 在 E16.5，我们可以推断出视杆细胞命运的时间关系（Cheng et al.，2004；Furukawa，Morrow，& Cepko，1997；Liu et al.，1996；Nishida et al.，2003）。

转基因小鼠启动子映射的研究发现，视紫红质适当的时空表达包含在 DNA 序列的 1.5~2.0kb 内，位于标准 TATA 盒和转录起始位点的上游（Zack et al.，1991）。在这个序列中，有两个极为重要的区域，它们的功能是指定感光细胞表达及其水平合适。第一，作为视紫红质近端启动子区域（RPPR），它决定感光细胞的表达；第二，高水平的转录需要被称作视紫红质增强子区域（RER）的更上游区域（Nie et al.，1996）。

RPPR，一个跨越视紫红质启动子−176 至 +70 的区域，本身包含几个保守的 DNA 结构域（由于历史的原因牛序列和坐标已给出）：①Ret-4，发现位于−54 至−40，包含序列 5′-GGAGCT TAGGGAGGG-3′（Chen & Zack，1996）；②直接与 Ret-4 相邻的位于−68 至−56 的序列是 Nr1 响应元件或者包含序列 5′-TGCTGAT-TCAGCC-3′ 的 NRE。（Kumar et al.，1996；Rehemtulla et al.，1996；Swaroop et al.，1992）；③BAT-1 序列，5′-ATTAATATGATTAATAACGCC-3′，位于−103 至−83（DesJardin & Hauswirth，1996）；④Ret-1/PCE-1 序列，5′-GGCCCCACCTGGGAAGCCAATTAAGCCC-3′，它受 QRX 转录因子的限制位于更上游的位置−148 至−122bp，它是在其他视杆细胞表达基因中发现的常见的结合位点（Kikuchi et al.，1993；Morabito，Yu，& Barnstable，1991；Wang et al.，2004）；⑤Eopsin，RPPR 中最末端的元素，位于核苷酸的−152 至−147，它包含短结构域 5′-CACCTG-3′（Ahmad，1995）。RER 区域是一段约 100nt 的序列；在牛基因中位于−2044 至−1943bp，在人类基因中位于−1906 至−1805bp。该区域与绿色和红色基因座控制区（LCR）中的 37bp 表现出高度的同源性，它包含一个高度保守的核心序列，5′-CGATGG-3′，以及一个 Ret-3 序列，5′-ccttgagcagct-gcgccccacccacccg-3′，它位于−1970 至−1943（Nie et al.，1996）。此外，尽管脊椎动物中该区域高度保守，但它与起始位点的相对距离因种类不同而各有差异。最近运用染色体构象俘获技术（3C）的研究表明，在视杆细胞中，染色体内环出现在视紫红质基因座内 RER 和 RPPR 并置的区域。与这些环可能的功能重要性一致，该组织不会出现非转录基因座——如视杆细胞感光细胞的视锥视蛋白基因座（Peng & Chen，2011）。

视锥细胞感光细胞转录因子的发育和分化

Trβ2 and Rxrγ

甲状腺激素受体（TRs）属于一个核受体超家族，它在 3,5,3′-三碘甲状腺原氨酸（T3）—甲状腺激素存在时作为配体诱导的转录因子。当配体结合时，这些受体与维甲酸 X 受体（RXR）形成同源二聚体或异源二聚体，并结合甲状腺激素反应元件（TRE）[5′-(A/G)GGT(C/A/G)A]，在此它们的作用是顺式作用转录因子。人体中,存在两种甲状腺受体基因,分别由 TRα 与 TRβ(THRA 或 THRB)编码,它们分别产生三种亚型(Song,Yao,& Ying,2011)。转录因子 TRβ2 是一种由甲状腺受体 B 基因的剪接变体形成的甲状腺激素核受体。虽然大多数亚型广泛地表达,但 TRβ2 的表达是唯一可以在未成熟的视锥细胞以及耳蜗,下丘脑和垂体中发现的(Nunez et al.,2008)。

瞬时转染研究表明 TRβ2 可以在激活 M-视蛋白转录的同时抑制 S-视蛋白的转录(Yanagi,Takezawa,& Kato,2002)。基因敲除小鼠缺乏 TRβ2 导致 M-视锥的完全丧失与 S-视锥的代偿性增加,这表明 TRβ2 起到促进 M-视蛋白表达的作用(Ng et al.,2001)。此外,用(T3)治疗新生小鼠会降低 S-视蛋白的表达,同时,TSH 受体缺陷小鼠,表现出严重的甲状腺功能减退,不能表达正常水平的 M-视蛋白(Lu et al.,2009;Roberts et al.,2006)。甲状腺激素水平的周期性上升也可为 M-视蛋白的表达提供时间线索(Lu et al.,2009)。

如上所述,TRs 通过同源二聚体或异源二聚体调节转录激活,并且先前研究发现了一个用于 TRβ2 异源二聚体形成的值得注意的候选分子——Rxrγ。维甲酸相关受体家族(Rxr)还包含三个成员,RXRα,RXRβ,RXRγ,它们在视网膜上的表达模式不同。Rxrγ 对视锥功能尤其感兴趣,因为它特异的在发育中的视锥表达(Janssen et al.,1999;Mori et al.,2001)。Rxrγ 基因敲除小鼠表明 S-视蛋白在所有视锥细胞中产生,这说明了其抑制 S-视蛋白表达中的作用,类似于 TRβ2 基因敲除的情况。然而,Rxrγ 基因敲除和 TRβ2 基因敲除之间的一个区别是在 Rxrγ 敲除后视锥细胞显示正常的 M-视蛋白梯度(Roberts et al.,2005)。这表明两件事:①TRβ2 和 Rxrγ 形成抑制 S-视蛋白表达的异源二聚体;②TRβ2 可能通过在应答 T3 中被调控的同源二聚体促进 S-视蛋白表达(Roberts et al.,2006)。

Rorβ 2——一种 S-视蛋白的正调节因子

维甲酸相关的孤独基因受体家族(Ror)包括三种受体——RORα、RORβ、RORγ,每种受体都有多种亚型,它们是典型的以组织特异性的方式表达。蛋白质结构包含四个主要区域:N-末端结构域(A/B),DNA 结合结构域,铰链结构域和 C-末端配体结合结构域。RORs 结合到 DNA 共有序列 5'-RGGTCA-3',该序列位于一段短的富含 A/T 嘌呤的序列之后(Jetten,2009)。RORβ 亚型在视网膜和松果体高度表达,且该

基因敲除小鼠失明(Andre et al.,1998a;Andre,Gawlas,& Becker-Andre,1998b)。

在 CRX 的存在下,RORβ 已经表现出协同激活 S-视蛋白的作用,其中包含两个保守和相邻的共有结合位点(RORE1 and RORE2):5'-AATATAGGTCA-3' 和 5'-GATTGAGGTCA-3'。此外,基因敲除的小鼠不能表达 S-视蛋白,但 M-视蛋白的表达不受影响,并且感光细胞无法形成正确的外段(Srinivas et al.,2006)。有趣的是,对 Rorβ 基因敲除小鼠视杆细胞形成的研究发现了视杆细胞的缺失;并且基因表达分析表明,Nr1 和 Nr2e3 没有表达;Nr1 的再引入将细胞变为类视杆的状态,提示 Rorβ 在视杆细胞形成过程中也起着作用,甚至 Nr1 的上游也有类似的效果(Jia et al.,2009)。相关的 RORα 与 CRX 结合能够增强 S-视蛋白和 M-视蛋白的表达(Fujieda et al.,2009)。

最近,PIAS3 的作用已在调控视锥视蛋白表达中报道,类似发生在视杆细胞中 Nr2e3 的类泛素化。PIAS3 的表达在视锥细胞中被发现,并且启动子分析确定了一个高度保守的甲状腺激素元件,5'-TGGGCCTGA-3',该元件对 Trβ2 和 RXRγ 应答,并随后通过 ChIP 分析验证了这一结果。过表达 PIAS3 发现 M-视蛋白表达增强,而 S-视蛋白表达下调,相反,该基因的敲除实验发现 S-视蛋白表达的增加。Pias3 被发现有两个互补的作用:①通过 T3/Trβ 依赖的功能激活 M-视蛋白的表达;②通过 RORα 的类泛素化抑制 S-视蛋白的表达(Onishi et al.,2010a)。综上,这提示视锥细胞中 Pias3 的功能是促进 M-视锥细胞的命运。

视锥视蛋白的表达

S-视蛋白与 M-视蛋白

人类和古老的灵长类动物进化为三色视觉是通过在 X 染色体上进行基因复制,随后序列分离并且获得不同光谱吸收特性完成的(Jacobs,1993;Nathans,1999)。为了区别视觉刺激与防止感官输入重叠,任何给定的视锥细胞只表达有且只有一种视蛋白(虽然这个一般规则在某些物种有例外情况);这种安排,类似于嗅觉受体,通过每种感光细胞单一视蛋白类型的互斥表达而发生的。不接收信号成为视杆细胞的感光细胞通过 Nrl 会成为视锥细胞。视色素的密度,空间分布,类型和吸收峰值在脊椎动物中差异很大。大多数哺乳动物有三种类型的视色素:视紫红质和赋予二色视觉的两种视锥色素(S-视蛋白和 M-视蛋白)。

不像视紫红质和 L/M-视蛋白基因已经定义了上游增强区域，S-视蛋白基因尚未定义这一区域。相反，S-视蛋白启动子的三个关键区域是 RORE1、RORE 2 和 CRX 响应元件（CRXE），它们在 TATA 盒上游的 300 个核苷酸中被发现。该区域很可能类似于视紫红质的 RER 和 M/L-视蛋白基因座的 LCR，因为上游区和启动子之间的染色体环与 S-视蛋白的表达相关（Peng & Chen, 2011）。

虽然超出了本章的范围，除了细胞内在因素，视杆细胞也隐藏有一些因素对视锥的生存很关键，被称为视锥细胞生长因子（RdCVF）（Leveillard & Sahel, 2010）。NXNL1 和 NXNL2 基因编码两个这种因子：RdCVF1 和 RdCVF2。NXNL1 包含 CHX10/VSX2、VSX1、PAX4、和 SP3 的结合位点，而 NXNL2 包含位于其启动子区的 CRX 结合位点（Lambard et al., 2010；Reichman et al., 2010）。

L-视蛋白和 M-视蛋白

人类视色素的分子克隆表明红色和绿色色素占蛋白质识别 96% 的比例，并且发现在 X 染色体以由头到尾的串联阵列形式存在（Nathans et al., 1986a；Nathans, Thomas, & Hogness, 1986b；Vollrath, Nathans, & Davis, 1988）。L-视蛋白基因位于 M-视蛋白基因的 5′ 位置，这里常被复制或有更高的拷贝数。L 或 M 等位基因的互斥表达出现在一个位于距 L-视蛋白基因起始位点 ~3kb 处的高度保守的 LCR 上游（Nathans et al., 1989；Smallwood, Wang, & Nathans, 2002；Wang et al., 1992）。这个区域内是高度保守的 37-核苷酸序列。与视杆细胞中染色体环化发生在视紫红质基因座中的情况类似，3C 实验数据表明视锥视蛋白与 LCR 和 L-或 M-视蛋白启动子形成染色体环（Peng & Chen, 2011）。此外，染色体环的形成过程中 L-视蛋白与 M-视蛋白启动子的比例约为 3:1，这正是白人男性中所见的 L/M 视锥比例（Carroll, Neitz, & Neitz, 2002）。

白种人中，大约 25% 的男性携带单个 M 基因，50% 携带两个，其余携带三个或三个以上。研究表明，串联阵列中只有前两个基因有表达倾向（Hayashi, Motulsky, & Deeb, 1999；Yamaguchi, Motulsky, & Deeb, 1997）。单个 LCR 的存在确保了红色或绿色色素的表达，它的出现是通过 LCR 和 L-或 M-视蛋白启动子之间随机但稳定的顺式作用关联而发生（Wang et al., 1999）。由于红色和绿色色素基因在 X 染色体的位置，有两种结果：①表达 L-还是 M-视蛋白仅取决于单个等位基因，表现出女性 X 染色体失活以及男性 X 染色体半合子；②伴 X 染色体遗传形成的红绿色盲患病率，8% 发生在男性。

蓝色全色盲（BCM）是一种伴 X 染色体隐性综合征，它是由同时丧失 L-和 M-视锥功能导致的全色盲。导致 BCM 的一个原因是映射到视觉色素族（Xq28）上的约 4kb 的红色色素基因的上游出现缺失（Nathans et al., 1989）。进一步的研究确定了这些缺失涵盖 LCR，表明该顺式调控元件区域在 M-和 L-视蛋白中发挥了关键作用（Wang et al., 1992）。BCM 另一种形式可以通过去激活在 L/M 中只携带一个色素基因的患者的点突变来实现（Nathans et al., 1993）。

总结

几条证据引导我们得到这样的假设，感光细胞前体遵循默认途径，导致分化为 S-视锥的命运，除非转录调控信号指向另一种细胞命运（Swaroop, Kim, & Forrest, 2010；Szel, van Veen, & Rohlich, 1994；Yanagi, Takezawa, & Kato, 2002）。首先，视蛋白色素的分子系统学分析表明，S-视蛋白是现有视蛋白基因中较为古老的种类，这与默认分化为 S-视锥的途径相一致（Bowmaker, 2008）。其次，S-视蛋白在视网膜发育过程中比其他视蛋白表达出现的更早。大鼠的研究表明，S-视锥首先产生，出现在 P5，而 M-视锥出现在 P9，其时序与 S-视锥形成的急剧下降密切相关。此外，S-视蛋白和 M-视蛋白的抗体检测表明，在视锥发育的早期仅对 S-视蛋白的抗体有反应，发育的后期对 S-视蛋白或 M-视蛋白的抗体均有反应。而在 P9 和 P20 的中间时期，许多视锥可被这两种抗体标记。这表明视锥发育中这两种视蛋白存在，这可能是由一个反映 S-视蛋白到 M-视蛋白转变的中间状态导致的（Szel, van Veen, & Rohlich, 1994）。在其他研究中，设计转基因小鼠表达来自人类 L-视蛋白启动子和 LCR 的 β-半乳糖苷酶，结果表明转入的基因在视锥细胞可以正确表达。通过抗体检测的分析发现，转基因的表达与 L-视锥和 S-视锥有共定位。小鼠视网膜中视锥的分布不是随机的，M-视锥支配视网膜的上半部分而 S-视锥支配下半部分。时空分析表明，转基因表达的梯度，开始于 P6 时期的视网膜下半部分，并在 P10 前扩散到上半部分（Wang et al., 1992）。同样地在人类中，S-视蛋白的 mRNA 和蛋白可以早于 L/M 视蛋白被检测到；S-视蛋白的蛋白质可以在 10.9 胚胎周时检测到，而 L/M 视蛋白只能在之后的 1 个多月，也就是 14~15 胚胎周时检测到。在第 19 胚胎周，S-视锥占近视网膜的90%，并且在此阶段视网膜中含有的 S-视锥数量是成年视网膜 S-视锥的近三倍。此外，人体内也可检测到 S-视蛋白和 M/L-视蛋白的共表达（Xiao & Hendrickson，2000）。

小鼠和人类疾病的研究表明，特定的转录因子功能的丧失会导致 S-视蛋白表达的增加。在 *Nr1* 基因敲除小鼠的视网膜上，过表达的 S-视锥会代偿视杆细胞的缺乏。同样地，在 r7 小鼠或在 ESCS 患者中，*Nr2e3* 的突变也导致了 S-视锥的过表达。尽管这些研究结果表明，视杆因子参与抑制 S-视锥细胞的命运，但 M-锥体同样抑制 S-视蛋白表达；*Trβ2* 敲除小鼠缺乏 M-视蛋白并且在所有的视锥细胞中表达 S-视蛋白。最后，视杆和视锥也都需要 PIAS3 依赖的类泛素化，尽管在不同类型感光细胞中它的靶蛋白不同，它们抑制 S-视蛋白生产的作用是相似的。最近，如预期一样，表达来自 *Nr1* 基因座的 *Trβ2* 的基因敲入小鼠中发现缺乏视杆；然而，同时观察到 M-视锥的过量（Ng et al.，2011）。总之，这些数据表明，S-视锥是通过默认途径形成，并且当特定的转录因子达到阈值，细胞命运可以改变。首先，Nr1 的表达决定了视杆与视锥细胞的命运，如果前体细胞不能成为视杆，再由 *Trβ2* 的表达来确定该细胞是否变成一个 M-视锥。因此，*Nr1* 和 *Trβ2* 这两种因子的表达和水平，是改变 S-视锥朝向视杆或 M-视锥发育默认途径的决定性因素。

尽管由于上述原因，S-视锥默认途径的概念是有吸引力的，但它可能只是感光细胞发育中的过于简化的范式。一方面，RORβ2 与 CRX 协同作用促进 S-视蛋白的表达。另一方面，在出生后一定的时间里 *Rorβ2* 基因敲除小鼠不表达 S-视蛋白；这表明 S-视锥进一步的发育需要额外的 S-视蛋白正调节因子。

在本章中，我们尝试总结许多已知的转录网络，这些网络引导多能视网膜前体细胞成为功能性的感光细胞。第一，RPC 的分裂和增殖受包含同源异型域的转录因子如 Pax6、RX1、SIX1、Six3、Vsx2、LHX2，以及可溶性和细胞外因素如 Notch 信号和细胞因子的调节。第二，在响应细胞内在和细胞外在因素时，谱系、能力、限制问题贯穿始终。细胞内在因素很大程度上属于激活或抑制的 bHLH 转录因子，比如 Hes1 和 Hes5 或 Math 3 和 Math 5。第三，在响应不同水平细胞命运特定的转录因子，如 Otx2、Crx、Nrl、Nr2e3、Trβ2、Rxrγ，或者 RORβ 时，细胞退出细胞周期形成有丝分裂后前体细胞。第四，未成熟的感光细胞开始表达视杆和视锥特异性的基因，如视紫红质或视锥视蛋

白。第五，随之出现终末分化和保持，其中包括本身视蛋白的表达，外段形态发生和突触形成。

过去十年中许多发现有助于我们详细了解视网膜细胞命运背后的转录机制。再加上人胚胎干细胞或基于诱导多能干细胞治疗方法的最新进展，理解谱系限制分化的条件将对确保治疗方案安全有效极为重要。正如我们所见，临床疗法的出现来自详细的机制研究，就像这里所描述的，现在是转化视觉研究的一个激动人心的时刻。

参考文献

Acampora, D., Avantaggiato, V., Tuorto, F., Barone, P., Reichert, H., Finkelstein, R., et al. (1998). Murine Otx1 and *Drosophila* otd genes share conserved genetic functions required in invertebrate and vertebrate brain development. *Development, 125,* 1691–1702.

Adachi, Y., Nagao, T., Saiga, H., & Furukubo-Tokunaga, K. (2001). Cross-phylum regulatory potential of the ascidian Otx gene in brain development in *Drosophila* melanogaster. *Development Genes and Evolution, 211,* 269–280.

Agathocleous, M., & Harris, W. A. (2009). From progenitors to differentiated cells in the vertebrate retina. *Annual Review of Cell and Developmental Biology, 25,* 45–69. doi:10.1146/annurev.cellbio.042308.113259.

Ahmad, I. (1995). Mash-1 is expressed during ROD photoreceptor differentiation and binds an E-box, E(opsin)-1 in the rat opsin gene. *Brain Research. Developmental Brain Research, 90,* 184–189.

Akhmedov, N. B., Piriev, N. I., Chang, B., Rapoport, A. L., Hawes, N. L., Nishina, P. M., et al. (2000). A deletion in a photoreceptor-specific nuclear receptor mRNA causes retinal degeneration in the rd7 mouse. *Proceedings of the National Academy of Sciences of the United States of America, 97,* 5551–5556.

Akimoto, M., Cheng, H., Zhu, D., Brzezinski, J. A., Khanna, R., Filippova, E., et al. (2006). Targeting of GFP to newborn rods by Nrl promoter and temporal expression profiling of flow-sorted photoreceptors. *Proceedings of the National Academy of Sciences of the United States of America, 103,* 3890–3895. doi:10.1073/pnas.0508214103.

Andre, E., Conquet, F., Steinmayr, M., Stratton, S. C., Porciatti, V., & Becker-Andre, M. (1998a). Disruption of retinoid-related orphan receptor beta changes circadian behavior, causes retinal degeneration and leads to vacillans phenotype in mice. *EMBO Journal, 17,* 3867–3877. doi:10.1093/emboj/17.14.3867.

Andre, E., Gawlas, K., & Becker-Andre, M. (1998b). A novel isoform of the orphan nuclear receptor RORbeta is specifically expressed in pineal gland and retina. *Gene, 216,* 277–283.

Arendt, D., Tessmar-Raible, K., Snyman, H., Dorresteijn, A. W., & Wittbrodt, J. (2004). Ciliary photoreceptors with a vertebrate-type opsin in an invertebrate brain. *Science, 306,* 869–871. doi:10.1126/science.1099955.

Baas, D., Bumsted, K. M., Martinez, J. A., Vaccarino, F. M., Wikler, K. C., & Barnstable, C. J. (2000). The subcellular localization of Otx2 is cell-type specific and developmentally regulated in the mouse retina. *Brain Research. Molecular Brain Research, 78,* 26–37.

Bessant, D. A., Payne, A. M., Mitton, K. P., Wang, Q. L., Swain, P. K., Plant, C., et al. (1999). A mutation in NRL is associated with autosomal dominant retinitis pigmentosa. *Nature Genetics, 21*, 355–356. doi:10.1038/7678.

Blackshaw, S., Fraioli, R. E., Furukawa, T., & Cepko, C. L. (2001). Comprehensive analysis of photoreceptor gene expression and the identification of candidate retinal disease genes. *Cell, 107*, 579–589.

Blackshaw, S., Harpavat, S., Trimarchi, J., Cai, L., Huang, H., Kuo, W. P., et al. (2004). Genomic analysis of mouse retinal development. *PLoS Biology, 2*, E247. doi:10.1371/journal.pbio.0020247.

Bookout, A. L., Jeong, Y., Downes, M., Yu, R. T., Evans, R. M., & Mangelsdorf, D. J. (2006). Anatomical profiling of nuclear receptor expression reveals a hierarchical transcriptional network. *Cell, 126*, 789–799. doi:10.1016/j.cell.2006.06.049.

Bowmaker, J. K. (2008). Evolution of vertebrate visual pigments. *Vision Research, 48*, 2022–2041. doi:10.1016/j.visres.2008.03.025.

Brzezinski, J. A., Lamba, D. A., & Reh, T. A. (2010). Blimp1 controls photoreceptor versus bipolar cell fate choice during retinal development. *Development, 137*, 619–629. doi:10.1242/dev.043968.

Bulger, M., & Groudine, M. (2011). Functional and mechanistic diversity of distal transcription enhancers. *Cell, 144*, 327–339.

Bumsted O'Brien, K. M., Cheng, H., Jiang, Y., Schulte, D., Swaroop, A., & Hendrickson, A. E. (2004). Expression of photoreceptor-specific nuclear receptor NR2E3 in rod photoreceptors of fetal human retina. *Investigative Ophthalmology & Visual Science, 45*, 2807–2812. doi:10.1167/iovs.03-1317.

Cajal, S. R. Y. (1892). *La rétine des vértebrés* (La Cellule, English trans.; S. Thorpe & M. Glickstein, 1972). Springfield, IL: Charles C. Thomas.

Carroll, J., Neitz, J., & Neitz, M. (2002). Estimates of L:M cone ratio from ERG flicker photometry and genetics. *Journal of Vision, 2*(8), 531–542. doi: 10:1167/2.8.1.

Carter-Dawson, L. D., & LaVail, M. M. (1979a). Rods and cones in the mouse retina: I. Structural analysis using light and electron microscopy. *Journal of Comparative Neurology, 188*, 245–262. doi:10.1002/cne.901880204.

Carter-Dawson, L. D., & LaVail, M. M. (1979b). Rods and cones in the mouse retina: II. Autoradiographic analysis of cell generation using tritiated thymidine. *Journal of Comparative Neurology, 188*, 263–272. doi:10.1002/cne.901880205.

Cepko, C. L., Austin, C. P., Yang, X., Alexiades, M., & Ezzeddine, D. (1996). Cell fate determination in the vertebrate retina. *Proceedings of the National Academy of Sciences of the United States of America, 93*, 589–595.

Chatelain, G., Fossat, N., Brun, G., & Lamonerie, T. (2006). Molecular dissection reveals decreased activity and not dominant negative effect in human OTX2 mutants. *Journal of Molecular Medicine, 84*, 604–615. doi:10.1007/s00109-006-0048-2.

Chen, J., & Nathans, J. (2007). Genetic ablation of cone photoreceptors eliminates retinal folds in the retinal degeneration 7 (rd7) mouse. *Investigative Ophthalmology & Visual Science, 48*, 2799–2805. doi:10.1167/iovs.06-0922.

Chen, J., Rattner, A., & Nathans, J. (2005). The rod photoreceptor-specific nuclear receptor Nr2e3 represses transcription of multiple cone-specific genes. *Journal of Neuroscience, 25*, 118–129. doi:10.1523/JNEUROSCI.3571-04.2005.

Chen, J., Rattner, A., & Nathans, J. (2006). Effects of L1 retrotransposon insertion on transcript processing, localization and accumulation: Lessons from the retinal degeneration 7 mouse and implications for the genomic ecology of L1 elements. *Human Molecular Genetics, 15*, 2146–2156. doi:10.1093/hmg/ddl138.

Chen, S., Wang, Q. L., Nie, Z., Sun, H., Lennon, G., Copeland, N. G., et al. (1997). Crx, a novel Otx-like paired-homeodomain protein, binds to and transactivates photoreceptor cell-specific genes. *Neuron, 19*, 1017–1030.

Chen, S., Wang, Q. L., Xu, S., Liu, I., Li, L. Y., Wang, Y., et al. (2002). Functional analysis of cone–rod homeobox (CRX) mutations associated with retinal dystrophy. *Human Molecular Genetics, 11*, 873–884.

Chen, S., & Zack, D. J. (1996). Ret 4, a positive acting rhodopsin regulatory element identified using a bovine retina in vitro transcription system. *Journal of Biological Chemistry, 271*, 28549–28557.

Cheng, H., Aleman, T. S., Cideciyan, A. V., Khanna, R., Jacobson, S. G., & Swaroop, A. (2006). In vivo function of the orphan nuclear receptor NR2E3 in establishing photoreceptor identity during mammalian retinal development. *Human Molecular Genetics, 15*, 2588–2602. doi:10.1093/hmg/ddl185.

Cheng, H., Khanna, H., Oh, E. C., Hicks, D., Mitton, K. P., & Swaroop, A. (2004). Photoreceptor-specific nuclear receptor NR2E3 functions as a transcriptional activator in rod photoreceptors. *Human Molecular Genetics, 13*, 1563–1575. doi:10.1093/hmg/ddh173.

Chow, R. L., Altmann, C. R., Lang, R. A., & Hemmati-Brivanlou, A. (1999). Pax6 induces ectopic eyes in a vertebrate. *Development, 126*, 4213–4222.

Corbo, J. C., & Cepko, C. L. (2005). A hybrid photoreceptor expressing both rod and cone genes in a mouse model of enhanced S-cone syndrome. *PLOS Genetics, 1*, e11. doi:10.1371/journal.pgen.0010011.

Corbo, J. C., Lawrence, K. A., Karlstetter, M., Myers, C. A., Abdelaziz, M., Dirkes, W., et al. (2010). CRX ChIP-seq reveals the cis-regulatory architecture of mouse photoreceptors. *Genome Research, 20*, 1512–1525. doi:10.1101/gr.109405.110.

Cornish, E. E., Hendrickson, A. E., & Provis, J. M. (2004). Distribution of short-wavelength-sensitive cones in human fetal and postnatal retina: Early development of spatial order and density profiles. *Vision Research, 44*, 2019–2026. doi:10.1016/j.visres.2004.03.030.

Daniele, L. L., Lillo, C., Lyubarsky, A. L., Nikonov, S. S., Philp, N., Mears, A. J., et al. (2005). Cone-like morphological, molecular, and electrophysiological features of the photoreceptors of the Nrl knockout mouse. *Investigative Ophthalmology & Visual Science, 46*, 2156–2167. doi:10.1167/iovs.04-1427.

Davidson, E. H. (2006). *The regulatory genome: Gene regulatory networks in development and evolution.* Boston: Academic Press.

DesJardin, L. E., & Hauswirth, W. W. (1996). Developmentally important DNA elements within the bovine opsin upstream region. *Investigative Ophthalmology & Visual Science, 37*, 154–165.

Dorn, E. M., Hendrickson, L., & Hendrickson, A. E. (1995). The appearance of rod opsin during monkey retinal development. *Investigative Ophthalmology & Visual Science, 36*, 2634–2651.

Elliott, R. W., Sparkes, R. S., Mohandas, T., Grant, S. G., & McGinnis, J. F. (1990). Localization of the rhodopsin gene to the distal half of mouse chromosome 6. *Genomics, 6*, 635–644.

Emerson, M. M., & Cepko, C. L. (2011). Identification of a retina-specific Otx2 enhancer element active in immature developing photoreceptors. *Developmental Biology, 360*, 241–255. doi:10.1016/j.ydbio.2011.09.012.

Esumi, N., Kachi, S., Hackler, L., Jr., Masuda, T., Yang, Z., Campochiaro, P. A., et al. (2009). BEST1 expression in the retinal pigment epithelium is modulated by OTX family members. *Human Molecular Genetics, 18*, 128–141. doi:10.1093/hmg/ddn323.

Finkelstein, R., Smouse, D., Capaci, T. M., Spradling, A. C., & Perrimon, N. (1990). The orthodenticle gene encodes a novel homeo domain protein involved in the development of the *Drosophila* nervous system and ocellar visual structures. *Genes & Development, 4*, 1516–1527.

Freund, C. L., Gregory-Evans, C. Y., Furukawa, T., Papaioannou, M., Looser, J., Ploder, L., et al. (1997). Cone–rod dystrophy due to mutations in a novel photoreceptor-specific homeobox gene (CRX) essential for maintenance of the photoreceptor. *Cell, 91*, 543–553.

Freund, C. L., Wang, Q. L., Chen, S., Muskat, B. L., Wiles, C. D., Sheffield, V. C., et al. (1998). De novo mutations in the CRX homeobox gene associated with Leber congenital amaurosis. *Nature Genetics, 18*, 311–312.

Friedman, J. S., Khanna, H., Swain, P. K., Denicola, R., Cheng, H., Mitton, K. P., et al. (2004). The minimal trans-activation domain of the basic motif-leucine zipper transcription factor NRL interacts with TATA-binding protein. *Journal of Biological Chemistry, 279*, 47233–47241. doi:10.1074/jbc.M408298200.

Fujieda, H., Bremner, R., Mears, A. J., & Sasaki, H. (2009). Retinoic acid receptor-related orphan receptor alpha regulates a subset of cone genes during mouse retinal development. *Journal of Neurochemistry, 108*, 91–101. doi:10.1111/j.1471-4159.2008.05739.x.

Furukawa, T., Morrow, E. M., & Cepko, C. L. (1997). Crx, a novel otx-like homeobox gene, shows photoreceptor-specific expression and regulates photoreceptor differentiation. *Cell, 91*, 531–541.

Garelli, A., Rotstein, N. P., & Politi, L. E. (2006). Docosahexaenoic acid promotes photoreceptor differentiation without altering Crx expression. *Investigative Ophthalmology & Visual Science, 47*, 3017–3027. doi:10.1167/iovs.05-1659.

Haider, N. B., Jacobson, S. G., Cideciyan, A. V., Swiderski, R., Streb, L. M., Searby, C., et al. (2000). Mutation of a nuclear receptor gene, NR2E3, causes enhanced S cone syndrome, a disorder of retinal cell fate. *Nature Genetics, 24*, 127–131. doi:10.1038/72777.

Halder, G., Callaerts, P., & Gehring, W. J. (1995). Induction of ectopic eyes by targeted expression of the eyeless gene in *Drosophila*. *Science, 267*, 1788–1792.

Hanes, S. D., & Brent, R. (1989). DNA specificity of the bicoid activator protein is determined by homeodomain recognition helix residue 9. *Cell, 57*, 1275–1283.

Hanes, S. D., & Brent, R. (1991). A genetic model for interaction of the homeodomain recognition helix with DNA. *Science, 251*, 426–430.

Hanson, I. M., Fletcher, J. M., Jordan, T., Brown, A., Taylor, D., Adams, R. J., et al. (1994). Mutations at the PAX6 locus are found in heterogeneous anterior segment malformations including Peters' anomaly. *Nature Genetics, 6*, 168–173. doi:10.1038/ng0294-168.

Hao, H., Tummala, P., Guzman, E., Mali, R. S., Gregorski, J., Swaroop, A., et al. (2011). The transcription factor neural retina leucine zipper (NRL) controls photoreceptor-specific expression of myocyte enhancer factor Mef2c from an alternative promoter. *Journal of Biological Chemistry, 286*,

34893–34902. doi:10.1074/jbc.M111.271072.

Hatakeyama, J., & Kageyama, R. (2004). Retinal cell fate determination and bHLH factors. *Seminars in Cell & Developmental Biology, 15*, 83–89. doi:10.1016/j.semcdb.2003.09.005.

Hayashi, T., Motulsky, A. G., & Deeb, S. S. (1999). Position of a 'green-red' hybrid gene in the visual pigment array determines colour-vision phenotype. *Nature Genetics, 22*, 90–93. doi:10.1038/8798.

Hendrickson, A., Bumsted-O'Brien, K., Natoli, R., Ramamurthy, V., Possin, D., & Provis, J. (2008). Rod photoreceptor differentiation in fetal and infant human retina. *Experimental Eye Research, 87*, 415–426. doi:10.1016/j.exer.2008.07.016.

Hobert, O. (2008). Regulatory logic of neuronal diversity: Terminal selector genes and selector motifs. *Proceedings of the National Academy of Sciences of the United States of America, 105*, 20067–20071. doi:10.1073/pnas.0806070105.

Hsiau, T. H., Diaconu, C., Myers, C. A., Lee, J., Cepko, C. L., & Corbo, J. C. (2007). The cis-regulatory logic of the mammalian photoreceptor transcriptional network. *PLoS ONE, 2*, e643. doi:10.1371/journal.pone.0000643.

Jacobs, G. H. (1993). The distribution and nature of colour vision among the mammals. *Biological Reviews of the Cambridge Philosophical Society, 68*, 413–471.

Jadhav, A. P., Mason, H. A., & Cepko, C. L. (2006). Notch 1 inhibits photoreceptor production in the developing mammalian retina. *Development, 133*, 913–923. doi:10.1242/dev.02245.

Janssen, J. J., Kuhlmann, E. D., van Vugt, A. H., Winkens, H. J., Janssen, B. P., Deutman, A. F., et al. (1999). Retinoic acid receptors and retinoid X receptors in the mature retina: Subtype determination and cellular distribution. *Current Eye Research, 19*, 338–347.

Jetten, A. M. (2009). Retinoid-related orphan receptors (RORs): Critical roles in development, immunity, circadian rhythm, and cellular metabolism. *Nuclear Receptor Cignaling, 7*, e003. doi:10.1621/nrs.07003.

Jia, L., Oh, E. C., Ng, L., Srinivas, M., Brooks, M., Swaroop, A., et al. (2009). Retinoid-related orphan nuclear receptor RORbeta is an early-acting factor in rod photoreceptor development. *Proceedings of the National Academy of Sciences of the United States of America, 106*, 17534–17539. doi:10.1073/pnas.0902425106.

Katoh, K., Omori, Y., Onishi, A., Sato, S., Kondo, M., & Furukawa, T. (2010). Blimp1 suppresses Chx10 expression in differentiating retinal photoreceptor precursors to ensure proper photoreceptor development. *Journal of Neuroscience, 30*, 6515–6526. doi:10.1523/JNEUROSCI.0771-10.2010.

Kautzmann, M. A., Kim, D. S., Felder-Schmittbuhl, M. P., & Swaroop, A. (2011). Combinatorial regulation of photoreceptor differentiation factor, neural retina leucine zipper gene NRL, revealed by in vivo promoter analysis. *Journal of Biological Chemistry, 286*, 28247–28255. doi:10.1074/jbc.M111.257246.

Kikuchi, T., Raju, K., Breitman, M. L., & Shinohara, T. (1993). The proximal promoter of the mouse arrestin gene directs gene expression in photoreceptor cells and contains an evolutionarily conserved retinal factor-binding site. *Molecular and Cellular Biology, 13*, 4400–4408.

Kobayashi, M., Takezawa, S., Hara, K., Yu, R. T., Umesono, Y., Agata, K., et al. (1999). Identification of a photoreceptor cell-specific nuclear receptor. *Proceedings of the National Academy of Sciences of the United States of America, 96*, 4814–4819.

Koike, C., Nishida, A., Ueno, S., Saito, H., Sanuki, R., Sato, S., et al. (2007). Functional roles of Otx2 transcription factor in postnatal mouse retinal development. *Molecular and Cellular Biology, 27*, 8318–8329. doi:10.1128/MCB.01209-07.

Kokotas, H., & Petersen, M. B. (2010). Clinical and molecular aspects of aniridia. *Clinical Genetics, 77*, 409–420. doi:10.1111/j.1399-0004.2010.01372.x.

Kotaja, N., Karvonen, U., Janne, O. A., & Palvimo, J. J. (2002). PIAS proteins modulate transcription factors by functioning as SUMO-1 ligases. *Molecular and Cellular Biology, 22*, 5222–5234.

Kumar, R., Chen, S., Scheurer, D., Wang, Q. L., Duh, E., Sung, C. H., et al. (1996). The bZIP transcription factor Nrl stimulates rhodopsin promoter activity in primary retinal cell cultures. *Journal of Biological Chemistry, 271*, 29612–29618.

Lambard, S., Reichman, S., Berlinicke, C., Niepon, M. L., Goureau, O., Sahel, J. A., et al. (2010). Expression of rod-derived cone viability factor: Dual role of CRX in regulating promoter activity and cell-type specificity. *PLoS ONE, 5*, e13075. doi:10.1371/journal.pone.0013075.

La Vail, M. M., Rapaport, D. H., & Rakic, P. (1991). Cytogenesis in the monkey retina. *Journal of Comparative Neurology, 309*, 86–114. doi:10.1002/cne.903090107.

Leveillard, T., & Sahel, J. A. (2010). Rod-derived cone viability factor for treating blinding diseases: From clinic to redox signaling. *Science Translational Medicine, 2*, 26ps16. doi:10.1126/scitranslmed.3000866.

Liu, Q., Ji, X., Breitman, M. L., Hitchcock, P. F., & Swaroop, A. (1996). Expression of the bZIP transcription factor gene Nrl in the developing nervous system. *Oncogene, 12*, 207–211.

Liu, Y., Shen, Y., Rest, J. S., Raymond, P. A., & Zack, D. J. (2001). Isolation and characterization of a zebrafish homologue of the cone rod homeobox gene. *Investigative Ophthalmology & Visual Science, 42*, 481–487.

Livesey, F. J., Furukawa, T., Steffen, M. A., Church, G. M., & Cepko, C. L. (2000). Microarray analysis of the transcriptional network controlled by the photoreceptor homeobox gene Crx. *Current Biology, 10*, 301–310.

Lu, A., Ng, L., Ma, M., Kefas, B., Davies, T. F., Hernandez, A., et al. (2009). Retarded developmental expression and patterning of retinal cone opsins in hypothyroid mice. *Endocrinology, 150*, 1536–1544. doi:10.1210/en.2008-1092.

Mali, R. S., Zhang, X., Hoerauf, W., Doyle, D., Devitt, J., Loffreda-Wren, J., et al. (2007). FIZ1 is expressed during photoreceptor maturation, and synergizes with NRL and CRX at rod-specific promoters in vitro. *Experimental Eye Research, 84*, 349–360. doi:10.1016/j.exer.2006.10.009.

Marquardt, T., Ashery-Padan, R., Andrejewski, N., Scardigli, R., Guillemot, F., & Gruss, P. (2001). Pax6 is required for the multipotent state of retinal progenitor cells. *Cell, 105*, 43–55.

Martin, R. L., Wood, C., Baehr, W., & Applebury, M. L. (1986). Visual pigment homologies revealed by DNA hybridization. *Science, 232*, 1266–1269.

Martinez-Morales, J. R., Dolez, V., Rodrigo, I., Zaccarini, R., Leconte, L., Bovolenta, P., et al. (2003). OTX2 activates the molecular network underlying retina pigment epithelium differentiation. *Journal of Biological Chemistry, 278*, 21721–21731. doi:10.1074/jbc.M301708200.

Martinez-Morales, J. R., Signore, M., Acampora, D., Simeone, A., & Bovolenta, P. (2001). Otx genes are required for tissue specification in the developing eye. *Development, 128*, 2019–2030.

Matsuo, I., Kuratani, S., Kimura, C., Takeda, N., & Aizawa, S. (1995). Mouse Otx2 functions in the formation and patterning of rostral head. *Genes & Development, 9*, 2646–2658.

Mears, A. J., Kondo, M., Swain, P. K., Takada, Y., Bush, R. A., Saunders, T. L., et al. (2001). Nrl is required for rod photoreceptor development. *Nature Genetics, 29*, 447–452. doi:10.1038/ng774.

Merbs, S. L., & Nathans, J. (1992). Absorption spectra of human cone pigments. *Nature, 356*, 433–435. doi:10.1038/356433a0.

Meulmeester, E., & Melchior, F. (2008). Cell biology: SUMO. *Nature, 452*, 709–711. doi:10.1038/452709a.

Milam, A. H., Rose, L., Cideciyan, A. V., Barakat, M. R., Tang, W. X., Gupta, N., et al. (2002). The nuclear receptor NR2E3 plays a role in human retinal photoreceptor differentiation and degeneration. *Proceedings of the National Academy of Sciences of the United States of America, 99*, 473–478. doi:10.1073/pnas.022533099.

Mitton, K. P., Swain, P. K., Chen, S., Xu, S., Zack, D. J., & Swaroop, A. (2000). The leucine zipper of NRL interacts with the CRX homeodomain: A possible mechanism of transcriptional synergy in rhodopsin regulation. *Journal of Biological Chemistry, 275*, 29794–29799. doi:10.1074/jbc.M003658200.

Montana, C. L., Lawrence, K. A., Williams, N. L., Tran, N. M., Peng, G. H., Chen, S., et al. (2011). Transcriptional regulation of neural retina leucine zipper (nrl), a photoreceptor cell fate determinant. *Journal of Biological Chemistry, 286*, 36921–36931. doi:10.1074/jbc.M111.279026.

Morabito, M. A., Yu, X., & Barnstable, C. J. (1991). Characterization of developmentally regulated and retina-specific nuclear protein binding to a site in the upstream region of the rat opsin gene. *Journal of Biological Chemistry, 266*, 9667–9672.

Mori, M., Ghyselinck, N. B., Chambon, P., & Mark, M. (2001). Systematic immunolocalization of retinoid receptors in developing and adult mouse eyes. *Investigative Ophthalmology & Visual Science, 42*, 1312–1318.

Morrow, E. M., Belliveau, M. J., & Cepko, C. L. (1998). Two phases of rod photoreceptor differentiation during rat retinal development. *Journal of Neuroscience, 18*, 3738–3748.

Morrow, E. M., Furukawa, T., Lee, J. E., & Cepko, C. L. (1999). NeuroD regulates multiple functions in the developing neural retina in rodent. *Development, 126*, 23–36.

Morrow, E. M., Furukawa, T., Raviola, E., & Cepko, C. L. (2005). Synaptogenesis and outer segment formation are perturbed in the neural retina of Crx mutant mice. *BMC Neuroscience, 6*, 5. doi:10.1186/1471-2202-6-5.

Nagao, T., Leuzinger, S., Acampora, D., Simeone, A., Finkelstein, R., Reichert, H., et al. (1998). Developmental rescue of *Drosophila* cephalic defects by the human Otx genes. *Proceedings of the National Academy of Sciences of the United States of America, 95*, 3737–3742.

Nathans, J. (1999). The evolution and physiology of human color vision: Insights from molecular genetic studies of visual pigments. *Neuron, 24*, 299–312.

Nathans, J., Davenport, C. M., Maumenee, I. H., Lewis, R. A., Hejtmancik, J. F., Litt, M., et al. (1989). Molecular genetics of human blue cone monochromacy. *Science, 245*, 831–838.

Nathans, J., Maumenee, I. H., Zrenner, E., Sadowski, B., Sharpe, L. T., Lewis, R. A., et al. (1993). Genetic heterogeneity among blue-cone monochromats. *American Journal of Human Genetics, 53*, 987–1000.

Nathans, J., Merbs, S. L., Sung, C. H., Weitz, C. J., & Wang, Y. (1992). Molecular genetics of human visual pigments. *Annual Review of Genetics, 26*, 403–424. doi:10.1146/annurev.ge.26.120192.002155.

Nathans, J., Piantanida, T. P., Eddy, R. L., Shows, T. B., & Hogness, D. S. (1986a). Molecular genetics of inherited variation in human color vision. *Science, 232,* 203–210.

Nathans, J., Thomas, D., & Hogness, D. S. (1986b). Molecular genetics of human color vision: The genes encoding blue, green, and red pigments. *Science, 232,* 193–202.

Ng, L., Hurley, J. B., Dierks, B., Srinivas, M., Salto, C., Vennstrom, B., et al. (2001). A thyroid hormone receptor that is required for the development of green cone photoreceptors. *Nature Genetics, 27,* 94–98. doi:10.1038/83829.

Ng, L., Lu, A., Swaroop, A., Sharlin, D. S., & Forrest, D. (2011). Two transcription factors can direct three photoreceptor outcomes from rod precursor cells in mouse retinal development. *Journal of Neuroscience, 31,* 11118–11125. doi:10.1523/JNEUROSCI.1709-11.2011.

Nie, Z., Chen, S., Kumar, R., & Zack, D. J. (1996). RER, an evolutionarily conserved sequence upstream of the rhodopsin gene, has enhancer activity. *Journal of Biological Chemistry, 271,* 2667–2675.

Nishida, A., Furukawa, A., Koike, C., Tano, Y., Aizawa, S., Matsuo, I., et al. (2003). Otx2 homeobox gene controls retinal photoreceptor cell fate and pineal gland development. *Nature Neuroscience, 6,* 1255–1263. doi:10.1038/nn1155.

Nishiguchi, K. M., Friedman, J. S., Sandberg, M. A., Swaroop, A., Berson, E. L., & Dryja, T. P. (2004). Recessive NRL mutations in patients with clumped pigmentary retinal degeneration and relative preservation of blue cone function. *Proceedings of the National Academy of Sciences of the United States of America, 101,* 17819–17824. doi:10.1073/pnas.0408183101.

Nunez, J., Celi, F. S., Ng, L., & Forrest, D. (2008). Multigenic control of thyroid hormone functions in the nervous system. *Molecular and Cellular Endocrinology, 287,* 1–12. doi:10.1016/j.mce.2008.03.006.

Oh, E. C., Khan, N., Novelli, E., Khanna, H., Strettoi, E., & Swaroop, A. (2007). Transformation of cone precursors to functional rod photoreceptors by bZIP transcription factor NRL. *Proceedings of the National Academy of Sciences of the United States of America, 104,* 1679–1684. doi:10.1073/pnas.0605934104.

Okano, T., Kojima, D., Fukada, Y., Shichida, Y., & Yoshizawa, T. (1992). Primary structures of chicken cone visual pigments: Vertebrate rhodopsins have evolved out of cone visual pigments. *Proceedings of the National Academy of Sciences of the United States of America, 89,* 5932–5936.

Omori, Y., Katoh, K., Sato, S., Muranishi, Y., Chaya, T., Onishi, A., et al. (2011). Analysis of transcriptional regulatory pathways of photoreceptor genes by expression profiling of the Otx2-deficient retina. *PLoS ONE, 6,* e19685. doi:10.1371/journal.pone.0019685.

Onishi, A., Peng, G. H., Chen, S., & Blackshaw, S. (2010a). Pias3-dependent SUMOylation controls mammalian cone photoreceptor differentiation. *Nature Neuroscience, 13,* 1059–1065. doi:10.1038/nn.2618.

Onishi, A., Peng, G. H., Hsu, C., Alexis, U., Chen, S., & Blackshaw, S. (2009). Pias3-dependent SUMOylation directs rod photoreceptor development. *Neuron, 61,* 234–246. doi:10.1016/j.neuron.2008.12.006.

Onishi, A., Peng, G. H., Poth, E. M., Lee, D. A., Chen, J., Alexis, U., et al. (2010b). The orphan nuclear hormone receptor ERRbeta controls rod photoreceptor survival. *Proceedings of the National Academy of Sciences of the United States of America, 107,* 11579–11584. doi:10.1073/pnas.1000102107.

Peng, G. H., Ahmad, O., Ahmad, F., Liu, J., & Chen, S. (2005). The photoreceptor-specific nuclear receptor Nr2e3 inter-acts with Crx and exerts opposing effects on the transcription of rod versus cone genes. *Human Molecular Genetics, 14,* 747–764. doi:10.1093/hmg/ddi070.

Peng, G. H., & Chen, S. (2005). Chromatin immunoprecipitation identifies photoreceptor transcription factor targets in mouse models of retinal degeneration: New findings and challenges. *Visual Neuroscience, 22,* 575–586. doi:10.1017/S0952523805225063.

Peng, G. H., & Chen, S. (2011). Active opsin loci adopt intrachromosomal loops that depend on the photoreceptor transcription factor network. *Proceedings of the National Academy of Sciences of the United States of America, 108,* 17821–17826. doi:10.1073/pnas.1109209108.

Plouhinec, J. L., Sauka-Spengler, T., Germot, A., Le Mentec, C., Cabana, T., Harrison, G., et al. (2003). The mammalian Crx genes are highly divergent representatives of the Otx5 gene family, a gnathostome orthology class of orthodenticle-related homeogenes involved in the differentiation of retinal photoreceptors and circadian entrainment. *Molecular Biology and Evolution, 20,* 513–521. doi:10.1093/molbev/msg085.

Qian, J., Esumi, N., Chen, Y., Wang, Q., Chowers, I., & Zack, D. J. (2005). Identification of regulatory targets of tissue-specific transcription factors: Application to retina-specific gene. *Nucleic Acids Research, 33,* 3479–3491. doi:10.1093/nar/gki658.

Quan, X. J., Ramaekers, A., & Hassan, B. A. (2012). Transcriptional control of cell fate specification: Lessons from the fly retina. *Current Topics in Developmental Biology, 98,* 259–276.

Ragge, N. K., Brown, A. G., Poloschek, C. M., Lorenz, B., Henderson, R. A., Clarke, M. P., et al. (2005). Heterozygous mutations of OTX2 cause severe ocular malformations. *American Journal of Human Genetics, 76,* 1008–1022. doi:10.1086/430721.

Rehemtulla, A., Warwar, R., Kumar, R., Ji, X., Zack, D. J., & Swaroop, A. (1996). The basic motif-leucine zipper transcription factor Nrl can positively regulate rhodopsin gene expression. *Proceedings of the National Academy of Sciences of the United States of America, 93,* 191–195.

Reichman, S., Kalathur, R. K., Lambard, S., Ait-Ali, N., Yang, Y., Lardenois, A., et al. (2010). The homeobox gene CHX10/VSX2 regulates RdCVF promoter activity in the inner retina. *Human Molecular Genetics, 19,* 250–261. doi:10.1093/hmg/ddp484.

Rivolta, C., Berson, E. L., & Dryja, T. P. (2001). Dominant Leber congenital amaurosis, cone–rod degeneration, and retinitis pigmentosa caused by mutant versions of the transcription factor CRX. *Human Mutation, 18,* 488–498. doi:10.1002/humu.1226.

Roberts, M. R., Hendrickson, A., McGuire, C. R., & Reh, T. A. (2005). Retinoid X receptor (gamma) is necessary to establish the S-opsin gradient in cone photoreceptors of the developing mouse retina. *Investigative Ophthalmology & Visual Science, 46,* 2897–2904. doi:10.1167/iovs.05-0093.

Roberts, M. R., Srinivas, M., Forrest, D., Morreale de Escobar, G., & Reh, T. A. (2006). Making the gradient: Thyroid hormone regulates cone opsin expression in the developing mouse retina. *Proceedings of the National Academy of Sciences of the United States of America, 103,* 6218–6223. doi:10.1073/pnas.0509981103.

Roger, J. E., Nellissery, J., Kim, D. S., & Swaroop, A. (2010). Sumoylation of bZIP transcription factor NRL modulates target gene expression during photoreceptor differentiation. *Journal of Biological Chemistry, 285,* 25637–25644. doi:10.1074/jbc.M110.142810.

Roorda, A., & Williams, D. R. (1999). The arrangement of the three cone classes in the living human eye. *Nature, 397,* 520–522. doi:10.1038/17383.

Shaham, O., Menuchin, Y., Farhy, C., & Ashery-Padan, R. (2012). Pax6: A multi-level regulator of ocular development. Progress in Retinal and Eye Research [Epub ahead of print, May 3]. doi:10.1016/j.preteyeres.2012.04.002.

Sidman, R. (1961). *Histologenesis of the mouse retina studied with thymidine-3H.* New York: Academic Press.

Smallwood, P. M., Wang, Y., & Nathans, J. (2002). Role of a locus control region in the mutually exclusive expression of human red and green cone pigment genes. *Proceedings of the National Academy of Sciences of the United States of America, 99,* 1008–1011. doi:10.1073/pnas.022629799.

Sohocki, M. M., Sullivan, L. S., Mintz-Hittner, H. A., Birch, D., Heckenlively, J. R., Freund, C., et al. (1998). A range of clinical phenotypes associated with mutations in CRX, a photoreceptor transcription-factor gene. *American Journal of Human Genetics, 63,* 1307–1315. doi:10.1086/302101.

Song, Y., Yao, X., & Ying, H. (2011). Thyroid hormone action in metabolic regulation. *Protein & Cell, 2,* 358–368. doi:10.1007/s13238-011-1046-x.

Srinivas, M., Ng, L., Liu, H., Jia, L., & Forrest, D. (2006). Activation of the blue opsin gene in cone photoreceptor development by retinoid-related orphan receptor beta. *Molecular Endocrinology (Baltimore, Md.), 20,* 1728–1741. doi:10.1210/me.2005-0505.

Swain, P. K., Hicks, D., Mears, A. J., Apel, I. J., Smith, J. E., John, S. K., et al. (2001). Multiple phosphorylated isoforms of NRL are expressed in rod photoreceptors. *Journal of Biological Chemistry, 276,* 36824–36830. doi:10.1074/jbc.M105855200.

Swaroop, A., Xu, J. Z., Pawar, H., Jackson, A., Skolnick, C., & Agarwal, N. (1992). A conserved retina-specific gene encodes a basic motif/leucine zipper domain. *Proceedings of the National Academy of Sciences of the United States of America, 89,* 266–270.

Swaroop, A., Wang, Q. L., Wu, W., Cook, J., Coats, C., Xu, S., et al. (1999). Leber congenital amaurosis caused by a homozygous mutation (R90W) in the homeodomain of the retinal transcription factor CRX: Direct evidence for the involvement of CRX in the development of photoreceptor function. *Human Molecular Genetics, 8,* 299–305.

Swaroop, A., Kim, D., & Forrest, D. (2010). Transcriptional regulation of photoreceptor development and homeostasis in the mammalian retina. *Nature Reviews. Neuroscience, 11,* 563–576. doi:10.1038/nrn2880.

Szel, A., van Veen, T., & Rohlich, P. (1994). Retinal cone differentiation. *Nature, 370,* 336. doi:10.1038/370336a0.

Tahayato, A., Sonneville, R., Pichaud, F., Wernet, M. F., Papatsenko, D., Beaufils, P., et al. (2003). Otd/Crx, a dual regulator for the specification of ommatidia subtypes in the *Drosophila* retina. *Developmental Cell, 5,* 391–402.

Terrell, D., Xie, B., Workman, M., Mahato, S., Zelhof, A., Gebelein, B., et al. (2012). OTX2 and CRX rescue overlapping and photoreceptor-specific functions in the *Drosophila* eye. *Developmental Dynamics, 241,* 215–228. doi:10.1002/dvdy.22782.

Treisman, J., Gonczy, P., Vashishtha, M., Harris, E., & Desplan, C. (1989). A single amino acid can determine the DNA binding specificity of homeodomain proteins. *Cell, 59,* 553–562.

Turner, D. L., & Cepko, C. L. (1987). A common progenitor for neurons and glia persists in rat retina late in development. *Nature, 328,* 131–136. doi:10.1038/328131a0.

Vandendries, E. R., Johnson, D., & Reinke, R. (1996). Orthodenticle is required for photoreceptor cell development in the *Drosophila* eye. *Developmental Biology, 173,* 243–255. doi:10.1006/dbio.1996.0020.

Vollrath, D., Nathans, J., & Davis, R. W. (1988). Tandem array of human visual pigment genes at Xq28. *Science, 240,* 1669–1672.

Wang, Q. L., Chen, S., Esumi, N., Swain, P. K., Haines, H. S., Peng, G., et al. (2004). QRX, a novel homeobox gene, modulates photoreceptor gene expression. *Human Molecular Genetics, 13,* 1025–1040. doi:10.1093/hmg/ddh117.

Wang, Y., Macke, J. P., Merbs, S. L., Zack, D. J., Klaunberg, B., Bennett, J., et al. (1992). A locus control region adjacent to the human red and green visual pigment genes. *Neuron, 9,* 429–440.

Wang, Y., Smallwood, P. M., Cowan, M., Blesh, D., Lawler, A., & Nathans, J. (1999). Mutually exclusive expression of human red and green visual pigment-reporter transgenes occurs at high frequency in murine cone photoreceptors. *Proceedings of the National Academy of Sciences of the United States of America, 96,* 5251–5256.

Wetts, R., & Fraser, S. E. (1988). Multipotent precursors can give rise to all major cell types of the frog retina. *Science, 239,* 1142–1145.

Xiao, M., & Hendrickson, A. (2000). Spatial and temporal expression of short, long/medium, or both opsins in human fetal cones. *Journal of Comparative Neurology, 425,* 545–559.

Yamaguchi, T., Motulsky, A. G., & Deeb, S. S. (1997). Visual pigment gene structure and expression in human retinae. *Human Molecular Genetics, 6,* 981–990.

Yanagi, Y., Takezawa, S., & Kato, S. (2002). Distinct functions of photoreceptor cell-specific nuclear receptor, thyroid hormone receptor beta2 and CRX in one photoreceptor development. *Investigative Ophthalmology & Visual Science, 43,* 3489–3494.

Yaron, O., Farhy, C., Marquardt, T., Applebury, M., & Ashery-Padan, R. (2006). Notch1 functions to suppress cone-photoreceptor fate specification in the developing mouse retina. *Development, 133,* 1367–1378. doi:10.1242/dev.02311.

Yoshida, S., Mears, A. J., Friedman, J. S., Carter, T., He, S., Oh, E., et al. (2004). Expression profiling of the developing and mature Nrl−/− mouse retina: Identification of retinal disease candidates and transcriptional regulatory targets of Nrl. *Human Molecular Genetics, 13,* 1487–1503. doi:10.1093/hmg/ddh160.

Young, R. W. (1985). Cell differentiation in the retina of the mouse. *Anatomical Record, 212,* 199–205. doi:10.1002/ar.1092120215.

Yu, J., He, S., Friedman, J. S., Akimoto, M., Ghosh, D., Mears, A. J., et al. (2004). Altered expression of genes of the Bmp/Smad and Wnt/calcium signaling pathways in the cone-only Nrl−/− mouse retina, revealed by gene profiling using custom cDNA microarrays. *Journal of Biological Chemistry, 279,* 42211–42220. doi:10.1074/jbc.M408223200.

Zack, D. J., Bennett, J., Wang, Y., Davenport, C., Klaunberg, B., Gearhart, J., et al. (1991). Unusual topography of bovine rhodopsin promoter-lacZ fusion gene expression in transgenic mouse retinas. *Neuron, 6,* 187–199.

第103章　早产儿视网膜病变:一个研究视网膜血管疾病的模板

Mary Elizabeth Hartnett

异常的血管生长进入玻璃体凝胶,这是玻璃体血管增生,在许多视网膜病变的情况下会致盲,这些病变包括增生性糖尿病视网膜病变、视网膜静脉阻塞、早产儿视网膜病变(ROP)和视网膜炎症性疾病。尽管这些疾病的早期病因有些差异,但是在异常玻璃体内血管生成的发展中涉及的事件有很多相似之处。在人类眼睛里对异常玻璃体内血管生成病理机制不能进行安全的研究。因此,必须使用其他方法,包括使用动物模型。最常用的异常玻璃体内血管生成模型是那些将新生动物暴露在氧气压力下的模型,称作氧诱发视网膜病变(OIR)模型。不像人类,OIR模型使用的动物在出生后就有完整的视网膜血管发育,而人类视网膜血管发育只有在足月出生时(如,怀孕40周)才是完整的。人类早产儿和对氧气敏感的新生动物中,新发育的视网膜毛细血管对氧压力敏感,并且在氧高压时会收缩,进而留下视网膜非灌注区域,从而影响玻璃体内血管生成的后续发育。一些OIR模型将动物暴露在氧气大幅波动的环境以延缓视网膜血管发育并且模拟ROP。通过遗传或药理操纵,OIR模型可以用来研究各种水平的氧暴露造成的影响或调控视网膜血管发育或玻璃体内血管增生的其他外源压力信号通路的影响(Hartnett & Penn,2012)。一个明确的问题是,随着对OIR模型的了解,发现它们与感兴趣的人类疾病相关,这对研究疾病机制或涉及玻璃体内血管增生通路很重要。本章将以ROP为例,讲解如何利用OIR模型发展和探索人类疾病相关的假设。本章将讨论神经视网膜发育和眼睛血管床发育间的时间关系,以及这种时间协调的缺陷与人类早产儿ROP病理如何关联。同时,本章还将讨论已被转化到ROP的临床研究中来自OIR模型的证据。

早产儿视网膜病变

流行病学和临床特点

　　ROP是一种仅影响早产儿的视网膜血管疾病,但却是全球儿童失明的主要原因(Chen & Smith,2007)。ROP很复杂,它受遗传(Bizzaro et al.,2006)和环境因素(Hartnett,2010a,b)共同影响。据报道,ROP中70%的变异由遗传因素引起(Bizzaro et al.,2006),但大多数研究呈现的候选基因效应很小或者在不同的人群中无法被复制(Hutcheson et al.,2005)。和ROP相关的环境因素包括氧气压力因素,如出生时的氧高压环境(Ashton,Ward,& Serpell,1954;Michaelson,1948;Patz,1954,1985)和婴儿出生时的氧气波动(Cunningham et al.,1995;York et al.,2004)、氧化应激因素、营养因素、母体遗传因素和出生后体重增速降低因素等(Cunningham et al.,1995;Darlow et al.,2005;Hellstrom et al.,2009)。

　　人类ROP可以根据视网膜区带、疾病严重程度、是否有附加疾病进行划分(早产儿视网膜病变分类委员会,1984)。区带对应于视网膜的面积,即临床上明显的内视网膜血管丛血管的发育面积(见图103.1)。

　　ROP各个阶段能够描述从有血管的视网膜和无血管的视网膜结合处的视网膜外观:ROP血管增生阶段为阶段1~3(图103.2A和图103.2C),纤维血管时期的视网膜脱离程度对应ROP的阶段4(局部的,图103.2B)或阶段5(总的)。附加疾病是存在弯曲度、视网膜小动脉和静脉的扩张,这些属性在严重的ROP中都有不同的临床表现(图103.3)。

　　严重的ROP可通过结合几个特征诊断(见表103.1)(早产儿视网膜病变冷冻疗法合作组织,2002;早产儿视网膜病变早期治疗合作组织,2003),这些特征包括区带Ⅰ或区带Ⅱ内的视网膜脉管系统的扩展,附加疾病的出现以及ROP阶段2或阶段3(异常玻璃体内血管生成阶段)。在ROP阈限下(表103.1),坏结果的风险(如,在ROP的第5阶段)没有治疗将会有接近50%的风险,而在1型ROP中("阈前"),有接近15%的风险。目前,包括检查婴儿患严重ROP的风险,然后及时治疗严重ROP以防止其恶化到视网膜脱离阶段即ROP的阶段4或5,因为这些婴儿在视网膜脱离后,即使对其进行成功的再植手术,其视敏度往往还是很弱(Repka et al.,2011)。

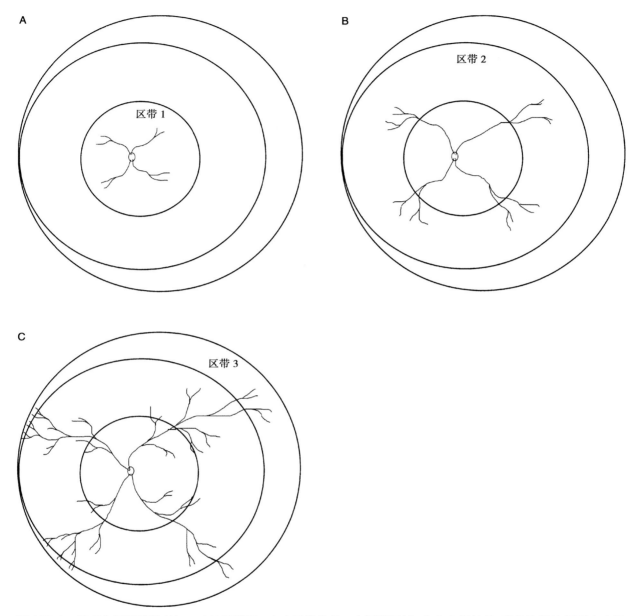

图 103.1 早产儿视网膜病变(ROP)的区带图。(A)区带Ⅰ是一个圆形区域,中心在视神经,半径为视神经到中央凹生长位置距离的两倍。带有区带Ⅰ血管化的眼睛有视网膜血管,几乎已经延伸到区带Ⅰ的圆周处。患 ROP 的眼睛在区带Ⅰ比区带Ⅱ或Ⅲ有更糟的预后效果。(B)区带Ⅱ是一个中心在视神经的圆环区域,半径等于视神经到鼻锯齿缘的距离。眼睛区带Ⅱ血管化有视网膜血管但没有扩展到鼻子锯齿缘的水平子午线两侧的 2 点方向,鼻子的锯齿缘属于区带Ⅱ的圆周。(C)区带Ⅲ代表区带Ⅰ和区带Ⅱ之外的血管化。区带Ⅲ对眼睛是否患 ROP 有最好的预测。

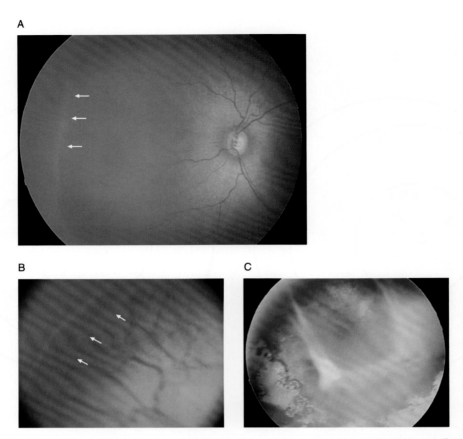

图 103.2 早产儿视网膜病变（ROP）阶段图。（A）人类婴幼儿右眼区带Ⅱ内 ROP 的 1~2 阶段的视网膜图。外围视网膜（图像左侧）缺少视网膜血管而后侧视网膜（图像右侧）已经血管化。一些地方是一条线（阶段 1），这条线和脊（阶段 2）在有血管视网膜和无血管视网膜（箭头处）交界处比较明显。视神经在图像右侧较为明显。中央凹还不成熟。图像使用广角镜采集（Retcam，Charity）。（B）ROP 第 3 阶段人类早产儿视网膜的放大图像显示异常玻璃体内血管生成晚于脊（箭头）的生成，并且位于有血管视网膜（图像右侧）和无血管视网膜（图像左侧）的交界处。图像由广角镜采集（Retcam，Clarity）。（C）ROP 第 4 阶段人类早产儿右眼视网膜的图像。聚焦点是图像的顶部和左侧的附加视网膜。着色区域已经被先前的激光处理过。白色区域代表纤维瘢痕组织，它是在以前的异常玻璃体内血管生成的区域形成，异常玻璃体内血管生成在激光处理后仅有部分恢复。纤维组织和视神经间的视网膜的聚焦失调表示视网膜脱离了。图像由广角镜获取（Retcam，Charity）。

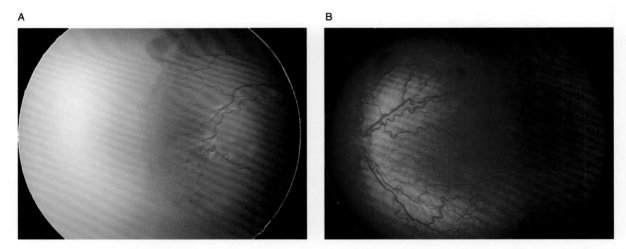

图 103.3 严重的早产儿视网膜病变（ROP 图）。（A）婴儿右眼的视网膜图，该眼在区带Ⅰ和后侧区带Ⅱ的视网膜血管有轻微附加疾病。在图中看不见视神经，但它肯定在更靠右的区域。在有血管视网膜（图像右侧）和无血管视网膜（图像左侧）的交界处可以看到脊和出血。图像由广角摄影获得（Retcam，Clarity）。（B）带有侵略性后侧 ROP（AP-ROP）婴儿左眼视网膜图像，显示在区带Ⅰ有附加疾病。ROP 可在较小的妊娠年龄（33 周）诊断出，然后迅速发展但一般不会发展到严重阶段。这将被分类成 1 型 ROP，并且最近的研究已经使用激光治疗对其进行治疗（图像的右边可见黄色斑点）。图像由广角镜采集（Retcam，Clarity）。

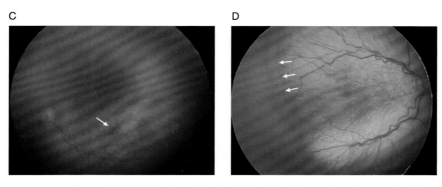

C   D

图 103.3（续） （C）APROP 婴儿左眼视网膜图像，显示已经形成了平直的新血管（箭头），此时很难从有血管的视网膜中辨认出无血管的视网膜。这也将被分类为 1 型 ROP。图像使用广角镜采集（Retcam，Clarity）。（D）外周严重ROP 婴儿右眼的视网膜图像，视神经显示在图像右侧，在血管视网膜与无血管视网膜交界处出现异常玻璃体内出现附加疾病及血管增生（ROP 阶段 3——箭头）。这将被分类成 1 型 ROP。图像使用广角镜采集（Retcam，Clarity）。

表 103.1　严重的早产儿视网膜病变（ROP）形式

ROP 的阈值（必须满足的三个标准；不利的结果—50%）*
- 区带Ⅰ或Ⅱ
- ROP 阶段 3 持续 5 个或 8 个小时
- 出现附加疾病的 4 个象限（附加的 CRYO-ROP 定义）

1 型 ROP（其中任何一个都构成严重的 ROP；不利结果——15%）**
- 区带Ⅰ，ROP 的任何阶段出现附加疾病*
- 区带Ⅰ，ROP 第 3 阶段没有出现附加疾病*
- 区带Ⅱ，ROP 的阶段 2 或 3 出现附加疾病*（阳性的ETROP 定义是 2 象限）

---

* CRYO-ROP——早产儿视网膜病变的冷冻疗法研究（早产儿视网膜病变冷冻疗法合作组织，1990）。** ETROP——早产儿视网膜病变早期治疗研究（早产儿视网膜病变早期治疗合作组织，2003）。

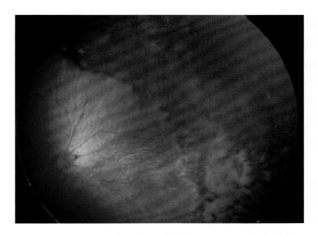

图 103.4　严重早产儿视网膜病变（ROP）的激光治疗。人类婴儿左眼的视网膜图，这只眼睛已经接受了两次针对侵略性后侧 ROP 的激光治疗，随后通过一个外科手术保留晶状体切除玻璃体以防止其继续发展到 ROP 阶段 4。愈合激光瘢痕在图像右侧很明显。图像使用广角镜采集（Retcam，Clarity）。

ROP 在婴幼儿出生 1 个月或更大一些时发展，这些婴儿的妊娠年龄通常不小于 32 周，这个时间为胎龄和按周年龄的总和。ROP 经常从阶段 1 发展到阶段 2，但通常不会发展到阶段 3，然后 ROP 出现退化，最后在临床上消失，此时视网膜已出现血管化。然而，有大约 10% 的早产儿 ROP 会发展到严重阶段（即发展到阶段 3，出现异常玻璃体内血管生成和附加疾病；图 103.3），此时伴随视网膜脱离增加了发展到阶段 4 或 5 的风险。可基于胎龄和出生体重检查视网膜对早产儿进行筛查；对此，临界值基于世界各地用于监控和调节氧气的资源的不同而不同（Gilbert et al.，1997）。重复检查的时机由 ROP 区带和阶段的严重程度决定。视网膜血管化已经延伸到锯齿缘或已经确诊为严重 ROP 时将进行视网膜纵向检查。如果发展成了较为严重的 ROP，要通过激光疗法对外围的无血管视网膜进行治疗（图 103.3B[近激光]和 103.4[愈合激光]）。

还有其他一些可供替代的选择，但这些仍是在实验的方法，包括使用一些抗血管生成剂（Mintz-Hittner & Kuffel，2008；Mintz-Hittner，Kennedy，& Chuang，2011），如单克隆抗体中和血管内皮生长因子（VEGF）。在 ROP 第 4 或第 5 阶段，视网膜再植入手术已经实现。对于所有婴幼儿，已有方法通过使用矫正视力的镜片或根据需要实施一些其他治疗以实现视觉发育最大化。

氧气的作用

自 20 世纪 40 年代 ROP 在美国第一次被发现以来，在世界各地有不同的表现。在一些缺乏资源的国家，缺少设备监测和调控氧，相比于氧气监控较好的国家来说，缺乏资源国家出生时体重较大和妊娠年龄更高的早产儿可能也更容易发生 ROP（Gilbert et al.，1997）。此外，在美国或者其他国家产前护理、孕妇保健和营养、青少年的发病率或多胞胎（Sapieha et al., 2010）方面的地区差异也会导致新生儿重症监护室中 ROP 特护效果不同。

在 20 世纪 40 年代的美国，出生时的高压氧环境被认为是 ROP 的一个主要风险因素（Ashton, Ward, & Serpell, 1954; Michaelson, 1948; Patz, 1954, 1985）。自那时以来，美国在氧气监测和调控方面的技术进步降低了 ROP 发病率，但随着新生儿保健的进一步改善和拯救出生时低体重、小妊娠年龄婴幼儿能力的提高，公众已经认识到，ROP 已再度出现并认识到其他风险因素（Allen, Donohue, & Dusman, 1993）。出生时的高压氧环境可能收缩并减弱新生的血管和毛细血管，除了高压氧环境外，其他的压力源如氧压波动、氧化应激，或在后来的新生儿重症监护室进行的辅助供氧都和严重的 ROP 有关系（Cunningham et al., 1995; Darlow et al., 2005; Hellstrom et al., 2009; York et al., 2004）。同时，产后婴儿体重增加的迟缓和宫内生长受限（Darlow et al., 2005; Hellstrom et al., 2009）可以延迟或干扰正常的视网膜血管发育并增加早产儿患严重 ROP 的风险。

一个宽泛的假设已经被提出以描述世界各地不同氧压下的 ROP 生物学现象。第一，早产儿视网膜血管发育不完全，因此外周视网膜无血管存在。第二，婴幼儿时期的一些事件导致新生视网膜血管持续缓慢的发育或在某些情况下导致血管收缩或新生毛细血管的损伤。婴儿在出生时，与子宫内相比接触的氧环境有相对较高的浓度，子宫内的氧分压通常小于 30mmHg（Brodsky & Martin, 2010）。这种氧气暴露的变化可能导致新生的毛细血管收缩和退回（Smith, 2008; Sapieha et al., 2010）。美国现在出生时很少有高常量氧，因此其他压力源可能更相关，如已经在动物模型中被证实对血管生成发育有延迟作用（Niesman, Johnson, & Penn, 1997; Penn, 1992; Saito et al., 2007）的氧气压力波动（Cunningham et al., 1995）。此外，早产儿还原氧化化合物的能力有限，所以这些氧化化合物在早产儿的血液循环中比足月出生的婴儿多。这些化合物可以引发许多信号事件释放炎症细胞因子（Hardy et al., 2005; Lambert, Pedersen, & Poulsen, 2006），而当炎症细胞因子增加时，血管也会收缩。所有的这些过程都可以增加无血管视网膜。由于婴儿氧支持的过程被切断，导致无血管的视网膜变得缺氧，缺氧触发神经胶质细胞和神经细胞内的信号通路进一步上调血管生成因子（Akula et al., 2007; Hartnett & Penn, 2012）。这些因子与内皮细胞上的受体相互作用，在视网膜内不是引起血管生长，而是诱发异常玻璃体内血管生成。第三个事件看起来很必要，因为它导致生理视网膜血管生成变为血管进入玻璃体成为异常玻璃体内血管生成（Hartnett, 2010b）（看第 IV 部分）。

ROP 的严重形式

如果严重 ROP 在不同的妊娠期表现不同，ROP 取决于婴儿胎龄是符合逻辑的。然而，大部分最严重的 ROP 人群集中在某个妊娠年龄，跟出生时的体重或胎龄无关。更常见严重 ROP 的形式（外周严重 ROP；PSROP；图 103.3D）发生在大约妊娠后 37 周（早产儿视网膜病变冷冻治疗合作组织，2002）。发展有更为严重的 ROP 形式即侵略性后侧 ROP（APROP；图 103.3A~C）的婴儿在比 PSROP 更早的妊娠期表现严重的 POR，往往是在 31~34 周。激光光凝术疗法常用于严重的 ROP 治疗，但对 APROP 的疗效不如 PSROP 好。同时，在 APROP 中，新生异常玻璃体内血管生成大约出现在 37 周矫正胎龄。APROP 和 PSROP 的发病妊娠年龄共性引出了一个问题：在视网膜上也许同时存在其他发育和代谢活动的潜在作用。我们将回顾神经系统视网膜发育情况和眼部血管发育情况，因为它们和严重形式 ROP 的发育有关。首先，我们将回顾人眼中眼部血管的发育，这会让我们认识到对人类眼睛的研究能力在很多的胎龄阶段受限于缺乏完整的眼组织，尤其是在 22 周妊娠期时（Chan-ling, 1997）。

眼睛血管发育和人中神经与血管发育间的联系

神经细胞的增殖和分化、信号转导的发育、代谢的过程、视网膜内的突触连接与眼部血管的发育和衰退有时间上的联系。视网膜祖细胞的迁移和增殖开始于眼后部并延伸至外周，从普通的原始神经母细胞层的外层向内视网膜延伸，而分化往往先发生在内视网膜，随后是细胞外层的特异化。祖细胞的分化也开始于后极并延伸到外周，但它往往先发生在内视网膜而后延伸至外层。这些过程需要通过眼部血管的发育和退化供应氧气和营养物质。

眼睛的三个血管区包括脉络膜血管、玻璃体血管和视网膜血管。所有这些发育通过一个或多个过程完成，这些过程包括血管生成（血管前体细胞或成血管细胞的集合），血管生成（来自现有血管内皮细胞的迁移和增殖)和血液血管生成(来自共同前体细胞血管母细胞的血管细胞和血细胞的分化)。

脉络膜和视网膜循环发育持续到成年而玻璃体的循环在足月分娩后衰退。视网膜和脉络膜循环有能力自动调整,或维持血液流动的灌注压力和氧压范围在一定范围以调整满足代谢需求(见综述,Sapieha et al.,2010)。自动调整包括血管收缩和舒张来应对氧压和代谢以维持血液循环。在成年人视网膜血管中,高氧压引起血管收缩。然而,早产儿和新生儿不能收缩血管以应对高氧。一个假设是,早产儿有较高的前列腺素,一氧化氮和潜在的二氧化碳水平使血管处于扩张状态(Kermorvant-Duchemin et al.,2010)。据报道,这样的扩张使新生成的血管过度暴露于氧气,导致内皮细胞死亡和改变祖内皮细胞的细胞决定(Uno et al.,2007)。动物模型研究中这些过程导致产生无血管的视网膜缺氧区域。

脉络膜毛细血管层/脉络膜

成年人的脉络膜有三层:有孔的脉络膜毛细血管层、中间层和大尺寸的无孔脉络膜血管层。脉络膜毛细血管层源于二次中胚层并且是最早发育的脉管系统之一(Hasegawa et al.,2007;Lutty et al.,2010;见第104章)。最初的脉络膜毛细血管层大约在怀孕6~8周时由血液血管发育(Hasegawa et al.,2007;Lutty et al.,2010),与有核红细胞经常共表达血红蛋白和内皮细胞的标志物,如CD31、CD34和CD39。这种早期脉管系统与RPE外观相一致。到11~12周时,脉络膜毛细血管层发育出更明显的结构,通过血管新生的过程在后极的更深的脉络膜血管发育,经过大约妊娠14周时脉络膜脉管系统延伸至外周(巧合的是,此时视网膜血管通过血管新生开始形成)。早期,脉络膜毛细血管层孔在怀孕16周时可以看见,在后极更加明显,但是这种情况很少见。大约在妊娠21~22周时脉络膜血管已经发展为三层,早期只有感光细胞的内段。这些早期的感光细胞的内段有线粒体并且可能代谢很活跃。在24~26周时,此时感光细胞内段更加成熟(Hendrickson & Yuodelis,1984),脉络膜毛细血管层出现小孔且大多分布于RPE的对面,这样的分布大概是为了提供被动运输的液体、大分子、营养和氧气以供应RPE和外层视网膜,或者是为了从RPE中带走产生的废物(Lutty et al.,2010)

玻璃体循环

玻璃体循环,包括玻璃体动脉、脉管玻璃体固有

层、被膜血管晶状体和瞳孔膜(图103.5),通过血液血管的发生发育并且支持整个眼睛的发育(Barishak,1992;McLeod et al.,2012)。随着RPE的分化和内外层原始神经母细胞层的发育,玻璃体动脉大约在第4周时侵入视裂,发育到第五周时变得更加明显。妊娠第7周时,神经节细胞和米勒细胞开始分化并向内迁移。玻璃体循环在第8~12周期间变得最明显。有固有血管玻璃体的玻璃体循环的退化开始于第12周(Mann,1964),其次是被膜血管晶状体退化即瞳孔膜退化,也就是说,大约在怀孕35~36周时玻璃体动脉完全消失。在发育中的小鼠眼睛上进行了玻璃体的一组蛋白质组学分析。结果发现不同于人类,小鼠玻璃体循环发育于胚胎期10.5天并在胚胎期13.5天内完成(Mitchell, Risau, & Drexler, 1998)。退化始于产后1天并且大多数在16~30天内完成。研究人员发现,蛋白组学的变化倾向于来自这些已知的重要能量代谢和细胞增殖,以及在产后1天开始的发育到产后16天涉及的信号转导。在整个时间进程中,细胞凋亡和抗血管生成蛋白也存在(Albe et al.,2008)。有证据支持这样一个概念,高氧压使玻璃体退化并降低了血管生成转录因子即低氧诱导因子(HIF)1α的浓度(Kurihara et al.,2010)。已经提出退化其他的机制包括血管周巨噬细胞的wnt7b的表达、对内皮细胞生存因子起抑制作用的血管生成素2和刺激wnt7b的表达(Lobov et al., 2005;Lobov, Brooks, & Lang, 2002)。

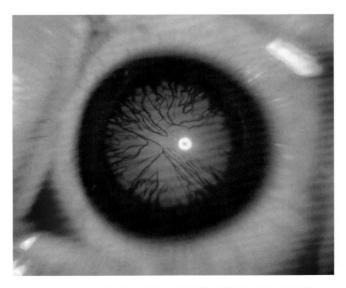

图103.5 连续的瞳孔膜。婴儿的左眼图,显示出前段的虹膜和晶状体表面有瞳孔膜扩张的血管,瞳孔部分最为明显。图像由Zeiss FF3垂直采集获得。

视网膜脉管系统

在视网膜血管变得明显之前,一组源自视网膜外层的前体细胞分化成了 CD39+成血管细胞(Hasegawa et al.,2008;McLeod et al.,2006)。妊娠 7 周时,眼睛内在限制膜(ILM)附近的后侧区域来自内部神经母细胞层的 CXCR4+,CD39+细胞被吸引向内部基质衍生因子(SDF-1)的梯度方向迁移。SDF-1 是 CXCR4 受体的配体。在其他情况下 SDF-1 可以在缺氧条件下被上调,这对胎儿视网膜来说可能是一种刺激,但是 SDF-1 的细胞来源还未知。SDF-1 是由其他器官的干细胞生成(Tachibana et al.,1998)。从内原始神经母细胞层迁移而来的 CXCR4+细胞,被认为是专能干细胞并且可能发育成神经节细胞、神经元、星形胶质细胞或小神经胶质细胞。前体细胞的来源尚不清楚,但很多有力的证据支持它们源自视神经而不是相邻的中胚层。在 12 周时,在 LIM 出现了 CD39+成血管细胞(Hasegawa et al.,2008)。在妊娠 14 周时,CD39+细胞在 ILM 中发展成束并且诱导内皮细胞形成最初的视网膜血管。这个最初的脉管系统从来自于 CD39+成血管细胞的血管生成形成(McLeod et al.,2006)。在妊娠第 17 周时,研究者发现血管与内视网膜的米勒细胞末端脚有联系。病理研究结果表明,神经节细胞轴突可能对血管发育提供指导。研究发现,标记的神经丝神经节细胞加工过程和成血管细胞形成血管有关系,其通过神经节细胞轴突上的神经纤毛蛋白-1 帮助成血管细胞形成血管。同时,在转基因小鼠中受损的神经节细胞发育和视网膜血管发育和结构的异常有关系,这早在产后 1 天就已出现了(Edwards et al.,2012)。

因此,视网膜循环大约出现在妊娠第 14 周(Hasegawa et al.,2008),时间上与细胞从外原始神经母细胞层迁移到内视网膜以形成两极和更后来的横向细胞的时间一致,其间还在内原始神经母细胞层形成了无长突细胞。在这个发育时间点,神经节细胞也正在发育树突。妊娠 22 周后,后侧视网膜的内神经丛仅在区带 I 范围内通过血管形成血管化(McLeod et al.,2006)。由于无法在人体上实验和/或从超过 22 周的胎儿身上获得组织,所以尚不清楚在人类中剩余的视网膜脉管系统如何发育,虽然如此,一般来说,内神经丛的扩张和外神经丛的形成被认为是通过血管新生完成。在妊娠第 14 周时,能变成内皮细胞前的成血管细胞是 Pax2+/GFAP-星形胶质细胞的前体细胞(Chan-Ling et al.,2004)。在其他物种中,这些细胞假设是

在内皮细胞之前迁移,感官在生理上缺氧,因此上调 VEGF,从而为内皮细胞的增殖和迁移设立了一个梯度(Chan-Ling, Gock, & Stone, 1995;Stone et al., 1995),通过血管生成过程从后侧视网膜将内神经丛扩展到锯齿缘。更深层次的血管丛也被认为通过血管生成与感光细胞的成熟有关。在第 4 个月,原始神经母细胞层的最外层细胞,后来变成了感光细胞,其通过黏合连接依然附着于 RPE,并且在后极开始分化然后向外围延伸。同时,神经节细胞分化。由于玻璃体退化,导致神经元的发育和分化缺氧,这可能需要通过扩张外周和表面上朝向内核层的视网膜脉管系统进行补偿(见综述,Barishak & Spierer,2005)。

在第 5~6 个月期间,感光细胞继续分化。与此同时,视网膜和眼杯的表面积增加。在第 6 个月时后极视锥细胞分化并且出现了线粒体。在第 7 个月时,随着视锥细胞向中央凹转移,中央凹开始发育。视杆细胞从视网膜的后到前分化,并且出生后在锯齿缘处完全分化。鼻侧视网膜大约在怀孕 36 周时开始血管化,一直持续到第 40 周(见综述,Barishak & Spierer,2005)。

神经视网膜发育年龄与严重 ROP 的联系

氧浓度似乎与视网膜发育和人类早产儿 ROP 有关。严重 ROP 的两种形式,APROP(图 103.3A~C)和 PSROP(图 103.3D)发生在不同的妊娠年龄。几十年前,大多数严重的 ROP 表现为 PSROP(早产儿视网膜病变冷冻治疗合作组织,2002)。然而,目前 APROP 已经变得更加常见,这可能是由于新生儿护理方面的进步和拯救非常脆弱(23~24 周的妊娠期)早产儿能力的提升。相比于 PSROP,由于在年轻胎龄的视网膜发育并不完全,APROP 出现的年龄更早。基于对人类的研究,出生于 22 或 23 周胎龄的早产儿视网膜血管化局限于区带 I 或一些较后的区带 II(McLeod et al., 2006)。在这个时间点,感光细胞在后极区域刚开始分化。到 24 周时,感光细胞已经分化成视锥细胞,并在 28 周内,分化成视杆细胞。神经节细胞大约在 16 周胎龄时开始成熟,也是从后极开始并且扩展到外周。神经元的增殖、分化、突触形成和新陈代谢消耗能量,因此需要氧气。在没有完整血管的视网膜区域,几乎没有氧气支持视网膜神经元的发育和分化。此外,缺氧会引起血管生成事件,正如在癌症发展(Zeng et al.,2007)和 OIR 的动物模型(Hartnett et al.,2008)中看到的那样,过度的血管生成通路信号将导致异常的血管生成。这种异常血管生成可能表现为

异常玻璃体内血管生成,从而会干扰有序的玻璃体内血管生成,进一步维持无血管视网膜的周边区域。

对缺氧性无血管视网膜进行的激光治疗最初是成功的,但是新的异常玻璃体内血管生成往往在缺氧数周后就会形成。至少有四个事件的发生可能导致严重 ROP 的新发展。第一,视杆细胞分化已经扩展到赤道和视网膜血管化尚未发生的视网膜外周,从而导致新的代谢需求大于可用氧气。第二,扁平的新血管形成已经退化,常见于 APROP(图 103.3C),并且留下新的无血管视网膜区域,还会留下血管视网膜与无血管视网膜间的一个新的交界。第三,随着视网膜细胞横向转移视网膜表面扩展,导致缺乏激光的面积扩大。第四,产后应激会减缓视网膜血管化,这样血管供应赶不上与视网膜区域相关增加的氧需求。新的异常玻璃体内血管生成大约在 37 周胎龄时开始发展,这跟妊娠期婴儿 PSROP 高峰期时间相似(表 103.2)。

表 103.2　与血管和神经发育相关的严重早产儿视网膜病变(ROP)发展的假设

发育年龄(周)	眼部血管的发育			神经发育	眼球生长	出生时胎龄(周)		
	玻璃体膜	脉络膜	视网膜			23～25	26～29	31+
4	动脉入侵			RPE 开始发育	眼球生长发生——细胞增殖和迁移	视网膜血管在区带 I 中生成,玻璃体血管仍然存在	区带 I 视网膜血管通过新生血管形成	
6～8		开始	前体成血管细胞迁移到内视网膜	神经节与米勒细胞迁移和发育				
12	明显的,开始退化		成血管细胞在内视网膜中出现					
14		眼杯的覆盖程度	通过成血管细胞发育的第一个血管可见	两极水平细胞和无长突细胞从原始神经母细胞层迁移				
16				RPE 和感光细胞通过黏合连接保持连着;神经节细胞分化				
21～22		3 层,cc 出现小孔	vasculogenesis 区带 I 血管生成脉管系统	感光细胞分化仍在继续				
24～26		内段和代谢开始		视锥细胞分化		产后压力延迟血管发育/或引起血管收缩	外神经丛和视网膜外周血管化通过血管新生延伸至区带 II	
28				中央凹开始发育,视杆细胞分化;突触形成				
31～33						APROP 可见	产后压力延迟血管发育	

发育年龄（周）	眼部血管的发育			神经发育	眼球生长	出生时胎龄（周）		
	玻璃体膜	脉络膜	视网膜			23~25	26~29	31+
36~38				外周视网膜开始发育；视杆细胞分化；突触形成	通过细胞转移增加视网膜表面	无血管视网膜的新区域出现平坦NV的退化并且增加了视网膜表面积；新的严重ROP可见	PSROP可见	看不见ROP
40+				中央凹成熟				

注意：血管和神经活动与三个眼部血管的形成和玻璃体的退化相关。RPE，视网膜色素上皮细胞；APROP，侵略性后侧ROP；PSROP，外周严重ROP；NV，新血管形成。

在较大胎龄期时出生的婴儿，视网膜血管化已经超过区带Ⅰ，可能已经开始更深的血管化，如外神经丛部分。像玻璃体内血管生成在对APROP进行激光光凝之后开始发育一样，由于受发育中的视网膜区域的影响，PSROP发生于更外周的位置。氧气压力会延迟正在进行的血管生成，引起周边的无血管视网膜区域增加。由于感光细胞在外周视网膜分化并且突触连接发育，视杆细胞伸长，引发光转导，并且有感受器细胞外段翻转。这些事件增加了对氧气量的需求，进而刺激PSROP的发展（图103.3D）。

显然，氧气并不是ROP的唯一因素。在较大胎龄期出生的婴儿可能发生APROP，而在较小胎龄期出生的婴儿不会有严重的ROP。宫内生长受限也与ROP有关（Darlow et al.，2005），出生后体重不良增长似乎也在较大胎龄（11个月）婴儿患ROP过程中起着重要作用。在某些情况下，早产情况似乎导致对全身性生长很重要的生长因子调控缺陷，以及生长因子产生的缺陷或者在视网膜的局部调控缺陷（Wang et al.，2012）。有证据表明，氧化应激与严重ROP的特点有关（Raju et al.，1997）。早胎龄的婴儿不会发生严重ROP，可能在这个时期的婴儿存在保护性因子。在动物模型中，这些因子包括抗氧化剂，营养因子如多肽类（Neu et al.，2006）和ω-3脂肪酸（Connor et al.，2007），生长因子如类胰岛素生长因子1（IGF-1）（Hellstrom et al.，2003；Vanhaesebrouck et al.，2009）。

对动物的研究已经表明，ROP与代谢活动之间有联系。Berkowitz利用高分辨率锰增强磁共振成像发现离子需求影响OIR模型中的视网膜循环，进而支持代谢活动的变化（Berkowitz et al.，2007）。同时，视杆细胞应激反应缺陷的参数已经在OIR模型中被确定（Fulton et al.，1999；Reynaud，Hansen，& Fulton，1995），它与氧气供应不足有关。缺氧可能导致长期的功能缺陷。关于视网膜电流图上视杆细胞反应异常的理论包括视紫红质含量减少，感光细胞外段长度变得更短，或者视杆细胞数量减少。然而，与对照组相比，Fulton等人在ROP动物模型中并为找到证据，通过使用电子显微镜图和单一感光细胞的微量分光光度测定法发现，与对照组相比发现ROP中的视杆细胞外段确实是轻微紊乱的（Fulton et al.，1999）。视杆细胞外段结构的细微变化是与视杆细胞功能障碍最接近的原因。除了与血管异常相关的功能障碍外，在大鼠OIR模型中发现早期视杆细胞功能障碍似乎可预测后来的血管异常（Akula et al.，2010），利用减少了代谢需求的视觉周期调制器可以一定程度阻止这些血管变化（Akula et al.，2010）。视杆细胞感光细胞视敏度的显著缺陷也存在于人类早产儿并持续到童年（Harris et al.，2011）。视杆细胞反应参数的缺陷随着前期急性血管ROP的严重程度的不同有着显著差异（Fulton et al.，2001）。

在大鼠ROP模型中反复的氧气波动增加了氧化应激信号，这导致持续的视网膜无血管化。在大鼠氧气波动ROP模型和小鼠OIR模型中，利用维生素C和E的类似物（Penn，Tolman，& Bullard，1997），锰超氧化物歧化酶（Niesman，Johnson，& Penn，1997），或夹竹桃麻素，这些氧化酶抑制剂治疗，可以减少无血管的视网膜区域（Saito et al.，2007）或减少异常玻璃体内血管生成（Al Shabrawey et al.，2005；Byfield，Budd，& Hartnett，2009；Saito et al.，2008）。

因此,在早产儿视网膜中,氧气需求不匹配似乎会影响视网膜神经元的功能,而且分化神经元的代谢可以驱动严重 ROP 中异常玻璃体内的血管生成。

OIR 模型:ROP 与成人视网膜血管疾病的相关性

室内空气下的恒常高氧

在 20 世纪 40 年代当 ROP(Terry,1942)第一次被当作是晶体后纤维组织增生观察到时,那时的技术发展还不能监控和调节氧气水平。但是假设在婴儿出生时需要高压氧使之苏醒。研究者开发了动物模型来检测婴儿出生时高压氧对 ROP 发展的作用。观察一些动物,如猫(Ernest & Goldstick,1984),小鼠(Smith et al.,1994),大鼠(Penn,Tolman,& Henry,1994)和比格犬(McLeod,Brownstein,& Lutty,1996)等,在出生后视网膜血管化过程中,发现高氧环境会引起已经血管化的视网膜内无血管区域形成血管,一旦动物离开高氧环境,紧接着会从现有的视网膜血管生成发展为异常玻璃体内血管生成。(这些早期研究结果表明,早产儿被暴露于低氧环境时,ROP 将减轻一段时间,直到新生儿进展到允许小胎龄婴儿存活下来。)这些模型今天用来研究高氧暴露的效应以及视网膜缺氧和血管生成的关系。典型做法是,动物在出生大约 7 天被放置于恒压氧(75%)环境中。高氧环境可以改变内皮前体细胞的命运(Uno et al.,2007),使新发育的毛细血管收缩,在某种程度上,这是由内皮细胞的凋亡性死亡引起(图 103.6),进而导致无血管视网膜。在这些动物模型中,这一过程被称为血管-闭塞(vaso-obliteration)(McLeod,Brownstein,& Lutty,1996;Smith et al.,1994)。回到室内空气环境后,无血管视网膜区域内皮出芽是通过玻璃体内的相对低氧驱动的。虽然小鼠 OIR 模型对研究 20 世纪 40 年代 ROP 的遗传机制及其早期研究特别有价值,但血管-闭塞的实际过程是否和已发生在人类婴儿身上的一致仍然不清楚。然而,目前出生时的高氧环境已被避免,因为已经应用技术手段去监控和调控氧环境。有的可以拯救早产婴儿的技术是可用的,但是一些地方的资源并不足以实施氧气监控和管理仍然是一个问题,(Gilbert et al.,1997)。尽管如此,这些模型对研究与视网膜毛细血管供给损伤相关的疾病仍是有用的,如增生性糖尿病性视网膜病变或视网膜静脉闭塞。

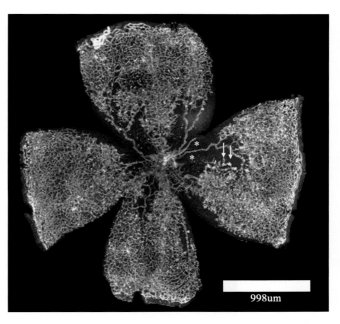

图 103.6 小鼠氧诱发视网膜病变。出生 17 天后的幼鼠视网膜平峰。小鼠在出生后第 7 天被放入 75% 的氧气环境并持续 5 天,然后放入室内空气环境。使用外源凝集素对平峰进行着色以显示视网膜血管。毗邻于视神经区域(星号)的暗区是中央视网膜,初现的内皮细胞已延伸到玻璃体(箭头)。

动物模型中的氧气变化

有很多可变氧压模型,其中大部分是大鼠模型(Berkowitz & Penn,1998;Dorey et al.,1996;Gao et al.,2002)。该类模型中最具特色的是大鼠 50/10 OIR 模型(也称为 ROP 模型),大鼠的新生幼鼠被暴露于含氧量为 50% 的空气中持续 24 小时,紧接着将其放置于含氧量为 10% 的环境下 24 小时(Penn,Henry,& Tolman,1994)。以 24 小时为一周期交替重复直到 14 天,将其放回到室内空气环境。在出生 14 天后,出现外周无血管的视网膜,到第 18 天时,在血管和无血管视网膜交界处出现了异常玻璃体内血管生成(见图 103.7)。

根据美国今天的患 PSROP 早产儿经验看,大鼠 50/10 OIR 模型可以模拟氧气暴露模式。极端情况导致动脉氧水平与在早产儿中测到的经皮氧含量类似(Cunningham et al.,1995)。氧气波动通常被认为与严重 ROP 相关,因为恒定的氧水平是被避免的,如果可能的话,早产儿在空气流通和灌注方面有许多异常情况,这导致动脉氧浓度每分钟都在波动(视网膜中的氧气状态系统性的浓度变化仍然未知)。视网膜的外观类似于 PSROP 的中央血管化的视网膜,但是 PSROP 的外周是无血管视网膜(图 103.7)。低氧视

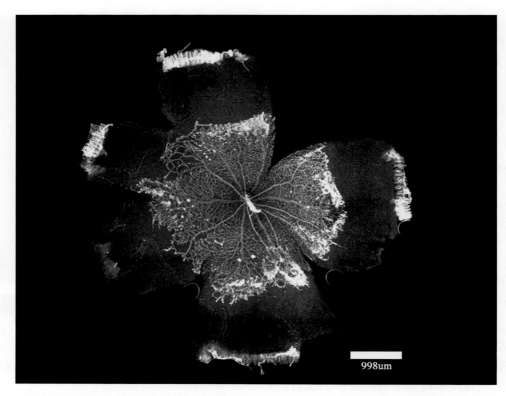

图 103.7　大鼠早产儿视网膜病变(ROP)变氧模型(50/10 氧诱发视网膜病变模型或 ROP 模型)。大鼠幼鼠视网膜平峰,这些大鼠幼鼠在出生后被放入一个氧环境,该环境的氧含量在50% 和 10% 这两个水平每 24 小时交替变换,持续 14 天,然后放回到室内空气环境。出现了外周无血管的视网膜,并在血管和无血管视网膜交界处出现了异常玻璃体内血管生成。

网膜即在无血管外周视网膜区域发现也在视网膜血管的血管化区域(Saito et al.,2008)。异常玻璃体内血管稍后在有血管与无血管视网膜的交界处发育。

OIR 模型来研究其他血管相关的疾病

小鼠的 OIR 模型已经被用于作为与异常玻璃体内血管生成相关的成人无血管相关疾病的模型。毛细血管供应的丧失以及随后的视网膜缺氧被认为和发生在人类身上的增生性糖尿病视网膜病变和缺血性视网膜静脉阻塞相似。大鼠 50/10 OIR 模型还模拟了糖尿病视网膜病变,因为它们有共享的分子机制,即高血糖诱发改变整合素相关蛋白和 IGF-1 诱发的内皮细胞通透性变化(Maile et al.,2012)。

发育和病理血管新生中的血管内皮生长因子

VEGF 是一种 45kD 蛋白质,在血管通透性和血管生成中很重要(Ferrara,Gerber,& Lecouter,2003)。VEGF 也是能够引起病理脉络膜新生血管疾病如老年黄斑变性,或视网膜血管疾病如糖尿病视网膜病

变和视网膜静脉阻塞最重要的血管生成因子之一,这都是异常玻璃体内血管生成的特征(Penn et al.,2008)。在小鼠的玻璃体内注射大量 VEGF 会导致内皮细胞的丝状伪足延伸进玻璃体内(GerHardt et al.,2003),并且造成视网膜血管的微动脉瘤和通透性降低(Tolentino et al.,2002)。抑制 VEGF 的生物活性能降低在动物模型中和人类老年性黄斑变性病理状态(Aiello et al.,1995;Pierce et al.,1995;Rosenfeld et al.,2006)。

文献中很多证据支持这样一个观点,即在动物模型中,在相对缺氧期通过不同的方法减少 VEGF 的生物活性将抑制玻璃体内皮细胞的生长(Robinson et al.,1996;Smith et al.,1994)。一些研究者已经发现,内胶质 VEGF 是异常血管生成发展的必要条件(Weidemann et al.,2010),从在米勒细胞中条件性敲除 *VEGF* 的模型得到证据支持米勒细胞衍生出的 VEGF 对增加血管的通透性(Wang et al.,2010)和视网膜外新血管的形成(Bai et al.,2009)很重要。

然而,已经发现 VEGF 对视网膜血管生理发育是必须的,这正是在早产儿正在进行的过程(Gerhardt et al.,2003;Hiratsuka et al.,1998;Kearney et al.,2004;

Taomoto et al.，2000）。因此，潜在的可能是，抑制 VEGF 以减少异常玻璃体内血管生成也将阻止视网膜持续生成血管。虽然其他通路（例如，IGF-1，基质衍生因子，色素上皮衍生因子）也很重要，但是已经发现 VEGF 是其他许多通路或它们生成物的一个重要中介（Bentley，Gerhardt，& Bates，2008；Budd & Hartnett，2010；Hellstrom et al.，2007；Jones et al.，2008；Sonmez，Drenser，Capone，& Trese，2008）。由于 VEGF 是一种生存因子，也有 VEGF 对视网膜神经元潜在危害的担心。例如，神经节细胞和 RPE 生成 VEGF，这里的问题是抑制 VEGF 是否会损害这些细胞的健康（Ford et al.，2011）。在视网膜血管疾病中受益于抗 VEGF 治疗的长期临床证据主要来自成年人，而不是早产儿。在婴儿的发育中，对抑制一个因子存在一些担忧，因为这个因子是对其他发育中的血管床也重要，如肺、大脑和肾脏（Sorenson & Sheibani，2011）的血管床。同样重要的是要考虑到早产儿的血量比成人的更低，这导致在向婴儿玻璃体内给药后其血液循环里的药物浓度会高于成人。

VEGF 扰乱血管生成发育的证据

在氧气变化的大鼠 50/10 模型中，VEGF 信号通过 VEGF 受体（R）2 导致静脉扩张和小动脉弯曲，呈现出与严重 ROP 相似的外观状态（图 103.3）。外源凝集素染色的平峰与抗磷酸化组蛋白 H3 抗体共标表明增加 VEG-

FR2 信号会改变分度血管细胞的分裂角度（图 103.8）。

向玻璃体内注射 VEGF 的中和抗体后血管的弯曲度和扩张减轻了（Hartnett et al.，2008）。在发育过程中，VEGFR1 被认为会捕获 VEGF 并可通过 VEGFR2 调节它的信号。可能带来的问题是如果通过 VEGFR2 增加 VEGF 的信号，是否会扰乱发育中的血管形成。VEGF 的一种单等位基因，它的剪接变体或受体具有致死性。因此，胚胎干细胞模型可以用来研究敲除后不能存活的基因；也就是说，VEGF 或受体 VEGF（R）1 或 R2，被用来使 *VEGFR1* 的基因敲除可行（小鼠等效的是 fit-1-/-）。在 fit-1-/-胚胎干细胞模型中，VEGF-VEGFR2 信号是增加的。根据 fit-1-/-模型的分裂后期分裂面的测量，与野生型相比，发现分度内皮细胞形成了混乱的血管网络。使用 PECAM-sfit-1 转基因可以恢复有序的血管生成，说明过多的 VEGF-VEGFR2 信号导致了混乱的血管生成（Zeng et al.，2007）。

有证据表明，VEGF 信号超过某一阈值可能会损害视网膜血管，且会影响发育中血管生成的有序性（Zeng et al.，2007），因此恢复生理 VEGF 信号可通过减少混乱的血管促进视网膜血管发育。许多研究支持以下观点，即通过 VEGFR2 调节产生的过多 VEGF 信号可能导致发育中的混乱血管生成，就像在严重 ROP 的第 3 阶段所看到的那样。在 50/10 OIR 模型中，用 VEGF 抗体或 VEGFR2 酪氨酸激酶抑制剂使 VEGF 在某一特定剂量可减少异常玻璃体内血管生

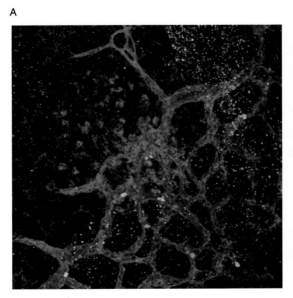
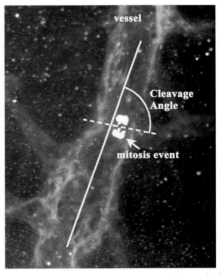

图 103.8　在大鼠 50/10 氧诱导视网膜病变模型中对平峰进行外源凝集素染色和分裂后期进行磷酸化组蛋白染色的图像和平峰。（A）大鼠幼鼠出生 14 天后的外源凝集素染色的（红）视网膜平峰血管，使用抗体对磷酸化组蛋白进行标记以在分裂后期显现分裂面。（B）大鼠出生 14 天后，外源凝集素染色的视网膜平峰血管有丝分裂示意图，显示了分裂面和血管长轴之间的角度变化是如何被确定和测量的。（改编自 Hartnett et al.，2008。）

成而不干扰视网膜血管的持续发育（Budd et al.，2009；Geisen et al.，2008）。在 ROP 的比格犬模型中，Lutty 等人报道低剂量"VEGFtrap"，一种由免疫球蛋白/Fc 区碎片构成并融合到 VEGFR1 域 2 和 VEGFR2 域 3 的融合蛋白，阻止了异常玻璃体内血管生成而没有干扰视网膜内的血管生成。然而，高剂量的 VEGFtrap 受体几乎同时阻止异常玻璃体内血管生成和生理血管生成（Lutty et al.，2011）。这些研究表明了剂量的重要性，但尚不可能在个体的婴儿眼睛里建立正确的剂量。大鼠 50/10 氧变化模型研究发现 VEGFR2 活性的增加将引起静脉扩张和小动脉弯曲，这提示当人类阳性疾病临床变得明显时，应对病人进行抗 VEGF 治疗（Hartnett et al.，2008）。临床观察表明，治疗应该在脉管组织变化开始之前进行（Trese & Capone，2004）。因此，抗 VEGF 疗法的治疗窗口可能是发现阳性疾病的时间，但是要在脉管组织病变开始之前进行。这个时间在人类身上通常是在 37 周胎龄之前。如何安全地对早产儿进行早期治疗仍然未知，但是一项临床研究说明，至少对一些婴儿来说，在 33 周矫正年龄时出现 APROP 阳性疾病时，对其进行治疗可能是安全的（Mintz-Hittner，Kennedy，& Chuang，2011）。

抑制 VEGF 改变 ROP 的自然发展

临床研究中使用抗 VEGF 药剂，如贝伐单抗，提示在一部分婴儿身上抑制血管内皮生长因子（VEGF）的生物活性的治疗方法，如对那些严重的、超出了最佳治疗时期的 ROP 婴儿，用该方法进行治疗比激光治疗更有效，但是缺乏足够的对生理发育的血管生成影响的后续或安全性评估（Mintz-Hittner，Kennedy，& Chuang，2011）。另一项临床研究发现在对 ROP（严重）进行抗 VEGF 治疗后会发展到 ROP 阶段 4（Drenser，2009）。BEAT-ROP（贝伐单抗消除了 ROP 的血管生成威胁）研究招募了 150 名有严重 ROP 的婴儿。激光治疗组和贝伐单抗治疗组每组都有 75 名婴儿。尽管接受贝伐单抗治疗的眼睛比使用激光（P = 0.002）治疗的眼睛复发率更低，但是激光治疗组的复发率为 26%，远高于对严重 ROP 进行的多通道临床激光试验测试治疗时的 9%（早产儿视网膜病变早期治疗）（早产儿视网膜病变早期治疗合作组织，2003）。这个观察可能反映了 BEAT-ROP 研究中招募的样本总体的严重 ROP 更严重。在使用贝伐单抗对 ROP 进行更广泛治疗前，有必要进一步研究相关的剂量和长期的安全性。

促红细胞生成素

出于安全考虑，以及从 OIR 模型或者人类临床研究中并没有显示严重 ROP 婴儿会出现视网膜全部血管化（Mintz-Hittner，Kennedy，& Chuang，2011），其他生长因子和信号通道的作用也已经被考虑。一个候选因子是促红细胞生成素，它可刺激红细胞生成。促红细胞生成素已经被用于早产儿贫血。然而，回顾性研究报道了严重 ROP 与使用红细胞生成素对其进行治疗预后不良的关系（Brown et al.，2006；Ohlsson & Aher，2006）。回顾性研究设计有它的局限性。将红细胞生成素用在早产儿神经保护和认知发育上的相关研究已经成了新的研究兴趣点（Brown et al.，2009）。我们发现视网膜局部的促红细胞生成素产量在部分大鼠 50/10 氧变量模型中会减少，这是通过 Janus 激酶/信号传感器和转录 3 通道的激活来调节的，而转录 3 通道的激活是通过 VEGFR2 调节的过多的 VEGF 信号所触发（Wang et al.，2012）。该结果表明，在 ROP 模型中抑制 VEGF 可以通过其他血管生成通道生成代偿信号，但这可能不足以减少对异常玻璃体内血管生成的刺激。这为使用抗 VEGF 药剂治疗早产儿的长期效果的重要性提供了进一步的证据。

总结

ROP 是一种复杂的、涉及遗传和环境因素的疾病。随着新生儿的护理已经取得了很大进步，更年轻胎龄和出生时有较大体重的婴儿更加可能幸存，因而有关 ROP 发展的早期假设需要进一步精化。因为无法在早产儿眼睛里实验或在所有胎龄段获得人体组织，对 ROP 的研究还有一些局限性。视网膜神经发育（迁移、扩散、突触形成和信号转导）及眼部脉管系统的发育与玻璃体病变之间的联系支持存在两个与功能和疾病有关的过程。OIR 模型对研究 ROP 或其他与异常玻璃体内血管生成相关的视网膜疾病有帮助，但是人类和动物种类也有差别，包括类型和前体细胞的作用，血管发育的时间和视网膜结构差异。把所有这些考虑在内，使用下面几种方法是有帮助的：利用细胞培养和转基因动物检测机制，使用适当的动物模型以检测环境因素，使用人类组织或细胞以证实感兴趣的蛋白质或细胞。一旦有足够的证据保证其有效性和安全性，还需要在干预被用于人类之前进行临床试验。

致谢

感谢 Sarah Moyer，CRA，FOPS 和 James Gilman CRA，FOPS，在图像获取、图像格式和创建图像方面的帮助。感谢 Y. Robert Barishak，M. D.，向我详细解释人类视网膜发育的胚胎学细节。

参考文献

Aiello, L. P., Pierce, E. A., Foley, E. D., Takagi, H., Chen, H., Riddle, L., et al. (1995). Suppression of retinal neovascularization in vivo by inhibition of vascular endothelial growth factor (VEGF) using soluble VEGF-receptor chimeric proteins. *Proceedings of the National Academy of Sciences of the United States of America, 92*, 10457–10461. doi:10.1073/pnas.92.23.10457.

Akula, J. D., Hansen, R. M., Martinez-Perez, M. E., & Fulton, A. B. (2007). Rod photoreceptor function predicts blood vessel abnormality in retinopathy of prematurity. *Investigative Ophthalmology & Visual Science, 48*, 4351–4359. doi:10.1167/iovs.07-0204.

Akula, J. D., Hansen, R. M., Tzekov, R., Favazza, T. L., Vyhovsky, T. C., Benador, I. Y., et al. (2010). Visual cycle modulation in neurovascular retinopathy. *Experimental Eye Research, 91*, 153–161. doi:10.1016/j.exer.2010.04.008.

Albe, C. E., Chang, J. H., Azar, N. F., Ivanov, A. R., & Azar, D. T. (2008). Proteomic analysis of the hyaloid vascular system regression during ocular development. *Journal of Proteome Research, 7*, 4904–4913. doi:10.1021/pr800551m.

Allen, M. B., Donohue, P. K., & Dusman, A. E. (1993). The limit of viability—Neonatal outcome of infants born at 22 to 25 weeks' gestation. *New England Journal of Medicine, 329*, 1597–1601.

Al Shabrawey, M., Bartoli, M., El Remessy, A. B., Platt, D. H., Matragoon, S., Behzadian, M. A., et al. (2005). Inhibition of NAD(P)H oxidase activity blocks vascular endothelial growth factor overexpression and neovascularization during ischemic retinopathy. *American Journal of Pathology, 167*, 599–607. doi:10.1016/S0002-9440(10)63001-5.

Ashton, N., Ward, B., & Serpell, G. (1954). Effect of oxygen on developing retinal vessels with particular reference to the problem of retrolental fibroplasia. *British Journal of Ophthalmology, 38*, 397–430.

Bai, Y., Ma, J. X., Guo, J., Wang, J., Zhu, M., Chen, Y., et al. (2009). Muller cell-derived VEGF is a significant contributor to retinal neovascularization. *Journal of Pathology, 219*, 446–454. doi:10.1002/path.2611.

Barishak, R., & Spierer, A. (2005). Embryology of the posterior segment and developmental disorders: A. In M. E. Hartnett, M. Trese, A. Capone Jr., B. K. Keats, & S. M. Steidl (Eds.), *Pediatric retina* (1st ed., pp. 3–12). Philadelphia: Lippincott Williams & Wilkins.

Barishak, Y. R. (1992). Embryology of the eye and its adnexae. *Developments in Ophthalmology, 24*, 1–142.

Bentley, K., Gerhardt, H., & Bates, P. A. (2008). Agent-based simulation of notch-mediated tip cell selection in angiogenic sprout initialisation. *Journal of Theoretical Biology, 250*, 25–36.

Berkowitz, B. A., & Penn, J. S. (1998). Abnormal panretinal response pattern to carbogen inhalation in experimental retinopathy of prematurity. *Investigative Ophthalmology & Visual Science, 39*, 840–845.

Berkowitz, B. A., Roberts, R., Penn, J. S., & Gradianu, M. (2007). High-resolution manganese-enhanced MRI of experimental retinopathy of prematurity. *Investigative Ophthalmology & Visual Science, 48*, 4733–4740. doi:10.1167/iovs.06-1516.

Bizzarro, M. J., Hussain, N., Jonsson, B., Feng, R., Ment, L. R., Gruen, J. R., et al. (2006). Genetic susceptibility to retinopathy of prematurity. *Pediatrics, 118*, 1858–1863. doi:10.1542/peds.2006-1088.

Brodsky, D., & Martin, C. (2010). Cardiology. In *Neonatology review* (2nd ed., pp. 109–111). Hanley & Belfus.

Brown, M. S., Baron, A. E., France, E. K., & Hamman, R. F. (2006). Association between higher cumulative doses of recombinant erythropoietin and risk for retinopathy of prematurity. *Journal of American Association for Pediatric Ophthalmology and Strabismus, 10*, 143–149.

Brown, M. S., Eichorst, D., LaLa-Black, B., & Gonzalez, R. (2009). Higher cumulative doses of erythropoietin and developmental outcomes in preterm infants. *Pediatrics, 124*, e681–e687.

Budd, S. J., & Hartnett, M. E. (2010). Increased angiogenic factors associated with peripheral avascular retina and intravitreous neovascularization: A model of retinopathy of prematurity. *Archives of Ophthalmology, 128*, 589–595.

Budd, S., Byfield, G., Martiniuk, D., Geisen, P., & Hartnett, M. E. (2009). Reduction in endothelial tip cell filopodia corresponds to reduced intravitreous but not intraretinal vascularization in a model of ROP. *Experimental Eye Research, 89*, 718–727.

Byfield, G. E., Budd, S., & Hartnett, M. E. (2009). Supplemental oxygen can cause intravitreous neovascularization through JAK/STAT pathways in a model of retinopathy of prematurity. *Investigative Ophthalmology & Visual Science.* Epub[Mar 5], PMID: 19264880.

Chan-Ling, T. (1997). Glial, vascular and neuronal cytogenesis in whole-mounted cat retina. *Microscopy Research and Technique, 36*, 1–16. doi:10.1002/(SICI)1097-0029(19970101)36:1<1:AID-JEMT1>3.0.CO;2-V.

Chan-Ling, T., Gock, B., & Stone, J. (1995). The effect of oxygen on vasoformative cell division: Evidence that "physiological hypoxia" is the stimulus for normal retinal vasculogenesis. *Investigative Ophthalmology & Visual Science, 36*, 1201–1214.

Chan-Ling, T., McLeod, D. S., Hughes, S., Baxter, L., Chu, Y., Hasegawa, T., et al. (2004). Astrocyte–endothelial cell relationships during human retinal vascular development. *Investigative Ophthalmology & Visual Science, 45*, 2020–2032. doi:10.1167/iovs.03-1169.

Chen, J., & Smith, L. E. (2007). Retinopathy of prematurity. *Angiogenesis, 10*, 133–140.

Connor, K. M., SanGiovanni, J. P., Lofqvist, C., Aderman, C. M., Chen, J., Higuchi, A., et al. (2007). Increased dietary intake of omega-3-polyunsaturated fatty acids reduces pathological retinal angiogenesis. *Nature Medicine, 13*, 868–873. doi:10.1038/nm1591.

Cryotherapy for Retinopathy of Prematurity Cooperative Group. (1990). Multicenter trial of cryotherapy for retinopathy of prematurity: Three month outcome. *Archives of Ophthalmology, 108*, 195–204.

Cryotherapy for Retinopathy of Prematurity Cooperative Group. (2002). Multicenter trial of cryotherapy for retinopathy of prematurity: Natural history ROP: Ocular outcome at 5(1/2) years in premature infants with birth weights less than 1251g. *Archives of Ophthalmology, 120*, 595–599.

Cunningham, S., Fleck, B. W., Elton, R. A., & McIntosh, N. (1995). Transcutaneous oxygen levels in retinopathy of prematurity. *Lancet, 346,* 1464–1465. doi:10.1016/S0140-6736(95)92475-2.

Darlow, B. A., Hutchinson, J. L., Henderson-Smart, D. J., Donoghue, D. A., Simpson, J. M., & Evans, N. J. (2005). Prenatal risk factors for severe retinopathy of prematurity among very preterm infants of the Australian and New Zealand neonatal network. *Pediatrics, 115,* 990–996. doi:10.1542/peds.2004-1309.

Dorey, C., Aouididi, S., Reynaud, X., Dvorak, H. F., & Brown, L. F. (1996). Correlation of vascular permeability factor/vascular endothelial growth factor with extraretinal neovascularisation in the rat. *Archives of Ophthalmology, 114,* 1210–1217.

Drenser, K. A. (2009). Anti-angiogenic therapy in the management of retinopathy of prematurity. *Developments in Ophthalmology, 44,* 89–97.

Early Treatment for Retinopathy of Prematurity Cooperative Group. (2003). Revised indications for the treatment of retinopathy of prematurity: Results of the early treatment for retinopathy of prematurity randomized trial. *Archives of Ophthalmology, 121,* 1684–1694.

Edwards, M. M., McLeod, D. S., Renzhong, L., Grebe, R., Bhutto, I., Mu, X., et al. (2012). The deletion of Math5 disrupts retinal blood vessel and glial development in mice. *Experimental Eye Research, 96,* 147–156. doi:10.1016/j.exer.2011.12.005.

Ernest, J. T., & Goldstick, T. K. (1984). Retinal oxygen tension and oxygen reactivity in retinopathy of prematurity in kittens. *Investigative Ophthalmology & Visual Science, 25,* 1129–1134.

Ferrara, N., Gerber, H. P., & Lecouter, J. (2003). The biology of VEGF and its receptors. *Nature Medicine, 9,* 669–676.

Ford, K. M., Saint-Geniez, M., Walshe, T., Zahr, A., & D'Amore, P. A. (2011). Expression and role of VEGF in the adult retinal pigment epithelium. *Investigative Ophthalmology & Visual Science, 52,* 9478–9487.

Fulton, A. B., Hansen, R. M., Peterson, R. A., & Vanderveen, D. K. (2001). The rod photoreceptors in retinopathy of prematurity: An electroretinographic study. *Archives of Ophthalmology, 119,* 499–505.

Fulton, A. B., Reynaud, X., Hansen, R. M., Lemere, C. A., Parker, C., & Williams, T. P. (1999). Rod photoreceptors in infant rats with a history of oxygen exposure. *Investigative Ophthalmology & Visual Science, 40,* 168–174.

Gao, G., Li, Y., Fant, J., Crosson, C. E., Becerra, S. P., & Ma, J. (2002). Difference in ischemic regulation of vascular endothelial growth factor and pigment epithelium-derived factor in Brown Norway and Sprague Dawley rats contributing to different susceptibilities to retinal neovascularization. *Diabetes, 51,* 1218–1226. doi:10.2337/diabetes.51.4.1218.

Geisen, P., Peterson, L., Martiniuk, D., Uppal, A., Saito, Y., & Hartnett, M. (2008). Neutralizing antibody to VEGF reduces intravitreous neovascularization and does not interfere with vascularization of avascular retina in an ROP model. *Molecular Vision, 14,* 345–357.

Gerhardt, H., Golding, M., Fruttiger, M., Ruhrberg, C., Lundkvist, A., Abramsson, A., et al. (2003). VEGF guides angiogenic sprouting utilizing endothelial tip cell filopodia. *Journal of Cell Biology, 161,* 1163–1177. doi:10.1083/jcb.200302047.

Gilbert, C., Rahi, J., Eckstein, M., O'Sullivan, J., & Foster, A. (1997). Retinopathy of prematurity in middle-income countries. *Lancet, 350,* 12–14. doi:10.1016/S0140-6736(97)01107-0.

Hardy, P., Beauchamp, M., Sennlaub, F., Gobeil, J., Tremblay, L., Mwaikambo, B., et al. (2005). New insights into the retinal circulation: Inflammatory lipid mediators in ischemic retinopathy. *Prostaglandins, Leukotrienes, and Essential Fatty Acids, 72,* 301–325.

Harris, M., Moskowitz, A., Fulton, A., & Hansen, R. (2011). Long-term effects of retinopathy of prematurity (ROP) on rod and rod-driven function. *Documenta Ophthalmologica, 122,* 19–27.

Hartnett, M. E. (2010a). The effects of oxygen stresses on the development of features of severe retinopathy of prematurity: Knowledge from the 50/10 OIR model. *Documenta Ophthalmologica. Advances in Ophthalmology, 120,* 25–39.

Hartnett, M. E. (2010b). Studies on the pathogenesis of avascular retina and neovascularization into the vitreous in peripheral severe retinopathy of prematurity (an american ophthalmological society thesis). Transactions of the American Ophthalmological Society, 108, 96–119.

Hartnett M. E., Martiniuk D. J., Byfield G. E., Geisen P., Zeng G., & Bautch V. L. (2008). Neutralizing VEGF decreases tortuosity and alters endothelial cell division orientation in arterioles and veins in rat model of ROP: Relevance to plus disease. *Investigative Ophthalmology & Visual Science,* Mar 31 epub[49], 7, 3107–3114. doi:10.1167/iovs.08-1780.

Hartnett M. E., & Penn, J. S. (2012). Mechanisms and management of retinopathy of prematurity. *New England Journal of Medicine, 367,* 2515–2526.

Hasegawa, T., McLeod, D. S., Bhutto, I. A., Prow, T., Merges, C. A., Grebe, R., et al. (2007). The embryonic human choriocapillaris develops by hemo-vasculogenesis. *Developmental Dynamics, 236,* 2089–2100.

Hasegawa, T., McLeod, D. S., Prow, T., Merges, C., Grebe, R., & Lutty, G. A. (2008). Vascular precursors in developing human retina. *Investigative Ophthalmology & Visual Science, 49,* 2178–2192. doi:10.1167/iovs.07-0632.

Hellstrom, A., Engstrom, E., Hard, A. L., Albertsson-Wikland, K., Carlsson, B., Niklasson, A., et al. (2003). Postnatal serum insulin-like growth factor I deficiency is associated with retinopathy of prematurity and other complications of premature birth. *Pediatrics, 112,* 1016–1020.

Hellstrom, A., Hard, A. L., Engstrom, E., Niklasson, A., Andersson, E., Smith, L., et al. (2009). Early weight gain predicts retinopathy in preterm infants: New, simple, efficient approach to screening. *Pediatrics, 123,* e638–e645. doi:10.1542/peds.2008-2697.

Hellstrom, M., Phng, L. K., Hofmann, J. J., Wallgard, E., Coultas, L., Lindblom, P., et al. (2007). Dll4 signalling through Notch1 regulates formation of tip cells during angiogenesis. *Nature, 445,* 776–780. doi:10.1038/nature05571.

Hendrickson, A. E., & Yuodelis, C. (1984). The morphological development of the human fovea. *Ophthalmology, 91,* 603–612.

Hiratsuka, S., Minowa, O., Kuno, J., Noda, T., & Shibuya, M. (1998). Flt-1 lacking the tyrosine kinase domain is sufficient for normal development and angiogenesis in mice. *Proceedings of the National Academy of Sciences of the United States of America, 95,* 9349–9354. doi:10.1073/pnas.95.16.9349.

Hutcheson, K. A., Paluru, P. C., Bernstein, S. L., Koh, J., Rappaport, E. F., Leach, R. A., et al. (2005). Norrie disease gene sequence variants in an ethnically diverse population with retinopathy of prematurity. *Molecular Vision, 11,* 501–508.

Jones, C. A., London, N. R., Chen, H., Park, K. W., Sauvaget, D., Stockton, R. A., et al. (2008). Robo4 stabilizes the vascular network by inhibiting pathologic angiogenesis and endothelial hyperpermeability. *Nature Medicine, 14,* 448–453. doi:10.1038/nm1742.

Kearney, J. B., Kappas, N. C., Ellerstrom, C., DiPaola, F. W., & Bautch, V. L. (2004). The VEGF receptor flt-1 (VEGFR-1) is a positive modulator of vascular sprout formation and branching morphogenesis. *Blood, 103,* 4527–4535. doi:10.1182/blood-2003-07-2315.

Kermorvant-Duchemin, E., Sapieha, P., Sirinyan, M., Beauchamp, M., Checchin, D., Hardy, P., et al. (2010). Understanding ischemic retinopathies: Emerging concepts from oxygen-induced retinopathy. *Documenta Ophthalmologica, 120,* 51–60.

Kurihara, T., Kubota, Y., Ozawa, Y., Takubo, K., Noda, K., Simon, M. C., et al. (2010). von Hippel-Lindau protein regulates transition from the fetal to the adult circulatory system in retina. *Development, 137,* 1563–1571. doi:10.1242/dev.049015.

Lambert, I. H., Pedersen, S. F., & Poulsen, K. A. (2006). Activation of PLA2 isoforms by cell swelling and ischaemia/hypoxia. *Acta Physiologica (Oxford, England), 187,* 75–85. doi:10.1111/j.1748-1716.2006.01557.x.

Lobov, I. B., Brooks, P. C., & Lang, R. A. (2002). Angiopoietin-2 displays VEGF-dependent modulation of capillary structure and endothelial cell survival in vivo. *Proceedings of the National Academy of Sciences of the United States of America, 99,* 11205–11210. doi:10.1073/pnas.172161899.

Lobov, I. B., Rao, S., Carroll, T. J., Vallance, J. E., Ito, M., Ondr, J. K., et al. (2005). WNT7b mediates macrophage-induced programmed cell death in patterning of the vasculature. *Nature, 437,* 417–421. doi:10.1038/nature03928.

Lutty, G. A., Hasegawa, T., Baba, T., Grebe, R., Bhutto, I., & McLeod, D. S. (2010). Development of the human choriocapillaris. *Eye (London, England), 24,* 408–415.

Lutty, G. A., McLeod, D. S., Bhutto, I., & Wiegand, S. J. (2011). Effect of VEGF trap on normal retinal vascular development and oxygen-induced retinopathy in the dog. *Investigative Ophthalmology & Visual Science, 52,* 4039–4047. doi:10.1167/iovs.10-6798.

Maile, L. A., Gollahon, K., Wai, C., Byfield, G., Hartnett, M. E., & Clemmons, D. (2012). Disruption of IAP/SHPS-1 association inhibits pathophysiologic changes in retinal endothelial function in diabetic rats. *Diabetologia, 55,* 835–844. doi:10.1007/s00125-011-2416-x.

Mann, I. (1964). *The development of the human eye* (1st ed.). New York: Grune & Stratton.

McLeod, D. S., Brownstein, R., & Lutty, G. A. (1996). Vaso-obliteration in the canine model of oxygen-induced retinopathy. *Investigative Ophthalmology & Visual Science, 37,* 300–311.

McLeod, D. S., Hasegawa, T., Baba, T., Grebe, R., Galtier d'Auriac, I., Merges, C., Edwards, M., & Lutty, G. A. (2012). From blood islands to blood vessels: morphologic observations and expression of key molecules during hyaloid vascular system development. *Investigative Ophthalmology & Visual Science, 53,* 7912–7927. doi:10.1167/iovs.12-10140.

McLeod, D. S., Hasegawa, T., Prow, T., Merges, C., & Lutty, G. (2006). The initial fetal human retinal vasculature develops by vasculogenesis. *Developmental Dynamics, 235,* 3336–3347.

Michaelson, I. C. (1948). The mode of development of the vascular system of the retina: With some observations on its significance for certain retinal diseases. *Transactions of the Ophthalmological Societies of the United Kingdom, 68,* 137–180.

Mintz-Hittner, H. A., & Kuffel, R. R., Jr. (2008). Intravitreal injection of bevacizumab (Avastin) for treatment of stage 3 retinopathy of prematurity in zone I or posterior zone II. *Retina (Philadelphia, Pa.), 28,* 831–838.

Mintz-Hittner, H. A., Kennedy, K. A., & Chuang, A. Z. (2011). Efficacy of intravitreal bevacizumab for stage 3+ retinopathy of prematurity. *New England Journal of Medicine, 364,* 603–615.

Mitchell, C. A., Risau, W., & Drexler, H. A. (1998). Regression of vessels in the tunica vasculosa lentis is initiated by coordinated endothelial apoptosis: A role for vascular endothelial growth factor as a survival factor for endothelium. *Developmental Dynamics, 213,* 322–333.

Neu, J., Afzal, A., Pan, H., Gallego, E., Li, N., Calzi, S. L., et al. (2006). The dipeptide Arg-Gln inhibits retinal neovascularization in the mouse model of oxygen-induced retinopathy. *Investigative Ophthalmology & Visual Science, 47,* 3151–3155. doi:10.1167/iovs.05-1473.

Niesman, M. R., Johnson, K. A., & Penn, J. S. (1997). Therapeutic effect of liposomal superoxide dismutase in an animal model of retinopathy of prematurity. *Neurochemical Research, 22,* 597–605.

Ohlsson, A., & Aher, S. M. (2006). Early erythropoietin for preventing red blood cell transfusion in preterm and/or low birth weight infants. *Cochrane Database of Systematic Reviews, 3,* CD004863.

Patz, A. (1954). Oxygen studies in retrolental fibroplasia. *American Journal of Ophthalmology, 38,* 291–308.

Patz, A. (1985). Observations on the retinopathy of prematurity. *American Journal of Ophthalmology, 100,* 164–168.

Penn, J. S. (1992). Oxygen-induced retinopathy in the rat: Vitamins C and E as potential therapies. *Investigative Ophthalmology & Visual Science, 33,* 1836–1845.

Penn, J. S., Henry, M. M., & Tolman, B. L. (1994). Exposure to alternating hypoxia and hyperoxia causes severe proliferative retinopathy in the newborn rat. *Pediatric Research, 36,* 724–731.

Penn, J. S., Madan, A., Caldwell, R. B., Bartoli, M., Caldwell, R. W., & Hartnett, M. E. (2008). Vascular endothelial growth factor in eye disease. *Progress in Retinal and Eye Research, 27,* 331–371.

Penn, J. S., Tolman, B. L., & Bullard, L. E. (1997). Effect of a water-soluble vitamin E analog, Trolox C, on retinal vascular development in an animal model of retinopathy of prematurity. *Free Radical Biology & Medicine, 22,* 977–984.

Penn, J. S., Tolman, B. L., & Henry, M. M. (1994). Oxygen-induced retinopathy in the rat: Relationship of retinal nonperfusion to subsequent neovascularization. *Investigative Ophthalmology & Visual Science, 35,* 3429–3435.

Pierce, E. A., Avery, R. L., Foley, E. D., Aiello, L. P., & Smith, L. E. H. (1995). Vascular endothelial growth factor/vascular permeability factor expression in a mouse model of retinal neovascularization. *Proceedings of the National Academy of Sciences of the United States of America, 92,* 905–909.

Raju, T. N. K., Langenberg, P., Bhutani, V., & Quinn, G. E. (1997). Vitamin E prophylaxis to reduce retinopathy of prematurity: A reappraisal of published trials. *Journal of Pediatrics, 131,* 844–850.

Repka, M. X., Tung, B., Good, W. V., Capone, A., Jr., & Shapiro, M. J. (2011). Outcome of eyes developing retinal detachment during the early treatment for retinopathy of prematurity study. *Archives of Ophthalmology, 129,* 1175–1179.

Reynaud, X., Hansen, R. M., & Fulton, A. B. (1995). Effect of prior oxygen exposure on the electroretinographic responses of infant rats. *Investigative Ophthalmology & Visual Science, 36,* 2071–2079.

Robinson, G. S., Pierce, E. A., Rook, S. L., Foley, E., Webb, R.,

& Smith, L. E. H. (1996). Oligodeoxynucleotides inhibit retinal neovascularization in a murine model of proliferative retinopathy. *Proceedings of the National Academy of Sciences of the United States of America, 93,* 4851–4856. doi:10.1073/pnas.93.10.4851.

Rosenfeld, P. J., Brown, D. M., Heier, J. S., Boyer, D. S., Kaiser, P. K., Chung, C. Y., et al. (2006). Ranibizumab for neovascular age-related macular degeneration. *New England Journal of Medicine, 355,* 1419–1431. doi:10.1056/NEJMoa054481.

Saito, Y., Geisen, P., Uppal, A., & Hartnett, M. E. (2007). Inhibition of NAD(P)H oxidase reduces apoptosis and avascular retina in an animal model of retinopathy of prematurity. *Molecular Vision, 13,* 840–853.

Saito, Y., Uppal, A., Byfield, G., Budd, S., & Hartnett, M. E. (2008). Activated NAD(P)H oxidase from supplemental oxygen induces neovascularization independent of VEGF in retinopathy of prematurity model. *Investigative Ophthalmology & Visual Science, 49,* 1591–1598.

Sapieha, P., Joyal, J. S., Rivera, J. C., Kermorvant-Duchemin, E., Sennlaub, F., Hardy, P., et al. (2010). Retinopathy of prematurity: Understanding ischemic retinal vasculopathies at an extreme of life. *Journal of Clinical Investigation, 120,* 3022–3032. doi:10.1172/JCI42142.

Smith, L. E. (2008). Through the eyes of a child: Understanding retinopathy through ROP. The Friedenwald Lecture. *Investigative Ophthalmology & Visual Science, 49,* 5177–5182. doi:10.1167/iovs.08-2584.

Smith, L. E. H., Wesolowski, E., McLellan, A., Kostyk, S. K., D'Amato, R., Sullivan, R., et al. (1994). Oxygen induced retinopathy in the mouse. *Investigative Ophthalmology & Visual Science, 35,* 101–111.

Sonmez, K., Drenser, K. A., Capone, A. Jr., & Trese, M. T. (2008). Vitreous levels of stromal cell-derived factor 1 and vascular endothelial growth factor in patients with retinopathy of prematurity. *Ophthalmology, 115,* 1065–1070.

Sorenson, C. M., & Sheibani, N. (2011). Anti-vascular endothelial growth factor therapy and renal thrombotic microangiopathy. *Archives of Ophthalmology, 129,* 1082.

Stone, J., Itin, A., Alon, T., Peer, J., Gnessin, H., Chan-Ling, T., et al. (1995). Development of retinal vasculature is mediated by hypoxia-induced vascular endothelial growth factor (VEGF) expression by neuroglia. *Journal of Neuroscience, 15,* 4738–4747.

Tachibana, K., Hirota, S., Iizasa, H., Yoshida, H., Kawabata, K., Kataoka, Y., et al. (1998). The chemokine receptor CXCR4 is essential for vascularization of the gastrointestinal tract. *Nature, 393,* 591–594.

Taomoto, M., McLeod, D. S., Merges, C., & Lutty, G. A. (2000). Localization of adenosine A2a receptor in retinal development and oxygen-induced retinopathy. *Investigative Ophthal-*

mology & Visual Science, 41, 230–243.

Terry, T. L. (1942). Extreme prematurity and fibroblastic overgrowth of persistent vascular sheath behind each crystalline lens: I. Preliminary report. *American Journal of Ophthalmology, 25,* 203–204.

The Committee for the Classification of Retinopathy of Prematurity. (1984). An international classification of retinopathy of prematurity. *Archives of Ophthalmology, 102,* 1130–1134.

Tolentino, M. J., McLeod, D. S., Taomoto, M., Otsuji, T., Adamis, A. P., & Lutty, G. A. (2002). Pathologic features of vascular endothelial growth factor-induced retinopathy in the nonhuman primate. *American Journal of Ophthalmology, 133,* 373–385.

Trese, M. T., & Capone, A. (2004). Retinopathy of prematurity: Evolution of stages 4 and 5 ROP and management: A. Evolution to retinal detachment and physiologically based management. In M. E. Hartnett, M. T. Trese, A. Capone, B. J. K. Keats, & S. M. Steidl (Eds.), *Pediatric retina* (pp. 411–416). Philadelphia: Lippincott Williams & Wilkins.

Uno, K., Merges, C. A., Grebe, R., Lutty, G. A., & Prow, T. W. (2007). Hyperoxia inhibits several critical aspects of vascular development. *Developmental Dynamics, 236,* 981–990.

Vanhaesebrouck, S., Daniels, H., Moons, L., Vanhole, C., Carmeliet, P., & De Zegher, F. (2009). Oxygen-induced retinopathy in mice: Amplification by neonatal IGF-I deficit and attenuation by IGF-I administration. *Pediatric Research, 65,* 307–310.

Wang, H., Byfield, G., Jiang, Y., Smith, G. W., McCloskey, M., & Hartnett, M. E. (2012). VEGF-mediated STAT3 activation inhibits retinal vascularization by downregulating erythropoietin expression. *American Journal of Pathology, 180,* 1243.

Wang, J., Xu, X., Elliott, M. H., Zhu, M., & Le, Y. Z. (2010). Müller cell-derived VEGF is essential for diabetes-induced retinal inflammation and vascular leakage. *Diabetes, 59,* 2297–2305. doi:10.2337/db09-1420.

Weidemann, A., Krohne, T. U., Aguilar, E., Kurihara, T., Takeda, N., Dorrell, M. I., et al. (2010). Astrocyte hypoxic response is essential for pathological but not developmental angiogenesis of the retina. *Glia, 58,* 1177–1185. doi:10.1002/glia.20997.

York, J. R., Landers, S., Kirby, R. S., Arbogast, P. G., & Penn, J. S. (2004). Arterial oxygen fluctuation and retinopathy of prematurity in very-low-birth-weight infants. *Journal of Perinatology, 24,* 82–87.

Zeng, G., Taylor, S. M., McColm, J. R., Kappas, N. C., Kearney, J. B., Williams, L. H., et al. (2007). Orientation of endothelial cell division is regulated by VEGF signaling during blood vessel formation. *Blood, 109,* 1345–1352. doi:10.1182/blood-2006-07-037952.

第104章　人体脉络膜毛细血管的发育

D. Scott McLeod，Gerard A. Lutty

人类脉络膜是一种薄的、有色的、高度血管化的组织,它位于感觉视网膜下方,并且组成葡萄膜(虹膜、睫状体和脉络膜)的后部。脉络膜的内边界是五层结构的布鲁赫氏膜(BrMb),其上有单层立方形视网膜色素上皮细胞(RPE)。成人脉络膜的脉管系统有三层:具有宽阔、平坦的管腔(12~20mm 直径)的内层脉络膜毛细血管(CC),中血管层的 Sattler 氏血管层;以及最外层具有大血管的 Haller 氏血管层(Bhutto & Lutty,2006)。CC,脉络膜脉管系统的毛细血管成分,与 BrMb 相邻并在其后方。脉络膜脉管系统具有小叶形状,它位于脉络膜的内部单层。用于供养在后极中小动脉以正确的角度从 Sattler 氏血管层进入毛细血管丛。在脉络膜的外围和赤道区域,小动脉和小静脉位于 CC 平面中,CC 呈类梯形排列。内部脉络膜血管(CC 和中型血管)被夹在两种类型的色素细胞之间即神经上皮起源的顶端 RPE 与神经嵴起源的外脉络膜黑色素细胞。成人的 CC 独特之处在于它的基膜包括 BrMb 最后侧的层,且内皮细胞在视网膜侧大多是有孔的。孔状内皮是涉及分泌和/或过滤特性的组织。CC 的侧面性在受体表达中也是如此:血管内皮细胞生长因子(VEGF)受体-1,-2 和-3(VEGF-R1,R2,R3),主要在视网膜侧的脉管系统上表达(Blaauwgeers et al.,1999)。VEGF 是从 RPE 的基部侧分泌,这被认为是维持 CC 窗孔(Blaauwgeers et al.,1999)及其生存(Marneros et al.,2005;Saint-Geniez et al.,2009)所必需的。CC 是少数内皮细胞结构性表达 ICAM-1 的毛细血管系统之一(McLeod et al.,1995)。

成熟 CC 的主要作用是为 RPE 和光感受器(PR)输送营养物质和氧,并从 RPE 中除去废物。CC 解剖学位置允许该脉管系统为 PR 提供所有代谢需求,从血清成分到黑暗中消耗的 90% 的 O_2(Wangsa-Wirawan & Linsenmeier,2003)。PRs 每克组织消耗的氧气多于体内的任何细胞的耗氧量。黑暗中内段的组织耗氧水平接近于零(Wangsa-Wirawan & Linsenmeier,2003)。这表明,任何脉络膜血流的中断都将有损于 PR 功能和/或存活。脉络膜脉管系统的异常引发多种先天及成人的疾病,如脉络膜缺损和老年性黄斑变性(AMD)(Daufenbach et al.,1998;Lutty et al.,1999;

McLeod et al.,2009)。

这章综述的目的是对人体 CC 从 5.5 孕周到 22 孕周(WG)发育和成熟的研究进行总结。CC 在 5.5WG 时是一种原始血管系统,在 22 WG 之内将成长为具有大部分成熟形态特征的系统。

基于血液-血管发生的 CC 初始发育(5.5~8 孕周)

脉管系统通过三种机制发育:①血管生成,通过从现有血管内皮细胞的迁移和增殖发育;②血管发生,血管祖细胞或成血管细胞的聚集和分化;③血液-血管发生,血管和血细胞的分化(造血器官[CD34⁺ 的表达]以及来自同一个祖细胞的成血管细胞的红细胞生成[血红蛋白 ε 链或 Hb-ε⁺ 的存在])。我们近期已证明原始人体 CC 在 5.5~8WG 间通过血液-血管发生进行发育(Hasegawa et al.,2007)。在 5.5~7 WG,成红血细胞(表达 ε 血红蛋白[Hbε⁺]的有核红细胞)在 CC 层的血岛中可被观察到并且散落在相邻脉络膜基质内(图104.1)。

有明显的成红血细胞在原始腔内,位于原始腔内壁并自由分布于脉络膜基质内(如图 104.1)。当使用内皮细胞标记物(CD31,CD34,CD39)连同 Hbε 一起标记时,我们常常发现,相同的细胞在表达 Hbε 的同时也表达内皮细胞(CD31)、造血细胞(CD34)和成血管细胞(VEGFR-2)的标记物(图 104.2)。这表明,这些细胞是从成血管细胞衍生的成血管细胞或祖细胞,它们的聚集和随后的分化是最初 CC 的发育机制(Hasegawa et al.,2007)。当铺片脉络膜被标记为 CD39 时,一种内皮细胞和成血管细胞的标记物(McLeod et al.,2006),血管结构的血岛外观明显,并且成红血细胞在血岛内外都存在(图 104.3A)。此时仅能观察到脉络膜中的一个单层脉管系统(CD31⁺,CD39⁺,CD34⁺),这表明 CC 的形成不依赖于功能性血液供应(图 104.4A)。在 8 WG 之前,与 CC 相关的成红血细胞数量很少,血管管腔明显。当 Hbε 生成降低时,剩下的成红血细胞在 9 WG 之前只在铺片内形成腔体(图 104.3B)。超微结构

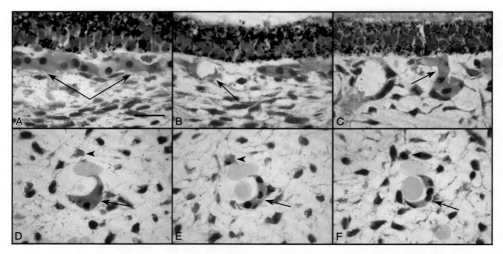

图 104.1　Hemo-血管发生过程在 6.5 孕周胎儿脉络膜的横截面(A~F)。在脉络膜毛细血管层,成红血细胞(亮粉色的细胞质)可形成实心的索状结构(双箭头)且没有管腔(A)。成红血细胞,造血细胞和血管细胞原位发育,有时与成红血细胞形成一个内腔(D 中的箭头)。最终,外部细胞成为主要的内皮细胞,内细胞变成主要的成红血细胞(F)。自由的成红血细胞(D~F 中箭头),存在于脉络膜基质。单层的着色视网膜色素上皮细胞在(A~C)的顶端可见。(比例尺:10μm;Giemsa 染色 JB4 截面)。

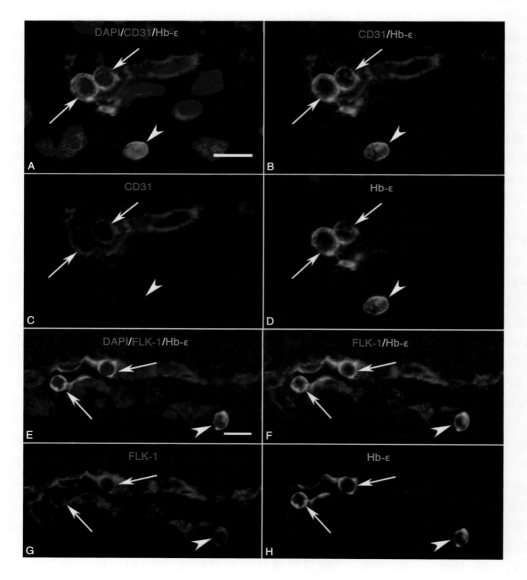

图 104.2　胚胎血红蛋白(HB-ε)和内皮标志物(CD31 和 VEGF-2 或 FLK-1)在脉络膜毛细血管(CC)发育中的共定位。(A~D)CD31(红)和 HB-ε(绿色)在发育的脉络膜细胞(箭头)以及脉络膜基质内的单个细胞(箭头)内有共定位。(E~H)FLK-1 和 HB-ε 在连接发育的腔体的细胞(箭头)和胞外结构(箭头)中共表达。(比例尺:10μm;以 DAPI 对比染色[4′,6-二脒基-2-苯基吲哚],蓝色)(From Lutty et al.,2010.)

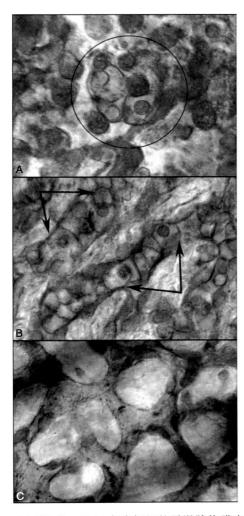

图 104.3 CD39 免疫标记的平滑脉络膜表明了脉络膜毛细血管在胚胎期以及胎儿期眼的发育模式。在第 5.5 胚胎周（WG）（A），CD39-阳性细胞以及成红血细胞组成血岛（圆形）。在第 9WG（B），没有明显腔体的高细胞的线性索状结构形成。到第 12WG（C），毛细血管更加狭窄，腔体形成，细胞结构急剧减少。

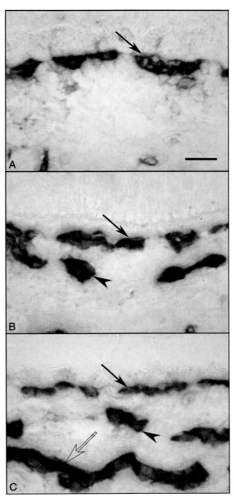

图 104.4 CD31 免疫标记来自第 6 胚胎周（WG）胚胎的眼睛（A）、第 12WG 胎儿眼睛（B）以及 20WG（C）的脉络膜切片图。在第 6WG（A）时，仅具有少量清晰腔体（箭头）的高细胞的脉络膜毛细血管（CC）存在。在第 12WG（B）时，血管从 CC 发育为更深层的脉络膜（箭头）。在第 22WG（C）时，CC（箭头）、Sattler 氏血管层中的中型血管（箭头）、更大的外部血管（透明箭头）全都存在。（比例尺：30μm）

下，在血液-血管发生的早期阶段，成红血细胞和类内皮祖细胞的关联明显（图 104.5A）。在一些结构中，在管腔形成的早期，内皮祖细胞几乎包围着成红血细胞（图 104.5B），但在其他例子中，只有缝状类似的空腔形成（Baba et al.,2009；Sellheyer,1990；Sellheyer & Spitznas,1988）。CC 通过血液-血管发生机制从祖细胞血岛发育而来,该过程说明这种脉管系统在没有血源的情况下如何形成（Hasegawa et al.,2007）。通过血液-血管发生形成的血管已经在小鼠胚胎的几个器官系统中可观察到（Sequeira Lopez et al.,2003）。

　　已知的三种在成熟 CC 功能中发挥重要作用的酶的表达被看作 CC 的功能性指标:内皮型一氧化氮合酶（eNOS）、碳酸酐酶 IV（CA IV）和碱性磷酸酶（APase）。CA IV 是一种胞外酶,当它与电致碳酸氢钠转运蛋白（NBC1）结合时,可控制局部 pH 值（Srere,1987；Yang et al.,2005）。早在 8 WG,CA IV 和 eNOS 在血液-血管发生期间（5.5~9 WG）表达水平很低（Baba et al.,2009）。尽管我们推测 eNOS 的功能是血管舒张,但此时仍仅有狭缝状的腔体存在（Baba et al.,2009）。奇怪的是,神经元型 NOS（nNOS）不仅存在于 CC 血管祖细胞的细胞核以及视网膜和玻璃体中,还存在于视网膜色素上皮细胞的细胞核和整个脉络膜的祖细胞中（McLeod et al.,2012）。我们已经使用了 APase 酶组织化学作为成人脉络膜血管标记物（McLeod & Lutty,1994）,形成的 CC 在

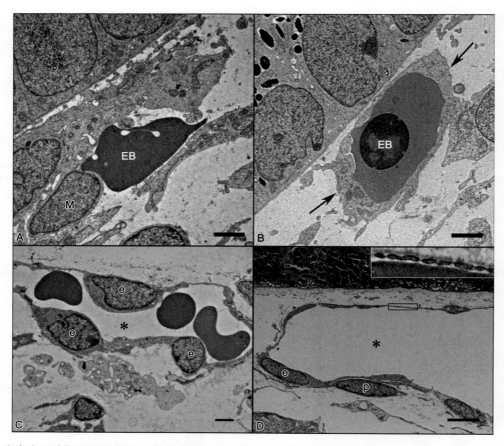

图104.5　发育中胚胎期和胚胎期的人体脉络膜毛细血管（CC）分别在第6.5胚胎周（WG）（A，B），16WG（C）以及22WG（D）的亚结构。在6.5WG时，脉络膜的超薄切片（A和B）、自由祖细胞（M）与自由成红血细胞（EB）相连接。在其他区域，未成熟的内皮细胞（ECs）包围成红血细胞形成血岛（B）。在（A）和（B）的左上角可以看到视网膜色素上皮细胞（RPE）。在16WG前，腔体出现（星号）；具有更多核染色质的EC细胞核（E）体积减小，细胞质投射减少。到22WG，腔体宽阔平滑，ECs稀薄并呈梭状，发育完全的周细胞（p）存在于毛细血管外部。在此发育阶段，窗孔沿着CC内面（插入）存在。窗孔（插入）在22WG时存在于RPE（顶部）之下CC的视网膜面。（比例尺：20μm[A，B]；2μm[C]；4μm[D]。）

7WG已有APase的活性，尽管原始ECs刚刚开始从成血管细胞进行分化。然而，APase被广泛用于人类胚胎干细胞和其他祖细胞的标记物，所以在血岛中观察到高活性的APase并不意外（Saito，Liu，& Yokoyama，2004；Saito et al.，2005）。

9~12孕周

在9~12 WG之间已观察到中间和更深层脉络膜血管的发育。这个发育阶段是向心的，在此期间，后极脉络膜发育比赤道脉络膜发育更优先（图104.4）。形成的血管表达EC标志物包括CD31、CD34和CD39。如CD34和Ki67双重标记所示，有些ECs从CC的巩膜侧增殖并发育，这表明中间血管通过血管生成形成（Hasegawa et al.，2007）。平滑CD39标记制备的脉络膜（图104.3B）证明在9 WG时呈线性形状，然后12 WG时，血管段之间出现带有一些游离CD39阳性细胞的类似鸡丝状形状的血管（图104.4C）（Ha-

segawa et al.，2007）。这表明，在12 WG时一些成血管细胞仍然存在于脉络膜（McLeod et al.，2006），但是CC的形状接近成熟时的小叶形状。

如上所述，成熟的CC有孔，所以我们研究了在不同年龄时窗孔的存在和它们的组成部分。在12 WG之前，所有血管为PV-1，PLVAP（质膜膜泡关联蛋白）阴性，PLVAP是一种窗孔隔膜里所必需的膜糖蛋白（Stan et al.，1999a；Stan，Kubitza，& Palade，1999b）。透射电子显微镜（TEM）表明偶发的窗孔与腔体内部和周围的类脂质体结构相关联。由于它们异常的位置，这些窗孔可能没有功能。在此时期，CC是由只有狭缝状腔体的祖细胞的聚集体组成（Sellheyer & Spitznas，1988）。相对于连接原始腔体的细胞，一些细胞已经被假定了一个外膜位置，但两种细胞类型在CC外围通过透射电镜并不能区分（Baba et al.，2009）。邻近腔体鼓起的祖细胞之间存在一些紧密连接。发现存在一些只在血管内皮细胞中可以发现的Wieble-Palade小体、细胞器。中央脉络膜（从视盘到赤道区域）较发达的血管中发现更多发育完全的周细胞样细胞（Baba et al.,2009）。在更成熟的中央血管中，周细胞具有细胞核，这看起来跟内皮细胞区分得更明显。狭缝状腔体经常充满类似于腔体细胞丝状过程的复杂膜质内折物。在赤道上的一些更开放的腔体，丝状伪足看起来是用来接触腔体中的红细胞，并且两种细胞的质膜无法被分辨（Baba et al.,2009）。研究者在这些发育中的血管周围没有观察到基膜（Baba et al.,2009）。

14~16 孕周

14WG 之前，在 CC 外周，外部位置的祖细胞或形成的周细胞样细胞与腔体的内皮细胞衬壁形成插袋式联系，这是是一种正常成人微脉管系统的特征（Baba et al.,2009）。两种周细胞标记物的抗体被用来评估这些外部细胞的成熟：存在于成熟周细胞和平滑肌细胞的 α 平滑肌肌动蛋白（aSMA），和一种存在于周细胞表面上的糖胺聚糖 NG-2。在 14 WG 时，aSMA 免疫反应有限，而 NG-2 免疫反应则非常突出。一些 CC 区域在 16WG 时有 PV-1 抗体的弱阳性，这表明此时有一些窗孔的存在。TEM 证实了在这个年龄段的 CC 存在一些窗孔，但它们在腔体视网膜侧的薄内皮

细胞的过程中不连续。相比周边区域，后极的 CC 在形态上最成熟并且具有最多的窗孔。相比于 11 WG，16 WG 时更宽阔腔体里的丝状伪足数目（图 104.5C）看起来大大减少。EC 细胞核形状更椭圆并且形状均匀，有更少的致密染色质，并且 BrMb 看起来更有组织性。在 14 WG 时，中间的脉络膜血管和 CC 有显著 CA IV 和 eNOS 免疫反应和强烈的 APase。

21~22 孕周

在 21WG，正如通过 EC 标记物证实的，后极内三层血管很明显（图 104.4C）。这是有证据表明 PR 成熟的第一个时间点。短的初级内段存在于神经母细胞层最外层部分（Baba et al.,2009）。大多数的 CC 中存在 PV-1 免疫反应，但它的后极部再次比周边更强。然而，在用作阳性对照的成年人眼中，PV-1 在 CC 腔体的视网膜侧强度均匀且表现更明显（Baba et al.,2009）。内皮性 NOS 在所有脉络膜血管的内皮细胞质中均很突出。神经 NOS 大多是在标记有血管性血友病因子（vWF）的内皮细胞（图 104.6），以及用 aSMA 标记的周细胞和平滑肌细胞的细胞核中（McLeod et al.,2012）。

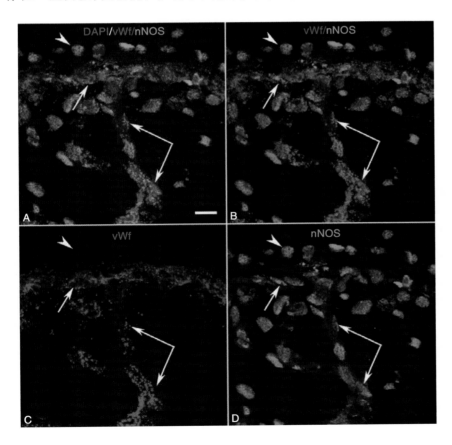

图 104.6 在 21 孕周（WG）时，用血管性血友病因子（vWF）（红色）和神经元型一氧化氮合酶（nNOS）（绿色）双标的胎儿眼睛脉络膜。在视网膜色素上皮细胞内（箭头）、脉络膜毛细血管的内皮细胞（箭头）、以及大的脉络膜血管（双箭头）中可发现 nNOS 的胞核表达。细胞核用 DAPI（4′,6-二脒基-2-苯基）染色，蓝色。（A 中比例尺：10μm。）

在22WG的TEM证明了CC内皮细胞十分稀薄并呈梭状。CC具有宽阔而开放的腔体以及在腔体视网膜侧的狭窄内皮加工过程中有孔的相互临近区域（图104.5）。内皮细胞间存在良好的紧密连接，Weibel-Palade小体在细胞质中有所增加，其中也有连续基膜存在。由于有分散在RPE基膜下的胶原蛋白和弹性蛋白，BrMb的发育也更加良好。

aSMA随年龄连续增加直到22WG，此时aSMA$^+$细胞存在于CC中，并且还环绕着中间和大的脉络膜血管。NG2在22WG中最明显，此时可通过TEM明显观察到周细胞出现（如图104.5D），并且它们主要位于CC的巩膜一侧。

血管发育调节

我们已经知道，VEGF在包括视网膜在内的许多组织血管的发育中起到重要作用（Ferrara, Gerber, & LeCouter, 2003; Gerhardt, 2008）。VEGF$_{165}$亚型被认为是在病理性血管发生中VEGF-A的最关键亚型（Carmeliet & Jain, 2000）。最近，已经报道了VEGF-A具有两个来自VEGF-A基因产物的剪接变体VEGFxxx和VEGFxxxb，此外，已知具有不同的肝素结合亲和力和分子大小的亚型：VEGF$_{121'145'165'189'206}$（Bates et al., 2002; Ladomery, Harper, & Bates, 2007; Qiu et al., 2009）。VEGFxxxb家族成员抗血管生成，并且TGFβ通过剪接因子SRp55（丝氨酸/精氨酸蛋白55）刺激剪接（Nowak et al., 2008）。相反，VEGFxxx促血管发生，并且类胰岛素生长因子1和肿瘤坏死因子α通过ASF/SF2（剪接因子/剪接因子2）正调节剪接（Nowak et al., 2008, 2010）。我们最近研究了发育中脉络膜的这两个对立的剪接变体的存在。在血液-血管发生期间，VEGF$_{165}$仅在形成CC时突出，而此时VEGF$_{165}$b不存在（Baba et al., 2012）。VEGF$_{165}$的表达在形成脉管系统时随着时间增加，并且在12WG时在RPE基部和CC中变得十分突出。在17WG时，VEGF$_{165}$在RPE基部和发育中的脉络膜血管中非常突出；VEGF$_{165}$b的表达存在于一些脉络膜毛细血管中（Baba et al., 2012）。在21WG之前，两个剪接变体的水平是可比较的，但都看起来存在于同一细胞中（图104.7）。VEGF大多存在于内皮细胞的细胞质和RPE细胞的

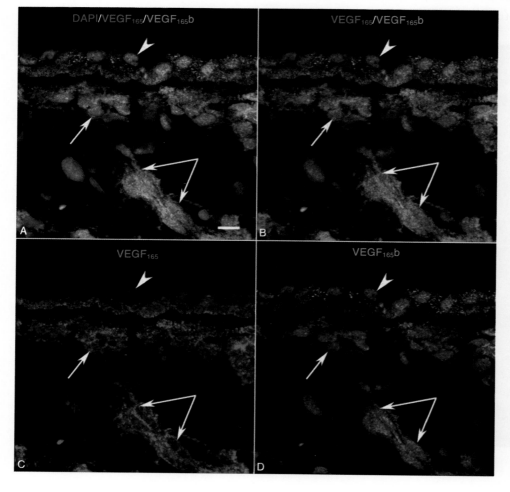

图104.7 血管内皮细胞生长因子（VEGF）$_{165}$（红色）和VEGF$_{165}$b（绿色）在脉络膜毛细血管（箭头），更深层的脉络膜血管（双箭头）以及视网膜色素上皮细胞（RPE）（箭头）中的共表达。VEGF$_{165}$b在血管内皮细胞具有明显的细胞核定位。在RPE内，它与细胞核以及细胞的顶部分相关联。VEGF$_{165}$分散在内皮中，并且大多位于RPE基部。细胞核用DAPI（4',6-二脒基-2-苯基）染色，蓝色。（A中的比例尺：10μm。）

基底细胞质中,而 VEGF$_{165}$b 定位在这些细胞的细胞核中(图 104.7)。因此,VEGF$_{165}$ 在血液-血管发生和血管生成过程中是突出的,而 VEGF$_{165}$b 仅在血管发育接近完成才出现。

讨论与总结

成年人的 CC 是有窗孔的小叶脉管系统,它与肾小球类似,不像视网膜的末端血管床。因此,它在视网膜脉管系统中独特的发育模式是合理的。Ida Mann 通过石蜡组织学和光学显微镜为人类 CC 的发育提供了第一部精美的文献(Mann,1928)。随后 Sellheyer 和 Spitznas 精细的亚显微结构研究阐明了早期 CC 的原始外观(Sellheyer & Spitznas,1988)。我们的研究表明,人眼脉络膜脉管系统的发育涉及多个过程。最初人类 CC 通过血液-血管发生形成:具有血液内皮表型的祖细胞(Hb ε 以及 CD31,CD34,VEGFR-2)分化成内皮细胞(CD31$^+$,CD39$^+$,vWf$^+$)、周细胞(NG2$^+$,aS-MA$^+$)、成红血细胞(Hb ε$^+$)和造血细胞(CD34$^+$)(图 104.8)。这个过程,正如在卵黄囊血岛中出现的,最近被描述已在整个小鼠胚胎中被发现(Sequeira Lopez et al.,2003)。在胎期(9 WG 及以上),血液-血管发生已经完成,在新形成 CC 巩膜一侧,新的血管出现了萌芽,该 CC 通过血管生成形成,因为 ECs 正在增殖(Ki67$^+$)(图 104.9)(Hasegawa et al.,2007)。中间的血管继续通过血管生成继续发育,正如 Drake 及其同事观察到的最终与小鼠胚胎毛细血管和大血管相一致(Drake & Fleming,2000)。在我们研究的所有年龄段(5.5~22 WG)中,CC 从未出现后极小叶形状或周围的梯纹形状或成人的血管密度(McLeod & Lutty,1994),这表明系统显著的扩张和重构将在 22WG 之后出现。自由的 CD39$^+$血管母细胞仍然存在于 CC 的构成段之间,所以其他血管或许可以通过血管发生的过程形成。或者,其他段可能通过血管生成方式形成,因为 CC 的增殖在 22 WG 时仍在进行。

溶质和小分子往返于 CC 的转运至少有一部分是通过窗孔进行。连续的窗孔出现在 22WG,但 CC 和 RPE 之间的联系和相互作用不完整,且其中的 BrMb 也很不成熟。除去 PR 外段盘的脱落后的终产物和随后 RPE 细胞吞噬依赖于在 CC 高度代谢活性的 PRs。在 22WG 时,只有内段已经形成,因此外段盘脱落尚未开始。然而,因为内段在这个时候富含线粒体,PR

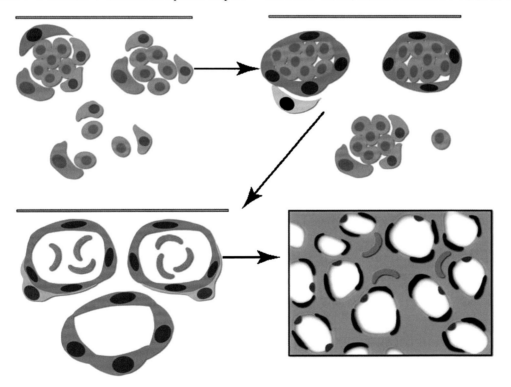

图 104.8 通过血管发生的初始过程中胚胎期和胎儿脉络膜毛细血管(CC)发育的示意图。松散的祖细胞和自由的成红血细胞聚集形成血岛。血岛中的细胞分化并且组织成原始血管:内皮细胞样细胞排列在填充有成红血细胞等血细胞的管腔,而周细胞样细胞占据非管腔位置。新的放射状的血管通过其他祖细胞彼此聚集在一起最终形成鸡丝状并将成为有小叶的成熟 CC。

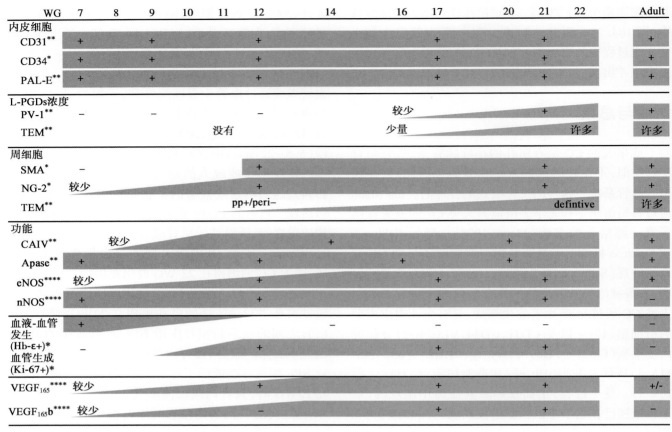

*Data ftom reference Hasegawa,2007
**Data from reference Baba,2009
***Data from reference Baba,2012
****Data from reference McLeod,2012
Hemo-vas + Hemo-vasculogenesis;TEM=Transmission election microscopy

图 104.9 脉络膜毛细血管发育的时间线。WG，孕周；Hemo-Vas，血液-血管发生；TEM，透射电子显微镜；SMA，平滑肌肌动蛋白；APase，碱性磷酸酶；eNOS，内皮型一氧化氮合酶；nNOS，神经元型一氧化氮合酶；VEGF，血管内皮细胞生长因子。

代谢增加。因此，看起来 CC 的成熟是伴随着 PR 分化和 RPE 的成熟发生的。

血管的成熟直到血管具有外膜细胞：毛细血管和小静脉周围的周细胞，以及小动脉和动脉壁的平滑肌细胞（SMC）才能完成。关于细胞的起源、分化以及收缩性的出现和外膜细胞在胚胎期和胎儿发育期间与脉络膜脉管系统相关鲜为人知。我们的观察表明，腔体（可能是内皮细胞）和周围细胞（可能是周细胞）在人类 CC 发育的早期在亚显微结构上是不能区分的，表明脉络膜周细胞和 ECs 很可能来源于一个共同的祖细胞。虽然 NG2 在 7 WG 时处于低水平，在 12WG 时的血管结构中更加突出（图 104.9），但 aSMA，一种在成熟的 SMC 和周细胞中发现的主要肌动蛋白亚型（Herman，1993），直到 22WG 前还不存在。我们视网膜血管母细胞的体外研究表明，根据培养条件，相同的祖细胞可能分化成内皮细胞或周细胞其中之一（Lutty et al.，2006）。TEM 证实明显成熟的周细胞出现在 22WG 并主要位于毛细血管壁的巩膜侧（图 104.5D）。

血管发育过程中的一个关键步骤是腔体的形成。早期 CC 的初始腔体空间是狭缝状结构，正如 Sellheyer 早在 6.5WG 时观察到的（Sellheyer & Spitznas，1988），腔体充满了原始内皮细胞的丝状伪足。我们的研究表明，成红血细胞也可以在血管发生期间参与管腔形成（图 104.1D，E）（Hasegawa et al.，2007）。即使在这个阶段，腔体细胞形成可被识别的连接复合体（图 104.5B），这些连接复合体是成熟脉管系统所需要的，表明这些腔体细胞将要分化成为内皮细胞。Roy 等人在小鸡大脑中观察到了发育中内皮细胞的胞质扩张，类似于我们在发育中 CC 所见到的这些胞质扩张的数量随着腔体的变宽而减少（Roy et al.，1974）。成血管细胞和 ECs 通过这些方法来接触并彼此互锁，也包括与成红血细胞（Maina，2004）。ECs 最终在 22 WG 时成为纺锤形，此时血管壁变薄，腔体变得宽阔平坦。这可能反映了与血流有关的变化。最后，周细胞被假设为一个更平坦的形态，并且它们的过程包裹在血管壁内（图 104.5D）。

CC 是身体中为数不多的有窗孔的毛细血管床之一。CC 的窗口是有隔膜的独特的孔状结构，并且可以被 PV-1 蛋白抗体识别。窗孔允许一些液体和有正确电荷大分子的被动转运，这对于它们为 PR 和 RPE 提供营养、离子、小分子和来自 RPE 的废物的转运都至关重要。直到 22WG 之前看不到紧挨着的窗孔，此时 PV-1 的免疫反应在 CC 也大大增加。

通过血管发生的 CC 的发育可能拥有某些独特的发育特点。通过血管发生的毛细血管的形成可以解释 CC 的小叶形状的发育，其中首先形成的血管是血岛。血岛最终不依靠血流的任何作用而相互连接，因为中间大部分血管尚未连接（图 104.8），类似于在肾脏发育的时间顺序（Ballermann，2005）。最终，在成熟的 CC 中可以看到原始血岛和互相连接的段变成平坦广阔毛细血管的小叶系统，其腔体由毛细血管间的隔膜或基质的支柱分隔开（McLeod & Lutty，1994）。最终的成熟 CC 与肾小球的毛细管非常相似：大且平坦，有孔的毛细管呈小叶形状（Ballermann，2005）。功能性的成熟可能在结构性成熟之前发生（图 104.9）。在成熟中窗孔形成的晚（21～22WG），其与 PRs 的分化相协调，Hendrickson 和同事已经发现，这一分化大约在 24～26WG 内段形成时开始（Hendrickson & Yuodelis，1984）。此后，CC 将主要在 RPE 一侧形成窗孔，这在支持 PRs 和 RPE 细胞的生存能力和存活方面的成熟功能中至关重要。

这种独特发育过程的最终产物预示着成年人在脉络膜血管疾病中的易感性。虽然与视网膜脉管系统相比，脉络膜脉管系统的血液容积较大，但 CC 中红细胞（RBCs）的速度比它在视网膜毛细血管中的慢 4 倍（Braun，Dewhirst，& Hatchell，1997；Wajer et al.，2000）。CC 的小叶形状意味着没有用于 RBC 运输的较长的直线通道；每个 RBC 移动时，它满足一个血管壁邻接于一个毛细血管隔膜。因为 ICAM-1 在 CC 中结构性表达（McLeod et al.，1995），用 CD11/CD18 活化的白细胞可结合到内皮细胞的腔体表面，进一步减缓血细胞速度。在糖尿病患者的 CC 中，我们发现其明显比对照组 CC 中有更多的中性粒细胞，并且它们常常与无法存活的毛细管段相关联（Cao et al.，1998；Lutty，Cao，& McLeod，1997）。糖尿病患者脉络膜毛细血管段的损失比同年龄段非糖尿病患者的 CC 高 5 倍（Cao et al.，1998）。这可以通过动脉粥样硬化而进

一步复合，它可导致中间或大的脉络膜血管狭窄，正如我们在 AMD 的脉络膜血管经常观察到的血管中血小板的形成（McLeod et al.，2009）。供给血管的血量和速度的减少可能会导致 CC 流量降低，Grunwald 及其同事在 AMD 中已经观察到这一现象（Grunwald et al.，2005；Metelitsina et al.，2008），或者甚至在毛细血管段中完全丧失，正如我们在 AMD 中的所见（McLeod et al.，2009）。因为外视网膜依赖于 CC，其流量的减少可能对 PRs 不利，这消耗了大部分从 CC 提供给它们的氧气，从而导致在黑暗中几乎缺氧的状态（Wangsa-Wirawan & Linsenmeier，2003）。脉络膜脉管系统曾一度被认为是一个具有很高冗余度的巨大的毛细管系统，所以一些毛细血管段的损失将不会起决定性作用。然而，在 AMD 和糖尿病患者中所见的毛细血管损失，以及 PRs 在黑暗中耗尽大多数 CC 提供的氧这一事实，都表明 CC 损失后 PRs 将处于风险状态。此外，随着相邻 CC 的损失，RPE 可能变得缺氧，这一损失上调缺氧诱导的生长因子，如 VEGF（Adamis et al.，1993），将刺激 CC 内的脉络膜新生血管形成，它出现在湿性 AMD 和糖尿病患者的脉络膜病变中（Cao et al.，1998；McLeod et al.，2009）。

致谢

基金支持：NIH EY016151（GL），EY01765（Wilmer）；RPB 自由基金（Wilmer），Altsheler-Durell 基金会；Himmelfarb 家庭基金会资助，以及 Morton F. Goldberg 的馈赠。Gerard Lutty 是 RPB 高级研究员。作者感谢 Rhonda Grebe 的先进电子显微镜，以及 Takuya Hasegawa 和 Takayuki Baba 的共聚焦显微镜。Takuya Hasegawa 和 Takayuki Baba 是 Bausch 和 Lomb 日本玻璃体视网膜研究研究员，同时 Takayuki Baba 也是 Uehara 纪念基金会研究员。

参考文献

Adamis, A. P., Shima, D. T., Yeo, K. T., Yeo, T. K., Brown, L. F., Berse, B., et al. (1993). Synthesis and secretion of vascular permeability factor/vascular endothelial growth factor by human retinal pigment epithelial cells. *Biochemical and Biophysical Research Communications*, *193*, 631–638. doi:10.1006/bbrc.1993.1671.

Baba, T., Grebe, R., Hasegawa, T., Bhutto, I., Merges, C., McLeod, D. S., et al. (2009). Maturation of the fetal human choriocapillaris. *Investigative Ophthalmology & Visual Science*, *50*, 3503–3511. doi:10.1167/iovs.08-2614.

Baba, T., McLeod, D. M., Edwards, M. M., Merges, C., Sen, T.,

Sinha, D., et al. (2012). VEGF165b in the developing vasculatures of the fetal human eye. *Developmental Dynamics, 241*, 595. doi:10.1002/dvdy.23743.

Ballermann, B. J. (2005). Glomerular endothelial cell differentiation. *Kidney International, 67*, 1668–1671.

Bates, D. O., Cui, T. G., Doughty, J. M., Winkler, M., Sugiono, M., Shields, J. D., et al. (2002). VEGF165b, an inhibitory splice variant of vascular endothelial growth factor, is downregulated in renal cell carcinoma. *Cancer Research, 62*, 4123–4131.

Bhutto, I. A., & Lutty, G. A. (2006). The vasculature of choroid. In D. Schepro & P. A. D'Amore (Eds.), *Encyclopedia of microvasculatures*. San Diego: Elsevier.

Blaauwgeers, H. G., Holtkamp, G. M., Rutten, H., Witmer, A. N., Koolwijk, P., Partanen, T. A., et al. (1999). Polarized vascular endothelial growth factor secretion by human retinal pigment epithelium and localization of vascular endothelial growth factor receptors on the inner choriocapillaris: Evidence for a trophic paracrine relation. *American Journal of Pathology, 155*, 421–428. doi:10.1016/S0002-9440(10)65138-3.

Braun, R. D., Dewhirst, M. W., & Hatchell, D. L. (1997). Quantification of erythrocyte flow in the choroid of the albino rat. *American Journal of Physiology, 272*, H1444–H1453.

Cao, J., McLeod, S., Merges, C. A., & Lutty, G. A. (1998). Choriocapillaris degeneration and related pathologic changes in human diabetic eyes. *Archives of Ophthalmology, 116*, 589–597.

Carmeliet, P., & Jain, R. K. (2000). Angiogenesis in cancer and other diseases. *Nature, 407*, 249–257.

Daufenbach, D. R., Ruttum, M. S., Pulido, J. S., & Keech, R. V. (1998). Chorioretinal colobomas in a pediatric population. *Ophthalmology, 105*, 1455–1458.

Drake, C. J., & Fleming, P. A. (2000). Vasculogenesis in the day 6.5 to 9.5 mouse embryo. *Blood, 95*, 1571–1579.

Ferrara, N., Gerber, H. P., & LeCouter, J. (2003). The biology of VEGF and its receptors. *Nature Medicine, 9*, 669–676.

Gerhardt, H. (2008). VEGF and endothelial guidance in angiogenic sprouting. *Organogenesis, 4*, 241–246.

Grunwald, J. E., Metelitsina, T. I., Dupont, J. C., Ying, G. S., & Maguire, M. G. (2005). Reduced foveolar choroidal blood flow in eyes with increasing AMD severity. *Investigative Ophthalmology & Visual Science, 46*, 1033–1038. doi:10.1167/iovs.04-1050.

Hasegawa, T., McLeod, D. S., Bhutto, I. A., Prow, T., Merges, C. A., Grebe, R., et al. (2007). The embryonic human choriocapillaris develops by hemo-vasculogenesis. *Developmental Dynamics, 236*, 2089–2100. doi:10.1002/dvdy.21231.

Hendrickson, A. E., & Yuodelis, C. (1984). The morphological development of the human fovea. *Ophthalmology, 91*, 603–612.

Herman, I. M. (1993). Actin isoforms. *Current Opinion in Cell Biology, 5*, 48–55.

Ladomery, M. R., Harper, S. J., & Bates, D. O. (2007). Alternative splicing in angiogenesis: The vascular endothelial growth factor paradigm. *Cancer Letters, 249*, 133–142.

Lutty, G. A., Cao, J., & McLeod, D. S. (1997). Relationship of polymorphonuclear leukocytes (PMNs) to capillary dropout in the human diabetic choroid. *American Journal of Pathology, 151*, 707–714.

Lutty, G., Grunwald, J., Majji, A. B., Uyama, M., & Yoneya, S. (1999). Changes in choriocapillaris and retinal pigment epithelium in age-related macular degeneration. *Molecular Vision, 5*, 35.

Lutty, G. A., Hasegawa, T., Baba, T., Grebe, R., Bhutto, I. A., & McLeod, D. S. (2010). Development of the human choriocapillaris. *Eye (London), 24*, 408–415.

Lutty, G. A., Merges, C., Grebe, R., Prow, T., & McLeod, D. S. (2006). Canine retinal angioblasts are multipotent. *Experimental Eye Research, 83*, 183–193.

Maina, J. N. (2004). Systematic analysis of hematopoietic, vasculogenic, and angiogenic phases in the developing embryonic avian lung, *Gallus gallus* variant *domesticus. Tissue & Cell, 36*, 307–322.

Mann, I. C. (1928). *The development of the human eye.* Cambridge, England: Cambridge University Press.

Marneros, A. G., Fan, J., Yokoyama, Y., Gerber, H. P., Ferrara, N., Crouch, R. K., et al. (2005). Vascular endothelial growth factor expression in the retinal pigment epithelium is essential for choriocapillaris development and visual function. *American Journal of Pathology, 176*, 1451–1459. doi:10.1016/S0002-9440(10)61231-X.

McLeod, D., Baba, T., Bhutto, I., & Lutty, G. A. (2012). Co-expression of endothelial and neuronal nitric oxide synthases in the developing vasculatures of the human fetal eye. *Graefes Archive for Clinical and Experimental Ophthalmology, 250*, 839. doi:10.1007/s00417-012-1969-9.

McLeod, D. S., Grebe, R., Bhutto, I., Merges, C., Baba, T., & Lutty, G. A. (2009). Relationship between RPE and choriocapillaris in age-related macular degeneration. *Investigative Ophthalmology & Visual Science, 50*, 4982–4991. doi:10.1167/iovs.09-3639.

McLeod, D. S., Hasegawa, T., Prow, T., Merges, C., & Lutty, G. (2006). The initial fetal human retinal vasculature develops by vasculogenesis. *Developmental Dynamics, 235*, 3336–3347. doi:10.1002/dvdy.20988.

McLeod, D. S., Lefer, D. J., Merges, C., & Lutty, G. A. (1995). Enhanced expression of intracellular adhesion molecule-1 and P-selectin in the diabetic human retina and choroid. *American Journal of Pathology, 147*, 642–653.

McLeod, D. S., & Lutty, G. A. (1994). High resolution histologic analysis of the human choroidal vasculature. *Investigative Ophthalmology & Visual Science, 35*, 3799–3811.

Metelitsina, T. I., Grunwald, J. E., DuPont, J. C., Ying, G. S., Brucker, A. J., & Dunaief, J. L. (2008). Foveolar choroidal circulation and choroidal neovascularization in age-related macular degeneration. *Investigative Ophthalmology & Visual Science, 49*, 358–363.

Nowak, D. G., Amin, E. M., Rennel, E. S., Hoareau-Aveilla, C., Gammons, M., Damodoran, G., et al. (2010). Regulation of vascular endothelial growth factor (VEGF) splicing from pro- angiogenic to anti-angiogenic isoforms: A novel therapeutic strategy for angiogenesis. *Journal of Biological Chemistry, 285*, 5532–5540. doi:10.1074/jbc.M109.074930.

Nowak, D. G., Woolard, J., Amin, E. M., Konopatskaya, O., Saleem, M. A., Churchill, A. J., et al. (2008). Expression of pro- and anti-angiogenic isoforms of VEGF is differentially regulated by splicing and growth factors. *Journal of Cell Science, 121*, 3487–3495. doi:10.1242/jcs.016410.

Qiu, Y., Hoareau-Aveilla, C., Oltean, S., Harper, S. J., & Bates, D. O. (2009). The anti- angiogenic isoforms of VEGF in health and disease. *Biochemical Society Transactions, 37*, 1207–1213. doi:10.1042/BST0371207.

Roy, S., Hirano, A., Kochen, J. A., & Zimmerman, H. M. (1974). The fine structure of cerebral blood vessels in chick embryo. *Acta Neuropathologica, 30*, 277–285.

Saint-Geniez, M., Kurihara, T., Sekiyama, E., Maldonado, A. E., & D'Amore, P. A. (2009). An essential role for RPE-derived soluble VEGF in the maintenance of the choriocapillaris. *Proceedings of the National Academy of Sciences of* the United States of America, 106, 18751–18756. doi:10.1073/pnas.0905010106.

Saito, S., Liu, B., & Yokoyama, K. (2004). Animal embryonic stem (ES) cells: Self-renewal, pluripotency, transgenesis and nuclear transfer. *Human Cell, 17*, 107–115.

Saito, S., Yokoyama, K., Tamagawa, T., & Ishiwata, I. (2005). Derivation and induction of the differentiation of animal ES cells as well as human pluripotent stem cells derived from fetal membrane. *Human Cell, 18*, 135–141.

Sellheyer, K. (1990). Development of the choroid and related structures. *Eye (London), 4*, 255–261.

Sellheyer, K., & Spitznas, M. (1988). The fine structure of the developing human choriocapillaris during the first trimester. *Graefes Archive for Clinical and Experimental Ophthalmology, 226*, 65–74.

Sequeira Lopez, M. L., Chernavvsky, D. R., Nomasa, T., Wall, L., Yanagisawa, M., & Gomez, R. A. (2003). The embryo makes red blood cell progenitors in every tissue simultaneously with blood vessel morphogenesis. *American Journal of Physiology. Regulatory, Integrative and Comparative Physiology, 284*, R1126–R1137.

Srere, P. A. (1987). Complexes of sequential metabolic enzymes. *Annual Review of Biochemistry, 56*, 89–124.

Stan, R. V., Ghitescu, L., Jacobson, B. S., & Palade, G. E. (1999a). Isolation, cloning, and localization of rat PV-1, a novel endothelial caveolar protein. *Journal of Cell Biology, 145*, 1189–1198. doi:10.1083/jcb.145.6.1189.

Stan, R. V., Kubitza, M., & Palade, G. E. (1999b). PV-1 is a component of the fenestral and stomatal diaphragms in fenestrated endothelia. *Proceedings of the National Academy of Sciences of the United States of America, 96*, 13203–13207. doi:10.1073/pnas.96.23.13203.

Wajer, S. D., Taomoto, M., McLeod, M., McCally, R. L., Nishiwaki, H., Fabry, M. E., et al. (2000). Velocity measurements of normal and sickle red blood cells in the rat retinal and choroidal vasculatures. *Microvascular Research, 60*, 281–293. doi:10.1006/mvre.2000.2270.

Wangsa-Wirawan, N. D., & Linsenmeier, R. A. (2003). Retinal oxygen: Fundamental and clinical aspects. *Archives of Ophthalmology, 121*, 547–557.

Yang, Z., Alvarez, B. V., Chakarova, C., Jiang, L., Karan, G., Frederick, J. M., et al. (2005). Mutant carbonic anhydrase 4 impairs pH regulation and causes retinal photoreceptor degeneration. *Human Molecular Genetics, 14*, 255–265.

第105章 新生血管性年龄相关性黄斑变性的治疗

Rajendra S. Apte，Rithwick Rajagopal

在发达国家,年龄相关的黄斑变性(AMD)是致盲的首要原因。该疾病被分为两个临床类型,非渗出性(或"干性")AMD,以及新生血管性(或"湿性")的AMD。干性AMD占AMD发病率的85%以上,并且其特征是在黄斑处存在玻璃膜疣。虽然只有10%的患者发展为新生血管型也称为渗出型AMD,但它占来自AMD的晚期视力丧失的比例却超过90%。已确定的AMD致病因素包括年龄增长、白色人种和吸烟史。除此之外,AMD易感个体的几个遗传位点也已确定。这些位点包括补体因子H(CFH)、补体因子H相关基因1~5(CFHR1~5)、补体因子C2和C3、年龄相关性黄斑病变易感因子2(ARMS2)、HTRA丝氨酸肽酶1(HTRA1),以及最近的免疫调节基因如趋化因子(C-X3-C模体)受体1(CX3CR1)、Toll样受体3(TLR3)和Toll样受体4(TLR4)(Deangelis et al.,2011)。

诊断

建立对湿性AMD诊断的关键是结合生物显微镜、眼底照相、荧光血管造影和光学相干断层成像(OCT)一起使用。当湿性AMD的相关症状第一次出现时,患者会经常诉说自己出现视力下降、视物变形或中心暗点。湿性AMD的特征是黄斑中存在脉络膜新生血管膜(CNV)。一个CNV可以表现出几个特点,诸如视网膜下积液、视网膜深处的严重绿灰色病灶、固体视网膜色素上皮脱离、视网膜下出血甚至是视网膜内出血。当试图确定这些特征存在的时候,OCT是检眼镜检查的一个有价值的辅助手段,尤其是在微小的视网膜下积液或小的视网膜色素上皮脱离的情况下。近来,使用OCT对脉络膜的增强深度成像已用于视网膜色素上皮空间的成像并监测该空间在治疗中的变化(Spaide,2009)。荧光血管造影的使用对确定活性CNV的存在至关重要,特别是在病灶的尺寸十分小的时候。从可疑病灶处渗漏荧光染料是一个对疾病活动存在的强烈指示。除了确定CNV的存在,荧光血管造影技术也用将CNV分为几个亚型,这可能会是治疗方案的选择。此外,荧光血管造影允许临床医生对CNV的位置分类像中央凹下,近中央凹,旁中央凹或者视盘旁型,这种区别可用于决定治疗方式的使用。OCT和荧光血管造影也是监测疾病过程或治疗反应的有用工具。

AMD中新血管形成的模式

AMD新血管化的两个最初描述的模式是典型性和隐匿性CNV。黄斑的光凝研究对典型性CNV的定义是在早期阶段显示出清晰可见和界限清楚的强荧光,在后期阶段渗漏增加(Macular Photocoagulation Study Group,1990)(图105.1)。隐匿性CNV分为两类:纤维血管色素上皮脱离和"不明来源的晚期渗漏"。纤维血管色素上皮脱离早期呈不均匀的或"有点状标志的"强荧光模式,晚期呈轻度甚至小程度的渗漏(图105.2)。这些与浆液性色素上皮脱离(这不是一个AMD特异性的发现)有区别,因为后者由缺少集中于包含空间的均匀同质强荧光引起。"不明来源的晚期渗漏"是指有点状标志或非均匀轻度或最小程度渗漏的强荧光模式,它只发生在血管造影后期。Gass最先使用术语1型和2型新血管化来指代这些血管造影模式与组织学相关性。他认为1型CNV出现在视网膜色素上皮细胞之下,而2型CNV则出现在视网膜色素上皮细胞之上(Gass,1997)。2型CNV与典型性CNV相关,而1型CNV表现出隐匿性CNV模式。最近Freund和其同事们提出了3型CNV,其造影表现为隐匿性CNV(Freund et al.,2008;Yannuzzi,Freund,& Takahashi,2008)。这种新血管化的形式也被称为视网膜内血管瘤增生(RAP)。这和其他类型的AMD新血管化之间的关键区别是视网膜内血管网的存在。临床上这些病灶表现为视网膜内出血和不同水平的黄斑水肿,这与AMD中通常观察到的症状不符。视网膜内囊的变化也可能发生。浆液性视网膜色素上皮脱离可能伴随RAP病变,和黄斑毛细血管扩张所不同,黄斑毛细血管扩张是另一种与AMD不相关的通过视网膜内新血管化引起的复杂情况(Freund et al.,2008;Scott & Bressler,2010;Yannuzzi,Freund,& Takahashi,2008)。

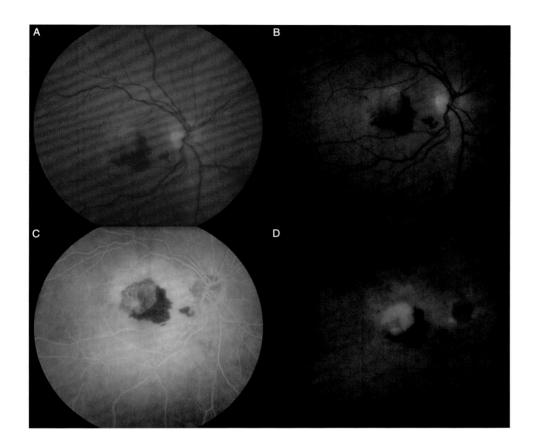

图 105.1 典型脉络膜新血管。彩色眼底照片显示出一种与视网膜下出血相关的严重黄斑病变（A），对应无红色的图像（B），早期血管造影显示均匀病变的强荧光图像（C），以及晚期血管造影显示均匀渗漏的图像（D）。

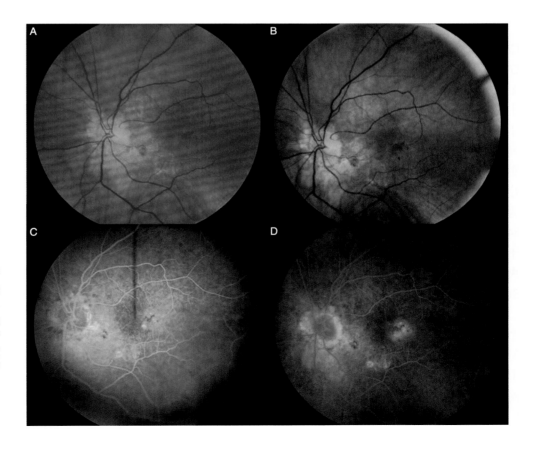

图 105.2 隐匿性脉络膜新血管化。彩色眼底照片显示出一种定义不明确的伴有出血的黄斑病变（A），对应无红色的图像（B），早期血管造影显示有点状标志的强荧光图像（C），以及晚期血管造影显示渗漏的图像（D）。

治疗

在过去30年，新生血管性AMD的治疗已经得到了快速发展。医生最初使用热激光治疗AMD，之后采用手术干预和光选择性激光治疗并且最后改用高度靶向的药物治疗。对于来自AMD，组织胞浆菌病，高度近视和先天性原因的新生血管性复合物通过眼科手术黄斑下解剖去除CNVs的方法已经被报道。黄斑手术试验发现在AMD中利用手术切除新生血管膜没有益处（Bressler et al.，2000）。现在很少采用这种类型的手术治疗AMD，但仍然在组织胞浆菌病或先天性病因的CNV的情况下继续使用。黄斑移位手术涉及把黄斑的重新定位，使其远离患病视网膜色素上皮细胞和脉络膜，这个手术已成功地用于治疗湿性AMD，但如今很少使用。

热激光光凝技术

视网膜专家使用热激光光凝术来治疗新生血管性AMD（NVAMD）已将近二十年。使用这种技术切除CNV需要通过角膜接触生物显微镜在直接可视的条件下将热激光能量聚焦应用在病变处。这种类型治疗的目标是减少严重视力丧失的风险。

黄斑光凝研究是一系列测试热激光治疗AMD中CNV疗效的临床试验（Macular Photocoagulation Study Group，1990，1991a，1991b，1991c，1994）。氩激光和氪激光光凝均被用于治疗黄斑病变，包括凹下病变（在中央凹200μm以内）或凹外病变（距中央凹大于或等于200μm）。在氩激光治疗AMD中心凹外病变的研究中，在五年的时间点未经治疗患者视力下降六行或更多的相对风险为经激光治疗患者的1.5倍。未经治疗患者5年内的平均视力下降为7.1行，而经治疗的为5.2行。五年内经治疗患者的CNV复发率为54%。虽然这项研究得出的结论是氩激光光凝可以用于凹外病变的治疗，但是作者也观察到CNV深入中央凹的高顽固性以及复发率（Macular Photocoagulation Study Group，1991a）。

对AMD中CNV氪激光研究也证明了激光的一个好处，虽然这两个研究都包含凹下和凹外病变。由氪产生的不被黄斑叶黄素色素吸收的红色激光理论上的优点是可以减少治疗期间中央凹无血管区处的附带损伤。在第3年，49%经过治疗的患者眼睛丧失6行及或者更多的视敏度，而未治疗患者眼睛为58%。然而，这项研究也表明，激光治疗CNV具有很高的复发率（Macular Photocoagulation Study Group，1990）。

在中央凹下的氩和氪激光光凝研究中，在第3个月的时间点时，20%的经治疗患者失去了6行或更多行的视敏度，而此时未治疗患者的这一比例仅有11%。然而，在随后的两年内，经激光治疗患者失去了六行或更多行的视敏度的比例仍为20%，而未治疗的患者则高达37%。大多数经治疗患者在激光治疗之后遭受永久性的中心暗点，但保留了比未经治疗患者更好的长期对比分辨率。经治疗患者两年内CNV的持续性或复发率为51%。作者的结论是热激光能有效地减少AMD中CNV的凹下长期视力损失，但它是以造成急性和永久中心暗点为代价的（Macular Photocoagulation Study Group，1990，1991b，1991c）。

当时，这些研究支持热激光的应用，由氪或者氩产生激光，对AMD的病灶治疗而不是直接在中央凹下方。在所有研究中，激光凝聚都会产生永久暗点。出于这个原因，热激光已在很大程度上由后续章节中讨论的新治疗方法而取代，并且很少用作严格意义上凹外病变的挽救治疗。

基于维替泊芬（Verteporfin）的光动力疗法

光动力疗法（PDT）利用静脉内给药，比如维替泊芬（verteporfin）或维速尔达（Visudyne），并由689nm波长的激光激活。这种疗法理论上的优点是，只有新生血管结合维替泊芬，将被激光照射治疗，而不是热激光治疗损害其治疗区域内的所有组织。该药物通过静脉输注施用，建议剂量为10min内6mg/m^{2}体表面积。注射15min后，使用波长为689nm，强度为600mW/cm^{2}的非热激光照射视网膜表面83s，产生的总能量为50J/cm^2。这一过程会导致细胞毒性自由基的激活，破坏靶组织的血管内皮细胞（Michels & Schmidt-Erfurth，2001）。

年龄相关黄斑变性的光动力疗法（TAP）的研究包含609位患有典型性CNV或有典型隐匿性成分混合疾病的患者（TAP Study Group，1999）。病灶不超过5 400μm，侵入视敏度在20/40~20/200。病人被随机分为使用维替泊芬的PDT治疗组或者安慰剂组。如果荧光剂血管造影显示出激活，则3个月后允许再次治疗。主要的结果指标为视敏度损失低于15字母患者的比例。TAP研究显示出PDT组相对安慰剂有明显的好处：治疗组患者一年内视敏度损失低于15字母的占61%，而安慰剂组患者仅占46%。2年期结果与此相似。亚组分析表明，那些主要的经典病变，按照具有经典成分占病变区域的50%以上定义，使用PDT

显示出具有很大的好处。平均而言,患者第一年接受 PDT 治疗的次数为 3.4 次,第二年为 2.2 次(TAP Study Group,1999)。

维替泊芬光动力疗法中(VIP)的研究包括患有隐匿性 CNV 的患者,这些患者在 TAP 研究中被排除在外(Verteporfin in Photodynamic Therapy Study Group,2001)。侵入视敏度必须高于 20/100,病灶不得大于 5 400μm。一共 339 人被随机地分为 PDT 治疗组与安慰剂组。主要的评价指标与 TAP 中相似(损失小于 15 字母)。与 TAP 相反,VIP 的研究发现,在 12 个月内组间主要结果无显著统计学差异。亚组分析表明,对小于 4 个视盘区域或视敏度低于 20/50 的隐匿性病变的治疗是有益的。这项研究中患者在 2 年多的研究期间平均接受了 5 次治疗(Verteporfin in Photodynamic Study Group,2001)。

虽然观察到的视力提高幅度不是很高,但通过确立对部分 AMD 患者的 PDT 疗法,这些中央凹下 CNV 治疗的研究具有重要价值。在这项研究之前,无论是从疾病的自然进程或治疗进程来说,绝大多数 AMD 患者注定要失去视力。现在,部分 AMD 患者可以潜在地幸免于疾病导致的进一步视力损失。尽管不良反应几乎很少,但这种治疗方法的主要缺点并不是所有 CNV 患者都可以从治疗中获益。

血管源拮抗

人们知道眼睛中血管源性生长因子对病理性血管发生的信号作用已经超过 15 年。血管内皮生长因子(VEGF)家族由参与各种生长促进信号级联的同二聚体糖蛋白组成。至少存在 6 个已知的属于 VEGF 家族的基因,包括 VEGF-A、VEGF-B、VEGF-C、VEGF-D、VEGF-E 以及胎盘生长因子(pgf)。VEGF-A 基因产物主要参与正常和致病血管生成的调控,并且是治疗新血管形成的初始靶标(从这里开始,我们将把 VEGF-A 蛋白产物称为 VEGF)。VEGF-A 基因由八个轴突构成,当它们交替剪接时,会产生几种亚型,包括 VEGF121、VEGF165、VEGF189 和 VEGF206。有初步证据表明,VEGF165 亚型是在病原性眼血管化和通透性的发育中的关键介体,但随后的数据表明,多种 VEGF-A 亚型是眼中病理性新血管形成的病因(Ferrara,2004)。

1971 年,Folkman 提出,某些癌症可以通过拮抗血管供应来治疗(Folkman et al.,1971)。此后,不仅发现在几种人类肿瘤患者的 VEGF 信号出现升高,同时已经证明,肿瘤的生长和转移也都依赖于它。在几种不同的模型系统中也已证明,眼睛中 VEGF 的水平会显著升高。在糖尿病视网膜病、虹膜新血管形成以及早产儿视网膜病变中,VEGF 的眼内水平也显示出明显的升高(Adamis et al.,1994;Aiello et al.,1994;Malecaze et al.,1994)。VEGF 信号的拮抗作用在几个脉络膜新生血管形成的体内和临床前研究中被证明这种治疗是有效的(Adamis et al.,1996;Krzystolik et al.,2002;Rosenfeld et al.,2005b)。

这些发现预示了抗 VEGF 制剂的发展。其中第一项经食品和药物管理局批准的眼内使用的 VEGF 制剂是哌加他尼(pegaptanib),它是一种结合 VEGF165 的聚乙二醇化的 RNA 适配体。哌加他尼(pegaptanib)分子是一种合成的 RNA 寡核苷酸,它具有连接到 5' 端的聚乙二醇部分,用以提高生物利用度,并且是这类药物中第一个被批准用于治疗人类疾病的(Ng et al.,2006)。它在湿性 AMD 中的使用已在眼部新生血管中 VEGF 的抑制(VISION)研究中得到了验证(Chakravarthy et al.,2006;D'Amico et al.,200;Gonzales,2005)。研究中包括所有类型的 CNV 血管造影视盘直径大小达到 12 的患者。患者每 6 周接受一次玻璃体内哌加他尼(pegaptanib)注射或安慰剂注射,注射持续 1 年。主要治疗结果的评判是糖尿病性视网膜病变研究的早期治疗(ETDRS)中只有 15 个字母或更低的视敏度损失率(Klein et al.,1983)。如有指示,补救治疗允许使用 PDT。在 1 年内,70% 经哌加他尼治疗患者的视敏度损失小于 15 个字母,而对照组为 55%。此外,哌加他尼治疗的患者相比安慰剂治疗的患者有更大的可能提高视敏度(33% 与 23%)。2 年的输出数据表明,治疗组中视敏度损失少于 15 个字母的患者比例为 59%,而对照组为 40%。在安全性方面,哌加他尼注射到眼内耐受性良好,且对视网膜或视网膜色素上皮细胞是没有任何可观察到的形态或功能毒性。这种药物的玻璃体内注射与患眼内炎风险的相关性小于 0.1%。在 VISION 试验中未观察到严重的全身性不良事件,如出血或脑血管意外(Apte,2008;Chakravarthy et al.,2006;D'Amico et al.,2006;Gonzales,2005)。

第二代抗 VEGF 制剂以抗体的形式出现,它可识别并中和 VEGF。Kim 和 Ferrara 首次通过人体 VEGF165 免疫的小鼠研制了 VEGF 抗体(Kim et al.,1992)。他们描述了具有不同程度的抗原亲和力的 4 种 IgG1 分子的亚型。贝伐单抗(Bevacizumab)是一种从这些最被渴求的原始抗体中衍生而来的全长人源化小鼠 IgG1(Lien & Lowman,2008)。在内皮增殖和肿瘤生长的试验中,贝伐单抗被证明与 VEGF 相同,作为母体分子具有体外拮抗作用(Presta et al.,1997)。贝伐单抗的半衰期在 1~2 周(Lin et al.,1999)。兰尼单抗(Ranibizumab)是一种人源化小鼠 Fab,它与贝伐单抗来自相同的亲本分子(Lien & Lowman,2008)。使用贝伐单抗的 150kD 全长抗体前体的试验表明,它不能穿透灵长类动物模型视网膜的内界膜(Mordenti et al.,1999)。应当指出,这些初步研究以后,贝伐单抗已被证明能够穿透兔视网膜的所有层(Shahar et al.,2006)。尽管如此,兰尼单抗的研制是为了比全长抗体具有更好的眼睛穿透能力。较小的兰尼单抗分子,只有 48kD,很容易就进入到视网膜的所有层(Gaudreault et al.,2007)。此外,通过竞争试验测量,兰尼单抗的亲和力被证明是 VEGF 的 22 倍,同时通过表面等离子体共振测定是 VEGF 亲和力的 100 倍。还有结果说明,兰尼单抗在体外抗增殖能力是贝伐单抗的 30~100 倍(Chen et al.,1999;Ferrara et al.,2006)。

若干临床研究已经证实兰尼单抗和贝伐单抗在湿性 AMD 治疗中都是有益的(Bashshur et al.,2006;Rosenfeld, Fung, & Puliafito, 2005a; Schmid-Kubista et al.,2009;Tufail et al.,2010)。然而,第一个证明在 AMD 治疗中抗 VEGF 抗体的疗效和安全性的大规模的 3 期临床研究是抗 VEGF 抗体治疗年龄相关性黄斑变性中主要的经典性脉络膜新生血管(ANCHOR)的试验(Brown et al.,2006)。这是一次双盲、随机、标准护理对照的试验,研究中,423 例患者在一年中每月接受 0.3mg 或 0.5mg 玻璃体内注射的兰尼单抗或接受使用维替泊芬的 PDT 治疗。本试验的患者通过由荧光素血管造影评估患有经典的脉络膜新生血管形成,且病灶大小不超过 5 400μm,并且没有证据证明中心视网膜存在永久性结构损伤;96.4% 接受 0.5mg 兰尼单抗的患者视敏度损失在视敏度测试中低于 15 字母,而维替泊芬治疗患者的这一比例为 64.3%。事实上,视力提高超过 15 个字母的比例在 0.3mg 组为 35.7%,在 0.5mg 组为 40.3%,而维替泊芬组只有 5.6%。这些视力提高在 2 年的随访期间持续存在。此外,经兰尼单抗治疗患者的荧光素血管造影比基线有更少的活动,表明该药物能有效地靶向 CNV(Brown et al.,2006)。

ANCHOR 的姊妹研究,称作新生血管年龄相关黄斑变性治疗(MARINA)中 VEGF 抗体兰尼单抗的最小限度经典/隐匿试验,716 名随机患者每月给予两个剂量的兰尼单抗或安慰剂注射的治疗(Rosenfeld et al.,2006)。与 ANCHOR 相同,这是一项多中心双盲研究,但只有血管造影表现为隐匿性病变或有最小限度的经典成分的 CNV 患者被列入 MARINA 试验。该试验产生了非常类似的结果,12 个月内失去视敏度表上少于 15 个字母的比例,0.3mg 组为 94.5%,0.5mg 组为 94.6%,而对照组中为 62.2%。15 个字母及以上的改善比例,0.3mg 组为 24.8%,0.5mg 组为 33.8%,而对照组只有 5%。同样,这种视力的提高在 2 年的随访期持续存在。正如在 ANCHOR 那样,在研究结束时,MARINA 研究中经兰尼单抗治疗的患者相对基线显示的荧光血管造影渗漏更少。负面影响比较罕见,在 1% 患者中产生的最常见、最严重的不良后果是眼内炎(Rosenfeld et al.,2006)。

这两项研究代表了 AMD 治疗中具有里程碑意义的成就。如上所述,先前的治疗只能提供给患者较少的视力损失。ANCHOR 和 MARINA 第一次证明了 3 期临床试验的治疗制剂可以让患者恢复先前因 AMD 损失的视力。虽然这给眼科医生治疗 AMD 带来了很多乐观的情况,但是还有一些顾虑。首先,ANCHOR 和 MARINA 没有包含所有的湿性 AMD 患者。在这些研究中被试的纳入标准包括视敏度的范围在 20/30~20/320 内(由 ETDRS 标准测量),病灶大小的限制,之前未经治疗,以及未发生中心黄斑的永久结构损伤(Brown et al.,2006;Klein et al.,1983;Rosenfeld et al.,2006)。视力低于 20/320 的患者(ETDRS),过大的病灶,或有瘢痕或萎缩迹象的患者都没有包括在内。这就引出了一个问题,即 VEGF 拮抗作用是否同样会使这些情况的患者受益。其次,病人在 ANCHOR 和 MARINA 试验中 2 年内每月接受一次玻璃体内注射,共 24 次注射。玻璃体内的药物注射与引起眼睛的感染有关(虽然很少见),以及造成更为普遍副作用,如眼部过敏,注射部位疼痛,结膜下出血和患者焦虑症。抗 VEGF 抗体的注射也与脑血管意外风险的轻微增加略有相关(在后续章节中将更详细地讨论)。根据这些问题,这些研究中提出的另一个重要问题是,每月的注射是否必要以及降低给药频率的方案是否同样有效。

为了解决每月给药的问题,已进行了 ANCHOR 和 MARINA 的几个后续研究。PIER 研究是同时将经典性和隐匿性病变的患者随机分组,使之接受两种不同剂量的兰尼单抗注射组或对照组(安慰剂注射)。前 3 个月,用兰尼单抗治疗的患者每月给予注射,之后变为每季给药(即,每 3 个月)。本研究结果的主要衡量标准是由 ETDRS 标准来衡量视敏度的平均变化。

1年时,0.3mg和0.5mg兰尼单抗组患者的平均视力损失分别为1.6字母和0.2字母,相比之下,对照组患者视力损失达到16.3字母。重要的是,与对照组相比,尽管这些病人在视敏度变化方面情况较好,但是按季度用药的视力提高比ANCHOR和MARINA试验中固定性每月给药的视力提高要少得多。PIER研究中的患者在3个月的时间间隔内视力提高达到峰值(在0.3mg和0.5mg的组中分别为+2.9字母及+4.3字母),但是在随后的按照季度给药中降低了增幅。有趣的是,PIER研究表明,按季给药对减少CNV荧光素血管造影的渗漏具有持续效果,并且对减少通过OCT测量的黄斑厚度有持续影响。然而,这项研究证明了在湿性AMD的治疗中固定季度给药不足以控制疾病的发展(Regillo et al.,2008)。

在经眼内兰尼单抗治疗的新生血管性AMD患者的前瞻性光学相干层析成像(PrONTO)的研究中,对可变的根据需求的给药方案进行了探究(Fung et al.,2007;Lalwani et al.,2009)。这是一个单中心,非随机化,无对照实验的前瞻性研究,对于试验的40例湿性AMD患者,通过玻璃体内注射兰尼单抗进行治疗。没有根据患者病灶的荧光素血管造影表现进行筛选。重要的是,与ANCHOR、MARINA以及PIER试验中不同,即使患者已经接受了之前的治疗也符合本研究的条件。患者在初始的3个月每月都接受注射,随后每月进行评估①至少5个字母的损失并且OCT显示出增厚,②OCT上的黄斑至少有100μm的增厚,③新出现的典型性CNV,④新黄斑出血,⑤先前注射至少1个月后,OCT检测到的持续性黄斑积液。在研究的第二年,对再治疗标准进行了修订,使得一切OCT上黄斑积液有实质提高的患者都可以进行再治疗(Lalwani et al.,2009)。1年时,患者表现为平均有9.3字母的提高,且检测到OCT的平均厚度降低178μm。第二年后,患者获得了平均11.1字母的视力提高,且黄斑平均厚度减少212μm。这些结果是通过第一年平均5.6次注射,加上第二年4.3次的注射,24个月内共9.9注射得到的。在PrONTO研究中,患者在第一次注射后被密切观察。有趣的是,OTC检测表明玻璃体内兰尼单抗注射的效果可以在1天内观察到。虽然这些结果是有前景的指标,根据需求给药剂量可以有效治疗AMD,但是缺少对照组、缺乏遮蔽(masking)仍是这项研究的局限,当然,与前期的3期研究相比,它的样本量也更小(Fung,et al.,2007;Lalwani,et al.,2009)。

这项由欧洲进行的SUSTAIN研究还调查了可变的根据需求的剂量在治疗NVAMD中的作用,但纳入的患者数量比PrONTO研究大得多(Holz et al.,2011)。在SUSTAIN中,513例单纯使用兰尼单抗治疗的患者被纳入试验中,但这些患者可能先前接受过PDT治疗,前三次治疗他们接受的每月玻璃体内兰尼单抗注射剂量为0.3mg,之后根据需要按照再治疗标准进行治疗,这非常类似PrONTO。与PrONTO不同的是,如果患者的视敏度高于79 ETDRS字母或患者的OCT厚度小于225μm,治疗医生可以推迟注射。虽然这项研究与PrONTO不同,它是一个多中心临床试验,但是它也不含接受固定注射的对照组。平均视敏度在3个月时达到峰值,提高了+5.8字母,但是之后到12个月时下降至+3.6字母,这一结果低于在相似PrONTO的研究中看到的值(Fung et al.,2007;Holz et al.,2011;Lalwani et al.,2009)。OCT厚度在3个月时降至101.1μm,在12个月时降至91.5μm。12个月的平均注射次数为5.7,与PrONTO结果相似(Holz et al.,2011)。这项研究的主要缺点是缺乏对照组,因此这不能与固定的给药方案进行面对面的比较。按照这样说,SUSTAIN中的平均视敏度增加远低于ANCHOR和MARINA试验在12个月内的观测值(Brown et al.,2006;Holz et al.,2011;Rosenfeld et al.,2006)。

在最新报道的HARBOR试验中,AMD中凹下CNV的患者按照1:1:1:1的比例随机分组,分别接受每月一次0.5mg兰尼单抗或初始注射3个月后按需进行的注射,以及每月一次2.0 mg兰尼单抗或初始注射3个月后按需进行的注射。这项研究发现,较高和较低剂量组之间视敏度结果没有差异,同时也发现每月注射与按需可变剂量的注射之间没有差异(Busbee et al.,2011)。

虽然上述研究显示了较小频率给药方案的一些疗效,但它们都是用兰尼单抗进行治疗的。另一个主要困扰的问题是使用贝伐单抗是否会像兰尼单抗一样有疗效。甚至在2005年ANCHOR和MARINA的数据发布之前,眼科医生广泛使用贝伐单抗治疗湿性AMD,贝伐单抗作为一个更廉价且没被临床试验认可的兰尼单抗替代品,取得了良好的效果并且被文献广泛报道。对这两种药物进行比较的困难是因为根据以往几年的经验看这两者之间期望的差别很小。面对面证明两者的优效性差异的实验所需要的样本量将是巨大的,这带来了可行性的问题。然而,美国国家眼科研究所幸运地率先牵头了一个公共资助的多中心、双盲、随机、非劣效性的试验来对比兰尼单抗与贝伐单抗的玻璃体内注射,该实验已在2011年完成

（Martin et al.,2011）。年龄相关黄斑变性治疗试验的比较（CATT）使 1 208 例湿性 AMD 患者随机接受 0.5mg 的兰尼单抗或 1.25mg 贝伐单抗，两者均按月给药或按需给药。主要效果指标是 1 年内平均视敏度的变化，非劣效性限为 5 个字母。纳入标准与 AN-CHOR 和 MARINA 试验相似，除了视敏度在 20/25～20/320 的患者都可以被纳入（ANCHOR 和 MARINA 只纳入视敏度为 20/40 以及下的患者）。虽然所有患者均接受荧光素血管造影及 OCT，但无论其病变的血管造影表现如何，他们都可以被纳入。与 PrONTO 和 SUSTAIN 试验相比，按需给药组的再治疗标准更为严格。在患者检查中，出现任何一种视力下降、液体增加、荧光素血管造影的激活、新出血的情况患者都会接受玻璃体内注射。研究发现，每月给药的贝伐单抗效果不劣于兰尼单抗，12 个月内，两组的平均视敏度增加分别为+8.0 和+8.5 字母。这两种药物的按需给药治疗结果也相当，平均视敏度增加分别为贝伐单抗组+5.9 字母，兰尼单抗组中+6.8 字母。兰尼单抗的按月给药与按需给药方案结果相同。贝伐单抗按月给药和按需给药的效果比较尚无定论。在按需给药组中，第一年中两组患者平均接受 6.9 次兰尼单抗注射和 7.7 次贝伐单抗注射。根据 OCT 测量，兰尼单抗的按月给药在黄斑中心厚度的降低中最有效（兰尼单抗按月给药组中的平均减少 196μm，而其他组仅为 152～168μm）。CATT 的调查结果证实了湿性 AMD 治疗中贝伐单抗的广泛未认证的使用，这对眼科健康经济学有重要的影响（Sears, Bena, & Singh, 2011）。本研究也支持使用一个较低频率的可变给药方案，只要维持严密的监控，这也证实了由 PrONTO 和 SUSTAIN 研究提出的概念（Davis et al.,2011；Martin et al., 2011）。

抗 VEGF 抗体注射的安全性

抗 VEGF 制剂的玻璃体内注射有一些潜在的全身性不良反应。除哌加他尼（pegaptanib）外，所有市售的抗 VEGF 制剂均可在玻璃体内注射后的血清中检测到。玻璃体内注射后第 1 天可在血清中检测到贝伐单抗同时血清中 VEGF 水平会随之减少（Matsuyama et al.,2010）。此外，玻璃体内注射可以在对侧眼中检测到。这些结果表明，即使是玻璃体内注射后，贝伐单抗也可以进入全身循环。兰尼单抗在玻璃体内注射后也可以在血清中检测到，并且也表现出对侧眼效果（Rouvas et al.,2009）。抗 VEGF 制剂的全身性毒性已被记录在贝伐单抗用于癌症治疗的临床试验中，但

全身剂量是给到眼睛剂量的 250 倍。有副害作用中最严重的是动脉和静脉血栓，胃肠道穿孔出血，伤口愈合不良和高血压。事实上，在兰尼单抗和贝伐单抗玻璃体内给药的 3 期临床试验中，这些副作用也被观察到。抗血小板研究协作组（APTC）定义的动脉血栓事件（如脑血管意外和心肌梗死）在 MARINA 试验中高剂量兰尼单抗组中 3.8%（相比于对照的 2.5%）被观察到，并在 ANCHOR 较高剂量兰尼单抗组中 2.8%（相比于对照组的 1.4%）被观察到。在 MARINA 试验中，兰尼单抗治疗的患者非眼部出血的发生率为 8.8%，而对照组为 5.5%；在 ANCHOR 试验中，经治疗患者和对照组的这一比例分别为 6.4% 和 2.1%（Brown et al.,2006；Rosenfeld, et al.,2006）。在 CATT 中，按月给药的兰尼单抗治疗组病人的动脉血栓发生率为 2.4%，而按月给药的贝伐单抗治疗组的发生率为 2.1%。在按需给药的组中，这些事件发生在兰尼单抗组的比例为 2.0%，贝伐单抗组的比例为 2.7%。还有一些患者具有更高发病率的"严重的全身性不良反应事件"，需要基本的住院治疗，这在贝伐单抗组和兰尼单抗组都有一定比例（24.1% 和 19.0%）（Martin et al.,2011）。

对 AMD 玻璃体兰尼单抗治疗研究的安全评估（SAILOR）是一个 3 期临床试验，其中主要的衡量结果是那些涉及安全的指标。同时记录眼部和非眼部的不良事件与严重不良事件。患者因 AMD 而发的中央凹下 CNV，通过兰尼单抗的玻璃体内注射来治疗。该研究纳入 4 300 例患者，按照不同的给药方案分成两个组。第 1 组开始接受三次固定的每月给药，随后根据视力和 OCT 结果指导变更剂量。第 1 组患者接受两种剂量的兰尼单抗注射，0.3mg 或 0.5mg。第 2 组在第一次注射后给予 0.5mg 的可变剂量，后续剂量由治疗医生的酌情决定。第 1 组和第 2 组注射的平均次数为 4.9 和 3.6。在研究中，血管和非血管死亡的发生率在所有组和剂量之间是可比的，在 0.7% 和 1.5% 之间变化。脑卒中的发生率在 0.3mg 组中为 0.7%，在 0.5mg 的组中为 1.2%，在第 2 组中为 0.6%。在有中风病史患者的亚组中分析发现，0.5mg 组脑卒中的发病率为 9.6%。与之相比，0.3mg 组有脑卒中史的患者发病率为 2.7%，而第二组中发病率为零。然而，这个亚组分析的患者数量很小，组间差异不符合统计学的显著性。此外，AMD 患者的流行病学研究表明，最近确诊的新生血管性 AMD 的脑卒中患者年增长率为 3.8%，其中 56.4% 以前经历过缺血性脑卒中（Alexander et al.,2007）。虽然跨研究的对

比有限,但在流行病学试验中观察到的数目比 SAIL-OR 试验中的多(Boyer et al.,2009)。

未来的治疗

湿性 AMD 的治疗中,靶向 VEGF 通路的最新药物是 VEGF-Trap Eye,也称为阿柏西普(aflibercept)。VEGF-Trap Eye 是一种重组融合蛋白,它将 VEGFR2 和 VEGFR3 的一个胞外域与人 IgG 的 Fc 部分融合。这种融合蛋白对所有 VEGF-A 亚型的亲和力比天然受体高 10~100 倍。它还结合并抑制 PGF,但目前还不清楚这是否对 AMD 有治疗潜力。两个在欧洲和北美进行的大型多中心的 3 期临床试验,称为 VEGF Trap-Eye:湿性年龄相关黄斑变性的有效性和安全性调查(VIEW1 和 VIEW2),证明了这种药物对湿性 AMD 的安全性和疗效。在 VIEW1 和 VIEW2 的研究中招募了大约 1 200 名患者,并且按照 1∶1∶1∶1 将这些患者随机分为四组,分别为每 4 周接受 2mg 的阿柏西普,每 4 周接受 0.5mg 的阿柏西普,每 8 周 2mg 的阿柏西普,或每 4 周 0.5mg 的兰尼单抗。主要指标是视力的维持,也就是患者损失低于 15 个字母的百分比。次要指标是视敏度增加大于 15 字母的患者百分比。第一年 q4 组的平均注射次数为 12~13 次,与之相比,q8 组的阿柏西普注射次数为 7.6~7.7。所有组中,94% 到 96% 的患者在第一年表现出低于 15 个字母的视敏度损失。在主要指标方面阿柏西普组统计上不逊于兰尼单抗组。在每 4 周接受治疗的病人中,综合结果表明兰尼单抗组中平均视敏度增加为 8.7 字母;与之相比,0.5mg 的阿柏西普组为 8.3 字母,2mg 的阿柏西普组为 9.3 字母。每 8 个星期接受 2mg 阿柏西普的患者表现出 8.4 字母的平均视敏度增加。所有组在 1 年时视敏度增加大于 15 个字母的比例相似,范围是 30%~33%。通过 OCT 测量可知所有组也表现出相同的平均黄斑区视网膜厚度降低。就安全性而言,阿柏西普和兰尼单抗对眼部不良反应的发病率没有差异,包括眼内炎,或非眼部不良事件,即高血压、心肌梗死和脑卒中。

用作局部滴眼液或玻璃体内药剂的 VEGF 受体小分子抑制剂的配制也已经被研究。帕唑帕尼(pazopanib)是 VEGFR1 和 VEGFR2 的小分子酪氨酸激酶抑制剂,是一种用于治疗肾细胞癌变的药物。目前,对于治疗 NVAMD 正在进行一个阶段 2 试验的测试。该药物配制为一种每天用的滴眼液,用于活跃 NVAMD 或者轻度经典性或隐匿病变的患者。患有典型性 CNV 或 RAP 病变的患者和贝伐单抗或兰尼单抗

治疗失败的患者被排除在外。主要结果指标是治疗 1 个月后的 OCT 厚度,次要结果指标是 3 个月时 OCT 厚度、安全性及耐受性。这项研究正在进行之中,并积极招募被试(ClinicalTrials. gov,2011a)。AL-39324 是一种 VEGFR 酪氨酸激酶活性的小分子抑制剂,它被输送到眼睛中作为玻璃体内悬浮液。它在一项使用兰尼单抗治疗阶段 2 的试验中作为对照被研究。主要关注点是关于药物的安全性和耐受性问题,但也检查了 OCT 的厚度变化。这项研究已完成,但结果尚未发布(ClinicalTrials. gov,2011e)。

靶向 VEGF 通路的基于小分子干扰核糖核酸(siRNA)的疗法也在 AMD 引起的 CNV 治疗中成功报道。Sirna-027 是一种直接抵抗 VEGFR-1 的 siRNA。在该治疗的第一阶段研究中,NVAMD 患者通过单次注射 siRNA-027 的六种可能剂量来治疗,主要结果指标的衡量与安全性有关。OCT 厚度的变化也被研究。这种药物的耐受性良好,没有任何严重的不良影响。初步分析表明,这种药物可以在注射后的短短 2 周内有效地减少 OCT 平均厚度(Kaiser et al.,2010)。

与经典的 VEGF 信号传导级联无关的通路也已经被研究。补体级联已被广泛认为与新生血管性和非新生血管性 AMD 的发病机制有关,并被用作治疗方法中的靶标。补体级联的一些成员已与促进或预防 AMD 的发展有关,包括补体组分 2、补体组分 3 和补体因子 H(Bradley, Zipfel, & Hughes, 2011;Deangelis, et al., 2011;Telander, 2011)。ARC1905 是一种抗 C5 适配子,它当前处于通过玻璃体内注射治疗 NVAMD 的第一阶段的测试中(ClinicalTrials. gov, 2011b)。POT-4 是补体因子 3 的一种环肽酶抑制剂,已经完成 NVAMD 玻璃体内注射治疗的第一阶段测试,目前第二阶段测试工作正在进行(ClinicalTrials. gov, 2011d)。

细胞自噬反应的调控已与 AMD 的发病机制相联系。衰老过程中阻止来自 RPE 和光感受器中的细胞毒性代谢副产物积累的能力不断下降可能触发细胞反应,如自噬,进而导致 NVAMD(Kaarniranta, 2010;Ryhanen et al., 2009;Wang et al., 2009)。哺乳动物中雷帕霉素(mTOR)通路的靶标已经发现参与到自噬调节(Hyttinen et al., 2011)。Palomid529 是一种 mTOR 通路的抑制剂和细胞增殖的调节剂。由美国国家眼科研究所发起的一项临床试验目前正处于测试玻璃体 Palomid529 在治疗 NVAMD 中有效性和安全性的被试招募阶段,以兰尼单抗治疗的患者作为对照(ClinicalTrials. gov, 2011c)。西罗莫司(sirolimus)(雷

帕霉素）本身也已在 AMD 的治疗中进行了眼部测试。在一个 2 期试验中,雷帕霉素通过结膜下注射或玻璃体内注射与玻璃体内兰尼单抗结合来治疗患者 NVAMD。初步数据表明,结膜下注射与玻璃体内注射一样有效,并且在眼中均具有良好的耐受性。这种药物目前正处于 3 期测试（ClinicalTrials. gov）。

总结

新生血管性 AMD 的标志是 CNV 的存在,它可以表现为几种造影上不同的病灶。新生血管性疾病发生在少数 AMD 患者中,但其中的大多数人却会因此丧失视力。在过去 30 年,AMD 治疗已经发生显著的变化,它从病灶的手术切除和激光切除开始,发展到通过使用光活化染料病变选择性消除病灶,最后发展到抗 VEGF 的高度靶向治疗。目前 AMD 治疗的重点主要集中在活性 CNV 的治疗;然而未来治疗应靶向从患有 AMD 视网膜上引起 CNV 的因子。

参考文献

Adamis, A. P., Miller, J. W., Bernal, M. T., D'Amico, D. J., Folkman, J., Yeo, T. K., et al. (1994). Increased vascular endothelial growth factor levels in the vitreous of eyes with proliferative diabetic retinopathy. *American Journal of Ophthalmology, 118*, 445–450.

Adamis, A. P., Shima, D. T., Tolentino, M. J., Gragoudas, E. S., Ferrara, N., Folkman, J., et al. (1996). Inhibition of vascular endothelial growth factor prevents retinal ischemia-associated iris neovascularization in a nonhuman primate. *Archives of Ophthalmology, 114*, 66–71.

Aiello, L. P., Avery, R. L., Arrigg, P. G., Keyt, B. A., Jampel, H. D., Shah, S. T., et al. (1994). Vascular endothelial growth factor in ocular fluid of patients with diabetic retinopathy and other retinal disorders. *New England Journal of Medicine, 331*, 1480–1487.

Alexander, S. L., Linde-Zwirble, W. T., Werther, W., Depperschmidt, E. E., Wilson, L. J., Palanki, R., et al. (2007). Annual rates of arterial thromboembolic events in Medicare neovascular age-related macular degeneration patients. *Ophthalmology, 114*, 2174–2178.

Apte, R. S. (2008). Pegaptanib sodium for the treatment of age-related macular degeneration. *Expert Opinion on Pharmacotherapy, 9*, 499–508.

Bashshur, Z. F., Bazarbachi, A., Schakal, A., Haddad, Z. A., El Haibi, C. P., & Noureddin, B. N. (2006). Intravitreal bevacizumab for the management of choroidal neovascularization in age-related macular degeneration. *American Journal of Ophthalmology, 142*, 1–9. doi:10.1016/j.ajo.2006.02.037.

Boyer, D. S., Heier, J. S., Brown, D. M., Francom, S. F., Ianchulev, T., & Rubio, R. G. (2009). A phase IIIb study to evaluate the safety of ranibizumab in subjects with neovascular age-related macular degeneration. *Ophthalmology, 116*, 1731–1739.

Bradley, D. T., Zipfel, P. F., & Hughes, A. E. (2011). Comple-

ment in age-related macular degeneration: A focus on function. *Eye (London), 25*, 683–693.

Bressler, N. M., Bressler, S. B., Hawkins, B. S., Marsh, M. J., Sternberg, P., Jr., & Thomas, M. A. (2000). Submacular surgery trials randomized pilot trial of laser photocoagulation versus surgery for recurrent choroidal neovascularization secondary to age-related macular degeneration: I. Ophthalmic outcomes submacular surgery trials pilot study report number 1. *American Journal of Ophthalmology, 130*, 387–407.

Brown, D. M., Kaiser, P. K., Michels, M., Soubrane, G., Heier, J. S., Kim, R. Y., et al. (2006). Ranibizumab versus verteporfin for neovascular age-related macular degeneration. *New England Journal of Medicine, 355*, 1432–1444.

Busbee, B. G., Murahashi, W. Y., Li, Z., & Rubio, R. G. (2011). *Efficacy and Safety of 2.0-mg or 0.5-mg Ranibizumab in Patients with Subfoveal Neovascular AMD: HARBOR Study*. Paper presented at the American Academy of Ophthalmology Annual Meeting 2011.

Chakravarthy, U., Adamis, A. P., Cunningham, E. T., Jr., Goldbaum, M., Guyer, D. R., Katz, B., & Patel, M. (2006). Year 2 efficacy results of 2 randomized controlled clinical trials of pegaptanib for neovascular age-related macular degeneration. *Ophthalmology, 113*, 1508 e1501–1525.

Chen, Y., Wiesmann, C., Fuh, G., Li, B., Christinger, H. W., McKay, P., et al. (1999). Selection and analysis of an optimized anti-VEGF antibody: Crystal structure of an affinity-matured Fab in complex with antigen. *Journal of Molecular Biology, 293*, 865–881.

ClinicalTrials.gov. Phase 2 Study of an ocular sirolimus (rapamycin) formulation in combination with Lucentis® in patients with age-related macular degeneration (EMERALD). From http://clinicaltrials.gov/ct2/show/NCT00766337?term=sirolimus+amd&rank=5

ClinicalTrials.gov. (2011a). 12 week patient study in neovascular age-related macular degeneration (AMD). From http://clinicaltrials.gov/ct2/show/NCT01362348?term=pazopanib+amd&rank=4

ClinicalTrials.gov. (2011b). ARC1905 (ANTI-C5 APTAMER) given either in combination therapy with Lucentis® 0.5 mg/eye in subjects with neovascular age-related macular degeneration. From http://clinicaltrials.gov/ct2/show/NCT00709527?term=arc+1905+amd&rank=2

ClinicalTrials.gov. (2011c). Palomid 529 in patients with neovascular age-related macular degeneration. From http://clinicaltrials.gov/ct2/show/NCT01271270?term=palomid+amd&rank=1

ClinicalTrials.gov. (2011d). Safety of intravitreal POT-4 therapy for patients with neovascular age-related macular degeneration (AMD) (ASaP). From http://clinicaltrials.gov/ct2/show/NCT00473928?term=pot-4+amd&rank=1

ClinicalTrials.gov. (2011e). WALTZ—Wet age-related macular degeneration (AMD) AL-39324 treatment examination. From http://clinicaltrials.gov/ct2/show/NCT00992563?term=AL-39324+amd&rank=1

D'Amico, D. J., Masonson, H. N., Patel, M., Adamis, A. P., Cunningham, E. T., Jr., Guyer, D. R., & Katz, B. (2006). Pegaptanib sodium for neovascular age-related macular degeneration. *Ophthalmology, 113*, 992–1001 e1006. doi:10.1016/j.ophtha.2006.02.027.

Davis, J., Olsen, T. W., Stewart, M., & Sternberg, P., Jr. (2011). How the comparison of age-related macular degeneration treatments trial results will impact clinical care. *American Journal of Ophthalmology, 152*, 509–514.

Deangelis, M. M., Silveira, A. C., Carr, E. A., & Kim, I. K.

(2011). Genetics of age-related macular degeneration: Current concepts, future directions. *Seminars in Ophthalmology, 26,* 77–93.

Ferrara, N. (2004). Vascular endothelial growth factor: Basic science and clinical progress. *Endocrine Reviews, 25,* 581–611.

Ferrara, N., Damico, L., Shams, N., Lowman, H., & Kim, R. (2006). Development of ranibizumab, an anti-vascular endothelial growth factor antigen binding fragment, as therapy for neovascular age-related macular degeneration. *Retina, 26,* 859–870.

Folkman, J., Merler, E., Abernathy, C., & Williams, G. (1971). Isolation of a tumor factor responsible for angiogenesis. *Journal of Experimental Medicine, 133,* 275–288.

Freund, K. B., Ho, I. V., Barbazetto, I. A., Koizumi, H., Laud, K., Ferrara, D., et al. (2008). Type 3 neovascularization: The expanded spectrum of retinal angiomatous proliferation. *Retina, 28,* 201–211.

Fung, A. E., Lalwani, G. A., Rosenfeld, P. J., Dubovy, S. R., Michels, S., Feuer, W. J., et al. (2007). An optical coherence tomography-guided, variable dosing regimen with intravitreal ranibizumab (Lucentis) for neovascular age-related macular degeneration. *American Journal of Ophthalmology, 143,* 566–583.

Gass, J. D. (1997). Stereoscopic atlas of macular diseases (4th ed.). St. Louis, MO: Mosby.

Gaudreault, J., Fei, D., Beyer, J. C., Ryan, A., Rangell, L., Shiu, V., et al. (2007). Pharmacokinetics and retinal distribution of ranibizumab, a humanized antibody fragment directed against VEGF-A, following intravitreal administration in rabbits. *Retina, 27,* 1260–1266. doi:10.1097/IAE. 0b013e318134eecd.

Gonzales, C. R. (2005). Enhanced efficacy associated with early treatment of neovascular age-related macular degeneration with pegaptanib sodium: An exploratory analysis. *Retina, 25,* 815–827.

Holz, F. G., Amoaku, W., Donate, J., Guymer, R. H., Kellner, U., Schlingemann, R. O., et al. (2011). Safety and efficacy of a flexible dosing regimen of ranibizumab in neovascular age-related macular degeneration: The SUSTAIN study. *Ophthalmology, 118,* 663–671.

Hyttinen, J. M., Petrovski, G., Salminen, A., & Kaarniranta, K. (2011). 5'-adenosine monophosphate-activated protein kinase-Mammalian target of rapamycin axis as therapeutic target for age-related macular degeneration. *Rejuvenation Research, 14,* 651–660.

Kaarniranta, K. (2010). Autophagy—Hot topic in AMD. *Acta Ophthalmologica, 88,* 387–388.

Kaiser, P. K., Symons, R. C., Shah, S. M., Quinlan, E. J., Tabandeh, H., Do, D. V., et al. (2010). RNAi-based treatment for neovascular age-related macular degeneration by Sirna-027. *American Journal of Ophthalmology, 150,* 33–39 e32. doi:10.1016/j.ajo.2010.02.006.

Kim, K. J., Li, B., Houck, K., Winer, J., & Ferrara, N. (1992). The vascular endothelial growth factor proteins: Identification of biologically relevant regions by neutralizing monoclonal antibodies. *Growth Factors (Chur, Switzerland), 7,* 53–64.

Klein, R., Klein, B. E., Moss, S. E., & DeMets, D. (1983). Interobserver variation in refraction and visual acuity measurement using a standardized protocol. *Ophthalmology, 90,* 1357–1359.

Krzystolik, M. G., Afshari, M. A., Adamis, A. P., Gaudreault, J., Gragoudas, E. S., Michaud, N. A., et al. (2002). Prevention of experimental choroidal neovascularization with intravitreal anti-vascular endothelial growth factor

antibody fragment. *Archives of Ophthalmology, 120,* 338–346.

Lalwani, G. A., Rosenfeld, P. J., Fung, A. E., Dubovy, S. R., Michels, S., Feuer, W., et al. (2009). A variable-dosing regimen with intravitreal ranibizumab for neovascular age-related macular degeneration: Year 2 of the PrONTO Study. *American Journal of Ophthalmology, 148,* 43–58 e41. doi: 10.1016/j.ajo.2009.01.024.

Lien, S., & Lowman, H. B. (2008). Therapeutic anti-VEGF antibodies. *Handbook of Experimental Pharmacology, 181,* 131–150.

Lin, Y. S., Nguyen, C., Mendoza, J. L., Escandon, E., Fei, D., Meng, Y. G., et al. (1999). Preclinical pharmacokinetics, interspecies scaling, and tissue distribution of a humanized monoclonal antibody against vascular endothelial growth factor. *Journal of Pharmacology and Experimental Therapeutics, 288,* 371–378.

Macular Photocoagulation Study Group. (1990). Krypton laser photocoagulation for neovascular lesions of age-related macular degeneration: Results of a randomized clinical trial. *Archives of Ophthalmology, 108,* 816–824.

Macular Photocoagulation Study Group. (1991a). Argon laser photocoagulation for neovascular maculopathy: Five-year results from randomized clinical trials. *Archives of Ophthalmology, 109,* 1109–1114.

Macular Photocoagulation Study Group. (1991b). Laser photocoagulation of subfoveal neovascular lesions in age-related macular degeneration: Results of a randomized clinical trial. *Archives of Ophthalmology, 109,* 1220–1231.

Macular Photocoagulation Study Group. (1991c). Subfoveal neovascular lesions in age-related macular degeneration: Guidelines for evaluation and treatment in the macular photocoagulation study. Archives of Ophthalmology, 109, 1242–1257.

Macular Photocoagulation Study Group. (1994). Laser photocoagulation for juxtafoveal choroidal neovascularization: Five-year results from randomized clinical trials. *Archives of Ophthalmology, 112,* 500–509.

Malecaze, F., Clamens, S., Simorre-Pinatel, V., Mathis, A., Chollet, P., Favard, C., et al. (1994). Detection of vascular endothelial growth factor messenger RNA and vascular endothelial growth factor-like activity in proliferative diabetic retinopathy. *Archives of Ophthalmology, 112,* 1476–1482.

Martin, D. F., Maguire, M. G., Ying, G. S., Grunwald, J. E., Fine, S. L., & Jaffe, G. J. (2011). Ranibizumab and bevacizumab for neovascular age-related macular degeneration. *New England Journal of Medicine, 364,* 1897–1908.

Matsuyama, K., Ogata, N., Matsuoka, M., Wada, M., Takahashi, K., & Nishimura, T. (2010). Plasma levels of vascular endothelial growth factor and pigment epithelium-derived factor before and after intravitreal injection of bevacizumab. *British Journal of Ophthalmology, 94,* 1215–1218.

Michels, S., & Schmidt-Erfurth, U. (2001). Photodynamic therapy with verteporfin: A new treatment in ophthalmology. *Seminars in Ophthalmology, 16,* 201–206.

Mordenti, J., Cuthbertson, R. A., Ferrara, N., Thomsen, K., Berleau, L., Licko, V., et al. (1999). Comparisons of the intraocular tissue distribution, pharmacokinetics, and safety of 125I-labeled full-length and Fab antibodies in rhesus monkeys following intravitreal administration. *Toxicologic Pathology, 27,* 536–544.

Ng, E. W., Shima, D. T., Calias, P., Cunningham, E. T., Jr., Guyer, D. R., & Adamis, A. P. (2006). Pegaptanib, a targeted anti-VEGF aptamer for ocular vascular disease. *Nature Reviews. Drug Discovery, 5,* 123–132.

Presta, L. G., Chen, H., O'Connor, S. J., Chisholm, V., Meng, Y. G., Krummen, L., et al. (1997). Humanization of an anti-vascular endothelial growth factor monoclonal antibody for the therapy of solid tumors and other disorders. *Cancer Research, 57,* 4593–4599.

Regillo, C. D., Brown, D. M., Abraham, P., Yue, H., Ianchulev, T., Schneider, S., et al. (2008). Randomized, double-masked, sham-controlled trial of ranibizumab for neovascular age-related macular degeneration: PIER study year 1. *American Journal of Ophthalmology, 145,* 239–248.

Rosenfeld, P. J., Brown, D. M., Heier, J. S., Boyer, D. S., Kaiser, P. K., Chung, C. Y., et al. (2006). Ranibizumab for neovascular age-related macular degeneration. *New England Journal of Medicine, 355,* 1419–1431. doi:10.1056/NEJMoa054481.

Rosenfeld, P. J., Fung, A. E., & Puliafito, C. A. (2005a). Optical coherence tomography findings after an intravitreal injection of bevacizumab (Avastin) for macular edema from central retinal vein occlusion. *Ophthalmic Surgery, Lasers & Imaging, 36,* 336–339.

Rosenfeld, P. J., Schwartz, S. D., Blumenkranz, M. S., Miller, J. W., Haller, J. A., Reimann, J. D., et al. (2005b). Maximum tolerated dose of a humanized anti-vascular endothelial growth factor antibody fragment for treating neovascular age-related macular degeneration. *Ophthalmology, 112,* 1048–1053. doi:10.1016/j.optha.2005.01.043.

Rouvas, A., Liarakos, V. S., Theodossiadis, P., Papathanassiou, M., Petrou, P., Ladas, I., et al. (2009). The effect of intravitreal ranibizumab on the fellow untreated eye with subfoveal scarring due to exudative age-related macular degeneration. *Ophthalmologica, 223,* 383–389. doi:10.1159/000228590.

Ryhanen, T., Hyttinen, J. M., Kopitz, J., Rilla, K., Kuusisto, E., Mannermaa, E., et al. (2009). Crosstalk between Hsp70 molecular chaperone, lysosomes and proteasomes in autophagy-mediated proteolysis in human retinal pigment epithelial cells. *Journal of Cellular and Molecular Medicine, 13*(9B), 3616–3631. doi:10.1111/j.1582-4934.2008.00577.x.

Schmid-Kubista, K. E., Krebs, I., Gruenberger, B., Zeiler, F., Schueller, J., & Binder, S. (2009). Systemic bevacizumab (Avastin) therapy for exudative neovascular age-related macular degeneration. The BEAT-AMD-Study. *British Journal of Ophthalmology, 93,* 914–919.

Schmidt-Erfurth, U. M., Heier, J. S., Anderesi, M., Vitti, R., Sandbrink, R., Norenberg, C., et al. (2011). *VEGF Trap-Eye vs. Ranibizumab in Wet AMD: Integrated Analysis of the VIEW 1 and VIEW 2 Studies.* Paper presented at the American Academy of Ophthalmology Annual Meeting 2011.

Scott, A. W., & Bressler, S. B. (2010). Retinal angiomatous proliferation or retinal anastomosis to the lesion. *Eye (London), 24,* 491–496.

Sears, J., Bena, J., & Singh, A. D. (2011). CATT: Into the eye of a tiger. *British Journal of Ophthalmology, 95,* 761.

Shahar, J., Avery, R. L., Heilweil, G., Barak, A., Zemel, E., Lewis, G. P., et al. (2006). Electrophysiologic and retinal penetration studies following intravitreal injection of bevacizumab (Avastin). *Retina (Philadelphia, Pa.), 26,* 262–269. doi:10.1097/00006982-200603000-00002.

Spaide, R. F. (2009). Enhanced depth imaging optical coherence tomography of retinal pigment epithelial detachment in age-related macular degeneration. *American Journal of Ophthalmology, 147,* 644–652.

Telander, D. G. (2011). Inflammation and age-related macular degeneration (AMD). *Seminars in Ophthalmology, 26,* 192–197.

Treatment of age-related macular degeneration with photodynamic therapy (TAP) Study Group. (1999). Photodynamic therapy of subfoveal choroidal neovascularization in age-related macular degeneration with verteporfin: One-year results of 2 randomized clinical trials—TAP report. *Archives of Ophthalmology, 117,* 1329–1345.

Tufail, A., Patel, P. J., Egan, C., Hykin, P., da Cruz, L., Gregor, Z., et al. (2010). Bevacizumab for neovascular age related macular degeneration (ABC Trial): Multicentre randomised double masked study. *BMJ (Clinical Research Ed.), 340,* c2459. doi:10.1136/bmj.c2459.

Verteporfin in Photodynamic Therapy Study Group. (2001). Verteporfin therapy of subfoveal choroidal neovascularization in age-related macular degeneration: Two-year results of a randomized clinical trial including lesions with occult with no classic choroidal neovascularization—Verteporfin in photodynamic therapy report 2. *American Journal of Ophthalmology, 131,* 541–560.

Wang, A. L., Lukas, T. J., Yuan, M., Du, N., Tso, M. O., & Neufeld, A. H. (2009). Autophagy and exosomes in the aged retinal pigment epithelium: Possible relevance to drusen formation and age-related macular degeneration. *PLoS ONE, 4,* e4160. doi:10.1371/journal.pone.0004160.

Yannuzzi, L. A., Freund, K. B., & Takahashi, B. S. (2008). Review of retinal angiomatous proliferation or type 3 neovascularization. *Retina, 28,* 375–384.

Yoon, Y. H., Kim, J. G., Chung, H., & Lee, S. Y. (2009). Rapid progression of subclinical age-related macular degeneration in the untreated fellow eye after intravitreal bevacizumab. *Acta Ophthalmologica, 87,* 685–687.

第 106 章　外层视网膜健康和疾病中的 Bruch 膜

Christine A. Curcio

Bruch 膜（BrM）由 Karl Bruch 在 1854 年首次描述，它由 5 层薄的（2~4μm）细胞外基质组成，位于新陈代谢活跃的视网膜色素上皮细胞（RPE）（Strauss，2005）和突出的血管床脉络膜之间。BrM 有两个主要功能：一是作为 RPE 的支撑元件/附着位点，二是作为血管壁。营养物和代谢物从 RPE 穿过 BrM 不受阻碍，BrM 作为一个半渗透的过滤屏障，对正常视力至关重要。由于 BrM 和年龄有关的黄斑变性（AMD）和其他视网膜脉络膜疾病相关，因此 BrM 有着重要的临床意义。AMD 在快速增长的老年人群中非常普遍。AMD 主要的细胞外基质病变，脉络膜小疣和基底线沉积（BlinD），形成了 BrM 内表面外部的血-视网膜屏障，随着基底线性沉积，细胞外基质会通过高压的 RPE 分泌。光学相干断层成像使得在门诊和实验室中对脉络膜的日常观察变得容易（Margolis & Spaide，2009）。在适合的背景下，BrM 将因此变得越来越被了解。

读者可以直接阅读作者及其同事发表的很多覆盖本章大多数主题的全面（Curcio & Johnson，2012；Curcio et al.，2009）简洁（Curcio et al.，2011）的总结，其中都附有完整的参考文献。本章只提供以前文章中没有引用的参考文献。提供有关 BrM 的早期历史，有独特 BrM 病理学的遗传疾病，和详细的定量传输特性推导等额外信息（Curcio & Johnson，2012）。

感光细胞及其支撑系统：神经血管单元

感光细胞、RPE 和 BrM—脉络膜一起可以看作一个神经血管单元，这个概念最先被用于大脑（Chen et al.，2011）。一个神经血管单元由微血管、神经元、神经胶质细胞、周皮细胞和细胞外基质构成。血管异常伴有神经细胞或胶质细胞损伤，反之亦然。

感光细胞依赖于 RPE 和脉络膜的支持。RPE 在极化的上皮细胞中是独一无二的，它的顶上与感觉神经视网膜表面相对，形成血-视网膜屏障，它还通过其基底表面的脉络面临体循环。这种单层负责对感光细胞和血管健康所必需的不同功能，包括维持外部的血-视网膜屏障，控制代谢交换，日常的吞噬作用和外节感光细胞的循环利用，维生素 A 的代谢，细胞因子-

介导免疫保护的协调，脉络膜血管层的维护和毛细血管床的密度。脉络膜在脉管系统中是独特的。脉络膜与虹膜和睫状体一起形成眼睛的葡萄膜（色素膜），它是一层连续的血管，结缔组织和黑色素细胞。眼动脉分支透过视神经的巩膜并分叉形成脉络膜。脉络膜厚达 300μm，在每单位的组织内脉络膜有身体内最高的血流灌注，灵长类动物的黄斑内血液流速比外周高出 7 倍（Alm & Bill，1973）。脉络膜对感光细胞的新陈代谢非常重要，它在暗适应时会消耗掉 90% 的氧气，而在亮适应时会消耗掉所有氧气。脉络膜毛细血管内皮细胞的明显的结构特点是对大分子有通透性的窗孔。

年轻成年人眼睛里 Bruch 膜的结构

Hogan 对 BrM 的五层命名法被广泛应用（分层情况如图 106.1；分子成分如表 106.1）。BrM 受脉络膜毛细血管内皮细胞限制，BrM 的功能是在外层视网膜神经血管单元中作为一种独特的内皮下空间。所有血管壁都有内皮细胞衬层和相关的基膜。虽然与脉络膜毛细血管毗邻，但是 BrM 包含内胶原层（ICL）和外胶原层（OCL），因此比毛细血管壁厚。大动脉最内层的壁，即内膜层，由网状盘（内部弹性核纤层）里的一个弹性纤维网络支撑。因此 BrM 结构类似于血管内膜，并且 EL 对应于内部弹性核纤层。BrM 与内膜有共同的组成特征，包括皮下空间里典型的细胞外基质成分（Ⅰ型、Ⅲ型、Ⅳ型、Ⅵ型胶原蛋白、弹性蛋白、原纤蛋白、纤连蛋白和糖胺聚糖类[GAGs]）（Raghow，Seyer，& Kang，2006）。BrM 的近腔面与其他血管壁的不同之处在于，它紧靠上皮组织的基底层，即 RPE。

类似于其他的基膜，RPE 基膜（RPE-BL）是一个厚为约 0.15μm 的细纤维网状组织，它也类似于其他的基膜并且类似于脉络膜血管层内皮细胞内除胶原蛋白Ⅵ外的基膜。RPE-BL 包含胶原蛋白 Ivα3-5，它类似于肾脏肾小球的胶原，是另一种具有专门的过滤和运输功能的器官。RPE 会合成特殊的层连蛋白，这种蛋白通过和整合素的相互作用来将 BrM 优先黏附到 RPE。

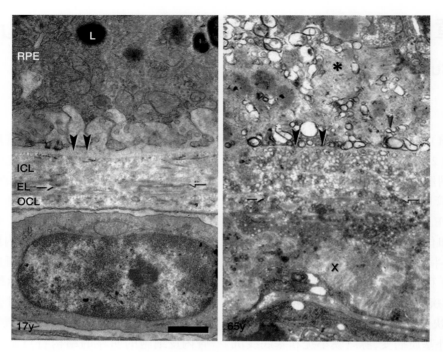

图 106.1 年轻人和成年人的 Bruch 膜结构。箭头表示视网膜色素上皮细胞（RPE）基膜。ICL，内胶原层；EL，弹性层（黄色箭头之间）；OCL，外胶原层；L，脂褐素。脂蛋白内皮的基膜在这个样本中不清晰。17 岁的样本：没有电子致密的非结晶碎片和脂蛋白。白细胞在脉络膜血管层内腔中。比例尺：1μm。65 岁样本：电子致密的非结晶碎片和脂蛋白丰富。膜脂的碎片，也称为脂蛋白衍生的碎片（红箭头），在基底表面沉积有电子致密外观（BlamD，*）。X、OCL 中的Ⅵ型胶原蛋白，更常见于 BlamD 中。

表 106.1　Bruch 膜结构和分子成分

层（常见的缩写）	成分；年龄变化
基底流层沉积（BlamD）	+纤连蛋白，层粘连蛋白，Ⅳ α4-5，Ⅵ，内皮抑素，EFEMP1
RPE-基膜（RPE-BL）	Ⅳ α1-5，Ⅴ，层粘连蛋白 1、5、10 和 11，巢蛋白-1，硫酸乙酰肝素，硫酸软骨素
脂质壁/基底线沉积（BlinD）	+脂蛋白、载脂蛋白 E、载脂蛋白 B
内胶原层	Ⅰ、Ⅲ、Ⅴ、纤连蛋白、硫酸软骨素、硫酸皮肤素、脂蛋白↑、载脂蛋白 E、血红素、凝聚素、玻连蛋白
弹性层	弹性蛋白↑、磷酸钙↑
外胶原层（OCL）	Ⅰ、Ⅲ、Ⅴ、排骨蛋白-5、纤连蛋白、硫酸软骨素、硫酸皮肤素、载脂蛋白 E、凝聚素、补体因子 H
ChC-基膜	Ⅳ α1,2，Ⅴ、Ⅵ、层粘连蛋白、硫酸乙酰肝素、硫酸软骨素、内皮抑素
Bruch 的所有方面或层没有具体说明	Ⅰ↑、胶原蛋白溶解性↓、基底膜聚糖、原纤蛋白、MMP-2↑、MMP-9↑、TIMP-2；TIMP-3↑、戊糖素↑、CML↑、GA-AGE↑、RGR-d、载脂蛋白 B、已氧化的载脂蛋白 B-100、7-KCh、MDA、LHP、HHE↑、DHP-lys↑、C3d↑、C5b-9↑、正五聚蛋白-3↑、内皮抑素↓、血小板反应蛋白-1、锌

注：表里显示了已明确定位的成分。完整的参考详见 Curcio 和 Johnson（2012）。大多数测定是在黄斑中进行的。展示生物组织化学/免疫组织化学验证和通过光学显微镜技术的结构性超微结构验证的研究获得了更大的重视。箭头表示已知的随着年龄变化成分的变化方向。随着年龄新增的用一个加号（+）表示。纯文本表示没有改变或者没有检测。MDA，丙二醛；7-KCh，7 酮基-胆固醇；CML，羧甲基-懒氨酸；DHP-Lys，DHP-懒氨酸；GA-AGE，乙醇醛衍生晚期糖基化终末产物；HHE，4-羟基壬烯醛。

ICL 厚达约 1.4μm，包含由交叉胶原蛋白Ⅰ、Ⅲ和Ⅴ组成的直径为 70nm 的多层纤维，其平行于 BrM 平面。胶原蛋白网格与有相互作用的分子有关，特别是带负电的蛋白聚糖、硫酸软骨素和硫酸皮肤素。

弹性层（EL）由线状弹性蛋白纤维堆叠而成，它们在原纤维间约 1μm 的空间相互交叉形成一个 0.8μm 厚的薄片。这个薄片从视神经的边缘延伸到睫状体平面。EL 赋予 BrM 其生物力学特性，即动脉血流期间的血管顺应性和抗血管生成的屏障功能。

OCL 在分子水平类似于 ICL，并且平行于脉络膜毛细血管层的胶原纤维额外形成了明显的束。这种层的特征在被称为毛细管支柱的单个毛细血管腔内周期性的向外扩展并且在脉络膜基质间形成一个模糊的边界。在支柱之间，OCL 厚度范围为 1～5μm。

由于被毛细血管间的支柱隔断，0.07μm 厚的脉络膜毛细血管层基膜（ChC-BL）相对 BrM 是不连续的。它相对由脉络膜毛细血管腔定义的空间复杂网络则是连续的，因为基膜围绕于完整的内皮细胞周围。基膜可能抑制内皮细胞迁移到 BrM，因为基膜确实和视网膜毛细血管有关。

比较解剖学：其他物种的 Bruch 膜

Braekevelt 研究了 30 个物种 BrM 的超微结构，发现所有没有明毯的脊椎动物都具有五层膜结构，除了硬骨鱼（多骨鱼）纲之外（Braekevelt, Smith, & Smith, 1998），它们有一个三层的 BrM 但缺少一个 EL。在鸟类中，EL 被毛细血管层取代了。

Bruch 膜的发育

BrM 的双边特性源于胚胎学。在视杯内陷和折叠后，其内层形成神经视网膜，它的外层，RPE，连接着间质。在这个同位结构中，到 6～7 周的胎龄时，内 BrM 从外胚胎层形成，外 BrM 从中胚层形成，随后在 11～12 周时 EL 变得较为明显。到 13 周时，绒毛膜下的毛细血管内皮细胞出现明显的窗孔，说明转运功能在这个阶段形成。脉络膜的内皮细胞源于眼球间质。

胶原蛋白和弹性蛋白是通过侵入成纤维细胞和毗邻于脉络膜血管层内皮细胞系的丝状伪足形成的。这两个基膜由它们相关的细胞层产生。除了胶原 IV 亚基特异于专门的基膜外，RPE 以与感光细胞成熟相关的发育调控方式表达结构胶原蛋白 III 和管生成抑制胶原 XVIII 的基因。脉络膜的发育，及随之的 BrM，取决于分化的 RPE 和它诱导信号的产物，包括基本的成纤维细胞生长因子和血管内皮生长因子（VEGF）。

老化眼睛中的 Bruch 膜

衰老是诱发 AMD 的最大风险因素。疾病进展诱发因素的识别是当务之急。目前的观点认为 RPE 和 BrM 年龄一致，并且正常的 BrM 衰老会不知不觉地转移成 AMD 病理。早期电子显微镜专家描述老化 BrM 充满碎片，包括非结晶的电子致密材料、膜碎片、囊泡和钙化，它开始于早期成年期的黄斑 ICL 和 OCL，后来出现在赤道区域。识别 BrM 的物质材质已经成为理解早期的患病涉及通路的有效方法。BrM 中脂质的大量累积会持续一生，但是在老化中首先被发现的，是 AMD 特征性高脂损伤（玻璃膜疣）的前兆，对眼内运输、RPE 生理功能、外层视网膜的感光和感光细胞健康的维持都有影响。

脂质积累：Bruch 膜脂蛋白

对老年人充液性 RPE 脱落的临床观察引发 Bird 和 Marshall 假设 BrM 中一个亲脂性的屏障阻碍了正常的向外的流体从 RPE 流出。这个假设促使 Pauleik-hoff 等进行开创性组织化学研究，研究表明和其他染色剂不同，油红 O-粘连剂（EC，酯化胆固醇；TG，甘油三酯；FA，脂肪酸）专门定位在 BrM 上，应将关注焦点放在这种物质。这种脂质在 30 岁以下没有，在 31～60 岁间多变的存在，61 以上则会大量存在。通过组织化学和物理化学的研究表明，EC 是油红的 O-粘连剂的主要成分（图 106.2A～C）。通过对酶解组织的菲律平组织化学表明 EC 存在于黄斑 BrM 中，从成年早期的零水平呈线性增长，直到老龄化后达到很高，且多变的水平。EC 达到～1/7 黄斑水平时可在外周中被检测到并会随年龄显著增加。热台偏光显微镜研究表明，当用偏振滤光镜检查时，BrM EC 呈现液晶状态。几乎没有发现表示中性脂质 TG 的双折射晶体。

纤维化脂质，动脉硬化的前身

关于纤维脂质的一种理解是一种胆固醇在细胞外基质沉积的系统过程，这个过程是产生 BrM 脂质沉积所必需的。胆固醇对于膜至关重要，它具有两种化学形式，未酯化的（或者游离的，UC）和酯化的脂肪酸（EC）。胆固醇的三种物理形式（油滴、薄膜和晶体）有不同的 UC、EC 和磷脂比例。在正常人的结缔组织包括巩膜、角膜（弧状云）、肌腱和大动脉血管的内膜中，脂质结合组织化学染色油红 O 随着年龄增加。尽管纤维化脂质是一个正常的年龄变化，但是在这些位置过多的脂质沉积是病态的（角膜-脂质角膜病；肌腱-黄色瘤；内膜-动脉硬化）。由小的（60～200nm）细胞外基质液滴构成的油红 O-阳性物，在 EC 中的浓度要高于其在 UC 的浓度（69% EC、22% UC 和 9% 磷脂），这与弹性蛋白和胶原纤维紧密相关。巩膜、角膜和内膜中的 EC 来源于肝源性的低密度脂蛋白（LDLs），该脂蛋白从血浆渗入结缔组织，失去他们的载脂蛋白和并且发生融合。LDL 衍生的胆固醇以动脉硬化富脂核的早期形式出现。胆固醇超微结构、组织化学的直

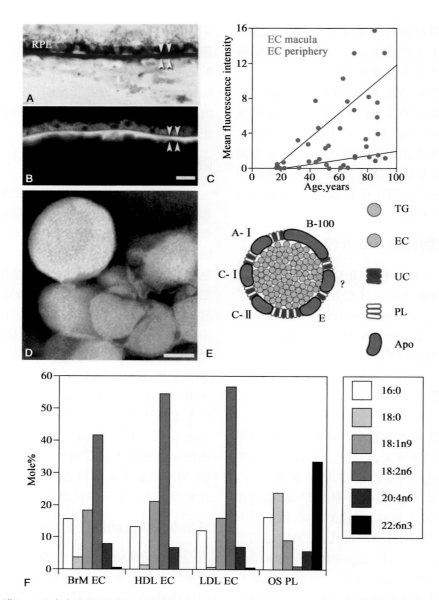

图106.2 在Bruch膜(BrM)中富含胆固醇的脂蛋白随着年龄的增长积累。(A)一例老年供体眼睛内,油红O染色BrM和视网膜色素上皮(RPE)脂褐质。RPE在顶部,脉络在底部。BrM用箭头标出。比例尺:20μm。(B)菲律平用于染色酯化胆固醇(EC)的BrM染色。RPE脂褐质是自发荧光的。(C)在正常的眼睛里,随着年龄的增长,菲律平荧光由于EC的增加而显著的增加,且黄斑处比外围更多(Curcio et al.,2001)。(D)分离的脂蛋白体积较大并且呈球状;负染色电子显微镜。比例尺:50nm。(E)从直接测定的脉络膜小疣成分和RPE的基因表达推断Bruch膜的脂蛋白成分。TG,甘油三酯;EC,酯化胆固醇;UC,未酯化的胆固醇;PL,磷脂;Apo,载脂蛋白;未知的额外的载脂蛋白。(F)BrM/EC中的脂肪酸富含亚油酸酯,如血浆脂蛋白HDL(高密度脂蛋白)和LDL(低密度脂蛋白),而其中的二十二碳六烯酸比较贫乏,这和感光细胞磷脂质(OS PL)不一样。16:0,胆固醇软脂酸;18:0,胆固醇硬脂酸;18:1n9,油酸胆固醇酯;18:2n6,胆固醇亚油酸;20:4n6,胆固醇花生四烯酸;22:6n3,胆固醇酸。(图F最初由Curcio等人于2010年发表,版权属于美国生物化学和分子生物学学会。)

接测定以及被酯化为胆固醇的脂肪酸的概况分析证明最早出现的内膜脂质来自血浆,是纤维化脂质的扩展,而不是来自垂死的泡沫细胞(胆固醇-充盈的巨噬细胞)。这项工作为冠状动脉疾病的血浆降脂疗法(也就是降低胆固醇药物)提供了关键证据。根据这项研究的内容进一步提出的问题是,是否油红O-阳性物在人类的BrM中随年龄增加并富含EC离子,BrM中的脂质沉积是否是全身性纤维化脂质的一种眼部表现或是眼睛独有的现象。值得注意的是,这看起来是眼睛中特有的包括在不寻常的血管壁眼内产生的沉积,BrM,同时和其他的组织共享相同的分子机制。

结合现有的组织化学、超微结构、生化、基因表达和细胞生物学证据表明,富含EC物在BrM中随着年龄积累,它是一种由RPE产生的包含载脂蛋白B的脂蛋白。众多小的(<100nm)、圆的低电子密度的囊泡,这表明正如过去数十年里通过电子显微镜学家所述

水的内部实际上是固体,当使用脂质保留制备技术(图106.3)结合提取研究观察时发现脂质包含微粒。这些方法包括锇鞣酸苯二胺的后固定,其中最引人注意的是,急速冷冻/深度浸蚀,一种结合浸蚀步骤去除冷冻水的冻结断裂方法。固体颗粒现在被认为是脂蛋白,显示出它具有的表面-核心外观,大小从60到100nm不等。

脂蛋白颗粒首先出现在早期成年人的EL纤维中,向内延伸最终在70岁前填充满大部分ICL。最致命的是,一种新层,脂质壁,进而形成固体颗粒堆叠3~4倍深,从而在大多数老人的眼睛里占据RPE基膜和OCL之间空间的近100%。脂质壁取代固定RPE基膜(如图106.3)的ICL胶原原纤维,并为BlinD奠定基础,BlinD是一种特定的AMD病变(见下文)。需要进一步指出的是,被膜包被的膜结合体,在老化BrM表面,有破碎的膜和已分配的内容物的匀浆中它是脂蛋白颗粒的包装囊。

脂蛋白成分可以提供它成分来源的线索。分离的BrM脂蛋白(图106.2D~F)富含EC但TG贫乏(EC/总胆固醇=0.56;EC/TG=4~11)。相比之下,具有极低密度类似直径的肝脂蛋白(VLDL)富含TG。丰富的EC指向中性脂直接由细胞释放这个唯一的机制,这是一种包含载脂蛋白B的脂蛋白,类似肝的VLDL或者肠的脂蛋白。值得注意的是,RPE表达载脂蛋白B基因和蛋白,以及载脂蛋白B的酯化和分泌所必需的甘油三酯转运蛋白(MTP)。缺乏功能性MTP是abeta脂蛋白血症的基础,这是一种罕见的色素视网膜疾病综合征,表明脂蛋白组装对视网膜健康至关重要。天然的RPE中载脂蛋白B和MTP的结合表明这些细胞是作为基本的脂蛋白分泌腺。全长的载脂蛋白B可由人类和大鼠的RPE细胞分泌。与RPE源一致,BrM粒子最初出现在EL并向RPE

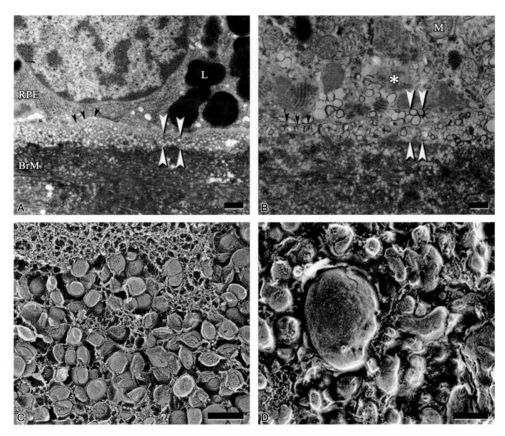

图106.3 脂质壁是基线沉积(BlinD)的一个前兆,BlinD是AMD的一个特定病变。(A、B)薄片透射电子显微镜显示脂蛋白如同囊泡;锇酸后固定、垂直面,比例尺:1μm。(C、D)快速冻结深度浸蚀显示修饰的脂蛋白是固体颗粒;斜切面,比例尺:200nm。(A)脂蛋白(同一直径的球面囊泡)在视网膜色素上皮细胞基膜(RPE-BL)(黑色箭头)和内部胶原层之间(脂质壁,白色箭头)积累3~4个深处。L,脂褐质。(B)BlinD(白色箭头)作为膜结合的囊泡跟在A中脂质壁的平面出现在同一平面。囊泡边界的高电子密度与增加的UC含量有关。黑色箭头为RPE-BL。M,线粒体。*,基部沉积。(C)脂质壁中紧密堆积的Bruch膜(BrM)脂蛋白显示了脂蛋白的典型核心和表面(Huang et al.,2007)。(D)在一个患有地图样萎缩的78岁供体BlinD中,脂蛋白有更异质性的尺寸和形状。合并的脂质也比较明显,这与表面降解和颗粒融合的模型一致(来自Curcio et al.,2011的授权。)

填充。

BrM 脂蛋白起源于眼内的间接证据也在流行病学中出现。如果 BrM 和 AMD 相关病变中的 EC 沉积是全身性纤维性脂质和动脉粥样硬化的表现,那么就如冠状动脉疾病记载的那样疾病状态和血浆脂蛋白水平间会有一个强的正相关可能是可预期的。但是这样的情况的并没有出现(Smith et al.,2001)。

识别 BrM 脂蛋白成分的上游来源对理解这个通路的生物学目的和最后的临床开发前景非常重要。使用来自 BrM 和 BrM-脉络膜 EC 中分离的脂蛋白研究发现所有的脂类都含有一个亚油酸酯的高摩尔百分比(>40%)和低百分比的二十二碳六烯酸(<1%)(图 106.2F)。这个组分强烈地反映出远离感光细胞的外节(在膜磷脂中有 35% 二十二碳六烯酸)是一个上游的来源,正如假设的一样,它指向血浆脂蛋白(在所有的脂质类中有 45%~55% 亚油酸)。这些数据已被解释为血浆脂蛋白是 RPE 源的载脂蛋白 B

脂蛋白的主要上游贡献者。相比之下,BrM 脂蛋白中的脂肪酸 UC 和酯化了的胆固醇的来源仍然未知,它可能来自外节,血浆脂蛋白,内源性合成或者两者的组合。

脂蛋白因此可能从几个来源组成,包括外段,感光细胞营养供应系统长存物和内源性合成。根据这个模型(图 106.4),血浆脂蛋白是通过 RPE 将亲脂性的营养素(类胡萝卜、维生素 E 和胆固醇)传递到感光细胞的载体,它具有功能性 LDL 和高密度脂蛋白(HDL)受体。感光细胞营养素被 RPE 从脂蛋白中剥离,就像路边的资源回收站,剩余物被包装分泌进含载脂蛋白 B 的 BrM 中。在那里,它们累积变成有毒物质引发 AMD 炎症。研究表明,AMD 和血浆部分 HDL 代谢基因的联系,但对血浆 HDL 本身没有持续性的影响,这可能揭示了眼内上游通路的活性(Curcio,2011;Ebrahimi & Handa,2011;Rodriguez & Larrayoz,2010)。

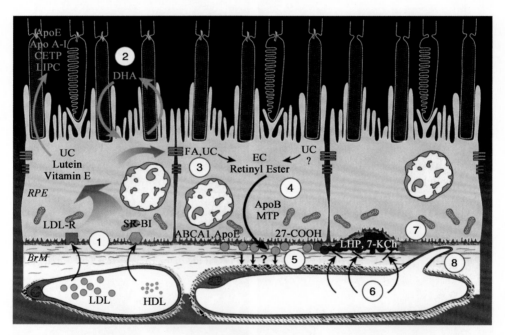

图 106.4 老年性黄斑变性病理学的 Bruch 膜(BrM)脂蛋白。从上到下,描述了感光细胞外段,视网膜色素上皮层(RPE),BrM 和脉络膜毛细血管层。RPE 细胞包含细胞核和线粒体(红色)。为保持清晰,图中忽略了脂褐质。(1)传递亲脂性营养素的血浆 LDL(低密度脂蛋白)和 HDL(高密度脂蛋白)在 LDL 处和底外侧的 RPE 的 SR-BI 受体上被吸收了。(2)常与血浆 HDL 新陈代谢相关的经典蛋白质可能是在视网膜下腔产生的,并且可能涉及神经感觉视网膜 UC 的快速周转。DHA 在 RPE 和视网膜间循环。(3)一个基底外侧分泌的载脂蛋白 B 脂蛋白组装中多个来源组装而成,包括血浆蛋白的吸收,内生脂质的合成,和/或感光细胞降解的产物。脂肪酸,尤其是亚油酸酯(18:2n6),很大程度上来自血浆蛋白。至今不确定来源的 UC 再酯化。(4)RPE 同时表达载脂蛋白 B 和微粒体甘油三酯转运蛋白(MTP)并将富含酯化胆固醇(EC)的颗粒分泌到 BrM(金色圆圈)中,并保留在那里并最终通过脉络膜毛细血管内皮清除。(5)脂蛋白颗粒由于未知原因而在成年期开始积累,在 RPE 基膜外(脂质壁)形成了一个 3~4 层深。针对 UC 的其他的流出通路包括载脂蛋白 E,ABCA1 中介转运到循环的 HDL,载脂蛋白 E 分泌,以及酶促转化氧固醇(27-COOH)。(6)随着时间的推移,会出现促炎/有毒物质如氢过氧化亚油酸酯和 7-酮胆固醇。颗粒可以融合形成脂蛋白衍生的碎片,这是 BlinD 和软脉络膜小疣的主要成分。必要混合物从血浆中的迁移是被阻碍的(空心箭头)。(7)在内部 BrM 引起的炎症。(8)脉络膜新生血管(Ⅰ型)形成。(来自 Curcio et al.,2011 的授权。)

其他衰老变化

BrM 在整个成年期（20~100 岁的年龄）在黄斑下变厚至 2~3 倍。在老年个体间，BrM 的厚度增加变化很大。近赤道的 BrM 变化较少，而 BrM 附近的锯齿缘变厚是双倍的。一项大型超微结构表明老龄化增加 EL 的厚度和稳定的 EL 完整性。RPE-BL 和 ChC-BL 厚度也随着年龄稳定增长。

细胞外基质分子和它们的调质的不平衡调节被认为是导致 ICL 和 OCL 增厚的原因。糖结合物、GAGs、胶原蛋白和弹性蛋白对组织化学反应性的增加，在黄斑中相对于赤道和锯齿缘附近是可见的。胶原蛋白的溶解度随年龄增长而下降。金属蛋白酶 MMP-2 和 MMP-3 随着年龄的增长而增加；作为一种有效的金属蛋白酶组织抑制剂，TIMP-3 在 30 岁时会在多个系统达到成年人水平，这标志着器官发育的结束。TIMP-3 减少或缺失体内通过体内金属蛋白酶的调控和直接结合促血管生成的 VEGF（Ebrahem et al., 2011）促进血管生成。BrM 厚度可通过膳食锌调节，因为锌是老龄化眼疾病研究（2001）给予 AMD 患者的抗氧化处方和补充因素 H（CFH）辅因子的一部分。后者是先天免疫系统里的一个液相调节器，通过遗传学和免疫组织学发现与 AMD 发病机制密切相关。

分子水平上，衰老的 BrM 包含许多生物活性的证据，包括脂蛋白积累，细胞外基质重塑，氧化损伤和炎症，这些均符合其作为一个多功能皮下空间的作用。诸如胶原蛋白的长寿蛋白通过非酶的美拉德自由基反应在活体内被修饰来产生高级糖基化终末产物（AGEs）和衍生反应羰基类如丙二醛（MDA），4-羟基醛的脂类，这些统称为老龄化脂质过氧化终末产物（ALEs）。AGEs 和 ALEs 的积累，这些糖尿病和动脉硬化的特点也会出现在老化的 BrM 中（表 106.1）。MDA 结合 CFH，表明其在隔离该蛋白质的氧化脂质中起作用。迄今为止，免疫反应性但不是 MDA 的拉曼光谱信号已经在人类的 BrM 中被发现（Beattie et al., 2010；weismann et al., 2011）。常见的 BrM 年龄变化是钙化和随之而来的脆性，其中包括各个弹性蛋白纤维上电子密度微粒磷酸钙的沉积。先前，已有人假设脂质沉积可能先于 BrM 嗜酸性和钙化 EL 的碎片出现，也许是因为类似的事件发生在富含脂质的动脉硬化斑块（Duer et al., 2008）。衰老的 BrM 中含有其他明显的组分包括补体成分 C3d, C5b-9 和正五聚蛋白-3，一种急性期应答 C 反应蛋白的同系物。重要的是，CFH 尤其沿着特别的 OCL 毛细血管间的柱子定位。

区域差异

BrM 的结构和年龄变化在视网膜的各区域有着很大不同。相对于外周，黄斑的 BrM 有更多的碎片沉积，OCL 更厚，更多富含胆固醇的脂蛋白积累以及对 AMD 的视力威胁病变具有更多偏好。在所有年龄段的正常眼睛中，EL 有显著的区域差异。黄斑 EL 更薄（134nm），只是外周的三分之一（392nm），其覆盖的 BrM 表面也少于外周（37% vs 92.3%）。黄斑超过外周 7 倍的巨大血流量（Alm % Bill, 1973）是一个巨大的效应，但它的外层视网膜代谢基础还不是很清楚。这种梯度超过感光细胞/mm²（对于视杆细胞，黄斑/颞赤边缘率 = 2.7，对于视锥细胞为 1.9；curcio et al., 1990）和视网膜厚度（对于整个视网膜，黄斑/外周 = 2.6，外视网膜 2.3；未发表的数据）。解释外视网膜神经血管单元的拓扑差异可能会对 AMD 黄斑先兆及对正常眼生理机能机制提供重要理解。

Bruch 膜的功能

Bruch 膜的结构作用

作为血管壁，BrM 的主要功能是其结构性，这需要弹性。环绕超过眼睛的一半，当眼压波动时，BrM 与角膜巩膜包膜一起伸展，伸展以适应脉络膜的血容量，还会加入脉络膜以在适应过程中可拉伸晶状体。人类 BrM 脉络膜的弹性系数估计是 7~19MPa。成年早期之后，该参数以每年约 1% 的速度增加（表面变硬），但需要指出的是在少数 AMD 眼睛里并没有发现进一步的差异。BrM—脉络膜的系数类似于巩膜，与承重作用一致。

Bruch 膜的转运作用

第二个重要的功能是转运。BrM 的内腔侧面向一个有孔的内皮细胞和基膜，使其在结构上类似于肾小球。RPE 和肾小球基底含有类似的特殊胶原蛋白，为视网膜和肾脏疾病之间的共性也为流体和大分子在肾小球和 BrM 中的转运提供了基础。BrM 服务的转运过程众多。氧、电解质、营养、细胞因子、信号因子和 RPE 的血浆脂蛋白载运的维生素和感光细胞从脉络毛细血管层通过 BrM。废物以相反的方向运回为了在循环中消除，包括 RPE 产生的脂蛋白和通过 RPE 从视网膜下腔抽出的水。

Bruch 膜的渗透系数 GAGs 都集中在感光细胞

基质和角膜脂质间,这些高带电的大分子对视力保持几何保真度(对角膜透明度的胶原蛋白间距,对视觉采样的间隔)很重要。GAGs 产生了明显的膨胀压力,如果没有一种机制来保持组织相对脱水和透明,GAGs 会吸收液体,膨胀,破坏组织几何特性并降低视觉功能。通过不断地抽出液体,角膜内皮可防止肿胀,RPE 也是如此,RPE 损伤会导致视网膜脱落。用于克服 RPE,BrM 和毛细血管内皮的集体流动阻力的一个驱动力是流体压力和胶体渗透压的梯度(渗透压由血浆蛋白产生)。斯塔林氏定律体现了这种平衡,该定律描述了跨毛细血管壁的流体通量(q:单位面积上的流量;当流量超过血管时是正的)与驱动力之间的关系:

$$q = L_p^* (\Delta P - \sigma \Delta \Pi) \qquad (106.1)$$

L_p 是渗透系数,衡量液体流穿过血管壁的难易程度。如果血管表面积是 A,那么 $1/(L_p A)$ 是血管壁的流动阻力。ΔP 是血管内流体压力(P_{cc})和 RPE 基底内流体压力(P_{RPE})的差。$\Delta \Pi$ 是血管内(Πcc)和 RPE 基底内(Π_{RPE})胶体渗透压的差。σ 是一个反射系数,描绘血管壁拒绝分子通过 $\Delta \Pi$ 的程度,范围从 0(自由渗透)到 1(完全拒绝)。

将流体注入毛细血管,$\Delta P - \sigma \Delta \Pi$ 的大小在正常眼里估计约为-5.5mmHg。因为黄斑 BrM 的 L_p 在健康年轻人的脉络膜范围是 $(20 \sim 100) \times 10^{-10}$ m/(s·Pa),使用方程 106.1 可以得到,对于健康的 BrM,脉络膜毛细血管层可以做到吸附流量率在每单位面积是 500 ~ 2 500μL/hr/cm²。而 RPE 的抽运率大约为 q=11μL/hr/cm²,因此很显然,在正常人的眼睛里,这种液体很容易被吸附到毛细血管层中。

年龄相关的渗透压变化和疾病 Fisher 首次测量了人类 BrM 的 L_p 发现 L_p 随着年龄的增长显著下降。Marshall 和 Hussain 使用已移除 RPE 的 BrM-脉络膜重新检查了这些测量结果,基于激光烧蚀测量技术,他们发现流体阻力完全来自 BrM。他们还发现流量随驱动压力线性增加,表明 BrM 的 L_p 在压力<25mm Hg 时相对不敏感。重要的是,黄斑的 L_p 在整个生命中呈现出急剧的指数下降(图 106.5),从儿童期的 130×10m/s/Pa 下降到老年的 0.52 ×10⁻¹⁰m/s/Pa。随着年龄的增长黄斑的 L_p 比外周的 L_p 下降得更快。在正常眼中测量的 BrM L_p 最小值(0.5×10⁻¹⁰ m/s/Pa),刚好足以允许 RPE 吸收液体(方程 106.1)。

由于一些包括瘢痕在内的更高级病理学原因,在

分离的 AMD 黄斑中确定 BrM L_p 有些困难。在 AMD 眼睛的外周,BrM L_p 低于年龄匹配的正常眼(图 106.5)(Hussain,Starita,& Marshall,2004)。假设类似的流程发生在黄斑由于其深厚的脂质积累,那么在患病的眼睛里,RPE 必须生成更高的压力以驱动流体进入毛细血管,从而可能产生有害的后果。当压力高于某个阈值时,会导致 RPE-BL 从 ICL 中分离。和直接从脉络膜新生细胞膜渗透的血浆一起(Spaide,2009),这些未被吸收的流体会积累并导致 RPE 分离,会在 12%~20% 的 AMD 患者中看到这种情况(Pauleikhoff et al. ,2002)。

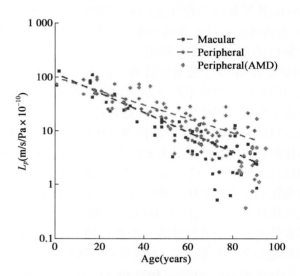

图 106.5　Bruch 膜的渗透系数随年龄的变化函数。虚线是来自黄斑和周围区域数据的指数函数。相对于正常眼 Bruch 膜外周最佳拟合数据来说,所有从老年性黄斑变性(AMD)得到的数据(仅周边区域)均具有更低的 L_p(Hussain,Starita,& Marshall,2004)。(来自 Curcio and Johnson,2012 授权。)

BrM 的 L_p 随年龄的急剧下降可以归因于与年龄相关的脂蛋白积聚。事实上,被困在细胞外基质中的脂质颗粒可以产生比基于粒子的大小和数量所预期更高的流动阻力。但是,Marshall 和 Hussain 观察到最显著的 L_p 下降发生在 40 岁前(图 106.6A),而整体的 BrM 脂质含量在 40 岁后增加。他们得出结论其他与年龄相关的现象可以对 L_p 的下降做出解释,并随后将研究集中于细胞外基质流通的调节。

通过研究年龄对流动阻率的影响,得到了一个不同的结论,L_p 的倒数和疏水障碍的流体阻塞参数相关。阻率从年轻人较低的值 R=10⁸Pa/m/s 增加到老年人的 10¹⁰Pa/m/s。BrM 阻率 R 和组织化学检测到 EC 和年龄具有非常好的拟合(图 106.6B)。这些强有力的证据表明,随着年龄变化,BrM 增加脂质含量和渐进的疏水性确实可以损害液体运输。激光切除研究

对 ICL 流动阻力定位的进一步研究支持这一结论,因为脂蛋白在 ICL 中明显积聚。此外,与脂质壁的存在一致,需要更多的激光脉冲来消除年老眼睛的流动阻力。因此,老龄眼睛中 BrM 的 L_p 降低和电阻率 R 增加与年龄相关的脂质(主要是 EC)积累密切相关。随着年龄的增长,黄斑 L_p 的降低比外周 L_p 更加明显,这与黄斑脂质含量更高相一致。

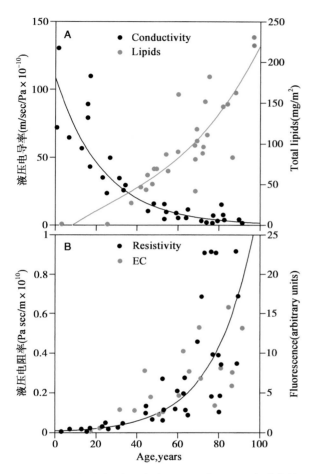

图 106.6 电导率、电阻率和 Bruch 膜(BrM)脂质含量的关系。(A)使用指数函数拟合人类黄斑 BrM-脉络膜的渗透系数与年龄和黄斑 BrM 总脂质积累量的关系(Marshall et al.,1998)。(B)相对人类黄斑 BrM 中酯化了的胆固醇积累(Curcio et al.,2001),人类黄斑 BrM-脉络膜的液压电阻率(R)是年龄的函数(Marshall et al.,1998)。图中的采用指数函数拟合数据,几乎彼此重叠(来自 Curcio 和 Johnson,2012 授权。)

Bruch 膜对溶质运输的渗透性 随着大量流体流动,用于运输溶质的 Bruch 膜,会通过被动扩散运输单个分子的物质穿过 BrM,包括溶解气体,营养,细胞因子和废物。流经 BrM 的流体太慢从而不会在生理条件下影响这个过程。

扩散遵循菲克定理,即单位面积上的扩散通量(j)与穿过此介质的扩散系数(D)以及不同介质间的浓度差(ΔC)成正比。而与扩散长度成反比:

$$j = D \Delta C / L \qquad (106.2)$$

组织对给定物质的渗透率定义为 $P = j / \Delta C$ 和 $P = D / L$ 。例如,BrM 对氧气的渗透率是 ~ 0.067 cm/s 。因为扩散沿着浓度梯度移动,一种物质(如氧气)可能向 RPE 扩散,而另一个物质(如二氧化碳)同时在另一个方向扩散。随着高扩散系数与细胞外基质小的相互作用,因此像氧气这样的会迅速扩散穿过 BrM。然而,大分子由于它们的尺寸,扩散系数小得多。通过细胞外基质与脂蛋白间的相互作用,扩散系数将进一步减小,进而阻碍大分子运输。

对所有已测量过的分子物质来说,通过人体 BrM 的传输速率都会随着年龄的增长线性下降,尽管确定不依赖于脉络膜的 BrM 的扩散系数很困难。对于年轻的 BrM,氨基酸表现出的渗透率为 0.6×10^{-4} cm/s(苯丙氨酸)到 1.2×10^{-4} cm/s(甘氨酸),随着衰老有近似 ≤2 倍的下降。血清蛋白特别是对于超过 100 kD 的蛋白质下降更为明显,从 1 到 90 岁下降了一个数量级(3.5×10^{-6} cm/s 到 0.2×10^{-6} cm/s)。黄斑 BrM 随着年龄的下降超过外周 BrM(Hussain et al.,2010)。

BrM 对物质的渗透率下降可能是由于扩散系数的降低,特别是受细胞外基质与脂蛋白相互作用影响的大分子物质。由于年老相关的 BrM 厚度增加而使路径长度增加可能也有一个显著影响(方程 106.2)。

因为 RPE 细胞会内化来自脉络膜的血浆 LDL,也因为脂蛋白在 BrM 中随着年龄增长,Cankova 等研究了牛的 BrM 对血浆 LDL 的反应系数(直径,22 nm;分子量,2.28×10^3 kD;Crouse et al.,1985)。他们测得的反应系数是 0.58,分别低于动脉内皮的 0.998 和内膜的 0.827,因此,虽然 LDL 不能自由的穿透 BrM,但它仍然可以通过。这项工作表明如果 BrM 对大分子运输存在重量限制的话,必须高于最初提出的 66~200 kD。

这些考量,不仅对理解脉络膜血管层与 RPE 间为外视网膜提供营养的传质有关,而且也对理解横穿巩膜药物传递策略包括对 AMD 的抗血管生成药剂和对糖尿病性的视网膜疾病给药的类固醇有关。亲脂性溶质的运输受 BrM-脉络膜影响,而亲水性溶质运输受 RPE 影响。

功能含义 BrM 的生理功能是起结构作用和促进运输。运输阻碍随着年龄增长越来越大,至少部分原因是明显与年龄相关组织中富含 EC 脂蛋白的积累,阻碍了从 RPE 中向外泵送液体。一些脉络膜中的物质运输减少≥90%,可能包括被脂蛋白投递的亲脂性成分,这对感光细胞产生功能性的影响。特性变化发生在个体有健康黄斑的整个生命期,表现为暗适应减缓,这归因于经 RPE-BrM 接口类维生素 A 迁移的受损。这种阻碍在 AMD 患者中更糟糕,短期大剂量服用维生素 A 可以一定程度改善这种情况,大概通过综合反应克服这种转运缺陷。另一个特征明确的年龄变化是正常人黄斑中央凹视杆细胞会出现 30% 的丢失。决定这种独特的模式是否反映了 BrM 运输的潜在贫乏很重要。

Bruch 膜的病理学

AMD 的特定病变

在老化和 AMD 中,细胞外的病变积累在 ICL 的前部,在 RPE 的子空间(图 106.7)。被熟知的玻璃膜疣和 BlinD,这些包含脂质的聚合物通过损害运输,最后影响 RPE 和感光细胞的健康,导致炎症,诱发脉络膜新生血管(CNV)。另一个病变主要存在于细胞外基质,基底层沉积物(BlamD),在 RPE 和 RPE-BL 间以片状或连续方式积累。对病变形态和成分的研究已经揭示了潜在的治疗干预点,并对以前未识别细胞和分子生理学方面的复杂性提供了理解,正是这些复杂性保证了最佳的感光细胞内稳态和优秀的视力。

玻璃膜疣和 BlinD 玻璃膜疣是 AMD 发展和动态病变的主要眼内危险因素,其成分表明疾病扰乱了主要通路。在眼底图,黄斑为 RPE 后的直径为 30 ~ 300μm 的黄色-白沉积物。通过光学相干断层成像,它们在同一个位置呈现出易变的低反射空间。在组织结构上,玻璃膜疣是处于 RPE-BL 和 ICL 间的半球形集中病灶,也就是说,与脂质壁和 BlinD 处在同一个子 RPE 组织间隔。在大多数老年人中发现,玻璃膜疣在大外周视网膜比在小黄斑中更多。玻璃膜疣根据他们边界的外观通常分为"硬"和"软"两种。软玻璃膜疣有导致更进一步疾病的高风险,并且重要的是仅在黄斑可见。还有其他少有的玻璃膜疣类型的存在并且可以利用眼底中不同的光吸收和反射能够通过高分辨率多模态临床成像来阐明特性(Guigui et al.,2011)。

BlinD 是一个薄层(0.4 ~ 2μm)和软玻璃膜疣位于同一个子 RPE 隔室,但临床上还不能被明显可视。在固体脂蛋白颗粒和脂质池里富含 BlinD(图 106.3)。BlinD 和软玻璃膜疣被认为是相同实体的变形形式(层和块)并且可能随时间的推移而相互交换。软玻

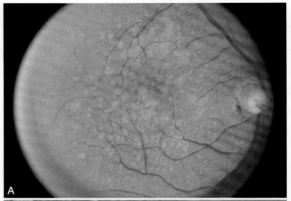

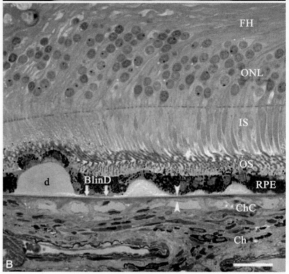

图 106.7 玻璃膜疣的临床表现和组织学视图。(A)患非新生性血管老年性黄斑病变(AMD)的患者的眼底。在 Bruch 膜(BrM)的前表面有无数的黄色斑点是玻璃膜疣。(B)不同病人黄斑的组织切片(厚 1μm,甲苯胺-O-蓝色),在垂直面上切。玻璃膜疣是视网膜色素上皮层细胞基膜(RPE-BL)和 BrM(箭头)间的碎片积累的沉积物。BlinD,基底沉积物,广泛分布于软脉络膜小疣("BrM 中的溢油");FH,亨利纤维;ONL,外核层(仅仅有视锥细胞);IS,内段;OS,外段;ChC,脉络膜血管层;Ch,脉络膜。比例尺:40μm。

璃膜疣是油性的,很难单独隔离,在生物力学上比硬玻璃膜疣更脆弱,目前认为这些归因于 BlinD 属性。载脂蛋白 E 和载脂蛋白 B 存在于 BlinD 和它的前体,即脂质壁中(表 106.1)。

早期检测是丰度的替代指标,所以 Wedl 在 1854 年指出玻璃膜疣看起来像脂质小球,是非常重要的。所有的玻璃膜疣都含有组织化学可检测的脂质。可抽出的脂肪占硬玻璃膜疣≥40% 的体积,使其在每一个晶簇中都是最大的单一成分。黄斑部软疣的脂质含量可能更高,软玻璃膜疣中包含很多富含 EC 的色淀,让人联想到动脉硬化斑块的核心。对载脂蛋白的免疫反应性经常出现在玻璃膜疣中(100%,载脂蛋白

E;>80% 载脂蛋白 B;60%，A-Ⅰ）。相较于很少含有载脂蛋白 C-Ⅰ的血浆，富含载脂蛋白 C-Ⅲ的血浆出现在更少的玻璃膜疣中，这表明存在一个血浆衍生载脂蛋白或眼内来源的特定的保留机制。重要的是，硬玻璃膜疣包含许多固态的，可提取的有相同直径的电子致密颗粒，像脂蛋白随年龄在 BrM 中积累。这些观察到的颗粒与膜碎片在软玻璃膜疣的出现（下面）使得

RPE 分泌的脂蛋白颗粒，对产生多样血脂和损伤隔室里的载脂蛋白是一个有效机制。

在一些玻璃膜疣中含有离散的非脂肪成分包括类淀粉蛋白和脂褐质颗粒或指示细胞来源的黑色素（表 106.2）。其他存在于所有的玻璃膜疣的成分包括玻连蛋白，TIMP-3，补体因子 H，补充成分 C3 和 C8，晶状体蛋白和锌（表 106.2）。

表 106.2　玻璃膜疣的局部成分

成分	直接测定	丰度（每晶簇或每眼可获得的）
脂蛋白（EC、UC、磷脂）	√	所有的玻璃膜疣；>40% 硬玻璃膜疣体积；EC 池是软玻璃膜疣
载脂蛋白（载脂蛋白 B、A-Ⅰ，C-Ⅰ，E）	载脂蛋白√	60%~100% 的硬玻璃膜疣；外周比黄斑区有更高的比例
黑色素/脂褐质颗粒		6% 的软和硬玻璃膜疣
细胞（树状的，其他的）		仅仅 3%~6% 的硬玻璃膜疣
类淀粉蛋白小泡（0.25~10μm）		2% 硬玻璃膜疣，40% 混合玻璃膜疣，许多玻璃膜疣在眼睛里频出，一些 AMD 眼
钙化	√	43% 斑点硬玻璃膜疣，1.6% 软玻璃膜疣，2% 外周硬玻璃膜疣
丛生蛋白，TIMP3，玻连蛋白，载脂蛋白 E，补体因子 H，补体组件 8,9，C-反应蛋白	√	在许多研究中被可靠检测到；高丰度
经典的成分，外源凝集素，替代物，终端补体路径；C3 碎片表示激活	一些√	许多路径成分被证明是补体的关键角色
RGR-d		所有的玻璃膜疣
αA 和 αB 晶状体蛋白	√	N.A;在 BrM 中是更高的，在 AMD 玻璃膜疣中更多
泛素蛋白		大多数眼睛的大多数玻璃膜疣
外来体标记 CD63、CD81 和 LAMP2		N.A
斑萎蛋白，膜约束的		N.A
碳水化合物		所有的玻璃膜疣
锌	√	大多数玻璃膜疣

注:完整的参考列表在 Curcio 和 Johnson(2012) 的文章。EC,酯化了的胆固醇；UC,未酯化的胆固醇；BrM,Bruch 膜；AMD:老龄化黄斑变性病变；N. A,不可用的。定位方法:免疫组织学，透射电子显微镜组织化学。直接分析:蛋白质组学，蛋白质印迹，锌显微同步加速器的 x-射线荧光。微粒晶簇成分的估计差异是由于样品和晶簇类型检测的定位不同。

Sarks 在 Sarks 和 Killingsworth(1994) 文中称软玻璃膜疣和 BlinD 的主要含脂成分为膜脂碎片；Curcio et al.,2009 则称其为脂蛋白来源的碎片。由于这些病变在 UC 组织化学的检测中比细胞膜周围更多并且由于他们有丰富的中性脂质而没有富含 UC 的膜，修订的命名被提出。有争论认为膜脂碎片的构建模块更像是含丰富的 UC 的脂蛋白（天然的和融合的），因为脂蛋白的内部中性脂在尸检组织过程中不能很好地保存。

长期以来关于玻璃膜疣形成的理论认为其是经 RPE 的转化和 BrM 上的沉积造成，现今已被接受（ Hageman & Mulines,1999）。RPE 通过膜结合细胞质包的出芽和分泌已经被提示是许多玻璃膜疣成分的来源。最近的高分化的 RPE 细胞的培养系统表明，非晶和水泡的聚合物中在底外侧能持续分泌免疫反应性载脂蛋白 E（ Curcio, 2011；Johnson et al.,2011），后者类似于外界覆盖有薄膜边界的小体。研究血浆对玻璃膜疣的影响有些困难，但在这个培养系统显示补体级联成分，添加的外生血清，受限的 RPE 分泌材料 Johnson et al.,2011）。这些实验的研究结果支持这样的想法，RPE 分泌富含载脂蛋白 B 和载脂蛋白 E 的大量脂蛋白，像肝的 VLDL，它可以诱发全身性炎症反应，包括被眼内机制，如 CD46 和 CD59 控制的补体激活。

螯合分子(表106.2)在玻璃膜疣中,并且推断,在BlinD,包括覆盖于RPE的毒性,和形成过程从证据如细胞物质的挤出,分泌,细胞外酶处理过程和细胞活动都有重要的意义。病变额外的意义还可以归结于物理对象,增加视网膜和毛细血管层之间的路径长度,这会增加缺血风险(Stefansson, Geirsdottir, & Sigurdsson, 2011),并在RPE-BL与ICL间提供一个生物力学不稳定分裂平面。利用光学相干断层图像自动重建技术已经证明玻璃膜疣的活力(Sarks, Sarks, & Kilingsworth, 1994)在几个月的时间里可以出现,融合和消失(Yehoshua et al., 2011)。

基底层沉积物 在许多正常老年人的眼睛里基底层流沉积物(BlamD)在RPE与RPE-BL间形成小囊,或在AMD眼睛里它是一个厚达15μm的连续层。它不是BrM的正式组成部分,但它在AMD眼睛中很丰富。在超微结构上,BlamD类似于基底膜材料,包含层粘连蛋白,纤连蛋白,Ⅳ型和Ⅵ型胶原蛋白。厚的Blam与高AMD风险相关,包含组织化学可检测包括UC和EC的脂质,同时也是经典描述的膜碎片位置。通过脂质保存方法,固体颗粒在BlamD中可被看见。Blam中的脂蛋白衍生的碎片在基底尤其丰富,可认为是在从RPE到BlinD和/或玻璃膜疣的运输过程中保留下来的。BlamD也包含玻连蛋白,MMP-7,TIMP-3,C3,C5b-9,EC和UC。BlamD在大量的衰老、应激和基因操控的小鼠模型中存在,BlamD是RPE压力的一个可靠标志。

AMD的响应保留假设

动脉内膜病理学和BrM病理学间的相似之处引人注目。正如数十年来预期的一样,两种疾病均在系统性循环内的皮下隔间里富含胆固醇病变,在很多步骤中涉及许多相同分子和生物过程。根据动脉粥样硬化的响应保留理论,血浆脂蛋白通过大动脉的血管内皮并且与细胞外基质结合。就这个过程(纤维化脂质)本身而言,这不是病理性的。然而,脂蛋白成分会通过氧化和非氧化过程被修饰并且引起了很多下游有毒事件,包括炎症、巨噬细胞补充和新血管形成导致的疾病。类似于动脉内膜中与载脂蛋白apoB诱发的疾病,眼内的响应保留过程涉及RPE和BrM的老化,AMD开始于局部即眼内原始脂蛋白年龄相关的积累。氧化反应可能是由在基底外侧的RPE中被附近的线粒体中的活性氧物质引发,进而引发一个类似于炎症系统的下游炎症的病理过程,包括补体的激活和结构不稳定病变。

新生血管的AMD

CNV是主要威胁视觉的AMD并发症,包括沿着数个方向的黄斑血管生成:垂直于BrM,或者位于RPE外部(1型CNV),位于视网膜腔下外侧空间(2型CNV),或进一步进入视网膜前侧(3型CNV)(Klein & Wilson, 2011)。CNV是对各种特定刺激的多因素非特异性伤口愈合反应,涉及脉络膜血管层内皮组织的VEGF刺激,对BrM的损害和巨噬细胞的参与。在AMD中受损的跨BrM运输,会越发把RPE从脉络膜毛细血管层的代谢源中孤立,并且阻碍废物的处理。通过RPE释放的VEGF是一种压力信号,会通过内皮组织启动血管生成响应。

BrM的中和使CNV向前发展。在匹配的捐赠者眼睛中有或没有CNV继发于AMD,可以通过钙化和BrM破裂进行进展辨别。EL是一个重要的抗血管生成屏障,它在出现神经血管AMD的眼中更薄,也更加不连续,在老化的黄斑相对外周也是一样的。小鼠模型提供了支持证据。在VEGF过表达和有完整BrM的小鼠中,脉络膜内有新血管生成发生而未出现CNV(Schwesinger et al., 2001)。激光诱发的新血管形成的小鼠中的弹性蛋白聚合物所需要的赖氨酸酰氧化酶普遍存在不足。过表达AMD易感基因HTRA1(编码丝氨酸蛋白酶)的小鼠会出现EL严重破坏并发生外周脉络膜血管病变,一种动脉瘤CNV(Jones et al., 2011)。

软玻璃膜疣和BlinD通过充当允许侵入毛细血管水平分裂面来进一步促进这个过程。富含脂质的成分,相对缺乏诸如胶原蛋白纤维的结构元素,这会损害生物力学的不稳定性(Rudolf et al., 2008),以及促炎、促血管生成的混合物,如7-酮胆固醇和亚油酸氢氧化物可能促进了RPE隔室里的血管生长。手术切除的CNV膜与BlinD的相关性很小,但和BlamD相关性很高(Grossniklaus et al., 2005)。因为BlinD的临床相关因素是软玻璃膜疣,而玻璃膜疣是CNV风险因子,;这一发现表明CNV生长进以前被BlinD占据的隔室,替换或者移除了沉积(Spaide, Armstrong, & Browne, 2003)。

Bruch膜研究的模型系统

在体:猴子和小鼠

猕猴有黄斑,它们的圈养寿命长达30岁,人类视网膜老化和 AMD 有很多相似之处,都有遗传易感谱系的证据,对 ARMS2 易感基因座的偏好(染色体 10q26),以及低水平的新血管生成并发症(Francis et al.,2008;Stafford,Anness,& Fine,1984)。像人类一样,猕猴 EL 在黄斑不连续,而在外周区域厚且连续(Gouras et al.,2010),并且 BrM 包含油红 O-粘合脂质和羟固醇。临床上血管造影显示猕猴的玻璃膜疣类似于人类(Chang et al.,1998)并且包含许多与人类玻璃膜疣相似的蛋白质(Umeda et al.,2005);脂质成分尚不清楚。异质材料,由膜的、颗粒的和细胞的原件组成的异质材料存在于 ICL 和 OCL 中(Ulshafer et al.,1987b)。一些显微图像显示出大量的厚 BlinD 和脂质池(Ulshafer et al.,1987a)。

通过建立小鼠模型复制出病变特征在其他年龄相关的疾病中已获得重要的里程碑式进步(Breshow,1996;Price et al.,1998)。使用已建立的高血脂动脉粥样硬化小鼠模型的研究已经报道了 BrM 的变化,这些变化都和人类身上的变化相似,包括厚度变化、纹理的丢失和明显的脂囊泡积累。描述最佳的模型是基于 C57BL/6 品系,其中包括载脂蛋白 E 或 LDL 受体的删除或人类载脂蛋白 B-100 或载脂蛋白 E 的转基因。这几种概括是可能的:①小鼠天生对动脉粥样硬化有抵抗力,不同于人类的关键点在于脂蛋白代谢方面;②使用转基因小鼠表达脂蛋白相关的基因研究的解释由于相同基因的 RPE 表达而变得复杂,会阻止肝/肠源血浆蛋白或 RPE 源的脂蛋白效果的最终属性;③在小鼠模型中看见的眼部变化通常发生在高脂血症的背景下,与 AMD 没有关联。④鼠科的 BrM,仅仅只有 250~600nm 厚,这很有挑战性,但仍可以通过专业的组织化学的和超微结构的方法确定中性脂质是很重要的,以及富含晶簇的载脂蛋白 E 的免疫组织化学检测也很重要;⑤为测试其他 AMD 相关的假设(氧化应激、免疫因素)建立的小鼠模型有 BrM 变化和子 RPE 沉积物(如,Imamura et al.,2006),这没有对脂质或载脂蛋白含量进行评估,因此可能会有附加价值。

两项最近的研究使用系统性地注入外源性 LDL 测试了眼内的响应保留假设。在 BrM 老化的小鼠模型中(D-半乳糖诱发 AGE 形成),外源性 LDL 颗粒被保留(Cano et al.,2011)。这些动物中的脂蛋白脂肪酶,也显示在 AMD BrM 和脉络膜中,可以作为一个桥接分子促进保留,就像在动脉粥样硬化中那样。与人类的 AMD 不同,单独注射 LDL 在不同的小鼠中,可以诱发 BrM 增厚,没有 BlinD 或 BlamD 的早期感光细胞凋亡(Yin et al.,2012)。虽然血浆源不能被这项工作完全排除,但是 BrM 结构确实可以在一些高胆固醇血症模型中被改变(如,Rojas et al.,2011),到目前为止的证据表明,全身性来源的 LDL 不足以启动 BrM 病理学(Yin et al.,2012)。

离体:Bruch 膜-脉络膜外植体

人类和牛的全层 BrM-脉络膜外植体已经被用于在大眼中运输穿过 BrM 的实验研究。运输性能的进一步研究得益于对小鼠眼睛(或者大眼睛的一部分)使用一种新的按比例缩小的扩散池法系统,其原理是在单样本中通过凝胶排阻层析追踪多种示踪剂的方法(Zayas-Santiago,Marmorstein,& Marmorstein,2011)。初步的研究表明不同大小的示踪剂扩散速率不同,与铁蛋白一样大(MW=450kD)的球蛋白能够沿任意方向通过 BrM。

人类和猪的 BrM-脉络膜器官培养系统已经被广泛用于开发 RPE 外植体修复 BrM 的方法(Del Priore,Tezel,& Kaplan,2006;Gullapalli et al.,2005;Sugino et al.,2011)。AMD 的手术方法包括更换和修复受损的 RPE(通过移植、移位或自体细胞增殖),免疫抑制(同种异体移植),和 BrM 的重构或替换以恢复适当的细胞基质附着的完整性(Del Priore,Tezel,& Kaplan,2006)。Del Priore 及其同事(2006)设计了一个实验旨在使 BrM 有更加亲和的基底进行细胞替换,该实验还证明 RPEβ1 整合蛋白是 BrM 细胞外基质的一种重要配体。通过牢固的固定 RPE,精选的 ICL 作为移植床,并通过包衣清洁接下来的外源性细胞外基质进一步增强了生存能力。Zarbin 及其同事发现,如果用含有胶原蛋白Ⅷ的提取物处理 BrM,则移植的 RPE 细胞会更好地存活,Ⅷ是一种原纤维结合的胶原蛋白,具有不连续的螺旋结构,并且通常认为它不是 RPE 的分泌物(Sugino et al.,2011)。这些研究并没有测试对积累的脂蛋白后的消除效应,所以对这种治疗是否可以额外的改善移植进老年人眼睛里的 RPE 的存活率仍然不确定。

总结

BrM 的基本功能是作为 RPE 的基底和外视网膜的血管壁。它的层和组成的蛋白质共同形成让脉络膜血管陷入困境的障碍,进而为水、溶质和大分子在 RPE 与脉络膜间的转移提供一个通路同时支持二者的结构的完整性。普通人的一生中其组织积累富含 EC 的中性脂过高是不正常的。自然历史和生化模型表明,由于载脂蛋白由 RPE 分泌,这可能是外视网膜营养系统的一部分。这个沉积物可以解释受损的通道使 RPE 的流体向外移动,增加了 RPE 脱落的风险,这更多发生在老年人身上,大分子运输受损也导致了 RPE 压力。这些 BrM 中脂质积累的氧化可能启动了炎症过程,导致了特殊玻璃膜疣、BlinD 和 AMD 中脉络膜新血管的形成。存在模型系统以一种严格的方式测试这些假设。

参考文献

Age-Related Eye Disease Study Research Group. (2001). A randomized, placebo-controlled, clinical trial of high-dose supplementation with vitamins c and e, beta carotene, and zinc for age-related macular degeneration and vision loss: AREDS Report No. 8. *Archives of Ophthalmology, 119*, 1417–1436. PMCID: 1462955. doi:10.1001/archopht.119.10.1417.

Alm, A., & Bill, A. (1973). Ocular and optic nerve blood flow at normal and increased intraocular pressures in monkeys (*Macaca irus*): A study with radioactively labelled microspheres including flow determinations in brain and some other tissues. *Experimental Eye Research, 15*, 15–29.

Beattie, J. R., Pawlak, A. M., Boulton, M. E., Zhang, J., Monnier, V. M., McGarvey, J. J., et al. (2010). Multiplex analysis of age-related protein and lipid modifications in human Bruch's membrane. *FASEB Journal, 24*, 4816–4824. doi:10.1096/fj.10-166090.

Braekevelt, C. R., Smith, S. A., & Smith, B. J. (1998). Fine structure of the retinal pigment epithelium of *Oreochromis niloticus* L. (Cichlidae; Teleostei) in light- and dark-adaptation. *Anatomical Record, 252*, 444–452.

Breslow, J. L. (1996). Mouse models of atherosclerosis. *Science, 272*, 685–688.

Cano, M., Fijalkowski, N., Kondo, N., Dike, S., & Handa, J. (2011). Advanced glycation endproduct changes to Bruch's membrane promotes lipoprotein retention by lipoprotein lipase. *American Journal of Pathology, 179*, 850–859. doi:10.1016/j.ajpath.2011.04.010.

Chang, A. A., Morse, L. S., Handa, J. T., Morales, R. B., Tucker, R., Hjelmeland, L., et al. (1998). Histologic localization of indocyanin green dye in aging primate and human ocular tissues with clinical angiographic correlation. *Ophthalmology, 105*, 1060–1068.

Chen, W., Wang, Z., Zhou, X., Li, B., & Zhang, H. (2011). Choroidal and photoreceptor layer thickness in myopic population. *European Journal of Ophthalmology, 22*, 590–597. doi:10.5301/ejo.5000092.

Crouse, J. R., Parks, J. S., Schey, H. M., & Kahl, F. R. (1985). Studies of low density lipoprotein molecular weight in human beings with coronary artery disease. *Journal of Lipid Research, 26*, 566–574.

Curcio, C. A. (2011). Complementing apolipoprotein secretion by retinal pigment epithelium. *Proceedings of the National Academy of Sciences of the United States of America, 108*, 18569–18570.

Curcio, C. A., & Johnson, M. (2012). Structure, function, and pathology of Bruch's membrane. In S. J. Ryan, A. P. Schachat, C. P. Wilkinson, D. R. Hinton, S. Sadda, & P. Wiedemann (Eds.), *Retina* (5th ed., Vol. 1, pp. 466–481). London: Elsevier.

Curcio, C. A., Johnson, M., Huang, J.-D., & Rudolf, M. (2009). Aging, age-related macular degeneration, and the response-to-retention of apolipoprotein B-containing lipoproteins. *Progress in Retinal and Eye Research, 28*, 393–422.

Curcio, C. A., Johnson, M., Huang, J.-D., & Rudolf, M. (2010). Apolipoprotein B-containing lipoproteins in retinal aging and age-related maculopathy. *Journal of Lipid Research, 51*, 451–467.

Curcio, C. A., Johnson, M., Rudolf, M., & Huang, J.-D. (2011). The oil spill in ageing Bruch's membrane. *British Journal of Ophthalmology, 95*, 1638–1645.

Curcio, C. A., Millican, C. L., Bailey, T., & Kruth, H. S. (2001). Accumulation of cholesterol with age in human Bruch's membrane. *Investigative Ophthalmology & Visual Science, 42*, 265–274.

Curcio, C. A., Sloan, K. R., Kalina, R. E., & Hendrickson, A. E. (1990). Human photoreceptor topography. *Journal of Comparative Neurology, 292*, 497–523.

Del Priore, L. V., Tezel, T. H., & Kaplan, H. J. (2006). Maculoplasty for age-related macular degeneration: Reengineering Bruch's membrane and the human macula. *Progress in Retinal and Eye Research, 25*, 539–562. doi:10.1016/j.preteyeres.2006.08.001.

Duer, M. J., Friscic, T., Proudfoot, D., Reid, D. G., Schoppet, M., Shanahan, C. M., et al. (2008). Mineral surface in calcified plaque is like that of bone: Further evidence for regulated mineralization. *Arteriosclerosis, Thrombosis, and Vascular Biology, 28*, 2030–2034. doi:10.1161/ATVBAHA.108.172387.

Ebrahem, Q., Qi, J. H., Sugimoto, M., Ali, M., Sears, J., Cutler, A., et al. (2011). Increased neovascularization in mice lacking tissue inhibitor of metalloproteinases-3. *Investigative Ophthalmology & Visual Science, 52*, 6117–6123. doi:10.1167/iovs.10-5899.

Ebrahimi, K. B., & Handa, J. T. (2011). Lipids, lipoproteins, and age-related macular degeneration. *Journal of Lipids, 802059*. doi:10.1155/2011/802059.

Francis, P. J., Appukuttan, B., Simmons, E., Landauer, N., Stoddard, J., Hamon, S., et al. (2008). Rhesus monkeys and humans share common susceptibility genes for age-related macular disease. *Human Molecular Genetics, 17*, 2673–2680. doi:10.1093/hmg/ddn167.

Gouras, P., Ivert, L., Neuringer, M., & Mattison, J. A. (2010). Topographic and age-related changes of the retinal epithelium and Bruch's membrane of rhesus monkeys. *Graefe's Archive for Clinical and Experimental Ophthalmology, 248*, 973–984. doi:10.1007/s00417-010-1325-x.

Grossniklaus, H. E., Miskala, P. H., Green, W. R., Bressler, S. B., Hawkins, B. S., Toth, C., et al. (2005). Histopathologic and ultrastructural features of surgically excised subfoveal choroidal neovascular lesions: Submacular surgery trials report no. 7. *Archives of Ophthalmology, 123*, 914–921. doi:10.1001/archopht.123.7.914.

Guigui, B., Leveziel, N., Martinet, V., Massamba, N., Sterkers, M., Coscas, G., et al. (2011). Angiography features of early onset drusen. *British Journal of Ophthalmology, 95*, 238–244. doi:10.1136/bjo.2009.178400.

Gullapalli, V. K., Sugino, I. K., Van Patten, Y., Shah, S., & Zarbin, M. A. (2005). Impaired RPE survival on aged submacular human Bruch's membrane. *Experimental Eye Research, 80*, 235–248.

Hageman, G. S., & Mullins, R. F. (1999). Molecular composition of drusen as related to substructural phenotype. *Molecular Vision, 5*, 28–37.

Huang, J.-D., Presley, J. B., Chimento, M. F., Curcio, C. A., & Johnson, M. (2007). Age-related changes in human macular Bruch's membrane as seen by quick-freeze/deep-etch.

Experimental Eye Research, 85, 202–218.

Hussain, A. A., Starita, C., Hodgetts, A., & Marshall, J. (2010). Macromolecular diffusion characteristics of ageing human Bruch's membrane: Implications for age-related macular degeneration (AMD). *Experimental Eye Research, 90*, 703–710.

Hussain, A. A., Starita, C., & Marshall, J. (2004). Transport characteristics of ageing human Bruch's membrane: Implications for age-related macular degeneration (AMD). In O. R. Ioseliani (Ed.), *Focus on macular degeneration research*. Hauppauge, NY: Nova Biomedical Books.

Imamura, Y., Noda, S., Hashizume, K., Shinoda, K., Yamaguchi, M., Uchiyama, S., et al. (2006). Drusen, choroidal neovascularization, and retinal pigment epithelium dysfunction in SOD1-deficient mice: A model of age-related macular degeneration. *Proceedings of the National Academy of Sciences of the United States of America, 103*, 11282–11287.

Johnson, L. V., Forest, D. L., Banna, C. D., Radeke, C. M., Maloney, M. A., Hu, J., et al. (2011). Cell culture model that mimics drusen formation and triggers complement activation associated with age-related macular degeneration. *Proceedings of the National Academy of Sciences of the United States of America, 108*, 18277–18282. doi:10.1073/pnas.1109703108.

Jones, A., Kumar, S., Zhang, N., Tong, Z., Yang, J. H., Watt, C., et al. (2011). Increased expression of multifunctional serine protease, HTRA1, in retinal pigment epithelium induces polypoidal choroidal vasculopathy in mice. *Proceedings of the National Academy of Sciences of the United States of America, 108*, 14578–14583. doi:10.1073/pnas.1102853108.

Klein, M. L., & Wilson, D. J. (2011). Clinicopathologic correlation of choroidal and retinal neovascular lesions in age-related macular degeneration. *American Journal of Ophthalmology, 151*, 161–169. doi:10.1016/j.ajo.2010.07.020.

Margolis, R., & Spaide, R. F. (2009). A pilot study of enhanced depth imaging optical coherence tomography of the choroid in normal eyes. *American Journal of Ophthalmology, 147*, 811–815. doi:10.1016/j.ajo.2008.12.008.

Marshall, J., Hussain, A. A., Starita, C., Moore, D. J., & Patmore, A. L. (1998). Aging and Bruch's membrane. In M. F. Marmor & T. J. Wolfensberger (Eds.), *The retinal pigment epithelium: Function and disease* (pp. 669–692). New York: Oxford University Press.

Pauleikhoff, D., Loffert, D., Spital, G., Radermacher, M., Dohrmann, J., Lommatzsch, A., et al. (2002). Pigment epithelial detachment in the elderly: Clinical differentiation, natural course and pathogenetic implications. *Graefe's Archive for Clinical and Experimental Ophthalmology, 240*, 533–538.

Price, D. L., Tanzi, R. E., Borchelt, D. R., & Sisodia, S. S. (1998). Alzheimer's disease: Genetic studies and transgenic models. *Annual Review of Genetics, 32*, 461–493. doi:10.1146/annurev.genet.32.1.461.

Raghow, R., Seyer, J., & Kang, A. (2006). Connective tissues of the subendothelium. In M. A. Creager, V. J. Dzau, & J. Loscalzo (Eds.), *Vascular medicine: A companion to Braunwald's heart disease* (pp. 31–60). Philadelphia: Saunders.

Rodriguez, I. R., & Larrayoz, I. M. (2010). Cholesterol oxidation in the retina: Implications of 7KCh formation in chronic inflammation and age-related macular degeneration. *Journal of Lipid Research, 51*, 2847–2862. doi:10.1194/jlr.R004820.

Rojas, B., Ramirez, A. I., Salazar, J. J., de Hoz, R., Redondo, A., Raposo, R., et al. (2011). Low-dosage statins reduce choroidal damage in hypercholesterolemic rabbits. *Acta Ophthalmologica, 89*, 660–669. doi:10.1111/j.1755-3768.

2009.01829.x.

Rudolf, M., Clark, M. E., Chimento, M., Li, C.-M., Medeiros, N. E., & Curcio, C. A. (2008). Prevalence and morphology of druse types in the macula and periphery of eyes with age-related maculopathy. *Investigative Ophthalmology & Visual Science, 49*, 1200–1209.

Sarks, J. P., Sarks, S. H., & Killingsworth, M. C. (1994). Evolution of soft drusen in age-related macular degeneration. *Eye (London, England), 8*, 269–283.

Schwesinger, C., Yee, C., Rohan, R. M., Joussen, A. M., Fernandez, A., Meyer, T. N., et al. (2001). Intrachoroidal neovascularization in transgenic mice overexpressing vascular endothelial growth factor in the retinal pigment epithelium. *American Journal of Pathology, 158*, 1161–1172.

Smith, W., Assink, J., Klein, R., Mitchell, P., Klaver, C. C. W., Klein, B. E. K., et al. (2001). Risk factors for age-related macular degeneration: Pooled findings from three continents. *Ophthalmology, 108*, 697–704.

Spaide, R. F. (2009). Enhanced depth imaging optical coherence tomography of retinal pigment epithelial detachment in age-related macular degeneration. *American Journal of Ophthalmology, 147*, 644–652. doi:10.1016/j.ajo.2008.10.005.

Spaide, R. F., Armstrong, D., & Browne, R. (2003). Continuing medical education review: Choroidal neovascularization in age-related macular degeneration—What is the cause? *Retina (Philadelphia, Pa.), 23*, 595–614.

Stafford, T. J., Anness, S. H., & Fine, B. S. (1984). Spontaneous degenerative maculopathy in the monkey. *Ophthalmology, 91*, 513–521.

Stefansson, E., Geirsdottir, A., & Sigurdsson, H. (2011). Metabolic physiology in age related macular degeneration. *Progress in Retinal and Eye Research, 30*, 72–80. doi:10.1016/j.preteyeres.2010.09.003.

Strauss, O. (2005). The retinal pigment epithelium in visual function. *Physiological Reviews, 85*, 845–881.

Sugino, I. K., Rapista, A., Sun, Q., Wang, J., Nunes, C. F., Cheewatrakoolpong, N., et al. (2011). A method to enhance cell survival on Bruch's membrane in eyes affected by age and age-related macular degeneration. *Investigative Ophthalmology & Visual Science, 52*, 9598–9609. doi:10.1167/iovs.11-8400.

Ulshafer, R. J., Allen, C. B., Nicolaissen, B., Jr., & Rubin, M. L. (1987a). Scanning electron microscopy of human drusen. *Investigative Ophthalmology & Visual Science, 28*, 683–689.

Ulshafer, R. J., Engel, H. M., Dawson, W. W., Allen, C. B., & Kessler, M. J. (1987b). Macular degeneration in a community of rhesus monkeys: Ultrastructural observations. *Retina (Philadelphia, Pa.), 7*, 198–203.

Umeda, S., Suzuki, M. T., Okamoto, H., Ono, F., Mizota, A., Terao, K., et al. (2005). Molecular composition of drusen and possible involvement of anti-retinal autoimmunity in two different forms of macular degeneration in cynomolgus monkey (*Macaca fascicularis*). *FASEB Journal, 19*, 1683–1685.

Weismann, D., Hartvigsen, K., Lauer, N., Bennett, K. L., Scholl, H. P., Charbel Issa, P., et al. (2011). Complement factor H binds malondialdehyde epitopes and protects from oxidative stress. *Nature, 478*, 76–81. doi:10.1038/nature10449.

Yehoshua, Z., Wang, F., Rosenfeld, P. J., Penha, F. M., Feuer, W. J., & Gregori, G. (2011). Natural history of drusen morphology in age-related macular degeneration using spectral domain optical coherence tomography. *Ophthalmology, 118*, 2434–2441. doi:10.1016/j.ophtha.2011.05.008.

Yin, L., Shi, Y., Liu, X., Zhang, H., Gong, Y., Gu, Q., et al.

(2012). A rat model for studying the biological effects of circulating LDL in the choriocapillaris-BrM-RPE complex. *American Journal of Pathology, 180,* 541–549. doi:10.1016/j.ajpath.2011.10.015.

Zayas-Santiago, A., Marmorstein, A. D., & Marmorstein, L. Y.

(2011). Relationship of Stokes radius to the rate of diffusion across Bruch's membrane. *Investigative Ophthalmology & Visual Science, 52,* 4907–4913. doi:10.1167/iovs.10-6595.

第107章　黄斑色素在老年人眼睛里的特性和作用

Ian J. Murray

前言

在人类和高级灵长类的视网膜中央有一个明显的 5~6mm 的黄色素斑点,称为视网膜黄斑或黄斑色素(macular pigment,MP)。在正常的情况下,检眼镜检查中 MP 是一个暗区,如图 107.1 所示。科学家和眼科研究人员对 MP 及其可能的作用已经探究了 200 多年。George Wald(1945)认为黄斑源于天然的类胡萝卜素,Bone、Landrum 和 Tarsis(1985)认为它由叶黄素(lutein,L)和玉米黄质(zeaxanthin,Z)组成。MP 不能在动物中被重新合成;这些色素是从深色绿叶蔬菜中获得并直接从血液中吸收的。因此,它是视网膜和饮食健康的一个敏感指标。非常有趣的是,黄斑沉积并不是被动的;相反,它受到活跃的局部视网膜机制控制。因此,在那些有合理饮食习惯的人群中,黄斑色素在视网膜中央浓度非常高。

MP 被称为视网膜的一个阳光拦截器,因为它可以吸收可见光谱的蓝色区段,这个波段的光线对感光细胞的破坏力最强。这表明,MP 的功能可能是保护感光细胞,而感光细胞对短波长光线的损伤极其敏感。然而,早在 19 世纪 90 年代早期,便有报道指出 MP 具有高度的抗氧化特性,这大大地增加了人们对它的研究兴趣。大约也是在这个时候,人们对老年性黄斑变性(age-related macular degeneration,AMD)的认识增加,AMD 是一种使老年人眼睛衰弱的疾病,由于光氧化效应使得中央视网膜受损,最终导致严重失明。抗氧化作用的发现可能揭示了 MP 又一功能;它可以在老年性神经变性疾病中修复受到氧化应激受损的组织。AMD 发病率在过去 20 年里呈现稳步增加,并且是到目前为止发达国家老年人失明的主要原因。除了与自然界中的类胡萝卜素的生物性质一致外,大量流行病学证据支持 MP 具有神经保护作用,即 MP 与 AMD 风险间呈负相关。此外,安慰剂对照干预试验发现服用含 L 和 Z 的保健品可以增强被试者 MP 的水平,更直接地证明了 MP 的益处。

虽然并不是普遍真理,但眼科领域广泛认为 MP 可能会减轻 AMD 效应。AMD 主要影响中央视觉,从而导致严重的视力损伤,对日常生活产生毁灭性的影响。由于人口和环境因素,AMD 患病人口在未来几十年会持续增长。如果 MP 被广泛接受并成为治疗 AMD 策略中的一部分,这将成为认真、细致的应用视觉神经科学可以改善普通社区群体的健康幸福的重要案例。

本章将对 MP 在维持老年人眼睛黄斑区健康中可能扮演的角色进行最新的综述。将对生物、测量和 MP 可能对视觉的益处进行讨论。

黄斑

黄斑是人类和高级灵长类动物视网膜特有的一个区域。它的直径约为 5~6mm(15°~18°)。如图 107.1,它的中心有一个中央凹,中央凹处视锥细胞达到最大密度,约 200/mm²,在距中央 3°范围内密度迅速下降。因此中央凹是视敏度(visual acuity,VA)最高的

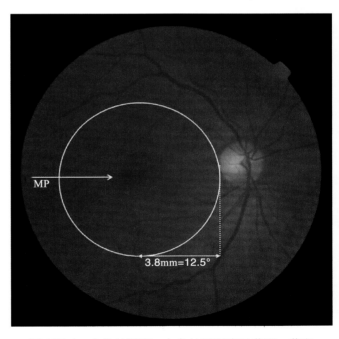

图 107.1　人类的眼底。白色的圆圈表示黄斑。黄斑色素((macular pigment,MP)是黄斑中心的暗区。(注意图中是一个简单的眼模型。视网膜距离 R 和视角 V 之间的转换是 V=R/η,其中 η 是从节点到角膜的距离,这里是 17mm。)

位置。视杆细胞在中央 1.25°范围内是不存在的,但在该范围外其密度迅速增加并达到峰值(约 140 000/mm²),在偏心率大约为 15°处形成了著名的杆环(Packer,hendrickson,& Curcio,1989)。虽然有个体差异,但是一般的中央凹内(中央 1°25′),视锥细胞最大密度,包含有 7 000~10 000 个视锥细胞,在中央 5.5°内还有约 90 000 个,这表明了一个有趣的现象,我们的中央视觉仅仅取决于总数约为 500 万的一小部分视锥细胞(Curcio et al.,1990)。视杆细胞、视锥细胞在中央位置 0.4~0.5mm 内的比例大约为 1:1。虽然有个体差异,但是一般在黄斑处视杆细胞数量超过视锥细胞,二者比例大约为 12:1。由于黄斑处存在大量的感光细胞,因此新陈代谢非常活跃。感光细胞视网膜色上皮细胞(retinal pigment epithelium,RPE)吞噬感光细胞外节,产生活性氧中间产物,如过氧化氢和单线态氧(Beatty et al.,1999)。眼睛是用来收集光线的,光线准确地聚焦在视网膜中央凹,因此在中央凹会产生很多强光毒性物质。黄斑对缺氧高度敏感,部分原因是感光细胞,特别是视杆细胞,因为它们的光传导属性,能量需求高。

许多人 55 岁以后在布鲁赫膜和 RPE 间会出现异常物质的积累,称为脉络膜小疣。同时 RPE 变得富含脂褐质颗粒,它们来自不完全消化的视杆细胞外节(Nguyen-Legros & Hicks,2000)。脉络膜小疣由高度氧化的脂质组成(Adler et al.,1999),表明它们来自不再能够吞噬感光细胞外节的 RPE 细胞,感光细胞。因此,大量感光细胞的高代谢需求、空间分布与脉络膜小疣的积累有直接的联系。脉络膜小疣的形成表明感光细胞外节的更新、清理受到了损害。有证据表明,脉络膜小疣引起了氧化应激,因为作为脉络膜和 RPE 间的阻塞性屏障,它们阻碍了氧气从脉络膜的扩散。从而老化改变形成了一个因果循环,脉络膜小疣的形成促使布鲁赫膜增厚,进一步降低了布鲁赫膜的通透性。

MP 在感光细胞的轴突上累积。Max Schultze 在 1866 年第一次对它进行了令人瞩目的详细描述(在 Werner、Donnelly 和 Kliegl 的附录上进行了翻译,1987)。在 Schultze 的描述中,他移除了中央凹的三个小段。他指出,这些操作并没有改变彩色光的曝光,位于内视网膜层而非视锥细胞的有色物质,呈强烈的柠檬色到橙色,并且不溶于水。虽然 MP 数量上微小,但在人的视网膜中可以达到非常高的浓度,在 0.3~13mM 之间,这是身体里任何类型类胡萝卜素的最高浓度(Landrum & Bone,2001),约高出血清中类胡萝卜素浓度的 10 000 倍。它主要由三个类胡萝卜素异构体组成,L、Z 和内消旋玉米黄质(meso zeaxanthin,mesoZ);我们将在下一节对此进行描述。

类胡萝卜素

类胡萝卜素有一个共同的 $C_{40}H_{56}$ 主体结构。自然界中有约 600 种类胡萝卜素,但是人类仅仅可以摄入 40 种(Ahmed et al.,2005)。人类摄入的这些类胡萝卜素又可以进一步细分为更多的叶黄素,它有一个含氧的功能团,而胡萝卜素不含氧。类胡萝卜素是一类非常独特的天然色素,在黄水仙等高级植物中产生红、橙、黄色,组成昆虫、鱼和鸟中醒目的色彩。常见的例子有:蛋黄、火烈鸟的羽毛和西红柿的颜色,它们都包含番茄红素。

可由植物从头合成,动物只能通过饮食获取。通常,类胡萝卜素的作用包括着色、作为生物信号机制和光保护作用,它们可以吸收蓝光以保护叶绿素免受短波辐射的伤害。因此,所有的类胡萝卜素都可以吸收短波可见光,不溶于水,曝光在氧气或光线条件下会被漂白。在人类的血浆中发现了许多类胡萝卜素和它们的异构体,它们集中在卵巢、睾丸、肝脏、脑和眼睛里(Ahmed et al.,2005)。

在人类和高等灵长类动物的眼睛里,叶黄素、L、Z 和 meso Z 都集中在中央的黄斑区。它们现在通常被称为视网膜类胡萝卜素。它们都有相同的分子量并互为立体异构体。它们的化学结构由 Bone、Landrum 和 Tarsis(1985)测定,如图 107.2 所示。

MP 的吸收光谱

所有的类胡萝卜素都有特定的吸收光谱,中央最大峰值大约在 450nm 波长处,在短波范围有一个明显的肩。它们已经进化到能够筛选更高能量的短波光,并且可以吸收对光合作用至关重要的其他波长。L 和 Z 在这方面表现出微小的差异。它们的颜色不同,玉米黄质呈玫瑰红外观,吸收的光谱范围稍微广泛一些,根据溶剂向长波长范围大约偏移为 6nm 到 9nm。橄榄油中 L 和 Z 的吸收光谱如图 107.3 所示。注意,这些特征在乙醇中稍有不同。

正如 Davies 和 Morland 讨论的(2004),在 MP 对长波长的吸收不可避免地会存在个体差异。部分原因是因为 L 和 Z 的化学环境及其在个体视网膜上的特异性分布,即与局部形貌和饮食等因素有关。需要注意的是,现在已知 L 和 Z 是从深色绿叶蔬菜、不同

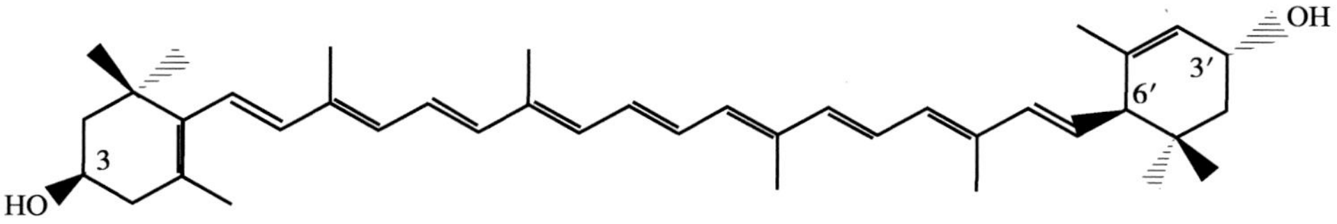

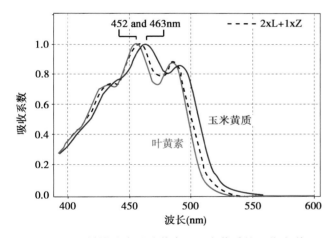

(3R,3′R,6′R)-叶黄素

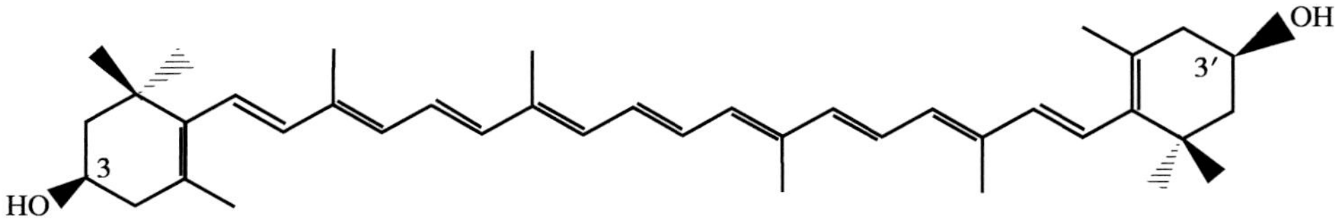

(3R,3′R)-玉米黄质

图107.2　主要的视网膜类胡萝卜素的化学结构。毫无疑问，如同所有的类胡萝卜素，L、Z 和 meso Z 的生物学功能与它们的结构有着密切的联系。这些化合物，而非 β-胡萝卜，出现在黄斑并不是巧合。Landrum 和 Bone 对它们的立体化学、结构和生理学的复杂性在综述中进行了描述（2001）。他们讨论了微小的化学结构差异如何产生不同的功能特性。然而 Z 占据了膜表面垂直的位置，L 可能是在非正交方向上堆积。这些化学特性几乎确定地解释了 MP 在视网膜层沉积的位置，以及 L 和 Z 的不同空间分布。Landrum 和 Bone（2001）也讨论了 MP 光保护作用可能的生物化学通路，特别是基于 L 和 Z 的化学特性，它们有着不同的保护特性。与 L 和 Z 不同，meso Z 通常无法从饮食中正常获得，有强有力的证据表明，存在局部特定的生物化学通路负责将 L 转化为 meso Z。

图107.3　橄榄油中的叶黄素和玉米黄质的吸收光谱。虚线是两种色素的混合（Bernstein et al.，2009）。

的橙色和黄色水果蔬菜中获取的（Sommerburg et al.，1998）。鸡蛋是一个特别有效的来源，因为它们的脂肪含量很高。如上所述，meso Z 并非从饮食获得，被认为是在视网膜中有 L 合成而来的（Bone et al.，1997）。

MP 视网膜分布

　　多年来已经知道，MP 主要位于外丛状层和内丛状层（Snodderly，Auran，& Delori，1984）。它的峰值点在黄斑中心并且向外以近似指数形式下降（Hammond et al.，1997）。Kibride 等（1989）的开创性研究描述了其在体内的这一分布特征。他们使用一个基于电视成像的眼底反射计获得了波长在 462～697nm 间的数字图像，如图 107.4A 所示。这个特征分布已经被许多人证实。例如，van der Veen 等人（2009b）利用这种现象比较了评估 MP 的两种技术（将在下面讨论）。他们的数据以异色闪烁光度法（heterochromatic flicker photometry，HFP）为基础，如图 107.4B 所示。需要注意的是，标准误朝向中心增大，说明个体间有较大的差异，这主要反映了个体间 MP 的差异取决于饮食、视网膜中央凹形貌，和 Snodderly、Auran 与 Delori（1984）提出的感光细胞轴突的绝对数量等因素。超出 5° 范围外只有少量 MP 的痕迹，所以很少有个体差异，如图 107.4B 所示，被试间差异很小。

　　在很大程度上 MP 的分布是单峰和圆形对称的，但已有证据表明，许多个体随着偏心率会发生复杂的变化（Robson et al.，2003）。Delori 等人（2006）、Berendschot 和 van Norren（2006）把它描述为一个独特的环样模式。有趣的是，这些人的研究发现女性比男性更有可能表现出这一现象。Bernstein 等（2009）基于自体荧光成像阐述了不同类型的 MP 分布，如下所述，

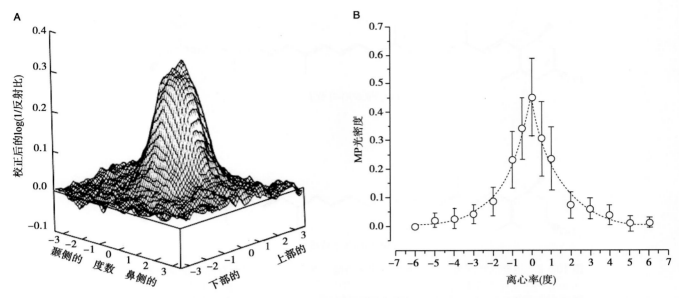

图107.4 (A)黄斑色素(macular pigment,MP)在7个被试中的光密度形貌(Kilbride et al.,1989)。(B)7个被试的MP空间分布(van der Veen et al.,2009a)。

他们还提供了中央黄斑的 MP 分布地形图。一般来说,基于 HFP 的方法中观察不到非均匀空间分布。

特别令人感兴趣的是 L 和 Z 的不同空间分布。这在很久之前已通过高压液相色谱法(high-pressure liquid chromatography,HPLC)发现(Bone et al.,1988,2001)。如图 107.5 中的 HPLC 研究所示,在视网膜组织中央似乎是 Z 占主要,L 更多的是出现在外周结构。有趣的是,这一分布与视杆细胞和视锥细胞的分布一致,但这点可能不是很重要,因为 L 和 Z 很大程度上是分布于无视杆细胞的中央凹(Bone et al.,1988)。

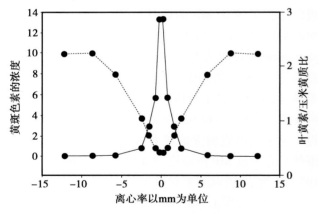

图107.5 基于高压液相色谱法测量得到的叶黄素和玉米黄质的相对分布(Landrum & Bone,2001)。

L 和 Z 的不同分布已在 van de Kraats 等的新型非侵入性研究中得到证实(2008)。他们使用光学技术(将在下面描述)来测量1°光点投射到黄斑后,波长范围在 400nm 到 800nm 之间的光的反射率。使用基于不同消光光谱的模型提取出 L 和 Z 的水平。他们测试了两组,在 5 个离心率进行采样。其中一组服用 6 个月只含有 Z 的胶囊补充他们的饮食。两个服用仅含有 Z 的胶囊的被试出现 L 的下降和 Z 的大幅增长。在所有的观察者中,他们发现 L 和 Z 的空间分布特征和图 107.5 所示的离体测试结果一致。

MP 测量

MP 的光密度是对视网膜上入射蓝光衰减的一个衡量尺度。与 Beer 法则一致,MP 光密度和该区域的整体浓度呈线性相关。典型的数值范围介于 0 ~ 1.0OD 单位之间。实验室方法如 HPLC 不能用于活体眼睛,所以 MP 光密度(MP optical density,MPOD)可作为视网膜组织中 MP 数量的直接估计。

最常用的非侵入性的方法以 HFP 为基础。这其中的心理物理过程早在 20 世纪 90 年代比较两种不同波长的光亮度时就已经明确了(Lennie,Pokorny,& Smith,1993)。当光以大约 15~20Hz 的频率进行不同亮度的交替时,会出现闪烁现象。在 HFP 中,调节一种波长光的强度直到闪烁消失,此时光线亮度就同等了。两种光线的强度比提供了一个光线相对可见性的指标。这项技术为光度测定奠定了基础,可被用来测定眼睛的光视效率,称为 Vλ 函数(Wyszecki & Stiles,1982)。

HFP 已经被广泛应用于 Maxwellian 观察设备(Pease,Adams,& Nuccio,1987;Werner,Donnelly,&

Kliegl，1987）以测量 MPOD。HFP 方法中使用的两种典型的光是蓝光（大约 460nm）和绿光（大约 540nm），观察者观察呈现在 MP 最多的中央凹中心区域的 1° 目标，调节它们的强度比直到闪烁现象消失。由于 MP 对蓝光的吸收，需要相对更多的蓝色光才能达到等亮度点。从而，在等亮度比中蓝光强度 B_C 是其感知亮度的衡量标准。然后，将蓝-绿闪烁目标移到外周视网膜，一般认为此处缺乏 MP，再次检测最小闪烁点。新的外周蓝-绿比率中蓝色光的强度 Bp 可作为参考与中心获得的强度相比较，公式为：

$$MPOD = \log_{10}[Bc/Bp] \qquad (107.1)$$

Hammond 和 Fuld（1992）以及 Wooten、Hammond、Land 和 Snodderly（1999）描述了这项技术的变种，认为自由观察和 Maxwellian 光学方法是兼容的。LED 的引入可以进行精确强度控制和几乎瞬时的切换，这对自由观察系统的发展至关重要。Beatty 等人（2000）指出，MP 的吸收光谱可以在自由观察光学系统中进行估计。他们使用光纤来连接单色仪的输出端和一组蓝色 LED，形成一个 15Hz 的闪烁目标。然后，观察者如上所述将闪烁调至最小。这种降低闪烁的方法已被应用于许多其他的仪器中（如，Bone & Landrum，2004；Hammond & Wooten，2005；Mellerio et al.，2002；Snodderly，Auran，& Delori，2004；van de Kraats et al.，2006）。

HFP 的局限之一是，它是一个要求相当高的任务，特别是对年长的观察者。这个问题已经被 van der Veen 等人解决（2009a），他们用一种替代方法获取了等亮度点。在他们的方法——MPS9000 中，这两种光线的时间频率从临界融合频率之上逐渐缓缓下降（6Hz/s）。观察者的任务是发现而不是消除闪烁。对一系列不同的蓝-绿比例进行测试直到得到一个 V 形曲线，然后这个函数的最小值就是两种光线的等亮度点。在外周区域重复这个测试，从等式 107.1 中计算其亮度的 log 比值。这项技术与传统方法相比被认为更易执行。另一个优势是它考虑了观察者对闪烁的敏感度。此外，外周等亮度背景可以根据观察者的年龄进行估计。Makridaki、Carden 和 Murray 在 5 616 名观察者中检验了这个策略，发现即使是老年的观察者也可以在不到 5 分钟的时间内完成这一检测。Snodderly、Auran 和 Delori（2004）认识到观察者对闪烁的敏感性这一问题很重要，他们对每个观察者的闪烁频率进行了优化。

闪烁技术数据的真实性经常受到质疑，这一问题

的复杂性在于，MP 空间分布几乎肯定存在个体差异，以及不同的观察者使用位于或接近于刺激的边缘的区域来设置它们的闪烁阈值这一事实。还要注意的是，根据 Robson 等（2003）的报道，存在的 MP 的总量和 HFP 测量的峰值之间没有关系。为了定量处理这个问题，van der Veen 等人（2009b）使用黄斑色素反射计（macular pigment reflectometer，MPR；下面将会描述）和闪烁方法（MPS 9000）对眼底反射进行了对比，在偏心率 0、0.5、1、2、3、4、5、6 和 7° 下测量了 19 个健康被试。他们使用了一种基于从 MPR 获得的 L 和 Z 的空间分布的造模技术，顾及外周视网膜的非零值假设，发现在所有的偏心率都需要一个 0.05 OD 单元的校正因子。他们还推导出了另一依赖于 L 和 Z 分布倾斜度的校正因子。如果使用这些校正因子，实际上从这两种技术中得到的数据是一致的。和之前的猜测一样，已发现观察者在 HFP 方法中设置闪烁阈值时，平均而言使用的是一个接近（1°）刺激边缘的点。然而非常重要的是不同的观察者倾向于使用稍微不同的位置。这一点将在下面进一步讨论。

在运动光度测定法中，两种光线，一个被 MP 吸收而另一个没有被吸收，可以利用完善的最小运动光度测定法和视运动光度测定法技术使二者达到平衡（Moreland，2004）。一般而言，呈现给观察者的移动方波光栅通常由 450nm 和 580nm 波长的光组成，观察者被要求调节两种光线的强度来使运动的方向最小化或被逆转。这种技术会产生 MP 的 OD 单元分布地图，因为测试域通常被分为偏心率在 0.8 ~ 11 之间的环形域。Robson 等人（2003）的报告中提出它与其他技术高度兼容。

视觉诱发电位（visual evoked potential，VEP）对不同波长的光线亮度差异极其敏感。Robson 和 Parry（2008）在一个测量 MP 的独特方法中使用了一种恒稳态对比反转蓝-绿光栅来识别代表等亮度的零点。他们通过在几个同心环中呈现刺激可以估计 MP 的视网膜分布；这与 HFP 和最小运动光度测定法兼容。在最新的一个方法中，也是基于 VEP，Parry 和 Robson（2012）设计了一个成为全等亮度蓝-黄光栅，它们的亮度比随着偏心率而变化，有效地考虑到了 MP 空间分布的个体差异。他们提供了心理物理和电生理证据表明，即使使用较大（18°）刺激时，Parry-Robson 光栅对 S-圆锥介导的视觉通路也存在高度选择性，并且会使通过的亮度降至最小。

眼底反射计已应用于 MP 的度量多年。在这一技术的早期发展阶段，人们便认识到氧合血红蛋白、黑

色素和晶状体色素可与 MP 的反射光谱混杂,需要建立一个模型利用已知的吸收光谱来估计 MP(Van Norren & Tiemeijer,1986)。通过对一张波长为 558nm 与另一张波长为 462nm 的数字图像相减,Kilbride 等人(1989)可以通过比较漂白的中央凹和外周视网膜区域的反射光谱,得到了 MP 的"双密度"。所有涉及反射谱的技术都存在相同的问题,即获得的 MP 双向吸收谱受光散射的影响,无法两次通过视网膜反射结构。

在当前方法中,CCD 会与激光扫描检眼镜(scanning laser ophthalmoscope,SLO)一起结合使用,激光扫描检眼镜可通过它的光学共聚焦优势来将光散射降至最低(e. g.,Berendschot & van Norren,2004;Wustemeyer et al.,2003),获得蓝色(488nm)和绿色(514nm)图像。在对数据进行仔细的校准和对数变换之后,可进行相减。在一些实施方案中,外周区域的平均值会作为参考。在中央凹的入射光将穿过 MP 两次。如上文所述,它也会被其他视网膜结构吸收和反射(van de Kraats et al.,2006)。与 HFP 不同,这种方法提供了 MP 的光密度和形貌分布。一个关键参数是采样的视网膜面积。当然,据推测获得的值代表了整个区域综合的 MPOD,但是空间分布的倾斜度会影响这个结果。正是因为这一原因,总会生成一个分布地图,这也是不同作者使用不同采样区域的原因。这也存在一个小缺点,在这个技术被应用于大规模的研究时,观察者必须进行散瞳。基于 SLO 的眼底反射计被许多人认为是可获得的最接近金标准 MP 测量技术。

van de Kraats 等人(2006)描述了一种最新的方法,该方法基于光谱反射和一种眼底层的光学模型,避免了成像的并发症。这种设备被称为黄斑色素反射计(macular pigment reflectometer,MPR),它使用 CCD 设备获取多个波长的反射光谱,小巧紧凑。它的优点是客观,只需几分钟就可收集到数据。除了要进行良好的固定,观察者不需要任何其他操作。更重要的是,使用该方法时不需要散瞳。它已经与上述闪烁技术进行了比较(van Der Veen et al.,2009)。考虑到这两种方法的设想可知数据兼容性很高。当把采样区域的问题考虑进来,就会发现反射率和 HFP 方法比最初认为的有更多的共同点。如上所述,它可以用来分离 L 和 Z,从而衡量它们的光学密度。这是已知的在体获取这些信息的唯一方法。

自体荧光成像也可以用来测量 MP。Delori(1994)第一次对这一方法进行了描述,该方法通过降低 RPE 中脂褐质的荧光性来测定 MPOD,随后被应用于成像中(Delori,2004)。可以通过两种不同波长激发脂褐质发射荧光,其中之一(如,488nm 氩激光)被 MP 吸收而另一个(如,钇铝石榴石激光 532nm)不会被吸收。两种波长的入射光导致 RPE 脂褐质发出荧光,二者都会被成像出来。MP 衰减了短波长图像,这可以被转化成地形图。和晶状体的固有荧光相关的问题能通过将荧光限制到更长的波长范围来避免(Sharifzadeh,Bernstein,& Gellermann,2006)。该技术已经在与 Berendschot 和 van Norren(2005)等所描述的相同的 SLO 中与眼底反射计相结合。

共振 Raman 光谱技术测量了 MP 中分子内键共振的激发,这与视网膜组织中类胡萝卜素的浓度成正比(Bernstein et al.,1998)。观察者注视一个 1mm 的氩激光点,它与 MP 发生共振。Raman 散射光提供了特定类型分子的独特特征,因为散射光发生了特征转变。因为入射光和它们吸收的光谱重叠,产生了三个典型的 Raman 峰,所以类胡萝卜素会发出一种强烈的 Raman 信号。MPOD 可通过减去背景荧光来计算得到。Raman 散射的强度与 HPLC 测量的离体视网膜组织样本中类胡萝卜素总含量呈线性相关。与所有其他方法不同,其主要优点在于它对视网膜类胡萝卜素具有高度化学特异性。

影响 MP 沉积的因素

典型值

一般来说,在中央测量的 MPOD 的平均值在中位数 0.3OD 单元周围变化显著。根据一项专家共识(Bernstein et al.,2009),MP 的值低于 0.2 应该被视为低值,而高于 0.5 应该被认为高值。当然这忽视了如虹膜色素沉着和种族等因素,如下所述,这些因素会系统性地影响 MPOD,与之一同改变。从美国不同研究中收集到的总量为 846 只眼睛的数据表明 46% 的值为 0.2,16% 的值小于 0.1(Wooten & Hammond,2002)。这与爱尔兰 828 人的检测结果相似,其均值为 0.3(Nolan et al.,2007b)。最大的样本之一也许是 van der Veen 等人报道的(2009a),其样本量为 5 581,均值为 0.33±0.18,样本来自贯穿美国中西部的 48 个验光中心。他们的数据如图 107.6 所示,有关细节请查阅他们论文中的表格(见下文)。总的来说,在人群中 MP 随年龄轻微增加,但研究中也发现除年龄外,许多其他因素也明确参与其中。非常明确的证据显示,这正如 Davies 和 Morland 综述的那样,年龄是次要因素(2004)。Berendschot 和 van Norren(2005)使用不

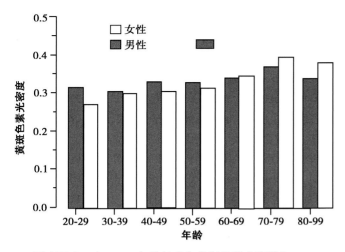

图 107.6 在 5 881 个观察者中黄斑色素光密度(macular pigment optical density, MPOD)分布(van der Veen et al. ,2009a)。

同技术进行了严谨的验证,结果并没有发现年龄效应的存在。在 van der Veen 等人(2009a)的报道中发现了性别差异,年轻男性比年轻女性有更高的 MP,而在年长组这种模式正好相反。出于保密的原因,研究中只知道样本个体的性别和年龄。正如 van der Veen 等人(2009a)讨论的那样,这个特定人群中,影响 MP 的主要因素是饮食和生活习惯。

性别 有关女性的 MP 是否稍微低于男性这一问题仍在讨论中,但是这可能与 MP 的沉积与肥胖有着密切的联系。在一项研究中(Hammond et al. ,1996a),在校正年龄和热量摄入之后,发现有男性的 MP 比女性高出 38%。在荷兰进行的一项研究在 199 名男性和 236 名女性中使用眼底反射计检测没有发现任何差异(Berendschot et al. ,2002)。同样,Ciulla 等人(2001)基于 U.S. 中西部地区的 280 名被试,在男性和女性间没有检测到任何系统性的差异。在他们的工作中,饮食效应与 MPOD 的关联最强。然而其他的研究已经提示,对类胡萝卜素来说脂肪组织扮演着一个水槽的作用,从而阻碍了它们在视网膜上的沉积。Johnson 等人(2000)报道女性体内脂肪组织浓度和 MP 光密度之间存在显著的反比关系。Broekmans 等人(2002)发现,男性体内 MP 与叶黄素脂肪组织有关,但在女性体内却不是这样。因而,当排除饮食因素之后,男性和女性脂肪组织中的 L 和 Z 沉积调控机制可能是不同的。

虹膜色素沉积 另一个更加没有得到很好理解的因素是虹膜颜色的影响。多年前大家就已知道(Hammond,Fuld,& Snodderly,1996b)深色虹膜的个体比浅色虹膜的个体具有更高的 MP。他们发现,即

便在饮食和血液中类胡萝卜素浓度是相似的情况下,将观察者的眼睛被分类为蓝色/灰色、绿色/淡褐色或褐色/黑色,MPOD 与眼睛颜色间有很强的相关性。并且 MPOD 与眼睛颜色的关联并不是某种技术特异的。将 118 名正常观察者根据种族被划分为非西班牙裔白人或非洲人,也可以观察到这一现象。该实验使用自体荧光分布图,研究发现两组间的差异为 0.23OD 单位,统计学差异十分显著(Wolf-Schnurrbusch et al. ,2007)。对这一确定的现象尚没有令人满意的解释。据推测,黑色素和 MP 的沉积可能形成了一个共享机制,或者它可能与眼睛暴露于的光线强度有关。深色眼睛的视网膜会比浅色的眼睛暴露于更少的光,由于浅色眼睛氧化应激的增加,MP 可能会被更加迅速地耗尽。

吸烟 吸烟是一个公认的对 MP 积累有不利影响的确定性因素。Hammond、Wooten 和 Snodderly(1996c)发现,34 个吸烟者的平均 MP 是 0.16OD,低于 34 个对照者。这一差异非常显著,在研究中对年龄、体重、虹膜颜色和类胡萝卜素的饮食摄入等因素进行了校正。类似的发现也已被报告;Delori 等人(2001)使用自体荧光映射比较了 27 名吸烟者和 102 名未吸烟者,发现两组的 MP 值分别为 0.4±0.15 和 0.49±0.16。然而,比较两组的眼底反射,并没有发现差异。其他研究也发现吸烟与 MP 减少有关(比如,Mellerio et al. ,2002;Nolan et al. ,2007a)。通过观察发现吸烟与血清的类胡萝卜素水平显著降低有关,正如 Klein 等人(1993)报道的那样吸烟与黄斑疾病有很强的联系,烟草对眼睛健康的负面影响已差不多得到公认。

重复性和准确性 无论是依赖于心理物理学方法还是反射或吸收光谱的技术,MPOD 的测量结果都是有点多变的。所有技术都受到不可控变量的影响。在 HFP 中,观察者具体选择哪部分目标(通常是 1°)作为背景是可变的。一些人认为应该使用刺激和背景间的亮度对比边缘,这被称为边缘假说。然而,这个假设过于简单化了。Van der Veen 等人(2009b)指出,边缘对比度随 MPOD 及其空间分布变化而不同。他们使用建模技术将 HFP 方法(目标大小 1°)与光学反射率(整合区 1°)比较,结果发现在 19 个观察者中,HFP 方法的注视点平均值对于 0°固定来说是 0.4°,对于 0.5°固定为 0.9°。这项研究发现,尽管这两种技术的基本假设和基本方法不同,但是其结果几乎相同,该研究对这一现象进行了深入探究。对于所有的心理物理方法,个体间闪烁阈值的标准和固定策略略有

不同,最重要的是,个体间存在不同的 MP 空间分布,这些变量是难以控制的。Howells、Eperjesi 和 Bartlett(2011)总结了 26 项研究,最终的结果是,除非操作者熟悉特定仪器或技术的特性,否则在各项研究中测量的可重复性将有较大差异。

重要的是要认识到,所谓的客观技术不需要观察者作出反应(除了需要保持凝视外),并不是测量 MP 的万能方法。所有的活体技术均容易受到那些仅部分可控变量的影响。眼底反射最主要的缺陷之一是视网膜内的光散射,因为检测到的在视网膜内表面发生散射的光或从内界膜发生镜面反射光的比例是未知的。从测量光线得到的光可能是从角膜和/或晶状体反向散射而来的,或者从晶状体表面前向散射而来。

这些因素在重复性数据中十分明显;Berendschot 等人(2000)报道称,利用激光扫描检眼镜获得的 MP 图谱中被试内变异为 10%,Delori 等人(2001)讨论了自体荧光、反射率和 HFP 这三种技术的变异性。他们还强调 MP 吸光度分布模式的作用及其可能对 MPOD 不同估计产生的影响(参阅原文图8)。他们发现荧光测定法和反射率测定法分别检测 0.042OD 单元和 0.039OD 单元时,存在绝对差异。这项技术的测试-重测试差异,在对自体荧光中平均光密度进行估计时有 9%,对于反射率而言为 22%,也就是说,自体荧光法的差异更小。Wustemeyer 等人(2003)发现,使用 SLO 获得的反射图谱的变异系数为 6.2%。与其他研究一样,他们发现基本上自体荧光比反射率分布图的检测值更高。他们测试了 109 名观察者,发现反射技术的测量值随年龄的增加而显著下降,但是年龄并未影响自体荧光分布。

Berendschot 和 van Norren(2005)对不同的技术提出了一个绝妙的观点,他们使用了两种不同形式的多线谱眼底反射计——一项是使用 SLO 生成反射率和自体荧光分布图的技术,另一项是闪烁光度测定技术;最终,53 个观察者中得到了 7 个 MPOD 的估计值。对于重复性来说,每种技术都有自己的假设和局限、易用性和绝对准确度。比较这些方法时,对同样的被试群体来说,数据的关联度可能很高,但是很少可以产生相同的绝对数值。

总之,值得强调的是,对于不同的技术,年龄和性别效应可能都是次要的。对大多数人来说,似乎饮食才是最关键的因素。然而,关于虹膜的颜色有一个共识。很可能在不久的将来,当评估个体的 MP 是否正常或偏低时,应该对他们眼睛的颜色有一个限制,例

如在浅色眼睛里 0.2 可能是一个正常值,但在深色眼睛里则被认为是低于平均值。同样,大家一致认为吸烟也是一个因素;在意见上唯一的差异是其影响的大小。这又将受到其他混合因素如眼睛颜色和饮食的影响。最后一点是,当对总体进行评估时,那些会使 MP 降低的因素也是 AMD 的危险因素,这将在下面进行讨论。

老年性黄斑变性

正如上面讨论中提到的,特别是在晚年,黄斑区域很容易受到伤害。毫无疑问,AMD 在眼科学中是一个重要的临床问题(见 Ambati et al.,2003,和 Neelam et al.,2009,的综述)。据预测,在 2010 年至 2050 年间美国 AMD 病例数将会增加近两倍(Rein et al.,2006)。迄今为止 AMD 是美国、欧洲和大洋洲致盲的主要原因。据估计,在发达国家超过 75 岁的高加索人群中大约有 23% 的人处于疾病的早期阶段(Klein,Klein,& Linton,1992a)。在 20 年内,该年龄段人数的增长速度比其他任何年龄段都快,眼科组织可以预计严重视力丧失的棘手病例数目将急剧增加。尽管 AMD 在不久的将来将成为重大的公共卫生问题,但正如 Bernstein 等人(2009)讨论的,基于改变生活方式的预防策略,包括提高 MP,具有很高的现实意义。这在很大程度上取决于高风险人群在出现症状之前对主要问题的认识程度。因此,相关体征的早期发现和基因筛查可能是未来管控的基础。

疾病的早期阶段被称为老年性黄斑病变(age-related maculopathy,ARM)(Bird et al.,1995)。这类病人的 VA 正常或接近正常。ARM 的诊断依据是较大的(125μm)汇合性脉络膜小疣、眼底色素减退或色素沉着的出现。这些表现是随后出现的地图状萎缩和视力严重下降的前兆。一般来说,在早期阶段,患者无症状或只有轻度视力障碍,如偶尔出现的直边变形。随后 2~10 年,中心视力出现了渐进损害。因为它们还没有被详细研究过(但 Hogg & Chakraverthy,2006,进行了优秀的综述),视力障碍的其他表现还不太清楚,但是组织学(Curcio,Medeiros,& Millican,1996)和心理物理学(Owsley et al.,2000)证据表明,视杆细胞介导的视力在疾病的早期阶段特别脆弱。最近的研究,涉及详密的心理物理过程,表明在光漂白之后的暗适应和亮适应视敏度恢复是 AMD 早期阶段视觉病理的敏感测试(Dimtrov et al.,2011)。

MP 与 AMD 的关系;流行病学和观察性研究结果

AMD 是一个多因素疾病的典型例子。虽然遗传因素参与其中,但对遗传因素的理解受到许多环境因素作用的阻碍。除了年龄外,另一个无可争议的因素是家族史。其他的假设因素包括吸烟、肥胖、心血管疾病、高血压和浅色虹膜,此外一些研究发现女性比男性更加易感。当然,相比于深肤色种族,高加索人群中 AMD 发病更加普遍,但其中原因还没有达成共识(Ambati et al.,2003)。总之,似乎某些人遗传了 AMD 的发病倾向,如果这些人暴露于多种有害环境因素的综合作用下,那么他们的发病率就会比较高,尤其是白人;在 Beaver Dam 的研究中(43～86 岁间的 4 926 名白人)疾病早期阶段的整体患病率是 15.6%,43～54 岁间为 8.45%,超过 75 岁的人群中为 29.7%。疾病晚期阶段的患病率在这两个年龄组中分别为 0.1%～7.1%(Klein et al.,1992b)。

由于 AMD 巨大的人力和经济影响,有理由深入研究通过降低可变的危险因素和饮食习惯的改变预防疾病的发生。针对视网膜类胡萝卜素与 AMD 发病风险相关性的第一项观察性研究是眼部疾病病例对照研究(Eye Disease Case-Control Study,EDCCS)中的一项随访研究。他们发现,饮食中高摄入胡萝卜素以及高 L、Z 血清水平能降低 43% 的 AMD 发病风险。随后又出现了许多这样的研究,其中大部分与这一发现一致(Delcourt et al.,2006;Gale et al.,2003;Mares-Perlman et al.,1996)。对这个问题的综述详见 Loane 等(2008)和 Bernstein 等(2009)的论文。在最近对年龄相关性眼病研究(Age-Related Eye Disease Study,AREDS;下面描述)的数据分析中发现,高 L 和 Z 饮食摄入与 AMD 可能性降低有很大关系(SanGiovanni et al.,2007),蓝山研究的一个分支也得到了同样的结论(Tan et al.,2008)。

MP 和 AMD 间存在关联的坚实证据可能为眼科医生提供指导,他们经常面对病人并且发现他们面临较高的发病风险。他们应该推荐服用膳食补充剂,还是简单改善的生活方式和健康饮食习惯?虽然流行病学研究得到的大量数据十分令人信服,但一定要从这些报道中谨慎给出结论。因为这些研究不可避免地存在抽样偏差等因素,即受到招募被试的国家、种族和区域,基因档案,生活方式,和许多其他的难以控制的因素所引起的偏差。当然志愿者基本上不是人群中具有代表性的样本。事实上,Evans(2007)观察到的,志愿者常常较为富有并有很强的健康意识。总之,那些最可能从改善饮食和生活方式中受益的可能是那些并没有参与研究的人。

为了尝试获得对膳食补充效应更为广泛的理解,Chong 等(2007)对饮食氧化剂对 AMD 的初级预防效应进行了 meta 分析,他们的文献检索策略仅纳入了基线处没有 AMD 症状的研究。他们筛选出那些进行了一年随访、以原发性 ARM 作为初级结局的研究。12 项研究符合他们的纳入标准,其中仅有 5 份报告了 L 和 Z 的效应。不幸的是没有一项研究测量了 MP,仅在研究开始时使用了饮食问卷。大概毫不意外,他们认为没有充分的证据表明 L 和 Z 可以防止 AMD 发病。

一般看来健康人较患者有更高的 MP。例如一些研究显示 AMD 患者与低 MP 间相关(Beatty et al.,2001)。一种略有不同的研究方法是研究健康个体。一项涵盖 828 名健康观察者的研究显示 L 和 Z 的饮食摄入量、血浆水平和 MPOD 间呈正相关,MPOD 和 AMD 的危险因子间成反比(Nolan et al.,2007a)。

MP 与 AMD 的联系;干预试验

关于膳食补充剂的直接益处,最能代表当前官方立场的研究是 AREDS,它也是这方面引用最频繁的研究。在为期 5 年的前瞻性试验中,超过 4 700 名 55～80 岁的参与者服用了安慰剂或含有维生素 C、维生素 E、β-胡萝卜素和锌的高剂量复方抗氧化剂。结果发现,相比于服用安慰剂的那一组,罹患中度到晚期的疾病的风险降低了 25%(SanGiovanni et al.,2007)。然而在 AREDS 试验中,患者没有补充 L 或 Z,因为在试验开始时这些化合物还没有商品化。这项试验还有其他的局限性;锌水平相当的高,且配方中含有 β-胡萝卜素,高剂量的 β-胡萝卜素与吸烟者罹患肺癌有关。一项新的 AREDS 试验 AREDS 2,旨在解决早期研究中的一些问题,目前正在进行中。AREDS 2 的志愿者招募已经在 2008 年 6 月结束。随访患者 5～6 年,预期将在 2013 年便可获得原始数据。从其中一种活性配方中,参与者将会补充 L 和 Z,但仅在一小部分病人队列中会检测 MP。

现在许多研究已经表明,增加视网膜类胡萝卜素的膳食摄入量将使 MPOD 大幅增加(例如,Berendschot et al.,2000;Bernstein & Gellermann,2002;Bone et al.,2003;Koh et al.,2004;Landrum,Bone,&

Kilburn,1997；Richer et al.,2004；Rodriguez-Carmona et al.,2006；Schalch et al.,2007；Trieschmann et al.,2007）。一个重要的事实是，在给予一定水平的类胡萝卜素补充后，个体间 MP 会存在显著差异，增加水平从零（所谓的无应答者），到大约增加 60%~80%。似乎是那些 MP 水平较低的人在补充之后最有可能表现出明显改善，这一观点在自体荧光衡量叶黄素营养效应（Lutein Nutrition Effects Measured by Autofluorescence，LUNA）研究中得以体现（Trieschman et al.,2007）。Koh 等人（2004）进行了一项重要的观测，他们发现，早期 AMD 病人与健康的受试者一样，MP 可以得到有效补充。每天需要补充 L 的经验值大约为 5~10mg。和期望的一样，MPOD 的增加与补充血浆的 L 和 Z 的时程完全不同。在补充开始几周内血浆水平即出现大幅增加，而 MP 的增加则可能需要 1~3 个月。

尽管通过补充来提高 MP 水平相对比较容易，但要确定其在 AMD 患者身上会真实起效或产生形态学益处则是另外一个问题了。在叶黄素抗氧化补充试验研究中，Richer 等人（2004）已证明，相对于安慰剂组，90 名 AMD 患者接受一年药物补充后，VA 和对比敏感度出现改善。另外发现，VA 的变化与是否单独补充 L 还是 L 与其他成分联合补充无关。虽然其作用十分温和，但是统计学差异显著。最近，老年视网膜中叶黄素联合效应研究（Combination of Lutein Effects in the Aging Retina，CLEAR）得到了类似的结果。此项在荷兰和英国展开的双中心研究，测试了 80 名 AMD 早期患者，其中一半每天给予安慰剂，另一半给予 10mg 仅含有 L 的胶囊。患者持续补充 1 年，在 0（基线）、4、8 和 12 个月时对患者进行观察。在基线时 VA 不正常的患者，与安慰剂组相比，VA 出现显著改善，而且这些改变与补充期间 MP 的改变有关。特别的是，该研究揭示，干预组相比安慰剂组，暗适应出现了显著改善。

Weigert 等人（2011）报道了类似的 VA 改善效果，他们对 84 名患者进行了持续 6 个月的单 L 补充。他们还报道 MP 的变化和 VA 的变化有微弱的联系，但是这一效应具有显著的统计学差异。这可能是因为他们研究持续的时间太短。Berendschot 等人（2011）发现，总体而言，在 MP 水平出现大幅增加后至少 3 个月内 VA 并无明显改善。在 CLEAR 研究中，在开始补充后大约 2~3 个月内都未观察到明显 MP 水平增长。在另一个干预试验中，Richer 等人（2011）使用了两种干预方案：一种仅含有 Z，另一种含有 Z 和 L。整体而言，干预组 MP 水平增加；仅补充 Z 的患者 VA 显著改

善了 1.5 行。即使 VA 和 MP 变化关系在这些研究中都比较微弱，但似乎有越来越多的证据表明补充剂对某些被试而非全部被试确有功能性获益。当与那些呈现 VA 的轻微退化的安慰剂组患者相比时，这些效应更加有说服力，这在 CLEAR 研究中尤其明显（Murray et al.,2013；Berendschot et al.,2011）。

总结评论

可能存在一条生物学可行的通路，其中 MP 对预防老年视网膜发生退行性变起到重要作用。现在普遍接受的观点是，对具有早期 AMD 症状的患者，应该建议优化他们的饮食和生活方式。尽管 AREDS 配方是引用最多的有证据支持的补充方案，但是它不符合欧盟的规定。众所周知，富含 L 和 Z 的饮食并不能像服用含有类胡萝卜素的补充剂那样可以有效增强 MP。另一方面，含有 L 和 Z 的补充剂非常昂贵，无法通过医疗保健计划获得。对高危患者最明显的策略，特别是当他或她的一只眼睛已经失明时，作为权宜之计，应当服用补充剂，尽管缺少明确的证据来支持它们的好处。可以满怀信心地说，这样做，可以降低患者的风险，但是还需要更多干预试验的结果，才能准确地预测其对个体患者的效果。在这些干预试验中，我们可以根据临床检测手段把实验前的风险计算和实际改善情况进行比较。

致谢

非常感谢 Maria Makridaki 和 David Carden 在我准备本章时给予的帮助。

参考文献

Adler, R., Curcio, C., Hicks, D., Price, D., & Wong, F. (1999). Cell death in age-related macular degeneration. *Molecular Vision, 5,* 31.

Ahmed, S. S., McGregor, N., Lott, M. D., & Marcus, D. M. (2005). The macular xanthophylls. *Survey of Ophthalmology, 50,* 183–193.

Ambati, J., Ambati, B. K., Yoo, S. H., Ianchulev, S., & Adamis, A. P. (2003). Age-related macular degeneration: Etiology, pathogenesis, and therapeutic strategies. *Survey of Ophthalmology, 48,* 257–293.

Beatty, S., Boulton, M., Henson, D., Koh, H. H., & Murray, I. J. (1999). Macular pigment and age related macular degeneration. *British Journal of Ophthalmology, 83,* 867–877.

Beatty, S., Koh, H. H., Carden, D., & Murray, I. J. (2000). Macular pigment optical density measurement: A novel compact instrument. *Ophthalmic & Physiological Optics, 20,*

105–111.

Beatty, S., Murray, I. J., Henson, D. B., Carden, D., Koh, H., & Boulton, M. E. (2001). Macular pigment and risk for age-related macular degeneration in subjects from a Northern European population. *Investigative Ophthalmology & Visual Science, 42,* 439–446.

Berendschot, T. T., Broekmans, W. M., Klopping-Ketelaars, I. A., Kardinaal, A. F., Van Poppel, G., & Van Norren, D. (2002). Lens aging in relation to nutritional determinants and possible risk factors for age-related cataract. *Archives of Ophthalmology, 120,* 1732–1737.

Berendschot, T. T., Goldbohm, R. A., Klopping, W. A., van de Kraats, J., van Norel, J., & van Norren, D. (2000). Influence of lutein supplementation on macular pigment, assessed with two objective techniques. *Investigative Ophthalmology & Visual Science, 41,* 3322–3326.

Berendschot, T. T. J. M., Makridaki, M., van der Veen, R. L. P., Parry, N. R. A. Carden, D., & Murray, I. J. (2011). The Clear (combination (of) Lutein Effects (on) Aging Retina) Study; Lutein supplementation improves visual acuity and night vision in early Amd; A two-centre, placebo-controlled study. *Investigative Ophthalmology & Visual Science,* e-abstract 3631.

Berendschot, T. T., & van Norren, D. (2004). Objective determination of the macular pigment optical density using fundus reflectance spectroscopy. *Archives of Biochemistry and Biophysics, 430,* 149–155.

Berendschot, T. T., & van Norren, D. (2005). On the age dependency of the macular pigment optical density. *Experimental Eye Research, 81,* 602–609.

Berendschot, T. T., & van Norren, D. (2006). Macular pigment shows ringlike structures. *Investigative Ophthalmology & Visual Science, 47,* 709–714.

Bernstein, P. S., Delori, F. C., Richer, S., van Kuijk, F. J., & Wenzel, A. J. (2009). The value of measurement of macular carotenoid pigment optical densities and distributions in age-related macular degeneration and other retinal disorders. *Vision Research, 50,* 716–728.

Bernstein, P. S., & Gellermann, W. (2002). Measurement of carotenoids in the living primate eye using resonance Raman spectroscopy. *Methods in Molecular Biology (Clifton, N.J.), 196,* 321–329.

Bernstein, P. S., Yoshida, M. D., Katz, N. B., McClane, R. W., & Gellermann, W. (1998). Raman detection of macular carotenoid pigments in intact human retina. *Investigative Ophthalmology & Visual Science, 39,* 2003–2011.

Bird, A. C., Bressler, N. M., Bressler, S. B., Chisholm, I. H., Coscas, G., Davis, M. D., et al. (1995). An international classification and grading system for age-related maculopathy and age-related macular degeneration. The International ARM Epidemiological Study Group. *Survey of Ophthalmology, 39,* 367–374. doi:10.1016/S0039-6257(05)80092-X.

Bone, R. A., & Landrum, J. T. (2004). Heterochromatic flicker photometry. *Archives of Biochemistry and Biophysics, 430,* 137–142.

Bone, R. A., Landrum, J. T., Fernandez, L., & Tarsis, S. L. (1988). Analysis of the macular pigment by HPLC: Retinal distribution and age study. *Investigative Ophthalmology & Visual Science, 29,* 843–849.

Bone, R. A., Landrum, J. T., Friedes, L. M., Gomez, C. M., Kilburn, M. D., Menendez, E., et al. (1997). Distribution of lutein and zeaxanthin stereoisomers in the human retina. *Experimental Eye Research, 64,* 211–218.

Bone, R. A., Landrum, J. T., Guerra, L. H., & Ruiz, C. A. (2003). Lutein and zeaxanthin dietary supplements raise macular pigment density and serum concentrations of these carotenoids in humans. *Journal of Nutrition, 133,* 992–998.

Bone, R. A., Landrum, J. T., Mayne, S. T., Gomez, C. M., Tibor, S. E., & Twaroska, E. E. (2001). Macular pigment in donor eyes with and without AMD: A case–control study. *Investigative Ophthalmology & Visual Science, 42,* 235–240.

Bone, R. A., Landrum, J. T., & Tarsis, S. L. (1985). Preliminary identification of the human macular pigment. *Vision Research, 25,* 1531–1535.

Broekmans, W. M., Berendschot, T. T., Klopping-Ketelaars, I. A., de Vries, A. J., Goldbohm, R. A., Tijburg, L. B., et al. (2002). Macular pigment density in relation to serum and adipose tissue concentrations of lutein and serum concentrations of zeaxanthin. *American Journal of Clinical Nutrition, 76,* 595–603.

Chong, E. W., Wong, T. Y., Kreis, A. J., Simpson, J. A., & Guymer, R. H. (2007). Dietary antioxidants and primary prevention of age related macular degeneration: Systematic review and meta-analysis. *BMJ (Clinical Research Ed.), 335,* 755.

Ciulla, T. A., Curran-Celantano, J., Cooper, D. A., Hammond, B. R., Jr., Danis, R. P., Pratt, L. M., et al. (2001). Macular pigment optical density in a midwestern sample. *Ophthalmology, 108,* 730–737.

Curcio, C. A., Medeiros, N. E., & Millican, C. L. (1996). Photoreceptor loss in age-related macular degeneration. *Investigative Ophthalmology & Visual Science, 37,* 1236–1249.

Curcio, C. A., Sloan, K. R., Kalina, R. E., & Hendrickson, A. E. (1990). Human photoreceptor topography. *Journal of Comparative Neurology, 292,* 497–523.

Davies, N. P., & Morland, A. B. (2004). Macular pigments: Their characteristics and putative role. *Progress in Retinal and Eye Research, 23,* 533–559. doi:10.1016/j.preteyeres.2004.05.004.

Delcourt, C., Carriere, I., Delage, M., Barberger-Gateau, P., & Schalch, W. (2006). Plasma lutein and zeaxanthin and other carotenoids as modifiable risk factors for age-related maculopathy and cataract: The POLA Study. *Investigative Ophthalmology & Visual Science, 47,* 2329–2335. doi:10.1167/iovs.05-1235.

Delori, F. C. (1994). Spectrophotometer for noninvasive measurement of intrinsic fluorescence and reflectance of the ocular fundus. *Applied Optics, 33,* 7439–7452. doi:10.1364/AO.33.007439.

Delori, F. C. (2004). Autofluorescence method to measure macular pigment optical densities fluorometry and autofluorescence imaging. *Archives of Biochemistry and Biophysics, 430,* 156–162.

Delori, F. C., Goger, D. G., Hammond, B. R., Snodderly, D. M., & Burns, S. A. (2001). Macular pigment density measured by autofluorescence spectrometry: Comparison with reflectometry and heterochromatic flicker photometry. *Journal of the Optical Society of America. A, Optics, Image Science, and Vision, 18,* 1212–1230. doi:10.1364/JOSAA.18.001212.

Delori, F. C., Goger, D. G., Keilhauer, C., Salvetti, P., & Staurenghi, G. (2006). Bimodal spatial distribution of macular pigment: Evidence of a gender relationship. *Journal of the Optical Society of America. A, Optics, Image Science, and Vision, 23,* 521–538.

Dimitrov, P. N., Robman, L. D., Varsamidis, M., Aung, K. Z., Makeyeva, G. A., Guymer, R. H., et al. (2011). Visual function tests as potential biomarkers in age-related macular degeneration. *Investigative Ophthalmology & Visual Science,*

52, 9457–9469. doi:10.1167/iovs.10-7043.

Evans, J. (2007). Primary prevention of age related macular degeneration. *BMJ (Clinical Research Ed.)*, *335*, 729.

Gale, C. R., Hall, N. F., Phillips, D. I., & Martyn, C. N. (2003). Lutein and zeaxanthin status and risk of age-related macular degeneration. *Investigative Ophthalmology & Visual Science*, *44*, 2461–2465. doi:10.1167/iovs.02-0929.

Hammond, B. R., Jr., Curran-Celentano, J., Judd, S., Fuld, K., Krinsky, N. I., Wooten, B. R., et al. (1996a). Sex differences in macular pigment optical density: Relation to plasma carotenoid concentrations and dietary patterns. *Vision Research*, *36*, 2001–2012.

Hammond, B. R., Jr., & Fuld, K. (1992). Interocular differences in macular pigment density. *Investigative Ophthalmology & Visual Science*, *33*, 350–355.

Hammond, B. R., Jr., Fuld, K., & Snodderly, D. M. (1996b). Iris color and macular pigment optical density. *Experimental Eye Research*, *62*, 293–297.

Hammond, B. R., Jr., Johnson, E. J., Russell, R. M., Krinsky, N. I., Yeum, K. J., Edwards, R. B., et al. (1997). Dietary modification of human macular pigment density. *Investigative Ophthalmology & Visual Science*, *38*, 1795–1801.

Hammond, B. R., Jr., & Wooten, B. R. (2005). CFF thresholds: Relation to macular pigment optical density. *Ophthalmic & Physiological Optics*, *25*, 315–319.

Hammond, B. R., Jr., Wooten, B. R., & Snodderly, D. M. (1996c). Cigarette smoking and retinal carotenoids: Implications for age-related macular degeneration. *Vision Research*, *36*, 3003–3009.

Hogg, R. E., & Chakravarthy, U. (2006). Visual function and dysfunction in early and late age-related maculopathy. *Progress in Retinal and Eye Research*, *25*, 249–276.

Howells, O., Eperjesi, F., & Bartlett, H. (2011). Measuring macular pigment optical density in vivo: A review of techniques. *Graefe's Archive for Clinical and Experimental Ophthalmology*, *249*, 315–347.

Johnson, E. J., Hammond, B. R., Yeum, K. J., Qin, J., Wang, X. D., Castaneda, C., et al. (2000). Relation among serum and tissue concentrations of lutein and zeaxanthin and macular pigment density. *American Journal of Clinical Nutrition*, *71*, 1555–1562.

Kilbride, P. E., Alexander, K. R., Fishman, M., & Fishman, G. A. (1989). Human macular pigment assessed by imaging fundus reflectometry. *Vision Research*, *29*, 663–674.

Klein, R., Klein, B. E., & Linton, K. L. (1992a). Prevalence of age-related maculopathy. The Beaver Dam Eye Study. *Ophthalmology*, *99*, 933–943.

Klein, R., Klein, B. E., Linton, K. L., & DeMets, D. L. (1993). The Beaver Dam Eye Study: The relation of age-related maculopathy to smoking. *American Journal of Epidemiology*, *137*, 190–200.

Klein, R., Meuer, S. M., Moss, S. E., & Klein, B. E. (1992b). Detection of drusen and early signs of age-related maculopathy using a nonmydriatic camera and a standard fundus camera. *Ophthalmology*, *99*, 1686–1692.

Koh, H. H., Murray, I. J., Nolan, D., Carden, D., Feather, J., & Beatty, S. (2004). Plasma and macular responses to lutein supplement in subjects with and without age-related maculopathy: A pilot study. *Experimental Eye Research*, *79*, 21–27.

Landrum, J. T., & Bone, R. A. (2001). Lutein, zeaxanthin, and the macular pigment. *Archives of Biochemistry and Biophysics*, *385*, 28–40.

Landrum, J. T., Bone, R. A., & Kilburn, M. D. (1997). The macular pigment: A possible role in protection from age-related macular degeneration. *Advances in Pharmacology (San Diego, Calif.)*, *38*, 537–556.

Lennie, P., Pokorny, J., & Smith, V. C. (1993). Luminance. *Journal of the Optical Society of America. A, Optics and Image Science*, *10*, 1283–1293. doi:10.1364/JOSAA.10.001283.

Loane, E., Kelliher, C., Beatty, S., & Nolan, J. M. (2008). The rationale and evidence base for a protective role of macular pigment in age-related maculopathy. *British Journal of Ophthalmology*, *92*, 1163–1168.

Makridaki, M., Carden, D., & Murray, I. J. (2009). Macular pigment measurement in clinics: Controlling the effect of the ageing media. *Ophthalmic & Physiological Optics*, *29*, 338–344.

Mares-Perlman, J. A., Klein, R., Klein, B. E., Greger, J. L., Brady, W. E., Palta, M., et al. (1996). Association of zinc and antioxidant nutrients with age-related maculopathy. *Archives of Ophthalmology*, *114*, 991–997.

Mellerio, J., Ahmadi-Lari, S., van Kuijk, F., Pauleikhoff, D., Bird, A., & Marshall, J. (2002). A portable instrument for measuring macular pigment with central fixation. *Current Eye Research*, *25*, 37–47.

Moreland, J. D. (2004). Macular pigment assessment by motion photometry. *Archives of Biochemistry and Biophysics*, *430*, 143–148.

Murray, I. J., Makridaki, M., van der Veen, R., Carden, D., Parry, N. R. A., & Berendschot, T. T. (under review).Lutein supplementation over a one year period in early AMD might have a mild beneficial effect on visual acuity; the CLEAR study. *Investigative Ophthalmology & Visual Science*.

Neelam, K., Nolan, J., Chakravarthy, U., & Beatty, S. (2009). Psychophysical function in age-related maculopathy. *Survey of Ophthalmology*, *54*, 167–210.

Nguyen-Legros, J., & Hicks, D. (2000). Renewal of photoreceptor outer segments and their phagocytosis by the retinal pigment epithelium. *International Review of Cytology*, *196*, 245–313.

Nolan, J. M., Stack, J., O'Connell, E., & Beatty, S. (2007a). The relationships between macular pigment optical density and its constituent carotenoids in diet and serum. *Investigative Ophthalmology & Visual Science*, *48*, 571–582.

Nolan, J. M., Stack, J., O'Donovan, O. D., Loane, E., & Beatty, S. (2007b). Risk factors for age-related maculopathy are associated with a relative lack of macular pigment. *Experimental Eye Research*, *84*, 61–74.

Owsley, C., Jackson, G. R., Cideciyan, A. V., Huang, Y., Fine, S. L., Ho, A. C., et al. (2000). Psychophysical evidence for rod vulnerability in age-related macular degeneration. *Investigative Ophthalmology & Visual Science*, *41*, 267–273.

Packer, O., Hendrickson, A. E., & Curcio, C. A. (1989). Photoreceptor topography of the retina in the adult pigtail macaque (*Macaca nemestrina*). *Journal of Comparative Neurology*, *288*, 165–183.

Parry, N. R., & Robson, A. G. (2012). Optimization of large field tritan stimuli using concentric isoluminant annuli. *Journal of Vision*, 12.1–13

Pease, P. L., Adams, A. J., & Nuccio, E. (1987). Optical density of human macular pigment. *Vision Research*, *27*, 705–710.

Rein, D. B., Zhang, P., Wirth, K. E., Lee, P. P., Hoerger, T. J., McCall, N., et al. (2006). The economic burden of major adult visual disorders in the United States. *Archives of Ophthalmology*, *124*, 1754–1760.

Richer, S., Stiles, W., Graham-Hoffman, K., Levin, M., Ruskin, D., Wrobel, J., et al. (2011). Randomized, double-blind, placebo-controlled study of zeaxanthin and visual function in patients with atrophic age-related macular degeneration. *Optometry*, *82*, 667–680.

Richer, S., Stiles, W., Statkute, L., Pulido, J., Frankowski, J.,

Rudy, D., et al. (2004). Double-masked, placebo-controlled, randomized trial of lutein and antioxidant supplementation in the intervention of atrophic age-related macular degeneration: The Veterans LAST study (Lutein Antioxidant Supplementation Trial). *Optometry (St. Louis, Mo.)*, 75, 216–230.

Robson, A. G., Moreland, J. D., Pauleikhoff, D., Morrissey, T., Holder, G. E., Fitzke, F. W., et al. (2003). Macular pigment density and distribution: Comparison of fundus autofluorescence with minimum motion photometry. *Vision Research*, 43, 1765–1775. doi:10.1016/S0042-6989(03)00280-3.

Robson, A. G., & Parry, N. R. (2008). Measurement of macular pigment optical density and distribution using the steady-state visual evoked potential. *Visual Neuroscience*, 25, 575–583.

Rodriguez-Carmona, M., Kvansakul, J., Harlow, J. A., Kopcke, W., Schalch, W., & Barbur, J. L. (2006). The effects of supplementation with lutein and/or zeaxanthin on human macular pigment density and colour vision. *Ophthalmic & Physiological Optics*, 26, 137–147.

SanGiovanni, J. P., Chew, E. Y., Clemons, T. E., Ferris, F. L., III, Gensler, G., Lindblad, A. S., et al. (2007). The relationship of dietary carotenoid and vitamin A, E, and C intake with age-related macular degeneration in a case–control study: AREDS Report No. 22. *Archives of Ophthalmology*, 125, 1225–1232.

Schalch, W., Cohn, W., Barker, F. M., Kopcke, W., Mellerio, J., Bird, A. C., et al. (2007). Xanthophyll accumulation in the human retina during supplementation with lutein or zeaxanthin—the LUXEA (LUtein Xanthophyll Eye Accumulation) study. *Archives of Biochemistry and Biophysics*, 458, 128–135.

Seddon, J. M., Ajani, U. A., Sperduto, R. D., Hiller, R., Blair, N., Burton, T. C., et al. (1994). Dietary carotenoids, vitamins A, C, and E, and advanced age-related macular degeneration. Eye Disease Case–Control Study Group. *Journal of the American Medical Association*, 272, 1413–1420. doi:10.1001/jama.1994.03520180037032.

Sharifzadeh, M., Bernstein, P. S., & Gellermann, W. (2006). Nonmydriatic fluorescence-based quantitative imaging of human macular pigment distributions. *Journal of the Optical Society of America. A, Optics, Image Science, and Vision*, 23, 2373–2387. doi:10.1364/JOSAA.23.002373.

Snodderly, D. M., Auran, J. D., & Delori, F. C. (1984). The macular pigment: II. Spatial distribution in primate retinas. *Investigative Ophthalmology & Visual Science*, 25, 674–685.

Snodderly, D. M., Mares, J. A., Wooten, B. R., Oxton, L., Gruber, M., & Ficek, T. (2004). Macular pigment measurement by heterochromatic flicker photometry in older subjects: The carotenoids and age-related eye disease study. *Investigative Ophthalmology & Visual Science*, 45, 531–538.

Sommerburg, O., Keunen, J., Bird, A., & van Kuijk, F. J. G. M. (1998). Fruits and vegetables that are sources for lutein and zeaxanthin: The macular pigment in human eyes. *British Journal of Ophthalmology*, 82, 907–910.

Tan, J. S., Wang, J. J., Flood, V., Rochtchina, E., Smith, W., & Mitchell, P. (2008). Dietary antioxidants and the long-term incidence of age-related macular degeneration: The Blue Mountains Eye Study. *Ophthalmology*, 115, 334–341.

Trieschmann, M., Beatty, S., Nolan, J. M., Hense, H. W., Heimes, B., Austermann, U., et al. (2007). Changes in macular pigment optical density and serum concentrations of its constituent carotenoids following supplemental lutein and zeaxanthin: The LUNA study. *Experimental Eye Research*, 84, 718–728.

van de Kraats, J., Berendschot, T. T., Valen, S., & van Norren, D. (2006). Fast assessment of the central macular pigment density with natural pupil using the macular pigment reflectometer. *Journal of Biomedical Optics*, 11, 064031. doi:10.1117/1.2398925.

van de Kraats, J., Kanis, M. J., Genders, S. W., & van Norren, D. (2008). Lutein and zeaxanthin measured separately in the living human retina with fundus reflectometry. *Investigative Ophthalmology & Visual Science*, 49, 5568–5573. doi:10.1167/iovs.08-1939.

van der Veen, R. L., Berendschot, T. T., Hendrikse, F., Carden, D., Makridaki, M., & Murray, I. J. (2009a). A new desktop instrument for measuring macular pigment optical density based on a novel technique for setting flicker thresholds. *Ophthalmic & Physiological Optics*, 29, 127–137.

van der Veen, R. L., Berendschot, T. T., Makridaki, M., Hendrikse, F., Carden, D., & Murray, I. J. (2009b). Correspondence between retinal reflectometry and a flicker-based technique in the measurement of macular pigment spatial profiles. *Journal of Biomedical Optics*, 14, 064046.

Van Norren, D., & Tiemeijer, L. F. (1986). Spectral reflectance of the human eye. *Vision Research*, 26, 313–320.

Wald, G. (1945). Human vision and the spectrum. *Science*, 101, 653–658.

Weigert, G., Kaya, S., Pemp, B., Sacu, S., Lasta, M., Werkmeister, R. M., et al. (2011). Effects of lutein supplementation on macular pigment optical density and visual acuity in patients with age-related macular degeneration. *Investigative Ophthalmology & Visual Science*, 52, 8174–8178. doi:10.1167/iovs.11-7522.

Werner, J. S., Donnelly, S. K., & Kliegl, R. (1987). Aging and human macular pigment density. Appended with translations from the work of Max Schultze and Ewald Hering. *Vision Research*, 27, 257–268.

Wolf-Schnurrbusch, U. E., Roosli, N., Weyermann, E., Heldner, M. R., Hohne, K., & Wolf, S. (2007). Ethnic differences in macular pigment density and distribution. *Investigative Ophthalmology & Visual Science*, 48, 3783–3787. doi:10.1167/iovs.06-1218.

Wooten, B. R., & Hammond, B. R. (2002). Macular pigment: Influences on visual acuity and visibility. *Progress in Retinal and Eye Research*, 21, 225–240.

Wooten, B. R., Hammond, B. R., Jr., Land, R. I., & Snodderly, D. M. (1999). A practical method for measuring macular pigment optical density. *Investigative Ophthalmology & Visual Science*, 40, 2481–2489.

Wustemeyer, H., Moessner, A., Jahn, C., & Wolf, S. (2003). Macular pigment density in healthy subjects quantified with a modified confocal scanning laser ophthalmoscope. *Graefe's Archive for Clinical and Experimental Ophthalmology*, 241, 647–651.

Wyszecki, G., & Stiles, W. S. (1982). *Color science: Concept and methods, quantitative data and formulae* (2nd ed.). Wiley.

第 108 章　非新生血管性老年黄斑变性的分子机制

Mark E. Kleinman，Jayakrishna Ambati

在美国和许多其他工业化国家，老年黄斑变性（age-related macular degeneration，AMD）是造成 50 岁以上人群永久丧失视力的首要原因（Smith et al.，2001）。Nettleship 于 1884 年发表了关于 AMD 的第一个临床记录，他将其描述为一种视网膜变性病，并使用了术语老年性中央网状脉络膜萎缩（Penfold et al.，2001）。随后，在 20 世纪中期包括 Duke-Elder 的《眼科系统》在内的眼科图谱和文献中详细记载了多篇关于萎缩型 AMD 的报告。在当今时代，随着寿命的延长，人口的膨胀，以及诊断的改进，AMD 在发达国家已经成为流行病，目前估计 75 岁以上人群中有 25% 罹患 AMD，发病率随着年龄增长而显著升高（Klein，Klein，& Linton，1992；Leibowitz et al.，1980）。

AMD 自然病史的特点是黄斑区内出现的地图状萎缩（geographic atrophy，GA）或脉络膜新生血管（choroidal neovascularization，CNV）。晚期干性 AMD 的诊断要点是：视网膜下累积的细胞外碎片——脉络膜小疣，以及随后出现的视网膜色素上皮细胞（retinal pigment epithelium，RPE）GA 和神经视网膜上的光感受器变性。此外 AMD 还存在另一种表现型——渗出性，或者"湿性"AMD，由 CNV 的形成及随后出现的神经视网膜和/或 RPE 的脱落引起（Allikmets et al.，1997）。尽管在替代性的激光损伤动物模型中 CNV 的发病机制得到很好的研究，带动了获得临床批准的治疗方法的发展，但是由于缺乏合适的动物模型，仍然缺乏 GA 的致病性细胞活动数据。同时，随着美国人口的老龄化，由 GA 引起的失明正在成为眼科门诊所共同面临的问题。90% 的患者为干性 AMD，在 85 岁以上患者中，晚期萎缩性 AMD 的发病率比新生血管性 AMD 高将近 4 倍（Klein et al.，2007）。干性萎缩性 AMD 的特征是 RPE、视网膜上光感受器和视网膜下脉络膜毛细血管的局灶性丢失。数年后，这些区域可能联合起来形成一个黄斑萎缩的大型中央区和一个视觉减退的中心暗点（如图 108.1）。虽然目前有超过 40 个 GA 治疗的临床试验正在进行，但目前仍没有已经过论证的药物可以延缓萎缩的进程、保护视力。然而，随着我们对视网膜细胞生存和坏死相关基本知识的提高，许多显著的科学进展正在进行临床转化，对干性 AMD 进行诊断和治疗。

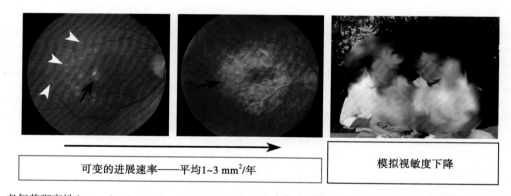

可变的进展速率——平均1~3 mm²/年　　模拟视敏度下降

图 108.1　老年黄斑变性（age-related macular degeneration，AMD）晚期出现的地图状萎缩，导致了显著视力丧失。中期 AMD（左）的特征是中到大尺寸的脉络膜小疣，发展为覆盖这些病灶表面的大面积视网膜色素上皮细胞（retinal pigment epithelium，RPE）丢失（中），可能在几年内发展为黄斑区的完全覆盖。视敏度的丧失通常随着与中央区域（右）的显著退化而加重。目前对这种病还没有有效的治疗或症状缓解手段。白色箭头，脉络膜小疣；黑色箭头，RPE 萎缩区域；Avg，平均水平。

干性萎缩黄斑变性的临床特点

目前，干性 AMD 的确切病因尚不清楚。这种疾病的特点是脉络膜小疣的形成，它们是布鲁赫膜内包有脂蛋白碎片和氧化色素的 RPE 下的沉积物。脉络膜小疣的表型多种多样，从硬质微小针状病灶到较大基部层状沉积，各自具有特定的特征，会增加病情恶化风险。年龄相关眼病研究（Age-Related Eye Disease Study，AREDS）中把 AMD 特定临床表现划分为，脉络膜小疣的大小、色素的沉积、RPE 萎缩和 CNV 的形成，用以帮助改进评估疾病进展风险的简单方案

（AREDS Study Group，2001）。干性 AMD 在几十年间的进程取决于风险因素的数目和表型特征，而干性 AMD 向新生血管性 AMD 的转化似乎更加快速，经过几天到几个月就可以完成。疾病进程研究报告表明，萎缩区域的扩大速率为 1 ~ 32mm²/年（Holz et al.，2007；Klein et al.，2010；Yehoshua et al.，2011）。萎缩的形式很独特，因为它往往开始于较大脉络膜小疣区域，色素凝聚，或覆盖有 RPE、最终引发焦点损失的色素上皮脱落区（Elman et al.，1986；Sarks，Sarks，& Killingsworth，1988）。萎缩区然后常常会扩展为马蹄形，最常见于颞侧黄斑，而中央凹较少见（Maguire & Vine，1986）。这种幸运的中央凹保留现象可能是因为

中央凹中抗氧化剂色素叶黄素和玉米黄素水平升高（Weiter，Delori，& Dorey，1988），并由于缺乏视杆细胞，视锥细胞在此占优势，从而降低了脂褐质水平（Curcio et al.，1993）。萎缩区将最终联合形成环绕中央凹的连续萎缩带，然后其可能与该疾病的晚期阶段有关。此外，目前已分类的其他脉络膜小疣类型还包括网状脉络膜小疣（假性脉络膜小疣或视网膜下类脉络膜小疣沉积），它位于视网膜外层内，与非 RPE 下间隙，并与 GA 高度相关（Schmitz-Valckenberg et al.，2011）。随着多模态成像，包括光学相干断层成像（optical coherence tomography，OCT）和眼底自发荧光（fundus autofluorescence，FAF）技术的迅速崛起，活体

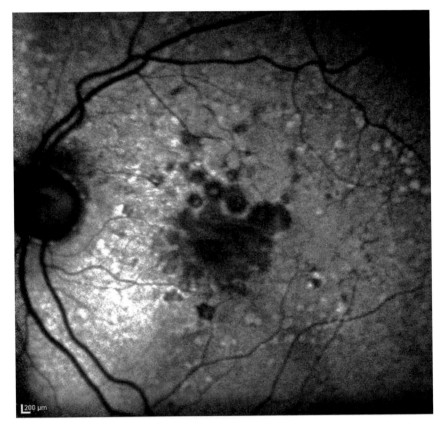

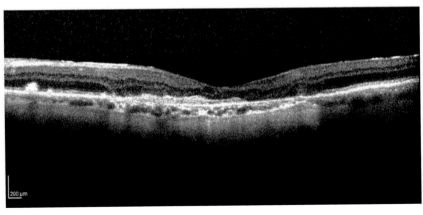

图 108.2 非新生血管性老年黄斑变性（age-related macular degeneration，AMD）的多模态成像。中期 AMD 的蓝光（488nm）眼底自发荧光（顶部）显示在视网膜色素上皮（retinal pigment epithelium，RPE）点状萎缩的暗区周围存在异常的点状强荧光。光谱域光学相干断层成像（底部）发现在 RPE 层和上层光感受器外节完全缺失的区域上存在 RPE 下层状沉积，以及外界膜的破坏。

视网膜可视化技术已批准应用于干性 AMD 临床特征的其他分类。FAF 是 RPE 细胞的功能替代检测手段，与脂褐质积聚的水平相关（Delori et al.，1995），脂褐质是一种 RPE 介导的光感受器外节的吞噬作用的副产物。随着干性 AMD 的进展，现有的基部线性沉积物可能会形成大的软性脉络膜小疣，并导致视网膜上的 RPE 和光感受器萎缩。在活体中可以观察到这一现象，在检眼镜检查中可以观察到色素减退的碎片，在 OCT 中可发现原本明显的 RPE 层缺失，或在 FAF 中可见暗区（见图 108.2）。尽管 FAF 的技术和应用此前已被他人报道过（Delori et al.，1995；von Ruckmann，Fitzke，& Bird，1997），但是目前 AMD 的眼底自发荧光（Fundus Autofluorescence in AMD，FAM）和地图状萎缩进展（Geographic Atrophy Progression，GAP）研究组对 AMD 的特殊 FAF 表现模式进行了详细描述（Holz et al.，2007）。在这些研究中，发现了 GA 的多种不同 FAF 表型，包括点状、片状和弥散性的，其中弥散型最为常见。最初，在研究特定 FAF 特征与 GA 恶化高发率间的相关性时，人们意识到了 FAF 成像的重要性。例如，虽然平均 GA 进展速率约 $2mm^2$/年的患者可能存在片状或点状 FAF，但是弥散性滴状亚型中 RPE 丢失更加迅速，接近 $3mm^2$/年。FAF 另一个特征是，它在高达 80% 的双侧病变患者中，图像呈对称性（Bellmann et al.，2002），这与先前运用眼底彩色眼成像技术的研究结果一致（Sarks，Sarks，& Killingsworth，1988）。对 FAF 和高风险模式的进一步研究，有望帮助我们实现干性 AMD 的发病机制研究的突破。

提高我们对 FAF 和脂褐素累积的理解的另一个重要方面是，目前众多的视觉周期调节剂正在用于干性 AMD 治疗的临床试验。这是因为，老化和功能障碍的 RPE 细胞不能有效地处理视觉周期分子，因此降低可利用的维甲酸衍生物总量或许可以缓解代谢需求，降低后续氧化促炎副产物，如 N-亚视黄基-N-视黄基-乙醇胺（N-retinylidene-N-retinylethanolamine，A2E）。芬维 A 胺（4-羟基（苯基）维甲酸）是一种口服类维甲酸衍生物，它可以从维甲酸的分子伴侣上对替代内源性维甲酸，降低 RPE 浓度。该化合物已进行了二期试验研究，结果显示出有前景的中期效果，但在治疗两年后未能出现显著的保护性效果。另一个视觉周期调节剂，ACU-4429（Acucela®），通过蛋白 RPE65 靶向视黄醇的反式-顺式转换，它可以有效降低暗视力 b-波的振幅，正在进行干性 AMD 的二期试验（Kubota et al.，2012）。

干性 AMD 的微观和结构特点

详细的大体和显微镜分析已经成功描绘了此疾病的自然进程，但均未能揭示导致疾病起始和发展的分子机制。干性 AMD 的标志——脉络膜小疣，是主要位于 RPE 和布鲁赫膜之间的含有糖蛋白和脂质的细胞外碎片的聚集物。一些研究对脉络膜小疣进行了成分分析，希望对这些病理沉积有一个基本了解，从而采取措施以诱导其吸收或防止进一步沉积（Dentchev et al.，2003；Johnson et al.，2002）。结果表明视网膜下沉积物中含有大量的蛋白质，包括 β 淀粉样蛋白，补体因子，丛生蛋白，载脂蛋白 E，血清淀粉样蛋白 P 和泛素蛋白（Anderson et al.，2004；Mullins et al.，2000）。这些组分中许多被认为具有生物活性，参与早期至晚期 AMD 疾病的进展。在离体组织显微镜检评估中发现，在患病眼睛的黄斑平面上，GA 可被 RPE 细胞间连接蛋白——紧密连接蛋白-1（zona-oc-

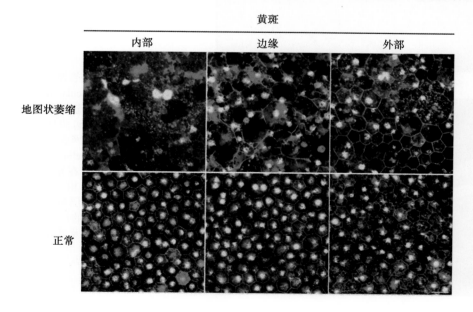

图 108.3 地图状萎缩中视网膜色素上皮细胞（Retinal pigment epithelium RPE）形态紊乱。REP 和脉络膜平面紧密连接蛋白-1 和碘化丙啶染色免疫荧光染色显示，与正常人的对照组相比，地图状萎缩的人眼中出现了明显的细胞丢失、病理性肥大以及细胞连接结构的破坏（图片由 Hiroki Kaneko 提供，Hiroki Kaneko，M.D.，Ph.D）。

cludens-1，ZO-1）通过原位免疫荧光识别（如图
108.3）。光学显微镜检发现 RPE 缺失区域周围存在
细胞肥大和增生，并伴有相关色素沉着和基底膜沉积。

电子显微镜下干性 AMD 眼部超微结构的研究已
经表明，脉络膜小疣为无定形的粒状物质，与 RPE 的
变化显著相关，包括质膜出泡和线粒体丢失（Ding，
Patel，& Chan，2009；Ishibashi et al.，1986）。其他的干
性 AMD 超微结构已在第 106 章充分论述。

脉络膜小疣形成和 RPE 萎缩中的巨噬细胞反应

在过去 20 年中，对 AMD 的研究主要转向炎症和
免疫介质在 AMD 进展中发挥的显著作用。单核细胞
（monocytes，Mo）从骨髓中释放出，募集到炎症位点和
网状内皮网络中，在此分化为成熟巨噬细胞（mature
macrophages，MΦ），具备清除病原体、外来颗粒和细胞
碎片的能力（Crocker & Gordon，1985；Kennedy &

Abkowitz，1998；Volkman & Gowans，1965）。中枢神经
系统、视网膜和脉络膜内的 MΦ 也称为小胶质细胞。
随着黄斑的高代谢状态和废弃光感受器膜盘的不断
产生，有效清除这些碎片是维持视网膜健康和光感受
器-RPE 界面视觉最佳微环境的关键。MΦ 是这一进
程的关键，脉络膜小疣沉积位点下的布鲁赫膜的脉络
膜毛细血管层面中可以观察到 MΦ，这些 MΦ 向着
AMD 眼睛病灶处扩增（Killingsworth，Sarks，& Sarks，
1990），表明它们对脉络膜小疣清除起到关键作用，提
示 MΦ 功能障碍可能引起脉络膜小疣的生物合成。

2003 年，第一个 AMD 小鼠模型被报道，这为 M Φ
在脉络膜小疣的形成和清除中发挥的运输作用和功能
提供重要支持。在 CCL2（也被称为单核细胞趋化蛋
白-1；monocyte chemotactic protein-1，MCP1）和/或
CCR2（对外周募集 Mo 或 M Φ 细胞至关重要的受体
或配体）缺陷的两个转基因小鼠模型中发现出现了与
AMD 患者中类似的脉络膜小疣状沉积物（如图
108.4）（Ambati et al.，2003）。对这些斑点的超微电子

6个月大的野生型组

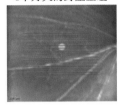

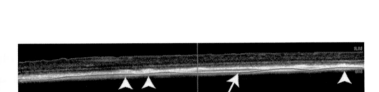

6个月大的ccr2与ccl
基因敲除组

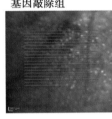

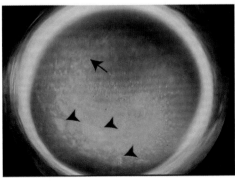

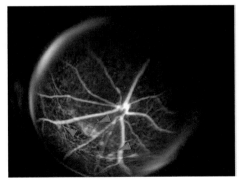

图 108.4　脉络膜小疣样视网膜病变和视网膜色素上皮细胞（retinal pigment epithelium，RPE）萎缩的小鼠模型。红外反射和频
域光学相干断层扫描分析年龄匹配的野生型 C57/B16 小鼠和 *Ccr2*、*Ccl2* 双敲除小鼠显示了 RPE 层（箭头）的大沉积物
（~100μM）和布鲁赫膜（bruch's membrane，BM）上 RPE 脱落的区域（箭号）。红色线标出了内界膜（internal limiting membrane，
ILM）和 BM。12 个月大的双基因敲除小鼠的彩色眼底镜检查（左下）和荧光素血管造影（右下）显示 RPE 萎缩（黑色箭头）和窗
口缺陷（红色箭头），与晚期干性 AMD 一致。

显微镜检示了基部的层状沉积、弥散性脉络膜小疣和硬质瘤,同在人体中发现的一样。随后,其他研究人员的在 MCP1 和/或 CCR2 缺陷的小鼠中发现了类似的结果(Chowers et al.,2006;Shen et al.,2006)。使用 MCP1 迁移试验,发现野生型腹膜 MΦ 会被 C5a 固定,或者被 IgG 相对轻度固定,而 C5a 和 IgG 都是脉络膜小疣已知的组成成分。在 9 个月大的 MCP1 和 CCR2 缺陷的小鼠中发现,这些补体因子也与类脉络膜小疣的沉积物共定位。

RPE 和脉络膜样品的流式细胞检测发现野生型小鼠的 F4/80+ MΦ 的比例随年龄增长,而该比例在 MCP1 和 CCR2 敲除小鼠中显著下降。这些数据表明 MΦ 是由 MCP1/CCR2 趋化因子轴介导渗入到老化的脉络膜组织中,可能在脉络膜小疣中的免疫复合物的再吸收中发挥作用,而 MΦ 的运输和功能性缺失可能加速干性 AMD 的发展。

幼年小鼠视网膜和 RPE 表达 MCP1 水平较低,而在老化过程和急性炎症中 MCP1 表达急剧增加(Chen et al.,2008),进一步证实了趋化因子轴的作用。因此,随着 MCP1 浓度升高 MΦ 信号增加,这可能在老年视网膜中起到保护作用。另外,MCP1 的增加可以调节低水平的慢性炎症,以协助细胞碎片和脉络膜小疣的清除。最近 Medzhitov 介绍了一个被称为副炎症的最新定义的细胞过程,用来描述应激组织暴露于慢性轻度炎症细胞状态,这一状态会导致组织原位 MΦ 的激活(Medzhitov,2008)。这一机制实际上可能会保护老化的视网膜,协助细胞碎片的加工和清除,而减轻急性炎症的阈值。由于吞噬功能受损以及原位及浸润 MΦ 引起的细胞因子和促凋亡因子的产生增加,据猜测这种平衡在 AMD 的转基因小鼠模型中遭到了破坏(Chen,Forrester,& Xu,2011)。

多项针对该 AMD 小鼠模型初始报告的后续研究对 MCP1 缺陷动物的视网膜下沉积的成因方面存在争议。FAF 研究和免疫荧光检测显示这些小鼠中脂褐质和色素膨胀的 F4/80+ CD68+ MΦ 与高度 AF 脉络膜小疣样的沉积物配准(Luhmann et al.,2009)。一些学者提出 MCP1/CCR2 缺陷只会导致 MΦ 运输的严重损伤,而该模型中相关视网膜的变性可能仅取决于老化。现在有报道称,从商业供应商处购得的老年 C57BL/6N 小鼠可能会出现脉络膜视网膜变薄、脉络膜小疣形成以及由于遗传谱系携带 rd8 突变引起的退行性变(Mattapallil et al.,2012)。商业小鼠品系的这些突变污染需要得到认真解决,因为野生型小鼠背景中 rd8 纯合突变所引发的意料之外的遗传效应将严重混淆许多鼠类视网膜变性模型的研究结果。然而,报告的模型

当中不存在 rd8 突变,因为它是在 C57BL/6J 背景下,而不是 C57BL/6N 背景下发展而来的。另外,和那些在 MCP1/CCR2 缺陷的小鼠中的发现不同,在年龄匹配的对照组动物中没有观察到全视网膜的脉络膜小疣。

免疫学领域中,有一批研究人员专注于 MΦ 作为清道夫和/或促炎细胞的异质功能研究,这两类细胞通过表达清道夫受体和细胞因子来发挥它们的效应。这种细胞亚型的存在是现在的热门研究领域,因为用于定义定居和炎症性 MΦ 和 Mo 细胞群的表面标记物极大地改进了多色流式细胞技术。区分这些细胞的表面蛋白表达谱已经在精细设计的过继转移实验中得到深入研究,建立了 Mo/MΦ 祖细胞循环种群的迁徙模式,这些细胞会被诱导成为定居或促炎性 MΦ 系(Geissmann,Jung,& Littman,2003)。这些实验表明,表达 CCR2 和 CX3CR1 趋化蛋白受体在 MΦ 祖细胞会迁移到炎症部位,表现出更短的半衰期,而表达 CX3CR1 而非 CCR2 的祖细胞,最终会成为定居 MΦ。CCR2 或 MCP-1 缺陷的小鼠会自发形成的脉络膜小疣样的积累,具有与人类 AMD 相似的眼底镜检和超微结构特点,提示浸润性 MΦ 是维持 RPE 连接和脉络膜小疣清除所必需的。进一步的工作已证明,CX3CR1 存在单核苷酸多态性(ingle nucleotide polymorphism,SNP),T280M 突变会导致 CX3CR1 表达降低、AMD 发病风险的增加(Tuo et al.,2004)。这些数据支持了定居和促炎 MΦ 之间的平衡可以调节的 AMD 进展这一理论。现在更多的研究已经对 CX3CR1 敲除或 CX3CR1 和 CCR2 双敲小鼠的视觉表型特征进行了报道,这两种小鼠也表现出类似 AMD 的特征(Combadiere et al.,2007;Tuo et al.,2007)。

在描述视网膜变性和急性视网膜损伤动物模型的循环 MΦ 祖细胞促炎特征方面已有零星报道出现(London et al.,2011;Xu et al.,2005)。一份早期报告分析了从 AMD 患者中收集的循环 Mo 在刺激 MΦ 生长的状态下肿瘤坏死因子(tumor necrosis factor,TNF)α 的产生(Cousins,Espinosa-Heidmann,& Csaky,2004)。目前,一些研究组已经分析了干性和新生血管性 AMD 患者的外周血,以确定 Mo/MΦ 亚型中特定的失衡状态。尽管如此,当前对 AMD 中这种免疫细胞轴运输和确切功能认识仍很粗略。在未来的研究中,更新的细胞亚型表面标记物将加深我们对干性 AMD 进程中 MΦ 多种功能作用的认识。

干性 AMD 中固有免疫系统的分子应答

免疫系统的激活是受到两个完整通路调节:固有

和适应性（或获得）系统。固有免疫被定义为是在病原体侵袭时发起的即时非特异性宿主反应。为了帮助使宿主存活，固有免疫至关重要，固有免疫的激活对可以在感染中保护剩余细胞，反应非常迅速而有效。这样迅速而强力的反应是通过补体级联反应来实现的，补体可以识别外来抗原和受此影响发生自身溶解的细胞，也可以对与特定病原体相关分子模式反应的 toll 样受体（toll-like receptors，TLR）进行广泛分析。有趣的是，这两种通路都参与了干性 AMD 发病机制，下文将对此进行讨论。

干性 AMD 中的补体活化

免疫补体因子直接与病原体结合，通过经典、旁路和凝集素途径增强宿主介导的吞噬作用，这一过程被称为调理素作用。所有这些补体途径都会进入共同的终点。有少量证据证明，AMD 中抗体介导了补体结合或特定经典途径成分的定位（Anderson et al.，2002；Johnson et al.，2001）。非常重要的是，要认识到，相比经典通路，旁路和凝集素途径不需要特定抗体-抗原相互作用来实现补体介导的细胞裂解。一些与晚期 AMD 相关的更加重要的基因已发现与旁路补体途径系统的组成部分有关（Gehrs et al.，2006）。这些成分中许多在 RPE 和脉络膜中表达，位于 AMD 脉络膜小疣及其周围区域（Hageman et al.，2005；Johnson et al.，2000）。其中一个较强的关联与内源性的可溶性补体抑制剂，补体因子 H（complement factor H，CFH），它能够结合 C3B 和因子 I 抑制替代途径的激活（Jozsi et al.，2007），从而防止组织中补体介导的宿主细胞坏死。在 2006 年，一组独立的研究报告人类 cfh 基因中的 SNP 显著增加了 AMD 的患病风险（Edwards et al.，2005；Hageman et al.，2005；Haines et al.，2005；Klein et al.，2005），在欧洲血统的患者中，Y402H 突变体将晚期 AMD 的风险提高了约 2.7 倍。Y402H 突变体的生理效应被认为是通过多条通路赋予的。首先，研究证明 Y402H CFH 突变体中肝素与宿主细胞膜的结合亲和力的降低，这可能导致 C3b 抑制降低，下游替代补体活化增加（Clark et al.，2006）。最近，研究发现 CFH 可以结合并中和促炎性脂质过氧化产物丙二醛（malondialdehyde，MDA），而 Y402H 突变显著降低了 CFH 结合 MDA 的亲和力（Weismann et al.，2011）。失去了 CFH 的阻滞，MDA 表位能够增加 MΦ 和 RPE 中 IL-8 和 TNF-α 的表达，这可能促进 AMD 炎症和疾病进程。有趣的是，CFH 缺陷的小鼠表现出一些视觉上的变化，但只有一些细微的眼底和微观特征与人类 AMD

一致（Coffey et al.，2007）。这种不匹配的表型尚没有得到明确解释，但这可能是由于全部基因缺失与突变 cfh 基因之间存在生物学差异，或者更简单地说，这可能是由于物种间的差异。尽管如此，AMD 发病机制中对 CFH 的发现依然十分重要，一些转化途径目前正在进行临床前阶段实验，包括重组 CFH 补充和融合蛋白技术等方法。

研究发现在患者多个 C2、C3 和因子 B 基因的其他 SNP 也存在失调（Gold et al.，2006；Yates et al.，2007）。到目前为止，没有正式 C5 的 SNP 与之相关（Baas et al.，2010）。在干性 AMD 治疗的转化补体抑制的研究设计中，大多数行业努力集中在 C3 和 C5，因为这些补体负责激活终端级联。今年，一些开拓性的干性 AMD 补体抑制剂的临床研究将获得最终的数据结果。2007 年，第一个获得食品和药物管理局批准的补体抑制剂投入研究，它是来自亚力兄制药公司的抗 C5 人源化单克隆抗体（依库丽单抗，Solaris），本用于对另一补体相关疾病——阵发性夜间血红蛋白尿的治疗。二期临床试验目前在积极研究依库丽单抗对干性 AMD 的治疗效果，目前 6 个月的中期数据显示治疗组并未出现改善（Garcia Filho et al.，2012），最终的 12 个月试验结果将在 2012 年得到。Ophthotech 正在进行其抗 C5 适体 ARC1905 的一期临床试验，并计划于 2012 年完成。Jerini Ophthalmics 一直专注于 C5a 受体与小分子肽类拮抗剂，目前正在进行其中主要的候选拮抗剂（JPE-1375 和 JSM-7717）的临床前研究。C3 的一种小分子抑制剂，补体他汀（POT-4，AL-78898A），对渗出性 AMD 几乎没有益处，它正在准备进行在晚期干性 AMD 中的测试。在 2011 年，一份报告提出了另一种替代途径组分，补体因子 D（complement factor D，CFD），并证明一个 SNP 其与 AMD 患者有关。重要的是，这一发现只限于女性并且未能在随后研究中被独立地复制（Zeng et al.，2010）。无论如何，抗 CFD 抗体（FCFD4514S，Genentech）目前正在进行晚期干性 AMD 的治疗的 I b/II 期临床试验。

干性 AMD 中的替代固有免疫激活

为了使固有免疫系统快速响应有毒病原体中存在的特异性抗原元件，一系列模式识别受体中最具代表性的是被称为 Toll 样受体的高度保守的 I 型跨膜蛋白（Medzhitov & Janeway，2000）。在人类身上已发现了 10 种功能性的 TLRs（在小鼠中有 12 个），其中一些被发现参与各种眼部炎症过程中（Chang，McCluskey，& Wakefield，2006）。一些研究明确的应答包括，

TLR2 其与来自革兰氏阳性菌的细胞壁的肽聚糖基序结合，TLR3 负责病毒基因组的双链 RNA（double-stranded RNA，dsRNA）、复制中间体和内源性 RNA 的加工；TLR4 识别脂多糖或内毒素——一种位于革兰氏阴性细菌膜中的高毒性分子（Oda & Kitano，2006）。一旦结合并二聚化，Toll 样受体将启动信号级联反应以及与抗病毒防御有关的各种转录因子的核转运。下游效应是引起具有强烈促凋亡特征的干扰素和细胞因子的表达（Kawai & Akira，2006）。

RPE 细胞表达大多数 TLR（1~7，9，10）（Kumar et al.，2004），并且，除了免疫监视作用外，已有数据表明，它们还与视网膜的生理动态平衡有关。例如，TLR4 可辅助 RPE 对光感受器外段的吞噬作用（Kindzelskii et al.，2004），而在 AMD 中认为这一过程存在缺陷（Rakoczy et al.，2002）。人们对 TLR 在 AMD 生物学中的作用的基本理解仍然严重不足，并且不同全基因组关联研究的数据之间仍有争议。TLR4 SNP，D299G，可以抑制信号的激活（Arbour et al.，2000），一项中等规模的研究发现其与 AMD 风险的增加有关（Zareparsi et al.，2005），但在欧洲、美国和印度 AMD 人群上进行的后续研究并未认可这一观点（Despriet et al.，2008；Kaur et al.，2006）。然而，更多的扩展系谱研究发现 9q33 位点与 AMD 之间的关联，而 TLR4 位于 9q33 位点（Abecasis et al.，2004；Seddon et al.，2003），

这表明它可能与一些患者的患病有关。另一种遗传定位分析表明了 AMD 和 4q32 位点之间的妇女在关联（Majewski et al.，2003），而 TLR2 基因位于此处，但目前尚无 TLR2 SNP 的报道。

对 dsRNA 的传感器——TLR3 的转化研究也引起了争议。在一项全球范围合作的研究中，研究者报道了晚期干性 AMD 与 TLR3 基因中的一个名为 L412F 的亚等位基因 SNP 之间的存在遗传关联，这个结果的相关数据来自 dsRNA 诱导的 RPE 细胞坏死的小鼠模型，该模型概括了人类的发病情况（Yang et al.，2008）。该研究总结所述突变的携带者不受 RPE 萎缩发展的影响，TLR3 活化可能对黄斑 RPE 有害。在这项研究中，实验表明，眼内注射一种有效的 TLR3 兴奋剂——聚酯（I：C）会导致局灶性的 RPE 萎缩，并伴随纯净的玻璃体缺失或前段炎症。然而，与一些其他关于 TLRs 的 SNP 研究发现的一样，还有另外的研究未能证实 TLR3 的突变保护作用（Allikmets et al.，2009；Edwards et al.，2008）。无论如何，dsRNA 刺激下的晚期干性 AMD 动物模型的深层分子特征已被报道。对 RPE 细胞丢失的下游信号的探究发现，通过干扰素调节因子 3（interferon regulatory factor 3，IRF3），会导致细胞凋亡中的半胱天冬酶-3 的激活（Kleinman & Ambati，2012；Kleinman et al.，2012）。实验中已证明，Alu RNA 表达的增加及其对 RPE 细胞的毒性作用的实验中，发

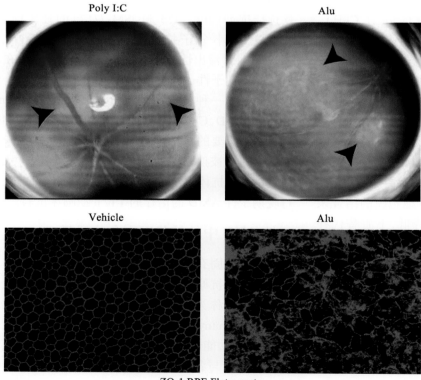

图 108.5 地图状萎缩样视网膜色素上皮细胞（retinal pigment epitheliumRPE）萎缩的小鼠模型。长双链合成双链 RNA（double-stranded RNA，dsRNA）、聚 I:C 以及 Alu 表达诱导 RPE 的焦点缺失，在为治疗后 7 天后的彩色检眼镜检查中显示非常明显（上图）。闭锁小带蛋白-1 免疫荧光染色（下图）揭示，相对于经介质干预的动物的正常六边形镶嵌模式，经 Alu 处理后的眼睛中 RPE 细胞间连接因肥大造成了严重破坏。合成 dsRNA 中出现了与 Alu 类似的结果。

现了 dsRNA 在 AMD 中更令人吃惊的生物意义（Kaneko et al.，2011）。Alu 是一种具有高度重复元件的转位子，它包含人类基因组的 10%。这里，人们发现，dsRNA 加工酶 DICER1———一种微 RNA（micro-RNA，miRNA）途径中的重要组成部分，相对年龄匹配的对照组，在 GA 眼睛的 RPE 中表达降低。类似于聚 I:C 或合成的 dsRNA 干预的小鼠的眼睛，Dicer1 敲除或强制 Alu 表达的小鼠模型同样在 RPE 中也形成了大片的 GA 样病变（见图 108.5）。该 RNA 诱导的毒性不是由 miRNA 序列扰动或转录调控引起的，而是通过对 RPE 的直接作用。事实上，Alu RNA 似乎不是通过 TLR3 诱导细胞凋亡，而是通过 MyD88 和 IL-18 依赖机制激活炎症小体和末端半胱天冬酶（Tarallo et al.，2012）。

晚期干性 AMD 的自身免疫相关发现

AMD 患者循环中视网膜自身抗体可能增加，基于眼部切片血清染色模式，这些抗体被认为可以有效对抗视网膜神经组分（Penfold et al.，2001）。当然，这些抗体可能也会加快干性 AMD 恶化过程中出现的光感受器和 RPE 的变性。鉴于这些数据，有人提倡利用这些自身抗体作为早期 AMD 的生物标记物（Cherepanoff et al.，2006；Patel et al.，2005）。最近的数据已经发现了一种蛋白加合物———羧基乙酯（carboxyethylpyrrole，CEP），它会脂质氧化期间在视网膜中产生，导致会引起有害交叉反应的 CEP 抗体的形成，和视网膜结合并诱导变性（Gu et al.，2003；Hollyfield et al.，2008）。这可能是晚期干性 AMD 恶化的另一种机制，可以解释患者中抗视网膜抗体的存在。此外，与 CHF 与 MDA 副产品间的相互作用类似，CEP 也可以通过蛋白结合而被隔绝，也可以在携带有特定风险等位基因的个体的抗原呈递过程中释放。

结论

随着人口老龄化的发展，AMD 造成的视力减退的人数已经达到了惊人的程度，世界各地受影响的人数已经达到了三千万至五千万人。关于 AMD 进展过程中发生的形态学、细胞和分子事件的关键性研究成果已揭示了这一疾病的多因素特性。虽然目前对干性 AMD 缺少有效治疗手段，但最近在分子信号数据方面的研究突破已经发现了一些非常有潜力的药物靶点。视网膜和脉络膜断层扫描以及荧光成像技术的进步极大地帮助了活体病理成像。活性氧的产生、

吞噬细胞功能障碍、脂褐质和视觉周期媒介的过载、免疫原性蛋白的修饰以及细胞毒性的 RNA 分子的产生，都被提出参与这一疾病的病理机制。随着对这些分子成分的进一步研究和临床试验数据的扩大，这种致盲疾病的威胁将有望随着新的诊断和治疗方法的出现逐渐消失。

参考文献

Abecasis, G. R., Yashar, B. M., Zhao, Y., Ghiasvand, N. M., Zareparsi, S., Branham, K. E., et al. (2004). Age-related macular degeneration: A high-resolution genome scan for susceptibility loci in a population enriched for late-stage disease. *American Journal of Human Genetics*, 74, 482–494. doi:10.1086/382786.

Allikmets, R., Bergen, A. A., Dean, M., Guymer, R. H., Hageman, G. S., Klaver, C. C., et al. (2009). Geographic atrophy in age-related macular degeneration and TLR3. *New England Journal of Medicine*, 360, 2251–2254; Author Reply, 2255–2256.

Allikmets, R., Shroyer, N. F., Singh, N., Seddon, J. M., Lewis, R. A., Bernstein, P. S., et al. (1997). Mutation of the Stargardt disease gene (ABCR) in age-related macular degeneration. *Science*, 277, 1805–1807. doi:10.1126/science. 277.5333.1805.

Ambati, J., Anand, A., Fernandez, S., Sakurai, E., Lynn, B. C., Kuziel, W. A., et al. (2003). An animal model of age-related macular degeneration in senescent Ccl-2- or Ccr-2-deficient mice. *Nature Medicine*, 9, 1390–1397.

Anderson, D. H., Mullins, R. F., Hageman, G. S., & Johnson, L. V. (2002). A role for local inflammation in the formation of drusen in the aging eye. *American Journal of Ophthalmology*, 134, 411–431.

Anderson, D. H., Talaga, K. C., Rivest, A. J., Barron, E., Hageman, G. S., & Johnson, L. V. (2004). Characterization of beta amyloid assemblies in drusen: The deposits associated with aging and age-related macular degeneration. *Experimental Eye Research*, 78, 243–256.

Arbour, N. C., Lorenz, E., Schutte, B. C., Zabner, J., Kline, J. N., Jones, M., et al. (2000). TLR4 mutations are associated with endotoxin hyporesponsiveness in humans. *Nature Genetics*, 25, 187–191.

AREDS Study Group. (2001). A randomized, placebo-controlled, clinical trial of high-dose supplementation with vitamins C and E, beta carotene, and zinc for age-related macular degeneration and vision loss: AREDS report no. 8. *Archives of Ophthalmology*, 119, 1417–1436.

Baas, D. C., Ho, L., Ennis, S., Merriam, J. E., Tanck, M. W., Uitterlinden, A. G., et al. (2010). The complement component 5 gene and age-related macular degeneration. *Ophthalmology*, 117, 500–511. doi:10.1016/j.ophtha.2009.08. 032.

Bellmann, C., Jorzik, J., Spital, G., Unnebrink, K., Pauleikhoff, D., & Holz, F. G. (2002). Symmetry of bilateral lesions in geographic atrophy in patients with age-related macular degeneration. *Archives of Ophthalmology*, 120, 579–584.

Chang, J. H., McCluskey, P. J., & Wakefield, D. (2006). Toll-like receptors in ocular immunity and the immunopathogenesis of inflammatory eye disease. *British Journal of Ophthalmology*, 90, 103–108.

Chen, H., Liu, B., Lukas, T. J., & Neufeld, A. H. (2008). The aged retinal pigment epithelium/choroid: A potential substratum for the pathogenesis of age-related macular degeneration. *PLoS ONE, 3*, e2339. doi:10.1371/journal.pone.0002339.

Chen, M., Forrester, J. V., & Xu, H. (2011). Dysregulation in retinal para-inflammation and age-related retinal degeneration in CCL2 or CCR2 deficient mice. *PLoS ONE, 6*, e22818. doi:10.1371/journal.pone.0022818.

Cherepanoff, S., Mitchell, P., Wang, J. J., & Gillies, M. C. (2006). Retinal autoantibody profile in early age-related macular degeneration: Preliminary findings from the Blue Mountains Eye Study. *Clinical & Experimental Ophthalmology, 34*, 590–595.

Chowers, I., Deleon, E., & Obolensky, A., Lederman, Alper, R., Berenstein, E., Chevion, M., & Banin, E. (2006). *Iron-Associated Oxidative Injury as a Novel Therapeutic Target in Age Related Macular Degeneration. Toward the Prevention of Age Related Macular Degeneration.* Paper presented at the ARVO 2006 Summer Eye Research Conference (SERC), Fort Myers, Florida.

Clark, S. J., Higman, V. A., Mulloy, B., Perkins, S. J., Lea, S. M., Sim, R. B., et al. (2006). H384 allotypic variant of factor H associated with age-related macular degeneration has different heparin-binding properties from the non-disease-associated form. *Journal of Biological Chemistry, 281*, 24713–24720. doi:10.1084/jbc.M605083200.

Coffey, P. J., Gias, C., McDermott, C. J., Lundh, P., Pickering, M. C., Sethi, C., et al. (2007). Complement factor H deficiency in aged mice causes retinal abnormalities and visual dysfunction. *Proceedings of the National Academy of Sciences of the United States of America, 104*, 16651–16656. doi:10.1083/pnas.0705079104.

Combadiere, C., Feumi, C., Raoul, W., Keller, N., Rodero, M., Pezard, A., et al. (2007). CX3CR1-dependent subretinal microglia cell accumulation is associated with cardinal features of age-related macular degeneration. *Journal of Clinical Investigation, 117*, 2920–2928.

Cousins, S. W., Espinosa-Heidmann, D. G., & Csaky, K. G. (2004). Monocyte activation in patients with age-related macular degeneration: A biomarker of risk for choroidal neovascularization? *Archives of Ophthalmology, 122*, 1013–1018. doi:10.1001/archopht.122.7.1013.

Crocker, P. R., & Gordon, S. (1985). Isolation and characterization of resident stromal macrophages and hematopoietic cell clusters from mouse bone marrow. *Journal of Experimental Medicine, 162*, 993–1014.

Curcio, C. A., Millican, C. L., Allen, K. A., & Kalina, R. E. (1993). Aging of the human photoreceptor mosaic: Evidence for selective vulnerability of rods in central retina. *Investigative Ophthalmology & Visual Science, 34*, 3278–3296.

Delori, F. C., Dorey, C. K., Staurenghi, G., Arend, O., Goger, D. G., & Weiter, J. J. (1995). In vivo fluorescence of the ocular fundus exhibits retinal pigment epithelium lipofuscin characteristics. *Investigative Ophthalmology & Visual Science, 36*, 718–729.

Dentchev, T., Milam, A. H., Lee, V. M., Trojanowski, J. Q., & Dunaief, J. L. (2003). Amyloid-beta is found in drusen from some age-related macular degeneration retinas, but not in drusen from normal retinas. *Molecular Vision, 9*, 184–190.

Despriet, D. D., Bergen, A. A., Merriam, J. E., Zernant, J., Barile, G. R., Smith, R. T., et al. (2008). Comprehensive analysis of the candidate genes CCL2, CCR2, and TLR4 in age-related macular degeneration. *Investigative Ophthalmology & Visual Science, 49*, 364–371. doi:10.1167/iovs.07-0656.

Ding, X., Patel, M., & Chan, C. C. (2009). Molecular pathology of age-related macular degeneration. *Progress in Retinal and Eye Research, 28*, 1–18. doi:10.1016/j.preteyeres.2008.10.001.

Edwards, A. O., Chen, D., Fridley, B. L., James, K. M., Wu, Y., Abecasis, G., et al. (2008). Toll-like receptor polymorphisms and age-related macular degeneration. *Investigative Ophthalmology & Visual Science, 49*, 1652–1659.

Edwards, A. O., Ritter, R., III, Abel, K. J., Manning, A., Panhuysen, C., & Farrer, L. A. (2005). Complement factor H polymorphism and age-related macular degeneration. *Science, 308*, 421–424.

Elman, M. J., Fine, S. L., Murphy, R. P., Patz, A., & Auer, C. (1986). The natural history of serous retinal pigment epithelium detachment in patients with age-related macular degeneration. *Ophthalmology, 93*, 224–230.

Garcia Filho, C. A. A., Yehoshua, Z., Gregori, G., Li, Y., Feuer, W., Penha, F. M., et al. (2012). Efficacy of the systemic complement inhibitor Eculizumab in AMD patients with drusen: The COMPLETE Study. *Investigative Ophthalmology & Visual Science, 53*, 2045.

Gehrs, K. M., Anderson, D. H., Johnson, L. V., & Hageman, G. S. (2006). Age-related macular degeneration—Emerging pathogenetic and therapeutic concepts. *Annals of Medicine, 38*, 450–471.

Geissmann, F., Jung, S., & Littman, D. R. (2003). Blood monocytes consist of two principal subsets with distinct migratory properties. *Immunity, 19*, 71–82.

Gold, B., Merriam, J. E., Zernant, J., Hancox, L. S., Taiber, A. J., Gehrs, K., et al. (2006). Variation in factor B (BF) and complement component 2 (C2) genes is associated with age-related macular degeneration. *Nature Genetics, 38*, 458–462.

Gu, X., Meer, S. G., Miyagi, M., Rayborn, M. E., Hollyfield, J. G., Crabb, J. W., et al. (2003). Carboxyethylpyrrole protein adducts and autoantibodies, biomarkers for age-related macular degeneration. *Journal of Biological Chemistry, 278*, 42027–42035.

Hageman, G. S., Anderson, D. H., Johnson, L. V., Hancox, L. S., Taiber, A. J., Hardisty, L. I., et al. (2005). A common haplotype in the complement regulatory gene factor H (HF1/CFH) predisposes individuals to age-related macular degeneration. *Proceedings of the National Academy of Sciences of the United States of America, 102*, 7227–7232.

Haines, J. L., Hauser, M. A., Schmidt, S., Scott, W. K., Olson, L. M., Gallins, P., et al. (2005). Complement factor H variant increases the risk of age-related macular degeneration. *Science, 308*, 419–421.

Hollyfield, J. G., Bonilha, V. L., Rayborn, M. E., Yang, X., Shadrach, K. G., Lu, L., et al. (2008). Oxidative damage-induced inflammation initiates age-related macular degeneration. *Nature Medicine, 14*, 194–198.

Holz, F. G., Bindewald-Wittich, A., Fleckenstein, M., Dreyhaupt, J., Scholl, H. P., & Schmitz-Valckenberg, S. (2007). Progression of geographic atrophy and impact of fundus autofluorescence patterns in age-related macular degeneration. *American Journal of Ophthalmology, 143*, 463–472. doi:S0002-9394(06)01327-4.

Ishibashi, T., Patterson, R., Ohnishi, Y., Inomata, H., & Ryan, S. J. (1986). Formation of drusen in the human eye. *American Journal of Ophthalmology, 101*, 342–353.

Johnson, L. V., Leitner, W. P., Rivest, A. J., Staples, M. K., Radeke, M. J., & Anderson, D. H. (2002). The Alzheimer's A beta-peptide is deposited at sites of complement activation in pathologic deposits associated with aging and age-related macular degeneration. *Proceedings of the National Academy of Sciences of the United States of America, 99*, 11830–11835.

Johnson, L. V., Leitner, W. P., Staples, M. K., & Anderson, D. H. (2001). Complement activation and inflammatory processes in drusen formation and age related macular degeneration. *Experimental Eye Research*, 73, 887–896.

Johnson, L. V., Ozaki, S., Staples, M. K., Erickson, P. A., & Anderson, D. H. (2000). A potential role for immune complex pathogenesis in drusen formation. *Experimental Eye Research*, 70, 441–449.

Jozsi, M., Oppermann, M., Lambris, J. D., & Zipfel, P. F. (2007). The C-terminus of complement factor H is essential for host cell protection. *Molecular Immunology*, 44, 2697–2706.

Kaneko, H., Dridi, S., Tarallo, V., Gelfand, B. D., Fowler, B. J., Cho, W. G., et al. (2011). DICER1 deficit induces Alu RNA toxicity in age-related macular degeneration. *Nature*, 471, 325–330.

Kaur, I., Hussain, A., Hussain, N., Das, T., Pathangay, A., Mathai, A., et al. (2006). Analysis of CFH, TLR4, and APOE polymorphism in India suggests the Tyr402His variant of CFH to be a global marker for age-related macular degeneration. *Investigative Ophthalmology & Visual Science*, 47, 3729–3735.

Kawai, T., & Akira, S. (2006). TLR signaling. *Cell Death and Differentiation*, 13, 816–825. doi:10.1038/sj.cdd.4401850.

Kennedy, D. W., & Abkowitz, J. L. (1998). Mature monocytic cells enter tissues and engraft. *Proceedings of the National Academy of Sciences of the United States of America*, 95, 14944–14949.

Killingsworth, M. C., Sarks, J. P., & Sarks, S. H. (1990). Macrophages related to Bruch's membrane in age-related macular degeneration. *Eye (London, England)*, 4, 613–621.

Kindzelskii, A. L., Elner, V. M., Elner, S. G., Yang, D., Hughes, B. A., & Petty, H. R. (2004). Toll-like receptor 4 (TLR4) of retinal pigment epithelial cells participates in transmembrane signaling in response to photoreceptor outer segments. *Journal of General Physiology*, 124, 139–149.

Klein, M. L., Ferris, F. L., III, Francis, P. J., Lindblad, A. S., Chew, E. Y., Hamon, S. C., et al. (2010). Progression of geographic atrophy and genotype in age-related macular degeneration. *Ophthalmology*, 117, 1554–1559.

Klein, R., Klein, B. E., Knudtson, M. D., Meuer, S. M., Swift, M., & Gangnon, R. E. (2007). Fifteen-year cumulative incidence of age-related macular degeneration: The Beaver Dam Eye Study. *Ophthalmology*, 114, 253–262. doi:S0161–6420(06)01478–3.

Klein, R., Klein, B. E., & Linton, K. L. (1992). Prevalence of age-related maculopathy. The Beaver Dam Eye Study. *Ophthalmology*, 99, 933–943.

Klein, R. J., Zeiss, C., Chew, E. Y., Tsai, J. Y., Sackler, R. S., Haynes, C., et al. (2005). Complement factor H polymorphism in age-related macular degeneration. *Science*, 308, 385–389.

Kleinman, M. E., & Ambati, J. (2012). A window to innate neuroimmunity: Toll-like receptor-mediated cell responses in the retina. *Advances in Experimental Medicine and Biology*, 723, 3–9.

Kleinman, M. E., Kaneko, H., Cho, W. G., Dridi, S., Fowler, B. J., Blandford, A. D., et al. (2012). Short-interfering RNAs induce retinal degeneration via TLR3 and IRF3. *Molecular Therapy*, 20, 101–108.

Kubota, R., Boman, N. L., David, R., Mallikaarjun, S., Patil, S., & Birch, D. (2012). Safety and effect on rod function of ACU-4429, a novel small-molecule visual cycle modulator. *Retina (Philadelphia, Pa.)*, 32, 183–188.

Kumar, M. V., Nagineni, C. N., Chin, M. S., Hooks, J. J., & Detrick, B. (2004). Innate immunity in the retina: Toll-like receptor (TLR) signaling in human retinal pigment epithelial cells. *Journal of Neuroimmunology*, 153, 7–15.

Leibowitz, H. M., Krueger, D. E., Maunder, L. R., Milton, R. C., Kini, M. M., Kahn, H. A., et al. (1980). The Framingham Eye Study monograph: An ophthalmological and epidemiological study of cataract, glaucoma, diabetic retinopathy, macular degeneration, and visual acuity in a general population of 2631 adults, 1973–1975. *Survey of Ophthalmology*, 24(Suppl.), 335–610.

London, A., Itskovich, E., Benhar, I., Kalchenko, V., Mack, M., Jung, S., et al. (2011). Neuroprotection and progenitor cell renewal in the injured adult murine retina requires healing monocyte-derived macrophages. *Journal of Experimental Medicine*, 208, 23–39.

Luhmann, U. F., Robbie, S., Munro, P. M., Barker, S. E., Duran, Y., Luong, V., et al. (2009). The drusenlike phenotype in aging Ccl2-knockout mice is caused by an accelerated accumulation of swollen autofluorescent subretinal macrophages. *Investigative Ophthalmology & Visual Science*, 50, 5934–5943.

Maguire, P., & Vine, A. K. (1986). Geographic atrophy of the retinal pigment epithelium. *American Journal of Ophthalmology*, 102, 621–625.

Majewski, J., Schultz, D. W., Weleber, R. G., Schain, M. B., Edwards, A. O., Matise, T. C., et al. (2003). Age-related macular degeneration—A genome scan in extended families. *American Journal of Human Genetics*, 73, 540–550.

Mattapallil, M. J., Wawrousek, E. F., Chan, C. C., Zhao, H., Roychoudhury, J., Ferguson, T. A., et al. (2012). The rd8 mutation of the Crb1 gene is present in vendor lines of C57BL/6N mice and embryonic stem cells, and confounds ocular induced mutant phenotypes. *Investigative Ophthalmology & Visual Science*, 53, 2921–2927. doi:10.1167/iovs.12-9662.

Medzhitov, R. (2008). Origin and physiological roles of inflammation. *Nature*, 454, 428–435.

Medzhitov, R., & Janeway, C., Jr. (2000). The toll receptor family and microbial recognition. *Trends in Microbiology*, 8, 452–456.

Mullins, R. F., Russell, S. R., Anderson, D. H., & Hageman, G. S. (2000). Drusen associated with aging and age-related macular degeneration contain proteins common to extracellular deposits associated with atherosclerosis, elastosis, amyloidosis, and dense deposit disease. *Federation of American Societies for Experimental Biology Journal*, 14, 835–846.

Oda, K., & Kitano, H. (2006). A comprehensive map of the toll-like receptor signaling network. *Molecular Systems Biology*, 2, 2006.0015. doi:10.1038/msb4100057.

Patel, N., Ohbayashi, M., Nugent, A. K., Ramchand, K., Toda, M., Chau, K. Y., et al. (2005). Circulating anti-retinal antibodies as immune markers in age-related macular degeneration. *Immunology*, 115, 422–430.

Penfold, P. L., Madigan, M. C., Gillies, M. C., & Provis, J. M. (2001). Immunological and aetiological aspects of macular degeneration. *Progress in Retinal and Eye Research*, 20, 385–414.

Rakoczy, P. E., Zhang, D., Robertson, T., Barnett, N. L., Papadimitriou, J., Constable, I. J., et al. (2002). Progressive age-related changes similar to age-related macular degeneration in a transgenic mouse model. *American Journal of Pathology*, 161, 1515–1524.

Sarks, J. P., Sarks, S. H., & Killingsworth, M. C. (1988). Evolution of geographic atrophy of the retinal pigment epithelium. *Eye (London, England)*, 2, 552–577. doi:10.1038/eye.1988.106.

Schmitz-Valckenberg, S., Alten, F., Steinberg, J. S., Jaffe, G. J., Fleckenstein, M., Mukesh, B. N., et al. (2011). Reticular drusen associated with geographic atrophy in age-related macular degeneration. *Investigative Ophthalmology & Visual Science, 52,* 5009–5015.

Seddon, J. M., Santangelo, S. L., Book, K., Chong, S., & Cote, J. (2003). A genomewide scan for age-related macular degeneration provides evidence for linkage to several chromosomal regions. *American Journal of Human Genetics, 73,* 780–790.

Shen, D., Wen, R., Tuo, J., Bojanowski, C. M., & Chan, C. C. (2006). Exacerbation of retinal degeneration and choroidal neovascularization induced by subretinal injection of Matrigel in CCL2/MCP-1-deficient mice. *Ophthalmic Research, 38,* 71–73.

Smith, W., Assink, J., Klein, R., Mitchell, P., Klaver, C. C., Klein, B. E., et al. (2001). Risk factors for age-related macular degeneration: Pooled findings from three continents. *Ophthalmology, 108,* 697–704.

Tarallo, V., Hirano, Y., Gelfand, B. D., Dridi, S., Kerur, N., Kim, Y., et al. (2012). DICER1 loss and Alu RNA induce age-related macular degeneration via the NLRP3 inflammasome and MyD88. *Cell, 149,* 847–859.

Tuo, J., Bojanowski, C. M., Zhou, M., Shen, D., Ross, R. J., Rosenberg, K. I., et al. (2007). Murine ccl2/cx3cr1 deficiency results in retinal lesions mimicking human age-related macular degeneration. *Investigative Ophthalmology & Visual Science, 48,* 3827–3836.

Tuo, J., Smith, B. C., Bojanowski, C. M., Meleth, A. D., Gery, I., Csaky, K. G., et al. (2004). The involvement of sequence variation and expression of CX3CR1 in the pathogenesis of age-related macular degeneration. *Federation of American Societies for Experimental Biology Journal, 18,* 1297–1299.

Volkman, A., & Gowans, J. L. (1965). The origin of macrophages from bone marrow in the rat. *British Journal of Experimental Pathology, 46,* 62–70.

von Ruckmann, A., Fitzke, F. W., & Bird, A. C. (1997). Fundus autofluorescence in age-related macular disease imaged with a laser scanning ophthalmoscope. *Investigative Ophthalmology & Visual Science, 38,* 478–486.

Weismann, D., Hartvigsen, K., Lauer, N., Bennett, K. L., Scholl, H. P., Charbel Issa, P., et al. (2011). Complement factor H binds malondialdehyde epitopes and protects from oxidative stress. *Nature, 478,* 76–81. doi:10.1038/nature10449.

Weiter, J. J., Delori, F., & Dorey, C. K. (1988). Central sparing in annular macular degeneration. *American Journal of Ophthalmology, 106,* 286–292.

Xu, H., Manivannan, A., Dawson, R., Crane, I. J., Mack, M., Sharp, P., et al. (2005). Differentiation to the CCR2+ inflammatory phenotype in vivo is a constitutive, time-limited property of blood monocytes and is independent of local inflammatory mediators. *Journal of Immunology (Baltimore, MD.: 1950), 175,* 6915–6923.

Yang, Z., Stratton, C., Francis, P. J., Kleinman, M. E., Tan, P. L., Gibbs, D., et al. (2008). Toll-like receptor 3 and geographic atrophy in age-related macular degeneration. *New England Journal of Medicine, 359,* 1456–1463.

Yates, J. R., Sepp, T., Matharu, B. K., Khan, J. C., Thurlby, D. A., Shahid, H., et al. (2007). Complement C3 variant and the risk of age-related macular degeneration. *New England Journal of Medicine, 357,* 553–561.

Yehoshua, Z., Rosenfeld, P. J., Gregori, G., Feuer, W. J., Falcao, M., Lujan, B. J., et al. (2011). Progression of geographic atrophy in age-related macular degeneration imaged with spectral domain optical coherence tomography. *Ophthalmology, 118,* 679–686.

Zareparsi, S., Buraczynska, M., Branham, K. E., Shah, S., Eng, D., Li, M., et al. (2005). Toll-like receptor 4 variant D299G is associated with susceptibility to age-related macular degeneration. *Human Molecular Genetics, 14,* 1449–1455.

Zeng, J., Chen, Y., Tong, Z., Zhou, X., Zhao, C., Wang, K., et al. (2010). Lack of association of CFD polymorphisms with advanced age-related macular degeneration. *Molecular Vision, 16,* 2273–2278.

第109章　视网膜退化的基因治疗

Curtis R. Brandt

涉及视网膜退化的疾病是世界上遗传性视力丧失的重要原因。传统上，涉及感光细胞损失的疾病已经被称为视网膜营养障碍疾病，它会通过遗传突变直接影响这些细胞，抑或通过突变间接负面地影响视网膜色素上皮细胞功能。视网膜退化范围可以扩展，然而包括青光眼因其涉及视网膜神经节细胞的死亡，也可以看作是一种视网膜病变。虽然这些疾病有多种多样的发病机制，但是它们有一个共同的特点，即通过神经元凋亡最终导致失明。在本章，我们将专注于对感光细胞存活能力有影响的疾病，但是某些概念可以广泛地应用于其他疾病，这些疾病涉及的神经细胞凋亡被看作病理学的最后环节。

视网膜退化对治疗策略的发展提出了一系列重大的挑战。大量基因中的突变可以导致退行性疾病。即使单个基因中也存在大量的致病突变。这种基因异质性在治疗发展中带来了很大的困难。对于小分子和基因治疗方法，有许多潜在目标，许多针对一个特定基因的基因治疗，必须为每个患者确定致病基因。基因诊断正在改善但仍然很昂贵。鉴于单个基因的许多突变都可能成为致病原因，靶向治疗甚至可能需要识别特定的突变。基于临床表型决定治疗方式是不可能的，因为任何基因的突变都可能导致相同的表型。事实上，同一基因的突变也可能导致非常不同的临床表型（den Hollander et al.，2010）。此外，突变的性质也会影响潜在的治疗方法。视网膜退化能以常染色体隐性、显性或伴 X 染色体方式进行遗传。

常染色体显性突变带来了一项巨大挑战，因为简单地将基因的正常拷贝转到细胞无法纠正该缺陷。单倍型不足表型是一个挑战，因为治疗可能涉及基因表达水平的精细调节（Frio et al.，2008）。除了这些问题，还有基因的实际传递，载体的选择，合适的启动子的有效性，先天和后天宿主免疫反应也需要考虑。

虽然这些挑战令人生畏，但仍有希望。最近完成的和正在进行的基于腺病毒群（AAV）载体表达 RPE65 基因来治疗 Leber 氏先天性黑矇（LCA）的临床试验已经得到了一些收获。

遗传性视网膜营养障碍的本质

目前，有 27 种已定义的视网膜退行性疾病，在 2012 年 12 月 27 日，231 个基因或位点已匹配到不同类别（https://sph. uth. tmc. edu/RetNet/）。共有 191 个基因已被鉴定。这种多样性为基因传递策略带来了重大问题，因为人们需要知道基因才能进行治疗。当我们仅看一种疾病如常染色体隐性视网膜炎（arRP），我们会发现 23 种与该疾病相关的特定基因。对于视网膜退化的一些其他形式，目前被确定的基因很少。许多 RP 患者的视网膜紫质基因出现了突变，但是仅考虑视紫红质，就已经鉴定出有 100 多种导致上述表型的特异突变（Buch，Bainbridge，& Ali，2008；den Hollander et al.，2010）。对于一些基因传送策略，识别特定的突变很重要。除在个体患者身上识别特定的基因以外，需要利用载体以传送每一个基因，将许多载体用于治疗的最终审批目前还没有通过。正如我们将要讨论的，有一些策略可以减少所需载体的数量。

甚至在考虑单个基因如视紫红质基因，单个的患者也会有独特突变，进而导致不同的临床表现，包括视网膜的外观，出现视力丧失的时间以及疾病的进展（den Hollander et al.，2010）。这些因素也影响基因治疗策略。例如，这对在大量的感光细胞丢失之前，识别、诊断和治疗患者以使其尽可能多的保持功能是非常重要的。非常早期的细胞丢失需要在儿童时期治疗，而细胞快速丢失的疾病需要在诊断后尽可能快的治疗。

眼部基因传递策略

为说明基因治疗的一些问题，我们将看代表性常染色体隐性疾病（LCA），代表性常染色体显性疾病（常染色体显性 RP）和代表性伴 X 染色体疾病（伴 X 染色体视网膜层分裂；XLR）的一些例子。由于突变性质的不同，每一种疾病都需要不同的方法治疗。

Leber 氏先天性黑矇——一个常染色体隐性遗传疾病基因成功治疗的实例

RPE65 蛋白质（553 个氨基酸）编码一个参与再生 11-顺式-视网膜的异构酶，11-顺式-视网膜在光异构化期间由全反式视黄醇产生（Cai，Conley，& Naash，

2009）。*RPE65* 基因在 1994 年被定位到人类 1 号染色体。这个基因很大，在基因组中包含 14 个跨度为 20kb 的外显子（Cai，Conley，& Naash，2009）。目前，很少有载体具有这么大的承载能力并进行有效的转基因。幸运的是，可以使用剪接互补 DNA（cDNA），其大大减小转基因的大小，进而可以通过只有承载能力小的载体实现转移。

到目前为止，已发现超过 60 个不同的突变与遗传性视网膜营养障碍有关，并已在包括 LCA 和常染色体隐性 RP 在内的多种疾病中被确定。观察发现相同基因的突变可以导致不同的疾病对于视网膜营养障碍很常见。大约 16% 的 LCA 病例是由 *RPE65* 的突变导致（Cideciyan，2010）。在这些 *RPE65* 的突变中，疾病的严重程度存在异质性，一些疾病的发展比其他的快很多。异质性与突变对蛋白的影响有关。在某些形式中，RPE65 不稳定（突变 Y144D、P363T 和 Y368H）并且会迅速分解，导致更快的发展。RPE65 蛋白质的突变会导致一些功能的滞留，如 R91W、P25L 和 L22P，会有更慢的进展表型（Cai，Conley，& Naash，2009）。

大量的动物模型可供使用，基因治疗策略最初是用这些模型开发的。这些模型包括伯瑞犬，天然的小鼠模型（Rpe65^{rd12}），转基因缺失突变体（Rpe65^{-/-}），Rpe65^{R91W/R91W} 小鼠和 rd12 小鼠（Bemelmans et al.，2006）。这些研究中大多数使用腺相关病毒载体或慢病毒载体（载体在下面描述）。

鉴于 LCA 是常染色体隐性，它需要患者携带突变等位基因的两个副本。因此只要不存在单一等位基因不足性的问题，只需要提供一个正常基因副本来纠正其缺陷应该相对简单。当表型依赖于蛋白质正常水平的表达时将发生单一等位基因不足，这在结构蛋白中更为常见。由于 RPE65 是一种酶，低水平的蛋白质似乎是足够的，因为杂合子的人群似乎没有视网膜功能障碍。

动物模型尤其是伯瑞犬模型的初步研究证明了使用腺相关病毒载体（见下文）输送 *RPE65* 野生型副本可以恢复通过视网膜电流图（ERGs）测量的超越障碍的能力的功能，在狗模型中，这种能力是导航障碍物航线（Acland et al.，2001）。除了改善视觉功能外，功能磁共振成像（fMRI）显示，基因传递导致侧回皮层活动增加（Aguirre et al.，2007）。这有点奇怪，因为感光细胞丢失和视力丧失是在早年期，但这也是非常鼓舞人心的，因为它提出了一个可能性，即使大量感光细胞损失情况下视觉功能仍然可以获得显著改善。

比伯犬模型的成功导致，迄今为止共有 30 个患者在多个研究点进行了临床试验的第一阶段（Bainbridge et al.，2008；Cideciyan et al.，2008；Maguire et al.，2008，2009；Simonelli et al.，2010；Colella and Auricchio，2012）。在所有试验中，AAV2 载体表达 *RPE65* 基因是通过视网膜注射输送的，但是每一个载体使用不同的启动子（Bainbridge et al.，2008；Cideciyan et al.，2009；Hauswirth et al.，2008）。两项研究使用小鸡 β-肌动蛋白启动子，但是一个被修改以包括一个 Kozak 序列用来提高翻译效果。第三个试验使用了一个短的 *RPE65* 启动子。就视觉功能的客观测量表明，不同试验结果有些不同，但是感光性有改善，减少了眼球震颤，增加了视野，在导航任务中有提高（Colella & Auricchio，2012）。因此，这些早期结果非常令人鼓舞。

响应差异的原因还不清楚，但可能是由使用了不同的启动子或载体传递所导致。视网膜下注射部位对每个患者略有不同，并不是所有患者都是针对中央凹注射的（Cideciyan，2010）。患者的个体差异也可能参与其中。这些和其他的均可能导致基因传递后结果变化因素，我们将在下面进行详细讨论。

一个关键的问题来自感光细胞损失的严重程度，它会导致在出生前或出生后前几个月内出现症状。因为基因治疗目前还不能使神经元再生，它只能保护剩下的感光细胞。因为试验中的患者患有晚期疾病，目前还不清楚是否有任何的皮质功能得以保留。使用 fMRI 对受试者的大脑皮层功能进行评估，发现患者表现出对一系列的对比刺激响应有所增加（Ashtari et al.，2011），并且在传递有转基因的区域中可看见提高的响应。这些结果和狗模型中类似的结果（Aguire et al.，2007）表明严重的感光细胞丧失并不会消除视觉皮层功能而且如果更早的治疗可能会取得更显著的治疗结果。

常染色体显性遗传视网膜色素病变——一个不同的基因治疗挑战

RP 是视网膜营养障碍的异质群体，会涉及感光细胞和视力的逐渐丧失。总体而言，发病率是 1∶4 000。30% 的患者有常染色体显性（adRP）遗传模式。通常来说，视杆细胞首先丧失，并在视锥细胞丧失后导致夜盲症。目前 adRP 患者中已有 19 种基因被测定（https://sph. uth. tmc. edu/RetNet/）。因此，情况类似于其他视网膜营养障碍，可能涉及多个基因，并且成功的基因治疗可能需要识别每个患者的突变基因。此外，一些 adRP 基因的突变和视网膜病变的其他形式相关（den Hollander et al.，2010）。在常染色体显性形式中，患者只需要继承突变等位基因的一个副本。蛋白质突变形式的表达覆盖了剩余正常副本的功能；因此就像对 LCA 所做的那样，仅传递一个正常基因副本的策略，是无法进行治疗的。

导致 adRP 的其中一个基因是视紫红质，是一种在视杆细胞内的光色素（den Hollander et al.，2010）。视紫红质的许多突变被认为会导致蛋白质的不正确折叠或翻译后加工，进而导致蛋白质在内质网膜中被捕获，最终导致细胞凋亡和视杆细胞死亡。靶向凋亡的基因治疗策略将在后面讨论。由野生型等位基因表达的正常视紫红质的存在不会阻止病理发生，所以需要发展其他的治疗策略。这些策略包括纠正突变和恢复基因组为野生型，消除等位基因的表达，或纠正突变视紫红质的折叠或加工。

小鼠视网膜中视紫红质的定向突变已经被描述，表明该策略潜在可行（Chan et al.，2011）。这需要在转基因视紫红质-GFP（绿色荧光蛋白）小鼠中引入特定的核酸酶位点，然后将 AAV 载体中的核酸酶递送至感光细胞。核酸酶切割 DNA，触发细胞 DNA 修复通路通过末端连接或单链同源重组恢复视紫红质-GFP 的表达。似乎 100% 传导的视杆细胞受到影响。在这项研究中，突变是被诱导的而不是突变基因的逆转录。对患者来说依靠引入一个特定的核酸酶位点是不可行的。

在许多情况下，细胞内蛋白质折叠是通过蛋白质间称为伴侣蛋白的相互作用所引导。由于视紫红质中的突变导致折叠不当，纠正这一缺陷的一个潜在策略是通过传递改善伴侣蛋白活性的基因来恢复正确的折叠。热激蛋白或具有一般活性的其他伴侣可能值得探讨。一些蛋白质有特定的伴侣蛋白，所以传递这些基因可能有治疗效果。Hsp70 相关蛋白 Bip/Grp78 是一个关键的内质网应激传感器，其通过增加存储量对细胞内钙水平的调节起着重要作用。最终的结果是抑制 Ca^{2+} 介导的细胞凋亡。在 P23H 大鼠模型中，通过 AAV-介导的基因传递过表达 Bip/Grp78 可以保护感光细胞并且恢复视觉功能（Gorbatyuk et al.，2010）。视紫红质是糖基化的，并且已知一些 adRP 突变会影响糖基化。钙连蛋白是一种糖基化蛋白的伴侣蛋白，研究表明，钙连蛋白存在于 11-cis-视网膜中可以改善视紫红质折叠（Noorwez，Sama，& Kaushal，2009）。在钙连蛋白敲除的（$cnx^{-/-}$）小鼠中，视网膜结构有微妙变化，但是视紫红质表达和外段结构看起来

正常（Kraus et al.，2010），所以目前尚不清楚钙连蛋白传递是否有一个保护作用，但也有可能是其他伴侣蛋白起作用。通过递送增强的视紫红质抑制蛋白增加光传导级联的效应已经表现出一个保护效应（Song et al.，2009）。通过其他机制在突变感光细胞中来增强光传导可能也有保护作用。

另一个策略是消除或大幅减少突变体等位基因的表达。这可以通过在蛋白质的氨基末端附近引入终止密码子来实现，但是这些类型的策略目前效率不高（Andrieu-Soler et al.，2007）。一个更可行的策略是使用短发夹 RNA（shRNA）或短干扰 RNA（siRNA）（Wood，Yin，& MacClorey，2007）来有针对性的减少等位基因表达（如图 109.1）。shRNA 或 siRNA 基因的持续长期表达会抑制突变体蛋白的合成，相比野生基因型，突变等位基因的序列变化会有目标特异性。这一策略已经被成功地应用于 adRP 的小鼠和大鼠模型（Gorbatyuk et al.，2007；Jiang et al.，2011）。

虽然 shRNA 或 siRNA 靶向突变等位基因看似简单，但至少有两个重要的问题。到目前为止，在视紫红质中已鉴定出超过 200 种导致视网膜退化的突变。shRNA 和 siRNA 策略都依赖于核糖酶对基因组突变序列的特异性靶向。因此，不仅在基因治疗利用特定核糖酶的传递时需要在特定患者中确定视紫红质致病基因，而且也需要确认突变等位基因的恰当序列。对每一个患者的测试十分昂贵。此外，超过 200 种不同的 shRNA 或 siRNAs 需要开发、测试、获得美国食品与药物管理局批准、存贮以使用。考虑到受影响的人这么多，要实现这个目标，现有的努力和代价还远远不够。

另一种治疗常染色体显性疾病的基因导入策略是使用 siRNA 或 shRNA 以抑制突变基因和野生型基因的表达，同时结合导入缺乏 si/shRNA 靶向位点的替代野生型副本（Millington Ward et al.，2011），如图 109.1 所示。该方法已经在多个动物模型中被成功证明，包括 $Rho^{-/-}$，$Rho^{+/-Pro/347Ser}$，Rho^{P23H}，$Rho^{\Delta I-255/256}$，Rho^{G909D} 小鼠模型和 Rho^{P23H} 大鼠模型（Chadderton et al.，2009；Millington-Ward et al.，2011；O'Reilly et al.，2007）。锤头和发夹核糖酶均已经被使用。使用这种方法长期的（传递后超过一年）治疗效果，已经在钙离子（Ca^{2+}）结合蛋白 GCAP1 突变导致的常染色体显性视锥细胞营养障碍的小鼠模型中被证实（Jiang et al.，2011）。这种方法具有很大的希望，因为它需要突变被定位到患者特定的基因上，但实际的突变不需要被识别。这会降低诊断成本。此外，只有两个载体需要验证，分别是切割来自全部等位基因信使 RNA（mR-

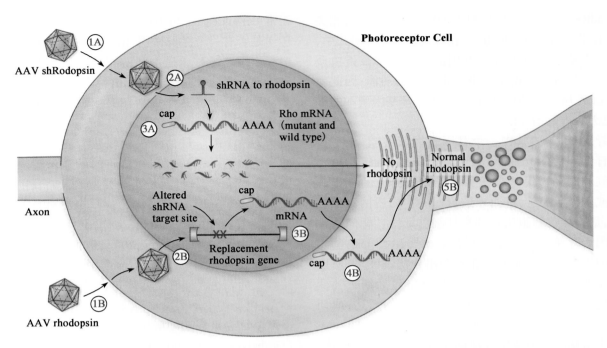

图 109.1 常染色体显性遗传疾病中视网膜基因治疗的 RNA 干预策略。表达短发夹 RNA（shRNA），短干扰 RNA（siRNA），或核糖酶的载体病毒连接到细胞（1A）并进入细胞核（2A）。靶向的视紫红质（包含野生型和突变体）RNA 的 shRNA 被表达，结合靶向信使 RNA（mRNA），引起 mRNA（3A）的降解，导致视紫红质蛋白质水平的减少。与此同时，另一种表达在 shRNA 目标位点携带突变的野生型视紫红质载体被导入（1B 和 2B）。宿主 RNA 聚合酶 II 转录载体（3B），被翻译为野生型视紫红质（4B），然后运送到外段（5B）。AAV，腺相关病毒。

NA）的核糖酶和带有突变 si/shRNA 靶位点的野生型等位基因。

因为视紫红质是一种结构蛋白，该基因的一个功能性副本传递可能导致一个单一等位基因不足性表型。虽然迄今为止在动物研究中这显然并不是一个问题，但是单一等位基因不足性是一个潜在问题。这可以通过选择驱动转基因表达的启动子或通过在载体中包含转基因的多个拷贝来解决。表达也可能被调节 mRNA 翻转或翻译顺式作用的序列改变。

X 染色体连锁视网膜劈裂症（XLR）

已经确定几种类型的 X 染色体连锁视网膜营养障碍，包括视锥细胞或视杆细胞营养障碍，先天性静止性夜盲症，视神经萎缩，RP，及伴有视网膜疾病的综合征/系统性疾病。到目前为止，有 18 个基因和基因座已经被确认为 X 染色体连锁的遗传模式，其中 11 个基因已被确认（https://sph. uth. tmc. edu/RetNet/）。尽管 X 染色体连锁的疾病由于其遗传模式在分类上是分开的，但对于基因治疗，可以使用类似于治疗常染色体隐性疾病的方法，特别是当杂合子女性是无症状的携带者时。视网膜野生型等位基因的导入应该

会导致一个积极的治疗效果。

X 染色体连锁视网膜劈裂症是由 1997 年被发现的 RS1 基因（视网膜甲壳素）突变所导致（Sikkink et al.,2007）。正如其他视网膜营养障碍一样，几个失活突变已经被确认，并且对应疾病严重程度有相当大的异质性。视网膜中央凹裂（视网膜折叠）是一个典型迹象，和视网膜层间连接物的减少有关。最终会发生玻璃体积血、视网膜脱落。视黄醇裂素蛋白包含在涉及细胞黏附的细胞表面蛋白中可被看见的盘状结构域，也许能解释这个表型。

三个小鼠模型是可用的（Sikkink et al.,2007）。一个是通过替换有 LacZ/Neo 基因盒的小鼠基因外显子 3 生成一个敲除模型（XLRS1h$^{-/Y}$）。其他敲除模型在其外显子/内含子 1 内包含一个 Neor 基因盒。最后一个基于 ENU 的诱变筛选中一个在内含子 2 中的突变被确认。这产生了一个新剪接位点导致三个转录子，正常的一个和包含过早终止密码子的另两个。突变的表型可能是单一等位基因不足性的结果。

使用基因传递方法以治疗 XLR 的可行性已经在 XLRS1h$^{-/Y}$ 和 Rs1$^{-/y}$ 小鼠模型被证明（Park et al., 2009；Takada et al.,2008）。在一项研究中表达 Rs-1 基因的 AAV8 载体，通过玻璃体内注射导入，正如 ERG

响应测量的,可导致在神经视网膜内表达并实现功能性恢复。视网膜中的具体表达通过使用 Rs-1 启动子中的 3.5Kb 大小的片段实现,因为当 CMV 启动子被使用时,多种细胞(包括感光细胞、视神经、睫状体和外周角膜)表达了一个标志基因。有趣的是,这个途径可以成功的实现导入,而其他研究的成功传递还需要视网膜下注入以有效转换感光细胞。这可能是由于疾病中发生的视网膜破坏所致。广泛转入到多个细胞类型可能对一些基因有害,如果启动子被广泛激活的话可能导致不必要的影响。

针对常见病理事件

尽管视网膜退行性疾病是由多个基因突变引起的,但最后视力丧失均是由于细胞凋亡导致感光细胞死亡(Fuchs & Steller,2011)。因为这是一种常见的最终病理事件,寻求阻止凋亡过程各个步骤的基因传递策略可能可以实现治疗。在许多神经退化疾病中凋亡也是一种常见的病理事件,并且已经尝试了大量的基因传递策略。

神经元存活依赖通过生长因子存在的营养支持的持续反馈。大量神经生长因子,包括脑源性神经营养因子(BDNF),睫状神经营养因子(CNTF),神经胶质源性神经营养因子(GDNF),神经生长因子和 FGF2(纤维母细胞生长因子 2,也被称为基本成纤维细胞生长因子;bFGF)已被证明可以保护感光细胞(Lavall et al.,1992)。它们中的几个已经在动物模型中提供了一定程度的保护,并且还有一些已经通过了临床试验(Musarella & Mac-Donald,2011)。在许多这些研究中,纯化的蛋白是通过玻璃体内注射进行给药的,该过程因为翻转会导致瞬时效应。表达神经营养因子的基因工程细胞也已经过测试,但是细胞必须被放置在一个设备中,然后再植入。长期表达神经营养因子的基因传递可以避免这些问题。

针对视网膜退化,已有大量的神经营养因子或生长因子包括 CNTF、BDNF、色素上皮层源性生长因子、基本成纤维细胞生长因子(bFGF;FGF2),晶状体上皮细胞衍生生长因子和 GDNF 在动物模型中被测试(LaVail et al.,1992)。这些研究中许多研究是短期的,但在一些检测长期的保护的研究中效应也较为短暂。尽管这些研究显示,营养因子传递通过阻止感光细胞死亡保护视网膜解剖结构,但当使用 ERG 测量并进行行为测试时,一些研究发现受损的功能并没有得到恢复。

病毒载体本身也有影响。许多病毒表达用来阻断细胞凋亡通路的蛋白质,仍然携带这些基因的病毒载体可以促进细胞生存。此外,即使载体本身已被报道可以保护感光细胞(Takita et al.,2008),但是机制还未确定。这可能是由于载体介导的生长因子的上调或神经营养因子通过先天信号通路产生作用。通过抑制 ERG 响应发现载体对感光细胞功能有负面影响。生理上,一个缺乏治疗基因的 HSV-1 载体,可以在大鼠中抑制 a-波段和 b-波段的 ERG 响应,当载体中包括生长因子基因时这种效应不能完全被克服(Spencer et al.,2001)。

除了使用生长因子或神经营养因子抑制凋亡通路外,细胞凋亡中几个步骤也是有效的靶点。感光细胞突变导致显性负性效应或功能突变的毒性增加,突变蛋白的累积能激活细胞应激或错误折叠蛋白响应,进而可以激活细胞凋亡。细胞死亡包括前凋亡蛋白酶按顺序的激活,进而导致切割并激活效应器凋亡蛋白酶(Fuchs & Steller,2011)。通路中有很多地方的进程可能被阻塞。突变凋亡蛋白酶的表达,或者具有显性负性效应系统,且有抑制功能的其他成分,可能是有用的。细胞还含有旨在抑制细胞凋亡的蛋白质,这些蛋白统称为细胞凋亡抑制剂(IAPs)。细胞中促凋亡蛋白和抗凋亡蛋白之间的平衡被密切调节。IAP 来自对调控化没有响应的启动子的过表达可能是保护性的;对于细胞凋亡(XIAP)基因的 X 染色体连锁抑制剂的 AAV-中介传递已经在 RP 的 P23H 和 S334ter 的大鼠模型中被证实(Leonard et al.,2007)。在 P23H 模型中,通过 ERGs 评估的功能性保护可以持续超过 26 周,然而在 S334ter 模型中该效应不太明显并且没有实现长期的保护。虽然目前还不清楚这两个模型的结果为什么不同,但这确实强调突变性质和视网膜退化速度可以有很大差异。XIAP 的 AAV-中介传递对移植视杆细胞前体细胞来说可以增加 X 染色体连锁退化的 rd9 模型中前体细胞的生存能力,通过基因传递提高干细胞的基因修饰可能性,可能改进干细胞-介导疗法(Yao et al.,2011)。

由于凋亡对细胞具有潜在致命性,因此该系统在几个水平受到调节。除了 IAPs,两种蛋白 Bcl-2 和 Bax 的含量对调节细胞死亡至关重要(Chang,Hao,&

Wong,1993；Fuchs & Steller,2011）。Bcl-2 蛋白抗凋亡，当 Bcl-2 水平很高时,细胞凋亡被抑制。如果 Bcl-2 水平降低或 Bax 水平增加,即二者的比例被改变时,细胞凋亡将被触发。许多上述提到的神经营养因子会影响 Bcl-2 和 Bax 的水平,这可能是一种保护效应机制。因为 Bcl-2 是保护性的,因此来自持续活性启动子的 Bcl-2 基因表达的载体-中介传递可能是保护性的。

细胞凋亡诱发因子（AIF）是位于线粒体膜间隙空间的一种黄素蛋白,其作为独立细胞凋亡蛋白酶的诱导物行使功能,也许通过感受细胞氧化还原的电位变化。当收到信号时,AIF 易位到细胞核并引起外周染色质浓缩和 DNA 片段化。在视网膜退化的 RCS 大鼠模型中,AIF 易位至细胞核,并且阻止 AIF 进入细胞核已被证明有保护性。色素上皮层源性因子基因对 RPE 细胞的投递已被证明能阻止视网膜退化,抑制 AIF 移位似乎是这个机制的重要组成部分（Murakami et al.,2008）。

尽管阻断细胞凋亡是一个潜在有价值的策略,但是目前为止的动物研究有点令人失望,因为进行非常长期的保护一直难以实现。也许抗凋亡策略与其他方法结合会提高对视网膜退化疾病的保护。

视网膜基因传递的方法

病毒可以被定义成一个包裹,旨在将染色体材料从一个细胞转移到另一个。换句话说,大自然在很久以前就设计了一个基因传递系统。病毒基因传递载体不足为奇,它是最常见的基因传递方法。然而,其他非病毒方法也被探索。正如任何特定的系统一样,都有优缺点,传递方法的选择将取决于许多特定因素而有所不同。

病毒基因传递载体

几种不同的病毒载体已在动物模型的眼部基因传递中被使用。这些病毒载体包括腺相关病毒（AAV）,腺病毒（Ad）（Sweigard,Cashman, & Kumar-Singh,2010）,慢病毒（Balaggan & Ali,2012）,单纯疱疹病毒（HSV）（Liu et al.,1999）和杆状病毒（Bv）（Haeseleer et al.,2001）。最常用的病毒载体系统是那些基于 AAV 载体的系统,AAV 载体系统是目前为止

唯一被用于临床试验的系统（den Hollander et al.,2010）。为了说明病毒介导传递的利弊,我们将重点介绍 AAV 和慢性病毒载体系统。

许多因素决定应使用的病毒载体的选择。也许最重要的是特定载体转移到期望靶向细胞的能力。这主要是由病毒附着在细胞上所用的受体所驱动。一些载体有很广泛的宿主范围,另一些则有很高的选择性（Allocca et al.,2007；Coura Rdos & Nardi,2007）。除了使用天然受体亲和力外,还可以对特定的细胞受体交换病毒吸附蛋白（假型包装）或选择性的改变病毒吸附蛋白。例如,基于逆转录酶病毒的载体系统通常使用水疱性口炎病毒 G 蛋白（VSVG）替代包膜基因（膜）以使宿主范围更加广泛（Bemelmans et al.,2005）。存在几种不同血清型的 AAV,它们有不同的受体特异性,从而靶向特定的细胞类型（Allocca et al.,2007）。尽管大多数眼部基因传递研究到目前为止还没有通过特异受体靶向特异细胞,但在某些情况下可能需要这样做。

另一个重要因素是载体的承载能力,或者多大的转基因可以被传递。通常情况下,实际的基因可能并不能被传导,因为大多数治疗基因很大,并有多个外显子。为了减小其大小,编码的蛋白质的 cDNA 被克隆进载体中。此外,包含一个单一的剪接点以生成一个剪接的 mRNA。即便如此,一些治疗基因对一些载体系统来说仍然太大了。启动子的选择对转基因构造的大小也有很大影响。到目前为止,已使用相对较小的启动子,但是它们可能缺乏可能很重要的特异调控序列。在人类基因组中,重要的调控序列如增强子或绝缘子可以位于离实际基因数千个碱基的位置,并且包含的这些元素超过了大多数载体系统的承载能力。如果这些序列足够小并在基因组外能行使功能那这是可行的,但是这方面的工作做的很少。特定细胞类型启动子可用于对期望靶向细胞进行靶向表达。例如,视蛋白和 rpe65 启动子分别用于驱动在感光细胞和视网膜色素上皮细胞的转基因表达（Bemelmans et al.,2006）。

最后,最有可能使用的载体系统是相对容易制备高滴度原液的载体。传递到眼睛需要使用小体积,所以能够很容易制备有 1×10^8 或更高传导滴度原液的载体是非常重要的特性。在动物模型研究中,小批量的载体是足够的,但是对于最终的临床试验和临床应用,扩大生产规模能力是一个重要因素。

腺相关病毒载体

AAV 是很小的无包膜病毒,需要一种辅助病毒(通常是腺病毒)来进行复制(Buch,Bainbridge,& Ali,2008)。人群有很高比例携带没有病理后果的 AAV。这是一个很重要的优势,因为该病毒一开始是有缺陷的,不会自然引起疾病。血清型 2 是最常见的,大多数人都有 2 型 AAV 的抗体。由于载体病毒颗粒的中和作用,这可能会影响基因传递的效率,但是目前来说对眼睛的传递已不是一个问题。尽管自然感染 AAV 会产生免疫反应,但研究表明,AAV 载体似乎不刺激宿主小鼠和人类的免疫系统(Barker et al.,2009)。图109.2 显示了一个 AAV 介导的向感光细胞传递的示意图。

AAV 基因组是一个大约长 4.7Kb 的单链 DNA 分子。这个基因组仅仅包含两个开放阅读框,并且这些在基因传递载体中被删除了。基因组的末端包含 145个对复制至关重要的碱基对的反向重复序列,这些重复序列必须在载体中被保留。事实上,唯一的在 AAV序列中被保留的通常是末端重复序列。剩下大约 4～5Kb 的承载能力,这相当小(Buch,Bainbridge,& Ali,

2008)。

为了制备传导病毒颗粒,将携带载体 DNA 的质粒和表达来自腺病毒对辅助功能必需的病毒蛋白的质粒共转染到 HEK293 细胞中。载体 DNA 是系统中携带顺式作用信号的唯一成分,该成分用于打包进不包括辅助 DNAs 的病毒颗粒。在允许最大数量包装之后,收取培养的细胞,并进行载体颗粒的纯化和浓缩。有几种方法可被用来制备最后的高滴度原液。

AAV 的独特特征之一是仅包装一条 DNA 单链。因为在转基因被表达前基因组必须被转化成双链DNA。这一步依靠宿主细胞 DNA 依赖的 DNA 聚合酶完成,传导取决于这一步的效率。不表达必要酶的细胞将不能进行充分传导,并且宿主细胞进行这一步的时间影响转基因表达的时机。例如,AAV 载体不能有效地传导小梁网细胞,因为 DNA 的双链没有形成(Borrás et al.,2006)。幸运的是,已经设计出一种策略来克服这个问题(图 109.2)。它涉及构建载体基因组,以便携带被小接头隔开的转基因的反向副本(Kong et al.,2010)。当基因组被传递到细胞时,载体DNA 形成一个巨大的双链发夹,从而有效地将单链转变为更短的双链 DNA。这些自补(scAAV)载体克服

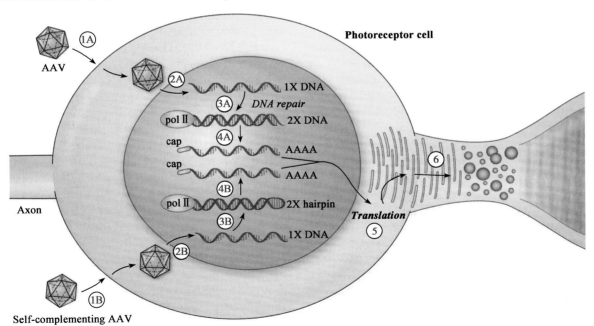

图 109.2　使用腺相关病毒(AAV)或自补 AAV 载体的基因传递。载体病毒被递送,附着于细胞受体并进入细胞(1A)。单链 DNA 基因组被传递到细胞核(2A),在这里,宿主细胞 DNA 修复酶完成完整的双链 DNA 的形成(3A)。宿主细胞 RNA 聚合酶Ⅱ转录 mRNA(4A),将其翻译成蛋白质(5),对于视紫红质,将被运送到外段(6)。使用自补 AAV 载体,细胞附着(1B)和传递到细胞核(2B)都与标准的 AAV 载体一样。单链 DNA 基因组被转换为一个双链发夹(3B),然后由宿主细胞的 RNA 聚合酶Ⅱ进行转录(4B)。mRNA 被翻译(5),蛋白质,视紫红质被运送到外段(6)。

了第二链合成的问题,但是它的局限性是载体的承载能力会降低一半。

初始眼部基因传递研究使用 AAV2 作为载体基础。然而,AAV 的 8 种血清型有不同受体特异性,并且对眼部基因传递表现出不同效率(Allocca et al.,2007;Pang et al.,2010)。上面提到慢病毒可以是被假型化以改变受体特异性。对 AAV 载体进行假型化也是可能的。这涉及更换表达相应衣壳蛋白的辅助质粒,即一个编码期望衣壳蛋白的质粒。这样的载体被表示为 rAAVX/Y,其中 X 是基因组的类型,Y 表示衣壳蛋白。例如,一个特定的载体 rAAV2/8 在 8 型衣壳蛋白中打包携带 AAV 2 型载体基因组。在狗中的研究表明,rAAV2/2、rAAV2/5 和 rAAV2/8 倾向传导感光细胞,但其他细胞类型可以在视网膜下注射后被更低效率地传导。两种假型载体,rAAV2/7 和 rAAV2/8 似乎在传导感光细胞方面最有效,而 rAAV2/2 载体可以有效地传导视网膜神经节细胞。衣壳的类型也可以影响下游基因表达效率,因为不同的衣壳在病毒脱壳和病毒基因组释放的效率不同。例如,与 rAAV2/5 相比,rAAV2/8 载体在转基因表达的开始有较快的速度。腺病毒的不同血清型也可以靶向视网膜中特定的细胞类型(Sweigard, Cashman, & Kumar-Singh, 2010)。

慢病毒载体

慢病毒是逆转录病毒家族的成员,它们有 RNA 基因组,依靠专门的称为逆转录酶(RT)的聚合酶进行复制。在进入细胞之后,RT 使用 RNA 基因组复制单链 DNA。然后 RT 转换单链 DNA 为双链 DNA,同时降解原始的 RNA 基因组。然后双链 DNA 进入细胞的细胞核,并在其中随机整合到宿主细胞的染色体。整合病毒 DNA(原病毒),那么可以使其失活,或可以引起转录创造更多的病毒颗粒(图 109.3)。

通过慢病毒进行基因传递有许多优势,包括 7~8Kb 的承载能力,能够进入细胞核而不会破坏细胞核膜的能力,由于整合作用甚至能够在分裂的细胞中持续存在的能力(Balaggan & Ali,2012)。此外,病毒颗粒可以是被假型化以扩大细胞的类型,该病毒可以被传导或限制特异细胞类型的传导能力。慢病毒也可以产生足够高的滴度以使用小体积将大量病毒颗粒传递到眼睛里。

使用慢病毒载体的一个最重要潜在问题是整合入宿主细胞基因组。优先发生在进入活跃转录位点的整合有可能在宿主细胞基因组里产生突变(插入突变)。然而,此类事件带来的恶果没有在后来使用这

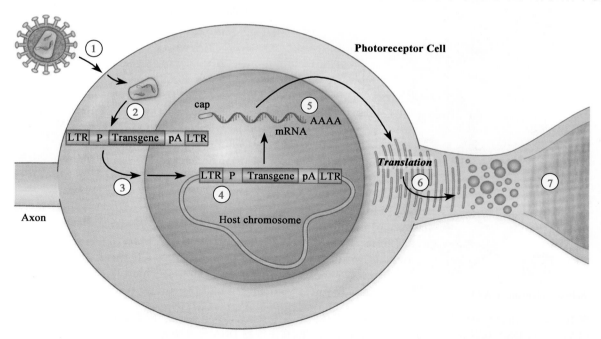

图 109.3 使用基于慢病毒载体的视网膜基因传递。(1)载体病毒附着于细胞并进入。(2)单链基因组 RNA 被病毒编码的逆转录酶转换为双链 DNA。然后 DNA 转移到细胞核(3),在这里,病毒整合酶促进宿主细胞染色体内转基因的整合(4)。然后宿主细胞 RNA pol II 转录信使 RNA(mRNA)(5),将其翻译(6),蛋白质,视紫红质被运送到外段(7)。LTR,长末端重复序列;P,启动子驱动转基因表达;transgene,治疗的基因;pA,多腺苷酸化信号。

些载体的动物模型眼部基因传递中被描述（Balaggan et al.，2012；Yanez-Munoz et al.，2006）。整合事件是由病毒整合酶蛋白催化的，病毒整合酶编码了 pol 基因。整合酶也有其他重要功能，所以蛋白质必须存在于有功能性载体的病毒颗粒，但在位置 D64、D116 和 E152（Ⅰ类突变）特定的突变消除了整合酶功能而没有抑制其他重要活动。该信息可以被使用来设计非整合型载体，这些载体不会导致插入突变，但仍允许来自游离载体基因组的转基因表达（Philpott & Thrasher，2007）。慢病毒载体的另一个潜在问题与有效的阻碍复制的物种特异性限制因素有关（Fadel & Poeschla，2011）。TRIM5a 蛋白质结合到衣壳并干扰了基因组的释放，在病毒 RNA 基因组里的 APOBEC3 蛋白质使胞嘧啶脱氨，引入使病毒失活的突变。因此，为了实现基因传递的最大效率，应该使用物种特异性慢病毒载体。这就引出了一个潜在问题，即使用基于人类免疫缺陷病毒（HIV）载体的患者接受问题，载体构建和生产是否会导致潜在的传染性病毒。因为限制因素是已知的，可以改造跨物种慢病毒载体使人类转基因在非人类慢病毒载体中能有效传递。

几种不同的慢病毒包括基于 HIV 的慢病毒、猴免疫缺陷病毒（SIV）、猫免疫缺陷病毒（FIV）、马传染性贫血病毒（EIAV）已经在各种动物模型被用于眼部基因传递（Balaggan & Ali，2012）。虽然使用的病毒不同，但它们的载体构建和设计都非常相似（图 109.3）。逆转录病毒基因组的两端侧接称为长末端重复序列（LTRs）的末端重复序列。5' LTR 包含病毒启动子序列，3' LTR 包含终止密码子和多腺苷酸化位点。所有病毒基因都在 LTRs 间被编码。主要基因包括 gag，它编码衣壳蛋白和蛋白酶，pol，它编码逆转录酶和整合酶，env，其编码病毒性包膜蛋白（如，HIV 的 Gp160 和 Gp41）。另一个重要的顺式作用序列是将载体基因组包装在衣壳中所需的 ψ，或者包装序列。慢病毒还编码几个辅助基因包括 vif、vpr、vpu、rev 和 tat，其中除了 rev 外，都不是基因传递所必需的。出于安全原因，并且为了增加载体的承载能力，所有的基因组，除了 LTRs 和 ψ 序列外，被从载体构建中删除并用所需的载体元件所替代。然而，为了生产传导颗粒，gag、pol 和 rev 基因必须被保留。这是通过单独的辅助质粒上的基因提供完成。通常情况下，这一步中使用多重质粒完成是为了减少重组事件的可能性，重组可能生成一个传染性病毒基因组。因此，gag、pol 和 rev 可以被克隆到有不同启动子的单独质粒中用以驱动表达。辅助载体也没有 ψ 序列，所以它们不能被包装到传导颗粒中。最后，必须提供包膜蛋白。因为慢病毒对感染的免疫细胞非常特异，宿主范围可以通过替换 env 蛋白（假型）扩大。最常用的包膜蛋白是来自水疱性口炎病毒的 G 蛋白，因为它允许各种细胞类型的传导。其他膜糖蛋白可用于限制宿主范围或允许特异性的靶向细胞。

慢病毒载体更大承载能力的另一个优点是能够传导多种蛋白的基因。通常这是通过以下三种方法之一完成，每一种都有其优缺点。最直接的方法是创建一个融合构建体，两个蛋白从单个的启动子在相同的开放阅读框表达。但是一定要小心，融合蛋白保留这些蛋白质的基本功能。另一个策略利用来自小核糖核酸病毒的内部核糖体进入位点（IRES 元件）的能力以促进 mRNA 下游 orf 的翻译。对所有蛋白来说单个启动子被用来转录带有 orfs 的单一 mRNA，但是 IRES 元件被包括在 orfs 间，其允许两种蛋白质表达。实际上，相比于上游 5' orf，下游 orf 的表达水平通常更低，在一些载体中，下游 orf 的表达已停止。第三个策略是构造载体，以便这两个基因从不同的启动子开始被表达。

为了产生传导颗粒，将含有载体构建体的质粒和辅助质粒（gag，pol 和 VSVG 蛋白）转染到细胞（通常为 HEK293 细胞）中。在转染后不同时期，收取培养基中细胞并进行病毒纯化。取决于病毒的不同，在未加工的中介物中载体浓度测量值范围大约从 10^5 到 10^7 传导颗粒/ml，但是使用适当程序可以将浓度增加到 $10^8 \sim 10^9$/ml。更高的载体滴度至关重要，因为更高滴度的传递，更多的细胞可被传导，并且传递所需的体积更小。对于需要视网膜下注射的感光细胞传导，为避免不利后果如严重的视网膜脱落，小体积非常重要。

眼部基因传递的其他注意事项

传递途径

图 109.4 显示了已被用于视网膜基因传递的各种途径。实际上，感光细胞的基因传递很困难。迄今为止，在大多数对动物和人类 LCA 试验中，均需要视网膜下注射载体。虽然这种方法有效，但有缺点。视网膜下注射会产生一个暂时的视网膜脱落或起泡。对于通常被注射的体积，气泡小并且液体吸收很快，但很多时候，脱落没有消除而是扩大了。这可能是技术或技术员技能或其他因素所致。虽然这似乎并不是一个重大问题，但是病变的视网膜可能比目前意识到

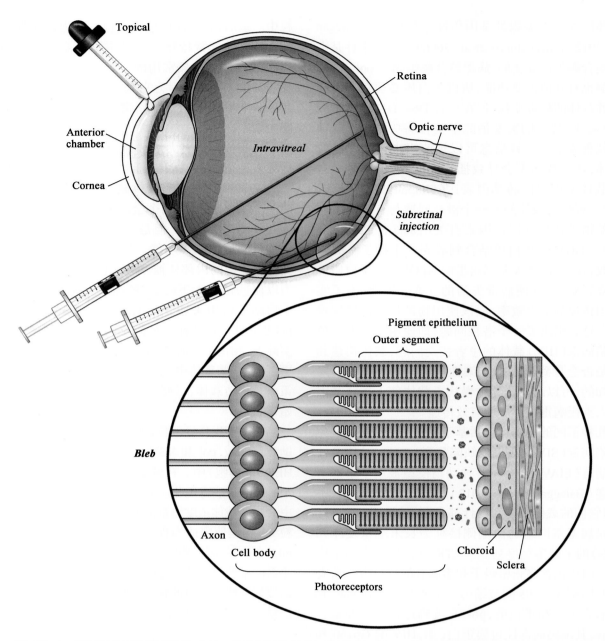

图 109.4　视网膜基因传递实施的途径。最常用的途径是视网膜下注射,它是目前有效地传递一个转基因到感光细胞的唯一途径。这也可以传递到视网膜色素上皮细胞(RPE)。这将产生一个小的视网膜脱离(气泡),通常在短时间后会自动密封。玻璃体内注射主要用于视网膜神经节细胞传递,虽然 RPE 也可以通过这条途径被传导。局部(眼药水)应用实现用 HSV-1 载体的 RPE 传导,但这条途径应该也用其他类型的载体进行测试。局部应用在电泳或电离子透入疗法之后也被用于视网膜基因传递。

的更易受到伤害。另一个限制是,在传导时视网膜的面积很小,所以需要多次视网膜下注射才能覆盖整个人眼睛视网膜。中央凹负责色觉和我们的大部分视力可将其作为注射靶点,但是严重的脱落将导致严重的视力丧失。

　　基因传递的另一个途径是玻璃体内注射。在动物研究中通常通过这条途径传递到视网膜色素上皮细胞(RPEs)或视网膜神经节细胞(RGCs)。对于某些疾病,这些是理想的靶细胞。例如,几个视网膜退化

疾病由 RPE 细胞突变导致,青光眼会导致 RGCs 的死亡。对于某些疾病,视网膜可能会在某种程度上受损,这将允许载体进入感光细胞。特别是,导致细胞外基质改变的疾病可以允许进入感光细胞。一个有趣的可能性是,同时使用基质降解酶能够短暂的允许载体进入感光细胞。

　　注射会带来一定风险,因此不依赖注射的传递方法将是一个优势。其中一个方法是电离子透入疗法,该方法中电流被用来转移无修饰的核酸穿过巩膜并

进入眼睛。这已成功地应用于动物,但也有潜在缺陷(Souied et al.,2008)。这项技术需要专门的设备和训练有素的操作员,还有参数必须被精确调整以避免副作用如巩膜的烧伤。电泳也已在动物模型中进行了测试,但是电离子透入疗法似乎更优越。

理想情况下,基因传递载体的局部应用具有更大优势。有人会认为,这只会对角膜传递有效;然而,研究表明使用这个方法可以来完成视网膜的基因传递。脂质体局部应用可以实现转基因传递到RGCs(Masuda et al.,1996)。单纯性疱疹病毒载体的局部应用可以实现RPE细胞的传递,在接近应用点时沿着传导的前-后梯度具有最大效率(Spencer et al.,2001)。目前尚不清楚载体如何进入RGC和RPE细胞,但这种方法应该被进一步探索并进行其他载体的测试。

靶向基因传递

许多视网膜退行性疾病涉及特定细胞类型,最优的基因治疗策略应该是仅在这些细胞里传递并表达转基因。有三个潜在的方法可以完成这个目的。第一种是通过传递方法。暴露感光细胞和RPE细胞的视网膜下注射载体,这一直是靶向这些细胞的首选方法,因为它是已被证明可在感光细胞中进行有效传导的唯一方法。RPE可通过多种途径进行传导,包括视网膜下注射,玻璃体内注射,甚至在角膜上局部注射载体。RPE细胞传导的解除可能与它们增强的吞噬能力有关。

第二个方法涉及组织或细胞特异性启动子的使用。许多启动子,某些是细胞特异性的,被来推动在感光细胞里的转基因表达,比如RPE和RGC。这一策略并不一定限制转基因的传递,但它可以限制表达所需的细胞类型。例如,视杆细胞视蛋白和RPE65启动子可分别导致感光细胞和RPE细胞中的转基因表达(Bemelmans et al.,2006)。

最后,因为病毒需要受体来感染细胞,特定的目标需要通过使用期望的病毒附着蛋白实现。大多数逆转录病毒通常非常受限于感染的细胞。为了增加这些载体的效用,正常病毒附着蛋白被其他蛋白所替代。最常用的假型蛋白质载体的类型是来自水疱性口炎病毒(G蛋白)的附着蛋白,它有一个广泛的宿主范围(Balaggan et al.,2006)。其他病毒或细胞蛋白也可以用于假型载体,但这还没有被广泛研究。

改变病毒载体的结合特异性更加困难,因为这些病毒载体是无包膜的病毒载体,比如AAV或腺病毒。幸运的是,这些病毒有几个血清型,它们有不同的结合特异性,并且允许靶向特异的某些细胞类型。上面已对AAV载体进行了讨论。详细了解这些病毒与细胞受体的相互作用后发现了定点诱变方法的使用以改变AAV和AV载体的受体特异性,虽然还需要更多的工作来特异靶向具体的细胞。

启动子和长期的转基因表达

对于大多数在眼睛里的应用,包括所有的正常调控成分,如果转基因可以从其自然启动子表达,将是最理想的。然而,由于多种原因这是不可行的。一个原因是载体的承载能力有限。另一个原因是,虽然在每个基因的5′近端有启动子元件,但是其他调整元件,如增强子、绝缘子以及其他的调整序列,也可以位于这段基因的成千上万的碱基对中(Dean,2011)。由于这些和其他原因,被用于驱动基因表达的启动子,要么是最近端元件,要么是最近端启动子的简短版本。最常用的启动子是人类巨细胞病毒主要的即早启动子。它在几种细胞类型中表达且有很高的水平,但也有在许多细胞类型中不能驱动长期表达的缺点。在感光细胞中的长期表达已经通过感光细胞特定的启动子如视蛋白实现了(Bemelmans et al.,2006)。

转基因的长期表达对慢性基因疾病如许多视网膜退化疾病是必要的。转基因表达越短,往往越需要应用载体,由于当前的方法涉及视网膜下注射,这种情况应该被避免。基因递送后表达可能下降的原因有很多。许多传递转基因的载体作为附加元件不能复制,所以细胞分裂将逐渐减少传导细胞的数量。在眼睛里这不是一个大问题,因为许多细胞是有丝分裂后的,尤其是感光细胞。这通过使用慢病毒载体可以避免,它可以自然整合,但其插入突变的能力是潜在缺点(Balaggan & Ali,2012)。另一个避免载体损失的策略是将细胞重复基因序列整合到附加体中,使宿主细胞复制并分离转基因(Kazuki & Oshimura,2011)。最后,如果表达依赖于并非始终存在的转录因子,转基因表达可能会丢失(Loser et al.,1998)。

对某些疾病,从一个仅在发生病理过程时才有活性的诱导型启动子表达转基因是可能的。例如,涉及炎症的眼部疾病,只有当炎症激活时启动子才激活,从而可以把表达时间限制在它需要的时候。一些视网膜疾病是细胞氧化还原状态的结果,从一个缺氧或者氧过多的特异性启动子表达转基因,当氧化还原平衡态被改变时转基因才被激活。我们需要更多的工作来寻找额外的启动子,因为这将使我们能够优化转基因表达。

总结

最近对 LCA 的基因治疗试验的成功和动物模型试验的成功，为视网膜退行性疾病的治疗提供了巨大希望。许多创造性的方法已经在这些疾病的各种分类中被测试，并在动物模型中得到了很好的结果。继续努力解决与基因治疗相关的问题很可能导致作为治疗视网膜退行性疾病方法的基因传递中有更进一步的发展。

致谢

作者要感谢 Dr. Monica Sauter、Dr. Nansi Jo Colley 和 Inna Larsen，他们对本章提了很有用的评论和建议，Inna Larsen 和 Rachel Brummel 还提供了管理帮助。作者的实验室由视网膜研究基金会、Houston（休斯敦）、Texas（得克萨斯）、美国国家眼科研究所核心格兰特视觉研究基金（P30 EY016665）、国家过敏症和传染病研究所、为视力而战公司和预防失明的研究公司提供支持。

参考文献

Acland, G. M., Aguirre, G. D., Ray, J., Zhang, Q., Aleman, T. S., Cideciyan, A. V., et al. (2001). Gene therapy restores vision in a canine model of childhood blindness. *Nature Genetics, 28,* 92–95.

Aguirre, G. K., Komaromy, A. M., Cideciyan, A. V., Brainard, D. H., Aleman, T. S., Roman, A. J., et al. (2007). Canine and human visual cortex intact and responsive despite early retinal blindness from *RPE65* mutation. *PLoS Medicine, 4,* 1117–1128. doi:10.1371/journal.pmed.0040230.

Allocca, M., Mussolino, C., Garcia-Hoyes, M., Sanges, D., Iodice, C., Petrillo, M., et al. (2007). Novel adeno-associated virus serotypes efficiently transducer murine photoreceptors. *Journal of Virology, 81,* 11372–11380. doi:10.1128/JVI.01327-07.

Andrieu-Soler, C., Halhal, M., Boatright, J. H., Padove, S. A., Nickerson, J. M., Stodulkova, E., et al. (2007). Single stranded oligonucleotide-mediated in vivo gene repair in the rd1 retina. *Molecular Vision, 13,* 692–706.

Ashtari, M., Cyckowski, L. L., Monroe, J. F., Marshall, K. A., Chung, D. C., Auricchio, A., et al. (2011). The human visual cortex responds to gene therapy-mediated recovery of retinal function. *Journal of Clinical Investigation, 121,* 2160–2168. doi:10.1172/JCI57377.

Bainbridge, J. W., Smith, A. J., Barker, S. S., Robbie, S., Henderson, R., Balaggan, K., et al. (2008). Effect of gene therapy on visual function in Leber's congenital amaurosis. *New England Journal of Medicine, 358,* 2231–2239. doi:10.1056/NEJMoa0802268.

Balaggan, K. S., Binley, K., Esapa, M., Iqball, S., Askham, Z., Kan, O., et al. (2006). Stable and efficient intraocular gene transfer using pseudotyped EIAV lentiviral vectors. *Journal of Gene Medicine, 8,* 275–285. doi:10.1002/jgm.845.

Balaggan, K. S., & Ali, R. R. (2012). Ocular gene delivery using lentiviral vectors. *Gene Therapy, 19,* 145–153.

Balaggan, K. S., Duran, Y., Georgiadis, A., Thaung, C., Barker, S. E., Buch, P. K., et al. (2012). Absence of ocular malignant transformation after sub-retinal delivery of rAAV2/2 or integrating lentiviral vectors in p53-deficient mice. *Gene Therapy, 19,* 182–188. doi:10.1038/gt.2011.194.

Barker, S. E., Broderick, C. A., Robbie, S. J., Duran, Y., Natkunarajah, M., Buch, P., et al. (2009). Subretinal delivery of adeno-associated virus serotype 2 results in minimal immune responses that allow repeat vector administration in immunocompetent mice. *Journal of Gene Medicine, 11,* 486–497. doi:10.1002/jgm.1327.

Bemelmans, A. P., Bonnel, S., Houhou, L., Dofour, N., Nandrot, E., Helmlinger, D., et al. (2005). Retinal cell type expression specificity of HIV-1-derived gene transfer vectors upon subretinal injection in the adult rat: Influence of pseudotyping and promoter. *Journal of Gene Medicine, 7,* 1367–1374. doi:10.1002/jgm.788.

Bemelmans, A. P., Kostic, C., Crippa, S. V., Hauswirth, W. W., Lem, J., Munier, F. L., et al. (2006). Lentiviral gene transfer of *Rpe65* rescues survival and function of cones in a mouse model of Leber congenital amaurosis. *PLoS Medicine, 3,* 1892–1903. doi:10.1371/journal.pmed.0030347.

Borrás, T., Xue, W., Choi, V. W., Bartlett, J. S., Li, G., Samulski, R. J., & Chisolm, S. S. (2006). Mechanisms of AAV transduction in glaucoma-associated human trabecular meshwork cells. *Journal of Gene Medicine, 8,* 589–602. doi:10.1002/jgm.886.

Buch, P. K., Bainbridge, J. W., & Ali, R. R. (2008). AAV-mediated gene therapy for retinal disorders: From mouse to man. *Gene Therapy, 15,* 849–857.

Cai, X., Conley, S. M., & Naash, M. I. (2009). RPE65: Role in the visual cycle, human retinal disease, and gene therapy. *Ophthalmic Genetics, 30,* 57–62.

Chadderton, N., Millington-Ward, S., Palfi, A., O'Reilly, M., Tuohy, G., Humphries, M., et al. (2009). Improved retinal function in a mouse model of dominant retinitis pigmentosa following AAV-delivered gene therapy. *Molecular Therapy, 17,* 593–599. doi:10.1038/mt.2008.301.

Chan, F., Hauswirth, W. W., Wensel, T. G., & Wilson, J. H. (2011). Efficient mutagenesis of the rhodopsin gene in rod photoreceptor neurons in mice. *Nucleic Acids Research, 39,* 5955–5966. doi:10.1093/nar/gkr196.

Chang, G.-Q., Hao, Y., & Wong, F. (1993). Apoptosis: Final common pathway of photoreceptor death in rd, rds, and rhodopsin mutant mice. *Neuron, 11,* 595–605.

Cideciyan, A. V., Aleman, T. S., Boye, S. L., Schwartz, S. B., Kaushal, S., Roman, A. J., et al. (2008). Human gene therapy for RPE65 isomerase deficiency activates the retinoid cycle of vision but with slow rod kinetics. *Proceedings of the National Academy of Sciences of the United States of America, 105,* 15112–15117. doi:10.1073/pnas.0807027105.

Cideciyan, A. V., Hauswirth, W. W., Aleman, T. S., Kaushal, S., Schwartz, S. B., Boye, S. L., et al. (2009). Vision 1 year after gene therapy for Leber's congenital amaurosis. *New England Journal of Medicine, 361,* 725–727. doi:10.1056/NEJMc0903652.

Cideciyan, A. V. (2010). Leber congenital amaurosis due to RPE65 mutations and its treatment with gene therapy. *Progress in Retinal and Eye Research, 29,* 398–427. doi:10.1016/j.preteyeres.2010.04.002.

Colella, P., & Auricchio, A. (2012). Gene therapy of inherited retinopathies: A long and successful road from viral vectors to patients. *Human Gene Therapy, 23,* 796–807. doi:10.1089/hum.2012.123.

Coura Rdos, S., & Nardi, N. B. (2007). The state of the art of adeno-associated virus-based vectors in gene therapy. *Virology Journal, 4,* 99. doi:10.1186/1743-422X-4-99.

Dean, A. (2011). In the loop: Long range chromatin interactions and gene regulation. *Briefs in Functional Genomics, 10,* 3–10. doi:10.1093/bfgp/elq033.

den Hollander, A. I., Black, A., Bennett, J., & Cremers, F. P. M. (2010). Lighting a candle in the dark: Advances in genetics and gene therapy of recessive retinal dystrophies. *Journal of Clinical Investigation, 120,* 3042–3053.

Fadel, H. J., & Poeschla, E. M. (2011). Retroviral restriction and dependency factors in primates and carnivores. *Veterinary Immunology and Immunopathology, 143,* 179–189.

Frio, T. R., Wade, N. M., Ransijn, A., Berson, E. L., Bechman, J. S., & Rivolta, C. (2008). Premature termination codons in PRPF31 cause retinitis pigmentosa via haploinsufficiency due to nonsense-mediated mRNA decay. *Journal of Clinical Investigation, 118,* 1519–1531.

Fuchs, Y., & Steller, H. (2011). Programmed cell death in animal development and disease. *Cell, 147,* 742–758.

Gorbatyuk, M., Justilien, V., Liu, J., Hauswirth, W. W., & Lewin, A. S. (2007). Preservation of photoreceptor morphology and function in P23H rats using an allele independent ribozyme. *Experimental Eye Research, 84,* 44–52.

Gorbatyuk, M. S., Knox, T., LaVail, M. M., Gorbatyuk, O. S., Noorwez, S. M., Hauswirth, W. W., et al. (2010). Restoration of visual function in P23H rhodopsin transgenic rats by gene delivery of BiP/Grp78. *Proceedings of the National Academy of Sciences of the United States of America, 207,* 5961–5966. doi:10.1073/pnas.0911991107.

Haeseleer, F., Imanishi, Y., Saperstein, D. A., & Palczewski, K. (2001). Gene transfer mediated by recombinant baculovirus into mouse eye. *Investigative Ophthalmology & Visual Science, 42,* 3294–3300.

Hauswirth, W. W., Aleman, T. S., Kaushal, S., Cideciyan, A. V., Schwartz, S. B., Wang, L., et al. (2008). Treatment of Leber congenital amaurosis due to RPE65 mutations by ocular sub-retinal injection of adeno-associated virus gene vector: Short term results of a phase I trial. *Human Gene Therapy, 19,* 979–990. doi:10.1089/hum.2008.107.

Jiang, L., Zhang, H., Dizhoor, A. M., Boye, S. E., Hauswirth, W. W., Frederick, J. M., et al. (2011). Long-term RNA interference gene therapy in a dominant retinitis pigmentosa mouse model. *Proceedings of the National Academy of Sciences of the United States of America, 108,* 18476–18481. doi:10.1073/pnas.1112758108.

Kazuki, Y., & Oshimura, M. (2011). Human artificial chromosomes for gene delivery and the development of animal models. *Molecular Therapy, 19,* 1591–1601.

Kong, F., Li, W., Li, X., Zheng, Q., Dai, X., Zhou, X., et al. (2010). Self-complementary AAV5 vector facilitates quicker transgene expression in photoreceptor and retinal pigment epithelial cells of normal mouse. *Experimental Eye Research, 90,* 546–554. doi:10.1016/j.exer.2010.01.011.

Kraus, A., Groenendyk, J., Bedard, K., Baldwin, T. A., Krause, K.-H., Dubois-Dauphin, M., et al. (2010). Calnexin deficiency leads to dismyelination. *Journal of Biological Chemistry, 285,* 18928–18938. doi:10.1074/jbc.M110.107201.

LaVail, M. M., Unoki, K., Yasumura, D., & Matthes, M. T., Yancopoulos, G. D., & Steinberg, R. H. (1992). Multiple growth factors, cytokines, and neurotrophins rescue photoreceptors from the damaging effects of constant light. *Proceedings of the National Academy of Sciences of the United States of America, 89,* 11249–11253. doi:10.1073/pnas.89.23.

11249.

Leonard, K. C., Petrin, D., Coupland, S. G., Baker, A. N., Leonard, B. C., LaCasse, E. C., et al. (2007). XIAP protection of photoreceptors in animal models of retinitis pigmentosa. *PLoS ONE, 3,* e314. doi:10.1371/journal.pone.0000314.

Liu, X., Brandt, C. R., Gabelt, B. T., Bryar, P. J., Smith, M. E., & Kaufman, P. L. (1999). Herpes simplex virus mediated gene transfer to primate ocular tissues. *Experimental Eye Research, 69,* 385–395. doi:10.1006/exer.1999.0711.

Loser, P., Jennings, G. S., Strauss, M., & Sandig, V. (1998). Reactivation of the previously silenced cytomegalovirus major immediate early promoter in the mouse liver. *Journal of Virology, 72,* 180–190.

Maguire, A. M., High, K. A., Auricchio, A., Wright, F., Pierce, E. A., Testa, F., et al. (2009). Age-dependent effects of RPE65 gene therapy for Leber's congenital amaurosis: A phase 1 dose-escalation trial. *Lancet, 374,* 1597–1605. doi:10.1016/S0140-6736(09)61836-5.

Maguire, A. M., Simonelli, F., Pierce, E. A., Pugh, E. N., Jr., Mingozzi, F., Bennicelli, J., et al. (2008). Safety and efficacy of gene transfer for Leber's congenital amaurosis. *New England Journal of Medicine, 358,* 2240–2248. doi:10.1056/NEJMoa0802315.

Masuda, I., Matsuo, T., Yasuda, T., & Matsuo, N. (1996). Gene transfer with liposomes to the intraocular tissues by different routes of administration. *Investigative Ophthalmology & Visual Science, 37,* 1914–1920.

Millington-Ward, S., Chadderton, N., O'Reilly, M., Palfi, A., Goldmann, T., Kilty, C., et al. (2011). Suppression and replacement gene therapy for autosomal dominant disease in a murine model of dominant retinitis pigmentosa. *Molecular Therapy, 19,* 642–649. doi:10.1038/mt.2010.293.

Murakami, Y., Ikeda, Y., Yonemitsu, Y., Onimaru, M., Nakagawa, K., Hisatomi, R., et al. (2008). Inhibition of nuclear translocation of apoptosis-inducing factor is an essential mechanism of the neuroprotective activity of pigment epithelium-derived factor in a rat model of degeneration. *American Journal of Pathology, 173,* 1326–1338. doi:10.2353/ajpath.2008.080466.

Musarella, M. A., & MacDonald, I. M. (2011). Current concepts in the treatment of retinitis pigmentosa. *Journal of Ophthalmology.* doi:10.1155/2011/753547.

Noorwez, S. M., Sama, R. R. K., & Kaushal, S. (2009). Calnexin improves the folding efficiency of mutant rhodopsin in the presence of pharmacological chaperone 11-cis-retinal. *Journal of Biological Chemistry, 284,* 33333–33342. doi:10.1074/jbc.M109.043364.

O'Reilly, M., Palfi, A., Chadderton, N., Millington-Ward, S., Ader, M., Cronin, T., et al. (2007). RNA interference-mediated suppression and replacement of human rhodopsin in vivo. *American Journal of Human Genetics, 81,* 127–135.

Pang, J., Boye, S. E., Lei, B., Boye, S. L., Everhart, D., Ryals, R., et al. (2010). Self-complementary AAV-mediated gene therapy restores cone function and prevents cone degeneration in two models of Rpe65 deficiency. *Gene Therapy, 17,* 815–826.

Park, T. K., Wu, Z., Kjellstrom, S., Zeng, Y., Bush, P. A., Sieving, P. A., et al. (2009). Intravitreal delivery of AAV8 retinoschisin results in cell type-specific gene expression and retinal rescue in the RS1-KO mouse. *Gene Therapy, 16,* 916–926.

Philpott, N. J., & Thrasher, A. J. (2007). Use of nonintegrating lentiviral vectors for gene therapy. *Human Gene Therapy, 18,* 483–489.

Sikkink, S. K., Biswas, S., Parry, N. R. A., Stanga, P. E., &

Trump, D. (2007). X-linked retinoschisis: An update. *Journal of Medical Genetics, 44,* 225–232.

Simonelli, F., Maguire, A. M., Testa, F., Pierce, E. A., Mingozzi, F., Bennicelli, J. L., et al. (2010). Gene therapy for Leber's congenital amaurosis is safe and effective through 1.5 years after vector administration. *Molecular Therapy, 18,* 643–650.

Song, X., Vishnivetskly, S. A., Gross, O. P., Emelianoff, K., Mendez, A., Chen, J., et al. (2009). Enhanced arrestin mutant facilitates photoresponse recovery and protects rhodopsin phosphorylation-deficient rod photoreceptors. *Current Biology, 19,* 700–705.

Souied, E. H., Reid, S. N. M., Piri, N. I., Lerner, L. E., Nusinowitz, S., & Farber, D. B. (2008). Non-invasive gene transfer by iontophoresis for therapy of an inherited retinal degeneration. *Experimental Eye Research, 87,* 168–175.

Spencer, B., Agarwala, S., Gentry, L., & Brandt, C. R. (2001). HSV-1 vector-delivered FGF2 to the retina is neuroprotective but does not preserve functional responses. *Molecular Therapy, 3,* 746–756.

Sweigard, J. H., Cashman, S. M., & Kumar-Singh, R. (2010). Adenovirus vectors targeting distinct cell types in the retina. *Investigative Ophthalmology & Visual Science, 51,* 2219–2228.

Takada, Y., Vijayasarathy, C., Zeng, Y., Kjellstrom, S., Bush, R. A., & Sieving, P. A. (2008). Synaptic pathology in retinoschisis knockout (*RsI⁻ᐟʸ*) mouse retina and modification by rAAV-*Rs-1* gene delivery. *Investigative Ophthalmology & Visual Science, 49,* 3677–3686.

Takita, H., Yoneya, S., Gehlbach, P. L., Wei, L. L., & Mori, K. (2008). An empty E1⁻, E3⁻, E4⁻ adenovirus vector protects photoreceptors from light-induced degeneration. *Journal of Ocular Biology, Diseases, and Informatics, 1,* 30–36. doi:10.1007/s12177-088-9004-4.

Wood, M., Yin, H., & McClorey, G. (2007). Modulating the expression of disease genes with RNA-based therapy. *PLOS Genetics, 3,* 845–854.

Yanez-Munoz, R. J., Balaggan, K. S., MacNeil, A., Howe, S. J., Schmidt, M., Smith, A. J., et al. (2006). Effective gene therapy with non-integrating lentiviral vectors. *Nature Medicine, 12,* 348–353.

Yao, J., Feathers, K. L., Khanna, H., Thompson, D., Tsilfidis, C., Hauswirth, W. W., et al. (2011). XIAP therapy increases the survival of transplanted rod precursors in a degenerating host retina. *Investigative Ophthalmology & Visual Science, 52,* 1567–1572.

第 110 章　视网膜细胞替换疗法

Mandeep S. Singh, Robert E. MacLaren

老年性黄斑变性（age-related macular degeneration, AMD）和色素性视网膜炎（retinitis pigmentosa, RP）是两大主要的人类外层视网膜疾病, 也是引起西方国家中不可逆性失明病例的主要原因（The Eye Diseases Prevalence Research Group, 2004）（见表 110.1）。

据报道, AMD 的患病率约为 1.6%, 近乎半数病例出现了视网膜萎缩（Smith et al., 2001）；而 RP 的患病率据估在 1∶5 000 到 1∶3 000 之间（Hartong, Berson, & Dryja, 2006; Pagon, 1988）。目前有大量失明患者尚未治愈。

表 110.1　外层视网膜疾病的特征

疾病案例	色素性视网膜炎	老年性黄斑变性
主要影响细胞类型	感光细胞	视网膜色素上皮细胞
发病时间	常发于青年期	50 岁之后
病情进展	多变；病情严重的经数年即可发展至完全失明	多变；干燥型发展缓慢, 渗出型发展迅速
视觉损伤模式	常始于外周视野, 逐渐发展至中央视野	常出现在视野中央, 外周相对保留
遗传模式	常染色体显性、常染色体隐性、伴 X 染色体或线粒体遗传	多基因遗传
环境因素	曝光	吸烟
症候群的联系	深入了解	未知

上述两种疾病中, 视功能的损伤都是由外层视网膜上感光细胞坏死引起的（Curcio, Medeiros, & Millican, 1996）（见图 110.1）。在疾病早期阶段, 疾病的治疗策略理论上应该以防止病情恶化为目标。治疗方案包括延缓感光细胞的坏死, 以减缓视力的快速下降, 未来可能会涉及特异性基因增补（Taka-hashi et al., 1999）、基因敲除（Jiang et al., 2011）、神经营养支持疗法（Tao et al., 2002; Faktorovich et al., 1990; Lau et al., 2000）治疗。这些方法要求存在足够多的功能性感光细胞可以被挽救, 免受进一步的退行性变。然而, 在疾病晚期, 患者常常会出现视觉受损, 因为此时大量感光细胞已经坏死。这一阶段干预治疗的作用

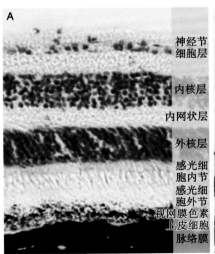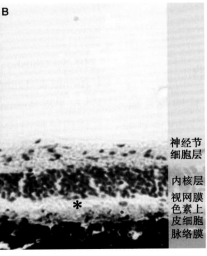

图 110.1　（A）视网膜正常的三层核心组织。猕猴外周视网膜的 H&E 染色切片上, 感觉神经视网膜的核心有序排列着神经节细胞层（ganglion cell layer, GCL）、内核层（inner nuclear layer, INL）和外核层（outer nuclear layer, ONL）。ONL 包括感光细胞的细胞体, 感光细胞内节（inner segments, IS）和外节（outer segments, OS）毗邻视网膜色素上皮细胞（retinal pigment epithelium, RPE）。外层视网膜上的感光细胞和胞体位于 INL 上的内层视网膜双极神经元形成突触；突触位于内丛状层（outer plexiform layer, OPL）内。外层视网膜由脉络膜（choroid, Chor）血管的血液供给营养。（B）外层视网膜完全变性。外层视网膜受损的实验模型中, 视网膜缺少视杆细胞和视锥细胞, 并因 ONL 完全缺失而显著变薄。如果细胞替换治疗使光敏感性恢复, 需要在 INL 外侧的感光细胞受损的位置引入新的感光细胞, 以构建全新的 ONL。视网膜下腔（星号）是一个天然的解理面, 正适合通过手术植入细胞。

微乎其微。因此临床目标由恢复视力转为替换治疗，即视网膜感光细胞替换成为主要治疗手段。

感光细胞替换的关键问题在于感光细胞出现重大损伤后，剩余的内层视网膜神经元能否正常工作。外层视网膜变性的动物模型中存在内层视网膜的重塑，会同时累及神经元和非神经元细胞（Jones & Marc，2005）。我们尚不明确这些变化会如何限制感光细胞替换治疗的疗效。但将微光电二极管阵列植入盲人视网膜下的开创性研究为通过外层视网膜再生获得视觉功能提供了支持（Zrenner et al.，2011）。精选案例中部分视觉的恢复提示下游神经元，例如双极细胞和神经节细胞，在适当刺激下能够继续将重要视觉信息传递到视觉皮层。这些患者都是在外层视网膜几乎全部缺失时接受植入治疗，因此这些数据说明在感光细胞变性的多年后，内层视网膜功能仍可以保留。并且，通过这些试验，可以确定刺激外层视网膜是维持视网膜的有效策略。这些数据说明外层感光细胞替换治疗是这类疾病晚期治疗的可能方法。

接下来我们将介绍外层视网膜细胞替换治疗晚期视网膜变性患者的可行性。本书的其他章节介绍了视网膜细胞疗法的其他方面，例如内层视网膜替换、血管细胞替换，以及疾病早期的营养治疗中的细胞治疗。

感光细胞的替换

色素性视网膜炎常见于青年群体和劳动人群中。因为是视杆细胞特异性疾病，RP 会引起进行性的视觉损伤，早期典型表现为夜盲症和外周视力缺陷（Hartong，Berson，& Dryja，2006）。中央视觉损伤是 RP 晚期的典型症状，出现在视杆细胞坏死后的视锥细胞丢失阶段。通过感光细胞替换恢复外层视网膜的理论要求见表 110.2。满足这些条件将有助于具有生理功能的外层视网膜单元的恢复（图 110.2）。但因神经细胞的特性以及完全分化的光敏性外节和内层突触的要求，使得感光细胞替换十分具有挑战性。不过，相比需要穿过密集的髓鞘组织进行远距离传输，并且与远隔的精密视网膜进行重新连接的视网膜神经节细胞的替换，感光细胞替换要简单得多。

表 110.2　外层视网膜疾病的细胞替换治疗

靶细胞	感光细胞（photoreceptor，PR）	视网膜色素上皮细胞（retinal pigment epithelium，RPE）
靶细胞类型	神经元	立方上皮细胞
胚胎起源	视杯；内层	视杯；外层
层状组织	是；细胞体组成视网膜外核层	是；细胞组成六角形细胞的单细胞层
主要色素	感光色素（视蛋白）位于 PR 外节	颗粒层中的黑色素
极化	需要；突触 对感光末端	需要；顶端对基部
下游连接	突触	无
基膜	无，但需要米勒细胞的结构支持	布鲁赫膜
紧密连接	无	闭锁小带紧密连接相邻的 RPE 细胞

感光细胞丢失的细胞替换治疗基础

早期的临床前工作的特征将胎儿视网膜片或不成熟的视网膜片段移植到宿主动物中（Adolph et al.，1994；Chacko et al.，2000；del Cerro et al.，1991；Ghosh，Johansson，& Ehinger，1999；Gouras et al.，1991；Royo & Quay，1959；Tansley，1946）。虽然研究结果证明了移植后感光细胞存活的可能性，但总体上来说，使用完整的视网膜片或片段面临着一个问题，供体的内层视网膜插入到供体的感光细胞和宿主视网膜之间，因此成为广泛突触整合的物理屏障（Aramant & Seiler，

1995；Ghosh，Johansson，& Ehinger，1999；Ghosh，Bruun，& Ehinger，1999；Kwan，Wang，& Lund，1999；Seiler & Aramant，1998；Zhang et al.，2004）。因此，供体内层视网膜机械性移除被认为是一种制造部分性视网膜片的方法（Huang et al.，1998）。然而，由于完整的内层视网膜移除十分困难，使得供体切片形态异常。众多研究组已致力于使用分离视网膜的单细胞悬液进行移植（Bartsch et al.，2008；Gust & Reh，2011；Juliusson et al.，1993；Lakowski et al.，2011；MacLaren et al.，2006；Yao et al.，2011a），以便通过注射进行手术转移。但要使用细胞悬液，还需要发明能进行供体细胞

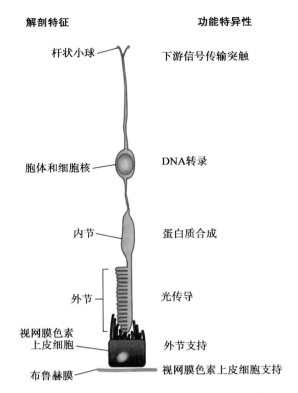

解剖特征	功能特异性
杆状小球	下游信号传输突触
胞体和细胞核	DNA转录
内节	蛋白质合成
外节	光传导
视网膜色素上皮细胞	外节支持
布鲁赫膜	视网膜色素上皮细胞支持

图110.2　外层视网膜功能单位。外层视网膜感光细胞作为光信号探测器、传感器和发射器，其所有的解剖特征都与其功能有关。视网膜变性细胞治疗的目标是再造上述的视网膜单元。原则上来讲，如果发生特定的退行性变时仅感光细胞丢失，则仅需要替换感受器细胞；然而如果视网膜色素上皮细胞或布鲁赫膜同时也受到损伤，则需要再造以支持后续感光细胞功能。DNA，脱氧核糖核苷酸。

的最优极化和组织分层的技术。

已有研究分析了 RP 和 AMD 患者进行胎儿神经视网膜移植的技术可行性和相关安全性（Das et al.，1999；Humayun et al.，2000），结果并没有证实其对视功能的积极影响。在一个罕见病例中，患者逝世三年前曾进行胎儿视网膜移植，组织学数据显示了在未进行系统免疫抑制的情况下，移植组织得以保存和并发生了分层（del Cerro et al.，2000）。更进一步，一组研究者将胎儿神经视网膜及其下方的视网膜色素上皮（retinal pigment epithelium，RPE）层的合并一同移植到RP 患者中，发现尽管人类白细胞抗原（human leuko-cyte antigen，HLA）并不匹配并且未进行免疫抑制，但移植后仍可以存活生长（Radtke et al.，2002）。据报道，有一个患者出现了长达 1 年的视敏度的提高（Radtke et al.，2004）。从这些数据可以发现，视网膜下腔提供的相对免疫豁免环境是使用外源细胞进行疾病治疗的一个重要特点。

一项小鼠研究发现视杆前体细胞可以移植到野生型和视紫红质基因敲除小鼠的视网膜下腔，为感光细胞替换后功能恢复提供了证据。这些细胞整合到了宿主的外核层，宿主变性的视网膜光敏性有所恢复（MacLaren et al.，2006）。特别的是，研究发现供体细胞的个体发育阶段是细胞成功整合的关键性因素。处在细胞有丝分裂 Nrl 表达阶段的视杆前体细胞最容易存活和整合，而更幼稚的供体细胞整合能力下降。这些数据挑战了早期观点，早期观点认为供体细胞越不成熟，整合能力越强，功能性恢复的概率越高。这一结果也在其他研究中得到了印证（Bartsch et al.，2008；Lakowski et al.，2011；West et al.，2008；Yao et al.，2011a），这些数据表明视杆细胞发育成熟前的倒数第二种细胞——视杆前体细胞可以应用于人类的有效治疗。视网膜退化晚期是许多患者寻求治疗的阶段（Singh et al.，2013）。在严重失明的小鼠模型中有研究发现，感光细胞前体细胞移植可以恢复处于视网膜变性晚期的视功能和三层视网膜结构（Singh et al.，2013）。这一方法的局限在于，这一阶段的人类供体感光细胞相当于妊娠中期的胎儿的细胞，临床上很难找到这类细胞。因此，需要从其他来源获取供体细胞才行，下面将对此进行讨论。

动物研究发现，类感光细胞可以从多种可能的形成来源中获取。神经干细胞（Akita et al.，2002；Dong et al.，2003）、视网膜祖细胞（Klassen et al.，2004，2007；Qiu et al.，2005；Tomita et al.，2006）和骨髓间充质干细胞（Kicic et al.，2003；Tomita et al.，2006）都可作为候选细胞。仅存在少量关于这些细胞分化形成感光细胞的数据，感光细胞形态学和功能性分化程度尚未可知。一些研究通过免疫组织化学染色发现，移植后供体细胞出现感光细胞标志物。然而，这一现象可能是因为未成熟细胞或干细胞样细胞中表达了各种各样的蛋白，因此可能不能够代表完整而特异的感光细胞分化。将这些细胞移植到视网膜疾病模型中的功能数据十分有限，我们需要认识到可能是移植细胞显著营养效应，而非细胞分化或细胞替换，使得出现积极的功能性结果。考虑到这些来源的部分细胞可能会分泌营养因子，可能对残余的宿主视网膜产生了积极作用。

感光细胞再生中的干细胞

考虑到人类细胞治疗的实际应用，治疗单个患者可能需要大量有丝分裂后期的视杆前体细胞，特别是因为动物模型中移植细胞整合比例很低（约 0.1% ~ 1%）（MacLaren et al.，2006；Yao et al.，2011a）。因而，获取大量细胞是细胞替换临床治疗上的主要挑战。

多利羊的克隆（Campbell et al., 1996）说明将成熟的体细胞核移植到供体卵母细胞（这一研究中，卵母细胞来源于多利羊遗传上年龄较大的亲属）中，可使细胞发育为每个成熟细胞都包含了相同来源的核DNA（除了来源于供体卵母细胞的线粒体DNA）的成年哺乳动物。多利羊具有功能完整的眼睛，这说明所有类型的成熟视网膜细胞都可以通过这一技术获得。基于这一原理，来源于发育中囊胚内细胞团的胚胎干细胞（embryonic stem cell, ES）（Klimanskaya et al., 2006；Reubinoff et al., 2000；Thomson, 1998），也可以通过体外培养，分化成类感光细胞、类视网膜前体细胞或类视网膜祖细胞（Ikeda et al., 2005；Lamba et al., 2006；Osakada et al., 2008；Sugie et al., 2005）。视网膜变性的动物模型中已使用了这些类感光细胞，并出现了一定程度的功能恢复（Lamba, Gust, & Reh, 2009）。最近，Eiraku及同事成功在三维悬液中利用小鼠ES细胞培养出完整的视杯（Eiraku et al., 2011）。在这些自发组织形成的视杯可以观察到原始神经视网膜细胞，包括含有感光细胞特异性标志物Crx、Rho和Nrl阳性的外层视网膜细胞。因此，未来也许可以从单个干细胞，培养出大量处于有丝分裂后期*Nrl*表达阶段的视杆前体细胞，用于潜在的治疗应用。此外，理论上这些细胞可生成外层视网膜的极化层状组织，用于无感光细胞的外层视网膜重建。

体细胞核转移和基于ES细胞的体系给科学界带来了重要的伦理困境，因为这些方法需要从其他生物体和胚胎中获取材料。近些年出现了一个替代策略，即将成人皮肤细胞改编为类胚胎阶段细胞，形成诱导多能干细胞（induced pluripotent stem cell, iPS cell）（Takahashi et al., 2007；Takahashi & Yamanaka, 2006；Yu et al., 2007）。通过许多操作后，iPS细胞可以转变为类感光细胞（Hirami et al., 2009；Osakada et al., 2009a；Parameswaran et al., 2010）。治疗预期的构想是，一个易于获得的成人皮肤成纤维细胞可通过重新编码为数以百万计的感光细胞，再导入同一个患者体内。来源于成人的iPS细胞技术的另一优点是治疗是自体供应，因而避免了慢性免疫抑制的必要。然而，重新编码过程会引起基因突变负荷，可能有恶性疾病的风险。研究者努力避免使用高致畸性的试剂，提高iPS细胞的安全性（Junying et al., 2009；Nak-agawa et al., 2008；Osakada et al., 2009b）。这种方法的研究有很多，现在还不知道哪种方法产生的效果最好，例如使用非整合载体（Stadtfeld et al., 2008）。成体细胞直接转分化为靶细胞，不经过iPS细胞阶段，可能是另一种提高供体细胞安全性的方式。

用患者iPS细胞产生感光细胞，可能面临着一个挑战，即iPS细胞克隆的神经元分化率多变，且通常低于ES细胞（Hu et al., 2010），现在尚不知道如何设计出可靠、可复制、高效率的感光细胞分化方案。挑战还在于视网膜变性的成年患者体内每个细胞都可能存在一种或多种导致视网膜疾病的基因突变。因此由单个患者扩增而来的iPS细胞系不仅可能会对标准分化方案产生不同反应，在将细胞重新植入同一患者体内前，还要在体外进行基因缺陷的校正。

未来理想：基于细胞的个性化替换

近来出现了一项令人振奋的转化医学发展，通过重新编码RP患者的成纤维细胞得到了iPS细胞，它们可以在体外分化为视杆细胞（Jin et al., 2011）。这一研究报告，生成的视杆细胞可作为一个药物筛选或疾病进展机制研究的工具。总之，考虑到iPS细胞在应用于治疗前需要解决许多关键问题，这些目标是目前iPS细胞应用的主要推动力。

另一项积极的发展是，来源于视网膜回旋状萎缩患者的iPS细胞系中引起单碱基对疾病的致病突变已在体外成功修复（Howden et al., 2011）。这一研究表明，不仅可以从患者中获取基因修正的iPS细胞，同时基因修正过程不会不恰当地增加iPS细胞基因组的突变负荷——这也是细胞能否用于临床治疗的一个重要考虑因素。

尽管出现了许多关于来源于患者的iPS细胞用于治疗目的的研究进展，例如控制恶性可能和感染风险、生成与靶细胞一致的细胞类型、将免疫原性最小化，这些最初的研究报告为来源于成年患者的感光细胞的发展铺平了道路，作为基于细胞水平的个体化再生的一种形式，这些细胞可以进行外源基因校正，再进行移植以保护外层视网膜。

视锥细胞移植

相比视杆细胞替换，我们关于视锥细胞移植知之甚少。视锥细胞对人类视网膜中央凹提供的高视敏度和色觉至关重要，可以说人类视觉主要依赖于视锥细胞。AMD患者和RP晚期患者视锥细胞丢失，使得视敏度损伤，因此视锥细胞替换的问题应值得更多的探究。一个研究组提供的证据表明，将流式分选的小鼠胚胎阶段Crx阳性细胞（例如，不成熟的感光细胞）移植到两只Leber先天性黑内障的小鼠模型后，会整合到宿主的外核层,显现出已分化的视锥细胞的特征(Lakowski et al.,2010)。这个研究思路可能会拓宽视锥细胞替换策略的发展之路,为治疗包括 AMD 在内的许多视网膜变性病的中央视觉损害提供新方法。

视网膜色素上皮细胞替换

RPE 细胞替换治疗作为 RPE 变性的治疗手段,其临床需求是有限的。在干性或萎缩性 AMD 患者中,RPE 细胞的缓慢坏死导致地图状萎缩区域的视网膜中央凹感光细胞逐渐损伤,出现中心盲点及阅读视觉和面孔识别能力的损害(Tejeria et al.,2002)。在湿性或渗出性 AMD 患者中,存在渗出和出血的脉络膜新生血管逐渐生长穿过患病的布鲁赫膜(Bruch's membrane,BM),导致中央视觉相对快速丧失(Nowak,2006)。当前针对渗出性 AMD 的药物疗法(Mitchell et al.,2010)仅能修复一部分患者的部分视野,而对非渗出性或萎缩性 AMD 患者,目前并没有 FDA 批准的治疗方法(Kuno & Fujii,2011)。

20 世纪 90 年代,Algvere 及同事通过外科手术治疗 AMD 的工作被认为是一项突破性进展(Heimann,1994),他们将培养的人类胚胎 RPE 细胞移植到一些 AMD 患者中,发现这些移植细胞存活了下来,甚至扩增、覆盖到原本存在缺陷的 RPE 上(Algvere et al.,1994,1997)。其他研究者进行了类似开拓性的工作(Weisz et al.,1999),进一步激励了 RPE 移植领域的发展。

感光细胞修复的治疗窗

AMD 等疾病 RPE 细胞替换治疗的未来发展中,治疗窗的概念十分关键。持续性 RPE 损伤导致感光细胞坏死和视觉损伤。因此,为保护视觉,RPE 替换疗法必须从疾病相对早期感光细胞还相对健康时即开始。在干性 AMD 中,疾病发展缓慢,早期阶段视觉损害微弱,早期手术治疗的优势需要与手术对该阶段视力的损伤风险进行权衡。因此,许多推荐的细胞替换手术治疗方法必须具备高安全性和有效性,以证明预防性治疗手段的合理性。如果风险收益权衡结果是不宜手术,那么需要将手术治疗推迟到出现更严重视觉损伤时再进行。然而,那时手术可能已不像早期干预时那样有效了。

自体视网膜色素上皮细胞移植

自体 RPE 移植技术(MacLaren et al.,2007;Van Meurs & Van Den Biesen,2003),将相对健康的 RPE 细胞盘与下层的 BM 和表层脉络膜一同由视网膜外周移植到黄斑区。这一技术在一些病例中已显现出对视力的受益效果。但其突出弊端是并发症发生率高,包括需要频繁重复手术以及较高的视力丧失风险(Chen et al.,2009;MacLaren et al.,2007)。通过刮擦外周 RPE 上获得的自体移植 RPE 细胞悬液,是一个更简单的程序,也显现出了较为温和的功效。这两种方法中,视网膜切开术需要承担手术中 RPE 细胞在玻璃体扩散的风险,可能引发增生型玻璃体视网膜病变(Hilton,Machemer,& Michels,1983),导致严重的视网膜脱落,以致需要进行困难的矫正手术。因此,如果没有谨慎地定位到离散区、将其有效限制在视网膜下腔内,RPE 移植可能引发严重的并发症。

自体 RPE 移植的常见不良结局可能也反映了移植细胞的复杂要求(表 110.2)。RPE 细胞要求单层细胞必须具有正常的顶端-底端极性,顶端与感光细胞外节密切联系,起保护和支持作用。应当在基底膜基质的辅助作用下注入细胞悬液。而且,与 AMD 患者的黄斑类似,细胞黏附到患病的 BM 上的效果很差(Gullapalli et al.,2005)。天然和人造的 RPE 基质正在研究中,未来可能作为支持自体或异体来源的移植细胞的表面。然而,即使细胞在替换基质上排列良好,在功能性跨膜转运的需求以及手术操作和落点的易行性仍然存在挑战。这就要求要有对 RPE 存活和功能十分重要的多功能基底膜层的存在,这是 RPE 细胞替换治疗中必须考虑的重要方面,将在接下来进行讨论。

胚胎干细胞来源的人类视网膜色素上皮细胞

在人类 ES 细胞发现的 13 年后,将源自人类 ES 细胞的 RPE 细胞移植到患者的首次试验是 RPE 变性病细胞治疗领域的一个重要进展(Schwartz et al.,2012)。Schwartz 和同事报告了一名 AMD 患者和一名斯塔加特黄斑变性患者接受治疗 4 个月后的情况,这两名患者都处于疾病晚期且仅保留非常少的视力,接受了最低剂量的细胞(每次注射 50 000 细胞)治疗。在随访阶段,没有出现可观察到的肿块或异体组织形成,也没有免疫排斥反应,并且两名患者都没有丧失视力。AMD 患者,据报道并没有接受免疫抑制治疗,未发现供体细胞存活的解剖证据;另一个患者,被发现有细胞存活并且色素增多。两个患者接受手术治疗的眼睛都出现了视觉功能的恢复,AMD 患者未进行手术治疗的眼睛也出现了视觉。然而该研究的作者认为,功能恢复是否来自供体细胞尚不清楚。

基于这一鼓舞人心的开创性工作,未来早期阶段的患者可能得到治疗，因为在早期阶段有更多机会可以保护感光细胞或恢复视力。然而，这项研究也提出了一些重要问题。用于治疗的最佳细胞类型尚不完全明确（斯塔加特病累及感光细胞，常在 RPE 发生改变前出现功能紊乱）。而且，这一工作的研究者使用的是相对较浅的色素细胞株，因为相比（可能更成熟的）着色较深的色素细胞，研究发现其在准备和移植过程中更易存活。这一疗法的理想时间和最佳细胞剂量也有待进一步阐明。

在应用 ES 细胞来源的 RPE 细胞的临床前试验（Haruta et al.，2004；Idelson et al.，2009；Klimanskaya et al.，2004；Vugler et al.，2008）之后，出现了基于动物模型延缓视网膜变性的工作（Lamba，Gust，& Reh，2009；Lu et al.，2009；Lund et al.，2006）。尽管技术上证明这

一方法在概念上可行，动物数据还需要慎重解释，因为在人类老年患者中的情况与之不同，尤其是在老年患者中 BM 变性可能十分妨碍移植细胞的黏附和存活。而且，ES 细胞来源的 RPE 供体细胞和接受者的 HLA 不匹配，因此随着这些细胞的移植，患者需要接受免疫抑制治疗。一个假设性备选方法是使用自体细胞产生 iPS 细胞来源的 RPE 细胞，理论上，这一方法可以避免免疫抑制治疗。小鼠模型的临床前试验数据证实了这一方法的可行性（Carr et al.，2009）。

尽管尚存在许多问题，其中一些可能问题可以通过在试验中招募更多患者进行更长时间的随访观察得到解答，Schwartz 及同事里程碑式的发现可能奠定了基于其他干细胞治疗人类失明的基础。表 110.3 总结了当前正在进行的用于 RPE 再生的 ES 细胞试验。

表 110.3　视网膜色素上皮细胞移植的临床试验

clinicaltrials. gov 标识码	NCT01344993	NCT01345006	NCT01469832
资助人	高级细胞技术股份有限公司		
条件	干性老年性视网膜黄斑变性	斯塔加特黄斑营养不良	斯塔加特黄斑营养不良、眼底黄色斑点症，青少年黄斑营养不良
地点	美国（加利福尼亚和宾夕法尼亚州）	美国（加利福尼亚州）	英国（伦敦）
阶段	阶段 I 和 II		
研究类型	介入性		
终点分类	安全性研究		
干预	视网膜下注射人类胚胎干细胞来源的视网膜色素上皮（retinal pigment epithelial，RPE）细胞 MA09-hRPE；每个患者单眼移植 50 000 到 200 000 个细胞		
预期参与人数	12	12	12
时间范围	12 个月		
估计初步完成时间	2013 年 7 月	2013 年 7 月	2013 年 12 月
状态（2011 年 1 月 29 日从 www.clinicaltrials.gov 获取）	招募中		

使移植细胞存活和整合概率最大化的策略

支架

使用支架辅助感光细胞和 RPE 细胞替换治疗已吸引视网膜研究界的兴趣。使用这些材料可以提高细胞存活率，促进移植细胞的整合，使其更接近正常高度有序层级排列的细胞。

在 RPE 细胞中，应了解 BM 的重要作用（Spraul &

Grossnihlatis，1997），BM 不仅是机体内重要的细胞支撑结构，也是 AMD 患者出现显著病变的位点（Chong et al.，2005；Hahn，Milam，& Dunaief，2003；Kamei & Hollyfield，1999）。如果重建 RPE 单层细胞时，健康的功能性 BM 没有同时得到修复，细胞也很可能无法存活。体外证据确实发现 RPE 细胞黏附在基质上可防止细胞凋亡（Tezel，1997）。研究发现，培养的人类胎儿 RPE 细胞依靠老化的人类黄斑下 BM 供养时，细胞存活情况不佳（Gullapalli et al.，2005）。这些消极影响可使用其他材料修复老化 BM 来避免，例如来自牛角膜内皮细胞的细胞外基质（Sugino et al.，2011）。这种

情况下,提高的 RPE 黏附性部分与整联蛋白表达上调有关(Afshari et al.,2010;Gullapalli,Sugino,& Zarbin,2008)。

不同于提高原生病变黄斑下 RPE 细胞的表层特征,其他的方法还有使用天然易得的替代物,例如晶状体囊(Kiilgaard et al.,2002)、角膜后弹力层膜(Thumann et al.,1997)、羊膜(Capeáns et al.,2003;Ohno-Matsui et al.,2005)、视网膜内界膜(Beutel et al.,2007)或供体 BM(Del Priore & Tezd,1998)。也可使用胶原蛋白聚合物(Yeung et al.,2004),包括具备超薄膜结构的聚合物(Thumann et al.,2009),或者以温敏性聚合物,后者可以以含有细胞悬液的液态形式进行注射,在原位凝固成固态(Fitzpatrick et al.,2010)。使用合成的 BM 替代物可以避免疾病传播的可能和供体不足问题。已探究了使用联合多聚左旋乳酸(poly(L-lactic acid),PLLA)和聚乳酸-羟乙酸微球(poly(DL-lactic-co-glycolic acid),PLGA)作为薄膜(Thomson et al.,1996)和载体微球(Thomson et al.,2010)的可行性;半渗透性聚对二甲苯(Lu et al.,2011)和超高分子量聚四氟乙烯(Krishna et al.,2011)也具有合成 RPE 支架的潜能。合成材料的另一个优点是,理论上,其性能可精确设计以满足应用需要——例如,生物降解时间进程可以进行预计,或者为了方便手术嵌入控制材料的卷曲、舒张反应。然而,设计合成层面临的一个巨大挑战是它需要模仿养分流动功能,这是位于 RPE 和脉络丛毛细血管之间的天然 BM 的主要生理作用之一。

感光细胞移植过程中也存在一些相似的顾虑,因为这些细胞正常排列在组织层中。虽然还不清楚祖细胞成熟的完整过程需要哪些诱因,但研究发现 PL-LA-PLGA 支架(Lavik et al.,2005;Tomita et al.,2005)和组装的微型聚己酸内酯薄膜(Sodha et al.,2011)会增加视网膜祖细胞存活率。PLGA 支架被设计用来将移植祖细胞和活性基质金属蛋白酶-2(matrix metallo-proteinase 2,MMP2)一同传输到视网膜下腔中,以增强细胞整合(Tucker et al.,2010),它可能会使生物材料与化合物结合,提高移植成功率。为更直接地解决ES 细胞来源的视网膜细胞能否整合到支架中以促进这些细胞的有序成熟和组织层面的结构组织的问题,人们设计出微通道 PLGA 支架,以促进人类 ES 细胞来源的视网膜细胞的形态发育(McUsic,Lamba,& Reh,2012)。类似上述 ES 细胞到完整视杯的发育过程(Eiraku et al.,2011),体外研究可能发现另一种由可再生的细胞来源制造出有序的视网膜层状结构的方法,甚至可以在体内进行外层视网膜重构。

总的来说,将细胞移植到有组织性的层状结构中这一技术的发展对应用细胞疗法治疗人类失明有重要意义。目前众多研究中使用的细胞悬液丸可用作对现有细胞移植进行旁分泌支持的传送工具。然而,对变性的外层视网膜感光细胞或 RPE 层进行再造的目的是再造移植细胞的正常极化和空间排列。这对于细胞移植是一个挑战,需要在临床前模型中进行更多研究。

免疫调节

理论上,在考虑进行视网膜和 RPE 移植时,中枢神经系统的相对免疫赦免应该扩展到供体细胞和受体位点。视网膜下腔常被称为免疫赦免特区(Jiang,Streilein,& McKinney,1994;Luke Qi,Jorquera,& Streilein,1993),尽管虽然需要承认的是这一赦免并不完全。一些研究发现显著的免疫反应可能导致宿主和供体组织的损伤(Qi Jiang et al.,1995;Zhang & Bok,1998)。这一现象与患病受体的情况特别相关,视网膜下环境中出现疾病有关变化可能损害正常视网膜中存在的免疫豁免。

一种特殊自适应 T 细胞调节免疫反应,可能是异体视杆细胞移植中移植细胞长期存活率下降的原因。通过系统免疫抑制可对其进行抑制。一项以野生型宿主的小鼠研究中,环孢霉素治疗增加了移植 4 个月时存活细胞的数量(West et al.,2010)。基于这些数据,非自体感光细胞前体细胞移植可能需要通过能提高移植成活率和长期存活细胞的综合性方法来进行增强。

在不同物种上的异种器官移植试验中,发现大鼠胚胎视网膜可在未接受免疫抑制的兔子的视网膜下腔中长期存活,前提是供体组织需要保持完整,而不是破碎的组织(Ghosh,Rauer,& Arnér,2008)。这一研究表明,供体细胞准备方法可能对宿主反应有重要影响。还没有实验对这一观念进行详细探究,特别是针对可再生细胞源的使用,如 ES 细胞。原则上,使用自体成年 iPS 细胞可能会免于免疫抑制治疗。

当前人类试验中,服用系统免疫抑制药物的潜在不良反应(Getts et al.,2011;Smith,Nemeth,& McDonald,2003)包括恶性肿瘤、感染、肾脏毒性、神经毒性和死亡。这些严重后果必须和细胞治疗后视力可能恢复的程度进行权衡。实际上,这些考虑可能与肝脏或心力衰竭患者接受的成熟的器官移植术大不相同。后一种情况中,考虑的疾病是致命的,通常和视网膜变性无关。未来发展出更多毒性更小药剂和用药方案（Jolly & Watson，2011；Vincenti et al.，2010）可能改变与视网膜移植中视觉恢复相关的风险-收益平衡，特别是在视觉可得到部分恢复的情况下。

值得注意的是，人类 ES 细胞来源的 RPE 移植试验目前正在进行（Schwartz et al.，2012），这项试验的方案包含短期系统性服用他克莫司和霉酚酸酯。ES 细胞的免疫原性尚存争议。一方面，包含 50% 非自体物质的胚胎仍可在母体环境中持续存活，但另一方面，众所周知 ES 细胞表达主要的组织适应性抗原。早期研究发现传统免疫抑制试剂对移植到具有免疫能力的宿主肌肉中的 ES 细胞的寿命并不会产生长期影响（Swijnenburg et al.，2008；Toriumi et al.，2009）。此外，重复进行 ES 细胞移植也会导致更具攻击性的后续排斥反应（Swijnenburg et al.，2008），这是当患者双眼可能需要相继接受治疗时需考虑的关键问题。如果该方法用于治疗失明，还需要更进一步了解成功的干细胞治疗所需的免疫抑制治疗的特点和持续时间。

尽管局部免疫抑制疗法适用于失明的角膜移植（Panda et al.，2007），但目前使视网膜下腔中产生有效的局部耐受的方法还不清楚。然而一项研究证实将视网膜祖细胞移植到 PLGA 支架上可在同种异体肾脏胶囊中形成局部免疫赦免（Tat et al.，2007），作者认为合成材料可能减少祖细胞产生的免疫抑制因子。局部免疫抑制方案的发展可能是改变非自体视网膜细胞移植中风险-收益平衡的另一个方法。

宿主局部视网膜环境的操控

宿主细胞外基质可能是移植感光细胞突触整合的结构性障碍。增加供体感光细胞功能整合可能是克服这一障碍的方法。一些体外移植模型证据显示，相比来源于野生型或视网膜退化（rd1）小鼠的移植组织，来自 MRL/MpJ 小鼠的视网膜移植组织，具有更高的 MMP2 水平，在培养时可以更好地与供体细胞整合（Tucker et al.，2008）。其他研究中，MMP2 的输送对祖细胞整合到宿主视网膜起到积极作用（Suzuki et al.，2006；Yao et al.，2011b）。如果采用细胞疗法来恢复部分变性的视网膜（这些视网膜中保留了大量的宿主感光细胞和基质），能够促进供体细胞与现存的外核层细胞整合。

视网膜胶质细胞增生可能是外层视网膜变性的结果（Iandiev et al.，2006；Rodrigues，Bardenstein，& Wiggert，1987），或者是视网膜下移植的结果（Kinouchi et al.，2003）。当视网膜细胞移植到缺乏胶质原纤维酸性蛋白和波形蛋白的小鼠中时，因为小鼠缺少反应性

星形胶质细胞和米勒细胞产生的中间纤维，研究发现视网膜下移植后，移植细胞会广泛整合迁移至宿主视网膜上（Kinouchi et al.，2003）。米勒胶质细胞和感光细胞之间细胞黏附连接形成的外界膜的特异性损伤，也会引发视杆前体细胞发生相当高水平的整合效应（Pearson et al.，2010；West et al.，2008）。总的来说，这些数据表明干预宿主胶质细胞和星形胶质细胞可能会有效增强细胞移植的突触融合。

视网膜下细胞传输的手术注意事项

视网膜细胞移植手术的目标（Stout & Francis，2011）是将细胞安全输送到眼内位置，在此处移植细胞可以进行最优的功能整合。对于感光细胞和 RPE 细胞移植来说，细胞输送的理想目标位置是视网膜下腔。这是外层视网膜和 RPE 细胞之间天然的解剖面（见图 110.3）。这一位置没有感光细胞和 RPE 细胞，因此这一特定位置被认为是细胞移植的理想目标位置。

玻璃体腔内植入法在动物模型中有所描述（Grozdanic et al.，2006；Hill et al.，2009；Meyer et al.，2004）；然而，这一方法并没有成功跨视网膜把细胞移植到外层视网膜。因没有办法在晶状体和视网膜之间的玻璃体腔的特定区中容纳外源性材料，无法有效地仅针对某一特定视网膜的患病区域进行细胞操作——例如黄斑。因为目前动物模型中移植细胞的存活率低（MacLaren et al.，2006；West et al.，2010），这种方法的主要问题在如果使细胞导入预先确定的离散视网膜区域以确保存活细胞的最大密度。

临床前研究的患者和动物模型中，移植细胞的最佳方案是使用视网膜下细胞移植的方法经直接途径将移植细胞恰当地输送到视网膜下位点（Schwartz et al.，2012）。虽然这一方法相比玻璃体内移植，手术更加复杂，但外科医生能够将细胞直接输送到正确的解剖面，准确覆盖患病区域。该技术中，视网膜下腔在引入细胞材料时被扩充。因为没有进入视网膜下腔的天然通道，必须经过穿刺进入内部或外部边界，也就是神经视网膜（内边界，内部途径）或 BM-脉络膜-巩膜复合体（外边界，外部途径）（如图 110.3）。多数动物研究中，最简单的方法是经巩膜途径。然而人类干预中，因视网膜下导入病毒载体早已用于临床试验，所以可能会采用经视网膜途径（Bainbridge et al.，2008；Cideciyan et al.，2008；Maguire et al.，2008）。经巩膜途径也值得考虑，然而脉络膜刺穿后视网膜下出血是潜在问题，在一项随机临床试验中接受视网膜脱

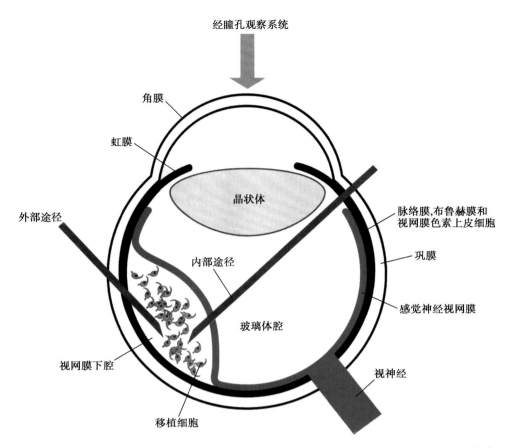

经瞳孔观察系统

角膜

虹膜

外部途径

晶状体

脉络膜,布鲁赫膜和
视网膜色素上皮细胞

巩膜

内部途径

感觉神经视网膜

玻璃体腔

视网膜下腔

视神经

移植细胞

图110.3　视网膜下细胞移植有关的手术解剖。视网膜下腔是位于感觉神经视网膜和色素
上皮细胞(retinal pigment epithelium,RPE)之间的潜在腔隙,可以通过视网膜(内部途径)或巩
膜、脉络膜、布鲁赫膜和RPE(外部途径)到达。一般使用小规格的针或套管(例如34轨距),
以确保刺穿伤口可以自我修复,使得回流降至最低。在玻璃体或视网膜手术中,可通过经瞳
孔观察系统持续观察手术位点。

落手术的患者17%会出现视网膜下出血(Burton et al.,1993)。脉络膜穿刺后立刻压迫眼睛减少出血风险,可能会使细胞悬液回到眼睛中(常见于分离手术中的视网膜下液体)。因此,为了使传输的细胞最大化,细胞注射时需要保持低眼压;然而这会导致眼内出血。虽然如此,外部途径是更可取的,因其避免了在视网膜上进行任何穿孔,或许未来外科手术发展会允许通过经巩膜外部途径安全输送细胞。

通过内部途径进行视网膜下移植,穿刺通路的形成会造成移植材料从视网膜下腔经穿刺位点逆流的潜在问题。为了最小化或阻止这一问题出现,确保细胞最大化输送到目标位置,需要对实验方案提前进行设计。视网膜下移植后,因为相邻细胞吸收了液体,视网膜水泡经过数小时后变平,然后新引入细胞将直接与宿主RPE在内层视网膜中并生。可以预期,细胞移植治疗方法将迅速发展,因为进行玻璃体-视网膜手术的外科医生对所有可能需要的技术都十分熟悉(Fine et al.,2007;Fujii et al.,2002)。

未来方向:联合移植

通常,引起单个或多个特定类型细胞功能失调的先天基因和后天因素引起的视网膜变性,也涉及其他类型细胞。这一现象讨论的两种疾病中都得到了印证。在干性或萎缩性AMD中,主要是RPE细胞的异常,也与BM的缺陷有关,最终导致RPE细胞坏死,随后引起覆盖在RPE细胞层萎缩区域之上外层视网膜视杆细胞和视锥细胞丢失。为治疗地图状萎缩,涵盖BM、RPE和感光细胞的多层黄斑重建可提供理想的治疗。

例如,RP中,视杆细胞特异基因突变(Wright et al.,2010)最初引起夜盲症,因为视杆细胞缺乏光敏性,但随后视杆细胞和视锥细胞出现坏死,导致视敏度损伤。在疾病晚期,中央凹视锥细胞和周围视杆细胞都需要进行替换,以接近感光细胞的正常分布。有证据支持视杆细胞对视锥细胞功能具有关键的支持作用(Yang et al.,2009)。在RP晚期,色素上皮的健康可能也会受到损害,因此感光细胞移植最好与 RPE 单层细胞一同进行,以保证它们的存活。

联合构建 RPE 和感光细胞层的治疗目标受到的关注仍有限,主要因为这涉及复杂过程,并且单一类别细胞替换中的重要问题也还尚未解决。

结论

干细胞来源的 RPE 细胞移植,目标是防止覆盖的感光细胞发生变性,以保留患者的剩余视力,最近已开始进行临床试验。这一努力表明视网膜细胞替换疗法的持续积累转化工作达到了顶点。然而,因为神经元的属性和复杂组织结构的严苛要求,直接感光细胞替换技术仍然处于临床前阶段,面临着巨大挑战。

后续研究中,许多领域可优化外层视网膜移植的细胞疗法。细胞的最佳剂量与需要替换的 RPE 和感光细胞的理想空间密度有关,尚需在临床前模型中进行明确。视网膜上细胞排列的最佳方式可能与支架辅助有关,也需要更深一步探讨。机制上来讲,观察到的有益效果可能是因为供体细胞发生了融合,也还需更多关注。

细胞移植到患者中,供体细胞恶化的可能、免疫抑制、治疗时间等问题还需进一步解答。然而,自半个多世纪以前,首个啮齿类动物的胚胎眼部移植出现之后(Tansley,1946),视觉研究已经有了很大的进步。将 ES 细胞衍生的细胞植入人类眼睛中是本领域内一个积极的发展方向,并且毫无疑问会激发其他外层视网膜细胞移植试验的发展。人类试验的开始标志着细胞治疗即将成为现实,给世界范围内数以百万因视网膜变性而发生失明的患者带来福音。

参考文献

Adolph, A. R., Zucker, C. L., Ehinger, B., & Bergstrom, A. (1994). Function and structure in retinal transplants. *Journal of Neural Transplantation & Plasticity, 5*, 147–161. doi:10.1155/NP.1994.147.

Afshari, F. T., Kwok, J. C., Andrews, M. R., Blits, B., Martin, K. R., Faissner, A., et al. (2010). Integrin activation or alpha9 expression allows retinal pigmented epithelial cell adhesion on Bruch's membrane in wet age-related macular degeneration. *Brain, 133*, 448–464. doi:10.1093/brain/awp319.

Akita, J., Takahashi, M., Hojo, M., Nishida, A., Haruta, M., & Honda, Y. (2002). Neuronal differentiation of adult rat hippocampus-derived neural stem cells transplanted into embryonic rat explanted retinas with retinoic acid pretreatment. *Brain Research, 954*, 286–293.

Algvere, P. V., Berglin, L., Gouras, P., & Sheng, Y. (1994).

Transplantation of fetal retinal pigment epithelium in age-related macular degeneration with subfoveal neovascularization. *Graefe's Archive for Clinical and Experimental Ophthalmology, 232*, 707–716.

Algvere, P. V., Berglin, L., Gouras, P., Sheng, Y., & Kopp, E. D. (1997). Transplantation of RPE in age-related macular degeneration: Observations in disciform lesions and dry RPE atrophy. *Graefe's Archive for Clinical and Experimental Ophthalmology, 235*, 149–158.

Aramant, R. B., & Seiler, M. J. (1995). Fiber and synaptic connections between embryonic retinal transplants and host retina. *Experimental Neurology, 133*, 244–255. doi:10.1006/exnr.1995.1027.

Bainbridge, J. W. B., Smith, A. J., Barker, S. S., Robbie, S., Henderson, R., Balaggan, K., et al. (2008). Effect of gene therapy on visual function in Leber's congenital amaurosis. *New England Journal of Medicine, 358*, 2231–2239. doi:10.1056/NEJMoa0802268.

Bartsch, U., Oriyakhel, W., Kenna, P. F., Linke, S., Richard, G., Petrowitz, B., et al. (2008). Retinal cells integrate into the outer nuclear layer and differentiate into mature photoreceptors after subretinal transplantation into adult mice. *Experimental Eye Research, 86*, 691–700. doi:10.1016/j.exer.2008.01.018.

Beutel, J., Greulich, L., Lüke, M., Ziemssen, F., Szurman, P., Bartz-Schmidt, K. U., & Grisanti, S. (2007). Inner limiting membrane as membranous support in RPE sheet-transplantation. *Graefe's Archive for Clinical and Experimental Ophthalmology, 245*, 1469–1473. doi:10.1007/s00417-007-0566-9.

Burton, R. L., Cairns, J. D., Campbell, W. G., Heriot, W. J., & Heinze, J. B. (1993). Needle drainage of subretinal fluid: A randomized clinical trial. *Retina (Philadelphia, Pa.), 13*, 13–16. doi:10.1097/00006982-199313010-00004.

Campbell, K. H. S., McWhir, J., Ritchie, W. A., & Wilmut, I. (1996). Sheep cloned by nuclear transfer from a cultured cell line. *Nature, 380*, 64–66.

Capeáns, C., Piñeiro Ces, A., Pardo, M., Sueiro-López, C., Blanco, M. J., Domínguez, F., et al. (2003). Amniotic membrane as support for human retinal pigment epithelium (RPE) cell growth. *Acta Ophthalmologica Scandinavica, 81*, 271–277. doi:10.1034/j.1600-0420.2003.00076.x.

Carr, A. J., Vugler, A. A., Hikita, S. T., Lawrence, J. M., Gias, C., Chen, L. L., et al. (2009). Protective effects of human iPS-derived retinal pigment epithelium cell transplantation in the retinal dystrophic rat. *PLoS ONE, 4*, e8152. doi:10.1371/journal.pone.0008152.

Chacko, D. M., Rogers, J. A., Turner, J. E., & Ahmad, I. (2000). Survival and differentiation of cultured retinal progenitors transplanted in the subretinal space of the rat. *Biochemical and Biophysical Research Communications, 268*, 842–846. doi:10.1006/bbrc.2000.2153.

Chen, F. K., Uppal, G. S., Maclaren, R. E., Coffey, P. J., Rubin, G. S., Tufail, A., et al. (2009). Long-term visual and microperimetry outcomes following autologous retinal pigment epithelium choroid graft for neovascular age-related macular degeneration. *Clinical & Experimental Ophthalmology, 37*, 275–285.

Chong, N. H. V., Keonin, J., Luthert, P. J., Frennesson, C. I., Weingeist, D. M., Wolf, R. L., et al. (2005). Decreased thickness and integrity of the macular elastic layer of Bruch's membrane correspond to the distribution of lesions associated with age-related macular degeneration. *American Journal of Pathology, 166*, 241–251.

Cideciyan, A. V., Aleman, T. S., Boye, S. L., Schwartz, S. B., Kaushal, S., Roman, A. J., et al. (2008). Human gene therapy for RPE65 isomerase deficiency activates the retinoid cycle of vision but with slow rod kinetics. *Proceedings of the National Academy of Sciences of the United States of America, 105,* 15112–15117. doi:10.1073/pnas.0807027105.

Curcio, C. A., Medeiros, N. E., & Millican, C. L. (1996). Photoreceptor loss in age-related macular degeneration. *Investigative Ophthalmology & Visual Science, 37,* 1236–1249.

Das, T., del Cerro, M., Jalali, S., Rao, V. S., Gullapalli, V. K., Little, C., et al. (1999). The transplantation of human fetal neuroretinal cells in advanced retinitis pigmentosa patients: Results of a long-term safety study. *Experimental Neurology, 157,* 58–68.

del Cerro, M., Humayun, M. S., Sadda, S. R., Cao, J., Hayashi, N., Green, W. R., et al. (2000). Histologic correlation of human neural retinal transplantation. *Investigative Ophthalmology & Visual Science, 41,* 3142–3148.

del Cerro, M., Ison, J. R., Bowen, G. P., Lazar, E., & del Cerro, C. (1991). Intraretinal grafting restores visual function in light-blinded rats. *Neuroreport, 2,* 529–532.

Del Priore, L. V., & Tezd, T. H. (1998). Reattachment rate of human retinal pigment epithelium to layers of human Bruch's membrane. *Archives of Ophthalmology, 116,* 335–341.

Dong, X., Pulido, J. S., Qu, T., & Sugaya, K. (2003). Differentiation of human neural stem cells into retinal cells. *Neuroreport, 14,* 143–146.

Eiraku, M., Takata, N., Ishibashi, H., Kawada, M., Sakakura, E., Okuda, S., et al. (2011). Self-organizing optic-cup morphogenesis in three-dimensional culture. *Nature, 472,* 51–56. doi:10.1038/nature09941.

Faktorovich, E. G., Steinberg, R. H., Yasumura, D., Matthes, M. T., & LaVail, M. M. (1990). Photoreceptor degeneration in inherited retinal dystrophy delayed by basic fibroblast growth factor. *Nature, 347,* 83–86.

Fine, H. F., Iranmanesh, R., Iturralde, D., & Spaide, R. F. (2007). Outcomes of 77 consecutive cases of 23-gauge transconjunctival vitrectomy surgery for posterior segment disease. *Ophthalmology, 114,* 1197–1200.

Fitzpatrick, S. D., Jafar Mazumder, M. A., Lasowski, F., Fitzpatrick, L. E., & Sheardown, H. (2010). PNIPAAm-grafted-collagen as an injectable, in situ gelling, bioactive cell delivery scaffold. *Biomacromolecules, 11,* 2261–2267.

Fujii, G. Y., De Juan, E., Jr., Humayun, M. S., Chang, T. S., Pieramici, D. J., Barnes, A., et al. (2002). Initial experience using the transconjunctival sutureless vitrectomy system for vitreoretinal surgery. *Ophthalmology, 109,* 1814–1820. doi:10.1016/S0161-6420(02)01119-3.

Getts, D. R., Shankar, S., Chastain, E. M. L., Martin, A., Getts, M. T., Wood, K., et al. (2011). Current landscape for T-cell targeting in autoimmunity and transplantation. *Immunotherapy, 3,* 853–870.

Ghosh, F., Bruun, A., & Ehinger, B. (1999). Graft-host connections in long-term full-thickness embryonic rabbit retinal transplants. *Investigative Ophthalmology & Visual Science, 40,* 126–132.

Ghosh, F., Johansson, K., & Ehinger, B. (1999). Long-term full-thickness embryonic rabbit retinal transplants. *Investigative Ophthalmology & Visual Science, 40,* 133–142.

Ghosh, F., Rauer, O., & Arnér, K. (2008). Neuroretinal xenotransplantation to immunocompetent hosts in a discordant species combination. *Neuroscience, 152,* 526–533.

Gouras, P., & Du, J. (1991). Gelanze, M., Lopez, R., Kwun, R., Kjeldbye, H., & Krebs, W. Survival and synapse formation of transplanted rat rods. *Journal of Neural Transplantation & Plasticity, 2,* 91–100. doi:10.1155/NP.1991.91.

Grozdanic, S. D., Ast, A. M., Lazic, T., Kwon, Y. H., Kardon, R. H., Sonea, I. M., et al. (2006). Morphological integration and functional assessment of transplanted neural progenitor cells in healthy and acute ischemic rat eyes. *Experimental Eye Research, 82,* 597–607.

Gullapalli, V. K., Sugino, I. K., Van Patten, Y., Shah, S., & Zarbin, M. A. (2005). Impaired RPE survival on aged submacular human Bruch's membrane. *Experimental Eye Research, 80,* 235–248.

Gullapalli, V. K., Sugino, I. K., & Zarbin, M. A. (2008). Culture-induced increase in alpha integrin subunit expression in retinal pigment epithelium is important for improved resurfacing of aged human Bruch's membrane. *Experimental Eye Research, 86,* 189–200.

Gust, J., & Reh, T. A. (2011). Adult donor rod photoreceptors integrate into the mature mouse retina. *Investigative Ophthalmology & Visual Science, 52,* 5266–5272. doi:10.1167/iovs.10-6329.

Hahn, P., Milam, A. H., & Dunaief, J. L. (2003). Maculas affected by age-related macular degeneration contain increased chelatable iron in the retinal pigment epithelium and Bruch's membrane. *Archives of Ophthalmology, 121,* 1099–1105.

Hartong, D. T., Berson, E. L., & Dryja, T. P. (2006). Retinitis pigmentosa. *Lancet, 368,* 1795–1809. doi:10.1016/s0140-6736(06)69740-7.

Haruta, M., Sasai, Y., Kawasaki, H., Amemiya, K., Ooto, S., Kitada, M., et al. (2004). In vitro and in vivo characterization of pigment epithelial cells differentiated from primate embryonic stem cells. *Investigative Ophthalmology & Visual Science, 45,* 1020–1025.

Heimann, K. (1994). A breakthrough in surgery for age-related macular degeneration? *Graefe's Archive for Clinical and Experimental Ophthalmology, 232,* 706.

Hill, A. J., Zwart, I., Tam, H. H., Chan, J., Navarrete, C., Jen, L. S., et al. (2009). Human umbilical cord blood-derived mesenchymal stem cells do not differentiate into neural cell types or integrate into the retina after intravitreal grafting in neonatal rats. *Stem Cells and Development, 18,* 399–409.

Hilton, G., Machemer, R., & Michels, R. (1983). The classification of retinal detachment with proliferative vitreoretinopathy. *Ophthalmology, 90,* 121–125.

Hirami, Y., Osakada, F., Takahashi, K., Okita, K., Yamanaka, S., Ikeda, H., et al. (2009). Generation of retinal cells from mouse and human induced pluripotent stem cells. *Neuroscience Letters, 458,* 126–131. doi:10.1016/j.neulet.2009.04.035.

Howden, S. E., Gore, A., Li, Z., Fung, H.-L., Nisler, B. S., Nie, J., et al. (2011). Genetic correction and analysis of induced pluripotent stem cells from a patient with gyrate atrophy. *Proceedings of the National Academy of Sciences of the United States of America, 108,* 6537–6542.

Hu, B.-Y., Weick, J. P., Yu, J., Ma, L.-X., Zhang, X.-Q., Thomson, J. A., et al. (2010). Neural differentiation of human induced pluripotent stem cells follows developmental principles but with variable potency. *Proceedings of the National Academy of Sciences of the United States of America, 107,* 4335–4340.

Huang, J. C., Ishida, M., Hersh, P., Sugino, I. K., & Zarbin, M. A. (1998). Preparation and transplantation of photoreceptor sheets. *Current Eye Research, 17,* 573–585. doi:10.1076/ceyr.17.6.573.5184.

Humayun, M. S., De Juan, E., Jr., del Cerro, M., Dagnelie, G., Radner, W., Sadda, S. R., et al. (2000). Human neural retinal transplantation. *Investigative Ophthalmology & Visual Science, 41,* 3100–3106.

Iandiev, I., Biedermann, B., Bringmann, A., Reichel, M. B., Reichenbach, A., & Pannicke, T. (2006). Atypical gliosis in

Müller cells of the slowly degenerating rds mutant mouse retina. *Experimental Eye Research, 82*, 449–457.

Idelson, M., Alper, R., Obolensky, A., Ben-Shushan, E., Hemo, I., Yachimovich-Cohen, N., et al. (2009). Directed differentiation of human embryonic stem cells into functional retinal pigment epithelium cells. *Cell Stem Cell, 5*, 396–408.

Ikeda, H., Osakada, F., Watanabe, K., Mizuseki, K., Haraguchi, T., Miyoshi, H., et al. (2005). Generation of Rx+/Pax6+ neural retinal precursors from embryonic stem cells. *Proceedings of the National Academy of Sciences of the United States of America, 102*, 11331–11336. doi:10.1073/pnas.0500010102.

Jiang, L. Q., Streilein, J. W., & McKinney, C. (1994). Immune privilege in the eye: An evolutionary adaptation. *Developmental and Comparative Immunology, 18*, 421–431.

Jiang, L., Zhang, H., Dizhoor, A. M., Boye, S. E., Hauswirth, W. W., Frederick, J. M., et al. (2011). Long-term RNA interference gene therapy in a dominant retinitis pigmentosa mouse model. *Proceedings of the National Academy of Sciences of the United States of America, 108*, 18476–18481. doi:10.1073/pnas.1112758108.

Jin, Z. B., Okamoto, S., Osakada, F., Homma, K., Assawa-chananont, J., Hirami, Y., et al. (2011). Modeling retinal degeneration using patient-specific induced pluripotent stem cells. *PLoS ONE, 6*. doi:10.1371/journal.pone.0017084.

Jolly, E. C., & Watson, C. J. E. (2011). Modern immunosuppression. *Surgery, 29*, 312–318.

Jones, B. W., & Marc, R. E. (2005). Retinal remodeling during retinal degeneration. *Experimental Eye Research, 81*, 123–137. doi:10.1016/j.exer.2005.03.006.

Juliusson, B., Bergstrom, A., Van Veen, T., & Ehinger, B. (1993). Cellular organization in retinal transplants using cell suspensions or fragments of embryonic retinal tissue. *Cell Transplantation, 2*, 411–418.

Junying, Y., Kejin, H., Kim, S. O., Shulan, T., Stewart, R., Slukvin, I. I., et al. (2009). Human induced pluripotent stem cells free of vector and transgene sequences. *Science, 324*, 797–801.

Kamei, M., & Hollyfield, J. G. (1999). TIMP-3 in Bruch's membrane: Changes during aging and in age-related macular degeneration. *Investigative Ophthalmology & Visual Science, 40*, 2367–2375.

Kicic, A., Shen, W. Y., Wilson, A. S., Constable, I. J., Robertson, T., & Rakoczy, P. E. (2003). Differentiation of marrow stromal cells into photoreceptors in the rat eye. *Journal of Neuroscience, 23*, 7742–7749.

Kiilgaard, J. F., Wiencke, A. K., Scherfig, E., Prause, J. U., & La Cour, M. (2002). Transplantation of allogenic anterior lens capsule to the subretinal space in pigs. *Acta Ophthalmologica Scandinavica, 80*, 76–81.

Kinouchi, R., Takeda, M., Yang, L., Wilhelmsson, U., Lundkvist, A., Pekny, M., et al. (2003). Robust neural integration from retinal transplants in mice deficient in GFAP and vimentin. *Nature Neuroscience, 6*, 863–868.

Klassen, H., Kiilgaard, J. F., Zahir, T., Ziaeian, B., Kirov, I., Scherfig, E., et al. (2007). Progenitor cells from the porcine neural retina express photoreceptor markers after transplantation to the subretinal space of allorecipients. *Stem Cells (Dayton, Ohio), 25*, 1222–1230. doi:10.1634/stemcells.2006-0541.

Klassen, H. J., Ng, T. F., Kurimoto, Y., Kirov, I., Shatos, M., Coffey, P., et al. (2004). Multipotent retinal progenitors express developmental markers, differentiate into retinal neurons, and preserve light-mediated behavior. *Investigative Ophthalmology & Visual Science, 45*, 4167–4173.

Klimanskaya, I., Chung, Y., Becker, S., Lu, S. J., & Lanza, R. (2006). Human embryonic stem cell lines derived from single blastomeres. *Nature, 444*, 481–485.

Klimanskaya, I., Hipp, J., Rezai, K. A., West, M., Atala, A., & Lanza, R. (2004). Derivation and comparative assessment of retinal pigment epithelium from human embryonic stem cells using transcriptomics. *Cloning and Stem Cells, 6*, 217–245.

Krishna, Y., Sheridan, C., Kent, D., Kearns, V., Grierson, I., & Williams, R. (2011). Expanded polytetrafluoroethylene as a substrate for retinal pigment epithelial cell growth and transplantation in age-related macular degeneration. *British Journal of Ophthalmology, 95*, 569–573.

Kuno, N., & Fujii, S. (2011). Dry age-related macular degeneration: Recent progress of therapeutic approaches. *Current Molecular Pharmacology, 4*, 196–232.

Kwan, A. S. L., Wang, S., & Lund, R. D. (1999). Photoreceptor layer reconstruction in a rodent model of retinal degeneration. *Experimental Neurology, 159*, 21–33. doi:10.1006/exnr.1999.7157.

Lakowski, J., Baron, M., Bainbridge, J., Barber, A. C., Pearson, R. A., Ali, R. R., et al. (2010). Cone and rod photoreceptor transplantation in models of the childhood retinopathy Leber congenital amaurosis using flow-sorted Crx-positive donor cells. *Human Molecular Genetics, 19*, 4545–4559.

Lakowski, J., Han, Y. T., Pearson, R. A., Gonzalez-Cordero, A., West, E. L., Gualdoni, S., et al. (2011). Effective transplantation of photoreceptor precursor cells selected via cell surface antigen expression. *Stem Cells (Dayton, Ohio), 29*, 1391–1404. doi:10.1002/stem.694.

Lamba, D. A., Gust, J., & Reh, T. A. (2009). Transplantation of human embryonic stem cell-derived photoreceptors restores some visual function in Crx-deficient mice. *Cell Stem Cell, 4*, 73–79.

Lamba, D. A., Karl, M. O., Ware, C. B., & Reh, T. A. (2006). Efficient generation of retinal progenitor cells from human embryonic stem cells. *Proceedings of the National Academy of Sciences of the United States of America, 103*, 12769–12774. doi:10.1073/pnas.0601990103.

Lau, D., McGee, L. H., Zhou, S., Rendahl, K. G., Manning, W. C., Escobedo, J. A., et al. (2000). Retinal degeneration is slowed in transgenic rats by AAV-mediated delivery of FGF-2. *Investigative Ophthalmology & Visual Science, 41*, 3622–3633.

Lavik, E. B., Klassen, H., Warfvinge, K., Langer, R., & Young, M. J. (2005). Fabrication of degradable polymer scaffolds to direct the integration and differentiation of retinal progenitors. *Biomaterials, 26*, 3187–3196.

Lu, B., Liu, Z., Liu, L., Zhu, D., Hinton, D., Thomas, B., et al. (2011). *Semipermeable parylene membrane as an artificial Bruch's membrane.* Paper presented at the 2011 16th International Solid-State Sensors, Actuators and Microsystems Conference, TRANSDUCERS '11, Beijing.

Lu, B., Malcuit, C., Wang, S., Girman, S., Francis, P., Lemieux, L., et al. (2009). Long-term safety and function of RPE from human embryonic stem cells in preclinical models of macular degeneration. *Stem Cells (Dayton, Ohio), 27*, 2126–2135. doi:10.1002/stem.149.

Luke Qi, J., Jorquera, M., & Streilein, J. W. (1993). Subretinal space and vitreous cavity as immunologically privileged sites for retinal allografts. *Investigative Ophthalmology & Visual Science, 34*, 3347–3354.

Lund, R. D., Wang, S., Klimanskaya, I., Holmes, T., Ramos-Kelsey, R., Lu, B., et al. (2006). Human embryonic stem cell-derived cells rescue visual function in dystrophic RCS rats. *Cloning and Stem Cells, 8*, 189–199.

MacLaren, R. E. (1996). Development and role of retinal glia in regeneration of ganglion cells following retinal injury.

British Journal of Ophthalmology, 80, 458–464.

MacLaren, R. E. (1999). Re-establishment of visual circuitry after optic nerve regeneration. *Eye, 13,* 277–284.

MacLaren, R. E., Pearson, R. A., MacNeil, A., Douglas, R. H., Salt, T. E., Akimoto, M., et al. (2006). Retinal repair by transplantation of photoreceptor precursors. *Nature, 444,* 203–207. doi:10.1038/nature05161.

MacLaren, R. E., & Taylor, J. S. H. (1997). Regeneration in the developing optic nerve: Correlating observations in the opossum to other mammalian systems. *Progress in Neurobiology, 53,* 381–398. doi:10.1016/s0301-0082(97)00041-5.

MacLaren, R. E., Uppal, G. S., Balaggan, K. S., Tufail, A., Munro, P. M. G., Milliken, A. B., et al. (2007). Autologous transplantation of the retinal pigment epithelium and choroid in the treatment of neovascular age-related macular degeneration. *Ophthalmology, 114,* 561–570.

Maguire, A. M., Simonelli, F., Pierce, E. A., Pugh, E. N., Jr., Mingozzi, F., Bennicelli, J., et al. (2008). Safety and efficacy of gene transfer for Leber's congenital amaurosis. *New England Journal of Medicine, 358,* 2240–2248.

McUsic, A. C., Lamba, D. A., & Reh, T. A. (2012). Guiding the morphogenesis of dissociated newborn mouse retinal cells and hES cell-derived retinal cells by soft lithography-patterned microchannel PLGA scaffolds. *Biomaterials, 33,* 1396–1405.

Meyer, J. S., Katz, M. L., Maruniak, J. A., & Kirk, M. D. (2004). Neural differentiation of mouse embryonic stem cells in vitro and after transplantation into eyes of mutant mice with rapid retinal degeneration. *Brain Research, 1014,* 131–144.

Mitchell, P., Korobelnik, J. F., Lanzetta, P., Holz, F. G., Prünte, C., Schmidt-Erfurth, U., et al. (2010). Ranibizumab (*Lucentis*) in neovascular age-related macular degeneration: Evidence from clinical trials. *British Journal of Ophthalmology, 94,* 2–13. doi:10.1136/bjo.2009.159160.

Nakagawa, M., Koyanagi, M., Tanabe, K., Takahashi, K., Ichisaka, T., Aoi, T., et al. (2008). Generation of induced pluripotent stem cells without Myc from mouse and human fibroblasts. *Nature Biotechnology, 26,* 101–106.

Nowak, J. Z. (2006). Age-related macular degeneration (AMD): Pathogenesis and therapy. *Pharmacological Reports, 58,* 353–363.

Ohno-Matsui, K., Ichinose, S., Nakahama, K. I., Yoshida, T., Kojima, A., Mochizuki, M., et al. (2005). The effects of amniotic membrane on retinal pigment epithelial cell differentiation. *Molecular Vision, 11,* 1–10.

Osakada, F., Ikeda, H., Mandai, M., Wataya, T., Watanabe, K., Yoshimura, N., et al. (2008). Toward the generation of rod and cone photoreceptors from mouse, monkey and human embryonic stem cells. *Nature Biotechnology, 26,* 215–224.

Osakada, F., Ikeda, H., Sasai, Y., & Takahashi, M. (2009a). Stepwise differentiation of pluripotent stem cells into retinal cells. *Nature Protocols, 4,* 811–824.

Osakada, F., Jin, Z.-B., Hirami, Y., Ikeda, H., Danjyo, T., Watanabe, K., et al. (2009b). In vitro differentiation of retinal cells from human pluripotent stem cells by small-molecule induction. *Journal of Cell Science, 122,* 3169–3179.

Pagon, R. A. (1988). Retinitis pigmentosa. *Survey of Ophthalmology, 33,* 137–177. doi:10.1016/0039-6257(88)90085-9.

Panda, A., Vanathi, M., Kumar, A., Dash, Y., & Priya, S. (2007). Corneal graft rejection. *Survey of Ophthalmology, 52,* 375–396.

Parameswaran, S., Balasubramanian, S., Babai, N., Qiu, F., Eudy, J. D., Thoreson, W. B., et al. (2010). Induced pluripotent stem cells generate both retinal ganglion cells and photoreceptors: Therapeutic implications in degenerative changes in glaucoma and age-related macular degeneration. *Stem Cells (Dayton, Ohio), 28,* 695–703.

Pearson, R. A., Barber, A. C., West, E. L., MacLaren, R. E., Duran, Y., Bainbridge, J. W., et al. (2010). Targeted disruption of outer limiting membrane junctional proteins (Crb1 and ZO-1) increases integration of transplanted photoreceptor precursors into the adult wild-type and degenerating retina. *Cell Transplantation, 19,* 487–503.

Qi Jiang, L., Jorquera, M., Streilein, J. W., & Ishioka, M. (1995). Unconventional rejection of neural retinal allografts implanted into the immunologically privileged site of the eye. *Transplantation, 59,* 1201–1207.

Qiu, G., Seiler, M. J., Mui, C., Arai, S., Aramant, R. B., de Juan, E., Jr., et al. (2005). Photoreceptor differentiation and integration of retinal progenitor cells transplanted into transgenic rats. *Experimental Eye Research, 80,* 515–525.

Radtke, N. D., Aramant, R. B., Seiler, M. J., Petry, H. M., & Pidwell, D. (2004). Vision change after sheet transplant of fetal retina with retinal pigment epithelium to a patient with retinitis pigmentosa. *Archives of Ophthalmology, 122,* 1159–1165.

Radtke, N. D., Seiler, M. J., Aramant, R. B., Petry, H. M., & Pidwell, D. J. (2002). Transplantation of intact sheets of fetal neural retina with its retinal pigment epithelium in retinitis pigmentosa patients. *American Journal of Ophthalmology, 133,* 544–550.

Reubinoff, B. E., Pera, M. F., Fong, C. Y., Trounson, A., & Bongso, A. (2000). Embryonic stem cell lines from human blastocysts: Somatic differentiation in vitro. *Nature Biotechnology, 18,* 399–404.

Rodrigues, M. M., Bardenstein, D., & Wiggert, B. (1987). Retinitis pigmentosa with segmental massive retinal gliosis. An immunohistochemical, biochemical, and ultrastructural study. *Ophthalmology, 94,* 180–186.

Royo, P. E., & Quay, W. B. (1959). Retinal transplantation from fetal to maternal mammalian eye. *Growth, 23,* 313–336.

Schwartz, S. D., Hubschman, J.-P., Heilwell, G., Franco-Cardenas, V., Pan, C. K., Ostrick, R. M., et al. (2012). Embryonic stem cell trials for macular degeneration: A preliminary report. *Lancet.* doi:10.1016/S0140-6736(12)60028-2.

Seiler, M. J., & Aramant, R. B. (1998). Intact sheets of fetal retina transplanted to restore damaged rat retinas. *Investigative Ophthalmology & Visual Science, 39,* 2121–2131.

Singh, M. S., Charbel Issa, P., Butler, R., Martin, C., Lipinski, D. M., Sekaran, S., et al. (2013). Reversal of end-stage retinal degeneration and restoration of visual function by photoreceptor transplantation. *Proceedings of the National Academy of Sciences of the United States of America 110,* 1101–1106.

Singh, M. S., & MacLaren, R. E. (2011). Stem cells as a therapeutic tool for the blind: Biology and future prospects. *Proceedings of the Royal Society B: Biological Sciences, 278,* 3009–3016. doi:10.1098/rspb.2011.1028.

Smith, J. M., Nemeth, T. L., & McDonald, R. A. (2003). Current immunosuppressive agents: Efficacy, side effects, and utilization. *Pediatric Clinics of North America, 50,* 1283–1300.

Smith, W., Assink, J., Klein, R., Mitchell, P., Klaver, C. C., Klein, B. E., et al. (2001). Risk factors for age-related macular degeneration: Pooled findings from three continents. *Ophthalmology, 108,* 697–704. doi:10.1016/s0161-6420(00)00580-7.

Sodha, S., Wall, K., Redenti, S., Klassen, H., Young, M. J., & Tao, S. L. (2011). Microfabrication of a three-dimensional polycaprolactone thin-film scaffold for retinal progenitor cell encapsulation. *Journal of Biomaterials Science. Polymer Edition, 22*, 443–456.

Spraul, C. W., & Grossnihlatis, H. E. (1997). Characteristics of Drusen and Bruch's membrane in postmortem eyes with age-related macular degeneration. *Archives of Ophthalmology, 115*, 267–273.

Stadtfeld, M., Nagaya, M., Utikal, J., Weir, G., & Hochedlinger, K. (2008). Induced pluripotent stem cells generated without viral integration. *Science, 322*, 945–949.

Stout, J. T., & Francis, P. J. (2011). Surgical approaches to gene and stem cell therapy for retinal disease. *Human Gene Therapy, 22*, 531–535. doi:10.1089/hum.2011.060.

Sugie, Y., Yoshikawa, M., Ouji, Y., Saito, K., Moriya, K., Ishizaka, S., et al. (2005). Photoreceptor cells from mouse ES cells by co-culture with chick embryonic retina. *Biochemical and Biophysical Research Communications, 332*, 241–247.

Sugino, I. K., Gullapalli, V. K., Sun, Q., Wang, J., Nunes, C. F., Cheewatrakoolpong, N., et al. (2011). Cell-deposited matrix improves retinal pigment epithelium survival on aged submacular human Bruch's membrane. *Investigative Ophthalmology & Visual Science, 52*, 1345–1358.

Suzuki, T., Mandai, M., Akimoto, M., Yoshimura, N., & Takahashi, M. (2006). The simultaneous treatment of MMP-2 stimulants in retinal transplantation enhances grafted cell migration into the host retina. *Stem Cells (Dayton, Ohio), 24*, 2406–2411.

Swijnenburg, R. J., Schrepfer, S., Govaert, J. A., Cao, F., Ransohoff, K., Sheikh, A. Y., et al. (2008). Immunosuppressive therapy mitigates immunological rejection of human embryonic stem cell xenografts. *Proceedings of the National Academy of Sciences of the United States of America, 105*, 12991–12996. doi:10.1073/pnas.0805802105.

Takahashi, K., Tanabe, K., Ohnuki, M., Narita, M., Ichisaka, T., Tomoda, K., et al. (2007). Induction of pluripotent stem cells from adult human fibroblasts by defined factors. *Cell, 131*, 861–872.

Takahashi, K., & Yamanaka, S. (2006). Induction of pluripotent stem cells from mouse embryonic and adult fibroblast cultures by defined factors. *Cell, 126*, 663–676.

Takahashi, M., Miyoshi, H., Verma, I. M., & Gage, F. H. (1999). Rescue from photoreceptor degeneration in the RD mouse by human immunodeficiency virus vector-mediated gene transfer. *Journal of Virology, 73*, 7812–7816.

Tansley, K. (1946). The development of the rat eye in graft. *Journal of Experimental Biology, 22*, 221–223.

Tao, W., Wen, R., Goddard, M. B., Sherman, S. D., O'Rourke, P. J., Stabila, P. F., et al. (2002). Encapsulated cell-based delivery of CNTF reduces photoreceptor degeneration in animal models of retinitis pigmentosa. *Investigative Ophthalmology & Visual Science, 43*, 3292–3298.

Tat, F. N., Lavik, E., Keino, H., Taylor, A. W., Langer, R. S., & Young, M. J. (2007). Creating an immune-privileged site using retinal progenitor cells and biodegradable polymers. *Stem Cells (Dayton, Ohio), 25*, 1552–1559.

Tejeria, L., Harper, R. A., Artes, P. H., & Dickinson, C. M. (2002). Face recognition in age related macular degeneration: Perceived disability, measured disability, and performance with a bioptic device. *British Journal of Ophthalmology, 86*, 1019–1026. doi:10.1136/bjo.86.9.1019.

Tezel, T. H. (1997). Reattachment to a substrate prevents apoptosis of human retinal pigment epithelium. *Graefe's Archive for Clinical and Experimental Ophthalmology, 235*, 41–47.

The Eye Diseases Prevalence Research Group. (2004). Causes and prevalence of visual impairment among adults in the United States. *Archives of Ophthalmology, 122*, 477–485.

doi:10.1001/archopht.122.4.477.

Thomson, H. A., Treharne, A. J., Backholer, L. S., Cuda, F., Grossel, M. C., & Lotery, A. J. (2010). Biodegradable poly(Œ±-hydroxy ester) blended microspheres as suitable carriers for retinal pigment epithelium cell transplantation. *Journal of Biomedical Materials Research. Part A, 95*, 1233–1243.

Thomson, J. A. (1998). Embryonic stem cell lines derived from human blastocysts. *Science, 282*, 1145–1147.

Thomson, R. C., Giordano, G. G., Collier, J. H., Ishaug, S. L., Mikos, A. G., Lahiri-Munir, D., et al. (1996). Manufacture and characterization of poly(alpha-hydroxy ester) thin films as temporary substrates for retinal pigment epithelium cells. *Biomaterials, 17*, 321–327.

Thumann, G., Schraermeyer, U., Bartz-Schmidt, K. U., & Heimann, K. (1997). Descemet's membrane as membranous support in RPE/IPE transplantation. *Current Eye Research, 16*, 1236–1238.

Thumann, G., Viethen, A., Gaebler, A., Walter, P., Kaempf, S., Johnen, S., et al. (2009). The in vitro and in vivo behaviour of retinal pigment epithelial cells cultured on ultrathin collagen membranes. *Biomaterials, 30*, 287–294.

Tomita, M., Lavik, E., Klassen, H., Zahir, T., Langer, R., & Young, M. J. (2005). Biodegradable polymer composite grafts promote the survival and differentiation of retinal progenitor cells. *Stem Cells (Dayton, Ohio), 23*, 1579–1588.

Tomita, M., Mori, T., Maruyama, K., Zahir, T., Ward, M., Umezawa, A., et al. (2006). A comparison of neural differentiation and retinal transplantation with bone marrow-derived cells and retinal progenitor cells. *Stem Cells (Dayton, Ohio), 24*, 2270–2278. doi:10.1634/stemcells.2005-0507.

Toriumi, H., Yoshikawa, M., Matsuda, R., Nishimura, F., Yamada, S. I., Hirabayashi, H., et al. (2009). Treatment of Parkinson's disease model mice with allogeneic embryonic stem cells: Necessity of immunosuppressive treatment for sustained improvement. *Neurological Research, 31*, 220–227.

Tucker, B., Klassen, H., Yang, L., Chen, D. F., & Young, M. J. (2008). Elevated MMP expression in the MRL mouse retina creates a permissive environment for retinal regeneration. *Investigative Ophthalmology & Visual Science, 49*, 1686–1695.

Tucker, B. A., Redenti, S. M., Jiang, C., Swift, J. S., Klassen, H. J., Smith, M. E., et al. (2010). The use of progenitor cell/biodegradable MMP2-PLGA polymer constructs to enhance cellular integration and retinal repopulation. *Biomaterials, 31*, 9–19.

Van Meurs, J. C., & Van Den Biesen, P. R. (2003). Autologous retinal pigment epithelium and choroid translocation in patients with exudative age-related macular degeneration: Short-term follow-up. *American Journal of Ophthalmology, 136*, 688–695.

Vincenti, F., Charpentier, B., Vanrenterghem, Y., Rostaing, L., Bresnahan, B., Darji, P., et al. (2010). A phase III study of belatacept-based immunosuppression regimens versus cyclosporine in renal transplant recipients (BENEFIT Study). *American Journal of Transplantation, 10*, 535–546. doi:10.1111/j.1600-6143.2009.03005.x.

Vugler, A., Carr, A. J., Lawrence, J., Chen, L. L., Burrell, K., Wright, A., et al. (2008). Elucidating the phenomenon of HESC-derived RPE: Anatomy of cell genesis, expansion and retinal transplantation. *Experimental Neurology, 214*, 347–361.

Weisz, J. M., Humayun, M. S., de Juan, E., Jr., del Cerro, M., Sunness, J. S., Dagnelie, G., et al. (1999). Allogenic fetal retinal pigment epithelial cell transplant in a patient with geographic atrophy. *Retina (Philadelphia, Pa.), 19*, 540–545.

West, E. L., Pearson, R. A., Barker, S. E., Luhmann, U. F. O.,

Maclaren, R. E., Barber, A. C., et al. (2010). Long-term survival of photoreceptors transplanted into the adult murine neural retina requires immune modulation. *Stem Cells (Dayton, Ohio), 28*, 1997–2007.

West, E. L., Pearson, R. A., Tschernutter, M., Sowden, J. C., MacLaren, R. E., & Ali, R. R. (2008). Pharmacological disruption of the outer limiting membrane leads to increased retinal integration of transplanted photoreceptor precursors. *Experimental Eye Research, 86*, 601–611.

Wright, A. F., Chakarova, C. F., Abd El-Aziz, M. M., & Bhattacharya, S. S. (2010). Photoreceptor degeneration: Genetic and mechanistic dissection of a complex trait. *Nature Reviews. Genetics, 11*, 273–284.

Yang, Y., Mohand-Said, S., Danan, A., Simonutti, M., Fontaine, V., Clerin, E., et al. (2009). Functional cone rescue by RdCVF protein in a dominant model of retinitis pigmentosa. *Molecular Therapy, 17*, 787–795.

Yao, J., Feathers, K., Khanna, H., Thompson, D., Tsilfidis, C., Hauswirth, W. W., et al. (2011a). XIAP therapy increases survival of transplanted rod precursors in a degenerating host retina. *Investigative Ophthalmology & Visual Science, 52*, 1567–1572.

Yao, J., Tucker, B. A., Zhang, X., Checa-Casalengua, P., Herrero-Vanrell, R., & Young, M. J. (2011b). Robust cell integration from co-transplantation of biodegradable MMP2-PLGA microspheres with retinal progenitor cells. *Biomaterials, 32*, 1041–1050.

Yeung, C. K., Chiang, S. W. Y., Chan, K. P., Lam, D. S. C., & Pang, C. P. (2004). The transfer of ocular cells using collagen. *Cell Transplantation, 13*, 585–594.

Yu, J., Vodyanik, M. A., Smuga-Otto, K., Antosiewicz-Bourget, J., Frane, J. L., Tian, S., et al. (2007). Induced pluripotent stem cell lines derived from human somatic cells. *Science, 318*, 1917–1920.

Zhang, X., & Bok, D. (1998). Transplantation of retinal pigment epithelial cells and immune response in the subretinal space. *Investigative Ophthalmology & Visual Science, 39*, 1021–1027.

Zhang, Y., Kardaszewska, A. K., Van Veen, T., Rauch, U., & Perez, M. T. R. (2004). Integration between abutting retinas: Role of glial structures and associated molecules at the interface. *Investigative Ophthalmology & Visual Science, 45*, 4440–4449. doi:10.1167/iovs.04-0165.

Zrenner, E., Bartz-Schmidt, K. U., Benav, H., Besch, D., Bruckmann, A., Gabel, V. P., et al. (2011). Subretinal electronic chips allow blind patients to read letters and combine them to words. *Proceedings of the Royal Society B: Biological Sciences, 278*, 1489–1497. doi:10.1098/rspb.2010.1747.

第111章 视力障碍的干细胞治疗

Peter D. Westenskow, Martin Friedlander

导致灾难性视力丧失的疾病常常涉及感光细胞或关键性辅助细胞[例如视网膜色素上皮细胞(retinal pigment epithelium, RPE)或血管内皮细胞]的退行性变。目前针对老年黄斑病变和糖尿病视网膜病变等视网膜的神经或血管变性病的治疗手段常利用破坏性治疗,目的在于抑制新生血管的异常生长,从而阻止其导致的突发性视力丧失或感光细胞坏死。随着"各种各样视网膜细胞成分间相互营养作用是维持视力稳态的关键"这一认识的增强,视网膜的"重建"疗法而非通过激光或抑制各种细胞因子的分子进行"破坏"治疗变得流行起来。促进这一方法实施的一个关键要素是快速扩展再生医学领域,使得识别、分离、增殖各类干细胞成为可能,而干细胞可产生人体几乎所有的细胞。这些干细胞能够从胚胎或成人组织中获取,最近人们向成人体细胞组织中加入关键的转录因子后也获得了诱导多能干细胞(induced pluripotent stem cell, iPS)(Takahashi & Yamanaka, 2006; Yu et al., 2007)。因此,iPS细胞理论上可以产生自体组织,用于各种病理情况下的移植治疗,有效修正这些疾病中存在的细胞缺陷。

本章我们将会讨论用于替换多种视网膜疾病中各类缺陷细胞的干细胞的潜在应用。不幸的是,用干细胞来源的视锥细胞或视杆细胞替换变性的感光细胞后,很难对成人视网膜"重新连接"(Jones et al., 2012; Marc et al., 2008)。考虑到成人连接视网膜和中脑顶盖神经纤维投射可塑性的可能受限,维持、强化视网膜感光细胞和与其密切相关的细胞(例如RPE、神经胶质和脉管系统)之间的营养作用可能是更理想的维护成人正常视网膜的手段。为促进这一讨论,我们将首先介绍参与这一活动的各种细胞类型,而后介绍祖细胞和干细胞在治疗多种视网膜的血管和神经退行性疾病中的潜在应用。

视网膜细胞类型的多样性;干细胞治疗的潜在靶点

光传导和随后引发的一系列产生视觉的串联事件(cascade of events)在生化上非常复杂并高度依赖于能量。大量视觉细胞参与视觉过程,尽管只有神经元参与视觉功能,但本质上它们非常依赖于大量的支持细胞,包括神经胶质细胞、血管内皮细胞、周细胞、单核细胞和特定上皮细胞(视网膜色素上皮细胞)。除了视网膜内长期存在的细胞外,正常和病理情况下,有些细胞会迁入或迁离眼睛后部。在多种正常和异常环境中,这些移行细胞可能是有害的,但也可能起到缓解作用。本书的其他章节已讨论了眼睛的细微结构,我们将简要回顾可能作为干细胞治疗潜在靶点的视网膜关键细胞。

视网膜感觉神经由多种不同类型的细胞组成,并形成了高度有序的多层功能结构。光转换为电脉冲的过程,光转导,主要由外细胞层的视杆细胞、视锥细胞和RPE细胞的活动完成。RPE细胞处于视网膜最外层,伸出长而尖的突起包绕感光细胞外节的尖端。它们也分隔了视网膜和高血流量的视网膜外脉络膜毛细血管层,后者为外层视网膜感光细胞提供基础血液供应。内核层的中间神经元与初级的信息加工有关。神经节细胞,其轴突呈束状将整合的输出信号传输到视觉皮层中,形成视觉感受野,提供感知觉的基础。此外,维护视网膜稳态还需要神经胶质细胞,虹膜和睫状体细胞调节曝光量和眼压。神经胶质细胞是CNS特异性的多种结缔组织细胞,以大胶质细胞(例如米勒胶质细胞)和小胶质细胞的形式存在。这些细胞对正常视网膜功能至关重要,与血管调节和神经元稳态密切相关。灵长类视网膜血管丰富,除脉络膜血管层外,还负责视网膜内三层不同丛状层的血液供应,从而支持内层视网膜网络。

感觉视网膜上多数神经元是感光细胞。感光细胞有独特形态;在内核层,它们的树突与中间神经元形成突触,感光细胞外节中的维生素A衍生的载色体(11-顺式is视黄醛)通过纤毛从胞体中分离。感光细胞精巧敏感,单个光子将11-顺式视黄醛转变为11-反式视黄醛。感光细胞中缺少将黄醛重异构为可用形式的酶,所以视黄醛需要被运输到邻近RPE细胞中进行转换,并将11-顺式视黄醛运回到感光细胞。这一过程受损会引起色素性视网膜炎,一种会导致初级感光细胞坏死和无法治愈的失明的遗传性视力障碍

（Palczewski & Baehr, 2001）。

RPE 细胞或脉络膜毛细血管的功能缺陷会引起次级感光细胞的退行性变。正常视网膜功能中 RPE 细胞的作用至关重要。RPE 细胞分泌血管营养因子，对维持脉络膜血管的完整性十分关键（Kurihara et al., 2012；Saint-Geniez et al., 2009）。RPE 细胞也调节视网膜下腔的黏附性、渗透压、酸碱度和水平衡。RPE 细胞的黑色素吸收杂散光，避免光散射，而且 RPE 细胞还耦合形成紧密密封层，构成血-视网膜外屏障。RPE 细胞也在维持眼睛相对免疫赦免中发挥重要作用，每天吞噬脱落的感光细胞外节上受到光损害的细胞膜和蛋白质。RPE 和感光细胞相互依赖，共同作为一个功能单元（Strauss, 2005）。实际上，RPE 细胞功能失调或萎缩是老年性黄斑病变（age-related macular degeneration，AMD）的特征。AMD 是工业化国家中失明的主要原因（Congdon et al., 2004；Resnikoff et al., 2004），人口统计分析预测这一疾病未来会更普遍（Friedman et al., 2004）。

失明的另一个主要原因是青光眼（Resnikoff et al., 2004），一种影响视神经的多因素疾病。青光眼所致的视力减退通常是因为眼压增大导致神经节细胞萎缩，尽管也有例外。

尽管是感光细胞和 RPE 的丢失导致了视力减退，但在多数失明疾病中可观察到视网膜和脉络膜血管异常。哺乳类视网膜血管网络在胎儿晚期和出生后早期阶段发育。由于感觉神经视网膜发育并开始发挥功能作用，出生后早期耗氧量显著增加。与此同时，视网膜血管的发育成熟。这些血管为视网膜神经元和神经胶质细胞提供重要营养支持。血管网络建立后，大部分保持稳定，但在疾病情况下会再激活和增殖。血管常见改变包括：①血管渗透性异常导致视网膜水肿；②眼内出血；③新血管形成（neovascularization，NV）导致神经胶质增生和牵引性视网膜脱离（Stahl et al., 2010）。这些异常情况常在视网膜血管疾病中出现，例如糖尿病视网膜病变、早产儿视网膜病变和新生血管性 AMD。在新生血管性 AMD 中，源自脉络膜的新生血管会穿过 Bruch 膜，侵入外层视网膜。

基于干细胞治疗的展望

基于干细胞的治疗方法可能用于治疗多种神经退行性和新生血管性眼病共同具有的病理改变。根据分化潜能分类，干细胞是可以进行复制的未分化细胞。干细胞对多种信号十分敏感，这些信号操控细胞

的"干性"，指导它们继续分裂成新的子代细胞或分化为特定细胞类型（Weissman, 2000）。多能干细胞几乎具有无限分化潜能，能够分化为任何胚胎或成人细胞类型。而其他干细胞（更准确地说是"祖细胞"），包括造血干细胞（hematopoietic stem cells，HSCs），是多能性的或专能性的，仅具备短期或长期的再生潜能，分化为种类有限的细胞。

胚胎和成人干细胞都已经被成功识别。胚胎干细胞（Embryonic stem cells，ESCs）是源自早期胚胎的内细胞团的多能干细胞。成人干细胞群非常稀少，分化潜能一般十分有限。成人眼内是否存在干细胞尚有争议，而且从实际考虑，它们的临床应用有限；为此我们在本综述中将不再对它们进行阐述。从骨髓或血液中分离的成人干细胞，可能会广泛应用到多种新生血管性眼部疾病的治疗中。本章的第二部分将对此进行阐述。

在首个 ESC 细胞株建立和注册审批后，研究者相竟培养了感兴趣的细胞类型，以作为患病组织的"替换部件"。然而，出于伦理考虑，并且由于合适阶段的人类胚胎的可获得性，人类 ESCs（human ESCs，hESCs）的广泛使用受到了巨大阻碍。近期两个独立实验组令人瞩目的观察结果可能使得这些障碍变得无实际意义。研究主要发现转基因过表达 OSKM 四个转录因子 [Oct4、Sox2、Klf4 和 c-Myc（Takahashi et al., 2007）] 或 OSNL 四个转录因子 [Oct4、Sox2、Nanog 和 Lin28（Yu et al., 2007）] 二者之一即可使体细胞转变为诱导性多能干细胞（induced pluripotent stem cells，iPSCs）。iPSCs 的显著优势在于在它们可用于制备自体移植物。然而，虽然使用 iPSCs 可能排除许多涉及 ESCs 的伦理问题，iPSCs 细胞是否能作为合适且安全的 ESCs 细胞的替代选择还有待确定。值得注意的是，通过逆转录病毒的转导病毒携带的转录因子随机整合到基因组多个位点上。如果这些重新编码的转录因子被再次激活，就会出现恶变。实际上，iPSC 产生和恶性转化设计的许多分子机制是相同的，研究发现源自 iPSC 的嵌合体小鼠肿瘤发生率高（Aoi et al., 2008；Kim et al., 2004；Mark-oulaki et al., 2009；Okita, Ichisaka, & Yamanaka, 2007）。

重新编码过程本身可能导致遗传不稳定性，也增加了 iPSC 形成肿瘤的风险。多种人类 iPSC（human iPSC，hiPSC）和 hESC 细胞系的详尽对比分析发现，虽然许多 hiPSC 和 hESC 细胞系的转录组学和表观遗传学信息十分相似，但其他 hiPSC 的遗传信息多种多样，并呈现随机分布的差异，这限制细胞的分化能力或使

细胞的分化防线出现偏离（Bock et al.，2011）。此外，近期证据发现hiPSCs中，为了获取能够快速增殖的细胞系，选择压力可能引发非随机分布位点上染色体异倍体，可能进一步限制细胞的分化能力，增加了肿瘤的发生概率（Hussein et al.，2011；Laurent et al.，2011；Mayshar et al.，2010），但是近期一项更敏感技术的研究结果反驳了这一观点（Quinlan et al.，2011）。iPSCs细胞中基因的不稳定性与高细胞传代次数有关，重新编码方法需要多次传代，效率低，因此可能增加了肿瘤发生的风险（Hussein et al.，2011；Laurent et al.，2011）。而且，例如涉及信使RNA链（Warren et al.，2010）或重组蛋白的使用（Zhou et al.，2009），重新编码技术要求进行反复转染，导致高细胞毒性。

因此，研究人员需要集中精力通过有限次病毒转运因子或使用非整合性方法对iPSCs细胞进行重新编码。然而，这些方法效率低且耗时长。为了利用hiPSCs细胞产生移植细胞、治疗AMD或青光眼等老年发病的疾病，皮肤细胞重新编码更加困难，甚至需要更多时间。因此，为通过hiPSCs细胞分化出感兴趣的组织，可能需要采用标准化的程序来保证结果的一致性和来源的安全。目前已经出现了许多非整合性方法或低基因整合的方法。未来基于干细胞的治疗最紧要的任务是——找到最有效的、作用稳定并且风险最低的方法。

利用干细胞生成用于移植的视网膜细胞

因为一些原因，眼睛是基于干细胞治疗理想的靶器官。第一，不像中枢神经系统的其他区域，眼睛更易接近，且通过一些非侵入性且敏感的监测技术便可简单直接观察到治疗效果。第二，相比其他器官系统，眼睛是一个相对免疫赦免的部位，这意味着慢性炎症发生的可能性更低。第三，如果出现任何不良反应，利用分子"自杀开关"和激光凝结，受影响的细胞能被切除，万不得已时，眼睛本身也可以被摘除。

某些失明疾病，包括AMD，也可以进行干细胞治疗。尽管AMD临床表现广泛，但是这些疾病共同特征是均会引起感光细胞和/或RPE萎缩，这可以通过细胞移植手段来阻止或缓解。AMD一般归为多基因多因素疾病，由一系列数十年中发生的系统错误共同诱发（老化和吸烟是AMD的主要风险因素）。确诊后几个月到几年时间内，AMD患者感光细胞变性通常进展缓慢。因此患者确诊这一疾病后，有充足时间来通过iPS细胞获得移植组织进行治疗干预。因为

AMD是多基因、年龄相关性疾病，遗传背景在短期内不一定会导致相同疾病的复发。基本上，RPE移植策略在移植后许多年中仍可保持感光细胞的稳态，对于AMD疾病进展可能会起到"重置时钟"的作用。

因此，RPE细胞移植可能是治疗许多AMD患者的有效手段，至少对存在RPE细胞功能紊乱或坏死的患者可能有效（de Jong，2006；Zarbin，2004）。移植RPE细胞预期会与在布鲁赫膜的非特异性区域上分别与感光细胞外节底部和顶部表面联系起来。此外，相较其他视网膜细胞类型，RPE细胞相对同质，没有发现细胞亚型。然而，涉及视网膜神经元的细胞移植技术非常复杂，因为存在不同类型的感光细胞或神经节细胞，它们以马赛克形式镶嵌存在，组合在一起构成完整的视网膜环路。而且，在视网膜变性开始后，视网膜中间神经元和神经胶质细胞出现迁移，并开始和其他神经元形成不恰当的突触，这一过程称为"重构"（Marc，2005），重构过程出现的错误是否可逆还非常不明确。然而，这并未使研究人员放弃对利用干细胞生成用于移植的视网膜神经元。后续小节将会简单介绍这些研究。

RPE移植是AMD的可能治疗方法

在基于干细胞转化医学出现之前，自体和异体移植方法验证了基于RPE移植的AMD治疗方法这一概念的可行性。尽管进行的是高侵入性的视网膜移植手术（Cahill，Freedman，&Toth，2003），而且使用的是外周切除的RPE细胞移植物（Joussen et al.，2007），自体RPE移植技术已成功在患者中完成。由于移植细胞受到宿主的排斥，最初异体RPE细胞移植的尝试结果并不理想（Algvere，Gouras，&Dafgard Kopp，1999；Zhang&Bok，1998）。这些发现证明眼睛并不是完全的免疫赦免，为了治疗的成功，接受异体移植的患者需要接受终生的免疫抑制治疗。

越来越多的工作高度提示从hESCs（Idelson et al.，2009；Klimanskaya et al.，2004；Lund et al.，2006；Meyer et al.，2009；Vugler et al.，2008）和hiPSCs（Buchholz et al.，2009；Carr et al.，2009b；Hirami et al.，2009；Krohne et al.，2012；Meyer et al.，2009；Osakada et al.，2009）中很容易获得RPE，异体移植或理想的自体移植是治疗AMD更可行且有效的的方法。hES和hiPS细胞培养4~7周即可获得鹅卵石形态的色素细胞群，体外模拟胚胎RPE的正常发展阶段，阻止NODAL、无翅基因/int-1（wingless/int-1，WNT）和成纤维细胞生长

因子(fibroblast growth factor,FGF)、骨形态生成蛋白(bone morphogenetic protein,BMP)信号通路(Meyer et al.,2009;Osakada et al.,2009)的激活,或激活转化生长因子(transforming growth factor,TGF)-β 通路(Idelson et al.,2009;Krohne et al.,2012),可以增加细胞分化的产量和速率。不论使用哪种分化技术,hES-和 hiPS-RPE 细胞在正确的极化平面上(Buchholz et al.,2009;Krohne et al.,2012;V ugler et al.,2008)表达分化终末标志物(Buchholz et al.,2009;Carr et al.,2009b;Hirami et al.,2009;Idelson et al.,2009;Kli-manskaya et al.,2004;Krohne et al.,2012;Lund et al.,2006;Meyer et al.,2009;Osakada et al.,2009;Vugler et al.,2008)。一旦色素细胞群达到充足大小,手动将其从培养基中分离,扩增产生移植所需的更多数量的细胞。

多项基因表达谱实验已经进行了 hES-RPE、hiPS-RPE 和源代 RPE 细胞的比较。这些研究一致认为,相比成人 RPE,hES-RPE 和 hiPS-RPE 与人类胚胎 RPE(human fetal RPE,hfRPE)更相似(Buchholz et al.,2009;Carr et al.,2009b;Klimanskaya et al.,2004;Liao et al.,2010;Lu et al.,2009)。通过使用定向蛋白质组分析,我们也得到了相同结论。然而,我们的确观察到在 iPS-RPE 和 hfRPE 中一些 RPE 关键分化终末标志物蛋白质表达存在差异,包括卵黄状黄斑病蛋白、视网膜色素上皮细胞特异性65kDa 蛋白(retinal pigment epithelium-specific 65 kDa protein,RPE65)、顺式视黄醛结合蛋白(cis-retinaldebyde binding protein,CRALBP)、周视蛋白和联接蛋白43。然而,当 iPS-RPE 与两种老化 RPE 样本(从62岁或88岁捐献者中获取)进行比较时,仅观察到少数相似性(Krohne et al.,2012)。通过这些实验,我们推断相比老化的 hRPE,iPS-RPE 和 hfRPE 更加相似,但相比 hfRPE 细胞,iPS-RPE 细胞处于略微更晚期的分化状态中。

蛋白质组分析发现 iPS-RPE 细胞与 hfRPE 细胞相似,这一结果意义重大,因为严密的比较分析法发现 hiPS-RPE 和 hfRPE 有完全不同的转录谱(transcriptomic profiles)(Liao et al.,2010)。转录变异很可能是由产生 iPSCs 细胞的慢病毒传递策略引起的(Soldner et al.,2009;Yu et al.,2007)。我们也通过非靶向高分辨率质谱分析进行了功能基因组测定,比较了采用不同方式重新编码的 iPS-RPE 细胞与 hfRPE 细胞和老化 hRPE 细胞。这一试验的结果发现使用不同编码方式由 iPSC 得到的 RPE 细胞之间差异显著(Krohne et al.,2012),因此基于多种组学分析试验结果,使用哪种方法必须谨慎考虑。

利用不同重新编码方式人们已经从多种 iPS 细胞系中获得了 RPE 细胞。已经形成了传统的 iPS-RPE 法(OSKM 或 OSNL;4F-iPS-RPE)(Buch-holz et al.,2009;Carr et al.,2009b;Hirami et al.,2009;Krohne et al.,2012;Liao et al.,2010;Meyer et al.,2009;Osakada et al.,2009)、三因子法(OSK;3F-iPS-RPE)(Osakada et al.,2009)、两因子和小分子法(OK;2F-iPS-RPE)(Krohne et al.,2012)、单因子和小分子法(仅 OCT4;1F-iPS-RPE)(Krohne et al.,2012)。此外,非整合性染色体外 DNA 质粒转染已被用于生成染色体外诱导多能干细胞(episomal derived induced pluripotent stem cells,EiPSCSs)。EiPS-RPE 细胞,但这些细胞至今没有进行严格的特征分析(Okita et al.,2011)。有趣的是,我们检测到 EiPS-RPE 细胞相比其他所有 iPS-RPE 细胞系分化得更快速(如图111.1),这再一次提示转基因的整合过程可能影响 iPSCs 细胞的分化能力。目前我们正在分析这些细胞的特征,获得的初步数据显示这些细胞能够形成极好的 RPE 细胞。

hES-RPE 细胞和 hiPS-RPE 细胞也进行了各种其他 RPE 功能检测,这些细胞在体外都出现了令人满意

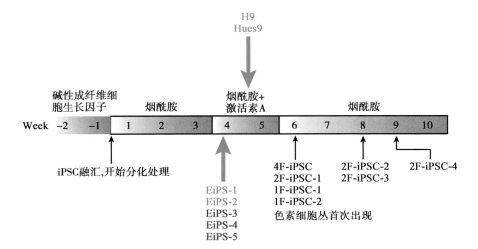

图111.1　染色体外诱导多能干细胞(episomal derived induced pluripotent stem cells,EiPSCs)具备快速分化成视网膜色素上皮细胞的能力。五个 EiPS 细胞克隆经过三轮独立检测,并与胚胎干细胞(H9 和 Hues9 细胞系)、所有4因子(4F-iPS-RPE)和2因子(2F-iPS-RPE)或单一重新编码因子(1F-iPS-RPE)的 iPS。克隆细胞的字体颜色分别表示第一次(红色)、第二次(紫色)或最新(绿色)阶段。箭头表示色素克隆细胞首次出现的时间。

的功能。hES-RPE 细胞和 hiPS-RPE 细胞都在细胞培养基中形成了充满液体的拱形结构，表明它们在紧密耦合，从顶部向底部抽泵离子和水（Mircheff et al.，1990）。类似 hRPE 细胞，hiPS-RPE 细胞也有功能性 Na^+ 和 K^+ 电压门控通道和膜电位（Kokkinaki，Sahibzada，& Golestaneh，2011）。最后，研究发现 hES-RPE 和 hiPS-RPE 细胞在体外能够吞噬绝缘的感光细胞外节（Buchholz et al.，2009；Carr et al.，2009a，2009b；Idelson et al.，2009；Krohne et al.，2012；Vugler et al.，2008），Carr 等已证明人工培养的 hES-RPE 细胞吞噬人类视网膜移植组织上的感光细胞外节（Carr et al.，2009a）。这些研究十分重要，因为在人类和啮齿动物中 MerTK 基因突变会导致吞噬作用缺陷和视网膜变性（Charbel Issa et al.，2009；D'Cruz et al.，2000）。由于已存在的方法在定量上还无法令人满意，我们研发了一种基于流式细胞技术的方法来评估人工培植的 RPE 细胞的吞噬活性，量化对 RPE 吞噬作用非常关键的受体密度。通过这一技术，我们证明 1F-iPS-RPE 表达了和 hfRPE 细胞相似水平和相似密度的感光细胞外节受体蛋白。比较 iPS 源性的 RPE、从正常个体和各种视网膜变性病患者获取的 RPE 将是一项十分有趣的实验。这一实验可以利用尸检标本直接获取 RPE 细胞进行分析，或者分离新近识别的视网膜色素上皮干细胞，再将这些细胞再分化为包括 RPE 细胞自身在内的多种间质细胞（Salero et al.，2012）。此外还观察到 iPS-RPE 细胞和 hRPE 细胞可以通过与 hfRPE 细胞相似的结合和内化动力学模式吞噬感光细胞外节（Westenskow et al.，2012）。

RPE 细胞功能的主要测试是为了确定这些细胞是否能够参与保护营养不良的视网膜上的感光细胞。迄今为止，研究者付出了许多努力研究利用 hES-RPE 细胞治疗视网膜退化，先进细胞技术股份有限公司（Advanced Cell Technology Inc，ACT）目前正在开展 hES-RPE 的 1、2 期临床试验。这一临床试验的结果会帮助我们明确 hES-RPE 细胞移植能否有效治疗斯特格病和萎缩性 AMD。尽管目前确信这一研究的成功还为时尚早，但在移植的 4 个月之后移植细胞似乎融合到视网膜下腔，并且没有引发任何明显的不良副作用（Schwartz et al.，2012）。然而已完成的动物模型研究结果表明这一技术会有效，非常令人鼓舞。在患有自发性 RPE 细胞介导的视网膜变性的皇家外科医学院（Royal College of Surgeons，RCS）大鼠体内，hES-RPE 细胞和 hiPS-RPE 细胞均暂时性地在解剖和功能上挽救了感光细胞（Carr et al.，2009b；Idelson et al.，

2009；Krohne et al.，2012；Lund et al.，2006；Vugler et al.，2008）。目前正在争论 RPE 细胞移植能否直接作用于感光细胞，还有它们能否提供简单的营养支持、促进细胞的存活。

通过对移植的 RPE 细胞的 RCS 大鼠视网膜的组织学检查，一些证据显示移植的 RPE 细胞为宿主感光细胞提供了直接支持。相比对照组，在直接覆盖了移植细胞的区域中可观察到更多感光细胞的存在（Carr et al.，2009b；Idelson et al.，2009；Klimanskaya et al.，2004；Krohne et al.，2012；Vugler et al.，2008）。直到最近，功能感光细胞挽救实验结果仍不够明确，这些实验涉及全视网膜电位图技术（electroretinography，ERG）（Idelson et al.，2009）或视动反射监控技术（Carret al.，2009b）。不幸的是，这些技术都没有提供 RPE 植入的视网膜的空间功能信息。利用新技术，我们能够证明仅在覆盖了移植的 iPS-RPE 细胞的视网膜区域有功能活动。通过焦点 ERG 技术，我们将一束可调直径的光聚焦在含有许多感光细胞的眼睛植入区域上，而没有植入的区域仅有少量感光细胞存活。利用这一方法，我们发现未植入的视网膜区对闪光没有反应，而移植物以下的感光细胞有反应（Krohne et al.，2012）。尽管如此，我们不能排除移植的 RPE 细胞可能发挥了旁分泌营养救助功能，类似于 RPE 细胞产生的色素上皮来源的因子（Houenou et al.，1999）和视杆细胞来源的视锥细胞活性因子（Yang et al.，2009）（一种由视杆细胞产生的对视锥细胞起到营养作用的营养分子），从而保护了感光细胞。

为了明确移植的 RPE 细胞在体能否直接作用保护感光细胞的活性，iPS-RPE 细胞移植后，我们详细检测了 RPE 细胞和感光细胞的交界面。因为 RCS 大鼠（和 MerTK 基因突变的人类）（Charbel Issa et al.，2009）的 RPE 不能吞噬感光细胞外节，细胞碎片的致密层累积在视网膜下腔。这一碎片层包含高自发荧光的物质（如图 111.2A；白线）。然而，我们观察到植入了 iPS-RPE 细胞后 RCS 大鼠视网膜区域上自发荧光物质的分布完全不同。在这些区域，自发荧光物质位于含有色素的 iPS-RPE 细胞上（白化动物），碎片层弥散性降低（如图 111.2B，C；白线）。因为这些荧光物质当中许多是具有自发荧光的视黄酸二聚体，我们利用质谱分析法量化累积的视黄酸二聚体水平。在未植入的眼睛中，视黄酸二聚体累积水平和感光细胞变性的时间点之间符合线性关系（如图 111.2D）。未治疗的眼睛和 iPS-RPE 植入治疗的眼睛的直接比较显示，植入 iPS-RPE 的 RCS 大鼠视网膜的视黄酸二聚体

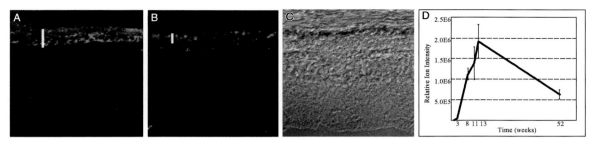

图 111.2　具有自发荧光的视黄酸二聚体累积在皇家外科医学院（Royal College of Surgeons，RCS）大鼠视网膜上。（A）具有自发荧光的视黄酸二聚体弥散性地累积在 RCS 大鼠的碎片层（白线）。（B）RCS 大鼠中，移植了诱导多能干细胞衍生的视网膜色素上皮细胞（induced pluripotent stem cell derived retinal pigment epithelium，iPS-RPE）的视网膜上自发荧光仅在点状区域中可以观察到。（C）观察相同区域的明场图像，自发荧光与 iPS-RPE 细胞（白化动物）的植入相关。（D）通过质谱分析法测量视黄酸二聚体累积水平。随着感光细胞的退行性改变，视黄酸二聚体的水平呈线性增加。在 52 周之前累积量稳定下降，这最可能是由巨噬细胞活动导致的。

水平更低，表明植入的细胞对其进行了吞噬和处理（Krohne et al.，2012）。作为最终量度，我们检验了 iPS-RPE 植入视网膜的组织准备，发现植入 RPE 细胞包含大量自发荧光物质，说明它们活跃地吞噬了碎片层的物质（Krohne et al.，2012）。此外，通过电子显微镜，我们观察到了植入的 iPS-RPE 细胞中存在外节碎片。总之，我们推断移植 RPE 细胞确实能直接在植入的视网膜上发挥作用，吞噬脱落的感光细胞外节，促进视网膜稳态。

传送 RPE 细胞至受损视网膜

另一个需要解决的重要问题是确定 RPE 细胞传送到受损视网膜的最佳方式。典型的方式是将 hES- 和 hiPS-RPE 细胞以悬液状态经视网膜下注射进行传送。虽然所有试验结果都是积极的，但这一方法的有效性还存在疑问。培养的 RPE 细胞很难附着到老年人的布鲁赫膜（Bruch's membranes）上，可能无法支持 RPE 细胞的移植（Tezel，Del Priore，& Kaplan，2004）。然而，近期一项研究发现，在几个人类被试体内，RPE 细胞以悬液形式注射可以附着到布鲁赫膜上（Falkner-Radler et al.，2011）。此外关于在 RPE 细胞植入后可以存活多长时间，不同研究结果间还存在冲突。虽然存在一些例外（Carr et al.，2009b；Idelson et al.，2009；Krohne et al.，2012；Lu et al.，2009），移植 RPE 细胞植入到动物模型中后通常仅能存活几个月。组织学分析显示，移植的 RPE 细胞移植后趋向于组织成细胞团，或者聚集到一起。此外，更多的研究小组证明 RPE 细胞表现出模糊的极性，构成多层的复合物（Carr et al.，2009b；Idelson et al.，2009；Lu et al.，2009）。我们也观察到相似现象，但仅发生在注入区周围。在注射位点相邻区域，iPS-RPE 细胞以恰当的极化单细胞层形式聚集，移植后至少 17 个月才能够检测到（如图 111.3）（Krohne et al.，2012）。因此，在人类患者中，理想的策略可能是在靠近视神经的区域进行注射，并直接朝向黄斑区注入细胞，在这一区域内 RPE 细胞最优可能弥散性地固定下来并形成单细胞层。

然而，一些研究者主张进行涉及完整 RPE 细胞、脉络膜细胞层、模拟布鲁赫膜的多孔基质上生长的 RPE 细胞的移植技术（Sheridan，Williams，& Grierson，2004；Williams et al.，2005）（图 111.4）。然而，传送细胞层片的外科手术技术本身更加复杂，引起不良副作

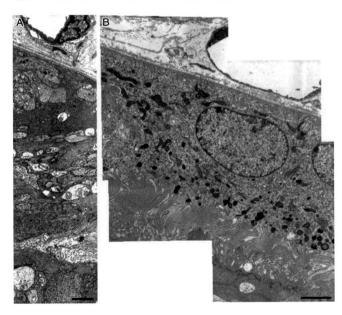

图 111.3　诱导多能干细胞-视网膜色素上皮细胞（induced pluripotent stem cell derived retinal pigment epithelium，iPS-RPE）植入 17 个月后的超结构分析。（A）未植入的皇家外科医学院大鼠视网膜上，感光细胞与 RPE 细胞交界区域。（B）植入 iPS-RPE 细胞后同一眼睛的图像。注意同时出现了底部内折和顶部加工。

第 111 章　视力障碍的干细胞治疗　　**1389**

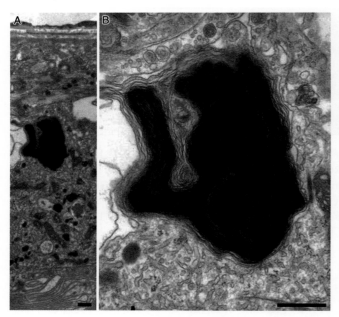

图 111.4 植入的诱导多能干-视网膜色素上皮细胞（iPS-RPE）在皇家外科学院（RCS）大鼠视网膜中被吞噬的证据。（A）RCS 视网膜中的 iPS-RPE 细胞（植入后17 个月）的电子显微照片。沿着图像的顶部可以看到布鲁赫膜，在图像的底部可以观察到顶端突起。（B）显示了感光细胞外段的放大图像。

用的概率更高。此外，尚不能确定支架能否支持细胞生长，是否真的有足够多的孔（或太多孔）可以允许RPE 细胞正常作用。不过，使用支架传送 RPE 细胞对具有明显布鲁赫膜和 RPE 损伤的视网膜有明显优势。而在所有其他情况中，最好的方法可能是使用更简单的注射技术来传送 RPE 细胞悬液。

RPE 细胞移植方法的未来挑战

iPS 技术的另一个问题是目前的重新编码技术能否使老化的原始细胞"恢复活力"，成为可用的 iPS 细胞。这一关键问题极少受到关注。有一项报道提出非成熟的端粒缩短、DNA 染色体损伤、增加 p21 表达都会诱导 iPS-RPE 细胞衰老。重要的是，在细胞培养至第七代后才观察到这个现象（Kokkinaki, Sahibzada, & Golestaneh, 2011）。然而，细胞传代到第三或第四代后足够能够很容易地获得足够数量的 iPS-RPE 细胞（Buchholz et al., 2009; Carr et al., 2009b; Krohne et al., 2012; Vugler et al., 2008）。我们已开展了蛋白质组学和代谢组学试验，比较 RPE 细胞的功能基因组学。我们目前的工作是由老年皮肤样本产生 RPE 细胞，并同hfRPE 比较二者的代谢谱。希望这些研究会帮助解答这一关键性问题。

关于使用 iPS-RPE 细胞和个体化治疗，需要考虑时间和花费的实际问题。当然，收集和重新编码患者皮肤样本，培养 iPS-RPE 细胞用于自体移植，确认细胞的安全性，进行手术，整体造价很高。使用人类白细胞抗原（human leukocyte antigen, HLA）纯合子 iPSC细胞系进行异体移植可能是一种替代方案。据估计，大约 75 和 140 个特殊捐献者即可涵盖~80% 和~90%的日本人口，粗略统计需要对 64 000~160 000 个体进行配型才能找到合适捐献者（Okita, Ichisaka, & Yamanaka, 2007）。这一方法的显著优势是等待异体移植的时间将会缩减，细胞的安全性可以提前得到确认。但也要考虑 hES-RPE 细胞移植和终身免疫抑制治疗也同样十分昂贵。2011 美国统计显示，用于主要类型的器官移植的免疫抑制药物治疗每年的花费在19 300~34 600 美元（Karamehic et al., 2011）。此外，年老患者无法耐受长期联合免疫抑制疗法（Tezel et al., 2007）。

其他类型视网膜细胞移植

包括视网膜色素变性在内的遗传性视网膜病变中可以观察到感光细胞变性。尽管干细胞来源的感光细胞理论上可以代替萎缩的感光细胞，但由于一些原因，感光细胞的移植方法非常复杂。第一，在人类视网膜中，存在多种不同类型的感光细胞，负责建立三原色视觉。目前已经发现同质的视杆细胞感光细胞，短、中、长波视锥细胞，并且中央凹及其周围的视锥细胞具有不同形态。至今还无法确定是否所有类型的感光细胞都能以正确的化学计量比从干细胞中产生。第二，在视锥细胞密集的中央凹之外，视锥细胞在视网膜中镶嵌排布，在体外需要用复杂的 3-D培养方法产生这些细胞。第三，视杆细胞和视锥细胞与不同的视杆和视锥双极细胞之间存在突触连接，其中一些中间神经元是"开"或"关"通路的组成成分。因此，为恢复色觉，并提供适当的感觉世界加工，必须产生正确镶嵌分布的感光细胞层，并直接移植到正确的突触靶点。由于退行性变的视网膜神经发生了重构，因此就更加复杂了（Marc, 2005），意味着首先需要逆转不当的视网膜连接，纠正建立的突触以恢复视觉。第四，培养细胞时，感光细胞神经元非常难培养。

然而，这些挑战可能都不是无法克服的，干细胞来源的感光细胞能用于治疗一些类型的色素性视网膜炎。一些研究人员已经证实，培养的不太像感光细胞的细胞一旦移植到啮齿类动物和猪变性的视网膜中便会形成外节，其中一些细胞会对闪光 ERGs 发出应答（Hirami et al., 2009；Lamba, Gust, & Reh, 2009；Lamba et al., 2010；Meyer et al., 2009；Osakada et al., 2009；Zhou et al., 2011）。这些研究组很快提出，尽管也许不太可能恢复正常的视力，但有部分视力总比没有视力好。然而，直到动物模型实验可以检测视觉功能时，我们才能确定移植的感光细胞是否激活了正确的通路。激活不正确的连接通路、传输不正确的信息到视皮层可能会带来更多坏处。

专注于通过干细胞产生神经节细胞的干细胞生物学家也面临相似挑战。而且挑战甚至可能更大，因为在灵长类动物中已观察到至少 18 种不同类型的神经节细胞，这些细胞发出投射连接眼睛与视觉皮层。然而，一些研究组已经证明了由 hESCs 细胞（Jagatha et al., 2009）或 hiPSC 细胞（Chen et al., 2010；Parameswaran et al., 2010）衍生出视网膜神经节细胞是可能的。尽管如此，植入的神经节细胞轴突能否横贯眼外空间，进入到视皮层的正确区域还是一个未解之谜。

视觉干细胞生物学的长远目标

尽管这一技术还远没有发展成熟，但是近期一种生产用于移植的视觉细胞的方法广受关注，即从干细

胞中产生完整感觉视网膜或大片眼组织。通过 3-D 培养，小鼠和最近出现的人类 ES 细胞团自组装成与含有神经和 RPE 结构域的视杯（初级感觉视网膜）极为相似的结构（Eiraku et al., 2011；Nakano et al., 2012）。完全分层的 3-D 神经视网膜组织的自然形成大概代表了干细胞生物学的下一个前沿：采用人造视网膜组织层的移植，而非简单移植同质细胞群。

眼部血管疾病中的视网膜血管和神经元的营养修复

已经证实移植各种类型的祖细胞到患有血管和/或神经元变性的动物模型的视网膜中可以起到引人注目的修复效果，但这并不一定是因为移植的细胞替换了损伤的细胞类型（Marchetti et al., 2010）。或者说，植入细胞和局部的靶细胞自身产生了多种营养分子，起到旁分泌修复作用。因此，这可能显著延缓甚至完全防止神经元和/或血管细胞因压力和疾病原因发生变性，而通常情况下这些压力和疾病会导致细胞坏死和功能紊乱。这一移植过程可以利用骨髓（Otani et al., 2002, 2004）、外周血或脐带血（Marchetti et al., 2011）来源的祖细胞来完成，这些祖细胞可以分化成血管内皮细胞（Otani et al., 2002）或小神经胶质细胞（Ritter et al., 2006a），进而与视网膜血管系统整合或联系（见图 111.5）。此外，在这些啮齿动物模型中，当本应发生变

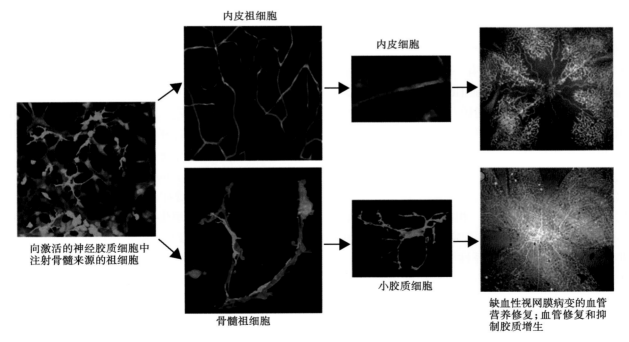

内皮祖细胞

内皮细胞

向激活的神经胶质细胞中注射骨髓来源的祖细胞

骨髓祖细胞

小胶质细胞

缺血性视网膜病变的血管营养修复；血管修复和抑制胶质增生

图 111.5 基于细胞疗法治疗缺血性视网膜病变。骨髓来源的祖细胞注入眼睛后段，注入的细胞集聚集到激活的星形胶质细胞周围。内皮和骨髓祖细胞一同集中起来，分化为内皮细胞或小胶质细胞，两种细胞都参与到缺血性血管的血管营养修复中，形成了血管系统。右上，对照治疗的眼睛；右下，接受祖细胞治疗的眼睛。（来源 Friedlander, 2007）

性的视网膜脉管系统被这些祖细胞修复时,通常会发生变性的感光细胞也会受到深远的旁分泌修复作用(见图111.6)。在一种不同的外视网膜血管疾病模型(*vldlr*[-/-]小鼠)中,血管修复可以与神经元稳定性出现分离。这一模型中,即使血管持续出现异常,只要神经营养分子(神经营养蛋白-4)通过基因治疗传送到血管异常部位的靶细胞群中,便能够避免视锥细胞变性,视觉功能得以保留(Dorrell et al.,2009)。类似方法已在临床应用,即通过将基于细胞疗法封装的神经营养分子传送到视网膜变性患者体内(Sieving et al.,2006)。尽管未出现安全问题,这一方法的长期效果还留待证明,虽然初步数据显示出了积极的视力保持效果。

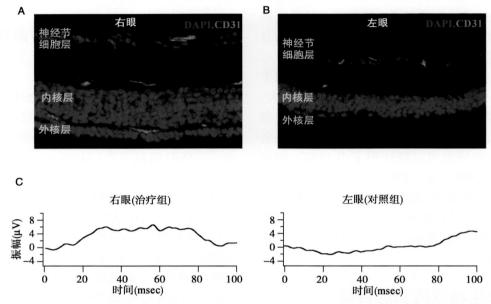

图111.6 将内皮祖细胞(Endothelial progenitor cell,EPC)注射到视网膜变性的小鼠视网膜中,修复了变性的血管和视网膜功能。视网膜电图(Electroretinography,ERG)记录检测了注射了 EPC 细胞和对照细胞(CD31)的视网膜功能。(A)和(B)代表注射 2 个月后,修复和未修复的视网膜案例。造血干细胞[hematopoietic stem cell,Lin-HSC]注入右眼,视网膜切片如(A)所示,同一动物左眼注入 CD31 对照细胞,视网膜切片如图(B)(绿色:CD31 染色的脉管系统;红色:4′,6-二脒基-2-苯基吲哚[4′,6-diamidino-2-phenylindole,DAPI]对细胞核进行染色)。(C)A 和 B 所示的相同眼睛中的 ERG 响应。GCL,神经节细胞;INL,内核层;ONL,外核层。(来源 Otani et al.,2004)

骨髓细胞,特别是巨噬细胞,可能参与了观察到的营养修复过程中。近期有一些报道提示脉络膜(Csaky et al., 2004;Espinosa-Heidmann et al., 2003;Sengupta et al., 2003)和视网膜(Asahara et al., 1997)NV 中的巨噬细胞参与了营养修复。正如下面将要讨论的,我们观察到 HSC 介导的对氧诱导视网膜病变(oxygen induced retinopathy,OIR)模型中病理性 NV 的抑制作用,这与供体内部、中间和外部血管丛中供体来源的 F4/80+ 细胞有关。相反,未注射祖细胞时,更罕有 F4/80 细胞出现在深层,定位于初级血管丛中。近期观察显示内源性和循环性骨髓/巨噬细胞与 NV 的位点有关,可能缓解或加剧针对疾病和/或损伤产生的血管生成反应。

那么,如何解释巨噬细胞既促进病理性 NV,同时又调节视网膜和血管修复过程的这一矛盾的观察结果呢? 众所周知,巨噬细胞依赖于它们所属的微环境,能"极化"、表达不同效应器的程序。例如,M1 巨噬细胞

是靶向并消灭微生物和肿瘤细胞的强效应器,并会产生大量促炎性细胞因子(例如,TNF、IL-12、ROI、IFNs 和 iNOS)。相反,M2 巨噬细胞则会抑制和调节炎症反应和 Th1 T 淋巴细胞反应,清除碎片,促进血管再生、组织重构和修复(例如,bFGF、EGF、TGF-beta、MMPs 和 VEGF)。因此,巨噬细胞的极化状态能调节维护(NOS)、增殖(NOS)和/或内皮细胞的发育(VEGF、TNF、TGF),并促进炎症。基于这些观察结果可知,在视网膜变性病中,理解供体(经玻璃体内注射的)骨髓细胞在血管系统的修复和稳定作用非常必要。

许多疾病能够引起不可逆的视力丧失,例如视网膜血管瘤增生(retinal angiomatous proliferation,RAP)(Yannuzzi et al.,2001)和黄斑毛细血管扩张(macular telangiectasia,MacTel)(Yannuzzi et al.,2006),异常血管始于高度血管化的内层视网膜,至一般无血管的外层视网膜。*vldlr*[-/-]小鼠的视网膜出现了与 MacTel 和 RAP 患者非常相似的血管改变,因此 *vldlr*[-/-] 小鼠是研

究 NV 和神经退行性改变之间一般关系的良好模型。人类疾病和 *vldlr⁻/⁻* 小鼠中观察到的新生血管中出现相对轻微的渗透性缺陷，同时伴有神经胶质细胞激活和 RPE 细胞破坏。RAP、MacTel 患者和 *vldlr⁻/⁻* 小鼠视网膜的另一共有特征是非均匀分布的局灶性血管损伤与被相对正常区域所分隔的神经元变性直接相关。最后，VLDLR 小鼠中，米勒胶质细胞和 RPE 细胞的激活也伴随着血管和神经元的改变。考虑到米勒胶质细胞跨越了内层和外层视网膜，也许可以以这些细胞作为靶点，表达营养分子和静态分子，有助于稳定对氧化应激敏感的视锥细胞和异常的脉络膜新生血管反应。尽管其他视网膜变性模型，例如 *rd1* 或 *rds* 小鼠，会出现相关的血管异常和神经元丢失改变，但是这些模型会引起均一的细胞变性，因此与色素性视网膜炎这一类遗传病更加相似，而非视血管疾病。总的来说，这些相似点证明 *vldlr⁻/⁻* 小鼠可以作为研究特定的人类视网膜疾病（例如 MacTel）以及其他和 NV 有关的非视觉神经退行性疾病的良好模型。

细胞疗法代表一种有望治疗血管和神经元变性病的新兴治疗方法。在视网膜变性小鼠模型中，玻璃体内注射血管相关祖细胞可以防止血管退化，保护神经元（Friedlander，2006，2007；Otani et al.，2002，2004）。注射骨髓祖细胞可以加快表层和深层视网膜血管丛的正常血管再生，减少玻璃体内血管病变，促进缺血性视网膜疾病的血管修复（Ritter et al.，2006）。这些细胞疗法有望纠正与缺血性视网膜疾病香瓜的血管异常，而非简单地治疗 NV 异常导致的并发症。尽管我们已了解这些细胞的一些血管和神经营养特性，但是其促进缺血性视网膜病中血管修复的明确机制尚不清楚。尽管这些研究证实，祖细胞注射在视网膜无血管疾病和神经退行性疾病中的潜在治疗作用，但是也提出了许多有趣的问题——内源性神经胶质和炎症细胞在视网膜对损伤的反应中的作用，例如缺氧或氧化应激。小胶质细胞、星形胶质细胞和米勒胶质细胞，同在大脑中一样，可能对维持视网膜上正常的血管和神经元微环境起到关键作用。

星形胶质细胞在正常内层视网膜血管形成过程中起到重要作用（Dorrell, Aguilar, & Friedlander, 2002；Fruttiger, 2002；Penfold et al.，1990；Provis, Sandercoe, & Hendrickson, 2000），并且氧诱导的视网膜病变中，缺血性组织中视网膜星形胶质细胞变性与血视网膜屏障损害有关（Chan-Ling & Stone，1991，1992）。通过和 C57BL/6J 小鼠比较，我们已证明了在 BALB/cByJ 小鼠视网膜上，星形胶质细胞存活、视网膜血管快速再

生与病理性 NV 的缺失之间存在很强的相关性（Dorrell et al.，2010）。我们已经报道了星形胶质细胞和视网膜小神经胶质细胞之间的营养交互，同时在 C57BL/6J 小鼠视网膜上，我们有证据表明，防止视网膜星形胶质细胞的变性，可能（至少部分性地）促进了骨髓祖细胞的修复潜能。我们还证明了，星形胶质细胞、星形胶质细胞条件性培养基甚至低水平的 VEGF 或 bFGF 的注射，可以防止内源性星形胶质细胞发生缺氧相关的变性，缓解 OIR 表现型。为了更进一步阐明神经胶质与缺氧性和新生血管性反应调节因子之间的关系，我们已尝试在星形胶质细胞中条件性敲除编码 VEGF、HIF-1α、HIF-2α，和负调节蛋白 HIFα、von Hippel-Lindau 蛋白的基因。

结论

在过去的十年里，再生药学、治疗（therapy）、疗法（treatment）领域的发展有力地证实了利用干细胞和祖细胞维持、或"修复"异常视网膜组织的潜能。可以分离胚胎、成人和 iPSC 细胞的新技术通过以前难以想象地方式，来生产可对受损视网膜组织进行替换的移植物。使用自体成人骨髓来源的干细胞移植物治疗视网膜血管和变性病，代表了一种新的概念方法，使得原先未成熟的新生血管系统"成熟化"、稳定暴露于缺氧损伤中的原已存在的血管系统，和/或修复和代替患病的视网膜色素上皮细胞，防止视网膜神经元凋亡。使用自体骨髓或脐带血来源的 HSCs 细胞，选择性地作用于 NV 和胶质增生的位点，在此提供血管和神经营养的作用，以促进缺血性或其他损伤引起的视网膜组织的血管化。自体移植的组织可能由患者自身皮肤或成人"干细胞小体"组织内的干细胞、祖细胞衍生的 iPSCs 细胞分化而来。

许多作用机制或生物化学方面的考虑阻碍将这些早已在动物模型中实验成功的方法转化到人类身上。例如，糖尿病患者骨髓来源的祖细胞是否和没有糖尿病患者的细胞一样？动员这类细胞进行治疗应用是否存在缺陷，或者这些细胞自身在血管和神经营养活性方面是否存在缺陷？即使患者能够产生自体骨髓祖细胞或 iPS 细胞来源的移植细胞，但是能够从已患病的位点上"提取"到这些细胞吗？患病视网膜的微环境对移植物存活有多重要？移植细胞是否产生它们自身所需的正常微环境？它们是否需要特异性基质以便成功整合到宿主中？一种合适的治疗细胞类型一旦出现并应用于某一特异性的疾病，所有这些问题都需要进行解答。尽管我们已经治愈了许多

患有视网膜血管或神经退行性病的小鼠或大鼠，随着这些方法涌入临床试验，将会确定这些方法是否能应用于人类疾病，并且其中部分试验已经开始。

致谢

我们很感谢 Scripps 研究所的 Friedlander 实验室成员们和许多其他机构中我们的合作者的合作，及他们提供的有深刻见解的评论。本章中讨论的我们实验室的工作受到美国国立眼科研究所（EY11254；EY017540）、加州再生医学研究所（CIRM TR1-01219）、Lowy 医学研究所（the MacTel Project）和 Rasmussen 基金慷慨提供的资金支持。PW 受到国立眼科研究颁发的 Ruth Kirshstein 国家服务研究奖（EY021416）支持。

参考文献

Algvere, P. V., Gouras, P., & Dafgard Kopp, E. (1999). Long-term outcome of RPE allografts in non-immunosuppressed patients with AMD. *European Journal of Ophthalmology, 9,* 217–230.

Aoi, T., Yae, K., Nakagawa, M., Ichisaka, T., Okita, K., Takahashi, K., et al. (2008). Generation of pluripotent stem cells from adult mouse liver and stomach cells. *Science, 321,* 699–702.

Asahara, T., Murohara, T., Sullivan, A., Silver, M., van der Zee, R., Li, T., et al. (1997). Isolation of putative progenitor endothelial cells for angiogenesis. *Science, 275,* 964–967.

Bock, C., Kiskinis, E., Verstappen, G., Gu, H., Boulting, G., Smith, Z. D., et al. (2011). Reference maps of human ES and iPS cell variation enable high-throughput characterization of pluripotent cell lines. *Cell, 144,* 439–452. doi:10.1016/j.cell.2010.12.032.

Buchholz, D. E., Hikita, S. T., Rowland, T. J., Friedrich, A. M., Hinman, C. R., Johnson, L. V., et al. (2009). Derivation of functional retinal pigmented epithelium from induced pluripotent stem cells. *Stem Cells (Dayton, Ohio), 27,* 2427–2434. doi:10.1002/stem.189.

Cahill, M. T., Freedman, S. F., & Toth, C. A. (2003). Macular translocation with 360 degrees peripheral retinectomy for geographic atrophy. *Archives of Ophthalmology, 121,* 132–133.

Carr, A. J., Vugler, A., Lawrence, J., Chen, L. L., Ahmado, A., Chen, F. K., et al. (2009a). Molecular characterization and functional analysis of phagocytosis by human embryonic stem cell-derived RPE cells using a novel human retinal assay. *Molecular Vision, 15,* 283–295.

Carr, A. J., Vugler, A. A., Hikita, S. T., Lawrence, J. M., Gias, C., Chen, L. L., et al. (2009b). Protective effects of human iPS-derived retinal pigment epithelium cell transplantation in the retinal dystrophic rat. *PLoS ONE, 4,* e8152. doi:10.1371/journal.pone.0008152.

Chan-Ling, T., & Stone, J. (1991). Factors determining the migration of astrocytes into the developing retina: Migration does not depend on intact axons or patent vessels. *Journal of Comparative Neurology, 303,* 375–386.

Chan-Ling, T., & Stone, J. (1992). Degeneration of astrocytes in feline retinopathy of prematurity causes failure of the blood-retinal barrier. *Investigative Ophthalmology & Visual Science, 33,* 2148–2159.

Charbel Issa, P., Bolz, H. J., Ebermann, I., Domeier, E., Holz, F. G., & Scholl, H. P. (2009). Characterisation of severe rod–cone dystrophy in a consanguineous family with a splice site mutation in the MERTK gene. *British Journal of Ophthalmology, 93,* 920–925. doi:10.1136/bjo.2008.147397.

Chen, M., Chen, Q., Sun, X., Shen, W., Liu, B., Zhong, X. F., et al. (2010). Generation of retinal ganglion-like cells from reprogrammed mouse fibroblasts. *Investigative Ophthalmology & Visual Science, 51,* 5970–5978. ePub. doi: 10.1167/iovs.09-4504.

Congdon, N., O'Colmain, B., Klaver, C. C., Klein, R., Munoz, B., Friedman, D. S., et al. (2004). Causes and prevalence of visual impairment among adults in the United States. *Archives of Ophthalmology, 122,* 477–485. doi:10.1001/archopht.122.4.477.

Csaky, K. G., Baffi, J. Z., Byrnes, G. A., Wolfe, J. D., Hilmer, S. C., Flippin, J., et al. (2004). Recruitment of marrow-derived endothelial cells to experimental choroidal NV by local expression of vascular endothelial growth factor. *Experimental Eye Research, 78,* 1107–1116.

D'Cruz, P. M., Yasumura, D., Weir, J., Matthes, M. T., Abderrahim, H., LaVail, M. M., et al. (2000). Mutation of the receptor tyrosine kinase gene Mertk in the retinal dystrophic RCS rat. *Human Molecular Genetics, 9,* 645–651.

de Jong, P. T. (2006). Age-related macular degeneration. *New England Journal of Medicine, 355,* 1474–1485. doi:10.1056/NEJMra062326.

Dorrell, M. I., Aguilar, E., & Friedlander, M. (2002). Retinal vascular development is mediated by endothelial filopodia, a preexisting astrocytic template and specific R-cadherin adhesion. *Investigative Ophthalmology & Visual Science, 43,* 3500–3510.

Dorrell, M. I., Aguilar, E., Jacobson, R., Trauger, S. A., Friedlander, J., Siuzdak, G., et al. (2010). Maintaining retinal astrocytes normalizes revascularization and prevents vascular pathology associated with oxygen-induced retinopathy. *Glia, 58,* 43–54.

Dorrell, M. I., Aguilar, E., Jacobson, R., Yanes, O., Gariano, R., Heckenlively, J., et al. (2009). Antioxidant or neurotrophic factor treatment preserves function in a mouse model of NV-associated oxidative stress. *Journal of Clinical Investigation, 119,* 611–623. doi:10.1172/JCI35977.

Eiraku, M., Takata, N., Ishibashi, H., Kawada, M., Sakakura, E., Okuda, S., et al. (2011). Self-organizing optic-cup morphogenesis in three-dimensional culture. *Nature, 472,* 51–56. doi:10.1038/nature09941.

Espinosa-Heidmann, D. G., Caicedo, A., Hernandez, E. P., Csaky, K. G., & Cousins, S. W. (2003). Bone marrow-derived progenitor cells contribute to experimental choroidal NV. *Investigative Ophthalmology & Visual Science, 44,* 4914–4919.

Falkner-Radler, C. I., Krebs, I., Glittenberg, C., Povazay, B., Drexler, W., Graf, A., & Binder, S. (2011). Human retinal pigment epithelium (RPE) transplantation: Outcome after autologous RPE-choroid sheet and RPE cell-suspension in a randomised clinical study. *British Journal of Ophthalmology, 95,* 370–375. ePub. doi:10.1136/bjo.2009.176305.

Friedlander, M. (2006). Stem cells. In S. J. Ryan (Ed.), *Retina: Vol. 1. Basic science, inherited retinal disease, and tumors* (pp. 23–32). Los Angeles: Elsevier Mosby.

Friedlander, M. (2007). Fibrosis and diseases of the eye. *Journal of Clinical Investigation, 117,* 576–586.

Friedman, D. S., O'Colmain, B. J., Munoz, B., Tomany, S. C., McCarty, C., de Jong, P. T., et al. (2004). Prevalence of age-related macular degeneration in the United States. *Archives of Ophthalmology, 122*, 564–572.

Fruttiger, M. (2002). Development of the mouse retinal vasculature: Angiogenesis versus vasculogenesis. *Investigative Ophthalmology & Visual Science, 43*, 522–527.

Hirami, Y., Osakada, F., Takahashi, K., Okita, K., Yamanaka, S., Ikeda, H., et al. (2009). Generation of retinal cells from mouse and human induced pluripotent stem cells. *Neuroscience Letters, 458*, 126–131. doi:10.1016/j.neulet.2009.04.035.

Houenou, L. J., D'Costa, A. P., Li, L., Turgeon, V. L., Enyadike, C., Alberdi, E., et al. (1999). Pigment epithelium-derived factor promotes the survival and differentiation of developing spinal motor neurons. *Journal of Comparative Neurology, 412*, 506–514.

Hussein, S. M., Batada, N. N., Vuoristo, S., Ching, R. W., Autio, R., Narva, E., et al. (2011). Copy number variation and selection during reprogramming to pluripotency. *Nature, 471*, 58–62. doi:10.1038/nature09871.

Idelson, M., Alper, R., Obolensky, A., Ben-Shushan, E., Hemo, I., Yachimovich-Cohen, N., et al. (2009). Directed differentiation of human embryonic stem cells into functional retinal pigment epithelium cells. *Cell Stem Cell, 5*, 396–408. doi:10.1016/j.stem.2009.07.002.

Jagatha, B., Divya, M. S., Sanalkumar, R., Indulekha, C. L., Vidyanand, S., Divya, T. S., et al. (2009). In vitro differentiation of retinal ganglion-like cells from embryonic stem cell derived neural progenitors. *Biochemical & Biophysics Research Communications, 380*, 230–235. doi:10.1016/j.bbrc.2009.01.038.

Jones, B. W., Kondo, M., Terasaki, H., Lin, Y., McCall, M., & Marc, R. E. (2012). Retinal remodeling. *Japanese Journal of Ophthalmology.* doi:10.1007/s10384-012-0147-2.

Joussen, A. M., Joeres, S., Fawzy, N., Heussen, F. M., Llacer, H., van Meurs, J. C., et al. (2007). Autologous translocation of the choroid and retinal pigment epithelium in patients with geographic atrophy. *Ophthalmology, 114*, 551–560.

Karamehic, J., Ridic, O., Jukic, T., Ridic, G., Slipicevic, O., Coric, J., et al. (2011). Financial aspects of the immunosuppressive therapy. *Medicinski Arhiv, 65*, 357–362.

Kim, S. R., Fishkin, N., Kong, J., Nakanishi, K., Allikmets, R., & Sparrow, J. R. (2004). Rpe65 Leu450Met variant is associated with reduced levels of the retinal pigment epithelium lipofuscin fluorophores A2E and iso-A2E. *Proceedings of the National Academy of Sciences of the United States of America, 101*, 11668–11672. doi:10.1073/pnas.0403499101.

Klimanskaya, I., Hipp, J., Rezai, K. A., West, M., Atala, A., & Lanza, R. (2004). Derivation and comparative assessment of retinal pigment epithelium from human embryonic stem cells using transcriptomics. *Cloning and Stem Cells, 6*, 217–245. doi:10.1089/clo.2004.6.217.

Kokkinaki, M., Sahibzada, N., & Golestaneh, N. (2011). Human induced pluripotent stem-derived retinal pigment epithelium (RPE) cells exhibit ion transport, membrane potential, polarized vascular endothelial growth factor secretion, and gene expression pattern similar to native RPE. *Stem Cells, 29*, 825–835. doi:10.1002/stem.635.

Krohne, T., Westenskow, P. D., Kurihara, T., Friedlander, D., Lehmann, M., Dorsey, A., et al. (2012). Generation of retinal pigment epithelial cells from small molecules and OCT4-reprogrammed human induced pluripotent stem cells. *Stem Cells Translational Medicine, 1*, 96–109. doi:10.5966/sctm.2011-0057.

Kurihara, T., Westenskow, P. D., Bravo, S., Aguilar, E., Friedlander, M. (2012). Targeted deletion of Vegfa in adult mice induces vision loss. *Journal of Clinical Investigation, 122*, 4213–4217.

Lamba, D. A., Gust, J., & Reh, T. A. (2009). Transplantation of human embryonic stem cell-derived photoreceptors restores some visual function in Crx-deficient mice. *Cell Stem Cell, 4*, 73–79.

Lamba, D. A., McUsic, A., Hirata, R. K., Wang, P.-R., Russell, D., & Reh, T. A. (2010). Generation, purification and transplantation of photoreceptors derived from human induced pluripotent stem cells. *PLoS ONE, 5*, e8763. doi:10.1371/journal.pone.0008763.

Laurent, L. C., Ulitsky, I., Slavin, I., Tran, H., Schork, A., Morey, R., et al. (2011). Dynamic changes in the copy number of pluripotency and cell proliferation genes in human ESCs and iPSCs during reprogramming and time in culture. *Cell Stem Cell, 8*, 106–118.

Liao, J.-L., Yu, J., Huang, K., Hu, J., Diemer, T., Ma, Z., et al. (2010). Molecular signature of primary retinal pigment epithelium and stem-cell derived RPE cells. *Human Molecular Genetics.* doi:10.1093/hmg/ddq341.

Lu, B., Malcuit, C., Wang, S., Girman, S., Francis, P., Lemieux, L., et al. (2009). Long-term safety and function of RPE from human embryonic stem cells in preclinical models of macular degeneration. *Stem Cells, 27*, 2126–2135. doi:10.1002/stem.149.

Lund, R. D., Wang, S., Klimanskaya, I., Holmes, T., Ramos-Kelsey, R., Lu, B., et al. (2006). Human embryonic stem cell-derived cells rescue visual function in dystrophic RCS rats. *Cloning and Stem Cells, 8*, 189–199. doi:10.1089/clo.2006.8.189.

Marc, R. (2005). Retinal remodeling. *Journal of Vision, 5*, 5. doi:10.1167/5.12.5.

Marc, R. E., Jones, B. W., Watt, C. B., Vazquez-Chona, F., Vaughan, D. K., & Organisciak, D. T. (2008). Extreme retinal remodeling triggered by light damage: Implications for age related macular degeneration. *Molecular Vision, 14*, 782–806.

Marchetti, V., Krohne, T. U., Friedlander, D. F., & Friedlander, M. (2010). Stemming vision loss with stem cells. *Journal of Clinical Investigation, 120*, 3012–3021. doi:10.1172/JCI42951.

Marchetti, V., Yanes, O., Aguilar, E., Wang, M., Friedlander, D., Moreno, S., et al. (2011). Differential macrophage polarization promotes tissue remodeling and repair in a model of ischemic retinopathy. *Scientific Reports, 1*, 76. doi:10.1038/srep00076.

Markoulaki, S., Hanna, J., Beard, C., Carey, B. W., Cheng, A. W., Lengner, C. J., et al. (2009). Transgenic mice with defined combinations of drug-inducible reprogramming factors. *Nature Biotechnology, 27*, 169–171. doi:10.1038/nbt.1520.

Mayshar, Y., Ben-David, U., Lavon, N., Biancotti, J. C., Yakir, B., Clark, A. T., et al. (2010). Identification and classification of chromosomal aberrations in human induced pluripotent stem cells. *Cell Stem Cell, 7*, 521–531. doi:10.1016/j.stem.2010.07.017.

Meyer, J. S., Shearer, R. L., Capowski, E. E., Wright, L. S., Wallace, K. A., McMillan, E. L., et al. (2009). Modeling early retinal development with human embryonic and induced pluripotent stem cells. *Proceedings of the National Academy of Sciences of the United States of America, 106*, 16698–16703. doi:10.1073/pnas.0905245106.

Mircheff, A. K., Miller, S. S., Farber, D. B., Bradley, M. E., O'Day, W. T., & Bok, D. (1990). Isolation and provisional identification of plasma membrane populations from cultured human retinal pigment epithelium. *Investigative Ophthalmology & Visual Science, 31*, 863–878.

Nakano, T., Ando, S., Takata, N., Kawada, M., Mugurama, K., Sekiguchi, K., Saito, K., Yonemura, S., Eiraku, M.,& Sasai, Y. (2012). Self-formation of optic cups and storable stratified neural retina from human ESCs. *Cell Stem Cell, 10,* 771–785.

Okita, K., Ichisaka, T., & Yamanaka, S. (2007). Generation of germline-competent induced pluripotent stem cells. *Nature, 448,* 313–317. doi:10.1038/nature05934.

Okita, K., Matsumura, Y., Sato, Y., Okada, A., Morizane, A., Okamoto, S., et al. (2011). A more efficient method to generate integration-free human iPS cells. *Nature Methods, 8,* 409–412. doi:10.1038/nmeth.1591.

Osakada, F., Jin, Z. B., Hirami, Y., Ikeda, H., Danjyo, T., Watanabe, K., et al. (2009). In vitro differentiation of retinal cells from human pluripotent stem cells by small-molecule induction. *Journal of Cell Science, 122,* 3169–3179. doi:10.1242/jcs.050393.

Otani, A., Dorrell, M. I., Kinder, K., Moreno, S. K., Nusinowitz, S., Banin, E., et al. (2004). Rescue of retinal degeneration by intravitreally injected adult bone marrow-derived lineage-negative hematopoietic stem cells. *Journal of Clinical Investigation, 114,* 765–774. doi:10.1172/JCI21686.

Otani, A., Kinder, K., Ewalt, K., Otero, F. J., Schimmel, P., & Friedlander, M. (2002). Bone marrow-derived stem cells target retinal astrocytes and can promote or inhibit retinal angiogenesis. *Nature Medicine, 8,* 1004–1010. doi:10.1038/nm744.

Palczewski, K., & Baehr, W. (2001). *The retinoid cycle and retinal diseases. eLS.* Wiley.

Parameswaran, S., Balasubramanian, S., Babai, N., Qiu, F., Eudy, J. D., Thoreson, W. B., et al. (2010). Induced pluripotent stem cells generate both retinal ganglion cells and photoreceptors: Therapeutic implications in degenerative changes in glaucoma and age-related macular degeneration. *Stem Cells, 28,* 695–703. doi:10.1002/stem.320.

Penfold, P. L., Provis, J. M., Madigan, M. C., van Driel, D., & Billson, F. A. (1990). Angiogenesis in normal human retinal development: The involvement of astrocytes and macrophages. *Graefe's Archive for Clinical and Experimental Ophthalmology, 228,* 255–263.

Provis, J. M., Sandercoe, T., & Hendrickson, A. E. (2000). Astrocytes and blood vessels define the foveal rim during primate retinal development. *Investigative Ophthalmology & Visual Science, 41,* 2827–2836.

Quinlan, A. R., Boland, M. J., Leibowitz, M. L., Shumilina, S., Pehrson, S. M., Baldwin, K. K., et al. (2011). Genome sequencing of mouse induced pluripotent stem cells reveals retroelement stability and infrequent DNA rearrangement during reprogramming. *Cell Stem Cell, 9,* 366–373.

Resnikoff, S., Pascolini, D., Etya'ale, D., Kocur, I., Pararajasegaram, R., Pokharel, G. P., et al. (2004). Global data on visual impairment in the year 2002. *Bulletin of the World Health Organization, 82,* 844–851.

Ritter, M. R., Banin, E., Moreno, S. K., Aguilar, E., Dorrell, M. I., & Friedlander, M. (2006a). Myeloid progenitors differentiate into microglia and promote vascular repair in a model of ischemic retinopathy. *Journal of Clinical Investigation, 116,* 3266–3276. doi:10.1172/JCI29683.

Saint-Geniez, M., Kurihara, T., Sekiyama, E., Maldonado, A. E., & D'Amore, P. A. (2009). An essential role for RPE-derived soluble VEGF in the maintenance of the choriocapillaris. *Proceedings of the National Academy of Sciences of the United States of America, 106,* 18751–18756.

Salero, E., Blenkinsop, T. A., Corneo, B., Harris, A., Rabin, D., Stern, J. H., et al. (2012). Adult human RPE can be activated into a multipotent stem cell that produces mesenchymal derivatives. *Cell Stem Cell, 10,* 88–95. doi:10.1016/j.stem.2011.11.018.

Schwartz, S. D., Hubschman, J.-P., Heilwell, G., Franco-Cardenas, V., Pan, C. K., Ostrick, R. M., et al. (2012). Embryonic stem cell trials for macular degeneration: A preliminary report. *Lancet, 379,* 713–720.

Sengupta, N., Caballero, S., Mames, R. N., Butler, J. M., Scott, E. W., & Grant, M. B. (2003). The role of adult bone marrow-derived stem cells in choroidal NV. *Investigative Ophthalmology & Visual Science, 44,* 4908–4913.

Sheridan, C., Williams, R., & Grierson, I. (2004). Basement membranes and artificial substrates in cell transplantation. *Graefe's Archive for Clinical and Experimental Ophthalmology, 242,* 68–75. doi:10.1007/s00417-003-0800-z.

Sieving, P. A., Caruso, R. C., Tao, W., Coleman, H. R., Thompson, D. J., Fullmer, K. R., et al. (2006). Ciliary neurotrophic factor (CNTF) for human retinal degeneration: Phase I trial of CNTF delivered by encapsulated cell intraocular implants. *Proceedings of the National Academy of Sciences of the United States of America, 103,* 3896–3901. doi:10.1073/pnas.0600236103.

Soldner, F., Hockemeyer, D., Beard, C., Gao, Q., Bell, G. W., Cook, E. G., et al. (2009). Parkinson's disease patient-derived induced pluripotent stem cells free of viral reprogramming factors. *Cell, 136,* 964–977. doi:10.1016/j.cell.2009.02.013.

Stahl, A., Connor, K. M., Sapieha, P., Chen, J., Dennison, R. J., Krah, N. M., et al. (2010). The mouse retina as an angiogenesis model. *Investigative Ophthalmology & Visual Science, 51,* 2813–2826. doi:10.1167/iovs.10-5176.

Strauss, O. (2005). The retinal pigment epithelium in visual function. *Physiological Reviews, 85,* 845–881.

Takahashi, K., Tanabe, K., Ohnuki, M., Narita, M., Ichisaka, T., Tomoda, K., et al. (2007). Induction of pluripotent stem cells from adult human fibroblasts by defined factors. *Cell, 131,* 861–872. doi:10.1016/j.cell.2007.11.019.

Takahashi, K., & Yamanaka, S. (2006). Induction of pluripotent stem cells from mouse embryonic and adult fibroblast cultures by defined factors. *Cell, 126,* 663–676.

Tezel, T. H., Del Priore, L. V., Berger, A. S., & Kaplan, H. J. (2007). Adult retinal pigment epithelial transplantation in exudative age-related macular degeneration. *American Journal of Ophthalmology, 143,* 584–595. doi:10.1016/j.ajo.2006.12.007.

Tezel, T. H., Del Priore, L. V., & Kaplan, H. J. (2004). Reengineering of aged Bruch's membrane to enhance retinal pigment epithelium repopulation. *Investigative Ophthalmology & Visual Science, 45,* 3337–3348.

Vugler, A., Carr, A. J., Lawrence, J., Chen, L. L., Burrell, K., Wright, A., et al. (2008). Elucidating the phenomenon of HESC-derived RPE: Anatomy of cell genesis, expansion and retinal transplantation. *Experimental Neurology, 214,* 347–361. doi:10.1016/j.expneurol.2008.09.007.

Warren, L., Manos, P. D., Ahfeldt, T., Loh, Y.-H., Li, H., Lau, F., et al. (2010). Highly efficient reprogramming to pluripotency and directed differentiation of human cells with synthetic modified mRNA. *Cell Stem Cell, 7,* 618–630. doi:10.1016/j.stem.2010.08.012.

Weissman, I. L. (2000). Translating stem and progenitor cell biology to the clinic: Barriers and opportunities. *Science, 287,* 1442–1446. doi:10.1126/science.287.5457.1442.

Westenskow, P. D., Moreno, S. K., Krohne, T. U., Zhu, S., Zhang, Z. N., Zhao, T., Xu, Y., Ding, S., & Friedlander, M. (2012). Using flow cytometry to compare the dynamics of photoreceptors outer segment phagocytosis in iPS-derived

RPE cells. *Investigative Ophthalmology & Visual Science, 53,* 6282–6290.

Williams, R. L., Krishna, Y., Dixon, S., Haridas, A., Grierson, I., & Sheridan, C. (2005). Polyurethanes as potential substrates for sub-retinal retinal pigment epithelial cell transplantation. *Journal of Materials Science. Materials in Medicine, 16,* 1087–1092. doi:10.1007/s10856-005-4710-y.

Yang, Y., Mohand-Said, S., Danan, A., Simonutti, M., Fontaine, V., Clerin, E., et al. (2009). Functional cone rescue by RdCVF protein in a dominant model of retinitis pigmentosa. *Molecular Therapy, 17,* 787–795. doi:10.1038/mt.2009.28.

Yannuzzi, L. A., Bardal, A. M., Freund, K. B., Chen, K. J., Eandi, C. M., & Blodi, B. (2006). Idiopathic macular telangiectasia. *Archives of Ophthalmology, 124,* 450–460.

Yannuzzi, L. A., Negrao, S., Iida, T., Carvalho, C., Rodriguez-Coleman, H., Slakter, J., et al. (2001). Retinal angiomatous proliferation in age-related macular degeneration. *Retina, 21,* 416–434.

Yu, J., Vodyanik, M. A., Smuga-Otto, K., Antosiewicz-Bourget, J., Frane, J. L., Tian, S., et al. (2007). Induced pluripotent stem cell lines derived from human somatic cells. *Science, 318,* 1917–1920.

Zarbin, M. A. (2004). Current concepts in the pathogenesis of age-related macular degeneration. *Archives of Ophthalmology, 122,* 598–614. doi:10.1001/archopht.122.4.598.

Zhang, X., & Bok, D. (1998). Transplantation of retinal pigment epithelial cells and immune response in the sub-retinal space. *Investigative Ophthalmology & Visual Science, 39,* 1021–1027.

Zhou, H., Wu, S., Joo, J. Y., Zhu, S., Han, D. W., Lin, T., et al. (2009). Generation of induced pluripotent stem cells using recombinant proteins. *Cell Stem Cell, 4,* 381–384. doi:10.1016/j.stem.2009.04.005.

Zhou, L., Wang, W., Liu, Y., de Castro, J. F., Ezashi, T., Telugu, B. P. V. L., et al. (2011). Differentiation of induced pluripotent stem cells of swine into rod photoreceptors and their integration into the retina. *Stem Cells, 29,* 972–980.

第 112 章　人工视网膜

Mark S. Humayun，James D. Weiland，Devyani Nanduri

世界范围内有数百万人罹患包括从轻微程度损伤到完全失明在内的视力障碍。在发达国家，视力丧失的主要原因之一是与感光细胞有关的疾病，例如色素性视网膜炎（retinitis pigmentosa，RP）和老年性黄斑病变（age-related macular degeneration，AMD）。目前，超过 1 500 万，或者说大约每 4 000 人中就有 1 人在遭受着感光细胞疾病的折磨，这一数字随着人口老龄化正在逐渐增长（Chader，Weiland，& Humayun，2009）。RP 和 AMD 的特征都是感光细胞坏死，最终导致完全失明，而视网膜上剩余的神经细胞除存在轻微排列紊乱外仍相对健康（Jones & Marc，2005）。此类视力残疾发病率高，促使越来越多的干预手段尝试干预或激活保留的视觉系统，以达到治疗目的。

过去 60 年间，发展出了多种视觉假体植入方法。这些设备通过激活视觉系统的不同水平从而提供人工视觉，例如皮层、视神经或视网膜。一种人工视网膜（一种视觉植入设备）能够植入到视网膜前表面、视网膜下腔或者脉络膜上腔，通过激活视网膜细胞电来提供人工视觉。相比其他类型视觉假体，人工视网膜系统具有显著的优势，它在视觉流前期阶段进行干预，因此更大限度地利用视网膜加工能力。然而，人工视网膜需要视神经完整，不能用于治疗因视神经的损伤导致的失明。

不同于仍处于研究阶段的视觉假体治疗法，目前研究所提倡的治疗方法包括涉及光敏蛋白的光遗传治疗，例如光敏通道-2（Channelrhodopsin-2，ChR2）和基因替代疗法。每种疗法都有其优点。基因替代疗法已经在临床上成功治疗一种 RP（例如，Leber 先天性黑蒙，RPE65 基因突变）（Hauswirth et al.，2008）。然而，基因替代治疗的局限性在于：仅能特异性治疗某一特殊基因突变，要求未受损的感光细胞的存在，以及需要在感光细胞变性的早期阶段进行干预。光遗传为视网膜上剩余的神经细胞提供了光敏性功能，已在临床前期阶段显出成效。然而，临床上这一疗法需要超过视锥细胞阈限 5 个数量级的光刺激（Lagali et al.，2008）。

在过去 20 年，人工视网膜作为针对视网膜退化（retinal degeneration，RD）失明的可行疗法已经迈出了一大步。视网膜下假体（植入在变性的感光细胞所在的视网膜下区）已经成功为被试提供低水平空间视觉。然而，研究组现在还未将整个长期设备植入到人体内。另一方面，表层型人工视网膜设备是现在唯一一种能有效部分恢复因多种基因突变导致失明的严重 RP 患者视力的长期方案。从 2002 年开始，南加州的第二视觉医疗产品有限公司（Second Sight Medical Products Inc），已经将表层型人工视网膜设备植入了全球范围内超过 40 名被试。该多位点临床试验中，6 名被试植入了第一代设备（Argus Ⅰ system），32 名被试植入了第二代设备（Argus Ⅱ）（Ahuja et al.，2011；Mahadevappa et al.，2005）。最近，这一设备被批准在欧洲部分区域出售，目前为止一些被试已经植入了该设备的商业版。与耳蜗移植类似，这一系统可以利用植入的微电极阵列对视网膜内神经节细胞层进行电刺激。

从根本上讲，视网膜（或者视觉流的任意阶段）接受电刺激后人体可以感觉到光点，这被称为"光幻视（phosphene）"。从概念上讲，人工视觉系统能够捕捉视野中的图像（通过摄像机实时捕捉）并呈现出光幻视中的每个像素，从而恢复视力。最终成像看起来更像是灰度数字计分板，每个电极所产生的光幻视可以被视为一个个亮度不同的像素点。随着技术进步，像素或电极大小将缩小，系统的分辨率会提高。表层型人工视网膜如何产生人工视力的示意图如图 112.1。

目前，这一系统的分辨率和容量能部分恢复视觉功能，但还没到模拟自然视力的程度。不过，该技术仍在持续发展。本章将对人工视网膜设备的发展进行概述。开始将介绍电诱发视觉的历史和电刺激视网膜系统的早期临床应用，我们首先介绍人工视觉和视网膜刺激的起源。随后我们讨论 RD 效应，帮助我们了解人工视网膜设备的研发动机。回顾最先进的临床前视网膜电生理实验将帮助我们了解这一疗法的技术范围和潜能。最后，我们探究了几个研究组成功研发的完整系统和有关移植这些高端设备的临床发现。

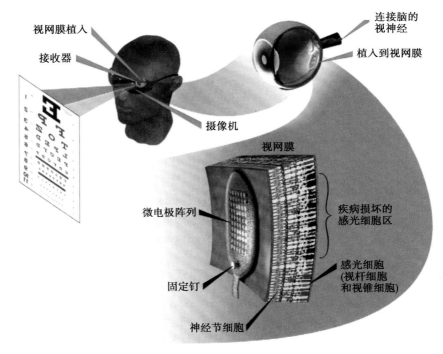

图 112.1　表层型人工视网膜的概念。摄像机捕捉的图片通过微电极阵列呈现到视网膜上。电刺激视网膜下细胞,被试即可感觉到像素化视图的光幻视。(改编自 Chader,Weiland,& Humayun,2009。)

电诱发视觉的历史

皮层视觉假体(Prosthesis)的发展

首个使用电刺激产生视觉感觉的报告出现在两个世纪之前。1755 年,Charles LeRoy,一名化学家和医生,通过莱顿瓶(作为高压电容器)通过一个失明男孩头部放电,短暂地诱发了首次有记录的光幻视(Le-Roy,1755)。将一组电线缠绕在患者的头部,可能接触了靠近枕叶的颅骨,其他电线连接到儿童的腿部,构成完整的电流通路。当引线插入莱顿瓶中,点击引发"可怕的哭喊",患者报告"火焰在他的眼前快速下落"(Marg,1991,1~2)。在 LeRoy 实验 200 年后,20 世纪中期,神经外科医生 Wilder Penfield 在研究癫痫的神经起源时,发现皮层电刺激使被试感觉到视知觉,如星星、车轮、圆盘、斑点、条纹和线条(Penfield & Jasper,1954)。基于这一工作,十多年后,为了修复视觉,Brindley 和 Lewin 医生在视皮层植入了首个长期电极阵列。这一过程中,80 个铂盘电极被植入到一名52 岁女性被试的枕极表面(Brindley & Lewin,1968)。1972 年,另一个被试植入了 80 个电极的阵列(Brind-ley et al.,1972)。这些被试均能够看见大小不同的独立清晰的视觉形象,并以此进行了空间标测和阈值测试。然而,实验中尝试将光幻视组合成字母和形状等功能性视觉,却并没有成功。

在 20 世纪 70 年代末,视觉科学家 William Dobe-lle 尝试开发了长期性皮层假体。两名失明患者被试植入了含 64 个 1mm² 铂盘电极的六边形阵列(Dobe-lle,Mladejovsky,& Girvin,1974)。刺激不同电极产生的光幻视空间测绘显示,刺激远离枕极会引发外周性光幻视,集中在视觉皮层表面的刺激会引发聚集性光幻视(Dobelle et al.,1979)。后续研究发现相距约1mm 的成对电极发出的同时和交错脉冲刺激会引发哑铃型或长线状的混合视觉感知(Bak et al.,1990)。另一项临床皮层假体实验在视皮层上使用了穿通性的微电极,发现随着电流的增大引起光幻视范围的缩小(Schmidt et al.,1996)。这些结果提示皮层多电极刺激可能受到电极-电极与外侧神经作用的干扰。

皮层假体设备相比其他视觉假体设备的一个优点是能够用于更广泛的视觉损伤疾病(Margalit et al.,2002)。目前,这一领域中一些研究组的工作仍在继续进行(Normann et al.,2009)。可惜,安全性和手术技术可能限制了这一方案的临床可行性(Kotler,2002)。

视网膜刺激的早期研究

Brindley 研究组也进行了眼外电刺激的实验。

Brindley 使用临时角膜电极发放脉冲序列直接刺激自己的眼睛，发现电脉冲干扰了他原本的视觉（Brindley,1962,1964）。剑桥大学的科学家 Carpenter（1973）也在人类被试上进行了眼外实验，100Hz 交流电刺激引发了光幻视。虽然是在眼外进行刺激，但通过的电流刺激视网膜产生了光幻视。这些早期实验证明事实上刺激视网膜（在该案例中是通过眼外电流）能够激活视觉系统。眼外刺激诱发光幻视的能力，无疑证明了使用视网膜假体提供人工视觉的可能性。

其他人工假体的研究

外侧膝状体核刺激：外侧膝状体核（lateral geniculate nucleus, LGN）位于大脑中的丘脑，是来自视网膜的视觉信息的中继中心，将视觉信息传递至 V1 皮层。两个 LGN 分别负责纵向分割的一侧视野。Pezaris 和 Reid 目前正在研究在 LGN 中植入假体的可行性（Pezaris & Eskandar,2009）。目前非人类灵长类动物的行为研究已经证明了视觉或电刺激 LGN 的特定感受野会引发感受野中神经元所对应的空间区域出现高度局域化的重复眼动（Pezaris & Reid,2007）。

类似皮层和视网膜，LGN 可进行视网膜定位。因此，电极阵列植入 LGN 能够提供合适的空间映射感知（Schneider,Richter, & Kastner,2004）。虽然手术植入过程似乎侵入性很高，但实际上与帕金森病患者进行的脑深部刺激手术类似。这一方法的主要缺点是如果要获得全部视野需要在双侧 LGN 都植入假体（Pezaris & Eskandar,2009）。

视神经刺激：视神经由众多神经节细胞轴突构成，将视网膜的信息传递到更高级的大脑处理中心。基于与开发袖带电极（cuff electrode）进行神经纤维记录、肌肉纤维刺激（Fang & Mortimer,1991）、迷走神经刺激（Woodbury & Woodbury,1991）的相同原则，可以开发刺激视神经的视觉假体（Hoffer,Loeb, & Pratt,1981）。有研究组发现一个失明被试接受袖带电极的视神经刺激后能够产生视觉感知（Brelen et al.,2005）。此外，据报道光幻视位置的可变性大约在 5°~10° 视角（Obeid,Veraart, & Delbeke,2010）。视神经刺激的缺点是视神经不能进行视网膜定位（Fitzgibbon & Reese,1996），会损害视知觉的空间映射。尽管实验发现视知觉的定位会随刺激特征改变，如刺激的频率和脉冲宽度，但这并不意味着该设备一定可以提高空间映射能力（Veraart et al.,2003）。

光遗传学治疗：光遗传学是基因治疗一个比较新的分支，结合了遗传学和光学，通过弥补细胞光感性使其具备全新的功能。将腺相关病毒注入细胞中，将基因传递给神经细胞。这些基因能够将为光敏感通道蛋白（一种光敏感型离子通道）转化到神经细胞中。这些转化了的细胞与感光细胞相似，能够接受光刺激产生电反应，继而传送到后续的视觉系统中。虽然该方法与此前的技术截然不同，但是光遗传学和视觉假体仍有相似之处，即尝试控制神经细胞和视网膜之间信息（传递）的时序。光遗传利用感光细胞的下游细胞（例如，双极细胞和神经节细胞），使之具有光敏性，驱动局部视网膜环路（虽然并非自然的方式），引起复杂的视网膜反应，这和电刺激视觉系统非常相似。同样，临床应用过程中也需要外部设备（例如，一副含摄像机的眼镜）来捕捉外部世界的影像，并转化为放大的蓝色光信号，从而驱动双极细胞或神经节细胞。

迄今为止，临床前电生理和行为学实验已证明了这个方法的安全性和概念可行性（Doroudchi et al.,2011）。将光敏感蛋白通道转入体内，例如光敏感通道蛋白（channelrhodopsin, ChR2），小鼠退化视网膜上的 ON 和 OFF 双极细胞和神经节细胞对光刺激重新出现响应（Bi et al.,2006；Doroudchi et al.,2011；Thyagarajan et al.,2010）。此外，光遗传治疗的动物已可以测量到视觉诱发电位（visually evoked potentials, VEPs）和视动反应（Tomita et al.,2010），并且能够完成需要部分视觉的行为学任务（Doroudchi et al.,2011；Thyagarajan et al.,2010）。可惜，激活 ChR2 通路要求光刺激水平需在视锥细胞阈值的 5 个数量级以上（Schnapf,Kraft, & Baylor,1987），严重限制了可以利用的光照强度（Wang et al.,2007）。

视网膜植入

根据从其他视觉假体设备和神经植入发展中获取的经验，视网膜假体设备的作用靶点是视觉通路中位于 LGN 和皮层神经加工之前的视觉神经细胞。目前有三种放置视网膜植入物的方法：脉络膜上移植、视网膜前移植、视网膜下移植。

脉络膜上移植假体是将电极阵列穿过巩膜植入在脉络膜下部，而电子设备则被安装在眼外。手术上，这一植入相对简单，与直接视网膜刺激相比，电极与神经组织之间的距离更远，可使安全放电水平提高 3 倍（Nakauchi et al.,2007）。一些动物研究已经验证了眼外和脉络膜上腔移植经视网膜刺激的安全性和有效性（Shivdasani et al.,2010）。初步临床研究中，脉络膜上腔刺激能诱导两名 RP 患者产生光幻视（Fujikado et al.，2007）。尽管以上研究显示这一技术十分有发展前景，但是开发刺激电极和神经组织之间如此远距离的高分辨率眼外设备仍充满挑战性。

为了模拟退化的感光细胞的功能，视网膜下电极阵列将被植入在色素上皮细胞和视网膜之间的视网膜下腔感光细胞。这一系统可通过穿越皮肤的线路直接刺激视网膜，或利用光电二极管微芯片代替感光细胞的功能，对光刺激进行感知并以电信号激活神经视网膜。某些研究组研究则在研发略微不同的视网膜下技术（Chow et al.，2004；Jensen & Rizzo，2008；Zrenner et al.，1999）。在 Chow 研究组的早期实验中，这一基于光信号的通路无法支持光电二极管的电源供应。理论上，与视觉传导通路更上游的视觉干预系统不同，视网膜下刺激应靶向视网膜双极细胞，进行视网膜环路的计算加工。然而，由于病变的视网膜中变性的双极-神经节细胞突触和视网膜下神经胶质增生，放置微电极并刺激双极细胞变得非常困难（Marc & Jones，2003）。

视网膜前移植是移植到玻璃体上，视网膜内表面与神经节细胞层相连。虽然移植的目的是刺激双极细胞到神经节细胞之间剩余的神经环路，但电生理实验提示主要激活的是神经节细胞（Sekirnjak et al.，2008）。该领域的一些研究组已获得不同程度的成功（Gerding，Benner，& Taneri，2007；Humayun et al.，1999a）。过去十年中，第二视觉医疗产品有限公司（Second Sight Medical Products，Inc.，2-Sight）已经资助了两个不同的 2-Sight 临床试验，超过 30 名被试植入了视网膜前阵列（Ahuja et al.，2011；Humayun et al.，2003）。基于这些试验的成功，这一设备已经在欧洲部分区域被批准用于晚期 RP 患者。

视网膜变性的影响

色素性视网膜炎（retinitis pigmentosa，RP）指一组具有不同诱因和生理机制的遗传性疾病，这类疾病具有相似的临床症状和结局（Daiger，Bowne，& Sullivan，2007）。视网膜退行性疾病能够通过常染色体隐性、常染色体显性、伴 X 染色体和其他方式遗传。一项针对约 50% RD 患者的病因研究揭示了超过 200 种不同的遗传致病因素（Ayuso & Millan，2010），每种基因突变会引发多种形式的疾病（Daiger，Bowne，& Sullivan，2007）。与之对应，在动物中也存在许多不同的 RD 基因型和表现型突变（Chang et al.，2002）。尽管导致感光细胞死亡的基因和突变非常多样，但不同致病基因

导致的 RP 发病后，视网膜结构的改变非常相似（Jones & Marc，2005）。视网膜结构改变伴随着神经元突起的功能改变（Margolis & Detwiler，2011）。此外，在过去 20 年中，研究探索了长期视觉剥夺产生对皮层重组的影响，但尚存在很大争论（Wandell & Smirnakis，2009）。

病变视网膜的结构变化

虽然 RD 的时间进程差异显著，许多动物形态学研究揭示了 RD 中视网膜神经元重组的不同阶段（Jones & Marc，2005）。Jones 和 Marc（2005）提出了重构效应，如图 112.2 所示。首先，当感光细胞开始发生退行性变，外节缩短（Jones et al.，2003），视锥细胞和视杆细胞能通过旁路连接到水平细胞（和双极细胞），发出异位的神经突投射到内核层（inner nuclear layer，INL），甚至到神经节细胞（Jones et al.，2003）。也有少数视杆细胞可以迁移到内层视网膜（Jones & Marc，2005）。随后，大量感光细胞死亡，并伴随着视网膜下神经胶质中形成由米勒细胞密封层，同时神经细胞开始死亡（Marc et al.，2003）。与人类形态学研究一致，缺乏感光细胞谷氨酸能输入会引发明显的细胞坏死和内核层重构（Jones & Marc，2005）。视锥双极细胞树突最终萎缩，水平细胞发出突起延伸到内丛状层（inner plexiform layer，IPL）（Gargini et al.，2007）。无长突细胞有时迁移到神经节细胞层，或迁移到靠近神经胶质密封层的外丛状层（Marc et al.，2003），大量重组增加了 IPL 内的连接跨度，使得形成了周期性双极-双极突触（Jones & Marc，2005）。虽然发生了许多改变，不同层状组织，包括突触功能所需的突触前蛋白，得到保留（Phillips，Otteson，& Sherry，2010）。尽管许多突触前连接发生了改变，在 rd-1/rd-1 和 rd10 小鼠模型中，包括树突分层和向更高级视觉中心的投射在

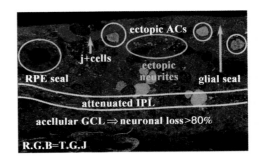

图 112.2　色素性视网膜炎（retinitis pigmentosa，RP）患者的视网膜重构。RP 患者的视网膜会出现显著重构和包括细胞迁移在内的细胞丢失。（改编自 Jones & Marc，2005。）

内的神经节细胞的结构仍然存在（Margolis et al., 2008）。

针对变性视网膜的人类形态学研究主要集中在量化视网膜层内的细胞丢失和到中央凹的偏心率（eccentricities）。黄斑区 INS 细胞丢失 20%～60%，而在神经节细胞层（ganglion cell layer, GCL）细胞丢失程度达 20%～80%（Santos et al., 1997）。在黄斑外视网膜区域中，IPL 细胞丢失大约 60%，GCL 细胞丢失 70%～80%（Humayun et al., 1999b）。黄斑外区域变性和黄斑区细胞丢失程度的差异不足为奇，因为 RP 病变由外周到中央凹发展。虽然 GCL 细胞比 INL 细胞死亡更多，相比突触前细胞，神经节细胞的结构保留得好得多（Margolis et al., 2008）。尽管光学相干断层成像（optical coherence tomography, OCT）研究已经发现 RP 患者视网膜神经纤维层相比正常视网膜更薄，但是轴突通路模式是否改变尚不明确（Walia et al., 2007）。

病变视网膜的功能变化

无疑，视网膜如此剧烈的结构变化伴随着突触前和突触后细胞功能改变。缺少感光细胞的输入，ON 双极细胞中 mGluR6 和 iGluR 谷氨酸介导的信号通路发生改变，引起无长突细胞和神经节细胞出现 iGluR 介导的强烈自发性反应（Marc et al., 2007; Ye & Goo, 2007），尽管在缓慢退化的生物模型中可能仍会保留视杆双极细胞对谷氨酸的敏感性（Barhoum et al., 2008）。视网膜电图反应研究显示，在形态学改变发生之前双极细胞反应即出现降低（Gargini et al., 2007）。数据表明 ON 双极细胞甚至可能转变成类似 OFF 双极细胞的反应模式（Stasheff, 2008），双极-双极周期性突触会损害内层视网膜的信息通路（Marc et al., 2003）。然而，视网膜变性小鼠的在体研究中，通过基因编码神经调质把光敏性引入 ON 双极细胞，发现神经节细胞对光刺激十分强烈（Doroudchi et al., 2011; Lagali et al., 2008）。此外，这些光基因治疗的动物能完成需要功能性视觉的行为学任务（Doroudchi et al., 2011）。

这些研究都提示，尽管视网膜出现退行性变，但是双极-神经节细胞突触通路仍保留了一些功能。虽然神经节细胞的形态得以保留（Margolis et al., 2008），但仍可在 ON 和 OFF RGCs 中观察到退行性变引起的自发振荡峰状活动；然而固有兴奋和抑制反应特性仍然存在（Margolis et al., 2008; Stasheff, 2008）。神经节细胞自发活动的原因与突触前作用机制以及没有感光细胞输入时出现的双极-无长突细胞共振通路联系在了一起（Margolis & Detwiler, 2011）。

皮层可塑性

当因为损伤的视网膜出现盲点时，视觉系统会感知性地覆盖这一"盲点"以完成对外部世界的成像（Wandell & Smirnakis, 2009）。类似 RD 的发展，视觉系统存在代偿机制，以便以最佳方式呈现视觉世界。代偿机制似乎会使视皮层的结构和功能产生长期的改变。近期研究文献总结了视觉皮层可塑性是否存在及其机制方面尚不统一的观点（Wandell & Smirnakis, 2009）。近 20 年的一些研究已经证明移除输入到 V1 皮层的感觉输入，会导致感受野范围和皮层拓扑属性的改变（Gilbert & Wiesel, 1992）。这些研究主要在诱导视网膜损伤的动物体中进行，测量皮层损伤投射区（lesion projection zone, LPZ）的反应。LPZ 区域的细胞最初较为沉默，但最终开始对处于视网膜损伤区域外的视觉刺激进行反应。这些发现提示感受野位置的改变和感受野范围的可能变化（Gilbert, Li, & Piech, 2009; Gilbert & Wiesel, 1992）。LPZ 区反应的改变可能是由 LPZ 区域外细胞的外侧轴突输入和树突棘的改变导致（Keck et al., 2008）。然而，这些结果主要依赖于单细胞和细胞群的电生理记录。另一方面，功能磁共振成像（functional magnetic resonance imaging, fMRI）研究显示了相反的结果，fMRI 研究可以在大范围的视野下记录长期的皮层活动。视网膜损伤的灵长类动物成像研究发现 LPZ 区域并没有恢复反应，而是保持初始的沉默状态（Smirnakis et al., 2005）。

AMD 和 RP 患者的 fMRI 研究都显示，对应 RD 区域的皮层会对任务刺激进行反应，而对被动观察无反应（Masuda et al., 2010）。这些发现表明皮层反应是自上而下的机制（退行性前存在）而非自下而上感觉加工或新近形成的外侧连接。基于这些不一致的观点，成人皮层可塑的潜能能否促进视觉恢复治疗的发展还无法确定。

视网膜电刺激的临床前研究

考虑到视觉信息在视网膜中通过神经节细胞精确短暂的放电模式进行编码，想要控制安装假体的被试的知觉体验，就需要了解电刺激如何作用于视网膜不同细胞，以及如何调节这些细胞的总体反应。电生理研究成果能帮助我们了解不同类型刺激激活了哪些细胞,激活的细胞是否会随不同的刺激发生改变,以及脉冲序列参数、刺激位置、电极形状和排列能否调节神经节细胞最终的放电输出。

刺激阈值

阈值量化产生所需反应的最小刺激。在心理物理研究中,阈值指产生感觉变化的最小刺激。在视觉电生理学实验中,阈值指引发神经细胞峰电位或电位变化所需的最小刺激(电荷、电压、振幅或光子)。神经节细胞反应是通过峰电位进行测量的,而双极细胞和无长突细胞的反应则通过电位的梯度变化测量。限制刺激的一个重要的因素是电刺激最大容许的电荷密度。为了避免损伤电极材料或神经组织,需要设置电荷密度限制以保证安全(Brummer, Robblee, & Hambrecht, 1983; Shannon, 1992)。总的来说,阈值和电荷密度限制(在人类中)分别决定了刺激的上限和下限,从而定义了刺激强度的可能变化范围。

视网膜电生理实验中,电极放置在前膜或视网膜下表面。通常,在体外神经节细胞峰电位由视网膜前记录电极进行测量。其他测量细胞反应的技术包括通过全细胞膜片钳技术在体内记录视上丘诱发反应(Chan et al., 2011),以及钙离子成像记录(Behrend et al., 2009)。在钙离子成像研究中,神经节细胞反应由钙敏感分子对刺激诱发的荧光反应程度进行量化。细胞内钙离子浓度是神经活动的指示剂。基于这种专业技术,人们能够同时观测大量神经节细胞的反应,并且测量细胞激活的空间幅度。

为总结视网膜反应的特点,研究人员在不同物种中描绘了可以反映阈值振幅和脉冲持续时间关系的强度持续时间曲线。大鼠视网膜强度持续时间曲线(实线表示 25 个细胞的均值)如图 112.3 所示。基强度指无穷大持续时间下电流脉冲所对应的阈电流,是曲线的渐进值。时值指当域电流为基强度振幅的两倍时的刺激持续时间,也是能量最高效的刺激。使用 6~25μm 电极时,不同物种(例如,大鼠、猪、猴子)对 0.05ms 脉冲的阈限平均电流小于 10μA,并且增加脉冲持续时间,该阈限会下降。然而,总电荷随着脉冲持续时间而增加(Sekirnjak et al., 2006)。时值的变化范围在 100μs 到 400μs 之间,表明短时程脉冲具有最高效的充电效率(Fried, Hsueh, & Werblin, 2006)。阈限也会因不同电极大小(6~25μm)和刺激电极的距离出现 2~3 倍的增加(如图 112.3,虚线),证明电流随着与刺激电极距离的增大而衰减(Sekirnjak et al., 2006)。和 10μA 近似,兔子视网膜通过 40μm 电极测

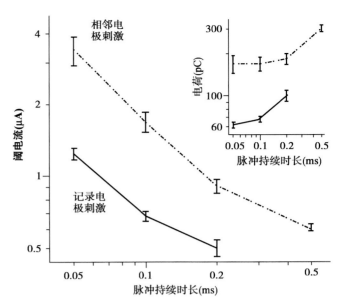

图 112.3 强度时程曲线。阈值的平均变化(大底部图)和总电荷的变化(小顶部图)与脉冲的关系。

量的阈值约为 15μA(Fried, Hsueh, & Werblin, 2006)。

迄今为止,有关 RD 效应对阈值影响的研究结果仍存在矛盾。rd1 小鼠的阈值比野生型大约高一个数量级(Jensen & Rizzo, 2008)。同样,在 RD 大鼠体内记录上丘诱发反应,发现阈值的增加(将近 2 倍)(Chan et al., 2011)。然而,10μm 小电极的体外研究没有记录到 P23H 大鼠和正常大鼠阈值的改变(Sekirnjak et al., 2009)。因为变性的视网膜的阈值可能会增加,短时程脉冲更可能提供安全限制以内的电荷密度,并能提供相比长时程脉冲更大的动态振幅范围。

视网膜细胞的时间调制

理论上,视网膜刺激能够产生具有和正常视觉相似的空间和时间特异性的神经节细胞峰电位模式。实现空间特异性的方式之一是利用一系列短时双向脉冲激活神经节细胞。一系列短时脉冲(负相位 < 0.15ms)中的单个峰电位的频率可以高达 250Hz(Sekirnjak et al., 2008)。另一方面,具备阈上刺激振幅(20~60μA)、直径为 30μm 的电极可以产生小于 0.5ms 脉冲的多个峰电位(Ryu et al., 2011)。此外,每次刺激脉冲引发的峰电位数量在不同类型神经节细胞中有所变化(Cai et al., 2011)。在大于 10 Hz 的高频刺激作用下,有可能因为突触前机制,长潜伏反应会被抑制(Sekirnjak et al., 2006)。总而言之,这些发现表明刺激频率能够控制神经节细胞以相对高的时间特异性发放峰电位。然而,由于适应效应的存在,

连续刺激会导致神经节细胞反应降低,从而限制频率的操作范围(Freeman,Rizzo,& Fried,2011;Jensen & Rizzo,2007)。

人类人工视网膜植入

视网膜下假体

视网膜下植入的 Retina Implant AG 设备,由眼内(微光电二极管电极阵列)和眼外(无线动力控制装置)两部分组成。电极阵列包括 1 500 个独立光敏元件组成的微光电二极管阵列(microphotodiode array,MPDA)(见图 112.4B)和一个 4×4 电极组成的直接刺激测试区(见图 112.4A),以进行不依赖于光电的刺激。每个 MPDA 元件包括光敏性光电二极管(15μm×30μm),无须利用其他 MPDA 元件(Zrenner et al.,2011)。每个光电二极管的输出将控制一个微分放大器,再通过接触窗与氮化钛(titanium nitride,TiN)电极(50mm×50 mm)相连(Zrenner et al.,2011)。测试区阵列由 120μm×120μm 的正方形电极构成,这些电极中又含有 50μm×50μm 的正方形电极单元。眼内

植入芯片的连接电缆从眼内阵列经颞肌通向耳后的出口,并连接到眼外的无线动力控制单元上(如图 112.4C)。芯片覆盖了大约 11°×11° 的视角(1°约等于视网膜上 288μm),两个 MPDA 电极间的距离估计相当于 15′弧度的视角(Zrenner et al.,2011)。

为了提供人工视觉,所有的二极管同秒钟同时获取多张"图片"。二极管的信号转变为 MPDA 电极的单相阳极电压脉冲,刺激通过这些电极传送到视网膜细胞(见图 112.4E)。每个电极提供给视网膜的电流总量与每个光电二极管吸收的光强度成正比。

表层型人工视网膜

第二视觉医疗产品有限公司的表层型人工视网膜包括眼内(电极阵列)和眼外(例如,眼镜,视觉处理单元;VPU)两部分。第一代设备(Argus Ⅰ系统)有 16 个电极(如图 112.5A),而第二代设备(Argus Ⅱ系统)有 60 个电极(如图 112.5B)。在视网膜前黄斑区植入的眼内电极阵列,包括 4×4 排列的 16 个铂盘电极(Argus Ⅰ系统)或 6×10 排列的 60 个电极(Argus Ⅱ系统),这些电极被装在一个干净的硅橡胶平台中。阵列由一个视网膜钉固定。在 Argus Ⅰ系统中,电极

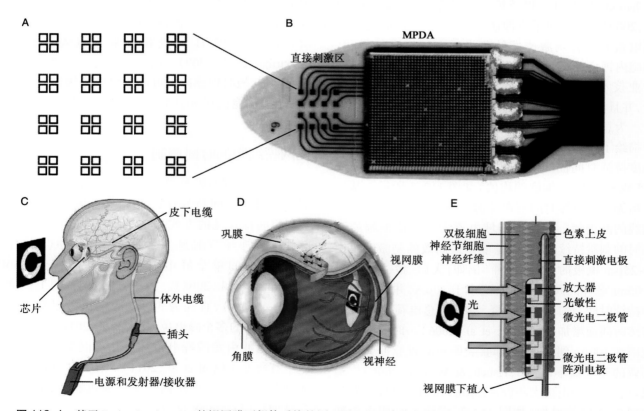

图 112.4　基于 Retina Implant AG 的视网膜下假体系统的原理图。(A)直接刺激(Direct stimulation,DS)测试区电极阵列排列,(B)微光电二极管排列(Microphotodiode array,MPDA)电极阵列,(C)和(D)视网膜下植入系统的概览,(E)视网膜下腔阵列安装和视网膜下刺激的概念(改编自 Zrenner et al.,2011)。

植入的直径为 260μm 或 520μm（各自朝向 0.9°和 1.8°视角），电极以棋盘格的方式交互排布，中央相互间距 800μm。在 Argus Ⅱ 系统中，植入电极的直径为 200μm（朝向 0.7°视角），中央相互间距 525μm。

个人电脑上有专用软件为外部 VPU 编写程序，继而可以给植入电极发送刺激指令。能量和信号信息由 VPU 通过导线传送到外部发射线圈，这些发射线圈经磁力与次级线圈组装在一起，并进行电感耦合，次级线圈可皮下植入到被试耳后颞骨（Argus Ⅰ 系统，见图 112.5C），或沿着眼睛巩膜安装（Argus Ⅱ，见图 112.5D）。次级线圈提供能量和信号信息给植入的脉冲发生器（implanted pulse generator，IPG），IPG 对信号进行解码并产生指令性刺激脉冲。IPG 通过穿过巩膜的多线电缆传输脉冲到电极阵列中。刺激能够通过两种不同方式呈现：①摄像机模式——通过被试眼镜上安装的微型摄像机提供的实时视讯，VPU 进行连续采样，将每个电极的刺激电流振幅与场景中对应区域的亮度相匹配；②直接刺激模式——传输给每个电极的刺激信号通过 VPU 独立控制。

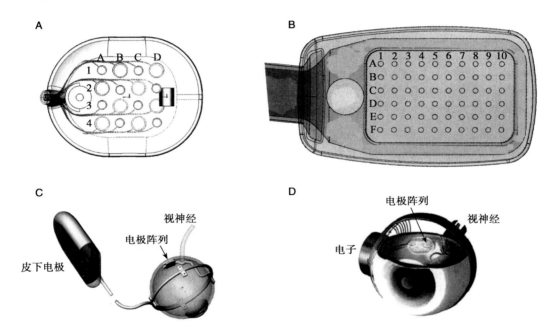

图 112.5　第一代（Argus Ⅰ）和第二代（Argus Ⅱ）表层型人工视网膜阵列和系统原理图。（A）Argus Ⅰ 4×4 电极阵列，（B）Argus Ⅱ 6×10 电极阵列，（C）Argus Ⅰ 植入系统概览，（D）Argus Ⅱ 植入系统概览。

知觉阈值

最初表层型人工视网膜的长期研究中，使用阴极持续时间为 0.975ms 的双向脉冲测量了六名被试的知觉阈值，利用 OCT 对视网膜进行成像并测量了电极-视网膜的距离。阈值大体上低于安全电荷密度范围，且随着电极-视网膜距离的增加而增加（de Balthasar et al.，2008；Mahadevappa et al.，2005）。虽然电极大小为 260μm 或 520μm，阈值似乎并没有随电极大小改变（de Balthasar et al.，2008）。在半长期视网膜下假体植入被试中，通过一个阶梯程序测量引起知觉的阈电压。每次脉冲单个电极在阈值大小进行的典型的电荷转移在 20～60nC 之间，直接刺激电极的最大电荷密度在 600μc/cm² 之间（处于安全电荷范围）（Zrenner et al.，2011）。

知觉属性

视网膜前阈值实验中，据说被试将他们的感觉描述为发白或发黄的圆形或椭圆形斑点（Mahadevappa et al.，2005）。单电极实验显示感知阈值和亮度能够通过各种参数进行调控，例如频率、脉冲持续时间和振幅（Greenwald et al.，2009；Horsager et al.，2009b）。有趣的是，阈限受到电荷时间分布的影响，这可能与神经元整合和视觉系统的适应性有关（Horsager et al.，2009b）。单电极感知的亮度随着刺激强度呈幂函数增加，因此实现编码不同刺激振幅水平下亮度的动态范围（Greenwald et al.，2009；Nanduri et al.，2012）。高振幅下，光幻视的亮度趋向饱和，这可能会限制动态范围。

当多个电极受到刺激时，感知的呈现变得高度复杂（Horsager，Greenberg，& Fine，2009a）。甚至，电极间高达 1 600μm 的刺激时间的偏移会导致感知的改变（Horsager et al.，2011）。这些发现表明在神经水平存在空间时间交互作用，并且这种交互会引发感知的呈现。单电极的光幻视亮度可以被另一电极的刺激改变（Horsager et al.，2011），这进一步支持了这些结果。综合考虑，这些结果表明视网膜前刺激激活了高度复杂的神经细胞系统，每个电极无法独立于其他电极活动。

视网膜植入患者形成视觉的证据

Zrenner 的视网膜下假体研究组报告了成功的临床发现。最近，Zrenner 研究组报告了针对植入了短期和半长期移植被试的临床研究。（半长期指植入少于 1 年。因电极周围保护涂层的损耗，这一设备目前的设计不能在体内保存超过 1 年。）通过植入，被试可以辨别黑色桌子上明亮物体、描述图案并辨别字母或短字的能力（Zrenner et al.，2011）。当使用直接刺激电极时，两名被试报告出现发白圆形点状的知觉，一名被试报告则感觉到发白的或发黄的长方形短线条（Wilke et al.，2011；Zrenner et al.，2011）。被试也能够辨别垂直或水平方向的电极刺激（Wilke et al.，2011）。这些临床结果非常有前景，还需进行长期视网膜下移植验证。被试植入长期表层型人工视网膜后，在使用整个系统（配备有一台摄像机）的情况下出现了功能性低水平视觉（Yanai et al.，2007）。一项实验报告，有一个被试能辨别出从四个不同朝向的视觉光栅（Caspi et al.，2009）。进一步，当输入的视频信息杂乱无章时，被试不能完成这一任务。这些发现似乎表明，被试已经形成了超越简单光探测器的视觉。另一项涵盖大量被试的研究中，被试能够指出黑色背景显示屏上的明亮正方形（Ahuja et al.，2011）。相比关闭设备，打开设备后几乎所有被试都在任务中出现了提高。使用头部扫描技术，被试也能够区分黑色背景中高对比度的字母，辨别一系列字母组成单词或句子（Humayun et al.，2012）。虽然结果显示了形成视觉的希望，但还不知道未来能否通过密集的阵列使被试形成有意义的高分辨率的视觉图像。

总结

实验性治疗期望能够修复因感光细胞疾病导致失明的患者的视觉，例如 AMD 和 RP 疾病。最佳情况是通过修复和替代感光细胞，使视功能完全恢复到正常状态。发展一种能够与视觉系统相接的视觉疗法，使最终的输出响应、神经节细胞峰电位的空间-时间模式能与正常视觉一致，虽然中间阶段的作用机制可能完全不同，也是同样理想的成果。不幸的是，当前基因治疗方法仅能针对某一单基因突变，并不能治疗光谱的视网膜疾病。另外，干细胞、光遗传学、单细胞电极刺激法面临着技术障碍，仍在发展阶段。反之，与临床应用最贴近的方法——具有相对较大电极的人工视网膜，是一个可进行部分视觉修复的中间方案。尽管产生的人工视觉并不完美，这些设备的成功在于它们给失明患者提供了有效的视觉。虽然看上去很吸引人，但是这些被试的视觉体验并不一定像数码记分板。临床研究已经证明每个电极不能作为独立像素点发挥作用。然而，通过产生有空间性和对比度的信息图像，视网膜移植被试可能能够使用这些数据和环境中的其他感觉信息来更好地理解视觉世界。

参考文献

Ahuja, A. K., Dorn, J. D., Caspi, A., McMahon, M. J., Dagnelie, G., daCruz, L., et al. (2011). Blind subjects implanted with the Argus™ II retinal prosthesis are able to improve performance in a spatial–motor task. *British Journal of Ophthalmology*, 95, 539–543. doi:10.1136/bjo.2010.179622.

Ayuso, C., & Millan, J. M. (2010). Retinitis pigmentosa and allied conditions today: A paradigm of translational research. *Genome Medicine*, 2, 34. doi:10.1186/gm155.

Bak, M., Girvin, J. P., Hambrecht, F. T., Kufta, C. V., Loeb, G. E., & Schmidt, E. M. (1990). Visual sensations produced by intracortical microstimulation of the human occipital cortex. *Medical & Biological Engineering & Computing*, 28, 257–259.

Barhoum, R., Martinez-Navarrete, G., Corrochano, S., Germain, F., Fernandez-Sanchez, L., de la Rosa, E. J., et al. (2008). Functional and structural modifications during retinal degeneration in the rd10 mouse. *Neuroscience*, 155, 698–713. doi:10.1016/j.neuroscience.2008.06.042.

Behrend, M. R., Ahuja, A. K., Humayan, M. S., Weiland, J. D., & Chow, R. H. (2009). Selective labeling of retinal ganglion cells with calcium indicators by retrograde loading in vitro. *Journal of Neuroscience Methods*, 179, 166–172.

Bi, A., Cui, J., Ma, Y. P., Olshevskaya, E., Pu, M., Dizhoor, A. M., et al. (2006). Ectopic expression of a microbial-type rhodopsin restores visual responses in mice with photoreceptor degeneration. *Neuron*, 50, 23–33. doi:10.1016/j.neuron.2006.02.026.

Brelen, M. E., Duret, F., Gerard, B., Delbeke, J., & Veraart, C. (2005). Creating a meaningful visual perception in blind volunteers by optic nerve stimulation. *Journal of Neural Engineering*, 2, S22–S28.

Brindley, G. S. (1962). Beats produced by simultaneous stimulation of the human eye with intermittent light and intermittent or alternating electric current. *Journal of Physiology*, 164, 157–167.

Brindley, G. S. (1964). A new interaction of light and electricity in stimulating the human retina. *Journal of Physiology, 171*, 514–520.

Brindley, G. S., Donaldson, P. E., Falconer, M. A., & Rushton, D. N. (1972). The extent of the region of occipital cortex that when stimulated gives phosphenes fixed in the visual field. *Journal of Physiology, 225*, 57P–58P.

Brindley, G. S., & Lewin, W. S. (1968). The visual sensations produced by electrical stimulation of the medial occipital cortex. *Journal of Physiology, 194*, 54–55P.

Brummer, S. B., Robblee, L. S., & Hambrecht, F. T. (1983). Criteria for selecting electrodes for electrical stimulation: Theoretical and practical considerations. *Annals of the New York Academy of Sciences, 405*, 159–171.

Cai, C., Ren, Q., Desai, N. J., Rizzo, F., III, & Fried, S. I. (2011). Response variability to high rates of electric stimulation in retinal ganglion cells. *Journal of Neurophysiology, 106*, 153–162.

Carpenter, R. H. (1973). Contour-like phosphenes from electrical stimulation of the human eye: Some new observations. *Journal of Physiology, 229*, 767–785.

Caspi, A., Dorn, J. D., McClure, K. H., Humayun, M. S., Greenberg, R. J., & McMahon, M. J. (2009). Feasibility study of a retinal prosthesis: Spatial vision with a 16-electrode implant. *Archives of Ophthalmology, 127*, 398–401.

Chader, G. J., Weiland, J., & Humayun, M. S. (2009). Artificial vision: Needs, functioning, and testing of a retinal electronic prosthesis. *Progress in Brain Research, 175*, 317–332.

Chan, L. L., Lee, E. J., Humayun, M. S., & Weiland, J. D. (2011). Both electrical stimulation thresholds and SMI-32-immunoreactive retinal ganglion cell density correlate with age in S334ter line 3 rat retina. *Journal of Neurophysiology, 105*, 2687–2697.

Chang, B., Hawes, N. L., Hurd, R. E., Davisson, T., Nusinowitz, S., & Heckenlively, J. R. (2002). Retinal degeneration mutants in the mouse. *Vision Research, 42*, 517–525.

Chow, A. Y., Chow, V. Y., Packo, K. H., Pollack, J. S., Peyman, G. A., & Schuchard, R. (2004). The artificial silicon retina microchip for the treatment of vision loss from retinitis pigmentosa. *Archives of Ophthalmology, 122*, 460–469.

Daiger, S. P., Bowne, S. J., & Sullivan, L. S. (2007). Perspective on genes and mutations causing retinitis pigmentosa. *Archives of Ophthalmology, 125*, 151–158.

de Balthasar, C., Patel, S., Roy, A., Freda, R., Greenwald, S., Horsager, A., et al. (2008). Factors affecting perceptual thresholds in epiretinal prostheses. *Investigative Ophthalmology & Visual Science, 49*, 2303–2314. doi:10.1167/iovs.07-0696.

Dobelle, W. H., Mladejovsky, M. G., & Girvin, J. P. (1974). Artifical vision for the blind: Electrical stimulation of visual cortex offers hope for a functional prosthesis. *Science, 183*, 440–444.

Dobelle, W. H., Turkel, J., Henderson, D. C., & Evans, J. R. (1979). Mapping the representation of the visual field by electrical stimulation of human visual cortex. *American Journal of Ophthalmology, 88*, 727–735.

Doroudchi, M. M., Greenberg, K. P., Liu, J., Silka, K. A., Boyden, E. S., Lockridge, J. A., et al. (2011). Virally delivered channelrhodopsin-2 safely and effectively restores visual function in multiple mouse models of blindness. *Molecular Therapy, 19*, 1220–1229. doi:10.1038/mt.2011.69.

Fang, Z. P., & Mortimer, J. T. (1991). Alternate excitation of large and small axons with different stimulation waveforms: An application to muscle activation. *Medical & Biological Engineering & Computing, 29*, 543–547.

Fitzgibbon, T., & Reese, B. E. (1996). Organization of retinal ganglion cell axons in the optic fiber layer and nerve of fetal ferrets. *Visual Neuroscience, 13*, 847–861.

Freeman, D. K., Rizzo, J. F., III, & Fried, S. I. (2011). Encoding visual information in retinal ganglion cells with prosthetic stimulation. *Journal of Neural Engineering, 8*, 035005. doi:10.1088/17412560/8/3/035005.

Fried, S. I., Hsueh, H. A., & Werblin, F. S. (2006). A method for generating precise temporal patterns of retinal spiking using prosthetic stimulation. *Journal of Neurophysiology, 95*, 970–978.

Fujikado, T., Morimoto, T., Kanda, H., Kusaka, S., Nakauchi, K., Ozawa, M., et al. (2007). Evaluation of phosphenes elicited by extraocular stimulation in normals and by suprachoroidal–transretinal stimulation in patients with retinitis pigmentosa. *Graefe's Archive for Clinical and Experimental Ophthalmology, 245*, 1411–1419. doi:10.1007/s00417-007-0563-z.

Gargini, C., Terzibasi, E., Mazzoni, F., & Strettoi, E. (2007). Retinal organization in the retinal degeneration 10 (rd10) mutant mouse: A morphological and ERG study. *Journal of Comparative Neurology, 500*, 222–238.

Gerding, H., Benner, F. P., & Taneri, S. (2007). Experimental implantation of epiretinal retina implants (EPI-RET) with an IOL-type receiver unit. *Journal of Neural Engineering, 4*, S38–S49.

Gilbert, C. D., Li, W., & Piech, V. (2009). Perceptual learning and adult cortical plasticity. *Journal of Physiology, 587*, 2743–2751.

Gilbert, C. D., & Wiesel, T. N. (1992). Receptive field dynamics in adult primary visual cortex. *Nature, 356*, 150–152.

Greenberg, R. J. (1998). *Analysis of electrical stimulation of the vertebrate retina work towards a retinal prosthesis* (Doctoral dissertation). The Johns Hopkins University.

Greenwald, S. H., Horsager, A., Humayun, M. S., Greenberg, R. J., McMahon, M. J., & Fine, I. (2009). Brightness as a function of current amplitude in human retinal electrical stimulation. *Investigative Ophthalmology & Visual Science, 50*, 5017–5025.

Hauswirth, W. W., Aleman, T. S., Kaushal, S., Cideciyan, A. V., Schwartz, S. B., Wang, L., et al. (2008). Treatment of Leber congenital amaurosis due to RPE65 mutations by ocular subretinal injection of adeno-associated virus gene vector: Short-term results of a phase I trial. *Human Gene Therapy, 19*, 979–990. doi:10.1089/hum.2008.107.

Hoffer, J. A., Loeb, G. E., & Pratt, C. A. (1981). Single unit conduction velocities from averaged nerve cuff electrode records in freely moving cats. *Journal of Neuroscience Methods, 4*, 211–225.

Horsager, A., Boynton, G. M., Greenberg, R. J., & Fine, I. (2011). Temporal interactions during paired-electrode stimulation in two retinal prosthesis subjects. *Investigative Ophthalmology & Visual Science, 52*, 549–557.

Horsager, A., Greenberg, R. J., & Fine, I. (2009a). Spatiotemporal interactions in retinal prosthesis subjects. *Investigative Ophthalmology & Visual Science, 51*, 1223–1233. doi:10.1167/iovs.09-3746.

Horsager, A., Greenwald, S. H., Weiland, J. D., Humayun, M. S., Greenberg, R. J., McMahon, M. J., et al. (2009b). Predicting visual sensitivity in retinal prosthesis patients. *Investigative Ophthalmology & Visual Science, 50*, 1483–1491. doi:10.1167/iovs.08-2595.

Humayun, M. S., de Juan, E., Jr., Weiland, J. D., Dagnelie, G., Katona, S., Greenberg, R., et al. (1999a). Pattern electrical stimulation of the human retina. *Vision Research*, 39, 2569–2576. doi:10.1016/S0042-6989(99)00052-8.

Humayun, M. S., Dorn, J. D., da Cruz, L., Dagnelie, G., Sahel, J. A., Stanga, P. E., et al. (2012). Interim results from the International Trial of Second Sight's Visual Prosthesis. *Ophthalmology*, 119, 779–788. doi:10.1016/j.ophtha.2011.09.028.

Humayun, M. S., Prince, M., de Juan, E., Jr., Barron, Y., Moskowitz, M., Klock, I. B., et al. (1999b). Morphometric analysis of the extramacular retina from postmortem eyes with retinitis pigmentosa. *Investigative Ophthalmology & Visual Science*, 40, 143–148.

Humayun, M. S., Weiland, J. D., Fujii, G. Y., Greenberg, R., Williamson, R., Little, J., et al. (2003). Visual perception in a blind subject with a chronic microelectronic retinal prosthesis. *Vision Research*, 43, 2573–2581. doi:10.1016/S0042-6989(03)00457-7.

Jensen, R. J., & Rizzo, J. F., III. (2007). Responses of ganglion cells to repetitive electrical stimulation of the retina. *Journal of Neural Engineering*, 4, S1–S6.

Jensen, R. J., & Rizzo, J. F., III. (2008). Activation of retinal ganglion cells in wild-type and rd1 mice through electrical stimulation of the retinal neural network. *Vision Research*, 48, 1562–1568.

Jones, B. W., & Marc, R. E. (2005). Retinal remodeling during retinal degeneration. *Experimental Eye Research*, 81, 123–137.

Jones, B. W., Watt, C. B., Frederick, J. M., Baehr, W., Chen, C. K., Levine, E. M., et al. (2003). Retinal remodeling triggered by photoreceptor degenerations. *Journal of Comparative Neurology*, 464, 1–16. doi:10.1002/cne.10703.

Keck, T., Mrsic-Flogel, T. D., Vaz Afonso, M., Eysel, U. T., Bonhoeffer, T., & Hubener, M. (2008). Massive restructuring of neuronal circuits during functional reorganization of adult visual cortex. *Nature Neuroscience*, 11, 1162–1167.

Kotler, S. (2002). Vision Quest: A half century of artificial-sight research has succeeded. and now this blind man can see. *Wired*, 10, R1–R3.

Lagali, P. S., Balya, D., Awatramani, G. B., Munch, T. A., Kim, D. S., Busskamp, V., et al. (2008). Light-activated channels targeted to ON bipolar cells restore visual function in retinal degeneration. *Nature Neuroscience*, 11, 667–675. doi:10.1038/nn.2117.

LeRoy, C. (1755). Ou l'on rend compte de quelques tentatives que l'on a faites pour guérir plusieurs maladies par l'électricité. *Histoire de L'Académie Royale des Sciences (Paris), Mémoires de Mathématique & de Physique* 60, 81–95.

Mahadevappa, M., Weiland, J. D., Yanai, D., Fine, I., Greenberg, R. J., & Humayun, M. S. (2005). Perceptual thresholds and electrode impedance in three retinal prosthesis subjects. *IEEE Transactions on Neural Systems and Rehabilitation Engineering*, 13, 201–206.

Marc, R. E., & Jones, B. W. (2003). Retinal remodeling in inherited photoreceptor degenerations. *Molecular Neurobiology*, 28, 139–147.

Marc, R. E., Jones, B. W., Anderson, J. R., Kinard, K., Marshak, D. W., Wilson, J. H., et al. (2007). Neural reprogramming in retinal degeneration. *Investigative Ophthalmology & Visual Science*, 48, 3364–3371. doi:10.1167/iovs.07-0032.

Marc, R. E., Jones, B. W., Watt, C. B., & Strettoi, E. (2003). Neural remodeling in retinal degeneration. *Progress in Retinal and Eye Research*, 22, 607–655.

Marg, E. (1991). Magnetostimulation of vision: Direct noninvasive stimulation of the retina and the visual brain. *Optometry and Vision Science*, 68, 427–440.

Margalit, E., Maia, M., Weiland, J. D., Greenberg, R. J., Fujii, G. Y., Torres, G., et al. (2002). Retinal prosthesis for the blind. *Survey of Ophthalmology*, 47, 335–356. doi:10.1016/S0039-6257(02)00311-9.

Margolis, D. J., & Detwiler, P. B. (2011). Cellular origin of spontaneous ganglion cell spike activity in animal models of retinitis pigmentosa. *Journal of Ophthalmology*, 1. doi:10.1155/2011/507037.

Margolis, D. J., Newkirk, G., Euler, T., & Detwiler, P. B. (2008). Functional stability of retinal ganglion cells after degeneration-induced changes in synaptic input. *Journal of Neuroscience*, 28, 6526–6536.

Masuda, Y., Horiguchi, H., Dumoulin, S. O., Furuta, A., Miyauchi, S., Nakadomari, S., et al. (2010). Task-dependent V1 responses in human retinitis pigmentosa. *Investigative Ophthalmology & Visual Science*, 51, 5356–5364. doi:10.1167/iovs.09-4775.

Nakauchi, K., Fujikado, T., Kanda, H., Kusaka, S., Ozawa, M., Sakaguchi, H., et al. (2007). Threshold suprachoroidal-transretinal stimulation current resulting in retinal damage in rabbits. *Journal of Neural Engineering*, 4, S50–S57. doi:10.1088/1741-2560/4/1/S07.

Nanduri, D., Fine, I., Horsager, A., Boynton, G. M., Humayun, M. S., Greenberg, R. J., et al. (2012). Frequency and amplitude modulation have different effects on the percepts elicited by retinal stimulation. *Investigative Ophthalmology & Visual Science*, 53, 205–214. doi:10.1167/iovs.11-8401.

Normann, R. A., Greger, B., House, P., Romero, S. F., Pelayo, F., & Fernandez, E. (2009). Toward the development of a cortically based visual neuroprosthesis. *Journal of Neural Engineering*, 6, 035001.

Obeid, I., Veraart, C., & Delbeke, J. (2010). Estimation of phosphene spatial variability for visual prosthesis applications. *Artificial Organs*, 34, 358–365.

Penfield, W., & Jasper, H. (1954). *Epilepsy and the functional anatomy of the human brain*. Boston: Little, Brown.

Pezaris, J. S., & Eskandar, E. N. (2009). Getting signals into the brain: Visual prosthetics through thalamic microstimulation. *Neurosurgical Focus*, 27, E6.

Pezaris, J. S., & Reid, R. C. (2007). Demonstration of artificial visual percepts generated through thalamic microstimulation. *Proceedings of the National Academy of Sciences of the United States of America*, 104, 7670–7675. doi:10.1073/pnas.0608563104.

Phillips, M. J., Otteson, D. C., & Sherry, D. M. (2010). Progression of neuronal and synaptic remodeling in the rd10 mouse model of retinitis pigmentosa. *Journal of Comparative Neurology*, 518, 2071–2089.

Ryu, S. B., Ye, J. H., Goo, Y. S., Kim, C. H., & Kim, K. H. (2011). Decoding of temporal visual information from electrically evoked retinal ganglion cell activities in photoreceptor-degenerated retinas. *Investigative Ophthalmology & Visual Science*, 52, 6271–6278.

Santos, A., Humayun, M. S., de Juan, E., Jr., Greenberg, R. J., Marsh, M. J., Klock, I. B., et al. (1997). Preservation of the inner retina in retinitis pigmentosa: A morphometric analysis. *Archives of Ophthalmology*, 115, 511–515. doi:10.1001/archopht.1997.01100150513011.

Schmidt, E. M., Bak, M. J., Hambrecht, F. T., Kufta, C. V., O'Rourke, D. K., & Vallabhanath, P. (1996). Feasibility of a visual prosthesis for the blind based on intracortical microstimulation of the visual cortex. *Brain*, 119, 507–522.

Schnapf, J. L., Kraft, T. W., & Baylor, D. A. (1987). Spectral sensitivity of human cone photoreceptors. *Nature*, 325, 439–441.

Schneider, K. A., Richter, M. C., & Kastner, S. (2004). Retinotopic organization and functional subdivisions of the human lateral geniculate nucleus: A high-resolution functional magnetic resonance imaging study. *Journal of Neuroscience*, 24, 8975–8985.

Sekirnjak, C., Hottowy, P., Sher, A., Dabrowski, W., Litke, A. M., & Chichilnisky, E. J. (2006). Electrical stimulation of mammalian retinal ganglion cells with multielectrode arrays. *Journal of Neurophysiology*, 95, 3311–3327.

Sekirnjak, C., Hottowy, P., Sher, A., Dabrowski, W., Litke, A. M., & Chichilnisky, E. J. (2008). High-resolution electrical stimulation of primate retina for epiretinal implant design. *Journal of Neuroscience*, 28, 4446–4456.

Sekirnjak, C., Hulse, C., Jepson, L. H., Hottowy, P., Sher, A., Dabrowski, W., et al. (2009). Loss of responses to visual but not electrical stimulation in ganglion cells of rats with severe photoreceptor degeneration. *Journal of Neurophysiology*, 102, 3260–3269. doi:10.1152/jn.00663.2009.

Shannon, R. V. (1992). A model of safe levels for electrical stimulation. *IEEE Transactions on Bio-Medical Engineering*, 39, 424–426.

Shivdasani, M. N., Luu, C. D., Cicione, R., Fallon, J. B., Allen, P. J., Leuenberger, J., et al. (2010). Evaluation of stimulus parameters and electrode geometry for an effective suprachoroidal retinal prosthesis. *Journal of Neural Engineering*, 7, 036008. doi:10.1088/1741-2560/7/3/036008.

Smirnakis, S. M., Brewer, A. A., Schmid, M. C., Tolias, A. S., Schuz, A., Augath, M., et al. (2005). Lack of long-term cortical reorganization after macaque retinal lesions. *Nature*, 435, 300–307. doi:10.1038/nature03495.

Stasheff, S. F. (2008). Emergence of sustained spontaneous hyperactivity and temporary preservation of OFF responses in ganglion cells of the retinal degeneration (rd1) mouse. *Journal of Neurophysiology*, 99, 1408–1421.

Thyagarajan, S., van Wyk, M., Lehmann, K., Lowel, S., Feng, G., & Wassle, H. (2010). Visual function in mice with photoreceptor degeneration and transgenic expression of channelrhodopsin 2 in ganglion cells. *Journal of Neuroscience*, 30, 8745–8758.

Tomita, H., Sugano, E., Isago, H., Hiroi, T., Wang, Z., Ohta, E., et al. (2010). Channelrhodopsin-2 gene transduced into retinal ganglion cells restores functional vision in genetically blind rats. *Experimental Eye Research*, 90, 429–436. doi:10.1016/j.exer.2009.12.006.

Veraart, C., Wanet-Defalque, M. C., Gerard, B., Vanlierde, A., & Delbeke, J. (2003). Pattern recognition with the optic nerve visual prosthesis. *Artificial Organs*, 27, 996–1004.

Walia, S., Fishman, G. A., Edward, D. P., & Lindeman, M. (2007). Retinal nerve fiber layer defects in RP patients. *Investigative Ophthalmology & Visual Science*, 48, 4748–4752.

Wandell, B. A., & Smirnakis, S. M. (2009). Plasticity and stability of visual field maps in adult primary visual cortex. *Nature Reviews. Neuroscience*, 10, 873–884.

Wang, H., Peca, J., Matsuzaki, M., Matsuzaki, K., Noguchi, J., Qiu, L., et al. (2007). High-speed mapping of synaptic connectivity using photostimulation in Channelrhodopsin-2 transgenic mice. *Proceedings of the National Academy of Sciences of the United States of America*, 104, 8143–8148. doi:10.1073/pnas.0700384104.

Wilke, R., Gabel, V. P., Sachs, H., Bartz Schmidt, K. U., Gekeler, F., Besch, D., et al. (2011). Spatial resolution and perception of patterns mediated by a subretinal 16-electrode array in patients blinded by hereditary retinal dystrophies. *Investigative Ophthalmology & Visual Science*, 52, 5995–6003. doi:10.1167/iovs.10-6946.

Woodbury, J. W., & Woodbury, D. M. (1991). Vagal stimulation reduces the severity of maximal electroshock seizures in intact rats: Use of a cuff electrode for stimulating and recording. *Pacing and Clinical Electrophysiology*, 14, 94–107.

Yanai, D., Weiland, J. D., Mahadevappa, M., Greenberg, R. J., Fine, I., & Humayun, M. S. (2007). Visual performance using a retinal prosthesis in three subjects with retinitis pigmentosa. *American Journal of Ophthalmology*, 143, 820–827.

Ye, J. H., & Goo, Y. S. (2007). The slow wave component of retinal activity in rd/rd mice recorded with a multielectrode array. *Physiological Measurement*, 28, 1079–1088.

Zrenner, E., Bartz-Schmidt, K. U., Benav, H., Besch, D., Bruckmann, A., Gabel, V. P., et al. (2011). Subretinal electronic chips allow blind patients to read letters and combine them to words. *Proceedings of the Royal Society of London: B Biological Science*, 278, 1489–1497. doi: 10.1098/rspb.2010.1747.

Zrenner, E., Stett, A., Weiss, S., Aramant, R. B., Guenther, E., Kohler, K., et al. (1999). Can subretinal microphotodiodes successfully replace degenerated photoreceptors? *Vision Research*, 39, 2555–2567. doi:10.1016/S0042-6989(98) 00312-5.

编者名录

JOSE MANUEL ALONSO Department of Biological Sciences, SUNY Optometry, New York, New York

JAYAKRISHNA AMBATI Departments of Ophthalmology and Visual Sciences and Physiology, University of Kentucky, Lexington, Kentucky

MARK L. ANDERMANN Division of Endocrinology, Department of Medicine, Beth Israel Deaconess Medical Center, Harvard Medical School, Boston, Massachusetts

BARTON L. ANDERSON School of Psychology, University of Sydney, Sydney, Australia

JAMES R. ANDERSON John A. Moran Eye Center, Department of Ophthalmology, University of Utah School of Medicine, Salt Lake City, Utah

SARI ANDONI Center for Perceptual Systems, Section of Neurobiology, School of Biological Sciences, The University of Texas at Austin, Austin, Texas

ALESSANDRA ANGELUCCI Department of Ophthalmology and Visual Science, Moran Eye Center, University of Utah, Salt Lake City, Utah

RAJENDRA S. APTE Departments of Ophthalmology and Visual Science, and Developmental Biology, Washington University School of Medicine, St. Louis, Missouri

WOLFGANG BAEHR Moran Eye Center, University of Utah, Salt Lake City, Utah

MARK F. BEAR Howard Hughes Medical Institute, The Picower Institute for Learning and Memory, Department of Brain and Cognitive Sciences, Massachusetts Institute of Technology, Cambridge, Massachusetts

ANDREW H. BELL MRC Cognition and Brain Sciences Unit, University of Cambridge, Cambridge, United Kingdom

LARRY I. BENOWITZ Laboratories for Neuroscience Research in Neurosurgery and F. M. Kirby Neurobiology Center, Children's Hospital Boston; Departments of Surgery and Ophthalmology and Program in Neuroscience, Harvard Medical School, Boston, Massachusetts

DAVID M. BERSON Department of Neuroscience, Brown University, Providence, Rhode Island

MARION BETIZEAU Stem Cell and Brain Research Institute, INSERM U846, Bron, France; Université de Lyon, Université Lyon I, Lyon, France

ALLISON R. BIALAS Department of Neurology, F. M. Kirby Neurobiology Center, Children's Hospital Boston; Program in Neuroscience, Harvard Medical School, Boston, Massachusetts

RANDOLPH BLAKE Department of Psychology, Vanderbilt University, Nashville TN, and Brain and Cognitive Sciences, Seoul National University, Seoul, South Korea

DANIEL BLAND Queensland Brain Institute and School of Information Technology and Electrical Engineering, and ARC Centre of Excellence in Vision Science, University of Queensland, St. Lucia QLD, Australia

PABLO M. BLAZQUEZ Department of Otolaryngology, Washington University School of Medicine, Saint Louis, Missouri

GUNNAR BLOHM Centre for Neuroscience Studies and Canadian Action and Perception Network (CAPnet), Departments of Biomedical and Molecular Sciences, Psychology, Mathematics & Statistics and School of Computing, Queen's University, Kingston, Ontario, Canada

STEWART A. BLOOMFIELD State University of New York College of Optometry, New York, New York

VINCENT BONIN Neuro-Electronics Research Flanders, Imec, VIB and KU. Leuven, Leuven, Belgium

ALEXANDER BORST Department of Systems and Computational Neurobiology, Max-Planck-Institute of Neurobiology, Martinsried, Germany

CONRADO BOSMAN Center for Neuroscience, University of Amsterdam, Amsterdam, the Netherlands

GEOFFREY M. BOYNTON Department of Psychology, University of Washington, Seattle, Washington

DAVID H. BRAINARD Department of Psychology, University of Pennsylvania, Philadelphia, Pennsylvania

CURTIS R. BRANDT Departments of Ophthalmology and Visual Sciences, and Medical Microbiology and Immunology, and McPherson Eye Research Institute, University of Wisconsin School of Medicine and Public Health, Madison, Wisconsin

FARRAN BRIGGS Department of Physiology and Neurobiology, Geisel School of Medicine, Dartmouth University, Lebanon, New Hampshire

ANGELA M. BROWN College of Optometry, Ohio State University, Columbus, Ohio

STEVEN L. BUCK Department of Psychology, University of Washington, Seattle, Washington

ROBERT W. BURGESS The Jackson Laboratory, Bar Harbor, Maine

ANDREAS BURKHALTER Department of Anatomy and Neurobiology, Washington University School of Medicine, St. Louis, Missouri

MARIE E. BURNS Center for Neuroscience and Departments of Cell Biology and Human Anatomy, and Ophthalmology and Vision Science, University of California, Davis, Davis, California

DAVID BURR Department of Psychology, University of Florence, Florence, Italy

ANDREW J. CALDER ARC Center of Excellence in the Study of Cognition and its Disorders, School of Psychology, University of Western Australia, and Medical Research Council, Cognition and Brain Sciences Unit, Cambridge, United Kingdom

EDWARD M. CALLAWAY Systems Neurobiology Laboratories, The Salk Institute for Biological Studies, La Jolla, California

LEO M. CHALUPA Office of Vice President for Research, Department of Pharmacology and Physiology, George Washington University, Washington, D.C.

KAREN L. CHENEY School of Biological Sciences, University of Queensland, St. Lucia QLD, Australia

KEN CHENG Department of Biological Sciences, Macquarie

University, Sydney, Australia

E. J. CHICHILNISKY   The Salk Institute, La Jolla, California

JASON E. COLEMAN   Howard Hughes Medical Institute, The Picower Institute for Learning and Memory, Department of Brain and Cognitive Sciences, Massachusetts Institute of Technology, Cambridge, Massachusetts, and Child Health Research Institute, Department of Pediatrics, University of Florida College of Medicine, Gainesville, Florida

RYAN CONSTANTINE   Moran Eye Center, University of Utah, Salt Lake City, Utah

DYLAN F. COOKE   Center for Neuroscience, Department of Psychology, University of California, Davis, Davis, California

J. DOUGLAS CRAWFORD   Centre for Vision Research, Canadian Action and Perception Network (CAPnet), Departments of Psychology, Biology, and Kinesiology and Health Sciences, and Neuroscience Graduate Diploma Program, York University, Toronto, Ontario, Canada

JOANNA D. CROOK   Department of Biological Structure and The National Primate Research Center, University of Washington, Seattle, Washington

HOLK CRUSE   Biological Cybernetics, Faculty for Biology, University of Bielefeld, Germany

CHRISTINE A. CURCIO   Department of Ophthalmology, University of Alabama School of Medicine, Birmingham, Alabama

DENNIS M. DACEY   Department of Biological Structure and The National Primate Research Center, University of Washington, Seattle, Washington

PIERRE M. DAYE   Laboratory of Sensorimotor Research, National Eye Institute, National Institutes of Health, Bethesda, Maryland

COLETTE DEHAY   Stem Cell and Brain Research Institute, INSERM U846, Bron, France; Université de Lyon, Université Lyon I, Lyon, France

SILMARA de LIMA   Laboratories for Neuroscience Research in Neurosurgery and F. M. Kirby Neurobiology Center, Children's Hospital Boston, and Departments of Surgery and Ophthalmology and Program in Neuroscience, Harvard Medical School, Boston, Massachusetts

JONATHAN B. DEMB   Department of Ophthalmology and Visual Science; and Department of Cellular and Molecular Physiology, Yale University, New Haven, Connecticut

STEVEN H. DeVRIES   Departments of Ophthalmology and Physiology, Northwestern University Feinberg School of Medicine, Chicago, Illinois

DANIEL D. DILKS   Department of Psychology, Emory University, Atlanta, Georgia

CHARLES J. DUFFY   Departments of Neurology, Neurobiology and Anatomy, Ophthalmology, Brain and Cognitive Sciences, and the Center for Visual Science, The University of Rochester Medical Center, Rochester, New York

BASIL EL JUNDI   Department of Biology, Animal Physiology, University of Marburg, Marburg, Germany

MARLA B. FELLER   Department of Molecular and Cell Biology and Helen Wills Neuroscience Institute, University of California, Berkeley, Berkeley, California

DAVID J. FIELD   Department of Psychology, Cornell University, Ithaca, New York

SILVIA C. FINNEMANN   Department of Biological Sciences, Fordham University, Bronx, New York

JEANNE M. FREDERICK   Moran Eye Center, University of Utah, Salt Lake City, Utah

RALPH D. FREEMAN   School of Optometry, University of California, Berkeley, Berkley, California

MARTIN FRIEDLANDER   Department of Cell Biology, The Scripps Research Institute; Division of Ophthalmology, Department of Surgery, Scripps Clinic, La Jolla, California

PASCAL FRIES   Ernst Strüngmann Institute (ESI) for Neuroscience in Cooperation with Max Planck Society, Frankfurt, Germany, and Donders Institute for Brain, Cognition and Behaviour, Nijmegen, the Netherlands

NEERAJ J. GANDHI   Departments of Bioengineering, Otolaryngology, Neuroscience, and Center for the Neural Basis of Cognition (CNBC), University of Pittsburgh, Pittsburgh, Pennsylvania

ENQUAN GAO   Department of Anatomy and Neurobiology, Washington University School of Medicine, St. Louis, Missouri

ANDREW M. GARRETT   The Jackson Laboratory, Bar Harbor, Maine

KARL R. GEGENFURTNER   Department of Psychology, University of Giessen, Giessen, Germany

JOY J. GENG   Department of Psychology, Center for Mind and Brain, University of California, Davis, Davis, California

CHARLES D. GILBERT   Laboratory of Neurobiology, The Rockefeller University, New York, New York

JAMES R. GOLDEN   Department of Psychology, Cornell University, Ithaca, New York

MARK S. GOLDMAN   Department of Neurobiology, Physiology and Behavior, Department of Ophthalmology and Vision Science, University of California, Davis, Davis, California

ADAM GOLDRING   Center for Neuroscience, Department of Psychology, University of California, Davis, Davis, California

MELVYN A. GOODALE   The Brain and Mind Institute, University of Western Ontario, London, ON, Canada

JACQUELINE GOTTLIEB   Department of Neuroscience and the Kavil Institute for Brain Research, Columbia University, New York, New York

R. W. GUILLERY   MRC Anatomical Neuropharmacology Unit, University of Oxford, Oxford, United Kingdom

JASON HABERMAN   Department of Psychology, Harvard University, Cambridge, Massachusetts

AARON M. HAMBY   Department of Molecular and Cell Biology and Helen Wills Neuroscience Institute, University of California, Berkeley, Berkeley, California

JAMES HANDA   Wilmer Ophthalmological Institute, Johns Hopkins Hospital, Baltimore, Maryland

MARY ELIZABETH HARTNETT   Moran Eye Center; Departments of Ophthalmology and Visual Sciences: Neurobiology and Anatomy; and Pediatrics, University of Utah, Salt Lake City, Utah

SAMER HATTAR   Department of Biology, Johns Hopkins University, Baltimore, Maryland

MICHAEL HAWKEN   Center for Neural Science, New York University, New York, New York

ANTHONY HAYES   Division of Psychology, Nanyang Technological University, Singapore

ROBERT F. HESS   McGill Vision Research, Department of Ophthalmology, McGill University, Montreal, Québec, Canada

ARNOLD J. HEYNEN   Howard Hughes Medical Institute, The Picower Institute for Learning and Memory, Department of Brain and Cognitive Sciences, Massachusetts Institute of Technology, Cambridge, Massachusetts

JUDITH A. HIRSCH   Department of Biological Sciences and Neuroscience Graduate Program, University of Southern California, Los Angeles, California

HEIDI J. HOFER   College of Optometry University of Houston, Houston, Texas

UWE HOMBERG   Department of Biology, Animal Physiology, University of Marburg, Marburg, Germany

MARK S. HUMAYUN   Department of Biomedical Engineering and Doheny Eye Institute, University of Southern California, Los Angeles, California

ANDREW T. ISHIDA   Department of Neurobiology, Physiology and Behavior, Department of Ophthalmology and Vision Science, University of California, Davis, Davis, California

GERALD H. JACOBS   Department of Psychological and Brain Sciences, University of California, Santa Barbara, Santa Barbara, California

UDAY K. JAGADISAN   Department of Bioengineering and Center for the Neural Basis of Cognition (CNBC), University of Pittsburgh, Pittsburgh, Pennsylvania

JAN JASTORFF   Laboratorium voor Neuro-en Psychofysiologie, KU Leuven Medical School, Leuven, Belgium

ELIZABETH JOHNSON   Duke Institute for Brain Sciences, Duke University, Durham, North Carolina

ALAN JOHNSTON   Cognitive, Perceptual and Brain Sciences, University College London, London, United Kingdom

BRYAN W. JONES   John A. Moran Eye Center, Department of Ophthalmology, University of Utah School of Medicine, Salt Lake City, Utah

JON H. KAAS   Department of Psychology, Vanderbilt University, Nashville, Tennessee

NANCY KANWISHER   McGovern Institute for Brain Research, Massachusetts Institute of Technology, Cambridge, Massachusetts

EHUD KAPLAN   The Neuroscience Department and the Friedman Brain Institute, The Mount Sinai School of Medicine, New York, New York

SABINE KASTNER   Princeton Neuroscience Institute and Department of Psychology, Princeton University, Princeton, New Jersey

JEREMY N. KAY   Departments of Neurobiology and Ophthalmology, Duke University, Durham, North Carolina

HENRY KENNEDY   Stem Cell and Brain Research Institute, INSERM U846, Bron, France; Université de Lyon, Université Lyon I, Lyon, France

DANIEL KERSTEN   Department of Psychology, University of Minnesota, Minneapolis MN; Department of Brain and Cognitive Engineering, Korea University, Seoul, South Korea

PAUL S. KHAYAT   Cognitive Neurophysiology Laboratory, Department of Physiology, McGill University, Montreal, Québec, Canada

FREDERICK A. A. KINGDOM   Vision Research, McGill University, Montreal, Québec, Canada

LYNNE KIORPES   Center for Neural Science, New York University, New York, New York

DANIEL C. KIPER   Institute of Neuroinformatics, University of Zurich and Swiss Federal Institute of Technology Zurich, Zurich, Switzerland

MARK E. KLEINMAN   Department of Ophthalmology and Visual Sciences, University of Kentucky, Lexington, Kentucky

ELIANA M. KLIER   Department of Neuroscience, Baylor College of Medicine, Houston, Texas

MICHAEL KNIGHT   Queensland Brain Institute and School of Information Technology and Electrical Engineering, and ARC Centre of Excellence in Vision Science, University of Queensland, St. Lucia QLD, Australia

RICHARD H. KRAMER   Department of Molecular and Cell Biology, University of California, Berkeley, California

RICHARD J. KRAUZLIS   Laboratory of Sensorimotor Research, National Eye Institute, National Institutes of Health, Bethesda, Maryland

LEAH KRUBITZER   Center for Neuroscience, Department of Psychology, University of California, Davis, Davis, California

TAKAAKI KUWAJIMA   Department of Pathology and Cell Biology, Columbia University, College of Physicians and Surgeons, New York, New York

MICHAEL F. LAND   School of Life Sciences, University of Sussex, Brighton, United Kingdom

MICHAEL S. LANDY   Department of Psychology and Center for Neural Science, New York University, New York, New York

J. SCOTT LAURITZEN   John A. Moran Eye Center, Department of Ophthalmology, University of Utah School of Medicine, Salt Lake City, Utah

DENNIS M. LEVI   School of Optometry and Helen Wills Neuroscience Institute, University of California, Berkeley, Berkeley, California

MICHAEL S. LEWICKI   Department of Electrical Engineering and Computer Science, Case Western Reserve University, Cleveland, OH

WU LI   State Key Laboratary of Cognitive Neuroscience and Learning, Beijing Normal University, Beijing, China

DELWIN T. LINDSEY   Department of Psychology, Ohio State University, Mansfield, Ohio

GERARD A. LUTTY   Wilmer Ophthalmological Institute, Johns Hopkins Hospital, Baltimore, Maryland

STEPHEN L. MACKNIK   Department of Neurobiology, Barrow Neurological Institute, Phoenix, Arizona

ROBERT E. MacLAREN   Nuffield Laboratory of Ophthalmology, University of Oxford, Oxford, United Kingdom; Oxford Eye Hospital NIHR Biomedical Research Center, Oxford, United Kingdom; Moorfields Eye Hospital NIHR Biomedical Research Center, London, United Kingdom

PATRICIA F. MANESS   Department of Biochemistry and Biophysics, University of North Carolina School of Medicine, Chapel Hill, North Carolina

GEORGE R. MANGUN   Center for Mind and Brain, Departments of Psychology and Neurology, University of California, Davis, Davis, California

ROBERT E. MARC   John A. Moran Eye Center, Department of Ophthalmology, University of Utah School of Medicine, Salt Lake City, Utah

JUSTIN MARSHALL   Queensland Brain Institute, University of Queensland, St. Lucia QLD, Australia

SUSANA MARTINEZ-CONDE   Department of Neurobiology, Barrow Neurological Institute, Phoenix, Arizona

JULIO C. MARTINEZ-TRUJILLO   Cognitive Neurophysiology Laboratory, Department of Physiology, McGill University, Montreal, QC, Canada

CAROL MASON   Departments of Pathology and Cell Biology, Neuroscience, and Ophthalmology, Columbia University, College of Physicians and Surgeons, New York, New York

STEPHEN C. MASSEY   Department of Ophthalmology and Visual Science, University of Texas at Houston, Houston, Texas

KIMBERLEY McALLISTER   Center for Neuroscience, Departments of Neurology and Neurobiology, Physiology & Behavior, University of California, Davis, California

MICHAEL B. McCAMY   Department of Neurobiology, Barrow Neurological Institute, Phoenix, Arizona

D. SCOTT McLEOD   Wilmer Ophthalmological Institute, Johns Hopkins Hospital, Baltimore, Maryland

JOHANNA H. MEIJER   Department of Neurophysiology, Leiden

University Medical School, Leiden, the Netherlands

MARKUS MEISTER Division of Biology, California Institute of Technology, Pasadena, California

NIKOLAOS MELLIOS Picower Institute for Learning and Memory, Department of Brain and Cognitive Sciences, Massachusetts Institute of Technology, Cambridge, Massachusetts

RANDOLF MENZEL Institut für Neurobiologie, Freie Universität Berlin, Berlin, Germany

NEIL R. MILLER Wilmer Eye Institute, Johns Hopkins Hospital, Baltimore, Maryland

STEPHEN L. MILLS Department of Ophthalmology and Visual Science, University of Texas at Houston, Houston, Texas

RICHARD J. D. MOORE Queensland Brain Institute and School of Information Technology and Electrical Engineering, and ARC Centre of Excellence in Vision Science, University of Queensland, St. Lucia QLD, Australia

M. CONCETTA MORRONE Dipartimento di Scienze Fisiologiche Università Degli Studi di Pisa, and IRCCS Fondazione Stella-Mari, Pisa, Italy

J. ANTHONY MOVSHON Center for Neural Science, New York University, New York, New York

IAN J. MURRAY Faculty of Life Sciences, University of Manchester, Manchester, United Kingdom

MICHAEL J. MUSTARI Department of Ophthalmology, Washington National Primate Research Center, University of Washington, Seattle, Washington

IKUE NAGAKURA Picower Institute for Learning and Memory, Department of Brain and Cognitive Sciences, Massachusetts Institute of Technology, Cambridge, Massachusetts

DEVYANI NANDURI Department of Biomedical Engineering, University of Southern California, Los Angeles, California

CRISTOPHER M. NIELL Institute of Neuroscience and Department of Biology, University of Oregon, Eugene, Oregon

AUDE OLIVA Computer Science and Artificial Intelligence Laboratory (CSAIL), Massachusetts Institute of Technology, Cambridge, Massachusetts

BRUNO A. OLSHAUSEN Helen Wills Neuroscience Institute, School of Optometry, and Redwood Center for Theoretical Neuroscience, University of California, Berkeley, Berkeley, California

SEIJI ONO Washington National Primate Research Center, University of Washington, Seattle, Washington

LANCE M. OPTICAN Laboratory of Sensorimotor Research, National Eye Institute, National Institutes of Health, Bethesda, Maryland

GUY A. ORBAN Department of Neuroscience, University of Parma, Parma, Italy

ORIN S. PACKER Department of Biological Structure and The National Primate Research Center, University of Washington, Seattle, Washington

ANDREW J. PARKER Department Physiology, Anatomy and Genetics, University of Oxford, Oxford, United Kingdom

TATIANA PASTERNAK Department of Neurobiology and Anatomy, University of Rochester, Rochester, New York

ANGEL M. PASTOR Departamento de Fisiología Facultad de Biología, Universidad de Sevilla, Sevilla, Spain

NICHOLAS J. PRIEBE Center for Perceptual Systems, Section of Neurobiology, School of Biological Sciences, The University of Texas at Austin, Austin, Texas

EDWARD N. PUGH, JR. Center for Neuroscience and Departments of Cell Biology and Human Anatomy, and Physiology and Membrane Biology, University of California, Davis, Davis, California

CHRISTIAN QUAIA Laboratory of Sensorimotor Research, National Eye Institute, National Institutes of Health, Bethesda, Maryland

ANA RADONJIĆ Department of Psychology, University of Pennsylvania, Philadelphia, Pennsylvania

RITHWICK RAJAGOPAL Department of Ophthalmology and Visual Science, Washington University School of Medicine, St. Louis, Missouri

VINOD RANGANATHAN The Wilmer Eye Institute, Johns Hopkins University School of Medicine, Baltimore, Maryland

GREGG H. RECANZONE Center for Neuroscience, Department of Neurobiology, Physiology and Behavior, University of California, Davis, Davis, California

GILLIAN RHODES ARC Center of Excellence in the Study of Cognition and its Disorders, School of Psychology, University of Western Australia, Crawley WA, Australia

FRED RIEKE Department of Physiology and Biophysics, University of Washington, Seattle, Washington

DARIO L. RINGACH Departments of Neurobiology and Psychology, David Geffen School of Medicine, University of California, Los Angeles, Los Angeles, California

BOTOND ROSKA Friedrich Miescher Institute for Biomedical Research, Basel, Switzerland

LINDA RUGGIERO Department of Biological Sciences, Fordham University, Bronx, New York

ALAPAKKAM P. SAMPATH Zilkha Neurogenetic Institute, Department of Physiology and Biophysics, University of Southern California, Keck School of Medicine, Los Angeles, California

JOSHUA R. SANES Center for Brain Science and Department of Molecular and Cellular Biology, Harvard University, Cambridge, Massachusetts

YUKA SASAKI Department of Cognitive, Linguistic, and Psychological Sciences, Brown University, Providence, Rhode Island

JEFFREY D. SCHALL Vanderbilt Vision Research Center, Department of Psychology, Vanderbilt University, Nashville, Tennessee

CLIFTON M. SCHOR Vision Science Group, School of Optometry, University of California at Berkeley, Berkeley, California

AASEF G. SHAIKH Department of Neurology, Emory School of Medicine, Atlanta Georgia

ROBERT SHAPLEY Center for Neural Science, New York University, New York, New York

S. MURRAY SHERMAN Department of Neurobiology, The University of Chicago, Chicago, Illinois

S. SHUSHRUTH HHMI and Department of Neuroscience, Columbia University, New York, New York

MANDEEP S. SINGH Nuffield Laboratory of Ophthalmology, University of Oxford, Oxford, United Kingdom

DEAN SOCCOL Queensland Brain Institute and School of Information Technology and Electrical Engineering, and ARC Centre of Excellence in Vision Science, University of Queensland, St. Lucia QLD, Australia

DAVID C. SOMERS Department of Psychology and Center for Neuroscience, Boston University, Boston, Massachusetts

FRIEDRICH T. SOMMER Redwood Center for Theoretical Neuroscience, University of California, Berkeley, Berkeley, California

MARC A. SOMMER Department of Biomedical Engineering, Center for Cognitive Neuroscience, and Duke Institute for Brain Sciences, Duke University, Durham, North Carolina

CHARLES SPENCE Crossmodal Research Laboratory, Department of Experimental Psychology, University of Oxford, Oxford, United Kingdom

OLAF SPORNS   Department of Psychological and Brain Sciences, Indiana University, Bloomington, Indiana

MANDYAM V. SRINIVASAN   Queensland Brain Institute and School of Information Technology and Electrical Engineering, and ARC Centre of Excellence in Vision Science, University of Queensland, St. Lucia QLD, Australia

BETH STEVENS   Department of Neurology, F. M. Kirby Neurobiology Center, Children's Hospital Boston; Program in Neuroscience, Harvard Medical School, Boston, Massachusetts

MRIGANKA SUR   Picower Institute for Learning and Memory, Department of Brain and Cognitive Sciences, Massachusetts Institute of Technology, Cambridge, Massachusetts

HARVEY A. SWADLOW   Department of Psychology, University of Connecticut, Storrs, Connecticut

TIMOTHY D. SWEENY   Department of Psychology, University of California, Berkeley, Berkeley, California

ABIGAIL L. D. TADENEV   The Jackson Laboratory, Bar Harbor, Maine

JOSEPH S. TAKAHASHI   Department of Neuroscience, Howard Hughes Medical Institute, University of Texas Southwestern Medical Center, Dallas, Texas

ANDREW TAN   Center for Perceptual Systems, Section of Neurobiology, School of Biological Sciences, The University of Texas at Austin, Austin, Texas

SAUL THURROWGOOD   Queensland Brain Institute and School of Information Technology and Electrical Engineering, and ARC Centre of Excellence in Vision Science, University of Queensland, St. Lucia QLD, Australia

JOHN B. TROY   Department of Biomedical Engineering, Northwestern University, Evanston, Illinois

LESLIE G. UNGERLEIDER   Laboratory of Brain and Cognition, National Institute of Mental Health, Bethesda, Maryland

W. MARTIN USREY   Center for Neuroscience, University of California, Davis, Davis, California

VISHAL S. VAINGANKAR   StumbleUpon, Inc., San Francisco, California

BÉLA VÖLGYI   Department of Ophthalmology, New York University School of Medicine, New York, New York

RÜDIGER VON DER HEYDT   Department of Neuroscience and Krieger Mind/Brain Institute, Johns Hopkins University, Baltimore, Maryland

QING WANG   Departments of Pathology and Cell Biology, and Neuroscience, Columbia University, College of Physicians and Surgeons, New York, New York

QUANXIN WANG   Department of Anatomy and Neurobiology, Washington University School of Medicine, St. Louis, Missouri

XIN WANG   Computational Neurobiology Laboratory, The Salk Institute for Biological Studies, La Jolla, California

YANBIN V. WANG   Department of Ophthalmology and Visual Science; and Department of Cellular and Molecular Physiology, Yale University, New Haven, Connecticut

TAKEO WATANABE   Department of Cognitive, Linguistic and Psychological Sciences, Brown University, Providence, Rhode Island

CARL B. WATT   John A. Moran Eye Center, Department of Ophthalmology, University of Utah School of Medicine, Salt Lake City, Utah

MICHAEL A. WEBSTER   Department of Psychology, University of Nevada, Reno, Reno, Nevada

RÜDIGER WEHNER   Brain Research Institute, University of Zürich, Switzerland

JAMES D. WEILAND   Department of Biomedical Engineering and Doheny Eye Institute, University of Southern California, Los Angeles, California

JOHN S. WERNER   Department of Ophthalmology & Vision Science, and Department of Neurobiology, Physiology and Behavior, University of California, Davis, Davis, California

PETER D. WESTENSKOW   Department of Cell Biology, The Scripps Research Institute, La Jolla, California

DAVID WHITNEY   Department of Psychology, University of California, Berkeley, Berkeley, California

FRANCES WILKINSON   Centre for Vision Research, York University, Toronto, ON, Canada

DAVID R. WILLIAMS   Center for Visual Science, University of Rochester, Rochester, New York

HUGH R. WILSON   Centre for Vision Research, York University, Toronto, ON, Canada

THILO WOMELSDORF   Centre for Vision Research, Department of Biology, York University, Toronto, ON, Canada

ANDRZEJ WRÓBEL   Department of Neurophysiology, Nencki Institute of Experimental Biology, Warsaw, Poland

ROBERT H. WURTZ   Laboratory of Sensorimotor Research, National Eye Institute, National Institutes of Health, Bethesda, Maryland

ALAN YUILLE   Departments of Statistics and Psychology, University of California, Los Angeles, Los Angeles, California; Department of Brain and Cognitive Engineering, Korea University, Seoul, South Korea

DONALD J. ZACK   The Wilmer Eye Institute, Departments of Neuroscience, Molecular Biology and Genetics, and McKusick-Nathans Institute of Genetic Medicine, Johns Hopkins University School of Medicine, Baltimore, Maryland, and Institut de la Vision, Université Pierre et Marie Curie, Paris, France

DAVID S. ZEE   Departments of Neurology, Neuroscience, Ophthalmology and Otolaryngology—Head and Neck Surgery, The Johns Hopkins University School of Medicine, Johns Hopkins Hospital, Baltimore, Maryland

HOUBIN ZHANG   Moran Eye Center, University of Utah, Salt Lake City, Utah